Caro(a) leitor(a):

Ao adquirir este livro, você tem à sua disposição o site (www.medicinacardiovascular.com.br).

Ao acessar o site e digitar o código existente neste livro, você irá encontrar imagens que lhe auxiliarão a compreender e visualizar de modo mais detalhado as doenças.

Terá acesso a ilustrações que poderão ser utilizadas em sua futuras apresentações de trabalho científico e aulas, obterá atualizações do livro, assistirá a videoaulas com os editores e autores dos capítulos e visualizará outros conteúdos digitais que muito contribuirão para o seu aprendizado e atualização dos seus conhecimentos.

Desejamos que aprecie esta experiência!

Atenciosamente,

Grupo Editorial Atheneu

CB030165

Raspe para visualizar o código →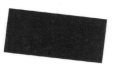

MEDICINA CARDIOVASCULAR

REDUZINDO O IMPACTO DAS DOENÇAS

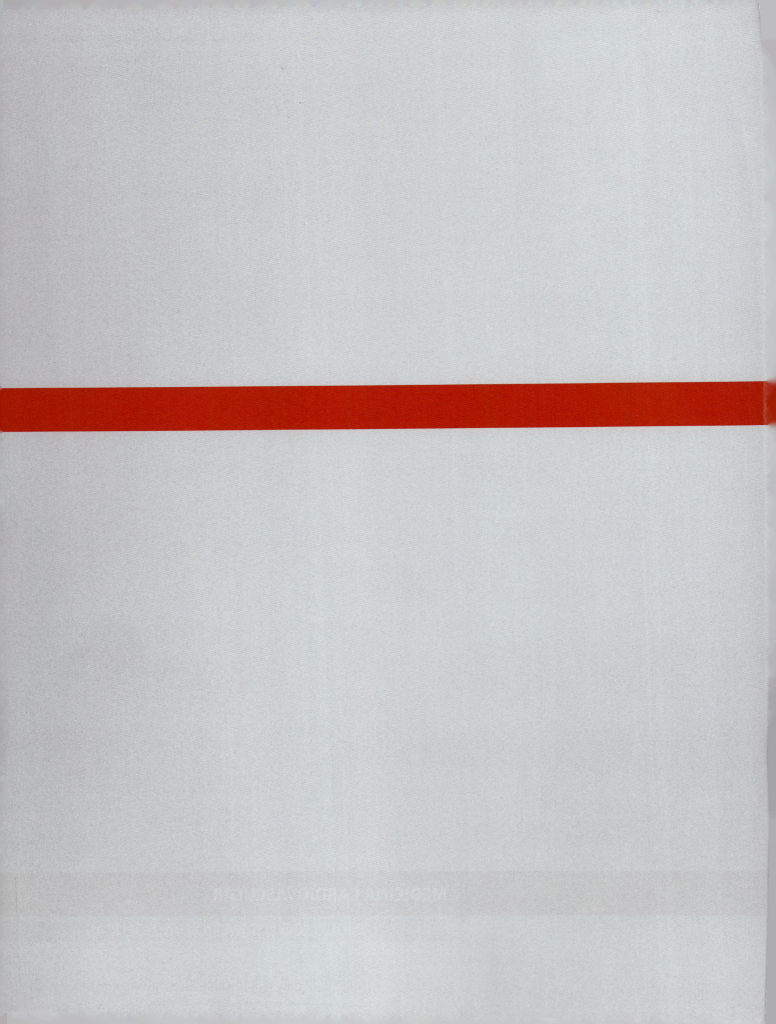

MEDICINA CARDIOVASCULAR

REDUZINDO O IMPACTO DAS DOENÇAS

Editores
ROBERTO KALIL FILHO
VALENTIN FUSTER

Editor Associado
CÍCERO PIVA DE ALBUQUERQUE

VOLUME **1**

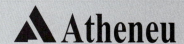

EDITORA ATHENEU

São Paulo — Rua Jesuíno Pascoal, 30
Tel.: (11) 2858-8750
Fax: (11) 2858-8766
E-mail: atheneu@atheneu.com.br

Rio de Janeiro — Rua Bambina, 74
Tel.: (21)3094-1295
Fax: (21)3094-1284
E-mail: atheneu@atheneu.com.br

Belo Horizonte — Rua Domingos Vieira, 319 — conj. 1.104

CAPA: Paulo Verardo
PRODUÇÃO EDITORIAL: MKX Editorial

Dados Internacionais de Catalogação na Publicação (CIP)
(Câmara Brasileira do Livro, SP, Brasil)

Medicina cardiovascular : reduzindo o impacto das doenças / editores, Roberto Kalil Filho, Valentin Fuster ; editor associado Cícero Piva de Albuquerque. -- São Paulo : Editora Atheneu, 2016.

Obra em 2 v.
Vários colaboradores.
Bibliografia
ISBN 978-85-388-0705-6

1. Doenças cardiovasculares - Prevenção   2. Doenças cardiovasculares - Tratamento.   I. Fuster, Valentin.   II. Albuquerque, Cícero Piva de.

16-03024

CDD-616.105
NLM-WG 100

Índice para catálogo sistemático:

1. Doenças cardiovasculares : Prevenção : Medicina   616.105

KALIL FILHO, R.; FUSTER, V.; ALBUQUERQUE, C.P.
Medicina Cardiovascular - Reduzindo o Impacto das Doenças.

© EDITORA ATHENEU
São Paulo, Rio de Janeiro, Belo Horizonte, 2016.

EDITORES

EDITORES

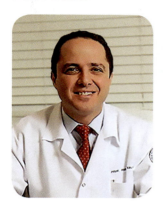

ROBERTO KALIL FILHO
Professor Titular no Departamento de Cardiopneumologia da Faculdade de Medicina da Universidade de São Paulo (FMUSP). Presidente do Conselho Diretor do Instituto do Coração do Hospital das Clínicas da FMUSP. Diretor da Divisão de Cardiologia Clínica. Chefe do Departamento de Cardiopneumologia da FMUSP. Diretor-Geral do Centro de Cardiologia do Hospital Sírio-Libanês.

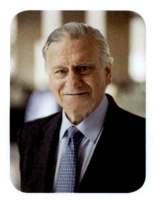

VALENTIN FUSTER
Diretor do Zena and Michael A. Wiener Cardiovascular Institute e do Marie-Josée and Henry R. Kravis Center for Cardiovascular Health, Richard Gorlin, MD/Heart Research Foundation Professor, Icahn School of Medicine, Mount Sinai Heart (New York, NY, Estados Unidos) e do Centro Nacional de Investigaciones Cardiovasculares (CNIC - Madrid, Espanha). Editor Chefe do Journal of the American College of Cardiology.

EDITOR-ASSOCIADO

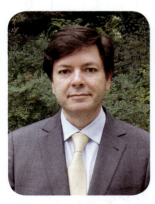

CÍCERO PIVA DE ALBUQUERQUE
Coordenador do Núcleo de Cardio-Oncologia do Instituto do Coração do Hospital das Clínicas da Universidade de São Paulo (InCor - HCFMUSP). Doutorado pela Faculdade de Medicina da USP. *Post-Doctoral Fellowship* pelo The Johns Hopkins Hospital (Baltimore, MD, Estados Unidos). Editor-Associado dos Arquivos Brasileiros de Cardiologia (1995-2005).

COLABORADORES

Adailson Siqueira
Médico Assistente no Instituto do Coração do Hospital das Clínicas da Faculdade de Medicina da Universidade de São Paulo.

Adriana Pepe
Residência em Clínica Médica no Hospital Espanhol, Salvador. Residência em Cardiologia no Hospital Albert Einstein. Especialização em Cardiogeriatria no Instituto de Cardiologia. Título em Cardiologia pela Sociedade Brasileira de Cardiologia.

Alberto Cukier
Diretor Técnico da Divisão de Pneumologia no Instituto do Coração do Hospital das Clínicas da Faculdade de Medicina da Universidade de São Paulo (InCor-HCFMUSP), Livre-Docente em Pneumologia pela USP.

Alberto Takeshi Kiyose
Médico da Disciplina de Cardiologia do Departamento de Medicina da Escola Paulista de Medicina da Universidade Federal de São Paulo.

Alessandra Costa Barreto
Doutora em Ciências (Cardiologia) pela Faculdade de Medicina da Universidade de São Paulo (FMUSP). Médica Assistente da Unidade Clínica de Cardiologia Pediátrica e Cardiopatias Congênitas do Adulto no Instituto do Coração do Hospital das Clínicas da FMUSP.

Alessandro Wasum Mariani
Professor Colaborador da Disciplina de Cirurgia Torácica da Faculdade de Medicina da Universidade de São Paulo (FMUSP), Médico Assistente do Serviço de Cirurgia Torácica do Hospital das Clínicas da FMUSP e Doutor em Ciências pelo Programa de Cirurgia Torácica e Cardiovascular da FMUSP.

Alexandre da Costa Pereira
Médico Assistente do Laboratório de Genética e Cardiologia Molecular do Instituto do Coração do Hospital das Clínicas da Faculdade de Medicina da Universidade de São Paulo.

Alexandre de Matos Soeiro
Médico cardiologista assistente supervisor da Unidade Clínica de Emergências do Instituto do Coração do Hospital das Clínicas da Faculdade de Medicina da Universidade de São Paulo (InCor-HCFMUSP), Médico plantonista do pronto atendimento do Hospital Israelita Albert Einstein, Coordenador da liga de emergências cardiovasculares do InCor-HCFMUSP, Graduação, Residência em clinica médica e cardiologia pela FMUSP.

Alexandre Fioranelli
Professor Doutor Assistente da Faculdade de Ciências Médicas da Santa Casa de São Paulo.

Alexandre Maierá Anacleto
Chefe do Serviço INVASE – Cirurgia Vascular e Endovascular - São José do Rio Preto e do Hospital Beneficência Portuguesa de São José do Rio Preto.

Alexandre W. Segre
Médico Assistente da Unidade Clínica de Aterosclerose do Instituto do Coração do Hospital das Clínicas da Faculdade de Medicina da Universidade de São Paulo.

Alfredo José Mansur
Livre-Docente em Cardiologia pela Universidade de São Paulo, Diretor da Unidade Clínica de Ambulatório Geral do Instituto do Coração do Hospital das Clínicas da Faculdade de Medicina da Universidade de São Paulo.

Aloir Queiroz de Araújo
Doutor em Medicina pela Faculdade de Medicina da Universidade de São Paulo.

Álvaro Avezum
Cardiologista, Epidemiologista, Doutor em Cardiologia pela Universidade de São Paulo (USP). Diretor da Divisão de Pesquisa do Instituto Dante Pazzanese de Cardiologia. Professor Pleno no Programa de Pós-Graduação em Cardiologia da USP e Instituto Dante Pazzanese de Cardiologia. Pesquisador Associado Internacional do Population Health Research Institute, McMaster University, Hamilton, Canadá. Highly Cited Researchers 2014 (Thomson Reuters).

Amit Nussbacher
Doutor em Cardiologia pela Faculdade de Medicina da Universidade de São Paulo.

Ana Carolina Moron
Nutricionista graduada pela Faculdade de Saúde Pública da Universidade de São Paulo (FSP-USP). Doutora em Cardiologia pelo Instituto do Coração do Hospital das Clínicas da Faculdade de Medicina da USP. Pós-Graduanda em Nutrição Esportiva Escola de Educação Física e Esporte (EEFE-USP).

Ana Cristina Sayuri Tanaka
Médica Assistente da Unidade Clínica de Cardiologia Pediátrica e Cardiopatias Congênitas do Adulto do Instituto do Coração do Hospital das Clínicas da Faculdade de Medicina da Universidade de São Paulo.

Ana Maria Thomaz
Médica Assistente no Instituto do Coração do Hospital das Clínicas da Faculdade de Medicina da Universidade de São Paulo.

Ana Paula Chacra
Doutora em Ciências pela Faculdade de Medicina da Universidade de São Paulo (FMUSP), Médica Assistente da Unidade Clínica de Lípides do Instituto do Coração do Hospital das Clínicas da FMUSP.

André Coelho Marques
Doutorado em Cardiologia pela Universidade de São Paulo.

Andreia Maria Heins Vacari
Graduada em Enfermagem e Especialista em Enfermagem em Terapia Intensiva pela Faculdade de Enfermagem do Hospital Israelita Albert Einstein (FEHIAE). Atuou como Enfermeira Júnior e Plena no Centro de Terapia Intensiva do HIAE. Atualmente é Analista de Práticas Assistenciais pelo Programa de Neurologia do HIAE.

Andrey J. Serra
Professor do programa de pós-graduação em Biofotônica Aplicada às Ciências da Saúde da Universidade Nove de Julho.

Angelo de Paola
Professor Titular e Chefe da Disciplina de Cardiologia da Escola Paulista de Medicina da Universidade Federal de São Paulo.

Anísio Pedrosa
Doutor em Cardiologia pela Universidade de São Paulo (USP). Médico especialista em Estimulação Cardíaca Artificial pela Sociedade Brasileira de Arritmias Cardíacas/Departamento de Estimulação Cardíaca Artificial/Sociedade Brasileira de Cardiologia. Médico Assistente do Núcleo de Arritmias Cardíacas, Eletrofisiologia e Estimulação Cardíaca do Instituto do Coração da Faculdade de Medicina da Universidade de São Paulo.

Anna Christina L. Ribeiro
Médica Assistente no Instituto do Coração do Hospital das Clínicas da Faculdade de Medicina da Universidade de São Paulo.

Antonio Augusto Barbosa Lopes
Professor Livre-Docente em Cardiologia pela Faculdade de Medicina da Universidade de São Paulo (FMUSP). Médico Assistente e Pesquisador da Unidade Clínica de Cardiologia Pediátrica e Cardiopatias Congênitas do Adulto do Instituto do Coração do Hospital das Clínicas da FMUSP.

Antonio Carlos Bacelar Nunes Filho
Médico preceptor da residência de Cardiologia da Hospital Israelita Albert Einstein (HIAE).

Antonio Carlos Palandri Chagas
Professor Titular e Chefe da Disciplina de Cardiologia, Faculdade de Medicina do ABC. Professor Livre-Docente de Cardiologia pela Faculdade de Medicina da Universidade de São Paulo (FMUSP).

Antonio Eduardo Zerati
Doutor em Ciências pela Faculdade de Medicina da Universidade de São Paulo (FMUSP), Coordenador da Equipe de Cirurgia Vascular e Endovascular do Instituto do Câncer do Hospital das Clínicas da FMUSP.

Antonio José Lagoeiro Jorge
Doutor em Ciências Cardiovasculares, Professor de Clínica Médica e Semiologia e Professor da Pós-Graduação em Ciências Cardiovasculares da pela Universidade Federal Fluminense.

Antonio Luiz Pinho Ribeiro
Professor Titular no Departamento de Clínica Médica da Faculdade de Medicina e Médico do Serviço de Cardiologia e Cirurgia Cardiovascular do Hospital das Clínicas da Universidade Federal de Minas Gerais. Pesquisador 1A, do Conselho Nacional de Desenvolvimento Científico e Tecnológico (CNPq).

Antonio Sérgio de Santis Andrade Lopes
Médico Assistente da Unidade Clínica de Valvopatias do Instituto do Coração (HCFMUSP), Título de Especialista em Cardiologia pela Sociedade Brasileira de Cardiologia.

Ariane Vieira Scarlatelli Macedo
Especialista em Clínica Médica e Cardiologia pela Faculdade de Medicina da Universidade de São Paulo (USP). Vice-Presidente do Grupo de Estudos de Cardio-Oncologia da Sociedade Brasileira de Cardiologia.

Augusto Hiroshi Uchida
Médico Assistente do Serviço de Ergometria do Instituto do Coração do Hospital das Clínicas da Faculdade de Medicina da Universidade de São Paulo (InCor-HCFMUSP) e Doutor em Cardiologia pela USP.

Auristela Ramos
Chefe da Seção Médica de Valvopatias do Instituto Dante Pazzanese de Cardiologia. Doutora em Ciências pela Faculdade de Medicina da Universidade de São Paulo (FMUSP).

Barbara Maria Ianni
Professora Livre-Docente pela Faculdade de Medicina da Universidade de São Paulo (FMUSP). Médica da Unidade Clínica de Miocardiopatias do Instituto do Coração do Hospital das Clínicas da Faculdade de Medicina da Universidade de São Paulo (Incor-HCFMUSP).

Benjamin Seligman
MD/PhD Candidate in the Department of Biology in the School of Medicine of Stanford University (Palo Alto, CA, Estados Unidos).

Bernardino Tranchesi Júnior
Graduação em Medicina com Especialização em Clínica Médica e Cardiologia, Doutor e Professor Livre-Docente pela Faculdade de Medicina da Universidade de São Paulo (FMUSP).

Bruno Caramelli
Professor-Associado II da disciplina de Cardiologia da Faculdade de Medicina da Universidade de São Paulo (FMUSP). Diretor da Unidade de Medicina Interdisciplinar em Cardiologia do Instituto do Coração (InCor) da FMUSP.

Camila Rocon de Lima
Médica pesquisadora da Unidade Clínica de Miocardiopatias do Instituto do Coração do Hospital das Clínicas da Faculdade de Medicina da Universidade de São Paulo (InCor-HCFMUSP).

Carina Abigail Hardy
Médica Cardiologista e Eletrofisiologista formada em 2005 e Médica Assistente da Unidade Clínica de Arritmias e Eletrofisiologia do Instituto do Coração do Hospital das Clínicas da Faculdade de Medicina da Universidade de São Paulo (InCor-HCFMUSP) desde 2012.

Carlos Alberto Pastore
Doutor em Cardiologia e Livre-Docente da Universidade de São Paulo (USP), Diretor da Unidade Clínica de Eletrocardiologia de Repouso do Instituto do Coração do Hospital das Clínicas da Faculdade de Medicina da Universidade de São Paulo (InCor-HCFMUSP). Presidente no exercício 2013-2015 da International Society of Electrocardiology.

Carlos Alberto Treff Junior
Educador Físico, Mestrando bolsista na Faculdade de Medicina da Universidade de São Paulo (FMUSP).

Carlos Eduardo Negrão
Professor Titular do Departamento de Biodinâmica da Escola de Educação Física e Esporte da Universidade de São Paulo com vinculação subsidiária ao Departamento de Cardiopneumologia da Faculdade de Medicina da Universidade de São Paulo (FMUSP). Diretor da Unidade de Reabilitação Cardiovascular e Fisiologia do Exercício do Instituto do Coração do Hospital das Clínicas da Faculdade de Medicina da Universidade de São Paulo (Incor-HCFMUSP).

Carlos Eduardo Rochitte
Coordenador de Ensino e Pesquisa do Setor de Ressonância e Tomografia Cardiovascular do Instituto do Coração da Faculdade de Medicina da Universidade de São Paulo (InCor-FMUSP). Diretor do Serviço Ressonância e Tomografia Cardiovascular do Hospital do Coração (HCor). Doutor e Professor Livre-Docente de Cardiologia pelo InCor-FMUSP. Post-Doctoral Fellow de Cardiologia em Ressonância e Tomografia Cardiovascular na Johns Hopkins University, (Baltimore, MD, Estados Unidos). Responsável pelo serviço de Ressonância Magnética e Tomografia Cardíaca do Hospital Pró-Cardíaco (Rio de Janeiro, RJ).

Carlos Jardim
Doutor em Ciências pela Faculdade de Medicina da Universidade de São Paulo (FMUSP). Médico responsável pelo Ambulatório de Hipertensão Pulmonar da Unidade de Circulação Pulmonar da Disciplina de Pneumologia do Instituto do Coração do Hospital das Clínicas da FMUSP.

Carlos Manuel de Almeida Brandão
Doutor em Medicina, Professor Colaborador e Coordenador da Unidade Cirúrgica de Emergência da Faculdade de Medicina da Universidade de São Paulo (FMUSP).

Carlos Roberto Ribeiro de Carvalho
Professor Titular da Disciplina de Pneumologia. Chefe da UTI-Respiratória e Diretor da Divisão de Pneumologia do Instituto do Coração do Hospital das Clínicas da Faculdade de Medicina da Universidade de São Paulo (InCor-HCFMUSP).

Carlos Vicente Serrano Jr.
Professor-Associado do Departamento de Cardiopneumologia e Diretor da Unidade Clínica de Aterosclerose do Instituto do Coração do Hospital das Clínicas da Faculdade de Medicina da Universidade de São Paulo (InCor-HCFMUSP).

Carolina Sander Reiser
Membro Titular do Colégio Brasileiro de Radiologia. Especialista em Radiologia Torácica e Cardiovascular pela Universidade de São Paulo.

Carolina Stoll
Médica Cardiologista e Professora Auxiliar de Ensino na Escola de Medicina da Pontifícia Universidade Católica do Paraná (PUC-PR).

Cesar Higa Nomura
Diretor do Serviço de Radiologia do Instituto do Coração do Hospital das Clínicas da Faculdade de Medicina da Universidade de São Paulo (InCor-HCFMUSP). Responsável pelo serviço de Tomografia e Ressonância Cardíaca do Hospital Israelita Albert Einstein (HIAE).

Cesar José Grupi
Doutor em Medicina e Médico Chefe do Setor de Monitorização Ambulatorial do Eletrocardiograma do Serviço de Métodos Gráficos do Instituto do Coração do Hospital das Clínicas da Faculdade de Medicina da Universidade de São Paulo (InCor-HCFMUSP).

Charles Mady
Professor-Associado e Diretor do Grupo de Miocardiopatias do Instituto do Coração do Hospital das Clínicas da Faculdade de Medicina da Universidade de São Paulo (InCor-HCFMUSP).

Cícero Piva de Albuquerque
Coordenador do Núcleo de Cardio-Oncologia do Instituto do Coração do Hospital das Clínicas da Faculdade de Medicina da Universidade de São Paulo (InCor-HCFMUSP). Doutorado pela Faculdade de Medicina da USP. *Post-Doctoral Fellowship* pelo The Johns Hopkins Hospital (Baltimore, MD, Estados Unidos). Editor-Associado dos Arquivos Brasilerios de Cardiologia (1995-2005).

Clerio Azevedo Filho
Coordenador do Serviço de Ressonância e Tomografia Cardíaca do Centro de Diagnóstico por Imagen DASA-RJ. Coordenador do Serviço Tomografia Cardiovascular do Hospital Universitário Pedro Ernesto da UERJ. Doutor em Cardiologia pelo Instituto do Coração do Hospital das Clínicas da Faculdade de Medicina da Universidade de São Paulo (InCor-HCFMUSP). *Post-Doctoral Fellow* de Cardiologia em Ressonância e Tomografia Cardiovascular na Johns Hopkins University (Baltimore, MD, Estados Unidos).

Constantino José Fernandes Junior
Gerente Médico do Hospital Israelita Albert Einstein (HIAE). Professor do Ambulatório Geral e Familiar da Universidade Federal de São Paulo (Unifesp).

Cristiano Faria Pisani
Médico Assistente da Unidade de Arritmia do Instituto do Coração do Hospital das Clínicas da Faculdade de Medicina da Universidade de São Paulo (InCor-HCFMUSP).

Cristina Villa del Campo
Centro Nacional de Investigaciones Cardiovasculares (CNIC), Madrid, Espanha.

Daniel Bouckabki de Almeida Diehl
Residência em Clínica Médica pela Escola Paulista de Medicina da Universidade Federal de São Paulo (EPM/Unifesp). Residência Médica em Cardiologia pelo Instituto Dante Pazzanese de Cardiologia (IDPC). Especialista em Cardiologia pela Sociedade Brasileira de Cardiologia (SBC). Médico Residente de Hemodinâmica e Cardiologia Intervencionista e Membro da Divisão de Pesquisa do IDPC.

Daniela Calderaro
Médica Assistente da Unidade de Medicina Interdisciplinar em Cardiologia do Instituto do Coração do Hospital das Clínicas da Faculdade de Medicina da Universidade de São Paulo (InCor-HCFMUSP). Doutorado em Emergências Clínicas pela USP.

Daniela Regina Agostinho
Professora de Educação Física da Unidade de Reabilitação Cardiovascular e Fisiologia do Exercício do Instituto do Coração do Hospital das Clínicas da Faculdade de Medicina da Universidade de São Paulo (InCor-HCFMUSP), especialista em Condicionamento Físico aplicado à prevenção Cardiovascular primária e secundária e Fisiologia do exercício

Danielle Menosi Gualandro
Médica Assistente da Unidade de Medicina Interdisciplinar em Cardiologia do Instituto do Coração do Hospital das Clínicas da Faculdade de Medicina da Universidade de São Paulo (InCor-HCFMUSP). Doutorado em Cardiologia pela USP.

Dante Marcelo Artigas Giorgi
Doutor em Nefrologia pela Faculdade de Medicina da Universidade de São Paulo (FMUSP). Médico Assistente da Unidade Clínica de Hipertensão do Instituto do Coração do Hospital das Clínicas da FMUSP.

David Everson Uip
Professor Livre-Docente pela Faculdade de Medicina da Universidade de São Paulo (FMUSP). Professor Titular do Departamento de Clínica Médica da Faculdade de Medicina do ABC. Secretário do Estado da Saúde desde 2013.

Débora Romeo Bertola
Doutora em Ciências pela Universidade de São Paulo (USP). Chefe do Serviço de Genética Clínica do Instituto da Criança do Hospital das Clínicas da Faculdade de Medicina da USP e Médica Geneticista do Centro de Estudos do Genoma Humano do Instituto de Biociências da USP.

Denise C. Fernandes
Pesquisadora Associada do Laboratório de Biologia Vascular do Instituto do Coração do Hospital das Clínicas da Faculdade de Medicina da Universidade de São Paulo (InCor-HCFMUSP).

Denise Tessariol Hachul
Médica da equipe de Arritmia Clínica, responsável pelo Laboratório de Avaliação Autonômica e Ambulatório de Síncope do Instituto do Coração do Hospital das Clínicas da Faculdade de Medicina da Universidade de São Paulo (InCor-HCFMUSP) e do Hospital Sírio Libanês. Doutora pela FMUSP.

Desidério Favarato
Doutor pela Faculdade de Medicina da Universidade de São Paulo (FMUSP) e Médico Assistente da Unidade Clínica de Aterosclerose do Instituto do Coração do Hospital das Clínicas da Faculdade de Medicina da Universidade de São Paulo (InCor-HCFMUSP).

Edimar Alcides Bocchi
Professor-Associado, Diretor da Unidade de Insuficiência Cardíaca e Coordenador do Núcleo de Insuficiência Cardíaca do Instituto do Coração do Hospital das Clínicas da Faculdade de Medicina da Universidade de São Paulo (InCor-HCFMUSP).

Edmundo Arteága-Fernandez
Professor Livre-Docente e Assistente da Unidade Clínica de Miocardiopatias do Instituto do Coração do Hospital das Clínicas da Faculdade de Medicina da Universidade de São Paulo (InCor-HCFMUSP).

Ednei L. Antonio
Mestre em Ciências pelo Programa de Pós-Graduação em Cardiologia do Laboratório de Fisiologia e Fisiopatologia Cardíacas da Escola Paulista de Medicina da Universidade Federal de São Paulo (EPM/Unifesp).

Eduardo A. Osawa
Médico Especialista em Cardiologia pela Sociedade Brasileira de Cardiologia e Medicina Intensiva pela AMIB. Médico Assistente da UTI Cirúrgica do Instituto do Coração do Hospital das Clínicas da Faculdade de Medicina da Universidade de São Paulo (InCor-HCFMUSP).

Eduardo Giusti Rossi
Médico Assistente da Unidade Clínica de Valvopatias Instituto do Coração do Hospital das Clínicas da Faculdade de Medicina da Universidade de São Paulo (InCor-HCFMUSP), Doutor em Cardiologia pela FMUSP.

Eduardo Gomes Lima
Médico Assistente da Unidade Clínica de Aterosclerose do Instituto do Coração do Hospital das Clínicas da Faculdade de Medicina da Universidade de São Paulo (InCor-HCFMUSP).

Eduardo Sosa
Professor Livre-Docente da Faculdade de Medicina da Universidade de São Paulo (USP), Médico Assistente da Unidade Clínica de Arritmia.

Elias Knobel
Diretor Emérito e Médico Fundador do Centro de Terapia Intensiva do Hospital Israelita Albert Einstein (HIAE). Vice-Presidente da Mesa Diretora do HIAE. Professor Adjunto do Departamento de Medicina da Escola Paulista de Medicina da Universidade Federal de São Paulo (1971-1998).

Elizabeth Sartori Crevelari
Médica Assistente da Unidade de Estimulação Elétrica e Marcapasso da Divisão Cirúrgica do Instituto do Coração do Hospital das Clínicas da Faculdade de Medicina da Universidade de São Paulo (InCor-HCFMUSP). Pós-Graduanda (Doutorado) do Programa de Pós-Graduação em Cirurgia Torácica e Cardiovascular da FMUSP.

Estela Azeka
Professora Livre-Docente da Faculdade de Medicina da Universidade de São Paulo (FMUSP). Médica Assistente do Instituto do Coração do Hospital das Clínicas da FMUSP.

Estela Horowitz
Graduada em Medicina pela Pontifícia Universidade Católica do Rio Grande do Sul, Mestrado em Ciências da Saúde (Cardiologia) pelo Instituto de Cardiologia do Rio Grande do Sul. Atualmente é Cardiologista Pediátrica do Instituto de Cardiologia do Rio Grande do Sul.

Evandro Tinoco Mesquita
Professor-Associado da Universidade Federal Fluminense. Diretor Clínico do Hospital Pró-Cardíaco. Doutor em Cardiologia pela Universidade de São Paulo.

Fabiana Goulart Marcondes-Braga
Doutora em Cardiologia pela Faculdade de Medicina da Universidade de São Paulo (FMUSP). Médica Assistente do Núcleo de Transplante do Instituto do Coração do Hospital das Clínicas da FMUSP.

Fabio Antônio Gaiotto
Doutor em Ciências pela Faculdade de Medicina da Universidade de São Paulo (FMUSP). Cirurgião Cardiovascular Coordenador do Núcleo de Transplante do Instituto do Coração do Hospital das Clínicas da FMUSP.

Fábio Augusto Pinton
Especialista em Hemodinâmica e Cardiologia Intervencionista pelo Instituto do Coração do Hospital das Clínicas da Faculdade de Medicina da Universidade de São Paulo (InCor-HCFMUSP) e pela Sociedade Brasileira de Hemodinâmica e Cardiologia Intervencionista. Especialista em Cardiologia pelo InCor-HCFMUSP e pela Sociedade Brasileira de Cardiologia. Médico do Serviço de Hemodinâmica e Cardiologia Intervencionista da Irmandade da Santa Casa de Misericórdia de São Paulo e do Hospital Sírio-Libanês.

Fabio Biscegli Jatene
Professor Titular da Disciplina de Cirurgia Cardiovascular da Faculdade de Medicina da Universidade de São Paulo.

Fabio Fernandes
Professor Livre-Docente pela Faculdade de Medicina da Universidade de São Paulo e Assistente da Unidade Clínica de Miocardiopatias do Instituto do Coração do Hospital das Clínicas da Faculdade de Medicina da Universidade de São Paulo (InCor-HCFMUSP).

Felipe Gallego Lima
Especialista em Cardiologia pela Sociedade Brasileira de Cardiologia, Especialista em Coronariopatia Aguda pelo Instituto do Coração do Hospital das Clínicas da Faculdade de Medicina da Universidade de São Paulo (InCor-HCFMUSP), Médico Assistente da Unidade Coronariana do InCor-HCFMUSP, Médico Cardiologista/Intensivista da UTI Cardiológica e da Unidade Avançada de Insuficiência Cardíaca do Hospital Sírio-Libanês.

Felipe Lourenço Fernandes
Especialista em Clínica Médica pelo Hospital das Clínicas da Faculdade de Medicina da Universidade de São Paulo (HCFMUSP). Cardiologista pelo Instituto do Coração InCor do HCFMUSP. Doutorando em Ciências Médicas pela FMUSP.

Felix José Alvarez Ramires
Professor Livre-Docente pela Faculdade de Medicina da Universidade de São Paulo (FMUSP) e Médico Assistente da Unidade Clínica de Miocardiopatias do Instituto do Coração do Hospital das Clínicas da FMUSP, Responsável pelo Laboratório de Miocardiopatias.

Fernanda Marciano Consolim Colombo
Professora Livre-Docente da Faculdade de Medicina da Universidade de São Paulo (FMUSP), Médica Assistente da Unidade de Hipertensão do Instituto do Coração. Coordenadora do Programa de Pós-Graduação da Universidade Nove de Julho. Diretora de Pesquisa da Sociedade Brasileira de Hipertensão.

Fernanda Reis de Azevedo
Nutricionista e Doutoranda da Faculdade de Medicina da Universidade de São Paulo.

Fernando Bacal
Livre-Docente em Cardiologia pela Faculdade de Medicina de Universidade de São Paulo (FMUSP). Diretor da Unidade Clínica de Transplante Cardíaco - Instituto do Coração do Hospital das Clínicas da FMUSP.

Fernando Ganen
Doutor em Ciências pela Faculdade de Medicina de Universidade de São Paulo (FMUSP), Diretor do Serviço de Emergência e Pronto-Atendimento do Hospital Sírio Libanês e Médico Assistente da Unidade de Coronariopatia Aguda do Instituto do Coração do Hospital das Clínicas da FMUSP.

Filomena Regina Barbosa Gomes Galas
Livre-Docente em Medicina na área de Anestesiologia pela Faculdade de Medicina da Universidade de São Paulo (FMUSP), graduada em Medicina pela Universidade Federal do Maranhão, Especialista em Terapia Intensiva pela AMIB. Supervisora da Unidade de Terapia Intensiva Cirúrgica e do Serviço de Anestesiologia do Instituto do Coração do Hospital das Clínicas da FMUSP. Coordenadora da UTI Cardiológica e Anestesiologista do Hospital Sírio-Libanês, Coordenadora da UTI Geral do Instituto do Câncer (ICESP) da FMUSP.

Flávia Bittar Britto Arantes
Médica estagiária da Unidade Clínica de Coronariopatia Aguda do Instituto do Coração Instituto do Coração do Hospital das Clínicas da Faculdade de Medicina da Universidade de São Paulo.

Flávio Tarasoutchi
Diretor da Unidade de Valvopatias do Instituto do Coração do Hospital das Clínicas da Faculdade de Medicina da Universidade de São Paulo (InCor-HCFMUSP), Livre-Docente em Cardiologia pela FMUSP.

Francisco A. Helfenstein Fonseca
Professor Afiliado Livre-Docente da Disciplina de Cardiologia da Escola Paulista de Medicina da Universidade Federal de São Paulo.

Francisco Carlos da Costa Darrieux
Doutor em Cardiologia pela Faculdade de Medicina da Universidade de São Paulo (FMUSP). Médico Assistente do Núcleo Clínico Cirúrgico de Arritmias Cardíacas do Instituto do Coração do Hospital das Clínicas (InCor-HC) da FMUSP. Responsável pelo Ambulatório Didático de Arritmias Cardíacas e de Arritmias Genéticas do InCor-HCFMUSP. Coordenador do Centro de Arritmologia do Hospital Alemão Oswaldo Cruz.

Francisco R. M. Laurindo
Professor Livre-Docente do Departamento de Cardio-Pneumologia da Faculdade de Medicina da Universidade de São Paulo (FMUSP), Diretor do Laboratório de Biologia Vascular do Instituto do Coração do Hospital das Clínicas da FMUSP.

Frederico J. N. Mancuso
Médico Assistente da disciplina de Cardiologia da Escola Paulista de Medicina da Universidade Federal de São Paulo.

Frederico Leon Arrabal Fernandes
Médico Assistente da Divisão de Pneumologia do Instituto do Coração do Hospital das Clínicas da Faculdade de Medicina da Universidade de São Paulo.

Gabriel Pelegrineti Targueta
Médico pela Universidade Federal do Espirito Santo (UFES). Residência médica em Clínica Médica na Escola Paulista de Medicina da Universidade Federal de São Paulo e Cardiologia no Instituto Dante Pazzanese de Cardiologia. Título de especialista em Cardiologia pela Sociedade Brasileira de Cardiologia.

Geraldo Lorenzi-Filho
Diretor do Laboratório do Sono, Disciplina de Pneumologia do Instituto do Coração do Hospital das Clínicas da Faculdade de Medicina da Universidade de São Paulo (InCor-HCFMUSP), Professor Livre-Docente pela FMUSP.

Germano Emílio Conceição Souza
Doutor em Cardiologia pela Faculdade de Medicina da Universidade de São Paulo (FMUSP), Coordenador do Centro de Insuficiência Cardíaca e Transplante Cardíaco do Hospital Alemão Oswaldo Cruz, Médico Assistente do Núcleo de Insuficiência Cardíaca do Instituto do Coração do Hospital das Clínicas da FMUSP.

Giovanni Guido Cerri
Diretor da Faculdade de Medicina da Universidade de São Paulo (FMUSP), Professor Titular de Radiologia do Hospital das Clínicas da FMUSP.

Gisele Sampaio Silva
Doutorada em Neurociências pela Universidade Federal de São Paulo (Unifesp), Pós-Doutorada pelo Massachusetts General Hospital; Mestra em Saúde pela Harvard School of Public Health, Professora Adjunta da Unifesp, Gerente Médica do Programa de Neurologia do Hospital Israelita Albert Einstein.

Giselle Lima Peixoto
Médica Coordenadora de Pesquisa da Unidade Clínica de Estimulação Cardíaca Artificial do Instituto do Coração do Hospital das Clínicas da Faculdade de Medicina da Universidade de São Paulo.

Gláucia Maria Penha Tavares
Mestre em Medicina pela Faculdade de Medicina da Universidade de São Paulo (FMUSP). Especialista em Pediatria pela Sociedade Brasileira de Pediatria. Especialista em Cardiologia Pediátrica e em Ecocardiografia pela Sociedade Brasileira de Cardiologia. Médica Supervisora da Ecocardiografia Congênita e Fetal do Serviço de Ecocardiografia do Instituto do Coração da FMUSP. Médica Assistente do Serviço de Ecocardiografia do Hospital Israelita Albert Einstein.

Glauco Saes
Cirurgião Vascular e Endovascular. Título de Especialista pela SBACV. Médico Colaborador do Ambulatório de Claudicação Intermitente do Hospital das Clínicas da Faculdade de Medicina da Universidade de São Paulo.

Glaucylara Reis Geovanini
Médica Assistente do Pronto Socorro do Instituto do Coração do Hospital das Clínicas da Faculdade de Medicina da Universidade de São Paulo. Doutoranda do Programa de Pneumologia.

Guilherme Nunes da Silva
Especialista em Cardiologia pela Sociedade Brasileira de Cardiologia. Especialista em Ecocardiografia pela Universidade Estadual de Campinas. Médico Assistente do Departamento de Clínica Médica do Hospital Centro Médico de Campinas. Médico Cardiologista do Departamento de Cardiologia/Ecocardiografia do Hospital Centro Médico de Campinas.

Guilherme Sobreira Spina
Coordenador da Liga de Combate à Febre Reumática da Faculdade de Medicina da Universidade de São Paulo (FMUSP). Médico Assistente da Unidade Clínica de Valvopatias do Instituto do Coração do Hospital das Clínicas da FMUSP, Doutor em Cardiologia pela FMUSP.

Heno Ferreira Lopes
Professor Livre-Docente do Departamento de Cardiopneumologia da Faculdade de Medicina da Universidade de São Paulo (FMUSP). Médico Assistente da Unidade Clínica de Hipertensão do Instituto do Coração do Hospital das Clínicas da FMUSP. Professor na Pós-Graduação em Medicina da Universidade Nove de Julho.

Horácio Gomes Pereira Filho
Médico formado pela Escola Paulista de Medicina da Universidade Federal de São Paulo, Medico Cardiologista especializado em Métodos Gráficos. Médico Assistente da Unidade Clínica de Eletrocardiografia de Repouso do Instituto do Coração do Hospital das Clínicas da Faculdade de Medicina da Universidade de São Paulo (InCor-HCFMUSP).

Humberto Pierri
Livre-Docente pela Universidade de São Paulo (USP). Diretor do Grupo de Cardiogeriatria do Instituto do Coração do Hospital das Clínicas da Faculdade de Medicina da USP.

Ieda Biscegli Jatene
Doutora em Medicina pela Universidade de São Paulo. Chefe do Serviço de Cardiopatias Congênitas e Cardiologia Pediátrica do Hospital do Coração da Associação do Sanatório Sírio.

Jaqueline Sholz Issa
Doutora em Cardiologia pela Faculdade de Medicina da Universidade de São Paulo (FMUSP). Diretora do Programa de Tratamento do Tabagismo do Instituto do Coração do Hospital das Clínicas da FMUSP. Criadora do *software* PAF – Programa de Assistência ao Fumante.

Jason Kovacic
MD, PhD, FACC, FAHA, FSCAI. Associate Professor of Medicine Icahn School of Medicine at Mount Sinai (New York, NY, Estados Unidos).

Jean-Louis Vincent
Professor of Intensive Care Medicine (Université Libre de Bruxelles), Dept. of Intensive Care, Erasme Univ. Hospital (Bélgica). President, World Federation of Societies of Intensive and Critical Care Medicine (WFSICCM).

Jeanne M. Tsutsui
Professora Livre-Docente da Faculdade de Medicina da Universidade de São Paulo, Diretora Executiva Médica do Grupo Fleury.

João Augusto Costa Lima
Professor de Medicina, Radiologia e Epidemiologia e Diretor da Imagem Cardiovascular no Johns Hopkins University School of Medicine (Baltimore, MD, Estados Unidos).

João Batista Serro Azul
Doutor em Medicina pela Faculdade de Medicina da Universidade de São Paulo. Médico da Unidade Clínica de Cardiogeriatria do Instituto do Coração do Hospital das Clínicas da Faculdade de Medicina da Universidade de São Paulo.

João Fernando M. Ferreira
Doutor em Medicina pela Universidade de São Paulo (USP), Médico Assistente da Unidade Clínica de Coronariopatia Crônica do Instituto do Coração do Hospital das Clínicas da Faculdade de Medicina da USP.

João Ricardo Cordeiro Fernandes
Médico Cardiologista Assistente da Unidade Clínica de Valvopatias do Instituto do Coração do Hospital das Clínicas da Faculdade de Medicina da Universidade de São Paulo.

José Carlos Nicolau
Diretor da Unidade Clínica de Coronariopatia Aguda do Instituto do Coração do Hospital das Clínicas da Faculdade de Medicina da Universidade de São Paulo (InCor-HCFMUSP). Professor-Associado nível 3 da FMUSP.

Jose Castellano
Médico no Centro Nacional de Investigaciones Cardiovasculares (CNIC), Madrid, Espanha e Hospital Universitario Monteprincipe, Madrid, Espanha.

José Claudio Meneghetti
Doutor em Medicina pela Universidade de São Paulo (USP), Diretor do Serviço de Medicina Nuclear e Imagem Molecular do Instituto do Coração do Hospital das Clínicas da Faculdade de Medicina da USP.

José de Arimateia Batista Araújo Filho
Membro Titular do Colégio Brasileiro de Radiologia. Médico Radiologista do Hospital Israelita Albert Eistein. Especialista em Radiologia Torácica e Cardiovascular pela Universidade de São Paulo.

José Eduardo Krieger
Diretor do Laboratório de Genética e Cardiologia Molecular do Instituto do Coração do Hospital das Clínicas da Faculdade de Medicina da Universidade de São Paulo.

José Jayme Galvão de Lima
Professor Livre-Docente da Faculdade de Medicina da Universidade de São Paulo (FMUSP). Médico da Unidade de Hipertensão do Instituto do Coração do Hospital das Clínicas da FMUSP.

José Leônidas Alves
Médico da Unidade de Circulação Pulmonar da Disciplina de Pneumologia do Instituto do Coração do Hospital das Clínicas da Faculdade de Medicina da Universidade de São Paulo.

José Mariani Junior
Coordenador do Serviço de Hemodinâmica e Cardiologia Intervencionista da Santa Casa de São Paulo. Médico Assistente dos Serviços de Hemodinâmica e Cardiologia Intervencionista do Instituto do Coração do Hospital das Clínicas da Faculdade de Medicina da Universidade de São Paulo e do Hospital Sírio-Libanes.

José Rocha Faria Neto
Pós-Doutorado em Aterosclerose no Cedars-Sinai Medical Center (Los Angeles, LA, Estados Unidos). Professor Titular em Cardiologia na Pontificia Universidade Catolica do Paraná. Presidente do Departamento de Aterosclerose da Sociedade Brasileira de Cardiologia.

José Rodrigues Parga
Doutor em Cardiologia pela Faculdade de Medicina da Universidade de São Paulo e Médico Assistente do Serviço de Ressonância Magnética e Tomografia Computadorizada do Instituto do Coração do Hospital das Clínicas da FMUSP.

José Soares Junior
Doutor em Medicina pela Universidade de São Paulo. Medico Chefe do Serviço de Medicina Nuclear e Imagem Molecular do Instituto do Coração do Hospital das Clínicas da FMUSP.

José Xavier-Neto
Laboratório de Modificação do Genoma. Laboratório Nacional de Biociências (LNBio). Centro Nacional de Pesquisas em Energia e Materiais (CNPEM).

Julia Antoniazzi
Especialista em Clinica Médica pela Escola Paulista de Medicina da Universidade Federal de São Paulo. Especialista em Clinica Médica pela Associação Médica Brasileira. Especialista em Cardiologia pelo Instituto do Coração do Hospital das Clínicas da Faculdade de Medicina da Universidade de São Paulo. Especializanda em Medicina Intensiva pelo Hospital do Servidor Público Estadual - IAMSPE.

Juliane Seabra Garcez
Residência em Cardiologia pelo Instituto do Coração do Hospital das Clínicas da Faculdade de Medicina da Universidade de São Paulo. Residência em Clínica Médica pela Univerdade Estadual de Campinas.

Kátia Regina da Silva
Doutora em Ciências pelo Programa de Pós-Graduação em Cirurgia Torácica e Cardiovascular da Faculdade de Medicina da Universidade de São Paulo (FMUSP). Pós-Doutorado pelo Departamento de Cirurgia da Duke University Medical Center e pelo Departamento de Cardiopneumologia da FMUSP. Professora Colaboradora do Departamento de Cardiopneumologia da FMUSP.

K-Raman Purushothaman
The Zena and Michael A. Wiener Cardiovascular Institute and the Marie-Josée and Henry R. Kravis Center for Cardiovascular Health, Icahn School of Medicine at Mount Sinai (New York, NY, Estados Unidos) e do Centro Nacional de Investigaciones Cardiovasculares (CNIC), Madrid, Espanha.

Leina Zorzanelli
Médica Assistente no Instituto do Coração do Hospital das Clínicas da Faculdade de Medicina da Universidade de São Paulo.

Leonardo A. M. Zornoff
Professor Adjunto do Departamento de Clínica Médica na Faculdade de Medicina de Botucatu, Universidade Estadual Júlio de Mesquita Filho - Universidade Estadual de São Paulo.

Leonardo Jorge Cordeiro de Paula
Médico Assistente da Unidade Clínica de Emergência e Coordenador Médico do Serviço de Tele-Emergência Cardiológica do Instituto do Coração do Hospital das Clínicas da Faculdade de Medicina da Universidade de São Paulo. Médico do Pronto-Atendimento e da Telemedicina do Hospital Israelita Albert Einstein. Médico Hemodinamicista nos Hospitais Santa Paula, SEPACO e Metropolitano. Especialista em Hemodinâmica e Cardiologia Intervencionista pela Sociedade Brasileira de Cardiologia Intervencionista. Especialista pela Sociedade Brasileira de Cardiologia. Especialista pela Sociedade Brasileira de Clínica Médica. Formado pela Universidade do Estado do Rio de Janeiro.

Lívia Nascimento de Matos
Médica Cardiologista e Pós-Graduanda no Departamento de Medicina da Universidade Federal de São Paulo.

Lucas José Tachotti Pires
Médico Colaborador da Unidade Clínica de Valvopatias do Instituto do Coração do Hospital das Clínicas da Faculdade de Medicina da Universidade de São Paulo. Membro do Grupo de Trabalho em Cardiopatias Valvares da Sociedade Europeia de Cardiologia.

Luciana Sacilotto
Médica Assistente do Núcleo Clínico Cirúrgico de Arritmias Cardíacas e Doutoranda na Área de Arritmias Genéticas do Instituto do Coração do Hospital das Clínicas da Faculdade de Medicina da Universidade de São Paulo. Especialista em Cardiologia pela Sociedade Brasileira de Cardiologia e em Arritmia Clínica pela Sobrac.

Luciano Ferreira Drager
Médico Assistente da Unidade de Hipertensão do Instituto do Coração do Hospital das Clínicas da Faculdade de Medicina da Universidade de São Paulo (InCor-HCFMUSP). Doutor em Ciências pela FMUSP. Professor-Doutor pelo Departamento de Clínica Médica da FMUSP, Disciplina de Nefrologia, Área de Hipertensão Arterial.

Luciano Moreira Baracioli
Médico Assistente da Unidade Clínica de Coronariopatia Aguda do Instituto do Coração do Hospital das Clínicas da Faculdade de Medicina da Universidade de São Paulo (InCor-HCFMUSP). Doutor em Cardiologia pela FMUSP. Professor Colaborador do Departamento de Cardiopneumologia da FMUSP.

Luciano Nastari
Doutor em Cardiologia pela Faculdade de Medicina da Universidade de São Paulo (FMUSP) e Médico Assistente da Unidade Clínica de Miocardiopatias do Instituto do Coração do Hospital das Clínicas da FMUSP.

Ludhmila Abrahao Hajjar
Professora Doutora - MS3 Disciplina de Cardiologia - Área de Cardiologia Crítica da Faculdade de Medicina da Universidade de São Paulo (FMUSP). Doutora em Ciências pelo Programa de Pós-Graduação em Anestesiologia da FMUSP. Título de Especialista em Cardiologia pela Sociedade Brasileira de Cardiologia. Título de Especialista em Medicina Intensiva pela Associação de Medicina Intensiva Brasileira. Graduada pela Universidade de Brasília. Diretora do Departamento de Pacientes Críticos. Coordenadora da UTI Cirúrgica do Instituto do Coração do Hospital das Clínicas da FMUSP. Coordenadora da UTI Cardiológica do Hospital Sírio-Libanês. Coordenadora da UTI Geral do Instituto do Câncer da FMUSP.

Luis Alberto Oliveira Dallan
Professor-Associado da Faculdade de Medicina da Universidade de São Paulo (FMUSP). Diretor da Unidade Cirúrgica de Coronariopatias do Instituto do Coração do Hospital das Clínicas da FMUSP.

Luís Augusto Palma Dallan
Formação em Cardiologia pelo Instituto do Coração do Hospital das Clínicas da Faculdade de Medicina da Universidade de São Paulo (InCor-HCFMUSP). Título de Especialista em Cardiologia pela Sociedade Brasileira de Cardiologia/Associação Médica Brasileira.

Luis Fernando Bernal da Costa Seguro
Médico Assistente do Núcleo de Transplante do Instituto do Coração do Hospital das Clínicas da Faculdade de Medicina da Universidade de São Paulo.

Luis Henrique Gowdak
Médico Assistente do Laboratório de Genética e Cardiologia Molecular e da Unidade Clínica de Coronariopatia Crônica do Instituto do Coração do Hospital das Clínicas da Faculdade de Medicina da Universidade de São Paulo (InCor-HCFMUSP). Coordenador Clínico do Núcleo de Estudos e Pesquisa em Angina Refratária do InCor-HCFMUSP. Doutor em Cardiologia pela FMUSP. *Fellow* da Sociedade Europeia de Cardiologia.

Luís Roberto Palma Dallan
Formação em Cirurgia Cardiovascular pelo Instituto do Coração do Hospital das Clínicas da Faculdade de Medicina da Universidade de São Paulo (InCor-HCFMUSP). Médico Emergencista do SAMU - Serviço de Atendimento Móvel de Urgência.

Luiz Antonio Machado César
Professor Livre-Docente de Cardiologia da Faculdade de Medicina da Universidade de São Paulo (FMUSP). Professor-Associado de Cardiologia da FMUSP. Diretor da Unidade de Doença Coronária Crônica do Instituto do Coração do Hospital das Clínicas da FMUSP.

Luiz Aparecido Bortolotto
Diretor da Unidade de Hipertensão do Instituto do Coração do Hospital das Clínicas da Faculdade de Medicina da Universidade de São Paulo (InCor-HCFMUSP); Doutor em Cardiologia e Livre-Docente pela FMUSP.

Luiz Benvenuti
Médico Assistente no Instituto do Coração do Hospital das Clínicas da Faculdade de Medicina da Universidade de São Paulo.

Marcelo Bertolami
Diretor de Divisão Científica do Instituto Dante Pazzanese de Cardiologia da Secretaria do Estado da Saúde de São Paulo. Mestre e Doutor em Saúde Pública pela Faculdade de Saúde Pública da Universidade de São Paulo.

Marcelo Dantas Tavares
Médico Pesquisador da Unidade Clínica de Miocardiopatias do Instituto do Coração do Hospital das Clínicas da Faculdade de Medicina da Universidade de São Paulo.

Marcelo Franken
Médico Assistente da Unidade Clínica de Coronariopatia Aguda do Instituto do Coração do Hospital das Clínicas da Faculdade de Medicina da Universidade de São Paulo.

Marcelo Jatene
Professor-Associado Faculdade de Medicina da Universidade de São Paulo (FMUSP). Diretor da Unidade de Cirurgia Cardíaca Pediátrica Instituto do Coração do Hospital das Clínicas da FMUSP.

Marcelo Park
Médico Assistente da Disciplina de Emergências (UTI) no Instituto do Coração do Hospital das Clínicas da Faculdade de Medicina da Universidade de São Paulo. Plantonista na UTI do Hospital Sírio-Libanês.

Marcelo Teivelis
Research Fellow em Cirurgia Vascular e Endovascular no Hospital Israelita Albert Einstein. Especialista em Cirurgia Vascular pela Sociedade Brasileira de Angiologia e Cirurgia Vascular.

Marcelo W. Montera
Doutor em Cardiologia pela Faculdade de Medicina da Universidade de São Paulo. Coordenador do Centro de Insuficiência Cardíaca e Coordenador Clínico do Programa de Suporte Mecânico Circulatório e Transplante Cardíaco do Hospital Prócardíaco. *Fellow* do Tampa General Hospital em Suporte Mecânico Circulatório (Tampa, FL, Estados Unidos).

Marcia Maria Morales
Doutorado em Ciências Médicas pela Universidade de São Paulo - Faculdade de Medicina de Ribeirão Preto. INVASE-Cirurgia Vascular e Endovascular no Hospital Beneficência Portuguesa de São José do Rio Preto.

Marcio Miname
Médico na Clínica Lipídica do Instituto do Coração do Hospital das Clínicas da Faculdade de Medicina da Universidade de São Paulo.

Marcos F. Minicucci
Professor Assistente Doutor do Departamento de Clínica Médica da Faculdade de Medicina de Botucatu, Universidade Estadual Júlio de Mesquita Filho - UNESP.

Marcos Vinicius Simões
Professor-Associado da Divisão de Cardiologia - Departamento de Clínica Médica. Faculdade de Medicina de Ribeirão Preto - Universidade de São Paulo (USP). Coordenador da Clínica de Insuficiência Cardíaca do Hospital das Clínicas da Faculdade de Medicina da USP.

Marcus Vinícius Bolívar Malachias
Instituto de Pesquisa e Pós-Graduação da Faculdade de Ciências Médicas de Minas Gerais e Instituto de Hipertensão de Minas Gerais.

Maria Angélica Binotto
Médica Assistente da Unidade Clínica de Cardiologia Pediátrica e Cardiopatias Congênitas no Adulto do Instituto do Coração do Hospital das Clínicas da Faculdade de Medicina da Universidade de São Paulo (InCor-HCFMUSP), Doutora em Medicina pela FMUSP.

Maria Cardoso Guerreiro Costa
Médica Cardiologista pelo Instituto do Coração do Hospital das Clínicas da Faculdade de Medicina da Universidade de São Paulo. Especialista em Clínica Médica pela Universidade Federal de São Paulo.

Maria Claudia Irigoyen
Professora Livre-Docente da Faculdade de Medicina da Universidade de São Paulo (FMUSP), Médica Assistente da Unidade de Hipertensão do Instituto do Coração do Hospital das Clínicas (InCor-HC) da FMUSP. Diretora do Laboratório de Pesquisa Experimental da Unidade de Hipertensão do InCor-HCFMUSP. Diretora da Sociedade Brasileira de Hipertensão.

Maria Clementina Pinto Giorgi
Doutora em Medicina pela Universidade de São Paulo (USP), Médica Assistente do Serviço de Medicina Nuclear e Imagem Molecular do Instituto do Coração do Hospital das Clínicas da Faculdade de Medicina da USP.

Maria Cristina Izar
Professora Afiliada Livre-Docente da Disciplina de Cardiologia da Escola Paulista de Medicina da Universidade Federal de São Paulo.

María Fernandez Organista
Laboratório de Modificação do Genoma, Laboratório Nacional de Biociências (LNBio). Centro Nacional de Pesquisas em Energia e Materiais (CNPEM).

Maria Janieire Nunes Alves
Doutora pela Faculdade de Ciências Médicas da Universidade de São Paulo (USP). Médica Assistente da Unidade de Reabilitação Cardiovascular e Fisiologia do Exercício do Instituto do Coração do Hospital das Clínicas da Faculdade de Medicina da USP.

Marilia Izar H. Fonseca
Médica Assitente de Endocrinologia do Hospital do Servidor Público Municipal de São Paulo. Pós-Graduanda do Centro de Diabetes da Escola Paulista de Medicina da Universidade Federal de São Paulo.

Marisa Izaki
Doutora em Medicina pela Universidade de São Paulo, Médica Assistente do Serviço de Medicina Nuclear e Imagem Molecular do Instituto do Coração do Hospital das Clínicas da Faculdade de Medicina da USP.

Martino Martinelli Filho
Diretor da Unidade Clínica de Estimulação Cardíaca Artificial do Instituto do Coração do Hospital das Clínicas da Faculdade de Medicina da Universidade de São Paulo.

Matthew Tomey
The Zena and Michael A. Wiener Cardiovascular Institute e do Marie-Josée and Henry R. Kravis Center for Cardiovascular Health, Icahn School of Medicine at Mount Sinai (New York, NY, Estados Unidos).

Mauricio Ibrahim Scanavacca
Professo Livre-Docente e Diretor da Unidade de Arritmia do Instituto do Coração do Hospital das Clínicas da Faculdade de Medicina da Universidade de São Paulo.

Max Grinberg
Médico Cardiologista Livre-Docente pela Faculdade de Medicina da Universidade de São Paulo.

Michael S. Ewer
Professor of Cardiology, The University of Texas MD Anderson Cancer Center (Houston, TX, Estados Unidos).

Miguel Antônio Moretti
Doutor em Cardiologia pela Faculdade de Medicina da Universidade de São Paulo. Médico Assistente da Unidade de Coronariopatia Crônica do Instituto do Coração do Hospital das Clínicas da Faculdade de Medicina da Universidade de São Paulo. *Fellow* ACC e AHA. Professor Afialiado da Faculdade de Medicina Fundação ABC.

Miguel Torres
Centro Nacional de Investigaciones Cardiovasculares (CNCI), Madrid, Espanha.

Mikkel Malby Schoos
MD, PhD. Department of Cardiology, Roskilde Hospital, University of Copenhagen (Dinamarca).

Monica Avila Samuel
Médica Assistente do Núcleo de Transplante do Instituto do Coração do Hospital das Clínicas da Faculdade de Medicina da Universidade de São Paulo.

Montezuma Pimenta Ferreira
Médico Psiquiatra pelo Instituto de Psiquiatria e Diretor das Enfermarias do Instituto de Psiquiatria do Hospital das Clínicas da Faculdade de Medicina da Universidade de São Paulo.

Múcio Tavares de Oliveira Jr.
Diretor da Unidade Clínica de Emergência do Instituto do Coração do Hospital das Clínicas da Faculdade de Medicina da Universidade de São Paulo (InCor-HCFMUSP). Coordenador do Projeto de Tele-Emergência e Tele-UTI do InCor-HCFMUSP. Professor Colaborador da FMUSP.

Muhieddine Omar Chokr
Médico Eletrofisiologista, Colaborador do Laboratório de Eletrofisiologia Invasiva do Instituto do Coração da Faculdade de Medicina da Universidade de São Paulo. Especialista em Cardiologia Clínica pela Sociedade Brasileira de Cardiologia. Especialista em Arritmia Clínica pela Sociedade Brasileira de Arritmias Cardíacas. Especialista em Eletrofisiologia Clínica Invasiva pela Sociedade Brasileira de Arritmias Cardíacas.

Murillo de Oliveira Antunes
Professor da Faculdade de Medicina São Francisco e Doutor em Ciências pela Faculdade de Medicina da Universidade de São Paulo.

Murillo Santucci Cesar de Assunção
Médico do Centro de Terapia Intensiva Adulto do Hospital Israelita Albert Einstein.

Nana Miura
Doutora em Medicina pela Universidade de São Paulo (USP). Diretora da Unidade Clínica de Cardiologia Pediátrica e Cardiopatias Congênitas do Adulto do Instituto do Coração do Hospital das Clínicas da Faculdade de Medicina da USP.

Nelson de Luccia
Professor Titular da Disciplina de Cirurgia Vascular e Endovascular do Departamento de Cirurgia da Faculdade de Medicina da Universidade de São Paulo.

Nelson Samesima
Doutor em Cardiologia pela Universidade de São Paulo (USP), Médico-Supervisor da Unidade Clínica de Eletrocardiologia de Repouso. Especialista em Eletrofisiologia e Arritmia Clínica pela USP.

Nelson Wolosker
Professor Livre-Docente da Faculdade de Medicina da Universidade de São Paulo. Vice-Presidente do Hospital Israelita Albert Einstein.

Otavio Berwanger
Diretor do Instituto de Pesquisa do HCor - Hospital do Coração de São Paulo. Professor do Curso de Pós-Graduação em Cardiologia do Instituto do Coração do Hospital das Clínicas da Faculdade de Medicina da Universidade de São Paulo.

Otavio Celso Eluf Gebara
Professor Livre-Docente em Cardiologia e Doutor em Medicina pela Faculdade de Medicina da Universidade de São Paulo. Diretor de Cardiologia do Hospital Santa Paula, em São Paulo.

Pablo Maria Alberto Pomerantzeff
Professor-Associado da Faculdade de Medicina da Universidade de São Paulo. Diretor da Unidade Cirúrgica de Valvopatias.

Pai Ching Yu
Médica Assistente do Instituto do Coração do Hospital das Clínicas da Faculdade de Medicina da Universidade de São Paulo (InCor-HCFMUSP). Doutorado em Cardiologia pela USP.

Patricia Alves de Oliveira
Médica Assistente da Unidade de Reabilitação Cardiovascular e Fisiologia do Exercício do Instituto do Coração do Hospital das Clínicas da Faculdade de Medicina da Universidade de São Paulo.

Patrícia Oliveira Guimarães
Graduação em Medicina pela Escola Bahiana de Medicina e Saúde Pública. Residência em Cardiologia pelo Instituto do Coração do Hospital das Clínicas da Faculdade de Medicina da Universidade de São Paulo (InCor-HCFMUSP). Doutoranda em Cardiologia pela FMUSP. *Fellow* em Pesquisa Clínica na área de Cardiologia na Duke University - Estados Unidos.

Paulo Andrade Lotufo
Professor Titular de Clinica Médica na Faculdade de Medicina da Universidade de São Paulo (FMUSP); Coordenador do Centro de Pesquisa Clínica e Epidemiológica da USP. Investigador principal do Estudo Longitudinal de Saúde do Adulto (ELSA-Brasil) em São Paulo.

Paulo Chizzola
Graduação pela Faculdade de Medicina de Marília. Doutor em Ciências pela Faculdade de Medicina da Universidade de São Paulo (FMUSP). Médico Assistente do Núcleo de Insuficiência Cardíaca do Instituto do Coração do Hospital das Clínicas da FMUSP. Professor Colaborador no Departamento de Cardiopneumologia da FMUSP.

Paulo de Lara Lavitola
Médico Assistente da Unidade Clínica de Valvopatias do Instituto do Coração do Hospital das Clínicas da Faculdade de Medicina da Universidade de São Paulo (InCor-HCFMUSP). Doutor pela FMUSP.

Paulo J. F. Tucci
Professor Titular de Fisiologia Cardiovascular e Professor Afiliado à disciplina de Cardiologia da Escola Paulista de Medicina da Universidade Federal de São Paulo.

Paulo Magno Martins Dourado
Pós-Doutor em Cardiologia pela Faculdade de Medicina da Universidade de São Paulo (FMUSP) e Pesquisador do Laboratório de Biologia Vascular Instituto do Coração do Hospital das Clínicas da FMUSP.

Paulo Manuel Pêgo-Fernandes
Professor Titular da Disciplina de Cirurgia Torácica do Departamento de Cardiopneumologia da Faculdade de Medicina da Universidade de São Paulo.

Paulo Saldiva
Professor Titular do Departamento de Patologia da Faculdade de Medicina da Universidade de São Paulo.

Pedro Alves Lemos Neto
Coordenador do Serviço de Hemodinâmica e Cardiologia Intervencionista do Hospital Sírio-Libanes. Diretor do Serviço de Hemodinâmica e Cardiologia Intervencionista do Instituto do Coração do Hospital das Clínicas da Faculdade de Medicina da Universidade de São Paulo.

Pedro Felipe Gomes Nicz
Especialista em Clínica Médica pelo Hospital das Clínicas da Faculdade de Medicina da Universidade de São Paulo (HCFMUSP). Cardiologista pelo Instituto do Coração (InCor) do HCFMUSP. Especializando em Hemodinâmica e Medicina Intervencionista pelo InCor.

Pedro R. Moreno
The Zena and Michael A. Wiener Cardiovascular Institute and the Marie-Josée and Henry R. Kravis Center for Cardiovascular Health, Icahn School of Medicine at Mount Sinai (New York, NY, Estados Unidos) e do Centro Nacional de Investigaciones Cardiovasculares (CNIC), Madrid, Espanha.

Pedro Rodrigues Genta
Médico Assistente da Disciplina de Pneumologia do Instituto do Coração do Hospital das Clínicas da Faculdade de Medicina da Universidade de São Paulo. Pós-Doutorando pela Harvard University (Boston, MA, Estados Unidos).

Peter Libby
MD, PhD. Division of Cardiovascular Medicine, Department of Medicine, Brigham and Women's Hospital, Harvard Medical School (Boston, MA, Estados Unidos).

Protásio Lemos da Luz
Professor Titular de Cardiologia (aposentado) pela Faculdade de Medicina da Universidade de São Paulo (FMUSP). Professor Sênior de Cardiologia do Instituto do Coração do Hospital das Clínicas da FMUSP.

Rafael Alves Franco
Médico Cardiologista formado pelo Instituto do Coração do Hospital das Clínicas da Faculdade de Medicina da Universidade de São Paulo (InCor-HCFMUSP). Médico Assistente da UTI Cirúrgica do InCor-HCFMUSP. Médico Assistente da UTI do Instituto do Câncer do Estado de São Paulo (ICESP). Médico da UTI Cardiológica do Hospital Sírio-Libanês.

Rafael Munerato
Cardiologista. Especialista em Arritmias Clínicas pela Faculdade de Medicina da Universidade de São Paulo (FMUSP). Ex-Médico Assistente do Serviço de Eletrocardiologia do Instituto do Coração do Hospital das Clínicas da FMUSP.

Rafael Stelmach
Médico Assistente da Divisão de Pneumologia do Instituto do Coração do Hospital das Clínicas da Faculdade de Medicina da Universidade de São Paulo (InCor-HCFMUSP). Livre-Docente em Pneumologia pela USP.

Rajesh Vedanthan
M, MPH. Assistant Professor at Zena and Michael A. Wiener Cardiovascular Institute Department of Medicine. Department of Population Health Science and Policy Icahn School of Medicine at Mount Sinai (New York, NY, Estados Unidos).

Raul Dias dos Santos Filho
Professor-Associado do Departamento de Cardiopneumologia da Faculdade de Medicina da Universidade de São Paulo (FMUSP). Diretor da Unidade Clínica de Lípides do Instituto do Coração do Hospital das Clínicas da FMUSP. Assessor do Centro de Medicina Preventiva do Hospital Israelita Albert Einstein.

Ravinder Rao
The Zena and Michael A. Wiener Cardiovascular Institute and the Marie-Josée and Henry R. Kravis Center for Cardiovascular Health, Icahn School of Medicine at Mount Sinai (New York, NY, Estados Unidos) e do Centro Nacional de Investigaciones Cardiovasculares (CNIC), Madrid, Espanha.

Renata dos Santos Correa
Médica Pós-Graduanda do Instituto de Radiologia da Universidade de São Paulo.

Ricardo Alkimim Teixeira
Doutor em Ciências pela Faculdade de Medicina da Universidade de São Paulo (FMUSP). Médico Assistente da Unidade Clínica de Estimulação Cardíaca Artificial do Instituto do Coração do Hospital das Clínicas da FMUSP. Professor da disciplina de Cardiologia da Universidade do Vale do Sapucaí, Pouso Alegre (MG). Coordenador do serviço de Arritmias e Marcapasso do Hospital Renascentista de Pouso Alegre (MG) e da Santa Casa de Misericórdia de Passos (MG).

Rinaldo Focaccia Siciliano
Médico Infectologista da Unidade de Controle de Infecção Hospitalar do Instituto do Coração e da Divisão de Moléstias Infecciosas e Parasitárias do Hospital das Clínicas da Faculdade de Medicina da Universidade de São Paulo.

Roberta Saretta
Médica Coordenadora da Unidade Crítica Coronariana do Hospital Sírio-Libanês.

Roberto Costa
Professor-Associado do Departamento de Cardiopneumologia da Faculdade de Medicina da Universidade de São Paulo (FMUSP). Professor Livre-Docente da FMUSP. Diretor da Unidade de Estimulação Elétrica e Marcapasso da Divisão Cirúrgica do Instituto do Coração do Hospital das Clínicas da FMUSP.

Roberto Kalil Filho
Professor Titular no Departamento Cardiopneumologia da Faculdade de Medicina da Universidade de São Paulo (FMUSP). Presidente do Conselho Diretor do Instituto do Coração do Hospital das Clínicas da FMUSP. Diretor da Divisão de Cardiologia Clínica. Chefe do Departamento de Cardiopneumologia da FMUSP. Diretor Geral do Centro de Cardiologia do Hospital Sírio-Libanês.

Roberto Rocha C. V. Giraldez
Livre-Docente da Faculdade de Medicina da Universidade de São Paulo(FMUSP). Médico Assistente da Unidade Clínica de Coronariopatia Aguda do Instituto do Coração do Hospital das Clínicas da FMUSP. Editor-chefe Cardiosource em Português ACC/SBC.

Rodrigo Abensur Athanazio
Médico Assistente da Divisão de Pneumologia no Instituto do Coração do Hospital das Clínicas da Faculdade de Medicina da Universidade de São Paulo.

Rodrigo Fonseca Martins Leite
Médico Psiquiatra, Psicoterapeuta e Diretor de Ambulatórios do Instituto de Psiquiatria do Hospital das Clínicas da Faculdade de Medicina da Universidade de São Paulo (HCFMUSP), MSc em Mental Health Policies and Services - Universidade Nova de Lisboa - Portugal, Médico pesquisador em Telepsiquiatria do LIM-27 da FMUSP, Médico Supervisor do Serviço de Interconsultas do HCFMUSP.

Rodrigo Meirelles Massaud
Médico neurologista pela Escola Paulista de Medicina da Universidade Federal de São Paulo. Membro efetivo da Academia Brasileira de Neurologia, Coordenador médico do programa integrado de neurologia do Hospital Israelita Albert Einstein.

Rogério Souza
Professor Livre-Docente pela Faculdade de Medicina da Universidade de São Paulo (FMUSP). Responsável pela Unidade de Circulação Pulmonar da Disciplina de Pneumologia do Instituto do Coração do Hospital das Clínicas da FMUSP.

Roney Orismar Sampaio
Doutor em Medicina pela Faculdade de Medicina da Universidade de São Paulo (FMUSP). Professor Colaborador de Cardiologia do Departamento de Cardiopneumologia da FMUSP. Médico Assistente da Unidade Clínica de Cardiopatias Valvares do Instituto do Coração do Hospital da Clínicas da FMUSP.

Roxana Mehran
Professor of Medicine (Cardiology), Health Evidence and Policy. Director of Interventional Cardiovascular Research and Clinical Trials. Icahn School of Medicine at Mount Sinai (New York, NY, Estados Unidos).

Rui Ramos
Medico responsável pela Unidade Coronária do Instituto Dante Pazzanese de Cardiologia. Doutor em Cardiologia pela Universidade de São Paulo.

Sandrigo Mangini
Doutor em Medicina pela Faculdade de Medicina da Universidade de São Paulo (FMUSP). Médico Assistente da Unidade Clínica de Transplante Cardíaco do Instituto do Coração do Hospital das Clínicas da FMUSP.

Santiago Raul Arrieta
Doutor em Cardiologia pela Universidade de São Paulo (USP). Hemodinamica em Cardiopatias Congênitas do Instituto do Coração do Hospital das Clínicas da Faculdade de Medicina da USP.

Sérgio Kuzniec
Cirurgião Vascular, Doutor em Clínica Cirúrgica pela Faculdade de Medicina da Universidade de São Paulo.

Silvana Angelina D'Orio Nishioka
Doutora em Cardiologia pela Faculdade de Medicina da Universidade de São Paulo (FMUSP). Supervisora da Unidade Clínica de Estimulação Cardíaca Artificial do Núcleo Clínico-Cirúrgico de Arritmias Cardíacas do Instituto do Coração do Hospital das Clínicas da FMUSP.

Silvia Gelás Lage
Professora Associada da Faculdade de Medicina da Universidade de São Paulo (FMUSP). Diretora da UTI Clínica do Instituto do Coração do Hospital das Clínicas da FMUSP.

Silvia Martín-Puig
Centro Nacional de Investigaciones Cardiovasculares Madrid, Espanha.

Silvia Moreira Ayub
Doutora em Medicina pela Faculdade de Medicina da Universidade de São Paulo (FMUSP). Médica Assistente da Unidade de Insuficiência Cardíaca do Instituto do Coração do Hospital das Clínicas da FMUSP. Coordenadora do Programa de Transplante Cardíaco do Hospital Sírio-Libanês.

Silvio Alves Barbosa
Médico Assistente do Setor de Monitorização Ambulatorial Eletrocardiograma do Serviços de Métodos Gráficos do Instituto do Coração do Hospital das Clínicas da Faculdade de Medicina da Universidade de São Paulo.

Simone Soares de Moura
Médica Especialista em Cardiologia pela Sociedade Brasileira de Cardiologia, Pós-Graduada em Terapia Intensiva pela Associação de Medicina Intensiva Brasileira, Pesquisadora e Colaboradora do Programa de Tratamento do Tabagismo do Instituto do Coração do Hospital das Clínicas da Faculdade de Medicina da Universidade de São Paulo.

Sissy Lara Melo
Médica Assistente da Unidade Clínica de Arritmia do Instituto do Coração do Hospital das Clínicas da Faculdade de Medicina da Universidade de São Paulo. Doutora em Cardiologia. Especialista em Eletrofisiologia Invasiva.

Sonia Maria Mesquita
Médica Assistente da Unidade Clínica de Cardiologia Pediátrica e Cardiopaitas Congênitas no Adulto do Instituto do Coração do Hospital das Clínicas da Faculdade de Medicina da Universidade de São Paulo. Doutora em Medicina pela FMUSP.

Sonia Meiken Franchi
Médica Assistente da Unidade Clínica de Cardiologia Pediátrica e Cardiopaitas Congênitas no Adulto do Instituto do Coração do Hospital das Clínicas da Faculdade de Medicina da Universidade de São Paulo. Médica Assistente da Clínica Cardio-Cirúrgica JP da Silva.

Tan Chen Wu
Médica da equipe de Arritmia Clínica e Laboratório de Avaliação Autonômica do Instituto do Coração do Hospital das Clínicas da Faculdade de Medicina da Universidade de São Paulo. Médica da equipe de Arritmia Clínica e co-responsável pelo Laboratório de Avaliação Autonômica do Hospital Sírio-Libanês. Doutora pela FMUSP.

Tânia Mara Varejão Strabelli
Médica Infectologista. Doutora em Ciências da Faculdade de Medicina da USP (FMUSP). Diretora da Unidade de Controle de Infecção Hospitalar (UCIH) do Instituto do Coração do Hospital das Clínicas da FMUSP.

Tarso Augusto Duenhas Accorsi
Médico-Assistente da Unidade de Valvopatias do Instituto do Coração do Hospital das Clínicas da Faculdade de Medicina da Universidade de São Paulo.

Thaís L. Araujo
Doutoranda em Ciências pelo Programa de Pós-Graduação em Cardiologia do Instituto do Coração do Hospital das Clínicas da Faculdade de Medicina da Universidade de São Paulo.

Tiago Augusto Magalhães
Doutor em Cardiologia pelo Instituto do Coração do Hospital das Clínicas da Faculdade de Medicina da Universidade de São Paulo e *Post-Doctoral Fellow* (Cardiovascular Imaging) pelo Johns Hopkins Hospital (EUA). Médico Assistente dos Serviços de Tomografia e Ressonância Cardiovascular do Hospital do Coração (HCor-SP) e do Hospital Sírio-Libanês.

Ubiratan Santos
Médico da Divisão de Pneumologia do Instituto do Coração do Hospital das Clínicas da Faculdade de Medicina da Universidade de São Paulo.

Valentin Fuster
Diretor do Zena and Michael A. Wiener Cardiovascular Institute e do Marie-Josée and Henry R. Kravis Center for Cardiovascular Health, and Richard Gorlin, MD/Heart Research Foundation Professor, Icahn School of Medicine, Mount Sinai Heart (New York, NY, Estados Unidos) e do Centro Nacional de Investigaciones Cardiovasculares (CNIC), Madrid, Espanha. Editor Chefe do Journal of the American College of Cardiology.

Valéria de Melo Moreira
Cardiologista Pediátrica pela Faculdade de Medicina da Universidade de São Paulo (FMUSP). Especialista em Ressonância Magnética e Tomografia Computadorizada Cardiovascular pelo do Instituto do Coração do Hospital das Clínicas da FMUSP. Médica Assistente do Setor de Ressonância Magnética e Tomografia Cardiovascular do Hospital do Coração (HCor-SP).

Vanessa Guimarães
Médica Assistente da Unidade Cirúrgica do Instituto do Coração do Hospital das Clínicas da Faculdade de Medicina da Universidade de São Paulo.

Vera Demarchi Aiello
Professora Livre-Docente de Patologia pela Faculdade de Medicina da Universidade de São Paulo (FMUSP). Professora Colaboradora do Departamento de Cardiopneumologia da FMUSP. Médica Chefe do Laboratório de Anatomia Patológica do Instituto do Coração do Hospital das Clinicas da FMUSP.

Vera Maria Cury Salemi
Professora Livre-Docente em Cardiologia pela Universidade de São Paulo (USP), Médica Assistente da Unidade Clínica de Miocardiopatias do Instituto do Coração do Hospital das Clínicas da Faculdade de Medicina da USP.

Victor Sarli Issa
Médico da Unidade de Insuficiência Cardíaca do Instituto do Coração do Hospital das Clínicas da Faculdade de Medicina da Universidade de São Paulo (InCor-HCFMUSP). Doutor em Ciências pela FMUSP.

Vitor Emer Egypto Rosa
Médico Pós-Graduando da Unidade Clínica de Valvopatias do Instituto do Coração do Hospital das Clínicas da Faculdade de Medicina da Universidade de São Paulo, Título de Especialista em Cardiologia pela Sociedade Brasileira de Cardiologia.

Viviane Zorzanelli Rocha
Médica da Clínica de Lípides do Instituto do Coração do Hospital das Clínicas da Faculdade de Medicina da Universidade de São Paulo.

Walkiria Samuel Ávila
Professora Livre-Docente da Faculdade de Medicina da Universidade de São Paulo (FMUSP). Médica-chefe do Setor de Cardiopatia e Gravidez e Planejamento Familiar do Instituto do Coração do Hospital das Clínicas da FMUSP.

William Azem Chalela
Diretor do Serviço de Eletrocardiologia de Esforço e Monitorização Ambulatorial do Faculdade de Medicina da Universidade de São Paulo (InCor-HCFMUSP). Professor Colaborador Médico do Departamento de Cardiopneumologia da FMUSP. Médico Supervisor do Serviço de Ergometria da Sociedade Beneficente de Senhoras do Hospital Sírio-Libanês.

Wilson Mathias
Professor Livre-Docente da Faculdade de Medicina da Universidade de São Paulo (FMUSP). Diretor da Unidade de Ecocardiografia do Instituto do Coração do Hospital das Clínicas da FMUSP.

Wilson Salgado Filho
Doutor em Cardiologia pelo Instituto do Coração do Hospital das Clínicas da Faculdade de Medicina da Universidade de São Paulo (InCor-HCFMUSP). Médico Assistente da Unidade Clínica de Lípides do InCor.

PREFÁCIO

A doença cardiovascular é a maior causa de óbitos no mundo e está associada também a uma morbidade significativa, afetando tanto a qualidade quanto a quantidade de vida útil da população. A medicina cardiovascular é relevante em países de todo o espectro de renda, em especial no Brasil, onde a importância da morbidade e mortalidade cardiovascular tem se mostrado crescente na medida em que ocorrem mudanças nos hábitos de vida e envelhecimento populacional. Neste contexto, não há como subestimar a importância da ampliação do conhecimento sobre a medicina cardiovascular como um todo e das estratégias tanto preventivas quanto terapêuticas efetivas que possam reduzir o enorme impacto que essas doenças exercem sobre a sociedade.

A velocidade de produção e difusão de conhecimento na área da medicina cardiovascular é bastante dinâmica. Hoje, a quantidade de informação disponível ao público interessado é notadamente grande, com várias publicações científicas, reuniões e congressos de especialidade e inúmeras outras opções disponíveis *on-line* na internet. Entretanto, a aferição da qualidade da informação e a sua colocação numa perspectiva clara e útil nem sempre são tarefas fáceis para o leitor. É nesse sentido que reza a principal importância deste livro. Houve uma preocupação constante em exercer uma cuidadosa curadoria sobre o seu conteúdo, sua estrutura e dos capítulos aqui apresentados, incluindo também as diretrizes e os consensos pertinentes aos temas abordados. Procuramos manter, na medida do possível, a clareza do texto e a atualidade do livro ao incluir as referências relevantes da literatura mundial mais recentes.

O livro *Medicina Cardiovascular – Reduzindo o Impacto das Doenças* resultou de um esforço de cooperação entre um grande número de médicos e pesquisadores de importantes centros de pesquisa localizados no Brasil, nos Estados Unidos e na Europa. O processo de execução do livro em si deu ótimas oportunidades de crescimento e intercâmbio profícuo aos nossos 266 colaboradores, a quem agradecemos o empenho e a dedicação. Cada capítulo se inicia com um esquema sintético dos itens que serão abordados no texto, permitindo uma visão geral do tema e, em geral, termina discutindo conclusões e perspectivas. São 104 capítulos totalizando mais de 2.000 páginas dedicadas aos vários aspectos atuais da medicina cardiovascular. Na obra foram incluídas 430 tabelas e quadros, mais de 1.600 figuras, em sua grande maioria, originais e feitas especificamente para a produção do livro.

O texto está dividido em 15 seções. A primeira seção examina inicialmente a carga crescente de doenças cardiovasculares no mundo e, em seguida, a avaliação e a melhoria da qualidade do atendimento cardiovascular global acrescida de alguns aspectos pertinentes ao sistema de saúde brasileiro. Segue uma seção dedicada às bases da medicina cardiovascular, incluindo sete capítulos sobre anatomia, fisiologia, avaliação celular e molecular e da genética das doenças que afetam o coração e os vasos. A próxima seção versa sobre a abordagem do paciente, iniciando-se com uma discussão sobre a medicina baseada em evidências e com capítulos sobre a anamnese e o exame clínico do paciente e os vários métodos diagnósticos comumente utilizados em cardiologia. Há uma seção dedicada inteiramente aos tão importantes aspectos preventivos da medicina cardiovascular. Seguem-se seções sobre doença arterial coronariana, hipertensão arterial sistêmica e doença renal, doença cardiopulmonar, arritmia e síncope. Há também uma seção sobre insuficiência cardíaca, discutindo desde a epidemiologia da síndrome até seus tratamentos mais sofisticados. Existem seções sobre os vários aspectos das cardiomiopatias (incluindo um capítulo sobre suas classificações), doenças pericárdicas, doenças valvares, endocardite infecciosa e doenças congênitas do sistema cardiovascular. Foi incluída uma seção específica sobre doenças dos grandes vasos, doença cerebrovascular e arterial periférica e também uma seção sobre doença cardíaca em populações especiais, como idosos, atletas, mulheres e portadores de neoplasias ou HIV. Por fim, uma seção com capítulos discorrendo sobre vários tópicos do tratamento cardíaco intensivo.

Os diversos aspectos discutidos ao longo do livro cobrem uma grande gama de interações complexas entre vários estados e doenças e suas consequências no sistema cardiovascular. Esperamos que o livro *Medicina Cardiovascular - Reduzindo o Impacto das Doenças* possa ser uma fonte de conhecimento que seja útil ao estudante, ao pesquisador e ao médico interessado na medicina cardiovascular e assim possamos contribuir para atenuar a pesada carga que as doenças cardiovasculares ainda impingem sobre a sociedade.

Roberto Kalil Filho	**Valentin Fuster**	**Cícero Piva de Albuquerque**
Editor	Editor	Editor-Associado

SUMÁRIO

VOLUME 1

SEÇÃO 1
Doença Cardiovascular: Passado, Presente e Futuro, 1
Coordenador: *Valentin Fuster*

1. Perspectiva Global da Síndrome Coronária: O Impacto em Jovens e Indivíduos Menos Favorecidos, 3
  Rajesh Vedanthan
  Benjamin Seligman
  Valentin Fuster

2. Avaliação e Melhoria da Qualidade do Atendimento em Medicina Cardiovascular, 25
  Mikkel Malby Schoos
  Roxana Mehran
  Protásio Lemos da Luz

Seção 2
Bases da Medicina Cardiovascular, 41
Coordenador: *José Eduardo Krieger*

3. Anatomia Funcional do Coração, 43
  Vera Demarchi Aiello
  José Xavier-Neto
  María Fernandez Organista
  Carlos Eduardo Rochitte
  Pedro Alves Lemos Neto

4. Fisiologia do Sistema Cardiovascular - Determinantes da Função Cardíaca, 65
  Marcos F. Minicucci
  Leonardo A. M. Zornoff

5. Fisiologia do Sistema Cardiovascular - Determinantes da Ejeção Ventricular, 73
  Andrey J. Serra
  Ednei L. Antonio
  Frederico J. N. Mancuso
  Paulo J. F. Tucci

6. Biologia da Parede do Vaso, 89
  Francisco R. M. Laurindo
  Thaís L. Araujo
  Denise C. Fernandes

7. Bases Celulares e Moleculares do Desenvolvimento Cardíaco, 107
  Miguel Torres
  Cristina Villa del Campo
  Silvia Martín-Puig

8. Aspectos Genéticos das Doenças Cardiovasculares, 125
  Alexandre da Costa Pereira
  José Eduardo Krieger

9. Regeneração Tecidual no Sistema Cardiovascular e Células-Tronco, 141
  Luis Henrique Gowdak
  José Eduardo Krieger

Seção 3
Avaliação do Paciente, 153
Coordenadores: *Carlos Eduardo Rochitte e João Augusto Costa Lima*

10. Medicina Baseada em Evidências e a Decisão Clínica, 155
  Gabriel Pelegrineti Targueta
  Daniel Bouckabki de Almeida Diehl
  Otavio Berwanger
  Álvaro Avezum

11. História e Exame Clínico, 165
  Alfredo José Mansur

12. Decisão Clínica Usando os Métodos Diagnósticos Atuais, 173
  Carlos Eduardo Rochitte
  João Augusto Costa Lima

13. Eletrocardiograma, 185
  Carlos Alberto Pastore
  Nelson Samesima
  Rafael Munerato
  Horácio Gomes Pereira Filho

14. Monitorização Ambulatorial do Eletrocardiograma (Holter e Looper), 225
  Cesar José Grupi
  Silvio Alves Barbosa

15. Teste Ergométrico, 239
   Augusto Hiroshi Uchida
   William Azem Chalela

16. Radiografia de Tórax, 253
   Giovanni Guido Cerri
   Cesar Higa Nomura
   José de Arimateia Batista Araújo Filho
   Carolina Sander Reiser

17. Ecocardiografia, 267
   Wilson Mathias
   Jeanne M. Tsutsui

18. Tomografia Computadorizada, 287
   Tiago Augusto Magalhães
   Carlos Eduardo Rochitte
   José Rodrigues Parga
   João Augusto Costa Lima

19. Ressonância Magnética Cardíaca, 307
   Clerio Azevedo Filho
   Carlos Eduardo Rochitte
   João Augusto Costa Lima

20. Medicina Nuclear e Tomografia por Emissão de Pósitrons, 333
   José Soares Junior
   Maria Clementina Pinto Giorgi
   Marisa Izaki
   José Claudio Meneghetti

21. Cineangiocoronariografia e Métodos Diagnósticos Complementares, 361
   José Mariani Junior
   Pedro Alves Lemos Neto

Seção 4
Cardiologia Preventiva
Coordenadora: *Viviane Zorzanelli Rocha*

22. Patogênese da Aterotrombose, 375
   Viviane Zorzanelli Rocha
   Matthew Tomey
   Peter Libby
   Valentin Fuster
   Jason Kovacic

23. Fatores de Risco para Doença Aterosclerótica, 407
   Viviane Zorzanelli Rocha
   Marcio Miname
   Jose Castellano
   Peter Libby
   Valentin Fuster

24. Hipertensão Arterial como Fator de Risco, 443
   Heno Ferreira Lopes
   Fernanda Marciano Consolim Colombo
   Luciano Ferreira Drager
   Luiz Aparecido Bortolotto

25. Principais Dislipidemias, Risco Cardiovascular e Seu Tratamento, 451
   Raul Dias dos Santos Filho
   Wilson Salgado Filho
   Ana Paula Chacra
   Marcelo Bertolami

26. Obesidade, Síndrome Metabólica e Diabetes, 467
   Francisco Antonio Helfenstein Fonseca
   Marilia Izar Helfenstein Fonseca
   Maria Cristina de Oliveira Izar

27. Nutrição e Prevenção da Doença Cardiovascular, 479
   Ana Carolina Moron Gagliardi
   Raul Dias dos Santos Filho

28. Tabagismo, 495
   Jaqueline Sholz Issa
   Simone Soares de Moura

29. Risco Cardiovascular Combinado e a Prevenção da Aterosclerose, 511
   Maria Cristina Izar
   Lívia Nascimento de Matos
   Carolina Stoll
   José Rocha Faria Neto

Seção 5
Doença Arterial Coronária, 529
Coordenadores: *Carlos Vivente Serrano Jr., José Carlos Nicolau* e *Luiz Antonio Machado César*

30. A Abordagem do Paciente com Dor Torácica, 531
   Alexandre de Matos Soeiro
   Leonardo Jorge Cordeiro de Paula
   Fabio Antônio Gaiotto
   Múcio Tavares de Oliveira Jr.

31. Aspectos Atuais do Infarto Agudo do Miocárdio sem Supradesnivelamento do Segmento ST, 545
   Roberto Rocha C. V. Giraldez
   Patrícia Oliveira Guimarães
   Guilherme Nunes da Silva
   Felipe Gallego Lima
   Fernando Ganen
   Rui Ramos

32. Infarto do Miocárdio com Supradesnivelamento do Segmento ST, 571
   Luciano Moreira Baracioli
   Marcelo Franken
   Flávia Bittar Britto Arantes
   José Carlos Nicolau

33. Doença Coronária Estável, 605
   Luiz Antonio Machado César
   João Fernando M. Ferreira
   Miguel Antônio Moretti

34. Intervenções Percutâneas, 631
   Fábio Augusto Pinton
   Pedro Alves Lemos Neto

35. Cirurgia de Revascularização Miocárdica, 655
   Luis Alberto Oliveira Dallan
   Luís Augusto Palma Dallan
   Luís Roberto Palma Dallan
   Fabio Biscegli Jatene

36. Isquemia do Miocárdio: Conceitos Básicos, Diagnóstico e Implicações Clínicas, 665
   Pedro R. Moreno
   Ravinder Rao
   K-Raman Purushothaman
   Valentin Fuster

37. Miocárdio Atordoado e Hibernante, 693
   Desidério Favarato
   Eduardo Gomes Lima
   Alexandre W. Segre
   Roberta Saretta
   Carlos Vicente Serrano Jr.

38. Reabilitação Cardíaca, 699
   Maria Janieire Nunes Alves
   Daniela Regina Agostinho
   Patricia Alves de Oliveira
   Carlos Eduardo Negrão

Seção 6
Hipertensão Arterial Sistêmica e Doença Renal, 711
Coordenador: *Luiz Aparecido Bortolotto*

39. Epidemiologia da Hipertensão Arterial, 713
   Carlos Alberto Treff Junior
   Paulo Andrade Lotufo

40. Fisiopatologia da Hipertensão Arterial, 719
   Fernanda Marciano Consolim Colombo
   Maria Claudia Irigoyen

41. Diagnóstico da Hipertensão Arterial e Lesão de Órgãos-Alvo, 737
   Dante Marcelo Artigas Giorgi
   Heno Ferreira Lopes

42. Causas Secundárias da Hipertensão Arterial, 753
   Luiz Aparecido Bortolotto
   Marcus Vinícius Bolívar Malachias

43. Tratamento da Hipertensão Arterial, 771
   Luiz Aparecido Bortolotto
   Luciano Ferreira Drager

44. Doença Renal e o Sistema Cardiovascular, 789
   José Jayme Galvão de Lima
   Luis Henrique Gowdak

Seção 7
Doença Cardiopulmonar, 801
Coordenador: *Carlos Roberto Ribeiro de Carvalho*

45. Hipertensão Arterial Pulmonar, 803
   José Leônidas Alves Jr.
   Carlos Jardim
   Rogério Souza

46. *Cor Pulmonale*, 813
   Frederico Leon Arrabal Fernandes
   Rodrigo Abensur Athanazio
   Rafael Stelmach
   Alberto Cukier

47. O Impacto Cardiovascular da Apneia do Sono, 825
   Geraldo Lorenzi-Filho
   Glaucylara Reis Geovanini
   Pedro Rodrigues Genta
   Luciano Ferreira Drager

48. Poluição Ambiental e Doença Cardiovascular, 845
 Ubiratan Santos
 Paulo Saldiva

Seção 8
Arritmia e Síncope, 863
Coordenadores: *Maurício Ibrahim Scanavacca e Martino Martinelli Filho*

49. Abordagem do Paciente com Arritmia, 865
 Francisco Carlos da Costa Darrieux
 Luciana Sacilotto
 Angelo de Paola

50. Fibrilação Atrial, 887
 Muhieddine Omar Chokr
 Carina Abigail Hardy
 Mauricio Ibrahim Scanavacca

51. Taquicardias Supraventriculares, 915
 Sissy Lara Melo
 Eduardo Sosa
 Mauricio Ibrahim Scanavacca

52. Taquicardia Ventricular, 931
 Cristiano Faria Pisani
 Mauricio Ibrahim Scanavacca

53. Bradiarritmias e marca-passo, 955
 Martino Martinelli Filho
 Silvana Angelina D'Orio Nishioka
 Anísio Pedrosa

54. Terapia de Ressincronização Cardíaca, 987
 Giselle Lima Peixoto
 Martino Martinelli Filho

55. Morte Súbita Cardíaca, 1007
 Ricardo Alkimim Teixeira
 Martino Martinelli Filho

56. Desfibriladores Cardíacos, 1027
 Roberto Costa
 Elizabeth Sartori Crevelari
 Kátia Regina da Silva

57. Síncope e Hipotensão, 1049
 Tan Chen Wu
 Denise Tessariol Hachul

VOLUME 2

Seção 9
Insuficiência Cardíaca, 1067
Coordenadores: *Fernando Bacal e Edimar Alcides Bocchi*

58. Epidemiologia e Avaliação Clínica, 1069
 Victor Sarli Issa
 Paulo Chizzola
 Edimar Alcides Bocchi

59. Abordagem do Paciente com Insuficiência Cardíaca e Redução da Fração de Ejeção do Ventrículo Esquerdo, 1081
 Germano Emílio Conceição Souza
 Edimar Alcides Bocchi

60. Uso de Suporte Ventricular Esquerdo, 1101
 Silvia Moreira Ayub
 Sandrigo Mangini
 Fernando Bacal
 Edimar Alcides Bocchi

61. Insuficiência Cardíaca com Fração de Ejeção Normal, 1111
 Evandro Tinoco Mesquita
 Antonio José Lagoeiro Jorge
 Victor Sarli Issa

62. Avaliação Prévia e Abordagem Inicial do Transplante Cardíaco, 1121
 Fabiana Goulart Marcondes-Braga
 Luis Fernando Bernal da Costa Seguro
 Sandrigo Mangini
 Fernando Bacal

63. Efeitos Tardios do Transplante e Considerações sobre a Cirurgia, 1137
 Fabiana Goulart Marcondes-Braga
 Mônica Avila Samuel
 Fabio Antônio Gaiotto
 Fernando Bacal
 Fabio Biscegli Jatene

Seção 10
Cardiomiopatia, Doenças do Músculo Cardíaco e Doença Pericárdica, 1155
Coordenador: *Charles Mady*

64. Classificação das Cardiomiopatias, 1157
Charles Mady
Fabio Fernandes

65. Cardiopatia Dilatada, 1165
Luciano Nastari
Felix José Alvarez Ramires

66. Doença de Chagas, 1187
Barbara Maria Ianni
Charles Mady
Antonio Luiz Pinho Ribeiro

67. Cardiopatia Hipertrófica, 1211
Edmundo Arteága-Fernandez
Aloir Queiroz de Araújo
Murillo de Oliveira Antunes

68. Não Compactação Ventricular, 1239
Vera Maria Cury Salemi
Camila Rocon de Lima
Renata dos Santos Correa
Marcelo Dantas Tavares

69. Cardiopatia Restritiva, Obstrutiva e Infiltrativa, 1255
Vera Maria Cury Salemi
Marcelo Dantas Tavares
Marcos Vinicius Simões
Charles Mady

70. Miocardite Virótica, 1283
Fabio Fernandes
Marcelo W. Montera
Felix José Alvarez Ramires

71. Doenças do Pericárdio, 1297
Fabio Fernandes
Barbara Maria Ianni
Evandro Tinoco Mesquita

Seção 11
Doença Valvar e Endocardite Infecciosa, 1323
Coordenadores: *Max Grinberg e Flávio Tarasoutchi*

72. Febre Reumática, 1325
Guilherme Sobreira Spina

73. Doença da Valva Mitral, 1337
Roney Orismar Sampaio
Auristela Ramos
Paulo de Lara Lavitola
Lucas José Tachotti Pires

74. Doença da Valva Tricúspide e Pulmonar, e Doença Multivalvar, 1357
Antonio Sérgio de Santis Andrade Lopes
Eduardo Giusti Rossi
Vitor Emer Egypto Rosa

75. Valvopatias Aórticas, 1371
Tarso Augusto Duenhas Accorsi
Antonio Carlos Bacelar Nunes Filho
Flávio Tarasoutchi
Alberto Takeshi Kiyose

76. Endocardite Infecciosa, 1385
João Ricardo Cordeiro Fernandes
Rinaldo Focaccia Siciliano
Max Grinberg

77. Próteses Valvares, 1401
Carlos Manuel de Almeida Brandão
Pablo Maria Alberto Pomerantzeff

Seção 12
Cardiopatias Congênitas, 1409
Coordenadores: *Nana Miura e Estela Azeka*

78. Aspectos Morfológicos e Genéticos das Cardiopatias e Prevenção Cardiovascular na Infância e Adolescência, 1411
Alexandre da Costa Pereira
Ana Cristina Sayuri Tanaka
Débora Romeo Bertola
Ieda Biscegli Jatene
Nana Miura
Vera Demarchi Aiello

79. Cardiopatias Congênitas com Comunicações Intra ou Extracardíacas no Paciente Pediátrico, 1441
Antonio Augusto Barbosa Lopes
Alessandra Costa Barreto
Valéria de Melo Moreira
Gláucia Maria Penha Tavares

80. Cardiopatias Congênitas com Manifestação ou Transição para o Adulto, 1475
  Maria Angélica Binotto
  Santiago Raul Arrieta
  Sonia Maria Mesquita
  Sonia Meiken Franchi

81. Insuficiência Cardíaca Congestiva e Transplante Cardíaco na Criança, 1493
  Estela Azeka
  Anna Christina L. Ribeiro
  Ana Maria Thomaz
  Vanessa Guimarães
  Filomena Regina Barbosa Gomes Galas
  Estela Horowitz
  Adailson Siqueira
  Luiz Benvenuti
  Leina Zorzanelli
  Marcelo Jatene

Seção 13
Doenças dos Grandes Vasos e Doença Arterial Periférica, 1519
Coordenador: *Nelson Wolosker*

82. Doenças da Aorta, 1521
  Alexandre Maierá Anacleto
  Marcia Maria Morales

83. Doença Cerebrovascular, 1547
  Rodrigo Meirelles Massaud
  Andreia Maria Heins Vacari
  Gisele Sampaio Silva

84. Tratamento Endovascular de Estenose da Artéria Carótida, 1565
  Nelson Wolosker
  Alexandre Fioranelli

85. Tratamento Cirúrgico da Doença Carotídea, 1583
  Sérgio Kuzniec
  Marcelo Teivelis

86. Diagnóstico e Tratamento da Doença Arterial Periférica, 1593
  Glauco Saes
  Antonio Eduardo Zerati
  Nelson Wolosker

87. Tratamento Minimamente Invasivo da Doença Arterial Periférica, 1605
  Antonio Eduardo Zerati
  Nelson de Luccia
  Nelson Wolosker

Seção 14
Doença Cardíaca em Populações Especiais, 1613
Coordenadores: *Cicero Piva de Albuquerque* e *Bernardino Tranchesi Júnior*

88. Efeitos Adversos Cardíacos dos Remédios e Interações entre Drogas, 1615
  Antonio Carlos Palandri Chagas
  Paulo Magno Martins Dourado

89. Envelhecimento e Sistema Cardiovascular, 1641
  Amit Nussbacher
  João Batista Serro Azul
  Humberto Pierri

90. Doença Cardíaca em Mulheres, 1673
  Otavio Celso Eluf Gebara

91. Doença Cardíaca durante a Gravidez, 1693
  Walkiria Samuel Ávila

92. Consequências Cardiovasculares das Neoplasias, 1713
  Cícero Piva de Albuquerque
  Michael S. Ewer
  Ariane Vieira Scarlatelli Macedo
  Ludhmila Abrahao Hajjar
  Roberto Kalil Filho

93. Doença Cardíaca em Pacientes Portadores do HIV, 1733
  Tânia Mara Varejão Strabelli
  Bruno Caramelli
  Fernanda Reis de Azevedo
  David Everson Uip

94. Alterações de Humor e da Ansiedade e o Sistema Cardiovascular, 1745
  Rodrigo Fonseca Martins Leite
  Montezuma Pimenta Ferreira

95. O Atleta e o Sistema Cardiovascular, 1757
  Patricia Alves de Oliveira
  Maria Janieire Nunes Alves
  Daniela Regina Agostinho
  Carlos Eduardo Negrão

96. Avaliação Pré-Operatória de Pacientes Submetidos a Cirurgias Não Cardíacas, 1769
Danielle Menosi Gualandro
André Coelho Marques
Pai Ching Yu
Daniela Calderaro
Bruno Caramelli

97. Trauma Torácico, 1779
Paulo Manuel Pêgo-Fernandes
Alessandro Wasum Mariani

Seção 15
Tratamento Cardíaco Intensivo, 1793
Coordenadores: *Ludhmila Abrahão Hajjar e Jean-Louis Vincent*

98. Monitorização Hemodinâmica no Paciente em Tratamento Intensivo, 1795
Julia de Lima Antoniazzi
Adriana Peppe
Juliane Seabra Garcez
Maria Cardoso Guerreiro Costa
Ludhmila Abrahão Hajjar

99. Disfunção Cardíaca na Sepse, 1805
Elias Knobel
Murillo Santucci Cesar de Assunção
Constantino José Fernandes Junior

100. Edema Agudo de Pulmão, 1817
Marcelo Park
Silvia Gelás Lage

101. Choque Cardiogênico, 1827
Felipe Lourenço Fernandes
Pedro Felipe Gomes Nicz
Filomena Regina Barbosa Gomes Galas
Ludhmila Abrahão Hajjar

102. Disfunção do Ventrículo Direito, 1847
Felipe Lourenço Fernandes
Pedro Felipe Gomes Nicz
Ludhmila Abrahão Hajjar

103. Trombose Venosa Profunda e Tromboembolismo Pulmonar, 1859
Rafael Alves Franco
Ludhmila Abrahão Hajjar

104. Uso de Hemoderivados no Paciente Cardiopata, 1873
Juliane Seabra Garcez
Maria Cardoso Guerreiro Costa
Eduardo A. Osawa
Filomena Regina Barbosa Gomes Galas
Ludhmila Abrahão Hajjar

SEÇÃO 1

DOENÇA CARDIOVASCULAR: PASSADO, PRESENTE E FUTURO

Coordenador
VALENTIN FUSTER

Perspectiva Global da Síndrome Coronariana Aguda: O Impacto em Jovens e Indivíduos Menos Favorecidos*

1

Rajesh Vedanthan
Benjamin Seligman
Valentin Fuster

---

1. Ascensão e queda da mortalidade por doença cardíaca isquêmica (DCI) em países de alta renda (PAR)
2. O fardo da síndrome coronariana aguda (SCA) e DCI em países de baixa e media renda
3. Remando contra a maré: promoção da saúde cardiovascular ao longo da vida
4. O tratamento da SCA e DCI
5. Entrega de serviços integrados de saúde, política intersetorial e coordenação global
6. Conclusões
7. Referências bibliográficas

A doença cardíaca isquêmica (DCI) é a maior causa de mortalidade e perda de anos de vida ajustados por incapacidade (DALY, do inglês *disability adjusted life years*) no mundo, sendo responsável por cerca de 7 milhões de mortes e de 129 milhões de DALY anualmente.[1,2] A doença cardiovascular está associada a um custo econômico significativo, sendo responsável por 33% dos 47 trilhões de dólares previstos em perdas econômicas com as doenças não transmissíveis (DNT) para os próximos 20 anos.[3] Embora os países de alta renda (PAR) continuem a lidar com mortalidade significativa causada por DCI, cerca de dois terços de todos os DALY por DCI e mais de metade das mortes ocorrem em países de baixa e média renda (PBMR). Muitos desses países têm experimentado um crescimento econômico e mudanças transformacionais no estilo de vida durante as várias décadas passadas que aumentaram a prevalência de fatores de risco de DIC e taxas de mortalidade.[4-8] Entender essas mudanças e como elas se comparam com a experiência passada em PAR e as medidas disponíveis para conter a onda mundial de mortalidade por DCI compõe a fronteira entre pesquisa e ação sobre a síndrome coronariana aguda (SCA) e DCI em países periféricos.

A transição epidemiológica fornece uma estrutura útil para a compreensão do surgimento da DCI em países periféricos (Figura 1.1).[9-10] A transição epidemiológica postula que as populações começam com baixas expectativas de vida e, sobretudo, com mortalidade resultante de infecções, desnutrição e doenças e lesões relacionadas com parto e na primeira infância (era de peste e fome). Enquanto o saneamento e agricultura melhoram, essas causas de morte gradualmente diminuem (era de recuo de pandemias) até que as DNT, particularmente DCI e cânceres, dominem as causas de morte (era de doenças degenerativas e antropogênicas). Ainda mais tarde, como cânceres e DCI se tornam evitáveis ou controláveis, o peso destas doenças muda para

---

* Adaptado com permissão de Vedanthan R., Seligman B. e Fuster V. *Circ Res*. 2014 June 6; 114(12): 1959–1975. doi:10.1161/CIRCRESAHA.114.302782.

MEDICINA CARDIOVASCULAR

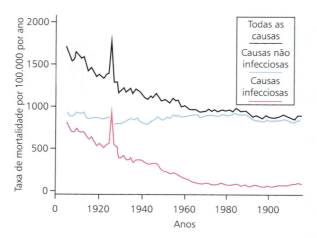

FIGURA 1.1 A transição epidemiológica nos Estados Unidos já em andamento em 1900. Figura reimpressa com permissão de Armstrong e colaboradores.[13]

idades mais avançadas (era de doenças degenerativas tardias).[11] Uma quinta etapa também foi proposta à luz das tendências adversas recentes em atividade física e dieta – uma era de obesidade e inatividade.[12]

A rápida urbanização, a mecanização do transporte e a criação de empregos cada vez mais sedentários em PBMR levaram a uma aceleração e sobreposição das fases de transição epidemiológica.[14-17] Embora as infecções, desnutrição e mortalidade materna e infantil ainda sejam importantes, elas não são mais causas dominantes de morte em muitos países periféricos: A DCI é agora uma das cinco maiores causas de morte em todas as regiões do mundo, exceto na África Subsaariana. Mesmo nesta, a doença cardiovascular é a principal causa de morte entre indivíduos > 30 anos.[18] No geral, os números de mortes e DALY atribuíveis a DCI têm aumentado desde 1990.[19,20] Essa aceleração no aumento das DNT sem uma redução semelhante da carga de doença infecciosas levou a uma desafiadora dupla carga da doença em muitos

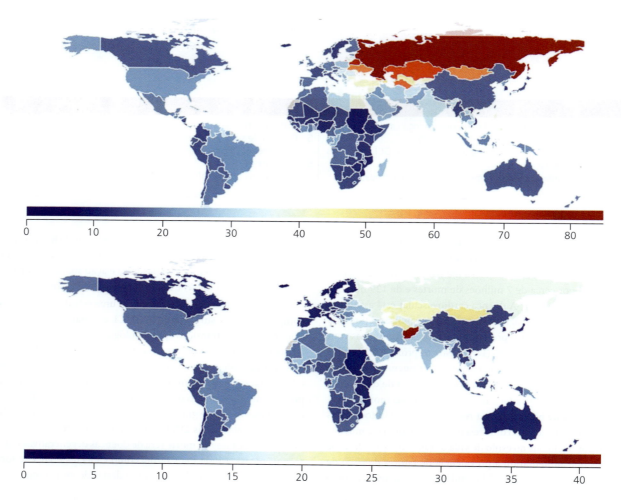

FIGURA 1.2 As taxas de mortalidade por doença isquêmica do coração por 100.000 habitantes em 2010, por país, com idades entre 15 e 49, homens (parte superior) e mulheres (parte inferior). Os dados derivados a partir do *2012 Global Burden of Disease*.[26]

países.[14,21,22] Além disso, as taxas de mortalidade padronizadas por idade de DCI são mais elevadas em muitos países periféricos do que nos PAR, indicando, assim, que mais pessoas mais jovens estão morrendo por DCI em países periféricos (Figura 1.2).[20] Apesar de grande parte da carga de DCI em países periféricos estar ocorrendo enquanto as regiões e indivíduos alcançam níveis econômicos superiores, continua a haver um substancial ônus econômico e de saúde para os segmentos mais pobres das sociedades dos PBMR resultante das DCI e DNT relacionadas.[23-25] Além disso, dado o crescimento da população em países periféricos, o número absoluto de indivíduos com DCI prematuro é substancial mesmo que as taxas de mortalidade globais por DCI padronizadas por idade tenham diminuído.[19-20]

Houve também um aumento dramático em vários fatores de risco de DCI. A prevalência de obesidade e sobrepeso têm aumentado em muitos países periféricos, mais do que triplicaram[6,27-29] de 1975 a 1997, entre crianças no Brasil, indo de 4,1% para 13,9%.[27] A prevalência padronizada por idade de obesidade e sobrepeso aumentou de 30,8% em 1980 para 46,4% em 2008, com metade do aumento ocorrido após o ano 2000.[29] Globalmente, a média de índice de massa corporal cresceu em quase todas as regiões do mundo (Figura 1.3). Outros fatores de risco biológicos têm demonstrado variabilidade geográfica e temporal. Análises abrangentes de pressão arterial sistólica revelaram aumentos na África subsaariana e no sul e sudeste asiático, relativamente pouca mudança na América Latina e diminuições substanciais em PAR (Figura 1.4).[4] Em contraste, os níveis médios de colesterol tendem a diminuir em várias regiões do mundo, embora em diferentes ritmos:[5] PAR e membros da antiga União Soviética experimentaram declínios notáveis, o sul da Ásia tem visto declínios muito mais modestos, enquanto a América Latina e no Oriente Médio não se alteraram e os níveis em realidade aumentaram no leste asiático (Figura 1.5).

Na base dos aumentos dos fatores de risco biológicos estão os aumentos dos fatores de risco comportamentais. Embora relatórios recentes sugiram que a prevalência de tabagismo global tem diminuído desde 1980, o número total de fumantes aumentou para quase 1 bilhão de pessoas em 2012[30] e continua a ser comum em muitos PBMR[31] apesar de alguns sucessos notáveis.[32-34] Há também variabilidade geográfica significativa nas taxas de tabagismo, com certas áreas (Rússia, Europa oriental, Ásia central, China, sudeste da Ásia, norte de África e partes da América do Sul) caracterizadas por uma elevada prevalência do tabagismo diário (padrão demográfico) (Figura 1.6). O consumo de outros produtos não saudáveis, tais como bebidas com alta concentração de açúcar, alimentos processados e álcool, tem aumentado.[35] Da mesma forma, um grande número de adultos em todo o mundo têm baixos níveis de atividade física; embora haja variações regionais significativas, muitos países periféricos têm níveis de inatividade física que rivalizam com os PAR (Figura 1.7).[36] De acordo com as mais recentes estimativas do *Global Burden of Disease*, os 10 principais fatores de risco que mais contribuem para a mortalidade e DALY em países periféricos são todos fatores de risco, comportamentais ou biológicos, para as DNT (Figuras 1.8 e 1.9).[37]

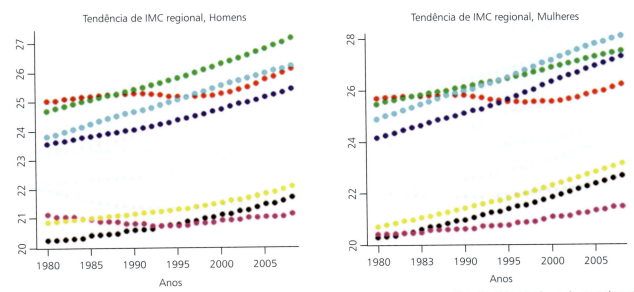

FIGURA 1.3 Vertical: índice médio de massa corporal padronizado por idade (IMC) por sexo e região. A cor verde indica países de alta renda; preto, leste da Ásia e Pacífico; vermelho, Europa oriental e Ásia central; azul escuro, América Latina e Caribe; azul claro, Oriente Médio e norte da África; roxo, sul da Ásia; e amarelo, a África subsaariana. Dados derivados de Global Burden of Metabolic Risk Factors of Chronic Diseases[215] e World Population Prospects, 2012 Revision.[216]

Nesta revisão, pretende-se descrever a perspectiva global sobre SCA. No entanto, o limitado, ainda que crescente, conjunto de dados sobre as síndromes agudas fora dos PAR nos leva a usar a DCI como um substituto para SCA quando os dados desta não estão disponíveis. Assim, vamos examinar em detalhes as tendências da carga DCI em PAR, comparar a experiência recente em países periféricos, discutir a história do tratamento de SCA e prevenção em PAR, e delinear passos para abordar a SCA em países periféricos.

1 ASCENSÃO E QUEDA DA MORTALIDADE POR DCI EM PAR

Os PAR atuais lutaram com crescentes taxas de SCA e mortalidade associadas durante meados do século 20.[38-40] No entanto, esses países experimentaram quedas significativas nas taxas de mortalidade de todas as doenças cardiovasculares desde os anos 1960.[41-43] Tanto o tratamento quanto a prevenção têm

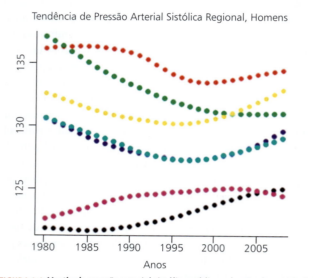
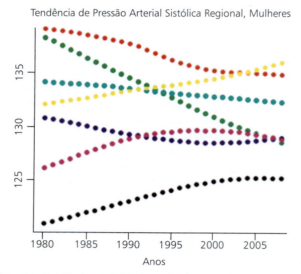

FIGURA 1.4 Vertical: pressão arterial sistólica média padronizada por idade (SBP) por sexo e região. A cor verde indica países de alta renda; preto, leste da Ásia e Pacífico; vermelho, Europa oriental e Ásia central; azul escuro, América Latina e Caribe; azul claro, Oriente Médio e norte da África; roxo, sul da Ásia; e amarelo, a África subsaariana. Dados derivados de: Global Burden of Metabolic Risk Factors of Chronic Diseases[215] e World Population Prospects, 2012 Revision.[216]

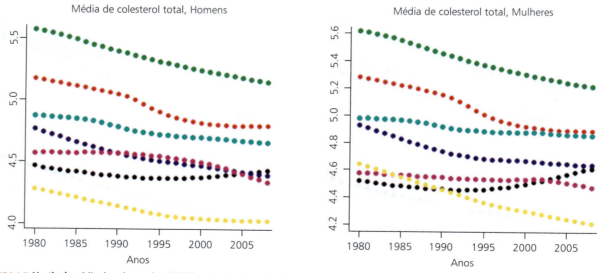

FIGURA 1.5 Vertical: média de colesterol total (TC) padronizada por idade, por sexo e região. A cor verde indica países de alta renda; preto, leste da Ásia e Pacífico; vermelho, Europa oriental e Ásia central; azul escuro, América Latina e Caribe; azul claro, Oriente Médio e Norte da África; roxo, sul da Ásia; e amarelo, a África subsaariana. Dados derivados de: Global Burden of Metabolic Risk Factors of Chronic Diseases[215] e World Population Prospects, 2012 Revision.[216]

contribuído para as reduções observadas na mortalidade por DCI em PAR (Tabela 1.1).[44-46] O tratamento inclui a melhoria dos cuidados para SCA e o manejo clínico crônico das DCI. Os esforços preventivos contemplam iniciativas comportamentais e farmacológicas.

Avanços no tratamento agudo da SCA incluem muitas conquistas relacionadas a melhora do tratamento intensivo e ao desenvolvimento de tratamentos intervencionistas para a medicina cardiovascular: a criação da unidade de cuidados coronários;[55] a posterior introdução de estreptoquinase[56] e medicações trombolíticas;[57] o desenvolvimento de cateterismo da artéria coronária, angioplastia com balão;[58] e a revascularização cirúrgica.[43,59] Esses avanços possibilitaram, em vez da simples observação da história natural das complicações da SCA, a intervenção e a tentativa de modificar o curso natural da doença. A utilização de sistemas de emergência médica, inicialmente estabelecidos para atendimento ao trauma e para o transporte de pacientes com suspeita de SCA, também ajudou a reduzir o tempo entre o início dos sintomas e a intervenção, apesar da subutilização por muitos indivíduos que têm eventos agudos.[60-62] Essas

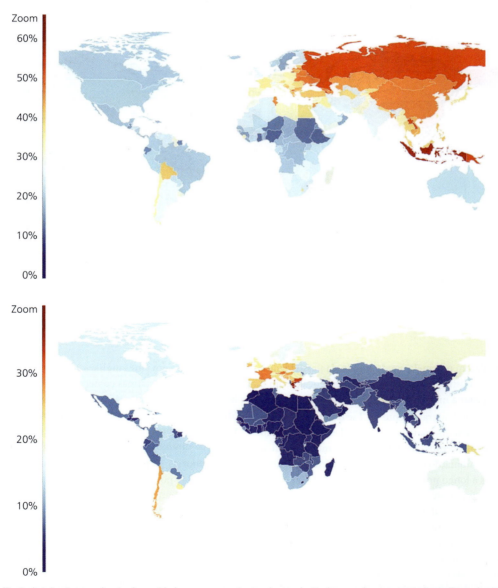

FIGURA 1.6 Prevalência de tabagismo padronizada por idade como porcentagem da população: homens (parte superior) e mulheres (parte inferior). Dados derivados de Ng e colaboradores.[30]

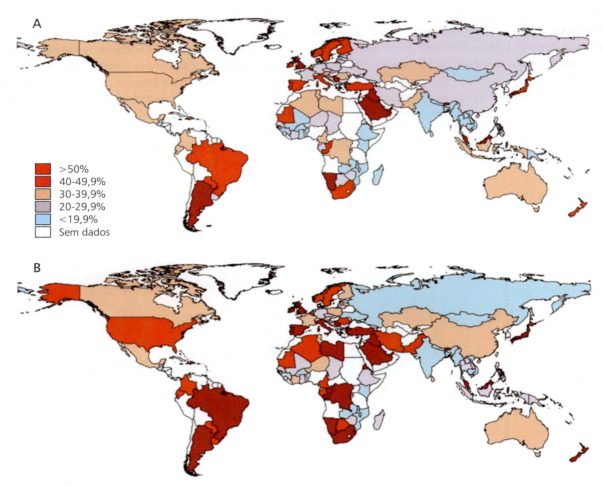

FIGURA 1.7 Porcentagem ajustada à idade dos adultos fisicamente inativos: homens (A) e as mulheres (B). Figura reproduzida com a permissão de Hallal e colaboradores.[36]

intervenções mudaram o manejo agudo saindo da passividade e impotência para a postura mais ativa e de intervenção, com a possibilidade de evitar a morte prematura e morbidade.

O sucesso adicional no tratamento DCI se reflete na abordagem multidimensional do manejo clínico de DCI e prevenção secundária de novos eventos. Essa base de tratamento médico ideal inclui uma combinação de medicamentos iniciados agudamente e mantidos a longo prazo pós-SCA: ácido acetilsalicílico; betabloqueadores; inibidores da enzima de conversão da angiotensina (ECA); ou bloqueadores dos receptores da angiotensina e estatinas. A evidência para seu uso foi estabelecida ao longo de várias décadas, incluindo a série do Estudo Internacional sobre a Sobrevivência ao Infarto (ISIS, do inglês *International Study of Infarct Survival*), de estudos com betabloqueadores,[63] ácido acetilsalicílico (ao lado de estreptoquinase),[64] e inibidores de ACE.[65] Evidências a longo prazo para esses medicamentos foram acumuladas em metanálises de numerosos estudos.[66-69] Evidências para estatinas começaram a surgir com as terapias de baixa dose nos ensaios 4S (*Scandinavian Simvastatin Survival Study*) e CARE (*Cholesterol and Recurrent Events*),[70-71] enquanto testes posteriores mostraram o aumento dos benefícios resultantes da diminuição de lipídeos mais intensiva.[72-74]

Melhorias na prevenção primordial e primária foram impulsionadas por uma inédita compreensão dos riscos subjacentes à doença cardiovascular por meio do Estudo do Coração de Framingham[75,76] e dos Estudos em Sete Países.[77] Esses estudos[78] relacionados ajudaram a definir os papéis do uso do tabaco, pressão arterial e do colesterol como fatores de risco para as DCI, desafiando as crenças sobre a natureza benigna de alguns fatores de risco e fazer o que parecia uma consequência inevitável do envelhecimento tornar-se algo passível de prevenção.[79,80]

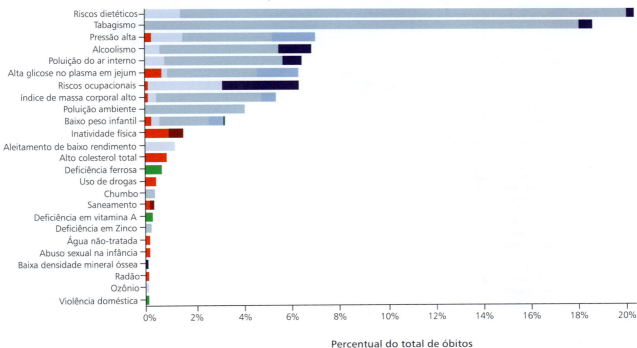

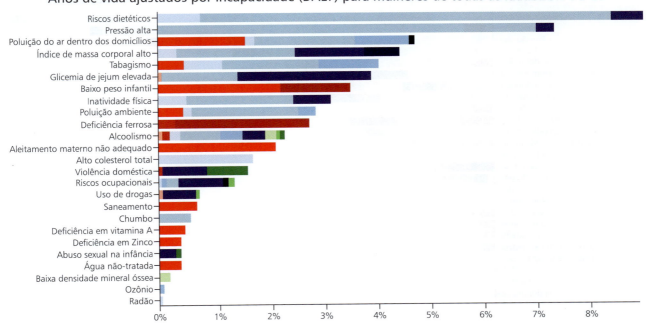

FIGURA 1.8 Percentual do total de óbitos (superior) e anos de vida ajustados por incapacidade (DALY; inferior) em países de baixa e média renda para as mulheres de todas as idades atribuídas às diferentes categorias de fatores de risco. Dados derivados a partir do *2012 Global of Disease Burden*.[26]

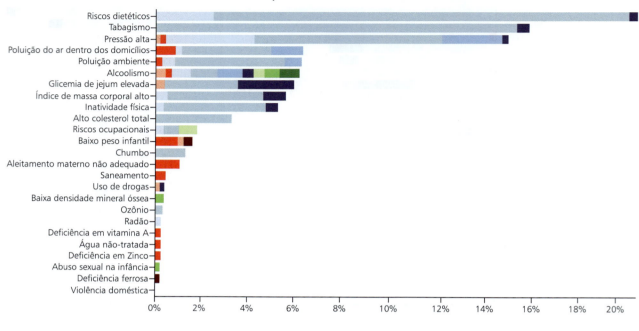

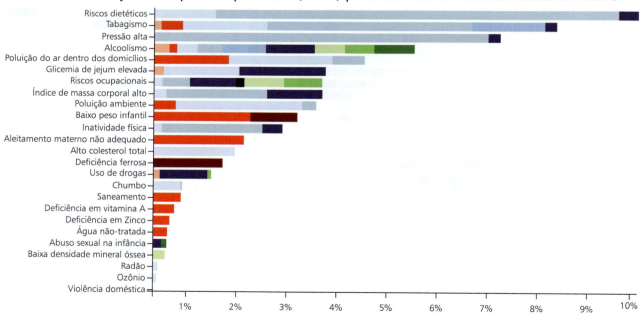

FIGURA 1.9 Percentual do total de óbitos (superior) e anos de vida ajustados por incapacidade (DALY; inferior) em países de baixa e média renda para os homens de todas as idades atribuídas às diferentes categorias de fatores de risco. Dados derivados a partir do *2012 Global of Disease Burden*.[26]

TABELA 1.1 Declínios na mortalidade por doença cardíaca coronária em países selecionados de rendimento alto e médio, com porções atribuíveis resultantes de mudanças nos fatores de risco (prevenção) e tratamento							
REGIÃO	ANOS	FAIXA ETÁRIA	TAXA DE MORTALIDADE INICIAL DCC*	TAXA DE MORTALIDADE FINAL DCC*	PORCENTAGEM DE MUDANÇA	PORCENTAGEM ATRIBUÍVEL À PREVENÇÃO	PORCENTAGEM ATRIBUÍVEL AO TRATAMENTO
Inglaterra e País de Gales[47]	1981–2000	25–84	Homens, ≈530	Homens, ≈250	–53	58	42
			Mulheres, ≈180	Mulheres, ≈90	–50		
Finlândia[48]	1982–1997	35–64	Homens, 420	Homens, 150	–64,3	53–72	23
			Mulheres, 70	Mulheres, 20	–71		
Irlanda[49]	1985–2000	25–84	8681†	4918‡	–47	48,1	43,6
Itália[50]	1980–2000	25–84	Homens, 267,1	Homens, 141,3	–47,1	55	40
			Mulheres, 161,3	Mulheres, 78,8	–51,1		
Auckland, Nova Zelândia[51]	1982–1993	Todas as idades	2366†	1808‡	–23,6	54	46
Escócia[52]	1975–1994		21 438†	15 234‡	–28,9	51	40
Suécia[53]	1986–2002	25–84	Homens, 544,1	Homens, 253,4	–53,4	55	36
			Mulheres, 291,5	Mulheres, 140	–52		
Estados Unidos[54]	1980–2000	25–84	Homens, 542,9	Homens, 266,8	–50,9	44	47
			Mulheres, 263,3	Mulheres, 134,4	–49		

DCC Indica Doença Coronária Cardíaca; * Taxas apresentadas em população de 100.000; † Número esperado de mortes no último ano com taxas específicas por idade de ano inicial; ‡ Número de mortes observado no último ano.

Com base na evidência de risco cardiovascular aumentado, estudos de intervenção mudaram a prática da prevenção. A intervenção farmacológica foi lançada pelos Estudos Cooperativos da Administração de Veteranos,[81] mostrando reduções de morbidade e mortalidade em indivíduos tratados para a hipertensão. O estudo *Lipid Research Clinics* forneceu indícios iniciais de que a medicação usada para reduzir o colesterol poderia reduzir a incidência de DCI.[82] Da mesma forma, a mudança de comportamento e alimentar foi validada primeiro com o ensaio clínico do *Oslo Study Group*,[83] ao passo que o projeto da Carolina do Norte e, posteriormente, o *Five Community Study* evidenciaram os efeitos das estratégias de saúde pública.[84-85] As diretrizes modernas para o colesterol, pressão arterial e modificação de estilo de vida são o resultado de décadas de longos esforços para acomodar as mais recentes evidências de ensaios clínicos rigorosos em recomendações de melhores práticas.[86-90] Esses esforços, em combinação com iniciativas de regulamentação para proibir gorduras trans[91,92] e controle global do tabaco,[93] tiveram impacto substancial, com a diminuição correspondente da pressão arterial, dos níveis de lipídeos e do uso do tabaco ao longo do tempo.[94-98]

No entanto, ainda existem grandes lacunas em meio a essas melhorias gerais e também sobre as tendências no que diz respeito ao excesso de peso, obesidade e diabetes melito. O índice de massa corporal aumentou em praticamente todo o mundo.[6] Nos Estados Unidos, na última década, tem-se visto um aumento na prevalência da obesidade entre homens e mulheres adultos pertencentes a minorias raciais ou étnicas.[99] Também houve quedas na atividade física e aumento na ingestão calórica.[100,101] Em termos de saúde cardiovascular global menos de 1% dos adultos nos Estados Unidos tem a saúde cardiovascular ideal, com alta prevalência conhecida de má alimentação (> 90%) e de índice de massa corporal elevado (> 50%).[102] Projeções dessas tendências sugerem que, sem intervenção, os hábitos inadequados quanto à saúde continuarão a ser altamente prevalentes com o aumento da do diabetes melito e subsequentes complicações cardiovasculares.[103]

2   O FARDO DE SCA E DCI EM PBMR

Em alguns aspectos, a situação da SCA e DCI em países periféricos, hoje, é mais semelhante à de PAR em décadas passadas. Em particular, o ônus da SCA não é apenas sobre os ricos, nem sobre os idosos, mas também sobre os pobres e pessoas com idade ativa no mercado de trabalho.[104] De acordo com o mais recente estudo *Global Burden of Disease*, a idade média de morte por DCI entre os homens foi uma década menor em países periféricos do que em PAR em 2010 (Figura 1.10). Isso pode ser consequência de um início mais precoce da SCA e DCI, assim como da menor sobrevida após SCA. Os resultados disponíveis nos registros dos estudos OASIS-1 (Organização para Avaliar Estratégias em Síndromes Isquêmicas Agudas), registros dos estudos OASIS-2[105] e estudos epidemiológicos na India[106-108] sugerem que a idade mais precoce para a primeira SCA em PBMR é um fator importante. Dados de registro de muitos outros países

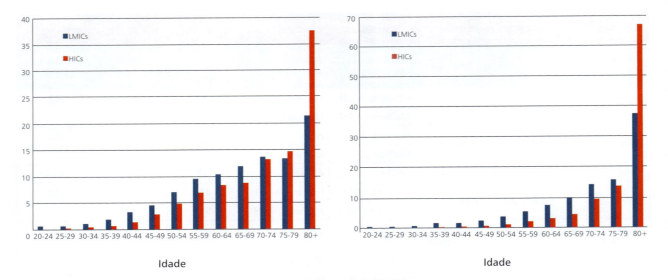

FIGURA 1.10 A distribuição por idade dos homens (parte superior) e mulheres (parte inferior) de doença cardíaca isquêmica (DCI); mortes em 2010 entre os países classificados como países de rendimento elevado (HIC) *versus* países de renda baixa e média (LMIC). Dados derivados de Lozano e colaboradores.[1]

periféricos também apoiam a afirmação de que a SCA, muitas vezes, ocorre em idades mais jovens do que aquela observada em PAR:[109-119] surpreendentemente, um registro dos Emirados Árabes Unidos chegou a relatar uma idade média de 50,8 anos.[120] O início para a primeira SCA decorre provavelmente de comportamentos de saúde adversos e fatores de risco para DCI,[107,121,122] no contexto atual do desenvolvimento econômico e da globalização. Uma notável exceção a essa tendência geral é a experiência de um registro de SCA na Taiândia.[123,124]

O tratamento e os resultados da SCA em PBMR são variáveis, mas, muitas vezes, abaixo do ideal (Tabela 1.2).[125] Os estudos observacionais sugerem que, em grande medida, o tratamento intra-hospitalar de SCA em PBMR inclui o uso de ácido acetilsalicílico, inibidores da ECA e betabloqueadores.[105,108,126-128] O estudo ACCESS (do inglês, *Acute Coronary Events - a Multinational Survey of Current Management Strategies*), um registro observacional, prospectivo de pacientes internados por SCA entre 2007 e 2008 em 19 países periféricos, descobriu que ácido acetilsalicílico e terapias para baixar os lipídeos foram oferecidos a > 90% dos pacientes, ao passo que a o uso de betabloqueadores e inibidores da ECA foi iniciado em 78% e 68%, respectivamente.[126] No entanto, a comparação entre os países participantes nos registos OASIS encontrou menor uso de heparina em países periféricos do que em PAR, enquanto o estudo ACESSO constatou que apenas 39% dos pacientes com infarto do miocárdio com elevação ST receberam fibrinólise. Além disso, também existem diferenças substanciais dentro de um mesmo país na abordagem da SCA, como é o caso na Índia.[125]

Além disso, a continuação desses medicamentos após a alta é precária: os investigadores do estudo prospectivo *Urban Rural Epidemiology* descobriram que, entre os indivíduos com eventos cardiovasculares prévios, quase 70% em países de renda média baixa e 80% em países de baixa renda estavam sem nenhuma medicação para prevenção secundária.[131] Eles também encontraram menor adesão a mudanças de estilo de vida depois de eventos cardiovasculares em países periféricos do que em PAR: 75% dos indivíduos em PAR pararam de fumar *versus* 42% nos países de renda média inferior e 38% em países de baixa renda.[132] Da mesma forma, a Organização Mundial da Saúde (OMS) e a organização Premise (Prevenção de Recidivas de Enfarto do Miocárdio e Acidente Vascular Encefálico) fizeram um levantamento de pacientes com doença arterial coronariana em PBMR, em que se constatou que, embora o ácido acetilsalicílico fora usado em larga escala e que > 75% dos entrevistados eram cientes dos fatores de risco comportamentais para doenças cardiovasculares, a maioria fazia < 30 minutos de atividade física por semana e menos de um terço estava tomando estatinas.[133] Dados administrativos entre os pacientes com DCI de Andhra Pradesh foram igualmente desanimadores, com apenas 15,6% dos que recebendo ácido acetilsalicílico e 6% usando medicamentos para a diminuição do colesterol.[115] Evidências para a qualidade dos resultados clínicos são conflitantes. Por um lado, os registros OASIS encontraram taxas de mortalidade comparáveis entre os países participantes após o ajuste de idade. Por outro lado, uma revisão de estudos randomizados para tratamentos de infarto do miocárdio de elevação ST descobriu que os locais de ensaios em PBMR tinham taxas de mortalidade mais elevadas do que os seus homólogos em PAR, diferença que os autores explicaram ser pelo grande número de pacientes de alto risco.[135] Uma maior clarificação da qualidade dos resultados de SCA em PBMR é necessário.

TABELA 1.2 Resumo da literatura publicada sobre SCA em países de rendimento baixo e médio

ESTUDO	REGIÃO	DESIGN DO ESTUDO	N	IDADE MÉDIA	NO HOSPITAL					ALTA				
					ASS	ACE-I/ARB	Estatina	BB	Reperfusão	ASS	ACE-I/ARB	Estatina	BB	F/U	% MORTALIDADE
ACCEPT[116]	Brasil	Registro	2485	63	0,97	0,68	0,91	0,80	0,88*	NR	NR	NR	NR	30 d	1,6
ACCESS[126]	Argélia, Argentina, Brasil, Colômbia, República Dominicana, Equador, Egito, Guatemala, Irã, Jordânia, Kuwait, Líbano, México, Marrocos, Arábia Saudita, África do Sul, Tunísia, Emirados Árabes Unidos, Venezuela	Registro	12 068	59,2	0,93	0,78	0,94	0,78	0,28	0,90	0,75	0,89	0,76	12 mo	7,3
Aga Khan University Hospital, Nairobi[111]	Nairóbi, Quênia	Registro	111	64	NR	NR	NR	NR	0,38	NR	NR	NR	NR	No hospital	8,1
Registro Brasileiro de Síndromes Coronárias Agudas[110]	Brasil	Registro	2693	63	0,95	0,70	0,77	0,77	0,643†	NR	NR	NR	NR	No hospital	5,5
BRIDGE-ACS[129‡]	Brasil	Teste Aleatório	548	62	0,958	NR	0,729	NR	NR	0,928	0,761	0,86	0,817	30 d	8,4
CRACE[118]	China	Registro	1301	63	0,98	0,82	0,74	0,98	0,64	NR	NR	NR	NR	No hospital	4
CREATE[130]	Índia	Registro	20 937	58	0,979§	0,568	0,52	0,59	0,104†	NR	NR	NR	NR	30 d	6,7
DEMAT[128]	Índia	Registro	1565	58	0,96	NR	0,93	0,79	0,67	0,94	0,66	0,88	0,79	30 d	2,1
Euro Heart Survey 2009 AMI Snapshot[117]	Armênia, Bósnia-Herzegovina, Bulgária, Croácia, República Checa, Geórgia, Hungria, Cazaquistão, Kosovo, Macedônia, Moldávia, Polônia, Roménia, Rússia, Sérvia e Montenegro, Eslováquia, Eslovênia, Ucrânia	Pesquisa com sessões Cruzadas	1329	64	0,96	0,86	0,92	0,84	0,62	0,92	0,85	0,92	0,84	No hospital	9

(continua)

(continuação)

TABELA 1.2 Resumo da literatura publicada sobre SCA em países de rendimento baixo e médio

| ESTUDO | REGIÃO | DESIGN DO ESTUDO | N | IDADE MÉDIA | NO HOSPITAL ||||| ALTA ||||| F/U | % MORTALIDADE |
					ASS	ACE-I/ARB	Estatina	BB	Reperfusão	ASS	ACE-I/ARB	Estatina	BB		
Gulf RACE-2[119]	Bahrain, Arábia Saudita Catar, Omã, Emirados Árabes Unidos, Iêmen	Registro	7930	57	0,98	0,76	0,95	0,74	0,18	0,93	0,78	0,91	0,79	12 mo	12
Kerala ACS Registry[108]	Kerala, Índia	Registro	25 748	60	0,93	0,28	0,70	0,66	0,33	0,76	0,26	0,70	0,63	No hospital	3,9
OASIS-2[105]	Bangladesh, China, Índia, Lituânia, Rússia, Maldivas, Eslovênia, Ucrânia	Registro	4615	60,7	0,95	NR	NR	0,67	NR	NR	NR	NR	NR	24 mo	9,5
PURE[131,132]¶	Argentina, Bangladesh, Brasil, Canadá, Chile, China, Colômbia, Índia, Irã, Malásia, Polônia, Paquistão, África do Sul, Suécia, Turquia, Emirados Árabes Unidos, Zimbabwe	Grupo Prospectivo	153 966	57	NA	NA	NA	NA	NA	0,21	0,16	0,09	0,17	NR	NR
RENASICA II[109]	México	Registro	8600	62	0,88	0,71	0,14	0,51#	0,51	NR	NR	NR	NR	30 d	10
TACSR[123]	Tailândia	Registro	9373	NR	0,95	0,63	0,80	0,62	0,37	NR	NR	NR	NR	No hospital	12,6
TRACS[124]	Tailândia	Registro	2007	64	0,99	0,71	0,94	0,62	0,48	NR	NR	NR	NR	12 mo	17,7
UAE-ACS Registry[120]	Emirados Árabes Unidos	Registro	1842	51	0,95	0,70	0,93	0,81	0,814**	0,92	0,68	0,90	0,82	No hospital	1,7
WHO-PREMISE[133]	Brasil, Egito, Índia, Indonésia, Irã, Paquistão, Rússia, Sri Lanka, Tunísia, Turquia	Pesquisa com seções cruzadas	10 000	59	NA	NA	NA	NA	NA	0,821	0,398	0,298	0,481	NA	NA
WHO-SAGE[134]	China, Gana, Índia, México, Rússia, África do Sul	Grupo Prospectivo	47 443	44	NA	NA	NA	NA	NA	NR	NR	NR	NR	NR	NR

• ACCEPT: Cuidados Avaliação da Prática Coronariana Aguda; ACCESS: Pesquisa Multinacional de estratégias de gestão atual de Eventos Coronarianos Agudos; ACS (SCA): síndrome coronariana aguda; AMI: infarto agudo do miocárdio; ARB: bloqueador do receptor da angiotensina; ASS: ácido acetilsalicílico; BB: bloqueador beta; BRIDGE-ACS: intervenção brasileira para aumentar o uso de evidências em SCA; Crace: Secretaria Chinesa de Coronarianas Agudas do Evento; CRIAR: tratamento e resultados de SCA na Índia; DEMAT: detecção e gestão de doença cardíaca coronária; F/U: follow-up; Gulf RACE-2: Golfo do Registro de Eventos coronários agudos-2; NA: não aplicável; NR:. não avisados; OASIS-2: Organização para Avaliar Estratégias em Síndromes Isquêmicas Agudas-2; PURE: Prospective Urban Rural Epidemiology; RENASICA: Registro Nacional de SCA; TRACS: Secretaria Tailandesa de SCA; TACSR, Registro Tailandês de SCA; UAE-ACS: Emirados Árabes Unidos-SCAS; WHO-premisa: Organização Mundial da Saúde de prevenção de recorrências de infarto do miocárdio e acidente vascular encefálico; e WHO-SAGE: Organização Mundial de Saúde-Estudo Global do Envelhecimento e Saúde do Adulto. ┘* apenas doentes com STEMI; † intervenção coronária percutânea + cirurgia de revascularização do miocárdio (CRM); ‡ dados PONTE-ACS129 a partir de apenas braço de controle; Agentes antiplaquetários §Quaisquer; Dados □Euro Heart Study das regiões Central e Oriental; Idades de estudo ¶PURE para a doença arterial coronariana (DAC) e apenas proporções para CHD em apenas países de baixa e média renda; #Fibrinolíticos e revascularização do miocárdio e PCI diferido; ** e infarto do miocárdio com elevação do segmento ST com apenas pacientes bloqueio do ramo esquerdo.

Além disso, o impacto da SCA e DCI na subsistência econômica das famílias é significativo em países periféricos. Como mencionado, em países periféricos, esses eventos ocorrem em idades mais baixas, muitas vezes no ápice da vida produtiva economicamente. As famílias experimentam uma dupla carga com a alta despesa em tratar SCA e a perda de renda do indivíduo afetado. Em geral, os gastos com as DNT aumentaram como proporção dos custos de saúde pagos diretamente pelos pacientes na Índia de 1995 a 2004 e observou-se que tinham maior probabilidade de resultar em despesas de saúde catastróficas do que doenças transmissíveis entre pacientes hospitalizados.[136] Trabalhos adicionais confirmam que os indivíduos com DNT têm despesas de saúde mais elevadas do que aqueles com doenças transmissíveis[25,137] e que as famílias com um indivíduo com uma DNT são mais propensas a ter pesados gastos com saúde.[137,138] Em uma pesquisa multinacional de indivíduos hospitalizados por doenças cardiovasculares, mais da metade relatou despesas altíssimas de saúde ou dificuldade financeira.[24] Sobrevivência com deficiência, tais como a capacidade de exercício diminuída, que podem surgir a partir de insuficiência cardíaca relacionada com a DCI podem piorar ainda mais o fardo sobre as finanças das famílias. Testemunhos de pessoas que vivem com DNT são notáveis pela sua vontade de não serem um fardo para sua famílias.[139]

O gradiente socioeconômico da SCA em PBMR também é impressionante. Mesmo em países de baixa renda, estas são doenças que causam uma grande carga sobre os pobres. Por exemplo, na África do Sul, os distritos mais pobres da Cidade do Cabo tiveram maiores taxas de mortalidade por doenças não transmissíveis do que os distritos mais ricos.[140] Nas pesquisas sobre saúde do estudo SAGE (*Global Ageing and Adult Health*), em seis países de renda média, a prevalência de hipertensão arterial foi alta, entre 30 e 36%, em todos os níveis econômicos.[134] Uma pesquisa com 1.600 vilas rurais na Índia encontrou maior prevalência de tabagismo e uso de álcool e menor ingestão de frutas e legumes entre respondentes mais pobres.[141] Da mesma forma, > 70% dos indivíduos com suspeita de infarto do miocárdio no Create (tratamento e resultados de síndromes coronarianas agudas), na Índia, foram classificados como pobres ou de renda média a inferior.[130] Além disso, o nível socioeconômico mais elevado foi observado como protetor contra o risco de infarto do miocárdio na Índia.[142] Ainda que existam variações geográficas e os pobres da Africa subsaariana enfrentem uma carga considerável de doenças infecciosas e nutricionais, fica claro que os pobres em países periféricos, de fato, experimentam um fardo substancial de SCA e DCI.

3 REMANDO CONTRA A MARÉ: PROMOÇÃO DA SAÚDE CARDIOVASCULAR AO LONGO DA VIDA

Apesar dos desafios de lidar com SCA em PBMR, agora chegou o momento de implementar intervenções para a promoção da saúde cardiovascular em todo o curso da vida.[143,144] Atividades de promoção de saúde dirigidas a todas as idades, o acesso a medicamentos essenciais,[145] a melhoria da qualidade dos serviços de saúde para gerenciar fatores de risco e tratar eventos agudos e iniciativas de política intersetorial[146] podem, conjuntamente, prevenir milhões de mortes prematuras nas próximas décadas. Um vasto leque de intervenções tem bom custo-benefício e pode ser aplicado em maior escala em países periféricos[147] e uma análise feita pela OMS de pacotes de intervenção sobre fatores de risco específicos sugere que a implementação pode ser feita a baixos custos por pessoa.[148]

Há crescentes evidências de que fatores de risco de DCI têm suas origens na primeira infância.[149-154] Intervenções de promoção da saúde dirigidas a crianças pequenas podem ter impactos benéficos em comportamentos de saúde de curto prazo e fatores de risco a longo prazo.[155-160] Intervenções efetivas baseadas na escola são aquelas que incluem a família e que se centram em objetivos intermediários realistas, tais como mudanças de atitude, conhecimento, padrões alimentares ou níveis de atividade física como medidas de controle iniciais que melhorem a saúde cardiovascular.[161] O envolvimento da comunidade, a relevância e a adequação culturais, a otimização do ambiente escolar e o envolvimento da família são fundamentais para o sucesso dessas intervenções.[162-164] Programas que têm sido implementados com sucesso em PBMR[155,156] podem ser reproduzidos em outros países com poucos recursos.[165,166]

Lidar com fatores de risco alimentares pode ter bom custo-benefício. Uma análise das medidas de redução de sal sugere em uma estimativa conservadora que a redução de 15% no consumo de sal poderia salvar 2,4 milhões de vidas em 10 anos a um custo de US$ 0,50 por pessoa,[167] em consonância com outros resultados que sugerem que a redução de sal durante estágios do processamento de alimentos pode ser custo-efetiva.[168] Da mesma forma, as reduções em gorduras saturadas e trans, pelo controle do seu uso no processamento de alimentos, podem ser custo-efetivas em estimados US$ 40 por DALY na América Latina quando o foco é a redução das gorduras trans.[147,168] Concentrando-se em fontes de processamento, essas intervenções são facilmente escaláveis, custando < US$ 0,01 por pessoa.[148]

A atividade física continua a ser um desafio para a avaliação; no entanto, a OMS calcula que uma campanha de sensibilização poderia ser implementada com US$ 0,038 por pessoa. Um dos maiores desafios para a atividade física tem sido a urbanização, que produziu ambientes de transporte mecanizados que desencorajam a atividade física.[169] No entanto, existem intervenções claras para lidar com estilo de vida e o ambiente construído,[170] e também são claras as diretrizes da OMS sobre a atividade física nesse contexto.[171] Os esforços do Brasil e da Colômbia para melhorar a atividade física em cidades são um exemplo de sucesso,[172] embora haja espaço substancial para a melhora das políticas de promoção da alimentação saudável e atividade física.[173]

São bem conhecidas as intervenções eficazes para reduzir o uso do tabaco, muitas das quais são disposições da Framework

Convention of Tobacco Control: restrições à publicidade; embalagem; marketing para menores de idade; o uso em espaços públicos; e impostos.[93] Uma análise aprofundada sugeriu que essas intervenções produzem resultados robustos, com respostas particularmente significativas à tributação nos países em desenvolvimento.[174] Além disso, são altamente eficazes em termos de custo-efetividade, de US$ 3 a US$ 42 para uma taxa de imposto de 33% sobre o tabaco, de US$ 55 a US$ 761 por DALY em PBMR para terapia de reposição de nicotina.[175] Os cálculos mais otimistas da OMS de uma estimativa global de saúde apontam que um pacote de intervenções, incluindo tributos, adequações e restrições da publicidade da industria do fumo, publicidade contra o uso do tabaco e restrições de uso poderia ser implementado por ≈ US$ 0,11 por pessoa.[148] No entanto, tem havido vários desafios para a ratificação e implementação da Framework Convention.[176] Um dos maiores desafios tem sido um maior estímulo para abordagens individuais em cada país em vez de um tratado global coordenado.[177-181] Após a passagem da Framework Convention, foi documentado que a indústria do tabaco tenta enfraquecer esse tratado subvertendo suas disposições,[182-184] abrindo ações judiciais contra os signatários que tenham implementado as respectivas disposições[185] e verificando na OMS como prevenir ativamente a implementação das disposições que visam manter a indústria do tabaco fora da política de saúde pública.[186] A governança sólida e transparente é necessária para superar esses desafios.[187]

4 O TRATAMENTO DA SCA E DCI

As abordagens terapêuticas podem ser divididas em duas categorias: intervenções para eventos agudos; e intervenções para a prevenção primária e secundária. De acordo com o o estudo Disease Control Priorities Project,[18] a estreptoquinase foi a terapia de reperfusão mais custo-efetiva ao custo de US$ 634 a US$ 734 por DALY. Essa estratégia, no entanto, tornou-se mais cara por DALY salvo à medida que o tempo de tratamento aumentava. A alteplase e a cirurgia de revascularização miocárdica custavam > US$ 10.000 por DALY. O uso de ácido acetilsalicílico, betabloqueadores e inibidores da ECA foi considerado custo-efetivo e levando, em algumas circunstâncias, a redução de custos. Até a presente data, continua a haver uma escassez de pesquisas sobre a relação custo-efitividade das terapias de reperfusão em PBMR.[147] O uso intra-hospitalar de outros tipos de manejo clínico baseado em evidências, tais como anticoagulação, medicamentos antiplaquetários e estatinas, pode ser melhorado com a implementação de sistemas de abordagens por nível, como lembretes, listas de verificação, gerenciamento de casos e materiais educacionais.[129]

Para a prevenção primária e secundária, um regime de múltiplos fármacos consistindo de um betabloqueador do canal de cálcio ou bloqueador, um inibidor da ECA, o ácido acetilsalicílico e uma estatina para ser custo-efetiva.[188] Com base na necessidade de um regime de múltiplos fármacos para a farmacoterapia, esforços têm sido feitos para a criação de uma polipílula que reúne esses vários medicamentos em um só comprimido e aumenta a adesão ao tratamento.[189-192] Uma metanálise descobriu que, em comparação com placebo, a polipílula reduziu a pressão arterial e taxa sérica de lipídeos.[193] Acredita-se que a estratégia da polipílula, geralmente, está associada a uma melhor aderência relacionada com menor número de comprimidos a serem consumidos diariamente. No entanto, os dados sobre a adesão de polipílula cardiovascular são variados. Uma metanálise concluiu que a estratégia polipílula teve menores taxas de adesão, com 20% dos pacientes tratados com a polipílula interrompendo o uso contra 14% daqueles que receberam placebo ou monoterapia, embora os ensaios incluídos tenham sido altamente heterogênios.[193] O inverso foi constado pelo estudo UMPIRE (*Use of a Multi-drug Pill in Reducing Cardiovascular Events*) que encontrou taxas muito mais elevadas de adesão para aqueles que recebem uma polipílula em comparação às abordagens habituais.[194] Se os desafios no desenvolvimento de uma polipílula são superados, é possível que isso também seja uma ferramenta eficaz e essencial para a prevenção.[195,196]

O acesso à medicação continua a ser um desafio significativo em PBMR.[197,198] Dados da Índia indicam que os pacientes pobres são menos propensos a receber tratamentos intra-hospitalares, como a revascularização, trombolíticos e fármacos para diminuir níveis de lipídeos.[130] Pesquisas do uso de medicamentos sugerem níveis baixos de acesso à terapia para prevenção primária e secundária de DCI.[131,133] A acessibilidade é uma razão importante para a utilização destas terapias ser tão baixa: a medicação para DCI pode custar mais do que a renda diária de um indivíduo.[25,147] Como esses medicamentos devem ser tomados diariamente por muitos anos, o custo é uma preocupação primordial para garantir que a maioria das pessoas que precisam tenha capacidade de acessar os cuidados adequados. Estratégias inovadoras para otimizar a força de trabalho de saúde no manejo de DCI e SCA,[199] bem como para melhorar o acesso a medicamentos essenciais, são obrigatórias.[145]

5 ENTREGA DE SERVIÇOS INTEGRADOS DE SAÚDE, POLÍTICA INTERSETORIAL E COORDENAÇÃO GLOBAL

Sistemas de prestação de cuidados de saúde em países periféricos se beneficiariam de uma abordagem abrangente que integre serviços relacionados a doenças não transmissíveis e a transmissíveis, como a Aids.[200] Além das intervenções descritas especificamente para SCA e DCI, o cuidado cardiovascular global nos países periféricos se beneficiaria de reforço dos sistemas de saúde, melhorando a qualidade do atendimento, otimizando recursos humanos para a área, estabelecendo cadeias de suprimento seguras de medicamentos e tecnologia e promovendo o acesso equitativo a cuidados. Em vez de programas de doenças específicas verticais, uma abordagem "diagonal" em que os cuidados relacionados à saúde cardiovascular seriam integrados em uma abordagem abrangente provavelmente produzirá resultados.[201-205] Para maximizar a eficácia das intervenções específicas do setor de saúde, elas devem ser implementadas no contexto mais amplo de mudanças políticas no âmbito da população e programas no âmbito comunitário.

Assim, a intervenção restante necessária, talvez subjacente a todas as intervenções citadas, é a política intersetorial abrangente dedicada a doenças não transmissíveis em geral.[146,206,207] As raízes do risco de DCI não estão contidas unicamente no setor da saúde, e todo o espectro de partes interessadas é necessário para implementar políticas e programas que criarão as condições que melhoram a saúde cardiovascular. Isso pode incluir, no mínimo, a representação dos setores de finanças da saúde, educação, infraestrutura, transporte, planejamento urbano e comércio. Além disso, as parcerias produtivas entre governo, setor privado e sociedade civil são possíveis e necessários.

Finalmente, embora a grande carga global de doenças não transmissíveis esteja bem estabelecida, o financiamento dos doadores não coincide com essa realidade. Em 2010, embora as DNT em conjunto representassem 49,8% do fardo DALY da doença, eles receberam apenas 2,3% da ajuda para o desenvolvimento da saúde.[208] No próprio orçamento da OMS, apenas 12% foram direcionados para as doenças não transmissíveis para o ano fiscal de 2006-2007, não estando de acordo com a carga da doença.[209] A análise dos gastos por parte dos doadores em geral, incluindo organizações filantrópicas privadas, como a Fundação Gates, mostrou uma atribuição semelhante enviesada, com a Aids respondendo pela maior parcela dos gastos com saúde, muito superiores à sua carga DALY-medida em comparação com as doenças não transmissíveis e com outras doenças transmissíveis.[210] Outro estudo relatou gastos de US$ 0,78 por DALY para DNT contra US$ 23,90 por DALY para HIV, tuberculose e malária.[211] Embora o financiamento para as DTN tenha aumentado na última década,[208, 211] uma distribuição de financiamento que seja mais de acordo com a carga real de doenças pode ajudar no sucesso em obter um conjunto de metas globais de saúde. As perspectivas para melhorar esse equilíbrio de financiamento são desafiadoras e exigem uma maior participação entre os países beneficiários da ajuda e alinhamento das instituições das Nações Unidas ao redor das metas para DNT.[212] Nos sistemas em âmbito nacional, seguros de saúde e sistemas de pagamento devem idealmente garantir o acesso equitativo a tratamento hospitalar da SCA e acesso ambulatorial a longo prazo para medicamentos e serviços de reabilitação.[213] Além disso, as parcerias público-privadas e outros mecanismos inovadores de financiamento serão necessários.

6 CONCLUSÕES

Similar à situação em PAR décadas atrás, os PBMR hoje estão em uma transição para o aumento da morbidade e mortalidade da SCA e DCI. No entanto, existem características que distinguem os padrões de SCA em PBMR de PAR. Em primeiro lugar, a carga de mortalidade é maior entre os mais jovens, em idades produtivas em países periféricos do que em PAR, cujas taxas de mortalidade entre os adultos com idades entre 15 e 49 anos, em alguns países periféricos, são quase o dobro das em PAR. Em segundo lugar, a taxa de transição epidemiológica a um aumento da carga de DCI ocorreu mais rapidamente em PBMR hoje do que no passado em PAR. Além disso, SCA e DCI não são doenças restritas às classes privilegiadas; em vez disso, há um peso significativo que também cai acentuadamente entre os estratos de baixa renda em países periféricos, que muitas vezes são incapazes de arcar com os custos de tratamento médico para a prevenção primária ou secundária das DCI, e muito menos com os tratamentos caros para SCA que comprovadamente aumentam a capacidade de sobrevivência a eventos agudos em PAR. Juntos, esses fatores ajudam a explicar o ônus econômico substancial da SCA e da DCI que está previsto se nenhuma atitude for tomada.

Apesar desta imensa carga, a comunidade global encontra auxílio nos novos conhecimentos e descobertas do último meio século. Continuam a evoluir estratégias de tratamento mais eficientes e eficazes para a SCA, que incluem o transporte rápido de pacientes para hospitais por sistemas médicos de emergência, a reperfusão em tempo hábil, a reabilitação cardíaca a longo prazo, o tratamento médico otimizado e controle de fatores de risco. Entendemos hoje os fatores de risco subjacentes para SCA e como evitá-los por meio de atividades de promoção da saúde cardiovascular ao longo da vida, estratégias terapêuticas adequadas e política intersetorial. O desafio científico principal é traduzir esse conhecimento existente para a situação atual. Além disso, o crescente corpo de literatura de SCA PBMR destaca os registros locais, nacionais e regionais como importantes fontes de informação sobre as práticas atuais e inspiração para a melhorias e mudanças.[125,214]

A tarefa fundamental é a implementação: as ferramentas de que dispomos precisam ser materializadas. Trata-se de se engajar em atividades de promoção da saúde na infância, garantir o acesso a medicamentos essenciais para tratar e prevenir SCA, desenvolver diretrizes clínicas específicas para cada contexto e para os recursos disponíveis, implementar leis e regulamentos para proteger a saúde da população contra produtos nocivos, planejando o crescimento adequado das cidades, de forma a promover os comportamentos saudáveis e garantir o apoio de países doadores e organizações internacionais no sentido de corresponder a carga global de SCA, DCI e outras DNT. Estamos bem equipados para enfrentar esse desafio, desde que a nossa vontade seja congruente com esses objetivos.

REFERÊNCIAS BIBLIOGRÁFICAS

1. Lozano R, Naghavi M, Foreman K, et al. Global and regional mortality from 235 causes of death for 20 age groups in 1990 and 2010: a systematic analysis for the Global Burden of Disease Study 2010. Lancet. 2012; 380:2095–2128. [PubMed: 23245604].
2. Murray CJL, Vos T, Lozano R, et al. Disability-adjusted life years (DALYs) for 291 diseases and injuries in 21 regions, 1990–2010: a systematic analysis for the Global Burden of Disease Study 2010. Lancet. 2012; 380:2197–2223. [PubMed: 23245608].
3. Bloom, DE.; Cafiero, ET.; Jané-Llopis, E.; Abrahams-Gessel, S.; Bloom, LR.; Fathima, S.; Feigl, AB.; Gaziano, T.; Mowafi, M.; Pandya, A.; Prettner, K.; Rosenberg, L.; Seligman, B.; Stein, AZ.; Weinstein, C., et al. The Global Economic Burden of Non-communicable Diseases. Geneva: 2011.
4. Danaei G, Finucane MM, Lin JK, Singh GM, Paciorek CJ, Cowan MJ, Farzadfar F, Stevens GA, Lim SS, Riley LM, Ezzati M. National, regional, and global trends in systolic blood pressure since 1980: systematic analysis of health examination surveys and epidemiological studies with 786 country-years and 5·4 million participants. Lancet. 2011; 377:568–77. [PubMed: 21295844].
5. Farzadfar F, Finucane MM, Danaei G, Pelizzari PM, Cowan MJ, Paciorek CJ, Singh GM, Lin JK, Stevens GA, Riley LM, Ezzati M. National, regional, and global trends in serum total cholesterol since 1980: systematic analysis of health examination surveys and epidemiological studies with 321 country-years and 3·0 million participants. Lancet. 2011; 377:578–86. [PubMed: 21295847].
6. Finucane MM, Stevens GA, Cowan MJ, Danaei G, Lin JK, Paciorek CJ, Singh GM, Gutierrez HR, Lu Y, Bahalim AN, Farzadfar F, Riley LM, Ezzati M. National, regional, and global trends in bodymass index since 1980: systematic analysis of health examination surveys and epidemiological studies with 960 country-years and 9·1 million participants. Lancet. 2011; 377:557–67. [PubMed: 21295846].
7. Rivera JA, Barquera S, González-Cossío T, Olaiz G, Sepúlveda J. Nutrition Transition in Mexico and in Other Latin American Countries. Nutr Rev. 2004; 62:S149–S157. [PubMed: 15387482].
8. Shetty PS. Nutrition transition in India. Public Health Nutr. 2002; 5:175–82. [PubMed: 12027282].
9. Omran AR. The epidemiologic transition. A theory of the epidemiology of population change. Milbank Mem Fund Q. 1971; 49:509–38. [PubMed: 5155251].
10. Yusuf S, Reddy S, Ounpuu S, Anand S. Global Burden of Cardiovascular Diseases: Part I: General Considerations, the Epidemiologic Transition, Risk Factors, and Impact of Urbanization. Circulation. 2001; 104:2746–2753. [PubMed: 11723030].
11. Olshansky SJ, Ault AB. The fourth stage of the epidemiologic transition: the age of delayed degenerative diseases. Milbank Q. 1986; 64:355–91. [PubMed: 3762504].
12. Gaziano JM. Fifth phase of the epidemiologic transition: the age of obesity and inactivity. JAMA. 2010; 303:275–6. [PubMed: 20071469].
13. Frenk J, Bobadilla JL, Sepúlveda J, Cervantes ML. Health transition in middle-income countries: new challenges for health care. Health Policy Plan. 1989; 4:29–39.
14. Boutayeb A. The double burden of communicable and non-communicable diseases in developing countries. Trans R Soc Trop Med Hyg. 2006; 100:191–9. [PubMed: 16274715].
15. Remais JV, Zeng G, Li G, Tian L, Engelgau MM. Convergence of non--communicable and infectious diseases in low- and middle-income countries. Int J Epidemiol. 2013; 42:221–7. [PubMed: 23064501].
16. Bygbjerg IC. Double burden of noncommunicable and infectious diseases in developing countries. Science. 2012; 337:1499–501. [PubMed: 22997329].
17. Gaziano, TA.; Reddy, KS.; Paccaud, F.; Horton, S.; Chaturvedi, V. Cardiovascular Disease. In: Jamison, DT.; Breman, JG.; Measham, AR., et al., editors. Disease Control Priorities in Developing Countries. 2. World Bank; 2006.
18. Moran AE, Forouzanfar MH, Roth G, Mensah GA, Ezzati M, Flaxman A, Murray CJL, Naghavi M. The Global Burden of Ischemic Heart Disease in 1990 and 2010: The Global Burden of Disease 2010 Study. Circulation. 2014; 129:1493–1501. [PubMed: 24573351].
19. Moran AE, Forouzanfar MH, Roth G, Mensah G, Ezzati M, Murray CJL, Naghavi M. Temporal Trends in Ischemic Heart Disease Mortality in 21 World Regions, 1980-2010: The Global Burden of Disease 2010 Study. Circulation. 2014; 129:1483–1492. [PubMed: 24573352].
20. Yach D, Hawkes C, Gould CL, Hofman KJ. The global burden of chronic diseases: overcoming impediments to prevention and control. JAMA. 2004; 291:2616–22. [PubMed: 15173153].
21. Ali MK, Rabadán-Diehl C, Flanigan J, Blanchard C, Narayan KMV, Engelgau M. Systems and capacity to address noncommunicable diseases in low- and middle-income countries. Sci Transl Med. 2013; 5:181cm4.
22. Ezzati, M.; Vander Hoorn, S.; Lawes, CMM.; Leach, R.; James, WPT.; Lopez, AD.; Rodgers, A.; Murray, CJL. Rethinking the "diseases of affluence" paradigm: global patterns of nutritional risks in relation to economic development. In: Novotny, T., editor. PLoS Med. Vol. 2. 2005. p. e133.
23. Huffman, MD.; Rao, KD.; Pichon-Riviere, A., et al. A cross-sectional study of the microeconomic impact of cardiovascular disease hospitalization in four low- and middle-income countries. In: Malaga, G., editor. PLoS One. Vol. 6. 2011. p. e20821.
24. Binnendijk E, Koren R, Dror DM. Can the rural poor in India afford to treat non-communicable diseases. Trop Med Int Heal. 2012; 17:1376–85.
25. Wang Y, Monteiro C, Popkin BM. Trends of obesity and underweight in older children and adolescents in the United States, Brazil, China, and Russia. Am J Clin Nutr. 2002; 75:971–977. [PubMed: 12036801].
26. Wang H, Du S, Zhai F, Popkin BM. Trends in the distribution of body mass index among Chinese adults, aged 20-45 years (1989-2000). Int J Obes (Lond). 2007; 31:272–8. [PubMed: 16788569].
27. Stevens GA, Singh GM, Lu Y, Danaei G, Lin JK, Finucane MM, Bahalim AN, McIntire RK, Gutierrez HR, Cowan M, Paciorek CJ, Farzadfar F, Riley L, Ezzati M. National, regional, and global trends in adult overweight and obesity prevalences. Popul Health Metr. 2012; 10:22. [PubMed: 23167948].
28. Ng M, Freeman MK, Fleming TD, Robinson M, Dwyer-Lindgren L, Thomson B, Wollum A, Sanman E, Wulf S, Lopez AD, Murray CJL, Gakidou E. Smoking prevalence and cigarette consumption in 187 countries, 1980-2012. JAMA. 2014; 311:183–92. [PubMed: 24399557].
29. Giovino GA, Mirza SA, Samet JM, Gupta PC, Jarvis MJ, Bhala N, Peto R, Zatonski W, Hsia J, Morton J, Palipudi KM, Asma S. Tobacco use in 3 billion individuals from 16 countries: ananalysis of nationally representative cross-sectional household surveys. Lancet. 2012; 380:668–79. [PubMed: 22901888].
30. Monteiro CA, Cavalcante TM, Moura EC, Claro RM, Szwarcwald CL. Population-based evidence of a strong decline in the prevalence of smokers in Brazil (1989-2003). Bull World Health Organ. 2004; 85:527–534. [PubMed: 17768501].
31. Peer N, Bradshaw D, Laubscher R, Steyn K. Trends in adult tobacco use from two South African demographic and health surveys conducted in 1998 and 2003. SAMJ South African Med J. 2009; 99:744–749.
32. Jha P, Peto R. Global Effects of Smoking, of Quitting, and of Taxing Tobacco. N Engl J Med. 2014; 370:60–68. [PubMed: 24382066].
33. Stuckler D, McKee M, Ebrahim S, Basu S. Manufacturing epidemics: the role of global producers in increased consumption of unhealthy

commodities including processed foods, alcohol, and tobacco. PLoS Med. 2012; 9:e1001235. [PubMed: 22745605].
34. Hallal PC, Andersen LB, Bull FC, Guthold R, Haskell W, Ekelund U. Global physical activity levels: surveillance progress, pitfalls, and prospects. Lancet. 2012; 380:247–57. [PubMed: 22818937].
35. Lim SS, Vos T, Flaxman AD, et al. A comparative risk assessment of burden of disease and injury attributable to 67 risk factors and risk factor clusters in 21 regions, 1990–2010: a systematic analysis for the Global Burden of Disease Study 2010. Lancet. 2012; 380:2224–2260. [PubMed: 23245609].
36. Puffer RR, Verhoestraete LJ. Mortality from cardiovascular diseases in various countries, with special reference to atherosclerotic heart disease: a preliminary analysis. Bull World Health Organ. 1958; 19:315–24. [PubMed: 13585078].
37. Campbell M. The Main Cause of Increased Death Rate From Disease of the Heart: 1920 to 1959. BMJ. 1963; 2:712–7. [PubMed: 14043730].
38. Hechter HH, Borhani NO. Mortality and Geographic Distribution of Arteriosclerotic Heart Disease. Public Health Rep. 1965; 80:11–24. [PubMed: 14255446].
39. Levi F. Trends in mortality from cardiovascular and cerebrovascular diseases in Europe and other areas of the world. Heart. 2002; 88:119–124. [PubMed: 12117828].
40. Rosamond WD, Chambless LE, Heiss G, Mosley TH, Coresh J, Whitsel E, Wagenknecht L, Ni H, Folsom AR. Twenty-two-year trends in incidence of myocardial infarction, coronary heart disease mortality, and case fatality in 4 US communities, 1987-2008. Circulation. 2012; 125:1848–57. [PubMed: 22420957].
41. Nabel EG, Braunwald E. A Tale of Coronary Artery Disease and Myocardial Infarction. N Engl J Med. 2012; 366:54–63. [PubMed: 22216842].
42. Ford ES, Capewell S. Proportion of the Decline in Cardiovascular Mortality Disease due to Prevention Versus Treatment: Public Health Versus Clinical Care. Annu Rev Public Health. 2011; 32:5–22. [PubMed: 21417752].
43. Tunstall-Pedoe H, Vanuzzo D, Hobbs M, Mähönen M, Cepaitis Z, Kuulasmaa K, Keil U. Estimation of contribution of changes in coronary care to improving survival, event rates, and coronary heart disease mortality across the WHO MONICA Project populations. Lancet. 2000; 355:688–700. [PubMed: 10703800].
44. Kuulasmaa K, Tunstall-Pedoe H, Dobson A, Fortmann S, Sans S, Tolonen H, Evans A, Ferrario M. Estimation of contribution of changes in classic risk factors to trends in coronary-event rates across the WHO MONICA Project populations. Lancet. 2000; 355:675–687. [PubMed: 10703799].
45. Julian D. The evolution of the coronary care unit. Cardiovasc Res. 2001; 51:621–624. [PubMed: 11530092].
46. Gruppo Italiano per lo Studio della Streptochinasi nell'Infarto Miocardico (GISSI). Effectiveness of Intravenous Thrombolytic Treatment in Acute Myocardial Infarction. Lancet. 1986; 327:397–402.
47. The International Study Group. In-hospital mortality and clinical course of 20 891 patients with suspected acute myocardial infarction randomised between alteplase and streptokinase with or without heparin. Lancet. 1990; 336:71–75. [PubMed: 1975322].
48. Grüntzig AR, Senning Å, Siegenthaler WE. Nonoperative Dilatation of Coronary-Artery Stenosis. N Engl J Med. 1979; 301:61–68. [PubMed: 449946].
49. Malach M, Imperato PJ. Acute Myocardial Infarction and Acute Coronary Syndrome: Then and Now (1950-2005). Prev Cardiol. 2006; 9:228–234. [PubMed: 17085986].
50. So DYF, Ha ACT, Turek MA, Maloney JP, Higginson LA, Davies RF, Ryan SC, Le May MR.7 Comparison of mortality patterns in patients with ST-elevation myocardial infarction arriving by emergency medical services versus self-transport (from the prospective Ottawa Hospital STEMI Registry). Am J Cardiol. 2006; 97:458–61. [PubMed: 16461036].
51. Mathews R, Peterson ED, Li S, Roe MT, Glickman SW, Wiviott SD, Saucedo JF, Antman EM, Jacobs AK, Wang TY. Use of emergency medical service transport among patients with STsegment-elevation myocardial infarction: findings from the National Cardiovascular Data Registry Acute Coronary Treatment Intervention Outcomes Network Registry-Get With The Guidelines. Circulation. 2011; 124:154–63. [PubMed: 21690494].
52. Tan L-L, Wong H-B, Poh C-L, Chan MY, Seow S-C, Yeo T-C, Teo S-G, Ooi SBS, Tan H-C, Lee C-H. Utilisation of emergency medical service among Singapore patients presenting with STsegment elevation myocardial infarction: prevalence and impact on ischaemic time. Intern Med J. 2011; 41:809–14. [PubMed: 20546061].
53. First International Study of Infarct Survival Collaborative Group. Randomised trial of intravenous atenolol among 16 027 cases of suspected acute myocardial infarction: ISIS-1. Lancet. 1986; 2:57–66. [PubMed: 2873379].
54. Baigent C, Collins R, Appleby P, Parish S, Sleight P, Peto R. ISIS-2: 10 year survival among patients with suspected acute myocardial infarction in randomised comparison of intravenous streptokinase, oral aspirin, both, or neither. The ISIS-2 (Second International Study of Infarct Survival) Collaborative Group. BMJ. 1998; 316:1337–43. [PubMed: 9563981].
55. ISIS-4 Collaborative Group. ISIS-4: a randomised factorial trial assessing early oral captopril, oral mononitrate, and intravenous magnesium sulphate in 58,050 patients with suspected acute myocardial infarction. ISIS-4 (Fourth International Study of Infarct Survival) Collaborative.Lancet. 1995; 345:669–85. [PubMed: 7661937].
56. Antiplatelet Trialists' Collaboration. Collaborative overview of randomised trials of antiplatelet therapy Prevention of death, myocardial infarction, and stroke by prolonged antiplatelet therapy in various categories of patients. BMJ. 1994; 308:81–106. [PubMed: 8298418].
57. Freemantle N, Cleland J, Young P, Mason J, Harrison J. Beta Blockade after myocardial infarction: systematic review and meta regression analysis. BMJ. 1999; 318:1730–1737. [PubMed: 10381708].
58. Antithrombotic Trialists' Collaboration. Collaborative meta-analysis of randomised trials of antiplatelet therapy for prevention of death, myocardial infarction, and stroke in high risk patients. BMJ. 2002; 324:71–86. [PubMed: 11786451].
59. ACE Inhibitor Myocardial Infarction Collaborative Group. Indications for ACE Inhibitors in the Early Treatment of Acute Myocardial Infarction : Systematic Overview of Individual Data From 100 000 Patients in Randomized Trials. Circulation. 1998; 97:2202–2212. [PubMed: 9631869].
60. Scandinavian Simvastatin Survival Study Group. Randomised trial of cholesterol lowering in 4444 patients with coronary heart disease: the Scandinavian Simvastatin Survival Study (4S). Lancet. 1994; 344:1383–9. [PubMed: 7968073].
61. Sacks FM, Pfeffer MA, Moye LA, Rouleau JL, Rutherford JD, Cole TG, Brown L, Warnica JW, Arnold JMO, Wun C-C, Davis BR, Braunwald E. The Effect of Pravastatin on Coronary Events after Myocardial Infarction in Patients with Average Cholesterol Levels. N Engl J Med. 1996; 335:1001–1009. [PubMed: 8801446].
62. Schwartz GG. Effects of Atorvastatin on Early Recurrent Ischemic Events in Acute Coronary Syndromes. JAMA. 2001; 285:1711. [PubMed: 11277825].
63. Cannon CP, Braunwald E, McCabe CH, Rader DJ, Rouleau JL, Belder R, Joyal SV, Hill KA, Pfeffer MA, Skene AM. Intensive versus Moderate Lipid Lowering with Statins after Acute Coronary Syndromes. N Engl J Med. 2004; 350:1495–1504. [PubMed: 15007110].
64. Pedersen TR, Faergeman O, Kastelein JJP, Olsson AG, Tikkanen MJ, Holme I, Larsen ML, Bendiksen FS, Lindahl C, Szarek M, Tsai J. High-

-dose atorvastatin vs usual-dose simvastatin for secondary prevention after myocardial infarction: the IDEAL study: a randomized controlled trial. JAMA. 2005; 294:2437–45. [PubMed: 16287954].
65. Kannel WB, Schwartz MJ, McNamara PM. Blood pressure and risk of coronary heart disease: the Framingham study. Dis Chest. 1969; 56:43–52. [PubMed: 5789839].
66. Kannel WB, Castelli WP, Gordon T, McNamara PM. Serum Cholesterol, Lipoproteins, and the Risk of Coronary Heart DiseaseThe Framingham Study. Ann Intern Med. 1971; 74:1–12. [PubMed: 5539274].
67. Farchi G, Capocaccia R, Verdecchia A, Menotti A, Keys A. Risk Factors Changes and Coronary Heart Disease in an Observational Study. Int J Epidemiol. 1981; 10:31–40. [PubMed: 7239760].
68. Kromhout D. Prevention of Coronary Heart Disease by Diet and Lifestyle: Evidence From Prospective Cross-Cultural, Cohort, and Intervention Studies. Circulation. 2002; 105:893–898. [PubMed: 11854133].
69. Kotchen TA. Historical trends and milestones in hypertension research: a model of the process of translational research. Hypertension. 2011; 58:522–38. [PubMed: 21859967].
70. Moser M. Historical Perspectives on the Management of Hypertension. J Clin Hypertens. 2006; 8:15–20.
71. Veterans Administration Cooperative Study Group on Anti-hypertensive Agents. Effects of Treatment on Morbidity in Hypertension: Results in Patients With Diastolic Blood Pressures Averaging 115 Through 129 mm Hg. JAMA J Am Med Assoc. 1967; 202:1028.
72. Lipid Research Clinics Program. The Lipid Research Clinics Coronary Primary Prevention Trial Results. JAMA. 1984; 251:351. [PubMed: 6361299].
73. Hjermann I, Holme I, Byre KV, Leren P. Effect of Diet and Smoking linterention On the Incidence of Coronary Heart Disease. Lancet. 1981; 318:1303–1310. [PubMed: 6118715].
74. Puska P, Nissinen A, Tuomilehto J, Salonen JT, Koskela K, McAlister A, Kottke TE, Maccoby N, Farquhar JW. The community-based strategy to prevent coronary heart disease: conclusions from the ten years of the North Karelia project. Annu Rev Public Health. 1985; 6:147–93. [PubMed: 3873246].
75. Farquhar JW. Effects of Communitywide Education on Cardiovascular Disease Risk Factors. JAMA. 1990; 264:359. [PubMed: 2362332].
76. James PA, Oparil S, Carter BL, et al. 2014 Evidence-Based Guideline for the Management of High Blood Pressure in Adults: Report From the Panel Members Appointed to the Eighth Joint National Committee (JNC 8). JAMA. 2013; 311:507–520. [PubMed: 24352797].
77. Eckel RH, Jakicic JM, Ard JD, et al. 2013 AHA/ACC Guideline on Lifestyle Management to Reduce Cardiovascular Risk: A Report of the American College of Cardiology/American Heart Association Task Force on Practice Guidelines. Circulation. 2013.
78. Stone NJ, Robinson J, Lichtenstein AH, et al. 2013 ACC/AHA Guideline on the Treatment of Blood Cholesterol to Reduce Atherosclerotic Cardiovascular Risk in Adults: A Report of the American College of Cardiology/American Heart Association Task Force on Practice Guidelines. Circulation. 2013.
79. National Institute for Health and Care Excellence. CG67 Lipid Modification. 2010.
80. National Institute for Health and Care Excellence. CG127 Hypertension. 2011.
81. McGreevy, P. State bans trans fats. The Los Angeles Times. http://articles.latimes.com/2008/jul/26/local/me-transfat26. Published July 26, 2008.
82. Food Preparation and Food Establishments Section 81.08 Foods containing artificial trans fat. New York City:
83. Conference of the Parties to the WHO FCTC. WHO Framework Convention on Tobacco Control. 2003.
84. Evans A, Tolonen H, Hense H-W, Ferrario M, Sans S, Kuulasmaa K. Trends in coronary risk factors in the WHO MONICA Project. Int J Epidemiol. 2001; 30:S35–S40. [PubMed: 11759849].
85. Gregg EW, Cheng YJ, Cadwell BL, Imperatore G, Williams DE, Flegal KM, Narayan KMV, Williamson DF. Secular trends in cardiovascular disease risk factors according to body mass index in US adults. JAMA. 2005; 293:1868–74. [PubMed: 15840861].
86. Egan BM, Zhao Y, Axon RN. US trends in prevalence, awareness, treatment, and control of hypertension, 1988-2008. JAMA. 2010; 303:2043–50. [PubMed: 20501926].
87. Cohen JD, Cziraky MJ, Cai Q, Wallace A, Wasser T, Crouse JR, Jacobson TA. 30-year trends in serum lipids among United States adults: results from the National Health and Nutrition Examination Surveys II, III, and 1999-2006. Am J Cardiol. 2010; 106:969–75. [PubMed: 20854959].
88. Garrett BE, Dube SR, Trosclair A, Caraballo RS, Pechacek TF. Cigarette Smoking — United States, 1965–2008. MMWR. 2011; 60:109–113. [PubMed: 21430635].
89. Flegal KM, Carroll MD, Kit BK, Ogden CL. Prevalence of obesity and trends in the distribution of body mass index among US adults, 1999-2010. JAMA. 2012; 307:491–7. [PubMed: 22253363].
90. King DE, Mainous AG, Carnemolla M, Everett CJ. Adherence to healthy lifestyle habits in US adults, 1988-2006. Am J Med. 2009; 122:528–34. [PubMed: 19486715].
91. Ford ES, Dietz WH. Trends in energy intake among adults in the United States: findings from NHANES. Am J Clin Nutr. 2013; 97:848–53. [PubMed: 23426032].
92. Shay CM, Ning H, Allen NB, Carnethon MR, Chiuve SE, Greenlund KJ, Daviglus ML, Lloyd-Jones DM. Status of cardiovascular health in US adults: prevalence estimates from the National Health and Nutrition Examination Surveys (NHANES) 2003-2008. Circulation. 2012; 125:45–56. [PubMed: 22095826].
93. Huffman MD, Capewell S, Ning H, Shay CM, Ford ES, Lloyd-Jones DM. Cardiovascular health behavior and health factor changes (1988-2008) and projections to 2020: results from the National Health and Nutrition Examination Surveys. Circulation. 2012; 125:2595–602. [PubMed: 22547667].
94. Leeder, S.; Raymond, S.; Greenberg, H.; Liu, H.; Esson, K. A Race Against Time: The Challenge of Cardiovascular Disease in Developing Economies. New York: 2004.
95. Prabhakaran D, Yusuf S, Mehta S, et al. Two-year outcomes in patients admitted with non-ST elevation acute coronary syndrome: results of the OASIS registry 1 and 2. Indian Heart J. 2005; 57:217–25. [PubMed: 16196178].
96. Srivastava A, Mohanty SK. Age and sex pattern of cardiovascular mortality, hospitalisation and associated cost in India. PLoS One. 2013; 8:e62134. [PubMed: 23667455].
97. Joshi P, Islam S, Pais P, Reddy S, Dorairaj P, Kazmi K, Pandey MR, Haque S, Mendis S, Rangarajan S, Yusuf S. Risk factors for early myocardial infarction in South Asians compared with individuals in other countries. JAMA. 2007; 297:286–94. [PubMed: 17227980].
98. Mohanan PP, Mathew R, Harikrishnan S, Krishnan MN, Zachariah G, Joseph J, Eapen K, Abraham M, Menon J, Thomas M, Jacob S, Huffman MD, Prabhakaran D. Presentation, management, and outcomes of 25 748 acute coronary syndrome admissions in Kerala, India: results from the Kerala ACS Registry. Eur Heart J. 2013; 34:121–9. [PubMed: 22961945].
99. Juárez-Herrera Ú, Jerjes-Sánchez C. Risk factors, therapeutic approaches, and in-hospital outcomes in Mexicans with ST-elevation acute myocardial infarction: the RENASICA II multicenter registry. Clin Cardiol. 2013; 36:241–8. [PubMed: 23494467].
100. Piegas LS, Avezum A, Guimarães HP, Muniz AJ, Reis HJL, dos Santos ES, Knobel M, de Souza R. Acute coronary syndrome behavior: results

of a Brazilian registry. Arq Bras Cardiol. 2013; 100:502–10. [PubMed: 23657268].
101. Shavadia J, Yonga G, Otieno H. A prospective review of acute coronary syndromes in an urban hospital in sub-Saharan Africa. Cardiovasc J Afr. 2012; 23:318–21. [PubMed: 22836154].
102. Demirkan B, Ege MR, Doğan P, İpek EG, Güray U, Güray Y. Factors influencing the use of ambulance among patients with acute coronary syndrome: results of two centers in Turkey. Anadolu Kardiyol Derg. 2013; 13:516–22. [PubMed: 23835296].
103. Gao R, Patel A, Gao W, Hu D, Huang D, Kong L, Qi W, Wu Y, Yang Y, Harris P, Algert C, Groenestein P, Turnbull F. Prospective observational study of acute coronary syndromes in China: practice patterns and outcomes. Heart. 2008; 94:554–60. [PubMed: 17932092].
104. Saidi O, Ben Mansour N, O'Flaherty M, Capewell S, Critchley JA, Ben Romdhane H. Analyzing recent coronary heart disease mortality trends in Tunisia between 1997 and 2009. PLoS One. 2013; 8:e63202. [PubMed: 23658808].
105. Joshi R, Chow CK, Raju PK, Raju R, Reddy KS, Macmahon S, Lopez AD, Neal B. Fatal and nonfatal cardiovascular disease and the use of therapies for secondary prevention in a rural region of India. Circulation. 2009; 119:1950–5. [PubMed: 19332466].
106. Mattos L, Alberto Pe, Berwanger O, dos Santos ES, Reis HJL, Romano ER, Petriz JLF, Sousa ACS, Neuenschwander FC, Guimarães JI, de Andrade JP. Desfechos clínicos aos 30 dias do registro brasileiro das síndromes coronárias agudas (ACCEPT). Arq Bras Cardiol. 2013; 100:6–13. [PubMed: 23370816].
107. Puymirat E, Battler A, Birkhead J, et al. Euro Heart Survey 2009 Snapshot: regional variations in presentation and management of patients with AMI in 47 countries. Eur Hear journal Acute Cardiovasc care. 2013; 2:359–70.
108. Song X-T, Chen Y-D, Pan W-Q, Lü S-Z. Gender based differences in patients with acute coronary syndrome: findings from Chinese Registry of Acute Coronary Events (CRACE). Chin Med J (Engl). 2007; 120:1063–7. [PubMed: 17637223].
109. Ahmed E, Alhabib KF, El-Menyar A, Asaad N, Sulaiman K, Hersi A, Almahmeed W, Alsheikh-Ali AA, Amin H, Al-Motarreb A, Al Saif S, Singh R, Al-Lawati J, Al Suwaidi J. Age and clinical outcomes in patients presenting with acute coronary syndromes. J Cardiovasc Dis Res. 2013; 4:134–9. [PubMed: 24027372].
110. Yusufali AM, AlMahmeed W, Tabatabai S, Rao K, Binbrek A. Acute coronary syndrome registry from four large centres in United Arab Emirates (UAE-ACS Registry). Heart Asia. 2010; 2:118–121.
111. Reddy KS. Cardiovascular diseases in the developing countries: dimensions, determinants, dynamics and directions for public health action. Public Health Nutr. 2006; 5:231–237.[PubMed: 12027289].
112. Critchley J, Liu J, Zhao D, Wei W, Capewell S. Explaining the increase in coronary heart disease mortality in Beijing between 1984 and 1999. Circulation. 2004; 110:1236–44. [PubMed: 15337690].
113. Srimahachota S, Kanjanavanit R, Boonyaratavej S, Boonsom W, Veerakul G, Tresukosol D. Demographic, management practices and in-hospital outcomes of Thai Acute Coronary Syndrome Registry (TACSR): the difference from the Western world. J Med Assoc Thai. 2007; 90(Suppl 1):1–11. [PubMed: 18431881].
114. Srimahachota S, Boonyaratavej S, Kanjanavanit R, Sritara P, Krittayaphong R, Kunjara-Naayudhya R, Tatsanavivat P. Thai Registry in Acute Coronary Syndrome (TRACS)--an extension of Thai Acute Coronary Syndrome registry (TACS) group: lower in-hospital but still high mortality at one-year. J Med Assoc Thail. 2012; 95:508–18.
115. Karthikeyan G, Xavier D, Prabhakaran D, Pais P. Perspectives on the management of coronary artery disease in India. Heart. 2007; 93:1334–8. [PubMed: 17933988].
116. ACCESS Investigators. Management of acute coronary syndromes in developing countries: Acute Coronary Events–a multinational Survey of current management Strategies. Am Heart J. 2011; 162:852–859. e22. [PubMed: 22093201].
117. Huffman MD, Prabhakaran D, Abraham AK, Krishnan MN, Nambiar AC, Mohanan PP. Optimal in-hospital and discharge medical therapy in acute coronary syndromes in Kerala: results from the Kerala acute coronary syndrome registry. Circ Cardiovasc Qual Outcomes. 2013; 6:436–43. [PubMed: 23800985].
118. Pagidipati, NJ.; Huffman, MD.; Jeemon, P., et al. Association between gender, process of care measures, and outcomes in ACS in India: results from the detection and management of coronary heart disease (DEMAT) registry. In: Schnabel, RB., editor. PLoS One. Vol. 8. 2013. p. e62061.
119. Yusuf S, Islam S, Chow CK, et al. Use of secondary prevention drugs for cardiovascular disease in the community in high-income, middle--income, and low-income countries (the PURE Study): a prospective epidemiological survey. Lancet. 2011; 378:1231–43. [PubMed: 21872920].
120. Teo K, Lear S, Islam S, et al. Prevalence of a healthy lifestyle among individuals with cardiovascular disease in high-, middle- and low-income countries: The Prospective Urban Rural Epidemiology (PURE) study. JAMA. 2013; 309:1613–21. [PubMed: 23592106].
121. Mendis S, Abegunde D, Yusuf S, Ebrahim S, Shaper G, Ghannem H, Shengelia B. WHO study on Prevention of REcurrences of Myocardial Infarction and StrokE (WHO-PREMISE). Bull World Health Organ. 2005; 83:820–829. [PubMed: 16302038].
122. Orlandini A, Díaz R, Wojdyla D, Pieper K, Van de Werf F, Granger CB, Harrington RA, Boersma E, Califf RM, Armstrong P, White H, Simes J, Paolasso E. Outcomes of patients in clinical trials with ST-segment elevation myocardial infarction among countries with different gross national incomes. Eur Heart J. 2006; 27:527–33. [PubMed: 16410369].
123. Engelgau MM, Karan A, Mahal A. The Economic impact of Non-communicable Diseases on households in India. Global Health. 2012; 8:9. [PubMed: 22533895].
124. Kankeu HT, Saksena P, Xu K, Evans DB. The financial burden from non--communicable diseases in low- and middle-income countries: a literature review. Health Res Policy Syst. 2013; 11:31. [PubMed: 23947294].
125. Rahman, MM.; Gilmour, S.; Saito, E.; Sultana, P.; Shibuya, K. Health--related financial catastrophe, inequality and chronic illness in Bangladesh. In: van Baal, PHM., editor. PLoS One. Vol. 8. 2013. p. e56873.
126. World Health Organization. Preventing Chronic Diseases: A Vital Investment. Geneva: World Health Organization; 2005.
127. Mayosi BM, Flisher AJ, Lalloo UG, Sitas F, Tollman SM, Bradshaw D. The burden of noncommunicable diseases in South Africa. Lancet. 2009; 374:934–47. [PubMed: 19709736].
128. Basu S, Millett C. Social epidemiology of hypertension in middle-income countries: determinants of prevalence, diagnosis, treatment, and control in the WHO SAGE study. Hypertension. 2013; 62:18–26. [PubMed: 23670299].
129. Kinra S, Bowen LJ, Lyngdoh T, Prabhakaran D, Reddy KS, Ramakrishnan L, Gupta R, Bharathi AV, Vaz M, Kurpad AV, Smith GD, Ben-Shlomo Y, Ebrahim S. Sociodemographic patterning of non-communicable disease risk factors in rural India: a cross sectional study. BMJ. 2010; 341:c4974. [PubMed: 20876148].
130. Xavier D, Pais P, Devereaux PJ, et al. Treatment and outcomes of acute coronary syndromes in India (CREATE): a prospective analysis of registry data. Lancet. 2008; 371:1435–42. [PubMed: 18440425].
131. Pais P, Pogue J, Gerstein H, Zachariah E, Savitha D, Jayprakash S, Nayak P, Yusuf S. Risk factors for acute myocardial infarction in Indians: a case-control study. Lancet. 1996; 348:358–363. [PubMed: 8709733].
132. Fuster, V.; Bridget, B. Promoting Cardiovascular Health in the Developing World:A Critical Challenge to Achieve Global Health. The Natio-

nal Academies Press; 2010. Kelly EC on P the GE of CDM the C in DCI of M.
133. Fuster V, Kelly BB, Vedanthan R. Promoting global cardiovascular health: moving forward. Circulation. 2011; 123:1671–8. [PubMed: 21502585].
134. Kishore SP, Vedanthan R, Fuster V. Promoting global cardiovascular health ensuring access to essential cardiovascular medicines in low- and middle-income countries. J Am Coll Cardiol. 2011; 57:1980–7. [PubMed: 21565635].
135. Fuster V, Kelly BB, Vedanthan R. Global cardiovascular health: urgent need for an intersectoral approach. J Am Coll Cardiol. 2011; 58:1208–10. [PubMed: 21903051].
136. Gaziano TA, Pagidipati N. Scaling up chronic disease prevention interventions in lower- and middle-income countries. Annu Rev Public Health. 2013; 34:317–35. [PubMed: 23297660].
137. World Health Organization. Scaling up action against noncommunicable diseases: how much will it cost?. 2011.
138. Biro FM, Wien M. Childhood obesity and adult morbidities. Am J Clin Nutr. 2010; 91:1499S–1505S. [PubMed: 20335542].
139. Agras WS, Hammer LD, McNicholas F, Kraemer HC. Risk factors for childhood overweight: a prospective study from birth to 9.5 years. J Pediatr. 2004; 145:20–5. [PubMed: 15238901].
140. Bjørge T, Engeland A, Tverdal A, Smith GD. Body mass index in adolescence in relation to cause-specific mortality: a follow-up of 230,000 Norwegian adolescents. Am J Epidemiol. 2008; 168:30–7. [PubMed: 18477652].
141. Freedman DS, Khan LK, Serdula MK, Dietz WH, Srinivasan SR, Berenson GS. The relation of childhood BMI to adult adiposity: the Bogalusa Heart Study. Pediatrics. 2005; 115:22–7. [PubMed: 15629977].
142. Bibbins-Domingo K, Coxson P, Pletcher MJ, Lightwood J, Goldman L. Adolescent overweight and future adult coronary heart disease. N Engl J Med. 2007; 357:2371–9. [PubMed: 18057339].
143. Cunningham SA, Kramer MR, Narayan KMV. Incidence of Childhood Obesity in the United States. N Engl J Med. 2014; 370:403–411. [PubMed: 24476431].
144. Céspedes J, Briceño G, Farkouh ME, Vedanthan R, Baxter J, Leal M, Boffetta P, Woodward M, Hunn M, Dennis R, Fuster V. Targeting preschool children to promote cardiovascular health: cluster randomized trial. Am J Med. 2013; 126:27–35.e3. [PubMed: 23062403].
145. Céspedes J, Briceño G, Farkouh ME, Vedanthan R, Baxter J, Leal M, Boffetta P, Hunn M, Dennis R, Fuster V. Promotion of cardiovascular health in preschool children: 36-month cohort follow-up. Am J Med. 2013; 126:1122–6. [PubMed: 24262725].
146. Draper CE, de Villiers A, Lambert EV, Fourie J, Hill J, Dalais L, Abrahams Z, Steyn NP. HealthKick: a nutrition and physical activity intervention for primary schools in low-income settings. BMC Public Health. 2010; 10:398. [PubMed: 20604914].
147. Foster GD, Linder B, Baranowski T, Cooper DM, Goldberg L, Harrell JS, Kaufman F, Marcus MD, Treviño RP, Hirst K. A school-based intervention for diabetes risk reduction. N Engl J Med. 2010; 363:443–53. [PubMed: 20581420].
148. Galvez MP, Hong L, Choi E, Liao L, Godbold J, Brenner B. Childhood obesity and neighborhood food-store availability in an inner-city community. Acad Pediatr. 2009; 9:339–43. [PubMed: 19560992].
149. Ritchie LD, Sharma S, Ikeda JP, Mitchell RA, Raman A, Green BS, Hudes ML, Fleming SE. Taking Action Together: a YMCA-based protocol to prevent type-2 diabetes in high-BMI innercity African American children. Trials. 2010; 11:60. [PubMed: 20492667].
150. Birch LL, Ventura AK. Preventing childhood obesity: what works? Int J Obes. 2009; 33(Suppl 1):S74–81.
151. Progress in Preventing Childhood Obesity: How Do We Measure Up?. The National Academies Press; 2007. on Progress in Preventing Childhood Obesity C.
152. US Department of Health and Human Services. Strategic Plan for NIH obesity research: a report of the NIH Obesity Task Force. Bethesda: 2004.
153. Katz DL, O'Connell M, Njike VY, Yeh M-C, Nawaz H. Strategies for the prevention and control of obesity in the school setting: systematic review and meta-analysis. Int J Obes. 2008; 32:1780–9.
154. Peñalvo JL, Sotos-Prieto M, Santos-Beneit G, Pocock S, Redondo J, Fuster V. The Program SI! intervention for enhancing a healthy lifestyle in preschoolers: first results from a cluster randomized trial. BMC Public Health. 2013; 13:1208. [PubMed: 24359285].
155. Peñalvo JL, Santos-Beneit G, Sotos-Prieto M, Martínez R, Rodríguez C, Franco M, López-Romero P, Pocock S, Redondo J, Fuster V. A cluster randomized trial to evaluate the efficacy of a school-based behavioral intervention for health promotion among children aged 3 to 5. BMC Public Health. 2013; 13:656. [PubMed: 23855415].
156. Asaria P, Chisholm D, Mathers C, Ezzati M, Beaglehole R. Chronic disease prevention: health effects and financial costs of strategies to reduce salt intake and control tobacco use. Lancet. 2007; 370:2044–53. [PubMed: 18063027].
157. Willett, WC.; Koplan, JP.; Nugent, R.; Dusenbury, C.; Puska, P.; Gaziano, TA. Prevention of Chronic Disease by Means of Diet and Lifestyle Changes. In: Jamison, DT.; Breman, JG.; Measham, AR., et al., editors. Disease Control Priorities in Developing Countries. 2. World Bank; 2006.
158. Smit W, Hancock T, Kumaresen J, Santos-Burgoa C, Sánchez-Kobashi Meneses R, Friel S. Toward a research and action agenda on urban planning/design and health equity in cities in low and middle-income countries. J Urban Health. 2011; 88:875–85. [PubMed: 21858601].
159. Trowbridge MJ, Schmid TL. Built environment and physical activity promotion: place-based obesity prevention strategies. J Law Med Ethics. 2013; 41(Suppl 2):46–51. [PubMed: 24446998].
160. World Health Organization. Global recommendations on physical activity for health. 2010.
161. Díaz Del Castillo A, Sarmiento OL, Reis RS, Brownson RC. Translating evidence to policy: urban interventions and physical activity promotion in Bogotá, Colombia and Curitiba, Brazil. Transl Behav Med. 2011; 1:350–60. [PubMed: 24073055].
162. Lachat, C.; Otchere, S.; Roberfroid, D.; Abdulai, A.; Seret, FMA.; Milesevic, J.; Xuereb, G.; Candeias, V.; Kolsteren, P. Diet and physical activity for the prevention of noncommunicable diseases in low- and middle-income countries: a systematic policy review. In: Cobiac, LJ., editor. PLoS Med. Vol. 10. 2013. p. e1001465.
163. Jha, P.; Chaloupka, FJ., editors. Tobacco Control in Developing Countries. New York: Oxford University Press; 2000.
164. Jha, P.; Chaloupka, FJ.; Moore, J.; Gajalakshmi, V.; Gupta, PC.; Peck, R.; Asma, S.; Witold, Z. Tobacco Addiction. In: Jamison, DT.; Breman, JG.; Measham, AR., et al., editors. Disease Control Priorities in Developing Countries. 2. World Bank; 2006.
165. Piné-Abata H, McNeill A, Raw M, Bitton A, Rigotti N, Murray R. A survey of tobacco dependence treatment guidelines in 121 countries. Addiction. 2013; 108:1470–5. [PubMed: 23437892].
166. Mamudu HM, Hammond R, Glantz SA. Project Cerberus: tobacco industry strategy to create an alternative to the Framework Convention on Tobacco Control. Am J Public Health. 2008; 98:1630–42. [PubMed: 18633079].
167. Gonzalez M, Green LW, Glantz SA. Through tobacco industry eyes: civil society and the FCTC process from Philip Morris and British American Tobacco's perspectives. Tob Control. 2012; 21:e1. [PubMed: 21636611].
168. Bitton A, Green C, Colbert J. Improving the delivery of global tobacco control. Mt Sinai J Med. 2011; 78:382–93. [PubMed: 21598265]
169. Bitton A, Raw M, Richards A, McNeill A, Rigotti NA. A comparison of four international surveys of tobacco dependence treatment provi-

sion: implications for monitoring the Framework Convention on Tobacco Control. Addiction. 2010; 105:2184–91. [PubMed: 20735369].
170. Weishaar, H.; Collin, J.; Smith, K.; Grüning, T.; Mandal, S.; Gilmore, A. Global health governance and the commercial sector: a documentary analysis of tobacco company strategies to influence the WHO framework convention on tobacco control. In: Novotny, TE., editor. PLoS Med. Vol. 9. 2012. p. e1001249.
171. Crosbie E, Sebrié EM, Glantz SA. Tobacco industry success in Costa Rica: the importance of FCTC article 5.3. Salud Publica Mex. 2012; 54:28–38. [PubMed: 22286826].
172. Nakkash R, Lee K. The tobacco industry's thwarting of marketing restrictions and health warnings in Lebanon. Tob Control. 2009; 18:310–6.
173. Lee S, Ling PM, Glantz SA. The vector of the tobacco epidemic: tobacco industry practices in low and middle-income countries. Cancer Causes Control. 2012; 23(Suppl 1):117–29. [PubMed: 22370696].
174. Lencucha R. Philip Morris versus Uruguay: health governance challenged. Lancet. 2010; 376:852–3. [PubMed: 20833287].
175. WHO Framework Convention on Tobacco Control Convention Secretariat. 2012 Global Progress Report on Implementation of the WHO Framework Convention on Tobacco Control. 2012.
176. Smith KE, Gilmore AB, Fooks G, Collin J, Weishaar H. Tobacco industry attempts to undermine Article 5.3 and the "good governance" trap. Tob Control. 2009; 18:509–11. [PubMed: 19955541].
177. Berwanger O, Guimarães HP, Laranjeira LN, et al. Effect of a multifaceted intervention on use of evidence-based therapies in patients with acute coronary syndromes in Brazil: the BRIDGE-ACS randomized trial. JAMA. 2012; 307:2041–9. [PubMed: 22665103].
178. Gaziano TA, Opie LH, Weinstein MC. Cardiovascular disease prevention with a multidrug regimen in the developing world: a cost-effectiveness analysis. Lancet. 2006; 368:679–86. [PubMed: 16920473].
179. Lonn E, Bosch J, Teo KK, Pais P, Xavier D, Yusuf S. The polypill in the prevention of cardiovascular diseases: key concepts, current status, challenges, and future directions. Circulation. 2010; 122:2078–88. [PubMed: 21098469].
180. Sanz G, Fuster V. Prevention: Polypills for cardiovascular prevention: a step forward? Nat Rev Cardiol. 2013; 10:683–4. [PubMed: 24101102].
181. Sanz G, Fuster V, Guzmán L, Guglietta A, Arnáiz JA, Martínez F, Sarria A, Roncaglioni MC, Taubert K. The fixed-dose combination drug for secondary cardiovascular prevention project: improving equitable access and adherence to secondary cardiovascular prevention with a fixeddose combination drug. Study design and objectives. Am Heart J. 2011; 162:811–817.e1. [PubMed: 22093195].
182. Sanz G, Fuster V. Fixed-dose combination therapy and secondary cardiovascular prevention: rationale, selection of drugs and target population. Nat Clin Pract Cardiovasc Med. 2009; 6:101–10. [PubMed: 19104519].
183. Elley, CR.; Gupta, AK.; Webster, R.; Selak, V.; Jun, M.; Patel, A.; Rodgers, A.; Thom, S. The efficacy and tolerability of "polypills": meta-analysis of randomised controlled trials. In: Wright, JM., editor. PLoS One. Vol. 7. 2012. p. e52145.
184. Thom S, Poulter N, Field J, Patel A, Prabhakaran D, Stanton A, Grobbee DE, Bots ML, Reddy KS, Cidambi R, Bompoint S, Billot L, Rodgers A. Effects of a fixed-dose combination strategy on adherence and risk factors in patients with or at high risk of CVD: the UMPIRE randomized clinical trial. JAMA. 2013; 310:918–29. [PubMed: 24002278].
185. Bautista LE, Vera-Cala LM, Ferrante D, et al. A "polypill" aimed at preventing cardiovascular disease could prove highly cost-effective for use in Latin America. Health Aff. 2013; 32:155–64.
186. Huffman MD, Yusuf S. Polypills: Essential Medicines for Cardiovascular Disease Secondary Prevention? J Am Coll Cardiol. 2014.
187. Cameron A, Ewen M, Ross-Degnan D, Ball D, Laing R. Medicine prices, availability, and affordability in 36 developing and middle-income countries: a secondary analysis. Lancet. 2009; 373:240–9. [PubMed: 19042012].
188. Mendis S, Fukino K, Cameron A, Laing R, Filipe A Jr, Khatib O, Leowski J, Ewen M. The availability and affordability of selected essential medicines for chronic diseases in six low- and middle-income countries. Bull World Health Organ. 2007; 85:279–288. [PubMed: 17546309].
189. Vedanthan R, Fuster V. Urgent need for human resources to promote global cardiovascular health. Nat Rev Cardiol. 2011; 8:114–7. [PubMed: 21045785].
190. Van Olmen J, Schellevis F, Van Damme W, Kegels G, Rasschaert F. Management of Chronic Diseases in Sub-Saharan Africa: Cross-Fertilisation between HIV/AIDS and Diabetes Care. J Trop Med. 2012; 2012 349312.
191. Frenk J. The global health system: strengthening national health systems as the next step for global progress. PLoS Med. 2010; 7:e1000089. [PubMed: 20069038].
192. Ooms G, Van Damme W, Baker BK, Zeitz P, Schrecker T. The "diagonal" approach to Global Fund financing: a cure for the broader malaise of health systems? Global Health. 2008; 4:6. [PubMed: 18364048].
193. Samb B, Evans T, Dybul M, Atun R, Moatti J-P, Nishtar S, Wright A, Celletti F, Hsu J, Kim JY, Brugha R, Russell A, Etienne C. An assessment of interactions between global health initiatives and country health systems. Lancet. 2009; 373:2137–69. [PubMed: 19541040].
194. Drobac PC, Basinga P, Condo J, et al. Comprehensive and integrated district health systems strengthening: the Rwanda Population Health Implementation and Training (PHIT) Partnership. BMC Health Serv Res. 2013; 13(Suppl 2):S5. [PubMed: 23819573].
195. Vasan A, Ellner A, Lawn SD, Gove S, Anatole M, Gupta N, Drobac P, Nicholson T, Seung K, Mabey DC, Farmer PE. Integrated care as a means to improve primary care delivery for adults and adolescents in the developing world: a critical analysis of Integrated Management of Adolescent and Adult Illness (IMAI). BMC Med. 2014; 12:6. [PubMed: 24423387].
196. Mendis S, Fuster V. National policies and strategies for noncommunicable diseases. Nat Rev Cardiol. 2009; 6:723–7. [PubMed: 19851350].
197. Narayan KMV, Ali MK, Koplan JP. Global Noncommunicable Diseases — Where Worlds Meet. N Engl J Med. 2010; 363:1196–1198. [PubMed: 20860499].
198. Dieleman JL, Graves CM, Templin T, Johnson E, Baral R, Leach-Kemon K, Haakenstad AM, Murray CJL. Global Health Development Assistance Remained Steady In 2013 But Did Not Align With Recipients' Disease Burden. Health Aff (Millwood). 2014 hlthaff.2013.1432.
199. Stuckler D, King L, Robinson H, McKee M. WHO's budgetary allocations and burden of disease: a comparative analysis. Lancet. 2008; 372:1563–9. [PubMed: 18984189].
200. 200. Sridhar D, Batniji R. Misfinancing global health: a case for transparency in disbursements and decision making. Lancet. 2008; 372:1185–91. [PubMed: 18926279].
201. Nugent R, Feigl AB. Where Have All the Donors Gone? Scarce Donor Funding for Non-Communicable Diseases. 2010.
202. Sridhar D, Brolan CE, Durrani S, Edge J, Gostin LO, Hill P, McKee M. Recent shifts in global governance: implications for the response to non-communicable diseases. PLoS Med. 2013; 10:e1001487. [PubMed: 23935458].
203. Vamadevan AS, Shah BR, Califf RM, Prabhakaran D. Cardiovascular research in India: a perspective. Am Heart J. 2011; 161:431–8. [PubMed: 21392596].
204. Gurm HS, Eagle KA. Channelling regional registries for optimization of cardiac care: lessons from around the world. Eur Heart J. 2013; 34:83–5. [PubMed: 23070025].
205. Armstrong GL, Conn LA, Pinner RW. Trends in infectious disease mortality in the United States during the 20th century. JAMA. 1999; 281:61–6. [PubMed: 9892452].

206. Institute for Health Metrics and Evaluation. GBD Compare. 2013.
207. Unal B, Critchley JA, Capewell S. Explaining the decline in coronary heart disease mortality in England and Wales between 1981 and 2000. Circulation. 2004; 109:1101–7. [PubMed: 14993137].
208. Laatikainen T, Critchley J, Vartiainen E, Salomaa V, Ketonen M, Capewell S. Explaining the decline in coronary heart disease mortality in Finland between 1982 and 1997. Am J Epidemiol. 2005; 162:764–73. [PubMed: 16150890].
209. Bennett K, Kabir Z, Unal B, Shelley E, Critchley J, Perry I, Feely J, Capewell S. Explaining the recent decrease in coronary heart disease mortality rates in Ireland, 1985-2000. J Epidemiol Community Health. 2006; 60:322–7. [PubMed: 16537349].
210. Palmieri L, Bennett K, Giampaoli S, Capewell S. Explaining the decrease in coronary heart disease mortality in Italy between 1980 and 2000. Am J Public Health. 2010; 100:684–92. [PubMed: 19608958].
211. Capewell S, Beaglehole R, Seddon M, McMurray J. Explanation for the Decline in Coronary Heart Disease Mortality Rates in Auckland, New Zealand, Between 1982 and 1993. Circulation. 2000; 102:1511–1516. [PubMed: 11004141].
212. Capewell S, Morrison CE, McMurray JJ. Contribution of modern cardiovascular treatment and risk factor changes to the decline in coronary heart disease mortality in Scotland between 1975 and 1994. Heart. 1999; 81:380–386. [PubMed: 10092564].
213. Björck L, Rosengren A, Bennett K, Lappas G, Capewell S. Modelling the decreasing coronary heart disease mortality in Sweden between 1986 and 2002. Eur Heart J. 2009; 30:1046–56. [PubMed: 19141562].
214. Ford ES, Ajani UA, Croft JB, Critchley JA, Labarthe DR, Kottke TE, Giles WH, Capewell S. Explaining the Decrease in U.S. Deaths from Coronary Disease, 1980–2000. N Engl J Med. 2007; 356:2388–2398. [PubMed: 17554120].

Avaliação e Melhoria da Qualidade dos Cuidados em Medicina Cardiovascular

Mikkel Malby Schoos
Roxana Mehran
Protásio Lemos da Luz

"O que é medido é aperfeiçoado"
Peter F. Drucker

"Graças às medições, o progresso não está condenado a ser raro e instável."
Bill Gates

1. Introdução
2. Qual a definição de qualidade nos cuidados de saúde?
3. O que é uma medida de desempenho?
   3.1 Medidas de desempenho na área da saúde
   3.2 Seleção e criação de medidas de desempenho para quantificar a qualidade do cuidado cardiovascular
      3.2.1 Definição da população-alvo e período de observação
      3.2.2 Identificação das dimensões do cuidado
      3.2.3 Sintetização e revisão da literatura
      3.2.4 Definição e operacionalização de medidas potenciais
      3.2.5 Seleção de medidas para a inclusão no conjunto de medidas de desempenho
4. Medidas compostas para avaliação de desempenho dos cuidados de saúde
5. Auditoria baseada em medidas de desempenho
6. Exemplos de iniciativas para melhorar a saúde cardiovascular com de medidas de desempenho
7. Medidas de adequação para a aplicação dos serviços de saúde
8. Exemplo clínico dos desafios associados às medidas de desempenho
9. Lições de medidas de desempenho relatadas publicamente
10. Melhora dos cuidados de saúde por meio dos de incentivos financeiros em pacote baseados em medidas de desempenho
11. Cuidado cardiovascular no Brasil – uma breve avaliação
12. O papel das sociedades médicas na promoção do atendimento de qualidade
13. O papel do governo na promoção do atendimento de qualidade
14. O que está faltando?
15. Quem é o responsável?
16. Conclusão
17. Referências bibliográficas

1 INTRODUÇÃO

Há crescente enfoque internacional, sem precedentes, na melhoria da qualidade dos cuidados de saúde por meio de medição, confecção de relatórios e premiação da qualidade dos serviços oferecidos pelo prestador de cuidados de saúde com base em medidas objetivas de desempenho. Como os contribuintes e as agências reguladoras procuram cada vez mais quantificar a qualidade dos cuidados de saúde, as implicações do processo de mensuração para os médicos tendem a crescer. A seguir, será descrito como construir conjuntos de medidas de desempenho, selecionando adequadamente as populações-alvo, identificando as dimensões do cuidado, sintetizando a literatura, e operacionalizando o processo de seleção de medidas individuais ou compostas. Serão dados exemplos dos desafios relacionados e destacar as iniciativas nacionais e internacionais na coleta e descrição de dados sobre medições que, subsequentemente, orientarão as ações de melhoria no atendimento cardiovascular de pacientes e, finalmente, aumentar – espera-se – o padrão-ouro do desfecho dos cuidados de saúde, ou seja, a sobrevida dos pacientes e diminuição da morbidade, com os respectivos efeitos adicionais de diminuição de custos e elevação da produtividade dos limitados recursos de saúde. O conteúdo deste capítulo é resumido na Figura 2.1, ilustrando como a qualidade dos cuidados de saúde é um ciclo contínuo com interdependência de evidências científicas, processos de medição e desfechos da prática clínica, construção de grandes dados públicos acessíveis que possibilitem auditorias e escolhas informadas do paciente, reembolsos do prestador de cuidados dependentes da qualidade e, finalmente, a emergência de questões científicas e atualizações subsequentes de diretrizes clínicas.

2 QUAL A DEFINIÇÃO DE QUALIDADE NOS CUIDADOS DE SAÚDE?

O Institute of Medicine dos Estados Unidos define a qualidade do cuidado de saúde como a medida do quanto os serviços de saúde prestados aos indivíduos e populações melhoram os desfechos de saúde desejados. O cuidado deve ser baseado nas evidências clínicas mais fortes e fornecido de maneira técnica e culturalmente competente, com boa comunicação e tomada de decisão compartilhada.

A definição de qualidade adaptada tanto pelo Institute of Medicine (IOM) como pela Organização Mundial de Saúde (OMS)[1] pressupõe que todo o sistema de saúde deve buscar o aperfeiçoamento em seis dimensões de qualidade, o que exige que os cuidados de saúde sejam eficazes, eficientes, acessíveis, aceitáveis/centrados no paciente, justos e seguros. Na prática, essas dimensões são avaliadas por meio de medidas de desempenho.

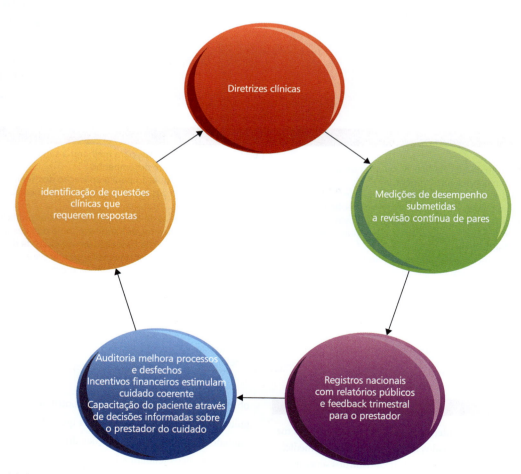

FIGURA 2.1 Qualidade dos cuidados de saúde: ciclo contínuo com interdependência de diversos fatores.

3 O QUE É UMA MEDIDA DE DESEMPENHO?

As medidas de desempenho fornecem as informações necessárias para a tomada de decisões inteligentes e informadas sobre o que é feito. Elas não são exclusivas para a criação ou a avaliação dos padrões de cuidados ou cirurgias nos sistemas de cuidados de saúde – elas existem ou deveriam existir em qualquer indústria, governo ou organização. Uma medida de desempenho é uma descrição numérica do funcionamento de uma atividade e os resultados desse funcionamento. As medidas de desempenho são baseadas em dados, devem elucidar se uma atividade está alcançando seus objetivos e se há progresso na realização de políticas ou metas organizacionais. Por "atividade", nesse caso, entende-se o trabalho, processo ou função de uma dada entidade ou instituição de cuidados de saúde.

Em termos técnicos, a medida de desempenho é uma expressão quantificável do valor, custo ou resultado de atividades que indicam o quanto, quão bem, e em que nível produtos ou serviços são prestados durante um determinado período de tempo para os cidadãos, clientes, pacientes ou instituições, como contribuintes e agências reguladoras na área da saúde.

As medidas de desempenho devem quantitativamente nos contar algo importante sobre produtos, serviços e processos que os produzem. Elas são uma ferramenta para ajudar a entender, gerenciar e melhorar o que as organizações fazem. As medidas de desempenho nos informam se objetivos estão sendo cumpridos, se os destinatários dos serviços estão satisfeitos, se e onde são necessárias melhorias e se os processos estão dentro da faixa estatística do desfecho desejado tanto em comparações intraentidades como interentidades de saúde. A maioria das medidas de desempenho pode ser agrupada em uma das seis categorias gerais mostradas na Tabela 2.1.

3.1 MEDIDAS DE DESEMPENHO NA ÁREA DA SAÚDE

Algumas organizações podem desenvolver suas próprias categorias conforme apropriado, dependendo da respectiva missão, tais como instituições de saúde.

A medicina passa por aumento uniforme e constante do enfoque na quantificação e melhora da qualidade dos cuidados de saúde. Qualidade esta que é um composto multidimensional abrangendo conceitos muito semelhantes às medidas de desempenho gerais descritas em outras indústrias. Eles foram definidos pelo Institute of Medicine (o braço na saúde da National Academy of Sciences, uma organização independente, sem fins lucrativos, que trabalha fora do governo dos Estados Unidos fornecendo

Tabela 2.1 Categorias das medidas de desempenho

MEDIDA	MEDIDAS DE DESEMPENHO Universais	Cuidados de saúde
Eficácia	O grau de conformidade do resultado do processo com os requisitos. As coisas certas estão sendo feitas?	Prestação de serviços com base no conhecimento científico para todos os que poderiam se beneficiar, e abstendo-se de prestação de serviços para aqueles que não se beneficiariam.
Eficiência	Até que grau o processo resulta no produto pretendido a um custo mínimo de recursos. As coisas estão sendo feitas da maneira correta?	Evitar desperdício, como perda de equipamentos, suprimentos, ideias e energia
Adequação do tempo	Medidas sobre se uma unidade de trabalho foi realizada corretamente e no prazo.	Reduzir esperas e, algumas vezes, atrasos prejudiciais tanto para aqueles que recebem como para os que prestam o cuidado.
Qualidade	O grau até o qual um produto ou serviço atende aos requisitos e expectativas do destinatário.	Centrado no paciente: prestação de cuidados que respeita e é sensível às preferências individuais dos pacientes, necessidades e valores, e a garantia de que os valores do paciente orientam todas as decisões clínicas. Equitativa: prestação de cuidados cuja qualidade não varia em razão de características pessoais como sexo, etnia, localização geográfica e nível socioeconômico
Segurança	Mede a saúde global da organização e do ambiente de trabalho de seus funcionários.	Evitar lesões nos pacientes a partir da ajuda que lhes é prestada.
Produtividade	O valor acrescentado pelo processo dividido pelo valor do trabalho e do capital consumido.	Custo dos cuidados de saúde de determinado item de intervenção médica por anos de vida ganhos ajustado pela qualidade (QALY)*.

Categorias que agrupam medidas de desempenho universais não específicas para uma determinada organização e originalmente descritas para o setor industrial, e sua tradução em medidas de desempenho de saúde, conforme descrito pelo Institute of Medicine.[2*] Esta medida de desempenho não foi especificada na publicação de 2001 do Institute of Medicine (Crossing the Quality Chasm: A New Health System for the 21st Century), na qual se basearam as diretrizes da ACC/AHA para Seleção e Criação de Medidas de Desempenho para Quantificar a Qualidade do Cuidado Cardiovascular.[3] (*)QALY: Quality-adjusted life year (ano de vida ajustado pela qualidade).

aconselhamento imparcial e competente para os tomadores de decisão e o público) e englobam, na área da saúde, as medições de segurança, equidade, medicina baseada em evidências, momento oportuno do cuidado, eficiência e concentração voltada para o paciente (Tabela 2.1).[2] É bem reconhecido que a base dos esforços para melhorar os cuidados de saúde está na mensuração, assim como em qualquer outra esfera organizacional.

Sem a capacidade de quantificar a qualidade, a oportunidade de identificar as práticas que a aprimoram e a oportunidade de saber como tal cuidado foi prestado, a qualidade não pode ser melhorada. Portanto, o desenvolvimento de uma estrutura para medir componentes da qualidade dos cuidados de saúde é de suma importância.

Uma característica específica das medidas de desempenho de saúde é que elas são derivadas de diretrizes de prática clínica baseadas em evidências, que fornecem aos médicos ferramentas para medir a qualidade dos cuidados que prestam, definindo elementos específicos, mensuráveis, e para identificar oportunidades de melhoria. Essas medidas geralmente variam entre o grupo global diagnóstico, hospitais, regiões e países, refletindo as diretrizes locais ou nacionais de tratamento, que, apesar de terem a ambição de ser tão baseadas em evidências quanto possível, muitas vezes são influenciadas por consenso e preferências de prática clínica regionais ou nacionais. As medidas de desempenho devem, portanto, adaptar-se continuamente à medida que surge a melhor evidência clínica.

3.2 SELEÇÃO E CRIAÇÃO DE MEDIDAS DE DESEMPENHO PARA QUANTIFICAR A QUALIDADE DO CUIDADO CARDIOVASCULAR

As iniciativas desses conjuntos de medidas de desempenho no âmbito médico são desenvolvidas e publicadas para diagnósticos cardiovasculares específicos por parte das forças-tarefas americanas, tais como as Forças-Tarefas para Medidas de Desempenho da American Heart Association e do American College of Cardiology Foundation.[3]

O objetivo central desses esforços é a promoção e implementação de diretrizes clínicas baseadas em evidências. Outro objetivo é desenvolver a sobreposição de medidas de desempenho através das fronteiras de especialidades, que são significativas para as várias faixas-padrão de paciente mediante vários sistemas de cuidados de saúde, tendo em conta a prática médica contemporânea para o indivíduo com várias comorbidades.[3]

As diretrizes da ACC/AHA para a seleção e criação de medidas de desempenho para quantificar a qualidade do atendimento cardiovascular têm de desenvolver uma metodologia que se resuma no seguinte.[3]

3.2.1 Definição da população-alvo e período de observação

Nesta primeira etapa, uma definição clara, concisa e implementável da amostra deve ser desenvolvida utilizando as características do paciente, tais como códigos relevantes da ICD-9/10 e códigos de procedimento, duração do atendimento que está sendo estudado (definição do período durante o qual a qualidade será avaliada para a coorte de destino), período de observação (tempo durante o qual os casos podem advir para o prestador de cuidados de saúde observado) e definição de outras restrições (p. ex.: adultos > 29 anos, que receberam alta com diagnóstico principal de insuficiência cardíaca, com tempo de permanência de pelo menos 1 dia, excluindo pacientes com infarto agudo do miocárdio (IAM) no mês anterior, continuamente inscritos por 6 meses após a alta.)

3.2.2 Identificação das dimensões do cuidado

Todos os aspectos do processo de cuidado devem ser considerados. Dimensões potenciais incluem processos de diagnóstico (p. ex.: reconhecimento inicial e tratamento, nos quais exemplos de medidas de desempenho poderiam ser o início do tratamento com ácido acetilsalicílico no dia 1 ou eletrocardiograma (ECG) em um período de 10 minutos da chegada ao pronto-socorro nos pacientes com infarto do miocárdio (IM), ambos com recomendações das diretrizes de classe I), estratificação de risco e prognóstico (p. ex.: coleta de sangue para troponina), orientação do paciente, tratamento (p. ex.: farmacoterapia inicial com betabloqueadores em pacientes que sofreram infarto do miocárdio e prevenção secundária com estatinas antes da alta), autotratamento (tais como monitoramento do peso e adesão à medicação) e reavaliação do estado de saúde do paciente (p. ex.: consultas ambulatoriais).

3.2.3 Sintetização e revisão da literatura

Diretrizes práticas, bem como outros tipos de literatura publicada e outros sistemas de medição de desempenho devem ser revistos por uma equipe de médicos e pesquisadores, construindo a base adequada para a evidência científica que sustenta o conjunto para medição de desempenho. É importante salientar que antes da inclusão de um parâmetro, uma avaliação minuciosa dos indicadores clínicos em análise deve ser realizada. Os parâmetros de desempenho incluídos devem:

- Ser baseados em sólida força de evidência.
- Ser significativos para os pacientes e a sociedade.
- Não ser marcadores substitutos do desfecho.
- Ter magnitude de benefício por adesão ao desempenho que constitua uma melhora relevante para o paciente.
- Ser submetidos a uma avaliação da despesa do sistema de saúde ao se implementar a mensuração da métrica de desempenho.

Para tanto, apenas medidas com evidência clínica sólida de proporcionar benefício por adesão devem ser buscadas. Por exemplo, enfoque na progressão da doença, como medidas de fração de ejeção ventricular esquerda e oclusão da artéria coronária, apresenta interesse de pesquisa, mas não é necessariamente significativo para o paciente ou a sociedade, sendo um marcador substituto para sobrevida e estado de saúde. Outro exemplo é o relatório grande de ensaio clínico de um desfecho estatisticamente significativo de uma intervenção não se traduzir necessariamente em número significativo com necessidade de tratamento e pode, portanto, não ser uma medida de desempenho adequada.

3.2.4 Definição e operacionalização de medidas potenciais

Para cada métrica de desempenho, as fontes de dados disponíveis têm de ser determinadas e os elementos de dados necessários para a construção têm de ser definidos. Isso significa que, antes de tudo, o denominador tem de ser especificado. O que é importante, pois a amostra-alvo pode ser dividida em subgrupos específicos de pacientes. Por exemplo, avaliar os cuidados para pacientes com insuficiência cardíaca, medindo se um paciente teve ou não inibidor da enzima conversora da angiotensina (ECA) prescrito na alta ou durante as consultas ambulatoriais, pode ser enganoso se a prescrição da alternativa possível, um bloqueador do receptor de angiotensina, ou uma contraindicação absoluta ou relativa, como angioedema anterior ou insuficiência renal, não for considerada e medida também. Da mesma maneira, se existem subgrupos de pacientes, nos quais provas suficientes não estão disponíveis, eles podem ser excluídos do denominador, de modo que nem contem como cumpridores, nem como não cumpridores da medida de desempenho. Isso, no entanto, abre a possibilidade de desvios de amostragem, o que será discutido em mais detalhes adiante. Em segundo lugar, o numerador é, então, definido, por exemplo, pelo número de pacientes no denominador cujo prontuário médico documenta uma prescrição para um determinado medicamento no momento da alta.

Finalmente, é necessário incluir o período de cuidado. Por exemplo, é necessária a realização de alguns processos no prazo de 24 horas de internação, outros na alta ou no prazo de 3 meses depois dela.

3.2.5 Seleção de medidas para a inclusão no conjunto de medidas de desempenho

O passo final para a construção do conjunto de mensuração é a seleção das métricas apropriadas entre as medidas sugeridas. As informações recolhidas nos passos 1 a 3 devem ser apresentadas ao grupo do projeto e a outros indivíduos participantes, que colocam em prática um mecanismo formal para selecionar quais medidas serão incluídas. Tal mecanismo deve basear-se em:

- Interpretabilidade, que reflete o quanto um profissional é propenso a entender o que significam os resultados para que possa tomar medidas, se necessário.
- Exequibilidade, que o quanto um profissional pode influenciar a qualidade dos cuidados de saúde que estão sendo descritos pela medida de desempenho.
- Viabilidade da coleta de dados necessários para a mensuração do desempenho, abordando se os dados necessários são facilmente abstraídos prospectiva ou retrospectivamente dos prontuários dos pacientes ou de registros/bases de dados nacionais de disponibilidade imediata.

Selecionadas as medias, a viabilidade delas deve ser avaliada incluindo dois aspectos essenciais:

1. Quão bem as medidas identificam sua amostra? Durante este processo de avaliação, os esforços explícitos para definir a sensibilidade e especificidade do procedimento de identificação da amostra devem ser determinados. Por exemplo, se os dados administrativos serão utilizados inicialmente para identificar a população-alvo, em seguida os dados dos prontuários ou avaliações diretas do paciente podem ser usados para validar o diagnóstico em pacientes identificados.

2. Quão bem elas medem os itens de dados para cada membro da amostra? Isso significa que deve ser elaborado um relatório da validade, confiabilidade e integridade dos dados coletados. Se, por exemplo, utiliza-se o resumo do prontuário, então a confiabilidade daquele que resumiu precisa ser avaliada; se uma pesquisa do paciente é usada, então a falta de resposta de um item e de uma unidade deve ser medida. A qualidade dos dados sobre a identificação e levantamento de pacientes deve ser avaliada continuamente.

Diretrizes específicas para as medidas de desempenho do médico têm sido desenvolvidas para as áreas cardiovasculares de adultos com doença arterial coronariana (DAC) e hipertensão,[4] doença arterial periférica,[5] infarto do miocárdio com elevação do segmento ST e sem elevação de ST,[6] fibrilação atrial não valvar e *flutter* atrial,[7] terapia de reperfusão,[8] reabilitação cardíaca,[9] e prevenção primária da doença cardiovascular em adultos.[10]

4 MEDIDAS COMPOSTAS PARA AVALIAÇÃO DE DESEMPENHO DOS CUIDADOS DE SAÚDE

Embora a criação descrita anteriormente de um conjunto de medição seja ferramenta valiosa para medir a qualidade dos cuidados de saúde e identificar oportunidades de melhora, elas são principalmente interessantes para os consumidores profissionais de produção de dados, tais como prestadores, contribuintes e legisladores. O usuário final, no entanto, isto é, o paciente e, em certa medida, também os usuários profissionais, correm o risco de serem soterrados pela sobrecarga de dados com a crescente variedade de indicadores individuais.

Medidas de desempenho compostas têm, portanto, merecido cada vez mais atenção. Elas são nada mais do que a combinação de dois ou mais indicadores em um único número para resumir várias dimensões do desempenho do provedor e para facilitar comparações. As medidas compostas são utilizadas em muitas áreas; um exemplo popular poderia ser a valorização do mercado de ações pelo índice Dow-Jones Industrial Average.

Medidas compostas apresentam a vantagem de redução de dados, e têm sido descritas como uma ferramenta que torna as avaliações do provedor mais abrangentes. Elas podem ser usadas pelos pacientes para seleção do prestador ou por contribuintes para o pagamento de incentivos por desempenho.

O desafio, no entanto, é que, se a decisão tem de ser baseada em vários indicadores em vez de um único indicador, é necessário um método de traduzir diversas variáveis em uma única decisão. Em 2010, a Força-Tarefa sobre Medidas de Desempenho do American College of Cardiology Foundation/American Heart Association publicou uma declaração de posicionamento sobre medidas compostas para avaliação de desempenho de saúde.[11]

Obstáculos evidentes na interpretação de métricas compostas é o fato de que um provedor com classificação geral intermediária em relação aos colegas pode ter tido um desempenho intermediário em todas as medidas ou desempenho excelente em algumas poucas e desempenho abaixo da média em outras. Além disso, medidas compostas podem não fornecer aos médicos ou aos formuladores de políticas informações acessíveis e claras com as quais mirar ou priorizar esforços específicos de melhora da qualidade. Apenas a avaliação dos componentes individuais possibilitará a diferenciação entre esses cenários. Assim, as contribuições e regras utilizadas na criação de medidas de desempenho compostas devem ser claramente estabelecidas e a validade e utilidade são dependentes da qualidade das medidas de desempenho individual em que se baseiam e como esses indicadores individuais são ponderados.

Medidas compostas de desempenho fundamentam-se nas medições de desempenho individuais anteriormente descritas e que podem ser categorizadas do seguinte modo:

1. **Desfechos:** incluindo mortalidade, frequentemente consideradas o padrão-ouro, mas que precisam ser ajustadas ao risco.
2. **Estrutura:** descrevem os componentes do sistema de prestação de cuidados considerados influentes nos desfechos, como instalações físicas, qualificação da equipe, volume de casos ou utilização de prontuários eletrônicos de saúde. O volume de casos pode ser um substituto para medidas de desfecho, como mortalidade, dado que em muitas circunstâncias é de baixa frequência e, portanto, associado a dificuldades para medir.
3. **Processo:** a medida é viável, mas deve-se atenção especial aos pacientes com contraindicações, conforme descrito em "Definição e operacionalização de medidas potenciais".
4. Satisfação do paciente.
5. Adequação.
6. Recursos ou custos associados à prestação de cuidados de saúde.

Ao combinar essas medidas, muita consideração deve ser dada às consequências matemáticas de ponderação dos componentes. Em comparação com, por exemplo, medidas de desempenho do processo, as de desfechos têm um desvio padrão relativamente pequeno. Quando os itens com pequeno desvio-padrão são calculados a itens com grande desvio, os primeiros tendem a dominar a média. Assim, uma métrica de desempenho pretendida, composta e sólida, possivelmente até mesmo aplicada em um programa de incentivo de pagamento por desempenho, pode acabar medindo o quão bem um provedor adere a medidas baseadas em evidências para o processo de cuidados clínicos em vez de desfecho clínico. As medidas do processo podem não ser o melhor substituto de desfecho, pois estudos empíricos encontraram apenas uma associação modesta entre as medidas de processos cardiovasculares relatadas nacionalmente e os desfechos, incluindo a mortalidade ajustada ao risco. Bradley e colaboradores[12] procuraram determinar correlações entre medidas do processo principal de IAM e o grau em que eles explicam a variação nas taxas de mortalidade de 30 dias padronizadas para risco, específicas de hospitais. Os autores encontraram apenas correlações moderadamente fortes, mas significativas (coeficientes ≥ 0,40) para comparações pareadas entre o uso de betabloqueador na admissão e na alta, o uso de ácido acetilsalicílico na admissão e na alta e o uso de inibidores da enzima conversora de angiotensina (IECA). Correlações mais fracas, mas ainda estatisticamente significativas foram relatadas entre essas medidas de medicação e medidas de terapia de aconselhamento de cessação do tabagismo e tempo de reperfusão. Todas as medidas de processo significativamente correlacionadas, juntas, explicam apenas 6% de variação em nível hospitalar da taxa de mortalidade em 30 dias padronizada por risco para os pacientes com infarto agudo do miocárdio (IAM). Eles concluíram que várias medidas que refletem uma variedade de processos e resultados, tais como taxas de mortalidade padronizadas para risco, são necessárias para caracterizar mais detalhadamente o desempenho hospitalar. Resultados muito semelhantes foram apresentados por Werner e colaboradores,[13] que descobriram que as medidas de desempenho hospitalar somente preveem pequenas diferenças nas taxas de mortalidade ajustadas por risco hospitalar entre hospitais que apresentam desempenho no 25º percentil *versus* aqueles que desempenham no 75º percentil para as métricas relativas a processos de cuidados no tratamento de IAM, insuficiência cardíaca e pneumonia.

Independentemente de como o peso do composto de medida de desempenho individual é determinado, é importante ter em mente que as medidas de qualidade do desempenho de cuidados de saúde destinam-se a uma variedade de categorias de usuários, tais como pacientes, médicos, organizações de cuidados, empregadores, contribuintes e responsáveis pelas políticas federais. Diferentes partes interessadas têm prioridades diferentes, e é possível que mais de um conjunto de pesos (por exemplo, muitas variáveis) seja necessário para atender às necessidades que refletem os valores e preferências de todos os usuários potenciais da medida.

Finalmente, é evidente que qualquer medida de desempenho baseada em evidências científicas deve ser reavaliada quando essa evidência muda em confiabilidade e validade para garantir que não mudaram ao longo do tempo.

5 AUDITORIA BASEADA EM MEDIDAS DE DESEMPENHO

A auditoria na área da saúde é o processo usado por profissionais de saúde para analisar, avaliar e melhorar o atendimento de pacientes de uma maneira sistemática. O termo pode abranger o contexto de avaliações em nível intradepartamental da equipe isolada de cuidados de saúde ou de processos, e varia até comparações intrainstitucionais ou interinstitucionais de grande escala e avaliações da qualidade dos cuidados de saúde. A auditoria mede a prática atual em relação a padrões definidos e desejados. Uma característica fundamental da auditoria é fazer a pergunta: "Estamos realmente fazendo o que acreditamos ser a coisa certa, e da maneira certa?" (ao contrário da pesquisa, que pergunta "o que devemos estar fazendo?"). A auditoria pode ser usada para avaliar qualquer aspecto mensurável do cuidado do paciente, como estrutura do cuidado (p. ex.: disponibilidade de uma clínica de cessação do tabagismo em uma localidade), processo de atendimento (p. ex.: tempo de espera por consulta na clínica de cessação do tabagismo) e os desfechos do cuidado (p. ex.: número de fumantes que param de fumar por 1 ano). A auditoria deve ser transparente e não julgadora. O objetivo é descobrir como o estado atual compara-se com o padrão desejado. Essa informação pode, então, ser usada para planejar melhorias no serviço. Não se destina a provocar confronto ou culpa. Os processos de auditoria são baseados em dados, e os resultados da auditoria alimentam os registros que, idealmente, são operacionais para um determinado indicador de desempenho em todos os níveis, abrangendo desde o operador ou processo isolado até a instituição, região ou mesmo média nacional.

6 EXEMPLOS DE INICIATIVAS PARA MELHORAR A SAÚDE CARDIOVASCULAR COM MEDIDAS DE DESEMPENHO

A American Heart Association e o American College of Cardiology iniciaram os programas *Get with guidelines* (GWTG, Avance com as Diretrizes).[14]

Esses programas incluem os de melhoria da qualidade ajustados para o risco, baseados em desfechos que se concentram em síndromes coronarianas agudas, insuficiência cardíaca, fibrilação atrial, acidente vascular encefálico (AVE), ressuscitação, bem como a Missão: iniciativa de salvamento que se concentra em melhorar as transições ininterruptas entre os sistemas pré-hospitalares e hospitalares de cuidados.

O objetivo é ajudar os hospitais a aplicar recomendações de diretrizes clínicas do ACC/AHA nas suas instalações e fornecer-lhes ferramentas para alcançar seu objetivo de melhoria da qualidade. Isso é conseguido quando os hospitais participantes têm de satisfazer a exigência de coleta de dados e elaboração de relatórios dos órgãos reguladores e de contratação. Os relatórios trimestrais em tempo real do registro dão suporte aos esforços para reduzir as complicações de procedimentos, identificar áreas de excelência e oportunidades de melhoria, e documentar os resultados de esforços de melhoria da qualidade.

Outro exemplo é o Registro STS/ACC TVT[15], uma ferramenta de *benchmarking* desenvolvida para acompanhar os desfechos de segurança e do mundo real relacionados com o procedimento de substituição da válvula aórtica transcateter (TAVR). Este registro de terapia de valva transcateter (TVT) foi criado pela Society of Thoracic Surgeons (STS) e o American College of Cardiology (ACC) para monitorar a segurança e eficácia desse novo procedimento para o tratamento da estenose aórtica. Ele funciona de maneira semelhante aos programas do GWTG com relatórios trimestrais que contêm padrões de prática, demografia e desfechos de procedimentos que comparam o desempenho de uma instituição com aquele da experiência nacional. Os hospitais inserem seus dados em uma ferramenta de coleta de dados baseado na web.

Existem programas semelhantes, mesmo os que cruzam as fronteiras do país, na Europa, com a participação de 17 países, incluindo também a Ucrânia e o Egito, onde, por exemplo, a iniciativa "Stent for Life" como parte da European Society of Cardiology tem o objetivo declarado de orientar as intervenções cardiovasculares percutâneas (IPC) para todos que se beneficiarão mais.

7 MEDIDAS DE ADEQUAÇÃO PARA A APLICAÇÃO DOS SERVIÇOS DE SAÚDE

A parte central da definição de qualidade na área da saúde cardiovascular é a maneira como ela é aplicada. As dimensões de qualidade de *eficácia, eficiência, segurança, produtividade, bem como a serem centradas no paciente e equitativas* compreendem a ideia de *adequação do atendimento*.

Em muitas áreas, a variabilidade acentuada permanece no uso de procedimentos cardiovasculares, levantando questões de superutilização ou subutilização. Essa é uma consequência das muitas áreas de atuação, nas quais as diretrizes não fornecem nenhuma recomendação, ou apenas um parecer técnico (Nível C). Para outras áreas, no entanto, a evidência está disponível, mas a variabilidade na prática clínica continua sendo considerável.

Em ambos os casos, os critérios de adequação foram publicados pela primeira vez em 2009 e atualizados em 2012 e são um esforço multilateral de colaboração entre a Society for Cardiovascular Angiografia and Interventions, Society of Thoracic Surgeons, American Association for Thoracic Surgery, American Heart Association e a American Society of Nuclear Cardiology, e foram aprovados pela American Society of

Echocardiography, a Heart Failure Society of America e a Society of Cardiovascular Computed Tomography. Eles são destinados a fornecer ferramentas práticas para medir essa variabilidade, a fim de examinar os padrões de utilização com o objetivo de fornecer suporte ao uso eficiente de recursos médicos durante a busca de assistência médica de qualidade.[16,17]

Um exemplo proeminente é a adequação da intervenção coronária percutânea (ICP). Chan e colaboradores[18] publicaram, em 2011, um relatório sobre meio milhão de procedimentos de IPC do National Cardiovascular Disease Registry (NCDR) mostrando que quase todas as IPC agudas poderiam ser classificadas como apropriadas, enquanto 12% dos procedimentos eletivos foram classificados como inadequados. Quase todos essas IPC inapropriadas foram realizadas em pacientes com doença arterial coronariana de 1 ou 2 vasos sem envolvimento proximal da artéria descendente anterior (DA), assintomáticos ou somente levemente sintomáticos (sintomas de angina de classe I ou II da Canadian Cardiovascular Society), baixo risco cardíaco (teste de esforço) e nenhuma ou mínima terapia anti-isquêmica. Esses eram, portanto, pacientes que não foram tratados de acordo com a evidência clínica, afirmando que, como tratamento inicial na estratégia de doença arterial coronária estável, a IPC não reduz o risco de morte, infarto do miocárdio ou outros eventos cardiovasculares maiores, quando adicionada ao tratamento clínico otimizado.[19] Chan e colaboradores concluíram que fatores relacionados ao médico foram responsáveis pelos achados que sugerem a necessidade de melhor formação dos médicos para acurar a seleção de pacientes no ambiente não agudo. Essa publicação provocou uma enxurrada de cobertura da mídia nacional, trazendo à tona a possibilidade de uso excessivo de IPC devido aos incentivos financeiros individuais e institucionais, com o subsequente aumento dos custos de saúde sem melhora do desfecho. No entanto, no âmbito das reações às publicações científicas subsequentes sobre o assunto, o interesse da mídia e do público tem sido repetidamente alimentado e o tema continua muito debatido.[20,21] Recentemente, mostrou-se que grandes eventos clínicos adversos foram semelhantes em todas as categorias (adequados, inadequados e incertos) da Appropriate Use Criteria (AUC); por conseguinte, questiona-se, em termos de resultado clínico, se a publicação de tais critérios contribui para a melhora do paciente.[22,23] No entanto, os efeitos benéficos são propensos a aparecer em uma análise custo-eficácia.

8 EXEMPLO CLÍNICO DOS DESAFIOS ASSOCIADOS ÀS MEDIDAS DE DESEMPENHO

Para pacientes com IAM, nos Estados Unidos, cada nível de reembolso do Medicare de cada hospital é baseado em seu desempenho atual e a melhora a cada ano em sete medidas de qualidade do processo por meio do contrato "Value Based Purchasing". O tempo porta-balão (PB) é atualmente a única medida de qualidade específica de IPC coletada e relatada aos serviços dos Centers for Medicare (Programa Nacional do Seguro Social nos Estados Unidos) e Medicaid (programa social de cuidados de saúde para famílias e indivíduos com baixa renda e recursos); ao Center for Medical Care & Medicaid Services (CMS); e à Comissão Conjunta de Acreditação de Organizações de Saúde para a avaliação de desempenho hospitalar no contexto de IAM com elevação do segmento ST (IAMCST). O tempo de PAB no caso de infarto do miocárdio com supradesnivelamento de segmento ST (IAMCST) é marcador de sobrevida reconhecido há longo prazo,[24] e peça fundamental das diretrizes de tratamento internacionais, já que tanto o American College of Cardiology quanto a American Heart Association, bem como a European Society of Cardiology, endossam a IPC primária em 90 minutos de chegada ao hospital (primeiro contato médico) como terapia ideal para pacientes com IAMCST.[25,26] As medidas restantes vinculadas ao reembolso hospitalar incluem a administração de ácido acetilsalicílico em um período de 24 horas da chegada ao hospital; as prescrições de alta para ácido acetilsalicílico, beta-bloqueadores e estatinas; e prescrição para alta de um inibidor da enzima conversora da angiotensina ou bloqueadores do receptor da angiotensina em pacientes com disfunção sistólica ventricular esquerda (fração de ejeção < 40%) e tempo de fibrinólise ou tempo para IPC primária.

Para assegurar que os prestadores de cuidados de saúde (nesse caso, hospitais) não sejam penalizados pela prestação de cuidados para as populações desproporcionalmente mais doentes, os critérios de exclusão para relato de casos de pacientes aos CMS são permitidos. Esses critérios de exclusão foram introduzidos para "nivelar o campo" com a finalidade de obtenção de um conjunto de dados mais homogêneo para comparações inter-institucionais sobre o desempenho na IPC primária. No entanto, esses mesmos critérios de exclusão foram acusados de ser excessivamente subjetivos e de fácil adulteração.[27]

Indicadores de tempo de *payback* podem ser adequada e eficazmente utilizados tanto para controle de qualidade intra-hospitalar como para comparação inter-hospitalar externa. Para controle de qualidade interno, o hospital pode optar por excluir pacientes com determinadas comorbidades, a fim de acompanhar a melhora do desfecho intrainstitucional ou comparação interoperador. Para efeito de comparação externa, no entanto, é de suma importância que, particularmente na época do "pagamento por desempenho" ou, alternativamente, denominado "compra baseada no valor", as regras de exclusão devam ser aplicadas de maneira uniforme. Idealmente, as razões para a exclusão devem ser objetivas. Portanto, itens de medição, como os atualmente excluídos "acesso vascular difícil" ou "dificuldade em cruzar a lesão culpada", ambos altamente subjetivos e facilmente usados para explicar um tempo porta-balão precário, devem ser evitados.[27]

McCabe e colaboradores[28] recentemente questionaram com que frequência os pacientes que se submetem à IPC primária são excluídos do relato dos CMS, de acordo com esses e outros critérios de exclusão. Eles descobriram que mais de 25% dos pacientes submetidos à IPC primária foram excluídos de relatórios de qualidade hospitalar recolhidos pelo CMS, uma percentagem que tem crescido significativa e substancialmente ao longo do tempo desde que o primeiro relatório do CMS foi implementado. O maior aumento ocorreu entre 2006 e 2007, paralelamente à expansão dos critérios de exclusão da diretriz do CMS em 2006. Os pacientes excluídos eram consideravelmente mais doentes, com maiores taxas de mortalidade previstas e tempos de PAB significativamente mais longos. O CMS incluiu pacientes que cumpriram a meta de PAB ≤ 90 em 81% dos casos e excluiu aqueles que a cumpriram somente em 57% dos casos.

As questões de procedimentos mais subjetivas, como "acesso vascular difícil" ou "dificuldade em cruzar a lesão culpada", descritas anteriormente, abrangeram o motivo de exclusão em 10% dos pacientes excluídos. Outras razões mais comuns foram dilemas de diagnóstico (30%), seguidos de doença grave (19%), inscrição em estudo não clara (15,6%), problemas de codificação (11%), doença concomitante ou questões de consentimento (9%) e apresentação tardia (5%). A mortalidade de longo prazo para acompanhamento de 7 anos foi significativamente maior em pacientes excluídos.[27]

Esse fenômeno também tem sido chamado de "erosão do denominador" por Gurm e colaboradores,[29] que mostraram que quase 20%, semelhante aos achados por McCabe e colaboradores, são eliminados pelos critérios de exclusão do CMS. Definir o denominador é parte crucial da identificação das medidas de desempenho apropriadas, conforme explicado em "Definição e operacionalização de medidas potenciais de desempenho". Esses vieses podem ter efeitos graves sobre a aplicabilidade dos dados que surgem de tais bases de dados nacionais, bem como sobre o reembolso hospitalar, mas o mais importante, possivelmente, também para os pacientes.

Na verdade, ressurgiram as preocupações de que o relato público possa ter consequências negativas, não intencionais, sobre os cuidados de saúde, como fazer os médicos evitarem pacientes com comorbidades, uma tentativa de melhorar sua classificação de qualidade, incentivando os médicos a atingir valores de referência para intervenções de cuidados de saúde descontando as preferências do paciente e o julgamento clínico.[30] Joynt e colaboradores[31] informaram recentemente que entre os beneficiários do Medicare com IAM, o uso de IPC foi menor para os pacientes tratados em estados com relatórios públicos de desfechos de IPC em comparação com estados sem divulgação pública. Nenhuma diferença na mortalidade geral por IAM foi, porém, encontrada entre os estados com e sem divulgação pública.

O que leva a esse subtratamento potencial é a preocupação do médico de que os modelos de ajuste de risco sejam limitados em sua capacidade de serem totalmente responsáveis pela gravidade clínica dos pacientes mais graves, como exemplificado por várias pesquisas de cirurgiões de IPC do Estado de Nova York e cirurgiões cardíacos que indicavam uma relutância crescente em tratar os pacientes mais graves após a introdução do relatório público de desfechos de mortalidade, apesar dos modelos validados de ajuste de risco.[32] Isso resultou na observação temporária de menores taxas de revascularização em pacientes com choque cardiogênico em comparação com localidades geográficas.[33]

9 LIÇÕES DE MEDIDAS DE DESEMPENHO RELATADAS PUBLICAMENTE

As preocupações e as consequências não intencionais do relato público dos desfechos de cuidados de saúde foram elaboradas por Resnic e colegas.[34] Envolvendo ativamente cardiologistas intervencionistas na revisão de casos e no processo de julgamento das características clínicas de alto risco, eles mostraram que havia uma preocupação específica e crescente de que os médicos ficariam cada vez mais avessos ao risco, em razão de temores de que a metodologia de modelo de risco atual não se ajustasse adequadamente às populações de pacientes de risco mais alto que estava sendo tratada.

Os registos nacionais, como o National Cardiovascular Data Registry (NCDR) e CathPCI Registry, não foram originalmente projetados para serem aplicados em relatórios públicos obrigatórios. Reconhecendo as limitações na amplitude dos dados coletados do NCDR no exemplo de Massachusetts fornecido por Resnic e colaboradores,[34] as preocupações da comunidade de cardiologistas intervencionistas concentraram-se na possibilidade de que covariáveis não capturadas e, portanto, não modeladas, como o estado neurológico comprometido à apresentação, pudessem ser um preditor independente de mortalidade intra-hospitalar. Esses preditores potencialmente fortes e independentes de mortalidade são suscetíveis de variação em prevalência entre os hospitais e sua exclusão reduziria a credibilidade clínica dos modelos e, possivelmente, levaria à previsão imprecisa de mortalidade pós-IPC, afetando a opinião pública e os esquemas de reembolso hospitalar. Isso levou à recomendação dos consultores clínicos para o programa de informação pública de Massachusetts de incluir, adicionalmente, "coma à apresentação", "uso de dispositivo de assistência ventricular" e "ressuscitação cardiopulmonar (RCP) no início do procedimento", como fatores clínicos de risco adicionais não rotineiramente coletados no conjunto de dados do CathPCI Registry em um esforço para melhorar o desempenho dos modelos de ajuste de risco, bem como para reforçar a aceitação do médico do processo de ajuste de risco. Após a implementação, observou-se melhora do desempenho do modelo, com precisão preditiva elevada de mortalidade intra-hospitalar e encontrou-se aumento na prevalência de choque cardiogênico em pacientes submetidos à IPC, redirecionando o tratamento invasivo para pacientes de alto risco e de alto benefício. Esse exemplo ressalta a importância da reavaliação regular por sistemas de revisão por pares das medidas de desempenho.

Envolver ampla gama de interessados, reavaliar os sistemas de prestação de serviços e seu desfecho e, assim, desenvolver sistemas de prestação de serviços adicionais para avançar nas melhores práticas é a visão atual do Center for Medicare e Medicaid Innovation, abordado a seguir.[35]

10 MELHORA DOS CUIDADOS DE SAÚDE POR MEIO DE INCENTIVOS FINANCEIROS EM PACOTE BASEADOS EM MEDIDAS DE DESEMPENHO

O "pagamento por desempenho" é um movimento emergente no seguro de saúde: os profissionais de saúde, sob esse arranjo, são recompensados pelo cumprimento de metas pré-estabelecidas para a prestação de serviços de saúde. Essas metas são avaliadas por medidas de desempenho, uma mudança fundamental da "remuneração por serviço", que é o modelo de pagamento em que os serviços são discriminados e pagos separadamente. Tradicionalmente, o seguro de saúde faz pagamentos separados para os provedores, para cada um dos serviços isolados prestados aos beneficiários, para uma única doença ou tratamento. Na área da saúde, incentiva os médicos a fornecerem mais tratamentos porque o pagamento depende da quantidade de cuidado, e não da qualidade do atendimento. Além disso, essa abordagem pode resultar em atenção fragmentada com coordenação mínima por meio de prestadores de serviços e instituições de saúde.

No início de 2013, o Centers for Medicare e Medicaid Services anunciaram as organizações de saúde selecionadas para participar dos Pagamentos Agrupados para a iniciativa de Melhora dos Cuidados, novo modelo inovador de pagamento. Na iniciativa Pagamentos Agrupados para Melhora dos Cuidados, as organizações assinarão acordos de pagamento que incluem a responsabilização financeira e de desempenho para episódios de cuidados. Esses modelos podem levar a uma maior qualidade, o que é atualmente testado nas organizações participantes durante essa iniciativa de 3 anos, quanto aos modelos resultarem em assistência ao paciente mais coordenada e melhorada, bem como em custos mais baixos para o Medicare.

11 CUIDADO CARDIOVASCULAR NO BRASIL – UMA BREVE AVALIAÇÃO

A assistência médica no Brasil tem algumas características peculiares. O SUS (Sistema Único de Saúde) oferece cobertura universal para todos os 200 milhões de brasileiros, mesmo para aqueles que nunca contribuíram para o sistema. Cerca de 25% da população têm seguros privados, ou seja, quase um em cada quatro brasileiros, o que soma cerca de 50 milhões. Os pacientes segurados pertencem a classes sociais mais altas que podem pagar seguros, podem escolher os hospitais e seus próprios médicos. Assim, cerca de 75% da população brasileira são dependentes do SUS.[36,37] Consequentemente, há desigualdades dentro do sistema atribuídos à situação econômica e social.

A maioria dos procedimentos é coberta pelo SUS, incluindo marca-passos, stents, várias próteses e transplantes, bem como ferramentas de diagnóstico: radioisótopos; ultrassom; tomografias; ressonância magnética; e exames laboratoriais. Embora a cobertura universal pelo SUS seja muito positiva, há imperfeições. Longas listas de espera tanto para consultas como para procedimentos como cirurgia cardíaca e IPC são comuns. Os casos de emergência, naturalmente, têm assistência preferencial. Outro ponto é a heterogeneidade de cuidados médicos em todo o país. Enquanto nos grandes centros, os cuidados médicos seguem normas padronizadas, em centros e instituições de menor porte essas normas podem não ser cumpridas. Instalações e equipamentos não são tão sofisticados quanto em centros maiores e os profissionais não são igualmente experientes.

Tal heterogeneidade pode, em parte, dever-se ao fato de que a certificação profissional não é necessária para exercer a profissão médica. Assim, qualquer um que tenha recebido um diploma de medicina pode praticar, sem necessariamente provar a sua própria qualificação. A Sociedade Brasileira de Cardiologia (SBC) emite título de especialista em Cardiologia – após aprovação em exame escrito, e essa certificação é exigida pela maioria, mas não por todas as instituições de cardiologia.

O sistema de saúde é claramente subfinanciado pelo governo brasileiro. Isso tem implicações profundas sobre os cuidados médicos. Notícias da imprensa leiga sobre as deficiências no atendimento médico são frequentes, incluindo o fechamento de serviços de emergência e de obstetrícia atribuído a apoio financeiro insuficiente. O orçamento federal para o sistema de saúde corresponde a apenas 8% do Produto Interno Bruto.[38] O Brasil gastou a média de US$ 320,00 (trezentos e vinte) por pessoa/ano até o final da última década. Isso é quase 10 vezes menos do que os Estados Unidos, Canadá e países europeus gastam. Além disso, nesses países, cerca de 65% do orçamento vêm do governo. No Brasil, a despesa pública em saúde é de apenas 46%.[39] Notoriamente, o SUS não reembolsa os custos reais da maioria dos procedimentos hospitalares, mas o faz a taxas mais baixas; isso implica que os hospitais que atendem pacientes do SUS estão sempre com o balanço financeiro negativo.

Finalmente, existem imperfeições de gestão significativas relacionadas com as finanças, pessoal, organização e ambiente. Essas questões exigem revisões profundas para a identificação dos problemas e implementação de tecnologias modernas de gestão. Além disso, nosso sistema de saúde tem estado quase sempre preocupado com o tratamento de doenças. Mas a promoção da saúde deve ser uma prioridade também. Tais políticas são mais eficazes e menos onerosas do que os tratamentos. Como em outros países, a aterosclerose, o envelhecimento e a obesidade estão aumentando. Claramente, a prevenção nessas áreas é de suma importância.

Em um país grande e diversificado, composto por 5 áreas geográficas com culturas bastante diferentes, as decisões de gestão devem ser feitas com base em dados reais, regionais, bem como globais. E as soluções só serão eficazes se baseadas no conhecimento técnico, informado, e não com base em interesses políticos de curto prazo.

Uma preocupação em relação à qualidade da assistência médica tem sido manifestada por muitos segmentos da sociedade brasileira. Pesquisas nacionais recentes, que antecederam a eleição presidencial de 2014, demonstraram que a saúde é a questão número um no Brasil. O governo brasileiro também manifestou muita preocupação, embora suas ações recentes tenham recebido críticas severas, especialmente de sociedades médicas. Em particular, estas criticam a qualidade dos cursos de graduação, a ausência de um programa de carreira nos serviços públicos, estruturas e instalações inadequadas e baixos salários para os médicos nos serviços públicos. A má distribuição de médicos no país que provoca alta concentração desses profissionais nas grandes cidades e escassez em áreas pobres do interior é um grande problema também.

12 O PAPEL DAS SOCIEDADES MÉDICAS NA PROMOÇÃO DO ATENDIMENTO DE QUALIDADE

A Sociedade Brasileira de Cardiologia tem sido muito ativa na promoção de ações voltadas para a melhoria da prevenção e cuidados cardiovasculares no Brasil. Os registros estão sendo conduzidos em diversas áreas da medicina cardiovascular. Por exemplo, o ACCEPT (Registro Brasileiro de Prática Clínica nas Síndromes Coronarianas Agudas), REACT (Registro do Paciente de Alto Risco Cardiovascular na Prática Clínica) e RECALL (Fatores de risco, Avaliação de Cálcio e Estilo de Vida em Síndromes Coronarianas) estão em andamento. Também Registos sobre Marca-passos e Intervenções Coronarianas Percutâneas são mantidos por Departamentos de Hemodinâmica e Eletrofisiologia da SBC. A Sociedade Brasileira de Cirurgia Cardiovascular (SBCCV) também mantém registos. Há cerca de 150 centros que realizam cirurgia cardíaca no Brasil, cobrindo diversas áreas. Portanto, dados sobre revascularização, cirurgias com válvulas, aorta, intervenção pediátrica, transplantes e implantes de válvula transaórtica, entre outros, estão disponíveis. A SBCCV também tem programas amplos de educação continuada.

Os objetivos desses registros é determinar a prevalência/incidência de doenças e avaliar a frequência, eficácia, custos e adequação de procedimentos em diferentes regiões do país. A SBC lançou um amplo Programa Nacional de Prevenção Cardiovascular, que inclui campanhas dirigidas ao público em geral de saúde da mulher; prevenção de colesterol alto, diabetes e hipertensão arterial; de antitabagismo; e de estímulo a atividades físicas e dietas saudáveis. Para atingir leigos e médicos, a SBC mantém seu próprio programa de televisão e abre o seu site na internet para cardiologistas. Esse acesso possibilita que os cardiologistas consultem revistas científicas em todas as áreas, bem como diretrizes. Grande esforço tem sido dedicado à educação médica continuada por meio de simpósios nacionais e internacionais, cursos e congressos anuais. Além disso,

existem 24 sociedades de cardiologia estaduais que têm seus próprios congressos, cursos e simpósios locais. Vale a pena mencionar as 122 diretrizes publicadas pela SBC, cobrindo praticamente todos os campos da Cardiologia. Elas são produzidas por forças-tarefas especiais que analisam as práticas atuais em todo o mundo e fazem recomendações adaptadas ao ambiente brasileiro. Além disso, a SBC assinou acordos de cooperação com diversas entidades científicas, incluindo o American College of Cardiology, American Heart Association, European Society of Cardiology, Harvard Medical School e outros. Esses acordos possibilitam o intercâmbio científico produtivo com essas entidades. A Harvard Medical School, em particular, oferece programas de bolsas de pesquisa para jovens médicos brasileiros. Contudo, um ensaio de fase IIa que testa uma vacina contra a febre reumática produzido no Laboratório de Imunologia do Instituto do Coração – InCor – em São Paulo, está prestes a começar. Um grupo-controle e três grupos de tratamento com doses diferentes serão testados para segurança, com 12 indivíduos saudáveis em cada grupo. A vacina é composta por 55 resíduos de aminoácidos da porção terminal da proteína M, o principal antígeno do *S. pyogenes*. A vacina é resultado de cerca de 20 anos de investigação básica.

13 O PAPEL DO GOVERNO NA PROMOÇÃO DO ATENDIMENTO DE QUALIDADE

O governo brasileiro também tem adotado ações, por intermédio dos ministérios de Educação e Saúde. Um exemplo é o programa recente em que o governo troca impostos que os hospitais devem pagar por produção científica de interesse público. Esse programa possibilitou que seis hospitais criassem centros de pesquisa que estão promovendo iniciativas de pesquisa de interesse para o governo. Esses programas devem concentrar-se em áreas como a aterosclerose, envelhecimento e prevenção e oferecer dados sólidos sobre os quais as políticas federais podem ser projetadas. Além disso, o governo lançou o "Ciência sem Fronteiras", programa pelo qual um número estimado de 100 mil estudantes estão obtendo treinamento especializado em uma série de instituições médicas de alta qualidade em todo o mundo. Espera-se que esse programa forneça ao país inúmeros profissionais qualificados em médio e longo prazos. Além disso, várias universidades brasileiras, especialmente a Universidade de São Paulo, estão investindo pesadamente em programas de internacionalização com o objetivo de elevar o nível de formação médica, que acabará por influenciar os cuidados médicos. Por outro lado, a produção científica no Brasil aumentou substancialmente nas últimas décadas. Em 1980, o Brasil produziu cerca de três mil artigos científicos/ano, o que representa 0,4% da produção mundial. Em 2011, o País produziu 34.210 artigos, o que representa 2,7% da produção mundial.[40] Um exemplo é o REHOT (Resistant Hypertension Optimal Treatment Trial.[41]), estudo multicêntrico brasileiro, que compreende 26 locais, dois mil pacientes previamente tratados com uma combinação de três fármacos (tiazídicos, inibidores da ECA ou bloqueadores de receptores da angiotensina (BRA) e bloqueadores dos canais de cálcio). Os pacientes com hipertensão resistente confirmada estão sendo randomizados para receber espironolactona ou clonidina. O desfecho final primário é o controle efetivo da pressão arterial após tratamento de 12 semanas. Além disso, a capacitação de alunos de pós-graduação é de cerca de 14.000/ano, 10 a 15% dos quais são médicos.

No entanto, deve-se enfatizar que as políticas governamentais não raramente colidem com opiniões de especialistas em educação médica, academias científicas e sociedades médicas. Um caso típico é o programa "Mais Médicos". Não há dúvida de que existe uma má distribuição de médicos no Brasil. Além disso, vários países aceitam médicos estrangeiros para atender às necessidades das regiões pobres ou áreas específicas, onde há escassez desses profissionais; no entanto, esses profissionais somente são autorizados a praticar após treinamento apropriado e avaliação, em processos que levam cerca de 3 anos, como nos Estados Unidos e Canadá. Estranhamente, no Brasil, em resposta à reivindicação popular sobre a assistência médica, o governo importou médicos despreparados de Cuba que não estão sujeitos a avaliação e treinamento. E mais, a maior parte de seus salários vai diretamente para o governo cubano, em vez de para os médicos. Muito pouco foi feito para enfrentar os problemas reais brasileiros de saúde: salários baixos para os brasileiros, infraestrutura deficiente e baixo financiamento público. Nem uma única sociedade médica apoia tais medidas, e ainda assim foi imposta por forças políticas. Por exemplo, o governo tirou dos Conselhos Regionais de Medicina a obrigação e direito de emitir licenças médicas. Essa tarefa foi transferida, em vez disso, para o Ministério da Educação, em uma clara inversão de papéis. Portanto, houve interferência inaceitável do governo na educação médica. Escolas de medicina estão sendo criadas de maneira intempestiva, sem os requisitos mínimos para educar os médicos corretamente. Há falta evidente de professores, hospitais de ensino e laboratórios. Assim, o Brasil de hoje tem o maior número de escolas de medicina do mundo, mas não tem o melhor sistema de saúde.

Em conclusão, as ações mais recentes do governo brasileiro não abordam as questões centrais da educação, estruturas e financiamento. Atingir esses objetivos exige mudanças profundas que produzirão resultados de longo prazo. Em vez disso, o governo escolheu soluções parciais, de curto prazo, baseadas em seu apelo político imediato.

14 O QUE ESTÁ FALTANDO?

Apesar de ação constante pela SBC, universidades e o governo, o sistema de saúde está longe de ser perfeito. Em primeiro lugar, não há auditorias sistemáticas sobre as instituições e os médicos que prestam assistência médica. Como consequência, cada um age com base em seu julgamento único, exclusivo, frequentemente influenciado por interesses econômicos. Em segundo lugar, como consequência, não há avaliação sistemática, crítica dos procedimentos por comitês especializados. Em terceiro lugar, as ações para educar médicos e agentes de saúde, em geral, são insuficientes. Pelo menos três iniciativas no estado de São Paulo mostraram a importância de tais abordagens. Dois estudos[40,41] aplicaram programas de treinamento para equipes médicas dos serviços de emergência de hospital geral que internaram pacientes com IAM. A otimização do diagnóstico e a aceleração do uso de trombolíticos e/ou remoção de pacientes para o hospital onde a ICP poderia ser rapidamente realizada resultou na redução considerável da mortalidade. Outro estudo[42] avaliou o efeito do treinamento de crianças de 6 a 12 anos de idade sobre a prevenção cardiovascular, avaliando seu impacto sobre o escore de Framingham (FRS) de seus pais. Após 1 ano de treinamento, o FRS dos pais melhorou significativamente, demonstrando o impacto positivo do treinamento de crianças sobre estilo de vida da família.

Finalmente, dada a falta de relatório e avaliação, não há sanções nem incentivos para aqueles que agem de maneira inadequada ou correta. Uma forma de proteger o público seria cortar o apoio econômico do SUS para entidades ou médicos que não atendem aos padrões aceitáveis de boa prática médica.

15 QUEM É O RESPONSÁVEL?

Certamente muitos são responsáveis pela qualidade do atendimento médico. As escolas de medicina são responsáveis porque supõe-se que elas forneçam treinamento médico básico adequado. E, claro, o estudante de medicina mal treinado não será bom médico. As residências médicas são responsáveis porque devem oferecer habilidades práticas para os médicos, e este é um ingrediente indispensável da profissão médica. As sociedades médicas são responsáveis porque são os guardiões de boas práticas. Depois de deixar as faculdades de medicina, os médicos precisam de educação continuada, a fim de acompanhar e incorporar os novos avanços, mas também devem prestar contas do seu desempenho. Finalmente, o governo é responsável porque o financiamento do sistema de saúde pelo SUS responde por cerca de 75% dos serviços médicos no Brasil. Assim, o governo está em posição de exigir bons serviços. Além disso, o governo representa o povo; as pessoas pagam impostos e, portanto, merecem serviços qualificados.

Em conclusão, embora a cobertura universal pelo SUS seja muito positiva, são necessários relatórios de dados, avaliação crítica e reconhecimento adequado tanto das deficiências como dos pontos fortes do sistema de saúde no Brasil. Só um esforço conjunto, concentrado, de todos esses partícipes pode levar a um sistema de saúde eficiente, humanizado e acessível.

16 CONCLUSÃO

O futuro ideal do relato público de medidas de desempenho e desfechos é multidimensional. É provável que envolva incentivos financeiros para os prestadores de cuidados de saúde por meio de iniciativas como os pagamentos agrupados atualmente testados, destinados a alinhar os incentivos para os médicos, hospitais e prestadores envolvidos após os estágios agudos para trabalhar de maneira colaborativa em todas as situações e especialidades, melhorando, assim, o desfecho de cuidados de saúde, enquanto diminui os custos de saúde. Tais iniciativas só podem ser implementadas com base em conjuntos de dados de grande porte e após desenvolvimento cuidadoso de revisão por pares de medidas de desempenho. Os indicadores de desempenho devem considerar a inclusão de *todos* os pacientes com a doença estudada, a fim de construir modelos sólidos, ajustados ao risco, que facilitem o relato público significativo com base em amplo endosso do cuidador sem subtratamento em virtude da aversão de pacientes de alto risco que são os maiores beneficiários. Isso somente pode ser realizado por *feedback* em tempo real dos coletores de dados, que informam todos os interessados na área da saúde e que lhes possibilitará julgá-los em *scorecards* contra médias regionais ou nacionais. Tais construções são propensas a criar ambientes de aprendizagem contínua e oportunidades de melhoria, e sistemas de saúde capazes de identificá-las conduzirão pelo caminho adiante.

REFERÊNCIAS BIBLIOGRÁFICAS

1. Organization WH. QUALITY OF CARE. A PROCESS FOR MAKING STRATEGIC CHOICES IN HEALTH SYSTEMS 2006 [April 14th 2014]. Available from: http://www.who.int/management/quality/assurance/QualityCare_B.Def.pdf.
2. Institute of Medicine. Committee on Quality of Health Care in America. Crossing the Quality Chasm: A New Health System for the 21st century. Washington, DC: National Academic Press. 2001.
3. Spertus JA, Eagle KA, Krumholz HM, Mitchell KR, Normand S-LT. American College of Cardiology and American Heart Association methodology for the selection and creation of performance measures for quantifying the quality of cardiovascular care. Journal of the American College of Cardiology. 2005;45(7):1147-56.
4. Drozda J, Jr., Messer JV, Spertus J, Abramowitz B, Alexander K, Beam CT, et al. ACCF/AHA/AMA-PCPI 2011 performance measures for adults with coronary artery disease and hypertension: a report of the American College of Cardiology Foundation/American Heart Association Task Force on Performance Measures and the American Medical Association-Physician Consortium for Performance Improvement. Journal of the American College of Cardiology. 2011 Jul 12;58(3):316-36. PubMed PMID: 21676572. Epub 2011/06/17. eng.
5. Olin JW, Allie DE, Belkin M, Bonow RO, Casey DE, Jr., Creager MA, et al. ACCF/AHA/ACR/SCAI/SIR/SVM/SVN/SVS 2010 performance measures for adults with peripheral artery disease: a report of the American College of Cardiology Foundation/American Heart Association Task Force on performance measures, the American College of Radiology, the Society for Cardiac Angiography and Interventions, the Society for Interventional Radiology, the Society for Vascular Medicine, the Society for Vascular Nursing, and the Society for Vascular Surgery (Writing Committee to Develop Clinical Performance Measures for Peripheral Artery Disease). Circulation. 2010 Dec 14;122(24):2583-618. PubMed PMID: 21126978. Epub 2010/12/04. eng.
6. Krumholz HM, Anderson JL, Bachelder BL, Fesmire FM, Fihn SD, Foody JM, et al. ACC/AHA 2008 performance measures for adults with ST-elevation and non-ST-elevation myocardial infarction: a report of the American College of Cardiology/American Heart Association Task Force on Performance Measures (Writing Committee to Develop Performance Measures for ST-Elevation and Non-ST-Elevation Myocardial Infarction) Developed in Collaboration With the American Academy of Family Physicians and American College of Emergency Physicians Endorsed by the American Association of Cardiovascular and Pulmonary Rehabilitation, Society for Cardiovascular Angiography and Interventions, and Society of Hospital Medicine. Journal of the American College of Cardiology. 2008 Dec 9;52(24):2046-99. PubMed PMID: 19056000. Epub 2008/12/06. eng.
7. Estes NAM, Halperin JL, Calkins H, Ezekowitz MD, Gitman P, Go AS, et al. ACC/AHA/Physician Consortium 2008 Clinical Performance Measures for Adults With Nonvalvular Atrial Fibrillation or Atrial Flutter: A Report of the American College of Cardiology/American Heart Association Task Force on Performance Measures and the Physician Consortium for Performance Improvement (Writing Committee to Develop Clinical Performance Measures for Atrial Fibrillation). Circulation. 2008 February 26, 2008;117(8):1101-20.
8. Nallamothu BK, Tommaso CL, Anderson HV, Anderson JL, Cleveland JC, Jr., Dudley RA, et al. ACC/AHA/SCAI/AMA-Convened PCPI/NCQA 2013 performance measures for adults undergoing percutaneous coronary intervention: a report of the American College of Cardiology/American Heart Association Task Force on Performance Measures, the Society for Cardiovascular Angiography and Interventions, the American Medical Association-Convened Physician Consortium for Performance Improvement, and the National Committee for Quality Assurance. Journal of the American College of Cardiology. 2014 Feb 25;63(7):722-45. PubMed PMID: 24361978. Epub 2013/12/24. eng.
9. Thomas RJ, King M, Lui K, Oldridge N, Pina IL, Spertus J, et al. AACVPR/ACC/AHA 2007 performance measures on cardiac rehabilitation for referral to and delivery of cardiac rehabilitation/secondary prevention services endorsed by the American College of Chest Physicians, American College of Sports Medicine, American Physical Therapy Association, Canadian Association of Cardiac Rehabilitation, European Association for Cardiovascular Prevention and Rehabilitation, Inter-American Heart Foundation, National Association of Clinical Nurse Specialists, Preventive Cardiovascular Nurses Association, and the Society of Thoracic Surgeons. Journal of the American College of Cardiology. 2007 Oct 2;50(14):1400-33. PubMed PMID: 17903645. Epub 2007/10/02. eng.
10. Redberg RF, Benjamin EJ, Bittner V, Braun LT, Goff DC, Jr., Havas S, et al. ACCF/AHA 2009 performance measures for primary prevention of cardiovascular disease in adults: a report of the American College of Cardiology Foundation/American Heart Association Task Force on Performance Measures (Writing Committee to Develop Performance Measures for Primary Prevention of Cardiovascular Disease) developed in collaboration with the American Academy of Family Physicians; American Association of Cardiovascular and Pulmonary Rehabilitation; and Preventive Cardiovascular Nurses Association: endorsed by the American College of Preventive Medicine, American College of Sports Medicine, and Society for Women's Health Research. Journal of the American College of Cardiology. 2009 Sep 29;54(14):1364-405. PubMed PMID: 19778679. Epub 2009/09/26. eng.
11. Peterson ED, DeLong ER, Masoudi FA, O'Brien SM, Peterson PN, Rumsfeld JS, et al. ACCF/AHA 2010 Position Statement on Composite Measures for Healthcare Performance Assessment: a report of American College of Cardiology Foundation/American Heart Association Task Force on Performance Measures (Writing Committee to Develop a Po-

sition Statement on Composite Measures). Journal of the American College of Cardiology. 2010 Apr 20;55(16):1755-66. PubMed PMID: 20394884. Epub 2010/04/17. eng.
12. Bradley EH, Herrin J, Elbel B, McNamara RL, Magid DJ, Nallamothu BK, et al. Hospital quality for acute myocardial infarction: correlation among process measures and relationship with short-term mortality. JAMA: the journal of the American Medical Association. 2006 Jul 5;296(1):72-8. PubMed PMID: 16820549. Epub 2006/07/06. eng.
13. Werner RM, Bradlow ET. Relationship between Medicare's hospital compare performance measures and mortality rates. JAMA: the journal of the American Medical Association. 2006 Dec 13;296(22):2694-702. PubMed PMID: 17164455. Epub 2006/12/14. eng.
14. The AHA/ACC Get With The Guidelines (GTWG) Programs [cited 2014 April 10th]. Available from: http://www.heart.org/HEARTORG/HealthcareResearch/GetWithTheGuidelinesHFStrokeResus/Get-With-The-Guidelines---HFStroke_UCM_001099_SubHomePage.jsp.
15. The STS/ACC TVT registry https://www.ncdr.com/TVT/Home/Default.aspx [cited 2014 April 10th]. Available from: https://www.ncdr.com/TVT/Home/Default.aspx.
16. Patel MR, Dehmer GJ, Hirshfeld JW, Smith PK, Spertus JA. ACCF/SCAI/STS/AATS/AHA/ASNC 2009 Appropriateness Criteria for Coronary Revascularization: a report by the American College of Cardiology Foundation Appropriateness Criteria Task Force, Society for Cardiovascular Angiography and Interventions, Society of Thoracic Surgeons, American Association for Thoracic Surgery, American Heart Association, and the American Society of Nuclear Cardiology Endorsed by the American Society of Echocardiography, the Heart Failure Society of America, and the Society of Cardiovascular Computed Tomography. Journal of the American College of Cardiology. 2009 Feb 10;53(6):530-53. PubMed PMID: 19195618. Epub 2009/02/07. eng.
17. Patel MR, Dehmer GJ, Hirshfeld JW, Smith PK, Spertus JA. ACCF/SCAI/STS/AATS/AHA/ASNC/HFSA/SCCT 2012 Appropriate use criteria for coronary revascularization focused update: a report of the American College of Cardiology Foundation Appropriate Use Criteria Task Force, Society for Cardiovascular Angiography and Interventions, Society of Thoracic Surgeons, American Association for Thoracic Surgery, American Heart Association, American Society of Nuclear Cardiology, and the Society of Cardiovascular Computed Tomography. Journal of the American College of Cardiology. 2012 Feb 28;59(9):857-81. PubMed PMID: 22296741. Epub 2012/02/03. eng.
18. Chan PS, Patel MR, Klein LW, Krone RJ, Dehmer GJ, Kennedy K, et al. Appropriateness of percutaneous coronary intervention. JAMA: the journal of the American Medical Association. 2011 Jul 6;306(1):53-61. PubMed PMID: 21730241. Pubmed Central PMCID: PMC3293218. Epub 2011/07/07. eng.
19. Boden WE, O'Rourke RA, Teo KK, Hartigan PM, Maron DJ, Kostuk WJ, et al. Optimal medical therapy with or without PCI for stable coronary disease. The New England journal of medicine. 2007 Apr 12;356(15):1503-16. PubMed PMID: 17387127. Epub 2007/03/28. eng.
20. ROSENBAUM L. WHEN IS A MEDICAL TREATMENT UNNECESSARY? THE NEW YORKER2013 [April 14th 2014]. Available from: http://www.newyorker.com/online/blogs/elements/2013/10/the-most-slandered-treatment-in-medicine.html.
21. Creswell RAaJ. Hospital Chain Inquiry Cited Unnecessary Cardiac Work 2012 [April 14th 2014]. Available from: http://www.nytimes.com/2012/08/07/business/hospital-chain-internal-reports-found-dubious-cardiac-work.html?_r=0.
22. Marso SP, Teirstein PS, Kereiakes DJ, Moses J, Lasala J, Grantham JA. Percutaneous coronary intervention use in the United States: defining measures of appropriateness. JACC Cardiovascular interventions. 2012 Feb;5(2):229-35. PubMed PMID: 22326193. Epub 2012/02/14. eng.
23. Barbash IM, Dvir D, Torguson R, Xue Z, Satler LF, Pichard AD, et al. Prognostic implications of percutaneous coronary interventions performed according to the appropriate use criteria for coronary revascularization. Cardiovascular revascularization medicine: including molecular interventions. 2013 Nov-Dec;14(6):316-20. PubMed PMID: 23988721. Epub 2013/08/31. eng.
24. Cannon CP, Gibson CM, Lambrew CT, Shoultz DA, Levy D, French WJ, et al. Relationship of symptom-onset-to-balloon time and door-to-balloon time with mortality in patients undergoing angioplasty for acute myocardial infarction. JAMA: the journal of the American Medical Association. 2000 Jun 14;283(22):2941-7. PubMed PMID: 10865271. Epub 2000/06/24. eng.
25. Steg PG, James SK, Atar D, Badano LP, Blomstrom-Lundqvist C, Borger MA, et al. ESC Guidelines for the management of acute myocardial infarction in patients presenting with ST-segment elevation. European heart journal. 2012 Oct;33(20):2569-619. PubMed PMID: 22922416. Epub 2012/08/28. eng.
26. Kushner FG, Hand M, Smith SC, Jr., King SB, 3rd, Anderson JL, Antman EM, et al. 2009 focused updates: ACC/AHA guidelines for the management of patients with ST-elevation myocardial infarction (updating the 2004 guideline and 2007 focused update) and ACC/AHA/SCAI guidelines on percutaneous coronary intervention (updating the 2005 guideline and 2007 focused update) a report of the American College of Cardiology Foundation/American Heart Association Task Force on Practice Guidelines. Journal of the American College of Cardiology. 2009 Dec 1;54(23):2205-41. PubMed PMID: 19942100. Epub 2009/11/28. eng.
27. Ellis SG, Kapadia S, Heupler F. The Weasel Clause: Excluding Patients From Door-to-Balloon Analyses. Journal of the American College of Cardiology. 2010 Nov 16;56(21):1763; author reply -4. PubMed PMID: 21070932. Epub 2010/11/13. eng.
28. McCabe JM, Kennedy KF, Eisenhauer AC, Waldman HM, Mort EA, Pomerantsev E, et al. Reporting Trends and Outcomes in ST-Segment–Elevation Myocardial Infarction National Hospital Quality Assessment Programs. Circulation. 2014 January 14, 2014;129(2):194-202.
29. Gurm HS, Valle JA, Smith DE, Ellis SG. Eroding the denominator: the incomplete story of door-to-balloon time reporting. Journal of the American College of Cardiology. 2012 Aug 21;60(8):789-90. PubMed PMID: 22657268. Epub 2012/06/05. eng.
30. Werner RM, Asch DA. The unintended consequences of publicly reporting quality information. JAMA: the journal of the American Medical Association. 2005 Mar 9;293(10):1239-44. PubMed PMID: 15755946. Epub 2005/03/10. eng.
31. Joynt KE, Blumenthal DM, Orav EJ, Resnic FS, Jha AK. Association of public reporting for percutaneous coronary intervention with utilization and outcomes among Medicare beneficiaries with acute myocardial infarction. JAMA: the journal of the American Medical Association. 2012 Oct 10;308(14):1460-8. PubMed PMID: 23047360. Pubmed Central PMCID: PMC3698951. Epub 2012/10/11. eng.
32. Narins CR, Dozier AM, Ling FS, Zareba W. The influence of public reporting of outcome data on medical decision making by physicians. Archives of internal medicine. 2005 Jan 10;165(1):83-7. PubMed PMID: 15642879. Epub 2005/01/12. eng.
33. Apolito RA, Greenberg MA, Menegus MA, Lowe AM, Sleeper LA, Goldberger MH, et al. Impact of the New York State Cardiac Surgery and Percutaneous Coronary Intervention Reporting System on the management of patients with acute myocardial infarction complicated by cardiogenic shock. American heart journal. 2008 Feb;155(2):267-73. PubMed PMID: 18215596. Epub 2008/01/25. eng.
34. Resnic FS, Normand SL, Piemonte TC, Shubrooks SJ, Zelevinsky K, Lovett A, et al. Improvement in mortality risk prediction after percutaneous coronary intervention through the addition of a "compassionate use" variable to the National Cardiovascular Data Registry CathPCI

dataset: a study from the Massachusetts Angioplasty Registry. Journal of the American College of Cardiology. 2011 Feb 22;57(8):904-11. PubMed PMID: 21329835. Pubmed Central PMCID: PMC3061352. Epub 2011/02/19. eng.
35. Services CfMM. Bundled Payments for Care Improvement (BPCI) Initiative 2013 [April 14th 2014]. Available from: http://innovation.cms.gov/initiatives/bundled-payments/.
36. IBGE: http://www.ibge.gov.br/home/estatistica/populacao/trabalhoerendimento/pnad98/saude/analise.shtm. 1/4 dos brasileiros tem plano de saúde; Sudeste concentra médicos. Informações do ano de 2012 da ANS (Agência Nacional de Saúde Suplementar).
37. PL da Luz. As Novas Faces da Medicina. Editora Manole, 2014, pg. 50. São Paulo – SP.
38. Azambuja MIR, et al. Impacto econômico dos casos de doenças cardiovascular grave no Brasil: uma estimativa baseada em dados secundários. Arq Bras Cardiol 2088; 91: 163-171.
39. Paim J, Travassos C, Almeida C, Bahia L, Macinko J. The Brazilian health system: history, advances, and challenges. Lancet. 2011;377(9779):1778-97
40. César LAM. SOCESP –Projeto de diagnósticos, avaliação, treinamento e redução de mortes no IAMEST nos hospitais públicos na cidade de São Paulo. Dados não publicados.
41. Caluza AC, Barbosa AH, Gonçalves I, Oliveira CA, Matos LN, Zeefried C, Moreno AC, Tarkieltaub E, Alves CM, Carvalho AC. Rede de infarto com supra de ST: sistematização em 205 casos diminui eventos clínicos na rede pública. Arq Bras Cardiol. 2012;99(5):1040-8.
42. Fornari LS, et al. Children First Study: how an educational program in cardiovascular prevention at school can improve parents´ cardiovascular risk. Eur J Prev Cardiol 2013; 20: 301-9.

SEÇÃO 2

BASES DA MEDICINA CARDIOVASCULAR

Coordenador
JOSÉ EDUARDO KRIEGER

Anatomia Funcional do Coração

3

Vera Demarchi Aiello
José Xavier Neto
Maria Fernandez Organista
Carlos Eduardo Rochitte
Pedro Alves Lemos

1. Introdução
2. Fundamentos de embriologia cardíaca
   2.1 Bases biológicas da anatomia cardíaca
   2.2 Sumário da morfogênese cardíaca
3. Anatomia cardíaca voltada para a interpretação dos métodos de imagem e de terapia intervencionista percutânea
   3.1 Orientação espacial correta
   3.2 O pericárdio e suas linhas de reflexão
   3.3 Conexões venosas para os átrios
   3.4 Os átrios
   3.5 Conexões atrioventriculares
   3.6 Os ventrículos
   3.7 Conexões ventriculoarteriais
   3.8 Os septos cardíacos
       3.8.1 Septo interatrial
       3.8.2 Septo ventricular
       3.8.3 Septo atrioventricular
   3.9 O sistema de geração e condução do estímulo elétrico
       3.9.1 Nó sinusal e condução internodal
       3.9.2 Nó atrioventricular
       3.9.3 Feixe não ramificante (His) e ramos
   3.10 Orientação espacial de feixes de fibras
   3.11 As valvas cardíacas
       3.11.1 Valvas atrioventriculares
       3.11.2 Valvas arteriais
   3.12 O suprimento arterial do coração
   3.13 As veias cardíacas
   3.14 O sistema nervoso autônomo intrínseco do coração
4. Perspectivas futuras para o estudo da anatomia cardíaca
5. Referências bibliográficas

1 INTRODUÇÃO

Detalhes da morfologia do coração em condições de normalidade e de doença já estão descritos há alguns séculos por anatomistas clássicos consagrados, pouco tendo sido acrescentado nos últimos anos. O que mudou foi a forma de abordagem desses aspectos anatômicos, atendendo às demandas dos métodos de imagem e das técnicas operatórias e de intervenção percutânea, como será descrito a seguir. Há, porém, determinadas estruturas e detalhes morfológicos que só mais recentemente foram completamente elucidados. Um exemplo de estrutura desvendada no início do século 20 é o sistema de geração e condução do estímulo elétrico em estudos que combinaram técnicas macro e microscópicas. Outro exemplo de aspecto da morfologia cardíaca que recebeu atenção e avanço no conhecimento durante o século passado, mais especificamente na sua segunda metade, foi o arranjo tridimensional das fibras que compõem a massa ventricular, não apenas para melhor entendimento da dinâmica da contração miocárdica, mas também para nortear novas técnicas operatórias que incluem ressecção do músculo cardíaco.[1]

Recentemente, com o rápido progresso das técnicas de diagnóstico e tratamento das doenças cardiovasculares, a demanda pelo conhecimento de determinados aspectos da anatomia do coração e do sistema cardiovascular tornou relevantes alguns dos detalhes já conhecidos anteriormente, porém, de certa forma, esquecidos ou mesmo negligenciados.

Este capítulo tem como objetivo principal revisitar a anatomia cardíaca de forma a facilitar o entendimento da abordagem cardiovascular por métodos de imagem utilizados nos dias de hoje, chamando atenção para os pontos importantes nas diversas subespecialidades da moderna Cardiologia.

Inicialmente, será feita uma revisão dos fundamentos da embriologia cardíaca para embasar os achados da morfologia do coração maduro.

Serão discutidos aspectos da nomenclatura das estruturas de acordo com a orientação espacial correta do coração no tórax, além dos diversos subsistemas como valvas, circulação coronariana, sistema de condução etc.

O Quadro 3.1 resume o conteúdo do capítulo e de suas seções.

QUADRO 3.1 Anatomia funcional do coração
FUNDAMENTOS DE EMBRIOLOGIA CARDÍACA
Bases biológicas da anatomia cardíaca
Um sumário da morfogênse cardíaca
ANATOMIA CARDÍACA VOLTADA PARA A INTERPRETAÇÃO DOS MÉTODOS DE IMAGEM E TERAPIA INTERVENCIONISTA PERCUTÂNEA
Orientação espacial correta
O pericárdio e suas linhas de reflexão
Conexões venosas para os átrios
Os átrios
Conexões atrioventriculares
Os ventrículos
Conexões ventriculoarteriais
Os septos cardíacos
O sistema de geração e condução do estímulo elétrico
Orientação espacial dos feixes de fibras
As valvas cardíacas • Valvas atrioventriculares • Valvas arteriais
O suprimento arterial do coração
As veias cardíacas
O sistema nervoso autônomo intrínseco do coração
Perspectivas futuras para o estudo da anatomia cardíaca • A autópsia virtual

2 FUNDAMENTOS DE EMBRIOLOGIA CARDÍACA

2.1 BASES BIOLÓGICAS DA ANATOMIA CARDÍACA

A despeito das variações anatômicas que caracterizam a individualidade humana e dos defeitos morfogenéticos que se associam a doenças cardíacas congênitas, cumpre reconhecer a grande constância morfológica do coração através das gerações. As razões para o sucesso do projeto de formação do coração se distribuem ao longo de milhões de anos de evolução em vertebrados, e o conhecimento delas torna a compreensão dos distúrbios anatômicos cardíacos um processo lógico, ao invés de mnemônico.

A sofisticada morfologia do coração humano, com suas câmaras de influxo (átrios) e de efluxo (ventrículos), não existe em um vácuo temporal. Os corações de câmara representam, figurativamente, uma longa resposta evolutiva às evidentes limitações das bombas circulatórias de animais não vertebrados. Nestes últimos, quase invariavelmente, as bombas circulatórias são vasos peristálticos que operam de forma semelhante aos nossos intestinos (Figura 3.1A). É simples observar que bombas peristálticas deste tipo têm limitações como ritmos irregulares, regurgitação e reversão do sentido do fluxo. Contudo, talvez a maior limitação delas seja a incapacidade de coordenar o seu enchimento com o seu esvaziamento. Isso acontece porque o motor dessas bombas peristálticas é a contração da parede muscular externa, que, embora crie fluxo (por promover aumento de pressão intraluminal), simultaneamente impede o enchimento (por promover constrição luminal). Os corações de câmara lidam com esse problema de modo elegante, separando os processos de enchimento e de esvaziamento de fluido circulatório no tempo e no espaço: no tempo, mediante uma pausa elétrica atrioventricular; no espaço, pela evolução de compartimentos específicos para influxo (átrios) e efluxo (ventrículos) (Figura 3.1C-H).[2]

A história evolutiva por trás do surgimento das eficientes bombas de câmaras em vertebrados é parcialmente recapitulada na transição do coração embrionário humano de um tubo linear para um coração com quatro câmaras durante o desenvolvimento intrauterino (Figura 3.1). O coração forma-se a partir de células progenitoras localizadas em uma fina camada de células no mesoderma lateral anterior. Esse grupo de células progenitoras se diferencia em células do endocárdio e do miocárdio. Juntas, estas células desempenham a primeira etapa de morfogênese, que é a sua organização no espaço tridimensional como um tubo com duas camadas unicelulares concêntricas: uma interna, de endocárdio; outra externa, de miocárdio. O tubo cardíaco embrionário de humanos é, portanto, uma bomba circulatória peristáltica tão simples quanto as bombas que equipam a maioria dos animais não vertebrados.[2]

O passo seguinte na morfogenia do coração pode refletir uma etapa filogenética inicial (e crucial) da evolução das câmaras cardíacas, que é a formação de dois compartimentos: um dedicado à entrada de sangue; e outro devotado à sua saída. Depois dessa fase, múltiplas adaptações hemodinâmicas estão comprimidas em poucas horas de desenvolvimento, mas, de modo sucinto, incluem a organização de um padrão de conectividade elétrica entre as células musculares cardíacas consistente com uma contração sincrônica (um atributo mecânico fundamental para uma bomba de câmaras) e a instalação de válvulas unidirecionais entre os compartimentos de influxo e de efluxo.

Atualmente, não existe nenhum animal vertebrado que ainda tenha uma bomba semelhante ao coração descrito, isto é, um órgão com duas câmaras dispostas linearmente, separadas por uma válvula unidirecional. No entanto, em moluscos (um grupos de animais no qual houve evolução independente de corações de câmara), há um grupo de animais (gastrópodes como o caracol) que tem um coração dotado de câmaras lineares (Figura 3.1C). Nestas bombas, o enchimento atrial gera correntes que colidem diretamente com a válvula atrioventricular e causam reversão do sentido do fluxo (um processo entendido como reflexão), o que representa uma perda considerável de energia (Figura 3.1C). Adicionalmente, o arranjo linear ainda provoca distúrbios de enchimento atrial, consequências claras da terceira lei de Newton, ou seja, a lei da ação e da reação. Quando o ventrículo se contrai e lança fluido circulatório na aorta, a situação

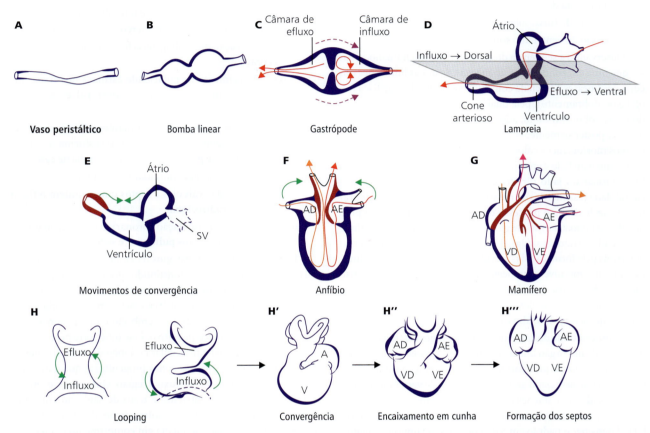

FIGURA 3.1 Evolução das bombas circulatórias animais, de um tubo linear para um coração com quatro câmaras. (A) Vaso peristáltico. (B) Bomba linear peristáltica. (C) Um exemplo de um coração bicameral primitivo: em gastrópodes (um grupo de moluscos), o influxo para o coração gera correntes de fluxo (setas vermelhas) que colidem contra a válvula atrioventricular e promovem reversão de fluxo (reflexão). As setas roxas indicam o movimento de recuo do ventrículo sobre o átrio durante a sístole ventricular, uma consequência da lei de ação e reação que prejudica o enchimento atrial. (D-G) Corações de vertebrados. (D) Coração de lampreia: observe-se sua forma sinuosa. As câmaras de influxo (átrio e seio venoso (SV)) assumem uma posição dorsal às câmaras de efluxo (ventrículo e cone arterioso), o que evita a colisão frontal das correntes de influxo contra a válvula atrioventricular e a formação de reflexões. Note o formato em S da trajetória do fluxo dentro do coração (seta vermelha). Em contraste com o coração linear em C, no coração da lampreia o recuo do ventrículo não comprime o átrio (seta roxa), sendo esta uma elegante adaptação morfofuncional. (E) Coração de lampreia com destaque para a zona de efluxo (cor vinhosa) que tem sido proposta como homóloga ao tronco arterial do coração humano. As setas verdes indicam um movimento de convergência entre influxo e efluxo que pode ter contribuído para moldar corações mais compactos em vertebrados mais derivados. (F) Nas linhagens de vertebrados que ocuparam a terra, o seio venoso perdeu progressivamente sua importância como câmara cardíaca, de modo que em humanos ele regride e/ou é incorporado ao átrio (segmento com traços pontilhados). No movimento de convergência (setas verdes em E), o polo de influxo (sinoatrial) se dirige cranialmente até o polo de efluxo (ventrículo e trato de saída), de modo que, em anfíbios e em mamíferos, os dois polos ocupam o mesmo nível rostrocaudal. (G) Coração de mamífero com quatro câmaras. As setas vermelhas e amarelas representam o fluxo sanguíneo em formato de S. Os segmentos de cor vinhosa em E, F e G correspondem às possíveis homologias com o trato de saída de lampreia. (H-H''') Representação de como os movimentos morfogenéticos durante o desenvolvimento em vertebrados superiores parecem mimetizar os processos evolutivos desde o estágio de tubo peristáltico até o coração compacto com quatro câmaras: (H) dobramento (looping), que inicia o processo de transformação do coração linear em um coração de câmaras. (H') Movimentos de convergência, os tratos de saída e entrada convergem. (H'') Encaixamento em cunha pelo qual o trato de saída é levado para a orientação correta no centro dos ventrículos e alinhado aos futuros septos atriais e ventriculares. (H''') Formação dos septos que reorganizam o fluxo de entrada e saída. A: átrio; AD: átrio direito; AE: átrio esquerdo; V: ventrículo; VD: ventrículo direito; VE: ventrículo esquerdo. Fonte: Modificada de Simões-Costa MS e colaboradores, 2005,[2] e Kirby ML e Waldo KL, 1995.[3]

equivale a um disparo de um projétil por uma arma de fogo, que, reconhecidamente, produz um recuo da arma. No caso do coração linear, é possível traçar uma analogia entre o projétil e o volume sistólico, e entre a arma e o ventrículo. No coração linear, o recuo do ventrículo se dá integralmente sobre o átrio, o que prejudica o seu enchimento. Em resumo, o coração linear é relativamente ineficiente, pois o seu desenho incorre em perda de energia por conta de:

1. reflexão de fluxo sobre a válvula e;
2. colisão do ventrículo sobre o átrio.[2]

Observando a sequência do desenvolvimento humano, nota-se que uma engenhosa solução mecânica para as limitações dos corações lineares é iniciada com a formação da alça cardíaca (*looping* ou dobramento), pela qual o coração linear, inicialmente, dobra-se sobre si mesmo, adotando uma morfologia em forma de C, e, posteriormente, em forma de S (Figura 3.1D-E). Esses eventos morfogênicos colocam a região prospectiva do ventrículo sistêmico do lado esquerdo e a região prospectiva do ventrículo pulmonar do lado direito, constituindo a causa célebre da lateralidade (assimetria) de nosso coração. Em seguida ao dobramento cardíaco, há o processo de convergência, no qual o polo de influxo (sinoatrial) se dirige cranialmente até o polo de efluxo (ventrículo e trato de saída), o que põe as regiões cardíacas responsáveis pela formação das válvulas atrioventriculares e pulmonares no mesmo nível craniocaudal (Figura 3.1F). Esse processo é a razão do curioso fato de que, apesar de normalmente localizados sobre os ventrículos, os átrios se desenvolvem a partir de zonas caudais do primórdio cardíaco.

Os processos de dobramento e de convergência transformam o coração de um órgão linear em um órgão sinuoso. Uma análise comparativa indica que a forma sinuosa do coração é um atributo firmemente associado ao plano corpóreo de vertebrados, sendo observado em corações de animais tão primitivos quanto as lampreias, e em corações tão modernos quantos os de humanos. É fácil perceber o padrão em S do coração em lampreias (Figura 3.1E). Entretanto, devido à compactação cardíaca observada na linhagem que levou ao aparecimento dos anfíbios e de seus descendentes (Figura 3.1G-H), é mais difícil notar que esse mesmo padrão sinuoso persiste em humanos (Figura 3.1H). Não obstante, pela ressonância magnética, é possível demonstrar que o trajeto do sangue dentro do coração humano reproduz de forma perfeita o padrão em S, típico do coração de vertebrados.[2]

É fácil notar que o formato sinuoso do coração traz claros benefícios ao seu funcionamento. Por exemplo, na lampreia, a configuração em S coloca as câmaras de influxo (seio venoso e átrio) em um plano dorsal, enquanto as câmaras de efluxo (ventrículo e cone arterioso) estão em um plano ventral (Figura 3.1E). Esse arranjo efetivamente anula o problema da colisão das correntes de fluxo contra a válvula atrioventricular em um coração linear, pois, em lampreias, o trajeto do sangue até a válvula atrioventricular é sinuoso e, em consequência, não se observam reflexões. A forma sinuosa do coração também

soluciona o problema do recuo ventricular em resposta à ejeção do volume sistólico. Como pode ser observado na Figura 3.1E, o deslocamento dorsal das câmaras atriais abre espaço para o deslocamento caudal do ventrículo em resposta à ejeção cranial do volume sistólico.[2]

2.2 SUMÁRIO DA MORFOGÊNESE CARDÍACA

O desenvolvimento do coração é o resultado da sucessão de uma série de eventos dinâmicos e interconectados que incluem:

1. a especificação das linhagens celulares que darão origem ao coração;
2. o estabelecimento da polaridade cardíaca nos eixos embrionários anteroposterior, dorsoventral e esquerdo-direito;
3. movimentos morfogênicos fundamentais e padrões de proliferação que, conjuntamente, transformam o tubo cardíaco linear e peristáltico em uma bomba de câmaras;
4. a expansão da parede muscular ventricular;
5. crescimento das válvulas e septos que garantem o fluxo sanguíneo unidirecional;
6. morfogênese da circulação coronariana e conexão do coração com os circuitos pulmonar e sistêmico.[3]

Durante os primeiros estágios da embriogênese, os campos bilaterais cardiogênicos são constituídos por células progenitoras no mesoderma embrionário anterior. Com os processos de dobramento e curvatura embrionária, esses campos de células são alinhados na região mediana do embrião e organizam-se formando um tubo cardíaco primitivo. Esse tubo sofre processos de padronização espacial e molecular ao longo de seu eixo anteroposterior para especificar as zonas progenitoras que darão origem aos segmentos de influxo (região sinoatrial) e efluxo cardíaco (regiões de ventrículo e trato de saída do coração). Posteriormente, o tubo cardíaco sofre adições de células em seus polos craniais e caudais, aumenta em comprimento e inicia um processo de dobramento fundamental para alinhar as futuras câmaras cardíacas e estabelecer a configuração tridimensional do coração adulto.[2]

Os movimentos morfogênicos complexos que moldam o coração humano de quatro câmaras podem se dividir em três (Figura 1H-H'''):

1. o dobramento inicial do tubo cardíaco para a direita, que coloca o futuro ventrículo sistêmico do lado esquerdo e o futuro ventrículo pulmonar (associado ao trato de saída) do lado direito do embrião. Depois que o dobramento é concluído, o coração embrionário assume a configuração em S típica de todos os corações vertebrados. Inicialmente, todo o fluxo de entrada vai do átrio ao presuntivo ventrículo esquerdo através do canal atrioventricular, e o fluxo de saída vai integralmente do presuntivo ventrículo direito ao saco aórtico. Nesse momento, ocorre a formação de múltiplos septos que reorganizam o

fluxo de entrada e saída. O canal atrioventricular é dividido em um canal esquerdo e um direito, os ventrículos são separados pelo septo ventricular e o vestíbulo aórtico é formado. As válvulas semilunares continuam-se com os ventrículos esquerdo e direito;

2. movimentos de convergência: após o dobramento inicial, tem lugar um segundo movimento fundamental, a convergência dos tratos de saída e de entrada. Nesse processo, os precursores sinoatriais movem-se dorsal e cranialmente em direção ao trato de saída. O trato de saída comum, que muitos autores sugerem ser homólogo ao cone arterial de vertebrados primitivos, é posicionado de modo que as regiões predestinadas a dar origem à artéria pulmonar e à aorta são postas em contato próximo com os correspondentes ventrículos pulmonar (à direita) e sistêmico (à esquerda);

3. encaixamento em cunha: após a convergência das vias de entrada e de saída, ocorre o posicionamento do trato de saída no centro do coração. Esse processo efetivamente alinha todos os septos, e é fundamental para a divisão das câmaras cardíacas e do tronco arterial em condutos específicos entre o coração e as circulações sistêmica e pulmonar.[3]

O correto desenvolvimento de cada um desses eventos é essencial para a formação do coração. Alterações nos eventos iniciais do desenvolvimento cardíaco são muito graves e estão, quase sempre, associados à rápida morte embrionária e só raramente são causa de cardiopatias congênitas em humanos. Contudo, alterações nos eventos tardios, apesar de potencialmente muito graves, muitas vezes não se traduzem em ameaça imediata para a sobrevivência do embrião ou do feto no ambiente uterino. Esses defeitos, todavia, manifestam-se frequentemente de forma clara durante, ou após, a brusca transição da vida extrauterina para o ambiente externo, constituindo o grupo de cardiopatias congênitas observado na prática clínica e cirúrgica.

3 ANATOMIA CARDÍACA VOLTADA PARA A INTERPRETAÇÃO DOS MÉTODOS DE IMAGEM E DE TERAPIA INTERVENCIONISTA PERCUTÂNEA

3.1 ORIENTAÇÃO ESPACIAL CORRETA

Nas primeiras aulas de anatomia, os estudantes são ensinados a identificar as estruturas do corpo humano pelas convenções da "posição anatômica", em que o indivíduo estudado está em pé e olhando o observador de frente. São, então, definidos os planos frontal (ou coronal), transverso (ou axial) e sagital. Todos os órgãos e estruturas são descritos conforme essa convenção, mesmo que retirados do corpo. Todavia, ao longo do tempo, o mesmo não aconteceu com o coração. Durante muitos anos, a descrição da posição espacial das câmaras e outras estruturas cardíacas foi feita levando-se em conta o coração retirado do tórax e apoiado sobre o seu ápice, como se seu maior eixo fosse coincidente com o maior eixo do corpo ou eixo craniocaudal. Nessa posição, a face adjacente ao esterno é chamada de "anterior" e a que se apoia sobre o diafragma é "posterior". Do mesmo modo, a artéria coronária que corre na face diafragmática sobre o septo ventricular é chamada usualmente de "descendente posterior". Ora, esse vaso não é descendente e nem posterior, e sim interventricular e inferior, visto que a face diafragmática está situada inferiormente conforme as coordenadas anatômicas. A forma de descrição não condizente com a regra anatômica correta é ainda de uso corrente nos dias de hoje, embora haja um movimento de especialistas para corrigir essa nomenclatura, tendo em vista o uso cada vez mais frequente dos métodos de imagem que possibilitam examinar, por meio de cortes, o coração dentro do tórax[4] (Figura 3.2).

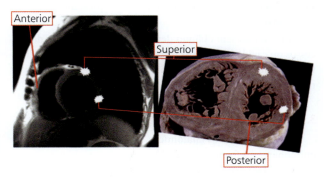

FIGURA 3.2 Cortes através do eixo curto do coração em imagem de ressonância nuclear magnética (painel esquerdo) e em espécime anatômico (painel direito), mostrando a relação espacial das paredes ventriculares e das estruturas da caixa torácica. A imagem de ressonância magnética cardíaca em plano do eixo curto do ventrículo esquerdo foi adquirida com técnica de spin-eco (sangue escuro).

Além disso, quando o coração é visto em posição anatômica, as câmaras cardíacas denominadas convencionalmente de "direitas" estão, na verdade, situadas imediatamente anteriores às câmaras que chamamos de "esquerdas". Dessa forma, o ventrículo a que chamamos de **direito** mostra, na verdade, posição anterossuperior, e grande parte de sua massa está localizada à esquerda da coluna vertebral. Embora a convenção de descrever as câmaras como **direitas** ou **esquerdas** seja de difícil modificação e sirva para o intuito de descrever os *shunts* cardíacos em casos de defeitos congênitos dos septos cardíacos, cada vez mais, com o uso disseminado das técnicas avançadas de imagem cardiovascular, os especialistas se confrontarão com a necessidade de descrição de estruturas conforme os planos anatômicos.

Também os eletrofisiologistas perceberam a necessidade de normatizar a forma de descrever as estruturas de acordo com os planos anatômicos para nortear os procedimentos de ablação e os mapeamentos. Em publicação de consenso de Sociedades,

Cosio e colaboradores[5] propõem uma terminologia descritiva diferente da convencionalmente utilizada. O seio coronário, por exemplo, importante ponto de referência para os eletrofisiologistas, é descrito como inferior, e não mais como posterior; e o ápice do triângulo de Koch aponta superiormente e não mais anteriormente como se descrevia até então (Figura 3.3).

3.2 O PERICÁRDIO E SUAS LINHAS DE REFLEXÃO

Este é um detalhe anatômico anteriormente bem descrito e conhecido, valorizado recentemente com os procedimentos de transplante e também em seguida ao desenvolvimento das técnicas de ablação de focos de arritmia por via epicárdica,[6] pois a excursão do cateter de ablação, principalmente ao redor das veias pulmonares, depende da forma e extensão das linhas de reflexão. Um estudo sistematizado dos seios transverso (posterior às grandes artérias da base) e oblíquo (entre as veias pulmonares – Figura 3.4) mostrou ao menos cinco variações anatômicas de extensão deles.[7]

A forma do seio oblíquo depende da profundidade dos recessos ou cavidades entre as respectivas veias pulmonares direitas e esquerdas. Na forma mais frequente (55%), ambos os recessos entre as veias pulmonares existem e são simétricos.

3.3 CONEXÕES VENOSAS PARA OS ÁTRIOS

Existem variações anatômicas quanto ao número de veias pulmonares e à forma como se unem ao se conectarem ao átrio esquerdo. Esse aspecto da anatomia cardíaca também encontrou relevância graças aos procedimentos de ablação da fibrilação atrial por cateter, uma vez que o risco de estenose de veias subsequente ao procedimento pode ser minimizado com a aplicação da radiofrequência nos seus óstios.[8] Com técnicas de ressonância nuclear magnética, é possível avaliar as variações anatômicas e programar a ablação. Na forma típica de conexão, encontrada em cerca de dois terços dos indivíduos, há quatro pares de veias pulmonares, cada um conectando-se isoladamente ao átrio esquerdo. Em um quarto dos casos, os dois pares esquerdos unem-se em um tronco comum (curto na maioria das vezes) para, então, conectar-se à parede atrial. Outras variações muito menos frequentes incluem a presença de uma ou mais veias pulmonares direitas conectando-se isoladamente ao átrio (Figuras 3.5 e 3.6).[9]

Quanto à conexão venosa sistêmica, não existem variações anatômicas relevantes. As veias cavas superior e inferior chegam às faces posterior e diafragmática respectivamente, e seus trajetos encontram-se alinhados, aspecto que pode ser demonstrado por exames de imagem (Figura 3.7).

3.4 OS ÁTRIOS

Algumas estruturas anatômicas particulares permitem a identificação morfológica de cada um dos átrios. Entre elas, destaca-se o padrão morfológico das aurículas ou apêndices atriais, incluindo a forma, a trabeculação interna ou musculatura pectínea e também a presença da fossa oval. É importante observar que a conexão com veias sistêmicas ou pulmonares não deve ser tomada como característica anatômica que define a anatomia atrial, visto que é possível existir conexão venosa anômala (também chamada drenagem anômala pulmonar ou sistêmica).

Conhecimentos recentes da genética e embriologia cardíaca mostram que a lateralidade embrionária, que resultará na

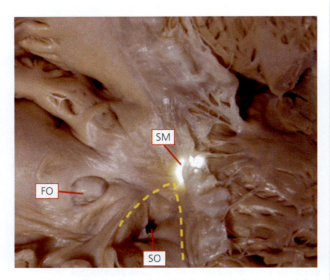

FIGURA 3.3 Detalhe anatômico do triângulo de Koch (linhas tracejadas) visto em posição anatômica, com vértice voltado superiormente. O septo membranoso (SM) transiluminado nesta figura mostra uma porção interventricular e uma atrioventricular, separadas pela linha de inserção da valva tricúspide. SC: óstio do seio coronário; FO: fossa oval.

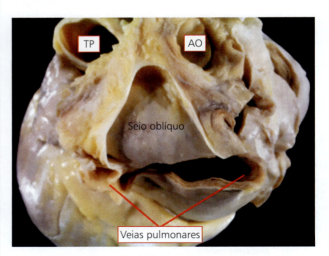

FIGURA 3.4 Detalhe anatômico da parede posterior do átrio esquerdo mostrando as linhas de reflexão do pericárdio delimitando o seio oblíquo. Ao: aorta ascendente; TP: tronco pulmonar.

Anatomia Funcional do Coração

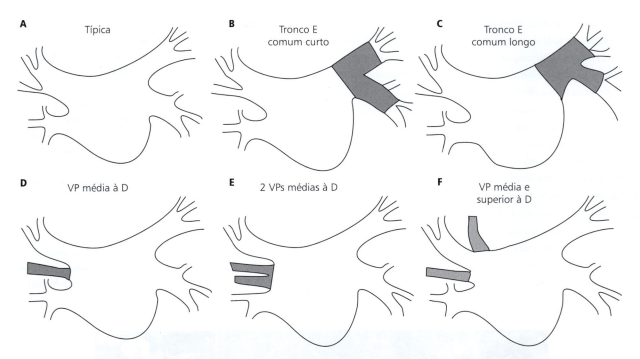

FIGURA 3.5 Esquemas das seis apresentações morfológicas da conexão das veias pulmonares com o átrio esquerdo. Fonte: Adaptada de Kato e colaboradores, 2003.[9]

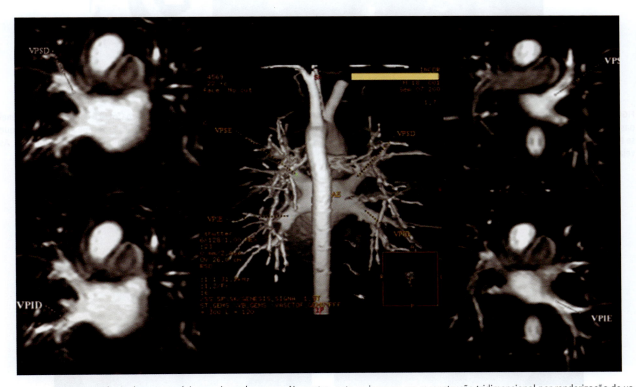

FIGURA 3.6 Angiorressonância da aorta torácica e veias pulmonares. No centro, nota-se imagem em reconstrução tridimensional por renderização de volume, com vista posterior, mostrando a aorta descendente e as veias pulmonares. Nos cantos da imagem, observam-se reformatações multiplanares das veias pulmonares, a saber: VPSD: veia pulmonar superior direita (canto superior esquerdo); VPID: veia pulmonar inferior direita (canto inferior esquerdo); VPSE: veia pulmonar superior esquerda (canto superior direito), VPIE: veia pulmonar inferior esquerda (canto inferior direito).

existência de um átrio direito e outro esquerdo, é regulada por uma complexa rede de sinalização incluindo fatores de transcrição, receptores, proteínas da matriz extracelular etc. Portanto, a morfologia atrial é determinada já no período embrionário, antes mesmo da formação das veias.

O apêndice atrial (ou aurícula) direito é caracterizado por ter forma grosseiramente triangular com base larga. Internamente, observa-se extensa musculatura trabecular, com feixes paralelos que terminam na chamada crista terminal (Figura 3.8). Um aspecto que pode ser considerado típico do apêndice direito é a extensão da musculatura pectínea na superfície do endocárdio até a face diafragmática, próximo à desembocadura da veia cava inferior.

Outra característica anatômica típica de átrio direito é a presença da fossa oval na face septal. Ela é derivada da sobreposição do *septum primum* embrionário (que origina a sua lâmina central) ao *septum secundum* (que origina a sua borda), o qual não é um septo verdadeiro, mas uma dobra da parede superior como será descrito a respeito de "septo atrial".

O apêndice atrial esquerdo, diferentemente do direito, tem forma alongada e borda externa chanfrada, com base estreita. Internamente, a musculatura pectínea é pouco desenvolvida e restringe-se ao interior do apêndice. O orifício que separa a aurícula da cavidade atrial propriamente dita é pequeno. Por vezes, principalmente em situações de dificuldade no efluxo venoso do átrio esquerdo, o apêndice é sede de trombose. Para evitar esse tipo de complicação, o orifício do apêndice costuma ser fechado em cirurgia ou com implante de dispositivo oclusor mediante cateterismo intervencionista.

3.5 CONEXÕES ATRIOVENTRICULARES

Em corações normais, a conexão entre átrios e ventrículos se faz sob forma de duas junções separadas e situadas em níveis diferentes. A junção entre átrio e ventrículo direitos se dá em plano

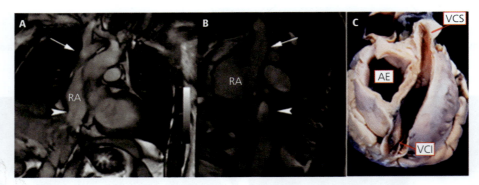

FIGURA 3.7 Imagem de ressonância magnética do coração, com técnica de cinerressonância em *steady state free precession* (SSFP) e demonstrando o túnel das cavas, com a cava superior e inferior desembocando no átrio direito, em vista coronal oblíqua (A) e sagital oblíqua (B). (C) Espécime anatômico em que se tem visão posterior dos átrios, seccionados junto à conexão com as veias. Nota-se orientação alinhada das veias cavas superior (VCS) e inferior (VCI). As veias pulmonares não estão mostradas no corte. AE: átrio esquerdo.

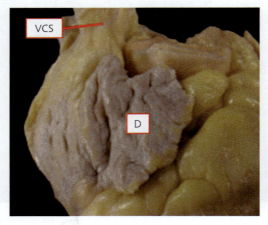
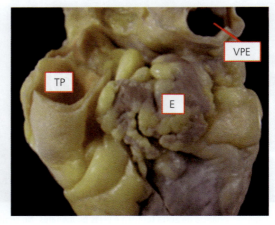

FIGURA 3.8 Os painéis direito e esquerdo mostram espécime anatômico em que se observa o aspecto externo das aurículas direita (D) e esquerda (E), a primeira com base larga e ponta arredondada, e a última com base estreita e projeção digitiforme. VCS: veia cava superior; TP: tronco pulmonar; VPE: veia pulmonar esquerda.

mais apical do que a conexão entre átrio e ventrículo esquerdos (Figura 3.9). A distância entre tais planos é conhecida como *offsetting* e é facilmente identificável pelos métodos de imagem, sobretudo nas projeções do tipo quatro câmaras.

Variações anatômicas da normalidade são usualmente diagnósticas da doença de Ebstein, quando o plano de liberação da valva tricúspide se desloca anormalmente em direção ao ápice.

Do estudo microscópico da transição atrioventricular, verificou-se que, com exceção do feixe de condução (feixe não ramificante de His), não existem, normalmente, conexões musculares entre átrios e ventrículos. O tecido fibroso dos anéis das valvas atrioventriculares, bem como o tecido adiposo do sulco atrioventricular, atua como isolante à disseminação do estímulo elétrico. Esse conhecimento foi fundamental na identificação das chamadas vias anômalas presentes na síndrome de pré-excitação ventricular,[10] descritas tanto em corações com estrutura preservada quanto naqueles com defeitos congênitos.

Ainda na transição atrioventricular, o conhecimento da morfologia do anel das valvas atrioventriculares, sobretudo da valva mitral, evoluiu com a necessidade da respectiva abordagem cirúrgica. Inicialmente tido como plano, sabe-se agora que o anel da valva atrioventricular esquerda tem forma de sela.[11] Atualmente, os anéis prostéticos utilizados em procedimentos de plastia valvar contemplam esse detalhe anatômico para obter melhor desempenho funcional.

O anel fibroso da valva mitral é, do ponto de vista microscópico, descontínuo, sobretudo no segmento que corresponde à inserção da cúspide mural, ao contrário do que ocorre na região da continuidade mitroaórtica. Esse detalhe anatômico ajuda a entender por que as dilatações do anel atrioventricular esquerdo se dão principalmente na porção da parede livre, correspondente à linha de inserção da cúspide mural ou posterior. Também facilita o entendimento da opção de se tratar cirurgicamente, em especial, este segmento do anel em casos de insuficiência valvar.

3.6 OS VENTRÍCULOS

Existem acentuadas diferenças morfológicas e funcionais entre os dois ventrículos cardíacos. A conexão de cada um deles com territórios arteriais de diferentes características quanto à resistência reflete-se na espessura do miocárdio, maior no esquerdo. Também a distribuição dos feixes de fibras tem apresentação diversa para cada uma dessas câmaras, como será descrito mais adiante. Ainda, as valvas atrioventriculares e o suprimento arterial apresentam morfologia distinta.

Em ambos os ventrículos é possível definir três componentes principais, ou seja, a via de entrada, a porção apical e a via de saída. A via de entrada é delimitada entre o anel da valva atrioventricular e a inserção distal do aparelho valvar. Já a porção apical contém as trabeculações típicas para cada um dos ventrículos; e a via de saída é a porção que dá suporte a cada uma das grandes artérias da base.

O ventrículo esquerdo tem a forma aproximada de um cone com as vias de entrada e de saída contíguas, uma vez que as valvas mitral e aórtica estão em continuidade fibrosa e situadas na base cardíaca. Dessa forma, a via de saída desse ventrículo se interpõe entre a face ventricular da cúspide mitral anterior e a parede septal. O seu maior eixo (ou eixo longo) é definido como uma linha que passa pelo ápice e atravessa o centro do orifício valvar mitral (Figura 3.10). Qualquer linha perpendicular a essa define um corte pelo eixo curto.

O miocárdio mostra-se compacto na sua maior espessura em comparação com a porção trabeculada, que usualmente não ultrapassa um terço da espessura total da parede. Ainda, existe simetria de espessura entre a parede livre e o septo muscular. Tais aspectos de normalidade permitem, por métodos quantitativos de imagem como a ecocardiografia e a ressonância nuclear magnética, o diagnóstico de doenças com trabeculação exagerada ou não compactação miocárdica, ou ainda com hipertrofia assimétrica das paredes. Todavia, a espessura da parede varia de acordo com a região, sendo maior na base (de 1,2 cm a 1,5 cm) e menor no ápice ventricular, em que, mesmo em corações hipertróficos, pode medir poucos milímetros. Nos indivíduos idosos, o septo ventricular assume aspecto sigmoide, abaulando na região subaórtica.

Observando a superfície endocárdica, nota-se que a trabeculação apical do ventrículo esquerdo é fina, entrecruzada, concentrando-se no ápice, enquanto a superfície septal é lisa.

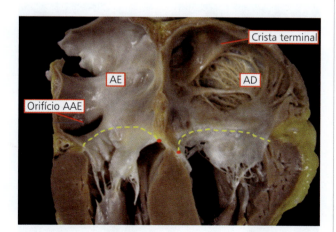

FIGURA 3.9 Corte tipo quatro câmaras em espécime anatômico, mostrando os diferentes níveis de inserção das valvas atrioventriculares (linhas tracejadas). Nota-se que o plano do anel valvar da valva tricúspide é mais apical do que o da valva mitral. Observa-se também a diferença entre o aspecto interno dos apêndices atriais. No direito, a musculatura pectínea é extensa e insere-se na crista terminal, ao passo que, à esquerda, o orifício entre apêndice e átrio é bem definido. AD: átrio direito; AE: átrio esquerdo; AAE: apêndice atrial esquerdo.

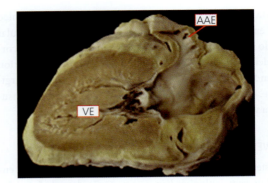 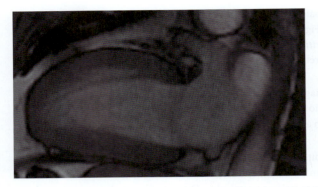

FIGURA 3.10 No painel esquerdo, nota-se espécime anatômico com corte do ventrículo esquerdo (VE) através do seu eixo longo. Nota-se que o miocárdio ventricular é mais espesso junto à base do coração em comparação com o ápice. Observa-se ainda que a musculatura pectínea do apêndice atrial esquerdo (AAE) é pouco expressiva, não se estendendo ao átrio propriamente dito. À direita, observa-se imagem de ressonância magnética do coração, com técnica de cinerressonância em SSFP em plano de duas câmaras, mostrando átrio esquerdo, apêndice atrial esquerdo e ventrículo esquerdo, em similaridade anatômica com a imagem da patologia.

Espacialmente, o ventrículo direito envolve o esquerdo sendo que nos cortes pelo eixo curto aparece como meia-lua. A orientação da sua via de saída é aproximadamente ortogonal à do esquerdo. Sua forma tridimensional é de difícil definição e, usualmente, sua porção apical é rasa e não compõe o ápice cardíaco. As trabéculas são grosseiras e profundas, estendendo-se para a superfície septal. Aí, encontramos a trabécula septomarginal (Figura 3.11) e, na sua base, a banda moderadora. Como já descrito, o ventrículo direito tem um infundíbulo muscular completo que suporta o tronco pulmonar e o afasta da valva tricúspide.

3.7 CONEXÕES VENTRICULOARTERIAIS

É bastante diferente a forma como cada uma das grandes artérias da base do coração se conecta ao respectivo ventrículo. O tronco da artéria pulmonar é completamente suportado por músculo cardíaco sob a forma de infundíbulo subpulmonar livre (Figura 3.11), que pode ser completamente destacado por dissecção anatômica.

A característica particular do infundíbulo subpulmonar muscular, contínuo e livre, tem sido utilizada como uma vantagem anatômica nas cirurgias de reconstrução da via de saída do ventrículo esquerdo estenótica, quando é feita, então, a translocação da raiz do tronco pulmonar.[12]

Já a aorta insere-se, em parte, na musculatura do septo ventricular, em parte, na área do esqueleto fibroso da base do coração, no trígono fibroso esquerdo, região onde as valvas mitral e aórtica estão em continuidade fibrosa (Figura 3.12).

Outra característica anatômica da conexão ventriculoarterial que merece discussão é o conceito de "anel de valvas arteriais". Enquanto alguns livros-texto descrevem "anéis valvares aórtico e pulmonar", fica claro, a partir da simples observação, que essas valvas não têm inserção em uma única circunferência, mas sim em linhas semilunares acompanhando o formato de seus folhetos ou válvulas. Dessa forma, o cirurgião que substitui uma valva aórtica não pode posicionar a prótese no local do anel primitivo, mas deverá escolher um plano que pode corresponder à junção ventriculoarterial, ou à linha circular que une os pontos inferiores de inserção das válvulas semilunares (Figura 3.13).

Do mesmo modo, o implante de prótese valvar aórtica expansível por via percutânea ou transapical (procedimento conhecido como TAVI, do inglês *transcatheter aortic valve implantation*) deve levar em conta as mesmas referências anatômicas da cirurgia a céu aberto (Figura 3.14).

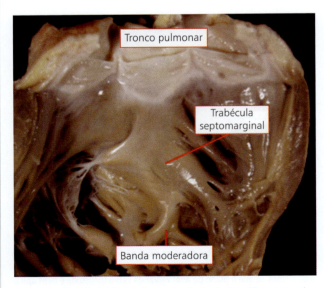

FIGURA 3.11 Ventrículo direito aberto através da via de saída, mostrando o tronco pulmonar apoiado em toda a circunferência sobre infundíbulo muscular. Observam-se ainda na face septal duas estruturas importantes na identificação do ventrículo morfologicamente direito, a saber: a trabécula septomarginal e a banda moderadora.

Anatomia Funcional do Coração

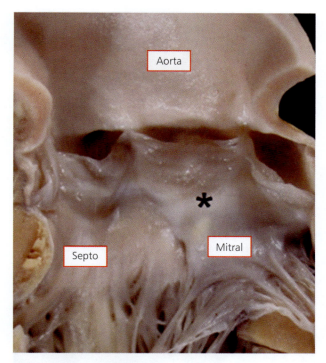

FIGURA 3.12 Detalhe da via de saída do ventrículo esquerdo. Nota-se que a valva aórtica está inserida parcialmente no septo muscular e, em parte, na região de continuidade fibrosa mitroaórtica marcada pelo asterisco.

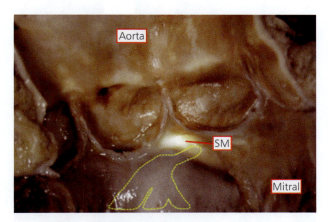

FIGURA 3.13 Detalhe da via valva aórtica e da região subaórtica. Notam-se as linhas de inserção semilunar das válvulas ou folhetos da valva aórtica (retirados por dissecção anatômica) e a não existência de um anel contínuo. Observa-se ainda o septo membranoso (SM) transiluminado e a sua relação espacial com o feixe de condução atrioventricular (linha tracejada representando o feixe de His e o os fascículos do ramo esquerdo).

3.8 OS SEPTOS CARDÍACOS

Didaticamente, é possível dividir os septos cardíacos em interatrial, interventricular e atrioventricular. Os limites e as características anatômicas dessas estruturas foram reconhecidos há

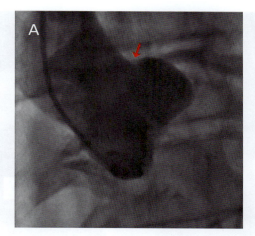

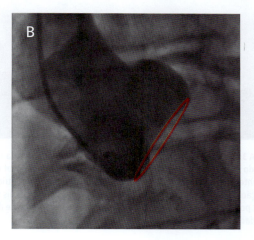

FIGURA 3.14 (A) Aortografia ascendente em projeção oblíqua anterior esquerda (diástole) demonstrando o delineamento dos seios de Valsalva e da junção sinotubular (seta). O painel (B) ilustra o "anel aórtico", utilizado na prática clínica em procedimentos de implante de prótese valvar por cateter.

séculos, porém adquirem importância no contexto de defeitos congênitos que requeiram correção cirúrgica ou por meio de cateterismo intervencionista com interposição de próteses ou dispositivos mecânicos.

3.8.1 Septo interatrial

Corresponde a uma área que compreende a fossa oval com sua lâmina e uma pequena região que a circunda. Nem toda a superfície medial que se apresenta à abertura do átrio direito é septo verdadeiro. Junto à desembocadura das veias cavas superior e inferior e também na transição atrioventricular, encontram-se pregas da parede ocupadas por tecido adiposo e que, portanto, não podem ser consideradas septo verdadeiro (Figura 3.15). Um achado morfológico usualmente conhecido como "hipertrofia lipomatosa do septo atrial" é, na verdade, um acúmulo de tecido adiposo nessa região, que não é um septo verdadeiro.

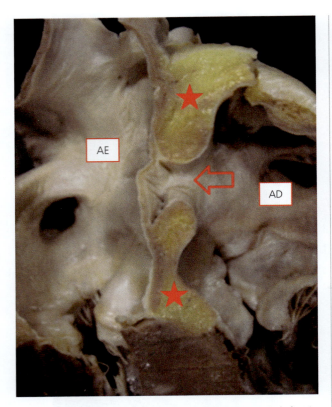

FIGURA 3.15 Detalhe do septo atrial seccionado e visto a partir da face inferior do coração. Nota-se, na seta aberta, a região da fossa oval correspondente à maior parte do septo atrial verdadeiro. No teto dos átrios e na transição atrioventricular, nota-se invaginação das paredes atriais preenchidas por tecido adiposo (estrelas). Essas regiões não fazem parte do septo verdadeiro.

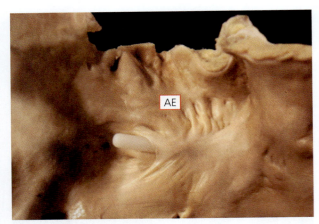

FIGURA 3.16 Detalhe do átrio esquerdo aberto mostrando explorador insinuando-se através de forame oval patente.

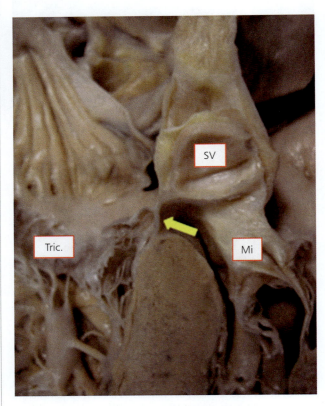

FIGURA 3.17 Detalhe anatômico do septo membranoso (seta) em corte tipo quatro câmaras do coração. Observa-se a inserção da valva tricúspide (Tric.) separando as porções atrioventricular e interventricular. Nota-se, ainda, parte do seio de Valsalva não coronariano (SV) e a válvula semilunar correspondente, em continuidade fibrosa com a cúspide mitral anterior (Mi).

Nos procedimentos cirúrgicos que envolvem septostomia atrial, o cirurgião deve obedecer aos limites anatômicos sob pena de atingir o espaço extracardíaco. Tais limites também precisam ser conhecidos em procedimentos de fechamento percutâneo de comunicações interatriais.

Na maioria dos indivíduos normais, algumas semanas após o nascimento, o forame oval, aberto na vida fetal, se fecha por aderência entre a lâmina e as bordas da fossa oval. No entanto, em até 15 ou 20% dos adultos, é possível observar a presença de forame oval patente, o qual não permite comunicação interatrial em situações hemodinâmicas de normalidade uma vez que as pressões atriais esquerdas são mais elevadas que as da direita, o que ocasiona o fechamento por mecanismo de válvula. Embora seja considerado variação anatômica, por vezes, preconiza-se o fechamento desse pertuito para evitar embolia paradoxal (Figura 3.16).

3.8.2 Septo ventricular

A sua maior parte é muscular, mas existe uma pequena porção membranosa (Figuras 3.3, 3.13 e 3.17), relacionada à via de entrada do ventrículo direito mas à via de saída do esquerdo, em região contígua às semilunares coronariana esquerda e não coronariana da valva aórtica. O septo muscular normal é curvado e abaula em direção ao ventrículo direito, como facilmente observado nos cortes através do eixo curto dos ventrículos.

A identificação morfológica de algumas estruturas relacionadas ao septo muscular, como a trabécula septomarginal e a banda moderadora (Figuras 3.11 e 3.18), tem importância na classificação de defeitos congênitos e na localização de lesões identificáveis por métodos de imagem.

3.8.3 Septo atrioventricular

Esta porção do septo cardíaco deriva da existência de junções atrioventriculares separadas à direita e à esquerda, ocupando diferentes níveis, com o anel da valva tricúspide situado mais próximo ao ápice em relação ao anel da valva mitral. Define-se, assim, uma porção do septo que separa o átrio direito do ventrículo esquerdo, portanto um septo atrioventricular (Figura 3.18, seta vermelha). Na sua porção posteroinferior, esse septo é constituído por miocárdio e, portanto, muscular, enquanto é membranoso da perspectiva anterossuperior.

3.9 O SISTEMA DE GERAÇÃO E CONDUÇÃO DO ESTÍMULO ELÉTRICO

Células especializadas na geração e condução do estímulo elétrico são conhecidas desde os séculos 19 e 20. Em 1893, Jan Evangeslista Purkinje descreveu uma rede de células no subendocárdio dos ventrículos que depois receberam o seu nome, embora não tenha explicado para que serviam. Já no final do século 19, Wilhelm His descreveu uma conexão muscular entre átrios e ventrículos, mas apenas no início do século 20 Tawara, trabalhando no laboratório de Aschoff, identificou o nó atrioventricular e sua conexão com o feixe não ramificante (His), o qual dá origem aos ramos direito e esquerdo. O nó sinusal só foi descrito e caracterizado histologicamente depois, em publicação de 1907, por Keith & Flack.

3.9.1 Nó sinusal e condução internodal

Um grupo de células miocárdicas modificadas e localizadas na superfície epicárdica do sulco terminal na aurícula direita compõe o nó sinusal. Elas estão imersas em matriz colagênica, circundadas por filetes nervosos e apresentando centralmente uma artéria nutridora, a artéria do nó sinusal. O estímulo elétrico aí gerado propaga-se através do miocárdio atrial contrátil até alcançar a região do nó atrioventricular. Não há células especializadas na condução internodal, mas sim vias preferenciais seguindo feixes miocárdicos.

3.9.2 Nó atrioventricular

Na região da transição atrioventricular direita encontra-se o triângulo de Koch (Figura 3.3), em cujo vértice situa-se o nó

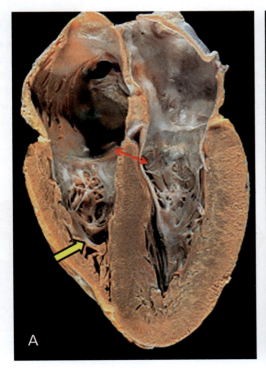
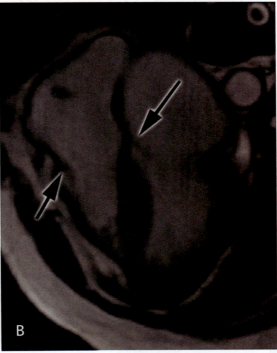

FIGURA 3.18 No painel da esquerda (A), nota-se corte do tipo quatro câmaras em espécime anatômico, mostrando a banda moderadora (seta amarela), marco anatômico utilizado nos exame de imagem para caracterizar o ventrículo morfologicamente direito. O septo atrioventricular (seta dupla vermelha) decorre dos diferentes níveis de implantação das valvas atrioventriculares. Em (B), observa-se imagem de ressonância magnética do coração, com técnica de cinerressonância em SSFP em plano de quatro câmaras, mostrando átrios direito e esquerdo, ventrículos direito e esquerdo, planos valvares tricúspide (seta à esquerda) e mitral (seta à direita), septo interventricular e banda moderadora do VD, em similaridade anatômica com a imagem da patologia (A).

atrioventricular, adjacente ao septo membranoso. Dois de seus limites são: o tendão de Todaro na continuidade da valva de Eustáquio da veia cava inferior, e a linha de implantação septal da valva tricúspide. Na base do triângulo encontram-se o orifício do seio coronário e o vestíbulo do átrio direito, uma região conhecida pelos eletrofisiologistas como o istmo septal, onde é feita ablação por radiofrequência das vias de condução lenta.

3.9.2 Feixe não ramificante (His) e ramos

A partir do nó atrioventricular origina-se um feixe de células especializadas que penetra através do corpo fibroso central, chegando ao topo do septo ventricular muscular onde, usualmente, dirige-se para o lado do ventrículo esquerdo na região subaórtica e ramifica-se (Figuras 3.13 e 3.19), originando os fascículos do ramo esquerdo. Somente após a emergência do último fascículo esquerdo é que o feixe penetra através do septo muscular para originar o ramo direito. É interessante observar que tanto o feixe de His (não ramificante) quanto os ramos direito e esquerdo encontram-se insulados, em todo o seu trajeto, por tecido conjuntivo. Este promove isolamento elétrico do feixe de células, impedindo que haja despolarização de cardiomiócitos da base do coração, visto que a contração eficiente deve se iniciar pelo ápice ventricular, onde as fibras terminais de condução (ou fibras de Purkinje) finalmente entram em contato com os cardiomiócitos contráteis.

3.10 ORIENTAÇÃO ESPACIAL DE FEIXES DE FIBRAS

Este é um aspecto da morfologia cardíaca muito estudado e objeto de alguma controvérsia. Trabalhos de dissecção macroscópica mostram que feixes contínuos de fibras têm orientação diferente de acordo com a sua profundidade na massa ventricular, sem plano de clivagem bem definido entre eles. Mais superficialmente, esses feixes são oblíquos, dirigindo-se da base para o ápice e do ventrículo direito para o esquerdo. A camada que se sucede é a mais espessa no ventrículo esquerdo e falta no direito. Trata-se da camada circunferencial de feixes, que corresponde a mais de 50% da espessura do ventrículo esquerdo, circundando na base do coração as vias de entrada e saída do mesmo ventrículo. É a camada responsável pela maior força de contração ventricular e também a que compõe a maior parte do septo ventricular (Figura 3.20).

Mais internamente na massa ventricular, os feixes de fibras orientam-se de forma longitudinal. Alguns autores desenvolveram o conceito da existência de uma alça ou banda contínua de feixes,[13] constituindo toda a massa de ambos os ventrículos e passível de ser completamente desenrolada por dissecção macroscópica. Essa teoria tem sido questionada por muitos autores que acreditam que a dissecção pode "fabricar" essa banda contínua de forma artificial.[14]

3.11 AS VALVAS CARDÍACAS

3.11.1 Valvas atrioventriculares

Guarnecem as junções atrioventriculares direita e esquerda, inserindo-se no anel fibroso que é parte do esqueleto fibroso do coração. Na valva tricúspide esse anel apresenta grandes áreas de descontinuidade, inserindo-se diretamente na parede ventricular. Contudo, o anel da valva mitral mostra áreas fibrosas mais contínuas, principalmente na região onde a cúspide anterior se

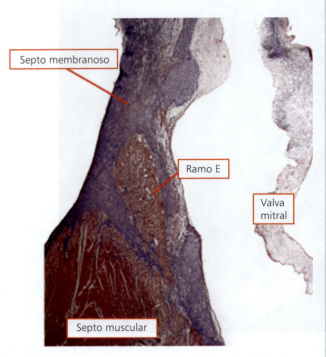

FIGURA 3.19 Fotomicrografia do início do ramo esquerdo do feixe de condução, ainda imerso no corpo fibroso central (tecido fibroso corado em azul), dirigindo-se para o sub-endocárdio ventricular esquerdo. Coloração pelo tricrômico de Masson, aumento da objetiva = 2,5x.

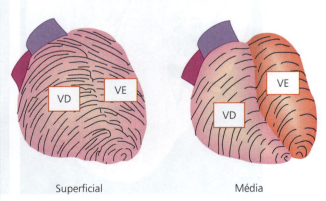

FIGURA 3.20 Esquema representativo da orientação espacial dos feixes miocárdicos. Nota-se que superficialmente os feixes têm orientação oblíqua, passando de um ventrículo a outro. Já mais profundamente (porção média), nota-se o feixe circunferencial bem desenvolvido no ventrículo esquerdo. Fonte: Adaptada de Ho SY, 2009.[1]

relaciona espacialmente com as semilunares não coronariana e coronariana esquerda da valva aórtica, na chamada área de "continuidade mitroaórtica".

Além do anel, reconhecemos outros componentes nas valvas atrioventriculares, a saber: cúspides, cordas e músculos papilares.

Cada uma das unidades funcionais das valvas atrioventriculares, ou cúspides valvares, é denominada de acordo com a sua posição espacial em relação a outras estruturas cardíacas (Figura 3.21).

Para a valva tricúspide, definem-se a cúspide anterossuperior, a posteroinferior e a septal; ao passo que, para a mitral, descrevem-se a cúspide posterior ou mural e a anterior, que, como já descrito, relaciona-se espacialmente com a valva aórtica.

Define-se, ainda, uma face atrial e uma ventricular para cada cúspide. A linha de oclusão ou fechamento na face atrial não coincide com a borda livre das cúspides, mas situa-se a alguns poucos milímetros da borda. As cordas tendíneas inserem-se na face ventricular em diferentes pontos, desde a borda livre até a chamada zona rugosa, situada mais centralmente (Figura 3.22).

Na outra extremidade elas inserem-se diretamente no topo dos músculos papilares ou juntam-se em cordas mais espessas que, então, se inserem nesses músculos. É possível ao ecocardiografista diferenciar esses tipos de cordas para informar ao cirurgião em caso de ruptura ou necessidade de encurtamento em plastias da valva mitral. Já a valva tricúspide tem algumas cordas das cúspides septal e posteroinferior inseridas diretamente no septo ventricular, sem a interposição de papilares. A cúspide mural ou posterior da valva mitral mostra endentações ou recortes parciais a partir da borda, os quais delimitam três segmentos ou bolsões numerados e também passíveis de identificação ao ecocardiograma para guiar cirurgia de plastia valvar. Tais segmentos costumam ser sede de abaulamento localizado nos prolapsos mitrais (Figura 3.23).

3.11.2 Valvas arteriais

Como já discutido, tanto a valva do tronco pulmonar como a aórtica não apresentam um anel verdadeiro, visto que suas válvulas inserem-se em linhas semilunares, as quais se juntam no

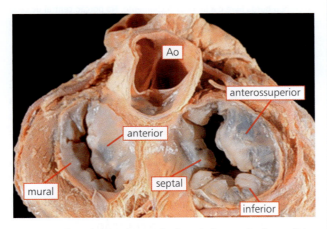

FIGURA 3.21 Foto da base do coração de onde foram retirados os átrios, deixando ver em detalhe as valvas atrioventriculares e a aorta (Ao) encaixada entre elas. Nota-se que as cúspides valvares recebem o nome de acordo com sua posição espacial.

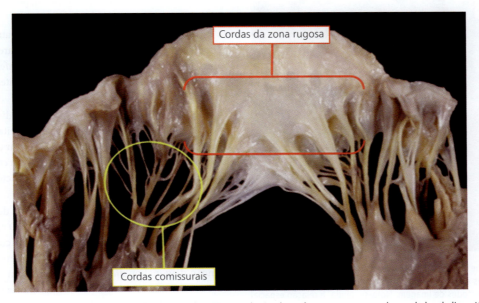

FIGURA 3.22 Detalhe da face ventricular da valva mitral, mostrando muitas cordas implantadas na zona rugosa, longe da borda livre. Há ainda cordas que se inserem na borda, além das situadas nas comissuras, que caracteristicamente se abrem em forma de leque.

plano da junção sinotubular. A inserção se dá no miocárdio e, em grande parte, na parede arterial, delimitando três seios que têm diâmetro maior do que o da junção sinotubular. Considerando o ciclo cardíaco, observa-se que tais diâmetros são variáveis, de acordo com o enchimento dos seios valvares durante a diástole. Entre as linhas de inserção, são reconhecidos três espaços triangulares, os "triângulos entre folhetos" que são parte da cavidade ventricular representam pontos potenciais de comunicação com o espaço pericárdico.

A posição da valva do tronco pulmonar é anterior e ligeiramente à esquerda em relação à valva aórtica. Definem-se duas válvulas anteriores (direita e esquerda) e uma posterior para a valva do tronco pulmonar. Já para a valva aórtica, a denominação de válvulas semilunares e de seios leva em conta a origem das artérias coronárias. O seio mais posterior é o não coronariano, enquanto os situados anteriormente denominam-se coronariano direito e coronariano esquerdo.

Também nas valvas arteriais, a linha de fechamento não coincide com a borda livre, mas situa-se a alguns milímetros dela. Esse espaço entre as linhas é conhecido como "lúnula" e, não raramente, é sede de fenestrações (Figura 3.24) que não causam insuficiência, visto que a linha de fechamento costuma estar intacta.

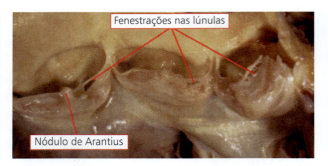

FIGURA 3.24 Detalhe anatômico da valva aórtica aberta, mostrando aspecto fenestrado das regiões conhecidas como "lúnulas" que ocupam o espaço entre a borda livre e a linha de fechamento. Na porção central de cada válvula semilunar, existe espessamento nodular conhecido como nódulo de Arantius.

Na porção central de cada válvula semilunar, nota-se um espessamento nodular da borda livre, conhecido como nódulo de Arantius. Nessa localização, é frequente a presença de pequenas projeções filiformes, conhecidas como excrescências de Lambl que podem aparecer em exames de imagem e são estrutural e histologicamente idênticas aos fibroelastomas papilíferos, neoplasias benignas das valvas cardíacas. Em geral, a diferenciação com esses tumores é feita pelo tamanho, sendo 5 mm o limite superior para as excrescências de Lambl.

3.12 O SUPRIMENTO ARTERIAL DO CORAÇÃO

Dos seios aórticos anteriores emergem os óstios das duas artérias coronárias que suprem a massa cardíaca. Esses óstios estão, em geral, situados na linha da junção sinotubular, pouco acima ou abaixo dela. A origem alta do óstio é definida quando o orifício situa-se muito acima do plano valvar, porém um limite superior não é consenso entre os autores.

A artéria coronária direita corre no sulco atrioventricular direito e dá origem a ramos atriais e ventriculares anteriores e ao ramo marginal, antes de alcançar a parede inferior e continuar-se, em 80 a 90% dos corações, com o ramo interventricular posterior (Figuras 3.25 a 3.27).

Diz-se que há dominância coronariana direita nessa situação. São ramos importantes da coronária direita em 45% dos corações a artéria nutridora do nó sinusal e, em todos os casos de dominância direita, a artéria que se origina na *crux cordis* e penetra anteriormente para suprir o nó atrioventricular do sistema de condução atrioventricular.

Já a artéria coronária esquerda apresenta dois ou três ramos de grande calibre e importância funcional. O ramo interventricular anterior, correndo no sulco interventricular e o ramo circunflexo, no sulco atrioventricular esquerdo. Um terceiro ramo, o diagonal ou *diagonalis* é descrito em 20 a 30% dos corações normais. A dominância da coronária esquerda, com o ramo circunflexo originando a artéria interventricular posterior, é descrita em cerca de 8% dos casos; e dominância

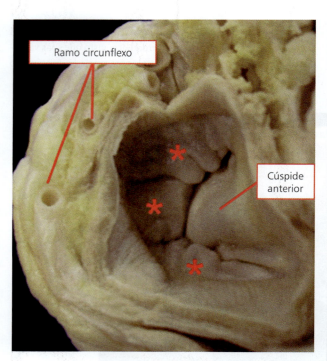

FIGURA 3.23 Detalhe da face atrial da valva mitral. Observa-se a presença dos três segmentos ou bolsões da cúspide mural, que são passíveis de identificação por métodos de imagem. Nota-se, ainda, a relação espacial estreita entre o anel da valva mitral e o ramo circunflexo da artéria coronária esquerda, correndo no sulco atrioventricular esquerdo.

Anatomia Funcional do Coração

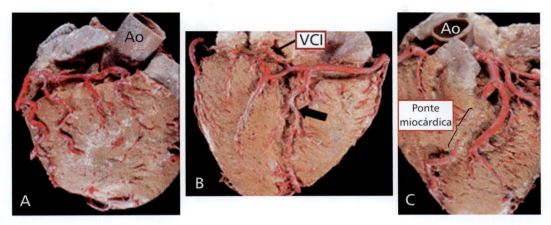

FIGURA 3.25 Espécime anatômico submetido à injeção com resina no sistema arterial coronariano. A anatomia das artérias epicárdicas é demonstrada, com a coronária direita (A) correndo no sulco atrioventricular direito, emitindo pequenos ramos ventriculares anteriores e marginais. Em (B), nota-se a face diafragmática do coração, com emergência do ramo interventricular posteroinferior (seta) a partir da coronária direita dominante. Em (C), está demonstrada a coronária esquerda com três ramos, sendo que o interventricular anterior mostra extenso trajeto coberto por miocárdio (ponte miocárdica). Ao: aorta; VCI: veia cava inferior.

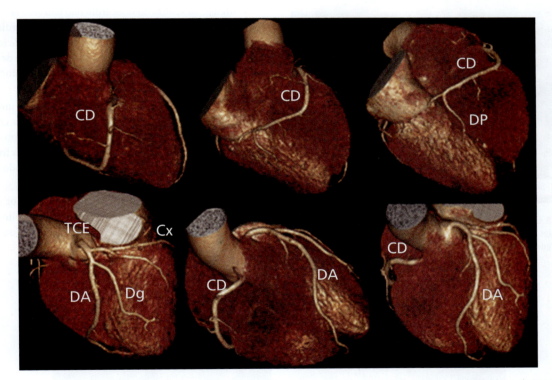

FIGURA 3.26 Angiotomografia de artérias coronárias em múltiplos ângulos de visão da reconstrução tridimensional com técnica de renderização de volume. Na linha superior, imagens da artéria coronária direita e, na linha inferior, imagens da artéria coronária esquerda e seus ramos.

balanceada, em cerca de 4%. Pela importância funcional do ventrículo esquerdo na manutenção do débito sistêmico, as lesões oclusivas da artéria coronária esquerda são consideradas potencialmente mais significantes.

Um achado ocasional no trajeto das coronárias epicárdicas são os segmentos intramurais também conhecidos como "pontes miocárdicas", ou seja, trechos da artéria recobertos por miocárdio em extensão e profundidade variáveis. Embora esse aspecto possa ser considerado variação anatômica da normalidade, aparentemente em alguns casos com trajetos longos ou grande profundidade na parede ventricular, pode haver sintomas de angina relacionada ao trajeto intramural (Figuras 3.28 a 3.30).

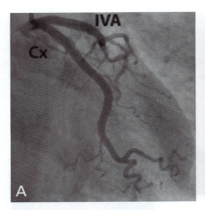
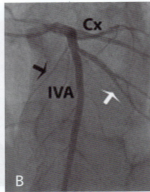
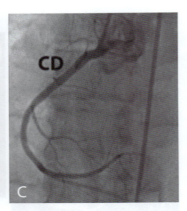

FIGURA 3.27 Angiografia coronária esquerda em oblíqua anterior direita caudal (A) e oblíqua anterior esquerda cranial (B) e angiografia coronária direita em oblíqua anterior esquerda (C). Nos exemplos, a coronária esquerda se bifurca em artérias circunflexa (Cx) e interventricular anterior (IVA). (B) Nota-se o ramo septal (seta preta) e ramo diagonal (seta branca) da artéria interventricular anterior. (C) Ilustração de uma coronária direita dominante.

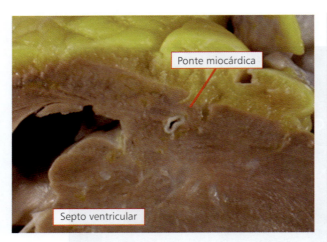

FIGURA 3.28 Corte transversal da massa ventricular mostrando o ramo interventricular anterior da artéria coronária esquerda recoberta por pequena quantidade de miocárdio (ponte miocárdica).

3.13 AS VEIAS CARDÍACAS

A drenagem venosa do miocárdio não tem sido tão estudada como o suprimento arterial. Entretanto, as veias cardíacas têm sido utilizadas como vias para implante de cateteres de ressincronização miocárdica ou para acesso a áreas de ablação de focos de arritmia e, por esse motivo, sua anatomia ganhou maior relevância atualmente.

Pode-se separar a drenagem venosa cardíaca em um sistema que se abre diretamente nas câmaras cardíacas, as chamadas veias cardíacas mínimas, também conhecidas como veias de Thebesius, presentes nas quatro câmaras, porém mais frequentes nos átrios, e um sistema venoso maior, compreendendo as tributárias do seio venoso coronário.

O seio coronário corre na porção posteroinferior do sulco atrioventricular esquerdo, abrindo-se no átrio direito, na face medial e adjacente à abertura da veia cava inferior. Sua parede é

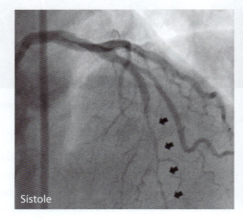
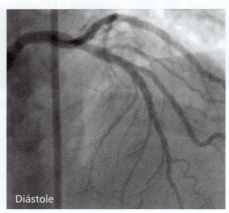

FIGURA 3.29 Ponte miocárdica na porção médio-distal da artéria interventricular anterior. Note-se a compressão da luz arterial durante a sístole ventricular (setas).

comumente circundada por uma bainha descontínua de miocárdio (Figuras 3.3 e 3.31).

Seu orifício de drenagem está, na maioria das vezes, guarnecido por uma valva simples (chamada valva de Thebesius), que pode assumir a forma de um crescente contínuo ou fenestrado (Figura 3.32). Valvas redundantes podem dificultar o acesso de cateteres ao interior do seio coronário.

O limite distal do seio coronário é definido como o ponto de drenagem da veia oblíqua do átrio esquerdo (ou veia de Marshall) (Figura 3.33) e de sua valva (valva de Vieussens), outro importante ponto de referência para os eletrofisiologistas. A valva de Vieussens está presente em cerca de 80% dos corações e também pode representar um obstáculo para a progressão de cateteres e cabos de eletrodos inseridos através do seio coronário. Já a veia

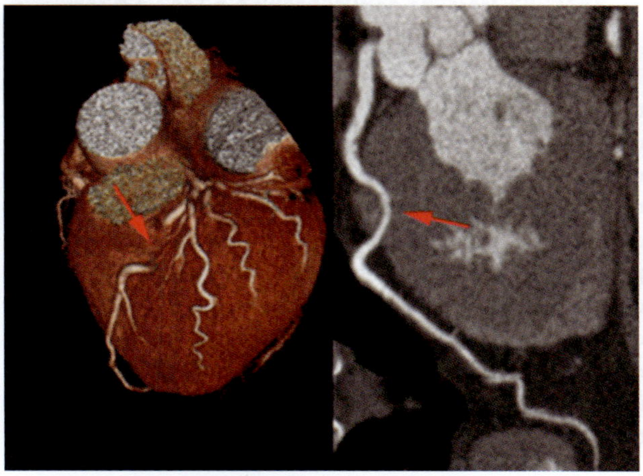

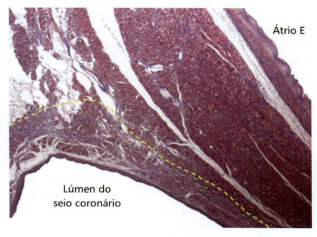

FIGURA 3.30 Imagens de angiotomografia de artérias coronárias. À esquerda, imagem de renderização de volume mostrando trajeto intramiocárdico da artéria descendente anterior (seta). À direita, imagem de reformatação multiplanar, demonstrando a ponte miocárdica profunda no miocárdio (seta).

FIGURA 3.31 Fotomicrografia de parte da parede e da luz do seio coronário e do átrio esquerdo. Nota-se uma camada de miocárdio que circunda a parede da veia (parte inferior da linha tracejada). Coloração pelo tricrômico de Masson, aumento da objetiva = 2,5x.

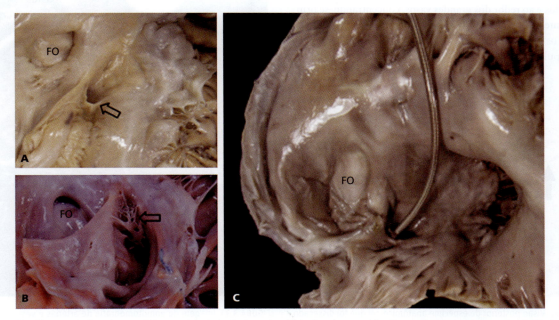

FIGURA 3.32 Detalhes anatômicos da superfície septal do átrio direito e do orifício do seio coronário. Na sua abertura, existe a valva de Thebesius, que pode ter forma de crescente (A) ou ser fenestrada (B) (setas abertas). O seio coronário tem sido utilizado como via de implantação de eletrodos para ressincronização cardíaca como visto em (C). FO: fossa oval.

de Marshall pode estar ausente e em seu lugar existir um ligamento que recebe o mesmo nome.

Esse ligamento é o remanescente da veia cava superior esquerda do embrião e corre obliquamente no epicárdio do átrio esquerdo entre o apêndice atrial esquerdo e as veias pulmonares esquerdas. Constitui sabidamente uma fonte de ativação de fibrilação atrial por apresentar feixes musculares que se conectam às paredes do átrio esquerdo e do seio coronário, formando substrato para reentrada.[8]

As principais tributárias do seio coronário são a veia cardíaca maior, que começa como a veia interventricular anterior, recebe a veia marginal na face obtusa e as veias esquerdas da parede inferior, continuando, então, no seio coronário (Figura 3.34). Já a veia cardíaca média, cursando desde o sulco interventricular posteroinferior, e a veia cardíaca direita se juntam ao seio coronário na sua extremidade medial, ou seja, muito próximo da sua abertura no átrio direito.

3.14 O SISTEMA NERVOSO AUTÔNOMO INTRÍNSECO DO CORAÇÃO

A descrição da presença de gânglios e feixes nervosos do sistema nervoso autônomo no epicárdio é bastante antiga, mas a relevância dessas estruturas na regulação cardíaca e em algumas situações de doença, como na insuficiência cardíaca ou na iniciação da fibrilação atrial, tem sido mais estudada nas últimas duas ou três décadas.

O sistema nervoso autônomo intrínseco do coração é constituído por uma rede de plexos ganglionares simpáticos e parassimpáticos e seus nervos, presentes no epicárdio de átrios e ventrículos e ao redor dos grandes vasos, concentrando-se principalmente em regiões conhecidas como *fat-pads*. No coração normal, os principais *fat pads* descritos localizam-se na junção da veia pulmonar superior esquerda com o átrio esquerdo, da veia pulmonar superior direita com a região do nó sinusal e na junção da veia cava inferior com o átrio. Experiência recente mostra que a eficiência de procedimentos de ablação de focos arritmogênicos ao redor das veias pulmonares é maior se houver concomitante eliminação dos plexos nervosos autônomicos locais, o que corrobora seu papel na modulação ou iniciação dessas arritmias.[15]

4 PERSPECTIVAS FUTURAS PARA O ESTUDO DA ANATOMIA CARDÍACA

Embora os métodos de imagem estejam pouco a pouco substituindo a observação anatômica convencional graças ao crescente aprimoramento da resolução e das técnicas, o estudo microscópico dos tecidos ainda depende da análise do patologista especializado. Todavia, já existem hoje em dia muitos recursos de imagem não invasiva que permitem a avaliação quanto à composição tecidual, como a tomografia de coerência óptica, utilizada para definir a composição dos tecidos, por exemplo de placas de ateroma em coronárias, com potencial de estabelecer prognóstico em doença coronariana.[16] Estudos de correlação entre imagem e histologia deverão promover grandes avanços em futuro próximo.

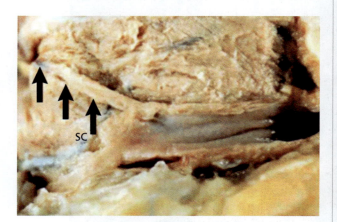

FIGURA 3.33 Visão posterior de espécime anatômico em que foi dissecado o seio coronário (SC) em seu trajeto no sulco atrioventricular esquerdo, mostrando o ponto onde drena a veia oblíqua do átrio esquerdo ou veia de Marshall (setas).

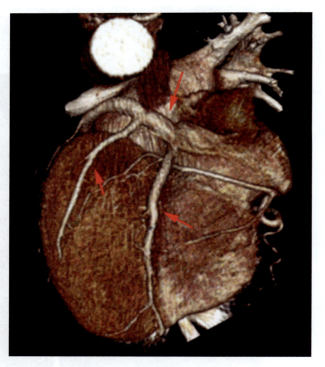

FIGURA 3.34 Imagem de angiotomografia de artérias e veias coronárias, destacando o seio coronário (seta superior), desembocando no átrio direito, suas relações anatômicas e veias marginal esquerda (seta à esquerda) e descendente posterior ou interventricular posterior (seta à direita).

É, porém, na chamada "autópsia virtual" ou "virtópsia" que reside talvez a transição entre o estudo anatômico convencional e a avaliação completa por métodos de imagem. Essa técnica combina a imagem *post-morten* com a coleta e análise de tecidos por agulha.[17] Morfologistas convencionais, de um lado, e radiologistas juntamente com profissionais de imagem, do outro, devem se beneficiar dessa interação no estudo das doenças cardiovasculares.

REFERÊNCIAS BIBLIOGRÁFICAS

1. Ho SY. Anatomy and myoarchitecture of the left ventricular wall in normal and in disease. Eur J Echocardiogr. 2009.
2. Simões-Costa, M. S., Vasconcelos, M., Sampaio, A.C., Cravo, R. M., Linhares, V. L., Hochgreb, T., Yan, C. Y., Davidson, B. and Xavier-Neto, J. 2005. The evolutionary origen of cardiac chambers. Dev Biol 277:1-15.
3. Kirby, M. L. & Waldo, K. L. 1995. Neural crest and cardiovascular patterning. Circ Res 77: 211-215.
4. Anderson RH, Spicer DE, Hlavacek AJ, Hill A, Loukas M. Describing the cardiac components--attitudinally appropriate nomenclature. J Cardiovasc Transl Res. 2013;6(2):118-23.
5. Cosío FG, Anderson RH, Kuck KH, Becker A, Borggrefe M, Campbell RW, Gaita F, Guiraudon GM, Haïssaguerre M, Rufilanchas JJ, Thiene G, Wellens HJ, Langberg J,Benditt DG, Bharati S, Klein G, Marchlinski F, Saksena S. Living anatomy of the atrioventricular junctions. A guide to electrophysiologic mapping. A Consensus Statement from the Cardiac Nomenclature Study Group, Working Group of Arrhythmias, European Society of Cardiology, and the Task Force on Cardiac Nomenclature from NASPE. Circulation. 1999 Aug 3;100(5):e31-7. Review.
6. Pisani CF, Lara S, Scanavacca M. Epicardial ablation for cardiac arrhythmias: techniques, indications and results. Curr Opin Cardiol. 2014;29(1):59-67.
7. Chaffanjon P, Brichon PY, Faure C, Favre JJ. Pericardial reflection around the venous aspect of the heart. Surg Radiol Anat. 1997;19(1):17-21. Review.
8. Gelsomino S, Corradi D, Lorusso R, Parise O, Callegari S, Macchi E, Maessen J, La Meir M. Anatomical basis of minimally invasive epicardial ablation of atrial fibrillation. Eur J Cardiothorac Surg. 2013;43(4):673-82.
9. Kato R, Lickfett L, Meininger G, Dickfeld T, Wu R, Juang G, Angkeow P, LaCorte J, Bluemke D, Berger R, Halperin HR, Calkins H. Pulmonary vein anatomy in patients undergoing catheter ablation of atrial fibrillation: lessons learned by use of magnetic resonance imaging. Circulation. 2003;107(15):2004-10.
10. Ho SY. Accessory atrioventricular pathways: getting to the origins. Circulation. 2008;117(12):1502-4.
11. Vieira ML, Maddukuri P, Pandian NG, Mathias W Jr, Ramires JA. Saddle shape of mitral valve annulus: three-dimensional transthoracic echocardiography. Arq Bras Cardiol. 2006;87(5):e215-6.
12. da Silva JP, da Silva Lda F, Lopes LM, Moreira LF, Caneo LF, Franchi SM, Lianza AC, Baumgratz JF, Duarte Flavio Magalhaes J. Pulmonary root translocation in malposition of great arteries repair allows right ventricular outflow tract growth. J Thorac Cardiovasc Surg. 2012;143(6):1292-8.
13. Buckberg GD. 2001. The structure and function of the helical heart and its buttress wrapping. II. Interface between unfolded myocardial band and evolution of primitive heart. Semin Thorac Cardiovasc Surg 13:320–332.
14. Anderson RH, Smerup M, Sanchez-Quintana D, Loukas M, Lunkenheimer PP. The three-dimensional arrangement of the myocytes in the ventricular walls. Clin Anat. 2009 (1):64-76. Review.
15. Tan AY, Li H, Wachsmann-Hogiu S, Chen LS, Chen PS, Fishbein MC. Autonomic innervation and segmental muscular disconnections at the human pulmonary vein-atrial junction: implications for catheter ablation of atrial-pulmonary vein junction. J Am Coll Cardiol. 2006;48(1):132-43.
16. Garcia-Garcia HM, Jang IK, Serruys PW, Kovacic JC, Narula J, Fayad ZA. Imaging plaques to predict and better manage patients with acute coronary events. Circ Res. 2014;114(12):1904-17.
17. Crooijmans HJ, Ruder TD, Zech WD, Somaini S, Scheffler K, Thali MJ, Bieri O. Cardiovascular magnetization transfer ratio imaging compared with histology: A postmortem study. J Magn Reson Imaging. 2013, doi: 10.1002/jmri.24460.

Fisiologia do Sistema Cardiovascular - Determinantes da Função Cardíaca

4

Marcos F. Minicucci
Leonardo A. M. Zornoff

---

1. Introdução
2. Principais determinantes da função cardíaca
   2.1. Papel do ventrículo direito e do pericárdio
   2.2. Acoplamento ventriculoarterial
   2.3. Pós-carga pulsátil
   2.4. Mecânica ventricular
   2.5. Determinantes da função diastólica
3. Referências bibliográficas

---

1 INTRODUÇÃO

Considerando o impacto das doenças cardiovasculares atualmente em todo o mundo, o conhecimento de diferentes aspectos sobre a fisiologia do sistema cardiovascular pode ter importantes implicações. Entre as doenças consideradas problemas de saúde pública, destaca-se a insuficiência cardíaca. Por essa razão, serão discutidos, a seguir, os principais determinantes da função cardíaca, incluindo a relação entre o acoplamento ventrículo arterial, interações envolvendo os ventrículos direito (VD) e o esquerdo (VE) e o pericárdio, mecânica cardíaca com ênfase nas associações entre arquitetura e função cárdica e os determinantes da função diastólica do VE. Finalmente, serão discutidos, de forma mais detalhada, os determinantes da ejeção ventricular no Capítulo 5.

2 PRINCIPAIS DETERMINANTES DA FUNÇÃO CARDÍACA

2.1 PAPEL DO VENTRÍCULO DIREITO E DO PERICÁRDIO

Historicamente, o VD tem recebido muito menos atenção do que o VE. No entanto, nos últimos anos, diversas evidências enfatizam a importância da função do primeiro na manutenção da função cardíaca.

Ele é formado por fibras alongadas e finas, o que resulta em uma câmara com alta complacência, capaz de acomodar grandes aumentos de volume em comparação ao VE (Figura 4.1). Contudo, é uma câmara que não suporta adequadamente sobrecargas de pressão. Em situações fisiológicas, no entanto, a câmara ventricular direita ejeta contra o território da artéria pulmonar, caracterizando situação de baixa resistência ao esvaziamento do VD.[1]

A função do VD é determinada por três componentes principais. O primeiro componente é a contração da musculatura da crista supraventricular, que separa as regiões de entrada e saída do ventrículo. O segundo determinante é o septo interventricular. Quando o VE contrai, o VD, em consequência de sua menor pressão intracavitária, é achatado pelo septo e o sangue é expelido pela via de saída do VD. Acredita-se que até 50% do débito do ventrículo direito seja consequência desse mecanismo. Outro determinante é a contração sequencial do VD. A contração se inicia nas regiões de entrada deste, terminando na via de saída. Esse fenômeno cria uma contração peristáltica, que termina por direcionar o fluxo sanguíneo para o território da artéria pulmonar.[2]

Diferenças do VD em relação ao VE também ocorrem no nível molecular. Por exemplo, apesar de a estimulação alfa-adrenérgica diminuir a contratilidade do VD em situações normais, ao contrário do que ocorre com o VE, ela pode melhorar a função contrátil em situações patológicas, como em casos de hipertensão pulmonar. Do mesmo modo, a administração de inibidores da fosfodiesterase, como o silderafil, aumenta a contratilidade do VD em modelos patológicos experimentais.[3]

Na análise da interação entre os ventrículos, devemos considerar que, da mesma forma que o direito sofre influência de eventos que ocorrem no esquerdo, a função do VD também pode ter importantes implicações para a função do VE. Nessa interação, o pericárdio desempenha papel de destaque.

O pericárdio é composto por membrana visceral fina e elástica e membrana parietal espessa, composta de fibras colágenas, pouco distensíveis. Em razão das características inelásticas do folheto parietal, o pericárdio normal tem pequena capacidade de acomodação. Assim, o acúmulo agudo de pequenos volumes de líquido, excedendo 250 mL, ou dilatações agudas das câmaras ventriculares, pode resultar em aumentos significativos da pressão intrapericárdica. Esse aumento tem como principal consequência o efeito de restrição ao enchimento ventricular, direito ou esquerdo.[4] Cronicamente, no entanto, o pericárdio apresenta capacidade de alongar-se, facilitando sua capacidade de acomodação a maiores sobrecargas (Figura 4.2).

Apesar de o pericárdio desempenhar importante função na fixação das estruturas cardíacas, a sua tarefa mais importante está associada à interação mecânica com as câmaras cardíacas. Nesse sentido, diferentes trabalhos experimentais mostraram que aumentos de pressão de um ventrículo (esquerdo ou direito), resultam em desvio da curva pressão-volume para cima do ventrículo contralateral. Assim, menores acréscimos de volume resultariam em maiores aumentos de pressão. Importa registrar que, com a remoção do pericárdio, houve atenuação significativa desse fenômeno.[5,6] Portanto, atualmente não parecem existir dúvidas sobre o relevante papel do pericárdio na interação entre os ventrículos.

Deve-se considerar, no entanto, que, mesmo com a remoção do pericárdio, as interações entre os ventrículos não são completamente abolidas. Por essa razão, outros mecanismos, como movimentação septal, retardo na contração do VD com dissincronia na contração direito-esquerdo, interação neuro-hormonal e interações diretas entre os miócitos direito e esquerdo estão sendo objeto de estudos.

Outro aspecto relevante é que as interações entre os ventrículos e entre estes e o pericárdio podem ter importantes implicações clínicas. Por exemplo, infarto isolado do VE pode resultar em dilatação e disfunção do VD, evento não associado ao comprometimento isquêmico do septo nem ao aumento da pressão da artéria pulmonar.[7] Adicionalmente, a disfunção do VD, avaliada pelo ecocardiograma, é preditora de mau prognóstico em pacientes com disfunção ventricular esquerda após o infarto do miocárdio.[8] Em casos de derrame pericárdico, acúmulos agudos de pequenas quantidades de líquido podem resultar em tamponamento cardíaco, enquanto acúmulos de grandes volumes podem ser bem tolerados, se forem crônicos.[4] Outra importante implicação clínica está relacionada às situações em que ocorrem dilatações agudas do VD. No caso do infarto deste, o aumento abrupto da câmara pode resultar em aumento da pressão intrapericárdica e comprometimento da função do VE. Nessa situação, a administração de volume provoca aumento de fluxo, de forma quase passiva, do VD para a artéria pulmonar, melhorando o enchimento do VE. De modo oposto, em casos de dilatação aguda do VD secundária à embolia pulmonar, considerando a alta resistência no território pulmonar, a administração de volume pode resultar em ampliação da dilatação inicial do VD, aumento aditivo da pressão

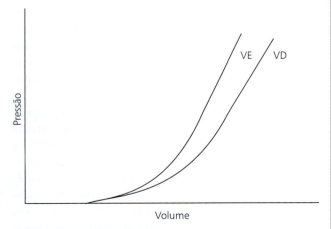

FIGURA 4.1 Relação entre pressão e volume das câmaras ventriculares. O ventrículo direito (VD) apresenta maior complacência do que o esquerdo (VE).

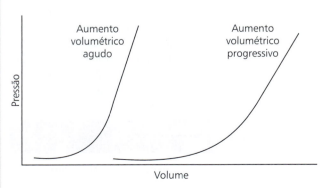

FIGURA 4.2 Relação pressão-volume pericárdica, com acréscimos agudos e crônicos de volume.

intrapericárdica, além do aumento da pressão intraventricular com desvio do septo para o VE e piora do quadro hemodinâmico. Contudo, a administração de medicação alfa-adrenérgica poderia melhorar a função do VD, nesse cenário.[3]

Portanto, o conhecimento da fisiologia do VD e sua interação com o VE e o pericárdio é essencial para o entendimento de diversas situações clínicas.

2.2 ACOPLAMENTO VENTRICULOARTERIAL

O desempenho do sistema cardiovascular também depende do acoplamento adequado entre o ventrículo esquerdo e o sistema arterial. O VE ejeta seu volume sistólico no sistema arterial, o qual leva o fluxo sanguíneo aos tecidos. No entanto, para uma análise funcional dessa interação, ambos os sistemas precisam ser analisados da mesma maneira.[9]

O VE pode ser avaliado por meio da curva pressão-volume. Quando a pressão e o volume da cavidade durante um ciclo cardíaco são plotados nos eixos verticais e horizontais respectivamente, eles definem uma curva anti-horária, conhecida como curva pressão-volume. O canto inferior direito dessa curva representa o final da diástole. A contração isovolumétrica do VE resulta em aumento da pressão, sem aumento do volume (linha vertical). Após a abertura da válvula aórtica, o volume do VE diminui, levando a um desvio para esquerda na curva. No final da sístole, o fechamento da válvula aórtica é seguido de uma queda na pressão da cavidade ventricular, antes da abertura da válvula mitral, fase de relaxamento isovolumétrico (linha vertical) (Figura 4.3).[10]

Quando diversas curvas de pressão-volume são obtidas de um mesmo indivíduo, com incrementos progressivos na pré-carga, forma-se uma linha com a união dos pontos dos cantos superiores esquerdos das curvas de pressão volume. Essa reta, cujo ângulo é conhecido como elastância sistólica final do ventrículo esquerdo (E_{VE}) (Figura 4.4), é definida como relação pressão-volume no final da sístole. A E_{VE} é um índice de contratilidade e de rigidez sistólica do VE, sendo afetada pelo inotropismo, pelas características bioquímicas e mecânicas do miocárdico e pela geometria da cavidade ventricular.[10,11] Por essa razão, aumentos da E_{VE} devem ser interpretados com cuidado. Aumentos agudos da E_{VE} normalmente refletem aumento da contratilidade ventricular esquerda, como ocorre no exercício físico e na infusão de agentes inotrópicos. No entanto, valores basais aumentados da E_{VE} indicam alterações crônicas da estrutura, bioquímica e função do VE.[12]

Sunagawa e colaboradores propuseram que o sistema arterial poderia ser avaliado da mesma forma, por meio da relação do volume sistólico e da pressão arterial no final da sístole.[13] Quando são plotados o volume sistólico e a pressão arterial no final da sístole nos eixos horizontal e vertical respectivamente, observa-se que quanto maior o volume sistólico, maior a pressão arterial no final da sístole. O ângulo da curva dessa relação representa a elastância arterial efetiva (E_A) (Figura 4.5). A E_A é um índice que incorpora os principais elementos da pós-carga arterial, incluindo resistência vascular periférica, complacência e impedância arterial. Assim, ela pode ser considerada como medida da carga arterial imposta ao VE.[12]

Com essa representação, tanto o VE quanto o sistema arterial são avaliados pelas respectivas elastâncias e quantificados na mesma unidade (mm/mL). Portanto, a interação entre esses sistemas pode ser avaliada pela relação entre E_A/E_{VE}.[14]

Nos trabalhos inicias em humanos, as elastâncias do VE e do sistema arterial eram obtidas de modo invasivo, por cateterismo cardíaco. No entanto, técnicas não invasivas para estimar a E_A e E_{VE} foram desenvolvidas e permitiram maior utilização desses índices na prática clínica.[14]

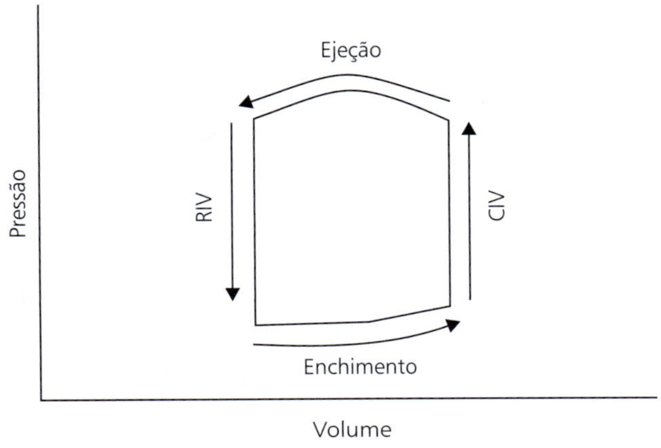

FIGURA 4.3 Curva pressão-volume do ventrículo esquerdo durante o ciclo cardíaco. CIV: contração isovolumétrico; RIV: relaxamento isovolumétrico.

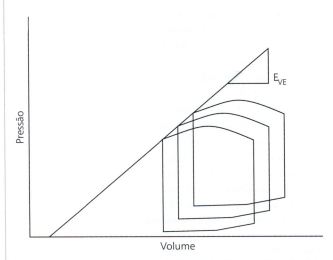

FIGURA 4.4 Relação pressão-volume do ventrículo esquerdo no final da sístole, com a correspondente elastância sistólica final (E_{VE}).

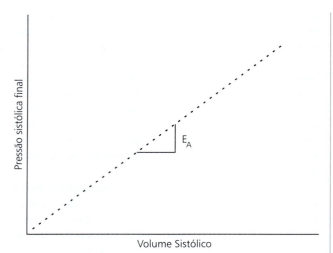

FIGURA 4.5 Relação volume sistólico-pressão arterial no final da sístole, com a correspondente elastância arterial efetiva (E_A).

A E_A pode ser calculada pela fórmula:

$$EA = (PSF)/VS$$

Sendo que PSF: pressão sistólica final do VE; e VS: volume sistólico.

A pressão sistólica final do VE, por sua vez, pode ser estimada pela fórmula:

$$PSF = 0{,}9 \times PAS$$

Sendo que PSF: pressão sistólica final do VE; e PAS: pressão arterial sistólica braquial.

A E_{VE} pode ser estimada pela fórmula:

$$E_{VE} = PSF/VSF - V_0$$

Sendo que PSF: pressão sistólica final do VE; VSF: volume sistólico final do VE; e V_0: ponto de intersecção da reta "relação pressão-volume no final da sístole" com o eixo horizontal na curva pressão-volume.

O volume sistólico final de VE pode ser medido de modo não invasivo pelo ecocardiograma, GATED ou ressonância nuclear magnética. Esses métodos não invasivos para estimar a E_A e E_{VE} apresentam boa correlação com os métodos invasivos.[14-16]

O VE e o sistema arterial estão adequadamente acoplados para produzir o trabalho sistólico quando E_A for igual a E_{VE}, ou seja, quando a relação $E_A/E_{VE} = 1$. O trabalho sistólico é o produto da pressão arterial sistólica e do volume sistólico, e mede o trabalho útil produzido pelo VE. Quando $E_A/E_{VE} < 1$, o trabalho sistólico permanece perto do normal, mas quando $E_A/E_{VE} > 1$, o trabalho sistólico diminui e o VE torna-se menos eficiente.[10,12] Em trabalhos clínicos, a média da relação E_A/E_{VE} em indivíduos normais foi de 0,62 a 0,82.[10,17,18] É interessante observar que o trabalho sistólico e a eficiência do ventrículo esquerdo são maiores do que 90% dos seus valores ótimos, mesmo com grandes variações da relação E_A/E_{VE} (0,3-1,3).[19] No entanto, em situações extremas, como em pacientes com infarto agudo do miocárdio e/ou insuficiência cardíaca, essa homeostase pode ser perdida. Em pacientes com insuficiência cardíaca sistólica, a E_{VE} está reduzida e a E_A aumentada em virtude do aumento da resistência vascular periférica e da frequência cardíaca. Nessa situação, as elastâncias do VE e do sistema arterial estão desacopladas e a relação E_A/E_{VE} pode aumentar 3 a 4 vezes. Essa relação reflete a redução do desempenho e da eficiência cardiovascular na insuficiência cardíaca. Nessa doença, o uso de vasodilatadores, como nitratos e bloqueadores de canais de cálcio, pode diminuir a E_A e reduzir a relação E_A/E_{VE} aos seus valores normais. O mesmo ocorrendo com o uso de inotrópicos que aumentam a E_{VE} e normalizam a relação E_A/E_{VE}. Outra aplicação clínica é que, com o aumento da E_{VE} e E_A, modestas variações no enchimento ventricular induzem marcantes variações na pressão arterial. Isso poderia explicar, por exemplo, a labilidade da pressão arterial que alguns pacientes apresentam a variações pequenas de volume, particularmente aqueles com disfunção diastólica.

2.3 PÓS-CARGA PULSÁTIL

No início de cada ciclo cardíaco, o coração gera pulso anterógrado que resulta em aumento da pressão e do fluxo na aorta proximal durante a sístole. A energia gerada pelo VE é transmitida por vasos condutores e parcialmente refletida em locais como ramificações, mudança do diâmetro do vaso e placas de aterosclerose. Múltiplas pequenas reflexões são conduzidas ao coração, no entanto, são analisadas como uma grande onda de reflexão.[10,20]

De modo diferente da pós-carga resistida, que depende do calibre arteriolar, do número total de arteríolas distribuídas em paralelo e da viscosidade sanguínea, a pós-carga pulsátil depende das propriedades dos grandes vasos. Portanto, ela depende da impedância da aorta proximal, da magnitude e do tempo das reflexões da onda de pulso e da complacência total da árvore arterial.[10,20]

Quando a impedância da aorta proximal está aumentada devido à rigidez da parede ou à redução do diâmetro do vaso, ocorre aumento da pressão para qualquer fluxo sistólico. O tempo de chegada da onda refletida depende, por sua vez, do local das reflexões de onda e da velocidade da onda de pulso, principalmente da aorta. A velocidade da onda de pulso também apresenta correlação direta com a rigidez da parede arterial. O local da reflexão de onda, por sua vez, depende da composição corporal do indivíduo, principalmente de sua estatura.[10]

Os principais componentes da complacência arterial são o volume, a geometria do vaso (relação parede/lúmen do vaso) e a rigidez da parede arterial.

Quando uma onda de pulso refletida volta ao VE durante a ejeção ventricular, aumenta o trabalho sistólico dele em fase tardia da sístole, podendo piorar o desempenho mecânico cardíaco.[20] É interessante observar que estudos experimentais mostraram que esse aumento de carga no final da sístole induz mais hipertrofia ventricular e fibrose quando comparado ao aumento de carga no início da sístole.[21] Além disso, progressivamente diminuem as contribuições das ondas refletivas na pressão de perfusão coronariana que ocorre na diástole.[22]

Estudos clínicos mostraram que a redução da magnitude da onda refletida em virtude do uso de drogas anti-hipertensivas reduziu a massa do VE, independentemente dos efeitos na redução da pressão arterial.[23] Logo, estratégias para redução da magnitude da pós-carga pulsátil são benéficas em pacientes com insuficiência cardíaca, tanto sistólica, quanto com fração de ejeção preservada. No entanto, mais estudos são necessários para elucidar as relações do aumento da pós-carga na sístole precoce e tardia com o relaxamento ventricular, remodelação cardíaca e fibrose.

2.4 MECÂNICA VENTRICULAR

Classicamente, considerando-se os determinantes da função cardíaca, a sístole e a diástole são encaradas como eventos homogêneos, com todas as fibras contraindo e relaxando simultaneamente. No entanto, esse conceito não é correto. Nos últimos anos, identificou-se que a função cardíaca normal está associada com sequência heterogênea de encurtamento e alongamento das fibras ventriculares. Essa noção foi acompanhada pelo reconhecimento da importância da rotação e da torção ventriculares na manutenção da função cardíaca.[24]

A função ventricular normal requer coordenação entre as atividades elétrica e mecânica. Seguindo a trajetória das fibras de Purkinge, a parede ventricular esquerda é primeiramente ativada na região endocárdica do septo e na parede livre ventricular, caminhando do ápice para a base do ventrículo. A resposta mecânica, no entanto, é caracterizada por dissincronia fisiológica das regiões subendocárdicas e subepicárdicas.[25-27]

O fenômeno de rotação é definido como movimento circunferencial ao redor do eixo longitudinal. Na fase de contração isovolumétrica, ocorre breve movimento de rotação horária na região do ápice do VE, seguida de grande e sustentada rotação anti-horária na fase de ejeção. Associado a esse movimento, há encurtamento das fibras subendocárdicas acompanhado por estiramento das fibras subepicárdicas, seguido de encurtamento simultâneo das fibras endocárdicas e epicárdicas durante a ejeção. Em contraste, a região da base exibe movimento de rotação anti-horária na fase isovolumétrica e rotação horária na fase de ejeção, de menor amplitude em comparação ao ápice (Figura 4.6). A diferença ou gradiente da rotação entre as regiões do ápice e da base caracteriza a torção. Assim, esse processo descreve o grau de deformação sofrido pelo miocárdio. Na diástole, a deformação ventricular é revertida. Por definição, a torção sistólica é expressa em valores positivos, enquanto a torção diastólica é negativa.[28]

Em relação à sua relevância, a primeira consequência do processo de torção sistólica é gerar a maior pressão intracavitária com mínimo encurtamento, reduzindo a demanda por energia. Adicionalmente, a presença de torção induz distribuição mais equitativa de força (estresse) o que, por sua vez, proporciona um encurtamento de fibras mais homogêneo através da parede ventricular. Do mesmo modo, a torção diastólica, que se inicia na fase de relaxamento isovolumétrico, permite a presença de vetores subendocárdicos e subepicárdicos contraindo e alongando simultaneamente e, desse modo, facilita o restabelecimento de forças de recolhimento e a restauração da arquitetura ventricular como antes da contração isovolumétrica. Portanto, a perda da torção está associada com comprometimento da função sistólica e diastólica do VE.[24,28]

Aspecto importante a ser considerado refere-se ao fato de que um dos principais objetivos da cardiologia é a avaliação da função ventricular. Nesse sentido, a mecânica cardíaca pode ser avaliada por meio de diferentes métodos não invasivos. O ecocardiograma é o mais amplamente utilizado para avaliação da morfologia e função cardíaca. Historicamente, ele avalia os diâmetros das cavidades e a espessura da parede ventricular o que, por sua vez, possibilita a avaliação da função ventricular. Recentemente, com a incorporação de novas técnicas, como o Doppler tecidual e *speckle tracking*, foi possível avaliar velocidades, deformação, taxa de deformação, deslocamento, rotação e torção.[29,30] No entanto, por problemas técnicos, para a avaliação da torção o método de escolha, considerando-se as diferentes técnicas utilizadas, é a ressonância nuclear magnética.[31]

Finalmente, alterações da mecânica cardíaca podem ter importantes implicações clínicas. Em situações de insuficiência cardíaca e queda da fração de ejeção, o coração pode perder sua forma elíptica normal e adquirir configuração esférica,

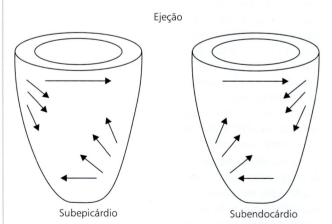

FIGURA 4.6 Movimento de rotação do ventrículo esquerdo. Durante a ejeção ventricular, as fibras subepicárdicas e subendocárdicas encurtam simultaneamente. A maior amplitude dos movimentos das fibras epicárdicas determina o sentido da rotação. A diferença da rotação entre as regiões do ápice e da base caracteriza a torção. Adaptado de Sengupta.[28]

resultando em fibras com orientação mais transversa. Esse fenômeno pode comprometer a geração de forças e comprometer, de forma adicional, a função ventricular. Consequentemente, em algumas situações, a restauração cirúrgica da geometria ventricular pode ter efeitos favoráveis.[32] Outra implicação de alterações na mecânica cardíaca pode ser vista com os dispositivos de marca-passo. Como discutido anteriormente, a movimentação normal cardíaca envolve sequência fisiológica de eventos elétricos e mecânicos. Assim, a colocação de marca-passo no ápice do VD pode comprometer essa sequência e contribuir para a deterioração da função ventricular.[33] Especificamente em relação à torção ventricular, considerando-se que o balanço de forças pode ser modificado por variações da geometria ventricular, alterações da torção já foram identificadas em situações de isquemia cardíaca, estenose aórtica, diabetes melito e de hipertrofia cardíaca concêntrica ou excêntrica. Nessas situações, admite-se a hipótese de que alterações na torção possam ser indicativos precoces de disfunção ventricular. Adicionalmente, por estar intimamente relacionada com a sincronia ventricular, a torção foi inversamente relatada com a perda da sincronia ventricular em situações de disfunção ventricular. Finalmente, em pacientes com disfunção sistólica, a torção foi preditora independente de resposta à terapia de ressincronização cardíaca.[28,29,33]

2.5 DETERMINANTES DA FUNÇÃO DIASTÓLICA

Embora tenha, historicamente, recebido menor interesse por parte dos fisiologistas em comparação à função sistólica, o estudo da função diastólica do ventrículo esquerdo vem ganhando importância nos últimos anos. Nesse sentido, pode-se dividir, didaticamente, a função diastólica em dois diferentes grupos. O primeiro compreende a fase de queda aguda da pressão intracavitária e o segundo engloba a fase de enchimento ventricular.

O primeiro determinante da queda de pressão ventricular envolve o relaxamento e as proteínas reguladoras do trânsito de cálcio. A retirada do cálcio das proteínas contráteis é realizada por proteína ATPásica denominada SERCA 2a. A atividade da SERCA é inibida pela fosfolambam, proteína que, quando fosforilada, perde a capacidade inibitória sobre a SERCA, o cálcio é retirado do complexo contrátil e ocorre o relaxamento ventricular. Diferentes situações clínicas como isquemia, hipertrofia cardíaca, diabetes melito e hipotireodismo podem interferir com a atividade da SERCA 2a e/ou do fosfolambam, com prejuízo do relaxamento ventricular.[34]

Outro determinante da queda de pressão abrange o processo de torção ventricular. Como discutido anteriormente, a torção negativa, por meio do restabelecimento de forças de recolhimento, facilita a função de sucção ventricular. Portanto, fatores que comprometam o fenômeno da torção podem comprometer a função diastólica.[35]

O terceiro determinante é o aumento do volume sistólico final. Apesar de a função sistólica estar preservada em repouso, a fração de ejeção pode estar comprometida em situações de sobrecarga como o exercício físico. Nessas situações, é possível haver aumento do volume sistólico final do ventrículo esquerdo. Esse aumento residual do volume sistólico pode comprometer a capacidade sucção ventricular nas fases precoces da diástole.[35]

Em relação à fase de enchimento ventricular, o primeiro determinante é a quantidade de colágeno. Os colágenos mais comuns no coração são os do tipo I (o mais rijo) e III. A degradação do colágeno ocorre pela ação de proteases, conhecidas como metaloproteases (MMP), cuja ação é inibida pelos inibidores teciduais das MMP (TIMP). Diversas evidências sugerem que situações de agressão cardíaca são acompanhadas por alterações do metabolismo do colágeno, com aumento dos níveis de TIMP e das concentrações de colágeno, particularmente o colágeno tipo I, caracterizando o processo de fibrose cardíaca. Esse fato, por sua vez, aumentaria a rigidez da parede ventricular comprometendo a função diastólica.[34,35]

Outro determinante do enchimento ventricular é a macro proteína sarcomérica titina. Atualmente, aceita-se que, dentro das faixas fisiológicas de volume, a titina seja responsável por aproximadamente 80% da rigidez passiva do miocárdio. Situações de remodelação cardíaca secundária a diversas injúrias podem interferir nas propriedades da titina, aumentando a rigidez passiva do miocárdio.[36] Por essa razão, moduladores da titina têm sido alvo de estudos apresentando potencial terapêutico para uso na prática clínica.[37]

Finalmente, o pericárdio é importante modulador da capacidade de enchimento ventricular, mas seu papel já foi discutido anteriormente.

O interesse pelo estudo da função diastólica é decorrência de sua relevância clínica. Aproximadamente 50% dos pacientes com diagnóstico de insuficiência cardíaca apresentam fração de ejeção preservada. Veja também capítulo 61. Assim, os sinais e sintomas da síndrome são atribuídos a alterações da função diastólica. Outro aspecto relevante é que mais de 90% dos pacientes com insuficiência cardíaca com fração de ejeção preservada têm mais de 60 anos no momento do diagnóstico. Com a elevação da expectativa de vida da população, o problema de saúde pública com essa síndrome aumentará. Por fim, diferentemente do que ocorre em situações de fração de ejeção reduzida, até o momento não existem abordagens terapêuticas específicas para a disfunção diastólica. Portanto, o conhecimento dos mecanismos reguladores da diástole é fundamental para a elaboração de novas abordagens terapêuticas.[37]

REFERÊNCIAS BIBLIOGRÁFICAS

1. Dell'Italia LJ. Anatomy and physiology of the right ventricle. Cardiol Clin 2012; 30:167-87.
2. Rigolin VH, Robiolio PA, Wilson JS, Harrison JK, Bashore TM. The forgotten chamber: the importance of the right ventricle. Cathet Cardiovasc Diagn 1995; 35:18-28.
3. Friedberg MK, Redington AN. Right versus left ventricular failure: differences, similarities, and interactions. Circulation 2014; 129:1033-44.

4. Goldstein JA. Cardiac tamponade, constrictive pericarditis, and restrictive. Cardiomyopathy. Curr Probl Cardiol 2004; 29:503-67.
5. Janicki JS and Weber KT. The Pericardium and ventricular interaction, distensibility, and function. Am J Physiol 1980; 38:H494-H503.
6. Spadaro J, Bing OH, Gaasch WH, et al. Pericardial modulation of right and left ventricular diastolic interaction. Circ Res 1981; 48:233-8.
7. Simon MA. Assessment and treatment of right ventricular failure. Nat Rev Cardiol 2013; 10:204-18.
8. Zornoff LA, Skali H, Pfeffer MA, St John Sutton M, Rouleau JL, Lamas GA, et al; SAVE Investigators. Right ventricular dysfunction and risk of heart failure and mortality after myocardial infarction. J Am Coll Cardiol 2002; 39:1450-5.
9. Little WC, Cheng CP. Left ventricular-arterial coupling in conscious dogs. Am J Physiol 1991; 261:H70-H76.
10. Chirinos JA. Ventricular-arterial coupling: invasive and non-invasive assessment. Artery Res 2013; 7(1).
11. Chantler PD, Lakatta EG. Arterial-ventricular coupling with aging and disease. Front Physiol 2012; 3:90.
12. Little WC, Pu M. Left ventricular-arterial coupling. J Am Soc Echocardiogr 2009; 22:1246-8.
13. Sunagawa K, Maughan WL, Sagawa K. Optimal arterial resistance for the maximal stroke work studied in isolated canine left ventricle. Circ Res 1985; 56:586-95.
14. Chantler PD, Lakatta EG, Najjar SS. Arterial-ventricular coupling: mechanistic insights into cardiovascular performance at rest and during exercise. J Appl Physiol 2008; 105:1342-51.
15. Chen CH, Fetics B, Nevo E, Rochitte CE, Chiou KR, Ding PA, Kawaguchi M, Kass DA. Noninvasive single-beat determination of left ventricular end-systolic elastance in humans. J Am Coll Cardiol 2001; 38: 2028-34.
16. Cohen-Solal A, Caviezel B, Laperche T, Gourgon R. Effects of aging on left ventricular-arterial coupling in man: assessment by means of arterial effective and left ventricular elastances. J Hum Hypertens 1996; 10: 111-6.
17. Redfield MM, Jacobsen SJ, Borlaug BA, Rodeheffer RJ, Kass DA. Age- and gender-related ventricular-vascular stiffening: a community-based study. Circulation 2005; 112:2254-62.
18. Chirinos JA, Rietzschel ER, De Buyzere ML, DE Bacquer D, Gillebert TC, Gupta AK, et al. Arterial load and ventricular-arterial coupling: physiologic relations with body size and effect of obesity. Hypertension 2009; 54:558-66.
19. De Tombe PP, Jones S, Burkhoff D, Hunter WC, Kass DA. Ventricular stroke work and efficiency both remain nearly optimal despite altered vascular loading. Am J Physiol 1993; 264:H1817-24.
20. Chirinos JA. Arterial stiffness: basic concepts and measurement techniques. J Cardiovac Transl Res 2012; 5: 243-55.
21. Chirinos JA, Segers P. Nonivasive evaluation of left ventricular afterload: Part 2: arterial pressure-flow and pressure-volume relations in humans. Hypertension 2010; 56:563-70.
22. Kobayashi S, Yano M, Kohno M, Obayashi M, Hisamatsu Y, Ryoke T, et al. Influence of aortic impedance on the development of pressure-overload left ventricular hypertrophy in rats. Circulation 1996; 94:3362-8.
23. Hashimoto J, Westerhof BE, Westerhof N, Imai Y, O'Rourke MF. Different role of wave reflection magnitude and timing on left ventricular mass reduction during antihypertensive treatment. J Hypertens 2008; 26:1017-24.
24. Bloechlinger S, Grander W, Bryner J, Dünser MW. Left ventricular rotation: a neglected aspect of the cardiac cycle. Intensive Care Med 2011; 37:156-63.
25. Bansal M, Sengupta PP. Longitudinal and circumferential strain in patients with regional LV dysfunction. Curr Cardiol Rep 2013; 15: 339.
26. Sengupta PP, Krishnamoorthy VK, Korinek J, Narula J, Vannan MA, Lester SJ, Tajik JA, Seward JB, Khandheria BK, Belohlavek M. Left ventricular form and function revisited: applied translational science to cardiovascular ultrasound imaging. J Am Soc Echocardiogr 2007; 20:539-51.
27. Buckberg GD, Hoffman JI, Coghlan HC, Nanda NC. Ventricular structure-function relations in health and disease: Part I. The normal heart. Eur J Cardiothorac Surg 2014; Aug: 1-15.
28. Sengupta PP, Tajik AJ, Chandrasekaran K, Khandheria BK. Twist mechanics of the left ventricle: principles and application. JACC Cardiovasc Imaging 2008; 1:366-76.
29. Young AA, Cowan BR. Evaluation of left ventricular torsion by cardiovascular magnetic resonance. J Cardiovasc Magn Reson 2012; 14:49.
30. Kalogeropoulos AP, Georgiopoulou VV, Gheorghiade M, Butler J. Echocardiographic evaluation of left ventricular structure and function: new modalities and potential applications in clinical trials. J Card Fail 2012; 18:159-72.
31. Edvardsen T, Haugaa KH. Imaging assessment of ventricular mechanics. Heart 2011; 97:1349-56.
32. Buckberg G, Athanasuleas C, Conte J. Surgical ventricular restoration for the treatment of heart failure. Nat Rev Cardiol 2012; 9:703-16.
33. Buckberg GD, Hoffman JI, Coghlan HC, Nanda NC. Ventricular structure-function relations in health and disease: Part II. Clinical considerations. Eur J Cardiothorac Surg 2014, Jul:1-10.
34. Sharma K, Kass DA. Heart failure with preserved ejection fraction: mechanisms, clinical features, and therapies. Circ Res 2014; 115:79-96.
35. Borlaug BA. The pathophysiology of heart failure with preserved ejection fraction. Nat Rev Cardiol 2014; 11:507-15.
36. van Heerebeek L, Franssen CP, Hamdani N, Verheugt FW, Somsen GA, Paulus WJ. Molecular and cellular basis for diastolic dysfunction. Curr Heart Fail Rep 2012; 9:293-302.
37. Butler J, Fonarow GC, Zile MR, Lam CS, Roessig L, Schelbert EB, et al. Developing therapies for heart failure with preserved ejection fraction: current state and future directions. JACC Heart Fail 2014; 2:97-112.

Fisiologia do Sistema Cardiovascular – Determinantes da Ejeção Ventricular

5

Andrey J. Serra
Ednei L. Antonio
Frederico J. N Mancuso
Paulo J. F. Tucci

1. Miocárdio, um músculo que ejeta
2. Movimentos miocárdicos
3. Inotropismo miocárdico
   3.1. Papel do cálcio na ativação da contração e no inotropismo
   3.2. Ritmo cardíaco e inotropismo
4. Mecanismo de Frank-Starling
   4.1. Bases subcelulares do mecanismo de Frank-Starling
   4.2. Mecanismo de Frank-Starling no coração intacto
      4.2.1. A fase descendente do mecanismo de Frank-Starling
      4.2.2. As dilatações ventriculares crônicas
5. Pós-carga
   5.1. Conceituação e influência na ejeção ventricular
   5.2. Os desajustes da pós-carga
6. O efeito Bowditch no coração intacto
7. Pontos relevantes a serem considerados
8. Referências bibliográficas

1. MIOCÁRDIO, UM MÚSCULO QUE EJETA

Para uma interpretação ortodoxa, o título deste tópico soa incompreensível. Músculo é uma estrutura que tem duas funções: desenvolver força; e encurtar. Conferir função de ejetar para músculos exige aprofundamento de conceitos.

O miocárdio não contraria o conceito consolidado de que a função muscular é desenvolver força e encurtar. A singularidade do miocárdio compor uma cavidade é que confere à sua função contrátil a capacidade de – ao contrair e desenvolver força – gerar pressão no interior da cavidade, comprimir o sangue contido no seu interior e ejetá-lo, quando encurta. Sendo sua função totalmente enquadrada na atividade natural dos músculos, destaca-se o conceito de que o fator que rege a contração miocárdica – como ocorre com todos os músculos – é a força (ou tensão) desenvolvida durante a contração. A noção de que o miocárdio opera com todas as características de um músculo, cuja função é regulada pela tensão que ele desenvolve, releva o fato de que, ao analisar a função cardíaca de contração, não se pode perder de vista que a tensão parietal é o determinante da função miocárdica. Pressão não é o determinante da função ventricular; é uma variável consequente ao desenvolvimento de força; esta, sim, a variável que indica a capacidade contrátil intrínseca do miocárdio, isto é, a contratilidade miocárdica. Lamentavelmente para o cardiologista, não se dispõe de tecnologia de fácil acesso que permita obter informações sobre a tensão gerada durante contrações miocárdicas no coração intacto, e todo o raciocínio médico que focaliza a capacidade contrátil miocárdica, como regra, leva em conta, apenas, a pressão gerada no interior dos ventrículos, e não a força desenvolvida pelo músculo que gera essa pressão. Não se pode perder de vista, entretanto, que esta é uma facilitação de raciocínio delicada, que pode comprometer o entendimento correto da função sistólica. A pressão necessária para a ejeção adequada é um dos componentes que influenciam o valor da tensão gerada na parede. Considere-se o balão infantil representado na Figura 5.1. É fácil admitir que todos os pontos de 1 a 5, no interior do balão, estão sujeitos à mesma pressão identificada como P. Diversamente, as tensões na parede da bexiga, no gargalo e no bojo da bexiga, são totalmente distintas; o gargalo está flácido, pois a tensão de estiramento a que está submetido é baixa; enquanto o bojo – submetido à elevada tensão de estiramento – está bastante estirado e tenso. Essa ilustração realça a existência de duas variáveis físicas distintas para o interior da cavidade (pressão) e sua parede (tensão parietal).

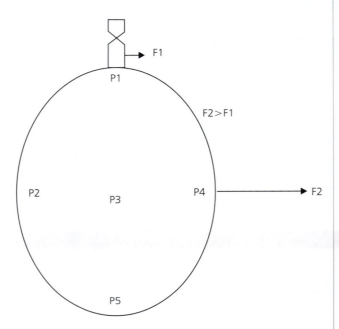

FIGURA 5.1 Balão infantil ilustrando relações existentes entre a pressão no interior do balão e a tensão vigente em sua parede. É inegável que todos os pontos no interior do balão (de 1 a 5) estão sujeitos à mesma pressão identificada como P. Diversamente, as tensões de estiramento no gargalo do balão e no seu bojo são marcadamente distintas. No gargalo, o balão está bem flácido porque, neste local, a tensão de estiramento (**F1**) é baixa. No bojo, a tensão (**F2**) é nitidamente superior, conforme indicado por seu caráter de tensa. A razão dessa diferença é explicada pela lei de Laplace, detalhada a seguir.

Tensão parietal e pressão intracavitária relacionam-se, matematicamente, de acordo com a lei de Laplace[1] que, na sua expressão mais simples, prevê que a força na parede (**F**) é determinada diretamente pela pressão intracavitária (**P**) e o raio da cavidade (**R**) e inversamente proporcional à espessura da parede (**h**):

Equação 1: F = P × R /2h

sugerindo, desde já, que não só as elevações da pressão, mas também as expansões da cavidade aumentam a tensão desenvolvida pelo músculo cardíaco.

Exemplo da necessidade de se caracterizar adequadamente o que pressão e tensão parietal indicam na função cardíaca ficou destacado em um de nossos trabalhos.[2] Ratos foram submetidos à injeção subcutânea diária de isoproterenol (0,3 mg/kg) durante 8 dias e, depois, tiveram dados estruturais e funcionais cardíacos analisados. A Tabela 5.1 ilustra os resultados de volume nuclear, ecocardiograma, hemodinâmica e contração do músculo papilar.

Os dados da Tabela 5.1 tipificam exemplo característico de hipertrofia (volume nuclear aumentado) concêntrica (maior espessura da parede e redução do diâmetro transverso do VE), com restrição ao enchimento ventricular (elevação da pressão diastólica final do VE) e intensificação do desempenho do ventrículo esquerdo (fração de encurtamento do diâmetro e dP/dt aumentadas), simulando intensificação do inotropismo miocárdico. Todavia, quando a contração do miocárdio é analisada no músculo papilar desses mesmos animais – sem as interferências do tamanho, de anormalidades valvares e da forma do VE –, a depressão da contratilidade miocárdica (TD e dT/dt inferiores) é tornada evidente. Esse conjunto ilustra como a estrutura da câmara (tamanho da cavidade e espessura da parede) pode modular o desempenho ventricular, tornando-o mais eficiente do que o ventrículo normal, embora a contratilidade miocárdica esteja deprimida.

TABELA 5.1 Dados (x ± epm) estruturais e funcionais de ratos não tratados (Controle) e tratados com isoproterenol durante 8 dias (Isoproterenol)

	CONTROLE	ISOPROTERENOL
Volume nuclear (μm^3)	125 ± 22	229 ± 10*
EPPVE (mm)	1,44 ± 0,10	1,92 ± 0.13*
DDVE (mm)	7,66 ± 0,21	7,11 ± 0,17*
FED (%)	41 ± 1,5	56 ± 2,4*
PSVE (mmHg)	127 ± 2	116 ± 2
PDFVE (mmHg)	7,9 ± 0,5	15,2 ± 0,9*
dP/dt (mmHg/s)	8.023 ± 175	10.090 ± 354*
TD (g/mm^2)	5,4 ± 0,4	3,9 ± 0,2*
dT/dt (g/mm^2/s)	50 ± 4	36 ± 3*

EPPVE: espessura da parede posterior do ventrículo esquerdo; DDVE: diâmetro diastólico do VE; FED: fração de encurtamento do diâmetro do VE; PSVE: pressão sistólica do VE; PDFVE: pressão diastólica final do VE; dP/dt: taxa máxima de variação temporal da pressão do VE; TD: tensão desenvolvida durante contração do músculo papilar isolado; dT/dt: taxa máxima de variação temporal da TD; VE: ventrículo esquerdo; VD: ventrículo direito. * $p < 0,05$ à análise estatística.

Os resultados verificados para os animais tratados com isoproterenol são compreensivelmente decorrentes das influências da lei de Laplace. Manipulando a equação 1, de forma a avaliar os fatores intervenientes no desenvolvimento de pressão, teremos:

Equação 2: P = 2F × h / R

indicando que, para determinado valor de força, a pressão desenvolvida será favorecida pela espessura da parede e desfavorecida pelo raio da cavidade. Decorre que cavidades pequenas são mais eficientes na conversão de tensão em pressão, favorecendo a geração de pressão e a ejeção ventricular, enquanto cavidades grandes convertem mal a força parietal em pressão e são onerosas para a função cardíaca. Os gráficos da Figura 5.2 são ilustrativos da conveniência funcional das cavidades menores. Eles ilustram variáveis cardíacas de ratos infartados antes e após redução da cavidade por meio de plicatura da cicatriz do infarto.[3] Os gráficos foram obtidos no mesmo coração, com diferenças de menos de cinco minutos, para assegurar que o inotropismo miocárdico não havia variado. É fácil perceber como a cavidade menor – com a cicatriz plicada – é mais eficiente na função de desenvolvimento de pressão (Painel A) e na função de ejeção (Painel B). Não se perca de vista, portanto: o determinante da função de contração miocárdica é a tensão parietal exigida para o miocárdio e não a pressão intraventricular.

Fica evidente a existência de duas propriedades distintas do coração (desempenho ventricular e inotropismo ou contratilidade miocárdica) que nem sempre se superpõem. Adicionalmente, falta sentido à expressão contratilidade ventricular desde que contratilidade é uma expressão própria do miocárdio, e não dos ventrículos. A pretensa propriedade contratilidade ventricular não existe, a forma correta de nomeá-la é desempenho ventricular.

Estabelecidos esses conceitos, cabe analisar os fatores que interferem na capacidade de ejeção ventricular:
- movimentos miocárdicos;
- inotropismo miocárdico;
- mecanismo de Frank-Starling/pós-carga e frequência de contrações.

2 MOVIMENTOS MIOCÁRDICOS

O encurtamento miocárdico implica deslocamento do músculo cardíaco, caracterizando a deformação (*Strain*) das fibras miocárdicas e pelo movimento de *torção* do ventrículo esquerdo (VE) durante a sístole.[4]

A deformação pode ser definida pela variação do comprimento das fibras miocárdicas em relação ao seu comprimento original,[4-5] sendo possível avaliá-la utilizando a seguinte fórmula:

$$\text{Strain } (\varepsilon) = (L - L_o) / L_0$$

onde L_o é o comprimento inicial e L é o comprimento final. Os valores de ε serão tanto mais negativos quanto melhor for o desempenho ventricular.

O miocárdio está disposto em camadas, nas quais as fibras miocárdicas estão organizadas de forma helicoidal em diferentes

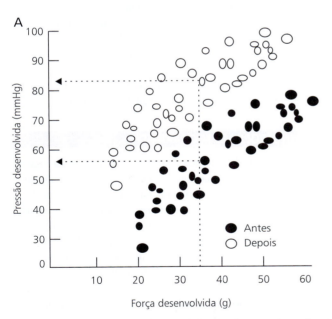
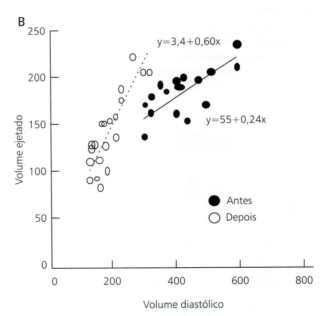

FIGURA 5.2 Painel A: gráfico das pressões desenvolvidas projetadas em função das respectivas tensões desenvolvidas em animais infartados antes (círculos cheios) e depois (círculos vazios) da plicatura da cicatriz, que reduziu a cavidade ventricular. Notar que, para a mesma força desenvolvida (linha pontilhada vertical), as pressões desenvolvidas depois da redução da cavidade são notavelmente mais elevadas do que aquelas que ocorriam antes da redução da cavidade (linhas pontilhadas horizontais). Painel B: volume ejetado projetado em função do volume diastólico ventricular antes (círculos cheios) e depois (círculos vazios) da redução da cavidade. Notar que para volumes ventriculares menores a ejeção ventricular é mais eficiente. As linhas de correlação linear refletem o mecanismo de Frank-Starling. A linha mais íngreme que ocorreu depois da ressecção da cicatriz indica maior sensibilidade miocárdica ao estiramento depois que a cavidade foi reduzida.

direções. Na região subendocárdica, as fibras se arranjam como uma mão direita e, à medida que se avança para a região subepicárdica, há inversão dessa disposição para um formato de "mão esquerda".[6] Dessa forma, há rotação contínua do eixo longitudinal das fibras miocárdicas.

A deformação miocárdica é determinada pela disposição das fibras e ocorre de tal modo que a região subendocárdica permite a deformação longitudinal do ventrículo esquerdo, enquanto a porção média da parede e o subepicárdio determinam o movimento rotacional do VE.[7]

As camadas subendocárdica e subepicárdica se encurtam concomitantemente durante a ejeção. No entanto, a deformação miocárdica do VE não é um processo uniforme, sendo mais acentuada nos segmentos médios e apicais, em comparação com os segmentos basais.[8]

A deformação das fibras miocárdicas ocorre em três direções (Figura 5.3): longitudinal; radial; e circunferencial.[4] Deformação longitudinal é a que se dá no sentido longitudinal das paredes do VE; deformação radial é aquela que atinge o epicárdio em direção ao centro da cavidade ventricular; e deformidade circunferencial é a que aparece no sentido circular da musculatura do VE.

Além do deslocamento do músculo e da deformação das fibras durante a sístole, a rotação do ventrículo, em relação ao seu eixo longitudinal, é importante determinante da contração miocárdica. A base e o ápice do VE contraem em sentidos opostos (Figura 5.3). Enquanto a base apresenta rotação no sentido horário, o ápice tem rotação no sentido anti-horário. O ângulo determinado por essa oposição de rotação entre base e ápice é denominado *twist*.[7] Denomina-se *torção* quando o ângulo de rotação é normalizado pelo comprimento longitudinal do VE. Na diástole, a rotação se inverte sendo o ângulo entre a base o ápice, neste momento do ciclo cardíaco, chamado de *untwist*.

Esse movimento reverso contribui para a sucção diastólica e o enchimento ventricular precoce.[8]

A deformação longitudinal, que é predominantemente determinada pela camada subendocárdica, é a mais suscetível a alterações por doenças que acometem o miocárdio, possibilitando a identificação precoce das anormalidades do ciclo cardíaco.[4] Quando não há comprometimento das fibras miocárdicas da camada média e do epicárdio, a função de bomba do VE e sua fração de ejeção estão relativamente preservadas, assim como a deformação circunferencial e o *twist*.

O ecocardiograma e a ressonância nuclear magnética possibilitam avaliar, na clínica, esses movimentos miocárdicos de forma não invasiva. Nesses métodos, as fibras miocárdicas são marcadas com um sinal visível e seu movimento é acompanhado. Desse modo, a avaliação da deformação longitudinal pode ser utilizada para o diagnóstico precoce do acometimento miocárdico em uma série de doenças, estando alterado antes da ocorrência da perda da função de bomba e da redução da fração de ejeção do VE.[4]

A avaliação do *Strain* miocárdico pela ecocardiografia pode ser realizada por duas técnicas: Doppler tecidual; e *speckle tracking*. A avaliação pelo Doppler tecidual apresenta diversas limitações e, portanto, tem sido pouco utilizada. A técnica de *speckle tracking* tem sido cada vez mais utilizada e ainda permite a avaliação do *twist*. *Speckles* são "pontos" da escala de cinza que resultam de interferências da incidência das ondas de ultrassom em estruturas menores que seu comprimento de onda. Por essa técnica, blocos (ou *kernels*) de *speckles* são seguidos quadro a quadro durante o ciclo cardíaco e, a partir do deslocamento desses blocos, obtém-se dados sobre a deformação miocárdica e o *twist* do VE.[4] Contudo, a ressonância magnética nuclear obtém dados sobre a deformação miocárdica pelo mapeamento de marcadores ionizados (*tissue tagging*) ao longo do ciclo cardíaco.[9]

3 INOTROPISMO MIOCÁRDICO

A proposta deste tópico é abordar os princípios que regem o inotropismo miocárdico, em que a sinalização celular do cálcio (Ca^{++}) é essencial para ativar a maquinaria contrátil. Além da influência do Ca^{++}, fatores intrínsecos e extrínsecos modulam o desempenho inotrópico do músculo. O comprimento do sarcômero e o ritmo de estímulo cardíaco têm papel de destaque na regulação do inotropismo miocárdico e, consequentemente, também serão abordados. Dada a importância do comprimento dos sarcômeros – mecanismo de Frank-Starling – na contratilidade miocárdica, essa propriedade será abordada em tópico especial que se segue ao atual.

3.1 PAPEL DO CÁLCIO NA ATIVAÇÃO DA CONTRAÇÃO E NO INOTROPISMO

Sumariamente, a contração miocárdica ocorre por interação entre filamentos proteicos grossos e finos (Figura 5.4). Os

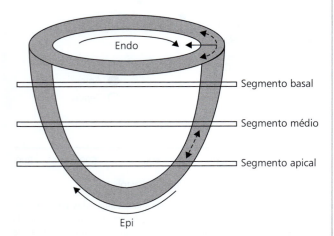

FIGURA 5.3 Representação gráfica (setas curvas cheias) dos movimentos das camadas subendocárdicas e subepicárdicas nos três planos da cavidade ventricular. As setas interrompidas ilustram o encurtamento longitudinal (seta vertical), radial (seta horizontal) e circunferencial (seta curva).

filamentos grossos são compostos por moléculas de miosina, que se associam para compor a estrutura filamentar e que conta com extremidade globular denominada **cabeça da miosina**, que se acopla com a actina, gerando a contração.[10-12] Os filamentos finos são constituídos por polímeros de actina, que é uma proteína globular, compondo dois filamentos que se entrelaçam e, no sulco desses dois filamentos, fica alojada a proteína filamentar tropomiosina. Periodicamente, nos extremos da tropomiosina acoplam-se três moléculas de troponina:

1. troponina C, que tem alta afinidade pelo Ca^{++};
2. troponina I, que durante a diástole inibe a ligação do Ca^{++} com a troponina, impedindo a ligação da cabeça da miosina na actina; e
3. troponina T, que se liga à tropomiosina.

Na fase de repouso celular, o complexo troponina-tropomiosina inibe a conexão da cabeça da miosina com a actina e não há interação entre os filamentos contráteis. Durante a despolarização celular, entra Ca^{++} na célula que ativa a contração. O ciclo mecânico do miocárdio se inicia com uma contração isométrica, que gera força, seguida de encurtamento, que deriva do deslizamento dos filamentos finos ao longo dos filamentos grossos adjacentes, acarretando encurtamento dos sarcômeros. O número de pontes cruzadas e a força gerada em cada ponte miosina/actina são os determinantes do inotropismo miocárdico.[13]

A ativação da contração é iniciada com o platô do potencial de ação, que promove entrada de Ca^{++} para o citosol através dos canais lentos de Ca^{++} da membrana celular (sarcolema) (Figura 5.5). A quantidade de Ca^{++} que flui para o citosol não é suficiente

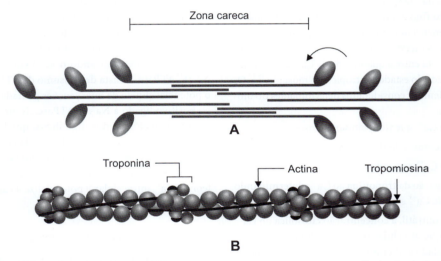

FIGURA 5.4 Figura ilustrativa dos miofilamentos do sarcômero, mostrando o filamento grosso composto por moléculas de miosina (4A) e filamento fino (4B) composto por actina, troponina e tropomiosina. Notar que as cabeças da miosina (porções ativas na contração) dispõem-se nas extremidades da cadeia e resta uma região intermediária desprovida de cabeças de miosina, denominada zona careca, que tem implicações com a lei de Frank-Starling. A seta curva indica o sentido do movimento da cabeça da miosina quando ocorre a contração. A energia possibilitada pela clivagem do ATP permite à cabeça da miosina o movimento de flexão que acarreta deslocamento do filamento fino para o centro do sarcômero.

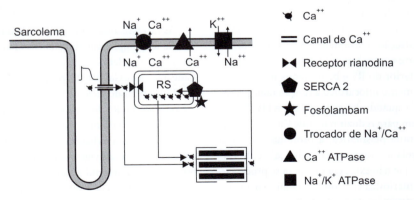

FIGURA 5.5 Representação esquemática do mecanismo acoplamento excitação-contração, que conduz à ativação do cardiomiócito. Descrição da sequência de eventos consta no texto.

para despertar contração muscular completa, mas é fundamental para disparar a liberação do Ca^{++} armazenado no retículo sarcoplasmático (RS) por processo nomeado *liberação de* Ca^{++} *induzida pelo* Ca^{++}.[4] Nele, o Ca^{++} que penetra na célula liga-se a receptores específicos situados na membrana do RS, os *receptores de rianodina*, promovendo abertura de canais liberadores de Ca^{++}, localizados no próprio receptor.

O resultado final é o aumento expressivo do teor de Ca^{++} intracelular.[14-15] Esse Ca^{++} do citosol liga-se à troponina C, ocasionando modificação conformacional que desloca o complexo troponina/tropomiosina e possibilita a ligação do Ca^{++} à subunidade C da troponina, liberando o acoplamento da cabeça da miosina com a actina.

Após acoplamento dos filamentos contráteis, enzimas hidrolisam o trifosfato de adenosina (ATP), disponibilizando energia suficiente para flexão da cabeça da miosina e consequente arrastamento do filamento fino em direção ao centro do sarcômero, promovendo o seu encurtamento. O conjunto desse processo é designado *acoplamento excitação-contração*.[14] Evidências pontuam que há relação direta entre a quantidade de Ca^{++} que se liga à troponina e intensidade do estado inotrópico do músculo.[16-17] Os seguintes fatores podem ser considerados determinantes do inotropismo miocárdico:

1. quantidade de Ca^{++} que flui pelo sarcolema;
2. número de receptores de rianodina ativados;
3. quantidade de Ca^{++} estocado no RS;
4. afinidade de ligação da troponina ao Ca^{++}, determinando a quantidade de Ca^{++} a que a troponina C se liga.

Ao final da fase contrátil, a concentração citosólica do Ca^{++} deve diminuir para que as células relaxem adequadamente. O RS não é mais estimulado a liberar Ca^{++}, como resultado da interrupção do influxo do íon pelos canais tipo L, em sintonia com a desativação dos receptores de rianodina. O relaxamento ocorre consequente à remoção do Ca^{++} citosólico por ação predominante da bomba dependente de ATP situada no RS,[12] denominada **SERCA 2**, que é ativada pela proteína **fosfolambam**. A ação da SERCA 2 propicia a recaptação do Ca^{++} para o RS à custa de elevado consumo de ATP.[10,14,18-19] Destaque-se que essa ação da SERCA 2 constitui o passo que mais intensamente consome ATP no ciclo contração-relaxamento, pois a interiorização do Ca^{++} no RS ocorre contra um gradiente químico muito alto (muito Ca^{++} no interior do RS e bem menos no citoplasma), tornando o relaxamento miocárdico a função mais precocemente comprometida quando há redução do ATP. Outros participantes contribuem para reduzir o teor de Ca^{++} intracelular. Situada na membrana plasmática, a proteína *trocadora Na$^+$/Ca^{++}* (NCX) controla as concentrações de Ca^{++} e de Na$^+$ por transporte passivo, que não exige energia para se processar. A NCX exterioriza ou interioriza Ca^{++} ou Na$^+$ quando ocorrem desequilíbrios nas concentrações desses íons de forma a preservar as suas concentrações.[10,14,18-19] A troca transmembrana dos íons ocorre de tal forma que três íons Na$^+$ são trocados por um íon Ca^{++} retirando ou introduzindo Ca^{++} no cardiomiócito quando o equilíbrio dos íons é rompido.

O Ca^{++} também é retirado da célula por meio da bomba eletrogênica dependente de ATP, a **Ca^{++}-ATPase**. Em condições fisiológicas normais, a mitocôndria pode contribuir para diminuição do Ca^{++} citosólico, mas sua participação é ínfima na medida em que o processo mitocondrial é demasiadamente lento para afetar o acoplamento excitação-contração. A captação de Ca^{++} mitocondrial assume importância em circunstâncias patológicas que despertem acúmulo excessivo de Ca^{++} intracelular. Cabe relatar o papel do **trocador Na$^+$/K$^+$ATPase** que age à custa de ATP para retirar Na$^+$ da célula em troca de K$^+$ do meio extracelular. Seguindo-se ao potencial de ação, as concentrações da Na$^+$ e de K$^+$ assumem posições diversas daquelas que ocorrem em repouso celular; a concentração de Na$^+$ no interior do cardiomiócito fica elevada e a concentração de K$^+$, reduzida. Para que a miofibrila possa tornar-se excitável novamente, é necessário que a concentração original seja refeita, exteriorizando Na$^+$ e internalizando o K$^+$. Essa ação é realizada pela Na$^+$/K$^+$ATPase, à custa de consumo de ATP. Desperta interesse o potencial clínico de intervenções pautadas no efeito inotrópico positivo ligado à Na$^+$/K$^+$ATPase. Tome-se como exemplo a ação farmacológica dos digitálicos, que bloqueiam a Na$^+$/K$^+$ATPase, restringindo a saída do Na$^+$ da célula e elevando o seu conteúdo intracelular. O Na$^+$ excedente é removido do citosol pelo NCX, acentuando o influxo de Ca^{++}, situação que eleva o teor de Ca^{++} intracelular e potencializa a capacidade inotrópica do miocárdio.

3.2 RITMO CARDÍACO E INOTROPISMO

A caracterização que o ritmo cardíaco interfere no inotropismo foi descrita pela primeira vez em 1871 por Henry Pickering Bowditch. Os efeitos do ritmo sobre o inotropismo se manifestam em três circunstâncias:[20-22]

1. extrassístole;
2. pausa no estímulo excitatório; e
3. aumento da frequência de estímulos.

As extrassístoles ocorrem quando o relaxamento celular ainda não foi completamente estabelecido e o estímulo precoce – e sempre incompleto – tem como consequência a saída de quantidade ínfima de Ca^{++} do RS, propiciando teor do íon mais elevado no RS no final do ciclo cardíaco. O Ca^{++} adicional recaptado e introduzido no RS durante o relaxamento soma-se aos íons ainda retidos no RS e teores mais expressivos de Ca^{++} estarão disponíveis no RS para os batimentos pós-extrassistólicos, resultando em contrações mais vigorosas. Assim, admite-se que o fator preponderante na determinação da potenciação pós-extrassistólica do inotropismo seja a intensificação do acúmulo de Ca^{++} no RS.[20-23] Outro participante da potenciação pós-extrassistólica no coração intacto é o mecanismo de Frank-Starling. Quando existe pausa compensadora seguindo-se à extrassístole, a contratilidade miocárdica é potencializada pelo maior enchimento ventricular decorrente da diástole mais longa (Figura 5.6).

O estímulo do inotropismo que se segue à pausa é convencionalmente designado como **potenciação pós-pausa** e compartilha mecanismo semelhante ao da potenciação pós-extrassistólica para intensificar o inotropismo miocárdico. No miocárdio normal, o prolongamento do intervalo entre as contrações aumenta o teor de Ca^{++} recaptado pelo RS em virtude da fase de repouso mais longa, aumentando o teor do íon no RS. Decorre que, na contração seguinte à pausa, o inotropismo miocárdico é potencializado. Essa relação, pausa/inotropismo, pode ser ilustrada graficamente por experimentos conduzidos em preparações de músculos papilares estimulados *in vitro* (Figura 5.7).

O registro superior da Figura 5.7 indica que há aumento das contrações seguidas à pausa em magnitude proporcional ao intervalo da pausa. O registro inferior da Figura 5.7 desperta atenção ao ilustrar o comportamento da influência da pausa em músculo papilar de coração com remodelamento miocárdico proveniente de rato infartado 6 semanas antes.[24] Nessa situação, há modificação evidente do comportamento da curva de tensão desenvolvida do batimento que se segue à pausa: há queda do inotropismo nas contrações que sucederam às pausas de estímulo. Também nesse contexto, a modificação do batimento pós-pausa (redução) é proporcional à duração da pausa. O mecanismo envolvido nessa situação do miocárdio normal e do remodelado está bem definido. No fim da sístole, como o teor de Ca^{++} intracelular está elevado, o NCX atua para excluir esse íon, competindo com a SERCA 2, que atua recaptando o Ca^{++} para o RS. Em condições normais, a ação da SERCA 2 é mais eficiente e o resultado final da pausa é o acúmulo de Ca^{++} no RS. No miocárdio remodelado, as proteínas envolvidas na cinética do Ca^{++} são marcadamente alteradas; o NCX tem o teor na membrana e atividade aumentados, enquanto o teor de SERCA 2 fica reduzido, com a atividade atenuada. Os efeitos naturais das concentrações dessas proteínas são o predomínio da ação da SERCA 2 no miocárdio normal, a elevação dos estoques de Ca^{++} no RS e a intensificação do inotropismo no período pós-pausa. No miocárdio remodelado, prevalece o efeito do NCX, o teor de Ca^{++} é reduzido nas contrações pós-pausa e as forças desenvolvidas têm o inotropismo atenuado.[24]

A influência que a frequência regular de contrações exerce sobre o inotropismo miocárdico, comumente representada por aumentos da frequência cardíaca, é conhecida como **efeito Bowditch** ou, ainda, **relação força-frequência** ou **efeito treppe**. De importância é o estado inotrópico que decorre do efeito Bowditch em muitas espécies de mamíferos. No homem, a força desenvolvida pelo miocárdio pode facilmente ser duplicada ou mesmo triplicada em estados fisiológicos que aumentem a frequência de estímulos ao coração. Esse fenômeno pode ser particularmente importante em situações de demanda metabólica elevada, como durante o exercício físico, em que alterações do inotropismo miocárdico, dependentes da elevação da frequência cardíaca, contribuem substancialmente para incrementar o débito cardíaco (Figura 5.8).

Ao se considerar a gênese do efeito Bowditch, é aceito[10,19-20] que a ampliação dos estoques de Ca^{++} no RS ocorre porque a elevação do número de potenciais de ação por unidade de tempo prolonga a abertura dos canais de Ca^{++} tipo L do sarcolema, resultando em Ca^{++} adicional que flui para o citosol e, por consequência, maior quantidade do íon é recaptado pela SERCA 2. Agrega-se o fato de o teor de Na^+ citoplasmático aumentar em

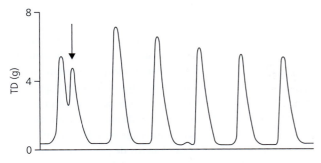

FIGURA 5.6 Registro de sequência de batimentos obtidos em músculo papilar de coelho sobre a qual se incidiu (flecha) extraestímulo (à maneira de uma extrassístole do coração intacto). A sequência de batimentos após o extraestímulo é potencializada pelo batimento precoce. Notar que, nesta condição experimental, o comprimento muscular é constante, isto é, não há participação do mecanismo de Frank-Starling na potenciação pós-extrassistólica. TD: tensão desenvolvida. Maiores detalhes no texto.

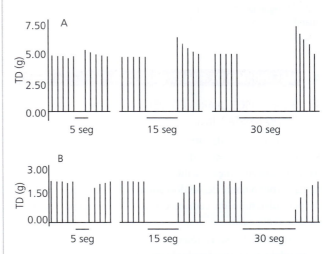

FIGURA 5.7 Registros da tensão desenvolvida (TD) por músculos papilares isolados de rato provenientes de corações normais (A) e de corações de ratos com remodelamento miocárdico secundário a grande infarto do miocárdio (B), durante manobras de pausas nos estímulos. Em A, as pausas são seguidas de potenciação da contração diretamente proporcional à duração da pausa. No miocárdio remodelado (B), as pausas são seguidas de depressão da contração, que também é proporcional à duração da pausa. Detalhamento do fenômeno no texto.

frequências altas de estimulação, dado que o maior número de potenciais de ação na unidade de tempo resulta em maior entrada de Na^+ a cada potencial de ação. A retirada do Na^+ excedente por meio da proteína trocadora Na^+/Ca^{++} contribui para aumentar o teor de Ca^{++} no citoplasma. Em conjunto, esses mecanismos despertam contrações mais vigorosas em ritmo cardíaco elevado, que são motivadas por maior acúmulo de Ca^{++} no RS. A posição central do Ca^{++} permite assumir que alterações adversas em participantes da cinética do Ca^{++} podem contribuir para uma relação força-frequência distinta do observado no coração intacto. Na insuficiência cardíaca congestiva, está ausente o efeito estimulador do inotropismo ou, até mesmo, efeito inotrópico negativo seguindo-se ao aumento da frequência de estímulos.

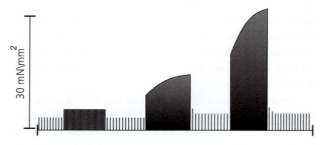

FIGURA 5.8 Registro obtido em músculo papilar de coelho durante variações súbitas de frequência de estímulos, configurando o efeito Bowditch. A frequência de estimulações era de um estímulo a cada 12 segundos no início do traçado, foi aumentado para dois estímulos a cada 12 segundos, voltou para um estímulo a cada 12 segundos, foi novamente aumentado, agora para três estímulos a cada 12 segundos, e retornou a um estímulo a cada 12 segundos. Notar o aumento expressivo da tensão desenvolvida quando a frequência de estímulos foi elevada. Explicações no texto.

4 MECANISMO DE FRANK-STARLING

4.1 BASES SUBCELULARES DO MECANISMO DE FRANK-STARLING

Após descrição de Otto Frank em 1895 e de Ernest Henri Starling em 1914, a capacidade cardíaca de ajustar a intensidade da contração em função da dilatação ventricular passou a ser conhecida com o nome desses dois autores. A contração é acentuada pela distensão da câmara e restrita pelo retraimento do volume ventricular.

A Figura 5.9 ilustra a resposta ventricular à manobra de dilatação súbita. O gráfico foi obtido em coração isolado e perfundido de rato, no qual um balão de látex foi colocado no interior do ventrículo esquerdo para promover contrações totalmente isovolumétricas, evitando o encurtamento miocárdico (dado pessoal não publicado). Nessas condições experimentais, dado que não ocorre encurtamento miocárdico, todo vigor da sístole é aplicado na geração de força. Sendo fixo o raio da cavidade, as variações de pressão refletem, com fidelidade, as variações da tensão desenvolvida, pois a equação de Laplace passa a ser representada por:

$$F = KP$$

em que **K** é a constante dependente do raio e da espessura da parede, que são constantes.

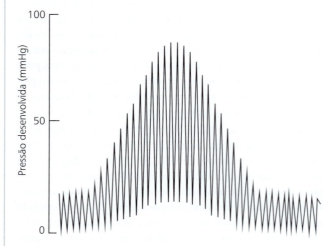

FIGURA 5.9 Curva de pressões desenvolvidas por coração isolado de rato mantido em contrações isovolumétricas por balão mantido dentro de ventrículo esquerdo. Notar aumento da pressão diastólica consequente à distensão da câmara e acentuação da pressão desenvolvida batimento a batimento quando da dilatação ventricular. Detalhamento no texto.

Notar que, durante a expansão de volume da câmara, caracterizado pela acentuação da pressão diastólica, há elevações batimento a batimento da pressão desenvolvida, tal como ocorre na fibrilação atrial, com valores determinados pelo volume ventricular que antecede cada contração.

Até o início dos anos 1980, prevalecia a ideia de que inotropismo miocárdio e mecanismo de Frank-Starling (FS) eram propriedades independentes; o inotropismo miocárdico sendo afetado por fatores bioquímicos e o mecanismo de FS por fatores físicos. A influência de fatores físicos na capacidade contrátil miocárdica originou-se do trabalho de três pesquisadores ingleses – Gordon, Huxley e Julian –, divulgado em 1966,[25] que estabeleceu a existência de íntima correlação entre o comprimento dos sarcômeros durante estiramentos de músculos papilares isolados e a capacidade de gerar tensão. Esses autores verificaram que no comprimento dos sarcômeros de 2,1 μm (estágio 2 da Figura 5.10A), havia superposição espacial máxima entre os segmentos do filamento grosso e do filamento fino, possibilitando o máximo de ligações actina-miosina, resultando a tensão desenvolvida máxima possível durante a contração.

Quando os músculos eram estirados e os sarcômeros alcançavam o comprimento de 2,3 μm (estágio 3 da Figura 5.10A), a capacidade máxima de gerar tensão não se alterava, configurando a fase da curva de FS em que a tensão gerada durante a contração se mantém estável. Nesse comprimento, o filamento fino se desloca na região da zona careca, não ocorrendo perda de pontos de interação entre miosina e actina; a interação completa entre os filamentos grossos e finos subsiste, mantendo a capacidade máxima de gerar tensão. A partir de comprimentos do sarcômero maiores que 2,3 μm (estágio 4 da Figura 5.10A) se estabelece a chamada fase descendente do mecanismo de FS no músculo isolado: estando os filamentos finos nessa posição, há perda de pontos de interação ativa entre os filamentos grossos e finos, desde que segmento do filamento grosso não tem possibilidade de interagir com pontos do filamento fino. As tensões geradas nessas circunstâncias são tanto menores quanto maior o comprimento dos sarcômeros, pois afastam progressivamente os filamentos finos, reduzindo a possibilidade de interação actina/miosina. Gordon, Huxley e Julian consideraram que a fase inicial da curva de FS, caracterizada por tensões desenvolvidas inferiores àquelas que ocorrem com sarcômeros operando em comprimentos de 2,1 μm (estágio 1 da Figura 5.10A), resultava da interposição de filamentos finos que se colocam entre os filamentos contráteis contralaterais, criando forças opostas ao sentido da contração e, por conseguinte, se contrapondo à geração de tensão pela miofibrila, abatendo a força possível de ser desenvolvida. Conforme o músculo é estirado, e os sarcômeros se alongam, as superposições dos filamentos finos se aliviam e a capacidade contrátil vai sendo maior, caracterizando a chamada fase ascendente do mecanismo de FS. Em seres humanos sem cardiopatia, habitualmente, os corações atuam nessa fase.

Ainda hoje se admite que esse fator físico participa como interveniente na intensidade da contração. Acresceu-se à proposta de Gordon, Huxley e Julian outro fator físico, conhecido na literatura de língua inglesa como *lattice spacing*,[26] que também varia, em função das modificações do comprimento em repouso das miofibrilas (Figura 5.10B). O estiramento do cardiomiócito ocorre com alongamento longitudinal. Dado que o volume da miofibrila é constante, maiores comprimentos longitudinais obrigatoriamente reduzem o diâmetro transverso e, por conseguinte, aproximam os filamentos grossos e finos (Figura 5.10B, dentro da curva), facilitando a interação entre eles, propiciando tensões desenvolvidas mais elevadas.

A limitação conceitual de que o mecanismo de Frank-Starling tem fundamentação funcional apenas em fatores físicos, hoje em dia, já não se sustenta.

Parmley & Chuck,[27] em 1973, descreveram a resposta de músculos papilares de gato ao estiramento súbito e verificaram resposta miocárdica bifásica seguindo-se ao estiramento. Uma fase instantânea de aumento da força seguida por aumento lento que demorava minutos para se dissipar. Seus resultados sugeriram o envolvimento da cinética do íon Ca^{++} como responsável pelo aumento lento de pressão. Nossos dados de 1984[28] demonstraram, pela primeira vez, que a mesma resposta bifásica é verificada em ventrículo intacto de cães mantidos em contrações isovolumétricas (Figura 5.11). Nessas experiências, ocorreram sinais sugestivos de entrada de Ca^{++} no cardiomiócito. Na literatura de língua inglesa, convencionou-se chamar de *length dependence of activation* essa propriedade de alterar o inotropismo miocárdico promovida pelo alongamento das miofibrilas.

Contribuições decisivas para o entendimento do processo fisiológico envolvido na fase lenta de aumento da contração foram divulgadas pelo grupo de fisiologistas de La Plata, Argentina. Em uma série de publicações,[29-31] esses autores documentaram sequência de acontecimentos em que o estiramento miocárdico promove: liberação local de angiotensina II que, por ações autócrina e parácrina, acentua a síntese e libera endotelina miocárdica que, por sua vez, ativa o trocador sódio/cálcio (NCX) da membrana celular aumentando o teor intracelular de sódio e elevando a entrada de Ca^{++} no cardiomiócito, compondo a sequência:

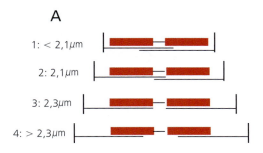 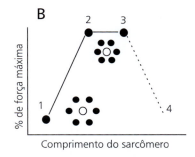

FIGURA 5.10 Representação gráfica da influência física do estiramento das miofibrilas na interação entre os miofilamentos. No filamento grosso, a região intermediária, desprovida de cabeças de miosina, denomina-se zona careca. No painel A, estão representadas as relações espaciais entre os filamentos finos e grossos do sarcômero em diferentes comprimentos em repouso (1, 2, 3, 4). Painel B: curva de Frank-Starling que se inscreve tendo como referência os pontos (1, 2, 3, 4) da curva, correspondentes aos comprimentos dos sarcômeros ilustrados à esquerda. Dentro da curva: representação gráfica de corte transversal aos miofilamentos, indicando os filamentos grossos (círculos vazios) rodeados por seis filamentos finos (círculos cheios), ilustrando a aproximação entre grossos e finos quando ocorrem estiramentos longitudinais da miofibrilas. Esse último movimento de miofilamentos é que fundamenta a ação do *lattice spacing* no mecanismo de Frank-Starling. Mais esclarecimentos no texto.

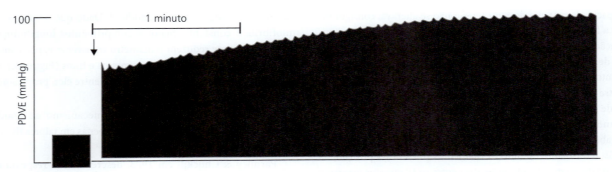

FIGURA 5.11 Gráfico obtido em coração isolado de cão em contrações isovolumétricas obtidas pela colocação de um balão na cavidade ventricular. O balão foi parcialmente esvaziado, de forma que a função contrátil se estabiliza sob pequena distensão, caracterizada pela pressão diastólica inferior à pressão atmosférica (negativa) e pressão desenvolvida (PDVE) de baixo valor. No momento assinalado por uma flecha, o balão foi insuflado de modo a promover dilatação súbita do ventrículo esquerdo. Ocorre um aumento imediato da pressão desenvolvida – que, na preparação, corresponde a aumento equivalente da tensão parietal – seguido de aumento lento, que demora minutos para se dissipar. Explicações no texto.

Estiramento → angio II → endotelina → NCX → Ca^{2+} intracelular → inotropismo

Não só essas ações do estiramento miocárdico afetam o inotropismo. Há demonstrações absolutamente convincentes de que outra propriedade é acionada pelo estiramento: a afinidade de ligação da troponina com o cálcio. Segundo essa propriedade, considerando o mesmo teor intracelular de Ca^{++}, diferentes situações podem alterar o número de átomos de Ca^{++} que se ligam à troponina em função da maior ou menor afinidade de ligação do miofilamento pelo íon. O estiramento é uma dessas ações que despertam acentuação da afinidade da troponina pelo Ca^{++}. A Figura 5.12 esquematiza a questão.

As duas curvas representam curvas dose/resposta da força relativa desenvolvida pelo miocárdio sob diferentes concentrações de cálcio, em dois comprimentos distintos dos sarcômeros. É possível perceber que, em concentrações idênticas de cálcio (linha interrompida), a força de contração em comprimentos dos sarcômeros de 2,3 μm é superior àquela que ocorre em comprimentos de 1,9 μm. Essa circunstância indica que, para a mesma concentração de Ca^{++}, mais cálcio ligou-se à troponina no comprimento de 2,3 μm do que em 1,9 μm, possibilitando desenvolvimento de força mais elevada para o mesmo teor do íon. A essa propriedade nomeou-se afinidade dos miofilamentos, ou sensibilidade dos miofilamentos, pelo Ca^{++}.

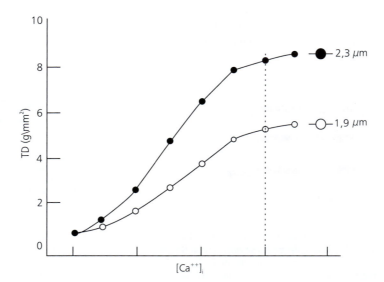

FIGURA 5.12 Curvas dose-resposta a diferentes concentrações de cálcio ([**Ca**]i) de músculos isolados de rato estando os sarcômeros em dois comprimentos de repouso: 1,9 μm e 2,3 μm. Notar que, em uma mesma concentração de cálcio (linha interrompida), o comprimento em repouso de 2,3 μm atinge maiores valores de forças do que em 1,9 μm. Explicações no texto.

Nos exemplos anteriores, que apontam para a existência de duas fases de intensificação da contração após estiramentos miocárdicos súbitos, admite-se que a fase inicial, de aumento instantâneo da força, é deflagrada pelos fatores físicos em associação com intensificação da afinidade da troponina pelo Ca^{++}, enquanto a fase de aumento lento da contração depende da entrada de Ca^{++} pela membrana celular, acentuando o teor citoplasmático do íon.

Portanto, a concepção atual das bases funcionais do mecanismo de FS se opõe àquela que prevalecia até o início dos anos 1980, que propunha a independência de FS e inotropismo, levando em conta que o mecanismo de FS se fundamentava, apenas, em fatores físicos. A evolução do conhecimento revelou que o mecanismo de FS é uma manobra inotrópica e tem como fundamento fisiológico predominante a acentuação da afinidade da troponina pelo cálcio e pela acentuação da entrada do íon pela membrana celular. Consequentemente, o conceito de independência desses fatores não mais se sustenta.

Habitualmente, a influência do volume diastólico final do ventrículo nas propriedades contráteis são designadas como pré-carga, em analogia com a nomenclatura utilizada em análises da contração em amostras isoladas de miocárdio.

4.2 MECANISMO DE FRANK-STARLING NO CORAÇÃO INTACTO

Algumas particularidades do mecanismo de Frank-Starling no coração intacto devem ser destacadas.

4.2.1 A fase descendente do mecanismo de Frank-Starling

A fase descendente da capacidade de desenvolver força, repetidamente demonstrada em amostras isoladas de miocárdio, caracterizou-se como um artifício próprio dessas preparações. Publicações que analisaram o fenômeno em corações intactos[32-34] esclareceram que, no coração intacto, os sarcômeros não são estirados além de 2,3 μm e, portanto, a fase descendente do mecanismo de Frank-Starling não ocorre no coração *in situ* (Figura 5.13).

Trabalhos recentes[35-36] documentaram que as propriedades elásticas do sarcômero são determinadas pela ação de uma proteína elástica gigante chamada titina, que se insere, de um lado, na banda Z e, de outro, no filamento grosso (Figura 5.12). Em condições normais, a titina é a estrutura determinante de 90% das propriedades elásticas diastólicas do miocárdio e das câmaras ventriculares. O colágeno – que até pouco tempo era considerado o principal fator responsável pelas relações pressões/volumes diastólicos – é reconhecido, em nossos dias, como expressivamente atuante apenas nas patologias que o exacerbam no interstício.

Como proteína elástica que é, a titina vai se ajustando às diversas tensões diastólicas, e a sua porção elástica vai sendo estirada até o comprimento dos sarcômeros atingir 2,3 μm. Quando isso acontece, o grau de alongamento da titina chega ao limite e a propriedade elástica dessa proteína se esgota. Há sugestões de que, nesse grau de estiramento, a resistência da titina a novos alongamentos é superior a de um fio de aço da mesma espessura. Cria-se, nessa circunstância, a impossibilidade de estirar os sarcômeros do ventrículo intacto para comprimentos superiores a 2,3 μm, impossibilitando que a fase descendente do mecanismo de Frank-Starling seja atingida. Trabalhos que analisaram o tamanho dos sarcômeros a 30 mmHg[37] e 70 mmHg[38] de pressão de enchimento ventricular indicaram que, em nenhuma situação, os comprimentos dos sarcômeros de ventrículos intactos superaram o tamanho ótimo de 2,3 μm. A partir desse estiramento máximo dos sarcômeros, novas dilatações ventriculares ocorrem

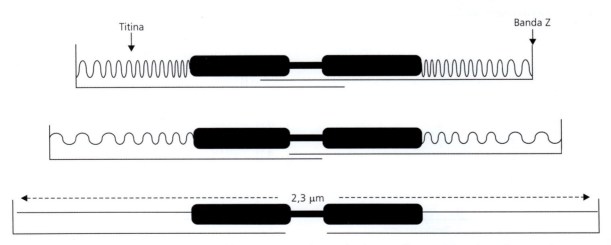

FIGURA 5.13 Representação gráfica da proteína gigante elástica titina inserindo-se na banda Z e no filamento grosso do sarcômero. A representação pretende ilustrar que, no coração intacto, a titina é estirada até o limite de 2,3 μm, possibilitando alongamentos do sarcômero. Em 2,3 μm a capacidade de alongamento da titina é esgotada, e o comprimento máximo do sarcômero fica limitado a esse valor.

por estiramento exclusivo do interstício miocárdico, e não mais dos sarcômeros. A se assinalar que, nas dilatações que ocorrem quando o limite de estiramento dos sarcômeros foi alcançado, já não têm mais o suporte do mecanismo de Frank-Starling. Admite-se que os sarcômeros atingem comprimentos superiores a 2,3 μm nas experiências com amostras isoladas de miocárdio em função de estiramentos artificialmente promovidos, que forçam o músculo além de seus limites fisiológicos.

Há, ainda, sugestões de que a titina possa ser o fator determinante da acentuação da afinidade de ligação da troponina pelo cálcio como o sensor do sistema.[38-39, 40]

Embora os ventrículos não operem na fase descendente do mecanismo de FS, é intrigante que exista fase descendente de desempenho ventricular. Sua gênese, não se deve à fase descendente do mecanismo de Frank-Starling. Essa circunstância é conhecida na literatura internacional como *afterload mismatch* (desajuste da pós-carga), caracterizando uma situação em que ocorre aumento da pós-carga por dilatação da cavidade. Essa particularidade será mais detalhada no item **Pós-carga**.

4.2.2 As dilatações ventriculares crônicas

Não raro, é considerado na clínica que cardiopatias que evoluem com dilatação ventricular crônica, como as sobrecargas de volume, contam com o benefício de serem progressivamente favorecidas pelo mecanismo de Frank-Starling. Esse conceito não tem respaldo em trabalhos que analisaram as dilatações ventriculares crônicas. Mecanismo de Frank-Starling é uma propriedade ligada a ajustes agudos de volumes ventriculares. Dilatações ventriculares crônicas representam crescimentos celulares, e não estiramentos celulares, que é a base do mecanismo de Frank-Starling. É aceito que, no decorrer da evolução das cardiopatias, estabelecem-se estiramentos miocárdicos que alongam os sarcômeros, levando-os, em condições patológicas basais, ao seu comprimento máximo de 2,3 μm. Estabelece-se, nesse momento, a exaustão da chamada reserva cardíaca ou reserva do mecanismo de Frank-Starling, impossibilitando alongamentos adicionais dos sarcômeros, e as dilatações ventriculares que se sobrepõem são atingidas por estiramentos do interstício, e não mais do fundamento subcelular do mecanismo de Frank-Starling, isto é, o comprimento dos sarcômeros. Nessa situação, dilatações ventriculares crônicas serão oriundas do crescimento dos cardiomiócitos, isto é, hipertrofia miocárdica. Portanto, as dilatações ventriculares crônicas não significam acionamentos progressivos do mecanismo de FS.

5 PÓS-CARGA

5.1 CONCEITUAÇÃO E INFLUÊNCIA NA EJEÇÃO VENTRICULAR

A expressão **pós-carga** – indicando a força que é exigida ao miocárdio para encurtar – depois que ele é ativado – originou-se em estudos que utilizam músculos papilares, situação em que diferentes pesos são colocados para serem deslocados pelo papilar quando se encurta, exigindo diferentes forças de contração. Por analogia, no coração intacto, pós-carga designa a força que se opõe ao ventrículo para encurtar, depois de estimulado. É comum que a pressão sistólica ventricular, demandada pela pressão aórtica, seja considerada pós-carga, contudo, não se deve esquecer que não é apenas a pressão o determinante da pós-carga; o raio da cavidade é, também, participante do valor da tensão miocárdica.

Na sístole, força desenvolvida e encurtamento miocárdico compartilham o vigor da contração e, mantido constante o volume ventricular, há relação inversa entre força e encurtamento miocárdico, isto é, as exigências de tensões mais elevadas sacrificam o encurtamento, reduzindo o volume ejetado (Figura 5.14A).

Contudo, no coração normal, *in situ*, as elevações da pós-carga desencadeiam acomodações da pré-carga, com acionamento do mecanismo de Frank-Starling, que possibilitam preservar a ejeção ventricular. Os períodos transitórios de hipertensão arterial constituem situação ilustrativa, e comum, das

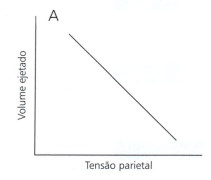
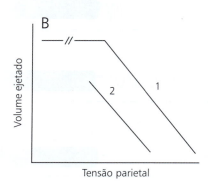

FIGURA 5.14 Representação esquemática dos volumes ejetados em função das respectivas tensões parietais estando fixo o volume ventricular (Painel A) ou em condições em que os ajustes ventriculares ocorrem em corações normais (Painel B, linha 1) ou em cardiopatas com reserva de Frank-Starling esgotada (Painel B, linha 2).

acomodações cardíacas que se estabelecem no cotidiano, em função de modificações da pós-carga. No coração normal (Figura 5.14B, linha 1), o aumento da pós-carga consequente à elevação da pressão arterial desperta ajustes característicos. Há inicialmente redução do volume ejetado, em função das relações inversas entre força e encurtamento e, como consequência, o montante de sangue que deixou de ser ejetado permanece no interior do ventrículo esquerdo como volume residual. Consequentemente, há distensão ventricular que, como regra, é discreta, mas suficiente para acionar o mecanismo de FS, possibilitando que o volume ejetado seja preservado. Esses ajustes acontecem a cada batimento e, nos aumentos fisiológicos de pressão arterial, não ocorrem distúrbios efetivos relevantes. Tais adequações conferem ao coração normal a capacidade de sustentar o volume ejetado em ampla faixa de elevações da pressão arterial, permitindo entender como pessoas normais não têm prejudicado o desempenho ventricular em períodos transitórios de hipertensão.

Não é essa a sequência de acontecimentos nas cardiopatias com comprometimento da capacidade contrátil. Em geral, nos estados avançados das cardiopatias, o coração opera no limite máximo de estiramento dos sarcômeros e os ajustes descritos, para o coração normal, do mecanismo de FS – já esgotado – não são possíveis. Resulta que as sobrecargas desencadeiam redução do volume ejetado a cada elevação da pós-carga (Figura 5.14, linha 2).

A Figura 5.15 ilustra uma situação como essa em coração normal (Figura 5.15A) e em coração com infarto do miocárdio (Figura 5.15B).

Em ratos anestesiados, foi injetado o vasoconstritor fenilefrina, seguindo-se expressiva elevação da pressão arterial. No animal com coração normal (Figura 5.15A), a duplicação da pressão sistólica acarretou muito discreta redução do volume ejetado, seguida de sua manutenção, e ocorreu elevação do trabalho sistólico (pressão sistólica multiplicada pelo volume ejetado). Notar que as modificações da pressão diastólica são muito discretas (nesse nível de ampliação do registro, nem mesmo podem ser notadas). Nos estágios avançados de cardiopatia, com reserva cardíaca esgotada (Figura 5.15B), a resposta cardíaca à elevação similar de pressão é bastante distinta: o volume ejetado é imediata e continuamente reduzido, a pressão diastólica ventricular se eleva consideravelmente e o trabalho cardíaco tem nítida diminuição.

5.2 OS DESAJUSTES DA PÓS-CARGA

Conceitualmente, não é difícil admitir que, em condições fisiológicas estáveis, cada valor de pós-carga está associado a determinado valor de pré-carga, caracterizando um vínculo que deve ser mantido para que o desempenho ventricular seja adequado. Variações da pós-carga – para mais ou para menos – desencadeiam ajustes harmoniosos da pré-carga, de forma que a relação apropriada entre pré-carga/pós-carga é preservado. Suponha-se que uma câmara ventricular distendida ao limite de estiramento dos sarcômeros seja submetida, por alguma razão, à dilatação adicional. Cabe lembrar que, levando-se em conta a equação de Laplace, a expansão do raio da cavidade, ligada à suposta dilatação ventricular adicional, incorrerá em aumento da força necessária para sustentar a ejeção, isto é, aumento da pós-carga. Dado que o limite de distensão do sarcômero já foi atingido, esse excesso de expansão ventricular não implicará em estiramentos dos cardiomiócitos e dos sarcômeros, e correrá por conta de distensão do interstício, isto é, será uma dilatação que não terá o suporte funcional do mecanismo de Frank-Starling, impossibilitando atender as exigências de outros acréscimos da tensão. Nas sobrecargas que ocorrem nessas circunstâncias, o acoplamento pré-carga/pós-carga é rompido e há prejuízo do volume ejetado. Essa circunstância é conhecida na literatura internacional como *afterload mismatch* (desajuste da pós-carga), que permite entender a existência de fase descendente do desempenho ventricular, descrita anteriormente, mesmo não existindo fase descendente do sarcômero.[32-33] Esse é o mecanismo que

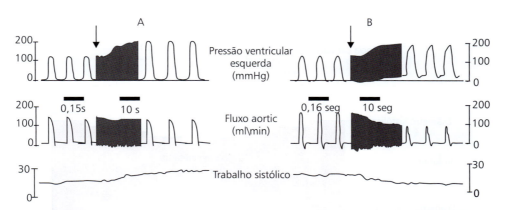

FIGURA 5.15 Registro hemodinâmico obtido em rato anestesiado normal (A) e em rato submetido a infarto do miocárdio 6 semanas antes (B). De alto a baixo estão registrados: pressão ventricular esquerda; fluxo aórtico; e trabalho sistólico. Nos momentos demarcados pelas setas foram realizadas injeções endovenosas, em bolo, do vasoconstritor fenilefrina, que promoveram expressivas elevações da pressão arterial. Mais detalhes no texto.

fundamenta a redução do volume ejetado ilustrado na Figura 5.14B, linha 2 e na Figura 5.15B.

6 O EFEITO BOWDITCH NO CORAÇÃO INTACTO

Os ajustes da função cardíaca quando ocorrem variações da frequência de batimentos são mais complexos do que aqueles descritos para o músculo papilar.

No coração *in situ*, a elevação da frequência cardíaca promove o efeito inotrópico positivo previsto. O estímulo do inotropismo possibilita ejeções ventriculares mais acentuadas, razão pela qual reduz o volume diastólico final ventricular, conspirando contra o mecanismo de Frank-Starling (Figura 5.16).

Novas ascensões da frequência de batimentos acarretarão progressivas diminuições do volume diastólico final do ventrículo e do volume ejetado. Tal conjunto coloca em posições funcionais opostas o estímulo do inotropismo consequente ao efeito Bowditch e o mecanismo de Frank-Starling: o inotropismo sendo estimulado pela elevação do ritmo cardíaco torna favorável o deságue ventricular, mas a redução do comprimento diastólico miocárdico conspira contra a exacerbação da ejeção.

O registro da Figura 5.17A permite a compreensão destes ajustes relacionados com o aumento da frequência de estímulos. O gráfico foi obtido no coração *in situ* de cão, no qual foi colocado um eletrodo positivo de marca-passo no átrio direito. No período-controle, o marca-passo foi mantido desligado, embora programado para emitir estímulos à frequência de 130 batimentos por minuto quando ligado. A frequência espontânea do animal era de 74 batimentos por minuto. No momento assinalado pela flecha, o marca-passo foi colocado a funcionar, passando a comandar o ritmo cardíaco. No registro é possível verificar redução inicial da primeira derivada temporal das pressões ventriculares, seguida de marcada acentuação desse indicador do desempenho ventricular. Simultaneamente, a pressão arterial se eleva, em consequência de recrutamento do chamado volume morto de sangue que, em condições basais, permanece no pulmão e no coração. Essa hipertensão inicial rapidamente é seguida de ajustes periféricos e o débito cardíaco volta, aproximadamente, para os níveis que antecederam a taquicardia. O registro ampliado (Figura 5.17B) da pressão diastólica ventricular denota a redução do volume ventricular, caracterizada pela diminuição da pressão diastólica. A se considerar, também:

1. o encurtamento das diástoles contribui para baixar o volume diastólico final;
2. o acionamento mais frequente da bomba favorece a sustentação do débito cardíaco, apesar do volume ventricular reduzido.

Em corações normais, esses ajustes do desempenho ventricular a diferentes níveis fisiológicos de frequência cardíaca não alteram apreciavelmente o débito cardíaco. As modificações que ocorrem, dentro das faixas fisiológicas da frequência de batimentos, se equilibram e o estímulo do inotropismo propiciado pelo efeito Bowditch contrabalança o prejuízo do mecanismo de Frank-Starling. Em princípio, situação inversa ocorre nas variações opostas de frequência cardíaca, isto é, de bradicardia: efeito Bowditch e mecanismo de Frank-Starling voltam a se opor, conservando os níveis do esvaziamento ventricular.

Variações além e aquém dos valores fisiológicos da frequência cardíaca comprometem o débito cardíaco. São bem conhecidas as quedas da pressão arterial e da perfusão sistêmica dependentes de bradicardias e taquicardias acentuadas. O bloqueio atrioventricular total e as taquiarritmias ectópicas, muito frequentemente, levam à perda de consciência, em função da redução excessiva da perfusão por acentuado comprometimento do débito cardíaco.

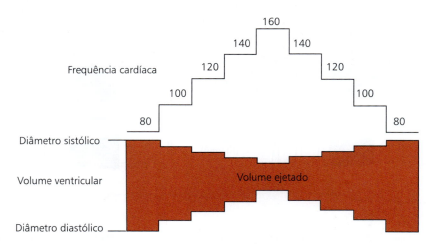

FIGURA 5.16 Esquema ilustrativo do comportamento das dimensões cardíacas sob frequências cardíacas progressivamente elevadas, dentro de faixa fisiológica. Detalhamentos no texto.

Fisiologia do Sistema Cardiovascular – Determinantes da Ejeção Ventricular

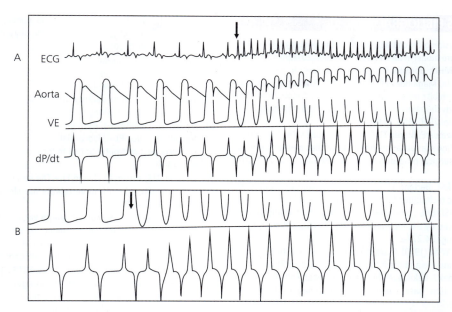

FIGURA 5.17 Registro obtido de coração *in situ* de cão, durante elevação abrupta da frequência cardíaca. No traçado superior, estão registrados, de alto a baixo: eletrocardiograma; pressão aórtica; pressão ventricular com a sua linha de base zero; e primeira derivada temporal das pressões ventriculares. A seta assinala o primeiro dos estímulos de um marca-passo cujo eletrodo positivo estava fixado no átrio direito, que passa a comandar a frequência cardíaca. O traçado inferior é uma ampliação de parte do registro superior, mostrando a evolução da pressão diastólica ventricular. A seta indica o primeiro ciclo cardíaco sob estímulo do marca-passo. Detalhamentos no texto.

7 PONTOS RELEVANTES A SEREM CONSIDERADOS

1. Pressão intraventricular é uma variável secundária, dependente da tensão que é gerada durante a contração. A variável fisiológica moduladora do comportamento mecânico do miocárdio é a tensão parietal.

2. Desempenho ventricular e contratilidade miocárdica são propriedades distintas, que nem sempre se superpõem. Contratilidade é uma propriedade do miocárdio e a propriedade contratilidade ventricular não existe; deve ser nomeada de forma adequada: desempenho ventricular.

3. Grandes cavidades convertem mal tensão parietal em pressão intraventricular; cavidades pequenas são mais eficientes e menos onerosas na conversão de força em pressão.

4. O inotropismo miocárdico depende, criticamente, da quantidade de cálcio que se liga à troponina, podendo variar em função de: quantidade de cálcio que penetra na célula; quantidade de cálcio que é liberada do retículo sarcoplasmático; afinidade de ligação da troponina C pelo íon cálcio.

5. O ritmo cardíaco pode alterar o inotropismo por pausa nos estímulos, extraestímulos e frequência de contrações.

As três circunstâncias atuam sobre o nível da contratilidade miocárdica por afetarem a cinética do cálcio.

6. As bases fundamentais do mecanismo de Frank-Starling incluem fatores físicos e fatores bioquímicos, caracterizando-se como uma manobra inotrópica.

7. No coração intacto, por ação da titina, os sarcômeros não são estirados além de 2,3 μm, o que equivale dizer que a fase descendente do mecanismo de Frank-Starling não existe.

8. Em função da existência dos desajustes da pós-carga, no coração intacto é possível existir fase descendente de desempenho ventricular.

9. As dilatações ventriculares crônicas não significam recrutamento do mecanismo de Frank-Starling. Em vez de alongamento das miofibrilas, as dilatações ventriculares crônicas refletem crescimentos dos cardiomiócitos, próprios das hipertrofias miocárdicas.

10. As dilatações ventriculares implicam, sempre, aumento da pós-carga.

11. As elevações da frequência cardíaca promovem desvios opostos e funcionalmente equivalentes do inotropismo e do mecanismo de Frank-Starling, de tal forma que as variações do cronotropismo dentro das faixas fisiológicas não afetam marcadamente o débito cardíaco.

REFERÊNCIAS BIBLIOGRÁFICAS

1. Tucci PJ. Pathophysiological characteristics of the post-myocardial infarction heart failure model in rats. Arq Bras Cardiol. 2011;96:420-424.
2. Serra AJ, Santos MHH, Bocalini DS, Antônio EL, Levy R, Santos AA, Higuchi ML, Silva Ja, Magalhães FC, Barauna VG, Krieger JE, Tucci PJ. Exercise training inhibits inflammatory cytokines and more than prevents myocardial dysfunction in rats with sustained β-adrenergic hyperactivity. J Physiol 2010; 588:2431–2442.
3. Kanashiro RM, Nozawa E, Murad N, Gerola LR, Moisés VA, Tucci PJF – Myocardial infarction scar plication in the rat: cardiac mechanics in an animal model for surgical procedures. Ann Thorac Surg 2002;73:1507-1513.
4. Mor-Avi V, Lang RM, Badano LP et al (2011) Current and evolving echocardiographic techniques for the quantitative evaluation of cardiac mechanics: ASE/EAE consensus statement on methodology and indications endorsed by the Japanese Society of Echocardiography. J Am Soc Echocardiogr 24:277-313.
5. Mirsky I, Parmley WW. (1973) Assessment of passive elastic stiffness for isolated heart muscle and the intact heart. Circ Res 33(2):233-243.
6. Sengupta PP, Korinek J, Belohlavek M et al (2006) et al. Left ventricular structure and function: basic science for cardiac imaging. J Am Coll Cardiol 48:1988-2001.
7. Sengupta PP, Khandheria BK, Korinek J et al (2006). Apex-to-base dispersion in regional timing of left ventricular shortening and lengthening. J Am Coll Cardiol 47:163-172.
8. Sengupta PP, Tajik AJ, Chandrasekaran K, Khandheria BK (2008). Twist mechanics of the left ventricle: principles and application. JACC Cardiovasc Imaging 1:366-376.
9. Rosen BD, Gerber BL, Edvarsen T et al (2004) Late systolic onset of regional left ventricular relaxation demonstrated in three dimensional space by MRI tissue tagging. Am J Physiol Heart Circ. Physiol. 287(4):H1740-1746.
10. Bers DM. – Excitation contraction coupling and cardiac contractile force. Dordrecht: Klumer Academic Publishers; 2001, 427 p.
11. Granzier HL, S Labeit – The giant protein titin: a major player in myocardial mechanics, signaling, and disease. Circ Res. 2004; 94:284-295.
12. Brenner B – Effect of Ca^{2+} on cross-bridge turnover kinetics in skinned single rabbit psoas fibers: implications for regulation of muscle contraction. Proc Natl Acad Sci USA. 1988;85:3265-3269.
13. Previs MJ, Michalek AJ, Warshaw DM. Molecular modulation of actomyosin function by cardiac myosin-binding protein C. Pflugers Arch 2014; 466:439-444.
14. Bers DM – Cardiac excitation-contraction coupling. Nature 2002; 415:198-205.
15. Neef S, Maier LS. Novel aspects of excitation-contraction coupling in heart failure. Basic Res Cardiol 2013; 108:360.
16. Yue DT, Marban E, Wier WG – Relationship between force and intracellular [Ca^{2+}] in tetanized mammalian heart muscle. J Gen Physiol 1986; 87:223-242.
17. Moss R.L – Ca^{2+} regulation of mechanical properties of striated muscle: mechanistic studies using extraction and replacement of regulatory proteins. Circ Res 1992; 70:865-884.
18. Opie LH – Normal and abnormal cardiac function: mechanism of cardiac contraction and relaxation. In: Braunwald E, Zipes DP, Libby P. Heart disease: a textbook of cardiovascular medicine. 6th ed. Philadelphia: Saunders; 2001. p. 443-78.
19. Opie LH – The heart: physiology, from cell to circulation. 3rd ed. Philadelphia: Lippincott, 1998.
20. Noble MM, Seed WA eds – The interval-force relationship of the heart: Bowditch revisited. Cambridge University Press, Cambridge, 1992, 368 p.
21. Endoh M. Force-frequency relationship in intact mammalian ventricular myocardium: Physiological and pathophysiological relevance. Eur J Pharmacol 2004; 500:73-86.
22. Bassani JWM, Bassani RA, Bers DM – Relaxation in rabbit and rat cardiac cells: species-dependent differences in cellular mechanisms. J Physiol 1994; 476:279-93.
23. Bers DM. Calcium cycling and signaling in cardiac myocytes. Annu Rev Physiol 2008; 70:23-49.
24. Bocalini DS, Santos Ld, Antonio EL, Santos AA, Davel AP, Rossoni LV, Vassalo DV, Tucci PJ – Myocardial remodeling after large infarcts in rat converts post rest-potentiation in force decay. Arq Bras Cardiol 2012; 98:243-51.
25. Gordon AM, HuxleyAF, Julian,FJ – The variation in isometric tension with sarcomere length in vertebrate muscle fibers. J.Physiol (Lond) 1966;184:170-185.
26. Fuchs F, Wang YP – Sarcomere length versus interfilament spacing as determinants of cardiac myofilament Ca^{2+} sensitivity and Ca^{2+} binding. J Mol Cell Cardiol 1996; 28:1375-1383.
27. Parmley WW, Chuck LHS – Length-dependent changes in myocardial contractile state. Am J Physiol 1973; 224:1195-1199.
28. Tucci PJF, Bregagnollo EA, Spadaro J, Cicogna AC, Ribeiro MCL. Length dependence of activation studied in the isovolumic blood-perfused dog heart. Circ Res 1984; 55:59-66.
29. Alvarez BV, Peres NG, Ennis IL, Hurtado MCC, Cingolani HE – Mechanisms underlying the increase in force and Ca^{2+} transient that follow stretch of cardiac muscle. A possible explanation of the Anrep effect. Circ Res 1999; 85:716-722.
30. Perez NG, Hurtado MCC, Cingolani HE – Reverse mode of the Na^+-Ca^{2+} exchange after myocardial stretch. Underlying mechanism of the slow force response. Circ Res 2001; 88:376-382.
31. Cingolani HE, Peres NG, Hurtado MCC – |n autocrine/paracrine mechanism triggered by myocardial stretch induces changes in contractility. News in Physiological Sciences 2001; 16:88-92.
32. MacGregor DC, Covell JW, Mahler F, Dilolooey RB, Ross JJr – Relations between afterload, stroke volume and descending limb of Starling's law. Am J Physiol 1974; 227:884-890.
33. Ross JJr, Franklin D, Sasayama S – Preload, afterload and the role of afterload mismatch in the descending limb of cardiac function. Eur J Cardiol 1974; 4 (suppl): 77-86.
34. Tucci PJF, Maciel RE, Ribeiro MCL – The absence of the descending limb of the Frank-Starling curve of the depressed guinea pig whole ventricle. Braz J Med Biol Res 1984;17:129-133.
35. Wu QY, Cazorla O, Labeit D, GRanzier H – Changes in titin and collagen underlie diastolic stiffness diversity of cardiac muscle. J Mol Cell Cardiol 2000; 32:2151-2162.
36. Linke WA, Hamdani N. Gigantic business: titin properties and function through thick and thin. Circ Res 2014; 114:1052-1068.
37. Spotnitz WD, Spotnitz HM, Truccone NJ, Cottrell TS, Gersony W, Sonnenblick EH. Relation of ultrastructure and function. Sarcomere dimensions, pressure-volume curves, and geometry of the intact left ventricle of the immature canine heart. Circ Res 1979; 44:679-691.
38. Grimm AF, Lin HL, Grimm BR – Left ventricular free wall and intraventricular pressure-sarcomere length distributions. Am J Physiol 1980; 239:H101-H107.
39. Cazorla O, Wu Y, Irving TC, Granzier H – Titin-based modulation of calcium sensitivity of active tension in mouse skinned cardiac myocytes. Circ Res 2001; 88:1029-1035.
40. Fukuda N, Wu Y, Farmsn G, Irving TC, Granzier H – Titin isoform variance and length dependence of activation in iskinnd bovine cardiac muscle. J Physiol (Lond) 2003; 553:147-154.

BIOLOGIA DA PAREDE DO VASO

6

Francisco R. M. Laurindo
Thaís L. S. Araujo
Denise C. Fernandes

1. Introdução
2. Bases da estrutura vascular
3. Endotélio: estrutura e função
4. Sinalização e homeostase redox em fisio(pato)logia vascular
   4.1. Sinalização redox: base para o entendimento do estresse oxidativo
   4.2. Bioatividade do NO e propriedades fisicoquímicas
   4.3. Produção enzimática de óxido nítrico nas células endoteliais
   4.4. Produção e degradação de superóxido no vaso
   4.5. Produção e degradação de peróxido de hidrogênio no vaso
   4.6. Mecanismos antioxidantes vasculares
5. Célula muscular lisa: função definindo forma e vice-versa
6. Conceitos básicos de sinalização em células vasculares
7. Homeostase proteica e função do retículo endoplasmático em células vasculares
8. Conclusão e perspectivas
9. Referências bibliográficas

1 INTRODUÇÃO

O conhecimento integrativo em diversos níveis sistemáticos da bioquímica, biologia molecular e fisiologia dos vários componentes da parede dos vasos sanguíneos é essencial para o entendimento da fisiopatologia de doenças vasculares. Em poucos sistemas a função do órgão reflete tão diretamente a fisiologia subcelular como nos vasos sanguíneos. Assim, entender função vascular normal e alterada requer conhecimento da estrutura vascular, seus distintos componentes celulares e sua integração morfofuncional. Além disso, aspectos essenciais da bioquímica vascular são a homeostase e a sinalização redox, que se refletem diretamente na fisiologia vascular e agem como elementos integrativos das distintas células. Em particular, a biologia da célula endotelial é dominada por esses mediadores. Tais sinais redox, ao mesmo tempo, integram-se a mecanismos gerais de sinalização celular, cujo conhecimento é importante para entender fisiopatologia vascular, por exemplo, ligada à proliferação e migração celular e à resposta a distintos estresses. Cada vez mais, o entendimento dos aspectos discutidos neste capítulo revela-se essencial para poder compreender os mecanismos de doenças, o modo de ação de intervenções terapêuticas e, em última análise, melhorar e refinar a qualidade de decisões clínicas.

2 BASES DA ESTRUTURA VASCULAR

A parede vascular é composta por três camadas: íntima; média; e adventícia. A camada íntima é definida como aquela do lado luminal da camada elástica interna (que separa a íntima da média) e compreende, em vasos normais, essencialmente uma monocamada de células endoteliais e a membrana basal. A camada elástica interna é usualmente bem demarcada como uma linha única, embora a estrutura tridimensional revele várias fenestrações e interrupções. O entendimento da regulação parácrina da vasomotricidade pelo endotélio, discutida nas próximas seções, foi um avanço crucial que revolucionou a biologia vascular nas décadas de 1980 e 1990. A íntima pode conter, ainda, ocasionais células musculares lisas em regiões de espessamento intimal, que se correlacionam-se com sítios de predileção para um futuro processo aterosclerótico.[1-2] No processo de aterogênese e reestenose pós-angioplastia, a camada íntima está espessada principalmente à custa do acúmulo de macrófagos e células musculares lisas, respectivamente, constituindo a denominada camada neoíntima (Figura 6.1). A íntima é, assim, o terreno no qual a aterosclerose se desenvolve.[1]

A camada média é composta essencialmente por células musculares lisas que, em condições normais, exibem um fenótipo contrátil diferenciado. Estas não apenas dão sustentação

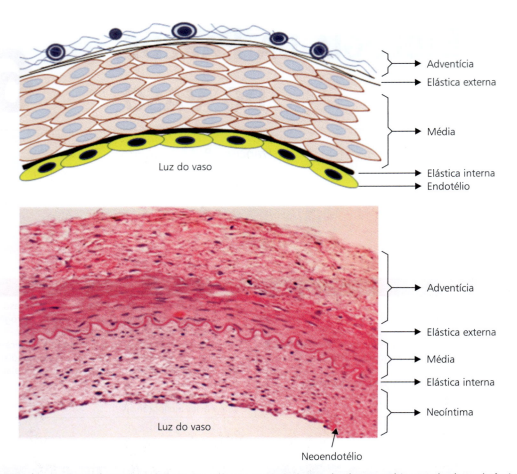

FIGURA 6.1 Estrutura do vaso. O painel superior mostra um esquema com as principais camadas de uma artéria muscular de condutância típica (p. ex.: artéria coronária). As proporções e estruturas dessas camadas variam ao longo da árvore arterial. No painel inferior, microfotografia de artéria ilíaca de coelho 14 dias após lesão por superdistensão de balão (isto é, fase de reparação resolutiva), mostrando alteração da estrutura das camadas do vaso, com afilamento da camada média, espessamento da adventícia e, particularmente, presença de uma camada neoíntima composta por células musculares lisas e matriz extracelular (hematoxilinaeosina, 20x). Assim, a camada íntima, que, no vaso normal é uma monocamada composta pelo endotélio e membrana basal, é um terreno para o desenvolvimento de aterosclerose, reestenose pós-angioplastia e outras disfunções vasculares.[1]

à camada endotelial, como também são responsáveis pela vasomotricidade e governam a funcionalidade da rede arterial e arteriolar que distribui o fluxo sanguíneo. Nas arteríolas (< 100 e tipicamente entre 30 e 40 μm), o estado contrátil de células musculares lisas da camada média é responsável direto pela regulação do fluxo sanguíneo tecidual e reflete-se diretamente na pressão arterial sistêmica. Outros elementos celulares da camada média, em menor número, são fibroblastos e pericitos. Estes são células com fenótipo tipo mesenquimal e marcadores antigênicos indistinguíveis de células-tronco.[2-4] A função dos pericitos está provavelmente ligada à angiogênese e regeneração vascular. Em capilares, cuja parede é muito mais fina do que das artérias e arteríolas, pericitos são o tipo predominante de célula mural e, provavelmente, ligados à regulação da permeabilidade endotelial/vascular.[2] Algumas células da camada média ou perivasculares têm características de miofibroblastos, isto é, um estado intermediário entre uma célula com marcadores definidos de célula muscular e fibroblasto. Os miofibroblastos da camada média frequentemente representam células musculares lisas desdiferenciadas (discutidas na próxima seção). Podem, também, representar células que sofreram transição epiteliomesenquimal ou endoteliomesenquimal[5] no curso de processos ligados a doenças proliferativas e degenerativas vasculares. Células de linhagem imunoinflamatória são geralmente ausentes da camada média normal, mas infiltram a camada média e íntima durante a aterogênese, incluindo macrófagos, linfócitos e células dendríticas.[6]

A camada adventícia vem merecendo crescente atenção por suas funções relacionadas à regeneração vascular e eventos imunoinflamatórios e metabólicos.[7] É separada da camada média pela camada elástica externa (Figura 6.1) que, contrariamente à elástica interna, é composta por várias subcamadas descontínuas e menos marcadas. A adventícia é composta essencialmente por fibroblastos e feixes de fibras colágenas, além de células da *vasa vasorum*. Em particular, células inflamatórias, como macrófagos e linfócitos, estão presentes em contextos variáveis, geralmente ligados à fisiopatologia de doenças ou reparação vascular à lesão.[7-8] A adventícia também hospeda pericitos e células progenitoras. Além da camada adventícia, várias funções têm sido caracterizadas para o tecido adiposo perivascular, tais como indução de relaxamento vascular, envolvimento em fenômenos imunoinflamatórios e regenerativos e regulação da resistência à insulina.[9]

Além dos diversos tipos celulares, a matriz extracelular é essencial à arquitetura vascular, conferindo tensão intrínseca e elasticidade à estrutura.[10] Os principais componentes e suas funções estão listados à Tabela 6.1. As proteínas da matriz extracelular estão ligadas às células por meio de proteínas de adesão, entre as quais se incluem as integrinas, que podem efetuar sinalização do exterior para o interior da célula ou vice-versa.

3 ENDOTÉLIO: ESTRUTURA E FUNÇÃO

Células endoteliais são organizadas como uma monocamada margeando o lúmen interno do vaso, em direto contato com o fluxo sanguíneo. A célula endotelial tem grande mobilidade, capacidade migratória e regenerativa, importante no controle do transporte celular, permeabilidade transendotelial, angiogênese e reparação após lesão. Em conjunto, o endotélio vascular ocupa, no homem, uma área de cerca de 10 m^2 com massa de 1-1,5 kg. Embora a célula endotelial em cultura seja arredondada/oval, *in vivo* exibe morfologia alongada, alinhando-se com a direção do fluxo sanguíneo, em resposta à resultante vetorial da força de cisalhamento (em inglês, *shear stress*). De fato, entre inúmeras funções, as células endoteliais podem ser descritas como interface sensora e transdutora de forças biomecânicas. Fisiologicamente, as células endoteliais respondem predominantemente a forças de cisalhamento, enquanto as células musculares lisas comportam-se como sensores predominantes de forças de distensão. Em condições normais, o fluxo sanguíneo é laminar ao longo da árvore arterial e venosa, exceto na raiz da aorta e no seio de Valsalva e emergência de alguns ramos arteriais em distintos leitos vasculares. Diferentes condições patológicas determinam mudanças locais desse padrão para fluxo turbulento, tais como estenoses, particularmente em ramificações vasculares, além de tromboses murais, vasos anômalos e estenoses valvares. A expressão bidimensional de um fluxo laminar na superfície endotelial é uma força de cisalhamento dita laminar, com características unidirecionais constantes. O fluxo turbulento corresponde a uma força de cisalhamento oscilatória, com alternâncias cíclicas bi- ou multidirecionais. Esses padrões têm consequências funcionais distintas e frequentemente opostas na função endotelial, detalhadas nos parágrafos subsequentes. Regiões de força de cisalhamento oscilatório persistente são sítios preferenciais de desenvolvimento de aterosclerose, em associação com maior desequilíbrio redox, expressão de moléculas de adesão para células inflamatórias[11] e expressão de marcadores de estresse do retículo endoplasmático.[12]

Outrora considerada apenas uma camada de revestimento do vaso, o grande interesse pela função endotelial surgiu após a década de 1980 com a constatação de seu papel no controle vasomotor.[13] A identificação do óxido nítrico como um importante sistema parácrino transdutor de sinais no endotélio[14] contribuiu para ampliar as implicações fisiológicas desse tipo celular como verdadeiro órgão secretor distribuído em todo o organismo, e não apenas como barreira passiva difusional. Especificamente, o entendimento de que o tônus e a estrutura vascular podem

TABELA 6.1 Principais componentes da matriz extracelular (MEC) em vasos	
Colágeno	Diversos tipos. Componentes mais abundantes da MEC com diversas funções de arcabouço estrutural e sinalização celular via integrinas.
Elastina	Promove o tônus elástico especialmente em artérias, influenciando pressão arterial e propriedades mecânicas.
Fibrilina	Principal componente de microfibrilas elásticas, que dão integridade estrutural a tecidos, governam a elastogênese e regulam sinalização celular por ligarem TGF-β. Mutação da fibrilina-1 promove a síndrome de Marfan.
Fibronectina	Um dos principais reguladores da montagem e organização da MEC e da ligação desta com células vasculares.
Laminina	Principal glicoproteína da membrana basal. Regulação de funções celulares (sobrevivência, adesão, diferenciação, migração).
Tenascina	Glicoproteínas da MEC em tecidos conectivos. Importante no reparo tecidual (inflamação e fibrose). Papel em doenças cardiovasculares e na doença de Ehler-Danlos.
Proteoglicanos	Componente essencial da MEC, forma complexos com proteínas da MEC como colágeno. Regulação do transporte de cátions e água através da matriz e estabilidade de proteínas da matriz.
Fibrinogênio	Função primária formação de coágulo. Convertido em fibrina, liga-se a diversos componentes, principalmente fatores de crescimento.
Trombospondina	Trombospondina-1 ativa TGF-β e tem sua expressão aumentada em doenças fibróticas e placas ateroscleróticas.

MEC: matriz extracelular.

ser controlados de modo autócrino ou parácrino pelo endotélio representou uma revolução científica, transformando por completo a compreensão da fisiologia vascular.[15] Mecanismos autócrinos ou parácrinos são aqueles pelos quais uma célula ou grupo de células secretam mediadores que controlam, respectivamente, sua própria função ou a função de células fisicamente contíguas. O papel do endotélio no controle vasomotor sobressai por seu papel primário é potente, podendo tamponar outros mecanismos reguladores centrais ou periféricos. Além do óxido nítrico, discutido em detalhe na próxima seção, outros mediadores contribuem para vasodilatação dependente de endotélio, como prostaciclina e alguns metabólitos de monoxigenases.[15] A prostaciclina, entretanto, tem papel relativamente restrito no tônus vascular, sendo importante por sua atividade antiplaquetária. O endotélio pode, geralmente na fisiopatologia de doenças, exercer um controle vasoconstrictor sobre o tônus vascular. Nesse sentido, o radical superóxido é um fator constritor importante e será discutido na seção de controle redox. Entre outros vasoconstritores, destaca-se a endotelina, um peptídeo secretado pelo endotélio com potente capacidade vasoativa. *In vivo*, o efeito da endotelina é balanceado pela liberação concomitante de fatores dilatadores derivados do endotélio e é especialmente pronunciado na circulação pulmonar.[16] Além da função vasomotora, o endotélio tem várias outras funções essenciais, resumidas a seguir.

Uma das principais funções endoteliais é manter a quiescência de célula muscular lisa vascular (CMLV), evidente pelo fato de que a retirada mecânica ou enzimática do endotélio induz proliferação e migração neointimal de CMLV.[17] Essa inibição tônica pelo endotélio envolve secreção de óxido nítrico, que inibe diretamente a proliferação muscular lisa ou mecanismos indiretos, por exemplo, via bloqueio da adesão de plaquetas. Os fatores de crescimento e citocinas secretados pela célula endotelial podem ainda afetar a multiplicação celular.

Outra importante função da integridade da camada endotelial é a proteção contra coagulação intravascular. Mediadores endoteliais promovem inibição tônica da ativação plaquetária e de proteínas da coagulação, além de sustentar vias fibrinolíticas. Esses mecanismos estão citados na Tabela 6.2. Em condições patológicas no cenário experimental ou *in vitro*, o endotélio pode, contudo, produzir substâncias trombogênicas, incluindo fatores de coagulação, proteínas de adesão, inibidor do ativador do plasminogênio, fator ativador de plaquetas e tromboxano A_2.

O endotélio tem função na regulação da resposta imunológica como uma importante célula apresentadora de antígenos e com atividade fagocítica e antimicrobiana. Em paralelo, regula a resposta inflamatória, sendo um mecanismo inibidor da adesão e transmigração de monócitos/macrófagos, linfócitos e neutrófilos. Tal regulação ocorre pela expressão e/ou secreção diferencial de moléculas de adesão e proteínas específicas, como integrinas e citocinas (p. ex.: interleucinas 6 e 8), O controle endotelial do extravasamento de plasma modula o edema inflamatório. Por intermédio da expressão de integrinas e outras moléculas de adesão e secreção de citocinas (p. ex.: interleucinas 6 e 8), o endotélio permite e controla a migração de células como macrófagos, linfócitos e neutrófilos.[18]

O endotélio participa da captação, degradação ou transformação metabólica de numerosos fármacos endógenos, como norepinefrina, 5-hidroxitriptamina, prostaglandinas E e F, leucotrienos, nucleotídeos de adenina, adenosina e substância P. Esses efeitos metabólicos podem estar envolvidos no controle do tônus vascular, já discutido, assim como nos numerosos efeitos sistêmicos desses autacoides. A enzima conversora da angiotensina, presente ubiquamente no endotélio de vários órgãos, exerce outras atividades além da conversão de angiotensina I em angiotensina II, por exemplo, degradação do peptídeo vasodilatador bradicinina.

Finalmente, outra função endotelial é a regulação da permeabilidade vascular.[19] O transporte transendotelial de pequenas moléculas é nulo nos capilares cerebrais; pequeno, através das junções *tight* dos capilares arteriais sistêmicos; maior, através de fenestrações juncionais em capilares venosos e vênulas; e máxima, em órgãos envolvidos com trocas de substâncias. Nestes (p.

TABELA 6.2 Mecanismos anticoagulantes associados ao endotélio			
	MECANISMO	ESTÍMULO/VIA	EFEITO
1	Carga negativa	-	menor adesão de plaquetas
2	Secreção de mediadores		
	• *prostaciclina*	trombina	
	• *óxido nítrico*	eNOS	
	• *metabólitos do ácido araquidônico*	lipoxigenases	
	• *ativador tecidual do plasminogênio*	trombina	
3	Ativação da proteína C	complexo trombina-trombomodulina	antagoniza fatores Va e VIIIa
4	Inativação de trombina	diversos	

ex.: rins e fígado), podem existir fenestrações juncionais de até 100 nm ou mesmo descontinuidade endotelial. A presença de proteínas carregadas negativamente junto às fenestrações causa exclusão do transporte de proteínas aniônicas do plasma. Outras macromoléculas podem ser transportadas por sítios não carregados ou por endocitose.

Durante o desenvolvimento, células endoteliais originadas do mesoderma organizam-se em plexos que são a origem dos vasos sanguíneos, em um processo denominado vasculogênese. Esse plexo, a seguir, sofre importante remodelamento com novos brotamentos e ramificações, formando novos vasos a partir de outros pré-existentes, um processo conhecido como angiogênese. Angiogênese é comum em placas ateroscleróticas complicadas, na formação de circulação colateral e em tumores.[2,20] Durante esse processo de remodelamento, outras células da parede vascular são recrutadas pelas endoteliais para formar estruturas vasculares. Ao mesmo tempo, células endoteliais adquirem especificações arteriais, venosas e linfáticas por meio de sinais extrínsecos e intrínsecos, que incluem o fator de crescimento VEGF (fator de crescimento vascular-endotelial, do inglês *vascular-endothelial growth factor*) e proteínas da família Notch, efrinas e *Hedgehog*[2,20] (ver seção de sinalização em células vasculares). O estudo da fisiologia do desenvolvimento é importante em fisiopatologia, pois as células tendem a recapitular programas de desenvolvimento fetal na gênese de doenças.

4 SINALIZAÇÃO E HOMEOSTASE REDOX EM FISIO(PATO)LOGIA VASCULAR

Em poucos sistemas a função do órgão reflete tão diretamente a fisiologia subcelular como nos vasos sanguíneos, e poucas células têm suas funções tão diretamente ligadas à sinalização e homeostase redox como as vasculares. A função endotelial é particularmente ligada a esses aspectos e a disfunção vascular é, frequentemente, equacionada à "disfunção endotelial". Esta, por sua vez, compreende desequilíbrio entre produção de vasodilatadores e constritores, e está essencialmente ligada a uma deficiente geração de óxido nítrico (NO) bioativo, consequente a menor produção enzimática e/ou consumo não produtivo do NO por reações com outras biomoléculas, frequentemente via mecanismos redox.

4.1 SINALIZAÇÃO REDOX: BASE PARA O ENTENDIMENTO DO ESTRESSE OXIDATIVO

Transdução de sinal (ou *sinalização*) é a transformação de um sinal de qualquer natureza ou origem em um sinal bioquímico intracelular. Por exemplo, exposição a forças biomecânicas pode gerar alterações da matriz extracelular que são transmitidas por proteínas transmembrana (canais iônicos, integrinas) a alvos intracelulares específicos que, por sua vez, são fosforilados, determinando proliferação celular. No caso da *sinalização redox*, o elemento integrativo da transdução de sinais são reações de transferência de elétrons ligadas à produção de radicais livres (intermediários com um elétron desemparelhado na última camada) e outras pequenas espécies reativas centradas no oxigênio (p. ex.: peróxido de hidrogênio). Um exemplo típico é a ocupação de receptores AT1 de angiotensina, que ativa enzimas do grupo das nicotinamida-adenina-dinucleotidofosfato-oxidases (NADPH, na sigla em inglês), que geram produção intracelular de radical superóxido e peróxido de hidrogênio, que por sua vez, inibem fosfatases específicas e ativam cinases, promovendo uma resposta coordenada de proliferação e migração celular (cinases são enzimas que fosforilam substratos específicos, geralmente ativando um sinal e fosfatases removem o fosfato, geralmente inativando o sinal). O conceito de sinalização redox contrapõe-se, assim, à ideia de uma produção "acidental" não controlada de espécies reativas e indica que estresse oxidativo é um desequilíbrio de mecanismos de sinalização redox capaz de ativar alvos indesejáveis ou de induzir lesões em biomoléculas. No cerne desse conceito, está a geração enzimática, isto é, estreitamente regulada, de espécies reativas como o próprio NO, superóxido e peróxido de hidrogênio. Estresse oxidativo pode ser idealizado como uma perda da modularidade da sinalização redox,[21] contrapondo-se ao conceito antigo de um mero desequilíbrio entre oxidantes e antioxidantes em favor dos primeiros. Desse modo, entender mecanismos bioquímicos e celulares de sinalização redox é essencial à compreensão da fisiologia e fisiopatologia vascular.

4.2 BIOATIVIDADE DO ÓXIDO NÍTRICO E PROPRIEDADES FISICOQUÍMICAS

A concentração "momentânea" de NO em uma célula vascular depende da produção enzimática pela célula endotelial, ou outras por células em situações patológicas específicas, assim como das reações que consomem NO. Essas reações, inclusive, competirão pelo NO com a guanilil ciclase, o efetor biológico. "NO bioativo" é a parcela do *pool* de NO disponível para ativar a guanilil ciclase.

O NO é uma molécula bastante peculiar: trata-se de uma molécula pequena, na forma de gás, sem carga, e que contém um elétron desemparelhado na última camada eletrônica – caracterizando, assim, o NO como um radical livre. Com essas propriedades, o NO é capaz de se difundir do endotélio, onde é gerado, cruzar membranas e alcançar o músculo liso para ativar especificamente a enzima guanilil ciclase solúvel, causando, em última instância, o relaxamento do vaso e outros efeitos via produção de GMP cíclico e consequente ativação de proteína cinase G.[22] Atualmente, não causa estranheza um gás e radical livre ser uma molécula vasodilatadora, mas sua descoberta como o "fator relaxante derivado do endotélio" no final da década de 1980 mudou vários paradigmas na fisiologia e bioquímica, merecendo o Prêmio Nobel em 1998.

As características de reatividade do NO permitem sua sinalização bastante eficiente no vaso. O NO tem como alvos biomoléculas que contenham grupos heme (como a guanilil ciclase, mas

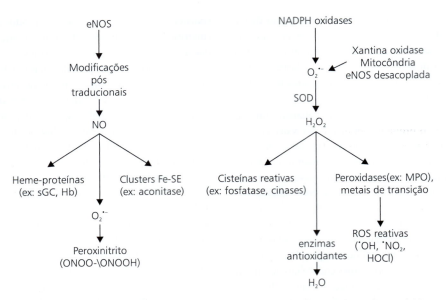

FIGURA 6.2 Esquema ilustrando a produção e reatividade das principais espécies reativas produzidas em vasos: NO, superóxido e peróxido de hidrogênio.

também a hemoglobina, capaz de consumir NO) ou *clusters* ferro-enxofre (como a enzima mitocondrial aconitase) (Figura 6.2). Entretanto, uma reação muito favorável cineticamente é a recombinação radicular entre o NO e o superóxido. Assim, a diminuição do NO bioativo no vaso quando há produção não controlada de superóxido (p. ex.: na inflamação), particularmente se for no mesmo compartimento celular, é a principal base fisiopatológica da disfunção endotelial.

Por sua vez, a concentração de superóxido intracelular é mantida na ordem de nanomolar graças ao controle estreitamente regulado da produção de superóxido pelas NADPH-oxidases e à eficiência da enzima antioxidante superóxido dismutase (Figura 6.2). Outra via de consumo de NO, quando produzido em altas concentrações (como no caso de inflamação) e que ocorre preferencialmente em ambientes lipofílicos como membranas celulares, é a conversão do óxido nítrico em óxidos de nitrogênio (NO_2, N_2O_3). Estes podem oxidar biomoléculas como proteínas, podendo alterar sua conformação (via reações de nitração e nitrosação, respectivamente) levando a alterações na função enzimática e, no caso da nitração, maior proteólise.[23]

4.3 PRODUÇÃO ENZIMÁTICA DE ÓXIDO NÍTRICO NAS CÉLULAS ENDOTELIAIS

O NO é produzido por enzimas denominadas NO-sintases (NOS). Os três genes de NOS existentes no genoma humano são *NOS1* (que codifica a NO sintase neuronal ou nNOS), *NOS2* (que codifica a NO sintase induzível ou iNOS, que é a isoforma constitutiva da NOS em leucócitos) e *NOS3* (que codifica a NO-sintase endotelial ou eNOS). A eNOS ativa é dimérica, e cada monômero contém um domínio redutase com regiões de ligação à NADPH (fonte de elétrons) e às flavinas (FAD e FMN) e um domínio oxigenase com regiões de ligação ao grupo heme, calmodulina, zinco e tetra-hidrobiopterina (BH_4) (Figura 6.3).

A produção de NO pela eNOS é extremamente regulada.[22] Sua atividade é significativamente aumentada quando há

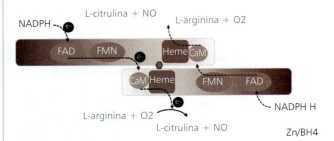

FIGURA 6.3 Estrutura básica da eNOS. O esquema ilustra o fluxo dos elétrons do NADPH para o substrato L-arginina. A NO-sintase é sintetizada como monômero, formado pelos domínios redutase (cinza escuro, contendo sítios de ligação para FAD e FMN) e oxigenase (cinza claro, contendo o grupo heme e sítio de ligação de calmodulina, CaM). Os monômeros isolados são capazes de transferir elétrons da NADPH para as flavinas (FAD e FMN), mas têm capacidade limitada de transferir o elétron para o oxigênio, além de não se ligarem ao cofator tetra-hidrobiopterina (BH_4) ou ao substrato (L-arginina) e, portanto, não produzem óxido nítrico. Já o dímero é formado graças à presença do grupo heme, que permite a interação entre os domínios redutase de um monômero com o domínio oxigenase do outro monômero. Assim, o fluxo de elétrons de um monômero é transferido para o heme do domínio oposto. Na presença de quantidades suficientes de substrato (L-arginina) e cofator (BH_4), o dímero de NOS acopla a redução do oxigênio com a síntese de óxido nítrico, gerando L-citrulina como produto secundário. Para formar 1 mol de NO, são necessários 1 mol de L-arginina, 1,5 mol de NADPH e 2 moles de L-arginina.

aumento de fluxos de Ca^{2+} intracelular. Esse Ca^{2+} liga-se à calmodulina (domínio CaM, Figura 6.3) que facilita a transferência de elétrons da NADPH ao grupo heme. Particularmente, a eNOS também pode ser ativada por estímulos que não aumentam de forma sustentada a concentração intracelular de Ca^{2+}, como é o caso do estresse de cisalhamento laminar (*shear stress laminar*), que é o principal estímulo fisiológico para produção de NO *in vivo*. Nesse caso, a ativação da eNOS se dá principalmente pela fosforilação do resíduo 1177, por cinases específicas (ver legenda da Figura 6.4). Além de forças biomecânicas, a fosforilação da serina 1177 pode também ocorrer via hormônios como estrógenos, VEGF, insulina e bradicinina, que ativam diferentes cinases para o mesmo fim: aumentar a produção de NO pela eNOS. Já a fosforilação da treonina 495 leva à diminuição da atividade da eNOS; geralmente em condições basais, esse resíduo está fosforilado e, após estímulos como histamina ou bradicinina, ocorre sua desfosforilação. A desfosforilação desse resíduo aumenta a ligação da calmodulina com consequente aumento da produção de NO.[22] Além da serina 1177 e treonina 495, outros sítios de fosforilação podem regular a produção de NO pela eNOS.

A produção de NO na eNOS ocorre no domínio oxigenase. O oxigênio molecular (O_2) ligado ao grupo heme é reduzido (isto é, recebe os elétrons vindos do NADPH) e é incorporado à L-arginina, formando óxido nítrico e L-citrulina (Figura 6.3). A produção de NO só é eficiente quando em presença de concentrações suficientes de substrato e cofatores, como L-arginina e BH_4. Qualquer distúrbio que comprometa o fluxo de elétrons pode dissociar o oxigênio do heme e propiciará a formação do radical superóxido pelo domínio oxigenase – denominado **desacoplamento** da eNOS. Isso acontece, por exemplo, quando cofatores ou substrato da eNOS são oxidados, tornando o desacoplamento um ciclo vicioso. Há evidências de que a própria produção sustentada de oxidantes (estresse oxidativo) leva ao desacoplamento da eNOS *in vitro* e *in vivo*,[24] contribuindo, assim, para sustentar um círculo vicioso. O desacoplamento da eNOS foi demonstrado em pacientes com aterosclerose avançada, pela medida de NO bioativo e superóxido em segmentos de artérias mamárias *ex vivo* comparadas a segmentos de veia safena.[25] Em vasos de camundongos submetidos à dieta hipercolesterolêmica (modelo experimental de aterosclerose), o desacoplamento da eNOS foi associado aos níveis do cofator BH_4[26] e a superexpressão nesses camundongos da enzima limitante da síntese de BH_4 (GTP-ciclohidroxilase 1) reduziu o desacoplamento da eNOS e diminuiu a extensão de placas de ateroma.[27]

Além dos níveis de Ca^{2+} intracelular, fosforilação em diversos resíduos, concentração de cofatores/substrato, a atividade da eNOS ainda apresenta pelo menos três outras formas de regulação: compartimentalização, expressão proteica e interações proteína-proteína. A expressão da eNOS é regulada por fatores de crescimento como VEGF[28-29] e forças biomecânicas.[28] Importante, nas regiões curvas de vasos ou bifurcações, predispostas à formação de placas ateroscleróticas em virtude do fluxo sanguíneo turbulento,

há menor expressão da eNOS e de outros fatores vasoprotetores.[12] A expressão da eNOS pode ser aumentada pelo peróxido de hidrogênio, por mecanismos transcricionais e pós-transcricionais, geralmente em condições patológicas.[30]

A localização subcelular da eNOS é um paradigma de direcionamento funcional por meio de modificações pós-traducionais (isto é, qualquer tipo de modificação que ocorra diretamente na proteína após esta ter sido sintetizada). A eNOS localiza-se na membrana plasmática, após ter sido miristoilada e palmitoilada em dois resíduos (respectivamente, cisteínas 15 e 25, Figura 6.4) e sua atividade é inibida quando associada à proteína caveolina-1. Essa proteína é essencial para a formação das plataformas de sinalização denominadas cavéolas (invaginações da membrana plasmática) e a inibição da eNOS pela caveolina-1 é um mecanismo fisiológico importante para o controle da reatividade vascular, relacionado à supressão de vias de sinalização pró-inflamatórias.[31]

A ativação da eNOS pela proteína de choque térmico 90 (Hsp90) promove a separação física entre a caveolina-1 e eNOS, levando à sua ativação.[31] Ainda, a ligação da eNOS com a beta-actina do citosqueleto mantém a eNOS menos suscetível ao desacoplamento.[32]

Deve ser ressaltado que a produção de NO pela isoforma neuronal da NO sintase (nNOS) é também importante para o controle da pressão arterial, de modo que a inibição da atividade da nNOS na medula e hipotálamo causa hipertensão arterial sistêmica.[33] Outro papel importante na regulação do tônus vascular da nNOS é nos vasos periféricos. Estudos com um inibidor seletivo da nNOS (S-metil-L-tiocitrulina) mostraram, em indivíduos saudáveis, redução no fluxo sanguíneo basal no antebraço, assim como na circulação coronária, efeito que foi inibido pela L-arginina. Esses dados sugerem que eNOS e nNOS podem ter funções distintas, porém complementares, na regulação fisiológica do tônus microvascular *in vivo*.[34]

4.4 PRODUÇÃO E DEGRADAÇÃO DE SUPERÓXIDO NO VASO

O ânion radical superóxido é formado pela redução por um elétron do oxigênio molecular (O_2). Essa formação acontece secundariamente à atividade de algumas enzimas que transferem elétrons, por exemplo, os complexos I e III da cadeia respiratória mitocondrial, lipoxigenases, xantina oxidase e a eNOS desacoplada (discutido acima) (Figura 6.5).

Em especial, a família das NADPH-oxidases tem como função produzir superóxido para sinalização redox em diversos tipos celulares, inclusive células vasculares, bem como para defesa microbicida (no caso de neutrófilos e macrófagos).[35] Portanto, a produção controlada de superóxido é necessária para manutenção da homeostase redox, e tanto uma sub- quanto uma superprodução de superóxido pode ter consequências deletérias. Mutações ou deleções na Nox2 NADPH-oxidase, necessária para a produção de superóxido em fagossomos e grânulos neutrófilos, causam a doença granulomatosa crônica, uma imunodeficiência

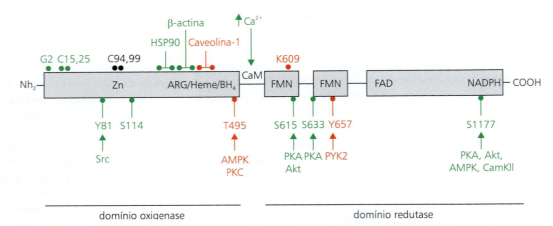

FIGURA 6.4 Regiões de modificações pós-traducionais da eNOS. Alterações em diversos aminoácidos são descritas na figura, além de regiões de interação proteína-proteína. Em verde, são as modificações/interações proteína-proteína que aumentam a atividade da eNOS, enquanto em vermelho estão as que diminuem a atividade da eNOS. Os resíduos que são fosforilados têm também indicação das cinases responsáveis descritas até o momento (com exceção da serina 114): Src, AMPK (cinase ativada por 5'-AMP), PKC (proteína cinase C), PKA (proteína cinase A), Akt (proteína cinase B), PYK2 (cinase de tirosina em ambiente rico em prolinas 2), CamKII (cinase ativada por calmodulina II). Para ancoragem da eNOS na membrana, é necessário que a proteína seja modificada por adição de lipídeos. A glicina 2 é miristoilada e as cisteínas 15 e 25 palmitoiladas. As cisteínas 94 e 99 podem ser nitrosiladas. A lisina 609 é acetilada pela deacetilase de histona 3 (HDAC3) que diminui a associação da calmodulina. Na figura também estão descritas as regiões de ligação de substrato/cofatores e os domínios (oxigenase e redutase). Em conjunto, a eNOS é um paradigma de modulação da localização e função da proteína por modificações pós-traducionais.

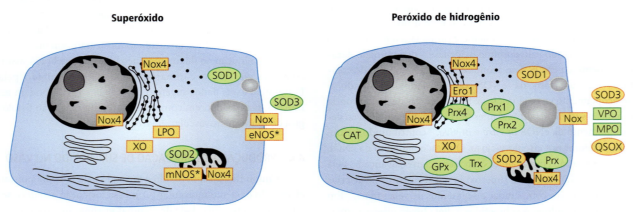

FIGURA 6.5 Distribuição intracelular e extracelular das principais fontes enzimáticas de produção (em amarelo) e consumo (em verde) de superóxido e peróxido de hidrogênio. A principal fonte de superóxido intracelular nas células vasculares, para fins de sinalização redox, é o complexo NADPH-oxidase (Nox), que está presente na membrana de diversas organelas. As outras fontes de superóxido são favorecidas durante a disfunção endotelial e doenças cardiovasculares, como lipoxigenases (LPO, enzimas que incorporam oxigênio em ácidos graxos insaturados, essenciais na síntese de leucotrienos), xantina-oxidase (XO, enzima do metabolismo de purinas), óxido nítrico sintase desacoplada (eNOS* ou a isoforma mitocondrial mNOS*). Consumo do superóxido intracelular se dá principalmente pela superoxidodismutase (SOD), que se apresenta em três isoformas: citosólica (SOD1); mitocondrial (SOD2); e extracelular (SOD3). Observe-se que enquanto a SOD consome superóxido, ela produz H_2O_2 como produto; portanto aparece no quadro à direita como *fonte* de H_2O_2 (em amarelo). Além da SOD, durante o enovelamento proteico (especificamente no passo de incorporação de ligações dissulfeto às proteínas nascentes), no retículo endoplasmático ocorre a formação H_2O_2 pela oxidase do retículo endoplasmático (Ero1). Outra importante fonte de H_2O_2 é a isoforma Nox4 NADPH-oxidase, que, ao contrário das outras isoformas Nox, gera preferencialmente H_2O_2 como produto. A concentração intracelular de H_2O_2 é regulada de forma mais complexa que a de superóxido, envolvendo diversas enzimas (Prx, peroxirredoxinas; GPx, glutationa peroxidase; CAT, catalase e indiretamente Trx, tiorredoxina) (ver texto). No meio extracelular, mais oxidante que o citoplasmático, importantes fontes de H_2O_2 são: Nox (com o sítio catalítico voltado para o meio extracelular); SOD3; e quiescina sulfidril-oxidase (QSOX), que incorpora dissulfetos em proteínas da matriz extracelular. Nesse ambiente, o H_2O_2 pode ser consumido pelas peroxidases VPO (peroxidase vascular; que altera a matriz extracelular direta ou indiretamente por formar ácido hipocloroso) e MPO (mieloperoxidase, oriunda dos leucócitos durante inflamação vascular). Importante notar que estão representadas a distribuição espacial das enzimas, e não as quantidades relativas das enzimas. Figura da célula animal retirada de: <http://library.med.utah.edu/WebPath/CINJHTML/CINJ052.html>.

séria associada a infecções recorrentes na infância. Contudo, a superprodução de superóxido contribui para a fisiopatologia de inúmeras doenças; entre as cardiovasculares, citam-se hipertensão, diabetes melito, hipercolesterolemia e aterosclerose.[35] Apesar de sua baixa reatividade quando comparado a outras espécies oxidantes derivadas do O_2, o superóxido pode inativar enzimas antioxidantes, além de causar danos a biomoléculas que contém *clusters* ferro-enxofre, como a aconitase presente na mitocôndria. Porém, a principal consequência deletéria da produção deslocalizada e/ou não controlada de superóxido é a formação secundária dos fortes oxidantes peroxinitrito e radical hidroxila. Ambos são espécies mais reativas do que o superóxido e, portanto, menos específicas (Figura 6.2). Enquanto a formação de peroxinitrito depende da geração concomitante de superóxido e NO (p. ex.: em um desacoplamento parcial da eNOS), o radical hidroxila é formado a partir de peróxido de hidrogênio na presença de metais de transição reduzidos e livres (como ferro ou cobre). Uma vez formado, o radical hidroxila é capaz de oxidar essencialmente qualquer biomolécula, inclusive DNA. Essa é a razão das enzimas quelantes de metais como metalotioneína e ferritina serem incluídas entre as defesas antioxidantes.

A concentração estacionária ("momentânea") de superóxido nas células do vaso dependerá de sua produção e degradação (Figura 6.2). Sua principal fonte nas células vasculares é o complexo NADPH-oxidase, além das outras já mencionadas. O consumo de superóxido ocorre principalmente pela enzima antioxidante superoxidodismutase (SOD), presente em concentrações micromolares no citoplasma, muito eficiente em promover a dismutação do superóxido. Essa reação envolve duas moléculas de superóxido, com produção de uma molécula de oxigênio (O_2) e peróxido de hidrogênio (H_2O_2, água oxigenada). Portanto a SOD, mesmo sendo uma enzima antioxidante, é uma fonte potencial de peróxido de hidrogênio nas células. O superóxido pode ter ainda sua concentração diminuída na presença das biomoléculas com as quais reage, como o NO.

A seguir, serão discutidas algumas fontes endógenas de superóxido nas células vasculares. É interessante ressaltar, sob o aspecto translacional, que as intervenções terapêuticas utilizando compostos antioxidantes clássicos, sequestradores de espécies reativas, têm proporcionado resultados negativos ou inconsistentes em doenças cardiovasculares, câncer e outras doenças degenerativas.[36] Dessa forma, o entendimento dos mecanismos enzimáticos de produção de espécies reativas tem potencial de gerar intervenções terapêuticas mais eficazes.[37]

As NADPH-oxidases são complexos enzimáticos presentes nas membranas celulares, compostos no mínimo pelas subunidades Nox e p22phox (Figura 6.6). Essa família de enzimas é composta por cinco membros (Nox1-Nox5) e, com exceção da isoforma Nox3, todas as outras isoformas são expressas nas células vasculares.

A Nox4 é a isoforma estruturalmente mais simples, que apresenta atividade constitutiva, mantém atividade basal independente da ação de agonistas. As outras isoformas são ativadas por agonistas, como a angiotensina II, que estimula a montagem do complexo NADPH-oxidase na membrana, com a migração das subunidades citosólicas (ativadoras, organizadoras e reguladoras) para, então, haver a produção de superóxido. No caso da angiotensina II, a isoforma ativada é a Nox1, e a montagem ocorre em compartimentos membranares específicos como cavéolas ou *rafts* lipídicos.[35] A compartimentalização da produção de um determinado oxidante (como o superóxido), de forma regulada, para oxidar biomoléculas-alvos específicas e, dessa forma, transduzir um sinal bioquímico é o princípio da modularidade da *sinalização redox*, já discutida.[21] De fato, um dos efeitos proximais

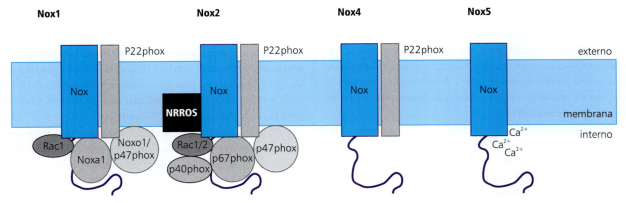

FIGURA 6.6 Estrutura das NADPH-oxidases expressas no vaso. A atividade das NADPH-oxidases depende da concentração de cálcio ou interações proteína-proteína, com exceção da isoforma Nox4, que apresenta atividade constitutiva. A Nox5 é dependente de cálcio e, estruturalmente, forma homomultímeros. As outras Noxes não dependem diretamente da ligação com cálcio, apesar de os níveis de cálcio serem importantes para o mecanismo de ativação das subunidades citosólicas. Para serem ativadas, as Nox1 e Nox2 dependem da interação com proteínas ativadoras (Noxa1 ou p67phox), organizadoras (Noxo1 ou p47phox), além da interação com a GTPase Rac1/2. A ligação do NADPH ocorre na cauda citoplasmática, e os elétrons são transferidos para o O_2, passando pelo grupo heme que está na subunidade transmembrana Nox, gerando como produto o ânion superóxido ($O_2^{•−}$). A subunidade p22 auxilia na estabilidade do grupo heme nas isoformas Nox1-Nox4. NRROS = regulador negativo de espécies reativas de oxigênio.

da ativação da Nox1 pela angiotensina II é ativar as cinases ERK1/2 e MAPK e, como efeito funcional celular, maior proliferação das células musculares lisas.[35] A Nox1 também é fundamental para a migração das células musculares lisas. Indução de silenciamento da Nox1 (por RNA de interferência) inibe totalmente a migração dessas células em cultura, sob estímulo com fator de crescimento derivado de plaquetas (PDGF).[35,38] A dissulfeto isomerase proteica, uma chaperona redox do retículo endoplasmático que se associa à NADPH-oxidase e regula a Nox1, é essencialmente necessária para esse efeito na migração celular.[38] Células endoteliais que não expressam a subunidade p47phox da NADPH-oxidase (nocaute para p47phox, Figura 6.6) não mostram aumento da produção de superóxido intracelular quando submetidas à força de cisalhamento oscilatória, mostrando que a Nox1 e/ou Nox2 são ativadas pelo estímulo mecânico, com implicação na expressão de moléculas de adesão para inflamação.[39] Sistemicamente, menor produção de superóxido induz menor resposta hipertensora à angiotensina II, como observado em camundongos nocaute para p47phox[40] ou Nox1.[41] Como esperado, camundongos que apresentam a expressão da Nox1 aumentada especificamente nas células musculares lisas apresentam resposta hipertensiva exacerbada à angiotensina II.[42]

Em células endoteliais, a isoforma Nox2 gera fluxos mil vezes menores de superóxido em comparação aos observados para a atividade microbicida de fagócitos, nos quais a Nox2 é montada em fagossomos para concentrar a produção desses oxidantes nesse compartimento. Um dos fortes oxidantes produzidos nesse compartimento é o ácido hipocloroso (conhecido como alvejante doméstico), formado a partir do H_2O_2 pela enzima mieloperoxidase. O ácido hipocloroso contribui para oxidar biomoléculas do patógeno, causando sua morte. A montagem da Nox2 é estreitamente regulada, dependendo da fosforilação e do tráfego de subunidades para a membrana. Recentemente, descreveu-se uma nova forma de regulação dessa NADPH-oxidase pela proteína NRROS (regulador negativo de espécies reativas de oxigênio) que reduz a meia-vida da Nox2. A deleção de NRROS em camundongos aumentou, como esperado, a resistência a infecções agudas, mas o induziu maior suscetibilidade à encefalomielite autoimune.[43] Esses dados reforçam o conceito da importância da manutenção homeostática precisa da produção de oxidantes.

Paralelamente às NADPH-oxidases, a enzima xantina oxidase pode formar superóxido e H_2O_2 por doar elétron ao oxigênio molecular (O_2). Células endoteliais expressam xantinaoxidase e sua expressão é regulada de forma redox-sensível pela NADPH-oxidase.[44] A principal estratégia para estudo do papel da xantinaoxidase em situações patológicas é o uso de inibidores como oxipurinol e alopurinol. Enquanto o oxipurinol inibiu a produção de superóxido endotelial durante o vasorrelaxamento em artérias em animais hiperlipidêmicos, o tratamento de pacientes hipercolesterolêmicos com ambos os inibidores não mostrou efeitos conclusivos comparando-se diferentes estudos.[45]

Outra fonte de superóxido intracelular é a mitocôndria, cuja atividade normal envolve de forma muito eficiente a redução do O_2 a água por transferência de quatro elétrons. Há vários pontos da cadeia respiratória em que o vazamento de elétrons pode ocorrer, gerando superóxido, em parte convertido a H_2O_2 pela abundante SOD mitocondrial (SOD2). A deficiência na SOD2 aumenta a lesão ao DNA mitocondrial (mtDNA) e acelera a progressão da aterosclerose em camundongos apoE$^{-/-}$.[46] A deleção total da SOD2 leva à letalidade perinatal, por cardiomiopatia.[47] Em artérias humanas, observou-se maior dano ao DNA mitocondrial nas regiões predispostas à aterogênese,[48] mas ainda falta estabelecer uma relação causa-efeito da produção de superóxido mitocondrial nas doenças vasculares.

4.5 PRODUÇÃO E DEGRADAÇÃO DE PERÓXIDO DE HIDROGÊNIO NO VASO

O peróxido de hidrogênio, além de ser formado pela dismutação do superóxido catalisada pela SOD (Figura 6.2), pode ser também formado pela xantinaoxidase, pela oxidase do retículo endoplasmático (Ero1) durante a formação de ligações dissulfeto no enovelamento de proteínas nascentes e diretamente pela NADPH Nox4 (Figura 6.5). Recentemente, mostrou-se com a enzima isolada que o produto preferencial da Nox4 é H_2O_2 e que tal atividade tem características consistentes com as de um sensor de oxigênio.[49] A Nox4 está presente em todas as células vasculares e é expressa em níveis maiores que as outras isoformas,[35] sendo localizada na membrana nuclear, retículo endoplasmático e mitocôndrias (Figura 6.5). Sua atividade constitutiva é responsável por sinalização celular mesmo em condições basais não estimuladas. Em estudos com células vasculares em cultura, mostrou-se envolvimento da Nox4 na migração, manutenção do fenótipo quiescente e inibição de apoptose.[35] No vaso, a Nox4 parece ter um papel protetor durante isquemia e inflamação, por induzir o fator de transcrição Nrf2, que codifica genes antioxidantes.[50]

A concentração de H_2O_2 intracelular é altamente regulada, controlada por diversas enzimas: peroxirredoxinas, tiorredoxina, glutationa peroxidase, catalase (Figuras 6.2 e 6.5). Isso decorre do fato de que esse é o principal oxidante intracelular com finalidade sinalizadora, que alterará fisicamente uma biomolécula para fazer transdução do sinal bioquímico.

A função sinalizadora do H_2O_2 resulta de sua reatividade bastante seletiva por resíduos de cisteínas reativas de proteínas – cisteínas são aminoácidos pouco abundantes, mas com função estrutural em proteínas por formar ligações dissulfetos, e com função de sensor redox, por ser capaz de se apresentar em diversos estados de oxidação, conforme o ambiente redox no qual está inserido: reduzido (-SH); sulfênico (-SOH); sulfínico (-SO$_2$H); sulfônico (-SO$_3$H); e oxidado (-SS-, ligação de hidrogênio). Desse modo, conforme o estado de oxidação da cisteína reativa de determinada proteína após reagir com o H_2O_2, sua atividade catalítica, compartimentalização, velocidade de degradação, capacidade de ligação a outras proteínas, enfim, sua função em geral pode ser alterada.[51] Além das cisteínas reativas, o H_2O_2 também reage seletivamente com selenoproteínas (sendo a principal a glutationa peroxidase) e hemeproteínas (como as peroxidases) (Figura 6.2).

4.6 MECANISMOS ANTIOXIDANTES VASCULARES

Em geral, o conhecimento de mecanismos antioxidantes enzimáticos é importante em biologia vascular para entender vias de sinalização e mecanismos de doenças. O envelhecimento, especialmente vascular, tem sido muito associado a um dano progressivo pela geração continuada de oxidantes, a chamada "teoria oxidativa do envelhecimento". Embora essa teoria tenha vários aspectos criticáveis e esteja longe de ter comprovação,[52] o envelhecimento vascular associa-se especialmente a uma incapacidade de indução de defesas antioxidantes por estresses.[53] Defesas antioxidantes enzimáticas atuam intracelularmente em paralelo com antioxidantes reparadores, que são pequenas moléculas como vitaminas, urato e substâncias fenólicas, assim como grupos tiol (sulfidrila) presentes na glutationa ou albumina. Em conjunto, estes últimos constituem o principal mecanismo antioxidante extracelular e plasmático. Algumas enzimas antioxidantes importantes são discutidas a seguir.

As peroxirredoxinas são abundantemente expressas e muito eficientes na redução de H_2O_2 à água. Existem ao menos seis isoformas distribuídas em diferentes organelas nas células de mamíferos (a saber: Prx1,2,6 no citoplasma, Prx 3 na matriz mitocondrial, Prx 4 no retículo endoplasmático e Prx5 na mitocôndria, peroxissomos e citoplasma). Ao final do ciclo catalítico, as Prx estão inativadas, tendo que ser reativadas pela enzima tiorredoxina, com equivalentes redutores advindos da tiorredoxina redutase e NADPH. Elas apresentam características intrigantes quando comparadas às outras enzimas antioxidantes como SOD e catalase, como inativação na presença de excesso de H_2O_2 e habilidade em formar grandes estruturas oligoméricas, que apresentam função chaperona (chaperonas são proteínas que auxiliam a estruturar e estabilizar outras proteínas). Essas propriedades têm levado autores a proporem as Prx como sensores redox capazes de transmitir sinais como parte da resposta celular a estresse oxidativo.[51] A função das Prx nas células vasculares ainda precisa ser explorada, mas um estudo recente mostrou a superoxidação da Prx2 no vaso após lesão, em modelo experimental de angioplastia e em placas ateroscleróticas humanas. A administração de um metabólito fúngico que mimetiza a ação das peroxirredoxinas in vitro (epirolitiodioxoperazina) no momento da lesão por cateter-balão foi capaz de inibir a formação da neoíntima e induzir a reendotelização.[54]

A catalase decompõe H_2O_2 em água e oxigênio, mas sua significância biológica ainda não está totalmente esclarecida. Embora camundongos nocaute para catalase apresentem desenvolvimento normal, a superexpressão da catalase retarda o desenvolvimento da aterosclerose[55] e inibe a hipertrofia da parede da aorta induzida por angiotensina II.[56] Finalmente, outra enzima que reduz H_2O_2 à água é a glutationa peroxidase, capaz também de reduzir peróxidos lipídicos aos seus álcoois correspondentes. A isoforma mais abundante em células de mamíferos é a GPx1 citosólica. A deleção de GPx1 aumenta a suscetibilidade à lesão miocárdica após isquemia-reperfusão[57] e acelera a progressão aterosclerótica em camundongos apoE[-/-].[58]

Apesar de a tiorredoxina não atuar diretamente na remoção de H_2O_2, ela apresenta efeitos indiretos ao reativar (reduzir ditióis do sítio ativo) as enzimas Prx e GPx (já discutidas), além de diversas outras proteínas – nesse caso, regulando sua função. A Trx1 é abundantemente expressa em células de mamíferos, principalmente no citoplasma e núcleo, e sua deleção em camundongo é letal.[59] A Trx1 apresenta função protetora na hipertrofia cardíaca, lesão de isquemia-reperfusão, insuficiência cardíaca, aterosclerose e diabetes tipo 2.[60]

5 CÉLULA MUSCULAR LISA: FUNÇÃO DEFININDO FORMA E VICE-VERSA

A estrutura relativamente simples da célula muscular lisa vascular (CMLV) esconde uma importante complexidade funcional e uma variedade de determinantes fenotípicos. Tal plasticidade associa-se ao fato de que, além de sua função contrátil clássica, as CMLV têm importantes funções estruturais no desenvolvimento e reparação da parede vascular. Os fenótipos das CMLV podem ser classificados em contrátil (diferenciado) e sintético (desdiferenciado, secretor, proliferativo), embora estágios intermediários de diferenciação sejam também identificáveis.[61-62] O fenótipo contrátil compreende um formato fusiforme alongado, com fibras de estresse bem marcadas, retículo endoplasmático pouco desenvolvido, mitocôndrias abundantes e estruturas de adesão e cavéolas evidenciáveis. O fenótipo sintético, por sua vez, compreende um fenótipo menos fusiforme e mais complexo, menor organização do citoesqueleto e estruturas de adesão, retículo endoplasmático bem desenvolvido. Esse fenótipo tem capacidade proliferativa maior, associada à importante secreção de proteínas de matriz extracelular. Os distintos fenótipos são caracterizados por marcadores específicos, que geralmente refletem variantes de proteínas contráteis (Figura 6.7).

Em condições patológicas, como a neoíntima de vasos ateroscleróticos e reestenose pós-angioplastia, usualmente se observa elevada prevalência do fenótipo sintético da CMLV. Os determinantes moleculares do fenótipo muscular liso são surpreendentemente complexos, entre outros fatores pelo fato de que inúmeros fenótipos intermediários e/ou mistos são observados em células CMLV-símiles durante o desenvolvimento vascular. A simples expressão de proteínas contráteis como alfa-actina não é inteiramente específica, sendo esta encontrada, por exemplo, em células como miofibroblastos. Mais específicas são sequências de DNA nas regiões promotoras de vários genes que, em conjunto, definem o fenótipo muscular liso.[2,62-63] Essas sequências,

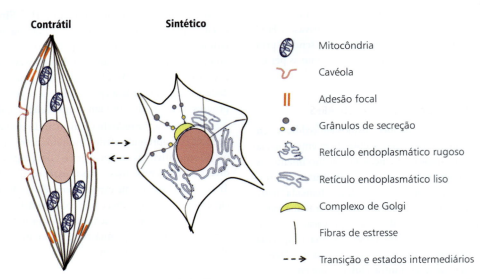

FIGURA 6.7 Plasticidade fenotípica da célula muscular lisa. A célula muscular lisa pode apresentar dois fenótipos: contrátil/diferenciado ou sintético/desdiferenciado/migratório. As descrições detalhadas desses fenótipos estão no texto. Os principais marcadores do fenótipo contrátil são as proteínas: alfa-actina de músculo liso, alfa-SM22, cadeia pesada de miosina de músculo liso (MHC-SM), esmotelina e caldesmona. O fenótipo sintético associa-se à menor expressão desses marcadores e à expressão da forma embriônica da alfa-actina de músculo, além de genes de matriz extracelular. Além disso, a presença de estados fenotípicos intermediários é frequentemente observada com a presença de um ou mais marcadores de cada fenótipo na mesma célula, sendo esses estados representados pela seta pontilhada.

CC(AT)6GG, conhecidas como CArG *Boxes*, são responsivas à ligação de um fator de transcrição denominado *serum response factor* (SRF) que, por sua vez, é favorecida por vários tipos de coativadores, entre os quais se destaca a proteína **miocardina**.[63] Normalmente, a ligação SRF à região promotora tem alta afinidade pelos sinais de consenso da CArG *Box* e determina sinais mistos de crescimento e diferenciação, que competem entre si, dentre os quais genes de resposta precoce como *c-fos*. Em resposta a estímulos indutores de diferenciação (p. ex.: resolução da reparação vascular, carenciamento de fatores de crescimento ou nutrientes), a miocardina migra para o núcleo e induz ligação do SRF de baixa afinidade a sequências CArG *Boxes* degeneradas, promovendo a transcrição de várias proteínas estruturais e contráteis,[62-63] incluindo a própria alfa-actina, que compõem cerca de 40% da proteína na CMLV diferenciada. Quase todos os genes da CMLV têm pelo menos uma CArG *Box* em sua região reguladora. A presença de sequências degeneradas CArG *Boxes* é necessária para a expressão de proteínas contráteis durante a reparação vascular, embora não o seja para a modulação fenotípica usual (p. ex.: durante desenvolvimento), indicando potencial distinção entre os dois tipos de desdiferenciação.[64] Camundongos nocaute para a miocardina não exibem CMLV diferenciadas. Além disso, regulação epigenética por modificação de histonas,[2] assim como por microRNAs,[65] pode contribuir para regular o fenótipo da CMLV em condições fisio(pato)lógicas.

Outro nível de regulação da CMLV é sua origem. As CMLV podem se originar a partir de CMLV pré-existentes, células pluripotentes locais ou circulantes (estas, no caso de lesões extensas da parede vascular) e – de modo ainda especulativo – por transdiferenciação a partir de pericitos ou mesmo células endoteliais.[2,62-63] A origem embrionária das CMLV é também relevante. As distintas origens embrionárias da CMLV são evidentes, por exemplo, na aorta, composta por CMLV derivadas do campo cardíaco secundário (base e seios de Valsalva), crista neural (crossa e raiz dos vasos da base), somitos (aorta torácica), mesoderma esplâncnico (aorta abdominal), células-tronco locais e circulantes (todo o trajeto) e mesangioblastos (crossa).[63] As CMLV de artérias coronárias são derivadas, por sua vez, do órgão pró-epicárdico. As CMLV ectodérmicas derivadas da crista neural ou mesodérmicas têm resposta proliferativa exacerbada a agentes proliferativos, por exemplo, TGF-β, indicando distintas suscetibilidades a fatores patogênicos. De fato, a sensibilidade à aterosclerose é intrinsecamente maior em segmentos da aorta abdominal em relação à torácica.[63]

Uma questão intrigante e recorrente tem sido se a proliferação de CMLV em doença vascular (p. ex.: aterosclerose) é policlonal (semelhante ao esperado em reparação de ferimentos) ou monoclonal (semelhante ao observado em tumores). Os dados sugerem que a parede arterial contém vários aglomerados de CMLV monoclonais, porém esse fenômeno é observado em condições normais, e não necessariamente patológicas.[66]

6 CONCEITOS BÁSICOS DE SINALIZAÇÃO EM CÉLULAS VASCULARES

A maior parte dos eventos celulares descritos até agora é dependente de ativação ou inibição de vias de sinalização celular associadas ao patrimônio bioquímico da célula. Assim, crescimento, diferenciação a partir de progenitores, modulação fenotípica, migração, senescência, apoptose e angiogênese são determinados pela modulação estritamente regulada desse patrimônio bioquímico. Sinais extracelulares solúveis são frequentes desencadeantes de redes de sinalização intracelulares, cuja somatória determina o efeito final. Além disso, a modulação por forças biomecânicas é um aspecto particularmente essencial da sinalização em células vasculares. Essa resposta está associada a vários sensores e efetores, sumarizados na Figura 6.8.

Como já discutido, as CMLV são células estromais da parede vascular com alta plasticidade. Esta é essencialmente determinada pela ativação ou inibição de vias de sinalização celular mediadas por interação ligante-receptor.[61-63,67] Em condições fisiológicas, as CMLV com fenótipo diferenciado contrátil têm baixa proliferação e apoptose. O fator-1 de crescimento como insulina (IGF-1) mantém o fenótipo diferenciado pela ativação de vias de sinalização dependentes de fosfatidilinositol-3 cinases (PI3K) e proteína cinase B (PKB/Akt). Ao mesmo tempo, IGF-1 bloqueia cinases proteicas ativadas por mitógenos (MAPK), enquanto estas, por sua vez, ativam transcrição de genes relacionados ao crescimento (fenótipo sintético). A heparina e o fator-beta de crescimento transformante (TGF-β, fator de transformação do crescimento beta, na sigla do inglês *transforming growth factor*) também promovem fenótipo com baixa proliferação, enquanto o fator de crescimento de fibroblasto básico (bFGF) e fator-BB de crescimento derivado de plaquetas (PDGF-BB) exibem efeito oposto. A indução e o bloqueio da supressão de genes marcadores de CMLV contráteis (Figura 6.9) são realizados por PDGF-BB e IGF-1, respectivamente.[68] Os eventos subcelulares associados a esses processos foram discutidos anteriormente.

A migração de CMLV é importante para a aterogênese (migração da média para íntima), desenvolvimento vascular e respostas reparativas. A formação do vaso normal é dependente de PDGF, que estimula migração de CMLV, pericitos ou outras células progenitoras de músculo liso. Fisiologicamente, a CMLV é imobilizada na parede do vaso e não migratória, principalmente à custa de sinais antimigratórios como adesão focais estáveis do tipo fibrilar, inibidores de metaloproteases (TIMP) e heparina. Estes são balanceados por inúmeros estímulos promigratórios solúveis e componentes da matriz celular incluindo PDGF, angiotensina II, bFGF, IGF-1, fator de crescimento transformante (TGFβ$_1$), colágeno I, laminina, osteopotina, trifosfato de adenosina (ATP), entre outros. É interessante ressaltar que PDGF-AA é uma isoforma antimigratória, enquanto PDGF-BB é promigratória. Além de sua atuação direta, PDGF induz síntese de fator de crescimento epidermal (EGF) e fator-2 de crescimento de fibroblasto (FGF-2) os quais também estimulam migração celular, potencializando os efeitos de PDGF. Na aterogênese e na lesão vascular, ocorre aumento da expressão de osteopotina, que exibe a sequência RGD (Arg, Gly, Asp) responsável pela interação com integrinas e, assim, pela conexão do ambiente extracelular com o intracelular. Basicamente, a migração celular é regida por três eventos: remodelamento de filamentos de actina, microtúbulos e contato focal (Figura 6.10). Esses eventos são regulados por níveis de Ca^{2+}, fosfatidilinositol 4,5 bisfosfato (PIP$_2$), pequenas proteínas G (Ras, Rac, RhoA e Cdc42) e cascatas de sinalização celular via fosfatidilinositol-3-cinases (PI3K), proteínas cinases ativadas por mitógeno (MAPK), proteínas cinases p21-ativadas (PAK) e tirosina cinases da família Src.[69]

A migração de célula endotelial durante a angiogênese envolve três mecanismos: quimiotaxia, haptotaxia e mecanotaxia dadas pela migração direcional dependente de gradiente de quimioatraentes solúveis (VEGF, bFGF e angiopoietinas), ligantes imobilizados (integrinas) e força de cisalhamento, respectivamente. No início da angiogênese, ocorre quebra de matriz extracelular por metaloproteases e liberação do estímulo angiogênico, como VEGF e bFGF. O VEGF se liga a homólogos de receptores tirosina cinase de membrana. A ativação da migração por VEGF é dependente da produção de NO e da expressão de caveolina-1, componente essencial de cavéolas, conforme já discutido. Fatores de crescimento e integrinas (α$_v$β$_3$, α$_v$β$_5$ e α$_5$β$_1$) atuam de forma coordenada, potencializado os sinais individuais, sendo, por exemplo, a FAK um ponto de sinalização convergente necessário para regular polimerização de actina. Além disso, há também inibidores endógenos de angiogênese como endostatina que bloqueiam a ativação de integrinas. Na ausência de estímulo angiogênico, a matriz extracelular contribui para manter células

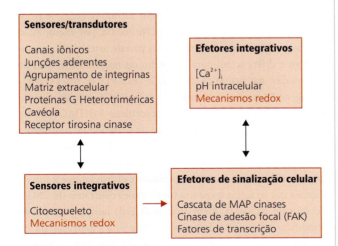

FIGURA 6.8 Esquema do principais mecanismos sensores e efetores de mecanotransdução em células vasculares. Mecanossensores propriamente ditos (diretos) interagem com mecanismos sensores menos diretos e específicos (integrativos), levando a efeitos celulares via mecanismos específicos ou, mais indiretamente, via mecanismos integrativos.

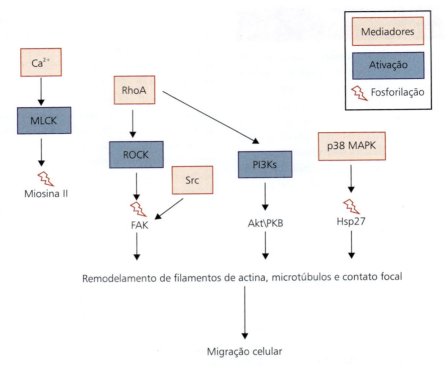

FIGURA 6.9 **Mediadores de sinalização envolvidos na migração de células vasculares.** A ativação de redes de sinalização celular é usualmente distal à ativação de receptores tirosina-cinases (receptores de fatores de crescimento, família Scr, entre outros) e integrinas. Ca^{2+} ativa a cinase de cadeia leve de miosina (MLCK), levando à ativação de miosina II via sua fosforilação. O mecanismo independente de Ca^{2+} envolve ativação da proteína cinase ativada pela Rho (ROCK), que indiretamente (via inibição da fosfatase de cadeia leve de miosina) promove ativação de miosina II. A ROCK também fosforila a cinase adesão focal (FAK). As cinases Scr regulam formação de fibras de estresse via ativação de FAK e acoplam ativação de integrinas à FAK após exposição a fatores de crescimento/migração (p. ex.: PDGF). RhoA ativa PI3K, levando à formação de fosfoinositídeos como inositol trifosfato que, por sua vez, modula proteínas reguladoras de actina como cofilina. PI3K também ativa indiretamente Akt/PKB. p38 MAPK ativa cinase que fosforila a proteína de choque térmico de 27kDa (Hsp27) que, dessa forma, deixa de interagir com filamentos de actina, possibilitando sua polimerização. Esses fatores modulam componentes estruturais celulares cujo remodelamento organiza a migração celular.

endoteliais no estado quiescente. A maioria das cascatas de sinalização intracelular ativadas em células endoteliais para promover migração também é utilizada por CMLV e convergem no remodelamento do citoesqueleto. Essas vias incluem ativação de pequenas GTPases da família Rho, PI3K, eNOS e FAK.[20,70]

A vasculogênese se inicia quando angioblastos diferenciam-se em células endoteliais.[71] Os hemangioblastos são células progenitoras do embrião que originam células endoteliais e células-tronco hematopoiéticas. Além do seu papel no desenvolvimento do vaso maduro, essas células têm papel na homeostase e na doença vascular.[72] Como já discutido, a regulação da identidade das células endoteliais durante a angiogênese é dada principalmente pela ativação da via Notch, que são receptores transmembrana que, após ativados, são clivados e translocados para o núcleo, onde se ligam a proteínas ligantes de DNA e a outros fatores que promovem diferenciação e especificação de célula endotelial.[2,20]

Foram identificadas células progenitoras vasculares residentes na parede do vaso (na íntima, média e adventícia) em ratos, camundongos e humanos, sendo neste último isoladas de vasos de fígado, próstata, coração e rim. Na média, por exemplo, as células progenitoras são isoladas da parede arterial de camundongos e diferenciam para endotélio ou músculo liso quando cultivadas na presença de VEGF ou PDGF-BB/TGF-β1/Colágeno IV, respectivamente.[72] A via do VEGF envolve ativação de receptor VEGF, PI3K, histona deacetilase-3 (HDAC3) e Akt. TGF-β1 ativa Nox 4, cuja produção de peróxido de hidrogênio aumenta a expressão e atividade do fator de resposta ao soro (SRF), provocando sua fosforilação no citoplasma e translocação para o núcleo, onde recruta miocardina e outros fatores transcricionais que se ligam ao promotor de genes contráteis de CMLV (conforme já citado). Além disso, o TGF-β1 também é capaz de modificar a expressão de genes α-actina pela sinalização da via Notch. A via PDGF causa a ativação de histonadeacetilase-7 (HDAC7), resultando na ativação de SRF. A interação do colágeno IV com integrina α1, β1 e αv promove diferenciação de CMLV na presença de PDGF-BB/TGF-β1.[7,72] A capacidade dessas células em se diferenciarem em células vasculares é o que as

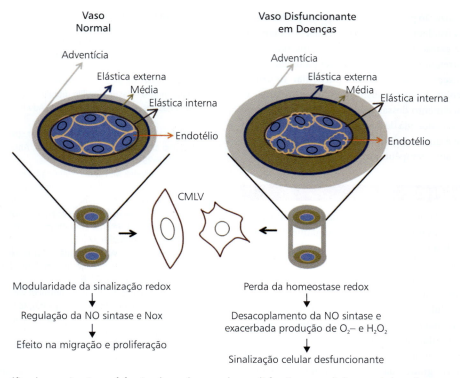

FIGURA 6.10 Sumário gráfico da organização morfofuncional vascular normal e sua disfunção em condições associadas a doenças.

torna progenitoras vasculares, já que marcadores celulares específicos não foram ainda identificados.[72]

Esses exemplos ilustram a complexidade e interatividade das redes integradas de sinalização celular, indicando que o arquétipo de uma cascata de sinalização linear é apenas uma abstração com fins didáticos.

7 HOMEOSTASE PROTEICA E FUNÇÃO DO RETÍCULO ENDOPLASMÁTICO EM CÉLULAS VASCULARES

O dogma central da biologia molecular envolve a sequência DNA-RNA-proteína. Entretanto, essa sequência não inclui um quarto passo essencial, que é o correto enovelamento proteico, imprescindível à função adequada e manutenção da homeostase celular. O retículo endoplasmático (RE) é a estrutura central para a biossíntese, enovelamento e tráfego de um terço das proteínas, para posterior envio para o complexo de Golgi e inserção em membranas ou secreção.[73] As proteínas solúveis intracelulares são sintetizadas no citosol.

Diferentes perturbações que alteram a homeostase proteica do retículo endoplasmático geram um processo descrito como **estresse do retículo endoplasmático** (RE),[74-75] associado ao acúmulo de proteínas desenoveladas ou mal enoveladas no lúmen do RE. O estresse do RE ativa uma rede de sinalização homeostática conhecida como **resposta a proteínas mal enoveladas** (UPR, do inglês *unfolded protein response*). A ativação dos diferentes mecanismos da UPR afeta alguns aspectos de sinalização e tráfego da via secretória para restaurar a homeostase do enovelamento proteico. Em paralelo, se o estresse for intenso ou persistente, a sinalização da UPR leva à morte celular pela ativação das vias apoptóticas.[75]

O primeiro papel da UPR é aumentar a expressão de proteínas que estão envolvidas na maquinaria de enovelamento proteico no RE, tanto para elevar o correto processamento de proteínas como para atenuar a sobrecarga gerada por essas proteínas no RE.[72,74] Sensores específicos no RE são ativados pela UPR, a saber: PERK (do inglês, *protein kinase RNA-like ER kinase*), ATF6 (do inglês, *activating transcription factor-6*) e IRE1 (do inglês, *inositol-requiring protein-1*), que então regulam a resposta ao estresse do RE pela indução de chaperonas (GRP78 e GRP94), inibição da tradução de proteínas por fosforilação do eIF2α e transcrição preferencial de genes protetores via ativação ATF-4 e *splicing* alternativo do XBP-1. Os mecanismos indutores de morte envolvem o fator nuclear CHOP, a caspase-12-específica do RE e outros fatores.[73-75] Estresse oxidativo está envolvido como desencadeante e como consequência da UPR, de modo que muitas doenças associadas a estresse do RE cursam com estresse oxidativo.[74] A UPR caminha em paralelo com um fenômeno associado de degradação associada ao RE (do inglês *ERAD, ER-associated degradation*), que remove proteínas mal formadas e ajuda a restaurar a homeostase.

Em parte, a sinalização pela UPR é necessária e protetora em distintas condições fisiológicas de reparo tecidual, por exemplo, secreção de matriz extracelular por CMLV durante remodelamento vascular. Entretanto, inúmeras condições patológicas promovem ativação excessiva da UPR, em particular síndrome metabólica, distúrbios do metabolismo lipídico e inflamação vascular.[76] O conhecimento dessas vias pode gerar avanços no entendimento da fisiopatologia de doenças vasculares associadas a essas condições e é um importante foco atual de investigação quanto a potenciais alvos terapêuticos.

8 CONCLUSÃO E PERSPECTIVAS

O conhecimento da organização funcional e estrutural do sistema vascular em seus diversos estratos é fundamental ao entendimento de vias de adaptação a fenômenos fisiológicos e mecanismos de doenças. Esses estratos abrangem desde o estudo de reações bioquímicas básicas, estrutura e função de proteínas, organização de complexos proteicos, fisiologia de organelas subcelulares, fisiologia celular, organização estrutural do vaso, conexões intercelulares e finalmente fisiologia integrativa em âmbito sistêmico. Neste capítulo, alguns aspectos selecionados como paradigmas foram discutidos em maior detalhe. A Figura 6.10 apresenta um sumário gráfico da organização morfofuncional vascular em condições normais e suas disfunções em condições patológicas, integrando os diversos conceitos discutidos neste capítulo. Há, porém, vários aspectos adicionais e outros em evolução. O explosivo crescimento da biologia nas últimas décadas tem acrescentado complexidade importante a essas redes. Ao mesmo tempo, a capacidade de interconectar essas diferentes camadas deu origem a novas disciplinas como Biologia de Sistemas, capazes de trabalhar ferramentas de análise global integrada desses processos. Entender de modo abrangente e ao mesmo tempo profundo esses aspectos é o desafio moderno, cada vez mais necessário para avançar na geração de conhecimento e na sua aplicação consciente à prevenção e tratamento de doenças.

REFERÊNCIAS BIBLIOGRÁFICAS

1. Schwartz SM, Deblois D, O'brien ER. The intima. Soil for atherosclerosis and restenosis. Circ Res. 1995 Sep;77(3):445-65.
2. Seidelmann SB, Lighthouse JK, Greif DM. Development and pathologies of the arterial wall. Cell Mol Life Sci. 2014 Jun;71(11):1977-99.
3. Lin CS, Lue TF.Defining vascular stem cells. Stem Cells Dev. 2013 Apr 1;22(7):1018-26.
4. Aguilera KY, Brekken RA. Recruitment and retention: factors that affect pericyte migration. Cell Mol Life Sci. 2014 Jan;71(2):299-309.
5. He J, Xu Y, Koya D, Kanasaki K. Role of the endothelial-to-mesenchymal transition in renal fibrosis of chronic kidney disease. Clin Exp Nephrol. 2013 Aug;17(4):488-97.
6. Alberts-Grill N, Denning TL, Rezvan A, Jo H. The role of the vascular dendritic cell network in atherosclerosis. Am J Physiol Cell Physiol. 2013 Jul 1;305(1):C1-21.
7. Majesky MW, Dong XR, Hoglund V, Daum G, Mahoney WM JR. The adventitia: a progenitor cell niche for the vessel wall. Cells Tissues Organs. 2012;195(1-2):73-81.
8. Maiellaro K, Taylor WR. The role of the adventitia in vascular inflammation. Cardiovasc Res. 2007 Sep 1;75(4):640-8.
9. Szasz T, Bomfim GF, Webb RC. The influence of perivascular adipose tissue on vascular homeostasis. Vasc Health Risk Manag. 2013;9:105-16.
10. Halper J, Kjaer M. Basic components of connective tissues and extracellular matrix: elastin, fibrillin, fibulins, fibrinogen, fibronectin, laminin, tenascins and thrombospondins. Adv Exp Med Biol. 2014;802:31-47.
11. Matlung HL, Bakker EN, Vanbavel E. Shear stress, reactive oxygen species, and arterial structure and function. Antioxid Redox Signal. 2009 Jul;11(7):1699-709.
12. Davies PF, Civelek M, Fang Y, Fleming I. The atherosusceptible endothelium: endothelial phenotypes in complex haemodynamic shear stress regions in vivo. Cardiovasc Res. 2013 Jul 15;99(2):315-27.
13. Furchgott RF, Zawadzki JV. The obligatory role of endothelial cells in the relaxation of arterial smooth muscle by acetylcholine. Nature. 1980 Nov 27;288(5789):373-6.
14. Palmer RM, Ferrige AG, Moncada S. Nitric oxide release accounts for the biological activity of endothelium-derived relaxing factor. Nature. 1987 Jun 11;327(6122):524-6.
15. Harrison DG, Cai H. Endothelial control of vasomotion and nitric oxide production. Cardiol Clin. 2003 Aug;21(3):289-302.
16. Thorin E, Clozel M. The cardiovascular physiology and pharmacology of endothelin-1. Adv Pharmacol. 2010;60:1-26
17. Aird WC. Endothelium as an organ system. Crit Care Med. 2004 May;32(5 Suppl):S271-9.
18. Witztum JL, Lichtman AH. The influence of innate and adaptive immune responses on atherosclerosis. Annu Rev Pathol. 2014;9:73-102.
19. Goddard LM, Iruela-Arispe ML. Cellular and molecular regulation of vascular permeability. Thromb Haemost. 2013 Mar;109(3):407-15.
20. Marcelo KL, Goldie LC, Hirschi KK. Regulation of endothelial cell differentiation and specification. Circ Res. ;112(9):1272-87. Apr 2013.
21. Fernandes DC, Bonatto D, Laurindo FR. The evolving concept of oxidative stress. Em: SAUER H, SHAH AM, LAURINDO FR (eds.): Oxidative Stress in Clinical Practice – Cardiovascular Diseases. Human Press, New York, pp. 1-41, 2010.
22. Fleming I, Busse R. Molecular mechanisms involved in the regulation of the endothelial nitric oxide synthase. Am J Physiol Regul Integr Comp Physiol. 2003 Jan;284(1):R1-12.
23. Abello N, Kerstjens HA, Postma DS, Bischoff R. Protein tyrosine nitration: selectivity, physicochemical and biological consequences, denitration, and proteomics methods for the identification of tyrosine-nitrated proteins. J Proteome Res. 2009 Jul;8(7):3222-38.
24. Förstermann U, Münzel T. (2006) Endothelial nitric oxide synthase in vascular disease: from marvel to menace. Apr 4;113(13):1708-14.
25. Antoniades C, Shirodaria C, Leeson P, Antonopoulos A, Warrick N, Van-Assche T, Cunnington C, Tousoulis D, Pillai R, Ratnatunga C, Stefanadis C, Channon KM. Association of plasma asymmetrical dimethylarginine (ADMA) with elevated vascular superoxide production and endothelial nitric oxide synthase uncoupling: implications for endothelial function in human atherosclerosis. Eur Heart J. 2009 May;30(9):1142-50.
26. Laursen JB, Somers M, Kurz S, Mccann L, Warnholtz A, Freeman BA, Tarpey M, Fukai T, Harrison DG. Endothelial regulation of vasomotion in apoE-deficient mice: implications for interactions between peroxynitrite and tetrahydrobiopterin. Circulation. 2001 103(9):1282-8.
27. Alp NJ, Mcateer MA, Khoo J, Choudhury RP, Channon KM. Increased endothelial tetrahydrobiopterin synthesis by targeted transgenic GTP-cyclohydrolase I overexpression reduces endothelial dysfunction and atherosclerosis in ApoE-knockout mice. Arterioscler Thromb Vasc Biol. 2004 24 (3):445-50.

28. Ziegler T, Silacci P, Harrison VJ, Hayoz D. Nitric oxide synthase expression in endothelial cells exposed to mechanical forces. Hypertension. 1998 Aug;32(2):351-5.
29. Bouloumié A, Schini-Kerth VB, Busse R. Vascular endothelial growth factor up-regulates nitric oxide synthase expression in endothelial cells. Cardiovasc Res. 1999 Mar;41(3):773-80.
30. Drummond GR, Cai H, Davis ME, Ramasamy S, Harrison DG. Transcriptional and posttranscriptional regulation of endothelial nitric oxide synthase expression by hydrogen peroxide. Circ Res. 2000 Feb 18;86(3):347-54.
31. Chidlow JH JR1, Sessa WC. Caveolae, caveolins, and cavins: complex control of cellular signalling and inflammation. Cardiovasc Res. 2010 May 1;86(2):219-25.
32. Kondrikov D, Fonseca FV, Elms S, Fulton D, Black SM, Block ER, Su Y. Beta-actin association with endothelial nitric-oxide synthase modulates nitric oxide and superoxide generation from the enzyme. J Biol Chem. 2010 Feb 12;285(7):4319-27.
33. Toda N, Ayajiki K, Okamura T. Control of systemic and pulmonary blood pressure by nitric oxide formed through neuronal nitric oxide synthase. J Hypertens. 2009 Oct;27(10):1929-40.
34. Melikian N, Seddon MD, Casadei B, Chowienczyk PJ, Shah AM. Neuronal nitric oxide synthase and human vascular regulation. Trends Cardiovasc Med. 2009 19(8):256-62.
35. Lassègue B, San Martín A, Griendling KK. Biochemistry, physiology, and pathophysiology of NADPH oxidases in the cardiovascular system. Circ Res. 2012 May 11;110(10):1364-90.
36. Griendling KK, Fitzgerald GA. Oxidative stress and cardiovascular injury: Part II: animal and human studies. Circulation. 2003 Oct 28;108(17):2034-40.
37. Drummond GR, Selemidis S, Griendling KK, Sobey CG. Combating oxidative stress in vascular disease: NADPH oxidases as therapeutic targets. Nat Rev Drug Discov. 2011 Jun;10(6):453-71.
38. Pescatore LA, Bonatto D, Forti FL, Sadok A, Kovacic H, Laurindo FR. Protein Disulfide Isomerase is Required for Platelet-Derived Growth Factor-Induced Vascular Smooth Muscle Cell Migration, Nox1 Expression and RhoGTPase Activation. J Biol Chem. 2012 Aug 24;287(35):29290-300.
39. Hwang J, Saha A, Boo YC, Sorescu GP, Mcnally JS, Holland SM, Dikalov S, Giddens DP, Griendling KK, Harrison DG, Jo H. Oscillatory shear stress stimulates endothelial production of O2- from p47phox-dependent NAD(P)H oxidases, leading to monocyte adhesion. J Biol Chem. 2003 Nov 21;278(47):47291-8.
40. Barry-Lane PA, Patterson C, Van Der Merwe M, Hu Z, Holland SM, Yeh ET, Runge MS. p47phox is required for atherosclerotic lesion progression in ApoE(-/-) mice. J Clin Invest. 2001 Nov;108(10):1513-22.
41. Matsuno K, Yamada H, Iwata K, Jin D, Katsuyama M, Matsuki M, Takai S, Yamanishi K, Miyazaki M, Matsubara H, Yabe-Nishimura C. Nox1 is involved in angiotensin II-mediated hypertension: a study in Nox1-deficient mice. Circulation. 2005 Oct 25;112(17):2677-85.
42. Dikalova A, Clempus R, Lassègue B, Cheng G, Mccoy J, Dikalov S, San Martin A, Lyle A, Weber DS, Weiss D, Taylor WR, Schmidt HH, Owens GK, Lambeth JD, Griendling KK. Nox1 overexpression potentiates angiotensin II-induced hypertension and vascular smooth muscle hypertrophy in transgenic mice. Circulation. 2005 Oct 25;112(17):2668-76.
43. Noubade R, Wong K, Ota N, Rutz S, Eidenschenk C, Valdez PA, Ding J, Peng I, Sebrell A, Caplazi P, Devoss J, Soriano RH, Sai T, Lu R, Modrusan Z, Hackney J, Ouyang W. NRROS negatively regulates reactive oxygen species during host defence and autoimmunity. Nature. 2014 May 8;509(7499):235-9.
44. Mcnally JS, Davis ME, Giddens DP, Saha A, Hwang J, Dikalov S, Jo H, Harrison DG. Role of xanthine oxidoreductase and NAD(P)H oxidase in endothelial superoxide production in response to oscillatory shear stress. Am J Physiol Heart Circ Physiol. 2003 Dec;285(6):H2290-7.

45. Förstermann U. Nitric oxide and oxidative stress in vascular disease. Pflugers Arch. 2010 May;459(6):923-39.
46. Ohashi M, Runge MS, Faraci FM, Heistad DD. MnSOD deficiency increases endothelial dysfunction in ApoE-deficient mice. Arterioscler Thromb Vasc Biol. 2006 Oct;26(10):2331-6.
47. Li Y, Huang TT, Carlson EJ, Melov S, Ursell PC, Olson JL, Noble LJ, Yoshimura MP, Berger C, Chan PH, Wallace DC, Epstein CJ. Dilated cardiomyopathy and neonatal lethality in mutant mice lacking manganese superoxide dismutase. Nat Genet. 1995 Dec;11(4):376-81.
48. Ballinger SW, Patterson C, Knight-Lozano CA, Burow Dl, Conklin CA, Hu Z, Reuf J, Horaist C, Lebovitz R, Hunter GC, Mcintyre K, Runge MS. Mitochondrial integrity and function in atherogenesis. Circulation. 2002 Jul 30;106(5):544-9.
49. Nisimoto Y, Diebold BA, Constentino-Gomes D, Lambeth JD. Nox4: a hydrogen peroxide-generating oxygen sensor. Biochemistry. 2014 Aug 12;53(31):5111-20.
50. Schröder K1, Zhang M, Benkhoff S, Mieth A, Pliquett R, Kosowski J, Kruse C, Luedike P, Michaelis UR, Weissmann N, Dimmeler S, Shah AM, Brandes RP. Nox4 is a protective reactive oxygen species generating vascular NADPH oxidase. Circ Res. 2012 Apr 27;110(9):1217-25.
51. Winterbourn CC, Hampton MB. Thiol chemistry and specificity in redox signaling. Free Radic Biol Med. 2008 Sep 1;45(5):549-61.
52. Gladyshev VN. The free radical theory of aging is dead. Long live the damage theory! Antioxid Redox Signal. 2014 Feb 1;20(4):727-31.
53. Collins AR, Lyon CJ, Xia X, Liu JZ, Tangirala RK, Yin F, Boyadjian R, Bikineyeva A, Praticò D, Harrison DG, Hsueh WA. Age-accelerated atherosclerosis correlates with failure to upregulate antioxidant genes. Circ Res. 2009 Mar 27;104(6):e42-54.
54. Kang DH, Lee DJ, Kim J, Lee JY, Kim HW, Kwon K, Taylor WR, Jo H, Kang SW. Vascular injury involves the overoxidation of peroxiredoxin type II and is recovered by the peroxiredoxin activity mimetic that induces reendothelialization. Circulation. 2013 Aug 20;128(8):834-44.
55. Yang H, Roberts LJ, Shi MJ, Zhou LC, Ballard BR, Richardson A, Guo ZM. Retardation of atherosclerosis by overexpression of catalase or both Cu/Zn-superoxide dismutase and catalase in mice lacking apolipoprotein E. Circ Res. 2004 Nov 26;95(11):1075-81.
56. Zhang Y, Griendling KK, Dikalova A, Owens GK, Taylor WR. Vascular hypertrophy in angiotensin II-induced hypertension is mediated by vascular smooth muscle cell-derived H2O2. Hypertension. 2005 Oct;46(4):732-7.
57. Yoshida T, Maulik N, Engelman RM, Ho YS, Magnenat JL, Rousou JA, Flack JE 3Rd, Deaton D, Das DK. Glutathione peroxidase knockout mice are susceptible to myocardial ischemia reperfusion injury. Circulation. 1997 Nov 4;96(9 Suppl):II-216-20.
58. Torzewski M, Ochsenhirt V, Kleschyov AI, Oelze M, Daiber A, Li H, Rossmann H, Tsimikas S, Reifenberg K, Cheng F, Lehr HA, Blankenberg S, Förstermann U, Münzel T, Lackner KJ. Deficiency of glutathione peroxidase-1 accelerates the progression of atherosclerosis in apolipoprotein E-deficient mice. Arterioscler Thromb Vasc Biol. 2007 Apr;27(4):850-7.
59. Matsui M, Oshima M, Oshima H, Takaku K, Maruyama T, Yodoi J, Taketo MM. Early embryonic lethality caused by targeted disruption of the mouse thioredoxin gene. Dev Biol. 1996 Aug 25;178(1):179-85.
60. Zschauer TC, Matsushima S, Altschmied J, Shao D, Sadoshima J, Haendeler J. Interacting with thioredoxin-1--disease or no disease? Antioxid Redox Signal. 2013 Mar 20;18(9):1053-62.
61. Moiseeva EP. Adhesion receptors of vascular smooth muscle cells and their functions. Cardiovasc Res. 2001 Dec;52(3):372-86.
62. Mahoney WM, Schwartz SM. Defining smooth muscle cells and smooth muscle injury. J Clin Invest. 2005 Feb;115(2):221-4.

63. Majesky MW. Developmental basis of vascular smooth muscle diversity. Arterioscler Thromb Vasc Biol. 2007 Jun;27(6):1248-58. Epub 2007 Mar 22.
64. Hendrix JA, Wamhoff BR, Mcdonald OG, Sinha S, Yoshida T, Owens GK. 5' CArG degeneracy in smooth muscle alpha-actin is required for injury-induced gene suppression in vivo. J Clin Invest. 2005 Feb;115(2):418-27.
65. Boettger T, Beetz N, Kostin S, Schneider J, Krüger M, Hein L, Braun T. Acquisition of the contractile phenotype by murine arterial smooth muscle cells depends on the Mir143/145 gene cluster. J Clin Invest. 2009 Sep;119(9):2634-47.
66. Mulvihill ER, Jaeger J, Sengupta R, Ruzzo Wl, Reimer C, Lukito S, Schwartz SM. Atherosclerotic plaque smooth muscle cells have a distinct phenotype. Arterioscler Thromb Vasc Biol. 2004 Jul;24(7):1283-9.
67. Lacolley P, Regnault V, Nicoletti A, Li Z, Michel JB. The vascular smooth muscle cell in arterial pathology: a cell that can take on multiple roles. Cardiovasc Res. 15;95(2):194-204. Jul 2012.
68. Muto A, Fitzgerald TN, Pimiento JM, Maloney SP, Teso D, Paszkowiak JJ, Westvik TS, Kudo FA, Nishibe T, Dardik A. Smooth muscle cell signal transduction: implications of vascular biology for vascularsurgeons. J Vasc Surg.2007 Jun; 45 Suppl A:A15-24.
69. Gerthoffer WT. Mechanisms of vascular smooth muscle cell migration. Circ Res. 2007 Mar;100(5):607-21.
70. Lamalice L, Le Boeuf F, Huot J. Endothelial cell migration during angiogenesis. Circ Res. 2007 Mar;100(6):782-94.
71. Majesky MW, Dong XR, Regan JN, Hoglund VJ. Vascular smooth muscle progenitor cells: building and repairing blood vessels. Circ Res. 2011 Feb;108(3):365-77.
72. Torsney E, Xu Q. Resident vascular progenitor cells. J Mol Cell Cardiol. 2011 Feb.; 50(2):304-11.
73. Lee J, Ozcan U. Unfolded protein response signaling and metabolic diseases. Jornal of Biological Chemistry 2014 Jan; 289(3);1203-11.
74. Santos CX, Tanaka LY, Wosniak J, Laurindo FR. Mechanisms and implications of reactive oxygen species generation during the unfolded protein response: roles of endoplasmic reticulum oxidoreductases, mitochondrial electron transport, and NADPH oxidase. Antioxid Redox Signal. 2009;11(10):2409-27.
75. Walter P, Ron D. The unfolded protein response: from stress pathway to homeostatic regulation. Science 2011; 334, 1081–1086.
76. Zhang K, Kaufman RJ. From endoplasmic-reticulum stress to the inflammatory response. Nature. 2008 Jul 24;454(7203):455-62.

Bases Celulares e Moleculares do Desenvolvimento Cardíaco

7

Miguel Torres
Cristina Villa del Campo
Silvia Martín-Puig

---

1. Introdução
2. Embriogênese cardíaca
   2.1 Alocação e especificação de progenitores cardíacos durante a gastrulação
   2.2 Formação do tubo cardíaco primário e estabelecimento do campo cardíaco secundário
   2.3 Vias moleculares envolvidas na especificação da célula progenitora cardíaca
   2.4 Morfogênese cardíaca: formação da câmara, septação e trabeculação
   2.5 Valvulogênese e desenvolvimento do polo arterial
3. Diferenciação cardíaca
   3.1 As linhagens cardíacas, origens e diversificação
   3.2 Proliferação e diferenciação terminal do cardiomiócito
   3.3 O sistema de condução
   3.4 A vasculatura coronariana
4. Referências bibliográficas

1 INTRODUÇÃO

O desenvolvimento cardíaco é uma jornada fascinante que se inicia no desenvolvimento embrionário e traz as células de um estado pluripotente, homogêneo e desorganizado a uma gama altamente especializada de tecidos diferenciados estruturados em uma arquitetura funcional complexa. O desenvolvimento cardíaco tem sido extensivamente abordado em monografias[1-2] e, aqui, enfocamos o resumo dos aspectos mais relevantes ao entendimento de sua origem, morfogênese e fisiologia.

O coração é o primeiro órgão funcional no embrião mamífero e somente é concluído no período pós-natal. Dessa forma, a maioria dos eventos morfogenéticos complexos e os processos celulares de proliferação, migração e diferenciação envolvidos na formação do órgão ocorrem no contexto de um coração pulsante que fornece a função circulatória essencial ao desenvolvimento embrionário, fetal e pós-natal.

As malformações congênitas mais frequentes nos seres humanos (cerca de 1%) são as cardíacas, correlacionadas com a complexidade da geração de um coração de quatro câmaras com base em um tubo cardíaco inicialmente linear. Embora um número crescente de determinantes genéticos de malformação cardíaca sejam descobertos, a tarefa de obter o conhecimento preciso de como os defeitos de desenvolvimento específicos levam a um coração malformado em um recém-nascido ainda é difícil e, provavelmente, demandará a elaboração de abordagens de sistemas biológicos capazes de modelar o desenvolvimento cardíaco de maneira preditiva.

É importante notar que, embora os cardiomiócitos proliferem extensivamente durante o desenvolvimento, essa capacidade é bastante limitada no coração adulto, assim como a capacidade de regeneração. As vias moleculares e celulares envolvidas no desenvolvimento cardíaco, portanto, se tornaram um paradigma para o delineamento de estratégias regenerativas cardíacas no coração adulto.[3-4]

No presente capítulo, abordaremos os principais aspectos do desenvolvimento cardíaco embrionário, incluindo a origem dos precursores cardíacos, sua migração inicial para o crescente cardíaco, a organização no tubo cardíaco primário, e o recrutamento de linhagens adicionais a com base no epicárdio e na crista neural. Também discutiremos a incorporação progressiva dos precursores do campo cardíaco secundário e a diferenciação das diferentes linhagens cardíacas, incluindo a origem e a diferenciação do sistema de condução. Em adição, apresentaremos o atual conhecimento sobre a morfogênese das câmaras, dos septos e das valvas cardíacas. Por fim, revisaremos o conhecimento sobre proliferação, diferenciação e hipertrofia do cardiomiócito, e também o modo como o ambiente celular e de sinalização circundante influencia esses fenômenos.

Nosso conhecimento sobre o desenvolvimento cardíaco deriva principalmente de estudos realizados com modelos de experimentação animal com acessibilidade à embriologia experimental e à engenharia genética. Nós descreveremos o desenvolvimento cardíaco humano,[5] embora o conhecimento sobre os mecanismos envolvidos aqui apresentados derivem de modelos experimentais, sobretudo de camundongo e galinha, modelos genéticos e embrionários mais próximos ao ser humano.

2 EMBRIOGÊNESE CARDÍACA

2.1 ALOCAÇÃO E ESPECIFICAÇÃO DE PROGENITORES CARDÍACOS DURANTE A GASTRULAÇÃO

Os precursores cardíacos são encontrados pouco após a gastrulação, junto ao componente mesodérmico da parte esplancnopleural da placa lateral mais anterior (Figura 7.1).[6-9] Essa região se chama área cardiogênica e é formada pelo primeiro mesoderma embrionário de gastrulação. A área cardiogênica é única e tem formato em crescente no camundongo, sendo bilateralmente pareada nos embriões humanos e nos de aves (Figura 7.1).[6]

Antes da gastrulação, a parte embrionária do concepto consiste em um epitélio pseudoestratificado de células pluripotentes conhecido como epiblasto, que é achatado nos embriões de aves e tem forma de xícara nos de camundongo. O epitélio epiblasto é coberto, em seu lado basal, por uma camada de endoderme primitiva (externa no camundongo e subjacente no homem e nas aves). Na gastrulação, as células localizadas em posição centroposterior no epiblasto sofrem transição epitelial-mesenquimal (TEM) e formam a chamada estria primitiva (EP).[10-11] As células recrutadas para o processo de TEM na EP migram entre o epiblasto e a endoderme para formar a camada mesodérmica e substituir a maior parte da endoderme primitiva por endoderme definitiva.

A formação da EP começa posteriormente, na interface embrionária-extraembrionária, e avança seguindo uma sequência posteroanterior. O epiblasto pré-gastrulação já exibe alto grau de especificação regional, por isso foram estabelecidos mapas de destino que mapeiam a neuroectoderme e a ectoderme prospectiva, bem como vários tipos de compartimentos mesodérmicos: mesoderme cardíaca, sanguínea, vascular, axial, paraxial e lateral.[11-12] Apesar dessa especificação regional e do fato de certos sinais já estarem regionalizados antes da gastrulação, as células do epiblasto continuam pluripotentes até serem recrutadas para a EP.

Estudos sobre transplante demonstraram, por exemplo, que as regiões de epiblasto destinadas a produzir encéfalo transplantadas para a região de formação cardíaca formarão o coração e vice-versa.[13] Estes e outros estudos mostram que as células adquirem seus destinos de desenvolvimento dependendo da posição específica e do momento de seu trânsito pela EP.[14-15] Sendo assim, a especificação regional do epiblasto não resulta das propriedades autônomas estabelecidas nas células epiblásticas, e sim do fato de a gastrulação ser um processo altamente ordenado, de

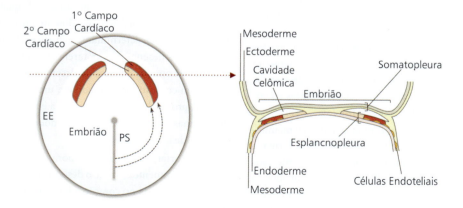

FIGURA 7.1 Alocação inicial de precursores cardíacos. EE: região extraembrionária.

modo que a posição de uma célula no epiblasto prediz o momento e a posição de seu ingresso por meio da EP.[16]

Conforme mencionado anteriormente, os sinais orientadores estão regionalizados no embrião antes e durante a gastrulação, e uma coleção de dados indicam que a história dos sinais externos recebidos pelas células durante sua jornada pela gastrulação determina a via de diferenciação que estas células seguirão. A história dos sinais inclui não só a identidade e a intensidade dos sinais recebidos, mas também a sequência específica em que eles atingem as células em diferenciação.

O principal fator determinante do destino de uma célula epiblástica é, portanto, a posição que ela ocupa no epiblasto, a qual determinará seu esquema de gastrulação e sua rota de migração, e, assim, a sequência de sinal a que essa célula será exposta.

À esquerda da Figura 7.1, uma representação esquemática de vista dorsal de um embrião humano de 14 dias (equivalente, aproximadamente, a um embrião murino E7). As setas mostram as trajetórias da mesoderme cardíaca durante a gastrulação, desde a estria primitiva (EP) até a posição anterolateral. A seta pontilhada vermelha indica o plano de corte correspondente ao esquema à direita da Figura 7.1, mostrando a disposição das camadas embrionárias e extraembrionárias. Também são mostradas as cavidades celômicas nascentes, precursoras da cavidade pericárdica. Os progenitores do primeiro campo cardíaco ocupam a região mais próxima às membranas extraembrionárias, ao passo que os progenitores do campo cardíaco secundário repousam imediatamente mediais a estas. Os precursores endoteliais interespaçados estão entre a endoderme e a mesoderme esplâncnica.

Conforme as células se distanciam da EP, fazem curvas de 90° na direção anterior e isso resulta no seu ingresso pela porção mais anterior da EP, contribuindo para a mesoderme axial, das células imediatamente posteriores para a mesoderme paraxial, e das células mais posteriores para a mesoderme lateral, sendo que as segundas colonizam a região extraembrionária (Figura 7.1). Como as células em gastrulação se movem anteriormente, tendo migrado pela EP, junto a cada nível anteroposterior da estria primitiva, quanto mais cedo ingressarem mais anterior será a região que colonizarão. Exemplificando, a mesoderme paraxial mais inicial contribuirá para a região da cabeça e, então, seguindo uma sequência temporal, para os somitos cervical, lombar, sacral e caudal. No nível da placa lateral, as primeiras células a ingressarem formarão o septo transversal e o coração, em seguida, os membros dianteiros formarão outras vísceras, os membros posteriores e os genitais.

Com exceção da mesoderme extraembrionária, a mesoderme cardíaca + hepática é, portanto, a primeira a ingressar pela EP. No camundongo, a mesoderme cardíaca coloniza primeiro a borda existente entre as pregas da cabeça e a região extraembrionária, inicialmente localizada na região embrionária mais anterolateral, formando um primórdio em forma de ferradura. No embrião humano e no de ave, em contraste, são formados bilateralmente dois primórdios, sem continuidade, ao longo da linha média anterior (Figura 7.1).

2.2 FORMAÇÃO DO TUBO CARDÍACO PRIMÁRIO E ESTABELECIMENTO DO CAMPO CARDÍACO SECUNDÁRIO

A borda mais externa da mesoderme cardíaca mais próxima da região extraembrionária é a primeira região a mostrar sinais de diferenciação de cardiomiócito, sendo conhecida como campo cardíaco primário (CCP) (Figura 7.1). Nesse estágio, o CCP murino está disposto em formato de crescente e, por isso, recebe o nome de crescente cardíaco.[7]

Como parte do processo de dobramento embrionário geral, que leva a endoderme para dentro do embrião, os precursores cardíacos são trazidos para sua posição definitiva, posterior e ventral à cabeça (Figura 7.2). Durante esses movimentos, as regiões que formam o coração permanecem sempre em contato

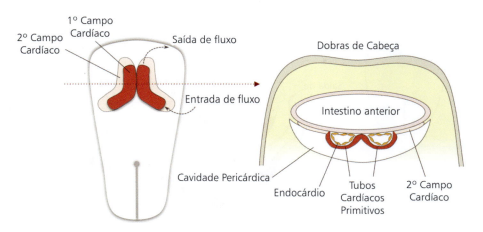

FIGURA 7.2 Formação dos tubos cardíacos primitivos pareados.

estreito com a endoderme faringiana, sendo posicionadas, de forma definitiva, ventralmente ao bolso do intestino anterior (Figura 7.2). O restante dos precursores cardíacos mesodérmicos, posicionados posteromedialmente e imediatamente adjacentes ao crescente cardíaco na esplancnopleura, são conhecidos como campo cardíaco secundário (CCS) (Figura 7.2).[17-19]

O CCP origina estruturas cardíacas posteriores, incluindo o ventrículo esquerdo e a maior parte dos átrios. Embora a contribuição do CCP para o tubo cardíaco ocorra "de uma vez", por meio de dobramentos simultâneos, fusão e remodelamento da mesoderme esplancnopleural, o CCS permanece com um *pool* de precursores cardíacos proliferantes indiferenciados por cerca de dois dias, durante os quais contribui progressivamente para o tecido cardíaco, na geração sequencial do ventrículo direito e do trato de saída no polo anterior, bem como parte dos átrios e trato de entrada no polo posterior (Figura 7.3).[7,20]

Nos embriões humanos e de aves, os campos cardíacos iniciais ocupam posição bilateral pareada e não se estendem ao longo da linha média anterior até a região formadora da cabeça. A formação do tubo cardíaco primário nessas espécies envolve, então, a fusão de dois tubos primordiais formados, a princípio, bilateralmente (Figura 7.2).[21-22]

No camundongo, conforme mencionado, a primeira diferenciação celular cardíaca em crescente cardíaco já é contínua ao longo da linha média e, portanto, dispensa os mesmos movimentos morfogenéticos que ocorrem nos embriões humanos e nos de aves.[6] Com os primeiros sinais de contratilidade, o tubo cardíaco é apenas uma dobra da camada mesodérmica esplâncnica ainda não dorsalmente fechada (Figura 7.2). As células endocárdicas embaixo desta dobra, todavia, logo formam um tubo vedado, contido entre a endoderme e o tubo cardíaco primário, portanto capaz de transportar seus conteúdos logo que as contrações surgem. Com o fechamento de seu aspecto dorsal, o tubo primário derivado do CCP é concluído ao redor de E8.0 (*Embryonic day of development 8.0*) no camundongo (Figura 7.3).[23] Nesse estágio, esse tubo é composto pelo primórdio do ventrículo esquerdo preso, pelos tratos de entrada e saída curtos, aos progenitores de CCS localizados na mesoderme faringiana (Figura 7.3).

A Figura 7.2 mostra a representação esquemática da disposição dos tubos cardíacos primitivos no embrião humano de 18 dias (embrião murino ~ E8). A seta pontilhada vermelha indica o plano de corte correspondente ao esquema da direita na Figura 7.2. Os precursores do primeiro campo cardíaco se diferenciaram em cardiomiócitos primários e se dobraram na direção da

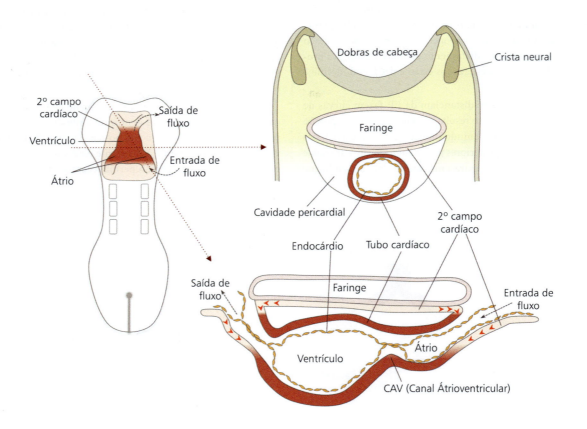

FIGURA 7.3 Formação do tubo cardíaco primitivo. CAV: canal atrioventricular.

cavidade pericárdica para formar dois hemitubos. Os precursores endoteliais formaram um tubo endocárdico contínuo ao longo dos tubos cardíacos primitivos. Embora a parede miocárdica não tenha se fechado dorsalmente, a camada endocárdica contínua e a endoderme faríngea permitem o fechamento do lúmen cardíaco. A contração do cardiomiócito teve início com movimentos peristálticos e no sentido posteroanterior, produzindo um fluxo incipiente que começa a moldar o sistema vascular periférico (setas pontilhadas cinza no esquema da esquerda na figura). Em razão do dobramento do embrião, os campos cardíacos se fundiram anteromedialmente e o CCP passou a repousar medialmente em relação aos precursores do CCS, que permanecem presos à endoderme faríngea.

O esquema à esquerda, na Figura 7.3, mostra o formato e a posição do tubo cardíaco em um embrião humano de 21 dias (E8.5 no camundongo). As câmaras ventriculares e atriais primordiais conectadas com os polos arterial (saída) e venoso (entrada) dos tubos cardíacos lineares, respectivamente, são mostradas. As setas vermelhas indicam os planos de corte representados à direita na figura. Os dois tubos pareados iniciais se fundiram na linha média, formando um único tubo, que se tornou independente da região faríngea, exceto nos polos de entrada e saída. O campo cardíaco secundário formam, agora, uma bainha contínua dorsal ao tubo cardíaco e em continuidade com os tratos de saída e entrada. Novos precursores cardíacos são continuamente adicionados ao tubo cardíaco em formação do CCS através dos polos arterial e venoso (pontas de seta vermelhas). Conforme estes precursores deixam a região faríngea e são incorporados ao tubo cardíaco, sofrem diferenciação progressiva e começam a se contrair. A formação da câmara começa com o aumento da proliferação local e o miocárdio funcional surge apresentando capacidade contrátil aumentada e capacidade de condução mais rápida do que o observado no miocárdio primário.

2.3 VIAS MOLECULARES ENVOLVIDAS NA ESPECIFICAÇÃO DA CÉLULA PROGENITORA CARDÍACA

- Sinais: conforme mencionado, a aquisição do destino cardíaco ocorre durante a gastrulação e é governada pela exposição sequencial dos precursores epiblásticos *naive* a alguns sinais.[9,24-25] Esta sequência de sinais, por sua vez, inicia a ativação hierárquica de modificações epigenéticas, bem como um conjunto de fatores de transcrição cuja atividade leva à ativação de genes determinantes de diferenciação cardíaca.[9,26-27] Notavelmente, as células ES (*Embryonic Stem*) humanas e murinas podem ser levadas à diferenciação cardíaca mediante exposição sequencial às mesmas vias moleculares envolvidas na especificação cardíaca durante o desenvolvimento embrionário.[28-30] Os primeiros sinais a que as células cardíacas prospectivas são expostas são o Wnt canônico e a molécula Nodal da família do fator de transformação do crescimento (TGF) . Ambos os sinais, Nodal e Wnt, apresentam distribuição graduada ao longo do epiblasto. O sinal Nodal/Wnt, intenso na região posteroproximal do epiblasto, resulta na promoção da gastrulação e do destino cardíaco.[16,31-32] Em particular, vários ligantes Wnt são especificamente expressos na EP e conduzem sua formação, dessa forma, a mesoderme cardíaca experimenta uma sinalização Wnt (*Wingless-related integration site*) temporária conforme ingressa pela EP. À medida que a mesoderme cardíaca é produzida, migra da EP em direção ao polo anterior do embrião, em estreita proximidade com os tecidos embrionários (Figura 7.1), que produzem altos níveis de BMP4 (*Bone morphogenetic protein 4*), e em contato com a endoderme, que produz BMP2.[9,33] Conforme a mesoderme nascente é subdividida nas camadas somática e esplâncnica (Figura 7.1), a sinalização de BMP (*Bone morphogenetic protein*) estimula a rápida diferenciação da borda esplancnopleural, perto da região extraembrionária, na linhagem de cardiomiócito, formando o crescente cardíaco.[34] No estágio de crescente cardíaco, o Shh (*Sonic hedgehog*) produzido a partir da endoderme + notocorda também contribui para promover a diferenciação em cardiomiócito. Em contraste, a sinalização de Wnt canônica, a princípio requerida para especificação mesodérmica cardíaca inicial, posteriormente deve ser reprimida durante a diferenciação em cardiomiócito.[16,31-32] Uma vez posicionado o crescente cardíaco, ligantes Wnt canônicos são produzidos pela neuroectoderme e pela mesoderme somática, restringindo a diferenciação cardíaca. Após a formação do tubo cardíaco primitivo (Figura 7.3), o CCS atua como reservatório de progenitores cardíacos indiferenciados e como fonte de novos cardiomiócitos em diferenciação adicionados a ambos os polos do tubo cardíaco.[25] A sinalização de FGF (*Fibroblast growth factor*) na área faríngea contribui para a manutenção desse *pool*. O equilíbrio entre proliferação e diferenciação de progenitor cardíaco em cardiomiócito é, portanto, essencial à formação apropriada do coração. Uma diferenciação excessiva pode acarretar exaustão prematura dos progenitores CCS cardíacos, enquanto a produção insuficiente de cardiomiócito poderia levar ao acúmulo de precursores. Em ambos os casos, o resultado é a falha de extensão do tubo cardíaco primário. Assim, o equilíbrio entre os sinais BMPs/FGF/Shh, promotores de diferenciação em cardiomiócito, bem como a contraposição pelo Wnt da diferenciação cardíaca, são essenciais à manutenção do equilíbrio entre proliferação e diferenciação no CCS e, portanto, essenciais à formação correta do tubo cardíaco.[35] Em contraste, a sinalização Wnt não canônica envolvida na reorganização do citoesqueleto é ativada e se faz necessária para a diferenciação em cardiomiócito com a sinalização de BMP.[32,36] Conforme a cardiogênese prossegue, os tecidos específicos produtores de sinalização BMP, FGF e Wnt, bem como os ligantes específicos envolvidos, mudam de acordo com a topologia do novo tecido, embora os efeitos sobre a diferenciação em cardiomiócito permaneçam inalterados.

- **Fatores de transcrição (FT):** ativados durante o trânsito entre a célula epiblástica pluripotente e o cardiomiócito fetal diferenciado, são responsáveis pela regulação de múltiplos genes ao longo do genoma, para que o perfil transcricional correto típico de cada estágio seja alcançado.[24-37] O primeiro sinal de especificação de progenitor cardíaco é a ativação do fator de transcrição eomesodermina na EP posterior.[38] A eomesodermina, por sua vez, ativa *Mesp1* que, embora não seja cardíaco-específico, é essencial para a ativação do programa de especificação cardíaca.[39] Pouco depois da gastrulação, e conforme as células são alocadas para o crescente cardíaco, surge um conjunto de fatores de transcrição essenciais à especificação cardíaca. Alguns desses fatores, como Gata-4, Nkx2.5, Mef2c e Islet-1 são expressos pela maioria dos precursores cardíacos em CCP e CCS,[40-43] ao passo que outros são restritos às regiões que contribuem para estruturas específicas do coração: Tbx5 em CCP ou tubo posterior, incluindo o ventrículo esquerdo e os átrios;[44-45] Hand2 em todos os derivados de CCS anterior, incluindo o ventrículo direito e trato de saída;[46] Tbx1 em parte destes, contribuindo somente para o trato de saída;[47-48] e Tbx18, que define a subpopulação mais posterior de CCS, contribuindo apenas para as veias cava e o miocárdio.[49-50] Em adição, *Pitx2c* é expresso no lado esquerdo de CCS, como parte de seu papel geral no padrão esquerda-direita dos derivados da placa lateral no embrião.[51] A combinação específica de fatores de transcrição expressos em cada região dos campos cardíacos é importante para as corretas geração e diferenciação de diferentes partes do tubo cardíaco, embora as funções celulares exatas destes fatores sejam pouco conhecidas. É interessante notar que alguns fatores, como Tbx5, Tbx1 ou Islet1, são expressos no estágio de precursor, mas são negativamente regulados ao serem incorporados ao tubo cardíaco e à diferenciação, estando, assim, especificamente associados a propriedades precursoras cardíacas. Outros, como Nkx2.5, são expressos nos precursores e nas linhagens cardíacas diferenciadas, suprindo funções importantes para a manutenção do *pool* de precursores indiferenciados e para a diferenciação destes em cardiomiócitos.[52] A perda funcional de Nkx2.5 leva à truncagem do tubo cardíaco em consequência da diferenciação prematura de todo o *pool* de precursores cardíacos que seguem, então, o destino de cardiomiócito, embora a diferenciação adequada em cardiomiócito também seja bloqueada no tubo cardíaco de camundongos com Nxk2.5 mutante.[53-54] Esses resultados indicam que a atividade de Nkx2.5 em CCS precisa ser modulada de maneira seletiva, a fim de evitar a ativação prematura de sua função na diferenciação em cardiomiócito. Em parte, isso é alcançado pela contraposição da ação de Nkx2.5 por Islet1, que compete pela ligação às mesmas sequências regulatórias de DNA em intensificadores de diferenciação cardíaca essenciais.[55] Nos precursores cardíacos, em que ambos são expressos, as funções de Nkx2.5 relacionadas à diferenciação em cardiomiócito são reprimidas por Islet1, ao passo que a modulação negativa de Islet1, à medida que os precursores são incorporados ao tubo cardíaco, libera a atividade de Nkx2.5 na promoção de diferenciação. Conforme mencionado, esse delicado equilíbrio é controlado pelos sinais que promovem a manutenção do precursor de CCS *versus* os sinais promotores de diferenciação cardíaca.

Outro importante sistema de padronização relevante no desenvolvimento cardíaco é a rede de transcrição do homeodomínio Hox-TALE. Os fatores de transcrição Hox exercem papéis essenciais e altamente conservados na padronização embrionária, sendo responsáveis pela especificação de identidades ao longo do eixo embrionário principal.[56] Esse papel é conservado nos metazoários e afeta somente estruturas bilaterais antigas, posteriormente localizadas em relação à junção mesencéfalo-rombencéfalo. A mesoderme cardíaca repousa mais anteriormente a essa junção, todavia, nas áreas do CCS destinadas ao ramo pulmonar do trato de saída, tendo sido demonstrado que algumas áreas atriais derivam de precursores dos genes *Hox* mais anteriormente expressos.[57] Em adição, esses genes regulam a especificação da crista neural cardíaca, requerida para a correta septação do tronco arterial.[58] Somam-se as mutações nos genes *Pbx1, 2, 3* e *Meis1* e *2* do homeodomínio TALE, que codificam cofatores essenciais da proteína Hox, produzem defeitos no trato de saída, semelhantes àqueles encontrados em mutantes Hox,[59-60] embora ainda não tenha sido investigado se estes derivam de defeitos na crista neural, em CCS ou em ambos.

- **Regulação da cromatina:** a regulação da estrutura da cromatina é essencial para determinar a acessibilidade dos FT aos genes por eles regulados, bem como para a manutenção dos estados ativo ou inativo dos genes regulados. A estrutura da cromatina é regulada em vários níveis por vários complexos regulatórios epigenéticos amplos.[61] Os principais aspectos da regulação epigenética são as modificações de histona e o posicionamento do nucleossomo, que determinam o grau de empacotamento (condensação) da cromatina e a acessibilidade dos elementos regulatórios no DNA. O estado de acetilação de histona representa um dos principais níveis de regulação cromatínica, afetando os eventos de ativação transcricional. Embora a acetilação de histona pelos coativadores transcricionais gerais p300 e

CBP promova ativação transcricional, a desacetilação de histona pelas histona desacetilases (HDAC) leva à repressão genética. Durante o desenvolvimento cardíaco, a associação de p300/CBP com FT cardíacos é essencial para conduzir a acetilação de histona nos genes cardíacos, ao passo que as diversas associações de HDAC com fatores individuais, como Hopx e Smyd1, ou com amplos complexos de remodelamento da cromatina, como NurD, resultam na repressão essencial de genes não cardíacos.[62-64] Em adição, o complexo de remodelamento SWI/SNF (ou BAF) também interage com fatores de transcrição cardíacos para reposicionar os nucleossomos nos elementos regulatórios genéticos e promover sua ativação.[65-66] Um nível adicional de regulação da condensação cromatínica é exercido pelos complexos Polycomb, PRC1 e PRC2, que promovem marcas repressoras de metilação de histona e estados cromatínicos silenciosos herdáveis. A eliminação da subunidade catalítica de PRC2, ezh2, mais uma vez resulta em cardiogênese defeituosa decorrente da expressão indesejada de genes que deveriam permanecer reprimidos durante diferenciação cardíaca.[67] Assim como no caso dos FT, a base da especificidade da atividade dos amplos complexos de remodelamento cromatínico durante a cardiogênese ainda é amplamente desconhecida. Nesse contexto, uma observação interessante é o fato de os complexos de regulação da cromatina NurD, SWI/SNF, PRC1 e PRC2 incorporarem variantes tecido-específicas para alguns de seus componentes. Uma hipótese atraente, então, é a de que esses componentes tecido-específicos regulam a interação específica dos complexos com regiões genômicas relevantes para cada via de diferenciação.[68] A especificidade adicional seria obtida por meio das interações entre os complexos de regulação da cromatina com FT cardioespecíficos. Entretanto, a complexidade das interações entre FT e regulação da cromatina, e o modo como estes são traduzidos em regulação precisa da diferenciação cardíaca exigirão investigações adicionais.

2.4 MORFOGÊNESE CARDÍACA: FORMAÇÃO DA CÂMARA, SEPTAÇÃO E TRABECULAÇÃO

Durante cerca de 48 horas, entre E8.5 e E10.5, no camundongo, o coração sofre extensivas modificações de crescimento e morfologia que levam à formação de um coração com quatro câmaras, parcialmente septado, equipado com um conjunto de valvas primitivas (Figura 7.4). A divisão subsequente do trato de saída e a septação interventricular completa levam, ao redor de E13.5, a um coração com a organização morfológica macroscópica de um coração adulto definitivo (Figura 7.5).[23]

O esquema da esquerda, na Figura 7.4, representa uma vista frontal da região cefálica de um embrião humano de 24 dias (~ E9.5 no camundongo). O comprimento do tubo cardíaco aumentou, principalmente em razão da incorporação de novos segmentos a partir do campo cardíaco secundário, e formou alças ascendentes, permitindo o alinhamento dos ventrículos direito e esquerdo ao longo do eixo esquerda-direita. Ao mesmo tempo, os ventrículos se projetam e se posicionam ventralmente em relação aos átrios. Internamente (esquema à direita na figura), as câmaras ventriculares começaram a desenvolver trabéculas incipientes e há formação de coxins no canal atrioventricular e no trato de saída, que serviram de valvas funcionais nesse estágio. O saco aórtico estabeleceu conexões com o arco branquial secundário.

O primeiro estágio desse processo é a **formação da câmara**. O tubo cardíaco inicial é composto por um miocárdio primário que mostra pouca contratilidade e baixa velocidade de condução. Interiormente, o tubo cardíaco primitivo é revestido pelo endocárdio, que está separado do miocárdio por uma massa de geleia cardíaca (Figura 7.2), um material acelular gelatinoso formado principalmente por uma rede de fibrilas colágenas.

A formação da câmara é detectada inicialmente pela insuflação do tubo cardíaco primário. O ventrículo esquerdo é a primeira câmara discernível, inicialmente localizado em posição centroposterior ao tubo linear, entre os tratos de saída e de entrada (Figura 7.3). Esse estágio é transitório e, imediatamente após, ocorre a formação das **alças cardíacas**, processo durante o qual o tubo cardíaco sofre inclinação à direita, de modo a localizar o primórdio

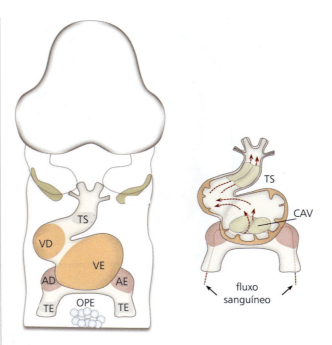

FIGURA 7.4 Formação das alças cardíacas, do coxim e da trabeculação. TS: trato de saída; VD: ventrículo direito; VE: ventrículo esquerdo; AD: átrio direito; AE: átrio esquerdo; TE: trato de entrada; OPE: órgão pró-epicárdico; CNC: crista neural cardíaca; CAV: canal atrioventricular. As setas pontilhadas vermelhas indicam as trajetórias do fluxo sanguíneo pelo tubo cardíaco.

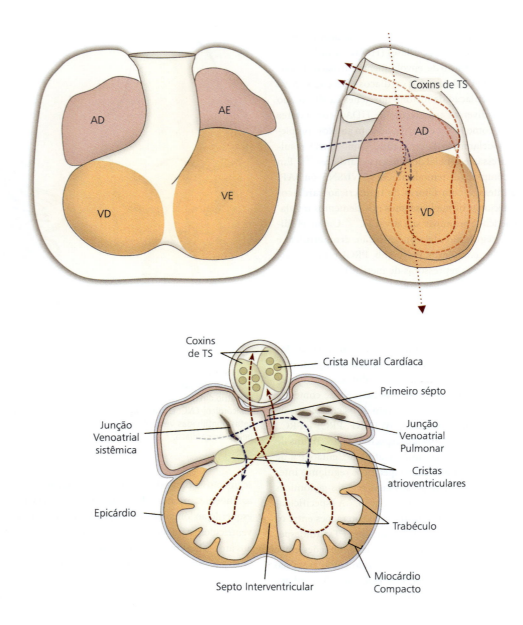

FIGURA 7.5 O coração de quatro câmaras. TS: trato de saída; AD: átrio direito; AE: átrio esquerdo; VD: ventrículo direito; VE: ventrículo esquerdo; TE: trato de entrada; AV: atrioventricular.

do ventrículo direito em sua posição definitiva em relação ao ventrículo esquerdo (Figura 7.4). A formação das **alças cardíacas** ocorre de maneira concomitante ao contínuo crescimento da câmara e à adição progressiva do primórdio do ventrículo direito no polo anterior e dos primórdios atriais no polo posterior.

O rastreamento da linhagem genética, as análises de expressão e os mapas de proliferação em 4D mostraram que a formação da câmara ocorre via hiperproliferação de regiões discretas, levando à inflação local das paredes do tubo linear.[69-70] O miocárdio da câmara em formação adquire progressivamente a condução rápida e a alta contratilidade, além das estruturas sarcoméricas bem diferenciadas. Em contraste, o miocárdio que não pertence as câmaras retém características imaturas e, após o extensivo reposicionamento das câmaras, contribui para formar a base dos ventrículos e valvas atrioventriculares, bem como os tratos de saída e de entrada (Figura 7.5). Em adição, a geleia cardíaca é excluída das câmaras em formação, mas permanece nas áreas de saída e do canal atrioventricular (CAV), em que exerce resistência ao fluxo sanguíneo, impedindo o refluxo de sangue até as valvas estarem devidamente formadas (Figura 7.3).[71]

Os esquemas na Figura 7.5 mostram as vistas frontal e lateral de um coração humano de oito semanas (~ E11.5 no camundongo). Nesse estágio, as quatro câmaras se tornaram alinhadas na posição definitiva, tendo aumentado consideravelmente de tamanho, e os ventrículos continuaram o movimento de rotação até se posicionarem caudalmente em relação aos átrios, de modo que as quatro câmaras ficassem alinhadas em suas posições definitivas. Os miocárdios compacto e trabecular agora estão bem estabelecidos. O canal atrioventricular foi dividido em dois, na medida em que os átrios foram separados pelo septo primário, de modo que cada ventrículo recebe sangue de seu átrio correspondente. O sangue sistêmico agora retorna apenas para o átrio direito, e o átrio esquerdo começa a desenvolver as conexões venosas pulmonares. Apesar dessa compartimentalização definida dos elementos cardíacos, os lados esquerdo e direito do coração ainda são comunicantes.

O fluxo sanguíneo de entrada (setas azuis na Figura 7.5) entra no átrio esquerdo pelo óstio primário, uma comunicação entre os átrios, e passa, em seguida, para dentro dos ventrículos que, por sua vez, ainda são comunicantes, porque o septo interventricular não está totalmente formado. O de sangue então é bombeado como fluxo sanguíneo de saída (setas vermelhas) através do trato de saída comum, que ainda é um tronco arterial comum e, internamente, contém coxins em espirais que prefiguram a futura septação. Os progenitores da crista neural colonizam os coxins e serão essenciais à septação do trato de saída. O epicárdio derivado do órgão pró-epicárdico (OPE) reveste as câmaras ventricular e atrial.

A delimitação das regiões formadoras de câmara junto ao tubo cardíaco é governada por uma regulação de rede transcricional com papel predominante para os fatores da família T-box: *Tbx2, 3* e *20*.[45,72-76] Os primeiros sinais de iniciação da câmara são um aumento da proliferação e ativação local do gene codificador de peptídeo natriurético atrial, *Nppa*.[77] *Tbx20* é expresso em todo o tubo cardíaco e é essencial para a formação da câmara. Em contraste, *Tbx2* e *Tbx3* são ambos expressos especificamente no miocárdio não câmara e são necessários à manutenção do caráter miocárdico primitivo, bem como à repressão da formação de câmara nessas regiões.[45] Tbx2/3 são repressores transcricionais e também podem recrutar HDAC pra promover os estados cromatínicos reprimidos nos genes promotores de câmara.

Níveis altos de sinalização de BMP sustentados são responsáveis pela manutenção da expressão de *Tbx2/3* no miocárdio não câmara, já a repressão por *Tbx20* da sinalização de BMP exclui *Tbx2/3* das regiões formadoras de câmara, permitindo o desenvolvimento do miocárdio funcional nessas áreas.[45,78] Alguns fatores de transcrição adicionais, como os das famílias Iroquois ou Hand1, mostram expressão câmara-específica e provavelmente estão envolvidos no estabelecimento dos programas morfogenéticos e de diferenciação câmara-específicos. Os mecanismos pelos quais as regiões formadoras de câmara se tornam especificadas em regiões discretas, porém, ainda são desconhecidos.

Um processo essencial durante a formação da câmara é a trabeculação.[79] As trabéculas são protrusões internas que surgem a partir da parede miocárdica das câmaras, e que são especialmente abundantes e complexas nos ventrículos. Essas protrusões começam a aparecer logo após o início da formação da câmara, e apresentam características especificas que as distinguem do miocárdio compacto da câmara (Figura 7.4).[32] Em parte, as trabéculas mantém as características do miocárdio primário, mostrando maturação sarcomérica precária e baixa proliferação, ainda que expressem altos níveis de conexinas e, aparentemente, atuem como o sistema de condução da câmara embrionária, e gerem os feixes de ramos e o sistema de condução ventricular periférico no miocárdio adulto.

Diversas vias de sinalização, como BMP, Notch e neurregulina, estão envolvidas no desenvolvimento das trabéculas via sinalização recíproca entre endocárdio e miocárdio.[32,80] As trabéculas são estruturas transientes incorporadas ao miocárdio compacto no decorrer da progressão do desenvolvimento fetal. Alterações nos sinais do desenvolvimento, como as que ocorrem na via de Notch, levam à não compactação ventricular congênita, uma condição que evolui para arritmias malignas e insuficiência cardíaca.[81]

O estabelecimento da anatomia cardíaca definitiva requer a divisão dos aspectos esquerdo e direito do coração por **septação**.[82] Os defeitos de septação constituem as malformações cardíacas congênitas mais comuns na população humana.[83] Os processos de septação atrial e ventricular envolvem proliferação e crescimento para dentro do miocárdio intercâmaras para separação dos lados esquerdo e direito do coração (Figura 7.5). A septação ventricular é um processo relativamente inicial e simples, concluído ao redor de E14.5 em camundongos.

A septação ventricular é produzida pelo crescimento, para dentro da parede miocárdica na interface entre os ventrículos direito e esquerdo, finalizada com a união do septo miocárdico a áreas mesenquimais contínuas e áreas formadoras de valvas, constituindo a chamada parte membranosa do septo (Figura 7.6). Em contraste, a septação atrial envolve o crescimento sequencial, para dentro, dos dois septos que se fundem a uma protrusão mesenquimal com base no mesocárdio dorsal e na região da valva atrioventricular (AV), para separar os lados atriais esquerdo e direito (Figura 7.5). Durante a formação dos dois septos, a constituição sequencial de comunicações entre os átrios esquerdo e direito mantém a comunicação esquerda-direita, que se fecha somente após o nascimento, com a fusão dos dois septos atriais em um único septo.[84-85]

A septação do polo arterial é um processo diferente, que requer a incorporação da crista neural cardíaca (CNC), e será discutido na próxima seção.

O esquema da Figura 7.6 mostra uma representação do coração fetal humano a partir da 12ª semana, que apresenta anatomia bastante semelhante à do coração adulto (a partir de ~ E16 no camundongo). Os coxins se diferenciaram nas valvas cardíacas principais, que estão alinhadas em um único plano e encerradas no ânulo fibroso, uma estrutura também derivada dos coxins e com forte contribuição das CED. As conexões de entrada e saída evoluíram para suas disposições definitivas, com completa septação do tronco arterial comum de saída nos troncos aórtico e pulmonar. Contudo, o sangue arterial e o sangue venoso continuam misturados ao longo da comunicação entre os septos atriais e no canal arterial, que conecta os troncos pulmonar e arterial. Essas comunicações somente desaparecerão após o nascimento, mediante a respiração do recém-nascido. Nos ventrículos, a camada compacta aumentou notavelmente, as trabéculas começaram a se compactar, ao passo que a diferenciação do plexo coronariano e a colonização pelas CED e seus derivados estão avançadas.

2.5 VALVULOGÊNESE E DESENVOLVIMENTO DO POLO ARTERIAL

As valvas são essenciais para garantir o fluxo sanguíneo unidirecional. Elas se formam nas regiões AV, conectando os átrios aos ventrículos, e também na base dos troncos pulmonar e aórtico do trato de saída (Figura 7.6). As valvas derivam dos coxins cardíacos originais que, por sua vez, são derivados da geleia cardíaca original, a qual é moldada por processos morfogenéticos e se torna populada por células mesenquimais de várias fontes.[86]

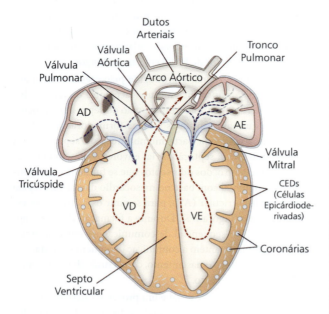

FIGURA 7.6 Coração fetal maduro. Setas azuis: sangue que entra; setas vermelhas: sangue que sai; AD: átrio direito; AE: átrio esquerdo; VD: ventrículo direito; VE: ventrículo esquerdo; CED: células epicárdio-derivadas.

Os coxins endocárdicos são essenciais durante o desenvolvimento cardíaco inicial, porque dividem funcionalmente as câmaras e os fluxos sanguíneos pulmonares na ausência das valvas e septos.[9] O coxim OFT (*outflow tract*) é o primórdio das valvas semilunares (aórtica e pulmonar) e o coxim AV é o primórdio do septo AV, parte membranosa do septo ventricular e valvas mitral e tricúspide (Figura 7.5).[87-88] No canal AV e no trato de saída, os coxins são populados pela TEM de células endocárdicas, em um processo estimulado pela sinalização de BMP e TGF-β a partir do miocárdio, e pela sinalização de Notch no endocárdio.[89] Esses sinais são reforçados por uma alça de retroalimentação com Tbx2, que também induz expressão dos genes requeridos para deposição da geleia cardíaca e migração celular endocárdica.[74,90] Contudo, a extensão da contribuição da TEM para esses dois coxins é diferente. Enquanto a maior parte do mesênquima do coxin AV deriva da TEM, a maior parte do coxim OFT deriva da mesoderme faríngea.

Populações mesenquimais adicionais específicas produzidas pela TEM em estágios posteriores contribuem para cada uma dessas duas regiões. Na região do CAV, uma terceira população mesenquimal deriva, também pela TEM, do epicárdio (ver adiante). Durante a maturação, as valvas se alongam e se tornam mais finas em consequência da proliferação de células mesenquimais na borda em crescimento e da ocorrência de apoptose na base do coxim (Figura 7.6).[82]

O polo arterial inicialmente está conectado ao primeiro arco branquial e, à medida que o desenvolvimento progride, conecta-se a arcos progressivamente mais posteriores e desconecta-se dos arcos anteriores que, por sua vez, degeneram.[25] O polo arterial recebe uma terceira população mesenquimal essencial derivada da crista neural, que delamina pela TEM a partir do tubo neural (Figura 7.4).[91] Essa população derivada da crista neural é essencial para a septação do trato de saída inicial para dentro dos troncos aórtico e pulmonar (Figura 7.5).[92-93] Entretanto, representa uma população transiente que sofre morte celular e não contribui de modo significativo para as estruturas valvares definitivas.

A septação do trato de saída segue uma progressão distal-proximal e uma trajetória helicoidal, resultando no típico arranjo definitivo das artérias pulmonar e aórtica (Figura 7.6).[94] Qualquer alteração nos precursores do CCS no polo arterial ou na migração da crista neural resultará em anormalidades de trato de saída e/ou afetará a morfogênese normal da valva semilunar. Por sua complexidade, não surpreende que os defeitos do polo arterial estejam entre as malformações cardíacas congênitas mais frequentes.[87]

3 DIFERENCIAÇÃO CARDÍACA

3.1 AS LINHAGENS CARDÍACAS, ORIGENS E DIVERSIFICAÇÃO

O coração adulto é composto por cardiomiócitos e vários tipos celulares, incluindo células vasculares e perivasculares, células intersticiais epicárdicas e células endocárdicas (Figura

7.6). A maioria desses componentes celulares deriva dos campos cardíacos iniciais (Figura 7.1), que produzem o cardiomiócito e as células endocárdicas. Entretanto, as contribuições posteriores de fontes externas, como o pró-epicárdio e a crista neural cardíaca (Figura 7.4), são produzidas após a geração do tubo cardíaco primitivo.[95]

Apesar de inicialmente similares, os cardiomiócitos logo se especializam em diferentes tipos de miocárdio funcional (ventricular, atrial) ou em cardiomiócitos do sistema de condução, cada um dos quais expressa um programa específico de diferenciação e marcação. Os aspectos moleculares dos programas de diferenciação são orquestrados por redes de micro-RNA específicos que conferem robustez aos programas de diferenciação.[96] A extensão com que essas especializações são determinadas pela linhagem ou por indícios externos continua amplamente indeterminada, embora linhagens celulares cardíacas hierárquicas tenham sido propostas.

É interessante notar que os progenitores do CCS comprovadamente se comportam como progenitores cardíacos pluripotentes, capazes de gerar cardiomiócitos, células endocárdicas, células musculares lisas e outras células mesenquimais cardíacas.[95,97]

A maior contribuição para as populações não cardiomiócito do coração deriva do epicárdio, a camada mais externa do coração, originário de uma estrutura extracardíaca, o pró-epicárdio (PE), uma massa de células oriunda o epitélio celômico que se forma logo após a constituição das **alças cardíacas**, na parede pericárdica dorsal, caudal ao polo venoso do coração, projetando-se para a cavidade pericárdica (Figura 7.4).[98] As primeiras células epicárdicas aderem ao nível CAV e, posteriormente, estendem-se para revestir toda a superfície miocárdica (Figura 7.5), conferindo uma aparência característica de "paralelepípedo". O epicárdio, em seguida, passa por um processo de TEM e origina as células epicárdio-derivadas (CED) que invadem a camada miocárdica e se diferenciam em vários tipos celulares junto ao coração em desenvolvimento (Figura 7.6). As CED contribuem para o mesênquima intersticial, bem como para as células endoteliais[99] e musculares lisas da vasculatura coronariana.[100-101]

A contribuição do epicárdio para a população de cardiomiócitos também foi relatada,[102-104] embora ainda seja controversa.[105-106]

As células epicárdicas são heterogêneas e compostas por pelo menos dois compartimentos contendo progenitores com potencial de diferenciação diversificado. Enquanto as células epicárdicas WT1+/TBX18+ originam células mesenquimais e musculares lisas, as células epicárdicas Scleraxis+ e Sema3a+ produzem o endocárdio e o endotélio coronarianos.[102-104,107] Ainda é discutido se essas contribuições derivam de células endoteliais pré-especificadas presentes no PE ou de precursores epicárdicos multipotentes.

Em adição, estudos realizados com camundongos adultos, em um contexto de infarto do miocárdio sob condicionamento com timosina-β-4, demonstraram que as células epicárdicas são capazes de recapitular um programa embrionário e dar origem a uma nova vasculatura[108] e a cardiomiócitos.[109] Isso sustenta a noção de que as CED, no coração adulto, podem ser fonte de células progenitoras multipotentes.

3.2 PROLIFERAÇÃO E DIFERENCIAÇÃO TERMINAL DO CARDIOMIÓCITO

A estrutura e a funcionalidade miocárdicas finais são adquiridas por meio de uma série de etapas de maturação. A reconstrução quantitativa, em 3D, dos padrões de proliferação celular tem possibilitado a definição de duas estratégias de geração de cardiomiócitos.[71,110-113]

Antes da formação do tubo primitivo, a área mesodérmica cardiogênica prolifera de modo bastante ativo. Conforme as células do CCP são adicionadas ao tubo, sofrem uma drástica redução na proliferação celular, que coincide com sua diferenciação em cardiomiócitos. Nos dias que seguem, as células do CCS, ainda residentes na área faríngea, continuam apresentando alta taxa de proliferação para fornecer novos precursores cardíacos que serão adicionados sequencialmente aos polos arterial e venoso do tubo cardíaco. À medida que as células do CCS são adicionadas a esse tubo e começam a se diferenciar em cardiomiócitos, param novamente de proliferar.

A segunda estratégia de proliferação de cardiomiócito começa ao redor do estágio inicial de formação de alças e consiste na reativação do ciclo celular do cardiomiócito, nas regiões formadoras de câmara do tubo cardíaco. Em virtude da incorporação sequencial dos precursores ao coração, a reativação da proliferação celular nas câmaras prospectivas se sobrepõe no tempo à proliferação dos progenitores cardíacos ainda no CCS, quando os primeiros cardiomiócitos adicionados ao tubo reiniciam a proliferação (Figura 7.3).[114-115]

De E9.5 até E14.5, no camundongo, um subconjunto da camada compacta de cardiomiócitos migra para formar as cristas primeiro e, por fim, as projeções digitiformes na direção do lúmen da câmara, originando o miocárdio trabeculado. As trabéculas aumentam o débito cardíaco e permitem a oxigenação antes da vascularização coronariana, sem aumentar o tamanho do coração.

Embora surjam de um precursor comum, o miocárdio trabeculado e o miocárdio compacto apresentam diferenças estruturais e proliferativas evidentes, além de originarem o sistema de condução ventricular e o miocárdio funcional compacto, respectivamente. Os cardiomiócitos trabeculares exibem proliferação drasticamente diminuída e estruturas sarcoméricas pouco desenvolvidas, em comparação com o miocárdio funcional da camada compacta.[116]

Após a septação das câmaras, o miocárdio dos mamíferos continua seguindo seu programa de maturação e, até mesmo ao nascimento, a estrutura sarcomérica não está totalmente organizada. Somente com o passar de cada ano de vida pós-natal o músculo ventricular adquire seu formato de bastão e o aparato contrátil maduro.[117] Durante os primeiros dias subsequentes ao nascimento, os cardiomiócitos continuam proliferando e são mononucleados, mas logo cessam os ciclos e mudam da hiperplasia (crescimento por aumento do número de células) para a hipertrofia (crescimento por aumento do tamanho das células existentes), coincidindo com a poliploidização por binucleação (camundongo) ou a endorreplicação (humano).[118-119] Esse processo ocorre por maturação definitiva da estrutura sarcomérica e por silenciamento completo do programa cardiogênico fetal.

Dessa forma, os novos cardiomiócitos, durante o desenvolvimento, são gerados primeiro por migração e diferenciação de precursores cardíacos, seguidos da sua proliferação. Existe, portanto, uma correlação entre morfogênese e proliferação cardíaca, adicionalmente sustentada pela observação da expressão genética diferencial regulando a formação da câmara.[120] Notavelmente, o recrutamento e a diferenciação de progenitores somente são usados durante um período embrionário limitado e geram um número determinado de cardiomiócitos, enquanto a maior parte da geração do *pool* de cardiomiócitos se dá por divisão assimétrica.[114] É então importante considerar as vias moleculares envolvidas nesses episódios proliferativos transientes, bem como o tipo de cardiomiócitos envolvidos, para delinear terapias regenerativas em potencial.

Um componente significativo na regulação da proliferação e da diferenciação do cardiomiócito recebe contribuição dos tecidos circundantes e de sustentação. Durante o crescimento do coração, o epicárdio e o endocárdio produzem sinais importantes para a proliferação e a maturação do cardiomiócito.[121] Em adição, sinais oriundos de células mesenquimais intersticiais cardíacas, principalmente CED, são essenciais para controlar o trânsito de cardiomiócitos desde a proliferação até a parada do ciclo celular e a hipertrofia.[122]

Evidências recentes, todavia, apontam certa capacidade do coração dos mamíferos de gerar novos cardiomiócitos. Esses achados novos têm alimentado o interesse em explorar a extensão em que a população de cardiomiócitos adultos pode ser renovada por divisão simétrica ou por diferenciação de populações de células precursoras.

A recente demonstração de uma capacidade modesta, porém evidente, de proliferação dos cardiomiócitos adultos humanos[123] reacendeu a esperança de uma potencial terapia orientada para melhorar essa capacidade proliferativa limitada. Bergmann e colaboradores observaram uma baixa taxa de divisão de 1% ao ano em 25 indivíduos de 25 anos de idade, que era de apenas 0,45% aos 75 anos. De acordo com os dados desses pesquisadores, menos de 50% dos cardiomiócitos são gerados por divisões celulares ocorridas no decorrer do tempo de expectativa de vida humana. É interessante notar que esses resultados não sustentam a existência de um *pool* discreto de cardiomiócitos com taxa de renovação diferencial, mas sugerem que todos os cardiomiócitos, em determinada idade, têm probabilidades similares de proliferação.

Por fim, a metodologia de datação com carbono de DNA, usada pelos autores da pesquisa, não permite determinar se os cardiomiócitos novos surgem de outros preexistentes ou de um *pool* de células-tronco/precursoras. Com relação a isso, um estudo de mapeamento de destino genético sugere que no camundongo inexiste renovação significativa de cardiomiócito sustentada por uma população de células progenitoras em condições homeostáticas.[124] É interessante notar que a renovação dos cardiomiócitos foi observada após o infarto do miocárdio (IM), ao redor das bordas da área infartada.[125]

Em contraste com a limitada capacidade de renovação dos cardiomiócitos em mamíferos, a homeostasia do coração é efetiva por toda a vida no peixe-zebra, via hiperplasia de cardiomiócito e sinalização epicárdica.[125-126]

3.3 O SISTEMA DE CONDUÇÃO

O bombeamento sanguíneo eficiente depende da contração sequencial rítmica do coração. Os miócitos especializados do sistema de condução cardíaco (SCC) são essenciais para a coordenação da contração sequencial dos átrios e dos ventrículos do coração. No órgão adulto, a contração é propagada dos átrios, nos quais é iniciada, para os ventrículos, que se contraem do ápice para a base.

De modo significativo, a contração dos ventrículos é retardada para permitir seu enchimento completo com sangue e a entrada de sangue nos vasos de saída antes da ocorrência de uma nova contração atrial. Uma rede de cardiomiócitos especializados, coletivamente referidos como sistema de condução, se inicia e propaga a contração ao longo do miocárdio.[127-129] O nodo sinoatrial (NSA), na inserção da veia cava superior, no átrio direito, atua como marca-passo apical, iniciando cada contração. Um segundo componente essencial do sistema de condução é o nodo atrioventricular (NAV), que repousa na base dos ventrículos e é responsável pelo retardo AV e pela transmissão adicional de impulso elétrico por meio do feixe de His, seus ramos e das fibras de Purkinje (derivadas do miocárdio trabecular), para contração ventricular coordenada e sincronizada.

Desde os estágios mais iniciais da formação do tubo cardíaco, a atividade de marca-passo é localizada ao polo de entrada do coração. A forte expressão de canal regulado por nucleotídeo cátion-seletivo 4 (HCN4) está associada à atividade de marca-passo durante todo o desenvolvimento, e uma expressão algo mais fraca é típica no restante do sistema de condução.[130]

Os cardiomiócitos do NSA se originam de células progenitoras *Nkx2.5*-negativas e *Tbx18*-positivas posteriormente localizadas em relação ao tubo cardíaco primitivo.[49,131] O fator de transcrição Tbx3 é um componente essencial da formação do NSA, uma vez que inativa o programa genético do marca-passo às custas do programa genético do miocárdio funcional,[132] enquanto Tbx2 e 3 cooperam na especificação do NAV.[133] O papel decisivo de Tbx3 é adicionalmente confirmado por sua capacidade de reprogramar os cardiomiócitos funcionais para um destino de marca-passo.[132,134]

Os experimentos de rastreio de linhagem demonstraram que o sistema de condução recebe contribuição do CCP e do CCS, sendo que o NSA, por exemplo, é um híbrido derivado de ambos os campos,[135] indicando que a origem é menos importante que a adoção de uma via de diferenciação de condução cardíaca. De fato, o recrutamento tardio *in situ* a partir de miócitos ventriculares tem sido considerado um mecanismo de especificação do sistema de condução ventricular cardíaco, com exceção do NAV e do feixe de His.[135-136]

Ao contrário dos cardiomiócitos funcionais, os do sistema de condução exibem sarcômeros pouco organizados e poucas mitocôndrias. Durante o desenvolvimento, os cardiomiócitos do sistema de condução mostram sinais muito precoces de diferenciação a partir do miocárdio funcional, exibindo um programa de expressão genética específica e menores contratilidade e proliferação do que o miocárdio funcional. As fibras de Purkinje derivam de trabéculas originadas dos cardiomiócitos do miocárdio compacto que, ao serem recrutadas cessam a proliferação e se diferenciam em cardiomiócitos condutores. Embora sejam desconhecidos os mecanismos pelos quais os cardiomiócitos são recrutados para o programa de diferenciação de condução, uma rede de FT é comprovadamente essencial para conferir propriedades específicas aos cardiomiócitos condutores ventriculares, incluindo Irx3, Id2, Nkx2.5 e Tbx5.[137-138] E a formação da trabécula depende da sinalização diferencial de Notch na parede ventricular interna, conforme discutido anteriormente.

3.4 A VASCULATURA CORONARIANA

O miocárdio em desenvolvimento inicial é uma fina camada com espessura de alguns diâmetros celulares, localizado relativamente perto do endocárdio, em que o sangue oxigenado flui. Entretanto, durante o desenvolvimento, as paredes ventriculares desenvolvem uma camada compacta espessa que sustenta a carga de trabalho contrátil do coração. Os cardiomiócitos usam fundamentalmente a produção de energia aeróbica, de modo que uma forte demanda de oxigênio que não possa ser suprida pelo endocárdio se faz necessária tão logo a espessura do miocárdio compacto aumente. A vasculatura coronariana é responsável pelo suprimento do fluxo de oxigênio requerido para o miocárdio funcional e, do mesmo modo, começa a ser funcional ao redor do meio da gestação, quando há o aumento da espessura das paredes ventriculares.[139]

O plexo coronariano maduro é alimentado por duas coronárias principais conectadas à base da aorta, e alimenta uma rede de capilares delgados e densos intimamente entremeados com cardiomiócitos. O sistema venoso coronariano coleta sangue desses capilares e o drena para o ventrículo direito por meio do seio coronariano.[140] Os precursores endoteliais coronarianos iniciais aparecem algum tempo depois de o coração ser revestido por epitélio epicárdico, sendo, a princípio, evidentes em torno das junções atrioventriculares e, em 2 a 3 dias, estendendo-se para cobrir os ventrículos e átrios.[98,141-142]

Os precursores coronarianos inicialmente formam um plexo imaturo que não está conectado à circulação e não invadiu o miocárdio, sendo colocado no espaço subepicárdico, no qual serão formadas as futuras veias coronárias. Em uma segunda etapa, surge um plexo endotelial em posições mais profundas, junto ao miocárdio compacto, em que as futuras artérias serão formadas. A constituição desse plexo primário requer a retransmissão da sinalização FGF-Shh em cardiomiócitos.[143]

A conexão do plexo coronário à aorta ocorre com o crescimento, para dentro, dos capilares que se desenvolvem de modo independente durante os estágios iniciais, no trato de saída, antes do aparecimento dos precursores coronarianos da câmara. Esses capilares inicialmente formam múltiplas conexões pequenas que depois coalescem nos dois óstios que conectam a base da aorta ao tronco das artérias coronárias. Esse processo é regulado pelo eixo fator induzível por hipóxia (HIF)-fator de crescimento do endotélio vascular (VEFG).[144] Uma vez estabelecido o fluxo sanguíneo, o plexo coronariano é remodelado e forma um arranjo estereotipado de vasos hierárquicos. A maturação do plexo vascular envolve também o recrutamento de músculo liso perivascular e células mesenquimais, a maioria das quais derivada do epicárdio.[98,145]

A origem do endotélio coronariano é, muito provavelmente, múltipla. No modelo de aves, o transplante pró-epicárdio mostrou a contribuição epicárdica para o endotélio vascular coronariano.[99,146] Em mamíferos, o rastreio da linhagem genética revelou ausência de potencial endotelial na linhagem epicárdica Tbx18[102] e apenas uma contribuição menor da linhagem epicárdica Wt1+,[104] embora as linhagens pró-epicárdicas Scleraxis+ e Sema3a+ contribuam para o endotélio coronariano e outros derivados epicárdicos.[103]

Uma importante fonte de endotélio coronariano primário é o endotélio sinusal venoso. A angiogênese, a partir do seio venoso, promovida pela angiopoetina-1, proporciona a geração do plexo subepicárdico primário.[147] Análises de rastreamento de linhagem e clonal demonstraram que ao menos parte do endotélio arterial coronariano deriva do seio venoso, e esta contribuição pode se dar por meio do recrutamento do plexo endotelial subepicárdico para as camadas mais profundas do miocárdio.[147-148]

Em adição, foi demonstrado que o endocárdio ventricular contribui com endotélio para as artérias coronárias via brotamento de digitações semelhantes a sacos do endocárdio localizadas entre as trabéculas.[149] Mais recentemente, foi descrito que o endocárdio atua como fonte de vasos coronarianos criados *novamente* na metade interna da câmara ventricular durante a compactação trabecular neonatal.[150] Sendo assim, é mais provável que o endotélio coronariano tenha várias origens, embora a extensão com que cada uma destas fontes contribui e a sequência exata das contribuições não seja totalmente conhecida.

A vasculatura coronariana também contém um sistema linfático que se desenvolve tardiamente, por brotamento, a partir das veias coronarianas, mas os mecanismos deste processo são menos conhecidos.[151-152]

Por fim, o desenvolvimento coronariano também é importante para o padrão de inervação do coração. A inervação simpática do coração tem origem nos gânglios estrelados, produzidos na crista neural. As células musculares lisas vasculares (CMLV) arteriais mediam a extensão do axônio simpático proximal por secreção de artemina,[153-154] neurotrofina 3[155-156] e endotelinas.[157] Depois que chegam no coração, as fibras simpáticas são direcionadas pelas artérias e veias coronárias via produção de NGF (*Nerve Growth Factor*) pelas células musculares lisas a elas associadas.[158]

REFERÊNCIAS BIBLIOGRÁFICAS

1. Harvey, R., ed. (2010). Heart Development and Regeneration, 1st edn (Academic Press).
2. Kirby, M.L., ed. (2007). Cardiac Development, 1st edn (Oxford University Press).
3. Degenhardt, K., Singh, M.K., and Epstein, J.A. (2013). New approaches under development: cardiovascular embryology applied to heart disease. The Journal of clinical investigation 123, 71-74
4. Xin, M., Olson, E.N., and Bassel-Duby, R. (2013). Mending broken hearts: cardiac development as a basis for adult heart regeneration and repair. Nature reviews 14, 529-541.
5. Sylva, M., van den Hoff, M.J., and Moorman, A.F. (2014). Development of the human heart. American journal of medical genetics Part A 164A, 1347-1371.
6. Abu-Issa, R., and Kirby, M.L. (2007). Heart field: from mesoderm to heart tube. Annual review of cell and developmental biology 23, 45-68.
7. Buckingham, M., Meilhac, S., and Zaffran, S. (2005). Building the mammalian heart from two sources of myocardial cells. Nature reviews 6, 826-835.
8. Moorman, A.F., Christoffels, V.M., Anderson, R.H., and van den Hoff, M.J. (2007). The heart-forming fields: one or multiple? Philos Trans R Soc Lond B Biol Sci 362, 1257-1265.
9. Rana, M.S., Christoffels, V.M., and Moorman, A.F. (2013). A molecular and genetic outline of cardiac morphogenesis. Acta Physiol (Oxf) 207, 588-615.
10. Stern, C.D., ed. (2004). Gastrulation, from cells to embryo, 1st edn (Cold Spring Harbor Laboratory Press).
11. Tam, P.P., and Behringer, R.R. (1997). Mouse gastrulation: the formation of a mammalian body plan. Mechanisms of development 68, 3-25.
12. Lawson, K.A., Meneses, J.J., and Pedersen, R.A. (1991). Clonal analysis of epiblast fate during germ layer formation in the mouse embryo. Development (Cambridge, England) 113, 891-911.
13. Tam, P.P., and Zhou, S.X. (1996). The allocation of epiblast cells to ectodermal and germ-line lineages is influenced by the position of the cells in the gastrulating mouse embryo. Developmental biology 178, 124-132.
14. Kinder, S.J., Tsang, T.E., Quinlan, G.A., Hadjantonakis, A.K., Nagy, A., and Tam, P.P. (1999). The orderly allocation of mesodermal cells to the extraembryonic structures and the anteroposterior axis during gastrulation of the mouse embryo. Development (Cambridge, England) 126, 4691-4701.
15. Tam, P.P., Parameswaran, M., Kinder, S.J., and Weinberger, R.P. (1997). The allocation of epiblast cells to the embryonic heart and other mesodermal lineages: the role of ingression and tissue movement during gastrulation. Development (Cambridge, England) 124, 1631-1642.
16. Tam, P.P., Loebel, D.A., and Tanaka, S.S. (2006). Building the mouse gastrula: signals, asymmetry and lineages. Current opinion in genetics & development 16, 419-425.
17. Kelly, R.G., Brown, N.A., and Buckingham, M.E. (2001). The arterial pole of the mouse heart forms from Fgf10-expressing cells in pharyngeal mesoderm. Developmental cell 1, 435-440.
18. Mjaatvedt, C.H., Nakaoka, T., Moreno-Rodriguez, R., Norris, R.A., Kern, M.J., Eisenberg, C.A., Turner, D., and Markwald, R.R. (2001). The outflow tract of the heart is recruited from a novel heart-forming field. Developmental biology 238, 97-109.
19. Waldo, K.L., Kumiski, D.H., Wallis, K.T., Stadt, H.A., Hutson, M.R., Platt, D.H., and Kirby, M.L. (2001). Conotruncal myocardium arises from a secondary heart field. Development (Cambridge, England) 128, 3179-3188.
20. Cai, C.L., Liang, X., Shi, Y., Chu, P.H., Pfaff, S.L., Chen, J., and Evans, S. (2003). Isl1 identifies a cardiac progenitor population that proliferates prior to differentiation and contributes a majority of cells to the heart. Developmental cell 5, 877-889.
21. Langman, J., ed. (2011). Langman's Medical Embryology, 12th edn (Lippincott, Williams & Wilkins).
22. Moreno-Rodriguez, R.A., Krug, E.L., Reyes, L., Villavicencio, L., Mjaatvedt, C.H., and Markwald, R.R. (2006). Bidirectional fusion of the heart-forming fields in the developing chick embryo. Dev Dyn 235, 191-202.
23. Moorman, A.F., and Christoffels, V.M. (2003). Cardiac chamber formation: development, genes, and evolution. Physiological reviews 83, 1223-1267
24. Bruneau, B.G. (2013). Signaling and transcriptional networks in heart development and regeneration. Cold Spring Harbor perspectives in biology 5, a008292
25. Vincent, S.D., and Buckingham, M.E. (2010). How to make a heart: the origin and regulation of cardiac progenitor cells. Current topics in developmental biology 90, 1-41.
26. Bruneau, B.G. (2002). Transcriptional regulation of vertebrate cardiac morphogenesis. Circ Res 90, 509-519.
27. Bruneau, B.G. (2010). Chromatin remodeling in heart development. Current opinion in genetics & development 20, 505-511.
28. Kattman, S.J., Witty, A.D., Gagliardi, M., Dubois, N.C., Niapour, M., Hotta, A., Ellis, J., and Keller, G. (2011). Stage-specific optimization of activin/nodal and BMP signaling promotes cardiac differentiation of mouse and human pluripotent stem cell lines. Cell stem cell 8, 228-240.
29. Paige, S.L., Thomas, S., Stoick-Cooper, C.L., Wang, H., Maves, L., Sandstrom, R., Pabon, L., Reinecke, H., Pratt, G., Keller, G., et al. (2012). A temporal chromatin signature in human embryonic stem cells identifies regulators of cardiac development. Cell 151, 221-232.
30. Wamstad, J.A., Alexander, J.M., Truty, R.M., Shrikumar, A., Li, F., Eilertson, K.E., Ding, H., Wylie, J.N., Pico, A.R., Capra, J.A., et al. (2012). Dynamic and coordinated epigenetic regulation of developmental transitions in the cardiac lineage. Cell 151, 206-220.
31. Mercola, M., Ruiz-Lozano, P., and Schneider, M.D. (2011). Cardiac muscle regeneration: lessons from development. Genes & development 25, 299-309.
32. Paige, S.L., Plonowska, K., Xu, A., and Wu, S.M. (2015). Molecular Regulation of Cardiomyocyte Differentiation. Circ Res 116, 341-353.
33. Dunwoodie, S.L. (2007). Combinatorial signaling in the heart orchestrates cardiac induction, lineage specification and chamber formation. Semin Cell Dev Biol 18, 54-66.
34. van Wijk, B., Moorman, A.F., and van den Hoff, M.J. (2007). Role of bone morphogenetic proteins in cardiac differentiation. Cardiovasc Res 74, 244-255.
35. Rochais, F., Mesbah, K., and Kelly, R.G. (2009). Signaling pathways controlling second heart field development. Circ Res 104, 933-942.

36. Cohen, E.D., Miller, M.F., Wang, Z., Moon, R.T., and Morrisey, E.E. (2012). Wnt5a and Wnt11 are essential for second heart field progenitor development. Development (Cambridge, England) 139, 1931-1940.
37. Olson, E.N. (2006). Gene regulatory networks in the evolution and development of the heart. Science 313, 1922-1927.
38. Costello, I., Pimeisl, I.M., Drager, S., Bikoff, E.K., Robertson, E.J., and Arnold, S.J. (2011). The T-box transcription factor Eomesodermin acts upstream of Mesp1 to specify cardiac mesoderm during mouse gastrulation. Nature cell biology 13, 1084-1091.
39. Kitajima, S., Takagi, A., Inoue, T., and Saga, Y. (2000). MesP1 and MesP2 are essential for the development of cardiac mesoderm. Development (Cambridge, England) 127, 3215-3226.
40. Dodou, E., Verzi, M.P., Anderson, J.P., Xu, S.M., and Black, B.L. (2004). Mef2c is a direct transcriptional target of ISL1 and GATA factors in the anterior heart field during mouse embryonic development. Development (Cambridge, England) 131, 3931-3942.
41. Laugwitz, K.L., Moretti, A., Caron, L., Nakano, A., and Chien, K.R. (2008). Islet1 cardiovascular progenitors: a single source for heart lineages? Development (Cambridge, England) 135, 193-205.
42. Molkentin, J.D., Lin, Q., Duncan, S.A., and Olson, E.N. (1997). Requirement of the transcription factor GATA4 for heart tube formation and ventral morphogenesis. Genes & development 11, 1061-1072.
43. Stanley, E.G., Biben, C., Elefanty, A., Barnett, L., Koentgen, F., Robb, L., and Harvey, R.P. (2002). Efficient Cre-mediated deletion in cardiac progenitor cells conferred by a 3'UTR-ires-Cre allele of the homeobox gene Nkx2-5. The International journal of developmental biology 46, 431-439.
44. Devine, W.P., Wythe, J.D., George, M., Koshiba-Takeuchi, K., and Bruneau, B.G. (2014). Early patterning and specification of cardiac progenitors in gastrulating mesoderm. eLife 3.
45. Stennard, F.A., and Harvey, R.P. (2005). T-box transcription factors and their roles in regulatory hierarchies in the developing heart. Development (Cambridge, England) 132, 4897-4910.
46. Tsuchihashi, T., Maeda, J., Shin, C.H., Ivey, K.N., Black, B.L., Olson, E.N., Yamagishi, H., and Srivastava, D. (2011). Hand2 function in second heart field progenitors is essential for cardiogenesis. Developmental biology 351, 62-69.
47. Hu, T., Yamagishi, H., Maeda, J., McAnally, J., Yamagishi, C., and Srivastava, D. (2004). Tbx1 regulates fibroblast growth factors in the anterior heart field through a reinforcing autoregulatory loop involving forkhead transcription factors. Development (Cambridge, England) 131, 5491-5502.
48. Xu, H., Morishima, M., Wylie, J.N., Schwartz, R.J., Bruneau, B.G., Lindsay, E.A., and Baldini, A. (2004). Tbx1 has a dual role in the morphogenesis of the cardiac outflow tract. Development (Cambridge, England) 131, 3217-3227.
49. Christoffels, V.M., Mommersteeg, M.T., Trowe, M.O., Prall, O.W., de Gier-de Vries, C., Soufan, A.T., Bussen, M., Schuster-Gossler, K., Harvey, R.P., Moorman, A.F., et al. (2006). Formation of the venous pole of the heart from an Nkx2-5-negative precursor population requires Tbx18. Circ Res 98, 1555-1563.
50. Mommersteeg, M.T., Dominguez, J.N., Wiese, C., Norden, J., de Gier-de Vries, C., Burch, J.B., Kispert, A., Brown, N.A., Moorman, A.F., and Christoffels, V.M. (2010). The sinus venosus progenitors separate and diversify from the first and second heart fields early in development. Cardiovasc Res 87, 92-101.
51. Campione, M., Ros, M.A., Icardo, J.M., Piedra, E., Christoffels, V.M., Schweickert, A., Blum, M., Franco, D., and Moorman, A.F. (2001). Pitx2 expression defines a left cardiac lineage of cells: evidence for atrial and ventricular molecular isomerism in the iv/iv mice. Developmental biology 231, 252-264.
52. Lints, T.J., Parsons, L.M., Hartley, L., Lyons, I., and Harvey, R.P. (1993). Nkx-2.5: a novel murine homeobox gene expressed in early heart progenitor cells and their myogenic descendants. Development (Cambridge, England) 119, 419-431.
53. Lyons, I., Parsons, L.M., Hartley, L., Li, R., Andrews, J.E., Robb, L., and Harvey, R.P. (1995). Myogenic and morphogenetic defects in the heart tubes of murine embryos lacking the homeo box gene Nkx2-5. Genes & development 9, 1654-1666.
54. Prall, O.W., Menon, M.K., Solloway, M.J., Watanabe, Y., Zaffran, S., Bajolle, F., Biben, C., McBride, J.J., Robertson, B.R., Chaulet, H., et al. (2007). An Nkx2-5/Bmp2/Smad1 negative feedback loop controls heart progenitor specification and proliferation. Cell 128, 947-959.
55. Watanabe, Y., Zaffran, S., Kuroiwa, A., Higuchi, H., Ogura, T., Harvey, R.P., Kelly, R.G., and Buckingham, M. (2012). Fibroblast growth factor 10 gene regulation in the second heart field by Tbx1, Nkx2-5, and Islet1 reveals a genetic switch for down-regulation in the myocardium. Proceedings of the National Academy of Sciences of the United States of America 109, 18273-18280.
56. Alexander, T., Nolte, C., and Krumlauf, R. (2009). Hox genes and segmentation of the hindbrain and axial skeleton. Annual review of cell and developmental biology 25, 431-456.
57. Bertrand, N., Roux, M., Ryckebusch, L., Niederreither, K., Dolle, P., Moon, A., Capecchi, M., and Zaffran, S. (2011). Hox genes define distinct progenitor sub-domains within the second heart field. Developmental biology 353, 266-274.
58. Tischfield, M.A., Bosley, T.M., Salih, M.A., Alorainy, I.A., Sener, E.C., Nester, M.J., Oystreck, D.T., Chan, W.M., Andrews, C., Erickson, R.P., et al. (2005). Homozygous HOXA1 mutations disrupt human brainstem, inner ear, cardiovascular and cognitive development. Nature genetics 37, 1035-1037.
59. Gonzalez-Lazaro, M., Rosello-Diez, A., Delgado, I., Carramolino, L., Sanguino, M.A., Giovinazzo, G., and Torres, M. (2014). Two new targeted alleles for the comprehensive analysis of Meis1 functions in the mouse. Genesis 52, 967-975.
60. Stankunas, K., Shang, C., Twu, K.Y., Kao, S.C., Jenkins, N.A., Copeland, N.G., Sanyal, M., Selleri, L., Cleary, M.L., and Chang, C.P. (2008). Pbx/Meis deficiencies demonstrate multigenetic origins of congenital heart disease. Circ Res 103, 702-709.
61. Chang, C.P., and Bruneau, B.G. (2012). Epigenetics and cardiovascular development. Annual review of physiology 74, 41-68.
62. Kaltenbrun, E., Greco, T.M., Slagle, C.E., Kennedy, L.M., Li, T., Cristea, I.M., and Conlon, F.L. (2013). A Gro/TLE-NuRD corepressor complex facilitates Tbx20-dependent transcriptional repression. Journal of proteome research 12, 5395-5409.
63. Karamboulas, C., Swedani, A., Ward, C., Al-Madhoun, A.S., Wilton, S., Boisvenue, S., Ridgeway, A.G., and Skerjanc, I.S. (2006). HDAC activity regulates entry of mesoderm cells into the cardiac muscle lineage. Journal of cell science 119, 4305-4314.
64. Trivedi, C.M., Zhu, W., Wang, Q., Jia, C., Kee, H.J., Li, L., Hannenhalli, S., and Epstein, J.A. (2010). Hopx and Hdac2 interact to modulate Gata4 acetylation and embryonic cardiac myocyte proliferation. Developmental cell 19, 450-459.
65. Bevilacqua A, Willis MS, Bultman SJ (2014) SWI/SNF chromatin-remodeling complexes in cardiovascular development and disease. Cardiovasc Pathol 23: 85–91
66. Takeuchi, J.K., and Bruneau, B.G. (2009). Directed transdifferentiation of mouse mesoderm to heart tissue by defined factors. Nature 459, 708-711.
67. Delgado-Olguin, P., Huang, Y., Li, X., Christodoulou, D., Seidman, C.E., Seidman, J.G., Tarakhovsky, A., and Bruneau, B.G. (2012). Epigenetic repression of cardiac progenitor gene expression by Ezh2 is required for postnatal cardiac homeostasis. Nature genetics 44, 343-347.
68. Luis, N.M., Morey, L., Di Croce, L., and Benitah, S.A. (2012). Polycomb in stem cells: PRC1 branches out. Cell stem cell 11, 16-21.

69. de Boer, B.A., van den Berg, G., de Boer, P.A., Moorman, A.F., and Ruijter, J.M. (2012). Growth of the developing mouse heart: an interactive qualitative and quantitative 3D atlas. Developmental biology 368, 203-213.
70. Kelly, R.G., Buckingham, M.E., and Moorman, A.F. (2014). Heart fields and cardiac morphogenesis. Cold Spring Harbor perspectives in medicine 4.
71. Sizarov, A., Ya, J., de Boer, B.A., Lamers, W.H., Christoffels, V.M., and Moorman, A.F. (2011). Formation of the building plan of the human heart: morphogenesis, growth, and differentiation. Circulation 123, 1125-1135.
72. Bakker, M.L., Boukens, B.J., Mommersteeg, M.T., Brons, J.F., Wakker, V., Moorman, A.F., and Christoffels, V.M. (2008). Transcription factor Tbx3 is required for the specification of the atrioventricular conduction system. Circ Res 102, 1340-1349.
73. Christoffels, V.M., Hoogaars, W.M., Tessari, A., Clout, D.E., Moorman, A.F., and Campione, M. (2004). T-box transcription factor Tbx2 represses differentiation and formation of the cardiac chambers. Dev Dyn 229, 763-770.
74. Harrelson, Z., Kelly, R.G., Goldin, S.N., Gibson-Brown, J.J., Bollag, R.J., Silver, L.M., and Papaioannou, V.E. (2004). Tbx2 is essential for patterning the atrioventricular canal and for morphogenesis of the outflow tract during heart development. Development (Cambridge, England) 131, 5041-5052.
75. Mesbah, K., Harrelson, Z., Theveniau-Ruissy, M., Papaioannou, V.E., and Kelly, R.G. (2008). Tbx3 is required for outflow tract development. Circ Res 103, 743-750.
76. Singh, R., Horsthuis, T., Farin, H.F., Grieskamp, T., Norden, J., Petry, M., Wakker, V., Moorman, A.F., Christoffels, V.M., and Kispert, A. (2009). Tbx20 interacts with smads to confine tbx2 expression to the atrioventricular canal. Circ Res 105, 442-452.
77. Houweling, A.C., van Borren, M.M., Moorman, A.F., and Christoffels, V.M. (2005). Expression and regulation of the atrial natriuretic factor encoding gene Nppa during development and disease. Cardiovascular research 67, 583-593.
78. Stennard, F.A., Costa, M.W., Lai, D., Biben, C., Furtado, M.B., Solloway, M.J., McCulley, D.J., Leimena, C., Preis, J.I., Dunwoodie, S.L., et al. (2005). Murine T-box transcription factor Tbx20 acts as a repressor during heart development, and is essential for adult heart integrity, function and adaptation. Development 132, 2451-2462.
79. Sedmera, D., and Thomas, P.S. (1996). Trabeculation in the embryonic heart. Bioessays 18, 607.
80. Grego-Bessa, J., Luna-Zurita, L., del Monte, G., Bolos, V., Melgar, P., Arandilla, A., Garratt, A.N., Zang, H., Mukouyama, Y.S., Chen, H., et al. (2007). Notch signaling is essential for ventricular chamber development. Developmental cell 12, 415-429.
81. Luxan, G., Casanova, J.C., Martinez-Poveda, B., Prados, B., D'Amato, G., MacGrogan, D., Gonzalez-Rajal, A., Dobarro, D., Torroja, C., Martinez, F., et al. (2013). Mutations in the NOTCH pathway regulator MIB1 cause left ventricular noncompaction cardiomyopathy. Nature medicine 19, 193-201.
82. Lin, C.J., Lin, C.Y., Chen, C.H., Zhou, B., and Chang, C.P. (2012). Partitioning the heart: mechanisms of cardiac septation and valve development. Development (Cambridge, England) 139, 3277-3299.
83. McDermott, D.A., Basson, C.T., and Hatcher, C.J. (2006). Genetics of cardiac septation defects and their pre-implantation diagnosis. Methods Mol Med 126, 19-42.
84. Anderson, R.H., Spicer, D.E., Brown, N.A., and Mohun, T.J. (2014). The development of septation in the four-chambered heart. Anat Rec (Hoboken) 297, 1414-1429.
85. Lamers, W.H., and Moorman, A.F. (2002). Cardiac septation: a late contribution of the embryonic primary myocardium to heart morphogenesis. Circ Res 91, 93-103.
86. MacGrogan, D., Luxan, G., Driessen-Mol, A., Bouten, C., Baaijens, F., and de la Pompa, J.L. (2014). How to make a heart valve: from embryonic development to bioengineering of living valve substitutes. Cold Spring Harbor perspectives in medicine 4, a013912.
87. Combs, M.D., and Yutzey, K.E. (2009). Heart valve development: regulatory networks in development and disease. Circ Res 105, 408-421.
88. Kisanuki, Y.Y., Hammer, R.E., Miyazaki, J., Williams, S.C., Richardson, J.A., and Yanagisawa, M. (2001). Tie2-Cre transgenic mice: a new model for endothelial cell-lineage analysis in vivo. Developmental Biology 230, 230-242.
89. Timmerman, L.A., Grego-Bessa, J., Raya, A., Bertran, E., Perez-Pomares, J.M., Diez, J., Aranda, S., Palomo, S., McCormick, F., Izpisua-Belmonte, J.C., et al. (2004). Notch promotes epithelial-mesenchymal transition during cardiac development and oncogenic transformation. Genes & development 18, 99-115.
90. Ma, L., Lu, M.F., Schwartz, R.J., and Martin, J.F. (2005). Bmp2 is essential for cardiac cushion epithelial-mesenchymal transition and myocardial patterning. Development (Cambridge, England) 132, 5601-5611.
91. Bockman, D.E., Redmond, M.E., Waldo, K., Davis, H., and Kirby, M.L. (1987). Effect of neural crest ablation on development of the heart and arch arteries in the chick. Am J Anat 180, 332-341.
92. Kirby, M.L., Gale, T.F., and Stewart, D.E. (1983). Neural crest cells contribute to normal aorticopulmonary septation. Science 220, 1059-1061.
93. Kirby, M.L., and Waldo, K.L. (1990). Role of neural crest in congenital heart disease. Circulation 82, 332-340.
94. Rothenberg, F., Fisher, S.A., and Watanabe, M. (2003). Sculpting the cardiac outflow tract. Birth Defects Res C Embryo Today 69, 38-45.
95. Martin-Puig, S., Wang, Z., and Chien, K.R. (2008). Lives of a heart cell: tracing the origins of cardiac progenitors. Cell Stem Cell 2, 320-331.
96. Liu, N., and Olson, E.N. (2010). MicroRNA regulatory networks in cardiovascular development. Developmental cell 18, 510-525.
97. Van Vliet P, W.S., Zaffran S, Pucéat M (2012). Early cardiac development: a view from stem cells to embryos. Cardiovascular Res 96, 352-362.
98. Perez-Pomares, J.M., and de la Pompa, J.L. (2011). Signaling during epicardium and coronary vessel development. Circ Res 109, 1429-1442.
99. Perez-Pomares, J.M., Carmona, R., Gonzalez-Iriarte, M., Atencia, G., Wessels, A., and Munoz-Chapuli, R. (2002). Origin of coronary endothelial cells from epicardial mesothelium in avian embryos. The International journal of developmental biology 46, 1005-1013.
100. Gittenberger-de Groot, A.C., Vrancken Peeters, M.P., Mentink, M.M., Gourdie, R.G., and Poelmann, R.E. (1998). Epicardium-derived cells contribute a novel population to the myocardial wall and the atrioventricular cushions. Circ Res 82, 1043-1052.
101. Mikawa, T., and Gourdie, R.G. (1996). Pericardial mesoderm generates a population of coronary smooth muscle cells migrating into the heart along with ingrowth of the epicardial organ. Developmental biology 174, 221-232.
102. Cai, C.L., Martin, J.C., Sun, Y., Cui, L., Wang, L., Ouyang, K., Yang, L., Bu, L., Liang, X., Zhang, X., et al. (2008). A myocardial lineage derives from Tbx18 epicardial cells. Nature 454, 104-108.
103. Katz, T.C., Singh, M.K., Degenhardt, K., Rivera-Feliciano, J., Johnson, R.L., Epstein, J.A., and Tabin, C.J. (2012). Distinct compartments of the proepicardial organ give rise to coronary vascular endothelial cells. Developmental cell 22, 639-650.
104. Zhou, B., Ma, Q., Rajagopal, S., Wu, S.M., Domian, I., Rivera-Feliciano, J., Jiang, D., von Gise, A., Ikeda, S., Chien, K.R., et al. (2008). Epicardial progenitors contribute to the cardiomyocyte lineage in the developing heart. Nature 454, 109-113.
105. Christoffels, V.M., Grieskamp, T., Norden, J., Mommersteeg, M.T., Rudat, C., and Kispert, A. (2009). Tbx18 and the fate of epicardial progenitors. Nature 458, E8-9; discussion E9-10.
106. Rudat, C., and Kispert, A. (2012). Wt1 and epicardial fate mapping. Circ Res 111, 165-169.

107. Wessels, A., van den Hoff, M.J., Adamo, R.F., Phelps, A.L., Lockhart, M.M., Sauls, K., Briggs, L.E., Norris, R.A., van Wijk, B., Perez-Pomares, J.M., et al. (2012). Epicardially derived fibroblasts preferentially contribute to the parietal leaflets of the atrioventricular valves in the murine heart. Developmental biology 366, 111-124.
108. Smart, N., Risebro, C.A., Melville, A.A., Moses, K., Schwartz, R.J., Chien, K.R., and Riley, P.R. (2007). Thymosin beta4 induces adult epicardial progenitor mobilization and neovascularization. Nature 445, 177-182.
109. Smart, N., Bollini, S., Dube, K.N., Vieira, J.M., Zhou, B., Davidson, S., Yellon, D., Riegler, J., Price, A.N., Lythgoe, M.F., et al. (2011). De novo cardiomyocytes from within the activated adult heart after injury. Nature 474, 640-644.
110. Aanhaanen, W.T., Mommersteeg, M.T., Norden, J., Wakker, V., de Gier-de Vries, C., Anderson, R.H., Kispert, A., Moorman, A.F., and Christoffels, V.M. (2010). Developmental origin, growth, and three-dimensional architecture of the atrioventricular conduction axis of the mouse heart. Circ Res 107, 728-736.
111. de Boer, B.A., Soufan, A.T., Hagoort, J., Mohun, T.J., van den Hoff, M.J., Hasman, A., Voorbraak, F.P., Moorman, A.F., and Ruijter, J.M. (2011). The interactive presentation of 3D information obtained from reconstructed datasets and 3D placement of single histological sections with the 3D portable document format. Development (Cambridge, England) 138, 159-167.
112. Soufan, A.T., van den Berg, G., Ruijter, J.M., de Boer, P.A., van den Hoff, M.J., and Moorman, A.F. (2006). Regionalized sequence of myocardial cell growth and proliferation characterizes early chamber formation. Circ Res 99, 545-552.
113. van den Berg, G., and Moorman, A.F. (2009). Concepts of cardiac development in retrospect. Pediatric cardiology 30, 580-587.
114. Martin-Puig, S., Fuster, V., and Torres, M. (2012). Heart repair: from natural mechanisms of cardiomyocyte production to the design of new cardiac therapies. Annals of the New York Academy of Sciences 1254, 71-81.
115. Moorman, A., Webb, S., Brown, N.A., Lamers, W., and Anderson, R.H. (2003). Development of the heart: (1) formation of the cardiac chambers and arterial trunks. Heart 89, 806-814.
116. Moorman A.F, v.d.B.G., Anderson R.H, Christoffels V.M. (2010). Early Cardiac Growth and the Ballooning Model of Cardiac Chamber Formation. In Heart Development and Regeneration, H.R.P. Rosenthal N, ed. (Elsevier), pp. 219-233.
117. Leu, M., Ehler, E., and Perriard, J.C. (2001). Characterisation of postnatal growth of the murine heart. Anat Embryol (Berl) 204, 217-224.
118. Porrello, E.R., Widdop, R.E., and Delbridge, L.M. (2008). Early origins of cardiac hypertrophy: does cardiomyocyte attrition programme for pathological 'catch-up' growth of the heart? Clin Exp Pharmacol Physiol 35, 1358-1364.
119. Soonpaa, M.H., Kim, K.K., Pajak, L., Franklin, M., and Field, L.J. (1996). Cardiomyocyte DNA synthesis and binucleation during murine development. The American journal of physiology 271, H2183-2189.
120. Risebro, C.A., and Riley, P.R. (2006). Formation of the ventricles. TheScientificWorldJournal 6, 1862-1880.
121. Smith, T.K., and Bader, D.M. (2007). Signals from both sides: Control of cardiac development by the endocardium and epicardium. Semin Cell Dev Biol 18, 84-89.
122. Ieda, M., Tsuchihashi, T., Ivey, K.N., Ross, R.S., Hong, T.T., Shaw, R.M., and Srivastava, D. (2009). Cardiac fibroblasts regulate myocardial proliferation through beta1 integrin signaling. Developmental cell 16, 233-244.
123. Bergmann, O., Bhardwaj, R.D., Bernard, S., Zdunek, S., Barnabe-Heider, F., Walsh, S., Zupicich, J., Alkass, K., Buchholz, B.A., Druid, H., et al. (2009). Evidence for cardiomyocyte renewal in humans. Science 324, 98-102.
124. Hsieh, P.C., Segers, V.F., Davis, M.E., MacGillivray, C., Gannon, J., Molkentin, J.D., Robbins, J., and Lee, R.T. (2007). Evidence from a genetic fate-mapping study that stem cells refresh adult mammalian cardiomyocytes after injury. Nat Med 13, 970-974.
125. Senyo, S.E., Steinhauser, M.L., Pizzimenti, C.L., Yang, V.K., Cai, L., Wang, M., Wu, T.D., Guerquin-Kern, J.L., Lechene, C.P., and Lee, R.T. (2013). Mammalian heart renewal by pre-existing cardiomyocytes. Nature 493, 433-436.
126. Wills, A.A., Holdway, J.E., Major, R.J., and Poss, K.D. (2008). Regulated addition of new myocardial and epicardial cells fosters homeostatic cardiac growth and maintenance in adult zebrafish. Development 135, 183-192.
127. Harris, B.S., Jay, P.Y., Rackley, M.S., Izumo, S., O'Brien T, X., and Gourdie, R.G. (2004). Transcriptional regulation of cardiac conduction system development: 2004 FASEB cardiac conduction system minimeeting, Washington, DC. Anat Rec A Discov Mol Cell Evol Biol 280, 1036-1045.
128. Miquerol, L., Beyer, S., and Kelly, R.G. (2011). Establishment of the mouse ventricular conduction system. Cardiovasc Res 91, 232-242.
129. Moorman, A.F., de Jong, F., and Lamers, W.H. (1997). Development of the conduction system of the heart. Pacing Clin Electrophysiol 20, 2087-2092.
130. Liang, X., Evans, S.M., and Sun, Y. (2015). Insights into cardiac conduction system formation provided by HCN4 expression. Trends in cardiovascular medicine 25, 1-9.
131. Mommersteeg, M.T., Brown, N.A., Prall, O.W., de Gier-de Vries, C., Harvey, R.P., Moorman, A.F., and Christoffels, V.M. (2007). Pitx2c and Nkx2-5 are required for the formation and identity of the pulmonary myocardium. Circ Res 101, 902-909.
132. Hoogaars, W.M., Tessari, A., Moorman, A.F., de Boer, P.A., Hagoort, J., Soufan, A.T., Campione, M., and Christoffels, V.M. (2004). The transcriptional repressor Tbx3 delineates the developing central conduction system of the heart. Cardiovasc Res 62, 489-499.
133. Singh, R., Hoogaars, W.M., Barnett, P., Grieskamp, T., Rana, M.S., Buermans, H., Farin, H.F., Petry, M., Heallen, T., Martin, J.F., et al. (2012). Tbx2 and Tbx3 induce atrioventricular myocardial development and endocardial cushion formation. Cell Mol Life Sci 69, 1377-1389.
134. Bakker, M.L., Boink, G.J., Boukens, B.J., Verkerk, A.O., van den Boogaard, M., den Haan, A.D., Hoogaars, W.M., Buermans, H.P., de Bakker, J.M., Seppen, J., et al. (2012). T-box transcription factor TBX3 reprogrammes mature cardiac myocytes into pacemaker-like cells. Cardiovasc Res 94, 439-449.
135. Miquerol, L., Bellon, A., Moreno, N., Beyer, S., Meilhac, S.M., Buckingham, M., Franco, D., and Kelly, R.G. (2013). Resolving cell lineage contributions to the ventricular conduction system with a Cx40-GFP allele: a dual contribution of the first and second heart fields. Dev Dyn 242, 665-677.
136. Sun, Y., Liang, X., Najafi, N., Cass, M., Lin, L., Cai, C.L., Chen, J., and Evans, S.M. (2007). Islet 1 is expressed in distinct cardiovascular lineages, including pacemaker and coronary vascular cells. Developmental biology 304, 286-296.
137. Moskowitz, I.P., Kim, J.B., Moore, M.L., Wolf, C.M., Peterson, M.A., Shendure, J., Nobrega, M.A., Yokota, Y., Berul, C., Izumo, S., et al. (2007). A molecular pathway including Id2, Tbx5, and Nkx2-5 required for cardiac conduction system development. Cell 129, 1365-1376.
138. Zhang, S.S., Kim, K.H., Rosen, A., Smyth, J.W., Sakuma, R., Delgado-Olguin, P., Davis, M., Chi, N.C., Puviindran, V., Gaborit, N., et al. (2011). Iroquois homeobox gene 3 establishes fast conduction in the cardiac His-Purkinje network. Proceedings of the National Academy of Sciences of the United States of America 108, 13576-13581.
139. Ostadal, B., Schiebler, T.H., and Rychter, Z. (1975). Relations between development of the capillary wall and myoarchitecture of the rat heart. Adv Exp Med Biol 53, 375-388.

140. Riley, P.R., and Smart, N. (2011). Vascularizing the heart. Cardiovascular research 91, 260-268.
141. Olivey, H.E., Compton, L.A., and Barnett, J.V. (2004). Coronary vessel development: the epicardium delivers. Trends in cardiovascular medicine 14, 247-251.
142. Reese, D.E., Mikawa, T., and Bader, D.M. (2002). Development of the coronary vessel system. Circ Res 91, 761-768.
143. Lavine, K.J., White, A.C., Park, C., Smith, C.S., Choi, K., Long, F., Hui, C.C., and Ornitz, D.M. (2006). Fibroblast growth factor signals regulate a wave of Hedgehog activation that is essential for coronary vascular development. Genes & development 20, 1651-1666.
144. Dyer, L., Pi, X., and Patterson, C. (2014). Connecting the coronaries: how the coronary plexus develops and is functionalized. Developmental biology 395, 111-119.
145. Munoz-Chapuli, R., Gonzalez-Iriarte, M., Carmona, R., Atencia, G., Macias, D., and Perez-Pomares, J.M. (2002). Cellular precursors of the coronary arteries. Tex Heart Inst J 29, 243-249.
146. Mikawa, T., and Fischman, D.A. (1992). Retroviral analysis of cardiac morphogenesis: discontinuous formation of coronary vessels. Proceedings of the National Academy of Sciences of the United States of America 89, 9504-9508.
147. Arita, Y., Nakaoka, Y., Matsunaga, T., Kidoya, H., Yamamizu, K., Arima, Y., Kataoka-Hashimoto, T., Ikeoka, K., Yasui, T., Masaki, T., et al. (2014). Myocardium-derived angiopoietin-1 is essential for coronary vein formation in the developing heart. Nature communications 5, 4552.
148. Red-Horse, K., Ueno, H., Weissman, I.L., and Krasnow, M.A. (2010). Coronary arteries form by developmental reprogramming of venous cells. Nature 464, 549-553.
149. Wu, B., Zhang, Z., Lui, W., Chen, X., Wang, Y., Chamberlain, A.A., Moreno-Rodriguez, R.A., Markwald, R.R., O'Rourke, B.P., Sharp, D.J., et al. (2012). Endocardial cells form the coronary arteries by angiogenesis through myocardial-endocardial VEGF signaling. Cell 151, 1083-1096.
150. Tian, X., Pu, W.T., and Zhou, B. (2015). Cellular Origin and Developmental Program of Coronary Angiogenesis. Circ Res 116, 515-530.
151. Flaht, A., Jankowska-Steifer, E., Radomska, D.M., Madej, M., Gula, G., Kujawa, M., and Ratajska, A. (2012). Cellular phenotypes and spatio-temporal patterns of lymphatic vessel development in embryonic mouse hearts. Dev Dyn 241, 1473-1486.
152. Ishii, Y., Langberg, J., Rosborough, K., and Mikawa, T. (2009). Endothelial cell lineages of the heart. Cell and tissue research 335, 67-73.
153. Enomoto, H., Crawford, P.A., Gorodinsky, A., Heuckeroth, R.O., Johnson, E.M., Jr., and Milbrandt, J. (2001). RET signaling is essential for migration, axonal growth and axon guidance of developing sympathetic neurons. Development (Cambridge, England) 128, 3963-3974.
154. Honma, Y., Araki, T., Gianino, S., Bruce, A., Heuckeroth, R., Johnson, E., and Milbrandt, J. (2002). Artemin is a vascular-derived neurotropic factor for developing sympathetic neurons. Neuron 35, 267-282.
155. Francis, N., Farinas, I., Brennan, C., Rivas-Plata, K., Backus, C., Reichardt, L., and Landis, S. (1999). NT-3, like NGF, is required for survival of sympathetic neurons, but not their precursors. Developmental biology 210, 411-427.
156. Kuruvilla, R., Zweifel, L.S., Glebova, N.O., Lonze, B.E., Valdez, G., Ye, H., and Ginty, D.D. (2004). A neurotrophin signaling cascade coordinates sympathetic neuron development through differential control of TrkA trafficking and retrograde signaling. Cell 118, 243-255.
157. Makita, T., Sucov, H.M., Gariepy, C.E., Yanagisawa, M., and Ginty, D.D. (2008). Endothelins are vascular-derived axonal guidance cues for developing sympathetic neurons. Nature 452, 759-763.
158. Nam, J., Onitsuka, I., Hatch, J., Uchida, Y., Ray, S., Huang, S., Li, W., Zang, H., Ruiz-Lozano, P., and Mukouyama, Y.S. (2013). Coronary veins determine the pattern of sympathetic innervation in the developing heart. Development (Cambridge, England) 140, 1475-1485.

Aspectos Genéticos das Doenças Cardiovasculares

8

Alexandre da Costa Pereira
José Eduardo Krieger

---

1. Doenças genéticas do sistema cardiovascular
2. Testes genéticos em cardiologia
3. Doenças monogênicas
   3.1. Doenças monogênicas com acometimento do sistema cardiovascular
      3.1.1. Hipercolesterolemia familiar
      3.1.2. Hipertrigliceridemia familiar
      3.1.3. Síndrome de Marfan
      3.1.4. Aneurismas de aorta torácica e dissecção aórtica
      3.1.5. Canalopatias: síndrome do QT longo, síndrome de Brugada e taquicardia ventricular polimórfica catecolaminérgica
      3.1.6. Cardiomiopatia hipertrófica familiar
      3.1.7. Cardiomiopatia dilatada
      3.1.8. Hemocromatose hereditária
4. Farmacogenética cardiovascular
   4.1. Agentes anticoagulantes
   4.2. Agentes antiplaquetários
      4.2.1. Ácido acetilsalicílico
      4.2.2. Clopidogrel
   4.3. Betabloqueadores
5. Conclusões e perspectivas
6. Referências bibliográficas

---

1. DOENÇAS GENÉTICAS DO SISTEMA CARDIOVASCULAR

As doenças genéticas dividem-se em três grandes grupos principais, quanto a sua etiologia: anormalidades citogenéticas, doenças monogênicas (mendelianas) e doenças de etiologia complexa (multifatoriais).

Enquanto as doenças causadas por anormalidades citogenéticas são muito mais comuns na clínica diária do cardiologista pediátrico, uma série de alterações genéticas do sistema cardiovascular apenas se manifestará na idade adulta e serão necessariamente diagnosticadas e conduzidas pelo cardiologista clínico.

O presente capítulo pretende apresentar uma visão geral das principais doenças com importante componente genético que afetam o sistema cardiovascular e fazem parte dos diagnósticos diferenciais comuns do cardiologista clínico.

2. TESTES GENÉTICOS EM CARDIOLOGIA

Relatórios de tendências indicam que a comunidade médica, impressionada com os resultados obtidos em estudos recentes, tem optado por adotar cada vez mais testes de diagnóstico e de suscetibilidade genética como ferramentas de uso corrente na prática médica. Nos últimos anos, o maior avanço, em termos de crescimento percentual, foi observado na utilização de testes para o diagnóstico de câncer, que atualmente já ultrapassam os testes pré-natais.

O impacto preditivo dos testes genéticos em saúde cardiovascular está estimado em milhões de dólares para as próximas décadas, mas o ganho em acurácia diagnóstica deve ocorrer concomitante a uma série de medidas multidisciplinares no sentido de otimizar o benefício advindo da realização desses testes. Por exemplo: indivíduos com diagnóstico genético de hipercolesterolemia familiar já podem ter intervenção medicamentosa precoce, diminuindo o desenvolvimento das comorbidades cardíacas associadas a essa condição. O fornecimento de informações clínicas mais relevantes para o paciente e sua família e sua utilização no manejo médico constituem novas metas no âmbito da medicina cardiovascular. No entanto, esses objetivos só poderão ser alcançados com a colaboração entre equipe multidisciplinar familiarizada e com *expertise* nos diferentes impactos de um teste genético e os agentes no Sistema Público de Saúde.[1]

É nesse contexto que a performance de um teste molecular deve ser discutida e interpretada como função de sua disponibilidade, relevância e dos próprios desejos do paciente e da comunidade em que vive. A complexidade médica e psicológica varia de acordo com a situação (diagnóstico pré-sintomático, diagnóstico pré-natal, teste diagnóstico ou teste prognóstico) e a doença em questão. De toda forma, em todos os casos, regras rígidas, nem sempre definidas em termos legislativos atuais, devem ser seguidas e respeitadas de maneira a proteger o paciente e seus familiares de possíveis repercussões desfavoráveis e assegurar-lhes o melhor manejo clínico e a melhor qualidade de vida possíveis.

Um equívoco bastante comum é considerar as patologias de diagnóstico genético raras. Diversas patologias têm frequências elevadas na população geral e são passíveis de diagnóstico molecular.

São exemplos em cardiologia:
- Hipercolesterolemia familiar (frequência de 1:500 nascidos vivos).
- Miocardiopatia hipertrófica (frequência de 1:500 nascidos vivos).
- Canalopatias associadas ao QT longo congênito (SQTLc), à síndrome de Brugada (SBr) e à taquicardia ventricular polimórfica catecolaminérgica (TVPC).

A seguir, trataremos de aspectos genéticos com impacto no manejo clínico de uma série dessas patologias.

3 DOENÇAS MONOGÊNICAS

Decorrentes de uma alteração em um único gene, as doenças monogênicas são classificadas de acordo com o modo pelo qual são herdadas nas famílias: autossômica, ou ligada ao cromossomo X, ou ligada ao cromossomo Y (holândrica). Além disso, podem ser dominantes (basta uma única alteração para o desenvolvimento da doença) ou recessivas (alteração nos dois alelos são necessárias para o desenvolvimento da doença). Há, ainda, as doenças caracterizadas por herança mitocondrial, causadas por alterações genéticas no DNA mitocondrial e que são transmitidas apenas por linhagem materna.

As doenças monogênicas conhecidas começaram a ser registradas, no início da década de 1960, pelo Dr. Victor A. McKusick como uma trilogia de catálogos, que passou a ser mantida como arquivo eletrônico desde 1964. Doze versões impressas dessa trilogia foram publicadas, a mais recente em 1998. Em 1987, foi disponibilizada *on-line* sob a designação **OMIM** e, desde 1995, é distribuída na internet pelo National Center for Biotechnology Information (NCBI) da National Library of Medicine. Esse banco de dados é atualizado diariamente.

3.1 DOENÇAS MONOGÊNICAS COM ACOMETIMENTO DO SISTEMA CARDIOVASCULAR

3.1.1 Hipercolesterolemia familiar

Em alguns casos, a concentração elevada de colesterol no plasma sanguíneo é causada por uma mutação genética herdada, denominada hipercolesterolemia familiar (HF). A HF é uma doença caracterizada clinicamente por elevados níveis de LDL (lipoproteína de baixa densidade) na corrente sanguínea, podendo ocorrer deposição do LDL-colesterol nos tendões (xantomas de tendão), nas pálpebras (xantelasmas) e nas artérias (aterosclerose) sendo um fator de risco para DAC (Doença arterial coronária).

Hipercolesterolemia familiar é uma patologia genética, autossômica dominante, caracterizada, principalmente, por mutações no gene do receptor do LDL (LDLR), entretanto, mutações menos frequentes no gene da apolipoproteína B (APOB) e mutações que aumentam a função no gene pró-proteína convertase-subutilisina/kexina tipo 9 (PCSK-9) também estão relacionadas com a HF.

As mutações que ocorrem no gene LDLR são mais comuns, causando redução no número ou alterando a função dos receptores na superfície dos hepatócitos, o que prejudica o catabolismo do LDL, elevando seus níveis no plasma sanguíneo e aumentando a deposição do colesterol.

Essa alteração pode ser expressa na forma heterozigota (um indivíduo com um alelo normal e um alelo mutante produzindo metade da quantidade normal do LDLR), ou na forma homozigota, em que o indivíduo apresenta dois alelos mutantes no *locus* do receptor. Ambos apresentam deficiência na remoção do colesterol da corrente sanguínea, levando ao aumento no nível plasmático de partículas de LDL desde o nascimento, sendo a homozigota a forma mais grave.

A HF pode afetar com a mesma probabilidade ambos os sexos por ser autossômica dominante. A forma heterozigota ocorre normalmente com frequência de 1 em 500 indivíduos, a homozigota, considerada mais grave, apresenta frequência de 1 em 1 milhão de indivíduos. O diagnóstico clínico da doença é sugerido pela presença de níveis elevados de colesterol total e LDL-colesterol e concentrações normais de triglicerídeos e HDL-colesterol (embora estes possam também estar alterados), além da presença de história familiar de DAC (principalmente se em idade precoce e em parentes de primeiro grau) ou de hipercolesterolemia.

Inicialmente, um diagnóstico de HF pode ser realizado com base no histórico familiar, presença de sinais clínicos (isto é, xantomas de tendão, arco corneano) e níveis alterados de LDL na corrente sanguínea.

Contudo, o diagnóstico clínico nem sempre se caracteriza como possível HF. Crianças com HF heterozigota, na maioria dos casos, não apresentam sinais clínicos característicos da doença. Em um estudo de coorte com 742 crianças com HF heterozigota, apenas 5% apresentavam fenótipo de HF (xantomas, xantelasma ou arco corneano).[31] Nesses casos, a avaliação do histórico familiar de hipercolesterolemia e os níveis de LDL no plasma sanguíneo (crianças: níveis > 130 mg/dL) são assumidos para diagnóstico clínico.[30]

A HF é subdiagnosticada em todo o mundo. Atualmente, apenas 22 países realizam diagnóstico clínico e genético da doença, e a maioria deles detecta apenas 1% da população com HF.

O diagnóstico clínico da hipercolesterolemia familiar pode ser realizado com base nas ferramentas US MEDPED,[33] UK Simon Broome Register Criteria e o Dutch Lipid Clinic Network (Quadro 8.1). No caso deste último, o diagnóstico é considerado de certeza se o escore for maior que 8 e provável, se entre 3 e 5. Abaixo de 3 o diagnóstico de HF é considerado improvável.

O critério MEDPED delimita pontos de corte para os níveis de colesterol total específicos para cada faixa etária; para o histórico familiar de HF, ou seja, o grau de parentesco (primeiro, segundo ou terceiro grau) com um indivíduo portador da HF; e para a população em geral. O critério do Simon Broome tem como ponto de corte o nível de colesterol total superior a 290 mg/dL ou LDL acima de 190 mg/dL em adultos, e para crianças com menos de 16 anos, colesterol total superior a 260 mg/dL ou LDL acima de 160 mg/dL, sendo estes valores pré-tratamento ou os mais altos em tratamento; presença de xantomas de tendão no paciente ou em parentes; histórico familiar de DAC precoce; e colesterol elevado.

Os indivíduos definidos pelos critérios citados como prováveis ou definitivos para HF devem ser investigados por meio do teste genético para detectar se há uma mutação genética para a doença e de qual tipo. De acordo com a literatura, dos indivíduos classificados clinicamente com HF, 50% apresentam uma mutação que causa a doença.

A identificação de uma mutação funcional no gene do receptor do LDL, da APOB ou da PCSK-9 permite um diagnóstico definitivo e inequívoco da HF, que tem importantes implicações clínicas, pois permite a aplicação de medidas preventivas e terapêuticas hipolipemiantes que evitam DAC prematura nesses pacientes, denominados, no estudo de rastreamento genético, como casos-índice.

Posteriormente, por meio do rastreamento em cascata dos casos-índices, identificam-se os familiares de primeiro grau, que são convocados para realizar o teste genético para identificação da mutação que causa a HF, já que os parentes de primeiro grau (isto é, pai, mãe ou irmão) têm 50% de chance de apresentarem mutação.

QUADRO 8.1 Algoritmo diagnóstico de HF pelo Dutch Lipid Clinic Network

CRITÉRIO	ESCORE
História familiar	
Familiar de primeiro grau com DAC ou doença vascular precoce (< 55 anos, homens; < 60 anos, mulheres)	1
Familiar de primeiro grau com LDL-colesterol acima do percentil 95	2
Familiar de primeiro grau com xantomas ou arco corneano	2
Criança < 18 anos com LDL-colesterol acima do percentil 95	2
HISTÓRIA CLÍNICA	
Paciente com DAC precoce (< 55 anos, homens; < 60 anos, mulheres)	2
Paciente com doença vascular precoce (< 55 anos, homens; < 60 anos, mulheres)	1
EXAME FÍSICO	
Xantomas tendíneos	6
Arco corneano < 45 anos	4
ANÁLISE BIOQUÍMICA (HDL-COLESTEROL E TRIGLICERÍDEOS NORMAIS)	
LDL-colesterol > 330 mg/dL	8
LDL-colesterol 250-329 mg/dL	5
LDL-colesterol 190-249 mg/dL	3
LDL-colesterol 155-189 mg/dL	1
ANÁLISE MOLECULAR	
Mutação funcional no gene do receptor de LDL	Diagnóstico definitivo

DAC: Doença arterial coronariana; LDL: lipoproteína de baixa densidade; HDL: lipoproteína de alta densidade.

O rastreamento em cascata dos familiares do caso-índice é considerado o método de melhor custo-benefício para o diagnóstico e o tratamento da HF e para a prevenção de DAC precoce.

Atualmente, os avanços dos testes genéticos permitem informações que fornecem um diagnóstico mais preciso e precoce da HF e dados sobre o fenótipo e o prognóstico que não são possíveis apenas com os níveis lipídicos e os critérios clínicos, diminuindo a incidência de DAC precoce. Contudo, o teste genético, atualmente, é realizado em apenas 22 países no mundo, nos quais apenas 1% dos indivíduos com fenótipo para HF recebem a confirmação da doença pela genotipagem.

No Brasil, existe programa de rastreamento genético (Hipercol Brasil) que oferece rastreamento em cascata familiar pelo Sistema Único de Saúde (SUS) e que pode ser acessado pelo site: <www.hipercolesterolemia.com.br>. Segundo as diretrizes brasileiras para hipercolesterolemia familiar, a chance de um diagnóstico de HF é diretamente proporcional ao valor do LDL-colesterol e, apesar de não existir um ponto de corte pré-definido pela Sociedade Brasileira de Cardiologia, valores acima de 190 mg/dL devem ser analisados com maior cuidado e suspeição pelo clínico responsável.[2-5]

3.1.2 Hipertrigliceridemia familiar

A lipase lipoproteica (LPL) é uma enzima-chave na hidrólise das lipoproteínas ricas em triglicerídeos. Tal reação ocorre na superfície endotelial dos capilares sanguíneos, onde a lipase fica presa por moléculas de proteoglicanos e liga-se às lipoproteínas ricas em triglicerídeos por meio da apolipoproteína (apo) CII que, presente na superfície das lipoproteínas, age como um cofator enzimático, estimulando a degradação dos triglicerídeos e dos ácidos graxos, possibilitando, por meio desse mecanismo, o armazenamento de gorduras e a disponibilidade de fonte energética ao organismo.

A deficiência em LPL foi descrita em 1960 e foram identificadas varias mutações mediante a clonagem do gene. Sua deficiência e sua superexpressão estão correlacionadas com alterações metabólicas e genéticas, como resistência à insulina, aterosclerose e hipertrigliceridemia, que indicam o papel fundamental dessa enzima no metabolismo de triglicerídeos. Sua incidência na população geral corresponde ao valor de 1:1.000.000 indivíduos.

Várias observações clínicas têm sugerido que pacientes com deficiência de LPL sofrem hipertrigliceridemia grave que, em causas primárias, são ocasionadas por alterações genéticas. Raramente, alterações em outros genes (*APOC2*, *APOA5*, *LMF1*, e *GPIHBP1*) podem ser as responsáveis por um quadro de hipertrigliceridemia familiar.

Indivíduos homozigotos ou heterozigotos compostos para deficiência de LPL apresentam hipertrigliceridemia grave. A presença de uma única alteração em heterozigose no gene da LPL geralmente leva a um quadro de normolipidemia, mas este pode evoluir para dislipidemia se o indivíduo heterozigoto for exposto a outros fatores predisponentes, como alto consumo de álcool ou estado de hiperinsulinemia.[6]

3.1.3 Síndrome de Marfan

Patologia gênica de herança autossômica dominante, com incidência estimada entre 1 e 2:10.000 nascimentos. Caracteriza-se por extrema variabilidade clínica, acometendo, basicamente, os sistemas cardiovascular, ocular e esquelético.

O diagnóstico é feito, quase exclusivamente, com base nos seguintes critérios clínicos (Tabela 8.1):

a. dois sistemas envolvidos na presença de um parente de primeiro grau inequivocamente afetado; ou

b. na ausência de história familiar positiva, o envolvimento do esqueleto e de dois ou mais sistemas, bem como a presença de ao menos um dos critérios maiores (dilatação ou dissecção da aorta, ectopia lentis ou ectasia dural). A sobrevida desses pacientes é reduzida, em especial, pelo acometimento cardíaco. Em indivíduos tratados com agentes betabloqueadores, observou-se uma redução significativa da dilatação da aorta e de suas complicações associadas.

O gene responsável pela síndrome de Marfan já foi identificado, é denominado fibrilina 1 (*FBN1*) e localiza-se no braço longo do cromossomo 15 (15q21). Em razão de o gene ser muito grande (65 éxons) e de praticamente cada família ter uma mutação diferente, o diagnóstico molecular da síndrome fica muito prejudicado, portanto o diagnóstico ainda se baseia nos critérios clínicos estabelecidos em 1996. Mutações em um novo gene (*TGFBR2*) foram recentemente observadas em pacientes com síndrome de Marfan sem anormalidades no gene *FBN1*.

Em 2005, foi descrita uma nova síndrome autossômica dominante denominada Loeys-Dietz, que apresenta envolvimento dos genes *TGFBR2* e *TGFBR1*. Suas características clínicas se sobrepõem às da síndrome de Marfan, especialmente o envolvimento cardíaco com a presença de aneurisma da aorta ascendente com dissecção precoce. Além disso, caracteriza-se pela presença de hipertelorismo ocular, úvula bífida e/ou fenda palatina e tortuosidade arterial generalizada.[7]

3.1.4 Aneurismas de aorta torácica e dissecção aórtica

As manifestações primárias de aneurismas de aorta torácica em sua forma familiar são a dilatação da aorta torácica, em sua porção ascendente ou no nível dos seios de Valsalva, ou a presença ou história de dissecção da aorta ascendente. Indivíduos afetados tipicamente apresentam aumento progressivo de porção da aorta ascendente, o que leva a uma dissecção da aorta ascendente (tipo A) ou a sua ruptura. De forma geral, a dissecção pode ocorrer independentemente da presença prévia de dilatação aneurismática do segmento. No entanto, em indivíduos com a forma familiar da doença, o aumento do diâmetro da aorta geralmente precede a ocorrência de dissecção.

Aspectos Genéticos das Doenças Cardiovasculares

TABELA 8.1 Critérios diagnósticos para síndrome de Marfan

CRITÉRIOS	MAIORES	MENORES
Cardiovascular	Pelo menos um dos seguintes: • dilatação da aorta ascendente, com ou sem sopro aórtico, envolvendo o seio de Valsalva; • dissecção da aorta.	Pelo menos um dos seguintes: • prolapso da valva mitral; • dilatação da artéria pulmonar na ausência de causa óbvia antes dos 40 anos; • dilatação ou dissecção da aorta torácica descendente ou abdominal abaixo dos 50 anos; • calcificação do ânulo mitral antes dos 40 anos.
Esquelético	Presença de pelo menos quatro dos seguintes componentes: • *Pectus carinatum*; • *Pectus excavatum* necessitando cirurgia; • diminuição da razão dos membros superiores para os inferiores ou da envergadura para a altura maior que 1,05; • sinais de punho (Walker-Murdoch) ou de polegar (Steinberg); • escoliose maior que 20° ou espondilolistese; • redução na extensão do cotovelo (menor que 170°); • rotação medial do maléolo medial provocada por pé plano; • protusão acetabular (profundidade anormal do acetábulo com erosão acentuada) de qualquer grau (verificada em radiografia).	Dois componentes maiores e pelo menos dois dos seguintes: • *Pectus excavatum* de intensidade moderada; • hipermobilidade articular; • palato muito arqueado com dentes apinhados; • aparência facial (dolicocefalia, hipoplasia malar, enoftalmia, retrognatia, fissuras palpebrais inclinadas para baixo).
História familiar/genética	Pelo menos um dos seguintes: • pai, filho ou irmão com critérios diagnósticos; • presença de mutação no gene *FBN1*; • presença de haplótipo ligado a *FBN1*, herdado por descendência.	
Ocular	Luxação do cristalino.	Pelo menos um do seguintes: • córnea anormalmente plana (medida por ceratometria); • aumento do crescimento axial do globo (medido por ultrassom); • íris hipoplásica ou músculos ciliares provocando diminuição da miose pupilar.
Nervoso	Ectasia dural em coluna lombossacra (verificada pela TC ou RNM).	
Pele		Pelo menos um dos seguintes: • estrias atróficas sem causa óbvia; • hérnia recorrente ou incisional.
Pulmonar		• pneumotórax espontâneo; • bolhas apicais (verificadas por radiografia de tórax).

TC: tomografia computadorizada; RNM: ressonância magnética.

O início e a progressão da dilatação da aorta nas formas familiares da doença é, assim como nas formas não familiares, extremamente variável apresentando, inclusive, grande variabilidade intrafamiliar. A idade média de apresentação da doença em indivíduos com a forma familiar é geralmente mais jovem do que indivíduos que não apresentem a forma familiar da doença, mas geralmente mais tardia da apresentada por indivíduos com Síndrome de Marfan. Casos de dissecção são extremamente raros na infância.

O diagnóstico da doença é feito com base na presença das manifestações clínicas descritas, na ausência do diagnóstico de síndrome de Marfan ou outras doenças do sistema conectivo e na presença de uma história familiar de aneurisma de aorta torácica e/ou dissecção de aorta. A doença é herdada de maneira autossômica dominante com expressividade clínica variável e penetrância incompleta. Mutações nos seguintes genes já foram associadas ao desenvolvimento da síndrome: *TGFBR2*, codificante do receptor tipo 2 de TGF-β; *TGFBR1*, codificante do receptor tipo 1 de TGF-β; *MYH11*, codificante da miosina 11; *ACTA2*, alfa-2-actina. No entanto, apenas uma pequena fração dos casos de aneurisma de aorta torácica familiar tem sua mutação causadora identificada, mesmo com a pesquisa de todos estes genes, o que sugere que outros genes ainda podem ser futuramente identificados como implicados no desenvolvimento da doença.

Após o diagnóstico, a extensão da doença deve ser avaliada por meio de exame ecocardiográfico para avaliar o diâmetro da raiz da aorta e a competência e a morfologia da válvula aórtica. Imagem de toda a aorta por tomografia deve também ser considerada, uma vez que aneurismas em outras porções da artéria não são incomuns. Imagem da vasculatura cerebral (principalmente em indivíduos portadores de mutações em *TGFBR2*) é recomendada.

Hérnias inguinais devem ser pesquisadas, já que, por vezes, acompanham o diagnóstico, assim como avaliação clínica e radiográfica da presença de escoliose e avaliação oftalmológica e de ectasia dural, para excluir o diagnóstico de síndrome de Marfan. A avaliação periódica desses pacientes deve considerar a realização de ecocardiogramas seriados (anualmente, se a dilatação é pequena ou com maior frequência, em casos de dilatações acima de 45 mm, ou com taxa de progressão acima de 5 mm ao ano, ou na presença de insuficiência aórtica moderada ou importante). A aorta, em sua totalidade, deve ser reavaliada a cada dois anos, mesmo após correção cirúrgica. Para indivíduos portadores de mutações em *TGFBR2*, devem ser realizadas avaliações da circulação cerebral a cada dois anos.

Apesar de a manifestação primária e, na maioria dos casos, única, ser a presença de dissecção ou aneurismas de aorta torácica, eventualmente esses indícios podem estar acompanhados de outras alterações, como hérnias inguinais, escoliose, livedo reticular (associado à presença de mutações em *ACTA2*), *iris flocculi* (também associada à presença de mutações em *ACTA2*), aneurismas em outras porções da aorta (presentes em até 20% dos indivíduos afetados), aneurismas cerebrais (principalmente em indivíduos portadores de mutações em *TGFBR2*), persistência de canal arterial (associada a mutações em *MYH11*) e válvula aórtica bicúspide.

Testes moleculares para a identificação de mutações nos genes *TGFBR1*, *TGFBR2*, *MYH11* e *ACTA2* são disponíveis comercialmente. Na ausência de informações sobre a mutação causadora da doença, familiares em risco de herdar o alelo mutante, mas sem evidências clínicas de doença devem ser examinados anualmente com ecocardiografia transtorácica e avaliações de toda a aorta por meio de tomografia devem ser realizadas a cada cinco anos. É necessário fazer o rastreamento desses indivíduos a partir dos 7 anos de idade. Ainda, a realização de exames de imagem em filhos de mulheres em risco de ter herdado o alelo defeituoso, mas que apresentem ecocardiograma normal deve ser considerada, uma vez que a doença parece ser menos penetrante em mulheres.[8-9]

3.1.5 Canalopatias: síndrome do QT longo, síndrome de Brugada e taquicardia ventricular polimórfica catecolaminérgica

As arritmias geneticamente determinadas quase sempre estão relacionadas a defeitos nos canais iônicos (canalopatias). Um desequilíbrio nessas correntes iônicas, gerado a partir de defeitos genéticos, intervenções farmacológicas ou anormalidades cardíacas estruturais, pode resultar em vários fenótipos arritmogênicos, levando a arritmias cardíacas de complexidade variável, incluindo morte súbita (MS).

A síndrome do QT longo congênito (SQTLc), a síndrome de Brugada (SBr) e a taquicardia ventricular polimórfica catecolaminérgica (TVPC) são as canalopatias cardíacas herdadas mais prevalentes:

- 1 a cada 2.500 pessoas;
- 1 a 5 a cada 10.000; e
- 1 a cada 10.000, respectivamente, causam MS cardíaca em pacientes jovens com coração estruturalmente normal. Assim, estima-se que 300 mil brasileiros sejam portadores dessas doenças.

A síndrome do QT longo (SQTL) é uma doença familiar caracterizada por uma repolarização ventricular anormal e pelo grande risco de desenvolvimento de taquiarritmias ventriculares malignas (*torsade de pointes* e fibrilação ventricular, em particular), geralmente, mas nem sempre, ocorre em situações de importante atividade adrenérgica. Eventos cardíacos podem acontecer desde a infância até a idade adulta, mas são mais frequentes entre a primeira e a segunda décadas de vida.

A principal característica, tanto diagnóstica quanto fenotípica, da SQTL é o prolongamento anormal do intervalo QT. Essa síndrome é frequentemente subdiagnosticada, mas representa importante causa de morte súbita em jovens assintomáticos, muitas vezes atletas. Ainda, a ausência de anormalidades estruturais identificáveis em autópsias sugere que a prevalência da SQTL é significativamente subestimada. Nesse sentido, um sistema de pontuação desenvolvido para o diagnóstico clínico da síndrome tenta levar em consideração não apenas dados eletrocardiográficos, mas também antecedentes pessoais de síncope e a história familiar.

Duas grandes síndromes foram definidas com base nas características de transmissão dessa doença: uma forma mais comum, autossômica dominante, caracterizada por manifestação fenotípica exclusivamente cardíaca (síndrome de Romano-Ward), e um segundo tipo, mais raro, autossômico recessivo, caracterizado pela coexistência de anormalidades cardíacas e surdez congênita (síndrome de Jervell e Lange-Nilsen).

Cinco diferentes genes já foram identificados em famílias com SQTL do tipo Romano-Ward, todos codificando canais iônicos:

- *SCN5A*, codificando um canal de sódio (cromossomo 3);
- *HERG* (*KCNH2*), codificando um canal de potássio (cromossomo 7);

- *KvLQT1* (*KCNQ1*), codificando uma subunidade de outro canal de potássio (I_{KS}) (cromossomo 11); e
- *KCNE1*, que codifica MinK, outra subunidade do canal de potássio I_{KS}. Recentemente, o segundo membro da família KCNE, que codifica subunidades beta de canais de potássio foi associado a arritmias cardíacas, o *KCNE2*, que codifica um peptídeo relacionado a MinK (MiRP1) e, assim como MinK, essa pequena proteína transmembrana também se associa a outra subunidade maior, formando uma proteína heterodimérica. Ao contrário da primeira, sua associação se dá com a subunidade HERG e modifica sua função. Diferentes mutações *missense* associadas a SQTL e fibrilação ventricular já foram identificadas em *KCNE2*. Aparentemente, tais mutações levam a uma diminuição das correntes transmembranas de potássio.

Ainda, outras famílias com a SQTL tipo Romano-Ward não têm seu gene mutante localizado em nenhum dos *loci* já identificados, trazendo a questão da provável existência de outros genes causadores da patologia. A descoberta de que a doença pode ser causada por diferentes alterações em genes responsáveis por proteínas pertencentes a canais iônicos permitiu um melhor entendimento não apenas na fisiopatologia da SQTL, mas também uma melhor compreensão das inter-relações dos diferentes íons e canais no mecanismo de despolarização e repolarização cardíaca.

A maioria das mutações se localiza nas mais variadas regiões gênicas em diferentes famílias, assim, cada família tem sua mutação particular. Esta impressionante heterogeneidade genética contribui de forma importante para a variabilidade clínica encontrada na doença. Ainda assim, alguns poucos *hot-spots*, regiões gênicas que abrigam um número maior de mutações, foram identificados nos genes *KvLQT1* e *HERG*.

Já a síndrome de Jervell e Lange-Nielsen (forma autossômica recessiva da SQTL) ocorre em indivíduos que herdam alelos alterados dos genes *KvLQT1* ou *KCNE1* de ambos os pais. Estes alelos defeituosos podem ser os mesmos (descrito em famílias consanguíneas ou restritas a localidades geográficas isoladas – *imbreeding*) ou diferentes (sendo, então, o indivíduo, denominado heterozigoto composto). Dessa forma, os pais de indivíduos com essa variante da síndrome têm, eles próprios, genes mutantes e devem ser submetidos a avaliação cardíaca detalhada para identificação de patologias ou alterações, assintomáticas ou não diagnosticadas.

Na SQTLc, é utilizado o escore de probabilidade de Schwartz e colaboradores, pontuação com base nos seguintes dados clínicos: eletrocardiograma, teste ergométrico, sintomas e história familiar. Escore de Schwartz ≥ 4 tem mais de 99% de especificidade para o diagnóstico da SQTL, entretanto a sensibilidade é de apenas 19%. Logo, apesar de adequada acurácia para o paciente sintomático, o uso de um escore clínico de baixa sensibilidade compromete o rastreamento familiar e, por conseguinte, a diagnóstico de familiares sob risco.

Atualmente, são descritos 13 tipos de SQTLc, porém os tipos 1, 2 e 3 correspondem a aproximadamente 90% dos casos com genótipo identificado. Além de contribuir para o diagnóstico clínico, a identificação genética da SQTLc determina o risco de MS, sugere os gatilhos para a arritmia e a resposta ao tratamento farmacológico. A mortalidade na síndrome do QT reduz substancialmente após o tratamento e as orientações adequadas. Depois de uma síncope, a taxa de mortalidade, em um ano, é de aproximadamente 21% e, mesmo com o tratamento adequado, há redução de menos de 1%.

Testes moleculares para identificação de mutações nos cinco genes mais comumente afetados (*KCNQ1*, *KCNE1*, *KCNH2*, *KCNE2* e *SCN5A*) são comercialmente disponíveis. Aproximadamente 70% das famílias com o diagnóstico clínico de QT longo apresentam mutação em pelo menos um desses genes.

Na SBr, os pacientes apresentam-se com padrão eletrocardiográfico caracterizado por elevação do segmento ST nas derivações v1-v3. São reconhecidos três subtipos eletrocardiográficos: o tipo 1, com maior relevância clínica, caracteriza-se pela elevação do segmento ST > 2 mm seguido de onda T invertida (ST em corcova); os tipos 2 e 3, que não definem SBr, seguem uma morfologia em sela, o primeiro com elevação rápida de 2 mm, um platô de 1 mm, seguido de onda T positiva ou bífida, o segundo tem elevação de ST de 1 mm.

O diagnóstico é definido pela presença, no eletrocardiograma, do padrão de Brugada tipo 1, associado a síncope inexplicada ou história familiar de MS precoce. Entretanto, esse padrão eletrocardiográfico pode ser dinâmico, dificultando o rastreamento familiar por uma avaliação diagnóstica. O teste genético pode ser aplicado em pacientes com diagnóstico incerto e, principalmente para aconselhamento de familiares rastreados.[5] O adequado manejo dos pacientes assintomáticos, identificados em rastreamento familiar, poderia evitar fatores deflagradores de uma arritmia potencialmente fatal, como febre, uso de medicações e descargas vagais.

A taquicardia ventricular polimórfica catecolaminérgica (TVPC), descrita, em 1975, por Reid e colaboradores,[17] destaca-se pela maior letalidade e acometimento em faixa etária mais precoce (crianças e adolescentes).

A definição clínica é a presença de taquicardia ventricular bidirecional ou polimórfica desencadeada por estresse emocional ou físico, na ausência de cardiopatia estrutural. A presença da mutação nos receptores da rianodina e da calsequestrina, identifica geneticamente os pacientes e, principalmente familiares carreadores da mutação. Em crianças, a mortalidade é elevada, portanto o diagnóstico acurado, o uso do propranolol e as medidas comportamentais podem reduzir o risco de fibrilação ventricular. Familiares não carreadores da mutação podem receber alta precoce, dispensando os exames completares de repetição, o uso indevido de medicações e a restrição inadequada ao exercício físico.

A morte súbita inexplicada (MSI), por sua vez, é o termo usado quando o evento fatal ocorre em indivíduos jovens

(< 40 anos), sem cardiopatia estrutural ou canalopatia reconhecida *ante mortem*.

O paciente recuperado da parada cardiorrespiratória deve ser submetido a investigação clínica e complementar. As circunstâncias do evento fatal são fundamentais: durante o sono, após estresse físico ou emocional. Os exames para exclusão de doenças estruturais são ecocardiograma transtorácico, RMN, cineangiocoronariografia ou angiotomografia de coronária, além de testes provocativos para desmascarar alterações elétricas primárias ocultas. Por fim, os testes genéticos devem complementar essa informação, pois aproximadamente 30% das MS permanecem inexplicadas após a autópsia. A identificação da mutação permitiria o direcionamento dos exames nos familiares da vítima.

Assim, o manejo dos pacientes com doença genética arritmogênica identificada e sintomática associada a risco aumentado de MS está bem estabelecido. Cada vez mais, no entanto, os cardiologistas são confrontados com casos inexplicados ou familiares de pacientes-índices assintomáticos. O desafio atual é a avaliação e o acompanhamento desses indivíduos, resultando na heterogênea abordagem encontrada entre os grandes centros de estudo no mundo.

Um estudo realizado pela Sociedade Europeia de Arritmias Cardíacas (EHRA) buscou, por meio de questionários, as condutas preconizadas para as arritmias genéticas em diferentes centros de arritmia na Europa no ano de 2010. Quanto ao trabalho de acompanhamento clínico de indivíduos assintomáticos com características eletrocardiográficas sugestivas de SQTLc ou SBr, o exame holter de 24 horas foi realizado na maioria dos centros (68 a 86%), seguido dos testes genéticos (50 a 82%), especialmente na SQTLc. Na triagem de familiares de pacientes sintomáticos, os principais testes foram o eletrocardiograma (ECG) de 12 derivações (82 a 98%), com o uso relativamente frequente de testes genéticos (41 a 59%).

A eletrofisiologia cardíaca celular começou há aproximadamente 25 anos, graças à contribuição de Keating e colaboradores, que demonstraram a base molecular da SQTLc. Vários genes relacionados a essas canalopatias foram progressivamente descobertos, e estudos genótipo-fenótipo demonstraram que o manejo dos indivíduos afetados e seus familiares pode ser adaptado para o substrato genético, representando uma mudança no paradigma. Na literatura pesquisada, não há dados nacionais do perfil genético das canalopatias cardíacas, sua correlação com diagnóstico clínico e o impacto no rastreamento familiar, também não há mensuração da acurácia dos testes clínicos de rastreamento, em confronto com o rastreamento familiar pela genotipagem.

Infelizmente, até agora tem havido uma lenta introdução dos testes genéticos para a prática clínica: apenas alguns laboratórios de pesquisa recebem amostras para análise genética e a genotipagem comercial não é amplamente disponível, além de ter alto custo.[10]

3.1.6 Cardiomiopatia hipertrófica familiar

A cardiomiopatia hipertrófica (CH) é uma doença cardíaca primária, caracterizada por hipertrofia do ventrículo esquerdo (VE), sem dilatação, geralmente assimétrica e predominantemente septal, na ausência de qualquer outra doença cardíaca ou sistêmica que possa causar a hipertrofia.

Na CH, a hipertrofia do VE cursa, habitualmente, com função sistólica normal e com função diastólica alterada, o que leva ao sintoma mais frequente, a dispneia aos esforços físicos. Entretanto, outros sintomas como angina, palpitações, ortostase, pré-síncope e síncope são relatados. Além da hipertrofia das fibras miocárdicas, ocorre um desarranjo histológico dessas fibras e graus variáveis de fibrose intersticial e perivascular, o que contribui para o desenvolvimento de insuficiência cardíaca, isquemia miocárdica, arritmias ventriculares e morte súbita.

É uma doença comumente familiar, caracterizada por uma grande heterogeneidade quanto a sua apresentação clínica e suas alterações funcionais e morfológicas. Essa heterogeneidade pode ser exemplificada pelo fato de a doença se manifestar em todas as idades (desde recém-nascidos até idosos) e pela sua progressão, caracterizada por grande variabilidade: enquanto alguns indivíduos afetados se mantêm assintomáticos durante toda a vida, outros têm marcante progressão para falência cardíaca e, destes, um grupo tem caracteristicamente MS em razão de arritmias antes assintomáticas e outro grupo progride invariavelmente para quadros de insuficiência cardíaca congestiva.

Na população geral, a julgar por levantamentos populacionais, a prevalência estimada da CH é de 0,2% (1:500), correspondendo a 0,5% de todas as cardiopatias, mas essa estimativa pode não ser muito acurada por várias razões. Primeiro, é possível que a CH seja totalmente assintomática em uma parcela considerável de doentes e, se não for descoberta incidentalmente, poderá passar despercebida; segundo, doenças concomitantes como hipertensão e doenças valvulares cardíacas podem confundir o diagnóstico; terceiro, a expressão fenotípica da doença depende da idade do paciente e pode não ser detectada no período da avaliação; e quarto, a penetrância do gene em algumas famílias é muito baixa.

Tipicamente, a CH é causada pela mutação de um gene codificador de elementos do sarcômero. Entretanto, novos estudos têm expandido o escopo de proteínas envolvidas na patogênese da doença. Atualmente, já foram descobertos 19 genes associados à CH e o espectro abrange, além dos miofilamentos do sarcômero, subgrupos adicionais que podem ser classificados como CH relacionadas a genes do disco Z e do transporte de cálcio (Tabela 8.2). Essa grande heterogeneidade genética é acrescida à variações intragênicas. Mais de 900 mutações diferentes já foram identificadas em indivíduos afetados pela doença, aumentando a complexidade da sua caracterização genética.

Mutações no gene da cadeia pesada da betamiosina respondem por aproximadamente 25% dos casos de CH familiar. Algumas dessas mutações parecem refletir em pior prognóstico

Aspectos Genéticos das Doenças Cardiovasculares

TABELA 8.2 Lista de genes relacionados à cardiomiopatia hipertrófica

GENE	PROTEÍNA	CROMOSSOMO	FREQUÊNCIA
Genes de miofilamento*			
TTN	Titina	2	< 1%
MYH7*	Cadeia Pesada da betamiosina	14	15-25%
MYH6	Cadeia pesada da alfamiosina	14	< 1%
MYL2*	Cadeia leve da miosina regulatória	12	< 2%
MYL3*	Cadeia leve da miosina essencial	3	< 1%
MYBPC3*	Proteína C de ligação da miosina	11	15-25%
TNNT2*	Troponina T	1	< 5%
TNNI3*	Troponina I	19	< 5%
TPM1*	Alfatropomiosina	15	< 5%
ACTC*	Actina-cardíaca-alfa	15	< 1%
TNNC1*	Troponina C	3	< 1%
Genes do disco Z			
LBD3	Domínio 3 de ligação LIM	10	1-5%
CSRP3	Proteína muscular LIM	17	< 1%
TCAP	Teletonina	17	< 1%
VCL	Vinculina/metavinculina	10	< 1%
ACTN2	Alfa-actina	1	< 1%
MYOZ2	Miozenina	4	< 1%
Genes controladores de cálcio			
JPH2	Junctofilina-2	20	< 1%
PLN	Fosfolambam	6	< 1%

*Genes que estão disponíveis para testes comerciais genéticos. LIM: Lin11, Isl-1 & Mec-3 Domain.

clínico do que outras: enquanto algumas parecem estar associadas com um curso benigno e expectativa de vida praticamente inalterada, outras foram descritas em famílias caracterizadas por reduzida expectativa de vida, tanto por MS, quanto por rápida progressão para falência cardíaca.

A CH relacionada com mutações no gene da proteína C de ligação da miosina (*MYBPC3*) foi associada com desenvolvimento mais tardio da doença, menor hipertrofia, menor penetrância e melhor prognóstico, quando comparados a mutações no gene *MYH7*. Esses dados sugerem que mutações no gene *MYBPC3* podem ser o substrato genético predominante para CH em pacientes mais velhos, nos quais a história natural é geralmente favorável. Entretanto, foi sugerido que pacientes com proteínas truncadas manifestam a CH mais cedo e requerem terapia mais invasiva do que aqueles que apresentam mutações de sentido trocado ou outras que não alterem o quadro de leitura.

Mutações no gene da troponina cardíaca T são responsáveis por aproximadamente 5% dos casos familiares da doença. Apesar de várias mutações diferentes já terem sido descritas, o fenótipo relacionado a elas parece ser relativamente conservado: hipertrofia ventricular esquerda de grau moderado e reduzida expectativa de vida, com alto índice de MS, em especial, em pacientes jovens. Embora se sugira algum valor prognóstico relacionado ao gene mutante, não é recomendada a utilização desse tipo de informação no manejo clínico de pacientes, uma vez que ela é fundamentalmente derivada da descrição de poucos casos.

Existe um espectro bastante amplo na presença e no grau da hipertrofia, assim como dos sintomas e sinais para a determinação do diagnóstico, portanto, muitas vezes, ele só poderá ser estabelecido com a identificação do defeito molecular.

Além dos fatores de risco clínicos (fibrilação/taquicardia ventricular sustentada tratada, história familiar de MS, síncopes de repetição, hipertrofia massiva, resposta anormal da pressão arterial no teste de esforço e taquicardia ventricular não sustentada à eletrocardiografia dinâmica), a presença de uma mutação maligna (p. ex.: mutações no gene *TNNT2*) pode, em uma avaliação caso a caso, influenciar a decisão de implante de um desfibrilador cardíaco.

Nas situações em que o diagnóstico clínico é uma certeza, o estabelecimento do defeito molecular por meio de análises do DNA constitui-se apenas em confirmação diagnóstica. Ainda assim, o estabelecimento do diagnóstico molecular pode contribuir para aumentar a certeza diagnóstica em casos incertos, nos quais o paciente possui hipertrofia limítrofe ou moderada, como em hipertrofia miocárdica identificada em atletas ou em pacientes hipertensos suspeitos de também apresentarem CH. Em outras situações, análises moleculares são capazes de, algumas vezes, ajudar o clínico a estratificar melhor os riscos de MS em pacientes com CH. Além dos fatores de risco clínicos (fibrilação/taquicardia ventricular sustentada tratada, história familiar de morte súbita, síncopes de repetição, hipertrofia massiva, resposta anormal da pressão arterial no teste de esforço e taquicardia ventricular não sustentada à eletrocardiografia dinâmica), a presença de uma mutação maligna pode, em uma avaliação caso a caso, influenciar a decisão de implante de um desfibrilador cardíaco.

Ainda, o diagnóstico molecular de mutações tem permitido a identificação de crianças e adultos com manifestações subclínicas da doença. Esses indivíduos, especialmente quando no contexto de uma família com CH, seriam candidatos a um controle mais rígido de fatores de risco ao desenvolvimento da doença, assim como a uma monitorização médica mais rigorosa. Finalmente, deve-se entender que o diagnóstico molecular, especialmente em indivíduos assintomáticos, não significa doença, e sim risco aumentado para seu desenvolvimento.

Existem atualmente algumas empresas que oferecem o teste genético para CH. Convém ressaltar que a maioria desses testes inclui apenas nove genes de miofilamentos (Tabela 8.2). A prevalência de CH relacionada a esses genes varia de 35 a 65% em diversos estudos internacionais de pacientes não relacionados com o diagnóstico clínico de CH. Apesar de ainda não serem totalmente sensíveis, os estudos genéticos se mostram de grande importância pelo potencial de prover um diagnóstico padrão-ouro para os familiares do paciente. Após identificada a mutação no caso-índice, o restante da família pode ser testado apenas para aquela mutação, o que é um processo relativamente rápido e barato e que tem grande impacto no acompanhamento e no aconselhamento genético desses indivíduos.

A identificação de alterações genéticas patogênicas é um fator que impacta também na custoefetividade do processo de rastreamento familiar. O rastreamento genético de pacientes com CH e seus familiares é a estratégia mais custo-efetiva quando comparada ao rastreamento clínico isolado, uma vez que passam a ser seguidos de forma mais próxima apenas os indivíduos com mutação confirmada, diminuindo gastos com consultas médicas e exames laboratoriais por parte dos não portadores. Nesse contexto, o sequenciamento de nova geração (SNG) se apresenta como alternativa promissora, pois permite a análise de conjuntos de genes de forma rápida, objetiva e mais barata do que o método clássico de sequenciamento, tornando o rastreamento molecular uma abordagem exequível no cuidado familiar.[11]

3.1.7 Cardiomiopatia dilatada (CD)

Caracteriza-se por um alargamento no ventrículo esquerdo e disfunção sistólica, resultando em uma redução da força de contração do miocárdio. Clinicamente, a CD pode se manifestar na forma de insuficiência cardíaca, quando há sintomas de congestão pulmonar e/ou potência cardíaca reduzida; arritmias e/ou doenças no sistema de condução, que ocorrem, em sua maioria, em casos mais avançados da patologia; e doença tromboembólica, que pode incluir acidente vascular cerebral. Contudo, a CD também pode ser assintomática.

O diagnóstico é realizado quando o paciente apresenta os dois achados a seguir:

1. alargamento do ventrículo esquerdo;
2. disfunção sistólica, em que a força de contração do miocárdio reduzida é geralmente identificada pela fração de ejeção do ventrículo esquerdo menor que 50%.

A cardiomiopatia dilatada possui diversas etiologias: isquêmica, chagásica, congênita, hipertensiva etc. Quando excluídas as formas adquiridas, ela é referida como cardiomiopatia dilatada idiopática (CDI), que inclui, dessa maneira, as formas genéticas da doença. Quando dois ou mais familiares possuem diagnóstico para CDI, faz-se então o diagnóstico de cardiomiopatia dilatada familiar (CDF).

Quanto à prevalência da CDI, a informação mais utilizada na literatura provém de um estudo das décadas de 1970 e 1980. Um estudo longitudinal, nos Estados Unidos, mostrou prevalência de 36,5:1.000.000 (~1:2.700). Contudo, estudos recentes acreditam que este dado esteja subestimado.

Pouco se sabe sobre as causas hereditárias, mas acredita-se que entre 20 a 50% da CDI possuem base genética. Os estudos familiares vêm determinando a base para o estabelecimento das causas genéticas e neles têm-se encontrado alterações relacionadas com o desenvolvimento da doença. Ainda assim, apesar de alterações em mais de 20 genes terem sido encontradas, estimativas atuais indicam que elas representam a minoria dos casos de CDF.

A cardiomiopatia dilatada hereditária se apresenta predominantemente na idade adulta; entretanto uma alta variabilidade quanto a idade de início tem sido observada. Um fator agravante para a determinação de uma mutação como causa da doença reside no fato de ela ter, geralmente, baixa penetrância. Ainda assim, diversas alterações já foram descritas, agindo, principalmente, de forma autossômica dominante (embora casos relacionados ao cromossomo X e formas autossômicas recessivas também serem descritos).

A Tabela 8.3 lista genes relacionados com a CDF junto a suas frequências e outras doenças associadas com alterações no mesmo gene. Todos os genes são passíveis de testes genéticos. Contudo, vários deles explicam apenas baixíssima porcentagem dos casos, não justificando, assim, testes genéticos moleculares de rotina. Os genes *LMNA* e *MYH7*, por serem mais comuns, podem ser considerados para tais testes.

Após o diagnóstico de CDI em um paciente, deve-se verificar a possibilidade de se tratar de CDF. Dessa maneira, torna-se importante um histórico familiar detalhado no qual devem ser incluídos casos de insuficiência cardíaca, cardiomiopatia dilatada, transplante, MS, doença no sistema de condução cardíaca inexplicada ou arritmias, derrame inexplicado ou outras doenças tromboembólicas. Contudo, em razão da idade de início variável e da baixa penetrância da doença, um ecocardiograma basal e eletrocardiograma não excluem por completo a possibilidade de CDF, nem uma base genética para a CDI no probando. Sendo assim, é recomendável que os parentes em primeiro grau com um ecocardiograma e ECG normais sejam reavaliados a cada 3 a 5 anos para, de forma completa, analisar seus riscos, bem como o diagnóstico de CDF na família.

Entretanto, quando dois ou mais membros familiares próximos obtêm o mesmo diagnóstico-padrão para CDI, a doença passa a ser classificada como CDF. A estratégia de avaliação, nesses casos, passa por uma revisão do histórico familiar para

TABELA 8.3 Genética molecular da cardiomiopatia dilatada familiar

GENE	FREQUÊNCIA	OUTROS FENÓTIPOS CAUSADOS POR ALTERAÇÕES NO GENE
Autossômico dominante		
ACTC1	< 1%	CHF
DES	< 1%	Deminopatia, miopatia miofibrilar
LMNA	7-8%	Lipodistrofia parcial, CMT2B1, distrofia muscular Emery-Dreifuss, síndrome de Hutchinson-Gilford, LGMD
SGCD	?	Sarcoglicanopatia-delta
MYH7	5-8%	CHF
TNNT2	2-4%	CHF
TPM1	?	CHF
TTN	?	Miopatia distal de Udd
VCL	?	–
MYBPC3	?	CHF
PLN	?	–
LDB3	?	–
ACTN2	?	–
CSRP3	?	CHF
MYH6	?	CHF
ABCC9	?	–
TNNC	?	–
TCA	?	LGMD
SCN5A	2 a 4%	SQTL3, SBr, fibrilação ventricular idiopática, doença do sistema de condução cardíaca
EYA4	?	–
TMPO	?	–
PSEN	?	Mal de Alzheimer
PSEN2	?	Mal de Alzheimer
FCMD	?	Distrofia muscular congênita Fukuyama
Ligadas ao X		
DMD	?	Distrofia muscular de Duchenne e Becker
TAZ	?	Síndrome de Barth, fibroelastose endocárdica tipo 2
Autossômica recessiva		
TNNI3	?	CHF e restritiva

CHF: cardiomiopatia hipertrófica familiar; SQTL3: síndrome QT longo tipo 3; SBr: síndrome de Brugada.

avaliar os possíveis padrões de herança. Os indivíduos com CDI ou CDF devem ser aconselhados a respeito da existência de tratamento para antes do início dos sintomas, resultando na diminuição da progressão para CD, e também que o tratamento em uma fase assintomática melhora a sobrevida e a qualidade de vida do indivíduo. O treinamento de parentes em ressuscitação cardiopulmonar pode ser sugerido, principalmente em famílias com um forte histórico de MS e/ou arritmia. Contudo, o transplante cardíaco permanece o único tratamento definitivo.[12]

3.1.8 Hemocromatose hereditária

A sobrecarga de ferro pode ser classificada em primária (também conhecida como genética) ou secundária, quando alguma doença de base é a causadora. Podem estar presentes e são as mais comuns causas secundárias, por exemplo, transfusões sanguíneas repetidas em decorrência de anemias hemolíticas diversas (talassemias, esferocitose hereditária, anemia autoimune), presença de doenças hematológicas (anemia sideroblástica, síndrome mielodisplásica) e algumas doenças hepáticas (hepatite C, esteatose hepática não alcoólica, decorrência de etilismo). Já na sobrecarga de ferro primária estão incluídas as alterações em genes de proteínas relacionadas à absorção de ferro, ou seja, a hemocromatose hereditária.

A hemocromatose hereditária (HH) é a doença autossômica mais comum em caucasianos e caracteriza-se por um aumento na absorção de ferro. O primeiro caso de HH foi relatado em 1865 por Trousseau, que descreveu um paciente com cirrose hepática, diabetes melito e hiperpigmentação da pele. Todavia, o reconhecimento da doença, caracterizada por um aumento progressivo do estoque de ferro, foi realizado em 1889 por von Recklinghausen, quem primeiro utilizou a palavra **hemocromatose**. Após a explicação sobre a natureza hereditária da doença, por Sheldon,[18] em 1935, avanços no entendimento da transmissão genética e das bases moleculares da doença ocorreram nos anos de 1970 e 1980 por Simon e colaboradores.[18]

Posteriormente, foi descrita a herança autossômica recessiva da HH e também a associação com a molécula HLA-A do complexo principal de histocompatibilidade classe I no cromossomo 6. Em 1996, Feder e colaboradores[19] localizaram o gene responsável pela maioria dos casos de hemocromatose hereditária, em seguida denominado *HFE*.

O dano tecidual induzido por sobrecarga de ferro é mais frequente no fígado, no coração, no pâncreas e na pele. O fígado é geralmente o órgão mais envolvido na HH tipo 1 (relacionada ao gene *HFE*) e a hepatomegalia está presente na maioria dos pacientes sintomáticos. Fibrose hepática em razão do excesso de ferro evolui para a cirrose, o que é, em si, um fator de risco para o desenvolvimento de carcinoma hepatocelular. A cardiomiopatia é um dos sinais mais frequentes na hemocromatose juvenil (HH tipo 2), mas pode ocorrer na HH tipo 1 se o paciente não for tratado ou se descobrir a doença em um estágio avançado. Há uma deposição de ferro no miocárdio que acarreta dilatação ventricular, manifestada clinicamente como insuficiência cardíaca congestiva e/ou arritmias.

Em alguns casos, pode ser observada a seletiva deposição de ferro em células de ilhotas pancreáticas, causando diabetes insulinodependente e o hipogonadismo hipogonadotrópico em ambos os sexos.

A classificação da HH é realizada de acordo com a alteração genética encontrada e os casos da doença são divididos em tipo 1, 2A, 2B, 3 e 4 (Tabela 8.4).

TABELA 8.4 Alterações genéticas relacionadas à fisiopatologia da hemocromatose hereditária

TIPO DE HH	GENE RELACIONADO	PROTEÍNA
1	*HFE*	HFE
2A	*HJV*	Hemojuvelina
2B	*HAMP*	Hepcidina
3	*TFR2*	TFR2
4	*SLC40A1*	Ferroportina

O gene *HFE*, constituído de seis éxons no cromossomo 6p21.3, codifica uma proteína de membrana chamada HFE. Várias mutações foram descritas nesse gene, porém as mais frequentes são a p.C282Y e a p.H63D. A prevalência da primeira mutação é alta nas populações caucasianas, especialmente no norte europeu, apresentando frequência do alelo mutante de aproximadamente 10% e estima-se que 5 em cada 1.000 pessoas (0,5%) apresentem o genótipo homozigoto mutante. Estudos demonstraram que o genótipo é encontrado em mais de 90% dos doentes com HH no norte europeu e em mais de 80% dos norte-americanos Já nas populações africana e asiática, a mutação p.C282Y é rara.

A mutação p.H63D tem distribuição mundial, com frequência alélica de aproximadamente 20% na Europa. Essa mutação não foi associada ao maior risco de HH quando o indivíduo apresenta apenas esta alteração genética em heterozigose. Entretanto, quando em heterozigose composta com a mutação p.C282Y, há risco elevado de desenvolver HH, muitas vezes comparado ao risco de um indivíduo portador do genótipo 282YY.

A pesquisa de mutações no gene *HFE* (p.C282Y e p.H63D) é a principal solicitação realizada com o intuito de estabelecer o diagnóstico da alteração molecular. No entanto, outras mutações, nesse e em outros genes, podem estar presentes.[13-14]

4 FARMACOGENÉTICA CARDIOVASCULAR

As doenças cardiovasculares continuam as principais causas de morte no mundo, desse modo, há necessidade de inovações e pesquisas no tratamento farmacológico, nos procedimentos e nos materiais cirúrgicos. A aplicação farmacológica é uma das bases do tratamento das doenças cardiovasculares e, nas últimas décadas, foi uma das grandes responsáveis pelas reduções na morbidade e na mortalidade.

Farmacogenética é um campo da farmacologia que identifica o efeito da variação genética sobre o metabolismo, a eficácia e a toxicidade de fármacos sobre os indivíduos. O objetivo da medicina personalizada com a farmacogenética consiste na combinação da informação genética com outros fatores individuais para adequar as estratégias preventivas e terapêuticas, a fim de melhorar a eficácia e identificar efeitos adversos menos frequentes. Desse modo, a sobrevida do paciente melhora significativamente e a frequência de hospitalização em cardiopatas diminui.

A farmacogenética é didaticamente dividida em dois campos: polimorfismos genéticos que alteram a farmacocinética de fármacos (absorção, transporte, metabolismo, distribuição e eliminação) e polimorfismos que afetam a farmacodinâmica. Os polimorfismos mais conhecidos e estudados são os relativos às famílias de enzimas metabolizadoras conhecidamente responsáveis por participar da biotransformação hepática de variados fármacos, o sistema citocromo P450 (CYP450).[15]

4.1 AGENTES ANTICOAGULANTES

A anticoagulação com a varfarina ou fármacos semelhantes é uma modalidade terapêutica importante para pacientes considerados de risco para doença tromboembólica, e estes fármacos foram importantíssimos para o desenvolvimento potencial da farmacogenética.

Historicamente, a varfarina é conhecida pela sua estreita faixa terapêutica, com difícil ajuste de dose-resposta. Pesquisas recentes revelam que aproximadamente 20% da população caucasiana é portadora de pelo menos um alelo variante das duas mutações mais frequentes na enzima CYP2C9, que causa sensibilidade ao fármaco. Esta enzima do CYP450 é metabolizadora da fase I que inativa a varfarina no fígado.

O genótipo selvagem é identificado como alelo CYP2C9*1. Além deste, a enzima pode apresentar dois alelos variantes relativamente comuns, CYP2C9*2 e CYP2C9*3, com a alteração de propriedades catalíticas, acarretando perda de funcionalidade. A variante CYP2C9*2 é caracterizada pela substituição do aminoácido Arg144Cys, em razão do polimorfismo C416T no éxon 3 do gene *CYP2C9*; e a variante CYP2C9*3, pela substituição do aminoácido Ileu359Leu, decorrente do polimorfismo A1061T no éxon 7.

Alelos variantes são mais frequentes entre os pacientes que requerem baixas doses de varfarina do que entre aqueles que requerem as doses normais. Além disso, os portadores dos alelos mutantes manifestam maior frequência de sangramento e de elevação na RNI (relação normalizada internacional) no início do tratamento.

Desse modo, é indicado que os genótipos CYP2C9 são úteis na estimativa da dose inicial da varfarina e a genotipagem pode se tornar mais comum na avaliação inicial dos pacientes usuários do fármaco. Em 2007, a agência regulamentadora dos Estados Unidos (FDA – Food and Drug Administration) indicou que doses iniciais menores devem ser consideradas em pacientes portadores de variantes alélicas, e estas informações passaram a ser introduzidas na bula do produto naquele país. A enzima vitamina K epóxido redutase (VKORC1) é um cofator essencial na formação dos fatores II, VII, IX e X ativados pela carboxilação. Alterações no gene *VKORC1* podem resultar em maior resposta indicada pela RNI, exigindo menores doses.

De um grande grupo de pacientes tratados com varfarina, estimou-se que a dose deve ser reduzida em aproximadamente 28% para portadores de variantes no gene *VKORC1*. Esta variante genética também pode explicar algumas diferenças observadas entre pacientes de diversos grupos étnicos: a variante VKORC1 (ligada à sensibilidade) é rara entre indivíduos negros, que, em média, precisam de doses mais elevadas de varfarina; a mesma variante está presente em 90% dos pacientes de origem asiática, que necessitam de menores doses para atingir a anticoagulação-alvo.[16]

4.2 AGENTES ANTIPLAQUETÁRIOS

4.2.1 Ácido acetilsalicílico

Inibe irreversivelmente a enzima COX-1 pela acetilação do resíduo de serina na posição 529. A cicloxigenase catalisa a conversão do ácido araquidônico em prostaglandinas, que são posteriormente convertidas em tromboxana A2, um potente vasoconstritor e ativador da agregação plaquetária. Os efeitos antiplaquetários do ácido acetilsalicílico não são observados em todos os indivíduos, portanto foi proposta uma condição genética individual.

Vários genes são estudados em relação a esse fármaco, como: *COX-1*, *COX-2*, *GPIa*, *GPIIIa*, *P2Y1*, entre outros. Porém, o polimorfismo PlA1/A2 no gene *GPIIIa* (receptor de superfície plaquetária regulador da agregação plaquetária) é o mais analisado. Este receptor é capaz de ligar moléculas de fibrinogênio às plaquetas durante a ativação plaquetária e, consequentemente, os polimorfismos no receptor *GPIIIa* têm sido descritos como importantes para explicar parte da resistência ao ácido acetilsalicílico. Entretanto, estudos adicionais são necessários a fim de identificar os principais marcadores nesses genes, assim como sua utilidade clínica, que ainda não está estabelecida.

4.2.2 Clopidogrel

Inibidor da agregação plaquetária que age bloqueando os receptores ADP (difosfato de adenosina) das plaquetas. A enzima CYP2C19 participa da biotransformação desse fármaco, que originalmente é um pró-fármaco inativo e, após metabolização, torna-se ativo.

O polimorfismo chamado CYP2C19*2 evidencia uma perda de função da enzima (causada pela redução da quantidade ou da atividade do produto do gene), e está associado com resistência ao clopidogrel.

Ainda, outros marcadores genéticos no gene *CYP2C19* (além da variante *2) e polimorfismos em outros genes também foram associados à terapêutica do clopidogrel. A utilização desses marcadores pode alcançar o manejo diário desses pacientes, definindo indivíduos que devem receber dose maior da droga ou, eventualmente, utilizar outras drogas que não o clopidogrel para agregação plaquetária.

4.3 BETABLOQUEADORES

É identificada uma variação individual na eficácia terapêutica em relação ao uso de betabloqueadores e a fim de extrair o máximo de benefícios clínicos e excluir efeitos adversos, pesquisas estão determinando fatores genéticos relacionados à resposta farmacológica.

O metoprolol é um β-1-bloqueador seletivo e apresenta uma modesta atividade inversa (ou seja, diminui a atividade espontânea do receptor na ausência de um agonista); enquanto o carvedilol é um betabloqueador não seletivo, não apresenta nenhuma atividade inversa e dissocia-se lentamente do receptor. Os dois fármacos acarretam resultados clínicos semelhantes no tratamento de insuficiência cardíaca, diminuindo a mortalidade de pacientes com essa patologia.

A maioria dos betabloqueadores são parcialmente ou totalmente metabolizados pela enzima CYP2D6. Foram descritas mais de 50 variantes funcionais no gene *CYP2D6*, divididas em alelos que causam atividade enzimática diminuída, normal ou ultrarrápida. Os mais importantes polimorfismos nulos são os CYP2D6*4 e CYP2D6*5, ao passo que os polimorfismos comuns com a atividade reduzida são os CYP2D6*10, CYP2D6*17, e CYP2D6*41.

Metabolizadores lentos são os indivíduos com genótipo homozigoto para a variante de perda de função; metabolizadores normais são aqueles com duas cópias funcionais ou ao menos uma cópia; já os metabolizadores intermediários são aqueles com o genótipo heterozigoto para uma variante de perda de função ou homozigoto para a variante de diminuição de função. Essa classificação varia de acordo com autores e modificações analisadas. É conhecido que metabolizadores lentos são encontrados em maior frequência na Europa e rápidos, principalmente na Oceania e no norte da África.

Aproximadamente 80% do metoprolol é seletivamente metabolizado pela enzima CYP2D6, assim as variantes genéticas alteram a concentração plasmática do fármaco, sendo até seis vezes maiores em metabolizadores lentos e 2,5 vezes maiores em metabolizadores intermediários, comparados aos metabolizadores normais. Os metabolizadores lentos apresentam ainda cinco vezes mais risco de efeitos adversos no tratamento. Em relação ao carvedilol, as enzimas CYP3A4 e CYP2C19 mostraram-se envolvidas no metabolismo oxidativo do carvedilol. Porém, variações genéticas no gene *CYP2D6* também são associadas ao metabolismo do carvedilol e as concentrações plasmáticas são duas a três vezes maiores nos metabolizadores lentos.

Com evidências posteriores e adicionais, os genótipos para os principais polimorfismos do gene *CYP2D6* poderão estimar a dose personalizada na prática médica dos betabloqueadores e, no futuro, contribuir para o manejo clínico de pacientes com insuficiência cardíaca.

5 CONCLUSÕES E PERSPECTIVAS

Avanços em pesquisa genética contribuíram para a descoberta de genes e ampliaram o entendimento de suas funcionalidades, especialmente no que se refere aos defeitos genéticos e suas relações com doenças. No caso da cardiologia, um número cada vez maior de enfermidades do sistema cardiovascular tem seus genes causadores já identificados. Esse avanço permitiu a realização de testes moleculares laboratoriais que acarretam uma série de informações de grande relevância médica, por compreenderem, por exemplo, confirmação diagnóstica em um paciente sintomático, correlacionando genótipo-fenótipo em algumas doenças ou o diagnóstico do *status* de carreador de alteração genética, importante para aconselhamento familiar e testes pré-sintomáticos para doenças com aparecimento mais tardio.

Os diagnósticos genéticos podem ser utilizados para rastreamento populacional, na prevenção do aparecimento de doenças genéticas ou no cálculo do risco de doenças crônicas não transmissíveis, de natureza complexa (neoplasias, doenças cardiovasculares e doenças neurodegenerativas) em pessoas ainda saudáveis. Além disso, vários testes genéticos e moleculares implicam diferentes condições terapêuticas conforme a capacidade de predizer a resposta ao tratamento proposto.

REFERÊNCIAS BIBLIOGRÁFICAS

1. Bowdin S, Ray PN, Cohn RD, Meyn MS. The genome clinic: a multidisciplinary approach to assessing the opportunities and challenges of integrating genomic analysis into clinical care. Hum Mutat.35(5):513-519, 2014.
2. Jannes CE, Santos RD, de Souza Silva PR, Turolla L, Gagliardi AC, Marsiglia JD, Chacra AP, Miname MH, Rocha VZ, Filho WS, Krieger JE, Pereira AC. Familial hypercholesterolemia in Brazil: cascade screening program, clinical and genetic aspects. Atherosclerosis.238(1):101-107, 2014.
3. Santos RD, Gagliardi AC, Xavier HT, Casella Filho A, Araujo DB, Cesena FY, Alves RJ, Pereira AC, Lottemberg AM, Chacra AP, Faludi AA, Sposito AC, Ribeiro Filho FF, Helfenstein Fonseca FA, de Carlos Back Giuliano I, Catani LH, Bertolami MC, Hiroshi Miname M, de Oliveira Izar MC, Monte O, Maranhao RC, Martinez TL, Arruda Machado V, Zorzanelli Rocha V, Salgado Filho W. [First Brazilian Guidelines for Familial Hypercholesterolemia]. Arq Bras Cardiol.99(2 Suppl 2):1-28, 2013.

4. Santos PC, Morgan AC, Jannes CE, Turolla L, Krieger JE, Santos RD, Pereira AC. Presence and type of low density lipoprotein receptor (LDLR) mutation influences the lipid profile and response to lipid-lowering therapy in Brazilian patients with heterozygous familial hypercholesterolemia. Atherosclerosis.233(1):206-210, 2014.
5. Watts GF, Gidding S, Wierzbicki AS, Toth PP, Alonso R, Brown WV, Bruckert E, Defesche J, Lin KK, Livingston M, Mata P, Parhofer KG, Raal FJ, Santos RD, Sijbrands EJ, Simpson WG, Sullivan DR, Susekov AV, Tomlinson B, Wiegman A, Yamashita S, Kastelein JJ. Integrated guidance on the care of familial hypercholesterolemia from the International FH Foundation. J Clin Lipidol.8(2):148-172, 2014.
6. Johansen CT, Hegele RA. Genetic bases of hypertriglyceridemic phenotypes. Curr Opin Lipidol.22(4):247-253, 2012.
7. Boodhwani M, Andelfinger G, Leipsic J, Lindsay T, McMurtry MS, Therrien J, Siu SC. Canadian Cardiovascular Society position statement on the management of thoracic aortic disease. Can J Cardiol.30(6):577-589, 2014.
8. Milewicz DM, Regalado ES. Use of genetics for personalized management of heritable thoracic aortic disease: how do we get there? J Thorac Cardiovasc Surg.149(2 Suppl):S3-5, 2015.
9. Golledge J, Kuivaniemi H. Genetics of abdominal aortic aneurysm. Curr Opin Cardiol.28(3):290-296, 2013.
10. Priori SG, Wilde AA, Horie M, Cho Y, Behr ER, Berul C, Blom N, Brugada J, Chiang CE, Huikuri H, Kannankeril P, Krahn A, Leenhardt A, Moss A, Schwartz PJ, Shimizu W, Tomaselli G, Tracy C. HRS/EHRA/APHRS expert consensus statement on the diagnosis and management of patients with inherited primary arrhythmia syndromes: document endorsed by HRS, EHRA, and APHRS in May 2013 and by ACCF, AHA, PACES, and AEPC in June 2013. Heart Rhythm.10(12):1932-1963, 2013.
11. Elliott PM, Anastasakis A, Borger MA, Borggrefe M, Cecchi F, Charron P, Hagege AA, Lafont A, Limongelli G, Mahrholdt H, McKenna WJ, Mogensen J, Nihoyannopoulos P, Nistri S, Pieper PG, Pieske B, Rapezzi C, Rutten FH, Tillmanns C, Watkins H. 2014 ESC Guidelines on diagnosis and management of hypertrophic cardiomyopathy: the Task Force for the Diagnosis and Management of Hypertrophic Cardiomyopathy of the European Society of Cardiology (ESC). Eur Heart J.35(39):2733-2779, 2014.
12. Ingles J, Zodgekar PR, Yeates L, Macciocca I, Semsarian C, Fatkin D. Guidelines for genetic testing of inherited cardiac disorders. Heart Lung Circ.20(11):681-687, 2011.
13. Santos PC, Krieger JE, Pereira AC. Molecular diagnostic and pathogenesis of hereditary hemochromatosis. Int J Mol Sci.13(2):1497-1511, 2012.
14. Santos PC, Dinardo CL, Cancado RD, Schettert IT, Krieger JE, Pereira AC. Non-HFE hemochromatosis. Rev Bras Hematol Hemoter.34(4):311-316, 2012.
15. Ong FS, Deignan JL, Kuo JZ, Bernstein KE, Rotter JI, Grody WW, Das K. Clinical utility of pharmacogenetic biomarkers in cardiovascular therapeutics: a challenge for clinical implementation. Pharmacogenomics.13(4):465-475, 2012.
16. Shuldiner AR, Relling MV, Peterson JF, Hicks JK, Freimuth RR, Sadee W, Pereira NL, Roden DM, Johnson JA, Klein TE, Vesely M, Robinson SW, Ambulos N, Jr., Stass SA, Kelemen MD, Brown LA, Pollin TI, Beitelshees AL, Zhao RY, Pakyz RE, Palmer K, Alestock T, O'Neill C, Maloney K, Branham A, Sewell D, Crews K, Hoffman J, Cross S, Haidar C, Baker D, Bell G, Greeson F, Gaur A, Reiss U, Huettel A, Cheng C, Gajjar A, Pappo A, Howard S, Hudson M, Pui CH, Jeha S, Evans WE, Broeckel U, Altman RB, Gong L, Whirl-Carrillo M, Manickam K, Sweet KM, Embi PJ, Roden D, Peterson J, Denny J, Schildcrout J, Bowton E, Pulley J, Beller M, Mitchell J, Danciu I, Price L, Weinshilboum R, Wang L, Nelson D, Clare-Salzler M, Elsey A, Burkley B, Langaee T, Liu F, Nessl D, Dong HJ, Lesko L, Chute CG. The Pharmacogenomics Research Network Translational Pharmacogenetics Program: overcoming challenges of real-world implementation. Clin Pharmacol Ther.94(2):207-210, 2013.
17. Reid DS, Tynan M, Braidwood L, Fitzgerald GR. Bidirectional tachycardia in a child. A study using His bundle electrography. Br Heart J. 1975;37:339–344.
18. J Lab Clin Med. 1989 Jun;113(6):761-2. Joseph H. Sheldon and hereditary hemochromatosis: historical highlights. Bacon BR
19. Nat Genet. 1996 Aug;13(4):399-408.A novel MHC class I-like gene is mutated in patients with hereditary haemochromatosis.Feder JN1, Gnirke A, Thomas W, Tsuchihashi Z, Ruddy DA, Basava A, Dormishian F, Domingo R Jr, Ellis MC, Fullan A, Hinton LM, Jones NL, Kimmel BE, Kronmal GS, Lauer P, Lee VK, Loeb DB, Mapa FA, McClelland E, Meyer NC, Mintier GA, Moeller N, Moore T, Morikang E, Prass CE, Quintana L, Starnes SM, Schatzman RC, Brunke KJ, Drayna DT, Risch NJ, Bacon BR, Wolff RK.

REGENERAÇÃO TECIDUAL NO SISTEMA CARDIOVASCULAR E CÉLULAS-TRONCO

9

Luís Henrique Wolff Gowdak
José Eduardo Krieger

1. Introdução
2. Mioblastos
3. Células progenitoras do adulto
4. Células mesenquimais derivadas do tecido adiposo
5. Células-tronco cardíacas
6. Reprogramação celular
7. Comentários finais
8. Referências bibliográficas

1 INTRODUÇÃO

De acordo com a Organização Mundial de Saúde (OMS), a doença cardiovascular é a principal causa de mortalidade no mundo, responsável aproximadamente por 3 de cada 10 mortes ocorridas em 2012.[1] Por sua vez, a doença isquêmica do coração (DIC) representa a maior causa específica de morte, responsável por mais de 7 milhões de óbitos em todo o mundo naquele ano.[1] Desde a descrição original de Heberden do quadro clínico de angina pectoris no final do século XVIII,[2] inúmeros avanços diagnósticos e terapêuticos propiciaram não apenas melhor qualidade de vida aos afetados, mas também ampliaram a expectativa de vida daqueles acometidos pelas várias formas de DIC (infarto agudo do miocárdio (IAM), angina crônica e/ou cardiomiopatia isquêmica). Ainda assim, duas situações clínicas oferecem desafios distintos do ponto de vista terapêutico: a insuficiência cardíaca e a angina refratária. Na primeira condição, a perda de cardiomiócitos funcionais que se segue, por exemplo, ao IAM e sua posterior substituição por fibrose, leva à expansão da área de necrose e afilamento da parede ventricular.[3] Disso resulta alteração da geometria ventricular, aumento da tensão parietal e hipertrofia das células viáveis; a progressão da hipertrofia acaba por determinar dilatação ventricular e falência contrátil global.[4] Pela baixa capacidade regenerativa observada após o IAM, admitiu-se por muito tempo ser o coração um órgão pós-mitótico, senescente, incapaz de replicação celular. De fato, cardiomiócitos exibem, *a priori*, um fenótipo aparentemente incompatível com o processo de divisão mitótica.[5] Em primeiro lugar, exibem um complexo e bem desenvolvido citoesqueleto formado por centenas de sarcômeros, os quais dificultam fisicamente a formação do eixo mitótico, e junções do tipo *gap* necessárias para a sincronicidade da contração. Além disso, os cardiomiócitos de mamíferos são geralmente multinucleados e poliploides. Recentemente, entretanto, esse dogma da biologia cardíaca foi abalado pelo trabalho de Beltrami e colaboradores demonstrando haver em corações adultos humanos populações de cardiomiócitos com potencial regenerativo.[6] Estudos baseados na incorporação do C^{14} mostraram que a renovação de cardiomiócitos ocorre, porém, a taxas extremamente baixas e com números decrescentes à medida que envelhecemos.[7] Assim, esse conjunto de células é claramente insuficiente para a recuperação do coração após o IAM, sendo mais relevante para a manutenção da homeostase da função cardíaca em condições normais.[8]

A angina refratária, por sua vez, é condição clínica limitante, não responsiva ao tratamento medicamentoso e não passível de revascularização por técnicas convencionais pelo caráter difuso e extenso das lesões obstrutivas ateroscleróticas.[9] Aqui, o aspecto fisiopatológico regenerativo envolve a necessidade de estímulo ao crescimento vascular (angiogênese), com consequente aumento da perfusão miocárdica, recuperação contrátil do miocárdio hibernante, melhora clínica sintomática, e, eventualmente, redução de eventos cardiovasculares futuros.[10]

Os avanços nos conhecimentos de biologia celular e molecular, da genética e de ferramentas de biotecnologia permitiram não apenas uma melhor compreensão dos aspectos fisiopatológicos envolvidos no desenvolvimento da falência ventricular e da isquemia miocárdica refratária, como também a possibilidade da exploração terapêutica de agentes biológicos como células progenitoras, células-tronco, citocinas angiogênicas, ou mesmo sequências genômicas isoladas (plasmídeos), em uma nova área do conhecimento médico conhecida hoje como **medicina regenerativa**.[11] A Figura 9.1 ilustra as principais fontes de populações de células cujo potencial terapêutico tem sido explorado experimentalmente em modelos animais ou em ensaios clínicos.

Neste capítulo, procuraremos elencar as principais estratégias exploradas no âmbito da medicina cardiovascular, especialmente para a insuficiência cardíaca e a angina refratária.

Diversos fatores devem ser levados em consideração na escolha do tipo celular mais adequado para regeneração cardíaca (angiogênese e/ou miogênese), entre eles citamos a facilidade de obtenção das células, risco de rejeição, segurança, compatibilidade das células após o transplante, potencial miogênico e/ou angiogênico e eficácia.[13] O potencial terapêutico de diversos tipos celulares tem sido pesquisado, como os mioblastos (células indiferenciadas de músculo esquelético), as células progenitoras hematopoiéticas derivadas da medula óssea de adulto, células mesenquimais derivadas de tecido adiposo e células residentes cardíacas.[14] Mais recentemente, a possibilidade de indução de células adultas pluripotentes a partir da reprogramação gênica de células adultas somáticas abre perspectivas para sua exploração terapêutica quanto à respectiva capacidade para regeneração tecidual.[15]

Neste capítulo, procuraremos restringir nossa discussão para aqueles tipos celulares já testados em modelos experimentais ou protocolos clínicos no tratamento do IAM, insuficiência cardíaca e angina refratária.

2 MIOBLASTOS

Desde sua identificação em tecido muscular esquelético,[16] as células-satélite foram apontadas como células precursoras miogênicas responsáveis pelo crescimento, reparação e adaptação às demandas metabólicas do músculo esquelético.[17] Células-tronco musculares, conceitualmente, são células indiferenciadas que não expressam marcadores celulares próprios da fibra muscular (p. ex.: fatores regulatórios miogênicos, desmina etc.), mas são capazes de autorregeneração e diferenciação em mioblastos, características encontradas nas células-satélite.[18] Pela relativa abundância das células-satélite[19] e pelas semelhanças histológicas e funcionais entre os músculos cardíaco e esquelético,[20] modelos animais foram inicialmente utilizados para se investigar o potencial regenerativo dessas células em coelhos[21] e ovelhas.[22]

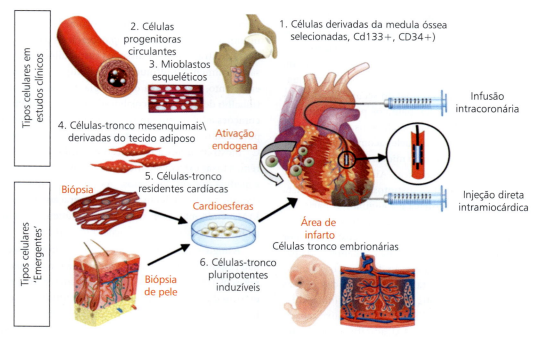

FIGURA 9.1 Principais fontes celulares já utilizadas em ensaios clínicos ou populações emergentes testadas em modelos animais e vias de administração.[12]

Demonstrou-se que, após o transplante de células-satélite na área cicatricial nesses modelos de IAM, ocorriam a fixação e a difusão das células transplantadas a partir dos pontos de injeção, infiltrando o tecido necrótico. Aproximadamente 6 semanas após o procedimento, certo grau de regeneração miocárdica foi encontrado em meio ao tecido fibrótico (Figura 9.2).

Do ponto de vista funcional, nos animais tratados por terapia celular, o espessamento regional sistólico foi semelhante ao daquele de animais normais não submetidos à indução de infarto experimental. Nesse mesmo grupo, a determinação por sonomicrometria da função ventricular mostrou claramente a recuperação da contratilidade após o implante celular.

Ainda que os mecanismos pelos quais o transplante de mioblastos leve ao aumento da capacidade funcional miocárdica não sejam plenamente conhecidos, especula-se que o aumento da espessura da parede miocárdica com redução da tensão parietal possa limitar a zona de infarto e levar à diminuição da cavidade ventricular, prevenindo, assim, o aparecimento de insuficiência cardíaca.[23] Controvérsias existem se o grande impacto sobre a melhoria funcional se deveria à influência sobre à remodelação ventricular ou ao efeito direto da contração sincronizada das células transplantadas com o tecido nativo.[24] Existe também a possibilidade de as células transplantadas secretarem substâncias angiogênicas ou fatores de crescimento, colaborando na melhora funcional do órgão.[25] O acúmulo de evidências experimentais quanto ao potencial terapêutico regenerativo de células precursoras musculares permitiu a sua utilização clínica em ensaios pioneiros de terapia celular na disfunção ventricular esquerda pós-infarto.

Clinicamente, o primeiro transplante de mioblastos autólogos ocorreu na França em junho de 2000 em um paciente com grave disfunção ventricular esquerda pós-infarto;[26] subsequentemente, outros pacientes foram incluídos nesse[27] e em outros estudos.[28,29] De maneira geral, todos os pacientes incluídos apresentavam grave comprometimento da função ventricular esquerda definida por fração de ejeção abaixo de 35%, história de infarto agudo do miocárdio com área de cicatriz residual não viável e indicação de revascularização cirúrgica do miocárdio. Em todos os pacientes, mioblastos esqueléticos autólogos foram cultivados a partir de biópsias de tecido muscular esquelético periférico e reimplantados, 2 a 4 semanas após, em múltiplos pontos na área cicatricial durante a cirurgia de revascularização. Estratégias não invasivas utilizadas para o transplante de mioblastos autólogos incluíram a via transendocárdica e a transvenosa. A despeito do pequeno número de pacientes incluídos nos estudos clínicos, da falta de grupos controle e da concomitância de procedimentos associados (revascularização cirúrgica) e uma vez confirmada a exequibilidade do procedimento, há que se fazer cautelosa análise quanto à segurança e eficácia do uso de mioblastos para regeneração cardíaca.

De maneira geral, o procedimento *per se* se mostrou seguro, sem complicações especificamente associadas ao transplante celular. Hemorragia apreciável em razão das múltiplas punções intramiocárdicas não foi reportada, bem como nenhuma complicação em outros órgãos a distância no período pós-operatório, atribuível, por exemplo, à embolização do material celular. O transplante por técnicas não invasivas se mostrou igualmente seguro.

De fato, o único evento adverso possivelmente atribuível ao transplante celular foi o aparecimento de arritmias ventriculares.[30] Na série pioneira de Menasché e colaboradores, episódios de taquicardia ventricular sustentada ocorreram em 4 dos 10

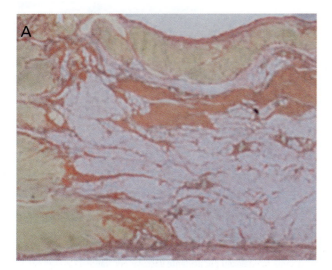 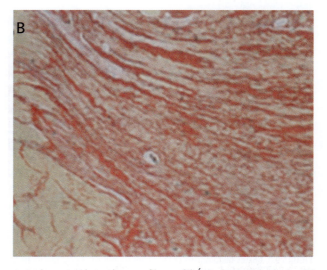

FIGURA 9.2 (A) Corte histológico em área de infarto de um animal controle caracterizada por tecido gorduroso e fibrose. (B) Área de cicatriz em animal 4 meses após implante de mioblastos. Note-se a presença das células transplantadas em substituição ao tecido gorduroso e fibrose.[22]

pacientes durante as primeiras 3 semanas após o implante e requereram o implante de cardioversor-desfibrilador interno (CDI). Ao que parece, essa complicação potencialmente grave ficou restrita ao período mais precoce de seguimento, uma vez que a taxa de eventos arrítmicos tardios foi muito baixa. Em outro estudo, a ocorrência de duas mortes súbitas, provavelmente por arritmia, levou à interrupção do ensaio clínico por cateter.

Os mecanismos envolvidos no aparecimento de arritmias após o implante celular ainda são especulativos. A hipótese mais simplista assume a resposta inflamatória provocada pelas punções intramiocárdicas como causa imediata de arritmias cardíacas. No entanto, uma hipótese mais atraente se baseia nas diferenças eletrofisiológicas entre as células injetadas e os cardiomiócitos nativos. Somando-se esse fato à aparente inabilidade tanto de transdiferenciação dessas células em cardiomiócitos quanto da formação de um sincício cardíaco com as células vizinhas nativas, temos um substrato para a formação de circuitos reentrantes levando a arritmias ventriculares. O manejo das arritmias ventriculares pós-terapia celular envolve o uso de amiodarona e, segundo alguns investigadores, o implante universal de cardioversor-desfibrilador interno.

Baseados no aumento da função ventricular esquerda observado em vários estudos não randomizados, Menasché e colaboradores conduziram o estudo MAGIC (*The Myoblast Autologous Grafting in Ischemic Cardiomyopathy*), um estudo fase II, duplo-cego randomizado controlado por placebo, para testar a hipótese de que a injeção intramiocárdica de mioblastos esqueléticos (400 ou 800 milhões de células) associada à cirurgia de revascularização miocárdica comparada ao procedimento cirúrgico isoladamente (controle) levaria a maior recuperação da função ventricular esquerda em 97 pacientes com disfunção grave de ventrículo esquerdo (VE) (frequência de ejeção de VE entre 15% e 35%).[31] Após 6 meses de seguimento, não houve diferenças na função cardíaca e ocorrência de arritmias malignas entre os grupos; no entanto, em pacientes que receberam a maior dose (800 milhões de células), observou-se atenuação do remodelamento ventricular esquerdo e diminuição dos volumes ventriculares.

Igualmente aqui, os mecanismos intrínsecos envolvidos na melhora funcional documentada permanecem elusivos. Na história natural da doença isquêmica do coração, a terapia com mioblastos no pós-infarto imediato poderia limitar a expansão da cicatriz fibrótica, levando à preservação da função cardíaca. Nas fases mais tardias da doença, quando o processo de remodelamento ventricular se completa, a possibilidade de reversão torna-se mais improvável, e, de fato, os dados mostram que as dimensões diastólicas finais do VE não se alteraram nos estudos clínicos iniciais.

O mecanismo alternativo proposto para explicar a melhora consistentemente observada nos estudos experimentais de infarto do miocárdio é o aumento da contratilidade miocárdica. Esta, por sua vez, poderia ocorrer por dois processos distintos. A primeira via assume um efeito direto das células transplantadas que, pela suas propriedades contráteis intrínsecas, contribuiriam para a melhora da área acinética onde foram implantadas, com consequente melhoria da função global cardíaca. Dados obtidos a partir de corações explantados e de exame de *post-mortem* apontam para a fixação das células transplantadas e preservação do aparelho contrátil (Figura 9.3).

Em oposição a essa hipótese, todavia, existe a observação de que para que houvesse aumento do inotropismo por efeito direto, há que haver acoplamento eletromecânico entre as

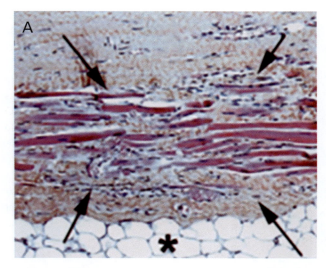
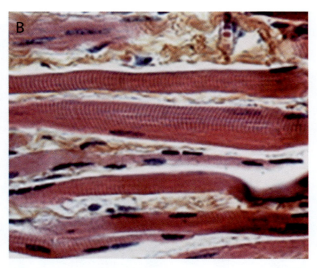

FIGURA 9.3 Cortes histológicos corados em HE obtido de estudo de necropsia em paciente que faleceu por acidente vascular encefálico 17 meses após o implante de mioblastos autólogos na parede inferior do VE. (A) Notam-se ilhotas de miotubos substituindo a fibrose (x100). (B) Sob maior aumento (x400), as linhas Z e os miofilamentos tornam-se mais evidentes.[32]

células transplantadas e os cardiomiócitos nativos, algo ainda não documentado, ao menos em extensão significativa.[33] Uma opção ao chamado efeito direto, a via indireta admite que a secreção de fatores pleiotrópicos pelos mioblastos implantados (efeito parácrino) determinaria a melhora da função cardíaca. Hipoteticamente, esses fatores poderiam levar ao crescimento vascular ou ao recrutamento de células-tronco cardíacas locais e assim, disparar processos endógenos de reparação tecidual, levando ao aumento no número de elementos contráteis.[34]

Independentemente do mecanismo pelo qual mioblastos transplantados contribuem para a recuperação cardíaca pós-infarto, a extensão do benefício muito provavelmente será comprometida pela grande mortalidade celular que ocorre logo após as injeções de material celular. Esse fenômeno decorre de múltiplos fatores, como o estresse físico imposto às células durante as injeções, ambiente inóspito (isquêmico) no qual são implantadas e apoptose. Assim, estratégias combinadas que aumentem a sobrevivência do material celular injetado têm sido pesquisadas, o que poderá levar ao aumento da eficácia de todo o procedimento.

Uma dessas estratégias prevê o aumento de vascularização para se limitar o componente isquêmico determinante de morte celular. Os conhecimentos adquiridos na última década sobre transferência gênica de fatores de crescimento a células somáticas fizeram uma nova estratégia terapêutica ser vislumbrada, qual seja, a combinação das terapias gênica e celular. Assim, Becker e colaboradores,[35] interessados nessa estratégia combinada, testaram a eficiência do transplante de mioblastos modificados *ex vivo* por vetor adenoviral, contendo o transgene do VEGF (fator de crescimento de endotélio vascular), em modelo experimental de infarto agudo do miocárdio. Os resultados obtidos mostraram que a estratégia de usar mioblastos geneticamente modificados superexpressando um fator de crescimento vascular contribuiu para diminuir o impacto da lesão provocada pela isquemia miocárdica seguida de reperfusão, associada ao aumento de densidade capilar. Essa mesma estratégia já foi aplicada clinicamente, com a demonstração de que a combinação de ambas as terapias (gênica e celular) determinou crescimento vascular (angiogênese) e repovoamento miocitário (miogênese) com consequente ganho funcional.[36,37]

De toda forma, pelos resultados decepcionantes do estudo MAGIC replicados em outros estudos,[38,39] o risco de arritmias[40] e a disponibilidade de outros tipos celulares, o interesse científico no uso de mioblastos esqueléticos arrefeceu, resultando, muito provavelmente, na redução do papel que essas células venham a ter na terapia celular da insuficiência cardíaca.[41,42]

3 CÉLULAS PROGENITORAS DO ADULTO

Inicialmente, a exequibilidade do implante de células-tronco e células progenitoras hematopoiéticas em tecido miocárdico e sua posterior diferenciação em cardiomiócitos e células endoteliais vasculares foi demonstrada em uma série de experimentos em modelo animal de doença isquêmica.[43,44] Orlic e colaboradores[45] injetaram 2×10^5 células-tronco hematopoiéticas na área perilesional em modelo animal de infarto agudo do miocárdio. Por análise imuno-histoquímica da região do infarto, foi possível identificar que diversos tipos celulares como cardiomiócitos, células endoteliais e células musculares lisas eram provenientes das células injetadas em significativas proporções (53, 44 e 40%, respectivamente) (Figura 9.4). Funcionalmente, documentou-se ganho médio de 30% da função ventricular esquerda em relação aos animais controle.

Células endoteliais progenitoras foram isoladas em 1997 por Asahara e colaboradores.[46] Elas estão implicadas no crescimento vascular por migração, implantação e diferenciação em estruturas vasculares encontrado, por exemplo, durante o desenvolvimento fetal; na angiogênese, o crescimento vascular se dá por migração, proliferação e brotamento de células endoteliais a partir da vasculatura preexistente.[47]

A capacidade de migração e incorporação dessas células em áreas lesadas permitiu sua exploração quanto à possibilidade de regeneração tecidual. Interessantemente, demonstrou-se que injeção sistêmica dessas células aumentou a formação de vasos em animais submetidos à ligadura da artéria coronária, com recuperação funcional comparativamente aos animais do grupo controle.[48] Além de provável efeito direto sobre o crescimento vascular por diferenciação celular, a liberação de citocinas angiogênicas (p. ex.: fator de crescimento de endotélio vascular ou VEGF e fator de crescimento de hepatócitos ou HGF) pode contribuir sobremaneira para a indução ao crescimento vascular observada em modelos de isquemia miocárdica e periférica.[49]

Por outra técnica, demonstrou-se que células endoteliais progenitoras humanas mobilizadas com GSCF (*granulocyte stimulating colony factor*) ou cultivadas, quando injetadas na veia caudal de ratos atímicos após a ligadura da artéria coronária esquerda, acarretavam diminuição da área de necrose em cerca de 30%, além de aumento da vascularização e consequente preservação da função ventricular.

Esses primeiros experimentos de regeneração miocárdica e recuperação funcional em modelos animais utilizaram células tronco c-kit$^+$ lin$^-$ obtidas do tecido medular hematopoiético.[51] O ganho funcional cardíaco obtido nos experimentos foi atribuído à plasticidade dessas células em se diferenciarem em cardiomiócitos e células endoteliais, com consequente recuperação morfológica (repovoamento celular) e vascular da área lesada.

Posteriormente, esses dados foram contestados em novos experimentos em que a plasticidade dessas células não pôde ser observada *in vivo*, atribuindo-se o ganho funcional à fusão celular na periferia das lesões (algo em torno de 5%) e a efeitos parácrinos com formação vascular local.[52]

Estimulados pelo sucesso acumulado na última década com o transplante de células progenitoras hematopoiéticas derivadas da medula óssea de adultos, não tardou para que as aplicações

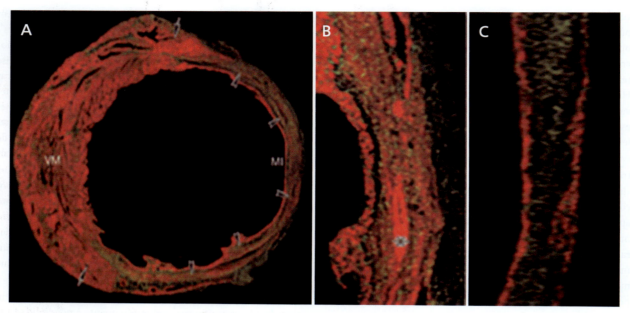

FIGURA 9.4 Regeneração miocárdica após injeção de células derivadas da medula óssea (setas) em modelo de IAM (A). (B) Mesmo corte sob maior aumento mostrando regeneração miocárdica. (C) Apenas reparação por tecido fibrótico é evidente em animal controle.[45]

iniciais deste tipo celular fossem iniciadas em pacientes portadores de DAC e insuficiência cardíaca. Assmus e colaboradores[53] transplantaram, por infusão intracoronária, células progenitoras derivadas de medula óssea (n = 9) ou de sangue periférico (n = 11) em pacientes vítimas de infarto agudo pós-reperfusão, dentro de 4,3 ± 1,5 dias após o IAM. Durante o seguimento de 4 meses,[54] os pacientes tratados apresentaram aumento da fração de ejeção de VE, melhor motilidade regional na zona do infarto, diminuição do volume sistólico final e aumento da reserva de fluxo coronário na artéria relacionada ao IAM. Não foram observados eventos adversos.[55]

O uso de células derivadas da medula óssea do adulto para o tratamento de doença isquêmica grave do coração associada à insuficiência cardíaca foi proposto por Perin e colaboradores em trabalho conduzido em 14 pacientes.[56] Os pacientes foram submetidos à injeção transendocárdica guiada por mapeamento eletromecânico em áreas viáveis, porém isquêmicas (miocárdio hibernante). Os autores mostraram que, em seguimento de 4 meses, houve melhora da classe funcional, redução significativa nos defeitos perfusionais avaliados por SPECT e significativo aumento da fração de ejeção de 20% para 29%.

Stamm e colaboradores[57] propuseram a utilização de injeções intramiocárdicas de células-tronco derivadas da medula óssea com potencial de indução de angiogênese combinada à cirurgia de revascularização miocárdica em seis pacientes pós-IAM. Cerca de $1,5 \times 10^6$ células foram injetadas em cada paciente na borda da zona de infarto durante a cirurgia. Após 3 a 9 meses de seguimento, todos os pacientes se encontravam vivos; aumento na motilidade global (em 4 dos 6 pacientes) e da perfusão da área de infarto (em 5 dos 6 pacientes) pôde ser documentada (Figura 9.5). Gowdak e colaboradores[58] adotaram estratégia semelhante para o tratamento de pacientes com doença arterial coronariana grave e difusa, refratários ao

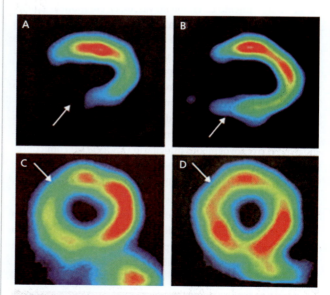

FIGURA 9.5 Estudos de perfusão miocárdica representativos de dois pacientes após implante intramiocárdico de células progenitoras AC133⁺. (A) Defeito de perfusão na parede inferior do VE atenuado (B) 3 meses após o procedimento. (C) Hipoperfusão no segmento anterior do VE, com melhora (D) 3 semanas após o implante.[57]

tratamento clínico e não passíveis de revascularização cirúrgica completa pela extensão da doença. Nesses pacientes, células-tronco e progenitoras hematopoiéticas autólogas foram injetadas, durante a cirurgia de revascularização, naquelas áreas de miocárdio previamente identificadas como viáveis e isquêmicas. Não houve eventos adversos relacionados ao procedimento.[59] A análise da perfusão miocárdica nos seguimentos injetados e não revascularizados apontou para a reversão da isquemia nesses segmentos e melhora contrátil. Ainda que não se possa excluir a contribuição dos enxertos realizados a distância para a melhora observada nos segmentos injetados, pode-se especular que o implante de células tenha contribuído, via indução de angiogênese, para a melhora perfusional e contrátil nos segmentos tratados.[58]

Mais recentemente, uma nova estratégia terapêutica baseada na terapia celular foi proposta para pacientes portadores de angina refratária não candidatos a procedimentos convencionais de revascularização miocárdica, seja por cateter, seja por cirurgia. A combinação entre a chamada revascularização transmiocárdica a laser e a injeção intramiocárdica de células-tronco e células progenitoras hematopoiéticas foi realizada em pacientes portadores de angina refratária, com subsequente aumento da tolerância ao exercício (melhora na capacidade funcional) e diminuição da carga isquêmica do VE, durante os 6 primeiros meses de seguimento.[60]

O estudo RENEW,[61] atualmente em andamento, testará a eficácia e a segurança da injeção intramiocárdica de células CD34+ autólogas em pacientes com angina refratária ao tratamento clínico otimizado e não candidatos a procedimentos de revascularização.

Outro estudo recentemente iniciado, o IMPACT-CABG,[62] testará a segurança e a eficácia da injeção intramiocárdica de células CD133+ autólogas em pacientes submetidos à cirurgia de revascularização miocárdica. Os resultados de estudo semelhante com a utilização de células mononucleares derivadas da medula óssea combinada à cirurgia de revascularização miocárdica são aguardados para breve.[63]

A utilização de células progenitoras como terapia adjuvante ao tratamento do IAM levou a resultados controversos na literatura. O estudo TOPCARE-AMI incluiu 59 pacientes com IAM com supradesnivelamento do segmento ST randomizados para injeção intracoronária de células progenitoras circulantes ou derivadas da medula óssea.[64] O seguimento tardio de 5 anos confirmou os resultados iniciais obtidos 1 ano após o procedimento, quais sejam, aumento sustentado da FEVE de 46 para 57% e diminuição da área de infarto avaliada pela ressonância cardíaca.[65] Contudo, infusão intracoronariana de células mononucleares derivadas da medula óssea em pacientes com disfunção do VE, 2 a 3 semanas pós-IAM, não promoveu aumento da função global ou regional do VE em seguimento de 6 meses.[66] Esses resultados conflitantes explicam a complexidade envolvida em ensaios clínicos de terapia celular não apenas quanto ao melhor tipo celular, via de administração e concentração celular, mas também às características do microambiente no momento do transplante celular.

4 CÉLULAS MESENQUIMAIS DERIVADAS DO TECIDO ADIPOSO

O tecido adiposo adulto é um dos tecidos com maior plasticidade no corpo humano, contendo duas populações celulares com funcionalidades distintas, que podem contribuir para neovascularização em tecidos isquêmicos: células endoteliais e células mesenquimais derivadas de tecido adiposo.[67] Diversos estudos clínicos foram iniciados para testar o potencial angiogênico de células mesenquimais obtidas do tecido adiposo em pacientes com doença isquêmica crônica, infarto agudo e insuficiência cardíaca.[68-70] Em pacientes com cardiomiopatia isquêmica, injeção transendocárdica de células derivadas de tecido adiposo levou a aumento da função ventricular esquerda e da perfusão miocárdica, sendo o procedimento seguro e bem tolerado.[68]

5 CÉLULAS-TRONCO CARDÍACAS

Um dos últimos tipos celulares explorados no tratamento de pacientes com cardiomiopatia isquêmica resultou da identificação de células-tronco residentes cardíacas com potencial para regeneração miocárdica.[71] Numerosos estudos pré-clínicos demonstraram a eficácia dessas células no tratamento da disfunção ventricular esquerda pós-infarto.[72,73] No estudo SCIPIO,[74] células-tronco residentes cardíacas foram obtidas a partir do apêndice atrial direito durante a cirurgia para revascularização miocárdica. Uma vez isoladas, as células foram expandidas e infundidas por via intracoronariana aproximadamente 4 meses após a cirurgia. A avaliação da função cardíaca medida por ressonância magnética mostrou aumento significativo da FEVE no grupo tratado de 27,5 (basal) para 35,1 e 41,2%, respectivamente 4 e 12 meses após a infusão das células, além de diminuição significativa da área de infarto.

6 REPROGRAMAÇÃO CELULAR

Um dos aspectos mais fascinantes no campo da terapia celular diz respeito à possibilidade já documentada *in vitro* de reprogramação celular.[15] Por essa técnica, diversos tipos celulares de interesse como células endoteliais, cardiomiócitos e células de músculo liso vascular reprogramas *in vitro* poderiam ser transplantadas em área com hipoperfusão e viáveis (angiogênese) ou naquelas não viáveis (cicatriz) pós-IAM (angiogênese/miogênese).

Em 2006, Takahashi e Yamanaka descreveram a possibilidade de reprogramação de fibroblastos de camundongos para células-tronco semelhantes a embrionárias (células pluripotentes induzidas ou iPSCs) mediante superexpressão combinada de quatro fatores de transcrição, Oct4, Sox2, Klf4 e Myc.[75] A técnica descrita de reprogramação indireta torna-se atrativa ao eliminar a imunogenicidade e os problemas éticos associados ao uso de células embrionárias para regeneração cardíaca, na medida em que células iPSC derivadas dos próprios pacientes poderiam ser utilizadas para repovoamento celular. Outra técnica atualmente em desenvolvimento para reprogramação celular envolve a utilização de fatores de transcrição e/ou microRNAs que promovem diretamente a transdiferenciação de células somáticas em células de outras linhagens, aí incluídas as células de interesse para regeneração cardíaca.[76] A Figura 9.6 ilustra, de forma esquemática, essas técnicas de reprogramação celular.

O transplante de iPSC após lesão cardíaca pode ser usado para regenerar todos os três principais tipos celulares do coração.[77] Um dos primeiros estudos utilizando essa abordagem mostrou que o transplante de iPSCs derivadas de fibroblastos de camundongos logo após lesão cardíaca resultou na melhora da função cardíaca e prevenção do remodelamento do VE dentro de 2 a 4 semanas após o procedimento.[78] A análise histológica confirmou o enxerto das iPSC transplantadas e sua diferenciação para cardiomiócitos, células endoteliais, PME e EC. Uma grande limitação para a geração de cardiomiócitos a partir de iPSC, no entanto, é o tempo exigido pelos protocolos utilizados. Tanto a geração de iPSC a partir de células somáticas quanto a diferenciação direta de iPSC podem levar várias semanas.

Apesar do progresso inicial, grandes desafios permanecem para o uso de iPSC e PiPSC na regeneração de células cardiovasculares. A eficiência do transplante das células reprogramadas, incluindo a sua pureza, a sobrevivência da células implantadas e sua permanência (*homing*) tecidual e a possibilidade de rejeição imunológica ainda precisam ser abordadas.[79] No caso de cardiomiócitos derivados de iPSC, sua maturação elétrica e acoplamento eletromecânico são de suma importância para evitar o desenvolvimento de arritmia, a exemplo do ocorrido com o implante de mioblastos esqueléticos. Além disso, diferentes linhas de iPSC ou mesmo células da mesma linhagem de iPSC podem exibir diferentes capacidades de diferenciação, o que dificulta o estabelecimento de protocolos simplificados. Finalmente, é importante notar que o risco de formação de teratoma a partir de iPSC transplantadas requer o desenvolvimento de protocolos que garantam o isolamento de células diferenciadas com elevado grau de pureza.[80]

Inicialmente, a combinação de diversos fatores de transcrição incluindo GATA4, MEF2C, e Tbx5 (GMT) foi suficiente para a geração *in vitro* de células semelhantes a cardiomiócitos expressando alfamiosina de cadeia pesada, troponina e exibindo fluxo de cálcio dentro de 2 a 4 semanas após o tratamento.[81] Por outro lado, a atividade contrátil era rara e observada em menos do que 0,5% das células reprogramadas. Outros protocolos bem-sucedidos de reprogramação celular incluíram diversos fatores de transcrição como Hand2, Nkx2.5, Myocd, Srf, Mesp1 ou Smarcd.[76]

A descoberta de que os fibroblastos podem ser convertidos em células semelhantes a cardiomiócitos abriu a possibilidade de se utilizar a reprogramação direta para conversão *in situ* de fibroblastos residentes no tecido cicatricial após IAM para

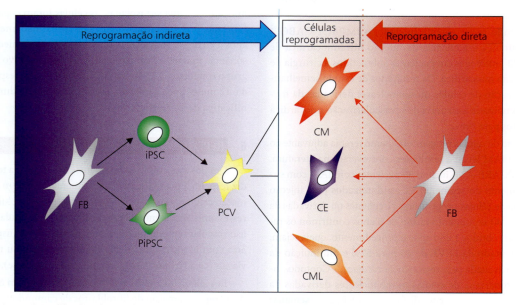

FIGURA 9.6 Visão geral simplificada sobre as técnicas de reprogramação celular para geração de células cardiovasculares. Fibroblastos (FB) podem ser diretamente convertidos para células-tronco pluripontentes induzíveis (iPSC) ou parcialmente induzíveis (PiPSCs), as quais, por sua vez, podem ser induzidas para formar progenitores cardíacos (PCV). Sob determinadas condições de cultura, os PCV poderão dar origem a cardiomiócitos (CM), células endoteliais (CE) ou células musculares lisas (CML). A abordagem direta permite a geração de CM, CE ou CML diretamente a partir de FB, sem estados intermediários.[76]

cardiomiócitos viáveis.[82] De fato, estudos mais recentes sugerem boa capacidade regenerativa após reprogramação celular direta *in vivo* dando suporte ao conceito de que o microambiente cardíaco pode contribuir por meio de efeitos parácrinos, fornecendo sinais adicionais endógenos possivelmente importantes para a viabilidade e maturação dos cardiomiócitos reprogramados.[83]

7 COMENTÁRIOS FINAIS

Poucas áreas da medicina experimentaram desenvolvimento tão rápido quanto a terapia celular, desde os primeiros experimentos *in vitro* e *in vivo* em modelos animais até os ensaios clínicos pioneiros de segurança e tolerabilidade, e evidências iniciais de eficácia desta nova modalidade terapêutica. Há que se ter em mente, no entanto, que a real contribuição da terapia celular em cardiologia somente poderá ser definida pela condução de ensaios clínicos randomizados, duplo-cegos, controlados por placebo e com número suficientemente grande de pacientes seguidos por longo tempo.[84] Inúmeras questões permanecem em aberto ou apenas parcialmente respondidas, referentes aos elementos que regulam os complexos processos envolvidos na transdiferenciação dos diversos tipos celulares em estudo e aos efeitos parácrinos, responsáveis pela regeneração miocitária e/ou indução ao crescimento vascular.[85] A influência do microambiente no qual as células são injetadas pode determinar não somente sua sobrevida, mas também seu destino (fenótipo) final. A melhor via de acesso para implante celular no coração ainda está para ser definida, mas deverá levar em conta o momento dentro da história natural da doença a ser tratada (evento agudo *versus* doença crônica) em procedimento isolado ou associado.[86] De qualquer forma, vislumbra-se para o futuro da terapêutica cardiovascular um importante aliado, a terapia celular, no manuseio de diversas doenças que hoje incapacitam tantos, encurtando-lhes a expectativa de vida.

REFERÊNCIAS BIBLIOGRÁFICAS

1. World Health Statistics 2014. Disponível em: http://www.who.int/gho/mortality_burden_disease/en/. Acesso em: 10/09/2014.
2. Heberden W. Some account of a disorder of the breast. Medical Transactions 1772; 2:(59-67). London: Royal College of Physicians.
3. Hutchins GM, Bulkley BH. Infarct expansion versus extension: two different complications of acute myocardial infarction. Am J Cardiol 1978; 41(7):1127-32.
4. Sutton MG, Sharpe N. Left ventricular remodeling after myocardial infarction: pathophysiology and therapy. Circulation 2000; 101(25):2981-8.
5. Aguirre A, Sancho-Martinez I, Izpisua Belmonte JC. Reprogramming toward heart regeneration: stem cells and beyond. Cell Stem Cell 2013; 12(3):275-84.
6. Beltrami AP, Urbanek K, Kajstura J, Yan SM, Finato N, Bussani R, Nadal-Ginard B, Silvestri F, Leri A, Beltrami CA, Anversa P. Evidence that human cardiac myocytes divide after myocardial infarction. N Engl J Med 2001;344(23):1750-7.
7. Bergmann O, Bhardwaj RD, Bernard S, Zdunek S, Barnabé-Heider F, Walsh S, Zupicich J, Alkass K, Buchholz BA, Druid H, Jovinge S, Frisén J. Evidence for cardiomyocyte renewal in humans. Science 2009;324(5923):98-102.
8. Jopling C, Sleep E, Raya M, Martí M, Raya A, Izpisúa Belmonte JC. Zebrafish heart regeneration occurs by cardiomyocyte dedifferentiation and proliferation. Nature 2010;464(7288):606-9.
9. Gennari M, Gambini E, Bassetti B, Capogrossi M, Pompilio G. Emerging treatment options for refractory angina pectoris: ranolazine, shock wave treatment, and cell-based therapies. Rev Cardiovasc Med 2014;15(1):31-7.
10. Henry TD, Satran D, Jolicoeur EM. Treatment of refractory angina in patients not suitable for revascularization. Nat Rev Cardiol 2014;11(2):78-95.
11. Pfister O, Della Verde G, Liao R, Kuster GM. Regenerative therapy for cardiovascular disease. Transl Res 2014;163(4):307-20.
12. Tongers J, Losordo DW, Landmesser U. Stem and progenitor cell-based therapy in ischaemic heart disease: promise, uncertainties, and challenges. Eur Heart J 2011; 32(10):1197-206.
13. Schulman IH, Hare JM. Key developments in stem cell therapy in cardiology. Regen Med 2012;7(6 Suppl):17-24.
14. Hayashi E, Hosoda T. Therapeutic application of cardiac stem cells and other cell types. Biomed Res Int 2013;2013:736815.
15. Budniatzky I, Gepstein L. Concise review: reprogramming strategies for cardiovascular regenerative medicine: from induced pluripotent stem cells to direct reprogramming. Stem Cells Transl Med 2014;3(4):448-57.
16. Mauro A. Satellite cell of skeletal muscle fibers. J Biophys Biochem Cytol 1961;9:493-5.
17. Pallafacchina G, Blaauw B, Schiaffino S. Role of satellite cells in muscle growth and maintenance of muscle mass. Nutr Metab Cardiovasc Dis 2013;23 Suppl 1:S12-8.
18. Ten Broek RW, Grefte S, Von den Hoff JW. Regulatory factors and cell populations involved in skeletal muscle regeneration. J Cell Physiol 2010;224(1):7-16.
19. Yin H, Price F, Rudnicki MA. Satellite cells and the muscle stem cell niche. Physiol Rev 2013;93(1):23-67.
20. Hassan N, Tchao J, Tobita K. Concise review: skeletal muscle stem cells and cardiac lineage: potential for heart repair. Stem Cells Transl Med 2014;3(2):183-93.
21. Taylor DA, Atkins BZ, Hungspreugs P, Jones TR, Reedy MC, Hutcheson KA, Glower DD, Kraus WE. Regenerating functional myocardium: improved performance after skeletal myoblast transplantation. Nat Med 1998;4(8):929-33.
22. Ghostine S, Carrion C, Souza LC, Richard P, Bruneval P, Vilquin JT, Pouzet B, Schwartz K, Menasché P, Hagège AA. Long-term efficacy of myoblast transplantation on regional structure and function after myocardial infarction. Circulation 2002;106(12 Suppl 1):I131-6.
23. Atkins BZ, Lewis CW, Kraus WE, Hutcheson KA, Glower DD, Taylor DA. Intracardiac transplantation of skeletal myoblasts yields two populations of striated cells in situ. Ann Thorac Surg 1999;67(1):124-9.
24. Reinecke H, MacDonald GH, Hauschka SD, Murry CE. Electromechanical coupling between skeletal and cardiac muscle. Implications for infarct repair. J Cell Biol 2000;149(3):731-40.
25. Shintani Y, Fukushima S, Varela-Carver A, Lee J, Coppen SR, Takahashi K, Brouilette SW, Yashiro K, Terracciano CM, Yacoub MH, Suzuki K. Donor cell-type specific paracrine effects of cell transplantation for post-infarction heart failure. J Mol Cell Cardiol 2009;47(2):288-95.
26. Menasché P, Hagège AA, Scorsin M, Pouzet B, Desnos M, Duboc D, Schwartz K, Vilquin JT, Marolleau JP. Myoblast transplantation for heart failure. Lancet 2001;357(9252):279-80.
27. Menasché P, Hagège AA, Vilquin JT, Desnos M, Abergel E, Pouzet B, Bel A, Sarateanu S, Scorsin M, Schwartz K, Bruneval P, Benbunan M, Marolleau JP, Duboc D. Autologous skeletal myoblast transplantation

for severe postinfarction left ventricular dysfunction. J Am Coll Cardiol 2003;41(7):1078-83.
28. Siminiak T, Kalawski R, Fiszer D, Jerzykowska O, Rzezniczak J, Rozwadowska N, Kurpisz M. Autologous skeletal myoblast transplantation for the treatment of postinfarction myocardial injury: phase I clinical study with 12 months of follow-up. Am Heart J 2004;148(3):531-7.
29. Dib N, McCarthy P, Campbell A, Yeager M, Pagani FD, Wright S, MacLellan WR, Fonarow G, Eisen HJ, Michler RE, Binkley P, Buchele D, Korn R, Ghazoul M, Dinsmore J, Opie SR, Diethrich E. Feasibility and safety of autologous myoblast transplantation in patients with ischemic cardiomyopathy. Cell Transplant 2005;14(1):11-9.
30. Smits PC. Myocardial repair with autologous skeletal myoblasts: a review of the clinical studies and problems. Minerva Cardioangiol 2004;52(6):525-35.
31. Menasché P, Alfieri O, Janssens S, McKenna W, Reichenspurner H, Trinquart L, Vilquin JT, Marolleau JP, Seymour B, Larghero J, Lake S, Chatellier G, Solomon S, Desnos M, Hagège AA. The Myoblast Autologous Grafting in Ischemic Cardiomyopathy (MAGIC) trial: first randomized placebo-controlled study of myoblast transplantation. Circulation 2008;117(9):1189-200.
32. Hagège AA, Carrion C, Menasché P, Vilquin JT, Duboc D, Marolleau JP, Desnos M, Bruneval P. Viability and differentiation of autologous skeletal myoblast grafts in ischaemic cardiomyopathy. Lancet 2003; 361(9356):491-2.
33. Menasché P. Cardiac cell therapy trials: chronic myocardial infarction and congestive heart failure. J Cardiovasc Transl Res 2008;1(3):201-6.
34. Formigli L, Zecchi-Orlandini S, Meacci E, Bani D. Skeletal myoblasts for heart regeneration and repair: state of the art and perspectives on the mechanisms for functional cardiac benefits. Curr Pharm Des 2010;16(8):915-28.
35. Becker C, Lacchini S, Muotri AR, da Silva GJ, Castelli JB, Vassallo PF, Menck CF, Krieger JE. Skeletal muscle cells expressing VEGF induce capillary formation and reduce cardiac injury in rats. Int J Cardiol 2006;113(3):348-54.
36. Law PK, Haider Kh, Fang G, Jiang S, Chua F, Lim YT, Sim E. Human VEGF165-myoblasts produce concomitant angiogenesis/myogenesis in the regenerative heart. Mol Cell Biochem 2004;263(1-2):173-8.
37. Fujita T, Sakaguchi T, Miyagawa S, Saito A, Sekiya N, Izutani H, Sawa Y. Clinical impact of combined transplantation of autologous skeletal myoblasts and bone marrow mononuclear cells in patients with severely deteriorated ischemic cardiomyopathy. Surg Today 2011;41(8):1029-36
38. Brickwedel J, Gulbins H, Reichenspurner H. Long-term follow-up after autologous skeletal myoblast transplantation in ischaemic heart disease. Interact Cardiovasc Thorac Surg 2014;18(1):61-6.
39. Duckers HJ, Houtgraaf J, Hehrlein C, Schofer J, Waltenberger J, Gershlick A, Bartunek J, Nienaber C, Macaya C, Peters N, Smits P, Siminiak T, van Mieghem W, Legrand V, Serruys PW. Final results of a phase IIa, randomised, open-label trial to evaluate the percutaneous intramyocardial transplantation of autologous skeletal myoblasts in congestive heart failure patients: the SEISMIC trial. EuroIntervention 2011;6(7):805-12.
40. Liu Y, Tse HF. The proarrhythmic risk of cell therapy for cardiovascular diseases. Expert Rev Cardiovasc Ther 2011;9(12):1593-601.
41. Hayashi E, Hosoda T. Myocyte renewal and therapeutic myocardial regeneration using various progenitor cells. Heart Fail Rev 2014 Apr 18. [Epub ahead of print].
42. Sanganalmath SK, Bolli R. Cell therapy for heart failure: a comprehensive overview of experimental and clinical studies, current challenges, and future directions. Circ Res 2013;113(6):810-34.
43. Tomita S, Mickle DA, Weisel RD, Jia ZQ, Tumiati LC, Allidina Y, Liu P, Li RK. Improved heart function with myogenesis and angiogenesis after autologous porcine bone marrow stromal cell transplantation. J Thorac Cardiovasc Surg 2002;123(6):1132-40.
44. Kobayashi T, Hamano K, Li TS, Katoh T, Kobayashi S, Matsuzaki M, Esato K. Enhancement of angiogenesis by the implantation of self bone marrow cells in a rat ischemic heart model. J Surg Res 2000;89(2):189-95.
45. Orlic D, Kajstura J, Chimenti S, Jakoniuk I, Anderson SM, Li B, Pickel J, McKay R, Nadal-Ginard B, Bodine DM, Leri A, Anversa P. Bone marrow cells regenerate infarcted myocardium. Nature 2001;410(6829):701-5.
46. Asahara T, Murohara T, Sullivan A, Silver M, van der Zee R, Li T, Witzenbichler B, Schatteman G, Isner JM. Isolation of putative progenitor endothelial cells for angiogenesis. Science 1997;275(5302):964-7.
47. Rafii S, Lyden D. Therapeutic stem and progenitor cell transplantation for organ vascularization and regeneration. Nat Med 20039(6):702-12.
48. Asahara T, Kalka C, Isner JM. Stem cell therapy and gene transfer for regeneration. Gene Ther 2000;7(6):451-7.
49. Ziebart T, Yoon CH, Trepels T, Wietelmann A, Braun T, Kiessling F, Stein S, Grez M, Ihling C, Muhly-Reinholz M, Carmona G, Urbich C, Zeiher AM, Dimmeler S. Sustained persistence of transplanted proangiogenic cells contributes to neovascularization and cardiac function after ischemia. Circ Res 2008;103(11):1327-34.
50. Kocher AA, Schuster MD, Szabolcs MJ, Takuma S, Burkhoff D, Wang J, Homma S, Edwards NM, Itescu S. Neovascularization of ischemic myocardium by human bone-marrow-derived angioblasts prevents cardiomyocyte apoptosis, reduces remodeling and improves cardiac function. Nat Med 2001;7(4):430-6.
51. Orlic D, Kajstura J, Chimenti S, Limana F, Jakoniuk I, Quaini F, Nadal-Ginard B, Bodine DM, Leri A, Anversa P. Mobilized bone marrow cells repair the infarcted heart, improving function and survival. Proc Natl Acad Sci USA 2001;98(18):10344-9.
52. Balsam LB, Wagers AJ, Christensen JL, Kofidis T, Weissman IL, Robbins RC. Haematopoietic stem cells adopt mature haematopoietic fates in ischaemic myocardium. Nature 2004;428(6983):668-73.
53. Assmus B, Schächinger V, Teupe C, Britten M, Lehmann R, Döbert N, Grünwald F, Aicher A, Urbich C, Martin H, Hoelzer D, Dimmeler S, Zeiher AM. Transplantation of Progenitor Cells and Regeneration Enhancement in Acute Myocardial Infarction (TOPCARE-AMI). Circulation 2002;106(24):3009-17.
54. Schächinger V, Assmus B, Britten MB, Honold J, Lehmann R, Teupe C, Abolmaali ND, Vogl TJ, Hofmann WK, Martin H, Dimmeler S, Zeiher AM. Transplantation of progenitor cells and regeneration enhancement in acute myocardial infarction: final one-year results of the TOPCARE-AMI Trial. J Am Coll Cardiol 2004;44(8):1690-9.
55. Assmus B, Honold J, Schächinger V, Britten MB, Fischer-Rasokat U, Lehmann R, Teupe C, Pistorius K, Martin H, Abolmaali ND, Tonn T, Dimmeler S, Zeiher AM. Transcoronary transplantation of progenitor cells after myocardial infarction. N Engl J Med 2006;355(12):1222-32.
56. Perin EC, Dohmann HF, Borojevic R, Silva SA, Sousa AL, Mesquita CT, Rossi MI, Carvalho AC, Dutra HS, Dohmann HJ, Silva GV, Belém L, Vivacqua R, Rangel FO, Esporcatte R, Geng YJ, Vaughn WK, Assad JA, Mesquita ET, Willerson JT. Transendocardial, autologous bone marrow cell transplantation for severe, chronic ischemic heart failure. Circulation 2003;107(18):2294-302.
57. Stamm C, Westphal B, Kleine HD, Petzsch M, Kittner C, Klinge H, Schümichen C, Nienaber CA, Freund M, Steinhoff G. Autologous bone-marrow stem-cell transplantation for myocardial regeneration. Lancet 2003;361(9351):45-6.
58. Gowdak LH, Schettert IT, Rochitte CE, Lisboa LA, Dallan LA, César LA, de Oliveira SA, Krieger JE. Early increase in myocardial perfusion after stem cell therapy in patients undergoing incomplete coronary artery bypass surgery. J Cardiovasc Transl Res 2011;4(1):106-13.
59. Gowdak LH, Schettert IT, Baptista E, Lopes NL, Rochitte CE, Vieira ML, Grupi CJ, César LA, Krieger JE, de Oliveira SA. Intramyocardial injec-

tion of autologous bone marrow cells as an adjunctive therapy to incomplete myocardial revascularization – safety issues. Clinics (Sao Paulo) 2008;63(2):207-14.
60. Gowdak LH, Schettert IT, Rochitte CE, Rienzo M, Lisboa LA, Dallan LA, César LA, Krieger JE, Ramires JA, de Oliveira SA. Transmyocardial laser revascularization plus cell therapy for refractory angina. Int J Cardiol 2008;127(2):295-7.
61. Povsic TJ, Junge C, Nada A, Schatz RA, Harrington RA, Davidson CJ, Fortuin FD, Kereiakes DJ, Mendelsohn FO, Sherman W, Schaer GL, White CJ, Stewart D, Story K, Losordo DW, Henry TD. A phase 3, randomized, double-blinded, active-controlled, unblinded standard of care study assessing the efficacy and safety of intramyocardial autologous CD34+ cell administration in patients with refractory angina: design of the RENEW study. Am Heart J 2013;165(6):854-861.
62. Forcillo J, Stevens LM, Mansour S, Prieto I, Salem R, Baron C, Roy DC, Larose E, Masckauchan D, Noiseux N. Implantation of CD133+ stem cells in patients undergoing coronary bypass surgery: IMPACT-CABG pilot trial. Can J Cardiol 2013;29(4):441-7.
63. Tura BR, Martino HF, Gowdak LH, dos Santos RR, Dohmann HF, Krieger JE, Feitosa G, Vilas-Boas F, Oliveira SA, Silva SA, Bozza AZ, Borojevic R, de Carvalho AC. Multicenter randomized trial of cell therapy in cardiopathies – MiHeart Study. Trials 2007;8:2.
64. Schächinger V, Assmus B, Britten MB, Honold J, Lehmann R, Teupe C, Abolmaali ND, Vogl TJ, Hofmann WK, Martin H, Dimmeler S, Zeiher AM. Transplantation of progenitor cells and regeneration enhancement in acute myocardial infarction. Final one-year results of the TOPCARE-AMI Trial. J Am Coll Cardiol 2004; 44(8):1690-9.
65. Leistner DM, Fischer-Rasokat U, Honold J, Seeger FH, Schächinger V, Lehmann R, Martin H, Burck I, Urbich C, Dimmeler S, Zeiher AM, Assmus B. Transplantation of progenitor cells and regeneration enhancement in acute myocardial infarction (TOPCARE-AMI): final 5-year results suggest long-term safety and efficacy. Clin Res Cardiol 2011;100(10):925-34.
66. Traverse JH, Henry TD, Ellis SG, Pepine CJ, Willerson JT, Zhao DX, Forder JR, Byrne BJ, Hatzopoulos AK, Penn MS, Perin EC, Baran KW, Chambers J, Lambert C, Raveendran G, Simon DI, Vaughan DE, Simpson LM, Gee AP, Taylor DA, Cogle CR, Thomas JD, Silva GV, Jorgenson BC, Olson RE, Bowman S, Francescon J, Geither C, Handberg E, Smith DX, Baraniuk S, Piller LB, Loghin C, Aguilar D, Richman S, Zierold C, Bettencourt J, Sayre SL, Vojvodic RW, Skarlatos SI, Gordon DJ, Ebert RF, Kwak M, Moyé LA, Simari RD; Cardiovascular Cell Therapy ResearchNetwork. Effect of intracoronary delivery of autologous bone marrow mononuclear cells 2 to 3 weeks following acute myocardial infarction on left ventricular function: the Late TIME randomized trial. JAMA 2011; 306(19):2110-9.
67. Mariani E, Facchini A. Clinical applications and biosafety of human adult mesenchymal stem cells. Curr Pharm Des 2012;18(13):1821-45.
68. Perin EC, Sanz-Ruiz R, Sánchez PL, Lasso J, Pérez-Cano R, Alonso-Farto JC, Pérez-David E, Fernández-Santos ME, Serruys PW, Duckers HJ, Kastrup J, Chamuleau S, Zheng Y, Silva GV, Willerson JT, Fernández-Avilés F. Adipose-derived regenerative cells in patients with ischemic cardiomyopathy: The PRECISE Trial. Am Heart J 2014;168(1):88-95.
69. Panfilov IA, de Jong R, Takashima S, Duckers HJ. Clinical study using adipose-derived mesenchymal-like stem cells in acute myocardial infarction and heart failure. Methods Mol Biol 2013;1036:207-12.
70. Hamdi H, Boitard SE, Planat-Benard V, Pouly J, Neamatalla H, Joanne P, Perier MC, Bellamy V, Casteilla L, Li Z, Hagège AA, Mericskay M, Menasché P, Agbulut O. Efficacy of epicardially delivered adipose stroma cell sheets in dilated cardiomyopathy. Cardiovasc Res 2013;99(4):640-7.
71. Beltrami AP, Barlucchi L, Torella D, Baker M, Limana F, Chimenti S, Kasahara H, Rota M, Musso E, Urbanek K, Leri A, Kajstura J, Nadal-Ginard B, Anversa P. Adult cardiac stem cells are multipotent and support myocardial regeneration. Cell 2003;114(6):763-76.
72. Dawn B, Stein AB, Urbanek K, Rota M, Whang B, Rastaldo R, Torella D, Tang XL, Rezazadeh A, Kajstura J, Leri A, Hunt G, Varma J, Prabhu SD, Anversa P, Bolli R. Cardiac stem cells delivered intravascularly traverse the vessel barrier, regenerate infarcted myocardium, and improve cardiac function. Proc Natl Acad Sci USA 2005;102(10):3766-71.
73. Tang XL, Rokosh G, Sanganalmath SK, Yuan F, Sato H, Mu J, Dai S, Li C, Chen N, Peng Y, Dawn B, Hunt G, Leri A, Kajstura J, Tiwari S, Shirk G, Anversa P, Bolli R. Intracoronary administration of cardiac progenitor cells alleviates left ventricular dysfunction in rats with a 30-day-old infarction. Circulation 2010;121(2):293-305.
74. Bolli R, Chugh AR, D'Amario D, Loughran JH, Stoddard MF, Ikram S, Beache GM, Wagner SG, Leri A, Hosoda T, Sanada F, Elmore JB, Goichberg P, Cappetta D, Solankhi NK, Fahsah I, Rokosh DG, Slaughter MS, Kajstura J, Anversa P. Cardiac stem cells in patients with ischaemic cardiomyopathy (SCIPIO): initial results of a randomised phase 1 trial. Lancet 2011;378(9806):1847-57.
75. Takahashi K, Yamanaka S. Induction of pluripotent stem cells from mouse embryonic and adult fibroblast cultures by defined factors. Cell 2006; 126(4):663-76.
76. Dal-Pra S, Mirotsou M. Reprogramming approaches in cardiovascular regeneration. Curr Treat Options Cardiovasc Med 2014; 16(8):327.
77. Singla DK, Long X, Glass C, Singla RD, Yan B. Induced pluripotent stem (iPS) cells repair and regenerate infarcted myocardium. Mol Pharm 2011; 8(5):1573-81.
78. Nelson TJ, Martinez-Fernandez A, Yamada S, Perez-Terzic C, Ikeda Y, Terzic A. Repair of acute myocardial infarction by human stemness factors induced pluripotent stem cells. Circulation 2009; 120(5):408-16.
79. Burridge PW, Keller G, Gold JD, Wu JC. Production of de novo cardiomyocytes: human pluripotent stem cell differentiation and direct reprogramming. Cell Stem Cell 2012; 10(1):16-28.
80. Miura K, Okada Y, Aoi T, Okada A, Takahashi K, Okita K, Nakagawa M, Koyanagi M, Tanabe K, Ohnuki M, Ogawa D, Ikeda E, Okano H, Yamanaka S. Variation in the safety of induced pluripotent stem cell lines. Nat Biotechnol 2009; 27(8):743-5.
81. Ieda M, Fu JD, Delgado-Olguin P, Vedantham V, Hayashi Y, Bruneau BG, Srivastava D. Direct reprogramming of fibroblasts into functional cardiomyocytes by defined factors. Cell 2010; 142(3):375-86.
82. Song K, Nam YJ, Luo X, Qi X, Tan W, Huang GN, Acharya A, Smith CL, Tallquist MD, Neilson EG, Hill JA, Bassel-Duby R, Olson EN. Heart repair by reprogramming non-myocytes with cardiac transcription factors. Nature 2012; 485(7400):599-604.
83. Mathison M, Gersch RP, Nasser A, Lilo S, Korman M, Fourman M, Hackett N, Shroyer K, Yang J, Ma Y, Crystal RG, Rosengart TK. In vivo cardiac cellular reprogramming efficacy is enhanced by angiogenic preconditioning of the infarcted myocardium with vascular endothelial growth factor. J Am Heart Assoc 2012; 1(6):e005652.
84. Jadczyk T, Faulkner A, Madeddu P. Stem cell therapy for cardiovascular disease: the demise of alchemy and rise of pharmacology. Br J Pharmacol 2013;169(2):247-68.
85. Maher KO, Xu C. Marching towards regenerative cardiac therapy with human pluripotent stem cells. Discov Med 2013;15(85):349-56.
86. Mummery CL, Davis RP, Krieger JE. Challenges in using stem cells for cardiac repair. Sci Transl Med 2010;2(27):27ps17.

SEÇÃO 3

AVALIAÇÃO DO PACIENTE

Coordenadores
CARLOS EDUARDO ROCHITTE
JOÃO AUGUSTO COSTA LIMA

MEDICINA BASEADA EM EVIDÊNCIAS E DECISÃO CLÍNICA

10

Gabriel Pelegrineti Targueta
Daniel Bouckabki de Almeida Diehl
Otavio Berwanger
Alvaro Avezum

---

1. Conceitos
2. Introdução à medicina baseada em evidências (MBE) e epidemiologia clínica
   2.1 Planejamentos de estudos
   2.2 Erros sistemáticos
   2.3 Validade interna e validade externa
   2.4 Precisão da estimativa e tamanho da amostra
   2.5 Significância estatística e significância clínica
3. Avaliação crítica da evidência disponível
   3.1 Validade
      3.1.1 Os resultados do estudo são válidos?
      3.1.2 Critérios primários
      3.1.3 Critérios secundários
   3.2 Resultados
4. Escolha de medicamentos baseada em evidências
5. Testes diagnósticos
6. Revisões e metanálises
7. Análise econômica
8. Conclusão: decisão clínica
9. Referências bibliográficas

---

1 CONCEITOS

A estratégia de manuseio clinico do paciente (tomada de decisão) sofreu grande mudança nas últimas duas décadas. O crescimento da pesquisa científica e as inovações nos campos do diagnóstico e terapêutica levaram a essa inevitável mudança de paradigma, com menos ênfase para a decisão baseada em opiniões e consolidando a decisão baseada em dados de estudos clínicos (evidências).

A medicina baseada em evidências (MBE) se refere, portanto, à prática médica guiada pela utilização criteriosa da melhor evidência científica disponível, em detrimento da decisão guiada apenas por intuição, experiência individual e racional fisiopatológico.[1] Adicionalmente, o contexto clínico e as preferências do paciente também devem ser levados em conta.

O processo de decisão clínica derivado da MBE está incluído no que hoje se denomina "medicina translacional" – esta área se dedica a garantir a aplicação do conhecimento obtido às populações adequadas e com a abrangência ideal, servindo de ferramenta para a decisão em saúde.[2]

2 INTRODUÇÃO À MBE E EPIDEMIOLOGIA CLÍNICA

A epidemiologia clínica é o conjunto de métodos que permite a obtenção sistematizada das evidências e sua interpretação acurada. Baseia-se nos fundamentos descritos a seguir (Quadro 10.1).

2.1 PLANEJAMENTOS DE ESTUDOS

A obtenção de evidências pode ser realizada de várias formas, a depender do objeto de estudo e seu objetivo. As evidências mais "robustas" derivam dos ensaios clínicos randomizados e de revisões sistemáticas destes, nos quais há controle sobre a amostra de pacientes e sobre a intervenção estudada, minimizando a ocorrência de vieses (comentados adiante). A busca por respostas em trabalhos científicos, entretanto, nem sempre pode

QUADRO 10.1 Fundamentos da epidemiologia clínica
1. Não sendo a medicina uma ciência exata, sua tradução em números segue o princípio das probabilidades e, portanto, da incerteza
2. A melhor decisão para um indivíduo deve ser baseada na experiência anterior com indivíduos semelhantes
3. Erros sistemáticos (vieses) podem afetar as pesquisas clínicas. Eles se originam do investigador e/ou do paciente
4. Toda observação está sob a influência do acaso
5. As observações que orientam a prática devem se alicerçar em princípios sólidos de controle de vieses e estimativa do peso do acaso sobre os resultados

ser realizada por estudos randomizados, muitas vezes por motivos éticos ou por características da enfermidade em estudo (incidência, prevalência, letalidade, entre outras). Nesses casos, deve-se lançar mão de outros tipos de estudos que, apesar de fornecerem evidências menos definitivas, também têm potencial para responder a perguntas clínicas comuns.

Nesse sentido, grandes estudos epidemiológicos podem ser realizados pela metodologia de **corte transversal**, a qual descreve a situação da população em um determinado momento, permitindo a correlação entre variáveis e geração de hipóteses. No caso de doenças raras ou ainda não descritas, ganham espaço os **relatos de casos** e **séries de casos**, que muitas vezes podem ser a única fonte de informação sobre determinadas enfermidades.

Ainda dentro do âmbito dos estudos observacionais, destacam-se com maior força de evidências aqueles de caso-controle e de coorte. O **caso-controle** parte do desfecho para estudar seus determinantes, sendo muito útil portanto no estudo de desfechos pouco incidentes ou para análise de múltiplos determinantes (fatores de risco). Um exemplo de estudo caso-controle de grande impacto clínico é o estudo INTERHEART,[3] que foi capaz de identificar nove grandes fatores de risco para doença coronária responsáveis em conjunto por mais de 90% da incidência dessa doença no mundo. Já os estudos de *coorte* partem da exposição a fatores de risco e estudam a incidência de desfechos de interesse de forma longitudinal (prospectiva ou retrospectivamente). São interessantes, pois, para o estudo de fatores de risco de baixa prevalência ou estudo de diferentes desfechos associados a um único fator de risco.

Os estudos clínicos são estudos controlados de intervenção, nos quais o investigador seleciona a amostra de interesse (pacientes com determinada doença e características específicas), e expõe a um tratamento, comparando a outro tratamento ou ao placebo, de forma randomizada (os pacientes são distribuídos de forma aleatória entre os grupos-controle e intervenção). Em geral, investigador e paciente estão sob a condição cega quanto à intervenção aplicada (estudo duplo-cego).

Outros tipos de estudos relevantes são as revisões sistemáticas e os estudos de análise econômica (comentados adiante).

A Figura 10.1 sintetiza o delineamento ideal de cada estudo de acordo com o respectivo objeto. Conforme mencionado, apesar do diferente peso de evidência entre os diferentes tipos de estudo, é necessária escolha adequada do delineamento de cada pesquisa para que se atinjam as respostas corretas para cada tipo de pergunta.

2.2 ERROS SISTEMÁTICOS

O erro sistemático (viés) é qualquer processo relacionado ao planejamento do estudo que produza resultados inválidos. São três os principais grupos de vieses: de seleção, aferição e confusão.

O viés de seleção ocorre quando a amostra selecionada não representa adequadamente a população em estudo, ou quando grupos comparados diferem quanto às suas características no momento inicial do estudo. Nos grandes estudos clínicos, a ferramenta utilizada para minimizar o viés de seleção é a randomização, que consiste na distribuição aleatória dos indivíduos entre

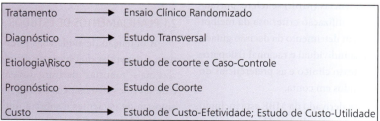

FIGURA 10.1 Objetos de estudo e delineamentos adequados.

os grupos de estudo, visando criar grupos com características homogêneas e, portanto, comparáveis.

Já o viés de aferição aplica-se quando o investigador tende a classificar diagnósticos de forma diferente a depender do grupo no qual o paciente foi alocado. Esse tipo de erro é evitado quando há a condição cega, ou seja, o investigador avalia e atribui desfechos sem saber a qual grupo pertence o indivíduo.

O viés de confusão ocorre quando os grupos não são comparáveis, e o resultado obtido é decorrente de uma variável que não era objeto de análise no estudo. Como exemplo, podemos citar um recente estudo observacional cuja conclusão foi que o consumo de café se relaciona inversamente com mortalidade por todas as causas.[4] Na análise inicial do estudo, o resultado obtido foi o contrário – os indivíduos que consumiam café exibiam maior mortalidade. Entretanto, observou-se que as pessoas desse grupo eram mais frequentemente tabagistas. Foi realizada, então, uma análise estatística para anular o efeito do tabagismo, resultando na conclusão de que consumir café diminui a mortalidade por todas as causas. O tabagismo, portanto, agiu como fator de confusão e, se não houvesse uma análise estatística adequada nesse estudo, a conclusão divulgada seria totalmente oposta à realidade.

A presença de erros sistemáticos deve, portanto, ser cuidadosamente buscada em cada estudo divulgado, já que resultados falsos podem levar a decisões clínicas com prejuízo ao paciente.

2.3 VALIDADE INTERNA E VALIDADE EXTERNA

Um estudo tem validade interna quando houve controle suficiente de erros sistemáticos para que se possa considerar seu resultado confiável. O resultado de qualquer estudo, entretanto, é real para a amostra estudada. Quando as características da amostra permitem que os resultados possam ser generalizados, diz-se que o estudo tem validade externa. A depender da forma de seleção, das características dos pacientes e da forma de seguimento, um estudo realizado na Europa pode ter seu resultado aplicado nos Estados Unidos, por exemplo.

A avaliação de validade interna e validade externa é fundamental para a decisão clínica porque permite desconsiderar resultados que eventualmente são divulgados como verdade (e podem carecer de validade interna) e saber se a evidência gerada pode ser aplicada ao indivíduo para o qual elegemos um tratamento.

2.4 PRECISÃO DA ESTIMATIVA E TAMANHO DA AMOSTRA

O resultado de um estudo, quando expresso em números, segue o princípio das probabilidades, como já mencionado. Se repetirmos o mesmo estudo por 100 vezes, existe a possibilidade de obtenção de 100 resultados diferentes. Quanto mais próximos os valores desses resultados, mais precisa a estimativa e mais confiável o resultado do estudo em questão. Para estimar a dimensão dessa variabilidade, existe o intervalo de confiança – que mostra a faixa de valores onde se encontrariam os resultados obtidos em 95% das repetições do estudo (os outros 5% correspondendo a extremos em que se assume que houve influência do acaso). Intervalos de confiança muito largos representam estimativas pouco precisas, e essa precisão tem relação direta com o tamanho da amostra em estudo. Quanto maior o tamanho da amostra, maior a precisão da estimativa e menor a chance de resultados falsos que podem levar à decisão clínica equivocada.

2.5 SIGNIFICÂNCIA ESTATÍSTICA E SIGNIFICÂNCIA CLÍNICA

Significância estatística e significância clínica não são sinônimos. Quando, em um estudo clínico, se observa um benefício **estatisticamente significativo** de uma droga em comparação com placebo, isso significa que foi reduzida a possibilidade de o acaso ser responsável pela diferença observada – ela é real e atribuível ao objeto do estudo. Entretanto, a depender do tipo de desfecho analisado e do tamanho da amostra avaliada, essa diferença pode não ser **clinicamente relevante** – não faz diferença para a saúde de determinado paciente. Por exemplo, alguns estudos utilizam apenas desfechos substitutos (p. ex.: resultados de exames laboratoriais) cuja modificação pode não refletir em benefício em desfechos clinicamente relevantes (p. ex.: mortalidade geral ou cardiovascular). Além disso, benefícios observados com estimativas pouco precisas ou sem considerar a presença de efeitos colaterais podem também não fazer diferença na prática diária. Estudos com amostras muito grandes também podem carecer de significância clínica, quando pequenas diferenças têm significância estatística devido a uma grande precisão da estimativa, não havendo custo-efetividade para a intervenção.

3 AVALIAÇÃO CRÍTICA DA EVIDÊNCIA DISPONÍVEL

Uma questão frequentemente enunciada por todos nós, quando pretendemos empregar a melhor conduta terapêutica para nossos pacientes é "como os resultados deste artigo se relacionam com o meu paciente?"[5] Discutiremos, a seguir, os critérios que devem ser utilizados para a avaliação crítica de um artigo, distinguindo com isso resultados úteis, conflitantes, confusos ou mesmo prejudiciais. De forma didática, esses critérios são divididos em três grupos: validade dos resultados; quais são os resultados; e como eles podem ser incorporados ao manuseio de pacientes.

3.1 VALIDADE

3.1.1 Os resultados do estudo são válidos?

Esta questão se refere à validade ou acurácia dos resultados e considera se o efeito do tratamento relatado no artigo representa a verdadeira direção e magnitude do efeito do tratamento (Quadro 10.2). Outra maneira de formular e compreender a questão seria: os resultados representam uma estimativa, sem erros sistemáticos, do efeito do tratamento ou apresentam alguma influência de forma sistemática conduzindo a uma falsa conclusão?

> **QUADRO 10.2** Critérios para a avaliação de um artigo sobre terapia. Os resultados do estudo são válidos?[6,7]
>
> **CRITÉRIOS PRIMÁRIOS**
>
> 1. A designação dos pacientes para os tratamentos foi realmente randomizada? A randomização foi sigilosa (*allocation concealment*)?
> 2. Todos os pacientes admitidos no estudo foram adequadamente contados e atribuídos à conclusão?
> 3. O seguimento foi completo?
> 4. Os pacientes foram analisados nos grupos em que foram originalmente randomizados?
>
> **CRITÉRIOS SECUNDÁRIOS**
>
> 1. Os pacientes, médicos e pessoal envolvidos no estudo apresentavam-se sob a condição cega no que diz respeito ao tratamento?
> 2. Os grupos comparados eram similares no início do estudo?
> 3. Além da intervenção experimental do estudo, os grupos comparados foram tratados igualmente?

3.1.2 Critérios primários

1. **A designação dos pacientes para os tratamentos foi realmente randomizada?**

    O processo de randomização permite estabelecer similaridade entre os dois grupos comparados (p. ex.: tratamento A *versus* controle) no que diz respeito tanto a fatores de risco conhecidos como desconhecidos. Além disso, a lista de randomização deve ser implementada em sigilo, ou seja, os investigadores que incluíram os pacientes no estudo não poderiam ter como prever para qual grupo o paciente seria randomizado. Nesse sentido, o artigo deve descrever métodos como randomização central automizada (por telefone ou via internet) ou controlada por farmácia central.

2. **Todos os pacientes admitidos no estudo foram adequadamente contados e atribuídos à conclusão?**
    Neste item, temos dois componentes:
    a. **O seguimento foi completo?** Todo paciente admitido no estudo deve ser analisado na sua conclusão final. Caso isso não ocorra ou um número substancial de pacientes seja relatado como "perda de seguimento", a validade do estudo está aberta para questionamentos.
    b. **Os pacientes foram analisados nos grupos em que foram originalmente randomizados?** Na prática clínica, pacientes em estudos randomizados esquecem algumas vezes de utilizar a medicação ou mesmo se recusam a utilizá-la. Esse princípio de atribuir todos os pacientes aos grupos nos quais eles foram originalmente randomizados se denomina "análise de intenção de tratar" (*intention to treat analysis*), permitindo a distribuição balanceada de fatores prognósticos nos grupos comparados e, consequentemente, o efeito observado será realmente devido ao tratamento designado. Assim, o princípio da intenção de tratar garante o benefício da randomização.

3.1.3 Critérios secundários

1. **Os pacientes, médicos e pessoal envolvidos no estudo apresentavam-se sob a condição cega no que diz respeito ao tratamento?**

    Pacientes, médicos ou pessoas envolvidas com um novo tratamento podem desenvolver uma opinião sobre sua eficácia, facilitando a ocorrência de distorções sistemáticas, reduzindo, consequentemente, a confiança nos resultados do estudo. A melhor forma de evitar esse risco à validade é a realização de estudos duplos-cegos.

2. **Os grupos comparados eram similares no início do estudo?**

    Com o objetivo de se assegurarem quanto à validade do estudo, os leitores devem ser informados se os grupos-tratamento e controle eram similares com relação aos fatores que podem influenciar e determinar os resultados clínicos de interesse. Esses dados são obtidos através da demonstração das características basais dos grupos-tratamento e controle.

3. **Além da intervenção experimental do estudo, os grupos comparados foram tratados igualmente?**

    As formas de tratamento nos grupos-tratamento e controle podem diferir entre si de várias maneiras e essas diferenças podem também distorcer os resultados do estudo. Outras intervenções, além daquela envolvida no estudo, são chamadas de cointervenções e, quando aplicadas diferentemente aos grupos-tratamento e controle, podem alterar os resultados, tornando-se um problema principalmente quando a condição duplo-cega está ausente.

3.2 RESULTADOS

1. **Quais foram os resultados?**

    Havendo validade, devemos partir para a análise dos resultados do estudo (Quadro 10.3).

> **QUADRO 10.3** Critérios para a avaliação crítica de um artigo sobre terapia:[6,8] quais foram os resultados?
>
> 1. Qual a dimensão (ou tamanho) do efeito do tratamento?
> 2. Qual a precisão da estimativa do efeito do tratamento?
> 3. As significâncias clínicas e estatísticas foram consideradas?

2. **Qual a dimensão do efeito do tratamento?**

    Existem várias maneiras de expressar os efeitos de um tratamento:

- redução absoluta de risco (RAR): proporção de eventos no grupo-controle menos a proporção de eventos no grupo-tratamento (p. ex.: 0,10 – 0,085 = 0,15);
- risco relativo (RR): proporção de eventos no grupo-tratamento relativa à proporção de eventos no grupo-controle (p. ex.: 0,085/0,10 = 0,85);
- redução relativa de risco (RRR): é calculada como:

$$\overline{1 - RR \times 100\%} \\ \overline{\left[1 - (0,085/0,10) \times 100\% = 15\%\right]}$$

A RRR é a medida mais comumente utilizada e usada para divulgação de resultados, significando, neste exemplo, que o novo tratamento reduziu o risco de eventos em 15% em comparação com o grupo-controle.

3. Qual a precisão da estimativa do efeito do tratamento?

A precisão de um resultado de estudo é fornecida pelo intervalo de confiança (IC) e não pelo valor de *p*, ou seja, mesmo com resultados estatisticamente significantes, podemos ter falta de precisão devido a amplos IC e, consequentemente, a importância clínica do resultado estará sujeita a esta falta de precisão.

4. As significâncias clínica e estatística foram consideradas?

Como já comentado, significância estatística é uma constatação derivada de cálculos para excluir a influência do acaso nas diferenças observadas; significância clínica vai além da aritmética e é determinada por julgamento clínico. A medida utilizada para avaliar a significância clínica é o número necessário para tratar (NNT – **comentários adiante**).

Após a determinação da magnitude e precisão do efeito do tratamento, a questão final refere-se a como aplicar os resultados do artigo aos pacientes na prática clínica.

5. Os resultados me auxiliarão no manuseio de meus pacientes?

Esta questão requer a análise quanto à aplicabilidade dos resultados e o impacto capaz de gerar na prática clínica (Quadro 10.4).

QUADRO 10.4 Critérios para a avaliação crítica de um artigo sobre terapia:[6,8] os resultados me auxiliarão no manuseio dos pacientes?

1. Os resultados podem ser aplicados no manuseio de meus pacientes?
2. Todos os objetivos clinicamente relevantes foram considerados?
3. Os benefícios do tratamento superam os riscos potenciais e os custos?

6. Os resultados podem ser aplicados no manuseio de meus pacientes?

Se os pacientes preencherem os critérios de inclusão e exclusão estabelecidos pelo estudo em questão, não há muita discussão quanto à aplicabilidade dos resultados. Entretanto, se este não for o caso, tornam-se necessários outro julgamento e outra análise, principalmente quando os resultados globais do estudo não demonstram diferenças significativas e, por meio de análises de subgrupos realizadas posteriormente (sem hipótese pré-especificada), evidencia-se que determinados subgrupos de pacientes se beneficiam do tratamento.

7. Todos os objetivos clinicamente relevantes foram considerados?

O que se torna necessário é a evidência de que o tratamento implementado atue positivamente em objetivos clinicamente relevantes para o paciente, como redução de hospitalização, de mortalidade ou do risco de infarto do miocárdio. A escolha e a utilização de objetivos substitutos (*surrogate endpoints*) devem ser cuidadosas, devendo não apenas refletir o objetivo principal como assegurar que a interferência positiva de um tratamento sobre um objetivo substituto apresente igual interferência sobre o que se procura substituir (p. ex.: mortalidade).[6,8,9]

8. Os benefícios do tratamento superam os riscos potenciais e os custos?

Quanto maior a possibilidade de um paciente apresentar um evento não tratado, mais provável é o benefício do tratamento e menos pacientes deverão ser tratados para prevenir um evento. Análises econômicas, principalmente de custo-efetividade, são recomendadas.

Em resumo, a aplicação dos resultados de estudos clínicos requer não somente conhecimento dos estudos, mas interpretação cuidadosa no exame da consistência dos resultados. A avaliação crítica da literatura envolve outros temas discutidos adiante.

4 ESCOLHA DE MEDICAMENTOS BASEADA EM EVIDÊNCIAS

Frequentemente, na prática diária, deparamos com o momento de prescrever uma nova medicação ou escolher uma medicação dentro de uma classe com várias opções.

Dois conceitos são importantes nesse ponto: eficácia e efetividade, os quais não são sinônimos. Eficácia de uma medicação pode ser definida como seu efeito observado no mundo controlado dos ensaios clínicos – é todo o benefício que se pode alcançar no ambiente do estudo. Já efetividade se refere ao benefício alcançado com seu uso no mundo real. Nem sempre um medicamento será tão efetivo quanto eficaz.

Podemos basear a decisão clínica sobre a terapia farmacológica em duas perguntas:

a. o medicamento prescrito trará benefício para o paciente?
b. em determinada classe de medicamentos, existe vantagem de uma droga sobre outra?

Quando um ensaio clínico evidencia resultado positivo estatisticamente significativo a favor de uma nova medicação em relação ao placebo, devemos inicialmente checar a validade interna e externa do estudo e se de fato há significância clínica, como descrito anteriormente. Em seguida, é importante considerar as medidas de benefício clínico – dentre elas, as de maior aplicabilidade são a redução absoluta do risco (RAR), número necessário para tratar (NNT) e número necessário para dano (NNH, do inglês *number needed to harm*).

Essas variáveis podem ser obtidas por meio das fórmulas apresentadas na Figura 10.2.

A RAR representa a dimensão absoluta do benefício do medicamento em estudo, e, por meio dela, podemos calcular uma medida que traz informações ainda mais claras – o NNT. Um NNT de 10, por exemplo, significa que é necessário tratar 10 pacientes com o medicamento em questão para evitar um episódio do desfecho analisado. Assim, temos uma ideia objetivo da dimensão do benefício clínico da intervenção. Da mesma forma, calcular o NNH pode ser útil para novos medicamentos com resultados negativo ou para estimar a importância clínica dos efeitos colaterais observados nos ensaios clínicos.

Após análise crítica da qualidade da evidência e, existindo evidência confiável, mensuração do benefício clínico pelas variáveis mencionadas, podemos, então, tomar a decisão quanto à prescrição de um novo medicamento.

Se o interesse é apenas o efeito de classe, a escolha deve considerar a qualidade das evidências a favor de cada medicamento e a dimensão do benefício de cada um (NNT). Outras variáveis para a decisão clínica são comodidade posológica, perfil de eventos adversos, interação medicamentosa e custo, como listado no Quadro 10.5. Em posse de todas essas informações, é possível a tomada de decisão de forma individualizada, com benefício para a maior parte dos pacientes.

QUADRO 10.5 Parâmetros para escolha racional de medicamentos

Farmacodinâmica	• Eficácia (desfechos substitutos, morbidade, mortalidade)
Farmacocinética	• Via de administração • Frequência das dosagens • Interação medicamentosa
Tolerabilidade	• Segurança • Efeitos colaterais
Custo	• Por dose • Por tratamento (incluindo equipe multiprofissional/custo laboratorial)

Fonte: Modificado de Brown, 2003.[10]

5   TESTES DIAGNÓSTICOS

A interpretação adequada dos resultados de testes diagnósticos também é fundamental na tomada de decisão clínica. Um diagnóstico equivocado certamente gera um tratamento igualmente equivocado. As evidências referentes aos testes diagnósticos são, em geral, com validade, relevância e aplicabilidade algo limitadas, e, algumas vezes, com tendência a vieses, mas com os dados disponíveis, podemos considerar algumas variáveis de interesse para sua interpretação: sensibilidade; especificidade; valor preditivo positivo; valor preditivo negativo; razão de verossimilhança positiva; e razão de verossimilhança negativa. A forma para calcular cada uma dessas variáveis está contida na Figura 10.3.[11]

$$RAR = I_{ne} - I_e$$

$$NNT = 1 \mid RAR$$

$$NNH = 1 \mid I_e - I_{ne}$$

FIGURA 10.2 Fórmulas para cálculo de medidas de benefício clínico. I_e: incidência do desfecho analisado no grupo exposto ao tratamento; I_{ne}: incidência do desfecho analisado no grupo não exposto ao tratamento.

Cálculo dos parâmetros de acurácia de um teste diagnóstico

	Doentes	Não doentes
Teste Positivo	Verdadeiro positivos a	Falso positivos b
Teste Negativo	Falso negativos c	Verdadeiro negativos d

Sensibilidade = a/(a+c)
Especificidade = d/(b+d)
VPP = a/(a+b)
VPN = d/(c+d)
Razão do Verossimilhança Positiva = (1- sensibilidade)/especificidade
Razão de Verossimilhança Negativa = sensibilidade/(1-especificidade)

FIGURA 10.3 Cálculos dos parâmetros de acurácia de um teste diagnóstico.

Sensibilidade é a proporção de pacientes doentes com teste positivo, ou seja, é a acurácia entre os que possuem a doença. Especificidade é a proporção de pacientes sadios com teste negativo. Ambas são características intrínsecas dos testes diagnósticos, geralmente expressas em porcentagem e não afetadas pela prevalência da doença.

Valor preditivo positivo (VPP) é a proporção de pacientes com teste positivo que realmente são portadores da doença em questão. Valor preditivo negativo (VPN) é a proporção de pacientes com teste negativo que realmente são saudáveis. O valor preditivo sofre influência direta da prevalência da doença na população estudada – de forma geral, quanto maior a prevalência, maior o VPP e quanto menor a prevalência, maior o VPN. VPP e VPN também são, geralmente, expressos como porcentagens.

Razão de verossimilhança é comparação entre a probabilidade de um dado resultado do teste (positivo ou negativo) ser encontrado em um paciente doente comparado com a probabilidade de o mesmo resultado ser encontrado em um paciente sadio. Pode ser, portanto, calculado para resultados positivos (razão de verossimilhança positiva – RVP) ou resultados negativos (razão de verossimilhança negativa – RVN). Essas variáveis contêm o mesmo tipo de informação da sensibilidade e da especificidade, porém podem ser usadas para cálculo da probabilidade pós-teste a partir daquela pré-teste (prevalência), daí sua inovação e utilidade. Nesse sentido, essa é a medida mais importante em um estudo com enfoque diagnóstico.

Não raramente encontramos situações na prática diária em que a realização de um teste diagnóstico ou a consideração de um dado de anamnese ou exame físico foi fútil, não alterando a probabilidade de acerto diagnóstico para o paciente em questão. Matematicamente, a razão de verossimilhança para esse teste é igual a 1, ou seja, a chance de se encontrar um resultado positivo em pacientes doentes é exatamente a chance de encontrar o mesmo resultado em outro não portador da doença investigada. De forma prática, portanto, testes com razão de verossimilhança maior que 1 aumentam a probabilidade de doença após seu resultado e teste com razão de verossimilhança menor que 1 diminuem a probabilidade de doença após seu resultado.

À beira do leito, podemos aplicar os resultados das razões de verossimilhança rapidamente, tendo em mãos os dados sobre sensibilidade e especificidade do teste a ser aplicado. Após cálculo da RVP ou RVN, a Tabela 10.1 nos auxilia demonstrando a mudança porcentual esperada na probabilidade da doença após a obtenção do resultado, conforme descrito por McGee.[12]

Do exposto, depreendemos que o uso de dados clínicos ou de testes diagnósticos com RVP ou RVN entre 0,5 e 2 não altera de forma importante a probabilidade de doença, tendo pouca diferença na decisão clínica e sendo raramente úteis.

TABELA 10.1 Razões de verossimilhança e estimativas à beira do leito

RAZÃO DE VEROSSIMILHANÇA	MUDANÇA APROXIMADA NA PROBABILIDADE DA DOENÇA (%)
Valores entre 0 e 1 diminuem a probabilidade de doença	
0,1	−45
0,2	−30
0,3	−25
0,4	−20
0,5	−15
1	0
Valores > 1 aumentam a probabilidade de doença	
2	+15
3	+20
4	+25
5	+30
6	+35
7	
8	+40
9	
10	+45

Fonte: Modificada de McGee, 2002.[12]

6 | REVISÕES E METANÁLISES

Revisões dos resultados da pesquisa clínica tornaram-se essenciais para que os médicos possam manusear a inundação crescente de informações, veiculadas por via escrita ou eletrônica, como também identificar áreas potencialmente fecundas para novas investigações científicas. Apesar da utilidade das revisões, existe um amplo espectro separando-as, podendo variar desde narrativas anedóticas de revisão até revisões sistemáticas de estudos bem conduzidos com poder estatístico adequado.

Apesar de os termos "revisões" e "metanálises" serem utilizados indiscriminadamente como se fossem estratégias similares, existem diferenças fundamentais entre eles que permitem melhor caracterização, compreensão e, consequentemente, utilização mais adequada.

1. Revisão sistemática: método quantitativo e qualitativo de combinar estudos similares, proporcionando maior poder estatístico e precisão da estimativa de riscos e benefícios, redução de vieses, além de aumento da confiabilidade e acurácia das recomendações. Pressupõe avaliação crítica metodológica dos estudos incluídos.
2. Metanálise: conjunto de métodos estatísticos para combinar e sumarizar os resultados de vários estudos similares.

3. **Revisão não sistemática ou narrativa:** processo em que a seleção de estudos ocorre sem critérios de inclusão sendo a qualidade metodológica desconhecida. Não é recomendada para tomada de decisão clínica e, geralmente, apresenta as seguintes características: qualidade metodológica pobre; fonte definida por vieses; e validade duvidosa das conclusões.

Desde que conduzidas de modo adequado, revisões sistemáticas promovem uma integração eficiente da informação existente, fornecendo, por consequência, dados robustos para a tomada de decisão clínica.

Para que se considere uma revisão sistemática relevante, algumas questões devem ser esclarecidas:

- a pesquisa por evidências foi razoavelmente abrangente?
- os vieses na seleção de artigos foram evitados?
- a validade de cada artigo foi checada?
- os resultados dos estudos relevantes foram combinados apropriadamente?
- as conclusões são baseadas em dados e análises citadas na revisão?

4. **Limitações (Quadro 10.6):** assim como as demais estratégias de pesquisa epidemiológica, as revisões sistemáticas devem ser analisadas não apenas quanto às respectivas racionalidade e aplicação, mas, principalmente, considerando os aspectos relacionados às limitações potenciais e inerentes do procedimento, evitando extrapolações questionáveis e sujeitas a críticas de confiabilidade e validade.

Existem revisões sistemáticas estabelecidas como a melhor evidência científica de benefício de determinada intervenção terapêutica, entretanto, outras existem apenas para sinalizar quanto à direção de um benefício potencial, não apresentando robustez e confiabilidade suficientes para permitir recomendações em cardiologia.

Em relação às metanálises, deve-se ter cuidado com os resultados das análises estatísticas. O fato de haver combinação de diversos estudos com metodologia nem sempre semelhante limita sua aplicabilidade e, além disso, suas conclusões estatisticamente significativas podem, com frequência, carecer de significância clínica.

QUADRO 10.6 Limitações das revisões sistemáticas
1. Pesquisa retrospectiva
2. Qualidade dos estudos
3. Heterogeneidade metodológica e clínica entre os estudos combinados: princípio *adding apples and oranges*
4. Combinação inapropriada dos estudos (análise estatística inadequada)
5. Viés de publicação (em geral, estudos com resultados negativos são menos publicados do que estudos positivos)
6. Viés do observador (quais estudos incluir?)

Todo médico deve estar preparado para avaliar criticamente as informações disponíveis na literatura, incluindo as revisões sistemáticas. Geralmente, revisões sistemáticas constituem uma estratégia útil para avaliação e descrição de efeitos de tratamentos. Entretanto, a compreensão de suas vantagens e limitações torna-se fundamental para a utilização apropriada do método.

7 ANÁLISE ECONÔMICA

Após toda a avaliação descrita, uma última pergunta cabe antes da tomada de decisão clínica: a intervenção planejada é custo-efetiva? O termo "eficiência" é usado como sinônimo de custo-efetividade. Buscamos, portanto, decisões clínicas que, além eficazes e efetivas, sejam eficientes.

Quando aplicar e considerar uma análise econômica? Se uma intervenção se prova mais efetiva e menos cara, obviamente deve ser implementada na prática diária. Contudo, se um tratamento é menos efetivo e mais caro, deve ser rejeitado. É para os outros cenários que se deve considerar a análise econômica, como ilustrado na Figura 10.4.

Existem múltiplas maneiras de conduzir estudos de análise econômica com diferentes objetivos, porém sua metodologia não faz parte do escopo deste capítulo.

O principal componente das análises econômicas com significado prático para clínicos e gestores em saúde é o que se costuma designar "análise de custo-utilidade", a qual avalia não só o

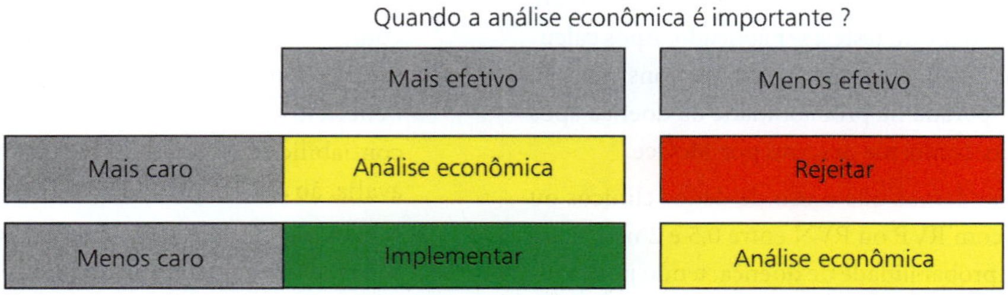

Quando a análise econômica é importante?

	Mais efetivo	Menos efetivo
Mais caro	Análise econômica	Rejeitar
Menos caro	Implementar	Análise econômica

FIGURA 10.4 Quando a análise econômica é importante?

impacto das intervenções na sobrevida, mas também na qualidade de vida dos pacientes. A variável numérica derivada dessa análise denomina-se "QALY – *Quality-adjusted life year*", ou anos de vida ajustado para a qualidade. O custo de um QALY é frequentemente avaliado para que se tome a decisão se uma estratégia deve ou não ser implementada. O limiar superior para rejeição de um tratamento (rotular o mesmo como *não eficiente*) deve ser definido para cada país, considerando sua situação social e renda *per capita*. Nos Estados Unidos, um custo de até US$ 50 mil por QALY é tido como aceitável para novas intervenções, e já se constatou que a maioria dos novos tratamentos que vêm sendo aceitos no mercado tem custo estimado entre US$ 50 mil e US$ 100 mil por QALY.[13]

8 CONCLUSÃO: DECISÃO CLINICA

Como vimos, a decisão clínica deve se basear em múltiplas análises consecutivas que devem fazer parte da rotina do médico. A Figura 10.5 resume todos os tópicos abordados na ordem adequada para a melhor decisão clínica baseada em evidências.

REFERÊNCIAS BIBLIOGRÁFICAS

1. Evidence-Based Medicine Working Group. Evidence-Based Medicine. A New Approach to Teaching the Practice of Medicine JAMA. 1992;268(17):2420-2425.
2. Woolf SH. The Meaning of Translational Research and Why It Matters. JAMA. 2008 Jan 9;299(2):211-3.
3. Yusuf S, Hawken S, Ounpuu S, Dans T, Avezum A, Lanas F et al. Effect of potentially modifiable risk factors associated with myocardial infarction in 52 countries (the INTERHEART study): case-control study. Lancet. 2004;364(9438):937-52.
4. Freedman ND1, Park Y, Abnet CC, Hollenbeck AR, Sinha R. Association of coffee drinking with total and cause-specific mortality. N Engl J Med. 2012 May 17;366(20):1891-904.
5. Yusuf, Kitching AD - From journal to bedside: application of clinical trial results to individual patients. Evidence-based cardiovascular medicine 1997; 1: 29-31.
6. Avezum A - Cardiologia baseada em evidências e avaliação crítica da literatura cardiológica: princípios de epidemiologia clínica aplicados à cardiologia. Rev Soc Cardiol. Estado de São Paulo 1996; 3: 241-59.
7. Guyatt GH, Sackett DL, Cook DJ - For the evidence-based medicine working group. User's guides to the medical literature; II. How to use an article about therapy or prevention - A. Are the results of the study valid? JAMA 1993; 270: 2598-601.
8. Guyatt GH, Sackett DL, Cook DJ - For the evidence-based medicine working group. User's guides to the medical literature; II. How to use an article about therapy or prevention - B. What were the results and will they help me in caring for my patients? JAMA 1994; 271: 59-63.
9. Yusuf S, Wittes J, Probstfield J, Tyroler HA - Analysis and interpretation of treatment effects in subgroups of patients in randomized clinical trials. JAMA 1991; 266: 93-8.
10. Brown MJ. A rational basis for selection among drugs of the same class. Heart. 2003;89:687-694.
11. Moore A, McQuay H. Bandolier's Little Book of Making Sense of the Medical Evidence. Oxford University Press, Oxford. 2006.

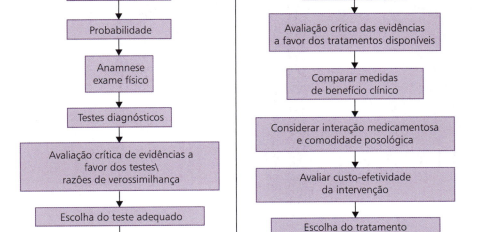

FIGURA 10.5 Decisão clínica baseada em evidência.

12. McGee S. Simplifying likelihood ratios. J Gen Intern Med. 2002 Aug;17(8):646-9.
13. Center for the Evaluation of Value and Risk in Health. The cost-effectiveness analysis registry [Internet]. (Boston), Institute for Clinical Research and Health Policy Studies, Tufts Medical Center. Available from: www.cearegistry.org Acessado em 09/03/2014

HISTÓRIA E EXAME CLÍNICO 11

Alfredo José Mansur

---

1. Introdução
2. O exame clínico ainda é necessário?
3. Etapas do exame clínico
   - 3.1 Individualidade
   - 3.2 Ouvir
   - 3.3 Tempo
   - 3.4 Tocar
   - 3.5 Inserção cultural
4. História e exame clínico

4.1 História clínica
4.2 Antecedentes hereditários e familiares
4.3 Exame físico geral
5. Poder diagnóstico
   - 5.1 Pacientes assintomáticos
   - 5.2 Limitações e alcance do exame clínico
   - 5.3 Medicina intensiva
   - 5.4 Riscos associados ao uso de testes excessivos
6. Referências bibliográficas

---

1 INTRODUÇÃO

O exame clínico de pacientes foi enriquecido nas últimas décadas com a progressiva fundamentação científica da Medicina e com a incorporação de novas tecnologias de diagnóstico de doenças e de tratamento de doentes. As novas tecnologias têm custo, muitas vezes, alto e os recursos econômicos são limitados. Em geral, a disponibilidade de recursos não acompanha o aumento da demanda por incorporação de novas tecnologias e dos custos, de tal modo que se estabelece intrincada equação de gerenciamento em diferentes níveis, desde o paciente individual até os sistemas de saúde de variada abrangência, pública ou privada, local, regional ou nacional, por sua vez modulados por fatores genéticos, antropológicos, culturais e epidemiológicos. O exame clínico na Medicina atual se insere nesse contexto. Serão examinados, em seguida, aspectos selecionados do exame clínico, originários da observação cotidiana à luz de literatura pertinente, do seguinte modo:

1. É o exame clínico ainda necessário?
2. Etapas do exame clínico.
3. História e exame clínico.
4. Poder diagnóstico.

2 O EXAME CLÍNICO AINDA É NECESSÁRIO?

A ampliação da atuação médica cardiológica e as novas tecnologias repercutiram na natureza da prática cardiológica.[1] Foi sugerida categorização dos cardiologistas de acordo com a área de atuação:[2]

a. Cardiologistas gerais, que cuidam de pessoas sob risco ou portadores de doença cardíaca no longo prazo; já se cogitou a carência desses profissionais.

b. Cardiologistas que fazem procedimentos invasivos de alta tecnologia (p. ex.: cineangiocoronariografia e intervenções associadas, estudo eletrofisiológico, entre outros).

c. Cardiologistas que atuam em procedimentos não invasivos de alta tecnologia (p. ex.: ecodopplercardiografia, medicina nuclear, ressonância magnética, entre outros). Em certo sentido, a ampliação da prática que aprofundou a capacidade de escrutínio a restringiu em áreas de atuação mais delimitadas e específicas.[3]

A disponibilidade tecnológica real ou virtual, ainda que nem sempre disponível, é onipresente na literatura científica, nos congressos de especialidades e nas peças de marketing, de tal forma que moldam a cultura cardiológica atual e suscita questionamentos em diferentes ambientes socioculturais por diferentes razões.

Um dos questionamentos que não querem calar é: o exame clínico ainda necessário?[4,5,6,7] O tratamento de pacientes poderia ser comprometido pelo fato de se substituir a relação médico-paciente tradicional pela tecnologia?[8] Ou teria o exame clínico, método original e arquetípico da Medicina, sido superado?[3] Não bastaria fazer rastreamentos populacionais com base em exames complementares ou ditar protocolos, diretrizes, *guidelines*, que, aplicados para a população ou para serviços, uniformizariam os diagnósticos e tornariam o exame clínico dispensável?

O questionamento traz o falso antagonismo[3] entre o exame clínico e as ferramentas tecnológicas; estas podem ser úteis e pertinentes no paciente individual guiadas pelo exame clínico. O exame clínico tem por fundamento o conhecimento médico e permaneceu no decorrer do tempo; por isso pode receber o epíteto de antigo, que, às vezes, se apõe ao conceito de ultrapassado.[3,5,9] Contudo, o que é recente – no caso, tecnologia – pode, tão somente por nova, ser considerada superior.[10] A dimensão econômica não é ausente desse cotejo.[3,4] Além disso, há o fascínio e o glamour tecnológicos.[1,5,11] E, se a clínica já foi dita soberana, a tecnologia é poderosa.[12,13]

Atenuar a importância de história e exame clínico e privilegiar métodos que empregam alta tecnologia pode ser entendido como progresso científico e tecnológico,[14] tanto por pacientes como por médicos. Defender o exame clínico não significa nostalgia, mas ciência;[14] não reconhecer o exame clínico na sua alta valia compromete os fundamentos da Medicina.[14] Obviamente, deve-se adotar os avanços científicos e tecnológicos na prática, mas deve-se também manter o que é, há tempos, muito valioso.[1,3] Não se deve confiar em informações de quem não tem o treinamento apropriado para tomar decisões sobre os pacientes[3] – a referência foi feita a ultrassonografistas não médicos com 2 anos de treino na área. Admite-se também que o uso ou interpretação inadequados de exames de alta tecnologia pode levar a caminhos diagnósticos ou terapêuticos impróprios,[4,15,16] e, por essa razão, algumas iniciativas desaconselham a realização de determinados testes como *screening* sem a indicação clínica, inclusive na área cardiológica.[16,17,18] Curiosamente, especialistas em imagenologia cardíaca não invasiva, reunidos para avaliar o seu uso, manifestaram preocupação com o fato de exames de imagem indicados como rotina, em vez de indicados quando a história clínica detalhada foi obtida antes da indicação do exame.[17] O exame clínico também goza de alta disponibilidade – sempre possível onde o médico está,[18] o que não acontece com os recursos tecnológicos, quanto mais caros e complexos, mais exigentes nas suas instalações e restritos na disponibilidade.

A dimensão científica do exame clínico é evidente, pois é o método da prospecção empírica da realidade primeira do clínico, que é o paciente na sua plenitude humana normal ou patológica. Uma das dificuldades de julgamento de profissionais experientes ocorre quando devem tomar decisões com base em informações sobre pacientes obtidas por profissionais menos experientes ou não familiarizados com aquelas observações.[19] Na Medicina científica, com base necessariamente empírica, o exame do paciente é o dado inicial que permite a elaboração de diagnóstico e de terapêutica. Ainda que cultivado nas escolas de Medicina, nos cursos após a graduação não é sistematicamente reiterado.[20] É curiosa a hipótese de que, tendo a Medicina científica sido alçada a condição de ciência absoluta, a possibilidade de incerteza associada ao exame clínico traz desconforto aos médicos, desvalorizando o exame clínico.[15,16]

O exame clínico pode ser também entendido como o padrão de referência para os processos diagnósticos e terapêuticos em Medicina, graças aos requintes lógicos da sua essência, que integram e dão eixo a toda sorte de contribuições científicas e práticas, entre outras:

a. O exame clínico é maleável, isto é, o bom método permite que se adapte à queixa e à história de cada paciente. Um exemplo pode ser oferecido no caso de diferentes doenças em diferentes pacientes se manifestarem com diferentes densidades de dados diagnósticos na história clínica, no interrogatório, nos antecedentes e no exame físico. Em alguns casos, a história pode ser mais decisiva (p. ex.: angina progressiva), em outros, pode surgir no interrogatório (p. ex.: dispneia súbita transitória depois de longo período de imobilidade), nos antecedentes (p. ex.: sintomas considerados atípicos em pacientes com forte história familiar de morte súbita) e exame físico (p. ex.: pulso parvo e tardo de estenose aórtica em paciente com dispneia). O bom método do exame clínico permite angariar, em cada situação clínica de cada paciente, a informação diagnóstica mais relevante.

b. O exame clínico não se restringe a uma única categoria de informação, mas aglutina todos os dados disponíveis, passados e atuais, do modo mais informativo, abrangente e representativo possível da realidade orgânica do paciente. Por exemplo, dependendo do conjunto de dados do paciente, o mesmo sintoma (dor anginosa, dispneia) orienta diagnósticos etiológicos diferentes.

c. O exame clínico não retrata apenas um momento do paciente (como fazem os exames complementares), mas abarca toda sua evolução até o momento do exame. Na eventualidade de surgir novo dado relevante, tal achado pode ser incorporado imediatamente no raciocínio diagnóstico e, às vezes, até reformular a interpretação de todos os dados anteriores disponíveis até aquele momento.

d. O exame clínico reúne e hierarquiza os dados de acordo com a necessidade e a preferência de cada paciente.

e. O exame clínico permite integrar a unicidade do paciente, prevenindo que o paciente seja restrito a um órgão, um resultado de exame ou a uma imagem.[16]

f. A interação médico-paciente, que se inicia com o exame clínico, pode estar associada com o efeito placebo (positivo) ou com o efeito nocebo (negativo), o que significa dizer que não é inócua a interação médica no exame clínico, e é reconhecida como fenômeno real comum na prática.[21]

A aspiração humana pelo conhecimento e, particularmente, a busca do conhecimento médico para cuidar de pacientes podem ser entendidas como perenes na história da cultura. Contudo, as tecnologias tendem a ser específicas e transitórias – trazem conhecimento, às vezes esse conhecimento é incorporado e as tecnologias tornam-se, com o tempo, obsoletas (p. ex.: a fonocardiografia),[4] ainda que tenham os seus momentos de contribuição ao conhecimento, além do alcance econômico. Esse alcance torna o exame clínico indispensável, mesmo nos dias atuais;[4] na ausência dele, pode ser muito difícil tomar decisões diagnósticas e terapêuticas a respeito de pacientes e, se tal ocorresse, poderia colocar o paciente sob risco de decisões com fundamentação inadequada.[4] Entretanto, a disponibilidade de recursos tecnológicos, apropriadamente guiados pelo bom exame clínico, amplia e aprofunda o alcance do exame clínico.[3,4,5]

3 ETAPAS DO EXAME CLÍNICO

Após a identificação do paciente, o exame clínico se organiza em uma sequência,[22] que pode ser sintetizada em duas grandes etapas: uma na qual o médico se coloca em uma polaridade receptiva (queixa e história clínica), na qual o ouvir é o aspecto nuclear; e outra, na qual o médico se coloca em polaridade mais ativa, na qual se buscam informações (etapas subsequentes, que começam no interrogatório, passam pelo antecedentes hereditários, familiares e pessoais, hábitos e exame físico). Alternativamente, poder-se-ia dizer que em uma etapa são recolhidas informações fornecidas pelos pacientes e, na outra, as informações complementares são ativamente buscadas pelo médico.

Tal sequência garante ao exame clínico eixo lógico que permite compor as informações obtidas de modo compreensível, até a incorporação de outras informações obtidas por meio de exames complementares e tecnologia, diagnóstico e tratamento.[4]

3.1 INDIVIDUALIDADE

Convencionou-se que médicos podem atuar profissionalmente no cuidar de pessoas individuais ou no cuidar de conjunto ou população de pessoas; no primeiro caso, são os clínicos que atuam com pacientes individuais; e, no segundo, aqueles que se dedicam, por exemplo, à saúde pública.[23]

A diferença tem implicações práticas:

a. O indivíduo não deve ser tratado como grupo (particularizar indevidamente); o grupo não deve ser tratado como indivíduo (generalizar indevidamente).
b. O conhecimento de experiência com grupos e populações é útil para compor e organizar o conhecimento, que pode ser colocado a serviço do indivíduo, mas não de forma determinista.

c. A realidade sobre a qual se debruça o exame clínico – é o indivíduo ou o paciente.
d. A primeira etapa do exame clínico é a identificação do indivíduo, isto é, o seu reconhecimento como individualidade.

O exame clínico permite:

a. Individualizar o paciente e compreendê-lo.
b. Interagir com o paciente, muitas vezes fragilizado por perguntas, dúvidas, preocupações, desconforto, dor, limitações, entre outras possibilidades; tais estados de ânimo não são perceptíveis, pelo menos por enquanto, à tecnologia, às máquinas, aos mediadores séricos e nem aos números que quantificam variáveis ou às funções matemáticas que regem as operações das máquinas ou métodos estatísticos de pesquisas.[16]
c. Obter determinadas informações médicas para o diagnóstico só obtíveis pela história clínica e que não têm expressão por meio de nenhum outro método auxiliar.
d. Conseguir determinadas informações médicas para o diagnóstico que só são acessíveis no exame físico e que não têm expressão por meio de nenhum outro método auxiliar.
e. Compor eixo de raciocínio sobre o qual os demais dados venham a ter significado.
f. Iniciar a cadeia de eventos no caso de situações que requerem diagnósticos ou tratamento de alta complexidade, além de legitimá-la de todos os pontos de vista, inclusive o ético e o científico.

3.2 OUVIR

Pacientes fazem suas narrativas a partir da própria capacidade de percepção e interpretação, de sua capacidade expressiva e obedecendo seu próprio conceito de relevância; não as fazem do modo como os médicos a ordenam posteriormente. Há muitos sintomas que são frequentes, comuns e benignos; os mesmos sintomas, em diferente contexto podem ser relevantes para o diagnóstico e podem ser indicadores de doença grave; no exame clínico o médico, continuamente, é convidado a fazer essa distinção.[24]

Cabe ao médico organizar logicamente o que ouve e estruturar de modo mais apropriado a sequência. A organização da narrativa não pode ser entendida como obrigação do paciente; no exame clínico, esta deve ser uma atribuição do médico, pois o paciente, ao narrar, não tem domínio do conhecimento nem do processo fisiopatológico ou diagnóstico do que está sendo interpretado pelo médico, e por isso está ali se submetendo ao exame clínico. Às vezes, informações ou perguntas importantes para o exame clínico surgem no final da consulta[25] e, em algumas ocasiões, até muito tempo depois de um evento, como o desencadeante de infarto do miocárdio.

Característica importante do ouvir a ser salientada: trata-se de ouvir ativo, e não ouvir resignado e socialmente polido, esperando para fazer uma interrupção; é quase um aforismo a citação "a doença frequentemente conta os seus segredos em um parêntesis casual".[25,26]

3.3 TEMPO

O tempo dedicado ao exame clínico tem diminuído recentemente.[5,16,18] Como em quase todas as atividades humanas, o exame clínico também depende da condição clínica do paciente, da sua percepção sobre a doença, da competência do médico e do tempo disponível para ser dedicado ao exame clínico.[6] Significa que há um tempo mínimo adequado para se obter a história clínica e fazer o exame clínico. Como todo paciente tem a sua identidade, e diferentes pacientes são afetados por diferentes afecções, varia o tempo necessário para cada um deles.

Na cultura contemporânea hiperpragmática, industrial, que procura tornar homogêneo e acessível o conhecimento disponível, a questão do tempo requer elaboração nem sempre simples. A irreversível informatização de processos, inclusive médicoassistenciais, criou um novo paradigma cronológico, que pode contaminar o pensamento médico, criando a expectativa de tempo sempre curto e escasso, necessidade de respostas imediatas pelos pacientes, e pensamento algoritmizado. Não deixa de ser atual a pergunta reiterada de estudantes de Medicina: por quanto tempo pacientes devem ser ouvidos? Uma recomendação erudita do ponto de vista médico foi: o tempo suficiente.[26] Evidentemente, o conceito de tempo suficiente é de apreciação tão refinada quanto a própria atuação médica.

Foi comparado o tempo médio dedicado à atenção primária de pacientes de outro país. O tempo médio aumentou 16% de 1997 (18 minutos) a 2005 (20,8 minutos). De seis indicadores de qualidade de atendimento, um deles se associou com a consulta mais longa, bem como o aconselhamento sobre cuidados com a saúde (dieta, exercício e controle de pressão arterial). Os autores contestaram a ideia de que o médico, ultimamente, dedica menos tempo aos pacientes e demonstraram que alguns indicadores de qualidade expressaram a influência do tempo, enquanto outros não retrataram tal influência.[27]

Faz parte da prática médica lidar com situações complexas ou múltiplas comorbidades, situação esta diferente de participantes de protocolos de pesquisa com critérios estritos de inclusão.[16] Contudo, particularmente em consultas ambulatoriais no sistema público, a realidade é que o tempo dedicado a cada consulta pode não ser grande (ou suficiente). Portanto, do ponto de vista médico, pode-se compreender que seja uma situação vulnerável à ocorrência de dificuldades ou erro diagnóstico.[28] A questão da duração do exame clínico é persistente para todo médico atuante; nada pode substituir o tempo que cada médico dedica ao seu paciente.[3] Enfatize-se que essa dimensão da atuação médica não deve ser terceirizada ou delegada para outros profissionais que atuam no cuidado de pacientes.[16]

3.4 TOCAR

A segunda parte do exame clínico é o exame físico, o qual pode ser categorizado em geral e especial. Nessa etapa do exame clínico, o aspecto nuclear é o médico tocar o paciente,[1,4,7,15] que pode contribuir para o conforto e restaurar a confiança do paciente;[4] o que, para muitos médicos que mencionam a própria experiência como pacientes, seria o suficiente para justificar a necessidade do exame físico.[7] Também pelo fato de tocar o paciente, além dos dados que se obtêm, a ausculta cardíaca torna-se um método solene e privilegiado de interação com o paciente.[9] Um autor conceituou como distorção o conceito de que a tecnologia permita o diagnóstico a distância, sem tocar no paciente.[15]

3.5 INSERÇÃO CULTURAL

A Medicina como atividade é exercida dentro das culturas humanas. Atualmente, há locais tão diversos, desde aqueles nos quais o acesso aos cuidados sanitários e à medicina são por demais carentes, até aqueles outros nos quais a disponibilidade de recursos humanos e tecnológicos é grande.

Cada um desses ambientes influi no exame clínico. Tal influência pode ser avaliada na dimensão cultural daquela população ou comunidade, como:

a. Ambientes endêmicos.
b. Situações dependentes de más condições sanitárias (água, esgoto, alimentação etc.).
c. Ambientes nos quais as limitações econômicas regulam a disponibilidade e o acesso a recursos.
d. Situação com boa disponibilidade de infraestrutura, serviços e de equipamentos.

Tais inserções culturais influem na educação – biocêntrica, sociocêntrica ou de medicina da sociedade de consumo.[29] Esta última dimensão pode salientar os aspectos visíveis ou materiais palpáveis da prática clínica em detrimento do exame clínico, cuja importância nem sempre é aparente para o paciente, mesmo com nível alto de educação.

4 HISTÓRIA E EXAME CLÍNICO

4.1 HISTÓRIA CLÍNICA

Permite a categorização fundamental: pacientes com queixas ou sintomas; e pacientes assintomáticos. A história é, em sua essência, uma narrativa; estudiosos salientaram que a narrativa oferece credenciais de acesso à realidade e propicia amortecedores para os extremos da possibilidade ilimitada como o escudo de Perseu, que evitava que ele fosse transformado em pedra se olhasse diretamente para a medusa.[30] O alcance de atenuar limites extremos tem todo o sentido quando se lida com desconfortos e ameaças trazidas por doenças.

A importância dada aos sintomas pelos médicos variou no decorrer da história: muito valorizados antes do século XIX, depois desvalorizado (a expressão "mero sintoma" já foi usada) quando as doenças foram atribuídas a disfunções de órgãos e sistemas; e novamente valorizados no século XX como expressão de experiência da doença pelo paciente, da cultura e do significado pessoal da doença.[31]

Atualmente, pacientes podem ter a doença diagnosticada e receber tratamento mesmo na ausência de sintomas.[31]

Admite-se que, na avaliação de sintomas comuns, a história clínica contribui com 75% ou mais para o diagnóstico, o exame físico com 10 a 15% e exames complementares, em geral, em menos de 10%.[32]

Os números se repetem – o diagnóstico pode ser predito em 74% dos pacientes internados com dispneia com dados da história clínica; a acurácia da previsão diagnóstica da história clínica pode ser da ordem de 90% a 95% quando os dados do exame físico são associados aos da história clínica; outra experiência estimou a informação diagnóstica da história clínica em 76%, exame físico em 12% e exames complementares em 11%.[14]

4.2 ANTECEDENTES HEREDITÁRIOS E FAMILIARES

Interessante estudo familiar de 412 descendentes em 8 gerações avaliou dois séculos da história de uma família na qual havia portadores da mutação V408M no exon 9 do gene do receptor da lipoproteína de baixa densidade. Verificou-se que muitos (40%) portadores de hipercolesterolemia familiar tiveram tempo de vida normal. Portanto, a história familiar permitiu uma observação interessante sobre a variabilidade genética,[33] uma leitura clínica da herança genética, em oposição à leitura determinista.

4.3 EXAME FÍSICO GERAL

Metanálise de seis estudos (36.690 participantes) demonstrou que a calvície no vértice da cabeça se associou a maior risco de doença arterial coronária; a calvície na região frontal não se associou a maior risco de doença arterial coronária. Interessante, a maior frequência de doença arterial coronária se associou com a intensidade da calvície.[34]

Estudo realizado 10.885 indivíduos da população de Copenhagen acompanhados por 35 anos revelou que achados do exame físico geral atribuídos ao envelhecimento foram associados ao maior risco de cardiopatia isquêmica e de infarto do miocárdio: calvície frontoparietal e no vértice; prega no lobo da orelha e xantelasma, isolados ou associados, associaram-se a maior risco de cardiopatia isquêmica e de infarto do miocárdio, independentemente da idade e de outros fatores de risco conhecidos de doença cardiovascular. Contudo, cabelos brancos e arco corneal não se associaram com maior risco de cardiopatia isquêmica ou infarto do miocárdio. Rugas faciais não se associaram ao maior risco de cardiopatia isquêmica ou infarto do miocárdio. Os autores sintetizaram os achados expressando que a aparência mais velha do que a idade cronológica pode ser um indicador de saúde cardiovascular insatisfatória.[35]

5 PODER DIAGNÓSTICO

A avaliação de sintomas dos pacientes é uma competência clínica essencial, e a eventual falha nessa apreciação pode ter consequências clínicas e econômicas.[20] Por exemplo, dor torácica e dispneia são percepções do paciente[4] e, do ponto de vista clínico, irrenunciáveis como expressão do paciente. Também já se indagou se teriam os algoritmos substituído o julgamento clínico, permitindo que profissionais sem conhecimento bem fundamentado pudessem fazer decisões terapêuticas complexas.[8]

Por vezes, o achado do exame físico pode trazer o dado vital e salvador para o paciente, e não é possível saber quando isso ocorrerá, como na ausência de pulso em um dos membros superiores indicando uma forma de dissecção de aorta.[15]

Médicos experientes reiteram que situações que limitam o exame clínico bem feito predispõem a ocorrências não desejáveis. O estudo de 68 erros diagnósticos em 190 consultas médicas ambulatoriais realizadas no decorrer de 1 ano revelou que problemas em se obter a história clínica (56,3%), no exame físico (47,4%) ou na sequência da investigação, inclusive na solicitação de outros exames, foram as causas mais frequentes de erro diagnóstico.[28] Nesse estudo, o erro foi definido como oportunidade perdida de fazer o diagnóstico mais precoce baseado em análise retrospectiva dos registros do atendimento (prontuário eletrônico).

Nenhum médico desconhece o fato de que o exame clínico tem limitações para reconhecer as doenças nos seus embustes, como escreveu certa feita um professor de Medicina. Assim, faz parte da boa competência médica não propor ao exame clínico questões que ele não permite responder e conhecer as suas limitações na identificação de condições que fazem parte da prática clínica.

Embora o exame clínico tenha suas limitações, ele oferece informações que não são facilmente obtidas por nenhum outro exame complementar.[6,7] Por vezes, a informação obtida no exame clínico cardiológico é mais confiável do que aquela derivada de uma máquina, independentemente do preço desta.[1]

Em estudo de 100 pacientes clínicos hospitalizados durante 28 dias consecutivos, as queixas relacionadas ao aparelho cardiovascular foram mais frequentes (26%); sinais positivos ou negativos do exame físico cardiovascular foram relevantes para a decisão de tratamento do paciente.[6] Estertores na ausculta pulmonar podem anteceder a manifestação radiológica de fibrose pulmonar idiopática[36].

Estudo de 72 jovens militares encaminhados para avaliação cardiológica com o diagnóstico de sopro cardíaco revelou que a condição foi diagnosticada como funcional pelo exame clínico em 42 participantes, com poder preditivo negativo de 100%. Em outros 42 participantes, havia critérios de sopro anormal, e o ecocardiograma foi anormal em 9 deles (valva aórtica bivalvular em 3, comunicação interventricular em 3, prolapso da valva mitral com insuficiência valvar em 1, insuficiência aórtica leve de valva aórtica trivalvular em 1 e valva aórtica bivalvular associada com insuficiência aórtica e outras alterações em 1). Os autores concluíram que o exame físico foi capaz de distinguir apropriadamente o sopro funcional do sopro patológico.[37]

O transdutor ecocardiográfico não é substituto para o estetoscópio e pode dar falsos diagnósticos de doença cardíaca ("cardiopatia ecocardiográfica") para paciente que não apresenta sopro cardíaco ou regurgitação valvar mínima detectada pelo estudo com o Doppler.[9]

Outro estudo, no qual se comparou o poder diagnóstico do exame físico e do ecodopplercardiograma transesofágico de 68 voluntários saudáveis e 75 pacientes com doenças consideradas sob maior risco de valvopatia, revelou que dos 143 participantes estudados, ao menos uma forma de doença valvar foi identificada pelo exame físico em 25 (17%) e pelo ecocardiograma transesofágico em 33 (27%). Comparado com o ecocardiograma transesofágico, o exame físico demonstrou sensibilidade de 70%, especificidade de 98% e poder preditivo negativo e positivo de 92% no diagnóstico de valvopatia. Os autores concluíram que o exame físico é um método sensível e altamente específico de pesquisa de valvopatia em indivíduos sem sintomas e recomendaram de rotina o seu uso, em vez do uso rotineiro do ecocardiograma.[38]

E mais recentemente, a eventual repetição do eletrocardiograma de esforço na evolução (média 2,5 + 1,1 anos), depois de um teste inicial, particularmente quando se verificou regressão rápida das alterações eletrocardiográficas ou o teste inicial foi negativo, revelou resultados conclusivos nos pacientes que sofriam angina – isto é, na presença de sintomas; a menor idade, o sexo feminino e a maior capacidade de exercício foram preditores de testes negativos na evolução.[39] Há, na prática clínica cotidiana, evidências de que mesmo portadores de condições complexas podem se ressentir da falta de dados da história clínica.[40]

Em estudo recente feito em 442 pacientes de unidade de emergência, 87% deles com comorbidades, demonstrou-se que a história clínica permitiu 20% dos diagnósticos e, quando combinada com o exame físico, 40% dos diagnósticos, isto é, dobrou o poder diagnóstico com base nos dados da história clínica.[41]

5.1 PACIENTES ASSINTOMÁTICOS

Exames clínicos em pacientes assintomáticos são frequentemente exames de avaliação de saúde (*check up*, *screening*), muitas vezes induzidos por vivências pessoais ou por estímulos dos meios de comunicação: às vezes são feitos por decisão de programas institucionais ou empresariais.[16]

Todo *screening* tem, por definição, consequências não planejadas ou previstas e efeitos adversos;[42] o mesmo vale para os exames complementares.[32]

A avaliação de atletas pré-participação esportiva pode se beneficiar do emprego pelo médico do aparelho de ultrassonografia portátil;[43] com o seu auxílio, em um grupo de 65 atletas, o encaminhamento adicional para avaliação de especialista foi reduzida em 33% e as medidas obtidas foram comparáveis estatisticamente com as obtidas no ecocardiograma convencional.[43]

História e exame físico podem ser entendidos como produtores de menor número de falso-positivos do que, por exemplo, o eletrocardiograma como *screening* pré-participação em esportes, além de aqueles terem menor custo.[24]

Estudo conduzido na Noruega comparou 3.272 pessoas submetidos a exame ecocardiográfico para detectar doenças subclínicas com 35.689 controles, que não fizeram o exame. Não se demonstrou o benefício do ecocardiograma feito na população com o objetivo de *screening*.[44]

5.2 LIMITAÇÕES E ALCANCE DO EXAME CLÍNICO

Para o médico, o exame clínico de pacientes que o procuram diz respeito, pelo menos: a) ao paciente; b) à razão pela qual o médico foi procurado ou ao sintoma apresentado.

No que diz respeito ao paciente, atuam:

a. A percepção da dúvida, pergunta ou desconforto conscientes que são a razão da procura pelo atendimento médico.

b. Fatores inconscientes ou não compreendidos que levam à procura de atendimento.

c. A natureza da manifestação das doenças, tanto na sua intensidade, clareza de sintomas e sinais, na percepção do paciente.

d. Ausência de verbalização da queixa principal, de tal modo que o médico deve reconhecer o que não tenha sido dito.

e. A natureza e qualidade da verbalização da queixa do paciente que, muitas vezes, pode interpretar precocemente um sintoma (dispneia de embolia pulmonar por "rinite" em virtude da poluição do ar).

f. A percepção do médico em discernir a relevância da queixa para a saúde do paciente.[24]

g. Dado omisso não informado pelo paciente por não o considerar relevante.

No que diz respeito às razões pelas quais o médico foi procurado, influem:

a. Questões de acesso; o médico pode ser procurado pelo fato de ser mais acessível por variadas razões, seja no sistema público, seja no privado, até mesmo por escolha do paciente.

b. Diferentes antecedentes epidemiológicos ou experiências pessoais ou comunitárias.

Tantas particularidades, tão extensas quanto extensa pode ser a natureza humana, possibilitam que o exame clínico se depare com as mesmas vicissitudes com que se deparam o conhecimento e a experiência humana; isso não significa que a busca do conhecimento não seja necessária. Do mesmo modo, afirmar que existem limitações no exame clínico não significa dizer que ele não seja absolutamente necessário e indispensável.

Por vezes, variáveis que, por meio de máquinas são passíveis de quantificação em números ou índices qualitativos ou de tradução em imagens, são chamadas de "objetivas", enquanto os sintomas (subjetivos por causa do paciente) ou sinais (subjetivos por causa do examinador) são relegados a um plano de desvalor. Esse conceito de objetividade-subjetividade no caso do exame clínico merece cautelosa advertência.[45] Já se advertiu que a interpretação de dados considerados científicos não é de todo objetiva.[16]

5.3 MEDICINA DEFENSIVA

Em alguns países o uso excessivo de exames complementares foi reunido na denominação "medicina defensiva". Em oposição a esse conceito de que muitos exames seriam a prevenção contra reclamações de pacientes, o autor citou um médico-escritor, William Carlos Williams, que defendia a ideia de que estabelecer uma boa comunicação e ouvir atentamente seria a melhor defesa contra o risco de reclamações profissionais.[25] Às vezes, exames, além de caros, podem trazer riscos; pode ser importante para o médico ter a segurança de não indicar um teste em razão de dispor de método clínico que traz a mesma informação.[1,9]

5.4 RISCOS ASSOCIADOS AO USO DE TESTES EXCESSIVOS

Tem sido tema de discussão na literatura médica o princípio de identificar anormalidades sutis em exames complementares de indivíduos assintomáticos com exame clínico normal, particularmente na ausência de antecedentes hereditários e familiares significativos, e, com base nesses achados dos exames iniciais, prosseguir em novos testes e procedimentos diagnósticos com o objetivo de proteção contra doenças.[16]

Autores advertiram para o potencial excesso de identificação de doenças pelo excesso de exames, permitindo diagnósticos não bem fundamentados,[16,46] e até dando margem a intervenções e riscos no tratamento. Na mesma linha de pensamento, livros-texto, já de algum tempo, incorporaram o conceito de "exames não recomendados" (p. ex.: Doppler de carótidas em indivíduos assintomáticos ou angiotomografia coronária), há iniciativas que também defendem o mesmo ponto de vista dirigido para testes específicos.[47,48]

Livros-texto já incorporaram a recomendação de não indicar alguns exames complementares em indivíduos assintomáticos.[49,50] Publicações recentes trouxeram situações nas quais a indicação de exames complementares não seria a melhor escolha, considerando, inclusive, a possibilidade de eventual exame com resultado duvidoso levar, na sua sequência, a procedimentos invasivos de risco.[51]

A frequência de diagnóstico de doenças graves em exames de pacientes com baixa probabilidade pré-teste de doenças pode variar entre 0,5 e 3%, o que significa que um teste com 90% de sensibilidade e 90% de especificidade resultará em 4 a 19 falso-positivos para cada resultado positivo verdadeiro. Tal fato pode gerar uma sequência de eventos e até procedimentos invasivos, além da ansiedade provocada no paciente, que pode persistir por meses após uma investigação com resultado negativo, sugerido como "estresse pós-teste" em analogia a estresse pós-traumático.[32]

Uma das preocupações do *screening* de doenças cardíacas é que a morte súbita pode ser a primeira e única manifestação de uma doença e que recorrer a testes poderia ser mais abrangente do que se ater ao exame clínico. É conveniente o conceito de que, em virtude da variedade de condições estruturais e elétricas que contribuem para esse risco, não há uma estratégia de *screening* capaz de identificar todas as pessoas sob risco de morte súbita.[24]

Preocupações com o *screening*, incluindo o eletrocardiograma, de adolescentes antes de atividades esportivas são o alto número de falso-positivos, que resultam em testes adicionais caros ou desnecessários. A prevalência dos falso-positivos depende do critério empregado para interpretação do eletrocardiograma.[52]

Mais recentemente, têm merecido a atenção de pesquisadores as potenciais consequências (câncer) do efeito cumulativo de radiações ionizantes em baixas doses usadas em métodos atuais de imagem.[53,54,55]

REFERÊNCIAS BIBLIOGRÁFICAS

1. Chizner MA. The diagnosis of heart disease by clinical assessment alone. Dis Mon. 2002;48:7-98.
2. Hurst JW. Will the nation need more cardiologists in the future than are being trained now? J Am Coll Cardiol. 2003;41:1838-40.
3. Fuster V. A second dilemma in cardiovascular medicine. Personalized Medicine versus personal interaction with the patient. J Am Coll Cardiol 2014;64:1292-1293.
4. Flegel KM. Does the physical examination have a future? Can Med Ass J 1999;161:1117-1118.
5. Phoon CK. Must doctors still examine patients? Perspect Biol Med. 2000;43:548-61.
6. Reilly BM. Physical examination in the care of medical inpatients: anobservational study. Lancet. 2003 Oct 4;362(9390):1100-5.
7. DeMaria AN. Wither the cardiac physical examination? J Am Coll Cardiol. 2006;48:2156-7.
8. Clement DL, Cohn JN. Salvaging the history, physical examination and doctor-patient relationship in a technological cardiology environment. J Am Coll Cardiol. 1999 Mar;33(3):892-3.
9. Chizner, MA. Cardiac auscultation: rediscovering the lost art. Curr Probl Cardiol 2008;33:326-408.
10. Mansur AJ. Recente. Diagn Tratamento. 2011;16(4):177-9.
11. Décourt LV. O doente e a técnica na medicina atual. Revista do InCor 1995;2:3-4.
12. Grinberg M, Cohen C. Falando com o coração: auscultando a bioética. Rev Soc Cardiol Estado de São Paulo. 2002;12(6):805-20.
13. Grinberg M. Clínica soberana, exame poderoso, bioética suprema corte. Diagn Tratamento. 2005;10(2):104-6.
14. Bordage G. Where are the history and the physical? CMAJ. 1995;152:1595-8
15. Jauhar S. The demise of the physical exam. New Engl J Med 2006;354:548-551
16. Bobbio M. O doente imaginado: os riscos de uma medicina sem limites.São Paulo, Bamboo Editorial, 2014.

17. Mark DB, Anderson JL, Brinker JA, Brophy JA, Casey DE Jr, Cross RR,
18. Edmundowicz D, Hachamovitch R, Hlatky MA, Jacobs JE, Jaskie S, Kett KG, Malhotra V, Masoudi FA, McConnell MV, Rubin GD, Shaw LJ, Sherman ME, Stanko S, Ward RP. ACC/AHA/ASE/ASNC/HRS/IAC/Mended Hearts/NASCI/RSNA/SAIP/SCAI/SCCT/SCMR/SNMMI 2014 health policy statement on use of noninvasive cardiovascular imaging: a report of the American College of Cardiology Clinical Quality Committee. J Am Coll Cardiol. 2014 Feb 25;63(7):698-721. Schattner A. Revitalizing the history and clinical examination. Am J Med. 2012 Apr;125(4):e1-3.
19. Macartney FJ. Diagnostic logic. In: Phillips CI. Logic in Medicine. Londres, BMJ Publhishing Group, 1995:59-99.
20. Redelmeier DA, Schull MJ, Hux JE, Tu JV, Ferris LE. Problems for clinical judgement: 1. Eliciting an insightful history of present illness. CMAJ. 2001;164:647-51.
21. Olshansky B. Placebo and nocebo in cardiovascular health: implications for healthcare, research, and the doctor-patient relationship. J Am Coll Cardiol. 2007;49:415-21.
22. Mansur AJ. Sequência. Diagn Tratamento. 2011;16:79-81.
23. McDermott W. Medicine in modern society. In: Beeson PB, McDermott W. Textbook of Medicine. 14th ed. Philadelphia. WB Saunders, 1975:12-14.
24. Veter VL. Cardiac Screening before Participation in Sports. Cardiac Screening for Young Athletes before Participation in Sports Should Include a History and Physical Examination Only. New Engl J Med 2013;369:2051-2052.
25. Alpert JS. Advice to young physicians. Arch Intern Med. 2003;163:12-14.
26. Beeson PB. On becoming a clinician. In: Beeson PB, McDermott W. Textbook of Medicine. 14th ed. Philadelphia. WB Saunders, 1975:1-3.
27. Chen LM, Farwell WR, Jha AK. Primary care visit duration and quality: does good care take longer? Arch Intern Med. 2009;169:1866-72.
28. Singh H, Giardina TD, Meyer AN, Forjuoh SN, Reis MD, Thomas EJ. Types and origins of diagnostic errors in primary care settings. JAMA Intern Med. 2013;173:418-25.
29. Salgado JA. Ensino da Medicina no Brasil e em Minas Gerais. Belo Horizonte, Edição do Autor; 2013.
30. Bruner J. Fabricando histórias: direito, literatura, vida. São Paulo: Editora Letra e Voz, 2014. p. 18,62.
31. Edwards M. Symptoms. Lancet 2008;371:1157.
32. Kroenke K. Diagnostic testing and the illusory reassurance of normal results: comment on "Reassurance after diagnostic testing with a low pretest probability of serious disease". JAMA Intern Med. 2013;173:416-7.
33. Sijbrands EJ, Westendorp RG, Defesche JC, de Meier PH, Smelt AH, Kastelein JJ. Mortality over two centuries in large pedigree with familial hypercholesterolaemia: family tree mortality study. BMJ. 2001;322:1019-23.
34. Yamada T, Hara K, Umematsu H, Kadowaki T. Male pattern baldness and its association with coronary heart disease: a meta-analysis. BMJ Open. 2013;3 (4).pii: e002537.
35. Christoffersen M, Frikke-Schmidt R, Schnohr P, Jensen GB, Nordestgaard BG, Tybjaerg-Hansen A. Visible Age-Related Signs and Risk of Ischemic Heart Disease in the General Population: A Prospective Cohort Study. Circulation. 2014;129:990-998
36. Bohadana A, Izbicki G, Kraman SS. Fundamentals of lung auscultation. N Engl J Med. 2014 Feb 20;370(8):744-51.
37. Shry EA, Smithers MA, Mascette AM. Auscultation versus echocardiography in a healthy population with precordial murmur. Am J Cardiol. 2001;87:1428-30.
38. Roldan CA, Shively BK, Crawford MH. Value of the cardiovascular physical examination for detecting valvular heart disease in asymptomatic subjects. Am J Cardiol. 1996;77:1327-31.
39. Christman MP, Bittencourt MS, Hulten E, Saksena E, Hainer J, Skali H, Kwong RY, Forman DE, Dorbala S, O'Gara PT, Di Carli MF, Blankstein R. The Yield of Downstream Tests after Exercise Treadmill Testing: A Prospective Cohort Study. J Am Coll Cardiol. 2014; 63:1264-1274.
40. Allen LA, Ambardekar AV, Devaraj KM, Maleszewski JJ, Wolfel EE. Clinical problem-solving. Missing elements of the history. N Engl J Med. 2014;370:559-66.
41. Paley L, Zornitzki T, Cohen J, Friedman J, Kozak N, Schattner A. Utility of clinical examination in the diagnosis of emergency department patients admitted to the department of medicine of an academic hospital. Arch Intern Med. 2011 Aug 8;171(15):1394-6.
42. Estes NAM. Cardiac Screening before Participation in Sports – Do Not Require Young Athletes to Undergo Cardiac Screening before Participation in Sports. New Engl J Med 2013;369:2050-2051.
43. Yim ES, Basilico F, Corrado G. Early screening for cardiovascular abnormalities with preparticipation echocardiography: utility of focused physician-operated echocardiography in preparticipation screening of athletes. J Ultrasound Med. 2014 Feb;33(2):307-13.
44. Lindekleiv H, Løchen ML, Mathiesen EB, Njølstad I, Wilsgaard T, Schirmer H. Echocardiographic screening of the general population and long-term survival: a randomized clinical study. JAMA Intern Med. 2013;173:1592-8.
45. Mansur AJ. Subjetivo. Diagn Tratamento. 2005;10(1)57-58.
46. Welsh HG, Schwartz L, Woloshin S. Overdiagnosed. Making people sick in the pursuit of health. Boston: Beacon Press, 2011.
47. United States Preventive Services Task Force. Disponível em: http://preventiveservices.ahrq.gov. Acesso em 25 de outubro de 2014.
48. Chosing Wisely (ABIM Foundation). Disponível em http://www.choosingwisely.org/wp-content/uploads/2012/12/CW 5Things _ACC.pdf. Acesso em 21/10/2014.
49. Atkins D. The periodic health examination. In: Goldman L, Ausiello D. Cecil Medicine 23rd. ed. Saunders, Philadelphia, 2008.
50. Atkins D, Barton M. The periodic health examination. In: Goldman L, Schafer AI. Goldman's Cecil Medicine. Saunders, Philadelphia, 2012.
51. Qaseem A, Alguire P, Dallas P, Feinberg LE, Fitzgerald FT, Horwitch C, Humphrey L, LeBlond R, Moyer D, Wiese JG, Weinberger S. Appropriate use of screening and diagnostic tests to foster high-value, cost-conscious care. Ann Intern Med. 2012;156:147-9.
52. Corrado D. Cardiac Screening before Participation in Sports – Cardiac Screening for Young Athletes before Participation in Sports Should Include a History, Physical Examination, and ECG. New Engl J Med 2013;369:2052-2053
53. Fazel R, Krumholz HM, Wang Y, Ross JS, Chen J, Ting HH, Shah ND, Nasir K, Einstein AJ, Nallamothu BK. Exposure to low-dose ionizing radiation from medical imaging procedures. N Engl J Med. 2009;361:849-57.
54. Chen J, Einstein AJ, Fazel R, Krumholz HM, Wang Y, Ross JS, Ting HH, Shah ND, Nasir K, Nallamothu BK. Cumulative exposure to ionizing radiation from diagnostic and therapeutic cardiac imaging procedures: a population-based analysis. J Am Coll Cardiol. 2010;56:702-11.
55. Eisenberg MJ, Afilalo J, Lawler PR, Abrahamowicz M, Richard H, Pilote L. Cancer risk related to low-dose ionizing radiation from cardiac imaging in patients after acute myocardial infarction. CMAJ. 2011;183:430-6.

Decisão Clínica Usando os Métodos Diagnósticos Atuais

12

Carlos Eduardo Rochitte
João Augusto Costa Lima

---

1 Introdução
2 A evolução tecnológica
3 A escolha do método diagnóstico apropriado
4 A estatística do diagnóstico médico
5 Segurança e radiação na escolha do método diagnóstico
6 Os critérios de uso apropriado da multimodalidade de exames para detecção e avaliação de risco da doença arterial coronária
7 O impacto do diagnóstico médico no manejo e custo
8 Referências bibliográficas

1 INTRODUÇÃO

A doença cardiovascular continua afligindo o mundo com alta prevalência, morbidade e mortalidade.[1,2] No Brasil, o quadro epidemiológico é semelhante e ocorre progresso das doenças cardiovasculares em todas as sub-regiões do país e estratos socioeconômicos.[3] Em especial, a doença arterial coronária (DAC) mantém-se como principal causa de morte e de custos para o sistema de saúde no mundo e, sobretudo, nos países ocidentais. Nos próximos parágrafos, serão traçadas algumas considerações sobre como o uso de métodos de imagem não invasivos podem ser utilizados. Embora essas considerações tenham como modelo a DAC, em certa medida podem ser também extrapoladas para outras doenças cardiovasculares.

Diferentes estratégias de prevenção e tratamento precisam ser aplicadas aos indivíduos/pacientes em distintas fases da doença cardiovascular e que apresentam diferentes prognósticos e riscos de eventos cardiovasculares.

O uso de métodos de imagem tem por objetivo aumentar a capacidade da avaliação clínica e seus instrumentos na identificação da presença ou fase da doença cardiovascular nos indivíduos. Nesse sentido, dois grandes grupos de pacientes nos quais o uso de métodos de imagem tem objetivos completamente distintos podem ser considerados: indivíduos assintomáticos e sem suspeita evidente de doença cardiovascular; e pacientes sintomáticos ou com suspeita clínica de doença cardiovascular.

No primeiro grupo de indivíduos assintomáticos, o objetivo de um estudo de imagem será o da detecção de doença subclínica, detectar ou descartar a presença de doença, estimar riscos de longo prazo e ajudar a traçar um planejamento de longo prazo para prevenção de doenças futuras.

No segundo grupo, o de pacientes sintomáticos ou com suspeita de doença cardiovascular, o papel da imagem é definir o diagnóstico, estimar risco de curto prazo e propor um tratamento específico que melhore o prognóstico do paciente.

Nessa medida, são utilizados na rotina clínica os escores de risco de eventos cardiovasculares, baseados nos fatores de risco clássicos para a doença cardiovascular específica, como Framingham,[4] PROCAM,[5] SCORE,[6] entre outros. No caso da doença arterial coronária, por exemplo, o escore de risco de Framingham é, sem dúvida, o mais conhecido e utilizado.

Vive-se uma era de epidemia da doença cardiovascular, em parte relacionada aos hábitos de vida e dieta ocidentais. Parece claro que a prevenção global é a palavra de ordem atual. Algumas abordagens têm sido propostas para essa prevenção. A de menor custo e potencialmente maior efeito seria a mudança de hábitos, dieta e estilo de vida. No entanto, essa abordagem é a que obtém a menor aderência e tem alcançado resultados muito aquém do seu potencial. A terapia farmacológica preventiva ganhou muitos defensores, em especial, o conceito das polipílulas.[7] Novamente, essa abordagem é cercada de controvérsias e incertezas na sua aplicação em larga escala. A terceira abordagem é a monitorização e tratamento dos fatores de risco clássicos. Essa abordagem é a que mais exercemos na nossa prática clínica, tratando, por exemplo, as dislipidemias e hipertensão, mas, em tese e a julgar pelos limitados resultados atuais, é uma abordagem tardia e com reduzido impacto na real prevenção da doença cardiovascular que, em geral, já se encontra presente na sua forma subclínica quando esses fatores clássicos de risco cardiovascular se manifestam.

Os escores de risco para doença cardiovascular foram desenvolvidos a partir do seguimento de grandes coortes populacionais e, na melhor hipótese, servem como grosseiro preditor de risco cardiovascular individual. A idade é um fator crítico em todos os escores clínicos. Dessa forma, todos os indivíduos serão considerados de alto risco em algum momento de suas vidas, o que claramente não é verdadeiro ou apropriado para todos. Mesmo na definição dos grupos considerados de alto risco, existe um importante variabilidade e ruído nos dados. Muitos indivíduos, por exemplo, desenvolverão DAC lenta e progressivamente, enquanto noutros a doença progredirá rapidamente. Os escores de risco não são capazes de diferenciar essas duas situações em indivíduos que, em determinado momento, apresentam o mesmo risco de eventos cardiovasculares. Finalmente, o maior número absoluto de eventos ocorre, na verdade, nos grupos de baixo e intermediário risco, que são os mais numerosos, e não no grupo de alto risco.

Portanto, se a prevenção efetiva e global é o objetivo, é necessário considerar duas potenciais abordagens: tratar todos e arcar com custos e efeitos colaterais associados; ou individualizar o risco de cada um por meio de testes melhores e mais eficazes. É nesse contexto que as técnicas de imagens não invasivas se constituem em uma abordagem superior e mais eficaz para individualização dos riscos dos pacientes. Os métodos de imagem não invasiva são os testes que podemos considerar como melhores para individualizar o risco dos pacientes. Assim, de forma particular e individual, poder-se-iam definir o manejo, a prevenção e a terapêutica precoce de cada indivíduo

2 A EVOLUÇÃO TECNOLÓGICA

A evolução da tecnologia é a marca fundamental dos tempos modernos. Em medicina a história tem sido a mesma, em especial no diagnóstico por imagem não invasiva. No entanto, no início de uma nova tecnologia, observam-se reflexos distintos na cardiologia, com algumas escolas adotando rapidamente as novas tecnologias e outras mostrando uma postura mais conservadora e, em geral, justificando essa não adoção de novas tecnologias pelo seu custo ou falta de dados baseados em evidências científicas sólidas e em grande número, o que, de fato, é a regra no início da utilização de novas tecnologias.

No Brasil, a década de 1970 foi extremamente importante e viu o início da ecocardiografia, a evolução rápida da hemodinâmica diagnóstica e terapêutica com os primeiros procedimentos significativos sendo realizados nessa década. Nomes como Egas Armelin na ecocardiografia e José Eduardo Souza na hemodinâmica marcaram esses primórdios. Na década de 1980, exames de medicina nuclear passaram a ser amplamente utilizados. No final da década de 1990, métodos utilizando a ressonância magnética cardíaca começavam a ser implantados no Brasil, em especial com a revolucionária técnica de realce tardio miocárdico, capaz de identificar o infarto e a fibrose no miocárdio, trazida do exterior por egressos de importantes centros de cardiologia brasileiros. Pouco depois no início desse século, por volta de 2003, iniciaram-se, no Brasil, os estudos de angiografia coronária por tomografia computadorizada, inicialmente como tomógrafos de apenas 16 colunas de detectores, que logo foram seguidos pelos de 64 colunas de detectores. Hoje, tomógrafos com cobertura volumétrica do coração têm revolucionado a visualização não invasiva das artérias coronárias.

3 A ESCOLHA DO MÉTODO DIAGNÓSTICO APROPRIADO

O fato é que com tamanha evolução tecnológica, hoje o cardiologista tem uma enorme gama de opções de métodos diagnósticos para escolher. A escolha do método mais apropriado para determinados pacientes é uma das tarefas mais desafiadoras do cardiologista nos dias de hoje, e deve considerar os riscos para o paciente, a acurácia dos métodos para a situação clínica específica e a relação de custo-efetividade de determinado método ou abordagem diagnóstica (que pode incluir vários métodos em determinada ordem).[8-10]

Devemos traçar uma linha racional que permita ao cardiologista moderno escolher adequadamente os exames diagnósticos na sua rotina do dia a dia, visando alto poder diagnóstico e eficácia e, ao mesmo tempo, priorizando a segurança do paciente e a minimização dos custos ao sistema de saúde.

Um dos principais aspectos que devem ser considerados pelo cardiologista é a existência de dados cientificamente sólidos (em geral, estudos multicêntricos e controlados), publicados em artigos científicos que demonstrem alta acurácia diagnóstica do método de imagem. Os dados de acurácia diagnóstica são apresentados com sensibilidade, especificidade, valores preditivos negativos e positivos, baseados em uma clássica tabela 2x2 do epidemiologista. É cada vez mais comum o uso da área sob a curva ROC (*receiver-operator caracteristics*) como dado robusto de acurácia diagnóstica. É também fundamental considerar o teorema de Bayes que enfatiza que o teste diagnóstico tem sua maior utilidade nos indivíduos de probabilidade pré-teste de doença intermediária. Nesses casos, o teste poderá reestratificar os casos de probabilidade intermediária para o grupo de alta (teste positivo) e baixa (teste negativo) probabilidade. O detalhamento das bases estatísticas da interpretação da performance dos testes diagnósticos foge ao escopo deste capítulo e podem ser encontradas em referências específicas.[11-14] No entanto, uma breve discussão sobre os princípios desses métodos estatísticos pode ser encontrado no secção seguir.

4 A ESTATÍSTICA DO DIAGNÓSTICO MÉDICO

O uso intenso e cada vez mais frequente do diagnóstico por imagem e outros desenvolvimentos tecnológicos não tem sido seguido pelo real entendimento de como essas tecnologias podem afetar o prognóstico e manejo dos pacientes. Mesmo com a difusão da corrente da Medicina Baseada em Evidência, surgida na década de 1990, e ainda lutando por aceitação, o completo entendimento pelos médicos da matemática e estatística por trás desses processos e a informação adequada dos pacientes estão longe de ser alcançados plenamente. A comunicação com os pacientes por um vocabulário que eles possam entender é cada vez mais difícil nos dias atuais, e muitos médicos não têm o tempo ou a disposição para fazê-lo.

No mundo do diagnóstico médico, quase tudo se relaciona à probabilidade. São infrequentes as situações em que há um diagnóstico absoluto. O que frequentemente se tem é a melhor estimativa do que realmente está acontecendo com o paciente naquele momento. A maneira como se trabalha com essa probabilidade que muda com o tempo ou com a realização de testes foi bem definida pelo teorema de Bayes. O ponto de partida é uma probabilidade inicial (probabilidade pré-teste) de que o paciente tenha certa doença com base na sua história clínica e sintomas e, algumas vezes, como auxílio de escores de risco construídos a partir de grandes coortes (Framingham,[4] PROCAM,[5] SCORE,[6] entre outros). Então, realiza-se um teste diagnóstico voltado para aquele diagnóstico provável e, após o resultado desse teste, ter-se-á uma probabilidade diferente da inicial (maior ou menor), dependendo do resultado do teste (probabilidade pós-teste). Essa probabilidade pós-teste pode se tornar a probabilidade pré-teste para o próximo teste diagnóstico. A matemática dessas probabilidades é definida pelo teorema de Bayes. Um conceito importante associado ao teorema de Bayes é que a caracterização de um teste diagnóstico só tem valor em uma determinada situação; em especial, uma população específica, pois o teste é apenas uma parte do processo, que depende da probabilidade inicial antes do teste diagnóstico.

Do ponto de vista matemático, é necessário lidar com probabilidade e razões, uma vez que o teorema de Bayes usa razões para ser expresso. Também é preciso lidar com sensibilidade e especificidade (Figuras 12.1, 12.2 e 12.3).

O desfecho primário de interesse para qualquer avaliação da acurácia do teste são os dados necessários para preencher as tabelas de contingência 2 × 2. Ela compara os resultados de um teste índice e o teste padrão de referência em relação a um determinado limiar de diagnóstico (ponto em que os resultados são classificados como positivo ou negativo). Inclui o número de verdadeiro-positivos (VP: aqueles que têm a doença e teste positivo), os falso-positivos (FP: aqueles que não têm a doença, e têm teste positivo), falso-negativos (FN: aqueles que têm a doença e teste negativo) e verdadeiros-negativos (VN: aqueles que não

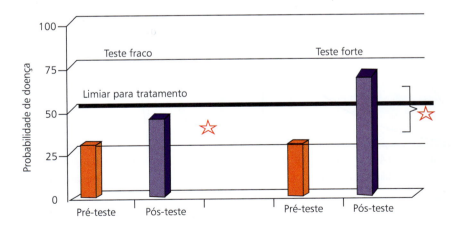

Probabilidade pré-teste abaixo do limiar de tratamento só o teste positivo ajuda

☆ Razão de verossimilhança positiva ou *positive likelihood ratio* sempre maior ou igual a 1

FIGURA 12.1 Gráfico demonstrando quando um teste diagnóstico é considerado forte ou fraco no diagnóstico de uma doença do ponto de vista da razão de verossimilhança positiva. O teste só tem valor diagnóstico se a probabilidade pós-teste ficar acima do limiar para tratamento da doença em questão.

têm a doença e têm teste negativo). Os índices mais utilizados e baseados na tabela 2x2 são mostrados na Figura 12.4.

A sensibilidade e especificidade são as medidas mais comumente utilizadas de precisão de detecção. Ambos dependem do limiar de decisão utilizado pelos leitores individuais, e, portanto, variam de acordo com a determinação de cada um dos leitores do que for considerado um teste positivo ou um teste negativo. Medidas de sensibilidade e especificidade por si só são insuficientes para determinar o verdadeiro desempenho de uma tecnologia de diagnóstico na prática clínica.

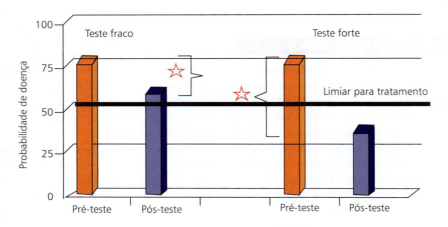

FIGURA 12.2 Gráfico demonstrando quando um teste diagnóstico é considerado forte ou fraco no diagnóstico de uma doença do ponto de vista da razão de verossimilhança negativa. O teste só tem valor diagnóstico se a probabilidade pós-teste ficar abaixo do limiar para tratamento da doença em questão.

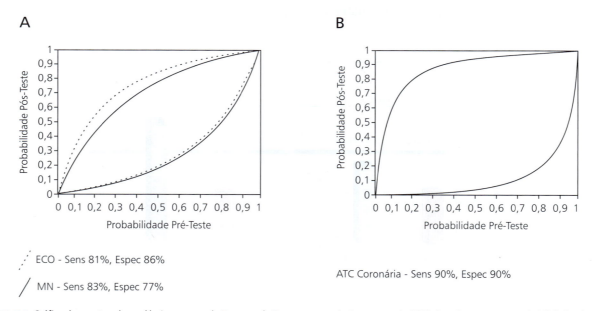

FIGURA 12.3 Gráfico demonstrando as clássicas curvas do Teorema de Bayes que correlacionam a probabilidade pré-teste com a probabilidade pós-teste. Nesse exemplo, são comparados o poder diagnóstico para doença arterial coronária de três métodos, ecocardiograma e medicina nuclear de estresse (gráfico A) e angiografia coronária por tomografia computadorizada (gráfico B), tendo a angiografia invasiva como referência. Quanto maiores a sensibilidade e a especificidade do método, maior a separação entre as curvas do resultado positivo e negativo, isto é, maior a mudança da probabilidade pré-teste para a pós-teste, seja o resultado negativo ou positivo, e, em especial, nas probabilidades pré-testes intermediárias (centro das curvas).

	Padrão de referência	
	POSITIVO	NEGATIVO
Teste índice Positivo	VP	FP
Teste índice Negativo	FN	VN

Sensibilidade = $\frac{VP}{VP+FN}$
A proporção de pessoas com a condição que tem o teste positivo.

Especificidade = $\frac{VP}{VN+FP}$
A proporção de pessoas sem a condição e que tem o teste negativo.

Acurácia Global = $\frac{VP+VN}{VP+FN+FP+VN}$
A proporção de pessoas corretamente classificada pelo teste.

Valor Preditivo Positivo = $\frac{VP}{VP+FP}$
A probabilidade da doença entre pessoas com o teste postivo.

Valor Preditivo Negativo = $\frac{VN}{VN+FN}$
A probabilidade da ausência de doença entre pessoas com o teste negativo.

Razão de Verossimilhança Positiva

$\frac{\frac{VP}{VP+FN}}{\frac{FP}{FP+VN}}$ ou $\frac{Sensibilidade}{1-Especificidade}$

Razão de Verossimilhança Negativa

A razão de verossimilhança ou likelihood ratio (LR) descreve quantas vezes mais provavelmente uma pessoa com a condição receberá um resultado específico que uma pessoa sem a condição.
Razões de verossimilhança positiva maiores que 10 ou negativas menores que 0,1 são geralmente consideradas como uma evidência de um teste eficiente.

Odds ratio ou Razão de Chances = $\frac{VPxVN}{FPxFN}$
Usado como um indicador de desempenho diagnóstico global e calculado como odds do resultado positivo entre os com a condição dividido pelo odds do resultado do teste positivo entre aqueles sem a condição.

FIGURA 12.4 A clássica tabela 2x2 do epidemiologista e os cálculos clássicos de performance diagnóstica associados a suas fórmulas e interpretação básica.

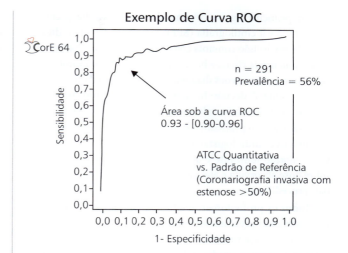

FIGURA 12.5 Exemplo de curva ROC (receiver-operator characteristics), que correlaciona a sensibilidade e (1) especificidade (falso-positivos) e da área sob a curva ROC, considerado uma das mais precisas formas de avaliar a acurácia de um método diagnóstico. Esse é um exemplo do estudo Core64 (Miller, Rochitte e colaboradores NEJM 2008), em que a angiotomografia de coronárias foi comparada contra o cateterismo invasivo no diagnóstico de doença arterial coronária obstrutiva.

As chamadas curvas ROC (*receiver operator characteristics*) são necessárias para caracterizar desempenho diagnóstico. A curva ROC mapeia os efeitos de limiares de decisão diferentes, representando todas as combinações possíveis dos vários limiares de decisão. Uma curva ROC é um gráfico da relação entre a taxa de verdadeiro-positivos (sensibilidade) e a taxa de falso-positivos (1 – especificidade). A área sob a curva ROC é considerada como a acurácia global do teste independentemente do limiar escolhido para determinar o teste positivo ou negativo. O ponto da curva mais próximo do canto superior esquerdo é considerado o ponto de melhor balanço entre sensibilidade e especificidade do método (Figura 12.5).

5 SEGURANÇA E RADIAÇÃO NA ESCOLHA DO MÉTODO DIAGNÓSTICO

Segundo o *National Council on Radiation Protection & Measurements* dos Estados Unidos, o total de exposição à radiação para a população norte-americanas causada por imagens médicas aumentou seis vezes desde 1980, embora a dose de radiação de exames individuais tenha ficado aproximadamente a mesma ou diminuído. Cerca de 40% dessa radiação médica relaciona-se à imagem cardiovascular e intervenção.[15] O aumento foi devido principalmente à maior utilização da tomografia computadorizada (TC) e medicina nuclear. Essas duas modalidades de imagem sozinhas contribuíram para 36% do total da exposição à radiação e 75% da exposição à radiação médica da população dos Estados Unidos.[15]

As abordagens principais para o aumento da segurança da radiação na imagem médica são a educação, isto é, assegurar que pacientes e médicos compreendam os benefícios potenciais e os riscos de exames de imagem que envolvem radiação ionizante; o motivo apropriado para requisição do exame, isto é, garantir que o procedimento de imagem é clinicamente necessário e adequado; e a optimização da dose de radiação, ou seja, assegurar que a exposição à radiação de imagem é mantida tão baixa quanto razoavelmente alcançável para manter a mínima qualidade diagnóstica da imagem (princípio ALARA[16]).

Em recente consenso científico do American Heart Association,[17] as recomendações para aumentar a segurança no uso de imagem médica que envolve radiação ionizante foram as sumariamente comentadas a seguir.

Em primeiro lugar, os exames de imagem cardíaca, como a tomografia e a cintilografia (SPECT), devem ter sua indicação baseada em decisão conjunta com o paciente que deve estar ciente dos potenciais riscos e benefícios esperados do exame, assim como das outras opções diagnósticas ou mesmo da não realização do exame. A decisão final deve estar de acordo com as evidências médicas atuais, valores e preferências dos pacientes.

Todos os que profissionais que solicitam o exame diagnóstico, clínicos e cardiologistas, devem conhecer quais testes envolvem radiação ionizante e quais não, assim como os conceitos sobre dose absorvida e efetiva e estimativas de doses dos principais procedimentos.

Todos os profissionais, médicos e tecnologistas, que realizam os exames precisam ter conhecimento adequado em técnicas de otimização e redução de dose mais atuais. Todos os centros de imagem cardíaca deveriam gravar os dados relacionados à dose em banco de dados apropriado para ser auditado regularmente para controle de qualidade e comparação com as doses em outros serviços ou com médias regionais, nacionais e internacionais.

6 OS CRITÉRIOS DE USO APROPRIADO DA MULTIMODALIDADE DE EXAMES PARA DETECÇÃO E AVALIAÇÃO DE RISCO DA DOENÇA ARTERIAL CORONÁRIA

Recentemente, uma nova publicação sobre os critérios de uso apropriado (do inglês, *Appropriate Use Criteria or AUC*)[18] veio orientar os profissionais que requisitam os testes para o uso adequado e racional dos múltiplos testes para doença arterial coronária estável disponíveis, com o objetivo de obter alta qualidade no cuidado de saúde da população.

As indicações foram separadas por cenários clínicos, incluindo avaliação pré-operatória, pacientes com avaliação anterior ou DAC previamente conhecida e pacientes sem avaliação prévia de DAC.

Nos pacientes sintomáticos, três critérios são fundamentais para a definição do exame a ser sugerido: a probabilidade pré-teste do paciente (pelo escore de Diamond e Forrester[19]); a interpretabilidade do ECG de repouso; e a capacidade de realizar exercício físico. De forma sumária, os testes de estresse, ECG, medicina nuclear, ecocardiograma e ressonância magnética são os mais indicados nos indivíduos com probabilidade baixa a intermediária e com capacidade de se exercitar. Nos pacientes com probabilidade intermediária a alta e sem capacidade de se exercitar, o uso apropriado tende para a tomografia coronária e a angiografia coronária invasiva (Tabela 12.1). Neste capítulo, ainda serão apresentadas as tabelas de indicação das múltiplas modalidades de exames para pacientes assintomáticos, isto é, sem sintomas ou equivalentes isquêmicos (Tabela 12.2) e outras condições cardiovasculares (Tabela 12.3). Para informações mais detalhadas em situações clínicas de pacientes em pré-operatório, pós-revascularizações miocárdicas (angioplastias com *stent* e revascularização cirúrgica) e em seguimento após realizações de exames prévios para investigação de DAC, indica-se a consulta da publicação original.[18]

7 O IMPACTO DO DIAGNÓSTICO MÉDICO NO MANEJO E CUSTO

Entre as evidências científicas disponíveis na literatura, destacam-se para a orientação do clínico na escolha dos métodos de diagnósticos, os estudos clínicos prospectivos multicêntricos, controlados e, em alguns casos, randomizados, assim como diretrizes e documentos societários sobre o uso apropriado dos testes diagnósticos.[20-27] Apenas como exemplos de estudos clínicos multicêntricos controlados, é possível citar, EchoCRT na ecocardiografia,[28] DIAD na medicina nuclear[29], os estudos Core64[30] e Core320[31] na tomografia computadorizada cardiovascular, e CE-MARC[32] na ressonância magnética cardiovascular.

Dados demonstrando efeitos positivos dos estudos diagnósticos na alteração do manejo clínico e prognóstico do paciente são cada vez mais requisitados por avaliadores de novas tecnologias e ainda, infelizmente, escassos na maioria das vezes.[33,34] Isso se deve à intrínseca dificuldade de ligar o procedimento diagnóstico à conduta clínica e, ao prognóstico do paciente, seja no aspecto mortalidade, morbidade ou qualidade de vida. No entanto, dados dessa natureza têm se acumulado paulatinamente no meio científico. Por exemplo, um registro europeu de ressonância magnética cardíaca demonstrou que mais 60% dos pacientes submetidos a essa tecnologia diagnóstica têm sua conduta clínica alterada, seja por um novo diagnóstico ou dados adicionais ao diagnóstico prévio.[35] Outros estudos têm confirmado esse achado fundamental na decisão clínica.[36]

Outros aspectos fundamentais que devem ser considerados na decisão clínica na escolha dos métodos de imagem não invasiva são o impacto econômico e os benefícios à saúde advindos do uso dessas tecnologias. Os dados sobre o impacto no prognóstico e custos na saúde pública permanecem limitados para a maioria das tecnologias de imagem não invasiva. Análises de custo-efetividade e de impacto prognóstico são em geral apresentadas como número de anos ganhos de vida, medidos em LYS (*life year saved*), QALY (*quality-adjusted lyfe year*) e ICER (*incremental cost effectiveness ratio*). O cenário atual é da disponibilidade de técnicas diagnósticas competitivas e de recursos financeiros restritos para o sistema de saúde. Há necessidade de ligar o teste diagnóstico à mudança de conduta e ao tratamento do paciente e ao prognóstico final dos pacientes, tendo sempre como pano de fundo a relação custo-efetividade (Figura 12.6). Estudos focando comparação de tecnologias competitivas[37] ou uma gama de tecnologias invasivas *versus* não invasivas[38] podem ser de grande utilidade.

TABELA 12.1 Tabela comparativa entre métodos diagnósticos indicando o grau de adequação da indicação do método (*appropriateness criteria*) na suspeita de doença arterial coronárias em indivíduos sintomáticos

SINTOMÁTICOS	ECG DE EXERCÍCIO	SPECT DE ESTRESSE	ECO DE ESTRESSE	RMC DE ESTRESSE	ESCORE DE CÁLCIO	ATC CORONÁRIA	CORONARIOGRAFIA INV.
Probabilidade pré-teste baixo de DAC	A	R	T	R	R	R	R
ECG interpretável e capaz de se exercitar							
Probabilidade pré-teste baixa de DAC	A	A	T	R	T	R	
ECG não interpretável ou incapaz de se exercitar							
Probabilidade pré-teste intermediária de DAC	A	A	A	T	R	T	R
ECG interpretável e capaz de se exercitar							
Probabilidade pré-teste intermediária de DAC		A	A	A	R	A	T
ECG não interpretável ou incapaz de se exercitar							
Probabilidade pré-teste alta de DAC	T	A	A	A	R	T	A
ECG interpretável e capaz de se exercitar							
Probabilidade pré-teste ou alta de DAC		A	A	A	R	T	A
ECG não interpretável ou incapaz de se exercitar							

A: uso apropriado; T: talvez uso apropriado; R: raramente uso apropriado; DAC: doença arterial coronária; ECG: eletrocardiograma; SPECT: cintilografia miocárdica; ECO: ecocardiograma; RMC: ressonância magnética cardiovascular; ATC: angiografia por tomografia computadorizada; Inv.: invasiva

TABELA 12.2 Tabela comparativa entre métodos diagnósticos indicando o grau de adequação da indicação do método (*appropriateness criteria*) na suspeita de doença arterial coronárias em indivíduos assintomáticos (sem sintomas ou equivalentes isquêmicos)

ASSINTOMÁTICOS (SEM SINTOMAS OU EQUIVALENTE ISQUÊMICO)	ECG DE EXERCÍCIO	SPECT DE ESTRESSE	ECO DE ESTRESSE	RMC DE ESTRESSE	ESCORE DE CÁLCIO	ATC CORONÁRIA	CORONARIOGRAFIA INV.
Risco global baixo de doença isquêmica	R	R	R	R	R	R	R
Independente do ECG interpretável ou capacidade de se exercitar							
Risco global intermediário de doença isquêmica	T	R	R	R	T	R	R
ECG interpretável e capaz de se exercitar							
Risco global intermediário de doença isquêmica		T	T	R	T	R	R
ECG não interpretável ou incapaz de se exercitar							
Risco global alto de DAC	A	T	T	T	T	T	R
ECG interpretável e capaz de exercitar							
Risco global alto de DAC		T	T	T	T	T	R
ECG não interpretável ou incapaz de exercitar							

T: talvez uso apropriado; R: raramente uso apropriado; ECG: eletrocardiograma; SPECT: cintilografia miocárdica; ATC: angiografia por tomografia computadorizada; Inv.: invasiva

TABELA 12.3 Tabela comparativa entre métodos diagnósticos indicando o grau de adequação da indicação do método (*appropriateness criteria*) no diagnóstico de três situações relevantes: diagnóstico recente de insuficiência cardíaca; avaliação de arritmias; e síncope (estes dois últimos não considerados como equivalente isquêmico)

OUTRAS CONDIÇÕES CARDIOVASCULAR	ECG DE EXERCÍCIO	SPECT DE ESTRESSE	ECO DE ESTRESSE	RMC DE ESTRESSE	ESCORE DE CÁLCIO	ATC CORONÁRIA	CORONARIOGRAFIA INV.
Diagnóstico recente de insuficiência cardíaca (função do VE de repouso previamente avaliada, mas sem avaliação de DAC prévia)							
Novo diagnóstico de insuficiência cardíaca sistólica	T	A	A	A	A	R	A	A
Novo diagnóstico de insuficiência cardíaca diastólica	T	A	A	A	R	T	T
Avaliação de arritmias sem equivalente isquêmico (sem avaliação cardíaca prévia)							
TV sustentada	A	A	A	A	R	T	A
Fibrilação ventricular	T	A	A	A	R	T	A
TV induzida por exercícios ou TVNS	A	A	A	A	R	T	A
Extrassistolia frequente	A	A	A	T	R	T	T
Extrassistolia infrequente	T	T	T	R	R	R	R
Novo episódio de fibrilação atrial	T	T	T	R	R	R	R
Pré-iniciação de terapia antiarrítmica em pacientes com risco global alto de DAC	A	A	A	A	R	T	R
Síncope sem equivalente isquêmico							
Risco global baixo de DAC	T	T	T	R	R	R	R
Risco global de DAC intermediário ou alto							

A: uso apropriado; T: talvez uso apropriado; R: raramente uso apropriado; DAC: doença arterial coronária; ECG: eletrocardiograma; SPECT: cintilografia miocárdica; ECO: ecocardiograma; RMC: ressonância magnética cardiovascular; ATC: angiografia por tomografia computadorizada; Inv.: invasiva; TV: taquicardia ventricular; TVNS: taquicardia ventricular não sustentada.

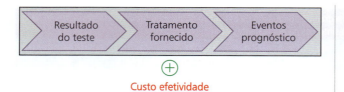

FIGURA 12.6 Esquema realçando que os principais objetivos do método diagnóstico são a melhora do prognóstico e a diminuição de eventos. Porém, entre o teste diagnóstico e o efeito no prognóstico, existe o tratamento fornecido ao paciente, o que, em última análise, definirá o prognóstico. Além disso, a relação custo-efetividade tem de ser incluída na equação de decisão de qual método diagnóstico utilizar ou se determinado método é considerado eficiente ou não.

Em conclusão, o clínico deve dominar, além do conhecimento da doença, o conhecimento detalhado dos métodos diagnósticos, os riscos envolvidos para o paciente, a performance diagnóstica comparativa dos métodos, a capacidade de cada método de modificar a conduta terapêutica, seus custos e benefícios diretos, indiretos, a curto e a longo prazo para o paciente. Também é crítico entender em que situação clínica o método diagnóstico está sendo utilizado: diagnóstico ou prevenção. Com esses procedimentos em mente, o uso apropriado de métodos diagnósticos não invasivos poderá trazer benefícios definitivos para o paciente que procura auxílio no sistema de saúde, em termos de redução de morbidade e mortalidade, melhora da qualidade de vida e potencialmente associado à redução de custo final para o sistema de saúde.

REFERÊNCIAS BIBLIOGRÁFICAS

1. Ezzati M and Riboli E. Behavioral and dietary risk factors for noncommunicable diseases. N Engl J Med. 2013;369:954-64
2. Lim SS, Vos T, Flaxman AD, Danaei G, Shibuya K, Adair-Rohani H, Amann M, Anderson HR, Andrews KG, Aryee M, Atkinson C, Bacchus LJ, Bahalim AN, Balakrishnan K, Balmes J, Barker-Collo S, Baxter A, Bell ML, Blore JD, Blyth F, Bonner C, Borges G, Bourne R, Boussinesq M, Brauer M, Brooks P, Bruce NG, Brunekreef B, Bryan-Hancock C, Bucello C, Buchbinder R, Bull F, Burnett RT, Byers TE, Calabria B, Carapetis J, Carnahan E, Chafe Z, Charlson F, Chen H, Chen JS, Cheng AT, Child JC, Cohen A, Colson KE, Cowie BC, Darby S, Darling S, Davis A, Degenhardt L, Dentener F, Des Jarlais DC, Devries K, Dherani M, Ding EL, Dorsey ER, Driscoll T, Edmond K, Ali SE, Engell RE, Erwin PJ, Fahimi S, Falder G, Farzadfar F, Ferrari A, Finucane MM, Flaxman S, Fowkes FG, Freedman G, Freeman MK, Gakidou E, Ghosh S, Giovannucci E, Gmel G, Graham K, Grainger R, Grant B, Gunnell D, Gutierrez HR, Hall W, Hoek HW, Hogan A, Hosgood HD, 3rd, Hoy D, Hu H, Hubbell BJ,

Hutchings SJ, Ibeanusi SE, Jacklyn GL, Jasrasaria R, Jonas JB, Kan H, Kanis JA, Kassebaum N, Kawakami N, Khang YH, Khatibzadeh S, Khoo JP, Kok C, Laden F, Lalloo R, Lan Q, Lathlean T, Leasher JL, Leigh J, Li Y, Lin JK, Lipshultz SE, London S, Lozano R, Lu Y, Mak J, Malekzadeh R, Mallinger L, Marcenes W, March L, Marks R, Martin R, McGale P, McGrath J, Mehta S, Mensah GA, Merriman TR, Micha R, Michaud C, Mishra V, Mohd Hanafiah K, Mokdad AA, Morawska L, Mozaffarian D, Murphy T, Naghavi M, Neal B, Nelson PK, Nolla JM, Norman R, Olives C, Omer SB, Orchard J, Osborne R, Ostro B, Page A, Pandey KD, Parry CD, Passmore E, Patra J, Pearce N, Pelizzari PM, Petzold M, Phillips MR, Pope D, Pope CA, 3rd, Powles J, Rao M, Razavi H, Rehfuess EA, Rehm JT, Ritz B, Rivara FP, Roberts T, Robinson C, Rodriguez-Portales JA, Romieu I, Room R, Rosenfeld LC, Roy A, Rushton L, Salomon JA, Sampson U, Sanchez-Riera L, Sanman E, Sapkota A, Seedat S, Shi P, Shield K, Shivakoti R, Singh GM, Sleet DA, Smith E, Smith KR, Stapelberg NJ, Steenland K, Stockl H, Stovner LJ, Straif K, Straney L, Thurston GD, Tran JH, Van Dingenen R, van Donkelaar A, Veerman JL, Vijayakumar L, Weintraub R, Weissman MM, White RA, Whiteford H, Wiersma ST, Wilkinson JD, Williams HC, Williams W, Wilson N, Woolf AD, Yip P, Zielinski JM, Lopez AD, Murray CJ, Ezzati M, AlMazroa MA and Memish ZA. A comparative risk assessment of burden of disease and injury attributable to 67 risk factors and risk factor clusters in 21 regions, 1990-2010: a systematic analysis for the Global Burden of Disease Study 2010. Lancet. 2012;380:2224-60

3. Schmidt MI, Duncan BB, Azevedo e Silva G, Menezes AM, Monteiro CA, Barreto SM, Chor D and Menezes PR. Chronic non-communicable diseases in Brazil: burden and current challenges. Lancet. 2011;377:1949-61.

4. Anderson KM, Wilson PW, Odell PM and Kannel WB. An updated coronary risk profile. A statement for health professionals. Circulation. 1991;83:356-62.

5. Assmann G, Cullen P and Schulte H. Simple scoring scheme for calculating the risk of acute coronary events based on the 10-year follow-up of the prospective cardiovascular Munster (PROCAM) study. Circulation. 2002;105:310-5.

6. Conroy RM, Pyorala K, Fitzgerald AP, Sans S, Menotti A, De Backer G, De Bacquer D, Ducimetiere P, Jousilahti P, Keil U, Njolstad I, Oganov RG, Thomsen T, Tunstall-Pedoe H, Tverdal A, Wedel H, Whincup P, Wilhelmsen L, Graham IM and group Sp. Estimation of ten-year risk of fatal cardiovascular disease in Europe: the SCORE project. Eur Heart J. 2003;24:987-1003.

7. Castellano JM, Sanz G, Fernandez Ortiz A, Garrido E, Bansilal S and Fuster V. A Polypill Strategy to Improve Global Secondary Cardiovascular Prevention: From Concept to Reality. Journal of the American College of Cardiology. 2014;64:613-621.

8. Berman DS, Hachamovitch R, Shaw LJ, Friedman JD, Hayes SW, Thomson LE, Fieno DS, Germano G, Wong ND, Kang X and Rozanski A. Roles of nuclear cardiology, cardiac computed tomography, and cardiac magnetic resonance: Noninvasive risk stratification and a conceptual framework for the selection of noninvasive imaging tests in patients with known or suspected coronary artery disease. J Nucl Med. 2006;47:1107-18.

9. Blankstein R. Cardiology patient page. Introduction to noninvasive cardiac imaging. Circulation. 2012;125:e267-71.

10. Shaw LJ, Marwick TH, Berman DS, Sawada S, Heller GV, Vasey C and Miller DD. Incremental cost-effectiveness of exercise echocardiography vs. SPECT imaging for the evaluation of stable chest pain. Eur Heart J. 2006;27:2448-58.

11. Altman DG. Practical statistics for medical research. Boca Raton, Fla.: Chapman & Hall/CRC; 1999.

12. Altman DG and Bland JM. Diagnostic tests 2: Predictive values. BMJ. 1994;309:102.

13. Altman DG and Bland JM. Diagnostic tests. 1: Sensitivity and specificity. BMJ. 1994;308:1552.

14. Deeks JJ and Altman DG. Diagnostic tests 4: likelihood ratios. BMJ. 2004;329:168-9.

15. National Council on Radiation Protection and Measurements., National Council on Radiation Protection and Measurements. Scientific Committee 6-2 on Radiation Exposure of the U.S. Population. and National Council on Radiation Protection and Measurements. Ionizing radiation exposure of the population of the United States: recommendations of the National Council on Radiation Protection and Measurements. Bethesda, Md.: National Council on Radiation Protection and Measurements; 2009.

16. Small GR, Chow BJ and Ruddy TD. Low-dose cardiac imaging: reducing exposure but not accuracy. Expert review of cardiovascular therapy. 2012;10:89-104.

17. Fazel R, Gerber TC, Balter S, Brenner DJ, Carr JJ, Cerqueira MD, Chen J, Einstein AJ, Krumholz HM, Mahesh M, McCollough CH, Min JK, Morin RL, Nallamothu BK, Nasir K, Redberg RF, Shaw LJ, American Heart Association Council on Quality of C, Outcomes Research CoCC, Council on Cardiovascular R and Intervention. Approaches to enhancing radiation safety in cardiovascular imaging: a scientific statement from the American Heart Association. Circulation. 2014;130:1730-48.

18. Wolk MJ, Bailey SR, Doherty JU, Douglas PS, Hendel RC, Kramer CM, Min JK, Patel MR, Rosenbaum L, Shaw LJ, Stainback RF, Allen JM and American College of Cardiology Foundation Appropriate Use Criteria Task F. ACCF/AHA/ASE/ASNC/HFSA/HRS/SCAI/SCCT/SCMR/STS 2013 multimodality appropriate use criteria for the detection and risk assessment of stable ischemic heart disease: a report of the American College of Cardiology Foundation Appropriate Use Criteria Task Force, American Heart Association, American Society of Echocardiography, American Society of Nuclear Cardiology, Heart Failure Society of America, Heart Rhythm Society, Society for Cardiovascular Angiography and Interventions, Society of Cardiovascular Computed Tomography, Society for Cardiovascular Magnetic Resonance, and Society of Thoracic Surgeons. Journal of the American College of Cardiology. 2014;63:380-406.

19. Diamond GA. A clinically relevant classification of chest discomfort. Journal of the American College of Cardiology. 1983;1:574-5.

20. Greenland P, Alpert JS, Beller GA, Benjamin EJ, Budoff MJ, Fayad ZA, Foster E, Hlatky MA, Hodgson JM, Kushner FG, Lauer MS, Shaw LJ, Smith SC, Jr., Taylor AJ, Weintraub WS, Wenger NK, Jacobs AK, Anderson JL, Albert N, Buller CE, Creager MA, Ettinger SM, Guyton RA, Halperin JL, Hochman JS, Nishimura R, Ohman EM, Page RL, Stevenson WG, Tarkington LG and Yancy CW. 2010 ACCF/AHA guideline for assessment of cardiovascular risk in asymptomatic adults: a report of the American College of Cardiology Foundation/American Heart Association Task Force on Practice Guidelines. Journal of the American College of Cardiology. 2010;56:e50-103.

21. Taylor AJ, Cerqueira M, Hodgson JM, Mark D, Min J, O'Gara P, Rubin GD, American College of Cardiology Foundation Appropriate Use Criteria Task F, Society of Cardiovascular Computed T, American College of R, American Heart A, American Society of E, American Society of Nuclear C, North American Society for Cardiovascular I, Society for Cardiovascular A, Interventions and Society for Cardiovascular Magnetic R. ACCF/SCCT/ACR/AHA/ASE/ASNC/NASCI/SCAI/SCMR 2010 Appropriate Use Criteria for Cardiac Computed Tomography. A Report of the American College of Cardiology Foundation Appropriate Use Criteria Task Force, the Society of Cardiovascular Computed Tomography, the American College of Radiology, the American Heart Association, the American Society of Echocardiography, the American Society of Nuclear Cardiology, the North American Society for Cardiovascular Imaging, the Society for Cardiovascular Angiography and Interven-

tions, and the Society for Cardiovascular Magnetic Resonance. Circulation. 2010;122:e525-55.
22. American College of Cardiology Foundation Task Force on Expert Consensus D, Hundley WG, Bluemke DA, Finn JP, Flamm SD, Fogel MA, Friedrich MG, Ho VB, Jerosch-Herold M, Kramer CM, Manning WJ, Patel M, Pohost GM, Stillman AE, White RD and Woodard PK. ACCF/ACR/AHA/NASCI/SCMR 2010 expert consensus document on cardiovascular magnetic resonance: a report of the American College of Cardiology Foundation Task Force on Expert Consensus Documents. Journal of the American College of Cardiology. 2010;55:2614-62.
23. Hendel RC, Berman DS, Di Carli MF, Heidenreich PA, Henkin RE, Pellikka PA, Pohost GM, Williams KA, American College of Cardiology Foundation Appropriate Use Criteria Task F, American Society of Nuclear C, American College of R, American Heart A, American Society of E, Society of Cardiovascular Computed T, Society for Cardiovascular Magnetic R and Society of Nuclear M. ACCF/ASNC/ACR/AHA/ASE/SCCT/SCMR/SNM 2009 Appropriate Use Criteria for Cardiac Radionuclide Imaging: A Report of the American College of Cardiology Foundation Appropriate Use Criteria Task Force, the American Society of Nuclear Cardiology, the American College of Radiology, the American Heart Association, the American Society of Echocardiography, the Society of Cardiovascular Computed Tomography, the Society for Cardiovascular Magnetic Resonance, and the Society of Nuclear Medicine. Journal of the American College of Cardiology. 2009;53:2201-29.
24. American College of Cardiology Foundation Appropriate Use Criteria Task F, American Society of E, American Heart A, American Society of Nuclear C, Heart Failure Society of A, Heart Rhythm S, Society for Cardiovascular A, Interventions, Society of Critical Care M, Society of Cardiovascular Computed T, Society for Cardiovascular Magnetic R, Douglas PS, Garcia MJ, Haines DE, Lai WW, Manning WJ, Patel AR, Picard MH, Polk DM, Ragosta M, Ward RP and Weiner RB. ACCF/ASE/AHA/ASNC/HFSA/HRS/SCAI/SCCM/SCCT/SCMR 2011 Appropriate Use Criteria for Echocardiography. A Report of the American College of Cardiology Foundation Appropriate Use Criteria Task Force, American Society of Echocardiography, American Heart Association, American Society of Nuclear Cardiology, Heart Failure Society of America, Heart Rhythm Society, Society for Cardiovascular Angiography and Interventions, Society of Critical Care Medicine, Society of Cardiovascular Computed Tomography, and Society for Cardiovascular Magnetic Resonance Endorsed by the American College of Chest Physicians. Journal of the American College of Cardiology. 2011;57:1126-66.
25. Hendel RC, Patel MR, Kramer CM, Poon M, Hendel RC, Carr JC, Gerstad NA, Gillam LD, Hodgson JM, Kim RJ, Kramer CM, Lesser JR, Martin ET, Messer JV, Redberg RF, Rubin GD, Rumsfeld JS, Taylor AJ, Weigold WG, Woodard PK, Brindis RG, Hendel RC, Douglas PS, Peterson ED, Wolk MJ, Allen JM, Patel MR, American College of Cardiology Foundation Quality Strategic Directions Committee Appropriateness Criteria Working G, American College of R, Society of Cardiovascular Computed T, Society for Cardiovascular Magnetic R, American Society of Nuclear C, North American Society for Cardiac I, Society for Cardiovascular A, Interventions and Society of Interventional R. ACCF/ACR/SCCT/SCMR/ASNC/NASCI/SCAI/SIR 2006 appropriateness criteria for cardiac computed tomography and cardiac magnetic resonance imaging: a report of the American College of Cardiology Foundation Quality Strategic Directions Committee Appropriateness Criteria Working Group, American College of Radiology, Society of Cardiovascular Computed Tomography, Society for Cardiovascular Magnetic Resonance, American Society of Nuclear Cardiology, North American Society for Cardiac Imaging, Society for Cardiovascular Angiography and Interventions, and Society of Interventional Radiology. Journal of the American College of Cardiology. 2006;48:1475-97.
26. Grupo de Estudos de Ressonancia e Tomografia Cardiovascular do Departamento de Cardiologia Clinica da Sociedade Brasileira de C, Rochitte CE, Pinto IM, Fernandes JL, Filho CF, Jatene A, Carvalho AC, Ribeiro JP, Ramires JA, Oliveira SA, Cattani CA, Jasinowodolinsk D, Lucchesi F, Rocha FB, Pedroti FC, Szarf G, Monte GU, Kuroki IR, Andrade J, Filho JR, Correia LC, Avila LF, Hadlich M, Zapparoli M, Barbosa M, Mugnaini ML, Siqueira MH, Uellendhal MM, Neto MA, Schwarzman PR, Filho RD, Loureiro R, Filho RK and Vieira Rde M. [I cardiovascular magnetic resonance and computed tomography guidelines of the Brazilian Society of Cardiologia - Executive summary]. Arq Bras Cardiol. 2006;87:e48-59.
27. Goff DC, Jr., Lloyd-Jones DM, Bennett G, Coady S, D'Agostino RB, Sr., Gibbons R, Greenland P, Lackland DT, Levy D, O'Donnell CJ, Robinson JG, Schwartz JS, Shero ST, Smith SC, Jr., Sorlie P, Stone NJ, Wilson PW and American College of Cardiology/American Heart Association Task Force on Practice G. 2013 ACC/AHA guideline on the assessment of cardiovascular risk: a report of the American College of Cardiology/American Heart Association Task Force on Practice Guidelines. Journal of the American College of Cardiology. 2014;63:2935-59.
28. Ruschitzka F, Abraham WT, Singh JP, Bax JJ, Borer JS, Brugada J, Dickstein K, Ford I, Gorcsan J, 3rd, Gras D, Krum H, Sogaard P, Holzmeister J and Echo CRTSG. Cardiac-resynchronization therapy in heart failure with a narrow QRS complex. N Engl J Med. 2013;369:1395-405.
29. Young LH, Wackers FJ, Chyun DA, Davey JA, Barrett EJ, Taillefer R, Heller GV, Iskandrian AE, Wittlin SD, Filipchuk N, Ratner RE, Inzucchi SE and Investigators D. Cardiac outcomes after screening for asymptomatic coronary artery disease in patients with type 2 diabetes: the DIAD study: a randomized controlled trial. JAMA. 2009;301:1547-55.
30. Miller JM, Rochitte CE, Dewey M, Arbab-Zadeh A, Niinuma H, Gottlieb I, Paul N, Clouse ME, Shapiro EP, Hoe J, Lardo AC, Bush DE, de Roos A, Cox C, Brinker J and Lima JA. Diagnostic performance of coronary angiography by 64-row CT. The New England journal of medicine. 2008;359:2324-36.
31. Rochitte CE, George RT, Chen MY, Arbab-Zadeh A, Dewey M, Miller JM, Niinuma H, Yoshioka K, Kitagawa K, Nakamori S, Laham R, Vavere AL, Cerci RJ, Mehra VC, Nomura C, Kofoed KF, Jinzaki M, Kuribayashi S, de Roos A, Laule M, Tan SY, Hoe J, Paul N, Rybicki FJ, Brinker JA, Arai AE, Cox C, Clouse ME, Di Carli MF and Lima JA. Computed tomography angiography and perfusion to assess coronary artery stenosis causing perfusion defects by single photon emission computed tomography: the CORE320 study. Eur Heart J. 2014;35:1120-30.
32. Greenwood JP, Maredia N, Younger JF, Brown JM, Nixon J, Everett CC, Bijsterveld P, Ridgway JP, Radjenovic A, Dickinson CJ, Ball SG and Plein S. Cardiovascular magnetic resonance and single-photon emission computed tomography for diagnosis of coronary heart disease (CE-MARC): a prospective trial. Lancet. 2012;379:453-60.
33. Douglas PS. Improving imaging: our professional imperative. Journal of the American College of Cardiology. 2006;48:2152-5.
34. Douglas P, Iskandrian AE, Krumholz HM, Gillam L, Hendel R, Jollis J, Peterson E, Chen J, Masoudi F, Mohler E, 3rd, McNamara RL, Patel MR and Spertus J. Achieving quality in cardiovascular imaging: proceedings from the American College of Cardiology-Duke University Medical Center Think Tank on Quality in Cardiovascular Imaging. Journal of the American College of Cardiology. 2006;48:2141-51.

35. Bruder O, Schneider S, Nothnagel D, Dill T, Hombach V, Schulz-Menger J, Nagel E, Lombardi M, van Rossum AC, Wagner A, Schwitter J, Senges J, Sabin GV, Sechtem U and Mahrholdt H. EuroCMR (European Cardiovascular Magnetic Resonance) registry: results of the German pilot phase. Journal of the American College of Cardiology. 2009;54:1457-66.
36. Abbasi SA, Ertel A, Shah RV, Dandekar V, Chung J, Bhat G, Desai AA, Kwong RY and Farzaneh-Far A. Impact of cardiovascular magnetic resonance on management and clinical decision-making in heart failure patients. J Cardiovasc Magn Reson. 2013;15:89.
37. Dewey M and Hamm B. Cost effectiveness of coronary angiography and calcium scoring using CT and stress MRI for diagnosis of coronary artery disease. Eur Radiol. 2007;17:1301-9.
38. Thom H, West NE, Hughes V, Dyer M, Buxton M, Sharples LD, Jackson CH, Crean AM and group CEs. Cost-effectiveness of initial stress cardiovascular MR, stress SPECT or stress echocardiography as a gate-keeper test, compared with upfront invasive coronary angiography in the investigation and management of patients with stable chest pain: mid-term outcomes from the CECaT randomised controlled trial. BMJ Open. 2014;4:e003419.

ELETROCARDIOGRAMA 13

Carlos Alberto Pastore
Nelson Samesima
Rafael Munerato
Horacio Gomes Pereira Filho

1. Eletrocardiograma (ECG)
    1.1 Vetorcardiograma (VCG)
        1.1.1 Derivações do VCG
        1.1.2 Registros do VCG
    1.2 O ECG normal
        1.2.1 Surgimento dos vetores de despolarização e repolarização
            1.2.1.1 Anatomia cardíaca
            1.2.1.2 Células marca-passo e sistema de condução cardíaco
            1.2.1.3 Célula muscular cardíaca
            1.2.1.4 Despolarização
            1.2.1.5 Vetor de despolarização dos átrios e ventrículos
            1.2.1.6 Vetor de repolarização dos átrios e ventrículos
            1.2.1.7 Surgimento da onda P e do complexo QRS
2. Derivações eletrocardiográficas
    2.1 Plano frontal
    2.2 Plano horizontal
3. O eletrocardiograma normal
    3.1 Características da onda P
    3.2 Características do complexo QRS
    3.3 Características da onda T
    3.4 Intervalos e segmentos
4. Análise do ECG de 12 derivações
    4.1 Derivações clássicas
    4.2 Derivações precordiais
5. Sobrecarga das câmaras cardíacas
    5.1 Sobrecarga atrial direita (SAD)
    5.2 Sobrecarga atrial esquerda (SAE)
    5.3 Sobrecarga ventricular direita (SVD)
    5.4 Sobrecarga ventricular esquerda (SVE)
6. Bloqueios de ramo e divisionais
    6.1 Bloqueio de ramo direito (BRD)
    6.2 Bloqueio de ramo esquerdo (BRE)
    6.3 Bloqueios fasciculares do ramo esquerdo
    6.4 Bloqueio do fascículo anterossuperior esquerdo (BDAS)
    6.5 Bloqueio do fascículo posteroinferior esquerdo (BDPI)
    6.6 Bloqueio do fascículo anteromedial (BDAM)
    6.7 Associação de bloqueios
7. Síndromes isquêmicas
    7.1 Agudização e inversão da onda T
    7.2 Desnivelamento do segmento ST
    7.3 Ondas q patológicas
    7.4 Localização do infarto agudo com supradesnível e das áreas inativas
    7.5 Insuficiência coronariana crônica
8. Repolarização ventricular
    8.1 Duração do intervalo QT
    8.2 Dispersão do intervalo QT (QTd)
    8.3 Alternância da onda T
9. Referências bibliográficas

1 ELETROCARDIOGRAMA (ECG)

Este capítulo, que contempla assuntos da área de eletrocardiografia de repouso, inclui as diretrizes atualizadas, nacionais e internacionais de análise e interpretação de ECGs.[1-6]

Uma breve introdução sobre vetorcardiografia ajudará o leitor a entender melhor o eletrocardiograma.[7]

1.1 VETORCARDIOGRAMA (VCG)

A vetorcardiografia (VCG) é um método de registro das forças eletromotrizes do coração no tempo e no espaço, representadas por uma sucessão de vetores instantâneos. O VCG tem a sua expressão em planos, já que o fenômeno elétrico relacionado à atividade elétrica cardíaca se desenvolve de modo tridimensional.

A aplicação prática da vetorcardiografia tem grande importância, pois o VCG pode suplementar informações não facilmente detectáveis por meio da análise eletrocardiográfica convencional.

1.1.1 Derivações do VCG

No VCG, o coração funciona como um gerador elétrico representado por um dipolo único com magnitude e direção. Ele pode ser desdobrado em tantos vetores instantâneos quantos se queira, com magnitudes e orientações específicas. O método mais conhecido, de maior aceitação na literatura, foi introduzido por Frank em 1956. É relativamente simples, pois utiliza apenas 7 eletrodos para determinar os componentes, horizontal (X), vertical (Y) e anteroposterior (Z). A Figura 13.1 demonstra as 3 derivações, perpendiculares entre si, com a direção da positividade de cada uma delas.

O método de Frank é denominado sistema de derivações ortogonais corrigidas. Esse sistema, que procura corrigir a posição excêntrica do gerador cardíaco e a não homogeneidade do meio condutor, além de eventuais variações da superfície corporal, determina os seguintes eixos: X, transversal ou componente esquerda-direita, derivado dos eletrodos A, C e I; Y, vertical ou componente craniocaudal, resultante dos eletrodos H, M e F e Z, anteroposterior ou componente frente-trás, procedente de todos os eletrodos precordiais, situados no 5º espaço intercostal (A, C, E, I e M).[8]

Esses componentes, combinados 2 a 2, dão origem aos 3 planos ortogonais, em que se projetarão as curvas espaciais representativas dos fenômenos elétricos do coração (Figura 13.2). Assim, dos componentes X e Z decorre o plano horizontal, dos Z e Y, o plano sagital (visto pela direita) e dos X e Y, o plano frontal.

1.1.2 Registros do VCG

O registro de cada plano depende sempre de 2 derivações perpendiculares: transversal e vertical para o Plano Frontal (PF), transversal e anteroposterior para Plano Horizontal (PH) e vertical e anteroposterior para o Plano Sagital (PS). O VCG é constituído por 3 alças fechadas, isto é, que se iniciam e terminam no mesmo ponto de origem – correspondem aos fenômenos de despolarização atrial e ventricular, e repolarização ventricular. A alça assim formada é colocada em frente ao monitor do aparelho e a interrupção é conseguida pela aplicação da diferença do potencial alternante no cátodo do osciloscópio.

Um vetor é algo que, para ser bem representado e medido, deve possuir informações sobre sua direção, sentido e intensidade (também designado módulo, ou magnitude). Um vetor é denominado resultante quando representa a soma da contribuição de vários outros vetores simultâneos; sua direção, magnitude e sentido variam conforme a contribuição de cada vetor nesta

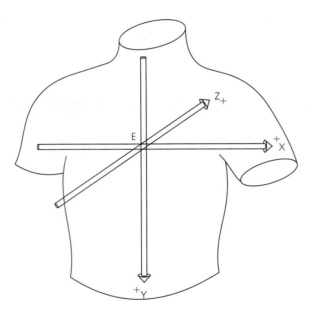

FIGURA 13.1 Eixos ortogonais do corpo, cruzando-se perpendicularmente no ponto E (centro do tórax). Os eixos (ou componentes) seguem a seguinte orientação: X, da direita para a esquerda; Y, da cabeça aos pés; Z, da parte anterior para a posterior.

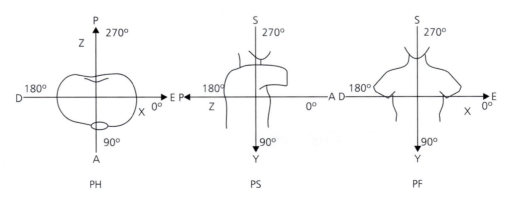

FIGURA 13.2 Forma de representação dos Planos Horizontal (PH), Sagital (PS) e Frontal (PF) conforme são vistos nos traçados vetorcardiográficos. São indicadas, também, as notações angulares e as direções de positividade de cada componente, ou eixo (representadas pelas setas). Prefere-se o plano sagital visto pela direita para a uniformidade das medidas angulares.

soma. Como a despolarização ventricular é um fenômeno de duração mais longa e a massa cardíaca envolvida nesse caso é progressivamente maior, à medida que o coração se despolariza, é interessante para fins didáticos a criação de 3 vetores resultantes associados a determinados instantes específicos: as ativações septal, das paredes livres e das porções basais dos ventrículos.

A ativação septal é mostrada na Figura 13.3A. Dentro do quadro há o desenho esquemático de como se forma o vetor resultante da ativação septal, com preponderância dos efeitos da parede septal do ventrículo esquerdo sobre a respectiva parede do ventrículo direito. O vetor resultante da ativação septal é único neste instante de tempo, mas é registrado por diferentes derivações precordiais. Sua direção e sentido são concordantes com a polaridade de V1; sua magnitude é registrada como positiva nessa derivação e projetada como uma onda r no traçado de ECG. Ao contrário, sua direção e sentido são opostos às polaridades de V5 e V6, de modo que sua magnitude é considerada negativa e projetada como uma onda q no traçado eletrocardiográfico. Esta é uma das diferenças principais na comparação entre o ECG e o VCG: o mesmo vetor resultante da ativação septal, visto como uma única entidade deste, provem de ondas diferenciadas no ECG conforme sua projeção sobre o eixo imaginário de cada derivação em particular.

Após a ativação septal, há a ativação das paredes livres (Figura 13.3B). O quadro interno mostra um esboço do vetor resultante (vetor 2) da ativação das paredes livres dos ventrículos direito e esquerdo, também com predomínio deste último na definição da direção e sentido. Na ativação das paredes livres dos ventrículos, o vetor resultante tem sentido e direção concordantes com as derivações V5 e V6, e opostos à polaridade de V1.

Então, o mesmo vetor é visto naquelas derivações como uma onda R de grande magnitude e, em V1, como uma onda S, de magnitude semelhante.

A última etapa da ativação ventricular é a despolarização das porções basais dos ventrículos (Figura 13.3C). O quadro interno mostra o cálculo do vetor resultante (vetor 3) da soma de todos os vetores locais de ativação elétrica. Como nos instantes anteriores da ativação ventricular, a deflexão que esse vetor resultante causa em uma determinada derivação do ECG depende de como ele é projetado sobre o eixo e da polaridade desta. O vetor resultante da ativação das porções basais dos ventrículos se situa de forma quase totalmente perpendicular a V1 – nenhuma onda é gerada no complexo QRS dessa derivação, e esta tem a configuração típica rS após a total despolarização dos ventrículos. Em relação a V5 e V6, contudo, o mesmo vetor causa uma deflexão negativa, originando o complexo QRS típico e completo após a total ativação ventricular.

A Figura 13.4 mostra, no mesmo plano horizontal das imagens anteriores, a alça vetorcardiográfica completa da ativação ventricular, sua correspondência com diferentes morfologias de complexos QRS e os 3 vetores resultantes discutidos anteriormente, sendo cada vetor um instante específico de tempo.

A alça vetorcardiográfica é a composição de todos os vetores instantâneos registrados durante a ativação ventricular, unidos entre si pelas setas.

Quanto à leitura deste VCG, no plano horizontal, a ativação septal ocorre sempre na porção anterior, iniciando-se pelo seu lado direito e seguindo à esquerda.

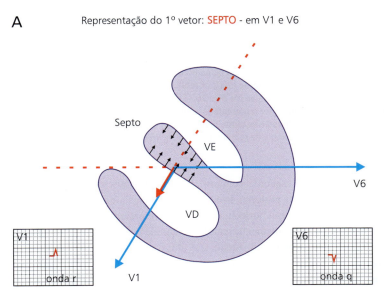

FIGURA 13.3A O mesmo instante pode ser representado ou não no ECG conforme a polaridade da derivação: **(A)** Ativação septal vista no plano horizontal por derivações precordiais diferentes. Dentro do Quadro em detalhe há a representação do vetor resultante (1), neste instante, como sentido positivo em V1 e, ao mesmo tempo, de sentido negativo em V5 e V6.

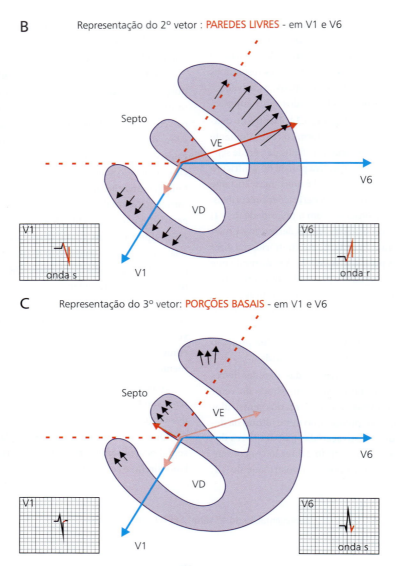

FIGURA 13.3B, C (B) Dois momentos da ativação ventricular vista no plano horizontal por derivações precordiais distintas: septal (vetor 1) e das paredes livres (vetor 2). Dentro do Quadro em detalhe há a representação do vetor resultante da despolarização das paredes livres (vetor 2) neste instante, como sentido negativo em V1 e ao, mesmo tempo, de sentido positivo em V5 e V6. **(C)** Ativação das porções basais dos ventrículos vista no plano horizontal por derivações precordiais distintas. O mesmo instante pode ser representado ou não no ECG conforme a polaridade da derivação. Dentro do Quadro em detalhe há a representação do vetor resultante (vetor 3) neste instante, perpendicular a V1 – e, portanto, de magnitude inexistente – sendo representado pela deflexão nula da linha isoelétrica; e, ao mesmo tempo, de sentido negativo em V5 e V6.

A ativação das paredes livres se mantém à esquerda, com um claro predomínio da localização da alça na parte posterior. Isto se dá em acordo com a noção anatômica – no plano horizontal, o ventrículo esquerdo, de maior massa e, consequentemente, maior deflexão no ECG, situa-se posteriormente ao ventrículo direito.

Por conseguinte, acontece a ativação das porções basais dos ventrículos, ainda na parte posterior do plano, mas já com uma orientação à direita.

A Figura 13.5 representa, no plano frontal, a alça vetorcardiográfica completa da ativação ventricular, sua correspondência com diferentes morfologias de complexos QRS e os 3 vetores resultantes, sendo cada vetor um instante específico de tempo. A alça vetorcardiográfica é a composição de todos os vetores instantâneos registrados durante a ativação ventricular, unidos entre si pelas setas.

A leitura deste VCG, neste caso, no plano frontal, destaca a ativação septal ocorrida sempre na porção superior e à direita do plano, iniciando-se pelo seu lado direito e seguindo à esquerda e para baixo. A ativação das paredes livres se mantém na parte inferior do plano, com um claro predomínio da

Eletrocardiograma

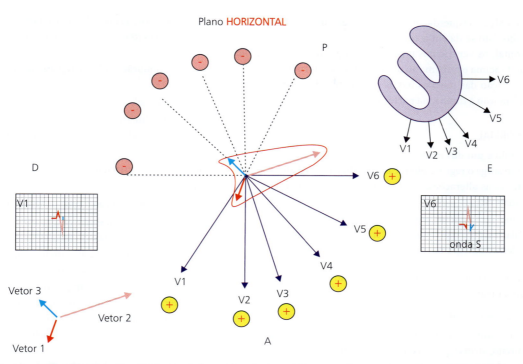

FIGURA 13.4 Alça vetorcardiográfica típica da ativação ventricular no plano horizontal (A: Anterior; P: Posterior; D: Direita; E: Esquerda). Para fins de comparação e clareza didática são incluídos, com a mesma notação das imagens anteriores, os vetores da ativação septal (vetor 1), das paredes livres (vetor 2) e das porções basais dos ventrículos (vetor 3). Também são mostradas morfologias típicas de QRS nas derivações V1, V5-V6, ressaltando como cada deflexão se correlaciona com trechos específicos da alça. Por último, há a localização dos eixos e polaridades das derivações precordiais V1-V6, tanto no corte anatômico esquemático quanto na representação da alça vetorcardiográfica.

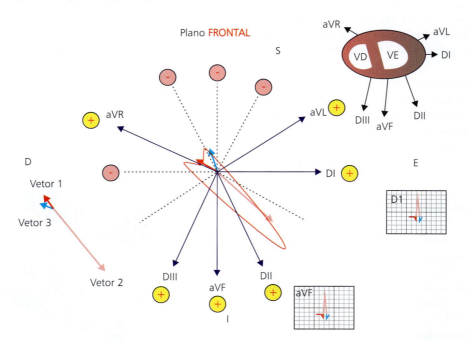

FIGURA 13.5. Alça vetorcardiográfica típica da ativação ventricular no plano frontal (I: Inferior; S: Superior; D: Direita; E: Esquerda). Para fins de comparação e clareza didática são incluídos, com a mesma notação das imagens anteriores, os vetores da ativação septal (vetor 1), ativação das paredes livres (vetor 2), ativação das porções basais dos ventrículos (vetor 3). Também são mostradas morfologias típicas de QRS nas derivações V1, V5-V6, ressaltando como cada deflexão se correlaciona com trechos específicos da alça. Por fim, há a localização dos eixos e polaridades das derivações precordiais V1-V6, tanto no corte anatômico esquemático quanto na representação da alça vetorcardiográfica.

localização da alça à esquerda, ainda que ela termine no lado inferior direito. Isto se dá em acordo com a noção anatômica; no plano frontal, os ventrículos possuem uma grande parede inferior situada acima e próxima ao diafragma. Posteriormente, acontece a ativação das porções basais dos ventrículos, ainda com uma orientação à direita, na parte posterior do plano.

1.2 O ECG NORMAL

Este capítulo é um dos mais importantes, pois é necessário entender como surge o registro eletrocardiográfico normal antes de estudar todas as alterações, o que torna a compreensão do ECG muito mais fácil.[7]

Este capítulo será dividido em 3 partes: surgimento dos vetores de despolarização e repolarização; derivações eletrocardiográficas e o eletrocardiograma normal.

1.2.1 Surgimento dos vetores de despolarização e repolarização

1.2.1.1 Anatomia cardíaca

O coração é um órgão divido em 4 câmaras: átrio direito, ventrículo direito, átrio esquerdo e ventrículo esquerdo.

Na topografia anatômica real, as câmaras direitas não estão exatamente à direita, mas sim, à direita e à frente, enquanto as câmaras esquerdas não estão exatamente à esquerda, mas sim, à esquerda e atrás.

Desta forma, num corte transversal do tórax na altura do coração, na direção de frente para trás, a primeira estrutura vista é a parede livre do Ventrículo Direito (VD); a seguir vem o septo interventricular e, por último, a parede livre do Ventrículo Esquerdo (VE).

Assim, o septo interventricular encontra-se quase paralelo ao plano frontal e, para o estudo do ECG, o septo representa a parede anterior do coração (sendo, inclusive, a primeira porção dos ventrículos a ser ativada).

O fato do VD estar à frente e não só à direita explica por que o vetor resultante do QRS, na sobrecarga do VD, está direcionado para frente.

1.2.1.2 Células marca-passo e sistema de condução cardíaco

No coração normal existem grupos de células que possuem a capacidade de produzir o impulso cardíaco, denominadas células marca-passo. Elas possuem um potencial de ação que é deflagrado espontaneamente, mandando uma onda de despolarização que ativa as demais células cardíacas. A presença de um sistema elétrico de condução propicia a rápida propagação do impulso elétrico inicial para as demais células cardíacas.

No coração existem vários grupos de células marca-passo e nos corações normais esse grupo está localizado no nódulo sinusal, determinando assim o ritmo cardíaco normal como ritmo sinusal.

A presença de vários grupos de células marca-passo é importante, pois caso as células do nodo sinusal falhem, outro grupo celular assume o ritmo.

O sistema de condução cardíaco, representado na Figura 13.6, compreende:

- O nódulo sinusal;
- O feixe de Bachmann;
- Os feixes internodais (alguns autores discutem a existência deles);
- O nódulo atrioventricular (nódulo AV);
- Feixe de His;
- Ramos direito e esquerdo e suas subdivisões.

Durante o ritmo sinusal normal, observa-se a despolarização do AD (Átrio Direito) e, através do feixe de Bachman, ocorre a ativação do AE (portanto, o AD é ativado um pouco antes do AE e isto terá importância para estudarmos as sobrecargas atriais);

Depois dos átrios ativados, o impulso chega ao nódulo AV pelos feixes internodais. No nódulo AV ocorre um retardo na velocidade de condução do estímulo elétrico ($\approx$ 100 x), com o objetivo de dar tempo para os átrios se esvaziarem e os ventrículos serem preenchidos na última fase da diástole ventricular). Esse fenômeno é conhecido como propriedade decremental do nódulo atrioventricular.

Após passar pelo nódulo AV, o impulso entra, novamente com grande velocidade, no feixe de His, dividindo-se nos seus ramos direito e esquerdo, e destes para os fascículos e fibras de Purkinje, para chegar às células musculares.

Nos corações normais, a única forma de um impulso originado nos átrios descer aos ventrículos é através do nódulo AV.

1.2.1.3 Célula muscular cardíaca

A onda de despolarização chega até a célula cardíaca, onde vai provocar a contração muscular, através da troca de polaridade da

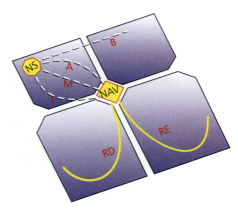

FIGURA 13.6 Sistema elétrico de condução. NS: nódulo sinusal; B: feixe internodal de Bachmann; A: feixe internodal anterior; M: feixe internodal médio; I: feixe internodal inferior; NAV: nódulo atrioventricular; RD: ramo direito; RE: ramo esquerdo.

membrana celular e liberação de cálcio armazenado. Depois da contração, observa-se o relaxamento da fibra muscular e também a nova troca de polaridade, para que a célula, ao final, retorne às condições existentes antes da onda de despolarização. Vamos detalhar o fenômeno chamado de despolarização e repolarização.

1.2.1.4 Despolarização

As células musculares em repouso são ditas polarizadas porque possuem a somatória das cargas predominantemente negativas no meio intracelular. Consequentemente, o somatório das cargas é predominantemente positivo no meio extracelular (Figura 13.7A). Com a onda de despolarização, observa-se a modificação da permeabilidade da membrana a determinados íons que vão entrar na célula e inverter a polaridade, tornando-a predominantemente positiva no meio intracelular. A esta inversão dá-se o nome de despolarização (Figura 13.7B). Isto é necessário para liberação de cálcio armazenado e contração muscular. Com a troca de polaridade intracelular, o meio extracelular também sofre alteração de sua polaridade, passando de positiva para negativa.

Atenção: No momento que o meio extracelular está trocando de polaridade surge o dipolo (presença de 2 cargas opostas). A carga negativa está surgindo com a onda de despolarização e a carga positiva é que já estava presente no meio extracelular. No momento em que surge o dipolo aparece um vetor de uma grandeza física chamada momento elétrico. Este vetor caminha nas células cardíacas conforme essas vão sofrendo o efeito da onda de despolarização e cria o vetor da despolarização. Isso tudo já era conhecido bem antes de ser desenvolvido o eletrocardiograma. Os médicos e cientistas da época sabiam que este vetor surgiria, mas não sabiam como captá-lo.

Dipolo e vetor da despolarização

Com todas as células musculares contraídas, o meio intracelular vai estar predominantemente positivo e o extracelular negativo. Neste momento não há vetor, pois o vetor só aparece na troca das cargas. Na sequência, começa a fase de relaxamento muscular, em que as bombas iônicas restabelecerão os íons e cargas presentes antes da célula se contrair. Neste momento ocorre a fase de repolarização, em que o meio intracelular volta a ficar negativo e o extracelular, positivo. No momento das trocas de cargas no meio extracelular aparece novamente o dipolo (+ -) e com isso surge o vetor de repolarização. Com todo o músculo repolarizado, as células musculares estão relaxadas, o meio intracelular predominantemente negativo e o extracelular positivo (Figuras 13.8 e 13.9).

1.2.1.5 Vetor de despolarização dos átrios e ventrículos

Quando estudamos os vetores de despolarização dos átrios, estudamos o vetor resultante dos átrios direito e esquerdo. Da mesma forma, quando os ventrículos são estudados, os vetores considerados são os resultantes da despolarização e repolarização do VD e VE.

Considerando a despolarização dos átrios, tem-se que primeiro despolariza-se o AD e, logo depois, o AE (Figura 13.10). Este fenômeno dá origem a um vetor orientado no plano frontal para a esquerda e para baixo (Figura 13.11). Já no plano horizontal, o vetor do AD projeta-se para frente e para trás e, logo a seguir, o vetor do AE projeta-se para trás e para a esquerda (Figura 13.12).

No caso dos ventrículos, as primeiras porções a serem despolarizadas são as porções do septo interventricular (parede

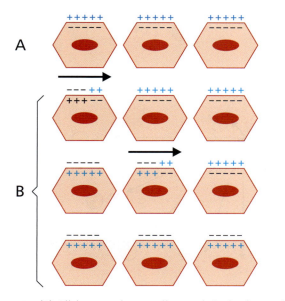

FIGURA 13.7 (A) Células musculares cardíacas polarizadas (repouso). **(B)** Células musculares cardíacas despolarizadas.

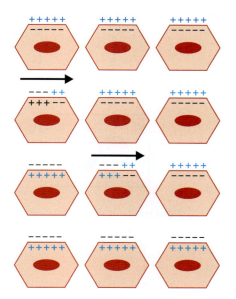

FIGURA 13.8 Despolarização.

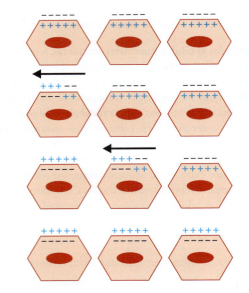

FIGURA 13.9 Repolarização.

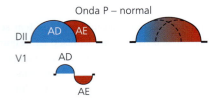

FIGURA 13.10 Despolarização dos átrios e formação da onda P.

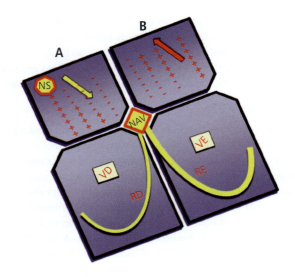

FIGURA 13.11 Vetor de despolarização (A) e repolarização (B) dos átrios. NS: nódulo sinusal; NAV: nódulo atrioventricular; VD: ventrículo direito; VE: ventrículo esquerdo; RD: ramo direito; RE: ramo esquerdo; Seta amarela: vetor de despolarização atrial; Seta vermelha: vetor de repolarização atrial.

anterior do coração para o ECG). Em seguida, despolarizam-se as paredes livres do VE e VD e, por fim, as bases. O fenômeno de despolarização ventricular ocorre do endocárdio para o epicárdio e o vetor formado tem projeção, no plano frontal, para a esquerda e para baixo e, no plano horizontal, para a esquerda e para trás (devido à predominância do VE) (Figura 13.13).

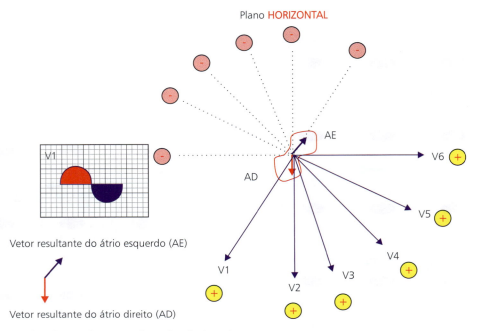

FIGURA 13.12 Ativação do átrio direito e átrio esquerdo no plano horizontal.

Eletrocardiograma

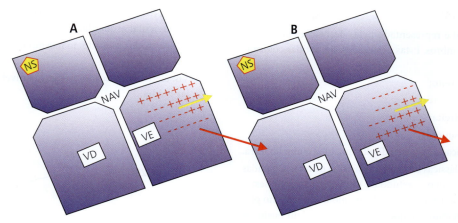

FIGURA 13.13 Despolarização e repolarização ventricular. NS: nódulo sinusal; NAV: nódulo atrioventricular; VD: ventrículo direito; VE: ventrículo esquerdo. **A:** Seta amarela = vetor da despolarização ventricular; Seta vermelha = vetor resultante da despolarização ventricular. **B:** Seta amarela = vetor da repolarização ventricular; Seta vermelha: vetor resultante da repolarização ventricular.

1.2.1.6 Vetor de repolarização dos átrios e ventrículos

No caso dos átrios, no mesmo ponto em que teve origem a despolarização, também tem origem a repolarização e, por isso, o vetor de repolarização dos átrios tem o mesmo sentido do vetor da despolarização, mas com direção oposta (Figura 13.14).

O vetor de repolarização dos átrios pode originar uma onda negativa, mas que quase nunca é vista, pois se inscreve ao mesmo tempo da despolarização dos ventrículos e porque também tem pouca expressão eletrofisiológica.

No caso dos ventrículos, após o surgimento da despolarização, a massa ventricular se encontra contraída e ocorre uma isquemia fisiológica do endocárdio. Assim, a onda de repolarização não ocorre no mesmo ponto da onda de despolarização. A repolarização se inicia no epicárdio e se dirige para o endocárdio. Por esse motivo, o vetor da repolarização tem o mesmo sentido e direção do vetor da despolarização.

1.2.1.7 Surgimento da onda P e do complexo QRS

A onda P é formada pela captação do vetor resultante de despolarização dos átrios e representa a contração muscular dos átrios.

O complexo QRS é formado pela captação do vetor resultante de despolarização dos ventrículos e representa a contração muscular dos ventrículos.

A onda T é formada pela captação do vetor resultante de repolarização dos ventrículos e representa o relaxamento muscular dos ventrículos. A Figura 13.15 apresenta a onda P, o complexo QRS e onda T.

2 DERIVAÇÕES ELETROCARDIOGRÁFICAS

Os vetores originados pelos fenômenos cardíacos, captados pelos eletrodos do aparelho eletrocardiográfico, são representados no ECG por 12 derivações as quais são divididas em 2 planos: Frontal (PF) e Horizontal (PH).

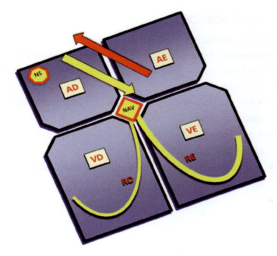

FIGURA 13.14 Vetores resultantes da despolarização e repolarização dos átrios. NS: nódulo sinusal; NAV: nódulo atrioventricular; VD: ventrículo direito; VE: ventrículo esquerdo; RD: ramo direito; RE: ramo esquerdo; Seta amarela: vetor resultante da despolarização atrial; Seta vermelha: vetor resultante da repolarização atrial.

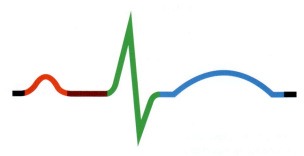

FIGURA 13.15 Onda P (vermelho), complexo QRS (verde) e onda T (azul).

2.1 PLANO FRONTAL

O plano frontal é representado pelas derivações chamadas clássicas ou dos membros. Estas derivações são obtidas colocando-se 4 eletrodos:

- 1 no braço direito;
- 1 no braço esquerdo;
- 1 na perna direita;
- 1 na perna esquerda.

O eletrodo colocado na perna direita funciona como fio terra.

As derivações clássicas formam um sistema de retas separadas por ângulos de 30°. Logo, o estudo de um vetor cardíaco nestas derivações permite a determinação do ângulo deste vetor no plano frontal. Convencionou-se que estes ângulos seriam positivos no sentido horário, partindo de D1 e parando na extremidade oposta desta mesma derivação. No sentido anti-horário os ângulos recebem o sinal negativo (Figura 13.16).

2.2 PLANO HORIZONTAL

O plano horizontal é representado pelas derivações chamadas precordiais. Estas derivações são todas unipolares e sua obtenção é feita com a colocação dos eletrodos nas seguintes posições (Figura 13.17):

- **V1:** eletrodo colocado no 4º espaço intercostal à borda esternal direita;
- **V2:** eletrodo colocado no 4º espaço intercostal à borda esternal esquerda;
- **V3:** eletrodo colocado na metade de uma linha traçada entre V2 e V4;
- **V4:** eletrodo colocado no 5º espaço intercostal à linha hemiclavicular esquerda;
- **V5:** eletrodo colocado no mesmo nível de V4 à linha axilar anterior;
- **V6:** eletrodo colocado no mesmo nível de V4 à linha axilar média.

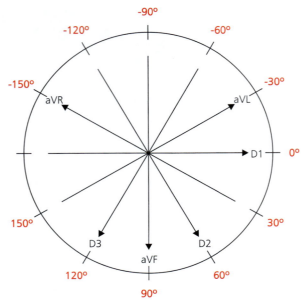

FIGURA 13.16 Estudo do vetor cardíaco no plano frontal.

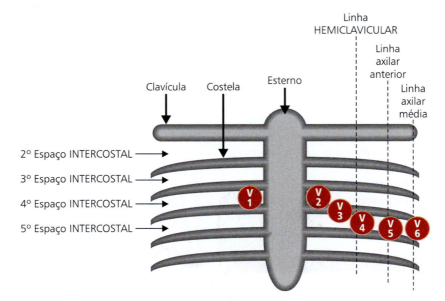

FIGURA 13.17 Posicionamento dos eletrodos precordiais. **V1:** 4º Espaço intercostal direito; **V2:** 4º Espaço intercostal esquerdo; **V3:** Entre V2 e V4; **V4:** 5º Espaço intercostal esquerdo com linha hemiclavicular; **V5:** 5º Espaço intercostal esquerdo com linha axilar anterior; **V6:** 5º Espaço intercostal esquerdo com linha axilar média.

3 O ELETROCARDIOGRAMA NORMAL

3.1 CARACTERÍSTICAS DA ONDA P

A onda P representa a despolarização dos átrios – a contração atrial. Esta onda é resultado da ativação do AD e do AE. Conforme já descrito, a inscrição do AD é mais precoce do que a do AE, de modo que a configuração da onda P aparece como exposto na Figura 13.18 a seguir.

Com relação aos parâmetros normais da onda P tem-se:

- Duração: 3 mm ou 120 ms;
- Amplitude: 2,5 mm ou 0,25 mV;
- Eixo: entre $0°$ e $90°$ no plano frontal e isodifásica ou pouco à frente no plano horizontal;
- Configuração: arredondada, podendo possuir entalhes menores que 40 ms.

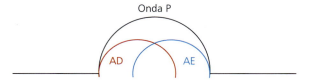

FIGURA 13.18 Onda P: despolarização dos átrios.

3.2 CARACTERÍSTICAS DO COMPLEXO QRS

Definiu-se que todas as ondas que compuserem a despolarização dos ventrículos receberão o nome de complexo QRS, mesmo que esteja presente somente uma onda R, ou R/S. Os nomes das ondas do complexo QRS obedecem à seguinte regra:

- À 1ª deflexão negativa seguida de uma deflexão positiva dá-se o nome de onda Q;
- À 1ª deflexão positiva dá-se o nome de onda R;
- A 1ª deflexão negativa após a positiva chama-se onda S;
- A 2ª deflexão positiva tem o nome de onda R';
- À 2ª deflexão negativa seguida da positiva dá-se o nome de onda S';
- Se houver somente uma deflexão negativa, chama-se QS.

A seguir estão os parâmetros normais do complexo QRS:

- Duração: 2,5 mm ou 100 ms;
- Amplitude: nas derivações clássicas 5 a 20 mm; nas precordiais 8 a 25 mm;
- Eixo: entre $-30°$ e $110°$ no plano frontal e para trás no plano horizontal;
- Configuração: variada conforme a derivação estudada (Figuras 13.19A a G). Exemplos de configurações.

3.3 CARACTERÍSTICAS DA ONDA T

A onda T representa a repolarização ventricular. A observação de seus parâmetros normais é feita juntamente com a observação do QRS da mesma derivação. Diferentemente da onda P e do complexo QRS, a onda T não tem referências importantes relacionadas à duração, amplitude ou eixo, sendo sua característica mais significativa a polaridade relacionada ao QRS e a configuração assimétrica (Figura 13.20).

3.4 INTERVALOS E SEGMENTOS

Um segmento é uma porção do eletrocardiograma que não contém uma onda, mas somente uma linha isoelétrica, como o segmento ST. Já um intervalo tem que, obrigatoriamente, conter uma onda (Figura 13.21), como o PR.

- Intervalo PR: é medido do início da onda P até o início do QRS. Contém a onda P e por isso é um intervalo.

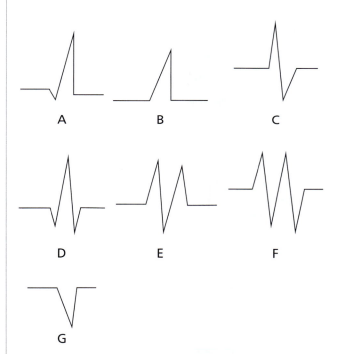

FIGURA 13.19 (A) Complexo QRS formado pelas ondas = QR. (B) Complexo QRS formado pelas ondas = R. (C) Complexo QRS formado pelas ondas = R S. (D) Complexo QRS formado pelas ondas = Q R S. (E) Complexo QRS formado pelas ondas = R S R'. (F) Complexo QRS formado pelas ondas = R S R' S'. (G) Complexo QRS formado pelas ondas = Q S.

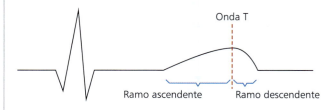

FIGURA 13.20 Onda T: Repolarização ventricular.

Corresponde ao tempo decorrido do início da despolarização atrial até o início da despolarização ventricular. Sua medida permite a avaliação do nódulo AV e reflete a condução do impulso dos átrios para os ventrículos.

- Valores normais 3 a 5 mm ou 120 a 200 ms.
- Segmento ST: medido do final do complexo QRS ao início da onda T. Sua análise mais importante é o nivelamento com o segmento PR. Quando está desnivelado inferiormente, é dito infradesnivelamento do segmento ST e, superiormente, supradesnivelamento do segmento ST.

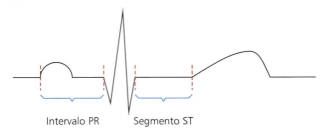

FIGURA 13.21 Intervalo PR e segmento ST.

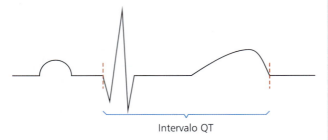

FIGURA 13.22 Intervalo QT.

- Intervalo QT: medido do início do QRS até o final da onda T (Figura 13.22). Como o intervalo QT varia com a frequência cardíaca, sua medição mais correta é feita corrigindo-se o QT pela FC. Dentre as diversas fórmulas existentes, a mais utilizada é a de Bazett:

$$QTC = \frac{QT\ medido}{\sqrt{R-R}}$$

Nesta fórmula, temos o chamado QTC (QT corrigido), que tem como valor normal ser <450ms.

4 ANÁLISE DO ECG DE 12 DERIVAÇÕES

A análise de um ECG de 12 derivações deve contemplar uma sequência de verificação, descrita a seguir:

a. Idade/Sexo;
b. Ritmo/Frequência cardíaca;
c. Características da onda P (Duração, amplitude e eixo)/ Intervalo PR (aferido em DII e V1);
d. Duração do complexo QRS;
e. Eixo do complexo QRS;
f. Progressão das ondas R e S no Plano Horizontal;
g. Repolarização

4.1 DERIVAÇÕES CLÁSSICAS

Determinar o eixo da onda P e do complexo QRS. A forma mais prática para a determinação do eixo normal é definir em qual quadrante se encontram a onda P e o QRS. Para achar o quadrante é preciso observar as derivações D1 e aVF. Se a onda P e o QRS forem predominantemente positivos em D1 e aVF, é porque estão entre 0° e 90°, ou seja, dentro da normalidade. A Figura 13.23 apresenta a localização do eixo elétrico de P, QRS e T no plano frontal.

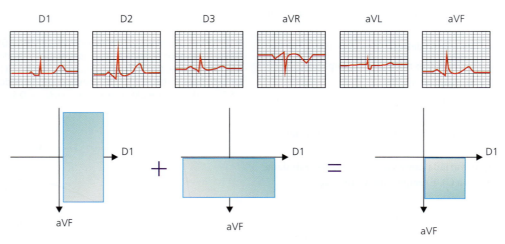

FIGURA 13.23 Localização do eixo elétrico de P, QRS e T no plano frontal.

Nas derivações clássicas, ainda analisar o complexo QRS (largura; amplitude e morfologia); o segmento ST (deve estar nivelado à linha de base do ECG) e onda T (deve ser positiva em D1, D2 e aVF e assimétrica em todas as derivações).

4.2 DERIVAÇÕES PRECORDIAIS

Analisar a onda P em V1 (pode ser bifásica, pouco positiva ou pouco negativa) e a progressão do QRS (onda r pequena em V1 crescendo até V6; onda S maior em V1 e diminuindo até V6).

Esta morfologia do QRS nas derivações precordiais se deve ao fato de que o septo é a 1ª porção a se despolarizar, e provoca um vetor para a frente. Este vetor causa a inscrição do pequeno r em V1 (derivação que está captando o que se projeta para frente). Depois, as paredes livres do VD e VE se despolarizam e o vetor predominante é para trás e para a esquerda. Em V1 este vetor resultante forma a onda S. Conforme a progressão nas derivações precordiais, esta conformação se inverte, até que em V5 e V6 o septo forma uma pequena onda q e as paredes livres do VD e VE, com vetor resultante para trás e esquerda, formam uma onda R.

Nas derivações precordiais, analisar a largura e amplitude do complexo QRS; segmento ST (pode conter discreto desnivelamento em V1 e V2, principalmente em homens jovens) e onda T (assimétrica e obrigatoriamente positiva em V5 e V6) (Figura 13.24).

5 SOBRECARGA DAS CÂMARAS CARDÍACAS

Com o avanço tecnológico da medicina, o uso do ECG para a determinação das sobrecargas das câmaras cardíacas se tornou um método menos acurado. Neste capítulo, serão descritos exclusivamente aqueles critérios com melhor sensibilidade e especificidade.[7]

5.1 SOBRECARGA ATRIAL DIREITA (SAD)

A onda P normal possui 2 componentes:
- 1º componente: despolarização do átrio direito.
- 2º componente: despolarização do átrio esquerdo, conforme Figura 13.25 a seguir.

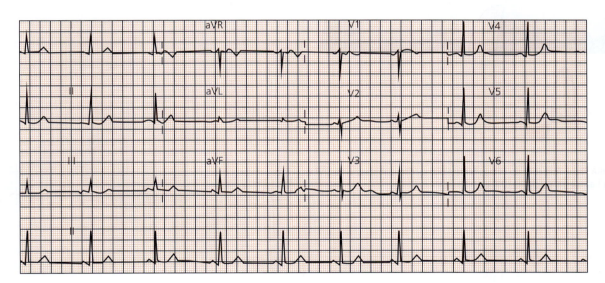

FIGURA 13.24 Exemplo de ECG normal.

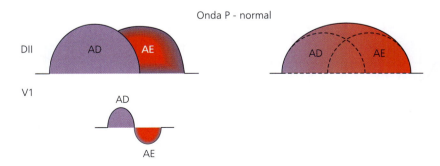

FIGURA 13.25 Sequência de despolarização normal dos átrios direito e esquerdo.

Como a despolarização do átrio direito é o primeiro componente da formação da onda P, na SAD, por mais que este aumente, a duração total da onda P não se modifica, mas sim sua amplitude. Deste modo, as alterações provocadas pela SAD nos parâmetros da onda P são (Figuras 13.26 e 13.27 A a D):

- Aumento da amplitude da onda P ≥ 2,5mm (duração constante);
- Formato da onda P ligeiramente mais pontiagudo;
- Verticalização do eixo da onda P (entre 60 e 90°), pois se há SAD, ocorre desvio do eixo para direita.

É importante salientar que o achado de SAD isolada, isto é, sem SVD, é raro. Assim, o diagnóstico de SAD é dado apenas quando há SVD concomitantemente.

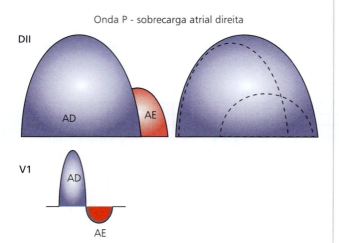

FIGURA 13.26 Aumento do componente atrial direito com desvio do SÂP para baixo e para a direita (DII) e para a frente (V1).

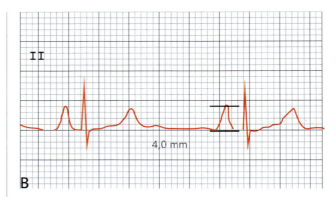

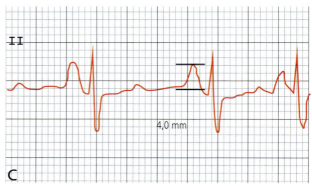

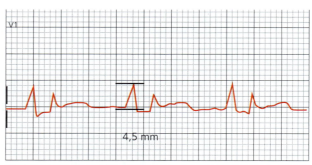

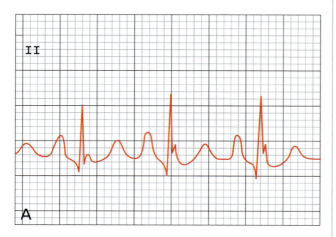

FIGURA 13.27A Eletrocardiograma demonstrando a sobrecarga atrial direita: derivação D2 com onda P apiculada e aumento da amplitude.

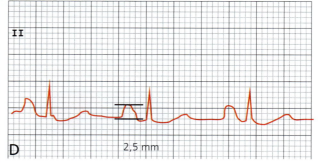

FIGURA 13.27B-D (B) Eletrocardiograma demonstrando a sobrecarga atrial direita: derivação D2 com onda P apiculada e aumento da amplitude. (C) Eletrocardiograma demonstrando a sobrecarga atrial direita: derivação D2 com onda P apiculada e aumento da amplitude. (D) Eletrocardiograma demonstrando a sobrecarga atrial direita: derivações D2 e V1 com onda P apiculada e aumento da amplitude

5.2 SOBRECARGA ATRIAL ESQUERDA (SAE)

A despolarização do átrio esquerdo é o 2º componente formador da onda P normal e se inicia pouco depois da despolarização do átrio direito. Com isto, o aumento do átrio esquerdo provoca um aumento da duração total da onda P, sem alterar de modo significativo a amplitude (Figura 13.28).

As alterações provocadas pela SAE aos parâmetros da onda P são:

- Aumento da duração da onda P ≥ 120 ms (amplitude constante);
- Formato da onda P mais achatado, podendo surgir entalhe na onda P superior a 40 ms (mais que 1 mm);
- Predomínio em V1 da porção negativa da onda P. Quando a porção negativa da onda P em V1 possuir a área > 1 mm^2, tem-se o sinal de Morris – alta especificidade para o diagnóstico de SAE;
- Não há desvio de eixo significativo na SAE (Figuras 13.29).

5.3 SOBRECARGA VENTRICULAR DIREITA (SVD)

O 1º evento notado em uma SVD é o desvio de eixo do QRS à direita, geralmente, além de 90° (ou seja, com o complexo QRS predominantemente negativo em D1) (Figuras 13.30A). Também encontramos na SVD a inversão do padrão normal do QRS em V1, V5 e V6 – em V1 tende a ocorrer uma elevação da amplitude da onda R, maior do que a onda S; e em V5 ou V6, há o aumento da onda S. O aumento da amplitude da onda R em V1, fazendo com que a relação R/S > 1 (ou seja, a amplitude da onda R é superior a amplitude da onda S), ocorre na SVD devido ao fato de o ventrículo direito estar posicionado à direita e à frente.

Em indivíduos normais, a onda T em V1 pode ser negativa e isto não tem significado clínico, desde que a onda r seja menor do que a onda S. Porém, nos casos de SVD em que a onda R é maior que S em V1 – caso a onda T seja negativa – uma grave sobrecarga ventricular direita pode ser demonstrada, sendo considerado, inclusive, *strain* do ventrículo direito (Figura 13.30B).

Na grande maioria dos casos, o aumento do VD ocorre às custas do crescimento de sua parede livre. Entretanto, em casos caprichosos, esse aumento está localizado apenas nas porções basais do ventrículo direito. Nesta situação, continuamos a observar o desvio do eixo do QRS para a direita no plano frontal, porém o eixo do QRS no plano horizontal (PH) desloca-se para trás (ao invés de para frente como habitual). A consequência eletrocardiográfica é o achado, no PH, de complexos rS de V1 a V6 (Figura 13.31).

Os critérios de SVD podem aparecer no ECG em quadros agudos de aumento da pressão no território pulmonar, como acontece no tromboembolismo. Existe a descrição clássica do ECG do TEP com os achados S1q3T3 – presença de ondas S na derivação D1 e ondas q na derivação D3 (representando a verticalização do eixo do QRS e a rotação horária do vetorcardiograma), além da existência de ondas T invertidas em D3. No entanto, apesar de essa ser a descrição clássica de ECG em um paciente com TEP, os achados são incomuns, sendo mais frequentemente encontrada a taquicardia sinusal e ondas T negativas de V1 a V3, além dos distúrbios de condução, podendo, também, aparecer distúrbios de condução pelo ramo direito (Figura 13.31).

5.4 SOBRECARGA VENTRICULAR ESQUERDA (SVE)

Há muitos critérios que tentam identificar a SVE. Entretanto, a maior parte deles não é sensível. Um dos melhores critérios para o diagnóstico de SVE é o escore de pontos de Romhilt-Estes, que pontua os achados mais significativos de SVE. Neste critério, a soma de 5 ou mais pontos dá o diagnóstico de SVE, e a soma de 4 pontos indica provável SVE (Figura 13.32).

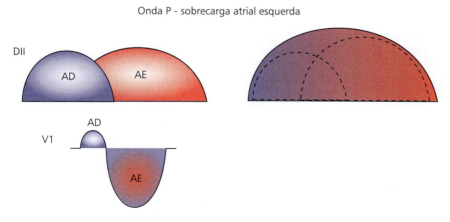

FIGURA 13.28 Aumento do componente atrial esquerdo DII e V1 (sinal de Morris).

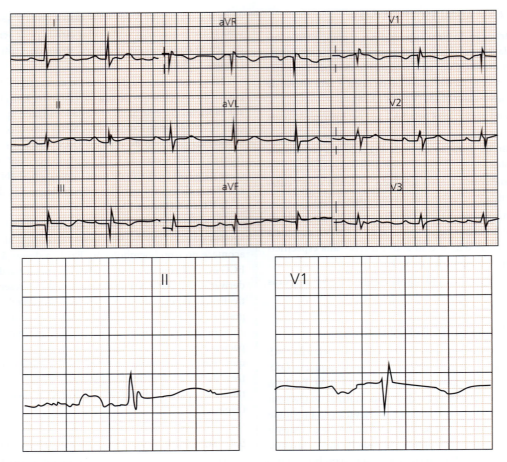

FIGURA 13.29 Eletrocardiograma com SAE.

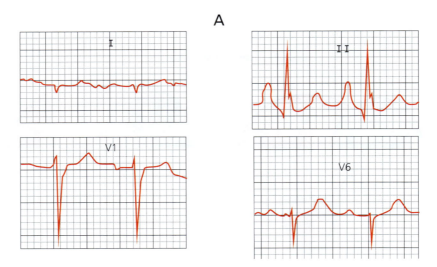

FIGURA 13.30A Exemplos de padrões eletrocardiográficos de Sobrecarga Ventricular Direita (SVD): eixo à direita (DI negativo); onda S profunda até V6.

Eletrocardiograma

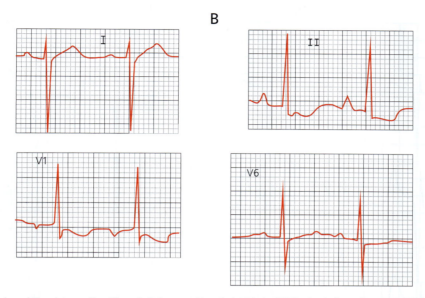

FIGURA 13.30B Exemplos de padrões eletrocardiográficos de Sobrecarga Ventricular Direita (SVD): eixo à direita (DI negativo); onda R ampla em V1, onda S profunda até V6 e padrão de strain do VD em V1.

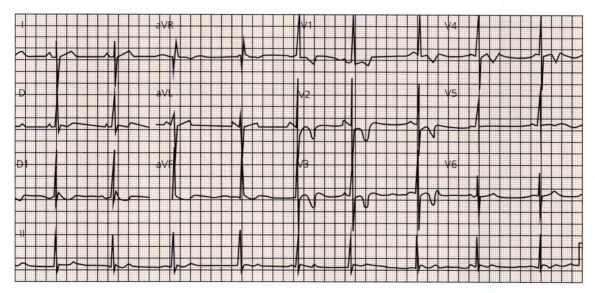

FIGURA 13.31 Desvio do eixo do QRS à direita e padrão do QRS nas precordiais com predomínio de R em V1 e V2 e onda T invertida em V1, caracterizando o strain do VD (sobrecarga grave).

Atribuição dos pontos no escore de Romhilt-Estes:
- Presença de ondas R ou S nas derivações clássicas (plano frontal) com amplitude ≥ 20 mm = 3 pontos; ou
- Onda S em V1 ou V2 ou onda R em V5/V6 com amplitude ≥ 30 mm = 3 pontos;
- *Strain* do VE (infradesnivelamento do segmento ST e onda T negativa em V5 ou V6 assimétrica na presença de onda R maior do que S) = 3 pontos. Observação: se o paciente estiver fazendo uso de digital, será atribuído apenas 1 ponto;

- Índice de Morris = 3 pontos. Este, na verdade, é um sinal de SAE, porém muitas das vezes em que é achado está associado, também, à SVE;
- Desvio do eixo além de -30° = 2 pontos;
- Tempo de Ativação Ventricular (TAV) ≥ 40 ms = 1 ponto. Observação: TAV é o tempo que decorre do início do QRS até a deflexão intrisecóide (pico da onda R ou nadir da onda S). Uma boa derivação para ele ser avaliado é aVL ou V3;
- Duração do QRS ≥ 0,10s ou 100 ms = 1 ponto.

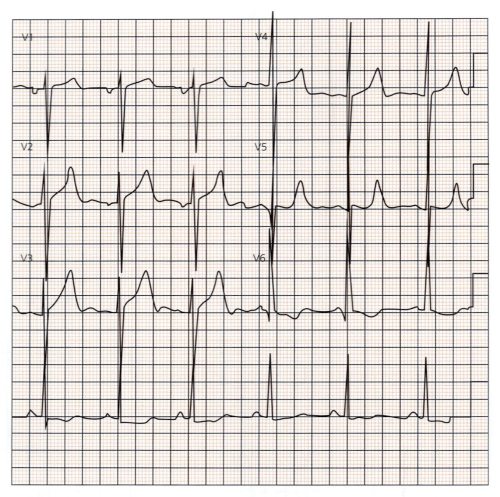

FIGURA 13.32 Eletrocardiograma com aumento da amplitude nas derivações precordiais, achado compatível com sobrecarga do VE.

Importante: observar que sobrecarga dos átrios ou ventrículos é a nomenclatura moderna, e não se usam mais os termos dilatação ou hipertrofia. Isto se deve ao fato de o ECG não ser um exame complementar com boa acurácia para diferenciar estas 2 condições.

A seguir, exemplos de aumento de átrio e ventrículo esquerdos - sobrecarga de câmaras esquerdas (Figura 13.33).

Na sequência (Figura 13.34), exemplos de aumento dos ventrículos direito e esquerdo (sobrecarga biventricular), com a presença do sinal de Katz-Wachtel. Este sinal caracteriza-se pelo grande aumento das ondas R e S nas 6 derivações do plano horizontal (V1 a V6), sendo observada a sobreposição de R e S no eletrocardiograma com formato 3 x 4.

6 BLOQUEIOS DE RAMO E DIVISIONAIS

Após a onda de despolarização alcançar o feixe de His, este se bifurca, originando 2 ramos, direito e esquerdo, e o estímulo elétrico chega aos ventrículos direito e esquerdo.

Devido ao fato de o ramo direito ser mais fino, algumas vezes é visto ECG com bloqueio do ramo direito em indivíduos sem qualquer doença cardíaca estrutural. Entretanto, isso não ocorre no ramo esquerdo. Quase sempre em que há bloqueio do ramo esquerdo, existe uma doença cardíaca estrutural estabelecida.

Antigamente, havia a classificação de bloqueio de ramos direito e esquerdo, como sendo do 1º, 2º e 3º graus, ou completo. Atualmente, chama-se de bloqueio do ramo direito ou bloqueio do ramo esquerdo quando há a manifestação eletrocardiográfica do bloqueio completo. Ainda é reconhecido que podem ocorrer atrasos de condução, os quais não serão tratados neste livro.[7]

Eletrocardiograma

203

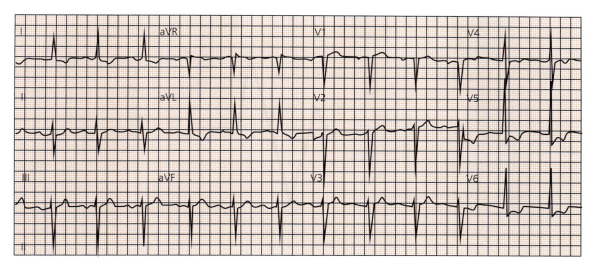

FIGURA 13.33 Exemplo de sobrecarga de câmaras esquerdas.

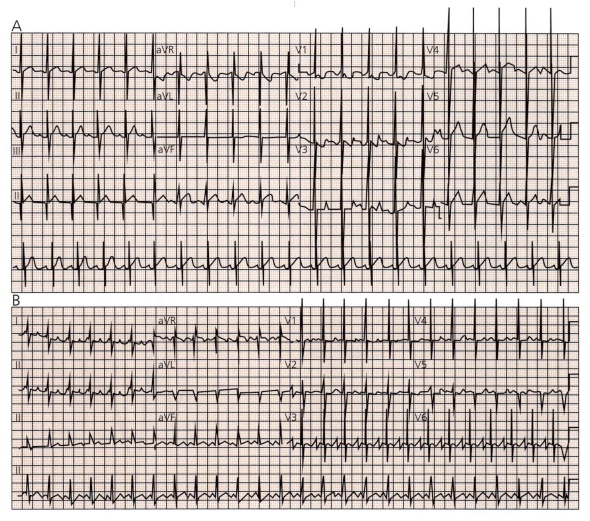

FIGURA 13.34 A e B Exemplos de sobrecarga biventricular.

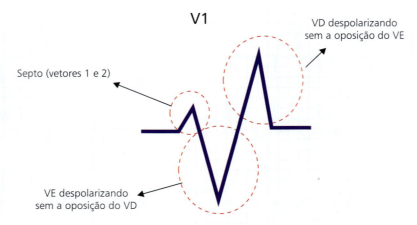

FIGURA 13.35 Complexo QRS no BRD em V1 e representação de cada uma de suas ondas.

O critério mais importante para o diagnóstico de bloqueio do ramo direito ou esquerdo é o alargamento do QRS. Se qualquer um dos bloqueios estiver presente, o QRS deve ter duração ≥ 0,12s ou 120ms em todas as derivações.

6.1 BLOQUEIO DE RAMO DIREITO (BRD)

Em condições normais de condução, a 1ª porção dos ventrículos a se despolarizar é a região do septo médio, devido ao fascículo septal do ramo esquerdo. Logo após, despolariza-se a região do septo baixo, tanto pela ação do ramo direito quanto do ramo esquerdo. A partir deste ponto de ativação dos ventrículos deve ocorrer a despolarização das paredes livres dos ventrículos direito e esquerdo. A ativação de ambas as paredes livres acontece ao mesmo tempo e, com isso, há oposição entre os vetores formados e a resultante se dirige à esquerda e para trás, devido ao predomínio da massa do ventrículo esquerdo sobre a do ventrículo direito (detalhes na sessão anterior).

No bloqueio do ramo direito, o início do QRS não se altera, pois depende da despolarização do septo médio (feita pelo ramo esquerdo) e septo baixo (que possui participação também do ramo esquerdo). Com isto, em V1, pelo QRS não se alterar, surge uma pequena onda r. Na sequência, como há falha na condução do impulso que caminha pelo ramo direito, a parede livre do ventrículo esquerdo se despolariza sem ocorrer a despolarização da parede livre do ventrículo direito – não existe oposição dos vetores das paredes livres. Forma-se, então, a onda S em V1, representando a ativação da parede livre do ventrículo esquerdo sem a oposição da parede livre do ventrículo direito, pois esta ainda não se despolarizou. A seguir, um salto de onda (que representa a passagem do impulso célula a célula) leva a onda de despolarização do ventrículo esquerdo ao direito. Como este salto de onda não utiliza o sistema de condução especializado, ele possui inscrição demorada e causa alargamento do complexo QRS. Chegando ao ventrículo direito, provoca a despolarização da parede livre, causando a inscrição da onda R' que representa o ventrículo direito despolarizando sem a oposição do esquerdo (Figuras 13.35 e 13.36).

A seguir, traçados eletrocardiográficos de bloqueio do ramo direito (Figura 13.37):

6.2 BLOQUEIO DE RAMO ESQUERDO (BRE)

No BRE, o 1º vetor corresponde à despolarização do septo médio, que não se forma. O impulso desce pelo ramo direito e origina o vetor de septo baixo e, em seguida, parte para ativação da parede livre do ventrículo direito. Contudo, no BRE, o salto de onda é mais precoce e ocorre antes mesmo da parede livre do ventrículo direito se ativar. Com isso, a inscrição do QRS é

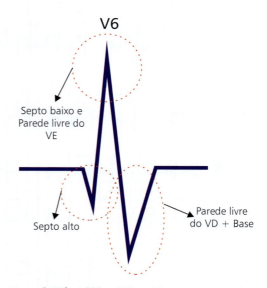

FIGURA 13.36 Complexo QRS no BRD em V6 e representação de cada uma de suas ondas.

alargada e a parede livre do ventrículo esquerdo acaba se ativando quase junto à parede livre do direito; e assim, há a formação de um vetor resultante para trás e à esquerda. A diferença do QRS normal é a demora de inscrição deste, pois a ativação do ventrículo esquerdo se deu por intermédio do salto de onda e, por isso, o QRS é alargado (Figuras 13.38 e 13.39).

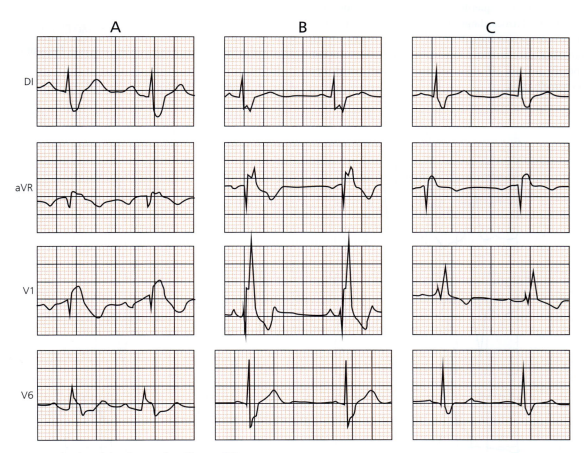

FIGURA 13.37 Exemplos de padrões eletrocardiográficos no BRD.

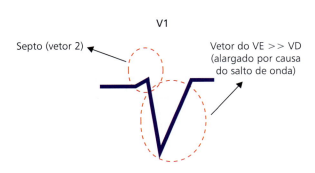

FIGURA 13.38 Complexo QRS no BRE em V1 e representação de cada uma de suas ondas.

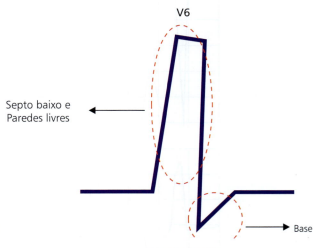

FIGURA 13.39 Complexo QRS no BRE em V6 e representação de cada uma de suas ondas.

A seguir (Figura 13.40), traçado eletrocardiográfico de bloqueio do ramo esquerdo:

Conforme explicado no texto, o ramo esquerdo é o principal responsável pela despolarização do septo interventricular. No bloqueio do ramo esquerdo, esta ativação fica prejudicada e a representação eletrocardiográfica é a má progressão da onda r nas derivações precordiais, demonstrando a falha na ativação do septo. Essa característica é importante, pois no infarto antigo da parede anterior (área inativa anterior) estes achados podem ser semelhantes.

Outra característica importante do BRE é a presença do supradesnivelamento do segmento ST nas derivações V1 a V3/V4. Isto dificulta muito o diagnóstico de infarto agudo do miocárdio em pacientes com bloqueio de ramo esquerdo.

6.3. BLOQUEIOS FASCICULARES DO RAMO ESQUERDO

O ramo esquerdo possui divisão em 3 fascículos (Figura 13.41):

- Anterossuperior;

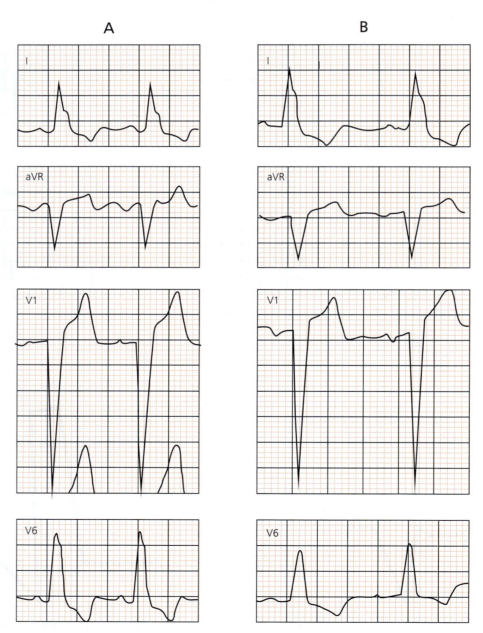

FIGURA 13.40 Exemplos de padrões eletrocardiográficos no BRE.

- Posteroinferior;
- Anteromedial.

O bloqueio desses fascículos não altera a condução total do ramo e, por isso, os bloqueios fasciculares não alteram a duração do QRS. O que ocorre em cada um dos bloqueios fasciculares é um direcionamento do vetor resultante para a região contemplada pelo fascículo.

Desse modo, tem-se que no bloqueio do fascículo anterossuperior ocorre o desvio do eixo do QRS para as porções superiores do plano frontal. No bloqueio do fascículo posteroinferior, desvio do eixo para as porções inferiores no plano frontal e, no bloqueio do fascículo anteromedial, projeção para porção anterior no plano horizontal.

6.4 BLOQUEIO DO FASCÍCULO ANTEROSSUPERIOR ESQUERDO (BDAS)

Para o diagnóstico do bloqueio do fascículo anterossuperior esquerdo, observa-se nas derivações clássicas um QRS com predominância D1 positivo e aVF negativo, um complexo QRS predominantemente negativo em D2, uma onda S em D3 >15mm e maior que a onda S de D2 (Figura 13.42).

6.5 BLOQUEIO DO FASCÍCULO POSTEROINFERIOR ESQUERDO (BDPI)

Da mesma forma que observado no BDAS, o diagnóstico do bloqueio do fascículo posteroinferior esquerdo deve ser dado pela observação do plano frontal (Figura 13.43). Neste caso, será encontrado um QRS com predominância negativa em D1 e positiva em aVF, demonstrando eixo entre 90° e 180°, complexo qR em D3 >15mm e maior que o complexo qR de D2. O diagnóstico de BDPI é feito quando se exclui o diagnóstico de SVD.

6.6 BLOQUEIO DO FASCÍCULO ANTEROMEDIAL (BDAM)

- Não altera a duração do QRS;
- Desvio do vetor para frente e para a esquerda (plano horizontal);
- Complexos qR progressivamente maiores em V1, V2 e V3 (ondas R > 15mm);
- Ondas T negativas de V1 a V3.

O bloqueio da divisão anteromedial modifica a ativação ventricular, desviando o fenômeno elétrico para frente e para a esquerda, devido ao atraso na condução nesta divisão. As alterações estão presentes no plano horizontal com poucas modificações no plano frontal (Figura 13.44).

6.7 ASSOCIAÇÃO DE BLOQUEIOS

A seguir (Figura 13.45), exemplos de associação de bloqueio de ramo direito com bloqueio do fascículo anterossuperior esquerdo (BDASE) e, em sequência, (Figura 13.46), exemplos de associação de bloqueio de ramo esquerdo com BDASE.

7 SÍNDROMES ISQUÊMICAS

Os elementos mais importantes para caracterizar a dor torácica em um paciente são a história clínica e o eletrocardiograma. A história clínica é capaz de predizer a probabilidade de o paciente estar apresentando uma síndrome coronariana aguda (angina instável ou infarto do miocárdio) e o ECG é capaz de mostrar precocemente alterações, como a inversão da onda T, infradesnível do segmento ST ou o supradesnível do segmento ST, que são achados determinantes na conduta médica.[7]

É importante lembrar que um ECG normal, em um paciente com fatores de risco e queixa de dor precordial típica, não exclui o diagnóstico de síndrome coronariana aguda, podendo este paciente manifestar um quadro de angina instável ou infarto do miocárdio sem supradesnível de ST. O que muda neste paciente é a apresentação da síndrome coronariana e a conduta.

No caso de Infarto Agudo do Miocárdio com Supradesnível de ST (IAMcST), o ECG mostra 3 eventos durante a evolução:

- Agudização seguida da inversão da onda T (Figura 13.47);
- Desnivelamento do segmento ST (Figura 13.48);
- Aparecimento de ondas Q patológicas (ou seja, largas e/ou profundas) (Figura 13.49).

Importante: lembrar que a apresentação da corrente de lesão possui aspecto diferente nas derivações clássicas e nas derivações precordiais.

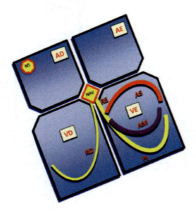

FIGURA 13.41 Ramos direito e esquerdo e os fascículos do ramo esquerdo. NS: nódulo sinusal; AD: átrio direito; AE: átrio esquerdo; NAV: nódulo atrioventricular; VD: ventrículo direito; VE: ventrículo esquerdo; RD: ramo direito; RE: ramo esquerdo; AS: fascículo anterosseptal; AM: fascículo anteromedial; PI: fascículo posteroinferior.

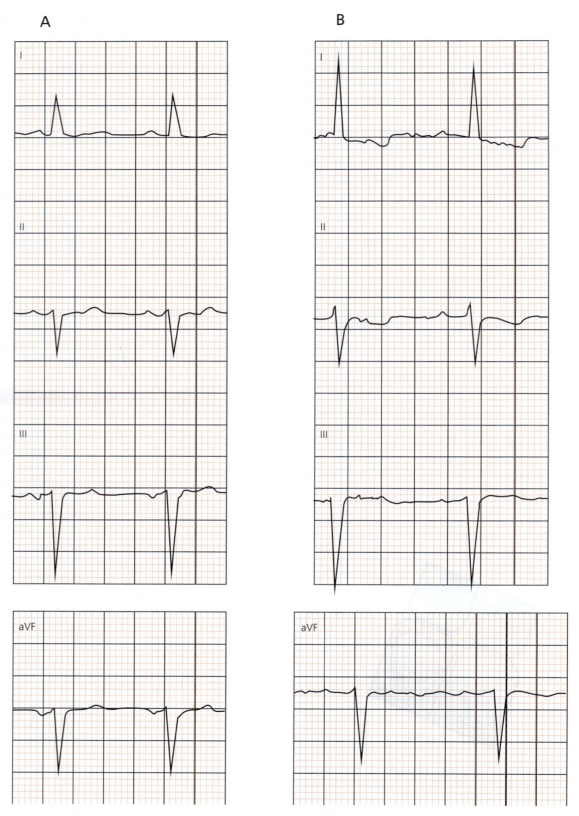

FIGURA 13.42 Paineis A e B: exemplos de bloqueio do fascículo anterossuperior esquerdo nas derivações do plano frontal.

Eletrocardiograma

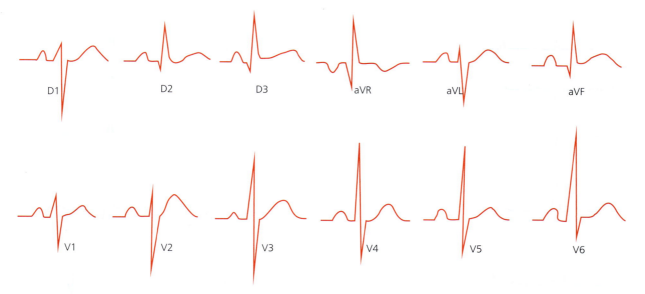

FIGURA 13.43 Esquema representativo dos achados em um BDPI.

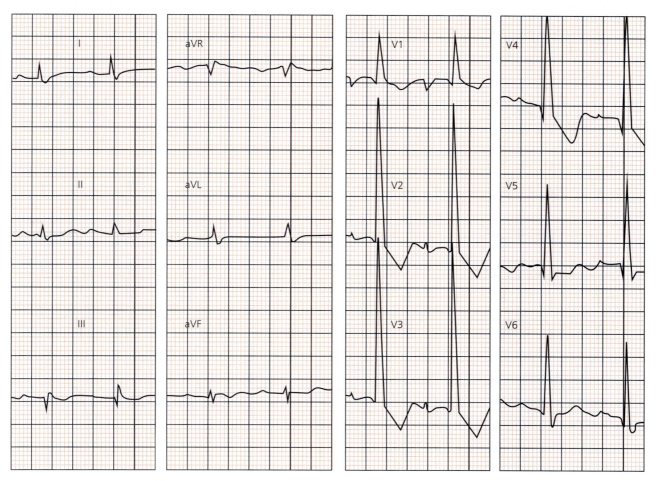

FIGURA 13.44 Exemplo de eletrocardiograma com bloqueio da divisão anteromedial (BDAM).

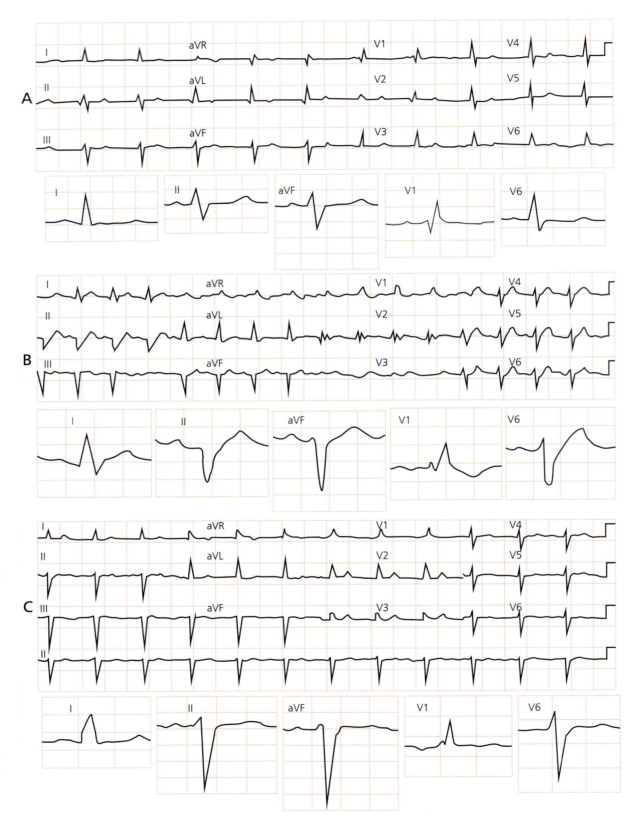

FIGURA 13.45 Painéis A, B e C: Exemplos de associação de bloqueio de ramo direito com BDASE.

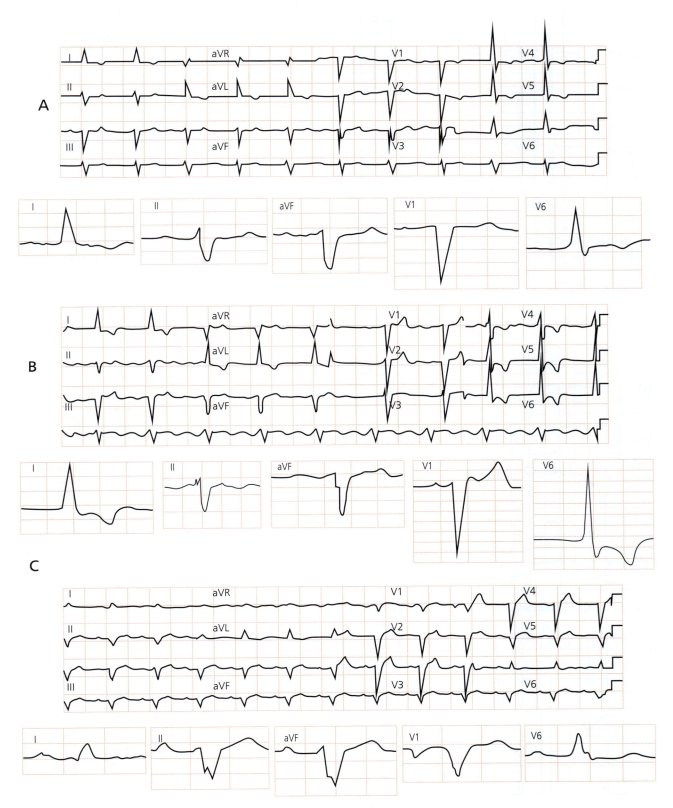

FIGURA 13.46 Painéis A, B e C: Exemplos de associação de bloqueio de ramo esquerdo com BDASE.

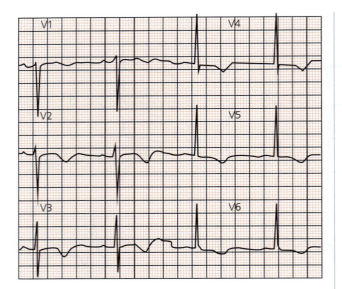

FIGURA 13.47 Isquemia (onda T negativa).

7.1 AGUDIZAÇÃO E INVERSÃO DA ONDA T

A primeira alteração do ECG observada é a agudização da onda T, tornando-a simétrica, com posterior inversão. Este achado representa a isquemia celular, não sendo diagnóstico de infarto. Esta isquemia é potencialmente reversível e, caso o fluxo seja restabelecido, a onda T pode voltar ao normal. Caso a isquemia persista e o quadro evolua para um infarto, a inversão da onda T pode ficar presente de semanas a meses.

A onda T invertida por mais de 6 meses pode ser considerada indicativo de pior prognóstico (Figura 13.50).

7.2 DESNIVELAMENTO DO SEGMENTO ST

O segundo evento na evolução de um IAMcST é o desnivelamento do segmento ST. Este achado indica lesão da célula miocárdica e quando é encontrado significa que houve liberação de CKMB e troponina, o que confirma, laboratorialmente, o quadro de infarto. Mesmo nesta fase, o processo é potencialmente reversível se for tratado precocemente Porém, quanto mais o tempo passa, mais células são lesadas e, a partir de um ponto, as lesões e

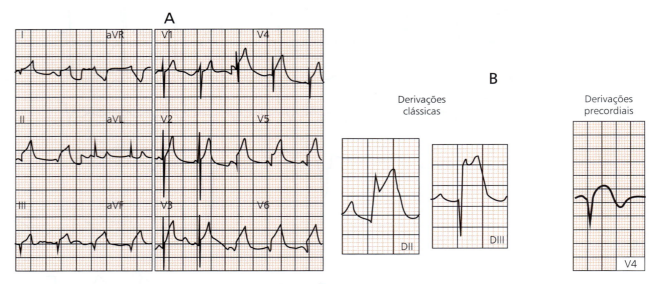

FIGURA 13.48 (A) Corrente de lesão (supradesnível ST). (B) Aspectos da corrente de lesão nos planos frontal e horizontal.

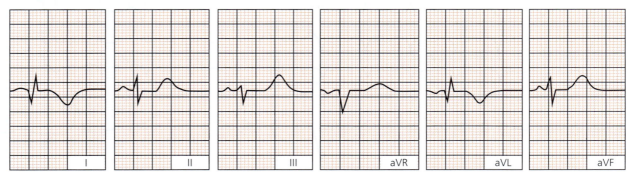

FIGURA 13.49 Necrose ou área elétrica inativa. Notar a presença de ondas q patológicas indicando necrose em D1 e aVL.

cicatrizes serão permanentes. Quando o segmento ST fica acima do segmento PR (> 1,0 mm), dá-se o nome de supradesnivelamento de ST. Por outro lado, quando o segmento ST fica abaixo do segmento PR (> 1,0 mm), denomina-se de infradesnivelamento do segmento ST. O supradesnivelamento do segmento ST, também conhecido como corrente de lesão, é um evento localizado no epicárdio e pode ser visto nas Figuras 13.51 e 13.52.

Num paciente com IAMcST que não recebe tratamento, o supra de ST tende a permanecer por 7 dias e depois retornar à linha de base. Caso o paciente receba tratamento, este supradesnivelamento pode retornar à linha de base em horas ou poucos dias. Caso um paciente persista com o supra de ST mesmo depois de semanas ou meses do evento, isso pode representar a formação de um aneurisma da área infartada.

O supradesnível de ST não é um achado exclusivo dos infartos com supra. Na verdade existe uma série de diagnósticos diferenciais, ou seja, condições cardiológicas ou não que podem cursar com supra no ECG, como:

- Bloqueio do ramo esquerdo;
- Presença da pré-excitação ventricular;
- Miocardite/pericardite;
- Neoplasias cardíacas;
- Repolarização precoce;
- Estimulação cardíaca artificial;
- Distúrbios eletrolíticos (como a hiperpotassemia);
- Síndrome de Brugada (doença dos canais de sódio);
- Aneurisma ventricular;
- Sobrecarga ventricular esquerda.

Quando o evento lesão ocorre no endocárdio, ao invés do supra do ST, acontece o infradesnível do segmento ST e é um dos achados frequentes na condição clínica denominada infarto do miocárdio sem supra ST (IAMSST) (Figura 13.53).

Nos casos de angina instável ou IAM sem supra ST, o ECG pode variar desde um ECG normal; ter alterações inespecíficas da onda T; inversão da onda T e infradesnível do segmento ST. O fator determinante para o diagnóstico da angina instável é o quadro clínico com dor precordial típica em um paciente de alto risco para doença arterial coronária. Já no IAM sem supra, além da dor precordial típica, há elevação dos marcadores de lesão miocárdica.

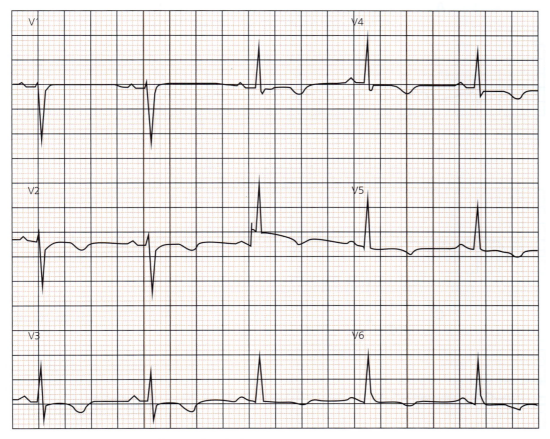

FIGURA 13.50 Exemplo de isquemia coronariana (inversão de onda T).

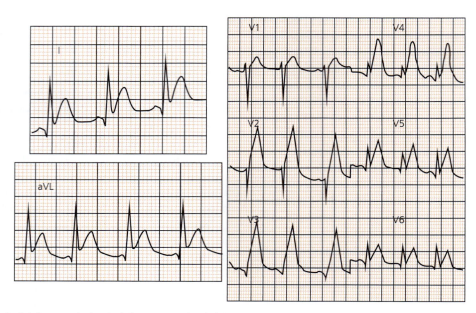

FIGURA 13.51 Exemplo de infarto agudo do miocárdio com supradesnível de ST na parede anterior extensa.

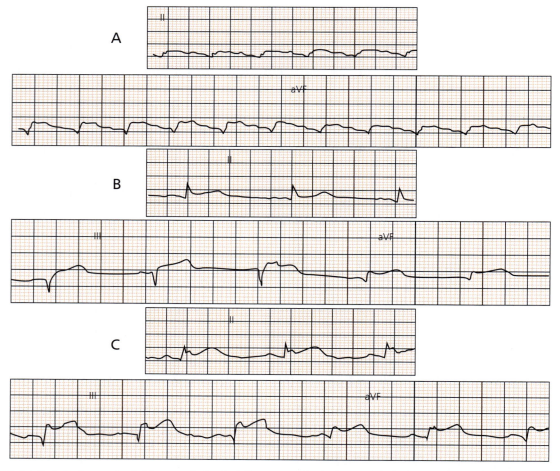

FIGURA 13.52 Painéis A, B e C: exemplos de infarto agudo do miocárdio com supradesnível de ST (observar a magnitude do infradesnível).

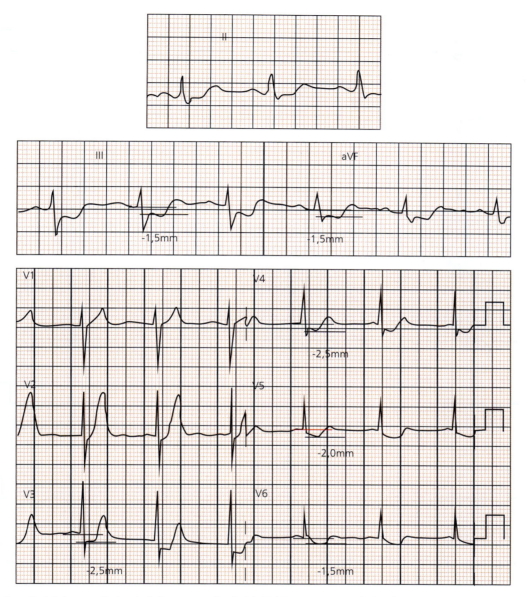

FIGURA 13.53 Exemplo de infarto agudo do miocárdio sem supradesnível de ST (observar a magnitude do infradesnível).

7.3 ONDAS Q PATOLÓGICAS

A fase final da evolução de um infarto ocorre com o aparecimento de ondas q profundas (>1/3 da onda R do mesmo complexo) e/ou largas (> 40 ms), que indicam necrose das células lesadas. Elas aparecem cerca de algumas horas da instalação do IAM e tendem a persistir por toda a vida do paciente (Figuras 13.54 e 13.55).

Ao ser encontrada uma onda q patológica em determinada derivação durante a avaliação de um ECG, deve-se considerar se existem evidências de uma área inativa de determinada parede do coração.

Importante: não é somente por meio da presença de ondas q que se determina um sinal ECG de necrose. No caso de um infarto antigo na parede lateral (antigamente denominada parede posterior/dorsal) do coração, a necrose pode ser demonstrada pelo aumento da onda r em V1, sendo a imagem em espelho de uma onda q de derivações dorsais (como V7 e V8).

Em alguns pacientes que tiveram IAM da parede inferior, a massa infartada é pequena e a onda q na parede inferior (D2, D3 e aVF) pode se instalar por vários anos, mas depois, não ser mais vista, ou seja, não se encontra, obrigatoriamente, a presença da onda q de necrose em todos os casos de infarto com lesão e necrose.

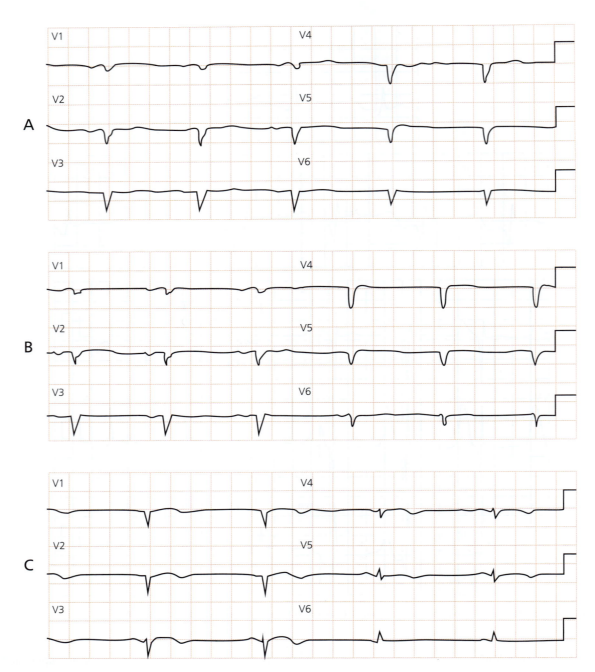

FIGURA 13.54 Painéis A, B e C: exemplos de área eletricamente inativa de parede anterior.

A derivação aVR, por possuir sentido contrário das outras derivações clássicas, não deve ser considerada na avaliação da presença de ondas q patológicas, porque em ECGs normais esta derivação já exibe ondas q largas e profundas. Esse achado não ocorre devido ao infarto, mas sim à localização desta derivação.

7.4 LOCALIZAÇÃO DO INFARTO AGUDO COM SUPRADESNÍVEL E DAS ÁREAS INATIVAS

No ECG só está correto relacionar o achado eletrocardiográfico com alguma parede do coração quando este evento for um supradesnível do ST ou uma área inativa (onda q patológica

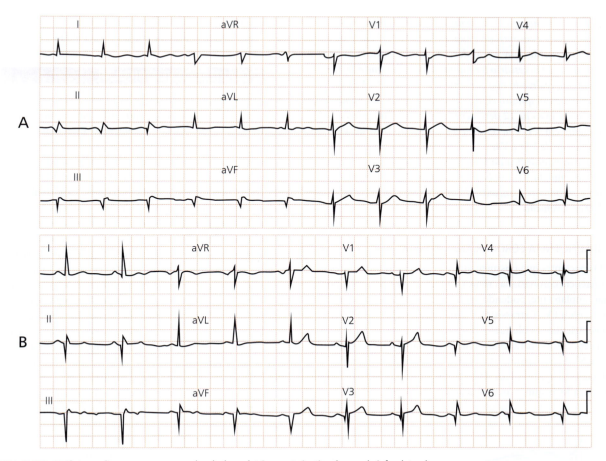

FIGURA 13.55A e B Eletrocardiogramas com exemplos de área eletricamente inativa de parede inferolateral.

de necrose), ou seja, pode ser dado o diagnóstico de IAM com supra da parede inferior, ou então, área inativa na parede inferior; mas não se pode dizer IAM sem supra ou angina instável na parede inferior, porque os eventos de infra de ST nem de inversão da onda T são localizados no ECG.

De forma prática, devem ser consideradas 4 regiões para o acometimento do infarto: inferior, lateral, anterior e ventrículo direito. Cada uma destas regiões possui relação com as derivações do ECG, de modo que quando forem observadas características de um infarto num traçado, é possível a conclusão da região acometida e da artéria responsável por meio da análise de quais derivações trazem o achado. A Tabela 13.1 apresenta a correlação eletrocardiográfica e anatômica provável.

TABELA 13.1 Correlação eletrocardiográfica e anatômica provável

DERIVAÇÕES	LOCALIZAÇÃO	ARTÉRIA
DII, DIII, AVF	Inferior	Coronária direita
V1, V2, V3 e V4	Anterior	Diagonal
V1, V2, V3, V4, V5 e V6	Anterior extenso	Coronária esquerda
V5, V6, DI, aVL	Lateral	Circunflexa
V3R, V4R, V1	VD	Coronária direita
V7, V8	Lateral	Coronária direita

Importante: no infarto do ventrículo direito com corrente de lesão pode ser encontrado o supradesnível do ST em V3r, V4r e V1 (considerado uma derivação precordial direita). Entretanto, é necessário ter muita atenção, porque o ECG comumente realizado não contempla as derivações V3r e V4r. Diante de um quadro clínico de infarto agudo do miocárdio em que o ECG de 12 derivações mostra supradesnível de ST somente em V1, é necessária a suspeita de IAM de VD e a realização de V3r e V4r para o diagnóstico. Além disso, como a massa miocárdica do VD é menor e, portanto, o consumo de oxigênio do VD também, o supra de V3r e V4r é transitório e raramente é encontrado, mesmo nos casos de IAM de VD em evolução.

7.5 INSUFICIÊNCIA CORONARIANA CRÔNICA

Os pacientes que possuem angina estável são portadores de insuficiência coronariana crônica. O ECG destes pacientes pode variar amplamente, podendo ser: normal; ter EA (Extrassístoles Atriais) e/ou EV (Extrassístoles Ventriculares); BAVs (bloqueios atrioventriculares); bloqueios de ramo; alterações de repolarização inespecíficas; infradesníveis de ST; ondas Q e até supradesníveis de ST. Sendo assim, os achados eletrocardiográficos nestes pacientes são inespecíficos. Entretanto, um fato importante a ser considerado é que a ocorrência de um ECG normal num paciente que já teve um infarto configura melhor prognóstico quando comparado à presença de quaisquer alterações.

8 REPOLARIZAÇÃO VENTRICULAR

A repolarização ventricular (RV) representa a recuperação elétrica do músculo cardíaco após o fenômeno da contração, deixando-o apto para uma nova contração. Este momento elétrico é representado pelo segmento ST e pela onda T, e sua avaliação eletrocardiográfica é realizada pela localização do ponto J em relação ao segmento Pr (infradesnivelado, supradesnivelado ou sem desvio), pela mensuração do intervalo QT (normal, curto ou longo) e pela orientação da onda T (positiva ou negativa). Diversos fatores podem influenciar a repolarização ventricular, mas todos têm em comum a interferência na concentração iônica celular, em especial nas fases 3 e 4 do potencial de ação. Em um indivíduo normal, a repolarização ventricular é homogênea, isto é, a recuperação celular ocorre praticamente ao mesmo tempo. Quanto maior a diferença no tempo de recuperação celular, uma maior heterogeneidade na repolarização ventricular é observada, com consequente aumento do risco de aparecimento de arritmias cardíacas complexas. Esta heterogeneidade na RV pode ocorrer entre regiões cardíacas num mesmo batimento, mas também é observada numa mesma região, a qual apresenta variações batimento a batimento. Estudos experimentais em cães demonstraram as alterações, induzidas por isquemia cardíaca, no potencial de ação, com o surgimento de uma significativa heterogeneidade entre as regiões do endocárdio, do epicárdio e das células M.[7] A Figura 13.56 apresenta as diferenças encontradas nas curvas do potencial de ação nas diferentes regiões do miocárdio e respectivos eletrocardiogramas obtidos.

A melhor compreensão deste fenômeno elétrico permite o reconhecimento de situações clínicas com maior risco de eventos malignos, como a taquicardia ventricular polimórfica, a fibrilação ventricular e a morte súbita.

Atualmente, os métodos disponíveis para a análise da repolarização são o ECG de repouso, o teste ergométrico, o Holter de 24 horas e o vetorcardiograma. Nestes, a repolarização ventricular é estudada utilizando os parâmetros listados na Tabela 13.2, discutidos a seguir.

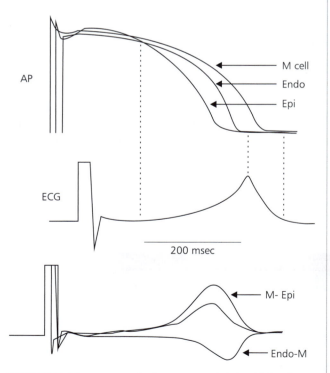

FIGURA 13.56 Diferenças encontradas nas curvas do potencial de ação nas diferentes regiões do miocárdio e respectivos eletrocardiogramas obtidos. AP: potencial de ação; M Cell: células M; Endo: endocárdio; Epi: Epicárdio.

TABELA 13.2 Parâmetros da repolarização ventricular
Duração do intervalo QT / QTc
Dispersão do intervalo QT
Tempo de Repolarização Ventricular (intervalo JT e dispersão de JT)
Final da Repolarização Ventricular (intervalo do pico de onda T - final da onda T)
Alternância / Microalternância de onda T

8.1 DURAÇÃO DO INTERVALO QT

A medida do intervalo QT é o método mais simples usado para a avaliação da repolarização ventricular (Figura 13.57). O intervalo QT é aferido do início do complexo QRS até o final da onda T (do início da despolarização ventricular até o final da repolarização ventricular). Situações que prolongam a repolarização ventricular, evidenciadas pelo aumento do intervalo QT, estão associadas com uma maior vulnerabilidade ao aparecimento de arritmias cardíacas. O intervalo QT medido deve ser corrigido pela frequência cardíaca (QTc), como se observa nas diferentes fórmulas disponíveis.

Uma das dificuldades no cálculo do QT é a determinação exata do final da onda T e os limites desta com a onda U. Alguns autores encontraram erros de mensuração de até 5%, tanto entre observadores diferentes como no mesmo observador. O desenvolvimento da informática e sua aplicabilidade atual na eletrocardiologia têm simplificado a avaliação da duração do intervalo QT.

Dentre as fórmulas existentes, Bazett, em 1920,[9] descreveu a associação curvilínea entre o intervalo QT e o intervalo RR, bem como a fórmula baseada em sua observação (QTC = QT / RR1/2). Porém, esta fórmula tem suas limitações: superestima a duração da repolarização em situações de elevada frequência cardíaca e a subestima em situações em que a frequência cardíaca está diminuída.

Assim sendo, outros autores seguiram ao pioneirismo de Bazett para a quantificação com menor erro do intervalo QT, sempre relacionando o intervalo QT ao intervalo RR. Alguns exemplos são encontrados na Tabela 13.3, na qual vemos fórmulas relativamente simples, como as de Bazett e Fridericia,[10] e outras mais complexas, como as fórmulas de Sarma,[11] Rautaharju[12] e Karjalainen.[13]

Todas apresentam limitações e erros, sendo estes tanto menores quanto mais complexas são as fórmulas utilizadas. De maneira geral, quando a FC encontra-se entre 55 e 75 bpm, todas apresentam resultados confiáveis. O uso de algoritmos automáticos para a medida do intervalo QT, obtidos através de eletrocardiógrafos digitais e computadores, constitui maneira rápida para o método.

TABELA 13.3 Fórmulas para correção do intervalo QT

Bazett (QT e RR em segundos): QTc = $QT/RR^{1/2}$
Fridericia (QT e RR em segundos): QTc = $QT/RR^{1/3}$
Framingham (QT e RR em segundos): QTc = QT + 0,154 (1− RR)
Hodges (QT em segundos): QTc = QT + 1,75 (FC− 60)
Sarma (QT em segundos): QTc = QT − 0,0446 $[1- e^{2,7(1-RR)}]$

Rautaharju (QT em milissegundos)
 • Para mulheres e homens com idade <15 anos ou > 50 anos:
   ◦ QTc = QT (FC + 100) / 656
 • Para homens entre 15-50 anos:
   ◦ QTc = 100 × QT/ [656 /(1 + 0,01FC)] + 0,4 × Idade − 25

Karjalainen (QT e RR em milissegundos):   • FC < 60 bpm: QTc = (QT × 392) / (0,0116RR + 277)   • FC entre 60 e 99 bpm: QTc = (QT × 392) / (0,156RR +236)   • FC > 100 bpm: QTc = (QT × 392) / (0,384 RR + 99)

Outros fatores, além da FC, podem alterar a duração do intervalo QT, incluindo variabilidade genética, alterações do tônus autonômico e bloqueios de ramo (que normalmente levam a aumento da duração do intervalo QT).

Não há diferenças para o intervalo QT entre os sexos durante a infância, porém em mulheres adultas encontramos duração aumentada para o QT, provavelmente causada pelo efeito dos esteróides sobre o miocárdio ventricular e pela densidade diferente dos canais de potássio entre os sexos. Assim, comumente crianças e mulheres apresentam QTc maior que homens. Na Tabela 13.4, os valores habituais do QTc conforme sexo e idade.

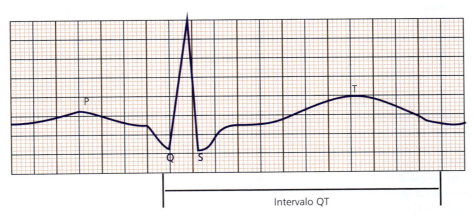

FIGURA 13.57 Exemplo da aferição do intervalo QT no ECG de repouso.

TABELA 13.4 Valores do QT corrigido por sexo e faixa etária

QTC (MS)	CRIANÇAS (1-15 ANOS)	HOMENS	MULHERES
Normal	< 0,44	< 0,43	< 0,45
Intermediário	0,44-0,46	0,43-0,45	0,45-0,46
Aumentado	> 0,46	> 0,45	> 0,46

Um dos erros de leitura/mensuração do intervalo QT ocorre quando a onda U é incluída na medida. A determinação do final da onda T, nos casos da presença da onda U, é feita a partir da tangente do ramo descendente da onda T até a linha de base.

8.2 DISPERSÃO DO INTERVALO QT (QTD)

A dispersão do intervalo QT é definida como a diferença entre o maior e o menor intervalo QT nas 12 derivações do ECG (QTd = QT máx – QT min), com valor obtido em milissegundos. A dispersão do intervalo QT representa a diferença da duração dos diferentes potenciais de ação encontrados nas várias regiões do miocárdio ventricular. Todos os indivíduos possuem uma dispersão da repolarização ventricular, uma vez que o fenômeno da repolarização ocorre em momentos ligeiramente diferentes. Entretanto, quando as regiões dos ventrículos passam a apresentar tempos muito distintos, tanto no início quanto no término da fase 4 do potencial de ação, observa-se um aumento da heterogeneidade da repolarização ventricular. Estudos pioneiros dos anos 60 relacionam o aumento da dispersão da refratariedade ventricular como importante mecanismo para a gênese de arritmias cardíacas.

A QTd é influenciada por fatores como a postura, fase do ciclo respiratório em que são obtidos os traçados, frequência cardíaca, número de derivações empregadas para a análise. A metodologia pode ser manual, semi automática e automática. Todas sujeitas a erros, principalmente pela dificuldade de caracterização do término do intervalo QT no final da onda T. Dentre elas, há a baixa amplitude da onda T, a morfologia variável de T, dificuldade de definição do seu final e presença ou não da onda U. Atualmente, a orientação é a não utilização da onda U para determinação da QTd (Figura 13.58). Os algoritmos computadorizados são numerosos, basicamente diferindo entre si dos critérios adotados para consideração do término da onda T (aplicação de limiares, derivações, curvas a partir do pico ou da porção descendente da onda T).

A aplicabilidade clínica da QTd tem sido muito questionada devido às sub e superestimações das medidas. Há um grande número de publicações com resultados conflitantes, com pobre reprodutibilidade de resultados encontrados e inúmeras metodologias descritas, porém vários novos trabalhos vêm sendo realizados. Dentre os que defendem este intervalo, Owen e colaboradores demonstraram que indivíduos normais apresentavam valor de dispersão do QT em torno de 50 ms e que aqueles com infarto prévio, 70 ms. Surawicz (1996)[14] demonstrou que valores maiores que 65 ms estavam relacionados a um aumento da incidência de arritmia ventricular complexa. Galinier e colaboradores (1998)[15] encontraram aumento da taxa de morte súbita cardíaca a partir de 80 ms. Malik e colaboradores, em 2000,[16] encontraram associação com alterações da repolarização ventricular e pior prognóstico para valores acima de 100 ms. O aumento da dispersão do QT foi avaliado em diferentes condições clínicas, como a indução de taquicardias ventriculares, na insuficiência cardíaca, no pós-infarto do miocárdio, na síndrome do QT longo e no seguimento populacional, com resultados conflitantes. Apenas dois grandes estudos populacionais demonstraram QTd como marcador para morte súbita cardíaca, sendo necessário um maior número de estudos em larga escala para determinar seu real papel na prática clínica.

Diante disso, outros índices foram desenvolvidos a partir da dispersão do QT, como a avaliação do intervalo JT e sua dispersão, bem como da dispersão transmural da repolarização ventricular (intervalo pico de T - final de T), para uma melhor avaliação do fenômeno da repolarização.

8.3 ALTERNÂNCIA DA ONDA T

Esta nova técnica que começa a ter maior aplicabilidade clínica, baseia-se na presença da alternância elétrica, fenômeno que ocorre batimento a batimento e é avaliada pelas variações que ocorrem na amplitude do segmento ST e onda T (Figura 13.59). Da mesma maneira que a dispersão da repolarização ventricular, todos os indivíduos apresentam alternância elétrica, mas apenas as grandes variações estão relacionadas aos eventos cardíacos malignos como arrimtias ventriculares complexas e morte súbita.

Quando estas alterações são visíveis (eletrocardiograma convencional, Holter de 24 horas, Looper, teste ergométrico), denomina-se macroalternância da onda T. Neste caso, a ocorrência de taquicardia ventricular polimórfica e fibrilação ventricular são iminentes (descritas na literatura desde 1909 por Hering). Quando estas alterações são identificadas através de *softwares* instalados em aparelhos de teste ergométrico e em Holter, denomina-se microalternância de onda T. Neste caso, são considerados anormais aqueles com valores acima de 47μV (Figura 13.60).

A primeira publicação, em humanos, sobre a associação entre microalternância da onda T elevada e arritmia ventricular foi em 1994 com Rosembaum e colaboradores.[17] A partir daí, diversos trabalhos mostraram que a presença anormal da microalternância da onda T está relacionada à indução de arritmia ventricular complexa ao estudo eletrofisiológico, à maior mortalidade arrítmica em indivíduos portadores de miocardiopatia isquêmica e não isquêmica, bem como a um maior número de terapias apropriadas pelo cardioversor desfibrilador implantável.

Atualmente, a teoria mais aceita é que a microalternância de onda T é causada, principalmente, por uma heterogeneidade temporal (batimento a batimento) da repolarização ventricular, com a participação dos potenciais de ação das células M, cujo

Eletrocardiograma

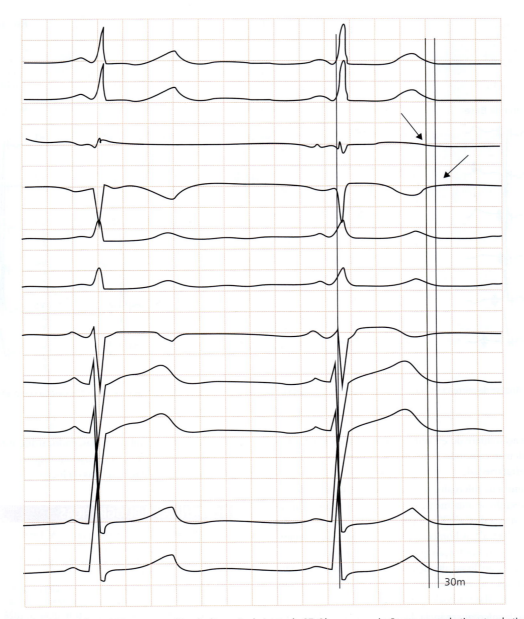

FIGURA 13.58 Sequência de complexos QRS em uma análise da dispersão do intervalo QT. Observar a variação que ocorre batimento a batimento do intervalo QT.

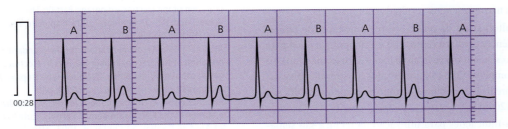

FIGURA 13.59 Variação batimento a batimento em sequência do eletrocardiograma, que pode ser analisada pela técnica de microalternância de onda T.

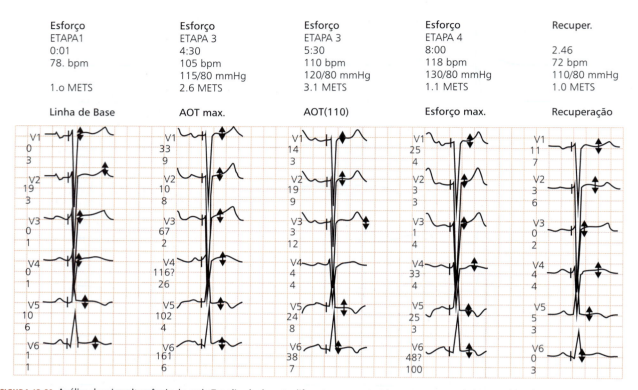

FIGURA 13.60 Análise de microalternância de onda T realizada durante diferentes momentos de um teste ergométrico, considerada como anormal.

potencial de ação difere do encontrado no endocárdio e no epicárdio ventricular, causando assim maior dispersão da repolarização e da refratariedade.

A base iônica da microalternância da onda T também foi investigada, sabendo-se atualmente que ocorrem mudanças intracelulares dos níveis de Ca^{+2}, K^+ e alteração na função da corrente de troca de Na^+ e Ca^{+2}. A homeostase do cálcio é tão importante para o fenômeno da contração quanto para o potencial de ação celular e sua duração. Essas alterações contribuiriam para modular a repolarização a cada batimento e com isso contribuiriam para o surgimento das microalternâncias.

O estudo da microalternância da onda T pode ser feito através da análise espectral e pela análise do domínio do tempo. Com a primeira metodologia, o resultado do exame é qualitativo, isto é, negativo, positivo ou inconclusivo. Já na segunda, além de qualitativo (negativo ou positivo), temos também o quantitativo. Estas técnicas não apresentam resultados comparáveis.

A microalternância da onda T sofre influência de fatores como a frequência cardíaca (entre 100 e 120 bpm é o ideal para sua análise), o sistema nervoso simpático (esforço máximo) e a duração do complexo QRS (alguns estudos mostraram baixa capacidade de predição de eventos quando os complexos QRS são maiores que 120 ms).

As contra-indicações para utilização da técnica são semelhantes às do estresse físico: infarto agudo do miocárdio ou isquemia, angina instável, arritmias, endocardite, estenose aórtica ou mitral grave, disfunção ventricular esquerda grave, embolia pulmonar, enfermidades agudas ou incapacidade física.

REFERÊNCIAS BIBLIOGRÁFICAS

1. Pastore CA, Pinho JA, Pinho C, Samesima N, Pereira-Filho HG, Kruse JCL, et al. III Diretrizes da Sociedade Brasileira de Cardiologia sobre Análise e Emissão de Laudos Eletrocardiográficos. Arq Bras Cardiol 2016; 106(4Supl.1):1-23N.
2. AHA/ACC Statements and Guidelines on Electrocardiography http://my.americanheart.org/professional/StatementsGuidelines/ByTopic/TopicsD-H/Statement-Guideline-Topics-D-H_UCM_322828_Article.jsp.
3. AHA/ACCF/HRS Recommendations for the Standardization and Interpretation of the Electrocardiogram: Part III: Intraventricular Conduction Disturbances - 2009 http://circ.ahajournals.org/content/119/10/e235.full.pdf.
4. AHA/ACCF/HRS Recommendations for the Standardization and Interpretation of the Electrocardiogram: Part IV: The ST Segment, T and U Waves, and the QT Interval - 2009 http://circ.ahajournals.org/content/119/10/e241.full.pdf.
5. AHA/ACCF/HRS Recommendations for the Standardization and Interpretation of the Electrocardiogram: Part V: Electrocardiogram Changes Associated With Cardiac Chamber Hypertrophy - 2009 http://circ.ahajournals.org/content/119/10/e251.full.pdf.
6. AHA/ACCF/HRS Recommendations for the Standardization and Interpretation of the Electrocardiogram: Part VI: Acute Ischemia/Infarction - J Am Coll Cardiol, 53 (2009), p. 1003. http://circ.ahajournals.org/content/119/10/e262.full.pdf.

7. "ABC do ECG". 4ª Edição: Autores: Nelson Samesima, Carlos Alberto Pastore, Rafael Munerato. São Paulo: Medcel, 2013. ISBN 978-85-7925-388-1.
8. Frank, E. An accurate, clinically practical system for spatial vectorcardiography. Circulation. 19556;13:737-49.
9. Bazett HC: An analysis of the time relations of electrocardiograms. Heart 7:353, 1920.
10. Fridericia LS: Die Systolendauer im Elektrokardiogramm bei normaln Menschen und bei Herzkranken. Acta Med Scan 53:469, 1920.
11. Sarma JS, Sarma RJ, Bilitch M, Katz D, Song SL. An exponential formula for heart rate dependence of QT interval during exercise and cardiac pacing in humans: reevaluation of Bazett's formula. Am J Cardiol. 1984 Jul 1;54(1):103-8.
12. Rautaharju PM. QT and dispersion of ventricular repolarization: the greatest fallacy in electrocardiography in the 1990s. Circulation 1999;18:2477-8.
13. Karjalainen J(1), Viitasalo M, Mänttäri M, Manninen V. Relation between QT intervals and heart rates from 40 to 120 beats/min in rest electrocardiograms of men and a simple method to adjust QT interval values. J Am Coll Cardiol. 1994 Jun;23(7):1547-53.
14. Surawicz B, Parikh SR: Prevalence of male and female patterns of early ventricular repolarization in the normal ECG of males and females from childhood to old age. J Am Coll Cardiol 40:1870, 2002.
15. Galinier M, Vialette J-C, Fourcade J, et al. QT interval dispersion as a predictor of arrhythmic events in congestive heart failure. Importance of aetiology. Eur Heart J 1998;19:1054 – 62.
16. Malik M(1), Acar B, Gang Y, Yap YG, Hnatkova K, Camm AJ. QT dispersion does not represent electrocardiographic interlead heterogeneity of ventricular repolarization. J Cardiovasc Electrophysiol. 2000 Aug;11(8):835-43.
17. Rosenbaum DS(1), Jackson LE, Smith JM, Garan H, Ruskin JN, Cohen RJ. Electrical alternans and vulnerability to ventricular arrhythmias. N Engl J Med. 1994 Jan 27;330(4):235-41.

Monitorização Ambulatorial do Eletrocardiograma (Holter e Looper)

14

Cesar José Grupi
Silvio Alves Barbosa

1. Introdução
2. Equipamento
3. Derivações
4. Duração
5. O que o holter fornece?
6. Indicações
   6.1 Esclarecimento de sintomas provavelmente relacionados com a presença de alterações do ritmo cardíaco
   6.2 Diagnóstico de isquemia
   6.3 Avaliação do risco de eventos cardíacos futuros
       6.3.1 Arritmia cardíaca
       6.3.2 Variabilidade da frequência cardíaca
       6.3.3 Isquemia miocárdica
       6.3.4 Microalternância da onda T
   6.4 Avaliação terapêutica
       6.4.1 Fármacos antiarrítmicos
       6.4.2 Cirurgias
       6.4.3 Ablação por cateter
       6.4.4 Marca-passos
       6.4.5 Cardioversores-desfibriladores implantáveis
   6.5 Indicações especiais
       6.5.1 Fibrilação atrial
       6.5.2 Síncope
       6.5.3 Apneia do sono
7. Considerações sobre o relatório do holter
8. Limitações do exame
9. Referências bibliográficas

1 INTRODUÇÃO

Em 1961, Norman J. Holter introduziu na prática clínica uma técnica que permitia gravar o eletrocardiograma (ECG) por longos períodos durante as atividades habituais dos pacientes e reproduzir essa gravação de forma rápida.[1-2]

A evolução tecnológica permitiu a digitalização do sinal captado, criando-se um arquivo que pode ser armazenado em mídia sólida, com transmissão por diversos métodos disponíveis no momento e inclusive a sua veiculação pela internet.

A proposta de Norman Holter tornou-se popular na cardiologia e herdou o seu nome. Trata-se de um método de observação passiva do ECG por um período determinado, que permite a obtenção de informações, algumas transitórias, úteis no diagnóstico, prognóstico e controle terapêutico dos pacientes.

2 EQUIPAMENTO

O equipamento básico contém um conjunto para o registro do ECG composto por gravador, cabos e elétrodos. Os gravadores atuais têm tamanho e peso reduzidos, chegando a 28 g, o que os torna de aceitação mais fácil pelo paciente. Seu consumo de energia é baixo, permitindo gravações mais prolongadas, por até 7 dias consecutivos. E um sistema de análise composto por módulo de transferência da gravação, um sistema para tratamento do sinal e um software de análise específico, desenvolvido por cada fabricante, que é instalado em computador pessoal comum.

Os sistemas de análise permitem a reprodução completa do registro eletrocardiográfico, fornecem uma pré-análise do eletrocardiograma, com quantificação e qualificação das ondas eletrocardiográficas aceitando uma interação muito grande com o analista. Os dados são apresentados na forma de gráficos e tabelas. Os segmentos mais significativos do ECG são impressos em tiras com diversas durações e ampliações.

O desenvolvimento tecnológico foi muito expressivo nos programas de análise, sendo criados algoritmos para detecção de arritmias, análise da variabilidade da frequência cardíaca, medida dos intervalos QT e QTc, realização de eletrocardiograma de alta resolução, microalternância da onda T e estudo da variação dos intervalos RR permitindo avaliação da apneia do sono.

Os programas de um fabricante não se comunicam com os dos outros e os arquivos gerados pelo gravador de um fabricante só poderão ser analisados pelo programa de análise daquele fabricante.[2]

3 DERIVAÇÕES

Comumente, são utilizadas três derivações bipolares precordiais obtidas a partir de 4 a 7 eletrodos posicionados no tórax. A derivação que mais informações fornece é a CM5, que deverá ser priorizada na análise (Figura 14.1 e Tabela 14.1).[3]

Alguns sistemas podem fornecer uma reconstituição das 12 derivações a partir de cinco eletrodos (sistema EASI) ou a partir de sete eletrodos (ortogonal convencional). Existem, também, sistemas que registram as 12 derivações convencionais usando 10 eletrodos.

A reprodução do ECG em 12 derivações é muito útil no diagnóstico diferencial entre aberrância de condução intraventricular e ectopias, na interpretação de bloqueios de ramo transitórios, pré-excitação ventricular intermitente, estudo da isquemia miocárdica e sistemas de estimulação artificial.[4]

TABELA 14.1 Posicionamento de cinco eletrodos para obtenção de três canais simultâneos

DERIVAÇÃO	CANAL	LOCAL
CM1 (V1 ou aVF)	CH 1(−)	Na porção superior do manúbrio esternal
	CH 1(+)	Sobre a 4º articulação esternocostal direita
CM3 (V3)	CH 2(−)	Na porção superior do manúbrio esternal
	CH 2(+)	Sobre a 5º costela esquerda abaixo do mamilo (na posição de V3)
CC5 (DI)	CH 3(−)	Na porção superior do manúbrio esternal
	CH 3(+)	Sobre a 5º costela na linha axilar anterior esquerda (na posição de V5)

CM1, CM3 e CM5: são derivações precordiais modificadas; V1, aVF, V3, DI e V5: são as derivações eletrocardiográficas; CH: canal.

4 DURAÇÃO

A duração-padrão do exame é de 24 horas que, inclusive, está incorporada ao seu nome e permite a observação do eletrocardiograma por um ciclo circadiano completo. No entanto, em algumas situações é necessária a extensão da duração da gravação para mais dias em função da ocorrência do fenômeno que se quer estudar, para o estudo de eventos isquêmicos a duração preconizada é de 48 horas. Para o controle terapêutico da fibrilação atrial e de sintomas de ocorrência semanal, existem equipamentos que podem gravar, continuamente, o ECG por 7 e até 14 dias consecutivos.[5]

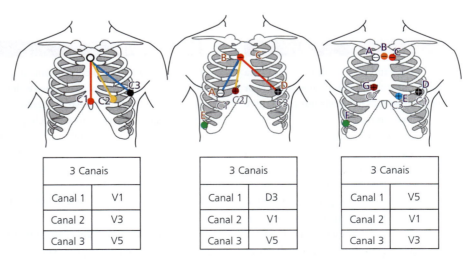

FIGURA 14.1 São apresentados três esquemas de colocação dos eletrodos no tórax, com quatro, cinco e sete eletrodos, para obtenção de três derivações.

5 O QUE O HOLTER FORNECE?

Um panorama completo do eletrocardiograma no período analisado, geralmente 24 horas. Isso compreende o ritmo e a frequência cardíaca e suas variações, a duração dos intervalos RR, o número e a característica das ectopias atriais e ventriculares, as condições e a funcionalidade das conduções atrioventricular e intraventricular, as variações da repolarização ventricular, como desnivelamentos transitórios do segmento ST e duração do intervalo QT. Utilizando-se de processamentos matemáticos, é possível estudar a variabilidade da frequência cardíaca, a gravidade da apneia do sono e a microalternância da onda T. O exame fornece ainda a distribuição desses eventos ao longo do dia, sua relação com as atividades do paciente e com a frequência cardíaca. Acima de tudo, a correlação das modificações eletrocardiográficas com os sintomas.

Essas informações são obtidas principalmente nos gráficos e nas tabelas e confirmadas nos traçados do eletrocardiograma (Figura 14.2).

6 INDICAÇÕES

As indicações para utilização do holter[6] podem ser divididas em cinco grupos:

1. Esclarecimento de sintomas provavelmente relacionados com a presença de alterações no ritmo cardíaco.
2. Diagnóstico de isquemia miocárdica.
3. Avaliação do risco de eventos cardíacos futuros; arritmia cardíaca, variabilidade da frequência cardíaca; isquemia miocárdica; e microalternância da onda T.
4. Avaliação terapêutica: fármacos antiarrítmicos, cirurgias, ablação por cateter, marca-passos e cardioversor-desfibrilador implantável.
5. Indicações especiais: fibrilação atrial, síncope e apneia do sono.

6.1 ESCLARECIMENTO DE SINTOMAS PROVAVELMENTE RELACIONADOS COM A PRESENÇA DE ALTERAÇÕES DO RITMO CARDÍACO

Esta é talvez a indicação mais frequente para a gravação de holter.

Os pacientes devem ser estimulados a escrever em um "diário" os seus sintomas, acompanhados da hora em que ocorreram e da atividade física executada. Com isso, é possível correlacionar os sintomas com as alterações eletrocardiográficas encontradas.

Os sintomas ligados às arritmias cardíacas podem ser divididos em dois grupos:

a. Palpitações, desconforto precordial, mal-estar, dor precordial de curta duração, relacionados às arritmias não sustentadas ou sustentadas sem comprometimento hemodinâmico.

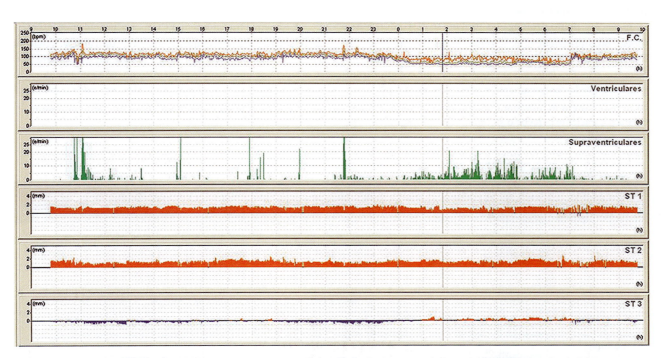

FIGURA 14.2 São mostrados gráficos simultâneos da frequência cardíaca (FC), extrassístoles ventriculares e supraventriculares e desnível do segmento ST em cada uma das derivações monitorizadas.

b. Síncope, pré-síncope, tontura, mal-estar, palidez cutânea, relacionados à queda ou aumento súbito da frequência cardíaca com comprometimento hemodinâmico.

O registro do ECG durante a ocorrência do sintoma é o objetivo a ser alcançado e permite confirmar ou afastar a possibilidade de o sintoma ser dependente ou não de uma arritmia. Assim, tanto é importante o registro de uma pausa prolongada acompanhando um episódio de pré-síncope confirmando a correlação do sintoma com a arritmia, quanto o registro de ritmo sinusal regular com frequência cardíaca de 80 bpm, por exemplo, que afasta uma arritmia como causa do sintoma.

Mesmo que o paciente permaneça assintomático, o registro eletrocardiográfico poderá mostrar algumas alterações possíveis de serem relacionadas com sintomas, como bradicardia súbita, pausas prolongadas, bloqueio atrioventricular (BAV) não relacionado a fenômenos vagais, bloqueio de 2º grau do tipo II ou bloqueio atrioventricular de grau avançado, taquicardias paroxísticas e fibrilação atrial. Assim, é possível inferir com grande probabilidade de acerto sua correlação com sintomas e identificar arritmias assintomáticas que poderiam causar risco ao paciente.[7]

O percentual de esclarecimento de sintomas com o holter está intimamente relacionado com a frequência em que aparecem. Desse modo, sintomas de ocorrência diária têm mais chances de serem surpreendidos durante uma gravação de holter do que aqueles que assomam a cada 1 ou 2 meses (Tabela 14.2).

Entretanto, a maior limitação do exame para o esclarecimento de sintomas está na sua duração. Por esse motivo, costuma-se aumentar a gravação do exame para 2, 3, ou até 7 dias. No entanto, gravações muito prolongadas tornam-se desconfortáveis e caras. Daí, introduziu-se o monitor de eventos sintomáticos. Esses equipamentos baseiam-se no conceito de gravação com memória circular (*loop memory systen*) em que o eletrocardiograma é gravado continuamente, entretanto o gravador mantém em sua memória somente o último ou os últimos minutos. Quando o paciente percebe o sintoma, aciona o registrador que recupera os minutos finais e registra mais alguns, segundo a programação desejada. Com isso, teremos o registro do ECG no momento exato dos sintomas. Mais leves e menores, esses dispositivos oferecem a possibilidade de retirada e instalação pelos próprios pacientes, para o banho, por exemplo, e podem ser mantidos por mais tempo – 15, 30 ou mais dias. Com esse sistema, conseguimos aumentar o período de observação, elevando as chances de fazer o diagnóstico.[8-9]

Esses sistemas podem ser externos, conforme já descrito, ou implantados no subcutâneo da região subclávia esquerda, são os chamados internos. Devido ao seu baixo consumo de energia, poderão permanecer ativos por até 24 meses. Também, alguns marca-passos atuais apresentam a função de monitorização com registro automático de eventos que poderão ser programados.

Os registros obtidos poderão ser enviados por telefone, internet ou descarregados diretamente em uma central de análise para serem comparados com os sintomas relatados pelos pacientes.

A escolha do método utilizado para o esclarecimento dos sintomas provavelmente relacionados com a presença de alterações do ritmo cardíaco depende basicamente da frequência de ocorrência dos sintomas.[10] A Tabela 14.3 mostra de forma resumida as opções.

6.2 DIAGNÓSTICO DE ISQUEMIA

O aumento da demanda e/ou a diminuição da oferta de O_2 ao miocárdio são os determinantes para o surgimento de isquemia miocárdica, que poderá ser sintomática ou assintomática (silenciosa), sendo esta última a mais frequente.

A isquemia transitória no ECG é caracterizada por infradesnivelamento do segmento ST, também transitório, igual ou maior que 1 mm, com morfologia horizontal ou descendente. Considera-se um episódio isquêmico quando este tem duração mínima de 1 minuto e está separado de outro por no mínimo 1 minuto. As variações da onda T não são consideradas diagnósticas (Figura 14.3 A e B).[11-12]

TABELA 14.2 Possibilidades de correlação entre sintomas, achados eletrocardiográficos e as respectivas interpretações		
PACIENTE	HOLTER	INTERPRETAÇÃO
Com sintoma	Com arritmia concomitante	• existe relação de causa e efeito entre a arritmia e os sintomas.
	Sem arritmia	• os sintomas estarão provavelmente relacionados a outras causas.
	Com arritmia e sem relação	• não existe correlação direta entre a arritmia e os sintomas; • a arritmia é irrelevante e deve-se procurar outra causa para os sintomas; • a arritmia é potencialmente indicativa de sintomas.
Sem sintoma	Sem arritmia	• repetir a gravação, se possível, até a ocorrência de sintomas.
	Com arritmia	• repetir a gravação, se possível, até a ocorrência de sintomas; • a arritmia é irrelevante e deve-se procurar outra causa para os sintomas; • a arritmia é potencialmente indicativa de sintomas.

Monitorização Ambulatorial do Eletrocardiograma (Holter e Looper)

TABELA 14.3 Escolha do método para esclarecimento dos sintomas em função da sua ocorrência		
OCORRÊNCIA	**SINTOMA**	**TIPO DE REGISTRADOR**
Diários	Fugazes ou persistentes Incapacitantes ou não	Holter
Semanais ou Mensais	Fugazes	Monitor de eventos
	Persistentes: • Não incapacitantes • Incapacitantes	Monitor de eventos Encaminhar ao pronto-socorro
Raros (> 3 meses)	Fugazes	Avaliar a conveniência do esclarecimento
	Persistentes	Monitor de eventos implantável Encaminhar ao pronto-socorro

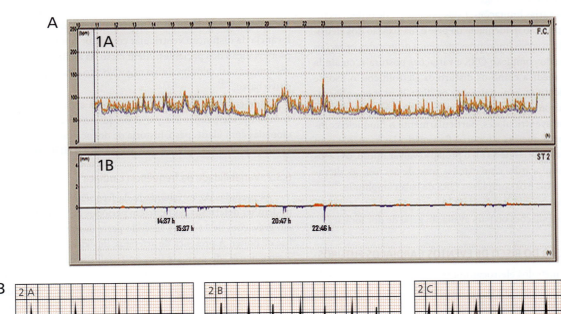

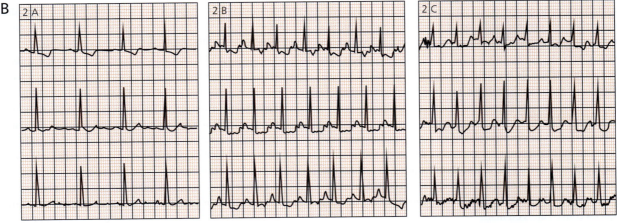

FIGURA 14.3 (A) Gráficos simultâneos da FC (1A) e do nível do segmento ST (1B) nas 24 horas de gravação. Notam-se quatro episódios de infradesnivelamento do segmento ST às 14:37, 15:37 e 20:47 horas, que não atingiram o limite de 1 mm e um episódio às 22:46 horas que atinge 1,7 mm, todos relacionados com o aumento da FC. (B) Registro do ECG em três derivações bipolares precordiais em três momentos diferentes. Às 11:20 horas (2A), com o paciente em repouso e assintomático, FC: 72 bpm e sem alteração no segmento ST, às 20:47 horas (2B), durante caminhada leve, queixando-se de dor nas costas, com FC: 89 bpm e discretas alterações no segmento ST (infradesnivelamento de 1 mm) e às 22:56 horas (2C), durante atividade não relatada, nota-se infradesnivelameto do segmento ST de 1,5 mm com segmento ST retificado

A suspeita de isquemia vasoespástica é a principal indicação para gravação com holter. Em pacientes portadores de doença arterial coronariana crônica, o esclarecimento de sintomas inespecíficos que não puderam ser diagnosticados por outros métodos também ocupa lugar de destaque.

Em pacientes com angina instável, a identificação da isquemia espontânea está associada a alto risco, porém isso pode não ter boa correlação custo-benefício em relação a outros métodos diagnósticos mais específicos.[13]

Em pacientes pós-infarto agudo do miocárdio, a recorrência de isquemia identifica aqueles de maior risco e a monitorização com holter ajuda tanto no diagnóstico como no controle terapêutico.[11]

O registro eletrocardiográfico de episódios isquêmicos com o holter sofre várias limitações. Estas podem ser de ordem técnica como preparação inadequada da pele e má fixação dos eletrodos, uso de derivações impróprias, presença de grandes variações na amplitude do complexo QRS e variações posturais; ou ainda de natureza médica como os distúrbios eletrolíticos, o uso de drogas cardioativas, especialmente os digitálicos e os antiarrítmicos, a síndrome de Wolff-Parkinson-White, os distúrbios de condução intraventriculares, particularmente o bloqueio completo do ramo esquerdo, a hipertrofia ventricular esquerda com alterações secundárias de ST/T, o prolapso valvar mitral, os casos de infarto do miocárdio com extensa zona de necrose, as alterações autonômicas e os complexos QRS de baixa amplitude.[13]

O método não deve ser usado para o diagnóstico de isquemia em grandes populações ou para avaliação geral de dor torácica.

6.3 AVALIAÇÃO DO RISCO DE EVENTOS CARDÍACOS FUTUROS

Entre os métodos eletrocardiográficos não invasivos, o holter é talvez aquele que investiga um maior número de variáveis na ocorrência de eventos cardíacos adversos, pois pode estudar o fator disparador das taquicardias (extrassístoles), a atividade do sistema nervoso autônomo (variabilidade da frequência cardíaca), a ocorrência de isquemia miocárdica transitória, principalmente quando assintomática e a microalternância da onda T.

6.3.1 Arritmia cardíaca

A ocorrência de extrassístoles tanto atriais quanto ventriculares é um evento comum nas gravações de holter, inclusive de indivíduos sem doença cardíaca. Dados do nosso laboratório mostraram que as arritmias atriais ocorrem em 68% dos indivíduos entre 15 e 30 anos, em 84% entre 31 e 64 anos e em 95% daqueles com 65 anos ou mais.[14]

Em relação às extrassístoles ventriculares, estas apresentaram a seguinte prevalência: entre 15 e 30 anos, de 53%; entre 31 e 64 anos, de 65%; e naqueles com 65 ou mais, foi de 90% em um grupo de 625 indivíduos saudáveis.[14] Kennedy e colaboradores demonstraram que indivíduos sem cardiopatia, mas com extrassístoles ventriculares frequentes e, em complexas alguns casos, apresentaram, após seguimento de 10 anos, evolução semelhante àquela de pacientes normais ou com doença coronariana mínima.[15] As arritmias ventriculares são consideradas fatores de risco quando associadas à doença cardíaca.[16] Entretanto, a alta incidência de ectopias ventriculares por períodos longos pode ocasionar assincronismo da condução ventricular acarretando aumento dos diâmetros do ventrículo esquerdo e disfunção ventricular. No estudo de Massao, esses pacientes foram submetidos ao tratamento de ablação por cateter com melhora da função ventricular.[17-18]

A ocorrência de extrassístoles ventriculares frequentes (> 10 horas em 24 horas) e repetitivas (pares ou episódios de taquicardia ventricular não sustentada (TVNS)), é fator independente de risco quando associadas à presença de doença cardíaca, seja doença coronariana ou miocardiopatia. Entretanto, todas as publicações que estudaram o assunto chamam a atenção para a relevância da disfunção ventricular com fator fundamental para a pior evolução dos pacientes. Além disso, as arritmias ventriculares apresentam valor preditivo negativo alto e valor preditivo positivo baixo.[19-21]

Também, é importante a avaliação da arritmia atrial, que é comum, principalmente a partir da quinta década e estão relacionadas com idade, peso, história de doença cardiovascular, nível de peptídeo natriurético, atividade física e HDL colesterol.[22]

6.3.2 Variabilidade da frequência cardíaca

As medidas da variabilidade da frequência cardíaca (VFC) podem ser determinadas tanto em períodos de 5 minutos quanto em gravações de 24 horas, fazendo parte dos programas de análise de holter. A presença de artefatos, de extrassístoles atriais ou ventriculares, de marca-passo artificial, fibrilação atrial e bloqueio atrioventricular limita o uso da técnica, que deverá ser aplicada, somente, em pacientes em ritmo sinusal. Além disso, algumas drogas interferem no resultado, como a propafenona, a procainamida e a mexiletina, diminuindo a confiabilidade.

O estudo da VFC tem sido feito em uma grande quantidade de doenças cardíacas e não cardíacas, tanto com o objetivo de avaliar risco[23-24] quanto o de estudar o equilíbrio autonômico.

Foram desenvolvidas várias técnicas para o seu estudo e as mais importantes são as paramétricas (no domínio do tempo e da frequência) e as não paramétricas (geométricas, gráficos de Poincarre, turbulência espectral, etc.) e, dentro de cada técnica, foram criados vários índices.[24]

A análise no domínio do tempo utiliza índices baseados no desvio-padrão da média dos intervalos de batimentos normais consecutivos (NN) do período estudado e é dependente do número de intervalos estudados e da frequência cardíaca. Seus resultados são fornecidos em milissegundos.

Os índices da análise da VFC no domínio do tempo são vistos na Tabela 14.4.

A análise no domínio da frequência decompõe a série de intervalos RR dos batimentos normais e apresenta os seus ciclos de

TABELA 14.4 Índices da variabilidade da frequência cardíaca obtidos com a análise no domínio do tempo		
ÍNDICE	**VALOR**	**DEFINIÇÃO**
RRMED	ms	Média de todos os intervalos NN
SDNN	ms	Desvio-padrão de todos os intervalos NN
SDANN	ms	Desvio-padrão da média dos intervalos NN, medida em segmentos de 5 min
SDNNi	ms	Média dos desvios padrão dos intervalos NN, medidos em segmentos de 5 min
RMSSD	ms	Raiz quadrada da média das diferenças sucessivas ao quadrado, entre NN adjacentes
pNN50	%	Percentagem das diferenças sucessivas entre os intervalos NN que são > 50 ms

variação. A identificação desses ciclos de variação (ondas), com determinação da sua duração e frequência é feita por métodos matemáticos (transformação rápida de Fourier ou método autorregressivo paramétrico).

A apresentação final mostra a VFC por dois eixos, sob a forma de curva, em que no eixo horizontal estão apresentadas as diferentes bandas de frequência, expressas em Hertz; e no vertical, a amplitude da curva, como densidade da força espectral, em ms^2/Hz. Estudos, principalmente de Akselrod,[25] mostraram a associação de bandas de frequência com informações fisiológicas específicas, sendo três as principais. A relação baixa/alta é considerada por alguns como um índice do equilíbrio simpatovagal (Figura 14.4 e Tabela 14.5).

Na variabilidade da frequência cardíaca, os índices não são considerados normais ou anormais, mas são utilizados níveis de corte para avaliação de risco ou a comparação de valores para os estudos funcionais.

Na fase crônica do infarto do miocárdio, o encontro de SDNN < 50 ms é um preditor de risco mais importante do que a presença de arritmia ventricular.[23]

No momento, para avaliação de risco em pacientes com doença cardíaca, o índice recomendado tem sido o desvio padrão dos intervalos RR em ritmo sinusal (SDNN), sendo o valor de corte de 70 ms.[6,26]

6.3.3 Isquemia miocárdica

A isquemia miocárdica identificada por qualquer técnica constitui fator de risco, não sendo diferente para a isquemia identificada nas gravações de holter. Embora não seja um método de rotina útil para o diagnóstico de isquemia miocárdica, passa a ter importância na identificação de isquemia residual, em pacientes que sofreram infarto do miocárdio e para avaliação de risco de eventos cardíacos futuros.[27-29]

6.3.4 Microalternância da onda T

A alternância da onda T (AOT) é uma flutuação batimento a batimento na amplitude e/ou morfologia da onda T que, em sua forma macroscópica, pode ser reconhecida em traçado eletrocardiográfico de superfície, muito comumente associado à **síndrome** do QT longo e anormalidades eletrolíticas, já foi reconhecida

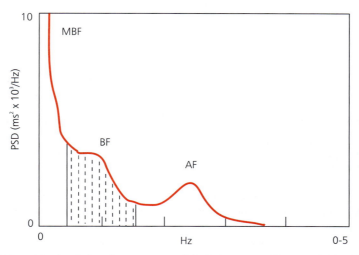

FIGURA 14.4 Gráfico da análise da VFC no domínio da frequência. PDS: Densidade da força espectral; MBF: muito baixa frequência; BF: baixa frequência; AF: alta frequência; Hz: hertz.

TABELA 14.5 Índices da variabilidade da frequência cardíaca obtidos com a análise no domínio da frequência e suas possíveis origens fisiológicas

COMPONENTE	FAIXA DE FREQUÊNCIA (HZ)	ORIGEM FISIOLÓGICA
baixa frequência	0,02 a 0,09	mediado pelo sistema nervoso simpático e parassimpático, termorregulação, tônus vasomotor e sistema renina angiotensina-aldosterona.
média frequência	0,09 a 0,15	proveniente do reflexo barorreceptor e regulação da pressão arterial.
alta frequência	0,15 a 40	oriunda da frequência respiratória (modulação parassimpática).
razão baixa/alta frequência		é considerada uma medida do balanço simpatovagal.
frequência muito baixa e ultrabaixa	0,01 a 0,04	a faixa de frequência muito baixa parece ser influenciada pela atividade simpática e a ultrabaixa não tem seu significado fisiológico ainda bem esclarecido.

como sinal precursor de arritmias ventriculares malignas. A micro alternância da onda T é invisível no ECG convencional e, o desenvolvimento de um método que analisa essas microflutuações se torna um exame promissor na identificação de pacientes com alto risco de arritmias ventriculares malignas e morte súbita.[30-31] Esse método está sendo introduzido em alguns sistemas de análise de holter, auxiliando na estratificação de risco de eventos futuros, porém, ainda não existem publicações suficientes para estabelecer a sua utilidade.

6.4 AVALIAÇÃO TERAPÊUTICA

As técnicas para o tratamento das arritmias cardíacas apresentam limitações como eficácia diferente para as diversas arritmias. Além disso, a ocorrência de arritmias assintomáticas limita a utilização dos sintomas como método de avaliação. Essas condições colocam o holter como uma ferramenta muito útil para a avaliação terapêutica.[32-33]

6.4.1 Fármacos antiarrítmicos

Quando é feita a decisão para o tratamento farmacológico de uma arritmia, a primeira dificuldade é a escolha do melhor fármaco.

Dados do estudo ESVEM[34] demonstraram que a associação do holter com o ECG de esforço foi mais eficaz do que o estudo eletrofisiológico para a escolha da droga antiarrítmica.

Após o início da terapêutica farmacológica, é necessário avaliar o tratamento e dois itens deverão ser considerados. O primeiro é a variabilidade espontânea das arritmias, que pode chegar a 83% do número total de extrassístoles ventriculares quando comparamos dois exames de holter em dias consecutivos, em pacientes com doença coronariana[35] e a 54 % nos pacientes com doença de Chagas.[36] O item segundo a ser considerado é a identificação dos efeitos pró-arrítmicos dos fármacos antiarrítmicos como: bradicardia importante, acentuação do grau de bloqueio atrioventricular, distúrbios da condução intraventricular, aumento da ocorrência da arritmia, transformação de uma arritmia não sustentada em sustentada. O mais grave efeito pró-arrítmico é o aumento do intervalo QT, que representa aumento da dispersão da repolarização ventricular e favorece a ocorrência de arritmias ventriculares polimórficas, como o *torsades des pointes*.[37]

6.4.2 Cirurgias

Foram utilizadas antes da ablação por cateter e hoje são pouco indicadas. O seu uso está restrito a pacientes que serão submetidos à cirurgia cardíaca por outra patologia ou naqueles portadores de aneurisma ventricular. A avaliação terapêutica é complexa, pois, no pós-operatório, exige vigilância em virtude do risco da recorrência ou o aparecimento de novas arritmias resultantes do procedimento cirúrgico. A melhor avaliação deve ser realizada no pós-operatório tardio.

6.4.3 Ablação por cateter

Utilizando energia de radiofrequência, é, hoje, o procedimento mais utilizado, porém, a eficácia é variável e dependente do tipo de arritmia. Nesse contexto, o holter e a monitorização prolongada do ECG são os exames indicados para a avaliação de efetividade e para esclarecimento de sintomas que podem não ter relação com a arritmia tratada.[33]

6.4.4 Marca-passos

Embora, alguns modelos sejam capazes de informar sobre vários parâmetros e até de monitoração do ECG, o esclarecimento diagnóstico de sintomas ligados às alterações do ritmo e de falhas do sistema de estimulação são, sem dúvida, mais bem diagnosticados pelo sistema holter. A otimização do sistema de estimulação, principalmente naqueles com resposta de frequência e com múltiplas funções, é mais bem obtida observando-se uma gravação prolongada do ECG, como no holter.[38] Entretanto, as diferentes programações disponíveis fazem necessário o conhecimento das funções programadas para o sistema utilizado na decisão da presença ou não de alterações. Não podemos nos esquecer da identificação de defeitos transitórios do sistema de estimulação que não puderam ser diagnosticados com avaliação eletrônica convencional, como as inibições anormais, deslocamento de eletrodos, perda de comando ou sensibilidade etc.[38]

6.4.5 Cardioversores-desfibriladores implantáveis

Embora ajustados no momento do implante, podem disparar choques inadequados ou não identificar taquicardias ventriculares que deveriam ser tratadas. Os sistemas têm mecanismos próprios de monitorização, entretanto o holter é, muitas vezes, necessário para melhorar a reposta do sistema.

6.5 INDICAÇÕES ESPECIAIS

6.5.1 Fibrilação atrial

Considerada a arritmia sustentada mais frequente nos idosos, a fibrilação atrial carrega três situações que merecem atenção médica – sintomas, controle da frequência cardíaca e risco de tromboembolismo.[39-40]

Os pacientes com fibrilação atrial podem mostrar-se assintomáticos mesmo quando portadores da forma permanente, e estima-se que, na forma paroxística, somente 10% dos episódios sejam sintomáticos (Figura 14.5). Os sintomas em pacientes com fibrilação atrial vão desde a sensação de palpitações isoladas ou acompanhadas de desconforto respiratório à piora da insuficiência cardíaca e são relacionados com a presença de ritmo irregular e de frequência cardíaca elevada. Os episódios de síncope são, principalmente, relacionados com a reversão espontânea da fibrilação atrial em que podem ocorrer pausas prolongadas e bradicardia.[41]

Quanto ao controle terapêutico, o holter é útil tanto na opção pelo controle da frequência cardíaca quanto naquela pelo controle do ritmo. O controle da frequência, além, da frequência cardíaca média, permite-nos observar o comportamento circadiano, as pausas e seus picos de elevação. O controle do ritmo é fundamental para a identificação dos episódios assintomáticos da arritmia, nesse caso, exigindo gravações mais prolongadas e frequentes.[42]

O holter permite identificar episódios de fibrilação atrial paroxística, assintomáticos ou oligossintomáticos em pacientes com risco de fenômeno tromboembólico, ou mesmo surpreender essa arritmia em pacientes que apresentaram acidentes vasculares cerebrais sem evidência de aterotrombose.[43,44]

Os registros de holter de pacientes com fibrilação atrial apresentam algumas limitações, uma delas é a dificuldade em separar entre condução aberrante e atividade ectópica ventricular, principalmente porque estamos trabalhando com três derivações bipolares precordiais. Algumas dicas para o diagnóstico de aberrância são a presença de ciclo longo, seguido de ciclo curto; a porção inicial do QRS é rápida; a aberrância imita a morfologia de bloqueio de ramo, principalmente o direito; curtas sequências de complexos QRS alargados, monomórficos e relacionados com os períodos de maior frequência cardíaca; a ausência de pausa pós-extrassistólica, entre outras.

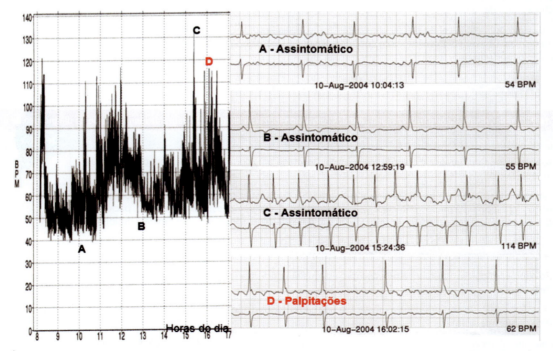

FIGURA 14.5 À esquerda, parte do gráfico da frequência cardíaca obtida em gravação de holter de paciente com fibrilação atrial paroxística. À direita, quatro traçados selecionados em momentos assintomáticos (A, B, C) e sintomático (D). Note que o paciente apresentou vários episódios assintomáticos de fibrilação atrial e o episódio sintomático não apresentou relação com a frequência cardíaca.

6.5.2 Síncope

O grande desafio na avaliação de um paciente com síncope é determinar se ele tem risco aumentado de morte.[45]

A avaliação com base em diretrizes e realizada de forma progressiva é, sem dúvida, a mais racional, sendo o registro do ECG durante a crise um dos elementos básicos do diagnóstico.[7] Nesse contexto, as técnicas de monitorização têm papel importante, no entanto, por se tratar de um evento raro, a monitorização com holter é limitada pela sua duração. A percentagem de diagnóstico, em pacientes não selecionados, é de 1 a 2%, aumentando muito sua eficiência se os sintomas forem frequentes e prolongar-se a monitorização.[46] Por permitir monitorização mais prolongada, os monitores de eventos têm maior utilidade, sejam eles externos, com capacidade de 2 a 4 semanas, sejam internos com possibilidade de monitorizar até 24 meses (Tabelas 14.6 e Tabela 14.7).[47-48]

6.5.3 Apneia do sono

A Síndrome da Apneia Obstrutiva do Sono (SAOS) é uma condição prevalente, frequentemente não diagnosticada, associada a elevado risco cardiovascular e de arritmias cardíacas.[49]

A gravação de holter de 24 horas, por meio do tacograma da frequência cardíaca ou dos intervalos RR de pacientes em ritmo sinusal, pode ser ferramenta importante na suposição diagnóstica da apneia obstrutiva e de outros distúrbios respiratórios durante o sono.

TABELA 14.6 Indicações da monitorização eletrocardiográfica de longa duração para o diagnóstico de síncope

INDICAÇÕES	NÍVEL	CLASSE
Monitorização eletrocardiográfica está indicada em pacientes que apresentem manifestação clínica ou eletrocardiográfica sugestiva de síncope arrítmica. A duração e a tecnologia de monitorização deverão ser selecionadas de acordo com o risco e a frequência de recorrência da síncope.	I	B
Monitorização intra-hospitalar está indicada em pacientes de alto risco.	I	C
Holter está indicado em pacientes com síncope ou pré-síncope muito frequentes (≥ 1 por semana).	I	B
Monitor de eventos externo deverá ser considerado em pacientes que tenham um intervalo entre os sintomas ≤ 4 semanas.	IIa	B
Monitor de eventos implantável está indicado em pacientes de alto risco nos quais uma avaliação racional não demonstra a causa da síncope.	I	B
Monitor de eventos implantável deverá ser considerado para avaliar a contribuição da bradicardia antes da indicação de marca-passo em pacientes com episódios sincopais frequentes ou traumáticos com diagnóstico ou suspeita de síncope reflexa.	IIa	B

TABELA 14.7 Critérios diagnósticos para os achados obtidos com a monitorização eletrocardiográfica de longa duração no diagnóstico de síncope

CRITÉRIOS DIAGNÓSTICOS	NÍVEL	CLASSE
Monitorização eletrocardiográfica é diagnóstica quando detectada uma correlação entre síncope e arritmia (bradi ou taquicardia).	I	B
Não havendo tal relação, a monitorização eletrocardiográfica é diagnóstica quando períodos de Mobitz tipo II ou BAV do III grau ou uma pausa ventricular > 3 s. (exceto em jovens treinados, durante o sono, pacientes medicados ou com FA com frequência controlada), ou são detectados episódios de TPSV rápida e prolongada ou TV.	I	C
Ausência de arritmia durante a síncope exclui síncope arrítmica.	I	C
O registro eletrocardiográfico durante a pré-síncope sem qualquer arritmia relevante não é critério diagnóstico válido para o diagnóstico de síncope arrítmica.	III	C
Arritmias assintomáticas diferentes das listadas acima não são critérios diagnósticos válidos para o diagnóstico de síncope arrítmica.	III	C
Bradicardia sinusal, na ausência de síncope não é critério diagnóstico válido para o diagnóstico de síncope arrítmica.	III	C

FA: fibrilação atrial; BAV: bloqueio atrioventricular; TPSV: taquicardia supraventricular paroxística; TV: taquicardia ventricular.

A apneia provoca, inicialmente, um estímulo parassimpático pela obstrução da passagem aérea, seguindo-se importante estímulo adrenérgico com aumento nítido da frequência cardíaca que retorna ao normal após o alívio do bloqueio aéreo. Essa sequência provoca alterações na sequência dos intervalos RR; se esse ciclo se repetir no mínimo três vezes, cada ciclo com um mínimo de duração de 10 segundos, cada um variando a frequência cardíaca no mínimo 6 batimentos/minuto, tendo no máximo 2 minutos entre cada ciclo, teremos o diagnóstico de variação cíclica da frequência cardíaca e uma possibilidade de 100% de distúrbio significativo do sono, a grande maioria, de apneia obstrutiva do sono.

A avaliação da SAOS pelo holter não substitui a polissonografia, mas fornece uma importante informação adicional, ao detectar aqueles pacientes com sérios indícios de apresentarem esses distúrbios, fazendo a indicação mais precisa para a polissonografia.

As bradiarritmias são as arritmias mais frequentes durante a apneia do sono, podendo ser obstrutivas, centrais ou mistas. Podem ocorrer na ausência de qualquer doença de condução e incluem tanto a bradicardia sinusal como o BAV, variando de pausa sinusal a bloqueio completo e assistolia ventricular.

A fibrilação atrial (FA) é, sem dúvida, a arritmia mais estudada entre os distúrbios do ritmo cardíaco associados a SAOS. Como a SAOS é significativamente subdiagnosticada e seu tratamento reduz o risco de FA, é importante determinar a prevalência de SAOS em pacientes com FA.[50-52]

7 CONSIDERAÇÕES SOBRE O RELATÓRIO DO HOLTER

A primeira coisa a considerar na interpretação do resultado de um exame de holter é o motivo pelo qual o exame foi solicitado, a seguir a doença de base e o eletrocardiograma de 12 derivações constituem as bases nas quais se sustentarão a valorização dos achados. Em raras situações, o achado de um exame de holter poderá, sozinho, determinar uma conduta.

Como os padrões de normal e anormal são muito amplos, o melhor é considerar padrões de comportamento da frequência cardíaca, do ritmo, da condução e da repolarização ventricular que poderão significar risco de eventos futuros, resposta a uma dada terapêutica, desequilíbrio autonômico, efeitos indesejáveis de medicamentos, ocorrência de episódios isquêmicos, arritmias assintomáticas e arritmias que justificam os sintomas do paciente.

Os gráficos são as melhores fontes de informação, pois condensam os dados das 24 horas em uma linha e, se colocados vários em uma página, permitem a análise das suas inter-relações com mais facilidade. Também, a análise dos sintomas é mais bem efetuada nos gráficos de frequência cardíaca e de arritmias do que nas tiras de eletrocardiograma.

A identificação de diferentes morfologias das ectopias, a forma de apresentação isolada ou repetitiva, fenômenos R/T, os intervalos de acoplamento, a análise dos inícios e términos das taquicardias, a sua regularidade e a identificação de ondas P permitem, em vários casos, entender seu mecanismo e sua provável origem. Essas informações auxiliam o médico na escolha do tratamento mais adequado.

A repolarização ventricular deve sempre ser analisada, a duração do intervalo QT na vigília e no sono é de fundamental importância na pesquisa de efeitos pró-arrítmicos e de medicamentos e na pesquisa de QT longo em crianças.

8 LIMITAÇÕES DO EXAME

A principal limitação do exame é a sua duração. Outras causas de limitação são a preparação inadequada da pele e fixação dos eletrodos, uso de derivações impróprias, presença de grandes variações na amplitude do complexo QRS, variações posturais e alterações prévias no ECG, que podem produzir artefatos, dificultando sua interpretação.

A análise dos sistemas de estimulação cardíaca artificial constitui outro ponto de dificuldade na interpretação dos exames porque as espículas emitidas pelos sistemas atuais são de amplitude muito baixa, o que dificulta a sua identificação tanto pelo sistema quanto pela visão humana. Além disso, os fabricantes dos sistemas de estimulação estão frequentemente introduzindo novas funções que diferem de um para outro, exigindo atualização constante do analista de holter.

REFERÊNCIAS BIBLIOGRÁFICAS

1. Holter NJ. New method for heart studies. Science. 134:1214-20, 1961.
2. Kennedy HL. The evolution of Ambulatory ECG Monitoring. Prog Cardiovasc Dis. 56(2):127-32,2013.
3. Shandling AH, Bernstein SB, Kennedy HL, Ellestad MH. Efficacy of three-channel ambulatory electrocardiographic monitoring for the detection of myocardial ischemia. Am Heart J. 123(2):310-6, 1992.
4. Su L, Borov S, Zrenner B. 12-leads Holter electrocardiography. Review of the literature and clinical application update. Herzschrittnacherther Elektrophysiol. 24(2):92-6, 2013.
5. Higgins S L - A Novel Patch for Heart Rhythm Monitoring Is the Holter Monitor Obsolete? Future Cardiol. 9(3):325-333, 2013.
6. Diretriz para avaliação e tratamento de pacientes com arritmias cardíacas. Arq Bras Cardiol. 7-17, 2002.
7. Moya A, Sutton R, Ammirati F, et. al. Guidelines for the diagnosis and management of syncope (version 2009).Task Force for the Diagnosis and Management of Syncope; European Society of Cardiology (ESC); European Heart Rhythm Association (EHRA); Heart Failure Association (HFA); Heart Rhythm Society (HRS). Eur Heart J. 30(21):2631-71, 2009.
8. Grupi CJ, Barbosa SA, Sampaio CR, et al. Contribuição do Monitor de Eventos no Diagnóstico de Sintomas. Arq Bras Cardiol. 70:309-14, 1998.
9. Comparison of the patient-activated event recording system vs. traditional 24 h Holter electrocardiography in individuals with paroxysmal palpitations or dizziness. de Asmundis C, Conte G, Sieira J, Chierchia GB, Rodriguez-Manero M, Di Giovanni G, Ciconte G, Levinstein M, Baltogiannis G, Saitoh Y, Casado-Arroyo R, Brugada P. Europace. Aug;16(8):1231-5, 2014.
10. Zimetbaum P and Goldman A. Ambulatory arrhythmia monitoring: choosing the right device. Circulation 122, 1629–1636, 2010.

11. Winner NJ, Scirica BM, Stone P. The clinical significance of continuous ECG (Ambulatory ECG or Holter) monitoring of the ST-segment to evaluate ischemia: A review. Prog Cardiovasc Dis. 56 (2) 195-202, 2013.
12. Paduel B, Paduel K. The diagnostic significance of the Holter monitoring in the evaluation of palpitation. J Clin Diagn Res 7(3):480-3, 2013.
13. Stone PH. ST-segment analysis in ambulatory ECG (AECG or Holter) monitoring in patients with coronary artery disease: clinical significance and analytic techniques. Ann Noninvasive Electrocardiol. 10(2):263-78, 2005.
14. DePaula RS, Antelmi I, Vincenzi MA, André CD, Artes R, Grupi CJ, Mansur AJ. Cardiac arrhythmias and atrioventricular block in a cohort of asymptomatic individuals without heart disease. Am J. Cardiol. 108(2):111-6, 2007.
15. Kennedy HL, Whitlock JA, Sprague MK, Kennedy JA et al. Long-Term follow-up of assymptomatic healthy subjects with frequent and complex ventricular ectopy. N Engl J Med 312:193-7, 1985.
16. Rodriguez FH, Moodie DS, Neeland M, Adams GJ, Snyder CS. Identifying arrhythmias in adults with congenital heart disease by 24-h ambulatory electrocardiography. Pediatr Cardiol. 33(4):591-5;2012.
17. Masao T, Hitoshi Y, Yurika O, Yasuharu M et al. Radiofrequency catheter ablation of premature ventricular complexes from right ventricular outflow tract improves left ventricular dilation and clinical status in patients without structural heart disease. J Am Coll Cardiol, 45:1259-1265, 2005.
18. Yokokawa M, Kim HM, Good E, Chugh A, Pelosi F Jr, Alguire C, Armstrong W, Crawford T, Jongnarangsin K, Oral H, Morady F, Bogun F. Relation of symptoms and symptom duration to premature ventricular complex-induced cardiomyopathy. Heart Rhythm. 9(1):92-5; 2012.
19. Bigger JT Jr, Fleiss JL, Kleiger R, Miller P, Rolnitzky LM. The relationships among ventricular arrhythmias, left ventricular dysfunction, and mortality in the years after myocardial infarction. Circulation 69: 250-258, 1984.
20. Cantillon D J. Evaluation and management of premature ventricular complexes. Cleve Clin J Med. 80(6):377-387, 2013.
21. Ephrem G, Levine M, Friedmann P, Schweitzer P. The prognostic significance of frequency and morphology of premature ventricular complexes during ambulatory Holter monitoring. Ann Noninvasive Electrocardiol. 18(2):118-125;2013.
22. Conen D, Adam M, Roche F, Barthelemy JC, Felber Dietrich D, Imboden M, Künzli N, von Eckardstein A, Regenass S, Hornemann T, Rochat T, Gaspoz JM, Probst-Hensch N, Carballo D. Premature atrial contractions in the general population: frequency and risk factors. Circulation. 6;126(19):2302-8, 2012.
23. Kleiger RE, Miller JP, Bigger JT, et al. Decreased heart rate variability and its association with increased normality after acute myocardial infarction. Am J Cardiol 59:256-262, 1987.
24. Huikuri HV and Stein PK. Heart rate variability in risk stratification of cardiac patients. Prog Cardiovasc Dis. 56 (2) 153-9, 2013.
25. Akselrod S, Gordon D, Ubel FA, Shanoon DC, Barger AC, Cohen RJ. Power spectral analysis of heart rate fluctuation: a quantitative probe of beat-to-beat cardiovascular control. Science 213:220-2, 1981.
26. Xhyheri B, Manfrini O, Mazzolini M, Pizzi C, Bugiardini R. Heart rate variability today. Prog Cardiovasc Dis. 55(3):321-31, 2012.
27. Conti CR, Bavry AA, Petersen JW. Silent ischemia: clinical relevance. J Am Coll Cardiol. 59(5):435-41,2012.
28. Looi KL, Grace A, Agarwal S. Coronary artery spasm and ventricular arrhythmias. Postgrad Med J. 88(1042):465-71,2012.
29. Sacha J, Barabach S, Feusette P, Kukla P. Vasospastic angina with J--wave pattern and polymorphic ventricular tachycardia effectively treated with quinidine. Ann Noninvasive Electrocardiol. 17(3):286-90,2012.
30. Verrier RL, Ikeda T. Ambulatory ECG-based T-wave alternans monitoring for risk assessment and guiding medical therapy: Mechanisms and clinical applications. Prog Cardiovasc Dis. 56 (2) 172-185, 2013.
31. La Rovere MT, Pinna GD, Maestri R, Barlera S, Bernardinangeli M, Veniani M, Nicolosi GL, Marchioli R, Tavazzi L, GISSI-HF Investigators. Autonomic markers and cardiovascular and arrhythmic events in heart failure patients: still a place in prognostication? Data from the GISSI--HF trial. Eur J Heart Fail. 14(12):1410-9,2012.
32. ACC/AHA/ESC 2006 Guidelines for Management of Patients With Ventricular Arrhythmias and the Prevention of Sudden cardiac Death- Executive Summary. Circulation 114;1088-1132, 2006.
33. Katritsis DG, Siontis GCM, Camm AJ. Prognostic significance of ambulatory ECG monitoring for ventricular arrhythmias. Prog Cardiovasc Dis. 56 (2) 143-152, 2013.
34. The ESVEM Investigators. The ESVEM trial: electrophysiologic study versus electrocardiographic monitoring for selection of antiarrhythmic therapy of ventricular tachyarrhythmias. Circulation. 79:1354-1360, 1989.
35. Pratt CM, Slymen DJ, Wierman AM, Young JB, Francis MJ, Seals AA, Quinones MA, Roberts R. Analysis of the spontaneous variability of ventricular arrhythmias: consecutive ambulatory electrocardiographic recordings of ventricular tachycardia. Am J Cardiol. 56:67-72, 1985.
36. Grupi CJ, Sosa EA, Carvalho JF, Antonelli RH, Bellotti G e Pileggi F. Variabilidade espontânea da extrassistolia ventricular na cardiopatia chagásica crônica. Arq Bras Cardiol. 56(6):445-50, 1991.
37. Watanabe J, Suzuki Y, Fukui N, Ono S, Sugai T, Tsuneyama N, Someya T. Increased risk of antipsychotic-related QT prolongation during nighttime: a 24-hour Holter electrocardiogram recording study. J Clin Psychopharmacol. 32(1):18-22,2012.
38. Ritter P. Holter in monitoring of cardiac pacing. Prog Cardiovasc Dis. 56 (2) 211-223, 2013.
39. Rosero SZ, Kutyifa V, Olshansky B, Zareba W. Ambulatory ECG monitoring in atrial fibrillataion management. Prog Cardiovasc Dis. 56 (2):143-152, 2013.
40. Grond M, Jauss M, Hamann G, Stark E, Veltkamp R, Nabavi D, Horn M, Weimar C Köhrmann M, Wachter R, Rosin L, Kirchhof P. Improved detection of silent atrial fibrillation using 72-hour Holter ECG in patients with ischemic stroke: a prospective multicenter cohort study. Stroke. 44(12):3357-64, 2013.
41. Zimerman LI, Fenelon G, Martinelli Filho M, Grupi C, Atié J, Lorga Filho A, e cols. Sociedade Brasileira de Cardiologia. Diretrizes Brasileiras de Fibrilação Atrial. Arq Bras Cardiol 92(6 supl.1):1-39, 2009.
42. Hirano K, Yamashita T, Suzuki S, Hayama E, Matsuoka J, Otsuka T, Sagara K, Fu LT, Sawada H, Aizawa T, Nakazato Y, Daida H. Relationship between 24-h Holter recordings and clinical outcomes in patients with permanent atrial fibrillation. J Cardiol. 60(1):42-6,2012.
43. Guidelines for the management of atrial Fibrillation. European Heart Journal. 31: 2369–2429, 2010.
44. Kishore A, Vail A, Majid A, Dawson J, Lees KR, Tyrrell PJ, Smith CJ. Detection of atrial fibrillation after ischemic stroke or transient ischemic attack: a systematic review and meta-analysis. Stroke. 45(2):520-6,2014.
45. Palaniswamy C, Aronow WS, Agrawal N, Balasubramaniyam N, Lakshmanadoss U. Syncope: Approaches to Diagnosis and Management. Am J Ther. 2012 [Epub ahead of print].
46. Ruwald MH, Zareba W. ECG monitoring in syncope. Cardiovasc Dis. 56 (2) 203-210, 2013
47. Krann AD, Andrade JG, Deyell MW. Selecting appropriate diagnostic tools evaluating the patient with syncope/collapse. Cardiovasc Dis. 55:402-9, 2013
48. Dagres N, Bongiorni MG, Dobreanu D, Madrid A, Svendsen JH, Blomström-Lundqvist C, conducted by the Scientific Initiatives Committee, European Heart Rhythm Association. Current investigation and mana-

gement of patients with syncope: results of the European Heart Rhythm Association survey. Europace. 15(12):1812-5,2013.
49. Mäuser WS, Sandrock S, Kotzott L, Bonnemeier H. Screening for sleep apnea in cardiovascular patients in clinical routine. Herzschrittmacherther Elektrophysiol. 23(1):27-32,2012.
50. Namtvedt SK, Randby A, Einvik G, Hrubos-Strom H, Somers VK, Rosjo H, Omland T. Cardiac arrhythmias in obstructive sleep apnea (from the Akershus Sleep Apnea Project). Am J Cardiol. 108(8):1141-6, 2011.
51. Kawano Y, Tamura A, Ono K, Kodota J. Association between obstructive sleep apnea and premature supraventricular contractions. J Cardiol. 63(1):69-72, 2014.
52. Sano K, Watanabe E, Hayano J,et all. Central sleep apnoea and inflammation are independently associated with arrhythmia in patients with heart failure. Eur J Heart Fail. 15(9):1003-10, 2013.

TESTE ERGOMÉTRICO   15

Augusto Uchida
William Chalela

1. Introdução
2. Aspectos metodológicos
    2.1 Indicações para a realização do teste ergométrico
        2.1.1 Na investigação de coronariopatia
        2.1.2 Na triagem de doença em assintomáticos e atletas
        2.1.3 Na avaliação de hipertensos ou com suspeita de hipertensão arterial
        2.1.4 Na avaliação de portadores de valvopatias
        2.1.5 Na avaliação dos portadores de insuficiência cardíaca e cardiomiopatias
        2.1.6 Na avaliação de arritmias cardíacas
        2.1.7 Na estratificação de risco para morte súbita cardíaca
        2.1.8 Avaliação de portadores de fibrilação atrial permanente
        2.1.9 Avaliação de bradiarritmias e de marca-passo artificial
        2.1.10 Avaliação de cardiopatias congênitas
3. Contraindicações para a realização do teste ergométrico
4. Registros eletrocardiográficos
5. Critérios para interrupção do exercício
6. Escolha do ergômetro e do protocolo
    6.1 Cicloergômetro
    6.2 Esteira rolante
7. Aspectos clínicos
8. Interpretação do exame
    8.1 Resposta eletrocardiográfica
        8.1.1 Análise morfológica do eletrocardiograma
        8.1.2 Alterações do ritmo
    8.2 Resposta hemodinâmica
        8.2.1 Resposta cronotrópica
        8.2.2 Comportamento da pressão arterial
9. Escores
10. Teste ergométrico associado a outros métodos
    10.1 Cintilografia do miocárdio
    10.2 Teste cardiopulmonar de exercício
    10.3 Outros estresses cardiovasculares
    10.4 Fármacos que induzem a vasodilatação primária
    10.5 Estresse combinado
    10.6 Fármacos que promovem a elevação do consumo de oxigênio
    10.7 Comparativo
11. Referências bibliográficas

1 INTRODUÇÃO

O termo "teste de esforço" é considerado a terminologia mais apropriada para substituir o termo teste "ergométrico". Entretanto, o segundo é aquele consagrado pelo uso. Outros sinônimos utilizados são "teste ergométrico computadorizado", "teste ergométrico convencional", "teste de esforço convencional", "eletrocardiograma de esforço", "teste de exercício".

2 ASPECTOS METODOLÓGICOS

2.1 INDICAÇÕES PARA A REALIZAÇÃO DO TESTE ERGOMÉTRICO

As principais indicações do teste ergométrico são[1]:
1. Investigação de coronariopatia.
2. Triagem de doença em atletas e assintomáticos.
3. Avaliação de hipertensão arterial sistêmica.
4. Avaliação de valvopatias.
5. Avaliação de insuficiência cardíaca e de miocardiopatias.
6. Avaliação de arritmias cardíacas.
7. Estratificação de risco de morte súbita.
8. Avaliação de portadores de fibrilação atrial permanente.
9. Avaliação de bradiarritmias e da estimulação cardíaca artificial.
10. Avaliação de cardiopatias congênitas.

2.1.1 Na investigação de coronariopatia

São indicações consideradas Classe I:
- Probabilidade pré-teste intermediária, mesmo naqueles com bloqueio de ramo direito (BRD) ou depressão do segmento ST menor que 1 mm no ECG basal.

- Síndrome coronariana aguda após estabilização clínica com marcadores de necrose miocárdica normais.
- Coronariopatas antes da alta hospitalar para prescrição de exercícios e estratificação de risco.
- Avaliação prognóstica do coronariopata estável.
- Avaliação de dor torácica aguda na sala de emergência.

São indicações consideradas Classe IIa:

- Suspeita de angina vasoespástica.
- Apoio decisório em pacientes com lesões coronárias intermediárias.
- Avaliação seriada de coronariopatas em reabilitação cardiovascular.
- Avaliação de assintomáticos com mais de dois fatores de risco.
- Avaliação de terapia farmacológica.

São indicações consideradas Classe IIb:

- Alta probabilidade de coronariopatia conforme Diamond-Forrester.
- Baixa probabilidade de coronariopatia conforme Diamond-Forrester.
- Sobrecarga ventricular esquerda com depressão do segmento ST basal inferior a 1 mm.
- Avaliação prognóstica pós-angioplastia e pós-revascularização miocárdica.
- Avaliação anual prognóstica e evolutiva de coronariopatia.
- Complementação diagnóstica de outro método que evidenciou suspeita de coronariopatia.
- Investigação de alteração da repolarização ventricular identificada no ECG de repouso.
- Avaliação de risco em cirurgia não cardíaca em pacientes de baixo risco cardiovascular
- Perícia médica: avaliação de coronariopatia com fins trabalhistas ou securitários.

São consideradas Classe III:

- Diagnóstico de coronariopatia em portadores de bloqueio de ramo esquerdo (BRE), sobrecarga ventricular esquerda, marca-passo artificial, pré-excitação ventricular manifesta e depressão do segmento ST superior a 1 mm no ECG de repouso.
- Na síndrome coronariana aguda sem estabilização ou com alterações eletrocardiográficas persistentes ou marcadores de necrose não normalizados.
- Lesão coronariana de tronco ou equivalente.

2.1.2 Na triagem de doença em assintomáticos e atletas

São indicações consideradas Classe I:

- História familiar de coronariopatia precoce ou morte súbita.
- Classificação como alto risco pelo escore de Framingham.
- Pré-operatório de cirurgia não cardíaca com risco intermediário a alto e história familiar de coronariopatia.

São indicações consideradas Classe IIa:

- Pré-participação de programa de exercícios: homens com idade superior a 40 anos e mulheres acima dos 50.
- Profissionais com ocupações especiais: pilotos, motoristas etc.

São indicações consideradas Classe IIb:

- Avaliação inicial de atletas de competição.
- Avaliação seriada de atletas para ajuste de treinamento.

2.1.3 Na avaliação de hipertensos ou com suspeita de hipertensão arterial

É considerada indicação Classe I:

- Investigação de coronariopatia em hipertensos ou com mais de 1 fator de risco.

São consideradas indicações Classe IIa:

- Avaliação da pressão arterial em pacientes com história familiar de hipertensão arterial ou com suspeita de síndrome metabólica.
- Avaliação da pressão arterial em diabéticos.

São consideradas indicações Classe IIb:

- Investigação de hipertensão arterial em pacientes com comportamento anormal da pressão arterial em exercício.
- Diagnóstico de coronariopatia em hipertensos com sobrecarga ventricular esquerda no ECG de repouso.
- Diagnóstico de coronariopatia em hipertensos que usam drogas cronotrópicas negativas ou vasodilatadores coronarianos.
- Avaliação de hipertensos idosos para programa de exercícios.

É considerada Classe III:

- Avaliação de pacientes com hipertensão arterial descompensada, caracterizada como pressão arterial igual ou superior a 240 x 120 mmHg.

2.1.4 Na avaliação de portadores de valvopatias

É considerada indicação Classe I:

- Avaliação da capacidade funcional e dos sintomas na insuficiência aórtica com sintomatologia mal definida.

São consideradas indicações Classe IIa:
- Avaliação da capacidade funcional em portadores de valvopatia leve a moderada para esclarecer sintomas.
- Avaliação da capacidade funcional para definir indicação cirúrgica.
- Avaliação da capacidade funcional antes de participação em atividades físicas.
- Avaliação de insuficiência aórtica para detectar piora da capacidade funcional.
- Avaliação de estenose aórtica moderada a grave, sem sintomas ou com sintomas atípicos.

São consideradas indicações Classe IIb:
- Avaliação, associada ao ecodopplercardiograma transtorácico, de pacientes sintomáticos com classe funcional III ou IV e estenose mitral leve.
- Avaliação do comportamento hemodinâmico para determinar a repercussão da troca valvar na função ventricular esquerda.
- Avaliação prognóstica antes da troca valvar em pacientes com insuficiência aórtica associada à disfunção ventricular esquerda.

São consideradas Classe III:
- Diagnóstico de coronariopatia em valvopatas.
- Avaliação da capacidade funcional em pacientes sintomáticos com estenose aórtica ou mitral grave.

2.1.5 Na avaliação dos portadores de insuficiência cardíaca e cardiomiopatias

É indicação Classe I:
- Investigação de coronariopatia como causa da insuficiência cardíaca em pacientes sem causa esclarecida.

São indicações Classe IIb:
- Teste ergométrico para elaboração da prescrição de exercício.
- Determinação do nível necessário de supervisão e monitorização do programa de exercícios.
- Avaliação de gravidade.
- Avaliação da resposta a intervenções terapêuticas.
- Identificação de mecanismos fisiopatológicos e esclarecimento de sintomas.

São consideradas Classe III:
- Seleção para transplante cardíaco, com base nos valores de consumo de oxigênio (VO2) estimados (medida indireta).
- Durante quadros de miocardite ou pericardite aguda.
- Para diagnóstico de insuficiência cardíaca.

- Cardiomiopatia hipertrófica forma obstrutiva com gradiente intraventricular em repouso igual ou superior a 30 mmHg.

2.1.6 Na avaliação de arritmias cardíacas

São consideradas indicações Classe I:
- Avaliação de sintomas relacionados ao esforço físico: palpitações, síncope, pré-síncope, equivalentes sincopais, mal-estar indefinido ou palidez.
- Assintomáticos ou oligossintomáticos que tiveram alguma arritmia documentada ou há suspeita de arritmia durante ou logo após esforço físico.

São consideradas indicações Classe IIa:
- Avaliação da terapêutica antiarrítmica ou ablação que tenha sido instituída em casos de arritmias induzidas pelo esforço físico.
- Avaliação de adultos com arritmias ventriculares que apresentam uma probabilidade intermediária ou alta de coronariopatia.

2.1.7 Na estratificação de risco para morte súbita cardíaca

São indicações consideradas Classe I:
- Adultos com arritmias ventriculares e que apresentem probabilidade intermediária ou elevada de doença arterial coronariana (DAC).
- Indivíduos com arritmias ventriculares conhecidas ou suspeitadas durante o esforço, incluindo a taquicardia ventricular catecolaminérgica, independentemente da idade.
- Avaliação da terapêutica com betabloqueadores e possível indicação de cardiodesfibrilador implantável em casos de taquicardias ventriculares catecolaminérgicas.

É indicação Classe IIa:
- Avaliação de pacientes recuperados de parada cardiorrespiratória antes da liberação para vida normal e para programação da atividade física recreacional e também da vida cotidiana.

São indicações consideradas Classe IIb:
- Avaliação de pacientes com síndrome de Wolff-Parkinson-White para estudo do comportamento da condução pela via anômala e do potencial arritmogênico durante o exercício.
- Avaliação de pacientes com cardiomiopatia hipertrófica sem obstrução grave para avaliação do potencial arritmogênico e liberação e programação de exercícios.
- Avaliação para estratificação de risco, potencial arritmogênico e liberação para atividades físicas em casos de displasia arritmogênica do ventrículo direito (VD) com diagnóstico definido por método de imagem.

- Avaliação para estratificação de risco, potencial arritmogênico e de terapêutica com betabloqueador em pacientes com a síndrome do QT longo.
- Avaliação de pacientes com síndrome do QT longo assintomáticos, mas com antecedentes familiares de morte súbita ou síncope.
- Avaliação periódica de pacientes com arritmias conhecidas em programas de reabilitação cardíaca.
- Adultos com baixa probabilidade de coronariopatia e que tenham arritmia ventricular conhecida.
- Investigação de pacientes de meia-idade ou idosos com extrassístoles ventriculares isoladas.

É considerada Classe III:

- Avaliação de arritmia não controlada, sintomática ou que determine comprometimento hemodinâmico.

2.1.8 Avaliação de portadores de fibrilação atrial permanente

É considerada indicação Classe IIb:

- Avaliação da resposta cronotrópica para adequação da terapêutica farmacológica e programação de atividade física ou reabilitação cardíaca.

2.1.9 Avaliação de bradiarritmias e de marca-passo artificial

São indicações Classe I:

- Avaliação da resposta cronotrópica ao exercício em portadores de bloqueio atrioventricular (BAV) total congênito.
- Avaliação da resposta cronotrópica ao exercício em portadores de doença do nó sinusal.
- Avaliação da resposta cronotrópica atrial em portadores de BAV total congênito.

É indicação Classe IIa:

- Avaliação funcional de portadores de marca-passo artificial dotado de biossensores.

É indicação Classe IIb:

- Avaliação de portadores de cardiodesfibrilador implantável.

São consideradas Classe III:

- Avaliação de pacientes com marca-passo artificial de frequência fixa
- Portadores de bloqueio atrioventricular total com baixa resposta da frequência ventricular.

2.1.10 Avaliação de cardiopatias congênitas

Indicações sem grau de recomendação:

- Cardiopatias congênitas de forma geral.
- Crianças com sopro ou disfunções leves, arritmias ou pós-operatório de cardiopatias congênitas.

3 CONTRAINDICAÇÕES PARA A REALIZAÇÃO DO TESTE ERGOMÉTRICO

As principais contraindicações[2] absolutas e relativas podem ser vistas no Quadro 15.1.

Consistência e reprodutibilidade são obtidas se houver obediência aos aspectos metodológicos padronizados pelas principais diretrizes sobre teste ergométrico.

4 REGISTROS ELETROCARDIOGRÁFICOS

O ECG no teste ergométrico é obtido usualmente pelo sistema Mason-Likar, em que as 12 derivações do ECG clássico são registradas com a aproximação dos eletrodos dos membros para o tórax.

Adicionalmente, derivações bipolares precordiais como CM5 (ou MC5), CC5 e CS5 podem ser registradas nos sistemas de ergometria comercialmente disponíveis.

Os registros eletrocardiográficos devem seguir uma sequência com a obtenção obrigatória dos seguintes traçados: repouso; pico do exercício; e recuperação. Um traçado eletrocardiográfico deve ser obtido no início de eventual alteração morfológica, no momento de maior magnitude da alteração e no momento da sua resolução. Um traçado também deve ser obtido no momento de eventual sintoma do paciente.

Na presença de eventuais arritmias, deve haver documentação eletrocardiográfica visando indicar sua provável origem, complexidade, frequência e momentos de aparecimento e desaparecimento.

5 CRITÉRIOS PARA INTERRUPÇÃO DO EXERCÍCIO

A interrupção do esforço físico deve ser feita com base nos seguintes critérios:[2]

- elevação da pressão arterial diastólica (PAD) ≥ 120 mmHg nos indivíduos normotensos;
- elevação da PAD ≥ 140 mmHg nos pacientes hipertensos;
- queda persistente da pressão arterial sistólica (PAS) superior a 10 mmHg com o incremento de carga,
- elevação acentuada da PAS ≥ 260 mmHg;
- manifestação clínica de dor torácica com intensidade progressiva com o aumento da carga ou quando associada a alterações eletrocardiográficas;
- ataxia;
- palidez;
- cianose;
- lipotímia, pré-síncope ou síncope;
- dispneia desproporcional à intensidade do esforço;
- depressão do segmento ST de 3 mm, adicional aos valores de repouso na presença de coronariopatia suspeita ou conhecida;

QUADRO 15.1 Contraindicações para a realização do teste ergométrico.
CONTRAINDICAÇÕES ABSOLUTAS
Embolia pulmonar recente (< 6meses) Enfermidade aguda, febril ou grave Limitação física ou psicológica Intoxicação medicamentosa aguda Distúrbios hidreletrolíticos e metabólicos não corrigidos Gestação Cardiomiopatia hipertrófica obstrutiva grave Dissecção da aorta torácica Lesão de tronco de coronária esquerda
CONTRAINDICAÇÕES RELATIVAS
Infarto agudo do miocárdio (IAM) recente Angina instável Estenoses valvares moderadas e graves Insuficiências valvares graves Aneurismas da aorta Taquiarritmias de difícil controle ou incessantes e arritmias ventriculares complexas BAV de grau avançado Insuficiência cardíaca descompensada Marca-passo artificial com frequência fixa Hipertensão arterial descontrolada (PA > 200 x 110mmHg) Hipertensão pulmonar grave Afecções não cardíacas capazes de agravamento pelo esforço e/ou de impedimento para realização do exame. Exemplos: infecções, hipertireoidismo, insuficiência renal, hepática ou respiratória, obstrução arterial periférica, trombose venosa profunda, lesões musculares, ósseas ou articulares, deslocamento da retina e afecções psiquiátricas

- elevação do segmento ST de 2 mm em derivação sem presença de onda Q patológica;
- arritmia ventricular complexa;
- aparecimento de taquicardia supraventricular sustentada;
- taquicardia atrial;
- fibrilação atrial aguda;
- BAV de 2º ou 3º graus;
- sinais indicativos de disfunção ventricular;
- falência dos sistemas de monitorização eletrocardiográfica.

6 ESCOLHA DO ERGÔMETRO E DO PROTOCOLO

A seleção do ergômetro deve levar em consideração o contexto clínico do indivíduo. A esteira rolante e o cicloergômetro são os dois principais ergômetros utilizados na prática clínica.

6.1 CICLOERGÔMETRO

É mais indicado para os pacientes com determinadas limitações osteomusculares, neurológicas, com déficit de equilíbrio ou alterações vasculares periféricas. Também é mais apropriado para aqueles que praticam ciclismo. Todavia, é um exame em que se nota com frequência uma interrupção precoce do esforço físico por exaustão dos membros inferiores, especialmente nas pessoas que não têm o hábito de pedalar. Assim, muitos indivíduos submetidos a exames com cicloergometria não atingem os níveis preconizados de frequência cardíaca.

Os dois tipos de protocolos adotados no cicloergômetro são:[2]

1. **Protocolos escalonados.** São aqueles contínuos, em que há incremento de carga em saltos. O mais utilizado é o protocolo de Balke com incremento de cargas de 25 watts (w) a cada 2 minutos. Na prática, pode-se adotar o intervalo de 3 minutos para cada estágio. Em homens sadios, recomenda-se iniciar o exame com 50 w e, em mulheres, com 25 w. Em pacientes limitados, o exame deve ser iniciado sem nenhuma resistência.

2. **Protocolos em rampa.** Geralmente utilizam incrementos contínuos e lineares de 5 a 50 w a cada minuto, dependendo da capacidade funcional prevista do paciente. É recomendável que esses incrementos possam ser subdivididos em valores iguais e aplicados em intervalos regulares variáveis de 10 a 30 segundos. Sistemas computadorizados facilitam a aplicação do protocolo em rampa que é indicado para melhor avaliação da capacidade funcional em portadores de insuficiência cardíaca e atletas. Nos cicloergômetros de frenagem mecânica ou eletromagnética, mas sem mecanismo de compensação de cargas, a velocidade fixa de pedalagem preconizada é de 60 rpm. Quando há mecanismo de compensação de cargas, a velocidade recomendada é definida pelo fabricante do equipamento.

O VO$_2$ de pico mensurado no cicloergômetro é habitualmente menor que o medido na esteira.

6.2 ESTEIRA ROLANTE

É o ergômetro mais empregado na prática clínica. Também realiza exames com dois tipos de protocolo:[2]

1. **Protocolos escalonados.** Os mais utilizados são o de Bruce e Ellestad.

   No protocolo de Bruce, os aumentos de carga são progressivos e amplos, com predomínio da inclinação sobre a velocidade. O incremento de carga não é linear, com súbitos aumentos entre cada estágio. Foi inicialmente idealizado para atletas, mas atualmente é utilizado mesmo em sedentários.

   O protocolo de Bruce modificado é uma atenuação do protocolo de Bruce e é indicado para pacientes idosos ou aqueles com capacidade funcional mais baixa.

   O protocolo de Ellestad tem aplicação semelhante ao de Bruce. Entretanto, apresenta os aumentos progressivos e amplos de carga por predomínio da velocidade sobre a inclinação.

2. **Protocolos em rampa.** Aplicam um aumento constante e gradativo da carga, com a finalidade de melhor avaliar a capacidade funcional. São classificados como protocolos em rampa fixos ou individualizados. Quando fixos, os incrementos de cargas são pré-determinados. Quando individualizados, antes de se iniciar o exame, o VO$_2$ máximo é estimado com base em equações ou por questionários como a escala de atividade de Duke ou o questionário *Veterans Specific Activity Questionaire* (VSAQ). Uma vez estimado o VO$_2$ máximo do indivíduo, o tempo total do exercício é definido e o incremento de carga é uniformemente distribuído ao longo do exercício.

7 ASPECTOS CLÍNICOS

Sinais e sintomas específicos como palidez, tonturas, sudorese e dispneia devem ser anotados com o objetivo de eventual correlação com condições hemodinâmicas e alterações do ECG.

Um eventual relato de dor torácica deve ser caracterizado de forma objetiva, incluindo o momento de aparecimento, intensidade, evolução, caráter, fenômenos associados e irradiação.

As auscultas cardíaca e pulmonar costumam ser realizadas no pré-esforço e nas fases de recuperação imediata e tardia.

A percepção subjetiva da intensidade do esforço pode ser expressa de forma categórica por valores numéricos. Classicamente, é recomendado o uso de uma das duas escalas de Borg, que variam de zero a 10 ou de 6 a 20.

8 INTERPRETAÇÃO DO EXAME

A resposta cardiovascular ao exercício contempla as respostas eletrocardiográfica e hemodinâmica.

8.1 RESPOSTA ELETROCARDIOGRÁFICA

A análise da resposta eletrocardiográfica deve considerar o ritmo e a morfologia dos traçados eletrocardiográficos obtidos nas fases de repouso, exercício e recuperação.

8.1.1 Análise morfológica do eletrocardiograma

Para definição dos desvios do segmento ST, é considerada como linha de base aquela que une as junções PQ (final do segmento PR e início do complexo QRS), levando-se em consideração três ou quatro ciclos sucessivos.

A prova documental da isquemia miocárdica é baseada fundamentalmente na alteração do segmento ST e é ela que define o critério de positividade do exame. Os critérios clássicos de positividade do teste ergométrico são:[2]

1. Depressão do segmento ST de pelo menos 1 mm com morfologia horizontal ou descendente;
2. Elevação do segmento ST de pelo menos 1 mm em área sem onda Q patológica.

Inversões ou reversões da onda T são consideradas inespecíficas. Outras formas raras de documentação de isquemia miocárdica são bloqueios divisionais intraesforço e inversão da onda U.

As seguintes situações limitam a análise morfológica para definição de isquemia miocárdica: depressão do segmento ST superior a 2 mm no ECG basal; BRE; sobrecarga ventricular esquerda; estimulação cardíaca artificial, pré-excitação ventricular; PR curto e QT longo.

Na vigência de BRD, a depressão do segmento ST não deve ser valorizada de V1 a V4.

8.1.2 Alterações do ritmo

As arritmias e os bloqueios completos de ramo que ocorrem durante o exercício não são sinais específicos de isquemia miocárdica. As extrassístoles ventriculares quando frequentes (10 por minuto ou mais) devem ser valorizadas, pois podem ter implicação prognóstica, especialmente quando surgem na fase de recuperação.

8.2 RESPOSTA HEMODINÂMICA

Contempla a análise dos comportamentos da frequência cardíaca e da pressão arterial no exercício e na fase de recuperação.[2]

8.2.1 Resposta cronotrópica

No exercício, avalia-se o comportamento da frequência cardíaca (FC) com base na relação entre o valor máximo que o indivíduo atinge e a FC máxima predita que pode ser calculada por diversas fórmulas. A mais utilizada na prática é:

FC MÁXIMA PREDITA = 220 – idade(anos)

A elevação exacerbada da FC, desproporcional à carga de trabalho, é usualmente encontrada em sedentários, nos ansiosos, na distonia neurovegetativa, no hipertireoidismo, nas condições que reduzem a volemia e a resistência periférica, na anemia, nas alterações metabólicas etc. Esse achado também pode estar presente em testes precoces realizados em pacientes após infarto e/ou cirurgia de revascularização.

A redução do incremento da FC frente ao esforço realizado pode resultar do treinamento físico, de doenças que afetam o nó sinusal, hipotireoidismo, doença de Chagas e também pelo uso de drogas cronotrópicas negativas.

A incompetência cronotrópica pode ser definida quando:

1. A FC atingida está abaixo de dois desvios-padrão da FC máxima prevista (cada desvio padrão = 15 bpm);
2. Não se atingem 85% da FC prevista pela idade.
3. Índice cronotrópico (IC) inferior a 0,8. O cálculo do IC é feito pela equação:

$$IC = \frac{[FC \text{ máxima atingida} - FC \text{ repouso}]}{[(220 - \text{idade}) - FC \text{ repouso}]}$$

A queda da FC com a progressão do esforço, apesar de rara, apresenta alta correlação com doença isquêmica grave, sendo critério para interrupção do esforço.

Recuperação lenta da FC na fase de recuperação. Indica redução da atividade vagal e é um fator independente de risco. A queda da FC na recuperação varia de acordo com aspectos metodológicos adotados. Quando a recuperação é ativa, na velocidade de 1,5 MPH e 2,5% de inclinação, a FC no 1º minuto deve cair pelo menos 12 bpm. Se a recuperação for passiva, com o indivíduo sentado, a FC deve cair pelo menos 22 bpm ao final do 2º minuto. Com o paciente deitado após o esforço, a FC deve cair pelo menos 18 bpm no 1º minuto.

8.2.2 Comportamento da pressão arterial

Durante o exercício a PAS aumenta fisiologicamente com a intensidade crescente do trabalho aplicado (pelo menos 30 mmHg) e a PAD oscila cerca de 10 mmHg para cima ou para baixo. As mulheres apresentam variações da PAS no esforço sensivelmente menores que os homens. Níveis fixos ou comportamento em platô e eventualmente queda da PAS podem ser observados em mulheres, sem outras evidências de cardiopatias, inclusive em casos com boa tolerância ao esforço. Crianças e adolescentes também podem apresentar resposta deprimida ou em platô da PAS sem significados diagnóstico ou prognóstico.

Hiper-reatividade sistólica é caracterizada quando o indivíduo atinge valores de PAS superiores a 180 mmHg no segundo estágio do protocolo, partindo-se de basal normotenso.

Hiper-reatividade diastólica é definida quando há elevação de 15 mmHg ou mais da PAD, partindo-se de valores normais da pressão arterial em repouso.

Os indivíduos que apresentam resposta hiper-reativa frente ao esforço têm probabilidade futura 4 a 5 vezes maior de se tornarem hipertensos e maior taxa de eventos cardiovasculares.

Considera-se resposta deprimida da PAS (déficit inotrópico) quando o seu incremento é inferior a 30 mmHg. A queda do componente sistólico da PA durante o esforço (hipotensão arterial intraesforço) indica disfunção ventricular esquerda e, quando associada a desvio do segmento ST, indica isquemia grave e extensa. Hipotensão arterial sistólica discreta no esforço máximo pode ocorrer em jovens atletas.

A hipotensão arterial pós-esforço em indivíduos sadios não tem correlação morbimortalidade cardiovascular, sendo mais comum em jovens exercitados até a exaustão.

A elevação da PAS nos 3 primeiros minutos da recuperação, acima dos valores máximos atingidos durante a fase de esforço (resposta paradoxal), e a recuperação lenta da PAS no pós-esforço são consideradas fatores de risco independentes para coronariopatia. Essa resposta é definida quando a razão entre o valor da PAS no 3º minuto pós-esforço pelo valor do 1º minuto pós-esforço é igual ou maior que 1.

9 ESCORES

Escores para avaliação de doença coronária podem ser classificados como pré-teste, pós-teste, diagnósticos ou prognósticos.[2] Escores diagnósticos são estruturados visando essencialmente a estimativa de probabilidade de DAC. Quando consideradas somente variáveis clínicas, fala-se em análise pré-teste (p. ex.: Diamond-Forrester); ao incluir parâmetros do teste ergométrico, define-se um escore pós-teste. Um escore diagnóstico pode ter caráter prognóstico quando realiza a estimativa de doença coronária grave. Escores prognósticos são idealizados para avaliação de risco de óbito por causa cardiovascular.

O escore mais amplamente utilizado na prática clínica é o de Duke cujo cálculo pode ser realizado por um normograma ou uma equação:

ED = tempo de exercício - (5 × desnível ST) - (4 × Angina)

Classifica o risco em alto, intermediário e baixo.

O escore de Duke (ED) foi idealizado com caráter essencialmente prognóstico. Ele incorpora apenas três variáveis do teste ergométrico para o seu cálculo:

- a magnitude do desnível do segmento ST;
- a capacidade funcional e;
- a angina durante o esforço.

Desnível do segmento ST: considere-se depressão ou elevação do segmento ST medido em milímetros.

Angina: deve ser categorizada em valores de 0 a 2. Zero é conferido para ausência de angina; 1 ponto, se ocorreu angina durante o esforço; e 2 pontos, se a angina foi limitante.

Tempo de exercício: considerem-se os minutos de exercício no protocolo de Bruce.

A pontuação final do escore varia de -25 a + 15 pontos. O grupo de alto risco é definido por um escore ≤ -11 pontos, com mortalidade anual ≥ 3%; moderado risco, varia de -10 a + 4 pontos, com mortalidade anual de 1 a 3%, e baixo risco ≥ + 5 pontos, mortalidade ≤ 1%.

O ED é limitado em assintomáticos, idosos, após revascularização cirúrgica do miocárdio e após infarto recente do miocárdio.

10 TESTE ERGOMÉTRICO ASSOCIADO A OUTROS MÉTODOS

Outros métodos classicamente associados ao teste ergométrico que fazem parte da metodologia de avaliação dos pacientes com cardiopatias são a cintilografia de perfusão miocárdica, a ventriculografia radioisotópica e o teste cardiopulmonar de exercício (ergoespirometria). Esses exames permitem obter informações adicionais às do teste ergométrico convencional.

São indicações para o teste associado a exame de imagem consideradas Classe IIa:[3]

- Bloqueio de ramo esquerdo.
- Presença de marca-passo artificial.
- Supradesnível do segmento ST em área eletricamente inativa.
- Síndrome de Wolff-Parkinson-White ou variantes da síndrome de pré-excitação.
- Depressão do segmento ST superior a 1 mm no ECG de repouso ou menor que 1 mm na presença de hipertrofia ventricular esquerda.
- Fármacos específicos como digitálicos, hormônios femininos e diuréticos expoliadores de potássio que podem alterar a resposta eletrocardiográfica.
- Localização da área isquêmica na presença de sintomas sugestivos de DAC ou após a revascularização do miocárdio (cirúrgica ou por intervenção percutânea).
- Teste ergométrico anormal por depressão do segmento ST em pacientes com doença cardíaca valvar; doença cardíaca congênita; cardiomiopatias e hipertrofia ventricular esquerda, incluindo a dos atletas.
- Teste ergométrico sem alterações do segmento ST em pacientes com incompetência cronotrópica e/ou capacidade funcional < 5 METS e/ou queda progressiva da pressão sistólica ao exercício e/ou arritmias complexas induzidas pelo esforço.

São consideradas Classe IIb:

- Situações em que há discordância entre a probabilidade pré-teste e o resultado do teste, ou seja, indivíduos com alta probabilidade de DAC pré-teste e teste ergométrico normal ou baixa probabilidade pré-teste de DAC e teste anormal.

10.1 CINTILOGRAFIA DO MIOCÁRDIO

A cardiologia nuclear tem o seu papel bem estabelecido na avaliação diagnóstica, funcional e prognóstica dos pacientes com suspeita ou com cardiopatias. A cintilografia de perfusão miocárdica tem contribuído muito para o conhecimento e a avaliação da doença isquêmica do coração. As informações adicionais provenientes da função ventricular global, da detecção de alterações na contratilidade segmentar e da reserva funcional ventricular esquerda estão também consolidadas. A integração desses dados permite o melhor manejo de pacientes em investigação ou tratamento nos quais a perfusão coronariana e a função cardíaca possam estar comprometidas. A cintilografia de perfusão miocárdica associada ao estresse físico ou farmacológico está indicada na avaliação pré e pós-procedimentos de revascularização miocárdica; como complementação de TE não conclusivo em indivíduos com probabilidade intermediária de DAC, na caracterização da intensidade dos defeitos de perfusão e da extensão da área isquêmica, em situações em que fica prejudicada a identificação dos sinais de isquemia, como as áreas extensas de necrose, pesquisa de viabilidade miocárdica, entre outras.[4] Ver outros detalhes no capítulo sobre cintilografia de perfusão miocárdica.

10.2 TESTE CARDIOPULMONAR DE EXERCÍCIO

O teste cardiopulmonar de exercício (TCPE), ou ergoespirometria, resulta da adição de medida e análise de gases expirados ao TE e possibilita obter valores do VO_2, gás carbônico (VCO_2) e da ventilação por minuto (VE). A partir da relação entre essas variáveis e de outros dados hemodinâmicos, como a relação entre o consumo de oxigênio e a FC, conhecida como pulso de oxigênio, é possível obter informações complementares que contribuem para a avaliação funcional, o diagnóstico e o prognóstico de determinadas afecções cardiovasculares e pulmonares e para uma prescrição otimizada e individualizada de exercício físico. Embora o TCPE possa ser utilizado nas mesmas indicações do teste ergométrico convencional, objetivando a melhor relação custo-efetividade, esse procedimento tem sido mais frequentemente indicado em nosso meio nas seguintes situações:[5]

São consideradas Classe I

- Avaliação de pacientes com insuficiência cardíaca (estratificação de risco e indicação de transplante cardíaco).

São consideradas Classe IIa

- Prescrição otimizada de exercício através das determinações dos limiares ventilatórios (anaeróbico e ponto de

compensação respiratória), assim como da razão de troca respiratória igual a 1 não só em atletas, mas em indivíduos normais, cardiopatas e pneumopatas que iniciarão programa de exercícios regulares.
- Diagnóstico diferencial da etiologia da dispneia.

São consideradas Classe IIb
- Avaliação funcional de cardiopatas e de pneumopatas (Nível C).

10.3 OUTROS ESTRESSES CARDIOVASCULARES

Dos estresses cardiovasculares existentes, somente o físico relacionado ao teste ergométrico (TE) e as provas farmacológicas têm sido utilizados rotineiramente. Os agentes farmacológicos habitualmente empregados são o dipiridamol, a adenosina e a dobutamina que também induzem à vasodilatação coronariana e ao aumento do fluxo coronariano.[6-9]

As duas modalidades de estresse mostram sensibilidade e especificidade semelhantes para a detecção de DAC pela análise das imagens cintilográficas. No entanto, o teste ergométrico é o método de escolha pelo valor diagnóstico e prognóstico já bem estabelecidos em função dos parâmetros clínicos, hemodinâmicos e eletrocardiográficos que agregam aos dados dos métodos de imagem. Na cintilografia, no esforço máximo é injetado o radiofármaco e o paciente é estimulado a se exercitar por mais 1 minuto; no ecocardiograma se o teste ergométrico foi realizado na esteira, interrompe-se o exercício, coloca-se o paciente na posição supina e adquirem-se as imagens.

Nas situações em que existem contraindicações ou limitações em realizar o exercício físico, devem-se realizar as provas farmacológicas. São elas: sequelas de insuficiência vascular cerebral e patologias musculoesqueléticas degenerativas ou inflamatórias; insuficiência cardíaca; doença pulmonar obstrutiva crônica; baixa capacidade funcional; outras condições não cardíacas que resultem em inabilidade na realização de exercício eficaz; hipertensão arterial grave; arritmias ventriculares complexas desencadeadas pelo esforço; avaliação cardiológica pré-cirurgia vascular; presença de BRE; estratificação de risco na evolução recente do infarto do miocárdio; insuficiência cardíaca; uso de fármacos que interfiram na elevação do consumo de oxigênio.

As situações em que o estresse farmacológico com dipiridamol ou adenosina é a primeira opção são na presença de BRE e marcapasso artificial. As principais alterações dinâmicas do ciclo cardíaco produzidas pelo BRE são:
1. Assincronia na contração dos ventrículos, com o VE contraindo cerca de 85 ms após o início da contração do VD;
2. Diminuição do tempo da diástole do VE;
3. Motilidade septal anormal, pois a despolarização dessa região só ocorre no final da sístole ventricular esquerda, em consequência, levando à compressão das artérias septais no início da diástole do VE, período em que se faz a perfusão miocárdica;
4. Fração de ejeção septal anormal, pois a motilidade anormal dessa região produz perda da contribuição septal para a fração de ejeção do VE e valores diminuídos mesmo na ausência de doença cardíaca.

Nesses pacientes frequentemente se observa hipocaptação septal que pode se exacerbar com o teste ergométrico, pois o aumento da frequência cardíaca aumenta o movimento paradoxal do septo e, como consequência, reduz a perfusão nessa parede gerando resultado falso-positivo para DAC obstrutiva.

10.4 FÁRMACOS QUE INDUZEM A VASODILATAÇÃO PRIMÁRIA

São representados em nosso meio pelo dipiridamol e a adenosina. A adenosina é uma molécula de ocorrência natural encontrada nos tecidos e funciona regulando o fluxo sanguíneo em vários leitos vasculares englobando o miocárdio. O dipiridamol é um vasodilatador indireto, pois aumenta a concentração extracelular de adenosina bloqueando o seu metabolismo e transporte intracelular. Esses agentes provocam importante aumento do fluxo coronariano para as artérias normais e pequeno ou inexistente aumento do fluxo nas artérias com estenose, provocando, então, a heterogeneidade do fluxo miocárdio. A dose recomendada de dipiridamol é de 0,56 mg/kg diluída em soro fisiológico e administrada em 4 minutos. No estudo da cintilografia de perfusão miocárdica, o radiofármaco é injetado de 3 a 5 minutos após o término do dipiridamol.

A dose habitual de adenosina é de 140 mcg/kg/minuto^{-1}, administrada obrigatoriamente em bomba de infusão por 6 minutos, sendo a injeção do radiofármaco realizada no 3º minuto por outra via de acesso.

Os controles clínicos (pressão arterial, frequência cardíaca e paraefeitos) e eletrocardiográficos devem ser obtidos durante e após a infusão de dipiridamol e adenosina, interrompendo-se precocemente a prova farmacológica quando surgir um dos seguintes paraefeitos: BAV de 2º grau persistente ou de maior grau, hipotensão arterial (PAS menor ou igual a 80 mm Hg), infradesnível do segmento ST maior ou igual a 2 mm ou o supradesnível de 1 mm em derivações sem área eletricamente inativa, dor no peito de forte intensidade, taquidispneia, cefaleia importante, sintomas gastrintestinais ou por solicitação do paciente.

Como as xantinas são bloqueadores do receptor de adenosina, deve-se suspender fármacos, bebidas ou alimentos que contenham cafeína por 24 horas para o dipiridamol e de 12 horas quando o fármaco for a adenosina, suspender por 36 a 72 horas medicamentos que contenham metilxantinas (p. ex.: a aminofilina, teofilina). Para evitar a potencialização dos paraefeitos, os pacientes que fazem uso do dipiridamol devem interrompê-lo 24 horas antes do exame. A sensibilidade e a especificidade para a detecção de DAC são comparáveis entre os dois agentes farmacológicos.

Os paraefeitos mais frequentes são a cefaleia, dores no peito e o rubor facial. Geralmente são de curta duração, transitórios, bem tolerados e revertidos com a administração de aminofilina para o dipiridamol e com a interrupção da infusão de adenosina. Os efeitos adversos sérios como morte, infarto do miocárdio, fibrilação ventricular ou taquicardia ventricular sustentada são raríssimos e ocorrem com a mesma frequência observada ao teste ergométrico.

As contraindicações ao uso do dipiridamol e da adenosina estão listadas no Quadro 15.2.

QUADRO 15.2 Contraindicações para o uso de dipiridamol ou adenosina
ABSOLUTAS
Broncoespasmo;
BAV de 2º ou de 3º grau na ausência de marca-passo artificial;
Hipotensão arterial (PAS menor que 90 mm Hg);
Uso recente de dipiridamol (inferior a 24 h);
Estenoses significativas de ambas as artérias carótidas;
História de alergia à adenosina e dipiridamol.
RELATIVAS
História de doença pulmonar reativa;
Doença do nó sinusal;
Bradicardia sinusal acentuada ou sintomática.

10.5 ESTRESSE COMBINADO

Na cintilografia de perfusão miocárdica, a associação de exercício dinâmico com baixa carga de trabalho, como realizar até o segundo estágio do protocolo de Bruce, durante ou logo após a infusão de dipiridamol ou adenosina tem evidenciado a redução da atividade subdiafragmática (hepática), melhoria entre a razão de atividade de radiação emitida entre órgão-alvo e vísceras (*background*) com consequente melhora da qualidade das imagens e diminuição da ocorrência e intensidade dos paraefeitos.

10.6 FÁRMACOS QUE PROMOVEM A ELEVAÇÃO DO CONSUMO DE OXIGÊNIO

Está indicado esse grupo farmacológico como outra opção para os pacientes que não podem submeter-se ao teste ergométrico ou provas farmacológicas com dipiridamol ou adenosina. O mais utilizado é a dobutamina que exerce ação nos receptores β_1 agonista e menor ação nos receptores β_2 e α_1 agonistas. O estímulo sobre os receptores β_1 adrenérgicos produz estimulação inotrópica e cronotrópica dependente da dose infundida e os efeitos sobre os β_2 receptores diminuem a resistência vascular periférica e provocam a vasodilatação periférica. Seu efeito hemodinâmico é semelhante ao exercício físico. Verifica-se aumento do débito cardíaco, da frequência cardíaca e da pressão arterial, levando ao aumento do consumo de oxigênio do miocárdio e, consequentemente, a vasodilatação coronariana. Inicia-se a administração venosa de dobutamina na dose de 10 mcg.Kg.minuto^{-1} por bomba de infusão em 3 minutos e a cada 3 minutos acrescentam-se 10 mcg.kg.minuto^{-1} até o máximo de 40 mcg.Kg.minuto^{-1}. Naqueles pacientes que não atingirem 85% da frequência cardíaca máxima prevista e ausência de isquemia, pode-se associar atropina intravenosa na dose de 0,25 mg por minuto até no máximo 1 mg. Quando não houver contraindicação, pode-se usar o exercício isométrico com hand-grip nos últimos estágios de infusão da droga para aumentar a resposta cronotrópica. O radiofármaco é injetado 2 minutos antes do término da infusão. No protocolo acelerado se inicia a infusão de atropina na dose de 0,25 mg por minuto até no máximo de 1 a 2 mg desde o final da dose de 10 ou 20 mcg.Kg.minuto^{-1}, buscando-se atingir a frequência cardíaca máxima. Pode ser utilizado para o exame de cintilografia de perfusão miocárdica e é mais utilizado pelo ecocardiograma de estresse. Esse protocolo é seguro, mais curto, menos efeito colateral e tem eficácia semelhante ao do protocolo convencional.

Os controles clínicos e eletrocardiográficos também devem ser realizados periodicamente durante e após a infusão de dobutamina e interrompendo-se de forma precoce a prova farmacológica quando surgir um dos seguintes paraefeitos: diminuição da frequência cardíaca ou queda importante da pressão arterial (PAS menor de 90 mm Hg), hipertensão arterial (maior ou igual a 240/120 mm Hg), infradesnível do segmento ST maior ou igual a 2 mm ou o supradesnível de 1 mm em derivações sem área eletricamente inativa, dor no peito de forte intensidade, taquidispneia, arritmias supraventriculares ou ventriculares complexas, cefaleia importante ou por solicitação do paciente.

Orienta-se a suspensão de medicamentos com efeito cronotrópico negativo 24 a 48 horas antes do exame.

As contraindicações ao uso da dobutamina estão listadas no Quadro 15.3.

QUADRO 15.3 Contraindicações para o uso de dobutamina
Arritmias supraventriculares ou ventriculares não controladas
Angina instável ou infarto recente do miocárdio
Hipertensão grave (maior de 200/110 mm Hg)
Aneurismas ou dissecção da aorta
Insuficiência vascular cerebral sintomática
Estenose aórtica grave
Cardiomiopatia hipertrófica na forma obstrutiva
Alterações no metabolismo de potássio

10.7 COMPARATIVO

Os valores de sensibilidade e especificidade quando compara o teste ergométrico aos demais exames não invasivos para investigação de isquemia miocárdica, encontram-se na tabela 15.1.

Quando bem empregado, o teste ergométrico pode ser até superior a exames considerados mais sofisticados.

As vantagens do teste ergométrico em relação a esses demais exames são:

1. Custo bem inferior;
2. Maior disponibilidade;
3. Isento de radiação ou contraste;
4. Menor dependência do operador.

TABELA 15.1 Comparativo entre os principais exames adotados na prática para investigação de isquemia miocárdica[10]

EXAME	SENSIBILIDADE (%)	ESPECIFICIDADE (%)
Teste ergométrico convencional	68	77
Teste ergométrico com escores	95	90
Cintilografia de perfusão miocárdica	86	62
Ecocardiograma com dobutamina	88	84

Os principais fatores que afetam a sensibilidade e a especificidade do teste ergométrico são os critérios de positividade adotados. Classicamente, o teste ergométrico é considerado positivo quando se documenta uma depressão do segmento ST de pelo menos 1 mm, com morfologias horizontal ou descendente (Figura 15.1). Se reduzirmos a magnitude da depressão do segmento ST para definir o exame como positivo, aumentaremos a sensibilidade do exame, contudo reduziremos sua especificidade. O padrão de depressão do segmento ST ascendente lento (Figura 15.2) não é considerado no critério clássico de positividade do teste ergométrico. O padrão descendente (Figura 15.3)

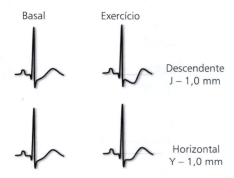

FIGURA 15.1 Padrões morfológicos de depressão do segmento ST classicamente adotados para os critérios de positividade do teste ergométrico. O padrão descendente deve ser medido no ponto J e o padrão horizontal, no ponto Y a 80 ms do ponto J.

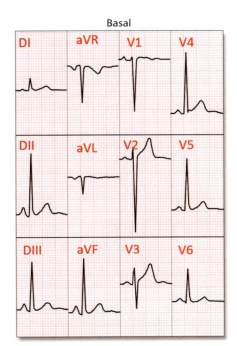
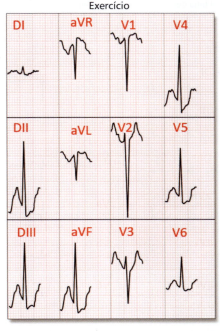

FIGURA 15.2 O eletrocardiograma basal pré-esforço é normal. No exercício, nota-se uma depressão do segmento ST com morfologia ascendente lento nas derivações DII, DII, aVF e de V4 a V6.

de depressão do segmento ST é considerado de maior gravidade, em relação ao horizontal e, quando documentado, gera uma especificidade de até 99%. Já o padrão horizontal promove especificidade de 85%. A manifestação eletrocardiográfica que indica a maior gravidade durante o teste ergométrico é a elevação do segmento ST (Figura 15.4). Quando se documenta a elevação do segmento ST, esta tem valor localizatório, ao contrário de qualquer padrão de depressão do segmento ST.

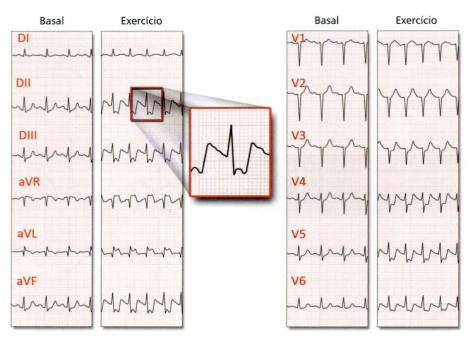

FIGURA 15.3 Neste caso, o eletrocardiograma basal é normal. No exercício, nota-se uma depressão do segmento ST com morfologia descendente nas derivações DII, DIII, aVF e de V4 a V6. Como essa alteração foi documentada com uma frequência cardíaca alta, esse padrão de depressão do segmento ST pode ser confundido com uma depressão convexa do segmento ST.

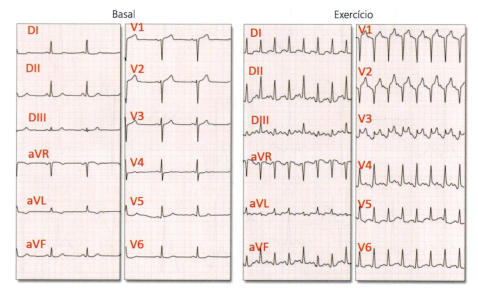

FIGURA 15.4 O eletrocardiograma basal pré-esforço é normal. No exercício, nota-se uma elevação do segmento ST de V1 a V4. A elevação do segmento ST, ao contrário da depressão, tem valor localizatório. Trata-se de caso com manifestação de isquemia muito grave.

REFERÊNCIAS BIBLIOGRÁFICAS

1. Meneghelo RS; Araújo CGS; Stein R; Mastrocolla LE; Albuquerque PF; Serra SM; et al/Sociedade Brasileira de Cardiologia. III Diretrizes da Sociedade Brasileira de Cardiologia sobre teste ergométrico. Arq Bras Cardiol 2010; 95(5 supl.1): 1-26.
2. Uchida A; Murad Neto A; Azem Chalela W. Ergometria. Teoria e prática. Barueri-SP: Manole; 2013.
3. De Paola AAV.; Barbosa MM; Guimarães JI. Livro texto da Sociedade Brasileira de Cardiologia. Barueri-SP: Manole: 383-384, 2012.
4. Schepis T; Benz K; Haldemann A; Kaufmann PA; Schmidhauser C; Frielingsdorf J. Prognostic value of stress-gated 99m-Technetium SPECT myocardial perfusion imaging. Risk stratification of patients with multivessel coronary artery disease and prior coronary revascularization. J Nucl CardioL 20(5):755-62, 2013.
5. Balady GJ; Arena R; Sietsema K; Myers J; Coke L; Fletcher GF; Forman D; Franklin B; Guazzi M; Gulati M; Keteyian SJ; Lavie CJ; Macko R; Mancini D; Milani RV; American Heart Association Exercise, Cardiac Rehabilitation, and Prevention Committee of the Council on Clinical Cardiology; Council on Epidemiology and Prevention; Council on Peripheral Vascular Disease; Interdisciplinary Council on Quality of Care and Outcomes Research.Clinician's guide to cardiopulmonary exercise testing in adults. A scientific statement from the American Heart Association.Circulation. 2010 Jul 13;122(2):191-225.
6. Kasprzak JD; Wejner-Mik P; Nouri A; Szymczvk E; Krzeminnska-Pakula M; Lipiec P. Transthoracic measurement of left coronary artery flow reserve improves the diagnostic value of routine dipyridamole-atropine stress echocardiogram. Arch Med Sci 9(5):802–7, 2013.
7. Hochgruber T; Reichlin T; Wasila M; Vogler E; Twerenbold R; Sou SM; et al. Novel insights into the pathophysiology of different forms of stress testing. Clin Biochem Apr; 47(6):338-43, 2014.
8. Chalela WA; Moffa PJ; Meneghetti JC. Estresse Cardiovascular. Princípios e aplicações práticas. São Paulo: Editora Roca: 286, 2004.
9. Issa A, De Lorenzo A, Oliveira B, Pellini M, Lima R. Comparison between accelerated and conventional dobutamine stress protocols for myocardial perfusion scintigraphy. Int J Cardiovasc Imaging 28(7):1823-8, 2012.
10. Ashley EA1, Myers J, Froelicher V. Exercise testing in clinical medicine. Lancet. 2000 Nov 4;356(9241):1592-7.

RADIOGRAFIA DE TÓRAX 16

Giovanni Guido Cerri
Cesar Higa Nomura
José de Arimateia Batista Araújo Filho
Carolina Sander Reiser

1. Introdução
2. Anatomia radiológica do tórax
    2.1 Limites da caixa torácica
    2.2 Compartimentos torácicos
    2.3 Espaço pleural
    2.4 Cissuras e lobos pulmonares
    2.5 Parênquima pulmonar
    2.6 Anatomia cardiovascular do tórax
3. Aspectos técnicos
4. Análise e interpretação de imagens
5. Padrões radiológicos e outras alterações pulmonares
6. Diagnósticos radiológicos frequentes
    6.1 Alterações pulmonares
        6.1.1 Atelectasia
        6.1.2 Edema pulmonar
        6.1.3 Aspiração
        6.1.4 Pneumonia
        6.1.5 Embolia pulmonar
    6.2 Alterações pleurais
        6.2.1 Derrame pleural
        6.2.2 Pneumotórax
    6.3 Alterações mediastinais
        6.3.1 Alargamento mediastinal
        6.3.2 Pneumomediastino
        6.3.3 Derrame pericárdico
        6.3.4 Pneumopericárdio
    6.4 Dispositivos de monitorização e suporte
7. Agradecimentos
8. Referências bibliográficas

1 INTRODUÇÃO

Embora seja a modalidade mais antiga e menos sofisticada em uso para a avaliação imagenológica, a radiografia simples ainda é o estudo de imagem mais amplamente utilizado na prática clínica atual. Nos mais variados contextos clínicos, desde a sala de emergência até o leito de UTI, é enorme a quantidade de informações proporcionadas por esse método, principalmente quando empregado em condições técnicas adequadas e avaliado por médicos treinados. No entanto, não obstante a rapidez, facilidade e disponibilidade de sua execução, múltiplos são os fatores potencialmente complicadores de sua interpretação.

É válido e sempre oportuno reiterar ainda que a interpretação de achados radiográficos é invariavelmente beneficiada pela correlação com dados clínicos e comparação com exames anteriores sempre que possível.

Neste capítulo, revisaremos alguns conceitos fundamentais para a interpretação sistemática da radiografia simples do tórax, além de apresentar e discutir os principais achados radiológicos pulmonares e cardiovasculares na radiologia convencional.

2 ANATOMIA RADIOLÓGICA DO TÓRAX

Para uma interpretação adequada de uma radiografia de tórax, faz-se necessária uma breve recapitulação do conhecimento da anatomia torácica normal aplicada à radiologia.

2.1 LIMITES DA CAIXA TORÁCICA

Em relação aos seus limites, a caixa torácica é definida cranialmente pela abertura superior do tórax (delimitada pelo corpo da 1ª vértebra torácica e pelas primeiras costelas unidas pelas suas cartilagens costais ao manúbrio) e inferiormente pelo diafragma, pelo corpo da 12ª vértebra torácica, pelas 11ª e 12ª costelas e pelas estruturas cartilagíneas que compõem da 7ª à 10ª costelas torácicas, formando o ângulo infraesternal.[1]

2.2 COMPARTIMENTOS TORÁCICOS

A cavidade torácica pode ser dividida em um compartimento mediano (mediastino) e dois compartimentos laterais (pleuras e pulmões). O mediastino, por sua vez, é classicamente dividido em superior e inferior, sendo o último subdividido em anterior, médio e posterior.[2] O mediastino superior é limitado anteriormente pelo manúbrio esternal e posteriormente pelas quatro primeiras vértebras torácicas, contendo o timo, vasos da base, traqueia, esôfago, ducto torácico e troncos simpáticos. O mediastino inferior é limitado anteriormente pelo corpo do esterno e posteriormente pelas oito vértebras torácicas inferiores, contendo parte do timo (anterior), o coração, nervos frênicos de cada lado e o início dos grandes vasos (parte média), além do esôfago, ducto torácico, parte descendente da aorta, veias ázigo e hemiázigo, veia cava inferior, troncos simpáticos, nervos intercostais e nervos esplâncnicos maior e menor (porção posterior)[2] (Figura 16.1).

2.3 ESPAÇO PLEURAL

Considerado um espaço praticamente virtual, mantido sob pressão negativa (aproximadamente – 5 cm H_2O),[1] que mantém o pulmão insuflado com ar, evitando o seu colabamento ou atelectasia. A pleura parietal é um pouco mais espessa que a visceral e reveste internamente a cavidade de ambos os hemitóraces, não sendo visível na radiografia do indivíduo normal. Na incidência posteroanterior (PA), há a impressão visual de que o pulmão toca a margem interna das costelas lateralmente[1] (Figura 16.2).

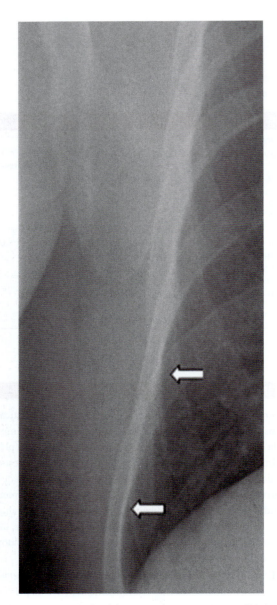

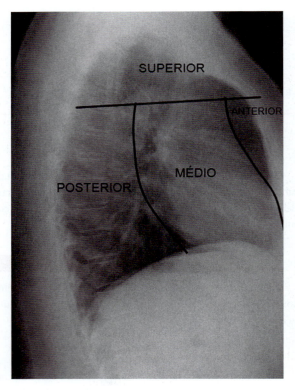

FIGURA 16.1 Divisão didática do mediastino em compartimentos superior e inferior, sendo este último subdividido em anterior, médio e posterior.

FIGURA 16.2 Impressão visual de que o pulmão "toca" a superfície interna das costelas.

2.4 CISSURAS E LOBOS PULMONARES

O pulmão direito tem duas cissuras (oblíqua e horizontal) que o dividem em lobos superior, médio e inferior. O pulmão esquerdo apresenta somente uma cissura (oblíqua) que o divide em lobos superior e inferior[2] (Figura 16.3).

2.5 PARÊNQUIMA PULMONAR

Na avaliação pela radiografia de tórax, o parênquima pulmonar com conteúdo aéreo normal apresenta baixa densidade, sendo mais transparente nas bases (por apresentar menos ar e menor componente de partes moles nessa topografia) e deve ser homogêneo e relativamente simétrico, com exceção para as diferenças provenientes do mediastino e coração. Destaca-se a presença dos hilos pulmonares que, além de terem as estruturas condutoras de ar para os pulmões (brônquios fonte), são compostos pelos ramos arteriais pulmonares. A ramificação dos hilos é composta principalmente por esses ramos vasculares arteriais, pois os brônquios intrapulmonares normais que as acompanham são pouco visíveis na radiografia simples, exceto quando radiografados de forma longitudinal. Isso ocorre geralmente próximo aos hilos pulmonares normais, caracterizando o sinal do monóculo (o círculo branco é a artéria pulmonar e o círculo preto com margens brancas é o brônquio)[1] (Figura 16.4).

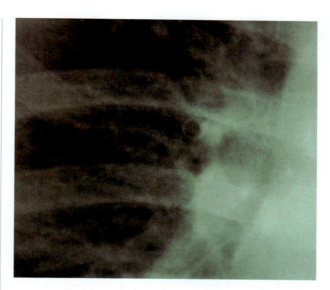

FIGURA 16.4 Sinal do monóculo. O círculo branco é a artéria e o círculo escuro é o brônquio adjacente.

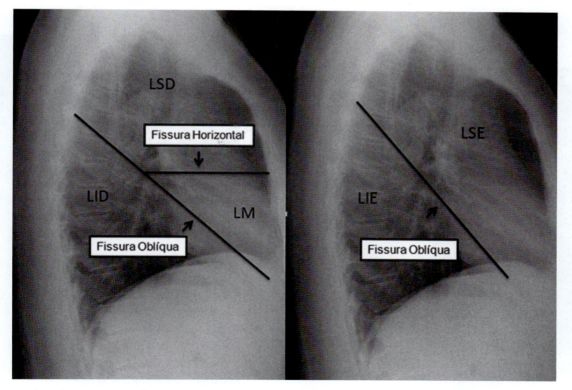

FIGURA 16.3 Radiografia de tórax em perfil demonstrando as divisões dos lobos pulmonares a partir das cissuras. LSD: lobo superior direito; LM: lobo médio; LID: lobo inferior direito; LSE: lobo superior esquerdo; LIE: lobo inferior esquerdo.

As artérias apresentam distribuição grosseiramente radial, divergindo a partir dos hilos pulmonares, que apresentam posicionamento medial e relativamente central nos pulmões. As veias pulmonares são pouco visualizadas no indivíduo normal, com trajeto mais vertical nos campos superiores e mais horizontal nos inferiores, pois convergem para o átrio esquerdo que se localiza na região central do tórax.

Conforme se distanciam das regiões centrais para a periferia pulmonar, os vasos apresentam redução no seu calibre, sendo importante considerar que, nas regiões mais periféricas, não devemos observar vasos nos indivíduos normais.[1-3]

2.6 ANATOMIA CARDIOVASCULAR DO TÓRAX

O coração recobre a coluna torácica, normalmente encontrando seu maior componente à esquerda (cerca de três quartos). Não é possível a avaliação da aorta ascendente no PA ou perfil, pois ela é encoberta pelos átrios e artéria pulmonar, já o arco aórtico e sua porção descendente podem ser identificados por toda a sua extensão até o diafragma.[1,2]

Na radiografia simples de tórax, não é possível definir as câmaras cardíacas individualmente, porém é importante saber sua localização normal e determinar se o tamanho e a disposição de cada uma delas estão na faixa de normalidade.

Para medir de forma simples o coração adulto, utilizamos o "índice cardiotorácico" que representa uma medida de tamanho para investigar aumento cardíaco. Essa medida será mais bem discutida posteriormente neste mesmo capítulo.

A face esternocostal do coração é formada pelo átrio e ventrículo direitos. Na incidência PA o contorno direito do mediastino é determinado de forma ascendente pelo átrio direito, veia cava superior e aorta ascendente.[1] A margem esquerda, por sua vez, é determinada pelo ventrículo esquerdo (ápice cardíaco) e pela aurícula esquerda logo acima, seguida pelo hilo pulmonar e botão aórtico. Em condições normais, existe uma concavidade logo abaixo do hilo pulmonar esquerdo, sendo identificável o átrio esquerdo apenas nos casos em que houver aumento de suas dimensões. A face diafragmática é formada pelos ventrículos direito e esquerdo e face inferior do átrio direito.

No perfil, o átrio esquerdo constitui a porção superior do contorno posterior do coração, porém não pode ser separado do ventrículo esquerdo, que completa esta margem inferiormente. Já a margem anterior do coração no perfil é determinada pelo ventrículo e átrio direitos, seguidos da veia cava superior[1,2] (Figuras 16.5 e 16.6).

3 ASPECTOS TÉCNICOS

Na prática radiológica, várias incidências podem ser utilizadas na aquisição de imagens por radiologia convencional. A incidência frontal PA em apneia inspiratória é considerada a

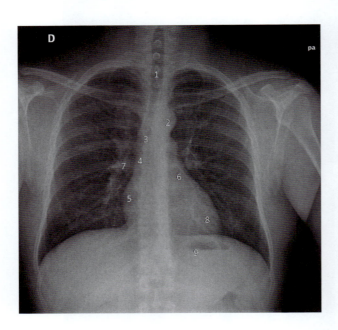
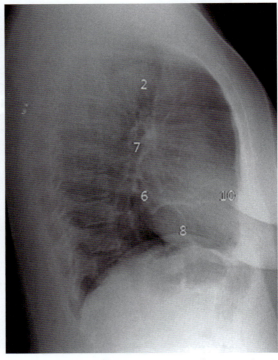

FIGURAS 16.5-6 Principais estruturas anatômicas caracterizadas na radiografia de tórax em incidência PA e perfil. 1: traqueia; 2: arco aórtico; 3: carina; 4: veia cava superior; 5: átrio direito; 6: átrio esquerdo; 7: artéria pulmonar direita; 8: ventrículo esquerdo; 9: bolha gástrica; 10: ventrículo direito.

aquisição padrão, pois mantém o coração mais próximo do filme(ou placa) detector, reduzindo, assim, o efeito de magnificação do coração, e deve ser idealmente solicitada com a incidência em perfil (sobretudo, na primeira avaliação imagenológica do paciente). Ainda de acordo com a direção de penetração dos raios de sua fonte no filme, a aquisição AP é geralmente indicada em pacientes graves, restritos ao leito, inconscientes ou politraumatizados; quando não é possível se realizar a radiografia PA padrão, estando classicamente associada a magnificação da silhueta cardíaca e graus insuficientes de inspiração.

Incidências adicionais podem ser realizadas em situações específicas, entre as quais: decúbito lateral com raios horizontais (útil para demonstrar mobilização de líquidos pleurais), apicolordótica (melhor avaliação dos ápices pulmonares, lobo médio e língula) e oblíquas (caracterização de lesões parcialmente encobertas por outras estruturas).

A técnica mais utilizada para a realização da radiografia de tórax é a de alta quilovoltagem (95 a 125 KV) e baixa miliamperagem (mA), com distância entre tubo e filme em torno de 1,8 m. Ao permitir maior espectro de tons de cinzas, essa técnica facilita a identificação das variações de densidade das diversas estruturas torácicas. A nosso ver, devem ser evitadas no tórax as radiografias com baixo KV e alto MA (úteis para identificar calcificações mamárias e cálculos renais), nas quais o marcado contraste branco/preto determina uma menor escala de cinza.

Obtida a radiografia de tórax, procede-se à análise de qualidade e interpretação do exame. Alguns aspectos a serem considerados são apresentados no Tabela 16.1.

TABELA 16.1	Aspectos a serem considerados na análise de qualidade e interpretação da radiografia de tórax
Posicionamento	Verificar se o filme documentou todas as áreas de interesse, incluindo as clavículas e ambos os seios costofrênicos.
Centralização	Verificar se a centralização está correta. Para essa análise, observa-se a distância entre as extremidades mediais das clavículas (anteriores) que deverão estar relativamente equidistantes dos pedículos vertebrais (Figura 16.7).
Inspiração	Além da primeira impressão visual, pode-se adotar como critério qual costela atinge a porção mais central e superior das cúpulas diafragmáticas: extremidade anterior da 6ª ou 7ª costela ou extremidade posterior do 9ª ou 10º arco costal.
Exposição	Nas radiografias que utilizam filme, deve-se identificar de forma tênue o parênquima pulmonar (cinza escuro), visualizar as silhuetas vasculares e caracterizar os espaços discais dorsais superiores, que não devem ser visíveis sobre o coração. Nas radiografias digitais, este último aspecto é menos válido em razão da facilidade de manipulação dos parâmetros de janela e nível para distribuição da escala de cinzas, inclusive visualizando-se melhor o pulmão retrocardíaco.
Movimentação	Radiografias com muita movimentação corpórea ou respiratória devem, na medida do possível, ser repetidas quando houver comprometimento da identificação e avaliação de estruturas normais e patológicas.

4 ANÁLISE E INTERPRETAÇÃO DE IMAGENS

Com vistas à padronização das descrições e inclusão de todos os itens a serem avaliados, a sistematização da análise imagenológica é sempre recomendada.

Vários autores consagraram, há décadas, uma análise chamada "de fora para dentro", na qual se inicia o estudo pelo abdome superior, partes moles, estruturas ósseas (com especial atenção para as fraturas costais – Figura 16.8) e vai-se adentrando do tórax. Seguem-se as cúpulas diafragmáticas e espaços pleurais, parênquima pulmonar e sua vascularização, hilos pulmonares, mediastino, traqueia e brônquios fonte e, por fim, as estruturas mediastinais, inclusive coração e vasos da base. Cada pulmão deve ser avaliado individualmente e, a seguir, comparados com o contralateral em busca das assimetrias de volume ou densidade.

Embora seja um tanto óbvio reiterar que a densidade em uma imagem radiológica dependa não só da densidade do tecido, mas também de sua espessura e localização em relação ao

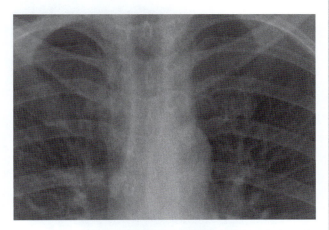

FIGURA 16.7 Verificar centralização da radiografia pela equidistância das extremidades mediais das clavículas às apófises posteriores da coluna.

filme, alguns sinais devem ser valorizados. Considerando-se que o ar se apresenta hipoatenuante (preto) em contraponto aos ossos e corpos metálicos que se apresentam com alta atenuação (branco), a gordura e os demais tecidos orgânicos (incluindo coração, vasos aorta e pulmão consolidado) se apresentam com atenuação intermediária (menor ou maior que a água), a ser levados em consideração. Por exemplo, a borda cardíaca ficará mal definida se houver contato anatômico do coração com o parênquima consolidado de uma pneumonia, infarto pulmonar ou tumores mediastinais. É o chamado **sinal da silhueta**, no qual estruturas de densidade semelhante que fazem contato anatômico direto entre si têm seus contornos indistintos e se "fundem" visualmente.[2] Isso explica por que um derrame pleural ou pneumonia basal à direita se funde ao contorno do diafragma ou por que uma pneumonia localizada no segmento medial do lobo médio ou na língula borra a silhueta cardíaca.

Outro aspecto a ser considerado é que a árvore brônquica intrapulmonar, por ter paredes finas e estar preenchida e circundada por ar, não é habitualmente visualizada nas radiografias simples de pulmões normais. Quando o ar alveolar é substituído por algum processo patológico (pneumonia, edema ou infarto pulmonar, por exemplo), o brônquio aerado passa a ser visualizado em meio ao parênquima doente – e, portanto, com densidade diferente –, caracterizando o chamado **sinal do broncograma aéreo**.[1]

As zonas apicais, hilares e retrocardíaca, bem como as áreas localizadas abaixo da cúpula do diafragma, são também conhecidas como "áreas ocultas" em virtude da sobreposição de estruturas com densidade semelhante, o que exige redobrada atenção na análise.

Com a experiência na avaliação de imagens, a redução do volume de lobos, ou os segmentos pulmonares, ou o efeito de massa de eventuais formações expansivas intratorácicas é revelado pelo conseguinte deslocamento de cisuras, hilos ou cúpulas diafragmáticas de suas posições habituais, consistindo em outro importante sinal a ser valorizado na propedêutica radiológica.

5 PADRÕES RADIOLÓGICOS E OUTRAS ALTERAÇÕES PULMONARES

As alterações pulmonares parenquimatosas na radiografia de tórax são didaticamente classificadas em quatro categorias:

- **Consolidação pulmonar**: definida como a substituição do ar alveolar por qualquer material sólido ou líquido (inclusive exsudatos inflamatórios, sangue e tumores) e expressa radiologicamente com opacidade(s) mal definida(s), por vezes confluente(s), que não está associada à perda do volume pulmonar.
- **Atelectasia**: descrita mais adiante.
- **Nódulos ou massas**: englobando desde o nódulo pulmonar solitário até as massas pulmonares (opacidades maiores que 3,0 cm), metástases e processos granulomatosos.
- **Intersticiopatias (Figura 16.9)**: referem-se às alterações do tecido conectivo que dá suporte aos pulmões, compreendendo as paredes de brônquios e alvéolos, geralmente não caracterizadas na radiografia simples de tórax.[11] São ainda subdivididas em padrão micronodular (múltiplos nódulos menores que 3 mm, como na sarcoidose, pneumoconioses, tuberculose e metástases miliares), padrão reticular (imagens lineares entrelaçadas como na linfangite carcinomatosa e no edema pulmonar) e reticulonodular (uma mistura dos dois anteriores descrita em algumas infecções, neoplasias e pneumoconioses).[2]

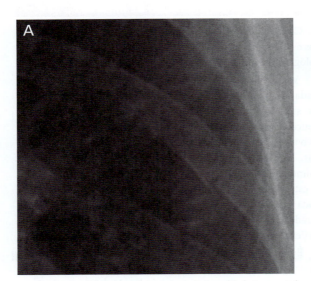
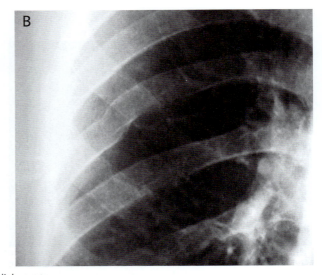

FIGURA 16.8A, B (A): linha radiolucente de fratura; (B): fratura costal com desalinhamento.

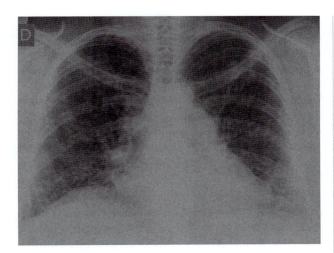

FIGURA 16.9 Opacidades reticulares com redução volumétrica caracterizando padrão intersticial reticular em paciente com pneumonia por hipersensibilidade crônica.

Existem ainda as alterações parenquimatosas que cursam com redução da atenuação do parênquima, como na hiperinsuflação secundária à asma ou no enfisema (Figura 16.10).

As alterações pleurais serão também discutidas em tópicos específicos mais adiante.

Quanto às alterações cardíacas, os recentes avanços dos novos métodos (ecocardiografia, tomografia, ressonância magnética e medicina nuclear) na propedêutica cardiovascular relegaram à radiografia de tórax um papel de importância limitada. Como apenas os contornos externos do coração são caracterizados pela radiografia convencional, na maioria dos casos limitamo-nos a descrever o aumento volumétrico de uma ou várias câmaras cardíacas. Nesse intuito, pode ser útil ter em mente alguns referenciais anatômicos e sua correlação com as estruturas cardiovasculares do mediastino (já descritos no tópico sobre anatomia radiológica do tórax). O índice cardiotorácico (relação entre o maior diâmetro transverso do coração e o maior diâmetro do tórax) é ainda a medida mais utilizada para tal avaliação, sendo classicamente alterado quando superior a 0,5 na incidência em PA e 0,55 em AP.[3]

Outrossim, a diferenciação de cardiomegalia e derrame pericárdico pode ser bastante difícil pela radiografia, muito embora o aspecto "em moringa" (Figura 16.11) dos derrames volumosos e o aumento abrupto do índice cardiotorácico no pós-operatório de uma cirurgia cardíaca possam indicar uma patologia pericárdica subjacente. De forma não infrequente, também podemos ver formações arredondadas junto aos ângulos cardiofrênicos, principalmente à direita, que podem ser produzidos por lipomas ou cistos pericárdicos, de fácil confirmação pela tomografia computadorizada (Figura 16.12).

6 DIAGNÓSTICOS RADIOLÓGICOS FREQUENTES

6.1 ALTERAÇÕES PULMONARES

6.1.1 Atelectasia

Causa frequente de opacidade pulmonar, ocorre em cerca de 64 a 75% dos pacientes internados na UTI. A maior incidência no lobo inferior esquerdo (66%) é atribuída à compressão da

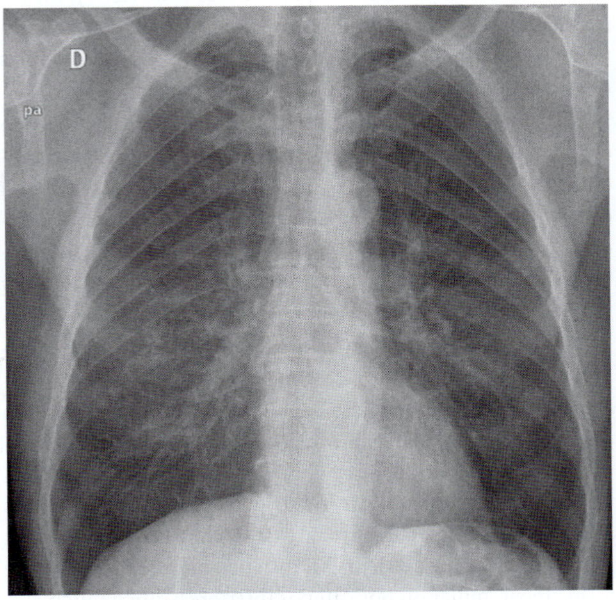

FIGURA 16.10 Hiperinsuflação pulmonar bilateral em paciente com DPOC.

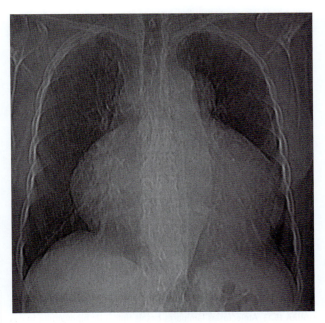

FIGURA 16.11 Volumoso derrame pericárdico – coração em "moringa".

árvore brônquica pelo coração durante o decúbito dorsal, seguida do lobo inferior direito (22%) e do lobo superior direito (11%).[4,8,10] A incidência é aumentada em pacientes com fatores associados como doença pulmonar prévia, tabagismo, obesidade e idosos.[4,8] Sua apresentação mais frequente é uma opacidade linear ou banda (Figura 16.13), embora possa variar de acordo com a localização e extensão (formas triangulares ou mal definidas), sendo, muitas vezes, difícil de ser diferenciada da consolidação parenquimatosa. Algumas características que favorecem o diagnóstico de atelectasia incluem: redução volumétrica (elevação do diafragma, hilos e estruturas adjacentes), resposta à hiperventilação, surgimento ou resolução rápidos (em horas) e mudança de localização.[8] A ausência de broncogramas aéreos em meio a atelectasias lobares sinaliza obstrução brônquica por impactação mucoide, podendo a broncoscopia terapêutica ser benéfica nestes pacientes.

6.1.2 Edema pulmonar

Classicamente relacionado a causas como insuficiência cardíaca, renal ou hiper-hidratação, pode ainda se associar a aumento da permeabilidade capilar no trauma grave, sepse, infecção pulmonar, aspiração, choque e toxicidade a medicamentos, entre outras causas.

O acometimento cardiogênico se apresenta inicialmente por redistribuição com cefalização do fluxo pulmonar que confere à trama vascular dos campos superiores calibre igual ou maior se comparado ao dos inferiores, no mesmo raio de distância em relação ao hilo pulmonar. Esse achado também pode ser observado em imagens obtidas de pacientes em posição supina devido à mudança do efeito gravitacional sobre os vasos pulmonares, alcançando valor limitado para essa avaliação.[2,4,9,10]

Com o aumento da pressão venosa pulmonar, tornam-se evidentes sinais de edema intersticial caracterizados por espessamento do feixe peribroncovascular e perda da definição de seus contornos, além do surgimento de linhas A, B e C de Kerley representando líquido em septos interlobulares e linfáticos. As linhas A de Kerley representam espessamento de septos profundos e linfáticos, observados como longas linhas (5 a 10 cm) direcionadas do hilo para a periferia, mais evidentes nos lobos superiores. As linhas B de Kerley (Figura 16.14) são as mais frequentemente observadas e representam espessamento de septos interlobulares periféricos, caracterizadas como curtas linhas (até 2 cm) perpendiculares à superfície pleural com predomínio nos campos inferiores. As linhas C de Kerley, menos frequentes, representam linhas B não perpendiculares à superfície pleural, caracterizadas como opacidades reticulares finas em ambos os campos pulmonares inferiores.[4]

Na fase seguinte, ocorre a transudação alveolar, preenchendo os espaços antes aerados, com surgimento de infiltrado parenquimatoso. Essas opacidades inicialmente se apresentam com distribuição peri-hilar simetricamente (aspecto em "asa de morcego" ou "asa de borboleta") e aumentam o acometimento pulmonar paralelamente ao incremento da pressão venosa até tornarem-se difusas.[4]

Apesar de classicamente simétrico, o edema cardiogênico pode se apresentar de forma assimétrica em casos como insuficiência mitral, quando o jato de refluxo é direcionado ao óstio de uma veia pulmonar (mais frequentemente, a superior direita), ou associado à doença pulmonar crônica subjacente, havendo redistribuição do fluxo para as regiões menos acometidas, onde ocorre troca gasosa com maior eficiência. Menos comumente, o edema hidrostático pode se apresentar de forma lobar, miliar ou nos campos inferiores, dificultando ainda mais o diagnóstico.[4]

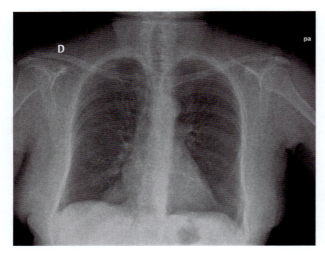

FIGURA 16.12 Lipoma pericárdico, junto ao ângulo cardiofrênico direito.

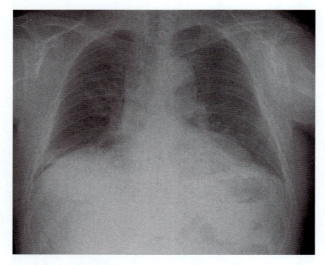

FIGURA 16.13 Atelectasias laminares basais típicas de hipoventilação das bases.

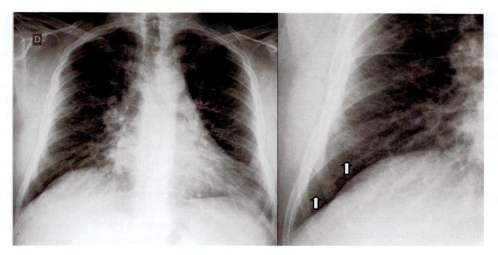

FIGURA 16.14 Hilos aumentados e linhas B de Kerley (setas), compatíveis com congestão pulmonar.

Outras características que corroboram esse diagnóstico incluem cardiomegalia ou sinais de aumento do átrio esquerdo (duplo contorno cardíaco (Figura 16.15), aumento do ângulo subcarinal, elevação do brônquio fonte esquerdo e compressão anterior do esôfago observada na incidência em perfil), além de derrame pleural usualmente bilateral.[2,4] O infiltrado alveolar pode ainda apresentar broncogramas aéreos de permeio e rápida mudança do padrão às alterações de decúbito.[8,11]

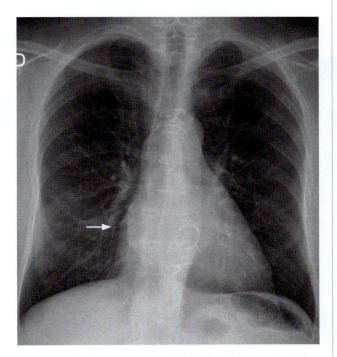

FIGURA 16.15 Duplo contorno atrial (seta) indicando aumento atrial esquerdo em paciente com prótese mitral com disfunção.

A versão não cardiogênica de edema pulmonar, em sua forma mais severa conhecida como síndrome da angústia respiratória aguda (SARA), pode estar relacionada a diferentes causas. Mais frequentemente, sua apresentação se inicia com opacidades periféricas esparsas, evoluindo de forma a confluir em infiltrados maiores que, então, acometem os pulmões de modo difuso.[2,4,9,10]

A SARA apresenta três fases de evolução (exsudativa, proliferativa e fibrótica) e, embora, não seja clara a distinção por imagem das primeiras duas, é notada, na fase fibrótica, transição das opacidades alveolares para um aspecto reticular e retrátil que pode permanecer como sequela. O grau de alteração fibrótica residual tem relação com a gravidade do quadro durante sua evolução, duração e extensão.[4,8,9]

Apesar de, muitas vezes, ser impossível se elucidar completamente a etiologia do edema pulmonar, alguns aspectos podem pesar a favor de uma ou outra hipótese. Cardiomegalia, cefalização da vascularização pulmonar, linhas de Kerley, derrame pleural bilateral, início com distribuição peri-hilar e clareamento rápido da imagem radiológica com instituição da terapêutica adequada favorecem a possibilidade da etiologia hidrostática.[4,8,9,11]

6.1.3 Aspiração

Anestesia geral, rebaixamento do nível de consciência, distúrbios neuromusculares e manipulação dos tratos digestivo e respiratório por tubos e cateteres constituem grandes fatores de risco para pneumonite aspirativa.[4] Os achados variam de acordo com a quantidade e conteúdo do material aspirado e, de forma diversa do que ocorre no paciente em ortostase cujo infiltrado é mais frequentemente observado na base pulmonar direita, o paciente em decúbito dorsal tem o conteúdo aspirado preferencialmente para os segmentos posteriores dos lobos superiores e segmentos superiores dos lobos inferiores.[8,9,10]

Radiograficamente, essas imagens tendem a ser assimétricas envolvendo a região peri-hilar de ambos os pulmões e podem ter extensão variada. Seu acometimento pode ainda variar desde bronquiolite até extensas consolidações com áreas de pneumonia necrotizante e formação de abscessos. Atelectasias são comumente associadas a quadros aspirativos devido à inflamação brônquica com acúmulo de secreção e aspirado formando plugs luminais que ocluem a via aérea.[4,9]

6.1.4 Pneumonia

Opacidades parenquimatosas com aspecto alveolar esparsas ou com distribuição segmentar periférica devem levantar a suspeita de infecção, principalmente quando em contato com superfícies pleurais ou fissurais e broncograma aéreo único.[10] Quando avaliados infiltrados mais extensos, lobares ou bilaterais, atenção deve ser dirigida para a presença ou não de redução volumétrica, distribuição dos broncogramas aéreos (se divergentes ou agrupados) e o tempo de evolução para o surgimento, modificação ou resolução das opacidades. O exsudato alveolar de natureza infecciosa não cursa com redução volumétrica (podendo até, ao contrário, determinar abaulamento de fissuras) e tem evolução relativamente lenta tanto para o surgimento quanto sua resolução, sem alterações relacionadas à posição de decúbito. A presença de abscesso ou escavação em meio à consolidação aumenta a especificidade para etiologia infecciosa.[8,10]

6.1.5 Embolia pulmonar

Pacientes graves comumente apresentam múltiplos fatores de risco para trombose venosa profunda e eventos tromboembólicos pulmonares, além da possibilidade de formar trombos no próprio leito vascular pulmonar relacionados ao cateter de Swan-Ganz. Mesmo assim, a embolia pulmonar continua a ser uma complicação subdiagnosticada nos pacientes em terapia intensiva devido às baixas sensibilidade e especificidade dos achados ao exame físico e radiografias do tórax[4,9]

Na maior parte dos pacientes com tromboembolismo pulmonar, a radiografia não evidencia alterações, sendo achados usuais e inespecíficos a presença de bandas atelectásicas e pequeno derrame pleural ipsilateral. Alterações menos frequentes, porém mais indicativas de um evento tromboembólico, incluem o sinal de Westermark (oligoemia distal ao ponto de oclusão vascular observada como região de menor atenuação e vascularização do parênquima pulmonar), a corcova de Hampton (opacidade em cunha periférica com base voltada para a pleura nos casos em que há evolução para infarto pulmonar – Figura 16.16) e o sinal de Palla (aumento do calibre da artéria pulmonar direita devido à impactação tromboembólica).[4,9]

O método de escolha para confirmação desse diagnóstico é a angiotomografia computadorizada de artérias pulmonares que deve ser realizada em pacientes com as condições clínicas suficientes para o transporte. Nos demais pacientes, um exame de ultrassonografia com Doppler do sistema venoso profundo dos membros inferiores positivo pode justificar o início da terapia anticoagulante, embora não seja possível descartar tromboembolismo pulmonar se negativo.

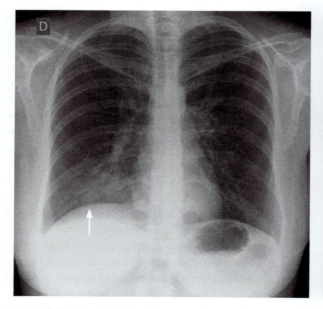
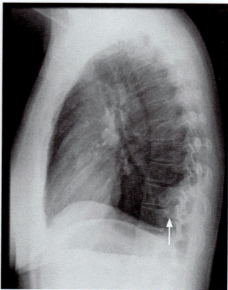

FIGURA 16.16 Opacidade pulmonar subpleural com aspecto em cunha no campo inferior direito, sem borrar os contornos cardíacos, correspondente a infarto pulmonar confirmado pela angiotomografia.

6.2 ALTERAÇÕES PLEURAIS

6.2.1 Derrame pleural

Líquido ou derrame pleural apresenta-se de forma peculiar em função da cavidade que ocupa. O **sinal do menisco** ou linha de Demoiseau está presente nas radiografias obtidas em posição ortostática nos casos de derrames livres e sem componente gasoso associado, representando a zona de transição entre onde o derrame é mais espesso inferiormente e menos espesso superiormente (Figura 16.17). Nas radiografias anteroposteriores feitas em decúbito, é necessário um volume considerável de líquido (cerca de 500 mL) no espaço pleural para que o derrame se evidencie,[3] podendo as incidências em decúbito lateral (sobre o lado acometido) com raios horizontais aumentar a sensibilidade para tal diagnóstico. Nesses pacientes, sinais que sugerem derrame pleural abrangem aumento homogêneo da atenuação ou de forma progressiva em direção à base, sem obscurecer a trama broncovascular. Com aumento da quantidade de líquido, começa a haver obliteração do seio costofrênico lateral e borramento da cúpula diafragmática.[3,7,8]

Pequenas efusões pleurais são esperadas no pós-operatório cardiotorácico e habitualmente tem resolução nos primeiros 3 dias após o procedimento. A monitorização e comparação com exames anteriores são úteis para evidenciar evolução satisfatória ou piora do quadro.[3,10]

6.2.2 Pneumotórax

A presença de gás entre os folhetos pleurais pode ser caracterizada como uma fina linha periférica, sem trama vasobrônquica, observada além desse limite nos pacientes em ortostase (Figura 16.18). Em pacientes em decúbito dorsal, entretanto, pode ser difícil a observação desses sinais, pois quando em pequena quantidade, o gás tende a se acumular na região anteromedial da caixa torácica e nas regiões subpulmonares, sendo a linha pleural apicolateral um sinal da presença de pneumotórax volumoso.[8] São ainda sinais de pneumotórax (anteromedial e anterolateral) o aumento da transparência e a profundidade dos seios cardiofrênicos e costofrênicos laterais, chamados de sinal do sulco profundo. O acúmulo gasoso subpulmonar, por sua vez, determina hiperlucência do respectivo hipocôndrio com melhor delineação da superfície superior do diafragma e contornos cardíacos.[8,11]

Pneumotórax hipertensivo ocorre com maior incidência em pacientes em ventilação mecânica e, embora o diagnóstico se baseie no exame físico, a radiografia de tórax pode ser sugestiva, observando-se retificação da borda cardíaca direita e da veia cava inferior como os sinais mais específicos de limitação ao retorno venoso, corroborados por depressão da cúpula frênica, aumento do espaço intercostal e deslocamento contralateral do recesso azigoesofágico.[11]

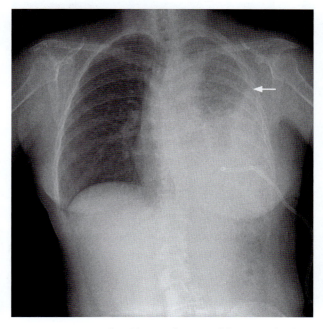

FIGURA 16.17 Derrame pleural à esquerda com sinal do menisco (seta).

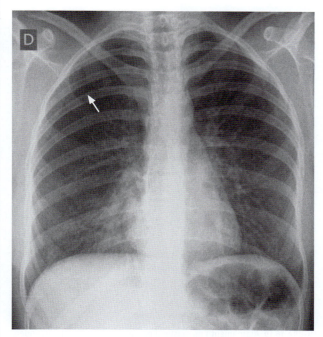

FIGURA 16.18 Pneumotórax à direita (seta).

O principal fator de confusão para o diagnóstico de pneumotórax são dobras cutâneas no paciente em decúbito formando imagens lineares que simulam a linha pleural do pneumotórax quando em locais específicos. Sua extensão além dos limites pleurais pode facilitar a diferenciação.[4]

6.3 ALTERAÇÕES MEDIASTINAIS

6.3.1 Alargamento mediastinal

Aneurismas e dissecções da aorta torácica (Figura 16.19) são causas frequentes de alargamento mediastinal na população em geral, sobretudo em idosos. Pacientes submetidos à toracotomia e manipulação do mediastino geralmente apresentam edema e formação de hematomas que também levam ao alargamento dos contornos, deixando-os pouco definidos. Cirurgias para revascularização do miocárdio com utilização de artéria mamária interna também podem causar discreto alargamento do contorno mediastinal ipsilateral à artéria interposta em razão da soma do pedículo vascular à imagem mediastinal, embora sejam facilmente detectados os clipes metálicos para sua fixação no novo trajeto.[4] Outras causas de alargamento mediastinal incluem o aumento das artérias pulmonares (Figura 16.20), linfonodomegalias e processos expansivos do mediastino anterior, inclusive linfoma (Figura 16.21).

6.3.2 Pneumomediastino

A principal causa de pneumomediastino em pacientes na UTI é o barotrauma secundário à ventilação mecânica. O gás que ganha o interstício pulmonar se estende pelo feixe

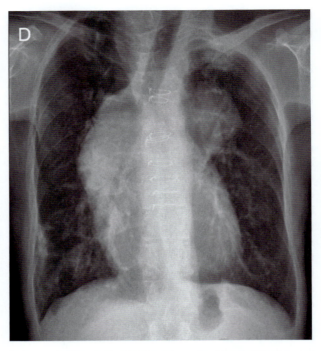

FIGURA 16.20 Hilos aumentados em paciente com hipertensão pulmonar.

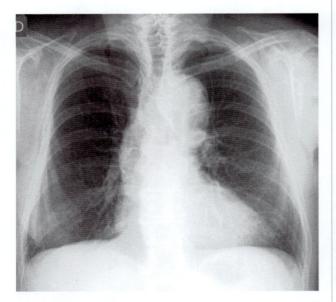

FIGURA 16.19 Alargamento mediastinal por aneurisma de aorta ascendente em idoso.

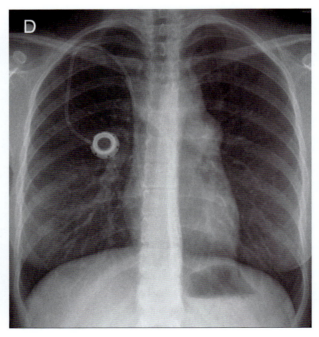

FIGURA 16.21 Alargamento mediastinal em paciente jovem com linfoma.

broncovascular (enfisema intersticial), passando pelo hilo e, então, chegando ao mediastino.[4,9] Lesões da traqueia e brônquios fonte durante o ato cirúrgico ou trauma secundário à intubação também são causas de pneumomediastino e devem ser suspeitadas quando da identificação na radiografia.

Sinais sugestivos de pneumomediastino na radiografia abrangem hipertransparências circundando os grandes vasos, a borda medial da veia cava inferior e a veia ázigos. Podem também ser caracterizadas imagens gasosas ao redor do arco ou segmento descendente da aorta torácica ou ainda das artérias pulmonares[4]. Merece ressalva o chamado efeito Mach (Figura 16.22), presente na transição entre os contornos mediastinais e pulmonares, que pode simular coleção laminar de gás. Trata-se de uma ilusão de ótica observada na interface entre diferentes tons de cinza, levando à impressão de um gradiente que realça as bordas das estruturas justapostas, embora inexistente.

6.3.3 Derrame pericárdico

Como já descrito, o derrame pericárdico se apresenta como aumento e alteração de forma da silhueta cardíaca, que pode se tornar globosa (Figura 16.11) ou "em moringa".[4] O aumento da imagem cardíaca pode alargar ainda o ângulo subcarinal. O aumento significativo da imagem cardíaca em exames seriados ou alterações de sua forma devem levar à suspeita de derrame pericárdico.

6.3.4 Pneumopericárdio

Mais comumente caracterizado na UTI em pacientes com cirurgia cardíaca recente, apresenta-se radiograficamente como áreas lucentes ao redor da imagem cardíaca, podendo se estender até as artérias pulmonares principais.

6.4 DISPOSITIVOS DE MONITORIZAÇÃO E SUPORTE

A avaliação dos cabos do marca-passo requer duas incidências (frontal e lateral) para que seja possível localizá-los de forma adequada. Os cabos devem ser cuidadosamente observados em toda a sua extensão para que sejam detectadas dobras ou fraturas (Figura 16.23). Eletrodos endocárdicos devem estar localizados cerca de 3 a 4 mm abaixo da gordura epicárdica, sinalizando sua posição adequada no interior do trabeculado cardíaco. A caracterização da extremidade do eletrodo além do plano adiposo epicárdico indica perfuração da parede miocárdica.[4]

Tubos endotraqueais, sondas digestivas, cateteres venosos, drenos e outros instrumentos ligados ao paciente têm papel relevante no seu cuidado. O posicionamento adequado dos dispositivos utilizados é de suma importância para seu funcionamento e, quando em posição insatisfatória, além de não desempenhar a função esperada, pode contribuir para a deterioração da condição clínica do paciente ou ainda cursar com complicações potencialmente letais.[4,10] A avaliação desses dispositivos invasivos tem limitada acurácia pelo exame físico e pode ser mais claramente realizada por imagem. Recomenda-se que uma radiografia imediatamente após instalação desses instrumentos a fim de avaliar sua posição e detectar eventuais complicações.[3,10]

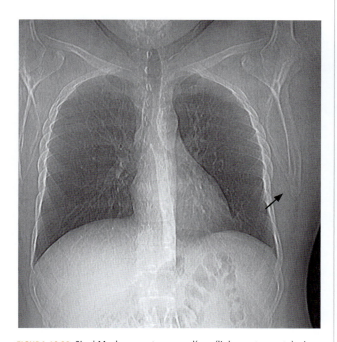

FIGURA 16.22 Sinal Mach no contorno cardíaco (linha preta – seta), simulando pneumomediastino.

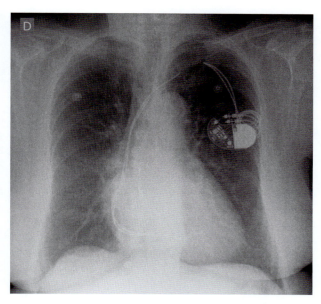

FIGURA 16.23 Eletrodos de marca-passo com sinais de descontinuidade (fratura).

7 AGRADECIMENTOS

Agradecemos gentilmente ao Dr. Antônio Fernando Lins de Paiva, Dr. Ricardo Mazzetti Guerrini e Dr Eduardo Seigo Ikari pelas imagens cedidas.

REFERÊNCIAS BIBLIOGRÁFICAS

1. Funari MBG et al. Diagnóstico por Imagem das Doenças Torácicas; editor da série Giovanni Guido Cerri. Rio de Janeiro: Guanabara Koogan, 2012.
2. Lauand LSL, Souza Junior, EB, Andrade, BA, Sprovieri, SRS. Contribuição da interpretação da radiografia simples do tórax na sala de emergência. Arquivos Médicos da Faculdade de Ciências Médicas da Santa Casa de São Paulo 53 (2): 64-76, 2008.
3. Silva CIS et al. Tórax. Rio de Janeiro, Elsevier: 4-5, 2010.
4. Fernandez JD, Gay SB, Dee PM, Rubner RC, Jackson JM. Interpretation of the ICU Chest Film. Disponível na internet: http://www.med-ed.virginia.edu/courses/rad/chest/ (13 jan 2013).
5. Ganapathy et al.: Routine chest x-rays in intensive care units: a systematic review and meta-analysis. Critical Care 16: 68, 2012.
6. Godoy MCB, Leitman BS, de Groot PM, Vlahos I, Naidich DP. Pictorial Essay: Chest Radiography in the ICU: Part 1, Evaluation of Airway, Enteric, and Pleural Tubes. AJR 198:563-571, 2012.
7. Godoy MCB, Leitman BS, de Groot PM, Vlahos I, Naidich DP. Pictorial Essay: Chest Radiography in the ICU: Part 2, Evaluation of Cardiovascular Lines and Other Devices. AJR 198:572-581, 2012.
8. Horner PE, Primack SL. Chest Radiology in the Intensive Care Unit. In: Imaging of the Chest. Philadelphia, Muller: 1288-1308. 2008
9. Rubinowitz AN, Smitaman E, Mathur M, Siegel MD. Thoracic Radiology in the ICU. PCCSU Volume 24. Lesson 15. 2010. Disponível na internet: http://www.chestnet.org/accp/pccsu/thoracic-radiology-icu?page=0,3 (20 jan 2013).
10. Trotman-Dickenson B. Radiology in the intensive care unit (part I). J Intensive Care Med 18:198-210, 2003.
11. Trotman-Dickenson B. Radiology in the intensive care unit (part 2). J Intensive Care Med 18:239-252, 2003.

ECOCARDIOGRAFIA

17

Wilson Mathias Junior
Jeane Mike Tsutsui

1. Introdução
2. Princípios físicos do ultrassom
3. Imagens e medidas ecocardiográficas
4. Aplicação da ecocardiografia na prática clínica
   4.1 Valvopatias
   4.2 Cardiomiopatias
   4.3 Disfunção diastólica do ventrículo esquerdo
   4.4 Avaliação de tumores e massas intracardíacas
   4.5 Doença arterial coronária
5. Técnicas especiais
6. Conclusão
7. Referências bibliográficas

1 INTRODUÇÃO

A ecocardiografia tem papel fundamental na avaliação de pacientes com cardiopatias, sendo que a determinação do tamanho das câmaras cardíacas, massa ventricular, funções ventriculares sistólica e diastólica, avaliação hemodinâmica e quantificação de fluxos transvalvares são as indicações mais frequentes na prática clínica.[1-3] A versatilidade e portabilidade da ecocardiografia a tornaram uma técnica de imagem amplamente difundida. Além dos exames realizados no laboratório de ecocardiografia, técnicas de ultrassom podem ser utilizadas na unidade de terapia intensiva (UTI), sala de cirurgia, departamento de emergência, laboratório de cateterismo ou eletrofisiologia e laboratório de experimentação, tanto para diagnóstico como para monitorar o efeito de intervenções terapêuticas.[4] Há uma contínua expansão das aplicações ecocardiográficas dada a detalhada informação de anatomia e fisiologia cardiovascular que esta técnica fornece com relativo baixo custo e mínimo risco.

Nos últimos anos, o emprego de novas tecnologias terapêuticas em cardiologia trouxe não apenas um aumento na expectativa de vida, como também criou a necessidade do desenvolvimento de novas ferramentas que, além de tornar os diagnósticos mais acurados, podem também detectar precocemente as alterações que ocorrem nas diversas doenças. Inovação técnica significativa foi introduzida também na ecocardiografia, incluindo imagem harmônica, Doppler tecidual, imagem tridimensional, uso de agentes de contraste e *speckle tracking*, resultando em melhor qualidade de imagem.[5-7] Assim, a ecocardiografia fornece informações fundamentais na prática clínica cardiológica e seu uso tem sido ampliado como ferramenta de pesquisa.

2 PRINCÍPIOS FÍSICOS DO ULTRASSOM

As ondas de ultrassom são vibrações geradas mecanicamente que induzem refrações e compressões alternadas de qualquer meio que atravessam. O ultrassom para diagnóstico médico utiliza, geralmente, transdutores com frequência entre 1 milhão e 20 milhões de Hz, ou entre 1 e 15 MHz.

A velocidade de propagação das ondas de ultrassom depende de cada meio de condução e é de aproximadamente 1.540 m/s no sangue. O comprimento de onda (λ) multiplicado pela a frequência (f) é igual à velocidade de propagação do ultrassom e pode ser calculado como: $\lambda \text{ (mm)} = 1{,}54/f \text{ (MHz)}$. Esse conceito é importante nas aplicações diagnósticas devido à resolução de imagem não ser maior do que 1 a 2 comprimentos de onda (normalmente cerca de 1 mm). Adicionalmente, a profundidade da penetração da onda de ultrassom no corpo está diretamente relacionada com o comprimento de onda – comprimentos mais curtos penetram uma distância menor do que os mais longos. Assim, existe uma relação inversa entre a resolução da imagem (menor comprimento de onda ou, preferivelmente, uma maior frequência) e a profundidade de penetração (maior comprimento de onda ou, preferivelmente, uma menor frequência). As ondas de ultrassom atravessam os meios como um feixe, obedecendo aos princípios físicos de reflexão e refração. Quando um feixe de ultrassom é direcionado ao coração, ele propaga-se em uma linha reta até encontrar a superfície de contato entre dois meios com impedância acústica diferentes, como entre o sangue e o músculo cardíaco. Nessa superfície, parte do ultrassom é refletida voltando ao transdutor, e parte é refratada, continuando seu trajeto em direção a estruturas mais profundas. Como a velocidade do ultrassom no tecido humano é conhecida (1.540 m/s), a distância entre a estrutura que gerou o eco e o transdutor pode, então, ser calculada. As imagens cardíacas são formadas a partir do ultrassom refletido pelas diferentes superfícies, ou ecos, e são construídas de forma a mostrar as distâncias percorridas pelo feixe de ultrassom para atingir as diferentes estruturas cardíacas. Uma vez que o feixe de ultrassom pode ser transmitido repetitivamente, os movimentos cardíacos podem ser demonstrados à medida que os pontos mudam de posição em relação ao transdutor, em função do tempo.

Diversas formas de apresentação da imagem ecocardiográfica podem ser utilizadas: o modo unidimensional ou modo M apresenta as imagens formadas por um único feixe de ultrassom em função do tempo. No modo bidimensional, sinais de múltiplos feixes de ultrassom são combinados para formar uma imagem tomográfica em forma de cunha. O modo bidimensional é amplamente utilizado na prática clínica, pois permite uma visão global das estruturas cardíacas, porém com uma resolução temporal inferior à do modo M.

Para estudo do fluxo de sangue dentro do coração, é empregada a ecocardiografia Doppler. Os sinais provenientes das células sanguíneas geralmente não apresentam amplitude suficiente para serem detectados pelo modo M ou bidimensional. De acordo com o princípio Doppler, quando um sinal de ultrassom é refletido por um objeto em movimento, frequência do sinal muda. Assim, o emprego do Doppler se baseia na mensuração da diferença entre a frequência emitida pelo transdutor e a refletida pelas hemácias em movimento, conhecida como mudança na frequência Doppler. A velocidade do fluxo de sangue pode, então, ser calculada a partir da mensuração da mudança na frequência Doppler. As velocidades de fluxo podem ser obtidas com o Doppler mediante análise das ondas pulsáteis e contínuas. O Doppler pulsátil é utilizado para obtenção de velocidades em locais específicos das valvas cardíacas e vasos sanguíneos, e é mostrado na tela do aparelho de ecocardiografia em forma espectral. O fluxo que se aproxima do transdutor é mostrado acima da linha de base, e aquele que se afasta é mostrado abaixo da linha de base (Figura 17.1).

Sua principal limitação é não poder registrar altas velocidades que ultrapassam o limite de frequência máxima detectada pelo Doppler pulsátil em razão de um artefato chamado *aliasing*. O Doppler contínuo não consegue localizar o fluxo, porém pode ser utilizado para registro de altas velocidades. É utilizado para medir velocidades de fluxo por meio de orifícios restritivos como valvas estenóticas ou orifícios valvares regurgitantes. A velocidade de fluxo pelo Doppler deve ser obtida mantendo-se a orientação do feixe do ultrassom o mais paralelo possível da direção do fluxo sanguíneo. O mapeamento de fluxo em cores é baseado nos princípios do Doppler pulsátil. As velocidades são mostradas na imagem bidimensional utilizando-se uma escala de cores em que o vermelho representa o fluxo em direção ao transdutor e o azul, o fluxo de direção oposta. O mosaico representa velocidades acima do limite e indica a variabilidade das velocidades da amostra.

3 IMAGENS E MEDIDAS ECOCARDIOGRÁFICAS

A ecocardiografia permite a aquisição de imagens tomográficas das estruturas cardíacas e a avaliação detalhada da anatomia e das função cardíacas. As imagens ecocardiográficas são obtidas pela colocação do transdutor nas chamadas janelas acústicas, que permitem a visibilização do coração sem interposição do pulmão. As janelas acústicas clássicas são: paraesternal; apical; subcostal; e supraesternal (Figura 17.2).

As incidências padronizadas obtidas do coração permitem sua avaliação em três planos ortogonais: longitudinal; transversal; e o de quatro câmaras. Porém, múltiplas incidências podem ser adquiridas com diferente angulação e rotação do transdutor. Várias medidas do coração podem ser obtidas pela ecocardiografia. Os diâmetros sistólico e diastólico e a espessura de parede do ventrículo esquerdo podem ser aferidos no plano paraesternal longitudinal pela ecocardiografia bidimensional ou pelo modo M (Figura 17.3). Essas medidas devem ser obtidas perpendicularmente ao eixo longitudinal do ventrículo esquerdo, sempre com auxílio do traçado eletrocardiográfico na tela do ecocardiógrafo.[5-8] A partir das medidas de espessura do septo interventricular

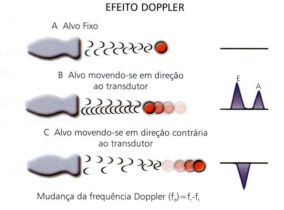

FIGURA 17.1 Diagrama ilustrando o efeito Doppler. Quando o alvo está imóvel, não há registro de sinal ao Doppler. Quando o alvo se move em direção ao transdutor, os sinais são demonstrados acima da linha de base, enquanto os sinais abaixo da linha de base denotam movimentos em direção contrária ao transdutor.

e da parede posterior e do diâmetro diastólico do ventrículo esquerdo, é possível estimar a massa ventricular esquerda e a função ventricular. Para o cálculo da massa, a fórmula adotada pode ser a recomendada pela Sociedade Americana de Ecocardiografia, corrigida pela Convenção de Penn,[1] em que:

$$\text{Massa VE (g)} = [(DDVE + S + PP)^3 - (DDVE)^3] \times 1,04 \times 0,8 + 0,6$$

O índice de massa do ventrículo esquerdo (g/m^2) é calculado corrigindo-se o valor da massa (g) pela área de superfície corpórea (m^2). A hipertrofia ventricular esquerda é definida como aumento do índice de massa ventricular esquerda.

Os volumes ventriculares e a fração de ejeção são geralmente calculados usando algoritmos baseados na geometria do ventrículo esquerdo. A fração de ejeção do ventrículo esquerdo pode ser estimada a partir dos diâmetros ventriculares, entretanto, o método tem várias limitações. Uma das técnicas mais indicadas para a medida dos volumes ventriculares quando existem alterações da contração segmentar ou alteração na geometria do ventrículo esquerdo é o método de Simpson,[1] no qual os volumes ventriculares são medidos a partir de imagens de planos apicais ortogonais de quatro e duas câmaras na diástole e na sístole (Figura 17.4).

4 APLICAÇÕES DA ECOCARDIOGRAFIA NA PRÁTICA CLÍNICA

4.1 VALVOPATIAS

A ecocardiografia fornece imagens com alta resolução temporal e espacial, sendo possível analisar a anatomia e movimentação valvar, sua relação com estruturas adjacentes, além do estudo dos fluxos por meio do Doppler.[2] Nenhum outro método de imagem é capaz de oferecer uma avaliação integrada com essa mesma resolução.

O Doppler permite a avaliação da velocidade e direção do fluxo de sangue intracardíacos, sendo de grande aplicação para estimativa não invasiva de parâmetros hemodinâmicos. Essas velocidades são convertidas em gradientes de pressão aplicando-se a equação de Bernoulli simplificada, como segue:

$$\text{Gradiente de pressão} = 4 \times \text{Velocidade}^2$$

O fluxo volumétrico através de um orifício é calculado como a área de secção transversa do orifício, que pode ser medida a partir das imagens ecocardiográficas bidimensionais, multiplicada pela velocidade de fluxo obtida pelo Doppler pulsátil. Tais medidas podem ser feitas em qualquer valva, assim como na aorta ascendente ou artéria pulmonar. O cálculo do fluxo volumétrico pode ser aplicado para estimativa do volume sistólico e débito

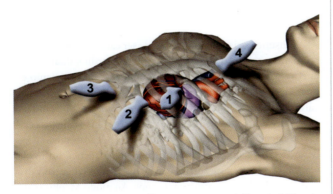

FIGURA 17.2 Janelas acústicas clássicas: paraesternal (1); apical (2); subcostal (3); e supraesternal (4).

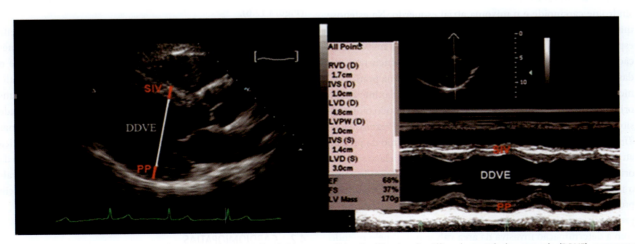

FIGURA 17.3 Imagem ecocardiográfica demonstrando como são obtidas as medidas do diâmetro diastólico do ventrículo esquerdo (DDVE), espessura miocárdica do septo interventricular (SIV) e da parede posterior do ventrículo esquerdo (PP) pelo modo bidimensional (painel à esquerda) e pelo modo M (painel à direita).

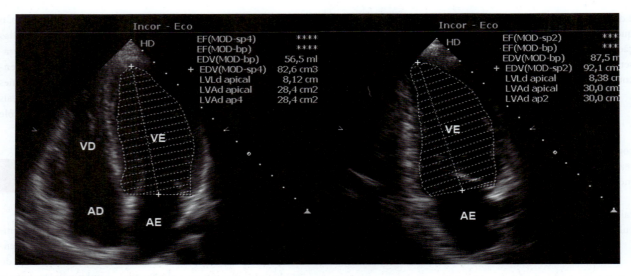

FIGURA 17.4 Avaliação da função ventricular esquerda pelo método de Simpson. Os volumes ventriculares são medidos em dois planos ortogonais (apical 4 câmaras e 2 câmaras) na diástole e na sístole. AD: átrio direito; AE: átrio esquerdo; VD: ventrículo direito; VE: ventrículo esquerdo.

cardíaco. Pode ser utilizado também para determinação do volume regurgitante através de uma valva insuficiente, ou para o cálculo de área valvar pela equação de continuidade. A equação de continuidade baseia-se no fato de que o fluxo volumétrico proximal a uma valva estenótica é qual ao fluxo volumétrico através do orifício estenótico. Desde que a área e a velocidade proximal à estenose podem ser medidos, a obtenção da velocidade no local de estenose pelo Doppler contínuo permite a estimativa da área estenótica.

As principais causas de estenose mitral adquirida são a febre reumática e a calcificação valvar degenerativa. Entre as causas congênitas, podem-se citar a valva mitral em paraquedas, o anel supravalvar mitral e o *cor triatriatum*. Outras causas incluem a síndrome carcinoide e o mixoma atrial esquerdo. Na estenose mitral reumática, é possível observar, ao modo bidimensional, o espessamento dos folhetos, a calcificação e a típica movimentação dos folhetos devido à fusão comissural e ao encurtamento das cordas tendíneas. Os métodos mais utilizados na prática clínica para quantificação da estenose mitral são a planimetria do orifício valvar, mediante visibilização direta no método bidimensional, e a medida do tempo de meia pressão (*Pressure Half-Time*), baseado no conceito de que a taxa de declínio da pressão através de um orifício estenótico é determinada pela área desse orifício (Figura 17.5). O tempo de meia pressão é definido como o intervalo de tempo (em milissegundos) entre o gradiente de pressão transvalvar mitral máximo e o ponto onde o gradiente de pressão é metade do máximo. Mediante estudos comparativos com a determinação invasiva da área valvar mitral pelo método de Gorlin, determinou-se a formula empírica:

$$\text{Área valvar mitral} = 220/T\tfrac{1}{2}$$

A insuficiência valvar mitral pode ser causada por valvopatia reumática, prolapso da valva mitral, endocardite, dilatação do anel valvar mitral ou alterações geométricas do ventrículo esquerdo, entre outras patologias. A quantificação da insuficiência valvar na prática clínica é realizada principalmente utilizando-se o Doppler e o mapeamento de fluxo em cores. As principais causas de estenose aórtica são a esclerose e calcificação valvar degenerativas, a valvopatia reumática, e a valva aórtica bivalvular congênita. Na estenose aórtica degenerativa, a calcificação valvar se desenvolve lentamente durante anos. Ao modo M, observam-se a diminuição da abertura sistólica a e calcificação (hiperrefringência) das válvulas aórticas. Ao bidimensional, acentuado aumento da ecogenicidade e redução da mobilidade das válvulas (Figura 17.6).

A quantificação da estenose valvar aórtica pode ser feita pela estimativa do gradiente transvalvar aórtico máximo e médio, pela equação de Bernoulli modificada, utilizando-se o Doppler contínuo. Em virtude da possível dificuldade de alinhamento da amostra do Doppler com o jato aórtico em alguns casos, a avaliação do fluxo transvalvar aórtico deve ser tentada em todas as janelas acústicas disponíveis e considerado apenas o maior gradiente pressórico obtido.[9-11] A área valvar aórtica pode ser estimada pela equação de continuidade[11] (princípio da continuidade do fluxo), pois o volume sistólico proximal à valva aórtica deve ser igual ao volume que passa através do orifício estenótico.

4.2 CARDIOMIOPATIAS

A ecocardiografia tem importância fundamental para o diagnóstico das cardiomiopatias[1] (Figura 17.7). Permite a

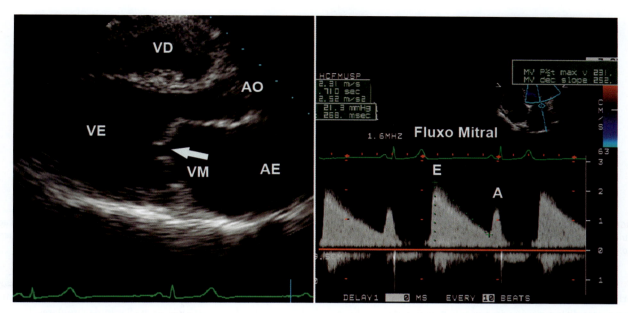

FIGURA 17.5 Imagem paraesternal longitudinal em uma paciente com estenose mitral reumática. O átrio esquerdo apresenta-se dilatado, e a valva mitral apresenta fusão comissural formando o típico aspecto em domo, e redução da abertura durante a diástole (seta, painel à esquerda). Fluxo transvalvar mitral obtido pelo Doppler contínuo (painel à esquerda) demonstra aumento do gradiente transvalvar mitral máximo e médio e permite a estimativa da área valvar mitral pelo método do *Pressure Half-Time* (PHT). AE: átrio esquerdo; Ao: aorta; VD: ventrículo direito; VE: ventrículo esquerdo; VM: valva mitral.

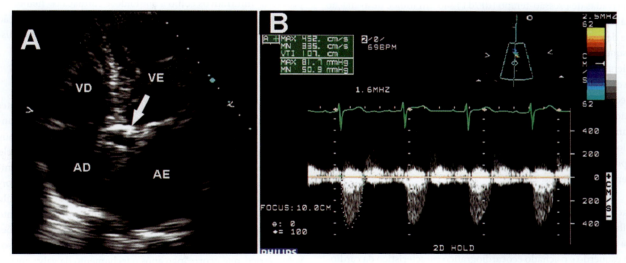

FIGURA 17.6 imagem bidimensional no corte apical de cinco câmaras mostrando valva aórtica calcificada, com redução de abertura (setas, painel A) e curva espectral do Doppler contínuo (painel B) mostrando gradiente transvalvar aórtico de 82 mmHg (máximo) e 51 mmHg (médio), indicativos de estenose aórtica de grau importante. AD: átrio direito; AE: átrio esquerdo; VD: ventrículo direito; VE: ventrículo esquerdo.

quantificação do grau de comprometimento da função sistólica, importante marcador prognóstico em pacientes com insuficiência cardíaca, assim como a detecção de alterações da contração segmentar, indicativo de doença arterial coronária. A insuficiência mitral é bastante comum em pacientes com disfunção sistólica e dilatação do ventrículo esquerdo.

A dilatação secundária do anel mitral prejudica a coaptação adequada das cúspides valvares e, geralmente, é associada com insuficiência valvar central. Pela ecocardiografia bidimensional, a aparência da valva mitral é normal, e o grau de insuficiência mitral geralmente não é importante, exceto em casos extremos de disfunção ventricular. Uma vez que a insuficiência mitral

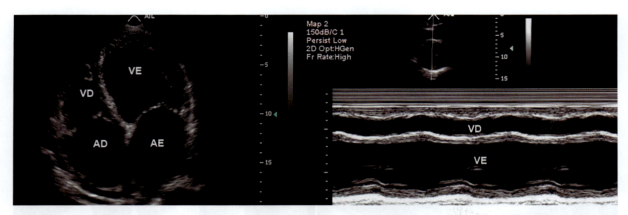

FIGURA 17.7 Imagem apical de 4 câmaras (painel à esquerda) demonstrando dilatação das cavidades cardíacas e derrame pericárdico discreto junto ao átrio direito. Pelo modo M (painel à esquerda), pode-se observar diminuição da função sistólica do ventrículo esquerdo. AD: átrio direito; AE: átrio esquerdo; VD: ventrículo direito; VE: ventrículo esquerdo.

primária também pode levar a sintomas de insuficiência cardíaca, essa diferenciação é importante para o manuseio dos pacientes. Quando a disfunção ventricular é secundária à insuficiência mitral, a valva mitral geralmente apresenta anormalidades estruturais que são facilmente detectadas pela ecocardiografia bidimensional, como discutido anteriormente. As derivadas de pressão-tempo (dP/dT) são um índice de avaliação da função sistólica do ventrículo esquerdo que reflete a capacidade deste em aumentar o gradiente de pressão em relação ao átrio esquerdo em um intervalo de tempo. A taxa de mudança no gradiente de pressão sistólica entre o ventrículo esquerdo e o átrio esquerdo, com o passar do tempo, é determinada pelo intervalo necessário para a velocidade do jato aumentar de 1 para 3 m/s. São considerados valores normais aqueles maiores de 1.200 mmHg/s. A dP/dT abaixo de 450 mmHg/s se correlaciona com o pior prognóstico e valores entre 850 mmHg/s e 1.200 mmHg/s apontam para melhor prognóstico em pacientes com disfunção ventricular (Figura 17.8).[12]

A cardiomiopatia hipertrófica é uma doença hereditária caracterizada por hipertrofia ventricular em um ventrículo não dilatado, na ausência de condições que expliquem a magnitude da hipertrofia. O aumento da espessura miocárdica do ventrículo esquerdo é o achado ecocardiográfico característico da cardiomiopatia hipertrófica, sendo geralmente assimétrico e com distribuição variável, como demonstrado na Figura 17.9.[13]

A hipertrofia miocárdica está associada a graus variados de alterações funcionais, podendo ou não haver obstrução funcional ao fluxo sanguíneo na via de saída do ventrículo esquerdo devido ao movimento anterior sistólico da valva mitral (Figura 17.10). O estudo de fluxo ao Doppler permite a determinação do gradiente de pressão intraventricular, assim como a avaliação da insuficiência mitral, que é um achado frequente nessa patologia. A ecocardiografia é o principal método utilizado tanto para o diagnóstico da cardiomiopatia hipertrófica como para o auxílio na determinação do prognóstico e resposta terapêutica.[13] É também de grande importância na avaliação de familiares dos pacientes com cardiomiopatia hipertrófica, possibilitando o diagnóstico de formas mais discretas desta patologia, que poderiam passar despercebidas sem a associação com uma história familiar bem definida. A cardiomiopatia restritiva é associada a processos infiltrativos como a amiloidose cardíaca ou hemocromatose, e caracteriza-se por espessamento miocárdico, alteração importante da função diastólica e função sistólica normal ou discretamente diminuída.

4.3 DISFUNÇÃO DIASTÓLICA DO VENTRÍCULO ESQUERDO

Outro importante ponto a ser enfatizado é que pacientes com sintomas de insuficiência cardíaca podem apresentar função sistólica preservada, sendo portadores de insuficiência cardíaca diastólica. A diástole é uma importante fase do ciclo cardíaco que se inicia com o fechamento da valva aórtica e termina com o fechamento da valva mitral. A função diastólica normal é clinicamente definida como a habilidade do ventrículo esquerdo de acomodar um adequado volume de enchimento para manter o débito cardíaco normal, mantendo baixas pressões de enchimento. A diástole inclui os períodos de relaxamento isovolumétrico, que ocorre logo após o fechamento da valva aórtica e perdura até a abertura da valva mitral; de enchimento ventricular esquerdo rápido; de enchimento ventricular esquerdo passivo, ou diástase; e, finalmente, de contração atrial.

A disfunção diastólica contempla as alterações do relaxamento ventricular (relaxamento ativo ou energético-dependente alterado) e da complacência ventricular (alterações das propriedades elásticas do miocárdio) e pode ocorrer antes do desenvolvimento de qualquer outra alteração estrutural. A disfunção diastólica pode ser resultante de fatores como a isquemia miocárdica, hipertrofia miocárdica, redução do tônus beta-adrenérgico, e aumento do tecido conectivo. Embora as medidas

Ecocardiografia

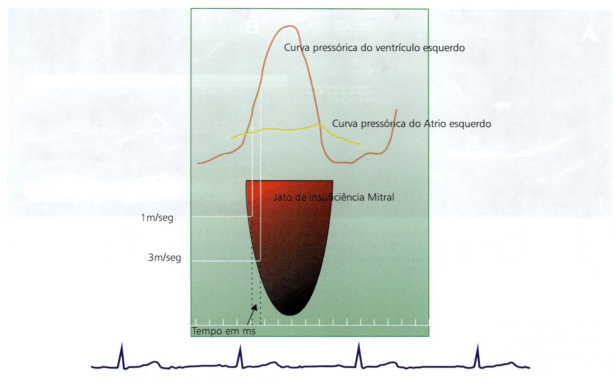

FIGURA 17.8 Determinação da dP/dT pelo jato de insuficiência mitral

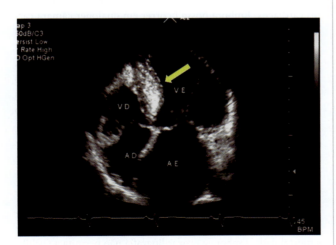

FIGURA 17.9 Imagem de ecocardiografia bidimensional em plano apical de 4 câmaras demonstrando hipertrofia septal assimétrica (seta) em paciente com cardiomiopatia hipertrófica. Observam-se também hipertrofia em região apical do ventrículo direito. AD: átrio direito; AE: átrio esquerdo; VD: ventrículo direito; VE: ventrículo esquerdo.

invasivas de pressões e volumes intraventriculares sejam consideradas o padrão-ouro para avaliação da função diastólica, essa avaliação é tecnicamente difícil, tornando-se pouco útil na prática clínica. A ecodopplercardiografia permite o estudo das velocidades de fluxo de enchimento ventricular esquerdo, assim como das velocidades de fluxo nas veias pulmonares, e vários trabalhos têm demonstrado, na literatura, sua utilidade para a avaliação da função diastólica.[14-16] Essa técnica tem a vantagem de ser realizada de forma relativamente rápida, não invasiva, com baixo custo e, portanto, também permite a avaliação seriada dos pacientes. Embora nenhuma técnica não invasiva possa medir diretamente a função diastólica, as velocidades de fluxo obtidas pelo Doppler são usadas para inferir os parâmetros de desempenho diastólico. Na maioria dos casos, uma cuidadosa avaliação dos padrões de fluxo transvalvar mitral e do fluxo venoso pulmonar, combinada com os achados da ecocardiografia bidimensional, pode fornecer uma estimativa acurada da função diastólica. As velocidades do fluxo de enchimento ventricular esquerdo são obtidas com a amostra do Doppler pulsátil posicionada entre as pontas das cúspides da valva mitral no corte apical quatro câmaras, enquanto as velocidades do fluxo venoso pulmonar geralmente são obtidas com a amostra do Doppler pulsátil posicionada a 1 cm da desembocadura das veias pulmonares (habitualmente, a veia pulmonar superior esquerda) no átrio esquerdo. O fluxo venoso pulmonar pode ser obtido pela ecodopplercardiografia

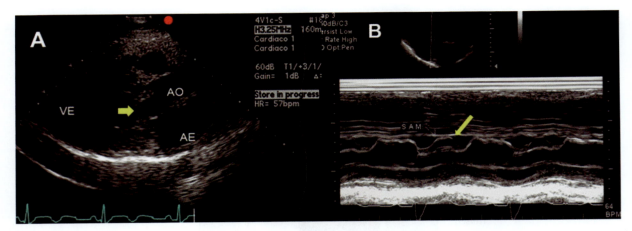

FIGURA 17.10 (A) Imagem de ecocardiografia bidimensional em plano apical paraesternal longitudinal demonstrando hipertrofia do septo interventricular com deslocamento da valva mitral em direção ao septo durante a sístole (seta) em paciente com cardiomiopatia hipertrófica. (B) Imagem em modo M demonstrando o típico movimento anterior sistólico da valva mitral (seta). AO: aorta; AE: átrio esquerdo; VE: ventrículo esquerdo; SAM: movimento anterior sistólico.

transtorácica em aproximadamente 90% dos pacientes.[17] Os índices mais utilizados para o estudo da função diastólica são: velocidade máxima de enchimento ventricular esquerdo precoce (onda E); velocidade de enchimento ventricular esquerdo tardio (onda A); relação entre as velocidades precoce e tardia (relação E/A); tempo de relaxamento isovolumétrico; tempo de desaceleração da onda E; velocidades sistólica e diastólica do fluxo venoso pulmonar; e duração e velocidade da onda A pulmonar. A Figura 17.11 mostra os padrões de fluxo nos diferentes estágios de disfunção diastólica, classificados como disfunção diastólica grau 1 (alteração de relaxamento), grau 2 (padrão pseudonormal), grau 3 (padrão restritivo reversível) e grau 4 (padrão restritivo irreversível com manobra de Valsalva).

4.4 AVALIAÇÃO DE TUMORES E MASSAS INTRACARDÍACAS

A ecocardiografia é a modalidade de imagem de escolha para o diagnóstico de massas cardíacas, tais como os trombos e tumores. A formação de trombos intracardíacos está associada a várias patologias, pode ocorrer em qualquer câmara cardíaca e, frequentemente, resulta em fenômenos embólicos. A aparência de trombos intracardíacos pode variar bastante, e, embora estarem aderidos ao endocárdio seja sua apresentação típica, podem apresentar ampla movimentação dentro da cavidade. A maioria dos casos de trombos atriais ocorre em pacientes com fibrilação atrial, aumento do átrio esquerdo e valvopatias (particularmente, a estenose mitral). Os trombos localizados no átrio esquerdo podem ser detectados pela ecocardiografia transtorácica ou transesofágica, porém, a abordagem esofágica apresenta uma maior acurácia para detecção de trombos no apêndice atrial esquerdo. Uma vez que aproximadamente 50% dos trombos estão limitados ao apêndice, a ecocardiografia transesofágica é procedimento de escolha para a avaliação de pacientes com suspeita de trombos atriais, com sensibilidade de 90 a 95% e especificidade de 95 a 100%.[18,19]

A maioria dos trombos localizados no ventrículo esquerdo ocorre em pacientes com disfunção sistólica (cardiomiopatia dilatada, infarto agudo do miocárdio, aneurisma ventricular). Os trombos localizados no ápice ventricular são detectados com maior facilidade pela ecocardiografia transtorácica. Os trombos podem ser laminares e fixos, ou móveis, projetando-se para dentro da cavidade ventricular. As características ecocardiográficas do trombo podem influir no risco de embolização.

Os tumores cardíacos são achados pouco frequentes e podem ser intracavitários ou intramurais. O mixoma é o tumor cardíaco mais comum, responsável por 25% dos casos de tumores cardíacos. Embora possa ocorrer em qualquer câmara cardíaca, está localizado no átrio esquerdo em 75% dos casos (Figura 17.12).[20] O mixoma atrial esquerdo, geralmente, manifesta-se pela presença de um pedículo ligado ao endocárdio, mais comumente ao septo interatrial, e apresenta movimentos de graus variáveis na cavidade. Os rabdomiomas são tumores benignos associados à esclerose tuberosa. Comumente, são múltiplos e aparecem dentro das cavidades cardíacas.[21] Os fibromas são encontrados em crianças e afetam o ventrículo esquerdo com mais frequência.

4.5 DOENÇA ARTERIAL CORONÁRIA

A doença arterial coronária é a principal causa de cardiopatia nas sociedades modernas e apresenta alto grau de morbidade e mortalidade. Embora a ecocardiografia não permita a visibilização direta das artérias coronárias em todo o seu trajeto, a técnica fornece informações importantes por meio do estudo da função do ventrículo esquerdo. Para análise da contração segmentar, o ventrículo esquerdo é dividido em 17 segmentos

Ecocardiografia

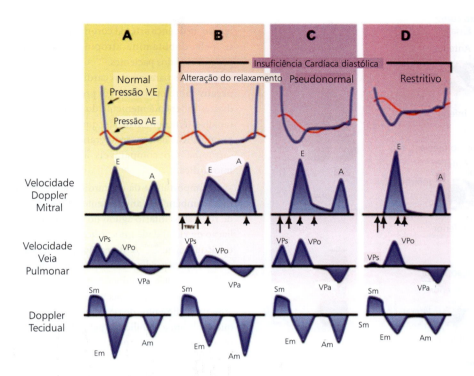

FIGURA 17.11 Figura mostrando os padrões de velocidade de fluxo transvalvar mitral, velocidade de veia pulmonar e Doppler tecidual do anel mitral nos diferentes estágios de disfunção diastólica. A: Normal; B: Disfunção diastólica grau I; C: Disfunção diastólica grau II; D: Disfunção diastólica grau III ou IV.

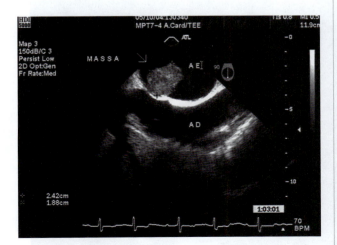

FIGURA 17.12 Imagem de ecocardiografia transesofágica demonstrando presença de massa arredondada em átrio esquerdo, de bordos regulares, medindo aproximadamente 2,4 × 1,9 cm, aderida ao septo interatrial (seta) sugestivo de mixoma atrial esquerdo. AD: átrio direito; AE: átrio esquerdo.

(Figura 17.13), de acordo com as novas diretrizes da American Heart Association.[3] A análise da contração segmentar é realizada utilizando-se as diferentes incidências do ventrículo esquerdo que permitem uma adequada visibilização da motilidade de parede de cada um desses segmentos, sendo classificada em contração segmentar normal, hipocinesia, acinesia ou discinesia.

A ecocardiografia realizada sob condições de estresse induzido pelo esforço físico ou por agentes farmacológicos é um método não invasivo amplamente utilizado para o diagnóstico e avaliação prognóstica de pacientes com doença arterial coronária crônica suspeita ou conhecida.[22-24] Em pacientes com infarto agudo do miocárdio, a ecocardiografia é amplamente utilizada para o diagnóstico, avaliação funcional, estratificação de risco e detecção de complicações, tais como comunicação interventricular (Figura 17.14), ruptura do músculo papilar, pseudoaneurisma, trombo, ruptura da parede livre do ventrículo esquerdo.[25-27]

A ecocardiografia sob estresse é um método já estabelecido para avaliação não invasiva de pacientes com doença arterial coronária suspeita ou conhecida. A avaliação de isquemia miocárdica baseia-se na detecção de redução do espessamento sistólico miocárdico pela ecocardiografia bidimensional, induzida pelo desbalanço entre a demanda e oferta de oxigênio durante o

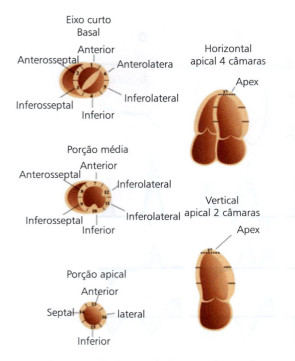

FIGURA 17.13 Segmentação do ventrículo esquerdo em dezessete segmentos.

estresse. Além de apresentar boa acurácia para a detecção e extensão da doença arterial coronária, a ecocardiografia sob estresse pela dobutamina-atropina fornece dados relativos ao prognóstico dos pacientes.[28,29] O teste distingue grupos com diferentes riscos para eventos cardíacos futuros, sendo que um teste negativo apresenta alto valor preditivo negativo para eventos cardíacos, independentemente dos fatores clínicos. Estudos de metanálise têm demonstrado que as informações diagnósticas e prognósticas da ecocardiografia sob estresse pela dobutamina-atropina são comparáveis às fornecidas pela cintilografia miocárdica.[30-35]

A importância da ecocardiografia sob estresse pela dobutamina também está amplamente demonstrada para estratificação de risco após infarto agudo do miocárdio, assim como para avaliação de viabilidade miocárdica em pacientes com cardiomiopatia isquêmica.[36-40] A detecção de reserva contrátil pode ser utilizada para predizer a recuperação da função miocárdica regional em pacientes com doença arterial coronária crônica. O método mostrou-se mais específico quanto à recuperação funcional após procedimentos de revascularização cirúrgica do que aqueles que analisam a viabilidade pela integridade metabólica da célula miocárdica, como a cintilografia com Tálio-201 e tomografia por emissão de pósitrons. Em pacientes com função ventricular em repouso acentuadamente reduzida, a documentação de reserva contrátil pela ecocardiografia sob estresse pela dobutamina está associada à redução da taxa de mortalidade quando submetidos à cirurgia de revascularização miocárdica.[41-43]

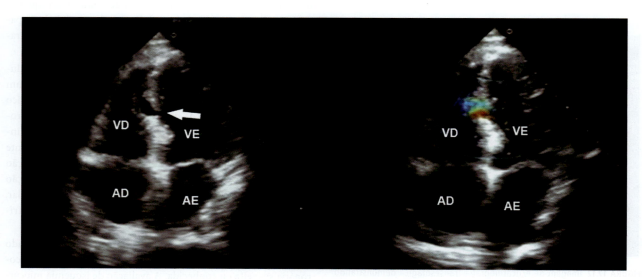

FIGURA 17.14 Imagem bidimensional em plano apical 4 câmaras demonstrando descontinuidade do septo interventricular (seta, imagem à esquerda) em paciente com infarto agudo do miocárdio que apresentava alteração de motilidade segmentar em parede anterosseptal do ventrículo esquerdo. O mapeamento de fluxo em cores demonstrou fluxo sistólico do ventrículo esquerdo para o direito, característico de comunicação interventricular pós-infarto (imagem à direita). AD: átrio direito; AE: átrio esquerdo; VD: ventrículo direito; VE: ventrículo esquerdo.

Uma das principais limitações da ecocardiografia sob estresse pela dobutamina-atropina, é a necessidade de adequados visibilização e delineamento das bordas endocárdicas para a detecção de alterações transitórias e, algumas vezes, bastante discretas da motilidade miocárdica. A definição inadequada das bordas do endocárdio do ventrículo esquerdo é uma possível causa de falso resultado e aumenta a variabilidade intra e interobservador na interpretação do exame. Novos avanços tecnológicos como Doppler tecidual, a imagem em segunda harmônica e o uso de agentes de contraste, juntamente com o desenvolvimento da imagem digital, têm tornado a ecocardiografia sob estresse um método com alta exequibilidade e reprodutibilidade para a avaliação de doença arterial coronária.[44-46]

5 TÉCNICAS ESPECIAIS

Quando as imagens ecocardiográficas obtidas pela técnica transtorácica são de qualidade inadequada para análise, ou quando se quer avaliar estruturas cardíacas localizadas posteriormente, próximas ao esôfago, pode-se empregar ecocardiografia transesofágica, que utiliza transdutores de ultrassom montados na ponta de uma sonda endoscópica, introduzida no esôfago e porção proximal do estômago, fornecendo imagens do coração com alta resolução (Figura 17.15). Essa técnica é, frequentemente, empregada para avaliação de próteses valvares, pesquisa de trombo localizado no átrio ou apêndice atrial, estudo da aorta, avaliação do septo interatrial para detecção de comunicação interatrial e em situações nas quais a realização do exame transtorácico não é possível, como durante cirurgia cardíaca.[5]

Novas modalidades de imagem incluem ainda a ecocardiografia tridimensional e a ecocardiografia com contraste à base de microbolhas. A ecocardiografia tridimensional permite a avaliação das imagens ecocardiográficas em três dimensões e em tempo real, com o potencial de fornecer maior detalhamento anatômico das estruturas cardíacas (Figura 17.16). Embora sua real vantagem em relação à ecocardiografia bidimensional não esteja estabelecida, estudos recentes têm demonstrado maior precisão na determinação de volumes ventriculares e massa ventricular esquerda.[47,48]

A ecocardiografia contrastada é uma técnica que utiliza agentes de contraste à base de microbolhas injetados por via endovenosa periférica para melhorar o sinal ecocardiográfico. O mecanismo primário pelo qual a injeção de microbolhas contrasta as diferentes estruturas cardíacas é decorrente da introdução de múltiplas interfaces gás-líquido na circulação, levando ao aumento da reflexão do ultrassom e melhorando a qualidade das imagens ecocardiográficas.[49,50] As microbolhas utilizadas atualmente são formadas por envoltório proteico ou lipídico contendo gases de alto peso molecular em seu interior, os perfluorocarbonos, o que lhes confere estabilidade suficiente para atravessar a barreira pulmonar e contrastar as cavidades cardíacas esquerdas e a circulação coronária.[46,51]

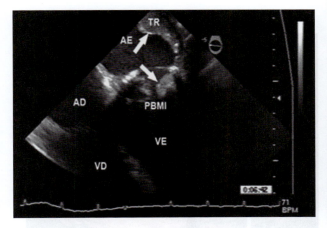

FIGURA 17.15 Imagem de ecocardiografia transesofágica demonstrando trombo aderido à parede do átrio esquerdo, estendendo-se aos folhetos da prótese biológica mitral. AD: átrio direito; AE: átrio esquerdo; PBMI: prótese biológica em posição mitral; TR: trombo; VD: ventrículo direito; VE: ventrículo esquerdo.

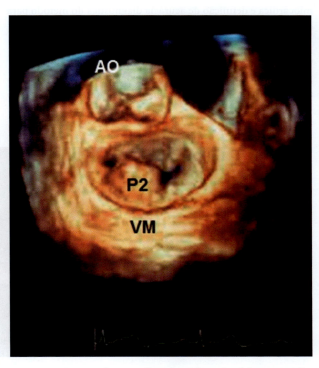

FIGURA 17.16 Imagem de ecocardiografia tridimensional demonstrando a presença de prolapso do escalope médio da cúspide posterior da valva mitral (P2) em visão do átrio esquerdo. AO: aorta; VM: valva mitral

As indicações atuais da ecocardiografia com contraste incluem a opacificação ventricular esquerda, melhora do sinal Doppler e do delineamento dos bordos endocárdicos em pacientes com janela ecocardiográfica subótima.[7] O desenvolvimento de microbolhas com maior persistência na circulação sanguínea, associado ao avanço nas técnicas ultrassonográficas, permitiu o estudo da perfusão miocárdica, ampliando o papel da ecocardiografia contrastada na avaliação não invasiva da doença arterial coronária. Assim, potenciais aplicações da ecocardiografia com microbolhas incluem a avaliação de isquemia miocárdica em pacientes com doença arterial coronária crônica (anormalidades de perfusão e reserva de fluxo coronariano), como mostrado na Figura 17.17, ou com síndromes coronárias agudas (delimitação da área de risco no infarto agudo do miocárdio e fenômeno de *no-reflow* após reperfusão miocárdica) e, ainda, determinação de viabilidade miocárdica.

Embora as microbolhas melhorem a definição de bordas endocárdicas, sua maior contribuição para a ecocardiografia sob estresse está no potencial de permitir a detecção de alterações de perfusão miocárdica. O desenvolvimento de contrastes contendo microbolhas de menor diâmetro e maior estabilidade associado a avanços tecnológicos, como a imagem harmônica intermitente e a imagem com baixo índice mecânico, permitiu o estudo da perfusão miocárdica pela ecocardiografia.[52-54] Entretanto, estudos multicêntricos ainda são necessários para melhor padronização das técnicas de avaliação da perfusão miocárdica e definição de acurácia diagnóstica do método para detecção de doença arterial coronária.

Novas perspectivas da ecocardiografia com microbolhas incluem sua aplicação terapêutica, incluindo a sonotrombólise.[55]

Mais recentemente, uma metodologia foi desenvolvida para análise da deformação miocárdica por seguimento automático da movimentação de padrões pontilhados (*speckles*) inerentes à interface ultrassom-miocárdio.

Speckles são pontilhados característicos no miocárdio, advindos da interface construtiva e destrutiva da onda de ultrassom, pela interação desta com pequenas partículas inferiores ao comprimento de onda. Esses padrões pontilhados, únicos como uma "impressão digital" no miocárdio, são identificados e seguidos ao longo do ciclo cardíaco. Tais pontos são tão pequenos e numerosos que, em uma unidade de resolução do ultrassom, encontram-se agrupados diversos deles, fazendo os ecos refletidos em várias direções interfir uns nos outros de forma construtiva ou destrutiva, dependendo da amplitude das ondas resultantes (Figura 17.18).

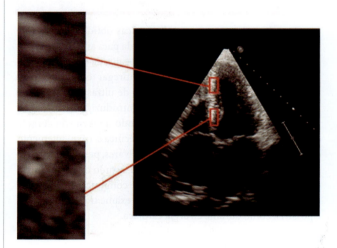

FIGURA 17.18 Padrão ecocardiográfico característico conferido a cada região do miocárdio, resultante da interferência construtiva ou destrutiva dos ecos refletidos segundo a disposição dos *speckles*.

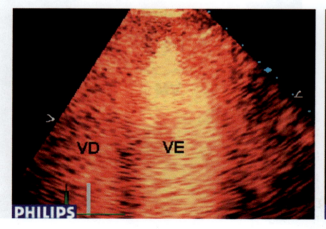
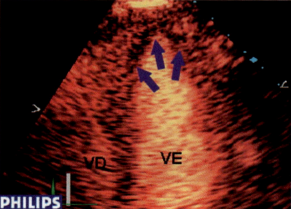

FIGURA 17.17 Imagem de ecocardiografia com contraste miocárdico demonstrando perfusão normal no estado basal e defeito de perfusão representado pela área mais escura em região apical do ventrículo esquerdo (setas) no pico do estresse pela dobutamina. VD: ventrículo direito; VE: ventrículo esquerdo

Como os *speckles* são temporalmente estáveis e formam padrões únicos para cada região de interesse, a partir do rastreamento (*tracking*) desses pontos por software dedicado, é possível o estudo da deformação miocárdica ao longo do ciclo cardíaco por meio da ferramenta conhecida como *specke tracking*.[56] São gerados vetores representativos de movimentação multidirecional, com respectivos valores, e suas curvas plotadas em função do tempo para múltiplos parâmetros: deslocamento; velocidade de deslocamento; *strain* e *strain rate* (Figura 17.19); além da rotação dos níveis transversos ventriculares. Todas essas análises integradas compõem a chamada dinâmica de contração do ventrículo esquerdo, uma forma muito mais completa e sensível para caracterizar a função sistólica.

Tanto o *strain* quanto o *strain rate* estão sujeitos a alterações na carga; entretanto, conforme demonstraram Weidemann e colaboradores,[57] a deformação miocárdica é determinada principalmente por alterações no volume sistólico (ou seja, está mais relacionada à fração de ejeção do ventrículo esquerdo, pois é mais dependente da carga), enquanto a velocidade de deformação é influenciada também pelo estado inotrópico, o que significa que se correlaciona com a contratilidade miocárdica.[58,59] A partir da deformação circunferencial da base e do ápice

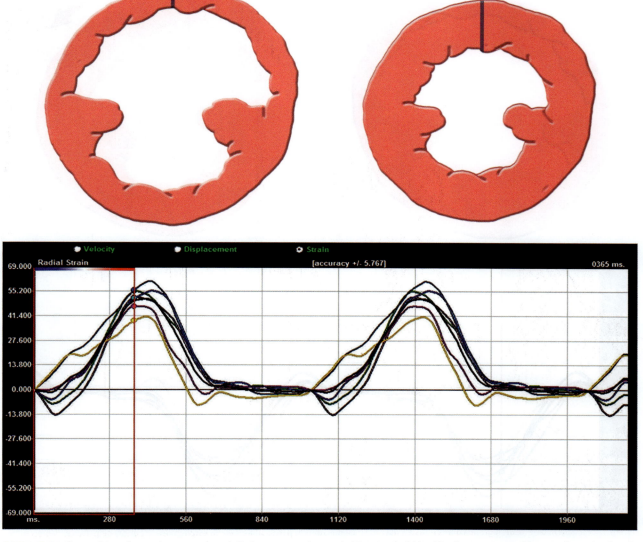

FIGURA 17.19A Curvas de *strain* nos planos transversal. Cada segmento do ventrículo esquerdo é identificado por uma cor diferente, determinada pelo *software*.

cardíacos, pode-se derivar o estudo da torção do ventrículo esquerdo. A torção ocorre a partir da rotação das fibras ventriculares esquerdas dispostas obliquamente e em direções opostas: no sentido da mão esquerda no subepicárdio e no sentido da mão direita no subendocárdio. A rotação é sempre determinada pela direção das fibras subepicárdicas devido ao seu maior raio; desse modo, observando-se o coração através do ápice, nota-se que a região apical gira no sentido anti-horário e a base, no horário.

A ejeção do sangue durante a sístole ventricular é otimizada pela torção e o enchimento diastólico rápido é facilitado pelo relaxamento das fibras subendocárdicas apicais durante o tempo de relaxamento isovolumétrico, fazendo o ápice retornar à sua posição original a partir do giro em sentido horário, o que aumenta o gradiente de pressão intraventricular, promovendo um efeito de sucção do sangue para o interior dessa câmara. O relaxamento das fibras apicais e basais leva o ventrículo a se expandir e o sangue adentrar a cavidade na fase precoce da diástole. Por fim, a contração atrial possibilita o enchimento final do ventrículo na fase da diástole tardia.[60]

Sabe-se que, no coração normal, cada miocardiócito é responsável por 15% do encurtamento da fibra muscular. As fibras localizadas na alça basal e que estão orientadas horizontal ou transversalmente geram, para os mesmos 15% de encurtamento, uma fração de ejeção de aproximadamente 30%. Enquanto na

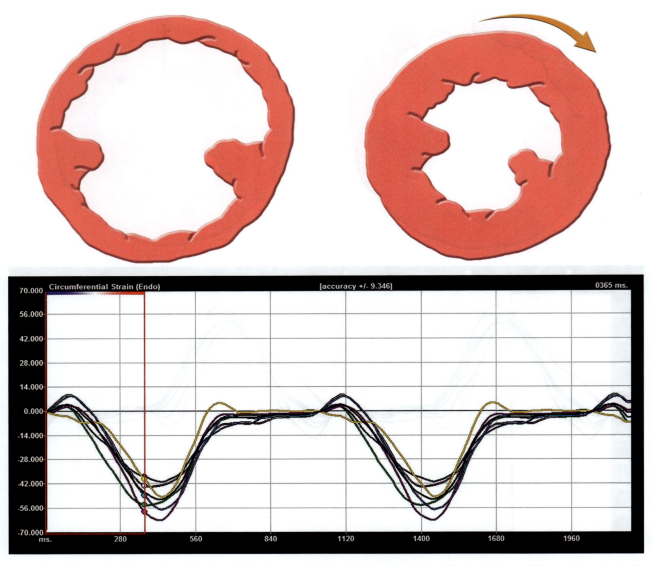

FIGURA 17.19B Curvas de *strain* nos planos circunferencial. Cada segmento do ventrículo esquerdo é identificado por uma cor diferente, determinada pelo *software*.

alça apical, onde as fibras estão dispostas em um arranjo helicoidal, essa porcentagem origina uma fração de ejeção da ordem de 60%. Portanto, nota-se que a forma da banda muscular ventricular helicoidal está intimamente relacionada com a função (ativação elétrica, contração e direcionamento do sangue). Na presença de doenças miocárdicas não isquêmicas (incluindo a cardiomiopatia dilatada), isquêmicas e valvares, ocorre alteração dessa arquitetura, fazendo o ventrículo assumir formato esférico e modificar o padrão normal de rotação e torção, o que leva ao prejuízo de seu desempenho sistólico e diastólico, com suas possíveis consequências em curto e longo prazos.[61,62]

Pela técnica de *speckle tracking*, os resultados são fornecidos por segmento e cada um é identificado com uma cor diferente, de acordo com o *software*. Os dados globais são obtidos a partir da média aritmética de cada região do ventrículo e, especificamente para a deformação, alguns programas computam o *strain* global considerando o ventrículo esquerdo um único e grande segmento (esse dado não resulta da média aritmética dos valores regionais, e sim da média dos *speckles* de todo o plano avaliado), sendo, portanto calculado pelo próprio *software* (Figura 17.20).

De acordo com o recente estudo HUNT,[63] Dalen e colaboradores, numa análise realizada em 1.266 indivíduos saudáveis, concluíram que o *strain* sistólico final e o *strain rate* diminuem com a idade e são menores entre os homens, com valores médios globais de *strain* e *strain rate* iguais a –17,4%, –1,05 s^{-1} (mulheres) e 15,9%, –1,01 s^{-1} (homens), respectivamente. Com relação às diferenças regionais, estudos mostram que a deformação é menor nas porções basais em relação às médias e apicais.[64,65]

Algumas vantagens dessa nova ferramenta ecocardiográfica são claramente identificadas em relação ao Doppler tecidual. A principal delas é a de não depender do ângulo de incidência do feixe de ultrassom. Além disso, as análises advindas de *speckle*

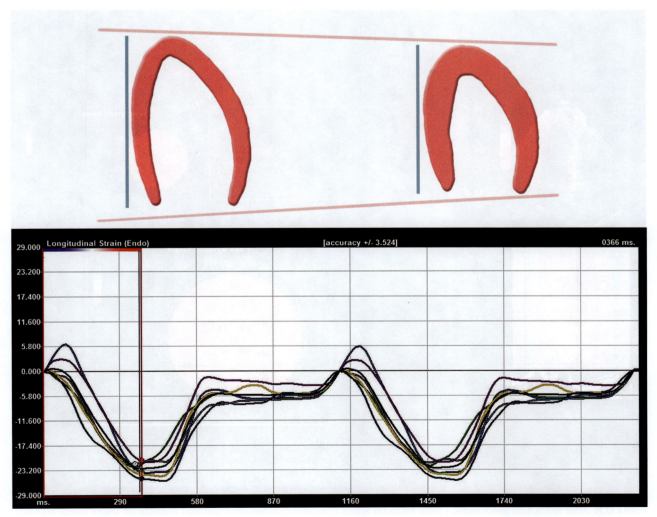

FIGURA 17.19C Curvas de *strain* nos planos longitudinal. Cada segmento do ventrículo esquerdo é identificado por uma cor diferente, determinada pelo *software*.

tracking não estão sujeitas à interferência de tracionamento segmentar ou do movimento translacional do coração. A avaliação da região apical do ventrículo esquerdo, muito problemática com o Doppler tecidual, é mais facilmente realizada com *speckle tracking*. Assim, por não ser dependente de ângulo como a técnica do *Strain* pelo Doppler tecidual, a técnica do *speckle tracking* é ideal para avaliar o *strain* longitudinal nas regiões apicais e o *strain radial*. Esse mesmo problema também é contornado para a avaliação de deslocamento e deformação na orientação circunferencial das paredes septal e inferolateral, quando, aqui, a incidência do feixe deveria ser paralela, e, pelo Doppler tecidual, tende a ser perpendicular. Como o *speckle tracking* avalia a movimentação dos padrões pontilhados existentes no miocárdio, independentemente do ângulo de incidência de feixe, não tem essa limitação.

O método de *speckle tracking* tem se consolidado cada vez mais com resultados consistentes em vários estudos e publicações no diversos campos da cardiologia: doença isquêmica cardíaca; valvopatia; dissincronia; e miocardiopatias.[66-71] Quanto a este último grupo, os estudos têm se concentrado em miocárdio hipertrofiado (miocardiopatia hipertrófica) e doenças de depósito, como a amiloidose cardíaca.

6 CONCLUSÃO

A ecocardiografia é uma modalidade de imagem cardiovascular amplamente utilizada na prática clínica por permitir, de forma rápida e com baixo custo, avaliar a anatomia e função cardíacas. A associação das técnicas, incluindo imagem bidimensional, Doppler, mapeamento de fluxo em cores, Doppler tecidual e,

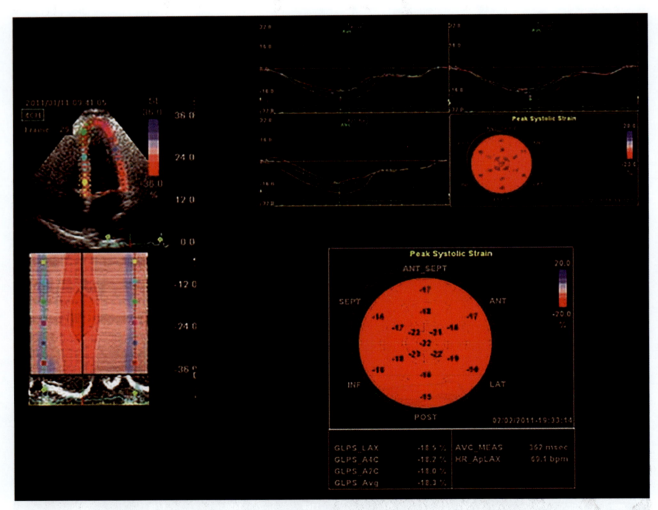

FIGURA 17.20 *Strain* longitudinal global obtido a partir dos cortes apicais e calculado considerando o ventrículo esquerdo um único e grande segmento. GLPS: *strain* de pico sistólico; LAX: corte apical longitudinal; A4C: corte apical 4 câmaras; A2C: corte apical 2 câmaras. Avg: média obtida a partir dos três cortes apicais; AVC: fechamento da valva aórtica; HR: frequência cardíaca.

em alguns casos, imagem tridimensional, fornece informações importantes para o entendimento da fisiopatologia, permite a caracterização diagnóstica e a estratificação prognóstica em diferentes afecções cardíacas, incluindo valvopatias, cardiomiopatias, pericardiopatias e na doença arterial coronária aguda e crônica. Seu uso tem sido ampliado para auxílio em intervenções terapêuticas e para guiar procedimentos na hemodinâmica e centro cirúrgico.

No contexto da doença arterial coronária, a utilização de agentes de contraste ecocardiográfico à base de microbolhas tem permitido, além da determinação da motilidade segmentar, também a avaliação da perfusão miocárdica, aumentando a acurácia diagnóstica para detecção de isquemia miocárdica e acrescentando informações sobre a reserva de fluxo miocárdico. Novas perspectivas, como a sonotrombólise, colocam a ecocardiografia contrastada como método promissor também para fins terapêuticos em pacientes com infarto agudo do miocárdio. Finalmente, a ecocardiografia com *speckle tracking* é técnica recente que vem sendo incorporada para melhor avaliação da dinâmica ventricular.

REFERÊNCIAS BIBLIOGRÁFICAS

1. Lang RM, Bierig M, Devereux RB et al. Chamber Quantification Writing Group; American Society of Echocardiography's Guidelines and Standards Committee; European Association of Echocardiography. Recommendations for chamber quantification: a report from the American Society of Echocardiography's Guidelines and Standards Committee and the Chamber Quantification Writing Group, developed in conjunction with the European Association of Echocardiography, a branch of the European Society of Cardiology. J Am Soc Echocardiogr 2005;18:1440-63.
2. Zoghbi WA, Enriquez-Sarano M, Foster E et al. American Society of Echocardiography.Recommendations for evaluation of the severity of native valvular regurgitation with two-dimensional and Doppler echocardiography. J Am Soc Echocardiogr 2003;16:777-802.
3. Cerqueira MD, Weissman NJ, Dilsizian V et al. Standardized myocardial segmentation and nomenclature for tomographic imaging of the heart: a statement for healthcare professionals from the cardiac imaging committee of the council on clinical cardiology of the American Heart Association. Circulation 2002;105:539-42.
4. Patel MR, Bailey SR, Bonow RO et al. ACCF/SCAI/AATS/AHA/ASE/ASNC/HFSA/HRS/SCCM/SCCT/SCMR/STS 2012 appropriate use criteria for diagnostic catheterization: a report of the American College of Cardiology Foundation Appropriate Use Criteria Task Force, Society for Cardiovascular Angiography and Interventions, American Association for Thoracic Surgery, American Heart Association, American Society of Echocardiography, American Society of Nuclear Cardiology, Heart Failure Society of America, Heart Rhythm Society, Society of Critical Care Medicine, Society of Cardiovascular Computed Tomography, Society for Cardiovascular Magnetic Resonance, and Society of Thoracic Surgeons. J Am Coll Cardiol 2012;59:1995-2027.
5. Hahn RT, Abraham T, Adams MS et al. Guidelines for performing a comprehensive transesophageal echocardiographic examination: recommendations from the American Society of Echocardiography and the Society of Cardiovascular Anesthesiologists. J Am Soc Echocardiogr 2013;26:921-64.
6. Rudski LG, Lai WW, Afilalo J et al. Guidelines for the echocardiographic assessment of the right heart in adults: a report from the American Society of Echocardiography endorsed by the European Association of Echocardiography, a registered branch of the European Society of Cardiology, and the Canadian Society of Echocardiography. J Am Soc Echocardiogr. 2010;23:685-713.
7. Porter TR, Abdelmoneim S, Belcik JT et al. Guidelines for the cardiac sonographer in the performance of contrast echocardiography: a focused update from the American Society of Echocardiography. J Am Soc Echocardiogr. 2014;27:797-810.
8. Devereux RB, Alonso DR, Lutas EM et al. Echocardiographic assessment of left ventricular hypertrophy: comparison to necropsy findings. Am J Cardiol 1986; 57:450-8.
9. Currie PJ, Seward JB, Reeder GS et al. Continuous-wave Doppler echocardiographic assessment of severity of calcific aortic stenosis: a simultaneous Doppler-catheter correlative study in 100 adult patients. Circulation 1985; 71:1162-9.
10. Simpson IA, Houston AB, Sheldon CD et al. Clinical value of Doppler echocardiography in the assessment of adults with aortic stenosis. Br Heart J 1985; 53:636-9.
11. Taylor R. Evolution of the continuity equation in the Doppler echocardiographic assessment of the severity of valvular aortic stenosis. J Am Soc Echocardiogr 1990; 3:326-30.
12. Kolias TJ, Aaronson KD, Armstrong WF. Doppler-derived dP/dt and -dP/dt predict survival in congestive heart failure. J Am Coll Cardiol 2000;36:1594-9.
13. Gersh BJ, Maron BJ, Bonow RO et al. 2011 ACCF/AHA guideline for the diagnosis and treatment of hypertrophic cardiomyopathy: executive summary: a report of the American College of Cardiology Foundation/American Heart Association Task Force on Practice Guidelines. Circulation. 2011;124:2761-96.
14. Nishimura RA, Tajik AJ. Evaluation of diastolic filling of left ventricle in health and disease: Doppler echocardiography is the clinician's Rosetta Stone. J Am Coll Cardiol 1997;30:8-18.
15. Nishimura RA, Housmans PR, Hatle LK et al. Assessment of diastolic function of the heart: background and current applications of Doppler echocardiography. Part I. Physiologic and pathophysiologic features. Mayo Clin Proc 1989;64:71-81.
16. Oh JK, Appleton CP, Hatle LK et al. The noninvasive assessment of left ventricular diastolic function with two-dimensional and Doppler echocardiography. J Am Soc Echocardiogr 1997;10:246-70.
17. Jensen JL, Williams FE, Beilby BJ et al. Feasibility of obtaining pulmonary venous flow velocity in cardiac patients using transthoracic pulsed wave Doppler technique. J Am Soc Echocardiogr 1997;10:60-6.
18. Hwang JJ, Chen JJ, Lin SC et al. Diagnostic accuracy of transesophageal echocardiography for detecting left atrial thrombi in patients with rheumatic heart disease having undergone mitral valve operations. Am J Cardiol 1993;72:677-81.
19. Manning WJ, Weintraub RM, Waksmonski CA et al. Accuracy of transesophageal echocardiography for identifying left atrial thrombi. A prospective, intraoperative study. Ann Intern Med 1995;123:817-22.
20. Reynen K. Cardiac myxomas. N Engl J Med 1995;333:1610-7.
21. Smythe JF, Dyck JD, Smallhorn JF et al. Natural history of cardiac rhabdomyoma in infancy and childhood. Am J Cardiol 1990;66:1247-9.
22. Mathias W, Jr., Arruda A, Santos FC et al. Safety of dobutamine-atropine stress echocardiography: a prospective experience of 4,033 consecutive studies. J Am Soc Echocardiogr 1999;12:785-91.
23. 23.   Picano E, Mathias W Jr., Pingitore A et al. Safety and tolerability of dobutamine-atropine stress echocardiography: a prospective, multicentre study. Echo Dobutamine International Cooperative Study Group. Lancet 1994;344:1190-2.
24. Tsutsui JM, Osorio A, Lario FC et al. Comparison of safety and efficacy of the early injection of atropine during dobutamine stress echocardiography versus that with the conventional protocol. Am J Cardiol 2004;94:1367-72.

25. Picard MH, Wilkins GT, Ray PA et al. Progressive changes in ventricular structure and function during the year after acute myocardial infarction. Am Heart J 1992; 124:24-31.
26. Catherwood E, Mintz GS, Kotler MN et al. Two-dimensional echocardiographic recognition of left ventricular pseudoaneurysm. Circulation 1980;62:294-303.
27. Miyatake K, Okamoto M, Kinoshita N et al. Doppler echocardiographic features of ventricular septal rupture in myocardial infarction. J Am Coll Cardiol 1985;5:182-7.
28. Pellikka PA, Nagueh SF, Elhendy AA et al. American Society of Echocardiography Recommendations for performance, interpretation and application of stress echocardiography. J Am Soc Echocardiogr 2007;20:1021-40.
29. Douglas PS, Khandheria B, Stainback RF et al. ACCF/ASE/ACEP/AHA/ASNC/SCAI/SCCT/SCMR 2008 appropriateness criteria for stress echocardiography: a report of the American College of Cardiology Foundation Appropriateness Criteria Task Force, American Society of Echocardiography, American College of Emergency Physicians, American Heart Association, American Society of Nuclear Cardiology, Society for Cardiovascular Angiography and Interventions, Society of Cardiovascular Computed Tomography, and Society for Cardiovascular Magnetic Resonance endorsed by the Heart Rhythm Society and the Society of Critical Care Medicine. J Am Coll Cardiol. 2008;51:1127-47.
30. Chuah SC, Pellikka PA, Roger VL et al. Role of dobutamine stress echocardiography in predicting outcome in 860 patients with known or suspected coronary artery disease. Circulation 1998;97:1474-80.
31. Marwick TH, Case C, Sawada S et al. Prediction of mortality using dobutamine echocardiography. J Am Coll Cardiol 2001;37:754-60.
32. Sicari R, Pasanisi E, Venneri L et al. Stress echo results predict mortality: a large-scale multicenter prospective international study. J Am Coll Cardiol 2003;41:589-95.
33. Sozzi FB, Elhendy A, Rizzello V et al. Prognostic value of dobutamine stress echocardiography in patients with systemic hypertension and known or suspected coronary artery disease. Am J Cardiol 2004;94:733-9.
34. ountioukos M, Elhendy A, van Domburg RT et al. Prognostic value of dobutamine stress echocardiography in patients with previous coronary revascularisation. Heart 2004;90:1031-5.
35. Sozzi FB, Elhendy A, Roelandt JR et al. Prognostic value of dobutamine stress echocardiography in patients with diabetes. Diabetes Care 2003;26:1074-8.
36. Smart SC, Sawada S, Ryan T et al. Low-dose dobutamine echocardiography detects reversible dysfunction after thrombolytic therapy of acute myocardial infarction. Circulation 1993;88:405-15.
37. Watada H, Ito H, Oh H et al. Dobutamine stress echocardiography predicts reversible dysfunction and quantitates the extent of irreversibly damaged myocardium after reperfusion of anterior myocardial infarction. J Am Coll Cardiol 1994;24:624-30.
38. deFilippi CR, Willett DL, Irani WN et al. Comparison of myocardial contrast echocardiography and low-dose dobutamine stress echocardiography in predicting recovery of left ventricular function after coronary revascularization in chronic ischemic heart disease. Circulation 1995;92:2863-8.
39. Cigarroa CG, deFilippi CR, Brickner ME et al. Dobutamine stress echocardiography identifies hibernating myocardium and predicts recovery of left ventricular function after coronary revascularization. Circulation 1993;88:430-6.
40. Arnese M, Cornel JH, Salustri A et al. Prediction of improvement of regional left ventricular function after surgical revascularization. A comparison of low-dose dobutamine echocardiography with 201Tl single-photon emission computed tomography. Circulation 1995;91:2748-52.

41. Bax JJ, Cornel JH, Visser FC et al. Prediction of recovery of myocardial dysfunction after revascularization. Comparison of fluorine-18 fluorodeoxyglucose/thallium-201 SPECT, thallium-201 stress-reinjection SPECT and dobutamine echocardiography. J Am Coll Cardiol 1996;28:558-64.
42. Charney R, Schwinger ME, Chun J et al. Dobutamine echocardiography and resting-redistribution thallium-201 scintigraphy predicts recovery of hibernating myocardium after coronary revascularization. Am Heart J 1994;128:864-9.
43. Afridi I, Kleiman NS, Raizner AE et al. Dobutamine echocardiography in myocardial hibernation. Optimal dose and accuracy in predicting recovery of ventricular function after coronary angioplasty. Circulation 1995;91:663-70.
44. Caidahl K, Kazzam E, Lidberg J, Neumann AG, Nordanstig J, Rantapaa DS et al. New concept in echocardiography: harmonic imaging of tissue without use of contrast agent. Lancet 1998 Oct 17;352(9136):1264-70.
45. Zaglavara T, Norton M, Cumberledge B et al. Dobutamine stress echocardiography: improved endocardial border definition and wall motion analysis with tissue harmonic imaging. J Am Soc Echocardiogr 1999;12:706-13.
46. Porter TR, Xie F, Kilzer K et al. Detection of myocardial perfusion abnormalities during dobutamine and adenosine stress echocardiography with transient myocardial contrast imaging after minute quantities of intravenous perfluorocarbon-exposed sonicated dextrose albumin. J Am Soc Echocardiogr 1996;9:779-86.
47. Mor-Avi V, Sugeng L, Weinert L et al. Fast measurement of left ventricular mass with real-time three-dimensional echocardiography: comparison with magnetic resonance imaging. Circulation 2004;110:1814-8.
48. Lang RM, Badano LP, Tsang W et al. EAE/ASE recommendations for image acquisition and display using three-dimensional echocardiography. J Am Soc Echocardiogr. 2012;25:3-46.
49. Becker H, Burns P. Handbook of contrast echocardiography - left ventricular function and myocardial perfusion. In: Springer-Verlag Publishers, editor. New York: 2000:88-108.
50. Mulvagh SL, DeMaria AN, Feinstein SB et al. Contrast echocardiography: current and future applications. J Am Soc Echocardiogr 2000;13:331-42.
51. Porter TR, Xie F. Transient myocardial contrast after initial exposure to diagnostic ultrasound pressures with minute doses of intravenously injected microbubbles. Demonstration and potential mechanisms. Circulation 1995;92:2391-5.
52. Tsutsui JM, Xie F, O'leary EL et al. Diagnostic accuracy and prognostic value of dobutamine stress myocardial contrast echocardiography in patients with suspected acute coronary syndromes. Echocardiography 2005;22:487-95.
53. Elhendy A, Tsutsui JM, O'leary EL, Xie F, McGrain AC, Porter TR. Noninvasive diagnosis of coronary artery disease in patients with diabetes by dobutamine stress real-time myocardial contrast perfusion imaging. Diabetes Care 2005;28:1662-7.
54. Porter TR, Li S, Kricsfeld D, Armbruster RW. Detection of myocardial perfusion in multiple echocardiographic windows with one intravenous injection of microbubbles using transient response second harmonic imaging. J Am Coll Cardiol 1997;29:791-9.
55. Tiukinhoy-Laing SD, Huang S, Klegerman M et al. Ultrasound-facilitated thrombolysis using tissue-plasminogen activator-loaded echogenic liposomes. Thromb Res. 2007;119:777-84.
56. Leitman M, Lysyansky P, Sidenko S et al. Two-dimensional strain - a novel software for real-time quantitative echocardiographic assessment of myocardial function. Echocardiogr.2004;17:1021-9.

57. Weidemann F, Jamal F, Sutherland GR. Myocardial function defined by strain rate and strain during alterations in inotropic states and heart rate. Am J Physiol Heart Circ Physiol. 2002;283:H792-H799.
58. Teske AJ, De Boeck BW, Melman PG. Echocardiographic quantification of myocardial function using tissue deformation imaging, a guide to image acquisition and analysis using tissue Doppler and speckle tracking. Cardiovasc Ultrasound. 2007;5:27-44.
59. Dendel M, Hetzer R. Echocardiographic strain and strain rate imaging - clinical applications. Int J Cardiol. 2009;132:11-24.
60. Sengupta PP, Khandheria BK, Korinek J et al. Apex-to-base dispersion in regional timing of left ventricular shortening and lenghtening. J Am Coll Cardiol.2006;47:163-72.
61. Buckberg GD, Weisfeldt ML, Ballester M et al. Left ventricular form and function. Scientific priorities and strategic planning for development of new views of disease. Circulation.2004;110:e333-6.
62. Notomi Y, Lysyansky P, Setser RM et al. Measurement of ventricular torsion by two-dimensional ultrasound speckle tracking imaging. J Am Coll Cardiol.2005;45:2034-41.
63. Dalen H, Thornstensen A, Aase AS et al. Segmental and global longitudinal strain and strain rate based on echocardiographic of 1266 healthy individuals: the HUNT study in Norway. Eur J Echocardiogr.2010;11:176-83.
64. Reisner SA, Lysyansky P, Agmon Y et al. Global longitudinal strain: a novel index of left ventricular systolic function. J Am Soc Echocardiogr.2004;17:630-3.
65. Serri K, Reant P, Lafitte M et al. Global and regional myocardial function quantification by two-dimensional strain. J Am Coll Cardiol.2006;47:1175-81.
66. Bansal M, Leano RL, Marwick TH. Clinical assessment of left ventricular systolic torsion: effects of myocardial infarction and ischemia. Journal of the American Society of Echocardiography. 2008;21:887-94.
67. Park S-J, Miyazaki C, Bruce CJ et al. Left ventricular torsion by two-dimensional speckle tracking echocardiography in patients with diastolic dysfunction and normal ejection fraction. Journal of the American Society of Echocardiography. 2008;21:1129-37.
68. Nagel E, Stuber M, Burkhard B et al. Cardiac rotation and relaxation in patients with aortic valve stenosis. European Heart Journal. 2000;21:582-9.
69. Arita T, Sorescu GP, Schuler BT et al. Speckle-tracking strain echocardiography for detecting cardiac dyssynchrony in a canine model of dyssynchrony and heart failure. American Journal of Physiology-Heart and Circulatory Physiology. 2007;293:H735-H42.
70. Suffoletto MS, Dohi K, Cannesson M et al. Novel speckle-tracking radial strain from routine black-and-white echocardiographic images to quantify dyssynchrony and predict response to cardiac resynchronization therapy. Circulation. 2006;113:960-8.
71. Becker M, Bilke E, Kuehl H et al. Analysis of myocardial deformation based on pixel tracking in two dimensional echocardiographic images enables quantitative assessment of regional left ventricular function. Heart. 2006;92:1102-8.

TOMOGRAFIA COMPUTADORIZADA 18

Tiago Augusto Magalhães
Carlos Eduardo Rochitte
José Rodrigues Parga
João Augusto Costa Lima

1. Introdução
2. Escore de cálcio coronariano
   2.1 Técnica e validação
   2.2 Aplicações clínicas
   2.3 Consensos, diretrizes e estudos recentes
3. Angiografia coronariana por tomografia computadorizada
   3.1 Descrição do método
   3.2 Acurácia diagnóstica
   3.3 Aplicação em cenários específicos
      3.3.1 Avaliação de dor torácica na sala de emergência
      3.3.2 Avaliação de pacientes assintomáticos
      3.3.3 Definição prognóstica
      3.3.4 Avaliação de dor torácica não aguda
      3.3.5 Avaliação de pacientes submetidos à revascularização prévia (percutânea e cirúrgica)
      3.3.6 Avaliação não invasiva da extensão e quantificação de placas ateroscleróticas
   3.4 Novas perspectivas da ACTC na investigação de doença arterial coronariana
      3.4.1 Perfusão miocárdica pela TC
      3.4.2 FFR-CT e gradientes de opacificação coronariana
4. Tomografia computadorizada na avaliação cardiovascular não coronariana
   4.1 Avaliação da doença de aorta e ramos
      4.1.1 Aneurismas de aorta
      4.1.2 Síndromes aórticas agudas
      4.1.3 Doenças ateroscleróticas de aorta e ramos
   4.2 Avaliação de válvulas cardíacas
   4.3 Avaliação de massas cardíacas
   4.4 Avaliação de doença pericárdica
   4.5 Avaliação de tromboembolismo pulmonar
5. Conclusão
6. Referências bibliográficas

1 INTRODUÇÃO

O diagnóstico não invasivo da doença arterial coronariana (DAC) compreende uma variedade de métodos complementares.[1-5] Diferenças relacionadas a custo-efetividade, características clínicas individuais de cada paciente, disponibilidade, experiência com o método e complexidade são os principais fatores determinantes na escolha do exame a ser solicitado.

Nesse contexto, o surgimento recente da angiografia coronariana por tomografia computadorizada (ACTC), associada à quantificação da calcificação arterial coronária (CAC), permitiu uma avaliação anatômica da circulação epicárdica e a quantificação e extensão da doença coronariana, respectivamente.

Avanços expressivos na tecnologia dos tomógrafos,[6,7] com aumento no número de colunas de detectores,[8] melhorias na resolução espacial[9] e protocolos de aquisição[10-15] e implementação de aquisições com modulação de dose de radiação, entre outros avanços,[16-19] permitiram a realização de imagens de melhor qualidade e com menor quantidade de contraste iodado e radiação.

Este capítulo tem por objetivo demonstrar como a tomografia computadorizada oferece uma nova abordagem na detecção da DAC, bem como na estratificação de risco e prognóstico. A estruturação deste tópico trará as aplicações do método em cenários clínicos específicos, com as evidências que suportam a sua indicação em cada caso.

2 ESCORE DE CÁLCIO CORONARIANO

2.1 TÉCNICA E VALIDAÇÃO

A tomografia computadorizada tornou-se comercialmente disponível na década de 1970 e atualmente é um método bem estabelecido para diagnóstico de todos os sistemas do corpo humano. No início dos anos 1990, sua utilização expandiu-se para a cardiologia com o artifício do acoplamento eletrocardiográfico, o que permitiu contornar a principal adversidade, isto é, a movimentação inerente ao coração.[20]

Desde os primeiros estudos, a tomografia se mostrou extremamente sensível para a detecção de calcificação como expressão de ateromatose coronária. A detecção de cálcio na topografia de coronárias está intimamente relacionada à presença de calcificação histologicamente demonstrável, com alta especificidade (90%) e valor preditivo positivo (87%).[21] Uma classificação foi proposta denominando grupos como:

1. Ausência de cálcio detectável (0);
2. Escore de cálcio mínimo (1 a 10);
3. Escore de cálcio discreto (11 a 100);
4. Escore de cálcio moderado (101 a 400); e
5. Escore de cálcio elevado (> 400).[22]

Essa classificação ficou conhecida como escore de cálcio ou escore de Agatston[20] e baseava-se em um número máximo tomográfico multiplicado pela área de calcificação. O número máximo tomográfico (NMT) variava de 1) (quando o valor máximo do pixel daquela área estava entre 130 e 200 unidades Hounsfield); 2) (201 e 300 unidades Hounsfield); 3) (301 e 400 unidades Hounsfield); e até 4 (> 400 unidades Hounsfield). Como exemplo, podemos dizer que determinado indivíduo com uma densidade de 313 unidades Hounsfield (NMT=3) e área de 8 mm^2 (3 vezes 8) teria um escore de cálcio de 24. Esse valor o colocaria como CAC discreta pelo escore de Agatston. A Figura 18.1 ilustra três dos cinco graus de calcificação coronária do escore de Agatston.

Outras abordagens como o cálculo de volume e massa de cálcio foram descritas, mas o escore permanece como referência em razão da grande quantidade de dados descritos na literatura.

2.2 APLICAÇÕES CLÍNICAS

A CAC se relacionava também com os fatores de riscos clássicos, como idade, sexo, tabagismo hipertensão e dislipidemia.[23] Além disso, já se mostrava fator preditivo independente dos fatores de risco. Valores de CAC maiores que 80 já estavam associados ao achado de doença coronária, independentemente dos fatores de risco presentes, e CAC maior que 170 aumentava a probabilidade da presença de doença obstrutiva angiograficamente demonstrável.[24]

Sua aplicabilidade expandiu-se com o surgimento de estudos cujos dados populacionais comprovaram sua distribuição e papel independente e incremental dos fatores de risco clássicos.[25,26] Hoff e colaboradores descreveram uma série de 30.908 indivíduos com idade variando de 30 a 90 anos com medida de

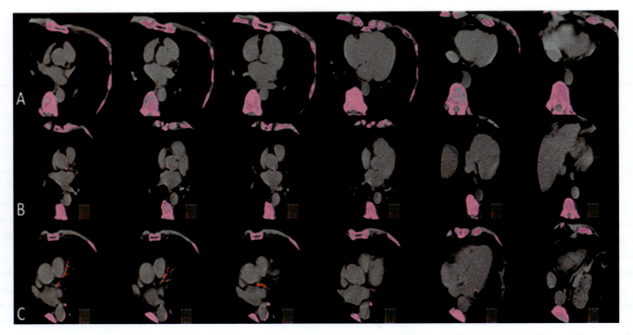

FIGURA 18.1 Cortes axiais do tórax em aquisição para quantificação do escore de cálcio: escore de cálcio zero (A), escore de cálcio discreto (B) e escore de cálcio elevado (C).

CAC e fatores de risco. O escore de Agatston foi determinado e mostrou-se relacionado aos fatores de risco e o escore médio aumentou proporcionalmente com o número desses fatores. Os dados mostraram que as faixas etárias tinham incremento progressivo e o sexo masculino apresentava uma diferença significativa quando comparado ao feminino. Esse estudo ficou conhecido como *Kondos database*.[25] Rumberger e Kaufman, em 11.490 indivíduos, confirmaram uma boa superposição com esse banco de dados.[26]

Shaw e colaboradores[27] relataram, em 10.377 indivíduos assintomáticos que foram acompanhados por 5 anos, uma prevalência de CAC de 11 a 100, 101 a 400, 401 a 1.000 e > 1.000 de 20%, 14%, 6% e 3%, respectivamente, com confirmação da variabilidade entre idade e sexo dos estudos anteriores. A CAC variou, em média, de 12 a 1.070 para homens com idades < 40 a 80 anos e em mulheres, de 7 a 291 com idades < 40 a 80 anos. A mortalidade descrita foi de 1%, 2,6%, 3,8%, 6,3%, e 12,3% para as faixas de CAC de ≤ 10, 11 a 100, 101 a 400, 401 a 1.000, e > 1.000, respectivamente. Comparativamente, o achado da mortalidade em indivíduos diabéticos foi de 5,5%. Adicionalmente, quando o modelo de comparação era baseado nos fatores de risco isoladamente, o índice apresentou incremento de 0,72 para 0,78 quando a CAC era adicionada no modelo multivariado. O risco relativo de mortalidade foi de 1,64, 1,74, 2,54 e 4,03 vezes maior para CAC de 11 a 100, 101 a 400, 401 a 1.000 e > 1.000, respectivamente, quando comparados a CAC ≤ 10. Os autores concluíram que parecia justificado o uso da CAC como *screening* para identificar pacientes com risco intermediário e fatores de risco tradicional, em quem estratégias agressivas de redução desses riscos estariam indicadas para o tratamento da doença aterosclerótica coronária.

Dados populacionais prospectivos mostraram o incremento adicional do prognóstico da CAC em relação aos fatores de risco tradicionais. O *St. Francis Heart Study*[28] determinou a relação entre CAC, os fatores de risco tradicionais e a proteína C-reativa para predizer eventos em 4.613 indivíduos assintomáticos com idade variando de 50 a 70 anos, acompanhados por 4,3 anos. Foram relatados 119 eventos. Para CAC > 100 *versus* < 100, o risco relativo foi 9,6 para todos os eventos, 11,1 (7,3 a 16,7) para eventos coronarianos e 3 e 9,2 (4,9 a 17,3) para infarto não fatal e morte, respectivamente. A CAC foi preditor independente com relação aos fatores tradicionais e a proteína C-reativa, com uma área sob a curva ROC (Receiver Operating Characteristic) de 0,79 *versus* 0,69, respectivamente.

2.3 CONSENSOS, DIRETRIZES E ESTUDOS RECENTES

Dados validados na literatura em grandes grupos populacionais indicam que o escore de cálcio convencional (sem a angiotomografia contrastada) é um método eficiente (e, provavelmente, o mais eficiente no momento), segundo as recentes diretrizes para DAC do American College of Cardiology Foundation (ACCF) e da American Heart Association (AHA)[29,30] para a estratificação de risco de eventos cardiovasculares maiores em pacientes assintomáticos e com risco de Framingham variando de 6 a 20% em 10 anos. A análise dos subgrupos de indivíduos com escore de Framingham intermediário e CAC ≥ 400 deveria ser equiparada ao risco de grupos como portadores de diabetes ou doença arterial periférica, como candidatos a modificar seu *status* de risco ou alteração de tratamento. Pacientes de alto risco deveriam ser tratados agressivamente, sem requerer testes adicionais como CAC. Para pacientes sintomáticos, a ausência de CAC poderia ser um filtro efetivo antes de testes invasivos ou hospitalização. CAC < 100 foram tipicamente associados à baixa probabilidade de (< 2%) de testes anormais em estudos de Medicina Nuclear e < 3% de obstrução angiograficamente significativa (> 50%). A presença de CAC foi extremamente sensível para obstrução coronária, porém com limitada especificidade. A detecção de CAC se mostrou comparável ao estudo de Medicina Nuclear na detecção de doença coronária obstrutiva. No entanto, o monitoramento seriado da progressão da CAC não se fundamentava. A consideração do sexo do paciente é importante fator a ser considerado, com limitados dados sobre o sexo feminino e CAC. Pacientes portadores de diabetes devem ser considerados de alto risco, sobre os quais a CAC pode fornecer dados para uma estratificação adicional de risco de curto prazo. Indivíduos com níveis de glicemia em jejum limítrofes e/ou discretamente elevados apresentavam maior prevalência de CAC, mesmo após ajuste para outros fatores de risco, levando à conclusão de que somente essas taxas se associavam à CAC em indivíduos aparentemente não diabéticos.[31] Raggi e colaboradores relataram CAC média mais elevada em indivíduos diabéticos *versus* não diabéticos (281 ± 567 e 119 ± 341), respectivamente. A taxa de mortalidade também foi mais elevada em indivíduos diabéticos *versus* não diabéticos (3,5% e 2%), respectivamente. De modo inverso, a ausência de CAC conferiu uma sobrevida similar entre os dois grupos (98,8% e 99,4%), respectivamente.[32] No diabetes tipo 2, ela também foi fator independente na predição de eventos.[33] Rosário e colaboradores relataram CAC média de 580,6 ± 1.102,2 com boa acurácia para diagnóstico de estenose ≥ 50% e ≥ 70%, com área sob a curva ROC de 0,75 e 0,70, respectivamente, em subgrupo de pacientes com insuficiência renal crônica e sob alto risco para DAC. Nesse estudo, o limiar de 400 para CAC identificou subgrupo de maior taxa de eventos em seguimento de 29,1 ± 11 meses.[34] Em 2008, outro consenso[35] foi publicado pelas Sociedades Europeia de Radiologia Cardíaca e Americana de Imagem Cardiovascular cujas conclusões apontaram a CAC é como bom preditor de eventos e adiciona valor prognóstico aos fatores de risco tradicionais em população de risco intermediário, ressaltando a variabilidade entre as etnias quanto à prevalência e extensão da calcificação coronária. A ausência de CAC estava associada à baixa taxa de eventos em todas as categorias de risco. Sua rápida progressão associava-se a maior risco de eventos e era forte preditor de eventos na população com doença renal crônica avançada. A ausência de CAC está fortemente associada à ausência de isquemia em testes funcionais e obstrução coronária definida pela angiografia convencional. O entendimento de que a CAC tem bom valor preditivo no idoso, diabéticos e de pacientes de diferentes etnias começa a se consolidar. De forma importante, a CAC pode ser usada para predizer a presença de obstrução coronária; mas, apesar de sua alta sensibilidade, sua especificidade é baixa, devendo ser considerada principalmente uma forma de avaliação de risco em vez de detecção de obstrução significativa. Ainda em andamento, provas de que a progressão da CAC pode ser modificada com o tratamento e qual seu impacto na sobrevida desses indivíduos precisam ser confirmadas. Também a liberalização de tratamento de indivíduos com CAC zero precisa ser solidamente demonstrada.

Budoff e Gul[36] publicaram uma revisão em que comentavam as conclusões dos consensos anteriores segundo as quais, em indivíduos com risco intermediário e CAC > 100, elevar-se-ia a probabilidade de eventos para maior que 2%/ano, nível similar ao de prevenção secundária ou do risco equivalente de doença coronária. Portanto, os autores concluem que todos os pacientes com CAC > 100 deveriam ser considerados para terapia com estatinas, aspirina e possivelmente inibidores da enzima conversora de angiotensina (ECA). Dados adicionais provenientes do estudo MESA (The Multi-Ethnic Study of Atherosclerosis) mostraram que entre dois índices de aterosclerose subclínica (CAC e espessura íntima média (IMT - do inglês Intima Media Thickness) da carótida), a CAC era um melhor preditor de doença coronária e cardiovascular na população americana e escolha melhor do que a IMT. Mais importante, o efeito aditivo da CAC foi superior ao da IMT quando comparadas aos fatores de risco clássicos. Entretanto, uma modesta superioridade da IMT para predizer acidente vascular encefálico, provavelmente, refletiria a diferença de território avaliado.[37] Além disso, dados demonstraram que os valores absolutos da CAC eram superiores aos percentis MESA para predizer obstrução coronária. No grupo total, as curvas ROC apresentavam significante maior área para a CAC absoluto quando comparado ao percentil MESA (0,80 versus 0,72). Em indivíduos sintomáticos, as curvas ROC (0,78 versus 0,72, p = 0,06) não atingiram significância estatística, porém, demonstrando maiores valores para a CAC absoluta e tendência na mesma direção dos resultados do grupo total. Indivíduos assintomáticos tiveram áreas significantemente maiores no grupo CAC absoluto que no percentil MESA (0,89 versus 0,74). Os valores médios de CAC foram 220 ± 438 (mediana 18,3). O melhor ponto de corte encontrado foi CAC de 192 (sensibilidade e especificidade de 71% e 83%, respectivamente) e para o percentil MESA de 81 (sensibilidade e especificidade de 63% e 76%, respectivamente).[38] Outros resultados também confirmaram, quando avaliada a presença de eventos, a superioridade da CAC absoluto em relação ao percentil MESA. O desempenho da CAC absoluto foi superior ao percentil MESA e, apesar de os autores recomendarem estudos populacionais maiores, as linhas de corte de CAC 100 e 400 parecem ser uma escolha sólida na predição de eventos.[39] A I Diretriz de Ressonância e Tomografia Cardiovascular da Sociedade Brasileira de Cardiologia[40] publicada em 2006 afirma "que a avaliação do escore de cálcio adiciona informações no diagnóstico da DAC, complementando outras informações de fatores de risco clínico, podendo alterar e/ou acrescentar condutas, principalmente em pacientes classificados como risco intermediário pelo escore de Framingham", com conclusões similares às dos consensos internacionais.[35,41] Além disso, ressalta as limitações, não recomendando seu uso para estimar a presença de obstruções luminais, monitoramento de resposta terapêutica na fase aguda ou em pacientes que já tenham documentação de DAC comprovada.[40]

Em 2010, as Sociedades Europeias de Cardiologia Nuclear, Tomografia e Cardiologia reuniram um grupo de trabalho para avaliar a estratificação de risco de indivíduos assintomáticos, sem doença cardiovascular conhecida, por meio da tomografia e perfusão miocárdica por cintilografia. As conclusões publicadas indicaram que a evidencia de CAC era independente, efetiva, aditiva em indivíduos com risco intermediário, sem doença coronária conhecida.[42] Em pacientes portadores de diabetes tipo 2, ambos os métodos mostravam valor prognóstico, mesmo não havendo dados conclusivos de que esses métodos impactariam a evolução clínica. As recomendações consideravam grupos selecionados de indivíduos de risco intermediário em que a detecção de CAC reclassificaria pacientes para um risco maior, com consequente impacto na indicação terapêutica. A cintilografia em indivíduos diabéticos não foi recomendada, entretanto a presença de CAC elevada apontaria para considerar-se a indicação de teste funcional, em virtude da maior incidência de testes perfusionais positivos nesse subgrupo. A presença de CAC mostrou efeito aditivo ao estudo perfusional pela Medicina Nuclear com sensibilidade e especificidades isoladas de 76% e 91%, respectivamente. Valores de CAC > 700 apresentavam melhor linha de corte para definir doença significativa em estudos negativos de perfusão miocárdica. Quando adicionada a CAC (> 700), a sensibilidade da Medicina Nuclear subiu para 86%.[43] Na direção oposta, a ausência de CAC foi ótimo preditor de estudos perfusionais negativos, com valor preditivo negativo de 99% (IC 95% 95% a 100%).[44] Em estudos perfusionais normais de indivíduos encaminhados para avaliação de doença arterial coronária, 64,1% tinham CAC positiva. CAC ≥ 100, ≥ 400 e ≥ 1.000 foram encontradas em 47%, 22,4% e 8,4% dos pacientes, respectivamente. Menos da metade dos pacientes com CAC positiva estava em tratamento medicamentoso com estatina/aspirina, e os pacientes com CAC positiva tiveram maior percentual de início/otimização de tratamento medicamentoso após o estudo perfusional quando comparados ao grupo com CAC negativa. Becker e colaboradores[45] relatam que valores de CAC zero apresentavam alta acurácia (98%) para exclusão de doença coronária. A linha de corte de CAC > 100 e percentil > 75% apresentavam a maior sensibilidade (86% a 89%) e o menor valor de resultados falso-positivos (20 a 22%). A ausência de CAC confere alto valor preditivo negativo para detecção em pacientes assintomáticos. Cho e colaboradores[46] relatam que, em 4.491 indivíduos assintomáticos com CAC zero, apenas 313 (7%) apresentavam placas não calcificadas no estudo angiográfico. Destes, 279 (6%) com lesões não obstrutivas e somente em 34 (1%) pacientes foram demonstradas lesões significativas. A análise multivariada demonstrou correlação significante com os fatores de risco, sem eventos na evolução de 22 meses. Além disso, a incidência de aparecimento de calcificação em indivíduos com CAC zero foi de 25,1% em seguimento médio de 4,1 ± 0,9 anos. A conversão não foi linear, com incidência maior no quinto ano, e análise multivariada mostrou correlação com a idade, diabetes e tabagismo.[47] Sosnowski e colaboradores[48] demonstraram significativa incidência de placas não calcificadas em indivíduos (10,2%) com CAC zero. Apesar de apenas uma pequena percentagem (2%) apresentar estenose significativa, os autores concluíram que apesar da alta incidência de placas não calcificadas, a CAC conferia baixa incidência de estenose significativa em indivíduos assintomáticos. Outros autores relatam maior incidência de placas não calcificadas em indivíduos com CAC zero.[49-52] O desempenho da CAC zero mostra-se diferente, dependendo da presença ou ausência de sintomas clínicos. Akram e colaboradores[53] relataram diferenças entre esses grupos, com incidência de 8,2% de pacientes sintomáticos apresentando lesões obstrutivas significativas. Na amostra estudada, nenhum paciente assintomático apresentava obstruções significativas. Os autores concluíram que a CAC zero tinha melhor desempenho para excluir doença coronária significativa em indivíduos assintomáticos *versus* sintomáticos, especialmente em pacientes jovens (< 45 anos), e que sintomas e idade deveriam ser considerados na interpretação de CAC zero. Gotlieb e colaboradores,[50] em subestudo do Core64, demonstraram que, entre indivíduos de alto risco e/ou sintomáticos e com escore de cálcio zero, 19% com estenose coronária maior do que 50%, 15% com estenoses acima de 70% e 13% com escore zero foram submetidos à revascularização miocárdica. Isso reforça que o uso do escore de cálcio deve ser focado no indivíduo assintomático e/ou escore de risco de Framigham de 6 a 20%, em que o valor preditivo negativo desse teste é alto. Al-Mallah e colaboradores[54] recentemente relataram dados do CONFIRM Registry com 8.627 pacientes sintomáticos seguidos por 25 meses. Os autores concluíram que a angiotomografia adicionava poder discriminatório sobre a CAC em indivíduos de risco. Além de sintomas, a idade, o sexo e a presença de fatores de risco devem ser considerados influências no desempenho de CAC zero.[55,56]

Relatos recentes da literatura recentes têm mostrado que os pacientes submetidos à angiotomografia não se beneficiam dos dados fornecidos pela CAC. O desempenho da angiotomografia compreende toda informação necessária para o manejo de indivíduos em investigação de doença coronária,[57] com ou sem sintomas, assim como na sua avaliação prognóstica de eventos futuros.[58-62] Além disso, apesar de ainda não estar disponível para a rotina clínica e da falta de validação em grandes populações, é possível extrair a CAC dos dados obtidos pela angiotomografia *a posteriori*.[63]

3 ANGIOGRAFIA CORONARIANA POR TOMOGRAFIA COMPUTADORIZADA

3.1 DESCRIÇÃO DO MÉTODO

A estrutura básica de um tomógrafo constitui-se de uma fonte de raios X alinhada a colunas de detectores em posição oposta, em um conjunto denominado *gantry*. Durante um exame diagnóstico, essa estrutura gira ao redor da região a ser examinada, e os raios X atingem os detectores após sofrerem atenuações pelos diferentes tecidos, produzindo imagens. Cada coluna de detectores representa uma espessura submilimétrica que, quando atingidas pelos feixes de raios X, geram uma imagem (corte). Quando alinhadas, essas colunas de detectores podem realizar vários cortes simultâneos, cobrindo espessuras tanto maiores quanto o número de colunas de detectores alinhadas.

A possibilidade da realização da angiografia coronariana por meio da tomografia computadorizada e a sua aplicação na rotina clínica surgiram com tomógrafos de 16 colunas de detectores.[64,65] Desde então, melhorias estruturais no número de colunas de detectores e na velocidade de rotação do *gantry* permitiram avanços importantes na qualidade das imagens e na redução das doses de radiação necessárias para a realização do exame[66]. Dessa forma, foi viabilizada a cobertura de toda a extensão do coração durante um período de apneia, gerando imagens sem movimentos e com qualidade diagnóstica.

Por realizar-se em repouso e sem necessidade de estresse farmacológico, a angiografia coronariana por tomografia computadorizada apresenta poucas limitações à sua indicação, sendo elas em geral relacionadas às medicações utilizadas no exame, como betabloqueadores e nitrato, ao uso de contraste iodado, ritmo cardíaco irregular e a exposição a radiação ionizante (Quadro 18.1). De maneira geral, o exame é bem tolerado e, logo após finalizado, o paciente pode retomar suas atividades habituais.

QUADRO 18.1 Limitações à indicação da angiotomografia de coronárias
Histórico de reação alérgica grave (p. ex.: anafilaxia) ao meio de contraste iodado
Insuficiência renal não dialítica
Mulheres em idade fértil com possibilidade de gravidez
Impossibilidade ao uso de betabloqueadores (asma, DPOC, BAV 2º/3º graus)
Impossibilidade de realização de apneia
Fibrilação atrial/arritmias supraventriculares ou ventriculares frequentes
DPOC: doença pulmonar obstrutiva crônica; BAV: bloqueio atrioventricular.

Basicamente, a tomografia de coronárias consiste de uma aquisição de imagens cardíacas sob apneia inspiratória com o uso de contraste iodado, acoplada ao eletrocardiograma. O preparo para o exame inclui jejum de 4 horas, mas não há nenhuma recomendação quanto à suspensão de medicações específicas (salvo a de metformina por 48 horas após o exame devido ao raro quadro de acidose lática quando da associação deste medicamento com o contraste iodado).[67-73] Não havendo contraindicações, o paciente recebe nitrato sublingual imediatamente antes do início do exame.[74-76] Após obtenção de acesso venoso calibroso (cateter n. 18), ele é acomodado no tomógrafo e conectado ao eletrocardiograma para a realização de imagens preparatórias e localizatórias (Figura 18.2). O controle de frequência cardíaca deve ser realizado de forma sistemática para uma melhor qualidade de imagens, com um alvo inferior a 60 bpm.[74,75,77-80] Na ausência de contraindicações, metoprolol endovenoso é a medicação de escolha.

Antes da injeção do contraste iodado, habitualmente realiza-se o escore de cálcio coronariano. Em seguida, procede-se à administração do contraste iodado (em um volume que varia de 70 a 120 mL), obedecendo-se a um intervalo para a chegada do contraste iodado na árvore coronariana para disparar a aquisição das imagens. Esse intervalo varia conforme a velocidade de infusão do contraste e o débito cardíaco de cada paciente, portanto deve ser individualizado. O paciente recebe um comando para realizar uma apneia inspiratória e, então, as imagens são obtidas. Em média, o exame completo tem uma duração não superior a 20 minutos (Figura 18.2).

3.2 ACURÁCIA DIAGNÓSTICA

Por sua natureza eminentemente anatômica, a avaliação da acurácia diagnóstica da ACTC na identificação da doença coronariana obstrutiva é realizada comparativamente à angiografia invasiva na maior parte das análises (Figura 18.3). Nesse sentido, diversos estudos apontam para a boa correlação entre os achados anatômicos[81-89] (Tabela 18.1). Em virtude de seu excelente valor preditivo negativo, a ACTC é fundamental na exclusão de doença coronariana. Embora a especificidade do método seja alta, esse parâmetro é o mais afetado por artefatos eventualmente presentes nos exames, tais como os decorrentes de calcificações excessivas e *stents*. Recentemente, técnicas como a perfusão miocárdica pela TC vêm sendo implementadas para melhorar a acurácia diagnóstica do método em pacientes com limitações à avaliação luminal.[90-92]

3.3 APLICAÇÃO DA ANGIOGRAFIA CORONARIANA POR TOMOGRAFIA DE COMPUTADORIZADA EM CENÁRIOS ESPECÍFICOS

3.3.1 Avaliação de dor torácica na sala de emergência

Nos últimos anos, a ACTC vêm ganhando espaço na avaliação da dor torácica na sala de emergência. Pacientes com precordialgia sem alterações eletrocardiográficas indicativas de infarto ou isquemia ao repouso (supradesnivelamento de segmento ST ou alterações dinâmicas de ST/T), e com marcadores de necrose miocárdica normais podem se beneficiar da avaliação com a ACTC, dentro do contexto clínico adequado.

A avaliação de pacientes de risco baixo ou intermediário com dor precordial na sala de emergência por meio da ACTC

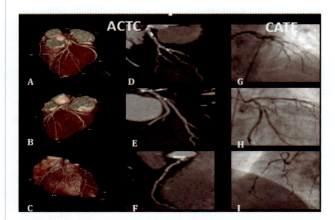

FIGURA 18.3 Imagens de angiografia coronariana por tomografia computadorizada (ACTC) e correlação anatômica com a angiografia invasiva (CATE). (A-F) Reconstruções tridimensionais e reformatações curvas das artérias descendentes anteriores (D), circunflexa (E) e coronária direita (F), e correspondente correlação com imagens do CATE (G-I), evidenciando redução luminal importante em ramo marginal esquerdo (painéis E e H) e em coronária direita (painéis F e I).

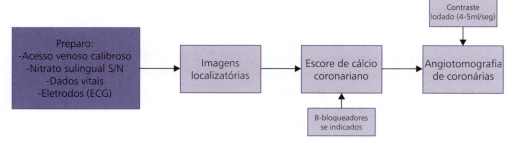

FIGURA 18.2 Fluxograma para a realização de angiografia coronariana por tomografia computadorizada (ACTC).

TABELA 18.1 Desempenho da angiografia coronariana por tomografia computadorizada (ACTC) na detecção de doença coronariana obstrutiva em uma análise por paciente, tendo a angiografia invasiva como referência

ESTUDO	N	COLUNAS DE DETECTORES	SENSIBILIDADE	ESPECIFICIDADE	VPP	VPN
Gopalakrishnan (2008)[83]	40	16 a 64	92,8%	82%	83%	92%
Mowatt* (2008)[86]	1286	64	99%	89%	93%	100%
Stein* (2008)[88]	2045	64	98%	88%	93%	96%
Miller# (2008)[85]	291	64	85%	90%	91%	83%
Meijboom# (2008)[84]	360	64	99%	64%	86%	97%
Budoff# (2008)[81]	230	64	95%	83%	64%	99%
Dewey (2009)[82]	30	320	100%	94%	92%	100%
Pelliccia (2013)[87]	118	320	98%	91%	93%	98%

* Dados provenientes de metanálises; # Estudos multicêntricos internacionais; VPP: valor preditivo positivo; VPN: valor preditivo negativo.

provou ser efetiva para descartar doença arterial coronariana. Diversos estudos (Tabela 18.2) demonstraram a segurança do método quando comparado a protocolos de dor torácica utilizados rotineiramente.[93-96] O estudo ROMICAT-II randomizou 1.000 pacientes com dor torácica na sala de emergência e ECG sem evidências de dano miocárdico e com marcadores de necrose miocárdica negativos, para um protocolo de atendimento habitual em unidade de dor torácica ou a abordagem com ACTC e liberação precoce em caso de ausência de doença coronariana significativa. Em um seguimento de 28 dias, o grupo submetido à ACTC não apresentou mais ocorrências de eventos cardiovascular maiores em relação ao grupo da abordagem tradicional. Adicionalmente, os paciente do grupo ACTC foram liberados antes (7,6 horas antes, p < 0,001), havendo também uma redução na proporção de pacientes liberados sem a necessidade de internação hospitalar (47% versus 12%, p < 0,001). Nesse estudo, não houve diferença de custos quando comparadas as duas abordagens ($ 4.289 no grupo ACTC versus $ 4.060 no grupo tradicional, p = 0,65).[94]

Os achados encorajadores da utilização da ACTC na avaliação da dor precordial na sala de emergência motivaram sua recomendação como uma alternativa viável nos protocolos de avaliação de síndromes coronarianas agudas.[97] Embora seguro, o uso da ACTC na sala de emergência necessita de estudos adicionais para avaliação de custo-efetividade.

3.3.2 Avaliação de pacientes assintomáticos

As atuais diretrizes não recomendam o uso da ACTC para o diagnóstico de doença coronariana em pacientes assintomáticos.[40,97] No entanto, existem estudos preliminares que apontam para o uso da ACTC como ferramenta de *screening* no diagnóstico de DAC em pacientes assintomáticos.[98-101] Nessa população, Yoo e colaboradores mostraram que a ACTC foi útil na estratificação de risco adicional ao escore de cálcio coronariano em pacientes com escores baixos (até 50 unidades Agatston em homens

TABELA 18.2 Desempenho da angiografia coronariana por tomografia computadorizada (ACTC) em pacientes com apresentação de dor torácica na emergência

ESTUDO	TIPO DE ESTUDO	N	POPULAÇÃO	DESFECHO PRIMÁRIO	RESULTADOS
Samad 2012[96]	Metanálise	1349	ECG e enzimas cardíacas negativas	Diagnóstico de síndrome coronariana aguda	Sens. 95% (IC95%: 88 – 100%) Espec. 87% (IC95%: 83 – 92%)
Goldstein 2012[93]	EMR	749	ECG e enzimas negativas TIMI Risk ≤ 4	Tempo de diagnóstico	Grupo ACTC: 2,9 h (IQR 2,1 – 4h) Grupo SPECT: 6,3 h (IQR 4,2 – 19 h)
Litt 2012[95]	EMR	1370	ECG negativo TIMI Risk ≤ 2	Segurança	Sem diferença em eventos CV maiores em 30 dias em comparação aos protocolos de dor torácica padrão
Hoffmann 2012[94]	EMR	1000	ECG e enzimas negativas	Tempo de permanência hospitalar	Redução de 7,6 horas em comparação aos protocolos de dor torácica padrão

ACTC: angiografia coronariana por tomografia computadorizada; ECG: eletrocardiograma; EMR: estudo multicêntrico randomizado; Espec.: especificidade; Sens.: sensibilidade; SPECT: *Single-Photom Emission Computed Tomography*; TIMI: *Thrombolysis in Myocardial Infarction risk score*.

e até 10 em mulheres) para predizer estenoses significativas relacionadas a placas não calcificadas.[100] Adicionalmente, Jin e colaboradores analisaram 914 pacientes assintomáticos submetidos à ACTC e demonstraram que a presença de placas não calcificadas e de estenoses significativas elevou significativamente a probabilidade de eventos cardiovasculares em um seguimento médio de 26,8 meses (HR = 49,17 e 105,58, respectivamente).[98] Em uma população de 126 diabéticos assintomáticos submetidos à ACTC, Kamimura e colaboradores reportaram uma prevalência de 30,5% de estenoses ≥ 70%, com a presença de placas de alto risco (definidas como placas com atenuação inferior a 30HU e remodelamento positivo pela ACTC) em 17,5% dos indivíduos.[99] Embora o corpo atual de evidências não suporte o emprego da ACTC como ferramenta de *screening* em pacientes assintomáticos ou na estratificação de risco destes, estudos futuros podem esclarecer a indicação desse exame na abordagem de pacientes assintomáticos com alto risco cardiovascular.

3.3.3 Definição prognóstica

Diversos estudos vem demonstrando o valor prognóstico da ACTC em pacientes com suspeita de DAC.[102-104] Em estudo publicado por van Werkhoven e colaboradores, a identificação de estenoses significativas (≥ 50% de redução luminal) demonstrou ser um fator preditivo de eventos (mortalidade por todas as causas e infarto miocárdico não fatal) independente e sinérgico em relação às alterações perfusionais identificadas pela cintilografia miocárdica. Em pacientes com lesões significativas pela ACTC, a taxa anual de eventos foi de 4,8%, comparativamente a 1,8% nos pacientes isentos de lesões significativas.[104] Dados do registro multicêntrico CONFIRM, que incluiu 24.775 pacientes encaminhados à ACTC para pesquisa de doença coronariana, demonstraram que a presença de doença coronariana obstrutiva foi preditor de mortalidade por todas as causas (HR: 2,60, IC95% 1,94 – 3,49, p < 0,0001) em um seguimento médio de 2,3 ± 1,1 anos. Mesmo os pacientes que apresentaram doença coronariana sem obstruções significativas (estenoses < 50%) tiveram um aumento no risco de morte no seguimento (HR: 1,60, IC95% 1,18 – 2,16, p = 0,002). A ausência de doença coronariana pela ACTC conferiu um prognóstico muito favorável aos pacientes desta análise (taxa anual de mortalidade de 0,28%).[105]

3.3.4 Avaliação de dor torácica não aguda

A avaliação de pacientes sem história conhecida de DAC com apresentação de dor torácica encontra na ACTC uma alternativa adequada para a confirmação ou exclusão da doença. De maneira geral, os pacientes com eletrocardiograma de repouso não diagnóstico ou não interpretável e com incapacidade de realizar um teste provocativo de esforço são os melhores candidatos à avaliação pela tomografia.[40,97] De acordo com as diretrizes da Sociedade Brasileira de Cardiologia de Ressonância e Tomografia Cardiovascular, pacientes com probabilidade intermediária de DAC e testes diagnósticos não invasivos duvidosos e/ou conflitantes seriam os mais beneficiados com esse tipo de avaliação.[40]

O raciocínio clínico para a indicação da ACTC na pesquisa de DAC obstrutiva deve ser pautado fundamentalmente na probabilidade pré-teste do paciente, de forma a individualizar a indicação e oferecer o maior benefício ao paciente. Algoritmos de estratificação de risco utilizados na rotina clínica são encorajados na identificação dos pacientes de risco baixo e intermediário, população na qual a ACTC tem maior fundamentação e acurácia diagnóstica. Sabe-se que populações de alto risco cardiovascular são as que obviamente apresentam as maiores cargas de placa e extensas calcificações coronarianas, o que diminui a especificidade e a acurácia do método.[106]

Os estudos de maior impacto na consolidação da ACTC como ferramenta de investigação de DAC foram realizados em pacientes sintomáticos (fundamentalmente em investigação de dor torácica de provável origem isquêmica) ou com suspeita de doença arterial coronariana obstrutiva, e portanto a validação do método ocorreu, sobremaneira, na população de pacientes com dor torácica provavelmente anginosa. Embora a acurácia diagnóstica da ACTC tenha se mostrado semelhante nos diferentes estudos, os valores preditivos positivos e negativos se mostraram diferentes, já que essas variáveis dependem da probabilidade pré-teste de DAC, de acordo com a população estudada.[81,84,85] Um relação de estudos selecionados em pacientes sintomáticos com suas respectivas performances diagnósticas encontram-se no Quadro 18.1.

3.3.5 Avaliação de pacientes submetidos à revascularização prévia (percutânea e cirúrgica)

Pacientes submetidos à revascularização prévia constituem grupo de alto risco cardiovascular, já que são portadores de doença coronariana estabelecida. Assim, não são raras as manifestações clínicas de isquemia miocárdica ou angina nesse grupo de pacientes, e sua investigação deve ser imediata.

Conforme mencionado previamente, os *stents* constituem-se de estruturas metálicas e que, portanto, causam artefatos de graus variáveis ao seu redor quando recebem os feixes de raios X que compõem as imagens da tomografia, limitando, assim, a avaliação luminal. Diversos estudos demonstraram que a acurácia da ACTC no diagnóstico de restenose intra-*stent* é adequada.[107-109] De Graaf e colaboradores demonstraram que o desempenho diagnóstico da ACTC na identificação de restenose intra-*stent* é adequado em tomógrafos de última geração, principalmente para a exclusão de obstrução significativa (sensibilidade 92%, especificidade 83%, em uma análise por stent). Entretanto, *stents* com diâmetros inferiores a 3mm e/ou cuja espessura da malha fosse superior a 140 μm foram os principais limitantes ao diagnóstico.[108] A Figura 18.4 traz um exemplo de reestenose em bordo proximal do *stent* identificada pela ACTA.

Um grupo especial de pacientes é constituído pelos pacientes submetidos à revascularização coronariana cirúrgica. Os enxertos coronarianos (arteriais e venosos) são estruturas que apresentam menor movimentação do que as coronárias nativas durante o ciclo cardíaco, e portanto não sofrem acentuadamente com artefatos de movimento (Figura 18.5). Para avaliar o desempenho da ACTC nessa população de pacientes, Schlosser e colaboradores publicaram um estudo no qual analisaram 48 pacientes (131 enxertos vasculares) com história de revascularização miocárdica cirúrgica prévia, comparando-se seu desempenho com a angiografia invasiva. Para o diagnóstico de patência dos enxertos, a ACTC obteve uma sensibilidade de 96% e uma especificidade de 95%, sendo possível excluir doença (valor preditivo negativo) em 99% dos casos.[110] Com o emprego de um tomógrafo de 64 colunas de detectores, Meyer e colaboradores analisaram 138 pacientes pós-revascularizados, obtendo resultados semelhantes na detecção de obstrução dos enxertos (sensibilidade 97%, especificidade 97%).[111] Em pacientes assintomáticos com história de revascularização cirúrgica, um estudo realizado em pacientes com 5 anos ou mais pós-revascularização demonstrou um valor preditivo positivo de 100% na detecção de oclusão de enxertos, e de 85% na detecção de lesões angiograficamente significativas, definidas pela angiografia invasiva.[112]

De maneira geral, as atuais diretrizes não recomendam a realização de ACTC em pacientes revascularizados assintomáticos (portadores de *stents* ou enxertos vasculares), exceção feita a pacientes com *stent* implantando em tronco de coronária esquerda.[97] O emprego da ACTC em pacientes sintomáticos com *stent* prévio é definida como possivelmente útil (classe IIb), enquanto avaliação de pacientes sintomáticos previamente submetidos à revascularização cirúrgica tem indicação provavelmente útil (classe IIa).[40]

3.3.6 Avaliação não invasiva da extensão e quantificação de placas ateroscleróticas

Além da avaliação de estenoses coronarianas e da identificação de placas calcificadas, a ACTC permite uma avaliação de DAC não obstrutiva pela identificação de placas não calcificadas (Figura 18.6). Estudos comparativos com o ultrassom coronariano (IVUS) demonstraram que a ACTC é um método não invasivo consistente na detecção e na quantificação de placas ateroscleróticas.[113-116] Em uma metanálise publicada por Gao e colaboradores, demonstrou-se que a ACTC é um método robusto na identificação e caracterização de placas ateroscleróticas coronarianas em comparação ao IVUS (sensibilidade média de 92% e especificidade média de 93% em 17 estudos avaliados).[117] Além disso, em razão de os diferentes componentes da placa apresentarem atenuações distintas pela tomografia, é possível classificar o tipo de placa de acordo com as características encontradas na ACTC[118]. Conforme demonstrado por Leber e colaboradores,[118] placas calcificadas apresentam atenuações mais elevadas (391 ± 156 Unidades Hounsfield [HU]), enquanto as placas hipoecogênicas pelo IVUS (predominantemente não calcificadas) apresentam densidades baixas pela ACTC (49 ± 22 HU). Adicionalmente, um estudo recente demonstrou que a ACTC apresentou a mesma capacidade de caracterizar componentes de placa quando comparada ao IVUS, utilizando-se a histologia como referência (detecção de placas calcificadas: 83 *versus* 92%; núcleo lipídico 80 *versus* 65% e fibroateroma 80 *versus* 79%, comparando-se ACTC e IVUS respectivamente).[119]

A identificação de placas de alto risco é muito importante na correlação com síndromes coronarianas agudas (SCA). Nesse

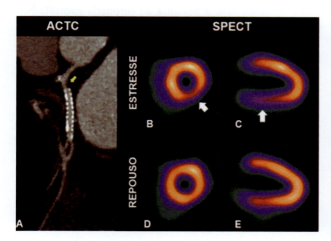

FIGURA 18.4 (A) Angiografia coronariana por tomografia computadorizada (ACTC) demonstrando artéria circunflexa com *stent* previamente implantado em seu leito proximal, apresentando estenose em seu bordo proximal (seta amarela). (B-E) Cintilografia de perfusão miocárdica (*Single-Photom Emission Computed Tomography* – SPECT) demonstrando defeito perfusional em parede inferolateral ao estresse (setas brancas), com resolução ao repouso. O território isquêmico é relacionado à estenose observada no bordo proximal do *stent*.

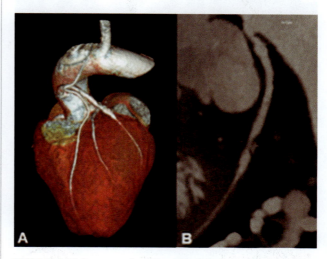

FIGURA 18.5 (A) Reconstrução tridimensional da anatomia coronariana e enxertos vasculares de paciente revascularizado, por meio da angiografia coronariana por tomografia computadorizada (ACTC). Observa-se enxerto venoso de aorta dirigido a um grande ramo *diagonalis*, que irriga toda a parede lateral do ventrículo esquerdo. (B) Reconstrução curva do enxerto venoso evidenciando grave lesão antes da anastomose.

sentido, Motoyama e colaboradores demonstraram que a ACTC pode fornecer informações úteis quanto à identificação desse tipo de placa, mesmo na ausência de redução luminal significativa. No estudo, a presença de dois marcadores de risco para placas ateroscleróticas pela ACTC (remodelamento positivo e baixa atenuação) mostrou a possibilidade de uma SCA de 22,2% relacionada à placa em questão em um seguimento de 27 ± 10 meses, comparativamente a 3,7% em placas nas quais apenas um dos marcadores mencionados estivesse presente.[120]

Embora o emprego da ACTC para avaliação de aterosclerose coronariana tenha um futuro promissor, as atuais diretrizes não recomendam o seu uso com o objetivo exclusivo de pesquisa e quantificação de carga de placa aterosclerótica.[40,97]

3.3.7 Outras aplicações

A pesquisa de insuficiência cardíaca recentemente diagnosticada deve sempre excluir a DAC obstrutiva como causa. Nesse sentido, a ACTC fornece uma opção não invasiva com resultados consistentes na exclusão das estenoses coronarianas como etiologia da insuficiência cardíaca (miocardiopatia isquêmica), com acurácia superior a 99% na detecção de estenoses coronarianas significativas (> 50%).[121]

A avaliação pré-operatória de cirurgias não cardíacas não encontra evidências atuais que suportem sua recomendação formal no planejamento pré-cirúrgico.[40,97] Um estudo prospectivo em andamento pretende avaliar 1.000 a 1.500 pacientes encaminhados à cirurgia não cardíaca para fornecer informações adicionais sobre o papel prognóstico da ACTC nessa população de pacientes.[122]

Pacientes com indicação de cirurgia cardíaca não coronariana encontram na ACTC uma alternativa à angiografia invasiva na exclusão de doença coronariana.[123] Graças ao seu excelente valor preditivo negativo, sobretudo em pacientes de risco baixo e intermediário para doença coronariana, tal população de pacientes tem a investigação de DAC por meio desse exame como uma alternativa ao estudo invasivo de acordo com as atuais diretrizes.[97]

A pesquisa de anomalias coronarianas encontram na ACTC uma excelente indicação em virtude da correlação anatômica com estruturas cardíacas adjacentes, anomalias concomitantes e eventuais sinais de compressão coronariana extrínseca, como ocorre na origem anômala da coronária esquerda com trajeto interarterial. De acordo com as Diretrizes Brasileiras de Ressonância e Tomografia Cardiovascular em sintonia com diretrizes internacionais, a pesquisa de coronária anômala pela ACTC é considerada classe I.[40]

Por fim, a aplicação da tomografia para o descarte triplo ou *triple rule-out* (exclusão de estenoses coronarianas, tromboembolismo pulmonar e síndromes aórticas em um único exame) é passível de realização, gerando, porém, um aumento da dose de radiação total do exame.[124] Embora dados recentes tenham apontado para benefícios do uso dessa técnica em pacientes com apresentação aguda,[125] ela não é recomendada na avaliação de rotina de pacientes com sintomas agudos.[97]

3.4 NOVAS PERSPECTIVAS DA ACTC NA INVESTIGAÇÃO DE DOENÇA ARTERIAL CORONARIANA

3.4.1 Perfusão miocárdica pela TC

O princípio de análise da perfusão miocárdica pela TC (PMTC) baseia-se no conceito de heterogeneidade de fluxo miocárdico sob estresse, quando comparados os miocárdios remoto (saudável) e isquêmico. Em áreas de perfusão miocárdica norma,l observam-se atenuações maiores (em unidades Hounsfield) em comparação às atenuações observadas no miocárdio isquêmico, já que, neste último, a cinética do contraste

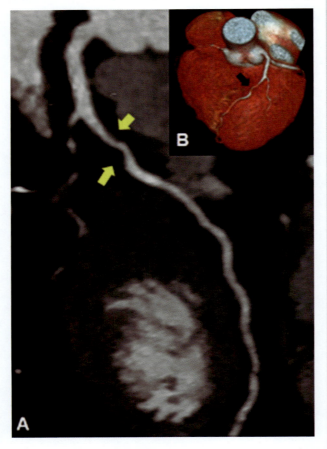

FIGURA 18.6 (A) Angiografia coronariana por tomografia computadorizada (ACTC) demonstrando volumosa placa não calcificada com baixa atenuação em terço médio da artéria descendente anterior (setas amarelas). (B) Reconstrução tridimensional evidenciando artéria descendente anterior e o local da lesão (seta preta), ocasionando redução luminal moderada (50%).

iodado (*wash-in*) está retardada, gerando uma imagem mais escura. Isso significa que as imagens da microcirculação coronariana, obtidas durante vasodilatação máxima causada pelo estresse farmacológico, apresentarão atenuações menores (mais escuras) pela menor concentração de contraste na fase de chegada do contraste no miocárdio "isquêmico" (dependente de uma artéria coronária com estenose hemodinamicamente significativa), quando comparado o miocárdio ao miocárdio irrigado por artéria coronária sem estenose fluxo-limitante. A Figura 18.7 traz um exemplo de déficit reversível de perfusão em parede inferior do ventrículo esquerdo, relacionado a estenose significativa em coronária direita.

As constantes melhorias na estrutura dos detectores e na velocidade dos atuais tomógrafos permitiram, recentemente, a análise de perfusão miocárdica sob estresse farmacológico. Estudos de validação em humanos[90,126-129] demonstraram a possibilidade de avaliação da perfusão miocárdica de primeira passagem do contraste iodado, bem como a realização de protocolos combinados de avaliação anatômica (ACTC propriamente dita) e perfusão miocárdica sob estresse em um mesmo exame, com doses de radiação e contraste aceitáveis e tempo de exame inferior a 30 minutos.[91,127]

Os resultados encorajadores encontrados nos estudos unicêntricos motivaram a realização do CORE320, um estudo multicêntrico prospectivo para a avaliação combinada de ACTC e PMTC na identificação de estenoses significativas (reduções luminais ≥ 50%) associadas a defeitos de perfusão miocárdica. O método de referência foi o resultado combinado da angiografia invasiva e da cintilografia de perfusão miocárdica. Em uma análise por paciente, o protocolo combinado ACTC + PMTC apresentou uma acurácia de 87% na detecção de estenoses coronarianas ≥ 50% associadas a defeitos perfusionais miocárdicos.[130] Embora novos estudos sejam necessários para determinação de prognóstico, esses resultados tornam o método uma ferramenta promissora na investigação não invasiva da DAC.

3.4.2 FFR-CT e gradientes de opacificação coronariana

Recentemente, técnicas de dinâmica computacional de fluidos aplicadas às reconstruções tridimensionais geradas pelos exames de ACTC da rotina clínica possibilitaram a criação de modelos matemáticos que simulam as pressões de perfusão coronariana. A esse método deu-se a denominação de FFR-CT, em referência ao tradicional método invasivo de estimativa de significância de estenoses coronarianas (FFR – *Fractional Flow Reserve*).[131] Ele tem o diferencial de ser feito apenas com as imagens provenientes da ACTC habitualmente realizada na rotina clínica, sem a necessidade de estresse farmacológico. Sua principal desvantagem está relacionada ao tempo de pós-processamento das imagens, que requer em média cinco horas por exame com o uso de um computador dedicado de alta capacidade de processamento.[132]

As análises preliminares com o FFR-CT demonstraram uma acurácia de 84,3% para a predição de estenoses significativas identificadas pelo FFR invasivo em 103 pacientes (159 vasos) submetidos a ambos os métodos.[132] Os resultados consistentes nessa análise motivaram a realização de um estudo multicêntrico, incluindo 252 pacientes submetidos à ACTC com avaliação de FFR-CT e à angiografia invasiva, com a realização do FFR invasivo. Em uma análise por paciente, a acurácia do FFR-CT para predizer estenoses funcionalmente significativas foi de 73%.[133]

Os gradientes de opacificação coronariana constituem-se em outra medida indireta da repercussão hemodinâmica das estenoses coronarianas. Baseado no princípio de que vasos epicárdicos normais apresentam um decaimento natural da opacificação dos segmentos proximais para os segmentos distais, este fenômeno cria um gradiente natural na contrastação do vaso em relação à sua extensão. Entretanto, a presença de estenoses significativas altera o padrão desses gradientes, acentuando as diferenças de contrastação nos segmentos proximais para os segmentos distais, e esse decaimento é mais acentuado.[134] Os gradientes coronarianos são definidos como a queda da atenuação em unidades Hounsfield por centímetro (HU/cm); quanto mais negativo esse número, maior o gradiente, e portanto maior a probabilidade de alterações no fluxo coronariano decorrentes de estenoses significativas.

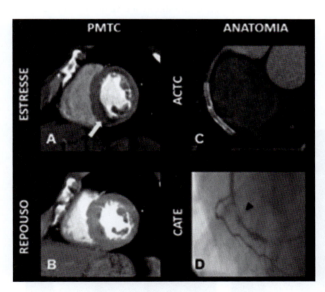

FIGURA 18.7 Protocolo combinado de angiografia coronariana por tomografia computadorizada (ACTC) e perfusão miocárdica por tomografia computadorizada (PMTC). (A, B) Perfusão miocárdica por TC evidenciando déficit em parede inferior e Inferosseptal durante o estresse farmacológico com dipiridamol, com reversão completa na fase de repouso após o fim do efeito vasodilatador. (C) Angiografia coronariana por TC demonstrando *stents* implantados em artéria coronária direita, com avaliação luminal limitada e sinais de reestenose intra-*stent*. (D) Angiografia invasiva (CATE) confirmando os achados da perfusão miocárdica e da angiografia coronariana por TC. Fonte: Modificada de Magalhães TA e colaboradores, 2011.[157]

Dados recentes demonstraram bom desempenho dos gradientes coronarianos na detecção de fluxos miocárdicos anormais em pacientes submetidos à angiografia invasiva (fluxo TIMI < 3),[135] além de fornecerem valor adicional à ACTC isolada na avaliação de estenoses quando comparadas à angiografia invasiva.[136] Mais recentemente, um estudo de gradientes coronarianos obtidos por meio de tomógrafo de 320 colunas de detectores identificou estenoses significativas, definidas pelo FFR invasivo, com uma acurácia de 88% em uma análise por vaso.[137] Assim como o FFR-CT, os gradientes coronarianos são analisados utilizando-se as imagens geradas pelos estudos de ACTC de rotina clínica, sem a necessidade de estresse farmacológico. Porém, não demandam tempos excessivos de pós-processamento, podendo ser estimados assim que a aquisição das imagens é concluída.

4 TOMOGRAFIA COMPUTADORIZADA NA AVALIAÇÃO CARDIOVASCULAR NÃO CORONARIANA

O emprego da tomografia computadorizada na avaliação das doenças cardiovasculares encontra na exclusão da doença arterial coronariana a sua principal indicação. Entretanto, a avaliação anatômica de outras estruturas além das artérias coronárias tem na tomografia computadorizada um excelente recurso diagnóstico.

As doenças de aorta e seus principais subramos, pesquisa de tromboembolismo pulmonar, avaliação de massas cardíacas e doenças valvares são os principais exemplos do emprego da TC na avaliação da doença cardiovascular. Adicionalmente, esse método vem ganhando força de evidência no planejamento cirúrgico do implante percutâneo de válvula aórtica. Todos esses aspectos serão abordados a seguir.

4.1 AVALIAÇÃO DA DOENÇA DE AORTA E RAMOS

Com o surgimento dos novos tomógrafos de múltiplos detectores, bem como o acoplamento eletrocardiográfico das aquisições tomográficas (evitando artefatos de movimento na raiz aórtica), muito se avançou na imagem da aorta e seus ramos. A TC permite uma avaliação global da estrutura da aorta, incluindo seu lúmen, sua parede e estruturas periaórticas. Tais características são fundamentais no diagnóstico das diferentes patologias aórticas, descritas a seguir.

4.1.1 Aneurismas de aorta

O processo de degeneração da camada média da aorta, com ruptura e perda de suas fibras elásticas é o principal mecanismo envolvido na formação de aneurismas de aorta. Como essa patologia representa uma alteração assintomática e progressiva, o reconhecimento dos pacientes de alto risco para o seu desenvolvimento (hipertensos, tabagistas, portadores de doença pulmonar obstrutiva crônica e acometidos por síndromes genéticas específicas) deve se beneficiar de exame de *screening* para identificar os diâmetros da aorta, sendo a TC, juntamente com a ressonância magnética, os métodos de escolha para tal avaliação.[138] Devido à baixa variabilidade inter e intraobservadores, a TC é um excelente método para a avaliação dos diâmetros absolutos e a taxa de aumento dos diâmetros aórticos, fatores que, isoladamente ou em conjunto com outras variáveis clínicas, determinam o momento cirúrgico. A Figura 18.8 traz um exemplo de um aneurisma de aorta torácica descendente e o resultado da abordagem percutânea.

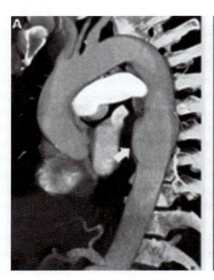
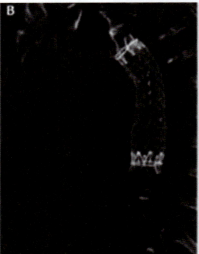
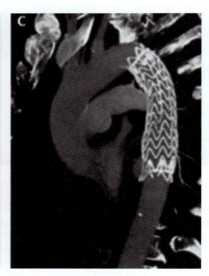

FIGURA 18.8 Aneurisma de aorta descendente e resultado de reparo percutâneo. (A) Presença de aneurisma restrito à porção descendente da aorta torácica (seta amarela). (B) Detalhamento da endoprótese; (C) Resultado final após implante de endoprótese em aorta descendente.

4.1.2 Síndromes aórticas agudas

Neste espectro estão incluídas a dissecção aórtica, as úlceras penetrantes aórticas e os hematomas intramurais aórticos, todos se configurando em uma emergência cuja abordagem, cirúrgica ou conservadora, deve ser imediata. A TC (ou, alternativamente, a ressonância magnética ou o ecocardiograma transtorácico) é recomendação classe I na elucidação diagnóstica do paciente com suspeita de uma síndrome aórtica aguda.[138] Um exemplo de dissecção de aorta torácica pela TC é demonstrado na Figura 18.9.

4.1.3 Doença aterosclerótica de aorta e ramos

Conforme mencionado anteriormente, além da capacidade de avaliação luminal, a TC fornece dados sobre a estrutura da parede da aorta e ramos, possibilitando a identificação da doença na parede do vaso. A presença de espessamento parietal, quantificação do grau de calcificação e presença de trombos murais são parte integrante da avaliação da doença aterosclerótica da aorta e seus ramos por meio da TC. Adicionalmente, a pesquisa de estenoses em ramos aórticos diretos (p. ex.: artérias carótidas,[139] renais[140] e mesentéricas[141]) é possível por meio da TC, com excelente acurácia.

4.2 AVALIAÇÃO DE VÁLVULAS CARDÍACAS

Embora o ecocardiograma transtorácico e ressonância magnética sejam métodos consagrados para a análise de válvulas cardíacas, a tomografia computadorizada vem ganhando espaço nesse tipo de avaliação, sobretudo por sua excelente resolução temporal e tempo de aquisição reduzido.[142] Entretanto, limitações relativas à necessidade do uso de contraste iodado e doses de radiação superiores às observadas em exames de angiotomografia de coronárias de rotina fazem desse método uma alternativa ao ecocardiograma e à ressonância magnética, na impossibilidade técnica de realização destes últimos.[143]

A avaliação de estenose aórtica pela TC apresenta dados robustos na estimativa da área valvar. Uma metanálise comparando áreas valvares pela TC com o ecocardiograma transtorácico demonstrou ótima correlação entre a áreas por ambos os métodos (r = 0,89), o que levou os autores a recomendarem o uso da TC para esse fim quando os resultados do ecocardiograma transtorácico forem inconclusivos.[144] Entretanto, os estudos dessa metanálise demonstraram que existe uma tendência de a área valvar medida pela TC ser superior aos valores derivados dos métodos hemodinâmicos empregados pelo ecocardiograma. Dados de outros estudos[145] demonstraram a mesma tendência e ratificaram a consistência do método na avaliação da estenose aórtica.

Recentemente, a TC surgiu como um método robusto no planejamento do implante percutâneo de próteses aórticas percutâneas por permitir uma avaliação conjunta de medidas do ânulo aórtico, das dimensões da aorta em toda a sua extensão e do grau de ateromatose, de tortuosidades e calibre das artérias periféricas, informações essenciais para a individualização do tipo de acesso e vias a serem utilizados no procedimento[146] (Figura 18.10). Comparativamente ao ecocardiograma transesofágico, a TC parece ser superior na escolha do tamanho de prótese aórtica por um melhor desempenho na predição de escape paravalvar.[147-149] Dessa forma, o uso da TC no planejamento do implante percutâneo de válvula aórtica é claramente recomendado de acordo com as diretrizes atuais.[146]

A avaliação da doença valvar mitral pela TC também é factível. Analogamente à avaliação da área valvar aórtica, a estimativa da área valvar mitral pela TC encontra-se superestimada quando comparada à área valvar calculada pelo ecocardiograma transtorácico; entretanto, ainda assim existe uma excelente correlação entre os métodos (r = 0,90, p < 0,001).[150] A TC demonstrou oferecer dados anatômicos muito importantes associados à doença valvar mitral[151] de forma a orientar o tratamento cirúrgico.[152]

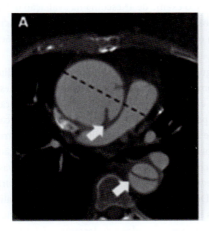 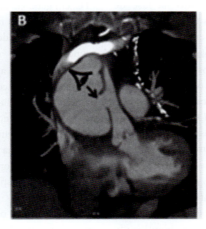 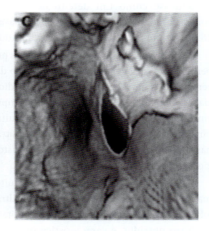

FIGURA 18.9 Dissecção aórtica torácica. (A) Presença de lâmina de dissecção em topografia de aorta ascendente com extensão à sua porção descendente (setas). A linha pontilhada define o plano de corte observado no painel (B), que identifica as luzes falsa e verdadeira. (C) Visão de observador posicionado na luz falsa [conforme painel (B)], evidencia a comunicação entre as luzes, representando o ponto inicial da dissecção em aorta ascendente.

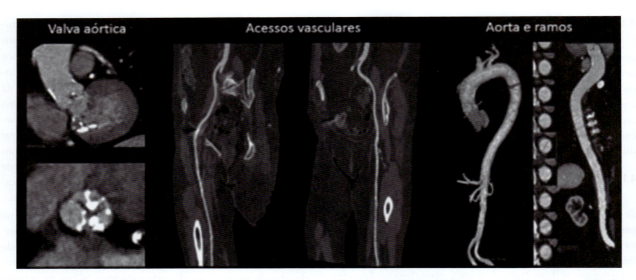

FIGURA 18.10 Planejamento de implante percutâneo de valva aórtica. A tomografia computadorizada permite, em uma única aquisição, a avaliação das dimensões do ânulo valvar aórtico, que define o tamanho da prótese a ser utilizada no procedimento. A avaliação da aorta torácica e abdominal é realizada no mesmo momento, evidenciando grau de aterosclerose, tortuosidades e excluindo a possibilidade de aneurismas e dissecções. Adicionalmente, a avaliação dos acessos vasculares para o implante percutâneo é imprescindível para a realização bem-sucedida da técnica, haja vista que o grau de aterosclerose periférica e os diâmetros luminais mínimos definem potenciais complicações vasculares pós-procedimento.

Embora a visualização e caracterização anatômica das válvulas cardíacas direitas sejam possíveis por meio da TC, são necessários mais estudos de validação e correlação com outros métodos complementares.[142]

4.3 AVALIAÇÃO DE MASSAS CARDÍACAS

O emprego da TC na avaliação de massas cardíacas é, via de regra, complementar e secundário à avaliação pela ressonância magnética. A massa intracardíaca mais comum é o trombo, cujas áreas de maior ocorrência são o apêndice atrial esquerdo ou proximidade de áreas discinéticas no ventrículo esquerdo,[153] manifestando-se como um defeito de enchimento na fase de contrastação arterial e persistente nas fases tardias. A Figura 18.11 traz um exemplo de trombo localizado em átrio direito.

As neoplasias benignas são observadas pela TC como massas bem definidas, sem evidências de invasão dos tecidos circunjacentes, vasos nutridores, derrame pericárdio ou metáteses associadas. O mixoma é a mais comum delas, tipicamente observado em átrio esquerdo e observado, com muita frequência, como uma massa pedunculada na fossa oval. Outras neoplasias benignas, embora menos comuns, são o fibroelastoma papilar, hemangiomas e paragangliomas.

Neoplasias cardíacas malignas são muito raras e acometem mais as câmaras direitas. Seu aspecto infiltrativo, com margens lobuladas e contornos mal definidos muitas vezes associadas a um vaso nutridor, é característica que pode ser identificada pela TC. Derrame pericárdio associado é frequente, sendo uma característica facilmente identificado pelo exame. Nesse sentido, as metáteses são as neoplasias cardíacas mais frequentes, com acometimento nodular quando atingem o miocárdio. Outros exemplos de massas cardíacas malignas incluem o linfoma primário do coração, angiomiossarcoma, rabdomiossarcoma e osteossarcoma.[154] Como a TC não oferece caracterização tecidual, a diferenciação da linhagem histológica desses tumores não é possível.

4.4 AVALIAÇÃO DE DOENÇA PERICÁRDICA

Embora a avaliação anatômica do pericárdio e a constatação de presença de derrame pericárdio sejam possíveis por meio da TC, em geral ela não é o exame de 1ª escolha na avaliação dessa estrutura, exceto nos casos de contraindicações à ressonância cardíaca ou quando o ecocardiograma não fornece informações conclusiva.[154]

A pericardite aguda cursa com espessamento do pericárdio, frequentemente acompanhado de derrame pericárdico. O espessamento pericárdio é facilmente observado pela TC; espessuras superiores a 4mm, principalmente acompanhadas de calcificações, são fortemente sugestivas de pericardite crônica e constrição pericárdica, na presença de sintomas clínicos. Nessa situação, outros achados concomitantes (dilatação atrial e de veias cavas, ventrículos de aspecto cônico, entre outros) contribuem para esse diagnóstico.[155] Derrames pericárdios são facilmente visualizados, sendo que os exsudatos apresentam atenuações superiores aos transudados, e são encontrados nos derrames secundários a neoplasias malignas, hemopericárdio ou conteúdo francamente infeccioso/purulento.[155]

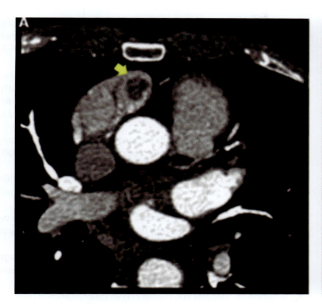 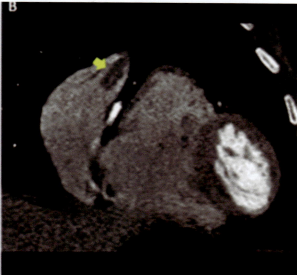

FIGURA 18.11 (A e B) Trombo em átrio direito (setas).

4.5 AVALIAÇÃO DE TROMBOEMBOLISMO PULMONAR

A angiografia pulmonar por TC tornou-se o padrão-ouro clínico para a avaliação da suspeita de tromboembolismo pulmonar graças ao surgimento dos tomógrafos de múltiplos detectores e ao recente advento dos tomógrafos com duas fontes de raios X. Por se tratar de um exame rápido, disponível, custo-efetivo e com altas sensibilidade e especificidade, é o método de escolha na pesquisa dessa patologia.[156] A Figura 18.12 traz uma imagem representativa de um tromboembolismo pulmonar localizado em artéria pulmonar.

Além da visualização direta do trombo, a TC permite a visualização da repercussão hemodinâmica e perfusional do evento trombótico, que tem implicação no prognóstico e no manejo clínico.

5 CONCLUSÃO

O escore de cálcio é uma medida não invasiva de detecção e quantificação de aterosclerose coronariana. Embora não determine graus de estenose coronariana, é uma ferramenta

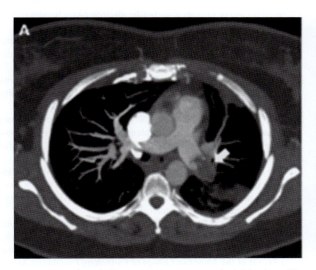 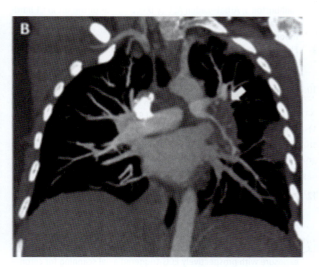

FIGURA 18.12 Tromboembolismo pulmonar. Presença de defeito de enchimento em artéria pulmonar esquerda (setas). Adicionalmente, observa-se diminuição da trama vascular para o pulmão esquerdo distalmente à obstrução.

robusta em termos de definição prognóstica. Em pacientes assintomáticos com risco intermediário definido pela estratificação de risco tradicional (p. ex.: escore de Framingham), o escore de cálcio pode oferecer um refinamento adicional do risco cardiovascular.

A angiografia coronariana por tomografia computadorizada é um método não invasivo para determinação da doença coronariana e quantificação de obstrução (estenose coronariana), com injeção de contraste iodado. É especialmente útil para pacientes com probabilidade baixa a intermediária de doença arterial coronariana obstrutiva em virtude de seu alto valor preditivo negativo (capacidade de excluir doença).

REFERÊNCIAS BIBLIOGRÁFICAS

1. Achenbach S, Kramer CM, Zoghbi WA et al: The year in coronary artery disease. JACC Cardiovasc Imaging 3:1065-77, 2010.
2. Mastouri R, Sawada SG, Mahenthiran J. Current noninvasive imaging techniques for detection of coronary artery disease. Expert Rev Cardiovasc Ther 8:77-91, 2010.
3. Hachamovitch R, Nutter B, Hlatky MA et al.: Patient management after noninvasive cardiac imaging results from SPARC (Study of myocardial perfusion and coronary anatomy imaging roles in coronary artery disease). J Am Coll Cardiol 59:462-74, 2012.
4. Jaarsma C, Leiner T, Bekkers SC et al. Diagnostic performance of noninvasive myocardial perfusion imaging using single-photon emission computed tomography, cardiac magnetic resonance, and positron emission tomography imaging for the detection of obstructive coronary artery disease: a meta-analysis. J Am Coll Cardiol 59:1719-28, 2012.
5. Dowsley T, Al-Mallah M, Ananthasubramaniam K et al. The role of noninvasive imaging in coronary artery disease detection, prognosis, and clinical decision making. Can J Cardiol 29:285-96, 2013.
6. Otero HJ, Steigner ML, Rybicki FJ. The "post-64" era of coronary CT angiography: understanding new technology from physical principles. Radiol Clin North Am 47:79-90, 2009.
7. Achenbach S, Kondo T. Technical advances in cardiac CT. Cardiol Clin 30:1-8, 2012.
8. Halliburton S, Arbab-Zadeh A, Dey D et al: State-of-the-art in CT hardware and scan modes for cardiovascular CT. J Cardiovasc Comput Tomogr 6:154-63, 2012.
9. Flohr TG, Raupach R, Bruder H. Cardiac CT: how much can temporal resolution, spatial resolution, and volume coverage be improved? J Cardiovasc Comput Tomogr 3:143-52, 2009.
10. Schnapauff D, Teige F, Hamm B et al. Comparison between the image quality of multisegment and halfscan reconstructions of non-invasive CT coronary angiography. Br J Radiol 82:969-75, 2009.
11. Bischoff B, Hein F, Meyer T et al. Comparison of sequential and helical scanning for radiation dose and image quality: results of the Prospective Multicenter Study on Radiation Dose Estimates of Cardiac CT Angiography (PROTECTION) I Study. AJR Am J Roentgenol 194:1495-9, 2010.
12. Neefjes LA, Dharampal AS, Rossi A et al. Image quality and radiation exposure using different low-dose scan protocols in dual-source CT coronary angiography: randomized study. Radiology 261:779-86, 2011.
13. Hausleiter J, Meyer TS, Martuscelli E et al. Image quality and radiation exposure with prospectively ECG-triggered axial scanning for coronary CT angiography: the multicenter, multivendor, randomized PROTECTION-III study. JACC Cardiovasc Imaging 5:484-93, 2012.
14. Kim HY, Lee JW, Hong YJ et al. Dual-source coronary CT angiography in patients with high heart rates using a prospectively ECG-triggered axial mode at end-systole. Int J Cardiovasc Imaging 28 Suppl 2:101-7, 2012.
15. Menke J, Unterberg-Buchwald C, Staab W et al. Head-to-head comparison of prospectively triggered vs retrospectively gated coronary computed tomography angiography: Meta-analysis of diagnostic accuracy, image quality, and radiation dose. Am Heart J 165:154-63 e3, 2013.
16. Johnson PT, Fishman EK. Postprocessing techniques for cardiac computed tomographic angiography. Radiol Clin North Am 48:687-700, 2010
17. Bittencourt MS, Schmidt B, Seltmann M et al. Iterative reconstruction in image space (IRIS) in cardiac computed tomography: initial experience. Int J Cardiovasc Imaging 27:1081-7, 2011.
18. Renker M, Ramachandra A, Schoepf UJ et al. Iterative image reconstruction techniques: applications for cardiac CT. J Cardiovasc Comput Tomogr 5:225-30, 2011.
19. Stolzmann P, Goetti RP, Maurovich-Horvat P et al. Predictors of image quality in high-pitch coronary CT angiography. AJR Am J Roentgenol 197:851-8, 2011.
20. Agatston AS, Janowitz WR, Hildner FJ et al. Quantification of coronary artery calcium using ultrafast computed tomography. J Am Coll Cardiol 15:827-32, 1990.
21. Simons DB, Schwartz RS, Edwards WD et al. Noninvasive definition of anatomic coronary artery disease by ultrafast computed tomographic scanning: a quantitative pathologic comparison study. J Am Coll Cardiol 20:1118-26, 1992.
22. Hoff JA, Daviglus ML, Chomka EV et al. Conventional coronary artery disease risk factors and coronary artery calcium detected by electron beam tomography in 30,908 healthy individuals. Ann Epidemiol 13:163-9, 2003.
23. Wong ND, Kouwabunpat D, Vo AN et al. Coronary calcium and atherosclerosis by ultrafast computed tomography in asymptomatic men and women: relation to age and risk factors. Am Heart J 127:422-30, 1994.
24. Guerci AD, Spadaro LA, Goodman KJ et al. Comparison of electron beam computed tomography scanning and conventional risk factor assessment for the prediction of angiographic coronary artery disease. J Am Coll Cardiol 32:673-9, 1998.
25. Hoff JA, Chomka EV, Krainik AJ et al. Age and gender distributions of coronary artery calcium detected by electron beam tomography in 35,246 adults. Am J Cardiol 87:1335-9, 2001.
26. Rumberger JA, Kaufman L. A rosetta stone for coronary calcium risk stratification: agatston, volume, and mass scores in 11,490 individuals. AJR Am J Roentgenol 181:743-8, 2003.
27. Shaw LJ, Raggi P, Schisterman E et al. Prognostic value of cardiac risk factors and coronary artery calcium screening for all-cause mortality. Radiology 228:826-33, 2003.
28. Arad Y, Goodman KJ, Roth M et al. Coronary calcification, coronary disease risk factors, C-reactive protein, and atherosclerotic cardiovascular disease events: the St. Francis Heart Study. J Am Coll Cardiol 46:158-65, 2005.
29. Goff DC, Jr., Lloyd-Jones DM, Bennett G et al. 2013 ACC/AHA Guideline on the Assessment of Cardiovascular Risk: a Report of the American College of Cardiology/American Heart Association Task Force on Practice Guidelines. J Am Coll Cardiol, 2013
30. Wolk MJ, Bailey SR, Doherty JU et al. ACCF/AHA/ASE/ASNC/HFSA/HRS/SCAI/SCCT/SCMR/STS 2013 Multimodality Appropriate Use Criteria for the Detection and Risk Assessment of Stable Ischemic Heart Disease: a Report of the American College of Cardiology Foundation Appropriate Use Criteria Task Force, American Heart Association, American Society of Echocardiography, American Society of Nuclear Cardiology,

Heart Failure Society of America, Heart Rhythm Society, Society for Cardiovascular Angiography and Interventions, Society of Cardiovascular Computed Tomography, Society for Cardiovascular Magnetic Resonance, and Society of Thoracic Surgeons. J Am Coll Cardiol 63:380-406, 2014.
31. Nasir K, Santos RD, Tufail K et al. High-normal fasting blood glucose in non-diabetic range is associated with increased coronary artery calcium burden in asymptomatic men. Atherosclerosis 195:e155-60, 2007.
32. Raggi P, Shaw LJ, Berman DS, et al. Prognostic value of coronary artery calcium screening in subjects with and without diabetes. J Am Coll Cardiol 43:1663-9, 2004.
33. Wong ND, Nelson JC, Granston T et al. Metabolic syndrome, diabetes, and incidence and progression of coronary calcium: the Multiethnic Study of Atherosclerosis study. JACC Cardiovasc Imaging 5:358-66, 2012.
34. Rosario MA, Lima JJ, Parga JR et al. [Coronary calcium score as predictor of stenosis and events in pretransplant renal chronic failure]. Arq Bras Cardiol 94:236-43, 252-60, 239-47, 2010.
35. Oudkerk M, Stillman AE, Halliburton SS et al. Coronary artery calcium screening: current status and recommendations from the European Society of Cardiac Radiology and North American Society for Cardiovascular Imaging. Eur Radiol 18:2785-807, 2008.
36. Budoff MJ, Gul KM. Expert review on coronary calcium. Vasc Health Risk Manag 4:315-24, 2008.
37. Folsom AR, Kronmal RA, Detrano RC et al. Coronary artery calcification compared with carotid intima-media thickness in the prediction of cardiovascular disease incidence: the Multi-Ethnic Study of Atherosclerosis (MESA). Arch Intern Med 168:1333-9, 2008.
38. Akram K, Voros S: Absolute coronary artery calcium scores are superior to MESA percentile rank in predicting obstructive coronary artery disease. Int J Cardiovasc Imaging 24:743-9, 2008.
39. Budoff MJ, Nasir K, McClelland RL et al. Coronary calcium predicts events better with absolute calcium scores than age-sex-race/ethnicity percentiles: MESA (Multi-Ethnic Study of Atherosclerosis). J Am Coll Cardiol 53:345-52, 2009.
40. I Diretriz de Ressonância e Tomografia Cardiovascular da Sociedade Brasileira de Cardiologia: sumário executivo. Arquivos Brasileiros de Cardiologia 87:e48-e59, 2006.
41. Greenland P, Bonow RO, Brundage BH et al. ACCF/AHA 2007 clinical expert consensus document on coronary artery calcium scoring by computed tomography in global cardiovascular risk assessment and in evaluation of patients with chest pain: a report of the American College of Cardiology Foundation Clinical Expert Consensus Task Force (ACCF/AHA Writing Committee to Update the 2000 Expert Consensus Document on Electron Beam Computed Tomography). Circulation 115:402-26, 2007.
42. Perrone-Filardi P, Achenbach S, Mohlenkamp S et al. Cardiac computed tomography and myocardial perfusion scintigraphy for risk stratification in asymptomatic individuals without known cardiovascular disease: a position statement of the Working Group on Nuclear Cardiology and Cardiac CT of the European Society of Cardiology. Eur Heart J 32:1986-93, 1993a, 1993b, 2011.
43. Esteves FP, Khan A, Correia LC et al. Absent coronary artery calcium excludes inducible myocardial ischemia on computed tomography/positron emission tomography. Int J Cardiol 147:424-7, 2011.
44. Bybee KA, Lee J, Markiewicz R et al. Diagnostic and clinical benefit of combined coronary calcium and perfusion assessment in patients undergoing PET/CT myocardial perfusion stress imaging. J Nucl Cardiol 17:188-96, 2010.
45. Becker A, Leber A, White CW et al. Multislice computed tomography for determination of coronary artery disease in a symptomatic patient population. Int J Cardiovasc Imaging 23:361-7, 2007.

46. Cho I, Suh JW, Chang HJ et al. Prevalence and prognostic implication of non-calcified plaque in asymptomatic population with coronary artery calcium score of zero. Korean Circ J 43:154-60, 2013.
47. Min JK, Lin FY, Gidseg DS et al. Determinants of coronary calcium conversion among patients with a normal coronary calcium scan: what is the "warranty period" for remaining normal? J Am Coll Cardiol 55:1110-7, 2010.
48. Sosnowski M, Pysz P, Szymanski L et al. Negative calcium score and the presence of obstructive coronary lesions in patients with intermediate CAD probability. Int J Cardiol 148:e16-8, 2011.
49. Cademartiri F, Maffei E, Palumbo A et al. Diagnostic accuracy of computed tomography coronary angiography in patients with a zero calcium score. Eur Radiol 20:81-7, 2010.
50. Gottlieb I, Miller JM, Arbab-Zadeh A et al. The absence of coronary calcification does not exclude obstructive coronary artery disease or the need for revascularization in patients referred for conventional coronary angiography. J Am Coll Cardiol 55:627-34, 2010.
51. Truong Q, Kallianos K, Cannon C. Coronary artery disease. Calcium score of zero: not a gatekeeper to rule out coronary artery disease. Rev Cardiovasc Med 11:271-3, 2010.
52. Yoon YE, Chang SA, Choi SI et al. The absence of coronary artery calcification does not rule out the presence of significant coronary artery disease in Asian patients with acute chest pain. Int J Cardiovasc Imaging 28:389-98, 2012.
53. Akram K, O'Donnell RE, King S et al. Influence of symptomatic status on the prevalence of obstructive coronary artery disease in patients with zero calcium score. Atherosclerosis 203:533-7, 2009.
54. Al-Mallah MH, Qureshi W, Lin FY et al. Does coronary CT angiography improve risk stratification over coronary calcium scoring in symptomatic patients with suspected coronary artery disease? Results from the prospective multicenter international CONFIRM registry. Eur Heart J Cardiovasc Imaging, 2013.
55. de Carvalho MS, de Araujo Goncalves P, Garcia-Garcia HM et al. Prevalence and predictors of coronary artery disease in patients with a calcium score of zero. Int J Cardiovasc Imaging 29:1839-46, 2013.
56. Kim YJ, Hur J, Lee HJ et al. Meaning of zero coronary calcium score in symptomatic patients referred for coronary computed tomographic angiography. Eur Heart J Cardiovasc Imaging 13:776-85, 2012.
57. Bamberg F, Sommer WH, Hoffmann V et al. Meta-analysis and systematic review of the long-term predictive value of assessment of coronary atherosclerosis by contrast-enhanced coronary computed tomography angiography. J Am Coll Cardiol 57:2426-36, 2011.
58. Chang AM, Le J, Matsuura AC et al. Does coronary artery calcium scoring add to the predictive value of coronary computed tomography angiography for adverse cardiovascular events in low-risk chest pain patients? Acad Emerg Med 18:1065-71, 2011.
59. Dedic A, Ten Kate GJ, Neefjes LA et al. Coronary CT angiography outperforms calcium imaging in the triage of acute coronary syndrome. Int J Cardiol 167:1597-602, 2013.
60. Kwon SW, Kim YJ, Shim J et al. Coronary artery calcium scoring does not add prognostic value to standard 64-section CT angiography protocol in low-risk patients suspected of having coronary artery disease. Radiology 259:92-9, 2011.
61. Nance JW, Jr., Schlett CL, Schoepf UJ et al. Incremental prognostic value of different components of coronary atherosclerotic plaque at cardiac CT angiography beyond coronary calcification in patients with acute chest pain. Radiology 264:679-90, 2012.
62. Villines TC, Hulten EA, Shaw LJ et al. Prevalence and severity of coronary artery disease and adverse events among symptomatic patients with coronary artery calcification scores of zero undergoing coronary computed tomography angiography: results from the CONFIRM (Coronary CT Angiography Evaluation for Clinical Outcomes: an international multicenter registry). J Am Coll Cardiol 58:2533-40, 2011.

63. Glodny B, Helmel B, Trieb T et al. A method for calcium quantification by means of CT coronary angiography using 64-multidetector CT: very high correlation with Agatston and volume scores. Eur Radiol 19:1661-8, 2009.
64. Khan R, Rawal S, Eisenberg MJ. Transitioning from 16-slice to 64-slice multidetector computed tomography for the assessment of coronary artery disease: are we really making progress? Can J Cardiol 25:533-42, 2009.
65. Sahiner L, Canpolat U, Aytemir K et al. Diagnostic accuracy of 16- versus 64-slice multidetector computed tomography angiography in the evaluation of coronary artery bypass grafts: a comparative study. Interact Cardiovasc Thorac Surg 15:847-53, 2012.
66. Pontone G, Andreini D, Bartorelli AL et al. Radiation dose and diagnostic accuracy of multidetector computed tomography for the detection of significant coronary artery stenoses: a meta-analysis. Int J Cardiol 160:155-64, 2012.
67. Hausleiter J, Meyer T, Hermann F et al. Estimated radiation dose associated with cardiac CT angiography. JAMA 301:500-7, 2009.
68. Rixe J, Conradi G, Rolf A et al. Radiation dose exposure of computed tomography coronary angiography: comparison of dual-source, 16-slice and 64-slice CT. Heart 95:1337-42, 2009.
69. Raff GL. Radiation dose from coronary CT angiography: five years of progress. J Cardiovasc Comput Tomogr 4:365-74, 2010.
70. Xu L, Zhang Z. Coronary CT angiography with low radiation dose. Int J Cardiovasc Imaging 26 Suppl 1:17-25, 2010.
71. Kim JS, Choo KS, Jeong DW et al. Step-and-shoot prospectively ECG-gated vs. retrospectively ECG-gated with tube current modulation coronary CT angiography using 128-slice MDCT patients with chest pain: diagnostic performance and radiation dose. Acta Radiol 52:860-5, 2011.
72. Sabarudin A, Sun Z, Ng KH. A systematic review of radiation dose associated with different generations of multidetector CT coronary angiography. J Med Imaging Radiat Oncol 56:5-17, 2012.
73. American College of Radiology. Manual of Contrast Media. v9, 2013
74. Abbara S, Arbab-Zadeh A, Callister TQ et al. SCCT guidelines for performance of coronary computed tomographic angiography: a report of the Society of Cardiovascular Computed Tomography Guidelines Committee. J Cardiovasc Comput Tomogr 3:190-204, 2009.
75. Taylor CM, Blum A, Abbara S. Patient preparation and scanning techniques. Radiol Clin North Am 48:675-86, 2010.
76. Khan M, Cummings KW, Gutierrez FR, et al. Contraindications and side effects of commonly used medications in coronary CT angiography. Int J Cardiovasc Imaging 27:441-9, 2011.
77. Sabarudin A, Sun Z. Beta-blocker administration protocol for prospectively ECG-triggered coronary CT angiography. World J Cardiol 5:453-458, 2013.
78. Earls JP, Leipsic J. Cardiac computed tomography technology and dose-reduction strategies. Radiol Clin North Am 48:657-74, 2010.
79. Mahabadi AA, Achenbach S, Burgstahler C et al. Safety, efficacy, and indications of beta-adrenergic receptor blockade to reduce heart rate prior to coronary CT angiography. Radiology 257:614-23, 2010.
80. Fujimoto S, Matsutani H, Kondo T et al. Image quality and radiation dose stratified by patient heart rate for coronary 64- and 320-MDCT angiography. AJR Am J Roentgenol 200:765-70, 2013.
81. Budoff MJ, Dowe D, Jollis JG, et al. Diagnostic performance of 64-multidetector row coronary computed tomographic angiography for evaluation of coronary artery stenosis in individuals without known coronary artery disease: results from the prospective multicenter ACCURACY (Assessment by Coronary Computed Tomographic Angiography of Individuals Undergoing Invasive Coronary Angiography) trial. J Am Coll Cardiol 52:1724-32, 2008.
82. Dewey M, Zimmermann E, Deissenrieder F et al. Noninvasive coronary angiography by 320-row computed tomography with lower radiation exposure and maintained diagnostic accuracy: comparison of results with cardiac catheterization in a head-to-head pilot investigation. Circulation 120:867-75, 2009.
83. Gopalakrishnan P, Wilson GT, Tak T. Accuracy of multislice computed tomography coronary angiography: a pooled estimate. Cardiol Rev 16:189-96, 2008.
84. Meijboom WB, Meijs MF, Schuijf JD et al. Diagnostic accuracy of 64-slice computed tomography coronary angiography: a prospective, multicenter, multivendor study. J Am Coll Cardiol 52:2135-44, 2008.
85. Miller JM, Rochitte CE, Dewey M, et al. Diagnostic performance of coronary angiography by 64-row CT. N Engl J Med 359:2324-36, 2008.
86. Mowatt G, Cook JA, Hillis GS et al. 64-Slice computed tomography angiography in the diagnosis and assessment of coronary artery disease: systematic review and meta-analysis. Heart 94:1386-93, 2008.
87. Pelliccia F, Pasceri V, Evangelista A et al. Diagnostic accuracy of 320-row computed tomography as compared with invasive coronary angiography in unselected, consecutive patients with suspected coronary artery disease. Int J Cardiovasc Imaging 29:443-52, 2013.
88. Stein PD, Yaekoub AY, Matta F et al. 64-slice CT for diagnosis of coronary artery disease: a systematic review. Am J Med 121:715-25, 2008.
89. Sun Z, Jiang W. Diagnostic value of multislice computed tomography angiography in coronary artery disease: a meta-analysis. Eur J Radiol 60:279-86, 2006.
90. Rocha-Filho JA, Blankstein R, Shturman LD et al. Incremental value of adenosine-induced stress myocardial perfusion imaging with dual-source CT at cardiac CT angiography. Radiology 254:410-9, 2010.
91. Magalhaes TA, Cury RC, Pereira AC et al. Additional value of dipyridamole stress myocardial perfusion by 64-row computed tomography in patients with coronary stents. J Cardiovasc Comput Tomogr 5:449-58, 2011.
92. Rief M, Zimmermann E, Stenzel F et al. Computed tomography angiography and myocardial computed tomography perfusion in patients with coronary stents: prospective intraindividual comparison with conventional coronary angiography. J Am Coll Cardiol 62:1476-85, 2013.
93. Goldstein JA, Chinnaiyan KM, Abidov A et al. The CT-STAT (Coronary Computed Tomographic Angiography for Systematic Triage of Acute Chest Pain Patients to Treatment) trial. J Am Coll Cardiol 58:1414-22, 2011.
94. Hoffmann U, Truong QA, Schoenfeld DA et al. Coronary CT angiography versus standard evaluation in acute chest pain. N Engl J Med 367:299-308, 2012.
95. Litt HI, Gatsonis C, Snyder B et al. CT angiography for safe discharge of patients with possible acute coronary syndromes. N Engl J Med 366:1393-403, 2012.
96. Samad Z, Hakeem A, Mahmood SS et al. A meta-analysis and systematic review of computed tomography angiography as a diagnostic triage tool for patients with chest pain presenting to the emergency department. J Nucl Cardiol 19:364-76, 2012.
97. Taylor AJ, Cerqueira M, Hodgson JM et al. ACCF/SCCT/ACR/AHA/ASE/ASNC/NASCI/SCAI/SCMR 2010 Appropriate Use Criteria for Cardiac Computed Tomography. A Report of the American College of Cardiology Foundation Appropriate Use Criteria Task Force, the Society of Cardiovascular Computed Tomography, the American College of Radiology, the American Heart Association, the American Society of Echocardiography, the American Society of Nuclear Cardiology, the North American Society for Cardiovascular Imaging, the Society for Cardiovascular Angiography and Interventions, and the Society for Cardiovascular Magnetic Resonance. J Cardiovasc Comput Tomogr 4:407 e1-33, 2010.
98. Jin KN, Chun EJ, Lee CH et al. Subclinical coronary atherosclerosis in young adults: prevalence, characteristics, predictors with coronary

computed tomography angiography. Int J Cardiovasc Imaging 28 Suppl 2:93-100, 2012.
99. Kamimura M, Moroi M, Isobe M et al. Role of coronary CT angiography in asymptomatic patients with type 2 diabetes mellitus. Int Heart J 53:23-8, 2012
100. Yoo DH, Chun EJ, Choi SI, et al: Significance of noncalcified coronary plaque in asymptomatic subjects with low coronary artery calcium score: assessment with coronary computed tomography angiography. Int J Cardiovasc Imaging 27 Suppl 1:27-35, 2011.
101. Fujimoto S, Kondo T, Kodama T et al. Coronary computed tomography angiography-based coronary risk stratification in subjects presenting with no or atypical symptoms. Circ J 76:2419-25, 2012.
102. Aldrovandi A, Maffei E, Palumbo A et al. Prognostic value of computed tomography coronary angiography in patients with suspected coronary artery disease: a 24-month follow-up study. Eur Radiol 19:1653-60, 2009.
103. Carrigan TP, Nair D, Schoenhagen P et al. Prognostic utility of 64-slice computed tomography in patients with suspected but no documented coronary artery disease. Eur Heart J 30:362-71, 2009.
104. van Werkhoven JM, Schuijf JD, Gaemperli O et al. Prognostic value of multislice computed tomography and gated single-photon emission computed tomography in patients with suspected coronary artery disease. J Am Coll Cardiol 53:623-32, 2009.
105. Min JK, Dunning A, Lin FY et al. Age- and sex-related differences in all-cause mortality risk based on coronary computed tomography angiography findings results from the International Multicenter CONFIRM (Coronary CT Angiography Evaluation for Clinical Outcomes: An International Multicenter Registry) of 23,854 patients without known coronary artery disease. J Am Coll Cardiol 58:849-60, 2011.
106. Arbab-Zadeh A, Miller JM, Rochitte CE et al. Diagnostic accuracy of computed tomography coronary angiography according to pre-test probability of coronary artery disease and severity of coronary arterial calcification. The CORE-64 (Coronary Artery Evaluation Using 64-Row Multidetector Computed Tomography Angiography) International Multicenter Study. J Am Coll Cardiol 59:379-87, 2012.
107. Carrabba N, Schuijf JD, de Graaf FR et al. Diagnostic accuracy of 64-slice computed tomography coronary angiography for the detection of in-stent restenosis: a meta-analysis. J Nucl Cardiol 17:470-8, 2010.
108. de Graaf FR, Schuijf JD, van Velzen JE et al. Diagnostic accuracy of 320-row multidetector computed tomography coronary angiography to noninvasively assess in-stent restenosis. Invest Radiol 45:331-40, 2010.
109. Sun Z, Almutairi AM: Diagnostic accuracy of 64 multislice CT angiography in the assessment of coronary in-stent restenosis: a meta-analysis. Eur J Radiol 73:266-73, 2010.
110. Schlosser T, Konorza T, Hunold P et al. Noninvasive visualization of coronary artery bypass grafts using 16-detector row computed tomography. J Am Coll Cardiol 44:1224-9, 2004.
111. Meyer TS, Martinoff S, Hadamitzky M et al. Improved noninvasive assessment of coronary artery bypass grafts with 64-slice computed tomographic angiography in an unselected patient population. J Am Coll Cardiol 49:946-50, 2007.
112. Anand DV, Lim E, Lipkin D et al. Evaluation of graft patency by computed tomographic angiography in symptom-free post-coronary artery bypass surgery patients. J Nucl Cardiol 15:201-8, 2008.
113. Achenbach S, Moselewski F, Ropers D et al. Detection of calcified and noncalcified coronary atherosclerotic plaque by contrast-enhanced, submillimeter multidetector spiral computed tomography: a segment-based comparison with intravascular ultrasound. Circulation 109:14-7, 2004.
114. Leber AW, Knez A, von Ziegler F et al. Quantification of obstructive and nonobstructive coronary lesions by 64-slice computed tomography: a comparative study with quantitative coronary angiography and intravascular ultrasound. J Am Coll Cardiol 46:147-54, 2005.
115. Moselewski F, Ropers D, Pohle K et al. Comparison of measurement of cross-sectional coronary atherosclerotic plaque and vessel areas by 16-slice multidetector computed tomography versus intravascular ultrasound. Am J Cardiol 94:1294-7, 2004.
116. Sun J, Zhang Z, Lu B et al. Identification and quantification of coronary atherosclerotic plaques: a comparison of 64-MDCT and intravascular ultrasound. AJR Am J Roentgenol 190:748-54, 2008.
117. Gao D, Ning N, Guo Y et al. Computed tomography for detecting coronary artery plaques: a meta-analysis. Atherosclerosis 219:603-9, 2011.
118. Leber AW, Knez A, Becker A et al. Accuracy of multidetector spiral computed tomography in identifying and differentiating the composition of coronary atherosclerotic plaques: a comparative study with intracoronary ultrasound. J Am Coll Cardiol 43:1241-7, 2004.
119. Obaid DR, Calvert PA, Gopalan D et al. Atherosclerotic plaque composition and classification identified by coronary computed tomography: assessment of computed tomography-generated plaque maps compared with virtual histology intravascular ultrasound and histology. Circ Cardiovasc Imaging 6:655-64, 2013.
120. Motoyama S, Sarai M, Harigaya H. et al. Computed tomographic angiography characteristics of atherosclerotic plaques subsequently resulting in acute coronary syndrome. J Am Coll Cardiol 54:49-57, 2009.
121. Andreini D, Pontone G, Pepi M et al. Diagnostic accuracy of multidetector computed tomography coronary angiography in patients with dilated cardiomyopathy. J Am Coll Cardiol 49:2044-50, 2007.
122. Sheth T, Butler C, Chow B et al. The coronary CT angiography vision protocol: a prospective observational imaging cohort study in patients undergoing non-cardiac surgery. BMJ Open 2, 2012.
123. Stagnaro N, Della Latta D, Chiappino D. Diagnostic accuracy of MDCT coronary angiography in patients referred for heart valve surgery. Radiol Med 114:728-42, 2009.
124. Madder RD, Raff GL, Hickman L et al. Comparative diagnostic yield and 3-month outcomes of "triple rule-out" and standard protocol coronary CT angiography in the evaluation of acute chest pain. J Cardiovasc Comput Tomogr 5:165-71, 2011.
125. Schertler T, Frauenfelder T, Stolzmann P et al. Triple rule-out CT in patients with suspicion of acute pulmonary embolism: findings and accuracy. Acad Radiol 16:708-17, 2009.
126. Blankstein R, Shturman LD, Rogers IS et al. Adenosine-induced stress myocardial perfusion imaging using dual-source cardiac computed tomography. J Am Coll Cardiol 54:1072-84, 2009.
127. Cury RC, Magalhaes TA, Borges AC et al. Dipyridamole stress and rest myocardial perfusion by 64-detector row computed tomography in patients with suspected coronary artery disease. Am J Cardiol 106:310-5, 2010.
128. George RT, Arbab-Zadeh A, Cerci RJ et al. Diagnostic performance of combined noninvasive coronary angiography and myocardial perfusion imaging using 320-MDCT: the CT angiography and perfusion methods of the CORE320 multicenter multinational diagnostic study. AJR Am J Roentgenol 197:829-37, 2011.
129. Nasis A, Ko BS, Leung MC et al. Diagnostic accuracy of combined coronary angiography and adenosine stress myocardial perfusion imaging using 320-detector computed tomography: pilot study. Eur Radiol 23:1812-21, 2013.
130. Rochitte CE, George RT, Chen MY et al. Computed tomography angiography and perfusion to assess coronary artery stenosis causing perfusion defects by single photon emission computed tomography: the CORE320 study. Eur Heart J, 2013.
131. Taylor CA, Fonte TA, Min JK. Computational fluid dynamics applied to cardiac computed tomography for noninvasive quantification of frac-

tional flow reserve: scientific basis. J Am Coll Cardiol 61:2233-41, 2013.
132. Koo BK, Erglis A, Doh JH, et al. Diagnosis of ischemia-causing coronary stenoses by noninvasive fractional flow reserve computed from coronary computed tomographic angiograms. Results from the prospective multicenter DISCOVER-FLOW (Diagnosis of Ischemia-Causing Stenoses Obtained Via Noninvasive Fractional Flow Reserve) study. J Am Coll Cardiol 58:1989-97, 2011.
133. Min JK, Leipsic J, Pencina MJ et al. Diagnostic accuracy of fractional flow reserve from anatomic CT angiography. JAMA 308:1237-45, 2012.
134. Steigner ML, Mitsouras D, Whitmore AG et al. Iodinated contrast opacification gradients in normal coronary arteries imaged with prospectively ECG-gated single heart beat 320-detector row computed tomography. Circ Cardiovasc Imaging 3:179-86, 2010.
135. Chow BJ, Kass M, Gagne O et al. Can differences in corrected coronary opacification measured with computed tomography predict resting coronary artery flow? J Am Coll Cardiol 57:1280-8, 2011.
136. Choi JH, Min JK, Labounty TM et al. Intracoronary transluminal attenuation gradient in coronary CT angiography for determining coronary artery stenosis. JACC Cardiovasc Imaging 4:1149-57, 2011.
137. Wong DT, Ko BS, Cameron JD et al. Transluminal attenuation gradient in coronary computed tomography angiography is a novel noninvasive approach to the identification of functionally significant coronary artery stenosis: a comparison with fractional flow reserve. J Am Coll Cardiol 61:1271-9, 2013.
138. Hiratzka LF, Bakris GL, Beckman JA et al. 2010 ACCF/AHA/AATS/ACR/ASA/SCA/SCAI/SIR/STS/SVM guidelines for the diagnosis and management of patients with Thoracic Aortic Disease: a report of the American College of Cardiology Foundation/American Heart Association Task Force on Practice Guidelines, American Association for Thoracic Surgery, American College of Radiology, American Stroke Association, Society of Cardiovascular Anesthesiologists, Society for Cardiovascular Angiography and Interventions, Society of Interventional Radiology, Society of Thoracic Surgeons, and Society for Vascular Medicine. Circulation 121:e266-369, 2010.
139. Anzidei M, Napoli A, Zaccagna F et al. Diagnostic accuracy of colour Doppler ultrasonography, CT angiography and blood-pool-enhanced MR angiography in assessing carotid stenosis: a comparative study with DSA in 170 patients. Radiol Med 117:54-71, 2012.
140. Tuna IS, Tatli S. Contrast-enhanced CT and MR imaging of renal vessels. Abdom Imaging, 2014.
141. Zeller T, Rastan A, Sixt S. Chronic atherosclerotic mesenteric ischemia (CMI). Vasc Med 15:333-8, 2010.
142. Buttan AK, Yang EH, Budoff MJ et al. Evaluation of valvular disease by cardiac computed tomography assessment. J Cardiovasc Comput Tomogr 6:381-92, 2012.
143. Gaztanaga J, Pizarro G, Sanz J. Evaluation of cardiac valves using multidetector CT. Cardiol Clin 27:633-44, 2009.
144. Shah RG, Novaro GM, Blandon RJ et al. Aortic valve area: meta-analysis of diagnostic performance of multi-detector computed tomography for aortic valve area measurements as compared to transthoracic echocardiography. Int J Cardiovasc Imaging 25:601-9, 2009.
145. Abdulla J, Sivertsen J, Kofoed KF et al. Evaluation of aortic valve stenosis by cardiac multislice computed tomography compared with echocardiography: a systematic review and meta-analysis. J Heart Valve Dis 18:634-43, 2009.
146. Achenbach S, Delgado V, Hausleiter J et al. SCCT expert consensus document on computed tomography imaging before transcatheter aortic valve implantation (TAVI)/transcatheter aortic valve replacement (TAVR). J Cardiovasc Comput Tomogr 6:366-80, 2012.
147. Jilaihawi H, Kashif M, Fontana G et al. Cross-sectional computed tomographic assessment improves accuracy of aortic annular sizing for transcatheter aortic valve replacement and reduces the incidence of paravalvular aortic regurgitation. J Am Coll Cardiol 59:1275-86, 2012.
148. Schultz CJ, Tzikas A, Moelker A et al. Correlates on MSCT of paravalvular aortic regurgitation after transcatheter aortic valve implantation using the Medtronic CoreValve prosthesis. Catheter Cardiovasc Interv 78:446-55, 2011.
149. Smith CR, Leon MB, Mack MJ et al. Transcatheter versus surgical aortic-valve replacement in high-risk patients. N Engl J Med 364:2187-98, 2011.
150. Lembcke A, Durmus T, Westermann Y et al. Assessment of mitral valve stenosis by helical MDCT: comparison with transthoracic doppler echocardiography and cardiac catheterization. AJR Am J Roentgenol 197:614-22, 2011.
151. Delgado V, Tops LF, Schuijf JD et al. Assessment of mitral valve anatomy and geometry with multislice computed tomography. JACC Cardiovasc Imaging 2:556-65, 2009.
152. Kim K, Kaji S, An Y et al. Mechanism of asymmetric leaflet tethering in ischemic mitral regurgitation: 3D analysis with multislice CT. JACC Cardiovasc Imaging 5:230-2, 2012.
153. Kim DH, Choi SI, Choi JA et al. Various findings of cardiac thrombi on MDCT and MRI. J Comput Assist Tomogr 30:572-7, 2006.
154. Rajiah P. Pictorial essay: non-coronary applications of cardiac CT. Indian J Radiol Imaging 22:40-6, 2012.
155. Desai MY: Cardiac CT beyond coronary angiography: current and emerging non-coronary cardiac applications. Heart 97:417-24, 2011.
156. Henzler T, Barraza JM, Jr., Nance JW, Jr. et al. CT imaging of acute pulmonary embolism. J Cardiovasc Comput Tomogr 5:3-11, 2011.
157. Magalhães TA et al. Additional value of dipyridamole stress myocardial perfusion by 64-row computed tomography in patients with coronary stents. J Cardiovasc Comput Tomogr 5:449-58, 2011.

Ressonância Magnética Cardíaca 19

Clerio Francisco de Azevedo Filho
Carlos Eduardo Rochitte
João Augusto Costa Lima

1. Introdução
2. Técnica
   2.1 Princípios físicos
   2.2 Sequência de pulsos
      2.2.1 Spin-Eco rápido
      2.2.2 Cine-ressonância
      2.2.3 *Myocardial tagging*
      2.2.4 Perfusão miocárdica
      2.2.5 Realce tardio miocárdico
      2.2.6 Técnica de mapeamento T1 e T2
      2.2.7 Angiorressonância
      2.2.8 Mapeamento de fluxo por contraste de fase
      2.2.9 Espectroscopia
   2.3 Meios de contraste
   2.4 Contraindicações
3. Aplicações clínicas
   3.1 Volumes, massa e função ventriculares
   3.2 Doença aterosclerótica coronariana
      3.2.1 Infarto agudo do miocárdio
      3.2.2 Viabilidade miocárdica
      3.2.3 Pesquisa de isquemia miocárdica
         3.2.3.1 Avaliação da contratilidade segmentar
         3.2.3.2 Avaliação da perfusão miocárdica
      3.2.4 Angiorressonância coronariana
   3.3 Cardiomiopatias não-isquêmicas
      3.3.1 Cardiomiopatia dilatada idiopática
      3.3.2 Miocardite
      3.3.3 Cardiomiopatia hipertrófica
      3.3.4 Displasia arritmogênica do ventrículo direito
      3.3.5 Cardiomiopatias restritivas / infiltrativas
         3.3.5.1 Endomiocardiofibrose
         3.3.5.2 Amiloidose
         3.3.5.3 Sarcoidose
         3.3.5.4 Doença de Fabry
      3.3.6 Cardiomiopatia não-compactada
      3.3.7 Cardiomiopatia siderótica
      3.3.8 Doença de Chagas
      3.3.9 Cardiomiopatia de Tako-Tsubo
   3.4 Doença valvar
   3.5 Doenças do pericárdio
   3.6 Tumores cardíacos
   3.7 Cardiopatias congênitas
      3.7.1 Anomalias de situs
      3.7.2 Avaliação/quantificação de shunt
      3.7.3 Anomalias atriais e do retorno venoso
      3.7.4 Anomalias ventriculares
      3.7.5 Valvopatias congênitas
      3.7.6 Anomalias dos grandes vasos
   3.8 Angiorressonância da aorta e grandes vasos
4. Perspectivas futuras
5. Referências bibliográficas

1 INTRODUÇÃO

A ressonância magnética cardiovascular (RMC) é o método de imagem mais preciso e acurado para diagnósticos que envolvam a visualização e caracterização tecidual do miocárdio.[1-4] A RMC é considerada o padrão-ouro em uma grande variedade de avaliações do coração, por exemplo: avaliação da função ventricular esquerda e direita, global e segmentar; avaliação de viabilidade miocárdica; detecção e caracterização do infarto miocárdico; e diagnóstico etiológico das mais variadas cardiomiopatias (CMP) não isquêmicas. Merece destaque também o papel da RMC na detecção da fibrose em inúmeras patologias cardiovasculares, tais como a CMP hipertrófica, as miocardites e a doença orovalvar, nas quais a presença da fibrose miocárdica tem valor prognóstico comprovado. Além dessas importantes indicações, ela ainda pode fundamentar diagnósticos precisos na detecção de isquemia miocárdica, na avaliação da doença pericárdica, na visualização das artérias coronárias e na avaliação vascular detalhada de todos os territórios vasculares do organismo. Além disso, a ressonância magnética (RM) não utiliza radiação ionizante nos processos de geração de imagem. Neste capítulo, abordaremos em detalhes essas capacidades da RMC e como utilizá-las apropriadamente na prática clínica atual.

2 TÉCNICA

2.1 PRINCÍPIOS FÍSICOS

A RMC é um exame que se vale da aplicação de um campo magnético e pulsos de radiofrequência para a obtenção de imagens estáticas e dinâmicas do coração e dos vasos. O método baseia-se na propriedade física dos núcleos de determinados elementos que, quando submetidos ao campo magnético e excitados por ondas específicas de radiofrequência, emitem sinal que pode ser captado por uma antena e transformado em imagem. As imagens de RMC utilizadas na prática clínica são do elemento hidrogênio (H), o átomo mais abundante nos tecidos orgânicos. Outros elementos (sódio, potássio, carbono, fósforo, flúor) têm sido utilizados como importantes instrumentos de pesquisa, e em situações clínicas especiais, mas ainda não como aplicação na rotina clínica dos pacientes. Uma das grandes vantagens da RMC é a ausência total de radiação ionizante.

De forma simplificada, os principais componentes de um equipamento de RM são:

- o **magneto**, que gera um campo magnético cuja intensidade é medida em unidade Tesla (T);
- o **sistema de excitação**, representado pelos amplificadores de gradientes e de radiofrequência;
- o **sistema de recepção**, que compreende as antenas ou bobinas;
- a **mesa**, onde é acomodado o paciente, no centro do campo magnético; e
- o **computador**, responsável pelo controle do aparelho e transformação dos sinais captados em imagem.

Sob a ação do campo magnético, os núcleos de hidrogênio passam a ficar alinhados, mantendo um movimento rotatório semelhante ao de um peão (precessão ou spin nuclear), em uma frequência de aproximadamente 63,87 MHz para um campo de 1,5 T (42,58 MHz/T). Quando estimulados pela radiofrequência emitida por amplificador nessa mesma exata frequência, ocorre um deslocamento do vetor de magnetização, formando um ângulo de rotação em relação ao eixo magnético principal. Uma vez cessado o estímulo de radiofrequência, o vetor de magnetização volta à posição inicial, alinhado em relação ao magneto (fenômeno chamado de relaxação). O retorno do vetor de magnetização tem dois componentes: um deles com direção paralela ao campo principal e o outro com orientação transversa ao campo. A constante de tempo para retorno ao estado de equilíbrio do primeiro componente (magnetização longitudinal) é denominada de T1. Já a constante de tempo para desaparecimento do segundo componente (magnetização transversal) é conhecida como T2. A ponderação predominante em T1 e T2 possibilita a diferenciação e a caracterização dos diferentes tecidos corporais que apresentam valores específicos para cada um desses componentes.

2.2 SEQUÊNCIA DE PULSOS

Conjunto de pulsos de radiofrequência associados a mudanças no campo magnético, são geradas por pequenos eletromagnetos chamados de gradientes, com aquisição sequencial do sinal recebido. São formas diferentes de excitação dos átomos de hidrogênio que permitem diferenciar tecidos (músculo, gordura, fibrose), já que eles contém quantidades diferentes de hidrogênio. Cada uma das diferentes sequências de pulsos disponíveis é aplicada com objetivos distintos e específicos. Entre as diversas sequências de pulsos utilizadas atualmente nos exames de RMC, as mais importantes e frequentes são as seguintes:

2.2.1 Spin-Eco rápido

As sequências de *spin-eco* rápido permitem a aquisição de imagens anatômicas estáticas, em que o sangue fica escuro e as demais estruturas aparecem em tons variados de cinza a branco. A principal utilidade dessas sequências está na caracterização da anatomia cardíaca e vascular, além da mensuração de seus diâmetros, informações relevantes para a abordagem de várias patologias cardiovasculares. Atualmente, sequências denominadas *black blood* associam pulsos de inversão-recuperação ao spin-eco para obter uma melhor saturação do sangue. Elas são classicamente conhecidas como duplo e triplo IR, esta última proporcionando, ainda, a saturação de gordura associada à saturação do sangue.

2.2.2 Cinerressonância

Uma das técnicas mais utilizadas para a avaliação cardiovascular. A respectiva sequência fundamenta-se na aquisição segmentada de imagens dinâmicas ao longo de alguns ciclos cardíacos, permitindo avaliar a movimentação das estruturas em qualquer plano anatômico. Ao contrário das imagens de spin-eco, na cinerressonância (gradiente-eco), o sangue aparece branco (*bright blood*). A cinerressonância (cine-RM) fornece excelente contraste entre o sangue e o miocárdio, proporcionando a medida acurada e precisa dos diâmetros e volumes das câmaras cardíacas, massa e função ventricular global e regional. Embora técnicas de gradiente-eco rápido tradicional possam ser utilizadas, atualmente, a sequência de gradiente-eco rápido em estado de equilíbrio, conhecida como SSFP (*steady state free precession*) praticamente substituiu a sequência de gradiente-eco tradicional pela cine-RM devido à qualidade superior em termos de relação sinal-ruído da imagem e maior contraste entre cavidade (branca, homogênea e com pouca influência do fluxo sanguíneo) e o miocárdio (escuro).

2.2.3 *Myocardial tagging*

A sequência chamada de *tagging* corresponde à superposição de linhas escuras, em formato de grade ou linhas paralelas (que representam magnetização invertida daquele tecido que compõe as linhas), à imagem cardíaca. Essas linhas (tecido miocárdico marcado pela magnetização invertida) são deformadas, de acordo com a contração do miocárdio e, utilizando programas específicos de análise, é possível quantificar o grau de deformidade das linhas durante a sístole e a diástole (Figura 19.1). É uma técnica muito acurada para a avaliação da contratilidade miocárdica regional e do relaxamento diastólico. No entanto, sua aplicação é frequentemente reservada para protocolos de pesquisa ou situações clínicas específicas. A sua aquisição é semelhante à da cine convencional, porém a análise para obtenção dos valores da contração regional, normalmente referidos como *strain* ou *strain rates*, requer software específico, com capacidade tridimensional e, em geral, de alto custo. O processo de análise vem se tornando mais rápido e ágil com novos softwares, porém o tempo gasto em processamento ainda não permite o uso rotineiro na clínica.

2.2.4 Perfusão miocárdica

Para a avaliação da perfusão miocárdica pela RMC, é necessária a injeção intravenosa de contraste (à base de gadolínio) em bolo rápido. Empregando-se uma sequência de aquisição ultrarrápida, é possível visualizar a chegada do contraste ao miocárdio. A sequência híbrida de gradiente-eco/eco-planar é comumente utilizada, porém sequências de gradiente eco puro com uso de imagem paralela, uma forma de aceleração da aquisição, vem substituindo a primeira sequência em função da melhor relação sinal/ruído e menor presença de artefatos. Durante a primeira passagem do contraste pelo miocárdio, ocorre a mudança de sinal das paredes ventriculares, que passam progressivamente de baixo sinal (escuro) para alto (branco) nas áreas de perfusão normal. Nas regiões de déficit perfusional, essa mudança de sinal é mais lenta, permanecendo escuras durante alguns segundos da primeira passagem do contraste. Essa lentificação da chegada do contraste é visualizada como um segmento miocárdico mais escuro que os segmentos miocárdios sem defeito perfusional ao redor que, naquele momento, já se encontram intensamente brancos pela presença do contraste em alta concentração. Esse defeito perfusional durante estresse farmacológico que induz vasodilatação máxima indica a chegada mais lenta do fluxo sanguíneo àquele segmento e se correlaciona com alta acurácia à presença de estenose significativa da coronária epicárdica correspondente.

2.2.5 Realce tardio miocárdico

Tendo como base a descrição da cinética do contraste de gadolínio no miocárdio normal, infartado e com obstrução microvascular, foi desenvolvida uma técnica de RMC que pode destacar, de forma clara, as diferenças de concentração de contraste nessas situações. O gadolínio é um agente extracelular e, em condições normais do músculo cardíaco, é removido rapidamente do miocárdio pela corrente sanguínea. No entanto, quando existe necrose ou fibrose miocárdica, ocorre aumento do espaço extracelular suficiente para que o gadolínio fique retido por mais tempo, gerando uma diferença de concentração em relação às áreas normais. A técnica de realce tardio consiste na aquisição das imagens cerca de 5 a 20 minutos após a injeção intravenosa de contraste (por isso, o termo *tardio*) com os

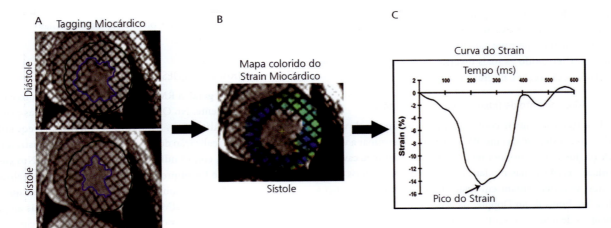

FIGURA 19.1 Esquema demonstrando o processo de avaliação da função regional do VE pela RMC com a técnica do *tagging* miocárdico. À medida que ocorre a contração ventricular, as listras (*tags*) "impressas" no tecido miocárdico no início da diástole se deformam (A) e essa informação é utilizada durante o pós-processamento das imagens (B) para gerar os dados representativos da contratilidade regional (C). Técnica de cálculo do *strain* (do inglês deformação) é considerada o padrão-ouro para a avaliação da função regional do VE.

parâmetros ajustados de forma a realçar essa diferença na concentração do gadolínio nos diferentes tecidos (miocárdio normal, necrose, fibrose, sangue, etc). Atualmente, essa é uma das técnicas mais importantes nos exames de RMC e, portanto, será discutida em maiores detalhes mais adiante.

2.2.6 Técnica de mapeamento T1 e T2

Nos últimos anos, novas técnicas quantitativas de caracterização tecidual foram desenvolvidas e vêm se tornando cada vez mais importantes não apenas no cenário da pesquisa experimental, mas também na avaliação clínica dos pacientes com as mais variadas formas de cardiopatia. As técnicas mais importantes são as de mapeamento T1[5-11] e T2[12,13] do miocárdio. Enquanto a primeira permite avaliar de forma quantitativa a fibrose intersticial miocárdica (fibrose reativa) e estimar o espaço extracelular do miocárdio,[14] a segunda tem demonstrado grande potencial na avaliação do edema miocárdico, da área de risco em pacientes infartados. O mapeamento T2* (lê-se T2 estrela) tem o potencial de quantificar o ferro miocárdico em pacientes com suspeita de CMP siderótica.[15]

2.2.7 Angiorressonância

Essa é a sequência usada para a avaliação vascular (arterial ou venosa). Na maioria das vezes, é realizada uma aquisição tridimensional após a administração intravenosa de contraste à base de gadolínio. Nos equipamentos mais modernos, pode-se conseguir um estudo dinâmico durante todo o fluxo do contraste fornecendo uma visualização adequada, no mesmo exame, das fases arterial e venosa. Em algumas situações, especialmente para a visualização de vasos de pequeno calibre e distais, como os vasos das mão e dos pés, também é possível a aquisição sem contraste, uma vez que nessas regiões a diluição do contraste e o tempo ideal para aquisição de angiorressonância contrastada são mais difíceis. Recentemente, várias novas técnicas sem contraste têm evoluído para melhor qualidade de imagem e atingido um uso mais frequente (p. ex.: 3D SSFP, *fresh blood imaging*, etc.). A angiorressonância permite a delimitação precisa do lúmen vascular, caracterizando as mais diversas lesões, como estenoses, aneurismas, dissecções, úlceras e perfurações.

2.2.8 Mapeamento de fluxo por contraste de fase

Essa técnica, também conhecida como codificação de velocidade, é uma extensão da cine-RM e permite determinar a velocidade do fluxo sanguíneo por meio de um vaso, valva ou cavidade cardíaca. Baseia-se nas mudanças de fase que sofrem os spins, quando se movimentam em relação a gradientes magnéticos aplicados. Equivale ao Doppler da ecocardiografia, mas com as vantagens de poder acessar fluxos em qualquer orientação e sem limitação de janela acústica. Aplicando-se a equação de Bernoulli modificada, também é possível a determinação do gradiente pressórico transvalvar ou mediante uma lesão vascular estenótica. Essa técnica é muito útil para quantificar os distúrbios valvares (estenose ou insuficiência). No entanto, apesar da praticidade e da rápida aquisição, exige experiência do operador na seleção dos parâmetros técnicos e do plano de corte anatômico mais apropriados para cada situação clínica. Novas técnicas de mapeamento tridimensional estão no horizonte e poderão revolucionar nosso entendimento dos fluxos cardíacos e vasculares.

2.2.9 Espectroscopia

Embora não seja uma técnica propriamente de imagem, a espectroscopia de RM (ERM) constitui método não invasivo que permite a análise qualitativa e quantitativa de núcleos de vários elementos químicos e seus compostos, alguns deles envolvidos em reações energéticas fundamentais, possibilitando a obtenção de informações sobre o metabolismo miocárdico. Por meio da espectroscopia do fósforo,[31] por exemplo, é possível mensurar a concentração dos fosfatos de alta energia (trifosfato de adenosina – ATP, fosfocreatina) e suas relações, que podem estar alteradas em várias cardiopatias. Apesar de ainda ter seu uso restrito em situações clínicas específicas na cardiologia e em projetos de pesquisas, esse método tem potencial de aplicação na prática clínica, principalmente com o advento dos equipamentos com maior intensidade de campo magnético (3,0+ T).

2.3 MEIOS DE CONTRASTE

Na maior parte dos exames de RMC, utiliza-se o meio de contraste baseado no metal paramagnético gadolínio. Sua eliminação é predominantemente renal, e reações adversas são extremamente incomuns (reações urticariformes ocorrem em aproximadamente 1:5.000 casos e as anafiláticas em apenas 1:250.000 pacientes). O uso de gadolínio em pacientes portadores de insuficiência renal com clearance abaixo de 30 mL/min/1,73 m^2 deve ser evitado, já que existe a possibilidade, ainda que muito remota, de ocorrer a fibrose nefrogênica sistêmica,[16] uma síndrome caracterizada por fibrose cutânea, semelhante à esclerodermia, podendo envolver estruturas internas como articulações, rins, fígado, etc.

2.4 CONTRAINDICAÇÕES

De maneira geral, a RMC é um exame muito seguro e inócuo para o paciente. No Quadro 19.1, estão listadas as principais contraindicações e algumas dúvidas frequentes relacionadas à realização dos exames de RMC.[3] A claustrofobia, representa uma contraindicação relativa ao exame. Nos casos em que o exame for imprescindível, este poderá ser realizado com o paciente sedado ou anestesiado. Cabe ressaltar que alguns dos aparelhos de RM modernos são muito mais amplos (túnel muito mais espaçoso), aumentando consideravelmente o conforto do paciente e diminuindo bastante a sensação de claustrofobia. É importante registrar também que já existem estudos demonstrando que em situações bem controladas e com a supervisão de um eletrofisiologista, é possível realizar com segurança exames de RM em pacientes portadores de marca-passo e até mesmo desfibriladores implantados. Esses casos precisam ser avaliados individualmente e a relação risco benefício deve ser cuidadosamente ponderada e avaliada com bom senso. Recentemente foram desenvolvidos dispositivos considerados mais seguros para o ambiente de RM, chamados de dispositivos condicionais à RM, e que tendem a minimizar cada vez mais essa potencial limitação na avaliação dos pacientes portadores de marca-passo. Importante realçar que apesar de as RM estarem liberadas por órgãos regulatórios nacionais e internacionais para estes dispositivos em imagem fora do tórax (crânio, membros, etc.), a RM do coração continua restrita mesmo para estes dispositivos, necessitando também de monitorização detalhada durante a realização.

3 APLICAÇÕES CLÍNICAS

3.1 VOLUMES, MASSA E FUNÇÃO VENTRICULARES

A RMC já foi amplamente validada para quantificar os volumes, a massa e a função tanto do ventrículo esquerdo (VE) como do direito (VD) e é considerada, atualmente, a modalidade diagnóstica padrão-ouro para esta avaliação.[17] Dada a sua alta resolução espacial e temporal, e em razão de sua natureza tridimensional, que a torna independente de premissas geométricas, a RMC apresenta excelentes acurácia e reprodutibilidade,[18-20] características especialmente úteis no acompanhamento longitudinal dos pacientes.

A avaliação funcional cardíaca é realizada pela técnica de cine-RM, que se baseia na aquisição de imagens dinâmicas do coração. De forma ideal, a quantificação dos volumes, massa e função ventriculares deve ser realizada utilizando-se o método de Simpson, que não inclui nenhuma fórmula de cálculo geométrico, e sim apenas a soma das áreas dos eixos curtos cobrindo todo o VE.[21] A acurácia da RMC já foi amplamente demonstrada em diversos estudos prévios,[17] tanto em modelos experimentais *ex vivo* ou *in vivo*, como em modelos clínicos. Cabe ressaltar que a RMC é particularmente útil na avaliação do VD,[22] permitindo caracterizar sua morfologia e função com excelentes acurácia e reprodutibilidade. O VD tem, em geral, avaliação limitada por outros métodos diagnósticos como a ecocardiografia.

A RMC é também uma excelente modalidade diagnóstica para a avaliação da função ventricular regional. A avaliação da contratilidade segmentar pode ser qualitativa ou quantitativa. A avaliação qualitativa se baseia na inspeção visual das imagens de cine-RM,[23] observando não apenas a mobilidade parietal, mas também o espessamento miocárdico. Existem diversas técnicas que permitem avaliação quantitativa da contratilidade regional pela RMC, mas a principal delas é a *tagging* miocárdico,[24] que permite quantificar diretamente a deformação miocárdica regional.

Segundo as recomendações do Colégio Americano de Cardiologia e da Associação Americana do Coração (ACC/AHA,[2] do inglês American College of Cardiology e da American Heart Association) a utilização da RMC para avaliar a função ventricular esquerda pós- infarto agudo do miocárdio (IAM) ou em pacientes portadores de insuficiência cardíaca congestiva é considerada uma indicação apropriada (A)[8] nos casos de imagens ecocardiográficas tecnicamente limitadas. Também considera-se uma indicação apropriada (A)[8] a quantificação da função do VE quando os resultados de exames prévios forem discordantes.

3.2 DOENÇA ATEROSCLERÓTICA CORONARIANA

3.2.1 Infarto agudo do miocárdio

O diagnóstico e a caracterização das regiões de IAM pela RMC baseia-se na técnica do realce tardio.[25-29] Já foi amplamente demonstrado que a RMC permite uma precisa delimitação das áreas de necrose ou fibrose miocárdica nos pacientes com infarto prévio (Figura 19.2).[25,30,31] Ela possibilita avaliar não apenas os pacientes com infarto do miocárdio na fase aguda, mas também aqueles nas fases subaguda ou crônica.

Na técnica do realce tardio, as imagens são adquiridas cerca de 10 a 20 minutos após a administração do contraste endovenoso com gadolínio, que não penetra membranas celulares íntegras e, portanto, tem distribuição extracelular. Nas regiões de infarto, ocorre ruptura das membranas dos miócitos necróticos e, portanto, o gadolínio pode se distribuir livremente (maior volume de distribuição). A necrose dos miócitos causa uma alteração da cinética de distribuição do contraste, de modo que a saída do gadolínio das áreas de infarto ocorre mais lentamente (*delayed washout*). No caso dos infartos antigos, a fibrose, e não a necrose, é o fenômeno patológico subjacente. Nesses casos, o maior espaço extracelular verificado no tecido fibrótico, quando

QUADRO 19.1 Contraindicações e dúvidas frequentes relacionadas à realização dos exames de RMC	
NÃO PODEM REALIZAR OS EXAMES	**PODEM REALIZAR OS EXAMES**
Portadores de marca-passo ou desfibriladores implantados	Pacientes com *stents* coronários (mesmo na fase aguda)
Pacientes com clipes cerebrais	Portadores de próteses valvares (biológicas ou mecânicas)
Portadores de implantes cocleares	Pacientes submetidos a cirurgias cardíacas com sutura de esterno
Pacientes com fragmentos metálicos nos olhos	Pacientes com próteses na aorta

comparado ao miocárdio normal, é a causa do maior volume de distribuição e da alteração da cinética do gadolínio. No dois casos, o resultado final é o acúmulo de gadolínio nas regiões de infarto cerca de 10 a 20 minutos após sua administração. Na técnica do realce tardio, os parâmetros de aquisição das imagens são ajustados de forma a anular o sinal do miocárdio normal.[26] Portanto, nas imagens adquiridas com essa técnica, o miocárdio íntegro aparece com intensidade de sinal muito baixa (escuro). O objetivo final é aumentar o contraste com as regiões de infarto, que aparecem realçadas (brancas) (Figura 19.2).

Diversos estudos prévios demonstraram que a RMC apresenta excelente acurácia na avaliação dos pacientes com infarto prévio.[25,27,30,32-34] Em especial, Kim e colaboradores[25] demonstraram, de forma contundente, uma correlação quase perfeita entre os valores de massa infartada obtidos pela RMC e pela anatomia patológica, tanto nos infartos agudos (R = 0,99, P < 0,001) e subagudos (R = 0,99, P < 0,001), como nos crônicos (R = 0,97, P < 0,001). Devido à excelente resolução espacial, a RMC permite a caracterização detalhada não apenas dos grandes infartos transmurais, mas também dos pequenos infartos subendocárdicos.[33] Em um importante estudo publicado por Wagner e colaboradores,[33] foi demonstrado que a cintilografia miocárdica detectou apenas 28% dos segmentos com infarto subendocárdico, enquanto a RMC foi capaz de detectar 92%. Mesmo os pequenos infartos focais relacionados a procedimentos de intervenção percutânea são prontamente identificados.[35] Sobretudo, estudos prévios demonstraram que o tamanho do infarto, expresso como um percentual da massa do VE, tem importante valor prognóstico nos pacientes com IAM.[34,36] Adicionalmente, a RMC permite identificar regiões de obstrução microvascular (fenômeno de *no-reflow*),[32,34] um marcador de injúria miocárdica grave e que também está associado a pior prognóstico pós-IAM.[34] Estudos recentes demonstraram ainda que a caracterização das regiões de borda, na interface entre o miocárdio íntegro e o tecido infartado (área cinzenta),[37,38] permite estratificar o risco de arritmia ventricular pós-infarto e proporciona informações prognósticas importantes em pacientes com infarto prévio. Schelbert e colaboradores[39] demonstraram ainda que a RMC permite detectar infartos silenciosos e que essa avaliação apresenta importante valor prognóstico. Segundo as recomendações do ACC/AHA,[2] a utilização da RMC para determinar a localização e a extensão das áreas de infarto, assim como a presença de regiões de obstrução microvascular (*no reflow*) nos pacientes com IAM, é considerada uma indicação apropriada (A).[7]

3.2.2 Viabilidade miocárdica

Já foi amplamente demonstrado que pacientes portadores de cardiopatia isquêmica com disfunção ventricular esquerda, anatomia coronariana passível de revascularização e com predomínio de viabilidade miocárdica nos exames de avaliação não invasiva apresentam grande benefício em termos de redução da mortalidade total quando adequadamente revascularizados.[40] Em contrapartida, quando esses mesmos pacientes não apresentam viabilidade miocárdica significativa, não existe benefício

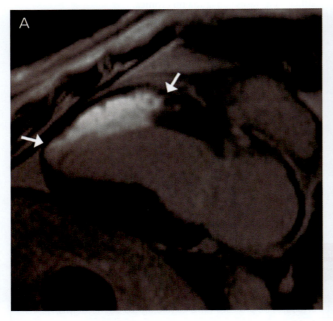
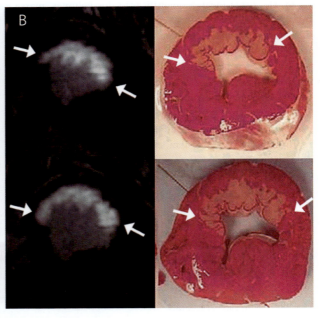

FIGURA 19.2 Imagens ilustrativas da técnica do realce tardio em modelo de experimentação animal evidenciando um grande infarto transmural da parede anterior do VE. (A) Corte do eixo longo cardíaco de duas câmaras. (B) Correlação entre as imagens de realce tardio e de anatomia patológica corada pela técnica TTC. Fonte: Cortesia do Dr. Luciano Amado, do Johns Hopkins Hospital, Baltimore, Estados Unidos.

dos procedimentos de revascularização em reduzir a mortalidade.[40] Fica clara, portanto, a importância de se pesquisar a presença de viabilidade miocárdica nos pacientes portadores de cardiopatia isquêmica sob avaliação para procedimentos de revascularização miocárdica.

Nos últimos anos, a RMC vem sendo considerada, cada vez mais, a modalidade diagnóstica de referência para a avaliação da viabilidade miocárdica.[41] Existem diversas técnicas de RMC que permitem a determinação da viabilidade miocárdica, entre as quais, a avaliação da contratilidade segmentar com dobutamina em baixas doses, técnicas de imagem do sódio (*sodium imaging*)[42] e a análise do perfil metabólico/energético miocárdico pela espectroscopia.[43] Entretanto, a principal técnica para avaliação da viabilidade miocárdica pela RMC é a técnica de realce tardio. A avaliação da transmuralidade das regiões de necrose e/ou fibrose do miocárdio permite predizer com excelente acurácia a probabilidade de recuperação da função regional após a revascularização, seja ela cirúrgica ou percutânea.[44,45] Em um estudo clássico, Kim e colaboradores[46] demonstraram que segmentos disfuncionais com realce tardio em < 50% da sua área apresentavam grande probabilidade de recuperação funcional após a revascularização e, portanto, foram considerados viáveis. Por outros lado, apenas uma pequena proporção dos segmentos com realce tardio em ≥50% da sua área apresentavam recuperação funcional após o procedimento de revascularização e, portanto, foram considerados inviáveis.[46] É importante ressaltar que a avaliação da viabilidade miocárdica por meio da RMC utilizando a técnica do realce tardio apresenta a vantagem de dispensar o estresse farmacológico e material radioativo.

Além dos pacientes com cardiopatia isquêmica crônica, a RMC também permite avaliar a presença de viabilidade miocárdica no contexto do infarto agudo do miocárdio. Diversos estudos demonstraram que a avaliação da transmuralidade das regiões de infarto pela RMC, utilizando a técnica do realce tardio, permite predizer o grau de recuperação funcional do VE após o evento agudo (Figura 19.3).[47] Se um determinado segmento com disfunção regional pós-IAM não apresenta nenhuma área de realce tardio ou apenas realce tardio em < 50% da sua área, pode-se dizer que o substrato fisiopatológico predominante é o atordoamento miocárdico e, portanto, a probabilidade

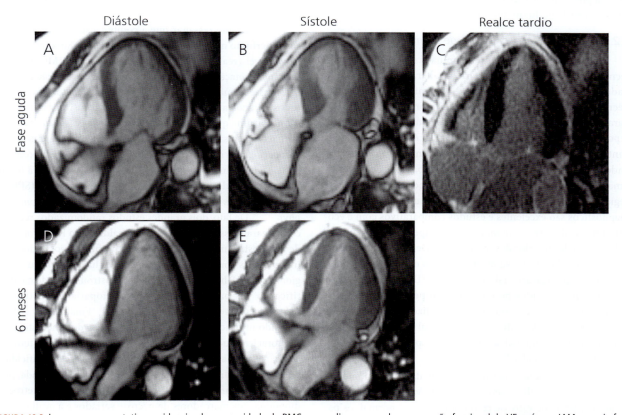

FIGURA 19.3 Imagens representativas evidenciando a capacidade da RMC em predizer o grau de recuperação funcional do VE após um IAM em cuja fase aguda, as imagens de cine-RM mostram grande região de disfunção segmentar na parede anterosseptal (A e B). Entretanto, na imagem de realce tardio, nota-se apenas uma pequena área de infarto subendocárdico no território da artéria descendente anterior, sugerindo que a maior parte do território disfuncional, na verdade, represente apenas atordoamento miocárdico (C). De fato, no exame de RMC evolutivo, realizado 6 meses após o IAM, vê-se melhora significativa da função regional e normalização da função global (D e E). Observa-se apenas uma pequena área de acinesia no segmento apical do VE.

de recuperação funcional no acompanhamento evolutivo é maior e o grau esperado de remodelamento ventricular, menor. Em contrapartida, se a transmuralidade do infarto de um determinado segmento for ≥ 50% da sua área, a probabilidade de recuperação funcional é pequena e a chance de ocorrer remodelamento ventricular importante, grande. De fato, pacientes com extensos infartos transmurais identificados pela técnica do realce tardio, especialmente se houver obstrução microvascular associada, costumam evoluir com afilamento parietal na região do infarto, dilatação significativa da cavidade ventricular e comprometimento irreversível da função sistólica global do VE.

Segundo as recomendações do ACC/AHA,[2] a utilização da RMC para avaliar se existe viabilidade miocárdica antes de procedimentos de revascularização é apropriada (A).[9]

3.2.3 Pesquisa de isquemia miocárdica

O exercício físico no interior do magneto causa degradação da qualidade das imagens devido a artefatos de movimento e, portanto, o estresse farmacológico é o mais frequentemente empregado. A RMC permite pesquisar a presença de isquemia miocárdica por meio da avaliação da contratilidade segmentar e/ou da avaliação da perfusão miocárdica regional.[41]

3.2.3.1 Avaliação da contratilidade segmentar

A RMC de estresse com dobutamina já é, atualmente, uma técnica estabelecida para a detecção de alterações da contratilidade segmentar induzidas por isquemia miocárdica.[23,48] Técnicas de cine-RM com pausa respiratória são empregadas para a avaliação detalhada da função regional do VE, tanto em repouso como sob estresse farmacológico. A RMC apresenta a vantagem de proporcionar excelente delimitação das bordas endocárdicas e do espessamento sistólico, além de permitir uma avaliação completa do VE, examinando a contratilidade regional desde o ápice até a base ventricular. Os resultados diagnósticos são excelentes e estudos comparativos com a ecocardiografia de estresse demonstraram superioridade da RMC pela qualidade superior das imagens.[23,48] De fato, a RMC de estresse com dobutamina se mostrou muito efetiva para o diagnóstico de doença arterial coronariana (DAC) no grupo de pacientes inadequados para a avaliação pela ecocardiografia devido à janela acústica subótima. A avaliação quantitativa da função regional pela RMC tem o potencial de melhorar ainda mais a acurácia diagnóstica do método, especialmente nos casos de DAC univascular.[49]

Além do valor diagnóstico, a avaliação da isquemia miocárdica pela RMC também tem importante valor prognóstico.[50] Quando a RMC de estresse com dobutamina é normal, os pacientes apresentam uma baixa taxa de eventos, ao passo que, quando a isquemia está presente, a taxa de eventos é alta.[50] A RMC também tem sido utilizada com bons resultados na avaliação do risco pré-operatório em cirurgias não cardíacas.[51]

3.2.3.2 Avaliação da perfusão miocárdica

Embora, como mencionado, a RMC com dobutamina para avaliação da contratilidade segmentar apresente ótima acurácia diagnóstica, é importante ressaltar que a RMC com estresse farmacológico utilizando vasodilatadores (dipiridamol, mais comum no nosso meio, ou adenosina) para avaliação da perfusão miocárdica é a que tem demonstrado melhores resultados e é a mais utilizada na prática clínica.[52-54] A avaliação da perfusão miocárdica regional pela RMC é realizada utilizando-se a técnica de perfusão de primeira passagem.[55] Após a administração endovenosa do gadolínio, observamos a primeira passagem do meio de contraste pelo tecido miocárdico. Nos pacientes sem isquemia miocárdica, ocorre um aumento homogêneo da intensidade de sinal em todo o miocárdio. Por outro lado, nos pacientes com isquemia miocárdica, existe um déficit de perfusão no território isquêmico que, portanto, apresenta menor aumento da intensidade de sinal durante a primeira passagem do gadolínio. As imagens de perfusão miocárdica podem ser avaliadas de forma visual subjetiva mediante a identificação das regiões escuras de hipoperfusão nos diversos cortes obtidos ou a intensidade de sinal do miocárdio pode ser quantificada e analisada com o auxílio de computadores.[56] Clinicamente, a avaliação visual subjetiva é a mais empregada.[3,55]

É importante ressaltar que a combinação das informações sobre perfusão miocárdica, função regional e injúria miocárdica irreversível (realce tardio) proporcionada pela RMC, permite uma interpretação mais detalhada e acurada da resposta cardíaca ao estresse farmacológico[57-59] (Figura 19.4). De fato, diversos estudos clínicos avaliando a detecção não invasiva da DAC demonstraram que os resultados da RMC com estresse farmacológico são excelentes quando comparados à cineangiocoronariografia invasiva, à tomografia com emissão de pósitrons (PET, sigla do inglês *positron emission tomography*) ou à tomografia computadorizada com emissão simples de fótons (SPECT, sigla do inglês *single photon emission computed tomography*).[48,60-62] De fato, dois grandes estudos randomizados recentes confirmaram esses dados.[63-66] Adicionalmente, a RMC foi capaz de demonstrar melhora da reserva de perfusão miocárdica após intervenções coronárias percutâneas e redução da perfusão regional na CMP hipertrófica. Também mostrou utilidade na identificação de pacientes com coronariopatia em situações pré-operatórias de cirurgias vasculares.[67] Finalmente, a RMC tem sido utilizada com sucesso na avaliação dos pacientes com dor torácica aguda nas salas de emergência.[68] Em um estudo recente,[69] a RMC apresentou sensibilidade de 84% e especificidade de 85% para o diagnóstico da síndrome coronariana aguda, proporcionando informações diagnósticas adicionais ao eletrocardiograma, aos marcadores de necrose seriados e à avaliação do escore de risco TIMI.

Segundo as recomendações do ACC/AHA,[2] a utilização da RMC para pesquisar isquemia miocárdica nos pacientes com dor torácica e probabilidade intermediária de DAC significativa é considerada apropriada (A)[7] nos casos em que o ECG não for interpretável e/ou o paciente for incapaz de se exercitar.

3.2.4 Angiorressonância coronariana

A RMC é um excelente exame para a avaliação dos vasos sistêmicos. A visualização das artérias coronárias, no entanto, é dificultada por vários fatores: movimentação cardíaca e respiratória, fino calibre e complexidade anatômica.[70] Compilações recentes dos principais estudos de angiografia coronária por RMC, empregando diversas técnicas de aquisição, revelaram valores moderados de sensibilidade (72 a 77%) e especificidade (71 a 87%) para a detecção de estenoses coronárias quando comparadas à angiografia invasiva.[70] Atualmente, a angiografia por RMC (ângio-RMC) ainda carece de resolução espacial e temporal suficientes para a adequada avaliação da DAC na prática clínica. Portanto, a utilização da RMC para avaliação da anatomia coronariana, das placas ateroscleróticas e das lesões obstrutivas ainda se encontra em desenvolvimento no campo experimental e não deve ser aplicada clinicamente[1,3] (Figura 19.5).

Contudo, a ângio-RMC tem sido utilizada com sucesso na avaliação de anomalias de trajeto e de enxertos coronários. A menor resolução espacial necessária para observar a emergência e trajeto inicial dos principais vasos coronários permite à ângio-RMC ter boa acurácia para a detecção de anomalias coronarianas.[70] No caso dos enxertos, seu maior calibre e menor movimentação também conferem ao método resultados satisfatórios em relação à cineangiocoronariografia invasiva.[70] Portanto, a ângio-RMC está indicada para a avaliação de coronárias anômalas e para determinar a patência de enxertos coronários.

Segundo as recomendações do ACC/AHA,[2] a utilização da ângio-RMC para avaliar pacientes com suspeita de coronárias anômalas é apropriada (A).[8]

3.3 CARDIOMIOPATIAS NÃO ISQUÊMICAS

Uma das mais importantes aplicações da RMC está na diferenciação entre as doenças cardíacas de origem isquêmica e não isquêmica e na caracterização das diversas cardiomiopatias (CMP), auxiliando na investigação etiológica e fornecendo importantes informações prognósticas.[71] Isso é possível graças ao alto grau de detalhamento anatômico e contraste tecidual proporcionado pelas imagens da ressonância. Utilizam-se diversos protocolos com sequências de pulso específicas para caracterizar os diferentes padrões de injúria miocárdica presentes nas mais variadas formas de CMP.[72,73] Assim como na avaliação das CMP isquêmicas, também no caso das não isquêmicas, a técnica do realce tardio é a ferramenta diagnóstica mais importante. O

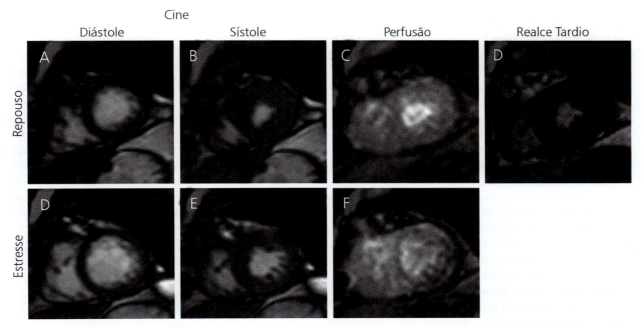

FIGURA 19.4 Imagens representativas demonstrando a avaliação da isquemia miocárdica pela RMC. A avaliação da contratilidade regional em repouso (A e B) e sob estresse farmacológico (E e F) evidencia o desenvolvimento de hipocinesia da parede inferolateral do VE neste corte. Pela avaliação da perfusão miocárdica (C), podemos notar que existe também hipoperfusão regional no mesmo território em que ocorreu disfunção segmentar. As avaliações da contratilidade regional e da perfusão miocárdica em repouso e sob estresse farmacológico foram realizadas durante o mesmo exame. A imagem de realce tardio (D) exclui a presença de infarto do miocárdico no território isquêmico.

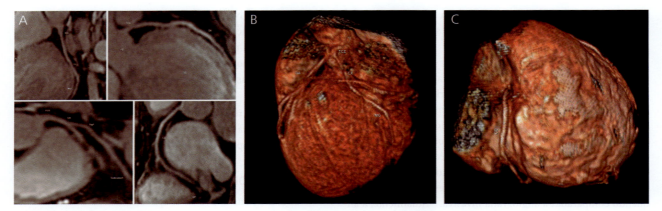

FIGURA 19.5 Imagens ilustrativas de angiorressonância das artérias coronárias adquiridas utilizando-se a estratégia de *whole heart approach*, com precessão livre em estado de equilíbrio. (A) Reconstruções bidimensionais demonstrando os principais territórios coronarianos em um paciente livre de lesões obstrutivas (exemplo normal). (B e C) Reconstruções tridimensionais do volume adquirido. Podemos identificar os territórios coronarianos esquerdo (B) e direito (C). Fonte: Cortesia do Dr. Afonso Shiozaki (Instituto Maringá de Imagem).

padrão de distribuição das áreas realçadas no tecido miocárdico fornece fortes indícios que facilitam a diferenciação entre as CMP isquêmicas e não isquêmicas.

3.3.1 Cardiomiopatia dilatada idiopática

Além de fornecer importantes informações como a quantificação da função biventricular global e segmentar, presença de dilatação das câmaras cardíacas e alterações do pericárdio, a RMC, por meio da técnica do realce tardio, pode identificar áreas de fibrose de padrão mesocárdico em cerca de 30% dos pacientes com CMP dilatada idiopática.[74] Esse padrão de distribuição do realce tardio é distinto do padrão subendocárdico ou transmural da CMP de origem isquêmica, auxiliando, portanto, no esclarecimento etiológico da insuficiência cardíaca. Além disso, a presença e extensão das áreas de realce tardio têm importante valor prognóstico, associando-se à maior chance de arritmias ventriculares e morte súbita.[75-77] Em um importante estudo, Wu e colaboradores avaliaram de forma prospectiva 65 pacientes portadores de CMP não isquêmica com fração de ejeção do VE (FEVE) ≤ 35% antes do implante do cardioversor-desfibrilador para prevenção de morte súbita.[75] As imagens da RMC foram analisadas quanto à presença e extensão do realce tardio, além da avaliação da função do VE, dos volumes ventriculares e da massa ventricular esquerda. Os pacientes foram acompanhados definindo-se como desfecho primário uma combinação de três eventos cardíacos: hospitalização por insuficiência cardíaca (IC), disparo apropriado do CDI e morte de origem cardíaca. A presença de realce tardio, independentemente de sua localização e extensão, demonstrou forte associação com um pior prognóstico cardíaco. Os pacientes com realce tardio apresentaram um risco 8 vezes maior de experimentar o desfecho primário.

Mais recentemente, Iles e colaboradores avaliaram a presença de fibrose miocárdica difusa em pacientes com IC por meio de uma outra técnica de RMC: mapeamento do T1 pós-contraste.[78] São utilizadas sequências para o cálculo do tempo de T1 pós-contraste como um índice de fibrose intersticial difusa. Esse estudo demonstrou que a RMC com mapeamento em T1 conseguiu identificar alterações no tempo miocárdico de T1 que parecem refletir a presença de fibrose difusa nos pacientes com CMP dilatada. Cabe ressaltar que a técnica do mapeamento T1 vem se tornando cada vez mais importante no campo da RMC, com grande número de estudos avaliando suas potenciais aplicações nas mais variadas formas de doença cardiovascular.

3.3.2 Miocardite

A RMC é atualmente a principal ferramenta diagnóstica na avaliação não invasiva da presença de inflamação miocárdica nos pacientes com suspeita clínica de miocardite.[79,80] Na verdade, nenhum único dado clínico ou de imagem é capaz de confirmar com absoluta certeza o diagnóstico de miocardite. A história e o exame clínico, o eletrocardiograma e os marcadores sorológicos têm uma acurácia diagnóstica insatisfatória na miocardite. A biópsia, incluindo a imuno-histoquímica, permanece como o padrão-ouro, mas pode ter limitações como o erro de amostragem e também não ser apropriada em diversos pacientes, especialmente naqueles com doença mais branda.

A RMC, a partir de sequências utilizadas para caracterização tissular, pode identificar três processos fisiopatológicos envolvidos na inflamação miocárdica:[81,82]

1. **Edema:** o edema miocárdico aparece como uma área de elevada intensidade de sinal nas imagens pesadas em T2 (Figura 19.6A). Na miocardite, pode ser regional ou global. Na ausência de realce tardio, o edema reflete injúria miocárdica reversível. O edema regional pode ser identificado visualmente. O edema global requer uma análise quantitativa para a sua identificação por meio da

normalização da intensidade do sinal miocárdico em relação ao músculo esquelético;

2. **Hiperemia e extravasamento capilar:** vasodilatação regional é parte integrante do processo de inflamação tissular e pode ser detectada pela taxa de realce precoce do gadolínio nas sequências pesadas em T1;

3. **Necrose e fibrose:** diversos padrões de realce tardio podem ser encontrados nos pacientes com miocardite ativa e são tipicamente de padrão subepicárdico com variável extensão transmural (Figura 19.6B). A localização do realce tardio pode ser inferolateral ou, menos frequentemente, anterosseptal. Pode também ser multifocal ou difuso em sua distribuição.

As recomendações atuais para o diagnóstico de miocardite por RMC indicam a contemplação dos três critérios e se baseiam em um consenso de especialistas com fundamento na literatura atualmente disponível (Critérios de Lake Louise). Se mais de um dos três critérios de caracterização tissular estiver presente, a inflamação miocárdica pode ser prevista ou descartada com uma acurácia diagnóstica de 78%. Se apenas as sequências de realce tardio forem utilizadas, a acurácia diagnóstica é de cerca de 68%.[82] Estudos recentes têm demonstrado que a RMC proporciona importantes informações prognósticas nos pacientes com miocardite[83,84] (Figura 19.7).

Segundo as recomendações do ACC/AHA,[2] a utilização da RMC para avaliar pacientes com suspeita de miocardite é apropriada (A)[8] nos casos em que houver aumento dos marcadores séricos de necrose miocárdica com coronárias normais.

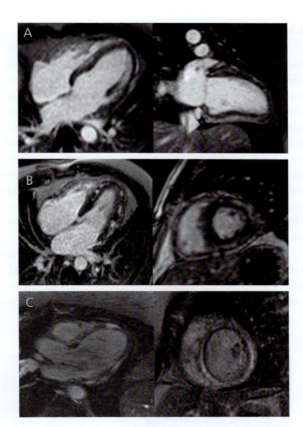

FIGURA 19.7 Imagens de realce tardio de três pacientes distintos com miocardite aguda. O primeiro apresenta acometimento leve (A); o segundo, acometimento moderado (B); e o terceiro, acometimento grave (C).

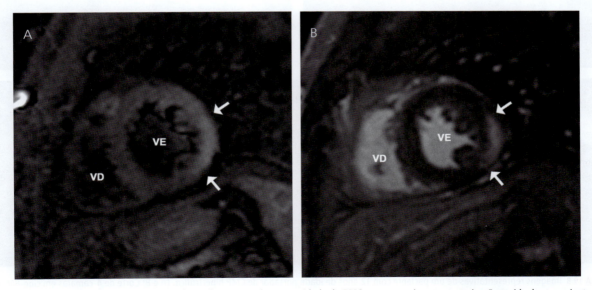

FIGURA 19.6 Imagens ilustrativas do eixo curto do VE demonstrando a capacidade da RMC em proporcionar caracterização tecidual nos pacientes com suspeita de miopericardite aguda. (A) Imagem adquirida pela técnica de sangue-escuro ponderada em T2 (*T2 imaging*) demonstrando o edema miocárdico presente na fase aguda da miopericardite (setas) (B) Imagem adquirida pela técnica do realce tardio demonstrando as regiões de necrose mesoepicárdicas causadas pela injúria inflamatória (setas).

3.3.3 Cardiomiopatia hipertrófica

A RMC possibilita a caracterização precisa de pequenas variações fenotípicas da CMP hipertrófica,[85] sendo especialmente importante na avaliação morfológica da via de saída do VE, dos músculos papilares, da anatomia subvalvar mitral e no diagnóstico dos casos atípicos.[86] Pacientes com CMP hipertrófica apresentam maior incidência de anomalias dos músculos papilares, o que é especialmente importante nos casos com obstrução dinâmica da via de saída do VE sem a hipertrofia septal assimétrica clássica. Além disso, a possibilidade de caracterização tissular viabiliza a identificação de diversas condições que podem mimetizar determinados aspectos morfológicos da doença e ela também pode ser utilizada no rastreamento de doença pré-clínica em indivíduos de alto risco com história familiar positiva.[87]

Nos casos de hipertrofia segmentar focal limitada a uma determinada parede do VE e na CMP hipertrófica apical, a RMC pode acrescentar sensibilidade em relação ao ecocardiograma transtorácico por sua maior resolução temporal e espacial, além de não depender da janela acústica. Soma-se a isso o fato de que, em relação ao ecocardiograma, a RMC apresenta maior acurácia na avaliação das espessuras parietais e na determinação da massa do VE.

A prevalência do realce tardio miocárdico é bastante variável, indo de 40 a 80% nos pacientes com CMP hipertrófica manifesta.[87,88] O padrão de realce tipicamente encontrado é de uma fibrose mesocárdica multifocal e heterogênea, especialmente nas regiões de hipertrofia (Figura 19.8). Outros padrões observados incluem fibrose difusa transmural e confluente no septo interventricular e fibrose septal nos pontos de inserção do VD. O realce tardio está diretamente relacionado com a espessura parietal e inversamente relacionado à fração de ejeção do VE, e também tem demonstrado associação com outros marcadores clínicos de morte súbita.[87]

Adabag e colaboradores estudaram a relação entre a frequência e ocorrência de arritmias na CMP hipertrófica e o realce tardio miocárdico detectado pela RMC.[89] Nesta grande coorte de

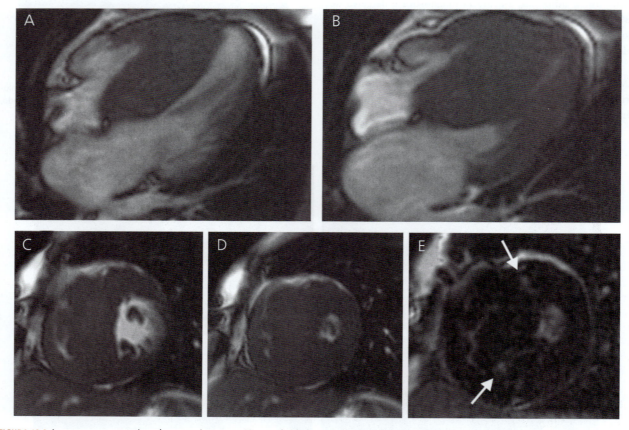

FIGURA 19.8 Imagens representativas de um paciente com 12 anos de idade portador de CMP hipertrófica. (A e B) Corte de 4-câmaras em cine-RM na diástole (A) e na sístole (B). (C e D) corte do eixo-curto do coração em cine-RM na diástole (A) e na sístole (B). Nota-se que existe uma região de hipertrofia assimétrica muito acentuada na região do septo interventricular (SIV). A espessura máxima medida do SIV foi de 3,4 cm. (E) corte do eixo curto do coração utilizando a técnica do realce tardio. Nota-se que é possível identificar regiões de fibrose intramiocárdica na camada mesocárdica do SIV próximas aos pontos de inserção da parede livre do VD nos segmentos anterosseptais e inferosseptais do VE (setas).

pacientes, a detecção de fibrose pela RMC demonstrou forte associação com taquiarritmias ventriculares ao Holter, incluindo taquicardias ventriculares não sustentadas (TVNS). Em um estudo recente, O'Hanlon e colaboradores avaliaram o significado prognóstico da fibrose miocárdica em 217 pacientes consecutivos portadores de CMP hipertrófica.[90] Os resultados indicam que a presença de fibrose na RMC identificou pacientes sob maior risco de progressão da doença. Tanto a presença quanto a extensão da fibrose demonstraram significado prognóstico independente. A presença de fibrose esteve associada a um risco 3,4 vezes maior de eventos cardíacos adversos, e o risco se mostrou proporcional à extensão da fibrose detectada. De forma similar, Bruder e colaboradores avaliaram prospectivamente 243 pacientes portadores de CMP hipertrófica quanto ao risco de morte súbita.[91] Na sua população de pacientes, de maioria assintomática ou oligossintomática, a presença de fibrose detectada pela RMC se mostrou um grande preditor independentemente da mortalidade cardíaca e global, superior aos clássicos marcadores de risco clínicos (história familiar de morte súbita, taquicardia ventricular espontânea, síncope, espessura parietal e obstrução da via de saída do VE), reforçando a associação entre o realce tardio e o risco de morte súbita em pacientes com CMP hipertrófica. Outros estudos também demonstraram relação entre a presença de fibrose intramiocárdica e pior prognóstico em pacientes portadores de CMP hipertrófica.[92,93]

Segundo as recomendações do ACC/AHA,[2] a utilização da RMC para avaliar pacientes com CMP hipertrófica é apropriada (A).[8]

3.3.4 Displasia arritmogênica do ventrículo direito

Doença caracterizada por desordem nas junções intercelulares (desmossomos), levando à substituição das células miocárdicas por material fibrogorduroso.[94] O fenômeno ocorre com maior frequência, porém não exclusivamente, no VD, levando à disfunção, dilatação ventricular e servindo de substrato para arritmias ventriculares malignas. A RMC tem papel importante, pois possibilita uma boa visualização do VD e contribui na identificação de alguns dos critérios diagnósticos da doença, como alterações morfológicas do VD, alterações da sua contratilidade global e regional e aumento dos volumes ventriculares.[94,95] Em alguns casos, a RMC permite a identificação do processo de infiltração fibrogordurosa característico da doença.

Segundo as recomendações do ACC/AHA,[2] a utilização da RMC para avaliar pacientes com suspeita de displasia arritmogênica do VD é considerada uma indicação apropriada (A).[9]

3.3.5 Cardiomiopatias restritivas/infiltrativas

3.3.5.1 Endomiocardiofibrose

Doença de padrão restritivo, caracterizada pelo processo fibrótico envolvendo o endocárdio de um ou ambos os ventrículos, principalmente na porção apical. As imagens da RM mostram padrão de preenchimento apical do ventrículo acometido, com uma camada em forma de "V" de realce tardio subendocárdico frequentemente associado a imagem de hipodensidade na superfície endocárdica, também em forma de "V" compatível com trombo e/ou calcificação (sinal do duplo "V")[96] (Figura 19.9). A RMC mostra também utilidade na identificação de doenças do pericárdio, principais diagnósticos diferenciais da endomiocardiofibrose.

3.3.5.2 Amiloidose

O comprometimento cardíaco ocorre em grande parte dos casos de amiloidose primária e é uma importante causa de mortalidade. A amiloidose é causa relativamente comum de CMP infiltrativa, com hipertrofia parietal e disfunção diastólica por restrição ao enchimento do VE. A presença de realce tardio é relativamente comum na amiloidose cardíaca e representa a expansão intersticial pela deposição amilóide. O padrão tipicamente descrito é de um realce tardio circunferencial envolvendo todo o subendocárdio e com extensão transmural variável, padrão esse associado à maior deposição intersticial amiloide e pior curso clínico[97] (Figura 19.10). Outro padrão também encontrado e associado com menor deposição amiloide é o de realce tardio focal e esparso; também é descrita a dificuldade de anulação do sinal miocárdico nas sequências de realce tardio em pacientes com menor deposição amiloide. O realce tardio pode estar presente em uma proporção substancial de pacientes com espessura parietal normal ao ecocardiograma, sugerindo que a caracterização tissular pela RMC possa identificar o envolvimento cardíaco precoce, antes da presença de anormalidades morfológicas. A presença e o padrão de realce tardio nesses pacientes podem ter implicações prognósticas, uma vez demonstrada forte associação com outros marcadores clínicos e de imagem previamente estabelecidos.[97] A técnica do mapeamento T1 também tem demonstrado potencial na avaliação dos pacientes com amiloidose cardíaca.[98,99]

3.3.5.3 Sarcoidose

O acometimento cardíaco acontece em cerca de 50% dos pacientes com **sarcoidose** pulmonar, sendo a principal causa de morte entre eles. A RMC pode demonstrar áreas com edema miocárdico (relacionadas a processo inflamatório ativo), assim como áreas de realce tardio, que se correlacionam com injúria miocárdica irreversível.[100] A avaliação pela RMC permite determinar o prognóstico desses pacientes.[101] O padrão clássico é o de fibrose miocárdica na superfície ventricular direita do septo interventricular (Figura 19.11).

3.3.5.4 Doença de Fabry

Doença de depósito recessiva e ligada ao cromossomo X com expressão fenotípica variável e caracterizada pelo acúmulo de glicoesfingolipídeo em vários órgãos e tecidos. O acometimento cardíaco descrito é de uma hipertrofia concêntrica que pode mimetizar a CMP hipertrófica.[102] Realce tardio é encontrado em cerca de 50% dos pacientes e apresenta padrão diferente da CMP

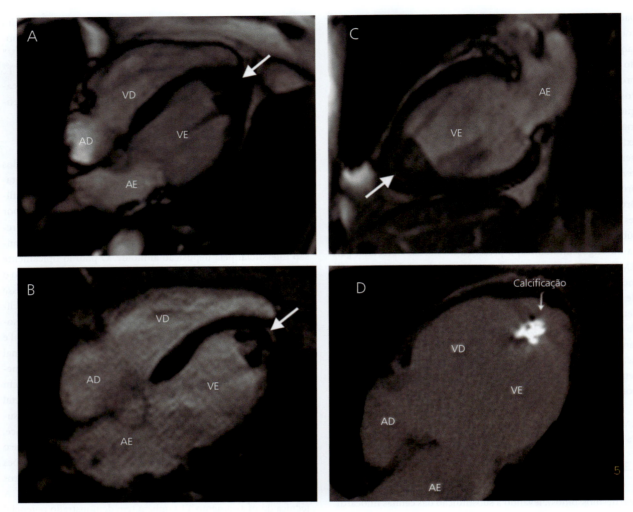

FIGURA 19.9 Imagens representativas de um paciente portador de endomiocardiofibrose. (A e B) Cortes de 4-câmaras (A) e 2-câmaras (B) em cine-RM demonstrando o achado típico da endomiocardiofibrose, a massa que preenche a porção apical do VE eventualmente causando restrição diastólica (setas). (C) Corte de 4-câmaras utilizando a técnica do realce tardio demonstrando que o conteúdo da massa é parcialmente composto por fibrose. (D) Imagem não contrastada obtida por tomografia computadorizada evidenciando que a massa também é composta por material calcificado (seta). AD indica átrio direito.

hipertrófica, tipicamente acometendo a parede inferolateral basal em uma distribuição mesocárdica.

Segundo as recomendações do ACC/AHA,[2] a utilização da RMC para avaliar pacientes com CMP infiltrativas/restritivas é apropriada (A).[8]

3.3.6 Cardiomiopatia não compactada

Caracteriza-se pela falha embriológica na formação do subendocárdio, levando a um miocárdio com excesso de trabeculação e aspecto característico de dupla camada miocárdica, uma compacta e a outra não. Essa CMP pode evoluir com disfunção ventricular e insuficiência cardíaca e também pode cursar com arritmias ventriculares e eventos tromboembólicos. O acometimento é mais frequente nas porções medioapicais das paredes inferior e lateral do VE e, portanto, a RMC tem grande vantagem sobre outros métodos diagnósticos na sua identificação e caracterização, utilizando como critério diagnóstico uma relação da espessura do músculo não compactado sobre o compactado maior que 2,3/1.[103-105]

3.3.7 Cardiomiopatia siderótica

O depósito patológico de ferro miocárdico ocorre em pacientes dependentes de múltiplas transfusões sanguíneas (talassemia *major*, intermédia, anemia falciforme) ou com aumento da absorção de ferro, como na hemocromatose hereditária, e pode levar à dilatação, hipertrofia e disfunção ventricular, sendo a principal causa de morte nos indivíduos com talassemia major. A presença de sobrecarga de ferro no miocárdio não guarda correlação com a

Ressonância Magnética Cardíaca

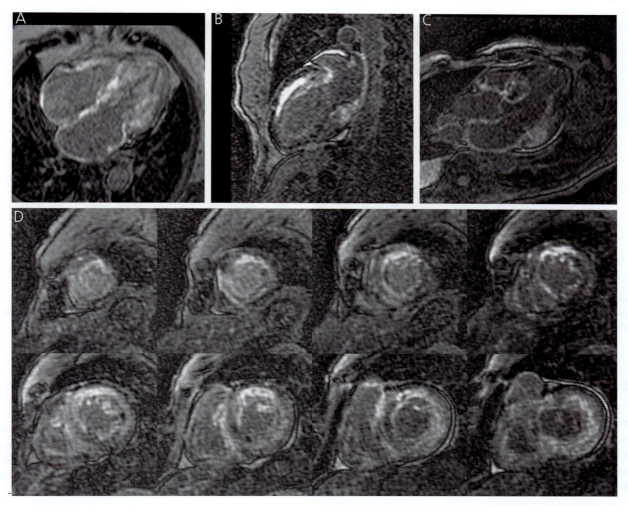

FIGURA 19.10 Imagens representativas de um paciente portador de amiloidose cardíaca. (A, B e C) Cortes do eixo longo do coração. (A) 4-câmaras. (B) 2-câmaras. (C) Corte da via de saída do VE. (D) Cortes sequenciais do eixo curto do coração cobrindo os ventrículos desde o ápice até a base. Notam-se em todas as imagens as extensas áreas de realce tardio subendocárdico difuso associado a espessamento parietal importante e aumento biatrial. Apresenta também realce tardio da parede atrial.

ferritina sérica nem com a deposição de ferro hepática. A RMC, por meio do cálculo do parâmetro T2*, consegue estimar de maneira acurada o grau de sobrecarga de ferro miocárdico e identificar os indivíduos com maior risco de toxicidade cardíaca pelos depósitos de hemossiderina, além de servir como um bom parâmetro para avaliação da resposta à terapia com quelantes.[1,106]

3.3.8 Doença de Chagas

A cardiopatia chagásica é uma CMP fibrosante crônica e progressiva, com graus variáveis de disfunção ventricular, que acomete cerca de um terço dos indivíduos com sorologia positiva para doença de Chagas. Rochitte e colaboradores demostraram que diversos padrões de realce tardio podem ser encontrados nessa patologia e que determinados padrões podem ser indistinguíveis da doença cardíaca isquêmica.[107] As regiões de acometimento preferencial pela fibrose miocárdica são o ápex e a parede inferolateral do VE, já descritas em diversos estudos patológicos prévios. O grau de fibrose miocárdica detectada pela RMC se correlaciona diretamente com a gravidade da forma clínica na doença de Chagas e inversamente com a fração de ejeção, sendo que a presença de fibrose miocárdica é um marcador de gravidade da doença (Figura 19.12). Além disso, o realce tardio é capaz de identificar o envolvimento cardíaco em pacientes soropositivos e sem sintomas clínicos ou anormalidades da contratilidade segmentar do VE, podendo ser um marcador subclínico de doença cardíaca. Recentemente, demonstrou-se a relação entre a presença de fibrose miocárdica pela RMC e o desenvolvimento de arritmias cardíacas nessa população.[108]

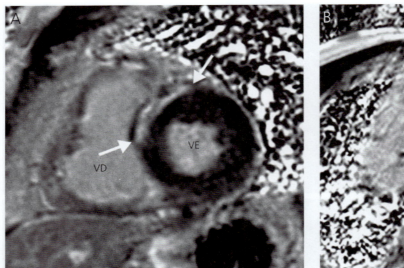 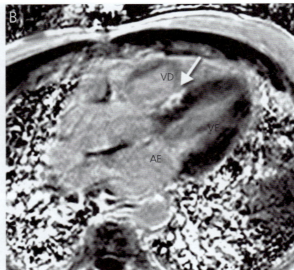

FIGURAS 19.11 Imagens representativas de um paciente portador de sarcoidose cardíaca utilizando a técnica do realce tardio. (A) Corte do eixo curto do coração. (B) Corte do eixo longo do coração de 4-câmaras. Notam-se as regiões bem delimitadas de realce tardio acometendo principalmente a face ventricular direita do septo interventricular no anterossepto-basal (setas). Esse padrão de realce tardio é muito sugestivo de sarcoidose cardíaca.

3.3.9 Cardiomiopatia de Tako-Tsubo

A capacidade da RMC em proporcionar acurada avaliação morfofuncional e detalhada caracterização tecidual permite a sua utilização na investigação de várias outras CMP de difícil diagnóstico. Um exemplo é a **cardiomiopatia de Tako-Tsubo**, em que a RMC pode auxiliar na identificação das alterações de motilidade regional clássicas da doença (e a sua recuperação) e, pelo padrão de distribuição do edema e realce tardio miocárdicos, diferenciá-la de doença isquêmica ou miocardite.[109,110] A ausência de realce tardio associado à discinesia da porção apical é o achado típico da CMP de Tako-Tsubo. A recuperação funcional fecha o diagnóstico desta que é também conhecida como CMP adrenérgica ou síndrome do coração partido *(broken-heart syndrome)*.

3.4 DOENÇA VALVAR

A RMC desempenha um papel complementar na avaliação da **doença valvar**, uma vez que a ecocardiografia se impõe como principal método diagnóstico pela facilidade de acesso e pelo grande detalhamento morfofuncional valvar.

A avaliação da disfunção valvar pode ser obtida por análise qualitativa ou quantitativa. A análise qualitativa se dá por meio da visualização do jato de turbulência no local de interesse, apresentando-se como perda de sinal na sequência gradiente-eco.[111] A quantificação mais precisa das lesões valvares pode ser realizada utilizando-se o mapeamento de fluxo pela técnica de contraste de fase *(phase contrast)*.

Nas lesões estenóticas, com o mapeamento de fluxo por contraste de fase, é possível calcular o pico de velocidade pela valva e estimar o grau de estenose (gradiente pressórico) utilizando-se a equação de Bernoulli modificada. Nas lesões regurgitantes, uma vantagem da RMC é a sua capacidade de proporcionar uma avaliação quantitativa precisa do volume regurgitante[111] (Figura 19.13). Essa informação, combinada com a avaliação acurada da função e volume ventriculares, auxilia na decisão terapêutica com relação à intervenção valvar.[112]

No contexto da doença orovalvar crônica, particularmente no caso da doença valvar aórtica grave, um dos principais fenômenos fisiopatológicos que caracterizam a transição entre miocárdio normal e injúria miocárdica irreversível é o acúmulo progressivo e acentuado de fibrose intersticial. De fato, o aumento da quantidade de fibrose intersticial no tecido miocárdico representa o resultado histopatológico final de várias patologias cardiovasculares que causam injúria miocárdica crônica. Diversos estudos prévios baseados em análises histopatológicas demonstraram que pacientes portadores de doença valvar aórtica grave, seja ela estenose ou insuficiência, apresentam aumento significativo da fibrose intersticial miocárdica e graus variáveis de degeneração da ultraestrutura miocitária. Sobretudo, já foi demonstrado que, nesse contexto, a magnitude do acúmulo de fibrose intersticial e o grau de degeneração miocitária estão inversamente relacionados à função sistólica e diastólica do VE. Ainda mais importante, o acúmulo progressivo de fibrose intersticial exerce um importante papel na indesejável transição entre hipertrofia ventricular compensada e insuficiência cardíaca congestiva clinicamente manifesta.

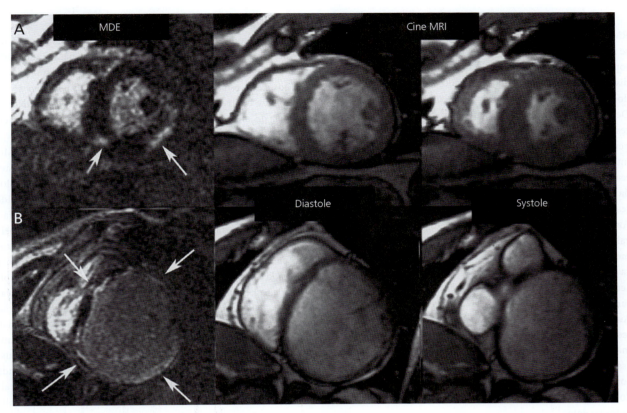

FIGURA 19.12 Imagens representativas de dois pacientes portadores de doença de Chagas ilustrando a relação entre a extensão das áreas de realce tardio e o grau de disfunção ventricular esquerda. (A) Paciente com pequenas áreas de realce tardio e função ventricular preservada. (B) Paciente com extensas áreas de realce tardio e importante grau de disfunção ventricular esquerda. Fonte: Rochitte e colaboradores, 2005.[107]

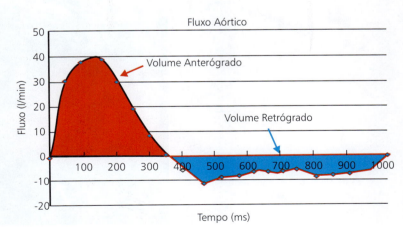

FIGURA 19.13 Gráfico ilustrando o fluxo aórtico durante o ciclo cardíaco de um paciente portador de insuficiência aórtica grave. Notam-se o fluxo anterógrado durante a sístole e o fluxo retrógrado durante a diástole. A partir dos valores dos volumes anterógrado e retrógrado, podemos calcular a fração regurgitante: fração regurgitante = volume retrógrado/volume anterógrado.

Por questões de limitação em termos de resolução espacial, a RMC com técnica de realce tardio não é capaz de avaliar a fibrose intersticial miocárdica no nível microscópico como faz a histopatologia. Não obstante, ainda que apresente distribuição dispersa e difusa, o padrão de acúmulo de fibrose intersticial na doença valvar aórtica avançada apresenta acentuação regional. De fato, um estudo recente desenvolvido por Nigri e colaboradores demonstrou que a RMC utilizando a técnica do realce tardio permite identificar essas regiões de maior acúmulo da fibrose intersticial. Com uma análise visual qualitativa das imagens de realce tardio, foi possível identificar os pacientes com aumento da fibrose intersticial com boa acurácia quando comparado aos resultados da histopatologia.[113] Posteriormente, no estudo de Azevedo e colaboradores, esse mesmo grupo demonstrou que os valores obtidos pela RMC apresentaram boa correlação com as medidas de fibrose intersticial obtidas pela análise histopatológica (Figura 19.14). Adicionalmente, demonstraram que o maior acúmulo de fibrose miocárdica associou-se à pior recuperação funcional tardia do VE após a cirurgia de troca valvar aórtica. Ainda mais importante, após um seguimento médio de 43 meses, os autores demonstraram que a maior quantidade de fibrose miocárdica, medida tanto pela RMC como pela histopatologia, associou-se à menor sobrevida após a cirurgia de troca valvar aórtica.[114] O valor da RMC na caracterização dos pacientes com doença orovalvar grave também foi demonstrados em outros estudos recentes.[115]

Segundo as recomendações do ACC/AHA,[2] a utilização da RMC para avaliar pacientes com doença orovalvar (valvas nativas ou protéticas) é apropriada (A)[9] nos casos em que as imagens ecocardiográficas (transtorácicas e transesofágicas) forem tecnicamente limitadas.

3.5 DOENÇAS DO PERICÁRDIO

Assim como nas valvopatias, o ecocardiograma fornece, na maioria das vezes, as informações necessárias para a adequada avaliação das doenças do pericárdio. No entanto, em uma parcela dos casos, esta avaliação pode ser duvidosa. Em função de seu excelente contraste tissular, amplo campo de visão e independência de janela acústica, a RMC pode ser útil na complementação diagnóstica das pericardiopatias.[116]

O derrame pericárdico é acessado com facilidade pela RMC (Figura 19.15). Especialmente aos derrames loculados e posteriores (de difícil acesso ecocardiográfico), a RMC agrega valor diagnóstico. Sua principal aplicação, entretanto, está na medida do espessamento pericárdico. Realizada de forma mais acurada e com menor variabilidade intra e interobservador do que pela ecocardiografia, essa mensuração é valiosa nos casos suspeitos de pericardite constritiva (Figura 19.15). Para esse diagnóstico, a medida do espessamento pericárdico alcança valores de sensibilidade, especificidade e acurácia de 88, 100 e 93%, respectivamente.[117] Porém, vale ressaltar que é possível haver constrição sem espessamento pericárdico e a presença de espessamento não indica, necessariamente, constrição pericárdica. Por isso, também é importante a avaliação hemodinâmica quando há a suspeita de constrição. Nesse aspecto, o ecocardiograma ainda apresenta vantagens em relação à ressonância. No entanto, alguns estudos recentes têm demonstrado o potencial da RMC para a avaliação funcional nessa situação clínica: Giorgi e colaboradores analisaram o achatamento septal diastólico em pacientes com síndrome restritiva e encontraram valores de sensibilidade de 81 e especificidade de 100% no reconhecimento dos casos de pericardite constritiva.[118] Francone e colaboradores empregaram uma sequência de aquisição em tempo real para avaliar a

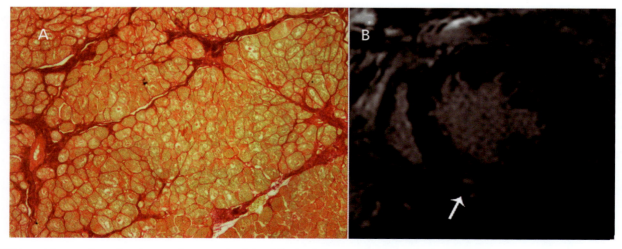

FIGURA 19.14 Imagens ilustrativas de um paciente portador de insuficiência aórtica grave demonstrando a boa correlação entre a medida da fibrose intersticial pela histopatologia (A) e a medida da fibrose miocárdica pela RMC com técnica do realce tardio (B). Nota-se a cicatriz de fibrose de substituição na parede inferosseptal do VE (seta).

influência respiratória sobre o movimento septal em pacientes com pericardite constritiva, mostrando que essa técnica parece promissora na diferenciação das síndromes restritivas.[119] Ainda, a técnica de *myocardial tagging* pode demonstrar, de forma dinâmica, a aderência entre o miocárdio e o pericárdio, às vezes de espessura normal, causando constrição significativa.

Outras patologias pericárdicas mais raras também podem ser bem definidas pela RMC, como os cistos pericárdicos, com característico hipersinal nas sequências ponderadas em T2, e a agenesia pericárdica. Segundo as recomendações do ACC/AHA,[2] a utilização da RMC para avaliar pacientes com suspeita de pericardite constritiva é apropriada (A).[8]

3.6 TUMORES CARDÍACOS

Os primários são raros, sendo 75% de natureza benigna e 25% de natureza maligna. A RMC fornece uma avaliação multiplanar e não invasiva de massas que envolvem as câmaras cardíacas, pericárdio e estruturas extracardíacas.[120,121] As adequadas identificação anatômica e definição de sua relação com as estruturas torácicas são fundamentais na avaliação das massas e tumores cardíacos. Graças à sua capacidade de aquisição de imagens em qualquer plano anatômico, a RMC pode fornecer esses dados com precisão, além de outras características, tais como regularidade das bordas, extensão e infiltração de tecidos adjacentes. A cine-RM permite a observação dinâmica das massas durante o ciclo cardíaco e de sua repercussão funcional, como no mixoma de átrio esquerdo levando à limitação do influxo mitral.

A RMC tem um importante papel não só localizando a massa e definindo a sua repercussão, como promovendo a sua caracterização tecidual. Utilizando diferentes técnicas, é possível se obterem imagens de alta definição, com excelente diferenciação tecidual (Figura 19.16), permitindo, em alguns casos, uma boa aproximação com a definição do tipo histológico. Um dos exemplos mais ilustrativos dessa potencialidade é o lipoma cardíaco, facilmente identificável pela supressão de sinal após um pulso específico de saturação de gordura. A intensidade de sinal

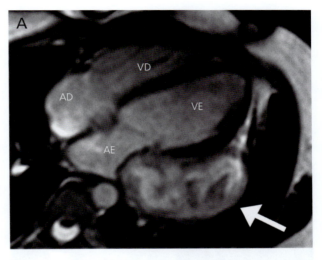

FIGURA 19.16A Imagens ilustrativas de um paciente portador de um grande tumor paracardíaco. (A) Sequência de cine-RM demonstrando um tumor heterogêneo, com múltiplos septos no seu interior, localizado dentro do saco pericárdico, adjacente à parede livre do AE e à porção médio-basal da parede lateral do VE.

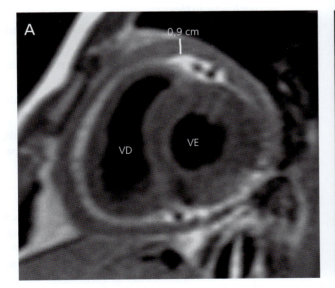
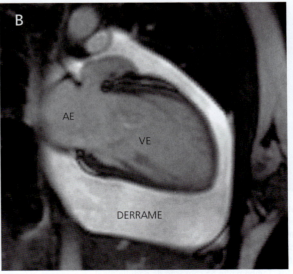

FIGURA 19.15 Imagens representativas da avaliação do pericárdio pela RMC. (A) Pericardite constritiva com importante espessamento pericárdico (0,9 cm de espessura). (B) Derrame pericárdico volumoso.

nas imagens com diferentes ponderações (T1 ou T2) é fundamental para a caracterização tissular da massa. O padrão de realce após a administração de contraste também é um parâmetro importante. Um dos dilemas clínicos é a diferenciação entre tumores e trombos intracavitários. Por captarem pouco ou nenhum contraste, os trombos apresentam-se como massas escuras em meio ao sangue contrastado. Já os tumores, sendo mais ricamente vascularizados, costumam apresentar realce logo após a injeção de contraste (técnica de perfusão de primeira passagem),
especialmente os de natureza maligna. Eventualmente, essa diferenciação pode ser mais difícil em tumores pouco vascularizados, com baixa captação de contraste. Nesses casos, a aquisição tardia das imagens (realce tardio) pode evidenciar áreas de necrose intratumoral.[120,121]

Segundo as recomendações do ACC/AHA,[2] a utilização da RMC para avaliar pacientes com massas cardíacas (suspeita de tumores ou trombos) é apropriada (A).[9]

3.7 CARDIOPATIAS CONGÊNITAS

Embora o ecocardiograma seja diagnóstico na maioria das situações, vários estudos já demonstraram a utilidade da RMC nas cardiopatias congênitas. Mais uma vez, as características de amplo campo de visão, potencial de aquisição e reconstrução tridimensionais, grande contraste natural entre os tecidos e ausência de limitações de janela acústica fazem da RMC um método extremamente vantajoso na avaliação desse tipo de cardiopatia,[122] principalmente nos casos em que os achados ecocardiográficos são duvidosos. Além disso, como não há radiação ionizante, a RMC presta-se como um exame apropriado para seguimento de crianças com cardiopatia. Por outro lado, em crianças menores, a realização da RMC demanda sedação, o que envolve riscos, sobretudo nos casos de cardiopatias mais graves. No entanto, a RMC deve ser considerada uma alternativa no acompanhamento de doença congênita no adulto que não necessite de sedação (em especial nas cardiopatias complexas ou que requeiram seguimento a longo prazo de parâmetros como função e volumes ventriculares).

As aplicações do exame de RMC vêm se expandindo atualmente, podendo ser destacadas:

1. complementação ao ecocardiograma em casos duvidosos ou com limitação técnica;
2. cardiopatias complexas, em que a visualização anatômica ampla e tridimensional é desejável;
3. definição anatômica para planejamento de procedimentos percutâneos ou cirúrgicos;
4. avaliação pós-operatória, em que, muitas vezes, a visualização ecocardiográfica é difícil;
5. avaliação da cardiopatia congênita no adulto. A seguir, serão discutidas as indicações específicas em cardiopatias congênitas.

3.7.1 Anomalias de *situs*

Graças à ampla visualização anatômica, a RMC permite a determinação do *situs* cardíaco. Sua sensibilidade para o diagnóstico de anomalias de posição cardíaca é próxima de 100%. Entretanto, a maior utilidade da RMC está nas situações de maior complexidade com associação de anomalias,[123] em que outros métodos diagnósticos, como a ecocardiografia, podem ter limitações.

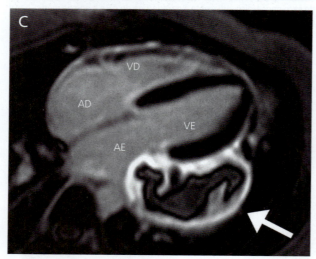

FIGURA 19.16B, C Imagens ilustrativas de um paciente portador de um grande tumor paracardíaco. (B) Sequência de perfusão de primeira passagem. Nota-se a perfusão da periferia do tumor e dos septos. Não há perfusão da região central do tumor (necrose). (C) Sequência de realce tardio. Nota-se a intensa captação de gadolínio pela periferia do tumor e pelos septos. Também não há captação de gadolínio pela região central (necrose). Posteriormente, a análise histopatológica confirmou o diagnóstico da RMC: um fibrosarcoma pericárdico primário.

3.7.2 Avaliação/quantificação de *shunt*

Para esse propósito, a RMC é reconhecida como uma excelente ferramenta. Empregando a técnica de mapeamento de fluxo por contraste de fase, é possível determinar os fluxos pulmonar e aórtico, assim como a sua relação (Qp/Qs).[124] Como essa mensuração independe de limitações anatômicas torácicas, pode ser vantajosa nos casos de difícil acesso ecocardiográfico.

3.7.3 Anomalias atriais e do retorno venoso

A RMC pode ser utilizada para a pesquisa de comunicação interatrial (CIA), mas o ecocardiograma transesofágico oferece melhor visualização do septo interatrial e é o exame de escolha nessa situação. Portanto, esse método não deve ser considerado de 1ª linha para a avaliação de CIA, exceto quando associada a outras anomalias, como a drenagem anômala parcial ou total de veias pulmonares. Já em relação às veias pulmonares, ao lado da angiotomografia, a RMC é o exame mais adequado para a sua visualização.

3.7.4 Anomalias ventriculares

A RMC é um bom método para a avaliação de CIV. Contudo, o ecocardiograma fornece, na grande maioria das vezes, as informações necessárias para esse diagnóstico. A RMC oferece informação adicional ao ecocardiograma na CIV isolada, no cálculo dos shunt E-D, por meio da determinação do Qp/Qs pela técnica de mapeamento de fluxo aórtico e pulmonar. No entanto, seu maior benefício está nos casos mais complexos, quando a CIV está associada a outros defeitos, como na tetralogia de Fallot e no ventrículo único. Além disso, é o exame mais acurado para a mensuração da função ventricular esquerda e direita, dado importante para tratamento e seguimento desses pacientes.

3.7.5 Valvopatias congênitas

Assim como nas valvopatias adquiridas, a ecocardiografia é o exame de escolha para a análise das anomalias valvares congênitas. Apesar disso, em algumas condições de difícil acesso ecocardiográfico (ex.: quantificação das insuficiências valvares, especialmente da valva pulmonar), a RMC pode trazer informações relevantes. Outras anormalidades raras também podem ser delineadas com clareza pela RMC, como a anomalia de Ebstein (Figura 19.17) e a atresia tricúspide.

3.7.6 Anomalias dos grandes vasos

A RMC é um ótimo exame para a avaliação de anomalias dos grandes vasos torácicos. Permite a visualização da aorta em todas as suas porções, sendo considerada atualmente o exame de imagem mais apropriado para o delineamento de coarctação de aorta e anomalias do arco aórtico. Com a sequência de mapeamento de fluxo por contraste de fase, é possível medir o gradiente pela coarctação, tanto antes quanto após procedimentos de correção. Adicionalmente, a RMC também é muito útil para o estudo de outras doenças congênitas da aorta, como os aneurismas dos seios de Valsalva, fístulas aortocavitárias e para o seguimento quantitativo de dilatações crônicas.

A RMC também pode ser útil para a análise das anomalias da artéria pulmonar e seus ramos proximais. Essa informação é imprescindível para o planejamento cirúrgico em pacientes com circulação pulmonar reduzida cujo acesso nem sempre é possível pela ecocardiografia. Nas estenoses de artéria pulmonar, a RMC pode fornecer uma estimativa do grau de obstrução pela mensuração do fluxo por contraste de fase. Outra aplicação de grande valor da RMC é a avaliação pós-operatória de condutos e *shunts* artificiais. Assim como nos vasos nativos, é possível localizar estenoses e quantificá-las empregando a técnica de mapeamento de fluxo.

Finalmente, existe evidência para a utilização da RMC (assim como a tomografia *multislice*) na visualização de anomalias de origem e trajeto das artérias coronárias, evitando, nesses casos, os riscos do cateterismo.

3.8 ANGIORRESSONÂNCIA DA AORTA E GRANDES VASOS

A angiorressonância com gadolínio tem se mostrado uma eficiente modalidade diagnóstica na avaliação de doenças vasculares, como aneurismas e dissecções, anomalias e estenoses.[125-127] Fornece importantes informações para a abordagem cirúrgica dos aneurismas, identifica com precisão as dissecções, estabelecendo a luz falsa e a verdadeira, além da extensão da lâmina de dissecção. Consiste em uma ferramenta versátil com a qual, além da análise luminal, podemos avaliar a parede vascular e obter medidas de fluxo.

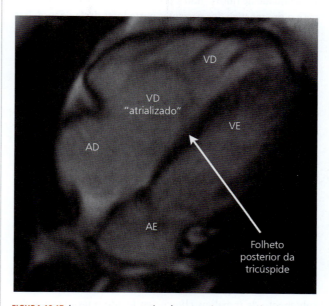

FIGURA 19.17 Imagem representativa de um paciente portador de Doença de Ebstein. Corte do eixo longo do coração de 4 câmaras. VD: ventrículo direito; VE: ventrículo esquerdo; AD: átrio direito; AE: átrio esquerdo.

A RMC tem um relevante papel na avaliação da coarctação e tem por objetivo caracterizar a anatomia do local de estenose e dos ramos do arco aórtico, definir a sua repercussão hemodinâmica por meio da quantificação da circulação colateral, excluir anomalias associadas e analisar massa, volume e desempenho ventricular esquerdo[128] (Figura 19.5).

O território pulmonar também pode ser avaliado pela RMC,[129] elucidando os casos de tromboembolismo pulmonar e fornecendo medidas vasculares em casos de estenose ou dilatação secundária à hipertensão pulmonar.[130]

4 PERSPECTIVAS FUTURAS

A RMC continua sendo um dos métodos de imagem com as maiores perspectivas de desenvolvimento de técnicas que permitam a maior precisão e diagnósticos ainda não factíveis no momento. Assim, a expansão da utilização de equipamentos de 3 Tesla melhorará a qualidade de imagem e resolução para a maioria dos diagnósticos no momento feitos rotineiramente nos equipamentos de 1,5 Tesla. Em muitas aplicações o maior campo magnético dos equipamentos de 3 Tesla pode trazer vantagens diretas.

Inovadoras aplicações vêm sendo desenvolvidas em trabalhos experimentais e pré-clínicos. Entre elas, a detecção de fibrose miocárdica difusa que ocorre em muitas CMP e que pode não ser facilmente detectada pela RMC convencional. Nosso grupo demonstrou excelente correlação entre a quantidade de fibrose difusa medida pela biópsia endomiocárdica e o grau de acúmulo da fibrose de substituição medida pela técnica do realce tardio na valvopatia aórtica grave. Demonstramos também a relação entre a quantidade de fibrose miocárdica medida por ambas as técnicas e o prognóstico dos pacientes portadores desta doença. Isso abriu a possibilidade para um amplo campo de aplicação e desenvolvimento, como a medida do mapa do relaxamento T1.

Entre outras novidades em desenvolvimento, encontram-se a detecção e caracterização da placa aterosclerótica vascular e coronária, com e sem a utilização de contrastes, voltados a alvos específicos moleculares (imagem molecular). A procura pela placa vulnerável continua nos trabalhos básicos e pré-clínicos de RMC e pode trazer impacto clínico no futuro.

A impressionante capacidade da RMC no diagnóstico e caracterização das doenças miocárdicas está levando o método a ter papel relevante e crescente no diagnóstico e manejo da insuficiência cardíaca. Devemos esperar importantes desenvolvimentos nesse campo também.

A evolução tecnológica das medidas de fluxo pela RMC e sua maior praticidade e facilidade de aplicação deverão em breve tornar o seu uso mais rotineiro e mais informativo para o clínico.

Finalmente, a padronização das técnicas de RMC e o desenvolvimento de trabalhos clínicos avaliando o prognóstico dos pacientes e a custo-efetividade do método deverão trazer os subsídios para a consolidação da utilização da RMC na prática clínica diária, não somente do ponto de vista da acurácia diagnóstica, mas também como método mais custo-efetivo e definitivo, evitando a repetição de exames de imagem no diagnóstico das CMP isquêmicas e não isquêmicas.

REFERÊNCIAS BIBLIOGRÁFICAS

1. Hundley WG, Bluemke DA, Finn JP, Flamm SD, Fogel MA, Friedrich MG et al. ACCF/ACR/AHA/NASCI/SCMR 2010 expert consensus document on cardiovascular magnetic resonance: a report of the American College of Cardiology Foundation Task Force on Expert Consensus Documents. Circulation. 2010 Jun 8;121(22):2462-508.
2. Hendel RC, Patel MR, Kramer CM, Poon M, Hendel RC, Carr JC et al. ACCF/ACR/SCCT/SCMR/ASNC/NASCI/SCAI/SIR 2006 appropriateness criteria for cardiac computed tomography and cardiac magnetic resonance imaging: a report of the American College of Cardiology Foundation Quality Strategic Directions Committee Appropriateness Criteria Working Group, American College of Radiology, Society of Cardiovascular Computed Tomography, Society for Cardiovascular Magnetic Resonance, American Society of Nuclear Cardiology, North American Society for Cardiac Imaging, Society for Cardiovascular Angiography and Interventions and Society of Interventional Radiology. Journal of the American College of Cardiology. 2006 Oct 3;48(7):1475-97.
3. Rochitte CE, Pinto IM, Fernandes JL, Filho CF, Jatene A, Carvalho AC et al. [Cardiovascular magnetic resonance and computed tomography imaging guidelines of the Brazilian Society of Cardiology]. Arq Bras Cardiol. 2006 Sep;87(3):e60-100.
4. Pennell DJ. Cardiovascular magnetic resonance. Circulation. 2010 Feb 9;121(5):692-705.
5. Liu S, Han J, Nacif MS, Jones J, Kawel N, Kellman P et al. Diffuse myocardial fibrosis evaluation using cardiac magnetic resonance T1 mapping: sample size considerations for clinical trials. J Cardiovasc Magn Reson. 2012;14:90.
6. Kellman P, Wilson JR, Xue H, Bandettini WP, Shanbhag SM, Druey KM et al. Extracellular volume fraction mapping in the myocardium, part 2: initial clinical experience. J Cardiovasc Magn Reson. 2012;14:64.
7. Kellman P, Wilson JR, Xue H, Ugander M, Arai AE. Extracellular volume fraction mapping in the myocardium, part 1: evaluation of an automated method. J Cardiovasc Magn Reson. 2012;14:63.
8. Ugander M, Oki AJ, Hsu LY, Kellman P, Greiser A, Aletras AH et al. Extracellular volume imaging by magnetic resonance imaging provides insights into overt and sub-clinical myocardial pathology. Eur Heart J. 2012 May;33(10):1268-78.
9. Kellman P, Hansen MS. T1-mapping in the heart: accuracy and precision. J Cardiovasc Magn Reson. 2014;16:2.
10. Donekal S, Venkatesh BA, Liu YC, Liu CY, Yoneyama K, Wu CO et al. Interstitial Fibrosis, Left Ventricular Remodeling, and Myocardial Mechanical Behavior in a Population-Based Multiethnic Cohort: The Multi-Ethnic Study of Atherosclerosis (MESA) Study. Circ Cardiovasc Imaging. 2014 Mar 1;7(2):292-302.
11. Moon JC, Messroghli DR, Kellman P, Piechnik SK, Robson MD, Ugander M et al. Myocardial T1 mapping and extracellular volume quantification: a Society for Cardiovascular Magnetic Resonance (SCMR) and CMR Working Group of the European Society of Cardiology consensus statement. J Cardiovasc Magn Reson. 2013;15:92.
12. Ugander M, Bagi PS, Oki AJ, Chen B, Hsu LY, Aletras AH et al. Myocardial edema as detected by pre-contrast T1 and T2 CMR delineates area at risk associated with acute myocardial infarction. JACC Cardiovasc Imaging. 2012 Jun;5(6):596-603.
13. von Knobelsdorff-Brenkenhoff F, Prothmann M, Dieringer MA, Wassmuth R, Greiser A, Schwenke C et al. Myocardial T1 and T2 mapping at

3 T: reference values, influencing factors and implications. J Cardiovasc Magn Reson. 2013 Jun 18;15(1):53.
14. Fontana M, White SK, Banypersad SM, Sado DM, Maestrini V, Flett AS et al. Comparison of T1 mapping techniques for ECV quantification. Histological validation and reproducibility of ShMOLLI versus multi-breath-hold T1 quantification equilibrium contrast CMR. J Cardiovasc Magn Reson. 2012;14:88.
15. Anderson LJ. Assessment of iron overload with T2* magnetic resonance imaging. Prog Cardiovasc Dis. 2011 Nov-Dec;54(3):287-94.
16. Kribben A, Witzke O, Hillen U, Barkhausen J, Daul AE, Erbel R. Nephrogenic systemic fibrosis: pathogenesis, diagnosis and therapy. Journal of the American College of Cardiology. 2009 May 5;53(18):1621-8.
17. Myerson SG, Bellenger NG, Pennell DJ. Assessment of left ventricular mass by cardiovascular magnetic resonance. Hypertension. 2002 Mar 1;39(3):750-5.
18. Maceira AM, Prasad SK, Khan M, Pennell DJ. Normalized left ventricular systolic and diastolic function by steady state free precession cardiovascular magnetic resonance. J Cardiovasc Magn Reson. 2006;8(3):417-26.
19. Villacorta Junior H, Villacorta AS, Amador F, Hadlich M, Albuquerque DC, Azevedo CF. Transthoracic impedance compared to magnetic resonance imaging in the assessment of cardiac output. Arq Bras Cardiol. 2012 Dec;99(6):1149-55.
20. Rochitte CE, Azevedo CF, Rosario MA, Siqueira MH, Monsao V, Saranathan M et al. Single-Breathhold Four-Dimensional Assessment of Left Ventricular Morphological and Functional Parameters by Magnetic Resonance Imaging Using the VAST Technique. Open Cardiovasc Med J. 2011;5:90-8.
21. Schulz-Menger J, Bluemke DA, Bremerich J, Flamm SD, Fogel MA, Friedrich MG et al. Standardized image interpretation and post processing in cardiovascular magnetic resonance: Society for Cardiovascular Magnetic Resonance (SCMR) board of trustees task force on standardized post processing. J Cardiovasc Magn Reson. 2013;15:35.
22. Kawut SM, Lima JA, Barr RG, Chahal H, Jain A, Tandri H et al. Sex and race differences in right ventricular structure and function: the multi-ethnic study of atherosclerosis-right ventricle study. Circulation. 2011 Jun 7;123(22):2542-51.
23. Nagel E, Lehmkuhl HB, Bocksch W, Klein C, Vogel U, Frantz E et al. Noninvasive diagnosis of ischemia-induced wall motion abnormalities with the use of high-dose dobutamine stress MRI: comparison with dobutamine stress echocardiography. Circulation. 1999 Feb 16;99(6):763-70.
24. Zerhouni EA, Parish DM, Rogers WJ, Yang A, Shapiro EP. Human heart: tagging with MR imaging--a method for noninvasive assessment of myocardial motion. Radiology. 1988 Oct;169(1):59-63.
25. Kim RJ, Fieno DS, Parrish TB, Harris K, Chen EL, Simonetti O et al. Relationship of MRI delayed contrast enhancement to irreversible injury, infarct age and contractile function. Circulation. 1999 Nov 9;100(19):1992-2002.
26. Simonetti OP, Kim RJ, Fieno DS, Hillenbrand HB, Wu E, Bundy JM et al. An improved MR imaging technique for the visualization of myocardial infarction. Radiology. 2001 Jan 1;218(1):215-23.
27. Lima JA, Judd RM, Bazille A, Schulman SP, Atalar E, Zerhouni EA. Regional heterogeneity of human myocardial infarcts demonstrated by contrast-enhanced MRI. Potential mechanisms. Circulation. 1995 Sep 1;92(5):1117-25.
28. Rochitte CE, Azevedo CF. The myocardial area at risk. Heart. 2012 Mar;98(5):348-50.
29. Kellman P, Arai AE. Cardiac imaging techniques for physicians: late enhancement. J Magn Reson Imaging. 2012 Sep;36(3):529-42.
30. Amado LC, Gerber BL, Gupta SN, Rettmann DW, Szarf G, Schock R et al. Accurate and objective infarct sizing by contrast-enhanced magnetic resonance imaging in a canine myocardial infarction model. Journal of the American College of Cardiology. 2004 Dec 21;44(12):2383-9.
31. Schelbert EB, Hsu LY, Anderson SA, Mohanty BD, Karim SM, Kellman P et al. Late gadolinium-enhancement cardiac magnetic resonance identifies postinfarction myocardial fibrosis and the border zone at the near cellular level in ex vivo rat heart. Circ Cardiovasc Imaging. 2010 Nov;3(6):743-52.
32. Rochitte CE, Lima JA, Bluemke DA, Reeder SB, McVeigh ER, Furuta T et al. Magnitude and time course of microvascular obstruction and tissue injury after acute myocardial infarction. Circulation. 1998 Sep 8;98(10):1006-14.
33. Wagner A, Mahrholdt H, Holly TA, Elliott MD, Regenfus M, Parker M et al. Contrast-enhanced MRI and routine single photon emission computed tomography (SPECT) perfusion imaging for detection of subendocardial myocardial infarcts: an imaging study. Lancet. 2003 Feb 1;361(9355):374-9.
34. Wu KC, Zerhouni EA, Judd RM, Lugo-Olivieri CH, Barouch LA, Schulman SP et al. Prognostic significance of microvascular obstruction by magnetic resonance imaging in patients with acute myocardial infarction. Circulation. 1998 Mar 3;97(8):765-72.
35. Ricciardi MJ, Wu E, Davidson CJ, Choi KM, Klocke FJ, Bonow RO et al. Visualization of discrete microinfarction after percutaneous coronary intervention associated with mild creatine kinase-MB elevation. Circulation. 2001 Jun 12;103(23):2780-3.
36. El Aidi H, Adams A, Moons KG, Den Ruijter HM, Mali WP, Doevendans PA et al. Cardiac magnetic resonance imaging findings and the risk of cardiovascular events in patients with recent myocardial infarction or suspected or known coronary artery disease: a systematic review of prognostic studies. J Am Coll Cardiol. 2014 Mar 25;63(11):1031-45.
37. Schmidt A, Azevedo CF, Cheng A, Gupta SN, Bluemke DA, Foo TK et al. Infarct tissue heterogeneity by magnetic resonance imaging identifies enhanced cardiac arrhythmia susceptibility in patients with left ventricular dysfunction. Circulation. 2007 Apr 17;115(15):2006-14.
38. Quinaglia ESJC, Coelho-Filho OR, Andrade JM, Quinaglia T, Modolo RG, Almeida BO et al. Peri-infarct zone characterized by cardiac magnetic resonance imaging is directly associated with the inflammatory activity during acute phase myocardial infarction. Inflammation. 2013 Nov 27.
39. Schelbert EB, Cao JJ, Sigurdsson S, Aspelund T, Kellman P, Aletras AH et al. Prevalence and prognosis of unrecognized myocardial infarction determined by cardiac magnetic resonance in older adults. JAMA. 2012 Sep 5;308(9):890-6.
40. Allman KC, Shaw LJ, Hachamovitch R, Udelson JE. Myocardial viability testing and impact of revascularization on prognosis in patients with coronary artery disease and left ventricular dysfunction: a meta-analysis. Journal of the American College of Cardiology. 2002 Apr 3;39(7):1151-8.
41. Schwitter J, Arai AE. Assessment of cardiac ischaemia and viability: role of cardiovascular magnetic resonance. Eur Heart J. 2011 Apr;32(7):799-809.
42. Gai ND, Rochitte C, Nacif MS, Bluemke DA. Optimized three-dimensional sodium imaging of the human heart on a clinical 3T scanner. Magn Reson Med. 2014 Mar 17.
43. Neubauer S. Cardiac magnetic resonance spectroscopy. Curr Cardiol Rep. 2003 Jan;5(1):75-82.
44. Gerber BL, Rousseau MF, Ahn SA, le Polain de Waroux JB, Pouleur AC, Phlips T et al. Prognostic value of myocardial viability by delayed-enhanced magnetic resonance in patients with coronary artery disease and low ejection fraction: impact of revascularization therapy. J Am Coll Cardiol. 2012 Feb 28;59(9):825-35.
45. Shah DJ, Kim HW, James O, Parker M, Wu E, Bonow RO et al. Prevalence of regional myocardial thinning and relationship with myocardial

scarring in patients with coronary artery disease. JAMA. 2013 Mar 6;309(9):909-18.
46. Kim RJ, Wu E, Rafael A, Chen EL, Parker MA, Simonetti O et al. The use of contrast-enhanced magnetic resonance imaging to identify reversible myocardial dysfunction. N Engl J Med. 2000 Nov 16;343(20):1445-53.
47. Gerber BL, Garot J, Bluemke DA, Wu KC, Lima JAC. Accuracy of contrast-enhanced magnetic resonance imaging in predicting improvement of regional myocardial function in patients after acute myocardial infarction. Circulation. 2002 Aug 27;106(9):1083-9.
48. Nandalur KR, Dwamena BA, Choudhri AF, Nandalur MR, Carlos RC. Diagnostic performance of stress cardiac magnetic resonance imaging in the detection of coronary artery disease: a meta-analysis. Journal of the American College of Cardiology. 2007 Oct 2;50(14):1343-53.
49. Kuijpers D, Ho KY, van Dijkman PR, Vliegenthart R, Oudkerk M. Dobutamine cardiovascular magnetic resonance for the detection of myocardial ischemia with the use of myocardial tagging. Circulation. 2003 Apr 1;107(12):1592-7.
50. Hundley WG, Morgan TM, Neagle CM, Hamilton CA, Rerkpattanapipat P, Link KM. Magnetic resonance imaging determination of cardiac prognosis. Circulation. 2002 Oct 29;106(18):2328-33.
51. Rerkpattanapipat P, Morgan TM, Neagle CM, Link KM, Hamilton CA, Hundley WG. Assessment of preoperative cardiac risk with magnetic resonance imaging. Am J Cardiol. 2002 Aug 15;90(4):416-9.
52. Bodi V, Husser O, Sanchis J, Nunez J, Monmeneu JV, Lopez-Lereu MP et al. Prognostic implications of dipyridamole cardiac MR imaging: a prospective multicenter registry. Radiology. 2012 Jan;262(1):91-100.
53. Shah RV, Heydari B, Coelho-Filho O, Abbasi SA, Feng JH, Neilan TG et al. Vasodilator stress perfusion CMR imaging is feasible and prognostic in obese patients. JACC Cardiovasc Imaging. 2014 Apr 4.
54. Coelho-Filho OR, Rickers C, Kwong RY, Jerosch-Herold M. MR myocardial perfusion imaging. Radiology. 2013 Mar;266(3):701-15.
55. Gerber BL, Raman SV, Nayak K, Epstein FH, Ferreira P, Axel L et al. Myocardial first-pass perfusion cardiovascular magnetic resonance: history, theory and current state of the art. Journal of cardiovascular magnetic resonance: official journal of the Society for Cardiovascular Magnetic Resonance. 2008 Jan 1;10(1):18.
56. Mordini FE, Haddad T, Hsu LY, Kellman P, Lowrey TB, Aletras AH et al. Diagnostic accuracy of stress perfusion CMR in comparison with quantitative coronary angiography: fully quantitative, semiquantitative and qualitative assessment. JACC Cardiovasc Imaging. 2014 Jan;7(1):14-22.
57. Klem I, Heitner JF, Shah DJ, Sketch MH, Behar V, Weinsaft J et al. Improved detection of coronary artery disease by stress perfusion cardiovascular magnetic resonance with the use of delayed enhancement infarction imaging. Journal of the American College of Cardiology. 2006 Apr 18;47(8):1630-8.
58. de Mello RA, Nacif MS, dos Santos AA, Cury RC, Rochitte CE, Marchiori E. Diagnostic performance of combined cardiac MRI for detection of coronary artery disease. Eur J Radiol. 2012 Aug;81(8):1782-9.
59. Bingham SE, Hachamovitch R. Incremental prognostic significance of combined cardiac magnetic resonance imaging, adenosine stress perfusion, delayed enhancement, and left ventricular function over preimaging information for the prediction of adverse events. Circulation. 2011 Apr 12;123(14):1509-18.
60. Jaarsma C, Leiner T, Bekkers SC, Crijns HJ, Wildberger JE, Nagel E et al. Diagnostic performance of noninvasive myocardial perfusion imaging using single-photon emission computed tomography, cardiac magnetic resonance and positron emission tomography imaging for the detection of obstructive coronary artery disease: a meta-analysis. J Am Coll Cardiol. 2012 May 8;59(19):1719-28.
61. Shah R, Heydari B, Coelho-Filho O, Murthy VL, Abbasi S, Feng JH et al. Stress cardiac magnetic resonance imaging provides effective cardiac risk reclassification in patients with known or suspected stable coronary artery disease. Circulation. 2013 Aug 6;128(6):605-14.
62. Jogiya R, Kozerke S, Morton G, De Silva K, Redwood S, Perera D et al. Validation of dynamic 3-dimensional whole heart magnetic resonance myocardial perfusion imaging against fractional flow reserve for the detection of significant coronary artery disease. J Am Coll Cardiol. 2012 Aug 21;60(8):756-65.
63. Schwitter J, Wacker CM, Wilke N, Al-Saadi N, Sauer E, Huettle K et al. MR-IMPACT II: magnetic resonance imaging for myocardial perfusion assessment in coronary artery disease trial: perfusion-cardiac magnetic resonance vs. single-photon emission computed tomography for the detection of coronary artery disease: a comparative multicentre, multivendor trial. Eur Heart J. 2013 Mar;34(10):775-81.
64. Greenwood JP, Maredia N, Younger JF, Brown JM, Nixon J, Everett CC et al. Cardiovascular magnetic resonance and single-photon emission computed tomography for diagnosis of coronary heart disease (CE-MARC): a prospective trial. Lancet. 2012 Feb 4;379(9814):453-60.
65. Greenwood JP, Motwani M, Maredia N, Brown JM, Everett CC, Nixon J et al. Comparison of cardiovascular magnetic resonance and single-photon emission computed tomography in women with suspected coronary artery disease from the CE-MARC trial. Circulation. 2013 Dec 19.
66. Schwitter J, Wacker CM, Wilke N, Al-Saadi N, Sauer E, Huettle K et al. Superior diagnostic performance of perfusion-cardiovascular magnetic resonance versus SPECT to detect coronary artery disease: the secondary endpoints of the multicenter multivendor MR-IMPACT II (Magnetic Resonance Imaging for Myocardial Perfusion Assessment in Coronary Artery Disease Trial). J Cardiovasc Magn Reson. 2012;14:61.
67. Ishida M, Sakuma H, Kato N, Ishida N, Kitagawa K, Shimono T et al. Contrast-enhanced MR imaging for evaluation of coronary artery disease before elective repair of aortic aneurysm. Radiology. 2005 Nov;237(2):458-64.
68. Heitner JF, Klem I, Rasheed D, Chandra A, Kim HW, Van Assche LM et al. Stress cardiac MR imaging compared with stress echocardiography in the early evaluation of patients who present to the emergency department with intermediate-risk chest pain. Radiology. 2014 Apr;271(1):56-64.
69. Kwong RY, Schussheim AE, Rekhraj S, Aletras AH, Geller N, Davis J et al. Detecting acute coronary syndrome in the emergency department with cardiac magnetic resonance imaging. Circulation. 2003 Feb 4;107(4):531-7.
70. Bluemke DA, Achenbach S, Budoff M, Gerber TC, Gersh B, Hillis LD et al. Noninvasive coronary artery imaging: magnetic resonance angiography and multidetector computed tomography angiography: a scientific statement from the american heart association committee on cardiovascular imaging and intervention of the council on cardiovascular radiology and intervention, and the councils on clinical cardiology and cardiovascular disease in the young. Circulation. 2008 Jul 29;118(5):586-606.
71. Parsai C, O'Hanlon R, Prasad SK, Mohiaddin RH. Diagnostic and prognostic value of cardiovascular magnetic resonance in non-ischaemic cardiomyopathies. J Cardiovasc Magn Reson. 2012;14:54.
72. Bruder O, Wagner A, Lombardi M, Schwitter J, van Rossum A, Pilz G et al. European Cardiovascular Magnetic Resonance (EuroCMR) registry--multi national results from 57 centers in 15 countries. J Cardiovasc Magn Reson. 2013;15:9.
73. Abbasi SA, Ertel A, Shah RV, Dandekar V, Chung J, Bhat G et al. Impact of cardiovascular magnetic resonance on management and clinical decision-making in heart failure patients. J Cardiovasc Magn Reson. 2013;15:89.
74. McCrohon JA, Moon JCC, Prasad SK, McKenna WJ, Lorenz CH, Coats AJS et al. Differentiation of heart failure related to dilated cardiomyopathy and coronary artery disease using gadolinium-enhanced cardiovascular magnetic resonance. Circulation. 2003 Jul 8;108(1):54-9.

75. Wu KC, Weiss RG, Thiemann DR, Kitagawa K, Schmidt A, Dalal D et al. Late gadolinium enhancement by cardiovascular magnetic resonance heralds an adverse prognosis in nonischemic cardiomyopathy. Journal of the American College of Cardiology. 2008 Jun 24;51(25):2414-21.
76. Neilan TG, Coelho-Filho OR, Danik SB, Shah RV, Dodson JA, Verdini DJ et al. CMR quantification of myocardial scar provides additive prognostic information in nonischemic cardiomyopathy. JACC Cardiovasc Imaging. 2013 Sep;6(9):944-54.
77. Leyva F, Taylor RJ, Foley PW, Umar F, Mulligan LJ, Patel K et al. Left ventricular midwall fibrosis as a predictor of mortality and morbidity after cardiac resynchronization therapy in patients with nonischemic cardiomyopathy. J Am Coll Cardiol. 2012 Oct 23;60(17):1659-67.
78. Iles L, Pfluger H, Phrommintikul A, Cherayath J, Aksit P, Gupta SN et al. Evaluation of diffuse myocardial fibrosis in heart failure with cardiac magnetic resonance contrast-enhanced T1 mapping. J Am Coll Cardiol. 2008 Nov 4;52(19):1574-80.
79. Hundley WG, Bluemke DA, Finn JP, Flamm SD, Fogel MA, Friedrich MG et al. ACCF/ACR/AHA/NASCI/SCMR 2010 expert consensus document on cardiovascular magnetic resonance: a report of the American College of Cardiology Foundation Task Force on Expert Consensus Documents. J Am Coll Cardiol. 2010 Jun 8;55(23):2614-62.
80. Montera MW, Mesquita ET, Colafranceschi AS, de Oliveira AC, Jr., Rabischoffsky A, Ianni BM et al. I Brazilian guidelines on myocarditis and pericarditis. Arq Bras Cardiol. 2013;100(4 Suppl 1):1-36.
81. Abdel-Aty H, Boye P, Zagrosek A, Wassmuth R, Kumar A, Messroghli D et al. Diagnostic performance of cardiovascular magnetic resonance in patients with suspected acute myocarditis: comparison of different approaches. J Am Coll Cardiol. 2005 Jun 7;45(11):1815-22.
82. Friedrich MG, Sechtem U, Schulz-Menger J, Holmvang G, Alakija P, Cooper LT et al. Cardiovascular magnetic resonance in myocarditis: a JACC White Paper. J Am Coll Cardiol. 2009 Apr 28;53(17):1475-87.
83. Grun S, Schumm J, Greulich S, Wagner A, Schneider S, Bruder O et al. Long-term follow-up of biopsy-proven viral myocarditis: predictors of mortality and incomplete recovery. J Am Coll Cardiol. 2012 May 1;59(18):1604-15.
84. Kindermann I, Barth C, Mahfoud F, Ukena C, Lenski M, Yilmaz A et al. Update on myocarditis. J Am Coll Cardiol. 2012 Feb 28;59(9):779-92.
85. Maron MS. Clinical utility of cardiovascular magnetic resonance in hypertrophic cardiomyopathy. J Cardiovasc Magn Reson. 2012;14:13.
86. Maron MS, Rowin EJ, Lin D, Appelbaum E, Chan RH, Gibson CM et al. Prevalence and clinical profile of myocardial crypts in hypertrophic cardiomyopathy. Circ Cardiovasc Imaging. 2012 Jul;5(4):441-7.
87. To AC, Dhillon A, Desai MY. Cardiac magnetic resonance in hypertrophic cardiomyopathy. JACC Cardiovasc Imaging. 2011 Oct;4(10):1123-37.
88. Noureldin RA, Liu S, Nacif MS, Judge DP, Halushka MK, Abraham TP et al. The diagnosis of hypertrophic cardiomyopathy by cardiovascular magnetic resonance. J Cardiovasc Magn Reson. 2012;14:17.
89. Adabag AS, Maron BJ, Appelbaum E, Harrigan CJ, Buros JL, Gibson CM et al. Occurrence and frequency of arrhythmias in hypertrophic cardiomyopathy in relation to delayed enhancement on cardiovascular magnetic resonance. J Am Coll Cardiol. 2008 Apr 8;51(14):1369-74.
90. O'Hanlon R, Grasso A, Roughton M, Moon JC, Clark S, Wage R et al. Prognostic significance of myocardial fibrosis in hypertrophic cardiomyopathy. J Am Coll Cardiol. 2010 Sep 7;56(11):867-74.
91. Bruder O, Wagner A, Jensen CJ, Schneider S, Ong P, Kispert EM et al. Myocardial scar visualized by cardiovascular magnetic resonance imaging predicts major adverse events in patients with hypertrophic cardiomyopathy. J Am Coll Cardiol. 2010 Sep 7;56(11):875-87.
92. Green JJ, Berger JS, Kramer CM, Salerno M. Prognostic value of late gadolinium enhancement in clinical outcomes for hypertrophic cardiomyopathy. JACC Cardiovasc Imaging. 2012 Apr;5(4):370-7.
93. Shiozaki AA, Senra T, Arteaga E, Martinelli Filho M, Pita CG, Avila LF et al. Myocardial fibrosis detected by cardiac CT predicts ventricular fibrillation/ventricular tachycardia events in patients with hypertrophic cardiomyopathy. J Cardiovasc Comput Tomogr. 2013 May-Jun;7(3):173-81.
94. Marcus FI, McKenna WJ, Sherrill D, Basso C, Bauce B, Bluemke DA et al. Diagnosis of arrhythmogenic right ventricular cardiomyopathy/dysplasia: proposed modification of the task force criteria. Circulation. 2010 Apr 6;121(13):1533-41.
95. te Riele AS, Bhonsale A, James CA, Rastegar N, Murray B, Burt JR et al. Incremental value of cardiac magnetic resonance imaging in arrhythmic risk stratification of arrhythmogenic right ventricular dysplasia/cardiomyopathy-associated desmosomal mutation carriers. J Am Coll Cardiol. 2013 Nov 5;62(19):1761-9.
96. Salemi VM, Rochitte CE, Shiozaki AA, Andrade JM, Parga JR, de Avila LF et al. Late gadolinium enhancement magnetic resonance imaging in the diagnosis and prognosis of endomyocardial fibrosis patients. Circ Cardiovasc Imaging. 2011 May;4(3):304-11.
97. Syed IS, Glockner JF, Feng D, Araoz PA, Martinez MW, Edwards WD et al. Role of cardiac magnetic resonance imaging in the detection of cardiac amyloidosis. JACC Cardiovasc Imaging. 2010 Feb;3(2):155-64.
98. Banypersad SM, Sado DM, Flett AS, Gibbs SD, Pinney JH, Maestrini V et al. Quantification of myocardial extracellular volume fraction in systemic AL amyloidosis: an equilibrium contrast cardiovascular magnetic resonance study. Circ Cardiovasc Imaging. 2013 Jan 1;6(1):34-9.
99. White JA, Kim HW, Shah D, Fine N, Kim KY, Wendell DC et al. CMR imaging with rapid visual T1 assessment predicts mortality in patients suspected of cardiac amyloidosis. JACC Cardiovasc Imaging. 2014 Feb;7(2):143-56.
100. Patel M, Cawley P, Heitner J, Klem I, Parker M, Jaroudi W et al. Detection of myocardial damage in patients with sarcoidosis. Circulation. 2009 Nov 2.
101. Greulich S, Deluigi CC, Gloekler S, Wahl A, Zurn C, Kramer U et al. CMR imaging predicts death and other adverse events in suspected cardiac sarcoidosis. JACC Cardiovasc Imaging. 2013 Apr;6(4):501-11.
102. Niemann M, Herrmann S, Hu K, Breunig F, Strotmann J, Beer M et al. Differences in fabry cardiomyopathy between female and male patients: consequences for diagnostic assessment. JACC Cardiovasc Imaging. 2011 Jun;4(6):592-601.
103. Jacquier A, Thuny F, Jop B, Giorgi R, Cohen F, Gaubert JY et al. Measurement of trabeculated left ventricular mass using cardiac magnetic resonance imaging in the diagnosis of left ventricular non-compaction. Eur Heart J. 2010 May;31(9):1098-104.
104. Nucifora G, Aquaro GD, Pingitore A, Masci PG, Lombardi M. Myocardial fibrosis in isolated left ventricular non-compaction and its relation to disease severity. Eur J Heart Fail. 2011 Feb;13(2):170-6.
105. Grothoff M, Pachowsky M, Hoffmann J, Posch M, Klaassen S, Lehmkuhl L et al. Value of cardiovascular MR in diagnosing left ventricular non-compaction cardiomyopathy and in discriminating between other cardiomyopathies. Eur Radiol. 2012 Dec;22(12):2699-709.
106. Carpenter JP, He T, Kirk P, Roughton M, Anderson LJ, de Noronha SV et al. On T2* magnetic resonance and cardiac iron. Circulation. 2011 Apr 12;123(14):1519-28.
107. Rochitte CE, Oliveira PF, Andrade JM, Ianni BM, Parga JR, Avila LF et al. Myocardial delayed enhancement by magnetic resonance imaging in patients with Chagas' disease: a marker of disease severity. J Am Coll Cardiol. 2005 Oct 18;46(8):1553-8.
108. Mello RP, Szarf G, Schvartzman PR, Nakano EM, Espinosa MM, Szejnfeld D et al. Delayed enhancement cardiac magnetic resonance imaging can identify the risk for ventricular tachycardia in chronic Chagas' heart disease. Arq Bras Cardiol. 2012 May;98(5):421-30.
109. Rolf A, Nef HM, Mollmann H, Troidl C, Voss S, Conradi G et al. Immunohistological basis of the late gadolinium enhancement phenomenon in tako-tsubo cardiomyopathy. Eur Heart J. 2009 Jul;30(13):1635-42.

110. Eitel I, von Knobelsdorff-Brenkenhoff F, Bernhardt P, Carbone I, Muellerleile K, Aldrovandi A et al. Clinical characteristics and cardiovascular magnetic resonance findings in stress (takotsubo) cardiomyopathy. JAMA. 2011 Jul 20;306(3):277-86.
111. Cawley PJ, Maki JH, Otto CM. Cardiovascular magnetic resonance imaging for valvular heart disease: technique and validation. Circulation. 2009 Jan 27;119(3):468-78.
112. Schiros CG, Dell'Italia LJ, Gladden JD, Clark D, 3rd, Aban I, Gupta H et al. Magnetic resonance imaging with 3-dimensional analysis of left ventricular remodeling in isolated mitral regurgitation: implications beyond dimensions. Circulation. 2012 May 15;125(19):2334-42.
113. Nigri M, Azevedo CF, Rochitte CE, Schraibman V, Tarasoutchi F, Pomerantzeff PM et al. Contrast-enhanced magnetic resonance imaging identifies focal regions of intramyocardial fibrosis in patients with severe aortic valve disease: correlation with quantitative histopathology. Am Heart J. 2009 Feb;157(2):361-8.
114. Azevedo CF, Nigri M, Higuchi ML, Pomerantzeff PM, Spina GS, Sampaio RO et al. Prognostic significance of myocardial fibrosis quantification by histopathology and magnetic resonance imaging in patients with severe aortic valve disease. J Am Coll Cardiol. 2010 Jul 20;56(4):278-87.
115. Dweck MR, Joshi S, Murigu T, Alpendurada F, Jabbour A, Melina G et al. Midwall fibrosis is an independent predictor of mortality in patients with aortic stenosis. J Am Coll Cardiol. 2011 Sep 13;58(12):1271-9.
116. Bogaert J, Francone M. Pericardial disease: value of CT and MR imaging. Radiology. 2013 May;267(2):340-56.
117. Masui T, Finck S, Higgins CB. Constrictive pericarditis and restrictive cardiomyopathy: evaluation with MR imaging. Radiology. 1992 Feb;182(2):369-73.
118. Giorgi B, Mollet NR, Dymarkowski S, Rademakers FE, Bogaert J. Clinically suspected constrictive pericarditis: MR imaging assessment of ventricular septal motion and configuration in patients and healthy subjects. Radiology. 2003 Aug;228(2):417-24.
119. Francone M, Dymarkowski S, Kalantzi M, Bogaert J. Real-time cine MRI of ventricular septal motion: a novel approach to assess ventricular coupling. J Magn Reson Imaging. 2005 Mar;21(3):305-9.
120. Sparrow PJ, Kurian JB, Jones TR, Sivananthan MU. MR imaging of cardiac tumors. Radiographics. 2005 Sep-Oct;25(5):1255-76.
121. Beroukhim RS, Prakash A, Buechel ER, Cava JR, Dorfman AL, Festa P et al. Characterization of cardiac tumors in children by cardiovascular magnetic resonance imaging: a multicenter experience. J Am Coll Cardiol. 2011 Aug 30;58(10):1044-54.
122. Simonetti OP, Cook S. Technical aspects of pediatric CMR. J Cardiovasc Magn Reson. 2006;8(4):581-93.
123. Wood JC. Anatomical assessment of congenital heart disease. J Cardiovasc Magn Reson. 2006;8(4):595-606.
124. Hundley WG, Li HF, Lange RA, Pfeifer DP, Meshack BM, Willard JE et al. Assessment of left-to-right intracardiac shunting by velocity-encoded, phase-difference magnetic resonance imaging. A comparison with oximetric and indicator dilution techniques. Circulation. 1995 Jun 15;91(12):2955-60.
125. Rajiah P. CT and MRI in the Evaluation of Thoracic Aortic Diseases. Int J Vasc Med. 2013;2013:797189.
126. Baliga RR, Nienaber CA, Bossone E, Oh JK, Isselbacher EM, Sechtem U et al. The Role of Imaging in Aortic Dissection and Related Syndromes. JACC Cardiovasc Imaging. 2014 Apr;7(4):406-24.
127. Freeman LA, Young PM, Foley TA, Williamson EE, Bruce CJ, Greason KL. CT and MRI assessment of the aortic root and ascending aorta. AJR Am J Roentgenol. 2013 Jun;200(6):W581-92.
128. Darabian S, Zeb I, Rezaeian P, Razipour A, Budoff M. Use of noninvasive imaging in the evaluation of coarctation of aorta. J Comput Assist Tomogr. 2013 Jan-Feb;37(1):75-8.
129. Fink C, Henzler T, Shirinova A, Apfaltrer P, Wasser K. Thoracic magnetic resonance imaging: pulmonary thromboembolism. J Thorac Imaging. 2013 May;28(3):171-7.
130. Rochitte CE, Hoette S, Souza R. Myocardial delayed enhancement by cardiac magnetic resonance imaging in Pulmonary Arterial Hypertension: a marker of disease severity. Arq Bras Cardiol. 2013 Nov;101(5):377-8.

Medicina Nuclear e Tomografia por Emissão de Pósitrons

20

José Soares Junior
Maria Clementina Pinto Giorgi
Marisa Izaki
José Claudio Meneghetti

1. Introdução
2. Cintilografia de perfusão miocárdica – SPECT
    2.1 Modalidades de estresse
    2.2 Princípios da interpretação da imagem
    2.3 Indicações e comparação com outros métodos
    2.4 Avaliação de pacientes portadores de bloqueio de ramo esquerdo (BRE)
    2.5 Avaliação pós-angioplastia
    2.6 Achados adicionais
    2.7 Alterações eletrocardiográficas
    2.8 Prognóstico/estratificação de risco
    2.9 Avaliação simultânea da função ventricular (Gated-SPECT)
    2.10 O exame em grupos específicos (diagnóstico e estratificação de risco)
    2.11 Impacto do estudo cintilográfico na tomada de decisões clínicas
        2.11.1 Avaliação do benefício baseada nos achados da cintilografia de perfusão miocárdica
    2.12 Viabilidade miocárdica
    2.13 Avaliação de dor torácica na sala de emergência
3. Avaliação cintilográfica do sistema nervoso simpático cardíaco
    3.1 Fundamentos
    3.2 Aplicações clínicas
        3.2.1 Insuficiência cardíaca
        3.2.2 Arritmias
        3.2.3 Cardiotoxicidade relacionada à quimioterapia
4. Avaliação da função ventricular – estudo de primeira passagem e ventriculografia radioisotópica
    4.1 Introdução
    4.2 Aplicações clínicas
        4.2.1 Valvopatias
        4.2.2 Cardiotoxicidade relacionada à quimioterapia
        4.2.3 Avaliação da terapia de ressincronização cardíaca
5. PET-CT: Tomografia por emissão de pósitrons em cardiologia
    5.1 Perfusão miocárdica com PET-CT
    5.2 Viabilidade miocárdica com PET-CT
    5.3 Endocardite infecciosa
6. Referências bibliográficas

1 INTRODUÇÃO

A cardiologia nuclear envolve os métodos de análise da estrutura e funcionamento do coração a partir do uso de isótopos radioativos. Uma das principais aplicações dos exames de medicina nuclear na cardiologia é a avaliação de pacientes portadores de doença arterial coronária e essa avaliação traz ao clínico informações importantes referentes à análise funcional e fisiológica dessa doença, permitindo a tomada de decisão mais adequada, o que se traduz em redução da mortalidade, aumento da sobrevida e da qualidade de vida de pacientes coronariopatas, possibilitando, assim, a redução da carga das doenças. Outras importantes aplicações do método incluem a avaliação de processos inflamatórios cardíacos, avaliação da função ventricular e avaliação do sistema nervoso simpático. Uma das características fundamentais dos exames de medicina nuclear aplicados em cardiologia e que justificam a qualidade e a importância das informações oferecidas ao cardiologista clínico por essa metodologia é a avaliação funcional ou fisiológica dos diferentes processos que afetam a fisiologia cardíaca e que se expressam em alterações da perfusão miocárdica, da função ventricular, da inervação simpática cardíaca e do metabolismo cardíaco.

Neste capítulo, além de descrever as principais aplicações dos exames cintilográficos caracterizados como exames da medicina nuclear convencional, discorreremos sobre a metodologia PET (tomografia por emissão de pósitrons), técnica nuclear que utiliza isótopos pósitrons emissores de meia-vida ultracurtacapazes de avaliar a perfusão miocárdica e função ventricular mediante a utilização de traçadores de fluxo sanguíneo como o Rubídio-82 e a amônia marcada com Nitrogênio-13, além de técnicas de avaliação direta de processos metabólicos cardíacos, como o metabolismo de glicose como o emprego da FDG-F18 (fluorodeoxiglicose marcada com o Flúor-18) e o metabolismo de ácidos graxos utilizando o palmitato marcado com Carbono-11.

2 CINTILOGRAFIA DE PERFUSÃO MIOCÁRDICA – SPECT

Há cerca de 40 anos, a cintilografia de perfusão miocárdica surgiu com um dos primeiros métodos de diagnóstico por imagem usados na avaliação da doença arterial coronária. O exame se baseia na injeção venosa de uma substância radioativa (radiofármaco) que apresenta captação tecidual em quantidade proporcional ao fluxo sanguíneo regional no momento da administração, ou seja, a quantidade de radiofármaco captada pelos diversos segmentos miocárdicos reflete a perfusão sanguínea regional. A imagem cintilográfica é obtida de um equipamento conhecido como câmara de cintilação e, quando esta adquire imagens de modo tomográfico, é denominada de SPECT (em inglês: *single photon emission computed tomograph y*). A partir da década de 1990, a evolução tecnológica dos equipamentos possibilitou que a aquisição das imagens tomográficas fosse sincronizada com o sinal eletrocardiográfico e, assim, os cortes tomográficos puderam ser avaliados de modo dinâmico, reproduzindo o ciclo cardíaco de diástole a diástole. Essa técnica, conhecida como Gated-SPECT, adicionou informações da função ventricular à análise da perfusão.

Dos radiofármacos comercialmente disponíveis, os mais conhecidos são o Cloreto de Tálio-201 (Tálio-201), o Tecnécio-99m Sestamibi (^{99mTc} Sestamibi) e o Tecnécio-99m Tetrofosmin (^{99mTc}-Tetrofosmin). O estudo de Kapur,[1] que comparou os radiofármacos quanto à capacidade diagnóstica de doença coronária obstrutiva randomizando 2.560 pacientes, não encontrou diferenças significativas entre os radiofármacos com sensibilidade e especificidade de 93 e 87%, 95 e 90% e 87 e 89%, respectivamente, para Tálio-201, ^{99mTc} Sestamibi e ^{99mTc} Tetrofosmin. O tálio apresenta qualidade técnica levemente inferior e discreta superioridade na avaliação de viabilidade miocárdica, embora seu uso atualmente seja preterido em relação à ^{99mTc} Sestamibi pela sua maior exposição radioativa. Na Tabela 20.1, temos os valores estimados da taxa de exposição radioativa (dose efetiva) de acordo com doses administradas e tipos de radiofármacos em aquisições convencionais da rotina clínica (estresse e repouso).

TABELA 20.1 Valores estimados de dose efetiva em mSv dos radiofármacos mais usados na prática clínica, consideradas as doses de estresse e repouso.

RADIOFÁRMACO	DOSE TOTAL (mCi)	DOSE EFETIVA (mSv)
Tálio-201	3,5	22
^{99mTc} Sestamibi	37,5	11,4
^{99mTc} Tetrofosmin	37,5	9,9

Recentemente, graças à melhoria nos equipamentos e ao desenvolvimento de novas tecnologias, é possível reduzir drasticamente a dose de radiofármaco administrada, com consequente redução significativa na exposição radioativa.

Como já mencionado, os radiofármacos espelham a perfusão miocárdica do momento da administração; sendo assim, para avaliação de isquemia miocárdica, faz-se necessária a comparação das imagens em duas condições: basal (repouso); e ao estresse. Habitualmente, na condição basal, os portadores de doença coronária obstrutiva apresentam distribuição normal do radiofármaco, pois o coração utiliza-se dos mecanismos da reserva coronária para manter a perfusão tecidual. A redução da perfusão ocorre quando o coração é exposto a uma sobrecarga de trabalho, ou seja, a um estresse. No estudo cintilográfico, as modalidades de estresse mais utilizadas são os testes ergométrico e farmacológico.[2]

2.1 MODALIDADES DE ESTRESSE

O teste ergométrico (estresse físico) costuma ser a 1ª escolha no estudo de perfusão miocárdica por ser o mais fisiológico e bastante seguro. Vários protocolos (Ellestad, Bruce, Bruce modificado etc.) podem ser utilizados, mas o mais importante é que a injeção do radiofármaco seja feita com frequência cardíaca ≥ 85% da frequência cardíaca preconizada para a idade de paciente (frequência cardíaca submáxima), caso contrário pode haver redução na sensibilidade do estudo. São contraindicações absolutas do teste ergométrico:

- angina instável não controlada (< 24 horas);
- insuficiência cardíaca congestiva descompensada;
- hipertensão arterial não controlada (pressão arterial > 200/110 mmHg);
- arritmias não controladas (sintomáticas e/ou com alterações hemodinâmicas);
- estenose aórtica severa;
- embolia pulmonar aguda;
- miocardite ou pericardite agudas;
- dissecção de aorta;
- hipertensão pulmonar severa;
- infarto agudo do miocárdio (< 4 dias); e
- enfermidades agudas febris ou graves.

São contraindicações relativas:
- lesão conhecida de tronco de coronária esquerda;
- estenose aórtica moderada;
- cardiomiopatia hipertrófica obstrutiva;
- taqui ou bradiarritmias significantes;
- distúrbios hidreletrolíticos e metabólicos;
- bloqueio atrioventricular de alto grau; e
- afecções não cardíacas com potencial de agravamento pelo teste ergométrico (deslocamento de retina; insuficiência renal, hepática ou respiratória; lesões musculares; hipertireoidismo e afecções psiquiátricas).

Os testes farmacológicos podem ser realizados com dipiridamol ou adenosina e com dobutamina.

A adenosina é um potente vasodilatador arteriolar naturalmente presente no organismo, produzido pela musculatura lisa e células endoteliais. A adenosina interage com quatro subtipos distintos de receptores de membrana: A1; A2a; A2b; e A3. Para o estudo de perfusão miocárdica, a ação desejável é a interação da adenosina exógena com os receptores A2a que provoca aumento de 3 a 5 vezes no fluxo coronário. Segmentos miocárdicos perfundidos por artérias estenóticas apresentam resposta hiperêmica diminuída em relação a segmentos normais, demonstrando, assim, a heterogeneidade na perfusão. Geralmente, a adenosina não causa isquemia miocárdica, pois a hiperemia não é acompanhada de aumento no consumo de oxigênio. Apenas em uma pequena proporção de pacientes com obstrução coronariana grave pode haver isquemia verdadeira por roubo de fluxo. Efeitos colaterais menores ocorrem em 80% dos pacientes. Os mais comuns são rubor (35 a 40%), dor torácica (25 a 30%), dispneia (20%), tonturas (7%), náusea (5%) e sintomas de hipotensão (5%). A dor torácica não necessariamente indica presença de coronariopatia obstrutiva. Os efeitos colaterais mais graves são bloqueio A-V de 2º grau (4%), bloqueio A-V total (1%) e infradesnivelamento do segmento ST maior do que 1 mm (5 a 7%). As alterações eletrocardiográficas do segmento ST não necessariamente se relacionam com a presença de doença coronária. Infarto ou morte são extremamente raros. Nos últimos anos, surgiram drogas receptor A2a-específicas que provocam ação vasodilatadora coronariana sem ou com menos efeitos colaterais resultantes da interação com os outros receptores (A1, A2b e A3). Essas drogas, entretanto, ainda não são comercialmente disponíveis no Brasil.

O dipiridamol provoca vasodilatação de modo indireto, impede a recaptura e deaminação intracelular da adenosina com consequente aumento dos níveis séricos da droga. Com dipiridamol, os efeitos colaterais ocorrem em menor frequência (50%), porém podem ser mais duradouros (15 a 25 minutos) e necessitar da administração de aminofilina (ação antagonista).

O teste farmacológico com adenosina ou com dipiridamol é indicado a pacientes que não conseguem se submeter ao estresse físico como pacientes portadores de limitações musculares e/ou esqueléticas, insuficiência vascular periférica, patologias neurológicas (ataxia, sequelas de acidentes vasculares etc.), problemas pulmonares (exceto asma), obesidade mórbida etc. É também a modalidade de estresse preferencial em pacientes com bloqueio de ramo esquerdo (BRE) e em pacientes com objetivo diagnóstico que não podem suspender a medicação cardiológica

O teste farmacológico com dipiridamol ou adenosina está contraindicado em pacientes com asma brônquica, bloqueio atrioventricular de segundo e terceiro graus, doença do nó atrioventricular, estenose significativa e bilateral de carótidas, pressão arterial sistólica < 90 mmHg, alergia à droga, síndrome coronariana aguda (< 24 horas) e bradicardia sinusal com frequência cardíaca abaixo de 40 batimentos/minuto (contraindicação relativa).

A ação do dipiridamol e da adenosina é neutralizada pela aminofilina e pela cafeína, assim, é imprescindível para a realização do estudo que haja interrupção do uso de aminofilina e derivados das xantinas, do próprio dipiridamol, bem como de alimentos que contenham cafeína por no mínimo 24 horas antes do exame.

Pode ser feita a combinação do dipiridamol com exercício de baixa carga, procedimento que diminui os efeitos colaterais e melhora a qualidade da imagem.

O estresse farmacológico com dobutamina está indicado em pacientes que não podem se submeter ao exercício e apresentam contraindicação ao estudo com dipiridamol ou adenosina. A dobutamina é um agonista de receptores adrenérgicos β1 e β2. Para o estudo de perfusão miocárdica, o feito desejável é a ação sobre os receptores β1 que, quando estimulados, provocam efeito inotrópico e cronotrópico positivos, com aumento no consumo de oxigênio e da pressão arterial. Recomendam-se jejum de 2 horas e interrupção prévia do uso de β-bloqueadores. A dobutamina é administrada via venosa até a dose de 40 mcg/kg/minuto. As contraindicações para o estresse com dobutamina são: infarto recente, angina instável, cardiomiopatia obstrutiva, estenose aórtica severa, taquicardia supraventricular ou ventricular, alergia à dobutamina, hipertensão arterial não controlada e aneurisma ou dissecção de aorta. Efeitos – colaterais ocorrem em cerca de 75% dos pacientes. Os mais frequentes são dor torácica (31%), palpitação (29%), cefaleia (14%), rubor (14%) e dispneia (14%). A hipotensão ocorre mais frequentemente em idosos e em pacientes com disfunção ventricular grave. Infradesnivelamento de segmento ST ocorre em 20 a 31% dos casos e arritmias em geral em 45%, embora arritmias supraventriculares ou ventriculares significativas ocorram em 8 a 10% dos casos. Em situações de efeitos colaterais graves, além da interrupção da droga, pode-se administrar β-bloqueadores como propranolol, metoprolol etc.

A manutenção ou interrupção de algumas medicações antes da realização da cintilografia de perfusão miocárdica é um assunto bastante controverso, pois existem indícios de que o uso concomitante de β-bloqueadores, vasodilatadores, bloqueadores de cálcio e estatinas pode reduzir a extensão e intensidade das alterações ou mesmo levar a resultados falso-negativos.[3]

Contudo, Yoon e colaboradores[4] mostraram que o uso concomitante de β-bloqueadores não alterou a habilidade da cintilografia de perfusão com adenosina de detectar a presença de doença coronária e, diante de uma cintilografia normal, não houve modificação no risco de morte.

2.2 PRINCÍPIOS DA INTERPRETAÇÃO DA IMAGEM

Ao final do estudo cintilográfico, obtemos cortes tomográficos dos três planos cardíacos (eixo menor, eixo longo horizontal e eixo longo vertical) que são alinhados aos pares, sendo uma sequência correspondente ao estresse e uma ao repouso (Figura 20.1).

Quando em uma região miocárdica, há redução da perfusão somente ao estresse, com repouso normal, ocorre a hipocaptação transitória que corresponde a uma área com isquemia estresse-induzida (Figura 20.2).

No caso de uma redução da perfusão ao estresse e ao repouso, essa região é diagnosticada como área de hipocaptação persistente e reflete uma área de fibrose miocárdica. A motilidade e o espessamento miocárdicos são avaliados pelo Gated-SPECT.

Vários softwares comercialmente disponíveis possibilitam a obtenção de muitos parâmetros funcionais do Gated-SPECT como fração de ejeção do ventrículo esquerdo (FEVE), volumes diastólico e sistólico, índice de dilatação transitória da cavidade ventricular (TID), relação coração/pulmão (LHR) etc. É importante ressaltar que cada software usa algorítimos matemáticos próprios nos cálculos e, assim, os valores normais de referência são específicos para cada programa e não são intercambiáveis. Os softwares comercialmente disponíveis mais utilizados são o QGS[5] – Cedars-Sinai Medical Center), o ECTb[6] (Emory Cardiac Toolbox – Emory University) e 4DM-SPECT[7] (Corridor4DM – University of Michigan Medical Center). A Tabela 20.2 mostra os valores de referência para os principais parâmetros funcionais desses softwares.

2.3 INDICAÇÕES E COMPARAÇÃO COM OUTROS MÉTODOS

Na prática clínica, o uso da cintilografia de perfusão miocárdica abrange praticamente todos os aspectos da avaliação da doença isquêmica do coração, incluindo o diagnóstico,

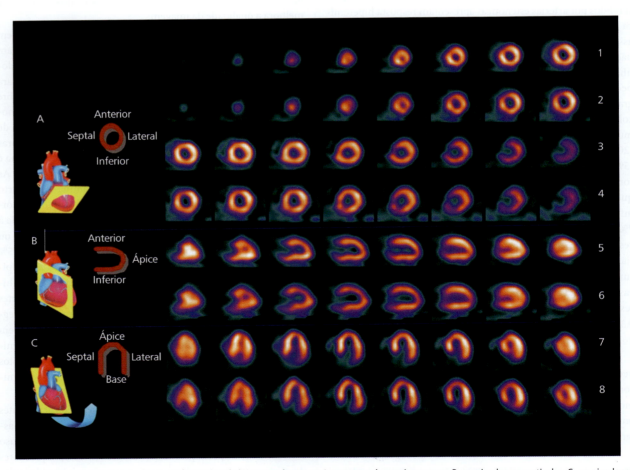

FIGURA 20.1 Exemplo de um estudo de perfusão miocárdica normal em que A corresponde ao eixo menor; B, ao eixo longo vertical; e C, ao eixo longo horizontal. Nas linhas ímpares, temos os cortes tomográficos da etapa de exercício e, nas linhas pares, os cortes da etapa de repouso.

estratificação de risco, controle terapêutico, avaliação de viabilidade miocárdica, bem como a avaliação da função ventricular esquerda. Segundo as diretrizes americanas de 2012, a cintilografia de perfusão miocárdica (exercício ou farmacológico) é considerada de Classe I no diagnóstico e seguimento de pacientes com coronariopatia estável.[8]

Sob o ponto de vista diagnóstico, o uso da cintilografia é especialmente apropriado em pacientes com dor torácica e com probabilidade pré-teste intermediária ou de moderada a alta, e também em pacientes assintomáticos, mas com alto risco de doença coronária.

No Quadro 20.1, estão as indicações para o uso da cintilografia de perfusão miocárdica consideradas mais apropriadas segundo o consenso de sociedades médicas americanas de cardiologia e medicina nuclear.[9]

Mais recentemente, a Sociedade Americana de Cardiologia Nuclear adicionou a recomendação do uso da cintilografia de perfusão miocárdica em pacientes assintomáticos com alto risco

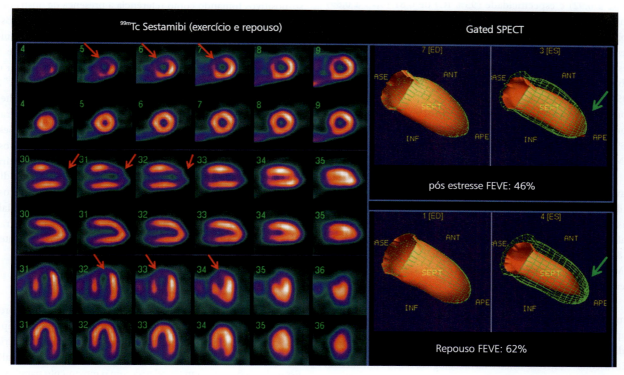

FIGURA 20.2 Estudo de perfusão miocárdica (exercício e repouso) com ^{99mTc} Sestamibi. As setas vermelhas demonstram área grande de hipoperfusão transitória (isquemia) no território da artéria descendente anterior. Na avaliação da função ventricular do Gated-SPECT, a seta verde demonstra área com hipocontratilidade com queda da FEVE no pós-estresse. ED: diástole; ES: sístole.

TABELA 20.2 Valores de referência de FEVE, volumes diastólico e sistólico do ventrículo esquerdo dos softwares comercialmente disponíveis (M + F).			
	QGS	ECTB	4DM SPECT
FEVE (limite inferior)	45% (M + F) 43% (M) 51% (F)	51% (M + F)	47% (M) 56% (F)
Volume diastólico final (limite superior)	120 mL (M + F) 149 mL (M) 102 mL (F)	171 mL (M + F)	197 mL (M) 122 mL (F)
Volume sistólico final (limite superior)	70 mL (M + F) 75 mL (M) 46 mL (F)	70 mL (M + F)	91 mL (M) 44 mL (F)
M: sexo masculino; F: sexo feminino; M + F: população geral; FEVE: fração de ejeção do ventrículo esquerdo.			

de doença coronária, forte história familiar, diabetes de alto risco, doença renal crônica de alto risco, escore de cálcio > 400 e após uma síndrome coronariana aguda.[10]

Na revisão publicada em 2004 da Sociedade Britânica de Cardiologia,[11] a cintilografia de perfusão miocárdica demonstrou sensibilidade variando entre 85 e 90% e especificidade de 70 a 75% no diagnóstico de doença coronária. A revisão sistemática e metanálise de 86 estudos do Departamento de Qualidade em Saúde de Ontário no Canadá[12] demonstrou sensibilidade (95% IC) de 0,87 (0,85 a 0,89) e especificidade (95% IC) de 0,70 (0,66 a 0,75) com SPECT tradicional e sensibilidade (95% IC) de 0,87 (0,82 a 0,92) e especificidade (95% IC) de 0,81 (0,73 a 0,89) quando se utiliza SPECT com correção de atenuação. Jaarsma e colaboradores[13] realizaram uma metanálise buscando avaliar o desempenho diagnóstico da perfusão miocárdica com SPECT, ressonância magnética (RM) e PET. Os autores observaram sensibilidade de 88% (95% intervalo de confiança: 88 a 89%), 89% (95% intervalo de confiança: 88 a 91%), e 84% (95% intervalo de confiança: 81 a 87%); e especificidade de 61% (95% intervalo de confiança: 59 a 62%), 76% (95% intervalo de confiança: 73 a 78%), e 81% (95% intervalo de confiança: 74a 87%) para SPECT, RM e PET, respectivamente.

Shaw[14] reuniu os resultados de várias metanálises que englobavam séries de pacientes e comparou a sensibilidade e especificidade dos vários métodos de diagnóstico por imagem disponíveis na avaliação de doença coronária. Os respectivos valores de sensibilidade e especificidade observados foram de 87 e 87% para tomografia computadorizada (TC), 89 e 80% para RM, 88 e 74% para perfusão miocárdica SPECT e 92 e 85% para perfusão miocárdica PET.

A perfusão com SPECT é o método mais disponível e mais amplamente validado na literatura, tendo como vantagens a alta capacidade de detecção de isquemia estresse-induzida, a possibilidade de realização de diferentes modalidades de estresse cardiovascular – estresse físico e farmacológico, o uso com sucesso em todos os grupos de pacientes. A perfusão com PET é a que demonstra maior capacidade diagnóstica. A perfusão com RM mostra-se como alternativa pela não exposição radioativa. A angiotomografia (ângio-TC) de coronárias destaca-se pelo alto valor preditivo negativo. A maior restrição ao uso da PET, da RM e da tomografia é a não disponibilidade em todos os centros, principalmente no caso da tomografia cuja capacidade diagnóstica é diretamente dependente do tipo de aparelho (maior número de canais) e o custo significativamente maior quando comparado ao da perfusão com SPECT.

A ecocardiografia com estresse apresenta baixo custo, com sensibilidade ao redor de 79% e especificidade ao redor de 87%, entretanto a maior limitação é o fato de ser bastante operador-dependente e falta de janela acústica adequada em alguns pacientes, principalmente em obesos.

Recentemente, foi publicado[15] um documento endossado por diversas sociedades médicas com os critérios mais apropriados de indicação das diferentes modalidades de imagem para fins de diagnóstico e de estratificação de risco da angina estável. As principais indicações da perfusão miocárdica com SPECT não sofreram alterações significativas em relação às descritas no Quadro 20.1.

São relatadas como causas de falso-positivos a ocorrência de espasmo coronário, presença de doença coronariana não obstrutiva, doença de microcirculação, lesão subestimada na angiografia coronária, presença de artefatos técnicos na imagem e na presença de BRE.

Quando se discutem falso-positivos da cintilografia de perfusão miocárdica, cabe enfatizar que são considerados casos falso-positivos tomando como referência a presença de obstrução coronariana determinada pela cineangiocoronariografia (obstrução > 50%). Sabemos que o risco de eventos agudos está muito relacionado à instabilidade da placa aterosclerótica e à constatação de uma cineangiografia normal pode subestimar o risco de eventos futuros. No estudo de Verna e colaboradores,[16] a ultrassonografia intracoronária demonstrou a presença de alterações ateroscleróticas em 95% dos pacientes com coronariografia normal e cintilografia anormal. Em muitas dessas situações, portanto, não estamos realmente diante de casos falso-positivos. Em boa parte dos casos, a presença de isquemia é verdadeira uma vez que defeitos de perfusão à cintilografia ocorrem por diminuição da capacidade vasodilatadora dos vasos epicárdicos, doença microvascular, ou mesmo por disfunção endotelial. Alguns autores[17-18] demonstraram que pacientes com cintilografia anormal constituem um grupo de maior risco, independentemente do achado normal à cineangiocoronariografia.

2.4 AVALIAÇÃO DE PACIENTES PORTADORES DE BRE

A cintilografia miocárdica de indivíduos BRE pode se apresentar normal ou alterada, alterações estas que podem ser do tipo hipocaptação persistente ou transitória no território da artéria descendente anterior (septal, anterosseptal, anterior e apical). Essas alterações parecem ter relação com o movimento paradoxal da parede septal, que costuma se exacerbar com o aumento da frequência cardíaca.[19] As alterações costumam ser mais transitórias ao exercício e mais persistentes com dipiridamol/adenosina. O estudo cintilográfico com exercício apresenta falso-positivos para isquemia da ordem de 35%. Desse modo, na presença de BRE a modalidade de estresse preferencial é o teste farmacológico com dipiridamol/adenosina (falso-positivos para isquemia da ordem de 5%). A presença de BRE não interfere na interpretação da perfusão dos segmentos irrigados pela artéria circunflexa e coronária direita.

2.5 AVALIAÇÃO PÓS-ANGIOPLASTIA

Na avaliação após angioplastia, o estudo apresenta alto valor preditivo negativo para a ocorrência de isquemia, porém, nas primeiras 6 semanas pós-procedimento, alterações cintilográficas podem ser observadas em consequência de disfunção

QUADRO 20.1 Indicações mais apropriadas para o uso da cintilografia de perfusão miocárdica de acordo com o consenso de sociedades médicas norte-americanas.

No diagnóstico de DAC – pacientes sintomáticos ou com equivalente isquêmico: • Probabilidade pré-teste de DAC baixa e eletroencefalograma (ECG) não interpretável ou incapacidade para exercício. • Probabilidade pré-teste de DAC intermediária e ECG interpretável e capacidade para exercício. • Probabilidade pré-teste de DAC intermediária e ECG não interpretável ou incapacidade para exercício. • Probabilidade pré-teste de DAC alta, independentemente do ECG e da capacidade para exercício.
No diagnóstico de doença arterial coronária – pacientes sintomáticos com dor torácica aguda: • Possível síndrome coronária aguda; ECG sem alterações isquêmicas ou com BRE ou com ritmo de marca-passo; escore de TIMI de baixo risco e troponina limítrofe, equívoca ou minimamente elevada. • Possível síndrome coronária aguda; ECG sem alterações isquêmicas ou com BRE ou com ritmo de marca-passo; escore de TIMI de alto risco e troponina limítrofe, equívoca ou minimamente elevada. • Possível síndrome coronária aguda; ECG sem alterações isquêmicas ou com BRE ou com ritmo de marca-passo; escore de TIMI de baixo risco e troponina negativa. • Possível síndrome coronária aguda; ECG sem alterações isquêmicas ou com BRE ou com ritmo de marca-passo; escore de TIMI de alto risco e troponina negativa.
No diagnóstico de doença arterial coronária/estratificação de risco – sem equivalente isquêmico e assintomático: • Alto risco para DAC.
No diagnóstico de doença arterial coronária/estratificação de risco – sem equivalente isquêmico e diagnóstico recente de disfunção ventricular sistólica: • Sem investigação prévia para DAC e sem planejamento para coronariografia.
No diagnóstico de doença arterial coronária/estratificação de risco – sem equivalente isquêmico e taquicardia ventricular. • Baixo risco para DAC. • Risco intermediário ou alto para DAC.
No diagnóstico de doença arterial coronária/estratificação de risco (sem equivalente isquêmico e síncope): • Risco intermediário ou alto para DAC.
No diagnóstico de doença arterial coronária/estratificação de risco – sem equivalente isquêmico e elevação de troponina: • Elevação de troponina sem evidencia adicional de síndrome coronária aguda.
Estratificação de risco com resultado prévio e/ou DAC estável – avaliação não invasiva: • Teste ergométrico equívoco, limítrofe ou discordante em que a DAC continua sendo uma preocupação.
Estratificação de risco com resultado prévio e/ou DAC estável – novos ou piora de sintomas: • Coronariografia anormal ou exame prévio anormal.
Estratificação de risco com resultado prévio e/ou DAC estável – angiografia coronária: • Lesão ou alteração de significado incerto.
Estratificação de risco com resultado prévio e/ou DAC estável – assintomático com escore de cálcio: • Alto risco para DAC e escore de Agaston entre 100 e 400. • Escore de Agaston acima de 400.
Estratificação de risco com resultado prévio e/ou DAC estável – escore de Duke: • Escore de Duke de risco intermediário. • Escore de Duke de alto risco.
Estratificação de risco – pré-operatório de cirurgia não cardíaca sem condições cardíacas ativas e cirurgia de risco intermediário: • Fator de risco clínico maior ou igual a 1. • Capacidade funcional ignorada ou baixa (< 4 METS).
Estratificação de risco – pré-operatório de cirurgia não cardíaca sem condições cardíacas ativas e cirurgia vascular • Fator de risco clínico maior ou igual a 1. • Capacidade funcional ignorada ou baixa (< 4 METS).
Estratificação de risco – 3 meses após síndrome coronária aguda – STEMI: • Hemodinamicamente estável, sem dor precordial ou sinais de ICC; para avaliar isquemia e sem angiografia prévia
Estratificação de risco – três meses após síndrome coronária aguda – UA/STEMI: • Hemodinamicamente estável, sem dor precordial ou sinais de ICC; para avaliar isquemia e sem angiografia prévia.
Estratificação de risco – pós-revascularização (angioplastia ou cirurgia) e sintomático: • Avaliação de equivalente isquêmico.
Estratificação de risco – revascularização (angioplastia ou cirurgia) e assintomático: • Revascularização incompleta. • De revascularização miocárdica há 5 anos ou mais.
Avaliação de viabilidade miocárdica: • Disfunção ventricular grave e paciente com elegibilidade para revascularização miocárdica.
DAC: doença arterial coronária; ECG: eletrocardiograma; BRE: bloqueio de ramo esquerdo; ICC: insuficiência cardíaca congestiva.

endotelial ou alterações microcirculatórias, e não por reestenose, levando a resultados falso-positivos para reestenose.[20] Resultados falso-negativos podem ocorrer em casos de teste ergométrico ineficaz (radiofármaco administrado com frequência cardíaca abaixo de 85% da máxima), preparo inadequado no caso de teste farmacológico (ingestão de cafeína ou xantinas), lesão superestimada na angiografia, artefatos técnicos na imagem e eventualmente em pacientes com isquemia balanceada (obstruções triarteriais proporcionais).

2.6 ACHADOS ADICIONAIS

A presença de doença multiarterial não é por si só uma causa de falso-negativo da cintilografia de perfusão. Contudo, em situações em que há obstrução coronária significativa e de mesmo grau nos vasos principais, pode haver uma "isquemia difusa" do miocárdio com consequente padrão falsamente homogêneo de distribuição do radiofármaco e interpretação errônea como estudo normal.

No trabalho de Fujimoto e colaboradores, falso-negativos da cintilografia foram observados na presença de lesões difusas com extensão maior que 20 mm.[21] Nos casos em que há uma isquemia extensa acometendo praticamente todos os segmentos miocárdicos, outros achados podem ser indicativos da presença de "isquemia balanceada" como a presença de dilatação transitória da cavidade ventricular esquerda, alterações de motilidade miocárdica e queda da FEVE.

Fallahi e colaboradores[22] observaram que, em pacientes diabéticos com perfusão aparentemente homogênea, o achado de TID maior que 1,16 pode ser um indicativo da presença de doença coronária. Contudo, o valor de TID anormal em não diabéticos é incerto. As pesquisas de Abidov e colaboradores[23-24] demonstraram que a presença de TID alterado mesmo com perfusão miocárdica aparentemente normal está relacionada com maior risco de eventos cardíacos, especialmente em pacientes com angina típica, diabéticos e idosos. Entretanto, o achado de TID anormal isoladamente não apresenta alta especificidade para a presença de doença triarterial balanceada em pacientes com cintilografia de perfusão aparentemente normal. As informações clínicas são fundamentais nesse tipo de situação. Vários outros fatores como o tipo de estresse, variações na frequência cardíaca, presença de hipertensão e hipertrofia miocárdica, podem influenciar nas medidas do TID. O mais acertado diante de uma forte suspeita clínica é complementar a investigação com outros métodos de imagem não invasivos como tomografia coronária ou ecocardiograma sob estresse.

A presença de alterações contráteis pós-isquemia (miocárdio *stunning*) detectável ao Gated-SPECT pode ser indicadora da presença de doença coronária extensa e grave, permitindo o diagnóstico correto no caso de alterações perfusionais duvidosas e eliminando possíveis casos falso-negativos por isquemia balanceada.[25] A redução da FEVE desencadeada pelo exercício pode sugerir a presença de doença multiarterial mesmo na ausência de alterações perfusionais indicativas de tal evento. De acordo com o estudo de Hung e colaboradores,[26] a queda da FEVE ao estresse como marcador da presença de doença arterial coronária demonstra baixa sensibilidade (35%), entretanto, apresenta alta especificidade (93%).

2.7 ALTERAÇÕES ELETROCARDIOGRÁFICAS

Alterações eletrocardiográficas do segmento ST durante o teste farmacológico (dipiridamol ou adenosina) poderiam ser interpretadas como indicativas da ocorrência de "roubo de fluxo" e, portanto, indicativas da presença de doença coronária de maior gravidade. Durante o estresse com vasodilatadores, o infradesnivelamento do segmento ST ocorre em 3 a 22% das situações, mais comumente em associação com alterações de perfusão à cintilografia e, nessa situação, reforçando a possibilidade de doença multiarterial. Contudo, o significado da associação entre alterações eletrocardiográficas e perfusão miocárdica ao teste farmacológico de padrão normal é controverso. Alguns autores[27-28] demonstraram que pacientes com cintilografia normal, mas com infradesnivelamento do segmento ST ao eletrocardiograma durante a infusão de dipiridamol/adenosina apresentam pior prognóstico e maior chance de eventos cardíacos. Mais recentemente, outros autores[29-30] demonstraram que o bom prognóstico e o baixo risco de eventos cardíacos de uma cintilografia de perfusão normal não se modifica pela presença de alterações eletrocardiográficas desencadeadas pelo teste com dipiridamol/adenosina.

2.8 PROGNÓSTICO/ESTRATIFICAÇÃO DE RISCO

O valor prognóstico da cintilografia normal já foi bem estabelecido na literatura.[31] O resultado normal de uma cintilografia é indicativo de alta sobrevida e chance de eventos cardíacos ao redor de 1% ao ano, independentemente do tipo de radiofármaco utilizado, da presença de angina e até mesmo da presença de doença coronária conhecida. Entretanto, há diferenças quando se compara a sobrevida de acordo com a modalidade de estresse utilizada. Um exame normal, realizado com teste farmacológico apresenta taxa de eventos cardíacos até duas vezes maior do que um exame realizado com teste ergométrico.[32-33] Esse achado pode ser explicado pelo fato de o teste farmacológico ser indicado em pacientes que apresentam impossibilidade de realizar exercício, na maioria das vezes já portadores de mais comorbidades. A importância da presença concomitante de fatores de risco em associação com o achado de cintilografia normal com exercício foi analisada por Rozanski e colaboradores.[34] Nesse estudo, os autores realizaram o seguimento de 12.232 pacientes por um período médio de 11 anos. A taxa de mortalidade geral dessa população foi de 0,8% ao ano, entretanto diante da presença de pelo menos dois fatores de risco como diabetes, hipertensão arterial ou tabagismo e baixa capacidade ao exercício (< 6 minutos), a mortalidade foi de 1,6% ao ano. Por outro lado, no grupo que apresentava boa capacidade ao exercício (> 9 minutos) e ausência de fatores de risco, a mortalidade foi de 0,2% ao ano. Outros fatores que apresentaram influência na sobrevida foram frequência cardíaca ao repouso aumentada, pressão arterial sistólica maior que 140 mmHg, obesidade, eletrocardiograma anormal ao repouso, presença de hipertrofia ventricular esquerda, fibrilação atrial, queixa de dispneia e FEVE abaixo de 45% no Gated-SPECT.

O estudo de Carryer e colaboradores[35] observou sobrevida de 87% (estudo com adenosina) e 96% (estudos com exercício) em pacientes sem coronariopatia conhecida e cintilografia normal, sendo bem pouco frequente a necessidade de reestudo por um período de 5 anos. Em pacientes com coronariopatia prévia conhecida e cintilografia normal, a necessidade de nova avaliação antes de 5 anos mostrou-se mais frequente, sendo mais comumente necessária ao redor de 2 anos após a primeira avaliação.

Diante de uma cintilografia de perfusão miocárdica anormal, a quantificação da dimensão do defeito perfusional é fundamental na estratificação de risco de pacientes com doença coronária obstrutiva. Alterações com dimensão menor que 5% de área miocárdica apresentam risco mínimo, com chance de eventos cardíacos e morte similar à observada em exames normais, mesmo na presença de lesão coronária conhecida. A partir desse volume, o risco tanto para infarto como para morte aumenta progressivamente com o aumento da dimensão da alteração. O risco aumenta de 0,8% ao ano em casos normais para até 10% ao ano em casos com defeitos acentuados.

Existem algumas formas de quantificação do grau de comprometimento miocárdico na cintilografia de perfusão miocárdica. A mais comumente utilizada baseia-se na pontuação dos 17 segmentos miocárdicos[36] segundo seu grau de captação, onde:

- 0 corresponde à captação normal ou alteração não significativa;
- 1: hipocaptação discreta;
- 2: hipocaptação moderada;
- 3: hipocaptação acentuada; e
- 4: ausência de captação.

As etapas de estresse e repouso são comparadas levando-se em consideração a somatória das pontuações das etapas de estresse (SSS *summed stress score*) e repouso (SRS *summed rest score*). A diferença entre o SSS e o SRS é denominada de *summed difference score* (SDS), que corresponde à isquemia miocárdica. O volume da alteração perfusional é determinado estabelecendo-se uma relação percentual da alteração de modo que cada unidade de pontuação do SSS e SRS corresponde a 1,47% de área miocárdica. São consideradas alterações mínimas as que comprometem < 5% de área miocárdica; pequenas, entre 5 e 9%; moderadas, entre 10 e 19%; e grandes ≥ 20% de área miocárdica.

Existem softwares de quantificação automática da perfusão miocárdica que demonstram boa correlação com a semiquantificação visual. Os mais comercialmente utilizados são o QPS (Quantitative perfusion SPECT – Cedars – Sinai Medical Center), EMO (Emory Cardiac Toolbox – Emory University) e 4DM-SPECT (Corridor4DM – University of Michigan Medical Center). Esses softwares têm bancos de dados de padrões de perfusão normais conforme o sexo e o tipo de radiofármaco utilizado. Estudos comparando os diferentes softwares demonstram que existem diferenças significativas no grau de automação e no desempenho diagnóstico desses softwares, portanto, devem ser utilizados com critério, em especial em avaliações seriadas ou comparativas.

Os primeiros trabalhos que correlacionaram a dimensão das alterações perfusionais (considerando a extensão e intensidade dos defeitos) e a sobrevida dos pacientes datam da década de 1980.[37-38] A partir de então, muitos trabalhos de grande amostragem confirmaram esses achados,[14,39-40] de modo que atualmente é consenso na literatura que o maior risco está na presença de alterações transitórias de dimensão moderada e acentuada, ou seja, com isquemia que compromete mais do que 10% do ventrículo esquerdo (VE). Diante desse padrão de alteração, o risco de eventos cardíacos (morte e infarto do miocárdio) pode ser sete vezes maior. Um levantamento mais recente, computando o seguimento de 69.655 pacientes, feito por Shaw e colaboradores,[41] revela que o risco anual de eventos cardíacos passa de 0,85% em pacientes com alterações miocárdicas isquêmicas < 5% para 5,9% diante da presença de alterações de dimensão moderada a acentuada.

Além do grau de isquemia, o volume de fibrose miocárdica, medido pelo tamanho do defeito perfusional ao repouso, pode influenciar na sobrevida. No trabalho de Shaw e colaboradores,[42] nos pacientes com infarto prévio, ou seja, com fibrose ao repouso, a incidência de eventos cardíacos foi de 5% em pacientes sem defeitos isquêmicos, 10% naqueles com isquemia miocárdica de mínima extensão (< 5% do miocárdio), 19% em casos com isquemia discreta (5 a 9% do miocárdio) e 29% com isquemia moderada e acentuada (≥ 10% do miocárdio). Nesse estudo, a presença de fibrose miocárdica comprometendo mais de 10% da área miocárdica elevou o risco de eventos cardíacos para até 44%. Houve um aumento de 3% no risco de eventos para cada 1% de área fibrótica detectada.

2.9 AVALIAÇÃO SIMULTÂNEA DA FUNÇÃO VENTRICULAR (GATED-SPECT)

A análise associada da FEVE pós-estresse aos achados perfusionais também apresenta implicação prognóstica. O estudo de Sharir e colaboradores[43] demonstrou que isoladamente a dimensão da alteração perfusional apresenta relação com o risco de infarto, enquanto a FEVE é um forte preditor de morte. Os autores demonstraram um incremento exponencial entre a mortalidade e o decréscimo da FEVE. Integrando os dados de perfusão e FEVE, os autores encontraram diferenças na mortalidade de pacientes com isquemia de grau discreto e moderado. Pacientes com isquemia discreta ou moderada e FEVE normal apresentam baixo risco de morte, enquanto aqueles que apresentam isquemia discreta ou moderada e disfunção ventricular (FEVE entre 30 e 50%) apresentam risco intermediário de morte. Em contrapartida, achado de FEVE < 30% apresenta alta mortalidade, independentemente da dimensão da isquemia.

2.10 O EXAME EM GRUPOS ESPECÍFICOS (DIAGNÓSTICO E ESTRATIFICAÇÃO DE RISCO)

O uso da cintilografia do miocárdio tem se destacado na avaliação diagnóstica e prognóstica de alguns grupos específicos como em idosos, na população feminina, obesos, nos pacientes diabéticos e pacientes com doença renal crônica.

Em idosos, a cintilografia apresenta importante papel na estratificação de risco. No estudo de Hachamovitch e colaboradores,[44] a cintilografia miocárdica foi capaz de identificar idosos com maior risco de eventos cardíacos e que se beneficiariam de revascularização miocárdica, além disso, demonstrou o papel aditivo da informação funcional do Gated-SPECT no seguimento desses pacientes.

O diagnóstico de isquemia baseado em alterações do segmento ST detectado no teste ergométrico apresenta índices elevados de falso-positivos, especialmente em hipertensos e em mulheres.[45-46] A atenuação causada pela mama pode dificultar a interpretação da cintilografia. Ao longo dos anos, várias inovações técnicas reduziram significativamente a interferência de artefatos por atenuação mamária, bem como outros causadores de artefatos de imagem e propiciaram melhora significativa na acurácia do estudo.

A capacidade diagnóstica da cintilografia não apresenta diferença entre os sexos. Iskandar e colaboradores[47] publicaram uma metanálise que incluiu 1.148 mulheres e 1.142 homens de 26 estudos prospectivos em que não se observaram diferenças significativas na acurácia diagnóstica da cintilografia entre homens e mulheres.

No estudo de Hachamovitch e colaboradores,[48] o exame propiciou a estratificação como grupo de baixo risco tanto de homens como de mulheres, independentemente dos achados eletrocardiográficos, e foi até mais eficiente na definição de alto risco nas pacientes do que nos pacientes masculinos. No acompanhamento de 503 mulheres, por um período médio de 3,5 anos, realizado por Elhendy e colaboradores,[49] a taxa de mortalidade anual foi de 1,4% nas pacientes com exame normal e de 4% nas pacientes com exame anormal. Um estudo com a população feminina brasileira foi realizado por Cerci e colaboradores.[50] Os autores acompanharam 2.427 pacientes consecutivas do sexo feminino por 3,7 anos em média. A análise multivariada demonstrou que a presença de defeitos perfusionais e a redução da FEVE foram fatores preditores de maior mortalidade. Em pacientes com cintilografia normal, a mortalidade anual foi de 0,94% e, em contrapartida, a mortalidade em pacientes com alterações isquêmicas extensas chegou a 7,2%.

Em resumo, a cintilografia de perfusão miocárdica é recomendada na avaliação de mulheres sintomáticas e com probabilidade intermediária de doença coronária e/ou alterações eletrocardiográficas de repouso.[51] Na aquisição da cintilografia, quanto maior a proximidade com o coração e menor a interposição de outras estruturas, melhor será a qualidade das imagens. Essa condição ideal é difícil obtenção em pacientes com obesidade. Entretanto, muitos aprimoramentos técnicos foram incorporados à rotina clínica de modo que a avaliação de pacientes com obesidade hoje é uma realidade.

A estratificação de risco para doença cardiovascular de pacientes obesos por meio da cintilografia foi demonstrada por vários autores. Kang e colaboradores[52] acompanharam um grupo de 14.739 indivíduos, sendo 642 desses com sobrepeso e 272 obesos, com ou sem doenças coronária conhecida. Os autores verificaram que diante de cintilografia normal, o risco de eventos cardíacos foi baixo (< 1% ao ano), independentemente do índice de massa corpórea. Ao passo que o achado de defeitos perfusionais foi um preditor de morte tanto em indivíduos com peso normal, como em indivíduos com sobrepeso ou obesos. No estudo de Boiten e colaboradores,[53] a mortalidade em obesos com cintilografia anormal foi o dobro da observada em obesos com cintilografia normal. Korbee e colaboradores,[54] em um acompanhamento de longo prazo, demonstraram que o bom prognóstico e baixo risco de eventos diante de uma cintilografia normal se mantém por até 6 anos em pacientes obesos.

Em pacientes diabéticos, a doença arterial coronária é a causa mais comum de morbimortalidade. A acurácia da cintilografia de perfusão miocárdica na detecção de coronariopatia na população diabética é a mesma que na população geral. Kang e colaboradores[55] seguiram 1.271 pacientes diabéticos com ou sem doença coronariana conhecida submetidos à cintilografia de perfusão miocárdica. No seguimento médio de 2 anos, observou-se um aumento progressivo no risco de eventos cardíacos de acordo com a dimensão da alteração perfusional (1 a 2% de eventos ao ano nos casos com exame normal, 3 a 4% de eventos com exames discretamente anormais e 7% com exames anormais em grau maior que moderado). No estudo multicêntrico de Giri e colaboradores,[56] foi realizado um seguimento de 4.755 pacientes sendo 929 diabéticos. A taxa anual de eventos cardíacos (morte e/ou infarto) foi de 0,6% quando a cintilografia foi normal e de 7,4% nos casos com cintilografia anormal. Nos casos de pacientes diabéticos com cintilografia normal, a sobrevida foi semelhante à de pacientes não diabéticos nos 2 primeiros anos de seguimento. Porém no grupo diabético, o risco apresenta um aumento superior ao da população geral após 2 anos, sugerindo uma progressão de doença mais rápida nessa população e indicando a necessidade de avaliações clínicas com intervalos menores frequentes.

A isquemia silenciosa é muito comum em pacientes diabéticos, podendo estar presente em mais de 75% dos diabéticos acima de 65 anos de idade. Embora seja um assunto controverso, a necessidade da investigação da presença de doença coronária em pacientes diabéticos e assintomáticos tem ganhado força na prática clínica. Achados anormais na cintilografia foram detectados em 21 a 59% dos diabéticos assintomáticos, sendo que em 15 a 20% esses achados apresentavam padrão de alto risco.[57-59] Apesar dessas evidências, o uso da cintilografia de perfusão como triagem de pacientes diabéticos e assintomáticos é recomendado na presença de outras comorbidades associadas como neuropatia, doença vascular periférica etc.

Em pacientes com doença renal crônica e assintomáticos, a prevalência de alterações perfusionais à cintilografia é de 10 a 22%, e elas se mostraram fortes preditoras da ocorrência de eventos cardíacos adversos.[60-61] A cintilografia miocárdica apresenta boa acurácia na detecção de isquemia e demonstra papel importante na estratificação de risco de pacientes com doença renal crônica, entretanto são necessárias mais pesquisas de custo-efetividade para que o método possa ser amplamente utilizado como triagem de doença coronária oculta nesse grupo de pacientes.

2.11 IMPACTO DO ESTUDO CINTILOGRÁFICO NA TOMADA DE DECISÕES CLÍNICAS

2.11.1 Avaliação do benefício baseada nos achados da cintilografia de perfusão miocárdica

A partir das várias observações sobre as implicações prognósticas dos resultados da cintilografia, foi possível avaliar o impacto dos achados do estudo cintilográfico na tomada de decisões clínicas. Primeiramente, em 2003 e, depois, em 2006, Hachamovitch e colaboradores[62-63] demonstraram que pacientes sem infarto prévio e com alterações cintilográficas de maior gravidade (isquemia de dimensão moderada e acentuada) se beneficiam mais de uma terapêutica intervencionista (angioplastia ou revascularização cirúrgica), enquanto pacientes com alterações isquêmicas discretas apresentam melhor evolução com tratamento clínico/medicamentoso.

Corroborando os achados de Hachamovitch e colaboradores, Moroi e colaboradores[64] demonstraram que, na presença de isquemia miocárdica moderada a acentuada (> 10% de área miocárdica), os eventos cardíacos foram significativamente menores em pacientes submetidos à revascularização miocárdica precoce (0%) em comparação com os pacientes não revascularizados (12,3%).

2.12 VIABILIDADE MIOCÁRDICA

A pesquisa de viabilidade miocárdica é utilizada na identificação de pacientes com doença coronária e disfunção ventricular, nos quais a revascularização miocárdica resultaria em melhora da contratilidade ventricular com consequente melhora na sobrevida.

Historicamente,[65] a pesquisa da presença de miocárdio hibernante surgiu da observação de estudos de perfusão miocárdica, na época com Tálio-201, em que áreas aparentemente com fibrose (com hipocaptação persistentes e hipocontráteis), após revascularização, apresentaram melhora perfusional e funcional. A partir de então, muitas modificações nos protocolos convencionais de medicina nuclear foram estudas e introduzidas na rotina clínica buscando melhorar a capacidade de detecção dessas áreas viáveis.

Uma das formas de avaliar a presença de viabilidade é quantificando a magnitude da captação residual do radiofármaco ao repouso nos segmentos comprometidos. Biópsias miocárdicas de segmentos revascularizados demonstraram correlação direta entre o grau de captação do radiofármaco nessas regiões e a magnitude de miócitos viáveis na biópsia. Desse modo, a simples avaliação da imagem de perfusão miocárdica ao repouso pode dar uma ideia do volume de miocárdio íntegro (viável) e do volume da perda muscular (fibrose). Habitualmente, segmentos ao repouso com 50 a 60% de captação do traçador preservada são os que cursam com melhora funcional após revascularização. Esse princípio pode ser aplicado para Tálio-201, ^{99mTc}Sestamibi ou ^{99mTc}-Tetrofosmin.

Outro protocolo usado na investigação de isquemia e viabilidade consiste na realização de imagens ao estresse, seguidas de imagens de redistribuição de Tálio-201. A imagem de redistribuição deve ser tardia (8 a 72 horas). Os estudos positivos na imagem de redistribuição tardia são altamente preditivos da presença de viabilidade. Contudo, metade das regiões com ausência de redistribuição tardia pode ser positivas à PET e 37% dessas regiões podem apresentar melhora funcional após a revascularização.

As dificuldades técnicas que norteiam a aquisição das imagens de redistribuição tardia, levaram ao surgimento do estudo com reinjeção de Tálio-201. A oferta sérica adicional de Tálio-201 proporciona a melhora na captação de áreas aparentemente fibróticas, melhorando a acurácia na detecção de áreas viáveis. O estudo completo (estresse, redistribuição e reinjeção) propicia a avaliação de isquemia e viabilidade simultaneamente com alto valor preditivo positivo (80 a 90%), bom valor preditivo negativo (70 a 80%) e boa concordância com a presença de viabilidade ao estudo com PET-FDG.

Baseada na premissa de que após a administração de Tálio-201 a distribuição inicial desse radiofármaco reflete o fluxo sanguíneo regional e a imagem de redistribuição reflete a integridade celular (viabilidade), pode ser realizada a pesquisa de viabilidade com imagens de repouso e redistribuição de Tálio-201. Essa investigação é especialmente indicada em pacientes nos quais a realização do estresse é contraindicada pelo alto risco. O estudo de repouso e redistribuição com Tálio-201 apresenta valores preditivos positivo e negativo da ordem de 70 a 90%.[66]

O estudo de estresse e repouso com ^{99mTc}Sestamibi ou ^{99mTc}Tetrofosmin pode ser realizado para pesquisa de viabilidade, porém com acurácia um pouco menor do que a observada com Tálio-201 (Figura 20.3). A sensibilidade é de 81% e a especificidade, de 66% na capacidade de predizer a melhora funcional pós-revascularização.

O uso de nitratos antes do repouso pode melhorar a sensibilidade (86%) e a especificidade (83%) do estudo. O uso de nitratos aumenta o fluxo sanguíneo e, consequentemente, a captação do traçador em regiões miocárdicas irrigadas por artérias estenosadas. O estudo de repouso e redistribuição com Tálio-201 também pode ser sensibilizado com o uso de nitratos.

Na diretriz americana de 2013[67] que versa sobre a utilização das imagens cardiovasculares em pacientes com disfunção ventricular, o uso da cintilografia de perfusão miocárdica SPECT na investigação de viabilidade miocárdica é classificada como de: categoria A (apropriado) ao estresse e repouso, independentemente da FEVE; e categoria A usando repouso e redistribuição com Tálio-201 em pacientes com disfunção ventricular acentuada (FEVE< 30%).

A revisão sistemática de 24 publicações realizada por Allman e colaboradores[68] demonstrou capacidade prognóstica semelhante entre SPECT, PET e a ecocardiografia.

2.13 AVALIAÇÃO DE DOR TORÁCICA NA SALA DE EMERGÊNCIA

Na última década, houve um crescente interesse no uso da cintilografia de perfusão miocárdica com ^{99mTc}-Sestamibi ou ^{99mTc}-Tetrofosmin em unidades de emergência na investigação de pacientes com dor torácica.[69] Como a imagem obtida reflete o momento da injeção desses radiofármacos, se o radiofármaco for administrado na vigência de dor torácica, a imagem adquirida é capaz de demonstrar alterações perfusionais precoces relacionadas ao evento anginoso. Para tanto, é importante que o radiofármaco seja administrado venosamente na vigência de dor torácica ou até 2 horas após o término da dor, tolerando-se no máximo até 6 horas após o evento doloroso. Na avaliação de dor torácica em unidades de emergência, a sensibilidade do estudo para a detecção de síndrome coronária aguda (SCA) é de cerca de 95% e a especificidade de 71%. É importante salientar que, para o diagnóstico de SCA, não se deve realizar estresse cardiovascular, seja ele físico ou farmacológico. O destaque do estudo fica por conta do alto valor preditivo negativo (99%) e no potencial para estratificar o risco de eventos cardíacos futuros (97%).[70] O estudo permite detectar alterações isquêmicas temporalmente antes dos marcadores séricos (são necessárias de 6 a 12 horas para resultado positivo de troponinas). Desse modo, há uma redução de 29% em internações desnecessárias e redução de 6% em dispensas inapropriadas. O estudo está indicado em pacientes cuja história clínica inicial e o ECG indicam probabilidade baixa ou intermediária de síndrome coronária

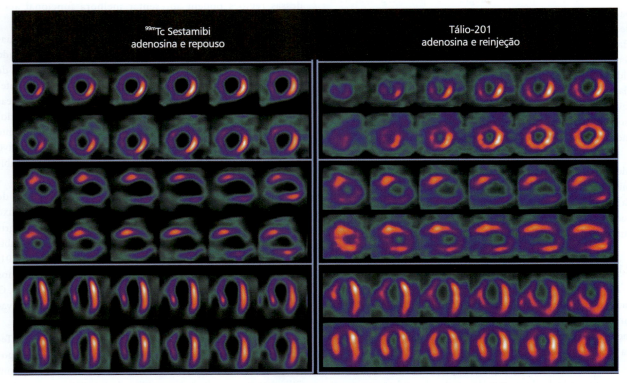

FIGURA 20.3 Caso de paciente com miocardiopatia isquêmica e disfunção ventricular. À esquerda, temos o estudo com ^{99mTc} Sestamibi (adenosina e repouso) que demonstra perda muscular de grande extensão, sem aparentes sinais de isquemia. À direita, o estudo com Tálio-201 (adenosina e reinjeção). As imagens de reinjeção evidenciam a presença de viabilidade miocárdica nas áreas supostamente fibróticas.

aguda e em pacientes sem infarto agudo do miocárdio (IAM) prévio. Pacientes com marca-passo ou com BRE podem ter a interpretação do estudo prejudicada.

O Gated-SPECT pode fornecer informações complementares, principalmente quanto à presença de alterações contrácteis decorrentes de isquemia. O uso de correção de atenuação ou imagens em posição prona podem ajudar no diagnóstico diferencial de alterações perfusionais por atenuação.

Em pacientes com perfusão miocárdica normal (injeção do radiofármaco na vigência da dor ou até no máximo 6 horas após o episódio doloroso) e marcadores negativos, é possível prosseguir com a realização da cintilografia associada a estresse a fim de definir a presença de doença coronariana crônica.

3 AVALIAÇÃO CINTILOGRÁFICA DO SISTEMA NERVOSO SIMPÁTICO CARDÍACO

3.1 FUNDAMENTOS

O coração é um órgão ricamente inervado tanto pelo sistema nervoso autônomo simpático quanto pelo parassimpático, visando a uma precisa regulação da função cardíaca no repouso e durante os períodos de aumento de demanda. Anatomicamente, o sistema simpático apresenta uma interface complexa com o coração. O *input* simpático consta de uma mistura de fibras pré-ganglionares (originadas na corda espinal) e pós-ganglionares (originadas nos gânglios estrelados direito e esquerdo) que apresentam muitas comunicações entre si. As fibras nervosas simpáticas cardíacas que se originam no gânglio estrelado esquerdo inervam predominantemente o ventrículo direito (VD), enquanto o direito inerva principalmente as paredes anterior e lateral do VE. As fibras simpáticas transitam no miocárdio seguindo as artérias coronárias epicárdicas. Nas fibras pré-sinápticas, a tirosina é ativamente convertida em dopamina, que é transportada para vesículas para ser hidroxilada em noradrenalina (NE). Quando ocorre um estímulo simpático, a NE é liberada na fenda sináptica, exercerá seus efeitos nos receptores pós-sinápticos ou, então, pode ser recaptada pela terminação nervosa pré-sináptica (*uptake*-1, mecanismo que consome energia), sendo novamente armazenada nas vesículas (ou catabolizada) ou ser captada pelas células pós-sinápticas por um mecanismo não neuronal (*uptake*-2).

A metaiodobenzilguanidina, um análogo da guanetidina, é marcada com Iodo-123 (elemento mais usado) ou Iodo-131 (metaiodobenzil-guanidina (MIBG)) e vem sendo utilizada para avaliação do sistema simpático cardíaco por apresentar comportamento semelhante à NE em relação à sua captação cardíaca. Sua eliminação se faz por via renal (85 a 90% da dose injetada) sem sofrer alterações na estrutura. Após uma captação inicial inespecífica, ocorre retenção da MIBG nas terminações pré-sinápticas, não sendo substrato para a monoamino-oxidase e não produzindo efeitos farmacológicos mensuráveis e, em cerca de 3 a 4 horas, a captação de MIBG atinge um platô. Para a realização de exames da atividade cardíaca simpática, são realizadas imagens 15 minutos (precoce) e 3 a 4 horas (tardia), após a administração de uma dose de 3 a 10 mCi de MIBG marcada com Iodo-123 na incidência anterior de tórax e por tomografia por emissão de fóton único (SPECT). Obtém-se o número de contagens por pixel em uma área no mediastino e na projeção cardíaca para calcular a taxa de clareamento (*washout* – W) e a relação coração/mediastino (C/M) nas imagens precoces e tardias (Figura 20.4). Consideram-se normais um valor de W abaixo de 10% e valores de H/M acima de 1,8.[71]

A intensidade da captação diminui das paredes anterior e lateral para a septal e inferior, e da base para o ápice. Ocorre ainda uma diminuição da captação cardíaca de MIBG com a progressão da idade, com a diferença de captação entre as paredes anterior e inferior se tornando mais evidente.

3.2 APLICAÇÕES CLÍNICAS

A utilização da MIBG para avaliar o sistema simpático no coração não é muito difundida, pois se trata de uma substância pouco disponível por ser produzida em cíclotron, tendo um custo relativamente elevado.

A captação de MIBG cardíaca já foi estudada em várias situações clínicas. Está diminuída na insuficiência cardíaca, diabetes, hipertensão arterial, obesidade, síndrome da apneia do sono etc. (Quadro 20.2). O grau de diminuição geralmente está relacionado com a gravidade e duração da doença.

Alguns estudos mostram que uma baixa relação coração/mediastino tardia é forte preditor de morte cardíaca. Um estudo multicêntrico grande (ADMIRE-HF)[72] mostrou que pacientes com relação C/M abaixo de 1,6 têm probabilidade maior de morte cardíaca.

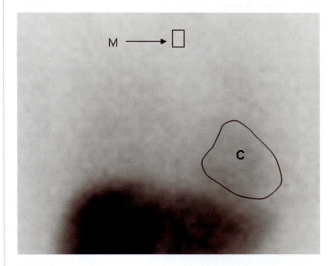

FIGURA 20.4 Imagem da área cardíaca com as áreas de interesse para o cálculo da relação coração (C)/mediastino (M) e do *washout* da MIBG. Esse procedimento é realizado, nas imagens, de 15 minutos e 3 a 4 horas. M: área colocada na região do mediastino; C: área colocada na região cardíaca.

> **QUADRO 20.2** Situações clínicas em que ocorre modificação da captação cardíaca de MIBG
>
> - Insuficiência cardíaca
> - Cardiomiopatias
> - Arritmias primárias
> - Doença coronariana com infarto
> - Isquemia miocárdica sem infarto
> - Reinervação cardíaca após transplante cardíaco
> - Cardiotoxicidade durante ou após quimioterapia em doenças oncológicas
> - Terapia farmacológica na IC
> - Miocardites
> - Neuropatia diabética
> - Síndrome de Churg-Strauss
> - Doenças neurológicas:
>   - Doença de Parkinson
>   - Demência com corpúsculos de Lewy
>   - Síndromes parkinsonianas
>   - Outras demências

3.2.1 Insuficiência cardíaca

O sistema simpático cardíaco está amplamente envolvido na evolução da insuficiência cardíaca (IC). A IC crônica é responsável pela manutenção da ativação simpática adrenérgica adaptativa. Ao longo do tempo, a manutenção de concentrações altas de NE na fenda sináptica resulta em uma redução do mecanismo de *uptake*-1, levando a uma dessensibilização dos receptores e piora da IC.

Inicialmente, vários estudos com pequeno número de pacientes foram publicados sobre esse tema. A avaliação da função simpática cardíaca na insuficiência cardíaca fornece informações importantes relativas a estratificação de risco e sobrevida, permitindo melhor manejo terapêutico com implicações na melhora do prognóstico.[72]

O estudo ADMIRE-HF (prospectivo, multicêntrico com 961 pacientes) confirmou esses achados. Os pacientes que têm um valor de C/M abaixo de 1,2 têm maior chance de morrer por progressão da IC, enquanto os que têm valores entre 1,2 e 1,6 apresentam maior probabilidade de morte por arritmias.[73]

Alguns estudos sugerem também que a diminuição da relação C/M de MIBG é pertinente a arritmias graves e morte súbita cardíaca,[74] o que reforça a possibilidade de a cintilografia com MIBG ser utilizada no acompanhamento pré e pós-terapêutico, especialmente quando se consideram terapias de custo elevado como a terapia de ressincronização cardíaca (TRC) ou cardioversores desfibriladores implantáveis (CDI). Em nosso meio, um estudo mostrou que pacientes que apresentavam a relação C/M menor que 1,36 respondiam de forma inadequada à TRC.[75] Isso sugere que, nesses pacientes, outras terapias poderiam ser adotadas com melhor custo/efetividade, deixando esses produtos disponíveis para pacientes com maior probabilidade de melhora.

3.2.2 Arritmias

Os mecanismos das taquiarritmias (aumento da automaticidade, automaticidade deflagrada e reentrância) podem ser potenciados pelo sistema simpático cardíaco. Evidenciou-se ainda que o miocárdio viável, porém denervado, pode demonstrar uma resposta exagerada às catecolaminas circulantes e mostra área de hipoperfusão menor que área de denervação (avaliada pela MIBG) nas imagens cintilográficas e isso se correlacionava com maior incidência de ectopia ventricular. Todos esses fatores podem estar associados a maior risco de arritmias gravas. Um estudo em pacientes portadores de IC avaliou a utilidade da MIBG em predizer o valor da implantação de CDI e sua descarga, além de mostrar que 52% da população estudada com defeitos de captação maiores (escore de defeito maior que 26) recebeu terapia adequada e 57% apresentaram descargas adequadas do CDI ou morte cardíaca contra apenas 10% dos portadores de defeitos pequenos.[76]

Nos pacientes que têm arritmias sem IC também foi documentada a presença de defeitos de captação de MIBG. Aproximadamente 47% dos pacientes com síndrome de Brugada mostram defeitos predominantes nas paredes inferior e septal e também 61% dos portadores de QT longo (região anterosseptal). Foram descritas alterações que predizem aumento do risco de arritmias ventriculares na fibrilação ventricular idiopática, displasia do VD arritmogênica, cardiomiopatia hipertrófica etc.[77]

3.2.3 Cardiotoxicidade relacionada à quimioterapia

Várias novas substâncias vêm sendo desenvolvidas para o tratamento de tumores malignos. Entretanto, muitos desses agentes antitumorais têm efeitos deletérios para o sistema cardiovascular. Com o aumento da sobrevida de pacientes portadores de tumores, esses efeitos têm se manifestado com maior frequência, ocorrendo, eventualmente, até alguns anos após o término da quimioterapia.

Duas substâncias frequentemente utilizadas e que apresentam efeitos cardiotóxicos são a antraciclina e o trastuzumabe. Os mecanismos de agressão cardíaca propostos para a antraciclina envolvem injúria miocárdica por radicais livres e ação direta no sistema contrátil actinamiosina, alteração na função adrenérgica cardíaca, formação de metabólitos tóxicos e citocinas pró-inflamatórias, entre outros. Os mecanismos pelos quais o trastuzumabe induz insuficiência cardíaca ainda não estão esclarecidos. É possível que o sistema neurorregulina HER2-HER4 no coração, relacionado com a resposta dos cardiomiócitos ao estresse oxidativo, esteja ativado em resposta ao estresse miocárdico e a inibição do HER2 provoque uma disfunção mitocondrial cardíaca. A associação dos dois agentes aumenta o risco de efeitos cardíacos tóxicos. Os pacientes devem ser observados quanto ao aparecimento desses efeitos e a terapia pode ser, então, modificada ou podem ser adicionados medicamentos cardioprotetores. Nesse cenário, a detecção de injúria miocárdica antes que ocorra dano irreversível parece uma opção interessante, o que é possível com a cintilografia com MIBG. A MIBG evidencia alterações no sistema simpático cardíaco antes que anormalidades irreversíveis tenham se estabelecido.[78]

Muitos estudos mostraram que a queda da captação cardíaca com o uso de antraciclinas ocorre com um padrão dose-dependente e precede a queda da FEVE.[79]

As modificações na função simpática cardíaca avaliadas pela MIBG podem estar relacionadas à lesão direta ou à estimulação compensatória do sistema simpático cardíaco em virtude da piora na função de bomba.

Existem ainda vários estudos com substâncias marcadas com emissores de pósitrons que permitem avaliação do sistema simpático, as quais se ligam a receptores pré e pós-sinápticos. Por suas características específicas, elas se assemelham mais aos neurotransmissores endógenos (18F-fluordopamina, 11C-efedrina) e permitem estudos mais precisos da fisiologia do sistema cardíaco simpático. Entretanto, em razão do trabalhoso sistema de marcação e da menor disponibilidade de sistemas PET-CT, essas substâncias são pouco utilizadas.

4 AVALIAÇÃO DA FUNÇÃO VENTRICULAR – ESTUDO DE PRIMEIRA PASSAGEM E VENTRICULOGRAFIA RADIOISOTÓPICA

4.1 INTRODUÇÃO

A avaliação da função cardíaca com radioisótopos é uma técnica não invasiva antiga, porém bastante precisa e reprodutível. Essas características permitem que seja utilizada principalmente em situações nas quais é necessário avaliar repetidamente a função cardíaca com alta reprodutibilidade. Podem ser feitos estudos de primeira passagem (a angiografia radioisotópica – AR) e estudos sincronizados ao ECG (a ventriculografia radioisotópica – VR).

A AR é obtida fazendo-se imagens sequenciais a cada 300 a 500 ms durante um curto período de tempo (geralmente 1 minuto), imediatamente após a administração de ^{99mTc}-pertecnetato ou outro radiofármaco como o ^{99mTc}-DTPA. Pela curta duração do exame, as características de resposta dos sistemas atuais de aquisição de exames podem dificultar o registro do grande número de informações geradas, tornando essa técnica pouco utilizada.

A VR (*equilibrium multi gated radionuclide ventriculography* – *muga* ou *gated*) é realizada após a marcação de certo número de hemácias com ^{99mTc}-pertecnetato, adquirindo-se imagens da área cardíaca durante alguns minutos e obtendo-se um ciclo cardíaco que representa a média de algumas centenas de ciclos cardíacos. Essa aquisição é sincronizada ao ECG e a informação é armazenada dividindo-se o ciclo cardíaco em 16 a 32 partes sequenciais, de tal forma que se pode reconstruir uma imagem cinemática (um filme) da função ventricular. Uma vantagem importante desse método é que os dados quantitativos obtidos por meio do desenho de áreas de interesse não dependem da forma geométrica ventricular.

Essa técnica permite o cálculo das frações de ejeção do VE e do VD, das taxas máximas de variação do esvaziamento (*peak ejection rate* – PER) e enchimento (*peak filling rate* – PFR) do VE, análise do momento em que ocorre a movimentação das paredes ventriculares (análise de fase) e outros parâmetros que permitem análise tanto da função sistólica dos ventrículos como também da função diastólica do VE. Esses parâmetros podem ser obtidos em repouso, sob a ação de drogas (como os nitratos ou a dobutamina) e durante exercício isométrico (como o dinamômetro de mola) ou isotônico (em maca ergométrica).

O cálculo da FE do VE (ou do VD) é obtido desenhando-se áreas de interesse sobre o VE (ou sobre o VD) na diástole e na sístole para determinar o número de contagens diastólicas (CD) e sistólicas (CS). O número de contagens obtidas é proporcional à quantidade de sangue dentro das câmaras cardíacas. A fórmula matemática utilizada é: FE = (CD-CS)/CD.

Pode-se ainda calcular o índice de regurgitação (IR) da seguinte forma: IR = (CD-CS) do VE/CD-CS) do VD.

4.2 APLICAÇÕES CLÍNICAS

As aplicações clínicas da VR englobam todas as condições em que é necessário avaliar a função ventricular, inclusive do VD. Atualmente, ela é mais utilizada na avaliação funcional de portadores de defeitos congênitos cardíacos, valvopatias, cardiotoxicidade por agentes antitumorais, pré-transplante cardíaco etc.

4.2.1 Valvopatias

A VR tem pouco valor nos pacientes portadores de lesões valvares estenóticas, sendo útil principalmente nas regurgitações à esquerda. Nesses pacientes, sua contribuição está na definição do melhor momento de submeter o paciente a uma cirurgia.

Nos pacientes portadores de insuficiência aórtica, foi verificado que a queda da FE do VE em repouso sugere considerar como opção importante o tratamento cirúrgico, ainda mais se o paciente for sintomático. Pacientes portadores de FE do VE normal tem uma chance de 96% de sobrevida em 5 anos após cirurgia, enquanto valores anormais indicam sobrevida de apenas 60%.[80]

Em uma avaliação de 29 pacientes com insuficiência aórtica severa submetidos a VR associada a exercício em bicicleta, Tamás e colaboradores[81] mostraram que uma análise da resposta da FE ao exercício pode ajudar na avaliação pré-cirúrgica, mas não define isoladamente a conduta.

4.2.2 Cardiotoxicidade relacionada à quimioterapia

Algumas drogas utilizadas em quimioterapia apresentam efeitos tóxicos cardíacos. As antraciclinas são utilizadas em uma série de tumores e podem levar à disfunção cardíaca por efeitos cardiotóxicos. Um trabalho com 1.500 pacientes[82] mostrou que a incidência de insuficiência cardíaca antes do uso de técnicas não invasivas para monitoramento dos pacientes era de 4% nos que recebiam doses cumulativas de 500 a 550 mg/m², 18% nos que recebiam 551 a 600 mg/m² e 36% nos que recebiam acima de 601 mg/m².

Quando se considera a avaliação da função do VE em pacientes submetidos à terapia com drogas antitumorais, deve-se levar em conta tanto o valor absoluto da FE quando o seu decréscimo ao longo do tempo: nos pacientes que têm valores acima de 50% antes do tratamento, uma queda de 10 pontos percentuais ou abaixo de 50% indica que o tratamento deve ser modificado. Após a suspensão do tratamento, muitas vezes a função ventricular tende a se estabilizar ou mesmo melhorar.[83]

4.2.3 Avaliação da terapia de ressincronização cardíaca

A avaliação da análise de fase permite a utilização desse método para verificar a sincronia ventricular em candidatos à terapia de ressincronização cardíaca (TRC). Os valores da duração do histograma de movimentação ventricular para os pacientes que apresentam aumento da duração do QRS (acima de 120 ms) são de 312 ms em média (Figura 20.5).

Em um estudo realizado em nosso meio, verificou-se ainda que é possível detectar dissincronia mesmo em portadores de IC com duração normal do QRS.[84]

A melhora da função ventricular pós-TRC pode ser demonstrada com a VR e ocorre com maior frequência nos indivíduos que apresentam QRS com morfologia típica de BRE, e não nos demais, bem como também não se demonstra na presença apenas de dissincronia interventricular.[85]

A VR permite a avaliação da função do VD e o cálculo de sua FE. A FE do VD não apresenta modificações significativas com a terapia e aqueles que apresentam disfunção importante do VD (aferida pela VR) não se beneficiam tanto da TRC.

5 PET-CT: TOMOGRAFIA POR EMISSÃO DE PÓSITRONS EM CARDIOLOGIA

A medicina nuclear moderna aplicada à cardiologia envolve a utilização de PET-CT para diversos fins diagnósticos. Os principais traçadores emissores de pósitron utilizados em cardiologia permitem avaliar a perfusão miocárdica (traçadores de fluxo sanguíneo), o metabolismo cardíaco (de glicose, ácidos graxos, oxidativo), a inervação simpática cardíaca, receptores cardíacos, entre outros. As primárias aplicações dessa tecnologia são para diagnóstico, localização e quantificação da severidade das estenoses coronarianas assim como a mensuração do fluxo sanguíneo absoluto em mililitros por grama de tecido por minuto. A PET-CT também é utilizada para medir o metabolismo do

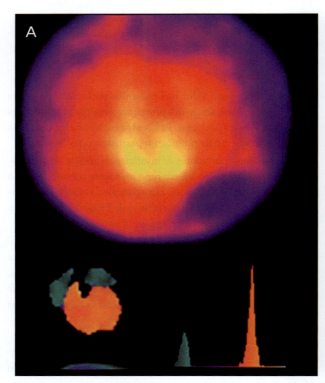
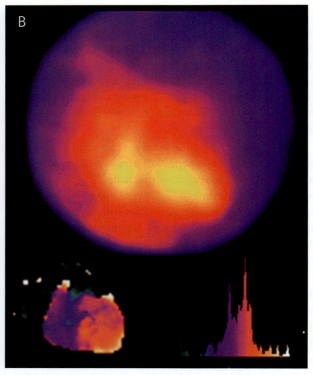

FIGURA 20.5 Ventriculografia radioisotópica realizada em um indivíduo que apresentava função do VE normal (A) e outro com disfunção (B). Os histogramas abaixo das imagens de *pool* sanguíneo correspondem às fases de movimento dos átrios (cor azulada) e dos ventrículos (cor alaranjada-rosa). Nota-se significativo aumento da largura do histograma correspondente aos ventrículos na Figura B (dissincronia).

miocárdio, sendo que o principal uso é o de glicose marcada com Flúor-18 (FDG), considerado padrão-ouro para o diagnóstico de viabilidade miocárdica após infarto do miocárdio com disfunção ventricular. A FDG também é utilizada na detecção de focos infecciosos em valvas cardíacas (endocardites) e infecções em lojas, cabos e eletrodos de dispositivos cardíacos eletrônicos implantáveis (DCEI). Atualmente, muitos estudos mostram captação de FDG em artérias inflamadas, aorta e carótida, onde se detecta precocemente a evolução da aterosclerose podendo ser um marcador para os tratamentos e de seus resultados.

A PET-CT está envolvida na imagenologia da inervação cardíaca e receptores partícipes da insuficiência cardíaca. O envolvimento do sistema nervoso simpático na caracterização do círculo vicioso que reduz o débito cardíaco, resultante do estado hiperadrenérgico que causa o mecanismo de baixa regulação dos receptores cardíacos beta-adrenérgicos e alterações dos sinais pós-sinápticos de transdução que prejudica a performance miocárdica. Hidroxiefedrina marcada com Carbono-11 (HED) é utilizada como marcador da distribuição simpática em seres humanos por ter comportamento semelhante à noradrenalina. Quanto maior a disfunção ventricular menor a captação de HED.

O Brasil tem aparelhos de PET-CT na maioria dos estados e, hoje, há mais de 100 equipamentos em funcionamento em virtude de sua principal aplicação em oncologia. Por esse fato a cardiologia aplicada pela PET-CT pode e deve atuar nesse segmento, colocando nosso país em sintonia ao que há de mais moderno no diagnóstico em cardiologia. O serviço de medicina nuclear do InCor-HC-Fmusp vem mostrando seus resultados à sociedade, estimulando o uso dessa tecnologia em todo o Brasil.

5.1 PERFUSÃO MIOCÁRDICA COM PET-CT

Nas duas últimas décadas, o uso clínico de PET-CT contribuiu de forma significativa para o conhecimento da fisiopatologia da insuficiência coronariana, assim como para o diagnóstico dessa patologia. As estenoses coronarianas são diagnosticadas e localizadas pelo estudo da perfusão miocárdica em pacientes com suspeita de doença isquêmica. Adicionalmente, a severidade da doença é precisamente caracterizada porque a PET permite a mensuração absoluta da reserva de fluxo coronariano (RFC).[86-87]

Vários são os marcadores pósitrons que avaliam a perfusão miocárdica. A água marcada com Oxigênio-15 (meia-vida de 2,7 minutos) é um marcador excelente por se difundir livremente com alta extração pelos miócitos. Entretanto, necessita de um cíclotron dentro do serviço em virtude da meia-vida curta e também pelo alto custo imposto pela instalação do aparelho. Amônia marcada com Nitrogênio-13 (meia-vida de 9,96 minutos) tem sido utilizada nas investigações científicas nos últimos anos, entretanto, também exige um cíclotron pela meia-vida curta, além de capacidade radioquímica de síntese. Permite obtenção de imagens de alta qualidade sincronizadas ao ECG, sendo superior à SPECT convencional com acesso acurado da função cardíaca regional e global. Sua aplicação clínica é reduzida em razão dos custos envolvidos. Atualmente, está sendo desenvolvido um marcador de perfusão miocárdica marcado com Fúor-18 (flurpiridaz), o que permitiria a venda de doses à distância até 2 horas do produtor uma vez que a meia-vida física do F18 é de aproximadamente 2 horas. As pesquisas o mostram com uma extração superior aos demais marcadores.[88] O Centro de Medicina Nuclear INRAD da Fmusp está preparado para receber e produzir esse novo material.

Atualmente, geradores de Estrôncio-82, com duração e meia-vida de 25 dias, produzem o Rubídio-82 com meia-vida física de 76 segundos, permitindo seu uso em todos os serviços que dispõem de PET-CT. A meia-vida do estrôncio possibilita que um gerador tenha duração média de 6 a 7 semanas, permitindo estudos durante todo o período, pois a cada 15 minutos tem-se uma nova dose de Rubídio-82. O tempo de aquisição das imagens de estresse e de repouso passou de 240 minutos da SPECT para apenas 30 minutos com a PET.[89-90] Esse fato implica a capacidade de suportar grande fluxo de pacientes em serviços mais dedicados à cardiologia. Isso se tornou possível graças ao exponencial crescimento de aparelhos híbridos de PET-CT resultante de seu amplo uso em oncologia.

Comparado com SPECT, a PET-CT oferece inúmeras vantagens técnicas. Pode medir concentrações radioativas no músculo cardíaco com melhor resolução espacial com correção de atenuação já validada. O fluxo sanguíneo miocárdico pode ser medido em mL/minuto/g de tecido tanto no repouso como no estresse, mostrando, em números absolutos, a reserva de fluxo sanguíneo miocárdico regional (reserva coronariana). A dose de radiação para os profissionais é menor em comparação à SPECT. A possibilidade da medida do débito coronário absoluto resolve também a questão repetidamente discutida do paciente triarterial balanceado que é diagnosticado com alta sensibilidade pela PET-CT. Em relação ao MIBI, a SPECT permite a análise simultânea da função ventricular, porém 20 minutos ou mais após a realização do estresse cardiovascular (nessa fase, o paciente encontra-se praticamente em repouso). A ventriculografia obtida por PET-CT, com a mesma tecnologia desenvolvida para SPECT, mede a função cardíaca em repouso e no real pico do estresse, permitindo observar as variações volumétricas e funcionais entre esses diferentes estados e, portanto, prever com maior acurácia os riscos em pacientes com sintomatologia análogas com graus distintos de gravidade.[91-92] A integração da PET com a TC com multidetectores juntou tecnologias que permitem delinear a extensão anatômica e a severidade das lesões e do acometimento fisiopatológico da aterosclerose provocada pela doença obstrutiva em um só exame, em 30 minutos (Figuras 20.6A e B).

Permite ainda a detecção e quantificação da gravidade da extensão de placas calcificadas ou não, quantificação da reatividade vascular endotelial e identificação do fluxo limite relacionado ao grau de estenose. Juntas, essas tecnologias indicam a gravidade anatômica e localização das lesões e seu significado fisiológico, além da composição da placa, fornecendo informações que lapidam o diagnóstico não invasivo da DAC predizendo o risco cardiovascular. Nesse sentido, essa capacidade diagnóstica e de análise, impulsiona a cardiologia nuclear incluindo o estudo da aterosclerose e pode facilitar estudos futuros da evolução das aterotromboses e sua resposta à terapia, permitindo, portanto, o acesso às doenças na fase subclínica.[93-95]

Uma vantagem clara é que a integração da PET com a TC aumentou sua sensibilidade e, potencialmente, providencia diagnósticos corretos em praticamente todos os pacientes. A angiografia coronária pela TC permite, com alta sensibilidade, detectar estenoses nos segmentos proximais nas principais artérias. Essa sensibilidade é reduzida substancialmente nas porções distais dessas artérias e seus ramos. Essa limitação é superada com a informação da PET que não é afetada pela localização das lesões estenóticas. As lesões epicárdicas podem ser revascularizadas com próteses (*stents*) ou cirurgia. Já quanto ao tratamento das isquemias distais ou de ramos importantes, apesar de sua gravidade, na maioria das vezes, é clínico. Quando os pacientes têm aterosclerose, mas não apresentam isquemia ao estudo fisiológico com PET, portanto são não cirúrgicos, precisam de uma terapia medicamentosa mais agressiva.[93] Logo, a união do PET e TC permite uma conduta mais acurada, com melhor efetividade e melhores resultados, evitando, por vezes, cirurgias de revascularização.

A perfusão miocárdica com PET, conforme literatura, em lesões arteriais acima de 50% tem sensibilidade da ordem de 91% (83 a 100%) e especificidade de 89% (73 a 100%), segundo o texto de Di Carli em um estudo com 877 pacientes.[96]

O que torna o método ainda mais sensível é a medida da reserva coronariana em mL/minuto/g de tecido do repouso para o estresse que pode revelar alterações mesmo nos casos com lesões coronarianas mais balanceadas. A análise da perfusão de repouso e estresse, função cardíaca, reserva coronariana, índice de cálcio (escore de cálcio), anatomia das artérias epicárdicas usando a

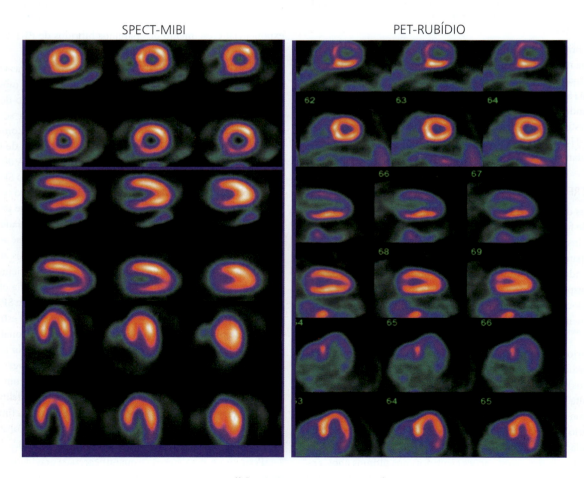

FIGURA 20.6A Mostra-se à esquerda um estudo de SPECT com ^{99mTc}-MIBI com discretas alterações. À direita, vemos um estudo PET-CT com Rubídio-82, em que há há importante isquemia anterior, lateral e apical, o que evidencia uma das vantagens da PET em relação à SPECT, podendo alterar a conduta clínica com base nos achados da perfusão com PET-CT.

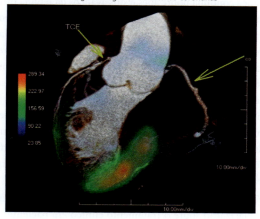

Fusão da imagem de perfusão miocárdica de estresse (⁸²Rb) com a angiotomografia de artérias coronárias

FIGURA 20.6B Nesta figura, vemos a fusão das imagens da angiotomografia das artérias coronárias (CTA) que mostra importante lesão de tronco da coronária esquerda, com a imagem de estresse da perfusão miocárdica que evidencia importante isquemia anterolateral. Pode-se também observar que a parede inferior do VE apresenta-se normoperfundida ao rubídio e é a região com o melhor fluxo coronariano à CTA.

PET-CT para imagens híbridas proporciona um prognóstico de alto impacto na conduta desses pacientes.

O estudo randomizado mostrou que a revascularização melhora a sobrevida somente naqueles com isquemia importante, ao passo que a terapia medicamentosa foi igual ou superior para aqueles com isquemias de grau moderado ou discreto.[97,98]

As imagens híbridas, que integram anatomia e dados funcionais, desempenharão importante papel na análise do miocárdio e sua vasculatura, mediante diagnóstico molecular, desde a detecção de inflamação nos ateromas até a composição das placas ateromatosas. Essa detecção não invasiva é determinante para verificar o risco de complicações como erosão ou ruptura dessas placas. Essas ferramentas permitirão a análise no interior de um processo ateromatoso, melhor estratificação de risco, ótima seleção de conduta e meios de monitorar as respostas das soluções terapêuticas. As vantagens dessas investigações será o refinamento dessas tecnologias, estabelecer protocolos padrão de aquisição, processamento e interpretação das imagens, melhorar o custo-efetividade e validar o espectro de aplicações em amplas pesquisas clínicas.[99-100]

O InCor HC-Fmusp realizou, por meio da sua experiência com Rubídio-82, um estudo de quantificação da reserva coronariana em mL/minuto/g de tecido em homens e mulheres com perfusão miocárdica normal, em repouso e durante o estresse com dipiridamol. Os resultados estão demonstrados na Tabela 20.3.

Não houve diferença estatística entre os fluxo e reserva sanguínea coronariana entre os sexos. Apesar de termos estudado 670 pacientes, essa análise incluiu apenas 29 pacientes com estudos de SPECT e PET normais. Para esse estudo, foi utilizado um programa da Universidade de Ottawa chamado "Flowquant".[101-102]

As referências bibliográficas sobre medidas de fluxo coronariano e sua reserva são publicadas há muitos anos e são unânimes em sua consistência e repetição de resultados quando realizadas no mesmo paciente.

O estudo de perfusão miocárdica convencional com SPECT é reconhecido há décadas e é excelente para a adequada separação entre pacientes de baixo e alto risco, seja com estudos na vigência de exercício físico ou efeito de vasodilatadores como dipiridamol ou adenosina. Quando utilizados métodos semiquantitativos na avaliação da perfusão e função cardíaca, algumas falhas acabam sendo exibidas na avaliação de pacientes com alterações balanceadas entre as artérias em que se subestima a patologia por ser uma avaliação relativa. Também na avaliação após estresse em pacientes portadores de disfunção endotelial difusa, podemos encontrar resultados que podem ser normais em razão do tipo de avaliação da perfusão relativa.[103-104] Talvez isso explique a maior incidência de IAM em pacientes diabéticos e SPECT normais.

Nos últimos anos, vários grupos de investigadores validaram o uso de quantificação absoluta da perfusão miocárdica com PET por meio da mensuração do fluxo coronariano e sua reserva durante o estresse pelas medidas acuradas, usando modelos de cinética durante imagens obtidas de forma dinâmica. Isso também é, em parte, em razão da alta resolução temporal e correção de atenuação graças à tecnologia PET (Figura 20.7).

É consenso entre vários autores que, quando o fluxo coronariano é difusamente anormal, estaria relacionado à doença multiarterial ou à aterosclerose não obstrutiva com acometimento microvascular. Nesses casos, é interessante o uso do aparelho

TABELA 20.3 Valores do fluxo coronário (mL/min/g) e desvio-padrão do repouso e estresse e da reserva coronária na população global (G), em homens (H), em mulheres (M) nos territórios das artérias coronárias descendente anterior (DA), circunflexa (CX) e coronária direita (CD).

	REPOUSO			ESTRESSE			RESERVA		
	DA	CX	CD	DA	CX	CD	DA	CX	CD
G	0,97 (0,60)	0,92 (0,60)	1,13 (0,75)	2,67 (0,96)	2,35 (0,94)	3,10 (1,27)	3,19 (1,19)	2,94 (1,11)	3,20 (1,26)
H	0,88 (0,43)	0,78 (0,34)	0,97 (0,46)	2,65 (0,88)	2,13 (0,75)	2,93 (1,01)	3,33 (1,18)	2,96 (1,05)	3,36 (1,30)
M	1,06 (0,75)	1,07 (0,78)	1,30 (0,96)	2,70 (1,06)	2,58 (1,09)	3,28 (1,51)	3,04 (1,23)	2,92 (1,22)	3,04 (1,24)

híbrido de PET-CT que pode, em um só exame, distinguir essas patologias. Esses pacientes podem ser subestimados nos exames convencionais de perfusão miocárdica.[103-104]

5.2 VIABILIDADE MIOCÁRDICA COM PET-CT

Pacientes com insuficiência coronariana crônica e disfunção do VE representam uma subpopulação em que a revascularização pode significar importante melhora regional ou global na função ventricular, assim como na melhora dos sintomas e potencial alteração do curso natural da doença. A fisiopatologia que sustenta a reversibilidade da disfunção miocárdica, hibernação ou atordoamentos múltiplos que podem coexistir no mesmo paciente é revertida pela intervenção que restabelece o fluxo sanguíneo para o músculo cardíaco.[105]

Esses casos em que o estado do miocárdio é potencialmente reversível apresentam em comum a preservação da integridade da membrana celular e suficiente preservação da atividade metabólica que mantém a função celular mesmo na ausência de contratilidade dos miócitos secundária às isquemias de repetição.

O prognóstico de pacientes portadores de miocardiopatia isquêmica continua pobre apesar dos avanços da terapia médica. O tratamento de escolha ainda é o transplante cardíaco, porém esbarra nos números de doadores e na tremenda demanda dos pacientes com insuficiência cardíaca crônica. Os portadores de miocardiopatia dilatada de causa não isquêmica se apoiam nos medicamentos, mas os de causa isquêmica podem ser encaminhados para uma terapia de revascularização se houver boas condições clínicas para a intervenção.[106] Considerando que não há empecilho para essa conduta, podemos definir mediante o estudo de metabolismo de glicose (^{18}FDG) e estudo de perfusão miocárdica (^{13}NH$_3$, ^{82}Rb, ^{201}Tl, ^{99mTc} Sestamibi/Tetrofosmin) se haverá benefício direto na recuperação do paciente.

Várias investigações têm demonstrado maior benefício da revascularização sobre o tratamento clínico em pacientes selecionados com disfunção cardíaca que tiveram angina como início dos sintomas. Vários são os trabalhos que demonstram resultado nesse específico subgrupo de revascularizados em detrimento dos que receberam apenas terapia medicamentosa. Como a cirurgia tem sério risco nesse tipo de paciente, é

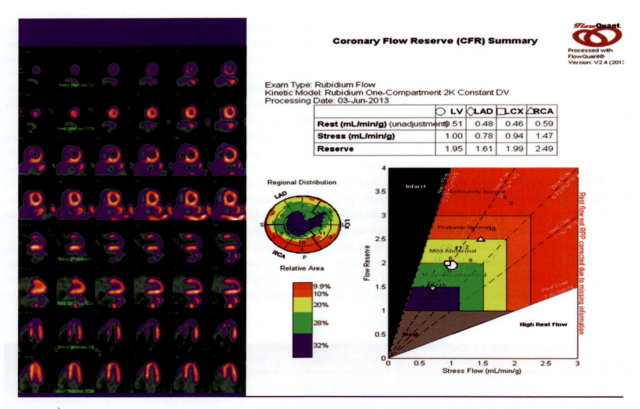

FIGURA 20.7 À esquerda, imagens de perfusão miocárdica com Rubídio-82 PET-CT ao estresse com dipiridamol (linha superior) e em repouso (linha inferior) demonstrando hipoperfusão transitória nas paredes anterolateral, anteroapical e apical do VE. À direita, a quantificação da reserva coronariana mostra que o território da artéria descendente anterior (LAD) apresenta reserva coronariana diminuída (1,61 mL/minuto/g), o da circunflexa (LCX) apresenta discreta diminuição da reserva coronariana (1,99 mL/minuto/g), enquanto o território da coronária direita (RCA) apresenta reserva coronariana normal (2,49 mL/minuto/g).

importante determinar previamente se ele será realmente beneficiado com o procedimento. Para tanto, é necessário saber se há músculo viável e se sua massa é significativa.[97-98,107-108] Sabemos que a fração de ejeção de repouso é um excelente preditor de sobrevida em pacientes com doença coronariana obstrutiva e que áreas hipoperfundidas e hipocontráteis podem ser detectadas por alguns métodos, entre eles a medicina nuclear em cardiologia.

Para melhor entendimento a respeito de viabilidade miocárdica, é necessário compreender a definição de miocárdio hibernado, que caracteriza disfunção ventricular esquerda em repouso devido à perfusão miocárdica reduzida, mas suficiente para manter a viabilidade do tecido. A redução na contratilidade miocárdica e da demanda metabólica basal funciona como mecanismo protetor, capaz de manter viabilidade em um tecido hipoperfundido.[105] Há casos em que o fluxo sanguíneo basal pode ser normal, porém isquemias repetidas levam ao estado de hibernação. O miocárdio hibernante é caracterizado por uma persistente disfunção ventricular que melhora quando se elimina a isquemia. Esse mecanismo crônico, denominado *down regulation*, diminui a função contrátil, é protetor, reduz a demanda de oxigênio e assegura a sobrevivência dos miócitos.

Diferentes graus de alterações histológicas têm sido observados no miocárdio hibernante, variando de uma desdiferenciação (fenótipo fetal) à degeneração celular. A primeira tem sido associada a *stunning* ou atordoamentos repetitivos, enquanto a degeneração, com maior extensão de fibrose, tem sido associada a baixo fluxo coronariano e maior tempo para recuperação após revascularização. Esses padrões histológicos podem sugerir uma evolução contínua do primeiro para o segundo que termina em formação de fibrose se a revascularização não for realizada. Realmente, estudos demonstram o valor clínico desse diagnóstico precoce na identificação e na revascularização dos segmentos para minimizar fibrose, morbidade e eventos adversos. Beanlands e colaboradores concluíram que, em pacientes com disfunção acentuada, a quantidade de fibrose foi um preditor independente na recuperação funcional após revascularização.[106]

Nos casos em que há viabilidade no músculo investigado, a revascularização miocárdica (cirúrgica ou percutânea) proporciona melhora do desempenho cardíaco, redução de mortalidade, redução de sintomas de insuficiência cardíaca e maior tolerância ao esforço físico. Porém, se prolongada, essa hibernação pode acarretar anormalidades estruturais graves até perda irreversível da capacidade contrátil segmentar.[86,96,109]

O tempo entre a revascularização e o retorno à normalidade funcional é variável (horas a meses), diretamente relacionado à duração da hibernação. A melhora da FEVE é diretamente proporcional à massa e ao número de segmentos miocárdicos com disfunção, porém, viáveis.

Cerca de um terço dos pacientes portadores de DAC (doença arterial coronária) e disfunção ventricular apresenta miocárdio hibernado, que pode cursar com disfunção sistólica, diastólica ou ambas.[111] A apresentação clínica predominante pode não ser angina, mas dispneia, em virtude da elevação da pressão diastólica final de VE.

Existem três categorias metodológicas para investigação de viabilidade miocárdica:

- pesquisa de função ventricular;
- imagens de perfusão miocárdica; e
- imagens de metabolismo miocárdico.

Basicamente, as técnicas mais amplamente utilizadas são:

- ecocardiograma de estresse com dobutamina;
- cintilografia de perfusão miocárdica com tálio-201;
- tecnécio -99m sestamibi, PET e RM.

A viabilidade miocárdica pode ser detectada pela persistência de perfusão, atividade metabólica ou melhora contrátil após estímulos apropriados em segmentos miocárdicos com disfunção, o que não acontece em áreas de fibrose.

Essa investigação também é particularmente importante nos pacientes com disfunção ventricular grave em que se faz a triagem de transplante cardíaco *versus* revascularização miocárdica.[96,99]

A PET-CT é considerada exame padrão-ouro como método não invasivo de detecção de viabilidade miocárdica, pois oferece informações simultâneas de perfusão, metabolismo miocárdico e função cardíaca em repouso e estresse.

A célula miocárdica utiliza o ácido graxo como principal substrato energético quando em jejum, sendo substituído pela glicose após refeições. Células cronicamente isquêmicas são hipóxicas e, portanto, incapazes de realizar metabolismo oxidativo dos ácidos graxos, dependendo exclusivamente da glicólise anaeróbica para manter viabilidade. Desse modo, miócitos hipoperfundidos apresentam maior fração de extração de glicose.[96]

Os traçadores mais usados são $^{13}NH_3$ e ^{82}Rb (perfusão) e ^{18}F-fluordesoxiglicose (FDG) (metabolismo).

Nitrogênio-13-amônia tem meia-vida aproximada de 10 minutos. As imagens são obtidas simultaneamente com a injeção do traçador e o tempo total de aquisição é de cerca de 20 minutos. Entretanto, no Brasil, atualmente não dispomos de cíclotron em hospitais e isso impede a utilização de radioisótopos com meia-vida muito curta, como é o caso do nitrogênio.

A FDG marcada com flúor-18 é transportada ativamente para o interior do miócito onde é fosforilada pela enzima hexoquinase, demonstrando metabolismo celular. As imagens são adquiridas após sobrecarga oral e/ou administração endovenosa de insulina regular (*clamping* hiperinsulinêmico euglicêmico), com algumas diferenças metodológicas em pacientes diabéticos.

Por essa técnica, os pacientes que se beneficiam de revascularização consistem naqueles com perfusão e metabolismo preservados ou dissociação entre perfusão e metabolismo (PET Mismatch), ou seja, hipoperfusão associada à captação de glicose normal ou elevada (Figura 20.8).

Quando as imagens demonstram redução concordante de perfusão e captação de FDG significa presença de cicatriz fibrótica, ou seja, dano miocárdico irreversível.

O protocolo mais utilizado consiste na obtenção de imagem de perfusão em repouso seguido pela captação de FDG.

Lee e colaboradores, em estudo com 137 pacientes portadores de doença arterial coronária e disfunção ventricular, demonstram taxa livre de eventos cardíacos não fatais em 17 meses de 52 *versus* 92% para pacientes com viabilidade miocárdica demonstrada por PET, tratados com método clínico e de revascularização miocárdica, respectivamente.[112] Di Carli e colaboradores demonstraram que pequenas áreas de miocárdio viável (superior a 5%) identificadas pela PET já estratificam pacientes em subgrupo de alto risco de eventos cardíacos em 1 ano.[112]

Algumas limitações dessa técnica consistem em:

1. cerca de 10% dos pacientes com diabete melito apresentam resultados inconclusivos resultantes de déficit de captação do radiotraçador;
2. baixa precisão com imagens obtidas na primeira semana pós infarto do miocárdio, possivelmente em virtude de resposta inflamatória existente.

Estudos demonstraram valor preditivo positivo e valor preditivo negativo de 48 a 94% e 73 a 96% respectivamente para detecção de miocárdio viável, além de sensibilidade de 85 a 90% e especificidade de 75 a 80% como preditor de melhora funcional após revascularização.[112-113]

Estudos de viabilidade comparativos entre PET e ^{201}Tl SPECT demonstraram concordância de resultados em 80% dos casos. Em relação ao ^{99mTc} sestamibi SPECT, a concordância de resultados foi de apenas 42% em estudo de Arrighi e colaboradores.[114]

Quando comparado ao ecocardiograma de estresse com dobutamina, a PET demonstrou viabilidade em 97% dos segmentos que apresentaram melhora funcional após infusão de dobutamina, enquanto apenas de 29 a 57% dos segmentos viáveis à PET demonstraram melhora com dobutamina ao ecocardiograma, como relatado por Sawada e colaboradores.[115]

A experiência brasileira com PET em viabilidade já é bastante madura e o projeto InCor-HC-Fmusp para a perfusão miocárdica e fluxo coronariano com Rubídio-82 será transmitida reiteradamente nos simpósios e congressos de cardiologia.

5.3 ENDOCARDITE INFECCIOSA

A letalidade, apesar do avanço no tratamento clínico e cirúrgico, é considerada alta, chegando, na literatura, a índices entre 10 e 30%. Apesar do diagnóstico ser difícil, ele é baseado em dados clínicos, laboratoriais e pesquisa por imagens. Os critérios de Duke modificados apresentam alta sensibilidade e especificidade e são aceitos internacionalmente. Salientamos o ecocardiograma para verificar vegetação valvar e as hemoculturas como importantes nesses critérios. A demonstração histológica de fragmento valvar obtido cirurgicamente seria considerado diagnóstico definitivo de endocardite.

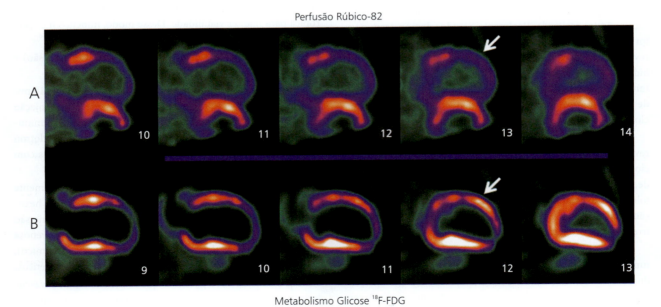

FIGURA 20.8 (A) Perfusão miocárdica com Rubídio-82 evidenciando hipoperfusão em toda extensão da parede anterior em um coração aumentado de volume com paredes afiladas. (B) No estudo de metabolismo glicolítico realizado com FDG-F18, vemos que a parede anterior metaboliza glicose em toda sua extensão, refletindo grande área de viabilidade miocárdica (hibernação).

O ecocardiograma transtorácico e transesofágico são importantes ferramentas para o diagnóstico de vegetações nas válvulas cardíacas, além de avaliar os danos ocasionados pelo processo infeccioso e identificação de complicações locais, tais como abscessos perivalvulares e avaliação da gravidade da insuficiência cardíaca. No entanto, em alguns cenários, o ecocardiograma apresenta algumas limitações devido à dificuldade de janela de imagem ou pela presença de artefatos como próteses e marca-passos que podem dificultar a visibilização de vegetações. Além disso, nem toda vegetação apresenta-se infectada.

Em paralelo às modalidades diagnósticas convencionais e em razão do potencial de detecção de processos inflamatórios em atividade, a PET-CT com ^{18}F-FDG (glicose marcada com Flúor-18) surgiu como nova possibilidade diagnóstica de processos inflamatórios e infecciosos. Entretanto, seu uso como ferramenta para elucidação da presença de infecções cardiovasculares ainda não está bem estabelecido, apesar de apresentar um futuro promissor.[116] O método diagnóstico PET-CT utiliza diferentes radiofármacos emissores de pósitrons e as imagens são adquiridas em equipamento híbrido – tomógrafo por emissão de pósitrons e tomógrafo computadorizado –, o que permite obter imagens metabólicas e anatômicas em um único exame. No caso de processos infecciosos, o radiofármaco utilizado é a ^{18}F-FDG, cujo mecanismo de captação pode ser explicado por aumento do metabolismo glicolítico em processos infecciosos/inflamatórios, desencadeado por maior produção de citocinas que provoca a quimiotaxia de células inflamatórias, aumentando o consumo de glicose devido ao alto metabolismo celular local. A ^{18}F-FDG é transportada para dentro da célula inflamatória através de transportadores GLUT e permanece dentro da célula, não sendo metabolizada pela via glicolítica.[117] É importante salientar que, para a avaliação de endocardite por meio de FDG-PET-CT, é necessário inibir o metabolismo cardíaco de glicose, o que requer que o paciente faça uma dieta pobre em carboidratos e rica em gorduras na véspera do exame. A não captação de glicose pelo miocárdio, obtida pela realização da dieta descrita, favorece a interpretação de possíveis áreas com processo inflamatório/infeccioso em topografia valvar ou no trajeto de cabos de dispositivos cardíacos implantáveis.

A literatura atual sobre o papel da ^{18}F-FD/PET-CT no diagnóstico de endocardite infecciosa (EI) segue limitada e, sobretudo, baseada em relatos de casos. Contudo, resultados de alguns estudos prospectivos mostraram sensibilidade e especificidade da PET-CT com FDG superiores ao ecocardiograma no diagnóstico de endocardite infecciosa em prótese valvar, o que justificaria a introdução do método na avaliação de pacientes com suspeita de endocardite infecciosa, em adição aos métodos diagnósticos clinicamente empregados. Por tratar-se de exame de corpo inteiro, além da possibilidade de reconhecer o processo infeccioso na válvula cardíaca ou em embolias sépticas à distância, a PET-CT ainda possibilita a investigação de novos focos de infecção e de outras patologias benignas ou malignas, tornando-se um exame com múltiplas possibilidades diagnósticas e com indicações ainda a serem exploradas.[118]

Do ponto de vista da prática clínica, ainda há carência de método de imagem para diagnóstico precoce de EI especialmente em pacientes portadores de marca-passos, próteses endovasculares ou cardiopatias complexas corrigidas com implante de tubos. Em muitos casos, embora haja suspeita clínica de endocardite/endarterite, o ecocardiograma não é capaz de identificar a infecção na 1ª semana de investigação, o que pode retardar o tratamento adequado, aumentando a morbi-mortalidade. A literatura tem mostrado vantagens potenciais das imagens PET-CT com 18F-FDG com relação ao ecocardiograma na detecção de endocardite em próteses valvares. Além disso, a técnica é bastante promissora na avaliação de infecção de dispositivos cardíacos eletrônicos implantáveis(DCEI), pois permite detectar infecções em estágio inicial, com impacto significativo na morbi-mortalidade, reduzindo a necessidade de remoção e troca dos dispositivos.[119]

No InCor-HC-Fmusp, fizemos uma série de exames de PET-CT com ^{18}F-FDG em pacientes com suspeita de endocardite em prótese valvar. O critério de inclusão seria o de Duke modificado e a comparação com os resultados de ecocardiografias. Nossa casuística inclui prótese de válvula biológica, prótese de tubo valvar e endoprótese de aorta torácica. Observamos, com Duke definido, que a sensibilidade do ecocardiograma foi de 33,30% e PET-CT de 88,30%. Quando consideramos apenas os casos com anatomopatológico positivo, a sensibilidade do ecocardiograma foi de 55,60% e da PET-CT de 88,90%. Assim, e de acordo com a literatura mundial, concluímos que a PET-CT se coloca como mais uma ferramenta diagnóstica no diagnóstico de endocardite infecciosa (Figura 20.9).

Resumindo, as principais indicações são:

1. Casos de endocardite infecciosa de difícil diagnóstico em razão da ecocardiografia negativa e/ou culturas negativas;
2. Casos de bacteremia de origem desconhecida em pacientes com dispositivos eletrônicos implantados ou com forte suspeita de endocardite infecciosa;
3. Detecção precoce e avaliação de eventos embólicos e infecção metastática em casos de endocardite infecciosa;
4. Ajuda na decisão de quando necessária a extração de implantes relacionados à infecção; e
5. Monitoramento da terapia em endocardite infecciosa ou implantes cardíacos.

Considerando essa técnica no Brasil ainda incipiente, já há na literatura alguns trabalhos sugerindo sua inclusão dentro dos critérios de Duke para diagnóstico de endocardite infecciosa.[120]

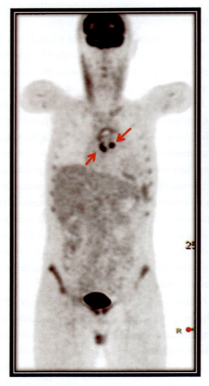
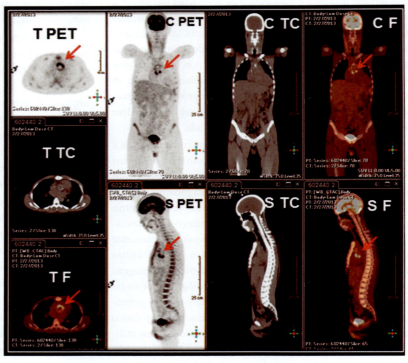

FIGURA 20.9 Exame PET-CT com FDG-F18 para diagnóstico de endocardite infecciosa em paciente masculino de 19 anos, portador de prótese biológica valvar aórtica há 9 anos, que vem apresentando quadro febril, bacteremia, hemocultura positiva para *S. epidermidis* e ecocardiograma sem vegetações valvares. Observam-se áreas focais com captação acentuada de FDG (setas) em topografia do anel da prótese valvar aórtica, indicativas de processo inflamatório/infeccioso em atividade (endocardite infecciosa da prótese valvar aórtica). PET-MIP = imagem de corpo inteiro *maximum intensity projection*; C: corte coronal; T: corte transverso; S: corte sagital; PET: tomografia por emissão de pósitrons; TC: tomografia computadorizada; F: imagens de fusão (PET+TC).

REFERÊNCIAS BIBLIOGRÁFICAS

1. Kapur A, Latus KA, Davies G, Dhawan RT, Eastick S, Jarritt PH, Roussakis G, Young MC, Anagnostopoulos C, Bomanji J, Costa DC, Pennell DJ, Prvulovich EM, Ell PJ, Underwood SR. A comparison of three radionuclide myocardial perfusion tracers in clinical practice: the ROBUST study. Eur J Nucl Med Mol Imaging. 2002 Dec;29 (12):1608-16.
2. Henzlova MJ, Cerqueira MD, Mahmarian JJ, Yao SS; Quality Assurance Committee of the American Society of Nuclear Cardiology. Stress protocols and tracers..J Nucl Cardiol. 2006 Nov;13 (6):e80-90.
3. Zoghbi GJ, Dorfman TA, Iskandrian AE. The effects of medications on myocardial perfusion. J Am Coll Cardiol. 2008 Aug 5;52 (6):401-16. Review.
4. Yoon AJ, Melduni RM, Duncan SA, Ostfeld RJ, Travin MI. The effect of beta-blockers on the diagnostic accuracy of vasodilator pharmacologic SPECT myocardial perfusion imaging.J Nucl Cardiol. 2009 May--Jun;16 (3):358-67.
5. Germano G, Kavanagh PB, Slomka PJ, Van Kriekinge SD, Pollard G, Berman DS Quantitative Gated-SPECTQuantitation in gated perfusion SPECT imaging: the Cedars-Sinai approach.J Nucl Cardiol. 2007 Jul;14 (4):433-54.
6. Garcia EV, Faber TL, Cooke CD, Folks RD, Chen J, Santana C. The increasing role of quantification in clinical nuclear cardiology: the Emory approach. J Nucl Cardiol. 2007 Jul;14 (4):420-32.
7. Ficaro EP, Lee BC, Kritzman JN, Corbett JR Corridor4DM: the Michigan method for quantitative nuclear cardiology. J Nucl Cardiol. 2007 Jul;14 (4):455-65.
8. Fihn SD, Gardin JM, Abrams J, Berra K, Blankenship JC, Dallas AP, et al. ACCF/AHA/ACP/AATS/PCNA/SCAI/STS guideline for the diagnosis and management of patients with stable ischemic heart disease: A report of the American College of Cardiology Foundation/American Heart Association Task Force on Practice Guidelines, and the American College of Physicians, American Association for Thoracic Surgery, Preventive Cardiovascular Nurses Association, Society for Cardiovascular Angiography and Interventions, and Society of Thoracic Surgeons. Circulation 2012;126:e354-471.
9. Hendel RC, Berman DS, Di Carli MF, et al. ACCF/ASNC/ACR/AHA/ASE/SCCT/SCMR/SNM 2009 appropriate use criteria for cardiac radionuclide imaging. J Am Coll Cardiol 2009;53:2201-29
10. The role of radionuclide myocardial perfusion imaging for asymptomatic individuals. Hendel RC, Abbott BG, Bateman TM, Blankstein R,

Calnon DA, Leppo JA, Maddahi J, Schumaecker MM, Shaw LJ, Ward RP, Wolinsky DG; American Society of Nuclear Cardiology.J Nucl Cardiol. 2011 Feb;18 (1):3-15.)
11. Myocardial perfusion scintigraphy: the evidence: A consensus conference organised by the British Cardiac Society, the British Nuclear Cardiology Society and the British Nuclear Medicine Society, endorsed by the Royal College of Physicians of London and the Royal College of Radiologists. S. R. Underwood, C. Anagnostopoulos, M. Cerqueira, P. J. Ell, E. J. Flint, M. Harbinson, A. D. Kelion, A. Al-Mohammad, E. M. Prvulovich, L. J. Shaw, A. C. Tweddel. Eur J Nucl Med Mol Imaging. 2004 February; 31 (2): 261–291
12. Single photon emission computed tomography for the diagnosis of coronary artery disease: an evidence-based analysis. Health Quality Ontario. Ont Health Technol Assess Ser. 2010;10 (8):1-64.
13. Jaarsma C, Leiner T, Bekkers SC, Crijns HJ, Wildberger JE, Nagel E, Nelemans PJ, Schalla S. Diagnostic performance of noninvasive myocardial perfusion imaging using single-photon emission computed tomography, cardiac magnetic resonance, and positron emission tomography imaging for the detection of obstructive coronary artery disease: a meta-analysis. J Am Coll Cardiol. 2012 May 8;59 (19):1719-28.
14. Shaw LJ, Iskandrian AE. Prognostic value of gated myocardial perfusion SPECT. J Nucl Cardiol 2004;11:171-85
15. Wolk MJ, Bailey SR, Doherty JU, Douglas PS, Hendel RC, Kramer CM, Min JK, Patel MR, Rosenbaum L, Shaw LJ, Stainback RF, Allen JM; American College of Cardiology Foundation Appropriate Use Criteria Task Force. ACCF/AHA/ASE/ASNC/HFSA/HRS/SCAI/SCCT/SCMR/STS. 2013 multimodality appropriate use criteria for the detection and risk assessment of stable ischemic heart disease: a report of the American College of Cardiology Foundation Appropriate Use Criteria Task Force, American Heart Association, American Society of Echocardiography, American Society of Nuclear Cardiology, Heart Failure Society of America, Heart Rhythm Society, Society for Cardiovascular Angiography and Interventions, Society of Cardiovascular Computed Tomography, Society for Cardiovascular Magnetic Resonance, and Society of Thoracic Surgeons. J Am Coll Cardiol. 2014 Feb 4;63 (4):380-406.
16. Verna E, Ceriani L, Giovanella L, Binaghi G, Garancini S. "False positive" myocardial perfusion scintigraphy findings in patients with angiographically normal coronary arteries: insights from intravascular sonography studies. J Nucl Med. 2000;41 (12):1935-1940.
17. Alqaisi F, Albadarin F, Jaffery Z, Tzogias L, Dawod M, Jacobsen G, Ananthasubramaniam K. Prognostic predictors and outcomes in patients with abnormal myocardial perfusion imaging and angiographically insignificant coronary artery disease. J Nucl Cardiol. 2008 Nov-Dec;15 (6):754-61.
18. Delcour KS, Khaja A, Chockalingam A, Kuppuswamy S, Dresser T. Outcomes in patients with abnormal myocardial perfusion imaging and normal coronary angiogram. Angiology. 2009 Jun-Jul;60 (3):318-21
19. Left bundle-branch block artifact on single photon emission computed tomography with technetium Tc 99m (Tc-99m) agents: mechanisms and a method to decrease false-positive interpretations. Higgins JP, Williams G, Nagel JS, Higgins JA. Am Heart J. 2006 Oct;152 (4):619-26. Review.
20. Georgoulias P, Valotassiou V, Tsougos I, Demakopoulos N. Myocardial Perfusion SPECT Imaging in Patients after Percutaneous Coronary Intervention. Curr Cardiol Rev. 2010 May;6 (2):98-103.
21. Fujimoto S, Wagatsuma K, Uchida Y, Nii H, Nakano M, Toda M, Yamashina S, Yamazaki J. Study of the predictors and lesion characteristics of ischemic heart disease patients with false negative results in stress myocardial perfusion single-photon emission tomography Circ J. 2006 Mar;70 (3):297-303.
22. Fallahi B, Beiki D, Fard-Esfahani A, Akbarpour S, Abolhassani A, Kakhki VR, Eftekhari M..The additive value of transient left ventricular dilation using two-day dipyridamole 99mTc-MIBI SPET for screening coronary artery disease in patients with otherwise normal myocardial perfusion: a comparison between diabetic and non-diabetic cases. J Nucl Med. 2010;13 (3):246-52.
23. Abidov A, Bax JJ, Hayes SW, Hachamovitch R, Cohen I, Gerlach J, et al. Transient ischemic dilation ratio of the left ventricle is a significant predictor of future cardiac events in patients with otherwise normal myocardial perfusion SPECT. J Am Coll Cardiol 2003;42:1818–25
24. Abidov A, Germano G, Berman DS. Transient ischemic dilation ratio: a universal high-risk diagnostic marker in myocardial perfusion imaging..J Nucl Cardiol. 2007;14 (4):497-500.
25. Hung GU, Chen CP, Yang KT. Incremental value of ischemic stunning on the detection of severe and extensive coronary artery disease in dipyridamole Tl-201 gated myocardial perfusion imaging. Int J Cardiol. 2005 Oct 20;105 (1):108-10.
26. Hung GU, Lee KW, Chen CP, Yang KT, Lin WY.. Worsening of left ventricular ejection fraction induced by dipyridamole on Tl-201 gated myocardial perfusion imaging predicts significant coronary artery disease. J Nucl Cardiol. 2006 Mar-Apr;13 (2):225-32.
27. Abbott BG, Afshar M, Berger AK, Wackers FJ Prognostic significance of ischemic electrocardiographic changes during adenosine infusion in patients with normal myocardial perfusion imaging.J Nucl Cardiol. 2003 Jan-Feb;10 (1):9-16.
28. Klodas E, Miller TD, Christian TF, Hodge DO, Gibbons RJ. Prognostic significance of ischemic electrocardiographic changes during vasodilator stress testing in patients with normal SPECT images. J Nucl Cardiol. 2003 Jan-Feb;10 (1):4-8.
29. Hage F, Dubovsky E, Jaekyeong H, Iskandrian A. Outcome of patients with adenosine-induced ST-segment depression but with normal perfusion on tomographic imaging. Am J Cardiol. 2006;98:1009-11.
30. Azemi T, Rai M, Parwani P, Baghdasarian S, Kazi F, Ahlberg AW, Cyr G, Katten D, O'Sullivan D, Fram D, Heller GV Electrocardiographic changes during vasodilator SPECT myocardial perfusion imaging: does it affect diagnosis or prognosis? J Nucl Cardiol. 2012 Feb;19 (1):84-91.
31. Shaw LJ, Hendel R, Borges-Neto S, Lauer MS, Alazraki N, Burnette J, Krawczynska E, Cerqueira M, Maddahi J; Myoview Multicenter Registry Prognostic value of normal exercise and adenosine (99m)Tc-tetrofosmin SPECT imaging: results from the multicenter registry of 4,728 patients. J Nucl Med. 2003 Feb;44 (2):134-9
32. Navare SM, Mather JF, Shaw LJ, Fowler MS, Heller GV. Comparison of risk stratification with pharmacologic and exercise stress myocardial perfusion imaging: A meta-analysis. J Nucl Cardiol 2004;11:551-61.
33. Rozanski A, Gransar H, Hayes SW, Friedman JD, Hachamovitch R, Berman DS. Comparison of long-term mortality risk following normal exercise vs adenosine myocardial perfusion SPECT. J Nucl Cardiol 2010;17:999-1008.
34. Rozanski A, Gransar H, Min JK, Hayes SW, Friedman JD, Thomson LE, Berman DS. Long-term mortality following normal exercise myocardial perfusion SPECT according to coronary disease risk factors.J Nucl Cardiol. 2013 Dec 31
35. Carryer DJ, Askew JW, Hodge DO, Miller TD, Gibbons RJ. The timing and impact of follow-up studies after normal stress single-photon emission computed tomography sestamibi studies. Circ Cardiovasc Imaging. 2010 Sep;3 (5):520-6
36. Cerqueira MD, Weissman NJ, Dilsizian V, Jacobs AK, Kaul S, Laskey WK, Pennell DJ, Rumberger JA, Ryan T, Verani MS; American Heart Association Writing Group on Myocardial Segmentation and Registration for Cardiac Imaging. Standardized myocardial segmentation and nomenclature for tomographic imaging of the heart.A statement for healthcare professionals from the Cardiac Imaging Committee of the Council on Clinical Cardiology of the American Heart Association. Int J Cardiovasc Imaging. 2002 Feb;18 (1):539-42.
37. Ladenheim ML, Pollock BH, Rozanski A, Berman DS, Staniloff HM, Forrester JS, Diamond GA. Extent and severity of myocardial hypoperfu-

sion as predictors of prognosis in patients with suspected coronary artery disease. J Am Coll Cardiol. 1986 Mar;7 (3):464-71.
38. Kaul S, Lilly DR, Gascho JA, Watson DD, Gibson RS, Oliner CA, Ryan JM, Beller GA.Prognostic utility of the exercise thallium-201 test in ambulatory patients with chest pain: comparison with cardiac catheterization.Circulation. 1988 Apr;77 (4):745-58.
39. Machecourt J, Longere P, Fagret D, Vanzetto G, Wolf JE, Polidori C, et al. Prognostic value of thallium-201 single-photon emission computed tomographic myocardial perfusion imaging according to extent of myocardial defect. Study in 1,926 patients with follow-up at 33 months. J Am Coll Cardiol 1994;23:1096-106.
40. Hachamovitch R, Berman DS, Shaw LJ, Kiat H, Cohen I, Cabico JA, Friedman J, Diamond GA Incremental prognostic value of myocardial perfusion single photon emission computed tomography for the prediction of cardiac death: differential stratification for risk of cardiac death and myocardial infarction..Circulation. 1998 Feb 17;97 (6):535-4.
41. Shaw LJ, Hage FG, Berman DS, Hachamovitch R, Iskandrian A. Prognosis in the era of comparative effectiveness research: where is nuclear cardiology now and where should it be? J Nucl Cardiol. 2012 Oct;19 (5):1026-43. Review
42. Shaw LJ, Hendel RC, Heller GV, Borges-Neto S, Cerqueira M, Berman DS. Prognostic estimation of coronary artery disease risk with resting perfusion abnormalities and stress ischemia on myocardial perfusion SPECT. J Nucl Cardiol 2008;15:762-73.
43. Sharir T, Germano G, Kang X, Lewin HC, Miranda R, Cohen I, Agafitei RD, Friedman JD, Berman DS.Prediction of myocardial infarction versus cardiac death by gated myocardial perfusion SPECT: risk stratification by the amount of stress-induced ischemia and the poststress ejection fraction. J Nucl Med. 2001 Jun;42 (6):831-7.
44. Hachamovitch R, Kang X, Amanullah AM, Abidov A, Hayes SW, Friedman JD, Cohen I, Thomson LE, Germano G, Berman DS. Prognostic implications of myocardial perfusion single-photon emission computed tomography in the elderly. Circulation. 2009 Dec 1;120 (22):2197-206.
45. Hlatky MA, Pryor DB, Harrell FE Jr, Califf RM, Mark DB,Rosati RA. Factors affecting sensitivity and specificity of exercise electrocardiography. Multivariable analysis. Am J Med, 1984; 77: 64–71.
46. Kwok Y, Kim C, Grady D, Segal M, Redberg R. Meta-analysis of exercise testing to detect coronary artery disease in women. Am J Cardiol, 1999; 83: 660–666..
47. Gender differences in the diagnostic accuracy of SPECT myocardial perfusion imaging: a bivariate meta-analysis. Iskandar A, Limone B, Parker MW, Perugini A, Kim H, Jones C, Calamari B, Coleman CI, Heller GV.J Nucl Cardiol. 2013 Feb;20 (1):53-63.
48. Hachamovitch R, Berman DS, Kiat H, Bairey CN, Cohen I, Cabico A, Friedman J, Germano G, Van Train KF, Diamond GA Effective risk stratification using exercise myocardial perfusion SPECT in women: gender-related differences in prognostic nuclear testing. J Am Coll Cardiol. 1996 Jul;28 (1):34-44.
49. Elhendy A, Schinkel AF, van Domburg RT, Bax JJ, Valkema R, Poldermans D. Prediction of all-cause mortality in women with known or suspected coronary artery disease by stress technetium-99m tetrofosmin myocardial perfusion imaging. Am J Cardiol 2004;93:450 –2.
50. Cerci MS, Cerci JJ, Cerci RJ, Pereira Neto CC, Trindade E, Delbeke D, da Cunha CL, Vitola JV. Myocardial perfusion imaging is a strong predictor of death in women. JACC Cardiovasc Imaging. 2011 Aug;4 (8):880-8
51. Mieres JH, Shaw LJ, Arai A, et al. Role of noninvasive testing in the clinical evaluation of women with suspected coronary artery disease: consensus statement from the Cardiac Imaging Committee, Council on Clinical Cardiology, and the Cardiovascular Imaging and Intervention Committee, Council on Cardiovascular Radiology and Intervention, American Heart Association. Circulation 2005;111:682–96.

52. Kang X, Shaw LJ, Hayes SW, Hachamovitch R, Abidov A, Cohen I, Friedman JD, Thomson LE, Polk D, Germano G, Berman DS. Impact of body mass index on cardiac mortality in patients with known or suspected coronary artery disease undergoing myocardial perfusion single-photon emission computed tomography. J Am Coll Cardiol. 2006 Apr 4;47 (7):1418-26.
53. Boiten HJ, van der Sijde JN, Ruitinga PR, Valkema R, Geleijnse ML, Sijbrands EJ, et al. Long-term prognostic value of exercise technetium--99m tetrofosmin myocardial perfusion single-photon emission computed tomography. J Nucl Cardiol 2012;19:907-13.
54. Korbee RS, Boiten HJ, Ottenhof M, Valkema R, van Domburg RT, Schinkel AF. What is the value of stress (99m)Tc-tetrofosmin myocardial perfusion imaging for the assessment of very long-term outcome in obese patients? J Nucl Cardiol. 2013 Apr;20 (2):227-33
55. Kang X, Berman DS, Lewin HC, Cohen I, Friedman JD, Germano G, et al. Incremental prognostic value of myocardial perfusion single photon emission computed tomography in patients with diabetes mellitus. Am Heart J. 1999;138 (6 Pt 1):1025–32.
56. Giri S, Shaw LJ, Murthy DR, Travin MI, Miller DD, Hachamovitch R, Borges-Neto S, Berman DS, Waters DD, Heller GV. Impact of diabetes on the risk stratification using stress single-photon emission computed tomography myocardial perfusion imaging in patients with symptoms suggestive of coronary artery disease. Circulation. 2002 Jan 1;105 (1):32-40.
57. Bax JJ, Bonow RO, Tschope D, Inzucchi SE, Barrett EJ. Global dialogue group for the evaluation of cardiovascular risk in patients with diabetes: The potential of myocardial perfusion scintigraphy for risk stratification of asymptomatic patients with type 2 diabetes. J Am Coll Cardiol 2006;48:754-60.
58. Wackers FJT, Young LH, Inzucchi SE, et al. Detection of silent myocardial ischemia in asymptomatic diabetic subjects. The DIAD study. Diabetes Care 2004;27:1954-61.
59. Rajagopalan N, Miller TD, Hodge DO, Frye RL, Gibbons RJ. Identifying high-risk asymptomatic diabetic patients who are candidates for screening stress single-photon emission computed tomography imaging. J Am Coll Cardiol 2005;45:43-9.
60. Momose M, Babazono T, Kondo C, et al. Prognostic significance of stress myocardial ECG-gated perfusion imaging in asymptomatic patients with diabetic chronic kidney disease on initiation of haemodialysis. Eur J Nucl Med Mol Imaging 2009;36:1315-21.
61. Kim SB, Lee SK, Park JS, Moon DH. Prevalence of coronary artery disease using thallium-201 single photon emission computed tomography among patients newly undergoing chronic peritoneal dialysis and its association with mortality. Am J Nephrol 2004;24:448-52.
62. Hachamovitch R, Hayes SW, Friedman JD, Cohen I, Berman DS. Comparison of the short-term survival benefit associated with revascularization compared with medical therapy in patients with no prior coronary artery disease undergoing stress myocardial perfusion single photon emission computed tomography. Circulation 2003;107:2900-7
63. Hachamovitch R, Rozanski A, Hayes SW, Thomson LE, Germano G, Friedman JD, et al. Predicting therapeutic benefit from myocardial revascularization procedures: Are measurements of both resting left ventricular ejection fraction and stress-induced myocardial ischemia necessary? J Nucl Cardiol 2006;13:768-78.
64. Moroi M, Yamashina A, Tsukamoto K, Nishimura T. Coronary revascularization does not decrease cardiac events in patients with stable ischemic heart disease but might do in those who showed moderate to severe ischemia. Int J Cardiol 2012;158 (2): 246–52.
65. Udelson JE, Bonow RO, Dilsizian V. The historical and conceptual evolution of radionuclide assessment of myocardial viability.J Nucl Cardiol. 2004;11 (3):318-34. Review.

66. Arrighi JA, Dilsizian V. Multimodality imaging for assessment of myocardial viability: nuclear, echocardiography, MR, and CT. Curr Cardiol Rep. 2012 Apr;14 (2):234-43. Review.
67. Patel MR, White RD, Abbara S, Bluemke DA, Herfkens RJ, Picard M, Shaw LJ, Silver M, Stillman AE, Udelson J; American College of Radiology Appropriateness Criteria Committee; American College of Cardiology Foundation Appropriate Use Criteria Task Force. 2013 ACCF/ACR/ASE/ASNC/SCCT/SCMR appropriate utilization of cardiovascular imaging in heart failure: a joint report of the American College of Radiology Appropriateness Criteria Committee and the American College of Cardiology Foundation Appropriate Use Criteria Task Force. J Am Coll Cardiol. 2013 May 28;61 (21):2207-31
68. Allman KC, Shaw LJ, Hachamovitch R, et al. Myocardial viability testing and impact of revascularization on prognosis in patients with coronary artery disease and left ventricular dysfunction: a metaanalysis. J Am Coll Cardiol 2002;39:1151–8
69. Wackers FJ, Brown KA, Heller GV, Kontos MC, Tatum JL, Udelson JE, Ziffer JA. American Society of Nuclear Cardiology position statement on radionuclide imaging in patients with suspected acute ischemic syndromes in the emergency department or chest pain center.J Nucl Cardiol. 2002 Mar-Apr;9 (2):246-50.
70. Heller GV, Stowers SA, Hendel RC, Herman SD, Daher E, Ahlberg AW, et al. Clinical value of acute rest technetium-99m tetrofosmin tomographic myocardial perfusion imaging in patients with acute chest pain and nondiagnostic electrocardiograms. J Am Coll Cardiol 1998;31:1011-7
71. Carrio I.; Cardiac neurotransmission imaging.J Nucl Med. 2001; 42: 1062-1076.
72. Momose M, Kobayashi H, Ikegami H, Nagamatsu H, Sakomura Y, Aomi S,et al. Total and partial cardiac sympathetic denervation after surgical repair of ascending aortic aneurysm. J Nucl Med. 2001; 42: 1346-1350. Flotats A, Carrio I. Radionuclide noninvasive evaluation of heart failure beyond left ventricular function assessment. J Nucl Cardiol.2009; 16: 304-315. Travin MI, Kamalakkannan G. A key role for nuclear cardiac imaging in evaluating and managing patients with heart failure.J Nucl Cardiol.2012; 19: 879-882)
73. Jacobson AF, Senior R, Cerqueira MD, Wong ND, Thomas GS, Lopez VA, et al; ADMIRE-HF Investigators. Myocardial iodine-123 meta-iodobenzylguanidine imaging and cardiac events in heart failure. Results of the prospective ADMIRE-HF (AdreView Myocardial Imaging for Risk Evaluation in Heart Failure) study. J Am Coll Cardiol. 2010; 55 (20):2212-21.
74. Akutsu Y, Kaneko K, Kodama Y, Li HL, Kawamura M, Asano T, et al. Cardiac sympathetic nerve abnormality predicts ventricular tachyarrhythmic events in patients without conventional risk of sudden death. Eur J Nucl Med Mol Imaging. 2008;35 (11):2066-73.
75. Nishioka SA, Martinelli Filho M, Brandão SC, Giorgi MC, Vieira ML, Costa R, et al. Cardiac sympathetic activity pre and post resynchronization therapy evaluated by 123I-MIBG myocardial scintigraphy. J Nucl Cardiol. 2007; 14 (6):852-9.
76. Boogers MJ, Borleffs CJ, Henneman MM, van Bommel RJ, van Ramshorst J, Boersma E, et al. Cardiac sympathetic denervation assessed with 123-iodine metaiodobenzylguanidine imaging predicts ventricular arrhythmias in implantable cardioverter-defibrillator patients. J Am Coll Cardiol. 2010; 55 (24):2769-77.
77. Klein T, Dilsizian V, Cao Q, Chen W, Dickfeld TM. The potential role of iodine-123 metaiodobenzylguanidine imaging for identifying sustained ventricular tachycardia in patients with cardiomyopathy. Curr Cardiol Rep. 2013; 15 (5):359.
78. Valdés Olmos RA, ten Bokkel Huinink WW, ten Hoeve RF, van Tinteren H, Bruning PF, van Vlies B, Hoefnagel CA. Assessment of anthracycline-related myocardial adrenergic derangement by [123I]metaiodobenzylguanidine scintigraphy. Eur J Cancer. 1995;31A (1):26-31.

79. Panjrath GS, Jain D. Monitoring chemotherapy-induced cardiotoxicity: role of cardiac nuclear imaging. J Nucl Cardiol. 2006; 13 (3):415-26.
80. Bonow RO, Picone AL, McIntosh CL, Jones M, Rosing DR, Maron BJ, et al. Survival and functional results after valve replacement for aortic regurgitation from 1976 to 1983: impact of preoperative left ventricular function. Circulation. 1985 Dec;72 (6):1244-56.
81. Tamás E, Broqvist M, Olsson E, Franzén S, Nylander E. JACC Cardiovasc Imaging. 2009; 2 (1):48-55. Exercise radionuclide ventriculography for predicting post-operative left ventricular function in chronic aortic regurgitation.
82. Schwartz RG, McKenzie WB, Alexander J, Sager P, D'Souza A, Manatunga A, et al. Congestive heart failure and left ventricular dysfunction complicating doxorubicin therapy. Seven-year experience using serial radionuclide angiocardiography. Am J Med. 1987; 82 (6):1109-18.
83. Mitani I, Jain D, Joska TM, Burtness B, Zaret BL. Doxorubicin cardiotoxicity: prevention of congestive heart failure with serial cardiac function monitoring with equilibrium radionuclide angiocardiography in the current era. J Nucl Cardiol. 2003; 10 (2):132-9.
84. Brandão SC, Giorgi MC, de Miche RT, Nishioka SD, Lopes RW, Izaki M, et al. Ventricular synchrony in patients with dilated cardiomyopathy and normal individuals: assessment by radionuclide ventriculography. Arq Bras Cardiol. 2007; 88 (5):596-601.
85. Domenichini G, Burri H, Valzania C, Gavaruzzi G, Fallani F, Biffi M, et al. QRS pattern and improvement in right and left ventricular function after cardiac resynchronization therapy: a radionuclide study. BMC Cardiovasc Disord. 2012; 11;12:27.
86. Machac J. – Cardiac Positron Tomography Imaging. Semin Nucl Med 2005;35:17-36.
87. Di Carli MF, Dorbala S.-Integrate PET/CTfor cardiac imaging. Q J Nucl Med Mol Imaging 2006;50:44-52
88. Maddahi J. Properties of a ideal PET perfusion tracer: New PET tracer and data. J Nucl Cardiol 2012;19: 30-37.
89. Di Carli MF; Dorbala S; Meserve J; et al. Clinical myocardial perfusion PET/CT. J Nucl Med 2007; 48:783-793).
90. Beller GA Quantification of myocardial blood flow withPET: Ready for clinical application. J Nucl Cardiol 2012;19:877-8
91. Bateman TM, Heller GV, McGhie AI, Friedman JD, Case JA, Bryngelson JR, Hertenstein GK, Moutray KL, Reid K, Cullom SJ. Diagnostic accuracy of rest/stress ECG-gated Rb-82 myocardial perfusion PET: Comparison with ECG-gated Tc-99m sestamibi SPECT. J Nucl Cardiol 2006;13:24-33.
92. Lortie M, Beanlands RS, Yoshinaga K, Klein R, Dasilva JN, DeKemp RA. Quantification of myocardial blood flow with 82Rb dynamic PET imaging. Eur J Nucl Med Mol Imaging 2007;34:1765—74
93. Beanlands RS, Chow BJ, Dick A, Friedrich MG, Gulenchyn KY, Kiess M, Leong-Poi H, Miller RM, Nichol G, Freeman M, Bogaty P, Honos G, Hudon G, Wisenberg G, Van Berkom J,. CCS/CAR/CANM/CNCS/CanSCMR joint position statement on advanced noninvasive cardiac imaging using positron emission tomography, magnetic resonance imaging and multidetector computed tomographic angiography in the diagnosis and evaluation of ischemic heart disease—executive summary. Can J Cardiol 2007;23:107—19
94. Campisi R; Di Carli MF. Assessment of coronary flow reserve and microcirculation: a clinical perspective. J Nucl Med 2004, 11:3-10
95. Camici PG; Crea F. Coronary microvascular dysfunction.N Engl J Med, 2007, 356:830-840.
96. Marcelo F. Di Carli, Martin J. Lipton. Cardiac PET and PET/CT Imaging – 2007 Springer Science Business Media
97. HuebW, Lopes NH, Gersh BJ, et al. Five-year follow-up of the Medicine, Angioplasty, or Surgery Study (MASS II): a randomized controlled clinical trial of 3 therapeutic strategies for multivessel coronary artery disease. Circulation. 2007;115 (9):1082-1089.

98. Hueb W, Soares PR, Gersh BJ, et al. The medicine, angioplasty, or surgery study (MASS-II): a randomized, controlled clinical trial of three therapeutic strategies for multivessel coronary artery disease: one-year results. J Am Coll Cardiol. 2004;43 (10):1743-1751
99. Beanlands RS; Ruddy TD; deKemp RA e cols – Positron emission tomography and recovery following revascularization (PAAR 1): The importance of scar and the development of a prediction rule for the degree of recovery of left ventricular function. JACC vol 40 No 10-nov 20;2002:1735-43
100. DeKemp RA, Yoshinaga K, Beanlands RS.Will 3-dimensional PETCT enable the routine quantification of myocardial blood flow?J Nucl Cardiol 2007;14:380—97
101. Klein R., Renaud J. M., Ziadi M. C., Thorn S. L., Adler A., Beanlands R. S., deKemp R. A.,Intra – and inter-operator repeatability of myocardial blood flow and myocardial flow reserve measurements using Rubidium-82 PET and a highly automated analysis program J. Nucl. Cardiol., 2010;17 (4):600-616
102. Efseaff M, Klein R, Ziadi MC, Beanlands RS, deKemp RA. Short-term repeatability of resting myocardial blood flow measurements using rubidium-82 PET imaging. J Nucl Cardiol 2012;19:997–1006
103. Campisi R; Di Carli MF. Assessment of coronary flow reserve and microcirculation: a clinical perspective. J Nucl Med 2004, 11:3-10
104. Camici PG; Crea F. Coronary microvascular dysfunction.N Engl J Med, 2007, 356:830-840.
105. Braunwald E; Rutherford J. – Reversible ischemic left ventricular dysfunction: Evidence for the "hibernating myocardium". J Am Coll Cardiol 1986; 8: 1467-1470
106. Beanlands RS; Ruddy TD; deKemp RA e cols – Positron emission tomography and recovery following revascularization (PAAR 1): The importance of scar and the development of a prediction rule for the degree of recovery of left ventricular function. JACC vol 40 No 10-nov 20;2002:1735-43-Ernest Garcia-Physical attributes, limitations, and future potential for PET and SPECT.J Nucl Cardiol 2012;19:19-29
107. Di Carli MF; Hachamovitch R; Berman DS – The art and science of predicting postrevascularization improvement in left ventricular (LV) function in patients with severely depressed LV function. JACC 2002vol 40 Nov 20:1744 -7
108. Hachamovitch R; Rozanski A; Shaw LJ; Stone GW; Thompson LEJ; et al Impact of ischaemia and scar on the therapeutic benefit derived from myocardial revascularization vs. medical therapy among patients undergoing stress-rest myocardial perfusion scintigraphy. Eur Heart J 2011: 32 (8):1012-24
109. Perrone–Fillardi P; Chiarello M. The identification of myocardial hibernation in patietes with ischemic heart failure by echocardiography and radionuclide studies. Progr Cardiovasc Dis 2001; 43: 419-432
110. Berman DS, Boden WE, O'Rourke RA, Teo KK, et al. Optimal Medical Therapy with or without PCI for Stable Coronary Disease. N Engl J Med 2007; 356:1-14
111. Lee KS; Marwick TH; Cook SA, e cols – Prognosis of patients with left ventricular dysfunction, with and without viable myocardium after myiocardial infarction: Relative efficacy of medical therapy and revascularization. Circulation 1994;90:2687-2694
112. Di Carli MF; Asgarzadie F; Sherbert e cols – Quantitative relation between myocardial viability and improvement in heart failure syntoms after revascularization in patients with ischemic cardiomyopathy. Circulation 1995;92:3436-3444
113. Pagley PR; Beller GA; Watson DD; e cols –Improved outcome after coronary bypass surgery in patients with ischemic cardiomyopathy and residual myocardial viability. Circulation 1997; 96:793-800
114. Arrighi JA; Ng CK; Dey HM; Wackers FJ; Soufer R. – Effect of left ventricular function on the assessment of myocardial viability by technetium-99m sestamibi and correlation with positron emission tomography in patients with healed myocardial infarcts or stable angina pectoris, or both. Am J Cardiol 1997 Oct 15;80 (8):1007-13
115. Sawada S; Bapat A; Vaz D; We Kesler J; Fineberg N; Greene A; Gradus-Pizlo I; Feigenbaum H. – Incremental value of myocardial viability for prediction of long-term prognosis in surgically revascularized patients with left ventricular dysfunction. J Am Coll Cardiol 2003 Dec 17; 42 (12): 2099-105
116. Vind SH, Hess S.Possible role of PET/CT in infective endocarditisJ Nucl Cardiol 2010;17:516–9.
117. Kubota R, Yamada S, Kubota K, Ishiwata K, Tamahashi N, Ido T.Intratumoraldistribution of FDG in vivo: high accumulation in macrophages and granulation tissue studied by microautoradiography. J Nucl Med. 1992; 33: 1972–1980.
118. Cooper HA, Thompson EC, Laureno R, Fuisz A, Mark AS, Lin M, Goldstein SA. Subclinical brain embolization in left-sided infective endocarditis: results from the evaluation by MRI of the brains of patients with left-sided intracardiac solid masses (EMBOLISM) pilot study.Circulation. 2009;120:585-591.
119. Millar BC, Prendergast BD, Alavi A, Moore JE. 18FDG-positron emission tomography (PET) has a role to play in the diagnosis and therapy of infective endocarditis and cardiac device infection. Int J Cardiol (2013),167 (5):1724-36
120. Saby L, Laas O, Habib G, Cammilleri S, Mancini J, Tessonnier L, Casalta JP, Gouriet F, Riberi A, Avierinos JF, Collart F, Mundler O, Raoult D, Thuny F.Positron emission tomography/computed tomography for diagnosis of prosthetic valve endocarditis: increased valvular 18F-fluorodeoxyglucose uptake as a novel major criterion.J Am Coll Cardiol. 2013 Jun 11;61 (23):2374-82.

Cineangiocoronariografia e Métodos Diagnósticos Complementares

21

José Mariani Junior
Pedro Alves Lemos Neto

1. Introdução
2. Acesso vascular
3. Cinecoronariografia
   3.1. Aspectos técnicos: quantificação e morfologia das estenoses
   3.2. Aspectos técnicos: anatomia coronariana
   3.3. Indicações
4. Métodos complementares diagnósticos
   4.1 Reserva fracionada de fluxo coronariano
   4.2 Ultrassonografia intravascular
      4.2.1 Características histológicas e ultrassonográficas de uma artéria normal
      4.2.2 Características ultrassonográficas da placa aterosclerótica
   4.3 Tomografia de coerência óptica coronariana (TCO)
      4.3.1 Morfologia da artéria coronária à TCO
5. Conclusões e perspectivas futuras
6. Referências bibliográficas

1 INTRODUÇÃO

A primeira cinecoronariografia seletiva data de 30 de outubro de 1958, quando, acidentalmente, Mason Sones, na Cleveland Clinic, em Ohio, Estados Unidos, cateterizou seletivamente a artéria coronária direita durante a aortografia ascendente de uma criança.[1] Poucas foram as mudanças nos princípios básicos dessa técnica, que consiste na avaliação da luz vascular por meio da injeção de contraste no interior do vaso, mas enormes foram os avanços no que diz respeito à compreensão da fisiopatologia da doença aterosclerótica e na tecnologia de imagem vascular incorporada à cinecoronariografia. Neste capítulo, reveremos a evolução do acesso vascular para a realização desse tipo de procedimento, os princípios básicos, indicações e modalidades para a quantificação da gravidade da obstrução coronariana e os métodos complementares disponíveis na atualidade e utilizados no nosso dia a dia na sala de hemodinâmica.

2 ACESSO VASCULAR

O acesso vascular é o primeiro aspecto técnico de qualquer procedimento percutâneo cardiovascular e está intimamente relacionado à morbidade do procedimento. A artéria braquial, como um acesso vascular para cinecoronariografia, foi inicialmente descrita por Mason Sones, em 1962, na Cleveland Clinic, utilizando a técnica de dissecção da artéria braquial.[2] A técnica consiste em anestesia local na fossa cubital, dissecção por planos até localização do feixe vasculonervoso, isolamento e arteriotomia na parede anterior da artéria braquial, heparinização de sua porção distal, introdução do cateter para angiografia, seguido pelas suturas da artéria e da pele. Apesar de trabalhoso e demorado, foi por muito tempo o procedimento preferencial para angiografias. Neste tipo de acesso, as complicações isquêmicas são as mais frequentes, podendo acometer até 6,5% dos pacientes.[3] Uma vez presente, a isquemia tem correção somente com a exploração cirúrgica especializada. A dificuldade técnica em obter esse acesso, a necessidade de longo período de treinamento para sua manipulação e as complicações isquêmicas fizeram com que hoje tenha apenas um valor histórico.

O rápido acesso vascular por meio da punção da artéria femoral, pela técnica descrita por Seldinger,[4] a obtenção de acesso em artéria de grande calibre, a possibilidade de hemostasia com compressão manual, a rápida troca das cordas-guia e cateteres por essa via e, finalmente, a realização da primeira intervenção coronariana percutânea, em 1977, por Andreas Gruentzig, por punção da artéria femoral, fizeram com que essa técnica passasse a ser rapidamente a preferida por todo o mundo. Apesar da rapidez e facilidade para obtenção desse acesso vascular, faz-se necessário repouso absoluto no leito por um período que varia de 4 a 6 horas após a retirada do introdutor, a depender do diâmetro do introdutor utilizado. Para a manipulação segura desse tipo de acesso vascular, seguem as principais recomendações:

- retirar o introdutor o mais precocemente possível após o término do procedimento;
- evitar sua retirada na vigência de hipertensão;
- idealmente o tempo de protrombina deve estar acima de 50% e razão de normatização internacional (INR) menor ou igual a 1,5;
- a contagem plaquetária deve estar acima de 50.000 plaquetas/mm^3 de sangue;
- o tempo de coagulação ativado deve ser menor que 150 segundos;
- se o paciente tiver recebido fibrinolíticos, o fibrinogênio sérico deve estar acima de 175 mg/dL;
- a utilização de inibidores de glicoproteína IIb/IIIa não contraindica a utilização do acesso femoral nem limita a retirada do introdutor; ao contrário, em pacientes que estejam recebendo esse tipo de medicação, o introdutor deve ser retirado o mais precocemente possível, mesmo durante a infusão endovenosa dessas drogas.

As principais complicações desse tipo de acesso vascular são hemorrágicas, com maior importância o pseudoaneurisma e o hematoma retroperitoneal. O pseudoaneurisma, que pode ocorrer em até 3 a 4% dos pacientes,[5] é caracterizado pela presença da tríade dor, hematoma pulsátil e sopro local, devendo ser confirmado com a realização da ultrassonografia Doppler colorida da artéria femoral. Uma vez confirmado, o tratamento é estabelecido por meio de acompanhamento clínico, compressão guiada pelo ultrassom, injeção local de trombina ou abordagem cirúrgica, na dependência dos sintomas e do tamanho do pseudoaneurisma. Já o hematoma retroperitoneal, que pode ocorrer em 0,2 a 1,5% dos pacientes,[6] apresenta-se clinicamente como grave choque hemorrágico, com forte dor retroperitoneal, palidez, sudorese e taquicardia. A grande maioria desses pacientes necessita de transfusão sanguínea, a mortalidade pode atingir 4 a 12%[6] e o diagnóstico, além de basear-se na suspeita clínica, deve ser estabelecido com tomografia computadorizada. Durante a anestesia local, ou mais comumente na retirada do introdutor, o paciente pode manifestar intenso mal-estar, com palidez, sudorese, escurecimento visual e bradicardia (sem dor retroperitoneal), que caracterizam a reação vasovagal, situação benigna e prontamente revertida com atropina e administração endovenosa de soluções cristalóides, como por exemplo, soro fisiológico a 0,9%.

O sueco Stig Radner foi o primeiro a realizar, em si mesmo, uma punção da artéria radial seguida de aortografia.[7] Mas foi o francês Michel Bertrand quem iniciou rotineiramente os exames percutâneos pela artéria radial.[8] A localização anatômica superficial da artéria, a facilidade de punção, a hemostasia de fácil controle, especialmente com as pulseiras dedicadas à compressão radial, e a possibilidade de utilizar esse acesso com o paciente anticoagulado têm feito com que esta via ganhasse cada vez mais adeptos pelo mundo, praticamente substituindo o acesso braquial quando se utiliza o membro superior para o procedimento percutâneo. As complicações isquêmicas ou hemorrágicas, quando comparadas com o acesso femoral e/ou braquial, são praticamente insignificantes.[9] Porém, uma perfuração em seu trajeto arterial, embora rara (< 0,01%), pode levar à síndrome compartimental,[10] uma emergência cirúrgica que requer pronta intervenção especializada. As principais limitações da técnica são a dificuldade de punção, que pode ocorrer em até 5% dos casos, mesmo em centros que utilizam esse acesso rotineiramente,[11] e o espasmo. Como a artéria radial é uma artéria muscular com reconhecida reatividade frente a vários estímulos (sua adventícia tem grande quantidade de alfa-adrenorreceptores), o espasmo pode ser um fator limitante para sua utilização, além de causar dor. Por isso, ao se utilizar esse acesso, uma analgesia efetiva e até mesmo sedação podem contribuir para a redução do espasmo, que pode ser de tal magnitude, que chega a limitar a continuação do procedimento.

3 CINECORONARIOGRAFIA

A angiografia coronariana é parte fundamental da propedêutica hemodinâmica dos pacientes com doença cardíaca e elemento-chave na avaliação daqueles com doença arterial coronariana. Seus principais objetivos são confirmar a presença e a natureza da suspeita clínica da obstrução coronariana, e avaliar sua localização, gravidade e extensão e, dessa forma, auxiliar na definição da estratégia de tratamento, quer seja pela otimização clínica isolada, ou combinada com o tratamento percutâneo ou com a cirurgia de revascularização miocárdica.

Embora atualmente seja considerado um procedimento seguro, especialmente no cenário dos exames eletivos, com uma taxa de mortalidade de 0,098%,[12] deve-se lembrar que não está isento de riscos, inclusive no que diz respeito às complicações vasculares, exposição de operador e paciente à radiação, possibilidade de nefropatia induzida pelo contraste e perigo de sangramento pela anticoagulação. Dessa forma, os riscos e benefícios do procedimento devem sempre ser levados em conta quando for necessária sua realização, especialmente nos pacientes de mais alto risco clínico.

3.1 ASPECTOS TÉCNICOS: QUANTIFICAÇÃO E MORFOLOGIA DAS ESTENOSES

Apesar de a doença aterosclerótica ser uma enfermidade da parede do vaso, o princípio básico da angiografia coronariana reside na chamada luminografia. A injeção de contraste desenha exclusivamente a luz do vaso, demonstrando, indiretamente, a obstrução causada pela placa aterosclerótica localizada em sua parede. É de fundamental importância para uma adequada visualização e correta interpretação das imagens coronarianas a realização de pelo menos duas projeções ortogonais para cada artéria avaliada, com adequado preenchimento luminal pelo contraste, de modo a evitar a sobreposição das artérias nas imagens. Na prática clínica, a gravidade das lesões é rotineiramente estimada por método comparativo visual: comparam-se os segmentos angiograficamente normais a outro com estenose luminal significativa e estima-se a porcentagem dessa obstrução. As lesões são consideradas discretas quando produzem obstrução em até 40% da luz do vaso; moderadas quando entre 50 e 60%; e graves quando acima de 70%. Dessas últimas, denominamos suboclusão aquelas com obstrução entre 95 e 99% e oclusão quando do existe obstrução em 100% da luz do vaso. Existe grande variabilidade interpessoal e intrapessoal no que diz respeito à quantificação das obstruções moderadas[13] – intervencionistas de um mesmo grupo discordam em relação à quantificação angiográfica das lesões moderadas (variabilidade interpessoal) e o mesmo intervencionista, tempos depois, também discorda dele mesmo sobre a quantificação angiográfica daquela lesão moderada previamente por ele avaliada (variabilidade intrapessoal). Reforçando essa variabilidade acerca das lesões moderadas, estudos sobre reserva fracionada de fluxo demonstram que cerca de 30 a 40% das obstruções quantificadas angiograficamente como moderadas têm significância funcional no que diz respeito à limitação de fluxo coronário durante hiperemia miocárdica máxima,[14] ou seja, produzem isquemia. Assim, entendemos que, em razão dessa variabilidade intra e interpessoal e da ambiguidade representada pelas lesões angiograficamente moderadas, e a depender do quadro clínico do paciente, faz-se necessária a complementação diagnóstica, quer seja na sala de hemodinâmica, com métodos complementares agregados à angiografia coronariana, quer fora da sala de hemodinâmica, com métodos complementares para pesquisa de isquemia e/ou estratificação de risco. Somente dessa forma, no contexto das lesões moderadas, e sempre atrelada à apresentação clínica, poderemos definir uma estratégia de tratamento efetiva e segura para o paciente.

Existe, ainda, um método alternativo para avaliação da estenose, baseado na angiografia, denominado análise coronariana quantitativa (QCA). Esse é um método por detecção automática, baseado em programas de computador que analisam as imagens bidimensionais obtidas pela angiografia coronariana por meio de um contorno da borda do vaso. Pode ser realizado imediatamente após a aquisição da imagem, durante o procedimento (QCA *on-line*) ou após o seu término (QCA *off-line*). Tem como objetivo tentar padronizar a quantificação das obstruções e amenizar a avaliação subjetiva realizada pelo intervencionista, mas requer um rigoroso padrão de obtenção e análise das imagens para ser confiável;[15] por isso, acaba sendo pouco utilizado na prática clínica diária.

Existem diferentes aspectos angiográficos que descrevem a morfologia das estenoses. Além da porcentagem de obstrução, são avaliados a extensão da lesão, a excentricidade, a tortuosidade, o grau de calcificação e a relação com a bifurcação. O sistema de classificação mais aceito é o da American Heart Association/American College of Cardiology (AHA/ACC)[16] adaptado na Tabela 21.1.

Existe também um sistema de classificação morfológica dedicado à reestenose intra-*stent*[17] e diversas classificações de bifurcações, sendo a mais utilizada atualmente aquela proposta por Medina e colaboradores.[18] Todas essas classificações têm por objetivo tentar predizer, com base nos aspectos angiográficos, a dificuldade técnica, o sucesso do procedimento e a evolução dos pacientes após o tratamento percutâneo dessas lesões.

3.2 ASPECTOS TÉCNICOS: ANATOMIA CORONARIANA

A anatomia coronariana se expressa geralmente em um diagrama básico caracterizado pela existência da artéria coronária esquerda e direita, originadas, respectivamente, do seio coronariano esquerdo e direito, mas com vasta variabilidade fenotípica.

A artéria coronária esquerda consiste habitualmente em um tronco relativamente curto, que, por sua vez, origina a artéria descendente anterior (ADA) e a artéria circunflexa (ACX). A ADA percorre todo o sulco interventricular anterior até o ápex cardíaco. Na dependência de sua extensão, ela pode ser dividida em três tipos:[8] a tipo I atinge até os dois terços iniciais da distância entre a base e o ápex; a tipo II alcança o ápex cardíaco; e a tipo III ultrapassa o ápex cardíaco, atingindo parte da porção diafragmática do ventrículo esquerdo. Os ramos diagonais e septais originam-se também da ADA; os ramos diagonais se direcionam para a parede anterolateral do ventrículo esquerdo; os ramos septais para sua porção septal. A ACX percorre o sulco atrioventricular esquerdo, paralelamente ao seio coronariano. Origina os ramos marginais, que se direcionam para a parede lateral e inferolateral do ventrículo esquerdo.

A artéria coronária direita percorre o sulco atrioventricular direito, geralmente até atingir o *crux cordis*, quando se divide nos ramos descendente posterior e posterolateral direito (também denominado de ventricular posterior direito). Da artéria coronária direita originam-se os ramos do nó sinusal, do cone e o marginal direito.

TABELA 21.1 Sistema de classificação de lesões da AHA/ACC[20] adaptado

CARACTERÍSTICAS ANGIOGRÁFICAS	TIPO A	TIPO B	TIPO C
Extensão	< 10 mm	10-20 mm	> 20 mm
Angulação da lesão	< 45°	45°-90°	> 90°
Contorno	Liso	Irregular	—
Cálcio	Nenhum	Moderado	Grave
Trombo	Ausente	Presente	—
Oclusão total	—	< 3 meses	> 3 meses
Ostial	Não	Sim	—
Tortuosidade do segmento proximal à lesão	Ausente ou leve (< 45°)	Moderada (45°-90°)	Grave (> 90°)
Envolve grande ramo lateral	Não	Sim (mas é possível protegê-lo com corda-guia)	Sim (mas há dificuldade em protegê-lo com corda-guia)
			Ponte de veia safena degenerada

Define-se dominância coronariana como aquela coronária que irriga a porção inferior do septo interventricular; a artéria que irriga essa região é a descendente posterior. Assim, em cerca de 70% dos casos, é a artéria coronária direita a dominante; em 20%, a dominância é esquerda, com o ramo descendente posterior originando-se da artéria circunflexa; e, em cerca de 10%, a dominância é balanceada, ou seja, tanto a artéria coronária direita quanto a coronária esquerda, através da artéria circunflexa, dão origem ao ramo descendente posterior, irrigando, portanto, a porção inferior do septo interventricular.

A circulação colateral se desenvolve em resposta à isquemia, na presença de estenose importante ou oclusão do vaso. Essas colaterais podem ser intracoronárias, quando diferentes segmentos da mesma artéria são conectados pela colateral, ou intercoronárias, quando diferentes segmentos de diferentes artérias são conectados pela colateral. A magnitude dessas colaterais segue a classificação proposta por Rentrop,[19] descrita no Quadro 21.1.

3.3 INDICAÇÕES

Qualquer paciente em que se tenha suspeita, quer pelo quadro clínico, quer por testes não invasivos, de ser portador de doença aterosclerótica coronariana é um candidato à realização eletiva de cinecoronariografia. O melhor momento para o procedimento depende da avaliação do médico responsável, em conjunto ao paciente e a seus familiares, no que diz respeito ao risco/benefício desse tipo de exame diagnóstico, tendo em vista a confirmação do diagnóstico, assim como para definir a melhor estratégia terapêutica.

Já os pacientes portadores de síndrome coronariana aguda sem supradesnivelamento do segmento ST devem ser encaminhados precocemente à cinecoronariografia, com objetivo de identificar e revascularizar ao menos a artéria culpada pelo evento agudo. Quando a síndrome coronariana aguda se apresenta com supradesnivelamento do segmento ST, a indicação da cinecoronariografia é emergencial, com vistas à identificação da artéria culpada e de sua recanalização mecânica, por meio da angioplastia primária.

A cinecoronariografia data de 1958 e até hoje é um dos métodos mais confiáveis e utilizados não só para detecção da doença aterosclerótica coronariana, como para definição da estratégia terapêutica. Contudo, além de não ser isento de riscos, esse método invasivo diagnóstico, baseado na luminografia, apenas avalia a impressão que a placa aterosclerótica produz na luz do vaso. Não é capaz de determinar a significância funcional daquela obstrução nem de avaliar a parede vascular. Para isso, existem métodos complementares diagnósticos, descritos a seguir, que podem ser utilizados na sala de hemodinâmica.

4 MÉTODOS COMPLEMENTARES DIAGNÓSTICOS

4.1 RESERVA FRACIONADA DE FLUXO CORONARIANO

Em pessoas com doença arterial coronariana, a presença de isquemia miocárdica induzida, por qualquer tipo de teste de estresse, constitui importante fator de pior prognóstico[20] e pode ser

QUADRO 21.1 Sistema de classificação de circulação colateral proposto por Rentrop[23]

GRAU 0	Colaterais não identificadas
GRAU 1	Colaterais através de pequenos ramos, sem encher o vaso epicárdico
GRAU 2	Colaterais que enchem parcialmente o vaso epicárdico
GRAU 3	Colaterais que produzem o enchimento total do vaso epicárdico até seu ponto de oclusão

utilizada na estratificação de risco desse paciente.[21] A angioplastia coronariana em portadores de síndrome coronariana aguda melhora a sobrevida desse grupo populacional;[22] ao contrário, controvérsias existem acerca do benefício do tratamento percutâneo de portadores de doença coronariana estável, quando comparado ao tratamento clínico otimizado. O benefício da revascularização nesse grupo populacional depende da presença e da extensão da isquemia miocárdica.[23] Existem diversas modalidades para pesquisa de isquemia miocárdica, como a ecocardiografia de estresse ou a cintilografia miocárdica, todas realizadas fora da sala de hemodinâmica. Porém, a análise da reserva fracionada de fluxo, realizada na sala de hemodinâmica, durante o procedimento diagnóstico, permite avaliar se determinada lesão coronariana, independentemente de sua gravidade angiográfica, tem ou não significância funcional, ou seja, é ou não isquêmica.

A reserva fracionada de fluxo coronariano é uma medida fisiológica, conhecida de longa data, que representa o máximo de fluxo sanguíneo em determinado território miocárdico, na presença de estenose em vaso epicárdico.[28] Esse índice é considerado o padrão-ouro para detecção de isquemia miocárdica relacionada a determinada estenose;[14,24] trata-se, portanto, de um teste de isquemia lesão-específico, realizado durante o procedimento diagnóstico. Nessa aferição, uma corda-guia 0,014" com um transdutor de pressão na extremidade é posicionada distalmente à lesão a ser interrogada, após administração de anticoagulação plena endovenosa e vasodilatador intracoronariano. Assim, teremos duas curvas de pressão: uma que representa a pressão distal à lesão e outra que representa a pressão na raiz da aorta; essas curvas de pressão devem se sobrepor, na condição inicial (Figura 21.1).

Porém, durante hiperemia miocárdica máxima, obtida com adenosina (endovenosa contínua ou intracoronariana em bolo) ou papaverina intracoronariana em bolo,[25] aparece um gradiente de pressão diastólico entre as duas curvas pressóricas. A razão entre esses gradientes pressóricos, ou seja, da pressão diastólica distal à estenose, sob a pressão diastólica proximal, durante hiperemia miocárdica máxima, constitui a reserva fracionada de fluxo (Figura 21.2).

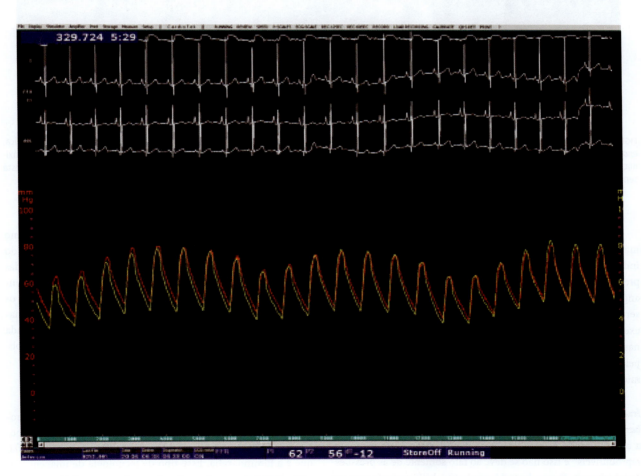

FIGURA 21.1 As duas curvas de pressão sobrepostas, na condição basal (sem estímulo hiperêmico). A curva amarela representa a pressão distal à lesão e a vermelha, a pressão na raiz da aorta.

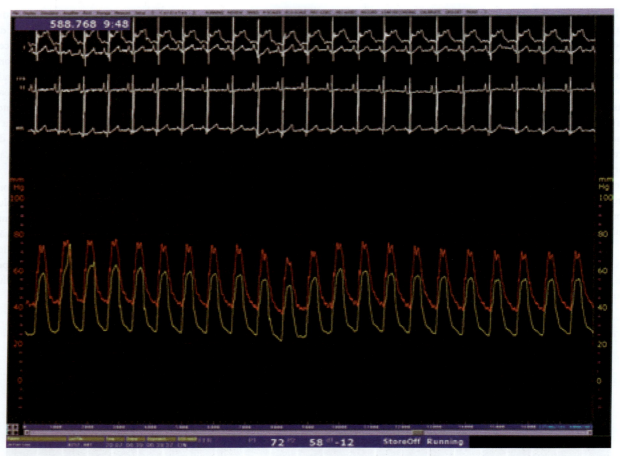

FIGURA 21.2 Durante estímulo hiperêmico, as curvas de pressão estão dissociadas. A curva amarela, distal à lesão, marca 25 mmHg de pressão diastólica, enquanto a curva vermelha, da raiz da aorta, marca 40 mmHg de pressão diastólica. A razão entre as pressões diastólicas, na hiperemia miocárdica máxima, equivale à reserva fracionada de fluxo (RFF). Neste caso, 25/40 = 0,62. RFF = 0,62; demonstrando significância funcional (isquemia) da lesão que está sendo avaliada.

Quando esse índice é maior que 0,80, há uma sensibilidade maior que 90% para excluir isquemia; contudo, quando o índice é menor ou igual a 0,75, há 100% de especificidade para presença de isquemia,[24,26] independentemente de sua gravidade angiográfica, e essa lesão deve ser revascularizada.[24,26] Uma reserva fracionada de fluxo coronariano no valor de 0,70, por exemplo, significa que, por causa da presença da estenose, apenas 70% de todo o fluxo sanguíneo atinge o miocárdio irrigado pela artéria que contém a lesão investigada, durante hiperemia miocárdica máxima.

Por se tratar então de uma razão entre pressões, a reserva fracionada de fluxo coronariano não é influenciada por variáveis hemodinâmicas, como a frequência cardíaca, a pressão arterial e a contratilidade miocárdica; suas medidas são extremamente reprodutíveis[27] e isso não se deve ao fato somente de as pressões distal à lesão e da raiz da aorta serem aferidas simultaneamente, mas também à extraordinária capacidade de a microvasculatura se dilatar repetidamente e na mesma extensão, diante do mesmo estímulo. Essas características contribuem para a acurácia do método e para a confiabilidade de se tomar decisões baseadas nos valores da reserva fracionada de fluxo, para aqueles pacientes portadores de doença coronariana crônica estável. Para os pacientes portadores de síndrome coronariana aguda, a avaliação da lesão culpada pelo evento agudo pela reserva fracionada de fluxo pode ser subestimada e, dessa forma, não deve ser aplicada na prática clínica diária.

4.2 ULTRASSONOGRAFIA INTRAVASCULAR

A ultrassonografia intravascular (USIV) foi a primeira modalidade de imagem a ser desenvolvida com o objetivo de superar as limitações impostas pelo princípio básico da angiografia, que é a luminografia. Esse tipo de tecnologia de imagem tem contribuído bastante para a nossa compreensão sobre doença aterosclerótica e sua evolução, em função da sua capacidade de obter imagens *in vivo* de estruturas da parede vascular e de sua interação com dispositivos utilizados durante o tratamento, como os *stents*.

O princípio básico da USIV consiste no mesmo de qualquer outro tipo de ultrassonografia. Um transdutor que contém um ou mais cristais piezoelétricos na extremidade de fino cateter é inserido na porção distal da artéria a ser avaliada. Esse transdutor emite ondas de ultrassom a uma frequência que varia de 20 a 45 MHz; as ondas, ao se depararem com as estruturas da parede vascular, são parcialmente refletidas e parcialmente transmitidas, a depender da composição tissular e da impedância mecânica entre os materiais.[28] A qualidade das imagens da ultrassonografia deve-se principalmente a sua capacidade de resolução espacial, tanto axial quanto longitudinal. A resolução axial é de aproximadamente 100 micras, enquanto a longitudinal é de 200 a 250 micras, nos sistemas de USIV convencionais, com uma penetração através da parede do vaso de até 8 a 10 mm. Existem dois tipos básicos de cateteres de ultrassonografia: os eletrônicos e os mecânicos. Os eletrônicos contêm 64 transdutores em disposição anular em sua extremidade, que são acionados simultaneamente, emitindo as ondas de ultrassom; esses cateteres têm frequência de 20 MHz, e as imagens geradas por eles têm qualidade ligeiramente inferior às dos cateteres mecânicos, que são os mais utilizados atualmente. Esse tipo de cateter tem um único cristal piezoelétrico em sua extremidade que, quando acionado, inicia rotação na velocidade de 1.800 rpm. Tanto o cateter eletrônico quanto o mecânico podem ser submetidos à retração motorizada automática a uma velocidade que varia de 0,5 a 1 mm/seg; no território coronariano, utiliza-se mais comumente a retração automática a 0,5 mm/seg. Independentemente do tipo de cateter, obtêm-se imagens tridimensionais, de 360°, da parede vascular, com reconstruções na ordem de 500 a 600 cortes transversais do vaso por centímetro de artéria.[28]

A avaliação das camadas da parede arterial saudável e da placa aterosclerótica durante o procedimento diagnóstico e/ou terapêutico é de grande valor clínico e experimental (Figura 21.3).

4.2.1 Características histológicas e ultrassonográficas de uma artéria coronária normal

O aspecto histológico clássico da artéria coronária, com três camadas concêntricas da parede arterial, é também apreciado pela ultrassonografia intracoronariana (Figura 21.4).

A íntima, a camada mais interna da parede arterial, é compreendida entre o endotélio e a lâmina elástica interna. Sua espessura aumenta com o avançar da idade, independentemente da existência ou não de doença aterosclerótica.[29] A camada média consiste de várias camadas de células musculares lisas dispostas em matriz de pequena quantidade de colágeno e fibras elásticas, com espessura média de 200 micras e separada da camada adventícia pela lâmina elástica externa. À ultrassonografia,

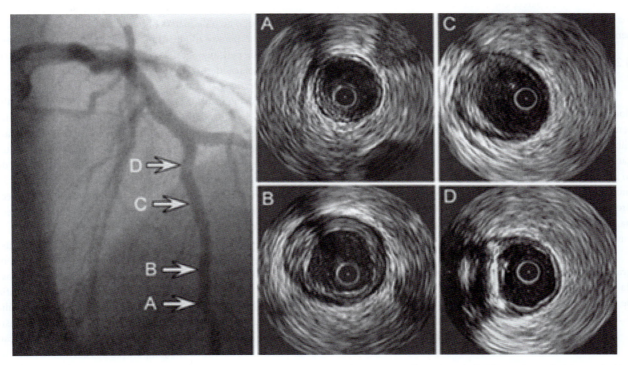

FIGURA 21.3 Ultrassonografia intracoronariana em diversos pontos da artéria descendente anterior, demonstrando área com mínima placa aterosclerótica (A) e área com maior quantidade de placa aterosclerótica calcificada (D).

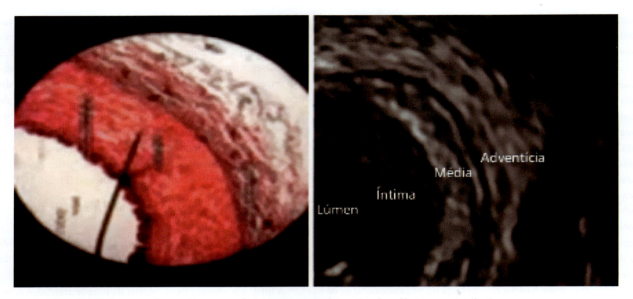

FIGURA 21.4 Corte histológico coronariano e ultrassonografia intracoronariana demonstrando o clássico aspecto trilaminar.

a média apresenta-se como uma camada delgada e menos ecodensa do que a íntima e a adventícia, por causa de seu menor conteúdo de colágeno. A adventícia, a camada mais externa da parede arterial, tem espessura variável entre 300 e 500 micras e é composta principalmente por tecido fibroso (colágeno e elastina), além de conter *vasa vasorum*, nervos e vasos linfáticos. À ultrassonografia, aparece como uma camada ecodensa e de limites menos definidos que o das outras camadas, podendo apresentar estruturas perivasculares, como veias e pericárdio.[29]

4.2.2 Características ultrassonográficas da placa aterosclerótica

A cinecoronariografia é incapaz de detectar fases precoces da doença aterosclerótica coronariana, pelo fato de estas caracterizarem-se como lesões não obstrutivas, sem alteração, portanto, da silhueta angiográfica do vaso. A USIV é um recurso útil na detecção de mudanças qualitativas que possam indicar desenvolvimento insidioso da aterosclerose coronariana. A mais precoce dessas mudanças detectável à ultrassonografia é o espessamento intimal, presente de forma universal na doença aterosclerótica coronariana. Uma artéria coronariana com espessura intimal (medida que envolve a íntima e a média) ≥ 0,5 mm é considerada doente.[30]

Com a progressão da doença aterosclerótica, a ultrassonografia em escala de cinza possibilita a avaliação qualitativa da placa, o que permite a identificação de diferentes tipos de placas:[30]

- placa dita "mole": quando sua ecodensidade é inferior à da adventícia e é composta por infiltração lipídica difusa e/ou células fibromusculares;
- placa fibrótica: quando sua ecodensidade é semelhante ou superior à da adventícia;
- placa calcificada: quando produz reflexões brilhantes intensas com sombreamento acústico;
- placa mista: quando não existe um predomínio (> 80%) de um único tipo de placa aterosclerótica.

A placa aterosclerótica calcificada merece atenção especial, pois representa um dos desafios na otimização do resultado do tratamento percutâneo. A calcificação pode ser graduada de acordo com o arco da matriz fibrocálcica, sendo necessário um arco de 180° para se adquirir uma massa de cálcio que possa ser identificada pela angiografia. O cálcio pode, ainda, estar distribuído na placa aterosclerótica basicamente de duas maneiras: forma superficial – localizado na face luminal da placa, em contato com o sangue da luz do vaso; ou de forma profunda – localizado no interior da placa aterosclerótica, entre o limite íntima-média, mas nunca em contato com o sangue da luz vascular. A presença da calcificação e sua localização na placa aterosclerótica têm importância não só para selecionar o tipo de estratégia de intervenção (como necessidade de pré-dilatação com balões dedicados à placa calcificada ou utilização de aterectomia rotacional), como também para estimar o risco de dissecção e perfuração durante a intervenção percutânea.[31]

Mas, quando comparada ao corte histológico clássico, existe baixa sensibilidade e especificidade da ultrassonografia em escala de cinza para avaliação da composição da placa aterosclerótica.[32] Porém, com o desenvolvimento da ultrassonografia com radiofrequência, que utiliza um *software* que realiza análise espectral nas ondas, houve importante incremento na sensibilidade e especificidade desse exame para avaliar a composição de placa aterosclerótica em comparação aos cortes histológicos clássicos.[32] No Brasil, existem dois sistemas de ultrassonografia e ambos também possibilitam radiofrequência: o da Volcano

Corporation* (Rancho Cordova, CA, EUA), cuja radiofrequência é conhecida como Histologia Virtual™, e o da Boston Scientific Corporation* (Natick, MA, EUA), cuja radiofrequência é conhecida como iMAP™. Os dois sistemas geram informações relativamente semelhantes: após a análise espectral e a depender da amplitude e frequência de cada uma das ondas de ultrassom geradas pelos tipos específicos de placas, o *software* aplica cores predeterminadas às placas ateroscleróticas, facilitando a leitura e a interpretação da composição da placa aterosclerótica (Figura 21.5).

A ultrassonografia intravascular é também um dos métodos mais acurados para medidas do lúmen e do vaso coronário, permitindo o uso da planimetria para a análise desses parâmetros. As medidas mais utilizadas na prática clínica são expressas em área e diâmetro, como as que se seguem:

1. **área luminal:** a medida traçando-se a borda da interface sangue/íntima. Trata-se do parâmetro mais adequado para quantificação ultrassonográfica de lesões obstrutivas;
2. **área total do vaso:** compreendida pelo limite média/adventícia, coincide com a posição da lâmina elástica externa. Essa medida não deve ser realizada quando a sombra acústica de um arco de cálcio obscurecer mais do que 90° da circunferência do vaso;
3. **área de placa:** compreende a placa propriamente dita e a camada média, já que os limites entre essas duas estruturas são, na maior parte das ocasiões, indistinguíveis;
4. **diâmetro luminal mínimo:** menor distância entre camadas íntimas diametralmente opostas;
5. **diâmetro do vaso:** distância entre camadas médias diametralmente opostas. Esse diâmetro "média a média" nos segmentos de referência (aqueles segmentos da artéria coronária distantes da lesão e com a menor quantidade de placa aterosclerótica possível) mostra-se fundamental na prática clínica diária, já que nele se baseia a escolha das dimensões do material utilizado em intervenção coronariana;
6. **carga de placa (*plaque burden*):** expressa a porcentagem da área total do vaso ocupada pela placa aterosclerótica.

As medidas obtidas pela USIV também vieram confirmar as observações feitas no final da década de 1980 acerca de um fenômeno conhecido como "remodelamento geométrico coronariano":[33] aparentemente, é um mecanismo compensatório intrínseco coronariano, que surge em fases precoces da doença aterosclerótica e consiste na expansão circunferencial da artéria coronária no local de uma placa de ateroma (a área total do vaso, no local da lesão, torna-se maior do que nas referências), na tentativa de acomodar o volume da placa e, assim, preservar o fluxo sanguíneo (remodelamento positivo). Porém, pode também ocorrer uma redução da área total do vaso no local da lesão, que se torna menor do que nas referências (remodelamento negativo). A detecção do tipo de remodelamento é extremamente importante durante a intervenção percutânea, para se definir a carga de placa e o tamanho apropriado dos dispositivos

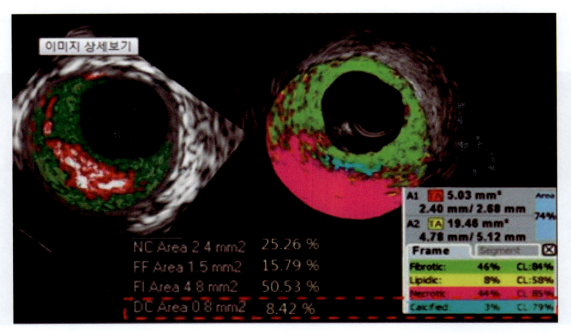

FIGURA 21.5 Ultrassonografia intracoronariana com radiofrequência. À esquerda, Histologia Virtual™ – Volcano Corporation® (Rancho Cordova, CA, EUA). À direita, iMAP™ – Boston Scientific Corporation® (Natick, MA, EUA).

utilizados durante a intervenção, como balões para pré-dilatação, diâmetro de *stents*, balões para pós-dilatação, etc.

Assim, a possibilidade da análise qualitativa e quantitativa da placa aterosclerótica pela USIV supera algumas das mais importantes limitações da cinecoronariografia. E a utilização da ultrassonografia para auxiliar as estratégias intervencionistas, especialmente no cenário das intervenções complexas, tem feito dessa modalidade de imagem uma ferramenta muito importante no dia a dia da cardiologia intervencionista.

4.3 TOMOGRAFIA DE COERÊNCIA ÓPTICA CORONARIANA

A tomografia de coerência óptica coronariana (TCO) constitui uma das mais novas modalidades de aquisição de imagem intracoronariana. Mas, ao contrário da ultrassonografia, que utiliza, para a aquisição de imagens, o som em frequência de Megahertz, os sistemas de TCO empregam feixes luminosos com bandas próximas ao espectro infravermelho, com comprimentos de onda que variam entre 1.250 e 1350 ηm, conferindo uma resolução axial de 10 a 15 micras, cerca de dez vezes maior que a resolução fornecida pela ultrassonografia, o que torna possível a visualização de microestruturas da parede vascular, em detrimento de uma menor penetração através da parede do vaso, por volta de 3 mm.[34]

A técnica para realização da TCO é muito semelhante à da ultrassonografia intracoronariana. A fonte emissora de luz está posicionada na porção distal do cateter, que deve ser inserido na artéria coronária. Para aquisição das imagens, faz-se necessário retirar todo o sangue da luz do vaso, pois as hemácias representam tecido não transparente à luz infravermelha, atenuam o sinal e impedem a interpretação; para tal, injetamos rapidamente 15 a 20 mL de contraste na artéria coronária a ser analisada, e a retração motorizada ocorre automaticamente a uma velocidade de 20 a 25 mm/seg, obtendo-se imagens tridimensionais, de 360°, da parede vascular.

4.3.1 Morfologia da artéria coronária à TCO

Em vasos normais, sem doença aterosclerótica, a parede da artéria coronária aparece como uma estrutura trilaminar nas imagens de TCO. A camada média é identificada como uma banda escura delimitada pela lâmina elástica interna e a lâmina elástica externa. Localizada externamente à camada média, a camada adventícia tem limites indefinidos, é heterogênea e aparece como uma banda clara. A camada íntima, localizada internamente à camada média, tem limites bem definidos e também se apresenta como uma banda clara (Figura 21.6).

Com o desenvolvimento da placa aterosclerótica, a camada íntima aumenta em volume e a média se torna mais fina nos quadrantes de acúmulo de placa; como resultado da expansão assimétrica da parede do vaso durante o remodelamento vascular e por causa da menor penetração na parede do vaso, pode-se não mais identificar a camada média na TCO, nem detectar, nesse tipo de modalidade de imagem, o remodelamento geométrico coronariano, muito menos aferir a carga de placa.[35]

Cada componente da placa aterosclerótica pode ser diferenciado pela TCO por meio de suas propriedades de polarização da luz infravermelha: elevada refringência caracteriza tecido fibroso e colágeno e baixa refringência, cálcio.[36] Assim, as placas fibrosas, tipicamente ricas em colágeno, têm sinal homogêneo à TCO, com elevada refringência e alta intensidade de sinal e baixa atenuação. O cálcio é identificado como uma região bem

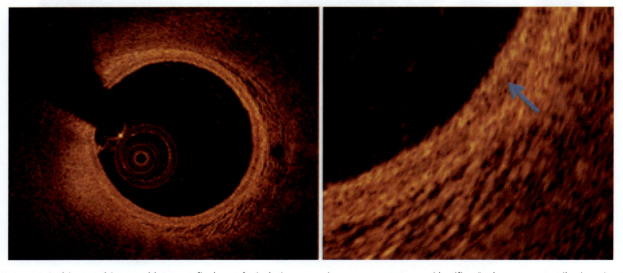

FIGURA 21.6 Artéria coronária normal à tomografia de coerência óptica coronariana, com aumento para identificação de seu aspecto trilaminar. A seta marca a camada média.

delimitada, de baixa refringência, baixa intensidade de sinal e heterogêneo à TCO. As placas de conteúdo lipídico têm limites mal definidos, geram sinal de baixa intensidade e elevada atenuação, com baixa refringência na porção que contém os lipídios; porém, a capa fibrosa que recobre essa placa lipídica e que está em contato com a luz do vaso tem elevada refringência e pode ser acuradamente aferida pela TCO (Figuras 21.7 e 21.8).

Até o momento, a TCO é o único método de imagem que permite a avaliação acurada da espessura da capa fibrosa *in vivo*.

Sua elevada resolução permite identificar o ateroma de capa fibrosa fina, considerado o mais importante substrato morfológico para uma placa de elevado risco de ruptura, caracterizando a placa vulnerável e definido pela TCO como a placa aterosclerótica que tenha ao menos dois quadrantes de conteúdo lipídico, com espessura da capa fibrosa inferior a 65 μm e sinais de atividade inflamatória,[35,37] sensibilidade de 90% e especificidade de 79% quando comparado à histopatologia.[38] A atividade inflamatória na capa fibrosa é definida pela presença de macrófagos na fina capa, identificados à TCO como pontos de elevada refringência confluentes ou distintos (Figura 21.9).

A TCO ainda permite, durante as intervenções, avaliar o ganho agudo do vaso, além da aposição das hastes do *stent*, dissecções nas bordas, prolapso de placa para o interior da luz do vaso e trauma na parede do vaso durante a intervenção. Sua resolução possibilita observar exatamente quais hastes do *stent* estão total ou parcialmente recobertas por neoíntima e detectar acidentes de placa aterosclerótica nas síndromes coronarianas agudas, com qualidade de imagem inigualável, inaugurando uma nova era na imagenologia intracoronariana *in vivo*.

5 CONCLUSÕES E PERSPECTIVAS FUTURAS

Os constantes avanços nos métodos complementares utilizados na sala de hemodinâmica e atrelados à clássica cinecoronariografia fazem parte hoje do dia a dia não só do intervencionista, como também do cardiologista clínico, e são ferramentas de importância fundamental no arsenal diagnóstico e terapêutico desse cenário. O conhecimento desses métodos e a familiaridade em sua utilização são extraordinários não só para a correta tomada de decisão, mas também para aumentar a eficácia do tratamento

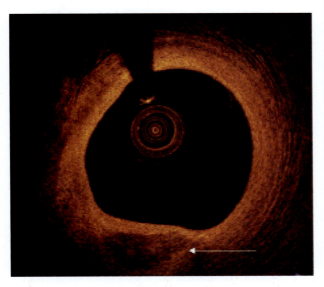

FIGURA 21.7 Placa calcificada (seta) à tomografia de coerência óptica

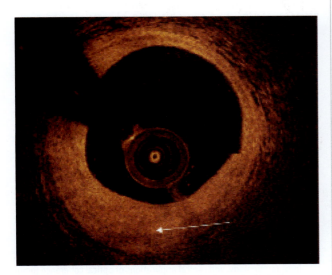

FIGURA 21.8 Placa fibrótica (seta) à tomografia de coerência óptica

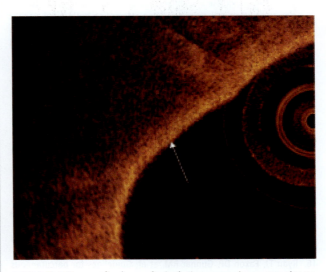

FIGURA 21.9 Tomografia de coerência óptica coronariana em maior aumento, demonstrando placa aterosclerótica com fina capa de fibroateroma (após sua aferição, a espessura dessa capa fibrosa é de 55 μm – seta).

e, principalmente, a segurança do paciente. O rápido desenvolvimento tecnológico e a ampla interação da área médica com a bioengenharia fazem dessa especialidade talvez uma das mais promissoras, em efusão dentro da cardiologia, visto sua ampla área de atuação, não somente no tratamento da doença aterosclerótica coronariana, mas, ainda, na correção dos defeitos cardíacos estruturais.

REFERÊNCIAS BIBLIOGRÁFICAS

1. Sones M, Shirley EK, Proudfi W. Cine Coronary Arteriography. Circulation 1958;959:770-774.
2. Sones M, Shirey EK. Cine Coronary Arteriography. Mod Conceps Cardiovasc Dis. 1962;96:75-77.
3. Alvarez-Tostado JA, Moise MA, Bena JF, et al. The Brachial artery: A critical access for endovascular procedures. J Vasc Surg 2009;49:378-85.
4. Seldinger SI. Catheter replacement of the needle in percutaneous arteriography: a new technique. Acta Radiol 1967;95:56-76.
5. Chandrasekar B, Doucet S, Bilodeau L. Complications of cardiac catheterization in the current era. Catheter Cardiovasc Interv 2000.5:90-95.
6. Farouque HM, Tremmel JA, Raissi S, et al. Risk factors for the development of retroperitoneal hematoma after percutaneous coronary intervention. J Am Coll Cardiol 2005;45:60-66.
7. Radner S. Thoracol Aortography by catheterization from the radial artery; preliminar reporto f a new technique. Acta Radiol 1948;94:91-99.
8. Eeckhout E, Serruys PW, Wijns W, Vahanian A, Sambeek M, De Palma R, Baumbach A, Naber CK. Percutaneous Interventional Cardiovascular Medicine. The PCI-EAPCI Textbook. Europa Organization 2012. Part I; 1.4:1-33.
9. Caputo RP, Tremmel JA, Rao S, Gilchrist IC, Pyne C, et al. Transradial arterial access for coronary and peripheral procedures:Executive summary by the transradial committee of the SCAI. Catheter Cardiovasc Interv 2011;78(6):823-39.
10. Tizon-Marcos H, Barbeau GR. Incidence of compartimental syndrome of the arm in a large series of transradial approach for coronary procedures. J Interv Cardiol 2008;21(5):380-4.
11. Guedes A, Dangoisse V, Gabriel L, Jamart J, et al. Low rate of conversion to transfemoral approach when attempting both radial arteries for coronary angiography and percutaneous coronary intervention: a study of 1.826 consecutive procedures. J Invasive Cardiol 2010;22(9);391-7.
12. Lozner EC, Johson LW, Johson S, Krone R, et al. Coronary Arteriography: a report of the Registry of the Society for Cardiac Angiography and Interventions. An analysis of deaths related to coronary arteriography. Cathet Cardiovasc Diagn 1989;17(1):5-10.
13. Genereux P, Palmerini T, Caixeta A, Cristea E, et al. SYNTAX score reproducibility and variability between interventional cardiologists, core laboratory technicians and quantitative coronary measurements. Circ Cardiovasc Interv 2011;4(6):553-61.
14. De Bruyne B, Pijls NH, Kalesan B, et al. Fractional flow reserve-guided PCI versus medical therapy in stable coronary disease – FAME 2 Trial Investigators. N Engl J Med 2012;367(11):991-1001.
15. Sirnes PA, Myreng Y, Molstad P, Golf S. Reproducibility of quantitative coronary analysis; assessment of variability due to frame selection, diferente observers and diferente cinefilmless laboratories. Int J Card Imaging 1996;12(3):197-203.
16. Ryan TJ, Faxon DP, Gunnar RM, et al. Guidelines for percutaneous transluminal coronary angioplasty; a report of the ACC/AHA Task Force on Assessment of Diagnostic and Therapeutic Cardiovascular Procedures. J Am Coll Cardiol 1988;12:529-545.
17. Mehram R, Dangas G, Abizaid AS, Mintz GS, Lansky AJ, et al. Angiographic patterns of in-stent reestenosis: classification and implications for long-term outcome. Circulation 1999;100(18):1872-8.
18. Medina A, Suarez de Lezo J, Pan M. A new classification of coronary bifurcation lesions. Rev Esp Cardiol 2006;59(2);183.
19. Rentrop KP, Cohen M, Blanke H, Phillips RA. Changes in collateral channel filling immediately after controlled coronary artery occlusion by an angioplasty balloon in human subjects. J Am Coll Cardiol 1985;5(3):587-92.
20. Barone-Rochette G, Leclere M, Calizzano A, Vautrin E, Céline GC, Broisat A, Ghezzi C, Baguet JP, Machecourt J, Vanzetto G, Fagret D.. Stress thallium-201/rest technetium-99m sequential dual-isotope high-speed myocardial perfusion imaging validation versus invasive coronary angiography. J Nucl CArdiol 2014 nov 8. Epub ahead of print.
21. Esteves FP, Travin MI. The Role of Nuclear Cardiology in the Diagnosis and Risk Stratification of Women With Ischemic Heart Disease. Semin Nucl Med 2014;44(6):423-438.
22. De Abreu M, Mariani JA, Silberstein A, Guridi C, Hecht G, Gagliardi JA, Doval HC, Tajer CD. Analysis of the invasive strategy decision in patients with acute coronary syndrome without ST-segment elevation in a real-world setting. Am J Cardiol 2014;113(12):1956-61.
23. Bradley SM, Maynard C, Bryson CL. Appropriateness of percutaneous coronary interventions in Washington State. Circ Cardiovasc Qual Outcomes 2012;5(4):445-53.
24. Koo BK. The present and future of fractional flow reserve. Circ J 2014;78(5):1048-54.
25. De Bruyne B, Pijls NH, Barbato E, Bartunek J, et al. Intracoronary and intravenous adenosine 5'-triphosphate, adenosine, papaverine, and contrast medium to assess fracional flow reserve in humans. Circulation 2003;107(14): 1877-83.
26. Pijls NH, De Bruyne B, Peels K, et al. Measurement of fracional flow reserve to assess the funcional severity of coronary-artery stenosis. N Engl J Med 1996;334(26):1703-8.
27. Orvin K, Bental T, Eisen A, Vaknin-Assa H, Assali A, Lev El, Brosh D, Kornowski R.. Fractional flow reserve application in everyday practice: adherence to clinical recommendations Cardiovasc Diagn Ther 2013;3(3):137-45.
28. Garcia-Garcia H, Costa MA, Serruys. Imaging of coronary atherosclerosis: intravascular ultrasound. Eur Heart J 2010;31(20);2456-69.
29. Groves EM, Seto AH, Kern MJ. Invasive testing for coronary artery disease: FFR, IVUS, OCT, NIRS. Cardiol Clin 2014;32(3):405-17.
30. Mariani J Jr, Guedes C, Soares P, Zalc S, Campos CM, Lopes AC, Spadaro AG, Perin MA, Filho AE, Takimura CK, Ribeiro E, Kalil-Filho R, Edelman ER, Serruys PW, Lemos PA. Intravascular Ultrasound Guidance to Minimize the Use of Iodine Contrast in Percutaneous Coronary Intervention: The MOZART Randomized Controlled Trial. JACC Cardiovasc Interv 2014 oct 7. Epub ahead of print.
31. Kato K, Yasutake M, Yonetsu T, Kim SJ, Xing L, Kratlian CM, Takano M, Mizuno K, Jang IK. Intracoronary imaging modalities for vulnerable plaques. J Nippon Med Sch 2011;78(6):340-51.
32. Nair A, Kuban BD, Tuzcu EM, et al. Coronary plaque classification with intravascular ultrasound radiofrequency data analysis. Circulation 2002;106(17):2200-6.
33. Glagov S, Weisenberg E, Zarins CK, et al. Compensatory enlargement of human atherosclerotic coronary arteries. N Engl Med 1986; 316:1371-5.
34. Bezerra HG, Costa MA, Guagliumi G, et al. Intracoronary Optical Coherence Tomography: A comprehensive Review. JACC Interv 2009;2(11):1035-46.
35. Prati F, Regar E, Mintz GS, et al. Expert review document on methodology, terminology, and clinical applications of optical coherence tomography: physical principles, methodology of image aquisition, and

clinical application for assessment of coronary arteries and atherosclerosis. Eur Heart J 2010;31:401-415.

36. Terashima M, Kaneda H, Suzuki T. The role of Optical Coherence Tomography in coronary intervention. Korean J Intern Med 2012;27:1-12.

37. Hao H, Fujii K, Shibuya M, Imanaka T, Kawakami R, Hatakeyama K, Asada Y, Masuyama T, Hirota S. Different findings in a calcified nodule between histology and intravascular imaging such as intravascular ultrasound, optical coherence tomography, and coronary angioscopy. JACC Cardiovasc Interv 2014;7(8):937-8.

38. Kume T, Okura H, Yamada R, et al. Frequency and spatial distribution of thi-cap fibroatheroma assessed by 3-vessel intravascular ultrasound and optical coehence tomography: an ex-vivo validation and in inicial in vivo feasibility study. Circ J 2009;73(6):1086-91.

SEÇÃO 4

CARDIOLOGIA PREVENTIVA

Coordenadora
VIVIANE ZORZANELLI ROCHA

PATOGÊNESE DA ATEROTROMBOSE

22

Viviane Zorzanelli Rocha
Matthew Tomey
Peter Libby
Valentin Fuster
Jason Kovacic

1. Introdução
   1.1 Significado epidemiológico da aterosclerose
   1.2 O conceito de inflamação na aterogênese
2. Passos iniciais na aterogênese
   2.1 Disfunção endotelial
   2.2 Acumulação de lipídios e recrutamento de leucócitos
   2.3 Formação de camadas de gordura: o papel dos macrófagos
      2.3.1 Células esponjosas
      2.3.2 A ativação de receptores de reconhecimento padrão (RRP)
      2.3.3 Heterogeneidade dos macrófagos
3. Progressão do ateroma
   3.1 Linfócitos T e imunidade adaptativa
   3.2 Células T reguladoras e citocinas anti-inflamatórias
   3.3 Potenciais antígenos na aterosclerose
   3.4 Linfócitos B
   3.5 Células dendríticas
   3.6 Mastócitos
   3.7 Células musculares lisas e a matriz extracelular
   3.8 Sumário do desenvolvimento e progressão do ateroma
4. Complicações agudas da placa aterosclerótica
   4.1 Ruptura de placa
   4.2 Erosão da placa
   4.3 Nódulo calcificado
   4.4 Hemorragia intraplaca
   4.5 Fatores que governam a suscetibilidade da placa à ruptura e à trombose
      4.5.1 A espessura da capa fibrosa
      4.5.2 Carga nuclear lipídica
      4.5.3 Macrófagos
      4.5.4 Estenose, carga da placa e remodelagem positiva
      4.5.5 Calcificação puntiforme
      4.5.6 Tensão de cisalhamento
      4.5.7 Mecanismos de desencadeamento
   4.6 Trombose arterial
5. Do banco para a cabeceira: tradução da descoberta científica para a clínica
   5.1 Comorbidades e aterosclerose
   5.2 A previsão de risco por marcadores biológicos laboratoriais
   5.3 Imagem
   5.4 Novas terapias
6. Conclusão e perspectivas
7. Referências bibliográficas

1 INTRODUÇÃO

1.1 SIGNIFICADO EPIDEMIOLÓGICO DA ATEROSCLEROSE

Na primeira metade do século XX, as doenças cardiovasculares já foram estabelecidas como a primeira causa de morte na maior parte dos países industrializados. De fato, a doença coronári isquêmica e acidente vascular cerebral (AVC), as duas maiores causas de morte em 1990, continuaram sendo as duas principais causas de morte em 2010, e aumentaram em 26 a 35% no mesmo período.[1,2] O grande peso das doenças cardiovasculares pelo mundo levou a intensos esforços em pesquisas sobre os fatores de risco e a patogênese da aterotrombose, que representa a base fisiopatológica das lesões arteriais que caracterizam as doenças isquêmicas cardiovasculares.

Mais recentemente, o entendimento progressivo da gênese e da progressão da aterosclerose, combinado com uma diminuição na prevalência de certos fatores de risco e melhorias no tratamento da doença coronariana vascular, resultou em uma diminuição significante na mortalidade por doença cardiovascular nos Estados Unidos.[3] Apesar de todo o progresso, a relevância global da doença aterotrombótica cardiovascular permanece extremamente alta.[4]

1.2 O CONCEITO DE INFLAMAÇÃO NA ATEROGÊNESE

Há muito tempo sabe-se que a aterogênese é ligada à acumulação de colesterol na parede arterial. Nas últimas décadas do século XX, entretanto, evidências científicas que foram se somando têm, gradualmente, demonstrado que a deposição de partículas de lipídeos na parede arterial é somente o ponto de ignição da aterosclerose, do qual uma cascata complexa de fenômenos inflamatórios culmina na formação, progressão e, geralmente, complicações nas lesões ateroscleróticas vasculares.[5-8] Dessa maneira, em vez de uma perspectiva tradicional de uma causa única e acumulação passiva de lipídeos, o conceito contemporâneo de aterosclerose a descreve como uma condição inflamatória multifatorial e dinâmica com apresentação altamente variável e imprevisível, indo de oclusão arterial trombótica repentina a uma lesão passiva ou até em regressão. O presente capítulo revisa a biologia da aterotrombose e vários outros aspectos inflamatórios e contributários durante sua evolução.

2 PASSOS INICIAIS NA ATEROGÊNESE

2.1 DISFUNÇÃO ENDOTELIAL

A aterosclerose é epidemiologicamente associada aos chamados fatores de risco cardiovasculares. Um fator de risco pode consistir em um comportamento adquirido, como tabagismo ou um traço genético, como hipercolesterolemia familiar. Porém, a maior parte dos fatores de risco resulta de uma combinação entre fatores genéticos e componentes ambientais[9] e, desse modo, podem ser modificados em graus variados.

Fatores de risco tradicionais, classicamente, incluem tabagismo, dislipidemia, hipertensão e diabetes melito. Apesar da possibilidade de haver uma redução nos eventos cardiovasculares com a mudança nesses fatores de risco, eles não contam para a totalidade de eventos cardiovasculares na população.[10,11] Essa observação levou ao estudo de novos fatores de risco aterotrombóticos, que podem contribuir para maior compreensão da fisiopatologia da aterosclerose.

Os vários fatores de risco podem contribuir com a formação de ateroma e suas complicações, por meio de mecanismos distintos, porém, a maioria deles pode induzir uma disfunção do endotélio, o primeiro passo da aterogênese.[12,13] A disfunção endotelial consiste em uma biodisponibilidade reduzida dos vasodilatadores, particularmente do óxido nítrico (NO), em associação a aumento de fatores de contração derivados do endotélio. Esse desequilíbrio prejudica a vasodilatação dependente do endotélio, que constitui a representação funcional da sua disfunção. Em adição a vasodilatação prejudicada, um endotélio disfuncional normalmente compreende um estado pró-inflamatório, pró-adesivo, proliferativo e pró-coagulante, facilitando o recrutamento de células circulatórias inflamatórias e passos subsequentes da aterotrombose.[13]

Apesar de ser uma doença sistêmica, a aterosclerose tem uma natureza focal, preferencialmente envolvendo bifurcações vasculares. Essas regiões, frequentemente, apresentam baixa tensão de cisalhamento e mudanças direcionais de fluxo, tipicamente ausentes nas áreas vasculares poupadas da aterosclerose.[14] Esse achado, observado não somente em modelos animais como também em humanos, levou a estudos sobre a relevância do fluxo laminar como um fator ateroprotetor.[15] De fato, comparado com as áreas de baixa oscilação na tensão de cisalhamento, as regiões de fluxo laminar exibem uma expressão aumentada de genes vasoprotetores.[15] Contrariamente, o fenótipo aterogênico endotelial no contexto de baixa oscilação na tensão de cisalhamento na parede vascular inclui a ativação e recrutamento de monócitos, e aumento da oxidação, da vasoconstrição, da apoptose, do estímulo ao crescimento de elementos vasculares e da ativação de plaquetas.[14]

2.2 ACÚMULO DE LIPÍDEOS E RECRUTAMENTO DE LEUCÓCITOS

Estudos conduzidos em animais e humanos evidenciaram acumulação de lipídeos na íntima arterial, como um passo precoce de aterogênese. De fato, estudos com animais têm mostrado que após uma infusão intravenosa de lipoproteínas de baixa densidade (LDL), há um significante acúmulo de partículas de LDL no sistema arterial.[16]

Uma vez na íntima, as partículas de LDL são reconhecidas mais facilmente e internalizadas pelas células após modificação. Estudos do fim dos anos 1970 demonstraram que partículas de LDL nativas não são internalizadas quando incubadas com os monócitos *in vitro*,[17] sugerindo que uma modificação química em suas estruturas, provavelmente, ocorre para facilitar suas incorporações pelas células. Mais tarde, a oxidação veio a ser apreciada como um importante mecanismo de modificação biológica de LDL *in vivo*.[18]

As partículas de LDL na íntima arterial são mais suscetíveis a oxidação e outras mudanças químicas quando estão sujeitas a proteoglicanos locais, o que pode reter essas partículas, estendendo sua permanência na íntima.[19,20] Múltiplos estudos demonstram o envolvimento de proteoglicanos na aterogênese. Um exemplo representativo desse grupo, o versicam, é um importante componente da matriz viscoelástica vascular e pode se tornar um forte retentor de lipoproteínas na matriz extracelular quando modificado pelos fatores de crescimento e citocinas.

Em paralelo com o acúmulo de partículas de LDL na íntima, um endotélio disfuncional também facilita a acumulação de células inflamatórias circulantes. Enquanto a célula normal endotelial resiste à interação adesiva com leucócitos, o endotélio disfuncional, geralmente, apresenta uma superfície pró-adesiva e por meio da expressão das moléculas de adesão (Figura 22.1). De fato, a iniciação de uma dieta aterogênica em animais experimentais induz a expressão de moléculas de adesão, particularmente a molécula de adesão celular vascular 1 (VCAM-1), na superfície de células endoteliais.[21] Forças hemodinâmicas alteradas sobre a superfície arterial também levam à expressão de moléculas de adesão, como a selectina da célula endotelial (E-selectina), VCAM-1 e molécula de adesão intracelular (ICAM-1) na superfície endotelial.[22,23] Estudos envolvendo camundongos geneticamente modificados têm reforçado a relevância de moléculas de adesão de leucócitos na aterogênese. A deficiência de E-selectina e de selectina de plaquetas (P-selectina) reduziu significativamente a carga aterosclerótica em camundongos deficientes em apolipoproteínas E, suscetíveis à aterosclerose ($ApoE^{-/-}$).[24] Outra cepa de camundongos suscetíveis à aterosclerose, o camundongo deficiente em receptores de LDL ($LDLR^{-/-}$) também exibe um grau de gravidade de aterosclerose reduzido quando expressa uma forma truncada e disfuncional de VCAM-1.[25]

O recrutamento de leucócitos envolve três passos principais: rolamento, adesão firme e migração. No primeiro, há um contato frágil entre os leucócitos e as células endoteliais mediado por selectinas. O passo seguinte envolve forte interação entre células endoteliais e leucócitos mediada por elementos da família da imunoglobulina (ICAM-1 e VCAM-1) e integrinas, na superfície daquelas células, respectivamente. Após firme adesão ao endotélio, os leucócitos podem migrar para a região subendotelial sob a influência de citocinas com propriedades quimiotáticas, as chamadas quimiocinas.

Vários tipos de células, incluindo as endoteliais, as musculares lisas e macrófagos, podem secretar quimiocinas. A proteína quimiotática de monócitos tipo 1 (MCP-1) é uma quimiocina representativa do processo aterosclerótico. Apesar de seu nome, pode mediar o trânsito de monócitos e também células T. A deficiência em MCP-1 e de seu receptor na superfície dos leucócitos, CCR2, resulta em uma redução significativa de aterosclerose em roedores.[26,27] Apesar da importância do sistema quimiotático de MCP-1/CCR2, estudos sugerem o envolvimento de outras combinações de ligantes e receptores no tráfego de monócitos na aterogênese. De maneira importante, dados recentes também sugerem que subpopulações distintas de monócitos são diferentemente recrutadas para o ateroma, dependendo de seus arsenais de receptores, incluindo CCR2, CX3CR1 e CCR5.[28]

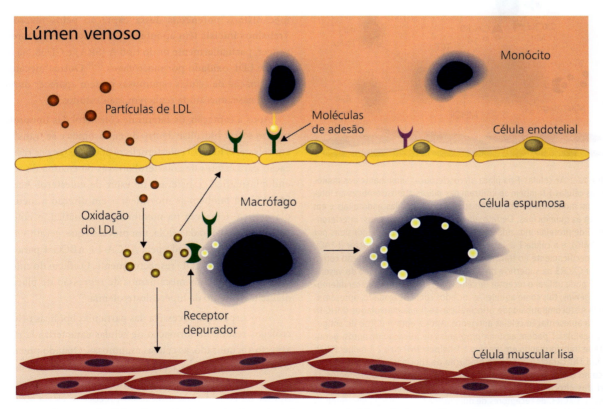

FIGURA 22.1 Disfunção endotelial e a formação de camadas de gordura. Na presença de fatores de risco cardiovasculares, como alto colesterol plasmático, a disfunção endotelial acontece, com expressão aumentada das moléculas de adesão. Partículas de LDL do plasma acumulam-se dentro da íntima vascular, onde podem sofrer oxidação. Partículas de LDL oxidado podem ativar mais células endoteliais e também modulam funções das células musculares lisas. Macrófagos locais captam partículas de LDL oxidado via receptores scavenger transformando-se em células esponjosas. Com a acumulação de células esponjosas, o espaço subendotelial torna-se um foco aterogênico embrionário, conhecido como uma estria/camada gordurosa. Adaptado da Rocha VZ e Libby P.[306]

Um trio de quimiocinas, interferon-γ (IFN-γ) de proteína induzida por 10 (IP-10), de monocinas induzida por IFN-γ (MIG), e a célula T α-interferon induzido a um quimioatrator (I-TAC), atua especificamente no tráfego de células T por meio da interação com o seu receptor de CXCR3 na superfície de células T (Figura 22.2). A expressão aumentada de CXCR3 e seus ligantes ocorrem em uma vasta gama de doenças infecciosas e inflamatórias, incluindo a aterosclerose.[29] Camundongos $ApoE^{-/-}$ com a eliminação tanto de CXCR3 ou IP-10 tem significantemente menos aterosclerose que tem os camundongos de controle $ApoE^{-/-}$.[30,31] Além disso, o tratamento com CXCR3 antagônico também diminui a carga de placa e a acumulação de células T efetoras e macrófagos em lesões ateroscleróticas.[32] Para obesidade induzida por dieta, outra condição inflamatória, CXCR3 também regula o acúmulo de célula T no tecido adiposo, como demonstrado com camundongos obesos deficientes em CXCR3.[33]

2.3 FORMAÇÃO DA ESTRIA GORDUROSA: O PAPEL DOS MACRÓFAGOS

2.3.1 Células espumosas

Uma vez na parede vascular após o processo de migração, os monócitos podem se diferenciar em macrófagos. Estudos *in vitro* demonstram que o fator estimulante de colôniade macrófago (M-CSF), presente nas placas, pode induzir a expressão de receptores scavenger e promover a proliferação de monócitos. A produção local de M-CSF durante a aterogênese pode contribuir para a sobrevida e proliferação de macrófagos ou ativar funções específicas dos macrófagos.[34] Macrófagos diferenciados são capazes de incorporar lipoproteínas modificadas acumuladas na íntima (Figura 22.1). Vários estudos têm abordado mecanismos potenciais dessa captação pelos macrófagos. Trabalhos iniciais têm apontado a atuação de receptores scavenger, particularmente os do tipo A (SRA) e CD36, na captação de LDL oxidado por macrófagos.[35,36] Outros mecanismos da formação de células espumosas podem aparecer durante a aterogênese, mas ainda requerem mais estudos.[36]

Após a captação, os ésteres de colesterol das lipoproteínas podem sofrer hidrólise dentro de endosomos e se transformar em colesterol livre. O colesterol livre pode passar por reesterificação para ésteres de colesterol através da enzima do retículo endoplasmático transferase de ester de colesterol Acil-CoA (ACAT) ou também se movimentar em direção à membrana plasmática. Uma vez na membrana plasmática, o colesterol pode ser removido da célula, um processo que, geralmente, envolve transporte mediado pela ABCA-1 e ABCG-1 para a apolipoproteína A1 e HDL, respectivamente. O efluxo do colesterol é um dos principais mecanismos de regressão de placa, mediante tratamento da hipercolesterolemia.[36]

A incorporação excessiva das partículas lipídicas pelos macrófagos resulta na formação de células caracterizada por um aspecto vacuolizado, as células espumosas. Quando preenchido com células espumosas, o espaço subendotelial se torna um foco precoce de aterogênese, conhecida como estria gordurosa. Apesar de considerada uma lesão precoce, a estria gordurosa apresenta uma trajetória imprevisível. Por um lado, pode permanecer quiescente por anos ou décadas ou, até mesmo, regredir; por outro, a estria gordurosa tem o potencial para continuar se desenvolvendo. Macrófagos lesionais têm um papel importante nessa progressão.

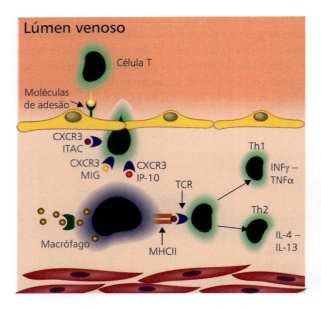

FIGURA 22.2 As células T na placa aterosclerótica. Semelhante aos monócitos, as células T também se infiltram nas placas ateroscleróticas ao interagir com moléculas de adesão na superfície de células endoteliais e em resposta às quimiocinas. De fato, um grupo de quemoquinas, interferon-γ(IFN-γ) de proteína induzida por 10 (IP-10), de monocinas induzidas por IFN-γ (MIG), e a célula T α-interferon induzida ao quimioatractor (I-TAC), atua especificamente no trânsito da célula T por meio da interação com o receptor CXCR3 na superfície das células T. Uma vez na parede do vaso, a célula T pode utilizar o receptor de células T (TCR) para reconhecer diferentes antigênios, tais como aqueles associados com LDL oxidado, apresentada pela histocompatibilidade principal classe II nos macrófagos (MHC II) ou outra apresentação células antigenos. Após a apresentação de antígenos, as células T podem assumir programas de ativação distintos, geralmente se transformando em um tipo 1 T-helper (Th1) ou a 2 T-helper (Th2). O grupo Th1 caracteriza-se pela produção de citocinas pró-inflamatórias, tais como o interferon-γ, considerado um mediador pró-aterogênico. O papel das citocinas Th2 em aterogênese ainda merece mais estudos. Legenda: CXCR3, de receptores de quimiocina CXC-3; IFN-γ, interferon-γ; IL-4, interleucina 4; IL-13, interleucina 13; IP-10, proteína de interferon-γ indutível 10; ITAC, células T-interferon-γ indutível γ quimioatractor; MHCII, complexo principal de histocompatibilidade classe II; MiG, monocina induzível por interferon-γ; TCR, receptor de células T; TH1, tipo 1 células T-helper; TH2, tipo 2 células T-helper; TNF, factor de necrose tumoral. Adaptado da Rocha VZ e Libby P.[306]

2.3.2 A ativação de Receptores de Reconhecimento Padrão (RRP)*

Muitos tipos de RRP podem participar do processo aterosclerótico, incluindo membros da família de receptores tipo Toll (TLR). Expressados em macrófagos, os TLR podem reconhecer antígenos de micro-organismos e partículas com um padrão molecular similar. As TLR são capazes de iniciar respostas inflamatórias, induzindo um programa de ativação de células dos antígenos reconhecidos. No momento da ligação de TLR, há a ativação de MyD88, um adaptador de proteína para a maior parte dos TLR, culminando na ativação subsequente de um fator nuclear κB (NF-κB) via de sinalização intracelular. A via NF-κB orquestra a secreção de vários mediadores inflamatórios implicados na aterogênese.[37] Estudos abordando o papel dos membros da família de TLR na aterogênese usando camundongos de gene segmentado têm rendido resultados complexos, com alguns revelando TLR pró-aterogênica (TLR2 e TLR4) e outros ateroprotetores (TLR3, TLR7 e TLR9).[37-39]

2.3.3 Heterogeneidade dos macrófagos

Estudos recentes têm acentuado a heterogeneidade de monócitos na aterogênese. Em camundongos, os monócitos são quase igualmente distribuídos entre monócitos Ly-6C$_{high}$.[40] Populações distintas de monócitos são caracterizadas pela expressão diferencial de receptores quimiotáticos e propriedades migratórias. De fato, o subconjunto de monócitos Ly-6C$_{high}$ usa receptores como CCR2, mas também CCR5 e CX$_3$CR1, para invadir as placas.[28] Os monócitos Ly-6C$_{high}$ aderem mais avidamente à superfície de endotélio ativado, infiltram lesões ateroscleróticas com maior eficiência e, preferencialmente, acumulam-se na placa. Inversamente, os monócitos Ly-6C$_{high}$ infiltram as lesões com menos frequência e, e muitas vezes, desempenham funções distintas como a patrulha vascular.[41] O sangue humano também contém populações distintas de monócitos que podem ser caracterizadas com base na expressão de CD14 e CD16, enquanto os monócitos CD16$^+$CD14^{dim} são, provavelmente, os correspondentes aos monócitos Ly-6C$_{low}$.[41,42]

As funções assumidas pelos macrófagos na acumulação de tecido têm sido outro foco de atenção. In vitro, os macrófagos podem ser gerados por precursores da medula óssea por meio de vários estímulos. Os macrófagos estimulados com interferon-γ (IFN-γ) (um produto de células T do padrão TH1, como será discutido adiante) ou lipossacarídeos (LPS), são referidos como macrófagos M1, ou "macrófagos classicamente ativados".[42,43] Na outra extremidade do espectro de macrófagos, estão os macrófagos M2, ou macrófagos "alternativamente ativados", que podem ser gerados na presença da interleucina (IL)-4 e IL-13 (produtos de células T do tipo TH2), entre outros mediadores. De modo geral, macrófagos M1 contribuem para uma resposta inflamatória melhor e mais sustentada por meio da secreção de várias citocinas pró-inflamatórias e produzem ROS e oxido nítrico como agentes antimicrobiais. Os macrófagos M2 neutralizam os macrófagos M1 e, desse modo, são envolvidos na solução de inflamações e reparo do tecido.[42,43] Mais estudos in vitro levaram a uma expressão dessa classificação com subgrupos adicionais somados à divisão tradicional M1-M2. In vivo, macrófagos de tecido são mais propensos em um contínuo entre os polos M1 e M2. Em lesões ateroscleróticas, monócitos do subtipo Ly-6C$_{high}$ podem estimular o crescimento de macrófagos M1, preferencialmente.[44]

Novas evidências também sugerem que, em adição ao recrutamento de monócitos e diferenciação, a proliferação de macrófagos lesionais também pode acontecer.[45] Então, enquanto os monócitos naturalmente crescem pela proliferação de células-tronco hematopoiéticas na medula óssea e no baço, achados recentes sugerem a proliferação local na placa aterosclerótica atuando como principal agente na acumulação de macrófagos lesionais.[45]

Interessantemente, a morte de macrófagos na placa pode ter um papel na aterotrombose. Vários processos podem resultar na morte de macrófagos no ateroma, como estresse oxidativo, privação do fator de crescimento e a ativação de receptores de morte. Quando macrófagos apoptóticos não passam pela fagocitose (eferocitose), uma necrose de placa acontece.[36,37] Desse modo, corpos apoptóticos e detritos acumulam-se na lesão, levando à formação de um núcleo necrótico. Quanto maior o núcleo necrótico, mais alta a suscetibilidade de uma placa se romper e sofrer complicações trombóticas.

Todas essas observações opõem a teoria anterior de que todos os macrófagos são iguais na placa. De fato, as pesquisas têm sustentado, de forma vigorosa, a heterogeneidade dessas células em relação a marcadores da superfície, propriedades migratórias e funções no processo aterosclerótico. Entender os comportamentos distintos dessas populações de macrófagos e identificar os subgrupos mais afetados na inflamação da placa e progressão da aterosclerose podem ter futuras aplicações terapêuticas.

3 PROGRESSÃO DO ATEROMA

3.1 LINFÓCITOS T E IMUNIDADE ADAPTATIVA

Em adição aos macrófagos, os linfócitos T também se acumulam em lesões ateroscleróticas. Na ateromata humana, as células T, normalmente, têm um fenótipo com efeito de memória e sinais de ativação. Enquanto a proporção é CD8$^+$, a maior parte das células T na placa aterosclerótica é CD4$^+$.[22,37] Quando estimuladas por macrófagos ou células com antígenos, as células T conseguem orquestrar o segundo estágio da resposta imunológica no ateroma, uma resposta mais lenta e definida, conhecida como resposta adaptativa ou resposta dependente de antígenos. Esse processo envolve a apresentação de um antígeno por macrófagos ou células dendríticas (considerando-se os antígenos profissionais das células [APC]), para as células T. O antígeno mais

---
* PPR – *Pattern-Recognition Receptors*, do original em Inglês.

suscetível à maior histocompatibilidade de classe II complexa (MHCII) na superfície da APC é reconhecido pela célula T receptora (TCR) na superfície da célula T (Figura 22.2). No momento dessa interação entre células, a célula T pode ser ativada e assumir programas distintos de ativação, como um ajudante T1 (Th1) e ajudante T2 (Th2), cada qual com evolução de placa de influências diferenciadas[6,46] (Figura 22.2). A predominância de citocinas Th1 sobre Th2 nas placas ateroscleróticas de humanos e camundongos apoia a importância da potência de Th1 na imunidade adaptativa em aterogênese, caracterizada pelos mediadores anti-inflamatórios e danos locais nos tecidos.[6,46,47] O interferon-γ (IFN-γ), reconhecido como protótipo de citocina Th1, que induz uma ativação de macrófagos e, desse modo, a produção de proteases, fatores vasoativos, incluindo óxido nítrico (NO) e também mediadores pró-inflamatórios, como TNF-α.[48,49] Adicionalmente, o IFN-γ também é capaz de inibir a proliferação de células endoteliais e de músculos lisos bem como a produção de colágeno[50-52] e, dessa maneira, podem contribuir para a vulnerabilidade da placa aterosclerótica. Em estudos com animais, a deficiência em IFN-γ e em receptores de IFN-γ está associada com redução na carga da placa, apoiando ainda mais o reconhecimento de IFN-γ como uma importante molécula pró-aterogênica.[53] O IFN-γ também parece ter um papel importante na cadeia inflamatória de tecido adiposo em casos de obesidade, um fator de risco conhecido para doença aterosclerótica.[54]

As citocinas Th2 IL-4 e IL-13 induzem a ativação alternativa em macrófagos e podem mitigar a inflamação.[48] IL-4 e IL-13 também podem antagonizar muitos efeitos de IFN-γ, minimizando o surto respiratório de macrófagos e várias outras ações pró-inflamatórias. Apesar de sua atuação na resolução da inflamação, IL-4 e IL-13 parecer consistentemente menos anti-inflamatórias do que a da interleucina-10 (IL-10), seu papel exato na aterogênese permanece desconhecido. Enquanto alguns estudos encontraram um papel protetor para o IL-4, outros demonstraram uma carga aterosclerótica diminuída na falta dessa citocina.[55,56]

As células Th17 representam um subgrupo de célula distinta CD4+ diferente de Th1, Th2 e células Treg, e são a maior fonte de IL-17 A, uma citocina pró-inflamatória recentemente identificada. A IL-17A é capaz de induzir TNF-α, IL-1β e a produção de MCP-1, além da expressão das moléculas de adesão. Experimentos com roedores demonstraram que a inibição de IL-17 A atenuaram muito a área de lesão aterosclerótica, estenose máxima e vulnerabilidade de placa.[57] Outro estudo investigou o papel sinalizador do receptor de IL-17 na aterosclerose de camundongos transplantados suscetíveis à aterosclerose com medula óssea deficiente em IL-17R. Após receber uma dieta do tipo ocidental, esses camundongos apresentaram uma redução de 46% no tamanho da lesão aterosclerótica.[58] Entretanto, nem todos os estudos concordaram a respeito do papel aterogênico do IL-17. Pesquisas têm demonstrado que a perda de sinalizadores de supressores de citocinas 3 (SOCS3) em células T aumenta a produção de IL-17 e IL-10, estimula um fenótipo de macrófago anti-inflamatório e reduz a aterosclerose em dependentes de IL-17.[59] Desse modo, os dados disponíveis ainda são contraditórios nos efeitos de IL-17 e conclusões definitivas aguardam mais estudos.

3.2 CÉLULAS T REGULADORAS E CITOCINAS ANTI-INFLAMATÓRIAS

Apesar da relevância de citocinas pró-inflamatórias na aterogênese, as placas ateroscleróticas, frequentemente, apresentam citocinas com propriedades antagônicas e, desse modo, funções anti-inflamatórias e ateroprotetoras. IL-10 e TGF-β constituem membros representativos desse grupo. De fato, vários estudos têm demonstrado uma carga aterosclerótica aumentada no momento da deficiência ou inibição de IL-10 e TGF-β em camundongos.[60,61] As células chamadas regulatórias T (Treg) constituem uma fonte principal dessas citocinas anti-inflamatórias e são capazes de suprimir as células efetoras e neutralizar a inflamação na aterosclerose. As células Treg mais bem caracterizadas são as que expressam CD4+CD25+ que maturam no timo. As células Treg, especificamente, expressam FoxP3, um fator de transcrição da família de cabeça tridente, que tem papel principal na atividade supressora. Apesar de as células Treg serem geradas durante o desenvolvimento do timo, elas podem também ser induzidas perifericamente durante respostas imunes.

Vários estudos têm demonstrado a presença de células Treg em ateromata humana e de murinos.[62] Pesquisas extensivas também têm abordado o papel de células Treg na aterogênese usando diferentes estratégias, incluindo o esgotamento dessas células por métodos genéticos ou mediados por anticorpos, e o enriquecimento de células Treg no desenvolvimento da aterosclerose.[63,64] Outros estudos têm colaborado ainda mais na teoria do papel ateroprotetor das células Treg, mostrando que estratégias associadas ao número reduzido ou funções supressoras dessas células exacerbaram a aterosclerose.[65]

São vários os mecanismos potenciais por trás da atividade ateroprotetora das células Treg. Quando ativadas, estas são capazes de suprimir as células efetoras T por meio da produção de IL-10 e TGF-β e de mecanismos dependentes de contato.[62] Por exemplo, o esgotamento de células Treg de camundongos com a eliminação de sinais TGF-β nas células T não teve nenhum impacto na carga aterosclerótica, sugerindo um papel crucial nessa citocina anti-inflamatória na função ateroprotetora das células Treg.[64] Dados recentes usando um modelo de camundongo quimérico identificaram outro possível mecanismo para o efeito ateroprotetor das células Treg. Nesse estudo, o esgotamento de células Treg piorou significativamente o perfil do lipídeo aterogênico pela depuração reduzida de grandes partículas de lipoproteínas.[66] Esses achados assinalam a operação de uma rede envolvendo mecanismos de imunidade e perturbações metabólicas na gênese e progressão da aterosclerose.

3.3 POTENCIAIS ANTÍGENOS NA ATEROSCLEROSE

As respostas imunoadaptativas, também conhecidas como respostas dependentes de antígenos, envolvem o estímulo por um antígeno. Dados de humanos e animais têm sugerido que autoantígenos e antígenos externos são potencialmente comprometidos na imunidade adaptativa da aterosclerose. A detecção de micróbios, tanto patogêneses virais como bacterianas, nas placas tem sugerido que suas participações como principais desencadeadores de uma resposta local imunológica e, portanto, de aterosclerose. Estudos seroepidemiológicos têm reforçado a hipótese de um papel potencial para certos tipos de vírus e bactérias na fisiopatologia da doença aterosclerótica. O citomegalovírus e a *Chlamydia pneumoniae* ainda figuram como potenciais candidatos a antígenos. Entretanto, testes clínicos com base no uso de antibióticos em pacientes que tiveram infarto agudo miocárdico (IAM) associado com altos níveis de *Chlamydia pneumoniae* apresentaram resultados negativos.[67,68]

Dados em clones de células T de placas humanas revelaram o reconhecimento de oxLDL[69] e proteína de choque térmico (HSP)-60, como membros da família de HSP, da família de agentes relacionados com o estresse.[70] Como mencionado previamente, as partículas de LDE no espaço subendotelial podem passar por oxidação ou outras modificações, levando-as a se tornarem mais imunogênicas. Estudos em humanos e animais têm identificado anticorpos circulantes capazes de reconhecer epítopos relacionados com a oxidação nas partículas de LDL. Em camundongos hipercolesterolêmicos, a transferência de linfócitos T reativos a LDL aumentaram a aterosclerose,[71] e a vacinação contra oxLDL atenuou a doença.[22,72]

As proteínas de choque térmico (HSP) também representam antígenos potenciais envolvidos na patogênese da aterosclerose. Essas proteínas funcionam como acompanhantes, permitindo as células se adaptarem às mudanças de ambiente e sobreviver em cenários de outra maneira adversos. HSP tem um papel protetor na homeostase das paredes venosas, mas eles também podem participar em respostas imunes ateroscleróticas. Um alto nível de sequência homóloga entre HSP de mamíferos e de micróbios pode levar à reatividade cruzada contra HSP em células vasculares estressadas.[73,74] Vários estudos encontraram uma associação positiva entre níveis de anticorpos anti-HSP60 e a prevalência da aterosclerose em humanos. Em camundongos suscetíveis à aterosclerose, a injeção de anticorpos anti-HSP60/65 purificados do sérum de pacientes com doença arterial coronária agravou à aterosclerose. Estudos da tolerância da mucosa contra HSP60 tem demonstrado uma carga aterosclerótica reduzida em camundongos. Além disso, a administração oral de um peptídeo HSP60 aa253-268 para camundongos suscetíveis à aterosclerose também resultou na diminuição do tamanho das placas. De acordo com esses e outros estudos, a vacinação com HSP60 ou com peptídeos HSP60 seletivos podem ser uma abordagem terapêutica promissora para o gerenciamento da doença aterosclerótica.[74]

Apesar disso, ainda há controvérsia quanto à capacidade de HSP60 de desencadear respostas imunológicas inatas e adaptáveis. Como um acompanhante molecular, o HSP60 tem a habilidade de ligar moléculas proteicas e não-proteicas, incluindo lipossacarídeos; e há estudos sugerindo que apresentações cruzadas de antígeno e funções de citocina demonstradas *in vitro* resultam de uma ligação entre aquelas moléculas de HSP, e não do HSP em si.[75]

3.4 LINFÓCITOS B

Em contraste com o papel patogênico de células T pró-inflamatórias, estudos têm sugerido um papel ateroprotetor para linfócitos B. A esplenectomia aumenta a carga aterosclerótica em modelos de roedores e transferem os linfócitos B do baço para os camundongos esplenectomizados, conferindo ateroproteção.[76] Entretanto, subgrupos distintos de células B podem afetar a aterosclerose diferentemente. A transferência adotiva de linfócitos B convencionais B2, mas não de linfócitos B B1 para camundongos *ApoE*[-/-] com deficiência em linfócitos ou células B, agravou a aterosclerose, sugerindo um papel pró-aterogênico.[77] Estudos com animais também têm sugerido um papel ateroprotetor de anticorpos para oxLDL. De fato, vários estudos com camundongos e coelhos envolvendo a imunização com oxLDL encontraram uma correlação positiva entre os concentrados de anticorpos para oxLDL e a magnitude da proteção contra a aterosclerose. Em humanos, porém, os estudos apresentaram resultados conflitantes dos efeitos de anticorpos para oxLDL na aterosclerose.

3.5 CÉLULAS DENDRÍTICAS

Células dendríticas representam as únicas que contém antígenos que "profissionalmente" ativam e diferenciam células CD4+ efetoras de simples células T precursoras. As células dendríticas, normalmente, habitam a maior parte dos tecidos, incluindo a íntima e a adventícia de veias de camundongos e de humanos, funcionando como "guardas" de insultos locais. Essas células também estão presentes em placas ateroscleróticas de modelos animais e humano.[78] Similares aos macrófagos, células dendríticas são capazes de internalizar o oxLDL e torná-los células espumosas, possivelmente contribuindo para um processo de imunização precoce de aterogênese. Dados recentes têm demonstrado que camundongos suscetíveis à aterosclerose que passam pelo esgotamento de células dendríticas da íntima exibem uma redução dramática da placa da área lipídica da íntima e formação de célula espumosa.[78,79] Dadas suas funções pivotais na supervisão de tecidos, as células dendríticas podem migrar também para nódulos de drenagem linfática do tecido, onde podem apresentar antígenos a células T simples, induzindo a ativação da tolerância de células T, dependendo do contexto. Se houver a diferenciação de antígenos específicos de células T pelas células dendríticas em órgãos linfoides secundários, as células T podem entrar em tecidos periféricos, como veias ateroscleróticas, onde podem contribuir para a resposta imunológica adaptável da aterosclerose.[80]

3.6 MASTÓCITOS

Os mastócitos funcionam, primariamente, como sentinelas imunes às múltiplas partes do corpo. Em adição, à habilidade de induzir hipersensibilidade tipo 1, mediada por IgE, por meio da liberação de histamina, os mastócitos produzem uma vasta gama de mediadores potentes e têm outros importantes papéis.[81] Apesar de os estudos sugerirem que o envolvimento de mastócitos na patogênese, na aterosclerose, há mais de 50 anos, o reconhecimento de sua relevância na doença aumentou somente na última década. Presentes na íntima e adventícia de artérias humanas normais, os mastócitos são mais numerosos e ativados nas áreas de ruptura de placa. Podem ser ativados por vários estímulos, com partículas modificadas de lipídeos e fatores inflamatórios. Inúmeros produtos dos mastócitos podem mediar a aterogênese, como a histamina, as citocinas e proteinases, entre outros. Enquanto a histamina pode alterar o tom vascular, o tom dos mastócitos, citocinas derivadas dos mastócitos, incluindo o TFN-α, pode secretar proteinases, como quimase e triptase, que podem ativar a matriz de metaloproteinases, importantes atores no processo de ruptura de placas.

A deficiência genética dos mastócitos em camundongos suscetíveis à aterosclerose reduziu a carga de aterosclerose, e a transferência dessas células dos animais de controle reconstituiu a aterosclerose. Curiosamente, a transferência de mastócitos deficientes em IL-6 ou em IFN-γ não produziu os mesmos resultados, sugerindo um papel importante dessas citocinas como mediadores dos mastócitos na aterogênese.[83] Em outro estudo, a ativação-alvo de mastócitos perivasculares em placas aumentou fenômenos adversos locais, incluindo hemorragia intraplaca e apoptose de macrófagos, as quais foram prevenidas por meio de tratamento com cromolina, um estabilizador de mastócitos.[84]

3.7 CÉLULAS MUSCULARES LISAS E A MATRIZ EXTRACELULAR

Enquanto eventos de aterogênese precoce são marcados pela ativação endotelial e acumulação de macrófagos e linfócitos na íntima vascular, a progressão subsequente do ateroma é caracterizada pelo envolvimento de células vasculares de músculos lisos (SMC). Vários estudos têm indicado que as SMC da íntima são significantemente diferentes de seus homólogos no meio vascular. Em contraste com as SMC mediais, as SMC da íntima expressam níveis mais baixos de proteínas relacionados com funções contráteis, apresentam maior capacidade de produzir matrizes extracelulares, proteases e citocinas e têm um índice proliferativo mais alto.[85] Curiosamente, estudos *in vitro* têm demonstrado que, em resposta a vários estímulos aterogênicos, como lipídeos, espécies reativas a oxigênio, tensão de cisalhamento e mediadores inflamatórios, as SMC de ratos e camundongos podem assumir um estado fenotípico distinto, intercalando perfis predominante contráteis e sintéticos. A mudança fenotípica tem impacto na habilidade das SMC em desempenharem várias atividades. Além de terem uma maior capacidade de produzir colágeno, as SMC que exibem um perfil sintético podem migrar, proliferar e captar lipídeos mais eficientemente do que seus homólogos contráteis.[86] A plasticidade das SMC vasculares é crucial para a resolução de insultos vasculares. Se houver danos, as SMC vasculares passam por desdiferenciação, assumindo seu perfil sintético para facilitar a reparação local. Quando o insulto se resolve, as células reassumem seus fenótipos contráteis. O rompimento dessa mudança fisiológica de SMC vasculares por inúmeros fatores contribui para o desenvolvimento de condições vasculares mórbidas, incluindo a aterosclerose e a reestenose pós-angioplastia.[86]

SMC vasculares também podem incitar o aumento de células espumosas na lesão aterosclerótica. As SMC derivadas em humanos, ratos e coelhos podem expressar a captação de receptores, como receptor de LDL, CD36 e tipos I e II de receptores limpadores. A presença de estímulos aterogênicos, incluindo citocinas (IL-1β, TNF-α e fatores estimulantes de colônia de macrófagos [MCSF]), aumenta a expressão de alguns desses receptores, elevando a formação de células espumosas.[85] SMC vasculares ativadas podem também expressar moléculas de adesão, incluindo VCAM-1, ICAM-1 e fractalcina (CX3CL1), sugerindo habilidades de interagir com leucócitos para promover sua retenção e sobrevivência.[85] O efeito pró-sobrevivência (ou antiapoptótico) das SMC em monócitos e macrófagos provavelmente contribui para a acumulação dessas células inflamatórias na placa e, desse modo, para a progressão do ateroma e suas sequelas.[85]

As SMC também são capazes de produzir uma variedade de citocinas, incluindo fator de crescimento derivado de plaquetas (PDGF), fatores inibitórios de macrófagos (MIF), TGFβ, IFN-γ, MCP-1 e RANTES,[87] mas a característica principal do papel das SMC é a produção extracelular da matriz.[85] De fato, apesar de outras células locais também poderem contribuir, as SMC são as maiores produtoras da matriz extracelular. A matriz extracelular da parede vascular contém colágeno e elastina em sua maior parte. Essas macromoléculas desempenham funções importantes para a homeostase das veias, como a contribuição para a força e resiliência da parede vascular, provendo substratos adesivos e sinais de sobrevivência para as células.[88] Enquanto os tecidos saudáveis exibem uma regulação saudável da produção de uma matriz extracelular, as condições patológicas como a aterosclerose são caracterizadas pela remodelação alterada da matriz extracelular, que pode contribuir o tráfego local de leucócitos, a migração de células musculares lisas para a íntima e, por fim, uma ruptura da lesão aterosclerótica.[88]

Os níveis estáveis das moléculas de matriz extracelular dependem de ambos seus níveis de síntese e catabolismo. Vários estudos têm demonstrado colagenase, gelatinase e elastase aumentadas nas lesões ateroscleróticas. As colagenases intersticiais, na maior parte, pertencem à família da matriz de metaloproteinases (MMP) e têm a habilidade de iniciar a degradação do colágeno.[89] Estudos têm demonstrado uma expressão aumentada em vários tipos diferentes de MMP em macrófagos localizados no núcleo de lipídeos próximos à capa fibrosa e em macrófagos e SMC localizados nos ombros de placas avançadas, regiões vulneráveis à ruptura.[88,90] Placas ateroscleróticas podem exibir também uma expressão aumentada de formas ativas de gelatinases MMP-2 e MMP-9, e elastase potentes, como as catepsinas S e K.[89,91]

Pesquisas extensas têm apoiado o conceito de que a inflamação no ateroma pode influenciar tanto a taxa de síntese da matriz quanto a taxa de sua separação, alterando criticamente a composição de sua capa fibrosa e, desse modo, sua resistência à ruptura.[92] Os mecanismos de complicações agudas da placa aterosclerótica serão discutidos mais adiante, neste capítulo.

3.8 SUMÁRIO DO DESENVOLVIMENTO E PROGRESSÃO DO ATEROMA

Placas ateroscleróticas podem ser altamente heterogêneas em humanos, entre indivíduos e, também, no mesmo indivíduo. A morfologia e a composição da placa representam determinantes críticos desse destino e de complicações potenciais associadas com eventos isquêmicos. Diferentes grupos têm proposto classificações morfológicas para lesões com grande base em dados de autópsias e de estudos clínicos angiográficos.[93-95] Virmani e colaboradores revisaram o esquema de classificação da Associação Americana do Coração (AHA) depois de suas análises de lesões em pacientes que tiveram uma morte coronária repentina. Essa classificação de lesões ateroscleróticas depende muito do estado da capa fibrosa, incluindo as seguintes categorias: xantoma inicial (ou estria gordurosa), espessamento íntimo, espessamento íntimo patológico, ateroma da placa fibrosa, ateroma da placa fibrosa fina, nódulo calcificado e placa fibrocalcificada.[95]

4 COMPLICAÇÕES AGUDAS DA PLACA ATEROSCLERÓTICA

Enquanto o desenvolvimento da placa aterosclerótica é entendido como gradual, ocorrendo durante o curso de anos a décadas, sua progressão pode ser marcada por complicações agudas, incluindo hemorragia intraplaca e trombose arterial. Enquanto a ruptura da placa aterosclerótica pode acontecer em maior parte das artérias de tamanho médio a grande, o impacto desse processo é mais dramático na circulação coronária. Quando acompanhados por isquemia miocárdica aguda com ou sem infarto, esses eventos se manifestam clinicamente como síndrome coronariana aguda (SCA – do original em inglês ACS). Na falta de isquemia miocárdica aguda, complicações na placa podem, no entanto, ser subclínicas, contribuindo para a progressão silenciosa da placa e desenvolvimento de uma angina de peito estável. Um esquema representativo dessa progressão é apresentado na Figura 22.3.

Um crescente corpo de evidência coletado de observação *post-mortem*, biologia molecular e celular e em imagens *in vivo*[92,96-98] fundamenta o nosso entendimento em desenvolvimento da patologia, da patogênese e das implicações clínicas dessas complicações agudas na placa. Nesta seção, primeiramente reveremos as patologias da placa instável, incluindo ruptura da placa, erosão da placa, nódulos calcificados e hemorragia intraplaca. Voltaremos, então, nossa atenção aos itens que caracterizam placas "vulneráveis" a alto risco de eventos trombóticos e os processos que, acredita-se, governar essa vulnerabilidade. Finalmente, discutiremos as implicações de trombose coronariana para síndrome coronariana aguda e a progressão de placa.

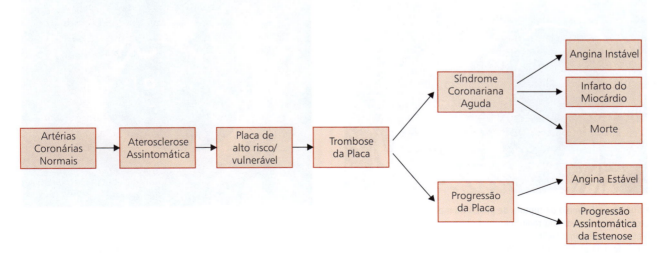

FIGURA 22.3 Esquema retratando a progressão da aterosclerose coronariana desde sua origem até os eventos clínicos. Adaptado com permissão de Schaar e colaboradores.[106]

4.1 RUPTURA DE PLACA

Na SCA a morfologia da placa que, na maioria das vezes, acompanha a trombose coronária é a ruptura de placa. A predominância da ruptura de placa foi demonstrada pela primeira vez por autópsia[99-101] e confirmada em múltiplos estudos. Em uma série agrupada de 1.847 casos fatais de trombo coronariano, manifestos como IAM ou parada cardíaca repentina, 1.345 (73%) exibiram ruptura de placa oculta no exame *post-mortem*.[97] A ruptura da placa foi particularmente comum em homens (76%), adultos com mais de 60 anos (70%) e pacientes na Ásia (81%).[97]

Estudos recentes utilizando imagens intravasculares têm confirmado a importância da ruptura da placa, em pacientes vivendo com SCA. Observações *in vivo* da ruptura da placa foram realizadas inicialmente com ultrassonografia intravascular (IVUS).[102,103] Estudos mais recentes têm aplicado OCT (OCT), na sigla em inglês para esse fim, confirmando a predominância da ruptura da placa em pacientes vivos com SCA. A OCT é particularmente útil na identificação da ruptura de placa por sua alta resolução axial, o que permite medição e exame mais precisos da capa fibrosa. Em um estudo inicial da viabilidade de 30 pacientes do Japão com IAM, a OCT demonstrou ruptura da placa em 73% dos casos.[104] Em uma série multisseriada subsequente de 126 pacientes levados ao laboratório de cateterização para SCA, a pré-intervenção com OCT revelou ruptura da placa como a morfologia pela lesão culpada em 43,7% dos pacientes.[105] Combinando esses achados com maiores proporções notadas em estudos *post-mortem*, é importante que a prevalência na ruptura da placa possa variar com a gravidade da doença apresentada. Nesse estudo multisseriado de OCT, a frequência de ruptura da placa foi substancialmente maior entre pacientes que apresentavam infarto do miocárdio com elevação no segmento ST (STEMI), no qual a ruptura da placa definida por OCT contabilizava 70,9% dos eventos.[105]

Patologicamente, a ruptura da placa é definida por um defeito estrutural na capa fibrosa, colocando o núcleo necrótico e lipídico do ateroma em continuidade direta com o lúmen arterial.[106] Acredita-se que a criação de uma interface entre o núcleo necrótico e o sangue provoca a trombose por expor os conteúdos trombogênicos do núcleo, incluindo o fator de tecido e colágeno até fatores de coagulação circulante e plaquetas. Um exemplo da ruptura da placa como visto histopatologicamente é mostrado na Figura 22.4. Por meio da OCT, a ruptura da placa é identificada, de modo similar, por um defeito na capa fibrosa.[107] Os conteúdos da placa rompida frequentemente aparecem como uma cavidade pelo escorrimento dos conteúdos do núcleo necrótico pela descarga de solução durante a aquisição de imagem. Uma imagem representativa de OCT de ruptura da placa é apresentada na Figura 22.5.

4.2 EROSÃO DA PLACA

A segunda morfologia mais comum, observada em trombose coronariana é a erosão da placa. A erosão da placa tem sido documentada em 23 a 44% dos pacientes com SCA, dependendo da seleção do caso, com uma prevalência aumentada entre adultos jovens e mulheres.[104,105,108] Entre as mulheres na menopausa, a erosão da placa tem sido associada ao tabagismo.[109] Ao contrário da ruptura da placa, a erosão da placa é definida patologicamente pela falta de um defeito estrutural ou fenda na capa fibrosa.[106]

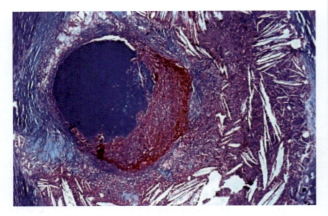

FIGURA 22.4 Exemplo de ruptura de placas num paciente com IAM. Esta seção transversal de um ramo marginal obtuso, mostrado com corante Masson em alta ampliação, descreve um trombo não oclusivo (vermelho) cobrindo uma placa de ruptura. A inspeção da placa revela inflamação e um defeito real na capa fibrosa. Reproduzido com permissão de Schaar e colaboradores.[106]

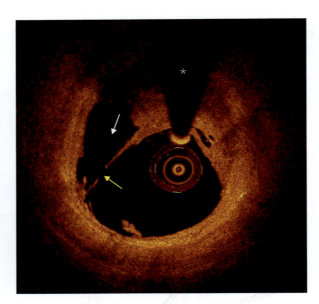

FIGURA 22.5 Placa coronariana rompida visualizada por OCT. A ruptura da placa é definida nesta imagem por um defeito claro na capa fibrosa (seta amarela), que liga a luz arterial com o núcleo de placa (seta branca). A barra de escala representa 500 μm. Reproduzido com permissão de Tearney e colaboradores.[107]

Enquanto placas rompidas têm frequentemente um núcleo necrótico rico em lipídeos, isso é menos comum para placas erodidas, as quais, normalmente, têm um núcleo rico em células musculares lisas.[97,108] Um exemplo de erosão da placa como visto histopatologicamente é apresentado na Figura 22.6.

Nenhuma modalidade de imagem vascular até agora permitiu uma visualização direta e confiável do endotélio disfuncional ou perdido na presumida consolidação da placa erodida *in vivo*, com base no reconhecimento do trombo luminal com uma capa fibrosa intacta. Esse par de achados foi recentemente aplicado como um novo critério de OCT para definir a erosão da placa.[105] Sob essa definição, a erosão da placa foi provável em casos com uma capa fibrosa intacta e um trombo ausente, mas uma superfície de placa irregular; ou trombo, mas sem a visualização da placa oculta e sem lipídeo ou cálcio adjacente à lesão. Um exemplo de erosão da placa de acordo com esses critérios de OCT é demonstrado na Figura 22.7. Utilizando esse sistema de classificação, entre 126 pacientes com SCA, 31% foram identificados por OCT como detentores de erosão da placa. Em comparação àqueles com ruptura de placa, pacientes com erosão da placa eram mais jovens (idade média 53,8 ± 13,1 × 60,6 ± 11,5 anos, p = 0,019) e, mais frequentemente, apresentavam não STEMI em vez de STEMI.[105]

4.3 NÓDULO CALCIFICADO

O terceiro achado patológico mais comum no local de trombose coronariana é uma placa com nódulo calcificado. Em uma série de autópsias de 241 casos de morte coronariana repentina, a placa responsável tinha nódulo em seis dos 125 casos (5%) associados ao trombo coronariano agudo.[95] Placas com nódulos calcificados têm sido associadas a idades mais avançadas pelas autópsias,[95] a IVUS de lesões não responsáveis,[110] e OCT de lesões culpadas em SCA.[105] Patologicamente, essa entidade tem sido descrita como uma placa altamente calcificada com perda focal ou disfunção do endotélio no local do nódulo calcificado que se projeta dentro do lúmen arterial.[106] Em contraste com as placas fibrocalcificadas mais comuns, que não são suscetíveis à trombose, placas com nódulos calcificados exibem cálcio "eruptivo" com afinamento da capa fibrosa, predispostos à trombose.[95]

Placas com nódulos calcificados são facilmente discriminadas pela IVUS. Em uma comparação entre nódulos calcificados e calcificação não nodular pela análise de 856 ultrassons intravasculares corregistrados e fatias patológicas de 29 artérias coronárias, nódulos calcificados foram distinguidos por uma superfície luminal convexa, de formato convexo no lado luminal do cálcio, superfície luminal irregular e uma borda do cálcio principal irregular.[111] Um exemplo de histologia e IVUS de uma placa com nódulo calcificado é apresentado na Figura 22.8.

De acordo com isso, os critérios têm sido desenvolvidos para identificar placas com nódulos calcificados, por meio de OCT. Em um estudo recente de OCT, um nódulo calcificado foi definido por uma capa fibrosa interrompida sobre uma placa calcificada, caracterizada por um cálcio nodular protuberante, trombo anexo, cálcio superficial e/ou cálcio substancial próximos ou distais da lesão.[105] Nessa série particular de pacientes com SCA, 10 (8%) de 126 lesões responsáveis foram adjudicadas como nódulos calcificados por OCT. Um exemplo de placa com nódulo calcificado por OCT pode ser visto na Figura 22.9.

4.4 HEMORRAGIA INTRAPLACA

O termo "hemorragia intraplaca" descreve a presença de um número significativo de eritrócitos na placa, com quantidades variáveis de plaquetas e fibrinas acompanhantes. A presença de hemorragia nas placas tem sido um achado comum e reconhecido há muito tempo em estudos patológicos de pacientes com eventos coronários fatais.[101,102]

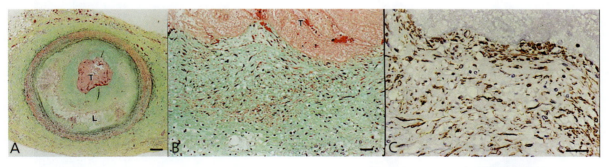

FIGURA 22.6 Erosão da placa em um paciente com parada cardíaca súbita. A artéria coronária descendente anterior agudamente trombótica (T) é mostrada em baixa potência. Uma placa concêntrica está presente com um núcleo lipídico de profundidade (L), que não se comunica com o lúmen. B, superfície da placa luminal/trombo é vista em alta potência. A superfície luminal é focalmente erodida e carece de células endoteliais, e a placa superficial é altamente celular. O trombo (T) consiste predominantemente de plaquetas, e a superfície luminal da placa é celular e rica em proteoglicanos (cor verde por coloração Movat). Em C, coloração imuno-histoquímica de actina para a actina da célula muscular lisa identifica as células na superfície luminal em contacto com o trombo, como células do músculo liso. (A: Movat pentachrome, × 15; B: pentachrome Movat, × 150; e C: actina de músculo antiliso, × 300 barras de escala:.. A, 375 mm; B, 120 m; e C, de 120 mm) Reproduzido com permissão da Farb e colaboradores.[108]

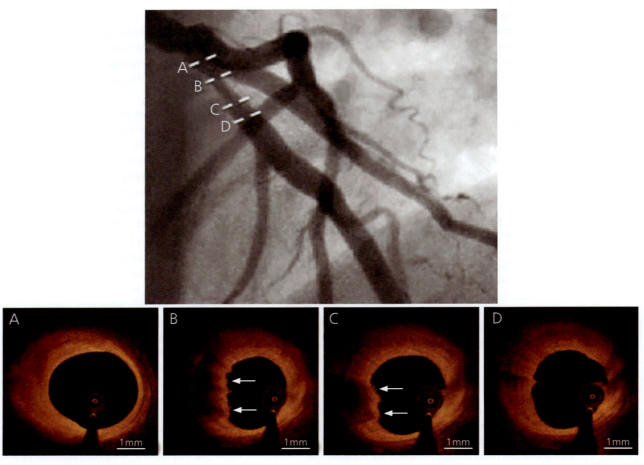

FIGURA 22.7 Erosão da placa visualizada por OCT. Imagem angiográfica mostrando uma estenose moderada na artéria coronariana descendente anterior proximal. A série de imagens OCT transversais de proximais para distais da lesão culpada indica que nenhuma ruptura foi detectada. Imagens transversais indicam placa fibrosa (região de sinal de alta homogeneidade) proximal (A) e distal (D) para trombo. OCT-erosão é identificado como uma superfície irregular, com lúmen trombo mural ligado (setas) que recobre uma placa fibrosa (B e C). Reproduzido com permissão de Jia e colaboradores.[105]

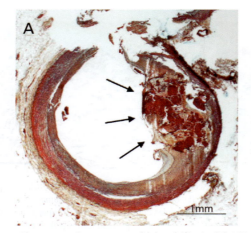
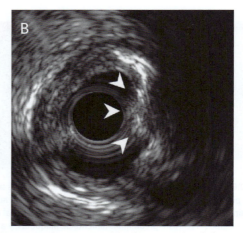

FIGURA 22.8 Placa coronariana com um nódulo calcificado. (A) A histopatologia com Movat mancha pentacromática ilustra grande calcificação, irregular com protrusão da fibrina (vermelho) para o lúmen através de uma capa fibrosa rompida (setas pretas). Ultrassonografia intravascular (B) corregisto mostra um convexo, superfície irregular luminal. Reproduzido com permissão de Lee e colaboradores.[111]

Patogênese da Aterotrombose

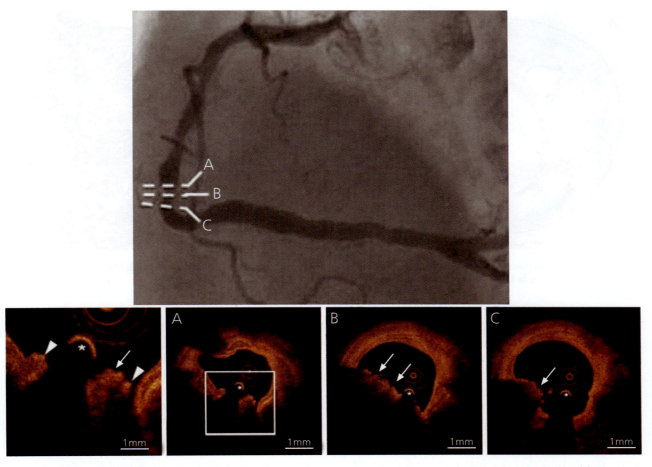

FIGURA 22.9 Nódulo calcificado visualizado por OCT. Angiografia coronariana demonstrando uma lesão complexa na artéria coronária distal direita. A OCT demonstra um nódulo calcificado identificado como uma calcificação nodular (A-C) saliente para o lúmen através de uma capa fibrosa interrompida (cabeças das setas) sobrejacente calcificação superficial com trombo vermelho (setas) ligado ao local interrompido. Reproduzido com permissão de Jia e colaboradores.[105]

A hemorragia intraplaca pode resultar de um ou dois processos distintos. A fissura da placa, ligada à ruptura de placa, refere-se a um rasgo na capa fibrosa permitindo a passagem de sangue do lúmen arterial para dentro da íntima, produzindo uma trombose intraintimal composta por eritrócitos, plaquetas e fibrina.[97,101] A placa hemorrágica pura, em comparação, ocorre independentemente da interrupção de uma capa fibrosa sobreposta, sobressaindo da neovascularização íntima.[113] Essas microveias são, em geral, imaturas e permeáveis e acredita-se que estas resultam de hipóxia do tecido.[113,114] As seções cruzadas patológicas de uma placa com hemorragia intraplaca são demonstradas na Figura 22.10.

A ocorrência da hemorragia intraplaca tem sido associada, em particular, à ruptura da placa e a placas suscetíveis à ruptura. Em uma série de autópsias de 100 pacientes selecionados aleatoriamente, com morte coronária repentina, uma média de cinco hemorragias intraplaca foram observadas em casos de trombose coronária, secundarias a ruptura da placa.[115] A hemorragia intraplaca foi significativamente menos comum em casos de estenose coronária sem trombose aguda (2,8 por paciente) e casos de trombose coronária secundaria a erosão da placa (0,6 por paciente).[115]

Para explicar essa associação, a hemorragia intraplaca na autópsia pode ser interpretada como consequência da ruptura da placa e seu resultado ou como uma causa. Na literatura específica, tem sido crescentemente explorada a recente hipótese de que a hemorragia intraplaca e, em particular, hemorragia de placa pura, possa contribuir com a progressão da placa aterosclerótica. Esse conceito é apoiado pela observação de que a hemorragia intraplaca é mais comum em placas ateroscleróticas mais avançadas. Na série de autópsias mencionada anteriormente, a hemorragia intraplaca foi evidente em 6% das placas com espessamento íntimo patológico, 19% de fibroateromas com núcleos precoces, 53% de fibroateromas com núcleos tardios e 77% de fibroateromas com capa fina, frequentemente com áreas extensas de neovascularização.[115]

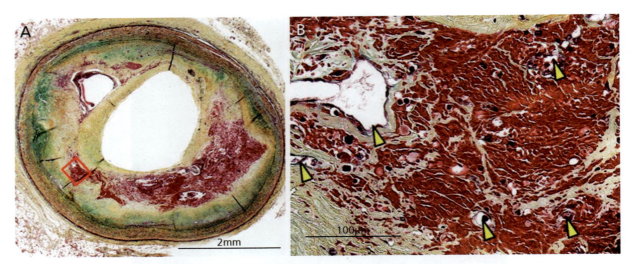

FIGURA 22.10 Placa coronariana com hemorragia intraplaca. Imagens de secções transversais são de baixo (A) e superior (B) ampliação. As setas indicam pequenos capilares dentro da área de hemorragia. Imagem reproduzida com permissão de Falk e colaboradores.[97]

Na falta de uma modalidade de imagem válida para estudar a hemorragia intraplaca coronariana *in vivo*, tem sido desafiador estabelecer diretamente um relacionamento temporal entre a hemorragia intraplaca e a progressão aterosclerótica de placa. Estudos prospectivos utilizando imagens de ultrassonografia e ressonância magnética das artérias carótidas, entretanto, têm evidenciado um papel para a hemorragia intraplaca na progressão de placa com a possível extrapolação da placa coronária.[116] Em um notável estudo de imagens em série de ressonância magnética de indivíduos com 50 a 79% de estenose da carótida, a taxa de progressão da placa foi significativamente mais alta após o desenvolvimento de hemorragia intraplaca, sugerindo uma alteração na história natural da placa.[117]

Vários mecanismos podem ser implicados na neovascularização e na hemorragia intraplaca para a progressão da placa. A neovasculatura vazante de lesões ateroscleróticas avançadas é permeável, não só por eritrócitos, como também macrófagos, facilitando a inflamação da placa. Quando a quebra das membranas das células de eritrócitos na placa libera o colesterol livre, a fagocitose desse colesterol pelos macrófagos na placa pode contribuir diretamente para o desenvolvimento de células espumosas e crescimento de um núcleo lipídico.[115]

A lise de eritrócitos também libera hemoglobina livre, um potente oxidante e fonte de espécies reagentes ao oxigênio. Entretanto, apesar de bastante ferro heme, em estudos patológicos, locais de hemorragia intraplaca tendem a não exibir marcadores de lesões oxidantes por ácidos desóxido ribonucleicos ou proteínas.[116] Investigações recentes têm ajudado a explicar esse aparente paradoxo, demonstrando de que complexos de hemoglobina: haptoglobina induzem a um fenótipo de macrófagos únicos na placa no momento da captação por meio do receptor CD163.[118] Esses macrófagos, então, estimulados pela hemoglobina, exibem uma regulação decrescente para receptores depuradores, resistindo a formação de células espumosas; regulação crescente de ferroportina, facilitando a exportação de ferro celular; e a ativação de receptores-alfa X do fígado e transportadores cassete de trifosfato de adenosina, envolvidos no transporte reverso de colesterol de macrófagos.[118] Essa resposta à hemoglobina livre em locais de hemorragia intraplaca pode ser protetora. De modo contrário, defeitos na diferenciação de macrófagos estimulados por hemoglobina pode impactar adversamente a progressão da placa. Em um estudo de placas aórticas humanas, casos com um polimorfismo partícula da haptoglobina (Hp2-2) exibiram um aumento em epítopos de oxidação específicos, fosfolipídeos oxidados e morte dos macrófagos.[119] Em estudos epidemiológicos, o polimorfismo de Hp2-2 tem sido ligado a um aumento substancial no risco de uma doença coronariana cardíaca.[120]

4.5 FATORES QUE GOVERNAM A SUSCETIBILIDADE DA PLACA À RUPTURA E À TROMBOSE

Apesar de todos os dados anteriores, uma questão central e antiga permanece. Especificamente em um paciente com aterosclerose coronariana crônica, por que, quando e onde as complicações trombóticas agudas ocorrem? Uma ideia mais antiga que continua a influenciar a concepção popular e os paradigmas de tratamento hoje em dia, estabelecia que a maior parte dos trombos formados nos locais de placas associava-se à estenose de diâmetro luminal mais grave, causando oclusão coronária, infarto do miocárdio e morte cardíaca.[98] Quando essa noção foi desafiada pela surpreendente observação de que muitas das SCA apareciam de outras placas previamente não obstruídas,[121] a atenção se voltou para outras características da morfologia da placa e para a composição que determina a suscetibilidade à ruptura e à trombose.[122]

O atual arquétipo de placa suscetível à ruptura – o fibroateroma de capa fina (TCFA) – emergiu de observações patológicas com base nessa semelhança morfológica de placas rompidas. Uma série de autópsias[95] de vítimas de morte coronariana repentina identificou placas não responsáveis que, bem como placas rompidas, exibiram capas fibrosas finas, núcleos necróticos lipídicos e infiltração (*versus* a proliferação[45]) por macrófagos. Ao contrário de placas rompidas, esses TCFA não tinham trombo sobrejacente, nenhum defeito estrutural na capa fibrosa e um núcleo relativamente menos lipídico, menos macrófagos e uma menor carga de cálcio.[123]

4.5.1 A espessura da capa fibrosa

A espessura da capa fibrosa é a evidência discriminadora mais importante do tipo de placa,[124] com uma capa fibrosa fina constituindo a caraterística cardinal de uma placa suscetível à ruptura. Na autópsia, 95% de placas rompidas exibiram capas fibrosas < 65 μm em espessura, definindo o limite superior empírico de TCFA.[125]

As características de capas fibrosas finas e a morfologia de placas associadas observadas na autópsia oferecem conhecimento sobre sua patogênese e a base de suas fragilidades. As capas fibrosas de placas rompidas são relativamente desprovidas de células de músculo liso e colágeno e a placa em si exibe inflamação tipicamente com macrófagos e células espumosas aumentadas.[126] A ruptura frequentemente acontece na porção mais fina da placa e em placas excêntricas. E ela tende ser a região dos ombros onde a borda da placa encontra a parede arterial menos doente.[127] Nota-se, entretanto, em mais de 40% das placas, a ruptura acontece não no ombro, mas no centro da capa fibrosa.[103,128]

Permanece incerto o quão rápido as capas fibrosas se tornam mais finas e se esse processo é lentamente progressivo ou se é rápido e dinâmico. Os grandes colaboradores presumidos no afinamento da capa fibrosa incluem a perda de células musculares e a degradação da matriz e colágeno pelas enzimas proteolíticas liberadas pelos macrófagos infiltrados e células espumosas.[126]

Avanços recentes em imagens coronarianas e, em particular, em OCT5, têm permitido a avaliação *in vivo* da espessura da capa fibrosa. Das modalidades de imagem disponíveis na prática clínica, a OCT é superior para medidas da espessura da capa fibrosa em virtude da sua resolução axial (5 a 20 μm) e transversal (30 μm).[129] As medidas de OCT da espessura da capa fibrosa exibem boa compatibilidade com a espessura medida no exame histológico.[130] Apesar de outras ferramentas de imagem terem sido utilizadas para identificar placas propensas a ser TCFA, como a radiofrequência ou IVUS de frente e verso, e angiotomografia CT, a resolução axial mais pobre dessas modalidades, aproximadamente 200 μm para IVUS[131] e 400 μm para CT,[132] proíbe a medida direta da espessura de capa fibrosa.[133] Os achados utilizando essas outras modalidades associados com TCFA incluem a aparição do núcleo lipídico da placa "confinando" o lúmen coronariano em IVUS[134] e a baixa atenuação da placa com remodelagem positiva em CT.[135]

Estudos de imagem têm apoiado a importância da espessura da capa fibrosa como uma característica de placas rompidas e também como um fator de risco para eventos aterotrombóticos futuros. Em pacientes com SCA, a espessura da capa fibrosa é o determinante morfológico mais importante de TCFA não rompidos.[124,126,137] Placas não responsáveis que produzem eventos aterotrombóticos futuros também são mais suscetíveis a serem TCFA.[138]

A espessura da capa fibrosa não é suficiente, entretanto, para entender completamente a origem da SCA. Nem todas as rupturas TCFA e nem todas as placas rompidas levam à trombose coronariana e à obstrução luminal, particularmente no estabelecimento de terapia médica otimizada.[139] Outros fatores também contribuem para a suscetibilidade à ruptura da placa e para SCA clínica. Em estudos patológicos, o tamanho do núcleo necrótico e a extensão de infiltração de macrófagos emergem como discriminantes adicionais de placas TCFA rompidas e não rompidas e outros fibroateromas quando a espessura da capa fibrosa é desconsiderada.[124] Em estudos de OCT de pacientes apresentando SCA com múltiplas placas rompidas, maiores carga de placa e de gravidade da estenose distinguem placas rompidas responsáveis de placas rompidas não responsáveis.[136]

4.5.2 Carga nuclear lipídica

O núcleo necrótico lipídico é um componente necessário do TCFA que aparenta contribuir para o risco de ruptura da placa. Em *post-mortem*, as placas coronárias rompidas exibem maiores núcleos lipídicos (área de 2,2 a 4,4 mm^2 em séries publicadas) em comparação com TCFA não rompido (1,6 a 1,7 mm^2) e outros fibroateromas (1 a 1,2 mm^2). Evidências mais recentes de estudos de imagens coronarianas têm confirmado essa associação *in vivo* e elucidado ainda mais o papel da carga no núcleo lipídico como um profeta da ruptura da placa e SCA.

A IVUS de radiofrequência identifica TCFA como uma placa preenchendo dois critérios em três ou mais quadros: carga de placa de 40% ou maior e confluente do núcleo necrótico de 10% ou maior confinando o lúmen coronário.[142] Enquanto a IVUS providencia uma resolução insuficiente para medir diretamente a espessura da capa fibrosa, a análise espectral de IVUS de frente e verso é muito boa para identificar o núcleo necrótico, com uma exatidão preditiva excedendo 95% em análise *ex vivo*.[143] Três estudos recentes têm encontrado radiofrequência TCFA definida por IVUS, para um preditor de eventos cardíacos adversos subsequentes.[138,144,145]

A espectroscopia no infravermelho próximo (NIRS) discrimina biomateriais com base em diferenças na sua dispersão e absorção de luz infravermelha (comprimentos de onda, de 800 a 2.500 nm) com diferentes comprimentos de onda.[146] A NIRS identifica o poço lipídico com altos níveis de sensibilidade e especificidade.[147] Um sistema NIRS com base em cateter tem sido desenvolvido e validado contra os espécimes histológicos para estimar a extensão do conteúdo lipídico na placa coronariana, expressa como o índice de carga nuclear lipídica para um segmento arterial escolhido.[148] A NIRS é superior à IVUS pela discriminação de placas ricas em lipídeos e a combinação de duas técnicas é superior a cada uma isoladamente.[149] Se o índice de carga nuclear lipídica como definida pela NIRS prevê um futuro de eventos cardíacos adversos em humanos ou não, é o assunto de dois estudos atuais em história natural, PROSPECT II (NCT02171065) e o Estudo de Placa Rica em Lipídeo (NCT02133694). Evidências preliminares têm sugerido que isso pode, de fato, ser o caso.[150]

O poço lipídico também pode ser detectado utilizando-se OCT. Com ela, o núcleo lipídico aparece como uma região pobre em sinais, com limites mal definidos e rápida falha no sinal.[151] A falta de habilidade da luz em penetrar o núcleo lipídico proíbe o uso de OCT para medir sua profundidade e volume, e vários outros artefatos podem confundir ainda mais a identificação e quantificação do núcleo lipídico.[151] Reconhecendo-se essas limitações em um estudo OCT de pacientes com angina estável e SCA em que as tendências em direção a uma frequência aumentada de placas ricas em lipídeos em pacientes com SCA[152] têm achados paralelos obtidos utilizando-se outras modalidades.

A identificação não invasiva da placa de ateroma tem sido cumprida usando angiografia tomográfica coronariana computadorizada (CT). Esse exame identifica o núcleo lipídico como uma região da placa de baixa atenuação (menos de 30 unidades Hounsfield), normalmente em associação ao remodelamento positivo de veias.[153] Essas características têm sido apresentadas como preditivas de SCA futura. Em uma série de 1.059 pacientes passando por angiografia coronária CT, a presença concomitante de baixa atenuação da placa e remodelamento positivo foi associada a uma incidência de 22,2% de SCA em 27 meses de acompanhamento, comparada à de 3,7% em pacientes com uma característica ou outra, e 0,5% em pacientes sem nenhuma das características.[154] Os segmentos arteriais responsáveis pela SCA subsequente exibiram uma maior carga nuclear lipídica, refletida em um maior volume de baixa atenuação de placa e maior porcentagem da área total de placa explicada por placa de baixa atenuação.[154]

Um grande núcleo necrótico lipídico é um correlato ou causa da ruptura da placa? Ambos os mecanismos biomecânico e inflamatório têm sido utilizados para entender como o núcleo lipídico contribui para a suscetibilidade da placa à ruptura. Um núcleo lipídico crescente exerce maior estresse circunferencial na capa fibrosa sobrejacente.[155] Em um modelo experimental, a espessura do núcleo lipídico, em particular, tem demonstrado ser o maior determinante do pico de estresse da capa.[156] Propriedades inflamatórias do núcleo lipídico, que cresce com o acúmulo e morte de células inflamatórias, e em particular, macrófagos esponjosos, contribuem ainda mais para a degradação e enfraquecimento da capa fibrosa.[8]

Em placas que se rompem, os componentes do núcleo lipídico contribuem para o desenvolvimento da trombose coronariana e SCA.[157] Em um modelo experimental *ex vivo*, a formação do trombo é substancialmente maior em um núcleo lipídico médio, com cristais de colesterol abundantes, em comparação com outros substratos, incluindo a íntima normal, a matriz rica em célula espumosa e a matriz rica ou pobre em colágeno.[158] O fator do tecido expresso por macrófagos que passam por morte celular no núcleo lipídico é um importante determinante dessa trombogenicidade.[159]

4.5.3 Macrófagos

Em adição à participação no desenvolvimento e na progressão do fibroateroma, por meio da fagocitose de LDL oxidado, a morte celular pela apoptose ou necrose e geração de um núcleo necrótico, os macrófagos também contribuem ainda mais para a suscetibilidade à ruptura da placa.[8]

Os macrófagos são abundantes nas placas rompidas[101] e, de fato, emergem como discriminantes importantes de ambas placas rompidas e placas inclinadas a romperem-se na autópsia.[124] A imagem coronariana utilizando OCT tem replicado esse achado *post mortem in vivo*. Nessas imagens, os macrófagos aparecem como ricos em sinais, pontuando distinta ou confluentemente em regiões, excedendo a intensidade de um pequeno ruído de fundo na borda da capa fibrosa e no núcleo lipídico.[107,151] Em pacientes apresentando SCA, os macrófagos definidos por meio de OCT aparecem não somente na maioria das placas rompidas responsáveis (82%), como também em placas rompidas não responsáveis (74%) e TCFA não rompidos (85%; p = NS).[136] A densidade ponto brilhante, um integrante da medida OCR refletindo a justaposição de vários componentes da placa incluindo macrófagos, é maior em lesões responsáveis de pacientes com SCA, em comparação com lesões-alvo em pacientes apresentando uma angina de peito estável.[160]

Os macrófagos se acumulam na placa por meio do recrutamento e da diferenciação de monócitos circulantes e pela proliferação local.[45] Em modelos com camundongos de aterosclerose e placa humana, duas principais linhagens de macrófagos foram identificadas, rotuladas de macrófagos M1 e M2 (alternativamente ativados). Esses dois subgrupos de macrófagos exibem diferentes localizações na placa e assinaturas secretórias diferentes. Enquanto macrófagos M1 secretam níveis mais altos de citocinas pró-inflamatórias (como IL-6 e IL-2) e geram espécies reativas a oxigênio e nitrogênio, macrófagos M2 secretam níveis mais altos de citocinas anti-inflamatórias IL-10 e participam na depuração dos detritos necróticos e a eferocitose.[8] De acordo com isso, o balanço dinâmico entre as linhagens M1 e M2 se assemelham e provavelmente ponderam o equilíbrio entre a progressão da placa e regressão. De fato, em modelos experimentais com camundongos, enquanto placas avançadas exibem predominância de polarização de M1, proporções cada vez maiores de macrófagos M2 são observadas em associação a características morfológicas consistentes com a regressão da placa, com perda de células inflamatórias e redução do núcleo necrótico.[8,161]

No processo de progressão da placa, os macrófagos contribuem diretamente para a vulnerabilidade da ruptura da placa através de ambas as capas fibrosas e a expansão do núcleo necrótico. Os macrófagos da placa superexpressam a pré-colagenase intersticial, incluindo matrizes de metaloproteinase (MMP) 1, 8 e 13. Uma vez ativadas na presença de espécies reativas a oxigênio, a plasmina, a trombina e outras proteases, as MMP catalisam a clivagem proteolítica do colágeno fibrilar de hélice tripla, um colaborador crítico para a força de tensão da capa fibrosa.[162,163] A expansão do núcleo necrótico ocorre em uma placa em progressão, enquanto os macrófagos passam por necrose celular primária, a eferocitose, mais eficiente em placas precoces para limpar os detritos apoptoticos, falha.[8] A liberação dos conteúdos de macrófagos no momento da morte celular acelera ainda mais os padrões moleculares associados a danos (DAMP) e os fatores do tecido aceleram ainda mais a progressão da placa por meio da ativação de receptores imunes inatos e predispõem à trombose no caso de ruptura da placa.[8]

4.5.4 Estenose, carga da placa e remodelagem positiva

Na história intelectual da então chamada placa vulnerável, discussões científicas substanciais cresceram de um aparente paradoxo de a SCA se originar em placas previamente não obstrutivas.[121,122,164] Como isso pode ser reconciliado com a evidência de que o tratamento local de lesões estenóticas graves, mas não lesões não obstrutivas, como demonstrado mais claramente em estudos de fluxo-reserva fracionado guiado por intervenção coronária percutânea,[155,166] previne futuros eventos?

Por meio de observações patológicas e imagens coronárias avançadas, tornou-se aparente que a estenose luminal é relevante, porém é uma medida imperfeita da vulnerabilidade da placa.[167] A lumenografia, o modo clássico de análise de placa *in vivo* por meio de angiografia coronária seletiva e a base para as primeiras observações,[121] demonstrou que não a placa em si, mas sua impressão no contorno bidimensional do contraste preenche uma veia epicárdica. Certas características de alto risco podem ser angiograficamente aparentes, como um trombo, ulceração e irregularidade luminal.[168] Os dados primários derivados da angiografia, porém, retratam a porcentagem do diâmetro da estenose de um segmento arterial em relação a um lúmen referência definido angiograficamente.

O aumento da estenose de diâmetro na angiografia coronária tem sido associado a uma propensão mais alta a características morfológicas detectadas por IVUS associadas à vulnerabilidade de placa, incluindo alta carga de placa, redução grave na área luminal de cruzamento e TCFA definido por IVUS de radiofrequência.[169] A TCFA associada à estenose luminal grave, por sua vez, exibe uma prevalência mais alta a características de alto risco, evidentes em OCT, incluindo cristais de colesterol e neovascularização.[170]

Entretanto, a estenose luminal grave pode resultar do TCFA, por alto risco de ruptura e de placa fibrótica ou fibrocalcificada, com baixo risco de ruptura e SCA subsequente.[171] O tempo de curso, pelo qual essas duas lesões estenóticas graves se desenvolvem difere e, de fato, é provável que placas rompidas responsáveis associadas à estenose previamente meio-luminais progridam[172] e acelerem de semanas a meses, precedendo a SCA.[173] A estenose luminal grave pode refletir em uma alta carga de placa. Mas uma substancial carga da placa e crescimento no núcleo necrótico podem ocorrer antes que uma estenose grave apareça na lumenografia em razão da remodelagem positiva (para fora) da artéria coronária afetada.[174,175]

A carga da placa refere-se à proporção da área vascular de cruzamento ocupada pela placa. Como definido por IVUS, o padrão atual de medida, a carga da placa é quantificada como a área de cruzamento da placa e média dividida pela área de cruzamento da membrana elástica externa.[176] Com base em exames três vasos em escala de cinza e IVUS de radiofrequência de pacientes com SCA no Estudo Prospectivo de História Natural da Aterosclerose Coronariana (PROSPECT), é evidente que a estenose de diâmetro angiográfico e carga da placa podem ser incongruentes. De fato, enquanto a maior parte de placas responsáveis pelos eventos agudos subsequentes não era obstrutiva na base (média de estenose de diâmetro angiográfico 32,3 ± 20,6%), essas placas foram significantemente mais inclinadas a exibir carga da placa acima de 70% em exames de IVUS.[138] Junto a uma área de cruzamento luminal menor que 4 mm^2 e o TCFA definido por IVUS de radiofrequência, a carga da placa ≥ 70% emergiu como o nível de lesão preditor mais independente de eventos cardiovasculares adversos.[138] A carga da placa aparece ser também um preditor de que a ruptura da placa é maior em placas rompidas responsáveis do que em placas rompidas não responsáveis.[136]

A remodelagem positiva refere-se à expansão para fora do tamanho da veia coronária (a área de cruzamento externa de lâmina elástica) no local da placa aterosclerótica. A remodelagem positiva foi inicialmente concebida por Glagov e colaboradores como um mecanismo "compensatório" para preservar a área luminal de cruzamento em face de uma carga de placa crescente.[174] Com o tempo, tornou-se cada vez mais evidente que a remodelagem positiva não é meramente uma resposta adaptativa à expansão da placa, mas também uma consequência de processos correntes inflamatórios e proteolíticos levando à progressão da placa e um marcador em seu próprio direito de vulnerabilidade da placa à ruptura e SCA. Os mecanismos putativos propostos para a remodelagem positiva em placa coronariana têm incluído a superexpressão de MMP dependentes de macrófagos, apoptose e proliferação inibida de células vasculares do músculo liso e produção de elastina alterada em resposta a mudanças no alongamento e tensão de cisalhamento.[177]

A tendência de um dado segmento arterial coronariano para remodelagem positiva ou para dentro pode ser associada às propriedades biomecânicas de placas associadas. Enquanto as placas fibrocalcificadas enrijecidas responsáveis pela angina crônica estável tendem a ser associadas a uma remodelagem positiva inadequada ou até remodelagem para dentro,[178] fibroateromas "macios" responsáveis pela SCA exibem uma maior frequência de remodelagem positiva.[179] De acordo com um acompanhamento prospectivo de pacientes passando por angiografia coronária CT, a combinação de remodelagem positiva e placa de baixa atenuação (macia) é altamente preditora da SCA subsequente.[154] Em segmentos arteriais coronarianos com remodelagem positiva, a progressão de TCFA para produzir estenose luminal grave demonstra um alto risco particular.[170]

4.5.5 Calcificação puntiforme

A calcificação é uma característica normal na progressão de aterosclerose coronária, mas os padrões de calcificação da placa diferem-se entre placas fibrocalcificadas associadas à angina crônica estável e TCFA suscetível à ruptura. Enquanto a calcificação extensiva é típica de lesões responsáveis em pacientes com angina crônica estável e tende a se correlatar com remodelagem para dentro, a calcificação puntiforme (pequenos depósitos de cálcio com um arco <90%) é típica de lesões responsáveis em pacientes com IAM, e tende a se correlatar a remodelagem positiva[180] e fibroateromas ricos em lipídeos.[181] Primeiramente definida por IVUS, a calcificação puntiforme também pode ser visualizada prontamente na angiografia coronária CT na maioria dos casos.[182] Como observado com IVUS, a calcificação puntiforme definida pela angiografia CT é mais comumente observada em lesões responsáveis de pacientes com SCA do que em pacientes com angina crônica estável.[183,184] O corregistro de angiografia CT com a IVUS de radiofrequência tem sugerido uma prevalência mais alta de TCFA definido por IVUS de radiofrequência em lesões encontradas em angiografia CT para exibir a calcificação puntiforme.[185]

O padrão da patogênese da calcificação puntiforme permanece parcialmente compreendido. A expressão alterada de medidores inflamatórios e a atividade osteoclástica diminuída de fagócitos mononucleares têm sido propostas como fatores contribuintes putativos.[8] Na placa carótida humana, padrões puntiformes ou granulares de calcificação estão dispostos com células inflamatórias e regulação ascendente do receptor pró-aterogênico para a glicação avançada de produtos finais (RAGE).[186] A associação de calcificação puntiforme com caminhos sinalizadores inflamatórios e pró-aterogênicos é ainda mais sugerida pela observação em uma série de estudos com IVUS em que placas com calcificação puntiforme aparentam crescer mais rapidamente.[187]

Em adição à correlação com outros fatores governando a vulnerabilidade da placa em se romper, a calcificação puntiforme pode contribuir diretamente com o risco de ruptura por alterar as propriedades biomecânicas da capa fibrosa.[8] A análise histológica revela microcalcificação através da placa, mas microcalcificações superficiais localizadas na capa fibrosa em particular podem modular o risco de ruptura da placa ao alterar o pico de estresse local do tecido.[188] Esse achado põe em paralelo a associação particular de calcificação puntiforme superficial com o núcleo lipídico subjacente da placa.[181]

4.5.6 Tensão de cisalhamento

A variação regional na tensão de cisalhamento endotelial pode influenciar não somente a localização de uma nova placa, mas também a progressão da placa e incidência de ruptura. A tensão de cisalhamento endotelial é definida como um estresse tangencial exercido pelo sangue corrente na artéria endotelial, por meio da fricção, expressa em unidades de força pela unidade de área.[186] É ditada pela velocidade gradiente na parede arterial e pela viscosidade do sangue. As alterações no fluxo do sangue influenciam a direção e magnitude da tensão de cisalhamento endotelial. Em regiões de fluxo sanguíneo laminar imperturbado, tipicamente correspondendo a segmentos arteriais retos, a tensão de cisalhamento é moderada e fisiológica. Em regiões de fluxo laminar perturbado, correspondendo a áreas de irregularidade luminal, a tensão de cisalhamento endotelial pode ser baixa (como a das áreas interiores de curvaturas), baixa com vórtices oscilatórios ou altas (como a face superior com estenose grave).[189]

Enquanto a formação da placa tende a ocorrer nas regiões baixas de tensão de cisalhamento endotelial ou oscilatórias, a tensão de cisalhamento endotelial baixa parece ser particularmente associada à progressão da placa a uma morfologia inclinada à ruptura.[189,190] Modelos experimentais em animais e estudos multimodalidade de imagem empregando coletivamente IVUS, MRI e OCT têm associado regiões de baixa tensão de cisalhamento endotelial com maior carga de placa, menos células vasculares de músculo liso, menos colágeno, capas fibrosas mais finas, maior carga lipídica e mais calcificação puntiforme.[190-195] Apesar da possibilidade de a baixa tensão de cisalhamento endotelial ser associada tanto à remodelagem positiva ou para dentro quanto à progressão de placa acelerada.[196] Em um estudo prospectivo de indivíduos humanos com SCA utilizando angiografia serial coronária e IVUS, a baixa tensão de cisalhamento endotelial emergiu ao lado da carga da placa como um preditor independente da progressão da placa.[197]

A heterogeneidade da tensão de cisalhamento endotelial conspira com os fatores de risco do sistema aterosclerótico para promover o desenvolvimento local e a progressão da placa. É evidente por meio de um modelo experimental suíno que o efeito pró-aterogênico da baixa tensão de cisalhamento é dependente do colesterol, com a progressão da placa mais agressiva correspondendo à combinação de uma tensão de cisalhamento endotelial muito baixa e hipercolesterolemia marcada.[198] Essa sinergia é evidente no transcriptoma de placas estudadas. Em todos os suínos estudados, os segmentos de baixa tensão de cisalhamento endotelial se relacionavam à superexpressão de mRNA, que codifica para a adesão celular vascular da molécula-1 (VCAM-1) e a proteína quimiotática de monócitos-1 (MCP-1), fatores que promovem a inflamação local. Em suínos, os hipercolesterolêmicos somente, entretanto, segmentos de baixa tensão de cisalhamento endotelial também corresponderam à regulação ascendente de receptores de LDL (LDL-R) e a lectina-LDL oxidada como receptor-1 (LOX-1).

De fato, por meio de receptores mecânicos endoteliais, a variação regional na tensão de cisalhamento endotelial modula a predileção local à progressão da placa ao alterar a expressão de genes.[199] A transdução mecânica do estímulo da tensão de cisalhamento ativa uma rede complexa de cascatas de sinais, envolvendo centralmente proteínas quinases associadas a mitogênio, culminando na fosforilação de fatores de transcrição que se ligam a elementos responsivos à tensão de cisalhamento em promotores de genes sensíveis mecânicos para induzir ou suprimir a expressão gênica.[200]

Dessa maneira, a baixa tensão de cisalhamento mostra influenciar uma vasta gama de expressões de genes endoteliais, que modulam a composição da placa e a função vascular,[200] incluindo, mas não se limitando, a regulação ascendente da permeabilidade de LDL, captação e síntese; regulação ascendente da proliferação endotelial e apoptose; regulação ascendente de enzimas oxidativas (NADPH oxidase e xantina oxidase) e a regulação descendente de enzimas antioxidativas (Mn SOD e glutationa); regulação ascendente de atrativos químicos (MCP-1), moléculas de adesão (VCAM-1, ICAM-1, e E-selectina) e citocinas pró-inflamatórias (TNF-α, IL-1, IFN-γ); regulação ascendente de promotores do crescimento de células vasculares de músculo liso selecionadas (PDGF-A, PDGF-B e ET-1); regulação ascendente de MMP-2, MMP-9 e catepsina-L; e a regulação ascendente de fatores angiogênicos (p. ex.: VEGF), promovendo a neovascularização da placa.

Enquanto a baixa tensão de cisalhamento endotelial promove o desenvolvimento de uma morfologia de placa suscetível à ruptura, a alta tensão de cisalhamento endotelial na face superior de uma placa gravemente estenótica pode contribuir para a ruptura da placa. Em um estudo computacional dinâmico de fluido das artérias coronárias humanas, a elevação localizada na tensão de cisalhamento endotelial frequentemente se relaciona ao crescimento local da ruptura da placa.[201] O efeito recíproco entre o aumento local na tensão de cisalhamento endotelial e a pressão sanguínea local em disparar a ruptura da placa é assunto de debates e investigações correntes.[202] A alta tensão de cisalhamento endotelial pode ainda contribuir para a trombose arterial no caso de ruptura da placa ao catalisar a ligação do fator de von Willebrand e do colágeno para glicoproteína Ib/V/IX complexo do receptor de superfície das plaquetas e, assim, promover a adesão de plaquetas.[203]

4.5.7 Mecanismos de desencadeamento

Por que a placa vulnerável se rompe? Enquanto a ruptura abrupta da placa associada à SCA possa, muitas vezes, ocorrer sem provocação clara, em outros casos, ela parece seguindo um evento específico.[204] Eventos de incitação bem reconhecidos pela literatura têm incluído despertar pela manhã,[164] atividade sexual,[205] abuso de drogas recreativas,[206-208] infecção aguda,[209-211] poluição do ar,[212] perturbação emocional[213] e, por extensão, desastres naturais[214-216] e esforço físico pesado, particularmente em indivíduos sedentários, desacostumados a exercícios regulares.[217,218] A análise de vários eventos de desencadeamento tem revelado certas características comuns, informando a patogênese aguda da ruptura da placa, incluindo a ativação do sistema nervoso simpático, inflamação sistêmica e pulmonar e estresse oxidativo.[219] Alterações agudas resultantes em hemodinâmica, incluindo pressão sanguínea aumentada, ritmo cardíaco e vasoconstrição, podem plausivelmente provocar isquemia miocárdica aguda e ruptura da placa. Adicionalmente, alterações agudas hemostáticas, incluindo ativação e agregação aumentada das plaquetas, viscosidade do sangue e concentração de fibrinogênio posem aumentar a vulnerabilidade de trombose sanguínea no evento da ruptura da placa.

4.6 TROMBOSE ARTERIAL

Nas seções anteriores, nós revisamos fatores que governam a predisposição da placa à ruptura – a patologia mais comum responsável pela SCA. Entretanto, como discutido, nem todas as placas rompidas a causam e nem todos os casos SCA[220] resultam da ruptura da placa. O caminho final mais comum para a SCA é a trombose arterial. Aqui, consideram-se fatores hematológicos e de placa que predispõem à trombose no momento da ruptura da placa bem como a placa erodida e nódulos calcificados, e a contribuição da trombose para a SCA e para a progressão da placa.

A probabilidade e a extensão da trombose coronariana no evento de ruptura da placa se relacionam ao balanço dinâmico de pró-coagulantes *versus* anticoagulantes e fatores pró-fibrinolíticos *versus* fatores antifibrinolíticos na face anterior da placa e sangue.[8] Esse balanço é diretamente conectado à inflamação sistêmica.[221] A elaboração de citocinas pró-inflamatórias na placa regula ascendentemente a expressão dos fatores de tecido pela lesão dos macrófagos e células endoteliais vasculares, dando potência aos conteúdos da placa ao sangue luminal.[203]

Em paralelo, o colágeno na placa exposto ao sangue no momento da ruptura conecta o fator de von Willebrand e, por sua vez, complexos de glicoproteína Ib/X/IX em plaquetas sob condições de alta tensão de cisalhamento promovem a adesão de plaquetas. A ativação de plaquetas aderentes promove a liberação de um inibidor do ativador de plasminogênio 1 (PA-1), restringindo o engajamento local do sistema fibrinolítico endógeno. A organização desse processo é fundamentalmente modulada pela função endotelial celular local,[222] que é comprometida em condições de estresse oxidativo como o tabagismo.[223] O óxido nítrico derivado do endotélio normalmente atenua a adesão, ativação e agregação local de plaquetas por meio da ativação de guanililciclase, inibindo a fosfoinositida 3-cinase, o influxo de cálcio capacitivo e, finalmente, a ciclo-oxigenase-1.[224] A biossíntese de óxido nítrico endotelial é comprometida em fumantes,[225] contribuindo para a vulnerabilidade local à trombose.

A propensão de um segmento arterial à trombose no local de placa rompida ou erodida é influenciada substancialmente pelos fatores sistêmicos modulando a vulnerabilidade do sangue e do paciente.[226] As imunidades celular e humoral são importantes na modulação da trombogenicidade da placa. A interação entre CD40 nos macrófagos da placa com seus ligantes em células T induz a regulação ascendente de colagenases, estromelisina e fatores de tecido,[227] regulação descendente de trombomodulina.[228] A citocina pró-inflamatória interleucina-6(IL-6) estimula a elaboração hepática de reagentes da fase aguda, incluindo o fibrinogênio, essencial para a ligação cruzada de plaquetas por meio da glicoproteína llb/lla, e PAI-1.

A tendência à trombose também é influenciada pela viscosidade sanguínea. A viscosidade do sangue, um fluido não Newtoniano, é ditada, primeiramente, pelos hematócritos (como os eritrócitos contam para quase toda a massa celular sanguínea), pelas propriedades mecânicas dos eritrócitos e viscosidade do plasma e varia inversamente a tensão de cisalhamento. Indivíduos com uma viscosidade sanguínea mais alta estão sob risco maior de incidência de eventos coronarianos.[229] Processos que aumentam a viscosidade do sangue podem aumentar o risco de eventos arteriais trombóticos. Exemplos incluem tratamentos para aumentar a massa de eritrócitos, como transfusões sanguíneas[230] e análogos eritropoietina;[231] desidratação;[232] redução de atividades físicas[233] e discrasias de células plasmáticas associadas à hiperviscosidade.[234]

Desordens raras de hipercoagulabilidade, hereditárias e adquiridas sistemicamente, podem conferir potência aos fatores de risco tradicionais para trombose arterial, mas raramente são suficientes para explicar a SCA.[226] A desordem relevante particularmente associada ao risco de trombose arterial, incluindo SCA, é a síndrome do antifosfolipídeo.[235] A tendência à trombose arterial também tem sido associada à trombocitopenia induzida por heparina,[236] disseminando a coagulação intravascular e a síndrome de Trousseau, uma coagulopatia intravascular disseminada associada com microangiopatia, endocardite marântica e embolia arterial em pacientes com câncer e, em particular, com carcinomas positivos para mucina.[237]

Fatores adicionais influenciando a vulnerabilidade do sangue à trombose incluem discrasias metabólicas, hormônios e toxinas. Por exemplo, a hipertrigliceridicemia pós-prandial acelera a ativação dos fatores de tecido mediados na circulação do fator VII.[238] A hiperglicemia em diabetes melito exerce um efeito pró-coagulante, como refletido pelo aumento da trombina e complexos antitrombina e o fator de solubilidade do tecido, enquanto a hiperinsulinemia no tipo 2 de diabetes melito danifica a fibrinólise, como refletido no aumento em PAI-1.[239] O risco trombótico aumentado tem sido atribuído aos excessos de hormônios sexuais esteroides, como observados pela terapia de reposição hormonal em mulheres após a menopausa,[240] altas doses orais de estrogênio em pílulas contraceptivas para mulheres em idade reprodutiva[241] e suplementos de testosterona em homens.[242] A trombose coronariana também tem sido associada em casos relatados de excesso de hormônios do crescimento, como observados no uso de esteroides anabólicos[243,244] e acromegalia.[245] A exposição ao tabagismo aumenta a trombogenicidade, por meio de múltiplos mecanismos,[246] incluindo níveis aumentados de fibrinogênio em circulação[247] e fatores do tecido,[248] aumento na agregação da plaqueta[249] e expressão endotelial diminuída do inibidor de vias dos fatores de tecido.[250] A cocaína promove a ativação e agregação de plaquetas, em adição a esses efeitos deletérios em hemodinâmica, aterogênese e tensão de cisalhamento.[251]

A trombose coronariana no momento da ruptura da placa não associada com SCA clínica pode ainda contribuir com a progressão da placa. Nos exames *post-mortem* das artérias coronárias em pacientes com morte cardíaca repentina, rupturas da placa curadas (não responsáveis) são evidentes na maioria dos casos.[220] Múltiplas rupturas curadas podem ser vistas em forma de camadas em um único segmento coronariano, com estenose luminal aumentada associada.[220] Essa observação evidencia que o ciclo iterativo de ruptura de placas e cura pode ensejar um mecanismo adicional para um crescimento gradual da placa.[252] Por que algumas tromboses progridem para infarto do miocárdio fatal enquanto outros casos de trombose alcançam curas parcialmente compreendidas?

5 DO BANCO PARA A CABECEIRA: TRADUÇÃO DA DESCOBERTA CIENTÍFICA PARA A CLÍNICA

A compreensão avançada do papel da inflamação na progressão da placa criou outras oportunidades na passagem para a aplicação clínica.[253]

5.1 COMORBIDADES E ATEROSCLEROSE

A apreciação da sinergia entre inflamação sistêmica e fatores locais desta em promover a progressão da placa tem focado a atenção em certas doenças inflamatórias e infeciosas associadas à resposta inflamatória local ou sistêmica. O reconhecimento dessas condições se torna um elemento importante na avaliação geral de risco.

Um exemplo cardinal é o aparente excesso de doenças ateroscleróticas em indivíduos afetados pelas desordens impunemente mediadas associadas à ativação excessiva do ajudante T, como artrite reumatoide e psoríase. Pacientes com psoríase e artrite psoriática apresentam alto risco de doença aterosclerótica, com evidência agora para um excesso de doenças clínicas e subclínicas nos sistemas coronariano, periférico e cerebral arterial vascular.[254-258] Por outro lado, a psoríase e as terapias modificadoras da doença reumáticas podem impactar favoravelmente na progressão da aterosclerose pré-clínica medida pela função endotelial[259] e arterial espessura íntima-média[260] e eventos clínicos.[257] Há, igualmente, um jogo substancial entre a carga inflamatória da psoríase ou da artrite reumatoide, com os fatores de risco tradicionais para a progressão de doenças ateroscleróticas, incluindo diabetes melito, síndrome metabólica e tabagismo.[261,266]

Analogicamente, a inflamação associada a infecções crônicas ou recorrentes selecionadas, como vírus *simplex* da herpes, *Chlamydia pneumoniae* e periodontite, pode influenciar a progressão da doença aterosclerótica.[267,268] O arquétipo desse fenômeno é a infecção por *C. Pneumoniae*,[269] uma patogênese respiratória comum, que tem sido associada a doenças coronarianas arteriais crônicas e IAM.[270,271] A investigação tem identificado a *C. Pneumoniae* na placa aterosclerótica,[272] células sanguíneas mononucleares periféricas[273] e macrófagos,[274] providenciando um mecanismo putativo para a expansão hematógena para desenvolver uma placa aterosclerótica.

A infecção por *C. Pneumoniae* pode, de fato, acelerar a progressão da placa na presença de hiperlipidemia.[275,276] A inflamação simultânea é um mediador plausível dos efeitos pró-aterogênicos da *C. Pneumoniae*. A infecção por *C. Pneumoniae* tem sido associada ao aumento nos macrófagos da placa,[276] regulação ascendente das citocinas pró-inflamatórias incluindo o IFN-γ, IL-1, TNF-α e IL-17A[276,277] e a regulação ascendente da expressão de quimosinas selecionadas de células vasculares de músculos lisos, incluindo MCP-1.[277] A *C. Pneumoniae* ainda promove a produção de espécies reativas a oxigênio nas placas e plaquetas[278,279] e de macrófagos oxidados mediados por lipoproteínas[280] e morte celular endotelial.[281]

A história do infarto do miocárdio por si pode funcionar como um estímulo inflamatório para acelerar a aterosclerose. De um modo dependente do sistema nervoso simpático, o infarto do miocárdio tem sido associado a um aumento substancial nos monócitos circulantes, derivados da medula óssea e da aceleração na progressão da placa.[282]

5.2 A PREVISÃO DE RISCO POR MARCADORES BIOLÓGICOS LABORATORIAIS

Inúmeros marcadores biológicos de inflamação têm sido explorados para uso clínico,[283] entre os quais a proteína C-reativa (CRP), a fosfolipase associada à lipoproteína A2 (LP-PLA2), a pentraxina 3, o IL-6 e o MMP-9, têm demonstrado uma promessa particular.[253] Dos vários marcadores biológicos estudados, a CRP demonstrou vantagens para aplicação clínica, incluindo estabilidade química, uma meia-vida relativamente longa,[284] ausência de variação diurna significativa e de requerimentos para precauções especiais no manuseio.[253] Um reagente de fase aguda, a CRP, é sintetizado por hepatócitos sob controle transcricional de IL-6, e cresce em uma pletora de estados agudos e crônicos infecciosos e inflamatórios, fazendo-o um marcador excepcionalmente sensível, se não específico da inflamação sistêmica.[285]

Medida por meio de uma análise altamente sensível, a CRP (hs-CRP) tem sido extensivamente investigada para prever riscos, monitorar o tratamento e guiar a terapia. Mais de 20 estudos em grande escala têm identificado a hs-CRP como um preditor independente de futuros eventos cardiovasculares.[286] A medida de hs-CRP aumenta a previsão de riscos em mulheres[287] e homens[288] quando adicionada à nota de risco Framingham. Mudanças na hs-CRP com tratamento, por sua vez, parecem se relacionar com risco cardiovascular. No teste PROVE_IT TIMI 22, por exemplo, que selecionou aleatoriamente indivíduos com SCA para prevastatina de 40 mg ou uma atorvastatina de 80 mg mais potente, os pacientes que atingiram baixos níveis hs-CRP após a terapia tiveram resultados clínicos superiores, independentemente dos níveis de colesterol LSD.[289] Níveis elevados de hs-CRP identificam um subgrupo em risco de pacientes que, mesmo na falta de hiperlipidemia ou doença aterosclerótica evidente, se beneficiaram da escalação de terapia. No grande teste JUPITER controlado por placebos, que selecionou aleatoriamente com níveis hs-CRP de 2 mg/L ou mais altos, porém, sem evidências clínicas de doenças cardiovasculares e níveis de colesterol menores que 130 mg/dL para rosuvastatina 20 mg ou placebo, o tratamento com estatina conferiu uma redução de 44% de risco relativo em quadros de infarto do miocárdio, acidente vascular, revascularização arterial, hospitalização por angina instável e morte cardiovascular.[290] Destaque-se a terapia com estatina foi associada com reduções significantes nos níveis de hs-CRP (37%) e de colesterol LDL (50%). É provável que esses efeitos salutares simultâneos da terapia com estatina em perfis inflamatórios e de lipídeos ajam em sinergia para reduzir o risco cardiovascular.

5.3 IMAGEM

Avanços em imagens coronárias e, em particular, imagem molecular, têm, crescentemente, aberto janelas para observar inflamações arteriais *in vivo* e sua resposta à terapia.[291] A imagem molecular casa uma modalidade de imagem (como a tomografia de emissão de pósitrons (PET), ressonância magnética, emissão de próton único CT, CT espectral e fluorescência próxima ao infravermelho) com um objeto designado a atingir células ou moléculas implicadas em uma via biológica de interesse.[292] Na placa aterosclerótica, processos biológicos de interesse ativo incluem ativação celular, fagocitose, metabolismo de lipoproteínas, morte celular, tensão oxidativa, neovascularização, atividade de MMP, hemorragia intraplaca, trombose e microcalcificação.[292,293]

Um marcador emergente de grande promessa para visualizar inflamação arterial coronariana é o fluoreto de sódio-18F (18F-NaF). Em contraste com o marcador tradicional 18F-fluorodeooxiglicose, um marcador de atividade metabólica que sofre pelo propósito de examinar a inflamação da placa pela alta captação pelo miocárdio próximo, 18F-NaF, um marcador de remodelação óssea, também localiza a placa aórtica, carótida e coronariana[294] com menos ruído do que o miocárdio subjacente. O grau de captação de 18NF-NaF aparenta variar com a atividade da placa e pode distinguir placas sob alto risco. Em pacientes com IAM, a captação de 18NF-NaF é mais alta em placas responsáveis e, em pacientes com uma angina estável, a captação de 18NF-NaF é mais alta em placas com características de alto risco identificadas em IVUS como remodelagem positiva, microcalcificação e núcleo necrótico.[295]

Investigadores têm demonstrado o potencial para captar seletivamente imagens de linhas inflamatórias de células e localizá-las na placa. Os macrófagos lesionais exibem avidez por polissacarídeos contendo estruturas supramoleculares como nanopartículas, permitindo o *design* de protótipos específicos para macrófagos.[296] Em uma clara demonstração disso, Majmudar e colegas juntaram imagens PET-MRI com zircônio-89 e nanopartículas de dextrano radiomarcadas em um camundongo aterosclerótico modelo, mostrando a captação específica de protótipos por macrófagos, e não neutrófilos ou linfócitos,[297] e a alta captação nas raízes aórticas de camundongos ateroscleróticos, mas não ateroscleróticos.

5.4 NOVAS TERAPIAS

Além dos efeitos anti-inflamatórios e diminuidores de lipídeo das estatinas,[290,298] ainda resta intenso interesse em reduzir os níveis de colesterol LDL. Pertinente a esse objetivo, a pró-proteína convertase subtilisina/kexina tipo 9 (PCSK9) se conecta ao receptor LDL, levando a sua destruição e, dessa maneira, à diminuição da expressão do receptor de LDL na superfície celular do hepatócito. Como os novos agentes terapêuticos mais promissores sob avaliação clínica em estado final, anticorpos e outros inibidores de PCSK9 têm atingido reduções no colesterol LDL de > 50% por várias populações de pacientes e terapias lipídicas anteriores. Atualmente, no mínimo quatro fases de três testes envolvendo > 70.000 pacientes estão avaliando a eficácia de inibidores de PCSK9 para reduzir eventos cardiovasculares e é possível que sejam aprovados pela Food and Drug Administration (FDA) dos Estados Unidos para uso clínico, já em 2018.[299]

Além de reduzir os níveis de colesterol LDL, nossa apreciação crescente pelo papel etiopatológico da inflamação sistêmica na aterogênese tem estimulado um grande interesse nas oportunidades da aplicação de novas terapias anti-inflamatórias para abrandar ou interromper a progressão da doença. Agentes anti-inflamatórios mais antigos têm se provado problemáticos para esses propósitos. Corticosteroides, que exercem efeitos imunossupressores de diversas maneiras, incluindo a inibição da apresentação de antígenos, produção de citocinas e proliferação de linfócitos, representem grande promessa para diminuir a progressão da aterosclerose em modelos experimentais com animais.[300,301] A aplicação potencial clínica de corticosteroides para a prevenção cardiovascular, entretanto, é comprometida pelos diversos efeitos desfavoráveis em seu uso.[302] Medicações anti-inflamatórias não esteroidais e, em particular aquelas que exibem inibição mais seletiva da enzima de ciclo-oxigenase 2, podem exercer efeitos cardiovasculares deletérios.[303]

Novos esforços têm procurado desenvolver agentes destinados especialmente para vias inflamatórias afetadas na aterogênese. Um exemplo disso é o R211945, um agonista novo do fígado receptor-alfa X. Em um modelo animal de coelho aterosclerótico, o tratamento com R211945 resultou na diminuição da captação de 18F-FDG pela placa através do tempo em imagens seriadas PET-CT e na diminuição de macrófagos, alipoproteína B e imunorreatividade a fosfolipídeos oxidados.[304] Uma variedade de medicamentos anti-inflamatórios adicionais estão em estudo ou em desenvolvimento, incluindo imunomoduladores de células T (p. ex.: metotrexato), antioxidantes, inibidores de fosfolipase A2 associados a lipoproteínas (p. ex.: darapladib), inibidores de vias leucotrienas, inibidores de vias CCL2-CCR2, inibidores de IL-1 (p. ex.: canakinumab) e inibidores de selectina-p.[305]

6 CONCLUSÃO E PERSPECTIVAS

Apesar de o recente progresso dramático e estimulante em nosso entendimento da biologia da placa aterosclerótica, por meio de múltiplas fontes discutidas neste capítulo, a doença aterosclerótica e suas consequências clínicas permanecem entre as principais causas de mortalidade no mundo.[4] Entretanto, até para o observador casual, é obvio que esse conhecimento em expansão já é rapidamente traduzido para novas terapias e abordagens para enfrentar essa doença devastadora. Além disso, enquanto a nossa presente compreensão do impacto da genética, genoma e herdabilidade no desenvolvimento e manifestação clínica da aterosclerose esteja em seu início, aproveitando os avanços da genética de sistemas, estamos prontos para uma explosão de conhecimento nesta área no futuro iminente.[9] Acreditamos que a próxima era será especialmente promissora no campo da aterosclerose, enquanto capitalizamos nosso conhecimento avançado da doença para progressiva transição do tratamento dessa doença e de seus efeitos nos órgãos-alvo e para promoção da saúde cardiovascular.

REFERÊNCIAS BIBLIOGRÁFICAS

1. Lozano R, Naghavi M, Foreman K, Lim S, Shibuya K, Aboyans V, et al. Global and regional mortality from 235 causes of death for 20 age groups in 1990 and 2010: a systematic analysis for the Global Burden of Disease Study 2010. Lancet. 2012;380(9859):2095-128.
2. Sanz J, Moreno PR, Fuster V. The year in atherothrombosis. Journal of the American College of Cardiology. 2013;62(13):1131-43.
3. Go AS, Mozaffarian D, Roger VL, et al. Heart disease and stroke statistics – 2014 update: a report from the American Heart Association. Circulation. 2014;129(3):e28-e292.
4. Kovacic JC, Fuster V. From treating complex coronary artery disease to promoting cardiovascular health: therapeutic transitions and challenges, 2010-2020. Clinical Pharmacology and Therapeutics. 2011;90(4):509-18.
5. Ross R. Atherosclerosis--an inflammatory disease. The New England Journal of Medicine. 1999;340(2):115-26.

6. Hansson GK. Inflammation, atherosclerosis, and coronary artery disease. The New England Journal of Medicine. 2005;352(16):1685-95.
7. Libby P. Inflammation in atherosclerosis. Nature. 2002;420(6917):868-74.
8. Libby P, Tabas I, Fredman G, Fisher EA. Inflammation and its resolution as determinants of acute coronary syndromes. Circulation research. 2014;114(12):1867-79.
9. Bjorkegren JL, Kovacic JC, Dudley JT, Schadt EE. Genome-wide significant loci: how important are they? Systems genetics to understand heritability of coronary artery disease and other common complex disorders. Journal of the American College of Cardiology. 2015;65(8):830-45.
10. Khot UN, Khot MB, Bajzer CT, et al. Prevalence of conventional risk factors in patients with coronary heart disease. Jama. 2003;290(7):898-904.
11. Greenland P, Knoll MD, Stamler J, et al. Major risk factors as antecedents of fatal and nonfatal coronary heart disease events. Jama. 2003;290(7):891-7.
12. Cines DB, Pollak ES, Buck CA, et al. Endothelial cells in physiology and in the pathophysiology of vascular disorders. Blood. 1998;91(10):3527-61.
13. Bonetti PO, Lerman LO, Lerman A. Endothelial dysfunction: a marker of atherosclerotic risk. Arteriosclerosis, thrombosis, and vascular biology. 2003;23(2):168-75.
14. Malek AM, Alper SL, Izumo S. Hemodynamic shear stress and its role in atherosclerosis. Jama. 1999;282(21):2035-42.
15. Gimbrone MA Jr., Topper JN, Nagel T, et al. Endothelial dysfunction, hemodynamic forces, and atherogenesis. Annals of the New York Academy of Sciences. 2000;902:230-9; discussion 9-40.
16. Nievelstein PF, Fogelman AM, Mottino G, Frank JS. Lipid accumulation in rabbit aortic intima 2 hours after bolus infusion of low density lipoprotein. A deep-etch and immunolocalization study of ultrarapidly frozen tissue. Arteriosclerosis and thrombosis: a Journal of Vascular Biology/American Heart Association. 1991;11(6):1795-805.
17. Goldstein JL, Ho YK, Basu SK, Brown MS. Binding site on macrophages that mediates uptake and degradation of acetylated low density lipoprotein, producing massive cholesterol deposition. Proceedings of the National Academy of Sciences of the United States of America. 1979;76(1):333-7.
18. Steinberg D, Parthasarathy S, Carew TE, et al. Beyond cholesterol. Modifications of low-density lipoprotein that increase its atherogenicity. The New England Journal of Medicine. 1989;320(14):915-24.
19. Karangelis DE, Kanakis I, Asimakopoulou AP, Karousou E, Passi A, Theocharis AD, et al. Glycosaminoglycans as key molecules in atherosclerosis: the role of versican and hyaluronan. Current Medicinal Chemistry. 2010;17(33):4018-26.
20. Madonna R, De Caterina R. Potential roles of vessel wall heparan sulfate proteoglycans in atherosclerosis. Vascular Pharmacology. 2014;60(2):49-51.
21. Li H, Cybulsky MI, Gimbrone MA Jr., Libby P. An atherogenic diet rapidly induces VCAM-1, a cytokine-regulatable mononuclear leukocyte adhesion molecule, in rabbit aortic endothelium. Arteriosclerosis and thrombosis: a Journal of vascular biology/American Heart Association. 1993;13(2):197-204.
22. Hansson GK, Hermansson A. The immune system in atherosclerosis. Nature immunology. 2011;12(3):204-12.
23. Walpola PL, Gotlieb AI, Cybulsky MI, Langille BL. Expression of ICAM-1 and VCAM-1 and monocyte adherence in arteries exposed to altered shear stress. Arteriosclerosis, thrombosis, and vascular biology. 1995;15(1):2-10.
24. Dong ZM, Chapman SM, Brown AA, et al. The combined role of P- and E-selectins in atherosclerosis. The Journal of Clinical Investigation. 1998;102(1):145-52.
25. Cybulsky MI, Iiyama K, Li H, et al. A major role for VCAM-1, but not ICAM-1, in early atherosclerosis. The Journal of Clinical Investigation. 2001;107(10):1255-62.
26. Gu L, Okada Y, Clinton SK, et al. Absence of monocyte chemoattractant protein-1 reduces atherosclerosis in low density lipoprotein receptor-deficient mice. Molecular cell. 1998;2(2):275-81.
27. Boring L, Gosling J, Cleary M, Charo IF. Decreased lesion formation in CCR2-/- mice reveals a role for chemokines in the initiation of atherosclerosis. Nature. 1998;394(6696):894-7.
28. Tacke F, Alvarez D, Kaplan TJ, et al. Monocyte subsets differentially employ CCR2, CCR5, and CX3CR1 to accumulate within atherosclerotic plaques. The Journal of Clinical Investigation. 2007;117(1):185-94.
29. Mach F, Sauty A, Iarossi AS, et al. Differential expression of three T lymphocyte-activating CXC chemokines by human atheroma-associated cells. The Journal of Clinical Investigation. 1999;104(8):1041-50.
30. Veillard NR, Steffens S, Pelli G, et al. Differential influence of chemokine receptors CCR2 and CXCR3 in development of atherosclerosis in vivo. Circulation. 2005;112(6):870-8.
31. Heller EA, Liu E, Tager AM, et al. Chemokine CXCL10 promotes atherogenesis by modulating the local balance of effector and regulatory T cells. Circulation. 2006;113(19):2301-12.
32. van Wanrooij EJ, de Jager SC, van Es T, et al. CXCR3 antagonist NBI-74330 attenuates atherosclerotic plaque formation in LDL receptor-deficient mice. Arteriosclerosis, thrombosis, and vascular biology. 2008;28(2):251-7.
33. Rocha VZ, Folco EJ, Ozdemir C, et al. CXCR3 controls T-cell accumulation in fat inflammation. Arteriosclerosis, thrombosis, and vascular biology. 2014;34(7):1374-81.
34. Libby P. Inflammation in atherosclerosis. Arteriosclerosis, thrombosis, and vascular biology. 2012;32(9):2045-51.
35. Kunjathoor VV, Febbraio M, Podrez EA, et al. Scavenger receptors class A-I/II and CD36 are the principal receptors responsible for the uptake of modified low density lipoprotein leading to lipid loading in macrophages. The Journal of Biological Chemistry. 2002;277(51):49982-8.
36. Moore KJ, Tabas I. Macrophages in the pathogenesis of atherosclerosis. Cell. 2011;145(3):341-55.
37. Libby P, Lichtman AH, Hansson GK. Immune effector mechanisms implicated in atherosclerosis: from mice to humans. Immunity. 2013;38(6):1092-104.
38. Curtiss LK, Tobias PS. Emerging role of Toll-like receptors in atherosclerosis. Journal of Lipid Research. 2009;50 Suppl:S340-5.
39. Falck-Hansen M, Kassiteridi C, Monaco C. Toll-like receptors in atherosclerosis. International Journal of Molecular Sciences. 2013;14(7):14008-23.
40. Swirski FK, Libby P, Aikawa E, et al. Ly-6Chi monocytes dominate hypercholesterolemia-associated monocytosis and give rise to macrophages in atheromata. The Journal of Clinical Investigation. 2007;117(1):195-205.
41. Swirski FK, Nahrendorf M. Leukocyte behavior in atherosclerosis, myocardial infarction, and heart failure. Science. 2013;339(6116):161-6.
42. Nahrendorf M, Swirski FK. Monocyte and macrophage heterogeneity in the heart. Circulation Research. 2013;112(12):1624-33.
43. Colin S, Chinetti-Gbaguidi G, Staels B. Macrophage phenotypes in atherosclerosis. Immunological Reviews. 2014;262(1):153-66.
44. Libby P, Nahrendorf M, Swirski FK. Monocyte heterogeneity in cardiovascular disease. Seminars in immunopathology. 2013;35(5):553-62.
45. Robbins CS, Hilgendorf I, Weber GF, et al. Local proliferation dominates lesional macrophage accumulation in atherosclerosis. Nature Medicine. 2013;19(9):1166-72.
46. Hansson GK, Libby P. The immune response in atherosclerosis: a double-edged sword. Nature Reviews Immunology. 2006;6(7):508-19.

47. Frostegard J, Ulfgren AK, Nyberg P, et al. Cytokine expression in advanced human atherosclerotic plaques: dominance of pro-inflammatory (Th1) and macrophage-stimulating cytokines. Atherosclerosis. 1999;145(1):33-43.
48. Gordon S. Alternative activation of macrophages. Nature reviews Immunology. 2003;3(1):23-35.
49. Voloshyna I, Littlefield MJ, Reiss AB. Atherosclerosis and interferon-gamma: new insights and therapeutic targets. Trends in Cardiovascular Medicine. 2014;24(1):45-51.
50. Friesel R, Komoriya A, Maciag T. Inhibition of endothelial cell proliferation by gamma-interferon. The Journal of Cell Biology. 1987;104(3):689-96.
51. Hansson GK, Hellstrand M, Rymo L, et al. Interferon gamma inhibits both proliferation and expression of differentiation-specific alpha-smooth muscle actin in arterial smooth muscle cells. The Journal of Experimental Medicine. 1989;170(5):1595-608.
52. Amento EP, Ehsani N, Palmer H, Libby P. Cytokines and growth factors positively and negatively regulate interstitial collagen gene expression in human vascular smooth muscle cells. Arteriosclerosis and thrombosis: a Journal of Vascular Biology/American Heart Association. 1991;11(5):1223-30.
53. Buono C, Come CE, Stavrakis G, et al. Influence of interferon-gamma on the extent and phenotype of diet-induced atherosclerosis in the LDLR-deficient mouse. Arteriosclerosis, thrombosis, and vascular biology. 2003;23(3):454-60.
54. Rocha VZ, Folco EJ, Sukhova G, et al. Interferon-gamma, a Th1 cytokine, regulates fat inflammation: a role for adaptive immunity in obesity. Circulation Research. 2008;103(5):467-76.
55. Davenport P, Tipping PG. The role of interleukin-4 and interleukin-12 in the progression of atherosclerosis in apolipoprotein E-deficient mice. The American Journal of Pathology. 2003;163(3):1117-25.
56. King VL, Szilvassy SJ, Daugherty A. Interleukin-4 deficiency decreases atherosclerotic lesion formation in a site-specific manner in female LDL receptor-/- mice. Arteriosclerosis, thrombosis, and vascular biology. 2002;22(3):456-61.
57. Erbel C, Chen L, Bea F, et al. Inhibition of IL-17A attenuates atherosclerotic lesion development in apoE-deficient mice. Journal of Immunology. 2009;183(12):8167-75.
58. van Es T, van Puijvelde GH, Ramos OH, et al. Attenuated atherosclerosis upon IL-17R signaling disruption in LDLr deficient mice. Biochemical and biophysical research communications. 2009;388(2):261-5.
59. Taleb S, Romain M, Ramkhelawon B, et al. Loss of SOCS3 expression in T cells reveals a regulatory role for interleukin-17 in atherosclerosis. The Journal of Experimental Medicine. 2009;206(10):2067-77.
60. Caligiuri G, Rudling M, Ollivier V, et al. Interleukin-10 deficiency increases atherosclerosis, thrombosis, and low-density lipoproteins in apolipoprotein E knockout mice. Molecular Medicine. 2003;9(1-2):10-7.
61. Mallat Z, Gojova A, Marchiol-Fournigault C, et al. Inhibition of transforming growth factor-beta signaling accelerates atherosclerosis and induces an unstable plaque phenotype in mice. Circulation Research. 2001;89(10):930-4.
62. Gotsman I, Gupta R, Lichtman AH. The influence of the regulatory T lymphocytes on atherosclerosis. Arteriosclerosis, thrombosis, and vascular biology. 2007;27(12):2493-5.
63. Ait-Oufella H, Salomon BL, Potteaux S, et al. Natural regulatory T cells control the development of atherosclerosis in mice. Nature Medicine. 2006;12(2):178-80.
64. Mallat Z, Taleb S, Ait-Oufella H, Tedgui A. The role of adaptive T cell immunity in atherosclerosis. Journal of lipid research. 2009;50 Suppl:S364-9.
65. Gotsman I, Grabie N, Gupta R, et al. Impaired regulatory T-cell response and enhanced atherosclerosis in the absence of inducible costimulatory molecule. Circulation. 2006;114(19):2047-55.
66. Klingenberg R, Gerdes N, Badeau RM, et al. Depletion of FOXP3+ regulatory T cells promotes hypercholesterolemia and atherosclerosis. The Journal of Clinical Investigation. 2013;123(3):1323-34.
67. Cannon CP, Braunwald E, McCabe CH, et al. Antibiotic treatment of Chlamydia pneumoniae after acute coronary syndrome. The New England Journal of Medicine. 2005;352(16):1646-54.
68. Grayston JT, Kronmal RA, Jackson LA, et al. Azithromycin for the secondary prevention of coronary events. The New England Journal of Medicine. 2005;352(16):1637-45.
69. Stemme S, Faber B, Holm J. et al. T lymphocytes from human atherosclerotic plaques recognize oxidized low density lipoprotein. Proceedings of the National Academy of Sciences of the United States of America. 1995;92(9):3893-7.
70. Kol A, Sukhova GK, Lichtman AH, Libby P. Chlamydial heat shock protein 60 localizes in human atheroma and regulates macrophage tumor necrosis factor-alpha and matrix metalloproteinase expression. Circulation. 1998;98(4):300-7.
71. Zhou X, Robertson AK, Hjerpe C, Hansson GK. Adoptive transfer of CD4+ T cells reactive to modified low-density lipoprotein aggravates atherosclerosis. Arteriosclerosis, thrombosis, and vascular biology. 2006;26(4):864-70.
72. Nilsson J, Hansson GK, Shah PK. Immunomodulation of atherosclerosis: implications for vaccine development. Arteriosclerosis, thrombosis, and vascular biology. 2005;25(1):18-28.
73. Lu X, Kakkar V. The role of heat shock protein (HSP) in atherosclerosis: Pathophysiology and clinical opportunities. Current medicinal chemistry. 2010;17(10):957-73.
74. Xu Q, Metzler B, Jahangiri M, Mandal K. Molecular chaperones and heat shock proteins in atherosclerosis. American Journal of physiology Heart and circulatory physiology. 2012;302(3):H506-14.
75. Tsan MF, Gao B. Heat shock proteins and immune system. Journal of leukocyte biology. 2009;85(6):905-10.
76. Caligiuri G, Nicoletti A, Poirier B, Hansson GK. Protective immunity against atherosclerosis carried by B cells of hypercholesterolemic mice. The Journal of Clinical Investigation. 2002;109(6):745-53.
77. Kyaw T, Tay C, Khan A, et al. Conventional B2 B cell depletion ameliorates whereas its adoptive transfer aggravates atherosclerosis. Journal of immunology. 2010;185(7):4410-9.
78. Paulson KE, Zhu SN, Chen M, et al. Resident intimal dendritic cells accumulate lipid and contribute to the initiation of atherosclerosis. Circulation research. 2010;106(2):383-90.
79. Randolph GJ, Potteaux S. Vascular dendritic cells as gatekeepers of lipid accumulation within nascent atherosclerotic plaques. Circulation research. 2010;106(2):227-9.
80. Packard RR, Maganto-Garcia E, Gotsman I, et al. CD11c(+) dendritic cells maintain antigen processing, presentation capabilities, and CD4(+) T-cell priming efficacy under hypercholesterolemic conditions associated with atherosclerosis. Circulation research. 2008;103(9):965-73.
81. Lindstedt KA, Mayranpaa MI, Kovanen PT. Mast cells in vulnerable atherosclerotic plaques – a view to a kill. Journal of cellular and molecular Medicine. 2007;11(4):739-58.
82. Libby P, Shi GP. Mast cells as mediators and modulators of atherogenesis. Circulation. 2007;115(19):2471-3. Epub 2007/05/16.
83. Sun J, Sukhova GK, Wolters PJ, et al. Mast cells promote atherosclerosis by releasing proinflammatory cytokines. Nature Medicine. 2007;13(6):719-24.
84. Bot I, de Jager SC, Zernecke A, et al. Perivascular mast cells promote atherogenesis and induce plaque destabilization in apolipoprotein E-deficient mice. Circulation. 2007;115(19):2516-25.
85. Doran AC, Meller N, McNamara CA. Role of smooth muscle cells in the initiation and early progression of atherosclerosis. Arteriosclerosis, thrombosis, and vascular biology. 2008;28(5):812-9.

86. Davis-Dusenbery BN, Wu C, Hata A. Micromanaging vascular smooth muscle cell differentiation and phenotypic modulation. Arteriosclerosis, thrombosis, and vascular biology. 2011;31(11):2370-7.
87. Kovacic JC, Gupta R, Lee AC, et al. Stat3-dependent acute Rantes production in vascular smooth muscle cells modulates inflammation following arterial injury in mice. The Journal of Clinical Investigation. 2010;120(1):303-14.
88. Liu J, Sukhova GK, Sun JS, et al. Lysosomal cysteine proteases in atherosclerosis. Arteriosclerosis, thrombosis, and vascular biology. 2004;24(8):1359-66.
89. Libby P. The molecular mechanisms of the thrombotic complications of atherosclerosis. Journal of Internal Medicine. 2008;263(5):517-27.
90. Galis ZS, Sukhova GK, Lark MW, Libby P. Increased expression of matrix metalloproteinases and matrix degrading activity in vulnerable regions of human atherosclerotic plaques. The Journal of Clinical Investigation. 1994;94(6):2493-503.
91. Sukhova GK, Shi GP, Simon DI, et al. Expression of the elastolytic cathepsins S and K in human atheroma and regulation of their production in smooth muscle cells. The Journal of Clinical Investigation. 1998;102(3):576-83.
92. Libby P. Mechanisms of acute coronary syndromes and their implications for therapy. The New England Journal of Medicine. 2013;368(21):2004-13.
93. Stary HC, Chandler AB, Glagov S, et al. A definition of initial, fatty streak, and intermediate lesions of atherosclerosis. A report from the Committee on Vascular Lesions of the Council on Arteriosclerosis, American Heart Association. Arteriosclerosis and thrombosis: a Journal of vascular biology/American Heart Association. 1994;14(5):840-56.
94. Stary HC, Chandler AB, Dinsmore RE, et al. A definition of advanced types of atherosclerotic lesions and a histological classification of atherosclerosis. A report from the Committee on Vascular Lesions of the Council on Arteriosclerosis, American Heart Association. Arteriosclerosis, thrombosis, and vascular biology. 1995;15(9):1512-31.
95. Virmani R, Kolodgie FD, Burke AP, et al. Lessons from sudden coronary death: a comprehensive morphological classification scheme for atherosclerotic lesions. Arteriosclerosis, thrombosis, and vascular biology. 2000;20(5):1262-75.
96. Tomey MI, Narula J, Kovacic JC. Advances in the understanding of plaque composition and treatment options: year in review. Journal of the American College of Cardiology. 2014;63(16):1604-16.
97. Falk E, Nakano M, Bentzon JF, et al. Update on acute coronary syndromes: the pathologists' view. European Heart Journal. 2013;34(10):719-28.
98. Libby P. Mechanisms of acute coronary syndromes. The New England Journal of Medicine. 2013;369(9):883-4.
99. Chapman I. Morphogenesis of Occluding Coronary Artery Thrombosis. Archives of pathology. 1965;80:256-61.
100. Davies MJ, Thomas A. Thrombosis and acute coronary-artery lesions in sudden cardiac ischemic death. The New England Journal of Medicine. 1984;310(18):1137-40.
101. Falk E. Plaque rupture with severe pre-existing stenosis precipitating coronary thrombosis. Characteristics of coronary atherosclerotic plaques underlying fatal occlusive thrombi. British Heart Journal. 1983;50(2):127-34.
102. Hong MK, Mintz GS, Lee CW, et al. Comparison of coronary plaque rupture between stable angina and acute myocardial infarction: a three-vessel intravascular ultrasound study in 235 patients. Circulation. 2004;110(8):928-33.
103. Maehara A, Mintz GS, Bui AB, et al. Morphologic and angiographic features of coronary plaque rupture detected by intravascular ultrasound. Journal of the American College of Cardiology. 2002;40(5):904-10.
104. Kubo T, Imanishi T, Takarada S, et al. Assessment of culprit lesion morphology in acute myocardial infarction: ability of optical coherence tomography compared with intravascular ultrasound and coronary angioscopy. Journal of the American College of Cardiology. 2007;50(10):933-9.
105. Jia H, Abtahian F, Aguirre AD, et al. In vivo diagnosis of plaque erosion and calcified nodule in patients with acute coronary syndrome by intravascular optical coherence tomography. Journal of the American College of Cardiology. 2013;62(19):1748-58.
106. Schaar JA, Muller JE, Falk E, et al. Terminology for high-risk and vulnerable coronary artery plaques. Report of a meeting on the vulnerable plaque, June 17 and 18, 2003, Santorini, Greece. European Heart Journal. 2004;25(12):1077-82.
107. Tearney GJ, Regar E, Akasaka T, et al. Consensus standards for acquisition, measurement, and reporting of intravascular optical coherence tomography studies: a report from the International Working Group for Intravascular Optical Coherence Tomography Standardization and Validation. Journal of the American College of Cardiology. 2012;59(12):1058-72.
108. Farb A, Burke AP, Tang AL, et al. Coronary plaque erosion without rupture into a lipid core. A frequent cause of coronary thrombosis in sudden coronary death. Circulation. 1996;93(7):1354-63.
109. Burke AP, Farb A, Malcom GT, et al. Effect of risk factors on the mechanism of acute thrombosis and sudden coronary death in women. Circulation. 1998;97(21):2110-6.
110. Xu Y, Mintz GS, Tam A, et al. Prevalence, distribution, predictors, and outcomes of patients with calcified nodules in native coronary arteries: a 3-vessel intravascular ultrasound analysis from Providing Regional Observations to Study Predictors of Events in the Coronary Tree (PROSPECT). Circulation. 2012;126(5):537-45.
111. Lee JB, Mintz GS, Lisauskas JB, et al. Histopathologic validation of the intravascular ultrasound diagnosis of calcified coronary artery nodules. The American Journal of Cardiology. 2011;108(11):1547-51.
112. Friedman M. The pathogenesis of coronary plaques, thromboses, and hemorrhages: an evaluative review. Circulation. 1975;52(6 Suppl):III34-40.
113. Barger AC, Beeuwkes R 3rd, Lainey LL, Silverman KJ. Hypothesis: vasa vasorum and neovascularization of human coronary arteries. A possible role in the pathophysiology of atherosclerosis. The New England Journal of Medicine. 1984;310(3):175-7.
114. Suarez Y. Microregulation of plaque neovascularization. Arteriosclerosis, thrombosis, and vascular biology. 2010;30(8):1500-1.
115. Kolodgie FD, Gold HK, Burke AP, et al. Intraplaque hemorrhage and progression of coronary atheroma. The New England Journal of Medicine. 2003;349(24):2316-25.
116. Finn AV, Narula J. Intraplaque hemorrhage: most dangerous is the wound that bleedeth inwardly. JACC Cardiovascular Imaging. 2012;5(8):856-8.
117. Sun J, Underhill HR, Hippe DS, et al. Sustained acceleration in carotid atherosclerotic plaque progression with intraplaque hemorrhage: a long-term time course study. JACC Cardiovascular Imaging. 2012;5(8):798-804.
118. Finn AV, Nakano M, Polavarapu R, et al. Hemoglobin directs macrophage differentiation and prevents foam cell formation in human atherosclerotic plaques. Journal of the American College of Cardiology. 2012;59(2):166-77.
119. Purushothaman KR, Purushothaman M, Levy AP, et al. Increased expression of oxidation-specific epitopes and apoptosis are associated with haptoglobin genotype: possible implications for plaque progression in human atherosclerosis. Journal of the American College of Cardiology. 2012;60(2):112-9.
120. Cahill LE, Levy AP, Chiuve SE, et al. Haptoglobin genotype is a consistent marker of coronary heart disease risk among individuals with

elevated glycosylated hemoglobin. Journal of the American College of Cardiology. 2013;61(7):728-37.
121. Ambrose JA, Tannenbaum MA, Alexopoulos D et al. Angiographic progression of coronary artery disease and the development of myocardial infarction. Journal of the American College of Cardiology. 1988;12(1):56-62.
122. Narula J, Kovacic JC. Putting TCFA in clinical perspective. Journal of the American College of Cardiology. 2014;64(7):681-3.
123. Sakakura K, Nakano M, Otsuka F, et al. Pathophysiology of atherosclerosis plaque progression. Heart, lung & circulation. 2013;22(6):399-411.
124. Narula J, Nakano M, Virmani R, et al. Histopathologic characteristics of atherosclerotic coronary disease and implications of the findings for the invasive and noninvasive detection of vulnerable plaques. Journal of the American College of Cardiology. 2013;61(10):1041-51.
125. Burke AP, Farb A, Malcom GT et al. Coronary risk factors and plaque morphology in men with coronary disease who died suddenly. The New England Journal of Medicine. 1997;336(18):1276-82.
126. Bentzon JF, Otsuka F, Virmani R, Falk E. Mechanisms of plaque formation and rupture. Circulation Research. 2014;114(12):1852-66.
127. Falk E, Shah PK, Fuster V. Coronary plaque disruption. Circulation. 1995;92(3):657-71.
128. Richardson PD, Davies MJ, Born GV. Influence of plaque configuration and stress distribution on fissuring of coronary atherosclerotic plaques. Lancet. 1989;2(8669):941-4.
129. Fleg JL, Stone GW, Fayad ZA, et al. Detection of high-risk atherosclerotic plaque: report of the NHLBI Working Group on current status and future directions. JACC Cardiovascular Imaging. 2012;5(9):941-55.
130. Kume T, Akasaka T, Kawamoto T, et al. Measurement of the thickness of the fibrous cap by optical coherence tomography. Am Heart J. 2006;152(4):755 e1-4.
131. Maehara A, Mintz GS, Weissman NJ. Advances in intravascular Imaging. Circulation Cardiovascular Interventions. 2009;2(5):482-90.
132. Obaid DR, Calvert PA, Gopalan D, et al. Atherosclerotic plaque composition and classification identified by coronary computed tomography: assessment of computed tomography-generated plaque maps compared with virtual histology intravascular ultrasound and histology. Circ Cardiovasc Imaging. 2013;6(5):655-64.
133. Virmani R. Are our tools for the identification of TCFA ready and do we know them? JACC Cardiovascular Imaging. 2011;4(6):656-8.
134. Pollack A, Kini AS, Narula J. Lipid core abutting lumen - optical coherence tomography-verified thin-cap fibroatheroma surrogate. Circ J. 2015;79(4):754-5.
135. Nakazato R, Otake H, Konishi A, et al. Atherosclerotic plaque characterization by CT angiography for identification of high-risk coronary artery lesions: a comparison to optical coherence tomography. European Heart Journal Cardiovascular Imaging. 2015;16(4):373-9.
136. Tian J, Ren X, Vergallo R, et al. Distinct morphological features of ruptured culprit plaque for acute coronary events compared to those with silent rupture and thin-cap fibroatheroma: a combined optical coherence tomography and intravascular ultrasound study. Journal of the American College of Cardiology. 2014;63(21):2209-16.
137. Yonetsu T, Kakuta T, Lee T, et al. In vivo critical fibrous cap thickness for rupture-prone coronary plaques assessed by optical coherence tomography. European Heart Journal. 2011;32(10):1251-9.
138. Stone GW, Maehara A, Lansky AJ, et al. A prospective natural-history study of coronary atherosclerosis. The New England Journal of Medicine. 2011;364(3):226-35.
139. Xie Y, Mintz GS, Yang J, et al. Clinical outcome of nonculprit plaque ruptures in patients with acute coronary syndrome in the PROSPECT study. JACC Cardiovascular Imaging. 2014;7(4):397-405.
140. Garcia-Garcia HM, Jang IK, Serruys PW, et al. Imaging plaques to predict and better manage patients with acute coronary events. Circulation Research. 2014;114(12):1904-17.
141. Virmani R, Burke AP, Kolodgie FD, Farb A. Vulnerable plaque: the pathology of unstable coronary lesions. J Interv Cardiol. 2002;15(6):439-46.
142. Garcia-Garcia HM, Mintz GS, Lerman A, et al. Tissue characterisation using intravascular radiofrequency data analysis: recommendations for acquisition, analysis, interpretation and reporting. EuroIntervention: Journal of EuroPCR in collaboration with the Working Group on Interventional Cardiology of the European Society of Cardiology. 2009;5(2):177-89.
143. Nair A, Margolis MP, Kuban BD, Vince DG. Automated coronary plaque characterisation with intravascular ultrasound backscatter: ex vivo validation. EuroIntervention: journal of EuroPCR in collaboration with the Working Group on Interventional Cardiology of the European Society of Cardiology. 2007;3(1):113-20.
144. Calvert PA, Obaid DR, O'Sullivan M, et al. Association between IVUS findings and adverse outcomes in patients with coronary artery disease: the VIVA (VH-IVUS in Vulnerable Atherosclerosis) Study. JACC Cardiovascular Imaging. 2011;4(8):894-901.
145. Cheng JM, Garcia-Garcia HM, de Boer SP, et al. In vivo detection of high-risk coronary plaques by radiofrequency intravascular ultrasound and cardiovascular outcome: results of the ATHEROREMO-IVUS study. European Heart Journal. 2014;35(10):639-47.
146. Caplan JD, Waxman S, Nesto RW, Muller JE. Near-infrared spectroscopy for the detection of vulnerable coronary artery plaques. Journal of the American College of Cardiology. 2006;47(8 Suppl):C92-6.
147. Moreno PR, Lodder RA, Purushothaman KR, et al. Detection of lipid pool, thin fibrous cap, and inflammatory cells in human aortic atherosclerotic plaques by near-infrared spectroscopy. Circulation. 2002;105(8):923-7.
148. Gardner CM, Tan H, Hull EL, et al. Detection of lipid core coronary plaques in autopsy specimens with a novel catheter-based near-infrared spectroscopy system. JACC Cardiovascular Imaging. 2008;1(5):638-48.
149. Kang SJ, Mintz GS, Pu J, et al. Combined IVUS and NIRS detection of fibroatheromas: histopathological validation in human coronary arteries. JACC Cardiovascular Imaging. 2015;8(2):184-94.
150. Oemrawsingh RM, Cheng JM, Garcia-Garcia HM et al. Near-infrared spectroscopy predicts cardiovascular outcome in patients with coronary artery disease. Journal of the American College of Cardiology. 2014;64(23):2510-8.
151. Sinclair H, Bourantas C, Bagnall A, et al. OCT for the identification of vulnerable plaque in acute coronary syndrome. JACC Cardiovascular Imaging. 2015;8(2):198-209.
152. Jang IK, Tearney GJ, MacNeill B, et al. In vivo characterization of coronary atherosclerotic plaque by use of optical coherence tomography. Circulation. 2005;111(12):1551-5.
153. Motoyama S, Kondo T, Anno H, et al. Atherosclerotic plaque characterization by 0.5-mm-slice multislice computed tomographic Imaging. Circ J. 2007;71(3):363-6.
154. Motoyama S, Sarai M, Harigaya H, et al. Computed tomographic angiography characteristics of atherosclerotic plaques subsequently resulting in acute coronary syndrome. Journal of the American College of Cardiology. 2009;54(1):49-57.
155. Finet G, Ohayon J, Rioufol G, et al. Morphological and biomechanical aspects of vulnerable coronary plaque. Arch Mal Coeur Vaiss. 2007;100(6-7):547-53.
156. Ohayon J, Finet G, Gharib AM, et al. Necrotic core thickness and positive arterial remodeling index: emergent biomechanical factors for evaluating the risk of plaque rupture. American Journal of Physiology Heart and Circulatory Physiology. 2008;295(2):H717-27.
157. Kovacic JC, Fuster V. Smoking gun theory: angiographically normal or mild coronary plaque as a cause of myocardial infarction. Circulation. 2012;126(25):2918-20.

158. Fernandez-Ortiz A, Badimon JJ, Falk E, et al. Characterization of the relative thrombogenicity of atherosclerotic plaque components: implications for consequences of plaque rupture. Journal of the American College of Cardiology. 1994;23(7):1562-9.
159. Toschi V, Gallo R, Lettino M, et al. Tissue factor modulates the thrombogenicity of human atherosclerotic plaques. Circulation. 1997;95(3):594-9.
160. Minami Y, Phipps JE, Hoyt T, et al. Clinical utility of quantitative bright spots analysis in patients with acute coronary syndrome: an optical coherence tomography study. Int J Cardiovasc Imaging. 2015.
161. Feig JE, Parathath S, Rong JX, et al. Reversal of hyperlipidemia with a genetic switch favorably affects the content and inflammatory state of macrophages in atherosclerotic plaques. Circulation. 2011;123(9):989-98.
162. Libby P. Collagenases and cracks in the plaque. The Journal of Clinical Investigation. 2013;123(8):3201-3.
163. Lee RT, Schoen FJ, Loree HM, et al. Circumferential stress and matrix metalloproteinase 1 in human coronary atherosclerosis. Implications for plaque rupture. Arteriosclerosis, thrombosis, and vascular biology. 1996;16(8):1070-3.
164. Muller JE, Tofler GH, Stone PH. Circadian variation and triggers of onset of acute cardiovascular disease. Circulation. 1989;79(4):733-43.
165. Berger A, Botman KJ, MacCarthy PA. et al. Long-term clinical outcome after fractional flow reserve-guided percutaneous coronary intervention in patients with multivessel disease. Journal of the American College of Cardiology. 2005;46(3):438-42.
166. De Bruyne B, Fearon WF, Pijls NH, et al. Fractional flow reserve-guided PCI for stable coronary artery disease. The New England Journal of Medicine. 2014;371(13):1208-17.
167. Moreno PR, Narula J. Thinking outside the lumen: fractional flow reserve versus intravascular Imaging for major adverse cardiac event prediction. Journal of the American College of Cardiology. 2014;63(12):1141-4.
168. Goldstein JA, Demetriou D, Grines CL, et al. Multiple complex coronary plaques in patients with acute myocardial infarction. The New England Journal of Medicine. 2000;343(13):915-22.
169. Yun KH, Mintz GS, Farhat N, et al. Relation between angiographic lesion severity, vulnerable plaque morphology and future adverse cardiac events (from the Providing Regional Observations to Study Predictors of Events in the Coronary Tree study). The American Journal of Cardiology. 2012;110(4):471-7.
170. Tian J, Dauerman H, Toma C, et al. Prevalence and characteristics of TCFA and degree of coronary artery stenosis: an OCT, IVUS, and angiographic study. Journal of the American College of Cardiology. 2014;64(7):672-80.
171. Dohi T, Mintz GS, McPherson JA, et al. Non-fibroatheroma lesion phenotype and long-term clinical outcomes: a substudy analysis from the PROSPECT study. JACC Cardiovascular Imaging. 2013;6(8):908-16.
172. Sanidas EA, Mintz GS, Maehara A, et al. Adverse cardiovascular events arising from atherosclerotic lesions with and without angiographic disease progression. JACC Cardiovascular Imaging. 2012;5(3 Suppl):S95-S105.
173. Zaman T, Agarwal S, Anabtawi AG, et al. Angiographic lesion severity and subsequent myocardial infarction. The American Journal of Cardiology. 2012;110(2):167-72.
174. Glagov S, Weisenberg E, Zarins CK, et al. Compensatory enlargement of human atherosclerotic coronary arteries. The New England Journal of Medicine. 1987;316(22):1371-5.
175. Schoenhagen P, Ziada KM, Vince DG, et al. Arterial remodeling and coronary artery disease: the concept of "dilated" versus "obstructive" coronary atherosclerosis. Journal of the American College of Cardiology. 2001;38(2):297-306.
176. Maehara A, Cristea E, Mintz GS, et al. Definitions and methodology for the grayscale and radiofrequency intravascular ultrasound and coronary angiographic analyses. JACC Cardiovascular Imaging. 2012;5(3 Suppl):S1-9.
177. Ward MR, Pasterkamp G, Yeung AC, Borst C. Arterial remodeling. Mechanisms and clinical implications. Circulation. 2000;102(10):1186-91.
178. Mintz GS, Kent KM, Pichard AD, et al. Contribution of inadequate arterial remodeling to the development of focal coronary artery stenoses. An intravascular ultrasound study. Circulation. 1997;95(7):1791-8.
179. Smits PC, Pasterkamp G, de Jaegere PP, et al. Angioscopic complex lesions are predominantly compensatory enlarged: an angioscopy and intracoronary ultrasound study. Cardiovasc Res. 1999;41(2):458-64.
180. Ehara S, Kobayashi Y, Yoshiyama M, et al. Spotty calcification typifies the culprit plaque in patients with acute myocardial infarction: an intravascular ultrasound study. Circulation. 2004;110(22):3424-9.
181. Pu J, Mintz GS, Biro S, Lee JB, et al. Insights into echo-attenuated plaques, echolucent plaques, and plaques with spotty calcification: novel findings from comparisons among intravascular ultrasound, near-infrared spectroscopy, and pathological histology in 2,294 human coronary artery segments. Journal of the American College of Cardiology. 2014;63(21):2220-33.
182. Leber AW, Becker A, Knez A, et al. Accuracy of 64-slice computed tomography to classify and quantify plaque volumes in the proximal coronary system: a comparative study using intravascular ultrasound. Journal of the American College of Cardiology. 2006;47(3):672-7.
183. Motoyama S, Kondo T, Sarai M, et al. Multislice computed tomographic characteristics of coronary lesions in acute coronary syndromes. Journal of the American College of Cardiology. 2007;50(4):319-26.
184. Pflederer T, Marwan M, Schepis T, et al. Characterization of culprit lesions in acute coronary syndromes using coronary dual-source CT angiography. Atherosclerosis. 2010;211(2):437-44.
185. van Velzen JE, de Graaf FR, de Graaf MA, et al. Comprehensive assessment of spotty calcifications on computed tomography angiography: comparison to plaque characteristics on intravascular ultrasound with radiofrequency backscatter analysis. J Nucl Cardiol. 2011;18(5):893-903.
186. Menini S, Iacobini C, Ricci C, et al. The galectin-3/RAGE dyad modulates vascular osteogenesis in atherosclerosis. Cardiovasc Res. 2013;100(3):472-80.
187. Kataoka Y, Wolski K, Uno K, et al. Spotty calcification as a marker of accelerated progression of coronary atherosclerosis: insights from serial intravascular ultrasound. Journal of the American College of Cardiology. 2012;59(18):1592-7.
188. Maldonado N, Kelly-Arnold A, Vengrenyuk Y, et al. A mechanistic analysis of the role of microcalcifications in atherosclerotic plaque stability: potential implications for plaque rupture. American Journal of Physiology Heart and Circulatory Physiology. 2012;303(5):H619-28.
189. Wentzel JJ, Chatzizisis YS, Gijsen FJ, et al. Endothelial shear stress in the evolution of coronary atherosclerotic plaque and vascular remodelling: current understanding and remaining questions. Cardiovasc Res. 2012;96(2):234-43.
190. Cheng C, Tempel D, van Haperen R, et al. Atherosclerotic lesion size and vulnerability are determined by patterns of fluid shear stress. Circulation. 2006;113(23):2744-53.
191. Chatzizisis YS, Jonas M, Coskun AU, et al. Prediction of the localization of high-risk coronary atherosclerotic plaques on the basis of low endothelial shear stress: an intravascular ultrasound and histopathology natural history study. Circulation. 2008;117(8):993-1002.
192. Koskinas KC, Sukhova GK, Baker AB, et al. Thin-capped atheromata with reduced collagen content in pigs develop in coronary arterial regions exposed to persistently low endothelial shear stress. Arteriosclerosis, thrombosis, and vascular biology. 2013;33(7):1494-504.

193. Phinikaridou A, Hua N, Pham T, Hamilton JA. Regions of low endothelial shear stress colocalize with positive vascular remodeling and atherosclerotic plaque disruption: an in vivo magnetic resonance Imaging study. Circ Cardiovasc Imaging. 2013;6(2):302-10.
194. Stone PH, Coskun AU, Kinlay S, et al. Regions of low endothelial shear stress are the sites where coronary plaque progresses and vascular remodelling occurs in humans: an in vivo serial study. European Heart Journal. 2007;28(6):705-10.
195. Vergallo R, Papafaklis MI, Yonetsu T, et al. Endothelial shear stress and coronary plaque characteristics in humans: combined frequency-domain optical coherence tomography and computational fluid dynamics study. Circ Cardiovasc Imaging. 2014;7(6):905-11.
196. Koskinas KC, Feldman CL, Chatzizisis YS, et al. Natural history of experimental coronary atherosclerosis and vascular remodeling in relation to endothelial shear stress: a serial, in vivo intravascular ultrasound study. Circulation. 2010;121(19):2092-101.
197. Stone PH, Saito S, Takahashi S, et al. Prediction of progression of coronary artery disease and clinical outcomes using vascular profiling of endothelial shear stress and arterial plaque characteristics: the PREDICTION Study. Circulation. 2012;126(2):172-81.
198. Koskinas KC, Chatzizisis YS, Papafaklis MI, et al. Synergistic effect of local endothelial shear stress and systemic hypercholesterolemia on coronary atherosclerotic plaque progression and composition in pigs. Int J Cardiol. 2013;169(6):394-401.
199. Traub O, Berk BC. Laminar shear stress: mechanisms by which endothelial cells transduce an atheroprotective force. Arteriosclerosis, thrombosis, and vascular biology. 1998;18(5):677-85.
200. Chatzizisis YS, Coskun AU, Jonas M, et al. Role of endothelial shear stress in the natural history of coronary atherosclerosis and vascular remodeling: molecular, cellular, and vascular behavior. Journal of the American College of Cardiology. 2007;49(25):2379-93.
201. Fukumoto Y, Hiro T, Fujii T, et al. Localized elevation of shear stress is related to coronary plaque rupture: a 3-dimensional intravascular ultrasound study with in-vivo color mapping of shear stress distribution. Journal of the American College of Cardiology. 2008;51(6):645-50.
202. Hoeks AP, Reesink KD, Hermeling E, Reneman RS. Local blood pressure rather than shear stress should be blamed for plaque rupture. Journal of the American College of Cardiology. 2008;52(13):1107-8; author reply 8-9.
203. Tousoulis D, Davies G, Stefanadis C, et al. Inflammatory and thrombotic mechanisms in coronary atherosclerosis. Heart. 2003;89(9):993-7.
204. Shah PK. Mechanisms of plaque vulnerability and rupture. Journal of the American College of Cardiology. 2003;41(4 Suppl S):15S-22S.
205. Muller JE. Triggering of cardiac events by sexual activity: findings from a case-crossover analysis. The American Journal of Cardiology. 2000;86(2A):14F-8F.
206. Isner JM, Estes NA, 3rd, Thompson PD, et al. Acute cardiac events temporally related to cocaine abuse. The New England Journal of Medicine. 1986;315(23):1438-43.
207. Mittleman MA, Lewis RA, Maclure M, et al. Triggering myocardial infarction by marijuana. Circulation. 2001;103(23):2805-9.
208. Mittleman MA, Mintzer D, Maclure M, et al. Triggering of myocardial infarction by cocaine. Circulation. 1999;99(21):2737-41.
209. Dalager-Pedersen M, Sogaard M, Schonheyder HC, et al. Risk for myocardial infarction and stroke after community-acquired bacteremia: a 20-year population-based cohort study. Circulation. 2014;129(13):1387-96.
210. Smeeth L, Thomas SL, Hall AJ, et al. Risk of myocardial infarction and stroke after acute infection or vaccination. The New England Journal of Medicine. 2004;351(25):2611-8.
211. Warren-Gash C, Hayward AC, Hemingway H, et al. Influenza infection and risk of acute myocardial infarction in England and Wales: a CALIBER self-controlled case series study. J Infect Dis. 2012;206(11):1652-9.
212. Brook RD, Rajagopalan S, Pope CA 3rd, et al. Particulate matter air pollution and cardiovascular disease: An update to the scientific statement from the American Heart Association. Circulation. 2010;121(21):2331-78.
213. Mittleman MA, Maclure M, Sherwood JB, et al. Triggering of acute myocardial infarction onset by episodes of anger. Determinants of Myocardial Infarction Onset Study Investigators. Circulation. 1995;92(7):1720-5.
214. Kario K, Ohashi T. Increased coronary heart disease mortality after the Hanshin-Awaji earthquake among the older community on Awaji Island. Tsuna Medical Association. J Am Geriatr Soc. 1997;45(5):610-3.
215. Leor J, Poole WK, Kloner RA. Sudden cardiac death triggered by an earthquake. The New England Journal of Medicine. 1996;334(7):413-9.
216. Trichopoulos D, Katsouyanni K, Zavitsanos X, et al. Psychological stress and fatal heart attack: the Athens (1981) earthquake natural experiment. Lancet. 1983;1(8322):441-4.
217. Mittleman MA, Maclure M, Tofler GH, et al. Triggering of acute myocardial infarction by heavy physical exertion. Protection against triggering by regular exertion. Determinants of Myocardial Infarction Onset Study Investigators. The New England Journal of Medicine. 1993;329(23):1677-83.
218. Willich SN, Lewis M, Lowel H, et al. Physical exertion as a trigger of acute myocardial infarction. Triggers and Mechanisms of Myocardial Infarction Study Group. The New England Journal of Medicine. 1993;329(23):1684-90.
219. Mittleman MA, Mostofsky E. Physical, psychological and chemical triggers of acute cardiovascular events: preventive strategies. Circulation. 2011;124(3):346-54.
220. Burke AP, Kolodgie FD, Farb A, et al. Healed plaque ruptures and sudden coronary death: evidence that subclinical rupture has a role in plaque progression. Circulation. 2001;103(7):934-40.
221. Libby P, Simon DI. Inflammation and thrombosis: the clot thickens. Circulation. 2001;103(13):1718-20.
222. Ambrose JA, Barua RS. The pathophysiology of cigarette smoking and cardiovascular disease: an update. Journal of the American College of Cardiology. 2004;43(10):1731-7.
223. Barua RS, Ambrose JA, Srivastava S, et al. Reactive oxygen species are involved in smoking-induced dysfunction of nitric oxide biosynthesis and upregulation of endothelial nitric oxide synthase: an in vitro demonstration in human coronary artery endothelial cells. Circulation. 2003;107(18):2342-7.
224. Loscalzo J. Nitric oxide insufficiency, platelet activation, and arterial thrombosis. Circulation Research. 2001;88(8):756-62.
225. Barua RS, Ambrose JA, Eales-Reynolds LJ, et al. Dysfunctional endothelial nitric oxide biosynthesis in healthy smokers with impaired endothelium-dependent vasodilatation. Circulation. 2001;104(16):1905-10.
226. Naghavi M, Libby P, Falk E, et al. From vulnerable plaque to vulnerable patient: a call for new definitions and risk assessment strategies: Part II. Circulation. 2003;108(15):1772-8.
227. Mach F, Schonbeck U, Bonnefoy JY, Pober JS, Libby P. Activation of monocyte/macrophage functions related to acute atheroma complication by ligation of CD40: induction of collagenase, stromelysin, and tissue factor. Circulation. 1997;96(2):396-9.
228. Miller DL, Yaron R, Yellin MJ. CD40L-CD40 interactions regulate endothelial cell surface tissue factor and thrombomodulin expression. Journal of Leukocyte Biology. 1998;63(3):373-9.
229. Koenig W, Sund M, Filipiak B, et al. Plasma viscosity and the risk of coronary heart disease: results from the MONICA-Augsburg Cohort Study, 1984 to 1992. Arteriosclerosis, thrombosis, and vascular biology. 1998;18(5):768-72.
230. Chatterjee S, Wetterslev J, Sharma A, et al. Association of blood transfusion with increased mortality in myocardial infarction: a meta-

-analysis and diversity-adjusted study sequential analysis. JAMA Intern Med. 2013;173(2):132-9.
231. Pfeffer MA, Burdmann EA, Chen CY, et al. A trial of darbepoetin alfa in type 2 diabetes and chronic kidney disease. The New England Journal of Medicine. 2009;361(21):2019-32.
232. Chan J, Knutsen SF, Blix GG, et al. Water, other fluids, and fatal coronary heart disease: the Adventist Health Study. Am J Epidemiol. 2002;155(9):827-33.
233. Telford RD, Kovacic JC, Skinner SL, et al. Resting whole blood viscosity of elite rowers is related to performance. Eur J Appl Physiol Occup Physiol. 1994;68(6):470-6.
234. Leebeek FW, Kruip MJ, Sonneveld P. Risk and management of thrombosis in multiple myeloma. Thromb Res. 2012;129 Suppl 1:S88-92.
235. Vaarala O, Puurunen M, Manttari M, et al. Antibodies to prothrombin imply a risk of myocardial infarction in middle-aged men. Thromb Haemost. 1996;75(3):456-9.
236. Jang IK, Hursting MJ. When heparins promote thrombosis: review of heparin-induced thrombocytopenia. Circulation. 2005;111(20):2671-83.
237. Varki A. Trousseau's syndrome: multiple definitions and multiple mechanisms. Blood. 2007;110(6):1723-9.
238. Silveira A. Postprandial triglycerides and blood coagulation. Exp Clin Endocrinol Diabetes. 2001;109(4):S527-32.
239. Stegenga ME, van der Crabben SN, Levi M, et al. Hyperglycemia stimulates coagulation, whereas hyperinsulinemia impairs fibrinolysis in healthy humans. Diabetes. 2006;55(6):1807-12.
240. McNagny SE, Wenger NK. Postmenopausal hormone-replacement therapy. The New England Journal of Medicine. 2002;346(1):63-5.
241. Roach RE, Helmerhorst FM, Lijfering WM, et al. Combined oral contraceptives: the risk of myocardial infarction and ischemic stroke. Cochrane Database Syst Rev. 2015;8:CD011054.
242. Vigen R, O'Donnell CI, Baron AE, et al. Association of testosterone therapy with mortality, myocardial infarction, and stroke in men with low testosterone levels. Jama. 2013;310(17):1829-36.
243. Ferenchick GS, Adelman S. Myocardial infarction associated with anabolic steroid use in a previously healthy 37-year-old weight lifter. Am Heart J. 1992;124(2):507-8.
244. McNutt RA, Ferenchick GS, Kirlin PC, Hamlin NJ. Acute myocardial infarction in a 22-year-old world class weight lifter using anabolic steroids. The American Journal of Cardiology. 1988;62(1):164.
245. Lu MY, Hsiao PJ, Lin TH, et al. St-segment elevation acute myocardial infarction in a patient with acromegaly: a case report and literature review. Kaohsiung J Med Sci. 2006;22(6):286-9.
246. Campbell RA, Machlus KR, Wolberg AS. Smoking out the cause of thrombosis. Arteriosclerosis, thrombosis, and vascular biology. 2010;30(1):7-8.
247. Grines CL, Topol EJ, O'Neill WW, et al. Effect of cigarette smoking on outcome after thrombolytic therapy for myocardial infarction. Circulation. 1995;91(2):298-303.
248. Sambola A, Osende J, Hathcock J, et al. Role of risk factors in the modulation of tissue factor activity and blood thrombogenicity. Circulation. 2003;107(7):973-7.
249. Fusegawa Y, Goto S, Handa S, et al. Platelet spontaneous aggregation in platelet-rich plasma is increased in habitual smokers. Thromb Res. 1999;93(6):271-8.
250. Barua RS, Ambrose JA, Saha DC, Eales-Reynolds LJ. Smoking is associated with altered endothelial-derived fibrinolytic and antithrombotic factors: an in vitro demonstration. Circulation. 2002;106(8):905-8.
251. Lange RA, Hillis LD. Cardiovascular complications of cocaine use. The New England Journal of Medicine. 2001;345(5):351-8.
252. Mann J, Davies MJ. Mechanisms of progression in native coronary artery disease: role of healed plaque disruption. Heart. 1999;82(3):265-8.

253. Libby P, Ridker PM, Hansson GK, Leducq Transatlantic Network on A. Inflammation in atherosclerosis: from pathophysiology to practice. Journal of the American College of Cardiology. 2009;54(23):2129-38.
254. Evensen K, Slevolden E, Skagen K, et al. Increased subclinical atherosclerosis in patients with chronic plaque psoriasis. Atherosclerosis. 2014;237(2):499-503.
255. Gelfand JM, Neimann AL, Shin DB, et al. Risk of myocardial infarction in patients with psoriasis. Jama. 2006;296(14):1735-41.
256. Prodanovich S, Kirsner RS, Kravetz JD, et al. Association of psoriasis with coronary artery, cerebrovascular, and peripheral vascular diseases and mortality. Arch Dermatol. 2009;145(6):700-3.
257. Prodanovich S, Ma F, Taylor JR, et al. Methotrexate reduces incidence of vascular diseases in veterans with psoriasis or rheumatoid arthritis. J Am Acad Dermatol. 2005;52(2):262-7.
258. Shapiro J, Cohen AD, David M, et al. The association between psoriasis, diabetes mellitus, and atherosclerosis in Israel: a case-control study. J Am Acad Dermatol. 2007;56(4):629-34.
259. Cohen-Barak E, Sah M, Kerner M, et al. Impact of anti-psoriatic therapy on endothelial function. Br J Dermatol. 2015.
260. Jokai H, Szakonyi J, Kontar O, et al. Impact of effective tumor necrosis factor-alfa inhibitor treatment on arterial intima-media thickness in psoriasis: results of a pilot study. J Am Acad Dermatol. 2013;69(4):523-9.
261. Fortes C, Mastroeni S, Leffondre K, et al. Relationship between smoking and the clinical severity of psoriasis. Arch Dermatol. 2005;141(12):1580-4.
262. Herron MD, Hinckley M, Hoffman MS, et al. Impact of obesity and smoking on psoriasis presentation and management. Arch Dermatol. 2005;141(12):1527-34.
263. Koch M, Baurecht H, Ried JS, et al. Psoriasis and cardiometabolic traits: modest association but distinct genetic architectures. J Invest Dermatol. 2015;135(5):1283-93.
264. Langan SM, Seminara NM, Shin DB, et al. Prevalence of metabolic syndrome in patients with psoriasis: a population-based study in the United Kingdom. J Invest Dermatol. 2012;132(3 Pt 1):556-62.
265. Neimann AL, Shin DB, Wang X, et al. Prevalence of cardiovascular risk factors in patients with psoriasis. J Am Acad Dermatol. 2006;55(5):829-35.
266. Yeung H, Takeshita J, Mehta NN, et al. Psoriasis severity and the prevalence of major medical comorbidity: a population-based study. JAMA Dermatol. 2013;149(10):1173-9.
267. Roivainen M, Viik-Kajander M, Palosuo T, et al. Infections, inflammation, and the risk of coronary heart disease. Circulation. 2000;101(3):252-7.
268. Thomopoulos C, Tsioufis C, Soldatos N, et al. Periodontitis and coronary artery disease: a questioned association between periodontal and vascular plaques. Am J Cardiovasc Dis. 2011;1(1):76-83.
269. Muhlestein JB, Anderson JL, Hammond EH, et al. Infection with Chlamydia pneumoniae accelerates the development of atherosclerosis and treatment with azithromycin prevents it in a rabbit model. Circulation. 1998;97(7):633-6.
270. Saikku P, Leinonen M, Mattila K, et al. Serological evidence of an association of a novel Chlamydia, TWAR, with chronic coronary heart disease and acute myocardial infarction. Lancet. 1988;2(8618):983-6.
271. Sakurai-Komada N, Iso H, Koike KA, et al. Association between Chlamydophila pneumoniae infection and risk of coronary heart disease for Japanese: the JPHC study. Atherosclerosis. 2014;233(2):338-42.
272. Maass M, Bartels C, Engel PM, et al. Endovascular presence of viable Chlamydia pneumoniae is a common phenomenon in coronary artery disease. Journal of the American College of Cardiology. 1998;31(4):827-32.
273. Sessa R, Di Pietro M, Schiavoni G, et al. Measurement of Chlamydia pneumoniae bacterial load in peripheral blood mononuclear cells may

273. [continued] be helpful to assess the state of chlamydial infection in patients with carotid atherosclerotic disease. Atherosclerosis. 2007;195(1):e224-30.
274. Moazed TC, Kuo CC, Grayston JT, Campbell LA. Evidence of systemic dissemination of Chlamydia pneumoniae via macrophages in the mouse. J Infect Dis. 1998;177(5):1322-5.
275. Blessing E, Campbell LA, Rosenfeld ME, et al. Chlamydia pneumoniae infection accelerates hyperlipidemia induced atherosclerotic lesion development in C57BL/6J mice. Atherosclerosis. 2001;158(1):13-7.
276. Chen S, Shimada K, Zhang W, et al. IL-17A is proatherogenic in high-fat diet-induced and Chlamydia pneumoniae infection-accelerated atherosclerosis in mice. Journal of immunology. 2010;185(9):5619-27.
277. Netea MG, Kullberg BJ, Galama JM, et al. Non-LPS components of Chlamydia pneumoniae stimulate cytokine production through Toll-like receptor 2-dependent pathways. Eur J Immunol. 2002;32(4):1188-95.
278. Di Pietro M, Filardo S, De Santis F, Sessa R. Chlamydia pneumoniae infection in atherosclerotic lesion development through oxidative stress: a brief overview. International Journal of molecular sciences. 2013;14(7):15105-20.
279. Kalvegren H, Bylin H, Leanderson P et al Chlamydia pneumoniae induces nitric oxide synthase and lipoxygenase-dependent production of reactive oxygen species in platelets. Effects on oxidation of low density lipoproteins. Thromb Haemost. 2005;94(2):327-35.
280. Yaraei K, Campbell LA, Zhu X, et al. Chlamydia pneumoniae augments the oxidized low-density lipoprotein-induced death of mouse macrophages by a caspase-independent pathway. Infect Immun. 2005;73(7):4315-22.
281. Nazzal D, Cantero AV, Therville N, et al. Chlamydia pneumoniae alters mildly oxidized low-density lipoprotein-induced cell death in human endothelial cells, leading to necrosis rather than apoptosis. J Infect Dis. 2006;193(1):136-45.
282. Dutta P, Courties G, Wei Y, Leuschner F, et al. Myocardial infarction accelerates atherosclerosis. Nature. 2012;487(7407):325-9.
283. Vasan RS. Biomarkers of cardiovascular disease: molecular basis and practical considerations. Circulation. 2006;113(19):2335-62.
284. Vigushin DM, Pepys MB, Hawkins PN. Metabolic and scintigraphic studies of radioiodinated human C-reactive protein in health and disease. The Journal of Clinical Investigation. 1993;91(4):1351-7.
285. Pepys MB, Hirschfield GM. C-reactive protein: a critical update. The Journal of Clinical Investigation. 2003;111(12):1805-12.
286. Ridker PM. C-reactive protein and the prediction of cardiovascular events among those at intermediate risk: moving an inflammatory hypothesis toward consensus. Journal of the American College of Cardiology. 2007;49(21):2129-38.
287. Ridker PM, Buring JE, Rifai N, Cook NR. Development and validation of improved algorithms for the assessment of global cardiovascular risk in women: the Reynolds Risk Score. Jama. 2007;297(6):611-9.
288. Ridker PM, Paynter NP, Rifai N, et al. C-reactive protein and parental history improve global cardiovascular risk prediction: the Reynolds Risk Score for men. Circulation. 2008;118(22):2243-51, 4p following 51.
289. Ridker PM, Cannon CP, Morrow D, et al. C-reactive protein levels and outcomes after statin therapy. The New England Journal of Medicine. 2005;352(1):20-8.
290. Ridker PM, Danielson E, Fonseca FA, et al. Rosuvastatin to prevent vascular events in men and women with elevated C-reactive protein. The New England Journal of Medicine. 2008;359(21):2195-207.
291. Tawakol A, Fayad ZA, Mogg R, et al. Intensification of statin therapy results in a rapid reduction in atherosclerotic inflammation: results of a multicenter fluorodeoxyglucose-positron emission tomography/computed tomography feasibility study. Journal of the American College of Cardiology. 2013;62(10):909-17.
292. Quillard T, Libby P. Molecular Imaging of atherosclerosis for improving diagnostic and therapeutic development. Circulation Research. 2012;111(2):231-44.
293. Sanz J, Fayad ZA. Imaging of atherosclerotic cardiovascular disease. Nature. 2008;451(7181):953-7.
294. Dweck MR, Chow MW, Joshi NV, et al. Coronary arterial 18F-sodium fluoride uptake: a novel marker of plaque biology. Journal of the American College of Cardiology. 2012;59(17):1539-48.
295. Joshi NV, Vesey AT, Williams MC, et al. 18F-fluoride positron emission tomography for identification of ruptured and high-risk coronary atherosclerotic plaques: a prospective clinical trial. Lancet. 2014;383(9918):705-13.
296. Nahrendorf M, Zhang H, Hembrador S, et al. Nanoparticle PET-CT Imaging of macrophages in inflammatory atherosclerosis. Circulation. 2008;117(3):379-87.
297. Majmudar MD, Yoo J, Keliher EJ, et al. Polymeric nanoparticle PET/MR Imaging allows macrophage detection in atherosclerotic plaques. Circulation research. 2013;112(5):755-61.
298. Ridker PM, Danielson E, Fonseca FA, et al. Reduction in C-reactive protein and LDL cholesterol and cardiovascular event rates after initiation of rosuvastatin: a prospective study of the JUPITER trial. Lancet. 2009;373(9670):1175-82.
299. Giugliano RP, Sabatine MS. Are PCSK9 Inhibitors the Next Breakthrough in the Cardiovascular Field? Journal of the American College of Cardiology. 2015;65(24):2638-51. Epub 2015/06/20.
300. Hagihara H, Nomoto A, Mutoh S, et al. Role of inflammatory responses in initiation of atherosclerosis: effects of anti-inflammatory drugs on cuff-induced leukocyte accumulation and intimal thickening of rabbit carotid artery. Atherosclerosis. 1991;91(1-2):107-16.
301. Makheja AN, Bloom S, Muesing R, et al. Anti-inflammatory drugs in experimental atherosclerosis. 7. Spontaneous atherosclerosis in WHHL rabbits and inhibition by cortisone acetate. Atherosclerosis. 1989;76(2-3):155-61.
302. Ng MK, Celermajer DS. Glucocorticoid treatment and cardiovascular disease. Heart. 2004;90(8):829-30.
303. Bennett JS, Daugherty A, Herrington D, et al. The use of nonsteroidal anti-inflammatory drugs (NSAIDs): a science advisory from the American Heart Association. Circulation. 2005;111(13):1713-6.
304. Vucic E, Calcagno C, Dickson SD, et al. Regression of inflammation in atherosclerosis by the LXR agonist R211945: a noninvasive assessment and comparison with atorvastatin. JACC Cardiovascular Imaging. 2012;5(8):819-28.
305. Berman JP, Farkouh ME, Rosenson RS. Emerging anti-inflammatory drugs for atherosclerosis. Expert Opin Emerg Drugs. 2013;18(2):193-205.
306. Rocha VZ, Libby P. Obesity, inflammation, and atherosclerosis. Nature reviews Cardiology. 2009;6(6):399-409.

Fatores de Risco para Doença Aterosclerótica

23

Viviane Zorzanelli Rocha
Marcio Miname
Jose Castellano
Peter Libby
Valentin Fuster

1. Introdução: o significado dos fatores de risco na doença aterosclerótica
2. Fatores de risco tradicionais
   2.1 Hipertensão arterial
   2.2 Dislipidemias: níveis elevados de LDL, triglicerídeos elevados, HDL baixo
      2.2.1 Níveis elevados de colesterol LDL
      2.2.2 Triglicerídeos altos
      2.2.3 Colesterol HDL baixo
   2.3 Tabagismo
   2.4 Sedentarismo e inatividade
   2.5 Obesidade
      2.5.1 Fisiopatologia da obesidade
         2.5.1.1 Obesidade e resistência à insulina
         2.5.1.2 Obesidade e diabetes melito
         2.5.1.3 Obesidade e função do tecido adiposo
         2.5.1.4 Obesidade e dislipidemia
         2.5.1.5 Obesidade e função cardíaca
         2.5.1.6 Obesidade, disfunção endotelial e aterosclerose
   2.6 Síndrome metabólica
      2.6.1 Definição
      2.6.2 Epidemiologia
      2.6.3 Fisiopatologia
      2.6.4 Obesidade abdominal e síndrome metabólica: papel do tecido adiposo visceral
      2.6.5 SM e doença arterial coronariana
   2.7 Diabetes melito
      2.7.1 Diabetes e doença aterosclerótica
      2.7.2 Estresse oxidativo e a vasculatura
      2.7.3 Disfunção microvascular diabética
   2.8 Transtornos mentais: ansiedade e depressão
      2.8.1 Ansiedade
      2.8.2 Depressão
3. Novos fatores de risco
   3.1 A utilidade dos novos fatores de risco
   3.2 Inflamação e proteína C-reativa de alta sensibilidade (CRP)
      3.2.1 CRP como um fator de risco preditor
      3.2.2 CRP como guia terapêutico
   3.3 Marcadores lipídicos
      3.3.1 Lipoproteína(a)
      3.3.2 Apolipoproteínas
      3.3.3 Colesterol não HDL
   3.4 Gordura Ectópica
      3.4.1 Deposição de gordura ectópica
      3.4.2 Classificação e subtipos de gordura ectópica
   3.5 Determinantes hereditárias e genéticas
   3.6 Infecção
   3.7 Biomarcadores de imagem
4. Conclusão e perspectivas futuras
5. Referências bibliográficas

1 INTRODUÇÃO: O SIGNIFICADO DOS FATORES DE RISCO NA DOENÇA ATEROSCLERÓTICA

A doença cardiovascular (DCV) é atualmente a principal causa de morte no mundo, responsável por cerca de 17,3 milhões de óbitos por ano, um número que deverá aumentar para mais de 23,6 milhões em 2030.[1] Na verdade, embora as taxas de mortalidade, padronizadas por idade para as DCV tenham caído cerca de 20% nos últimos 20 anos, a doença cardíaca coronariana (DAC) e o acidente vascular cerebral (AVC) representam as duas principais causas de morte no mundo, em razão de 35% e 26% de aumento na mortalidade bruta, respectivamente, de acordo com dados do estudo da Carga Global de Doenças de 2010 (Global Burden of Disease Study 2010).[2,3]

Como a DCV avançou rapidamente no século anterior e tornou-se uma séria ameaça em todo o mundo, a compreensão da sua etiologia e patogenia tornou-se uma necessidade urgente. Desde então, um grande corpo de evidências sustenta a aterotrombose como a base para as DCV.[4] Curiosamente, em contraste com as doenças infecciosas, geralmente causadas por um agente único, a doença aterotrombótica, quase sempre, é multifatorial e complexa. Por várias décadas, a observação clínica e diversos estudos epidemiológicos demonstraram uma associação entre diferentes características de risco e DCV. Essas características de risco, classicamente chamadas de fatores de risco, podem incluir tanto fatores comprovadamente causais como outros que podem ser preditivos, mas para os quais a causalidade ainda precisa ser comprovada. Os fatores de risco também podem ser um comportamento adquirido (p. ex.: tabagismo), uma característica hereditária (hipercolesterolemia familiar) ou refletir influências genéticas e ambientais (diabetes tipo 2).

Em seus primeiros seis anos de acompanhamento, o Framingham Heart Study, um pilar importante da epidemiologia cardíaca, estabeleceu a hipertensão e a hipercolesterolemia como os principais fatores de risco para DCV.[5] Pesquisas no início da década de 1960 também indicaram o tabagismo como outro fator de risco importante, uma vez que a evidência acumulada naquela época era suficiente para estabelecer uma ligação entre o tabagismo pesado e a mortalidade ou morbidade por doença coronariana. Estudos epidemiológicos também demonstraram que os pacientes com diabetes melito e intolerância à glicose estão sob risco aumentado para a DAC. Após 20 anos de acompanhamento, o Framingham Heart Study relatou uma incidência de DCV duas vezes maior entre homens com diabetes do que entre os sem diabetes. Nas mulheres, a incidência de DCV era três vezes mais elevada em pacientes diabéticas, se comparadas com as não diabéticas.[6] Recentemente, a epidemia global de obesidade mostrou que, embora esteja associada a outros fatores de risco e comorbidades, a obesidade é um fator de risco independente para DCV.[7,8] Além dos fatores de risco modificáveis anteriormente mencionados, vários estudos sugeriram que a idade, o sexo masculino e a predisposição genética são todos contribuintes imutáveis relevantes para um risco cardiovascular aumentado.

Os diversos fatores de risco podem contribuir sinergicamente para a disfunção endotelial, um dos primeiros estágios de danos vasculares e independentemente associado a eventos cardiovasculares.[9] De fato, partículas de LDL elevadas e modificadas, radicais livres causados pelo tabagismo, hipertensão e diabetes melito e alterações genéticas podem promover disfunção endotelial.[10] Uma vez iniciada, a doença aterosclerótica também pode evoluir e complicar-se mediante influência de fatores de risco que promovem a inflamação vascular e ruptura da placa.[9]

O Estudo de Intervenção de Múltiplos Fatores de Risco (Multiple Risk Fator Intervention Trial – MRFIT) estudou sistematicamente a relação entre fatores de risco e eventos cardiovasculares em mais de 300.000 homens acompanhados por 12 anos.[11] Relações fortes graduadas entre os níveis séricos de colesterol acima de 4,65 mmol/L (180 mg/dL), pressão arterial sistólica (PAS) acima de 110 mmHg e pressão arterial diastólica acima de 70 mmHg e mortalidade por doença coronariana (DAC) eram evidentes. Os fumantes com níveis séricos de colesterol e níveis de PAS nos quintis mais altos tiveram taxas de morte por DAC cerca de 20 vezes maiores do que homens não fumantes com PAS e níveis de colesterol no quintil mais baixo.[11]

Os riscos durante a vida de DCV aumentam proporcionalmente com o número e a intensidade dos fatores de risco, como mostrado por Lloyd-Jones e colaboradores[12] (Figuras 23.1 A e B). Esse estudo foi uma metanálise que utilizou dados de 18 estudos de coorte envolvendo um total de 257.384 homens e mulheres negros e brancos, cujos fatores de risco cardiovascular foram medidos nas idades de 45, 55, 65 e 75 anos. Os riscos durante a vida de eventos cardiovasculares foram estimados para os participantes em cada categoria em cada idade. Entre os participantes que tinham 55 anos de idade, aqueles com um perfil de fator de risco ideal (nível de colesterol total < 180 mg/dL, PAS < 120 mmHg e 80 mmHg diastólica; *status* de não fumantes e *status* de não diabéticos) apresentavam, substancialmente, menor risco de morte por DCV até a idade de 80 anos do que os participantes com dois ou mais fatores de risco (4,7% *versus* 29,6% entre os homens, 6,4% *versus* 20,5% entre as mulheres).[12]

Em 2010, os três principais fatores de risco para carga global de doenças eram hipertensão arterial (7% [95% intervalo de incerteza 6,2 a 7,7%] das mortes globais e anos de vida ajustados por incapacidade), tabagismo, incluindo o tabagismo passivo (6,3% [5,5 a 7]) e uso de álcool (5,5% [5,0 a 5,9].[13] As estratégias para identificar e tratar adequadamente todos os fatores de risco cardiovasculares consistem em uma medida fundamental para o controle global de saúde pública.

2 FATORES DE RISCO TRADICIONAIS

2.1 HIPERTENSÃO ARTERIAL

A prevalência de hipertensão, em todo o mundo, aumentou de 600 milhões em 1980 para, aproximadamente, 1 bilhão de pessoas em 2008.[14] De acordo com a Organização Mundial da Saúde (OMS), o continente africano apresenta a maior prevalência de hipertensão, e as Américas, a menor, respectivamente, em 46% e 35% dos adultos com idade ≥ 25. Várias razões contribuíram para a prevalência crescente de hipertensão em todo o mundo, tais como o crescimento e envelhecimento da população e um estilo de vida pouco saudável, incluindo o consumo excessivo de alimentos processados e de bebidas alcoólicas, inatividade física, ganho de peso e estresse persistente.

A hipertensão arterial é um dos principais fatores evitáveis para outras DCV e AVC.[15] A OMS relata que a pressão arterial subótima (PAS > 115 mmHg) é responsável por 62% das doenças

Fatores de Risco para Doença Aterosclerótica

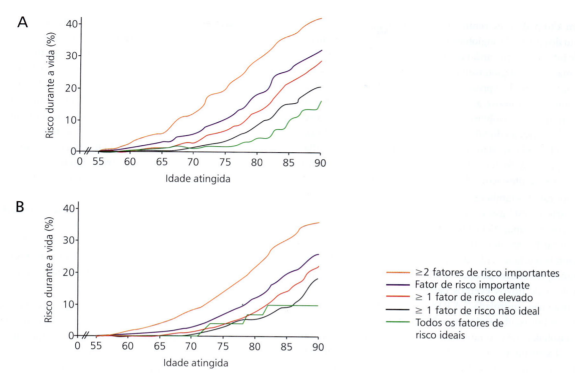

FIGURAS 23.1A-B O risco de morte durante o período completo de vida decorrente de DCV aumenta proporcionalmente com o número e intensidade dos fatores de risco em homens (1A) e em mulheres (1B), como mostrado por Lloyd-Jones e colaboradores. Esse estudo foi uma metanálise com uso de dados de 18 estudos de coorte envolvendo um total de 257.384 homens e mulheres negros e brancos cujos fatores de risco cardiovasculares foram medidos nas idades de 45, 55, 65 e 75 anos. Os riscos de eventos cardiovasculares durante a vida foram estimados para participantes em cada categoria em cada idade. Entre os participantes de 55 anos de idade, aqueles com um perfil de fator de risco ideal (nível de colesterol total, <180 mg/dL; pressão arterial, <120 mmHg sistólica e 80 mmHg diastólica; status de não fumantes e status de não diabéticos) tiveram riscos substancialmente menores de morte em decorrência de doença cardiovascular até os 80 anos de idade do que os participantes com dois ou mais fatores de risco importantes (4,7% vs. 29,6% entre homens, 6,4% vs. 20,5% entre mulheres).[12] Adaptado de Berry, JD, et al. N Engl J Med 2012;366:321-9

cerebrovasculares e 49% das cardiopatias isquêmicas.[16] Além disso, a pressão arterial subótima é o fator de risco a que se atribui o primeiro lugar para morte em todo o mundo.[16] Na verdade, o diagnóstico e tratamento precoces da hipertensão, juntamente com outros fatores de risco, contribuíram para o declínio gradual da mortalidade por doença cardíaca e AVC, observado em algumas regiões, ao longo dos últimos 30 anos. Nos Estados Unidos, por exemplo, as taxas de mortalidade atribuíveis à DAC caíram 31%, e a taxa relativa de morte por AVC diminuiu 35,8%, de 2000 a 2010.[17] Apesar da relevância do controle de outros fatores de risco, como o tabagismo e colesterol elevado, os esforços para controlar a hipertensão foram provavelmente os mais influentes para o declínio da mortalidade por AVC.[17]

Embora os esforços para controlar a pressão arterial elevada tenham sido bem-sucedidos, em algumas regiões, a consciência, o tratamento e o controle da hipertensão arterial ainda são, muitas vezes, insuficientes. Um estudo transversal de 628 comunidades mostrou que entre 142.042 participantes, 57.840 (40,8%) tinham hipertensão e apenas 26.877 (46,5%) tinham conhecimento do diagnóstico. Destes, a maioria (23.510, ou 87,5%) estava recebendo tratamento farmacológico, mas apenas uma minoria apresentou pressão arterial adequadamente controlada (7.634 [32,5%]).[18]

A ligação entre a hipertensão arterial e DCV está bem estabelecida. Existem alguns mecanismos que podem explicar essa associação, como as alterações na função e morfologia do endotélio que, muitas vezes, acompanham a hipertensão arterial. Na verdade, a disfunção endotelial é subjacente a várias condições mórbidas e é um fenômeno central na aterogênese. O endotélio disfuncional caracteriza-se pela liberação deficiente de fatores relaxantes derivados do endotélio, principalmente óxido nítrico, e liberação aumentada de fatores constritivos derivados do endotélio. A hipertensão também induz o estresse oxidativo na parede arterial, que contribui para a ativação de mecanismos sensíveis ao redox, relacionados com o recrutamento de leucócitos.[19]

Há um conjunto substancial de evidências que sugerem que o sistema renina-angiotensina também desempenhe um papel importante na patogenia da aterosclerose. Pacientes hipertensos com um alto padrão de renina, provavelmente associado a um aumento dos níveis de angiotensina II plasmática, têm um maior risco de infarto do miocárdio do que aqueles com baixa renina.[20] O sistema renina-angiotensina-aldosterona (SRAA) atua sobre várias vias, regulando a pressão arterial e o equilíbrio hídrico[21] e, provavelmente, promove a aterosclerose por sua ação sobre os vasos e sobre o desenvolvimento de hipertensão e outros fatores de risco.[21] A ativação do SRAA e o aumento da produção de angiotensina II também estão envolvidos na fisiopatologia da inflamação, que está fortemente relacionada com a iniciação, progressão e manifestações clínicas da aterosclerose.[22]

Vários estudos também têm demonstrado que o aumento da pressão arterial está associado ao aumento da mortalidade por doença coronariana, AVC e todas as causas.[23] Indivíduos com alto risco cardiovascular subjacente (p. ex.: aqueles com doença aterosclerótica estabelecida, diabetes melito, doença renal crônica ou múltiplos fatores de risco cardiovascular) têm o maior risco absoluto de novos eventos cardiovasculares atribuíveis à hipertensão não controlada.[24] A PAS é um preditor mais forte de eventos cardiovasculares do que a PA diastólica e a hipertensão sistólica isolada, que é comum entre os idosos, é particularmente perigosa. Existe uma relação contínua e graduada entre a pressão arterial e o risco de DCV. Na verdade, o nível e a duração da hipertensão arterial associada à presença ou ausência de outros fatores de risco cardiovasculares determinam o desfecho. O tratamento da hipertensão diminui o risco de AVC, doença arterial coronariana (DAC) e insuficiência cardíaca congestiva, bem como de morbidade e mortalidade cardiovasculares globais.

2.2 DISLIPIDEMIAS: NÍVEIS ELEVADOS DE LDL, TRIGLICERÍDEOS ELEVADOS, HDL BAIXO

2.2.1 Níveis elevados de colesterol LDL

Em 1913, Anitschkow mostrou que alimentar coelhos com colesterol purificado dissolvido em óleo de girassol foi suficiente para induzir lesões vasculares semelhantes às lesões ateroscleróticas em seres humanos.[25] Essa descoberta foi uma evidência inicial de que o colesterol poderia participar na aterogênese. No entanto, a "hipótese lipídica" foi negligenciada durante um longo tempo. Nas últimas décadas, no entanto, as evidências que ligam hipercolesterolemia com aterosclerose e DAC tornaram-se mais fortes, com base na observação clínica e epidemiológica. Na verdade, estudos iniciais de intervenção clínica com dieta já sugeriram que o tratamento da hipercolesterolemia foi associado a um declínio do risco de DAC. Em 1984, o estudo Coronary Primary Prevention Trial,[26] um trabalho randomizado, duplo cego, de grande porte, apresentou uma diminuição estatisticamente significativa de desfechos cardiovasculares rígidos, como resultado da redução do nível de colesterol com o uso de colestiramina, uma resina de ligação de ácidos biliares. Posteriormente, a utilização de estatinas examinadas em inúmeros ensaios e metanálises corroborou o achado de que uma redução dos níveis de colesterol está associada a uma redução de eventos cardiovasculares (Figura 23.2). A metanálise Cholesterol Treatment Trialists' Collaboration (CTT) incluiu cinco estudos com regimes de estatinas mais intensivos versus menos intensivos (39.612 indivíduos; acompanhamento médio de 5,1 anos) e 21 ensaios de estatina versus controle (129.526 indivíduos; acompanhamento médio de 4,8 anos).[27] Os autores encontraram uma redução de 22% dos principais eventos vasculares por redução de 1 mmol/L (~ 39 mg/dL) do colesterol LDL, mesmo nos participantes com colesterol LDL inferior a 2 mmol/L, no esquema menos intensivo ou controle. Em todos os 26 ensaios, a mortalidade por todas as causas diminuiu em 10% por redução de 1 mmol/L de LDL (RR 0,90; 95% IC 0,87 a 0,93; p < 0,0001), refletindo em larga medida reduções significativas das mortes por causa de DAC (RR 0,80; 99% IC 0,74 a 0,87; p < 0,0001) e outras causas cardíacas (RR 0,89; 99% IC 0,81 a 0,98; p = 0,002), sem efeito significativo sobre mortes por AVC (RR 0,96; 95% IC 0,84 a 1,09; p = 0,5) ou outras causas vasculares (RR 0,98; 99% IC 0,81 a 1,18; p = 0,8).[27]

O grande volume de dados epidemiológicos e clínicos mostrando uma importante associação entre a redução de LDL e diminuição de eventos cardiovasculares sustenta um papel importante do LDL na fisiopatologia da doença aterosclerótica. Com efeito, após a modificação, por oxidação, glicação (no diabetes), agregação, associação a proteoglicanos ou incorporação em imunocomplexos, LDL consiste em uma das principais causas de lesão no endotélio e células do músculo liso subjacentes. Quando as partículas de LDL são retidas dentro da parede da artéria, elas podem sofrer oxidação progressiva e internalização por macrófagos, iniciando a formação de estrias de gordura, uma fase precoce da aterogênese.[10]

Apesar da disponibilidade de estatinas potentes para reduzir os níveis de colesterol, o subtratamento ainda é um problema grave, de acordo com resultados da pesquisa LTAP2, que foi uma pesquisa multinacional para avaliar a proporção de pacientes que atingiram as metas de colesterol LDL. A taxa de sucesso para a realização da meta de LDL foi de 86% em pacientes com baixo risco, 74% nos com risco moderado e 67% em pacientes de alto risco (73% do total). No entanto, entre os pacientes com DAC com ≥ 2 fatores de risco, apenas 30% alcançaram a meta de LDL de < 70 mg/dL.[28]

Embora haja fortes evidências que favoreçam a redução do LDL para diminuir o risco cardiovascular, a abordagem mais adequada, seja o tratamento de pacientes com estatinas para atingir metas específicas de LDL, seja simplesmente visando uma redução substancial do LDL, está, atualmente, em discussão. As diretrizes recém-publicadas do American College of Cardiology (ACC) e da American Heart Association (AHA) defendem a adoção de doses fixas de estatinas, dependendo do perfil de risco do paciente e o abandono das metas de LDL. De acordo com o painel de especialistas, não há evidências de estudos clínicos randomizados para dar suporte ao tratamento de um alvo específico. No entanto, essa mudança substancial de paradigma é discutível, pois vários lipidologistas acreditam que as novas diretrizes americanas ignoram vários aspectos da fisiopatologia da DCV.[29]

2.2.2 Triglicerídeos altos

Níveis plasmáticos elevados de triglicerídeos e lipoproteínas ricas em triglicerídeos estão associados às DCV, mas a magnitude de sua contribuição e os mecanismos precisos pelos quais eles participam da fisiopatologia da aterosclerose não estão completamente evidentes.[30] Vários estudos sugeriram que as lipoproteínas ricas em triglicerídeos, incluindo a lipoproteína de densidade intermediária (IDL) e a lipoproteína de muito baixa densidade (VLDL), podem penetrar na parede vascular; por outro lado, partículas muito grandes, tais como quilomícrons nascentes, são demasiadamente grandes para entrar no espaço subendotelial.[31,32]

Na verdade, embora os pacientes com hiperquilomicronemia familiar tenham níveis muito elevados de triglicerídeos (> 2.000 mg/dL), eles raramente apresentam aterosclerose prematura. No entanto, outras condições associadas à hipertrigliceridemia, como a síndrome metabólica, estão associadas a um risco cardiovascular aumentado. Apesar dessa associação, não é fácil demonstrar uma correlação entre os triglicerídeos e os eventos cardiovasculares independentemente dos níveis de HDL, já que os níveis de triglicerídeos tendem a variar inversamente aos níveis de HDL-colesterol. No entanto, o *Triglyceride Coronary Disease Genetics Consortium* e o *Emerging Risk Fators Collaboration* trouxeram novos *insights* sobre a relação causal entre vias mediadas por triglicerídeos e DAC.[33] Os autores avaliaram um polimorfismo promotor do gene da apolipoproteína A5 (APOA5), em relação à concentração de triglicerídeos, outros fatores de risco e risco de DAC. Eles descobriram que, para cada alelo C herdado, a concentração média de triglicerídeos foi 16% (95% IC 12,9 a 18,7) maior (p = $4,4 \times 10^{-24}$) e a *odds ratio* para DAC foi de 1,18 (95% IC 1,11 a 1,26; p = $2,6 \times 10^{-7}$) por alelo C. Esse achado foi concordante com a taxa de risco de 1,10 (95% IC 1,08 a 1,12) por concentração de triglicerídeos 16% mais elevada observada em estudos prospectivos. O risco de DAC com triglicerídeos elevados geneticamente é concordante com o risco de doença com diferenças equivalentes no triglicerídeo circulante em si. Os autores mostraram também que essa variante genética estava associada a uma maior concentração de partículas de VLDL e tamanho menor de partícula de HDL, vias que também poderiam mediar os efeitos de triglicerídeos no risco de DAC.[33] Esses dados sugerem uma associação causal entre vias mediadas por triglicerídeos e DAC.

Os triglicerídeos são rotineiramente medidos no estado de jejum excluindo lipoproteínas remanescentes; no entanto, a maioria dos indivíduos está em estado de não jejum, na maioria das vezes, exceto nas primeiras horas da manhã. A aterosclerose pode representar uma condição pós-prandial em que lipoproteínas remanescentes desempenham um papel importante. De acordo com essa ideia alguns estudos avaliaram os triglicerídeos de não jejum e o risco de eventos cardiovasculares. Nordestgaard e colaboradores[34] publicaram um estudo prospectivo de coorte de 7.587 mulheres e 6.394 homens da população geral e descobriram que níveis elevados de triglicerídeos em não jejum elevados estavam associados ao aumento do

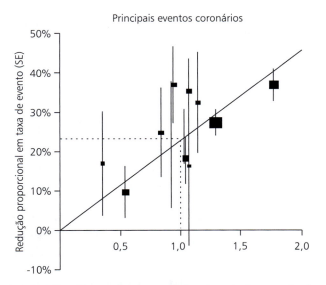 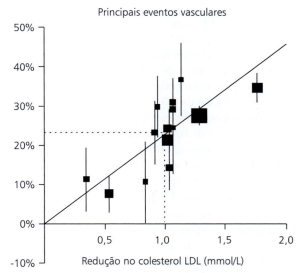

FIGURA 23.2 Os gráficos representam a relação entre redução proporcional em incidência de eventos coronarianos importantes (esquerda) e eventos vasculares importantes (direita) e redução média absoluta de colesterol LDL em 1 ano. Cada quadrado representa um único ensaio em gráfico com redução média absoluta de colesterol LDL em 1 ano, sendo que as linhas verticais acima e abaixo correspondem a um SE de redução de taxa de evento não ponderada. Adaptado de Cholesterol Treatment Trialists' (CTT) Collaborators. Lancet 2005; 366: 1267–78

risco de infarto do miocárdio, doença isquêmica do coração e morte em homens e mulheres. O Women's Health Study também testou essa hipótese e descobriu que os níveis de triglicerídeos em não jejum estavam associados a eventos de incidentes cardiovasculares, independentemente de fatores tradicionais de risco cardíaco, níveis de outros lipídeos e marcadores de resistência à insulina em mulheres.[35] Embora triglicerídeos em não jejum pareçam desempenhar um papel na patofisiologia das DCV, a utilização desse parâmetro na prática clínica ainda carece de metodologia padronizada.

2.2.3 Colesterol HDL baixo

Estudos epidemiológicos mostraram uma associação inversa consistente entre os níveis de colesterol da lipoproteína de alta densidade (HDL-C) e o risco de DAC. Gordon e colaboradores analisaram essa relação no Framingham Heart Study (FHS), Lipid Research Clinics Prevalence Mortality Follow-up Study (LRCF), Coronary Primary Prevention Trial (CPPT) e Multiple Risk Fator Intervention Trial (MRFIT). Um aumento de 1 mg/dL no HDL-C foi associado a uma diminuição significativa do risco de DAC de 2% nos homens (FHS, CPPT e MRFIT) e 3% em mulheres (FHS).[36] Além da evidência epidemiológica, o alto risco de DAC precoce em estados de deficiência acentuada de HDL corrobora o papel ateroprotetor do HDL.[37]

As propriedades de transporte reverso do colesterol e antioxidantes podem explicar em parte o papel protetor do HDL. O HDL também promove vasoproteção por meio do aumento da produção de óxido nítrico e aumenta as atividades anticoagulantes.[38] Estudos experimentais também mostraram que o HDL suprime a expressão de moléculas de adesão e pode inibir diretamente a migração dos monócitos para o espaço subendotelial.[38]

Partículas de HDL circulante são altamente heterogêneas. As subclasses de HDL podem ter diferenças em seu conteúdo, de vários elementos, incluindo lipídeos, apolipoproteínas, enzimas e proteínas de transferência de lipídeos e, portanto, podem variar em aspectos, tais como o tamanho e a forma.[38] Os métodos para medição de subfrações de HDL, bem como ensaio de composição e função podem ser superiores à medição do colesterol HDL na previsão de risco de DAC. No entanto, existem atualmente diferentes metodologias para estudar a composição e função do HDL e ainda falta um método fácil e reprodutível com valor preditivo do risco cardiovascular.

Intervenções no estilo de vida, tais como exercício aeróbico e dieta, são seguros, mas aumentam o HDL-C apenas modestamente. Embora as estatinas e fibratos possam aumentar os níveis de HDL-C, a niacina é geralmente mais eficaz na elevação de HDL-C. Apesar da clara associação epidemiológica entre o baixo HDL-C e o aumento do risco cardiovascular, os estudos que examinam medicamentos que aumentam o HDL-C não foram conclusivos quanto ao benefício do incremento de HDL. Os primeiros estudos de niacina apresentaram benefícios aparentes em medidas provisórias de desfechos[39] e também em resultados clínicos,[40] mas estudos recentes que examinaram um possível efeito da niacina em pacientes com doença vascular estabelecida, baixos níveis basais de HDL-C e níveis de LDL-C controlados por estatina não conseguiram apresentar um benefício clínico suplementar a partir da adição de niacina à terapia com estatina.[41,42] Atualmente, existem também outros fármacos em estudo, como os inibidores de CETP, capazes de elevações substanciais de HDL-C. Apesar da interrupção precoce de dois estudos que examinavam os inibidores de CETP, em razão dos efeitos tóxicos não definidos em bula[43] ou futilidade,[44] o benefício potencial de fármacos que se concentram na inibição de CETP ainda aguarda mais resultados.[45]

2.3 TABAGISMO

Publicado em 1958, o relato de homens que fumavam 20 cigarros por dia e que apresentavam o dobro da taxa de mortalidade por eventos coronarianos do que em não fumantes foi uma das primeiras fortes evidências ligando o tabagismo à DCV. Em seguida, esses mesmos autores descobriram que os homens que pararam de fumar apresentaram uma taxa de mortalidade reduzida, ao longo de um acompanhamento de 12 anos.[46] De fato, estudos epidemiológicos sustentam fortemente a associação entre o tabagismo em homens e mulheres e o risco de infarto do miocárdio e DAC fatal.[47] No entanto, o ato de reduzir ou parar de fumar está associado a uma diminuição rápida das doenças não transmissíveis e dos custos com cuidados de saúde. A cessação do tabagismo diminui imediatamente o risco de ocorrência de infarto agudo do miocárdio (IAM) e, em cerca de cinco anos, esse risco quase retorna ao de alguém que nunca fumou.[48]

O uso do tabaco tem sido um dos principais contribuintes para a morte prematura e causa cerca de 9% das mortes, em todo o mundo. Segundo a OMS, cerca de 6 milhões de pessoas morrem todos os anos por causas relacionadas ao tabaco.[49] A Global Adult Tobacco Survey (GATS), que envolve 14 países de baixa renda e de renda média (Bangladesh, Brasil, China, Egito, Índia, México, Filipinas, Polônia, Rússia, Tailândia, Turquia, Ucrânia, Uruguai e Vietnã), relatou que 48,6% dos homens e 11,3% das mulheres eram usuários de tabaco.[49]

A prevalência do tabagismo é classicamente maior em homens do que em mulheres, mas estudos mostraram uma prevalência crescente desse hábito entre as mulheres. Isso é particularmente alarmante, considerando-se um risco relativo 25% maior de DAC entre as mulheres que fumam, em comparação com fumantes do sexo masculino, independentemente de outros fatores de risco cardiovascular.[50]

O tabagismo influencia todas as etapas da aterosclerose, desde a disfunção endotelial até as complicações clínicas agudas, promovendo disfunção vasomotora, inflamação, modificação de lipídeos e trombose.

Estudos em animais e seres humanos têm mostrado que tanto a exposição ativa como a passiva à fumaça de cigarro estão associadas a uma diminuição da função vasodilatadora.[47] Estudos *in vitro* demonstraram que o extrato de fumaça de cigarro ou elementos isolados, como a nicotina, estava associado à menor disponibilidade de óxido nítrico, altamente implicado na função vasodilatadora do endotélio.[47]

Vários estudos também têm demonstrado uma associação entre tabagismo e inflamação. Com efeito, os fumantes apresentam concentrações aumentadas de vários marcadores inflamatórios, como a proteína C-reativa, a interleucina 6 (IL-6), fator de necrose tumoral alfa e moléculas de adesão solúveis (VCAM-1, ICAM-1, E-selectina).

O tabagismo também pode promover aterosclerose por meio de seus efeitos sobre o perfil lipídico. O tabagismo exerce um efeito negativo sobre o HDL-C e também aumenta a modificação oxidativa de LDL. Produtos circulantes de peroxidação lipídica e titulação de autoanticorpos em LDL oxidado são significativamente aumentados em fumantes.[47]

2.4 SEDENTARISMO E INATIVIDADE

A DCV é uma condição, em grande parte, evitável. Embora vários fatores de risco para DCV sejam não modificáveis (idade, sexo masculino, raça e história familiar), muitos outros são passíveis de intervenção. Eles incluem pressão arterial elevada, glicemia anormal, colesterol alto, tabagismo, obesidade, um alto teor de gordura e dieta hipercalórica e excesso de estresse. Outro comportamento modificável com grandes implicações terapêuticas é a inatividade e o comportamento sedentário. Os efeitos cardiovasculares da atividade física nos tempos livres são convincentes.[51,52] A AHA recomenda que todos os americanos invistam pelo menos 30 minutos diários em atividade física, na maioria dos dias da semana, tendo em conta os seus benefícios substanciais para a saúde; no entanto, a maioria dos adultos saudáveis permanece sedentária e não consegue obter uma frequência adequada de atividade física.

A inatividade ou um estilo de vida sedentário está associado ao aumento dos eventos cardiovasculares e de morte prematura.[53] O comportamento sedentário, medido pelo tempo que se passa vendo televisão, tem sido associado a uma saúde cardiovascular adversa, aumento da obesidade, diabetes melito, câncer e morte precoce.[54] Uma revisão de diversos estudos confirmou que o tempo de sedentarismo total prolongado (medido objetivamente via acelerômetro) tem uma relação prejudicial com fatores de risco cardiovasculares, doenças e desfechos de mortalidade.[55]

Por outro lado, os benefícios para a saúde decorrentes de atividades físicas adequadas, como caminhar, nadar, andar de bicicleta ou subir escadas estão bem documentados. Demonstrou-se que o exercício físico regular reduz o diabetes melito tipo 2 (DM2),[56] alguns tipos de câncer,[57] quedas,[58] fraturas osteoporóticas[59] e depressão.[60] Melhoras na função física e controle de peso também foram demonstradas.[61] Há também um aumento da função cognitiva[62] melhora da qualidade de vida e diminuição da mortalidade.[63]

Vários estudos ocupacionais mostraram que a atividade física adequada também fornece amplos benefícios cardiovasculares. Um exemplo clássico utilizado na cardiologia preventiva é a relação entre motoristas de ônibus de dois andares em Londres, que trabalham muito tempo sentados e têm mais DAC do que condutores que se movem trabalhando nos mesmos ônibus.[64] Os trabalhadores dos correios que entregam correspondências a pé apresentam, de maneira semelhante, menor incidência de doença coronariana do que os seus colegas que trabalham no escritório.[65]

Estudos bem conduzidos, em longo prazo, também documentaram os efeitos benéficos cardiovasculares do exercício físico regular. O exercício no momento de lazer reduziu a mortalidade cardiovascular durante um período de acompanhamento de 16 anos, em homens com alto risco de DAC no estudo MRFIT.[66] No estudo Honolulu Heart Study, homens idosos que andam mais de 2,5 km por dia também reduziram seu risco de doença coronariana.[67] A caminhada foi associada à cardioproteção no estudo Nurse's Health Study[68] e atividade moderada em mulheres na pós-menopausa foi igualmente associada a um risco reduzido de doença coronariana no Iowa Study. As pessoas envolvidas na prática de exercícios regulares também demonstraram outros benefícios para a DCV, tais como diminuição da taxa de AVC e melhora da disfunção erétil. Há também um aumento de três anos do período de vida nestes grupos.[69]

A atividade física regular ajuda a reduzir vários fatores de risco cardiovascular, como obesidade, dislipidemia, hipertensão, síndrome metabólica e diabetes melito.[61] Entre os pacientes com doença coronariana estabelecida, também se observou que a atividade física regular ajuda a melhorar a atividade livre de angina,[70] previne ataques cardíacos e resulta em redução das taxas de mortalidade.[71] Em pacientes com insuficiência cardíaca, o exercício melhora a função cardíaca e a qualidade de vida. Ele também melhora a extensão de caminhada em pacientes com doença arterial periférica.[72] Programas de exercícios supervisionados como a reabilitação cardíaca em pacientes que tenham sido submetidos à intervenção coronariana percutânea, cirurgia valvar, que tenham insuficiência cardíaca crônica estável, sejam candidatos ou receptores de transplante ou tenham doença arterial periférica resultam em benefícios significativos em curto e longo prazos para a DCV.[73]

O comportamento sedentário, juntamente com a ingestão excessiva de alimentos, é responsável pela atual epidemia de obesidade e pelo aumento da mortalidade e morbidade cardiovascular que está sobrecarregando não só os países industrializados, mas os países de baixa e média renda também.

2.5 OBESIDADE

A obesidade vem aumentando em proporções epidêmicas, em adultos e crianças.[74] Em adultos, o sobrepeso é definido como um índice de massa corporal (IMC) de 25 a 29,9 kg/m² e obesidade como IMC ≥ 30 kg/m². Outros índices que têm sido utilizados com menor frequência, mas possivelmente com maior poder preditivo, incluem gordura corporal, circunferência da cintura (CC), relação cintura-quadril (RCQ) e relação peso-altura. Um estudo recente de cerca de 360.000 participantes de nove países europeus mostrou que tanto a obesidade geral como a obesidade abdominal estão associadas a risco de morte e sustentam a importância da CC ou RCQ, além do IMC, para avaliar o risco de mortalidade.[75]

A obesidade tornou-se um problema crítico nos Estados Unidos, com a prevalência entre adultos aumentando em cerca de 50% durante os anos 1980 e 1990,[76] e agora, quase 70% dos adultos são classificados com sobrepeso ou obesos, em comparação com menos de 25% há 40 anos.[77] Além disso, a distribuição do IMC nos Estados Unidos mudou de maneira distorcida, de tal forma que a proporção da população com obesidade mórbida aumentou em maior medida do que a obesidade e sobrepeso brando. Evidências recentes indicam que a obesidade está associada à maior morbidade do que o tabagismo, alcoolismo e pobreza. E, se as tendências atuais continuarem, a obesidade pode, em breve, ultrapassar o abuso de cigarro como a principal causa de morte evitável nos Estados Unidos.[78] Caso não se consiga parar a epidemia de obesidade, prevê-se que em breve se poderá testemunhar um fim abrupto ou até mesmo uma inversão, do aumento constante da expectativa de vida.[79] Existem inúmeros efeitos adversos da obesidade na saúde em geral e, especialmente, na saúde cardiovascular (Tabela 23.1).

2.5.1 Fisiopatologia da obesidade

2.5.1.1 Obesidade e resistência à insulina

O aumento da prevalência da obesidade está estreitamente relacionado com a resistência à insulina, bem como ao aumento da incidência da síndrome metabólica[80] e DM2. A obesidade enseja a resistência à insulina por meio de múltiplos mecanismos frequentemente inter-relacionados. Em primeiro lugar, a sinalização da insulina e a homeostase da glicose são anuladas pela deposição de gordura intracelular induzida pela obesidade.[81] A infiltração de gordura nas células das ilhotas pancreáticas amplifica o declínio relativo à idade, na capacidade das ilhotas de manter o aumento da produção de insulina exigido pela resistência à insulina e, assim, há desenvolvimento imediato de intolerância à glicose e DM2 prematuro. Além disso, acredita-se que os produtos derivados de tecido adiposo ou adipocinas estão ativamente envolvidos na regulação da sensibilidade à insulina nos tecidos periféricos. As modificações relacionadas com a obesidade na função dos adipócitos induzem um efeito supressor parácrino na expressão de adiponectina, um poderoso sensibilizador de insulina, infrarregulado na obesidade.[82]

Os indivíduos obesos também apresentam redução da expressão do receptor de insulina e diminuição da atividade de tirosinaquinase em células do músculo esquelético e adipócitos.[83] Além disso, a infrarregulação da expressão do receptor de insulina e da sua atividade de tirosinaquinase pode ser resultado de hiperinsulinemia *per se* e de aumento dos níveis de citocinas pró-inflamatórias, como TNF-a. Tanto a expressão do receptor de insulina como suas atividades de tirosinaquinase são restauradas pela perda de peso, que também melhora a sensibilidade à insulina.[84] A obesidade abdominal tem um impacto negativo bem-estabelecido na homeostase da glicose hepática. O acúmulo de gordura abdominal resulta em um influxo incomumente alto de ácidos graxos portais, citocinas e hormônios no fígado ("teoria portal") (Figura 23.3).[85] Na obesidade abdominal, depósitos adiposos omentais e do mesentério liberam altas concentrações de ácidos graxos não esterificados (AGNE), diretamente na veia portal, com efeitos negativos diretos no metabolismo do fígado. Os AGNE também estimulam diretamente a secreção de insulina

TABELA 23.1 Efeitos adversos da obesidade
Aumento da resistência à insulina 1. Intolerância à glicose 2. Síndrome metabólica 3. DM2
Hipertensão
Dislipidemia 1. Colesterol total elevado 2. TG elevado 3. Colesterol LDL elevado 4. Colesterol não HDL elevado 5. Apolipoproteína B elevada 6. Partículas pequenas, densas de LDL elevado 7. Colesterol HDL reduzido 8. Apolipoproteína-A1 reduzida
Geometria ventricular esquerda anormal 1. Remodelagem concêntrica 2. Hipertrofia ventricular
Disfunção endotelial
Inflamação sistêmica aumentada e estado pró-trombótico
Disfunção sistólica e diastólica
Insuficiência cardíaca
Doença cardíaca coronariana
Fibrilação atrial
AOS
Albuminúria
Osteoartrite
Cânceres
DM2: Diabetes Melito tipo 2; TG: Triglicerídeos; LDL: Lipoproteína de baixa densidade; HDL: Lipoproteína de alta densidade; AOS: Apneia obstrutiva do sono.

pelas células betapancreáticas, enquanto competem com a glicose pela utilização dos músculos esqueléticos, como substrato energético, agravando a resistência à insulina. Com efeito, a insuficiência de insulina em estados de resistência à insulina para suprimir a liberação de AGNE do tecido adiposo pode ser responsável pelo aumento do risco de DAC relacionada com a obesidade.[85]

2.5.1.2 Obesidade e diabetes melito

O estado de resistência à insulina relacionada com a obesidade deve ser considerado o passo inicial para o desenvolvimento de DM2. O termo "diabesidade", proposto por Sims, em 1970, descreve primorosamente a relação entre obesidade e DM2.[86] A maioria dos pacientes diabéticos tipo 2 está acima do peso, o que sustenta a hipótese de que a massa de tecido adiposo em excesso pode desempenhar um papel importante na patogenia da doença. Cerca de 90% dos indivíduos que desenvolvem DM2 têm IMC superior a 23,0 kg/m². Além disso, o risco de DM2 aumenta muito em caso de ganho de peso precoce, especialmente na infância, história familiar positiva de diabetes, obesidade abdominal e história materna de diabetes gestacional.[87] Além disso, para qualquer grau de obesidade e distribuição de gordura abdominal, os pacientes com diabetes tipo 2 são mais resistentes à insulina do que os indivíduos não diabéticos, com as mesmas características. Outras variáveis como predisposição genética, que conduzem à disfunção de células β, também parecem desempenhar um papel significativo no desenvolvimento da resistência à insulina grave de pacientes diabéticos. A resistência excessiva à insulina, mesmo com acúmulo moderado de gordura corporal pode aumentar o risco de disfunção das células β, um componente essencial para o aparecimento de diabetes clínico.[88] Um aumento do diabetes tipo 2 pode ter um impacto significativo na saúde pública e podendo reverter no futuro a tendência à diminuição da mortalidade por DCV.

2.5.1.3 Obesidade e função do tecido adiposo

Inicialmente, acreditava-se que o tecido adiposo fosse um depósito passivo para armazenar excesso de calorias. Sem sombra de dúvida o tecido adiposo é o paradigma de um órgão endócrino, pois os adipócitos sintetizam e secretam moléculas biologicamente ativas envolvidas na fisiopatologia cardiovascular capaz de modificar o risco de DCV. Esses mediadores ou adipocitocinas incluem adiponectina, resistina, leptina, inibidor 1 do ativador de plasminogênio (PAI-1), TNF-a, IL-6 e outras moléculas menos bem caracterizadas.[89] Evidências sugerem que adipocitocinas desempenham um papel central na homeostase do metabolismo corporal, mas também estão envolvidos ativamente no processo aterosclerótico.[90] A expressão de adipocinas pró-inflamatórias é elevada em seres humanos obesos e animais com excesso de adiposidade; por outro lado, uma redução da massa de gordura está fortemente correlacionada com um decréscimo dos níveis circulantes de adipocinas pró-inflamatórias. Na verdade, o depósito de gordura visceral parece ser mais ativo do que outros depósitos de gordura corporal na produção de uma variedade dessas adipocinas. Entre esses mediadores, adiponectina e leptina, duas das adipocinas mais estudadas, parecem ter um papel de destaque. Recentemente, demonstrou-se que a leptina, uma adipocina implicada na regulação do apetite, aumenta as respostas imunes celulares e aumenta a pressão arterial.[91] Além disso, as evidências sugerem que a leptina aumenta a atividade nervosa simpática, estimula a produção de espécies reativas de oxigênio, induz a agregação plaquetária e promove trombose arterial.

A "teoria portal"

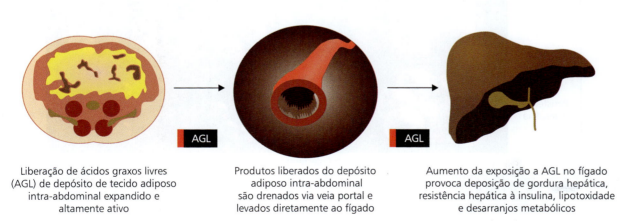

Liberação de ácidos graxos livres (AGL) de depósito de tecido adiposo intra-abdominal expandido e altamente ativo

Produtos liberados do depósito adiposo intra-abdominal são drenados via veia portal e levados diretamente ao fígado

Aumento da exposição a AGL no fígado provoca deposição de gordura hepática, resistência hepática à insulina, lipotoxidade e desarranjos metabólicos

FIGURA 23.3 Acúmulo de gordura abdominal resulta em um influxo incomumente alto de ácidos graxos portais, citocinas e hormônios no fígado ("teoria portal"). Na obesidade abdominal, depósitos omentais e mesentéricos liberam altas concentrações de ácidos graxos não esterificados diretamente na veia portal com efeitos negativos diretos no metabolismo hepático. Adaptado de International Chair on Cardiometabolic Risk.

Estudos clínicos mostram que a leptina é um fator de risco de DAC independente e um biomarcador potencialmente útil na DCV.[92] Além disso, a adiponectina, o mais abundante peptídeo derivado de tecido adiposo, tem propriedades sensibilizadoras de insulina e é infrarregulada na obesidade. Evidências sólidas sugerem que a adiponectina tem muitos efeitos anti-inflamatórios e antiaterogênicos tanto no miocárdio como na parede vascular.[88] Curiosamente, descobriu-se que os níveis plasmáticos de adiponectina estão estreitamente relacionados mais com a quantidade de gordura visceral do que com a total. Conclusivamente, a expressão alterada de adipocinas na obesidade pode ser em parte responsável pelo estado de resistência à insulina e de aterosclerose acelerada em indivíduos obesos.

2.5.1.4 Obesidade e dislipidemia

Está bem estabelecido que a obesidade e o estado de resistência à insulina estão fortemente associados a alterações quantitativas e qualitativas, nos lipídeos plasmáticos. A obesidade e o estado de resistência à insulina relacionado com a obesidade são caracterizados pelo aprisionamento prejudicado de ácidos graxos em adipócitos e lipólise excessiva de adipócitos. Essas alterações levam a altos níveis circulantes de AGNE, que resultam em aumento da lipogênese hepática. Um excesso da capacidade de secreção hepática leva à esteatose hepática pelo TG recém-sintetizado e aumento dos níveis circulantes de VLDL.[93] Além da desregulação de VLDL, a obesidade também está associada a baixos níveis de HDL. Um comprometimento da atividade da lipase lipoproteica e aumento das trocas lipídicas mediadas pela proteína de transferência de colesteril esterificado (CETP) contribuem para a redução de HDL-C observada na obesidade. Além disso, HDL-C rico em TG constitui um melhor substrato para a lipase hepática, reduzindo ainda mais, por conseguinte, os níveis de HDL-C. A infrarregulação de adiponectina também pode ser associada ao metabolismo desregulado de HDL na obesidade.[94]

A dislipidemia aterogênica é clinicamente apresentada como níveis séricos elevados de TG, aumento dos níveis de partículas densas pequenas de lipoproteína de baixa densidade (LDLpd) e diminuição dos níveis de HDL-C (Figura 23.4). Na verdade, as evidências sugerem que como o IMC aumenta mais de 21 kg/m^2, a dislipidemia é progressivamente desenvolvida e LDLpd é elevado.[94] Postula-se que essas mudanças aumentam o risco de DAC em 3 a 6 vezes.

2.5.1.5 Obesidade e função cardíaca

Há muito se sabe que os obesos mórbidos desenvolvem cardiomiopatia relacionada com a obesidade. No entanto, está se tornando cada vez mais claro que a obesidade leve (IMC > 25) também está associada a comprometimento da função cardíaca. Em uma média de 14 anos de acompanhamento de 5.881 participantes do Framingham Heart Study, um aumento graduado do risco de desenvolvimento de insuficiência cardíaca (IC) foi observado em todas as categorias de IMC. Em comparação com

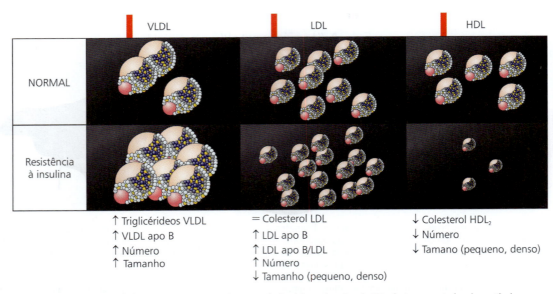

FIGURA 23.4 Dislipidemia aterogênica é clinicamente apresentada como níveis séricos elevados de TG, níveis aumentados de partículas pequenas de lipoproteína de baixa densidade e níveis reduzidos de HDL-C. Adaptado de International Chair on Cardiometabolic Risk.

indivíduos com um IMC normal, os indivíduos obesos tinham o dobro de risco de IC.[95] No entanto, convém também referir que, em pacientes com IC, o IMC mais alto não é uma característica de prognóstico adverso. Em vez disso, os pacientes com IMC baixo parecem ter pior prognóstico, um fato possivelmente dependente de caquexia relacionada com a IC.

Amplas evidências sugerem que a obesidade está associada à hemodinâmica cardíaca alterada. A obesidade aumenta o volume total do sangue e o débito cardíaco, e a carga de trabalho cardíaco é maior na obesidade. Tipicamente, os pacientes obesos têm um débito cardíaco mais elevado, entretanto um nível mais baixo de resistência periférica total, em qualquer dado nível de pressão arterial.[96] A maior parte do aumento do débito cardíaco com a obesidade é causada pelo volume corrente, embora por causa do aumento da ativação simpática, a frequência cardíaca seja, em geral, ligeiramente aumentada também.[97] A curva de Frank-Starling é, muitas vezes, deslocada para a esquerda, por causa dos aumentos da pressão de enchimento e de volume, aumentando, assim, o trabalho CV. Os pacientes obesos são mais propensos a ser hipertensos do que os pacientes magros, e o ganho de peso é tipicamente associado a aumentos da pressão arterial. Com o aumento da pressão de enchimento e do volume, os indivíduos com excesso de peso e obesos, frequentemente, desenvolvem dilatação da câmara[96] do ventrículo esquerdo (VE).

Mesmo independente da pressão arterial e da idade, a obesidade aumenta o risco de hipertrofia ventricular esquerda (HVE), bem como outras anormalidades estruturais, incluindo a remodelação concêntrica (RC) e HVE concêntrica.[98] Além das anormalidades estruturais do VE, a obesidade também leva a aumento atrial esquerdo (AE), tanto decorrente de aumento do volume de sangue em circulação como do enchimento diastólico VE anormal. Essas anomalias não só aumentam o risco de insuficiência cardíaca, mas o aumento AE pode aumentar o risco de fibrilação atrial e as suas complicações mórbidas. Além das anormalidades estruturais crescentes do VE e a propensão a arritmias ventriculares mais frequentes e complexas, a obesidade também tem efeitos adversos sobre a função diastólica e sistólica (Figura 23.5).

2.5.1.6. Obesidade, disfunção endotelial e aterosclerose

O desenvolvimento da aterosclerose na obesidade resulta de uma constelação de mecanismos inter-relacionados pró-aterogênicos. Está bem estabelecido que o IMC mais alto está associado à inflamação subclínica, refletida nos níveis aumentados de proteína C-reativa[99] e aumento do estresse oxidativo sistêmico, independentemente da glicemia e do diabetes. A disfunção endotelial, envolvida na patogenia de eventos cardiovasculares, foi também demonstrada em pacientes obesos tanto com técnicas invasivas que exigem cateterização arterial, quanto com a avaliação não invasiva da disfunção endotelial, por meio da análise da dilatação mediada pelo fluxo da artéria braquial.[100] As evidências sugerem que tanto a resistência à insulina como a hiperinsulinemia,

por si só, levam à disfunção endotelial. O aumento dos níveis circulantes de AGNE foram também considerados responsáveis pela redução da biodisponibilidade de NO, mas também os níveis de prostaciclina e vasodilatação mediada por potássio.[101]

O aumento de estresse oxidativo vascular conduz à degradação oxidativa de tetra-hidrobiopterina, um cofator crítico de eNOS, e níveis aumentados e assimétricos de dimetil-arginina (ADMA), um inibidor endógeno de eNOS, induzindo desacoplamento de eNOS e disfunção endotelial.[102] Por conseguinte, um desequilíbrio entre agentes vasodilatadores e vasoconstritores é favorecido, e os efeitos anti-inflamatórios, antioxidantes e antitrombóticos benéficos do NO são perdidos. As citocinas pró-inflamatórias aumentam a produção de espécies reativas de oxigênio (ERO) vascular e ativam vias intracelulares sensíveis ao redox (como ativador proteico-1 e fator-kappa-β nuclear) que suprarregulam a expressão pró-aterogênica dos genes. Isso inclui o aumento da expressão de moléculas de adesão na superfície das células endoteliais como molécula-1 de adesão intercelular e molécula-1 de adesão da célula vascular (VCAM-1), que promovem a infiltração de monócitos no espaço subendotelial.

Além disso, os linfócitos T também são ativados e acentuam ainda mais a capacidade aterogênica do macrófago. Há também evidências de que a hiperinsulinemia, por si só, está implicada ativamente nas interações endotélio-monócitos.[103] Adicionalmente, a insulina tem efeitos proliferativos sobre as células do músculo liso vascular (CMLV), especialmente em sinergia com os produtos finais de glicação avançada (AGE) e níveis elevados de angiotensina II. Estudos em animais também sugerem que a insulina e níveis elevados de AGNE aumentam a atividade de metaloproteinases da matriz no tecido vascular, promovendo, assim, degradação da matriz extracelular e ruptura da placa de ateroma.[104] A expressão alterada das adipocinas pelo tecido adiposo é um fator adicional responsável por perpetuar o ciclo vicioso de inflamação e disfunção endotelial. Evidências recentes sugerem que a leptina estimula a captação de colesterol por macrófagos, particularmente na presença de glicose elevada, provocando a formação de células espumosas e o desenvolvimento de lesões ateroscleróticas. A hipoadiponectinemia relacionada com a obesidade pode também contribuir para a função endotelial prejudicada, aumento da produção de ERO vascular e efeitos pró-aterogênicos em geral. Finalmente, o aumento da liberação de citocinas pró-inflamatórias por tecido adiposo, como a IL-6, IL-1 e TNF-a, sustenta a inflamação da parede vascular e promove a expressão de genes pró-aterogênicos.[105]

Conclusivamente, os efeitos orquestrados de hiperinsulinemia, hiperglicemia, AGNE e mediadores pró-inflamatórios todos promovem o estresse oxidativo da parede vascular, inflamação e disfunção endotelial e favorecem o desenvolvimento da aterosclerose.

Evidências esmagadoras sustentam a importância da obesidade na patogenia e progressão da DCV. Mais pesquisas são necessárias em todas essas áreas, e se a atual epidemia de obesidade continuar, em breve poderemos testemunhar um final infeliz para o aumento constante da expectativa de vida.

2.6 SÍNDROME METABÓLICA

2.6.1 Definição

A síndrome metabólica (SM) é um complexo de fatores de risco inter-relacionados para DCV e DM2. Esses fatores incluem disglicemia, pressão arterial elevada, níveis elevados de triglicerídeos (TG), níveis baixos de HDL colesterol e obesidade (adiposidade particularmente central).[106] Foi claramente demonstrado que a síndrome é altamente prevalente, com uma prevalência crescente em todo o mundo, que diz respeito, em grande parte, ao aumento da obesidade e estilos de vida sedentários. Como resultado, a SM é agora tanto um problema de saúde pública como um problema clínico. Na arena da saúde pública, é preciso dar mais atenção à modificação do estilo de vida da população em geral de todas as nações para reduzir a obesidade e aumentar a atividade física. Em um nível clínico, os pacientes isolados com SM precisam ser identificados para reduzir os seus múltiplos fatores de risco.[107]

Várias definições clínicas de SM foram propostas. Isso levou a alguma confusão entre os médicos sobre como identificar pacientes com a síndrome. Também existe alguma controvérsia sobre se a SM é uma síndrome verdadeira ou uma mistura de fenótipos independentes. A SM não é um indicador de risco absoluto, uma vez que não contém muitos dos fatores que determinam o risco absoluto, por exemplo, idade, sexo, tabagismo e níveis de colesterol de lipoproteína de baixa densidade (LDL). No entanto, os pacientes com SM têm duas vezes o risco de desenvolver DCV ao longo dos próximos cinco a dez anos do que indivíduos sem a síndrome.[108] O risco ao longo da vida, sem dúvida, é ainda maior. Além disso, a SM confere um aumento de cinco vezes no risco de DM2.[109] Os mais amplamente reconhecidos dos fatores de risco metabólicos são dislipidemia aterogênica, elevação da pressão arterial e glicose plasmática elevada. Além disso, pessoas com essas características comumente manifestam um estado pró-trombótico e um estado pró-inflamatório. A dislipidemia aterogênica consiste em uma agregação de anormalidades de lipoproteínas que inclui TG sérico elevado e apolipoproteína B, aumento de pequenas

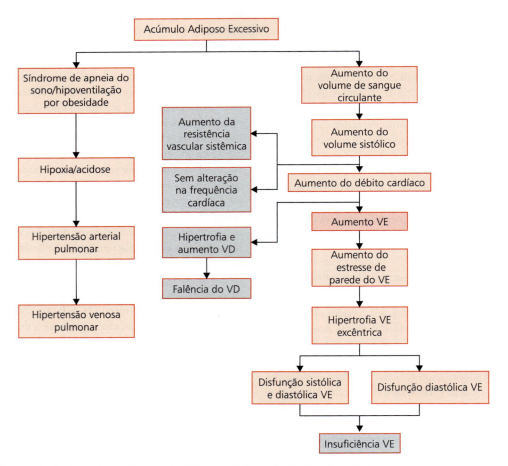

FIGURA 23.5 Fisiopatologia da obesidade e cardiomiopatia. VE: Ventrículo Esquerdo; VD: Ventrículo Direito.

partículas de LDL e um nível reduzido de colesterol HDL. A maioria das pessoas com SM tem obesidade abdominal e resistência à insulina. Ambas as últimas condições parecem contribuir para o desenvolvimento de fatores de risco metabólicos, embora os mecanismos subjacentes a essas contribuições não sejam completamente compreendidos.

A primeira definição formalizada de SM foi proposta em 1998 por um grupo de consulta sobre a definição de diabetes para a Organização Mundial de Saúde (OMS).[110] Esse grupo enfatizou que a resistência à insulina é o principal fator de risco subjacente e requer evidências de resistência à insulina para diagnóstico. Um diagnóstico da síndrome pelos critérios da OMS poderia, assim, ser feito com base em vários marcadores de resistência à insulina, mais dois outros fatores de risco adicionais, como obesidade, hipertensão, nível elevado de TG, nível reduzido de HDL colesterol ou microalbuminúria. Os pacientes com DM2 não foram excluídos do diagnóstico. Os outros critérios principais vieram do National Cholesterol Education Program (NCEP) Adult Treatment Panel III (ATP III) em 2001. Os critérios do ATP III do NCEP não exigiram demonstração de resistência à insulina *per se*. Além disso, nenhum fator único para o diagnóstico foi exigido, mas, em vez disso, o ATP III do NCEP fez da presença de três dos seguintes cinco fatores a base para estabelecer o diagnóstico: obesidade abdominal, TG elevado, colesterol HDL reduzido, pressão arterial elevada e glicemia de jejum elevada (glicemia de jejum alterada ou DM2).

Em 2005, tanto a International Diabetes Federation (IDF)[110] e a American Heart Associatin/National Heart, Lung, and Blood Institute (AHA/NHLBI)[111] tentaram conciliar as diferentes definições clínicas. Apesar desse esforço, as suas recomendações separadas continham diferenças relacionadas com a circunferência da cintura. O IDF derrubou a exigência da OMS para resistência à insulina, mas tornou a obesidade abdominal um dos cinco fatores necessários no diagnóstico, com especial ênfase na medida da cintura como uma ferramenta de triagem simples; os critérios restantes eram essencialmente idênticos aos fornecidos pelo ATP III. A AHA/NHLBI modificou ligeiramente os critérios de ATP III, mas não definiu a obesidade abdominal como fator de risco necessário. Os quatro fatores de risco restantes tiveram definição idêntica à da IDF. Além disso, não houve acordo sobre a definição de obesidade abdominal entre a IDF e AHA/NHLBI. A IDF recomendou que o limiar para a circunferência da cintura para definir obesidade abdominal em pessoas de origem europeia (Europids) deve ser ≥ 94 cm para homens e ≥ 80 cm para as mulheres; a AHA/NHLBI, em contrapartida, recomenda pontos de corte de ≥ 102 e ≥ 88 cm, respectivamente, para ambos os sexos.

Os últimos valores são consistentes com as definições de obesidade abdominal encontrados nas diretrizes dos National Institutes of Health, o que equivale a um índice de massa corporal (IMC) de cerca de 30 kg/m² em homens. Os valores da IDF estão mais próximos de um IMC de 25 kg/m² em homens. As diretrizes da IDF também enfatizaram a necessidade de adotar valores diferentes para a medição da cintura em diferentes grupos étnicos com base na relação de medida da cintura, quer para os outros componentes da SM ou para estudos de desfechos de longo prazo, tais como aqueles sobre o risco de DM2 e DCV.

Recentemente, representantes da IDF e AHA/NHLBI fizeram algumas discussões para tentar resolver as diferenças restantes entre as definições de SM. Ambos os lados concordaram que a obesidade abdominal não deve ser um requisito para o diagnóstico, mas que é um dos cinco critérios, de modo que a presença de quaisquer três dos cinco fatores de risco constituem diagnóstico de SM. Isso resultaria na definição comum mostrada na Tabela 23.2.

Nem critérios da ATP III nem da IDF excluíram hiperglicemia na faixa de diabetes como um dos cinco critérios para o diagnóstico de SM. Por esses critérios, a maioria dos pacientes com DM2 têm SM. Além disso, aqueles com DM2 apresentam risco em prazo maior para o desenvolvimento de DCV. A Tabela 23.2 mostra as atuais recomendações internacionais propostas pela IDF para limiares de obesidade abdominal serem usadas como um componente da SM. A Tabela 23.3 também lista os limiares de circunferência da cintura atualmente recomendados em várias populações e grupos étnicos diferentes. Essa definição reconhece que o risco associado a uma medida de cintura particular diferirá entre as diferentes populações.

2.6.2 Epidemiologia

A prevalência relativamente alta de SM é um fenômeno mundial. Essa prevalência parece aumentar, em razão de um aumento paralelo da prevalência da obesidade. A probabilidade de um aumento adicional da SM pode ser prevista, por causa das projeções de maior prevalência da obesidade em um futuro próximo.[112] No entanto, deve-se destacar que a determinação da prevalência da SM em diferentes regiões depende da definição de critérios. A maioria dos relatos utilizou as definições da síndrome do ATP III do NCEP. Em alguns casos, a definição do ATP III do NCEP foi ajustada para diferenças da circunferência da cintura em diferentes grupos populacionais. Estudos de prevalência relatam números semelhantes independentemente da definição de SM.

Pelo fato de a obesidade ser o principal motor de desenvolvimento da SM, deve-se destacar que cerca de 30% de todos os adultos nos Estados Unidos estão atualmente com sobrepeso (IMC de 25 a 29,9 kg/m²) e cerca de 32% são obesos (IMC ≥ 30 kg/m²). Entre estes últimos, cerca de 5% são extremamente obesos (IMC ≥ 40 kg/m²).[113] Além disso, e mais alarmante, cerca de 16% das crianças e adolescentes do sexo feminino são classificados com sobrepeso e, para os homens, cerca de 18%. De 1988 a 1994, pelo menos 25% da população teve SM pelos critérios do ATP III do NCEP. A prevalência da síndrome está fortemente relacionada com a idade. Por volta dos 60 anos, a porcentagem acometida nos Estados Unidos foi de aproximadamente 40%. Homens e mulheres são acometidos de maneira quase igual.

Finalmente, deve-se notar que cada um dos fatores de risco metabólicos – obesidade abdominal, TG elevada, HDL-C baixo, pressão arterial elevada e glicose plasmática elevada – ocorre em aproximadamente 33% da população dos Estados Unidos. A esse respeito, o limiar inicial do ATP III do NCEP para glicose elevada foi de 110 mg/dL; nesse ponto de corte, apenas cerca de 15% da população dos Estados Unidos apresentou glicose alta. Em 2005, a AHA/NHLBI reduziu o limiar de glicose para 100 mg/dL, o que leva a um aumento elevado de glicose para um nível comparável com o de outros fatores de risco. Como resultado dessa alteração, a prevalência global da SM foi aumentada em cerca de 6%.

É importante salientar, entre a NHANES de 1988 a 1994 e a NHANES de 1999 a 2000, a prevalência da SM aumentou. Ford e colaboradores[114] estimaram que aproximadamente 50 milhões de americanos tiveram SM em 1990 e aproximadamente 64 milhões, em 2000. Dois fatores parecem ser responsáveis por esse aumento. Um deles é a obesidade; de 1988 até 1994, a prevalência de obesidade foi de 22,5%, e em 1999 a 2000, tinha aumentado para 30,5%.[113] Um segundo fator é o envelhecimento da população. Para qualquer nível de IMC, a prevalência da SM na população dos Estados Unidos sobe com o aumento da idade. Esse efeito pode ser explicado, em grande parte, por aumentos relacionados com a idade da pressão arterial e da glicose.

TABELA 23.2 Critérios para diagnóstico clínico da síndrome metabólica

MEDIÇÃO	PONTOS DE CORTE CATEGÓRICOS
Circunferência da cintura elevada*	Definições específicas para população e país
Triglicerídeos elevados (tratamento medicamentoso para triglicerídeos elevados é um indicador alternativo†)	≥ 150 mg/dL (1,7 mmol/L)
HDL-C reduzido (tratamento medicamentoso para HDL-C reduzido é um indicador alternativo†)	< 40 mg/dL (1,0 mmol/L) em homens; < 50 mg/dL (1,3 mmol/L) em mulheres
Glicose de jejum elevada‡ (tratamento medicamentoso de glicose elevada é um indicador alternativo)	≥ 100 mg/dL
Pressão arterial elevada (tratamento medicamentoso anti-hipertensivo em paciente com história de hipertensão é um indicador alternativo)	Sistólica ≥ 130 e/ou diastólica ≥ 85 mm Hg

HDL-C indica colesterol de lipoproteína de alta densidade. *Recomenda-se que os pontos de corte da IDF sejam usados para não europeus e pontos de corte da IDF ou AHA/NHLBI usados para pessoas de origem europeia até que mais dados estejam disponíveis. † Os fármacos mais comumente utilizados para triglicerídeos elevados e HDL-C reduzido são os fibratos e ácido nicotínico. Pode-se supor que um paciente que toma um desses fármacos tem triglicerídeos elevados e HDL-C baixo. Alta dose de ácido graxo ω3 supõe triglicerídeos altos. ‡ A maioria dos pacientes com diabetes melito tipo 2 terá síndrome metabólica por critérios propostos.

TABELA 23.3 Limiares de circunferência da cintura atuais para obesidade abdominal por diferentes organizações

POPULAÇÃO	ORGANIZAÇÃO	HOMENS	MULHERES
Europídeos	IDF	≥ 94 cm	≥ 80 cm
Caucasianos	WHO	≥ 94 cm	≥ 80 cm
Estados Unidos	AHA/NHLBI* (ATPIII)	≥ 102 cm	≥ 88 cm
Canadá	Health Canada	≥ 102 cm	≥ 88 cm
Europeus	Sociedades Europeias	≥ 102 cm	≥ 88 cm
Asiáticos	IDF	≥ 80 cm	≥ 90 cm
Asiáticos	OMS	≥ 90 cm	≥ 90 cm
Japoneses	Sociedade Japonesa de Obesidade	≥ 85 cm	≥ 80 cm
Chineses	Força Tarefa Cooperativa	≥ 85 cm	≥ 80 cm
Oriente Médio, Mediterrâneo	IDF	≥ 94 cm	≥ 80 cm
África Subsaariana	IDF	≥ 94 cm	≥ 80 cm
Americanos étnicos da América Central e do Sul	IDF	≥ 90 cm	≥ 80 cm

* Diretrizes recentes da AHA/NHLBI para síndrome metabólica reconhecem um aumento do risco para DCV e diabetes nos limiares da circunferência da cintura de ≥ 94 cm em homens e ≥ 80 cm em mulheres e identificam esses como pontos de corte opcionais para indivíduos ou populações com aumento da resistência à insulina. IDF: International Diabetes Federation; WHO: World Health Organization; AHA: American Heart Association; NHLBI: National Heart, Lung and Blood Institutetute; OMS: Organização Mundial de Saúde.

2.6.3 Fisiopatologia

A existência de SM implica em uma mudança, a partir de um conceito fisiopatológico, com base em anormalidades metabólicas, que resultam de um estado de resistência à insulina para uma construção epidemiológica com base na obesidade abdominal e correlatos brutos das características de resistência à insulina. Apesar do fato de permanecer a controvérsia em torno dos processos fisiopatológicos subjacentes que conduzem ao desenvolvimento da síndrome metabólica (resistência à insulina e/ou hiperinsulinemia *versus* obesidade abdominal), há um aumento do reconhecimento de que a resistência à insulina por si só não explica todas as anormalidades metabólicas que compõem a SM.[115] A obesidade abdominal é a forma mais prevalente de SM. Embora tenha sido bem estabelecido que existe maior prevalência de doenças metabólicas crônicas, como o DM2 e DCV em pacientes obesos do que entre indivíduos com peso normal, a obesidade é uma condição extremamente heterogênea e nem todo paciente obeso é caracterizado por comorbidades. A esse respeito, a distribuição de gordura corporal, especialmente o acúmulo de TAV, foi encontrada como um dos principais correlatos de um conjunto de anomalias metabólicas diabetogênicas, aterogênicas, pró-trombóticas e pró-inflamatórias chamadas de SM.

2.6.4 Obesidade abdominal e síndrome metabólica: papel do tecido adiposo visceral

Em razão da sua localização anatômica e da atividade metabólica hiperlipolítica peculiar, o depósito adiposo visceral expandido é um correlato fundamental do perfil de risco cardiometabólico alterado, observado entre os indivíduos com um alto risco de fenótipo de obesidade abdominal. As evidências sugerem que esse perfil dismetabólico é preditivo de risco substancialmente aumentado de DAC, mesmo na ausência de fatores de risco clássicos.[88] Além disso, uma perda de peso moderada em pacientes inicialmente com obesidade abdominal está associada a uma mobilização preferencial do TAV, que por sua vez, leva a melhoras substanciais no perfil de risco metabólico preditivo de um risco reduzido de DAC e DM2.

Atualmente, também se reconhece que o tecido adiposo é um órgão endócrino notável que produz moléculas pró-trombóticas e inflamatórias (Figura 23.6). Tais adipocinas podem contribuir para exacerbar o risco de diabetes e DAC do paciente. Por exemplo, demonstrou-se que os pacientes visceralmente obesos apresentam comprometimento da fibrinólise e maior suscetibilidade para a trombose, bem como evidências da presença de um estado inflamatório crônico. Concentrações acentuadamente elevadas de CRP plasmática foram relatadas em pacientes com obesidade abdominal e os níveis mais altos foram encontrados em pacientes obesos com um excesso seletivo de TAV.[116] Esses níveis elevados de CRP podem ser consequência dos níveis de citocinas alteradas (IL-6 e TNF-a elevados provenientes de tecido adiposo expandido) que promovem um estado inflamatório crônico que também poderia contribuir para a etiologia da resistência à insulina e DCV.

Como mencionado anteriormente, outra citocina específica do tecido adiposo, adiponectina, foi relatada como sendo reduzida em pacientes com obesidade abdominal. Sugeriu-se que uma concentração de adiponectina tão baixa assim contribuísse para o desenvolvimento de resistência à insulina e DAC em pacientes com obesidade abdominal com as características de SM.[117] Estudos transversais relataram níveis mais baixos de adiponectina em pacientes com DM2, bem como em pacientes com DAC documentada. Além disso, um estudo prospectivo recente demonstrou que uma baixa concentração de adiponectina poderia prever um aumento do risco de DAC além da contribuição de fatores de risco clássicos para a doença. Vários estudos também mostraram acúmulo diferencial de células inflamatórias, tais como macrófagos e células T, no tecido adiposo, no contexto da obesidade e um papel potencial dessas células na rede inflamatória local (Figura 23.7).[118]

Em geral, esses resultados são consistentes com uma função endócrina importante do depósito adiposo visceral expandido, que não só provoca metabolismo alterado de AGNE, como também um perfil pró-inflamatório que pode contribuir para a resistência à insulina e homeostase alterada da glicose de pacientes com obesidade visceral.

Tanto o metabolismo alterado de AGNE como as hipóteses de função endócrina sugerem que o TAV está causalmente envolvido na fisiopatologia da SM, que é, com frequência, encontrada em pacientes com obesidade visceral. No entanto, outra possibilidade (que não exclui uma contribuição dos dois mecanismos descritos anteriormente) é que o acúmulo de gordura

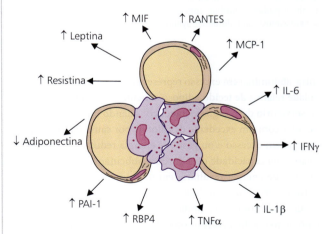

FIGURA 23.6 Tecido adiposo: órgão endócrino. Pesquisas levaram à identificação de vários fatores de mediadores inflamatórios que são diferencialmente regulados em tecido adiposo de indivíduos obesos. Esses incluem citocinas, como a interleucina-6 (IL-6); quimiocinas, como a proteína-1 quimioatraente de monócitos (MCP-1); adipocinas, como a leptina e adiponectina; e vários outros. Adaptado de Rocha & Libby. Atlas of Atherosclerosis and Metabolic Syndrome, 2011

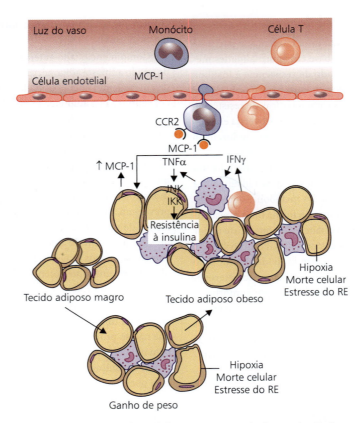

FIGURA 23.7 A obesidade associa-se ao estado de inflamação crônica de baixo grau, caracterizada por ativação de cascatas de sinalização inflamatórias e por expressão aumentada de mediadores inflamatórios. No contexto do excedente de nutrientes e hipoxia, adipócitos em expansão apresentam estresse do retículo endoplasmático que pode ser traduzido em sinalização e respostas inflamatórias. Adipócitos de indivíduos obesos podem, então, secretar quantidades aumentadas de diferentes mediadores inflamatórios, como proteína-1 quimioatraente do monócito (MCP-1). Essa quimiocina provavelmente contribui para o acúmulo de monócitos circulantes no tecido adiposo. Uma vez no tecido, os macrófagos derivados dos monócitos podem secretar outros mediadores inflamatórios, como fator alfa de necrose tumoral (TNFa), que pode desencadear vias de sinalização intracelulares, como quinase amino-terminal c-Jun (JNK) e o inibidor do fator kB nuclear quinase (IKK), que pode promover inflamação e finalmente inibir a sinalização de insulina. As células T também podem contribuir com essa rede inflamatória, por exemplo, através da secreção de interferon-gama. Adaptado de Rocha & Libby. Atlas of Atherosclerosis and Metabolic Syndrome, 2011.

intra-abdominal em excesso representa um marcador da incapacidade relativa de tecido adiposo subcutâneo de atuar como um "reservatório de energia/metabólico" quando um indivíduo tem de lidar com um excedente de calorias por causa da ingestão de energia em excesso e/ou gasto de energia reduzido. Esse déficit relativo na capacidade de a gordura subcutânea armazenar um excesso de energia resultaria em um aumento do acúmulo de gordura em locais não desejados, tais como o fígado, músculo esquelético, coração e, ainda, em células betapancreáticas, um fenômeno que foi descrito como deposição de gordura ectópica.

2.6.5 SM e doença arterial coronariana

O risco de DCV aterosclerótica que acompanha a SM é aproximadamente o dobro em comparação com a ausência da síndrome. Por exemplo, uma metanálise recente de 43 coortes (172.573 indivíduos) relatou que a SM se associou a um risco relativo (RR) para eventos cardiovasculares e morte de 1,78.[119] Nas mulheres, o risco foi maior (RR 2,63). Além disso, o risco ainda estava associado à síndrome após o ajuste para fatores de risco cardiovascular tradicionais (RR 1,54); esse achado indica que o risco que acompanha a síndrome não pode ser explicado inteiramente por estes últimos. A SM parece promover o desenvolvimento de DCV aterosclerótica em múltiplos níveis (Figura 23.8). As elevações de lipoproteínas contendo apo B iniciam a aterogênese e levam ao desenvolvimento de lesões. É digno de nota que, curiosamente, o desenvolvimento da placa aterosclerótica é acelerado por baixos níveis de HDL, por pressão arterial elevada, por citocinas inflamatórias e, provavelmente, pela glicose plasmática elevada.[120] Placas mais avançadas tendem a tornar-se instáveis o que, por sua vez, predispõe à ruptura da placa.[121] Quando a ruptura ocorre, um estado pró-trombótico promove a propagação de trombos que podem agravar síndromes cardiovasculares.

Os resultados de um estudo projetado para comparar o desempenho de três definições de SM na predição de síndrome coronariana aguda (SCA) foram recentemente publicados e são consistentes com relatos anteriores que indicam que a implementação dos critérios da IDF resulta em um aumento da prevalência de SM em comparação com outras definições.[122] No entanto, após a realização de análises univariadas e multivariadas, ajustadas para os componentes de SM, idade, sexo, colesterol total, diabetes melito e estado de tabagismo, a IDF definiu que a SM permaneceu como único determinante significativo de futura SCA. Dado que, na definição de SM da IDF, foram utilizados os mesmos componentes e valores de corte, com a principal exceção da indispensabilidade do aumento da circunferência da cintura, postulou-se que a superioridade da SM da IDF com relação à predição de risco de DAC pode ser mediada por meio da circunferência da cintura. Na verdade, mais ajustes para a circunferência da cintura revelaram que a associação da SM da IDF à SCA não permaneceu significativa, em contraste com a circunferência da cintura isolada, que provou ser o preditor mais significativo de SCA. Esse estudo fornece mais evidências do papel da obesidade abdominal na fisiopatologia da SM e no aumento do risco de DCV associada à síndrome.

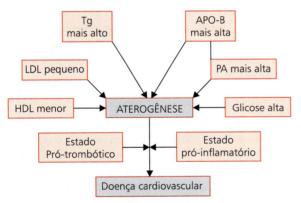

FIGURA 23.8 Relação mecanicista dos fatores de risco metabólicos para a DCV. Por causa dos múltiplos fatores de risco metabólicos que acompanham a síndrome metabólica, é difícil definir com precisão as contribuições de cada fator de risco para doença cardiovascular aterosclerótica (DCVA). No entanto, a literatura está repleta de evidências que envolvem cada um desses fatores de risco como causas independentes de aterogênese e síndromes de doenças cardiovasculares agudas. Por esse motivo, é razoável especular que cada um é um fator de risco independente para DCVA. No entanto, pelo fato de esses fatores de risco geralmente ocorrerem em conjunto, a independência um do outro é difícil de provar em estudos epidemiológicos. A possibilidade de confusão está sempre presente. Além disso, mesmo se cada fator for um fator de risco independente, é praticamente impossível definir as contribuições relativas de cada um para risco de DCVA, independente dos outros. APO: Apolipoproteína; PA: Pressão arterial; HDL: Lipoproteína de alta densidade; LDL: Lipoproteína de baixa densidade; TG: Triglicerídeo.

2.7 DIABETES MELITO

O diabetes melito acomete atualmente 180 milhões de pessoas em todo o mundo. No entanto, prevê-se que a epidemia de obesidade e estilo de vida sedentário resulte em mais de 300 milhões de pessoas com diabetes em 2025.[123,124] Os países em desenvolvimento serão particularmente atingidos por esse aumento, com um aumento esperado de 170%, de 84 milhões para 228 milhões de indivíduos acometidos. Essa projeção é particularmente importante nos países em desenvolvimento, onde o diabetes tende a se desenvolver mais cedo na vida (com uma idade de 40 a 64 anos) em comparação com países desenvolvidos, onde o diabetes frequentemente ocorre aos 65 anos ou mais. O aparecimento de diabetes em idade precoce nas nações em desenvolvimento inevitavelmente provoca uma maior duração da exposição ao diabetes e, portanto, carrega um risco potencialmente maior de morbidade e mortalidade associado ao diabetes na vida adulta. Embora seja uma nação desenvolvida, as projeções nos Estados Unidos são sombrias, já que o número de americanos com diabetes diagnosticado tem previsão de aumentar em 165%, passando de 11 milhões em 2000 para 29 milhões em 2050.[124]

O diabetes é um fator de risco para DCV e as complicações cardiovasculares são a principal causa de mortalidade entre os pacientes diabéticos. Dados recentes da Organização Mundial do Coração sugerem que 50% dos pacientes diabéticos morrem de causas relacionadas com o coração e as doenças cardíacas são observadas em mais de 66% dos atestados de óbito relacionados com diabetes entre as pessoas de 65 anos ou mais.[125] O diabetes predispõe à DAC obstrutiva agressiva, o que leva à doença cardíaca isquêmica, insuficiência cardíaca e morte. Há um consenso na literatura sobre um aumento da prevalência de placas coronárias nos corações diabéticos, com essas placas carregando uma maior propensão à ruptura. Além disso, o diabetes também predispõe à insuficiência cardíaca independente de doença cardíaca valvular, DAC subjacente ou hipertensão[126] – uma condição conhecida como cardiomiopatia diabética.[127] No entanto, embora continue uma carga de saúde pública enorme, foram feitos progressos recentes na maneira como clinicamente abordamos e tratamos os pacientes diabéticos com DCV. Aqui revemos alguns dos recentes avanços na nossa compreensão das relações entre DCV e diabetes nos níveis vascular, cardíaco e clínico.

2.7.1 Diabetes e doença aterosclerótica

Da grande carga de morbidade e mortalidade, associada ao diabetes, uma proporção significativa é atribuível a manifestações vasculares. Em muitos casos, estas são evidentes; por exemplo, quando um paciente diabético apresenta-se com infarto do miocárdio ou AVC tromboembólico, a patologia subjacente é imediatamente atribuída à aterosclerose diabética galopante e difusa. No entanto, além de aumento da aterosclerose, muitos dos inúmeros efeitos do diabetes relacionados a lesões de órgão-alvo incluem uma contribuição vascular. Por exemplo, enquanto a neuropatia diabética envolve lesão direta do nervo, alterações microvasculares, que levam à isquemia neural secundária, também desempenham um papel importante no processo neuropático.[128]

De maneira semelhante, as alterações na microvasculatura e endoteliais glomerulares são um aspecto importante da nefropatia diabética e macroalbuminúria,[129] ao passo que as alterações microvasculares na retina podem levar à retinopatia diabética e à cegueira. Os efeitos do diabetes são tão difundidos que é impossível avaliar neste capítulo todas vias diabéticas patológicas e os efeitos sobre o sistema vascular e, por outro lado, todos os efeitos que a vasculatura diabética tem no fenótipo clínico resultante do órgão final. Vários dos principais mecanismos de interação entre o diabetes e o sistema de vasculatura são discutidos adiante, incluindo o estresse oxidativo, disfunção de células progenitoras, disfunção microvascular e comprometimento do transporte reverso do colesterol.

2.7.2 Estresse oxidativo e a vasculatura

O estresse oxidativo e o acúmulo de espécies reativas de oxigênio (ERO) são aspectos importantes no desenvolvimento de complicações diabéticas e doença vascular diabética e, na verdade, talvez sejam os eventos iniciais mais importantes na cascata de patologia vascular diabética. Existem vários alvos de danos oxidativos na vasculatura, com ambas as células endoteliais e células do músculo liso vascular (CMLV) sendo expostas a modificações oxidativas de proteínas, lipídeos e ácidos nucleicos. Por sua vez, existem inúmeras consequências desse aumento da geração de ERO vascular e lesão oxidativa. O comprometimento da função endotelial é uma das perturbações patológicas principais em pacientes diabéticos, o que parece ser em razão principalmente da perda de bioatividade do óxido nítrico.[130] Acredita-se que isso seja um evento importante no processo aterosclerótico galopante que tipifica o diabetes e também outras condições lipodistróficas.[131]

Existem várias fontes de ERO na vasculatura diabética, incluindo a cadeia mitocondrial de transporte de elétrons, NADPH-oxidase, xantina oxidase, sintase endotelial de óxido nítrico e citocromo P450. As alterações patológicas nessas vias que levam ao aumento da geração de ERO são diversas, mas acredita-se que ocorram, em última análise, por causa da hiperglicemia ou utilização de glicose alterada. Embora o debate esteja em curso,[132] a teoria popular para explicar essas vias de danos vasculares foi apresentada em 2001 por Brownlee.[133] Chamada de "Hipótese Unificadora", Brownlee argumentou que a hiperglicemia leva à superprodução de superóxido pela cadeia de transporte de elétrons mitocondrial, que é um evento a montante e central de quatro vias principais de danos: aumento do fluxo da via do poliol, aumento da formação de produtos finais de glicação avançada (AGE), ativação da proteína quinase C e aumento de fluxo, por meio da via de hexosamina.[132,133]

Entre essas vias de lesão, o acúmulo de AGE tem recebido uma atenção especial e está ligado a várias patologias vasculares.[134] A formação de AGE ocorre por causa de uma série de reações não enzimáticas de glicose com os lipídeos, proteínas e ácidos nucleicos ("glicação"). Isso leva à formação de uma rede de "produtos finais" da glicação avançada precariamente caracterizada (AGE) que tipificam tanto o diabetes como a idade avançada.[134] Os efeitos vasculares adversos de AGE são multifatoriais. Os AGE atuam diretamente para induzir a reticulação de proteínas, como colágeno e elastina vasculares. O colágeno e elastina ligados a AGE são mais rígidos e menos passíveis de turnover fisiológico, levando ao acúmulo patológico de proteínas vasculares estruturalmente disfuncionais e, uma estrutura vascular rígida.[134,135] Além dos efeitos diretos, AGE e vários outros ligantes, tais como S100B, podem ativar o receptor de AGE, denominado RAGE. Com a união do ligante à RAGE, ocorre ativação de máquinas de transdução de sinal que desencadeia mais suprarregulação de vias vasculares inflamatórias e outras prejudiciais, tais como NF-kappa-β.[136] É importante destacar que a RAGE é expressa por células endoteliais[137] e sua ativação ou de outros efeitos diretos da idade nas células endoteliais leva à disfunção vascular multifatorial, que inclui aumento da expressão da molécula-1 de adesão da célula vascular e transmigração de células inflamatórias,[136,138,139] aumento da permeabilidade vascular,[140,141] extinção de óxido nítrico que provoca vasodilatação dependente do endotélio defectiva,[142] disfunção de células progenitoras endoteliais[143] e apoptose de células endoteliais.[144] Ligando vários desses aspectos em nível clínico, Virmani e colaboradores[145] mostraram que, em comparação com os não diabéticos, placas de indivíduos diabéticos que morreram repentinamente têm maiores núcleos necróticos médios e maior carga de placa, aumento da inflamação, maior expressão de RAGE e aumento da apoptose de CMLV.

2.7.3 Disfunção microvascular diabética

As alterações microvasculares patológicas são uma marca registrada do processo diabético e podem preceder o diagnóstico clínico de diabetes.[146] As alterações vasculares observadas com doença microvascular incluem alterações celulares morfológicas, conteúdo mitocondrial celular reduzido e capilares atenuados com membranas basais espessas e fibróticas.[134] Em uma metanálise de estudos clínicos, Muris e colaboradores identificaram inúmeros fatores relacionados com a disfunção microvascular que previram um diagnóstico subsequente de diabetes incluindo níveis mais elevados de e-selectina plasmática solúvel e molécula-1 de adesão intercelular, uma resposta menor ao teste de reatividade vascular periférica mediada por acetilcolina, uma razão arteríola-vênula mais baixa da retina e uma maior razão albumina-creatinina.[146] Como um mecanismo da doença patobiológico emergente, mas aparentemente fundamental, previamente analisamos o papel importante desempenhado pela doença microvascular na patologia da doença de Alzheimer e no comprometimento cognitivo vascular.[147] Curiosamente, embora estudos epidemiológicos tenham documentado uma associação entre diabetes e doença de Alzheimer,[148] estudos de autópsia não conseguiram encontrar uma relação positiva entre diabetes e as alterações patológicas típicas do Alzheimer de placas e emaranhados neurofibrilares.[149]

Em vez disso, foi encontrada uma associação consistente entre diabetes e patologias vasculares cerebrais isquêmicas.[149] Embora outros mecanismos vasculares relacionados com o diabetes também estejam implicados como o aumento da carga aterosclerótica, o acúmulo de ERO e AVC de grandes vasos, atualmente observa-se cada vez mais que o dano microvascular diabético é uma das vias patológicas fundamentais que culmina em doença cerebral degenerativa.[150] As crises patológicas específicas que surgem em razão da disfunção microvascular cortical incluem o rompimento da barreira hematencefálica e o fluxo sanguíneo cerebral desregulado. Dados o envelhecimento da população e a epidemia concorrente de obesidade, o importante papel desempenhado pela disfunção microvascular diabética no declínio neurocognitivo certamente atrairá crescente interesse de pesquisa nos próximos anos.

2.8 TRANSTORNOS MENTAIS: ANSIEDADE E DEPRESSÃO

Um grande volume de evidências sugere que os fatores psicossociais, particularmente a ansiedade e a depressão, podem ter um impacto significativo na patogenia de DCV.

2.8.1 Ansiedade

Uma metanálise de 20 estudos relatando a incidência de DAC incluiu 249.846 pessoas com um período médio de seguimento de aproximadamente 11 anos. Os indivíduos ansiosos apresentavam maior risco de DAC (razão de risco [RR] aleatória: 1,26; 95% de intervalo de confiança [IC]: 1,15 a 1,38; p < 0.0001) e morte cardíaca (RR: 1,48; IC 95%: 1,14 a 1,92; p = 0,003). Ajuste para covariáveis, como variáveis demográficas, fatores de risco biológicos e comportamentos de saúde não aboliram a associação.[151] Vários mecanismos podem explicar a associação adversa entre ansiedade e DAC. A ansiedade provavelmente está associada a progressão da aterosclerose, diminuição da variabilidade da frequência cardíaca e risco de arritmias ventriculares (em particular no caso da ansiedade fóbica). Comportamentos não saudáveis (incluindo inatividade física, dieta inadequada, aumento do índice de massa corporal e tabagismo), frequentemente associados à ansiedade, podem também mediar a associação entre ansiedade e DAC.[151]

2.8.2 Depressão

A depressão maior caracteriza-se pela presença de humor deprimido e interesse significativamente reduzido por todas as atividades, durante pelo menos duas semanas, em associação a pelo menos quatro destes sintomas: mudanças no apetite, fadiga, perturbações do sono, agitação ou atraso psicomotor, sentimentos de inutilidade ou culpa, problemas de concentração e ideação suicida. Estudos epidemiológicos que examinam a associação entre depressão e DAC têm demonstrado uma relação prospectiva entre a ocorrência de depressão maior e a incidência de eventos cardíacos.[152,153] Mesmo na ausência de episódios de depressão maior, a presença de sintomas depressivos também está associada a um risco aumentado de eventos cardiovasculares. Curiosamente, os dados sugerem um possível gradiente entre a magnitude da depressão e o risco de eventos cardiovasculares.[152] Embora os estudos tenham mostrado uma associação entre depressão e risco de eventos cardíacos tanto em pacientes saudáveis como com DAC, as evidências que favorecem essa conexão são mais consistentes em populações que eram saudáveis no início do estudo.[153]

De maneira semelhante à ansiedade, a depressão também pode influenciar o risco de doença cardíaca, por meio de mecanismos comportamentais e fisiopatológicos diretos. Os pacientes deprimidos, frequentemente, mantêm comportamentos pouco saudáveis, como o tabagismo, que poderia contribuir para a patogenia da DCV. Além das vias comportamentais, os estudos também sustentam efeitos fisiopatológicos diretos da depressão. Com efeito, os pacientes deprimidos podem apresentar ativação plaquetária basal e capacidade de resposta aumentadas em comparação com indivíduos normais[154] e também hipercortisolemia, que podem, em conjunto, explicar os efeitos pró-aterogênicos da depressão.[152] Esses pacientes também podem apresentar redução da variabilidade da frequência cardíaca e comprometimento do controle vagal.[152]

O Nurses' Health Study também estudou a relação entre depressão e DAC, especificamente em mulheres. Eles avaliaram os sintomas com o Índice de Saúde Mental (MHI-5). Os sintomas depressivos se mostraram associados a eventos de DAC e a relação foi mais forte para doença coronariana fatal, em que a associação permaneceu significativa mesmo após o controle de fatores de risco de DAC (razão de risco [RR]: 1,49; 95% intervalo de confiança [IC]: 1,11 a 2,00 para MHI-5 escore < 53).[155]

A importância de fatores psicossociais no risco de eventos cardíacos provavelmente se estende além das definições clássicas de ansiedade e depressão e pode incluir vários estressores psicossociais, muitas vezes difíceis de definir objetivamente. Usando um projeto de caso-controle, o estudo INTERHEART investigou a relação entre diversos fatores psicossociais potenciais e o risco de infarto do miocárdio em mais de 24.000 pessoas de 52 países. Nesse estudo, o estresse psicossocial foi analisado por quatro perguntas sobre o estresse no trabalho e em casa, estresse financeiro e eventos de vida importantes do ano anterior. Os indivíduos com infarto do miocárdio relataram maior prevalência de todas as quatro variantes de estresse (p < 0,0001), um resultado consistente em todas as regiões, em diferentes etnias e em homens e mulheres.[156]

A Tabela 23.4 apresenta um resumo dos principais fatores de risco e suas associações às DCV.

TABELA 23.4 Resumo de fatores de risco tradicionais e suas associações à DCV

FATOR DE RISCO	ASSOCIAÇÃO À DCV	EVIDÊNCIA NA REDUÇÃO DE RISCO CV SOB TRATAMENTO
Hipertensão arterial	Cada diferença de 20 mmHg PAS usual (ou 10 mmHg PAD usual) está associada a uma diferença de duas vezes na mortalidade por DCI e AVC[221]	Terapia anti-hipertensiva foi associada a reduções na incidência de AVC, IAM e IC (média de 35-40%, 20-25% e > 50%, respectivamente)[222]
LDL-C alto	Razão de chances (para DAC) 1,38 (95% IC, 1,09-1,73)[223]	A metanálise CTT Collaboration mostrou uma redução de 22% dos eventos vasculares maiores por redução de 1 mmol/L de LDL-C[27]
HDL-C baixo	Incremento de 1 mg/dL em HDL-C foi associado a um decréscimo significativo do risco de DCC de 2% em homens (FHS, CPPT e MRFIT) e 3% nas mulheres (FHS)	O estudo CDP mostrou uma redução de IAM com niacina; no entanto, o estudo recente AIM-HIGH não apresentou benefício da niacina nos pacientes tratados com estatina com baixo LDL-C[41]; novos fármacos que aumentam o HDL-C (inibidores de CETP, mimetizadores de apolipoproteína e suprarreguladores de apolipoproteína) ainda estão sob estudo.
Triglicerídeos altos	Taxas de DCC por 1.000-pessoas-anos nos terços inferiores e superiores: 2,6 e 6,2, respectivamente; FC ajustada para DAC foi de 0,99 (95% IC, 0,94-1,05)[223]	Tratamento com fibrato produziu uma redução de 10% de RR (95% IC 0-18) para eventos CV maiores (p = 0,048) e 13% de redução RR (7-19) para eventos coronários (p < 0,0001)[224]. No estudo ACCORD LIPID, adição de fibrato para pacientes diabéticos tratados com estatina não foi benéfica[225]
Tabagismo	No estudo INTERHEART: *odds ratio* 2,87 para atual *versus* nunca[226]	Entre 5 e 15 anos pós-tabagismo, o risco de AVC e DCC é "normalizado" para aqueles que nunca foram fumantes[227]
Sedentarismo	Maior mortalidade por DCV em indivíduos com hábitos sedentários[54]	No estudo INTERHEART, *odds ratio* de atividade física regular para sua associação com IAM foi 0,86 (p < 0,0001)[226]
Obesidade	Sobrepeso e obesidade estão associados a aumento da mortalidade por todas as causas[7]	Mesmo a perda de peso modesta melhora fatores de risco CV.[228] Pacientes submetidos à cirurgia bariátrica apresentam risco reduzido de eventos cardiovasculares se comparados com controles não cirúrgicos[229]
Diabetes melito	DCV é a principal causa de morte em diabéticos	O benefício da melhora do controle glicêmico na redução do risco de eventos CV foi observado com acompanhamento extendido e em recém-dagnosticados com diabetes tipo 2.[230] Em diabéticos tipo 2 mais velhos de alto risco, glicemia quase normal não reduziu eventos CV no curto prazo[231,232]

DCV: Doença cardiovascular; CV: Cardiovascular; PAS: Pressão arterial sistólica; PAD: Pressão arterial diastólica; DCI: Doença cardíaca isquêmica; IM: Infarto do miocárdio; IC: Insuficiência cardíaca; HR: Razão de risco; CTT: Cholesterol Treatment Trialists; FHS: Framingham Heart Study; CPPT: Coronary Primary Prevention Trial; MRFIT: Multiple Risk Fator Intervention Trial; CDP: Coronary Drug Project; AIM-HIGH: Atherothrombosis Intervention in Metabolic Syndrome with Low HDL/High Triglycerides: Impact on Global Health Outcomes; CETP: Proteína de transferência de colesterilester; DAC: doença cardíaca coronariana; RR: risco relativo; ACCORD: Action to Control Cardiovascular Risk in Diabetes.

3 NOVOS FATORES DE RISCO

A identificação dos fatores de risco convencionais, em particular hipercolesterolemia, diabetes, hipertensão arterial e tabagismo, como principais contribuintes para a doença aterosclerótica, tem sido um passo crucial para a compreensão e prevenção dessa doença grave. Além de sua associação independente e a relação causal com DAC, o tratamento desses fatores de risco reduz o risco de eventos cardiovasculares futuros.

Apesar das evidências irrefutáveis que sustentam a relevância dos fatores de risco convencionais na patogenia da DAC, ainda há um interesse significativo na identificação de novos fatores de risco para aprofundar nosso conhecimento sobre a biologia da doença aterosclerótica e talvez explicar os eventos coronários não relacionados com fatores de risco convencionais.

No estudo de Khot e colaboradores, que incluiu dados de mais de 120.000 pacientes de 14 ensaios, 15 a 20% dos pacientes com DAC não apresentaram nenhum daqueles quatro fatores de risco convencionais.[157] Em outro grande estudo que examinou três coortes prospectivas acompanhadas por 21 a 30 anos, houve uma alta prevalência de exposição prévia a pelo menos um dos quatro fatores de risco convencionais antes de um evento de DAC; mas, em indivíduos que não desenvolveram DAC, a exposição aos principais fatores de risco também foi altamente prevalente.[158] Enquanto esses e outros estudos confirmam que os fatores convencionais devem ser o foco principal de diretrizes de prática clínica, eles também revelam o hiato para predição de risco ideal, apoiando a identificação de novos fatores de risco.

3.1 A UTILIDADE DOS NOVOS FATORES DE RISCO

Muitos dos chamados *novos fatores* de risco consistem, na verdade, em marcadores bioquímicos plasmáticos que, diferentemente dos fatores de risco clássicos, podem não ter uma relação causal com a doença. Por outro lado, frequentemente esses biomarcadores representam substitutos para os fenômenos biológicos relevantes, relacionados com a doença ou simplesmente refletem a presença de doença subclínica. Portanto, enquanto fatores de risco, como pressão arterial alta ou níveis elevados de colesterol LDL, representam alvos de tratamento adequados, a utilidade dos marcadores de risco pode depender exclusivamente da predição de risco.

A avaliação da utilidade de um novo marcador de risco envolve vários testes estatísticos que vão além da associação estatística.[159,160] Na verdade, a presença de uma associação estatisticamente significativa entre o novo marcador e a doença é necessária, mas não garante a melhora da previsão de risco. Vários pesquisadores propuseram o uso de medidas de discriminação e calibração para testar a capacidade de previsão de um novo marcador de risco. A discriminação representa a capacidade de distinguir o indivíduo que vai desenvolver o evento de interesse de um que não vai. A área sob a curva (AUC) ROC (*receiver-operating-characteristic*) é a medição mais popular de discriminação. A AUC é a área sob o gráfico de sensibilidade (taxa positiva verdadeira) *versus* um menos especificidade (taxa negativa verdadeira) e significa a probabilidade de que um determinado teste de diagnóstico ou modelo preditivo atribui uma maior probabilidade de um evento para aqueles que realmente desenvolvem o evento.[159,160] Como vários marcadores de risco apresentaram desempenho fraco na sua capacidade de aumentar a AUC, os pesquisadores também testaram diferentes abordagens de discriminação, como a reclassificação. A reclassificação examina a capacidade de um novo teste, quando adicionado a um modelo para reposicionar adequadamente um indivíduo em uma categoria de risco maior ou menor.[159,160]

A calibração é uma medida de quão perto os riscos de previsão de um determinado modelo estão dos riscos reais, depois de dividir a população em categorias, tais como decis. Entre as medições de calibração, o Hosmer-Lemeshow é atualmente a mais popular.

Depois de um período de euforia sobre uma ampla lista de novos biomarcadores associados à DAC, que certamente melhorou a nossa compreensão sobre a biologia da doença aterosclerótica, essas novas abordagens estatísticas determinaram uma análise mais cautelosa e abrangente de novos marcadores candidatos, antes que eles pudessem integrar escores de risco de estratificação estabelecidos. Na próxima seção, vamos discutir os mais promissores dos novos marcadores ou fatores de risco de DCV.

3.2 INFLAMAÇÃO E PROTEÍNA C-REATIVA DE ALTA SENSIBILIDADE (CRP)

Os conceitos fisiopatológicos da aterotrombose evoluíram de modo radical nas últimas décadas. Inicialmente considerada uma condição de acúmulo de lipídeo inerte na parede vascular, a aterosclerose é agora amplamente reconhecida por seus aspectos inflamatórios. Na verdade, uma ampla gama de trabalho tem demonstrado o envolvimento da inflamação em todas as fases da aterogênese, desde disfunção endotelial induzida por fatores de risco até a formação, progressão e complicação da placa aterosclerótica.

A compreensão gradual e progressiva do pilar inflamatório da aterosclerose estimulou a pesquisa sobre o potencial clínico dessa nova visão da doença, na terapia e na estratificação do risco cardiovascular.

O uso de biomarcadores inflamatórios para prever eventos cardiovasculares futuros e para orientar o tratamento é, talvez, a área mais estudada e promissora para aplicabilidade clínica dos conceitos inflamatórios da aterosclerose. Inúmeros estudos demonstraram uma associação entre vários biomarcadores inflamatórios e não inflamatórios também e risco de eventos cardiovasculares em indivíduos com doença aterosclerótica estabelecida e em indivíduos aparentemente saudáveis. A CRP altamente sensível, fibrinogênio, mieloperoxidase e citocinas, tais como IL-6 e IL-18, são exemplos de biomarcadores inflamatórios propostos para uso diagnóstico. Entre todos, a CRP é provavelmente o biomarcador mais estudado e discutido com potencial de aplicabilidade clínica.

A CRP é um pentraxina circulante produzida pelo fígado e considerada um reagente de fase aguda. Na ausência de condições inflamatórias agudas, no entanto, a CRP reflete uma "leitura" estável e bastante representativa do nível sistêmico de inflamação crônica de baixo grau. Na verdade, para os pacientes sem infecção ou doenças inflamatórias, a CRP atende a vários critérios essenciais para a aplicabilidade clínica, tal como estabilidade química e meia-vida longa, sem variação circadiana substancial.

3.2.1 CRP como um fator de risco preditor

Desde a publicação do Physicians Health Study demonstrando uma correlação forte e independente entre os níveis de CRP plasmática e futura ocorrência de infarto do miocárdio e AVC em homens aparentemente saudáveis,[161] um grande número de outros estudos prospectivos (Women's Health Study,[162] Nurses' Health Study, MONICA,[163] ARIC,[164] EPIC, entre outros) tem corroborado a capacidade da CRP para prever o risco de eventos cardiovasculares. Uma metanálise de grande porte de dados isolados de 160.309 indivíduos apresentou associações contínuas entre a concentração de CRP e o risco de DAC, AVC isquêmico e mortes por doenças vasculares e não vasculares. No entanto, o ajuste para fatores de risco convencionais atenuou significativamente a associação entre CRP e risco de DAC[165] (Figura 23.9).

Apesar da vasta literatura sobre a forte capacidade da CRP na predição de eventos cardiovasculares, alguns grupos não concordam plenamente com sua utilidade em melhorar a estratificação de risco dos indivíduos assintomáticos, além de fatores de risco convencionais. Uma análise do Framingham Heart Study, envolvendo 3.209 pacientes acompanhados por até 10 anos investigou a utilidade de 10 biomarcadores (CRP, peptídeo natriurético tipo B, peptídeo natriurético N-terminal proatrial, aldosterona, renina, fibrinogênio, dímero-D, inibidor do ativador do plasminogênio tipo 1, homocisteína e razão albumina-creatinina urinária) para a previsão de morte e eventos cardiovasculares maiores.[166] Embora os participantes com escores altos de multimarcadores apresentassem um risco 4 vezes maior de morte e um risco 2 vezes maior de eventos cardiovasculares do que aqueles com escores baixos de multimarcadores, a capacidade de múltiplos biomarcadores de estratificar o risco, além dos fatores de risco convencionais, foi moderada quando medida pela estatística C.[166]

Outro estudo avaliou uma coorte de 5.067 participantes da Suécia sem DCV, por um período de acompanhamento médio de 12,8 anos, e que foram submetidos à medição de um painel de biomarcadores: CRP, cistatina C, fosfolipase 2 associada à lipoproteína, proadrenomedulina regional média (MR-proADM), peptídeo natriurético regional médio proatrial e peptídeo natriurético N-terminal de tipo-pro B (N-BNP). A adição de conjuntos de biomarcadores para os modelos convencionais de predição de eventos cardiovasculares (CRP e N-BNP) e eventos coronários (MR-proADM e N-BNP) aumentou o valor da estatística C em 0,007 (p = 0,04) e 0,009 (p = 0,08), respectivamente. Além do ligeiro incremento da estatística C, a reclassificação foi modesta. No entanto, indivíduos classificados de risco intermediário tiveram melhor reclassificação com a medição de biomarcadores (eventos cardiovasculares: 7,4%, p = 0,03; eventos coronários: 14,6%, p = 0,003).

Ao contrário dessas observações, outro estudo que examinou 30 biomarcadores em 7.915 participantes da coorte de população FINRISK97 não apresentou melhora na estratificação de risco com a incorporação de qualquer biomarcador separadamente, mas uma melhora significativa da discriminação, calibração e reclassificação com a adição de um escore de biomarcador (CRP, troponina I e NT-pro-BNP) a um modelo de risco convencional.[167]

O debate sobre o benefício de biomarcadores, tais como CRP, em associação a fatores de risco tradicionais para melhorar a estratificação de risco dos indivíduos assintomáticos persiste e segue com opiniões divididas. Em uma metanálise grande e recente envolvendo 52 estudos prospectivos e mais de 240.000 pessoas sem DCV conhecida, a medição do nível de CRP ou fibrinogênio em indivíduos de risco intermediário para um evento cardiovascular pode ajudar a prevenir um evento adicional para cada 400 a 500 pessoas rastreadas em um período de 10 anos.[168] Há vários aspectos que requerem mais estudos, incluindo a relação custo-eficácia, praticidade e benefício clínico, particularmente em comparação com outros biomarcadores emergentes, tais como biomarcadores de imagem.[168]

À luz desses e de outros estudos relevantes, é possível afirmar que a CRP é um biomarcador inflamatório com a capacidade de predição de eventos cardiovasculares futuros, fortalecendo a compreensão da doença aterosclerótica como uma condição inflamatória. Ainda não se esclareceu se a incorporação de CRP, especialmente em conjunto com outros biomarcadores, em escores de risco cardiovascular convencionais, é útil e de baixo custo.

3.2.2 CRP como guia terapêutico

As evidências sobre a capacidade da CRP de prever eventos e a associação importante entre a inflamação e aterosclerose sugeriram a utilidade potencial da CRP como alvo terapêutico ou uma medida da eficácia no tratamento. Na verdade, terapias não farmacológicas, como dieta e atividade física, sabidamente benéficas na redução do risco cardiovascular e do desenvolvimento de diabetes, estão associadas à redução da CRP, em indivíduos obesos. Além de redução de LDL, as estatinas também estão associadas à redução da CRP, com o maior benefício dessa classe de fármacos observado entre os indivíduos que atingiram os níveis mais baixos de ambas as medidas. No estudo PROVE-IT TIMI 22, por exemplo, pacientes com síndromes coronárias isquêmicas que atingiram LDL e PCR menores do que 70 mg/dL e 2 mg/L, respectivamente, beneficiaram-se mais do que aqueles que atingiram cada um desses objetivos em separado.[169]

Além da questão da utilidade da CRP como um alvo terapêutico em indivíduos com problemas coronários sob tratamento com estatinas, outra discussão relevante gira em torno do uso de CRP para identificar os indivíduos saudáveis com potencial risco cardiovascular e que podem se beneficiar da terapia hipolipemiante. No estudo AFCAPS/TexCAPS, em participantes com um nível de LDL ou uma razão colesterol total-HDL menor do que a mediana, mas com concentração de CRP mais elevada do que a mediana, o número necessário para tratar (NNT) com estatina para prevenir um evento clínico foi semelhante ao NNT entre indivíduos com níveis mais elevados de lipídeos do que a mediana.[170] Após esse estudo gerador de hipóteses, o estudo JUPITER (Justificativa para o uso de estatinas na prevenção: um estudo de intervenção que avalia a rosuvastatina – do ingles *Justification for the Use of Statins in Prevention: an Intervention Trial Evaluating Rosuvastatin*) testou prospectivamente a hipótese de que a terapia com estatina pode beneficiar as pessoas sem DCV estabelecida e LDL < 130 mg/dL

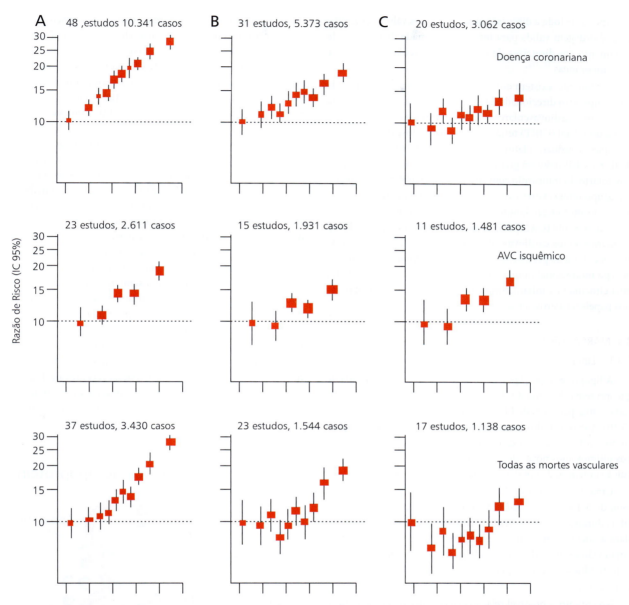

FIGURA 23.9 Razões de risco para desfechos vasculares maiores e não vasculares por quantis de concentração de proteína C reativa (PCR), com diferente grau de ajuste para potenciais fatores de confusão Os ajustes foram idade, sexo e estudo apenas (A); idade, sexo estudo, pressão arterial sistólica, tabagismo, história de diabetes, índice de massa corporal, concentrações de log triglicerídeos, colesterol não HDL e colesterol HDL e consumo de álcool (B); e (A) mais (B) mais fibrinogênio (C). As barras de erro representam os IC 95%. Os tamanhos dos quadros são proporcionais ao inverso da variância das razões de risco. Adaptado de The ERF Collaboration Lancet 2010; 375: 132–40

e PCR ≥ 2 mg/L.[171] O estudo incluiu homens e mulheres com idade entre 50 e 60 anos, respectivamente, e randomizou os participantes para receber rosuvastatina 20 mg/dia ou placebo. Os participantes do grupo da rosuvastatina tiveram uma redução de 44% no desfecho primário (todos os eventos vasculares) ($p < 0{,}00001$), redução de 54% no infarto do miocárdio ($p = 0{,}0002$), redução de 48% no AVC ($p = 0{,}002$), 47% de redução de revascularização arterial ou angina instável ($p < 0{,}00001$) e redução de 20% na mortalidade por todas as causas ($p = 0{,}02$). Em razão da interrupção precoce por um comitê de segurança independente (seguimento médio de cerca de 1,9 anos), sem inclusão de um grupo com baixo LDL e baixa CRP, o estudo dividiu opiniões sobre a utilidade da CRP como um guia sobre a iniciação da terapia hipolipemiante.

Apesar de toda a discussão, a avaliação dos valores de CRP é uma abordagem válida para informar a tomada de decisões de tratamento em diretrizes de risco cardiovascular anteriores e contemporâneas.[172,173]

Atualmente, existem dois estudos que avaliam a hipótese de que a supressão direcionada da inflamação reduzirá a incidência de eventos cardiovasculares. O Cardiovascular Inflammation Reduction Trial (CIRT) testará se uma baixa dose de metotrexato, capaz de reduzir o fator de necrose tumoral (TNF), os níveis de IL-6 e CRP, reduzirá grandes eventos vasculares em pacientes pós-infarto do miocárdio com síndrome metabólica ou diabetes, um grupo muitas vezes caracterizado por uma inflamação sistêmica. O estudo Canakinumab Anti-inflammatory Thrombosis Outcomes Study (CANTOS) testará se a neutralização da IL-1β reduzirá eventos cardiovasculares entre os pacientes com DAC estável e elevação persistente da CRP. O Canakinumabe é um anticorpo monoclonal humano que inibe especificamente a IL-1β, uma citocina pró-inflamatória conhecida por desempenhar vários papéis na aterosclerose.[174]

3.3 MARCADORES LIPÍDICOS

3.3.1 Lipoproteína(a)

A lipoproteína(a) [Lp(a)] é constituída por uma molécula de glicoproteína derivada do fígado chamada apolipoproteína (a) ligada a uma partícula de LDL por uma ligação dissulfeto (Figura 23.10). Vários estudos investigaram um possível papel da Lp(a) como um fator de risco cardiovascular durante décadas, mas só nos últimos anos novas descobertas lançaram luz sobre a contribuição potencial da Lp(a) às doenças isquêmicas vasculares.[175]

Uma metanálise de 27 estudos prospectivos, incluindo um total de 5.436 mortes por DAC ou infartos do miocárdio não fatais durante um seguimento médio de 10 anos, mostrou uma clara associação entre níveis plasmáticos de Lp(a) e DAC, com uma razão de risco de 1,6 (95% IC 1,4 a 1,8, 2p < 0,00001) para os indivíduos do terço superior, em comparação com os do terço inferior.[176]

No entanto, a possível relação causal entre níveis de Lp(a) e DAC justifica uma investigação mais aprofundada. Estudos recentes utilizando uma abordagem chamada randomização mendeliana forneceu apoio para uma associação causal entre a Lp(a) e o risco elevado de DAC.[177,178] Um estudo de randomização mendeliana beneficia-se de uma alocação natural de genes no momento da concepção, geralmente independente de fatores ambientais ou comportamentais. Variantes genéticas devem afetar apenas um fenótipo intermediário que pode ser a via causal da doença em questão. Portanto, a associação de níveis elevados de Lp(a) e a associação de polimorfismos de elevação de níveis de Lp(a) ao risco de DAC sugerem uma relação causal entre Lp(a) e DAC. De fato, em um estudo de grande porte incluindo indivíduos brancos de três coortes, Kamstrup e colaboradores demonstraram que o genótipo KIV-2 está associado a altos níveis de Lp(a) e também ao aumento do risco de infarto do miocárdio, exatamente como as elevações em Lp(a) plasmático.[178] Outro estudo estendeu esses achados, demonstrando que 2 SNP comuns no *locus* de LPA correlacionavam-se com ambos os níveis de Lp(a) e risco de doença coronariana.[177] O ajuste para os níveis de Lp(a), nesse estudo, aboliu a associação entre o genótipo do LPA e o risco de DAC, uma vez que essas variantes genéticas explicam 36% da variação dos níveis de Lp(a).[177] Ambos os estudos sustentam altamente uma associação causal entre a Lp(a) e o risco de DAC. Essa associação causal é mecanisticamente plausível. Pesquisas sugerem que a Lp(a) pode participar na fisiopatologia da DAC, contribuindo tanto para o desenvolvimento da aterosclerose como da trombose.[179,180] Da mesma maneira que para o LDL, a Lp(a) pode distribuir o colesterol para a placa aterosclerótica, promovendo a formação de células espumosas, proliferação de células do músculo liso e inflamação da placa. A interferência na trombose pode estar relacionada com a semelhança estrutural entre a apolipoproteína(a) da Lp(a) e plasminogênio, resultando na inibição competitiva da geração de plasmina.

Apesar da relevância clara de altos níveis de Lp(a) como fator de risco para DAC, a utilidade de adicionar essa informação a um escore de estratificação de risco convencional exigiu uma investigação mais aprofundada. Dados recentes da Emerging Risk Factors Collaboration testaram se a substituição de informações sobre o colesterol total e HDL com vários parâmetros

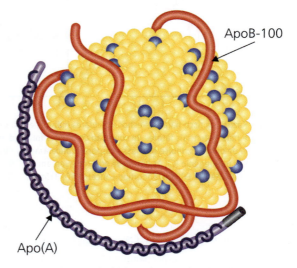

FIGURA 23.10 A lipoproteína(a) é uma lipoproteína plasmática que consiste em uma partícula rica em colesterol LDL com uma molécula de apolipoproteína B100 e uma proteína adicional, apolipoproteína(a), fixada por uma ligação de dissulfeto. Adaptado de Danesh J and Erqou S (2009) Lipoprotein(a) and coronary disease—moving closer to causality Nat Rev Cardiol doi:10.1038/nrcardio.2009.138

lipídicos ou adição de marcadores lipídicos, incluindo Lp(a) a um modelo convencional melhoraria a previsão de risco. A substituição de colesterol total e HDL por apolipoproteínas B e A-I na verdade piorou a discriminação de risco. Por outro lado, a adição de informação sobre a Lp(a), apolipoproteínas B e A-I ou lipoproteína associada a fosfolipase A2 massa nos escores de risco convencionais resultou em uma ligeira melhora da predição de DCV.[181]

Apesar da associação causal entre Lp(a) e DAC e a melhora modesta de previsão de DCV com a adição de informações sobre Lp(a) aos escores convencionais, não há nenhum estudo randomizado demonstrando que qualquer intervenção reduzindo seletivamente a Lp(a) diminui o risco de DCV. A niacina diminui os níveis de Lp(a) em até 30 a 40%, mas também reduz o colesterol LDL, triglicerídeos, colesterol remanescente e aumenta o colesterol HDL. Em qualquer caso, no estudo AIM-HIGH, entre os pacientes com doença coronariana estabelecida, baixos níveis de HDL e LDL < 70 mg/dL, a adição de niacina ao tratamento com estatina não foi benéfica.[41] De acordo com evidências contemporâneas e as Diretrizes Europeias de 2012 sobre a prevenção de DCV e a diretriz de 2013 da ACC/AHA sobre a avaliação do risco cardiovascular, não há justificativa para a triagem da população em geral para níveis de Lp(a).[182,183] A medição dos níveis de Lp(a) em casos selecionados, tais como indivíduos de risco cardiovascular intermediário ou alto que apresentam DCV pessoal ou familiar prematura, hipercolesterolemia familiar ou DCV recorrente apesar do tratamento, pode ser útil.[184]

3.3.2 Apolipoproteínas

As apolipoproteínas (apo) são os principais constituintes de lipoproteínas do plasma, com diversas funções importantes, incluindo a manutenção da estrutura da lipoproteína, um papel no transporte e redistribuição de lipídeos entre os vários tecidos e como cofatores para as enzimas do metabolismo lipídico.[185]

A apolipoproteína A1 (apoA1) é a principal apolipoproteína de HDL e fornece uma boa estimativa do nível de HDL.

A apolipoproteína B (apoB) é uma das principais apolipoproteínas de lipoproteínas aterogênicas, existente principalmente em 2 formas: apoB100, constituinte do VLDL, IDL e LDL, e apoB48, encontrado em quilomícrons e quilomícrons remanescentes.[185] Os níveis de apoB constituem uma estimativa adequada do número de partículas de lipoproteínas no plasma, que pode ser de particular importância em pacientes com hipertrigliceridemia e no caso de níveis elevados de LDL de pequena densidade. Vários estudos avaliaram a capacidade de apoB como preditor de risco e, frequentemente, mostraram uma capacidade de predição semelhante ou até superior de apoB em comparação com os índices de colesterol. No estudo Québec Cardiovascular, a apoB foi o correlato mais forte de doença cardíaca isquêmica em 2.155 homens seguidos por cerca de 5 anos.[186] No estudo Apolipoprotein-related Mortality Risk (AMORIS), que incluiu mais de 170.000 indivíduos, a apoB foi superior aos índices de colesterol em predição de risco para toda a coorte e todos os principais subgrupos.[187] Por outro lado, estudos controlados não predefiniram apoB como um alvo terapêutico, e ela não faz parte de escores de estratificação de risco. Em uma metanálise pela Emerging Risk Factor Collaboration, a análise de mais de 300.000 pessoas mostrou que a avaliação lipídica na doença vascular pode consistir na medição de níveis de colesterol ou apolipoproteínas, independentemente de jejum ou dos níveis de triglicerídeos.

Com base nesses resultados, a decisão sobre o que medir para avaliação de risco vascular, os índices de colesterol ou apolipoproteínas, deve considerar questões práticas, tais como custo, disponibilidade e padronização dos ensaios. No entanto, como mencionado anteriormente, um estudo recente realizado por esse grupo demonstrou que a substituição de colesterol total e HDL por apolipoproteínas B e A-I realmente piorou a discriminação de risco, mas a incorporação das informações sobre apolipoproteínas B e A-I, Lp(a) e lipoproteína associada a fosfolipase A2 massa nos escores de risco convencionais melhorou modestamente a predição de risco.

3.3.3 Colesterol não HDL

O não HDL-C é resultado de um cálculo simples: colesterol total menos HDL-C. O não HDL-C estima a soma de VLDL, lipoproteínas de densidade intermediária (IDL) e LDL, que reflete o número total de partículas aterogênicas no plasma. Há uma associação direta e consistente entre a magnitude da redução não HDL-C e a redução do risco cardiovascular e medir o não HDL-C não traz nenhum custo adicional.[188] Esses achados levaram à sugestão de uso de não HDL-C como um alvo da terapia para o manejo da lipoproteína.

Se o não HDL-C for utilizado, os alvos ideais devem ser < 2,6 mmol/L (ou aproximadamente < 100 mg/dL) em pessoas com risco cardiovascular muito elevado; e < 3,3 mmol/L (ou aproximadamente < 130 mg/dL) naquelas com alto risco cardiovascular.

3.4 GORDURA ECTÓPICA

3.4.1 Deposição de gordura ectópica

O estudo dos depósitos ectópicos de tecido adiposo, que cercam órgãos e vasos sanguíneos, concentra-se na quantificação desses diferentes depósitos de gordura e suas consequências sistêmicas e locais potenciais. A circunferência da cintura foi um dos primeiros meios de quantificar a distribuição de gordura corporal, e algumas diretrizes clínicas têm recomendado a medição da circunferência da cintura para fornecer informações adicionais sobre o risco cardiovascular.[111] No entanto, a circunferência da cintura consiste tanto de tecido adiposo subcutâneo (TAS) (classicamente não ectópico) como de tecido adiposo visceral (TAV) (classicamente ectópico). Isso é importante, porque o TAV está associado a níveis mais adversos de fatores de risco metabólicos, em comparação com TAS. Além disso, o trabalho seminal em camundongos mostrou que o transplante de TAS, mas não de TAV, para um local intra-abdominal resultou em efeitos benéficos no metabolismo.[189] Tomados em conjunto, esses achados sugerem que a informação sobre a distribuição de gordura corporal além da circunferência da cintura pode fornecer importantes *insights* sobre o risco de doença metabólica e cardiovascular.

A gordura ectópica é definida por tecido adiposo em excesso em locais não classicamente associados ao armazenamento de tecido adiposo. Existem vários mecanismos potenciais que podem explicar a tendência para depositar tecido adiposo em depósitos ectópicos *versus* não ectópicos. Uma hipótese sugere que, em estados de equilíbrio energético positivo, ácidos graxos livres em excesso são armazenados inicialmente por via subcutânea, mas quando a capacidade de TAS é atingida, o armazenamento muda para locais ectópicos, incluindo as vísceras, coração e vasculatura.[190] Acredita-se que essa falha de TAS de armazenar ácidos graxos livres adicionais resulta de uma falha de proliferação e diferenciação de adipócitos que leva à hipertrofia adiposa subcutânea em oposição a hiperplasia. Consistente com essa teoria, demonstrou-se que o grau de hipertrofia das células adiposas abdominais subcutâneas prevê o desenvolvimento de DM2.[191] Além disso, demonstrou-se que as tiazolidinedionas, que melhoram a sensibilidade à insulina, promovem a diferenciação de novas células de gordura na gordura subcutânea sem um aumento da gordura visceral. Tomados em conjunto, esses dados sugerem que a deposição de gordura ectópica pode resultar da falta de TAS em atuar como um reservatório metabólico.[192] Os determinantes de gordura subcutânea *versus* gordura ectópica são provavelmente multifatoriais e incluem idade, sexo, raça, tabagismo, fatores nutricionais e outros fatores ambientais e fatores genéticos. Um colaborador recém-analisado é a capacidade angiogênica do TAS. Um trabalho recente mostrou que, em geral, o TAS tem uma capacidade maior do que o TAV de expandir sua rede capilar.[193] Especificamente, explantes de TAS desenvolveram mais ramos capilares em comparação com explantes de TAV e demonstraram uma maior taxa de crescimento quando observados em cultura. Além disso, o TAS de indivíduos sensíveis à insulina demonstraram maior expressão de genes que, se sabe, estão associados à angiogênese. No entanto, essa maior capacidade de angiogênica do TAS diminuiu com o aumento do IMC da faixa de sobrepeso para a de obesidade, e essa diminuição foi associada a características metabólicas adversas. Essa menor capacidade angiogênica de TAS com o aumento do IMC pode contribuir para a diminuição do fluxo de sangue no tecido adiposo demonstrado em TAS em caso de obesidade.[194] Essa diminuição do fluxo sanguíneo foi associada à hiperoxia, em oposição à hipoxia, e pode refletir diminuição do consumo de oxigênio no TAS com o desenvolvimento de obesidade.

3.4.2 Classificação e subtipos de gordura ectópica

Depósitos de gordura ectópica podem ser subdivididos com base em sua localização e sua associação a potenciais efeitos sistêmicos ou locais. Os depósitos de gordura ectópica com efeitos predominantemente sistêmicos incluem TAV, gordura intra-hepática (também conhecida como fígado gorduroso) e gordura intramuscular. Os depósitos de gordura ectópica com potenciais efeitos locais incluem gordura pericárdica (ou gordura epicárdica ou pericoronária relacionada), gordura do seio renal, esteatose do miocárdio e gordura perivascular.

Embora atualmente a associação entre obesidade, distribuição da gordura corporal e distúrbios metabólicos esteja bem estabelecida, os mecanismos subjacentes ainda permanecem incompletamente compreendidos. Os depósitos de gordura ectópica desempenham um papel importante em várias das hipóteses postuladas para explicar a associação de distribuição de gordura corporal e DCV. Em primeiro lugar, com o desenvolvimento da obesidade, a TAV torna-se infiltrada com macrófagos e há suprarregulação de uma variedade de adipocitocinas. Como mencionado anteriormente, essas adipocitocinas têm demonstrado serem importantes no desenvolvimento da inflamação e resistência à insulina.

Alternativamente, o TAV pode não estar causalmente relacionado com o desenvolvimento de doença metabólica, mas pode servir como um marcador de deposição de gordura em outros locais ectópicos. O acúmulo de tecido adiposo em órgãos integrantes do metabolismo da glicose e insulina (o fígado e músculo) e do metabolismo lipídico (fígado) é, então, diretamente postulado com contribuintes para o desenvolvimento de distúrbios metabólicos. Embora a gordura intra-hepática e a gordura intramuscular tenham um volume muito menor do que o do TAV, elas podem ter efeitos sistêmicos que contribuem para a doença metabólica sistêmica.

No entanto, a importância relativa desses diversos depósitos de gordura e suas contribuições para distúrbios metabólicos sistêmicos permanecem obscuras, sendo uma área ativa de investigação. Os achados de estudos populacionais forneceram informações adicionais para as associações de depósitos de gordura ectópica a efeitos predominantemente sistêmicos e DCV.

Em contraste com os depósitos de gordura ectópica com efeitos metabólicos predominantemente sistêmicos, depósitos de gordura ao redor do coração e vasos sanguíneos e dentro do seio renal são postulados como tendo efeitos principalmente locais. A teoria de um efeito tóxico local do excesso de tecido adiposo é sustentada por múltiplas linhas de evidência da ciência básica, ciência translacional e epidemiologia.[195] O aumento crescente de peso corporal pode influenciar diretamente o coração em, pelo menos, dois mecanismos. Eles incluem acúmulo de tecido adiposo em torno do coração e das artérias coronárias ou por meio de acúmulo de lipídeos dentro de cardiomiócitos. O tecido adiposo em torno do coração, chamado de gordura epicárdica ou pericárdica, encerra as artérias coronárias e é, por conseguinte, um subtipo de tecido adiposo perivascular que circunda os vasos sanguíneos.

O trabalho translacional anterior mostrou que o tecido adiposo perivascular possui propriedades anticontráteis e, as substâncias secretadas, como adiponectina e o fator relaxante derivado do adipócito, desempenham um papel nas propriedades vasoativas de gordura perivascular. No entanto, essa propriedade anticontrátil do tecido adiposo perivascular é abolida com o desenvolvimento de obesidade. Esses distúrbios da função da gordura perivascular parecem estar relacionados com a infiltração do tecido adiposo por macrófagos e suprarregulação de adipocitocinas inflamatórias. Pesquisas em nível populacional sustentam a ideia de um efeito tóxico local de gordura pericárdica. No Framingham Heart Study, o volume de gordura pericárdica foi associado ao cálcio da artéria coronária, mas não a fatores de risco cardiometabólico (após ajuste de TAV).[196] Por outro lado, o TAV, que pode ser até 20 vezes o volume de gordura pericárdica, não foi associado a cálcio na artéria coronária. De maneira semelhante, observou-se que a gordura pericárdica foi associada à DAC incidente no Estudo Multiétnico de Aterosclerose.[197]

A obesidade, a síndrome metabólica e a DM2 permanecerão como alguns dos desafios de saúde pública mais importantes em todo o mundo. A pesquisa adicional sobre a biologia do tecido adiposo e gordura ectópica identificará melhor os indivíduos em risco de morbidade e mortalidade por DCV. Além disso, a maior compreensão dos mecanismos que potencialmente contribuem para a doença vascular associada à obesidade pode em seguida levar a novas terapias. O estudo de depósitos de gordura ectópica e sua associação a fatores de risco metabólicos e da doença vascular forneceu algum *insight* nessa área, mas ainda há muito trabalho a fazer e importantes avanços são esperados nos próximos anos.

3.5 DETERMINANTES HEREDITÁRIAS E GENÉTICAS

Embora a doença da artéria coronária continue sendo a principal causa de morte no mundo, as mortes por doença coronariana caíram, em parte por causa do controle dos fatores de risco modificáveis.[198] No entanto, a predisposição genética pode ser responsável por 40% a 60% de suscetibilidade para doença da artéria coronária.[199] Na verdade, a genética desempenha um papel importante na regulação de vários fatores de risco principais (incluindo níveis elevados de LDL-C, triglicerídeos elevados, HDL-C baixo e hipertensão arterial), entretanto, também atua de maneira independente dos fatores de risco conhecidos. Os Estudos de Associação Ampla do Genoma (GWAS, do inglês Genome Wide Association Studies) têm contribuído de maneira significativa para a identificação de variantes de risco genético e a maioria delas não parece agir por meio de fatores de risco ou mecanismos conhecidos.[199] Esses achados fomentam novas áreas de investigação sobre doença arterial coronariana e o potencial para a detecção e tratamento mais precoces.

O GWAS identificou pela primeira vez o *locus* 9p21 como associado à DAC em 2007.[200] Desde essa época, uma infinidade de investigações tem estudado a relação entre o *locus* 9p21 e se predispõe à aterosclerose ou promove uma ruptura mais abrupta da placa ou processo trombótico que leva ao IAM. Infelizmente, houve uma disparidade nesses resultados em parte, por causa da heterogeneidade fenotípica com a inclusão de casos com apresentações clínicas agudas ou estáveis com populações controle presumidamente saudáveis e diferentes definições de DAC, incluindo o diagnóstico clínico ou não invasivo de DAC, DAC angiográfica e IAM validado. Reilly e colaboradores[201] demonstraram que, apesar de 11 variantes terem mostrado forte associação ao IAM no GWAS quando comparados com indivíduos controles saudáveis, eles não são associados ao IAM quando ambos os casos e controles tinham DAC subjacente.

Assim, propôs-se que a associação primária para essas variantes provavelmente seria com o desenvolvimento de DAC, e não com a predisposição à ruptura da placa ou trombose em si. Os resultados de uma metanálise incluindo 33.673 indivíduos com informações sobre DAC (clínica ou angiográfica) e estado de IAM junto com o genótipo 9p21 foram recentemente publicados.[202] Os resultados mostram que o *locus* 9p21 de risco está associado a maior carga de DAC, mas não a IAM prevalente quando, tanto os casos como os indivíduos controle apresentam DAC subjacente, o que implica que o fenótipo primário mediado pelo *locus* de 9p21 é aquele com predisposição à maior aterosclerose.

Outro estudo interessante explorou o papel do cromossomo Y na DAC entre os homens de ascendência europeia, considerando a maior incidência da doença entre os homens em comparação com as mulheres da mesma idade. Portadores de uma das linhagens do cromossomo Y (haplogrupo I) apresentaram cerca de 50% maior risco ajustado para idade de doença da artéria coronária do que os homens com outros haplogrupos, independentemente dos fatores de risco tradicionais e socioeconômicos. Uma análise de transcriptoma de macrófagos revelou um forte padrão de expressão diferencial entre homens com haplogrupo I e as outras linhagens, em relação a genes de inflamação e imunidade que possam ser relevantes para a aterosclerose.[203]

3.6 INFECÇÃO

Ao longo de vários anos, os pesquisadores têm tentado ligar a aterosclerose a agentes infecciosos. Estudos soroepidemiológicos sugeriram um papel para determinadas bactérias e vírus na fisiopatologia da doença aterosclerótica. Na verdade, os pacientes com DCV frequentemente apresentam títulos elevados de anticorpos contra *Chlamydia pneumoniae*.[204] Estudos subsequentes encontraram uma alta incidência desse microrganismo dentro de placas ateroscleróticas.[205] Esses achados desencadearam ensaios clínicos com base na utilização de antibióticos em pacientes com IAM e títulos elevados de *Chlamydia pneumoniae*. A falta de benefício em pacientes que receberam antibióticos em estudos como WIZARD,[206] PROVE-IT[207] e ACES[208] desmotivaram significativamente a comunidade científica sobre o envolvimento de *Chlamydia pneumoniae* na patogenia da aterosclerose, mas sua real participação requer mais estudos.

A contribuição de infecção por *influenza* viral para o aparecimento de eventos coronários agudos está bem estabelecida. Estudos em animais e em seres humanos demonstraram a presença de efeitos pró-inflamatórios e pró-trombóticos após a infecção por *influenza*. A vacinação contra a gripe associou-se a uma diminuição no risco de hospitalização em razão da doença cardíaca, doença vascular cerebral, bem como pneumonia ou gripe, e o risco de morte por todas as causas entre os idosos.[209] De acordo com as diretrizes contemporâneas, os pacientes com DCV, especialmente os idosos, devem receber vacinação anual contra a gripe.[210,211]

3.7 BIOMARCADORES DE IMAGEM

A identificação de fatores de risco cardiovascular clássicos é uma etapa fundamental para a estratificação de risco, usando escores clínicos (p. ex.: escore de Framingham, SCORE, PROCAM) e, geralmente, quanto maiores o número e a intensidade desses fatores, maior o risco estimado para o indivíduo. No entanto, esses escores podem não prever corretamente o risco individual por várias razões, incluindo o fato de que esses são escores populacionais utilizados na predição de risco individual; o modelo de risco pode não ser calibrado para a população em que foi aplicado o escore de risco; em indivíduos mais jovens 10 anos de avaliação de risco pode ser um período muito curto; o tabagismo não é quantificado, entre outros. Na verdade, há evidências suficientes mostrando que indivíduos que apresentam risco calculado baixo e médio podem apresentar um evento cardiovascular.[212] Além de biomarcadores plasmáticos, os métodos de imagem podem ajudar a refinar a avaliação de risco, por meio da identificação de aterosclerose subclínica.

A calcificação da artéria coronária (CAC) é um indicador da presença de aterosclerose, como já foi demonstrado há várias décadas.[213] A presença e intensidade da CAC associam-se à carga total da placa aterosclerótica e a eventos coronarianos. Vários estudos demonstraram a superioridade do escore de CAC em comparação com fatores de risco tradicionais e o escore de Framingham na previsão de risco coronariano.[214,215] As vantagens de avaliação de CAC por tomografia computadorizada multidetector (TCMD) incluem a dose de radiação relativamente baixa e nenhuma necessidade de uso de contraste intravenoso. No entanto, o custo ainda é alto e a disponibilidade para a população geralmente é baixa. Diversas diretrizes recomendam a avaliação de CAC por TCMD para pacientes com risco intermediário ou baixo risco com uma história familiar positiva de doença coronária prematura.[216] No entanto, o uso do escore de cálcio coronário como um guia para o tratamento com estatinas e seu custo-benefício ainda justifica mais estudos.

A espessura da íntima-média (EIM) da carótida é outro parâmetro utilizado para avaliar o risco cardiovascular. A medição da EIM representa a distância entre a interface do lúmen-íntima e a interface de média-adventícia. Vários estudos demonstraram uma relação entre a EIM da carótida e eventos cardiovasculares.[217-219] As vantagens da EIM da carótida incluem o custo relativamente baixo e a ausência de radiação. Uma grande limitação desse método é a ausência de padronização universal sobre o local de medição. Além disso, a única medição e a média de várias medições são protocolos aceitáveis. A comparação entre o escore de cálcio e a EIM da carótida mostrou a superioridade do primeiro método na predição de eventos cardiovasculares.[220]

4 CONCLUSÃO E PERSPECTIVAS FUTURAS

Um dos primeiros avanços em nossa compreensão da DCV aterosclerótica ocorreu com a publicação do Framingham Heart Study, em 1961. A análise de 5.209 homens e mulheres, entre 30 a 62 anos de idade, livres de DCV, demonstrou que a hipertensão e outros fatores de risco estavam associados a um risco aumentado de DAC. O estudo de Framingham introduziu o conceito de "fatores de risco" para a DAC que persiste como um importante pilar da cardiologia preventiva moderna. De fato, um grande volume de dados sustenta a hipertensão arterial, dislipidemia, tabagismo e diabetes melito como os principais fatores de risco modificáveis para a DCV aterosclerótica.

A integração de múltiplos fatores de risco nos escores de estratificação, como o Escore de Risco de Framingham, representou mais um avanço importante, ajudando na identificação e consequente manejo das pessoas que estão em maior risco de desenvolver DCV. No entanto, estudos epidemiológicos de grande porte concluíram que esses fatores de risco convencionais não levam em conta a totalidade dos casos de DAC, o que justifica a busca por novos fatores de risco e de reavaliação das ferramentas de rastreio. O surgimento de vários biomarcadores de plasma, tais como os marcadores inflamatórios, necróticos, hemodinâmicos ou lipídicos, tem proporcionado uma compreensão mais profunda da fisiopatologia da doença aterosclerótica.

Embora alguns desses biomarcadores, como a CRP, tenham fortalecido a predição de risco quando adicionada aos escores de risco convencionais, ainda há debate sobre a sua utilidade na prática clínica de rotina. A busca de novas ferramentas para melhorar a predição de risco também levou ao surgimento de métodos de imagem. Diferentemente dos biomarcadores de plasma, que podem refletir aspectos distintos de desenvolvimento da doença, ferramentas de imagem como a avaliação de CAC por TCMD e da EIM da carótida podem fornecer evidências diretas da carga aterosclerótica. A relação custo-eficácia da ampla utilização dessas ferramentas além da avaliação de fatores de risco tradicionais merece mais estudos.

Nos últimos 50 anos, desde a publicação do primeiro escore de risco, a compreensão dos mecanismos da doença vascular aterotrombótica e, portanto, previsão de risco de doença evolui drasticamente. Embora os fatores de risco tradicionais identificados há décadas persistam como principais preditores de eventos cardiovasculares futuros, a inclusão de novos fatores de risco em escores de risco convencionais podem pavimentar o caminho para a predição de risco cardiovascular otimizada.

REFERÊNCIAS BIBLIOGRÁFICAS

1. Smith SC, Jr., Collins A, Ferrari R, Holmes DR, Jr., Logstrup S, McGhie DV, et al. Our time: a call to save preventable death from cardiovascular disease (heart disease and stroke). J Am Coll Cardiol. 2012 Dec 4;60(22):2343-8. PubMed PMID: 22995536.
2. Sanz J, Moreno PR, Fuster V. The year in atherothrombosis. J Am Coll Cardiol. 2013 Sep 24;62(13):1131-43. PubMed PMID: 23916939.
3. Lozano R, Naghavi M, Foreman K, Lim S, Shibuya K, Aboyans V, et al. Global and regional mortality from 235 causes of death for 20 age groups in 1990 and 2010: a systematic analysis for the Global Burden of Disease Study 2010. Lancet. 2012 Dec 15;380(9859):2095-128. PubMed PMID: 23245604.
4. Libby P. Mechanisms of acute coronary syndromes and their implications for therapy. N Engl J Med. 2013 May 23;368(21):2004-13. PubMed PMID: 23697515.
5. Kannel WB, Dawber TR, Kagan A, Revotskie N, Stokes J, 3rd. Factors of risk in the development of coronary heart disease--six year follow-up experience. The Framingham Study. Ann Intern Med. 1961 Jul;55:33-50. PubMed PMID: 13751193.
6. Kannel WB, McGee DL. Diabetes and cardiovascular risk factors: the Framingham study. Circulation. 1979 Jan;59(1):8-13. PubMed PMID: 758126.
7. Berrington de Gonzalez A, Hartge P, Cerhan JR, Flint AJ, Hannan L, MacInnis RJ, et al. Body-mass index and mortality among 1.46 million white adults. N Engl J Med. 2010 Dec 2;363(23):2211-9. PubMed PMID: 21121834. Pubmed Central PMCID: 3066051.
8. Tobias DK, Pan A, Jackson CL, O'Reilly EJ, Ding EL, Willett WC, et al. Body-mass index and mortality among adults with incident type 2 diabetes. N Engl J Med. 2014 Jan 16;370(3):233-44. PubMed PMID: 24428469.
9. Napoli C, Lerman LO, de Nigris F, Gossl M, Balestrieri ML, Lerman A. Rethinking primary prevention of atherosclerosis-related diseases. Circulation. 2006 Dec 5;114(23):2517-27. PubMed PMID: 17146003.
10. Ross R. Atherosclerosis--an inflammatory disease. N Engl J Med. 1999 Jan 14;340(2):115-26. PubMed PMID: 9887164.
11. Neaton JD, Wentworth D. Serum cholesterol, blood pressure, cigarette smoking, and death from coronary heart disease. Overall findings and differences by age for 316,099 white men. Multiple Risk Factor Intervention Trial Research Group. Archives of internal medicine. 1992 Jan;152(1):56-64. PubMed PMID: 1728930.
12. Berry JD, Dyer A, Cai X, Garside DB, Ning H, Thomas A, et al. Lifetime risks of cardiovascular disease. N Engl J Med. 2012 Jan 26;366(4):321-9. PubMed PMID: 22276822. Pubmed Central PMCID: 3336876.
13. Lim SS, Vos T, Flaxman AD, Danaei G, Shibuya K, Adair-Rohani H, et al. A comparative risk assessment of burden of disease and injury attributable to 67 risk factors and risk factor clusters in 21 regions, 1990-2010: a systematic analysis for the Global Burden of Disease Study 2010. Lancet. 2012 Dec 15;380(9859):2224-60. PubMed PMID: 23245609.
14. Organization WH. Global status report on noncommunicable diseases 2010. Geveva, World Health Organization, 2011. 2011.
15. Go AS, Bauman MA, Coleman King SM, Fonarow GC, Lawrence W, Williams KA, et al. An effective approach to high blood pressure control: a science advisory from the American Heart Association, the American College of Cardiology, and the Centers for Disease Control and Prevention. Hypertension. 2014 Apr;63(4):878-85. PubMed PMID: 24243703.
16. Chobanian AV, Bakris GL, Black HR, Cushman WC, Green LA, Izzo JL, Jr., et al. Seventh report of the Joint National Committee on Prevention, Detection, Evaluation, and Treatment of High Blood Pressure. Hypertension. 2003 Dec;42(6):1206-52. PubMed PMID: 14656957.
17. Go AS, Mozaffarian D, Roger VL, Benjamin EJ, Berry JD, Blaha MJ, et al. Heart disease and stroke statistics--2014 update: a report from the American Heart Association. Circulation. 2014 Jan 21;129(3):e28-e292. PubMed PMID: 24352519.
18. Chow CK, Teo KK, Rangarajan S, Islam S, Gupta R, Avezum A, et al. Prevalence, awareness, treatment, and control of hypertension in rural and urban communities in high-, middle-, and low-income countries. JAMA. 2013 Sep 4;310(9):959-68. PubMed PMID: 24002282.
19. Alexander RW. Theodore Cooper Memorial Lecture. Hypertension and the pathogenesis of atherosclerosis. Oxidative stress and the mediation of arterial inflammatory response: a new perspective. Hypertension. 1995 Feb;25(2):155-61. PubMed PMID: 7843763.
20. Kita T. LOX-1, a possible clue to the missing link between hypertension and atherogenesis. Circ Res. 1999 May 14;84(9):1113-5. PubMed PMID: 10325249.
21. Durante A, Peretto G, Laricchia A, Ancona F, Spartera M, Mangieri A, et al. Role of the renin-angiotensin-aldosterone system in the pathogenesis of atherosclerosis. Current pharmaceutical design. 2012;18(7):981-1004. PubMed PMID: 22283771.
22. Androulakis E, Tousoulis D, Papageorgiou N, Latsios G, Siasos G, Tsioufis C, et al. Inflammation in hypertension: current therapeutic approaches. Current pharmaceutical design. 2011 Dec;17(37):4121-31. PubMed PMID: 22204373.
23. Selmer R. Blood pressure and twenty-year mortality in the city of Bergen, Norway. American Journal of epidemiology. 1992 Aug 15;136(4):428-40. PubMed PMID: 1415163.
24. Drozda J, Jr., Messer JV, Spertus J, Abramowitz B, Alexander K, Beam CT, et al. ACCF/AHA/AMA-PCPI 2011 performance measures for adults with coronary artery disease and hypertension: a report of the American College of Cardiology Foundation/American Heart Association Task Force on Performance Measures and the American Medical Association-Physician Consortium for Performance Improvement. Circulation. 2011 Jul 12;124(2):248-70. PubMed PMID: 21670226.
25. Steinberg D. Thematic review series: the pathogenesis of atherosclerosis. An interpretive history of the cholesterol controversy: part I. J Lipid Res. 2004 Sep;45(9):1583-93. PubMed PMID: 15102877.
26. The Lipid Research Clinics Coronary Primary Prevention Trial results. I. Reduction in incidence of coronary heart disease. JAMA. 1984 Jan 20;251(3):351-64. PubMed PMID: 6361299.
27. Cholesterol Treatment Trialists C, Baigent C, Blackwell L, Emberson J, Holland LE, Reith C, et al. Efficacy and safety of more intensive lowering of LDL cholesterol: a meta-analysis of data from 170,000 participants in 26 randomised trials. Lancet. 2010 Nov 13;376(9753):1670-81. PubMed PMID: 21067804. Pubmed Central PMCID: 2988224.
28. Santos RD, Waters DD, Tarasenko L, Messig M, Jukema JW, Ferrieres J, et al. Low- and high-density lipoprotein cholesterol goal attainment in dyslipidemic women: The Lipid Treatment Assessment Project (L-TAP) 2. Am Heart J. 2009 Nov;158(5):860-6. PubMed PMID: 19853709.
29. Stone NJ, Robinson J, Lichtenstein AH, Merz CN, Blum CB, Eckel RH, et al. 2013 ACC/AHA Guideline on the Treatment of Blood Cholesterol to Reduce Atherosclerotic Cardiovascular Risk in Adults: A Report of the American College of Cardiology/American Heart Association Task Force on Practice Guidelines. Circulation. 2013 Nov 12. PubMed PMID: 24222016.
30. Hegele RA, Ginsberg HN, Chapman MJ, Nordestgaard BG, Kuivenhoven JA, Averna M, et al. The polygenic nature of hypertriglyceridae-

mia: implications for definition, diagnosis, and management. The lancet Diabetes & endocrinology. 2014 Aug;2(8):655-66. PubMed PMID: 24731657. Pubmed Central PMCID: 4201123.
31. Nordestgaard BG, Wootton R, Lewis B. Selective retention of VLDL, IDL, and LDL in the arterial intima of genetically hyperlipidemic rabbits in vivo. Molecular size as a determinant of fractional loss from the intima-inner media. Arterioscler Thromb Vasc Biol. 1995 Apr;15(4):534-42. PubMed PMID: 7749867.
32. Mamo JC, Proctor SD, Smith D. Retention of chylomicron remnants by arterial tissue; importance of an efficient clearance mechanism from plasma. Atherosclerosis. 1998 Dec;141 Suppl 1:S63-9. PubMed PMID: 9888645.
33. Triglyceride Coronary Disease Genetics C, Emerging Risk Factors C, Sarwar N, Sandhu MS, Ricketts SL, Butterworth AS, et al. Triglyceride-mediated pathways and coronary disease: collaborative analysis of 101 studies. Lancet. 2010 May 8;375(9726):1634-9. PubMed PMID: 20452521. Pubmed Central PMCID: 2867029.
34. Nordestgaard BG, Benn M, Schnohr P, Tybjaerg-Hansen A. Nonfasting triglycerides and risk of myocardial infarction, ischemic heart disease, and death in men and women. JAMA. 2007 Jul 18;298(3):299-308. PubMed PMID: 17635890.
35. Bansal S, Buring JE, Rifai N, Mora S, Sacks FM, Ridker PM. Fasting compared with nonfasting triglycerides and risk of cardiovascular events in women. JAMA. 2007 Jul 18;298(3):309-16. PubMed PMID: 17635891.
36. Gordon DJ, Probstfield JL, Garrison RJ, Neaton JD, Castelli WP, Knoke JD, et al. High-density lipoprotein cholesterol and cardiovascular disease. Four prospective American studies. Circulation. 1989 Jan;79(1):8-15. PubMed PMID: 2642759.
37. Santos RD, Asztalos BF, Martinez LR, Miname MH, Polisecki E, Schaefer EJ. Clinical presentation, laboratory values, and coronary heart disease risk in marked high-density lipoprotein-deficiency states. Journal of clinical lipidology. 2008 Aug;2(4):237-47. PubMed PMID: 21291740.
38. Natarajan P, Ray KK, Cannon CP. High-density lipoprotein and coronary heart disease: current and future therapies. J Am Coll Cardiol. 2010 Mar 30;55(13):1283-99. PubMed PMID: 20338488.
39. Taylor AJ, Lee HJ, Sullenberger LE. The effect of 24 months of combination statin and extended-release niacin on carotid intima-media thickness: ARBITER 3. Current medical research and opinion. 2006 Nov;22(11):2243-50. PubMed PMID: 17076985.
40. Clofibrate and niacin in coronary heart disease. JAMA. 1975 Jan 27;231(4):360-81. PubMed PMID: 1088963.
41. Investigators A-H, Boden WE, Probstfield JL, Anderson T, Chaitman BR, Desvignes-Nickens P, et al. Niacin in patients with low HDL cholesterol levels receiving intensive statin therapy. N Engl J Med. 2011 Dec 15;365(24):2255-67. PubMed PMID: 22085343.
42. Group HTC, Landray MJ, Haynes R, Hopewell JC, Parish S, Aung T, et al. Effects of extended-release niacin with laropiprant in high-risk patients. N Engl J Med. 2014 Jul 17;371(3):203-12. PubMed PMID: 25014686.
43. Barter PJ, Caulfield M, Eriksson M, Grundy SM, Kastelein JJ, Komajda M, et al. Effects of torcetrapib in patients at high risk for coronary events. N Engl J Med. 2007 Nov 22;357(21):2109-22. PubMed PMID: 17984165.
44. Schwartz GG, Olsson AG, Abt M, Ballantyne CM, Barter PJ, Brumm J, et al. Effects of dalcetrapib in patients with a recent acute coronary syndrome. N Engl J Med. 2012 Nov 29;367(22):2089-99. PubMed PMID: 23126252.
45. Barter PJ, Rye KA. Cholesteryl ester transfer protein inhibition as a strategy to reduce cardiovascular risk. J Lipid Res. 2012 Sep;53(9):1755-66. PubMed PMID: 22550134. Pubmed Central PMCID: 3413218.
46. Chelland Campbell S, Moffatt RJ, Stamford BA. Smoking and smoking cessation -- the relationship between cardiovascular disease and lipoprotein metabolism: a review. Atherosclerosis. 2008 Dec;201(2):225-35. PubMed PMID: 18565528.
47. Ambrose JA, Barua RS. The pathophysiology of cigarette smoking and cardiovascular disease: an update. J Am Coll Cardiol. 2004 May 19;43(10):1731-7. PubMed PMID: 15145091.
48. Glantz S, Gonzalez M. Effective tobacco control is key to rapid progress in reduction of non-communicable diseases. Lancet. 2012 Mar 31;379(9822):1269-71. PubMed PMID: 21963004. Pubmed Central PMCID: 3260384.
49. Giovino GA, Mirza SA, Samet JM, Gupta PC, Jarvis MJ, Bhala N, et al. Tobacco use in 3 billion individuals from 16 countries: an analysis of nationally representative cross-sectional household surveys. Lancet. 2012 Aug 18;380(9842):668-79. PubMed PMID: 22901888.
50. Huxley RR, Woodward M. Cigarette smoking as a risk factor for coronary heart disease in women compared with men: a systematic review and meta-analysis of prospective cohort studies. Lancet. 2011 Oct 8;378(9799):1297-305. PubMed PMID: 21839503.
51. Warburton DE, Nicol CW, Bredin SS. Health benefits of physical activity: the evidence. CMAJ : Canadian Medical Association Journal = Journal de l'Association medicale canadienne. 2006 Mar 14;174(6):801-9. PubMed PMID: 16534088. Pubmed Central PMCID: 1402378.
52. Hamer M, Chida Y. Walking and primary prevention: a meta-analysis of prospective cohort studies. British Journal of sports medicine. 2008 Apr;42(4):238-43. PubMed PMID: 18048441.
53. Held C, Iqbal R, Lear SA, Rosengren A, Islam S, Mathew J, et al. Physical activity levels, ownership of goods promoting sedentary behaviour and risk of myocardial infarction: results of the INTERHEART study. European heart Journal. 2012 Feb;33(4):452-66. PubMed PMID: 22238330.
54. Wijndaele K, Brage S, Besson H, Khaw KT, Sharp SJ, Luben R, et al. Television viewing time independently predicts all-cause and cardiovascular mortality: the EPIC Norfolk study. International Journal of epidemiology. 2011 Feb;40(1):150-9. PubMed PMID: 20576628.
55. Dunstan DW, Thorp AA, Healy GN. Prolonged sitting: is it a distinct coronary heart disease risk factor? Current opinion in cardiology. 2011 Sep;26(5):412-9. PubMed PMID: 21785350.
56. Roumen C, Blaak EE, Corpeleijn E. Lifestyle intervention for prevention of diabetes: determinants of success for future implementation. Nutrition reviews. 2009 Mar;67(3):132-46. PubMed PMID: 19239628.
57. Friedenreich CM, Cust AE. Physical activity and breast cancer risk: impact of timing, type and dose of activity and population subgroup effects. British Journal of sports medicine. 2008 Aug;42(8):636-47. PubMed PMID: 18487249.
58. Sherrington C, Whitney JC, Lord SR, Herbert RD, Cumming RG, Close JC. Effective exercise for the prevention of falls: a systematic review and meta-analysis. Journal of the American Geriatrics Society. 2008 Dec;56(12):2234-43. PubMed PMID: 19093923.
59. Moayyeri A. The Association Between Physical Activity and Osteoporotic Fractures: A Review of the Evidence and Implications for Future Research. Annals of Epidemiology. 2008;18(11):827-35.
60. Teychenne M, Ball K, Salmon J. Physical activity and likelihood of depression in adults: a review. Preventive medicine. 2008 May;46(5):397-411. PubMed PMID: 18289655.
61. Agarwal SK. Cardiovascular benefits of exercise. International Journal of general medicine. 2012;5:541-5. PubMed PMID: 22807642. Pubmed Central PMCID: 3396114.
62. Liu-Ambrose T, Donaldson MG. Exercise and cognition in older adults: is there a role for resistance training programmes? British Journal of sports medicine. 2009 Jan;43(1):25-7. PubMed PMID: 19019904.

63. Bize R, Johnson JA, Plotnikoff RC. Physical activity level and health-related quality of life in the general adult population: a systematic review. Preventive medicine. 2007 Dec;45(6):401-15. PubMed PMID: 17707498.
64. Morris JN, Heady JA, Raffle PA, Roberts CG, Parks JW. Coronary heart-disease and physical activity of work. Lancet. 1953 Nov 21;265(6795):1053-7; contd. PubMed PMID: 13110049.
65. Morris JN, Heady JA, Raffle PA, Roberts CG, Parks JW. Coronary heart-disease and physical activity of work. Lancet. 1953 Nov 28;265(6796):1111-20; concl. PubMed PMID: 13110075.
66. Leon AS, Myers MJ, Connett J. Leisure time physical activity and the 16-year risks of mortality from coronary heart disease and all-causes in the Multiple Risk Factor Intervention Trial (MRFIT). International Journal of sports medicine. 1997 Jul;18 Suppl 3:S208-15. PubMed PMID: 9272851.
67. Hakim AA, Curb JD, Petrovitch H, Rodriguez BL, Yano K, Ross GW, et al. Effects of walking on coronary heart disease in elderly men: the Honolulu Heart Program. Circulation. 1999 Jul 6;100(1):9-13. PubMed PMID: 10393674.
68. Manson JE, Hu FB, Rich-Edwards JW, Colditz GA, Stampfer MJ, Willett WC, et al. A prospective study of walking as compared with vigorous exercise in the prevention of coronary heart disease in women. The New England Journal of medicine. 1999 Aug 26;341(9):650-8. PubMed PMID: 10460816.
69. Wen CP, Wai JP, Tsai MK, Yang YC, Cheng TY, Lee MC, et al. Minimum amount of physical activity for reduced mortality and extended life expectancy: a prospective cohort study. Lancet. 2011 Oct 1;378(9798):1244-53. PubMed PMID: 21846575.
70. Clausen JP, Trap-Jensen J. Heart rate and arterial blood pressure during exercise in patients with angina pectoris. Effects of training and of nitroglycerin. Circulation. 1976 Mar;53(3):436-42. PubMed PMID: 813911.
71. Myers J, Prakash M, Froelicher V, Do D, Partington S, Atwood JE. Exercise capacity and mortality among men referred for exercise testing. The New England Journal of medicine. 2002 Mar 14;346(11):793-801. PubMed PMID: 11893790.
72. Leng GC, Fowler B, Ernst E. Exercise for intermittent claudication. The Cochrane database of systematic reviews. 2000 (2):CD000990. PubMed PMID: 10796572.
73. Wenger NK. Current status of cardiac rehabilitation. Journal of the American College of Cardiology. 2008 Apr 29;51(17):1619-31. PubMed PMID: 18436113.
74. Poirier P, Giles TD, Bray GA, Hong Y, Stern JS, Pi-Sunyer FX, et al. Obesity and cardiovascular disease: pathophysiology, evaluation, and effect of weight loss. Arteriosclerosis, thrombosis, and vascular biology. 2006 May;26(5):968-76. PubMed PMID: 16627822.
75. Pischon T, Boeing H, Hoffmann K, Bergmann M, Schulze MB, Overvad K, et al. General and abdominal adiposity and risk of death in Europe. The New England Journal of medicine. 2008 Nov 13;359(20):2105-20. PubMed PMID: 19005195.
76. Flegal KM, Carroll MD, Ogden CL, Johnson CL. Prevalence and trends in obesity among US adults, 1999-2000. Jama. 2002 Oct 9;288(14):1723-7. PubMed PMID: 12365955.
77. Manson JE, Bassuk SS. Obesity in the United States: a fresh look at its high toll. JAMA : the Journal of the American Medical Association. 2003 Jan 8;289(2):229-30. PubMed PMID: 12517236.
78. Sturm R, Wells KB. Does obesity contribute as much to morbidity as poverty or smoking? Public health. 2001 May;115(3):229-35. PubMed PMID: 11429721.
79. Ford ES, Capewell S. Coronary heart disease mortality among young adults in the U.S. from 1980 through 2002: concealed leveling of mortality rates. Journal of the American College of Cardiology. 2007 Nov 27;50(22):2128-32. PubMed PMID: 18036449.

80. McFarlane SI, Banerji M, Sowers JR. Insulin resistance and cardiovascular disease. The Journal of clinical endocrinology and metabolism. 2001 Feb;86(2):713-8. PubMed PMID: 11158035.
81. Assimacopoulos-Jeannet F. Fat storage in pancreas and in insulin-sensitive tissues in pathogenesis of type 2 diabetes. International Journal of obesity and related metabolic disorders : Journal of the International Association for the Study of Obesity. 2004 Dec;28 Suppl 4:S53-7. PubMed PMID: 15592487.
82. Ryo M, Nakamura T, Kihara S, Kumada M, Shibazaki S, Takahashi M, et al. Adiponectin as a biomarker of the metabolic syndrome. Circulation Journal : official Journal of the Japanese Circulation Society. 2004 Nov;68(11):975-81. PubMed PMID: 15502375.
83. Bastard J-P, Maachi M, Lagathu C, Kim MJ, Caron M, Vidal H, et al. Recent advances in the relationship between obesity, inflammation, and insulin resistance. European cytokine network. 2006;17(1):4-12.
84. Ford ES. Risks for all-cause mortality, cardiovascular disease, and diabetes associated with the metabolic syndrome a summary of the evidence. Diabetes care. 2005;28(7):1769-78.
85. Kabir M, Catalano KJ, Ananthnarayan S, Kim SP, Van Citters GW, Dea MK, et al. Molecular evidence supporting the portal theory: a causative link between visceral adiposity and hepatic insulin resistance. American Journal of Physiology-Endocrinology And Metabolism. 2005;288(2):E454-E61.
86. Sims EA, Danforth E, Jr., Horton ES, Bray GA, Glennon JA, Salans LB. Endocrine and metabolic effects of experimental obesity in man. Recent progress in hormone research. 1973;29:457-96. PubMed PMID: 4750591.
87. Wannamethee SG, Shaper AG, Walker M. Overweight and obesity and weight change in middle aged men: impact on cardiovascular disease and diabetes. Journal of epidemiology and community health. 2005;59(2):134-9.
88. Després J-P. Assessing the Cardiometabolic Risk of Obesity: Importance of Visceral/Ectopic Fat and of the Use of Hypertriglyceridemic Waist. Controversies in Obesity. 2014:127.
89. Mathieu P, Lemieux I, Despres J. Obesity, inflammation, and cardiovascular risk. Clinical Pharmacology & Therapeutics. 2010;87(4):407-16.
90. Rana JS, Arsenault BJ, Després J-P, Côté M, Talmud PJ, Ninio E, et al. Inflammatory biomarkers, physical activity, waist circumference, and risk of future coronary heart disease in healthy men and women. European Heart Journal. 2011;32(3):336-44.
91. Wang Z, Nakayama T. Inflammation, a link between obesity and cardiovascular disease. Mediators of Inflammation. 2010;2010.
92. Marinou K, Tousoulis D, Antonopoulos AS, Stefanadi E, Stefanadis C. Obesity and cardiovascular disease: from pathophysiology to risk stratification. International Journal of cardiology. 2010;138(1):3-8.
93. Toh S-A, Levin M, Rader DJ. Atherogenic Lipid Metabolism in Obesity. Metabolic basis of obesity: Springer; 2011. p. 293-309.
94. Vinik AI. The metabolic basis of atherogenic dyslipidemia. Clinical Cornerstone. 2005;7(2):27-35.
95. Kenchaiah S, Evans JC, Levy D, Wilson PW, Benjamin EJ, Larson MG, et al. Obesity and the risk of heart failure. New England Journal of Medicine. 2002;347(5):305-13.
96. Alpert MA. Obesity cardiomyopathy: pathophysiology and evolution of the clinical syndrome. The American Journal of the medical sciences. 2001 Apr;321(4):225-36. PubMed PMID: 11307864.
97. Lavie CJ, Milani RV, Ventura HO. Obesity and cardiovascular disease: risk factor, paradox, and impact of weight loss. Journal of the American College of Cardiology. 2009 May 26;53(21):1925-32. PubMed PMID: 19460605.
98. Lavie CJ, Milani RV, Ventura HO, Cardenas GA, Mehra MR, Messerli FH. Disparate effects of left ventricular geometry and obesity on mortality in patients with preserved left ventricular ejection fraction. The

American Journal of cardiology. 2007 Nov 1;100(9):1460-4. PubMed PMID: 17950808.
99. Wee CC, Mukamal KJ, Huang A, Davis RB, McCarthy EP, Mittleman MA. Obesity and C-reactive Protein Levels Among White, Black, and Hispanic US Adults. Obesity. 2008;16(4):875-80.
100. Pasimeni G, Ribaudo MC, Capoccia D, Rossi F, Bertone C, Leonetti F, et al. Non-invasive evaluation of endothelial dysfunction in uncomplicated obesity: relationship with insulin resistance. Microvascular Research. 2006;71(2):115-20.
101. de Kreutzenberg SV, Kiwanuka E, Tiengo A, Avogaro A. Visceral obesity is characterized by impaired nitric oxide-independent vasodilation. European Heart Journal. 2003;24(13):1210-5.
102. Antoniades C, Antonopoulos AS, Bendall JK, Channon KM. Targeting redox signaling in the vascular wall: from basic science to clinical practice. Current Pharmaceutical Design. 2009;15(3):329-42.
103. Hsueh WA, Quiñones MJ. Role of endothelial dysfunction in insulin resistance. The American Journal of Cardiology. 2003;92(4):10-7.
104. Boden G, Song WW. Effects of insulin and free fatty acids on matrix metalloproteinases. Current Diabetes Reports. 2008;8(3):239-42.
105. Yudkin JS, Kumari M, Humphries SE, Mohamed-Ali V. Inflammation, obesity, stress and coronary heart disease: is interleukin-6 the link? Atherosclerosis. 2000;148(2):209-14.
106. Lakka H-M, Laaksonen DE, Lakka TA, Niskanen LK, Kumpusalo E, Tuomilehto J, et al. The metabolic syndrome and total and cardiovascular disease mortality in middle-aged men. JAMA: the Journal of the American Medical Association. 2002;288(21):2709-16.
107. Grundy SM. Metabolic syndrome pandemic. Arteriosclerosis, thrombosis, and vascular biology. 2008;28(4):629-36.
108. Eckel RH, Grundy SM, Zimmet PZ. The metabolic syndrome. The Lancet. 2005;365(9468):1415-28.
109. Ford ES, Li C, Sattar N. Metabolic Syndrome and Incident Diabetes Current state of the evidence. Diabetes Care. 2008;31(9):1898-904.
110. Alberti K, Eckel RH, Grundy SM, Zimmet PZ, Cleeman JI, Donato KA, et al. Harmonizing the Metabolic Syndrome A Joint Interim Statement of the International Diabetes Federation Task Force on Epidemiology and Prevention; National Heart, Lung, and Blood Institute; American Heart Association; World Heart Federation; International Atherosclerosis Society; and International Association for the Study of Obesity. Circulation. 2009;120(16):1640-5.
111. Grundy SM, Brewer HB, Cleeman JI, Smith SC, Lenfant C. Definition of metabolic syndrome report of the National Heart, Lung, and Blood Institute/American Heart Association Conference on scientific issues related to definition. Circulation. 2004;109(3):433-8.
112. Hossain P, Kawar B, El Nahas M. Obesity and diabetes in the developing world—a growing challenge. New England Journal of Medicine. 2007;356(3):213-5.
113. Flegal KM, Carroll MD, Ogden CL, Curtin LR. Prevalence and trends in obesity among US adults, 1999-2008. JAMA: the Journal of the American Medical Association. 2010;303(3):235-41.
114. Ford ES, Giles WH, Dietz WH. Prevalence of the metabolic syndrome among US adults. JAMA: the Journal of the American Medical Association. 2002;287(3):356-9.
115. Després J-P, Lemieux I. Abdominal obesity and metabolic syndrome. Nature. 2006;444(7121):881-7.
116. Lemieux I, Pascot A, Prud'homme D, Alméras N, Bogaty P, Nadeau A, et al. Elevated C-reactive protein another component of the atherothrombotic profile of abdominal obesity. Arteriosclerosis, thrombosis, and vascular biology. 2001;21(6):961-7.
117. Yamamoto Y, Hirose H, Saito I, Tomita M, Taniyama M, Matsubara K, et al. Correlation of the adipocyte-derived protein adiponectin with insulin resistance index and serum high-density lipoprotein-cholesterol, independent of body mass index, in the Japanese population. Clinical Science. 2002;103(2):137-42.
118. Rocha VZ, Libby P. Obesity, inflammation, and atherosclerosis. Nature reviews. 2009 Jun;6(6):399-409. PubMed PMID: 19399028. eng.
119. Gami AS, Witt BJ, Howard DE, Erwin PJ, Gami LA, Somers VK, et al. Metabolic Syndrome and Risk of Incident Cardiovascular Events and DeathA Systematic Review and Meta-Analysis of Longitudinal Studies. Journal of the American College of Cardiology. 2007;49(4):403-14.
120. Corti R, Hutter R, Badimon JJ, Fuster V. Evolving concepts in the triad of atherosclerosis, inflammation and thrombosis. Journal of Thrombosis and Thrombolysis. 2004;17(1):35-44.
121. Fuster V, Moreno PR, Fayad ZA, Corti R, Badimon JJ. Atherothrombosis and high-risk plaquePart I: evolving concepts. Journal of the American College of Cardiology. 2005;46(6):937-54.
122. Koutsovasilis A, Protopsaltis J, Triposkiadis F, Kokkoris S, Milionis HJ, Zairis MN, et al. Comparative performance of three metabolic syndrome definitions in the prediction of acute coronary syndrome. Internal Medicine. 2009;48(4):179-87.
123. King H, Aubert RE, Herman WH. Global burden of diabetes, 1995-2025: prevalence, numerical estimates, and projections. Diabetes Care. 1998 Sep;21(9):1414-31. PubMed PMID: 9727886.
124. Boyle JP, Honeycutt AA, Narayan KM, Hoerger TJ, Geiss LS, Chen H, et al. Projection of diabetes burden through 2050: impact of changing demography and disease prevalence in the U.S. Diabetes Care. 2001 Nov;24(11):1936-40. PubMed PMID: 11679460.
125. New WHO statistics highlight increases in blood pressure and diabetes, other noncommunicable risk factors. Central European Journal of public health. 2012 Jun;20(2):134, 49. PubMed PMID: 22966738.
126. Chiha M, Njeim M, Chedrawy EG. Diabetes and coronary heart disease: a risk factor for the global epidemic. International Journal of hypertension. 2012;2012:697240. PubMed PMID: 23119148. Pubmed Central PMCID: 3483823.
127. Tillquist MN, Maddox TM. Update on diabetic cardiomyopathy: inches forward, miles to go. Curr Diab Rep. 2012 Jun;12(3):305-13. PubMed PMID: 22528596.
128. Johnson PC, Doll SC, Cromey DW. Pathogenesis of diabetic neuropathy. Annals of neurology. 1986 May;19(5):450-7. PubMed PMID: 3717908.
129. Weil EJ, Lemley KV, Mason CC, Yee B, Jones LI, Blouch K, et al. Podocyte detachment and reduced glomerular capillary endothelial fenestration promote kidney disease in type 2 diabetic nephropathy. Kidney Int. 2012 Nov;82(9):1010-7. PubMed PMID: 22718189. Pubmed Central PMCID: 3472108. Epub 2012/06/22. eng.
130. Tang Y, Li GD. Chronic exposure to high glucose impairs bradykinin-stimulated nitric oxide production by interfering with the phospholipase-C-implicated signalling pathway in endothelial cells: evidence for the involvement of protein kinase C. Diabetologia. 2004 Dec;47(12):2093-104. PubMed PMID: 15662551. Epub 2005/01/22. eng.
131. Kovacic JC, Martin A, Carey D, Wand H, Mallon PW, Feneley MP, et al. Influence of rosiglitazone on flow-mediated dilation and other markers of cardiovascular risk in HIV-infected patients with lipoatrophy. Antivir Ther. 2005;10(1):135-43. PubMed PMID: 15751771. Epub 2005/03/09. eng.
132. Schaffer SW, Jong CJ, Mozaffari M. Role of oxidative stress in diabetes-mediated vascular dysfunction: unifying hypothesis of diabetes revisited. Vascular pharmacology. 2012 Nov-Dec;57(5-6):139-49. PubMed PMID: 22480621.
133. Brownlee M. Biochemistry and molecular cell biology of diabetic complications. Nature. 2001 Dec 13;414(6865):813-20. PubMed PMID: 11742414.
134. Kovacic JC, Moreno P, Nabel EG, Hachinski V, Fuster V. Cellular senescence, vascular disease, and aging: part 2 of a 2-part review: clinical vascular disease in the elderly. Circulation. 2011 May 3;123(17):1900-10. PubMed PMID: 21537006. Epub 2011/05/04. eng.

135. Konova E, Baydanoff S, Atanasova M, Velkova A. Age-related changes in the glycation of human aortic elastin. Exp Gerontol. 2004 Feb;39(2):249-54. PubMed PMID: 15036419. eng.
136. Kislinger T, Fu C, Huber B, Qu W, Taguchi A, Du Yan S, et al. N(epsilon)-(carboxymethyl)lysine adducts of proteins are ligands for receptor for advanced glycation end products that activate cell signaling pathways and modulate gene expression. J Biol Chem. 1999 Oct 29;274(44):31740-9. PubMed PMID: 10531386.
137. Brett J, Schmidt AM, Yan SD, Zou YS, Weidman E, Pinsky D, et al. Survey of the distribution of a newly characterized receptor for advanced glycation end products in tissues. Am J Pathol. 1993 Dec;143(6):1699-712. PubMed PMID: 8256857. eng.
138. Giri R, Shen Y, Stins M, Du Yan S, Schmidt AM, Stern D, et al. beta-amyloid-induced migration of monocytes across human brain endothelial cells involves RAGE and PECAM-1. American Journal of physiology Cell physiology. 2000 Dec;279(6):C1772-81. PubMed PMID: 11078691. eng.
139. Kunt T, Forst T, Harzer O, Buchert G, Pfutzner A, Lobig M, et al. The influence of advanced glycation endproducts (AGE) on the expression of human endothelial adhesion molecules. Exp Clin Endocrinol Diabetes. 1998;106(3):183-88. PubMed PMID: 9710358. eng.
140. Otero K, Martinez F, Beltran A, Gonzalez D, Herrera B, Quintero G, et al. Albumin-derived advanced glycation end-products trigger the disruption of the vascular endothelial cadherin complex in cultured human and murine endothelial cells. Biochem J. 2001 Nov 1;359(Pt 3):567-74. PubMed PMID: 11672430. eng.
141. Svensjo E, Cyrino F, Michoud E, Ruggiero D, Bouskela E, Wiernsperger N. Vascular permeability increase as induced by histamine or bradykinin is enhanced by advanced glycation endproducts (AGEs). Journal of diabetes and its complications. 1999 Jul-Aug;13(4):187-90. PubMed PMID: 10616857. eng.
142. Bucala R, Tracey KJ, Cerami A. Advanced glycosylation products quench nitric oxide and mediate defective endothelium-dependent vasodilatation in experimental diabetes. J Clin Invest. 1991 Feb;87(2):432-38. PubMed PMID: 1991829. eng.
143. Scheubel RJ, Kahrstedt S, Weber H, Holtz J, Friedrich I, Borgermann J, et al. Depression of progenitor cell function by advanced glycation endproducts (AGEs): potential relevance for impaired angiogenesis in advanced age and diabetes. Exp Gerontol. 2006 May;41(5):540-8. PubMed PMID: 16515851. eng.
144. Xiang M, Yang M, Zhou C, Liu J, Li W, Qian Z. Crocetin prevents AGEs-induced vascular endothelial cell apoptosis. Pharmacol Res. 2006 Oct;54(4):268-74. PubMed PMID: 16899372. eng.
145. Burke AP, Kolodgie FD, Zieske A, Fowler DR, Weber DK, Varghese PJ, et al. Morphologic findings of coronary atherosclerotic plaques in diabetics: a postmortem study. Arterioscler Thromb Vasc Biol. 2004 Jul;24(7):1266-71. PubMed PMID: 15142859.
146. Muris DM, Houben AJ, Schram MT, Stehouwer CD. Microvascular dysfunction is associated with a higher incidence of type 2 diabetes mellitus: a systematic review and meta-analysis. Arterioscler Thromb Vasc Biol. 2012 Dec;32(12):3082-94. PubMed PMID: 23042819. Epub 2012/10/09. eng.
147. Kovacic JC, Fuster V. Atherosclerotic risk factors, vascular cognitive impairment, and Alzheimer disease. The Mount Sinai Journal of medicine, New York. 2012 Nov-Dec;79(6):664-73. PubMed PMID: 23239205.
148. Fuster V, Narula J, Kelly BB. Promoting global cardiovascular and cerebrovascular health. The Mount Sinai Journal of medicine, New York. 2012 Nov-Dec;79(6):625-31. PubMed PMID: 23239201.
149. Beeri MS, Silverman JM, Davis KL, Marin D, Grossman HZ, Schmeidler J, et al. Type 2 diabetes is negatively associated with Alzheimer's disease neuropathology. The Journals of gerontology Series A, Biological sciences and medical sciences. 2005 Apr;60(4):471-5. PubMed PMID: 15933386. Pubmed Central PMCID: 3163091. Epub 2005/06/04. eng.
150. Nelson PT, Smith CD, Abner EA, Schmitt FA, Scheff SW, Davis GJ, et al. Human cerebral neuropathology of Type 2 diabetes mellitus. Biochim Biophys Acta. 2009 May;1792(5):454-69. PubMed PMID: 18789386. Pubmed Central PMCID: 2834412. Epub 2008/09/16. eng.
151. Roest AM, Martens EJ, de Jonge P, Denollet J. Anxiety and risk of incident coronary heart disease: a meta-analysis. J Am Coll Cardiol. 2010 Jun 29;56(1):38-46. PubMed PMID: 20620715.
152. Rozanski A, Blumenthal JA, Kaplan J. Impact of psychological factors on the pathogenesis of cardiovascular disease and implications for therapy. Circulation. 1999 Apr 27;99(16):2192-217. PubMed PMID: 10217662.
153. Suls J, Bunde J. Anger, anxiety, and depression as risk factors for cardiovascular disease: the problems and implications of overlapping affective dispositions. Psychological bulletin. 2005 Mar;131(2):260-300. PubMed PMID: 15740422.
154. Musselman DL, Tomer A, Manatunga AK, Knight BT, Porter MR, Kasey S, et al. Exaggerated platelet reactivity in major depression. The American Journal of psychiatry. 1996 Oct;153(10):1313-7. PubMed PMID: 8831440.
155. Whang W, Kubzansky LD, Kawachi I, Rexrode KM, Kroenke CH, Glynn RJ, et al. Depression and risk of sudden cardiac death and coronary heart disease in women: results from the Nurses' Health Study. J Am Coll Cardiol. 2009 Mar 17;53(11):950-8. PubMed PMID: 19281925. Pubmed Central PMCID: 2664253.
156. Rosengren A, Hawken S, Ounpuu S, Sliwa K, Zubaid M, Almahmeed WA, et al. Association of psychosocial risk factors with risk of acute myocardial infarction in 11119 cases and 13648 controls from 52 countries (the INTERHEART study): case-control study. Lancet. 2004 Sep 11-17;364(9438):953-62. PubMed PMID: 15364186.
157. Khot UN, Khot MB, Bajzer CT, Sapp SK, Ohman EM, Brener SJ, et al. Prevalence of conventional risk factors in patients with coronary heart disease. JAMA. 2003 Aug 20;290(7):898-904. PubMed PMID: 12928466.
158. Greenland P, Knoll MD, Stamler J, Neaton JD, Dyer AR, Garside DB, et al. Major risk factors as antecedents of fatal and nonfatal coronary heart disease events. JAMA. 2003 Aug 20;290(7):891-7. PubMed PMID: 12928465.
159. Wang TJ. New cardiovascular risk factors exist, but are they clinically useful? Eur Heart J. 2008 Feb;29(4):441-4. PubMed PMID: 18276617.
160. Pencina MJ, D'Agostino RB, Sr., D'Agostino RB, Jr., Vasan RS. Evaluating the added predictive ability of a new marker: from area under the ROC curve to reclassification and beyond. Statistics in medicine. 2008 Jan 30;27(2):157-72; discussion 207-12. PubMed PMID: 17569110.
161. Ridker PM, Cushman M, Stampfer MJ, Tracy RP, Hennekens CH. Inflammation, aspirin, and the risk of cardiovascular disease in apparently healthy men. N Engl J Med. 1997 Apr 3;336(14):973-9. PubMed PMID: 9077376.
162. Ridker PM, Hennekens CH, Buring JE, Rifai N. C-reactive protein and other markers of inflammation in the prediction of cardiovascular disease in women. N Engl J Med. 2000 Mar 23;342(12):836-43. PubMed PMID: 10733371.
163. Koenig W, Sund M, Frohlich M, Fischer HG, Lowel H, Doring A, et al. C-Reactive protein, a sensitive marker of inflammation, predicts future risk of coronary heart disease in initially healthy middle-aged men: results from the MONICA (Monitoring Trends and Determinants in Cardiovascular Disease) Augsburg Cohort Study, 1984 to 1992. Circulation. 1999 Jan 19;99(2):237-42. PubMed PMID: 9892589. eng.
164. Ballantyne CM, Hoogeveen RC, Bang H, Coresh J, Folsom AR, Heiss G, et al. Lipoprotein-associated phospholipase A2, high-sensitivity C-reactive protein, and risk for incident coronary heart disease in middle-aged men and women in the Atherosclerosis Risk in Communities

165. Kaptoge S, Di Angelantonio E, Lowe G, Pepys MB, Thompson SG, Collins R, et al. C-reactive protein concentration and risk of coronary heart disease, stroke, and mortality: an individual participant meta-analysis. Lancet. Jan 9;375(9709):132-40. PubMed PMID: 20031199. eng.
166. Wang TJ, Gona P, Larson MG, Tofler GH, Levy D, Newton-Cheh C, et al. Multiple biomarkers for the prediction of first major cardiovascular events and death. N Engl J Med. 2006 Dec 21;355(25):2631-9. PubMed PMID: 17182988.
167. Blankenberg S, Zeller T, Saarela O, Havulinna AS, Kee F, Tunstall-Pedoe H, et al. Contribution of 30 biomarkers to 10-year cardiovascular risk estimation in 2 population cohorts: the MONICA, risk, genetics, archiving, and monograph (MORGAM) biomarker project. Circulation. Jun 8;121(22):2388-97. PubMed PMID: 20497981. eng.
168. Emerging Risk Factors C, Kaptoge S, Di Angelantonio E, Pennells L, Wood AM, White IR, et al. C-reactive protein, fibrinogen, and cardiovascular disease prediction. N Engl J Med. 2012 Oct 4;367(14):1310-20. PubMed PMID: 23034020. Pubmed Central PMCID: 3714101.
169. Ridker PM, Cannon CP, Morrow D, Rifai N, Rose LM, McCabe CH, et al. C-reactive protein levels and outcomes after statin therapy. N Engl J Med. 2005 Jan 6;352(1):20-8. PubMed PMID: 15635109.
170. Ridker PM, Rifai N, Clearfield M, Downs JR, Weis SE, Miles JS, et al. Measurement of C-reactive protein for the targeting of statin therapy in the primary prevention of acute coronary events. N Engl J Med. 2001 Jun 28;344(26):1959-65. PubMed PMID: 11430324. eng.
171. Ridker PM, Danielson E, Fonseca FA, Genest J, Gotto AM, Jr., Kastelein JJ, et al. Rosuvastatin to prevent vascular events in men and women with elevated C-reactive protein. N Engl J Med. 2008 Nov 20;359(21):2195-207. PubMed PMID: 18997196. eng.
172. Greenland P, Alpert JS, Beller GA, Benjamin EJ, Budoff MJ, Fayad ZA, et al. 2010 ACCF/AHA guideline for assessment of cardiovascular risk in asymptomatic adults: a report of the American College of Cardiology Foundation/American Heart Association Task Force on Practice Guidelines. Circulation. Dec 21;122(25):e584-636. PubMed PMID: 21098428. eng.
173. Goff DC, Jr., Lloyd-Jones DM, Bennett G, Coady S, D'Agostino RB, Gibbons R, et al. 2013 ACC/AHA guideline on the assessment of cardiovascular risk: a report of the American College of Cardiology/American Heart Association Task Force on Practice Guidelines. Circulation. 2014 Jun 24;129(25 Suppl 2):S49-73. PubMed PMID: 24222018.
174. Ridker PM. Closing the loop on inflammation and atherothrombosis: why perform the CIRT and CANTOS trials? Transactions of the American Clinical and Climatological Association. 2013;124:174-90. PubMed PMID: 23874021. Pubmed Central PMCID: 3715939.
175. Danesh J, Erqou S. Risk factors: Lipoprotein(a) and coronary disease-moving closer to causality. Nature reviews. 2009 Sep;6(9):565-7. PubMed PMID: 19696776.
176. Danesh J, Collins R, Peto R. Lipoprotein(a) and coronary heart disease. Meta-analysis of prospective studies. Circulation. 2000 Sep 5;102(10):1082-5. PubMed PMID: 10973834.
177. Clarke R, Peden JF, Hopewell JC, Kyriakou T, Goel A, Heath SC, et al. Genetic variants associated with Lp(a) lipoprotein level and coronary disease. N Engl J Med. 2009 Dec 24;361(26):2518-28. PubMed PMID: 20032323.
178. Kamstrup PR, Tybjaerg-Hansen A, Steffensen R, Nordestgaard BG. Genetically elevated lipoprotein(a) and increased risk of myocardial infarction. JAMA. 2009 Jun 10;301(22):2331-9. PubMed PMID: 19509380.
179. Boffa MB, Marcovina SM, Koschinsky ML. Lipoprotein(a) as a risk factor for atherosclerosis and thrombosis: mechanistic insights from animal models. Clinical Biochemistry. 2004 May;37(5):333-43. PubMed PMID: 15087247.
180. Deb A, Caplice NM. Lipoprotein(a): new insights into mechanisms of atherogenesis and thrombosis. Clinical Cardiology. 2004 May;27(5):258-64. PubMed PMID: 15188938.
181. Emerging Risk Factors C, Di Angelantonio E, Gao P, Pennells L, Kaptoge S, Caslake M, et al. Lipid-related markers and cardiovascular disease prediction. JAMA. 2012 Jun 20;307(23):2499-506. PubMed PMID: 22797450.
182. Perk J, De Backer G, Gohlke H, Graham I, Reiner Z, Verschuren M, et al. European Guidelines on cardiovascular disease prevention in clinical practice (version 2012). The Fifth Joint Task Force of the European Society of Cardiology and Other Societies on Cardiovascular Disease Prevention in Clinical Practice (constituted by representatives of nine societies and by invited experts). Eur Heart J. 2012 Jul;33(13):1635-701. PubMed PMID: 22555213.
183. Goff DC, Jr., Lloyd-Jones DM, Bennett G, Coady S, D'Agostino RB, Sr., Gibbons R, et al. 2013 ACC/AHA Guideline on the Assessment of Cardiovascular Risk: A Report of the American College of Cardiology/American Heart Association Task Force on Practice Guidelines. Circulation. 2013 Nov 12. PubMed PMID: 24222018.
184. Nordestgaard BG, Chapman MJ, Ray K, Boren J, Andreotti F, Watts GF, et al. Lipoprotein(a) as a cardiovascular risk factor: current status. Eur Heart J. 2010 Dec;31(23):2844-53. PubMed PMID: 20965889. Pubmed Central PMCID: 3295201.
185. Mahley RW, Innerarity TL, Rall SC, Jr., Weisgraber KH. Plasma lipoproteins: apolipoprotein structure and function. J Lipid Res. 1984 Dec 1;25(12):1277-94. PubMed PMID: 6099394.
186. Lamarche B, Moorjani S, Lupien PJ, Cantin B, Bernard PM, Dagenais GR, et al. Apolipoprotein A-I and B levels and the risk of ischemic heart disease during a five-year follow-up of men in the Quebec cardiovascular study. Circulation. 1996 Aug 1;94(3):273-8. PubMed PMID: 8759066.
187. Walldius G, Jungner I, Holme I, Aastveit AH, Kolar W, Steiner E. High apolipoprotein B, low apolipoprotein A-I, and improvement in the prediction of fatal myocardial infarction (AMORIS study): a prospective study. Lancet. 2001 Dec 15;358(9298):2026-33. PubMed PMID: 11755609.
188. Robinson JG, Wang S, Smith BJ, Jacobson TA. Meta-analysis of the relationship between non-high-density lipoprotein cholesterol reduction and coronary heart disease risk. J Am Coll Cardiol. 2009 Jan 27;53(4):316-22. PubMed PMID: 19161879.
189. Tran TT, Yamamoto Y, Gesta S, Kahn CR. Beneficial effects of subcutaneous fat transplantation on metabolism. Cell Metabolism. 2008;7(5):410-20.
190. Després J-P, Lemieux I, Bergeron J, Pibarot P, Mathieu P, Larose E, et al. Abdominal obesity and the metabolic syndrome: contribution to global cardiometabolic risk. Arteriosclerosis, thrombosis, and vascular biology. 2008;28(6):1039-49.
191. Weyer C, Foley J, Bogardus C, Tataranni P, Pratley R. Enlarged subcutaneous abdominal adipocyte size, but not obesity itself, predicts type II diabetes independent of insulin resistance. Diabetologia. 2000;43(12):1498-506.
192. Cornier M-A, Després J-P, Davis N, Grossniklaus DA, Klein S, Lamarche B, et al. Assessing Adiposity A Scientific Statement From the American Heart Association. Circulation. 2011;124(18):1996-2019.
193. Gealekman O, Guseva N, Hartigan C, Apotheker S, Gorgoglione M, Gurav K, et al. Depot-specific differences and insufficient subcutaneous adipose tissue angiogenesis in human obesity. Circulation. 2011;123(2):186-94.
194. Goossens GH, Bizzarri A, Venteclef N, Essers Y, Cleutjens JP, Konings E, et al. Increased adipose tissue oxygen tension in obese compared with

lean men is accompanied by insulin resistance, impaired adipose tissue capillarization, and inflammation. Circulation. 2011;124(1):67-76.

195. Iacobellis G, Corradi D, Sharma AM. Epicardial adipose tissue: anatomic, biomolecular and clinical relationships with the heart. Nature Clinical Practice Cardiovascular Medicine. 2005;2(10):536-43.

196. Rosito GA, Massaro JM, Hoffmann U, Ruberg FL, Mahabadi AA, Vasan RS, et al. Pericardial fat, visceral abdominal fat, cardiovascular disease risk factors, and vascular calcification in a community-based sample the framingham heart study. Circulation. 2008;117(5):605-13.

197. Ding J, Hsu F-C, Harris TB, Liu Y, Kritchevsky SB, Szklo M, et al. The association of pericardial fat with incident coronary heart disease: the Multi-Ethnic Study of Atherosclerosis (MESA). The American Journal of Clinical Nutrition. 2009;90(3):499-504.

198. Ford ES, Ajani UA, Croft JB, Critchley JA, Labarthe DR, Kottke TE, et al. Explaining the decrease in U.S. deaths from coronary disease, 1980-2000. N Engl J Med. 2007 Jun 7;356(23):2388-98. PubMed PMID: 17554120.

199. Roberts R, Stewart AF. The genetics of coronary artery disease. Current opinion in cardiology. 2012 May;27(3):221-7. PubMed PMID: 22382499.

200. Samani NJ, Erdmann J, Hall AS, Hengstenberg C, Mangino M, Mayer B, et al. Genomewide association analysis of coronary artery disease. The New England Journal of medicine. 2007 Aug 2;357(5):443-53. PubMed PMID: 17634449. Pubmed Central PMCID: 2719290.

201. Reilly MP, Li M, He J, Ferguson JF, Stylianou IM, Mehta NN, et al. Identification of ADAMTS7 as a novel locus for coronary atherosclerosis and association of ABO with myocardial infarction in the presence of coronary atherosclerosis: two genome-wide association studies. Lancet. 2011 Jan 29;377(9763):383-92. PubMed PMID: 21239051. Pubmed Central PMCID: 3297116.

202. Chan K, Patel RS, Newcombe P, Nelson CP, Qasim A, Epstein SE, et al. Association between the chromosome 9p21 locus and angiographic coronary artery disease burden: a collaborative meta-analysis. Journal of the American College of Cardiology. 2013 Mar 5;61(9):957-70. PubMed PMID: 23352782. Pubmed Central PMCID: 3653306.

203. Charchar FJ, Bloomer LD, Barnes TA, Cowley MJ, Nelson CP, Wang Y, et al. Inheritance of coronary artery disease in men: an analysis of the role of the Y chromosome. Lancet. 2012 Mar 10;379(9819):915-22. PubMed PMID: 22325189. Pubmed Central PMCID: 3314981.

204. Saikku P, Leinonen M, Mattila K, Ekman MR, Nieminen MS, Makela PH, et al. Serological evidence of an association of a novel Chlamydia, TWAR, with chronic coronary heart disease and acute myocardial infarction. Lancet. 1988 Oct 29;2(8618):983-6. PubMed PMID: 2902492.

205. Muhlestein JB, Hammond EH, Carlquist JF, Radicke E, Thomson MJ, Karagounis LA, et al. Increased incidence of Chlamydia species within the coronary arteries of patients with symptomatic atherosclerotic versus other forms of cardiovascular disease. J Am Coll Cardiol. 1996 Jun;27(7):1555-61. PubMed PMID: 8636536.

206. O'Connor CM, Dunne MW, Pfeffer MA, Muhlestein JB, Yao L, Gupta S, et al. Azithromycin for the secondary prevention of coronary heart disease events: the WIZARD study: a randomized controlled trial. Jama. 2003 Sep 17;290(11):1459-66. PubMed PMID: 13129985.

207. Cannon CP, Braunwald E, McCabe CH, Grayston JT, Muhlestein B, Giugliano RP, et al. Antibiotic treatment of Chlamydia pneumoniae after acute coronary syndrome. N Engl J Med. 2005 Apr 21;352(16):1646-54. PubMed PMID: 15843667.

208. Grayston JT, Kronmal RA, Jackson LA, Parisi AF, Muhlestein JB, Cohen JD, et al. Azithromycin for the secondary prevention of coronary events. N Engl J Med. 2005 Apr 21;352(16):1637-45. PubMed PMID: 15843666.

209. Nichol KL, Nordin J, Mullooly J, Lask R, Fillbrandt K, Iwane M. Influenza vaccination and reduction in hospitalizations for cardiac disease and stroke among the elderly. N Engl J Med. 2003 Apr 3;348(14):1322-32. PubMed PMID: 12672859.

210. Anderson JL, Adams CD, Antman EM, Bridges CR, Califf RM, Casey DE, Jr., et al. 2012 ACCF/AHA focused update incorporated into the ACCF/AHA 2007 guidelines for the management of patients with unstable angina/non-ST-elevation myocardial infarction: a report of the American College of Cardiology Foundation/American Heart Association Task Force on Practice Guidelines. Circulation. 2013 Jun 11;127(23):e663-828. PubMed PMID: 23630129.

211. Task Force M, Montalescot G, Sechtem U, Achenbach S, Andreotti F, Arden C, et al. 2013 ESC guidelines on the management of stable coronary artery disease: the Task Force on the management of stable coronary artery disease of the European Society of Cardiology. Eur Heart J. 2013 Oct;34(38):2949-3003. PubMed PMID: 23996286.

212. Akosah KO, Schaper A, Cogbill C, Schoenfeld P. Preventing myocardial infarction in the young adult in the first place: how do the National Cholesterol Education Panel III guidelines perform? J Am Coll Cardiol. 2003 May 7;41(9):1475-9. PubMed PMID: 12742284.

213. Lieber A, Jorgens J. Cinefluorography of coronary artery calcification. Correlation with clinical arteriosclerotic heart disease and autopsy findings. The American Journal of roentgenology, radium therapy, and nuclear medicine. 1961 Dec;86:1063-72. PubMed PMID: 14465166.

214. Arad Y, Goodman KJ, Roth M, Newstein D, Guerci AD. Coronary calcification, coronary disease risk factors, C-reactive protein, and atherosclerotic cardiovascular disease events: the St. Francis Heart Study. J Am Coll Cardiol. 2005 Jul 5;46(1):158-65. PubMed PMID: 15992651.

215. Erbel R, Mohlenkamp S, Moebus S, Schmermund A, Lehmann N, Stang A, et al. Coronary risk stratification, discrimination, and reclassification improvement based on quantification of subclinical coronary atherosclerosis: the Heinz Nixdorf Recall study. J Am Coll Cardiol. 2010 Oct 19;56(17):1397-406. PubMed PMID: 20946997.

216. Greenland P, Bonow RO, Brundage BH, Budoff MJ, Eisenberg MJ, Grundy SM, et al. ACCF/AHA 2007 clinical expert consensus document on coronary artery calcium scoring by computed tomography in global cardiovascular risk assessment and in evaluation of patients with chest pain: a report of the American College of Cardiology Foundation Clinical Expert Consensus Task Force (ACCF/AHA Writing Committee to Update the 2000 Expert Consensus Document on Electron Beam Computed Tomography). Circulation. 2007 Jan 23;115(3):402-26. PubMed PMID: 17220398.

217. Chambless LE, Folsom AR, Clegg LX, Sharrett AR, Shahar E, Nieto FJ, et al. Carotid wall thickness is predictive of incident clinical stroke: the Atherosclerosis Risk in Communities (ARIC) study. American Journal of epidemiology. 2000 Mar 1;151(5):478-87. PubMed PMID: 10707916.

218. O'Leary DH, Polak JF, Kronmal RA, Manolio TA, Burke GL, Wolfson SK, Jr. Carotid-artery intima and media thickness as a risk factor for myocardial infarction and stroke in older adults. Cardiovascular Health Study Collaborative Research Group. N Engl J Med. 1999 Jan 7;340(1):14-22. PubMed PMID: 9878640.

219. Polak JF, Pencina MJ, Pencina KM, O'Donnell CJ, Wolf PA, D'Agostino RB, Sr. Carotid-wall intima-media thickness and cardiovascular events. N Engl J Med. 2011 Jul 21;365(3):213-21. PubMed PMID: 21774709. Pubmed Central PMCID: 3153949.

220. Folsom AR, Kronmal RA, Detrano RC, O'Leary DH, Bild DE, Bluemke DA, et al. Coronary artery calcification compared with carotid intima-media thickness in the prediction of cardiovascular disease incidence: the Multi-Ethnic Study of Atherosclerosis (MESA). Archives of internal medicine. 2008 Jun 23;168(12):1333-9. PubMed PMID: 18574091. Pubmed Central PMCID: 2555989.

221. Lewington S, Clarke R, Qizilbash N, Peto R, Collins R, Prospective Studies C. Age-specific relevance of usual blood pressure to vascular mortality: a meta-analysis of individual data for one million adults in

61 prospective studies. Lancet. 2002 Dec 14;360(9349):1903-13. PubMed PMID: 12493255.
222. Neal B, MacMahon S, Chapman N, Blood Pressure Lowering Treatment Trialists C. Effects of ACE inhibitors, calcium antagonists, and other blood-pressure-lowering drugs: results of prospectively designed overviews of randomised trials. Blood Pressure Lowering Treatment Trialists' Collaboration. Lancet. 2000 Dec 9;356(9246):1955-64. PubMed PMID: 11130523.
223. Emerging Risk Factors C, Di Angelantonio E, Sarwar N, Perry P, Kaptoge S, Ray KK, et al. Major lipids, apolipoproteins, and risk of vascular disease. JAMA. 2009 Nov 11;302(18):1993-2000. PubMed PMID: 19903920. Pubmed Central PMCID: 3284229.
224. Jun M, Foote C, Lv J, Neal B, Patel A, Nicholls SJ, et al. Effects of fibrates on cardiovascular outcomes: a systematic review and meta-analysis. Lancet. 2010 May 29;375(9729):1875-84. PubMed PMID: 20462635.
225. Group AS, Ginsberg HN, Elam MB, Lovato LC, Crouse JR, 3rd, Leiter LA, et al. Effects of combination lipid therapy in type 2 diabetes mellitus. N Engl J Med. 2010 Apr 29;362(17):1563-74. PubMed PMID: 20228404. Pubmed Central PMCID: 2879499.
226. Yusuf S, Hawken S, Ounpuu S, Dans T, Avezum A, Lanas F, et al. Effect of potentially modifiable risk factors associated with myocardial infarction in 52 countries (the INTERHEART study): case-control study. Lancet. 2004 Sep 11-17;364(9438):937-52. PubMed PMID: 15364185.
227. Wu J, Sin DD. Improved patient outcome with smoking cessation: when is it too late? International Journal of chronic obstructive pulmonary disease. 2011;6:259-67. PubMed PMID: 21814462. Pubmed Central PMCID: 3144846.
228. Wing RR, Lang W, Wadden TA, Safford M, Knowler WC, Bertoni AG, et al. Benefits of modest weight loss in improving cardiovascular risk factors in overweight and obese individuals with type 2 diabetes. Diabetes Care. 2011 Jul;34(7):1481-6. PubMed PMID: 21593294. Pubmed Central PMCID: 3120182.
229. Kwok CS, Pradhan A, Khan MA, Anderson SG, Keavney BD, Myint PK, et al. Bariatric surgery and its impact on cardiovascular disease and mortality: a systematic review and meta-analysis. International Journal of cardiology. 2014 Apr 15;173(1):20-8. PubMed PMID: 24636546.
230. Holman RR, Paul SK, Bethel MA, Matthews DR, Neil HA. 10-year follow-up of intensive glucose control in type 2 diabetes. N Engl J Med. 2008 Oct 9;359(15):1577-89. PubMed PMID: 18784090.
231. Group AC, Patel A, MacMahon S, Chalmers J, Neal B, Billot L, et al. Intensive blood glucose control and vascular outcomes in patients with type 2 diabetes. N Engl J Med. 2008 Jun 12;358(24):2560-72. PubMed PMID: 18539916.
232. Action to Control Cardiovascular Risk in Diabetes Study G, Gerstein HC, Miller ME, Byington RP, Goff DC, Jr., Bigger JT, et al. Effects of intensive glucose lowering in type 2 diabetes. N Engl J Med. 2008 Jun 12;358(24):2545-59. PubMed PMID: 18539917.

Hipertensão Arterial como Fator de Risco

24

Heno Ferreira Lopes
Fernanda Marciano Consolim Colombo
Luciano Ferreira Drager
Luiz Aparecido Bortolotto

1. Aspectos epidemiológicos
2. Componentes da pressão arterial e risco cardiovascular
3. Medidas de pressão arterial e risco cardiovascular
4. Participação da hipertensão na formação da aterosclerose
5. Tratamento da hipertensão e redução de risco cardiovascular
6. Conclusões
7. Referências bibliográficas

1 ASPECTOS EPIDEMIOLÓGICOS

Hipertensão arterial é quantitativamente o mais importante fator de risco para doença cardiovascular, e tem o maior impacto na mortalidade global, superando tabagismo, dislipidemia e diabetes, os outros fatores de risco mais importantes (Figura 24.1).

A hipertensão arterial é responsável por cerca de 54% de todos os acidentes vasculares cerebrais (AVC) e 47% de todos os eventos por doença arterial coronariana globalmente.[1] Além disso, aumenta o risco para uma variedade de doenças cardiovasculares,[2] incluindo AVC, doença arterial coronariana, insuficiência cardíaca, fibrilação atrial[3] e doença vascular periférica.

Indivíduos com hipertensão têm aumento de 2 a 3 vezes no risco relativo para eventos cardiovasculares comparados com normotensos da mesma faixa etária. A hipertensão aumenta os riscos relativos para todas as manifestações de doença cardiovascular, mas seu impacto relativo é maior para AVC e insuficiência cardíaca, como pode ser observado na Figura 24.2.[4] Como a incidência de doença arterial coronariana é maior que as de AVC e insuficiência cardíaca, o impacto absoluto da hipertensão sobre a doença coronariana é maior do que para as outras manifestações, como é demonstrado pelo excesso de risco apresentado na Figura 24.2.[4] Os dados do Framingham Heart Study[5] mostram que doença arterial coronariana, em homens, e AVC, em mulheres, são os principais eventos cardiovasculares a serem notados logo após o início da hipertensão arterial.

As relações entre os níveis de pressão arterial e o risco cardiovascular são contínuas, fortes e graduais, sem qualquer nível de limiar distinto; estão presentes em homens e mulheres, em adultos mais jovens e mais velhos e naqueles com ou sem doença arterial conhecida; também são evidentes em diferentes países, etnias ou grupos raciais.[6]

O risco, tanto para a doença coronariana quanto para o AVC, elevam-se progressivamente com aumentos incrementais de pressão arterial, acima de 115 mmHg para pressão sistólica e acima de 75 mmHg para pressão diastólica (Figura 24.3), com base em observações de numerosos estudos epidemiológicos.[7-10] Quando considerado isoladamente, para cada aumento de 20 mmHg na pressão sistólica e 10 mmHg na pressão diastólica, há aproximadamente o dobro de risco para morte por AVC e morte por doença cardíaca isquêmica para ambos os sexos.[11]

O papel incremental do risco cardiovascular com valores gradativamente maiores de pressão arterial ficou mais evidente com os resultados de um grande estudo populacional, o MRFIT.[4,12] No referido estudo, que incluiu mais de 347 mil homens com idades entre 35 e 57 anos, os indivíduos com pressão sistólica de 150 a 159 mmHg tiveram três vezes mais risco e aqueles com pressão sistólica > 180 mmHg tiveram quase seis vezes mais risco que os homens com pressão sistólica abaixo de 100 mmHg.

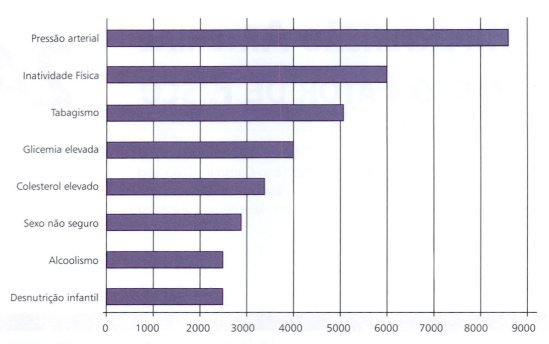

FIGURA 24.1 Mortes atribuíveis aos principais fatores de risco cardiovasculares.

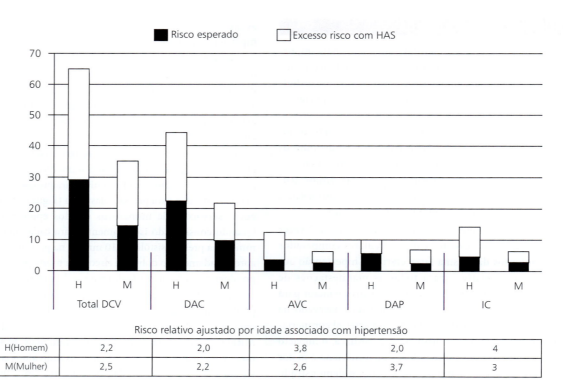

FIGURA 24.2 Taxas bianuais ajustadas por idade, risco relativo e excesso absoluto de risco associado com hipertensão para diferentes desfechos cardiovasculares. DCV: doenças cardiovasculares; DAC: doença arterial coronariana; AVC: acidente vascular cerebral; DAP: doença arterial periférica; IC: insuficiência cardíaca. Fonte: Frammingham Study.

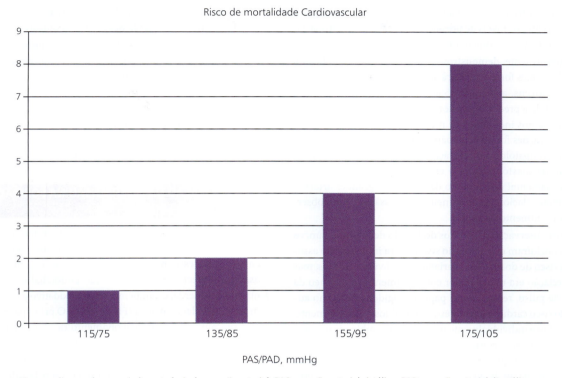

FIGURA 24.3 Risco cardiovascular associado aos níveis de pressão arterial. PAS: pressão arterial sistólica; PAD: pressão arterial diastólica.

Em uma análise mais detalhada, os autores do estudo demonstraram que quase dois terços do excesso de mortes por doença coronariana ocorreram em homens com pressão sistólica entre 130 e 159 mmHg, considerados níveis relativamente menos graves.

Além disso, a hipertensão é também um marcador para outros fatores de risco cardiovasculares (dislipidemia, diabetes, obesidade etc.), que geralmente tendem a acompanhar essa condição. Na presença desses outros fatores de risco, existe uma relação mais acentuada entre níveis elevados de pressão arterial e morbidade e mortalidade cardiovascular.[13]

O aumento no risco cardiovascular tem relação direta com os componentes da pressão arterial e varia conforme a faixa etária dos indivíduos.[14] Essas diferenças estão relacionadas com a maior prevalência da elevação dos diferentes componentes da pressão arterial, dependendo da faixa etária analisada, visto que a pressão sistólica é predominantemente mais elevada nos pacientes acima de 60 anos de idade e a elevação da pressão diastólica tem maior relevância nos indivíduos mais jovens.[14]

Esse perfil de diferenças entre o risco cardiovascular e os componentes da pressão arterial será detalhado no tópico a seguir.

2 COMPONENTES DA PRESSÃO ARTERIAL E RISCO CARDIOVASCULAR

Dos quatro componentes de pressão arterial (sistólica, diastólica, pressão de pulso e pressão arterial média), a pressão sistólica é geralmente o melhor preditor de risco para pessoas de meia-idade e também para as mais velhas com hipertensão arterial sistodiastólica (pressão sistólica ≥ 140 e pressão diastólica ≥ 90 mm Hg).[13]

Em populações de meia-idade saudáveis, com hipertensão sistodiastólica, a pressão sistólica e a pressão média podem ser iguais ou superiores à pressão de pulso como preditores de risco cardiovascular. Em muitas populações, há uma colinearidade tão alta entre a pressão sistólica e a pressão de pulso, que pode ser impossível mostrar a vantagem de um índice sobre o outro na predição de risco cardiovascular.[4]

Com base nos estudos de Frammingham, várias informações importantes foram obtidas sobre os componentes da pressão e os diferentes impactos sobre os riscos cardiovasculares, sobretudo as diferenças encontradas entre pacientes mais jovens e mais idosos.[13] Os primeiros anos do estudo observaram dados suficientes para mostrar que os níveis de pressão são correlacionados com a hipertrofia ventricular observada ao eletrocardiograma e que a correlação entre os níveis de pressão e doença arterial coronariana era mais forte em homens do que em mulheres.[13]

Posteriormente, demonstrou-se que a pressão diastólica foi um preditor mais forte de doença arterial coronariana em indivíduos mais jovens, abaixo de 45 anos de idade, ao passo que a pressão sistólica predominava como fator de risco para a mesma enfermidade nos indivíduos de meia-idade e nos mais idosos.[13] Essas observações foram acompanhadas de um melhor entendimento da fisiopatologia da elevação da pressão sistólica e da diminuição da diastólica com o envelhecimento, destacando o papel fundamental do aumento da rigidez de grandes artérias, intimamente relacionada ao aumento da pressão de pulso observada com o aumento da idade.[13]

Com a observação de 50 anos do Estudo de Framingham, os autores concluíram que a pressão sistólica era intimamente associada ao risco de doença coronariana em indivíduos idosos, mas esta correlação era muito maior com o aumento simultâneo da pressão de pulso, reforçando o papel da rigidez arterial no aumento do risco cardiovascular nestes indivíduos.[13] Recentemente, observando-se individualmente ou de forma combinada os componentes da pressão arterial, os pesquisadores do Frammingham Study mostraram que, quando combinados (pressão sistólica, diastólica, média ou de pulso), os modelos foram melhores preditores de risco do que cada índice individualmente, destacando o fato de que uma pressão diastólica menor que 70 mmHg na presença de pressão sistólica elevada é um fator de risco tão forte quanto um aumento de 20 mmHg na pressão sistólica.[15]

Outros autores também demonstraram associação importante entre a pressão de pulso e a insuficiência cardíaca na população de indivíduos mais idosos.[16] No entanto, o estudo *Prospective Studies* Collaboration,[11] que coletou dados de 61 grandes estudos epidemiológicos, totalizando aproximadamente um milhão de homens e mulheres, encontrou que as melhores medidas de pressão arterial para predizer eventos cardiovasculares foram as médias de pressão sistólica e diastólica, melhores preditoras do que cada uma isoladamente, e muito melhores que a pressão de pulso.

3 MEDIDAS DE PRESSÃO ARTERIAL E RISCO CARDIOVASCIULAR

Além dos componentes da pressão arterial, o local onde ela é aferida pode mostrar diferentes relações com o risco cardiovascular. Muitos estudos transversais e prospectivos têm mostrado que as medidas realizadas fora do consultório, quer seja por monitoração ambulatorial de 24 horas, quer por medida domiciliar, são associadas com mais intensidade a lesões de órgãos-alvo hipertensivas e com prognóstico cardiovascular do que a pressão aferida no consultório.[17-19] Em uma revisão sistemática, os dados obtidos sugeriram que a pressão domiciliar e a medida ambulatorial de pressão arterial são superiores às medidas de consultório na associação com lesões de órgãos-alvo, como hipertrofia ventricular esquerda observada ao ecocardiograma.[17]

Ao comparar as duas medidas fora do consultório, os dados são contraditórios, pois há poucos estudos.[20] Em estudo recentemente publicado, incluindo 502 participantes, com seguimento de 16 anos, demonstrou-se que as medidas de pressão arterial obtidas no consultório, em domicílio e a monitoração ambulatorial de pressão arterial (MAPA) de 24 horas são todas preditivas de eventos cardiovasculares, mas as obtidas com a MAPA foram superiores em estimar o risco cardiovascular.[21]

4 PARTICIPAÇÃO DA HIPERTENSÃO NA FORMAÇÃO DA ATEROSCLEROSE

Vários são os mecanismos pelos quais a hipertensão pode levar a eventos cardiovasculares, fatais e não fatais, incluindo aumento do estresse hemodinâmico no vaso e no coração causando, respectivamente, disfunção endotelial e hipertrofia ventricular esquerda, e, também, estresse oxidativo e inflamação, com lesão vascular associada (Figura 24.4). O principal resultado desses mecanismos é o desenvolvimento de aterosclerose, que tem ligação direta com a ocorrência desses eventos.

A patogênese da aterosclerose está relacionada com múltiplos fatores e é caracterizada como uma resposta inflamatória crônica. A idade e sexo são classificados como fatores de risco não modificáveis e os diversos outros, como modificáveis. Entre os segundos, a hipertensão arterial merece destaque pela sua alta prevalência e relação direta com o processo aterosclerótico.

Os mecanismos pelos quais a hipertensão contribui para a instalação da aterosclerose são vários. O fator mecânico *per se* tem papel na patogênese da aterosclerose, mas a ativação de peptídeos vasoativos está diretamente relacionada com o processo aterosclerótico. As ativações do sistema nervoso simpático (SNS) e do sistema renina-angiotensina são consideradas os principais mecanismos na fisiopatogênese da hipertensão arterial e resultam na formação de peptídeos vasoativos.

A angiotensina II é o principal componente ativo do sistema renina-angiotensina. Ela atua em receptores específicos como AT1, AT2, AT4. A ação da angiotensina II nesses receptores resultará em diferentes modificações no organismo.[22] O receptor AT1 é o principal mediador da ação da angiotensina II, já a ação da angiotensina II no receptor AT2 está relacionada com a apoptose de células endoteliais e células da musculatura lisa dos vasos. O receptor AT4 é específico das células endoteliais e parece ser importante na expressão de moléculas pró-coagulantes como o inibidor 1 da ativação do plasminogênio. A angiotensina II estimula a proliferação da musculatura lisa do vaso, o fator de crescimento autocrino e a expressão de enzimas pró-inflamatórias como a fosfolipase A2 e o complexo NADP/NADPH-oxidase (do inglês, nicotinamida-adenina-dinucleotidofosfato-oxidase). A ativação desses complexos enzimáticos resulta no aumento da expressão de proto-oncogenes relacionados com a aterosclerose.[23]

Hipertensão Arterial como Fator de Risco

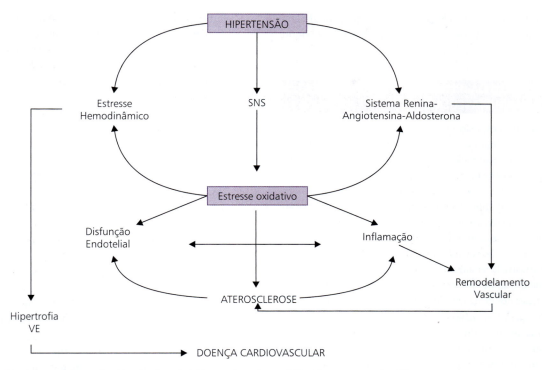

FIGURA 24.4 Mecanismos pelos quais a hipertensão arterial leva a aterosclerose. SNS: sistema nervoso simpático.

Estudos experimentais e em humanos têm demonstrado o papel da angiotensina II na atividade pró-inflamatória em vasos de grande e pequeno diâmetro nos rins e no coração. Uma via importante nos mecanismos da angiotensina II na doença vascular é a ativação do estresse oxidativo. O estímulo de vias no endotélio, na musculatura lisa e na adventícia dos vasos resulta na produção de espécies reativas em oxigênio, cuja presença resultará em disfunção endotelial, inflamação, aumento de endotelina-1, das moléculas de adesão, do fator nuclear kappa B e de outros mediadores da inflamação. Também resulta no aumento da degradação do óxido nítrico (NO) e na má função da enzima NO-sintase, contribuindo para a progressão da doença vascular e da aterogênese.[24]

A angiotensina II sistêmica é formada a partir da renina, produzida no rim, e do angiotensinogênio, produzido no fígado. Sua produção sistêmica depende da participação da enzima de conversão, ao passo que a angiotensina produzida localmente depende de quimase e catepsina G/D. Ela também é gerada a partir de enzimas como tripsina e calicreína.[25] A conversão de angiotensina I em angiotensina II no coração sofre a influência, primordialmente, da quimase ao invés da enzima de conversão. A quimase é produzida pelos mastócitos, pelas células endoteliais e pelas células mesenquimais. Além do interstício do coração, ela é encontrada em vários tecidos como o aparelho digestivo, a pele, o baço, o pulmão e o útero.[26] A quimase, assim como a angiotensina II, tem propriedade pró-aterogênica, principalmente por liberar o fator de crescimento tecidual beta (TGF-β). O TGF-β promove o recrutamento e a infiltração de células inflamatórias, bem como a transformação de procolagenase em colagenase, que tem papel na degradação de matriz e instabilidade de placa.[27,28]

A associação da hipertensão arterial com a resistência à insulina e à hiperinsulinemia é muito comum e a segunda provoca uma série de modificações no organismo, que resultarão no aumento da pressão arterial. Entre as modificações resultantes da resistência à insulina, é possível salientar a retenção de sódio e água no rim, a ativação do SNS, e a diminuição da atividade da bomba de Na^+/K^+ ATPase. A resistência à insulina também provoca o aumento da atividade da bomba de N^+/H^-, aumenta o acúmulo de cálcio intracelular e estimula fatores de crescimento.[29] A hiperinsulinemia contribui para a instalação da hipertensão arterial e também para a aterosclerose por diferentes mecanismos que serão descritos em outros capítulos dessa obra.

Além de diretamente envolvida no desenvolvimento de aterosclerose, a hipertensão também induz lesões de órgãos-alvo, envolvidas nas principais complicações cardiovasculares da doença, incluindo coração, cérebro e rins. Complexos mecanismos bioquímicos, hormonais e hemodinâmicos estão envolvidos na patogênese dessas lesões.[30-31] Assim como para o desenvolvimento de aterosclerose, uma via comum de todos esses mecanismos é um aumento da biodisponibilidade de espécies reativas de oxigênio. Recentemente, estudos experimentais *in vitro* e *in vivo* têm demonstrado o papel do estresse oxidativo mitocondrial na patogênese das lesões de órgãos-alvo da hipertensão, sobretudo nas doenças cardíaca, cerebrovascular e renal.[32]

5 TRATAMENTO DA HIPERTENSÃO E REDUÇÃO DE RISCO CARDIOVASCULAR

Fica claro, pelo exposto, que a hipertensão arterial sistêmica é o mais prevalente fator de risco modificável para as doenças cardiovasculares no nosso meio, de forma semelhante ao que se observa nos países desenvolvidos.[19] Além disso, a expectativa de vida mais longa, associada ao crescente aumento da obesidade, fará com que as taxas de hipertensão aumentem tanto na população idosa quanto em faixas etárias mais jovens. De condição inicialmente assintomática, a hipertensão apresenta, como consequências tardias, graves lesões nos aparelhos cardiovascular e renal, podendo inclusive levar à morte.[33] Nesse sentido, o objetivo principal do tratamento dos pacientes com hipertensão arterial é a redução das taxas dos principais desfechos cardiovasculares.

A abordagem farmacológica desses pacientes teve início na metade do século passado. Nos primeiros estudos clínicos, já foi possível observar redução significativa da morbimortalidade cardiovascular dos grupos de hipertensos tratados, comparados aos pacientes que usaram placebo.[34] Em vários outros ensaios clínicos que se seguiram, confirmou-se que a redução dos valores pressóricos,[35-36] mesmo modestas como 4 a 5 mmHg, tem efeitos benéficos na diminuição das taxas de acidente vascular encefálico (AVE), infarto do miocárdio, desenvolvimento de insuficiência cardíaca e morte cardiovascular.[34,37-38] Ainda, os denominados desfechos intermediários, como hipertrofia ventricular, insuficiência renal e lesões ateroscleróticas subclínicas, são reduzidos de forma significativa em pacientes hipertensos que usam medicamentos anti-hipertensivos.[39]

Apesar disso, ainda não há indícios de que o tratamento farmacológico de pacientes com valores de pressão arterial denominada normal alta ou pré-hipertensão, que reconhecidamente apresentam maior incidência de eventos cardiovasculares,[40] tenha impacto no prognóstico dessa população.[41-42] Esse fato sugere que outros mecanismos, independentes da redução pressórica, compõem o risco cardiovascular relacionado à presença de hipertensão arterial. Isso aponta para a necessidade de se considerar a pressão arterial no contexto mais amplo de risco cardiovascular global, e sugere que outros mecanismos relacionados à gênese e à manutenção da hipertensão, como o sistema imunológico, devem ser investigados.[43]

Outra importante questão diz respeito às metas de redução dos valores de pressão arterial. O conceito de "quanto menor o valor de pressão arterial obtida pelo tratamento melhor seria o prognóstico do paciente" é duramente questionado. Resultados de importantes estudos clínicos demonstraram que há um limite de redução segura da pressão arterial em populações especiais de hipertensos, como os hipertensos diabéticos e os idosos.[44-45]

Com base em dados obtidos de múltiplos ensaios clínicos nos últimos 30 anos, projeções têm sido feitas de que uma redução de 10 a 12 mmHg na pressão sistólica e de 5 a 6 mmHg na diastólica diminuem significativamente a mortalidade e a morbidade cardiovascular, de tal forma que pode haver redução de 38% no risco de AVC e 16% no risco de doença coronariana.[46]

Duas novas diretrizes internacionais revisitaram a literatura para buscar evidências mais robustas para o manejo do paciente com hipertensão arterial sistêmica (HAS), focando nos aspectos apontados.[47-48]

Apesar de o principal benefício na redução da mortalidade cardiovascular associada à hipertensão ser obtido pelo controle da hipertensão *per se*, independentemente da classe terapêutica, algumas medicações parecem ter efeito maior sobre os mecanismos que permeiam o desenvolvimento de aterosclerose ou lesões de órgãos-alvo causadas pela hipertensão.

Alguns anti-hipertensivos se destacam por esses efeitos adicionais além do controle da pressão, como os inibidores do sistema renina-angiotensina-aldosterona.[49] Tanto os bloqueadores dos receptores da angiotensina II quanto os inibidores da enzima conversora da angiotensina e os antagonistas dos receptores da aldosterona têm efeitos protetores sobre a lesão renal causada pela hipertensão e, ao menos em parte, independentemente da redução da pressão arterial.[49-50] Além disso, há evidências experimentais e mesmo clínicas de que os bloqueadores dos receptores da angiotensina II e os inibidores da enzima conversora da angiotensina são capazes de melhorar o estado antioxidante e atenuar o estresse oxidativo,[32] assim como os inibidores da enzima conversora e os antagonistas dos receptores mineralocorticosteroides podem diminuir a fibrose cardíaca.

Além dos anti-hipertensivos, outras medicações usadas para o tratamento de doenças cardiovasculares têm mostrado efeitos protetores nas lesões de órgãos-alvo induzidas pelo estresse oxidativo na hipertensão. Por exemplo, os efeitos vasculoprotetores das estatinas podem ter importantes implicações em prevenção das lesões de órgãos-alvo na hipertensão, por manter atividade vascular da enzima NO-sintase, reduzir a expressão de endotelina-1, e por inibir a atividade da NADPH-oxidase, com consequente inibição do acúmulo de estresse oxidativo.[32]

6 CONCLUSÕES

A hipertensão arterial é o principal fator de risco modificável para ocorrência de eventos cardiovasculares em todo o mundo, também é a doença crônica não transmissível de maior prevalência. Além disso, na maioria dos países do mundo, os pacientes não têm controle adequado da pressão, aumentando a chance de ocorrência de doenças cardiovasculares. A principal via final da hipertensão arterial não controlada é a aterosclerose, sobretudo nos órgãos-alvo mais acometidos na HAS, quais sejam coração, rim e cérebro.

O arsenal terapêutico disponível para o controle da pressão, comprovadamente traz benefícios para a população, e existem hoje claras evidências de que o tratamento da hipertensão arterial promove redução significativa da ocorrência de eventos cardiovasculares, independentemente da classe terapêutica utilizada.

Essas evidências deixam clara a importância do reconhecimento e do tratamento precoce da hipertensão arterial como uma das melhores formas de redução de risco cardiovascular, ao lado do tratamento dos demais fatores de risco, como dislipidemia, diabetes e tabagismo.

REFERÊNCIAS BIBLIOGRÁFICAS

1. Lawes CM, Vander Hoorn S, Rodgers A, International Society of Hypertension. Global burden of blood-pressure-related disease, 2001. Lancet 2008; 371:1513.
2. Rapsomaniki E, Timmis A, George J, et al. Blood pressure and incidence of twelve cardiovascular diseases: lifetime risks, healthy life-years lost, and age-specific associations in 25 million people. Lancet 2014; 383:1899.
3. Angeli F, Reboldi G, Verdecchia P. Hypertension, inflammation and atrial fibrillation. J Hypertens 2014; 32:480.
4. Levy D, Lloyd-Jones DM. Epidemiology of hypertension. In Hypertension. A companion to Braunwald´s Heart Disease. Black HR, Elliott WJ, 2nd Ed. Saunders, Philadelphia, 2013: p. 1-11.
5. Lloyd-Jones DM, Leip EP, Larson MG, et al. Novel approach to examining first cardiovascular events after hypertension onset. Hypertension 2005; 45:39.
6. Franklin SS. Epidemiology of Cardiovascular Risk. https://store.acponline.org/ebizatpro/images/productimages/books/sample%20chapters/hypertension_ch02.pdf.
7. Lewington S, Clarke R, Qizilbash N, et al. Age-specific relevance of usual blood pressure to vascular mortality: a meta-analysis of individual data for one million adults in 61 prospective studies. Lancet 2002; 360:1903.
8. Pastor-Barriuso R, Banegas JR, Damián J, et al. Systolic blood pressure, diastolic blood pressure, and pulse pressure: an evaluation of their joint effect on mortality. Ann Intern Med 2003; 139:731.
9. Pletcher MJ, Bibbins-Domingo K, Lewis CE, et al. Prehypertension during young adulthood and coronary calcium later in life. Ann Intern Med 2008; 149:91.
10. Shen L, Ma H, Xiang MX, Wang JA. Meta-analysis of cohort studies of baseline prehypertension and risk of coronary heart disease. Am J Cardiol 2013; 112:266.
11. Prospective Studies Collaboration : age-specific relevance of usual blood pressure to vascular mortality : a meta-analysis of individual data for one million adults in 61 prospective studies. Lancet 2002; 360: 1903-1913.
12. Stamler J, Stamler R, Neaton JD. Blood pressure, systolic and diastolic, and cardiovascular risk. US population data. Arch Intern Med. 1993; 153: 598-615.
13. Franklin SS, Wong ND. Hypertension and Cardiovascular Disease: Contributions of the Framingham Heart Study. Global Heart 2013; 8(1): 49-57.
14. Staessen JA, Gasowski J, Wang JG, et al. Risks of untreated and treated isolated systolic hypertension in the elderly: meta-analysis of outcome trials. Lancet 2000; 355:865.
15. Franklin SS, Lopez VA, Wong ND, et al. Single versus combined blood pressure components and risk for cardiovascular disease: the Framingham Heart Study. Circulation 2009;119:243–50.
16. Malone AF, Reddan DN. Pulse pressure: why is it important? Peritoneal Dialysis International, 2010. 30: 265–268.
17. Bliziotis IA, Destounis A, Stergiou GS. Home versus ambulatory and office blood pressure in predicting target organ damage in hypertension: a systematic review and meta-analysis. J Hypertens. 2012;30:1289–1299.
18. Ward AM, Takahashi O, Stevens R, Heneghan C. Home measurement of blood pressure and cardiovascular disease: systematic review and metaanalysis of prospective studies. J Hypertens. 2012;30:449–456.
19. Niiranen TJ, Hänninen MR, Johansson J, Reunanen A, Jula AM. Home-measured blood pressure is a stronger predictor of cardiovascular risk than office blood pressure: the Finn-Home study. Hypertension.2010;55:1346–1351.
20. Hara A, Tanaka K, Ohkubo T, Kondo T, Kikuya M, Metoki H, Hashimoto T, Satoh M, Inoue R, Asayama K, Obara T, Hirose T, Izumi S, Satoh H, Imai Y. Ambulatory versus home versus clinic blood pressure: the association with subclinical cerebrovascular diseases: the Ohasama Study. Hypertension. 2012;59:22–28.
21. Niiranen TJ, Maki J, Puukka P, Karanko H, Jula AM. Office, home, and ambulatory blood pressures as predictors of cardiovascular risk. Hypertension. 2014;64:281-286.
22. RB Singh, SA Mengi, Y-J Xu, AS Arneja, NS Dhalla. Pathogenesis of atherosclerosis: A multifactorial process. Exp Clin Cardiol 2002;7(1):40-53.
23. Haendeler J, Ishida M, Hunyady L, Berk BC. The third cytoplasmic loop of the angiotensin II type 1 receptor exerts differential effects on extracellular signal-regulated kinase (ERK1/ERK2) and apoptosis via Ras- and Rap1-dependent pathways. Circ Res 2000;86:729-36.
24. Li JJ, Chen JL. Inflammation may be a bridge connecting hypertension and atherosclerosis. Med Hypotheses. 2005;64(5):925-9.
25. Pacurari M, Kafoury R, Tchounwou PB, Ndebele K. The renin-angiotensin-aldosterone system in vascular inflammation and remodeling. International Journal of Inflammation. 2014, Article ID 689360.
26. Yahiro E. Chymase Inhibitors. Current Pharm Desing 2012.
27. Saarinen J, Kalkkinen N, Welgus HG, Kovanen PT. Activation of human interstitial procollagenase through direct cleavage of the Leu83-Thr84 bond by mast cell chymase. J Biol Chem 1994;269:18134-40.
28. Bot I, Biessen EAL. Mast cells in atherosclerosis. Thrombosis and haemostasis. 106.5/2011.
29. Paneni F, Beckman JA, Creager MA, Cosentino F. Diabetes and vascular disease: pathophysiology, clinical consequences, and medical therapy: part I. European Heart Journal. 2013. 34: 2436–2446.
30. Dawood T, Schilaich MP. Mediators of target organ damage in hypertension: Focus on obesity associated factors and inflammation. Minerva Cardioangiol. 2009; 57: 687–703.
31. Perlini S, Grassi G. Hypertension-related target organ damage: Is it a continuum? J Hypertens. 2013;31:1083–1085.
32. Rubattu S, Pagliaro B, Pierelli G, Santolamazza C, Castro SD, Mennuni S, Volpe M. Pathogenesis of Target Organ Damage in Hypertension: Role of Mitochondrial Oxidative Stress. Int J Mol Sci. 2014. 31;16:823-839.
33. Shrivastava SR, Shrivastava PS, Ramasamy J. The determinants and scope of public health interventions to tackle the global problem of hypertension. Int J Prev Med. 2014;5:807-12.
34. Law MR, Morris JK, Wald NJ.Use of blood pressure lowering drugs in the prevention of cardiovascular disease: meta-analysis of 147 randomised trials in the context of expectations from prospective epidemiological studies. BMJ. 2009; 338:b1665.
35. Staessen JA, Gasowski J, Wang JG, Thijs L, Den Hond E, Boissel JP, Coope J, Ekbom T, Gueyffier F, Liu L, Kerlikowske K, Pocock S, Fagard RH. Risks of untreated and treated isolated systolic hypertension in the elderly: meta-analysis of outcome trials The Lancet; 2000;355: 865 – 872.

36. Prevention of stroke by antihypertensive drug treatment in older persons with isolated systolic hypertension. Final results of the Systolic Hypertension in the Elderly Program (SHEP). SHEP Cooperative Research Group JAMA. 1991;265(24):3255-64.
37. Mehler PS, Coll JR, Estacio R, Esler A, Schrier RW, Hiatt WR. Intensive blood pressure control reduces the risk of cardiovascular events in patients with peripheral arterial disease and type 2 diabetes. Circulation. 2003 Feb 11;107(5):753-6.
38. Law MR, Wald NJ, Morris JK, Jordan RE. Value of low dose combination treatment with blood pressure lowering drugs: analysis of 354 randomised trials. BMJ. 2003 28;326(7404):1427.
39. Mancia G, Grassi G. Management of essential hypertension. Br Med Bull. 2010;94:189-99.
40. Huang Y, Wang S, Cai X, Mai W, Hu Y, Tang H, Xu D. Prehypertension and incidence of cardiovascular disease: a meta-analysis. BMC Med. 2013;11:177
41. Reisin E, Weir MR, Falkner B, Hutchinson HG, Anzalone DA, Tuck ML. Lisinopril versus hydrochlorothiazide in obese hypertensive patients: a multicenter placebo-controlled trial. Treatment in Obese Patients With Hypertension (TROPHY) Study Group. Hypertension. 1997;30:140-5.
42. McInnes G. Pre-hypertension: how low to go and do drugs have a role? Br J Clin Pharmacol. 2012;73(2):187-93.
43. Abboud FM, Harwani SC, Chapleau W. Autonomic Neural Regulation of the Immune System - Implications for Hypertension and Cardiovascular Disease. Hypertension. 2012;59:755-762.
44. Virdis A, Bruno RM, Neves MF, Bernini G, Taddei S, Ghiadoni L. Hypertension in the elderly: an evidence-based review. Curr Pharm Des. 2011;17(28):3020-31.
45. Barzilay JI, Howard AG, Evans GW, Fleg JL, Cohen RM, Booth GL, Kimel AR, Pedley CF, Cushman WC.Intensive blood pressure treatment does not improve cardiovascular outcomes in centrally obese hypertensive individuals with diabetes: the Action to Control Cardiovascular Risk in Diabetes (ACCORD) Blood Pressure Trial. Diabetes Care. 2012;35(7):1401-5.
46. Blood Pressure Lowering Treatment Trialists' Collaboration, Turnbull F, Neal B, et al. Effects of different regimens to lower blood pressure on major cardiovascular events in older and younger adults: meta-analysis of randomised trials. BMJ 2008; 336:1121.
47. Mancia G, Fagard R, Narkiewicz K, et al. 2013 ESH/ESC Practice Guidelines for the Management of Arterial Hypertension. Blood Press. 2014;23(1):3-16.
48. Weber MA, Schiffrin EL, White WB, et al. Clinical practice guidelines for the management of hypertension in the community: a statement by the American Society of Hypertension and the International Society of Hypertension. J Clin Hypertens (Greenwich). 2014;16(1):14-26.
49. Atlas SA. The renin angiotensin aldosterone system: pathophysiological role and pharmacologic inhibition. J Manag Care Pharm. 2007;13(8)(suppl S-b):S9-S20.
50. Li ECK, Heran BS, Wright JM. Angiotensin converting enzyme (ACE) inhibitors versus angiotensin receptor blockers for primary hypertension. Cochrane Database of Systematic Reviews 2014, 8: CD009096.

Principais Dislipidemias, Risco Cardiovascular e Seu Tratamento

25

Raul Dias dos Santos Filho
Wilson Salgado Filho
Ana Paula Chacra
Marcelo Bertolami

1. Introdução às dislipidemias e sua associação com o risco cardiovascular
2. Metabolismo lipídico
   2.1 Lipídeos
   2.2 Lipoproteínas
      2.2.1 Classificação das lipoproteínas
      2.2.2 Metabolismo das lipoproteínas
         2.2.2.1 Via exógena
         2.2.2.2 Via endógena
         2.2.2.3 Via para o transporte reverso do colesterol: metabolismo das lipoproteínas de alta densidade (HDL)
3. Classificação clínica das dislipidemias
   3.1 Dislipidemias primária
      3.1.1 Hipercolesterolemia familiar
      3.1.2 Hiperlipidemia familiar combinada (HFC)
      3.1.3 Síndrome de quilomicronemia ou dislipidemia tipo I de Fredrickson
      3.1.4 Síndromes da deficiência das HDL
         3.1.4.1 Deficiências de apoA-I
         3.1.4.2 Deficiência da ABCA1
         3.1.4.3 Deficiência da LCAT
   3.2 Dislipidemias secundárias
      3.2.1 Dislipidemias da obesidade visceral resistência insulínica e diabetes melito tipo II
      3.2.2 Dislipidemia secundária ao hipotireoidismo
      3.2.3 Síndrome nefrótica
      3.2.4 Insuficiência renal crônica
      3.2.5 Hepatopatias colestáticas crônicas
      3.2.6 Síndrome de Cushing
      3.2.7 Distúrbios psiquiátricos
      3.2.8 Dislipidemias secundárias a medicamentos
      3.2.9 Dislipidemias secundárias a hábitos de vida inadequados
4. Tratamento das dislipidemias
   4.1 Avaliação do portador de dislipidemia
   4.2 Tratamento não farmacológico
   4.3 Tratamento farmacológico
      4.3.1 Diretrizes gerais do tratamento farmacológico das dislipidemias
5. Referências bibliográficas

1 INTRODUÇÃO ÀS DISLIPIDEMIAS E SUA ASSOCIAÇÃO COM O RISCO CARDIOVASCULAR

As dislipidemias são alterações das concentrações das lipoproteínas plasmáticas, identificadas por anormalidades no perfil lipídico, que incluem alterações das taxas do colesterol total, triglicerídes, LDL-Colesterol (LDL-C) e HDL-colesterol (HDL-C), obtidas no jejum. Podem englobar aumentos da lipoproteína (a) [Lp(a)], acúmulo de lipoproteínas remanescentes no período pós-prandial e mudanças no padrão de densidade das lipoproteínas de baixa densidade (LDL).[1] Sua importância é justificada pela relação com o início e desenvolvimento de aterosclerose, em diferentes territórios vasculares e suas complicações. As dislipidemias também podem ser causas de pancreatite de repetição, como nas hipertrigliceridemias graves, especialmente com taxas > 880 mg/dL (> 10 mmol/L). Nas hipobeta-lipoproteinemias, síndromes de má absorção e alterações neurológicas são frequentemente relatadas.[2]

Por estabelecerem uma relação causal com a aterosclerose, algumas lipoproteínas são denominadas pró-aterogênicas e foram identificadas a partir de estudos experimentais, epidemiológicos e de randomização mendeliana.[3-6] São lipoproteínas que contém apoB na sua estrutura e incluem as lipoproteínas de baixa densidade (LDL), as de muito baixa densidade (VLDL) e seus remanescentes, a lipoproteína(a) [Lp(a)], os remanescentes de quilomícrons e valores bem baixos de HDL-c. Com o conhecimento do colesterol como principal substrato dessas lipoproteínas, e fator de risco essencial para o processo de aterogênese, ao longo de décadas foram surgindo ferramentas para redução do mesmo. Estudos de intervenção terapêutica, aliados a estudos de regressão de placa de ateroma, comprovaram os benefícios clínicos da redução do colesterol. Esse espectro se estendeu desde intervenções dietéticas, cirurgias (derivação ileal) até os dias atuais com as estatinas, medicamentos que reduzem de forma substancial o risco cardiovacular de pacientes em prevenção primária ou secundária.[7] Quanto à lipoproteína de alta densidade (HDL), múltiplos estudos epidemiológicos mostraram relação inversa entre o HDL-colesterol (HDL-C) e as manifestações clínicas da aterosclerose,[3] entretanto, faltam evidências de que seu incremento por qualquer terapêutica, resulte em benefícios clínicos.[8] No que concerne às taxas séricas de triglicerídeos (TG) medidos no período de jejum, os estudos são contraditórios em mostrar sua relação causal independente com as manifestações da aterosclerose. Considerando as limitações metodológicas, a lipemia pós-prandial tem sido associada a marcador de risco cardiovascular.[5] Contudo, ainda faltam evidências provenientes de estudos clínicos randomizados, que mostrem se a redução dos TG, por qualquer processo terapêutico, seja capaz de mudar a evolução da aterosclerose e de suas manifestações.[9]

2 METABOLISMO LIPÍDICO

2.1 LIPÍDEOS

Os lipídeos são compostos químicos, caracterizados por alta solubilidade em solventes orgânicos e baixa solubilidade no meio aquoso. Encontram-se distribuídos em todos os tecidos e têm múltiplas funções: estrutural como o colesterol, que é um componente básico das membranas celulares e precursor de hormônios esteróides, dos ácidos biliares e das vitaminas lipossolúveis; energética, como os triglicerídeos que constituem a principal fonte de armazenamento energético do organismo. Como são fundamentais para os seres vivos, mas extremamente hidrofóbicos, seu transporte no meio aquoso plasmático é feito por lipoproteínas, que são estruturas estáveis do ponto de vista físico-químico, que trafegam em meios polares

2.2 LIPOPROTEÍNAS

As lipoproteínas têm como função principal solubilizar os lipídeos no meio aquoso e facilitar o seu transporte entre os tecidos do organismo.[10] São formadas por agregados moleculares constituídos de lipídeos que se agregam ao redor das apolipoproteínas (apo) (Figura 25.1). As apolipoproteínas atuam como ativadores ou bloqueadores de enzimas que catalisam reações envolvidas na síntese ou degradação dos compostos lipídicos e captação celular das lipoproteínas, por receptores específicos. São classificadas de acordo com nomenclatura alfanumérica em: ApoA-I, A-II, A-IV, ApoA-V, Apo(a), ApoB-48, ApoB-100, ApoC-I, C-II, C-III, ApoD e ApoE. As principais funções das apolipoproteínas no metabolismo das lipoproteínas encontram-se na Tabela 25.1.[10]

2.2.1 Classificação das lipoproteínas

São classificadas de acordo com sua densidade em ultracentrifugação:[11] quilomícrons são maiores e menos densos (d < 0,95 g/mL); as VLDL (lipoproteínas de densidade muito baixa, d = 0,95-1,006 g/mL); IDL (lipoproteínas de densidade intermediária, d = 1,006-1,020 g/mL); LDL-lipoproteína de baixa densidade, d = 1,020-1,065 g/mL); HDL-(lipoproteínas de alta densidade (d = 1,065-1,21 g/mL) são as menores e mais densas lipoproteínas. Já a Lp(a) apresenta estrutura similar à LDL, contudo tem uma apolipoproteína adicional apo(a) ligada a apoB-100 por pontes dissulfeto.[10]

2.2.2 Metabolismo das lipoproteínas

Basicamente, existem três grandes circuitos de transporte de lipídeos na circulação sanguínea:
- via exógena, relacionada com o transporte dos lipídeos provenientes da dieta;
- via endógena, relacionada com o transporte dos lipídeos sintetizados pelo fígado; e
- via do transporte reverso do colesterol.[10]

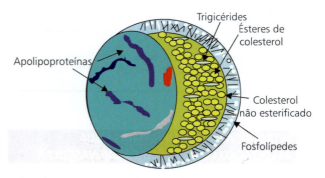

FIGURA 25.1 Estrutura básica das lipoproteínas: no seu interior, as lipoproteínas carregam triglicerídeos (TG) e ésteres de colesterol (Col), envoltos por uma monocamada de fosfolipídeos anfifílicos e colesterol livre. A parte protéica na superfície é constituída por apolipoproteínas que, além de função estrutural, modularão o metabolismo das diversas lipoproteínas. Fonte: Modificada de Maranhão RC, Faculdade de Ciências Farmacêuticas da Universidade de São Paulo 1990.

TABELA 25.1 Principais apolipoproteínas e suas funções[10]

APOLIPOPROTEÍNA	LIPOPROTEÍNA	FUNÇÃO
ApoA-I	HDL	Ativa a lecitina colesterol aciltrasnferase (LCAT) – enzima responsável pela esterificação do colesterol livre
ApoA-II	HDL	Inibição da LCAT e ativação da hidrólise dos triglicerídeos hepáticos
ApoA-V	VLDL, HDL	Ativação da lipase lipoprotéica
Apo(a)	Lp(a)	Função estrutural, inibição do plasminogênio
ApoB-48	Quilomícrons (QM)	Função estrutural
ApoB-100	VLDL, LDL, Lp(a)	Liga-se ao receptor de LDL
ApoC-I	VLDL, HDL	Ativação da LCAT
ApoC-II	QM, VLDL, HDL	Ativa lípase lipoprotéica
ApoC-III	QM, VLDL, HDL	Inibe lípase lipoproteica
ApoD	HDL	Transferência de lipídeos entre lipoproteínas
ApoE	QM, VLDL, HDL	Ligação das lipoproteínas ricas em TG à lipase lipoproteica no endotélio capilar. Ligação dos remanescentes de quilomícrons e VLDL a receptores da LDL, LRP

2.2.2.1 Via exógena

Os quilomícrons são lipoproteínas ricas em TG e responsáveis pelo transporte dos lipídeos da dieta, para serem armazenados nos tecidos adiposo, muscular e hepático. A digestão dos lipídeos se inicia no estômago e continua no lúmen intestinal, em que lipases pancreáticas hidrolisam os TG em ácidos graxos livres, e sais biliares emulsificam esses e outros lipídeos em micelas, facilitando sua absorção pelas células intestinais.[12] O próximo passo é a absorção, no lúmen intestinal, ácidos graxos livres são transportados para dentro dos enterócitos por difusão facilitada pelas proteínas transportadoras de ácidos graxos (FABP)[13.] O colesterol, incorporado em micelas de sais biliares, é transportado ativamente, pela proteína denominada Niemann-Pick C1-like 1 (NPC1-L1), para dentro do enterocito.[12] Outros transportadores como ABCG5 e ABCG8 têm a função oposta, isto é, promovem o efluxo do excesso de colesterol livre intracelular para o lúmen intestinal. Dados recentes sugerem que, nas porções proximais do intestino delgado, há transporte ativo de colesterol para a luz intestinal, em um processo denominado TICE (Trans Intestinal Cholesterol Efflux).[14-16]

A Figura 25.2 mostra o caminho percorrido pelos lipídeos até a formação dos quilomícrons, dentro dos enterócitos e posterior remoção dessas lipoproteínas da circulação. Já formados, os quilomícrons são secretados na circulação linfática e contêm no seu interior ésteres de colesterol e triglicerídeos, envoltos por uma monocamada de fosfolipídeos, fosfatidilcolina, colesterol livre e as apolipoproteínas, sendo as mais comuns as apoB-48, apoE, apoC-II e apoC-III, as quais mantêm a estrutura da lipoproteína, modulam a atividade das enzimas lipolíticas e agem como ligantes das lipoproteínas nas nos receptores celulares. Na circulação sanguínea, ligam-se à superfície endotelial dos capilares para a hidrólise de triglicerídeos, feita pela lipase lipoproteica (LPL), liberando ácidos graxos e glicerol, que são prontamente captados pelas células dos tecidos adiposo e muscular. A apoC-II estimula e facilita a ação da LPL e a apoC-III a inibe.

A apoA-V circula no plasma em concentrações muito baixas, em associação às lipoproteínas ricas em triglicerídeos e às HDL, aumentando o catabolismo dos triglicerídeos, pois estimula a ação da LPL.[2] Presente na superfície dos quilomícrons e das VLDL, a apoA-V se ancora nos proteoglicanos endoteliais, estabilizando o sistema de lipólise endotelial. Deficiências de apoA-V e da apoC-II são causas monogênicas de hipertrigliceridemias graves.[2]

Os quilomícrons menores e depletados de triglicerídeos, após a lipólise intravascular, são denominados remanescentes de quilomícrons (QM-R), os quais serão removidos pelos receptores hepáticos. São aprisionados no espaço de Disse por meio dos proteoglicanos e sofrem ação da lipase hepática (LH), que exporá os sítios de ligação das aposE aos receptores hepáticos, garantindo uma remoção mais eficaz e rápida dos remanescentes. A lipase hepática, a lipase lipoproteica e os proteoglicanos como os HSPG (proteoglicanos de heparana sulfato) participam da remoção hepática dos remanescentes.[17] Os quilomícrons são as lipoproteínas com a menor meia-vida (15 minutos), durante sua passagem pelo plasma e remoção pelo fígado. A velocidade (cinética) de remoção dos remanescentes de quilomícrons da circulação tem sido correlacionada com o processo aterogênico[17]. O clareamento plasmático dos remanescentes de quilomícrons foi mais lento em pacientes com doença arterial coronariana, comparado ao dos indivíduos sem aterosclerose. Evidências epidemiológicas demonstam que o acúmulo de remanescentes de quilomícrons, no período pós-prandial, se associa à risco maior de desenvolvimento de aterosclerose.[18]

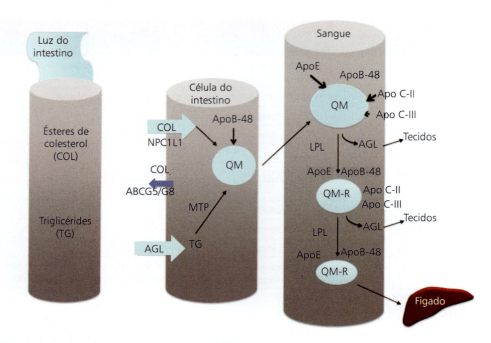

FIGURA 25.2 Metabolismo das lipoproteínas de origem intestinal: os triglicerídeos (TG) representam o maior percentual de gorduras ingeridas da dieta. No lúmen intestinal, lipases intestinais hidrolisam TG em ácidos graxos livres e mono e diglicerídeos. Estes são absorvidos pelos enterócitos. Uma vez nos enterócitos, são resterificados em TG e são transportados pela proteína microssomal de transferência de triglicerídeos (MTP) para acoplamento com a apolipoproteína B-48, levando à formação dos quilomícrons. Sais biliares liberados na luz intestinal emulsificam o colesterol oriundo da dieta e da circulação entero-hepática, formando micelas, facilitando sua absorção pelas células intestinais em bordo de escova. Os ésteres de colesterol são hidrolisados na luz intestinal e o colesterol é ativamente transportado pela proteína Niemann-Pick C1-like 1 (NPC1L1) localizada nas bordas em escova dos enterócitos. O colesterol livre é resterificado pela ACAT-2 (acilcoenzima A colesterol-aciltransferase-isoforma-2, e tanto o colesterol livre como seus ésteres são incorporados aos quilomícrons. As proteínas ABCG5/G8 têm função de transportar o colesterol do enterócito para a luz intestinal. Os quilomícrons são secretados na linfa e, depois, passam para a circulação sanguínea. Ao entrarem no sangue, recebem as apolipoproteína E, C-II e C-III. A primeira facilitará a ligação do remanescente de quilomícrons (QM-R) com os receptores hepáticos. Já a apo-C-II ativará a lipase lipoproteíca (LPL) localizada no endotélio, o que levará à lipólise, com liberação de ácidos graxos livres (AGL) para os tecidos e formação dos QM-R. A apoC-III inibe a lipólise.

2.2.2.2 Via endógena

As VLDL são lipoproteínas ricas em triglicerídeos, secretadas pelo fígado, que transportam os ácidos graxos esterificados na forma de TG para os tecidos adiposo e muscular.[19] O processo envolvido na produção dessas lipoproteínas complexas, tanto nos enterócitos (quilomícrons) como no fígado (VLDL), requer a síntese coordenada de lipídeos (TG, fosfolipídeos, colesterol livre, éster de colesterol e fatores celulares que auxiliarão na transferência dos lipídeos, formação das lipoproteínas e sua secreção, evitando-se o acúmulo intra-hepático de TG e consequente esteatose hepática. Os TG são sintetizados no fígado a partir de ácidos graxos provenientes dos remanescentes de quilomícrons e dos adipócitos. Os ácidos graxos penetram nos hepatócitos por proteínas transportadoras de ácidos graxos ou *fatty acid transport proteins* (FATPs) e pelos remanescentes de quilomícrons.[12,13] No interior das células hepáticas, os ácidos graxos são esterificados para formação dos TG. Nesse processo, as enzimas diacilglicerol-aciltransferase-1 e 2 (DGAT1 e 2) catalisam o último passo para a formação dos TG, pela transferência de um grupo acil do substrato acilcoenzima (CoA), para os diglicerídeos,[19,20] formando os triacilglicerois. Além dos TG, são sintetizados ésteres de colesterol e outros lipídeos polares (fosfolipídeos, colesterol livre), formando agregados dentro de gotículas lipídicas, que serão encaminhadas para o citoplasma da célula ou lúmen do retículo endoplasmático liso, para a formação das VLDL maduras. A Figura 25.3 mostra a síntese hepática das VLDL.[16,21,22] Em linhas gerais, as VLDL contêm TG em grande quantidade, ésteres de colesterol, apoB, que dão forma às VLDL, além das aposC-I, C-II, C-III e apoE. Quando prontas, são lançadas na circulação sanguínea, onde se iniciará o processo de lipólise intravascular, mediado principalmente pela LPL, e que envolve outras enzimas como a lipase hepática e a lipase endotelial. Como resultado, as VLDL perdem os triglicerídeos na forma de ácidos graxos, que serão captados pelo tecido adiposo, para serem novamente sintetizados em triglicerídeos e armazenados como fonte de energia nos tecidos de depósito.[23,24]

A interação entre a LPL e as lipoproteínas que contêm apoB é mediada pela apoE[24], pois esta, ao se ligar aos proteoglicanos das células endoteliais, prolonga o tempo de permanência dessa lipoproteína no leito capilar, aumentando a interação apoE-LPL, o que otimiza a ação da LPL com perda substancial de triglicerídeos das VLDL, transformando-os em remanescentes. As disfunções ou deficiências genéticas da apoE resultam em acúmulo de β-VLDL, uma lipoproteína anormal, rica em triglicerídeos e colesterol, formada a partir da falta de interação das VLDL com a LPL, na ausência de apoE funcionante (genótipo E2/E2 que ocorre na denominada disbetalipoproteinemia ou dislipidemia tipo III de Fredrickson). Deficiências genéticas de apoC-II resultam em hiperquilomicronemia grave, similar à encontrada em pacientes com ausência total da LPL[2]. A apoA-V é identificada como um modulador maior dos níveis de triglicerídeos plasmáticos se sua ausência é descrita em pacientes com hipertrigliceridemia grave[2]. Mais recentemente, a proteína *glycosil-inositol-anchored HDL-bindingprotein-1* (GPIHBP-1) foi descrita como reguladora das concentrações plasmáticas de triglicerídeos.[2] Outras duas proteínas têm sido também implicadas na regulação do metabolismo lipídico: a *angiopoietin-like4* (Angptl4), fator liberado pelo adipócito nos estados de jejum, e a *angiopoietin like*-3 (Angptl3), sintetizada no fígado e menos sensível ao jejum.[25,26] As VLDL, após passagem no leito capilar e perda de triglicerídeos, se transformam em remanescentes que são, gradualmente, reconhecidos pelos receptores hepáticos para serem removidos da circulação[26]. As partículas de VLDL diminuem de tamanho após a lipólise e passam a ser denominadas remanescentes de VLDL ou lipoproteínas de densidade intermediária (IDL). Os remanescentes de VLDL também perdem seus componentes redundantes de superfície, que são transferidos para as HDL e estas, por sua vez, transferem as apoE para os remanescentes de VLDL e IDL.[10] Portanto, a principal lipoproteína dos remanescentes de VLDL e IDL é a apoE na superfície delas. Os remanescentes de VLDL e IDL sofrem ação da lipase hepática (HL), que hidrolisa o conteúdo de triglicerídeos e fosfolipídeos destas, expondo os sítios de ligação da apoE com os receptores hepáticos, como o receptor da proteína relacionada ao receptor da LDL (LRP), o receptor da LDL e os proteoglicanos.[17] Posterior à lipólise, a LPL permanece associada à apoE nos remanescentes de VLDL e IDL, e participará como um facilitador da remoção desses remanescentes pelos receptores LDL

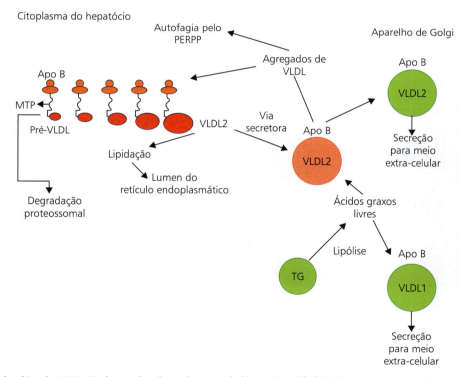

FIGURA 25.3 Síntese hepática das VLDL: TG, ésteres de colesterol e outros lipídeos polares (fosfolipídeos, colesterol livre) formam agregados dentro de gotículas lipídicas, que serão encaminhadas para o citoplasma da célula ou lúmen do retículo endoplasmático liso. Várias proteínas se associam a essas gotículas lipídicas e regularão sua direção. As gotículas lipídicas podem ser direcionadas para o retículo endoplasmático por meio da MTP (proteína microssomal de transferência de triglicerídeos) que as transferirá para o lúmen do retículo endoplasmático liso, onde interagirão com as apoB-100 ou apoB, para lipidação e formação das VLDL. As aposB são formadas nas membranas do retículo endoplasmático e interagirão com a MTP, a qual inicia o processo de lipidação ou enriquecimento das apoB pela transferência de triglicerídeos. As apoB que não interagirem com a MTP ou não forem suficientemente enriquecidas por triglicerídeos serão degradadas. O processo de lipidação das apoB resultará, primeiramente, na formação das pré-VLDL, que permanecerão retidas dentro de vesículas no retículo endoplasmático para serem enriquecidas e convertidas em VLDL2. As VLDL2 vão sendo transferidas para o aparelho de Golgi e, ao adquirirem mais lipídeos, se transformarão em VLDL1 e serão secretadas na circulação.

e LRP.[27] Os remanescentes de VLDL, que permanecem na circulação e continuam perdendo triglicerídeos com a lipólise, resultarão nas partículas de LDL, que perdem as apoC e E para as HDL, permanecendo na sua estrutura apenas a apoB. Portanto, as LDL, agora ricas em colesterol, serão removidas pelos receptores da LDL, localizados na superfície dos hepatócitos, por meio de interação destes receptores com a apoB (Figura 25.4).[28] O receptor da LDL é reciclado para ser expressado novamente na superfície do hepatócito.

As concentrações de colesterol intracelular regulam diretamente a atividade da enzima 3-hidroxy-3-metilglutaril-coenzima-A-redutase (HMG-Co-A redutase) que, por sua vez é a enzima limitante na síntese do colesterol intracelular

Outros mecanismos aumentam ou diminuem a expressão dos receptores da LDL, na superfície das células como os receptores nucleares *liver X receptor* (LXR), em resposta a variações do colesterol intracelular. A maior concentração de colesterol intracelular ativa receptores nucleares LXR, localizados principalmente no fígado, que promovem o aumento da síntese do degradador do receptor da LDL (IDOL), reduzindo a densidade dos receptores de LDL na superfície das células, o que diminui a remoção das partículas de LDL para o interior do fígado.[29]

Quando as células estão depletadas de colesterol, fatores de transcrição como os fatores de transcrição mediados pelo colesterol *sterol regulatory element binding proteins* (SREBPs) são ativados e promoverão a transcrição de genes que incluem aumento da expressão do receptor da LDL.[28,29] A PCSK9 é expressa no fígado, que promove a degradação do receptor da LDL, pela ligação com ele.[28] A associação entre a PCSK9 e o receptor da LDL impede que o receptor seja reciclado, promovendo sua degradação. O ganho de função da PCSK9 é uma das causas da hipercolesterolemia familiar,[30] já a perda de função dessa proteína se associa com valores de LDL-C mais baixos e proteção contra a doença cardiovascular.[28] A PCSK9 é um novo alvo terapêutico para a redução do LDL-C.[31]

2.2.2.3 Via para o transporte reverso do colesterol: metabolismo das lipoproteínas de alta densidade (HDL)

O colesterol é o principal componente das membranas celulares, além de precursor dos hormônios sexuais e sais biliares. É transportado, a partir da síntese hepática e intestinal, pelas VLDL e quilomícrons, para os tecidos periféricos e ser utilizado conforme as demandas do organismo. Entre várias funções, as partículas de HDL fazem o trabalho oposto, mediando o transporte de colesterol dos tecidos periféricos para o fígado, em um processo denominado transporte reverso.[32]

As HDL são um grupo heterogêneo de partículas sintetizadas principalmente no fígado. Dependendo do seu conteúdo lipídico, da quantidade de proteínas e do tamanho e do método usado para a separação, no caso, eletroforese em gradiente em gel e densitometria isopicnica, as HDL2 e HDL3 podem ser divididas em cinco subclasses principais:[32,33] HDL3: HDL3c (7,2-7,8 nm), HDL3b (7,8-8,2 nm), HDL3a (8,2-8,8 nm); HDL2: HDL2a (8,8-9,7 nm) e HDL2b (9,7-12.9 nm). Já quando é utilizada a eletroforese em gel bidimensional, as HDL podem ser classificadas em: preβ-1 HDL (precursores das HDL de pequeno tamanho que contêm fosfolipídeos e apoA-I); HDL discode de pequeno tamanho com mobilidade alfa denominadas α-4 HDL que contém apoA-I, fosfolipídeos e colesterol livre; HDL esférica de pequeno tamanho e mobilidade alfa denominada α-3 HDL que contém apoA-I, apoA-II, fosfolipídeos, colesterol livre, ésteres de colesterol e TG; HDL de maior tamanho de mobilidade alfa conhecida como α-2 HDL de similar composição à dad α-3 HDL e, finalmente, HDL de grande tamanho de forma esférica e mobilidade alfa chamadas α-1 HDL. O metabolismo da HDL é mais complexo e será subdividido em fases descritas a seguir (Figura 25.5).

- Lipidação: a lipidação inicial[32,34] da HDL nascente ou pré β-HDL(HDL3c) ocorre na membrana celular de tecidos hepáticos e extra-hepáticos, via transportadores ABCA1 (ATP-*binding cassete transporter A1)*, em que o excesso de fosfolipídeos e colesterol livre das células são transferidos para as HDL nascentes, resultando nas HDL discoides

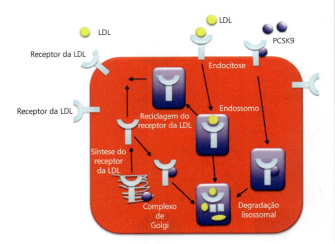

FIGURA 25.4 Remoção hepática das LDL: as partículas de LDL, ricas em colesterol ésteres de colesterol, serão removidas pelos receptores LDL (LDL-R) na superfície dos hepatócitos, pela afinidade destes receptores pela apoB-100. Por um mecanismo de endocitose, as partículas de LDL, acopladas ao receptor de LDL, são internalizados como endossomas que se fundem a lisossomos, os quais contêm enzimas que hidrolizarão os ésteres de colesterol, liberando colesterol e ácidos graxos para o citosol das células hepáticas. A apoB 100 também é degradada, liberando aminoácidos para o citosol da célula. O receptor da LDL escapa dessa hidrólise para ser expressado novamente na superfície do hepatócito. A proproteína convertase-subtilisina-kexina-9 (PCSK9) se liga ao receptor da LDL tanto na superfície hepática como no interior do hepatócito. A PCSK9 facilita a degradação do LDL-R, reduzindo sua reciclagem para superfície do hepatócito. Fonte: Modificado de Brautbar, A. & Ballantyne, C. M. Nat. Rev. Cardiol. 8, 253–265 (2011)

(α-4 HDL ou HDL3b), que, conforme são enriquecidas de colesterol livre, transformam-se em uma partícula maior e esférica: a HDL3a ou α-3.

- Esterificação: a LCAT é uma enzima sintetizada, secretada pelo fígado e que circula em associação às HDL.[32] Ativada pelas apoA-I, A-IV, E e C-I, transformará o colesterol livre em éster de colesterol, agora uma forma polar de lipídeo que se acumulará no interior da partícula. Isso permite maior eficácia no transporte reverso do colesterol, permitindo que as HLD3a continuamente recebam mais colesterol e fosfolipídeos de membranas celulares. As HDL3 são convertidas em HDL2 (HDL α-1 e α-2), partículas maiores e mais enriquecidas.[35]

- Transferência de lípides: a enzima CETP (enzima transportadora de ésteres de colesterol), presente nas HDL, faz a transferencia do colesterol esterificado das HDL para as demais lipoproteínas que contêm a apoB, principalmente VLDL e quilomícrons, ao mesmo tempo em que as partículas de HDL, ao perderem o colesterol esterificado, são enriquecidas com os triglicerídeos provenientes dessas lipoproteínas. As HDL2 enriquecidas com triglicerídeos são substrato para ação da lipase hepática, que as converte em partículas menores, HDL3, que são removidas pelo fígado ou degradadas.[36]

- Remoção hepática: as HDL 2 grandes e maduras, após o transporte reverso de colesterol, em vez de transferir seu

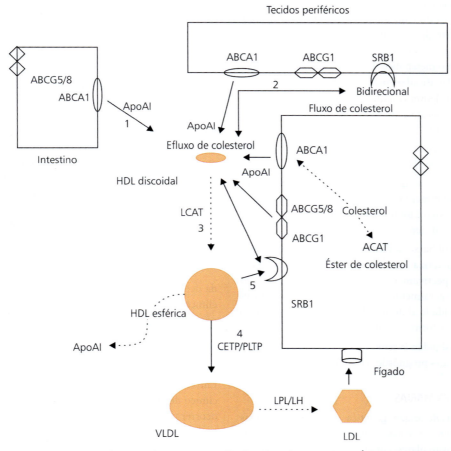

FIGURA 25.5 Metabolismo das HDL: 1-A apoAI é sintetizada no intestino e fígado e liberada na circulação. É denominada de ApoAI pobre em lipídeos e sofrerá o processo de 2-lipidação, via transportador *ATP-binding cassete trasporter A1* (ABCA1), que remove fosfolipídeos e colesterol de tecidos hepáticos e extra-hepáticos, resultando na formação da HDL discoide (pré-β-1-HDL). Depois da captação do excesso de colesterol das células de tecidos periféricos e da superfície das lipoproteínas ricas em triglicerídeos, a HDL discoide é convertida em partículas menores, as HDL$_3$, com forma esférica e madura. As HDL$_3$ são o substrato da enzima lecitina-colesterol-acil-transferase (LCAT), que circula em associação com as HDL, e esterifica o colesterol livre em colesterol éster. A LCAT é ativada pela apoA-I presente nas HDL. 4: por meio da proteína transportadora de colesterol ester (CETP), o colesterol esterificado é transferido das HDL$_2$ para as demais lipoproteínas que contêm apoB. As lipoproteínas ricas em triglicerídeos, por sua vez, transferem-nos para as HDL 5. As HDL2 enriquecidas com triglicerídeos são substrato para ação da lipase hepática, que as converte em partículas menores, HDL3, que são removidas pelo fígado ou degradadas. As HDL 2 podem ser captadas pelos receptores SR-B1 (*scavenger* receptor B1), encontrados no fígado e tecidos, e transferirão o éster de colesterol para os compartimentos intracelulares.

conteúdo para a via aterogênica (das lipoproteínas ricas em apoB), podem ser captadas pelos receptores SR-B1 (*scavenger* receptor B1), encontrados no fígado e tecidos que produzem hormônios esteroides,[32] e transferirão o éster de colesterol para os compartimentos intracelulares, sem que ocorra a degradação das apolipoproteínas. As HDL2 são remodeladas reversamente, originando partículas menores, que iniciam novamente o ciclo de transporte reverso do colesterol. Já a apoA-I pode ser liberada das grandes partículas de HDL e ser reincorporada nas pequenas partículas pré β-HDL (HDL3c) ou ser excretada pelos rins após se ligar às proteínas cubilina e megalina.[37]

3 CLASSIFICAÇÃO CLÍNICA DAS DISLIPIDEMIAS

Existem várias maneiras de classificar as dislipidemias baseando-se no tipo de distúrbio metabólico presente como hipercolesterolemia ou hipertrigliceridemia. Da mesma maneira, podem ser classificadas por sua etiologia em primárias ou secundárias a algum outro distúrbio metabólico. De forma sucinta, as dislipidemias podem ser classificadas em:[38]

1. **Hipercolesterolemia isolada:** quando ocorre aumento do colesterol (geralmente com acúmulo de LDL, valores ≥ 160 mg/dL).
2. **Hipertrigliceridemias:** quando ocorre acúmulo de VLDL e/ou quilomícrons (TG≥ 150 mg/dL no jejum).
3. **Dislipidemias mistas:** quando há acúmulo de colesterol e triglicerídeos (aumento de VLDL e LDL ou só aumento de VLDL, colesterol total ≥ 200 mg/dL ou LDL-C ≥ 160 mg/dL com TG de jejum ≥ 150 mg/dL).
4. **HDL-colesterol baixo:** a diminuição das concentrações das HDL caracteriza os estados de HDL baixo (< 50 e < 40 mg/dL, respectivamente, para homens e mulheres). O HDL-C baixo geralmente está associado a hipertrigliceridemia, obesidade abdominal e tabagismo, entretanto pode ocorrer de forma isolada.

A etiologia da dislipidemia sempre deve ser pesquisada, uma vez que tem implicações prognósticas e terapêuticas.

3.1 DISLIPIDEMIAS PRIMÁRIAS

São dislipidemias de origem genética, geralmente causadas por defeitos monogênicos, e associam-se a risco de complicações precoces cardiovasculares, cutâneas ou digestivas. Isso decorre da exposição desde o nascimento a concentrações elevadas ou de colesterol (hipercolesterolemia familiar – HF)[30] ou de triglicerídeos (síndrome da quilomicronemia),[2] fato que pode causar aterosclerose ou pancreatite respectivamente. Da mesma forma, as deficiências genéticas graves da HDL[32] também podem levar à aterosclerose precoce como no caso da deficiência de apoA-I. As três situações associam-se ao aparecimento de xantomas cutâneos ou tendinosos.

3.1.1 Hipercolesterolemia familiar

Dentro da síndrome da HF ou hipercolesterolemia autossômica dominante, destacam-se três principais etiologias: a clássica HF por defeitos no receptor da LDL; o defeito familiar da apoB (DFB); e a HF3 por ganhos de função da PCSK9.[30] A hipercolesterolemia autossômica recessiva (ARH) causa fenótipo similar ao da forma homozigótica da HF e é provocada por defeito no gene da proteína transportadora-ARH.[39] O fenótipo e história natural dos três defeitos é muito similar, sendo que, do ponto de vista clínico, os pacientes podem ser agrupados no diagnóstico de HF. A HF pode ocorrer nas formas homozigóticas ou heterozigóticas. Estima-se que a frequência de heterozigotos seja de 1:200-1:500 na ausência de efeitos fundadores.[30,40] A forma homozigótica, mais rara (1:200.000-1:1.000.000) e mais agressiva, acomete dois alelos do gene que codifica o receptor da LDL[30,39] ou por associação de defeitos de dois dos três genes candidatos. As concentrações de LDL-C são extremamente elevadas, independentemente de dieta e estilo de vida. Os portadores de HF homozigótica desenvolvem xantomas planares cutâneos e aterosclerose coronária na adolescência. A aterosclerose nesses indivíduos começa na raiz da aorta,[30] acomete com frequência a valva aórtica e óstio de coronárias. A forma homozigótica se acompanha também de aterosclerose em outros leitos vasculares e estenose da valva aórtica ou região supra-aórtica. Os homozigotos podem ser classificados em dois grupos com base na atividade do receptor da LDL em meio de cultura de fibroblastos: receptor-negativo (menos de 2% de atividade); e receptor-defeituoso (atividade 2 a 25%). As concentrações plasmáticas de LDL-C são inversamente proporcionais ao grau de atividade do receptor da LDL. Os pacientes com mutações "receptor-negativo" apresentam prognóstico pior do que os portadores de mutações "receptor-defeituoso".

O diagnóstico da HF heterozigótica pode ser feito por meio da detecção da mutação do receptor da LDL ou por critérios clinicolaboratoriais.[40] Existem critérios para o diagnóstico clínico como o US MEDPED,[41] Simon Broome[42] e Dutch Clinics Network.[40]

A pesquisa de mutação nos genes do receptor do LDL, ApoB e PCSK9, hoje em dia, está disponível em muitos países. Entretanto, cerca de 10 a 40% dos indivíduos com diagnóstico clínico de HF não apresentam mutação detectável[30]. Isso pode ocorrer pela possível presença de outros genes implicados nessa doença ou pela característica poligênica na patogênese desses indivíduos.

Sempre que é feito o diagnóstico de um paciente portador de HF, deve-se atentar à possibilidade de que seus familiares possam estar afetados. O rastreamento em cascata envolve a determinação do perfil lipídico em todos os parentes de 1º grau (pai, mãe e irmãos) dos pacientes diagnosticados como portadores de HF. As chances de identificação de outros portadores de HF, a partir de um caso-índice, são: 50% nos familiares de 1º grau, 25% nos de 2º grau e 12,5% nos de 3º grau.

A associação entre HF heterozigótica e doença arterial coronária (DAC) está bem estabelecida.[43] Existe um risco cumulativo na ausência de terapia hipolipemiante de doença coronária fatal e não fatal na proporção de 50% em homens de 50 anos e de 30% em mulheres de 60 anos.[44] É importante enfatizar que mesmo com o advento das estatinas para diminuição do LDL-C, as taxas de eventos cardiovasculares em homens e mulheres portadores de HF sem manifestação prévia de doença coronária nas faixas etárias dos 15 aos 66 anos de idade são respectivamente 3 e 1,6% ao ano.[45] Apesar disso, o tratamento com estatinas na HF apresenta claros benefícios, como demonstra a coorte holandesa estudada por Versmissen e colaboradores,[46] em que o grupo tratado com estatinas apresentou uma redução de 76% do risco de doença coronária, comparado ao grupo sem esses medicamentos.

Em relação ao tratamento, é importante enfatizar que a dieta hipolipemiante, geralmente, tem pouco impacto na redução do LDL-C dos portadores de HF. Dessa forma, estes invariavelmente necessitarão de tratamento farmacológico com altas doses de estatinas para redução das concentrações de LDL-C. Além disso, terapias farmacológicas adjuvantes ao uso das estatinas frequentemente são necessárias. Nesse aspecto, destaca-se o uso da ezetimiba, niacina e da colestiramina e colesevelam.[40] De forma geral, deve-se buscar atingir uma redução de pelo menos 50% do LDL-Colesterol basal do paciente.[40] Reduções maiores podem ser necessárias dependendo dos valores basais de LDL-C e do risco de eventos cardiovasculares. No caso da forma homozigótica, o tratamento mais adequado seria o uso da aférese de lipoproteínas, procedimento eficaz, porém pouco disponível na maioria dos lugares.[39] Os medicamentos mipomersen,[47] um oligonucleotídeo antissenso para síntese da apoB e lomitapide, este último um inibidor da MTP,[48] foram aprovados pelo FDA como adjuvantes para o tratamento da forma homozigótica. Anticorpos monoclonais contra a PCSK9 estão sendo amplamente estudados para tratamento das formas homo e heterozigóticas da HF.[30,31]

3.1.2 Hiperlipidemia familiar combinada (HFC)

A HFC é uma desordem metabólica de origem complexa caracterizada por: aumento no colesterol e/ou triglicerídeos em pelo menos dois membros da mesma família; variabilidade fenotípica lipídica intraindividual e intrafamilial; risco aumentado de doença coronária prematura.[49] O perfil lipídico na HFC demonstra elevação no triglicerídeos e/ou colesterol, com aumento nas partículas de VLDL e/ou LDL, com consequente elevação na concentração de apoB. Existe uma produção aumentada de lipoproteínas que contêm apoB. Elevações dos TG, geralmente, se acompanham de diminuição do HDL-C. Muitas vezes, os indivíduos portadores de HFC evoluem com síndrome metabólica e apresentam risco aumentado de desenvolver diabetes melito. De fato, a obesidade parece ser situação obrigatória para o desenvolvimento da dislipidemia nos portadores de HFC. O diagnóstico genético da HFC não é tão bem estabelecido como na HF. Um estudo finlandês identificou um lócus ligado ao diagnóstico de HFC em famílias afetadas pela doença.[50]

Apesar de o diagnóstico genético da HFC ainda não estar bem estabelecido, existem critérios clínicos para sua definição. Um deles é o nomograma diagnóstico publicado por Veerkamp e colaboradores, o qual leva em conta o percentil de triglicerídeos e colesterol total, além do valor da apoB[51]. Dependendo desses valores, é dada uma pontuação a qual corresponde a uma probabilidade de o indivíduo ser portador de HFC. Considera-se como portador de HFC aquele com probabilidade acima de 60% com pelo menos mais um familiar com fenótipo de HFC e pelo menos um familiar com doença cardiovascular prematura.

A HFC é considerada uma das dislipidemias genéticas mais comuns da população geral (0,5-2%), sendo que essa prevalência sobe para 10% nos portadores de doença coronária e para 11,3% entre sobreviventes de infarto agudo do miocárdio com menos de 60 anos.[50]

O tratamento da HFC consiste da modificação do estilo de vida, como atividade física, dieta saudável e controle do peso. Contudo, muitas vezes os portadores de HFC serão candidatos à terapêutica medicamentosa. O tratamento medicamentoso da HFC visa, primordialmente, o controle do LDL-C, sendo as estatinas a base do tratamento farmacológico. Como esses pacientes apresentam frequentemente elevações de triglicerídeos, a associação de estatinas com fibratos é uma outra possibilidade de terapia farmacológica.

3.1.3 Síndrome de quilomicronemia ou dislipidemia tipo I de Fredrickson

A grande maioria dos quadros de hipertrigliceridemia tem origem poligênica associada a estilo de vida inadequado.[2] Define-se hipertrigliceridemia grave quando os valores dos triglicerídeos plasmáticos estão > 880 mg/dL (10 mmol/L).

As formas monogênicas de HTG normalmente apresentam padrão de herança autossômico recessivo.[2] A síndrome da quilomicronemia tipicamente manifesta-se na infância e adolescência afetando 1 a 2 pessoas por milhão. Há deficiência na lipólise dos quilomícrons formados após a alimentação. Elevações graves dos triglicerídeos podem causar xantomas eruptivos, hepatoesplenomegalia, lipemia retinal e pancreatites de repetição. Foram descritas mutações causando perda de função nos seguintes genes que regulam a lipólise dos quilomícrons: LPL, apolipoproteínas C-II e A-V, LMF1(*Lipase maturation factor-1*), GPIHBP1 (*Glycosyl-phosphatidyl-inositol-anchored HDL-binding protein*) e GPD1 (*Glycerol-3-phosphate dehydrogenase 1*).[2] Uma característica dessa doença é a concentração normal de VLDL e diminuição do LDL-C. O tratamento consiste de dieta pobre em gorduras (< 20% do valor calórico total em gorduras) e consumo de triglicerídeos de cadeia média que não necessitam dos quilomícrons para serem transportados no sangue. Há resposta fraca ou ausente aos fibratos e ácidos graxos ômega-3 nessa doença. A plasmaférese pode ser utilizada para reduzir as concentrações plasmáticas de triglicerídeos. Recentemente, foi aprovado na Europa o primeiro tratamento com vetor viral para deficiência específica da LPL.[52] O alipogene tiparvovec (AAV1-LPL^{S447X}) é um vetor derivado de um adenovírus que carrega o DNA complementar para uma variante da LPL com atividade lipolítica elevada. Estudos em animais e humanos mostraram efeitos persistentes desse tratamento em reduzir a quilomicronemia e, na expressão muscular da LPL, em portadores da síndrome da quilomicronemia por deficiência específica da LPL.

3.1.4 Síndromes da deficiência das HDL

Deficiências graves das HDL no plasma (HDL-C<10 mg/dL) de origem genética podem ocorrer por deficiência da apoA-I, disfunção do transportador ABCA1, ou deficiência da LCAT.[34]

3.1.4.1 Deficiências de apoA-I

As deficiências de apoA-I podem ser isoladas ou associadas às da apoC-III, A-IV e A-V. Normalmente, essas formas são familiares de padrão de transmissão autossômico recessivo. Nas formas homozigóticas, associam-se a aparecimento precoce de doença coronária, xantomas tuboeruptivos na pele e opacificação das córneas. Isso decorre da acentuada diminuição do processo de transporte reverso do colesterol.[34] Na forma com deleção completa do gene apoA1/C3/A4, pode ocorrer redução da absorção intestinal de vitaminas lipossolúveis que depende em parte da presença da apoA-IV. As formas heterozigotas cursam com valores de HDL-C e apoA-I geralmente metade dos valores da população normal.

3.1.4.2 Deficiência da ABCA1

A deficiência da ABCA1 é a responsável pela doença de Tangier.[32,34] Essa rara doença de padrão autossômico dominante caracteriza-se por concentrações muito baixas de HDL-C no plasma, hipertrigliceridemia moderada e diminuição das LDL. Pode haver hepatoesplenomegalia, amígdalas alargadas de cor laranja (devido ao depósito de betacaroteno) e opacificação corneana. São encontrados macrófagos ricos em colesterol nas amígdalas, medula óssea, nervos e músculo liso. Em algumas famílias, foi descrita neuropatia periférica. Nessa doença, ocorre catabolismo acelerado tanto das partículas de HDL como de LDL devido a sua composição alterada[32]. A deficiência do transportador ABCA1 leva menor efluxo de colesterol para as pre-β HDL ou apoA-I. Há controvérsia na literatura se a doença de Tangier associa-se a doença coronária precoce.[34]

3.1.4.3 Deficiência da LCAT

A LCAT é responsável pela esterificação do colesterol livre na superfície das partículas de HDL, este um passo importante para o transporte reverso do colesterol.[34] Sua deficiência é caracterizada por opacidades corneanas graves, hiperlipidemia, anemia e proteinúria. Ocorre elevação moderada das concentrações de colesterol e triglicerídeos, além de importante redução do HDL-C. O colesterol encontra-se predominantemente na forma não esterificada no plasma. A anemia é moderada nesses pacientes com níveis de hemoglobina em torno de 10 g/dL e está associada à diminuição da meia-vida das hemácias no plasma. A proteinúria inicia-se precocemente na vida e aumenta na quarta ou quinta décadas de vida quando a filtração glomerular se deteriora. Uma forma mais branda da deficiência da LCAT é a "doença dos olhos de peixe", em que predominam as alterações corneanas.

3.2 DISLIPIDEMIAS SECUNDÁRIAS

As dislipidemias frequentemente são originadas da interação de fatores genéticos com o meio ambiente (estilo de vida) e a distúrbios metabólicos secundários a muitas doenças[38]. Entre as mais frequentes, há distúrbios associados à obesidade visceral e resistência insulínica, alterações na tireoide, rins e fígado, entre outros. Da mesma forma, podem ocorrer devido a uso de alguns medicamentos como inibidores de protease contra o HIV e corticosteroides. As principais dislipidemias secundárias a doenças e medicamentos encontram-se nas Tabelas 25. 2 e 25.3.

3.2.1 Dislipidemias da obesidade visceral resistência insulínica e diabetes melito tipo II

As anormalidades lipídicas em portadores de obesidade visceral e diabetes melito tipo 2 resultam do aumento do fluxo de

TABELA 25.2 Dislipidemias secundárias a doenças

CAUSAS	COLESTEROL TOTAL	TRIGLICERÍDEOS	HDL-C
Diabetes tipo 2 e obesidade abdominal	–	Aumento leve	Redução leve
Hipotireoidismo	Aumento moderado	Aumento leve	Redução ou não
Síndrome nefrótica	Aumento moderado	Aumento moderado	–
Insuficiência renal crônica	Aumento leve	Aumento leve	Redução moderada
Hepatopatias colestáticas crônicas	Aumento leve a importante	Normal ou aumento leve	Redução ou aumento
Anorexia nervosa	Aumento leve	–	–
Bulimia	Aumento leve	Aumento leve	

TABELA 25.3 Dislipidemias secundárias ao uso de medicamentos

MEDICAMENTO	COLESTEROL TOTAL	TRIGLICERÍDEOS	HDL-C
Diuréticos	–	Aumento leve	Redução leve
Betabloqueadores	–	Aumento leve	Redução leve
Corticosteroides	Aumento leve	Aumento leve	–
Esteroides Anabolizantes	Aumento leve	–	Redução leve/grave
Inibidores de protease do HIV	Aumento leve	Aumento moderado	Redução moderada
Isotretinoína	Aumento moderado	Aumento moderado	Redução leve
Amiodarona	Aumento leve/moderado	–	–
Antipsicóticos	Aumento moderado	Aumento moderado	Redução moderada
Ácido retinóico	Aumento moderado	Aumento moderado	–

ácidos graxos livres para o fígado e da resistência à insulina.[53] São caracterizadas por hipertrigliceridemia, baixos valores de HDL-C e mudança do padrão de densidade das LDL, que se tornam pequenas e densas. Basicamente, três mecanismos levam a essas alterações: aumento da síntese hepática; menor lipólise dessas lipoproteínas; e aumento de atividade da CETP. A síntese de partículas de VLDL ricas em triglicerídeoss e uma maior ação da LH facilitam a formação das LDL pequenas e densas. No caso do diabetes tipo 1 descontrolado, pode ocorrer hipertrigliceridemia por menor ação da LPL.

3.2.2 Dislipidemia secundária ao hipotireoidismo

A dislipidemia do hipotireoidismo é caracterizada pelo aumento das concentrações plasmáticas do LDL-C e, em algumas vezes, dos TG.[54] Isso decorre da redução da expressão dos receptores da LDL que necessitam do hormôniotireoidiano para agir.

3.2.3 Síndrome nefrótica

Tanto a hipercolesterolemia como a hipertrigliceridemia são observadas na síndrome nefrótica. Classicamente, a dislipidemia foi atribuída à hipoalbuminemia causada pela perda renal de proteína e consequente síntese reflexa de apoB e VLDL pelo fígado para manutenção da pressão oncótica.[55] Contudo, dados recentes contestam esse mecanismo e sugerem que outros mecanismos como inibição da lipólise das lipoproteínas ricas em TG pela proteína Angptl4 possa contribuir para as anormalidades lipídicas.[56]

3.2.4 Insuficiência renal crônica

As anormalidades no metabolismo lipídico ocorrem também nos portadores de IRC em diálise e após transplante renal.[57] O achado mais comum na IRC, dialítica ou não dialítica, é a hipertrigliceridemia, com o colesterol total próximo aos valores normais, associada à redução do HDL-C.

3.2.5 Hepatopatias colestáticas crônicas

A cirrose biliar, a colangite esclerosante e outras hepatopatias que cursam com colestase, podem ser acompanhadas de hipercolesterolemia significativa.[58] Nessas situações, normalmente, ocorre a formação de uma lipoproteína anômala denominada lipoproteína X.

3.2.6 Síndrome de Cushing

O hipercortisolismo está associado a níveis elevados de LDL-C e triglicerídeos.[59] Isso decorre da síntese elevada de VLDL pelo fígado.

3.2.7 Distúrbios psiquiátricos

Doenças como a anorexia nervosa e a bulimia podem associar-se à hipercolesterolemia por mecanismos não claramente elucidados.[60]

3.2.8 Dislipidemias secundárias a medicamentos

As principais dislipidemias causadas por medicamentos encontram-se na Tabela 25.3. Alguns anti-hipertensivos podem causar efeitos adversos nos níveis séricos lipídicos.[61] Outras drogas como os corticosteroides, aumentam tanto os níveis de colesterol como os de triglicerídeos.[59] A isotretinoína, utilizada para a acne grave, pode causar dislipidemia mista, geralmente associada à redução do HDL-C.[62] Os inibidores de protease para tratamento do HIV também se associam a dislipidemias (aumento dos triglicerídeos e diminuição do HDL-c)[63] por indução de resistência insulínica e lipodistrofia. Finalmente, alguns psicotrópicos podem também levar à dislipidemia mista em consequência do ganho de peso induzido por esses medicamentos.[64]

3.2.9 Dislipidemias secundárias a hábitos de vida inadequados

O fumo causa reduções em graus variáveis no HDL-c e pode induzir resistência à insulina. O tabagismo aumenta as atividades da CETP e e reduz as da LCAT, o que leva à redução do HDL-C.[65] Já a ingestão alcoólica excessiva é, frequentemente, acompanhada do aumento dos triglicerídeos e do HDL-C.[38]

É importante enfatizar que o tratamento das dislipidemias secundárias passa obrigatoriamente pelo controle da doença de base e, se for o caso, a possível suspensão do medicamento que a provocou.

4 TRATAMENTO DAS DISLIPIDEMIAS

4.1 AVALIAÇÃO DO PORTADOR DE DISLIPIDEMIA

Na avaliação do portador de dislipidemia são importantes as seguintes considerações:

1. **História pessoal:** inicialmente deve fazer referência a manifestações de doença aterosclerótica em qualquer território e em todas as suas possibilidades como estenoses arteriais, aneurismas, intervenções terapêuticas cirúrgicas ou percutâneas, bem como resultados de exames anteriores. É importante pesquisar quando a dislipidemia foi evidenciada pela primeira vez e quais os valores encontrados antes de qualquer medida terapêutica. Deve abordar doenças pregressas e atuais, particularmente investigando causas de alterações secundárias do perfil lipídico, como diabetes, hipotireoidismo, obesidade, alterações renais como insuficiência ou síndrome nefrótica, medicamentos em uso, hábitos alimentares e do consumo de bebidas alcoólicas e da prática de exercícios físicos, se ausente, irregular ou regular.[38,66] No caso da dislipidemia ter sido diagnosticada há tempos, quais os tratamentos já realizados, quais as particularidades dietéticas e de outras mudanças do estilo de vida já incorporadas, além de eventuais medicamentos, tolerabilidade e eficácia sobre o perfil lipídico.

2. **História familiar:** particularmente dos familiares de 1º grau (pai, mãe, irmãos e irmãs), deve-se investigar evidências de doença coronária prematura (abaixo dos 55 anos nos familiares do sexo masculino e dos 65 anos para os do sexo feminino) ou de outras manifestações de aterosclerose. São importantes, também, informações sobre doenças como diabetes, hipertensão arterial, hipotireoidismo, obesidade. A dislipidemia em familiares pode sugerir a presença de alterações lipídicas de causa genética, particularmente a HF, em especial quando as taxas séricas de LDL-Colesterol forem > 190 mg/dL em adultos e > 160 mg/dL em crianças e adolescentes.[40]

3. **Exame físico:** os sinais da dislipidemia são raros, mas, quando presentes, é extremamente importante percebê-los, uma vez que são quase patognomônicos das hiperlipidemias familiares. Assim, arco córneo, xantelasmas e, particularmente, xantomas são indicadores de dislipidemias familiares como a HF.[40] Além disso, devem ser pesquisados os pulsos periféricos e a presença de sopros cardíacos que podem denotar a estenose aórtica, comumente encontrada na HF.

4. **Risco de eventos cardiovasculares:** a pesquisa de outros fatores de risco para aterosclerose é importante, uma vez que a associação de um ou mais deles à dislipidemia potencializa seus efeitos patogênicos. Assim, a presença de hipertensão arterial, tabagismo, diabetes, obesidade, hábitos alimentares, sedentarismo e de estresse emocional deve ser registrada e todos os esforços contra todas essas condições precisam ser levados a efeito desde a primeira consulta e reforçados nas avaliações subsequentes.[38] É importante enfatizar que o tratamento das dislipidemias deve basear-se não somente na sua gravidade, mas sobretudo no risco de eventos cardiovasculares do indivíduo.[38,67] Em indivíduos em que não há clara evidência de aterosclerose, o uso de escalas de risco como o escore global de doença cardiovascular de Framinhgam[38] ou o escore de risco para doença coronária e acidente vascular encefálico (AVE) proposto pelo documento do American College of Cardiology e a American Heart Association (AHA/ACC)[67] ou a pesquisa de doença aterosclerótica subclínica são úteis para identificar o risco cardiovascular e implementar tratamento farmacológico para as dislipidemias.

5. **Dosagens laboratoriais:** alguns cuidados devem ser observados na coleta de sangue para determinação do perfil lipídico. Além do jejum de 12 a 14 horas previamente à coleta para determinação dos TG em jejum e cálculo do LDL-C, o paciente deve permanecer em abstenção do cigarro e sem praticar exercícios físicos no dia da coleta e nem tomar bebidas alcoólicas nos 3 dias que o antecedem. Caso o perfil lipídico mostre alterações que não haviam sido evidenciadas até então, ele deverá ser repetido assim que possível, de preferência no mesmo laboratório e sem modificações alimentares ou de medicamentos a fim de confirmar os valores obtidos. Caso haja divergência significativa entre eles (acima de 5 a 10% para o colesterol e de 20% para os triglicerídeos), uma terceira coleta deverá ser realizada a fim de que seja estabelecido o adequado diagnóstico da dislipidemia e quais os valores basais antes de qualquer atitude terapêutica.[38] É importante enfatizar que para determinação do colesterol total e HDL-c, não é necessário jejum. Uma vez diagnosticada a dislipidemia, deverão ser, conforme o julgamento médico, realizados outros exames para pesquisa de doenças que podem cursar com alterações secundárias do perfil lipídico (p. ex.: diabetes, hipotireoidismo, insuficiência renal, síndrome nefrótica, entre outras). É importante lembrar de realizar essa pesquisa sobretudo em pacientes que apresentavam perfil lipídico sabidamente normal e que, de repente, desenvolveram dislipidemia. É aconse-

lhável, também, além dessas determinações laboratoriais, que se obtenham os valores de ácido úrico, pois, com frequência, elevações desse metabólito acompanham as dislipidemias, particularmente a hipertrigliceridemia. Podem ser também solicitadas nesse momento as determinações das enzimas hepáticas (TGO e TGP), bem como da creatinofosfoquinase (CPK), para serem conhecidos os perfis do paciente previamente ao emprego de qualquer medicação hipolipemiante.

4.2 TRATAMENTO NÃO FARMACOLÓGICO

Em todas as situações, devem ser implementadas modificações do estilo de vida como dieta pobre em gorduras saturadas e gorduras trans, o consumo de frutas e vegetais e carboidratos complexos com baixo índice glicêmico, perda de peso, exercício físico e cessação do tabagismo, mesmo quando o tratamento medicamentoso já será instituído desde o início, como para os portadores de doença aterosclerótica significativa e pacientes de alto risco evidenciado pelos escores de estratificação do risco cardiovascular.[38,67] Particularmente na hipertrigliceridemia, a resposta a tais modificações costuma trazer resultados bastante significativos, levando à normalização do perfil lipídico em cerca de 75% dos casos.[2] Quanto à hipercolesterolemia, os resultados da terapia não farmacológica costumam ser mais pobres, com reduções médias das taxas de LDL-C de apenas 5 a 10%.[38]. Entretanto, em algumas situações, na hipercolesterolemia primária o resultado das modificações do estilo de vida pode levar à diminuição importante do LDL-C.

4.3 TRATAMENTO FARMACOLÓGICO

4.3.1 Diretrizes gerais do tratamento farmacológico das dislipidemias

Nas últimas duas décadas, avanços notáveis foram obtidos com o desenvolvimento de hipolipemiantes com potenciais crescentes para o tratamento das dislipidemias e prevenção da doença cardiovascular. Além das estatinas, resinas e ezetimiba, novas classes foram aprovadas para hipercolesterolemia familiar homozigótica como o lomitapide e o mipomersen e outras, como os inibidores de PCSK9, estão sendo investigadas.[71]

O tratamento farmacológico das dislipidemias deve ser baseado principalmente no risco de eventos cardiovasculares. Há clara relação causal entre a elevação do colesterol e o risco de doença arterial coronária e cerebrovascular.[3] Uma metanálise realizada pela Universidade de Oxford pelo grupo Cholesterol Treatment Trialists que englobou cerca de 170.000 indivíduos, que participaram de estudos compararando estatinas com placebo ou doses elevadas contra doses baixas desses medicamentos, mostra claro benefício da redução do LDL-C.[68] Para cada queda de 39 mg/dL no LDL-C (1 mmol/L), há redução relativa de 10% na mortalidade total, 20% na mortalidade cardiovascular, 27% no risco de infarto do miocárdio e 21% no risco de acidente vascular cerebral isquêmico. Os benefícios ocorrem sem aumento no risco de neoplasias ou AVE hemorrágico. Nesse estudo, não houve heterogeneidade entre indivíduos de prevenção primária e secundária, homens e mulheres, idosos ou não, diabéticos ou não e mesmo indivíduos com LDL-C < 80 mg/dL antes do início do tratamento. É importante enfatizar, contudo, que o benefício real do tratamento dependerá do risco absoluto de eventos cardiovasculares, sendo necessária uma boa avaliação do risco cardiovascular.[67] Dessa forma, as estatinas são os medicamentos de 1ª escolha para o tratamento das dislipidemias com o objetivo da prevenção cardiovascular.

Classicamente, as diretrizes de tratamento das dislipidemias focam no atingimento de valores de LDL-C, os quais associavam-se em estudos epidemiológicos e, em parte, em estudos de intervenção com redução do risco de eventos cardiovasculares.[8] Para indivíduos com doença cardiovascular aterosclerótica estabelecida, ou naqueles sem doença vascular prévia, mas, com alto risco de eventos como diabéticos tipo 2, ou ainda em pacientes com vários fatores de risco, recomenda-se um valor de LDL-C < 70 mg/dL. Para indivíduos de menor grau de risco valores de LDL-C < 100 ou 130 mg/dL são aceitáveis.[38] Recentemente, o American College of Cardiology e a American Heart Association (AHA/ACC) propuseram o uso de estatinas em doses elevadas para se reduzir o LDL-C em 50% e em 30 a 50% respectivamente para indivíduos de alto (> 7,5% em 10 anos) ou moderado (5 a 7,5% em 10 anos) risco para doença coronária e AVE.[67] Essa recomendação baseou-se no resultado dos estudos clínicos com estatinas. A diretriz AHA/ACC não recomendou mais o atingimento das clássicas metas de LDL-C nessas populações. Segundo o documento, quatro grupos de indivíduos devem ter seu LDL-C reduzido de acordo com seu grau de risco: 1. portadores de doença aterosclerótica manifesta; 2. indivíduos > 21 anos com LDL-C > 190 mg/dL (a maioria portadora de hipercolesterolemia familiar); 3. indivíduos com risco absoluto de eventos > 7,5% em 10 anos de acordo com a calculadora de risco e, 4. diabéticos > 40 anos com LDL-C entre 70 e 189 mg/dL. Nos três primeiros grupos, recomendaram-se doses de atorvastatina ou rosuvastatina para reduzir o LDL-C > 50%. No último grupo, foi proposta redução de LDL-C entre 30 e 50%. Obviamente, casos em que não se encaixam nesses graus de risco devem ser avaliados de forma individualizada, considerando história familiar, presença de outros fatores de risco ou doença aterosclerótica subclínica.

Os fibratos são os medicamentos indicados para tratamento da hipertrigliceridemia grave, principalmente visando a prevenção da pancreatite aguda.[2,38] Uma metanálise englobando 45.058 participantes em 18 grandes estudos[69] mostrou redução do risco relativo em 10% para eventos cardiovasculares maiores e de 13% para eventos coronários sem, contudo, redução da mortalidade quando esses medicamentos foram comparados ao placebo. Os benefícios foram aparentemente maiores nos pacientes portadores de TG > 200 mg/dL. De interesse em um dos estudos dessa metanálise (FIELD – *Fenofibrate Intervention and Event Lowering in Diabetes*)[70] foi o achado que a terapia com fenofibrato reduziu significativamente a necessidade de utilização de laser no tratamento da retinopatia, diminuiu a progressão da microalbuminúria e observou-se menor incidência de amputação de membros inferiores em diabéticos do tipo 2. Esses dados sugerem o potencial benefício do emprego do fenofibrato na prevenção das complicações microvasculares do diabetes.

Apesar de outras classes de medicamentos hipolipemiantes poderem modificar favoravelmente o perfil lipídico,[38] e alguns estudos antes do advento das estatinas tenham mostrado redução de eventos cardiovasculares com colestiramina, uma resina de troca iônica e com a niacina, esses medicamentos, assim como a ezetimiba, um bloqueador de absorção de colesterol intestinal, são considerados medicamentos adjuntos, não sendo a 1ª escolha para tratamento.[38,67] Da mesma forma, não se recomendam metas de TG e HDL-c para a prevenção da doença cardiovascular em razão da falta de evidência clínica.[38,67]

REFERÊNCIAS BIBLIOGRÁFICAS

1. Brunzell JD. Genetic Dyslipidemia. In: Ballantyne CM, editor. Clinical Lipidology - A Companion to Brawnwald´s Heart Disease. 1 ed. Philadelfia, PA, USA: Saunders Elsevier; 2009. p. 71-84.
2. Hegele RA, Ginsberg HN, Chapman MJ et al. The polygenic nature of hypertriglyceridaemia: implications for definition, diagnosis, and management. Lancet Diabetes Endocrinol. 2014;2:655-666.
3. Emerging Risk Factors Collaboration. Major lipids,apolipoproteins, and risk of vascular disease. JAMA. 2009;302:1993-2000.
4. Voight BF, Peloso GM, Orho-Melander M et al. Plasma HDL cholesterol and risk of myocardial infarction: a mendelian randomisation study. Lancet. 2012;380:572-80.
5. Triglyceride Coronary Disease Genetics Consortium and Emerging Risk Factors Collaboration,Triglyceride-mediated pathways and coronary disease: collaborative analysis of 101 studies. Lancet. 2010;375:1634-9.
6. Emerging Risk Factors Collaboration. Lipoprotein(a) concentration and the risk of coronary heart disease, stroke, and nonvascular mortality. JAMA. 2009;302:412-2.
7. LaRosa JC. Low-density lipoprotein cholesterol reduction: the end is more important than the means. Am J Cardiol 2007 15;100:240-2.
8. Soran H, Hama S, Yadav R, Durrington PN. HDL functionality. Curr Opin Lipidol 2012;23:353-66.
9. Wierzbicki AS, Clarke RE, Viljoen A, Mikhailidis DP. Triglycerides: a case for treatment? Curr Opin Cardiol 2012 Jul;27(4):398-404.
10. Pownall HJ, Gotto Jr AM. Human Plasma Lipoprotein Metabolism, In: Ballantyne CM, editor. Clinical Lipidology - A Companion to Brawnwald´s Heart Disease. 1 ed. Philadelfia, PA, USA: Saunders Elsevier; 2009. p.1-10.
11. Chapman MJ. A density gradient ultracentrifugal procedure for the isolation of the major lipoprotein classes from human serum. J Lipid Res. 1981;22:260-6.
12. Wang DQ. Regulation of intestinal cholesterol absorption. Annu Rev Physiol. 2007;69:221-48.
13. Abumrad NA, Davidson NO. Role of the gut in lipid homeostasis. Physiol Rev. 2012;92:1061-85.
14. van der Velde AE, Brufau G, Groen AK. Transintestinal cholesterol efflux. Curr Opin Lipidol. 2010;21:167-71.
15. Rogers MA, Liu J, Song BL, Li BL, Chang CC, Chang TY. Acyl--CoA:cholesterol acyltransferases (ACATs/SOATs): Enzymes with multiple sterols as substrates and as activators. J Steroid Biochem Mol Biol. 2014 12. doi: 10.1016/j.jsbmb.2014.09.008. [Epub ahead of print].
16. Hussain MM, Rava P, Walsh M, et al. Multiple functions of microsomal triglyceride transfer protein. Nutr Metab (Lond) 2012; 9:14.
17. Carneiro MM, Miname MH, Gagliardi AC et al.The removal from plasma of chylomicrons and remnants is reduced in heterozygous familial hypercholesterolemia subjects with identified LDL receptor mutations: study with artificial emulsions. Atherosclerosis. 2012;221:268-7.
18. Varbo A, Benn M, Tybjærg-Hansen A, Jørgensen AB, Frikke-Schmidt R, Nordestgaard BG. Remnant cholesterol as a causal risk factor for ischemic heart disease. J Am Coll Cardiol. 2013;61:427-36.
19. Shelness GS, Sellers JA. Very-low-density lipoprotein assembly and secretion. Curr Opin Lipidol. 2001;12:151-7.
20. Bickel PE, Tansey JT, Welte MA. PAT proteins, an ancient family of lipid droplet proteins that regulate cellular lipid stores. Biochim Biophys Acta. 2009;1791:419-40.
21. Brodsky JL, Fisher EA. The many intersecting pathways underlying apolipoprotein B secretion and degradation. Trends Endocrinol Metab. 2008;19:254-9.
22. Olofsson SO, Boström P, Anderson L, Rutberg M, Perman J, Borén J. Lipid droplets as dynamic organelles connecting storage and efflux of lipids. Biochim Biophys Acta. 2009;1791:448-58.
23. Broedi UC, Maugeais C, Millar JS, et al. Endothelial lipase promotes the catabolism of ApoB-containing lipoproteins. Circ Res. 2004;94:1554-61.
24. Ehnholm C, Mahley RW, Chappell DA, et al. Role of apolipoprotein E in the lipolytic conversion of beta-very-low-density lipoproteins to low--density lipoproteins in type III hyperlipoproteinemia. Proc Natl Acad Sci USA. 1984;81:5566-70.
25. Mandard S, Zandbergen F, van Straten E, et al. The fasting-induced adipose factor/angiopoietin-like protein: 4 is physically associated with lipoproteins and governs plasma lipid levels and adiposity. J Biol Chem. 2006;281:934-44.
26. Ge H, Cha JY, Gopal H, et al. Differential regulation and properties of angiopoietin-like proteins 3 and 4. J Lipid Res. 2005;46:1484-90.
27. Heeren J, Weber W, Beisiegel U. Intracellular processing of endocytosed triglyceride-rich lipoproteins comprises both recycling and degradation. J Cell Sci 1999;112(Pt 3):349-59.
28. Horton JD, Cohen JC, Hobbs HH. PCSK9: a convertase that coordinates LDL catabolism. J Lipid Res. 2009 50 (Suppl):S172-7.
29. Zhang L, Reue K, Fong LG, Young SG, Tontonoz P. Feedback regulation of cholesterol uptake by the LXR-IDOL-LDLR axis. Arterioscler Thromb Vasc Biol. 2012;32:2541-6.
30. Santos RD, Maranhao RC. What is new in familial hypercholesterolemia? Curr Opin Lipidol. 2014;25:183-8.
31. Santos RD, Watts GF. Familial hypercholesterolaemia: PCSK9 inhibitors are coming. Lancet. 2015;385:307-10.
32. Schaefer EJ, Anthanont P, Asztalos BF. High-density lipoprotein metabolism, composition, function, and deficiency. Curr Opin Lipidol. 2014;25:194-9.
33. Toth PP, Barter PJ, Rosenson RS et al. High-density lipoproteins: a consensus statement from the National Lipid Association. J Clin Lipidol. 2013;7:484-525.
34. Schaefer EJ, Santos RD, Asztalos BF. Marked HDL deficiency and premature coronary heart disease. Curr Opin Lipidol. 2010;21:289-97.
35. Maranhão RC, Freitas FR. HDL metabolism and atheroprotection: predictive value of lipid transfers. Adv Clin Chem. 2014;65:1-41.
36. Yasuda T, Ishida T, Rader DJ. Update on the role of endothelial lipase in high-density lipoprotein metabolism, reverse cholesterol transport, and atherosclerosis. Circ J. 2010;74:2263-70.

37. Vaziri ND. Lipotoxicity and impaired high density lipoprotein-mediated reverse cholesterol transport in chronic kidney disease. J Ren Nutr. 2010;20(5 Suppl):S35-43.
38. Xavier HT, Izar MC, Faria Neto JR, et al. V Diretriz Brasileira de Dislipidemias e Prevenção da Aterosclerose. Arq Bras Cardiol 2013;101(4-supl 1).
39. Raal FJ, Santos RD. Homozygous familial hypercholesterolemia: current perspectives on diagnosis and treatment. Atherosclerosis. 2012;223:262-8.
40. Nordestgaard BG, Chapman MJ, Humphries SE et al. Familial hypercholesterolaemia is underdiagnosed and undertreated in the general population: guidance for clinicians to prevent coronary heart disease: consensus statement of the European Atherosclerosis Society. Eur Heart J. 2013;34:3478-90.
41. Williams, RR, Hunt SC, Schumacher MC, Hegele RA, Leppert MF, Ludwig EH, Hopkins PN. Diagnosing heterozygous familial hypercholesterolemia using new practical criteria validated by molecular genetics. Am J Cardiol 1993;72: 171-176.
42. Marks D., Thorogood M, Neil HA, Humphries SE. A review on the diagnosis, natural history, and treatment of familial hypercholesterolaemia. Atherosclerosis 2003; 168: 1-14.
43. Austin M, Hutter C, ZimmernR, Humphries SE. Familial hypercholesterolemia and coronary heart disease: a HuGE association review.Am J Epidemiol 2004; 160: 421-429.
44. Stone NJ, Levy RI, Fredrickson DS, Verter J. Coronary artery disease in 116 kindred with familial type II hyperlipoproteinemia. Circulation 1974; 49: 476-488.
45. Mohrschladt MF, Westendorp RG, Gevers Leuven RA, Smelt AH. Cardiovascular disease and mortality in statin-treated patients with familial hypercholesterolemia. Atherosclerosis 2004;172: 329-335.
46. Versmissen J, Oosterveer DM,Yazdanpanah M et al. Efficacy of statins in familial hypercholesterolaemia: a long term cohort study." BMJ 2008; 337: a2423.
47. Raal FJ, Santos RD, Blom DJ, et al. Mipomersen, an apolipoprotein B synthesis inhibitor, for lowering of LDL cholesterol concentrations in patients with homozygous familial hypercholesterolaemia: a randomised, double-blind, placebo-controlled trial. Lancet 2010; 375: 998-1006.
48. Cuchel M, Meagher EA, du Toit Theron H et al. Phase 3 HoFH Lomitapide Study investigators. Efficacy and safety of a microsomal triglyceride transfer protein inhibitor in patients with homozygous familial hypercholesterolaemia: a single-arm, open-label, phase 3 study. Lancet. 2013;381:40-6.
49. Gaddi AA, Cicero F, Odoo FA et la. Practical guidelines for familial combined hyperlipidemia diagnosis: an up-date.Vasc Health Risk Manag 2007;3: 877-886.
50. Pajukanta, PH. Lilja E, Sinsheimer JS et al. Familial combined hyperlipidemia is associated with upstream transcription factor 1 (USF1). Nat Genet 2004;36: 371-376.
51. Veerkamp MJ, de Graaf J, Hendriks JC, DemackerPN, Stalenhoef AN. Nomogram to diagnose familial combined hyperlipidemia on the basis of results of a 5-year follow-up study." Circulation 2004;109: 2980-2985.
52. Gaudet D, Méthot J, Kastelein J. Gene therapy for lipoprotein lipase deficiency. Curr Opin Lipidol. 2012;23:310-2.
53. Adiels M, Olofsson SO, Taskinen MR, Borén J. Overproduction of very low-density lipoproteins is the hallmark of the dyslipidemia in the metabolic syndrome. Arterioscler Thromb Vasc Biol. 2008;28:1225-3.

54. Brenta G, Fretes O. Dyslipidemias and hypothyroidism. Pediatr Endocrinol Rev. 2014;11:390-9.
55. Marsh JB, Drabkin DL. Experimental reconstruction of metabolic pattern of lipid nephrosis: key role of hepatic protein synthesis in hyperlipemia. Metabolism 1960; 9, 946–955.
56. Clement LC, Macé C, Avila-Casado C, Joles JA, Kersten S, Chugh SS.Circulating angiopoietin-like 4 links proteinuria with hypertriglyceridemia in nephrotic syndrome.Nat Med. 2014;20:37-46.
57. Marino A, Tannock LR. Role of dyslipidemia in patients with chronic kidney disease. Postgrad Med. 2013;125:28-37.
58. Sorokin A, Brown JL, Thompson PD. Primary biliary cirrhosis, hyperlipidemia, and atherosclerotic risk: a systematic review. Atherosclerosis. 2007;194:293-9.
59. Valassi E, Crespo I, Santos A, Webb SM. Clinical consequences of Cushing's syndrome. Pituitary 2012;15:319-29.
60. Ohwada R, Hotta M, Oikawa S, Takano K. Etiology of hypercholesterolemia in patients with anorexia nervosa. Int J Eat Disord. 2006;39:598-601.
61. Tziomalo K, Athyros VG, Asterios A, Karagiannis A, Mikhailidis DP. Dyslipidemia Induced by Drugs Used for the Prevention and Treatment of Vascular Diseases. Open Cardiovasc Med J. 2011; 5: 85–89.
62. Zane LT, Leyden WA, Marqueling AL, Manos MM. A population-based analysis of laboratory abnormalities during isotretinoin therapy for acne vulgaris. Arch Dermatol. 2006;142:1016-22.
63. Calvo M, Martinez E. Update on metabolic issues in HIV patients. Curr Opin HIV AIDS. 2014;9:332-9.
64. 64- Baptista T, Kin N, Beaulieu S, de Baptista EA. Obesity and Related Metabolic Abnormalities during Antipsychotic Drug Administration: Mechanisms,Management and Research Perspectives. Pharmacopsychiatry 2002; 35: 205-219.
65. He BM, Zhao SP, Peng ZY. Effects of cigarette smoking on HDL quantity and function: implications for atherosclerosis. J Cell Biochem. 2013;114:2431-6.
66. Quintão ECR, Nakandakare ER, Passarelli M. Causas comuns e raras de dislipidemias secundárias. In: Quintão ECR, Nakandakare ER, Passarelli M, editors. Lípides – do metabolismo à aterosclerose. 1 ed. São Paulo: Sarvier; 2011. p. 215-83.
67. Stone NJ, Robinson JG, Lichtenstein AH et al. Treatment of Blood Cholesterol to Reduce Atherosclerotic Cardiovascular Disease Risk in Adults: Synopsis of the 2013 American College of Cardiology/American Heart Association Cholesterol Guideline. J Am Coll Cardiol. 2014;63(25 Pt B):2889-934. Erratum in: J Am Coll Cardiol. 2014;63(25 Pt B):3024-3025.
68. Baigent C, Blackwell L, Emberson J, et al. Efficacy and safety of more intensive lowering of LDL cholesterol: a meta-analysis of data from 170,000 participants in 26 randomised trials. Lancet 2010;376:1670-81.
69. Jun M, Foote C, Lv J, et al. Effects of fibrates on cardiovascular outcomes: a systematic review and meta-analysis. Lancet. 2010; 375:1875-1884.
70. Tonkin A, Hunt D, Voysey M, Kesäniemi A, et al. Effects of fenofibrate on cardiovascular events in patients with diabetes, with and without prior cardiovascular disease: The Fenofibrate Intervention and Event Lowering in Diabetes (FIELD) study. Am Heart J. 2012;163:508-14.
71. Ridker PM. LDL cholesterol: controversies and future therapeutic directions. Lancet. 2014;38:607-17.

Obesidade, Síndrome Metabólica e Diabetes

26

Francisco Antonio Helfenstein Fonseca
Marília Izar Helfenstein Fonseca
Maria Cristina de Oliveira Izar

1. Introdução
2. Obesidade
   2.1 Tratamento da obesidade
      2.1.1 Considerações sobre o sucesso da terapia da obesidade
      2.1.2 Tratamento cirúrgico da obesidade
         2.1.2.1 Técnicas cirúrgicas
3. Síndrome metabólica
   3.1 Tratamento da síndrome metabólica
      3.1.1 Dislipidemia aterogênica
      3.1.2 Elevação da pressão arterial
      3.1.3 Resistência à insulina e hiperglicemia
4. Diabetes tipo 2
   4.1 Patogênese do diabetes
   4.2 Metas na terapia anti-hiperglicemiante do diabetes
   4.3 Tratamento farmacológico
5. Considerações finais
6. Referências bibliográficas

1 INTRODUÇÃO

Durante centenas de milhares de anos, a evolução de nosso genoma foi sendo condicionada a um alto nível de atividade física e ao consumo de alimentos vegetais ou de proteína animal. Em um passado muito recente, a industrialização de alimentos e seu consumo em alta quantidade e menor diversidade contribuíram para minimizar a fome e desnutrição extremas. Entretanto, esta alta oferta de alimentos, muitos de questionável valor nutricional, tem proporcionado uma verdadeira epidemia de obesidade em escala mundial, associando-se com o desenvolvimento de dislipidemias, obesidade, doenças metabólicas e cardiovasculares. Com a progressiva redução no nível de atividade física na sociedade moderna, reduziu-se o gasto calórico, o que também contribuiu para o aumento da obesidade e doenças relacionadas.

Com base na *Pesquisa de Orçamento Familiar* (POF) 2008-2009, realizada em parceria com o Instituto Brasileiro de Geografia e Estatística (IBGE) e o Ministério da Saúde (MS) do Brasil, analisando dados de 188 mil brasileiros em todas as idades, comprovou-se o aumento de peso em todas as faixas etárias nos últimos anos. Nessa pesquisa, foi mostrado que 50% dos homens e 48% das mulheres se encontram com excesso de peso, sendo que 12,5% dos homens e 16,9% das mulheres apresentam obesidade.[1]

Nos Estados Unidos, estima-se que aproximadamente um terço da população seja obesa, com base no índice de massa corpórea (IMC) maior ou igual a 30 kg/m^2.[2]

2 OBESIDADE

Em 1998, o *American Association of Clinical Endocrinologists* e o *American College of Endocrinology Obesity Task Force* definiram a obesidade como um condição multifatorial complexa caracterizada por excesso de gordura corpórea, que deve ser compreendida como uma condição crônica de uma doença primária que requer cuidados permanentes.[3] Alguns estudos envolvendo gêmeos vivendo com pais adotados mostraram que a genética possui importante papel na obesidade que é parcialmente independente de influências alimentares.[4] Assim, o risco estimado para obesidade quando nenhum dos pais é obeso é de 9%, mas se eleva a 50% quando um dos pais é obeso e a 80% quando ambos são obesos.[5] Além da forte influência genética e ambiental, o uso de alguns medicamentos pode contribuir para o aumento do peso, dentre eles, benzodiazepínicos (diazepam, alprazolam, flurazepam); corticosteroides; antipsicóticos (clorpromazina, olanzapina, clozapina); antidepressivos (amitriptilina, imipramina, paroxetina, mirtazapina); anticonvulsivantes (valproato de sódio); sulfoniluréias (glipizida, tolbutamida, clorpropramida) e insulina.[6]

No passado, a pesagem dentro da água (peso submerso ou hidrostático) foi utilizada para se avaliar o peso, mas hoje a obesidade tem sido definida universalmente com base no IMC calculado pela relação do peso em kg com a altura em metros ao quadrado. Mais recentemente, medidas da obesidade por imagem como ressonância nuclear magnética ou tomografia, absorciometria com raios X de dupla energia (dexa), ultrassonografia, bioimpedância e espectroscopia com raios infravermelhos têm sido descritas, porém implicam em custos adicionais. Outros métodos mais acessíveis, como medidas da circunferência abdominal, relação cintura/quadril e prega cutânea, têm sido propostos e podem apresentar vantagens em algumas situações.

Assim, tendo como base a simplicidade da obtenção do IMC e sua relação com doenças metabólicas crônicas e mortalidade, a Organização Mundial da Saúde (OMS) propôs a classificação do peso com base no IMC, conforme a Tabela 26.1, baseada em padrões internacionais obtidos a partir de pessoas adultas de origem europeia.[7]

Embora o IMC seja muito utilizado na classificação da obesidade, esse índice tem algumas limitações. Como não distingue massa gordurosa de massa magra, subestima a gordura nos idosos e superestima nos mais jovens e musculosos.[8] Além disso, não traz informação sobre a distribuição da gordura (sabe-se que a gordura visceral é muito mais associada com o risco cardiovascular). Portanto, indivíduos de mesmo IMC podem apresentar diferente risco metabólico e cardiovascular.[6]

Assim, medidas da circunferência abdominal têm sido propostas com diferentes pontos de corte em relação a homens e mulheres e de acordo com etnias para uma melhor avaliação do risco cardiovascular.

A OMS estabeleceu como referência para o risco cardiovascular aumentado a medida da circunferência abdominal de acordo com a Tabela 26.2, utilizada na classificação da síndrome metabólica pela I Diretriz Brasileira de Diagnóstico e Tratamento da Síndrome Metabólica e pelo National Cholesterol Education Program Adult Treatment Panel III (ATP III).[6,9]

Entretanto, logo se reconheceu que indivíduos de diferentes etnias apresentam importantes diferenças em relação à quantidade de gordura visceral e risco cardiovascular e, em 1995, a International Diabetes Federation (IDF) propôs novos pontos de corte para a circunferência abdominal, para essas condições (Tabela 26.3).[10]

TABELA 26.1 Classificação do peso com base na OMS[7]

CLASSIFICAÇÃO	IMC (KG/M²)	RISCO DE COMORBIDADES
Baixo peso	< 18,5	Baixo (mas com risco aumentado de outros problemas)
Peso normal	18,5-24,9	Médio
Sobrepeso	≥ 25	–
Pré-obeso	25-29,9	Aumentado
Obeso I	30-34,9	Moderado
Obeso II	35-39,9	Grave
Obeso III	≥ 40	Muito grave

De acordo com a OMS e com base em padrões obtidos em adultos de origem europeia.

TABELA 26.3 Valores de referência para a circunferência abdominal de acordo com etnias e gênero de acordo com a International Diabetes Federation[10]

GRUPO ÉTNICO	GÊNERO	CIRCUNFERÊNCIA ABDOMINAL (CM)
Europeus	Homens	≥ 94
	Mulheres	≥ 80
Sul-asiáticos	Homens	≥ 90
	Mulheres	≥ 80
Chineses	Homens	≥ 90
	Mulheres	≥ 80
Japoneses	Homens	≥ 85
	Mulheres	≥ 90
Centro e sul-americanos*	Homens	≥ 90
	Mulheres	≥ 80
Africano subsaariano*	Homens	≥ 94
	Mulheres	≥ 80

*Medidas da circunferência abdominal propostas até que referências específicas estejam disponíveis. Os pontos de corte descritos refletem risco metabólico e cardiovascular aumentado.

TABELA 26.2 Circunferência abdominal e risco de complicações metabólicas e cardiovasculares para homens e mulheres[6]

RISCO DE COMPLICAÇÕES METABÓLICAS	HOMENS	MULHERES	NÍVEL DE AÇÃO
Aumentado	≥ 94 cm	≥ 80 cm	1
Muito Aumentado	≥ 102 cm	≥ 88 cm	2

Nível de ação significa a importância de se reduzir a gordura visceral, quando a condição 1 é menos importante do que 2.

Infelizmente, a obesidade ocorre principalmente em países com maior grau de pobreza e menor nível educacional.[11] São essas populações que têm acesso a alimentos de alto conteúdo energético, principalmente de gorduras e açúcares.[12] Esse aumento epidêmico da obesidade se associa com maior incidência de doenças crônicas, metabólicas e cardiovasculares que demandam grandes investimentos na sua prevenção e controle. Em conjunto, todos esses fatores contribuem para o expressivo aumento na incidência de obesidade, pré-diabetes e diabetes, bem como de doenças cardiovasculares nos países mais pobres.

Existem estágios de transição cardiovascular do ponto de vista epidemiológico que mostram claramente como os países com menos recursos e menor nível cultural apresentam elevadas taxas de mortes por doenças cerebrovasculares e doença isquêmica do coração. A transição cardiovascular no Brasil do ponto de vista epidemiológico é clara (Figura 26.1). A implementação de saneamento básico e cuidados primários em saúde, determinando diminuição de mortalidade por causas infecciosas e aumento da expectativa de vida, ao lado da urbanização e mudanças de hábitos de vida promoveram significante aumento da prevalência dos fatores de risco cardiovasculares. Consequentemente, observou-se progressivo aumento de mortalidade por doenças cardiovasculares. Países desenvolvidos, em que há fácil acesso à saúde e à tecnologia, melhora dos hábitos de vida e bom controle dos fatores de risco cardiovascular já apresentam expressiva redução das taxas de mortes por doenças cerebrovasculares e doença isquêmica do coração, diferentemente dos países em desenvolvimento, em que estas taxas permanecem muito elevadas.

2.1 TRATAMENTO DA OBESIDADE

Ainda não se dispõe de tratamento farmacológico que prescinda de uma mudança no estilo de vida. De fato, os melhores resultados são obtidos quando os pacientes aderem a um programa envolvendo orientação nutricional, atividade física, modificação de medicamentos de efeito adverso no peso e uso judicioso de alguns medicamentos que contribuam para menor ingestão de alimentos calóricos. Em outras palavras, existe necessidade de uma abordagem multidisciplinar para maior chance de sucesso no tratamento da obesidade.

O uso de medicamentos e dietas mais restritivas em calorias são preconizados na obesidade de grau I, mas para obesidade graus II ou III pode ser necessária a cirurgia. Em todos os casos, a mudança de comportamento para um estilo de vida saudável é fundamental.

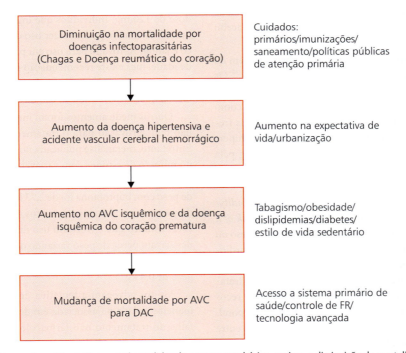

FIGURA 26.1 Transição cardiovascular epidemiológica. Após medidas de saneamento básico, vacinas e diminuição da mortalidade infantil, o aumento na expectativa de vida se associa a aumento de acidente vascular encefálico (AVE), devido à falta de controle da doença hipertensiva. Com o melhor controle da pressão arterial, mas persistindo múltiplos fatores de risco para aterosclerose (obesidade, dislipidemias, diabetes, tabagismo, hipertensão arterial) ao lado de baixa condição socioeconômica e baixo consumo de vegetais, existe importante aumento na incidência de doença coronariana prematura. Somente com o mais abrangente controle de fatores de risco, incluindo a adoção de estilo de vida saudável, a doença isquêmica do coração finalmente declina, o que tem sido observado nos países mais desenvolvidos (alguns países europeus e da América do Norte).

O benefício do tratamento constitui sucesso quando se observam modificações em parâmetros metabólicos ou cardiovasculares, mas a recorrência para novo ganho de peso é, infelizmente, frequente, obrigando o acompanhamento do tratamento em longo prazo.

As principais indicações para o tratamento farmacológico são: obesidade (IMC > 30 kg/m^2); sobrepeso (IMC > 25 kg/m^2) na presença de comorbidades (diabetes, hipertensão arterial, hiperlipidemia, apneia do sono, osteoartrose, entre outras), na falha do tratamento não farmacológico.[6,13]

Com a suspensão de comercialização no país da anfepramona (dietilpropiona), femproporex e mazindol, os medicamentos oficialmente disponíveis no Brasil para tratamento da obesidade são sibutramina e orlistate. Não foram considerados medicamentos que contribuem para a perda de peso, mas que não têm indicação oficial para tratamento da obesidade como o topiramato, liraglutide, metformina, bupropiona, naltrexona, fluoxetina e sertralina.

A sibutramina é um inibidor da recaptação de serotonina e noradrenalina nas terminações nervosas do sistema nervoso central (SNC), tendo efeitos anorexígenos e sacietógenos. Estudos com a sibutramina em relação ao placebo mostraram perda de peso de 2,8 a 6 kg. Em estudos de 44 a 54 semanas, a proporção de participantes que atingiram perda de peso de 5% foi o dobro com sibutramina em relação a placebo (respectivamente, 34 *versus* 19%) e a proporção dos que atingiram perda de peso de 10% foi o triplo com sibutramina em relação ao placebo (31 *versus* 12%).[14]

O medicamento mostrou benefícios em diabéticos, além da perda de peso, no perfil lipídico e parâmetros glicêmicos.[15] Os efeitos colaterais mais comuns são boca seca, obstipação, cefaleia e insônia, que ocorrem em 10 a 20% dos casos. Sintomas como irritabilidade, ansiedade, náuseas e taquicardia são menos frequentes, sem evidências de anormalidades valvulares ou hipertensão pulmonar. A dose recomendada é de 10 a 15 mg pela manhã, por período máximo de 2 anos em adultos até 65 anos, na ausência de distúrbios psiquiátricos.[13]

O estudo SCOUT (*Sibutramine Cardiovascular Morbidity/Mortality Outcomes in Overweight or Obese Subjects at Risk of a Cardiovascular Event*) incluiu 10 mil pacientes com sobrepeso ou obesidade, de 55 a 69 anos de idade e história de doença cardiovascular (sem evento agudo recente) ou diabetes tipo 2, mais um fator de risco cardiovascular adicional. Os pacientes foram tratados, aleatoriamente, com placebo ou sibutramina, além de recomendações não farmacológicas para controle do peso corporal. O estudo mostrou maior taxa de eventos cardiovasculares entre os pacientes sob uso de sibutramina em relação ao placebo (11,4 *versus* 10%). Esse aumento de 16% no risco de eventos cardiovasculares alcançou exclusivamente os pacientes com história de doença cardiovascular e não houve nos pacientes diabéticos tipo 2 sem história de doença cardiovascular.[16] Assim, a sibutramina tem agora recomendação mais restrita no Brasil, sendo contraindicada em pacientes com história de doença cardiovascular, incluindo doença arterial coronariana, AVE ou ataque isquêmico transitório, arritmia cardíaca, insuficiência cardíaca congestiva, doença arterial periférica ou hipertensão não controlada (acima de 145/90 mmHg).

O orlistate tem ação intestinal, inibindo lípases pancreáticas e, com isso, reduzindo em 30% a absorção das gorduras da dieta, eliminadas pelas fezes. Menos de 1% do medicamento é absorvido e não há ação em SNC. O estudo XENDOS (*Xenical in prevention of diabetes in obese subjects study*), de duração de 4 anos e envolvendo mais de 3 mil pacientes,[17] demonstrou melhora do perfil lipídico e glicêmico, além de queda na pressão arterial, acompanhando a perda de peso,[17] sendo o orlistate recomendado para tratamento da obesidade e sobrepeso, em adição ao aconselhamento nutricional e atividade física.[13] Está associado com maior incidência de eventos colaterais relacionados ao trato gastrintestinal (variando de 15 a 30%), sendo a maioria de leve a moderada intensidade, caracterizados principalmente por fezes amolecidas, presença de óleo nas fezes, urgência fecal, incontinência fecal, flatulência e, mais raramente, dores abdominais e retais, sintomas estes mais comuns no início do tratamento, com melhora no uso prolongado.

A dose recomendada é de 120 mg três vezes ao dia nas refeições, mas alguns estudos mostraram que a dose de 60 mg às refeições principais alcança aproximadamente 85% da eficácia da dose de 120 mg. Indivíduos que ingerem muito pouca gordura no café da manhã podem fazer uso do fármaco apenas no almoço e jantar. Aprovado para uso em pacientes a partir dos 12 anos de idade, mas existe recomendação para monitoramento dos níveis de vitamina D,[13] sendo esta lipossolúvel e de absorção prejudicada quando associada ao uso de orlistate.

Outros medicamentos foram menos estudados e atualmente não têm aprovação para o tratamento da obesidade no Brasil. Entretanto, metanálise publicada no ano de 2005 avaliou pequeno número de estudos com variável perda de peso com o uso de fluoxetina, sertralina, bupropiona e topiramato.[18] A perda média de peso com bupropiona foi de 2,77 kg e com topiramato de 6,5% do peso corporal com pelo menos 6 meses de uso das medicações. Estudos que envolviam uso de fluoxetina e sertralina evidenciavam perda de peso variando de até 14 kg em período de 12 meses, mas alguns pacientes apresentaram pequeno ganho de peso de 0,4 kg.[18]

Muitos advogam a tentativa de uso dessas medicações de maneira isolada ou associada em doses mais baixas, quando da falha do tratamento não farmacológico ou dos medicamentos considerados de 1ª linha para o tratamento da obesidade. As associações de medicações já são utilizadas em várias outras doenças crônicas, como diabetes e hipertensão arterial sistêmica, apresentando particular benefício quando há sinergismo das medicações e possibilidade de uso de menores doses, portanto, diminuindo o risco de eventos adversos.

Assim, começou-se a investigar a associação de bupropiona com naltrexona evidenciando potencial efeito emagrecedor.[19,20] Em 2009, foi publicado estudo contemplando o uso de naltrexona associado com bupropiona no tratamento de mais de 400 indivíduos obesos *versus* placebo ou uso das drogas isoladamente e comprovou-se redução sustentada de peso por 48 semanas com o uso da associação.[21] Esse medicamento, a ser comercializado com o nome de Contrave ainda não foi aprovado pela agência americana Food and Drug Administration (FDA). Já outra associação de topiramato com fentermina foi recentemente aprovada nos Estados Unidos para tratamento da obesidade, bem como o uso isolado da locarserina, ambas ainda não disponíveis no Brasil.

2.1.1 Considerações sobre o sucesso da terapia da obesidade

Considera-se adequada resposta terapêutica a perda de peso de pelo menos 1% ao mês ou que atinja 5% em 3 a 6 meses, melhora nos fatores de risco e manutenção da perda de peso em longo prazo. Na ausência dessas metas, o tratamento deverá ser revisto (substituído ou aumentada sua dosagem). A sibutramina e o orlistate ainda são considerados os medicamentos de 1ª linha no tratamento da obesidade e do sobrepeso, de acordo com a ABESO.[13] Recomendações para estilo de vida saudável devem ser enfatizadas ao longo do tratamento.

2.1.2 Tratamento cirúrgico da obesidade

Em 2011, a International Diabetes Federation (IDF) publicou suas recomendações em relação ao tratamento cirúrgico da obesidade.[22] O documento analisou o benefício do tratamento cirúrgico, principalmente no contexto do paciente com diabetes e obesidade. A IDF estima a prevalência de 285 milhões de indivíduos com diabetes melito em todo o mundo, atualmente, e estima para 2030 que esse número alcançará 438 milhões de indivíduos, tornando-se um dos principais problemas de saúde do século 21, pela alta incidência de complicações micro e macrovasculares da doença.[23]

Operações no trato gastrintestinal não apenas determinam acentuada perda de peso, mas também diminuição de diabetes e resistência à insulina, redução da pressão arterial, das dislipidemias e da apneia do sono. Nos indivíduos gravemente obesos, a chance de diabetes aumenta 93 vezes na mulher e 43 no homem, quando comparados a indivíduos com peso adequado.[24,25]

A cirurgia bariátrica destina-se a promover substancial perda de peso; sua denominação deriva da palavra grega *baros*, que significa peso. Como existem vários benefícios metabólicos com a cirurgia que não podem ser explicados apenas com a perda de peso, podendo ser percebidos em poucos dias após o ato cirúrgico, mais recentemente tem sido proposto o nome de cirurgia metabólica para melhor definir o procedimento.

A indicação clássica da cirurgia bariátrica-metabólica em indivíduos com excesso de peso inclui aqueles com IMC > 40 kg/m^2, na falência dos tratamentos farmacológico e não farmacológico.[26,27] A cirurgia em Y-Roux (DGYR), a banda gástrica ajustável e a derivação biliopancreática têm sido consideradas para o tratamento de pacientes com diabetes tipo 2 e IMC > 35 kg/m,^{2} que não estejam sendo controlados com mudanças no estilo de vida e medicamentos,[28,29] ou na presença de outras comorbidades. Menos evidência existe para pacientes nessas condições com obesidade, mas apresentando IMC menor.[28,29] Com relação ao tratamento cirúrgico em adolescentes, tem sido indicada a cirurgia apenas para aqueles com extrema obesidade e plena maturidade no desenvolvimento físico. Nesse caso, a bandagem gástrica e a cirurgia em DGYR constituem as duas opções cirúrgicas recomendadas. Em indivíduos com mais de 65 anos de idade, a cirurgia bariátrica tem sido recomendada com maior cautela, haja visto o maior risco de complicações nessa faixa etária. Motivação, aceitação e conhecimento sobre os riscos da cirurgia com expectativas reais e participação de fato no tratamento são condições obrigatórias no paciente em pré-operatório de cirurgia bariátrica.

As contraindicações incluem causas endócrinas tratáveis de obesidade, dependência de álcool ou drogas ilícitas, doenças psiquiátricas graves e sem controle ou ainda alto risco cirúrgico/anestésico.

A mortalidade da cirurgia bariátrica tem sido estimada entre 0,1 e 0,3% em 30 dias (similar a procedimentos de colecistectomia laparoscópica) e não parece aumentada mesmo em pacientes diabéticos.[30] Algumas técnicas apresentam ainda menor risco cirúrgico, devendo ser preferidas em pacientes com muito alto risco.

As complicações descritas são principalmente fístulas em anastomoses (3,1%), infecções (2,3%), eventos pulmonares (2,2%) e hemorragias (1,7%). O risco destas complicações é menor quando realizados procedimentos por via laparoscópica.[30]

As complicações precoces da cirurgia bariátrica-metabólica diminuíram nos últimos anos e em longo prazo foram reconhecidas algumas complicações importantes, como deficiência de vitaminas e minerais, osteoporose e, raramente, encefalopatia de Wernicke e grave hipoglicemia devido à hipersecreção de insulina.[31]

As principais considerações em relação à cirurgia bariátrica-metabólica para pacientes com diabetes tipo 2 estão descritas no Quadro 26.1.

Concluindo, a cirurgia bariátrica é uma opção segura e bastante interessante para o tratamento da obesidade. No entanto, o acompanhamento multidisciplinar é fundamental, tanto pré quanto pós-operatório. A escolha dos pacientes candidatos à cirurgia deve ser criteriosa, sempre acompanhada de orientações de mudança de estilo de vida, com expectativas reais e os pacientes devem estar motivados e atuando como parte do pilar do tratamento. Recomenda-se perda de aproximadamente 10% do peso corporal pré-operatória, com melhor resultado e menor risco cirúrgico. A cirurgia pode ser proposta para indivíduos diabéticos com obesidade graus II ou III, ou com IMC entre 30

QUADRO 26.1 Considerações para o sucesso do programa cirúrgico para pacientes com diabetes tipo 2
A cirurgia bariátrica no contexto do tratamento crônico do diabetes tipo 2 deve ser realizada em centros que tenham alto volume e equipe multidisciplinar especializada em diabetes e obesidade
Os membros da equipe devem compartilhar conhecimento, objetivos, expectativas e alvos comuns
A equipe deve integrar o cuidado primário, manuseio do diabetes, suporte nutricional e do estilo de vida, e o time cirúrgico compartilhar normas de procedimento
O time cirúrgico deve ter relevante treinamento especializado que permita a realização das várias modalidades de opções cirúrgicas
A avaliação pré-operatória deve incluir estado nutricional, físico, psicológico e metabólico
Os pacientes devem estar conscientes dos riscos e benefícios do procedimento e cuidados em longo prazo
Os cuidados com o controle do diabetes e outras comorbidades ao lado de perda de peso no pré-operatório melhoram as condições operatórias
A equipe multidisciplinar deve estar apta a reconhecer rapidamente complicações em curto e longo prazos associadas ao procedimento
O seguimento periódico em longo prazo deve ser mantido para os adequados controles do diabetes e metabólico, com especial atenção para dieta e micronutrientes
Atenção a problemas de depressão, comuns nos muito obesos e diabéticos
Estimular progressiva recuperação física e prática de exercícios
Estes centros de excelência ainda devem prover adequados registros dos procedimentos

e 35 kg/m² desde que apresentem progressivo aumento de peso e aumento da HbA1c (> 7,5%) ou outras comorbidades não controladas, como dislipidemia, apneia do sono ou hipertensão arterial, a despeito do tratamento farmacológico não cirúrgico.[32] Pacientes de etnia asiática podem ser considerados com pontos de corte para o IMC menores (2,5 kg/m² a menos).[33]

2.1.2.1 Técnicas cirúrgicas

Tem-se preferido a via laparoscópica, a qual se associa a menores complicações na ferida operatória, dor, tempo de internação hospitalar e mais rápida recuperação pós-operatória, com a mesma eficácia da laparotomia. Entretanto, a laparoscopia apresenta maior risco de complicações secundárias à dificuldade de realização da técnica, estenoses de anastomoses e obstrução intestinal pós-operatória. A indicação da via laparoscópica é preferível, mas depende da habilidade do cirurgião.[27] Não há evidência científica para indicar uma técnica específica à população obesa em geral, devendo a escolha respeitar características do paciente e a experiência do cirurgião. As técnicas exclusivamente restritivas apenas limitam a ingesta calórica, enquanto as disabsortivas interferem na absorção de nutrientes. Já as técnicas mistas apresentam ambos os efeitos, restritivos e disabsortivos.[26]

Restritivas

Banda gástrica ajustável

Trata-se de técnica ajustável, realizada por via laparoscópica, reversível e que pode apresentar bons resultados quando o paciente é bem selecionado pela equipe multidisciplinar. Técnica restritiva, que promove perda de peso ao ocasionar saciedade precoce e limitar a ingesta de alimentos. Nesse procedimento, uma cinta é posicionada em volta do estômago, com uma porção interna de silicone que pode ser ajustada por meio de injeções periódicas de soro fisiológico em um portal suturado no subcutâneo, sobre a musculatura abdominal.[6] Apresenta melhor resultado de perda e manutenção de peso do que a mudança de estilo de vida isolada e baixa mortalidade (0,1%), embora a perda de peso seja menor do que na derivação gástrica DGYR. A perda do excesso de peso é de aproximadamente 50% e de maneira mais gradual. Os indivíduos que poderiam se beneficiar seriam aqueles com IMC inicial < 45kg/m².[26]

Balão intragástrico (BIG)

Trata-se de procedimento endoscópico, e não de uma cirurgia propriamente dita. Pode ser utilizado como método auxiliar para perda de peso no pré-operatório. Só se pode utilizar o balão por até 6 meses e, se houver necessidade de recolocá-lo, deve-se aguardar um intervalo de 30 dias. Apesar de ser um procedimento de baixo risco, em geral cursa com reganho de peso após sua retirada. Pacientes superobesos podem se beneficiar, principalmente no pré-operatório da cirurgia bariátrica. Trata-se ainda de opção em pacientes com contraindicações cirúrgicas, ou naqueles em que o procedimento cirúrgico seria de muito alto risco.[6]

Mista, predominantemente restritiva

Derivação gástrica em DGYR

É a técnica mais realizada atualmente, caracterizada pela criação de uma pequena câmara ou bolsa gástrica junto à pequena curvatura do estômago e pela exclusão do restante do órgão, incluindo todo o fundo e o antro gástrico, além do duodeno e porção inicial do jejuno.[6] Esse pequeno reservatório de 10 a 30 mL é anastomosado à porção proximal do jejuno. Como efeito principal, leva à saciedade mais precocemente, associada a efeitos causados pela reconstrução do trânsito em DGYR. O peso final atingido após DGYR é menor do que o das técnicas puramente restritivas, sendo a perda do excesso de peso de aproximadamente 70%.[26] Deve-se garantir reposição de complexo vitamínico-mineral e de vitamina B_{12}, bem como monitoramento dos níveis séricos de ferro, cálcio e vitamina D. Há técnicas que utilizam um anel de contenção para reduzir o esvaziamento da pequena câmara gástrica (as mais conhecidas são as de Capella e Fobi).[6]

Mista, predominantemente disabsortiva

Derivação biliopancreática (DBP) com gastrectomia horizontal – Scopinaro

A cirurgia desenvolvida por Scopinaro compreende gastrectomia subtotal, mantendo uma bolsa gástrica de 200 a 500 mL e reserva apenas 50 cm para digestão e absorção de nutrientes, sendo, portanto, muito disabsortiva. Nesse procedimento, caracterizado por gastrectomia horizontal, exclusão de todo o jejuno e parte do íleo (2,5 m) e criação de uma alça intestinal comum de 50 cm, a perda de peso pós-operatória é secundária principalmente à disabsorção lipídica e calórica. Por isso, essa técnica apresenta maior incidência de desnutrição e deficiência de vitaminas lipossolúveis. A perda do excesso de peso oscila em torno de 80%.[6,26]

Derivação biliopancreática com duodenal switch (DBP/DS)

Esta é uma derivação da técnica anterior, em que se realizam gastrectomia vertical subtotal com preservação do piloro e anastomose entre o íleo e a primeira porção do duodeno. A alça intestinal comum é mantida mais longa, de 75 a 100 cm, para minimizar efeitos colaterais decorrentes da disabsorção acelerada. A perda de peso oscila em torno de 75 a 80%, comparável à da DGYR.[6,26]

3 SÍNDROME METABÓLICA

É inegável o progressivo aumento na prevalência de obesidade que ocorre em todo o mundo. Da mesma forma, esse aumento de obesidade tem se acompanhado de aumento de mortalidade. Entretanto, estudos recentes mostraram, nos Estados Unidos, que o aumento da mortalidade entre os obesos foi menor do que o esperado, o que parece relacionado com o melhor controle da hipertensão arterial e diminuição nos níveis de colesterol. Também foi observada estabilidade na prevalência de diabetes, a despeito do aumento da obesidade.[34] A síndrome metabólica (SMet) tornou-se reconhecida a partir de conceitos relatados por Gerald Reaven no final dos anos 1980, relacionando a resistência à insulina com obesidade, dislipidemia e elevação da pressão arterial, recebendo atenção e várias denominações (síndrome plurimetabólica, quarteto mortal etc.). Com o passar dos anos, diferentes definições para a SMet foram propostas e, em nosso meio, o Departamento de Aterosclerose da Sociedade Brasileira de Cardiologia elegeu os critérios da IDF que estabelecem de maneira clara a relação entre obesidade com outros quatro componentes, dois lipídicos, um relacionado à glicemia e outro com a pressão arterial.[35] A escolha se fundamentou em algumas outras definições, incluindo a proposta pelo National Cholesterol Education Program Adult Treatment Panel (NCEP-ATP III) de indiscutível valor na predição do risco cardiovascular, que compreendem a SMet principalmente como uma reunião de fatores de risco, e não de uma verdadeira síndrome com uma base fisiopatológica comum.

A Tabela 26.4 mostra os componentes que definem a SMet de acordo com a IDF. Com base nessa definição, a obesidade é uma condição obrigatória e a SMet está presente quando, além da obesidade, são detectados outros dois componentes entre aumento de triglicerídeos, redução de HDL-C, ou tratamento específico da dislipidemias, aumento da glicemia de jejum ou diagnóstico de diabetes tipo 2, aumento da pressão arterial ou uso de anti-hipertensivo.

TABELA 26.4 Definição da síndrome metabólica (IDF)	
OBESIDADE CENTRAL	**CIRCUNFERÊNCIA ABDOMINAL***
Triglicerídeos elevados	≥ 150 mg/dL ou tratamento específico
HDL-C baixo	< 40 mg/dL (H) ou < 50 mg/dL (M) ou tratamento específico
Pressão arterial aumentada	PAS > 130 mm Hg ou PAD > 85 mm Hg ou tratamento anti-hipertensivo
Glicemia de jejum aumentada	≥ 100 mg/dL ou diagnóstico de diabetes tipo 2. TOTG se glicose ≥ 100 é recomendado, mas não necessário para o diagnóstico

Definição de valores de acordo com a etnia (Tabela 26.3); condição obrigatória. Além da obesidade central, pelo menos dois outros componentes precisam estar presentes para o diagnóstico da SMet de acordo com a IDF.
*Constitui também critério o tratamento específico da dislipidemia.

A base fisiopatológica da SMet ainda não é completamente conhecida, mas a resistência à insulina e obesidade central são componentes reconhecidos da síndrome que também se associa com aspectos genéticos, inatividade física, envelhecimento e estado inflamatório.

A infiltração por leucócitos no tecido adiposo parece relacionada com a maior produção de citocinas inflamatórias e resistência à insulina. Assim, diferentemente da obesidade subcutânea, a obesidade visceral parece muito mais ativa nos mecanismos que levam à SMet.

Estudos observacionais e metanálises têm mostrado que a SMet está associada com maior taxa de eventos cardiovasculares e maior mortalidade cardiovascular, coronária e total.[36-38]

3.1 TRATAMENTO DA SÍNDROME METABÓLICA

A base do tratamento da SMet é a adoção de um estilo de vida saudável que inclui:
- perda de 5 a 10% de peso ao longo do primeiro ano;
- moderado aumento na atividade física;
- modificação nos componentes da dieta.

De fato, mudanças no estilo de vida, como os exercícios foram efetivas na redução de todos os componentes da SMet.[39] Além disso, mudanças mais abrangentes no estilo de vida foram comprovadamente efetivas na redução do diabetes e risco cardiovascular em metanálise envolvendo 16 estudos.[40]

Para os indivíduos em que as mudanças no estilo de vida sejam insuficientes para remissão de seus componentes, o tratamento farmacológico de cada um deles se impõe.[40]

3.1.1 Dislipidemia aterogênica

A IDF recomenda a redução dos triglicerídeos, como também da apolipoproteína B (apoB) e do colesterol não HDL. De fato mesmo com níveis similares de LDL-C, os pacientes com hipertrigliceridemia e níveis baixos de HDL-C apresentam o colesterol das LDL distribuídos em um maior número de partículas que pode ser estimado, em parte, pelo aumento da apoB, uma vez que as lipoproteínas têm apenas uma apoB.

As últimas diretrizes europeia, norte-americana e brasileira não especificaram metas para o HDL-C, mas a redução dos triglicerídeos com fibratos, niacina ou estatinas pode elevar os níveis de HDL-C. Medidas não-farmacológicas, como redução da ingesta de gorduras trans e saturadas, aumento de ingesta de gorduras monoinsaturadas, realização de atividade física regular e perda de peso corporal podem promover aumento dos níveis de HDL-c.

As estatinas podem ser necessárias para se atingir metas nos pacientes de maior risco e pode ser justificada sua combinação com fibratos, embora a combinação aumente os riscos de eventos adversos, principalmente quando persistem os altos níveis de triglicerídeos e os baixos de HDL-C.

3.1.2 Elevação da pressão arterial

Pacientes com hipertensão arterial (PA > 140/90 mmHg) podem ser tratados com agentes anti-hipertensivos. Embora o uso de bloqueadores do sistema renina-angiotensina (inibidores da ECA e bloqueadores do receptor AT1 da angiotensina II) possa adicionar benefícios em vários mecanismos da aterosclerose, como melhora da resistência à insulina, diminuição da inflamação, melhora da função endotelial, diminuição do risco trombótico e da incidência de diabetes, ainda faltam estudos de longo prazo que possam mostrar claramente vantagens desses agentes na doença cardiovascular que sejam independentes da redução da pressão arterial. Além disso, o uso mais abrangente de antagonistas de canais de cálcio, sobretudo em associação parece promissor, particularmente na redução do AVE. Os beta-bloqueadores, em especial os de mais nova geração não agravam a dislipidemia aterogênica, tampouco a resistência insulínica e podem ser importantes nos pacientes coronarianos.

3.1.3 Resistência à insulina e hiperglicemia

A elevação da glicemia e resistência à insulina estão associados com comprometimento energético do coração, além de disfunção endotelial. O estudo Diabetes Prevention Program (DPP) mostrou que a metformina pode reduzir a incidência de diabetes em pré-diabéticos.[41] Posteriormente, estudos com glitazonas também mostraram que podem prevenir o aparecimento de diabetes.[42,43] Finalmente, o uso de acarbose ou de orlistate também foi efetivo na prevenção do diabetes.[17,44] Com os novos agentes anti-hiperglicemiantes, como os inibidores da DPP-4, agonistas GLP-1 e os SGLT2, as informações são ainda mais restritas, porém constituem fármacos promissores, embora estejam sendo utilizados principalmente para pacientes com diabetes diagnosticado e em adição a outros agentes, sobretudo metformina. A redução do peso corporal de maneira significativa permanece de extrema eficácia na prevenção de diabetes.

4. DIABETES TIPO 2

A incidência e prevalência de diabetes tipo 2 está aumentando em todo o mundo, particularmente nos países em desenvolvimento. Além dos cuidados para diagnóstico e tratamento dos distúrbios do metabolismo da glicose, o diabetes tipo 2 apresenta elevada incidência de complicações cardiovasculares, cegueira, insuficiência renal em estágio final, doença vascular periférica grave, levando a amputações, insuficiência cardíaca, determinando, com frequência, a necessidade de hospitalizações. Também está associado com maior incidência de câncer, infecções, declínio cognitivo, hepatopatia crônica e artropatias.[45] Assim, o adequado tratamento do diabetes ou sua prevenção são essenciais para minimizar os danos e custos da doença e melhorar a qualidade de vida dos pacientes.

Um dos principais estudos que analisaram os benefícios do tratamento precoce do diabetes foi o *UK Prospective Diabetes*

Study (UKPDS).[46,47] Ele envolveu diabéticos recém-diagnosticados e comparou intervenção no estilo de vida com tratamento farmacológico somente em caso de hiperglicemia mais grave ou tratamento aleatório com sulfonilureia ou insulina. Houve um subgrupo de pacientes tratados com metformina. A diferença entre o nível médio de HbA1c alcançado foi de apenas 0,9% (7 *versus* 7,9%), mas essa diferença no tratamento intensivo resultou em significante redução de complicações microvasculares como retinopatia, nefropatia e neuropatia, mas apenas uma tendência para menor taxa de infarto do miocárdio. Entretanto, no subgrupo tratado com metformina, houve redução nas taxas de infarto do miocárdio e de mortalidade total. Análise tardia (10 anos após o término do estudo) mostrou que os pacientes alocados ao braço intensivo tiveram benefícios mantidos em longo prazo, inclusive atingindo redução significante para desfechos coronarianos e mortalidade total. Esses resultados mostraram que a obtenção de melhor controle glicêmico está associada com nítida diminuição de complicações microvasculares e mesmo macrovasculares em longo prazo, particularmente pelo uso precoce de metformina, o que influenciou as diretrizes do tratamento farmacológico atual.

Mais recentemente (2008), três grandes estudos avaliaram os efeitos do controle glicêmico intensivo em pacientes de meia-idade ou mais velhos com diagnóstico de diabetes estabelecido há muito mais tempo e com alto risco de desfechos cardiovasculares: os estudos *Action to Control Cardiovascular Risk in Diabetes* (ACCORD),[48] *Action in Diabetes and Vascular Disease: Preterax and Diamicron Modified-Release Controlled Evaluation* (ADVANCE)[49] e *Veterans Affairs Diabetes Trial* (VADT).[50] Nenhum deles conseguiu demonstrar redução do objetivo primário para desfechos cardiovasculares e, um deles, o ACCORD, apresentou 22% de aumento de risco de mortalidade, principalmente cardiovascular. Tal surpreendente falta de resultados na doença macrovascular ainda não foi completamente compreendida, mas pareceu associada a maior incidência de hipoglicemias e aumento de peso observado no subgrupo de tratamento intensivo. Assim, esses estudos também contribuíram para que metas menos agressivas de HbA1c fossem propostas para pacientes de alto risco cardiovascular, com muitos anos de diagnóstico, embora para os pacientes com diagnóstico mais recente a obtenção de melhores níveis glicêmicos deva ser encorajada, principalmente com medicamentos que não se associem com hipoglicemias ou ganho de peso.

É importante enfatizar que a hipoglicemia pode ocorrer de forma assintomática e está associada com aumento no tono adrenérgico, aumento da circulação de catecolaminas, redução dos níveis séricos de potássio e aumento do intervalo QT, propiciando o aparecimento de arritmias ventriculares graves, como *torsade de Points*.[51,52]

4.1 PATOGÊNESE DO DIABETES

Múltiplos aspectos levam ao crônico aumento da glicemia nos pacientes com diabetes como o aumento de glucagon, determinando aumento da produção hepática de glicose, resistência periférica à insulina, menor capacidade secretória de insulina, menor produção de incretinas pelo intestino e menor supressão da produção hepática de glicose, entre outros. Destes, a falência de células-beta na produção e liberação de insulina foi reconhecida a partir principalmente dos dados do UKPDS, mas compreender melhor os novos agentes anti-hiperglicemiantes, o papel de incretinas e os resultados de cirurgias metabólico-bariátricas tem revelado novos e interessantes aspectos da patogênese do diabetes.

4.2 METAS NA TERAPIA ANTI-HIPERGLICEMIANTE DO DIABETES

A American Diabetes Association (ADA) recomenda para a maioria dos pacientes com diabetes tipo 2 a obtenção de HbA1c < 7%, correspondendo a uma glicemia média de 150-160 mg/dL, glicemia de jejum < 130 mg/dL e pós-prandial < 180 mg/dL. Porém, metas mais agressivas podem ser propostas para pacientes com diagnóstico mais recente, mais jovens, sem doença cardiovascular e com longa expectativa de vida (HbA1c 6,0%-6,5%).[32,45] Metas menos agressivas podem ser indicadas para pacientes selecionados, devendo-se individualizar os casos.[45]

As medidas para um estilo de vida saudável devem ser implementadas para todos os pacientes com diabetes tipo 2 e estão sumarizadas no Quadro 26.2.

QUADRO 26.2 Medidas para um estilo de vida saudável em portadores de diabetes tipo 2[32,45]

Perda de peso – obtida por dieta, tratamento farmacológico ou cirurgia (mesmo modestas perdas de peso ao redor de 5% ou 10% podem melhorar o controle glicêmico)
Dieta personalizada e adequada às preferências do paciente, geralmente com maior aporte de fibras, por meio de frutas, vegetais, grãos, legumes, dieta pobre em gorduras saturadas e colesterol e baixo consumo de alimentos calóricos (sobremesas, biscoitos)
Atividade física (pelo menos 150 minutos/semana), incluindo atividade aeróbica, resistência e flexibilidade. Mesmo em idosos e pessoas com mais restrições, algum nível de atividade física deve ser encorajado
Indivíduos altamente motivados e com HbA1c não muito elevado (< 7,5%) devem ser encorajados para um estilo de vida saudável, mesmo antes do uso de metformina

4.3 TRATAMENTO FARMACOLÓGICO

A metformina, uma biguanida, tem sido recomendada como o 1º fármaco anti-hiperglicemiante a ser administrado.[32,45] Ele age reduzindo a produção hepática de glicose, tem papel neutro em relação ao peso e não produz hipoglicemia. Em geral, é bem tolerado, exceto por efeitos gastrintestinais minimizados com a liberação prolongada e gradual titulação. A intercorrência mais grave, a acidose lática, é rara, mas o uso da metformina deve ser evitado em pacientes com maior risco de acidose, como os renais crônicos e aqueles com maior ingestão de álcool. Embora faltem dados mais robustos, o estudo UKPDS sugeriu benefício da metformina na doença cardiovascular.[45,53,54]

As sulfonilureias são reconhecidas como medicamentos efetivos no controle da glicemia, atuando na liberação de insulina pelas células-beta pancreáticas por meio do fechamento dos canais de potássio ATP-dependentes. Esses fármacos apresentam diferenças dentro da mesma classe, com maior seletividade e segurança cardiovascular com as sulfonilureias de mais recente geração (glimepirida e gliclazida). Entretanto, esses agentes anti-hiperglicemiantes podem promover aumento de peso (geralmente discreto) e podem induzir hipoglicemia.[55,56] Além disso, alguns estudos sugerem que as sulfonilureias estejam associadas à maior velocidade na falência de células-beta.[45] Secretagogos de mais nova geração como as glinidas atuam com mecanismo de ação semelhante, mas induzem hipoglicemia com menos frequência.[57]

As tiazolidinedionas melhoram a sensibilidade periférica à insulina e a produção hepática de glicose, atuando por meio de receptores nucleares *peroxisome proliferator-activated receptor gama* (PPAR-γ).[58] A pioglitazona mostrou algum benefício na doença cardiovascular em pacientes de alto risco cardiovascular, envolvendo grande ensaio clínico.[59] Por outro lado, a rosiglitazona se associou à maior incidência de complicações cardiovasculares, sendo sua comercialização suspensa em vários países.[60] Discreto aumento de neoplasia de bexiga e nas taxas de fraturas ósseas foi descrito com a pioglitazona.[61] Além disso, em virtude da melhor sensibilidade periférica renal à insulina, pode haver maior retenção de fluidos o que enseja a exacerbação da insuficiência cardíaca em pacientes predisponentes. Contudo, a melhora no remodelamento ventricular e o aumento na fração de ejeção foram também demonstrados em pacientes diabéticos tratados com a pioglitazona.

Agonistas *glucagon like peptide*-1 (GLP-1) são medicamentos de administração subcutânea que mimetizam os efeitos do GLP-1 endógeno, estimulando a secreção de insulina e reduzindo a de glucagon pelas células beta-pancreáticas. Esses fármacos retardam o esvaziamento gástrico, o que contribui para a perda de peso, observada com esses agentes que também promovem náuseas e vômitos, eventos abrandados pela titulação gradual e dieta pobre em gorduras. Os inibidores da enzima dipeptidil-peptidase 4 (DPP-4) são agentes orais que aumentam as concentrações de incretinas (GLP-1 e GIP), elevando a secreção de insulina e reduzindo a de glucagon.[62,63] Tipicamente, são neutros em relação ao peso e, de maneira análoga aos agonistas GLP-1, não induzem à hipoglicemia quando administrados isoladamente.

Os inibidores da alfaglicosidase, como a acarbose, retardam a absorção de carboidratos no trato gastrintestinal. Sua maior limitação é a indução de flatulência. Apesar de pouco utilizada, a acarbose mostrou redução de hiperglicemia pós-prandial e pelo menos um estudo sugeriu benefício cardiovascular, embora seus resultados sejam controversos.[64]

O uso de insulina constitui a estratégia a ser empregada para graus avançados de falência pancreática, quando a terapia farmacológica descrita anteriormente se torne insuficiente para o adequado controle da glicemia. Entretanto, mesmo em casos avançados, alguma reserva de secreção de insulina é observada o que torna o esquema de insulinização e controle muito mais fácil de ser implementado do que ocorre com pacientes com diabetes tipo 1. Em geral, a insulina NPH (Neutral Protamina Hagedorn), glargina ou detemir são empregadas. As duas últimas parecem se associar a menor ganho de peso e possivelmente menor incidência de hipoglicemia. Pacientes com elevada hiperglicemia (glicemias 300 a 350 mg/dL ou HbA1c entre 10 e 12%) devem receber terapia insulínica, particularmente quando acompanhado de estado catabólico e pólis. O uso de insulina geralmente é iniciado nas doses de 0,1 a 0,2 U/kg, embora em caso de grave hiperglicemia doses maiores (0,3 a 0,4 U/Kg) possam ser iniciadas. Em geral, a administração de insulina deve ser iniciada com dose única

TABELA 26.5 Característica dos anti-hiperglicemiantes de acordo com a ADA[32]

PARÂMETROS	MET	SU	GLIT	IDPP4	ARGLP1	INSULINA
Eficácia	✓	✓	✓	+/−	✓	✓
Hipoglic.	↓	↔	↓	↓	↓	↑
Peso	↔/↓	↑	↑	↔	↓	↑
E. Adv.	GI/Ac. Lat.	Hipoglic.	Edema IC/Frat.	Raro	GI	hipoglic.
Custo	$	$	$$	$$	$$$	Variável

Hipogl: hipoglicemia; Ac. Lat.: acidose lática; E. Adv.: eventos adversos; IC: insuficiência cardíaca; GI: gastrointestinal; Frat.: fraturas; $: baixo custo; $$: custo moderado; $$$: alto custo.

diária, ao deitar, à noite. Para melhor controle glicêmico nas refeições, pode ser necessário o emprego de insulinas de curta ação, como insulina regular, aspart ou lispro.[32,45]

Finalmente, embora a metformina seja o fármaco de 1ª linha para início de tratamento, pacientes com HbA1c moderadamente elevada (~ 9%) podem receber terapia anti-hiperglicemiante combinada, pois é improvável adequado controle em monoterapia.[32,45]

A ADA sugeriu em caso de se revelar insuficiente a administração de metformina, sua combinação com sulfonilureia, tiazolidinediona, inibidor da DPP-4, agonista do receptor GLP-1, ou insulina. Se necessária a combinação tripla e, finalmente, a insulinização plena. As principais características dessas opções terapêuticas estão presentes na Tabela 26.5.[32,45]

5 CONSIDERAÇÕES FINAIS

Pacientes de alto risco cardiovascular, idosos, recebendo múltipla terapia anti-hiperglicemiante devem ter como alvo razoável valores de HbA1c entre 7,5 e 8%. Contudo, para os jovens sem outras comorbidades e alta expectativa de vida com pouca medicação, os níveis ideais de HbA1c podem ser entre 6,5 e 7%, além de ótimo controle de pressão arterial e de lipídeos.

A função renal deve ser estimada por taxas de filtração glomerular e quando detectada insuficiência renal grave, existe limitação para vários agentes, como metformina, sulfonilureias, alguns inibidores da DPP4, exenatide e até mesmo para ajustes de doses de insulina.

REFERÊNCIAS BIBLIOGRÁFICAS

1. Pesquisa do Orçamento Familiar – IBGE, 2008-2009 – www.ibge.gov.br.
2. AACE Position Statement. American Association of Clinical Endocrinologist's Position Statement on Obesity and Obesity Medicine. Endocrine Practice 2012;18:642-648.
3. AACE/ACE Obesity Task Force. AACE/ACEPosition Statement on the Prevention, Diagnosis, and Treatment of Obesity. Endocr Pract 1998;4:297-350.
4. Borjeson M. The aetiology of obesity in children. A study of 101 twin pairs. Acta Paediatr Scand 1976;65:279-87.
5. Van den Bree MB, Eaves LJ, Dwyer JT. Genetic and environmental influences on eating patterns of twins aged >/=50 y. Am J Clin Nutr 1999;70:456-65.
6. Diretrizes Brasileiras de Obesidade. Associação Brasileira para o Estudo da Obesidade e da Síndrome Metabólica. ABESO 3. ed. 2009-2010.
7. World Health Organization. Obesity: preventing and managing the global epidemic. Report of a World Health Organization Consultation. Geneva: World Health Organization, 2000. p. 9. WHO Obesity Technical Report Series, n. 894.
8. Deurenberg P, Yap M, Wang J, Lin FP, Schmidt G. The impact of body build on the relationship between body mass index and percent body fat. Int J Obes Relat Metab Disord 1999;23:537-542.
9. Third Report of Cholesterol Education Program (NCEP) Expert Panel on Detection, Evaluation, and Treatment of High Blood Cholesterol in Adults (Adult Treatment Panel III) 2000. NIH publication n. 01-3670.
10. The IDF consensus worldwide definition of the metabolic syndrome. International Diabetes Federation, 2005.
11. Monteiro CA, Conde WL, Popkin BM. Independent effects of income and education on the risk of obesity in the Brazilian adult population. J Nutr 2001;131:881S-886S.
12. Drewnowski A, Specter SE. Poverty and obesity: the role of energy density and energy costs. Am J Clin Nutr 2004;79:6-16.
13. Atualização das diretrizes para o tratamento farmacológico da obesidade e do sobrepeso. Posicionamento oficial da ABESO/SBEM-2010. ABESO 76-outubro-edição especial.
14. Arterburn DE, Crane PK, Veenstra DL.The efficacy and safety of sibutramine for weight loss: a systematic review. Arch Intern Med 2004;164:994-1003.
15. Vettor, R, Serra, R, Fabris, R et al. Effect of sibutramine on weight management and metabolic control in type 2 diabetes: a meta-analysis of clinical studies. Diabetes Care 2005; 28:942.
16. James WPT, Caterson ID, Coutinho W et al. Effect of sibutramine on cardiovascular outcomes in overweight and obese subjects. N Engl J Med 2010;363:905-917.
17. Torgerson JS, Hauptman J, Boldrin MN et al. XENical in the Prevention of Diabetes in Obese Subjects (XENDOS) Study. A randomized study of orlistat as an adjunct to lifestyle changes for the preventionof type 2 diabetes in obese patients. Diabetes Care 2004;27:155-61.
18. Li Z, Maglione M, Tu W et al. Meta-analysis: pharmacologictreatment of obesity.Ann Intern Med2005;142:532-546.
19. Greenway, FL, Fujioka, K, Plodkowski, RA et al. Effect of naltrexone plus bupropion on weight loss in overweight and obese adults (COR-I): a multicentre, randomized, double-blind, placebo-controlled, phase 3 trial. Lancet 2010;376:595-605.
20. Greenway FL, Whitehouse MJ, Guttadauria M et al. Rational design of a combination medication for the treatment of obesity. Obesity (Silver Spring) 2009;17:30-39.
21. Greenway FL, Dunayevich E, Tollefson G et al; NB-201 Study Group. Comparison of combinedbupropion and naltrexonetherapy for obesity with monotherapy and placebo. J Clin Endocrinol Metab2009;94:4898-4906.
22. Dixon JB, Zimmet P, Alberti KG, Rubino F, on behalf of the International Diabetes Federation Taskforce on Epidemiology and Prevention. Bariatric surgery: an IDF statement for obese Type 2 diabetes. Diabetic Medicine 2011; 28; 628-642.
23. Shaw JE, Sicree RA, Zimmet PZ. Global estimates of the prevalence of diabetes for 2010 and 2030. Diabetes Res ClinPract 2010;87:4-14.
24. Colditz GA, Willett WC, Rotnitzky A, Manson JE. Weight gain as a risk factor for clinical diabetes mellitus in women. Ann Intern Med 1995;122:481-486.
25. Chan JM, Rimm EB, Colditz GA, Stampfer MJ, Willett WC. Obesity, fat distribution, and weight gain as risk factors for clinical diabetes in men. Diabetes Care 1994;17:961-969.
26. Mechanick JI, Kushner RF, Sugerman HJ et al. AmericanAssociation of ClinicalEndocrinologists, The ObesitySociety, and AmericanSociety for Metabolic&Bariatric SurgeryMedicalguidelines for clinical practice for the perioperativenutritional, metabolic, and nonsurgicalsupport of the bariatric surgerypatient.Endocr Pract. 2008;14:1-83.
27. Mechanick JI, Youdim A, Jones DB et al. Clinical practiceguidelines for the perioperativenutritional, metabolic, and nonsurgicalsupport of the bariatric surgerypatient--2013 update: cosponsored by AmericanAssociation of ClinicalEndocrinologists, the ObesitySociety, and AmericanSociety for Metabolic&Bariatric Surgery. Surg Obes Relat Dis 2013;9:59-91.
28. Rubino F, Kaplan LM, Schauer PR, Cummings DE. The Diabetes Surgery Summit consensus conference: recommendations for the evaluation and use of gastrointestinal surgery to treat type 2 diabetes mellitus. Ann Surg 2010;251:399-405.

29. NHMRC. Clinical Practice Guidelines for the Management of Overweight and Obesity in Adults. Canberra: National Health and Medical Research Council; 2003.
30. Nguyen NT, Hinojosa M, Fayad C, Varela E, Wilson SE. Use and outcomes of laparoscopic versus open gastric bypass at academic medical centers. J Am Coll Surg 2007;205:248-255.
31. Heber D, Greenway FL, Kaplan LM, Livingston E, Salvador J, Still C. Endocrine and Nutritional Management of the Post-Bariatric Surgery Patient: An Endocrine Society Clinical Practice Guideline. J Clin Endocrinol Metab 2010;95:4823-4843.
32. ADA. Standards of medical care in diabetes—2014. Diabetes Care 2014;37:S14-S80.
33. WHO. Appropriate body mass index for Asian populations and its implications for policy and intervention strategies. Lancet 2004;363:157-163.
34. Gregg EW, Cheng YJ, Cadwell BL et al. Secular trends in cardiovascular diseaserisk factors according to body mass index in US adults. JAMA 2005;293: 1868–1874.
35. The IDF consensus worldwide definition of the Metabolic Syndrome. International Diabetes Federation.
36. Lakka HM, Laaksonen DE, Lakka TA, Niskanen LK, Kumpusalo E, Tuomilehto J, Salonen JT. The metabolicsyndrome and total and cardiovascular disease mortality in middle-aged men. JAMA 2002;288:2709-2716.
37. Gami AS, Witt BJ, Howard DE, Erwin PJ, Gami LA, Somers VK, Montori VM. Metabolic syndrome and risk of incident cardiovascular events and death: a systematic review and meta-analysis of longitudinal studies. J Am Coll Cardiol 2007;49:403-414.
38. Mottillo D, Filion KB, Genest J, Joseph L, Pilote L, Poirier P, Rinfret S, Schiffrin EL, Eisenberg MJ. The metabolic syndrome and cardiovascular risk a systematic review and meta-analysis. J Am Coll Cardiol 2010;56:1113-1132.
39. Pattyn N, Cornelissen VA, Eshghi SR, Vanhees L. The effect of exercise on the cardiovascular risk factors constituting the metabolic syndrome: a meta-analysis of controlled trials. Sports Med 2013;43:121-133.
40. Dunkley AJ, Charles K, Gray LJ, Camosso-Stefinovic J, Davies MJ, Khunti K. Effectiveness of interventions for reducing diabetes and cardiovascular disease risk in people with metabolic syndrome: systematic review and mixed treatment comparison meta-analysis. Diabetes Obes Metab 2012;14:616-625.
41. Knowler WC, Barrett-Connor E, Fowler SE et al. Diabetes Prevention Program Research Group. Reduction in the incidence of type 2 diabetes with lifestyle intervention or metformin. N Engl J Med 2002;346:393-403.
42. Buchanan TA, Xiang AH, Peters RK et al. Preservation of pancreatic beta- cell function and prevention of type 2 diabetes by pharmacological treatment of insulin resistance in high-risk Hispanic women. Diabetes 2002;51:2796-2803.
43. Durbin RJ. Thiazolidinedione therapy in the prevention/delay of type 2 diabetes in patients with impaired glucose tolerance and insulin resistance. Diabetes, Obesity and Metabolism 2004;6:280-285.
44. Chiasson JL, Josse RG, Gomis R, Hanefeld M, Karasik A, Laakso M, STOP-NIDDM Trial Research Group. Acarbose treatment and the risk of cardiovascular disease and hypertension in patients with impaired glucose tolerance: the STOP-NIDDM trial. JAMA 2003;290:486-494.
45. Inzucchi SE, Bergenstal RM, Buse JB et al. American Diabetes Association (ADA), European Association for the Study of Diabetes (EASD). Management of Hyperglycemia in Type 2 Diabetes: A Patient-Centered Approach. Position Statement of the American Diabetes Association (ADA) and the European Association for the Study of Diabetes (EASD). Diabetes Care 2013;35:1364-1379.
46. Tumer RC, Cull CA, Frigui V,Holman RR. Glycemic control with diet, metformin, or insulin in patients with type 2 diabetes mellitus: progressive requirement for multiple therapies (UKPDS 49). UK Prospective Diabetes Study (UKPDS) Group. JAMA 1999;281:2005-2012.
47. UK Prospective Diabetes Study (UKPDS) Group. Intensive blood-glucose control with metformin on complications in overweight patients with type 2 diabetes (UKPDS 34). Lancet 1998;352:854-865.
48. Action to Control Cardiovascular Risk in Diabetes Study Group, Gerstein HC,Miller ME, Byington RP et al. Effects of intensive glucose lowering in type 2 diabetes. N Engl J Med 2008;358:2545-2559.
49. ADVANCE Collaborative Group, Patel A, MacMahon S, Chalmers J et al. Intensive blood glucose control and vascular outcomes in patients with type 2 diabetes. N Engl J Med 2008;358:2560-2572.
50. Duckworth W, Abraira C, Moritz T et al. VADT investigators. Glucose control and vascular complications in veterans with type 2 diabetes. N Engl J Med 2009;360:129-139.
51. Robinson RT, Harris ND, Ireland RH, Lee S, Newman C, Heller SR. Mechanisms of abnormal cardiac repolarization during insulin-induced hypoglycemia. Diabetes 2003;52:1469-1474.
52. Faqher K, Londahl M. The impact of metabolic control and QTc prolongation on all-cause mortality in patients with type 2 diabetes and foot ulcers. Diabetologia 2013;56:1140-1147.
53. Bailey CJ, Turner RC. Metformin. N Engl J Med 1996;334:574–579.
54. Lamanna C, Monami M, Marchionni N, Mannucci E. Effect of metformin on cardiovascular events and mortality: a meta-analysis of randomized clinical trials. Diabetes Obes Metab 2011;13:221–228.
55. Bryan J, Crane A, Vila-Carriles WH, Babenko AP, Aguilar-Bryan L. Insulin secretagogues, sulfonylurea receptors and K(ATP) channels. Curr Pharm Des 2005; 11:2699–2716.
56. Kahn SE, Haffner SM, Heise MA et al. ADOPT Study Group. Glycemic durability of rosiglitazone, metformin, or glyburide monotherapy. N Engl J Med 2006;355:2427–2443.
57. Gerich J, Raskin P, Jean-Louis L, Purkayastha D, Baron MA. PRESERVE-b: two-year eficacy and safety of initial combination therapy with nateglinide or glyburide plus metformin. Diabetes Care 2005;28:2093–2099
58. Yki-Järvinen H. Thiazolidinediones. N Engl J Med 2004;351:1106–1118.
59. Dormandy JA, Charbonnel B, Eckland DJ et al. PROactive investigators. Secondary prevention of macrovascular events in patients with type 2 diabetes in the PROactive Study (PROspective pioglitAzone Clinical Trial In macrovascular Events): a randomised controlled trial. Lancet 2005;366:1279–1289.
60. Nissen SE, Wolski K. Rosiglitazone re-visited: an updated meta-analysis of risk for myocardial infarction and cardiovascular mortality. Arch Intern Med 2010;170:1191–1201.
61. Lewis JD, Ferrara A, Peng T et al. Risk of bladder cancer among diabetic patients treated with pioglitazone: interim report of a longitudinal cohort study. Diabetes Care 2011;34:916–922.
62. Drucker DJ, Nauck MA. The incretin system: glucagon-like peptide-1 receptor agonists and dipeptidyl peptidase-4 inhibitors in type 2 diabetes. Lancet 2006;368:1696–1705.
63. Deacon CF. Dipeptidyl peptidase-4 inhibitors in the treatment of type 2 diabetes: a comparative review. Diabetes Obes Metab 2011;13:7–18.
64. Kaiser T, Sawicki PT. STOP-NIDDM. Acarbose for prevention of diabetes, hypertension and cardiovascular events? A critical analysis of the STOP-NIDDM data. Diabetologia 2004;47:575-580.

Nutrição e Prevenção da Doença Cardiovascular

27

Ana Carolina Moron Gagliardi
Raul Dias dos Santos

1. Introdução à nutrição e prevenção das doenças cardiovasculares
2. Recomendações nutricionais atuais visando à prevenção das doenças cardiovasculares: princípios básicos
3. Intervenção sobre a alimentação e fatores de risco cardiovascular
   3.1 Excesso de peso, obesidade e suas consequências
   3.2 Hipertensão arterial sistêmica
   3.3 Dislipidemias
      3.3.1 Ácidos graxos saturados
      3.3.2 Ácidos graxos trans
      3.3.3 Colesterol alimentar
      3.3.4 Ácidos graxos monoinsaturados (MUFA)
      3.3.5 Ácidos graxos poli-insaturados (PUFA)
4. Consumo de alimentos específicos e prevenção cardiovascular
   4.1 Fibra Alimentar
   4.2 Fitosteróis
   4.3 Álcool
   4.4 Soja
   4.5 Outros alimentos
5. Principais tipos de dietas utilizadas visando ao controle dos fatores de risco para a doença cardiovascular
   5.1 Dietas ricas em carboidratos
   5.2 Dietas pobres em gorduras
   5.3 Dietas pobres em carboidratos
   5.4 Dieta DASH
   5.5 Dieta mediterrânea
   5.6 Dieta vegetariana
6. Intervenção precoce do estilo de vida sobre os jovens
7. Conclusão
8. Referências bibliográficas

1 INTRODUÇÃO À NUTRIÇÃO E PREVENÇÃO DAS DOENÇAS CARDIOVASCULARES

A base para a prevenção de eventos cardiovasculares tem sido, nas últimas décadas, o controle rigoroso dos fatores de risco para essas doenças. Hoje está claro que diferentes padrões dietéticos modulam vários aspectos do processo aterosclerótico e de fatores de risco cardiovascular, como níveis lipídicos no plasma, resistência à insulina e metabolismo glicídico, pressão arterial, fenômenos oxidativos, função endotelial e inflamação vascular. Além disso, durante os últimos 50 anos, evidências de estudos epidemiológicos, experimentais e clínicos demonstraram a relação entre risco de doença cardiovascular (DCV) e alimentação.[1]

Estudo populacional, com 18.809 pacientes pós-síndrome coronariana aguda, mostrou que a aderência a estilos de vida saudáveis, como dieta, exercício e cessação do hábito de fumar, estão associadas à redução do risco de recorrência de eventos cardiovasculares.[2] Pacientes que aderiram à dieta e ao exercício físico tiveram redução de 50% no risco de desenvolver evento cardiovascular em 6 meses, comparado com pacientes não aderentes. Um estudo de coorte[3] que incluiu 120.877 homens e mulheres analisou mudanças nos fatores de risco e ganho de peso em intervalos de 4 anos. Após análise multivariada e ajuste, verificou-se que alimentos específicos e fatores de estilo de vida foram independentemente associados positivamente (batatas, adoçantes, carnes vermelhas, uso de álcool, fumo, sono longo ou muito curto, assistir televisão) ou inversamente (vegetais, grãos integrais, frutas, nozes, iogurte, atividade física) com ganho de peso ao longo do tempo. Estes dados ilustram os fatores mais específicos que podem ser os utilizados para estratégias de saúde para prevenção da obesidade e consequente redução do risco de doença cardiovascular.

Neste capítulo, discorreremos a respeito de recomendações atuais sobre uma dieta adequada para a prevenção da doença cardiovascular. As recomendações baseiam-se em estudos metabólicos, observacionais e de intervenção e visam evitar o aparecimento ou controlar os fatores de risco para a doença cardiovascular e suas consequências.

2 RECOMENDAÇÕES NUTRICIONAIS ATUAIS VISANDO À PREVENÇÃO DAS DOENÇAS CARDIOVASCULARES: PRINCÍPIOS BÁSICOS

De acordo com guias do Programa Nacional de Educação do Colesterol (NCEP ATP III)[4] e com a V Diretriz Brasileira Sobre Dislipidemia e Prevenção da Aterosclerose,[5] a terapia inicial para o tratamento das dislipidemias e, de modo geral, prevenção da aterosclerose é a mudança no estilo de vida, que engloba modificações dietéticas, perda de peso, prática de atividade física e descontinuação do tabagismo. Esses mesmos guias e as I Diretrizes Brasileiras de Consumo e Gordura[6] indicam que o tratamento dietético vem sofrendo modificações e orientam sobre as melhores opções de consumo de gorduras, carboidratos e alguns alimentos mais aterogênicos. Com um espectro mais abrangente, recentemente foi elaborado o Guia Alimentar para a População Brasileira,[7] com intuito de compilar informações e recomendações sobre alimentação que objetivam promover a saúde de pessoas, famílias e comunidades e da sociedade brasileira como um todo. Os principais pilares deste guia são:

1. Uso de alimentos *in natura* ou minimamente processados deve ser a base da alimentação: estes, maioria de origem vegetal, são a base de uma alimentação nutricionalmente balanceada, saborosa, culturalmente apropriada e promotora de um sistema alimentar socialmente e ambientalmente sustentável.
2. Uso de óleos, gorduras, sal e açúcar em pequenas quantidades ao temperar e cozinhar alimentos e criar preparações culinárias: desde que utilizados com moderação em preparações culinárias com base em alimentos *in natura* ou minimamente processados, óleos, gorduras, sal e açúcar contribuem para diversificar e tornar mais saborosa a alimentação sem torná-la nutricionalmente desbalanceada.
3. Limitação do uso de alimentos processados, consumindo-os, em pequenas quantidades, como ingredientes de preparações culinárias ou como parte de refeições baseadas em alimentos *in natura* ou minimamente processados.
4. Evitar alimentos ultraprocessados devido aos mesmos serem ricos em calorias, carboidratos de fácil absorção, gorduras, sódio e pobres em fibras e minerais.

Em 2015, foi elaborado o *Dietary Guidelines Advisory Committe*, pelo Secretaria de Saúde e Agricultura Americana (USDA),[8] que faz uma revisão dos últimos guias alimentares publicados, bem como aponta evidências específicas para melhor alimentação e saúde da população. Em relação à prevenção da doença cardiovascular, este documento enfatiza como fortes e consistentes as conclusões de guias anteriores (NEL Dietary Patterns Systematic Review Project e AHA/ACC Guideline on Lifestyle Management to Reduce Cardiovascular Risk), que são caracterizados por aumentar consumo de vegetais, frutas, grãos integrais, laticínios desnatados, frutos do mar e reduzir consumo de carnes vermelhas e/ou processadas, grãos refinados e alimentos adoçados. O consumo frequente de nozes e legumes, assim como ingestão moderada de álcool são apontados como componentes benéficos.

São também considerados de consistência forte as conclusões de estudos randomizados que mostram que a dieta saudável e adequada exerce impacto positivo nos fatores de risco para doença cardiovascular, incluindo lípideos sanguíneos e pressão arterial. Da mesma forma, estudos que incluem nutrientes específicos descrevem que dietas pobres em gordura saturada, colesterol e sódio e rica em fibras, potássio e gorduras insaturadas são benéficas para reduzir risco de doença cardiovacular.[8]

3 INTERVENÇÃO SOBRE A ALIMENTAÇÃO E FATORES DE RISCO CARDIOVASCULAR

3.1 EXCESSO DE PESO, OBESIDADE E SUAS CONSEQUÊNCIAS

A prevalência da obesidade tem aumentado em todo o mundo e é uma fonte de preocupação, já que as consequências negativas da obesidade podem começar já na infância. Geralmente, um excesso de gordura corporal está mais frequentemente associado a alterações metabólicas do que um nível elevado de massa magra. A obesidade tem inúmeras consequências sobre o sistema cardiovascular.[9] O acúmulo crônico de excesso de gordura corporal leva a uma variedade de alterações metabólicas, aumentando a prevalência de fatores de risco para doença cardiovascular e afeta também sistemas de modulação da inflamação. Além de sua contribuição como um fator de risco de doença cardiovascular independente, a obesidade promove alterações como a dislipidemia, a hipertensão arterial, a resistência insulínica, o diabetes tipo 2, a apneia obstrutiva do sono e um estado pró-trombótico, bem como, provavelmente, muitos mecanismos desconhecidos adicionais.[9]

Uma metanálise de estudos prospectivos randomizados mostrou que a perda de peso consequente a dietas hipocalóricas reduz significativamente a pressão arterial[10] em indivíduos com hipertensão arterial primária. Da mesma forma, dietas com restrição calórica que levam a perda de peso melhoram significativamente as concentrações de triglicerídeos e lipoproteína de alta densidade-colesterol (HDL-c, do inglês *high density lipoprotein cholesterol*) em indivíduos com obesidade abdominal e síndrome metabólica.[11] Embora a adoção de um estilo de vida saudável seja um grande desafio para a prevenção, há clara evidência em estudos intervencionais de que uma dieta para perda de peso (7% do valor inicial) associada a atividade física previne o aparecimento do diabetes tipo 2 em indivíduos predispostos.[12] Os dados do estudo DPP (*Diabetes Prevention Program*) mostram que os benefícios se prolongam por mais de 10 anos.

Podemos concluir que a intervenção dietética para perda de peso modifica favoravelmente o perfil de risco cardiovascular a longo prazo. O grande desafio é a manutenção de um estilo de vida saudável mesmo em indivíduos sabidamente de alto risco cardiovascular como foi mostrado nos frustrantes resultados do estudo LOOK-AHEAD (*Action for Health in Diabetes*) em diabéticos tipo 2 de alto risco cardiovascular.[13]

3.2 HIPERTENSÃO ARTERIAL SISTÊMICA

A hipertensão é consequência da interação de fatores genéticos, do meio ambiente, sendo os macronutrientes e os micronutrientes cruciais na regulação da pressão sanguínea.[14] Um balanço de sódio com outros nutrientes, especialmente potássio, magnésio e cálcio, é importante não só para reduzir e controlar a pressão arterial, mas também na diminuição da doença cardiovascular e eventos cerebrovasculares. Um aumento proporcional de sódio em relação ao potássio está associado com risco aumentado de desenvolver DCV e por todas as causas de mortalidade.

Se por um lado o alto consumo de sódio (mais que 1.500 a 2.000 mg/dia) ocasiona efeitos adversos nas células endoteliais, por outro, a restrição de sódio melhora a redução da pressão arterial em pacientes que estão em tratamento farmacológico, e a diminuição da pressão é aditivo com restrição de carboidratos refinados. Reduzir exageradamente a ingestão de sódio na dieta pode reduzir os danos ao cérebro, ao coração, aos rins e ao sistema vascular.[14]

Numerosos estudos epidemiológicos e ensaios clínicos observacionais têm demonstrado uma redução significativa da pressão arterial com o aumento da ingestão dietética de potássio (K^+) em ambos os indivíduos, os normotensos e hipertensos. No entanto, tanto o potássio da alimentação como a suplementação devem ser reduzidos ou usados com cautela em pacientes com insuficiência renal ou aqueles que tomam medicamentos que aumentam a retenção de potássio renal, tais como inibidores da enzima conversora de angiotensina, bloqueadores dos receptores da angiotensina, inibidores de renina diretos e antagonistas do receptor de aldosterona do soro.

O elevado consumo de dietético de magnésio (Mg^{++}) de pelo menos 500 mg/d a 1000 mg/d reduz a pressão arterial, mas os resultados são menos consistentes do que as observadas com o Na^+ e K^+. Na maioria dos estudos epidemiológicos, existe uma relação inversa entre na ingestão de Mg^{++} e pressão arterial. Suplementos de magnésio devem ser evitados ou utilizados com cautela em pacientes com insuficiência renal conhecida ou naqueles que tomam medicamentos que induzem retenção de magnésio.

Outro micronutriente que tem sido estudado para controle da pressão arterial é o zinco, sendo que baixos níveis deste no soro em estudos observacionais se correlacionam com hipertensão e com doença cardiovascular.[14]

3.3 DISLIPIDEMIAS

Dentre os fatores de risco para doença cardiovascular, níveis plasmáticos de colesterol elevado (hipercolesterolemia) destacam-se entre os principais.[5] Dietas ricas em gorduras saturadas e gorduras trans associam-se a hipercolesterolemia.[6] A dislipidemia aterogênica caracteriza-se por redução do HDL-c, aumento dos triglicerídeos e aumento da *lipoproteína de baixa densidade-colesterol* (LDL-c, do inglês *low density lipoprotein cholesterol*) e é associada a obesidade abdominal. Muitos indivíduos também apresentam distúrbios do metabolismo dos quilomícrons no período pós-prandial.[5] O tratamento da dislipidemia requer, certamente, intervenção comportamental, nutricional e, muitas vezes, farmacológica. A redução da gordura saturada e da gordura trans da dieta associa-se com diminuição do LDL-c[5-6] e são bases de recomendações para prevenção da doença arterial coronariana. Já a restrição calórica e o consumo de alimentos ricos em carboidratos complexos levam a perda de peso e melhora da dislipidemia aterogênica, além disso melhoram a homeostase da glicose e podem prevenir o aparecimento do diabetes ou melhorar seu controle.[5,8]

Um dos primeiros objetivos da terapia nutricional para prevenção e/ou tratamento da doença cardiovascular é a limitação da ingestão de gorduras saturadas e trans, por constituírem os principais fatores determinantes da elevação das concentrações plasmáticas de LDL-c.[15] Além disso, orienta-se o aumento nas quantidades de ácido graxos monoinsaturados e poli-insaturados e, em menor grau, redução da ingestão de colesterol dietético.[16] A seguir, os efeitos desses ácidos graxos estão melhor elucidados.

3.3.1 Ácidos graxos saturados

Durante as últimas décadas, as recomendações médicas e nutricionais promoveram a mensagem de diminuição do consumo de ácidos graxos saturados. As recomendações foram indicadas tanto pela ação dos ácidos graxos (AG) saturados no aumento do LDL-c quanto no aumento do risco de doença cardiovascular, evidenciado por diversos estudos epidemiológicos.[17]

No entanto, diferentes AG saturados podem ter efeitos diversos no perfil lipídico e fatores de risco cardiovascular. Metanálise recente[17] mostrou que, se comparado a carboidratos, o ácido graxo láurico (C12:0) é o que mais aumenta o LDL-c, seguido do mirístico (C14:0) e do palmítico (C16:0). Já o AG esteárico pode provocar pequena redução no LDL-c. No tocante ao HDL-c, na mesma comparação com carboidratos, os AG láurico, mirístico e palmítico aumentam em maior porcentagem o HDL-c, enquanto o esteárico provoca um pequeno aumento no HDL-c.[17] AG láurico é encontrado principalmente no coco; mirístico na manteiga, coco e gorduras animais; palmítico em óleos e gorduras em geral e o esteárico em gorduras animais e na manteiga de cacau.

Recentemente em metanálise[18] e anteriormente[19-20] em estudos clínicos mostraram que a substituição de 5% do valor calórico total (VCT) de AG saturado por AG poli-insaturado ocasionou 10% de redução de risco cardiovascular.

As evidências parecem ser limitadas no que concerne ao efeito pró-inflamatório dos AG saturados[17,21] e em relação ao efeito dos AG saturados na incidência de resistência insulínica e diabetes melito.[17]

A concentração de LDL-c basal do indivíduo, condições preexistentes (obesidade, diabetes, resistência insulínica, hipertrigliceridemia e outras), além de fatores genéticos, podem influenciar na resposta ao AG saturado. Além disso, a composição de outros nutrientes do alimento também pode alterar a intensidade da resposta à ingesta de AG saturado.[22-23]

Diretriz atual recomenda que adultos sem doença cardiovascular prévia devem consumir até 10% das calorias totais provenientes de gordura saturada e até 7% para aqueles que possuem comorbidades associadas.[6]

3.3.2 Ácidos graxos trans

Os AG trans relacionam-se fortemente com o risco cardiovascular, especialmente em razão de aumentarem a concentração plasmática de colesterol e de LDL-c,[24-28] bem como possuem efeito adverso adicional, por reduzirem a concentração plasmática de HDL-c.[29] Uma importante metanálise discutiu os resultados de 60 estudos controlados e reafirmou o impacto dos AG trans tanto sobre a elevação da colesterolemia quanto sobre a redução da concentração plasmática de HDL-c.[24]

Um recente estudo observacional[30] e um curto ensaio randomizado[31] indicaram que a ingestão de AG trans aumenta a inflamação sistêmica em pessoas saudáveis. Dessa forma, os AG trans induzem perfil lipídico pró-aterogênico, fato que culmina em maior risco cardiovascular.

Além da sua ação sobre a colesterolemia, os AG trans também influenciam a concentração plasmática de triglicerídeos.[32] Outros efeitos deletérios dos AG trans no contexto cardiovascular estão relacionados ao aumento nas concentrações plasmáticas de LDL pequenas e densas, partículas reconhecidamente mais aterogênicas.[33]

Recente revisão mostrou que cinco estudos caso-controle e quatro estudos prospectivos detectaram associação positiva entre o consumo de AG trans e eventos cardiovasculares.[29] A análise desses estudos evidenciou que a substituição isocalórica de 2% de AG trans na dieta aumentou em 24 a 34% o risco para infarto agudo do miocárdio.[29]

Estudo prospectivo conduzido em mulheres mostrou que a redução de ácidos graxos trans é mais eficiente na prevenção da doença arterial coronariana do que a redução de gordura total da dieta.[34] Essa investigação mostrou ainda que a substituição de 2% das calorias provenientes de AG trans por insaturados reduziria o risco relativo de doença cardiovascular em 53%.

A maior contribuição desses ácidos graxos na dieta origina-se do consumo de óleos e gorduras hidrogenadas, margarinas duras e *shortenings* (gorduras industriais presentes em sorvetes, chocolates, produtos de padaria, molhos para saladas, maionese, cremes para sobremesa e óleos para fritura industrial) e, em menor quantidade nos produtos lácteos e carnes bovinas e caprinas. Seu consumo deve ser reduzido.[6]

3.3.3 Colesterol alimentar

O colesterol alimentar é um composto vital para o organismo, essencial na formação das membranas das células, na produção de hormônios sexuais, da vitamina D e de sucos digestivos, além de desempenhar papel importante nos tecidos nervosos e originar sais biliares.

O colesterol alimentar está presente nas gorduras animais e alimentos provenientes dos animais (leite, queijo, iogurte, carnes, ovos, frutos do mar).

Estudos epidemiológicos clássicos evidenciam forte associação entre alto consumo de colesterol e maior incidência de aterosclerose,[35-38] conforme demonstrado em populações com ingestão muito alta de alimentos ricos em colesterol.[39-42]

Contudo, a resposta da colesterolemia decorrente do consumo de colesterol alimentar é variável em animais e humanos, e as razões para diferenças interpessoais ainda não estão totalmente esclarecidas. Sabe-se, no entanto, que alguns genótipos podem influenciar as concentrações de LDL e de lipoproteínas de muito baixa densidade (VLDL, do inglês *very low density lipoprotein*) plasmáticas. No tratamento da hipercolesterolemia, sabe-se que o colesterol alimentar exerce pouca influência sobre a concentração plasmática de colesterol e risco de aterosclerose precoce. Aproximadamente, 56% do colesterol da dieta são absorvidos. Os ácidos graxos saturados e trans exercem maior influência sobre a colesterolemia do que o colesterol dietético.

Dessa forma, recentemente o *Dietary Guidelines Advisory Committe*, da Secretaria de Saúde e Agricultura Americana (USDA) não mais recomendou a restrição do colesterol dietético como estratégia para prevenção da doença cardiovascular.[8] Contudo, o documento enfatiza a necessidade de se consumir dietas pobres em gorduras saturadas.

3.3.4 Ácidos graxos monoinsaturados (MUFA)

Quando comparada a dieta hipogordurosa (NCEP Step II) ou a dietas pobres em gorduras, mas ricas em carboidratos, a dieta rica em MUFA proporciona efeitos mais favoráveis sobre os níveis de triglicerídeos e HDL-c para o mesmo grau de redução da colesterolemia.[43-45]

Existe um conjunto de evidências a favor dos benefícios dos MUFA para um melhor controle dos fatores de risco tradicionais para a doença cardiovascular aterosclerótica. A melhor evidência nesse sentido se faz para os efeitos hipocolesterolêmicos quando os MUFA substituem os ácidos graxos saturados.

No entanto, há limitações para a recomendação do consumo de MUFA para prevenção de diabetes e hipertensão arterial pela falta de estudos randomizados e controlados em longo prazo.

Segundo a I Diretriz de Consumo de Gordura,[6] substituir ácidos graxos saturados da dieta por MUFA, perfazendo 15% da energia total, pode ser recomendado para reduzir o risco cardiovascular.

Esses ácidos graxos são encontrados nos óleos vegetais (principalmente azeite de oliva), sementes, creme vegetal e maionese.

O azeite de oliva é um componente-chave da dieta do Mediterrâneo, sendo a principal fonte de gordura vegetal, ácidos graxos monoinsaturados.[46] O azeite virgem, produzido por prensagem mecânica de azeitonas maduras, contém vários componentes bioativos e antioxidantes, como os polifenóis, fitoesteróis e vitamina E,[46] e tem uma acidez de < 1,5%. Azeite de oliva extravirgem também é produzido por prensagem mecânica das azeitonas, mas é o óleo com a melhor qualidade, e sua acidez é < 1%. Em contrapartida, o azeite comum, obtido a partir de uma mistura de azeite virgem e refinado (normalmente mais do que 80% é refinado), tem menos compostos antioxidantes e anti-inflamatórios. O azeite refinado durante o processo de refino perde fitoquímicos e é misturado com azeite virgem para realçar o sabor, constituindo o chamado azeite comum.[47]

Evidências sugerem que a ingestão de azeite de oliva é inversamente associada com doença cardiovascular na população geral espanhola[48] e em uma coorte de mulheres italianas.[49] Na coorte espanhola do estudo EPIC (*European Prospective Investigation into Cancer and Nutrition*), a ingestão total de azeite tem sido associada a uma diminuição do risco de doença cardíaca coronariana e também por todas as causas e mortalidade cardiovascular.[50] Da mesma forma, um menor risco de mortalidade foi associado com o consumo regular de azeite em uma população italiana após infarto do miocárdio.[51] Uma recente metanálise concluiu que os estudos epidemiológicos consistentemente encontravam uma associação inversa entre o consumo de azeite e acidente vascular cerebral, mas havia inconsistências entre os estudos que avaliam a doença cardíaca coronariana como o desfecho final.[52]

Recentemente, o estudo PREDIMED (*Prevención con Dieta Mediterránea*)[53] avaliou a associação entre a ingestão total de azeite, suas variedades (extravirgem e azeite de oliva comum) e o risco de doença cardiovascular e mortalidade em uma população do Mediterrâneo com alto risco cardiovascular em 7.216 homens e mulheres com alto risco cardiovascular, com idades entre 55 e 80 anos. Os participantes foram randomizados para uma das três intervenções: dietas mediterrânicas suplementados com nozes ou azeite de oliva extravirgem, ou uma dieta de baixa gordura controle.

O consumo de óleo de oliva, especificamente a variedade extravirgem, foi associada com redução dos riscos de doenças cardiovasculares e mortalidade em indivíduos com alto risco cardiovascular, sendo que para cada 10 g/d de aumento no consumo de azeite extravirgem a doença cardiovascular e risco de mortalidade diminuía 10 e 7%, respectivamente.

3.3.5 Ácidos graxos poli-insaturados (PUFA)

São ácidos graxos com duas ou mais duplas ligações na cadeia carbônica. Seus maiores representantes na alimentação são ômega-3 (ácido docosaexaenoico – EPA, ácido eicosapentenoico – DHA e ácido alfalinolênico – ALA) e ômega-6 (ácido linoleico – AL).

Os ácidos graxos ômega-3 ALA são de origem vegetal (óleos vegetais, sementes, nozes), enquanto o DHA e EPA são de origem marinha (peixes). Estes ácidos graxos exercem inúmeros efeitos sobre diferentes aspectos fisiológicos e do metabolismo que podem influenciar a chance de desenvolvimento de doenças cardiovasculares.

Muitos estudos observacionais mostraram a correlação inversa entre consumo de peixe e doença cardiovascular. Uma revisão de 11 estudos de coorte envolvendo 116.764 indivíduos sugeriu que consumo de 40 a 60 g de peixe/dia é associado com redução da mortalidade cardiovascular em população de alto risco.[54]

Estudos clínicos mostram que a suplementação com 2 a 4 g de EPA/DHA ao dia pode diminuir os níveis de triglicerídeos em até 25 a 30%, aumentar discretamente os de HDL-c (1 a 3%) e elevar os de LDL-c em até 5 a 10%.[55-57]

É possível também que o ácido graxo ômega-3 exerça papel protetor de eventos cardiovasculares por meio da modulação das características da placa aterosclerótica.[58-59]

O ALA tem demonstrado efeitos inconsistentes sobre os níveis lipídicos,[55] no entanto a maior parte dos estudos observacionais prospectivos sugere que o consumo de ALA pode proteger contra eventos cardiovasculares.[60]

Vários estudos apontam para um efeito redutor de colesterol pelo AL, encontrados principalmente em óleos vegetais, sementes e nozes.[24] Altos valores plasmáticos de PUFA associam-se com uma redução da razão entre o colesterol total e o HDL-c, e estudos epidemiológicos mostram que a substituição de 10% de calorias provenientes de ácidos graxos saturados (SFA) por PUFA ômega-6 associa-se a uma redução de 18 mg/dL no LDL-c, maior que a observada com reposição semelhante por carboidratos.[24]

Há ainda evidências de que a substituição dos AG saturados e carboidratos refinados por PUFA ômega-6, ao redor de 5 a 10% de energia consumida, reduz o risco de doença cardiovascular, sem evidências clínicas de eventos adversos.[61-65]

Portanto, segundo a I Diretriz de Consumo de Gordura,[6] há evidência do benefício do consumo de peixes semanalmente e para portadores de hipertrigliceridemia ou pessoas com doença cardiovascular é recomendada a suplementação de ômega-3. Além disso, substituir ácidos graxos saturados da dieta por poli-insaturados, incluindo ômega-6, deve ser recomendado para otimizar a redução dos níveis plasmáticos de LDL-c.

4 CONSUMO DE ALIMENTOS ESPECÍFICOS E PREVENÇÃO CARDIOVASCULAR

Uma série de estudos avaliou os efeitos de alimentos específicos, como fibras dietéticas, fitosteróis, álcool e soja, sobre biomarcadores relacionados à doença cardiovascular.

4.1 FIBRA ALIMENTAR

Fibras dietéticas são encontradas originalmente em plantas e são subdivididas em solúveis e insolúveis. Fibras insolúveis não se diluem em água, aumentam o bolo fecal e diminuem o tempo do trânsito intestinal.

O alto consumo de fibra alimentar está associado com diminuição significante nas taxas de prevalência de doença cardiovascular, acidente vascular cerebral e doença vascular periférica, além disso os fatores de risco, hipertensão, diabetes, obesidade e dislipidemia são menos frequentes em pessoas que tem alto consumo de fibra alimentar.[66]

Alguns estudos epidemiológicos avaliaram os efeitos da fibra alimentar no risco de doenças coronarianas. Numa análise de 10 estudos de coorte prospectivos, cada 10 g/dia de aumento de fibra alimentar ajustada para energia foi associada com diminuição de 14% no risco de eventos coronarianos e 27% de diminuição no risco de morte por causas coronarianas.[67] Resultados de recentes estudos mostram consistentemente uma relação inversa entre consumo de fibra alimentar e proteína C-reativa (PCR).[68-71] Sabe-se também que o alto consumo de fibras está associado com melhoras no peso corporal, adiposidade visceral e sensibilidade à insulina.[72] Uma revisão feita por Brown e colaboradores[73] mostrou que fibras solúveis diminuem concentrações de colesterol total e LDL-c. O consumo de aproximadamente 3 g de fibra solúvel está associado com diminuição de 5mg/dL nas concentrações de colesterol total e LDL-c, o que pode predizer uma redução na incidência de doença cardiovascular por volta de 4%.

Em resposta ao consumo de fibra solúvel, as concentrações de HDL-c permanecem inalteradas ou são ligeiramente diminuídas.[73-74] Esses efeitos são relacionados às propriedades viscosas e de formação de gel e parecem ser independentes de outros componentes da dieta.[75] As fibras também exercem efeito benéfico reduzindo o esvaziamento gástrico e diminuindo a resposta glicêmica e de insulina.[75-76]

Como resultado de dados acumulados, em 1997 o FDA (Food and Drug Administration) autorizou a reivindicação de saúde para a associação entre fibras solúveis provenientes da aveia e psyllium e desenvolvimento de doença cardiovascular, quando consumidas como parte de uma dieta pobre em colesterol e gordura saturada.[76]

Atualmente, diretrizes norte-americanas (FDA, *The American Dietetic Association* e *National Cholesterol Education Program*) e as diretrizes brasileiras incluem a recomendação do aumento no consumo de fibras solúveis,[4-5,26,75] recomendam consumo de 14 g de fibra dietética/1.000 Kcal ou 25 g para mulheres adultas e 38 g para homens adultos.[77]

Portanto, o consumo moderado de fibra alimentar, especialmente fibra solúvel, é associado com efeitos favoráveis e significantes no risco e na progressão da doença cardiovascular.

4.2 FITOSTERÓIS

Os fitosteróis são compostos vegetais com estrutura semelhante ao colesterol que quando consumidos em doses adequadas reduzem a colesterolemia. O mecanismo clássico de ação dos fitosteróis é o deslocamento do colesterol da fase micelar no intestino. Na dieta, as micelas mistas têm uma capacidade limitada de incorporar esteróis. A competição entre fitosteróis e o colesterol reduz o conteúdo de colesterol nas micelas e, consequentemente, diminui seu transporte para a membrana de borda em escova do intestino. Fora da fase micelar, o colesterol não é mais solúvel, formando cocristais com fitosteróis e sendo, então, excretado juntamente com os fitosteróis não absorvidos.[78-79] A menor absorção do colesterol pelo intestino, com menor aporte dessa substância ao fígado, leva à diminuição do colesterol plasmático, principalmente LDL-c.[80]

O consumo diário de dois gramas de fitosteróis sob a forma de produtos enriquecidos reduz a absorção de colesterol em aproximadamente 30 a 40%,[81-82] o que ocasiona uma redução média no LDL-c de 8,8%.[83] No entanto, essa redução nas concentrações de LDL-c podem variar com a concentração basal de LDL-c do indivíduo, do meio em que o fitosterol está inserido (margarinas, iogurtes, leite) e da frequência de consumo (uma ou várias vezes ao dia).[83]

Uma dieta balanceada com quantidades adequadas de vegetais fornece aproximadamente 200 a 400 mg de fitosteróis, no entanto é necessária a ingestão de 2 g/dia para reduções significativas no LDL-c.[5] O consumo de fitosteróis leva ao aumento na sua absorção e nas concentrações plasmáticas. Contudo, não há nenhuma evidência que esse fato possa predispor a aterosclerose.[84]

4.3 ÁLCOOL

Com base em estudos de coorte, as evidências sugerem uma relação em J ou U entre o consumo de álcool e risco para doença cardiovascular.[85] Consumo moderado de bebidas alcoólicas (1 a 2 doses/dia) são associadas com redução no risco de doença cardiovascular em pessoas saudáveis.[86] No entanto, doses maiores ou excessivas são associadas com aumento no risco de dependência, hipertensão, aumento de peso, traumas e suicídios.[87]

Ingestão excessiva de álcool (mais que 50 g/dia) pode aumentar os níveis plasmáticos de triglicerídeos e a pressão arterial.[88] No entanto, o consumo moderado de álcool aumenta níveis de HDL-c do plasma.[89] Uma metanálise indicou que o consumo de 30 g de álcool por dia aumenta níveis de HDL-c em média 4 mg/dL, independente do tipo de álcool consumido.[90] Esse aumento é decorrente do aumento do efluxo de colesterol e esterificação do colesterol plasmático.[91] Contudo, o risco potencial associado com esta recomendação pode superar o benefício em pessoas com disfunção hepática ou com potencial para vício.[92]

4.4 SOJA

Aumento no consumo de alimentos à base de soja são associados com redução nos níveis de LDL-c e elevação nos níveis de HDL-c em estudos clínicos e observacionais.[93-94] Infelizmente os dados não são consistentes, com alguns estudos[95-96] demonstrando efeito hipolipemiante e outros reportando resultados negativos.[96-97] Essas controvérsias nos resultados podem ser explicadas em parte pelos diferentes métodos empregados nos estudos, tais como: diferentes doses de soja são utilizadas em cada estudo, concentração de isoflavona varia nos suplementos e nos diferentes estudos, a substituição de proteína animal por soja pode ser um viés, já que produtos animais são ricos em gordura saturada, conhecidamente aterogênica.[93]

No entanto, dados de dois grandes estudos foram agrupados em duas metanálises e constituem uma evidência convincente que soja realmente modula favoravelmente parâmetros lipídicos.[98] Os efeitos são pequena redução nos níveis de colesterol total, LDL-c e triglicerídeos. O efeito no HDL-c é neutro. A dose ótima (provavelmente entre 20 e 40 g de soja; 50 a 80 mg de isoflavonas) não está clara, assim como a segurança do uso de altas doses por longo período.

Na prática, pacientes com fatores de risco associados a doença cardiovascular devem ser aconselhados a limitar a ingestão de proteínas animais e evidências suportam a recomendação de ingestão moderada de proteína de soja como substituto.[93]

4.5 OUTROS ALIMENTOS

O Quadro 27.1 resume dados da literatura da associação de alimentos frequentemente consumidos com o risco de doenças cardiovasculares. É importante enfatizar que nenhum alimento de forma isolada aumentará ou reduzirá o risco cardiovascular, sendo que a dieta deverá ser vista como um todo.

5 PRINCIPAIS TIPOS DE DIETAS UTILIZADAS VISANDO AO CONTROLE DOS FATORES DE RISCO PARA A DOENÇA CARDIOVASCULAR

Diferentes composições da dieta influenciam diretamente os níveis de lipoproteínas plasmáticas assim como a pressão arterial e demais fatores de risco para doença cardiovascular. Nessa seção, comentaremos as evidências existentes sobre as diversas dietas utilizadas atualmente visando à melhora dos fatores de risco para a doença cardiovascular.

5.1 DIETAS RICAS EM CARBOIDRATOS

Sabe-se há alguns anos que uma dieta rica em carboidratos aumenta os níveis plasmáticos de triglicerídeos, quando comparada com dietas com alta porcentagem de gordura. No entanto, há evidência, revisada por Jenkins e colaboradores[118] que o tipo de carboidrato consumido afeta de forma diferente as concentrações de triglicerídeos, por exemplo, cereais integrais ricos em fibras podem não aumentar a trigliceridemia.[119]

Indivíduos com resistência insulínica apresentam, normalmente, aumento na concentração de partículas de LDL pequenas e densas[120] e o consumo de dietas ricas em carboidratos simples parece favorecer a formação destas. O mecanismo para esse achado pode ser parcialmente explicado pela ação no aumento das concentrações de triglicerídeos, contudo não está totalmente elucidado.[119] Além da ação nos níveis de triglicerídeos e LDL pequena e densa, dietas ricas em carboidratos também diminuem as concentrações plasmáticas de HDL-c.[121] Portanto, para prevenção de doença cardiovascular, esse tipo de dieta deve ser evitado e utilizado apenas em casos específicos e com cautela.

5.2 DIETAS POBRES EM GORDURAS

O consumo de dietas com baixas quantidades de gordura normalmente é recomendado em consensos e guias nacionais e internacionais para prevenção de doença cardiovascular. Essa dieta baseia-se no consumo de, no máximo, 30 a 35% de calorias provenientes de gordura, sendo gordura saturada < 7%, gordura trans < 1%, colesterol < 200 mg/dia e o restante de mono e poli-insaturadas. Essas recomendações são acompanhadas de orientações para redução no consumo de carne vermelha e laticínios integrais, além do aumento no consumo de frutas, verduras, legumes e cereais integrais.[122-123] O consumo de dietas pobres em gordura e com restrição calórica pode ser uma alternativa saudável para pessoas com excesso de peso e/ou doença cardiovascular.[122]

No entanto, pode haver um aumento no consumo de carboidratos, o que pode ser controverso, já que o aumento da ingestão de carboidratos simples pode levar ao aumento de triglicerídeos.[124] Nesse caso, é importante a orientação adequada ao tipo de carboidrato a ser consumido.

5.3 DIETAS POBRES EM CARBOIDRATOS

Dieta pobre em carboidrato é definida como consumo de 30 a 130 g de carboidrato ao dia ou até 45% das calorias totais provenientes desse nutriente.[125] Estudos de intervenção mostraram redução nos triglicerídeos e aumento no HDL-c em indivíduos que seguiram essa dieta.[126] Em uma metanálise recente, onde 1.141 pacientes obesos foram estudados, observou-se que houve redução no peso corporal, IMC (índice de massa corpóreo), triglicerídeos, pressão diastólica e um aumento no HDL-c. No entanto, os autores ressaltam que mesmo com redução nos fatores de risco para doença cardiovascular, os efeitos a longo prazo desse tipo de dieta são desconhecidos.[127] Quando a redução nos carboidratos for acompanhada de utilização de gorduras insaturadas, as dietas pobres em carboidratos podem oferecer melhor efeito nos níveis de triglicerídeos e de HDL-c, em comparação com dietas ricas pobres em gordura.[122]

5.4 DIETA DASH

A dieta DASH (*Dietary Approach to Stop Hypertension*) foi elaborada na década de 1990 e contém elevada quantidade de fibras, incluindo frutas (4 a 5 porções por dia), vegetais (4 a 5 porções por dia), limitada quantidade de carne vermelha, grãos

QUADRO 27.1	Evidências e recomendações de consumo ou não de alimentos para a prevenção cardiovascular.
ALIMENTO	**RECOMENDAÇÕES**
Frutas e vegetais	Há evidência de estudos epidemiológicos que o consumo de frutas e verduras está associado com redução no risco de doença cardiovascular.[99] American Heart Association recomenda a ingestão de, ao menos, 8 porções diárias de frutas e vegetais.[100]
Nozes	Dados epidemiológicos apresentam associação negativa entre consumo de nozes e risco de doença cardiovascular,[101] assim como 4 estudos americanos[102] e um aglomerado de estudos de sete países feitos com pacientes normo e hipercolesterolêmicos[103] mostraram redução de 35% no risco de doença cardiovascular e redução de 7,4% no LDL-c, respectivamente. É recomendada a ingestão de 20 a 30 g diárias de nozes como substitutos de outros alimentos com igual quantidade calórica para melhora no perfil lipídico.[99]
Café	Consumo de café foi por longo tempo correlacionado como fator contribuinte para desenvolvimento de doença cardiovascular. No entanto, nos últimos anos há sugestões de não malefício e até efeito protetor associando o consumo moderado de café e morbimortalidade por doença cardiovascular.[104-108] Atualmente há uma pequena evidência de benefício para saúde com consumo moderado (3 a 4 xícaras diárias ou 300 a 400 mg de cafeína) de café para adultos.[105] No entanto, crianças, adolescentes e idosos, assim como outros grupos de pessoas, podem ser vulneráveis aos efeitos adversos da cafeína.
Chocolate	Estudo recentes (experimentais e observacionais) sugerem uma associação positiva entre consumo de chocolate e efeitos positivos na saúde, tais como antioxidante, anti-hipertensivo, anti-inflamatório, antitrombótico e influência na sensibilidade à insulina, função endotelial vascular e ativação de óxido nítrico.[109] Estudos estão sendo desenvolvidos neste sentido para comprovar esses possíveis efeitos. No entanto, deve-se ter cautela no consumo em virtude do alto valor energético[99] e o tipo de chocolate deve ser analisado, pois muitos contêm grande quantidade de açúcar e gorduras.
Ovo	As recomendações atuais[110] restringem o consumo de ovo e limitam o consumo de colesterol em até 300 mg ao dia. No entanto, essa recomendação sobre ovo tem sido revista e novas pesquisas indicam que a ingestão de um ovo ao dia pode ser aceitável, se outros alimentos ricos em colesterol forem limitados na dieta. A grande quantidade de nutrientes (DHA, proteínas e vitaminas) pode contribuir para controlar a colesterolemia.[111] Isso pode ser uma das razões das diferentes respostas do ovo à colesterolemia. Outra possível razão seria o alto consumo de gordura saturada e colesterol por certas populações, e o ovo pouco acrescentará como risco para doença cardiovascular.[112-113] Deve-se ter cuidado na forma de preparo do ovo; quando esse é frito ou mexido, há adição de gorduras, aumentando as calorias e dependendo do tipo de gordura, elevando o colesterol.
Carne vermelha	As carnes habitualmente consumidas são importante fonte de proteínas de alto valor biológico, vitaminas do complexo B e, especialmente as carnes vermelhas, de ferro de ampla biodisponibilidade em comparação ao ferro presente em alimentos vegetais. No entanto, podem fornecer quantidades significativas de gorduras saturadas, especialmente ácido palmítico e, em menor proporção, ácido esteárico, em razão do tipo de animal, do tipo de criação do animal e da localização da carne (corte).[114-115] Ao se preparar quaisquer tipos de carnes, é necessário que se remova a gordura aparente e a pele (aves), pois a gordura penetra no interior da carne durante o preparo. Entre os tipos de preparação, deve-se dar preferência ao grelhado, pois essa técnica evita a reabsorção da gordura pela carne,[116] além de preferir carne bem passada, pois a carne malpassada com gordura apresenta as maiores taxas de gordura saturada e, portanto, deve ser evitada.[116] É importante destacar que para os alimentos cozidos a água utilizada no processo não deve ser reaproveitada, para que a gordura não seja reabsorvida.[117]
Peixe	Deve-se fazer ao menos duas refeições à base de peixe por semana, como parte de uma dieta saudável, para diminuir o risco cardiovascular. Tal recomendação é particularmente dirigida para indivíduos de alto risco de doença cardiovascular, como os que já apresentaram infarto do miocárdio.[6]

integrais (7 a 8 porções por dia), quantidade limitada de pão branco e 3 porções de peixe por dia. Esta dieta é rica em cálcio (2 a 3 porções por dia de derivados desnatados), magnésio e potássio e baixa em sódio em virtude da ênfase em frutas e vegetais frescos.

Comparada com dieta típica ocidental, a dieta DASH reduziu níveis de pressão sistólica (11,4 para 7,2 mmHg) e diastólica (de 5,5 para 2,8 mmHg) em pacientes hipertensos.[128-129] Além disso, há uma diminuição no escore de risco de Framingham para doença cardiovascular de 12%, quando mudanças de estilo de vida são acompanhadas da dieta DASH.[130]

Uma recente metanálise[131] de seis estudos prospectivos de coorte com desfechos para doença cardiovascular avaliou o impacto preventivo da DASH. Em comparação ao controle, essa dieta reduziu o risco de doença cardiovascular, doença coronariana, acidente vascular cerebral e insuficiência cardíaca respectivamente em 20, 21, 19 e 29%. Já Fung e colaboradores,[132] desenvolveram um escore que atribui pontos baseado em oito componentes específicos da dieta DASH padrão: frutas, legumes, nozes e legumes, grãos integrais, laticínios com baixo teor de gordura, sódio, carnes vermelhas e processadas e bebidas açucaradas. Os autores realizaram um estudo prospectivo numa coorte de 88.517 mulheres com idade entre 34 e 59 anos sem manifestação prévia de doença cardiovascular que foram seguidas por 24 anos. Os autores constataram que uma maior adesão a uma dieta de estilo DASH reduziu significativamente a doença coronariana (24%) e a doença cerebrovascular (18%).

Embora a dieta tenha sido proposta inicialmente para pacientes hipertensos, as evidências mostram que a dieta DASH pode ser utilizada como dieta para uma vida saudável.

5.5 DIETA MEDITERRÂNEA

A dieta mediterrânea é um padrão alimentar que existe em determinados países da região mediterrânea há milhares de anos e tem sido estudada e associada com baixas taxas de doenças cardiovasculares e neoplasias há aproximadamente 40 a 50 anos.

Alguns estudos têm demonstrado efeitos benéficos dessa dieta, caracterizada por ser rica em cereais não refinados, frutas, vegetais e com elevada proporção de gorduras monoinsaturadas em relação às saturadas.[133-135]

Um estudo[136] comparou de forma randomizada o consumo de dieta com baixa quantidade de carboidrato, dieta mediterrânea e dieta baixa em gordura em indivíduos moderadamente obesos. A perda média de peso foi de 2,9 kg para o grupo de baixo teor de gordura, 4,4 kg para o grupo com dieta do mediterrâneo e 4,7 kg para o grupo de baixa quantidade de carboidratos. Aqueles que consumiram dieta baixa em carboidrato tiveram melhores efeitos nos lípideos (redução de 20% na relação colesterol total/HDL-c). Por outro lado, a dieta do mediterrâneo levou ao melhor controle glicêmico nos portadores de diabetes melito. Em outro estudo[137] feito em pacientes com risco cardiovascular elevado, a dieta do mediterrâneo foi comparada à dieta pobre em gorduras durante 3 meses. A dieta do mediterrâneo reduziu de forma significativa os valores de pressão arterial, glicemia, razão colesterol total/HDL-c, em relação à dieta pobre em gordura. Além disso, a suplementação do azeite de oliva reduziu a inflamação de baixa intensidade representada pela elevação da proteína C-reativa plasmática.

De forma mais importante, o uso da dieta do Mediterrâneo foi associado com diminuição no risco de doença cardiovascular e neoplasias. Uma metanálise de sete estudos prospectivos mostrou que a aderência à dieta do mediterrâneo foi associada à redução significativa da mortalidade geral (8%), a incidência ou mortalidade cardiovascular (10%), a incidência de câncer e mortalidade (6%) e a doenças neurodegenerativas (-13%).[138]

Mais recentemente, o estudo randomizado, multicêntrico e controlado PREDIMED avaliou o consumo de azeite de oliva (1 L/semana) ou nozes mistas (15 g de nozes, 7,5 g de avelãs e 7,5 g de amêndoas por dia) em 7.447 participantes. Após 4,8 anos observou-se que uma dieta mediterrânea irrestrita em energia, suplementada com azeite de oliva extravirgem ou nozes, resultou em uma redução substancial no risco de eventos cardiovasculares maiores entre as pessoas de alto risco.[53] Os resultados corroboram os benefícios da dieta mediterrânea para a prevenção primária da doença cardiovascular.[137]

Dados semelhantes foram encontrados no estudo *Women's Health Initiative Dietary Modification Trial*,[139] em que a abordagem dietética de baixo teor de gordura não resultou em benefício, no entanto componentes da dieta mediterrânica foram associados a uma melhor sobrevivência. Estes incluíam o consumo moderado de etanol (principalmente a partir de vinho), baixo consumo de carnes e produtos derivados e alto consumo de vegetais, frutas, nozes, legumes, peixes e azeite de oliva.[140-141]

Uma outra população do estudo PREDIMED[142] composta por participantes mais idosos e com alto risco de doença cardiovascular mostrou que a dieta mediterrânea suplementada com azeite de oliva extravirgem ou nozes reduziu o índice glicêmico e a carga glicêmica da dieta, o que pode explicar um dos mecanismos de proteção contra doença cardiovascular.

Por outro lado, a eficácia da dieta mediterrânea em reduzir risco de doença cardiovascular em crianças e adolescentes com obesidade foi analisada por Velázquez-López e colaboradores.[143] Participantes foram randomizados para consumir, por 16 semanas, dieta mediterrânea (rica em ácidos graxos poli-insaturados, fibras, flavonoides e antioxidantes) ou controle. O grupo que consumiu dieta mediterrânea apresentou redução significativa de índice de massa corpórea, massa gorda e massa magra, glicose e lipídeos sanguíneos (colesterol total, triglicerídeos, HDL e LDL), mostrando eficiência da dieta mediterrânea em melhorar fatores da síndrome metabólica em crianças e adolescentes.

O uso deste tipo de dieta deve ser incentivado, principalmente para indivíduos que já possuem o hábito de consumo de grande quantidade de azeite de oliva, nozes e peixes. Pacientes que buscam melhorar fatores de risco para doença cardiovascular podem se beneficiar com uso da dieta mediterrânea.

5.6 DIETA VEGETARIANA

Inclui grãos, verduras, legumes, sementes, nozes, mas não produtos contendo carnes (vaca, carneiro, porco, aves, peixe, frutos do mar) nem subprodutos de origem animal.[144] Os vegetarianos podem ser classificados em três categorias dependendo do grau de restrição de outros produtos animais, como leite e ovos. Lacto-ovo-vegetariano (LOV), pessoa vegetariana que consome adicionalmente laticínios e ovos. Lacto-vegetariano (LV) inclui laticínios, porém exclui ovos. "Vegano" ou vegetariano estrito, que não inclui laticínios, nem ovos.

Uma dieta vegetariana pode ser aprovada por várias razões que podem incluir considerações ecológicas, econômicas, religiosas, éticas e de saúde. Neste último caso, eles surgem do desejo de perder peso, na luta contra a obesidade, melhorar a condição física e/ou na redução do risco de contrair certas doenças. Tem sido demonstrado que a dieta vegetariana adequadamente aplicada é uma maneira eficaz para a redução de massa corporal (expressa como IMC), melhorar o perfil de lípideos no plasma, glicemia, pressão arterial e risco cardiovascular estimado.[144-145] De forma mais importante, há evidência de estudos não controlados de que o vegetarianismo reduza o risco de doença cardiovascular e neoplasias.[146]

Alguns estudos, no entanto, demonstram que uma dieta vegetariana pode resultar em mudanças que afetam negativamente o organismo.[144] Estes poderiam incluir: hiper-homocisteinemia, deficiência de proteínas, anemia, diminuição do teor de creatinina nos músculos e alteração no ciclo menstrual em algumas mulheres. Algumas dessas alterações podem diminuir a capacidade para a realização de atividades que exijam esforço físico.

Em conclusão, a dieta vegetariana pode efetivamente proteger contra a hipertensão arterial, diabetes e hipercolesterolemia, porém pode ocasionar deficiências nutricionais.

6 INTERVENÇÃO PRECOCE DO ESTILO DE VIDA SOBRE OS JOVENS

Nos últimos 30 anos, a prevalência de obesidade mais do que dobrou em crianças e em adolescentes triplicou; > 12 milhões ou 17% das crianças e adolescentes norte-americanos estão agora obesos.[147-149] Jovens obesos têm maior prevalência de alterações vasculares, incluindo hipertrofia ventricular esquerda e aterosclerose, além de mais frequentemente apresentarem hipertensão, dislipidemia e diabetes tipo 2, se comparados aos jovens com peso normal.[150-151] As ações integradas contra fatores de risco selecionados (ou seja, tabagismo, sedentarismo e dieta não saudável) podem levar à prevenção das principais doenças crônicas e, particularmente, as doenças cardiovasculares. Essas intervenções devem ocorrer no início da infância. Na verdade, a necessidade de intervenção precoce para promover a saúde cardiovascular em crianças é reconhecida, porque os fatores de risco cardiovascular a que as crianças estão expostas muitas vezes persistem na idade adulta.

Algumas pesquisas estão sendo feitas em diferentes países abordando a população infantil para melhorar comportamentos visando à saúde cardiovascular nelas e em seus familiares. O Programa SI![152] foi feito em escolas públicas de Madri (Espanha) com intervenção comportamental, incluindo nutrição, para promover hábitos de vida saudáveis em crianças, pais e professores. Após um ano de intervenção, apenas as crianças mostraram melhora em seus conhecimentos (dieta, atividade física e corpo humano), atitudes e hábitos em relação ao estilo de vida anteriormente relatado. Segundo os autores, esses resultados apresentam-se como uma estratégia eficaz e viável para aumentar o conhecimento e melhorar as atitudes de estilo de vida e hábitos entre crianças.

Já Harrabi e colaboradores[153] implementaram um programa de intervenção em meio escolar para redução de fatores de risco cardiovascular (tabaco, atividade física e dieta saudável) entre as crianças em escolas secundárias em Sousse, Tunísia. Os resultados mostraram melhora de comportamentos e, especialmente em nutrição, os conhecimentos, os comportamentos e as intenções melhoraram entre a base e a fase final, particularmente no grupo de intervenção. Esse estudo piloto demonstrou o potencial da escola como um ambiente adequado para a promoção de estilos de vida saudáveis em crianças.

No Brasil,[154] um programa educacional para prevenção de doença cardiovascular teve como objetivo as crianças poderem melhorar o risco cardiovascular dos pais. As crianças receberam material informativo e tiveram aulas semanais com equipe multidisciplinar em saúde. Após o programa educacional das crianças por 1 ano, o grupo de intervenção teve uma redução de 91% nos componentes do escore de risco Framingham que indicavam um risco de eventos coronarianos intermediário/alto em comparação com uma redução de 13% no grupo-controle. Este programa educativo na prevenção cardiovascular dirigida às crianças em idade escolar sugere que é possível reduzir o risco cardiovascular de seus pais.

7 CONCLUSÃO

Hábitos nutricionais inadequados associados a sedentarismo, tabagismo e carga genética predispõem ao aparecimento dos fatores de risco cardiovascular. A intervenção nutricional é parte importante da prevenção cardiovascular. A adoção de dietas mais saudáveis, com aumento no consumo de ácidos graxos monoinsaturados e ômega-3, diminuição no consumo de gordura saturada e trans, substituição de parte da proteína animal por proteína de soja, redução na quantidade de sódio, aumento no consumo de fibra solúvel e consumo moderado de álcool associam-se a um menor risco de doença cardiovascular. A dieta associada a perda de peso, execução de atividade física e cessação do tabagismo são intervenções que auxiliam no controle de fatores de risco para doença cardiovascular. Estas atitudes devem ser bem orientadas a todos e devem ser iniciados precocemente.

REFERÊNCIAS BIBLIOGRÁFICAS

1. Van Horn L, McCoin M, Kris-Etherton PM, Burke F, Carson JA, Champagne CM, Karmally W, Sikand G. The evidence for dietary prevention and treatment of cardiovascular disease. J Am Diet Assoc. 2008;108:287-331.
2. Chow CK, Jolly S, Rao-Melacini P, Fox KA, Anand SS, Yusuf S. Association of diet, exercise, and smoking modification with risk of early cardiovascular events after acute coronary syndromes. Circulation. 2010;121(6):750-8
3. Mozaffarian D, Hao T, Rimm EB, Willett WC, Hu FB. Changes in diet and lifestyle and long-term weight gain in women and men. N Engl J Med. 2011; 364: 2392-404.
4. NCEP/ATP III. Expert Panel on Detection, Evaluation, and Treatment of High Blood Cholesterol in Adults. Executive Summary of The Third Report of The National Cholesterol Education Program (NCEP) Expert Panel on Detection, Evaluation, And Treatment of High Blood Cholesterol In Adults (Adult Treatment Panel III). JAMA. 2001;285(19):2486-97.
5. V Diretriz Brasileira sobre dislipidemia e prevenção da aterosclerose. Departamento de aterosclerose da Sociedade Brasileira de Cardiologia. Arq Bras Cardiol. 2013; 101(4): supl 1.
6. Santos RD, Gagliardi ACM, Xavier HT, Magnoni CD, et AL. Sociedade Brasileira de Cardiologia. I Diretriz Brasileira sobre o consumo de gorduras e saúde cardiovascular. Arq Brás Cardiol. 2013; 100 (1 Supl 3): 1-40.
7. Guia alimentar para população brasileira. Ministério da Saúde, Secretaria de atenção à saúde, departamento de atenção básica. 2 edição. Brasília, DF, 2014. 156p. http://189.28.128.100/dab/docs/portaldab/publicacoes/guia_alimentar_populacao_brasileira.pdf acessado em 7/4/2015.
8. Millen B, Lichtenstein AH, Abrams S, Hu F, et al. Scientific Report of the 2015 Dietary Guidelines Advisory Committee. Advisory Report to the Secretary of Health and Human Services and the Secretary of Agriculture. http://www.health.gov/dietaryguidelines/2015-scientific--report/PDFs/Scientific-Report-of-the-2015-Dietary-Guidelines-Advisory-Committee.pdf acessado em 7/4/2015.
9. Bastien M, Poirier P, Lemieux I, Després JP. Overview of epidemiology and contribuition of obesity to cardiovascular disease. Progress in Cardiovascular Diseases. 2014; 56: 369-381.
10. Siebenhofer A, Jeitler K, Berghold A, Waltering A, Hemkens LG, Semlitsch T, Pachler C, Strametz R, Horvath K Long-term effects of weight-reducing diets in hypertensive patients. Long-term effects of weight-reducing diets in hypertensive patients. Cochrane Database Syst Rev. 2011; 7(9): CD008274
11. Prasad H, Ryan DA, Celzo MF, Stapleton D. Metabolic syndrome: definition and therapeutic implications. Postgrad Med. 2012;124(1):21-30.
12. Sénéchal M, Slaght J, Bharti N, Bouchard DR Independent and combined effect of diet and exercise in adults with prediabetes. Diabetes Metab Syndr Obes. 2014;7:521-9.
13. Look AHEAD Research Group Cardiovascular effects of intensive lifestyle intervention in type 2 diabetes.N Engl J Med. 2013;369:145-54.
14. Houston M. Nutrition and nutraceutical supplements for the tratment of hypertension: part II. J Clin Hypertens (Greenwich). 2013; 15: 845-851.
15. ADA. American Diabetes Association. Clinical practice recommendations. Diabetes Care. 2004; 27(1): S1-S143.
16. Santos CRB, Portella ES, Avila SS, et al. Fatores dietéticos na prevenção e tratamento de comorbidades associadas à síndrome metabólica. Rev Nutr Campinas. 2006; 19(3): 389-401.
17. Micha R, Mozaffarian D. Saturated fat and cardiometabolic risk factors, coronary heart disease, stroke, and diabetes: a fresh look at the evidence. Lipids. 2010:45(10):893-905.
18. Mozaffarian D, Micha R, Wallace S. Effects on coronary heart disease of increasing polyunsaturated fat in place of saturated fat: a systematic review and meta-analysis of randomized controlled trials. Plos Med. 2010;7(3):e1000252.
19. Turpeinen O, Karvonen MJ, Pekkarinen M, Miettinen M, Elosuo R, Paavilainen E. Dietary prevention of coronary heart disease: the Finnish Mental Hospital Study. Int J Epidemiol. 1979;8(2):99-118.
20. Leren P. The Oslo diet-heart study: eleven-year report. Circulation. 1970;42(5):935-42.
21. Sudheendran S, Chang CC, Deckelbaum RJ. N-3 vs. saturated fatty acids: effects on the arterial wall. Prostaglandins Leukot Essent Fatty Acids. 2010;82(4-6):205-9.
22. Sri-Tarino PW, Sun Q, Hu FB, Krauss RM. Saturated fat, carbohydrate, and cardiovascular disease. Am J Clin Nutr. 2010;91(3):502-9.
23. German JB, Gibson RA, Krauss RM, Nestel P, Lamarche B, van Staveren WA, et al. A reappraisal of the impact of dairy foods and milk fat on cardiovascular disease risk. Eur J Nutr. 2009;48(4):191-203.
24. Mensink RP, Zock PL, Kester AD, Katan MB. Effects of dietary fatty acids and carbohydrates on the ratio of serum total to HDL cholesterol and on serum lipids and apolipoproteins: a meta-analysis of 60 controlled trials, Am J Clin Nutr. 2003;77(5):1146-55.
25. Brouwer IA, Wanders AJ, Katan MB. Effect of animal and industrial trans fatty acids on HDL and LDL cholesterol levels in humans--a quantitative review. PLoS One. 2010;5(3):e9434.
26. Ascherio A, Katan MB, Zock PL, Stampfer MJ, Willett WC. Trans fatty acids and coronary heart disease. N Engl J Med. 1999;340(25):1994-8.
27. Mozaffarian D, Katan MB, Ascherio A, Stampfer MJ, Willett WC. Trans fatty acids and cardiovascular disease. N Engl J Med. 2006;354(15):1601-13.
28. Mensink RP, Katan MB. Effect of dietary trans fatty acids on high-density and low-density lipoprotein cholesterol levels in healthy subjects. N Engl J Med. 1990;323(7):439-45.
29. Mozaffarian D, Aro A, Willett WC. Health effects trans-fatty acids: experimental and observational evidence. Eur J Clin Nutr. 2009;63(Suppl 2):S5-21.
30. Mozaffarian D, Pischon T, Hankinson SE, Rifai N, Joshipura K, Willett WC, et al. Dietary intake of trans fatty acids systemic inflammation in women. Am J Clin Nutr. 2004; 79: 606-12.
31. Pietinen P, Ascherio A, Korhonen P, Hartman AM, Willett WC, Albanes D, et al. Intake of fatty acids and risk of coronary heart disease in a cohort of Finnish men. The Alpha-Tocopherol, Beta-Carotene Cancer Prevention Study. Am J Epidemiol. 1997 May 15;145(10):876-87.
32. Machado RM, Stefano JT, Oliveira CP, Mello ES, Ferreira FD, Nunes VS, et al. Intake of trans fatty acids causes nonalcoholic steatohepatitis and reduces adipose tis- sue fat content. J Nutr. 2010;140(6):1127-32.
33. Mauger JF, Lichtenstein AH, Ausman LM, Jalbert SM, Jauhiainen M, Ehnholm C, et al. Effect of different forms of dietary hydrogenated fats on LDL particle size. Am J Clin Nutr. 2003;78(3):370-5.
34. Hu FB, Stampfer MJ, Manson JE, Rimm E, Colditz GA, Rosner BA, et al. Dietary fat intake and the risk of coronary heart disease in women. N Engl J Med. 1997;337(21):1491-9.
35. Billett MA, Bruce JS, White DA, Bennett AJ, Salter AM. Interactive effects of dietary cholesterol and different saturated fatty acids on lipoprotein metabolism in the hamster. Br J Nutr. 2000;84(4):439-47.
36. Connor SL, Gustafson JR, Artaud-Wild SM, Flavell DP, Classick-Kohn CJ, Hatcher LF, et al. The cholesterol/saturated-fat index: an indication

of the hypercholesterolaemic and atherogenic potential of food. Lancet. 1986;1(8492):1229-32.
37. Tso TK, Park S, Tsai YH, Williams G, Snook JT. Effect of apolipoprotein E polymorphism on serum lipoprotein response to saturated fatty acids. Lipids. 1998;33(2):139-48.
38. Sarkkinen E, Korhonen M, Erkkila A, Ebeling T, Uusitupa M. Effect of apolipoprotein E polymorphism on serum lipid response to the separate modification of dietary fat and dietary cholesterol. Am J Clin Nutr. 1998;68(6):1215-22.
39. Clarke R, Frost C, Collins R, Appleby P, Peto R. Dietary lipids and blood cholesterol: quantitative meta-analysis of metabolic ward studies. BMJ. 1997;314(7074):112-7.
40. Howell WH, McNmara DJ, Tosca MA, Smith BT, Gaines JA. Plasma lipid and lipoprotein responses to dietary fat and cholesterol: a meta-analysis. Am J Clin Nutr. 1997;65(6):1747-64.
41. McGill HC. The relationship of dietary cholesterol to serum cholesterol concentration and to atherosclerosis in man. Am J Clin Nutr. 1979;32(12 Suppl):2664-702.
42. Hopkins PN, Heiss G, Ellison RC, Province MA, Pankow JS, Eckfeldt JH, et al. Coronary artery disease risk in familial combined hyperlipidemia and familial hypertriglyceridemia: a case-control comparison from the National Heart, Lung and Blood Institute Family Heart Study. Circulation. 2003;108(5):519-23.
43. Kris-Etherton PM, Pearson TA, Wan Y, Hargrove RL, Moriarty K, Fishell V, et al. High-monounsaturated fatty acid diets lower both plasma cholesterol and triacylglycerol concentrations. Am J Clin Nutr. 1999;70(6):1009-15.
44. Grundy SM. Comparison of monounsaturated fatty acids and carbohydrates for lowering plasma cholesterol. N Engl J Med. 1986;314(12):745-8.
45. Mensink RP, Katan MB. Effect of monounsaturated fatty acids versus complex carbohydrates on high-density lipoproteins in healthy men and women. Lancet. 1987;1(8525):122-5.
46. Covas M-I: Olive oil and the cardiovascular system. Pharmacol Res 2007, 55:175–186.
47. Ros E: Olive oil and CVD: accruing evidence of a protective effect. Br J Nutr 2012, 108:1931–1933.
48. Covas MI, Konstantinidou V, Fito M: Olive oil and cardiovascular health. J Cardiovasc Pharmacol 2009, 54:477–482.
49. Bendinelli B, Masala G, Saieva C, Salvini S, Calonico C, Sacerdote C, Agnoli C, Grioni S, Frasca G, Mattiello A, Chiodini P, Tumino R, Vineis P, Palli D, Panico S: Fruit, vegetables, and olive oil and risk of coronary heart disease in Italian women: the EPICOR Study. Am J Clin Nutr 2011, 93:275–283.
50. Buckland G, Travier N, Barricarte A, Ardanaz E, Moreno-Iribas C, Sanchez M-J, Molina-Montes E, Chirlaque MD, Huerta JM, Navarro C, Redondo ML, Amiano P, Dorronsoro M, Larranaga N, Gonzalez CA: Olive oil intake and CHD in the European Prospective Investigation into Cancer and Nutrition Spanish cohort. Br J Nutr 2012, 108:2075–2082.
51. Barzi F, Woodward M, Marfisi RM, Tavazzi L, Valagussa F, Marchioli R: Mediterranean diet and all-causes mortality after myocardial infarction: results from the GISSI-Prevenzione trial. Eur J Clin Nutr 2003, 57:604–611.
52. Martínez-González MA, Domínguez L, Delgado-Rodríguez M: Olive oil consumption and risk of CHD and/or stroke: a meta-analysis of case–control, cohort and intervention studies. Br J Nutr 2014, 28:1-12.
53. Estruch R, Ros E, Salas-Salvadó J, Covas MI, Corella D, Arós F, Gómez-Gracia E, Ruiz-Gutiérrez V, Fiol M, Lapetra J, Lamuela-Raventos RM, Serra-Majem L, Pintó X, Basora J, Muñoz MA, Sorlí JV, Martínez JA, Martínez-González MA; PREDIMED Study Investigators. Primary prevention of cardiovascular disease with a Mediterranean diet. N Engl J Med. 2013;368:1279-90.
54. Grønbaek, M. Fish consumption and coronary heart disease mortality. A systematic review of prospective cohort studies. Eur. J. Clin. Nutr. 1999, 53, 585–590.
55. Balk EM, Lichtenstein AH, Chung M, Kupelnick B, Chew P, Lau J. Effects of omega-3 fatty acids on serum markers of cardiovascular disease risk: a systematic review. Atherosclerosis. 2006;189(1):19-30.
56. Harris WS. n-3 fatty acids and serum lipoproteins: human studies. Am J Clin Nutr. 1997;65(5 Suppl):1645S-1654S.
57. Hartweg J, Perera R, Montori V, Dinneen S, Neil HA, Farmer A. Omega-3 polyunsaturated fatty acids (PUFA) for type 2 diabetes mellitus. Cochrane Database Syst Rev. 2008;(1):CD003205.
58. Matsumoto M, Sata M, Fukuda D, Tanaka K, Soma M, Hirata Y, et al. Orally administered eicosapentaenoic acid reduces and stabilizes atherosclerotic lesions in ApoE-deficient mice. Atherosclerosis. 2008;197(2):524-33.
59. Thies F, Garry JM, Yaqoob P, Rerkasem K, Williams J, Shearman CP, et al. Association of n-3 polyunsaturated fatty acids with stability of atherosclerotic plaques: a randomised controlled trial. Lancet. 2003;361(9356):477-85.
60. Mozaffarian D, Ascherio A, Hu FB, Stampfer MJ, Willett WC, Siscovick DS, et al. Interplay between different polyunsaturated fatty acids and risk of coronary heart disease in men. Circulation. 2005;111(2):157-64.
61. Michas G, Micha R, Zampelas A. Dietary fats and cardiovascular disease: putting together the pieces of a complicated puzzle. Atherosclerosis. 2014; 234 (2): 320-8.
62. Harris WS, Poston WC, Haddock CK. Tissue n-3 and n-6 fatty acids and risk for coronary heart disease events. Atherosclerosis. 2007;193(1):1-10.
63. Miettinen M, Turpeinen O, Karvonen MJ, Pekkarinen M, Paavilainen E, Elosuo R. Dietary prevention of coronary heart disease in women: the Finnish mental hospital study. Int J Epidemiol. 1983;12(1):17-25.
64. Frantz ID Jr, Dawson EA, Ashman PL, Gatewood LC, Bartsch GE, Kuba K, et al. Test of effect of lipid lowering by diet on cardiovascular risk: the Minnesota Coronary Survey. Arteriosclerosis. 1989;9(1):129-35.
65. Kris-Etherton P, Fleming J, Harris WS. The debate about n-6 polyunsaturated fatty acid recommendations for cardiovascular health. J Am Diet Assoc. 2010;110(2):201-4.
66. Lairon D, Arnault N, Bertrais S, Planells R, Clero E, Hercberg S, Boutron-Ruault MC. Dietary fiber intake and risk factors for cardiovascular disease in French adults. Am J Clin Nutr. 2005; 82: 1185-1194.
67. Pereira MA, O'Reilly E, Augustsson K, Fraser GE, Goldbourt U, Heitmann BL, Hallmans G, Knekt P, Liu S, Pietinen P, Spiegelman D, Stevens J, Virtamo J, Willett WC, Ascherio A. Dietary fiber and risk of coronary heart disease: a pooled analysis of cohort studies. Arch Intern Med. 2004; 164: 370-376.
68. Ajani UA, Ford ES, Mokdad AH. Dietary fiber and C-reactive protein: findings from National Health and Nutrition Examination Survey data. J Nutr. 2004; 134: 1181-1185.
69. Ma Y, Griffith JA, Chasan-Taber L, Olendzki BC, Jackson E, Satnek III EJ, Li W, Pagoto SL, Hafner AR, Ockene IS. Association between dietary fiber and serum C-reactive protein. Am J Clin Nutr. 2006; 83: 760-766.
70. Qi L, van Dam RM, Liu S, Franz M, Mantzoros C, Hu FB. Whole-grain, bran, and cereal fiber intake and markers of systemic inflammation in diabetic women. Diabetes Care. 2006; 29: 207-211.
71. Ma Y, Hébert JR, Li W, Bertone-Johnson ER, Olendzki B, Pagoto SL, Tinker L, Rosal MC, Ockene IS, Ockene JK, Griffith JA, Liu S. Association between dietary fiber and markers of systemic inflammation in the Women's Health Initiative Observational Study. Nutrition. 2008; 24: 941-949.
72. Anderson JW, Baird P, Davis Jr RH, Ferreri S, Knudtson M, Koraym A, Waters V, Williams CL. Health benefits of dietary fiber. Nutr Reviews. 2009; 67(4): 188-205.

73. Brown L, Rosner B, Willet WW, Sacks FM. Cholesterol-lowering effects of dietary fiber: a meta-analysis. Am J Clin Nutr. 1999; 69: 30-42.
74. Hunninghake DB, Miller VT, LaRosa JC, Kinosian B, Jacobson T, Brown V, Howard WJ, Edelman DA, O'Connor RR. Long-term treatment of hypercholesterolemia with dietary fiber. Am J Med.1994; 97: 504-508.
75. Marlett, J.A.; McBurney, M.I.; Slavin, J.L.; American Dietetic Association. Position of the American Dietetic Association: Health implications of dietary fiber. J. Am. Diet. Assoc. 2002, 102, 993–1000.
76. US Food and Drug Administration. Health Claims: Soluble Fiber from Certain Foods and Risk of Heart Diseases. Publisher: Code of Federal Regulations, location not known. 2001; 21: 101.81.
77. Slavin JL. Position of the American Dietetic Association: Health implications of dietary fiber. J. Am. Diet. Assoc. 2008, 108, 1716–1731.
78. Trautwein EA, Duchateau GS, Lin YG, Mel'nikov SM, Molhuizen HOF, Ntanios FY. Proposed mechanism of cholesterol-lowering action of plant sterols. Eur J Lipid Sci Technol. 2003, 105: 171-85.
79. Mel'nikov SM, Seijen ten Hoorn JW, Eijkelenboom AP. Effect of phytosterol and phytostanols on the solubilization of cholesterol by dietary mixed micelles: an in vitro study. Chem Phys Lipids. 2004, 127: 121-41.
80. Gylling H, Plat J, Turley S, Ginsberg HN et al. Plant sterols and plant stanols in the management of dyslipidaemia and prevention of cardiovascular disease. Atherosclerosis. 2014;232:346-60
81. Grundy SM, Hansen B, Smith SC Jr, Cleeman JI, Kahn RA; American Heart Association; National Heart, Lung, and Blood Institute; American Diabetes Association. Clinical management of metabolic syndrome: report of the American Heart Association/National Heart, Lung, and Blood Institute/American Diabetes Association conference on scientific issues related to management. Circulation. 2004;109:551–6.
82. Grundy SSM, Cleeman JI, Daniels SR, Donato KA, Robert H, C. Smith, et al. Diagnosis and Management of the Metabolic Syndrome. An American Heart. Association/National Heart, Lung, and Blood Institute Scientific Statement. Circulation. 2005; 112: 2735–52.
83. Demonty I, Ras RT, van der Knaap HCN, Duchateau GSMJE, Meijer L, Zock PL, et al. Continuous dose-response relationship of the LDL-cholesterol-lowering effect of phytosterol intake. J Nutr. 2009, 139: 271-84.
84. Genser B, Silbernagel G, De Backer G, Bruckert E, Carmena R, Chapman MJ, Deanfield J, Descamps OS, Rietzschel ER, Dias KC, März W. Plant sterols and cardiovascular disease: a systematic review and meta-analysis. Eur Heart J. 2012 Feb;33(4):444-51.
85. Marmoy, M.; Brunner, E. Alcohol and cardiovascular disease: The status of the U-shaped curve. BMJ 1991, 303, 565–568.
86. Goldberg, I.J.; Mosca, L.; Piano, M.R.; Fisher, E.A.; Nutrition Committee; Council on Epidemiology and Prevention; Council on Cardiovascular Nursing of the American Heart Association. AHA Science Advisory: Wine and your heart: A science advisory for healthcare professionals from the Nutrition Committee, Council on Epidemiology and Prevention, and Council on Cardiovascular Nursing of the American Heart Association. Circulation 2001, 103, 472–475.
87. Corrao, G.; Bagnardi, V.; Zambon, A.; La Vecchia, C. A meta-analysis of alcohol consumption and the risk of 15 diseases. Prev. Med. 2004, 38, 613–619.
88. Kiechle S, Willeit J, Poewe W, et al. Insulin sensitivity and regular alcohol consumption: large, prospective, cross sectional population study (Bruneck study). British Medical Journal. 1996; 313: 1040-1044.
89. Ellison RC, Zhang Y, Qureshi MM, et al. Lifestyle determinants of high--density lipoprotein cholesterol: the National Heart, Lung, and Blood Institute family Heart Study. Am Heart J. 2004; 147: 529-535.
90. Rimm EB, Williams P, Fosher K., et al. Moderate alcohol intake and lower risk of coronary heart disease: meta-analysis of effects on lipids and haemostasic factors. BMJ.1998; 319: 1523-1528.

91. Van Der Gaag MS, Van Tol A, Vermunt SH, et al. Alcohol consumption stimulates early steps in reverse cholesterol transport. J Lipid Res. 2001; 42: 2077-2083.
92. Asken MD, Blumenthal RS. Low HDL cholesterol levels. N Engl J Med. 2005; 353: 1252-1260.
93. Hollander JM, Mechanick JI. Complementary and alternative medicine and the management of the metabolic syndrome. J Am Diet Assoc. 2008; 108(3): 495-509.
94. McVeigh BL, Dillingham BL, Lampe JW, et al. Effect of soy protein varying in isoflavone content on serum lipids in healthy young men. Am J Clin Nutr. 2006; 83: 244-251.
95. Hoie LH, Morgenstern EC, Gruenwald J, et al. A double-blind placebo--controlled clinical trial compares the cholesterol-lowering effects of two different soy protein preparations in hypercholesterolemic subjects. Eur J Nutr. 2005; 44: 65–71.
96. Engleman HM, Alekel DL, Hanson LN, et al. Blood lipid and oxidative stress responses to soy protein with isoflavones and phytic acid in postemenopausal women. Am J Clin Nutr. 2005; 81: 590–596.
97. Hermansen K., Hansen B., Jacobsen R., et al. Effects of soy supplementation on blood lipids and arterial function in hypercholesterolaemic subjects. Eur J Clin Nutr. 2005; 59(7): 843-850.
98. Weggemans RM, Trautwein EA. Relation between soy-associated isoflavones and LDL and HDL cholesterol concentrations in humans: a meta-analysis. Eur J Clin Nutr. 2003; 57: 940-946.
99. Estruch R, Martínez-González MA, Corella D., et al. Effects of a Mediterranean-style diet on cardiovascular risk factors; a randomized trial. Ann Intern Med. 2006; 145(1): 1-11.
100. American Heart Association Nutrition Committee; Lichtenstein, A.H.; Appel, L.J.; Brands, M.; Carnethon, M.; Daniels, S.; Franch, H.A.; Franklin, B.; Kris-Etherton, P.; Harris, W.S.; et al. Diet and lifestyle recommendations revision 2006: A scientific statement from the American Heart Association Nutrition Committee. Circulation 2006, 114, 82–96. Frantz ID Jr, Dawson EA, Ashman PL, Gatewood LC, Bartsch GE, Kuba K, et al. Test of effect of lipid lowering by diet on cardiovascular risk: the Minnesota Coronary Survey. Arteriosclerosis. 1989;9(1):129-35.
101. Sabaté, J.; Ang, Y. Nuts and health outcomes: New epidemiologic evidence. Am. J. Clin. Nutr. 2009, 89, 1643S–1648S.
102. Kris-Etherton, P.M.; Hu, F.B.; Ros, E.; Sabaté, J. The role of tree nuts and peanuts in the prevention of coronary heart disease: Multiple potential mechanisms. J. Nutr. 2008, 138, 1746S–1751S.
103. Sabaté, J.; Oda, K.; Ros, E. Nut consumption and blood lipid levels: A pooled analysis of 25 intervention trials. Arch. Intern. Med. 2010, 170, 821–827.
104. Silletta MG, Marfisi R, Levantesi G, Boccanelli A, Chieffo C, Franzosi M, Geraci E, Maggioni AP, Nicolosi G, Schweiger C, et al. Coffee consumption and risk of cardiovascular events after acute myocardial infarction: Results from the GISSI (Gruppo Italiano per lo Studio della Sopravvivenza nell'Infarto miocardico)-Prevenzione trial. Circulation 2007, 116, 2944–2951.
105. Mesas, A.E.; Leon-Muñoz, L.M.; Rodriguez-Artalejo, F.; Lopez-Garcia, E. The effect of coffee on blood pressure and cardiovascular disease in hypertensive individuals: A systematic review and meta-analysis. Am. J. Clin. Nutr. 2011, 94, 1113–1126.
106. Di Castelnuovo, A.; di Giuseppe, R.; Iacoviello, L.; de Gaetano, G. Consumption of cocoa, tea and coffee and risk of cardiovascular disease. Eur. J. Intern. Med. 2012, 23, 15–25.
107. De Koning Gans, J.M.; Uiterwaal, C.S.; van der Schouw, Y.T.; Boer, J.M.; Grobbee, D.E.; Verschuren, W.M.; Beulens, J.W. Tea and coffee consumption and cardiovascular morbidity and mortality. Arterioscler. Thromb. Vasc. Biol. 2010, 30, 1665–1671.
108. Sugiyama K, Kuriyama S, Akhter M, Kakizaki M, Nakaya N, Ohmori--Matsuda K, Shimazu T, Nagai M, Sugawara Y, Hozawa A, et al. Coffee

108. consumption and mortality due to all causes, cardiovascular disease, and cancer in Japanese women. J. Nutr. 2010, 140, 1007–1013.
109. Buitrago-Lopez, A.; Sanderson, J.; Johnson, L.; Warnakula, S.; Wood, A.; di Angelantonio, E.; Franco, O.H. Chocolate consumption and cardiometabolic disorders: Systematic review and meta-analysis. BMJ 2011, 343, d4488.
110. American Heart Association. AHA. Diagnosis and management of the metabolic syndrome. Circulation. 2005;12:2735-52.
111. McNamara DJ. The impact of egg limitations on coronary heart disease risk: do the numbers add up? J Am Coll Nutr. 2000;19(5 Suppl):540S-548S.
112. Hu FB, Stampfer MJ, Manson JE, Ascherio A, Colditz GA, Speizer FE, et al. Dietary saturated fat and their food sources in relation to the risk of coronary heart disease in women. Am J Clin Nutr. 1999;70:1001-8.
113. Hopkins PN. Effects of dietary cholesterol on serum cholesterol: a meta-analysis and review. Am J Clin Nutr. 1992;55(6):1060-70.
114. Salles-Filho S, Zackiewics M. Prioridade de pesquisa para suínos e aves. Revista TeC Carnes. 2001;3(1):1-6.
115. Rocha YR, Aguiar JPL, Marinho HA, Shrimpton R. Aspectos nutritivos de alguns peixes da Amazônia. Acta Amazonica. 1982;12(4):787-94.
116. Ministério do Desenvolvimento, Indústria e Comércio Exterior. Instituto Nacional de Metrologia, Qualidade e Tecnologia.(INMETRO).Miúdos, vísceras e peixes – Teor de gordura e colesterol em alimentos – 2º Parte.Brasilia;2001.
117. Ministério do Desenvolvimento, Indústria e Comércio Exterior. Instituto Nacional de Metrologia, Qualidade eTecnologia.(INMETRO).Aves – Teor de gordura e colesterol em alimentos – 3º Parte. Informações ao consumidor.Carnes bovina e suína – Teor de gordura e colesterol em alimentos. Brasilia;2001.
118. Jenkins DJA, Kendall CWC, Augustin LSA, et al. High-complex carbohydrate or lente carbohydrate foods? Am J Med. 2002; 113 (suppl 9B): 30s-37s.
119. Grundy SM, Abate N, Chandalia M. Diet composition and the metabolic syndrome: what is the optimal fat intake? 2002; 113(9B): 25S-29S.
120. Mykkanen L, Haffner SM, Rainwater DL, et al. Relationship of LDL size to insulin sensitivity in normoglycemic men. 1997; 17: 1447-1453.
121. Obarzanek E, Sacks FM, Vollmer WM, et al. Effects on blood lipids of a boold pressure-lowering diet: the Dietary Approaches to Stop Hypertension (DASH) Trial. Am J Clin Nutr. 2001; 74: 80-89.
122. Eilat-Adar S, Sinai T, Yosefy C, Henkin Y. Nutritional Recommendations for Cardiovascular Disease Prevention. Nutrients 2013, 5, 3646-3683.
123. Perk J, de Backer G, Gohlke H, Graham I, Reiner Z, Verschuren M, Albus C, Benlian P, Boysen G, Cifkova R, et al. European Guidelines on Cardiovascular Disease Prevention in Clinical Practice (version 2012). The Fifth Joint Task Force of the European Society of Cardiology and Other Societies on Cardiovascular Disease Prevention in Clinical Practice (constituted by representatives of nine societies and by invited experts). Eur. Heart J. 2012, 33, 1635–1701.
124. Hooper L, Summerbell CD, Thompson R, Sills D, Roberts FG, Moore HJ, Davey SG. Reduced or modified dietary fat for preventing cardiovascular disease. Cochrane Database Syst. Rev. 2012, 5, CD002137.
125. Hite AH, Berkowitz VG, Berkowitz K. Low-carbohydrate diet review: Shifting the paradigm. Nutr. Clin. Pract. 2011, 26, 300–308.
126. Nordmann, A.J.; Nordmann, A.; Briel, M.; Keller, U.; Yancy, W.S., Jr.; Brehm, B.J.; Bucher, H.C. Effects of low-carbohydrate vs. low-fat diets on weight loss and cardiovascular risk factors. A meta-analysis of randomized controlled trials. Arch. Intern. Med. 2006, 166, 285–293.
127. Santos FL, Esteves SS, da Costa Pereira A, Yancy WS, Jr Nunes JP. Systematic review and meta-analysis of clinical trials of the effects of low carbohydrate diets on cardiovascular risk factors. Obes. Rev. 2012, 13, 1048–1066.
128. Sacks, F.M.; Obarzanek, E.; Windhauser, M.M.; Svetkey, L.P.; Vollmer, W.M.; McCullough, M.; Karanja, N.; Lin, P.H.; Steele, P.; Proschan, M.A.; et al. Rationale and design of the Dietary Approaches to Stop Hypertension trial (DASH): A multicenter controlled feeding study of dietary patterns to lower blood pressure. Ann. Epidemiol. 1995, 5, 108–118.
129. Appel LJ, Champagne CM, Harsha DW, Cooper LS, Obarzanek E, Elmer PJ, Stevens VJ, Vollmer WM, Lin PH, Svetkey LP, et al. Effects of comprehensive lifestyle modification on blood pressure control: Main results of the premier clinical trial. JAMA. 2003, 289, 2083–2093.
130. Maruthur, N.M.; Wang N.Y.; Appel, L.J. Lifestyle interventions reduce coronary heart disease risk: Results from the PREMIER trial. Circulation 2009, 119, 2026–2031.
131. Salehi-Abargouei A, Maghsoudi Z, Shirani F, Azadbakht L. Effects of Dietary Approaches to Stop Hypertension (DASH)-style diet on fatal or nonfatal cardiovascular diseases--incidence: a systematic review and meta-analysis on observational prospective studies. Nutrition. 2013;29(4):611-8.
132. Fung TT, Chiuve SE, McCullough ML, Rexrode KM, Logroscino G, Hu FB. Adherence to a DASH-style diet and risk of coronary heart disease and stroke in women. Arch Intern Med. 2008;168(7):713-20.
133. Pitsavos C, Panagiotakos D, Chrysohou C, et al. The adoption of Mediterranean diet attenuates the development of acute coronary syndromes in people with the metabolic syndrome. Nutr J. 2003; 2 (1): 1-7.
134. Riccardi G, Rivellese AA. Dietary treatment of the metabolic syndrome: the optimal diet. Br J Nutr. 2000; 83(Suppl 1): S143-S148.
135. Ryan M, McLnerney D, Ownes D, et al. Diabetes and Mediterranean diet: a beneficial effect of oleic acid on insulin sensitivy, adipocyte glucose transport and endothelium-dependent vasoreactivity. QJM. 2000; 93(2): 85-91.
136. Shai I, Schwarzfuchs D, Henkin Y, Shahar DR, Witkow S, Greenberg I, et al. Weight loss with a low-carbohydrate, Mediterranean, or low-fat diet. N Engl J Med. 2008; 359(3):229-41.
137. Estruch R, Martínez-González MA, Corella D., et al. Effects of a Mediterranean-style diet on cardiovascular risk factors; a randomized trial. Ann Intern Med. 2006; 145(1): 1-11.
138. Sofi F, Abbate R, Gensini GF, Casini A. Accruing evidence on benefits of adherence to the Mediterranean diet on health: An updated systematic review and meta-analysis. Am. J. Clin. Nutr. 2010, 92, 1189–1196.
139. Howard BV, Van Horn L, Hsia J, et al. Low-fat dietary pattern and risk of cardio- vascular disease: the Women's Health Ini- tiative Randomized Controlled Dietary Modification Trial. JAMA 2006;295:655-66.
140. Trichopoulou A, Bamia C, Trichopou- los D. Anatomy of health effects of Mediterranean diet: Greek EPIC prospective cohort study. BMJ 2009;338:b2337.
141. Buckland G, Mayén AL, Agudo A, et al. Olive oil intake and mortality within the Spanish population (EPIC-Spain). Am J Clin Nutr 2012;96:142-9.
142. Rodríguez-Rejón AI, Castro-Quesada I, Ruano-Rodríguez C, Ruiz-López MD, et al. Effect of a Mediterranean Diet Intervention on Dietary Glycemic Load and Dietary Glycemic Index: The PREDIMED Study. Journal of Nutrition and Metabolism, 2014: 1-11.
143. Velázquez-López L, Santiago-Diaz G, Nava-Hernández J, Muñoz-Torres A, et al. Mediterranean-style diet reduces metabolic syndrome components in obese children and adolescentes with obesity. BMC Pediatrics 2014, 14:175
144. Craig WJ. Nutrition concerns and health effects of vegetarian diet. Nutr Clin Pract. 2010 Dec;25(6):613-20
145. Trapp CB, Barnard ND. Usefulness of vegetarian and vegan diets for treating type 2 diabetes. Curr Diab Rep. 2010;10:152-8.
146. Huang T, Yang B, Zheng J, Li G, Wahlqvist ML, Li D. Cardiovascular disease mortality and cancer incidence in vegetarians: a meta-analysis and systematic review. Ann Nutr Metab. 2012;60:233-40.

147. Ogden CL, Fryar CD, Carroll MD, Flegal KM. Mean body weight, height, and body mass index. United States 1960–2002. Adv Data 2004 Oct 27;(347):1–17.
148. Ogden CL, Carroll MD, Curtin LR, Lamb MM, Flegal KM. Prevalence of high body mass index in US children and adolescents, 2007– 2008. JAMA 2012;303:242–9.
149. Ogden CL, Carroll MD, Kit BK, Flegal KM. Prevalence of obesity trends in body mass index among US children and adolescents, 1999– 2010. JAMA 2012;307:483–90.
150. Klein S, Burke LE, Bray GA, et al. Clinical Implications of Obesity With Specific Focus on Cardiovascular Disease: a Statement for Professionals From the American Heart Association Council on Nutrition, Physical Activity, and Metabolism. Circulation 2004;110:2952–67.
151. Charakida M, Jones A, Falaschetti E, et al. Childhood obesity and vascular phenotypes: a population study. J Am Coll Cardiol 2012;60: 2643–50.
152. Peñalvo JL, Sotos-Prieto M, Santos-Beneit G, Pocock S, Redondo J, Fuster V. The Program SI! intervention for enhancing a healthy lifestyle in preschoolers: first results from a cluster randomized Trial. BMC Public Health. 2013; 13: 1208.
153. Harrabi I, Maatoug J, Gaha M, et al. School-based intervention to promote healthy lifestyle in Sousse, Tunísia. Indian J Community Med. 2010; 35: 94-9.
154. Fornari LS, Giuliano I, Azevedo F, Pastana A, et al. Children First Study: how an educational program in cardiovascular prevention at school can improve parent's cardiovascular risk. Eur J Prev Cardiol. 2013; 20 (2): 301-9.

TABAGISMO 28

Jaqueline Scholz Issa
Simone Soares de Moura

1. Introdução
   1.1 Brasil – aspectos epidemiológicos e políticas públicas
2. Tabagismo e risco cardiovascular
   2.1 Ações do tabaco sobre o sistema cardiovascular
      2.1.1 Disfunção endotelial e estresse oxidativo
      2.1.2 Alterações metabólicas: diminuição do HDL colesterol, aumento do LDL colesterol, oxidação do LDL e resistência à insulina
      2.1.3 Efeito pró-coagulante relacionado ao aumento do fibrinogênio, à ativação das plaquetas e ao aumento de hemácias e leucócitos
      2.1.4 Aumento das catecolaminas circulantes
      2.1.5 Aumento da homocisteína e níveis séricos reduzidos das vitaminas C e E
      2.1.6 Alterações eletrofisiológicas
3. Dependência de nicotina e seu tratamento
   3.1 Tratamento tabagismo
      3.1.1 Tratamento farmacológico do tabagismo
         3.1.1.1 Repositores de nicotina
         3.1.1.2 Nicotina transdérmica (grau I – nível de evidência A)
         3.1.1.3 Nicotina de uso oral – goma (grau I – nível de evidência A) ou pastilha de nicotina (nível de evidência B)
         3.1.1.4 Cloridrato de bupropiona (grau I – nível de evidência A)
         3.1.1.5 Tartarato de vareniclina (grau I – nível de evidência A)
         3.1.1.6 Medicamento de 2ª linha: nortriptilina (nível de evidência A)
      3.1.2 Segurança cardiovascular dos medicamentos antitabaco
         3.1.2.1 Associações de medicamentos antitabaco
      3.1.3 Expectativas para tratamento do tabagismo
      3.1.4 Considerações sobre tratamento farmacológico do tabagismo
4. Importância da cessação do tabagismo e impacto econômico
5. Conclusão
6. Referências bibliográficas

1 INTRODUÇÃO

O tabagismo é uma doença crônica e a dependência resulta da ação psicoativa da nicotina.[1] A gravidade dessa questão de natureza social e de saúde foi devidamente dimensionada quando a Organização Mundial de Saúde (OMS) deixou de encará-la como "estilo de vida" ou (mau) "hábito" e a incluiu na Décima Revisão da Classificação Internacional de Doenças (CID-10)[2] no grupo dos Transtornos Mentais e Comportamentais devidos ao Uso de Substância Psicoativa, em 1997.

A atual epidemia do consumo do tabaco expõe os fumantes e não fumantes ao risco de desenvolver mais de 50 tipos de doenças, com destaque para as crônicas não transmissíveis (DCNT), dentre as quais as cardiovasculares e o câncer respondem pela maior incidência. Considerado a principal causa reversível de mortes precoces em todo o mundo, o tabagismo é, também para a doença coronariana, o principal fator de risco reversível para morte por infarto.[3]

A prevalência mundial atualmente é estimada em 1,3 bilhões de fumantes. Os países com baixa e média renda concentram aproximadamente 80% dos fumantes, bem como 80% dos 100 mil jovens que iniciam a dependência a cada ano.[4] O consumo de tabaco ainda predomina no sexo masculino, porém, a razão de prevalência por sexo vem em queda, considerando o aumento do consumo de tabaco pelas mulheres constatado a partir da segunda metade do século passado e, de forma mais acentuada, na década de 1980.[5] Para o sexo feminino, ainda há o agravante da ação sinérgica entre os efeitos do tabaco e o uso de anticoncepcionais orais que eleva o risco de doença cardiovascular em mulheres jovens.[6]

Responsável pela morte anual de aproximadamente 5 milhões de pessoas no mundo – das quais 100 mil no Brasil –, o consumo do tabaco tem sido alvo da atenção da saúde pública uma vez que afeta preferencialmente homens jovens em idade produtiva, reduzindo a mão de obra ativa e aumentando gastos públicos com o restabelecimento da saúde, auxílio-doença e pensões. Nos últimos anos, verificou-se a queda na prevalência global entre homens adultos e aumento entre jovens e mulheres.

Não podemos desconsiderar os gastos públicos associados à poluição, degradação ambiental, incêndios e acidentes direta ou indiretamente relacionados ao ato de fumar. Estima-se que a mortalidade relacionada ao uso do tabaco pode duplicar nos próximos 16 anos[7] (Figura 28.1). Estima-se que o número de fumantes em todo o mundo será de 1,7 bilhão até 2025. No entanto, sabemos que a adoção de políticas públicas pode reduzir o consumo, como ocorreu nos Estados Unidos nos últimos 40 anos (Figura 28.2).

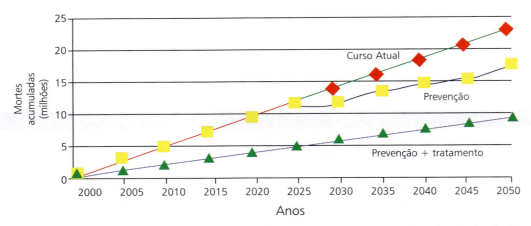

FIGURA 28.1 Estimativa de mortalidade até 2050. Número projetado de mortes atribuídas ao tabagismo para o mundo em países de alta, média e baixa renda, considerando a adoção de estratégias de prevenção e tratamento. Fonte: Mathers CD, Loncar D. (2006) Projections of global mortality and burden of disease from 2002 to 2030. PLoS Med 3(11): e442. Doi:10. 1371/journal.pmed.0030442.

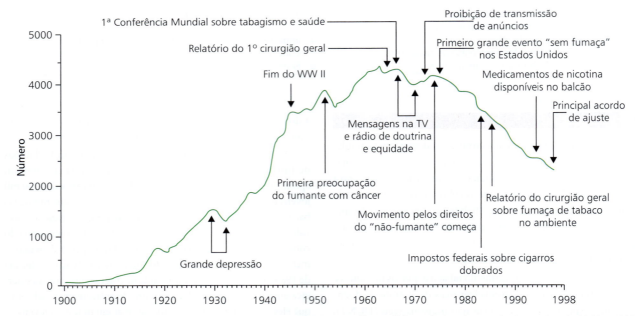

FIGURA 28.2 Consumo adulto anual *per capita* de cigarros e os principais eventos e políticas públicas relacionados ao tabagismo – Estados Unidos, 1990-1998. Reproduzido com permissão de Centers for Disease Control and Prevention. Fonte: WWII, Wo. Kristian B. Filion, Russell V. Luepker. Cigarette Smoking and Cardiovascular Disease: Lessons from Framingham. Global Heart Volume 8, Issue 1 2013 35-41. http://dx.doi.org/10.1016/j.gheart.2012.12.005.

1.1 BRASIL – ASPECTOS EPIDEMIOLÓGICOS E POLÍTICAS PÚBLICAS

"O Ministério da Saúde adverte: fumar é prejudicial à saúde". As pessoas já devem ter visto esse alerta nos maços de cigarro ou em campanhas publicitárias desenvolvidas pelo governo brasileiro. É uma das ações de destaque na luta que se iniciou no Brasil há quase 30 anos e que se solidificou no País desde então.[8]

O Ministério da Saúde (MS), por meio do Comitê Assessor para Controle do Tabagismo (1985) e, posteriormente, com o Programa Nacional de Controle do Tabagismo (1989) junto às Secretarias Estaduais e Municipais de Saúde, promoveu ações educativas até a criação da Agência Nacional de Vigilância Sanitária (Anvisa), em 1999. Com ela, iniciaram-se as avaliações técnicas para os produtos derivados do tabaco, comercializados no Brasil. A entidade passou, então, a ser responsável por regulamentar e fiscalizar a produção, os produtos, a comercialização e o consumo do tabaco. As ações mais efetivas no combate ao tabagismo foram implementadas no país a partir de 1996 e, entre as ações adotadas, destacamos:

- Limitar os níveis de nicotina, alcatrão e monóxido de carbono dos cigarros além de proibir o uso de termos como *light*, "baixo-teor", "suave".
- Obrigar a inserção de imagens com alertas sobre os malefícios causados pelo cigarro nas embalagens dos produtos e restringir a publicidade aos pontos de venda.
- Proibir que produtos alimentícios simulassem os derivados do tabaco.
- A propaganda em jornais, revistas, internet e eventos culturais, bem como em TV, rádio, *outdoors*.
- Legislação estadual para restringir o tabagismo em ambientes fechados.
- Em fase de implementação, a proibição do mentol, de alguns aromatizantes e de alguns aditivos de sabor na fabricação do cigarro.
- A capacitação dos profissionais de saúde no Brasil permitiu a implantação do atendimento ao tabagismo no SUS com a abordagem mínima, seguida da abordagem intensiva em 2005, após a ampliação do tratamento do tabagismo para as atenções de baixa e média complexidade.
- A adoção dessa estratégia reduziu de forma emblemática a prevalência do tabagismo no Brasil (Figura 28.3).

Um dos frutos dessas iniciativas foram os resultados publicados em 2011 pela Pesquisa Especial de Tabagimo (PETab) referentes aos usuários de derivados de tabaco. Os dados de 2008 revelaram a prevalência de aproximadamente 25 milhões de usuários de derivados de tabaco (17,2%)[10] e uma queda significativa quando comparada à prevalência de 1989 (32%) – Pesquisa Nacional sobre Saúde e Nutrição/IBGE.[11]

A pesquisa Vigitel 2012 (Vigilância de Fatores de Risco e Proteção para Doenças Crônicas por Inquérito Telefônico)[12]

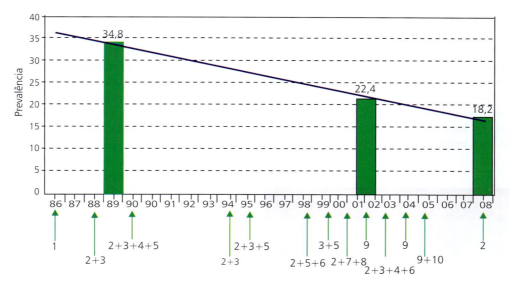

FIGURA 28.3 Prevalência do tabagismo entre adultos de 18 anos ou mais de idade e estratégias nacionais de controle do tabaco implementadas de 1986 até 2008. 1: início das campanhas anuais de controle do tabaco; 2: utilização de advertências de saúde nos produtos do tabaco; 3: restrições de propaganda; 4: proibição da venda de produtos de tabaco a menores; 5: proibição do fumo em lugares específicos; 6: criação da Comissão Interministerial para Controle do Tabaco; 7: proibição de descritores, tais como baixos teores, ultrabaixo teores, ligth, suave ou similares; 8: número de telefone para auxílio à cessação (Disque Saúde) impressos nos maços de cigarro; 9: tratamento de tabagismo; e 10: ratificação da Convenção – Quadro para o Controle do Tabaco no Brasil. Fonte: Adaptado de Figueiredo VC. Um panorama do tabagismo em 16 capitais e Distrito Federal: tendências e heterogeneidades (tese de doutorado). Rio de Janeiro: Instituto de Medicina Social; 2007. In: PNAD – Pesquisa especial sobre tabagismo (PETab), 2008. [Acesso em 2014 Jan15]. Disponível em http://www.ibge.gov.br/home/estatistica/populacao/trabalhoerendimento/pnad2008/suplementos/tabagismo/pnad_tabagismo.pdf.

confirmou a redução da prevalência, indicando 12% de fumantes, 20% menor que em 2006. No Sul e Sudeste concentram-se as capitais com maior prevalência de tabagismo: Porto Alegre (18%), Curitiba (12%) e São Paulo (15%); enquanto no Nordeste estão as capitais com menor incidência de tabagismo: Maceió (9%), Aracaju (8%) e Salvador (6%) (Tabela 28.1).

As ações proativas no combate ao consumo de tabaco e as conquistas com a redução da prevalência do tabagismo levaram o país a ter um papel de destaque no cenário internacional.[13]

O Brasil é signatário da Convenção Quadro para Controle do Tabaco (CQTC). Um tratado mundial proposto pela OMS em 2003[14] e adotado por 196 países com o objetivo de reduzir a prevalência do tabagismo e suas consequências para as gerações futuras. Dessa forma, devemos ficar em sintonia com a CQTC para continuar avançando no combate ao tabagismo

2 TABAGISMO E RISCO CARDIOVASCULAR

A planta do tabaco (*Nicotianatabacum*), já habitualmente utilizada pelos índios nas Américas, foi descoberta pelos colonizadores no século XVI que a levaram a seus países de origem. Durante os dois séculos seguintes, enquanto seu uso foi lentamente difundido e divulgado de modo positivo na Europa, vários relatos médicos já levantaram a hipótese de o consumo do tabaco estar associado a inúmeros agravos à saúde.

Na década de 1950, a comunidade científica publicou os primeiros dados que evidenciavam a associação do tabagismo com doenças crônicas graves e letais.[15] Estudos de caráter prospectivo confirmaram tal associação – com destaque para a doença coronariana – e quantificaram os riscos de doença assumidos pelo tabagista ao fumar.[16-17]

Dados atuais revelam que a exposição contínua a mais de 4.700 substâncias tóxicas presentes no cigarro é responsável por 25% das mortes por doença coronariana, 85% das mortes por doença pulmonar obstrutiva crônica (DPOC) e 30% das mortes por câncer (pulmão, boca, laringe, faringe, esôfago, estômago, pâncreas, fígado, rim, bexiga e leucemia).[18] O tabagismo também está associado a outras doenças limitantes e fatais, como aneurisma de aorta, trombose venosa e arterial, úlceras do trato gastrintestinal, infecções respiratórias, complicações pós-operatórias, impotência e osteoporose,[19] podendo agravar outras patologias como a asma, por exemplo.

A relação entre o consumo dos derivados do tabaco e as doenças cardiovasculares já está bem documentada pela literatura científica.[20] O tabagismo está associado a aproximadamente 20% das mortes de etiologia cardiovascular e é, isoladamente, a principal causa evitável de morte entre os fatores de riscos modificáveis. Comparativamente aos não fumantes, o tabagismo antecipa em aproximadamente 10 anos a ocorrência do infarto do miocárdio (IM) e está associado a 30% de mortalidade por esta causa, sendo a maior incidência na faixa etária entre 40 e 60 anos.[21]

O risco de IM é 3,6 vezes maior nos fumantes em comparação aos não fumantes e o risco de morte súbita se eleva em 10 vezes em relação aos não fumantes.[16] A fisiopatologia dessa associação com a morte súbita ainda não está totalmente definida, mas a nicotina interfere na condutância das células miocárdicas.[22] Em relação ao tabagismo passivo, um estudo realizado em Minnessota,[23] nos Estados Unidos, comparou a incidência de IM e de morte súbita, 18 meses antes e após a lei de 2002 que proibiu o consumo de cigarros em restaurantes. Verificou-se uma queda de 33% na incidência de IM e de 17% na morte súbita associada à diminuição na prevalência do tabagismo, ao passo que para outros fatores de risco (hipertensão, dislipidemia, obesidade), a prevalência se manteve estável ou se elevou. Uma metanálise avaliando exposição passiva concluiu que 8% das mortes relacionadas à isquemia miocárdica associou-se ao tabagismo passivo.[24] Uma possível explicação para a rápida redução de eventos cardiovasculares com leis de proteção à exposição passiva pode ser a rápida redução da concentração de monóxido de carbono. Esse gás é altamente tóxico e danoso ao sistema cardiovascular. Sua participação corresponde a 3 a 5% do volume da fumaça do cigarro. Um estudo realizado na cidade de São Paulo demonstrou redução na concentração de monóxido de carbono antes e após a aplicação da lei de restrição ao tabagismo em ambientes fechados. Foram avaliados mais de 500 estabelecimentos e 700 funcionários, com medidas do monóxido de carbono antes e 3 meses após a implementação da lei.[25] O uso dos derivados do tabaco está relacionado à ocorrência de vasoespasmo coronariano.[26] Este ocorre mais frequentemente em mulheres jovens sem outros fatores de risco tradicionais, exceto o tabagismo. A morte súbita e a arritmia ventricular são complicações conhecidas do vasoespasmo coronariano.[27]

Ainda não está totalmente definida a fisiopatologia da indução de arritmia pelo tabagismo; uma possibilidade seria a ação pró-arrítmica da nicotina sobre o tecido miocárdico que ficaria mais suscetível à ação das catecolaminas; a arritmia poderia também estar associada aos efeitos do estresse oxidativo ou da ação lesiva do monóxido de carbono. Por fim, a doença coronariana e

TABELA 28.1 Vigitel 2012 - Prevalência do Tabagismo Brasil em algumas capitais.

UF	2006 (%)	2012 (%)	REDUÇÃO DE FUMANTES (%)
Salvador-BA	9	6	33
Brasília-DF	16	10	38
Rio de Janeiro-RJ	15	13	13
Porto Alegre-RS	20	18	10
São Paulo-SP	18	15	17
BRASIL	15	12	20

Fonte: Portal da Saúde – Ministério da Saúde – <www.saude.gov.br>.

a DPOC, também associadas ao fumo, da mesma forma podem causar arritmia de forma independente.[28]

Sabe-se que as mulheres contam com a cardioproteção hormonal do estrogênio, antes da menopausa. O aumento da prevalência do tabagismo para o sexo feminino elevou a incidência de doença arterial coronariana e de IM,[29] tornando esse o principal fator de risco coronariano para elas. Além disso, o sinergismo pró-trombótico do cigarro associado ao dos anticoncepcionais orais, tornam as mulheres tabagistas um grupo de maior risco para eventos coronarianos.[30]

Os fumantes possuem risco 2 a 4 vezes maior para acidente vascular encefálico (AVE) do que os não fumantes, e o risco é proporcional ao número de cigarros consumidos.[31] Quando comparamos homens e mulheres fumantes com os não fumantes, o aumento do risco de AVE nos fumantes é semelhante, ou seja, independente do sexo.[32] No entanto, o uso de anticoncepcionais orais eleva o risco de AVE em 22 vezes para as fumantes.

Para pacientes com insuficiência cardíaca com fração de ejeção reduzida (menor que 35%), há maior mortalidade entre os fumantes em comparação com os não fumantes.[33] Fumantes têm risco significativamente maior de desenvolver insuficiência cardíaca quando comparado a não fumantes e ex-fumantes. No estudo SOLVD (*StudiesOfLeft Ventricular Dysfunction*), ex-fumantes tinham a mortalidade reduzida em 30% em comparação com fumantes ativos. No estudo CASS (*Coronary Artery Surgery Study*), o consumo do tabaco foi fator de risco independente para o aumento do risco de desenvolver insuficiência cardíaca em 47%.[34]

Nos diabéticos, o tabagismo eleva de 3 para 11 vezes o risco cardiovascular. Eleva a glicemia, aumentando a resistência à insulina e o risco de complicações crônicas como doença vascular periférica e/ou insuficiência renal. Para fumantes com carga de 40 cigarros diários ou mais, há aumento do risco de desenvolver diabetes para 45% em homens e 75% para mulheres.[35-36]

Fumantes de 20 cigarros ou mais por dia, elevam o risco para doença coronariana em 2 a 3 vezes em relação aos que nunca fumaram. Mesmo o consumo diário de 1 a 4 cigarros por dia aumenta o risco coronariano. Não há quantidade segura para o consumo de cigarros. Interessante ressaltar que parar de fumar reduz a mortalidade por eventos cardiovasculares, no entanto, a redução do número de cigarros não traz o mesmo benefício.[37]

2.1 AÇÕES DO TABACO SOBRE O SISTEMA CARDIOVASCULAR

A fumaça do tabaco inalada é composta de duas fases: a de vapor, cujo principal representante é o monóxido de carbono; e a particulada, na qual se destacam o alcatrão e a nicotina. O monóxido de carbono liga-se às hemácias, dificultando o transporte e a distribuição de oxigênio para o organismo. Os mecanismos de danos cardiovasculares relacionados ao tabagismo são diversos e atuam sinergicamente na fisiopatologia da doença aterosclerótica e suas manifestações clínicas.[38,39] Entre os mecanismos descritos, destacam-se:

2.1.1 Disfunção endotelial e estresse oxidativo

A fumaça do cigarro promove disfunção endotelial que pode levar à secreção anormal de fatores de crescimento, de moléculas quimiotáticas e de citocinas que estimulam o processo inflamatório da aterosclerose. Além disso, os fumantes também apresentam redução significativa na vasodilatação endotélio-dependente, quando comparados a não fumantes (alteração dose-dependente e potencialmente reversível). Essas alterações atuam sinergicamente com a hipercolesterolemia, uma vez que o tabagismo potencializa a disfunção endotelial com o aumento do LDL oxidado.

2.1.2 Alterações metabólicas: diminuição do HDL colesterol, aumento do LDL colesterol, oxidação do LDL e resistência à insulina

O tabagismo altera o metabolismo lipídico, aumentando o colesterol total, LDL, VLDL e diminuindo o HDL. Fumantes apresentam maiores níveis séricos de malondialdeído, um possível marcador de oxidação, e maiores níveis séricos e urinários de F2-isoprostanes, um produto da peroxidação lipídica. Pesquisas com isoprostane (iPs) indicam que ele pode ser utilizado como marcador de estresse oxidativo em fumantes.[40-41] A interrupção do tabagismo determina redução imediata na concentração dessa substância.[41]

2.1.3 Efeito pró-coagulante relacionado ao aumento do fibrinogênio, à ativação das plaquetas e ao aumento de hemácias e leucócitos

Nas fases finais da aterosclerose, o equilíbrio entre coagulação e sistema fibrinolítico é fundamental para a estabilidade da placa e fluxo sanguíneo. A alteração desse equilíbrio causa trombose, oclusão vascular e manifestação clínica. O efeito pró-trombótico do tabagismo talvez seja o fator principal na história natural da aterosclerose e na associação entre tabagismo e morte súbita. O tabagismo acarreta efeitos diretos sobre as propriedades, ativação e agregação plaquetária. Eleva a betatromboglobulina e o fator plaquetário. Estudos mostram que fumantes tem maior nível sérico de fibrinogênio, o que pode estar relacionado ao processo inflamatório crônico resultante a injúria ao tecido arterial e outros órgãos. O nível sérico de fibrinogênio é um fator de risco cardiovascular.

O tabagismo induz a uma resposta inflamatória sistêmica traduzida pelo aumento de marcadores inflamatórios como o número de leucócitos e da proteína C reativa, ambos positivamente associados ao risco de doença cardiovascular. A associação de tabagismo e aumento do número de leucócitos se deve, pelo menos em parte, ao processo inflamatório localizado na árvore brônquica. Além do aumento, estudos evidenciam aumento na resposta quimiotática, na adesão e agregabilidade destes leucócitos.

A inalação do monóxido de carbono resultante da queima do cigarro resulta no aumento da carboxihemogobina. Essa alteração leva ao aumento do número de eritrócitos, que somado ao aumento dos leucócitos, altera a viscosidade sanguínea.

Outras evidências da injúria endotelial causada pelo tabagismo vêm de estudos que demonstram aumento do fator de Von Willebrand, um possível marcador de dano endotelial[42], 10 a 30 minutos após o consumo de 2 cigarros. Os fumantes liberam menor quantidade de fator ativador de plasminogênio tecidual (TPA) quando estimulados pela substância P, (vasodilatador endotélio dependente), o que lentifica a degradação de fibrinogênio em seus produtos solúveis.

2.1.4 Aumento das catecolaminas circulantes

A ação da nicotina leva à liberação de catecolaminas (noradrenalina e adrenalina), promovendo o aumento da frequência e contratilidade cardíaca, assim como da resistência vascular periférica e da pressão arterial. Essa ação no sistema cardiovascular atuando sinergicamente com os mecanismos de danos expostos acima, pode precipitar a manifestação clínica da doença aterosclerótica.

2.1.5 Aumento da homocisteína e níveis séricos reduzidos das vitaminas C e E

Considerando a possibilidade de muitos fumantes não interromperem o tabagismo, pesquisas buscam ações que possam reduzir risco de exposição, entre as quais situam-se estudos com suplementação de vitaminas C e E. Raitakari e colaboradores[42] observaram efeito benéfico em curto prazo na função endotelial de fumantes com a suplementação de vitamina C. Reilly e colaboradores[43] não obtiveram reversão do estresse oxidativo com a suplementação de vitamina E em fumantes.

2.1.6 Alterações eletrofisiológicas

O tabagismo leva a alterações eletrofisiológicas, incluindo aumento da ectopia ventricular e atrial, variação nos tempos de condução, especialmente no intervalo QT.

Considerando os conhecimentos atuais, podemos concluir que o meio mais eficaz de reduzir o risco cardiovascular provocado pela fumaça do cigarro é promover a cessação do tabagismo e proteger os não fumantes da exposição passiva.

3 DEPENDÊNCIA DE NICOTINA E SEU TRATAMENTO

A nicotina é responsável pela adição.[1] A participação de outros componentes ainda não está definida. Após ser inalada, ela alcança a corrente sanguínea e o cérebro em menos de 10 segundos. Ultrapassando a barreira hemato-encefálica liga-se aos receptores colinérgicos, preferencialmente os nicotínicos (com destaque para os receptores com as subunidades α4β2). Com isso ativa canais iônicos que levam a um influxo de cátions e consequente liberação de neurotransmissores nas sinapses cerebrais, sendo a dopamina o principal deles.

A atuação da dopamina em regiões cerebrais específicas (corpo estriado, córtex frontal e região mesolímbica), (Figura 28.4) está associada à sensação de prazer, relaxamento, redução da ansiedade e da irritabilidade, aumento da atenção, bem como ao mecanismo de recompensa.[1] Este mecanismo de recompensa determina fatores associativos com situações do cotidiano, criando hábitos e condicionamentos.

O fenômeno da tolerância decorre da exposição à nicotina repetidas vezes, levando a uma transformação neurofisiológica com redução da sensibilidade dos receptores de nicotina e consequente aumento compensatório na sua densidade cerebral (*upregulation*). A partir desse ponto, para que o indivíduo se sinta confortável e haja a manutenção desse "novo estado de equilíbrio" neurofisiológico, é necessária a reposição regular de nicotina, em geral com doses crescentes.[1]

A privação de nicotina, mesmo que por poucas horas, provoca sintomas de abstinência. Os receptores "dessensibilizados" voltam a ficar responsivos e disso decorrem os sintomas de ansiedade e estresse que, em geral, levam o indivíduo ao desejo intenso de fumar – sensação de "fissura". Exatamente este desconforto provocado pela privação (reforço negativo) associado à perda do prazer de fumar (reforço positivo) impede que muitos fumantes tenham êxito nas tentativas de parar de fumar, mesmo motivados.

3.1 TRATAMENTO DO TABAGISMO

A estratégia de abordagem populacional inclui a abordagem mínima, que deve ser realizada por qualquer profissional de saúde, no âmbito da assistência à saúde em qualquer nível, com intuito de identificar fumantes e orientá-los sobre a importância da cessação. Ela se baseia em cinco elementos[44]:

- Perguntar ao paciente se ele fuma.
- Avaliar o perfil de fumante.
- Aconselhar a parar de fumar.
- Preparar para a cessação.
- Acompanhar o fumante para a interrupção do tabagismo.

A estratégia de intervenção intensiva tem como objetivo tratar o fumante de forma mais consistente e elaborada.[45] Nessa condição, é necessário conhecer o estágio motivacional do paciente frente à perspectiva da cessação. O modelo de estágios de mudança comportamental adotado no tabagismo é o de Prochaska e DiClemente,[46] e constitui-se de cinco estágios:

1. **Fase pré-contemplativa:** indivíduos negam a intenção em parar de fumar nos 6 meses seguintes.
2. **Fase contemplativa:** fumantes nesta fase referem que gostariam de estar sem fumar nos 6 meses seguintes.

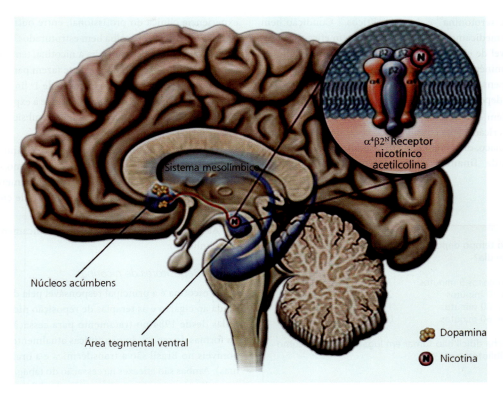

FIGURA 28.4 Papel do sistema mesolímbico. A nicotina ativa os receptores da área tegumentar ventral, resultando na liberação de dopamima no núcleo *accumbens*. Fonte: Benowitz N. N Engl J Med 2010; 362:2295-303.

3. **Preparação para a ação:** o fumante passa a tomar atitudes para tentar parar de fumar.
4. **Ação:** fase em que o fumante enfrenta a abstinência.
5. **Manutenção:** passado o período de abstinência, durante muito tempo persiste o risco de recaídas.

Além do aspecto motivacional, é fundamental fazer diagnóstico correto do grau de dependência da nicotina. Um dos instrumentos mais utilizados é o questionário de Fagerstrom[47] (Figura 28.5). Apesar de amplamente difundido e aceito como parâmetro para classificar a dependência em estágios; existe limitação de interpretação em pacientes que fumam menos de 10 cigarros/dia. Condição esta que pode ser intencional, motivada por restrição social ou condição de saúde ou simplesmente determinada pelo fato de o fumante ter baixa dependência. Por essa razão, instrumentos adicionais[48] podem ser necessários para ajudar a identificar melhor o grau de dependência em fumantes de baixo consumo para elaborar melhor a estratégia terapêutica visando o aperfeiçoamento da eficácia da intervenção.

Apesar de a dependência da nicotina ter seu mecanismo psicoativo envolvendo receptores e neurotransmissores estabelecidos, o aspecto condicional e comportamental do modelo de recompensa da nicotina exige que, além de medicamentos, a estratégia de tratamento inclua o uso de técnicas cognitivo-comportamentais para melhorar a eficácia da abordagem.[44] Essas técnicas atuam sobre pensamentos automáticos que incitam o paciente a fumar. As técnicas comportamentais adotadas são auto-observação; controle de estímulos (gatilhos) para fumar; identificação de padrões de pensamentos; técnicas de relaxamento e de adiamento; quebra de condicionamento; treino de assertividade; autoinstrução e solução de problemas.

3.1.1 Tratamento farmacológico do tabagismo

Existem evidências consistentes de que os fármacos antitabaco aumentam a taxa de sucesso na cessação do tabagismo (nível de evidência A).[45] O uso duplica ou até quadruplica as possibilidades de abstinência. Os repositores de nicotina (TRN), bupropiona e a vareniclina são considerados de 1ª linha no tratamento do tabagismo e recomendados para prescrição em guias nacionais[44] e internacionais.[45] Outros medicamentos como nortriptilina, apesar da eficácia comprovada, apresentam efeitos colaterais e contraindicações que podem limitar o uso, por isso considerados de 2ª linha.

Alguns medicamentos surgiram como promessas para cessação do tabagismo, pois, de alguma forma, atuam em alguns dos vários circuitos cerebrais envolvidos na dependência a nicotina. No entanto, as avaliações sistematizadas não comprovam eficácia esperada. Entre eles, destacamos a falta de consistência nos resultados com uso da clonidina,[49] da naltrexona,[50] dos inibidores da recaptação de serotonina[51] e dos ansiolíticos.[52] Condição bem diferente dos medicamentos de 1ª linha que tem eficácias comprovadas (nível de evidência A), por agir primordialmente no sistema dopaminérgico, reconhecidamente relacionado ao sistema de recompensa sistema mesolímbico,[1] crucial no processo da abstinência e dependência.

Não existem critérios definidos para a escolha. Na prática clínica, a prescrição é feita considerando contraindicações específicas do fármaco, disponibilidade do produto na rede pública, disponibilidade financeira do paciente para aquisição, experiência clínica do profissional, entre outros, não havendo critérios técnicos de escolha bem estruturados. Em alguns serviços, a avaliação da dependência a nicotina, tentativas pregressas com medicação e o sexo do paciente fazem parte de um algoritmo para definir a escolha do fármaco de 1ª linha para início do tratamento, mas essa conduta se restringe à experiência local[53,54] (nível de evidência C), portanto, faltando subsídios para sua adoção de forma sistematizada.

A prescrição dos fármacos antitabaco é fundamental para a melhora da eficácia do tratamento do tabagismo, como também são fundamentais as consultas de acompanhamento e o incentivo à promoção de mudanças de hábitos e de comportamento dos pacientes.[55,56]

As principais características dos medicamentos antitabaco de 1ª linha são:

3.1.1.1 Repositores de nicotina

A nicotina é a principal responsável pela dependência atribuída ao cigarro e as terapias de reposição nicotínica são utilizadas desde 1984 no tratamento para cessação do tabagismo. As formas de reposição nicotínicas atualmente utilizadas e disponíveis no Brasil são a transdérmica e a oral (pastilhas e gomas). Ambas são eficazes na cessação do tabagismo e costumam ser utilizadas em associação, podendo dobrar a taxa de cessação do tabagismo em comparação com o placebo (nível de evidência A).[45,57]

3.1.1.2 Nicotina transdérmica
(grau I – nível de evidência A)

Eficácia – razão de chance comparado placebo – 1,9 (1,7-2,2).

Taxa de abstinência em 6 meses – 23,4 (21,3-25,8)

- **Doses:** 21 mg; 14 mg; 7 mg.
- **Apresentação:** adesivos de aplicação transdérmica.
- **Via(s) de administração:** aplicação transdérmica com substituição diária.
- **Esquema posológico:** utilização de cada apresentação por 4 semanas em média, com redução de dose progressiva. Por exemplo, 21, depois 14, depois 7 mg/dia.
- **Cuidados na administração:** aplicação na parte superior do tórax, regiões anterior e posterior; e região superior lateral do braço.
- **Reações adversas:** prurido e vermelhidão no local da aplicação, náuseas, enjoos, taquicardia quando em dose excessiva.
- **Contraindicações:** doenças dermatológicas que impeçam aplicação do adesivo, período de 15 dias após episódio de infarto agudo do miocárdio (IAM), gestação e amamentação.
- **Superdosagem (toxicidade):** náuseas, enjoos, taquicardia, crise hipertensiva.

---

1. Quanto tempo depois de acordar você fuma o primeiro cigarro do dia?

( ) Nos primeiros 5 minutos	3
( ) De 6 a 30 minutos	2
( ) De 31 a 60 minutos	1
( ) Mais de 60 minutos	0

2. Você acha difícil não fumar em lugares pribidos como igrejas, bibliotecas etc.?

( ) Sim	1
( ) Não	0

3. Qual cigarro do dia lhe traz mais satisfação?

( ) O primeiro	1
( ) Outros	0

4. Quantos cigarros você fuma por dia?

( ) 10 ou menos	0
( ) 11-20	1
( ) 21-30	2
( ) 31	3

5. Você fuma mais frequentemente pela manhã?

( ) Sim	0
( ) Não	1

6. Você fuma mesmo quando está doente, acamado?

( ) Sim	1
( ) Não	0

ESCALA DE DEPENDÊNCIA:

0-2	muito baixa
3-4	baixa
5	média
6-7	elevada
8-10	muito elevada

FIGURA 28.5 Avaliação da dependencia da nicotina. Questionário de Fagerstrom. Fonte: Fagerström KO, Schneider NG. Measuring nicotine dependence: a review of the Fagerström Tolerance Questionnaire. J Behav Med 1989; 12:159-82.

3.1.1.3 Nicotina de uso oral – goma (grau I – nível de evidência A) ou pastilha de nicotina (nível de evidência B)

Eficácia – razão de chance comparada ao placebo 2,2 (1,5 a 3,2),

Taxa de abstinência em 6 meses – 26,1 (19,7 a 33,6)

- **Doses:** 2 e 4 mg.
- **Apresentação:** goma de mascar ou pastilha.
- **Via(s) de administração:** oral.
- **Esquema posológico:** usar em momentos de fissura, vontade intensa de fumar, em substituição aos cigarros (1 a 15 gomas//dia).
- **Cuidados na administração:** ingerir um copo de água antes do uso para neutralizar o pH bucal que pode ser alterado por consumo de alimentos e para retirada de resíduos alimentares que podem diminuir a absorção pela mucosa oral.
- **Reações adversas:**
  - Goma de nicotina: dor na articulação temporomandibular quando mascada de forma rápida e incessante; irritação na orofaringe e náuseas quando mascada de forma rápida e frequente.
  - Pastilha de nicotina: irritação na orofaringe e náuseas quando mastigada, ou em vez de deixar que se dissolva na boca, ou pelo uso excessivo.
- **Contraindicações:**
  - Goma de nicotina: incapacidade de mascar, úlcera péptica ativa, período de 15 dias após IAM.
  - Pastilha de nicotina: úlcera péptica ativa, período de 15 dias após IAM.
- **Superdosagem (toxicidade):** náuseas, enjoos, taquicardia, crise hipertensiva.

3.1.1.4 Cloridrato de bupropiona (grau I – nível de evidência A)

A bupropiona é um inibidor da recaptação de dopamina e noradrenalina que se mostra efetiva na cessação do tabagismo,[1,58] diminuindo os sintomas de abstinência da nicotina. Por ser um antidepressivo, potencial auxiliar no controle de sintomas depressivos que podem surgir durante o processo de cessação do tabagismo.

Eficácia – razão de chance comparada ao placebo – 2 (1,8 a 2,2)

Taxa de abstinência em 6 meses – 24,2 (22,2 a 26,4)

- **Apresentação:** comprimidos de liberação prolongada de 150 mg.
- **Via de administração:** oral.
- **Esquema posológico:** 1 comprimido ao dia por 4 dias, depois aumentar para 1 comprimido duas vezes ao dia com intervalo mínimo de 8 horas entre as doses.
- **Cuidados na administração:** evitar administração noturna para minimizar o risco de insônia.
- **Reações adversas:** boca seca, insônia (sono entrecortado), constipação intestinal, epigastralgia, tontura.
- **Contraindicações:** absolutas – risco de convulsão (antecedente de convulsão, epilepsia, convulsão febril infância, anormalidades conhecidas no eletroencefalograma); alcoolismo; uso de inibidores da monoaminoxidase (IMAO) nos últimos 14 dias; doença cerebrovascular; tumor no sistema nervoso central (SNC), traumatismo craniano.
- **Advertências/precauções:** a associação de bupropiona com reposição de nicotina, principalmente adesivos, pode elevar a pressão arterial; por essa razão, deve-se avaliar a pressão arterial em todas as consultas. O uso com álcool pode predispor a convulsões, devendo o paciente ser orientado a restringir consumo de bebidas alcoólicas durante o uso.
- **Superdosagem (toxicidade):** convulsões.

3.1.1.5 Tartarato de vareniclina (grau I – nível de evidencia A)

A vareniclina[1,59] é um agonista parcial do receptor nicotínico no SNC. Entre os medicamentos de 1ª linha do tratamento do tabagismo, a vareniclina é a medicação mais eficaz.[60-61]

Eficácia – razão de chance comparada ao placebo – 3,1 (2,5 a 3,8),

Taxa de abstinência em 6 meses – 33,2 (28,9 a 37,8)

- **Doses:** comprimidos de 0,5 e 1 mg de tartarato de vareniclina.
- **Via de administração:** oral.
- **Esquema posológico:** iniciar com 0,5 mg, 1 vez ao dia. No 4º dia, prescrever 0,5 mg 2 vezes ao dia. No 7º dia, prescrever 1 mg 2 vezes ao dia. Prescrever por 12 a 24 semanas. A terapia com vareniclina não requer cessação imediata do tabagismo. Recomenda-se a interrupção do tabagismo a partir do 14º dia após o início do medicamento.
- **Cuidados na administração:** tomar após refeição com água (entre 150 a 250 mL para redução de náuseas).
- **Reações adversas:** o efeito colateral mais esperado com uso dessa substância é a náusea (30% dos pacientes). Esse efeito é minimizado ingerindo-se a medicação após as refeições e com um copo de água. Menos de 6% dos pacientes suspendem a medicação por esse efeito. Outros efeitos referidos em menor proporção são insônia (14%), cefaleia (10%), constipação (6%), sonhos anormais (lembrança dos sonhos e conteúdo real) e flatulência, que em algumas circunstâncias exigem redução da dose (1 mg/dia), mas raramente determinam suspensão da medicação.

- **Contraindicações:** absoluta – em pacientes com insuficiência renal terminal, grávidas e mulheres amamentando. Ajuste de dose em paciente com insuficiência renal grave (verificar tabela de ajuste).
- **Precaução no uso:** deve-se ter cautela no uso em pacientes com histórico de doenças psiquiátricas como depressão grave, transtorno bipolar, síndrome do pânico. Embora não se tenha demonstrado a conexão causal e considerando que pacientes fumantes têm um risco maior de apresentar depressão e pensamento suicida,[62] a agência Food And Drug Administration (FDA) dos Estados Unidos, em 2009,[63] advertiu sobre a possibilidade de alterações de humor, agitação e pensamentos suicidas entre os usuários de vareniclina e, por isso, recomenda-se não usá-la em pacientes com doenças psiquiátricas não estabilizadas. Em 2011, Sigh[64] realizou metanálise com alguns estudos da varenicliina alertando para possíveis riscos de eventos cardiovasculares entre seus usuários. Após análise criteriosa do estudo, conclui-se que um número significativo de pacientes que usaram vareniclina em estudos randomizados não foram incluídos na metanálise e eles não apresentaram nenhum evento cardiovascular. Prochasca[65] realizou outra metanálise mais abrangente, incluindo todos estudos com vareniclina, e não mais constatou risco de evento cardiovascular aumentado no grupo varenclina *versus* placebo. A segurança da Vareniclina foi avaliada por Rigotti e colaboradores,[66] quando analisou de forma randomizada, controlada por placebo, a eficácia e segurança da vareniclina em pacientes com doença cardiovascular. Os pesquisadores não encontraram nenhum risco cardiovascular adicional no grupo que usou vareniclina.
- **Superdosagem (toxicidade):** náuseas, enjoos, vômitos.

3.1.1.6 Medicamento de 2ª linha: nortriptilina (nível de evidência A)

A nortriptilina é um antidepressivo tricíclico que bloqueia a recaptação de noradrenalina no SNC. É um medicamento de segunda linha no tratamento do tabagismo. A FDA ainda não aprovou seu uso para o tratamento, pois, apesar de sua eficácia ser similar à obtida com a TRN ou com a bupropiona, ela apresenta maior risco de efeitos colaterais.[45] A posologia recomendada é de 25 mg/dia, em dose única, com incremento gradual até atingir 75 a 100 mg por dia. O uso não é recomendado em pacientes com cardiopatia estrutural de qualquer natureza em virtude do risco de induzir distúrbios de condução e arritmia.

3.1.2 Segurança cardiovascular dos medicamentos antitabaco

Há uma preocupação histórica e renovada de que as terapias de cessação de fumar poderiam aumentar o risco de eventos de doença cardiovasculares dentro do período de cessação. Mills e colaboradores[67] fizeram metanálise reunindo 21 estudos com reposição de nicoitna, 28 com bupropiona e 18 com vareniclina e concluiram que os medicamentos de cessação do tabagismo não parecem aumentar o risco de eventos de doença cardiovascular grave. Vareniclina e bupropiona não aumentaram a incidência de nenhum evento, e a reposição de nicotina se associou de eventos cardiovasculares de menor grandeza, sem risco de vida.

3.1.2.1 Associações de medicamentos antitabaco

A eficácia dos medicamentos antitabaco de 1ª linha fica entre 20 e 25% para reposição nicotina e bupropiona e não ultrapassa 35% com vareniclina.[45] Dessa forma, podemos imaginar que de cada 10 pacientes tratados, cerca de três pararão de fumar e sete não.

Para melhorar as taxas de sucesso, a combinação dos medicamentos antitabaco parece ser uma opção razoável de aplicação. Pesa sobre essa perspectiva o aumento do custo, mas considerando que parar de fumar tem relação impactante sobre morbimortalidade, a proposta é viável, ficando a perspectiva de lidar com o eventual aumento dos efeitos colaterais como principal fator a ser administrado.

Alguns estudos com combinação de adesivos e nicotina oral comprovam otimização dos resultados. Metanálise de nove estudos[45] que combinaram um adesivo de nicotina com gomas, *spray*, ou pastilha de nicotina comprovaram maior eficácia do que um único tipo de TRN (RR 1,34, 95% CI 1,18 para 1,51).

A combinação de TRN e bupropiona foi mais eficaz do que a bupropiona sozinha na metanálise de quatro estudos[45] (RR 1,24; 95% CI 1,06 para 1,45).

A associação de vareniclina e bupropiona foi mais efetiva do que a monoterapia com vareniclina em estudo de vida real[68] e confirmado por estudo randomizado, controlado por placebo que testou esta associação.[69] O grupo que mais se beneficiou da associação da vareniclina com burporpiona foi aquele com maior dependência da nicotina.

3.1.3 Expectativas para tratamento do tabagismo

O uso de inibidores da recaptação de serotonina não provou ser opção para tratamento dos sintomas de abstinência,[51] mas, considerando a frequência com que quadros depressivos se manifestam durante cessação do tabagismo,[70-71] com ou sem fármacos, estudos randomizados para testar o uso concomitante desse medicamento devem ser realizados para avaliar se existe otimização dos resultados, visto que a nicotina tem ação sobre a monoaminoxidase A[1] e esta degrada a serotonina, entre tantos outros neurotransmissores, o que explicaria a frequência elevada dessa condição quando da cessação do tabagismo, com ou sem medicação antitabaco. A bupropiona e a vareniclina não têm ação sobre serotonina, explicando a frequência mais alta de distúrbio de humor em usuários desses fármacos em comparação à reposição de nicotina.[71] Acreditamos que a possibilidade de ocorrência desse evento ser mais frequente entre os usuários da vareniclina se justifique pela alta potência antagonista no receptor α4β2, impedindo ação nicotínica, mesmo que o paciente fume. Sob essa perspectiva, o estudo longitudinal e observacional que avaliou a efetividade da combinação de varenclina, bupropiona e sertralina[72] obteve melhor taxa de sucesso entre aqueles que usaram os três medicamentos. Esses dados merecem comprovação por meio de modelo randomizado, controlado por placebo, para que, de fato, se tenha evidência robusta do benefício dessas associações. Como também para testar se o uso dos inibidores da recaptação de serotonina pode ser uma estratégia auxiliar no tratamento antitabaco nos pacientes que manifestam sintomas depressivos durante tratamento do tabagismo.

As **vacinas contra a nicotina**,[73] tão aguardadas para comporem o arsenal terapêutico ainda se encontram em fase de estudo. Elas agem estimulando o sistema imunológico a produzir anticorpos específicos que se ligam com grande afinidade à nicotina no plasma e em líquidos extracelulares. A nicotina, ao ligar-se aos anticorpos, não consegue atravessar a barreira hematoencefálica. Assim se rompe o círculo vicioso da gratificação pela ativação de receptores cerebrais. As principais marcas em estudo são Nic-VAX®, TA-Nic® e Nic-Qb®. Estudos de eficácia ainda não foram conclusivos.

O **cigarro eletrônico**, surgido em 2006, é um equipamento que libera nicotina sob a forma de vapor. Apresenta uma bateria que aquece a solução líquida que contém nicotina, glicerol e/ou propilenoglicol e aromatizantes, sem combustão (sem monóxido, sem alcatrão). A princípio, parece ser um produto menos agressivo quando comparado ao cigarro convencional pela menor concentração e quantidade de substâncias nocivas à saúde. Maciej e colaboradores[74] compararam o conteúdo da fumaça do e-cig ao cigarro convencional e detectaram que que o e-cig apresenta de 10 a 350 vezes concentrações menores de nitrosaminas, acroleína, formaldeído.

Não existe um conjunto de evidências para considerar o cigarro eletrônico um método terapêutico, embora um estudo tenha mostrado não inferioridade frente à terapia de reposição de nicotina na cessação do uso cigarro comum.[75] As taxas de abandono do cigarro comum tanto entre quem usou e-cig quanto entre quem usou a reposição de nicotina foram muito baixas, cerca de 7%. Sendo assim, fica a dúvida se ele é um produto que permite ao usuário deixar de usar cigarro comum ou se é um substituto do cigarro comum.

Os novos modelos de vaporizadores evoluíram tecnologicamente desde seu lançamento e, hoje, são muito eficientes para liberar vapor de nicotina em alta concentração, aumentando consideravelmente a chance de o usuário se tornar dependente do produto, bem como liberam formaldeído em concentrações até maiores do que o cigarro convencional por terem baterias que produzem vapor em temperaturas mais elevadas.[76]

A comunidade científica mundial ainda não conhece o impacto do uso prolongado do produto na morbimortalidade. Apesar de o e-cig exibir concentração de substâncias tóxicas em menor quantidade e concentração do que o cigarro comum, elas estão presentes, e isso não pode ser subestimado.

Somente a avaliação a médio e longo prazo poderá definir qual o real impacto dessa nova forma de dependência de nicotina na saúde de seus usuários.

3.1.4 Considerações sobre tratamento farmacológico do tabagismo

Definir critérios para escolha de qual medicamento antitabaco será prescrito no tratamento do paciente ainda é um desafio para guias e diretrizes de tratamento.Na prática clínica, a escolha dos medicamentos é feita em função de contraindicações, disponibilidade dos medicamentos, preço, entre outros critérios. Discutir modelos de forma sistematizada para definir critérios de escolha das estratégias terapêuticas disponíveis e eficazes passa a ser relevante e necessário para aperfeiçoar o tratamento antitabaco.

O grau elevado da dependência de nicotina[77] poderia ser um elemento na árvore de decisão, como também outros elementos que identifiquem subpopulações que se beneficiem de algum fármaco em especial, considerando sexo, idade, farmacogenética entre outros e, assim, auxiliar na escolha. No momento, ainda não dispomos de dados consistentes que permitam essas escolhas de forma sistematizada.

4 IMPORTÂNCIA DA CESSAÇÃO DO TABAGISMO E IMPACTO ECONÔMICO

A cessação do tabagismo beneficia a saúde e prolonga a expectativa de vida em qualquer idade. Nos Estados Unidos, considera-se a cessação do tabagismo[78] o principal agente de declínio da mortalidade cardiovascular ao longo das últimas quatro décadas e também um dos principais motivos para o declínio na taxa de mortalidade por câncer entre os homens.

O padrão temporal de risco para doença cardiovascular em ex-fumantes, em comparação com fumantes contínuos, mostra um declínio relativamente imediato de aproximadamente 50% durante o 1º ano após a cessação do tabagismo.[79-80]

Os benefícios para a saúde após a cessação do tabagismo podem ser a curto e longo prazo para todos os fumantes.[81-82] Após 72 horas, a concentração de monóxido de carbono no sangue é semelhante aos dos não fumantes; após 1 ano, o risco de doença cardíaca coronária diminui cerca de metade comparado a um fumante; após 5 anos, o risco de AVE é reduzido a taxas iguais às de um não fumante; após 15 anos, o risco de doença cardíaca coronária é semelhante ao de um não fumante.[81-82] Em indivíduos com doença arterial periférica, a cessação tabágica aumenta a tolerância ao esforço, reduz o risco de amputação de membros e aumenta a sobrevida.[82]

O tabagismo é responsável por um elevado impacto na carga econômica dos países caracterizada pelos custos associados à assistência médica e pela perda de produtividade em virtude da morbidade e da morte prematura.[81] Estimativas indicam que os custos atribuíveis às doenças relacionadas ao tabaco correspondem a perdas anuais que variam de 200 a 500 bilhões de dólares.[83] Foi verificado um gasto de R$ 21 bilhões (Tabela 28.2) em 2012 nos setores da saúde pública e privada com doenças relacionadas ao tabagismo no Brasil e esse montante representa quase 30% do valor destinado ao Sistema Único de Saúde (SUS).[84-85]

Araujo[87] avaliou os custos de doenças relacionadas ao tabagismo dos pacientes atendidos pelo SUS e constatou que o custo do tratamento de IAM foi cerca de 20 vezes maior que o do tratamento do tabagismo (R$ 428,00); o custo da doença isquêmica coronariana (DIC) foi cerca de cinco vezes maior que o custo do tratamento do tabagismo; o custo do tratamento de DPOC foi 11 vezes maior do que o do tratamento do tabagismo; o custo do tratamento de câncer de pulmão foi cerca de 10 vezes maior do que o do tratamento do tabagismo; o custo do tratamento de um evento agudo de AVE foi cerca de oito vezes maior do que o do tratamento do tabagismo; o do tratamento de reabilitação após AVE foi cerca de cinco vezes maior do que o custo do tratamento do tabagismo (Figura 28.6).

Conforme indicado, a carga econômica gerada pelo tabagismo referente às doenças relacionadas ao tabaco é elevada e as intervenções para diminuir essa epidemia se tornam cada vez mais importantes para melhor direcionar recursos à Saúde, visto que estes são escassos e finitos.

5 CONCLUSÃO

A redução da prevalência do tabagismo é fundamental para redução do risco de doenças cardiovasculares. Para que isso ocorra, é necessário adotar políticas públicas que determinem a restrição da propaganda, restrição de aditivos de aroma e sabor

TABELA 28.2 Custos totais incidentes e atribuíveis ao tabagismo, segundo doenças selecionadas para ambos os sexos – Brasil, 2008.

	CUSTOS TOTAIS (R$)	%	CUSTOS ATRIBUÍVEIS AO TABAGISMO	%
Doenças cardíacas	27.913.100.573	50	7.219.651.548	35
AVE	7.878.748.493	14	1.557.995.266	8
DPOC	8.962.329.767	16	6.773.192.770	33
Pneumonia	545.800.827	1	116.830.355	1
Câncer do pulmão	1.994.887.096	3	1.596.815.061	8
Outros tipos de câncer	8.884.730.809	16	3.420.892.897	17
Total	56.139.597.656	100	20.685.377.897	37

Fonte: Pinto M; Ugá MAD. Custos de doenças tabaco-relacionadas para o SUS. Cad. Saúde Pública, Rio de Janeiro, 2010, 26(6):1234-1245. AVE: acidente vascular encefálico; DPOC: doença pulmonar obstrutiva crônica.

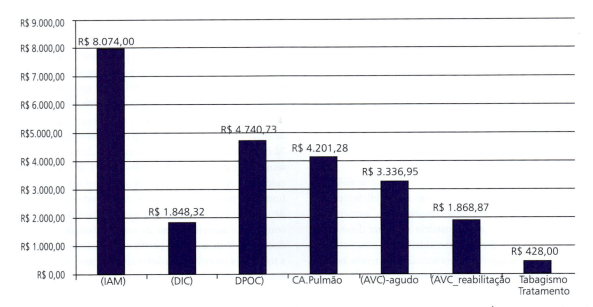

FIGURA 28.6 Custo individual do tratamento de doenças relacionadas ao tabaco sob perspectiva do SUS. 2008. Fonte: ARAÚJO AJ. Custo – efetividade de intervenções de controle de tabaco no Brasil. [Tese] Universidade Federal do Rio de Janeiro, COPPE. Rio de Janeiro 2008.

ao produto, campanhas cíclicas de esclarecimento sobre riscos do tabagismo à saúde, aumento real do preço do produto, restrição de uso em espaços públicos e privados fechados e tratamento médico adequado da dependência de nicotina.

Aos cardiologistas fica o peso da responsabilidade em não negligenciar esta condição e abordá-la com a mesma dimensão da hipertensão e da dislipidemia.

REFERÊNCIAS BIBLIOGRÁFICAS

1. Benowitz NL: Nicotine Addiction. N Engl J Med 2010;362:2295-303.
2. ORGANIZAÇÃO MUNDIAL DA SAÚDE, 1997. Classificação Estatística Internacional de Doenças e Problemas Relacionados à Saúde – Décima Revisão. São Paulo: Edusp.
3. WHO report on the global tobacco epidemic, 2013: enforcing bans on tobacco advertising, promotion and sponsorship. Geneva: World Health Organization, 2013.
4. Thun MJ, Carter BD, Feskanich D, et al.: 50-Year trends in smoking-related mortality in the United States. N Engl J Med 2013;368:351-64.
5. Kenfield SA, Stampfer MJ, Rosner BA, Colditz GA: Smoking and smoking cessation in relation to mortality in women. JAMA 299:2037,2008.
6. OMS – Estimativa de Mortalidade até 2050.
7. World Health Organization. (WHO). Global status report on noncommunicable diseases, 2010. [Cited in 2013 Oct 21]. Available from http://www.who.int/nmh/publications/ncd_report2010/.
8. Lacsko M., Issa J. S. N Sem Filtro – Ascenção e quedo do cigarro no Brasil. São Paulo: Ed de Cultura; 2008.
9. da Costa e Silva, V. L., Pantani, D., Andreis, M., Sparks, R. and Pinsky, I. (2013), Bridging the gap between science and public health: taking advantage of tobacco control experience in Brazil to inform policies to counter risk factors for non-communicable diseases. Addiction, 108: 1360–1366. doi: 10.1111/add.12203.
10. PNAD – Pesquisa especial sobre tabagismo (PETab), 2008. [Acesso em 2014 Jan 15]. Disponível em http://www.ibge.gov.br/home/estatistica/populacao/trabalhoerendimento/pnad2008/suplementos/tabagismo/pnad_tabagismo.pdf.
11. Ministério da Saúde. Pesquisa Nacional sobre saúde e nutrição. Rio de Janeiro: Instituto Brasileiro de Geografia e Estatística, 1989.
12. Vigilância de Fatores de Risco e Proteção para Doenças Crônicas por Inquérito Telefônico (VIGITEL), 2012. [Acesso em 2014 Jan 15]. Disponível em http://portalsaude.saude.gov.br/index.php/o-ministerio/principal/portal-dcnt/noticias-portal-dcnt/6119-populacao-de-fumantes-cai-20-em-seis-anos-no-brasil
13. Schmidt MI,Duncan BB, Silva GA, Menezes AM, Monteiro CA, Barreto SM, Chor D, Menezes PR: Chronic non-communicable diseases in Brazil: burden and current challenges The Lancet, Volume 377, Issue 9781, Pages 1949 – 1961, 4 June 2011.
14. World Health Organization – Policy Recommendations for Smoking Cessation and Treatment of Tobacco Dependence Geneve, WHO, 2003.
15. Smoking and health: report of the Advisory Committee to the Surgeon-General of the Public Health Service. Washington, DC: Department of Health, Education, and Welfare, 1964.
16. Kannel WB, Thomas HE. Sudden coronary death: the Framingham study. Ann NY AcadSci 1982; 382:3-10.
17. Doll R, Peto R, Wheatley K, Gray R, Sutherland I. Mortality in relation to smoking: 40 years' observations on male British doctors. Br. Med. J. 309, 901-911 – 1994.18. Doll R, Peto R, Boreham J, et al. Mortality in relation to smoking: 50 years observations on male British doctors. BMJ 2004; 328:1519-28.
18. The health consequences of smoking: nicotine addiction; a report of the Surgeon General. Rockville, MD: US Department of Health and Human Services, Centers for Disease Control and Prevention, 1988.
19. ROCKVILLE MD. How Tobacco Smoke Causes Disease: The Biology and Behavioral Basis for Smoking- Attributable Disease. Report of the Surgeon General. U.S. Departament of Health and Human Services, 2010.
20. Weiner P, Waizman J, Weiner M, et al. Smoking and first acute myocardial infarction: age, mortality and smoking cessation rate. Israel Med Assoc J 2000; 2:446-9.
21. Wang H, Shi H, ZhangbL et al. Nicotine is a potent blocher of the cardiac A- type K(+) channels and native transcent out ward current. Circulation 2000; 102: 1165-71.
22. Hurt RD, Weston SA, Ebbert JO, McNallan SM, Croghan IT, Schroeder DR, Roger VL. Myocardial infarction and sudden cardiac death in Olmsted County, Minnesota, before and after smoke-free workplace laws.Arch Intern Med. 2012 Nov 26;172(21):1635-41.
23. He J, Vupputuri S, Allen K et al. Passive smoking and the risk of coronary heart disease – a meta-analysis of epidemiologic studies. N. Engl. N. Engl. J. Med. J. Med. 340 (12), 920-926 (1999). 340(12), 920–926 (1999).
24. Issa JS, Abe TMO, Pereira AC, et al. The effect of São Paulo's smoke-free legislation on carbon monoxide concentration in hospitality venues and their workers. Tobacco Control 2011;20:156-162 doi:10.1136/tc.2010.037614
25. Sugiishi M, Takatsu F. Cigarette smoking is a major risk factor for coronary spasm. Circulation 1993; 87: 76-9.
26. Looi KL, Grace A, Agarwal S.Coronary artery spasm and ventricular arrhythmias.Postgrad Med J. 2012 Aug;88(1042):465-71
27. D'Alessandro A, Boeckelmann I, Hammwhöner M, Goette A. Nicotine, cigarette smoking and cardiac arrhythmia: an overview. Eur J PrevCardiolr 2012 jun: 19(3):297-305.
28. Njolstad I, Arnesen E, Lund-Larsen PG. Smoking, serum lipids, bloob pressure and sex differences in myocardial infarction. A 12-year follow-up of the Finnmark study.Circulation 1996; 93:450-56.
29. Huxley RR, Woodward M. Cigarette smoking as a risk factor for coronary heart disease in women compared with men: a systematic review and meta-analysis of prospective cohort studies. Lancet. 2011 Oct 8;378(9799):1297-305.
30. Shah RS, Cole JW. Smoking and stroke: the more you smoke the more you stroke. Expert Rev CardiovascTher. 2010 July; 8(7): 917–932.
31. Peters SA, Huxley RR, Woodward M. Smoking as a risk factor for stroke in women compared with men: a systematic review and meta-analysis of 81 cohorts, including 3,980,359 individuals and 42,401 strokes. Stroke.2013 Oct;44(10):2821-8.
32. Suskin N, Shet T, Negassa A, et al. Relationship of current and past smoke to mortality and morbidity in patients with left ventricular dysfunction. J Am CollCardiol 2001; 37: 1677-82.
33. Anh L. Bui, Tamara B. Horwich, and Gregg C. Fonarow. Epidemiology and risk profile of heart failure. Nat Rev Cardiol.2011 January; 8(1): 30–41.
34. Petersen S, Rayner M, Wolstenholme J. Coronary heart disease statistics. Diabetes Supplement 2001 – Statistics summary.British Heart Foundation, 2001.
35. Will JC, Galuska DA, Ford ES, et al. Cigarette and Diabetes mellitus: evidence of a positive association from a large prospective cohort study. Int J. Epidemiol 2001; 30:540-6.
36. Godtfredsen NS, Holst C, Prescott E, et al. Smoking reduction, smoking cessation, and mortality: a 16-year follow-up of 19.732 men and women from the Copenhagen Centre of prospective population studies. Am J Epidemiol 2002; 156:994-1001.
37. J.A. Ambrose, R.S. Barua. The pathophysiology of cigarette smoking and cardiovascular disease: an update.J Am Coll Cardiol, 43 (2004), pp. 1731–1737.

38. Trap-Jensen J. Effects of smoking on the heart and peripheral circulation. Am Heart J. 1988; 115:263-67.
39. Toberts LJ, Morrow JD. Measurement of F(2)-isoprostanes as an index of oxidative stress in vivo. Free Radic Biol Med 2000; 28:505-513.
40. Audoly LP, Rocca B, Fabre JE, et al. Cardiovascular responses to the isoprostanes iPF (2 alpha)-III and iPE (2)-III are mediated via the thromboxane A (2) receptor in vivo. Circulation 2000; 101:2833-40.
41. Reilly M, Delanty N, Lawson JA, et al. Modulation of oxidant stress in vivo in chronic cigarettes smokers. Circulation 1996; 94:19-25.
42. Raitakari OT, Adams MR, McCredie RJ, et al. Oral vitamin C and endothelial function in smokers: short-term improvement, but no sustained beneficial effect. J Am Coll Cardiol 2000; 35:1616-21.
43. Simão AF, Précoma DB, Andrade JP, Correa Filho H, Saraiva JFK, Oliveira GMM et al. Sociedade Brasileira de Cardiologia. I Diretriz Brasileira de Prevenção Cardiovascular. Arq Bras Cardiol. 2013: 101 (6Supl.2): 1-63.
44. Fiore MC, Jaen CR, Baker TB et al – A Clinical Practice Guideline for Treating Tobacco Use and Dependence: 2008 Update. US Public Health Service Report. American Journal of Preventive Medicine 2008;35(2):158-76.
45. Prochaska JD, Di Clemente CC, Norcross JC. In search how people change: applications to addictive behavior. Am Psychol.1992;47(9):1102-14.
46. Fagerström KO, Schneider NG. Measuring nicotine dependence: a review of the Fagerström Tolerance Questionnaire. J Behav Med 1989; 12:159-82.
47. Issa JS. A new nicotine dependence score and a new scale assessing patient comfort during smoking cessation treatment. J. bras. pneumol. 2012; 38(6):761-765. http://dx.doi.org/10.1590/S1806-37132012000600012.
48. Gourlay SG, Stead LF, Benowitz N. Clonidine for smoking cessation. Cochrane Database of Systematic Reviews 2004, Issue 3. Art. No.: CD000058. DOI: 10.1002/14651858.CD000058.pub2.
49. David SP, Lancaster T, Stead LF, Evins AE, Prochaska JJ. Opioid antagonists for smoking cessation. Cochrane Database of Systematic Reviews 2013, Issue 6. Art. No.: CD003086. DOI: 10.1002/14651858.CD003086.pub3.
50. Hughes JR, Stead LF, Lancaster T. Antidepressants for smoking cessation. Cochrane Database of Systematic Reviews 2007, Issue 1. Art. n. CD000031. DOI: 10.1002/14651858.CD000031.pub3.
51. Hughes JR, Stead LF, Lancaster T. Anxiolytics for smoking cessation. Cochrane Database of Systematic Reviews 2000, Issue 4. Art. No.: CD002849. DOI: 10.1002/14651858.CD002849.
52. Issa Jaqueline Scholz, Perez Glória Heloise, Diament Jayme, Zavattieri Angela Giuliana, Oliveira Kátia Ulrich de. Bupropion in the treatment of smoker cardiovascular disease. Arq. Bras. Cardiol. 2007; 88(4): 434-440. doi.org/10.1590/S0066-782X2007000400012.
53. Issa Jaqueline Scholz, Forti Neusa, Giannini Sergio D., Diament Jayme. Intervenção sobre tabagismo realizada por cardiologista em rotina ambulatorial. Arq. Bras. Cardiol. 1998; 70(4): 271-274. doi.org/10.1590/S0066-782X1998000400006.
54. Ussher MH, Taylor A, Faulkner G. Exercise interventions for smoking cessation. Cochrane Database of Systematic Reviews 2012, Issue 1. Art. No.: CD002295. DOI: 10.1002/14651858.CD002295.pub4.
55. Stead LF, Lancaster T. Behavioural interventions as adjuncts to pharmacotherapy for smoking cessation. Cochrane Database of Systematic Reviews 2012, Issue 12. Art. No.: CD009670. DOI: 10.1002/14651858.CD009670.pub2.
56. Stead LF, Perera R, Bullen C, Mant D, Hartmann-Boyce J, Cahill K, Lancaster T. Nicotine replacement therapy for smoking cessation. Cochrane Database of Systematic Reviews 2012, Issue 11. Art. No.: CD000146. DOI: 10.1002/14651858.CD000146.pub4.
57. Scharf D, Shiffman S. Are there gender differences in smoking cessation, with and without bupropion? Pooled- and meta-analyses of clinical trials of Bupropion SR. Addiction (Abingdon, England). 2004;99(11):1462-9.
58. Cahill K, Stead LF, Lancaster T. Nicotine receptor partial agonists for smoking cessation. Cochrane Database of Systematic Reviews 2012, Issue 4. Art. No.: CD006103. DOI: 10.1002/14651858.CD006103.pub.
59. Aubin HJ, Bobak A, Britton JR, Oncken C, Billing CB, Jr., Gong J, et al. Varenicline versus transdermal nicotine patch for smoking cessation: results from a randomised open-label trial. Thorax. 2008; 63: 717-24.
60. Nides M, Glover ED, Reus VI, Christen AG, Make BJ, Billing CB, Jr., et al. Varenicline versus bupropion SR or placebo for smoking cessation: a pooled analysis. Am J Health Behav. 2008; 32: 664-75.
61. Koob GF, Volkow ND. Neurocircuitry of addiction. Neuropsychopharmacology. 2010;35(4):1051. PMid:19710631 PMCid:2805560. http://dx.doi.org/10.1038/npp.2009.110.
62. United States Food and Drug Administration 2008 Information for Healthcare Professionals: Varenicline (marketed as Chantix) Retrieved 03 january 2012, from http://www.fda.gov/Drugs/DrugSafety/PostmarketDrugSafetyInformationforPatientsandProviders/ucm124818.htm.
63. Sonal Singh, Yoon K. Loke, John G. Spangler, and Curt D. Furberg. Risk of serious adverse cardiovascular events associated with varenicline: a systematic review and meta-analysis CMAJ, 2011 183:1359-1366, doi:10.1503/cmaj.110218.
64. Judith J Prochaska, Joan F Hilton. Risk of cardiovascular serious adverse events associated with varenicline use for tobacco cessation: systematic review and meta-analysis. BMJ. 2012; 344: e2856. Published online 2012 May 4. doi: 10.1136/bmj.e2856 PMCID: PMC3344735.
65. Rigotti NA, Pipe AL, Benowitz NL, Arteaga C, Garza D and Tonstad S. Efficacy and safety of varenicline for smoking cessation in patients with cardiovascular disease: a randomized trial. Circulation. 2010; 121: 221-9.
66. Mills EJ, Thorlund K, Eapen S, Wu P, Prochaska JJ. Cardiovascular events associated with smoking cessation pharmacotherapies: a network meta-analysis. Circulation. 2014;129:28–41.
67. Ebbert JO, Croghan IT, Sood A, Schroeder DR, Hays JT and Hurt RD. Varenicline and bupropion sustained-release combination therapy for smoking cessation. Nicotine Tob Res. 2009; 11: 234-9
68. 69 – Ebbert JO, Hatsukami DK, Croghan IT, et al. Combination Varenicline and Bupropion SR for Tobacco-Dependence Treatment in Cigarette Smokers: A Randomized Trial. JAMA.2014;311(2):155-163. doi:10.1001/jama.2013.283185.
69. Jack E. Henningfield, Saul Shiffman, Stuart G. Ferguson, Ellen R. Gritz.
70. Tobacco dependence and withdrawal: Science base, challenges and opportunities for pharmacotherapy. Pharmacol Ther. 2009 July; 123(1): 1–16. doi: 10.1016/j.pharmthera.2009.03.011.
71. Moore TJ, Furberg CD, Glenmullen J, Maltsberger JT, Singh S. 2011. Suicidal Behavior and Depression in Smoking Cessation Treatments. PloS one 6 (11):e 27016. doi: 10.1371//journal.pone.0027016.
72. Jaqueline S. Issa, Tania Ogawa Abe, Simone Moura, Paulo C. J. L. Santos, and Alexandre C. Pereira. Effectiveness of Co-administration of Varenicline, Bupropion, and Serotonin Reuptake Inhibitors in a Smoking Cessation Program in the Real-Life Setting Nicotine Tob Res (2013) 15 (6): 1146-1150 doi:10.1093/ntr/nts230.
73. Hartmann-Boyce J, Cahill K, Hatsukami D, Cornuz J. Nicotine vaccines for smoking cessation. Cochrane Database of Systematic Reviews 2012, Issue 8. Art. No.: CD007072. DOI: 10.1002/14651858.CD007072.pub2.
74. Maciej Lukasz Goniewicz, Jakub Knysak, Michal Gawron, Leon Kosmider, Andrzej Sobczak, Jolanta Kurek, Adam Prokopowicz, Magdalena Jablonska-Czapla, Czeslawa Rosik-Dulewska, Christopher Havel, Peyton Jacob III,Neal Benowitz. Levels of selected carcinogens and

toxicants in vapour from electronic cigarettes Tob Control 2012;050859 doi:10.1136/tobaccocontrol-2012-050859.
75. Bullen C, Howe C, Laugesen M, McRobbie H, Parag V, Williman J, Walker N. Electronic cigarettes for smoking cessation: a randomised controlled trial. Lancet. 2013 Sep 9. doi: S0140-6736(13)61842-5. 10.1016/S0140-6736(13)61842-5.
76. Paul Jensen,.Wentai Luo, James F. Pankow, Robert M. Strongin, David H. Peyton. Hidden Formaldehyde in E-Cigarette Aerosols. N Engl J Med 2015; 372:392-394 DOI: 10.1056/NEJMc1413069.
77. Wei-Yin Loh, Megan E. Piper, Tanya R. Schlam, Michael C. Fiore, Stevens S. Smith. Baker et al..Should All Smokers Use Combination Smoking Cessation Pharmacotherapy? Using Novel Analytic Methods to Detect Differential Treatment Effects Over 8 Weeks of Pharmacotherapy. Nicotine Tob Res (2012) 14 (2): 131-141 doi:10.1093/ntr/ntr147.
78. Department of Health and Human Services.The Health Consequences of Smoking: A Report of the Surgeon General U.S. Department of Health and Human Services, Centers for Disease Control and Prevention, National Center for Chronic Disease Prevention and Health Promotion, Office on Smoking and Health, Atlanta, GA (2004).
79. 79.Critchley JA, Capewell S. Mortality risk reduction associated with smoking cessation in patients with coronary heart disease: a systematic review. JAMA. 2003;290:86-97.
80. PRABHAT J, RAMASUNDARAHETTIGE C, LANDSMAN V, ROSTRON B, THUN M, ANDERSON RN, MCAFEE T, PETO R. 21st-Century Hazards of Smoking and Benefits of Cessation in the United States.N Engl J Med 2013; 368:341-350January 24, 2013.
81. 81.ROCKVILLE MD. The Health Consequences of Smoking —50 Years of Progress. A Report of the Surgeon General. U.S. DEPARTMENT OF HEALTH AND HUMAN SERVICES, 2014.
82. WHO Word Health Organization. Fact sheet about health benefits of smoking cessation.TobaccoFreeInitiative (TFI). Disponível em < http://www.who.int/tobacco/quitting/benefits/en/> acesso em 29/01/2014.
83. Mathers CD and Loncar D. 2006. Projections of global mortality and burden of disease from 2002 to 2030. PLoS Med; 3: e 442.
84. Portes LH, Silva JA, Teixeira MTB, Ribeiro LC. Internações por condições sensíveis à atenção ambulatorial tabaco-relacionadas: perfil de um município de grande porte. J Manag Prim Health Care 2013; 4(2):94-101.
85. Pinto M; Ugá MAD. Custos de doenças tabaco-relacionadas para o SUS. Cad. Saúde Pública, Rio de Janeiro, 2010, 26(6):1234-1245.
86. Pinto M, Ugá MAD. Custo do tratamento de pacientes com histórico de tabagismo em hospital especializado em câncer. Rev. Saúde Pública 2011;45(3):575-82.
87. Araujo AJ. Custo-Efetividade de Intervenções de Controle de Tabaco no Brasil. [Tese] Universidade Federal do Rio de Janeiro, COPPE. Rio de Janeiro 2008.
88. Portela LD. Issa JS, Santos VG. Santos P.C.J.L, Pereira A. C., Abe T M.O, Harada A.A, Cipriano S L. Cost-effectivess of varenicline for smoking cessation: evidence from practice in cardiovascular hospital in brazil. 1. In: Annual Meeting of the Society for Research on Nicotine and Tobacco. Joint Conference of SRNT. Proceedings and On-Site Program. February 5-8, 2014, Seattle, Washington.

Risco Cardiovascular Combinado e a Prevenção da Aterosclerose

29

Maria Cristina de Oliveira Izar
Lívia Nascimento de Matos
Carolina Stoll
José Rocha Faria Neto

---

1. Introdução
2. Estratificação do risco cardiovascular para prevenção e tratamento da aterosclerose
   2.1 Estratificação de risco por etapas
      2.1.1 Fase 1: presença de doença aterosclerótica significativa ou de seus equivalentes
      2.1.2 Fase 2: escore de risco
      2.1.3 Fase 3: fatores agravantes
   2.2 Considerações sobre a avaliação da aterosclerose subclínica na predição do risco cardiovascular
      2.2.1 Escore de cálcio coronário
      2.2.2 Ultrassonografia de carótidas: avaliação de IMT
3. Definição das faixas de risco cardiovascular
4. Uso de escores de longo prazo
5. Metas terapêuticas
6. Estratégias na prevenção da aterosclerose e redução do risco cardiovascular
   6.1 Hipolipemiantes
   6.2 Antiplaquetários
   6.3 Anti-hipertensivos
7. Análise crítica e comparação entre as recomendações da V Diretriz, as do ACC/AHA 2013 e da ESC/EAS 2012
8. Referências bibliográficas

---

1 INTRODUÇÃO

A doença cardiovascular constitui a principal causa de morbidade e mortalidade em países desenvolvidos e em desenvolvimento.[1] No Brasil, é a primeira causa de mortalidade, sendo que, em 2010, a taxa de morte ajustada à idade por doença isquêmica do miocárdio em homens foi de 94/100.000 e, em mulheres, de 62,8/100.000 habitantes. Na década de 2000 a 2010, esses números mantiveram-se praticamente estáveis.[2] No contexto da América Latina, segundo dados da Organização Mundial da Saúde (OMS), o Brasil ocupa o quinto lugar em mortes por doença isquêmica do coração, precedido apenas pela Guiana, Venezuela, Colômbia e Paraguai. Dados do estudo Inter Heart LA[3] demonstram que em nosso país a carga dos principais fatores de risco cardiovasculares é maior do que nos demais. A razão de chances e o risco atribuível populacional para infarto do miocárdio, segundo esse estudo, são mais elevados para a dislipidemia, tabagismo, diabetes melito, hipertensão e obesidade. Esses índices são também maiores no Brasil do que no resto do mundo, excluindo-se a América Latina. Já para o acidente vascular encefálico (AVE), as taxas de morte são de 91,1/100.000 habitantes, e o Brasil ocupa o terceiro lugar na América Latina, precedido pela Guiana e pelo Paraguai.[1,4] O estudo InterStroke[5] demonstrou que as razões de chance de AVE associado a fatores de risco como hipertensão arterial, tabagismo e obesidade na América Latina estão em valores intermediários, superiores em relação a países desenvolvidos, mas menores do que os observados na Índia, África e sudeste da Ásia.

Existem projeções alarmantes de crescimento das taxas de morte por doenças cardiovasculares no Brasil para os próximos anos que o colocam também em primeiro lugar quanto ao crescimento da mortalidade por doenças cardiovasculares.[6] Em relação às mortes por doenças isquêmicas cardíacas, esse crescimento deverá ocorrer pelo grande aumento na mortalidade observado nas regiões Norte e Nordeste do país.[2] De forma interessante, os dados apontam para uma ocorrência mais precoce dos desfechos cardiovasculares no Brasil do que em outros países do mundo. Sendo a etiologia aterosclerótica da doença cardiovascular responsável pelos desfechos cardiovasculares isquêmicos, este capítulo dedica-se a abordar o risco cardiovascular combinado na prevenção da aterosclerose.

Com a recente publicação da V Diretriz Brasileira de Dislipidemias e Prevenção da Aterosclerose da Sociedade Brasileira de Cardiologia,[7] além das publicações das diretrizes da Sociedade Europeia de Cardiologia (ESC)/Sociedade Europeia de Aterosclerose (EAS)[8] e da diretriz do Colégio Americano de Cardiologia (ACC)/Associação Americana do Coração (AHA),[9] o tema será discutido com base nas recomendações desses documentos.

2 ESTRATIFICAÇÃO DO RISCO CARDIOVASCULAR PARA PREVENÇÃO E TRATAMENTO DA ATEROSCLEROSE

Sabe-se que um evento coronário agudo é a primeira manifestação da doença aterosclerótica em pelo menos metade dos indivíduos que a apresentam. Assim, a identificação dos indivíduos assintomáticos que estão mais predispostos é importante na efetiva prevenção de sua ocorrência. Os fatores de risco cardiovasculares promovem um risco de doença aterosclerótica quando analisados de maneira isolada, mas existe uma potencialização desse risco na presença de múltiplos fatores em virtude da ação sinérgica entre eles. Levando em conta este fator, a estimativa do risco de doença aterosclerótica deve evitar a subestimação ou superestimação do risco cardiovascular nos casos de maior ou menor risco, respectivamente, pela atribuição intuitiva do risco. Diversos algoritmos têm sido criados baseados em análises de regressão de estudos populacionais, por meio dos quais a identificação do risco global é aprimorada substancialmente.

Entre os algoritmos existentes, o escore de risco de Framingham e o escore de risco de Reynolds – que inclui a proteína C-reativa e o antecedente familiar de doença coronária prematura –, o escore de risco Global e o escore de risco pelo Tempo de Vida são as opções de escores de risco (ER) discutidas nesse capítulo.

O ER de Framingham estima a probabilidade de ocorrer infarto do miocárdio ou morte por doença coronariana no período de 10 anos em indivíduos sem diagnóstico prévio de aterosclerose clínica. Esse escore identifica adequadamente indivíduos de alto risco. O ER de Reynolds estima a probabilidade de infarto do miocárdio, acidente vascular encefálico (AVE), morte e revascularização do miocárdio em 10 anos. Já o ER Global estima o risco de infarto do miocárdio, AVE, insuficiência vascular periférica ou insuficiência cardíaca em 10 anos. O ER pelo Tempo de Vida, utilizado a partir dos 45 anos, avalia a probabilidade de um indivíduo nessa faixa etária apresentar um evento isquêmico.

A combinação de um escore de curto prazo e outro de longo prazo permite melhor estimativa de risco, pois pode identificar indivíduos que necessitem de intensificação das medidas sobre o estilo de vida para não se tornarem de alto risco ao longo de suas vidas. Por isso, a V Diretriz Brasileira sobre Dislipidemias e Prevenção da Aterosclerose[7] adota o ER Global, para avaliação do risco em 10 anos, e o ER pelo tempo de vida como opção para os indivíduos acima de 45 anos, considerados de baixo risco ou risco intermediário em 10 anos. A abordagem do risco pelo tempo de vida pode ser usada para melhorar a motivação de indivíduos com baixo risco predito em curto prazo, mas com alto risco predito em longo prazo, a intensificar as mudanças de estilo de vida e o controle de fatores de risco.

2.1 ESTRATIFICAÇÃO DE RISCO POR ETAPAS

A V Diretriz recomenda três etapas para a estratificação do risco:

1. a determinação da presença de doença aterosclerótica significativa ou de seus equivalentes;
2. a utilização dos escores de predição do risco naqueles sem a presença do critério anterior; e
3. a reclassificação do risco predito pela presença de fatores agravantes do risco, para melhorar a acurácia na predição no risco intermediário.

2.1.1 Fase 1: presença de doença aterosclerótica significativa ou de seus equivalentes

O risco de doença aterosclerótica é estimado com base na análise conjunta de características que aumentam a chance de um indivíduo desenvolver a doença, sendo a presença prévia da doença aterosclerótica o mais claro identificador de alto risco. Dessa forma, o primeiro passo na estratificação do risco é a identificação de manifestações clínicas da doença aterosclerótica ou de seus equivalentes, como a presença de diabete melito tipo 1 ou 2, de doença renal crônica ou da presença de aterosclerose na forma subclínica documentada por metodologia diagnóstica, mesmo em prevenção primária.[8] Indivíduos assim identificados, homens e mulheres, possuem risco acima de 20% em 10 anos de apresentar novos eventos cardiovasculares (grau de recomendação I, nível de evidência A), ou de um primeiro evento cardiovascular (grau de recomendação I, nível de evidência A). O paciente que se enquadrar em uma dessas categorias não requer outras etapas para estratificação de risco, considerado automaticamente de ALTO RISCO.

São condições de alto risco as apresentadas no Quadro 29.1.

QUADRO 29.1 Critérios de identificação de pacientes com alto risco de eventos coronários (fase 1)
CRITÉRIOS DE IDENTIFICAÇÃO DE PACIENTES COM ALTO RISCO DE EVENTOS CORONÁRIOS (FASE 1)
Doença aterosclerótica arterial coronária, cerebrovascular ou obstrutiva periférica, com manifestações clínicas (eventos CV)
Aterosclerose na forma subclínica, significativa, documentada por metodologia diagnóstica
Procedimentos de revascularização arterial
Diabetes melito tipos 1 e 2
Doença renal crônica
Hipercolesterolemia familiar (HF)
Fonte: Extraído da V Diretriz Brasileira sobre Dislipidemias e Prevenção da Aterosclerose.[7]

2.1.2 Fase 2: escore de risco

O ER Global (Tabelas 29.1 a 29.4) deve ser utilizado na avaliação inicial entre os indivíduos que não se enquadraram nas condições de alto risco apresentadas no Quadro 29.1.

São considerados de **baixo risco** aqueles com probabilidade < 5% de apresentarem os principais eventos cardiovasculares (doença arterial coronariana (DAC), AVE, doença arterial obstrutiva periférica ou insuficiência cardíaca) em 10 anos (grau de recomendação I, nível de evidência A). Dada a importância da doença aterosclerótica prematura no risco de eventos cardiovasculares, os pacientes classificados nessa categoria e que apresentem histórico familiar de doença cardiovascular prematura serão reclassificados para risco intermediário (grau de recomendação IIa, nível de evidência B).

São considerados de risco **intermediário** homens com risco calculado ≥ 5% e ≤ 20% e mulheres com risco calculado ≥ 5% e ≤ 10% de ocorrência de algum dos eventos citados (grau de recomendação I, nível de evidência A).[10] As mulheres tiveram mudança na sua classificação de risco com base em achados de que os escores de risco da maioria delas as classifica de baixo risco, subestimando sua importância real e não indicando o tratamento a um grande contingente de mulheres que poderiam ser beneficiadas pela utilização de hipolipemiantes. São ainda

TABELA 29.1 Atribuição de pontos de acordo com o risco CV global, para mulheres

PONTOS	IDADE (ANOS)	HDL-C	CT	PAS (NÃO TRATADA)	PAS (TRATADA)	FUMO	DIABETES
−3				< 120			
−2		60+					
−1		50-59			< 120		
0	30-34	45-49	< 160	120-129		Não	Não
1		35-44	160-169	130-139			
2	35-39	< 35		140-149	120-129		
3			200-239		130-139	Sim	
4	40-44		240-279	150-159			Sim
5	45-49		280+	160+	140-149		
6					150-159		
7	50-54				160+		
8	55-59						
9	60-64						
10	65-69						
11	70-74						
12	75+						
Pontos							

Fonte: V Diretriz Brasileira sobre Dislipidemias e Prevenção da Aterosclerose.[7] PAS: pressão arterial sistólica; CT: colesterol total; HDL-c: do inglês *high density lipoprotein cholesterol*, ou lipoproteína de alta densidade-colesterol.

TABELA 29.2 Risco CV global em 10 anos, para mulheres

PONTOS	RISCO (%)	PONTOS	RISCO (%)
≤ −2	< 1	13	10,0
−1	1,0	14	11,7
0	1,2	15	13,7
1	1,5	15	15,9
2	1,7	17	18,5
3	2,0	18	21,6
4	2,4	19	24,8
5	2,8	20	28,5
6	3,3	21+	> 30
7	3,9		
8	4,5		
9	5,3		
10	6,3		
11	7,3		
12	8,6		

Fonte: V Diretriz Brasileira sobre Dislipidemias e Prevenção da Aterosclerose.[7]

considerados de **alto risco** aqueles indivíduos com risco calculado > 20% para homens e > 10% para mulheres no período de 10 anos (grau de recomendação I, nível de evidência A).

2.1.3 Fase 3: fatores agravantes

Nos indivíduos de risco intermediário, a estratificação pode utilizar os fatores agravantes (Quadro 29.2) que, quando presentes (pelo menos um deles), reclassificam o indivíduo para a condição de alto risco (grau de recomendação IIa, nível de evidência B).[7] Existem diferenças com base em revisões sistemáticas da literatura e metanálises quanto à capacidade de reclassificação desses biomarcadores laboratoriais ou de imagem.[7,11-13] Na seção seguinte, a discussão sobre a avaliação da aterosclerose subclínica será aprofundada. A Tabela 29.5 apresenta os critérios diagnósticos de síndrome metabólica.

2.2 CONSIDERAÇÕES SOBRE A AVALIAÇÃO DA ATEROSCLEROSE SUBCLÍNICA NA PREDIÇÃO DO RISCO CARDIOVASCULAR

O fato de a DAC apresentar uma longa fase assintomática e frequentemente ter como primeira manifestação eventos maiores justifica o interesse em detectá-la em sua fase subclínica. Aproximadamente 40 a 60% dos eventos cardiovasculares maiores (infarto do miocárdio, morte súbita) ocorrem como primeira

TABELA 29.3 Atribuição de pontos de acordo com o risco CV global, para homens

PONTOS	IDADE (ANOS)	HDL-C	CT	PAS (NÃO TRATADA)	PAS (TRATADA)	FUMO	DIABETES
−2		60+		< 120			
−1		50-59					
0	30-34	45-49	< 160	120-129	< 120	Não	Não
1		35-44	160-199	130-139			
2	35-39	<35	200-239	140-149	120-129		
3			240-279	160+	130-139	Sim	
4			280+		140-159		Sim
5	40-44				160+		
6	45-49						
7							
8	50-54						
9							
10	55-59						
11	60-64						
12	65-69						
13							
14	70-74						
15+	75+						
Pontos total							

TABELA 29.4 Risco CV global em 10 anos, para homens

PONTOS	RISCO (%)	PONTOS	RISCO (%)
≤ –3 ou menos	< 1	13	15,6
–2	1,1	14	18,4
–1	1,4	15	21,6
0	1,6	16	25,3
1	1,9	17	29,4
2	2,3	18+	> 30
3	2,8		
4	3,3		
5	3,9		
6	4,7		
7	5,6		
8	6,7		
9	7,9		
10	9,4		
11	11,2		
12	13,2		

Fonte: V Diretriz Brasileira sobre Dislipidemias e Prevenção da Aterosclerose.[7]

TABELA 29.5 Critérios diagnósticos de síndrome metabólica.

CRITÉRIOS	DEFINIÇÃO
OBESIDADE ABDOMINAL	
Homens	
Brancos de origem europeia e negros	≥ 94 cm
Sul-asiáticos, ameríndios e chineses	≥ 90 cm
Japoneses	≥ 85 cm
Mulheres	
Brancas de origem europeia, negras, sul-asiáticas, ameríndias e chinesas	≥ 80 cm
Japonesas	≥ 90 cm
TRIGLICERÍDEOS	≥ 150 mg/dL
HDL-COLESTEROL	
Homens	< 40 mg/dL
Mulheres	< 50 mg/dL
PRESSÃO ARTERIAL	
Sistólica	≥ 130 mmHg ou tratamento para hipertensão arterial
Diastólica	≥ 85 mmHg ou tratamento para hipertensão arterial
GLICEMIA	
Jejum ≥ 100 mg/dL	

Fonte: Extraída da V Diretriz Brasileira sobre Dislipidemias e Prevenção da Aterosclerose.[7]

manifestação da doença cardiovascular (DCV)[14] e 50% dos homens e 64% das mulheres que morrem subitamente por doença coronária não têm história prévia de sintomas.[15] A detecção da aterosclerose subclínica possibilitaria a identificação de pacientes sob risco de apresentar esses eventos, oferecendo a oportunidade de implementação das medidas preventivas que reduziriam esse risco.

A prevalência exata da aterosclerose subclínica é desconhecida. Em uma avaliação de mais de 5.000 adultos americanos com idade ≥ 65 anos, a prevalência da aterosclerose subclínica foi de

QUADRO 29.2 Fatores agravantes de risco

FATORES AGRAVANTES DE RISCO
História familiar de doença arterial coronária prematura (parente de 1º grau masculino < 55 anos ou feminino < 65 anos) (recomendação IIa, evidência A)
Critérios de síndrome metabólica de acordo com a IDF (recomendação IIb, evidência A)
Microalbuminúria (30-300 µg/min) ou macroalbuminúria (> 300 µg/min) (recomendação IIb, evidência B)
Hipertrofia ventricular esquerda (recomendação IIa, evidência B)
Proteína-C-Reativa de alta sensibilidade > 2 mg//L (recomendação IIa, evidência B)
Espessura íntima-média de carótidas > 1 mm (recomendação IIb, evidência B)
Escore de cálcio coronário > 100 ou > percentil 75 para idade ou sexo (recomendação IIa, evidência A)
Índice tornozelo-braquial (ITB) < 0,9 (recomendação IIa, evidência A)

Fonte: V Diretriz Brasileira sobre Dislipidemias e Prevenção da Aterosclerose.[7] IDF:

36% nas mulheres e 38,7% nos homens e aumentava com a idade.[16] Em uma amostragem da coorte do *Framingham Offspring Study*, 38% das mulheres e 41% dos homens tinham evidência de aterosclerose em aorta à ressonância e a carga de placa também aumentava com a idade.[17]

Entre as técnicas de imagem disponíveis para a detecção da aterosclerose subclínica, o escore de cálcio coronário (ECC) e a ultrassonografia de carótidas para avaliação da espessura médio-intimal (IMT, do inglês *intimal-medial thickness*) são os métodos mais extensamente estudados. Também o índice tornozelo-braquial (ITB) se mostra útil na prática clínica. A utilidade clínica desses exames difere. Enquanto a ultrassonografia de carótidas consegue detectar doença arterial precoce em pacientes jovens, o ITB identifica a presença de doença estenótica avançada, sendo mais útil em pacientes idosos. Já o ECC é um exame menos portátil e tem o inconveniente da exposição à radiação, mas com a vantagem de ser padronizado e independente do operador, apresentando alta reprodutibilidade documentada.

A combinação dos exames para avaliação da aterosclerose subclínica com os escores de risco é provavelmente melhor do que o uso de um ou outro isoladamente. Os escores de risco fornecem a base para se estimar a probabilidade de presença da aterosclerose subclínica, auxiliando na decisão de quais pacientes submeter à investigação com exames, enquanto o resultado destes aumenta o valor preditivo dos escores nos indivíduos assintomáticos de risco intermediário.[18] A detecção de aterosclerose subclínica pode ajudar ainda a identificar os pacientes que necessitam de intervenção mais agressiva, o que direcionaria os esforços preventivos, limitando tanto o subtratamento quanto o tratamento em excesso, e reduziria o número necessário para tratar (NNT) para se prevenir um evento cardiovascular no subgrupo de pacientes de risco intermediário. Entretanto, ainda não há evidência de que medidas preventivas baseadas na presença de aterosclerose subclínica levem à melhora nos desfechos.

2.2.1 Escore de cálcio coronário

A associação entre calcificação vascular e doença vascular já é conhecida há muito tempo por patologistas e anatomistas. A detecção radiológica de calcificação das artérias coronárias (CAC) *in vivo* mediante fluoroscopia foi descrita no final dos anos 1950, e uma associação entre ela e o risco de eventos cardiovasculares foi demonstrada na sequência.

Atualmente, é possível detectar e quantificar a CAC não invasivamente por tomografia computadorizada (TC) e já foi demonstrada correlação entre sua extensão e a carga de aterosclerose coronária. A medida mais usada e mais bem estabelecida da CAC é o escore de Agatston e usualmente emprega-se a seguinte definição:

- 0 = sem doença identificável;
- 1 a 99 = doença leve;
- 100 a 399 = doença moderada; e
- ≥ 400 = doença grave.

Outras medidas, como o escore de volume, a massa de cálcio e a densidade do cálcio, também são usadas, mas ainda não foram tão bem estudadas.

Embora a CAC detectada pela TC comprove a existência de aterosclerose coronária, ela não necessariamente reflete a presença de insuficiência coronária, sendo de alta sensibilidade (91%) para a presença de estenose ≥50%, mas de especificidade apenas moderada (49%).[19] Tanto a sensibilidade quanto a especificidade variam com o grau de calcificação: com o uso de um valor maior de calcificação a sensibilidade diminui, mas a especificidade aumenta. A acurácia diagnóstica pode ser melhorada com o uso de limiares específicos para idade e sexo. Para um percentil > 75, a especificidade aumenta para 77%, com uma pequena redução na sensibilidade (≈ 80%).[20] A importância do uso de percentis de acordo com a idade e o sexo pode ser ilustrada por uma revisão que comparou o ECC com a angiografia coronária de 1.764 pacientes: 95% dos homens com menos de 40 anos sem estenose significativa (≥ 50%) tinham ECC ≤ 8, enquanto 95% dos homens acima de 70 anos sem estenose significativa tinham ECC ≤ 134. Os valores respectivos nas mulheres eram 5 e 88.[20]

Além de detectar doença arterial coronária, a avaliação da CAC pode melhorar a estratificação de risco nos pacientes assintomáticos. O ECC agrega informação prognóstica, de forma independente, à determinada pelo escore de risco de Framingham e pela proteína C-reativa de alta sensibilidade, podendo reclassificar os pacientes em categorias de risco maior ou menor.[21] O percentil superior de CAC reflete um risco 12 vezes maior de infarto do miocárdio, independentemente dos fatores de risco clássicos, mesmo em idosos.[22] Seu valor preditivo é semelhante em diferentes grupos étnicos, como mostrou o estudo MESA, no qual em cada um dos quatro grupos – brancos, negros, latinos e chineses) –, um aumento de duas vezes no ECC elevou o risco de um evento coronário maior (infarto do miocárdio ou morte por doença coronária) em 15 a 35%.[23] Embora a maioria dos eventos coronários agudos não resulte de estenoses graves, e sim de rotura de placas vulneráveis que não são identificadas diretamente pela CAC, áreas de calcificação e de placas instáveis coexistem, e pacientes com ECC elevados são mais propensos a apresentar também uma grande carga de placas não calcificadas.

Um escore de Agatston acima do percentil 75 para sexo e idade é melhor preditor de eventos cardíacos futuros do que o valor absoluto desse escore.[24] Isso porque, embora pacientes com altos valores absolutos tenham alto risco de apresentar eventos maiores, apenas uma pequena parcela da população possui escores de elevado valor absoluto, de forma que apenas uma porção relativamente pequena dos IAM ocorre nesta fração da população e a maioria dos eventos vítima pacientes com CAC leve a moderada. Esse fato pode ser exemplificado por um estudo realizado com 632 indivíduos com idade média de 52 anos no qual, apesar de 22% dos eventos terem ocorrido em pacientes com ECC > 400, apenas 7% da coorte apresentava ECC nessa faixa e a maioria dos eventos (aproximadamente 70%) ocorreu em pacientes com escores leve a moderado.[24] Portanto, embora um alto valor absoluto do ECC identifique pacientes de alto risco, esses valores refletem apenas um pequeno segmento da população. Já os percentis elevados do escore de cálcio estão relacionados com a ocorrência de eventos maiores, independentemente do valor absoluto, permitindo uma melhor discriminação da porção da população de maior risco e sendo mais apropriados na avaliação do risco individual de pacientes assintomáticos.[24]

Contudo, a ausência de CAC ou ECC zero tem alto valor preditivo negativo, com probabilidade de estenose coronária inferior a 1% e um prognóstico favorável.[20] Pacientes assintomáticos com escore de cálcio zero apresentam risco extremamente baixo de eventos cardiovasculares (taxas anuais de 0 a 0,6%),[25] mortalidade cardiovascular e mortalidade por todas as causas pelos próximos 5 a 10 anos.[26,27] Também em pacientes diabéticos, o ECC tem alto valor preditivo negativo, com estudos mostrando taxa de eventos igual a zero em 2 anos quando ECC < 10 e sobrevida de 98,8% em 5 anos em pacientes com ECC zero, taxa semelhante à da sobrevida dos pacientes não diabéticos na mesma corte (99,4%).[28,29]

Já em pacientes sintomáticos, a ausência de cálcio coronário não é tranquilizadora e está associada a uma maior incidência de eventos (taxa anual de 3,6%).[30] Isso porque alguns indivíduos (6 a 11,6% dos pacientes em alguns trabalhos de angiotomografia)[31] podem apresentar apenas placas não calcificadas e a presença de estenose importante na ausência de calcificação coronária é possível, sendo mais provável no cenário de síndrome coronária aguda e mais frequente em pacientes jovens.[32]

Também a progressão acelerada da calcificação coronária tem valor prognóstico e está associada com risco aumentado de eventos cardiovasculares.[33] Em um estudo realizado com 495 pacientes em tratamento com estatinas, aqueles que apresentaram IAM no seguimento de 3,2 anos tiveram progressão anual significativamente maior do ECC (42% *versus* 17% naqueles sem IAM) e o risco relativo de um IAM foi 17,2 vezes maior na presença de progressão da CAC do que na sua ausência.[34] Apesar desses e outros resultados, medidas seriadas não têm utilidade clínica comprovada até o momento e não são recomendadas.

Quanto a um possível efeito no tratamento de pacientes assintomáticos, estudos mostram que a avaliação com ECC aumenta a adesão à medicação e induz mudanças comportamentais benéficas, exceto em relação ao tabagismo,[35-37] e a melhora desses comportamentos parece estar relacionada com a quantidade de calcificação.[38] Por outro lado, ainda não há evidência de que implementar tratamento farmacológico preventivo apenas pela presença de calcificação coronária melhore os desfechos.

Embora estudos prévios tenham mostrado que as estatinas não só reduzem morbidade e mortalidade cardiovascular, mas também diminuem a taxa de progressão da aterosclerose e, em algumas circunstâncias, até induzem a regressão da placa aterosclerótica, estudos que avaliaram o efeito do tratamento com estatinas sobre a CAC encontraram sua progressão similar, independentemente da dose de estatina utilizada e do valor de LDL (do inglês, *low density lipoprotein, ou lipoproteína de baixa densidade)* alcançado após 1 ano de tratamento.[39,40] Esses achados sugerem que a deposição de cálcio nas lesões ateroscleróticas pode não ser reversível pelo tratamento com estatinas ou que o seguimento de 12 meses pode ter sido muito curto para se demonstrar algum benefício.

Não há evidências até o momento de que uma abordagem terapêutica baseada na identificação de CAC possa reduzir desfechos cardiovasculares. Em especial, pelo fato de que o benefício dessa avaliação parece estar em indivíduos de risco intermediário, dos quais somente uma pequena parcela apresentará um evento cardiovascular ao longo do seguimento usual de 5 anos dos estudos, sendo necessários longo tempo de seguimento e grandes amostras.[41] O custo-efetividade do uso do ECC como exame de rastreamento não está definido, já que não se conhece a magnitude do benefício da detecção precoce da CAC.

Para ser indicado de rotina, um exame deve demonstrar benefício significativo com dano mínimo ou inexistente. Um dos inconvenientes do ECC é a exposição a uma pequena dose de radiação de aproximadamente 1 mSv, comparável à de uma radiografia da coluna lombar,[42,43] particularmente indesejável em pacientes jovens e especialmente nas mulheres. Além disso, existem os raros casos de falso-negativos, quando pacientes portadores apenas de placas não calcificadas são classificados como saudáveis, porém esta é uma situação bastante rara em pacientes assintomáticos.[44]

De acordo com as evidências disponíveis atualmente, o ECC pode ser recomendado para pacientes assintomáticos de risco intermediário, quando se espera que o resultado possa levar à reclassificação do seu risco e à consequente modificação no tratamento. Enquanto não se recomenda iniciar tratamento farmacológico para prevenção de eventos cardiovasculares apenas pela presença de CAC, o controle farmacológico dos fatores de risco não deve ser negligenciado na sua ausência.

2.2.2 Ultrassonografia de carótidas: avaliação de IMT

É um método não invasivo de avaliação da aterosclerose subclínica, no qual avaliam-se a espessura combinada das camadas íntima e média da parede arterial (espessura médio-intimal) e também a presença de placas ateroscleróticas. A espessura médio-intimal é uma medida de aterosclerose precoce, mas também de hipertrofia/hiperplasia do músculo liso, que pode estar relacionada com fatores genéticos, hipertensão e esclerose relacionada à idade.

A espessura médio-intimal carotídea está relacionada de forma positiva com a presença de aterosclerose coronária e está associada de forma independente com o risco futuro de eventos coronários e AVE.[45,46] Embora haja um aumento gradual no risco cardiovascular com o aumento da espessura médio-intimal, usualmente é considerado anormal um valor >0,9mm ou acima do percentil 75 da população.[47,48] O risco relativo de eventos coronários aumenta aproximadamente 15% a cada aumento de 0,1mm da espessura médio-intimal, após ajuste para fatores de risco tradicionais.[45]

Alguns estudos encontraram diferenças no valor preditivo da espessura médio-intimal carotídea entre homens e mulheres. No estudo ARIC, o risco de doença coronária foi quase duas vezes maior em homens com espessura médio-intimal média > 1 mm e bem maior nas mulheres (RR 5).[49] Contudo, no estudo Rotterdam, o risco de eventos coronários e a espessura médio-intimal carotídea foram similares entre homens e mulheres.[50]

Placa aterosclerótica é definida como um aumento focal na espessura > 50% da espessura médio-intimal circundante ou qualquer medida da espessura médio-intimal ≥ 1,5 mm. Sua presença aumenta o risco predito de doença coronária em qualquer nível de espessura médio-intimal.[51] Também está relacionada com risco de eventos cerebrovasculares, sendo que placas ecolucentes traduzem risco maior em comparação com as calcificadas.[49]

Estudos epidemiológicos encontraram que a espessura médio-intimal progride em média cerca de 0,03 mm ao ano.[52] Entretanto, metanálise de 16 estudos com 36.984 pacientes acompanhados em média por 7 anos não encontrou associação significativa entre a progressão da espessura médio-intimal e desfecho combinado de IAM, AVE e morte cardiovascular.[53] Além disso, medidas seriadas ao longo de curtos períodos de tempo são desafiadoras por sua variabilidade e, portanto, não são recomendadas na prática clínica.

Quanto ao impacto na estratificação de risco cardiovascular além do escore de Framingham, o valor incremental da espessura médio-intimal, apesar de estatisticamente significativo, é de pequena magnitude para se traduzir em melhora clínica significativa.[12,45] Nos pacientes de risco intermediário, a informação sobre IMT e presença de placa carotídea ensejam uma reclassificação de aproximadamente 9,9%.[54]

Comparações da espessura médio-intimal com o ECC mostram que essas medidas frequentemente são discordantes e seu valor preditivo difere por vezes, com o ECC mais fortemente associado ao risco de doença isquêmica cardíaca e o espessamento médio-intimal mais fortemente associado ao de AVE.[55-57] No estudo MESA, que avaliou indivíduos de meia-idade, o ECC era um preditor relativamente mais forte de desfechos coronários, enquanto a espessura médio-intimal era um preditor mais forte de AVE.[55] Em contraste, no *Cardiovascular Health Study*, que avaliou indivíduos acima de 65 anos, riscos similares de desfechos cardiovasculares foram observados para os dois testes (HR de aproximadamente 2,1 para o quarto quartil em comparação com o primeiro quartil para cada teste).[56] Portanto, os dados são insuficientes até o momento para concluir se esses testes são clinicamente equivalentes ou não.

Ainda não há evidência suficiente de que a avaliação da espessura médio-intimal altere desfechos ou o comportamento do paciente e seu custo-efetividade na estratificação de risco não está estabelecido.[47] As diretrizes atuais consideram razoável a medida da espessura médio-intimal carotídea para avaliação do risco cardiovascular em adultos assintomáticos de risco intermediário.[47]

3 DEFINIÇÃO DAS FAIXAS DE RISCO CARDIOVASCULAR

Após a utilização da sequência de etapas descritas nos parágrafos anteriores, chega-se a um risco absoluto final, conforme apresentado na Tabela 29.6.[7]

4 USO DE ESCORES DE LONGO PRAZO

Visando reduzir a carga da doença cardiovascular, tem-se enfatizado o cálculo do risco global em 10 anos. O tratamento deve se basear nos valores lipídicos basais e no risco calculado. Entretanto, observa-se que grande parte dos indivíduos considerados de baixo risco em 10 anos será de alto risco ao longo do tempo de vida. A estimativa do risco de doença cardiovascular pelo tempo de vida permite estratificar a carga de doença cardiovascular na população geral, no momento e no futuro, pois leva em conta o risco de doença cardiovascular enquanto o indivíduo envelhece, podendo auxiliar em políticas públicas de saúde, permitindo projeções da carga de doença cardiovascular global na população e identificando as medidas necessárias para reduzi-la. Recomenda-se o uso do ER pelo Tempo de Vida em indivíduos de baixo risco e de risco intermediário, a partir dos 45 anos (grau de recomendação IIa, nível de evidência B). Os escores de longo prazo não influenciam a indicação do tratamento, mas a intensidade das mudanças de estilo de vida ao longo da vida.

A Tabela 29.7 classifica os fatores de risco de acordo com seu controle e/ou importância em ótimos, não ótimos, elevados e principais. As Tabelas 29.8 e 29.9 mostram o cálculo do ER pelo Tempo de Vida para homens e mulheres, respectivamente, a partir dos 45 anos, com base na exposição a esses fatores ao longo do tempo de vida.

O risco predito pelo ER pelo Tempo de Vida acima de 39% em homens ou acima de 20,2% em mulheres caracteriza condição de alto risco pelo tempo de vida e indica a necessidade de implementar mudanças agressivas no estilo de vida.

TABELA 29.6 Risco absoluto em 10 anos.	
RISCO ABSOLUTO EM 10 ANOS	**%**
Baixo risco	< 5 em homens e mulheres
Risco intermediário	≥ 5 e ≤ 10 nas mulheres
	≥ 5 e ≤ 20 nos homens
Alto risco	> 10 nas mulheres
	> 20 nos homens

Fonte: V Diretriz Brasileira sobre Dislipidemias e Prevenção da Aterosclerose.[7]

TABELA 29.7 Classificação dos fatores de risco, de acordo com seu controle e/ou importância

FATOR DE RISCO	FATORES DE RISCO ÓTIMO	1 FATOR DE RISCO NÃO ÓTIMO	FATORES DE RISCO ELEVADOS	FATORES DE RISCO PRINCIPAIS
Colesterol total	<180 mg/dL	180-199 mg/dL	200-239 mg/dL	> 240 mg/dL
Pressão arterial sistólica	Não tratada < 120 mmHg	Não tratada 120-139 mmHg	Não tratada 140-159 mmHg	Tratamento para HAS ou PAS não tratada ≥ 160 mmHg
Pressão arterial diastólica	Não tratada < 80 mmHg	Não tratada 80-89 mmHg	Não tratada 90-99 mmHg	Tratamento para HAS ou PAD não tratada ≥ 100 mmHg
Fumo	Não	Não	Não	Sim
Diabetes	Não	Não	Não	Sim

Fonte: V Diretriz Brasileira sobre Dislipidemias e Prevenção da Aterosclerose.[7] PAS: pressão arterial sistólica; HAS: hipertensão arterial sistêmica; PAD: pressão arterial diastólica.

TABELA 29.8 Risco de eventos CV fatais e não fatais pelo ER pelo Tempo de Vida em homens, de acordo com a exposição aos fatores de risco ao longo da vida

RISCO	SITUAÇÃO DE ACORDO COM OS FATORES DE RISCO				
	Todos fatores de risco ótimos	≥ 1 Fator(es) de risco não ótimo(s)	≥ 2 Fatores de risco elevados	1 Fator de risco principal	≥ 2 Fatores de risco principais
	Risco % (IC 95%)				
A partir dos 45 anos					
DAC fatal ou IAM não fatal	1,7 (0-4,3)	27,5 (15,7-39,3)	32,7 (24,5-41,0)	34,0 (30,4-37,6)	42,0 (37,6-46,5)
AVC fatal ou não fatal	6,7 (1,4-11,9)	7,7 (5,0-10,4)	8,5 (6,9-15,6)	8,4 (7,5-9,4)	10,3 (9,0-11,7)
Morte cardiovascular	9,1 (0-18,6)	13,1 (9,9-16,3)	15,3 (13,3-17,3)	20,7 (19,4-22,2)	32,5 (30,5-34,5)
Eventos CV ateroscleróticos	1,4 (0-3,4)	31,2 (17,6-44,7)	35,0 (26,8-43,2)	39,6 (35,7-43,6)	49,5 (45,0-53,9)

Fonte: V Diretriz Brasileira sobre Dislipidemias e Prevenção da Aterosclerose.[7]

TABELA 29.9 Risco de eventos CV fatais e não fatais pelo ER pelo Tempo de Vida em mulheres, de acordo com a exposição aos fatores de risco ao longo da vida

RISCO	SITUAÇÃO DE ACORDO COM OS FATORES DE RISCO SITUAÇÃO DE ACORDO COM OS FATORES DE RISCO				
	Todos FR ótimos	≥ 1 FR não ótimo(s)	≥ 2 FR elevado(s)	1 Fator de risco principal	≥ 2 FR principais
	Risco % (IC 95%)				
A partir dos 45 anos					
DAC fatal ou IAM não-fatal	1,6 (0-4,3)	9,3 (3,0-15,6)	9,3 (5,0-1370)	12,7 (10,3-15,0)	21,5 (17,5-25,5)
AVC fatal ou não-fatal	8,3 (3,8-12,8)	8,9 (6,5-11,3)	9,1 (7,5-10,9)	9,1 (7,9-15,9)	11,5 (9,5-13,5)
Morte cardiovascular	4,8 (0,8-8,7)	4,9 (3,1-6,7)	6,9 (5,4-8,3)	11,2 (9,9-12,5)	21,9 (19,4-24,5)
Eventos CV ateroscleróticos	4,1 (0-8,2)	12,2 (4,6-19,7)	15,6 (10,3-20,9)	20,2 (17,2-23,2)	30,7 (26,3-35,0)

Fonte: V Diretriz Brasileira sobre Dislipidemias e Prevenção da Aterosclerose.[7] DAC: doença arterial coronariana.

Para facilitar a abordagem na estratificação do risco, a Figura 29.1 resume e auxilia na estratificação do risco CV.

5 METAS TERAPÊUTICAS

As reduções de colesterol, principalmente nos níveis de LDL-C, por meio de mudanças no estilo de vida e/ou fármacos, ao longo da vida, promovem grande benefício na redução de desfechos CV (grau de recomendação I, nível de evidência A), devendo ser implementadas. O tratamento das dislipidemias é abordado com maior profundidade em outra seção deste livro.

Com base na estratificação de risco global proposta, a V Diretriz recomenda para os indivíduos classificados em **risco alto**, **intermediário** ou **baixo**, metas terapêuticas, primária e secundária. A meta primária é direcionada para o LDL-C (recomendação I, evidência A); e a secundária, para o colesterol não HDL (recomendação II, evidência A) (Tabelas 29.10 e 29.11). Não são propostas metas para o HDL-C, embora se reconheça seu valor como fator de risco CV (recomendação I, evidência A). Com relação aos triglicerídeos, pacientes com valores acima de 500 mg/dL devem receber terapia apropriada para redução do risco de pancreatite e aqueles com valores entre 150 e 499 mg/dL recebem terapia individualizada, com base no risco CV e condições associadas (recomendação II, evidência A).

Para outras variáveis como níveis de apolipoproteínas ou para a Lp(a), também não são especificadas metas terapêuticas, embora se reconheça que apo B e Lp(a) possam adicionar informação prognóstica em relação ao LDL-C em certos subgrupos de pacientes (recomendação II, evidência A).[7]

6 ESTRATÉGIAS NA PREVENÇÃO DA ATEROSCLEROSE E REDUÇÃO DO RISCO CARDIOVASCULAR

A prevenção é tipicamente categorizada como primária ou secundária, mas, no caso da doença cardiovascular, essa divisão é arbitrária em virtude do processo gradual de desenvolvimento da aterosclerose. A prevenção cardiovascular também pode ser dividida em estratégia de alto risco e estratégia populacional.[48]

TABELA 29.10 Metas lipídicas de acordo com o risco CV

NÍVEL DE RISCO	META PRIMÁRIA: LDL-C (MG/DL)	META SECUNDÁRIA (MG/DL)
Alto	LDL-C < 70	Colesterol não HDL < 100
Intermediário	LDL-C < 100	Colesterol não HDL < 130
Baixo*	Meta individualizada	Meta individualizada

*Pacientes de baixo risco CV deverão receber orientação individualizada, com as metas estabelecidas pelos valores referenciais do perfil lipídico (apresentados na Tabela 29.11) e foco no controle e prevenção dos demais fatores de risco CV.
Fonte: V Diretriz Brasileira sobre Dislipidemias e Prevenção da Aterosclerose.[7]

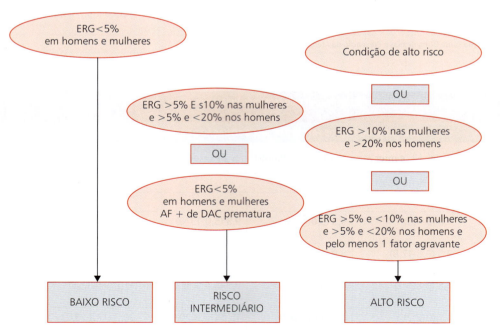

FIGURA 29.1 Algoritmo de estratificação do risco CV. ERG: estratificação de risco global; DAC: doença arterial coronariana. Fonte: V Diretriz Brasileira sobre Dislipidemias e Prevenção da Aterosclerose.[7]

TABELA 29.11 Valores referenciais do perfil lipídico para adultos maiores de 20 anos

LIPÍDEOS	VALORES (MG/DL)	CATEGORIA
CT	< 200	Desejável
	200-239	Limítrofe
	≥ 240	Alto
LDL-C	< 100	Ótimo
	100-129	Desejável
	130-159	Limítrofe
	160-189	Alto
	≥ 190	Muito Alto
HDL-C	> 60	Desejável
	< 40	Baixo
Triglicerídeos	< 150	Desejável
	150-200	Limítrofe
	200-499	Alto
	≥ 500	Muito Alto
Colesterol não HDL	< 130	Ótimo
	130-159	Desejável
	160-189	Alto
	≥ 190	Muito Alto

Fonte: V Diretriz Brasileira sobre Dislipidemias e Prevenção da Aterosclerose.[7]

A estratégia de alto risco consiste no manejo clínico dos pacientes de alto risco, fundamentado no controle dos fatores de risco, no incentivo à adoção de hábitos saudáveis e no uso de medicamentos cardioprotetores. Os pacientes de alto risco são mais propensos a se beneficiar de intervenções preventivas, mas o impacto populacional dessa estratégia é limitado, já que os indivíduos de alto risco são apenas uma pequena parcela da população.

Assim, a prevenção cardiovascular deve ser implementada também no contexto populacional mais amplo, com medidas para reduzir os níveis de fatores de risco e promover um estilo de vida saudável, mediante políticas e intervenções na comunidade como leis antitabagismo e medidas para redução do conteúdo de sódio nos alimentos. A estratégia populacional tem grande impacto no número total de eventos cardiovasculares, já que todos os indivíduos são alvo da prevenção e a maioria dos eventos ocorre no grupo predominante de pessoas de risco moderado. O maior efeito preventivo é alcançado quando as duas estratégias são combinadas.

6.1 HIPOLIPEMIANTES

A redução dos níveis lipídicos com estatinas em prevenção primária e secundária em pacientes portadores de hipercolesterolemia tem benefício de sobrevida comprovado. As reduções do risco relativo de eventos cardiovasculares e mortalidade coronariana são semelhantes ao longo de uma ampla gama de níveis lipídicos basais tanto em prevenção primária quanto secundária. Todavia, como os pacientes de prevenção primária apresentam risco bem menor de eventos cardiovasculares, os benefícios absolutos da terapia com estatina são muito menores e a redução da mortalidade é bastante pequena mesmo nos pacientes de alto risco.[58] Além da redução de eventos e de mortalidade, estudos já demostraram regressão de lesões ateroscleróticas e melhora da função endotelial após redução dos níveis lipídicos.

Não são completamente entendidos os mecanismos pelos quais a redução dos níveis lipídicos, particularmente com o uso de estatinas, é benéfica. Apesar da redução de LDL estar associada com regressão da aterosclerose, o benefício observado se inicia meses após o início do tratamento, o que torna a regressão uma causa improvável. Outros mecanismos que podem estar envolvidos incluem estabilização da placa, redução da inflamação, reversão da disfunção endotelial e trombogenicidade diminuída. Não foram demonstrados benefícios consistentes do tratamento da dislipidemia em prevenção primária com outros medicamentos que não a estatina e alguns estudos sugeriram, inclusive, que essas terapias podem aumentar a mortalidade não cardíaca.

6.2 ANTIPLAQUETÁRIOS

De acordo com a evidência de nove grande estudos, o uso de ácido acetilsalicílico (AAS) em prevenção primária reduz o risco de um primeiro IAM de forma estatisticamente significativa e clinicamente importante. Entretanto, não foi demonstrada redução nas taxas de AVE e morte cardiovascular.

Uma metanálise de seis estudos, incluindo 95 mil pacientes randomizados para receber AAS ou placebo, encontrou redução significativa na incidência de eventos vasculares graves (0,57 para 0,51% ao ano), atribuída principalmente à redução de um primeiro IAM não fatal (0,23% para 0,18% ao ano).[59] As reduções proporcionais foram similares em homens e mulheres. Contudo, o uso de AAS aumentou de forma significativa a incidência de sangramentos gastrintestinais e extracranianos maiores (de 0,07% para 0,10% ao ano). Novas metanálises chegaram a conclusões semelhantes.[60-62] Na mais recente delas, o benefício cardiovascular excedeu o risco de sangramento nos pacientes com maiores taxas de eventos cardiovasculares.[60] Entretanto, o risco cardiovascular dos pacientes incluídos nesses estudos era em média inferior a 5% em 10 anos. Grandes estudos randomizados com pacientes de risco moderado a alto estão em andamento e trarão novas evidências.

O principal efeito adverso do uso de AAS é o aumento no risco de sangramento, mais comumente de origem gastrintestinal e muito raramente intracraniano. Algumas metanálises constataram que 5 anos de tratamento com 325 mg de AAS ao dia aumentam o risco de sangramento gastrintestinal de 1,42 para 2,47% em seguimento médio de 28 meses e de 0,5 para 1,3% em estudo de seguimento variável,[63,64] além de um aumento não significativo no risco de AVE hemorrágico.[59] Entretanto, a incidência de sangramento provavelmente é maior na população do que dentre os participantes dos estudos.[65]

É importante lembrar que pacientes com histórico de sangramento gastrintestinal, em uso crônico de anti-inflamatórios não esteroides e com sintomas ou histórico de úlcera, gastrite ou refluxo gastresofágico, estão sob risco aumentado de apresentar sangramentos maiores.[66]

A decisão de prescrever AAS em prevenção primária deve pesar a redução do risco de IAM contra o aumento do risco de sangramento maior. A diretriz americana mais recente recomenda o uso de AAS em baixa dose (75 a 100 mg ao dia) para pessoas sem doença cardiovascular sintomática acima de 50 anos, com a justificativa de que o AAS reduz discretamente a mortalidade total, independentemente do perfil de risco cardiovascular, se tomado por 10 anos.[62,67] Os autores estimam que o uso do AAS em pacientes de baixo risco estaria associado com redução de seis IAM e aumento de quatro sangramentos maiores a cada 1.000 pacientes tratados ao longo de 10 anos, com pouco ou nenhum efeito sobre AVE não fatal. Em pacientes de risco moderado e alto, o AAS reduziria 19 e 31 IAM não fatais respectivamente e aumentaria 16 e 22 casos de sangramento maior respectivamente a cada 1.000 pacientes tratados, com redução da mortalidade total (6 mortes a cada 1.000 pacientes tratados em ambos os grupos). Também interpretam que o benefício relativo do AAS é similar em pacientes com e sem diabetes e ponderam que as pessoas avessas a tomar medicação por um longo período de tempo em prol de um benefício muito pequeno não estarão inclinadas a usar AAS para profilaxia primária, enquanto pacientes de risco cardiovascular moderado e alto que considerarem a prevenção de um IAM mais importante do que evitar um sangramento gastrintestinal estarão mais propensos a escolher fazer uso do AAS. Já o documento de 2009 do painel americano de especialistas em prevenção (*United States Preventive Services Task Force* (USPSTF)) recomenda avaliação individual de cada paciente por meio de tabelas, que estimam a redução no risco de IAM e o aumento de sangramento maior de acordo com a idade e o risco cardiovascular em 10 anos, embasando o julgamento clínico e a tomada de decisão.[68] A diretriz europeia de prevenção cardiovascular afirma que o AAS não pode ser recomendado em prevenção primária devido ao risco aumentado de sangramento maior.[48]

Em pacientes portadores de diabetes, o uso de AAS em prevenção primária de doença cardiovascular tem evidências conflitantes.[69] Pelas diretrizes americanas, pode ser considerado em baixas doses (75 a 162mg ao dia) quando o risco de eventos cardiovasculares for ≥ 10% em 10 anos e o risco de sangramento não for aumentado.[70] Já a diretriz europeia de prevenção cardiovascular recomenda que não seja prescrito para pacientes diabéticos caso não esteja presente doença cardiovascular.[48]

Já o clopidogrel foi testado em comparação com o AAS em pacientes com múltiplos fatores de risco no estudo *CHARISMA* e não foi encontrado benefício significativo.[71]

6.3 ANTI-HIPERTENSIVOS

A intensidade da redução da pressão arterial é o principal determinante da redução no risco cardiovascular, e não a classe do medicamento anti-hipertensivo.[72,73] Os estudos que encontraram benefícios quando compararam diferentes medicamentos anti-hipertensivos apresentavam o viés de melhor controle pressórico pelo medicamento associado a melhores desfechos. Uma possível exceção a essa regra é a associação de anlodipino com benazepril, em conexão a uma taxa de eventos cardiovasculares 20% menor em comparação com hidroclorotiazida mais benazepril, apesar de níveis tensionais discretamente maiores nas 24 horas no braço do anlodipino.[74]

Alguns estudos demonstraram uma modesta redução na progressão da aterosclerose com o uso de bloqueadores dos canais de cálcio em comparação com placebo ou atenolol. Entretanto, quando usados di-hidropiridínicos de curta duração, houve aumento no risco de eventos cardiovasculares.[75] Já no caso dos di-hidropiridínicos de longa duração, os achados foram conflitantes, com redução dos eventos com uso de anlodipino e neutralidade de efeito com o lacidipino.[76,77]

Os inibidores da enzima conversora da angiotensina (ECA) podem melhorar a disfunção endotelial, vista nos estágios iniciais da aterosclerose e associada com desfechos clínicos adversos. Entretanto, esse benefício pode não ser efeito de classe, já que o quinapril, mas não o enalapril, melhorou a disfunção endotelial em pacientes com doença coronária.[78,79] Também a maioria dos estudos demonstrou melhora na disfunção endotelial seguindo a administração de bloqueadores dos receptores da angiotensina II em pacientes com aterosclerose ou diabetes.

7 ANÁLISE CRÍTICA E COMPARAÇÃO ENTRE AS RECOMENDAÇÕES DA V DIRETRIZ, AS DO ACC/AHA 2013 E DA ESC/EAS 2012

Publicada recentemente, a recomendação do ACC/AHA 2013[9] se concentra em responder a questões críticas na prática clínica sobre a abordagem e o tratamento das dislipidemias para prevenção da doença cardiovascular aterosclerótica em adultos de ambos os sexos, chamada ASCVD (*atherosclerotic cardiovascular disease*), baseando-se em revisões sistemáticas e em meta-análises de ensaios clínicos randomizados que identificam os níveis de LDL-colesterol como agentes na doença e sua redução acompanhada da redução do risco cardiovascular. Como os ensaios clínicos avaliaram apenas doses fixas de fármacos hipolipemiantes, e não alvos terapêuticos nem titulação de doses ou combinações de fármacos na redução do risco de ASCVD, essa diretriz muda de maneira radical a forma de abordagem e tratamento das dislipidemias. O painel de especialistas recomenda uma intensidade de tratamento apropriada, com base no risco e na redução de desfechos observada nos ensaios clínicos randomizados. Assim, foram identificados quatro grupos que se beneficiariam do tratamento intenso (> 50% de redução no

LDL-colesterol) ou moderado (30 a 50% de redução do LDL-colesterol) com estatinas. Estes são: 1) pacientes com doença aterosclerótica clínica; 2) com LDL-colesterol > 190 mg/dL de causa primária; 3) portadores de diabetes com idade entre 40 e 75 anos com LDL-colesterol entre 70 e189 mg/dL e sem ASCVD manifesta; ou 4) aqueles sem ASCVD clínica, sem diabetes e com LDL-colesterol entre 70 e 189 mg/dL e com um risco estimado de ASCVD em 10 anos > 7,5%, calculado pelo *Pooled Cohort Risk Assessment Equations*, que pode ser encontrado em <http://my.americanheart.org/cvriskcalculator> ou em <http://www.cardiosource.org/science-and-quality/practice-guidelines-and-quality-standards/2013-prevention-guideline-tools.aspx>. Essas equações permitem calcular o risco de AVE e eventos coronários em 10 anos sem incluir a insuficiência cardíaca, como na V Diretriz, mas avaliam também o risco global, à semelhança de nossas recomendações. A diretriz americana considera os tipos e doses de estatinas de acordo com a intensidade de tratamento hipolipemiante indicada. Assim, quando a indicação for de alta intensidade de tratamento, a redução do LDL-c deve ser > 50% e são indicadas a rosuvastatina 20 a 40 mg ou a atorvastatina 40 a 80 mg; para o tratamento de moderada intensidade (redução de LDL-c de 30% a < 50%) podem ser usadas a atorvastatina 10 a 20 mg, rosuvastatina 5 a 10 mg, sinvastatina 20 a 40 mg, pravastatina 40 a 80 mg, lovastatina 40 mg, fluvastatina XL 80 mg ou na dose de 40 mg 2 x/dia ou a pitavastatina 2 a 4 mg; para tratamentos com baixa intensidade de redução do LDL-c (< 30%), podem ser usadas sinvastatina 10 mg, pravastatina 10 a 20 mg, lovastatina 20 mg, pitavastatina 1 mg. Devem receber tratamento intenso com estatinas aqueles que se encontram nas categorias 1, 2 e 3. Nelas, há algumas nuances, como na presença de ASCVD clínica, com idade > 75 anos ou se o paciente não for candidato a tratamento intenso com estatinas, a dose moderada pode ser utilizada. Quando a indicação é para LDL-c> 190 mg/dL, a dose moderada pode ser indicada se o paciente não for candidato a tratamento intenso com estatinas. No diabetes tipos 1 ou 2, entre 40 e 75 anos, altas doses se o risco for > 7,5%, mas pode ser usada dose moderada nas outras condições. Se não houver diabetes melito, sem ASCVD clínica e risco > 7,5% usar doses moderadas de estatinas.

A Diretriz da Sociedade Europeia de Cardiologia e Sociedade Europeia de Aterosclerose[8] também avalia o risco de eventos ateroscleróticos fatais em 10 anos, utilizando o SCORE europeu. Por essa diretriz, são automaticamente considerados de alto risco aqueles com conhecida DCV, diabetes tipos 2 e 1 com microalbuminúria, níveis muito elevados dos fatores de risco, doença renal crônica. Todas as demais situações necessitam do uso do SCORE, que leva em conta a magnificação do risco quando existem múltiplos fatores de risco presentes. Esse SCORE estima o risco, em 10 anos, de um primeiro evento aterosclerótico fatal, mas também permite estimar o risco total de eventos (fatais e não fatais), multiplicando-se o SCORE para eventos fatais por 3, nos homens, e por 4, nas mulheres. Existem várias tabelas de cálculo de risco, e também diferenças na pontuação entre países onde há baixa ou alta incidência de eventos cardiovasculares. As populações de Bélgica, França, Grécia, Itália, Luxemburgo, Espanha, Suíça, Portugal e também daqueles países que tiveram grande redução de mortalidade são consideradas de baixo risco cardiovascular comparadas ao restante da Europa. No risco muito alto, encontram-se os pacientes com DCV documentada, DM tipo 2 ou se tipo 1 com microalbuminúria, doença renal crônica, e com SCORE > 10%; no alto risco de eventos fatais estão aqueles com fatores de risco muito elevados ou com SCORE calculado ≥ 5% e < 10%; no risco moderado, estão aqueles com SCORE calculado ≥ 1% e < 5%. Em geral, pacientes com risco moderado são aqueles com história familiar de DCV prematura, obesidade abdominal, sedentarismo, alterações de certos biomarcadores (HDL-c, triglicérides, Proteína C-reativa de alta sensibilidade, Lipoproteína (a), homocisteína, apolipoproteína B) e em classe social baixa. Já o baixo risco inclui o SCORE <1%. A terapêutica baseia-se no nível de risco e nos valores basais de LDL-c, não sendo indicado tratamento farmacológico no baixo risco; no moderado, considera-se o tratamento farmacológico a partir de 100 mg/dL de LDL-c, se medidas de estilo de vida não forem efetivas; no moderadamente alto, a terapêutica farmacológica pode ser considerada com LDL-c entre < 70 mg/dL e < 100 mg/dL, mas é mandatória a partir de LDL-c de 100 mgL. No alto risco, a terapêutica pode ser iniciada com LDL-c< 70 mg/dL, mas é formalmente indicada a partir de valores de LDL-c> 70 mg/dL.

Já na recomendação da IAS (International Atherosclerosis Society),[80] o colesterol não HDL (não HDL-c) é identificado como o principal marcador lipídico de aterogênese, por independer de jejum e dos níveis de triglicérides e refletir as lipoproteínas aterogênicas. São definidos valores ótimos de LDL-c e não HDL-c para a prevenção primária e secundária (com base em evidências de que a VLDL-c (do inglês, *very-low-density lipoprotein-cholesterol*, ou lipoproteína de muito baixa densidade-colesterol, também é considerada aterogênica); é preferida a avaliação de longo prazo à de curto prazo na estratificação do risco, as estimativas de risco são ajustadas de acordo com o risco basal de cada nação ou região; a ênfase primária está nas estratégias de intervenção sobre o estilo de vida, sendo a ênfase secundária no tratamento farmacológico; os níveis ótimos de LDL-c devem ser < 100 mg/dL, os do não HDL-c < 130 mg/dL, especialmente em populações de maior risco. Contudo, as metas terapêuticas não correspondem aos valores ideais. Nessa diretriz, identificam-se os indivíduos de acordo com o seu risco em longo prazo (até os 80 anos) para traçar uma estratégia. De forma semelhante à diretriz americana, a ESC/EAS propõe intensidades de tratamento distintas entre os níveis de risco, ficando como indicação formal de hipolipemiantes (em geral, estatinas) aqueles de alto risco (≥ 45%); considera-se estatina naqueles com risco entre 30 e 44% (moderadamente alto) e uso opcional para o risco 15 a 29% (risco moderado). Pacientes com risco < 15% devem receber orientações de acordo com as políticas públicas de saúde. Todos os grupos devem receber orientações sobre a adoção de mudanças de estilo de vida, sendo proposta a intensidade máxima dessas mudanças nos risco alto, moderadamente alto e risco moderado. Na prevenção secundária, as metas de LDL-c devem ser < 70 mg/dL e do não HDL-c < 100 mg/dL, à semelhança da V Diretriz. As estatinas são os fármacos de escolha e são sugeridas associações caso as metas em prevenção secundária não sejam alcançadas.

É importante mencionar que as novas diretrizes do American College of Cardiology e da American Heart Association (ACC-AHA) para o tratamento do colesterol expandem as indicações do uso de estatinas para a prevenção da doença cardiovascular. Uma recente publicação de Pencina e colaboradores[81] utilizou dados do National Health and Nutrition Examination Surveys de 2005-2010 e calculou o número e o perfil de risco de indivíduos para quem o tratamento com estatinas estaria indicado de acordo com as novas recomendações, comparando-o com o que seria indicação conforme o ATP III e extrapolando esses dados para uma população de 115,4 milhões de adultos americanos entre 40 e 75 anos. Com base no ATP IV, haveria um aumento de adultos americanos recebendo ou elegíveis para receber estatinas de 43,2 milhões (37,5%) para 56 milhões (48,6%). A maior parte do aumento (10,4 para 12,8 milhões) corresponderia a indivíduos com indicação de estatinas e sem doença cardiovascular. Entre os adultos com idades de 60 a 75 anos sem doença cardiovascular que não estão recebendo estatinas, a porcentagem dos indivíduos elegíveis para tratamento com estatinas aumentaria de 30,4% para 87,4% em homens e de 21,2% para 53,6% entre as mulheres. Esse decorreria, em grande parte, dos indivíduos classificados somente com base na estimativa de risco absoluto em 10 anos de um evento cardiovascular. Os novos candidatos a tratamento com estatinas seriam mais homens do que mulheres, e pessoas com níveis mais elevados de pressão arterial e mais baixos de LDL-colesterol. Comparada à ATP III, as novas diretrizes são mais sensíveis (indicam estatinas a mais adultos que possam vir a ter doença cardiovascular) e menos específicas (podem incluir adultos que não terão eventos cardiovasculares).

Ridker & Cook[82] comentam avanços dessa diretriz, como a prevenção do AVE e da doença isquêmica cardiovascular e o foco apropriado na terapia com estatinas em vez de valorizar tratamentos alternativos com eficácia ainda não comprovada, e o reconhecimento de que tratamento mais intensivo com estatinas é superior ao tratamento de moderada intensidade para muitos pacientes. Além disso, o ATP IV reconhece que para indivíduos com clara indicação de estatinas (aqueles com doença vascular prévia, LDL-colesterol ≥ 190 mg/dL), o benefício na doença cardíaca, no AVE e na morte cardiovascular supera significativamente o risco de miopatia ou diabetes. Ao eliminar a ênfase nos alvos terapêuticos de LDL-colesterol e a necessidade de monitorar os níveis de creatinofosfoquinase (CK), as novas diretrizes simplificam a prática médica em geral e melhoram o cuidado ao paciente. Em contrapartida, o aumento da indicação do uso de estatinas a 45 milhões de americanos, de acordo com o ATP IV, recairia sobre aqueles com risco absoluto em 10 anos de doença cardiovascular ≥ a 7,5% (33.090.000 indivíduos) e risco entre 4,0 e 7,4% (12.766.000 indivíduos), ou seja 1 em cada 3 americanos. Na prevenção primária, vários ensaios clínicos randomizados demonstraram benefícios do uso de estatinas em indivíduos com LDL-colesterol elevado, HDL-colesterol baixo, proteína C-reativa elevada, hipertensão ou diabetes. Estes ensaios clínicos influenciaram as diretrizes, mas nenhum deles utilizou o cálculo do escore de risco global como critério de inclusão. E ainda, nem toda condição de alto risco se beneficiou do tratamento com estatinas a despeito da grande redução no LDL-colesterol, como a insuficiência cardíaca ou a renal, condições de muito alto risco. Além da idade, os grandes fatores que influenciaram na indicação das estatinas foram o fumo e a hipertensão, para os quais deveriam ser prescritos anti-hipertensivos e incentivada a cessação do tabagismo, em vez do uso de estatinas. A comparação das taxas de eventos observadas com o modelo de estimativa de risco do ACC-AHA com outros estudos epidemiológicos (*Women's Health Study*, *Physician's Health Study* e *Women's Health Initiative*) demonstrou que ele superestimou o risco nessas três coortes de validação externa. O mesmo ocorreu com as taxas de eventos observadas e o modelo do escore do ACC-AHA nas coortes de validação do *Multi-Ethnic Study of Atherosclerosis* e do *Reasons for Racial Differences in Stroke Study*. Contudo, os autores do ATP IV argumentam que essas coortes de validação mais contemporâneas foram evitadas por apresentarem o viés de terapias para os lipídeos, hipertensão e uso de AAS, não permitindo a real estimativa do risco cardiovascular.

Keaney e e colaboradores[83] fazem outro contraponto. Apesar de as diretrizes do ATP IV serem estritamente baseadas em evidências, elas também identificam indivíduos que não se qualificam para o tratamento com estatinas, tais como: aqueles com idade acima de 75 anos, a menos que apresentem doença cardiovascular; aqueles com necessidade de hemodiálise; ou classificados de acordo com a NYHA em classe funcional II, III ou IV para insuficiência cardíaca. O painel de especialistas também não recomenda tratamento com outros fármacos que não estatinas, quer em combinação com elas, quer em pacientes intolerantes a elas. Esses aspectos trazem mudanças ao manuseio dos pacientes e à prescrição de estatinas, tais como evitá-las em certos grupos de pacientes; eliminar dosagens rotineiras de LDL-colesterol em pacientes recebendo estatinas, já que os alvos terapêuticos não são mais enfatizados; a não prescrição de outros hipolipemiantes em intolerantes às estatinas; o uso conservador de estatinas em indivíduos acima de 75 anos sem doença cardiovascular; o menor uso de marcadores substitutos, como a proteína C-reativa e o escore de cálcio coronário; e, por fim, o uso de nova calculadora de risco global, que certamente amplia as indicações do uso de estatinas.

Embora a V Diretriz Brasileira de Dislipidemias e Prevenção da Aterosclerose também aumente o número de indivíduos elegíveis ao tratamento hipolipemiante, especialmente baseado em estatinas, ao utilizar o escore de risco global, uma crítica às nossas diretrizes é a ausência de estudos para calibrar o escore global (ou qualquer outro escore de risco) em nossa população. Assim sendo, a escolha do escore de risco a ser utilizada em nossa população deve ser acompanhada de uma análise crítica e individualizada, uma vez que não existem estudos de calibração que permitam total extrapolação do risco derivado desses escores para a nossa população

REFERÊNCIAS BIBLIOGRÁFICAS

1. World health organization. Global status report on noncommunicable diseases 2010. Disponível em: Http://www.Who.Int/nmh/publications/ncd_report_summary_en.Pdf. Acesso em 20/01/2014.
2. Baena CP, Chowdhury R, Schio NA, Sabbag AE, Jr., Guarita-Souza LC, Olandoski M, Franco OH, Faria-Neto JR. Ischaemic heart disease deaths in brazil: Current trends, regional disparities and future projections. Heart. 2013;99:1359-1364.
3. Lanas F, Avezum A, Bautista LE, Diaz R, Luna M, Islam S, Yusuf S. Risk factors for acute myocardial infarction in latin america: The interheart latin american study. Circulation. 2007;115:1067-1074.
4. Who global infobase 2013. Disponível em: Https://apps.Who.Int/infobase/report.Aspx. Acesso em 20/01/2014.
5. O'Donnell MJ, Xavier D, Liu L, Zhang H, Chin SL, Rao-Melacini P, Rangarajan S, Islam S, Pais P, McQueen MJ, Mondo C, Damasceno A, Lopez-Jaramillo P, Hankey GJ, Dans AL, Yusoff K, Truelsen T, Diener HC, Sacco RL, Ryglewicz D, Czlonkowska A, Weimar C, Wang X, Yusuf S. Risk factors for ischaemic and intracerebral haemorrhagic stroke in 22 countries (the interstroke study): A case-control study. Lancet. 2010;376:112-123.
6. Sachs JD. Health in the developing world: Achieving the millennium development goals. Bull World Health Organ. 2004;82:947-949; discussion 950-942.
7. Xavier HT, Izar MC, Faria Neto JR, Assad MH, Rocha VZ, Sposito AC, Fonseca FA. V diretriz brasileira de dislipidemias e prevenção da aterosclerose. Arq Bras Cardiol. 2013.
8. Reiner Z, Catapano AL, De Backer G, Graham I, Taskinen MR, Wiklund O, Agewall S, Alegria E, Chapman MJ, Durrington P, Erdine S, Halcox J, Hobbs R, Kjekshus J, Filardi PP, Riccardi G, Storey RF, Wood D. Esc/eas guidelines for the management of dyslipidaemias: The task force for the management of dyslipidaemias of the european society of cardiology (esc) and the european atherosclerosis society (eas). Eur Heart J. 2011;32:1769-1818.
9. Stone NJ, Robinson J, Lichtenstein AH, Merz CN, Blum CB, Eckel RH, Goldberg AC, Gordon D, Levy D, Lloyd-Jones DM, McBride P, Schwartz JS, Shero ST, Smith SC, Jr., Watson K, Wilson PW. 2013 acc/aha guideline on the treatment of blood cholesterol to reduce atherosclerotic cardiovascular risk in adults: a report of the american college of cardiology/american heart association task force on practice guidelines. Circulation. 2013.
10. Mosca L, Benjamin EJ, Berra K, Bezanson JL, Dolor RJ, Lloyd-Jones DM, Newby LK, Pina IL, Roger VL, Shaw LJ, Zhao D, Beckie TM, Bushnell C, D'Armiento J, Kris-Etherton PM, Fang J, Ganiats TG, Gomes AS, Gracia CR, Haan CK, Jackson EA, Judelson DR, Kelepouris E, Lavie CJ, Moore A, Nussmeier NA, Ofili E, Oparil S, Ouyang P, Pinn VW, Sherif K, Smith SC, Jr., Sopko G, Chandra-Strobos N, Urbina EM, Vaccarino V, Wenger NK. Effectiveness-based guidelines for the prevention of cardiovascular disease in women--2011 update: a guideline from the american heart association. Circulation. 2011;123:1243-1262.
11. Yeboah J, McClelland RL, Polonsky TS, Burke GL, Sibley CT, O'Leary D, Carr JJ, Goff DC, Greenland P, Herrington DM. Comparison of novel risk markers for improvement in cardiovascular risk assessment in intermediate-risk individuals. JAMA. 2012;308:788-795.
12. Den Ruijter HM, Peters SA, Anderson TJ, Britton AR, Dekker JM, Eijkemans MJ, Engstrom G, Evans GW, de Graaf J, Grobbee DE, Hedblad B, Hofman A, Holewijn S, Ikeda A, Kavousi M, Kitagawa K, Kitamura A, Koffijberg H, Lonn EM, Lorenz MW, Mathiesen EB, Nijpels G, Okazaki S, O'Leary DH, Polak JF, Price JF, Robertson C, Rembold CM, Rosvall M, Rundek T, Salonen JT, Sitzer M, Stehouwer CD, Witteman JC, Moons KG, Bots ML. Common carotid intima-media thickness measurements in cardiovascular risk prediction: a meta-analysis. JAMA. 2012;308:796-803.
13. Ridker PM, Danielson E, Fonseca FA, Genest J, Gotto AM, Jr., Kastelein JJ, Koenig W, Libby P, Lorenzatti AJ, Macfadyen JG, Nordestgaard BG, Shepherd J, Willerson JT, Glynn RJ. Reduction in c-reactive protein and ldl cholesterol and cardiovascular event rates after initiation of rosuvastatin: a prospective study of the jupiter trial. Lancet. 2009;373:1175-1182.
14. Gibbons RJ, Jones DW, Gardner TJ, Goldstein LB, Moller JH, Yancy CW. The american heart association's 2008 statement of principles for healthcare reform. Circulation. 2008;118:2209-2218
15. Roger VL, Go AS, Lloyd-Jones DM, Benjamin EJ, Berry JD, Borden WB, Bravata DM, Dai S, Ford ES, Fox CS, Fullerton HJ, Gillespie C, Hailpern SM, Heit JA, Howard VJ, Kissela BM, Kittner SJ, Lackland DT, Lichtman JH, Lisabeth LD, Makuc DM, Marcus GM, Marelli A, Matchar DB, Moy CS, Mozaffarian D, Mussolino ME, Nichol G, Paynter NP, Soliman EZ, Sorlie PD, Sotoodehnia N, Turan TN, Virani SS, Wong ND, Woo D, Turner MB. Heart disease and stroke statistics--2012 update: a report from the american heart association. Circulation. 2012;125:e2-e220.
16. Kuller L, Borhani N, Furberg C, Gardin J, Manolio T, O'Leary D, Psaty B, Robbins J. Prevalence of subclinical atherosclerosis and cardiovascular disease and association with risk factors in the cardiovascular health study. American journal of epidemiology. 1994;139:1164-1179.
17. Jaffer FA, O'Donnell CJ, Larson MG, Chan SK, Kissinger KV, Kupka MJ, Salton C, Botnar RM, Levy D, Manning WJ. Age and sex distribution of subclinical aortic atherosclerosis: a magnetic resonance imaging examination of the framingham heart study. Arteriosclerosis, thrombosis, and vascular biology. 2002;22:849-854.
18. Alexanderson E, Canseco-Leon N, Inarra F, Meave A, Dey D. Prognostic value of cardiovascular ct: is coronary artery calcium screening enough? The added value of ccta. Journal of nuclear cardiology: official publication of the American Society of Nuclear Cardiology. 2012;19:601-608.
19. O'Rourke RA, Brundage BH, Froelicher VF, Greenland P, Grundy SM, Hachamovitch R, Pohost GM, Shaw LJ, Weintraub WS, Winters WL, Jr., Forrester JS, Douglas PS, Faxon DP, Fisher JD, Gregoratos G, Hochman JS, Hutter AM, Jr., Kaul S, Wolk MJ. American college of cardiology/american heart association expert consensus document on electron-beam computed tomography for the diagnosis and prognosis of coronary artery disease. Circulation. 2000;102:126-140.
20. Haberl R, Becker A, Leber A, Knez A, Becker C, Lang C, Bruning R, Reiser M, Steinbeck G. Correlation of coronary calcification and angiographically documented stenoses in patients with suspected coronary artery disease: Results of 1,764 patients. J Am Coll Cardiol. 2001;37:451-457.
21. Preis SR, Hwang SJ, Fox CS, Massaro JM, Levy D, Hoffmann U, O'Donnell CJ. Eligibility of individuals with subclinical coronary artery calcium and intermediate coronary heart disease risk for reclassification (from the framingham heart study). Am J Cardiol. 2009;103:1710-1715.
22. Vliegenthart R, Oudkerk M, Song B, van der Kuip DA, Hofman A, Witteman JC. Coronary calcification detected by electron-beam compu-

ted tomography and myocardial infarction. The rotterdam coronary calcification study. Eur Heart J. 2002;23:1596-1603.
23. Detrano R, Guerci AD, Carr JJ, Bild DE, Burke G, Folsom AR, Liu K, Shea S, Szklo M, Bluemke DA, O'Leary DH, Tracy R, Watson K, Wong ND, Kronmal RA. Coronary calcium as a predictor of coronary events in four racial or ethnic groups. N Engl J Med. 2008;358:1336-1345.
24. Raggi P, Callister TQ, Cooil B, He ZX, Lippolis NJ, Russo DJ, Zelinger A, Mahmarian JJ. Identification of patients at increased risk of first unheralded acute myocardial infarction by electron-beam computed tomography. Circulation. 2000;101:850-855.
25. Shareghi S, Ahmadi N, Young E, Gopal A, Liu ST, Budoff MJ. Prognostic significance of zero coronary calcium scores on cardiac computed tomography. Journal of cardiovascular computed tomography. 2007;1:155-159.
26. Budoff MJ, Shaw LJ, Liu ST, Weinstein SR, Mosler TP, Tseng PH, Flores FR, Callister TQ, Raggi P, Berman DS. Long-term prognosis associated with coronary calcification: observations from a registry of 25,253 patients. J Am Coll Cardiol. 2007;49:1860-1870.
27. Blaha M, Budoff MJ, Shaw LJ, Khosa F, Rumberger JA, Berman D, Callister T, Raggi P, Blumenthal RS, Nasir K. Absence of coronary artery calcification and all-cause mortality. JACC. Cardiovascular imaging. 2009;2:692-700.
28. Anand DV, Lim E, Lahiri A, Bax JJ. The role of non-invasive imaging in the risk stratification of asymptomatic diabetic subjects. Eur Heart J. 2006;27:905-912.
29. Raggi P, Shaw LJ, Berman DS, Callister TQ. Prognostic value of coronary artery calcium screening in subjects with and without diabetes. J Am Coll Cardiol. 2004;43:1663-1669.
30. Henneman MM, Schuijf JD, Pundziute G, van Werkhoven JM, van der Wall EE, Jukema JW, Bax JJ. Noninvasive evaluation with multislice computed tomography in suspected acute coronary syndrome: plaque morphology on multislice computed tomography versus coronary calcium score. J Am Coll Cardiol. 2008;52:216-222.
31. Johnson KM, Dowe DA, Brink JA. Traditional clinical risk assessment tools do not accurately predict coronary atherosclerotic plaque burden: a ct angiography study. AJR. American journal of roentgenology. 2009;192:235-243.
32. Marwan M, Ropers D, Pflederer T, Daniel WG, Achenbach S. Clinical characteristics of patients with obstructive coronary lesions in the absence of coronary calcification: An evaluation by coronary ct angiography. Heart. 2009;95:1056-1060.
33. Waters D, Craven TE, Lesperance J. Prognostic significance of progression of coronary atherosclerosis. Circulation. 1993;87:1067-1075.
34. Raggi P, Callister TQ, Shaw LJ. Progression of coronary artery calcium and risk of first myocardial infarction in patients receiving cholesterol--lowering therapy. Arteriosclerosis, thrombosis, and vascular biology. 2004;24:1272-1277.
35. LaBounty TM, Devereux RB, Lin FY, Weinsaft JW, Min JK. Impact of coronary computed tomographic angiography findings on the medical treatment and control of coronary artery disease and its risk factors. Am J Cardiol. 2009;104:873-877.
36. Rozanski A, Gransar H, Shaw LJ, Kim J, Miranda-Peats L, Wong ND, Rana JS, Orakzai SH, Hayes SW, Friedman JD, Thomson LE, Polk D, Min J, Budoff MJ, Berman DS. Impact of coronary artery calcium scanning on coronary risk factors and downstream testing the eisner (early identification of subclinical atherosclerosis by noninvasive imaging research) prospective randomized trial. J Am Coll Cardiol. 2011;57:1622-1632.
37. Schwartz J, Allison M, Wright CM. Health behavior modification after electron beam computed tomography and physician consultation. Journal of behavioral medicine. 2011;34:148-155.
38. Wong ND, Detrano RC, Diamond G, Rezayat C, Mahmoudi R, Chong EC, Tang W, Puentes G, Kang X, Abrahamson D. Does coronary artery screening by electron beam computed tomography motivate potentially beneficial lifestyle behaviors? Am J Cardiol. 1996;78:1220-1223.
39. Raggi P, Davidson M, Callister TQ, Welty FK, Bachmann GA, Hecht H, Rumberger JA. Aggressive versus moderate lipid-lowering therapy in hypercholesterolemic postmenopausal women: beyond endorsed lipid lowering with ebt scanning (belles). Circulation. 2005;112:563-571.
40. Schmermund A, Achenbach S, Budde T, Buziashvili Y, Forster A, Friedrich G, Henein M, Kerkhoff G, Knollmann F, Kukharchuk V, Lahiri A, Leischik R, Moshage W, Schartl M, Siffert W, Steinhagen-Thiessen E, Sinitsyn V, Vogt A, Wiedeking B, Erbel R. Effect of intensive versus standard lipid-lowering treatment with atorvastatin on the progression of calcified coronary atherosclerosis over 12 months: a multicenter, randomized, double-blind trial. Circulation. 2006;113:427-437.
41. Whelton SP, Nasir K, Blaha MJ, Gransar H, Metkus TS, Coresh J, Berman DS, Blumenthal RS. Coronary artery calcium and primary prevention risk assessment: What is the evidence? An updated meta-analysis on patient and physician behavior. Circulation. Cardiovascular quality and outcomes. 2012;5:601-607.
42. Simpson AK, Whang PG, Jonisch A, Haims A, Grauer JN. The radiation exposure associated with cervical and lumbar spine radiographs. Journal of spinal disorders & techniques. 2008;21:409-412.
43. Budoff MJ, McClelland RL, Chung H, Wong ND, Carr JJ, McNitt-Gray M, Blumenthal RS, Detrano RC. Reproducibility of coronary artery calcified plaque with cardiac 64-mdct: the multi-ethnic study of atherosclerosis. AJR. American journal of roentgenology. 2009;192:613-617.
44. Cheng VY, Lepor NE, Madyoon H, Eshaghian S, Naraghi AL, Shah PK. Presence and severity of noncalcified coronary plaque on 64-slice computed tomographic coronary angiography in patients with zero and low coronary artery calcium. Am J Cardiol. 2007;99:1183-1186.
45. Lorenz MW, Markus HS, Bots ML, Rosvall M, Sitzer M. Prediction of clinical cardiovascular events with carotid intima-media thickness: a systematic review and meta-analysis. Circulation. 2007;115:459-467.
46. Bots ML, Baldassarre D, Simon A, de Groot E, O'Leary DH, Riley W, Kastelein JJ, Grobbee DE. Carotid intima-media thickness and coronary atherosclerosis: weak or strong relations? Eur Heart J. 2007;28:398-406.
47. Greenland P, Alpert JS, Beller GA, Benjamin EJ, Budoff MJ, Fayad ZA, Foster E, Hlatky MA, Hodgson JM, Kushner FG, Lauer MS, Shaw LJ, Smith SC, Jr., Taylor AJ, Weintraub WS, Wenger NK, Jacobs AK. 2010 accf/aha guideline for assessment of cardiovascular risk in asymptomatic adults: a report of the american college of cardiology foundation/american heart association task force on practice guidelines. Circulation. 2010;122:e584-636.
48. Perk J, De Backer G, Gohlke H, Graham I, Reiner Z, Verschuren M, Albus C, Benlian P, Boysen G, Cifkova R, Deaton C, Ebrahim S, Fisher M, Germano G, Hobbs R, Hoes A, Karadeniz S, Mezzani A, Prescott E, Ryden L, Scherer M, Syvanne M, Scholte op Reimer WJ, Vrints C, Wood D, Zamorano JL, Zannad F. European guidelines on cardiovascular disease prevention in clinical practice (version 2012). The fifth joint task force of the european society of cardiology and other societies on cardiovascular disease prevention in clinical practice (constituted by representatives of nine societies and by invited experts). Eur Heart J. 2012;33:1635-1701.
49. Chambless LE, Heiss G, Folsom AR, Rosamond W, Szklo M, Sharrett AR, Clegg LX. Association of coronary heart disease incidence with carotid arterial wall thickness and major risk factors: the atherosclerosis risk in communities (aric) study, 1987-1993. American journal of epidemiology. 1997;146:483-494.
50. Bots ML, Hoes AW, Koudstaal PJ, Hofman A, Grobbee DE. Common carotid intima-media thickness and risk of stroke and myocardial infarction: the rotterdam study. Circulation. 1997;96:1432-1437

51. Belcaro G, Nicolaides AN, Ramaswami G, Cesarone MR, De Sanctis M, Incandela L, Ferrari P, Geroulakos G, Barsotti A, Griffin M, Dhanjil S, Sabetai M, Bucci M, Martines G. Carotid and femoral ultrasound morphology screening and cardiovascular events in low risk subjects: a 10-year follow-up study (the cafes-cave study(1)). Atherosclerosis. 2001;156:379-387.
52. Hodis HN, Mack WJ, LaBree L, Selzer RH, Liu CR, Liu CH, Azen SP. The role of carotid arterial intima-media thickness in predicting clinical coronary events. Annals of internal medicine. 1998;128:262-269.
53. Lorenz MW, Polak JF, Kavousi M, Mathiesen EB, Volzke H, Tuomainen TP, Sander D, Plichart M, Catapano AL, Robertson CM, Kiechl S, Rundek T, Desvarieux M, Lind L, Schmid C, DasMahapatra P, Gao L, Ziegelbauer K, Bots ML, Thompson SG. Carotid intima-media thickness progression to predict cardiovascular events in the general population (the prog-imt collaborative project): A meta-analysis of individual participant data. Lancet. 2012;379:2053-2062.
54. Nambi V, Chambless L, Folsom AR, He M, Hu Y, Mosley T, Volcik K, Boerwinkle E, Ballantyne CM. Carotid intima-media thickness and presence or absence of plaque improves prediction of coronary heart disease risk: the aric (atherosclerosis risk in communities) study. J Am Coll Cardiol. 2010;55:1600-1607.
55. Folsom AR, Kronmal RA, Detrano RC, O'Leary DH, Bild DE, Bluemke DA, Budoff MJ, Liu K, Shea S, Szklo M, Tracy RP, Watson KE, Burke GL. Coronary artery calcification compared with carotid intima-media thickness in the prediction of cardiovascular disease incidence: the multi-ethnic study of atherosclerosis (mesa). Archives of internal medicine. 2008;168:1333-1339.
56. Newman AB, Naydeck BL, Ives DG, Boudreau RM, Sutton-Tyrrell K, O'Leary DH, Kuller LH. Coronary artery calcium, carotid artery wall thickness, and cardiovascular disease outcomes in adults 70 to 99 years old. Am J Cardiol. 2008;101:186-192.
57. Lester SJ, Eleid MF, Khandheria BK, Hurst RT. Carotid intima-media thickness and coronary artery calcium score as indications of subclinical atherosclerosis. Mayo Clinic proceedings. 2009;84:229-233.
58. Ray KK, Seshasai SR, Erqou S, Sever P, Jukema JW, Ford I, Sattar N. Statins and all-cause mortality in high-risk primary prevention: a meta-analysis of 11 randomized controlled trials involving 65,229 participants. Archives of internal medicine. 2010;170:1024-1031.
59. Baigent C, Blackwell L, Collins R, Emberson J, Godwin J, Peto R, Buring J, Hennekens C, Kearney P, Meade T, Patrono C, Roncaglioni MC, Zanchetti A. Aspirin in the primary and secondary prevention of vascular disease: Collaborative meta-analysis of individual participant data from randomised trials. Lancet. 2009;373:1849-1860.
60. Seshasai SR, Wijesuriya S, Sivakumaran R, Nethercott S, Erqou S, Sattar N, Ray KK. Effect of aspirin on vascular and nonvascular outcomes: Meta-analysis of randomized controlled trials. Archives of internal medicine. 2012;172:209-216.
61. Bartolucci AA, Tendera M, Howard G. Meta-analysis of multiple primary prevention trials of cardiovascular events using aspirin. Am J Cardiol. 2011;107:1796-1801.
62. Raju N, Sobieraj-Teague M, Hirsh J, O'Donnell M, Eikelboom J. Effect of aspirin on mortality in the primary prevention of cardiovascular disease. The American journal of medicine. 2011;124:621-629.
63. Derry S, Loke YK. Risk of gastrointestinal haemorrhage with long term use of aspirin: meta-analysis. BMJ. 2000;321:1183-1187.
64. Weisman SM, Graham DY. Evaluation of the benefits and risks of low-dose aspirin in the secondary prevention of cardiovascular and cerebrovascular events. Archives of internal medicine. 2002;162:2197-2202.
65. De Berardis G, Lucisano G, D'Ettorre A, Pellegrini F, Lepore V, Tognoni G, Nicolucci A. Association of aspirin use with major bleeding in patients with and without diabetes. JAMA. 2012;307:2286-2294.
66. Lanza FL, Chan FK, Quigley EM. Guidelines for prevention of nsaid-related ulcer complications. The American journal of gastroenterology. 2009;104:728-738.
67. Vandvik PO, Lincoff AM, Gore JM, Gutterman DD, Sonnenberg FA, Alonso-Coello P, Akl EA, Lansberg MG, Guyatt GH, Spencer FA. Primary and secondary prevention of cardiovascular disease: anti-thrombotic therapy and prevention of thrombosis, 9th ed: American college of chest physicians evidence-based clinical practice guidelines. Chest. 2012;141:e637S-668S.
68. Aspirin for the prevention of cardiovascular disease: U.S. Preventive services task force recommendation statement. Annals of internal medicine. 2009;150:396-404.
69. Hennekens CH, Knatterud GL, Pfeffer MA. Use of aspirin to reduce risks of cardiovascular disease in patients with diabetes: clinical and research challenges. Diabetes Care. 2004;27:2752-2754.
70. Pignone M, Alberts MJ, Colwell JA, Cushman M, Inzucchi SE, Mukherjee D, Rosenson RS, Williams CD, Wilson PW, Kirkman MS. Aspirin for primary prevention of cardiovascular events in people with diabetes: a position statement of the american diabetes association, a scientific statement of the american heart association, and an expert consensus document of the american college of cardiology foundation. Diabetes Care. 2010;33:1395-1402.
71. Bhatt DL, Fox KA, Hacke W, Berger PB, Black HR, Boden WE, Cacoub P, Cohen EA, Creager MA, Easton JD, Flather MD, Haffner SM, Hamm CW, Hankey GJ, Johnston SC, Mak KH, Mas JL, Montalescot G, Pearson TA, Steg PG, Steinhubl SR, Weber MA, Brennan DM, Fabry-Ribaudo L, Booth J, Topol EJ. Clopidogrel and aspirin versus aspirin alone for the prevention of atherothrombotic events. N Engl J Med. 2006;354:1706-1717.
72. Turnbull F, Neal B, Ninomiya T, Algert C, Arima H, Barzi F, Bulpitt C, Chalmers J, Fagard R, Gleason A, Heritier S, Li N, Perkovic V, Woodward M, MacMahon S. Effects of different regimens to lower blood pressure on major cardiovascular events in older and younger adults: meta-analysis of randomised trials. BMJ. 2008;336:1121-1123.
73. Law MR, Morris JK, Wald NJ. Use of blood pressure lowering drugs in the prevention of cardiovascular disease: meta-analysis of 147 randomised trials in the context of expectations from prospective epidemiological studies. BMJ. 2009;338:b1665.
74. Jamerson K, Weber MA, Bakris GL, Dahlof B, Pitt B, Shi V, Hester A, Gupte J, Gatlin M, Velazquez EJ. Benazepril plus amlodipine or hydrochlorothiazide for hypertension in high-risk patients. N Engl J Med. 2008;359:2417-2428.
75. Waters D, Lesperance J, Francetich M, Causey D, Theroux P, Chiang YK, Hudon G, Lemarbre L, Reitman M, Joyal M et al. A controlled clinical trial to assess the effect of a calcium channel blocker on the progression of coronary atherosclerosis. Circulation. 1990;82:1940-1953.
76. Pitt B, Byington RP, Furberg CD, Hunninghake DB, Mancini GB, Miller ME, Riley W. Effect of amlodipine on the progression of atherosclerosis and the occurrence of clinical events. Prevent investigators. Circulation. 2000;102:1503-1510.
77. Zanchetti A, Bond MG, Hennig M, Neiss A, Mancia G, Dal Palu C, Hansson L, Magnani B, Rahn KH, Reid JL, Rodicio J, Safar M, Eckes L, Rizzini P. Calcium antagonist lacidipine slows down progression of asymptomatic carotid atherosclerosis: principal results of the european lacidipine study on atherosclerosis (elsa), a randomized, double-blind, long-term trial. Circulation. 2002;106:2422-2427.
78. Mancini GB, Henry GC, Macaya C, O'Neill BJ, Pucillo AL, Carere RG, Wargovich TJ, Mudra H, Luscher TF, Klibaner MI, Haber HE, Uprichard AC, Pepine CJ, Pitt B. Angiotensin-converting enzyme inhibition with quinapril improves endothelial vasomotor dysfunction in patients with coronary artery disease. The trend (trial on reversing endothelial dysfunction) study. Circulation. 1996;94:258-265.

79. Anderson TJ, Elstein E, Haber H, Charbonneau F. Comparative study of ace-inhibition, angiotensin ii antagonism, and calcium channel blockade on flow-mediated vasodilation in patients with coronary disease (banff study). J Am Coll Cardiol. 2000;35:60-66.
80. An international atherosclerosis society position paper: global recommendations for the management of dyslipidemia: executive summary. Atherosclerosis. 2014;232:410-413.
81. Pencina MJ, Navar-Boggan AM, D'Agostino RB, Sr., Williams K, Neely B, Sniderman AD, Peterson ED. Application of new cholesterol guidelines to a population-based sample. N Engl J Med. 2014;370:1422-1431.
82. Ridker PM, Cook NR. Statins: new American guidelines for prevention of cardiovascular disease. Lancet. 2013;382:1762-1765.
83. Keaney JF, Jr., Curfman GD, Jarcho JA. A pragmatic view of the new cholesterol treatment guidelines. N Engl J Med. 2014;370:275-278.

SEÇÃO 5

DOENÇA ARTERIAL CORONÁRIA

Coordenadores
CARLOS VICENTE SERRANO JR.
JOSÉ CARLOS NICOLAU
LUIZ ANTONIO MACHADO CÉSAR

A Abordagem do Paciente com Dor Torácica

30

Alexandre de Matos Soeiro
Leonardo Jorge Cordeiro de Paula
Fábio Antônio Gaiotto
Múcio Tavares de Oliveira Jr.

1. Introdução
2. Etiologias da dor torácica
3. Avaliação clínica da dor torácica
    3.1 Anamnese
    3.2 Exame físico
4. Eletrocardiograma de repouso
5. Biomarcadores
    5.1 Mioglobina
    5.2 CKMB
    5.3 Troponina
    5.4 Troponinas ultrassensíveis
    5.5 D-dímero
6. Radiografia de tórax
7. Teste de esforço
8. Ecocardiografia
    8.1 Ecocardiografia transtorácica de repouso
    8.2 Ecocardiografia transesofágica
    8.3 Ecocardiografia com estresse
9. Cintilografia
    9.1 Cintilografia de perfusão miocárdica em repouso
    9.2 Cintilografia de perfusão miocárdica com estresse
    9.3 Cintilografia pulmonar de ventilação-perfusão
10. Ressonância magnética
11. Tomografia computadorizada
    11.1 Tomografia computadorizada de artérias coronárias
    11.2 Angiotomografia de aorta
    11.3 Angiotomografia de artérias pulmonares
    11.4 Tomografia de triplo descarte (*triple rule out*)
12. Unidades de dor torácica
13. Referências bibliográficas

1 INTRODUÇÃO

A dor torácica é uma das principais queixas relatadas em serviços de emergência no mundo todo. Nos Estados Unidos, estima-se que, anualmente, mais de 5 milhões de pessoas compareçam a um hospital para avaliação de dor torácica.[1,2] No Reino Unido, representa 2 a 4% dos atendimentos em setores de emergência.[3] No entanto, a prevalência de síndrome coronariana aguda (SCA) perfaz aproximadamente 12,8 a 14,6% desse total. Apesar disso, cerca de 30 a 60% dos pacientes com dor torácica são internados para esclarecimento diagnóstico.[3] Na maioria dos pacientes, a etiologia é musculoesquelética, esofágica, respiratória ou psicológica.[3,4]

Essa avaliação inicial realizada por um médico emergencista levanta sérios desafios. A maioria dos pacientes com dor torácica apresenta-se com sintomas e achados clínicos que impossibilitam sua definição diagnóstica imediata. Contudo, o médico responsável deve saber identificar doenças que representem risco ao paciente (SCA, dissecção aguda de aorta, tromboembolismo pulmonar, pneumotórax etc.) sem expô-lo a testes e internações hospitalares desnecessários.[4] Uma parcela considerável dos pacientes atendidos em unidades de emergência com queixa de dor torácica é internada por 2 a 3 dias, gerando um custo médio de US$ 3 a 6 mil por paciente, o que configura um enorme problema, uma vez que somente um terço dos casos tem SCA como diagnóstico final.[2-5]

Por sua vez, do total de pacientes liberados após a avaliação inicial, 2 a 20% encontram-se em vigência de uma SCA não diagnosticada ou vêm a desenvolver um evento isquêmico nas horas subsequentes ao atendimento, isto é, deixam de receber o diagnóstico e o tratamento corretos no momento apropriado, situação que gera grande número evitável de mortes e demais consequências clínicas relacionadas.[3-5] Estima-se que 1 a cada 8 pacientes com angina instável sofrerá um infarto agudo do miocárdio (IAM) nas 2 semanas seguintes caso aquele não seja adequadamente reconhecido e tratado. A mortalidade em pacientes com IAM admitidos ou liberados erroneamente do setor de emergência difere de 6 a 25%, respectivamente,[3] falhas diagnósticas que representam cerca de 8% do número de ações judiciais relacionadas à má-prática médica nos Estados Unidos.[4]

Nesse contexto, a avaliação correta e sistêmica de pacientes com dor torácica à chegada ao hospital deve ser primordial. O emprego adequado do conhecimento médico e da tecnologia disponível em exames subsidiários deve ser sistematizado, porém não deixando de avaliar características individuais relacionadas a cada paciente em questão, implicando, ainda hoje, enorme desafio nesse tipo de atendimento.

2 ETIOLOGIAS DA DOR TORÁCICA

A dor torácica aguda pode ter várias etiologias, incluindo patologias torácicas, abdominais e psicossomáticas. Dessa forma, doenças do coração, da aorta, dos pulmões, do mediastino, da caixa torácica, do esôfago, do estômago, da vesícula biliar, do pâncreas e do sistema nervoso, que podem produzir desconforto torácico, fazem parte de um amplo diagnóstico diferencial (Quadro 30.1 e Figura 30.1).[3,4]

De forma semelhante, a gravidade das doenças também é variável, incluindo desde patologias extremamente graves que inferem risco imediato à vida do paciente (SCA, dissecção de aorta) até outras completamente benignas. A incidência depende do grau de complexidade do serviço avaliado e da população abrangida, mas, de forma geral, as causas benignas são mais frequentes.[3,4]

QUADRO 30.1 Principais etiologias de dor torácica

CARDIOVASCULARES	GASTRESOFÁGICAS
Insuficiência coronariana	Espasmo/rotura/refluxo esofágico
Dissecção de aorta	Dispepsia
Embolia pulmonar	Pulmonares
Cardiomiopatia hipertrófica	Pneumotórax
Pericardite	Pneumomediastino
Estenose valvar aórtica	Pneumonia
Psicogênicas	Musculoesqueléticas
Ansiedade	Costocondrite
Síndrome do pânico	Mialgia

3 AVALIAÇÃO CLÍNICA DA DOR TORÁCICA

3.1 ANAMNESE

Parte primordial da abordagem inicial de qualquer paciente com dor torácica na emergência, a avaliação clínica deve ser imediata e sistematizada, levando em conta dados clínicos (história, fatores de risco, antecedentes cardiovasculares e exame físico) associados à realização de eletrocardiografia de 12 derivações em até 10 minutos da chegada do paciente – de preferência, em sala de emergência, com paciente monitorado. O principal objetivo nessas situações é identificar e tratar precocemente os casos de SCA com maior risco, ou seja, aqueles de IAM com supradesnivelamento de ST e/ou com comportamento clínico instável.[6]

A anamnese permite caracterizar vários aspectos (Quadro 30.2) da dor torácica. Aquela com características anginosas é considerada o dado clínico com maior valor preditivo positivo de uma SCA.[6] O detalhamento da dor torácica permite distinguir entre dor precordial de origem cardiovascular (cardíaca, da aorta e do pericárdio) e dor de origem não cardíaca. Comumente, a dor cardíaca ocorre em opressão, queimação ou mal-estar torácico mal definido. O paciente deve ser orientado a apontar o local da dor. É importante atentar à mímica do paciente, pois o gesto de fechar a mão sobre o tórax em uma área grande e imprecisa é altamente sugestivo de dor de origem isquêmica (sinal de Levine).[7,8] Dor pontual, bem localizada, súbita e de curtíssima duração não se relaciona com doença coronariana. Sempre se deve verificar a existência de relação entre o esforço e o grau de esforço necessário para que a dor ocorra, podendo inferir-se uma quantificação da isquemia miocárdica (Quadro 30.3).[7,9] Outros fatores, como estresse emocional, exposição ao frio, refeições e o ato de fumar, podem desencadear angina. Fatores de melhora, como repouso e uso de nitratos, também devem ser questionados, pois, apesar de inespecíficos, sugerem dor anginosa.[7,8,10] Além disso, quando o paciente com antecedente de IAM prévio referir dor semelhante ao quadro anterior, esta deve ser considerada anginosa.

Deve-se tentar avaliar a distribuição da dor. Os locais mais comuns para ocorrência de angina são a região retroesternal e o hemitórax esquerdo. No entanto, pode irradiar-se para a face ulnar do braço esquerdo, o dorso, a mandíbula ou o epigástrio. Dor que inclua a cicatriz umbilical e irradie para baixo e dor facial acima da mandíbula ou incluindo o couro cabeludo não são de origem cardíaca.[8,11]

Geralmente, um episódio de angina dura de 2 a 10 minutos, e não mais que 20. Se se prolongar por mais de 30 minutos, sugere-se diagnóstico de IAM. Dor anginosa com horas de duração geralmente é de origem não cardíaca, caso não se comprove IAM.[7,8]

Dor torácica lancinante, persistente e súbita irradiando-se para as regiões dorsal e lombar sugere dissecção de aorta. Já dor retroesternal sem relação com esforço, de longa duração (horas a dias), que melhora quando o paciente inclina-se para a frente

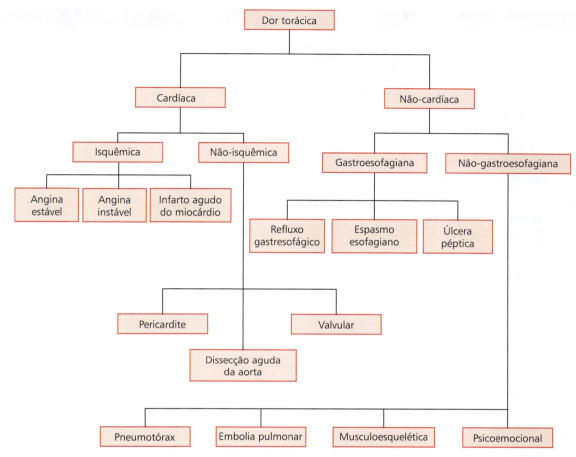

FIGURA 30.1 Fluxograma para diagnóstico diferencial da dor torácica.

e piora ao decúbito ou inspiração profunda, sugere pericardite aguda. Por último, dor torácica súbita do tipo pleurítica e acompanhada de tosse, dispneia e hemoptise é forte indicadora de tromboembolismo pulmonar com consequente infarto pulmonar associado.[8] Outras causas de dor de origem cardiovasculares incluem hipertensão pulmonar, miocardite e prolapso de valva mitral.[7,12]

De forma geral, a dor que se irradia para a região escapular, precipitada por esforço, aumenta a probabilidade de origem cardíaca. Já a dor tipo pleurítica, posicional ou reprodutível ao toque é geralmente não cardíaca.[7,12]

Sintomas menos típicos, como dispneia, tontura, diaforese, empachamento ou indigestão, também podem requerer atenção do médico, mesmo na ausência de dor precordial, pois podem representar episódios de isquemia miocárdica (equivalentes isquêmicos), principalmente em pacientes idosos, mulheres e naqueles com diabetes melito.[7,9] Além disso, é importante identificar, em um paciente com dor torácica e suspeita de SCA, circunstâncias clínicas que podem exacerbar ou precipitar a ocorrência de angina, como anemia, infecção, inflamação, febre e distúrbios metabólicos/endocrinológicos (em particular relacionados à tireoide).[7,9]

Paciente com dor definitiva ou provavelmente anginosa (Quadro 30.4) deve permanecer no hospital até a realização de exames complementares, mesmo que o eletrocardiograma (ECG) e os marcadores de necrose miocárdica se apresentem negativos. Já pacientes com dor torácica provavelmente não anginosa devem ser incluídos em protocolos de exclusão de SCA de acordo com a probabilidade de doença coronariana estar envolvida.[6]

Para isso, é importante avaliar a presença de fatores de risco para estimar a probabilidade de SCA, principalmente em pacientes que se apresentam com dor torácica atípica e ECG normal ou não diagnóstico. No Multicenter Chest Pain Study, de 1985, 22% dos pacientes com dor "em facada", 13% dos com dor pleurítica e 7% dos com dor reprodutível à palpação foram diagnosticados como portadores de SCA.[14] Em pacientes com idade avançada (> 55 anos), do sexo masculino, com história familiar positiva para doença arterial coronariana precoce (familiares de 1º grau – para o sexo masculino, antes dos 55 anos, e, para o feminino, abaixo dos 65 anos), diabetes melito, dislipidemia, hipertensão arterial

QUADRO 30.2 Características clínicas das principais etiologias de dor torácica

Insuficiência coronariana	Dor precordial, retroesternal ou epigástrica, em aperto, queimação ou mal caracterizada
	Irradiação para membros, dorso, cervical, mandíbula ou epigástrio
	Piora ao esforço, alimentação copiosa, frio ou estresse
	Melhora ao repouso ou após uso de nitrato
Dissecção de aorta	Dor súbita precordial lancinante/dilacerante, irradiada para dorso
Embolia pulmonar	Dor súbita pleurítica
	Pode estar acompanhada de hemoptise e dispneia
Pneumotórax	Dor torácica tipo pleurítica associada à dispneia
	Geralmente associado a procedimentos torácicos invasivos e/ou de trauma local
Pneumonia	Dor torácica tipo pleurítica, associada a tosse, secreção e febre
	Pode apresentar dispneia associada
Pericardite	Dor precordial em opressão
	Melhora ao inclinar o tórax para a frente
	Piora ao deitar
	Pode vir acompanhada de febre
Refluxo gastresofágico	Dor epigástrica/subesternal em queimação ou opressão e prolongada
	Piora com alimentação copiosa e decúbito horizontal pós-refeições
	Melhora com antiácidos
Úlcera péptica	Dor epigástrica/subesternal em queimação e prolongada
	Relação com dieta ou jejum prolongado
	Melhora com antiácidos
Psicogênica	Opressão torácica + dispneia, mas sem outras características anginosas
	Perfil psicológico ansioso
	Sem evidência de afecções orgânicas
Musculoesquelética	Dor que piora à movimentação de tórax e/ou membros superiores.
	Reprodutível à palpação

sistêmica, tabagistas, insuficiência renal, uso de cocaína/anfetaminas e aterosclerose conhecida, a probabilidade de SCA associada à apresentação clínica aumenta consideravelmente.[15,16]

Pacientes com dor torácica atípica, ECG normal e com no máximo um fator de risco (que não seja diabetes melito) podem ser considerados de baixo risco para SCA. Caso o ECG apresente alguma alteração não francamente isquêmica, esses pacientes devem ser considerados de risco intermediário. Aqueles que apresentem dor atípica, porém com 2 ou mais fatores de risco e/ou diabetes melito e/ou aterosclerose manifesta com ECG normal, são considerados de risco intermediário. Caso o ECG apresente alguma alteração, eles passam a ser considerados de alto risco para SCA (Figura 30.2).[6,16]

Por último, uma vez caracterizado o diagnóstico de angina, deve-se estabelecer o caráter de sua apresentação, definindo o paciente como portador de angina instável ou estável. Para tal, o questionamento a respeito do tempo de duração da dor e dos seus fatores precipitantes é fundamental. Angina de início recente, com piora de classe funcional progressiva ou em repouso por tempo prolongado favorece o diagnóstico de angina instável (Quadro 30.5).[15]

QUADRO 30.3 Classificação funcional de angina de acordo com a Canadian Cardiovascular Society (CCS)

Classe I	Angina apenas em atividades vigorosas
Classe II	Atividade moderada, como subir mais de um lance de escadas, provoca angina
Classe III	Atividade discreta, como subir menos de um lance de escadas, provoca angina
Classe IV	Em qualquer atividade, eventualmente até mesmo em repouso, ocorre angina

QUADRO 30.4 Caracterização da dor torácica conforme estudo CASS[13]	
Definitivamente anginosa	Dor/desconforto retroesternal ou precordial, geralmente precipitada pelo esforço físico, podendo se irradiar para ombro, mandíbula ou face interna do braço, com duração de alguns minutos, aliviada por repouso ou uso de nitrato em menos de 10 minutos
Provavelmente anginosa	Tem a maioria, mas não todas as características da dor definitivamente anginosa, (podendo ser até inteiramente típica em alguns aspectos)
Provavelmente não anginosa	Tem poucas características da dor definitivamente anginosa, não apresentando as demais (principalmente a relação nítida com esforço)
Definitivamente não anginosa	Nenhuma característica da dor anginosa, mesmo se se localizar em região precordial ou retroesternal

QUADRO 30.5 Definição de angina instável	
Angina progressiva	Angina prévia, que piorou de, no mínimo, uma classe funcional (CCS) para, no mínimo, classe funcional III – CCS, nas últimas quatro semanas, ou;
Angina de início recente	Angina iniciada já em classe III, nas últimas quatro semanas, ou;
Angina de repouso	Dor anginosa prolongada.

3.2 EXAME FÍSICO

Em pacientes com dor torácica frequentemente, o exame físico é normal. Sinais de insuficiência cardíaca ou instabilidade hemodinâmica devem alertar o médico a prontamente estabelecer diagnóstico e tratamento.[13] Um dos pontos importantes desse exame é excluir causas não cardíacas e não isquêmicas de dor torácica (tromboembolismo pulmonar, dissecção de aorta, pericardite, doenças valvares, pneumotórax, pneumonia e derrame pleural). Nesse contexto, diferencial de pressão arterial entre membros, irregularidade de pulso, sopros, atrito pericárdico, dor à palpação e massas abdominais sugerem outros diagnósticos não relacionados à SCA. Além disso, outros sinais, como palidez cutânea, sudorese, febre ou tremores, podem apontar para situações precipitantes, como anemia e tireotoxicose.[15,16]

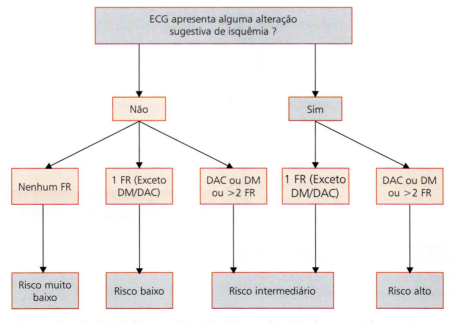

FIGURA 30.2 Classificação de risco clínico de SCA. FR: febre reumática; DM: diabete melito; DAC: doença arterial coronariana.

4 ELETROCARDIOGRAFIA DE REPOUSO

A eltrocadiografia é o exame complementar mais importante na avaliação de qualquer paciente com dor torácica, deve ser realizada em até 10 minutos da chegada do paciente ao serviço de emergência e imediatamente interpretada por um profissional qualificado. Para isso, o serviço de emergência em questão deve conseguir detectar os pacientes com dor torácica e encaminhá-los o mais rápido possível para a realização do exame. Alterações de eletrocardiograma (ECG), como inversões de onda T, bloqueio de ramo esquerdo novo, infra ou supradesnivelamento de ST, podem caracterizar a presença de SCA e definir o tratamento a ser instituído. Presença de área inativa pode refletir antecedente de aterosclerose coronariana manifesta, sendo utilizado como fator de risco na avaliação da dor torácica em questão. Quando as alterações forem inconclusivas, a comparação com um ECG prévio do mesmo paciente seria importante, quando disponível.[15,17]

A realização de uma eletrocardiografia completamente dentro dos limites da normalidade não exclui a possibilidade de SCA. Episódios isquêmicos transitórios, como isquemia em território da artéria circunflexa ou em ventrículo direito, frequentemente não são detectados em uma eletrocardiografia de 12 derivações, recomendando-se realizar, nesses casos, as derivações V7-V8 e V3R-V4R, respectivamente.[15]

Idealmente, a eletrocardiografia deve ser repetida, no mínimo, em 3, 6 e 9 horas após a chegada do paciente ou imediatamente caso haja recorrência da dor. Essa forma de avaliação contínua aumenta consideravelmente a sensibilidade para detecção de SCA.[6,15]

Mesmo em situações em que a dor torácica não seja de origem coronariana, a eletrocardiografia pode ser útil ao auxiliar o diagnóstico. Nos casos de embolia pulmonar, a presença de taquicardia sinusal, inversão de T em parede anterior, bloqueio e/ou sobrecarga de câmaras direitas pode apontar o diagnóstico, além de mostrar a gravidade do caso relacionado. Em até 5% dos pacientes com dissecção de aorta, pode-se observar supradesnivelamento de ST, principalmente em parede inferior por acometimento do óstio da artéria coronária direita. Além disso, em pacientes com pericardite, pode-se observar supradesnivelamento difuso de ST com infradesnivelamento do segmento PR. Ainda na suspeita de pericardite, quando houver redução ampla de amplitude em todas as derivações e/ou alternância elétrica, o diagnóstico de tamponamento cardíaco deve ser prontamente descartado.[6,18]

5 BIOMARCADORES

Após a realização da eletrocardiografia, descartada a presença de IAM com supradesnivelamento de ST, a dosagem de marcadores de necrose miocárdica constitui uma etapa crucial em qualquer protocolo de avaliação de dor torácica. No entanto, para a correta avaliação dos resultados, é importante que o médico solicitante conheça a cinética dos marcadores no sangue (Tabela 30.1 e Figura 30.3) e saiba qual o *kit* está disponível em seu serviço, bem como suas sensibilidades e especificidades. De forma geral, para que haja maior sensibilidade, a maioria dos protocolos de dor torácica orienta coleta seriada de marcadores com 0, 3, 6 e 9 horas do início da dor.[6,15,19,20]

5.1 MIOGLOBINA

Sua elevação inicia-se entre 1 e 2 horas após o início da dor, permanecendo assim por 24 horas. Dessa forma, trata-se do marcador mais precoce para detecção de lesão miocárdica. No entanto, é altamente inespecífica, podendo elevar-se, por exemplo, com lesões musculoesqueléticas e insuficiência renal. Possui alto valor preditivo negativo.[6,19]

5.2 CKMB

Tem sido muito utilizada em serviços em todo o Brasil. Sua fração CKMB massa aumentou tanto a sensibilidade quanto a especificidade do método. Costuma elevar-se a partir de 3 horas do início da dor e, quando seriada em 0, 3, 6 e 9 horas após seu início, tende a tornar o diagnóstico mais precoce e praticamente elimina a possibilidade de não detecção de IAM.[6,19]

5.3 TROPONINA

Consideradas os principais marcadores de diagnóstico e estratificação de risco de IAM, são mais sensíveis e específicas que a mioglobina e a CKMB. A presença de troponinas positivas pode ser interpretada como um marcador de formação ativa de trombos, que, na presença de dor torácica ou alterações de ECG, representa IAM.[6,15,19,21]

Sua elevação inicia-se após 3 a 4 horas do início da dor, podendo permanecer alta por até 2 semanas após o evento. Não há diferença fundamental entre as troponinas T e I. O importante é que, em qualquer avaliação de dor torácica a ser realizada, o *cut-off* para IAM seja definido como o percentil 99% da referência do *kit* utilizado. A orientação é de, que além da inicial, a segunda amostra seja dosada entre 6 e 12 horas.[6,15,19,21,22]

TABELA 30.1 Cinética dos principais marcadores de necrose miocárdica

MARCADOR/ELEVAÇÃO (HORAS)	INÍCIO	PICO	DURAÇÃO
Mioglobina	1 a 2	6 a 7	24
CKMB	3 a 12	18 a 24	36 a 48
Troponina	3 a 12	18 a 24	10 dias

CKMB: isoenzima MB da creatina-quinase.

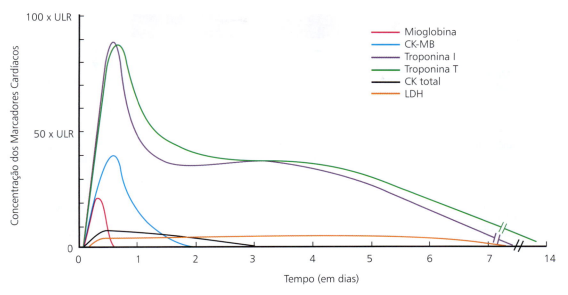

FIGURA 30.3 Cinética dos marcadores de necrose miocárdica utilizados na prática clínica. ULR: Limite superior de referência.

5.4 TROPONINAS ULTRASSENSÍVEIS

Recentemente, as troponinas ultrassensíveis (US) T e I foram introduzidas na prática clínica com limites de detecção de lesão miocárdica de 10 a 100 vezes menores. Dessa forma, IAM pode ser descoberto de maneira mais precoce e frequente em pacientes com dor torácica. A superioridade desses ensaios, particularmente em pacientes com dor torácica de curta duração, foi demonstrada prospectivamente. Em pacientes com dor torácica de 3 horas de duração, a sensibilidade para IAM chega a 100%. O valor preditivo negativo em uma única aferição para IAM é de 95%, valor comparado a medidas seriadas em troponinas não US.[15,19,21-26]

Entretanto, apesar de um enorme ganho em sensibilidade, as troponinas US podem ser detectadas em situações não relacionadas ao IAM. Valores intermediários ou positivos podem ser encontrados em pacientes com dissecção aguda de aorta ou embolia pulmonar e devem sempre ser considerados um diagnóstico diferencial. Além disso, resultados falso-positivos foram encontrados em pacientes com miopatias, hipertrofia ventricular, hipertensão pulmonar e insuficiência renal crônica (principalmente quando a creatinina for maior que 2,5 mg/dL).[15,23,24,27,28]

Em virtude dessa dificuldade de interpretação dos resultados, recomenda-se a realização de pelo menos 2 medidas seriadas de troponina US para a definição do IAM: uma à admissão e outra após 3 horas, o que proporciona uma sensibilidade de 100% para a doença. Em pacientes com alta suspeita para IAM, nos quais a elevação em 3 horas seja discreta ou não tenha ocorrido, deve-se realizar nova coleta com 6 horas. Quando a primeira medida for negativa, obtém-se o diagnóstico de IAM quando a segunda aferição com 3 horas estiver positiva e com elevação de pelo menos 50% em relação à aferição inicial. Já quando a primeira medida for positiva, aguarda-se nova coleta com 3 horas e o diagnóstico de IAM é confirmado caso haja elevação de 20% em relação à primeira medida (Figura 30.4).[23,27,29]

5.5 D-DÍMERO

Produto de degradação da fibrina, o D-dímero plasmático encontra-se elevado no sangue na presença de trombose aguda em decorrência da ativação do sistema fibrinolítico endógeno. Em paciente com dor torácica e baixa probabilidade pré-teste de embolia pulmonar, a presença de D-dímero negativo tem alto valor preditivo negativo e afasta a hipótese diagnóstica. A sensibilidade do D-dímero chega a 95%, porém com especificidade de 40%. Em pacientes com alta probabilidade para embolia pulmonar, sua dosagem não deve ser solicitada, pois, mesmo que negativa, não afasta a doença.[30]

Ainda no contexto de dor torácica, D-dímero maior que 500 ng/L demonstrou ter sensibilidade em torno de 100% e especificidade de 54% no diagnóstico de dissecção aguda de aorta. Quando associado a valores de pressão arterial sistólica maiores ou iguais a 180 mmHg, a sensibilidade diminui para 40%, porém sua especificidade chega a 96%.[31]

6 RADIOGRAFIA DE TÓRAX

Em casos de SCA, a maioria das radiografias de tórax é normal. Quando visualizados sinais de congestão pulmonar, o prognóstico dos pacientes é pior por representarem comprometimento da função miocárdica.[16]

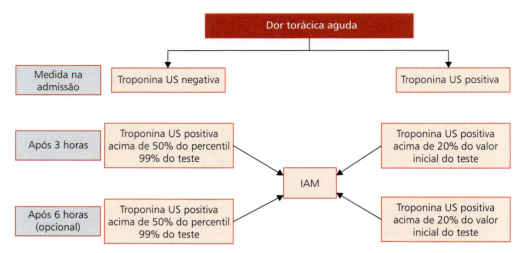

FIGURA 30.4 Interpretação de troponina US na emergência.

Esse exame apresenta alguma alteração em 85% dos pacientes com dissecção de aorta, como alargamento de mediastino, cardiomegalia em virtude de derrame pericárdico ou pleural. Já em casos de embolia pulmonar, a maior parte das radiografias não apresenta alterações. No entanto, em alguns casos, podem-se observar oligemia pulmonar, obstrução da artéria pulmonar direita, derrame pleural e áreas de infarto pulmonar (imagem em cunha). A radiografia, ainda, pode detectar outras causas de dor torácica, como pneumotórax, pneumonia e pneumomediastino.[16]

7 TESTE DE ESFORÇO

Há alguns anos, o teste de esforço começou a ser utilizado em protocolos de dor torácica para exclusão de SCA, uma vez que se mostrou um método de boa sensibilidade e elevado valor preditivo negativo (89 a 100%), além de seguro nessa situação. Na avaliação de dor torácica no setor de emergência, permite redução expressiva e significativa de internações e custos desnecessários para pacientes com baixo risco.[16,32]

As diretrizes internacionais recomendam sua realização em pacientes estáveis e de risco baixo e intermediário, após 8 a 12 horas de observação e com ECG e marcadores de necrose miocárdica negativos.[15,16,32]

De forma geral, trata-se de teste amplamente disponível, no entanto possui algumas limitações relacionadas ao ECG basal e às condições fisiológicas dos pacientes. Aqueles com ECG basal com alterações de repolarização, bloqueio de ramo esquerdo, sobrecarga de ventrículo esquerdo, ritmo de marca-passo, pré-excitação ou ação digitálica dificultam a avaliação de isquemia no esforço. Além disso, os que apresentam limitação física ao esforço ou estejam usando betabloqueadores podem não alcançar os 85% de frequência cardíaca recomendada, não sendo possível descartar isquemia nessas situações.[15,16,32]

8 ECOCARDIOGRAFIA

8.1 ECOCARDIOGRAFIA TRANSTORÁCICA DE REPOUSO

Os distúrbios de contratilidade miocárdica precedem as alterações eletrocardiográficas e os sintomas anginosos em pacientes com isquemia aguda. Com base nisso, utiliza-se a ecocardiografia de repouso na sala de emergência para o diagnóstico de SCA. Em pacientes com dor persistente, tal exame mostrou-se altamente sensível com detecção de isquemia em aproximadamente 90% dos pacientes, porém com especificidade de 78%. Além disso, a parede acometida tem total relação com a anatomia coronária encontrada. Na ausência de sintomas, o método é limitado com sensibilidade de 17%. No entanto, o valor preditivo positivo é de apenas 31% (semelhante ao do ECG de repouso). Alterações segmentares podem não se tornar detectáveis quando o IAM acomete menos de 12% da circunferência ventricular ou 20% da massa miocárdica. Além disso, não é possível diferenciar alterações agudas de crônicas ou de outra etiologia, o que diminui significativamente sua especificidade.[15-17]

Outras técnicas, como o uso de ecocardiografia com microbolhas, têm sido implementadas no contexto de dor torácica, com valores preditivos positivo e negativo, respectivamente, de 89 e 91%.[6,15-17]

As últimas diretrizes de SCA dizem ser útil a realização de ecocardiografia de repouso em pacientes com dor torácica na sala de emergência. Apesar de, conforme mencionado, em pacientes de baixo risco e sem dor, o método tornar-se limitado para a detecção de SCA e, quando SCA estiver presente, a detecção de disfunção ventricular esquerda conseguir inferir prognóstico ao paciente avaliado. Além disso, pode ser útil em estabelecer diagnósticos diferenciais, como dissecção aguda de aorta, embolia pulmonar, estenose valvar aórtica, cardiomiopatia hipertrófica e pericardite.[15,16,31]

8.2 ECOCARDIOGRAFIA TRANSESOFÁGICA

Quando a suspeita diagnóstica for dissecção aguda de aorta, ao menos uma ecocardiografia transesofágica deve ser realizada. Apesar de apresentar uma acurácia reduzida para o diagnóstico de dissecção aguda de aorta, permite visualizar a presença de derrame pericárdico, insuficiência aórtica e alterações segmentares da parede do ventrículo esquerdo. Já em pacientes com instabilidade hemodinâmica, torna-se a primeira escolha para o diagnóstico, com sensibilidade de 97 a 100% e especificidade de 77 a 100%. A maior limitação é a dificuldade de visualizar os segmentos abdominais. Já em pacientes com suspeita de embolia pulmonar, a ecocardiografia pode mostrar aumento da pressão sistólica de artéria pulmonar e disfunção aguda de ventrículo direito, inferindo maior gravidade.[15,16,31]

8.3 ECOCARDIOGRAFIA COM ESTRESSE

Assim como o teste de esforço, em pacientes de baixo/intermediário risco com dor torácica nos quais o ECG é normal e os marcadores de necrose miocárdica negativos, pode-se considerar a realização de ecocardiografia com estresse com dobutamina para detecção de isquemia. Diferentes estudos mostraram sensibilidade de 60 a 95%, especificidade de 68 a 100%, elevado valor preditivo negativo (95 a 98%) e excelente seguimento a longo prazo em pacientes cujo exame não apresentou alterações sugestivas de isquemia. A acurácia é semelhante à da cintilografia, com ótimo perfil de segurança. As limitações principais dizem respeito a experiência do examinador, a janela ecocardiográfica, a presença de arritmias, hipo ou hipertensão arterial e a incapacidade de atingir 85% da frequência cardíaca máxima esperada. No entanto, sua realização mostra melhor acurácia que o teste de esforço em pacientes com dificuldade de avaliação eletrocardiográfica ou em mulheres (grupo no qual o teste de esforço gera maior número de falso-positivos).[6,15-17]

9 CINTILOGRAFIA

9.1 CINTILOGRAFIA DE PERFUSÃO MIOCÁRDICA EM REPOUSO

Há alguns anos, tem sido a estratégia preferencial de avaliação de pacientes com dor torácica para exclusão de isquemia. Esse método permite a obtenção do retrato fiel da perfusão miocárdica no momento da injeção do radionuclídeo, independentemente do momento da obtenção das imagens. Além disso, a reconstrução sincronizada (*gated*) fornece informações sobre a função ventricular e regional. Diferentes estudos mostraram sensibilidade de 90 a 100% e valor preditivo negativo de 99% para SCA. Dessa forma, tem-se demonstrado que o uso de cintilografia para avaliar dor torácica pode reduzir o número de internações, cateterismos e custos, sem aumentar o número de eventos cardiovasculares a longo prazo. Os melhores resultados são obtidos quando o radioisótopo é injetado durante o episódio de dor. No entanto, alguns estudos mostraram que até 6 horas depois da ocorrência de dor, o exame pode ser realizado sem perda de valor preditivo negativo e segurando o mesmo valor prognóstico a longo prazo. A recomendação atual sugere que seja realizado no momento da dor ou, preferencialmente, até 2 horas do episódio.[6,15,16,33]

A cintilografia de repouso tem a desvantagem de não estar disponível em todos os serviços ou durante 24 horas. Do ponto de vista técnico, a maior limitação para sua realização é a presença de IAM prévio, situação em que é impossível somente com a fase de repouso distinguir entre alteração de perfusão crônica e aguda. Além disso, quando a área de IAM for menor que 5%, o exame pode apresentar resultado falso-negativo. No entanto, em comparação ao teste de esforço, além da maior acurácia, a cintilografia exclui a necessidade de coleta de marcadores de necrose antes de sua realização e pode ser empregada mesmo naqueles com limitações físicas importantes.[6,15,16,34]

9.2 CINTILOGRAFIA DE PERFUSÃO MIOCÁRDICA COM ESTRESSE

Em pacientes não elegíveis para cintilografia de repouso por se apresentarem ao setor de emergência com último episódio de dor há mais de 6 horas e/ou que tenham antecedente de IAM prévio, considerados de baixo/intermediário risco, com ECG normal e marcadores de necrose miocárdica negativos após 12 horas de observação, pode-se optar por realizar cintilografia de perfusão miocárdica com estresse físico ou farmacológico (adenosina/dipiridamol ou dobutamina). Novamente, essa modalidade de exame consegue inferir alto valor preditivo negativo de eventos a curto e longo prazos.[16,34]

9.3 CINTILOGRAFIA PULMONAR DE VENTILAÇÃO-PERFUSÃO

Ainda no contexto de dor torácica aguda, em pacientes com alta probabilidade para embolia pulmonar, principalmente quando a angiotomografia de artérias pulmonares não puder ser realizada (insuficiência renal, anafilaxia ao contraste), pode ser indicada a realização de cintilografia pulmonar de ventilação e perfusão. Trata-se de exame seguro e com valor preditivo positivo de 88%. Quando o resultado do exame for de baixa probabilidade para embolia pulmonar, o diagnóstico pode ser excluído. De forma semelhante, quando for de alta probabilidade, pode-se considerar confirmação diagnóstica, e o paciente deve ser tratado como tal. A maior limitação ocorre nos resultados intermediários, em que outros exames devem ser considerados antes de firmar o diagnóstico.[30]

10 RESSONÂNCIA MAGNÉTICA CARDÍACA

Permite a visualização da função, da viabilidade e da perfusão ventricular, além de detectar áreas de fibrose miocárdica. Trata-se de exame ainda pouco disponível nos serviços de emergência pelo mundo. No entanto, tem a grande vantagem de utilizar gadolínio ao invés de contraste iodado. Dessa forma, as únicas contraindicações são *clearance* de creatinina menor que 30 ml/kg/min e presença de dispositivos metálicos implantáveis (como marca-passo).[6,15,16]

Diferentes estudos demonstraram o uso de ressonância para detectar ou afastar SCA, com a vantagem de poder, em um mesmo exame, detectar miocardite. Para avaliação de dor torácica, é necessária a injeção de adenosina. Nesse contexto, sua sensibilidade e especificidade chegam a 96 e 85%, respectivamente.[6,15,16]

11 TOMOGRAFIA COMPUTADORIZADA

11.1 TOMOGRAFIA COMPUTADORIZADA DE ARTÉRIAS CORONÁRIAS (TCAC)

Método anatômico e bem menos funcional que os apresentados anteriormente, a TCAC permite a visualização da extensão da calcificação coronária, do trajeto e do lúmen coronários, da função ventricular e, eventualmente, até da perfusão miocárdica. Tem o potencial de excluir a presença de SCA, principalmente quando realizada por aparelhos de última geração com 64 ou 320 detectores. Tem melhores resultados, em termos de definição de imagem, em pacientes com frequência cardíaca menor que 70 batimentos/minuto.[6,15,16,35,36]

Existe correlação direta entre a quantidade de cálcio nas artérias coronárias (escore de cálcio) avaliado pela TCAC e a presença de doença coronariana obstrutiva e risco, de modo que o valor preditivo negativo é inversamente proporcional ao escore de cálcio. Calcificações coronarianas muito extensas podem superestimar a obstrução coronariana. De maneira oposta, escore de cálcio zero revela muito baixo risco ao paciente em questão, com valor preditivo negativo para eventos de 100% em seguimento de até 4 anos. No entanto, somente em torno de 50% das lesões coronarianas obstrutivas têm calcificação importante, o que implica a necessidade de avaliar em conjunto o trajeto delas. Além disso, quando o escore de cálcio é maior que 400 Agatston, a especificidade do método para detectar obstruções coronarianas fica comprometida, reduzindo-se a 67%.[6,15,16,35-37]

Diferentes estudos demonstraram elevada sensibilidade (95%), especificidade (86%) e valor preditivo negativo (93%) e excelentes desfechos no seguimento a longo prazo dos pacientes. Quanto maior o calibre do vaso avaliado (> 2 mm), melhor tende a ser a acurácia do método. Dessa forma, a avaliação do tronco da coronária esquerda e descendente anterior torna-se mais precisa, ao passo que a coronária direita e a circunflexa apresentam maior dificuldade de interpretação, em parte também por sua movimentação durante a contração miocárdica.[6,15,16,35-40]

Está mais bem indicada na avaliação de dor torácica em pacientes de baixo/intermediário risco para doença coronariana. Quando comparada à cintilografia miocárdica na avaliação de dor torácica em pacientes de baixo/intermediário risco, a TCAC mostrou acurácia similar. No entanto, a TCAC gera menos custo e necessita de tempo médio mais curto para ser realizada (15 horas *versus* 3,4 horas). Já quando a TCAC foi associada ao teste de esforço, este exame agregou valor diagnóstico, evidenciando doença coronariana obstrutiva em 26% dos pacientes com teste de esforço normal ou não diagnóstico e descartando-a em 61% dos testes não diagnósticos. Ainda em pacientes com dor torácica e baixo/intermediário risco, a TCAC mostrou, em um estudo com 368 pacientes, sensibilidade e valor preditivo negativo de 100% para SCA após 6 meses de seguimento.[6,14,16,35-37]

Quando comparada a protocolos de dor torácica tradicionais, a TCAC não altera desfechos como morte ou IAM, no entanto reduz o tempo e o número de internações hospitalares desnecessárias, sem aumentar o custo.[6,15,16,35-41] Já Litt e colaboradores[39] mostraram, em um estudo prospectivo e randomizado com 1.370 pacientes, que o uso de TCAC em comparação à avaliação tradicional associada ao protocolo de dor torácica apresenta perfil de segurança excelente (nenhuma morte ou IAM ocorreu em 30 dias), adicionalmente, proporcionando maior número de altas hospitalares (49,6% *versus* 22,7%) e menor tempo de internação (18 horas *versus* 24,8 horas, p < 0,001). Não houve diferença nos desfechos de morte ou IAM entre os dois grupos.[39]

Apesar de todas as vantagens do método, aproximadamente 25 a 50% dos pacientes com dor torácica no setor de emergência não são elegíveis à sua realização. Além disso, requer o uso de contraste iodado e radiação em grande escala. As contraindicações principais são obesidade mórbida, alergia ao contraste, intolerância ao betabloqueador, presença de arritmias, insuficiência renal e lesão coronariana prévia não tratada. Em pacientes jovens, principalmente do sexo feminino, deve ser evitada em virtude da quantidade de radiação e do maior risco associado de câncer de mama.[6,15,16,35,36]

Na Tabela 30.2, são apresentados alguns resultados de métodos de avaliação de dor torácica.

TABELA 30.2 Acurácia dos métodos de avaliação de dor torácica

MÉTODO	VALOR PREDITIVO NEGATIVO (%)
Teste de esforço	89 a 100
Ecocardiografia com estresse	95 a 98
Cintilografia miocárdica de repouso	99
Tomografia coronariana	93

11.2 ANGIOTOMOGRAFIA DE AORTA

Exame de escolha para o diagnóstico de dissecção de aorta, com sensibilidade de 94% e especificidade de 87%, é rápido e tem grande disponibilidade nos serviços médicos. Permite visualizar a anatomia do vaso e a extensão exata da doença. Com base nesses achados, a dissecção de aorta segue duas classificações

(*De Bakey* e *Stanford*) – *De Bakey* I ou II/*Stanford* A, quando acomete a aorta ascendente (até a emergência do tronco braquiocefálico); *De Bakey* III/ *Stanford* B, quando não há dissecção na porção ascendente. É necessário que o paciente apresente estabilidade hemodinâmica no momento da realização desse exame, permitindo seu transporte e sua mobilização.[31]

11.3 ANGIOTOMOGRAFIA DE ARTÉRIAS PULMONARES

Trata-se do método de escolha em pacientes com suspeita de embolia pulmonar. Permite visualizar a vasculatura pulmonar até os segmentos mais finos. Sua realização necessita de uso de contraste iodado e é dificultada em pacientes hemodinamicamente instáveis. Possui sensibilidade de 83% e especificidade de 96%. Em pacientes com baixa probabilidade pré-teste, o exame apresenta valor preditivo negativo de 96%. No entanto, em pacientes com alta probabilidade pré-teste, o valor preditivo negativo é reduzido consideravelmente para 60%, com valor preditivo positivo de 92 a 96%.[30]

Em pacientes que recebem alta hospitalar após realização de angiotomografia pulmonar e descarte de embolia pulmonar, somente menos de 1% apresenta algum evento embólico a longo prazo. Em pacientes de baixa/intermediária probabilidade pré-teste, trata-se de exame definitivo. No entanto, em pacientes de alta probabilidade, caso venha negativo, deve ser complementado por ultrassonografia de membros inferiores e/ou cintilografia pulmonar de ventilação-perfusão.[30]

11.4 TOMOGRAFIA DE TRIPLO DESCARTE (*TRIPLE RULE-OUT*)

Entre as vantagens da utilização da tomografia na avaliação de dor torácica, destaca-se a possibilidade de realização de diagnósticos diferenciais graves, como dissecção de aorta e embolia pulmonar, sendo assim chamado o exame de *triple rule-out*. Além disso, esse procedimento pode visualizar pneumotórax, pneumonia e até mesmo patologias abdominais, como pancreatites e colecistites, e evitar a realização de outros métodos complementares.[42-44]

A principal indicação seria em pacientes de baixo/intermediário risco para SCA, nos quais a possibilidade de outro diagnóstico acometendo aorta ou a circulação pulmonar seria maior. Aproximadamente 1 a 11% dos pacientes com dor torácica nos quais SCA foi descartada apresentam alguma patologia grave envolvendo aorta ou pulmão. Aqueles com dor torácica anginosa típica, alteração eletrocardiográfica e/ou de marcadores de necrose miocárdica devem seguir os protocolos de rotina e não ser submetidos a esse tipo de exame. As diretrizes internacionais ainda não colocam o *triple rule-out* como método de escolha para avaliação de dor torácica.[36,45]

Estudos pequenos mostraram menor tempo de internação em pacientes submetidos ao *triple rule-out*, porém sem diferenças em desfechos como morte ou IAM. Metanálise recente incluindo 10 estudos mostrou em 3.539 pacientes submetidos ao *triple rule-out* para avaliação de dor torácica não haver redução de sensibilidade para detecção de lesões coronarianas obstrutivas. No entanto, os autores ressaltam que somente em 1% dos pacientes foi realizado o diagnóstico de embolia pulmonar ou dissecção de aorta, o que não justifica o emprego desse exame de forma rotineira.[46]

Algumas outras questões se contrapõem à realização dessa modalidade de exame. O principal deles é a grande quantidade de contraste iodado administrada. Outro problema é a quantidade de radiação empregada, chegando a até 2 vezes o utilizado em uma cineangiocoronariografia. Dessa forma, novos estudos são necessários para determinar a real necessidade de sua realização.[6,45,46]

12 UNIDADES DE DOR TORÁCICA

Com o intuito de unir a anamnese e todos os métodos diagnósticos conhecidos, há aproximadamente duas décadas criou-se um racional referente ao atendimento de pacientes com dor torácica. Procurando alcançar a melhor relação custo-eficiência, formulou-se o conceito de unidade de dor torácica (UDT) por meio do espaço físico, dos recursos humanos, dos métodos diagnósticos e dos materiais disponíveis em cada serviço. Não é necessário que exista um espaço físico unicamente para isso, mas sim um conceito preestabelecido no mesmo setor de atendimento de outras patologias.[3,5,6,16,17,34,35,47-49]

Os exemplos de UDT são inúmeros, cada um adaptado às disponibilidades de cada serviço. O objetivo principal é gerar segurança no atendimento do paciente e, ao mesmo tempo, reduzir custos, evitando-se internações desnecessárias. Em uma UDT, cerca de 80% dos pacientes são dispensados diretamente, com redução de internações de 15 a 20% e de custos em 50%. Por sua vez, apesar do maior número de altas, a organização das UDT pôde reduzir o número de erros de diagnósticos em pacientes com dor torácica, diminuindo o número de pacientes com SCA que recebiam alta hospitalar.[2,5,6,16]

Para que uma UDT exista, alguns itens são necessários:

- espaço apropriado, próximo ao setor de emergência, onde os pacientes possam aguardar por 6 a 12 horas;
- enfermagem e equipe médica treinadas em atendimento cardiológico de urgência;
- médicos cardiologistas disponíveis para avaliações durante a observação e após a alta hospitalar no seguimento a curto e longo prazos, responsáveis pelo controle de qualidade do protocolo;[1]
- disponibilidade de coleta de marcadores de necrose miocárdica com resultados precoces;
- disponibilidade de serviços de ergometria, medicina nuclear, ecocardiografia ou tcac, de acordo com o protocolo estabelecido, a fim de manter segurança e agilidade no fluxo de pacientes.

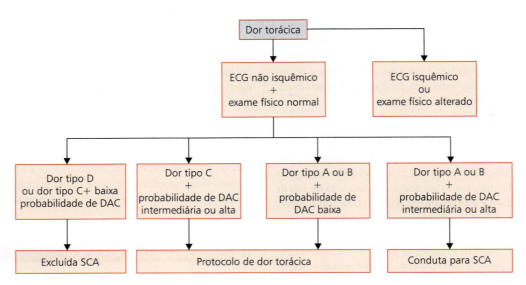

FIGURA 30.5 Exemplo de unidade de dor torácica.

As UDT integram a avaliação de pacientes de moderado/baixo risco com dor torácica por meio da observação com ECG e marcadores de necrose miocárdica seriados. Depois, idealmente, os pacientes fazem um teste provocativo de isquemia.[5,6,16] Embasadas nisso, as últimas diretrizes das sociedades europeia, americana e brasileira de cardiologia propuseram algoritmos para avaliação de dor torácica semelhantes. De forma organizada e unindo as evidências mais recentes, na Figura 30.5 está uma proposta racional de algoritmo de avaliação.[15,50,51]

REFERÊNCIAS BIBLIOGRÁFICAS

1. Czarnecki A, Chong A, Lee DS, Schull MJ, Tu JV, Lau C, et al. Association between physician follow-up and outcomes of care after chet pain assesment in high-risk patient. Circulation. 2013;127:1386-1394.
2. Cannon CP. Acute coronary syndromes: risk stratification and initial management. Cardiol Clin. 2005;23:401-409.
3. Herren KR, Mackway-Jones K. Emergency management of cardiac chest pain: a review. Emerg Med J. 2001;18:6-10.
4. Haasenritter J, Aerts M, Bosner S, Buntinx F, Burnand B, Herzig L, et al. Coronary heart disease in primary care: accuracy of medical history and physical findings in patients with chest pain – a study protocol for a systematic review with individual patient data. BMC Family Practice. 2012;13:81.
5. Fernandez JB, Ezquerra EA, Genover XB, O'Callaghan AC, Gárriz II, Jimenez JJ, et al. Chest pain units. Organization and protocol for the diagnosis of acute coronary syndromes. Rev Esp Cardiol. 2002;55:143-54.
6. Pferfeman E, Forlenza LMA. Estrutura da unidade de dor torácica. In: Serrano Jr. CV, Timerman A, Stefanini E. Tratado de cardiologia SOCESP. 2. ed. Barueri: Manole, 2009: 844-860.
7. McCarthy BD, Beshanky JR, D'Agostino RB, Selker HP. Missed diagnosis of acute myocardial infarction in the emergency department: results from a multicenter study. Ann Emerg Med.1993;22:579-82.
8. McCaig L, Burt C. National Hospital Ambulatory Medical Care Survey: 2003 Emergency Department Summary. In: Advance Data from Vital and Health Statistics, Centers for disease control and prevention. Atlanta, GA, 2005.
9. Graff L, Joseph T, Andelman R, et al. American College of Emergency Physicians Information Paper: chest pain units in emergency departments – a report from the short-term observation section. Am J Cardiol.1995;76:1036-39.
10. Lee TH, Goldman L. Evaluation of the patient with acute chest pain. N Engl J Med.2000;342:1187-95.
11. Ewy GA, Omato JP. 31st Bethesda Conference. Emergency Cardiac Care (1999). J Am Coll Cardiol.2000;35:825-80.
12. Lee TH, Goldman L. The coronary care unit turns 25: Historical trends and future directions. Ann Intern Med.1988;108:887.
13. B R Chaitman, M G Bourassa, K Davis, et al. Angiographic prevalence of high-risk coronary artery disease in patient subsets (CASS). Circulation. 1981;64:360-367.
14. Lee TH, Cook EF, Weisberg M, et al. Acute chest pain in the emergency room. Arch Intern Med 1985; 145:65-9.
15. Hamm CW, Bassand J, Agewall S, Bax J, Boersma E, Bueno H, et al. ESC Guidelines for the management of acute coronary syndromes in patients presenting without persistent ST-segment elevation. The Task Force for the management of acute coronary syndromes (ACS) in patients presenting without persistent ST-segment elevation of the European Society of Cardiology (ESC). Eur Heart J. 2011;32:2999-3054.
16. Amsterdam EA, Kirk JD, Bluemke DA, Diercks D, Farkouh ME, Garvey L, et al. Testing of low-risk patients presenting to the emergency department with chest pain. Circulation. 2010;122:1756-1776.
17. Sarko J, Pollack CV. Beyond the twelve-lead electrocardiogram: diagnostic tests in the evaluation for suspected acute myocardial infarction in the emergency department. The J of Emerg Med. 1997;15:839-847.
18. Wang K, Asinger RW, Marriott HJL. ST-Segment elevation in conditions other than acute myocardial infarction. N Engl J Med. 2003;349:2128-35.
19. Jaffe AS. Use of biomarkers in the emergency department and chest pain unit. Cardiol Clin. 2005;23:453-465.
20. Lin Steve, Yokoyama H, Rac VE, Brooks SC. Novel biomarkers in diagnosing cardiac ischemia in the emergency department: a systematic review. Ressuscitation. 2012;83:684-691.

21. Januzzi JL, Bamberg F, Lee H, Truong QA, Nichols JH, Karakas M, et al. High-sensitivity troponin T concentrations in acute chest pain patients evaluated with cardiac computed tomography. Circulation. 2010;121:1227-1234.
22. Lippi G. Biomarkers of myocardial ischemia in the emergency room: cardiospecific troponin and beyond. Eur J of Intern Med. 2013;24:97-99.
23. Thygesen K, Mair J, Giannitsis E, Mueller C, Lindahl B, Blankenberg S, et al. How to use high-sensitivity cardiac troponins in acute cardiac care. Eur Heart J. 2012;21:1-7.
24. Sonel A, Sasseen BM, Fineberg N, Bang N, Wilensky RL. Prospective study correlating fibrinopeptide A, troponin I, myoglobin and myosin light chain levels with early and late ischemic events in consecutive patients presenting to the emergency department with chest pain. Circulation. 2000;102:1107-1113.
25. Dadkhah S, Sharain K, Sharain R, Kiabayan H, Foschi A, Zonta C, et al. The value of bedside cardiac multibiomarker assay in rapid and accurate diagnosis of acute coronay syndromes. Crit Pathways in Cardiol. 2007;6:76-84.
26. Chan D, Ng LL. Biomarkers in acute myocardial infarction. BMC Med. 2010;8:34.
27. Jaffe AS, Ordonez-Llanos J. High sensitivity troponin in chest pain and acute coronary syndromes. A step forward? Rev Esp Cardiol. 2010;63:763-9.
28. Tanindi A, Cemri M. Troponin elevation in conditions other than acute coronary syndromes. Vasc Health Risk Manag. 2011;7:597-603.
29. Wu AHB, Jaffe AS. The clinical need for high-sensitivity cardiac troponin assays for acute coronary syndromes and the role for serial testing. Am Heart J. 2008;155:208-14.
30. Torbicki A, Perrier A, Konstantinides S, Agnelli G, Galie N, Pruszczyk P, et al. Guidelines on the diagnosis and management of acute pulmonary embolism. Eur Heart J. 2008;29:2276-2315.
31. Sheikh AS, Ali K, Mazhar S. Acute Aortic Syndrome. Circulation. 2013;128:1122-1127.
32. Amsterdam EA, Kirk JD, Diercks DB, Lewis WR, Turnipseed SD. Exercise testing in chest pain units: rationale, implementation, and results. Cardiol Clin. 2005;23:503-516.
33. Runza G, Alaimo V, Grutta Lla, Galia M, Basile A, Cademartiri F, et al. Can ECG-gated MDCT be considered an obligatory step to plan and manage a new chest-pain unit? Eur J Radiol. 2007 Oct;64(1):48-53
34. Lateef F, Gibler B. Provocative testing for chest pain. Am J Emerg Med.2000;18:793-801.
35. Lau J, Ioannidis JP, Balk EM, Milch C, Terrin N, Chew PW, et al. Diagnosing acute cardiac ischemia in the emergency department: a systematic review of the accuracy and clinical effect of current technologies. Ann Emerg Med.2001;37:453-460.
36. Cury RC, Feutchner G, Pena CS, Janowitz WR, Katzen BT, Ziffer JA. Acute chest pain imaging in the emergency department with cardiac computed tomography angiography. J Nucl Cardiol.2008;15:564-75.
37. Limkakeng AT, Halpern E, Takakuwa KM. Sixty-four-slice multidetector computed tomography: the future of ED cardiac care. Am J Emerg Med. 2007;25:450-458.
38. Poon M, Cortegiano M, Abramowicz AJ, Hines M, Singer AJ, Henry MC, et al. Associations between routine coronary computed tomography angiography and reduced unnecessary hospital admissions, length of stay, recidivism rates, and invasive coronary angigraphy in the emergency department triage of chest pain. J Am Coll Cardiol. 2013;62:543-52.
39. Litt HI, Gatsonis C, Snyder B, Singh H, Miller CD, Entrikin DW, et al. CT angiography for safe discharge of patients with possible acute coronary syndromes. N Engl J Med. 2012;366:1393-403.
40. Truong QA, Hayden D, Woodard PK, Kirby R, Chou ET, Nagurney JT, et al. Sex differences in the effectiveness of early coronary computed tomography angiographiy compared with standard emergency department evaluation for acute chest pain: the rule-out myocardial infarction with computer-assisted tomography (ROMICAT)-II Trial. Circulation. 2013;127:2494-2502.
41. Hoffmann U, Truong QA, Schoenfeld DA, Chou ET, Woodard PK, Nagurney JT, et al. Coronary CT angiography versus standard evaluation in acute chest pain. N Engl J Med. 2012;367:299-308.
42. Lee HY, Yoo SM. Coronary CT angiography in emergency department patients with acute chest pain: triple rule-out protocol versus dedicated coronary CT ngiography. Int J Cardiovasc Imaging. 2009;25:319-326.
43. Halpern EJ. Triple-rule-out CT angiography for evaluation of acute chest apin and possible acute coronary syndrome. Radiology. 2009;252:332-345.
44. Gallagher MJ, Raff GL. Use of multislice CT for the evaluation of emergency room patients with chest pain: the so-called "triple rule-out". Cathet Cardiovasc Interv. 2008;71:92-99.
45. Yoon YE, Wann S. Evaluation of acute chest pain in the emergency department – "triple rule-out"computed tomography angiography. Cardiol Rev. 2001;19:115-121.
46. Ayaram D, Bellolio F, Murad MH, Laack TA, Sdosty AT, Erwin PJ, et al. Triple rule-out computed tomographic angiography for chest pain: a diagnostic systematic review and meta-analysis. Acad Emerg Med. 2013;20:861-871.
47. Diercks DB, Kirk D, Amsterdam EA. Chest pain units: management of special populations. Cardiol Clin. 2005;23:249-557.
48. Ekeland U, Forberg JL. New methods for improved evaluation of patients with suspected acute coonary syndrome in the emergency department. Emerg Med J. 2007;24:811-814.
49. Galper BZ, Stant J, Reilly M, Walter S, Collins M, Sayan O, et al. Updating the chest pain algorithm – incorporating new evidence on emerging antiplatelet agents. Crit Pathways in Cardiol. 2011;10:9-16.
50. Jneid H, Anderson JL, Wright RS, Adams CD, Bridges CR, Casey DE, et al. 2012 ACCF/AHA Focused Update of the Guideline for the Management of Patients With Unstable Angina/Non -ST-Elevation Myocardial Infarction (Updating the 2007 Guideline and Replacing the 2011 Focused Update): A Report of the American College of Cardiology Foundation/American Heart Association Task Force on Practice Guidelines. Circulation. 2012;126:875-910.
51. Nicolau JC, Timerman A, Piegas LS, Marin-Neto JA, Rassi A. Jr. Guidelines for Unstable Angina and Non-ST-Segment Elevation Myocardial Infarction of the Brazilian Society of Cardiology (II Edition, 2007). Arq Bras Cardiol. 2007;89: e 89 e 131.

Aspectos Atuais do Infarto Agudo do Miocárdio sem Supradesnível do Segmento ST

31

Roberto Rocha C. V. Giraldez
Patrícia Oliveira Guimarães
Guilherme Nunes da Silva
Felipe Gallego Lima
Fernando Ganem
Rui Ramos

1. Introdução
2. Etiologia
   2.1. Ateroma instável
3. Fisiopatologia
   3.1 Mecanismos moleculares de instabilização da placa aterosclerótica
   3.2 Aterotrombose
   3.3 Trombose coronariana e síndromes clínicas
   3.4. Alterações celulares e histológicas do miocárdio isquêmico
4. Quadro clínico
   4.1 Angina instável (AI)
      4.1.1 Angina variante de Prinzmetal ou vasoespástica
   4.2 Infarto do miocárdio sem supradesnível de ST (IMSST)
5. Exame físico
6. Exames diagnósticos
   6.1 Eletrocardiograma
   6.2 Marcadores de necrose miocárdica
      6.2.1 CKMB
      6.2.2 Troponinas
7. Estratificação de risco
8. Risco de sangramento
9. Conduta
   9.1 Risco cardiovascular baixo
   9.2 Risco cardiovascular intermediário ou alto
10. Abordagem inicial
11. Terapia antiagregante plaquetária
    11.1 Ácido acetilsalicílico
    11.2 Clopidogrel
    11.3 Prasugrel
    11.4 Ticagrelor
       11.4.1 Recomendações
    11.5 Inibidores de glicoproteína IIbIIIa
       11.5.1 Recomendações
12. Anticoagulantes
    12.1 Heparina não fracionada
    12.2 Heparina de baixo peso molecular
    12.3 Fondaparinux
    12.4 Apixabana e rivaroxabana
    12.5 Recomendações
13. Estratégia invasiva e conservadora
14. Tratamento a longo prazo
15. Conclusões
16. Referências bibliográficas

1 INTRODUÇÃO

A doença arterial coronariana é caracterizada pela presença de placas ateroscleróticas ou ateromas nos vasos da circulação arterial do coração.[1] A aterosclerose coronariana pode ser assintomática quando o grau de obstrução causado pelo ateroma é insuficiente para prejudicar o fluxo de sangue ao miocárdio. A placa, no entanto, pode ter caráter obstrutivo mais grave, desencadeando o aparecimento de sintomas. Há duas formas clínicas principais de manifestação da doença arterial coronariana. Uma delas, estável, de natureza crônica costuma desencadear o aparecimento de sintomas anginosos a esforços regulares. A forma instável, ao contrário, está normalmente relacionada a manifestações clínicas de instalação aguda que surgem a mínimos esforços ou em repouso.[2] Enquanto as formas estáveis ou crônicas da doença aterosclerótica coronariana têm um caráter benigno, a doença instável é sempre uma condição de alto risco, associada a elevadas morbidade e mortalidade.[3] As formas instáveis ou agudas da doença arterial coronariana, conhecidas como síndromes coronarianas agudas (SCA), ocupam a primeira posição na mortalidade global nos países desenvolvidos e em desenvolvimento, incluindo o Brasil.[2] A coronariopatia aguda representa também um enorme ônus financeiro ao sistema público de saúde. Estima-se que cerca de 1,7 milhões de portadores de SCA sejam hospitalizados anualmente. Essa situação dramática que envolve a coronariopatia aguda não pode, no entanto, desmerecer os sensíveis avanços alcançados na sua profilaxia e terapêutica nas últimas décadas e que contribuíram para a redução de sua mortalidade.

As SCA distribuem-se ao longo de um espectro contínuo de alterações patológicas e manifestações clínicas. Elas são o resultado de um processo agudo de instabilização da placa aterosclerótica com a formação de um trombo intracoronário que promove agravamento súbito da obstrução vascular.[4] Dependendo do grau de obstrução coronariana e da gravidade da isquemia miocárdica resultante, podem surgir diferentes síndromes clínicas. A presença de um trombo parcialmente oclusivo com fluxo sanguíneo residual ou de uma oclusão transitória da luz vascular está associada a formas mais brandas da doença aguda, como a angina instável (AI) e o infarto do miocárdio sem supradesnível do segmento ST (IMSST), conhecidas como SCA sem supradesnível de ST (SCASST).[5] Em condições extremas de oclusão total da luz arterial e privação completa do fluxo miocárdico, normalmente se desenvolve um infarto do miocárdio com supradesnível do segmento ST (IMCST). Assim, a intensidade da isquemia miocárdica produzida pelo grau de obstrução do lúmen vascular coronariano determina o tipo de SCA e a gravidade do quadro clínico.

Além de sua caracterização pelas mudanças eletrocardiográficas encontradas na fase aguda, as SCA também podem ser descritas pelas regiões do tecido miocárdico atingidas pela isquemia ou pelas modificações tardias que induzem no eletrocardiograma (ECG). Assim, os IMSST costumam provocar necrose do tecido miocárdico restrita à região subendocárdica, sendo chamados também de infartos subendocárdicos.[6] Uma vez que esses infartos não costumam produzir cicatrizes eletrocardiográficas, eles também são conhecidos como infartos sem onda Q ou infartos não Q. Quando a isquemia é severa e persistente, a onda de necrose se estende por toda a espessura do miocárdio e o infarto é dito transmural. Nesse caso, desenvolve-se uma onda Q ao ECG, caracterizando um IM com onda Q ou, simplesmente, Q.[7] Este capítulo aborda os principais aspectos fisiopatológicos, clínicos e terapêuticos das SCASST, mostrando os avanços dos últimos anos e suas implicações na abordagem dessa doença. Ao longo das últimas décadas, as SCASST passaram a merecer destaque especial no contexto das SCA por dois aspectos. Inicialmente, seu caráter precoce mais benigno reforça a importância de uma abordagem terapêutica rápida e eficaz.[8] Além disso, do ponto de vista epidemiológico, a coronariopatia aguda sem supradesnível tornou-se a forma mais frequente de apresentação clínica das SCA.[1] O aperfeiçoamento da prevenção e terapêutica da doença arterial coronariana promoveu um rápido crescimento na incidência das formas mais benignas de SCA, como a AI e o IMSST. O registro multinacional GRACE indica que 62% de todas as SCA se referem a eventos sem supradesnível do ST.[9] Segundo dados do registro nacional ACCEPT, recentemente publicados, aproximadamente 60% das SCA correspondem a AI e IMSST.[10]

2 ETIOLOGIA

As SCASST são desencadeadas a partir da instabilização de uma placa aterosclerótica com trombose oclusiva em cerca de 90% dos casos. Outras vezes, elas podem resultar de processos patológicos de natureza diferente que também promovem um desequilíbrio entre a oferta de oxigênio ao miocárdio e o seu consumo.[4] Entre as causas mais comuns de insuficiência coronariana aguda não aterosclerótica está o espasmo coronário. Normalmente produzido em áreas de aterosclerose incipiente, o vasoespasmo primário resulta de uma alteração da função vasodilatadora do endotélio (disfunção endotelial) com aumento do tônus vascular. Ele costuma vitimar pacientes jovens do sexo feminino, provocando quadros de angina instável.[5] O espasmo coronário também pode ser secundário ao uso de agentes simpatomiméticos, como a cocaína. Nesse caso, o caráter mais prolongado do espasmo com aumento do consumo de oxigênio pelo miocárdio pode causar quadros mais graves, como IMSST ou morte súbita. A embolização coronariana a partir de trombos valvares também é uma etiologia a ser considerada em portadores de próteses mecânicas ou endocardite bacteriana.

A Tabela 31.1 inclui as principais causas não ateroscleróticas de SCA.

2.1 ATEROMA INSTÁVEL

A forma aguda da doença arterial coronariana é normalmente precipitada pela instabilização da placa aterosclerótica, como

TABELA 31.1 Causas não ateroscleróticas de síndromes coronarianas agudas		
Arterites • Doença de Takayasu • Síndrome de Kawasaki • Lúpus eritematoso • Espondilite anquilosante • Artrite reumatoide	Estreitamento luminal • Espasmo coronário • Dissecção da aorta • Dissecção de artéria coronária	Hematológicas • Policitemia vera • Trombocitose • Coagulação intravascular disseminada • Púrpura trombocitopênica
Trauma • Laceração • Iatrogênico • Radioterapia torácica	Anomalias congênitas • Origem anômala de coronária • Fístula coronariana • Aneurisma de coronária	Alteração do suprimento miocárdico • Estenose e insuficiência aórtica • Tireotoxicose • Hipotensão prolongada • Envenenamento por CO
Espessamento intimal • Doença de Hurler • Doença de Fabri • Amiloidose • Homocisteinúria • Esclerose intimal juvenil • Pseudoxantoma elástico	Êmbolos para coronárias • Endocardite infecciosa • Endocardite não bacteriana • Prolapso de valva mitral • Êmbolos de prótese valvares • Mixoma cardíaco • Fibroelastoma de valva aórtica • Trombos de cateteres	Outras causas • Abuso de cocaína • Contusão miocárdica • Complicações do cateterismo • Infarto com artérias coronárias normais

descrito. As alterações anatomopatológicas mais comumente encontradas no ateroma instável são rotura da placa, erosão superficial e hemorragia intraplaca (Figura 31.1). A rotura da placa aterosclerótica (Figura 31.1A) é a forma mais grave de instabilização do ateroma, sendo encontrada em mais de dois terços dos infartos fatais.[11] A placa rota expõe o sangue circulante às substâncias altamente trombogênicas localizadas no seu core lipídico, desencadeando a formação local de um coágulo. O fator tecidual é a mais importante entre essas substâncias ao promover a rápida ativação da coagulação extrínseca do sangue e das plaquetas circulantes. A erosão superficial da placa (Figura 31.1B) é a alteração patológica relacionada às formas mais brandas da doença coronariana aguda, como a AI. Ela se caracteriza pela remoção de placas de endotélio vascular com exposição do colágeno tipo IV localizado na membrana basal. Nesse caso, a exposição do tecido colágeno subendotelial nas áreas de descamação do endotélio inicia um processo trombótico por estimulação das plaquetas circulantes. Na erosão superficial, a ativação dos elementos envolvidos na trombose sanguínea tende a ser mais tênue, produzindo um coágulo hemostático plaquetário mais friável do que na rotura de placa. Apesar de seu caráter mais benigno, a erosão da placa responde por aproximadamente 20%

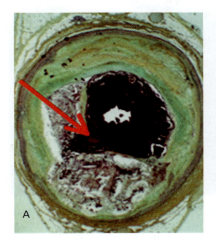 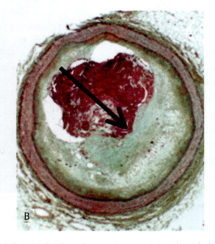 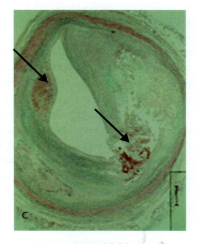

FIGURA 31.1 Alterações anatomapatogênicas na instabilização da placa de ateroma, precipitando a síndrome coronariana aguda. Em (A), há rotura da capa fibrótica (seta vermelha) com formação de trombo intraluminal oclusivo. Em (B), verificam-se erosão do endotélio sobre a placa (seta negra) e formação de trombo suboclusivo. Em (C), pontos de hemorragia intraplaca (setas menores) expandem agudamente a placa, levando à lesão endotelial. Fonte: Imagens cedidas por Dra. Maria de Lourdes Higuchi, Incor – HC-FMUSP.

dos óbitos fatais por IM. Finalmente, a hemorragia da placa (Figura 31.1C), forma mais rara de instabilização do ateroma, promove sua rotura ao provocar rápida expansão da lesão.

3 FISIOPATOLOGIA

3.1 MECANISMOS MOLECULARES DE INSTABILIZAÇÃO DA PLACA ATEROSCLERÓTICA

Os mecanismos fisiopatológicos envolvidos no desenvolvimento e na instabilização dos ateromas coronários são parcialmente conhecidos. Ao longo dos últimos anos, a teoria inflamatória tem merecido especial destaque por explicar várias alterações histológicas e funcionais observadas na doença aterosclerótica. De forma simplificada, a placa aterosclerótica estável apresenta um núcleo lipídico contendo macrófagos ricos em gordura citoplasmática, conhecidos como células espumosas, além de debris celulares e gorduras livres.[12] O núcleo lipídico permanece isolado do compartimento sanguíneo por uma capa fibrosa de colágeno bem estruturada.[13] A partir de estímulos não inteiramente esclarecidos, como processos infecciosos agudos ou fatores que estimulam uma resposta oxidativa sistêmica, desenvolve-se um processo inflamatório que envolve a circulação e o próprio ateroma. No interior do ateroma, essa inflamação se caracteriza pela ativação de células da resposta imune celular, principalmente os linfócitos T, concentrados nas bordas das placas.[14] Assim, linfócitos T ativados sintetizam quantidades aumentadas de interferon-gama, citocina capaz de bloquear a síntese de colágeno pelas células musculares lisas que migraram para a região subendotelial a partir da camada média vascular. Ao interferir com a formação do colágeno que compõe o arcabouço da placa aterosclerótica, as células T promovem o adelgaçamento da capa fibrosa do ateroma, reduzindo sua resistência e predispondo-o à rotura.[15] Simultaneamente à ação do interferon, as metaloproteinases, colagenoses presentes no interstício da placa aterosclerótica, passam a ser produzidas e liberadas em concentrações elevadas a partir de macrófagos teciduais, acelerando o processo de decomposição do colágeno fibrilar que compõe o ateroma.[16] Dessa forma, surge a placa suscetível que pode se romper ou erodir em condições de sobrecarga hemodinâmica, principalmente em suas margens, onde a capa fibrosa é mais fina e a tensão circunferencial mecânica mais intensa. Por esse motivo, as SCA podem ser desencadeadas por vigorosa atividade física ou estresse emocional. A hiperatividade simpática desencadeada nessas circunstâncias provoca elevação da pressão arterial, da frequência cardíaca e da força contrátil do coração, impondo intensa sobrecarga mecânica sobre a placa aterosclerótica. A despeito disso, normalmente não existe um fator desencadeante identificável para as SCA.

Além da inflamação da placa aterosclerótica, sabe-se que, nas SCA, há uma resposta inflamatória sistêmica aguda com elevação de diversos marcadores, como proteína C-reativa, interleucina-6 e fator de necrose tumoral-beta.[17] Os níveis desses mediadores inflamatórios mantêm correlação com o prognóstico da doença aterosclerótica aguda e ajudam a estratificar o seu risco. Aparentemente, essa inflamação sistêmica resulta do processo inflamatório que se desenvolve no interior da placa aterosclerótica, embora ainda haja muita especulação a respeito.[4]

3.2 ATEROTROMBOSE

A rotura ou erosão da placa aterosclerótica permite o contato direto de substâncias trombogênicas em seu interior com plaquetas circulantes e proteínas da coagulação. Essa interação desencadeia o processo de trombose sanguínea por duas vias distintas.[18] Inicialmente, a lesão vascular da placa instável com exposição da matriz subendotelial promove a adesão de plaquetas circulantes ao colágeno intersticial (Figura 31.2). Essa adesão pode acontecer por via direta pelas glicoproteínas de superfície ou indiretamente por meio do fator de Von Willebrand, que atua como uma ponte para a adesão plaquetária. A adesão ao colágeno subendotelial promove ativação das plaquetas, caracterizada por mudanças conformacionais celulares com aumento de sua superfície de contato e liberação de substâncias retidas nos seus grânulos citoplasmáticos. As plaquetas ativadas também passam a expressar receptores específicos de superfície, principalmente a glicoproteína IIb/IIIa que, juntamente com moléculas de fibrinogênio, permitem agregação intercelular.[19] Parte dos mediadores secretados pelas plaquetas ativadas, como a adenosina difosfato (ADP) e o fibrinogênio, induz agregação plaquetária e estabilização do trombo, enquanto outros estimulam o sistema de coagulação (fator V, XI e XIII) ou promovem vasoconstrição arterial (tromboxano A_2).

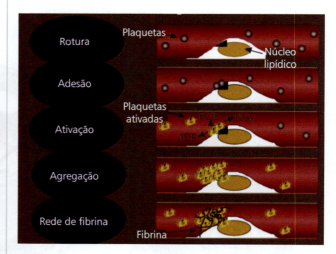

FIGURA 31.2 Ativação plaquetária na síndrome coronariana aguda. A instabilização da placa aterosclerótica expõe substância pró-trombóticas em seu interior. Assim, plaquetas circulantes aderem à sua superfície e sofrem transformações morfológicas, liberando substâncias que ativam outras plaquetas circulantes e o sistema de coagulação, como tromboxane A_2 (TXA$_2$), ADP, fatores de coagulação (FC) e fibrinogênio (F). Finalmente, forma-se um trombo branco unido por uma rede de fibrina.

A fase plaquetária da trombose é responsável pela formação de um coágulo hemostático que visa interromper o sangramento.[20] Esse processo é conhecido por hemostasia primária e é a forma mais comumente encontrada na AI e IMSST. Simultaneamente à formação do trombo branco ou plaquetário, verifica-se ampla ativação da cascata de coagulação, cujo principal objetivo é permitir a formação de altas concentrações de trombina (Figura 31.3). A exposição do fator tecidual à circulação sanguínea inicia o processo de coagulação ao permitir sua combinação com o fator VII. Essa associação catalisa a conversão do fator X à sua forma ativada Xa. Os fatores Xa, Va e II (protrombina) se combinam para formar o complexo protrombinase, responsável pela formação catalítica de trombina. A trombina, por sua vez, é responsável pela síntese de uma rede de fibrina que confere estabilidade ao trombo. Esse processo, conhecido por hemostasia secundária, determina a captura de hemácias circulantes com formação de um trombo vermelho. Esse é o principal achado do IMST.

A interação entre as substâncias pró-trombóticas geradas durante o evento de instabilização da placa e antitrombóticas, naturalmente presentes nos vasos sanguíneos, determina a intensidade de ativação do sistema de coagulação e progressão do trombo e, portanto, o grau de obstrução vascular e a forma clínica de apresentação da SCA.[4] Nesse momento, a função do endotélio vascular assume extrema importância. Uma série de substâncias anticoagulantes, antiplaquetárias, fibrinolíticas e vasodilatadoras é produzida continuamente pelo endotélio com o intuito de interromper a progressão de trombos formados na luz vascular e, assim, permitir a manutenção do fluxo sanguíneo. Os principais agentes anticoagulantes sintetizados pelo endotélio são a antitrombina III, que se liga irreversivelmente à trombina para inativá-la e facilitar sua depuração plasmática; a trombomodulina; as proteínas C e S, que atuam sinergicamente para acelerar a degradação dos fatores de coagulação Va e VIIIa; e o inibidor da via do fator tecidual, que se combina ao fator Xa para bloquear o complexo formado pelo fator tecidual e fator VII. O endotélio também é capaz de secretar o ativador do plasminogênio tecidual, gerando plasmina que promove clivagem das cadeias de fibrina formadoras do trombo(18). Por fim, prostaciclina (PGI2) e, principalmente, óxido nítrico (NO) são potentes agentes vasodilatadores e antiplaquetários sintetizados pelo endotélio. Em condições de disfunção endotelial provocada pelos fatores de risco cardiovascular, como diabetes, dislipidemia, hipertensão ou tabagismo, o endotélio é incapaz de sintetizar quantidades adequadas de tais substâncias, predispondo ao aparecimento das formas mais graves de SCA. Por esse motivo, a abordagem da disfunção endotelial tornou-se um alvo terapêutico das SCA nos últimos anos.

3.3 TROMBOSE CORONARIANA E SÍNDROMES CLÍNICAS

Como descrito anteriormente, a forma clínica de SCA que se desenvolverá a partir da trombose intracoronária depende do grau de obstrução vascular e do fluxo sanguíneo residual ao miocárdio (Figura 31.4). Quando a placa aterosclerótica sofre uma erosão superficial de pequena extensão, a trombose costuma ser discreta e autolimitada, sem produzir sintomas. Nesse caso, o coágulo sanguíneo pode ser dissolvido pelo sistema fibrinolítico endógeno ou ser incorporado pelo ateroma, contribuindo para a sua progressão. A forma subclínica da doença arterial coronariana aguda provou-se relativamente frequente em diversos estudos

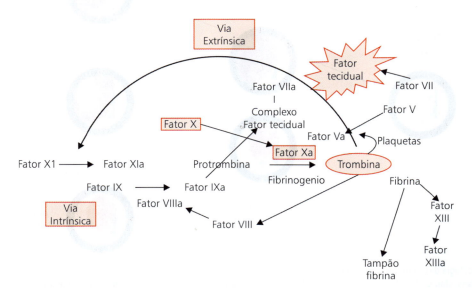

FIGURA 31.3 Ativação do sistema de coagulação na síndrome coronariana aguda. A interação tecidual da placa aterosclerótica com fator VII circulante forma um complexo que ativa a via extrínseca da coagulação, culminando com a síntese de trombina. A trombina formada por esse mecanismo amplifica o processo da coagulação, ativando também a sua via intrínseca. As plaquetas são diretamente ativadas.

anatomopatológicos. Em condições de trombose mais extensa, normalmente associadas à rotura da placa com exposição do núcleo lipídico ou erosões mais amplas do ateroma, a obstrução da luz vascular pode ser crítica ou até completa, precipitando o aparecimento de sintomas. Na oclusão subtotal, o fluxo coronário residual impede que as células miocárdicas sejam totalmente privadas de sangue. A manutenção de um suprimento mínimo de oxigênio (O_2) preserva a viabilidade do miócito isquêmico sem que haja necrose celular. Nesse caso, estamos diante de um quadro de AI. Se, ao contrário, a oclusão coronariana for completa, outras entidades clinicopatológicas podem emergir. A obstrução completa, porém, temporária da luz vascular, promove necrose miocárdica restrita às áreas subendocárdicas do músculo cardíaco. O miocárdio subendocárdico é particularmente suscetível à isquemia porque está submetido a uma sobrecarga hemodinâmica mais intensa gerada no interior da câmara cardíaca durante a sístole. A pressão sobre a parede subendocárdica aumenta o seu consumo de O_2. Além disso, o subendocárdio é a última porção do miocárdio a receber suprimento sanguíneo pelas artérias perfurantes que atravessam a espessura do músculo cardíaco. Nos casos de obstrução completa temporária, desenvolve-se um IM subendocárdico. Esse tipo de infarto não produz supradesnível do segmento ST durante a fase aguda e, por isso, é conhecido por IMSST. Ele também não costuma produzir cicatrizes persistentes no eletrocardiograma (onda Q) e, por isso, é também conhecido por IM não Q. A AI e o IM subendocárdico são entidades bastante próximas do ponto de vista fisiopatológico e, por isso, recebem tratamento clínico similar. Por outro lado, a manutenção da obstrução coronariana total determina a propagação de uma onda isquêmica a partir do endocárdio. Nesse caso, a necrose atinge toda a espessura do miocárdio e surge um IM transmural associado a supradesnível do segmento ST. O infarto transmural normalmente impõe sequelas eletrocardiográficas e, por isso, é chamado de IMQ. Na presença de oclusão coronariana total com circulação colateral, tanto AI quanto IM subendocárdico podem se desenvolver, dependendo da ocorrência de necrose celular.

3.4 ALTERAÇÕES CELULARES E HISTOLÓGICAS DO MIOCÁRDIO ISQUÊMICO

Após a interrupção do fluxo sanguíneo para o miocárdio, os níveis intracelulares de O_2 caem rapidamente uma vez que as células miocárdicas têm altíssimo metabolismo energético para a manutenção da contração cardíaca. A falta de O_2 interrompe o metabolismo aeróbico de ácidos graxos e de glicose, dando lugar à glicólise anaeróbica.[21] Com isso, grande volume de lactato passa a ser produzido no miocárdio e o pH tecidual se reduz drasticamente. A substituição das vias aeróbicas de produção energética

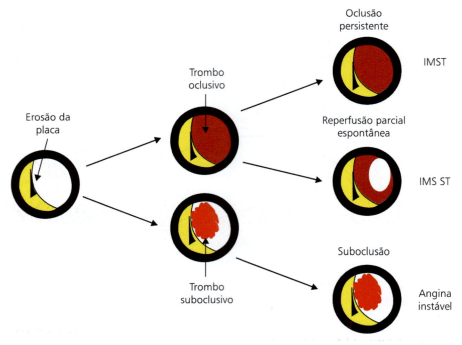

FIGURA 31.4 Fisiopatologia das síndromes coronarianas agudas. As síndromes coronarianas agudas resultam da instabilização do ateroma com formação de um trombo intravascular. Os trombos oclusivos normalmente levam ao infarto do miocárdio (IM). Um coágulo que promove oclusão persiste da luz vascular costuma produzir IM com supradesnível do segmento ST (IMST). Em condições de lise do trombo oclusivo pelo sistema fibrinolítico endógeno mantendo um fluxo miocárdico residual, produz-se um IM sem supradesnível de ST (IMSST). A angina instável aparece quando a luz coronariana está parcialmente obstruída.

pela glicólise anaeróbica é insuficiente para repor os estoques intracelulares de fosfatos de alta energia, como a adenosina trifosfato.[22] Sem energia disponível para seu funcionamento, a bomba de Na^+-K^+ da membrana celular deixa de eliminar Na^+ ou captar K^+. A retenção intracelular de Na^+ promove edema da célula muscular cardíaca, enquanto o acúmulo extracelular de K^+ altera o potencial elétrico transmembrana, predispondo o coração aos eventos arritmogênicos observados na isquemia miocárdica aguda. A deficiência de reservas energéticas também afeta diretamente o metabolismo intracelular do $Ca2^+$. Liberado para promover a contração cardíaca, o $Ca2^+$ citosólico deixa de ser ativamente recaptado pelo retículo sarcoplasmático. O seu acúmulo no citoplasma do cardiomiócito ativa lipases e proteases endógenas que promovem destruição celular. A liberação dessas enzimas no espaço intersticial determina a propagação do dano para o tecido adjacente. Assim, enzimas exclusivas do compartimento intracelular atingem a circulação e podem ser detectadas no sangue periférico, servindo para o diagnóstico de morte celular e IM. O tempo aproximado desde a instalação da isquemia miocárdica até a lesão celular irreversível é de 20 a 30 minutos.

Na medida em que a permeabilidade vascular no tecido miocárdico lesado aumenta, o líquido plasmático começa a extravasar dos capilares para o compartimento intersticial, atraído pela elevada pressão oncótica tecidual produzida pela liberação de proteínas intracelulares. Assim, um importante edema miocárdico é visível em 4 a 12 horas de isquemia sustentada. Ao edema, segue-se uma resposta inflamatória aguda com infiltração de neutrófilos e liberação de mais enzimas proteolíticas, que acabam por amplificar a lesão tecidual, produzindo um aspecto histológico típico conhecido por necrose de coagulação (Figura 31.5A). Progressivamente, as células miocárdicas necróticas são substituídas por fibrose (Figura 31.5B). O passo inicial para essa alteração na estrutura do tecido cardíaco ocorre com a infiltração das áreas de miocárdio inflamado por macrófagos que removem o tecido necrótico. A reabsorção do tecido necrótico com redução da espessura miocárdica e a sobrecarga hemodinâmica imposta pela câmara cardíaca à parede do coração tornam a região infartada frágil e suscetível à rotura. A fibrose que se segue à reabsorção tecidual confere resistência à parede do ventrículo, porém, esse processo é lento e só se completa em, aproximadamente 7 semanas. A interação entre o ventrículo esquerdo em cicatrização e a sobrecarga hemodinâmica em sua parede determina um conjunto de alterações geométricas da câmara cardíaca. Elas envolvem a expansão da área infartada e a dilatação das áreas não diretamente acometidas pelo infarto. Esse processo, que se inicia no pós-infarto imediato e persiste por meses, é conhecido por remodelamento ventricular.

4 QUADRO CLÍNICO

As manifestações clínicas associadas à coronariopatia aguda são produzidas pela isquemia do miocárdio e hiperatividade adrenérgica secundária ao intenso desconforto torácico. Por isso, as SCA tendem a compartilhar os mesmos tipos de sintomas.[5] A gravidade do quadro clínico, no entanto, costuma progredir ao longo do espectro das SCA à medida que a isquemia é mais intensa e prolongada. Assim, o quadro clínico na AI tende a ser mais frustro e, por vezes, não reconhecido, enquanto o IMCST normalmente apresenta manifestações mais exuberantes.[2] No caso das SCASST, a apresentação clínica é, habitualmente, bastante similar na fase inicial. O grau de privação de O_2 é mais intenso no IMSST, no entanto, costuma produzir sintomas isquêmicos mais característicos com desconforto torácico mais intenso, sudorese e até taquipneia. A instabilidade hemodinâmica é rara na SCASST, mas, pode ocorrer em portadores de disfunção ventricular prévia.

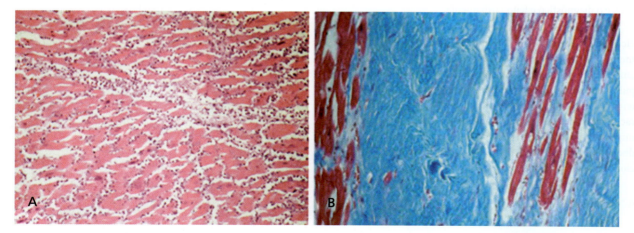

FIGURA 31.5 Aspecto histológico de área de infarto do miocárdio em evolução. Em (A), área miocárdica infartada com infiltração de neutrófilos, em aspecto conhecido como necrose de coagulação. Em (B), aspecto microscópico de cicatrização da área de infarto, com densa fibrose (azul) entremeada por fibras miocárdicas remanescentes. Fonte: Imagens cedidas por Dra. Maria de Lourdes Higuchi, Incor – HC-FMUSP.

A dor clássica da isquemia miocárdica é de caráter opressivo ou em peso, localizada no centro do tórax e de limites imprecisos.[3] A dor irradia-se mais comumente para o ombro e braço esquerdo (face ulnar) ou mandíbula e pescoço. Sua intensidade não costuma se alterar com a mudança de posição ou inspiração. A instalação é normalmente insidiosa, atingindo um pico de intensidade depois de alguns minutos de seu início. Dores fugazes ou duradouras por alguns dias raramente estão associadas à isquemia miocárdica. A piora ao esforço físico com alívio ao repouso é típica da angina de peito o que determina um perfil de inatividade nos portadores de SCA.

Apesar da sintomatologia clássica descrita, boa parte dos portadores de SCA pode ter manifestações atípicas (equivalentes isquêmicos) que dificultam seu diagnóstico ou pode mesmo não apresentar quaisquer sintomas durante o evento agudo.[5] Esse comportamento é mais frequente nas SCASST, principalmente na AI, que apresenta uma carga isquêmica mais baixa. Os pacientes idosos cursam, muitas vezes, com manifestações atípicas, como mal-estar indefinido, confusão mental, síncope, dispneia ou edema pulmonar. Outra população de doentes que costuma apresentar quadros atípicos são os diabéticos, que, por sua neuropatia, podem evoluir com quadro inicial inespecífico com cansaço, fraqueza, desconforto epigástrico ou apenas manifestações adrenérgicas. A presença de qualquer um desses sintomas em pacientes com fatores de riscos convencionais para doença arterial coronariana (diabetes, tabagismo, dislipidemia e hipertensão) deve levantar a suspeita de SCA, principalmente em pacientes com história prévia de coronariopatia. A análise do banco de dados de grandes estudos com mais de 100 mil pacientes mostrou que pelo menos um dos fatores de risco citados estava presente em mais de 80% dos paciente com coronariopatia. Mesmo entre paciente mais jovens (homens < 55 anos e mulheres < 65 anos), apenas 10 a 15% não apresentavam nenhum dos fatores de risco convencionais. O estudo de Framingham revelou que quase 30% dos infartos são oligossintomáticos ou assintomáticos e o diagnóstico é feito tardiamente.[23]

A dor torácica está entre as principais causas de ida aos serviços de emergência e pode estar relacionada a quadros extremamente benignos como costocondrites, até quadro graves ameaçadores à vida, como dissecção aguda de aorta ou embolia pulmonar, além da própria SCA.[5] Dessa forma, o diagnóstico diferencial é essencial na avaliação inicial do paciente com dor torácica, a fim de se evitar internações desnecessárias e, ainda mais importante, para que não ocorra a liberação de paciente com doenças potencialmente fatais. Os principais diagnósticos relacionados à dor torácica estão na Quadro 31.1.

4.1 ANGINA INSTÁVEL (AI)

O diagnóstico de AI é especialmente importante no contexto da doença coronariana. Apesar de ser a forma mais benigna dentre as SCA, a AI é potencialmente grave, podendo progredir para IM e morte, principalmente em suas formas mais drásticas de apresentação.[24] Assim, seu diagnóstico e tratamento precoce ajudam a prevenir síndromes clínicas de pior prognóstico. Além de sua importância clínica, a AI também se destaca do ponto de vista epidemiológico. Atualmente, a AI é a manifestação mais frequente de todas as SCA.

A avaliação dos sintomas é fundamental para o diagnóstico de AI. Nesta, os marcadores de necrose miocárdica, mesmo a troponina, encontram-se normais e, frequentemente, o eletrocardiograma está inalterado. Assim, o único instrumento diagnóstico disponível é a queixa do paciente. O seu reconhecimento, no entanto, pode não ser simples. Como o grau de isquemia miocárdica na AI tende a ser mais leve, os sintomas são, muitas vezes, atípicos e fugazes.[5] As manifestações clínicas dessa condição intermediária entre a forma estável da doença coronariana e o IM traduzem um fenômeno de instabilização incipiente da placa aterosclerótica com trombose limitada e oclusão vascular incompleta. Por isso, o profissional de saúde deve estar atento às queixas mais frequentes dos pacientes. A instabilização aguda da placa na AI pode se manifestar de três formas clínicas principais:

1. Angina de repouso ou a mínimos esforços, forma mais grave da doença. Nesse caso, a dor tende a ser mais intensa e prolongada com duração > 20 minutos.

2. Angina de início recente, caracterizada pelo aparecimento de sintomas anginosos em pacientes previamente assintomáticos. Normalmente, a angina é considerada instável dentro do primeiro mês de aparecimento até que o ateroma volte a se estabilizar.

QUADRO 31.1 Causas da dor torácica e diagnósticos diferenciais

Cardiovasculares	Insuficiência coronariana Pericardite Miocardite Valvopatia aórtica Dissecção aguda de aorta
Pulmonares	Tromboembolismo pulmonar Hipertensão pulmonar Pneumonia Pleurite Pneumotórax
Mediastinais	Mediastinite Timite
Musculoesqueléticas e neurológicas	Costocondrite aguda Doenças da coluna cervical/dorsal Trauma Herpes-zóster Ansiedade
Gastrintestinais	Espasmo esofagiano Doença de refluxo gastresofágico Gastrite/doença ulcerosa Distensão hepática Pancreatite Cólica biliar Infarto esplênico

3. Angina progressiva ou em crescendo, que se manifesta pela exacerbação de sintomas anginosos prévios, como aumento da intensidade, frequência e duração da dor ou surgimento a esforços menores.

Ainda dentro da avaliação inicial, uma vez feita a hipótese de angina instável, sua classificação de risco é essencial, pois traz informações importantes a respeito do prognóstico do paciente. A classificação mais utilizada atualmente é a proposta por Braunwald (Quadro 31.2), em que os pacientes são estratificados pela intensidade e circunstâncias clínicas de apresentação dos sintomas. Análises do estudo TIMI III demonstraram correlação entre a forma de apresentação da angina e o desfecho clínico do paciente. O contexto de apresentação clínica que se correlacionou ao pior prognóstico foi a angina pós-infarto, em que o risco de morte ou IM em 1 ano foi de 18,5%. Outras formas de estratificação de risco em portadores de SCASST foram desenvolvidas posteriormente e aparecem descritas a seguir.

QUADRO 31.2 Classificação Braunwald de AI

GRAVIDADE

Classe I: angina de início recente (menos de 2 meses), frequente ou de grande intensidade (3 ou mais vezes ao dia), acelerada (evolutivamente mais frequente ou desencadeada por esforços progressivamente menores).

Classe II: angina de repouso subaguda (1 ou mais episódios em repouso nos últimos 30 dias.

Classe III: angina de repouso aguda (1 ou mais episódios em repouso nas últimas 48 horas.

CIRCUNSTÂNCIAS DAS MANIFESTAÇÕES CLÍNICAS

Classe A: angina instável secundária (anemia, febre, hipotensão, hipertensão não controlada, estenose aórtica, emoções, arritmias, tireotoxicose)

Classe B: angina instável primária

Classe C: angina pós-infarto do miocárdio (mais de 24 horas e menos de 2 semanas)

INTENSIDADE DO TRATAMENTO

Classe 1: sem tratamento ou com tratamento mínimo
Classe 2: terapia anginosa usual
Classe 3: terapia máxima

4.1.1 Angina variante de Prinzmetal ou vasoespástica

A angina variante ou de Prinzmetal caracteriza-se por dor precordial isquêmica desencadeada por espasmo coronário associada a supradesnível fugaz do segmento ST.[5] A dor costuma ser intensa na angina de Prinzmetal uma vez que a isquemia envolve toda a espessura da parede miocárdica, embora, graus menores de isquemia possam ocorrer associados a vasoespasmo não oclusivo. Em alguns casos, pode ocorrer espasmo coronariano "silencioso", detectado durante períodos de monitorização contínua ou por visualização direta durante a cinecoronariografia. Na angina variante, não há um fator precipitante evidente que leve a um aumento do consumo de O_2, como na angina estável. Ao revés, os episódios ocorrem normalmente ao repouso durante o período noturno ou pela manhã. Os portadores dessa condição mantêm-se assintomáticos no restante do dia, mesmo a grandes esforços, a não ser que haja coronariopatia obstrutiva associada. Por sua apresentação clínica e pela manutenção dos marcadores cardíacos dentro dos limites da normalidade, a doença de Prinzmetal é classificada como AI a despeito da elevação do segmento ST.

O vasoespasmo coronário da angina variante aparece mais comumente nas áreas adjacentes às placas ateroscleróticas, embora também possa ocorrer em trechos normais das artérias coronárias. Habitualmente, os portadores de angina vasoespástica são mais jovens, principalmente mulheres, e sem fatores de risco para coronariopatia, a não ser o tabagismo que pode precipitar as crises. O uso de substâncias ilícitas, principalmente a cocaína é uma importante causa de angina vasoespástica e IM induzido por medicamentos. Apesar de esses doentes poderem cursar com arritmias malignas e IM, levando à morte súbita, o prognóstico costuma ser bastante favorável com índices de sobrevida bastante elevados. O diagnóstico é feito por sua apresentação clínica recorrente e autolimitada e confirmado pelo registro do supradesnível de ST ao eletrocardiograma. Testes provocadores de isquemia com estresse físico ou farmacológico sem alterações e cinecoronariografia sem obstruções importantes podem ajudar no diagnóstico da angina vasoespástica.

O tratamento do vasoespasmo baseia-se na utilização de nitratos e, principalmente, bloqueadores de canal de cálcio tanto na fase aguda quanto na crônica[2]. O diltiazem é o antagonista do cálcio mais amplamente estudado nesse contexto. O seu uso está associado a uma diminuição do número de episódios dolorosos e de sua intensidade. Os betabloqueadores demonstram respostas variáveis nos portadores de angina de Prinzmetal isolada. Os agentes não seletivos, ao bloquearem os receptores beta-2, responsáveis pela dilatação coronariana, podem promover um efeito paradoxal vasoconstritor mediado pelos receptores alfa-1, prolongando os sintomas anginosos. Ao contrário, nos pacientes com DAC associada, parece haver uma melhora dos quadros anginosos associada ao uso de betabloqueadores. O uso de ácido acetilsalicílico também pode agravar os episódios de angina vasoespástica ao inibir a síntese de prostaciclina, um importante vasodilatador coronariano.

4.2 INFARTO DO MIOCÁRDIO SEM SUPRADESNÍVEL DE ST (IMSST)

O IMSST é a forma mais grave de SCASST. Nessa condição, a oclusão coronariana completa costuma ser temporária ou persistente na presença de circulação colateral. O acúmulo de quantidades maiores de produtos de decomposição do metabolismo energético, como a adenosina e o lactato, traduz-se por desconforto torácico mais intenso com fenômenos de irradiação e resposta simpática mais exacerbada. Assim, além da forte dor que tende a se estender por períodos mais prolongados do que na AI, podem aparecer sudorese, náuseas e extremidades frias e úmidas. O repouso e o uso de nitrato costumam aliviar o quadro clínico no IMSST.

5 EXAME FÍSICO

Nos pacientes que se apresentam com quadro de SCASST, o exame físico habitualmente é normal e pouco auxilia o diagnóstico. Algumas alterações, entretanto, podem ajudar a definir os pacientes com maior gravidade. A presença de taquicardia, palidez cutânea e hipotensão sugere acometimento ventricular esquerdo mais extenso e pode ocorrer em portadores de IMSST com infarto prévio. A presença de terceira bulha, B3, ou ritmo de galope também pode indicar falência ventricular. Quarta bulha, B4, pode estar presente em parte dos pacientes com coronariopatia isquêmica aguda e reflete a contração atrial diante da complacência ventricular reduzida. O surgimento de sopro transitório na AI indica a disfunção valvar aguda. Sopro sistólico regurgitativo apical indica disfunção aguda do aparelho valvar mitral secundário à isquemia do músculo papilar. A detecção de sopros no IM indica grave condição subjacente que exige cuidados imediatos. Assim, apesar de muitas vezes estar normal, o exame físico é prática indispensável para detectar condições mais raras, porém, potencialmente graves. Por fim, deve-se sempre ter em mente que a apresentação clínica das SCA pode não refletir a extensão e gravidade das lesões coronarianas. Assim, portadores de lesões triarteriais graves ou de tronco de coronária esquerda podem apresentar quadro clínico oligossintomático e exame físico normal à admissão, principalmente os pacientes idosos.

6 EXAMES DIAGNÓSTICOS

O reconhecimento da insuficiência coronariana aguda e o diagnóstico diferencial entre as suas formas clínicas de apresentação é feito pela avaliação dos sintomas à admissão hospitalar, alterações do ECG e detecção sérica de marcadores de necrose miocárdica. Na AI, como descrito, a inspeção minuciosa das queixas é essencial para o diagnóstico, uma vez que o ECG se encontra normalmente inalterado à admissão e os marcadores de necrose não sofrem elevação. No IMSSST, as alterações ECG costumam ser mais frequentes e a necrose miocárdica é obrigatória.

6.1 ELETROCARDIOGRAMA

O ECG de 12 derivações é o exame-chave para a avaliação inicial do paciente com suspeita de SCASST e deve ser realizado e interpretado nos primeiros 10 minutos após a chegada do paciente ao hospital.[2] A interpretação do ECG pode trazer informações importantes em relação ao diagnóstico e prognóstico dos pacientes com dor torácica. É importante destacar que o ECG normal ou sem alterações sugestivas de isquemia não afasta a possibilidade do diagnóstico de AI/IMSSST no paciente com quadro clínico característico. Se o ECG inicial for normal ou não diagnóstico, devem ser realizados ECG seriados (ao menos, mais um nas primeiras 6 horas) e durante ou imediatamente após cada recorrência de sintomas.[2] A comparação entre o ECG realizado depois da admissão por suspeita de SCA com outro traçado prévio fora do contexto agudo pode trazer informações importantes, principalmente em relação a alterações basais relacionadas a hipertrofia ventricular esquerda ou IM prévio. Qualquer alteração nova ou presumidamente nova do segmento ST ou onda T está associada à maior chance da presença de doença coronariana. O infradesnível do segmento ST ou supradesnível transitório e a inversão da onda T são as alterações eletrocardiográficas principais e mais frequentes na AI/IMSSST[3] (Figura 31.6). Apesar de a distinção entre a AI e o IMSSST ser definida pela alteração dos marcadores de necrose miocárdica, algumas diferenças ECG podem ajudar a identificá-las. No IMSST, o infradesnível costuma ser mais pronunciado (0,1 mV) e duradouro. Na AI, seu aparecimento é fugaz e menos intenso. A análise do estudo GUSTO IV demonstrou um aumento significativo da incidência de morte e IM aos 30 dias nos pacientes que se apresentavam com depressão do segmento ST em relação aos que tinham somente inversão de onda T.[25] A diferença de mortalidade persistiu até 6 meses após o evento.

6.2 MARCADORES DE NECROSE MIOCÁRDICA

A morte dos cardiomiócitos com perda da integridade da membrana plasmática permite que macromoléculas contidas no espaço intracelular sejam liberadas para o tecido intersticial e atinjam os vasos linfáticos, espalhando-se pela circulação. A detecção dessas moléculas no sangue periférico caracteriza a necrose miocárdica e, portanto, o IM. A necrose miocárdica resulta, na maioria das vezes, de uma agressão isquêmica por obstrução das artérias coronarianas epicárdicas ou da microcirculação. Algumas vezes, no entanto, o miocárdio pode estar submetido a condições de "sobrecarga" que induzem elevação desses biomarcadores na ausência de necrose miocárdica isquêmica. Nesse caso, a lesão miocárdica aparece como um epifenômeno secundário a outras patologias, como embolia pulmonar, crise hipertensiva ou insuficiência cardíaca aguda. Dessa forma, é fundamental que a elevação dos marcadores cardíacos seja interpretada à luz do quadro clínico. Além do seu papel diagnóstico no IM, os marcadores de necrose miocárdica também são importantes na estratificação de risco dos portadores de SCASST, ajudando a orientar a terapêutica.

6.2.1 CKMB

A creatinoquinase (CK ou CPK) é uma enzima envolvida com o metabolismo energético celular.[24] Ela é responsável pela transferência de fosfatos de alta energia das moléculas de fosfocreatina para o ADP, gerando ATP. Há três formas principais de isoenzimas da CK que receberam suas designações a partir do tecido onde foram caracterizadas. A forma CKMM (*muscle*) concentra-se na musculatura estriada. A isoforma BB (*brain*) é mais frequente nos neurônios cerebrais, enquanto a MB é tipicamente encontrada no músculo cardíaco. Apesar de a CKMB estar presente em concentração maior nos cardiomiócitos, ela também aparece em outros tecidos, como músculo esquelético, intestino e próstata. Assim, embora tenha sido utilizada como padrão de referência para o diagnóstico de IM por muitos anos, a CKMB é apenas parcialmente específica para o músculo cardíaco. Apesar dos sensíveis avanços alcançados com a utilização dos novos ensaios imunológicos para a sua detecção sem interferências (CKMB massa), elevações da CKMB podem ainda resultar de lesões teciduais à distância. Nesse caso, a utilização da relação entre a fração CKMB (massa) e a CK total pode auxiliar o diagnóstico. Uma relação acima de 3% é um forte indício de que a necrose envolve o tecido miocárdico. Além de sua relativa especificidade para o diagnóstico de IM, outras limitações clínicas da CKMB envolvem sua baixa sensibilidade para a detecção de lesões miocárdicas mínimas e sua elevação mais tardia após o início dos sintomas (Figura 31.7). A concentração sérica de CKMB começa a se elevar entre 3 e 4 horas depois do aparecimento dos sintomas isquêmicos e retorna ao normal em até 72 horas a depender do fluxo de sangue residual para a área isquêmica. Em portadores de SCASST, em que a oclusão arterial é extremamente curta, a elevação da CKMB pode durar poucas horas.

6.2.2 Troponinas

As troponinas são componentes das miofibrilas de contração do músculo cardíaco e esquelético.[24] Elas consistem de três subunidades: TnC; TnT; e TnI. Apesar de também serem expressas no músculo esquelético, algumas isoformas da TnT e TnI são específicas do músculo estriado cardíaco e, por isso, chamadas de cTnT e cTnI.[26] Em pessoas saudáveis, esses marcadores não são geralmente detectados na circulação. Diversas condições clínicas, isquêmicas ou não, entretanto, podem levar a um aumento de troponina na circulação. A alta sensibilidade dos ensaios de detecção da cTn exige que a sua detecção na circulação seja interpretada com muita cautela.[27] O diagnóstico de IM deve ser feito somente se o dano miocárdico for causado por isquemia do músculo cardíaco na presença de um quadro clínico compatível. Outras condições podem levar à lesão miocárdica com consequente liberação de troponina na circulação, mesmo na ausência de isquemia dos miócitos.[3] Essas alterações não podem ser confundidas com IM. As causas mais frequentes de dano miocárdico não isquêmico são miocardite, contusão cardíaca, tromboembolismo pulmonar, sepse e insuficiência renal (Quadro 31.3). Em algumas circunstâncias, a elevação de troponina está associada à isquemia miocárdica não obstrutiva, como as ocorridas nas bradi e taquiarritmias, estenose aórtica grave, quadros de insuficiência cárdica descompensada e miocardiopatia hipertrófica.

A sensibilidade e especificidade clínica da troponina para o diagnóstico de IM atingem 90 e 97%, respectivamente. A recomendação é que seja utilizado o percentil 99 como valor de corte para o diagnóstico de infarto.

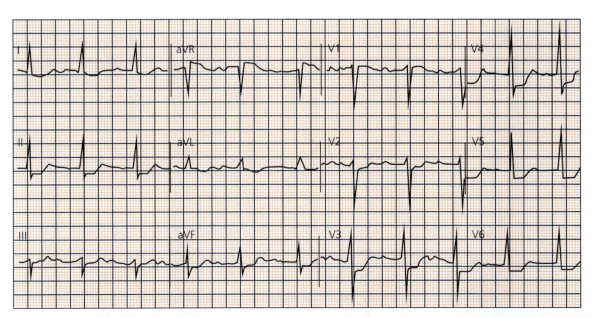

FIGURA 31.6 Traçado eletrocardiográfico na síndrome coronariana aguda sem supradesnível ST. O infradesnível se estende por toda a parede anterior (V2 a V6, DI e aVL), sugerindo a presença de uma obstrução crítica proximal em artéria descendente anterior.

QUADRO 31.3 Diagnóstico diferencial de elevação de troponina
Disfunção renal aguda ou crônica
Insuficiência cardíaca
Embolia pulmonar
Arritmias
Dissecção de aorta
Doenças inflamatórias e infiltrativas
Rabdomiólise
Sepse

As cTn apresentam um comportamento muito similar à CKMB nas SCASST, ou seja, começam a se elevar entre 3 e 4 horas após a instalação do IMSST e declinam mais ou menos lentamente a depender da perfusão coronariana residual. Na suspeita de SCA, recomenda-se dosar os níveis de cTn no momento da apresentação do paciente à sala de emergência, assim como entre 3 e 6 horas do início dos sintomas. Novas dosagens posteriores podem ser realizadas em casos de mudanças eletrocardiográficas ou do quadro clínico.[28]

7 ESTRATIFICAÇÃO DE RISCO

As SCASST englobam um conjunto de pacientes bastante heterogêneo e com risco de complicações variado. Por isso, os pacientes devem ser avaliados e tratados de forma mais personalizada. Nesse sentido, a avaliação do risco de complicações trombóticas e hemorrágicas é um passo muito importante, principalmente, em portadores de AI, reduzindo os riscos de complicações. O desenvolvimento de esquemas de classificação que procuram identificar o risco de cada paciente se tornou muito comum recentemente e demonstra grande utilidade prática.

Os critérios de Braunwald, previamente descritos, foram pioneiros na avaliação do risco cardiovascular em portadores de SCASST.[29] A escala de Braunwald emprega variáveis principalmente da história clínica para permitir a estratificação rápida do risco, imediatamente após a admissão hospitalar. Os pacientes são classificados de acordo com os fatores precipitantes da angina em angina primária, secundária (induzida por anemia ou hipertensão) ou pós-infarto, e com base na intensidade dos sintomas em angina de repouso ou acelerada. Depois dos critérios de Braunwald, foram criados algoritmos de maior acurácia para a discriminação do risco cardiovascular. Eles servem, principalmente, para determinar o risco de óbito ou, em alguns casos, de reinfarto ou necessidade de reintervenção coronariana com menor precisão. Os critérios da Sociedade Brasileira de Cardiologia

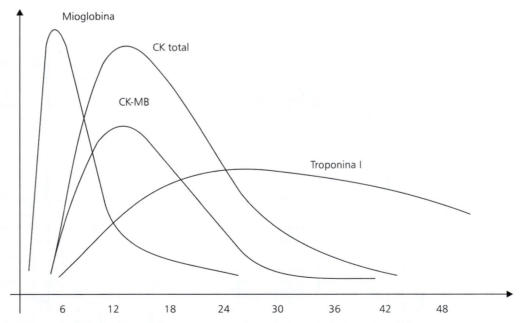

FIGURA 31.7 Cinética dos marcadores de lesão miocárdica no sangue periférico. Após um infarto agudo do miocárdio, a detecção periférica da CKMB e da troponina é quase simultânea. O decaimento da CKMB, no entanto, é bem mais rápido, principalmente quando há reperfusão do miocárdio. A troponina tende a manter-se elevada por até dez dias nas lesões mais extensas do músculo cardíaco. A mioglobina é o mais precoce dos marcadores cardíacos, porém, sua baixa especificidade limita sua utilização na prática clínica.

(SBC) são os mais utilizados em nosso meio.[2] A estratificação de risco é realizada com base em dados clínicos, eletrocardiográficos e laboratoriais disponíveis à admissão hospitalar.

O escore de risco mais famoso para as SCASST foi desenvolvido pelo Grupo de Estudos TIMI (*Thrombolysis In Myocardial Infarction*) e publicado em 2000[30] (Quadro 31.4). Ele definiu sete variáveis preditoras do risco de morte e eventos cardiovasculares. As variáveis do escore foram obtidas a partir de uma análise multivariada com múltiplos preditores independentes de risco e incluem idade > 65 anos, doença coronariana estabelecida, dois episódios de angina nas últimas 24 horas, uso de ácido acetilsalicílico nos últimos 7 dias, ao menos três fatores de risco para doença coronariana (hipertensão, hipercolesterolemia, diabetes, tabagismo ou história familiar), depressão do segmento ST ≥ 0,5 mm e elevação dos marcadores de necrose miocárdica. O uso do escore TIMI indicou um crescimento gradual da taxa de eventos de acordo com o número de variáveis preditoras. Atribuindo-se um ponto para cada variável, o risco anual oscilou entre 4,7% de eventos para escores 0 e 1, 8,3% para 2, 13,2% para 3, 19,9% para 4, 26,2% para 5 e 40,9% para 6 e 7. Dessa forma, os pacientes foram classificados em baixo risco (escores de 0 a 2), risco intermediário (escores 3 e 4) e alto risco (escores 5 a 7). A Figura 31.8 apresenta variáveis preditoras de risco de morte e infarto do escore TIMI e incidência de eventos de acordo com o número de variáveis.

Além do escore TIMI, outro algoritmo bastante conhecido e utilizado para a estratificação do risco na SCASST é o GRACE[9] (Quadro 31.3). Ele foi desenvolvido a partir do registro de mesmo nome que incluiu 43.810 pacientes em 14 países. O escore GRACE avalia o risco de morte durante a hospitalização e o risco de morte e de IM em 6 meses. As variáveis presentes à admissão e preditoras de mortalidade hospitalar foram idade, pressão arterial sistólica, frequência cardíaca, classe funcional de insuficiência cardíaca, parada cardíaca durante o quadro agudo, desvio do segmento ST, nível de creatinina e elevação de marcadores de necrose miocárdica. As variáveis presentes à alta hospitalar preditoras de risco aos 6 meses foram idade, história de insuficiência cardíaca, história de infarto do miocárdio, frequência cardíaca, pressão arterial sistólica, depressão do segmento ST, creatinina sérica, alteração dos marcadores de necrose miocárdica e não realização de intervenção coronariana percutânea (ICP).

Apesar da estratificação inicial, a avaliação do risco cardíaco deve ser dinâmica, ou seja, pacientes admitidos com risco mais elevado podem reduzi-lo depois de receberem tratamento. Assim, portadores de SCASST podem ser reclassificados ao longo de sua internação se as condições clínicas sofrerem mudanças.

8 RISCO DE SANGRAMENTO

O tratamento-chave das SCA baseia-se na administração de agentes antiagregantes plaquetários e anticoagulantes que apresentam forte impacto na redução das taxas de morte e eventos coronarianos. A administração de agentes antitrombóticos, no entanto, associa-se a um aumento do risco de sangramento que

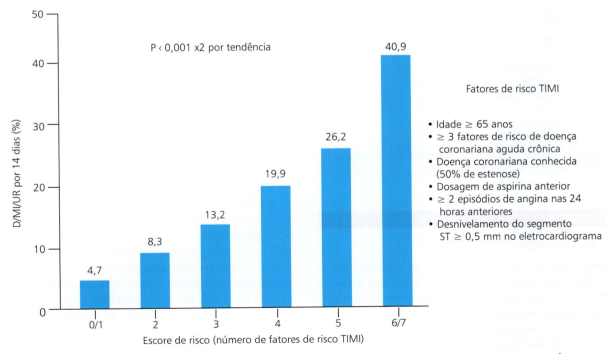

FIGURA 31.8 Variáveis preditoras de risco de morte e infarto do escore TIMI e incidência de eventos de acordo com o número de variáveis.[1]

pode piorar o prognóstico dos pacientes. Em 2009, foram publicados os resultados do subestudo do registro CRUSADE que identificou os principais fatores associados a um aumento do risco de sangramento em portadores de SCA[31] (Quadro 31.4). Eles incluem sexo feminino, diabetes, sinais de insuficiência cardíaca e doença vascular prévia, frequência cardíaca, pressão arterial sistólica, hematócrito e depuração de creatinina. Dessa forma, foi criado um escore utilizando variáveis da admissão hospitalar que predizem o risco de sangramento maior intra-hospitalar após o início do tratamento de SCA.

QUADRO 31.4 Estratificação de risco de morte e infarto e variáveis (TIMI e GRACE) e estratificação de risco de sangramento e variáveis (CRUSADE).

TIMI	Idade >65 anos. Estenose coronariana conhecida. 2 episódios de angina nas últimas 24 horas. Uso de ácido acetilsalicílico nos últimos 7 dias. Aumento de MNM. Ao menos 3 FR para doença coronariana (HAS, hipercolesterolemia, DM, TBG, história familiar). Depressão de ST maior ou igual a 0,5 mm.
GRACE	Idade. Pressão arterial sistólica. Frequência cardíaca. Nível de creatinina. Alteração de MNM. Desvio do seguimento ST. Classe funcional de insuficiência cardíaca. Parada cardíaca na admissão.
CRUSADE	Hematócrito. Pressão arterial sistólica. Depuração de creatinina. Frequência cardíaca. Sexo feminino. Diabetes. Sinais de insuficiência cardíaca. Doença vascular prévia.

FR: fatores de risco; MNM: marcadores de necrose miocárdica; HAS: hipertensão arterial sistólica; DM: diabetes melito; TBG: tabagismo.

9 CONDUTA

9.1 RISCO CARDIOVASCULAR BAIXO

Os pacientes de baixo risco, com enzimas cardíacas inalteradas e eletrocardiograma normal, normalmente não merecem internação hospitalar. Após um período de observação no serviço de emergência, esses pacientes podem se submeter a um teste para detecção de isquemia miocárdica antes da alta hospitalar, como a cintilografia miocárdica ou o ecocardiograma de estresse. Não se recomenda a realização do teste ergométrico nos portadores de SCA. Na ausência de isquemia, o paciente pode receber alta hospitalar, mantendo-se o acompanhamento ambulatorial. Caso contrário, se o exame vier alterado, deve-se seguir as recomendações para pacientes classificados como risco intermediário ou alto. A diretriz americana considera a angiotomografia de coronárias uma opção em pacientes com marcadores de necrose miocárdica negativos, ECG sem alterações e sem história prévia de coronariopatia (Classe IIa, nível de evidência B), em razão de seu alto valor preditivo negativo[28].

9.2 RISCO CARDIOVASCULAR INTERMEDIÁRIO OU ALTO

Os pacientes com AI de risco intermediário e alto, bem como os portadores de IMSST, devem ser admitidos em unidade coronariana.[2] As condutas descritas a seguir devem ser iniciadas após a estratificação do risco.

10 ABORDAGEM INICIAL

Um dos conceitos fundamentais na abordagem dos portadores SCASST é a agilidade terapêutica.[32] A rápida instituição do tratamento reduz a recorrência e extensão do dano miocárdico imposto pela isquemia e suas complicações. O objetivo do tratamento é o controle da trombose intravascular desencadeada pela instabilização do ateroma e a redução da isquemia miocárdica produzida pela obstrução coronariana. Enquanto a terapêutica anti-isquêmica é muito similar nas SCA com e sem supradesnível de ST, o controle da aterotrombose tem características bastante distintas. Apesar de as duas síndromes compartilharem a mesma fisiopatologia, o IMCST cursa com oclusão coronariana completa que requer recanalização imediata (mecânica ou farmacológica). Na SCASST, normalmente há um fluxo sanguíneo miocárdico residual e as principais medidas visam prevenir a disseminação do evento trombótico agudo.

Na admissão do paciente, recomenda-se a coleta de marcadores de necrose miocárdica a cada 6 horas e exames laboratoriais como perfil lipídico, eletrólitos, função renal, glicemia, hemograma e coagulograma.[2] É importante a realização de um ecocardiograma bidimensional nas primeiras 24 horas de internação para a avaliação da contratilidade segmentar e da função ventricular.

O tratamento inicial das SCASST baseia-se na estabilização clínica do paciente, controle da dor precordial, uso de antiagregantes plaquetários e anticoagulação, empregando-se as medicações com maior nível de evidência do seu benefício.[2] Os pacientes devem ser internados preferencialmente em unidades coronarianas, onde podem ser monitorizados e atentamente observados em virtude do risco de arritmias e hipotensão da fase aguda, entre outras intercorrências. A oxigenoterapia deve ser oferecida se a saturação estiver abaixo de 90%.[28] Para alívio da dor precordial e da ansiedade que produzem sobrecarga adrenérgica com aumento do consumo miocárdico de oxigênio, a morfina pode ser administrada por via intravenosa (1 a 5 mg, podendo-se repetir a dose).¹

Os nitratos também são parte essencial do tratamento das SCASST. Eles atuam como venodilatadores, reduzindo o retorno venoso sistêmico e o estresse hemodinâmico sobre a parede ventricular, além de promoverem vasodilatação coronariana, principalmente para as áreas isquêmicas do miocárdio. Os nitratos podem ser oferecidos inicialmente por via sublingual para alívio da dor, salvo contraindicações (hipotensão e uso de sildenafil ou compostos relacionados nas últimas 24 horas) na dose de 0,3 a 0,4 mg a cada 5 minutos (até três vezes) e, posteriormente, administrados por via intravenosa, caso a dor não tenha sido controlada.²⁸ Depois do alívio da dor por 12 a 24 horas, a via intravenosa pode ser substituída por formulações orais que devem sempre procurar manter um intervalo livre do efeito da medicação de 8 a 10 horas para evitar mecanismos de taquifilaxia. Não há evidências científicas de que o uso de nitratos melhore a sobrevida na SCA, embora, os estudos que avaliaram seu efeito tenham recebido diversas críticas. Ao contrário, subanálise recente do registro GRACE mostrou que o uso crônico de nitratos se associou a uma redução dos casos de IMCST em favor das SCASST com redução da liberação enzimática.³ A despeito da falta de evidência, os nitratos recebem indicação classe I para o manejo da dor precordial e na presença de sinais de falência cardíaca.²

Os betabloqueadores são inibidores competitivos das catecolaminas circulantes e, por isso, são importantes para diminuir os efeitos da hiperestimulação adrenérgica da fase aguda. Eles reduzem a frequência cardíaca, pressão arterial e contratilidade miocárdica, diminuindo a demanda tecidual de oxigênio. A evidência para o emprego de betabloqueadores na SCASST é limitada e derivada, principalmente, de pequenas séries em AI e estudos em IMCST. Uma metanálise desses estudos indica uma redução relativa de 13% na progressão de AI para formas mais graves da doença, sem redução da mortalidade.³³ Ao contrário, outra análise mais recente do registro CRUSADE, avaliando o efeito de betabloqueadores em portadores de SCASST na era moderna, indica uma redução significativa de 34% da mortalidade intra-hospitalar nesse grupo.³⁴ A partir desses dados, o uso dessa classe de medicamentos é recomendado por via oral em pacientes que não apresentam bradicardia, bloqueio atrioventricular ou sinais de falência ventricular, sendo desaconselhado o seu uso intravenoso, exceto na presença de hipertensão e/ou taquicardia. O uso precoce dos betabloqueadores, ainda nas primeiras horas da admissão, não é recomendável nesse grupo de pacientes.³⁵ Pacientes que já usavam betabloqueadores antes da admissão hospitalar devem continuar recebendo a medicação, exceto se apresentarem congestão pulmonar ou choque cardiogênico (Killip ≥ 3). Em portadores de IMSST e insuficiência cardíaca com fração de ejeção reduzida, recomenda-se a prescrição de uma das três medicamentos que demonstrou impacto sobre a mortalidade (succinato de metoprolol, carvedilol ou bisoprolol), desde que o paciente se encontre hemodinamicamente estável.²⁸

Os bloqueadores dos canais de cálcio são outra classe de medicações utilizadas nas SCASST. Eles promovem vasodilatação coronariana e sistêmica, reduzem a contratilidade miocárdica e inibem o sistema de condução do coração, reduzindo a frequência cardíaca e a condução atrioventricular. As diferentes subclasses químicas de antagonistas de cálcio têm ação farmacológica distinta sobre o sistema cardiovascular, exceto por seu efeito vasodilatador coronário. De forma similar aos betabloqueadores, há poucos ensaios clínicos que investigaram os antagonistas de cálcio na SCASST. Eles são recomendados quando há contraindicação ao uso de betabloqueadores ou nos casos de angina refratária ao uso de betabloqueadores e nitratos. O uso dos agentes não diidropiridínicos, diltiazem e verapamil deve ser preferencial pelo resultado favorável dos estudos que mostram redução das taxas de morte súbita e reinfarto, principalmente em pacientes com função ventricular preservada.³⁶ Ao contrário, a nifedipina ou outros diidropiridínicos nunca devem ser empregados isoladamente porque promoveram aumento do reinfarto.³⁷ Esses agentes são fármacos de 1ª escolha no tratamento da angina vasoespástica.

O uso de inibidores da enzima de conversão da angiotensina (IECA) foi associado à redução de eventos cardiovasculares em pacientes com infarto recente com disfunção ventricular. Dessa forma, os IECA devem ser administrados em pacientes com fração de ejeção reduzida (< 40%), hipertensos, diabéticos ou com doença renal estável. Em caso de intolerância ao IECA, um bloqueador de receptor de angiotensina é uma opção terapêutica.

Recomenda-se dosar os níveis lipídicos dos pacientes admitidos com suspeita de SCA nas primeiras 24 horas de internação. Diversos ensaios clínicos demonstraram que o uso de estatinas reduz a ocorrência de desfechos cardiovasculares em pacientes com IMSST. Por esse motivo, é recomendado iniciar ou continuar terapia com estatinas em pacientes sem contraindicação para seu uso (Classe I, nível de evidência A).²⁸

11 TERAPIA ANTIAGREGANTE PLAQUETÁRIA

A terapia antiplaquetária é o fator mais importante no tratamento da AI e IMSST. Estudos clínicos demonstram redução superior a 70% das taxas de morte e reinfarto com o uso dessas medicações. Por isso, elas devem ser introduzidas precocemente no tratamento das SCASST. O bloqueio da ação das plaquetas ajuda a prevenir a retrombose obstrutiva adjacente à placa instável, evitando a progressão do quadro clínico para formas mais graves da doença.

Os três principais agentes antiplaquetários empregados na SCASST atuam sobre mecanismos distintos da ativação e agregação plaquetária.³⁸ Ao longo dos últimos anos, novos agentes antiplaquetários mais potentes foram introduzidos na prática clínica e sua combinação com fármacos anticoagulantes ajudou a personalizar os tratamentos das SCA.

11.1 ÁCIDO ACETILSALICÍLICO

Inibidor irreversível da enzima cicloxigenase 1 (COX-1), o ácido acetilsalicílico impede a conversão do ácido araquidônico em tromboxano A2 pelas plaquetas. A redução do nível de tromboxano A2 contribui para a vasodilatação coronariana e para a inibição da agregação plaquetária junto ao trombo na luz vascular. O efeito do ácido acetilsalicílico persiste pela vida média das plaquetas, ou seja, entre 7 e 10 dias.

O uso do ácido acetilsalicílico na AI/IMSST é baseado em ensaios clínicos randomizados desenvolvidos ainda na década de 1980.[39] Esses estudos demonstraram uma redução significativa dos eventos de morte e reinfarto associada ao uso da medicação (OR 0,47; IC95% 0,37-0,61; P<0,001). As doses testadas nesses estudos variaram entre 75 e 1300 mg ao dia e demonstraram a mesma eficácia, ou seja, parece não haver correlação entre a dose e a eficácia antitrombótica.[40] Ensaios clínicos mais recentes que testaram doses mais elevadas de ácido acetilsalicílico também confirmaram os resultados dos estudos iniciais. No que se refere à segurança, no entanto, parece haver uma relação direta entre a dose de ácido acetilsalicílico utilizada e o risco de reações adversas, principalmente sangramento e desconforto gastrintestinal. Assim, a administração de 150 a 300 mg de ácido acetilsalicílico mastigável é recomendada imediatamente depois da admissão do doente, mantendo-se, a seguir, a dose de 75 a 100 mg ao dia em pacientes sem contraindicação ao seu uso. Deve-se ressaltar que o benefício do ácido acetilsalicílico aparece precocemente e, portanto, o seu uso deve ser iniciado no primeiro dia de tratamento, e continuado por tempo indefinido. Finalmente, a elevada eficiência do ácido acetilsalicílico na inibição da COX-1 não exige uma monitorização regular do seu efeito, embora algumas análises tenham mostrado que 2 a 8% dos usuários de ácido acetilsalicílico sejam "resistentes".

11.2 CLOPIDOGREL

Derivado tienopiridínico que induz inibição irreversível do componente P2Y12 do receptor de ADP na superfície das plaquetas, comprometendo a sua ativação e agregação. O bloqueio desse receptor não somente inibe a ativação plaquetária induzida diretamente pelo ADP, mas também parece reduzir a ativação desencadeada a partir de outros estímulos, como o fator de von Willebrand. O clopidogrel é uma pró-droga metabolizada em sua forma ativa pelo citocromo P450 por dois processos consecutivos de oxidação. A ticlopidina foi a primeira medicação dessa classe a ser utilizada, porém o seu uso foi relacionado a distúrbios hematológicos, principalmente neutropenia e púrpura trombocitopênica trombótica, sendo substituída pelo clopidogrel. Atualmente, seu uso está restrito aos pacientes com alergia ao clopidogrel, embora, possa haver reações cruzadas.

O estudo CURE comparou o uso associado de clopidogrel e ácido acetilsalicílico ao uso isolado do ácido acetilsalicílico em portadores de SCASST de alto risco (marcadores cardíacos elevados ou depressão do segmento ST ao ECG ou idade > 60 anos com doença coronariana prévia).[41] No estudo, foi administrada a dose de ataque de 300 mg de clopidogrel seguida de manutenção de 75 mg por 9 a 12 meses. O desfecho primário morte por causa cardiovascular, IM não fatal ou acidente vascular encefálico (AVE) ocorreu em 9,3% dos pacientes do grupo clopidogrel e 11,4% do grupo placebo (RR 0,80; IC95% 0,72-0,90; P < 0,001). A redução de risco associada ao clopidogrel foi o resultado de uma redução significativa das taxas de reinfarto com similar tendência de diminuição da mortalidade e AVE. O benefício observado com clopidogrel foi consistente em todos os subgrupos de pacientes avaliados e ocorreu tanto na fase precoce, até o 1º mês, quanto na tardia, até o final do seguimento. A despeito de haver indícios sugerindo que a interrupção do clopidogrel pode estar relacionada a um efeito rebote com aumento dos eventos isquêmicos, principalmente em pacientes abordados de forma conservadora, não há evidências que suportem o seu uso mais prolongado. A prevenção de fenômenos trombóticos, entretanto, ocorreu à custa de um incremento das taxas de sangramentos maiores no grupo clopidogrel (3,7% *versus* 2,7%; RR 1,38; IC 95% 1,13-1,67; P = 0,001), apesar de não ter havido aumento significativo das taxas de AVE hemorrágico e sangramento fatal. A despeito do aumento das taxas de sangramento, existe um claro benefício líquido favorável ao uso do clopidogrel. Em cada 1.000 pacientes tratados, o uso de clopidogrel preveniu 21 mortes cardiovasculares, IM ou AVE ao custo de sete transfusões e quatro sangramentos com risco de morte.

O ensaio clínico CURRENT/OASIS-7 comparou a dose de ataque de 600 mg de clopidogrel seguido de 150 mg por 7 dias à dose de 300 mg com 75 mg de manutenção em portadores de SCA com e sem supradesnível de ST submetidos à estratificação invasiva precoce.[40] O racional para a realização desse estudo partiu de análises que avaliaram o efeito de doses crescentes de clopidogrel sobre a ativação plaquetária. A dose de ataque mais elevada de clopidogrel demonstrou apresentar um início de ação mais rápido e uma potência inibitória sobre a atividade plaquetária maior que a dose de 300 mg. Similarmente, a manutenção de 150 mg também produziu uma inibição mais eficaz das plaquetas em relação à dose de 75 mg.

O resultado global desse megaestudo não mostrou diferenças para o desfecho primário mortalidade cardiovascular, IM ou AVE entre os grupos que receberam dose elevada e padrão de clopidogrel ao final de 30 dias (4,2% *versus* 4,4%, respectivamente; HR 0,94; IC 95% 0,83-1,06: P = 0,30). A taxa de sangramento maior avaliada pelo critério CURRENT, no entanto, foi significativamente mais elevada no grupo que recebeu dose mais alta (2,5% *versus* 2,0%; HR 1,24; IC 95% 1,05-1,46; P = 0,01). Os sangramentos maiores avaliados pela escala TIMI, assim como a necessidade de transfusão, foram maiores no grupo 600 mg/150 mg. Em uma subanálise pré-especificada do estudo CURRENT/OASIS-7, foram analisados os 17.263 pacientes submetidos à ICP (63,1% com SCASST).[40] Ao contrário do resultado geral do estudo, nesse subgrupo de pacientes o uso de doses dobradas de clopidogrel reduziu a incidência de eventos da meta primária à custa, principalmente, de uma redução da taxa de reinfarto. As taxas de morte cardiovascular, de IM ou de AVE foram de 3,9% no grupo 600/150 mg e 4,5% no grupo 300/75 mg (HR 0,86; IC 95% 0,74-0,99; P = 0,039). A incidência de trombose de *stent* definitiva ou provável avaliada pelos critérios da Academic Reasearch Consortium (ARC) também foi significativamente reduzida pela suplementação de clopidogrel em doses mais elevadas (HR 0,69; IC 95% 0,56-0,87; P = 0,0001). A redução de eventos trombóticos ocorreu à custa de um incremento das taxas de sangramento avaliadas pelo critério CURRENT (1,6% *versus* 1,1%; HR 1,41; IC 95% 1,09-1,83; P = 0,009), mas não pela escala TIMI (1,0% *versus* 0,7%; HR 1,36; IC 95% 0,97-1,90; P = 0,07). Os sangramentos maiores observados com a dose mais elevada de clopidogrel não incluem hemorragias fatais ou intracranianas.

Apesar do inequívoco benefício clínico da terapia antiplaquetária dupla com ácido acetilsalicílico e clopidogrel, algumas limitações importantes estão relacionadas ao uso do clopidogrel. A mais importante delas se refere à resposta farmacodinâmica à medicação que pode ser bastante heterogênea. Depois de sua ingestão, o clopidogrel é submetido a um processo de metabolização complexo no organismo que sofre a interferência de fatores genéticos e medicações, entre outros. Inicialmente, a absorção do clopidogrel pelas células epiteliais intestinais é regulada pela glicoproteína P, uma bomba especializada no transporte de moléculas pela membrana plasmática codificada pelo gene ABCB1. Aproximadamente, 80% do clopidogrel absorvido é inativado por esterases plasmáticas. A seguir, o clopidogrel remanescente é convertido em sua forma metabolicamente ativa por duas isoenzimas da família P450 (CYP), a CYP3A4 e CYP2C19, em um processo de oxidação realizado no fígado. Polimorfismos genéticos (SNPs) dos genes ABCB1 e CYP2C19 com perda parcial ou completa da sua função parecem estar associados à redução da inibição das plaquetas e ao aumento do risco de eventos cardiovasculares.[42] Por isso, testes laboratoriais de agregação plaquetária se difundiram ao longo dos últimos anos em uma tentativa de identificar a resposta plaquetária ao clopidogrel uma vez que os exames genéticos são menos abrangentes e podem não refletir diretamente o nível de inibição das plaquetas. A aplicação dessas novas técnicas demonstrou uma correlação entre a reatividade plaquetária pós-clopidogrel e o desenvolvimento de eventos cardiovasculares isquêmicos, principalmente trombose de *stent*.[43] Os exames, no entanto, foram incapazes de prever o aparecimento de fenômenos hemorrágicos. A despeito dos resultados promissores correlacionando à agregabilidade plaquetária por métodos *in vitro* com desfechos clínicos, o estudo que avaliou a suplementação de clopidogrel nos pacientes de baixa resposta não identificou nenhuma vantagem clínica desse procedimento apesar de um incremento da inibição das plaquetas. Assim, a avaliação rotineira da função plaquetária em portadores de SCA ainda não é recomendável, principalmente depois da introdução dos novos antiplaquetários inibidores do receptor P2Y12.

Algumas medicações, como descrito anteriormente, também podem interferir com o metabolismo do clopidogrel, reduzindo seu efeito sobre a inibição plaquetária. Alguns agentes bloqueadores da enzima CYP2C19, como os inibidores da bomba de prótons, principalmente o omeprazol, podem bloquear a ação do clopidogrel.[44] Subanálises de estudos clínicos de grande porte, entretanto, não conseguiram comprovar o aumento da incidência de eventos adversos em pacientes tratados com clopidogrel e inibidores da bomba de prótons. Um estudo randomizado e duplo-cego desenhado para avaliar a ação protetora gástrica do omeprazol em portadores de doença coronariana aguda e crônica tratados com terapia antiplaquetária dupla ratificou os resultados de análises prévias. A despeito de limitações relacionadas ao término prematuro do estudo COGENT por falta de patrocínio, ele demonstrou que a incidência de complicações cardiovasculares foi similar nos grupos omeprazol e placebo.[45] Ao contrário, os episódios de sangramento digestivo foram reduzidos nos pacientes tratados com omeprazol,[46] levando à recomendação atual de que pacientes de mais alto risco de hemorragias digestivas recebam inibidores da bomba de prótons como parte integral do seu tratamento. Agentes inibidores ou indutores da CYP3A4 como o cetoconazol e rifampcina, respectivamente, devem ser usados com cautela em associação ao clopidogrel.

Efeitos adversos do clopidogrel incluem distúrbios gastrintestinais, como diarreia e desconforto abdominal, hemorragia e discrasias sanguíneas, além de eritema cutâneo.

11.3 PRASUGREL

O prasugrel é um tienopiridínico de 2ª geração de efeito irreversível que apresenta o mesmo mecanismo de ação do clopidogrel.[47] Assim como o clopidogrel, o prasugrel também é uma pró-droga que precisa ser convertida em um metabólito ativo. Esse processo, no entanto, é mais simples do que o observado com o clopidogrel. O primeiro passo dessa conversão envolve somente esterases do plasma enquanto apenas o segundo é realizado no fígado pelas enzimas da família CYP. Por isso, o efeito do prasugrel não parece ser influenciado por outras medicações, como os inibidores da bomba de prótons, ou por variações genéticas que envolvem os genes CYP2C19. Assim, o prasugrel atinge um nível ideal de antiagregação plaquetária mais rapidamente. Depois de cerca de 30 minutos de sua administração, o prasugrel promove bloqueio plaquetário similar ao nível máximo que se observa com o clopidogrel em 6 horas. Além disso, o prasugrel induz o dobro da inibição plaquetária em relação ao clopidogrel com menor variabilidade entre os pacientes.

O estudo TRITON-TIMI 38 comparou o uso de prasugrel ao clopidogrel em pacientes com síndrome coronariana aguda com e sem supradesnível de ST sem uso prévio de clopidogrel.[48] Em portadores de SCASST de risco moderado ou alto, a anatomia coronariana deveria ser conhecida antes da inclusão e os pacientes precisariam ter indicação de angioplastia. Os pacientes de cada grupo receberam dose de ataque de 300 mg de clopidogrel ou 60 mg de prasugrel e, depois da realização da angioplastia, manutenção de 75 mg de clopidogrel ou 10 mg de prasugrel 10 mg, além de ácido acetilsalicílico. O desfecho primário composto de morte cardiovascular, infarto do miocárdio não fatal ou AVE ocorreu em 11,2% dos pacientes tratados com clopidogrel e 9,3% dos que receberam prasugrel (HR 0,82; IC95% 0,73-0,9 3P = 0,002). Essa redução se deu à custa, principalmente, de uma queda na incidência de IM não fatal periprocedimento e novos infartos ao longo do acompanhamento (9,2% versus 7,1%; P < 0,001). A incidência de trombose de stent definitiva ou provável caracterizada pelos critérios ARC (Academic Research Consortium) também foi significativamente menor no grupo que recebeu prasugrel (2,4% versus 1,1% HR 0,48; IC 95% 0,36-0,64; P<0,001).

Os pacientes tratados com prasugrel, no entanto, apresentaram taxas mais elevadas de sangramentos maior não relacionados à cirurgia de revascularização avaliados pela escala TIMI em relação aos que receberam clopidogrel (2,4% versus 1,8%; HR 1,32; IC 95% 1,03-1,68; P = 0,03). A incidência de sangramentos fatais (0,4% versus 0,1%; HR 4,19; IC 95% 1,58-11,11; P = 0,002) e com risco de vida (1,4% versus 0,9%; HR 1,52; IC95% 1,08-2,13; P = 0,01) foi mais elevada em portadores de SCA que receberam prasugrel. Esses sangramentos não foram secundários ao procedimento hemodinâmico, mas relacionados ao tempo de exposição à medicação. O estudo TRITON demonstrou claro benefício clínico líquido favorável ao prasugrel (12,2% versus 13%; P = 0,004), exceto em pacientes com AVE ou AIT prévios em que o uso da medicação está contraindicado pelo aumento dos sangramentos maiores. No subgrupo de idosos > 75 anos e pacientes com peso < 60 kg, o estudo mostrou benefício neutro do prasugrel em relação ao clopidogrel. Os diabéticos e portadores de IMCST foram os que demonstraram maior benefício do uso de prasugrel. Análise recente demonstrou resultados bastante similares em portadores de AI e IMSST. Se considerados somente os portadores de SCASST tratados de acordo com as recomendações do órgão regulador europeu, o benefício líquido com prasugrel foi ainda maior.

Os efeitos adversos do prasugrel são raros e similares aos do clopidogrel, exceto pela neutropenia que é mais incomum com prasugrel. O prasugrel deve ser suspenso 7 dias antes de cirurgias.

11.4 TICAGRELOR

Pertence a uma nova família de inibidores do receptor P2Y12 com propriedades farmacológicas distintas dos demais agentes. Ao contrário do clopidogrel e prasugrel, o ticagrelor se liga reversivelmente ao receptor P2Y12, apresentando uma meia-vida de, apenas, 12 horas. Diferentemente dos demais agentes, o ticagrelor não é uma pró-droga, ou seja, ele não precisa ser convertido em uma forma metabolicamente ativa. Assim, o ticagrelor tem um início de ação bastante rápido. A sua potência antiplaquetária é muito superior à do clopidogrel, além de apresentar baixa variabilidade de resposta entre os pacientes.[49]

O PLATO foi um estudo randomizado de fase III que comparou o ticagrelor ao clopidogrel em portadores de SCA.[50] O estudo selecionou portadores de SCASST de moderado ou elevado risco e IMCST para receber ticagrelor (dose de ataque de 180 mg seguida de 90 mg a cada 12 horas) ou clopidogrel (dose de ataque de 300 mg, seguida de 75 mg ao dia). Os portadores de SCASST poderiam ser abordados de forma invasiva ou conservadora, enquanto os pacientes com IMCST deveriam ser submetidos à angioplastia primária. Pacientes submetidos à ICP poderiam receber uma dose adicional de 300 mg de clopidogrel. Pacientes do grupo ticagrelor receberiam dose adicional de 90 mg se o intervalo desde a dose de ataque fosse superior a 24 horas. O seguimento do estudo foi de 12 meses e a duração média do tratamento foi de 9 meses.

Na coorte global de 18.624 pacientes, a incidência do desfecho primário composto por morte por causas vasculares, IM ou AVE foi reduzida de 11,7% no grupo clopidogrel para 9,8% no grupo ticagrelor (HR 0,84; IC95% 0,77-0,92; P < 0,001). A redução da meta primária ocorreu à custa de uma queda das taxas de reinfarto (6,9% versus 5,8%; HR 0,85, IC95% 0,75-0,95; P = 0,005) e da mortalidade vascular de 5,1% para 4% (HR 0,79; IC95% 0,69-0,91; P = 0,001). Nenhuma diferença significativa entre os grupos foi observada nas taxas de AVE, embora, os pacientes tratados com ticagrelor tenham apresentado incidência mais elevadas de AVE hemorrágico [0,2% (23) versus 0,1% (13); P = 0,10]. As taxas de trombose definitiva ou provável de stent pelos critérios da ARC foram reduzidas pelo ticagrelor em 25% (2,9% versus 2,2%; P = 0,02), assim como a mortalidade por todas as causas (5,9% versus 4,5%; P<0,001). Os resultados de eficácia foram homogêneos nos diversos subgrupos analisados, exceto pelos pacientes selecionados na América do Norte (P_{int} = 0,045) que não mostraram benefício da administração do novo antiplaquetário.

Em relação aos desfechos de segurança, não houve diferenças nas taxas de sangramento maior avaliadas pelos critérios PLATO (11,2% e 11,6% nos grupos clopidogrel e ticagrelor, respectivamente; P = 0,43) ou TIMI (7,9% com ticagrelor versus 7,7% com clopidogrel; P = 0,57). A incidência de sangramentos maiores não relacionados à cirurgia de revascularização miocárdica, entretanto, elevou-se de 3,8% com clopidogrel para 4,5% no grupo ticagrelor (HR 1,19; IC95% 1,02-1,38; P = 0,03). Na coorte de pacientes cirúrgicos, o comportamento hemorrágico foi similar. As taxas de sangramento fatal não mostraram diferenças entre os grupos (0,3% em ambos) a despeito de mais casos de hemorragia intracraniana com ticagrelor [0,3%[26] versus 0,2%[14]].

Ao contrário dos demais antiplaquetários que demonstraram vantagem principalmente precoce em relação ao controle, o benefício observado com a administração de ticagrelor foi diluído ao longo do período de seguimento com afastamento progressivo das curvas.

Cerca de 42% dos pacientes apresentavam-se na admissão hospitalar com infarto do miocárdio sem supra de ST e 17% com angina instável. A despeito dos resultados mais favoráveis para o desfecho primário no IMSST (11,4% versus 13,9%; HR 0,83; IC 95% 0,73-0,94) em relação à AI (8,6% versus 9,1%; HR 0,96; IC 95% 0,75-1,22), não houve interação entre o benefício do ticagrelor e a forma de apresentação da SCA.

O principal efeito colateral observado em pacientes tratados com ticagrelor foi a dispneia. Falta de ar foi referida por 13,8% dos pacientes que receberam ticagrelor e 7,8% dos pacientes tratados com clopidogrel. A manifestação foi normalmente precoce, ainda na primeira semana de tratamento. O quadro costuma ter remissão espontânea ou desaparecer depois da suspensão da medicação. Raramente, a dispneia é intensa, exigindo a interrupção do tratamento. A etiologia da dispneia relacionada ao uso de ticagrelor não é bem conhecida, mas não envolve nenhuma deterioração da função cardíaca ou pulmonar. Outra complicação associada ao uso de ticagrelor foram as pausas ventriculares. Por isso, o uso da medicação deve ser cauteloso em portadores de doença do nó sinusal ou bloqueio atrioventricular de 2º ou 3º graus.

11.4.1 Recomendações

A diretriz americana recomenda que um inibidor de P2Y12 seja administrado em adição ao ácido acetilsalicílico, por um período de até 1 ano, em pacientes com IMSST. Entre as opções estão: clopidogrel (dose de ataque de 300 a 600 mg, seguida por dose de manutenção de 75 mg) e ticagrelor (dose de ataque de 180 mg, seguida por dose de manutenção de 90 mg duas vezes ao dia). Em pacientes que se submeterão a uma estratégia invasiva precoce, é preferível usar ticagrelor em vez de clopidogrel (Classe IIa, nível de evidência B).[28]

11.5 INIBIDORES DE GLICOPROTEÍNA IIBIIIA

Os receptores da glicoproteína IIb/IIIa (GP IIb/IIIa) são expressos na superfície das plaquetas depois de sua ativação e conectam-se ao fibrinogênio circulante, promovendo agregação plaquetária. A inibição desses receptores representa a forma mais abrangente e potente de bloqueio da atividade plaquetária uma vez que interfere na via final comum de ativação das plaquetas independentemente do estímulo. Três agentes principais endovenosos são capazes de bloquear o receptor IIb/IIIa. O abciximabe é um fragmento de um anticorpo monoclonal que se liga ao receptor IIb/IIIa, impedindo a sua interação com o fibrinogênio. O tirofiban é uma molécula não peptídica derivada da tirosina, enquanto o eptifibatide é um heptapeptídeo cíclico. O eptifibatide não está disponível para uso no Brasil.

Diversos estudos avaliaram o impacto dos inibidores da GP IIb/IIIa na SCASST. A maioria desses estudos, no entanto, é mais antiga e foi desenvolvida antes da introdução do clopidogrel ou dos novos antiplaquetários, tendo uma aplicabilidade bastante limitada na prática atual. A metanálise mais recente que compilou os principais estudos dos inibidores da GP IIb/IIIa na SCASST incluiu 29.570 pacientes tratados clinicamente com a proposta de realizarem ICP.[51] Os resultados demonstraram uma redução das taxas de morte ou reinfarto não fatal de 11,5% no grupo controle para 10,7% no grupo tratado com os inibidores da GP (P = 0,02). O benefício observado, no entanto, foi restrito aos pacientes em que a medicação foi mantida durante o procedimento percutâneo (10,5% versus 13,6%; OR 0,74; IC 95% 0,56-0,96; P = 0,02). Nenhum efeito foi verificado em pacientes mantidos em tratamento clínico. Ao contrário, pacientes tratados com inibidores da GP IIb/IIIa apresentaram incidência mais elevada de hemorragias maiores, exceto por sangramentos intracranianos. Outra metanálise que incluiu os 22 estudos mais robustos com 10.123 pacientes submetidos a estratégia invasiva mostrou de forma similar que o uso de inibidores de GP IIb/IIIa reduziu a incidência de infarto não fatal, sem aumentar as taxas de sangramento maior.[52]

Os dados disponíveis sobre a associação dos bloqueadores da GP IIb/IIIa ao ácido acetilsalicílico com inibidores do receptor $P2Y_{12}$ na SCASST são muito limitados. O estudo ISAR-REACT 2 avaliou o impacto da adição de abciximab em 2.022 portadores de SCASST de alto risco pré-tratados com ácido acetilsalicílico e clopidogrel 600 mg submetidos à ICP.[53] A incidência de morte, reinfarto ou revascularização de urgência aos 30 dias, foi de 8,9% e 11,9% nos grupos abciximab e controle respectivamente (RR 0,75; IC95% 0,58-0,97; P = 0,03). O benefício do uso de abciximab foi restrito aos pacientes de alto risco, principalmente com troponina elevada. As taxas de sangramento foram similares entre os grupos.

Em relação ao uso combinado dos inibidores de GP IIb/IIIa com prasugrel ou ticagrelor, algumas informações interessantes foram extraídas dos estudos TRITON e PLATO. No estudo TRITON, cerca de 55% dos pacientes fizeram uso de inibidores da GP, enquanto no PLATO somente 27% usaram a medicação. No estudo TRITON, o bloqueio do receptor IIb/IIIa não interferiu com o efeito comparativo do prasugrel em relação ao clopidogrel, ou seja, o desfecho primário morte, reinfarto ou AVE foi reduzido nos pacientes que receberam a medicação (6,5% versus 8,5%; HR 0,76; IC95% 0,64-0,90) e nos que não foram tratados com inibidores da GP IIb/IIIa (9,7% versus 11,9%; HR 0,82; IC95% 0,74-0,92). O uso de inibidores da GP aumentou as taxas de sangramento de forma proporcional em ambos os grupos clopidogrel e prasugrel. O impacto do uso dos inibidores da GP IIb/IIIa no estudo PLATO foi muito similar, pouco alterando o efeito do ticagrelor em comparação ao clopidogrel sobre as metas primárias de eficácia e segurança.

Outro aspecto muito debatido em relação a esses agentes refere-se ao momento ideal para o início de sua administração. Nesse sentido, o estudo EARLY ACS comparou a administração precoce de rotina de eptifibatide ao seu uso restrito à ICP (por decisão médico responsável) em 9.492 portadores de SCASST submetidos à estratificação invasiva.[54] Nos 5.559 pacientes submetidos à ICP do grupo de administração tardia, somente 38%

receberam inibidores da GP. O desfecho primário composto de morte, infarto, isquemia recorrente com necessidade de revascularização de urgência ou resgate de complicações trombóticas durante o cateterismo depois de 96 horas foi observado em 9,3% dos pacientes no grupo de infusão precoce *versus* 10% no grupo de administração tardia (OR 0,92: IC95% 0,80-1,06; P = 0,23). A comparação entre os desfechos de eficácia dos grupos durante o período de tratamento clínico também não mostrou diferenças, sugerindo falta de benefício dessa medicação em pacientes tratados de forma conservadora. Finalmente, as taxas de hemorragias maiores foram mais elevadas entre os pacientes que receberam a medicação precocemente, independentemente do critério de classificação utilizado (sangramento maior pela escala TIMI: 2,6% *versus* 1,8%; OR 1,42; IC95% 1,89-1,97; P = 0,015), assim como a necessidade de transfusão. Outro estudo que avaliou o momento de administração do inibidor da GP IIb/IIIa na SCASST foi o ACUITY.[55] Nesse caso, o uso seletivo tardio durante a ICP foi comparado à administração precoce de rotina. O inibidor da GP foi utilizado por 13,1 horas em 55,7% dos pacientes no grupo seletivo e por 18,3 horas em 98,3% dos pacientes no grupo de infusão precoce. Similarmente ao ensaio clínico EARLY-ACS, o estudo ACUITY mostrou taxas de desfechos isquêmicos similares (7,9% *versus* 7,1%; RR 1,12; IC95% 0,97-1,29; P = 0,13) com redução dos eventos hemorrágicos maiores aos 30 dias (4,9% *versus* 6,1%; RR 0,80; IC95% 0,67-0,95; P = 0,009).

Assim, os estudos demonstram que esses agentes não devem ser administrados precocemente de forma rotineira em portadores de SCASST abordados de forma invasiva. A sua infusão deve ser prorrogada até a definição da anatomia coronariana ou, mais especificamente, depois de se caracterizar a necessidade de intervenção percutânea. Mesmo nesse caso, o seu emprego não é obrigatório, devendo ser reservado para pacientes de alto risco trombótico (troponina positiva, uso prévio de terapia dupla ou presença de alta carga de trombos à angiografia) e baixo risco hemorrágico.

A principal complicação associada ao uso dos inibidores da GP IIb/IIIa é a trombocitopenia.[56] A redução das plaquetas circulantes pode acontecer aguda ou tardiamente, entre 5 e 11 dias depois da sua infusão. As taxas podem variar entre 0,5 e 5,6% e são mais frequentes com o abciximabe.

11.5.1 Recomendações

Os inibidores da glicoproteína IIb/IIIa são indicados em pacientes submetidos à estratégia invasiva precoce e com estratificação de risco moderado a alto em adição à terapia antiplaquetária dupla (Classe IIb, nível de evidência B). As opções preferidas são tirofiban ou epitifibatide.

12 ANTICOAGULANTES

Os anticoagulantes são elementos essenciais no tratamento das SCASST. Do ponto de vista fisiopatológico, eles interferem com a síntese ou ação da trombina, principal mediador trombótico da cascata da coagulação. Assim, esses agentes bloqueiam a ativação das diversas proteínas envolvidas da coagulação, reduzindo a formação de fibrina.

Os principais medicamentos anticoagulantes disponíveis para tratamento das SCASST são os inibidores indiretos da trombina [heparina não fracionada (HNF) e heparina de baixo peso molecular (HBPM)] e do fator Xa (HBPM e fondaparinux) e os inibidores diretos do fator Xa (rivaroxabana) e da trombina (bivalirudina).

12.1 HEPARINA NÃO FRACIONADA

A HNF é uma mistura homogênea de polissacarídeos que atua através da sua ligação à antitrombina. Aproximadamente, um terço das moléculas encontradas na mistura contém uma sequência pentassacarídica, inibindo o fator Xa de forma indireta. A inibição do fator IIa surge quando a HNF se combina à trombina e à antitrombina simultaneamente. A infusão endovenosa é a via preferencial de administração da HNF por sua baixa absorção subcutânea. A janela terapêutica bastante estreita da HNF exige manter-se o tempo de tromboplastina parcial ativada (TTPa) entre 50 e 70 segundos (1,5 a 2,5 o limite superior da normalidade). Para tanto, a infusão deve ser monitorizada cuidadosamente com o TTPa sendo colhido a cada 4 ou 6 horas seguido de ajustes frequentes da dose de heparina. Recomenda-se iniciar o tratamento com 60 a 70 UI/kg por via intravenosa (máximo de 1.000 UI/h), seguida por infusão contínua de manutenção de 12 a 15 UI/kg/h.

Uma metanálise publicada em 1996 analisou seis estudos randomizados em portadores de angina instável, comparando o uso associado de aspirina e heparina ao uso isolado de ácido acetilsalicílico.[57] O estudo mostrou redução de 33% na incidência de morte ou infarto no grupo que usou a associação das medicações (OR 0,67; IC95% 0,45-0,99; P = 0,04) à custa de uma queda das taxas de reinfarto. O efeito rebote com aumento dos episódios isquêmicos dentro das primeiras 24 horas depois da suspensão da HNF é uma complicação que ajuda a explicar a perda progressiva do benefício com esse anticoagulante. Por isso, a HNF só deve ser suspensa depois de realizada a revascularização do vaso alvo.

Em pacientes conduzidos à hemodinâmica, a dose de HNF deve ser regulada pelo TCA (tempo de coagulação ativada). O TCA deve ser mantido entre 250 e 350 segundos na maioria dos pacientes ou 200 e 250 segundos em pacientes que recebem inibidores do receptor da GP IIb/IIIa.

12.2 HEPARINA DE BAIXO PESO MOLECULAR

Em razão da dificuldade em manter os pacientes anticoagulados com HNF pela coleta seriada de TTPa, as HBPM foram sendo cada vez mais estudadas e testadas em comparação às HNF. As HBPM apresentam maior biodisponibilidade, meia-vida mais prolongada, efeito anticoagulante mais previsível (não sendo necessária monitorização laboratorial, exceto em pacientes obesos e com insuficiência renal) e menos incidência de trombocitopenia induzida por heparina. Atuam por meio da antitrombina, inibindo os fatores de coagulação IIa e Xa, sendo a dosagem do fator anti-Xa a forma de verificar a sua atividade.

O estudo SYNERGY publicado em 2004 comparou uso de enoxaparina com heparina não fracionada em pacientes com IAM sem supra ST que se submeteriam à estratégia invasiva precoce. Foram analisados 10.027 pacientes dos quais 92% foram submetidos à cineangiocoronariografia e 47% à angioplastia.[58] Não houve diferença estatisticamente significante entre os grupos no desfecho composto por morte e infarto não fatal em 30 dias (enoxaparina 14% versus HNF 14,5%). A enoxaparina preencheu critérios de não inferioridade, no entanto houve um aumento na taxa de sangramento maior no grupo enoxaparina (pelos critérios de TIMI) apesar de não haver diferença na taxa de transfusões sanguíneas. Esse estudo também demonstrou que mudar de tipo de heparina durante o tratamento aumentou a taxa de sangramento.

Petersen e colaboradores, analisando em conjunto seis estudos randomizados que compararam enoxaparina com HNF (n = 21.946 pacientes), encontraram diminuições significativas nas incidências de óbito e IAM aos 30 dias, a favor da HBPM, com OR de 0,91 na população global (NNT = 107).[59]

12.3 FONDAPARINUX

Pentassacarídio sintético cuja estrutura molecular, muito similar à das heparinas, permite sua ligação à antitrombina, inibindo o fator Xa. O fondaparinux potencializa o efeito da antitrombina em cerca de 300 vezes, bloqueando a formação de trombina com grande eficiência. Ele apresenta 100% de biodisponibilidade depois de sua infusão subcutânea e tem meia-vida de 17 horas. Por isso, a sua administração é feita uma vez ao dia. A sua excreção é renal em maior parte, sendo contraindicado quando o *clearance* de creatinina é < 20 mL/min. Ao contrário das heparinas, o fondaparinux não induz plaquetopenia. Ele não exige nenhum ajuste de sua dose nem monitorização de sua atividade uma vez que não altera os índices habitualmente empregados para avaliação da coagulação. Por sua ação mais localizada sobre o sistema da coagulação, o fondaparinux apresenta um perfil de segurança mais favorável que as heparinas que atuam em diversas vias da cascata da coagulação.

O estudo de não inferioridade OASIS-5 comparou o fondaparinux à enoxaparina em 20.078 portadores de AI e IMSST[60]. Os pacientes foram randomizados para receber 1 mg/kg de enoxaparina a cada 12 horas (pacientes com *clearance* de creatinina < 30 mL/min, receberiam dose apenas uma vez ao dia) ou fondaparinux 2,5 mg/dia por, no máximo, 8 dias. A dose de 2,5 mg de fondaparinux foi definida a partir do estudo de fase II PENTUA que testou doses entre 2,5 e 12,0 mg, demonstrando que 2,5 mg ao dia foi a dose com melhor perfil de segurança e eficácia comparável às demais.[61] No estudo OASIS-5, cerca de 63% dos pacientes foram estratificados de forma invasiva e 34,3% submetidos à angioplastia. O desfecho isquêmico primário composto por morte, IM ou isquemia refratária em 9 dias foi verificado em 5,8% dos pacientes do grupo fondaparinux e 5,7% do grupo enoxaparina (HR 1,01; IC95% 0,90-1,13; P = 0,007 para não inferioridade). Esse benefício mais precoce persistiu ao final de 6 meses de acompanhamento (11,3% versus 12,5%; HR 0,89; IC95% 0,82-0,97; P = 0,007). Ao contrário, as taxas de sangramento maior aos 9 dias, desfecho primário de segurança do estudo, foram reduzidas à metade pelo fondaparinux (2,2% versus 4,1%; HR 0,52; IC95% 0,44-0,61: P < 0,001), assim como a necessidade de transfusões. Na população submetida a procedimento percutâneo, as complicações hemorrágicas foram proporcionalmente menores no grupo fondaparinux. Nesse estudo, os sangramentos maiores foram preditores importantes de mortalidade tardia. Assim, tanto a mortalidade aos 30 dias (2,9% versus 3,5%; HR 0,83; IC95% 0,71-0,97; P = 0,02) quanto aos 6 meses (5,8% versus 6,5%; HR0,89; IC95% 0,80-1,00; P = 0,05) foi significativamente reduzida pelo fondaparinux, sugerindo que a ação limitada desse anticoagulante sobre o sistema de coagulação reduziu as taxas de sangramento e, consequentemente, a mortalidade em relação à enoxaparina. O uso de fondaparinux também foi associado a uma menor taxa de sangramento intra-hospitalar e em 180 dias em comparação à HBPM, em um registro de portadores de IMSST na Suécia.[62]

O desenvolvimento mais frequente de trombose de cateter em pacientes tratados com fondaparinux (0,9% versus 0,4%) no estudo OASIS-5 determinou um adendo ao protocolo do estudo recomendando a infusão de HNF antes da ICP. Com essa medida, as taxas se equilibraram nos dois grupos. Posteriormente, a dose ideal de HNF a ser adicionada ao fondaparinux nos portadores de SCASST foi avaliada no ensaio clínico FUTURA/OASIS-8(63). Nesse estudo, pacientes inicialmente tratados com fondaparinux e submetidos à ICP nas primeiras 72 horas após admissão foram selecionados para receber uma dose reduzida em bolo, via intravenosa (IV) de HNF (50 UI/kg) independentemente da infusão de inibidores da GP IIb/IIIa ou dose padrão de 85 UI/kg com correção para 60 UI/kg na presença de bloqueadores do receptor da GP. O procedimento deveria ser obrigatoriamente realizado dentro das primeiras 4 horas depois da administração de fondaparinux. Nesse estudo de segurança, a meta primária composta de sangramento maior, sangramento menor ou complicações no sítio de acesso vascular foi similar entre os grupos depois de 48 horas (4,7% versus 5,8% nos grupos de dose reduzida e padrão respectivamente; OR 0,80; IC95% 0,54-1,19; P = 0,27). A incidência de sangramentos maiores não diferiu entre os grupos. A despeito dos índices mais elevados de sangramentos, menores em pacientes que receberam dose-padrão de fondaparinux, o desfecho de benefício clínico líquido (sangramento às 48 horas ou revascularização do vaso alvo aos 30 dias) favoreceu a dose-padrão (5,8% versus 3,9%; OR 1,51;

IC95% 1,00-2,28; P = 0,05). Similarmente, o desfecho secundário morte, reinfarto ou revascularização do vaso alvo também favoreceu a dose padrão de HNF (OR 1,58; IC95% 0,98-2,53; P = 0,06). As taxas de trombose de cateter foram raras em ambos os grupos depois da infusão de HNF. Por isso, é recomendado usar-se dose padrão de HNF durante a angioplastia de pacientes tratados com fondaparinux.

12.4 APIXABANA E RIVAROXABANA

A apixabana atua como inibidor direto do fator Xa administrado via oral que foi testado para síndrome coronariana aguda com e sem supra ST no estudo APPRAISE – 2.[64] Os pacientes foram randomizados para receber apixabana 5 mg 2 vezes ao dia (caso houvesse depuração de creatinina menor que 40 mL/min receberiam 2,5 mg 2 vezes dia), ou placebo, e já estavam em uso de aspirina ou aspirina e um inibidor de P2Y12; 42% dos pacientes apresentavam-se com IAM sem supra ST. Não houve diferença estatisticamente significante entre os grupos no que diz respeito ao desfecho composto por morte por causa cardiovascular, IAM ou AVE isquêmico (7,5% *versus* 7,9%), havendo incidência mais elevada de sangramento maior no grupo apixabana (1,3% *versus* 0,5%) e, por esse motivo, o estudo foi interrompido precocemente. O estudo ATLAS ACS 2 teve em sua população cerca de 25% de pacientes com IAM sem supra ST que eram randomizados para receber rivaroxabana 2,5 mg 2 vezes ao dia, 5 mg 2 vezes ao dia ou placebo. O desfecho primário composto por morte por causa cardiovascular, IAM ou AVE foi reduzido no grupo rivaroxabana em comparação ao placebo (8,9% *versus* 10,7%) independente da dose, havendo, entretanto, um aumento na taxa de sangramento maior neste grupo (2,1% *versus* 0,6%), mas não de sangramento fatal.

12.5 RECOMENDAÇÕES

A HNF pode ser usada para anticoagulação em pacientes com IMSST, na dose de ataque de 60 UI/kg (máximo de 4000 UI), com manutenção de infusão de 12 UI/kg/hora (máximo de 1000 UI/hora) e ajuste de dose por meio do TTPa (Classe I, nível de evidência B).

No caso da enoxaparina, é recomendada a dose de 1 mg/kg a cada 12 horas por via subcutânea para anticoagulação plena, sendo esta dose reduzida para 1 mg/kg, uma vez ao dia para pacientes com depuração de creatinina menor que 30 mL/min (Classe I, nível de evidência A). A mensuração do fator anti-Xa em pacientes com disfunção renal tem grande importância. A enoxaparina deve ser usada durante a internação hospitalar ou até a intervenção percutânea.

Outro medicamento que pode ser usado para anticoagulação é o fondaparinux, na dose de 2,5 mg subcutâneo por dia, pelo período de hospitalização ou até a angioplastia ser realizada (Classe I, nível de evidência B). Se a intervenção percutânea for realizada, recomenda-se usar outro anticoagulante com ação anti-IIa no procedimento.

13 ESTRATÉGIA INVASIVA E CONSERVADORA

Após o tratamento farmacológico inicial (Quadro 31.5), os pacientes com SCASST podem ser abordados de forma conservadora ou invasiva. Pacientes de baixo risco devem ser conduzidos preferencialmente de forma conservadora, ou seja, devem se submeter à estratificação não invasiva (cintilografia do miocárdio ou ecocardiograma de estresse). Essa estratégia evita a realização de procedimentos invasivos em excesso. Assim, o cateterismo deve ser indicado para pacientes que desenvolvem sintomas refratários ou instabilidade hemodinâmica. A realização de testes não invasivos é recomendada em pacientes de risco baixo a intermediário, sem isquemia ao repouso ou atividade física leve, por um mínimo de 12 a 24 horas (Classe I, nível de evidência B). Teste ergométrico não deve ser realizado em indivíduos que apresentam alterações no segmento ST no ECG de repouso em virtude do risco de interpretação alterada do resultado do teste. Nesses casos, um exame de imagem deve ser preferido.[28]

Pacientes de risco intermediário podem ser conduzidos de forma conservadora ou invasiva (cinecoronariografia e intervenção coronariana percutânea), havendo sugestão de benefício da estratégia invasiva nessa população. Finalmente, o maior benefício da estratégia invasiva (cinecoronariografia e intervenção coronariana percutânea) é demonstrado para pacientes de maior risco. A coronariografia em caráter de emergência é recomendada em casos de angina refratária, instabilidade hemodinâmica e/ou elétrica (Classe I, nível de evidência A). Em pacientes estáveis, a estratégia invasiva precoce (até 24 horas da admissão hospitalar) é indicada em pacientes de alto risco.

QUADRO 31.5 Medidas farmacológicas para síndrome coronariana aguda sem supra ST
Ácido acetilsalicílico
Clopidrogel; prasugrel; ticagrelor
Heparina não fracionada; enoxaparina; fondaparinux
Betabloqueadores
Inibidores de ECAA ou bloqueadores do receptor de angiotensina
Estatinas.

14 TRATAMENTO A LONGO PRAZO

Após a alta hospitalar, os pacientes devem manter uso de medicações que melhoram sua sobrevida a longo prazo, dentre elas inibidores de enzima conversora de angiotensina (bloqueador do receptor de aldosterona como alternativa), beta-bloqueadores e estatinas. O LDL deve estar abaixo de 70 mg/dL e, além disso, a cessação ao tabagismo deve ser estimulada.

Em relação aos antiagregantes plaquetários, o ácido acetilsalicílico deve ser usado por tempo indefinido. Clopidogrel (75 mg 1 vez ao dia) ou ticagrelor (90 mg 2 vezes ao dia) devem ser continuados por até 1 ano e, caso o paciente tenha sido submetido à angioplastia com *stent* farmacológico, o inibidor de P2Y12 deve ser usado por no mínimo 12 meses. Em pacientes com baixo risco de sangramento, o prasugrel pode ser usado como terapia de manutenção após angioplastia (Classe IIa, nível de evidência B).[28]

15 CONCLUSÕES

A SCASST transformou-se, nas últimas décadas, na principal forma de apresentação da doença arterial coronariana aguda. Apesar dos avanços que permitiram a redução da sua mortalidade, a sua incidência continuou crescendo nesse período. O entendimento fisiopatológico do fenômeno de aterotrombose relacionado à SCASST vem se aprofundando, o que permitiu o desenvolvimento de novos fármacos e de um tratamento mais adequado. Para abordá-la, é fundamental ter em mente que sua apresentação pode ser oligossintomática e que devemos sempre estar atentos a essa possibilidade diagnóstica. A estratificação de risco é essencial para avaliar o prognóstico inicial desse paciente e escolher a forma mais adequada de estratificação de risco. A relação entre o risco de trombose e sangramento servirá para a escolha da melhor terapia antitrombótica. Hoje, encontram-se disponíveis diversos novos agentes antiplaquetários com características distintas. As diferenças de eficácia e segurança desses fármacos permitem uma decisão mais personalizada na escolha terapêutica para os portadores de SCASST.

REFERÊNCIAS BIBLIOGRÁFICAS

1. Braunwald E. Unstable angina and non-ST elevation myocardial infarction. American journal of respiratory and critical care medicine 2012;185:924-32.
2. [Guidelines for Unstable Angina and Non-ST-Segment Elevation Myocardial Infarction of the Brazilian Society of Cardiology (II Edition,2007)]. Arquivos brasileiros de cardiologia 2007;89:e89-131.
3. Hamm CW, Bassand JP, Agewall S et al. ESC Guidelines for the management of acute coronary syndromes in patients presenting without persistent ST-segment elevation: The Task Force for the management of acute coronary syndromes (ACS) in patients presenting without persistent ST-segment elevation of the European Society of Cardiology (ESC). European heart journal 2011;32:2999-3054.
4. Libby P. Mechanisms of acute coronary syndromes. The New England journal of medicine 2013;369:883-4.
5. Anderson JL, Adams CD, Antman EM et al. 2011 ACCF/AHA Focused Update Incorporated Into the ACC/AHA 2007 Guidelines for the Management of Patients With Unstable Angina/Non-ST-Elevation Myocardial Infarction: a report of the American College of Cardiology Foundation/American Heart Association Task Force on Practice Guidelines. Circulation 2011;123:e426-579.
6. Perazzolo Marra M, Lima JA, Iliceto S. MRI in acute myocardial infarction. European heart journal 2011;32:284-93.
7. Kim U, Son JW, Park JS, Kim YJ. Clinical Impact of Q-Wave Presence on Electrocardiogram at Presentation of Patients With ST-segment Elevation Myocardial Infarction Undergoing Primary Coronary Intervention. International heart journal 2014;55:404-8.
8. Yeh RW, Sidney S, Chandra M, Sorel M, Selby JV, Go AS. Population trends in the incidence and outcomes of acute myocardial infarction. The New England journal of medicine 2010;362:2155-65.
9. Fox KA, Eagle KA, Gore JM, Steg PG, Anderson FA. The Global Registry of Acute Coronary Events, 1999 to 2009--GRACE. Heart (British Cardiac Society) 2010;96:1095-101.
10. Piva e Mattos LA, Berwanger O, Santos ES et al. Clinical outcomes at 30 days in the Brazilian Registry of Acute Coronary Syndromes (AC-CEPT). Arquivos brasileiros de cardiologia 2013;100:6-13.
11. Kwak BR, Back M, Bochaton-Piallat ML et al. Biomechanical factors in atherosclerosis: mechanisms and clinical implicationsdagger. European heart journal 2014.
12. Narula J, Nakano M, Virmani R et al. Histopathologic characteristics of atherosclerotic coronary disease and implications of the findings for the invasive and noninvasive detection of vulnerable plaques. Journal of the American College of Cardiology 2013;61:1041-51.
13. Chatzizisis YS, Baker AB, Sukhova GK et al. Augmented expression and activity of extracellular matrix-degrading enzymes in regions of low endothelial shear stress colocalize with coronary atheromata with thin fibrous caps in pigs. Circulation 2011;123:621-30.
14. Falk E, Nakano M, Bentzon JF, Finn AV, Virmani R. Update on acute coronary syndromes: the pathologists' view. European heart journal 2013;34:719-28.
15. Dutta P, Courties G, Wei Y et al. Myocardial infarction accelerates atherosclerosis. Nature 2012;487:325-9.
16. Quillard T, Tesmenitsky Y, Croce K et al. Selective inhibition of matrix metalloproteinase-13 increases collagen content of established mouse atherosclerosis. Arteriosclerosis, thrombosis, and vascular biology 2011;31:2464-72.
17. Libby P, Tabas I, Fredman G, Fisher EA. Inflammation and its resolution as determinants of acute coronary syndromes. Circulation research 2014;114:1867-79.
18. Braunwald E. Coronary plaque erosion: recognition and management. JACC Cardiovascular imaging 2013;6:288-9.
19. Blanchet X, Cesarek K, Brandt J et al. Inflammatory role and prognostic value of platelet chemokines in acute coronary syndrome. Thrombosis and haemostasis 2014;112.
20. von Hundelshausen P, Schmitt MM. Platelets and their chemokines in atherosclerosis-clinical applications. Frontiers in physiology 2014;5:294.
21. Afanas'ev SA, Kondrat'eva DS, Egorova MV, Popov SV. Comparative study of changes in energy metabolism in rat cardiomyocytes in postinfarction cardiosclerosis and diabetes mellitus. Bulletin of experimental biology and medicine 2013;156:185-7.
22. Kalogeris T, Baines CP, Krenz M, Korthuis RJ. Cell biology of ischemia/reperfusion injury. International review of cell and molecular biology 2012;298:229-317.
23. Mahmood SS, Levy D, Vasan RS, Wang TJ. The Framingham Heart Study and the epidemiology of cardiovascular disease: a historical perspective. Lancet 2014;383:999-1008.
24. Braunwald E, Morrow DA. Unstable angina: is it time for a requiem? Circulation 2013;127:2452-7.
25. Westerhout CM, Fu Y, Lauer MS et al. Short- and long-term risk stratification in acute coronary syndromes: the added value of quantitative

ST-segment depression and multiple biomarkers. Journal of the American College of Cardiology 2006;48:939-47.
26. Thygesen K, Mair J, Katus H et al. Recommendations for the use of cardiac troponin measurement in acute cardiac care. European heart journal 2010;31:2197-204.
27. Giannitsis E, Becker M, Kurz K, Hess G, Zdunek D, Katus HA. High-sensitivity cardiac troponin T for early prediction of evolving non-ST-segment elevation myocardial infarction in patients with suspected acute coronary syndrome and negative troponin results on admission. Clin Chem 2010;56:642-50.
28. Amsterdam EA, Wenger NK, Brindis RG et al. 2014 AHA/ACC Guideline for the Management of Patients with Non-ST-Elevation Acute Coronary Syndromes: a report of the American College of Cardiology/American Heart Association Task Force on Practice Guidelines. Journal of the American College of Cardiology 2014;64:e139-228.
29. Braunwald E. Unstable angina. A classification. Circulation 1989;80:410-4.
30. Antman EM, Cohen M, Bernink PJ et al. The TIMI risk score for unstable angina/non-ST elevation MI: A method for prognostication and therapeutic decision making. Jama 2000;284:835-42.
31. Subherwal S, Bach RG, Chen AY et al. Baseline risk of major bleeding in non-ST-segment-elevation myocardial infarction: the CRUSADE (Can Rapid risk stratification of Unstable angina patients Suppress ADverse outcomes with Early implementation of the ACC/AHA Guidelines) Bleeding Score. Circulation 2009;119:1873-82.
32. Amsterdam EA, Wenger NK. The 2014 American College of CardiologyACC/American Heart Association Guideline for the Management of Patients With Non-ST-Elevation Acute Coronary Syndromes: Ten Contemporary Recommendations to Aid Clinicians in Optimizing Patient Outcomes. Clin Cardiol 2015.
33. Yusuf S, Wittes J, Friedman L. Overview of results of randomized clinical trials in heart disease. I. Treatments following myocardial infarction. Jama 1988;260:2088-93.
34. Miller CD, Roe MT, Mulgund J et al. Impact of acute beta-blocker therapy for patients with non-ST-segment elevation myocardial infarction. Am J Med 2007;120:685-92.
35. Brandler E, Paladino L, Sinert R. Does the early administration of beta-blockers improve the in-hospital mortality rate of patients admitted with acute coronary syndrome? Acad Emerg Med 2010;17:1-10.
36. Moss AJ, Oakes D, Rubison M et al. Effects of diltiazem on long-term outcome after acute myocardial infarction in patients with and without a history of systemic hypertension. The Multicenter Diltiazem Postinfarction Trial Research Group. Am J Cardiol 1991;68:429-33.
37. Lubsen J, Tijssen JG. Efficacy of nifedipine and metoprolol in the early treatment of unstable angina in the coronary care unit: findings from the Holland Interuniversity Nifedipine/metoprolol Trial (HINT). Am J Cardiol 1987;60:18A-25A.
38. Aronow WS. Use of antiplatelet drugs in the treatment of acute coronary syndromes. Cardiovasc Hematol Disord Drug Targets 2013;13:151-7.
39. Theroux P, Ouimet H, McCans J et al. Aspirin, heparin, or both to treat acute unstable angina. The New England journal of medicine 1988;319:1105-11.
40. Mehta SR, Bassand JP, Chrolavicius S et al. Dose comparisons of clopidogrel and aspirin in acute coronary syndromes. The New England journal of medicine 2010;363:930-42.
41. Yusuf S, Zhao F, Mehta SR, Chrolavicius S, Tognoni G, Fox KK. Effects of clopidogrel in addition to aspirin in patients with acute coronary syndromes without ST-segment elevation. The New England journal of medicine 2001;345:494-502.
42. Mega JL, Close SL, Wiviott SD et al. Genetic variants in ABCB1 and CYP2C19 and cardiovascular outcomes after treatment with clopidogrel and prasugrel in the TRITON-TIMI 38 trial: a pharmacogenetic analysis. Lancet 2010;376:1312-9.
43. Mega JL, Simon T, Collet JP et al. Reduced-function CYP2C19 genotype and risk of adverse clinical outcomes among patients treated with clopidogrel predominantly for PCI: a meta-analysis. Jama 2010;304:1821-30.
44. Melloni C, Washam JB, Jones WS et al. Conflicting results between randomized trials and observational studies on the impact of proton pump inhibitors on cardiovascular events when coadministered with dual antiplatelet therapy: systematic review. Circ Cardiovasc Qual Outcomes 2015;8:47-55.
45. Bhatt DL, Cryer BL, Contant CF et al. Clopidogrel with or without omeprazole in coronary artery disease. The New England journal of medicine 2010;363:1909-17.
46. Bhatt DL, Cryer BL, Contant CF et al. Clopidogrel with or without omeprazole in coronary artery disease. The New England journal of medicine 2010;363:1909-17.
47. Wiviott SD, Antman EM, Braunwald E. Prasugrel. Circulation 2010;122:394-403.
48. Wiviott SD, Braunwald E, McCabe CH et al. Prasugrel versus clopidogrel in patients with acute coronary syndromes. The New England journal of medicine 2007;357:2001-15.
49. Gurbel PA, Bliden KP, Butler K et al. Randomized double-blind assessment of the ONSET and OFFSET of the antiplatelet effects of ticagrelor versus clopidogrel in patients with stable coronary artery disease: the ONSET/OFFSET study. Circulation 2009;120:2577-85.
50. Wallentin L, Becker RC, Budaj A et al. Ticagrelor versus clopidogrel in patients with acute coronary syndromes. The New England journal of medicine 2009;361:1045-57.
51. Roffi M, Chew DP, Mukherjee D et al. Platelet glycoprotein IIb/IIIa inhibition in acute coronary syndromes. Gradient of benefit related to the revascularization strategy. European heart journal 2002;23:1441-8.
52. Winchester DE, Wen X, Brearley WD, Park KE, Anderson RD, Bavry AA. Efficacy and safety of glycoprotein IIb/IIIa inhibitors during elective coronary revascularization: a meta-analysis of randomized trials performed in the era of stents and thienopyridines. Journal of the American College of Cardiology 2011;57:1190-9.
53. Kastrati A, Mehilli J, Neumann FJ et al. Abciximab in patients with acute coronary syndromes undergoing percutaneous coronary intervention after clopidogrel pretreatment: the ISAR-REACT 2 randomized trial. Jama 2006;295:1531-8.
54. Giugliano RP, White JA, Bode C et al. Early versus delayed, provisional eptifibatide in acute coronary syndromes. The New England journal of medicine 2009;360:2176-90.
55. Stone GW, Bertrand M, Colombo A et al. Acute Catheterization and Urgent Intervention Triage strategY (ACUITY) trial: study design and rationale. American heart journal 2004;148:764-75.
56. Lajus S, Clofent-Sanchez G, Jais C, Coste P, Nurden P, Nurden A. Thrombocytopenia after abciximab use results from different mechanisms. Thrombosis and haemostasis 2010;103:651-61.
57. Oler A, Whooley MA, Oler J, Grady D. Adding heparin to aspirin reduces the incidence of myocardial infarction and death in patients with unstable angina. A meta-analysis. Jama 1996;276:811-5.
58. Ferguson JJ, Califf RM, Antman EM et al. Enoxaparin vs unfractionated heparin in high-risk patients with non-ST-segment elevation acute coronary syndromes managed with an intended early invasive strategy: primary results of the SYNERGY randomized trial. Jama 2004;292:45-54.
59. Petersen JL, Mahaffey KW, Hasselblad V et al. Efficacy and bleeding complications among patients randomized to enoxaparin or unfractionated heparin for antithrombin therapy in non-ST-Segment elevation acute coronary syndromes: a systematic overview. Jama 2004;292:89-96.

60. Mehta SR, Granger CB, Eikelboom JW et al. Efficacy and safety of fondaparinux versus enoxaparin in patients with acute coronary syndromes undergoing percutaneous coronary intervention: results from the OASIS-5 trial. Journal of the American College of Cardiology 2007;50:1742-51.
61. Simoons ML, Bobbink IW, Boland J et al. A dose-finding study of fondaparinux in patients with non-ST-segment elevation acute coronary syndromes: the Pentasaccharide in Unstable Angina (PENTUA) Study. Journal of the American College of Cardiology 2004;43:2183-90.
62. Szummer K, Oldgren J, Lindhagen L et al. Association between the use of fondaparinux vs low-molecular-weight heparin and clinical outcomes in patients with non-ST-segment elevation myocardial infarction. Jama 2015;313:707-16.
63. Steg PG, Mehta S, Jolly S et al. Fondaparinux with UnfracTionated heparin dUring Revascularization in Acute coronary syndromes (FUTURA/OASIS 8): a randomized trial of intravenous unfractionated heparin during percutaneous coronary intervention in patients with non-ST--segment elevation acute coronary syndromes initially treated with fondaparinux. American heart journal 2010;160:1029-34, 1034 e1.
64. Alexander JH, Lopes RD, James S et al. Apixaban with antiplatelet therapy after acute coronary syndrome. The New England journal of medicine 2011;365:699-708.

Infarto do Miocárdio com Supradesnivelamento do Segmento ST

32

Luciano Moreira Baracioli
Marcelo Franken
Flávia Bittar Britto Arantes
José Carlos Nicolau

1. Introdução e definições
2. Etiologia e fisiopatologia
3. Diagnóstico
   3.1 Achados clínicos
4. Estratificação de risco
5. Exames complementares
   5.1 Eletrocardiograma
   5.2 Marcadores bioquímicos de lesão miocárdica
   5.3 Eletrólitos, glicemia, creatinina, hemograma, coagulograma e perfil lipídico
   5.4 Radiografia de tórax e ecocardiograma
   5.5 Cinecoronariografia em pacientes não submetidos à terapia de recanalização mecânica
   5.6 Ergometria convencional, cintilografia miocárdica ou ecocardiograma com estresse medicamentoso
6. Diagnóstico diferencial
7. Tratamento medicamentoso
   7.1 Medidas gerais
   7.2 Antiplaquetários
      7.2.1 Ácido acetilsalicílico
   7.3 Recanalização miocárdica
      7.3.1 Escolha do método de recanalização (química ou mecânica)
      7.3.2 Fibrinolítico
      7.3.3 Fibrinólise pré-hospitalar
      7.3.4 Intervenção coronariana percutânea (ICP) primária
         7.3.4.1 Intervenção coronariana percutânea primária com stents
         7.3.4.2 O acesso arterial na ICP primária
      7.3.5 Tratamento das lesões não culpadas
      7.3.6 Intervenção coronariana percutânea de resgate
      7.3.7 Intervenção coronariana percutânea facilitada
   7.4 Anticoagulantes
      7.4.1 Heparina não fracionada (HNF)
      7.4.2 Heparina de baixo peso molecular (HBPM)
      7.4.3 Fondaparinux
      7.4.4 Bivalirudina
   7.5 Antiplaquetários (além do ácido acetilsalicílico)
      7.5.1 Clopidogrel
      7.5.2 Novos antiplaquetários
      7.5.3 Inibidores da glicoproteína IIb/IIIA (IGP IIb/IIIa)
   7.6 Nitratos
   7.7 Betabloqueadores
   7.8 Bloqueadores do sistema renina-angiotensina-aldosterona (SRAA)
      7.8.1 Inibidores da enzima de conversão da angiotensina (IECA)
      7.8.2 Bloqueadores seletivos dos receptores AT1 da angiotensina II (BRA)
      7.8.3 Bloqueador da aldosterona
   7.9 Antagonistas dos canais de cálcio
   7.10 Estatinas
8. Controle glicêmico
9. Complicações no IAMc/SST
   9.1 Complicações elétricas
      9.1.1 Arritmias ventriculares
      9.1.2 Arritmias supraventriculares
      9.1.3 Bradicardias, bloqueios atrioventriculares e bloqueios interventriculares
   9.2 Choque cardiogênico
   9.3 Infarto com acometimento do ventrículo direito
   9.4 Complicações mecânicas
      9.4.1 Regurgitação mitral
      9.4.2 Ruptura do septo interventricular
      9.4.3 Ruptura da parede livre do ventrículo esquerdo
10. Referências bibliográficas

1 INTRODUÇÃO E DEFINIÇÕES

De modo mais abrangente, o infarto agudo do miocárdio (IAM) pode ser definido como um evento agudo decorrente de má oxigenação miocárdica, no qual existe evidência de necrose miocárdica.[1] Até a década de 1980, conforme recomendações da Organização Mundial da Saúde (OMS),[2] o diagnóstico de IAM era feito de acordo com a presença de, ao menos, dois dos três dos seguintes critérios: história clínica de desconforto torácico sugestivo de isquemia; alterações isquêmicas em traçados seriados de eletrocardiograma (ECG); ou aumento de marcador de necrose miocárdica de ao menos duas vezes em relação ao valor normal. A partir daí, essa definição sofreu diversas adequações, tendo sido publicada em 2012 a *Third universal definition of myocardial infarction*, que leva em conta a causa da isquemia e inclui, por exemplo, IAM após intervenção coronariana percutânea (ICP) ou cirurgia de revascularização miocárdica (CRM), classificando-o em cinco tipos[1] (Tabelas 32.1 e 2). Apesar de mais utilizada na atualidade, essa classificação foi recentemente criticada pela Sociedade de Angiografia e Intervenções (SCAI), basicamente nas suas definições relativas a IAM pós-ICP ou cirurgia.[3] A presença de elevação do segmento ST em duas ou mais derivações eletrocardiográficas relacionadas a uma mesma parede, juntamente com o descrito anteriormente, faz o diagnóstico de IAM com supradesnivelamento do segmento ST (IAMc/SST), foco deste capítulo.

TABELA 32.1 Definição universal de infarto agudo do miocárdio[1]

EVIDÊNCIA DE NECROSE MIOCÁRDICA EM UM CONTEXTO CLÍNICO DE ISQUEMIA MIOCÁRDICA

- Aumento e/ou queda gradual de marcadores cardíacos (preferencialmente troponina) com pelo menos um valor acima do percentil 99 do ensaio e pelo menos um dos seguintes critérios:
  - Sintomas isquêmicos.
  - Alterações eletrocardiográficas indicativas de isquemia (elevação, depressão do segmento ST ou BCRE novo).
  - Desenvolvimento de ondas Q patológicas no eletrocardiograma.
  - Evidência em exame de imagem de perda de viabilidade miocárdica ou contratilidade segmentar anormal.
  - Identificação de trombo intracoronariano por angiografia ou necropsia.
- Morte cardíaca, com sintomas sugestivos de isquemia miocárdica, alterações de segmento ST, BCRE novo, com ocorrência do óbito antes da coleta das amostras de sangue, ou antes de alterações serem detectadas.
- Será considerado IAM relacionado a procedimento percutâneo quando houver elevações de marcadores séricos cardíacos 5 vezes acima do percentil 99 em pacientes com valores de troponina normais prévios. Em pacientes com valores previamente elevados (estáveis ou em queda), considera-se a elevação > 20% dos valores basais. Adicionalmente, devem estar presentes sintomas sugestivos de isquemia miocárdica ou alterações eletrocardiográficas ou achados angiográficos compatíveis com complicações do procedimento ou exame de imagem demonstrando nova perda de miocárdio viável ou alteração de contratilidade segmentar.
- Trombose de *stent* associada a IAM detectada por angiografia ou necropsia na vigência de isquemia miocárdica e elevação de marcadores de necrose miocárdica > percentil 99.
- Para pacientes submetidos à cirurgia de revascularização miocárdica e valores de troponina normais prévios, elevações de marcadores séricos cardíacos 10 vezes acima do percentil 99 são indicativos de necrose miocárdica. Adicionalmente, devem estar presentes desenvolvimento de ondas Q patológicas ou BCRE novo, ou oclusão coronariana nativa ou em pontes documentada por angiografia, ou exame de imagem com perda de músculo viável para que se determine IAM relacionado à cirurgia de revascularização miocárdica.
- BCRE: bloqueio completo do ramo esquerdo.

TABELA 32.2 Classificação clínica dos diferentes tipos de infarto do miocárdio[1]

TIPO 1	Infarto do miocárdio espontâneo relacionado à isquemia em razão de evento coronário primário como erosão de placa e/ou ruptura, fissura ou dissecção.
TIPO 2	Infarto do miocárdio secundário á isquemia em razão de aumento da demanda de oxigênio ou diminuição na oferta. Por exemplo, anemia, hipertensão ou hipotensão, espasmo coronário.
TIPO 3	Morte súbita cardíaca, geralmente acompanhada de sintomas sugestivos à isquemia miocárdica com presumível nova elevação do segmento ST ou novo BRE; ou evidência de trombo recente em angiografia coronária e/ou autópsia.
TIPO 4A	Infarto do miocárdio associado a procedimento percutâneo.
TIPO 4B	Infarto do miocárdio associado à trombose de *stent* documentada por angiografia coronária ou autópsia.
TIPO 5	Infarto do miocárdio associado à cirurgia de revascularização miocárdica.

BRE: bloqueio de ramo esquerdo.

Clinicamente reconhecido a partir do início do século 20, o IAMc/SST permanece até os dias atuais como importante problema de saúde pública, sendo uma das principais causas de morte em todo o mundo. Nos Estados Unidos, ocorrem aproximadamente 525 mil casos novos de IAM por ano e 190 mil recorrentes;[4] no Brasil, a doença arterial coronariana foi responsável por 96.386 óbitos no ano de 2009, de acordo com dados disponibilizados pelo Datasus (banco de dados do SUS – Sistema Único de Saúde), a grande maioria relacionada ao IAM,[5] sendo estimados 350 mil casos novos por ano.

Na década de 1960, foram implementadas as unidades coronárias de terapia intensiva para tratamento dos pacientes com IAM, o que propiciava basicamente, à época, melhor controle de arritmias potencialmente fatais; desde então, os índices de mortalidade hospitalar por IAM vêm apresentando progressiva queda. A partir da década de 1980, a diminuição da mortalidade no IAMc/SST foi ainda mais marcante, fundamentalmente pelo desenvolvimento de métodos terapêuticos de recanalização e reperfusão coronariana, sobretudo o ácido acetilsalicílico, a terapia fibrinolítica e a intervenção coronariana primária. No Brasil, apesar dos recentes avanços, o diagnóstico e tratamento do IAM estão bastante aquém do observado em países desenvolvidos, existindo grande heterogeneidade regional no manejo das síndromes coronarianas agudas (SCA) em geral, sendo este mais adequado nas regiões mais desenvolvidas do país.[6]

2 ETIOLOGIA E FISIOPATOLOGIA

A doença arterial coronariana pode ser considerada de caráter multifatorial que, em última análise, baseia-se no processo inflamatório, presente em todas as fases da aterogênese, desde a formação da placa até sua instabilização.[7]

O principal mecanismo patológico que leva à instabilização da placa aterosclerótica, nas síndromes coronarianas agudas (angina instável e IAM), é a ocorrência de ruptura ou erosão da placa aterosclerótica, com consequente ativação inflamatória, aumento da agregação plaquetária, vasoconstrição e trombose intraluminal da artéria coronária. A oclusão coronariana por tempo prolongado, promovendo completa interrupção no fornecimento de nutrientes para determinada região do miocárdio, constitui o substrato anatômico para o desenvolvimento do IAMc/SST.

Processos patológicos como diabetes, hipertensão arterial, dislipidemia e tabagismo, entre outros, podem ocasionar lesão endotelial, levando à sua disfunção e promovendo alterações em suas propriedades homeostáticas normais.[7-8] Dessa forma, desenvolve-se um endotélio propício para o recrutamento de células inflamatórias circulantes, aprisionamento de LDL-c no espaço subendotelial e formação de trombos, reduzindo de forma significativa sua produção de substâncias vasodilatadoras (especialmente óxido nítrico) e aumentando, também de modo importante, sua produção de substâncias vasoconstrictoras.[9] A placa aterosclerótica, em sua fase mais tardia, apresenta, além de células, dois componentes estruturais distintos: um núcleo lipídico (altamente trombogênico) pouco denso; e a capa fibrosa (componente fibroso da placa), que se correlaciona de forma inversa à ruptura da placa (quanto maior a capa fibrose, menor a chance da placa se romper).[9-10] Além das características clássicas de vulnerabilidade da placa[10-13] (Tabela 32.3), variáveis anatômicas e hemodinâmicas, como localização do ateroma e forças de cisalhamento, participam de sua instabilização. Após a ruptura da capa fibrosa, mecanismo esse responsável pela maior parte dos IAM (do tipo I),[10,14-15] há exposição e contato do material intraplaca com a corrente sanguínea e, consequentemente, trombose arterial, que em última análise leva à oclusão do vaso. Outro mecanismo proposto para a instabilização da placa é a erosão, na qual ocorre apenas denudação endotelial, isto é, o desenvolvimento do trombo e consequente oclusão do vaso se dão pelo contato dos elementos sanguíneos com a superfície da placa.

A intensidade da resposta trombótica à ruptura ou erosão depende da extensão da ruptura, do conteúdo do material intraplaca, do grau de estenose e irregularidade da superfície da placa e do balanço entre fatores pró e antitrombóticos no momento da instabilização. Contudo, o tipo de SCA desenvolvida pelo paciente (com ou sem elevação do segmento ST) dependerá da velocidade de ocorrência e da duração da trombose arterial coronariana, do grau de obstrução gerado (total – IAMc/SST ou parcial – IAM sem supradesnivelamento do segmento de ST), e da presença ou não de circulação colateral.

TABELA 32.3 Composição histopatológica da placa vulnerável	
Núcleo lipídico grande	Densidade das células musculares lisas reduzida
Capa fibrosa fina	Aumento da atividade e da densidade de macrófagos
Neovascularização aumentada	Aumento da atividade e da densidade de linfócitos T
Conteúdo de colágeno reduzido	Aumento da atividade e do número de mastócitos

3 DIAGNÓSTICO

3.1 ACHADOS CLÍNICOS

De forma geral, em pacientes que se apresentam em prontos-socorros com queixa de dor entre a cicatriz umbilical e a mandíbula, em especial em localização torácica e de forte intensidade, recomenda-se incluir a possibilidade de IAM no diagnóstico diferencial (veja também o capítulo 30). No entanto, as características mais comuns das dores relacionadas à isquemia miocárdica e, portanto, sugestivas de IAM, são as seguintes:[16]

- **Tipo:** em aperto; opressiva; queimação; pontada; esmagadora; e asfixiante.

- **Localização:** precordial; retroesternal; epigástrica ou torácica difusa (à direita ou à esquerda ou em ambos os lados).
- **Irradiação:** membro superior esquerdo (aspecto ulnar) ou ambos os membros superiores; ombros; pescoço; mandíbula; região interescapular ou epigástrio.
- **Fatores concomitantes:** dispneia; náusea; vômitos; sudorese; palidez cutânea.
- **Fatores desencadeantes:** estresse emocional; esforço físico moderado ou intenso; refeições fartas. Não é incomum a ocorrência em repouso.

Concomitante ao quadro álgico (dor torácica) ou de forma isolada, outros sinais e sintomas podem ocorrer, sendo os mais comuns dispneia/cansaço, tontura, estado confusional, desconforto gastrintestinal e síncope. Em idosos (principalmente), diabéticos, mulheres e portadores de insuficiência cardíaca, a ocorrência desses chamados equivalentes isquêmicos ou outros sintomas atípicos é mais frequente, ocorrendo comumente na ausência de dor.

Apesar de geralmente inespecíficos para o diagnóstico de IAM, os achados de exame físico podem contribuir fornecendo dados prognósticos e, muitas vezes, direcionando o examinador para possíveis diagnósticos diferenciais. O exame físico inicial do paciente com IAM deverá incluir:

- Avaliação das vias aéreas e respiração (frequência respiratória, saturação de oxigênio e presença de estertores em campos pulmonares).
- Avaliação do aparelho circulatório (sinais vitais, presença de estase jugular, terceira bulha, frequência cardíaca e arritmias; piora ou surgimento de sopro mitral, assimetria ou ausência de pulsos, sinais de choque e perfusão).
- Avaliação neurológica sumária – sinais sugestivos de acidente vascular encefálico (AVE).

4 ESTRATIFICAÇÃO DE RISCO

Na avaliação dos pacientes com suspeita de IAM, é importante que seja feita a estratificação de risco inicial de acordo com a probabilidade de que desenvolverem eventos e complicações cardíacas isquêmicas no futuro. Por definição, pacientes com IAMc/SST são classificados de alto risco para eventos, embora exista ainda muita heterogeneidade nesse grupo.

Classificações clínicas quando da chegada do paciente ao hospital mostram clara correlação entre a gravidade da disfunção cardíaca avaliada clinicamente e o prognóstico, tanto no curto quanto no longo prazo (Tabela 32.4 e Figura 32.1).[17-18]

A classificação de Killip-Kimball,[18] descrita em 1967, leva em consideração achados de exame físico, enquanto a classificação de

TABELA 32.4 Classificações clínicas de gravidade da disfunção cardíaca pós-IAM

KILLIP & KIMBALL[18]		FORRESTER MODIFICADA[17]	
I	Sem congestão pulmonar e sem B3	I	Perfusão periférica normal e congestão pulmonar
II	Raros estertores crepitantes (< 50% do campo pulmonar) com B3 audível	IIa	Perfusão periférica normal e congestão pulmonar presente com ausência de dispneia
		IIb	Perfusão periférica normal e presença de congestão pulmonar com dispneia
III	Edema pulmonar	III	Perfusão periférica diminuída sem congestão pulmonar*
IV	Choque cardiogênico	IV	Perfusão periférica diminuída e presença de congestão pulmonar

* Representa fundamentalmente o paciente com comprometimento de ventrículo direito. B3: terceira bulha.

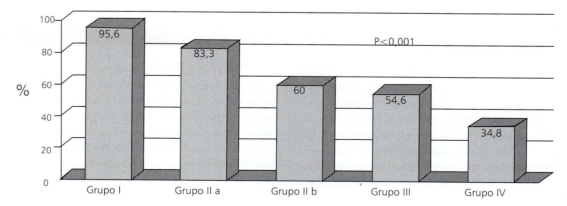

FIGURA 32.1 Correlação entre a classificação de Forrester modificada à chegada do paciente ao hospital e sobrevida a curto prazo pós-fibrinolítico.[17]

Forrester,[19] descrita em 1977, considera parâmetros hemodinâmicos do paciente (pressão capilar pulmonar e índice cardíaco). A classificação de Forrester modificada classifica hemodinamicamente o paciente levando em conta sintomas e exame clínico.[17]

Nos últimos anos, foram desenvolvidos e validados escores de estratificação de risco provenientes de análises multivariadas em grandes bancos de dados, dos quais os mais utilizados são o TIMI (*Thrombolysis in Myocardial Infarction*) e o GRACE.[20] O escore TIMI, de mais fácil aplicabilidade, tem demonstrado impacto na tomada de decisão clínica, sendo de maior valor nos pacientes submetidos à terapia de reperfusão. Esse escore demonstra clara relação entre número de pontos e mortalidade precoce, como se nota na Tabela 32.5 e na Figura 32.2.

Em tempos mais recentes, tem sido realçada a importância da estratificação não apenas do risco de eventos isquêmicos, mas também do risco de sangramento. Diversos escores têm sido propostos nesse sentido, todos eles se mostrando excelentes marcadores prognósticos.[21-23]

5 EXAMES COMPLEMENTARES

5.1 ELETROCARDIOGRAMA

Exame simples e de baixo custo, deve ser realizado o mais rapidamente possível, idealmente em até 10 minutos após a chegada do paciente ao pronto-socorro, sendo fundamental no diagnóstico diferencial entre IAM com ou sem supradesnivelamento do segmento ST.[5] Fornece informações diagnósticas, prognósticas e de conduta, e sua correta interpretação é a chave principal na estratégica terapêutica. O reconhecimento do supradesnivelamento do segmento ST > 1 mm em derivações contíguas no plano frontal e BRE novo ou elevação do segmento ST > 2 mm em derivações precordiais na presença de quadro clínico compatível fazem o diagnóstico de IAMc/SST. As derivações acometidas por supradesnivelamento de ST podem sugerir a porção ventricular acometida e até a artéria culpada pelo IAM.[24] Em caso de supradesnivelamento do segmento ST em derivações da parede inferior (DII, DIII e AVF), recomenda-se a obtenção de derivações direitas (V3R e V4R), V7 e V8, no sentido de se avaliar eventual comprometimento isquêmico do ventrículo direito (VD). A presença de elevação do segmento ST ou de BRE novo ou supostamente novo, em pacientes com até 12 horas de evolução do quadro clínico, indica o uso imediato de terapêuticas de recanalização (fibrinolítico/ICP primária).

TABELA 32.5 Fatores preditivos de óbito aos 30 dias após IAM com elevação de ST

FATORES	PONTOS
Idade entre 65 e 74	2
Idade ≥ 75 anos	3
PA sistólica < 100 mmHg	3
FC > 100 bpm	2
Killip & Kimball II-IV	2
Supra de ST anterior ou BCRE	1
História de angina, HAS ou DM	1
Peso < 67 kg	1
Início do tratamento > 4 horas	1
BCRE: bloqueio completo de ramo esquerdo.	

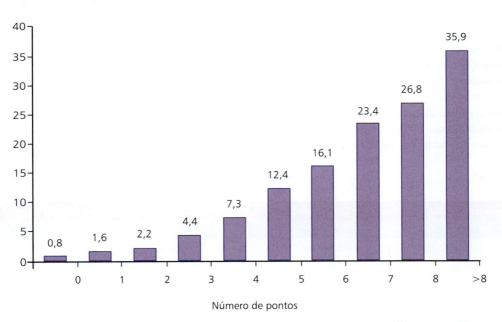

FIGURA 32.2 Mortalidade aos trinta dias após IAM com elevação do segmento ST de acordo com o escore TIMI.[20]

O ECG deve ser repetido após uso de nitrato sublingual (utilizado para afastar presença de espasmo coronariano), antes e após qualquer método de recanalização, a cada 12 horas nas primeiras 24 horas e, a partir daí uma vez ao dia durante o período de internação. Traçados adicionais devem ser realizados sempre que houver novos sintomas, alterações de ritmo ou dúvidas em relação à evolução.

5.2 MARCADORES BIOQUÍMICOS DE LESÃO MIOCÁRDICA

Em pacientes com IAMc/SST, os marcadores são úteis para estimar a extensão do infarto, prognóstico, diagnóstico de reperfusão coronariana à beira do leito e para o diagnóstico de reinfarto.

A utilização da creatinaquinase (CK-total), por sua baixa sensibilidade e especificidade para o diagnóstico de lesão miocárdica, passou a ser reservada aos casos de indisponibilidade de marcadores mais modernos. Já a CKMB-atividade foi padrão para o diagnóstico do IAM durante décadas. É pouco sensível na detecção do IAM nas primeiras 6 horas, apresentando sensibilidade de 93% após 12 horas dos sintomas.[5]

Com o surgimento de testes mais modernos, a dosagem de CKMB-massa aumentou a sensibilidade clínica e especificidade analítica; CKMB-massa apresenta sensibilidade diagnóstica de 50% 3 horas após o início dos sintomas e de 80% após 6 horas,[5] sendo de grande utilidade no acompanhamento de pacientes com IAMc/SST, pois tem excelente relação com a área de necrose e, consequentemente, com o prognóstico do paciente.[25-26] Deve ser dosada no momento da chegada do paciente ao hospital, a cada 8 horas até o pico e, a partir daí, a cada 12 horas até sua normalização. Novas dosagens devem ser solicitadas sempre que houver suspeita de novo quadro.

Apesar de o pico de troponina ter relação com o tamanho do IAMc/SST e, por conseguinte, com prognóstico,[27] esse marcador bioquímico tem valor limitado para o diagnóstico de pacientes com IAMc/SST, uma vez que se baseia no quadro clínico e no eletrocardiograma. Certamente, a importância das troponinas é muito maior no paciente com suspeita de IAM sem supradesnivelamento do segmento ST.[28]

A mioglobina apresenta elevado valor preditivo negativo (83 a 98%),[5,29] permitindo afastar o diagnóstico de IAM de forma precoce, porém é um marcador bem pouco específico para músculo cardíaco.

As características dos diferentes marcadores bioquímicos de lesão miocárdica podem ser observadas na Tabela 32.6.[5,25,29]

5.3 ELETRÓLITOS, GLICEMIA, CREATININA, HEMOGRAMA, COAGULOGRAMA E PERFIL LIPÍDICO

Devem ser dosados na chegada do paciente ao hospital. Com exceção do perfil lipídico, dosado apenas uma vez, os outros exames deverão ser repetidos de acordo com a evolução do paciente. A manutenção dos níveis séricos dos eletrólitos em valores normais, principalmente potássio, magnésio e cálcio, é fundamental na prevenção de arritmias ventriculares potencialmente fatais.

5.4 RADIOGRAFIA DE TÓRAX E ECOCARDIOGRAMA

Radiografia de tórax pode ser útil na avaliação de congestão pulmonar ou dos diagnósticos diferenciais. Sua realização não deve retardar a terapia de recanalização. Ecocardiograma transtorácico deve ser realizado de rotina, idealmente nas primeiras 24 horas para análise da área comprometida, função ventricular e eventuais complicações mecânicas. Deve ser solicitado a qualquer momento em caso de instabilização súbita do quadro clínico ou na presença de novos sopros cardíacos, para diagnóstico de complicações mecânicas no IAM (insuficiência mitral, comunicação interventricular, ruptura aguda ou subaguda de parede livre).

5.5 CINECORONARIOGRAFIA EM PACIENTES NÃO SUBMETIDOS À TERAPIA DE RECANALIZAÇÃO MECÂNICA

Em pacientes tratados clinicamente que apresentem instabilidade hemodinâmica, disfunção ventricular, arritmia ventricular grave, isquemia residual espontânea ou detectada após testes provocadores, está indicada a cinecoronariografia, bem como na presença de complicações mecânicas.[30]

Em pacientes submetidos à fibrinólise com evidências de falha na reperfusão (angioplastia de resgate) ou reoclusão, a coronariografia deve ser realizada o mais rapidamente possível.[30] Para aqueles que permanecem estáveis após a terapia trombolítica pode haver benefício na realização de coronariografia, idealmente entre 3 e 24 horas após a reperfusão.[30-32]

TABELA 32.6 Características dos marcadores de lesão miocárdica[5,25,29]

MARCADORES	INÍCIO*	PICO*	NORMALIZAÇÃO*
CKMB atividade	4 – 6 horas	18 horas	48 – 72 horas
Mioglobina	1 – 2 horas	6 – 9 horas	12 – 24 horas
Troponina	4 – 8 horas	36 – 72 horas	5 – 14 dias
CKMB massa	3 – 6 horas	16 – 24 horas	48 – 72 horas

* Tempos a partir do início dos sintomas.

Por fim, quando houver suspeita de que o mecanismo fisiopatológico que levou ao IAM seja outro que não a instabilização de placa aterosclerótica a angiografia pode contribuir no diagnóstico e terapêutica específica.[30]

5.6 ERGOMETRIA CONVENCIONAL, CINTILOGRAFIA MIOCÁRDICA OU ECOCARDIOGRAMA COM ESTRESSE MEDICAMENTOSO

Em pacientes de baixo risco, estáveis, para os quais se opta por estratificação não invasiva, testes provocadores de isquemia podem ser realizados a partir do 3º ou 4º dia de evolução. O teste ergométrico realizado 4 a 6 dias pós-IAM, sempre em ambiente hospitalar, deve ser submáximo (limitado pela frequência cardíaca).[5]

Provas não invasivas também podem ser úteis na avaliação do paciente para reabilitação física.

6 DIAGNÓSTICO DIFERENCIAL

Dor torácica pode ocorrer em decorrência de diversas doenças cardíacas e não cardíacas (Tabela 32.7), sendo a doença arterial coronariana, em suas diversas formas de apresentação, a mais frequente causa cardíaca desse sintoma. Considerando-se sua alta morbidade e mortalidade, deve ser confirmada ou afastada o mais rapidamente possível(veja também o capítulo 30).

TABELA 32.7 Diagnóstico diferencial na dor torácica

CARDIOVASCULARES	NÃO CARDIOVASCULARES
Angina instável	Pneumonia com pleurisia
IAM sem supradesnível de ST	Pneumotórax
IAM com supradesnível de ST	Distúrbios musculoesqueléticos
Dissecção aguda de aorta	Herpes-zóster
Pericardite	Refluxo/espasmo esofágico
Embolia pulmonar	Úlcera péptica
Miocardite	Doença da vesícula biliar
Estenose aórtica	Estados de ansiedade

O diagnóstico diferencial mais importante a ser feito em pacientes com suspeita de IAM é a dissecção aguda da aorta uma vez que, quando não detectada e tratada de forma adequada, apresenta mortalidade de 1 a 2% por hora nas primeiras 24 horas a partir do surgimento dos sintomas. Dessa forma, na presença de paciente com quadro clínico compatível com isquemia aguda e eletrocardiograma normal, deve-se afastar o diagnóstico de dissecção aguda da aorta. Nesses casos, a radiografia de tórax mostra alargamento do mediastino, e o diagnóstico pode se confirmado preferencialmente utilizando-se ecocardiograma transesofágico ou angiotomografia computadorizada de aorta, havendo maior suspeita quando a dor torácica apresentar irradiação para dorso ou na presença de alterações vasculares concomitantes à dor torácica (pulsos periféricos assimétricos, déficits neurológicos etc.).

7 TRATAMENTO MEDICAMENTOSO

O tratamento medicamentoso do IAMc/SST vem apresentando evolução bastante significativa, principalmente a partir das duas últimas décadas do século passado. Historicamente, na década de 1960, antes do advento das unidades coronarianas, a mortalidade no IAM se situava ao redor de 30%. Com o surgimento dessas, esta mortalidade caiu para cerca de 15 a 20%, basicamente por conta de um melhor controle de arritmias potencialmente fatais. Nova diminuição importante nos percentuais de óbitos somente ocorreria a partir da década de 1980, fundamentalmente por conta da utilização de fibrinolíticos, ácido acetilsalicílico e, na sequência, das intervenções coronarianas percutâneas.[33-34] Um dado extremamente importante foi a demonstração, já nessa época, de que a necrose se propaga com uma frente de onda do subendocárdio para o subepicárdio de tal modo que, quanto maior o tempo entre a oclusão (início dos sintomas) e a recanalização, maior a quantidade de necrose e, consequentemente, menores os benefícios;[35] estava lançado o conceito de que "tempo é músculo". Portanto, a terapia de recanalização, quando indicada, deve ser iniciada o mais rapidamente possível.

Na década de 1990, ocorreria a demonstração de benefício adicional com a utilização dos inibidores da ECA, principalmente em pacientes com disfunção ventricular esquerda, com ou sem sintomas.[36] E atualmente, a mortalidade no IAM passou a cursar com índices de 7 a 10%.

7.1 MEDIDAS GERAIS

Recomendam-se de imediato repouso no leito, monitoração eletrocardiográfica e oximétrica contínuas e acesso venoso (preferencialmente em membro superior esquerdo). A monitoração eletrocardiográfica contínua objetiva a detecção de distúrbios do ritmo cardíaco, tais como fibrilação atrial, arritmias ventriculares e bradiarritmias; também possibilita acompanhar as variações dos desvios no segmento ST, facilitando a identificação de isquemia miocárdica que necessite de intervenção invasiva de urgência/emergência.

A administração de oxigênio, apesar de amplamente praticada em todo o mundo, não dispõe de evidências definitivas de benefício na redução da morbimortalidade, a menos que haja hipoxemia, como nos casos de edema pulmonar agudo, grave disfunção ventricular ou instabilidade hemodinâmica. Ela é baseada em estudos experimentais que sugerem redução no tamanho do infarto com essa terapia.[5,30,37]

A analgesia para o controle da dor no paciente com IAMc/SST é parte fundamental no tratamento, pois, uma vez intensa, exacerba a hiperatividade simpática presente nesses casos. Apesar de publicações recentes terem sugerido interação medicamentosa entre morfina e antiplaquetários,[38-39] esse medicamento permanece o analgésico de escolha no IAMc/SST, pois, além de promover alívio da dor, reduz a ansiedade e causa vasodilatação arterial, reduzindo a liberação de catecolaminas, o consumo do oxigênio e a demanda metabólica. Infelizmente, observa-se em todo o mundo uma tendência à subutilização da morfina em virtude do uso de baixas doses ou da opção por não se fazer analgesia para ter o controle da dor como parâmetro de resposta à reperfusão coronariana e aos medicamentos anti-isquêmicos (Tabela 32.8).

TABELA 32.8 Medidas gerais na chegada do paciente com IAM[5,30]

- Realização do primeiro eletrocardiograma em 10 minutos após primeiro contato.
- Monitorização eletrocardiográfica e oximétrica contínua.
- Acesso venoso.
- Oxigênio em pacientes com hipoxemia ($SatO_2 < 90\%$), dispneia ou insuficiência cardíaca aguda.
- Analgesia com morfina intravenosa (IV) – 2 a 4 mg a cada 5 minutos, até a dose máxima de 25 a 30 mg.

Em relação ao uso de anti-inflamatórios não hormonais e inibidores seletivos da enzima ciclo-oxigenase II (COX-2), estudos epidemiológicos e análises retrospectivas de estudos randomizados sugerem que estas medicações podem se associar com pior prognóstico no IAM, aumentando o risco de morte, reinfarto, insuficiência cardíaca e renal, ruptura cardíaca e hipertensão arterial sistêmica. Portanto, não devem ser usados no IAM e devem ser descontinuados nos pacientes que, eventualmente, estiverem sob seu uso.[40-42]

7.2 ANTIPLAQUETÁRIOS

Como visto anteriormente, a ocorrência de ruptura da placa aterosclerótica desencadeia uma sucessão de eventos, que culminam com um estado de hiperagregabilidade plaquetária, vasoconstrição e formação de trombo fibrinoplaquetário, responsável pela oclusão da artéria coronariana. Sendo um dos principais mecanismos dessa cascata de eventos, a agregação das plaquetas pode ser total ou parcialmente inibida pelos agentes antiplaquetários.

7.2.1 Ácido acetilsalicílico

Substância sintetizada inicialmente em 1897, que age bloqueando a ação da ciclo-oxigenase e, como consequência, inibindo a conversão do ácido araquidônico em prostaglandina G2, e esta em prostaglandina H2 e tromboxane A2. A ação do ácido acetilsalicílico é irreversível, o que significa que a plaqueta afetada pelo medicamento perde definitivamente sua capacidade de agregação pela via da ciclo-oxigenase. Até o momento, esse agente continua sendo indicado rotineiramente no tratamento de todas as formas de apresentação da doença arterial coronariana em razão das sólidas evidências científicas que comprovam a sua eficácia e segurança e de sua excelente relação custo-efetividade. As evidências de utilização do ácido acetilsalicílico no IAM já estão bem estabelecidas desde o final da década de 1980, quando foi publicado o estudo ISIS 2 (*Second International Study of Infarct Survival*).[33] Nele, foram incluídos cerca de 17 mil pacientes com suspeita de IAM e demonstrou-se redução de 23% na mortalidade aos 35 dias com a utilização do ácido acetilsalicílico isoladamente (ganho muito próximo ao obtido com uso isolado da estreptoquinase isoladamente – 25%), e de 42% quando utilizado em associação à estreptoquinase. Além de reduzir a mortalidade, o ácido acetilsalicílico diminuiu ainda, de forma significativa, o risco de reoclusão coronariana e de eventos isquêmicos recorrentes.

Assim sendo, em pacientes com suspeita de IAMc/SST, o ácido acetilsalicílico deve ser administrado o mais precocemente possível (antecedendo, inclusive, a realização do ECG, caso este não possa ser realizado de forma imediata), sendo sua dose inicial de 165 a 325 mg, preferencialmente macerada para facilitar sua absorção, exceto nos casos em que o paciente já fazia uso dessa substância.[5,30,37] No Brasil, recomenda-se que essa primeira dose seja de 200 mg, seguida de 100 mg/dia indefinidamente. Contraindicações ao ácido acetilsalicílico: reação alérgica, discrasia sanguínea, hepatopatia grave e sangramento gastrintestinal ativo, sendo que intolerância gastrintestinal e gastrite podem ensejar a descontinuação da medicação em até 1% dos pacientes.

7.3 RECANALIZAÇÃO MIOCÁRDICA

Concomitante às medidas iniciais (incluindo o uso do ácido acetilsalicílico), os pacientes com suspeita de IAM e supradesnivelamento do segmento ST ou BRE, em especial nas primeiras 12 horas de evolução, devem ser submetidos a alguma das terapêuticas de recanalização, já que está muito bem demonstrado que o rápido restabelecimento do fluxo coronariano é o principal determinante de prognóstico no curto e longo prazos, independentemente do método de recanalização[43-44] (Tabela 32.9).

7.3.1 Escolha do método de recanalização (química ou mecânica)

Admite-se que a ICP primária seja o método de recanalização de escolha no IAM e deve ser realizada, idealmente, em até 90 minutos após a chegada do paciente ao hospital. Em revisão sistemática,[34] comparando a terapêutica fibrinolítica *versus* ICP primária em 7.739 pacientes com IAMc/SST (foram incluídos 23 estudos clínicos), demonstrou-se superioridade da ICP primária em relação à mortalidade (7% *versus* 9%, p = 0,0002), reinfarto (3% *versus* 7%, p < 0,0001) e AVE (1% *versus* 2%, p = 0,0004). Os benefícios a curto prazo permaneceram no seguimento de longo prazo.

> **TABELA 32.9** Critérios para indicação de recanalização coronariana[30,37]
>
> - Clínico: dor sugestiva de isquemia miocárdica aguda com até 12 horas de evolução, não responsiva ao uso de nitrato. Não é obrigatória a presença da dor no momento da avaliação.
> - Eletrocardiográfico: nova elevação no ponto J do segmento ST em pelo menos duas derivações de mesma parede (> 2 mm em homens ou > 1,5 mm em mulheres nas derivações V1 – V3 ou > 1 mm nas outras derivações) ou BRE presumivelmente novo.
>
> Obs.: Pode-se sugerir terapêuticas de recanalização coronariana em pacientes selecionados, que apresentem evolução entre 12 e 24 horas e dor persistente, principalmente se não apresentarem QS ao ECG. BRE: bloqueio do ramo esquerda; ECG: eletrocardiograma.

É importante destacar que essa superioridade ocorreu nas seguintes condições: (1) tempo decorrido entre a entrada no hospital até o início do procedimento (tempo porta-balão) de até 90 + 30 minutos; (2) diferença entre o tempo necessário para realizar ICP primária e terapia fibrinolítica inferior a 60 minutos; (c) ICP primária realizada por hemodinamicista experiente em centro com grande volume de procedimentos e com cirurgia cardíaca de retaguarda. Além disso, quando analisados os dados do estudo Prague 2,[45] nota-se que, no grupo submetido à EQ nas primeiras 3 horas de sintomas, a mortalidade foi semelhante à do grupo transferido para ICP primária; a superioridade da ICP primária se torna mais evidente nos casos de maior risco e maior tempo de evolução.[45-47] Outra metanálise,[48] agora comparando transferência de pacientes com IAM *versus* terapia fibrinolítica imediata, incluiu seis estudos (total de 3.750 pacientes), sendo todos pacientes com tempo de transferência menor do que 3 horas, e demonstrou redução significativa de 42% (p < 0,001) na ocorrência do desfecho composto (morte, reinfarto e AVE), a favor do grupo-transferência. Ressalte-se que a demora na transferência para ICP primária e, portanto demora na reperfusão, está associada a piores evoluções e que há redução do benefício (incluindo mortalidade) a favor da ICP primária em relação à fibrinólise.[46,48-50]

Diretrizes nacional e internacionais[5,30,37] enfatizam que pacientes com IAMc/SST que se apresentam em hospitais que não dispõem de ICP primária e que não podem ser transferidos para outro centro com tempo contato médico – ICP primária menor que 120 minutos (preferencialmente menor que 90 minutos), devem ser tratados com terapia fibrinolítica nos primeiros 30 minutos (porta-agulha), exceto se essa terapia for contraindicada. Alguns subgrupos nos quais se espera maior benefício da fibrinólise ou da ICP primária estão listados na Tabela 32.10.

7.3.2 Fibrinolítico

A avaliação dos fibrinolíticos no tratamento do IAM foi realizada em diversos ensaios clínicos de grande magnitude, englobando investigadores de todos os continentes; essas publicações fazem dessa terapia uma das formas de tratamento mais largamente investigada da história da medicina. Entre esses estudos, destacam-se o GISSI (*Gruppo Italiano per lo Studio de la Streptochinasi nell'Infarto Miocárdico*),[51] e o ISIS,[33] este demonstrando pela primeira vez o importante benefício obtido com a associação do ácido acetilsalicílico ao fibrinolítico, como já referido anteriormente. Ficou amplamente demonstrado que o fibrinolítico preserva a função ventricular e promove redução da mortalidade e do tamanho do infarto, particularmente nos casos de maior risco. Uma grande metanálise (*Fibrinolytic Therapy Trialists*, FTT),[52] envolvendo mais de 150 mil pacientes randomizados para fibrinolítico *versus* controle, demonstrou que o

> **TABELA 32.10** Formas de recanalização: ICPP *versus* TROMBÓLISE
>
> | CRITÉRIOS A FAVOR DE FIBRINOLÍTICO | CRITÉRIOS A FAVOR DE ICPP |
> |---|---|
> | - Início dos sintomas < 3 horas
- Impossibilidade de realizar ICPP:
   □ laboratório de hemodinâmica não disponível ou ocupado
   □ dificuldade de acesso vascular
- Atraso para realizar ICPP:
   □ tempo porta-balão > 90 minutos
   □ tempo (porta-agulha) – (porta-balão) > 60 minutos
   □ tempo para transferência > 2 horas | - Início dos sintomas > 3 horas
- Possibilidade de realizar ICPP:
   □ hemodinâmica disponível
   □ sem dificuldade de acesso venoso
- Sem atraso para realizar ICPP:
   □ tempo porta-balão < 90 minutos (preferível < 60 minutos)
   □ tempo (porta-agulha) – (porta-balão) > 60 minutos
   □ tempo para transferência < 2 horas
- Alto risco de eventos:
   □ classe de Killip > 3
   □ choque cardiogênico
   □ contraindicação para fibrinolítico
   □ dúvidas no diagnóstico do IAM |
>
> ICCP: intervenção coronariana percutânea primária; IAM: infarto agudo do miocárdio

benefício da terapêutica fibrinolítica é inversamente proporcional ao tempo entre o início dos sintomas e o tratamento, isto é, à medida que aumenta o tempo de evolução, reduzem-se os benefícios, que deixam de ser significativos após 12 horas do início dos sintomas. Esses achados foram corroborados em população de idosos.[53]

Estudos iniciais que compararam a EQ ao ativador do plasminogênio tecidual (rt-PA) não encontraram diferenças significativas na mortalidade, entre os dois agentes.[54-55] Porém, nesses estudos foi utilizada heparina subcutânea (SC) como terapêutica adjuvante, o que poderia ter um impacto importante na eficácia do rt-PA, já que a meia-vida deste é muito menor do que a da EQ, levando à necessidade de heparinização mais intensiva para evitar reoclusão. Por conta disso, foi desenvolvido o estudo GUSTO (*Global Utilisation of Streptokinase and Tissue Plasminogen Activator*),[56] que incluiu mais de 42 mil pacientes com IAMc/SST e utilizou o rt-PA com heparina intravenosa (IV) em regime acelerado de infusão (90 minutos). Esse estudo demonstrou a superioridade do rt-PA em relação à EQ, com uma redução significativa de 1% na incidência de óbito a favor do rt-PA, embora o risco de AVE tenha sido maior com ele.

Apesar de o rt-PA apresentar melhores índices de patência e fibrino-especificidade em relação à EQ, ele está longe do ideal, ainda mais se considerados o seu tempo de infusão e a sua meia-vida curta. Assim, foram desenvolvidos agentes que apresentavam maior facilidade de administração e características farmacocinéticas mais favoráveis, fundamentalmente a reteplase (indisponível em nosso meio) e a tenecteplase (TNK). Ambos os compostos se mostraram similares em relação ao rt-PA em diferentes estudos.[57-58] A maior vantagem do TNK, agente disponível em nosso meio, em relação ao rt-PA, é a sua facilidade de administração (bolo único), o que diminui a chance de erros de dosagem e facilita a fibrinólise pré-hospitalar (Tabela 32.11).

Para a utilização da terapia fibrinolítica, deve-se sempre considerar, não somente suas indicações, mas também as contraindicações listadas nos Tabelas 32.12 e 32.13.

TABELA 32.12 Contraindicações absolutas[30]

- Qualquer hemorragia cerebral prévia.
- Lesão vascular cerebral conhecida (malformação AV).
- Neoplasia intracraniana (primária ou metastática).
- AVE isquêmico < 3 meses (exceto < 4,5 horas).
- Suspeita de dissecção de aorta.
- Sangramento interno ativo (exceto menstruação) ou diátese.
- Traumatismo craniano ou facial significativo < 3 meses.
- Cirurgia intracraniana ou medular < 2 meses.
- Hipertensão grave não controlada (não responsiva à terapia emergencial).
- Para estreptoquinase, utilização prévia < 6 meses.

AV: arteriovenosa; AVE: acidente vascular encefálico.

TABELA 32.13 Contraindicações relativas[30]

- História de HAS crônica grave e não controlada.
- PAS > 180/PAD > 110 mmHg apesar do alívio da dor.
- AVE isquêmico > 3 meses e outras doenças cerebrais não citadas na Tabela 32.12.
- Demência.
- Doença intracraniana conhecida (excluindo as contraindicações absolutas).
- Reanimação cardiopulmonar traumática ou prolongada (> 10 minutos).
- Trauma recente ou cirurgia de grande porte nas últimas 3 semanas.
- Sangramento interno recente (2 a 4 semanas).
- Punção vascular não compressível.
- Gravidez.
- Úlcera péptica, uso de anticoagulantes orais.

HAS: hipertensão arterial sistêmica; PAS: pressão arterial sistólica; PAD: pressão arterial diastólica; AVE: acidente vascular encefálico; EQ: estreptoquinase.

TABELA 32.11 Tipos de terapia fibrinolítica[5,30,37]

AGENTE	TRATAMENTO	TERAPIA ANTITROMBÓTICA
EQ	1,5 milhões UI em 100 mL de SG 5% ou SF 0,9% em 30 a 60 minutos	HNF ajustada ao peso por 48 horas ou enoxaparina por até 8 dias
rt-PA	15 mg IV em bolo, seguidos por 0,75 mg/kg (máximo de 50 mg) em 30 minutos e, então, 0,50 mg/kg (máximo de 35 mg) em 60 minutos. A dose total não deve exceder 100 mg	HNF ajustada ao peso por 48 horas ou enoxaparina por até 8 dias
TNK-TPA	Bolo único: - 30 mg se < 60 kg - 35 mg se entre 60 kg e menor que 70 kg - 40 mg se entre 70 kg e menor que 80 kg - 45 mg se entre 80 kg e menor que 90 kg - 50 mg se maior que 90 kg de peso	HNF ajustada ao peso por 48 horas ou enoxaparina por até 8 dias

Aspirina® e clopidogrel devem ser prescritos para todos os pacientes, desde que não haja contraindicação ao seu uso. HNF: heparina não fracionada. Fonte: adaptado de Piegas LS, Feitosa GS, Mattos LA, Nicolau JC, Rossi Neto JM.

7.3.3 Fibrinólise pré-hospitalar

Sua utilização tem como objetivo abreviar o tempo de injúria miocárdica aguda, reduzindo, assim, o tamanho do infarto do miocárdio e propiciando melhor prognóstico a esses pacientes.

A segurança e viabilidade da fibrinólise pré-hospitalar, com redução do tempo de início do tratamento, está bem estabelecida. Metanálise comparando a utilização de fibrinolítico pré-hospitalar *versus* intra-hospitalar (seis estudos randomizados incluídos, 6.434 pacientes) demonstrou redução significativa de cerca de 60 minutos para início da terapia no grupo pré-hospitalar (p = 0,007). Como consequência, demonstrou-se redução significativa de 17% na mortalidade por todas as causas no grupo de pacientes tratados de forma mais precoce (OR = 0,83, IC 95% 0,70-0,98).[59]

Contudo, análise mais recente do estudo CAPTIM, que randomizou pacientes com IAMc/SST para fibrinólise pré-hospitalar ou ICP primária (795 pacientes analisados – 94,6% da amostra total) aos 5 anos de seguimento, não encontrou diferença significativa na mortalidade entre os grupos (9,7% no grupo fibrinólise pré-hospitalar *versus* 12,6% no grupo angioplastia primária – OR = 0,75, IC 95% 0,50-1,14; p = 0,18); especificamente nos pacientes incluídos nas primeiras 2 horas do início dos sintomas, a razão de probabilidade foi ainda maior a favor da fibrinólise pré-hospitalar, com redução significativa da mortalidade a favor desse grupo (5,8 *versus* 11,1% OR = 0,50, IC 95% 0,25-0,97; p = 0,04).[47]

No estudo STREAM, Armstrong e colaboradores avaliaram 1.892 pacientes portadores de IAMc/SST com até 3 horas de evolução e impossibilitados de serem submetidos à ICP primária em até 1 hora após o diagnóstico. Esses pacientes foram randomizados para ICP primária ou fibrinólise pré-hospitalar com tenecteplase (houve uma emenda no protocolo com redução da dose pela metade nos pacientes > 75 anos). Angiografia coronariana de emergência era realizada se houvesse falha do fibrinolítico, caso contrário esses pacientes submetidos à fibrinólise eram encaminhados à coronariografia entre 6 e 24 horas após randomização. Angiografia de emergência foi realizada em 36,3% população e não houve diferença significativa entre os grupos no desfecho primário composto de morte por qualquer causa, choque cardiogênico, insuficiência cardíaca congestiva, ou reinfarto em até 30 dias (12,4 *versus* 14,3%, p = 0,21). No entanto, a taxa de hemorragia intracraniana no grupo-fibrinólise foi significativamente maior do que no grupo-ICP primária (1 *versus* 0,2%, p = 0,04); especificamente nos pacientes incluídos após a correção da dose da tenecteplase em pacientes idosos, as incidências de hemorragia foram semelhantes (0,5 *versus* 0,3%, p = 0,45). Os sangramentos não intracranianos foram similares em ambos os grupos.[60] No seguimento de 1 ano desses pacientes também não foi demonstrada diferença na eficácia entre as duas estratégias, com semelhantes taxas de mortalidade por todas as causas (6,7 *versus* 5,9%, p = 0,49) e mortalidade cardíaca (4 *versus* 4,1%, p = 0,93).[61]

O FAST, registro francês de IAMc/SST, comparou a mortalidade aos 5 anos de seguimento de acordo com o tipo de terapia de reperfusão (1.492 pacientes avaliados, 295 (19,8%) com fibrinólise pré-hospitalar). Os OR ajustados foram de 0,73 (IC 95% 0,50-1,06) para fibrinolítico *versus* ICP primária, sendo 0,57 (IC 95% 0,36-0,88) para fibrinolítico pré-hospitalar *versus* ICP primária.[62]

Portanto, considerando a prática clínica no "mundo real", onde se observam grande heterogeneidade e dificuldade quanto à implantação de laboratórios de hemodinâmica disponíveis 24 horas por dia, a fibrinólise pré-hospitalar parece ser uma opção tão segura quanto a ICP primária.

No entanto, condições operacionais que reproduzam aquelas utilizadas nos estudos randomizados envolvendo tal terapêutica, incluindo monitorização hemodinâmica móvel e equipe treinada em tratamento de taquiarritmias e em suporte avançado de vida, são essenciais para o sucesso da fibrinólise pré-hospitalar. Além disso, devem ser considerados os meios facilitadores para o correto diagnóstico do infarto agudo do miocárdio, para o rápido transporte e para a imediata hospitalização dos pacientes.

Em um país com as dimensões do Brasil, tão importante quanto a definição do método de reperfusão ideal é assegurar que alguma terapia de reperfusão seja administrada ao paciente com IAMc/SST. Estudo baseado na tabela do SUS, demonstrou que o uso de fibrinólise pré-hospitalar no Brasil estaria relacionado a ganho adicional de 0,15 anos na expectativa de vida, e com redução de custo de R$ 176 por paciente (R$ 5.640,00 por paciente com fibrinólise pré-hospitalar).[63]

Em conclusão, no contexto do mundo real, a terapia fármaco invasiva (fibrinólise pré-hospitalar seguida de angiografia coronariana precoce) se constitui em método de reperfusão bastante atraente.

7.3.4 Intervenção coronariana percutânea primária

O conceito da ICP primária teve sua origem no início da década de 1980, quando Harztler e colaboradores, baseando-se no sucesso das intervenções coronarianas percutâneas com balão iniciadas na década de 1970 por Andreas Gruentzig, realizaram o procedimento nas primeiras horas após o IAMc/SST em 78 pacientes, precedidos ou não do uso de trombolítico.[64-65]

A ICP primária se constitui no reestabelecimento do fluxo coronariano anterógrado de maneira mecânica por meio da utilização do cateter balão com ou sem implante do *stent* coronariano e sem o uso prévio de fibrinolítico no contexto do IAMc/SST. Essa técnica, quando disponível, constitui-se na melhor opção para a obtenção da reperfusão coronariana, como já comentado anteriormente, se iniciada em até 90 minutos após o diagnóstico do IAM.

Análise do registro norte-americano de IAM, com 774.279 pacientes elegíveis para reperfusão, demonstra queda significativa do uso do fibrinolítico (de 52,5% em 1990 para cerca de 27,6% em 2006, p < 0,001) e aumento da ICP primária nesse mesmo período (de 2,6 para 43,2%, p < 0,001). Entre os pacientes que deram entrada em serviços que dispõem de ICP primária, o tempo porta-balão foi reduzido, de forma linear, de 111 minutos em 1994 para 79 minutos em 2006 (p < 0,001), com consequente redução da mortalidade de 8,6% para 3,1% (p < 0,001). A melhora relativa na mortalidade atribuída à redução do tempo porta-balão foi de 7,5%.[66]

Mais recentemente, Menees e colaboradores analisaram 96.738 pacientes submetidos à ICP primária, no período de julho de 2005 a junho de 2009, em 515 hospitais participantes do registro norte-americano de intervenção coronariana. Demonstraram que, apesar dos esforços para diminuir de forma significativa o tempo porta-balão abaixo de 90 minutos, não houve redução significativa da mortalidade. Dessa forma, o tempo porta-balão, apesar de importante, é um dos demais componentes do tempo total de isquemia. O período do início dos sintomas até a chegada ao hospital passa a ser de suma importância, sendo essenciais as políticas de esclarecimento à população (reconhecimento dos sintomas e da necessidade de rápido atendimento) e esforços para a melhoria do acesso aos cuidados de saúde.[67]

7.3.4.1 Intervenção coronariana percutânea primária com stents

No cenário das ICP primárias, o implante de stents coronarianos convencionais reduziu significativamente as taxas tardias de uma nova revascularização do vaso-alvo, porém sem reduzir mortalidade ou reinfarto, quando comparado com a aplicação do cateter balão.[68]

Com a evolução das próteses coronarianas, o uso dos stents farmacológicos passou a ser comum durante a ICP primária. Metanálise recente que englobou 28 estudos randomizados (total de 34.068 pacientes com IAMc/SST) demonstrou que o uso do stent farmacológico em relação ao convencional se associou a diminuições significativas no risco da necessidade de revascularização do vaso-alvo [sirolimus (RR: 0,46; intervalo de confiança [IC] 95%, 0,36-0,56), paclitaxel (RR: 0,69; ICr 95%, 0,53-0,87) e everolimus (RR: 0,42; CrI 95%, 0,26–0,62)], sem aumentar o risco de morte, infarto do miocárdio ou de trombose de stent. Ademais, observou-se que stents eluídos com everolimus mostraram redução adicional no risco de trombose de stent em comparação com a primeira geração de stents farmacológicos [sirolimus (RR: 0,38; ICr 95%, 0.21-0,74), paclitaxel (RR: 0.39; CrI 95%, 0,21-0,73)] e com stents convencionais (RR: 0,42; CrI 95%, 0,23-0,76), sem aumento no risco de trombose muito tardia.[69]

Resultados similares foram encontrados em outra metanálise, recém-publicada, incluindo 22 estudos e 12.453 pacientes com IAMc/SST. Em relação a eventos clínicos, demonstrou-se que o stent eluído com sirolimus, em relação ao stent convencional, associou-se à redução significativa de morte cardíaca ou infarto do miocárdio em seguimento de 1 ano (OR 0,7, IC 95% 0,49-0,98). O stent eluído com everolimus, além de diminuir morte cardíaca ou infarto do miocárdio (OR 0,63, IC 95% 0,42-0,92), também reduziu infarto do miocárdio (OR 0,55, IC 95% 0,34-0,93) e trombose de stent (OR 0,32, IC 95% 0,11-0,78) isoladamente, quando comparado com stent convencional.[70]

7.3.4.2 O acesso arterial na ICP primária

Importante avanço no cenário da ICP primária advém da avaliação do impacto do uso da via de acesso radial versus femoral. O estudo RIFLE-STEACS (*Radial versus femoral randomized investigation in ST elevation acute coronary syndrome*) foi o primeiro grande estudo randomizado a testar a hipótese (1.001 pacientes com IAMc/SST) e mostrou não só diminuição no desfecho composto (morte cardiovascular, IAM recorrente, AVE, necessidade de revascularização do vaso-alvo e sangramento), a favor da punção radial (13,6 versus 21%, p = 0,003), como também redução de sangramento (7,8 versus 12,2%, p = 0,02) e morte cardíaca (5,2 versus 9,2%, p = 0,02).[71]

Estudo recente com 8.404 pacientes, sendo 50% IAMc/SST, mostrou também redução de sangramento no sítio de punção (0,4 versus 1,1%, RR 0,37, IC 95% 0,21-0,66; p = 0,0004), nas taxas de sangramento maior (1,6 versus 2,3%, RR 0,67, IC 95% 0,49-0,92; p = 0,013) e na mortalidade por todas as causas (1,6 versus 2,2%, RR 0,72, IC 95% 0,53-0,99; p = 0,045), a favor do acesso radial.[72] Metanálise prévia já apontava os mesmos resultados sendo, portanto, de grande importância a inserção do treinamento e da prática do acesso radial na abordagem do paciente com IAMc/SST.[73]

7.3.5 Tratamento das lesões não culpadas

A realização da ICP em outros vasos (com lesões obstrutivas importantes) não relacionados ao evento agudo tem aspecto importante e algo controverso no momento atual.

Dados prévios do registro PCIRS (*New York State's Percutaneous Coronary Interventions Reporting System*) sugeriam aumento da mortalidade em pacientes submetidos ao tratamento multivascular inicial quando comparado ao tratamento apenas do vaso culpado pelo evento agudo (2,4 versus 0,9%,p = 0.04).[74]

Nessa mesma linha, Cavender e colaboradores avaliaram dados do National Cardiovascular Data Registry com 708.481 admissões em 638 centros norte-americanos, entre abril de 2004 e março de 2007. Desses, foram identificados 28.936 pacientes com IAMc/SST submetidos à ICP primária e que apresentavam lesões em outros vasos. Cerca de 11% foram submetidos à ICP multivascular durante o evento índice e, quando estes foram comparados com os pacientes submetidos à ICP primária univascular (apenas lesão culpada), em análise ajustada, observou-se aumento, porém não estatisticamente significativo, da mortalidade intra-hospitalar (OR:1,23, IC 95% 0,94-1,61; p = 1,23).[75]

Resultados inversos foram demonstrados pelo estudo PRAMI, que randomizou 465 pacientes com IAMc/SST para ICP primária apenas da lesão culpada versus ICP preventiva e imediata das demais coronárias que apresentavam estenose angiográfica acima de 50%. O estudo foi interrompido precocemente pelo comitê de segurança em vista do resultado favorável ao grupo-ICP preventiva, em relação ao desfecho principal do estudo, composto de morte por causas cardiovasculares, IAM não fatal ou angina refratária (HR: 0,35; IC 95%: 0,21-0,58; p < 0,001).[76]

Em meio às críticas ao estudo PRAMI, por ter sido não cego e passível de diferenças regionais porque executado em apenas um país, foi publicado o estudo CvLPRIT, desenvolvido em sete centros do Reino Unido. Nesse estudo, foram randomizados 296 pacientes com IAMc/SST para receberem revascularização completa (realizada durante a ICP primária ou até a alta hospitalar) ou somente tratamento do vaso culpado. O desfecho primário composto de morte por todas as causas, IAM recorrente, insuficiência cardíaca e revascularização guiada por isquemia em 12 meses foi significativamente favorável à revascularização completa (10 versus 21,2%, HR: 0,45; IC 95%: 0,24-0.84; p = 0.009); não houve diferenças significativas entre os grupos em relação a sangramentos maiores, nefropatia induzida pelo contraste e ocorrência de AVE. Saliente-se que esse estudo considerava que a revascularização completa poderia ser realizada durante o procedimento da ICP primária ou mesmo até a alta hospitalar (ICP estagiada intra-hospitalar), sendo mais coerente com a atual prática clínica.[77]

Mais recente, e na mesma direção, o estudo DANAMI3-PRIMULTI randomizou, em dois centros na Dinamarca, cerca de 600 pacientes para ICP da artéria culpada ou para ICP da artéria culpada associada ao tratamento das demais artérias com estenose grave de 90% ou com reserva de fluxo fracionada anormal (FFR) inferior a 0,8. O estudo mostrou redução no desfecho composto de mortalidade por todas as causas, infarto não fatal e revascularização direcionada por isquemia em seguimento de 12 meses (HR:0,56; IC 95% 0,38-0,83; p = 0,004), a favor da revascularização completa. Saliente-se, entretanto, que esse benefício foi relacionado à redução significativa de nova revascularização por isquemia (HR: 0,31; IC 95% 0,18-0,53; p < 0,001), não ocorrendo diferenças significativas entre os grupos em relação a óbito e/ou infarto não fatal.[78]

Atualmente, encontra-se em andamento o estudo COMPLETE, multicêntrico, randomizado, comparativo das estratégias de revascularização completa versus somente da lesão culpada, que pretende incluir cerca de 4.000 pacientes com IAMc/SST.

A última diretriz norte-americana contraindica (classe III) angioplastia de artérias não culpadas pelo IAMc/SST, mesmo com lesão grave, no mesmo momento da ICP primária, em pacientes sem comprometimento hemodinâmico. Indica que seja feito o procedimento em tempos separados nos pacientes que apresentam sintomas espontâneos de isquemia miocárdica (classe I) ou nos pacientes com achados de alto ou intermediário riscos durante teste não invasivo (classe IIa).[30] Já a última diretriz europeia sobre revascularização considera a possibilidade (classe IIb) de realização de angioplastia imediata, durante o procedimento de ICP primária, em casos selecionados que apresentem lesões importantes em vaso não culpado; considera também o procedimento estagiado em tempos diferentes.[37]

7.3.6 Intervenção coronariana percutânea de resgate

A ICP de resgate é definida como a recanalização mecânica realizada precocemente quando a terapia fibrinolítica falha em atingir a reperfusão miocárdica, o que é detectado por dor torácica persistente e/ou instabilidade hemodinâmica, e/ou pelo eletrocardiograma com supradesnivelamento do segmento ST mantido ou sem queda maior que 50 a 70%, ou que aumenta sua magnitude 60 a 90 minutos após a fibrinólise. Idealmente, deve ser realizada em até 180 minutos após o fim da fibrinólise.[5,30]

No estudo REACT, 427 pacientes sem evidência de reperfusão em 90 minutos foram randomizados para um de três braços de tratamento: ICP de resgate; tratamento conservador; ou repetição do fibrinolítico. O desfecho primário composto de morte, reinfarto, AVE e insuficiência cardíaca em 6 meses foi significativamente menor entre os pacientes randomizados para ICP de resgate do que naqueles randomizados para tratamento conservador ou nova fibrinólise (taxa de sobrevida livre de eventos: 84,6 versus 70,1 versus 68,7%, p = 0,004). O benefício ocorreu principalmente por redução de reinfarto.[79]

Por outro lado, outros estudos relataram maiores taxas de sangramento periprocedimento e AVE em pacientes submetidos à ICP de resgate do que em pacientes tratados de forma conservadora. Portanto, o benefício desse procedimento se justifica principalmente quando há choque cardiogênico, significativa hipotensão, IC grave, ou evidência eletrocardiográfica de uma extensa área do miocárdio em risco.[80]

7.3.7 Intervenção coronariana percutânea facilitada

A ICP facilitada é aquela planejada e efetivada nas primeiras 12 horas após o início dos sintomas e logo após a administração de fibrinolíticos e/ou inibidores da glicoproteína IIb/IIIa.[5]

O estudo ASSENT-4 PCI foi projetado para determinar se a fibrinólise imediata antes de ICP seria superior à ICP primária. Os pacientes foram randomizados para dose completa de tenecteplase seguida de ICP (ICP facilitada) ou para a ICP primária com heparina não fracionada (HNF). A ICP deveria ser realizada entre 60 e 180 minutos após a randomização. O estudo, programado para randomizar 4.000 pacientes, foi suspenso precocemente (inclusão de 1.667 pacientes) em razão do aumento da mortalidade intra-hospitalar no grupo facilitado (6 versus 3%, p = 0,01). Como esperado, o desfecho primário (morte, choque cardiogênico ou insuficiência cardíaca no prazo de 90 dias) foi significativamente menor no grupo da ICP em comparação com o braço da ICP facilitada (13 versus 19%; RR = 1,39, respectivamente; p = 0,0045).[81]

Posteriormente, o estudo FINESSE avaliou 2.452 pacientes infartados, alocados randomicamente em três grupos: ICP primária; combinação de TNK+abciximabe seguida de ICP; ou abciximabe seguida de ICP. O objetivo primário (óbito de qualquer causa, fibrilação ventricular > 48 horas após a randomização, choque cardiogênico e insuficiência cardíaca diagnosticados < 90 dias da inclusão) foram similares entre as três estratégias (9,8, 10,5 e 10,7%; p = 0,55; combinação fibrinolítico e abciximabe, abciximabe e ICP primária, respectivamente). Além disso, demonstrou-se mortalidade aos 90 dias similar nos três grupos e aumento significativo da taxa de sangramento em ambas as estratégias facilitadoras.[82]

Portanto, a ICP facilitada por fibrinolíticos ou por inibidores da glicoproteína IIb/IIIa, não deve ser indicada por não apresentar benefícios quando comparada à ICP primária isolada.[5,30,37]

7.4 ANTICOAGULANTES

A heparina não fracionada (HNF) é um poliânion de carga bastante elevada, composto por cadeias de 18 a 50 sacarídeos, com peso molecular global, em média, de 15.000 dáltons. Embora por um mecanismo indireto, o principal efeito anticoagulante da HNF depende de sua ligação específica à antitrombina. A heparina promove a inativação da trombina e dos fatores de coagulação XI, X, IX ativados e do complexo fator tecidual – fator VIIa, promovendo alterações do tempo de protrombina (TP), do tempo de tromboplastina parcial ativada (TTPa) e do tempo de trombina (TT). Durante investigações para se compreender a estrutura da heparina convencional (HNF), verificou-se que suas cadeias polissacarídeas podem ser despolimerizadas por meio de vários processos físicos e químicos, de forma a se obter compostos também heterogêneos, porém de mais baixo peso molecular (peso médio inferior a 8.000 dáltons), que recebem o nome genérico de heparinas fracionadas ou de baixo peso molecular (HBPM). Semelhante à HNF, cerca de um terço das cadeias da HBPM tem o sítio para ligação de pentassacarídeos para a antitrombina, mas, ao contrário da HNF, apenas cadeias com 18 ou mais unidades de sacarídeos ligam-se à trombina. Assim, as HBPM têm baixa atividade antitrombótica, mas mantêm a capacidade de inativar o fator Xa (proporção anti-Xa e anti-IIa de 2:1 a 4:1); portanto somente alteram o TTPa quando utilizadas em altas doses e, devido às suas características farmacológicas, permitem dispensar a monitoração na maioria dos pacientes, com exceção de grávidas, obesos e pacientes com disfunção renal, nos quais a dosagem de anti-Xa ativado, se disponível, é indicada.

7.4.1 Heparina não fracionada (HNF)

Em nosso meio, na realização da ICP primária na vigência de IAMc/SST, admite-se que a HNF intravenosa deva ser administrada a todos os pacientes no sentido de prevenção de oclusão aguda do vaso por trombose ou mesmo formação de trombos nos fios-guias ou nos cateteres, apesar da ausência de estudos randomizados comparando HNF com placebo nessa situação. Apesar de alguma sugestão de que a enoxaparina poderia ser superior à HNF em pacientes com IAMc/SST submetidos a ICP primária,[83] a HNF continua sendo a heparina de preferência dos hemodinamicistas nessa situação.

As evidências quanto ao uso de HNF como adjuvante ao fibrinolítico tinham como base os estudos GISSI-2[54] e ISIS-3,[55] que a utilizaram na forma subcutânea (12.500 UI a cada 12 horas por cerca de 1 semana). O estudo GUSTO-I[56] foi elaborado com aplicação via IV da HNF (bolo de 5.000 UI, seguido de infusão contínua de 1.000 UI/hora, ajustando o TTPa para 60 a 85 segundos), comparada à dose SC utilizada nos estudos anteriores. Com validade questionável em função de um elevado *crossover* (36%) para o grupo de tratamento intravenoso, não houve demonstração de benefício em desfechos clinicamente relevantes com aumento das taxas de reinfarto. Contudo, encontrou-se aumento de sangramento maior com a utilização da HNF intravenosa associada ao fibrinolítico, sendo sugerida dose menor para a HNF e ajuste ao peso do paciente (bolo de 60 UI/kg até 4.000 UI com infusão contínua subsequente de 12 UI/kg/h até 1.000 UI, com o objetivo de se obter um TTPa entre 50 a 70 segundos). Tal estratégia foi avaliada no estudo ASSENT-3[84] e realmente apresenta menor taxa de sangramento global.

Caso se opte pelo uso de HNF como adjuvante ao fibrinolítico, deve-se utilizar a dose corrigida pelo peso (realizando ajustes conforme Tabela 32.14) por 48 horas ou até revascularização;[5,30,37] caso a terapia seja prolongada além das 48 horas por indicação clínica, aumentará o risco de plaquetopenia induzida por heparina.

7.4.2 Heparina de baixo peso molecular (HBPM)

Existem diferentes tipos de HBPM, cada qual com seu perfil bioquímico, que apresentam diferentes farmacodinâmica e farmacocinética, e que não são equipotentes em ensaios pré-clínicos ou equivalentes em termos clínicos de eficácia e segurança.[85-86]

Os dois principais estudos que forneceram dados de eficácia e segurança para o uso da HBPM no IAM são o CREATE[87] (*The Clinical Trial of Reviparin and metabolic Modulation in Acute Myocardial Infarction Treatment Evaluation*) e o ExTRACT-TIMI 25[88] (*Enoxaparin and Thrombolysis Reperfusion for Acute Myocardial Infarction Treatment – Thrombolisys in Myocardial Infarction 25*). O primeiro[87] utilizando a reviparina (não disponível em nosso meio) demonstrou uma redução de 13% no objetivo primário composto de óbito/infarto recorrente/AVE a favor do fármaco ativo em relação ao placebo. Já o estudo ExTRACT-TIMI 25[88] demonstrou a superioridade da HBPM (no caso, a enoxaparina) em relação à HNF em pacientes tratados com fibrinolíticos. Foram randomizados cerca de 20.500 pacientes com IAMc/SST, que receberam fibrinolíticos fibrino-específicos ou estreptoquinase, para utilizarem enoxaparina SC durante o período de internação, ou HNF por ao menos 48 horas. Morte e infarto do miocárdio recorrente não fatal (desfecho primário de eficácia) aos 30 dias foram menores no grupo enoxaparina (12 *versus* 9,9% com 17% de redução do risco relativo, p < 0,001), às custas de aumento discreto, porém significativo, na incidência de

TABELA 32.14 Ajuste de dose para HNF

TTPA	BOLO	SUSPENDER A HEPARINA	VOLUME DE INFUSÃO	REPETIR TTPA
< 36 s	repetir	não	+ 2 mL/h	6 h
36 a 49 s	não	não	+ 1 mL/h	6 h
50 a 70 s	não	não	mantido	próxima manhã
71 a 80 s	não	não	– 1 mL/h	próxima manhã
81 a 100 s	não	30 min	– 2 mL/h	6 h
101 a 130 s	não	60 min	– 3 mL/h	6 h
> 130 s	não	60 min	– 6 mL/h	6 h

Baseado em uma concentração de 50 UI de heparina em 1 mL de fluido. H: hora(s); s: segundo(s); TTPa: tempo de tromboplastina parcial ativada; HNF: heparina não fracionada.

sangramento maior (1,4 versus 2,1%, p < 0,001); não houve diferença em sangramento intracraniano. Os benefícios líquidos da terapêutica, considerando-se óbito, reinfarto não fatal e hemorragia craniana não fatal, ou óbito, reinfarto e sangramento maior, ou ainda óbito, reinfarto e AVE com sequela, foram todos significativamente favoráveis à HBPM. Duas publicações (subanálises do ExTRACT-TIMI 25) estudaram o papel da enoxaparina, em relação à HNF, de acordo com o tipo de fibrinolítico utilizado. Na primeira delas, os autores[89] não encontraram nenhuma interação significativa entre o tipo de fibrinolítico e a ação dos medicamentos estudados, sugerindo ser a enoxaparina superior à HNF, independentemente do tipo de fibrinolítico utilizado. Na segunda publicação, os autores[90] dividiram os fibrinolíticos de acordo com sua especificidade para fibrina e construíram dois grupos: dos fibrino-específicos (r-PA, rt-PA, TNK); e dos não fibrino-específicos (estreptoquinase). Apesar das limitações inerentes a esse tipo de análise, os dados sugerem que o uso da enoxaparina em conjunto com EQ é superior ao uso de HNF + fibrinolítico fibrino-específico e similar à utilização de fibrino-específico + enoxaparina. As doses e modo de utilização da enoxaparina estão na Tabela 32.15.

TABELA 32.15 Doses e modo de utilização da enoxaparina no IAMc/SST tratado com fibrinolítico[5,30,37]

- A enoxaparina é superior à HNF como adjuvante do fibrinolítico;
- Deve ser utilizada durante internação hospitalar (até 8 dias) ou até revascularização;
- Dose de 30 mg IV em bolo, seguida de 1 mg/kg SC a cada 12 horas;
- Pacientes com 75 anos ou mais não devem receber dose de ataque, e a dose SC deve ser reduzida para 0,75 mg/kg a cada 12 horas;
- Pacientes com clearence de creatinina estimado < 30, a dose deve ser de 1 mg/kg a cada 24 horas.

HNF: heparina não fracionada; SC: subcutânea

7.4.3 Fondaparinux

Pentassacarídeo sintético que inibe seletivamente o fator Xa (dependente da antitrombina), sendo utilizado apenas uma vez ao dia.

O estudo que avaliou a eficácia do fondaparinux no IAMc/SST foi o OASIS-6,[91] que randomizou 12.092 pacientes para o uso diário de fondaparinux 2,5 mg, via SC, por até 8 dias versus grupo-controle que utilizava placebo (p. ex.: pacientes tratados com EQ) ou HNF (p. ex.: pacientes submetidos à ICP primária ou utilizando fibrinolíticos fibrino-específicos). O desfecho primário foi composto de óbito e reinfarto em 30 dias que, no global da população, teve incidência favorável ao fondaparinux (9,7 versus 11,2% controle; OR = 0,86; p = 0,008). Porém, ao serem analisados os dois estratos de tratamento do grupo-controle de forma separada, demonstrou-se que o fondaparinux foi superior apenas ao placebo e similar à HNF. Especificamente em pacientes submetidos à ICP primária, ocorreu um excesso de trombose de cateter-guia e de complicações coronarianas relacionadas ao procedimento, sendo, portanto, contraindicado nesse contexto (de ICP primária).[30,37,92] Quando em associação com fibrinolítico (em especial a EQ), o medicamento deve ser iniciado na dose de 2,5 mg, via IV, e após 24 horas a dose diária de 2,5 mg SC por até 8 dias (ou revascularização) deve ser utilizada; é contraindicado se clearence de creatinina menor que 30 mL/min.

7.4.4 Bivalirudina

Inibidora direta da trombina, foi avaliada (contra HNF) no estudo HERO-2,[93] como adjuvante da EQ, não se demonstrando benéfica no desfecho primário do estudo (mortalidade 30 dias). Por outro lado, demonstrou-se diminuição na incidência de reinfarto nas primeiras 96 horas e aumento na incidência de sangramento leve/moderado. A bivalirudina não foi testada no contexto dos fibrinolíticos fibrino-específicos.

Por outro, o medicamento foi testado (em comparação com a HNF + inibidores IIb/IIIa) em pacientes submetidos à ICP primária, no estudo HORIZONS-AMI.[94] Os resultados foram significativamente favoráveis à bivalirudina, com diminuição no desfecho primário composto (óbito, reinfarto, necessidade de revascularização do vaso-alvo por isquemia ou AVE até 30 dias de evolução) e também na incidência de sangramentos maiores; esses benefícios se mantiveram em análise de 1 ano de seguimento.[94] Apesar do claro benefício no tratamento de pacientes com IAMc/SST submetidos à ICP primária, com classe de indicação I e nível de evidência B nas diretrizes americana[30] e europeia,[37] a bivalirudina ainda não está disponível para utilização no Brasil.

7.5 ANTIPLAQUETÁRIOS (ALÉM DO ÁCIDO ACETILSALICÍLICO)
7.5.1 Clopidogrel

Apesar dos resultados apresentados pelo ácido acetilsalicílico, alguns problemas ainda persistiam: a) pelo menos 25% dos pacientes tratados com fibrinolítico e ácido acetilsalicílico permaneciam com a artéria "culpada" ocluída; b) os percentuais de reoclusão permaneciam altos e, frequentemente, relacionados à presença de trombo residual; c) > 40% dos pacientes em que se obtinha fluxo TIMI 3 pela artéria "culpada" permaneciam com algum grau de alteração do fluxo sanguíneo da microcirculação.

Assim, desenvolveu-se um racional no sentido de ser testado o papel do clopidogrel em pacientes com IAM submetidos a fibrinolíticos e ácido acetilsalicílico, pois tal medicamento poderia:

a. Aumentar os índices de recanalização precoce (principalmente com o uso de dose de ataque) e de patência tardia.
b. Melhorar a qualidade da recanalização (melhor fluxo sanguíneo pela artéria "culpada".
c. Reduzir os índices de reinfarto.
d. Reduzir a carga trombótica.
e. Melhorar a perfusão miocárdica (microcirculação). Dois importantes estudos foram desenvolvidos para testar tais hipóteses.

O estudo CLARITY-TIMI 28[95] incluiu cerca de 3.500 pacientes (< 75 anos) com IAMc/SST submetidos ao ácido acetilsalicílico e algum tipo de fibrinolítico, randomizados para clopidogrel (dose de ataque de 300 mg e manutenção de 75 mg/dia) ou placebo. A incidência da meta principal do estudo (desfecho composto de artéria "culpada" ocluída, óbito e reinfarto até a realização da coronariografia, ou até a alta hospitalar, o que ocorresse primeiro) foi 36% menor no grupo clopidogrel, em relação ao grupo placebo, diferença altamente significativa (p = 0,00000036, NNT = 16). Todas as análises de subgrupos pré-especificados foram favoráveis ao clopidogrel, o que significa que nenhum sub-grupo teve malefício com a utilização do fármaco. Além disso, houve aumento de 36% na incidência de pacientes com fluxo TIMI-3 (p < 0,001) e de 21% no grau de reperfusão miocárdica avaliada pelo TIMI myocardial-perfusion (*blush*) grau 3, denotando melhora na qualidade da recanalização, e diminuição de 27% na incidência de pacientes com presença de trombo intracoronariano (p < 0,001), sempre a favor do grupo tratado. Em relação a eventos clínicos, houve diminuição de 20% (p = 0,026, NNT = 36) na incidência de óbito cardiovascular, reinfarto e isquemia recorrente necessitando de revascularização urgente. Contudo, até de forma surpreendente, já que publicações prévias demonstrando benefício com o uso de antitrombóticos invariavelmente se acompanhavam de aumento nos índices de sangramento, no CLARITY as incidências dessa complicação não foram significativamente diferentes entre os grupos clopidogrel e placebo.

O estudo CO MMIT-clopidogrel[96] incluiu aproximadamente 46 mil pacientes com suspeita de IAM, randomizados para clopidogrel (dose de manutenção de 75 mg/dia sem dose de ataque) *versus* placebo. Em relação à meta principal do estudo (desfecho composto de óbito, reinfarto e AVE aos 28 dias de seguimento), o grupo tratado apresentou incidência 9% menor (p = 0,002) em relação ao grupo placebo, com benefício significativo também em relação a óbitos (7% a menos a favor do grupo clopidogrel, p = 0,03). Similar aos achados do CLARITY, em todos os subgrupos pré-especificados, por exemplo, uso de fibrinolítico, idosos e mulheres, entre outros, houve benefício com o uso do clopidogrel; finalmente, também como no CLARITY, as incidências de sangramento maior entre os grupos analisados foram similares.

As principais diferenças entre os estudos CO MMIT e CLARITY, em relação aos critérios de inclusão, foram as seguintes: tempo de inclusão (até 12 horas no CLARITY, até 24 horas no CO MMIT); idade (limite de 75 anos no CLARITY, sem limite no CO MMIT); uso de fibrinolítico (obrigatório no CLARITY, não obrigatório no CO MMIT – aproximadamente 68% utilizaram o fármaco); dose de ataque do clopidogrel (utilizada no CLARITY, não utilizada no CO MMIT).[95-96]

Em conclusão, o clopidogrel comprovadamente melhora a qualidade da recanalização/reperfusão e diminui a incidência de eventos clínicos em pacientes com IAMc/SST. E seu uso em associação ao ácido acetilsalicílico + fibrinolítico apresenta "classe de indicação" I e "nível de evidência" A nas diretrizes brasileiras,[5,92] americana[30] e europeia.[37] As doses são: ataque com 300 mg, seguido de manutenção de 75 mg/dia nos pacientes com até 75 anos; nos idosos (> 75 anos) não deve ser utilizado dose de ataque, e a manutenção permanece com 75 mg/dia por ao menos 14 dias, devendo ser prolongada por um ano na ausência de sangramento.

7.5.2 Novos antiplaquetários

Mais recentemente tem sido demonstrado que a eficácia do clopidogrel está abaixo do desejável (em média), sendo muito variável, principalmente por conta do seu complexo metabolismo, presença de determinados polimorfismos (o principal relacionado ao CYP2C19) e interações medicamentosas (p. ex.: com o omeprazol). Na realidade, um percentual bastante alto de pacientes submetidos a tratamento com clopidogrel são hipo ou não respondedores ao medicamento, apresentando risco aumentado de trombose de *stent* e de infarto do miocárdio.[97-98] O prasugrel, que é um tienopiridínico de 3ª geração, de ação não reversível e que leva a uma inibição da ativação plaquetária maior, mais rápida e menos variável, em relação ao clopidogrel, foi analisado no estudo TRITON-TIMI 38,[99] em que foram incluídos 13 mil pacientes com coronariopatia aguda programados para intervenção coronariana percutânea. Publicação posterior analisou especificamente a subpopulação submetida à ICP primária[100] e demonstrou a superioridade do prasugrel em relação ao clopidogrel: redução na incidência do desfecho primário composto de morte, infarto e AVE aos 30 dias (6,5 versus 9,5%, OR = 0,68, p = 0,0017) e aos 15 meses (p = 0,022), com incidências similares de sangramento maior não relacionado com cirurgia cardíaca entre os dois grupos aos 30 dias. Prasugrel não deve ser administrado em pacientes com AVE ou ataque isquêmico transitório prévio, e não foi demonstrado benefício nos pacientes com mais de 75 anos ou com menos de 65 quilogramas.[30,37,92]

O ticagrelor é um antagonista do receptor P2Y12 de ADP, de uso oral e caráter reversível, que bloqueia efetivamente a ativação e a agregação plaquetária mediada por essa via; apresenta mais rápida, maior e mais consistente inibição do P2Y12 em relação ao clopidogrel. Foi avaliado no estudo PLATO[101] que randomizou cerca de 18 mil pacientes com coronariopatia aguda para ticagrelor ou clopidogrel, submetidos à ICP, à cirurgia de revascularização miocárdica ou mantidos em tratamento clínico (o uso de fibrinolítico prévio era critério de contraindicação para entrar no estudo). A análise do subgrupo de pacientes com IAMc/SST submetidos à ICP primária[102] mostrou resultados consistentes aos do estudo principal: redução relativa de 13% no desfecho primário (p = 0,07), de 18% na mortalidade (p = 0,05) e de 20% no reinfarto (p = 0,03); não houve aumento de sangramento maior (p = 0,76), apesar de discreto aumento no AVE (1,7% para ticagrelor versus 1% para clopidogrel, p = 0,02). Deve ser utilizado com precaução nos pacientes com asma ou doença pulmonar obstrutiva crônica ou com riscos elevados de eventos bradicárdicos; desencorajado seu uso nos pacientes com clearence de creatinina menor que 30 mL/min e orienta-se dosar função renal 1 mês após início da droga e não se recomenda associar com altas de dose de ácido acetilsalicílico (> 300 mg).

Por essas razões, estas duas novas medicações, o ticagrelor e o prasugrel surgem como opções com melhor eficácia em relação ao clopidogrel para os pacientes com IAMc/SST submetidos à ICP primária. Ressalte-se que não há dados que suportem o uso desses antiplaquetários em pacientes submetidos à terapia fibrinolítica.

7.5.3 Inibidores da glicoproteína IIb/IIIA (IGP IIb/IIIa)

Teoricamente, esses medicamentos bloqueariam a agregação plaquetária independentemente do estímulo, já que agem na via final, ao contrário dos antiplaquetários citados antes.

No contexto de IAMc/SST submetido à terapia fibrinolítica, esta classe de medicamentos foi testada em diferentes estudos.[84,103-104] Ao final, e levando em conta os resultados obtidos, conclui-se que não há nenhuma indicação para a utilização rotineira dos medicamentos desta classe como adjuvantes dos fibrinolíticos, sendo contraindicado em conjunto com a EQ, já que incidência inaceitável de AVE hemorrágico foi encontrada com essa associação no estudo TIMI-14.[103]

Estudos com abciximabe, realizados previamente aos modernos esquemas de dupla antiagregação plaquetária, sugeriam diminuição significativa de mortalidade aos 30 dias e 6 a 12 meses em pacientes submetidos à ICP primária.[105] Com o uso rotineiro do clopidogrel e o advento dos stents, várias dúvidas surgiram sobre o emprego dos inibidores da GP IIb/IIIa no contexto das angioplastias primárias.[106] O estudo BRAVE-3 randomizou pacientes submetidos à ICP primária, todos recebendo dose de ataque de 600 mg de clopidogrel, para uso rotineiro de abciximabe ou placebo, e não mostrou redução no tamanho da área de infarto (meta primária do estudo) com essa estratégia.[107]

Dessa forma, o emprego rotineiro dos inibidores da GP IIb/IIIa no IAMc/SST não se mostra benéfico e pode acarretar maiores taxas de sangramentos. O uso individualizado desses medicamentos em pacientes submetidos à ICP primária (alta carga de trombos, no reflow, outras complicações trombóticas) pode ser considerado a despeito da ausência de evidências robustas.[5,30,92]

7.6 NITRATOS

Medicamentos que promovem vasodilatação periférica (principalmente venodilatação) e coronariana, diminuindo de forma importante o retorno venoso ao coração, e, consequentemente, o consumo de oxigênio, sobretudo na presença de disfunção ventricular esquerda. Além de aumentar o fluxo coronariano, induzem aumento da circulação colateral coronariana e do fluxo subendocárdico, região sob maior sofrimento em processos isquêmicos agudos.

A utilização rotineira desta medicação no IAMc/SST foi avaliada, já na era pós-fibrinolítico, em dois grandes estudos: o GISSI-3[108] (Gruppo Italiano per lo Studio della Sopravvivenza nell'Infarto Miocardico III); e o ISIS-4[109] (Fourth International Study of Infarct Survival), sem que fosse demonstrado benefício do uso do medicamento, em termos de mortalidade. Atualmente, sua utilização é recomendada nas seguintes situações:

Uso sublingual para afastar espasmo coronariano, avaliado por melhora dos sintomas e da elevação do segmento ST (repetir ECG após seu uso).

Uso IV, no caso de dor ou isquemia persistente, ou para controle de congestão pulmonar e/ou hipertensão arterial. A dose da nitroglicerina IV deve ser prescrita da seguinte forma: 5 a 10 mcg/min, titulados para 10 mcg/min a cada 5 a 10 minutos, até alívio dos sintomas ou surgimento de efeitos colaterais (cefaleia ou hipotensão, com pressão arterial sistólica < 90 ou > 30% de queda no paciente hipertenso), em infusão contínua por 24 a 48 horas.[5,30,37]

IAMc/SST com comprometimento clínico e/ou eletrocardiográfico de VD, hipotensão, bradicardia e uso de inibidores da fosfodiesterase para disfunção erétil nas últimas 24 horas (48 horas para tadalafila) constituem contraindicações ao emprego de nitratos.

7.7 BETABLOQUEADORES

Têm ação antianginosa por atuarem sobre os receptores beta-adrenérgicos localizados predominantemente no coração, artérias e arteríolas do músculo esquelético e nos brônquios, inibindo competitivamente as ações deletérias das catecolaminas. Dessa forma, apresentam como principais ações diminuição da frequência cardíaca, da pressão arterial e do inotropismo cardíaco, levando à redução do consumo de oxigênio pelo miocárdio. Tais ações são responsáveis por reduzir as taxas de ruptura miocárdica e de arritmias potencialmente fatais, limitar o tamanho do infarto, melhorar a função cardíaca e diminuir a mortalidade, principalmente na fase tardia e em pacientes com disfunção ventricular esquerda.

Em 1990, Yusuf e colaboradores[110] realizaram uma metanálise incluindo 29 mil pacientes participantes de 28 estudos que haviam testado betabloqueador IV no IAM. Ao final, encontraram reduções de 15, 18 e 14%, respectivamente, nas incidências de fibrilação ventricular, reinfarto e mortalidade precoce. Na era fibrinolítica, análise *ad hoc* do banco de dados do estudo GUSTO-I,[111] com mais de 42 mil pacientes, encontrou dados diferentes dos previamente publicados: uso de atenolol IV, seguido ou não da formulação oral, diminuiu em 29% a incidência de óbitos aos 30 dias, ao passo que o uso de atenolol por via oral (VO) isolado diminuiu em 78% a incidência de óbitos para o mesmo tempo de seguimento. Mais importante, quando comparados uso IV + VO em relação a uso VO isolado, o primeiro grupo teve um aumento de 20% na mortalidade aos 30 dias.

Recentemente, o estudo CO MMIT[112] incluiu aproximadamente 46.000 pacientes com IAM e testou a hipótese de que o betabloqueador metoprolol IV seguido de VO seria superior a placebo. Como resultado principal, foram encontradas incidências idênticas de mortalidade precoce entre metoprolol IV + VO em relação a placebo (7,7 *versus* 7,8%, respectivamente); também se observou diminuição de 22% nos óbitos por arritmias, confirmando achados de estudos prévios, porém esse benefício foi contrabalançado por um aumento de 29% na incidência de óbitos por choque cardiogênico (grupo betabloqueador). A incidência de choque cardiogênico teve relação com o tempo de início da terapêutica com betabloqueador (quanto mais precoce maior a chance, principalmente nos dias 0-1), e com a classe de Killip na chegada ao hospital.

Assim, recomenda-se a introdução do medicamento por VO apenas no paciente estável sem contraindicação, iniciando-se com doses pequenas que devem ser aumentadas progressivamente com o objetivo de manter a frequência cardíaca em torno de 60 bpm nos pacientes sem disfunção ventricular esquerda. Nos casos de pacientes com dor isquêmica persistente e/ou taquicardia sinusal, principalmente se com função ventricular esquerda preservada, pode ser utilizada a formulação venosa. Nessa indicação deve ser utilizado o metoprolol IV, lentamente, na dose de 5 mg, e repetida, caso não se atinjam os objetivos almejados, a cada 10 minutos até a dose máxima de 15 mg. Além disso, quando da utilização dos betabloqueadores (sobretudo na formulação IV), devem-se identificar os pacientes com características de maior risco para desenvolvimento de choque cardiogênico, fundamentalmente idade acima de 70 anos, pressão sistólica abaixo de 120 mmHg ou insuficiência cardíaca pela classificação de Killip maior que 1. Outras contraindicações aos betabloqueadores incluem presença de intervalo PR maior que 240 mseg, bloqueio atrioventricular de 2º ou 3º graus, asma ativa ou doença pulmonar reativa.[5,30,37] O uso rotineiro a longo prazo dos betabloqueadores nos pacientes com IAMc/SST não complicado por disfunção ventricular, hipertensão arterial ou arritmias não foi bem avaliado prospectivamente, sendo sugerido seu uso por ao menos 3 anos.[113] Já nos pacientes que cursarem com insuficiência cardíaca ou disfunção ventricular esquerda, seu uso deve ser mantido por tempo indefinido,[5,30,37] devendo-se ser dada preferência ao carvedilol ou succinato de metoprolol que demonstraram redução de mortalidade.[113] A Tabela 32.16 mostra os principais betabloqueadores disponíveis em nosso meio, com suas doses e vias de administração.

TABELA 32.16 Betabloqueadores, doses e via de administração

BETABLOQUEADOR	DOSE DIÁRIA USUAL
Atenolol	VO 50 a 200 mg/dia
Tatarato de metoprolol	IV: 5 a 15 mg VO: 50 a 200 mg/dia
Succinato de metoprolol	VO: 25 a 200 mg/dia
Propranolol	IV: 1 a 3 mg até 0,15 mg/kg VO: 40 a 160 mg/dia
Carvedilol	VO: 3,125 a 100mg/dia
Bisoprolol	VO: 1,25 a 10 mg/dia
Esmolol	V: 0,5 mg/Kg a 1 mg/Kg em 1 minuto, e 0,05 mg/Kg/min a 0,2 mg/Kg/min

7.8 BLOQUEADORES DO SISTEMA RENINA-ANGIOTENSINA-ALDOSTERONA (SRAA)

A hiperatividade do SRAA pode estar presente durante e após o IAMc/SST, principalmente naqueles pacientes com disfunção ventricular esquerda. Na sua fase inicial, essa hiperestimulação pode ser benéfica; porém, quando mantida por longo prazo, promove aumento do trabalho cardíaco e do consumo de oxigênio, além de redução do fluxo para o miocárdio isquêmico. Essa cascata de eventos leva à redução da contratilidade e aumento progressivo das câmaras cardíacas (remodelamento positivo), com piora gradativa da função ventricular e consequente aumento da morbimortalidade. O bloqueio dessa hiperestimulação neuro-humoral pode ser alcançado com a utilização dos inibidores da enzima conversora da angiotensina (inibidores da ECA), dos bloqueadores dos receptores tipo I (AT1) da angiotensina II (bloqueadores AT1 – BRA) e dos antagonistas da aldosterona. Os efeitos clínicos esperados são a atenuação ou prevenção do remodelamento ventricular esquerdo, redução das incidências de insuficiência cardíaca e reinfarto, melhora da capacidade funcional e aumento da sobrevida.

7.8.1 Inibidores da enzima de conversão da angiotensina (IECA)

Os benefícios dos IECA foram demonstrados em uma série de estudos clínicos randomizados que analisaram no conjunto mais de 100 mil pacientes.[108-109,114-115] Nos estudos SAVE[114] e AIRE,[115] foram selecionados pacientes pós-IAMc/SST com características indicativas de alto risco, tais como redução da fração de ejeção ventricular esquerda e/ou sinais clínicos de insuficiência cardíaca. A maioria iniciou o uso dos inibidores da ECA entre 3 e 6 dias após IAM e manteve o tratamento por 2 a 4 anos. Demonstraram que o número de vidas salvas por 1.000 pacientes tratados variou de 40 a 76, nas diferentes publicações. Já nos estudos GISSI-3[108] e ISIS-4,[109] pacientes com IAMc/SST receberam IECA rotineiramente de forma mais precoce (< 24 horas de evolução), por um período mais curto (de 4 a 6 semanas). Em resumo, esses estudos demonstraram que o uso precoce dos inibidores da ECA por via oral é seguro e efetivo, resultando a sua utilização rotineira em cinco vidas salvas por cada 1.000 pacientes tratados. Portanto, o IECA está indicado rotineiramente em todos os pacientes com IAMc/SST sem contraindicações ao produto, em especial naqueles com evidência clínica de insuficiência cardíaca, com disfunção ventricular esquerda (sintomático ou não), diabéticos e portadores de infarto de parede anterior.[5,30,37]

Existem muitas diferenças entre os IECA quanto à duração da ação, ao metabolismo, à excreção e à capacidade de inibição da enzima conversora da angiotensina tecidual, que podem ser importantes na efetividade e na dosagem desses fármacos. Assim, na escolha de um IECA, é recomendável que se dê preferência aos que tenham demonstrado reduzir a morbidade e a mortalidade nos grandes estudos clínicos, ou seja, captopril, enalapril, ramipril, lisinopril e tandolapril. O tratamento deve ser iniciado com uma dose pequena, ajustada a cada 24 horas, desde que a condição clínica do paciente permita. A dose deve ser aumentada até que se atinja a dose-alvo ou a maior dose tolerada (Tabela 32.17). Os efeitos colaterais mais comuns são:

a. hipotensão arterial sintomática, principalmente com a primeira dose;
b. disfunção renal, geralmente com aumento discreto e transitório da creatinina sérica;
c. tosse seca e persi*stente*, 1 semana a 6 meses após o início da terapia, que desaparece até 1 semana após a interrupção;
d. angioedema, complicação frequentemente grave, mas de incidência muito rara;
e. outros efeitos adversos são *rash* cutâneo, hipercalemia e redução ou perversão do apetite. As contraindicações absolutas são estenose bilateral de artéria renal, gravidez e antecedente de angioedema com esses agentes.

7.8.2 Bloqueadores seletivos dos receptores AT1 da angiotensina II (BRA)

O uso dos IECA tem suas limitações, relacionadas fundamentalmente ao desenvolvimento de tosse, que chega a 20% em algumas publicações. Essa limitação importante, somada ao fato de que existem vias alternativas para a produção de angiotensina II (principalmente a das quimases) além daquela relacionada à ECA, levou os pesquisadores a testar o papel dos inibidores dos receptores AT1 da angiotensina II no IAM. Em 2003, foi publicado um primeiro estudo[116] comparando, de forma prospectiva e randomizada, um BRA (no caso losartan) *versus* um inibidor da ECA (enalapril) em uma população de pacientes com primoinfarto de parede anterior, considerando o remodelamento ventricular esquerdo. A comparação dos dados obtidos pela ventriculografia radioisotópica realizada na fase aguda e após 6 meses de acompanhamento demonstrou que os fármacos analisados foram similares em relação à fração de ejeção e volumes sistólico e diastólico finais do ventrículo esquerdo (VE). Na sequência, foi publicado o estudo VALIANT[117] que analisou a

TABELA 32.17 Doses dos IECA testadas nos grandes estudos			
ESTUDO	IECA	DOSE INICIAL	DOSE-ALVO
SAVE CCS-1	Captopril	6,25 mg (primeira dose) e 2 horas após: 12,5 mg 2 vezes dia	50 mg 3 vezes/dia
ISIS-4	Captopril	6,25 mg (primeira dose) e 2 horas após: 12,5 mg 2 vezes dia	50 mg 2 vezes/dia
SOLVD	Enalapril	2,5 mg 2 vezes/dia	10 mg 2 vezes/dia
AIRE	Ramipril	2,5 mg 2 vezes/dia	5 mg 2 vezes/dia
GISSI-3	Lisinopril	5 mg 1 vez/dia	10 mg 1 vez/dia
TRACE	Trandolapril	1 mg 1 vez/dia	4 mg 1 vez/dia

mortalidade em aproximadamente 15 mil pacientes com IAMc/SST até 10 dias de evolução, todos com sinais clinicorradiológicos de insuficiência cardíaca e/ou disfunção ventricular esquerda, randomizados para utilizarem captopril, valsartan ou a combinação de ambos. O seguimento médio foi de 24,7 meses e, ao final desse tempo, demonstraram-se resultados de sobrevida/mortalidade absolutamente superponíveis nos três grupos analisados. Demonstrava-se, assim, de forma definitiva, que o BRA é tão eficaz quanto o IECA e que deve ser utilizado nesse tipo de pacientes, caso haja intolerância ao IECA.[5,30,37]

7.8.3 Bloqueador da aldosterona

O estudo EPHESUS[118] incluiu pacientes infartados (3 a 14 pós-IAM) com fração de ejeção ventricular esquerda < 40% e com sinais clínicos ou radiológicos de falência cardíaca ou diabéticos, que foram randomizados para eplerenone (bloqueador específico da aldosterona) ou placebo. Após acompanhamento médio de apenas 16 meses (o estudo foi suspenso precocemente por benefício claro), os autores demonstraram diminuições significativas a favor do grupo tratado, entre outras, na mortalidade por qualquer causa (diminuição de 15%, p = 0,008), morte súbita (diminuição de 21%, p = 0,03) e óbito cardiovascular (diminuição de 17%, p = 0,005); ainda, o eplerenone foi eficaz em todos os subgrupos pré-especificados analisados no estudo. Outras análises suplementares demonstraram que os benefícios anteriormente descritos ocorrem tanto em pacientes submetidos a terapêuticas de recanalização, como naqueles não submetidos a esse tipo de terapêutica; ressalte-se também a importância do início mais precoce, entre o 3º e o 7º dia pós-IAM dessa medicação.[119] Ainda, e talvez mais importante, demonstrou-se que os efeitos benéficos com o uso do bloqueador da aldosterona ocorrem já nos primeiros 30 dias de evolução, encontrando-se, nesse período, diminuições de 31% (p = 0,004), 32% (p = 0,003) e 37% (p = 0,05), respectivamente, nas incidências de óbito global, óbito cardíaco e morte súbita.[120] Portanto, recomenda-se o bloqueador de aldosterona em todos os pacientes com IAMc/SST sem disfunção renal ou hipercalemia, desde que apresentem fração de ejeção < 40% e sintomas de insuficiência cardíaca e/ou diabetes, o mais precoce possível e mantido por tempo indefinido.[5,30,37]

7.9 ANTAGONISTAS DOS CANAIS DE CÁLCIO

Os antagonistas dos canais de cálcio podem promover redução no consumo de oxigênio por redução da frequência cardíaca, pressão arterial, da pós-carga ventricular esquerda e contratilidade miocárdica. Em conjunto, melhoram o fluxo sanguíneo coronariano em áreas de isquemia por diminuição de espasmos e vasoconstrição coronariana, causando, assim, vasodilatação das coronárias epicárdicas e da circulação colateral. Somando-se a isso, em nível celular, pesquisas experimentais têm mostrado que podem prevenir ou retardar a sobrecarga de cálcio na célula miocárdica com injúria isquêmica, preservando, assim, a estrutura e a função mitocondrial já que a sobrecarga de cálcio é a via comum da necrose miocárdica isquemia-induzida.[121] A propriedade de cardioproteção, combinada com seus efeitos anti-isquêmicos, é teoricamente atrativa uma vez que esses agentes poderem reduzir a extensão do dano celular e o tamanho do infarto.[122]

Vários autores revisaram os dados de literatura relacionados à utilização dos antagonistas dos canais de cálcio no tratamento do IAM concluindo que, no conjunto, não são eficazes nesse tipo de tratamento. Na realidade, quando se analisa em maior detalhe o efeito sobre mortalidade, notam-se benefício com verapamil (bradicardizante), malefício com nifedipina (taquicardizante) e efeito neutro com o diltiazem, apesar de as diferenças entre os grupos tratados ou placebo não atingirem significância estatística. Portanto, os antagonistas do cálcio não devem ser usados rotineiramente no IAMc/SST, sendo sugeridos como terapêutica em algumas situações como alternativa aos betabloqueadores nos pacientes que não puderem utilizá-los em decorrência de doença pulmonar obstrutiva crônica, broncoespasmo ou doença arterial periférica com significantes manifestações clínicas. Nesses casos, o verapamil e o diltiazem são os preferidos, até por terem ações parcialmente similares aos betabloqueadores. Ressalte-se que não devem ser utilizados nos pacientes com sinais e/ou sintomas de insuficiência cardíaca e cuidado especial deve ser tomado, principalmente com o uso de diltiazem no longo prazo, quando da presença de disfunção ventricular esquerda.[5,30,37]

Outras indicações seriam hipertensão arterial e angina não controladas com outros fármacos, podendo ser utilizados em associação com outros medicamentos anti-isquêmicos.

7.10 ESTATINAS

Ainda existem poucos estudos sobre o uso dos hipolipemiantes na fase aguda do infarto do miocárdio. O estudo MIRACL[123] comparou atorvastatina 80 mg a placebo por 16 semanas e demonstrou benefício com a estratégia agressiva, fundamentalmente à custa de redução da incidência de hospitalização por angina. Contudo, o estudo PROVE-IT[124] comparou o tratamento com pravastatina 40 mg/dia ao tratamento mais agressivo, com o uso da atorvastatina 80 mg/dia em 4.162 pacientes com coronariopatia aguda (aproximadamente um terço de IAMc/SST) e demonstrou significativa redução no risco de eventos cardiovasculares no grupo da atorvastatina, alcançando, nesse grupo, um LDL-c (mediana) de 62 mg/dL, significativamente menor do que o obtido no grupo da pravastatina (95 mg/dL). É importante salientar que, nesse estudo, os pacientes com IAMc/SST foram incluídos com 10 dias de evolução, em média.

Já no estudo *A to Z*,[125] a estratégia do uso precoce (sinvastatina 40 mg/dia por 1 mês seguido de 80 mg), *versus* estratégia tardia (placebo 4 meses, seguido de sinvastatina 20 mg) não demonstrou redução significativa do desfecho primário (morte cardiovascular, infarto não fatal, readmissão por coronariopatia aguda e AVE) nos primeiros 4 meses; após esse tempo até o final o seguimento, houve redução significativa de 25% do desfecho primário a favor da estratégia precoce (p = 0,02). Ressalta-se também a publicação recente de dados sobre a segurança no uso de sinvastatina 80 mg/dia.[126]

As últimas diretrizes brasileira[5] e europeia[37] sobre IAMc/SST recomendam que seja dosado o perfil lipídico nas primeiras 24 horas após o evento agudo, que a estatina deve ser iniciada precocemente e que LDLc < 70 mg/dL deveria ser o valor a ser atingido. Nova diretriz americana sobre tratamento do colesterol sanguíneo para redução do risco aterosclerótico cardiovascular[127] sugere que seja iniciada ou mantida estatina em altas doses nas mulheres ou homens < 75 anos, sem contraindicações, pós--evento agudo. Nos pacientes nos quais altas doses de estatina forem contraindicadas ou quando possuem características que predispõem à ocorrência de efeitos adversos (Tabela 32.18), doses moderadas de estatina seriam indicadas. Essas recomendações prescindem do nível de LDLc. No paciente com > 75 anos, devem ser analisados o potencial benefício de redução de novos eventos cardiovasculares e possíveis interações medicamentosas para a tomada de decisão quanto ao uso de altas ou moderadas doses de estatina.

TABELA 32.18 Características que predispõem efeitos colaterais das estatinas[108]

- Múltiplas ou sérias comorbidades, incluindo disfunção renal ou hepática.
- História de intolerância à estatina ou de distúrbio muscular.
- Elevação inexplicada de ALT > 3 vezes o limite de normalidade.
- Uso concomitante de medicações que afetam o metabolismo das estatinas.
- Pacientes > 75 anos de idade.

Mais recentemente, o estudo IMPROVE-IT demonstrou, em seguimento médio de 7 anos de > 18 mil pacientes com coronariopatia aguda com ou sem supradesnivelamento de ST, diminuição significativa no desfecho composto de óbito CV, IAM, hospitalização por angina instável, revascularização coronariana ou AVE, a favor do grupo que utilizou ezetimiba + sinvastatina (LDL-c aproximadamente 50 mg/dL), em relação ao grupo que utilizou sinvastatina isolada (LDL-c aproximadamente 70 mg/dL). Esses dados fortalecem a hipótese de que "quanto menor melhor" e demonstram que a ezetimiba é bastante segura nessa população, já que não foi observada nenhuma diferença significativa entre os grupos em relação aos quesitos de segurança analisados.[128]

8 CONTROLE GLICÊMICO

A hiperglicemia durante a fase precoce das síndromes isquêmicas miocárdicas instáveis vem sendo considerada uma resposta ao estresse agudo, mas com clara correlação com pacientes diabéticos sem diagnóstico prévio.[129] Contudo, a hiperglicemia também se correlaciona (tanto no diabético quanto no não diabético) com a ocorrência de pior remodelamento do VE (e consequente piora da função ventricular)[130-131] e com pior prognóstico intra-hospitalar, incluindo mortalidade.[132-135] Diferentes mecanismos fisiopatológicos têm sido utilizados na explicação desse fenômeno (Tabela 32.19).

TABELA 32.19 Hiperglicemia - mecanismos fisiopatológicos para mau prognóstico no IAM

- Aumento do estresse oxidativo e aumento da produção de radicais superóxidos que aumentam a apoptose levando ao dano na área peri-infarto.
- Aumento do processo inflamatório prejudicando a recuperação funcional do músculo cardíaco após isquemia.
- Lesão de microcirculação com diminuição do fluxo na área em sofrimento.
- Associação com maior formação de trombo, ativação plaquetária e maior resistência à lise do coágulo de fibrina, com gravidade dos fenômenos trombóticos.
- Associação com aumento da injúria isquemia/reperfusão.
- Aumento dos níveis de catecolaminas levando a maior dano miocárdico e aumento da área necrótica.
- Diurese osmótica induzida pela hiperglicemia e depleção de volume, tendo como consequência diminuição do volume diastólico, aumento do tamanho do infarto e insuficiência cardíaca congestiva.

Algumas estratégias foram testadas no controle glicometabólico do paciente com IAM. No estudo DIGAMI 1[136] foram randomizados 620 pacientes diabéticos com infarto agudo do miocárdio para infusão contínua de insulina/glicose até controle da glicemia (sempre mantendo por mais de 24 horas), seguida de insulina subcutânea por mais 3 meses ou terapia convencional (controle). A mortalidade foi semelhante na fase hospitalar (grupo intensivo = 9,1 versus controle = 11,1%, p = NS) e com 3 meses (12,4 versus 15,6%, p = NS), porém passou a ser significativo, a favor do grupo intensivo, com 1 ano de seguimento (18,6 versus 26,1%, p = 0,027), o que se manteve no seguimento médio de 3,4 anos (33 versus 44%, p = 0,011).[136,137] Os achados do DIGAMI 1 não foram confirmados no DIGAMI 2,[138] que randomizou 1.253 pacientes com DM e SIMI para: (I) infusão de insulina/glicose seguida de tratamento contínuo com insulina; (II) infusão de insulina/glicose seguida por controle-padrão da glicose; (III) controle metabólico segundo prática local. A mortalidade entre os grupos I (23,4%) e II (22,6%) não foi estatisticamente diferente, o mesmo acontecendo entre os grupos II (22,6%) e III (19,3%).

Alguns comentários em relação a esses estudos se impõem: para um poder estatístico de 85%, no DIGAMI-2, o tamanho da amostra deveria ser de 3.000 pacientes, sendo incluídos somente 1.250 por falta de aderência ao protocolo, o que diminuiu o poder estatístico do estudo para apenas 50%; ainda no DIGAMI-2, apesar da randomização, foram detectadas diferenças significativas nas características das populações incluídas nos diferentes grupos analisados e, como se não bastasse, a meta glicêmica previamente determinada para o grupo I ("tratamento intensivo") não foi atingida; a glicemia basal no primeiro estudo foi mais alta do que no segundo, e a queda no valor da glicemia (no DIGAMI-1) foi mais acentuada; finalmente, a favor de que a população do DIGAMI-1 era de maior risco, está o fato de que a mortalidade no grupo-controle ao final do 1º ano de seguimento foi de 26,1% nesse estudo e de apenas 19,3% ao final de 2 anos de seguimento no DIGAMI-2.[138]

Mais recentemente, o estudo NICE-SUGAR[139] randomizou uma população não selecionada de pacientes internados em terapia intensiva (6.104 pacientes), com expectativa de permanência por 3 ou mais dias, para controle intensivo da glicose (com alvo de 81 a 108 mg/dL), ou tratamento convencional (com alvo < 180 mg/dL). O controle da glicemia foi realizado por infusão de insulina intravenosa em ambos os grupos; porém, no grupo com tratamento convencional, a insulina foi administrada se glicemia > 180 mg/dL e era reduzida ou até descontinuada se glicemia abaixo de 144 mg/dL. O grupo intensivo apresentou menor glicemia (115 +/− 18 mg/dL *versus* 144 +/− 23 mg/dL, p = 0,001). O desfecho primário de mortalidade aos 90 dias apresentou diferença significativa a favor do grupo-controle (27,5 *versus* 24,9%, OR = 1,14 IC 95% 1,02 a 1,28, p = 0,02); e, hipoglicemia grave (< 40 mg/dL), foi observada em 6,8% dos pacientes do grupo intensivo e 0,5% do grupo controle (OR 14,7 IC 95% 9,0 a 25,9, p < 0,001), admitindo-se que tenha tido papel preponderante nos resultados desfavoráveis ao tratamento intensivo.

A última diretriz da Associação Americana de Diabetes (ADA – 2013),[140] recomenda que, em pacientes internados em unidade de terapia intensiva (UTI) geral ou em unidade coronariana, a insulina deve ser iniciada quando há persistência de níveis glicêmicos maiores que 180 mg/dL e, uma vez iniciada, o alvo recomendado é sua manutenção entre 140 e 180 mg/dL. Alvos mais rígidos (110 a 140 mg/dL) podem ser apropriados para pacientes seletos se puderem ser alcançados sem risco significativo de hipoglicemia.

9 COMPLICAÇÕES NO IAMC/SST

9.1 COMPLICAÇÕES ELÉTRICAS

9.1.1 Arritmias ventriculares

A incidência de taquicardia ventricular (TV) sustentada e fibrilação ventricular (FV) nas primeiras 48 horas do início do IAM parecem ter diminuído ao longo das últimas décadas. Esses achados aparentemente estão relacionados à utilização de terapias de recanalização precoce limitando o tamanho do IAM e ao aumento do uso de betabloqueadores.[141-142]

No entanto, em análise conjunta de dois estudos randomizados, reunindo cerca de 19000 pacientes com IAM, foi demonstrado que a arritmia ventricular sustentada ocorreu em quase 6% dos pacientes na fase inicial do infarto agudo do miocárdio, indicando a ainda importante incidência da FV/TV nesse cenário.[143]

Os mecanismos desencadeadores das arritmias são multifatoriais e incluem a própria isquemia em curso, alterações hemodinâmicas e eletrolíticas, mecanismos de reentrada e alterações no sistema nervoso autônomo. A isquemia miocárdica aguda causa deficiência de adenosina trifosfato (ATP), glicólise anaeróbia (causando acidose), elevação extracelular de potássio e acúmulo de lisolecitinas, entre outros. Essa sequência de eventos pode resultar em eletrofisiologicamente com:

1. desequilíbrio iônico com menor duração do potencial de ação por ativação da corrente de potássio;
2. diminuição da força contrátil das miofibrilas secundária às alterações na dinâmica do cálcio intracelular;
3. diminuição da velocidade de condução do estímulo elétrico por alterações nas junções GAP.[144]

Pacientes mais susceptíveis são aqueles submetidos à recanalização tardia ou sem sucesso, os que apresentam revascularização incompleta e os que apresentam substrato arritmogênico prévio.[145] A extensão do IAM também está fortemente relacionada com a presença de arritmias ventriculares. Subanálise do estudo CLARITY-TIMI 28 demonstrou que, mesmo em pacientes com função ventricular preservada pós-terapia de reperfusão, o maior pico de concentração sérica de CK-MB estava significativamente associado à maior incidência de FV/TV, bem como a outros desfechos clínicos adversos.[146]

Além disso, evidências recentes sustentam a hipótese de que as arritmias ventriculares no contexto da coronariopatia aguda também podem depender de uma predisposição genética individual. Isso é mais claro em pacientes com cardiomiopatias genéticas que conferem instabilidade elétrica, como as canaliculopatias, mas pode também ser mediadas por variantes genéticas comuns.[147-148]

O tratamento imediato consiste em desfibrilação para FV ou cardioversão para TV sem pulso, além de terapia com fármacos antiarrítmicos (Figura 32.3).

O uso precoce de betabloqueadores no cenário do IAMc/SST, conforme previamente discutido, reduz a mortalidade e a incidência de arritmias ventriculares. A imediata correção de distúrbios eletrolíticos (principalmente de magnésio e potássio) e/ou ácido/básico está indicada tanto no contexto de prevenção como no de tratamento da arritmia.[150-151]

Nos pacientes com TV sustentada sem comprometimento hemodinâmico, pode ser iniciada a amiodarona, porém a taxa de reversão é baixa. Entretanto, em razão de seu baixo efeito pró-arrítmico e pouca influência na hemodinâmica dos pacientes com disfunção ventricular esquerda, torna-se a medicação de escolha nesse contexto. A lidocaína é um antiarrítmico que pode reduzir a incidência de arritmias ventriculares relacionadas à isquemia do miocárdio, embora nenhum efeito benéfico sobre

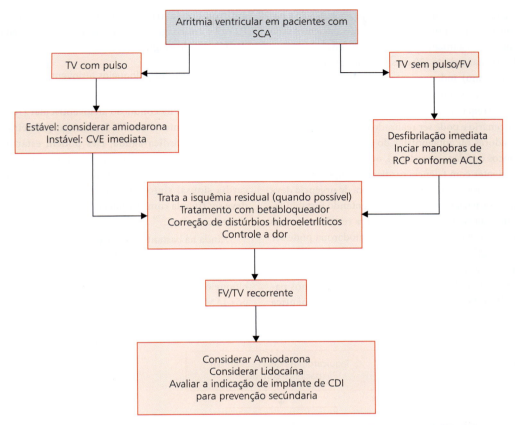

FIGURA 32.3 Recomendações para tratamento de arritmias ventriculares em pacientes com SCA. RCP: reanimação cardiopulmonar; ACLS: Advanced Cardiovascular Life Support;[149] CDI: cardiodesfibrilador implantável; TV: taquicardia ventricular; FV: fibrilação ventricular; SCA: síndromes coronarianas agudas.

mortalidade tenha sido demonstrado.[152] Seu uso profilático tampouco está indicado. Considerando-se sua eficácia e efeitos colaterais gerais, a lidocaína deveria ser cogitada apenas no contexto de TV/FV recorrentes e refratárias em pacientes pós-infarto.[5,30,37,153]

Complexos ventriculares prematuros, TV não sustentada não associada com comprometimento hemodinâmico e ritmo idioventricular acelerado pós-reperfusão, não requerem tratamento específico.

Quando necessária, principalmente em casos recorrentes ou refratários de FV/TV, a administração de amiodarona intravenosa é razoável, seguida de lidocaína intravenosa, quando indicada.[5,30,37]

Na ausência de uma causa reversível (isquemia transitória ou reversível, reinfarto, anormalidade metabólica), a ocorrência de FV/TV sustentada intra-hospitalar tardia (pós-48 horas de evolução) é indicação para terapia com CDI durante a internação, para prevenção secundária de morte súbita cardíaca.[30]

Para outros pacientes em situação de risco, particularmente aqueles com significativa redução da fração de ejeção do VE, a necessidade de terapia com CDI para prevenção primária de morte súbita cardíaca deve ser reavaliada 40 dias após o evento isquêmico inicial.[30]

O atraso recomendado para terapia com CDI, nesse cenário, decorre dos resultados do estudo DINAMIT em que o implante de desfibrilador entre 6 e 40 dias após o IAMc/SST em pacientes com FEVE < 35% e função autonômica cardíaca alterada não reduziu o risco geral de morte cardíaca.[154]

9.1.2 Arritmias supraventriculares

As taquiarritmias supraventriculares como a fibrilação atrial (FA) e o *flutter* atrial, entre outras, ocorrem com frequência em pacientes com IAMc/SST e são desencadeadas por estimulação simpática excessiva, estiramento atrial resultante de sobrecarga de pressão/volume, infarto atrial, pericardite, alterações eletrolíticas, hipóxia ou doença pulmonar subjacente.

A fibrilação atrial é a arritmia mais comum no contexto do IAM e apresenta incidência de 6 a 21%, sendo seus principais preditores a idade avançada, sintomas de falência cardíaca e disfunção ventricular esquerda.[155]

Recente metanálise, incluindo 43 estudos (n = 278.854 pacientes) demonstrou que a presença de FA, nos pacientes com IAM, está associada ao aumento significativo no risco de mortalidade intra-hospitalar a curto (30 dias), médio (30 dias a 1 ano) e longo prazos (> 1 ano), independentemente do tempo de início da arritmia (FA pré-existente ou de início recente).[156]

O controle de frequência é a abordagem terapêutica mais importante nesse cenário e pode ser realizado com a administração de betabloqueadores ou antagonistas do cálcio (nos pacientes sem sinais clínicos de falência cardíaca), ou com amiodarona ou digital (nos pacientes com falência cardíaca ou hipotensão) por via oral ou intravenosa. A cardioversão elétrica de urgência deve ser considerada nos pacientes com FA apresentando instabilidade hemodinâmica ou isquemia refratária. Para restabelecimento do ritmo sinusal nos pacientes estáveis, a amiodarona pode ser considerada[5,30,37] (Figura 32.4).

Recomenda-se, ainda, anticoagulação adequada de acordo com o risco individual de AVE e embolia em especial nos pacientes com CHADS2 escore > 2. Contudo, a terapêutica antitrombótica tríplice (ácido acetilsalicílico, inibidor de P2Y12 e anticoagulante oral) deve ser minimizada, dependendo do risco de sangramento.[5,30,37]

9.1.3 Bradicardias, bloqueios atrioventriculares e bloqueios interventriculares

Distúrbios da condução atrioventricular (AV) são complicações frequentes do IAM. Durante as primeiras horas de isquemia miocárdica aguda, eles podem estar associados ao desequilíbrio autonômico que gera hiperatividade vagal, conduzindo a retardamento transitório da condução AV. A bradicardia sinusal sintomática ou hemodinamicamente instável deve ser tratada com atropina ou estimulação elétrica temporária se necessário.[5,30]

Ainda há bastante controvérsia quanto ao impacto prognóstico dos bloqueios atrioventriculares no contexto da coronariopatia aguda. Estudos prévios demonstraram relação entre bloqueios atrioventriculares e pior prognóstico em pacientes pós-IAM.[157-159]

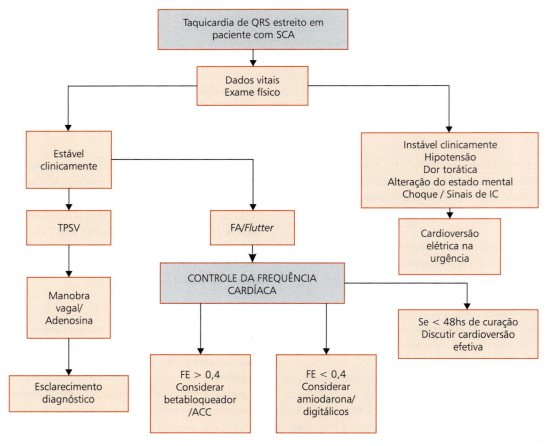

FIGURA 32.4 Recomendações para tratamento de arritmias supraventriculares em pacientes com síndromes coronarianas agudas. TPSV: t aquicardia paroxística supraventricular; IC: insuficiência cardíaca; FA: fibrilação atrial; FC: frequência cardíaca; FE: fração de ejeção ventricular; SCA: síndromes coronarianas agudas.

Contudo, recente estudo prospectivo observacional com 13.862 pacientes mostrou que apenas o infarto relacionado à artéria descendente anterior, quando associado ao bloqueio AV, foi fator de risco independente para desfechos cardiovasculares de morte, reinfarto e necessidade de revascularização em 30 dias.[160]

Os bloqueios AV de 2º e 3º graus relacionados ao IAMc/SST de parede inferior são frequentemente (90% dos pacientes) localizados acima do feixe de His. Na maioria das vezes, resultam em bradicardias moderadas, com ritmo de escape juncional com complexos QRS estreitos, sendo geralmente transitórias e associadas a baixo risco de mortalidade. Nesses casos, o tratamento inicial deverá ser conservador, sendo a aplicação de estimulação elétrica transcutânea uma alternativa complementar razoável em caso de instabilidade hemodinâmica.[30,161]

Já nos pacientes com IAMc/SST de parede anterior, o bloqueio AV de alto grau está mais frequentemente localizado abaixo do nó AV, ocorre abruptamente durante as primeiras 24 horas, e pode ser precedido pelo desenvolvimento de um novo bloqueio de ramo direito (BRD). Na maioria das vezes, está associado à necrose miocárdica extensa da parede anterior e do septo interventricular, na presença de doença multiarterial grave, envolvendo geralmente o terço proximal da artéria descendente anterior.[162]

O implante profilático de um sistema de estimulação temporária deve ser considerado para bloqueios AV de alto grau e/ou novo bloqueio de ramo (especialmente BRE) ou bloqueio bifascicular em pacientes com IAM anterior ou lateral, especialmente em contextos de instabilidade ou piora clínica.[30,161]

9.2 CHOQUE CARDIOGÊNICO

O choque cardiogênico é caracterizado por hipotensão acentuada (pressão arterial sistólica < 90 mmHg) com duração de mais de 30 minutos, associado à redução do índice cardíaco (geralmente < 1,8 L/min/m^2) e pressão de enchimento capilar pulmonar elevada (> 18 mmHg), resultando em hipoperfusão do órgão (extremidades frias, queda no débito urinário). Apesar da melhoria nos cuidados intensivos nos últimos 30 anos, a mortalidade chega a 50 a 60% em pacientes com uma perda de ≥ 40% da massa do VE, o que representa a maioria daqueles que evoluem com choque cardiogênico.[162,163]

O estudo SHOCK analisou pacientes com infarto agudo do miocárdio e choque cardiogênico submetidos de forma aleatória à terapêutica invasiva ou conservadora e encontrou mortalidade semelhante nos dois grupos analisados aos 30 dias de evolução (46,7 no grupo invasivo *versus* 56% no grupo conservador, p = 0,11). Já no seguimento de 6 meses, o grupo invasivo apresentou diminuição significativa da mortalidade (50,3 *versus* 63,1%, respectivamente, p = 0,027), porém tal benefício foi restrito aos pacientes < 75 anos.[164]

Estudo de coorte com 60.833 portadores de choque cardiogênico pós-IAM demonstrou redução significativa na mortalidade intra-hospitalar a favor dos pacientes submetidos a tratamento invasivo, quando comparado com os de manejo conservador (37,7 *versus* 59,7%; OR = 0,41; IC 95% 0,39-0,43; p < 0,0001). Essa menor mortalidade foi notada de forma consistente em vários subgrupos, inclusive na população com > 75 anos (mortalidade 44 *versus* 63,6% respectivamente nos grupos invasivo ou conservador, OR = 0,45; IC 95% 0,42-0,49; p < 0,0001).[165] No grupo tratamento invasivo, 58,4% foram submetidos à ICP, sendo 90,6% nas primeiras 48 horas; 22,1% à CRM (55,8% deles nas primeiras 48 horas); e o restante apenas submetido à cineangiocoronariografia.

O tratamento do choque cardiogênico secundário à disfunção ventricular esquerda consiste, portanto, na revascularização miocárdica de emergência (percutânea ou cirúrgica), independentemente do tempo de atraso entre o início dos sintomas e a reperfusão. Nesse contexto, está indicado o tratamento coronariano completo, isto é, revascularização do vaso culpado e das artérias não relacionadas ao infarto.[30]

A terapia fibrinolítica deve ser reservada apenas para pacientes sem contraindicações, dentro das 24 horas de IAMc/SST, nos quais a revascularização percutânea ou cirúrgica não possa ser realizada, seja por motivos técnicos, anatômicos, ou outros relacionados ao próprio paciente.[5,30,37]

A utilização de medicamentos vasoativos se faz necessária, com frequência, no controle desses pacientes: a dobutamina e a dopamina (em pacientes com importante hipotensão) são os mais utilizados; em pacientes com hipotensão de difícil controle, a norepinefrina pode ser considerada, principalmente quando houver sepse associada. Sempre avaliar necessidade de monitorização hemodinâmica invasiva nessas condições.[5]

Dados observacionais demonstram resultados conflitantes sobre o uso de balão intra-aórtico (BIA). Recentemente, ele foi avaliado em estudo randomizado com 600 pacientes com coronariopatia aguda (complicada com choque cardiogênico), que seriam submetidos à ICP. Ao final, não se demonstraram diferenças entre o grupo com ou sem BIA em termos de mortalidade em 30 dias, nem nos desfechos secundários de segurança e eficácia, incluindo tempo para estabilização do quadro hemodinâmico, tempo de permanência na UTI e uso de inotrópicos, entre outros;[166] análises em 6 e 12 meses também não mostraram diferenças significativas entre os grupos.[167]

Portanto, diretrizes recomendam que o uso do BIA pode ser útil apenas para pacientes com choque cardiogênico após IAMc/SST que não estabilizam rapidamente com a terapia farmacológica.[5,30,37]

9.3 INFARTO COM ACOMETIMENTO DO VENTRÍCULO DIREITO

Aproximadamente um terço dos pacientes com IAM inferior apresenta acometimento do VD associado, frequentemente, em virtude da oclusão proximal da artéria coronária direita. Os sinais e sintomas mais frequentes são hipotensão na presença de turgência jugular e pulmões limpos. Os achados eletrocardiográficos mais sensíveis incluem supradesnivelamento do seguimento ST > 1m V em V1 e V4R e, ao ecocardiograma, observa-se dilatação do VD com pressões normais da artéria pulmonar.

O tratamento, além da imediata reperfusão coronariana, consiste na manutenção da pré-carga do VD, com infusão de fluidos endovenosos, em associação ao uso de inotrópicos quando necessário. O uso de nitratos e diuréticos é proscrito e pode piorar o quadro.[5,30,37,168]

9.4 COMPLICAÇÕES MECÂNICAS

A incidência de complicações mecânicas pós-IAMc/SST tratado por angioplastia primária, mesmo reduzida a menos de 1%, incluindo ruptura da parede livre do VE (0,52%), de músculo papilar (0,26%) (associada à regurgitação mitral) e do septoventricular (0,17%), ainda é responsável por grande parte da mortalidade por essa doença.[169]

As complicações mecânicas após o IAMc/SST têm distribuição bimodal e a maioria ocorre nas primeiras 24 horas e o remanescente após 48 a 72 horas e até o final da 1ª semana.[30,170]

Quando o paciente com IAM apresenta súbita ou progressiva deterioração hemodinâmica, com baixo débito cardíaco ou edema pulmonar, é mandatório fazer a hipótese diagnóstica de presença de defeito mecânico, pois o rápido diagnóstico e a correta orientação terapêutica são elementos básicos para melhor evolução e sobrevida desses pacientes[5] (Figura 32.5).

Algumas características demográficas e aspectos relacionados ao tratamento podem definir certos pacientes com maior risco de complicações mecânicas. Em estudo *post-mortem*, observou-se que esse grupo era mais idoso e apresentava menor índice de massa corpórea, menor frequência de cicatriz prévia, menos diabetes e maior frequência foi submetido à terapia fibrinolítica.[171]

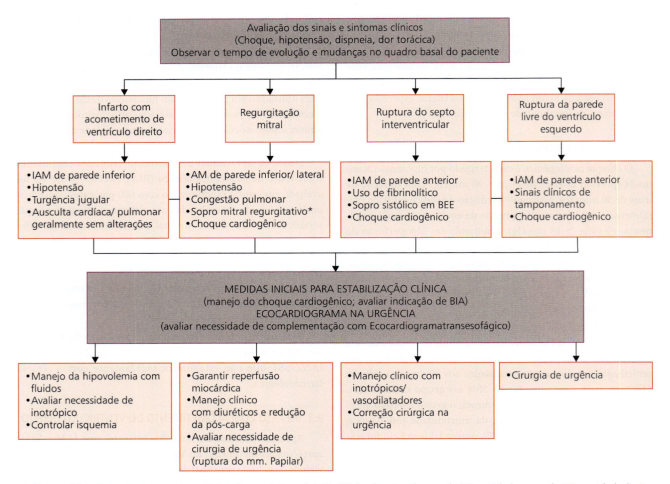

FIGURA 32.5 Diagnóstico e tratamento das complicações mecânicas pós IAM. BEE: borda esternal esquerda; VE: ventrículo esquerdo; VD: ventrículo direito; IAM: infarto agudo do miocárdio; BIA: balão intra-aórtico.

9.4.1 Regurgitação mitral

A regurgitação mitral após IAMc/SST se relaciona a alguns mecanismos: isquemia de músculo papilar, ruptura de músculo papilar (parcial ou total) ou remodelação pós-infarto do VE (regurgitação funcional) com o deslocamento dos músculos papilares, tração dos folhetos valvares e dilatação anular.[172-174]

A ruptura aguda do músculo papilar posteromedial é mais frequente do que o anterolateral, devido sua irrigação ser única pela artéria coronária direita ou pela circunflexa.[175-176]

A suspeita clínica inicial ocorre com o surgimento de sopro sistólico em região mitral (nem sempre presente), presença de edema pulmonar ou choque cardiogênico, geralmente em pacientes com IAM de parede inferior. O ecocardiograma com Doppler colorido transtorácico ou transesofágico permite o diagnóstico de certeza, com quantificação do grau de insuficiência valvar e identificação ou não de ruptura do músculo papilar.[5,30]

Pacientes com ruptura de músculo papilar devem ser submetidos à cirurgia de urgência, sendo a troca valvar mais frequente do que a plastia valvar; o uso do BIA na tentativa de estabilização inicial do quadro hemodinâmico pode ser indicado.[5,30]

Em pacientes com regurgitação mitral funcional, o tratamento se baseia na reperfusão miocárdica adequada e no manejo clínico com diuréticos e redução da pós-carga. A gravidade da regurgitação mitral pode melhorar em pacientes com tratamento clínico otimizado; porém, em casos refratários ao controle clínico, a cirurgia passa a ser a opção.

Estudos recentes observaram que a mortalidade hospitalar foi semelhante entre os pacientes tratados com CRM associado a reparo da valva mitral em comparação com aqueles tratados com ICP. No entanto, a incidência de eventos a longo prazo (insuficiência cardíaca e mortalidade por qualquer causa) foi menor naqueles que receberam o tratamento cirúrgico combinado.[177-178]

Recentemente, o tratamento percutâneo da regurgitação mitral (*MitraClip*) funcional ou secundária à ruptura do músculo papilar vem sendo realizado experimentalmente, exigindo estudos randomizados para avaliação do seu uso nesse contexto clínico.[179-180]

9.4.2 Ruptura do septo interventricular

Ocorre com mais frequência dentro das primeiras 24 horas, frequentemente associada ao uso tardio de fibrinolítico.[181]

A suspeita clínica é feita quando do surgimento de sopro sistólico (geralmente de alta frequência e melhor audível no bordo esternal esquerdo), que pode se acompanhar de um quadro de IC aguda ou choque cardiogênico, dependendo do tamanho do defeito e do grau de disfunção ventricular esquerda e/ou direita.

O tratamento cirúrgico de urgência é necessário mesmo em pacientes hemodinamicamente estáveis,[5,30] uma vez que o local de ruptura pode expandir abruptamente, resultando em colapso hemodinâmico súbito em pacientes previamente estáveis. Apesar de a taxa de mortalidade cirúrgica permanecer elevada (em torno de 35%, especialmente entre pacientes com choque cardiogênico e/ou disfunção ventricular), esta modalidade terapêutica continua sendo a única terapia comprovadamente eficiente para reduzir mortalidade em pacientes com ruptura do septo interventricular pós-IAM.[182-183]

O tratamento clínico concomitante consiste no manejo do choque com o uso de agentes inotrópicos e vasodilatadores, associado ao BIA quando necessário.[184]

O fechamento percutâneo vem sendo utilizado com alguma frequência na última década no contexto da ruptura do septo pós-IAM, porém ainda não existem evidências que suportem a sua indicação rotineira. Apesar de resultados promissores em estudos menores, ensaios randomizados são necessários para identificar os pacientes que mais se beneficiem do fechamento percutâneo.[185-186]

9.4.3 Ruptura da parede livre do ventrículo esquerdo

Aproximadamente 50% dos pacientes com ruptura da parede livre são diagnosticados no prazo de 5 dias após o IAM, com 90% diagnosticados dentro de 2 semanas. Fatores de risco para o desenvolvimento de ruptura da parede livre incluem idade, sexo feminino, hipertensão arterial, primeiro infarto do miocárdio, insuficiência de circulação colateral e uso de corticosteroides, anti-inflamatórios não esteroides e fibrinolítico nas últimas 12 horas. A ruptura de parede livre do VE se associa à mortalidade entre 35 e 60%, sendo que a esmagadora maioria dos sobreviventes apresentam a complicação na sua forma subaguda, dando tempo para uma correção cirúrgica do defeito.[187-188]

O desenvolvimento de hemopericárdio e o tamponamento podem ser rápidos e fatais. A pericardiocentese proporciona melhora hemodinâmica em curto prazo, mas o diagnóstico da complicação implica a realização de cirurgia de urgência.[189-190]

REFERÊNCIAS BIBLIOGRÁFICAS

1. Thygesen K, Alpert JS, Jaffe AS, Si mmoons ML, Chaitman BR, White HD, et al. Third universal definition of myocardial infarction, on behalf of the Joint ESC/ACCF/AHA/WHF Task Force for the Redefinition of Myocardial Infarction. Universal definition of myocardial infarction. Eur Heart J 2012;33:2551-67.
2. Gillum RF, Fortman SP, Prineas, RJ, Kottke TE. International diagnostic criteria for acute myocardial infarction and acute stroke. Am Heart J 1984; 108:150-8.
3. Moussa ID, Klein LW, Shah B, Mehran R, Mack MJ, Brilakis ES, et al. Consideration of a New Definition of Clinically Relevant Myocardial Infarction AfterCoronary Revascularization An Expert Consensus Document From the Society for Cardiovascular Angiography and Interventions (SCAI). J Am Coll Cardiol. 2013;62:1563-1570.
4. Go AS, Mozaffarian D, Roger VL, Benjamin EJ, Berry JD, Borden WB, et al. Heart Disease and Stroke Statistics – 2013 Update. A Report from the AHA. Circulation 2013;127:e6-e245
5. Piegas LS, Feitosa GS, Mattos LA, Nicolau JC, Rossi Neto JM, et al. Sociedade Brasileira de Cardiologia. Diretriz da Sociedade Brasileira de Cardiologia sobre Tratamento do Infarto Agudo do Miocárdio com Supradesnível do Segmento ST. Arq Bras Cardiol 2009. www.cardiol.br

6. Nicolau JC, Franken M, Lotufo PA, Carvalho AC, Marin Neto JA, Lima FG, et al. Utilização de terapêuticas comprovadamente úteis no tratamento da coronariopatia aguda: comparação entre diferentes regiões brasileiras. Análise do Registro Brasileiro de Síndromes Coronarianas Agudas (BRACE – Brazilian Registry on Acute Coronary Syndromes). Arq Bras Cardiol 2012;98(4):282-89.
7. Vanhoutte PM. Endothelial Dysfunction. The First Step Toward Coronary Arteriosclerosis. Circ J 2009;73:595-601.
8. Vita JA. Endothelial Function. Circulation. 2011;124:e906-e912.
9. Libby P. Mechanisms of acute coronary syndromes. N Engl J Med 2013;369:883-4.
10. Falk E, Nakano M, Bentzon JF, Finn AV, Virmani R. Update on acute coronary syndromes: the pathologists` view. European Heart J 2013;34:719-728.
11. Moreno PR. Vulnerableplaque: definition, diagnosis, and treatment. Cardiol Clin 2010;28:1-30.
12. Alsheikh-Ali AA, Kitsios GD, Balk EM, Lau J, Ip S. The vulnerable atherosclerotic plaque: scope of the literature. Ann Intern Med. 2010;153:387-95.
13. Shah PK. Infla mmation and plaque vulnerability. Cardiovas Drugs Ther 2009;23:31-40.
14. Sato Y, Hatakeyama K, Marutsuka K, Asada Y. Incidence of asymptomatic coronary thrombosis and plaque disruption: comparison of non--cardiac and cardiac deaths among autopsy cases. Thromb Res 2009;124:19-23.
15. Ino Y, Kubo T, Tanaka A, Kuroi A, Tsujioka H, Ikejima H, et al. Difference of culprit lesion morphologies between ST-segment elevation myocardial infarction and non-ST-segment elevation acute coronary syndrome: an optical coherence tomography study. JACC Cardiovasc Interv 2011;4:76-82.
16. Antman EM, Braunwald E. Infarto do Miocárdio com Supradesnivelamento do segmento ST: Patologia, Fisiopatologia e Características Clínicas. In: Libby P, Bonow RO, Mann DL, Zipes DP. Braunwald. Tratado de Doenças Cardiovasculares. Rio de Janeiro: Elsevier, 2010, p. 1207-1232.
17. Nicolau JC, Serrano CV, Garzon SAC, Ramires JAF. Prognosis of acute myocardial infarction at thrombolytic era: medical evaluation is still valuable. Eur J Heart Fail 2001; 3:569-76.
18. Killip T, Kimball JT. Treatment of myocardial infarction in a coronary care unit. A two year experience with 250 patients. Am. J Cardiol 1967;4:457-64.
19. Forrester JS, Diamond G, Chatterjee K, et al. Medical therapy of acute myocardial infarction by application of hemodynamic subsets. N Engl J Med. 1976;295:1356–1362.
20. D'Ascenzo F, Biondi-Zoccai G, Moretti C, Bollati M, Omedè P, Sciuto F, et al. TIMI, GRACE and alternative risk scores in Acute Coronary Syndromes: A meta-analysis of 40 derivation studies on 216,552 patients and of 42 validation studies on 31,625 patients. Contemp Clin Trials 2012;33:507-414.
21. Subherwal S, Bach RG, Chen AY, Gaqe BF, Rao SV, Newby LK, et al. Baseline risk of major bleeding in non-ST-segment-elevation myocardial infarction: the CRUSADE (Can Rapid risk stratification of Unstable angina patients Suppress ADverse outcomes with Early implementation of the ACC/AHA Guidelines) Bleeding Score. Circulation. 2009;119:1873– 82.
22. Mehran R, Pocock SJ, Nikolsky E, Clayton T, Dangas GD, Kirtane AJ, et al. A risk score to predict bleeding in patients with acute coronary syndromes. J Am Coll Cardiol. 2010;55:2556–66.
23. Nicolau JC, Moreira HG, Baracioli LM, Serrano Jr CV, Lima FG, Franken M, et al. The bleeding risk score as a mortality predictor in patients with acute coronary syndrome. Arq Bras Cardiol 2013;101:511-18.
24. Birnbaum Y, Wilson JM, Fiol M, Bay´es de Luna A, Eskola M, Nikus K. ECG Diagnosis and Classification of Acute CoronarySyndromes. Ann Noninvasive Electrocardiol 2014;19:4–14.
25. Lopes RD, Lokhnygina Y, Hasselblad V, Newby KL, Yow E, Granger CB. Methods of creatine kinase-MB analysis to predict mortality in patients with myocardial infarction treated with reperfusion therapy. Trials 2013;14:123.
26. Costa TN, Cassaro Strunz CM, Nicolau JC, Gutierrez PS.Comparison of MB fraction of creatine kinase mass and troponin I serum levels with necropsy findings in acute myocardial infarction. Am J Cardiol 2008;101:311-314.
27. Hassan AK, Berheanu SC, Hasan-Ali H, Liem SS, van der Laarse A, Wolterbeek R. Usefulness of peak troponin-T to predict infarct size and long-term outcome in patients with first acute myocardial infarction after primary percutaneous coronary intervention. Am J Cardiol 2009;103:779-84.
28. Christenson E, Christenson RH. Characteristics of cardiac troponin measurements. Coron Artery Dis 2013;24:698-704.
29. ShandJA, Menown IB, McEneaneyDJ.A timely diagnosis of myocardial infarction. Biomark Med 2010;4:385-93.
30. O'Gara PT, Kushner FG, Ascheim DD, Casey Jr DE, Chung MK, de Lemos JA, et al. 2013 ACCF/AHA guideline for the management of ST--elevation myocardial infarction: a report of the American College of Cardiology Foundation/American Heart Association Task Force on Practice Guidelines. Circulation. 2013;127:e362–e425. www.acc.org
31. Borgia F, Goodman SG, Halvorsen S, Cantor WJ, Piscione F, Le May MR, et al. Early routine percutaneous coronary intervention after fibrinolysis versus. standard therapy in STsegment elevation myocardial infarction: a meta-analysis. Eur Heart J.2010;31:2156–69.
32. Cantor WJ, Fitchett D, Borgundvaag B, Ducas J, Heffernan M, Cohen EA, et al. Routine early angioplasty after fibrinolysis for acute myocardial infarction. N Engl J Med.2009;360:2705–18.
33. Randomised trial of intravenous streptokinase, oral aspirin, both, or neither among 17,187 cases of suspected acute myocardial infarction: ISIS-2. ISIS-2 (Second International Study of Infarct Survival) Collaborative Group. Lancet 1988;2:349-60.
34. Keeley EC, Boura JA, Grines CL. Primary angioplasty versus intravenous thrombolytic therapy for acute myocardial infarction: a quantitative review of 23 randomised trials. Lancet 2003;361:13-20.
35. Reimer KA, Jennings RB. The "wavefront phenomenon" of myocardial ischemic cell death II. Transmural progression of necrosis within the framework of ischemic bed size (myocardial at risk) and collateral flow.Lab Invest 1979;40:633-44.
36. Sawhney JP. Angiotensine converting enzyme inhibitors In acute myocardial infarction--a review. Indian Heart J 2011;63:71-8.
37. Steg G, James SK, Atar D, Badano LP, Blomstrom-Lundqvist C, Borger MA, et al. ESC Guidelines for the management of acute myocardial infarction in patients presenting with ST-segment elevation. European Heart Jounal 2012;33:2569-1619. www.escardio.org
38. Parodi G, Valenti R, Bellandi B, Migliorini A, Marcucci R, Comito V, et al. Comparison of prasugrel and ticagrelor loading doses in ST-segment elevation myocardial infarction patients: RAPID (Rapid Activity of Platelet Inhibitor Drugs) primary PCI study. J Am Coll Cardiol 2013; 61:1601-6.
39. Hobl E-L, Stimpfl T, Ebner J, Schoergenhofer C, Derhaschnig U, Sunder--Plassmann R, et al. Morphine decreases clopidogrel concentrations and effects: a randomized, double blind, placebo-controlled Trial. J Am Coll Cardiol 2014;63:630-5.
40. Gibson CM, Pride YB, Aylward PE, Col JJ, Goodman SG, Gulba D, et al. Association of non-steroidalanti-infla mmatory drugs with outcomes in patients with ST-segment elevation myocardial infarction treated with fibrinolytic therapy: an Ex-TRACT-TIMI 25 analysis. J Thromb Thrombolysis. 2009;27:11–7.

41. Van der Linden MW, van der Bij S, Welsing P, Kuipers EJ, Herings RM. The balance between severe cardiovascular and gastrointestinal events among users of selective and non-selective non-steroidal anti-infla mmatory drugs. Ann Rheum Dis 2009;68:668-73.
42. Coxib and traditional NSAID Trialists` (CNT) Collaboration. Vascular and upper gastrointestinal effects of non-steroidal anti-inflamatory drugs: meta-analyses of individual participant data from randomized trials. Lancet 2013;382:769-79.
43. Rathore SS, Curtis JP, Nallamothu BK, Wang Y, Foody JM, Kosiborod M, et al. Association of door-to-balloon time and mortality in patients > or = 65 years with ST-elevation myocardial infacrtion undergoing primary percutaneous coronary intervention. Am J Cardiol 2009;104:1198-203.
44. Rathore SS, Curtis JP, Chen J, Wang Y, Nallamothu BK, Epstein Aj, et al. Association of door-to-balloon time and mortality in patients admitted to hospital with ST elevation myocardial infarction: national cohort study. BMJ 2009;338:b1807.
45. P Widimsky´†, T Bude¢s¢ý´nsky´, D Vora´c¢, L Groch, M elý´zko, M. Aschermann, et al. on behalf of the 'PRAGUE' Study Group Investigators. Long distance transport for primary angioplasty versus i mmediate thrombolysis in acute myocardial infarction. Final results of the randomized national multicentre trial – PRAGUE-2. Eur Heart J 2003; 24:94-104.
46. De Luca G, Cassetti E, Marino P. Percutaneous coronary intervention-related time delay, patient`s risk profile, and survival benefits of primary angioplasty versus lytic therapy in ST-segment elevation myocardial infarction. Am J Emerg Med 2009;27:712-9.
47. Bonnefoy E, Steg PG, Boutitie F, Dubien PY, Lapostolle F, Roncalli F, et al. CAPTIM Investigators. Comparison of primary angioplasty and pre-hospital fibrinolysis in acute myocardial infarction (CAPTIM) trial: a 5-year follow-up. Eur Heart J 2009;30:1598-606.
48. Bouzamondo DM, Lechat AP, Montalescot G. Transfer for primary angioplasty versus i mmediate thrombolysis in acute myocardial infarction – a meta-analysis. Circulation 2003; 108:1809-14.
49. Westerhout CM, Bonnefoy E, Welsh RC, Steg PG, Boutitie F, Armstrong PW. The influence of time from symptom onset and reperfusion strategy on 1-year survival in ST-elevation myocardial infarction: a pooled analysis of an early fibrinolytic strategy versus primary percutaneous coronary intervention from CAPTIM and WEST. Am Heart J 2011;161:283-90.
50. Pinto DS, Frederick PD, Chakrabarti AK, Kirtane AJ, Ullman E, Miller DP, et al. National Registry of Myocardial Infarction Investigators. Benefit of transferring ST-segment-elevation myocardial infarction patients for percutaneous coronary intervention compared with administration of onsite fibrinolytic declines as delays increase. Circulation 2011;124:2512-21.
51. Gruppo Italiano per lo Studio della Streptochinasi nell'Infarto Miocardico (GISSI). Effectiveness of intravenous thrombolytic treatment in acute myocardial infarction. Lancet1986;1:397-402.
52. Fibrinolytic Therapy Trialists' (FTT) Collaborative Group. Indications for fibrinolytic therapy in suspected acute myocardialinfarction: collaborative overview of early mortality and majormorbidity results from all randomised trials of more than 1000 patients. Lancet1994;343:311-22.
53. Franken M, Nussbacher A, Liberman A, Wajngarten M. ST elevation myocardial infarction in the elderly. J Geriatr Cardiol 2012;9:108-114.
54. Gruppo Italiano per lo Studio della Sopravvivenza nell'Infarto Miocardico. GISSI-2: a factorial randomised trial of alteplase versus streptokinase and heparin versus no heparin among 12,490 patients with acute myocardial infarction. Lancet 1990;336:65-71.
55. ISIS-3 (Third International Study of Infarct Survival Collaborative Group.): a randomised comparison of streptokinaseversus tissue plasminogen activator versus anistreplase and ofaspirin plus heparin versus aspirin alone among 41,299 cases of suspectedacute myocardial infarction. Lancet 1992;339:753-70.
56. The GUSTO investigators. An international randomized trial comparing four thrombolytic strategies for acute myocardial infarction. N Engl J Med 1993;329:673-82
57. The Global Use of Strategies to Open Occluded Coronary Arteries (GUSTO III) Investigators. A comparison of reteplase with alteplase for acute myocardial infarction. N Engl J Med 1997;337:1118-23.
58. Single-bolus tenecteplase compared with front-loaded alteplase in acute myocardial infarction: the ASSENT-2 double-blind randomised trial. Assessment of the Safety and Efficacy of a New Thrombolytic Investigators. Lancet 1999;354:716-22.
59. Morrison LJ, Verbeek PR, McDonald AC, Sawadsky BV, Cook DJ. Mortality and prehospital thrombolysis for acute myocardial infarction: a meta-analysis. JAMA. 2000;283:2686 –92.
60. Armstrong PW, Gershlick AH, Goldstein P, Wilcox R, Danays T, Lambert Yet al. Fibrinolysis or primary PCI in ST-segment elevation myocardial infarction.N Engl J Med 2013;368:1379-87.
61. Sinnaeve PR, Armstrong PW, Gershlick AH, Goldstein P, Wilcox R, Lambert Y et al. ST–Segment-Elevation Myocardial Infarction Patients Randomized to a Pharmaco-Invasive Strategy or Primary Percutaneous Coronary Intervention: Strategic Reperfusion Early After Myocardial Infarction (STREAM) 1-Year Mortality Follow-Up. Circulation. 2014;130:1139-1145.
62. Danchin N, Puymirat E, Steg PG, Goldstein P, Schiele F, Belle L,et al; FAST-MI 2005 investigators. Five-Year survival in patients with ST-segment elevation myocardial infarction according to modalities of reperfusion therapy.The French registry on Acute ST-elevation and non-ST-elevation Myocardial Infraction (FAST-MI) 2005 cohort.Circulation2014;129:1629 –1636.
63. Araujo DV, Tura BR, Brasileiro AL, Luz Neto H, Pavão AL, Teich V et al. Custo efetividade da trombólise pré-hospitalar versus intra-hospitalar no infarto agudo do miocárdio. ArqBrasCardiol. 2008; 90 (2):100-107.
64. Gruntzig A. Transluminal dilatation of coronary-artery stenosis. Lancet. 1978;1(8058):263.
65. Hartzler GO, Rutherford BD, McConahay DR. Percutaneous Transluminal Coronary Angioplasty: Application for Acute Myocardial Infarction. Am J Cardiol 1984;53:117C-121C.
66. Gibson CM, Pride YB, Frederick PD, Pollack CV Jr, Canto JG, Tiefenbrunn AJ. Trends in reperfusion strategies, door-to-needle and door-to-balloon times, and in-hospital mortality among patients with ST-segment elevation myocardial infarction enrolled in the National Registry of Myocardial Infarction from 1990 to 2006. Am Heart J. 2008;156(6):1035-44.
67. Menees DS, Peterson ED, Wang Y, Curtis JP, Messenger JC, Rumsfeld JS, Gurm HS. Door-to-balloon time and mortality among patients undergoing primary PCI. N Engl J Med. 2013;369(10):901-909.
68. Zhu mm, Feit A, Chadow H, Alam M, Kwan T, Clark LT et al. Primary stent implantation compared with primary balloon angioplasty for acute myocardial infarction: a meta-analysis of randomized clinical trials. Am J Cardiol. 2001 Aug 1; 88 (3): 297-301.
69. Bangalore S, Amoroso N, Fusaro M, Kumar S, Feit F et al. Outcomes With Various Drug-Eluting or Bare Metal Stents in Patients With ST–Segment–Elevation Myocardial Infarction. A Mixed Treatment Comparison Analysis of Trial Level Data From 34 068 Patient-Years of Follow-up From Randomized Trials. Circ Cardiovasc Interv 2013;6:378-390.
70. Palmerini T, Biondi-Zoccai G, Riva DD, Mariani A, Sabaté M, Valgimigli M et al. Clinical Outcomes With Drug-Eluting and Bare-Metal Stents in Patients With ST-Segment Elevation Myocardial Infarction Evidence From a Comprehensive Network Meta-Analysis. J Am Coll Cardiol 2013;62:496-504

71. Romagnoli E, Biondi-Zoccai G, Sciahbasi A, Politi L, Rigattieri S, Pendenza G et al. Radial versus femoral randomized investigation in ST-segment elevation acute coronary syndrome: the RIFLE-STEACS (Radial Versus Femoral Randomized Investigation in ST-Elevation Acute Coronary Syndrome) study. J Am Coll Cardiol 2012;60(24):2481-9.
72. Valgimigli M, Gagnor A, Calabró P, Frigoli E, Leonardi S, Zaro T et al for the MATRIX Investigators. Radial versus femoral access in patients with acute coronary syndromes undergoing invasive management: a randomised multicentre trial. Lancet. 2015. [Epub ahead of print]
73. Karrowni W, Vyas A, Giacomino B, Schweizer M, Blevins A, Girotra S, Horwitz PA. Radial versus femoral access for primary percutaneous interventions in ST-segment elevation myocardial infarction patients: a meta-analysis of randomized controlled trials. JACC Cardiovasc Interv. 2013;6(8):814-23.
74. Hannan EL, Samadashvili Z, Walford G, Holmes DR Jr, Jacobs AK, Stamato NJ. Culprit vessel percutaneous coronary intervention versus multivessel and staged percutaneous coronary intervention for ST-segment elevation myocardial infarction patients with multivessel disease. JACC Cardiovasc Interv. 2010;3(1):22-31.
75. Cavender MA, Milford-Beland S, Roe MT, Peterson ED, Weintraub WS, Rao SV. Prevalence, predictors, and in-hospital outcomes of non-infarct artery intervention during primary percutaneous coronary intervention for ST-segment elevation myocardial infarction (from the National Cardiovascular Data Registry). Am J Cardiol. 2009 Aug 15;104(4):507-13
76. Wald DS, Morris JK, Wald NJ, Chase AJ, Edwards RJ, Hughes LO et al., for the PRAMI Investigators. Randomized trial of preventive angioplasty in myocardial infarction. N Engl J Med 2013;369:1115–23.
77. Gershlick AH, Khan JN, Kelly DJ, Greenwood JP, Sasikaran T, Curzen N. Randomized trial of complete versus lesion-only revascularization in patients undergoing primary percutaneous coronary intervention for STEMI and multivessel disease: the CvLPRIT trial. J Am Coll Cardiol. 2015 Mar 17;65(10):963-72.
78. Engstrøm T, Helqvist S, Høfsten DE, et al. The third Danish study of optimal acute treatment of patients with ST-segment elevation myocardial infarction: primary PCI in multivessel disease. Program and abstracts of the American College of Cardiology 64th Annual Scientific Session & Expo; March 14-16, 2015; San Diego, California. LBA 410-14.
79. Gershlick AH, Stephens-Lloyd A, Hughes S, Abrams KR, Stevens SE, Uren NG, et al. Rescue angioplasty after failed thrombolytic therapy for acute myocardial infarction. N Engl J Med. 2005; 353 (26): 2758-68.
80. Wijeysundera HC, Vijayaraghavan R, Nallamothu BK, Foody JM, Krumholz HM, Phillips CO et al. Rescue angioplasty or repeat fibrinolysis after failed fibrinolytic therapy for ST-segment myocardial infarction: a meta-analysis of randomized trials. J Am Coll Cardiol. 2007;49:422–30.
81. Asseessment of the Safety and Efficacy of a New Treatment Strategy with Percutaneous Coronary Intervention (ASSENT-4 PCI) investigators. Primary versus tenecteplase facilitated percutaneous coronary intervention in patintes with ST-segment elevation acute myocardial infarction (ASSENT-4 PCI): randomized trial. Lancet 2006;367:569-78.
82. Ellis SG, Tendera M, de Belder MA, van Boven AJ, Widimsky P, Janssens L, et al. Facilitated PCI in patients with ST-elevation myocardial infarction. N Engl J Med. 2008; 358 (21): 2205-17
83. Collet JP, Huber K, Cohen M, Zeymer U, Goldstein P, Pollack C Jr, et al. A direct comparison of intravenous enoxaparin with unfarctioned heparin in primary coronary intervention (from the ATTOL trial) Am J Cardiol 2013;112:1367-72
84. The Assessment of the Safety and Efficacy of a New Thrombolytic Regimen (ASSENT)-3 Investigators. Efficacy and safety of tenecteplase in combination with enoxaparin, abciximab, or unfractionated heparin: the ASSENT-3 randomised trial in acute myocardial infarction. Lancet 2001;358:605–613.
85. Nicolau JC, Cohen M, Montalescot G. Differences Among Low-Molecular-Weight Heparins: Evidence in Patients With Acute Coronary Syndromes. J Cardiovasc PharmacolTM 2009;53:440–445.
86. Cohen M, Jeske WP, Nicolau JC, Montalescot G, Fareed J. US Food and Drug Administration approval of generic versions of complex biologics: implications for the practicing physician using low molecular weight heparins.J Thromb Thrombolysis 2012;33:230–238.
87. Yusuf S, Mehta SR, Xie C, Ahmed RJ, Xavier D, Pais P, et al. Effects of reviparin, a low-molecular-weight heparin, on mortality, reinfarction, and strokes in patients with acute myocardial infarction presenting with ST-segment elevation. JAMA. 2005; 293:427-35.
88. Antman EM, Morrow DA, McCabe CH, Murphy AS, Ruda M, Sadowski Z, et al. ExTRACT-TIMI 25 Investigators. Enoxaparin versus unfractionated heparin with fibrinolysis for ST-elevation myocardial infarction. N Engl J Med 2006; 354:1.477-88.
89. Giraldez RR, Nicolau JC, Corbalan R, Gurfinkel EP, Juarez U, Lopez-Sendon J, et al. Enoxaparin is superior to unfractionated heparin in patients with ST elevation myocardial infarction undergoing fibrinolysis regardless of the choice of lytic: an ExTRACT-TIMI 25 analysis. Eur Heart J. 2007;28:1566-73.
90. Giraldez RR, Wiviott SD, Nicolau JC, Mohanavelu S, Morrow DA, Antman EM, Giugliano RP. Streptokinase and enoxaparin as an alternative to fibrin-specific lytic-based regimens: an ExTRACT-TIMI 25 analysis. Drugs. 2009;69:1433-43.
91. Yusuf S, Mehta SR, Chrolavicius S, Afzal R, Pogue J, Granger CB, Budaj A, Peters RJ, Bassand JP, Wallentin L, Joyner C, Fox KA. Effects of fondaparinux on mortality and reinfarction in patients with acute ST-segment elevation myocardial infarction: the OASIS-6 randomized trial. JAMA 2006;295:1519–30.
92. Serrano Jr CV, Fenelon G, Soeiro AM, Nicolau JC, Piegas LS, Montenegro ST, et al. Diretrizes Brasileiras de Antiagregantes Plaquetários e Anticoagulantes em Cardiologia.Sociedade Brasileira de Cardiologia. Arq Bras Cardiol. 2013;101:1-95.
93. White H. Thrombin-specific anticoagulation with bivalirudin versus heparin in patients receiving fibrinolytic therapy for acute myocardial infarction: the HERO-2 randomised trial. Lancet. 2001; 358: 1855-63.
94. Mehran R, Lansky AJ, Witzenbichler B, Guagliumi G, Peruga JZ, Brodie BR, et al. Bivalirudin in patients undergoing primary angioplasty for acute myocardial infarction (HORIZONS-AMI): 1 year results of a randomized controlled trial. Lancet 2009;374:1149-59.
95. Sabatine MS, Cannon CP, Gibson CM, Lopez-Sendon JL, Montalescot G, Theroux P, et al. Addition of clopidogrel to aspirin and fibrinolytic therapy for myocardial infarction with ST-segment elevation. N Engl J Med 2005;352:1179–1189.
96. Chen ZM, Jiang LX, Chen YP, Xie JX, Pan HC, Peto R, et al. Addition of clopidogrel to aspirin in 45,852 patients with acute myocardial infarction: randomized placebo-controlled trial. Lancet 2005;366:1607–21.
97. Hulot JS, Collet JP, Silvain J, Pena A, Bellemain-Appaix A, Barthélémy O, et al. Cardiovascular risk in-clopidogrel treated patients according to cytochrome P450 2C19*2 loss-of-functionallele or proton pump inhibitor coadministration: a systematic meta-analysis. J Am Coll Cardiol 2010;56:134-43.
98. Tantry US, Bonnelo L, Aradi D, Price MJ, Jeong YH, Angiolillo Dj, et al. Consensus and update on the definition of on-treatment platelet reactivity to adenosine diphosphate associated with ischemia and bleeding. J Am Coll Cardiol 2013;62:226173.
99. Wiviott SD, Braunwald E, McCabe CH, Montalescot G, Ruzyllo W, Gottlieb S, et al. TRITON-TIMI 38 Investigators. Prasugrel versus clopidogrel in patients with acute coronary syndromes. N Engl J Med 2007;357:2001-2015.
100. Montalescot G, Wiviott SD, Braunwald E, Murphy SA, Gibson CM, McCabe CH, et al, for the TRITON-TIMI 38 investigators. Prasugrel compared with clopidogrel in patients undergoing percutaneous coronary

intervention for ST-elevation myocardial infarction (TRITON-TIMI 38): double-blind, randomized controlled trial. Lancet 2009;373:723-731.

101. Wallentin L, Becker RC, Budaj A, Cannon CP, Emanuelsson H, Held C, et al., for the PLATO Investigators. Ticagrelor versus clopidogrel in patients with Acute Coronary Syndromes. N Eng J Med 2009;361:1045-57.

102. Steg PG, James S, Harrington RA, Ardissino D, Becker RC, Cannon CP, et al. Ticagrelor Versus Clopidogrel in Patients With ST-Elevation Acute Coronary Syndromes Intended for Reperfusion With Primary Percutaneous Coronary Intervention: A Platelet Inhibition and Patient Outcomes (PLATO) Trial Subgroup Analysis. Circulation. 2010;122:2131-2141.

103. The TIMI 14 Investigators. Abciximab facilitates the rate and extent of thrombolysis:results of the thrombolysis in myocardial infarction (TIMI) 14 trial. Circulation 1999;99(21):2720-32.

104. Topol EJ for The GUSTO V investigators. Reperfusion therapy for acute myocardial infarction with fibrinolytic therapy or combination reduced fibrinolytictherapy and platelet glycoprotein IIb/IIIa inhibition: the GUSTO V randomized trial. Lancet 2001;357:1905–1914.

105. De Luca G, Suryapranata H, Stone GW, Antoniucci D, Tcheng JE, Neumann FJ, van deWerf F, Antman EM, Topol EJ. Abciximab as adjunctive therapy to reperfusion in acute ST-segment elevation myocardial infarction: a meta-analysis of randomized trials. JAMA 2005;293:1759–65.

106. Jeremias A, Vasu S, Gruberg L, Kastrati A, Stone GW, Brown DL. Impact of abciximab on mortality and reinfarction in patients with acute ST-segment elevation myocardial infarction treated with primary stenting. Catheter Cardiovasc Interv 2010;75:895-902.

107. Mehilli J, Kastrati A, Schulz S, Frungel S, Nekolla SG, Moshage W, et al. Abciximab in patients with acute ST-segment-elevation myocardial infarction undergoing primary percutaneous coronary intervention after clopidogrel loading: a randomized double-blind trial. Circulation 2009;119:1933–40.

108. GISSI-3: effects of lisinopril and transdermal glyceryl trinitrate singly and together on 6-week mortality and ventricular function after acute myocardial infarction. Gruppo Italiano per lo Studio della Sopravvivenza nell'infarto Miocardico. Lancet. 1994;343: 1115-22.

109. ISIS-4: a randomised factorial trial assessing early oral captopril, oral mononitrate, and intravenous magnesium sulphate in 58,050 patients with suspected acute myocardial infarction. ISIS-4 (Fourth International Study of Infarct Survival) Collaborative Group. Lancet. 1995;345: 669-85.

110. Yusuf S, Sleight P, Held P, McMahon S. Routine medical management of acute myocardial infarction. Lessons from overviews of recent randomized controlled trials. Circulation 1990;82:II117-II134.

111. Pfisterer M, Cox JL, Granger CB, Brener SJ, Naylor CD, Califf RM, et al. Atenolol use and clinical outcomes after thrombolysis for acute myocardial infarction: the GUSTO-I experience. Global Utilization of Streptokinase and TPA (alteplase) for Occluded Coronary Arteries. J Am Coll Cardiol 1998; 32:634-40.

112. Chen ZM, Pan HC, Chen YP, Peto R, Collins R, Jiang LX, et al. CO MMIT (ClOpidogrel and Metoprolol in Myocardial Infarction Trial) colaborative group. Early intravenous than oral metoprolol in 45.852 patients with acute myocardial infarction: randomised placebo-controlled trial. Lancet 2005; 366:1.622-32.

113. Smith SC Jr, Benjamin EJ, Bonow RO, Braun LT, Creager MA, Franklin BA, et al. AHA/ACCF secondary prevention and risk reduction therapy for patients with coronary and other atherosclerotic vascular disease: 2011 update: a guideline from the American Heart Association and American College of Cardiology Foundation. Circulation. 2011;124: 2458–73.

114. Pfeffer MA, Braunwald E, Moye LA, Basta L, Brown EJ, Jr., Cuddy TE, et al. Effect of captopril on mortality and morbidity in patients with left ventricular dysfunction after myocardial infarction. Results of the survival and ventricular enlargement trial. The SAVE Investigators. N Engl J Med. 1992 3; 327: 669-77.

115. Effect of ramipril on mortality and morbidity of survivors of acute myocardial infarction with clinical evidence of heart failure. The Acute Infarction Ramipril Efficacy (AIRE) Study Investigators. Lancet. 1993; 342: 821-8.

116. Maia LN, Nicolau JC, Vitola JV et al. Prospective evaluation comparing the effects of enalapril and losartan in left ventricular remodeling after acute myocardial infarction. Am Heart J 2003;145:E21.

117. Pfeffer MA, McMurray JJ, Velazquez EJ, Rouleau JL, Kober L, Maggioni AP, et al. Valsartan, captopril, or both in myocardial infarction complicated by heart failure, left ventricular dysfunction, or both. N Engl J Med 2003;349:1893-906.

118. Pitt B, Re mme W, Zannad F, Neaton J, Martinez F, Roniker B, et al. Eplerenone, a selective aldosterone blocker, in patients with left ventricular dysfunction after myocardial infarction. N Engl JMed 2003;348:1309–1321.

119. Adamopoulos C, Ahmed A, Fay R, Angioi M, Filippatos G, et al. Timing of eplerenone initiation and outcomes in patients with heart failure after acute myocardial infarction complicated by left ventricular systolic dysfunction: insights from the EPHESUS trial. Eur J Heart Fail 2009;11:1099-105

120. Pitt B, White H, Nicolau JC, Martinez F, Gheorghiade M, Aschermann M, et al., on behalf of the EPHESUS Steering Co mmittee. Eplerenone reduces mortality 30 days post-randomization following acute myocardial infarction in patients with left ventricular systolic dysfunction and heart failure. J Am Coll Cardiol 2005; 46: 425-31.

121. Cooper-DeHoff RM, Chang SW, Pepine CJ. Calcium antagonists in the treatment of coronary artery disease. Curr Opin Pharmacol 2013;13:301-8.

122. Myocardial reperfusion injury: looking beyond primary PCI. Eur Heart J 2013;34:1714-22.

123. Schwartz GG, Olsson AG, Ezekowitz MD, et al. Effects of atorvastatinon early recurrent ischemic events in acute coronary syndromes: the MIRACL study: a randomized controlled trial. JAMA. 2001;285:1711–8.

124. Cannon CP, Braunwald E, McCabe CH, Rader DJ, Rouleau JL, Belder R, et al. Intensive versus moderate lipid lowering with statins after acute coronary syndromes. N Engl J Med 2004; 350:1.495-504.

125. de Lemos JA, Blazing MA, Wiviott SD, Lewis EF, Fox KAA, White HD, et al. Early intensive versus a delayed conservative simvastatin strategy in patients with acute coronary syndromes: phase Z of the A to Z trial. JAMA. 2004;292:1307–16.

126. FDA Drug Safety Co mmunication: New restrictions, contraindications,and dose limitations for Zocor (simvastatin) to reduce the risk of muscle injury. Available at:http://www.fda.gov/Drugs/DrugSafety/ucm256581.htm.%20Accessed%20May%2018,2012

127. Stone NJ, Robinson J, Lichtenstein AH, Bairey Merz CN, Lloyd-Jones DM, Blum CB, et al. 2013 ACC/AHA Guideline on the Treatment of Blood Cholesterol to Reduce Atherosclerotic Cardiovascular Risk in AdultsJ Am Coll Cardiol. 2014 Jul 1;63(25 Pt B):2889-934.

128. Cannon CP for the IMPROVE-IT investigators. A Comparison of ezetimibe/Simvastatin Versus Simvastatin Monotherapy on Cardiovascular Outcomes After Acute Coronary Syndromes. In: American Heart Association Scientific Sessions, 2014, Chicago, USA. http://www.abstractsonline.com/pp8/#!/3547/presentation/49570

129. Ladeira RT, Baracioli LM, Faulin TE, Abdalla DS, Seydel TM, Maranhão RC, et al. Unrecognized diabetes and myocardial necrosis: predictors of hyperglycemia in myocardial infarction. Arq Bras Cardiol 2013;100:404-11.

130. Marfella R, Di Filippo C, Portoghese M, Ferraraccio F, Rizzo MR, Siniscalchi M et al. Tight Glycemic Control Reduces Heart Infla mmation and Remodeling During Acute Myocardial Infarction in Hyperglycemic Patients. J Am Coll Cardiol 2009;53:1425–36.

131. Nicolau JC, Maia LN, Vitola JV, Mahaffey KW, Machado MN, Ramires JA. Baseline Glucose and left ventricular remodeling after acute myocardial infarction. J Diabetes Complications 2007;21:294-9.
132. Pesaro AE, Nicolau JC, Serrano CV Jr, Truffa R, Gaz MV, et al. Influence of leukocytes and glycemia on the prognosis of patients with acute myocardial infarction. Arq Bras Cardiol 2009;92:84-93.
133. Goyal A, Mehta SR, Diaz R, Gerstein HC, Afzal R, Xavier D, et al. Differential clinical outcomes associated with hypoglycemia and hyperglycemia in acute myocardial infarction. Circulation 2009;120:2429-37.
134. Naber CK, Mehta RH, Jünger C, Zeymer U, Wienbergen H, Sabin GV, et al. Impact of admission blood glucose on outcomes of nondiabetic patients with acute ST-elevation myocardial infarction (from the German Acute Coronary Syndromes [ACOS] Registry). Am J Cardiol. 2009;103:583-7
135. Hoebers LP, Da mman P, Claessen BE, Vis mm, Baan J Jr, van Straalen JP, et al. Predictive value of plasma glucose level on admission for short and long term mortality in patients with ST-elevation myocardial infarction treated with primary percutaneous coronary intervention. Am J Cardiol 2012;109:53-9.
136. Malmberg K, Ryden L, Efendic S, Herlitz J, Nicol P, Waldenstrom A et al. Randomized trial of insulin-glucose infusion followed by subcutaneous insulin treatment in diabetic patients with acute myocardial infarction (DIGAMI Study): effects on mortality at 1 year. JACC 1995;26:57-65.
137. Chakrabarti AK, Singh P, Gopalakrishnan L, Kumar V, Doherty ME, Abueg C, et al.Admission Hyperglycemiaand AcuteMyocardial Infarction: Outcomes and PotentialTherapies for Diabetics and Nondiabetics. Cardiol Res Pract. 2012;2012:704314. doi: 10.1155/2012/704314.
138. Mellbin LG, Malmberg K, Norha mmar A, Wedel L, Ryden L, for the DIGAMI 2 Investigators. Prognostic implications of glucose-lowering treatment in patients with acute myocardial infarction and diabetes: experience from an extended follow-up of the Diabetes Mellitus Insulin-Glucose Infusion in Acute Myocardial Infarction (DIGAMI) 2 Study. Diabetologia 2011;54:1308-1317.
139. NICE-SUGAR Study Investigators, Finfer S, Chittock DR, Su SY, Blair D, Foster D et al. Intensive versus conventional glucose control in critically ill patients. N Engl J Med 2009;360:1283-97.
140. American Diabetes Association. Standards of Medical Care in Diabetes – 2013. Diabetes Care 2013;36:S11-S66.
141. Askari AT, Shishehbor MH, Kaminski MA, Riley MJ, Hsu A, Lincoff AM; on behalf of the GUSTO-V Investigators. The association between early ventricular arrhythmias, renin-angiotensin-aldosterone system antagonism, and mortality in patients with ST-segment-elevation myocardial infarction: insights from global use of strategies to open coronary arteries (GUSTO) V. Am Heart J 2009;158:238–43.
142. Demidova mm, Smith JG, Ho¨ ijer CJ, Holmqvist F, Erlinge D, Platonov PG. Prognostic impact of early ventricular fibrillation in patients with ST-elevation myocardial infarction treated with primary PCI. Eur Heart J 2012;1:302 –11.
143. Piccini JP, Schulte PJ, Pieper KS, Mehta RH, White HD, Van de Werf F et al. Antiarrhythmic drug therapy for sustained ventricular arrhythmias complicating acute myocardial infarction. Crit Care Med 2011;39:78 –83.
144. Basso C, ARRUMAR. The metamorphosis of myocardial infarction following coronary recanalization. Cardiovasc Pathol. 2010 Jan-Feb;19(1):22-8.
145. Mehta RH, Starr AZ, Lopes RD, Hochman JS,Widimsky P, Pieper KS et al. Incidence of and outcomes associated with ventricular tachycardia or fibrillation in patients undergoing primary percutaneous coronary intervention. JAMA 2009;301:1779 –89
146. Pride YB, Appelbaum E, Lord EE, Sloan S, Cannon CP, Sabatine MS et al. for the TIMI Study Group. Relation between myocardial infarct size and ventricular tachyarrhythmia among patients with preserved left ventricular ejection fraction following fibrinolytic therapy for ST-segment elevation myocardial infarction. Am J Cardiol 2009;104:475 – 9
147. Crotti L, Hu D, Barajas-Martinez H, De Ferrari GM, Oliva A, Insolia R et al. Torsades de pointes following acute myocardial infarction: evidence for a deadly link with a co mmon genetic variant. Heart Rhythm 2012;9:1104 –12.
148. Bezzina CR, Pazoki R, Bardai A, Marsman RF, de Jong JS, Blom MT et al. Genomewide association study identifies a susceptibility locus at 21q21 for ventricular fibrillation in acute myocardial infarction. Nat Genet 2010;42:688 – 91.
149. Neumar RW, Otto CW, Link MS, Kronick SL, Shuster M, Callaway CW et al. Part 8: Adult Advanced Cardiovascular Life Support.2010 American Heart Association Guidelines for Cardiopulmonary Resuscitation and Emergency Cardiovascular Care. Circulation 2010;122:S729-S767.
150. Nalliah CJ, Zaman S, Narayan A, Sullivan J, Kovoor P. Coronary artery reperfusion for ST elevation myocardial infarction is associated with shorter cycle length ventricular tachycardia and fewer spontaneous arrhythmias. Europace 2014;16:1053 –60.
151. Chatterjee S, Chaudhuri D, Vedanthan R, Fuster V, Ibanez B, Bangalore S et al. Early intravenous beta-blockers in patients with acute coronary syndrome-A meta-analysis of randomized trials. Int J Cardiol 2013;168:915 –21.)
152. Kudenchuk PJ, Newel lC, White L, Fahrenbruch C, Rea T, Eisenberg M. Prophylactic lidocaine for post resuscitation care of patients with out-of-hospital ventricular fibrillation cardiac arrest. Resuscitation 2013;84:1512 –8
153. Yoshie K, Tomita T, Takeuchi T, Okada A, Miura T, Motoki H, Ikeda U. Renewed impact of lidocaine on refractory ventricular arrhythmias in the amiodarone era. Int J Cardiol 2014;176(3):936-40.
154. Hohnloser SH, Kuck KH, Dorian P, et al. Prophylactic use of an implantable cardioverter-defibrillator after acute myocardial infarction. N Engl J Med. 2004;351:2481–8.
155. Schmitt J, Duray G, Gersh BJ, Hohnloser SH. Atrial fibrillation in acute myocardial infarction: a systematic review of the incidence, clinical features and prognostic implications. Eur Heart J 2009;30:1038–45.
156. Jabre P, Roger VL, Murad MH, Chamberlain AM, Prokop L, Adnet F et al. Mortality associated with atrial fibrillation in patients with myocardial infarction: a systematic review and meta-analysis. Circulation 2011;123:1587–93.
157. Gang UJ, Jons C, Jorgensen RM et al. Clinical significance of late high--degree atrioventricular block in patients with left ventricular dysfunction after an acute myocardial infarction – a Cardiac Arrhythmias and Risk Stratification After Acute Myocardial Infarction (CARISMA) substudy. Am Heart J 2011;162:542e547.
158. Singh SM, FitzGerald G, Yan AT et al. High-grade atrioventricular block in acute coronary syndromes: insights from the Global Registry of Acute Coronary. Europ Heart J 2014 (epub).
159. Gang UJO, Hvelplund A, Pedersen S et al. High degree atrioventricular block complicating ST-segment elevation myocardial infarction in the era of primary percutaneous coronary intervention. Europace 2012;14:1639–45.
160. Kim HL, Kim SH, Seo JB et al. Influence of second and third degree heart block on 30day outcome following acute myocardial infarction in the drug-eluting stent era. Am J Cardiol 2014;114(11):1658-62.
161. Gorenek B, Blomström LC, Brugada TJ, Ca mm AJ, Hindricks G, Huber K. Cardiac arrhythmias in acute coronary syndromes: position paper from the joint EHRA, ACCA,and EAPCI task force. Europace 2014 Nov;16(11):1655-73.
162. Hreybe H, Saba S. Location of acute myocardial infarction and associated arrhythmias and outcome. Clin Cardiol 2009;32:274–7.
163. Reynolds HR, Hochman JS: Cardiogenic shock: Current concepts and improving outcomes. Circulation 2008;117:686-97.

164. Hochman JS, Sleeper LA, Webb JG, Sanborn TA, White HD, Talley JD et al. Early revascularization in acute myocardial infarction complicated by cardiogenic shock. N Engl J Med 1999;341:625-34.
165. Bangalore S, Gupta N, Guo Y, Lala A, Balsam L, Roswell RO et al. Outcomes with Invasive versus Conservative Management of Cardiogenic Shock Complicating Acute Myocardial Infarction. Am J Med 2014. [Epub ahead of print]
166. Thiele H, Zeymer U, Neumann FJ, Ferenc M, Olbrich HG, Hausleiter J, et al. IABP-SHOCK II Trial Investigators Intraaortic balloon support for myocardial infarction with cardiogenic shock. N Engl J Med 2012;367(14):1287-96.
167. Thiele H, Zeymer U, Neumann FJ, Ferenc M, Olbrich HG, Hausleiter J, et al. Intraaortic Balloon Pump in cardiogenic shock II (IABP-SHOCK II) trial investigators. Intra-aortic balloon counterpulsation in acute myocardial infarction complicated by cardiogenic shock (IABP-SHOCK II): final 12 month results of a randomised, open-label trial. Lancet 2013:1638-45.
168. Shiraki H, Yokozuka H, Negishi K, Inoue S, Takahashi T, Chino M, Ogawa S. Acute impact of right ventricular infarction on early hemodynamic course after inferior myocardial infarction. Circ J 2010;74(1):148-55.
169. French JK, Hellkamp AS, Armstrong PW, Cohen E, Kleiman NS, O'Connor CM et al. Mechanical complications after percutaneous coronary intervention in ST-elevation myocardial infarction (from APEX-AMI). Am J Cardiol 2010;105: 59–63.
170. Poulsen SH, Praestholm M, Munk K, et al: Ventricular septal rupture complicating acute myocardial infarction: Clinical characteristics and contemporary outcome. Ann Thorac Surg 2008;85:1591-96.
171. Roberts WC, Burks KH, Ko JM, Filardo G, Guileyardo JM. Co mmonalities of Cardiac Rupture (Left Ventricular Free Wall or Ventricular Septum or Papillary Muscle) During Acute Myocardial Infarction Secondary to Atherosclerotic Coronary Artery Disease. Am J Cardiol. 2015;115(1):125-140.
172. Yosefy C, Beeri R, Guerrero JL, Vaturi M, Scherrer-Crosbie M, Handschumacher MD et al. Mitral regurgitation after anteroapical myocardial infarction: new mechanistic insights. Circulation 2011;123:1529–36.
173. Hung JW.Ischemic (functional) mitral regurgitation. Cardiol Clin 2013;31(2):231-36.
174. Agricola E, Oppizzi M, Pisani M, Meris A, Maisano F, Margonato A. Ischemic mitral regurgitation: mechanisms and echocardiographic classification. Eur J Echocardiogr 2008;9:207-21.
175. Tanimoto T, Imanishi T, Kitabata H, Nakamura N, Kimura K, Yamano T et al. Prevalence and clinical significance of papillary muscle infarction detected by late gadoliniumenhanced magnetic resonance imaging in patients with ST-segment elevation myocardial infarction. Circulation 2010;122:2281–7.
176. Fradley MG, Picard MH. Rupture of the posteromedial papillary muscle leading to partial flail of the anterior mitral leaflet. Circulation 2011;123:1044–1045.
177. Lin KL, Hsiao SH, Wu CJ, Kang PL, Chiou KR. Treatment strategies for acute coronary syndrome with severe mitral regurgitation and their effects on short- and long-term prognosis. Am J Cardiol 2012;110(6):800-06.
178. Schroeter T, Lehmann S, Misfeld M, Borger M, Subramanian S, Mohr FW, Bakthiary F Clinical outcome after mitral valve surgery due to ischemic papillary muscle rupture. Ann Thorac Surg 2013;95(3):820-24.
179. Bilge M, Alemdar R, Yasar AS. Successful percutaneous mitral valve repair with the mitraclip system of acute mitral regurgitation due to papillary muscle rupture as complication of acute myocardial infarction. Cathet Cardiovasc Intervent 2014;83:E137–E140.
180. Pleger ST, Chorianopoulos E, Krumsdorf U, Katus HA, Bekeredjian R. Percutaneous edge-to-edge repair of mitral regurgitation as a bail-out strategy in critically ill patients. J Invasive Cardiol 2013;25:69–72.
181. Moreyra AE, Huang MS, Wilson AC, Deng Y, Cosgrove NM, Kostis JB; MIDAS Study Group (MIDAS 13).. Trends in incidence and mortality rates of ventricular septal rupture during acute myocardial infarction. Am J Cardiol 2010;106:1095-100.
182. Fukushima S, Tesar PJ, Jalali H, Clarke AJ, Sharma H, Choudhary J, et al. Determinants of in-hospital and long-term surgical outcomes after repair of postinfarction ventricular septal rupture. J Thorac Cardiovasc Surg 2010;140:59-65.
183. Morillon-Lutun S, Maucort-Boulch D, Mewton N, Farhat F, Bresson D, Girerd N et al.Therapeutic management changes and mortality rates over 30 years in ventricular septal rupture complicating acute myocardial infarction. Am J Cardiol. 2013;112(9):1273-8
184. Kettner J, Sramko M, Holek M, Pirk J, Kautzner J. Utility of intra-aortic balloon pump support for ventricular septal rupture and acute mitral regurgitation complicating acute myocardial infarction. Am J Cardiol 2013;112(11):1709-13.
185. Heiberg J, Hjortdal VE, Nielsen-Kudsk JE. Long-term outcome after transcatheter closure of postinfarction ventricular septal rupture. J Interv Cardiol 2014;27(5):509-15.
186. Attia R, Blauth C. Which patients might be suitable for a septal occluder device closure of postinfarction ventricular septal rupture rather than i mmediate surgery? Interact Cardiovasc Thorac Surg 2010;11(5):626-9.
187. Lopez-Sendon J, Gurfinkel EP, Lopez de Sa E, Agnelli G, Gore JM et al. Factors related to heart rupture in acute coronary syndromes in the Global Registry of Acute Coronary Events. Eur Heart J 2010;12:1449–56.
188. Gao XM, White DA, Dart AM, Du XJ.Post-infarct cardiac rupture: recent insights on pathogenesis and therapeutic interventions. Pharmacol Ther 2012;134(2):156-79.
189. Zoffoli G, Battaglia F, Venturini A, Asta A, Terrini A, Zanchettin C et al. A Novel Approach to Ventricular Rupture: Clinical Needs and Surgical Technique. Ann Thorac Surg 2012;93(3):1002-3.
190. Haddadin S, Milano AD, Faggian G, Morjan M, Patelli F. Surgical treatment of postinfarction left ventricular free wall rupture. J Card Surg 2009;24(6):624-31.

Doença Coronariana Estável

33

Luiz Antonio Machado César
João Fernando Monteiro Ferreira
Miguel Antonio Moretti

1. Introdução
   1.1 Conceitos
2. Dados epidemiológicos
3. Etiologia e aspectos fisiopatológicos
4. Apresentação clínica
   4.1 História
   4.2 Angina sem obstruções em coronárias
   4.3 Angina na mulher
   4.4 Exame físico
5. Exames complementares
   5.1 Eletrocardiograma
      5.1.1 Monitoração ambulatorial do ECG
   5.2 Teste de esforço
   5.3 Cintilografia de perfusão miocárdica
   5.4 Ecocardiografia
   5.5 Cinecoronariografia
   5.6 Angiotomografia de coronárias
6. Tratamento
   6.1 Explicação e orientação
   6.2 Terapia medicamentosa
      6.2.1 Antiagregantes plaquetários
      6.2.2 Inibidores da enzima HMG-CoA redutase (estatinas)
      6.2.3 Nitratos
      6.2.4 Betabloqueadores
      6.2.5 Antagonistas dos canais de cálcio
      6.2.6 Trimetazidina
      6.2.7 Inibidores da enzima conversora de angiotensina (iECA)
      6.2.8 Ivabradina
      6.2.9 Nicorandil
      6.2.10 Ranolazina
   6.3 Controle da angina com insuficiência cardíaca
   6.4 Revascularização miocárdica
      6.4.1 Intervenção coronária percutânea
      6.4.2 Cirurgia de revascularização
   6.5 Comparação entre tratamento medicamentoso, intervenção percutânea e revascularização cirúrgica do miocárdio
7. Conclusões
8. Referências bibliográficas

1 INTRODUÇÃO

Em que pesem os sintomas dessa doença terem sido descritos e publicados pela primeira vez em 1772 por Herberden,[1] é essa a causa primeira de mortes em nosso planeta, devendo merecer a atenção de todos. É muito possível que a Revolução Industrial tenha aumentado a sua incidência, considerando a aterosclerose, que é a maior causa dessa doença crônica. Em função da evolução da aterosclerose, as pessoas são, frequentemente, vitimadas de quadro súbito, que denominamos síndrome isquêmica aguda. Embora esse quadro clínico tenha uma taxa de mortes ainda alta, principalmente devido aos infartos que evoluem com onda Q no eletrocardiograma. Perto de metade desses indivíduos sobrevive e vários passam a ter sintomas ao longo da vida, decorrentes da doença coronariana agora crônica, incluindo a insuficiência cardíaca. Esse modo súbito de apresentação clínica inicial corresponde a, aproximadamente metade dos casos que vão se tornar portadores da doença crônica; sendo a outra metade composta por indivíduos que iniciam sua manifestação com sintomas de angina do peito (30 a 35%), os que se apresentam com quadro de insuficiência cardíaca (10%), e os poucos (5%) com arritmias, as mais variadas. Um dos maiores esforços na área da pesquisa médica tem como meta, direta ou indiretamente, essa doença, tanto no âmbito de autoridades públicas quanto pela indústria de equipamentos, de diagnóstico e de tratamento, bem como por laboratórios farmacêuticos. Para que possamos estar em consonância com os vários aspectos da etiologia e da fisiopatologia, relembraremos aqui alguns pontos fundamentais para o entendimento dos sintomas e a evolução dessa doença, ao longo do tempo.

1.1 CONCEITOS

Doença arterial coronariana (DAC) se refere ao comprometimento da circulação coronariana com alterações da luz dos vasos, podendo levar a alterações no fluxo sanguíneo coronariano. Quase sempre nos referimos à doença causada pela aterosclerose.

Insuficiência coronariana se refere à incapacidade da circulação coronariana em manter o fluxo sanguíneo adequado em todas as condições de exigências metabólicas do miocárdio, havendo ou não obstrução na luz de artérias coronárias.

Isquemia é a expressão da insuficiência da circulação sanguínea, no caso coronariana, no momento em que ocorre um desequilíbrio no metabolismo celular miocárdico entre suas necessidades metabólicas, em nível celular e na presença ou ausência de sintomas e que depende do aporte de oxigênio, não suficiente, por quaisquer mecanismos que sejam. Isso pode ser verificado por vários métodos diagnósticos, como os que nos mostram: alterações elétricas (pelo eletrocardiograma), mecânicas (pelo ecocardiograma), da perfusão coronariana (pela cintigrafia de perfusão miocárdica) ou por alterações bioquímicas (pH do sangue em seio coronário). Esse último em verdade é o que primeiro dessa sequência que se altera, seguido por queda da capacidade contrátil do músculo, posteriormente com alterações eletrofisiológicas e eletrocardiográficas, culminando com o sintoma, minutos depois (Figura 33.1).

Os sintomas mais frequentes e comumente relatados da DAC se relacionam a insuficiência coronariana. Isso se deve a alterações em qualquer ponto da circulação coronária, desde a aorta, especificamente nos óstios coronarianos, nos seios de Valsalva direito e esquerdo, até a microcirculação. Na maioria das vezes a insuficiência coronariana é transitória, ou seja, acontece em determinadas circunstâncias nas quais há situações de desequilíbrio, e, nesse momento, dizemos que está ocorrendo isquemia. Como descrito anteriormente, sabemos que a consequência desse desequilíbrio acontece no interior das células e que, por vários mecanismos, os miócitos podem se adaptar às condições de isquemia temporária, e que se repete no tempo, mas sem ser suficientemente prolongada a ponto de levar à morte celular. Dessa maneira, há a possibilidade de que regiões do miocárdio deixem de apresentar contração, inclusive em repouso, pela permanente presença de isquemia. A essa situação denominamos miocárdio hibernante, que consiste na presença de músculo vivo, porém sem função, mas que se recupera quando volta a receber adequadas quantidades de O_2 e metabólitos. Portanto, isquemia é a desproporção entre a necessidade metabólica momentânea e a capacidade de ofertar essa condição, que, em termos mais simples, significa um desequilíbrio entre oferta e consumo de oxigênio, causada, exclusivamente, pela incapacidade de aumento proporcional do fluxo sanguíneo e não importando qual a causa dessa redução. Indivíduos normais têm a capacidade de elevar em muito o fluxo sanguíneo, até próximo de 4,5 vezes o valor basal, aumentando a oferta de O_2 proporcionalmente ao consumo. Isso deixa de acontecer quando há um impedimento, por exemplo, por uma redução da luz do vaso, levando a alterações hemodinâmicas locais com consequente redução da capacidade de ofertar O_2, especialmente durante os momentos em que há a necessidade de um aumento do fluxo de sangue para atender à demanda, como em atividades físicas ou em estresse emocional. Isso já pode ser observado a partir de 50% de redução luminal, com progressiva perda da reserva coronariana (Figura 33.2).

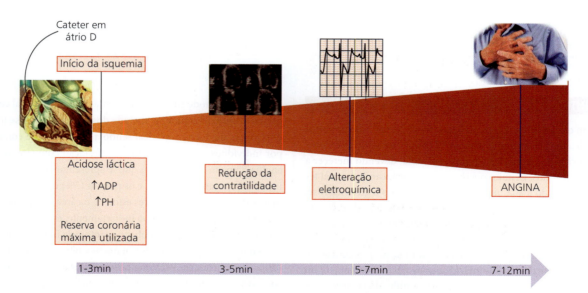

FIGURA 33.1 Sequência de alterações durante um momento de isquemia miocárdica, correlacionando as alterações sucessivas, no tempo, e os métodos que podem detectá-la até ocorrer a manifestação clínica de angina.

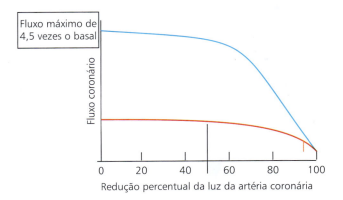

FIGURA 33.2 O fluxo coronariano basal (linha vermelha) começa a se reduzir a partir de obstruções de 80-90% da luz (linha vertical magenta). O fluxo máximo (linha azul) se mantém até obstruções de 50% (linha vertical púrpura), a partir do qual cai progressivamente. A diferença entre o fluxo máximo e o basal corresponde à reserva de fluxo.

Alguns pacientes têm limiar de esforço variável para que ocorram seus sintomas, e isso se deve à variação do tônus da musculatura arterial onde há obstrução ou mesmo onde não há redução da luz mas há uma artéria doente, com momentos de mais, ou menos, limitação ao fluxo, justificando o porquê de alguns indivíduos terem limiar variável de desencadeante para a angina. Para melhor entender o que ocorre, as Figuras de 33.3 a 33.5 esclarecem esse fenômeno. Há que se considerar que é possível alterar o fluxo coronário mesmo sem haver obstruções na luz arterial, mas por uma reatividade inadequada das artérias, que não aumentam esse fluxo nos momentos necessários por mecanismos que se imputam ao endotélio anormal.

Isquemia silenciosa é a constatação de isquemia, sem sintomas concomitantes, detectada por qualquer dos meios descritos como verificadores de isquemia.

2 DADOS EPIDEMIOLÓGICOS

A doença coronariana é uma das principais responsáveis por morte de causas naturais não só no Brasil[2-3] mas em quase todos os países.[4] Além de levar à morte, porém, faz com que muitos pacientes reduzam, em muito, suas atividades por conta dos sintomas causados, em especial a angina do peito, bem como seus equivalentes, especialmente dispneia e cansaço aos esforços, havendo com isso tem comprometimento da qualidade de vida. Não sabemos quantas pessoas têm angina do peito, no Brasil. Entretanto, se consideramos o que acontece em vários outros países, podemos estimar esse número a partir de uma proporção com a incidência de infarto agudo do miocárdio e mortes por doenças isquêmicas no Brasil, cotejando com os dados dos outros. Na Europa, existem por volta de oito milhões de indivíduos com angina do peito,[5-6] cerca de 30 mil para cada milhão de

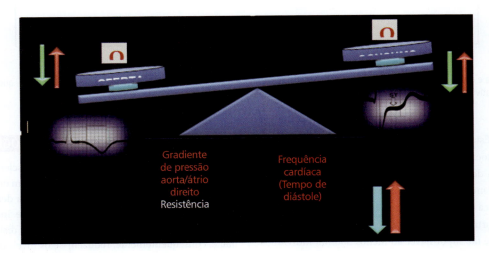

FIGURA 33.3 Fatores que determinam o equilíbrio entre ganho e gasto energético (oferta e consumo de oxigênio) pelo miocárdio.

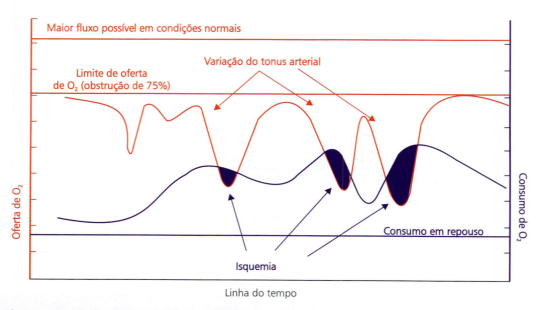

FIGURA 33.4 Oferta e consumo de O_2 na angina com limiar variável. A linha sinusoidal azul mostra a variação do consumo no tempo. A linha sinusoidal vermelha mostra a variação da oferta em função de diferentes tônus arteriais, levando a isquemia (áreas em relevo azul) com diferentes níveis de consumo de O_2.

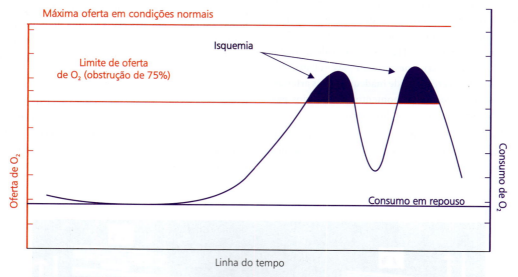

FIGURA 33.5 Oferta e consumo de O_2 na angina de limiar fixo. O limite da oferta (linha vermelha) é fixo. A linha azul é a do consumo, que varia no tempo, de acordo com as atividades. Atingido o limite de oferta, acontece isquemia (áreas em relevo azul).

habitantes. Nos Estados Unidos estima-se que 16 milhões de pessoas sofram de doença isquêmica do coração, com 500 mil novos casos de angina do peito a cada ano.[7] No Brasil, os dados do Datasus de 2011 mostram que houve perto de 103 mil óbitos por doença isquêmica do coração, de um total de 335.213 óbitos,[8] uma taxa de mortalidade específica de 53,8 para cada 100 mil habitantes, o que faz supor haver ao menos 500 mil indivíduos com angina do peito e ao menos 50 mil a mais a cada ano.

3 | ETIOLOGIA E ASPECTOS FISIOPATOLÓGICOS

A causa mais comum da DAC é a aterosclerose, que é um processo imunoinflamatório, que tem como um de seus desencadeantes a oxidação das lipoproteínas de baixa densidade (LDL-colesterol), ricas em colesterol, que ocorre inicialmente na camada subíntima das artérias. A par disso, há disfunção endotelial, e, consequentemente, reduzem-se os níveis das substâncias protetoras produzidas pelo endotélio íntegro, em especial o óxido nítrico.[9-10] Outros processos inflamatórios, devido a arterites, também podem reduzir a luz das artérias coronárias, conforme o Quadro 33.1. Alterações da microcirculação, tais como aquelas que ocorrem na hipertrofia ventricular esquerda e na síndrome X, podem também levar a insuficiência coronariana (Quadro 33.2). A síndrome X, por sua vez, existe quando há a presença de isquemia miocárdica através da eletrocardiografia ou pela cintigrafia de perfusão miocárdica, na ausência de lesões obstrutivas nas artérias coronárias à cinecoronariografia. Essa síndrome é interpretada como uma doença da microcirculação coronária, devido a uma disfunção endotelial ou a alterações do tônus vascular, resultando em uma redução da oferta de oxigênio no nível celular. Outra situação similar é a ocorrência do fluxo coronário lento.[11] Anomalias anatômicas também podem levar a insuficiência coronariana, por exemplo, origens anômalas das artérias coronárias.

QUADRO 33.1 Arterites que comprometem as artérias coronárias

- Arterite de Takayasu
- Arterite temporal
- Arterite pelo uso de cocaína
- Arterite de células gigantes
- Artrite reumatoide
- Doença de Kawasaki

QUADRO 33.2 Outras causas de insuficiência coronariana

Trajeto anômalo • da artéria interventricular anterior • da artéria circunflexa esquerda
Origem anômala da artéria coronária esquerda em artéria pulmonar ou em óstio comum à direita
Alterações da microcirculação
Hipertrofia ventricular esquerda • idiopática • por hipertensão arterial sistêmica
Insuficiência e/ou estenose aórtica

A redução do fluxo coronário pode também ocorrer na presença de alterações do tônus vascular, denominadas espasmos na artéria coronária. Essas alterações no tônus vascular podem variar o grau de obstrução da luz do vaso e inclusive levar ou precipitar a oclusão da coronária e, portanto, a um quadro clínico de infarto do miocárdio, principalmente porque essas alterações ocorrem em pacientes com lesões ateroscleróticas moderadas ou importantes. Quando ocorrem também alterações eletrocardiográficas tal como as do infarto com supradesnivelamento do segmento ST, denominamos esse quadro clínico de angina de Prinzmetal.[12] Porém, em alguns pacientes, em torno de 8 a 12%, observamos coronárias angiograficamente normais.[13] Em outros pacientes, quando submetidos à monitoração eletrocardiográfica de 24 horas pelo sistema Holter, observamos alterações do segmento ST (supra ou infradesnivelamento) na ausência de sintomas, situação essa denominada isquemia silenciosa. A comprovação de isquemia silenciosa pelo eletrocardiograma 24 horas e o tempo total de duração da isquemia estão associados a um pior prognóstico.[14-16] A isquemia silenciosa, na ausência de aumento da frequência cardíaca, sugere alterações dinâmicas (espasmo) do tônus vascular. Mas, em verdade, a maioria dos casos de doença coronariana se deve a obstrução da árvore coronariana por placas de ateromas, e uma redução de 50% na área da luz de um vaso já é suficiente para provocar isquemia, caso haja aumento no consumo de O_2, como acontece durante esforços físicos. Proporcionalmente, quanto maior for a redução da luz do vaso, menor será o consumo de O_2 necessário para desencadear isquemia, ou seja, menos atividade física ou estresse, independentemente de com ou sem sintoma.

4 APRESENTAÇÃO CLÍNICA

4.1 HISTÓRIA

Como várias situações em medicina, essa doença é daquelas em que o diagnóstico precoce pode ser difícil, porque a maioria dos indivíduos já com doença nas artérias coronárias não apresenta sintomas. A descrição inicial de Heberden da angina de peito como sendo uma sensação de asfixia e ansiedade é a que mais se observa até hoje, embora relatos de "constrição", "queimação", "peso" e "aperto" sejam muito frequentes. O local mais comum do desconforto é o retroesternal e o precordial, ocorrendo irradiação dessa região para a superfície ulnar do antebraço esquerdo, membro superior direito, dorso, pescoço e, raramente, acima da mandíbula. Também é comum a queixa de somente dor epigástrica, ou então associada a desconforto torácico. As possibilidades das irradiações e os locais isolados do sintoma estão dispostos graficamente na Figura 33.6. Embora no estudo de Panju e colaboradores,[17] em pacientes na unidade de emergência, tenha havido maior especificidade da dor irradiada para ambos os membros, nenhum outro estudo conseguiu avaliar tal fato.

É importante entender as características da angina do peito, e, para isso, é necessário obter as características dos sintomas com base nos seguintes itens:

1. localização;
2. irradiação;
3. fatores desencadeantes e de melhora;
4. tempo de duração; e
5. sintomas concomitantes.

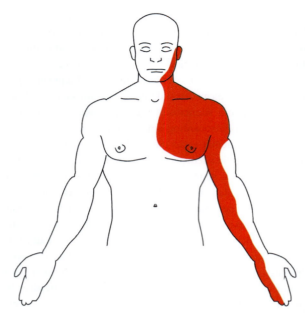

FIGURA 33.6 Locais de origem ou de irradiação do desconforto torácico que sugere angina do peito. O local da dor mais preditivo de angina é a irradiada para ambos os membros superiores.

QUADRO 33.3 Diagnóstico diferencial de causas gerais e de causas cardiovasculares	
CAUSAS GERAIS	**CAUSAS CARDIOVASCULARES**

• Cardiovasculares
• Gastrintestinais:
  ◦ esofágicas (esofagite, espasmo esofágico, hérnia de hiato);
  ◦ úlcera péptica;
  ◦ gastrite;
  ◦ colecistite.
• Neuromusculoesqueléticas:
  ◦ costocondrite (síndrome de Tietze);
  ◦ dor de parede de tórax;
  ◦ radiculite torácica ou cervical;
  ◦ artropatia de ombro.
• Torácica – respiratória:
  ◦ pneumotórax;
  ◦ mediastinite;
  ◦ pleurite;
  ◦ câncer em tórax.
• Psicogênica
	• Doença coronariana (com ou sem aterosclerose)
	• Doença valvar aórtica (estenose e insuficiência)
	• Cardiomiopatia:
	  ◦ hipertrófica (obstrutiva ou não);
	  ◦ dilatada.
	• Pericardite
	• Dissecção e aneurisma da aorta
	• Prolapso da valva mitral
	• Tromboembolismo pulmonar
	• Hipertensão pulmonar

Os chamados "equivalentes anginosos", como dispneia, tontura, fadiga e eructações, são também frequentes, sobretudo nos idosos. Os mecanismos e as vias dolorosas envolvidas nos episódios de dor são pouco entendidos, ainda hoje. Acredita-se, que, após episódio de isquemia miocárdica, quimiorreceptores e mecanorreceptores sejam ativados pela liberação de bradicinina, adenosina e outros mediadores que excitam terminações sensoriais miocárdicas de fibras simpáticas e das aferentes vagais. A angina do peito é a manifestação mais comum da insuficiência coronariana, mas não é específica para a presença de obstruções nas artérias coronárias. Pode ocorrer por conta de qualquer das causas que levem à isquemia. Além disso, outras doenças podem levar a sintomas semelhantes, o que nos faz nos preocuparmos com os diagnósticos diferenciais dos sintomas em tórax e abdome (Quadro 33.3). De qualquer forma, consideramos fortemente a possibilidade de ser angina do peito o sintoma apresentado, quando se consideram as suas características, e, assim, pode-se avaliar a probabilidade de doença coronariana (Quadro 33.4). Portanto, é fundamental entender o que é a DAC e o que é insuficiência coronariana. A primeira corresponde às alterações anatômicas das artérias coronárias, que justificam a alteração funcional que acontece com o músculo, correspondendo à insuficiência coronariana.

QUADRO 33.4 Classificação clínica da dor torácica
ANGINA TÍPICA (DEFINITIVA)
Necessidade das três características: 1. Desconforto ou dor retroesternal. 2. Desencadeada pelo exercício ou estresse emocional. 3. Aliviada com o repouso ou o uso de nitroglicerina.
ANGINA ATÍPICA (PROVÁVEL)
Presença de somente dois dos fatores acima
DOR TORÁCICA NÃO CARDÍACA
Presença de somente um ou nenhum dos fatores acima.

Como a angina do peito é o sintoma maior dessa doença, a classificação desta é bastante útil. Um sistema de classificação funcional da angina do peito, inicialmente proposto em uma carta de um cardiologista[18] e, posteriormente, encampada pela Canadian Cardiovascular Society (CCS), tornou-se aceita mundialmente. Trata-se de uma adaptação da classificação funcional para insuficiência cardíaca da New York Heart Association, porém permite uma alocação mais específica para os pacientes (Quadro 33.5).

QUADRO 33.5 Classificação da angina do peito pela Canadian Society of Cardiology

I	Atividades físicas comuns não causam angina mesmo com esforço intenso e prolongado.
II	Leve limitação das atividades habituais.
III	Grande limitação das atividades habituais.
IV	Incapacidade de desempenhar qualquer atividade e angina de repouso.

Mesmo havendo uma classificação, nem todos os pacientes são facilmente classificáveis segundo a CCS. Alguns não têm um limiar fixo para o sintoma, portanto apresentam angina com graus variáveis de atividade física. Nesses, provavelmente o fenômeno de espasmo arterial seja importante, determinando a chamada obstrução dinâmica da artéria coronária, em que, além da lesão fixa causada pela placa aterosclerótica, os eventos de diminuição transitória da luz arterial têm um papel fundamental.

4.2 ANGINA SEM OBSTRUÇÕES EM CORONÁRIAS

As mulheres sempre foram a maioria nos registros da chamada síndrome X coronariana.[19] Hoje sabemos que muitas das pessoas com essa síndrome têm placas ateroscleróticas em vários segmentos sem obstrução coronária, na verdade em até 55 a 60% das vezes, quando avaliadas por ultrassom intravascular (USIV) coronário.[20] Considera-se que há, sem dúvida, modificações na reatividade vascular[21-22] que justificam essas alterações, levando à isquemia miocárdica, especialmente em mulheres, como demonstrado no estudo WISE.[23] Além disso, esse mesmo estudo revelou que, ainda que na ausência de obstruções, a alteração da reatividade coronária nessas mulheres foi fator de futuro evento coronário, em que pese não ter se afastado a possibilidade de aterosclerose nos vasos epicárdicos na ausência de obstruções. Hoje até se discute se devemos manter o diagnóstico de síndrome X quando se detectam placas mesmo sem obstruções luminares, ou quando há diabetes ou hipertensão arterial. Mas o fato é que o diagnóstico ainda é baseado em angina, típica ou não, e em uma prova de isquemia positiva na ausência de obstruções coronárias à cinecoronariografia. Para entender essas alterações, é preciso nos remeter a estudos de fisiologia e fisiopatologia experimental da circulação coronariana. Ludmer e colaboradores[24] realizaram um estudo bem interessante com portadores de doença aterosclerótica coronariana e em pessoas sem doença, demonstrando a modificação da resposta vasodilatadora a estímulo vasodilatador, no caso injeção de acetilcolina, que depende de endotélio íntegro. Como se pode observar (Figura 33.7), o vaso normal responde com vasodilatação, com aumento do seu diâmetro ao estímulo máximo. Em contrapartida, um vaso doente responde de forma inversa, com vasoconstrição, sendo essa resposta maior no segmento mais doente, como se pode ver no painel B. A importância da integridade funcional do endotélio também foi avaliada por muitos autores, e relembramos aqui o estudo de Kuo e colaboradores[25] (Figura 33.8) em modelo experimental de aterosclerose em porcos, demonstrando a importância do endotélio e a relação direta entre a resposta de vasodilatação e a presença do óxido nítrico (NO). No painel A pode-se ver que a reposição de L-arginina restaura a capacidade vasodilatadora do vaso doente. Esse mesmo vaso no entanto não consegue ter a mesma resposta vasodilatadora que um normal, ainda que com um vasodilatador potente como a ADP (painel B).

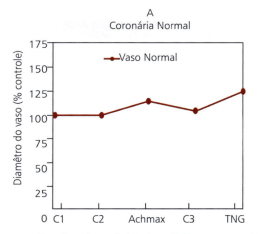
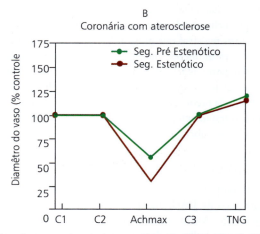

FIGURA 33.7 Vasodilatação mediada pelo endotélio em vasos epicárdicos (condutância) em humanos. No painel A, vasos normais têm resposta de dilatação com aumento do diâmetro após acetilcolina (Achmax). No painel B nota-se que o segmento do vaso doente sem estenose tem vasoconstrição (resposta paradoxal), com a região com estenose exibindo essa vasoconstrição ainda mais intensa. Fonte: Modificado de Ludmer et al.[24]

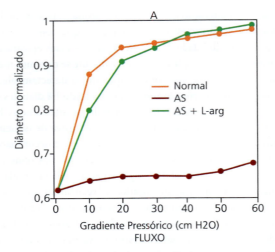 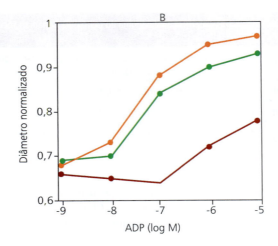

FIGURA 33.8 Vasodilatação mediada pelo endotélio em pequenos vasos (resistência). Modelo animal (porco): AS: aterosclerose; L-arg: L- arginina. Painel A: Observa-se que os microvasos de animais com aterosclerose não variam seu diâmetro, mesmo com o aumento progressivo do fluxo. Quando se adiciona L-arg, há restituição dessa capacidade, sugerindo perda da capacidade endotelial de produzir óxido nítrico e produzir vasodilatação. Painel B: A resposta também é de aumento da dilatação do vaso em solução com concentração variável de ADP (vasodilatador), mostrando dilatação da microcirculação, que é muito menor no vaso de animais com aterosclerose. Fonte: Modificado de Kuo et al.[25]

4.3 ANGINA NA MULHER

As mulheres por muito tempo foram negligenciadas, quando se falava em doença coronariana, por terem com frequência muito maior angiografia coronária "normal" quanto a obstruções. Da mesma forma, sempre se pensou pouco no diagnóstico de doença isquêmica porque as mulheres se queixam menos dos clássicos sintomas de angina, comparadas com os homens. Em recente metanálise, DeVon e colaboradores[26] descrevem os sintomas que foram mais prevalentes em mulheres, no caso em questão em atendimento de emergência, e que foram fadiga, sudorese, sensação de medo, fraqueza e dificuldade para respirar, muito embora também houvesse relato de dor torácica em até 75% das vezes. Em verdade, esses sintomas, mesmo que não sejam de dor torácica, certamente nos fazem pensar em diagnósticos diferenciais que incluem a doença isquêmica do coração. Todavia, existem outros registros que mostram valores bem menores de dor torácica em mulheres, chegando a 53% de ausência de queixa álgica em apresentação na emergência.[27] Mesmo na ausência de obstruções, temos que ter em mente que as mulheres têm isquemia e que ela prediz eventos, o que deve ter relevância quando se planeja o tratamento, mesmo porque muitas devem mesmo ter aterosclerose subclínica.[23]

4.4 EXAME FÍSICO

O exame físico geralmente não é de grande utilidade no diagnóstico da DAC, mas pode ter achados de grande valor prognóstico. Assim, sinais de disfunção ventricular esquerda, como quarta bulha, podem sugerir miocardiopatia isquêmica, embora outras doenças cardíacas, como miocardiopatia valvar, hipertensiva ou idiopática possam gerar esse sinal, assim como o sopro de regurgitação mitral e os estertores crepitantes em campos pulmonares também sugerem disfunção de ventrículo esquerdo. Em pacientes com angina por outras causas que não obstrução coronária por ateromas, podem ser encontrados sinais específicos do fator causal, como sopro sistólico aórtico ejetivo em portadores de estenose aórtica ou cardiomiopatia hipertrófica, mucosas descoradas na anemia e sinais de tireotoxicose no hipertireoidismo. Além disso, durante um episódio de dor anginosa, podem ser flagrados à ausculta do coração estertores crepitantes pulmonares e terceira bulha, sinais de disfunção ventricular esquerda transitória. Sopro sistólico transitório de regurgitação mitral também pode ser auscultado, resultado da isquemia dos músculos papilares.[28]

5 EXAMES COMPLEMENTARES

5.1 ELETROCARDIOGRAMA

O eletrocardiograma (ECG) convencional de 12 derivações, realizado em repouso, mostra-se normal em aproximadamente 50% dos pacientes com angina do peito típica. Nos outros 50% dos pacientes podemos encontrar alterações da repolarização ventricular com inversão da onda T e alterações do segmento ST. Todavia, esses achados não são específicos para a doença isquêmica do coração, pois podemos observar essas alterações nas enfermidades pericárdicas, miocárdicas ou valvulares e até transitoriamente, como ansiedade, uso de fármacos ou doenças esofágicas. No entanto, quando essas alterações do ECG descritas anteriormente acompanham os episódios de dor torácica e desaparecem depois de cessada a dor, são consideradas específicas para o diagnóstico de isquemia miocárdica. O segmento ST está, geralmente, infradesnivelado durante um episódio de angina, contudo pode estar supradesnivelado por vezes até muito acentuadamente, como na angina vasoespástica de Prinzmetal.[12]

5.1.1 Monitoração ambulatorial do ECG

A monitoração ambulatorial do ECG pode detectar a isquemia miocárdica, registrando episódios de infra ou supradesnivelamento do segmento ST, com ou sem manifestação de dor anginosa. Esse recurso é sensível e capaz de identificar pacientes com isquemia miocárdica manifesta ou silenciosa, o que configura potencial risco aumentado de eventos coronarianos.[14]

5.2 TESTE DE ESFORÇO

Esse exame, atualmente realizado quase exclusivamente em esteira ergométrica, é amplamente utilizado para a investigação diagnóstica da DAC, quando se avalia o registro eletrocardiográfico de 12 derivações modificado (vide a seção de eletrocardiografia) durante o exercício. Na presença de doença isquêmica grave, o desempenho do paciente é limitado pelos sintomas, como dispneia, tontura e fadiga intensos, e o exame deve ser interrompido. Especialmente nessa situação, o ECG pode mostrar o surgimento de infradesnivelamento do segmento ST > 0,4 mV (4 mm), queda da pressão arterial sistólica superior a 10 mmHg e/ou surgimento de taquiarritmia ventricular. Além de ser utilizado no diagnóstico, esse exame é útil na determinação do grau de exercícios que o paciente poderá realizar, e para avaliarmos o grau da sua limitação física, nos ajudando nas decisões terapêuticas (Figura 33.9). Deve ser lembrado que, quando não se atinge suficiente carga de esforço, ou seja, frequência cardíaca de 85% da FC máxima para a idade e o sexo, perdemos a capacidade de o exame nos ajudar. Por outro lado, esse exame é realizado, frequentemente, para se tentar fazer o diagnóstico de DAC em pessoas assintomáticas dentro de uma faixa de fatores moderada a alta de ter a doença ou para aumentar a probabilidade desse diagnóstico em pessoas já com sintomas (Quadro 33.6). Nessa circunstância, deve-se considerar a população que está sendo avaliada, para entender sobre sensibilidade e especificidade do exame. Como a sensibilidade da prova de esforço é de aproximadamente 75%, um resultado negativo não exclui a presença de DAC embora torne improvável a presença da doença no tronco da artéria coronária esquerda ou doença em três vasos. A intensidade do infradesnivelamento do segmento ST e o tempo necessário para a recuperação das alterações ao ECG também são importantes. Como o risco da prova de esforço é pequeno, estimado em um óbito e duas complicações não fatais por 10 mil testes, as contraindicações para realizá-lo incluem infarto agudo do miocárdio (< 4 dias), angina instável de moderado e alto riscos, ritmos cardíacos instáveis, estenose aórtica grave, miocardite aguda e endocardite infecciosa ativa. Distúrbios da condução do estímulo, bloqueios do ramo esquerdo e alterações do segmento ST em repouso dificultam a interpretação do exame quando utilizamos outros métodos de avaliação.

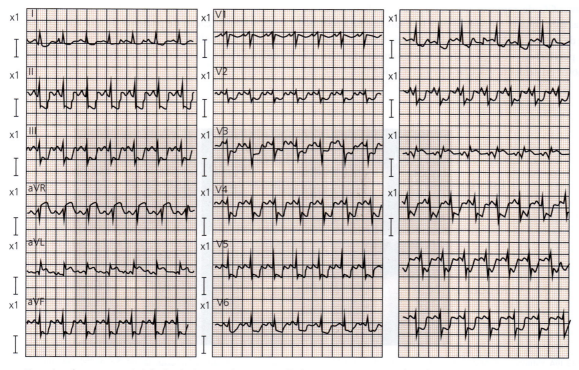

FIGURA 33.9 Teste de esforço mostrando infradesnivelamento do segmento ST de ao menos 4 mm, em várias derivações.

QUADRO 33.6 Probabilidade (%) Pré-Teste de DAC em pacientes sintomáticos de acordo com idade e sexo					
	DOR TORÁCICA NÃO ANGINOSA		ANGINA ATÍPICA		ANGINA TÍPICA	
Idade	Homem	Mulher	Homem	Mulher	Homem	Mulher
30-39	4	2	34	12	76	26
40-49	13	3	51	22	87	55
50-59	20	7	65	31	93	73
60-69	27	14	72	51	94	86

5.3 CINTILOGRAFIA DE PERFUSÃO MIOCÁRDICA

Os exames de imagem de perfusão miocárdica associados ao ECG são superiores ao ECG de esforço para detectar DAC, identificar doença multiarterial, suspeitar de quais vasos estão doentes, determinar a magnitude da área isquêmica e do miocárdio já com fibrose. Apresenta sensibilidade e especificidade de 89 e 76%, respectivamente. Também se mostra útil na detecção de viabilidade miocárdica em pacientes com disfunção global ou regional do ventrículo esquerdo (VE).

Em especial, a cintilografia de perfusão miocárdica está indicada, com fins diagnósticos, em indivíduos com ECG de repouso anormal e na dificuldade de interpretação do segmento ST, como nos portadores de hipertrofia de VE, bloqueio de ramo esquerdo e usuários de digitálicos. Devido ao seu custo, não deve ser empregado para rastreamento de DAC em pacientes com ECG de repouso normal e baixa probabilidade de doença. Para aqueles indivíduos para os quais não há a possibilidade de realização do esforço físico (idosos, insuficiência vascular periférica, doença pulmonar, doenças do sistema locomotor ou acidente vascular cerebral prévio), pode-se optar pelo estresse farmacológico com vasodilatador, sendo o dipiridamol e a adenosina os mais utilizados, ou estresse com dobutamina. Sempre que possível, prefere-se o estresse pelo esforço, pelas informações adicionais que proporciona (alterações do segmento ST, tolerância ao esforço e comportamento da pressão arterial e da frequência cardíaca).

Há achados que identificam paciente de alto risco à cintilografia de perfusão miocárdica, como múltiplos defeitos de perfusão em mais de um território de suprimento arterial, defeitos grandes e intensos de perfusão, captação pulmonar aumentada do radiofármaco (refletindo disfunção de VE após estresse) e disfunção sistólica de VE. São essas características que procuramos em pacientes que, já sabemos, são portadores da DAC para podermos definir a necessidade e, principalmente, o eventual benefício de uma revascularização miocárdica (Figura 33.10A, B e C).

A identificação de paciente de alto risco pode ser obtida através da análise dos resultados tanto do teste de esforço quanto da cintilografia miocárdica, como discriminado no Quadro 33.7.[29]

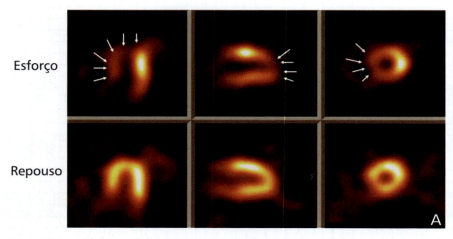

FIGURA 33.10A Estudo cintilográfico da perfusão miocárdica com MIBI. Observa-se nítida redução da captação nas regiões apical, anterior e septal (flechas) durante o esforço, com normalização em repouso.

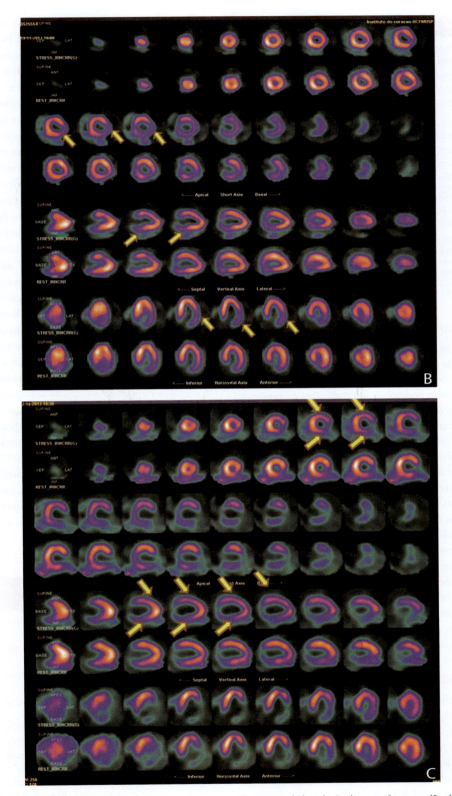

FIGURA 33.10B e C Estudo cintilográfico da perfusão miocárdica com MIBI. B: Observa-se nítida redução da captação nas regiões lateral e inferior (flechas) durante o esforço, com melhora em repouso. C: Observa-se nítida redução da captação nas regiões lateral, anterior e inferior (flechas) durante o esforço, com melhora parcial ou total em repouso em vários destes segmentos.

> **QUADRO 33.7** Identificação do paciente de alto risco
>
> Variáveis eletrocardiográficas do teste ergométrico
> - infradesnivelamento de ST ≥ 2,0 mm.
> - infradesnivelamento de ST ≥ 1,0 mm no 1.º estágio
> - infradesnivelamento de ST em múltiplas derivações
> - infradesnivelamento de ST por mais de 5 minutos na recuperação.
>
> Variáveis de ritmo e da pressão arterial
> - trabalho cardíaco < 4 METS ou frequência cardíaca baixa.
> - resposta anormal da pressão arterial.
> - arritmias ventriculares.
>
> Variáveis da imagem cintilográfica
> - alteração da perfusão em múltiplas áreas (em especial 10% ou mais)
> - aumento da captação do radioisótopo nos pulmões
> - dilatação transitória do ventrículo esquerdo.
>
> Fonte: Modificado de Beller GA. Current status of nuclear cardiology techniques. Curr Prob Cardiol 1991;16:451-535.

5.4 ECOCARDIOGRAFIA

O ecocardiograma pode detectar alterações da contratilidade regional ou global da parede do ventrículo decorrente de uma cicatriz antiga ou de isquemia miocárdica persistente. Alterações do relaxamento também podem ser um indicativo da presença de DAC. A utilização de um estresse pode ser feita com a análise das imagens do ecocardiograma por meio de softwares específicos. Habitualmente, utiliza-se a dobutamina como agente estressor, que permite observar o aparecimento de hipocinesias, acinesias ou discinesias, ausentes no repouso. Esse recurso, tanto quanto a cintilografia de perfusão em estresse, é mais sensível do que o teste de esforço no diagnóstico da isquemia miocárdica.[30] Quando comparados ecocardiograma de estresse e cintilografia miocárdica de perfusão, os estudos mostram maior sensibilidade da última e maior especificidade do primeiro, além de este ser de menor custo e de mais fácil implantação em pequenos serviços.[31] Achados sugestivos de alto risco ao ecocardiograma de estresse são os mesmos da cintilografia de perfusão e incluem: múltiplas áreas reversíveis de alteração contrátil segmentar, gravidade da extensão dessas áreas, dilatação ventricular transitória e disfunção sistólica de VE ao repouso.

5.5 CINEANGIOCORONARIOGRAFIA

O diagnóstico definitivo, em especial na presença de obstruções por aterosclerose, a avaliação anatômica de sua gravidade e suas repercussões no desempenho cardíaco ainda requerem cateterismo cardíaco, com cineangiocoronariografia e ventriculografia esquerda, que continuam sendo o padrão ouro no diagnóstico da DAC obstrutiva, mesmo sendo de grande importância o exame físico e os métodos não invasivos para o diagnóstico e a avaliação. São consideradas lesões angiograficamente importantes aquelas que apresentam obstrução de 50% ou mais da luz arterial. Mas, quando a observação sugere 70% ou mais, raramente se está errando nessa avaliação. Preferencialmente, os pacientes devem ser avaliados por algum método não invasivo antes do cateterismo cardíaco, visto que existe morbimortalidade relacionada a esse procedimento, portanto é necessário haver motivos para ser indicado no paciente estável. Além disso, a demonstração de isquemia e sua extensão são fundamentais na decisão terapêutica. De fato, pacientes pouco sintomáticos, com pequenas áreas de isquemia detectadas nos métodos não invasivos, com níveis elevados de esforço, têm excelente prognóstico e podem ser tratados clinicamente. A angiografia coronária deve ser reservada para: pacientes em que o diagnóstico da doença obstrutiva permanece duvidoso, a despeito do estudo funcional; sinais de alto risco nos testes não invasivos; permanência de sintomas com terapia ideal; e pacientes muito sintomáticos com mínimo esforço (classes funcionais III e IV da CCS), nos quais a etiologia isquêmica seja muito evidente ou é alta a probabilidade de se vir a indicar revascularização miocárdica. Pacientes com prognóstico reservado devido a outras doenças, neoplasia por exemplo, nos quais estão descartados quaisquer procedimentos de revascularização do miocárdio, não devem ser submetidos à cineangiocoronariografia. Além do estudo das artérias coronárias, outra avaliação importante em portadores de DAC é a ventriculografia esquerda. Um achado comum nesses pacientes é a elevação da pressão diastólica final (PD_2) do VE, devido a isquemia ou a eventuais infartos prévios, identificando algum grau de insuficiência cardíaca diastólica. A ventriculografia esquerda também permite avaliar a função global do VE, além de segmentos com hipocinesia ou acinesia, mais característicos de DAC. Áreas discinéticas podem estar presentes, com ou sem aneurisma, e também se pode avaliar a integridade do aparelho mitral. Além dessas indicações, há outras, que estão resumidas no Quadro 33.8.

> **QUADRO 33.8** Situações clínicas especiais indicativas para o estudo angiográfico
>
> - Desconforto torácico sugestivo de angina e com teste de esforço não diagnóstico ou negativo.
> - Hospitalizações repetidas com suspeita de infarto não confirmado por exames habituais.
> - Profissões de risco com sintomas questionáveis porém com testes suspeitos ou positivos.
> - Estenose aórtica ou miocardiopatia hipertrófica cuja dor torácica pode ser originada por DIC.
> - Candidatos a cirurgia valvar. Masculino > 45 e feminino > 55 anos, com ou sem evidências de DIC.
> - Portadores de insuficiência cardíaca e/ou arritmia ventricular com teste de isquemia positivo.
> - Suspeita de espasmo coronariano ou outras causas não ateroscleróticas de isquemia miocárdica. Por exemplo: doença de Kawasaki, anomalias ou afilamentos das artérias coronárias.

5.6 ANGIOTOMOGRAFIA DE CORONÁRIAS

Esse é um exame que raríssimamente traz alguma informação para aqueles pacientes já sabidamente portadores de DAC. Quando muito, podem ser úteis quando se quer avaliar o estado dos enxertos em pacientes já operados, em que pese o fato de não substituírem, quando indicados, exames de avaliação funcional, e, claramente, não substituem a cinecoronariografia. Dessa forma, no máximo, pode-se pensar em realizar esse exame em pacientes já com doença em situações especiais, quando outros métodos têm contraindicação por haver alterações de eletrocardiograma, ou dificuldade para exercícios, e mesmo assim como opção em relação a outros métodos disponíveis. Geralmente a indicação para esse teste é baseada somente em consenso de especialista e não mais do que classe IIb.[32]

Pode-se discutir situações muito especiais, que nos façam utilizar esse método para o diagnóstico de pacientes com angina do peito, mas certamente ele será reservado mais para situações nas quais temos quase a certeza da inexistência de DAC, e inclusive nessa população predominantemente de mulheres jovens. Não substitui e nem presta ainda as informações que as provas funcionais nos podem mostrar, principalmente no que diz respeito ao prognóstico nos casos em que não há obstrução da luz arterial coronária mesmo na presença de placas de aterosclerose.[33]

6 TRATAMENTO

São quatro os aspectos fundamentais para o tratamento do paciente com doença coronariana: tratamento de doenças associadas que possam precipitar ou piorar a angina; medidas não farmacológicas para a melhoria dos fatores de risco, sobretudo mudança no estilo de vida; terapia medicamentosa; e revascularização miocárdica, quando indicada, seja por técnica percutânea ou cirúrgica. O ponto principal do tratamento centra-se num planejamento terapêutico individualizado, respeitando todas as características do paciente. Consideram-se as comorbidades, os fatores de risco, os graus dos sintomas anginosos e a prevenção de eventos futuros, tais como infarto do miocárdio seguido de suas habituais complicações. Temos que conhecer de forma detalhada, através da história, o grau de incapacidade física, bem como o estresse emocional e o físico como fatores geradores de sintomas. Nesses planos estão incluídos a explicação e a orientação ao paciente, identificação e tratamento dos fatores agravantes, tratamento dos fatores de risco, tratamento farmacológico da angina e considerações sobre possíveis intervenções.

6.1 EXPLICAÇÃO E ORIENTAÇÃO

Pacientes portadores de DAC devem ser alertados sobre como se comporta a doença, e também sobre as expectativas de sobrevivência caso o processo seja negligenciado ou tratado de maneira incompleta. Por outro lado, o paciente deve ser encorajado a enfrentar todas as etapas do processo terapêutico e informado sobre o progresso da terapêutica. Um programa de reabilitação física planejada pode estimular os pacientes a perder peso, melhorar a tolerância aos exercícios e controlar os fatores de risco com maior intensidade.

Como já citado, a prática de atividade física reduz a demanda miocárdica de O_2 e aumenta a capacidade física ao esforço, melhorando a classe funcional dos pacientes com DAC. Sob supervisão médica, o exercício físico é seguro e benéfico, sobretudo caminhadas, objetivando um mínimo de 30 minutos de 3 a 4 dias por semana (ideal diariamente). O diabetes melito, como fator acelerador do processo aterosclerótico, deve ser controlado com rigor, com medidas dietéticas e farmacológicas, com o intuito de manter uma glicemia próxima dos valores normais, de tal modo que a dosagem sérica de hemoglobina glicada fique abaixo de 7%.

O tabagismo deve ser fortemente desencorajado, por meio de tratamento psicológico e, se necessário, medicamentoso, com reposição de nicotina e uso de fármacos que reduzem ou auxiliam na retirada do tabaco, como as terapias de reposição de nicotina, a bupropiona, a vereniclina e os programas formais de tratamento do tabagismo com auxílio multiprofissional, associados a programação da melhor terapêutica farmacológica. O cigarro é responsável pelo agravamento da angina, não só pela progressão da aterosclerose, mas principalmente pelo aumento da demanda de O_2 e pela redução do fluxo coronariano. Pacientes tabagistas com DAC angiograficamente documentada têm maior mortalidade e maior probabilidade de morte súbita.[34]

As mulheres têm mais dificuldades em abandonar o tabagismo do que os homens, e o diabetes melito tem incidência maior nas mulheres com diagnóstico de DAC e agrava os efeitos danosos do tabagismo, além da hipertensão e da dislipidemia. O cateterismo cardíaco e a revascularização cirúrgica do miocárdio são indicados de maneira mais parcimoniosa nas mulheres do que nos homens, retardando com isso o diagnóstico mais precoce da enfermidade coronariana. Além disso, ainda que muitos estudos clínicos não tenham, até o momento, avaliado adequadamente a comparação entre gêneros, há evidências de que, quando são aplicados de maneira apropriada a redução do colesterol, o uso de betabloqueadores após o infarto do miocárdio e a revascularização do miocárdio, os benefícios das intervenções são semelhantes para ambos os gêneros.

6.2 TERAPIA MEDICAMENTOSA

Dentre as modalidades utilizadas de tratamento farmacológico, nos pacientes portadores de DAC com função ventricular esquerda preservada, somente duas mostraram redução convincente na mortalidade e morbidade: ácido acetilsalicílico e redução efetiva do colesterol plasmático. Estudos recentes mostraram que os inibidores da enzima conversora de angiotensina (iECA) podem reduzir a mortalidade e o número de eventos nesses pacientes, mas com efeito discreto. As outras terapias, como nitratos, antagonistas do cálcio e betabloqueadores, mostraram melhora dos sintomas e da capacidade de esforço, porém seus efeitos na sobrevida, caso tenham, não foram demonstrados. Já nos portadores de disfunção do VE e DAC estável com infarto do miocárdio prévio, os dados são convincentes em demonstrar a redução de mortalidade e de reinfarto com o uso de betabloqueadores e iECA.

6.2.1 Antiagregantes plaquetários

Todos os pacientes portadores de DAC devem receber de 75 a 325 mg por dia de ácido acetilsalicílico, caso não apresentem contraindicação ou alergia aos salicilatos. Uma metanálise com 140 mil pacientes envolvidos em 300 estudos confirmou o efeito benéfico preventivo do ácido acetilsalicílico em homens e mulheres com angina do peito, infarto prévio ou AVC, e após cirurgia de revascularização do miocárdio.[35] Pacientes que não podem receber ácido acetilsalicílico devem receber, em substituição, clopidogrel, ou ticlopidina, ou triflusal. Além dos efeitos antitrombóticos do ácido acetilsalicílico, talvez seu benefício também se dê por seus efeitos anti-inflamatórios, propriedade não compartilhada pelos demais antiagregantes. O ácido acetilsalicílico reduz a chance de infarto agudo do miocárdio em pacientes saudáveis portadores de nível elevado de proteína C reativa. O ácido acetilsalicílico também melhora a função endotelial em portadores de DAC, presumivelmente pelo bloqueio da liberação de fatores constritores dependentes do endotélio, através da ação sobre a ciclo-oxigenase.

6.2.2 Inibidores da enzima HMG-CoA redutase (estatinas)

A redução do colesterol sérico com dieta e fármacos promove benefícios inequívocos em pacientes com doença coronariana, e independentemente do valor do colesterol sérico.[36-38] Estudos de pacientes portadores de dislipidemia, porém sem evidência clínica de DAC, já mostravam que o uso das estatinas para redução do colesterol plasmático era benéfico quando se avaliavam eventos e mortalidade cardiovascular. Posteriormente, estudos de prevenção secundária também mostraram importante benefício com o uso das estatinas para mortalidade cardiovascular, acidente vascular cerebral e eventos cardiovasculares maiores. O mesmo vale para os pacientes com DAC estabelecida. Portanto, todo paciente com DAC deve receber uma estatina, independentemente do valor do colesterol no sangue.[38]

6.2.3 Nitratos

Os nitratos constituem o grupo de fármacos utilizado há mais tempo no tratamento da angina de peito. São eficazes no controle da dor anginosa pois agem tanto na oferta quanto no consumo de O_2. Causam aumento da oferta de O_2 ao miocárdio por meio da redistribuição de fluxo coronário, desviando o fluxo das áreas normais para aquelas onde há redução do suprimento sanguíneo, através dos efeitos vasodilatadores pela maior oferta de óxido nítrico ao endotélio vascular. Também estão relacionados a melhora de fluxo sanguíneo pelos vasos colaterais. A redução do consumo miocárdico de O_2 se dá através do efeito venodilatador, sua consequente redução na pré-carga, diminuição do volume diastólico final do VE e queda na tensão da parede ventricular. Esse mecanismo também explicaria a melhora do fluxo em regiões subendocárdicas, mais sujeitas à isquemia, o que é demonstrado claramente no momento do evento de isquemia. Há uma série de preparações à base de nitrato no mercado, podendo ser utilizadas pelas vias oral, sublingual, endovenosa e transdérmica. No portador de DAC estável, o nitrato é indicado para tratar os episódios de angina. O ideal é só utilizá-los no período em que é maior a chance de ocorrerem eventos anginosos, como forma de evitar o fenômeno de tolerância. Assim, o uso do nitrato sublingual ou em spray é o mais indicado para prevenir uma crise anginosa. Os efeitos adversos dos nitratos são comuns, e incluem cefaleia, rubor facial e hipotensão, de rápida reversão após a suspensão do medicamento. Isso se deve não só à tolerância que acontece em longo prazo (além de 5 dias). Mesmo com o uso de nitrato oral de forma assimétrica, acontece inclusive piora da reatividade do endotélio, inclusive com rebotes e vários eventos isquêmicos ao longo do período livre de nitrato.[39] No longo prazo, os nitratos podem não trazer benefício e podem piorar a função endotelial. Talvez, especificamente o pentaeritriltetranitrato possa ter efeito melhor e sem os efeitos adversos maléficos dos outros nitratos para uso em longo prazo. Foi o único avaliado em longo prazo (12 semanas) em estudo no qual somente pacientes com ao menos dois episódios de angina por semana obtiveram benefício em termos de angina e melhora ao exercício, o que não se observou em outros. Assim, o uso de nitrato oral ou transdérmico só encontra respaldo para seu uso na angina refratária.[40]

6.2.4 Betabloqueadores

Há décadas conhecemos o valor desses fármacos no controle da angina e na proteção à recorrência de infarto e morte nos sobreviventes de infarto agudo do miocárdio, porém não se sabe se há efeito na incidência de infarto ou morte nos portadores de DAC estável, inclusive naqueles que já tiveram um evento agudo há mais de 2 anos. Hoje há algumas evidências para se questionar, se por acaso não haja razões para acreditar que os efeitos benéficos citados no início não se estendam a todos portadores de DAC, sendo indicado o uso desses fármacos nos pacientes com angina, desde que não haja contraindicações. Também se mostraram benéficos, com redução importante de mortalidade, nos portadores de disfunção de VE. Além disso, são anti-hipertensivos e antiarrítmicos. Por todas as características citadas, são fármacos fundamentais no tratamento da angina de peito. Os betabloqueadores agem reduzindo o consumo miocárdico de O_2 através da redução na frequência cardíaca, redução na pressão arterial e redução na contratilidade. Também aumentam a oferta de O_2 devido ao aumento do período diastólico. São necessárias 48 horas para se atingir os efeitos antianginosos. A eficácia é determinada pela redução da frequência cardíaca e melhora da classe funcional (CCS). Devem ser utilizados com cautela em portadores de doença do nó sinusal ou do nó AV, pacientes asmáticos ou com doença pulmonar obstrutiva crônica, com insuficiência vascular periférica e diabéticos em uso de insulina. Estão contraindicados em caso de broncoespasmo, doença sintomática do sistema de condução cardíaco e em pacientes com insuficiência cardíaca classe funcional IV (NYHA), ainda não compensados. Pacientes em uso de betabloqueadores podem se apresentar com fadiga sem causa aparente, depressão e disfunção erétil. A interrupção abrupta do uso de betabloqueadores deve ser evitada, devido ao efeito "rebote", marcado por retorno abrupto da atividade adrenérgica diante de um quadro coronário obstrutivo que talvez esteja mais comprometido após a instituição do tratamento, levando a angina de peito e mesmo a infarto agudo do miocárdio.

6.2.5 Antagonistas dos canais de cálcio

Constituem um grupo heterogêneo de fármacos que agem na musculatura lisa vascular e no miocárdio através do bloqueio dos canais lentos de cálcio. Exercem seu efeito antianginoso por meio de dois mecanismos: redução na demanda miocárdica e aumento na oferta de O_2. As três principais classes são as di-hidropiridinas (nifedipino e anlodipino são os exemplos principais), fenilalquilaminas (verapamil) e benzotiazepinas (diltiazem). Agem, em maior ou menor grau, tanto na redução da contratilidade miocárdica e da frequência cardíaca quanto na vasodilatação coronária, e na redução da pós-carga pelo efeito vasodilatador periférico. Enquanto as di-hidropiridinas têm maior efeito na redução da pós-carga, as fenilalquilaminas e as benzotiazepinas são predominantemente crono e inotrópicos negativos. Devido ao potente efeito vasodilatador das di-hidropiridinas, sobretudo do nifedipino de ação rápida, podem ocorrer queda acentuada da pressão arterial e taquicardia reflexa, com piora da angina. Quando associados a um betabloqueador, porém, constituem excelente opção de terapia antianginosa, devendo ser utilizados, preferencialmente, aqueles de longa duração. Têm como principais efeitos adversos hipotensão postural (devem ser usados com cautela em idosos), rubor facial e edema de membros inferiores. As di-hidropiridinas não devem ser utilizadas em caso de estenose aórtica grave. Já o verapamil exerce seu efeito através da dilatação de vasos de resistência, coronários e periféricos, além de reduzir a condução AV pelo bloqueio do influxo de cálcio nas células miocárdicas especializadas do sistema de condução. Deve ser usado com cautela quando associado a betabloqueador. Pelo seu efeito inotrópico negativo, pode precipitar insuficiência cardíaca congestiva em pacientes com disfunção sistólica de VE. Está contraindicado em portadores de doença do nó sinusal, distúrbios preexistentes da condução AV e suspeita de intoxicação digitálica e por quinidina. O diltiazem exibe propriedades intermediárias entre as di-hidropiridinas e o verapamil, sendo menos potente vasodilatador que as primeiras e menos potente cardiodepressor que o último –características essas que lhe conferem excelente padrão de aceitabilidade.

Porém, também deve ser usado com cautela em pacientes com disfunção sistólica de VE e evitado nos portadores de doença do sistema de condução cardíaco. Pacientes com limiar anginoso não fixo (em que o componente de vasoespasmo exerce papel importante) e angina de Prinzmetal (ou variável) devem utilizar os antagonistas do cálcio como droga antianginosa, caso não apresentem contraindicação para tal uso.

6.2.6 Trimetazidina

Há uma classe de fármacos antianginosos que exercem seu efeito independentemente da frequência cardíaca, da contratilidade ou da pressão arterial, que são chamados fármacos de ação metabólica, cujo único representante comercialmente disponível no Brasil é a trimetazidina. Diante do estímulo isquêmico, o cardiomiócito reverte o processo de oxidação da glicose para oxidação de ácidos graxos, uma vez que o aporte de oxigênio está diminuído. A trimetazidina, por meio da inibição da enzima 3-cetoacil coenzima A tiolase, favorece a via da oxidação glicolítica, que por sua vez apresenta eficácia energética superior à oxidação de ácidos graxos quanto à geração de ATPs. Sua eficácia clínica foi comprovada em estudos como monoterapia ou terapia combinada a betabloqueador, com resultados equivalentes aos nitratos, antagonistas de cálcio e betabloqueadores quanto à tolerância ao exercício e sempre superiores ao placebo.[41] Apresenta excelente tolerabilidade, tendo como único e raro efeito colateral a dispepsia (dor epigástrica tipo queimação). Não há estudos que evidenciem seu efeito positivo sobre mortalidade e eventos cardiovasculares maiores.

6.2.7 Inibidores da enzima conversora de angiotensina (iECA)

Esses não são medicamentos antianginosos. No entanto, seus efeitos inesperados na redução de eventos cardiovasculares em portadores de DAC, sobretudo nos diabéticos, transformaram os iECA em medicamentos fundamentais no arsenal terapêutico dos pacientes portadores de DAC. Estudos recentes em pacientes sobreviventes de infarto do miocárdio e portadores de disfunção sistólica de VE, de causa isquêmica ou não, mostraram redução importante de infarto, angina instável e necessidade de procedimentos de revascularização. Considerando os estudos mais recentes, reduzem a incidência de infarto do miocárdio na ordem de 21% e de angina instável em 15%. Estudo publicado com mais de 13 mil pacientes mostrou redução da ordem de 20% em eventos cardiovasculares maiores com o uso de perindopril[42] em pacientes portadores de DAC estável, considerados de baixo risco, num seguimento de 8 anos, resultado não reproduzido em outros estudos. A recomendação atual é a utilização dos iECA ao menos nos pacientes com DAC e diabetes e/ou disfunção sistólica de VE.[43] Os potenciais efeitos benéficos dos iECA incluem redução na hipertrofia miocárdica de VE, redução na hipertrofia vascular, desaceleração do processo aterosclerótico, menor chance de rotura de placas ateroscleróticas, redução na atividade simpática e melhora da relação demanda/oferta de O_2 ao miocárdio.

6.2.8 Ivabradina

A ivabradina é um inibidor específico da corrente I*f* no nó sinusal.[44] Como resultado, é um fármaco exclusivamente redutor da frequência cardíaca, sem afetar os níveis pressóricos, a contratilidade miocárdica, a condução intracardíaca e a repolarização ventricular. Seu efeito ocorre ao esforço e no repouso. Em estudos de não inferioridade, sua eficácia antianginosa foi semelhante à do atenolol e ao do anlodipino.[45]

No estudo BEAUTIFUL,[46] demonstrou-se que a ivabradina reduz a ocorrência de infarto e a necessidade de revascularização em um subgrupo de pacientes, aqueles com DAC associada a disfunção ventricular e com frequência cardíaca em repouso igual ou superior a 70 bpm; porém, na população geral do estudo, incluindo indivíduos com menor frequência cardíaca em repouso e de até 60 bpm, não houve redução da ocorrência do desfecho primário, que era morte cardiovascular, admissão hospitalar por infarto agudo do miocárdio e insuficiência cardíaca.

Pode ser utilizada como alternativa em pacientes que não toleram betabloqueadores, naqueles com diabetes, pois não interfere no metabolismo da glicose, e também associada a betabloqueador. O principal efeito colateral é uma alteração visual, chamada de fosfenos, que são sensações de brilhos luminosos especialmente ao sair de ambiente escuro para claro, e reversíveis na maioria das vezes ao longo do tempo ou com a suspensão do uso do fármaco.

6.2.9 Nicorandil

É um derivado da nicotinamida, com duplo mecanismo de ação. Ele é um ativador do canal de potássio e também compartilha a ação de relaxamento da musculatura lisa com os nitratos, causando vasodilatação e redução da pré-carga. Essa droga também reduz a pós-carga e promove a expressão da NO sintetase do endotélio.

Estudos demonstram melhora na tolerância ao exercício, bem como aumento no tempo para início das alterações eletrocardiográficas durante o teste ergométrico. Um estudo[47] mostrou redução dos eventos combinados – hospitalizações por angina, ocorrência de infarto e da mortalidade cardiovascular, sem efeitos sobre os eventos morte e infarto isoladamente.

6.2.10 Ranolazina

É um derivado da piperazina.[48] Semelhantemente à trimetazidina, também protege da isquemia por meio do aumento do metabolismo da glicose em relação aos ácidos graxos. Porém, seu maior efeito parece ser a inibição da corrente tardia de sódio. Essa corrente é ativada em situação de isquemia, levando a uma sobrecarga de cálcio intracelular no tecido isquêmico e consequente redução da complacência, compressão dos capilares e aumento da rigidez da parede ventricular. Desta forma, a inibição dessa corrente pela ranolazina, durante o insulto isquêmico, melhora a função miocárdica. Sua eficácia antianginosa foi demonstrada com o seu uso em monoterapia, bem como em associação a outros fármacos anti-isquêmicos. Há incremento na tolerância ao exercício, redução do número de episódios isquêmicos e redução do consumo de nitratos. A metabolização dessa droga ocorre no fígado (citocromo CYP3A4), motivo pelo qual se recomenda cautela com potenciais interações medicamentosas (sinvastatina, digoxina, diltiazem, verapamil, entre outros). Também pode ocorrer aumento do intervalo QT. Semelhantemente à trimetazidina, a ranolazina não reduz as principais complicações cardiovasculares.

No Quadro 33.9 estão representados os fármacos comumente utilizados para o controle da angina de peito.

6.3 CONTROLE DA ANGINA COM INSUFICIÊNCIA CARDÍACA

A insuficiência ventricular esquerda pode ocorrer durante um episódio de angina e pode ser controlada pelo uso de nitratos. A insuficiência cardíaca congestiva crônica pode determinar maior tensão da parede ventricular e aumentar o consumo de oxigênio. O tratamento dessa condição pode ser feito com iECA, diuréticos, digitálicos e betabloqueadores, especialmente o carvedilol, bisoprolol e metoprolol succinato e, mais recentemente, com a possibilidade da associação da ivabradina, pois na insuficiência cardíaca o benefício de redução de mortalidade e de internação hospitalar foi observado no estudo Shift[49] em pacientes com frequência cardíaca > 70 bpm, com betabloqueio ou mesmo não contraindicação deste. Essa redução de mortalidade se acompanhou de evidente regressão do remodelamento ventricular, com redução da cavidade e que foi independente de outras variáveis, inclusive do uso de betabloqueadores.[50]

A angina noturna pode ser aliviada, frequentemente, pelo tratamento da insuficiência cardíaca; todavia, não há relatos seguros sobre os reais benefícios desse tratamento na resolução do processo. Os nitratos são úteis e podem melhorar simultaneamente os aspectos hemodinâmicos e também os sintomas da insuficiência cardíaca por meio de vasodilatação, diminuindo assim a pré-carga por mobilização da volemia. A combinação de angina de peito e insuficiência cardíaca quase sempre indica um mau prognóstico e exige considerações urgentes para se estabelecer um diagnóstico anatômico e possíveis intervenções coronárias.

6.4 REVASCULARIZAÇÃO MIOCÁRDICA

Embora o controle dos pacientes com doença arterial coronária deva ser feito permanentemente, muitos pacientes experimentam melhora substancial dos sintomas e também aumento da sobrevivência após a intervenção cirúrgica ou por angioplastia. Essa melhora é mais observada em determinados subgrupos de pacientes, descritos a seguir. Elas podem ser empregadas em conjunto, porém não substituem a necessidade contínua de modificações dos fatores de risco.

QUADRO 33.9 Medicamentos antianginosos por classes, suas doses, efeitos colaterais e precauções

CLASSE E FÁRMACOS	DOSE	EFEITOS COLATERAIS	PRECAUÇÕES/OBSERVAÇÕES
Nitratos			
Propatilnitrato	20 a 30 mg ao dia (sublingual somente)	Hipotensão, vertigens, palpitações, cefaleia.	Contraindica o uso de inibidores da fosfodiesterase-5. Taquifilaxia com formulação oral de uso crônico.
Dinitrato de isossorbida	40 a 120 mg ao dia via oral		
Mononitrato de isossorbida	40 a 120 mg ao dia via oral		
Nitroglicerina transdérmica	0,4 a 0,6 mg por 12-14 h		
Betabloqueadores			
Propranolol	40 a 240 mg ao dia	Fadiga, vertigem, dispneia, fraqueza muscular, disfunção erétil.	Evitar na doença pulmonar obstrutiva crônica, doenças sintomáticas do sistema de condução cardíaco e insuficiência vascular periférica.
Atenolol	25 a 100 mg ao dia		
Metoprolol	50 a 200 mg ao dia		
Bisoprolol	5 a 20 mg ao dia		
Carvedilol	6,25 a 50 mg ao dia		
Antagonistas de canal de cálcio			
Nifedipino	30 a 60 mg ao dia	Edema, rubor facial, vertigem e constipação (verapamil).	Insuficiência cardíaca, bloqueios AV e hipotensão (diltiazem e verapamil).
Anlodipino	2,5 a 10 mg ao dia		
Diltiazem	90 a 480 mg ao dia		
Verapamil	80 a 240 mg ao dia		
Bloqueio metabólico (ácidos graxos)			
Trimetazidina	70 mg ao dia	Dispepsia	Ajuste de dose na insuficiência renal grave.
Bloqueio do canal f			
Ivabradina	10 a 15 mg ao dia	Fosfenos e distúrbios GI	Cuidados com FC abaixo de 50; e associação com amiodarona
Bloqueio dos canais de sódio			
Ranolazina	750 a 1500 mg ao dia	Tonturas, cefaleia, anorexia	Ajuste de dose na insuficiência renal grave
Ativador dos canais de potássio			
Nicorandil	20 a 40 mg ao dia	Tonturas, cefaleia, vômitos e hipotensão	Hipotensão, IC com hipovolemia, contraindica uso de inibidores da fosfodiesterase-5.

6.4.1 Intervenção coronária percutânea

A intervenção coronária percutânea (ICP), também conhecida como angioplastia coronária através do uso de balão, com ou sem a introdução de próteses (*stents*), é um método terapêutico amplamente utilizado para revascularizar o miocárdio isquêmico em pacientes com estenoses coronarianas. Embora os pacientes com estenoses no tronco da artéria coronária esquerda e/ou lesões em três vasos e com algum grau de disfunção ventricular tenham melhor benefício com a intervenção cirúrgica, o procedimento via cateter é amplamente empregado, principalmente em circunstâncias muito especiais, com sucesso inicial nesses pacientes. A indicação clínica mais comum para ICP é a angina do peito instável, mas também é utilizada no tratamento do paciente com angina estável, acompanhada de evidências de isquemia miocárdica. A intervenção por cateter é mais eficaz no alívio dos sintomas do que o tratamento clínico, quando os sintomas limitam a rotina diária do paciente. O valor desse procedimento na prevenção da ocorrência de morte por causas cardíacas ainda não está completamente estabelecido, principalmente em determinados subgrupos de pacientes. Por causa disso, esse procedimento não está indicado para pacientes com poucos sintomas ou assintomáticos. A ICP pode estar indicada para pacientes com estenoses nas artérias coronárias nativas ou então nos enxertos coronarianos arteriais ou venosos, decorrentes de intervenções cirúrgicas nas artérias coronárias. Nesses casos, de pacientes já submetidos a cirurgia de revascularização miocárdica, é uma opção frequentemente aceitável, estando o paciente sintomático e cuja reoperação possa resultar em complicações importantes ou risco de morte. A ICP também pode ser indicada em pacientes com oclusão recente ou tardia de uma artéria coronária; contudo, seu sucesso é menor nessa circunstância, e necessita de materiais especiais e extremo treinamento do operador.[51-53] Há que se ter em mente que as estenoses coronárias ideais para esse procedimento são aquelas localizadas e concêntricas, e os procedimentos em dois ou três vasos podem ser feitos em sequência. Todavia, pacientes com idade avançada, estenoses com trombos, disfunção ventricular esquerda, estenose em artéria com grande área de irrigação, estenoses longas e placas calcificadas têm maior probabilidade de complicações, muito embora também sejam os pacientes com maior risco para cirurgia também. As principais complicações são causadas, geralmente, por dissecção ou trombose com oclusão do vaso. Em hospitais com pessoal experiente, os riscos de morte são baixos, e a cirurgia emergencial é menor do que 0,5% e com ocorrência de infarto menor do que 2%. Em relação à eficácia, o sucesso primário é conseguido em aproximadamente 95% dos pacientes, qual seja, a dilatação adequada da artéria com aumento do diâmetro luminal que alcance estenose menor que 50% e alívio dos sintomas anginosos. No caso de reestenose, os sintomas anginosos reaparecerão, em geral dentro de 6 meses, em aproximadamente 25% dos pacientes. A recorrência dos sintomas e a reestenose são mais frequentes nos pacientes diabéticos, nas dilatações incompletas das artérias, no envolvimento da artéria descendente anterior e na trombose arterial. As dilatações de artérias obstruídas e de enxertos com estenoses exibem alto índice de reoclusão. Quando os pacientes não desenvolvem reestenose ou sintomas anginosos no primeiro ano do procedimento, o prognóstico quanto a sintomas é excelente. A ICP bem-sucedida produz alívio dos sintomas anginosos em mais de 95% dos pacientes e mostrou ser mais eficiente que a terapêutica clínica por até 2 anos. A ICP bem-sucedida também permite um retorno precoce ao trabalho e a retomada de uma vida ativa. Entretanto, o benefício econômico[54] comparado com o tratamento cirúrgico se reduz com o passar do tempo, devido à necessidade de acompanhamento clínico, à progressão da doença, à probabilidade de reestenose e da repetição do procedimento.

6.4.2 Cirurgia de revascularização do miocárdio

O procedimento cirúrgico baseia-se, em linhas gerais, na anastomose proximal entre a artéria aorta (provedora de sangue) e distal com a artéria coronária (receptora de sangue) através de um enxerto. A anastomose distal é sempre feita após o local de maior obstrução. A veia safena ou a artéria radial são os enxertos livres mais usados. Outros tipos frequentes de anastomoses são realizados com as artérias mamárias anastomosadas diretamente nas artérias coronárias. As indicações consensuais para revascularizar do miocárdio são as estenoses do tronco da artéria coronária esquerda, o comprometimento de múltiplas artérias e a angina de difícil controle, independentemente da qualidade da função ventricular. Nesse particular, quando há comprometimento da função ventricular a cirurgia confere maior benefício do que outros tipos de tratamento. As indicações para a cirurgia de revascularização do miocárdio são baseadas, geralmente, na presença de angina, na presença de isquemia miocárdica, na anatomia das artérias coronárias e na função ventricular. Todos os pacientes nessas condições podem ser operados e com bons resultados, contudo, o candidato ideal deve ser homem com menos de 75 anos, sem outras morbidades, em que o tratamento clínico não foi suficiente para remissão dos sintomas ou para melhorar a qualidade de vida. Por outro lado, pacientes com insuficiência cardíaca congestiva e/ou disfunção ventricular esquerda com fração de ejeção menor do que 40% e idade maior do que 75 anos, diabéticos revascularizados previamente, com indicação emergencial, têm risco aumentado de morte, embora tenham benefício quanto à morbimortalidade como uma população. Recentes estudos nos dão os subsídios atuais para a indicação de cirurgia em relação ao tratamento por ICP.

Ainda que muitas das indicações para revascularizar o miocárdio não sejam consensuais, o procedimento cirúrgico é largamente utilizado em todo o mundo. Suas principais características favoráveis e desfavoráveis estão listadas no Quadro 33.10.

QUADRO 33.10 Principais características prognósticas da cirurgia de revascularização miocárdica.

FAVORÁVEIS	DESFAVORÁVEIS
Relativamente segura, mortalidade < 2%	Mortalidade perioperatória aumentada em idosos e com comorbidades
Remissão dos sintomas em 80-90%	Reincidência dos sintomas após 3 anos em 25%, que raramente é grave.
Reduz a mortalidade nas lesões de tronco e em triarteriais e naqueles com disfunção do VE	Obstrução dos enxertos perioperatórios.
Melhora a qualidade de vida	Progressão da doença nos enxertos.

6.5 COMPARAÇÃO ENTRE O TRATAMENTO MEDICAMENTOSO, A INTERVENÇÃO PERCUTÂNEA E A REVASCULARIZAÇÃO CIRÚRGICA DO MIOCÁRDIO

Algumas considerações são de consenso, quando se comparam a evolução dos pacientes submetidos à angioplastia e ao tratamento cirúrgico. Em estudos de seguimentos de 1 a 5 anos, a incidência de morte e infarto não fatal não é significativamente diferente entre os dois grupos, porém a incidência de eventos, incluindo angina e a necessidade de procedimentos de revascularização, foi significativamente mais frequente no grupo ICP.[55] Quando se trata de pacientes com disfunção de VE, a sobrevida é maior no grupo operado, provavelmente pela capacidade da cirurgia de promover a revascularização completa em maior número de pacientes. Com utilização da ICP, consegue-se revascularização completa em 25% a 50% dos pacientes com lesão coronária biarterial, e somente 10 a 25% nos triarteriais. Em relação aos estudos comparando pacientes com doença multiarterial submetidos a angioplastia ou cirurgia, deve-se ter em mente uma série de fatores. A maioria não utilizou medidas hoje sabidamente eficazes no grupo ICP, como uso de *stents* e novos antiagregantes plaquetários. Não houve também tratamento intensivo para redução do colesterol plasmático. Muitos dos pacientes envolvidos eram considerados de baixo risco, com doença biarterial e função de VE preservada, ou seja, justamente naqueles em que o tratamento cirúrgico não se mostrou superior ao farmacológico em relação à mortalidade. O estudo Bypass Angioplasty Revascularization Investigation (BARI),[56] envolvendo 1.829 pacientes com doença multiarterial, nos Estados Unidos e Canadá, foi o maior estudo até então que havia comparado angioplastia e cirurgia. Em 5 anos a sobrevida não foi diferente entre os dois grupos, assim como a incidência de infarto Q do miocárdio. Um achado importante do BARI foi uma mortalidade significativamente maior nos pacientes diabéticos submetidos à ACP em relação ao grupo CRM (respectivamente, 34,5 e 19,4%, p= 0,003). Já em 2007, o estudo MASS II,[57] em nosso meio, que, além de comparar os dois métodos, em grupos de pacientes randomizados também tinha um grupo em tratamento exclusivamente clínico, não possibilitou detectar diferenças de mortalidade entre os três tratamentos em 5 anos de seguimento, embora com amostra não muito grande, pouco mais de 650 pacientes, com 217 em cada grupo de tratamento. Por outro lado, esse estudo mostrou diferenças a favor do tratamento cirúrgico, quando se considera a somatória de morte, infarto não fatal e necessidade de revascularização [21,2% nos pacientes operados, 32,7% nos submetidos a angioplastia com ou sem *stent* e 36% com tratamento médico isolado (p = 0,0026)] (Figura 33.11). De uma forma geral, a cirurgia proporciona uma melhora maior da classe funcional da angina, o que parece ser proporcional a uma revascularização mais completa nos pacientes multiarteriais. A despeito de um maior custo inicial do procedimento cirúrgico, após 3 a 5 anos, o custo da angioplastia se equipara ao da cirurgia, pelos procedimentos subsequentes no grupo ICP. Metanálise incluindo 13 estudos controlados[58] comparando ICP e cirurgia de RM e com o envolvimento de 7.964 pacientes, com seguimento de até 8 anos, mostrou alguns resultados interessantes. Não houve diferenças significativas em relação a mortalidade geral, mortalidade cardíaca e infarto não fatal entre os dois grupos, exceto em 5 anos, quando houve 2% de diferença (significativa) no risco, beneficiando o grupo cirúrgico. Aos 8 anos esse benefício não foi

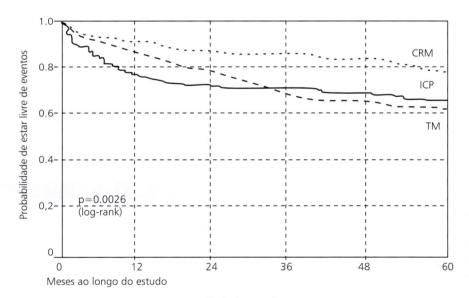

FIGURA 33.11 Curva de eventos compostos em 5 anos (morte, infarto não fatal e necessidade de revascularização por síndrome isquêmica aguda) do estudo MASS-2. CRM: cirurgia de revascularização miocárdica; ICP: Intervenção coronária percutânea; TM: tratamento médicamentoso. Fonte: Modificado de Hueb et al.[59]

observado (há um menor número de estudos disponíveis com esse período de seguimento). O risco de procedimentos adicionais de revascularização (ICP ou RM) foi maior em todos os momentos no grupo da angioplastia. A tendência, não significativa, de menor mortalidade no grupo cirúrgico quando comparado ao da angioplastia nos estudos que não utilizaram stents se perde quando é realizada uma subanálise incluindo apenas dois estudos que os utilizaram, inclusive com redução significativa da incidência de infarto não fatal no grupo ICP com stent em relação ao grupo cirúrgico (mantendo no primeiro maior número de intervenções). Para o subgrupo de pacientes multiarteriais houve redução significativa do risco de morte com a cirurgia em 5 e 8 anos. Para o importante subgrupo de diabéticos, houve redução de 8,6% na mortalidade por todas as causas no grupo cirúrgico em 4 anos, porém esse benefício se perdeu na análise de 6,5 anos. Nos pacientes com diabetes e doença em dois ou três vasos, a cirurgia proporcionou melhores resultados e sobrevivência significativamente maiores do que a ICP. Além disso, a recorrência de angina e de reestenose com necessidade de nova revascularização acontece com frequência muito mais elevada no grupo da angioplastia. Dessa forma, e com base nos estudos e em dados de observações, recomenda-se que os pacientes com angina de difícil controle clínico e com doença em múltiplos vasos e principalmente se diabéticos sejam considerados sempre para a revascularização cirúrgica. Pacientes com doença em um ou dois vasos com função ventricular global normal ou discretamente comprometida, e com lesões anatômicas adequadas, são recomendados, em princípio, para a ICP. Por outro lado, pacientes com doença em dois ou três vasos e função ventricular esquerda comprometida (fração de ejeção < 45 %) com diabetes ou com doença no tronco principal ou outras lesões impróprias para procedimentos baseados em cateteres devem ser considerados para revascularização cirúrgica como primeira opção. Nos últimos 4 anos foi muito grande a contribuição de estudos comparativos entre intervenções e tratamento clínico, trazendo-nos boa base para que possamos decidir um pouco melhor quando e como indicar revascularização miocárdica. Os 10 anos de evolução do estudo MASS[59] confirmam o fato de que é válido iniciar a terapêutica em multiarteriais até com o tratamento clínico, mas voltaram a confirmar a superioridade da cirurgia quanto a eventos combinados, morte, acidente vascular cerebral e síndrome isquêmica aguda necessitando de internação e procedimento. Já no estudo COURAGE,[60] se comparou ACP a tratamento clínico em pacientes multiarteriais, cujos cardiologistas não consideraram obrigatório revascularizar, e em seguimento de 5 anos não houve diferenças de eventos, exceto naqueles com área isquêmica igual ou maior do que 10%.[61]

Como já descrito anteriormente, desde o primeiro estudo BARI[56] se considera ideal para os diabéticos a CRM em relação à ACP. Todavia, o estudo BARI-2D[62] trouxe dúvidas quanto a essa questão. Em seu desenho, havia a possibilidade de o paciente poder ser considerado para ACP com stents revestidos ou CRM e, em seguida, ser randomizado para esse tratamento escolhido ou só para tratamento médico. O resultado não mostrou diferenças que favorecessem a revascularização em relação ao tratamento médico em termos de eventos e morte, exceto em diabéticos dependentes de insulina, para os quais a CRM teve menos morte no seguimento de 5 anos. Essa dúvida se clareou com o estudo FREEDOM.[63] Nesse estudo em pacientes multiarteriais, comparou-se a CRM e a ACP utilizando os melhores stents revestidos disponíveis, e então ficou evidente o maior benefício da CRM sobre a ICP quanto a eventos e morte por qualquer causa (Figura 33.12). O estudo de custo-efetividade também revelou um menor custo da cirurgia em longo prazo em relação à ICP, a despeito de um custo inicial maior,[64] em que pese um benefício discreto da CRM sobre a ICP quanto à qualidade de vida avaliada no segundo ano de seguimento desse mesmo estudo.[65] Por fim, o estudo SYNTAX[66] testou a hipótese de que pacientes com lesão de tronco de coronária esquerda e multiarteriais poderiam ser tratados tanto com CRM quanto com ICP. O resultado mostrou que não são tratamentos iguais, e, embora a diferença de mortalidade não tenha atingido diferença estatística, foi grande a tendência para menor mortalidade com a cirurgia no seguimento de 1 ano (Figura 33.13). Com a extensão do seguimento para 5 anos do estudo SYNTAX,[67] no entanto, ficou evidente o benefício da CRM, especialmente com a utilização do escore syntax, pré-especificado no início do estudo, e que deixou evidente o maior benefício da CRM em pacientes com -escore syntax moderado e alto. Dessa forma, somente naqueles com escore mais baixo pode-se considerar a opção de ICP, especialmente quando o risco cirúrgico for alto, e mais especificamente para lesões isoladas de tronco de coronária esquerda.

Para simplificar o entendimento sobre os tratamentos invasivos da DAC, uma comparação simplificada entre os dois procedimentos está listada no Quadro 33.11.

7 CONCLUSÕES

Uma doença que evolui silenciosamente por muito tempo, com fatores de risco que também não se manifestam, é a maior causa de mortes na maioria dos países, e no nosso também, e que, para ser revelada, necessita de uma procura ativa por meio de métodos diagnósticos e que depende, bastante, do modo de vida da população. É importante saber da sua existência e que muitos indivíduos se apresentarão com quadro agudo, especialmente em emergências, com sintomas em tórax, com alto risco de morte. Para essa doença, os principais indicadores prognósticos dos pacientes são o número e o local do comprometimento arterial, a área de miocárdio em risco e o estado funcional do VE.

A angina de peito de início recente ou de difícil controle medicamentoso, ou que vem acompanhada de sintomas de insuficiência cardíaca, indica risco aumentado de eventos coronarianos.

Doença Coronariana Estável

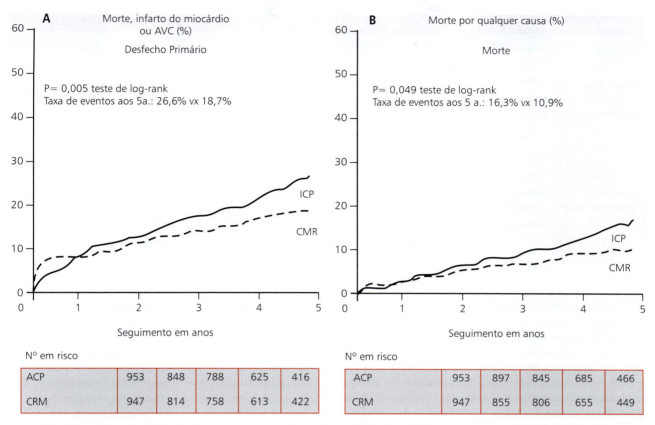

FIGURA 33.12 Curvas estimativas de Kaplan-Meier para eventos em 5 anos do estudo Freedom. (A) Mostram-se as taxas de eventos combinados ao longo do tempo; (B) morte por qualquer causa. ACP-angioplastia coronária percutânea; CRM: cirurgia de revascularização miocárdica. Fonte: Modificado de Farkour et al.[63]

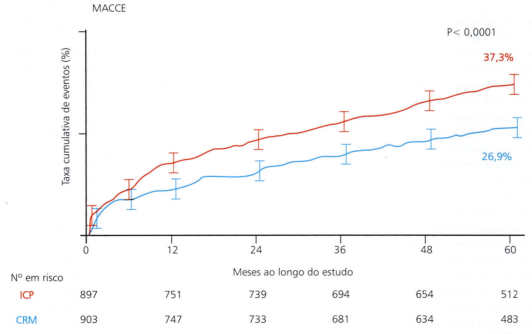

FIGURA 33.13 Curva cumulativa de eventos combinados em 5 anos do estudo SYNTAX. MACCE: eventos maiores cardíacos e cerebrais; ICP: Intervenção coronária percutânea; CRM: cirurgia de revascularização miocárdica. Fonte: Modificado de Mohr et al.[67]

QUADRO 33.11 Comparação entre os procedimentos de revascularização miocárdica

PROCEDIMENTO	VANTAGENS	DESVANTAGENS
Intervenção coronariana percutânea	Menos invasivo	Limitado a subgrupos específicos
	Menor tempo no hospital	Alta incidência de reestenoses
	Menor custo inicial	Alta incidência de revascularização incompleta
	Relativa facilidade de reintervenção	Ineficaz na presença de disfunção de VE
	Eficaz no alívio dos sintomas	Pior resultado nos diabéticos multiarteriais
Cirurgia de revascularização miocárdica	Eficaz no alívio dos sintomas	Alto custo inicial
	Alto índice de revascularização completa	Risco aumentado de complicações
	Maior sobrevivência naqueles com lesões multiarteriais e de TCE	Possibilidade de oclusão do enxerto
	Melhor resultado em diabéticos multiarteriais e em TCE	Risco de reoperações/hemorragia
		Morbidade e mortalidade de uma cirurgia de grande porte

Sinais eletrocardiográficos fortemente indicadores de isquemia, durante o esforço, com a presença precoce no tempo (< 4 min) de infradesnivelamento do segmento ST ≥ 0,1 mV, ou infradesnivelamento do segmento ST > 0,2 mV em qualquer estágio do teste, são indicativos de risco aumentado para a ocorrência de eventos. Além disso, após o término do exame, quando o infradesnivelamento persiste por mais de 5 minutos e é acompanhado por queda da pressão sistólica, indica maior gravidade da condição.

No cateterismo cardíaco, a presença de aumento na pressão diastólica final do VE e no volume ventricular, com fração de ejeção reduzida, é sinal de mau prognóstico. Inversamente, mesmo diante de sintomas anginosos mas com função ventricular preservada, o prognóstico é melhor. Contudo, a presença de estenoses críticas em um, dois ou três vasos, principalmente envolvendo a artéria interventricular anterior (descendente anterior), pode determinar mortalidade após 5 anos de 2, 8 e 11%, respectivamente. Além disso, estenose crítica localizada no tronco da coronária esquerda está associada a uma mortalidade de 15% ao ano.

Em suma, com qualquer grau de obstrução coronariana a mortalidade está aumentada quando a função ventricular esquerda está comprometida, sendo o prognóstico influenciado pela área do miocárdio em risco. Esse ao menos é o entendimento atual da doença.

Por outro lado, devemos nos lembrar que o tratamento medicamentoso pode e deve ser o inicial em várias circunstâncias. O subsídio para tal indicação baseia-se em estudos recentes. O estudo MASS é o único que tem um braço clínico ao lado do braço de intervenção percutânea e um de cirurgia de revascularização direta do miocárdio. O seguimento de pacientes com doença multiarterial e função ventricular preservada que foram randomizados para esses três tratamentos não revelou diferenças de mortalidade, embora o estudo não tenha tido esse poder nem tenha sido desenhado para isso. A mortalidade ao longo de 5 e 10 anos porém não foi diferente entre os grupos.[57,59] Muitos pacientes tiveram que ser operados ao longo do estudo, e estar em tratamento clínico inicial não teve impacto na mortalidade.[59] Por outro lado, os pacientes submetidos a intervenções, especialmente a cirurgia, tiveram menos eventos combinados e melhor qualidade de vida. Ou seja, é possível seguir um paciente com doença multiarterial e decidir, especialmente por sintomas, o melhor momento para intervir. Isso é mais importante em pacientes com lesões que não envolvam a artéria descendente anterior. O embasamento para se indicar tratamento medicamentoso isolado também encontra guarida no estudo COURAGE[60] (Figura 33.12), que comparou de forma randomizada a estratégia de tratamento médico e a angioplastia, sem ter havido diferenças entre elas ao longo de 3 anos de seguimento. Todavia, na presença de diabetes melito, embora o estudo BARI 2D não tenha mostrado benefício da revascularização cirúrgica sobre o tratamento medicamentoso isolado, observa-se posteriormente uma vantagem da cirurgia sobre a angioplastia no posterior estudo realizado, o FREEDOM.[64] Está claro que a decisão dos cardiologistas em multiarteriais é pela realização da intervenção especialmente nos diabéticos, quando então a cirurgia parece ter vantagens. Temos que entender então que a decisão caso a caso é fundamental. A melhor opção deve levar em conta a situação na qual se encontra o paciente em termos de capacidade laborativa, seus sintomas e limitações no dia a dia e a perspectiva de mais tempo de vida. A partir daí se decide por um tratamento. Iniciar com a terapêutica clínica somente é boa opção em número razoável de pacientes. Mais recentemente, o estudo FAME 2 se propôs a identificar, por meio da avaliação da fração de reserva de fluxo (FFR), na sala de hemodinâmica, em pacientes que, embora estáveis, poderiam até ter tido um infarto agudo até 5 dias antes, se a presença de FFR < 0,80 seria indicadora da necessidade de revascularizar. De uma forma geral, não houve redução de mortes nem infartos, havendo redução somente no desfecho composto de morte + infarto + necessidade de revascularização de urgência. É mais um estudo que mostra a não modificação da evolução da doença quando se opta por implante de *stent* coronário[68] (Figura 33.14). Quando se avalia em conjunto alguns estudos, observa-se também essa não redução de desfechos maiores (figuras comparativas). Por fim, embora isquemia identifique quem terá mais eventos cardiovasculares, até o momento ainda temos dúvidas em várias circunstâncias sobre quando vale a pena indicar intervenção. Talvez possamos ter boas informações a partir do estudo ISCHEMIA[69] (Figura 33.15), cujo fluxo está desenhado na Figura 33.15, e que está em andamento e patrocinado pelo NIH, com desenho para se tentar, a partir da presença de isquemia no mínimo de moderada extensão e intensidade, identificar aqueles que se beneficiarão das intervenções, comparados a pacientes que permanecerão de início em terapêutica medicamentosa.

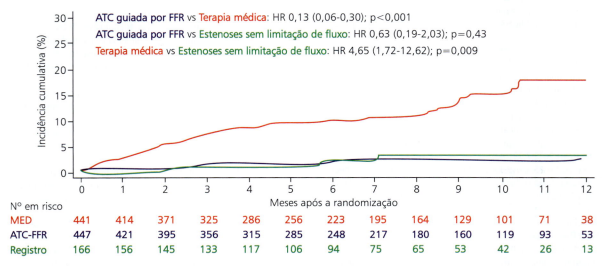

FIGURA 33.14 Curvas cumulativas de eventos combinados em 2 anos do estudo FAME-2. ATC: Angioplastia; FFR: razão da fração de fluxos; Fonte: Modificado de Bruyne et al.[69]

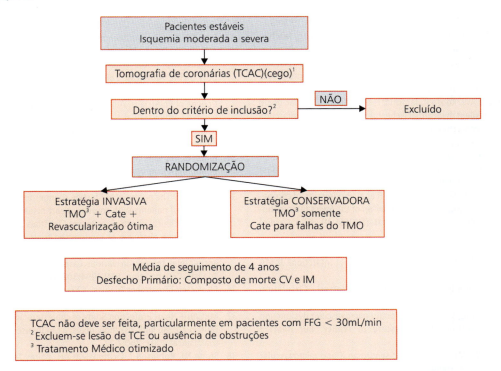

FIGURA 33.15 Fluxograma do estudo ISCHEMIA, em andamento. Fonte: https://www.ischemiatrial.org/for-physicians/for-physicians#ischemia-study-design-1

REFERÊNCIAS BIBLIOGRÁFICAS

1. Herrick JB. Clinical features of sudden obstruction of the coronary arteries. J Am Med Assoc 1912;59:2015-19.
2. Lotufo PA, Fernandes TG, Bando DH, Alencar AP, Benseñor IM. Income and heart disease mortality trends in Sao Paulo, Brazil, 1996 to 2010. Int J Cardiol 2013;167:2820-3.
3. Mansur Ade P, Lopes AI, Favarato D, Avakian SD, César LA, Ramires JA. Epidemiologic transition in mortality rate from circulatory diseases in Brazil. Arq Bras Cardiol 2009;93:506-10.
4. World Health Organization. World Health Statistics 2012 http://www.who.int/gho/ publications/world_health_statistics/EN_WHS2012_Full.pdf(22 July 2012.
5. Ducimetiere P, Ruidavets JB, Montaye M, Haas B, Yarnell J; PRIME Study Group. Five-year incidence of angina pectoris and other forms of coronary heart disease in healthy men aged 50-59 in France and Northern Ireland: the Prospective Epidemiological Study of Myocardial Infarction (PRIME) Study. Int J Epidemiol 2001;30:1057-62.
6. Forouzanfar MH, Moran AE, Flaxman AD et al. Assessing the global burden of ischemic heart disease, part 2: analytic methods and estimates of the global epidemiology of ischemic heart disease in 2010. Glob Heart 2012;7:331-42.
7. Roger VL, Go AS, Lloyd-Jones DM, et al. Executive summary: heart disease and stroke statistics — 2012 update: a report from the American Heart Association. Circulation 2012;125:188-97.
8. Datasus 2011. http://tabnet.datasus.gov.br/cgi/tabcgi.exe?obitocorr/cnv/ obitocorr.def.
9. Ganz P and Hsue PY. Endothelial dysfunction in coronary heart disease is more than a systemic process. Eur Heart J2013;27:2025-27.
10. César LAM, Giraldez RR. O endotélio nas síndromes coronárias agudas. In: Luz PL, Laurindo FR, Chagas ACP. Endotélio & doenças cardiovasculares. São Paulo: Ed. Atheneu. 2003;193-201.
11. Wang X, Nie SP. The coronary slow flow phenomenon: characteristics, mechanisms and implications. Cardiovasc Diagn Ther 2011;1:37-43.
12. Zaya M, Mehta PK, Merz CN. Provocative testing for coronary reactivity and spasm. J Am Coll Cardiol 2014;63:103-9.
13. Cortell A, Sanchis J, Bodí V, et al. Non-ST-elevation acute myocardial infarction with normal coronary arteries: predictors and prognosis. Rev Esp Cardiol 2009;62:1260-6.
14. Schoenenberger AW, Kobza R, Jamshidi P, et al. Sudden cardiac death in patients with silent myocardial ischemia after myocardial infarction (from the Swiss Interventional Study on Silent Ischemia Type II [SWISSI II]). Am J Cardiol 2009; 104:158-63.
15. Solimene MS, Ramires JAF, Gruppi CJ, Alfieri RG, Oliveira SF, Luz PL, Pileggi F. Prognostic significance of silent myocardial ischemia after a first uncomplicated myocardial infarction. Intern J Cardiol 1993;38:41-7.
16. Schoenenberger AW, Jamshidi P, Kobza R et al. Progression of coronary artery disease during long-term follow-up of the Swiss Interventional Study on Silent Ischemia Type II (SWISSI II). Clin Cardiol 2010;33:289-95.
17. Panju AA, Hemmelgarn BR, Guyatt GH, Simel DL. The rational clinical examination. Is this patient having a myocardial infarction? JAMA 1998;280:1256-63.
18. Campeau L. Grading of angina pectoris [letter]. Circulation 1976;54:522-3.
19. Herrmann J, Kaski JC, Lerman A. Coronary microvascular dysfunction in the clinical setting: from mystery to reality. Eur Heart J 2012;33:2771-82b.
20. Jones E, Eteiba W, Merz NB. Cardiac syndrome X and microvascular coronary dysfunction. Trends Cardiovasc Med 2012;22:161-8.
21. Egashira K, Inou T, Hirooka Y, Yamada A, Urabe Y, Takeshita A. Evidence of impaired endothelium-dependent coronary vasodilatation in patients with angina pectoris and normal coronary angiograms. N Engl J Med 1993;328:1659-64.
22. Camici PG, Crea F. Coronary microvascular dysfunction. N Engl J Med 2007;356:830-40.
23. Pepine CJ, Anderson RD, Sharaf BL et al. Coronary microvascular reactivity to adenosine predicts adverse outcome in women evaluated for suspected ischemia: results from the National Heart, Lung and Blood Institute WISE (Women's Ischemia Syndrome Evaluation) Study. J Am Coll Cardiol 2010;55:2825-32.
24. Ludmer PL, Selwyn AP, Shook TL, Wayne RR, Mudge GH, Alexander RW, Ganz P. Paradoxical vasoconstriction induced by acetylcholine in atherosclerotic coronary arteries. N Engl J Med 1986;315:1046-51.
25. Kuo L, Davis MJ, Cannon MS, Chilian WM. Pathophysiological consequences of atherosclerosis extended into the coronary microcirculation. Restoration of endothelium-dependent responses by L-arginine. Cardiovasc Res.1992;70:465-76.
26. DeVon HA, Ryan CJ, Ochs AL, Shapiro M. Symptoms across the continuum of acute coronary syndromes: differences between women and men. Am J Crit Care 2008;17: 14-24.
27. Canto JG, Goldberg RJ, Hand MM, et al. Symptom presentation of women with acute coronary syndromes. Myth vs reality. Arch Intern Med 2007; 167:2405-13.
28. Panza JA, Diodati JG, Callahan TS, Epstein SE, Quyyumi AA. Role of increases in heart rate in determining the occurrence and frequency of myocardial ischemia during daily life in patients with stable coronary artery disease. J Am Coll Cardiol 1992;5:1092-8.
29. Andrews TC, Fenton T, Toyosaki N, et al. Subsets of ambulatory myocardial ischemia based on heart rate activity. Circadian distribution and response to anti-ischemic medication. The Angina and Silent Ischemia Study Group (ASIS). Circulation 1993;88:92-100.
30. Peebles C. The Year in Cardiology 2012: imaging, computed tomography, and cardiovascular magnetic resonance. Eur Heart J 2013;34:310-3.
31. Cullen MW, Pellikka PA. Recent advances in stress echocardiography. Curr Opin Cardiol2011;26:379-84.
32. Fihn SD, Gardin JM, Abrams J, Berra K, et al. 2012 ACCF/AHA/ACP/AATS/PCNA/SCAI/STS guideline for the diagnosis and management of patients with stable ischemic heart disease: executive summary: a report of the American College of Cardiology Foundation/American Heart Association task force on practice guidelines, and the American College of Physicians, American Association for Thoracic Surgery, Preventive Cardiovascular Nurses Association, Society for Cardiovascular Angiography and Interventions, and Society of Thoracic Surgeons. Circulation 2012;126:3097-137.
33. Prazeres CE, Cury RC, Carneiro AC, Rochitte CE. Coronary computed tomography angiography in the assessment of acute chest pain in the emergency room. Arq Bras Cardiol2013;101:562-9.
34. Scrutinio D The potential of lifestyle changes for improving the clinical outcome of patients with coronary heart disease: mechanisms of benefit and clinical results. Rev Recent Clin Trials 2010;5:1-13.
35. Collaborative overview of randomised trials of antiplatelet therapy prevention of death, myocardial infarction, and stroke by prolonged antiplatelet therapy in various categories of patients. Antiplatelet Trialists' Collaboration. BMJ 1994;308:81-106.
36. Cholesterol Treatment Trialists' (CTT) Collaborators. Lancet 2005; 366: 1267-76.
37. MRC/BHF Heart Protection Study of cholesterol lowering with simvastatin in 20,536 high-risk individuals: a randomised placebo-controlled trial. Lancet 2002; 360:7-22.
38. Stone NJ, Robinson J, Lichtenstein AH, Bairey Merz CNJ, et al. ACC/AHA Guideline on the treatment of blood cholesterol to reduce atherosclerotic cardiovascular risk in adults: a report of the American College of Cardiology/American Heart Association task force on practice

guidelines. J Am Coll Cardiol 2013 Nov 7. pii: S0735-1097(13)06028-2. doi: 10.1016/j.jacc.2013.11.002.

39. Munzel T, Daiber A, Gori T. Nitrate therapy: new aspects concerning molecular action and tolerance. Circulation 2011;123:2132–2144.

40. Munzel T, Meinertz T,Tebbe U. Efficacy of the long-acting nitrovasodilator pentaerithrityltetranitrate in patients with chronic stable angina pectoris receiving anti-anginal background therapy with beta-blockers: a 12-week, randomized, double-blind, placebo-controlled trial. Eur Heart J doi:10.1093/eurheartj/eht384.

41. Danchin N, Marzilli M, Parkhomenko A, Ribeiro JP. Efficacy comparison of trimetazidine with therapeutic alternatives in stable angina pectoris: a network meta-analysis. Cardiology 2011;120:59-72.

42. The EUROPA Investigators. Efficacy of perindopril in reduction of cardiovascular events among patients with stable coronary artery disease: randomised, double-blind, placebo-controlled, multicentre trial. Lancet 2003;362:782-8.

43. Sorbets E, Labreuche J, Simon T, et al. Renin-angiotensin system antagonists and clinical outcomes in stable coronary artery disease without heart failure. Eur Heart J 2014 Mar 9. [Epub ahead of print].

44. Ragueneau I, Laveille C, Jochemsen R, et al. Pharmacokinetic pharmacodynamic modelling of the effects of ivabradine, a direct sinus node inhibitor, on heart rate in healthy volunteers. Clin Pharmacol Ther 1998;64:192-203.

45. Di Franco A, Sarullo FM, Salerno Y, et al. Beta-blockers and ivabradine in chronic heart failure: from clinical trials to clinical practice. Am J Cardiovasc Drugs 2014; 14:101-10.

46. Fox, K., I. Ford, P.G. Steg, et al. Heart rate as a prognostic risk factor in patients with coronary artery disease and left-ventricular systolic dysfunction (BEAUTIFUL): a subgroup analysis of a randomised controlled trial. Lancet 2008;372:817-21.

47. Horinaka S. Use of nicorandil in cardiovascular disease and its optimization. Drugs 2011;71:1105-19.

48. Kloner RA, Hines ME, Geunes-Boyer S. Efficacy and safety of ranolazine in patients with chronic stable angina. Postgrad Med 2013;125:43-52.

49. Swedberg K, Komajda M, Bohm M, et al. SHIFT Investigators. Ivabradine and outcomes in chronic heart failure (SHIF T): a randomised placebo-controlled trial. Lancet 2010;376:875-85. Erratum in Lancet 2010;376:1988.

50. Tardif JC, O'Meara E, Komajda M, et al. Effects of selective heart rate reduction with ivabradine on left ventricular remodelling and function: results from the SHIFT echocardiography substudy. on behalf of the SHIFT Investigators. Eur Heart J 2011;32:2507-15.

51. Yang SS, Tang L, Ge GH, et al. Meta-analysis of the long-term effects of different interventions on chronic total coronary occlusions. Eur Rev Med Pharmacol Sci 2013;17:1583-9.

52. Patel VG, Brayton KM, Tamayo A, et al. Angiographic success and procedural complications in patients undergoing percutaneous coronary chronic total occlusion interventions: a weighted meta-analysis of 18,061 patients from 65 studies. J Am Coll C Cardiovasc Interv 2013;6:128-36.

53. Ma J, Yang W, Singh M, Peng T, Fang N, Wei M. Meta-analysis of long-term outcomes of drug-eluting stent implantations for chronic total coronary occlusions. Heart Lung 2011;40:e32-40.

54. Vieira RD, Hueb W, Hlatky M, et al. Cost-effectiveness analysis for surgical, angioplasty, or medical therapeutics for coronary artery disease: 5-year follow-up of medicine, angioplasty, or surgery study (MASS) II trial.. Circulation 2012;126 (Suppl 1):S145-50.

55. Hoffman SN, et al. A meta-analysis of randomized controlled trials comparing coronary artery bypass graft with percutaneous transluminal coronary angioplasty: one- to eight-year outcomes. J Am Coll Cardiol 2003; 41:1293-304.

56. The Bypass Angioplasty Revascularization Investigation (BARI) Investigators. Comparison of coronary bypass surgery with angioplasty in patients with multivessel disease. N Engl J Med 1996;335:217-25.

57. Hueb WA, Lopes NH, Gersh MB, et al. A randomized controlled clinical trial of 3 therapeutic strategies for five-year follow-up of the Medicine, Angioplasty, or Surgery Study (MASS II): Multivessel Coronary Artery Disease. Circulation 2007;115:1082-9.

58. Hoffman SN, et al. A meta-analysis of randomized controlled trials comparing coronary artery bypass graft with percutaneous transluminal coronary angioplasty: one- to eight-year outcomes. J Am Coll Cardiol 2003; 41:1293-304.

59. Hueb W, Lopes N, Gersh BJ, et al. Ten-year follow-up survival of the Medicine, Angioplasty, or Surgery Study (MASS II): a randomized controlled clinical trial of 3 therapeutic strategies for multivessel coronary artery disease. Circulation 2010;122:949-57.

60. Boden WE, O'Rourke RA, Teo KK, Hartigan PM, et al. Optimal Medical Therapy with or without PCI for Stable Coronary Disease (COURAGE). N Engl J Med 2007;356:1503-16.

61. Shaw LJ, Berman DS, Maron DJ, et al. Optimal Medical Therapy With or Without Percutaneous Coronary Intervention to Reduce Ischemic Burden: Results From the Clinical Outcomes Utilizing Revascularization and Aggressive Drug Evaluation (COURAGE) Trial Nuclear Substudy. Circulation 2008;117:1283-91.

62. BARI 2D Study Group, Frye RL, August P, Brooks MM, et al. A randomized trial of therapies for type 2 diabetes and coronary artery disease. N Engl J Med 2009;360:2503-15.

63. Farkouh ME, Domanski M, Sleeper LA, et al. FREEDOM Trial Investigators. Strategies for multivessel revascularization in patients with diabetes. N Engl J Med 2012;367:2375-84.

64. Magnuson EA, Farkouh ME, Fuster V, et al. FREEDOM Trial Investigators. Cost-effectiveness of percutaneous coronary intervention with drug eluting stents versus bypass surgery for patients with diabetes mellitus and multivessel coronary artery disease: results from the FREEDOM trial. Circulation 2013;127:820-31.

65. Abdallah MS, Wang K, Magnuson EA, et al.; FREEDOM Trial Investigators. Quality of life after PCI vs CABG among patients with diabetes and multivessel coronary artery disease: a randomized clinical trial. JAMA 2013 16;310:1581-90.

66. Serruys PW, Morice MC, Kappetein AP, et al. SYNTAX Investigators. Percutaneous coronary intervention versus coronary-artery bypass grafting for severe coronary artery disease. N Engl J Med 2009;360:961-72. Erratum in: N Engl J Med 2013;368:584.

67. Mohr FW, Morice MC, Kappetein AP, et al. Coronary artery bypass graft surgery versus percutaneous coronary intervention in patients with three-vessel disease and left main coronary disease: 5-year follow-up of the randomised, clinical SYNTAX trial. Lancet 2013;381:629-38.

68. https://www.ischemiatrial.org/for-physicians/for-physicians#ischemia--study-design-1.

69. Bruyne B D, Fearon WF, Pijls NHJ, et al. for the FAME 2 Trial Investigator. Fractional flow reserve-guided pci for stable coronary artery disease. N Engl J Med 2014;37:1208-17.

Intervenções Percutâneas

34

Fábio Augusto Pinton
Pedro Alves Lemos Neto

1. Introdução
2. Indicações
    2.1 Doença aterosclerótica coronariana estável
    2.2 Síndrome coronariana aguda sem supradesnivelamento do segmento ST
    2.3 Síndrome coronariana aguda com supradesnivelamento do segmento ST
3. Considerações específicas sobre pacientes
    3.1 Diabetes melito
    3.2 Insuficiência renal crônica
    3.3 Extensão do miocárdio em risco
    3.4 Função ventricular
    3.5 Morfologia da lesão
        3.5.1 Lesões em bifurcações
        3.5.2 Lesões em óstio
        3.5.3 Calcificação coronariana
        3.5.4 Oclusão crônica
        3.5.5 Enxertos venosos
        3.5.6 Lesões em tronco de coronária esquerda
        3.5.7 Trombo
4. Acesso vascular
    4.1 Dispositivos de oclusão femoral
5. Dispositivos coronarianos
    5.1 Balão
    5.2 Stent convencional e farmacológico
    5.3 Aterectomia rotacional
    5.4 Trombectomia e dispositivos de proteção embólica
    5.5 Novas tecnologias: balão farmacológico e stents bioabsorvíveis
6. Métodos Adjuntos nas intervenções coronarianas
    6.1 Ultrassonografia intracoronária (USIC)
    6.2 Reserva de fluxo fracionada
    6.3 Tomografia de coerência óptica
7. Resultados pós-intervenção
    7.1 Sucesso
    7.2 Mortalidade
    7.3 Infarto
    7.4 Revascularização de Urgência
    7.5 Acidente Vascular Encefálico
8. Complicações
    8.1 Sangramento
    8.2 Nefropatia induzida por contraste
    8.3 Dissecção coronariana
    8.4 Perfuração coronariana
    8.5 *No-reflow*
    8.6 Trombose de *stent*
    8.7 Reestenose
9. Referências bibliográficas

1 INTRODUÇÃO

A cardiologia intervencionista tem evoluído muito nos últimos anos. Desde o seu advento em 1977, quando Gruntzig realizou a primeira angioplastia coronariana,[1] até os dias atuais, os resultados têm sido cada vez melhores e com menores taxas de complicações graças ao avanço tecnológico e melhora dos materiais, em associação a novos medicamentos antiplaquetários e anticoagulantes.

Com o surgimento de novos dispositivos, em paralelo à evolução dos *stents*, a intervenção coronariana percutânea (ICP) tem ajudado a diminuir morbidade e melhorar a qualidade de vida nos pacientes com doença coronariana estável e diminuir a mortalidade e morbidade nos pacientes agudos.

Neste capítulo, serão abordados as indicações, os fatores que influenciam na escolha da decisão do tratamento e os dispositivos utilizados, que ajudaram a consolidar a cardiologia intervencionista no cenário das coronariopatias.

2 INDICAÇÕES

2.1 DOENÇA ATEROSCLERÓTICA CORONARIANA ESTÁVEL

A doença aterosclerótica coronariana (DAC) compreende um espectro de apresentações clínicas que varia desde pacientes assintomáticos até o quadro de morte súbita cardíaca. A terapia clínica medicamentosa é fundamental no tratamento. Porém, nos casos em que os pacientes continuam a apresentar sintomas apesar do tratamento clínico otimizado ou apresentam intolerância às medicações, a revascularização percutânea ou cirúrgica torna-se uma opção a ser considerada.

Os benefícios da angioplastia em pacientes com DAC são o alívio de sintomas, a redução da carga isquêmica e a melhora da qualidade de vida. Os estudos atuais não demonstraram redução de óbito ou infarto agudo do miocárdio (IAM).[2-4] Porém, os pacientes que se apresentam com quadro clínico de alto risco (dor torácica associada à congestão pulmonar, dor torácica associada à síncope ou hipotensão e síncope ao esforço) ou testes não invasivos positivos de alto risco para DAC devem ser considerados para revascularização coronária com objetivo de melhorar o prognóstico.[5]

As Tabelas 34.1 a 34.4[5-8] apresentam as recomendações de revascularização segundo diretrizes europeias e americanas.

TABELA 34.1 Indicações de revascularização na doença coronariana estável em pacientes em tratamento clínico otimizado (adaptado das diretrizes europeias de angina estável e revascularização do miocárdio)

	PROGNÓSTICO	SINTOMAS
Discussão com *Heart Team* sobre pacientes com lesão de TCE, bi ou triarteriais, diabetes ou outras comorbidades	IC	IC
Lesão de TCE > 50%[a]	IA	IA
Lesão de DA proximal > 50%[a]	IA	IA
Bi ou Triarteriais com disfunção de VE (FE < 40%)	IA	IIaB
Alta carga isquêmica (> 10% do VE)	IB	IB
Vaso derradeiro com lesão > 50%[a]	IC	IA
Uniarterial sem DA proximal e sem carga isquêmica > 10%	IIIA	—
Qualquer estenose > 50% com angina limitante ou equivalente anginoso não responsivo ao tratamento clínico otimizado	—	IA
Dispneia ou IC e > 10% do território com isquemia ou viabilidade, suprida por artéria com lesão > 50%	IIbB	IIaB
Sem sintomas limitantes com tratamento clínico otimizado e que não se enquadre nas situações acima	IIIA	IIIC

[a] Com isquemia documentada ou FFR < 0,80 para estenoses angiográficas entre 50 e 90%.
DA: descendente anterior; TCE: tronco de coronária esquerda; VE: ventrículo esquerdo; FE: fração de ejeção; IC: insuficiência cardíaca.

TABELA 34.2 Indicações de revascularização cirúrgica x percutânea em pacientes com doença coronariana estável em pacientes em tratamento clínico otimizado (adaptado das diretrizes europeias de angina estável e revascularização do miocárdio)

	FAVORÁVEL CIRURGIA	FAVORÁVEL ICP
Uni ou biarterial, sem lesão proximal na DA	IIbC	IC
Uniarterial, com lesão proximal na DA	IA	IA
Biarterial, com lesão proximal na DA	IB	IC
Triarterial com lesões simples, possibilidade de revascularização funcional completa com ICP, Syntax score ≤ 22	IA	IB
Triarterial com lesões complexas, revascularização funcional incompleta com ICP, Syntax score > 22	IA	IIIB
Lesão de TCE e Syntax score ≤ 22	IB	IB
Lesão de TCE e Syntax score entre 23-32	IB	IIaB
Lesão de TCE e Syntax score > 32	IB	IIIB

DA: descendente anterior; TCE: tronco de coronária esquerda; ICP: intervenção coronária percutânea.

Intervenções Percutâneas

TABELA 34.3 Indicações de revascularização para melhorar sobrevida comparada ao tratamento clínico otimizado em pacientes com doença coronariana estável (adaptada das diretrizes americanas de angina estável)

	CIRURGIA	ICP
Discussão com *Heart Team* sobre pacientes com lesão de TCE, diabéticos ou DAC complexa	IC	IC
Cálculo do escore STS e do escore Syntax	IIaB	IIaB
Lesão de TCE (óstio ou corpo), escore Syntax < 22 e alto risco cirúrgico (escore STS mortalidade ≥ 5%)	IB	IIaB
Lesão distal de TCE, escore Syntax < 33 e alto risco cirúrgico (DPOC grave, AVE prévio, cirurgia cardíaca prévia, escore STS mortalidade > 2%)	IB	IIbB
Anatomia desfavorável à ICP de TCE em paciente de baixo risco cirúrgico	IB	IIIB
Triarteriais com ou sem lesão proximal na DA	IB[a, b]	IIbB (benefício incerto)
Biarterial, com lesão proximal na DA	IB[b]	IIbB (benefício incerto)
Biarterial, sem lesão proximal na DA	IIaB (com isquemia extensa) IIbB (sem isquemia extensa)	IIbB (benefício incerto)
Uniarterial, com lesão proximal na DA	IIaB[c]	IIbB (benefício incerto)
Uniarterial, sem lesão proximal na DA	IIIB	IIIB

[a] É razoável escolher revascularização cirúrgica sobre ICP em pacientes com DAC triarterial complexa (escore SYNTAX > 22) que são bons candidatos à cirurgia (IIaB).
[b] É recomendável escolher revascularização cirúrgica sobre ICP em pacientes diabéticos que são bons candidatos à cirurgia, principalmente se for possível utilizar enxerto de artéria torácica interna esquerda (ATIE) para a artéria descendente anterior (IB).
[c] Com enxerto de ATIE para benefício a longo prazo.

DAC: doença aterosclerótica coronariana; ICP: intervenção coronariana percutânea; DPOC: doença pulmonar obstrutiva crônica; AVE: acidente vascular encefálico; TCE: tronco de coronária esquerda; DA: descendente anterior; IC: insuficiência cardíaca.

TABELA 34.4 Indicações de revascularização para melhorar sintomas em pacientes com doença coronariana estável e estenose anatomicamente significativa (lesão de TCE ≥ 50% ou ≥ 70% nas demais artérias coronárias) ou estenose funcionalmente significativa (FFR ≤ 0,80) (adaptado das diretrizes americanas de angina estável)

	CIRURGIA	ICP
≥ 1 estenose significativa passível de revascularização e angina inaceitável apesar do tratamento clínico otimizado	IA	IA
≥ 1 estenose significativa e angina inaceitável na qual o tratamento clínico otimizado não pode ser implementado por contraindicação às medicações, efeitos adversos ou preferência do paciente	IIaC	IIaC
Cirurgia cardíaca prévia com ≥ 1 estenose significativa, associada à isquemia e angina inaceitável apesar do tratamento clínico otimizado	IIbC	IIaC
Doença coronariana triarterial complexa (escore Syntax > 22) com ou sem lesão proximal na DA e bom candidato à revascularização cirúrgica	IIaB (cirurgia preferível à ICP)	

ICP: intervenção coronariana percutânea; TCE: tronco de coronária esquerda; RFF: Reserva de fluxo fracionada; DA: descendente anterior.

2.2 SÍNDROME CORONARIANA AGUDA SEM SUPRADESNIVELAMENTO DO SEGMENTO ST

A revascularização coronária em pacientes com síndrome coronariana aguda (SCA) sem supradesnivelamento do segmento ST está associada a alívio dos sintomas, diminuição do tempo de internação e melhor prognóstico.

A estratificação de risco desses pacientes é fundamental para a adequada investigação e definição do tratamento. Deve ser realizada de forma mais precoce possível para identificar pacientes de alto risco rapidamente e diminuir o atraso para estratégia invasiva precoce.

Metanálises de estudos randomizados comparando estratégia invasiva precoce, isto é, realização de cineangiocoronariografia seguida de revascularização quando indicada *versus* estratégia conservadora ou seletiva, mostraram que a primeira apresenta menores taxas de óbito, IAM e reinternação por SCA a longo prazo, principalmente em pacientes de alto risco (troponina positiva).[9-11]

É preconizado que a estratégia invasiva precoce seja realizada em pacientes com angina refratária, instabilidade elétrica ou hemodinâmica, preferencialmente em menos de 2 horas da admissão. Em pacientes estáveis, porém com alto risco de eventos clínicos, a estratégia invasiva precoce deve ser realizada preferencialmente em 12 a 24 horas da admissão. Para pacientes de risco moderado, a estratégia invasiva deve ser feita em até 72 horas da admissão hospitalar.[12,13]

Os Quadros 34.1 e 34.2[7,14-16] apresentam as recomendações de revascularização segundo diretrizes europeias e americanas.

QUADRO 34.1 Recomendações para avaliação invasiva e revascularização em pacientes com SCA sem supradesnivelamento do segmento ST (adaptado das diretrizes europeias de SCA sem supradesnivelamento do segmento ST e de revascularização do miocárdio)

RECOMENDAÇÕES	NE
Estratégia invasiva (em 72 h após início dos sintomas) é indicada em pacientes de alto risco ou sintomas recorrentes	IA
Cineangiocoronariografia urgente (< 2 h) é recomendada em pacientes de muito alto risco (angina refratária com insuficiência cardíaca associada, arritmias ventriculares ou instabilidade hemodinâmica)	IC
Estratégia invasiva precoce (< 24 h) é recomendada em pacientes com escore GRACE > 140 ou com elevação de troponina ou alteração dinâmica do segmento ST	IA
Teste de isquemia não invasivo é recomendado em pacientes de baixo risco sem sintomas recorrentes antes de se decidir por avaliação invasiva	IA
Avaliação invasiva de rotina em pacientes de baixo risco não é recomendada	IIIA

QUADRO 34.2 Recomendações para avaliação inicial invasiva *versus* conservadora em pacientes com SCA sem supradesnivelamento do segmento ST (adaptado das diretrizes americanas de SCA sem supradesnivelamento do segmento ST)

RECOMENDAÇÕES	NE
Estratégia invasiva imediata é indicada em pacientes com angina refratária ou instabilidade elétrica ou hemodinâmica	IA
Estratégia invasiva precoce (dentro das primeiras 24 h da admissão) é indicada em pacientes estáveis de alto risco (GRACE escore > 140, troponina positiva ou infradesnivelamento de segmento ST)	IB
É razoável escolher estratégia invasiva precoce (dentro das primeiras 24 h da admissão) sobre estratégia invasiva tardia (25 a 72 h) para pacientes estáveis de alto risco. Para pacientes de não alto risco, uma estratégia invasiva tardia é razoável	IIaB
Em pacientes estáveis de alto risco, a estratégia invasiva seletiva pode ser considerada a depender das considerações do médico e do paciente	IIbC
Estratégia invasiva precoce não é recomendada em pacientes que: • apresentem graves comorbidades (câncer, insuficiência hepática etc.) nos quais o risco da revascularização e das comorbidades superam os benefícios da revascularização; • apresentem dor torácica e baixa probabilidade de SCA, que tenham troponina negativa, especialmente mulheres; • não aceitem se submeter à revascularização apesar dos resultados da cineangiocoronariografia.	IIIC

2.3 SÍNDROME CORONARIANA AGUDA COM SUPRADESNIVELAMENTO DO SEGMENTO ST

A reperfusão coronariana é o principal objetivo do tratamento dos pacientes com IAM com supradesnivelamento do segmento ST e pode ser realizada por meio de fibrinolíticos ou da ICP primária. A ICP primária da artéria relacionada ao infarto é preferível à fibrinólise, pois está relacionada a maiores taxas de patência da artéria e de fluxo TIMI 3 (fluxo normal da artéria) e menores taxas de isquemia recorrente, reinfarto, revascularização repetida de urgência, sangramento intracraniano e óbito.[17]

A escolha entre o tratamento com fibrinolíticos ou angioplastia primária depende do local de atendimento. Em hospitais que disponham de serviço de hemodinâmica, a angioplastia primária é a 1ª escolha e deve ser realizada em até 90 minutos, preferencialmente em menos de 60, contados a partir do primeiro contato do paciente com o serviço médico (tempo "porta-balão"). Se a angioplastia primária não estiver disponível no hospital onde o paciente é atendido, a transferência para outro hospital capaz de realizar o procedimento deverá ser realizada se o tempo "porta-balão" seja inferior a 120 minutos. Caso contrário, a fibrinólise deverá ser efetuada em até 30 minutos da chegada do paciente ao serviço médico.[18,19]

A ICP primária está indicada em pacientes com IAM com supradesnivelamento do segmento ST e início dos sintomas com menos de 12 horas ou entre 12 e 24 horas quando há evidência clínica ou eletrocardiográfica de isquemia em andamento.[20,21]

Em pacientes infartados e com choque cardiogênico ou insuficiência cardíaca grave, a ICP primária deve ser realizada independentemente do tempo de início dos sintomas.[22]

Os pacientes submetidos à fibrinólise com sucesso devem realizar cineangiocoronariografia com o intuito de tratar a artéria culpada, preferencialmente entre 3 e 24 horas após, já que a revascularização está associada a menores taxas de reinfarto e isquemia recorrente.[23]

Nos casos em que a cineangiocoronariografia é realizada após 24 horas do início dos sintomas e a artéria relacionada ao infarto apresente uma lesão grave patente, a angioplastia pode ser considerada. No entanto, se a artéria culpada encontra-se totalmente ocluída em um paciente assintomático, estável hemodinâmica e eletricamente, com lesão em uma ou duas artérias e sem isquemia importante, a angioplastia não deve ser realizada.[24,25]

Mais detalhes serão discutidos no capítulo 32, Infarto do Miocárdio com Supradesnivelamento do Seguimento ST.

3 CONSIDERAÇÕES ESPECÍFICAS SOBRE PACIENTES

Antes de se indicar o tratamento percutâneo, alguns fatores devem ser levados em consideração, tais como as características angiográficas das lesões coronarianas e as características clínicas do paciente. Esses fatores podem aumentar o risco de complicações, diminuindo as taxas de sucesso do procedimento.

3.1 DIABETES MELITO

Pacientes diabéticos geralmente apresentam doença coronariana mais grave e difusa. Além disso, apresentam risco aterotrombótico aumentado, relacionado ao estado protrombótico e pró-inflamatório, com maiores agregação e adesividade plaquetária e responsividade reduzida aos antiplaquetários. O diabetes é um preditor independente de trombose de *stent*.

Aproximadamente um quarto dos procedimentos de revascularização do miocárdio é realizado em pacientes diabéticos, os quais apresentam maiores taxas de reestenose e menores taxas de sobrevida livre de eventos quando comparados aos não diabéticos. O uso de *stents* farmacológicos está associado a menores taxas de revascularização do vaso-alvo, sem aumento de óbito, IAM ou trombose de *stent*.[26]

Diversos estudos compararam a ICP com a revascularização cirúrgica em pacientes diabéticos.

No subgrupo de pacientes diabéticos do estudo SYNTAX, ao final de 5 anos, a taxa de eventos cardíacos e cerebrais adversos maiores (ECCAM) foi maior no grupo submetido ao tratamento percutâneo (46,5% × 29,0%, p < 0,001), embora não tenha sido encontrada diferença estatisticamente significante no desfecho composto por óbito, IAM e AVC. E pacientes diabéticos em uso de insulina, submetidos à ICP tiveram maiores taxas de ECCAM, óbito, IAM e AVC e óbito cardíaco quando comparados aos pacientes diabéticos em uso de hipoglicemiantes orais.[27]

Outro estudo recentemente publicado foi o FREEDOM, que comparou tratamento cirúrgico e ICP com *stents* farmacológicos de 1ª geração em pacientes diabéticos multiarteriais. Ao final de 5 anos de seguimento, o desfecho de mortalidade geral (16,3% × 10,9%, p = 0,049), óbito, IAM e AVC (26,6% × 18,7%, p = 0,005) e IAM (13,9% × 6,0% p < 0,001) foi maior no grupo submetido à ICP. No entanto, a incidência de AVC foi maior no grupo cirúrgico (5,2% × 2,4% p = 0,03).[28]

Independentemente da escolha da estratégia de revascularização, o controle glicêmico é fundamental para melhorar os desfechos a longo prazo nos pacientes diabéticos. Pacientes diabéticos submetidos à angioplastia e que tinham hemoglobina (Hb) glicada menor ou igual a 7% tiveram revascularização do vaso-alvo semelhante aos pacientes não diabéticos, ao passo que os que apresentavam Hb glicada superior a 7% tiveram maiores taxas de revascularização do vaso-alvo.[29]

Com base nos dados atuais, em pacientes diabéticos com DAC multiarterial ou complexa, a revascularização cirúrgica do miocárdio é recomendada.

3.2 INSUFICIÊNCIA RENAL CRÔNICA

A IRC é um dos principais preditores de sobrevida em pacientes com DAC, submetidos à revascularização percutânea ou cirúrgica. E a DAC é uma das principais causas de óbito em pacientes renais.

Evidências sugerem que o valor do ritmo de filtração glomerular (RFG) < 60 mL/min/m^2 indica IRC discreta e correlaciona-se com eventos cardiovasculares, incluindo mortalidade.

A IRC é uma variável importante utilizada no cálculo de risco cirúrgico e está associada à doença coronariana difusa e maior presença de calcificação coronariana, variáveis utilizadas no cálculo de escores de risco para ICP.

A presença de calcificação importante nas coronárias tem impacto no sucesso do procedimento e geralmente há necessidade de utilizar dispositivos nesses casos, particularmente a aterectomia rotacional. O ultrassom intracoronário (USIC) pode guiar a ICP e otimizar a expansão do *stent*, diminuindo o risco de trombose e reestenose de *stent*. O uso de *stent* farmacológico deve ser considerado, embora os estudos os comparando aos *stents* convencionais, nessa população, são escassos. A IRC é fator preditor para trombose de *stents* farmacológicos. A escolha deve se basear nos riscos de reestenose com *stents* convencionais *versus* rico de trombose tardia com *stents* farmacológicos.

Em pacientes com RFG entre 30 e 90 mL/min/m^2, a revascularização cirúrgica é melhor do que a ICP, principalmente quando a IRC é causada pelo diabetes melito (DM). Já em pacientes com RFG < 30 mL/min/m^2 ou dialíticos, as diferenças a favor da revascularização cirúrgica são menos consistentes, principalmente pela maior mortalidade intra-hospitalar e complicações da cirurgia.[30]

Os pacientes com IRC apresentam maior risco de desenvolver nefropatia induzida pelo contraste. Portanto, devem receber medidas preventivas como hidratação pelo menos 12 horas antes e após o procedimento, uso de contraste de baixa osmolaridade ou isosmolar, volume de contraste inferior a 350 mL ou a 4 mL/kg e altas doses de estatina antes do procedimento.[7] A realização de angioplastia, concomitantemente ao cateterismo diagnóstico (*ad hoc*) deve ser evitada, pois acarreta maior volume de contraste no mesmo procedimento. Sendo assim, recomenda-se aguardar pelo menos 72 horas entre um procedimento e outro e estadiá-lo em casos complexos.

3.3 EXTENSÃO DO MIOCÁRDIO EM RISCO

A quantidade de miocárdio irrigado pela artéria a ser tratada por ICP é um dos principais fatores a serem considerados no risco agudo do procedimento. Tal fato é de extrema importância, pois alguns pacientes apresentam oclusões arteriais e o território é irrigado e suprido por colaterais de outra artéria epicárdica. Por exemplo, uma angioplastia de uma coronária direita que fornece colateral até o ponto de obstrução de uma artéria descendente anterior ocluída no óstio é de maior risco do que uma angioplastia de uma coronária direita que irriga só o seu território, pois qualquer complicação durante o procedimento, tal como *no-reflow* ou dissecção, pode levar a uma rápida deterioração clínica do paciente.

3.4 FUNÇÃO VENTRICULAR

A presença de disfunção ventricular é um preditor de eventos durante as intervenções percutâneas. Está relacionada a um aumento das taxas de complicações e do risco de óbito relacionado à angioplastia.

Além disso, a disfunção ventricular é fator de risco para nefropatia induzida pelo contraste, para trombose de *stent* e mortalidade precoce e tardia após ICP.

3.5 MORFOLOGIA DA LESÃO

As características angiográficas e morfológicas das lesões coronarianas estão diretamente relacionadas ao sucesso do procedimento e ao risco de complicações.

Alguns modelos foram desenvolvidos para predizer o sucesso do procedimento, com base nas características anatômicas das lesões. A classificação modificada do American College of Cardiology/American Heart Association (ACC/AHA) (Quadro 34.3) foi determinada inicialmente em lesões tratadas com balão.[31] Depois, foi validada também para lesões tratadas tanto com *stent* convencional como com o farmacológico, mostrando relação com complexidade angiográfica e pior prognóstico. A classificação da Society for Cardiovascular Angiography and Interventions (SCAI) (Quadro 34.4) foi proposta com o objetivo de simplificar a classificação das lesões, levando-se em conta a patência do vaso e a presença de características de lesão tipo C do ACC/AHA.[32] Em um estudo comparando as duas classificações, a classificação da SCAI proporcionou melhor discriminação de sucesso e complicações do que a classificação ACC/AHA.[33]

Além disso, algumas características angiográficas e anatômicas apresentam algumas particularidades discutidas a seguir.

QUADRO 34.4 Classificação das lesões coronarianas segundo SCAI

TIPO	VARIÁVEIS	SUCESSO ANGIOGRÁFICO/COMPLICAÇÕES
1	Vaso pérvio e ausência de características tipo C	Alto/muito baixo
2	Vaso pérvio e presença de características tipo C	Alto/baixo
3	Vaso ocluído e ausência de características tipo C	Moderado/baixo
4	Vaso ocluído e presença de características tipo C	Reduzido/moderado

SCAI: Society for Cardiovascular Angiography and Interventions.

QUADRO 34.3 Classificação das lesões coronarianas segundo ACC/AHA

TIPO A (TAXA SUCESSO > 85%)	TIPO B (TAXA SUCESSO 60 A 85%)	TIPO C (TAXA SUCESSO < 60%)
Lesão focal < 10mm de comprimento	Lesão entre 10 e 20mm de comprimento	Lesão maior de 20mm de comprimento
Concêntrica	Excêntrica	
Pouca tortuosidade proximal	Moderada tortuosidade proximal	Excessiva tortuosidade proximal
Segmento com ângulo < 45°	Segmento com ângulo 45 a 90°	Segmento com ângulo > 90°
Contorno liso	Contorno irregular	
Ausência ou pouca calcificação	Moderada a grave presença de cálcio	
Não oclusão total	Oclusão total < 3 meses	Oclusão total > 3 meses
Não ostial	Ostial	
Sem comprometimento de ramo lateral	Bifurcação que requer dupla corda-guia	Impossibilidade de proteger ramo lateral
Ausência de trombos	Trombo presente	PVS degenerada

As lesões tipo B são subdivididas em B1 quando apenas 1 característica está presente e B2, quando duas ou mais características estão presentes. PVS: ponte de veia safena.

3.5.1 Lesões em bifurcação

Lesões coronarianas envolvendo bifurcações ocorrem em aproximadamente 15 a 20% dos pacientes submetidos à intervenção coronariana percutânea. O comprometimento ou a oclusão do ramo lateral (RL) pode ocorrer em 8 a 80% dos casos e está relacionada com a morfologia da lesão, se há lesão grave no óstio ou se a ela se estende além de 5 mm do mesmo e angulação desfavorável do RL (ângulo distal formado entre ramo principal [RP] e RL menor que 70°).

Existem duas estratégias para o tratamento de lesões em bifurcação: stent provisional, que consiste no implante de stent no RP e angioplastia com balão no RL e, no caso de um resultado não satisfatório, implanta-se também um stent no RL; e a outra consiste no implante de stent no RP e no RL. Diversas técnicas podem ser utilizadas para o implante de dois stents (Crush e Mini-Crush, Culotte, T-stenting e TAP, SKS, V-stenting) cada qual com suas vantagens e desvantagens e aplicação a depender da anatomia e complexidade da bifurcação. As técnicas de Crush, Culotte e T-stenting foram avaliadas em estudos randomizados. A técnica de Culotte apresenta maiores taxas de sucesso quando comparada à de Crush, com um menor risco de reestenose angiográfica intra-stent, sem impacto em eventos cardiovasculares adversos maiores.[34]

A comparação entre as técnicas de stent provisional e dois stents não demonstrou benefícios a favor do stent duplo e, em alguns estudos, essa técnica esteve associada à maior incidência de IAM periprocedimento.[35]

A técnica de stent provisional no RL deve ser a abordagem inicial em pacientes em que o RL não é grande e tenha discreta ou moderada doença focal no óstio. O uso de dois stents deve ser considerado em pacientes com lesões complexas, em que o RL é calibroso (> 2,5 mm) e irriga uma grande área do miocárdio com alto risco de oclusão (doença severa, estendendo-se além de 10 a 20 mm do óstio) e baixa probabilidade de sucesso em reacessá-lo.[36]

A realização de kissing balloon (insuflação simultânea do balão do RL e do RP) é mandatória quando utilizada a estratégia de dois stents, sendo controversa na estratégia de stent provisional. Recomenda-se sua realização na técnica provisional quando o diâmetro de estenose do RL é maior que 75% ou em fluxo TIMI menor que 3.[36]

Em lesões de bifurcação, o uso de stents farmacológicos foi associado com melhores desfechos, principalmente em relação à reestenose, sendo, portanto o mais indicado (Figura 34.1 A-D).[37]

3.5.2 Lesões em óstio

As lesões de óstio se localizam nos primeiros 3 mm de um vaso coronariano. Podem ser divididas em aorto-ostiais (óstio do tronco da coronária esquerda e da coronária direita), não aorto-ostiais (óstio de descendente anterior, circunflexa e diagonalis) e ramo-ostiais (diagonais, marginais, descendente posterior e ventricular posterior).[38]

Lesões ostiais são tecnicamente mais complexas. O correto posicionamento do stent é um desafio, pois pode ocorrer perda angiográfica (quando não há cobertura completa da lesão pelo stent) e a adequada expansão do stent pode não ser alcançada, uma vez que, frequentemente, as lesões são rígidas e calcificadas. Além disso, durante a insuflação do balão no óstio do TCE ou da coronária direita, há risco de dissecção da lesão com extensão para a aorta. E, nos casos de dilatação de lesões ostiais da descendente anterior e da circunflexa, há risco de dissecção do TCE.

Diante de tais dificuldades, o tratamento percutâneo dessas lesões tem sido associado a menores taxas de sucesso do procedimento, complicações intra-hospitalares mais frequentes e maior chance de reestenose quando comparado ao tratamento de lesões não ostiais.[39]

3.5.3 Calcificação coronariana

A calcificação nas artérias coronárias é um marcador de doença arterial coronariana e está associada à maior mortalidade a longo prazo.[40]

A maioria dos estudos clínicos randomizados não contempla pacientes com lesões coronarianas que apresentam calcificação importante. Portanto, a maior parte das recomendações para o tratamento dessas lesões é baseada em estudos retrospectivos ou com pequeno número de pacientes.

A realização de angioplastia em vasos com calcificação importante é um dos maiores desafios da cardiologia intervencionista, pois a presença do cálcio dificulta a passagem do fio-guia, dos balões e principalmente dos stents. Além disso, lesões calcificadas impedem uma completa expansão, aposição e simetria do stent no vaso, aumentando a chance de ocorrência de trombose e reestenose do stent. Sendo assim, a estratégia a ser utilizada nesse tipo de angioplastia deve ser previamente planejada.

Os dispositivos mais utilizados para tratamento de lesões calcificadas são os balões não complacentes, que permitem a utilização de alta pressão para dilatação da lesão; o Cutting Balloon, um balão com microlâminas (3 ou 4) dispostas longitudinalmente na sua superfície que ajudam a "quebrar" a placa calcificada; e a aterectomia rotacional, que permite a ablação e modificação da placa calcificada, facilitando o implante do stent.

3.5.4 Oclusão crônica

Oclusão coronária crônica é definida como fluxo TIMI 0 no segmento arterial ocluído por um período maior do que 3 meses e está presente em cerca de 15 a 30% dos pacientes submetidos a cateterismo.[41] É um preditor independente de indicação de revascularização cirúrgica do miocárdio. No entanto, com o avanço e desenvolvimento dos materiais, associado a novas técnicas e experiência dos operadores, as taxas de sucesso de angioplastia em oclusões crônicas têm aumentado para cerca de 80%, com baixo índice de complicações. Um dos principais fatores de sucesso do procedimento é a experiência do operador.

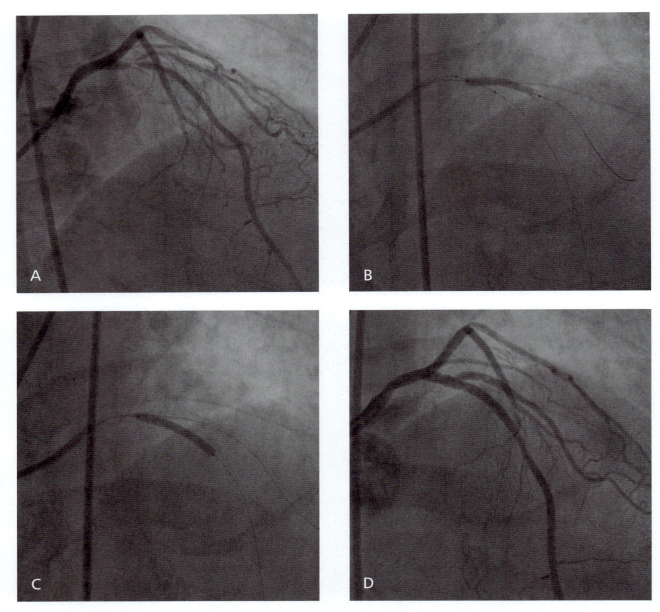

FIGURA 34.1 Angioplastia de bifurcação. (A) lesão em bifurcação envolvendo artéria descendente anterior e ramo diagonal. (B) Implante de *stent* farmacológico no ramo lateral. (C) Implante de *stent* farmacológico no ramo principal. (D) Resultado final após implante dos *stents* e *kissing balloon*.

A angioplastia de uma oclusão crônica é indicada em pacientes com sintomas limitantes de angina ou dispneia a despeito de tratamento clínico otimizado ou em pacientes oligossintomáticos, porém com evidência objetiva de isquemia > 10% no território relacionado à artéria ocluída e em pacientes com disfunção ventricular e viabilidade preservada na região suprida pela oclusão crônica.

Alguns dos potenciais benefícios de recanalização de uma oclusão crônica é o alívio dos sintomas, menor necessidade de revascularização cirúrgica do miocárdio, melhora da função ventricular esquerda e alguns estudos sugerem maior sobrevida a longo prazo.[41,42]

Para que a recanalização percutânea de uma oclusão crônica possa ser considerada, a presença de colaterais é imprescindível. Os preditores de sucesso são a experiência do operador, ausência de calcificação importante, pouca tortuosidade, tempo de oclusão < 6 meses, boa visibilidade do vaso distal, oclusão em "ponta de lápis", segmento curto de oclusão (< 15 mm), ausência de ramo lateral no local da oclusão, ausência de colaterais em ponte.[43] Uma vez conseguida a recanalização, o uso de *stents* farmacológicos está relacionado a menores taxas de revascularização do vaso alvo quando comparado às do uso de *stents* convencionais.

Devido à complexidade técnica do seu tratamento; à necessidade de um arsenal de materiais específicos; à presença de operadores experientes, particularmente nesse tipo de intervenção, e às baixas taxas de sucesso, os casos devem ser individualizados, analisando-se potenciais riscos e benefícios do procedimento.

3.5.5 Enxertos venosos

A angioplastia de enxertos venosos corresponde a aproximadamente 10 a 15% das angioplastias em um serviço de hemodinâmica. Apresenta maiores taxas de mortalidade, infarto do miocárdio periprocedimento e reestenose quando comparadas às da angioplastia do vaso nativo. Uma das principais causas de piores desfechos é a embolização de debris aterotrombóticos para o vaso nativo, resultando em IAM ou redução do fluxo anterógrado (*no-reflow*). Além disso, os pacientes são mais idosos e apresentam mais comorbidades.

O uso de *stents* nesse cenário reduziu as taxas de reestenose quando comparadas às do uso da angioplastia com balão. As taxas de reestenose e de revascularização do vaso alvo são menores com o uso de *stents* farmacológicos comparados às dos *stents* convencionais, com taxas de mortalidade e trombose de *stent* semelhantes.[44]

Em enxertos ocluídos crônicos, a angioplastia apresenta baixas taxas de sucesso, altas taxas de complicações e de oclusão a longo prazo, não sendo, portanto, recomendada.

O uso de inibidores de glicoproteína IIbIIIa de rotina na angioplastia de PVS não se mostrou benéfico. O uso de vasodilatadores intracoronários pode melhorar os resultados angiográficos, porém não melhorou desfechos isquêmicos.[45]

Os dispositivos de embolização distal apresentam redução de eventos, principalmente às custas de IAM periprocedimento e de *no-reflow*. Seu uso de rotina é indicado desde que factível (Figura 34.2 A-C).[46]

3.5.6 Lesões em tronco de coronária esquerda

A lesão de TCE é definida como uma obstrução angiográfica acometendo 50% ou mais do diâmetro do vaso. Está presente em cerca de 4 a 6% dos pacientes submetidos à cineangiocoronariografia e está associada à doença multiarterial em cerca de 70% dos pacientes.

Até há alguns anos, a lesão de TCE era considerada indicação de tratamento cirúrgico, ficando a angioplastia reservada para pacientes de alto risco cirúrgico. Com os avanços das técnicas e de materiais, diversos estudos têm demonstrado segurança e eficácia da angioplastia de TCE não protegido.[47]

O TCE é dividido em três regiões anatômicas: óstio, corpo e porção distal. Ele se bifurca, originando a artéria descendente anterior e circunflexa em aproximadamente dois terços dos casos e trifurca, originando a artéria descendente anterior, circunflexa e ramo *diagonalis* em um terço dos casos. Tal fato deve ser considerado durante a avaliação para indicação de tratamento cirúrgico ou percutâneo.

Os estudos que comparam o uso de *stent* convencional *versus stent* farmacológico na ICP em TCE não protegido mostraram que esse último esteve associado a menores taxas de eventos cardiovasculares adversos maiores, principalmente às custas de redução de revascularização do vaso-alvo. Sendo assim, desde que factível e que haja possibilidade do paciente utilizar dupla antiagregação plaquetária por pelo menos 1 ano, a utilização de *stent* farmacológico deve ser sempre considerada.[48]

Uma série de estudos observacionais, randomizados e de metanálises publicadas na última década, tem demonstrado segurança e eficácia da ICP em TCE não protegido em pacientes selecionados.[49,50]

Um dos estudos clínicos mais importantes foi o SYNTAX, que comparou de forma prospectiva e randomizada a ICP com *stent* farmacológico de 1ª geração *versus* revascularização cirúrgica em pacientes multiarteriais com ou sem comprometimento do TCE. Na subanálise de 705 pacientes com lesão de TCE, ao final de 5 anos de seguimento, a mortalidade total, mortalidade cardíaca e desfecho composto de mortalidade total, infarto do miocárdio e AVE foram semelhantes entre os pacientes tratados por ICP e aqueles tratados por revascularização cirúrgica, porém esse último grupo apresentou menor taxa de revascularização do vaso-alvo. Quando analisados de acordo com a complexidade anatômica, no subgrupo com Syntax escore baixo (< 23) e moderado (23 a 32), o desfecho composto de mortalidade total, IAM, AVE e nova revascularização foi semelhante, exceto no subgrupo com Syntax escore alto (> 32), em que a revascularização cirúrgica apresentou maior benefício, principalmente às custas de redução de revascularização do vaso-alvo.[51] Porém, a análise desse subgrupo serviu apenas para gerar uma hipótese, não podendo tirar conclusões definitivas sobre os diferentes tratamentos.

Além disso, a maioria dos trabalhos realizados até o momento que compararam ICP de TCE *versus* revascularização cirúrgica utilizou *stents* farmacológicos de 1ª geração, os quais apresentam resultados inferiores se comparados aos de 2ª e 3ª gerações. Com base nessas informações, está em andamento o estudo multicêntrico EXCEL (*Evaluation of XIENCE Prime versus Coronary Artery Bypass Surgery for Effectiveness of Left Main Revascularisation*) que randomizará 2.600 pacientes com lesão de TCE e Syntax escore < 33 para tratamento percutâneo com *stent* farmacológico de 2ª geração *versus* tratamento cirúrgico e ajudará a responder qual a melhor estratégia de revascularização nesses pacientes, com os primeiros resultados previstos para o final de 2016.

Para a avaliação da estratégia de revascularização dos pacientes com lesão de TCE, recomenda-se a utilização de escores de risco cirúrgico e angiográfico, tais como o STS Score (<http://riskcalc.sts.org>) e o Syntax Score (<http://www.syntaxscore.com>).

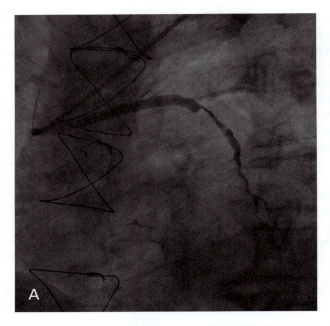

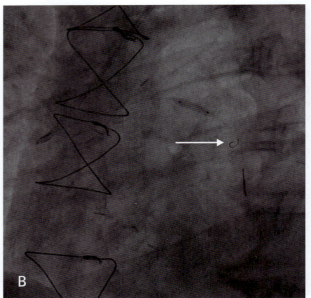
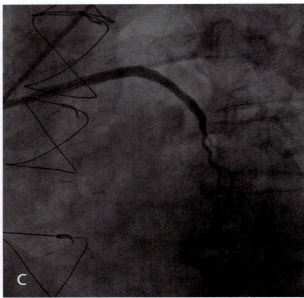

FIGURA 34.2 (A) Lesão em enxerto venoso para ramo diagonal. (B) Pré-dilatação da lesão com balão não complacente. Filtro de proteção distal (seta). (C) Resultado final após implante de *stent* farmacológico.

O *Heart Team*, composto por um cirurgião cardíaco e um cardiologista intervencionista, avaliará a condição clínica e a anatomia coronariana do paciente e determinará se a ICP e/ou revascularização cirúrgica são tecnicamente factíveis e apropriadas. E, após discussão com o clínico e com o paciente sobre as opções de revascularização, indicará o tratamento apropriado.

As diretrizes da AHA estabelecem como grau de recomendação IIa, NE B a ICP de TCE não protegido em pacientes com condição anatômica favorável (Syntax escore baixo, lesão de óstio e corpo do TCE) e alto risco cirúrgico (STS escore ≥ 5% mortalidade) e grau de recomendação IIb, NE B em pacientes em condição anatômica de risco baixo/intermediário (Syntax escore intermediário e lesão distal do TCE) e condições que aumentem o risco cirúrgico (DPOC moderado a grave, AVE prévio com sequelas, cirurgia cardíaca prévia; STS > 2% mortalidade) (52). A angioplastia de TCE não protegido recebe recomendação I (NE

B) em lesões de TCE com Syntax escore ≤ 22; IIa (NE B) em lesões de TCE com Syntax escore entre 23 e 32 e III (NE B) em lesões de TCE com Syntax escore entre > 32, segundo as diretrizes europeias de Revascularização do Miocárdio.[7]

3.5.7 Trombo

A presença de trombo coronariano aumenta o risco de *no-reflow*, de embolização distal ou para outros vasos e de oclusão abrupta do vaso. É também um fator de risco independente para falência do procedimento.

O trombo nem sempre é visível à angiografia e quanto maior a carga trombótica maior o risco de complicações. É mais frequente em pacientes com síndromes coronarianas agudas, especialmente no IAM com supradesnivelamento de segmento ST.

4 ACESSO VASCULAR

As intervenções coronárias percutâneas podem ser realizadas pela via braquial, radial ou femoral, sendo essa última a mais utilizada no mundo. Apesar de a via femoral ainda ser a predominante nos Estados Unidos, muitos centros na Europa e no Canadá já vêm utilizando a via radial como preferencial.

No Brasil, segundo dados da Central Nacional de Intervenções Cardiovasculares (CENIC), no período de 2005 a 2008, apenas 12,6% dos procedimentos terapêuticos foram realizados pela via radial, sendo a maioria (84,3%) pela femoral.[53]

Como vantagens, a via radial apresenta menores taxas de sangramento (0 a 0,6%) e de complicações vasculares, como pseudoaneurismas, fístulas arteriovenosas, hematoma retroperitoneal e hematomas dolorosos, quando comparada à via femoral. Além disso, oferece maior conforto ao paciente, pois permite a deambulação imediata após o procedimento, antecipando a alta e reduzindo os custos com internação, diferentemente da via femoral, que exige um repouso no leito por pelo menos 4 a 6 horas.

Porém, a via radial limita o uso de cateteres mais calibrosos e de dispositivos de suporte hemodinâmico, como balão intra-aórtico (BIA) e marca-passo, geralmente necessários em pacientes hemodinamicamente instáveis, sendo, nesses casos, a via femoral mais indicada. Outra desvantagem da via radial comparada à femoral é uma maior dificuldade em cateterizar a artéria torácica interna esquerda pela radial direita, além de o tempo de procedimento geralmente ser maior, bem como a exposição à radiação, embora isso não se aplique a centros com grande experiência na via radial.

A via radial não pode ser usada em pacientes com insuficiência de colaterais para o arco palmar, arterites e possível necessidade de fístula para hemodiálise. A perda de pulso radial pode ocorrer em 3 a 9% dos casos. A via femoral apresenta maior incidência de sangramento (3 a 4%) e de complicações vasculares, devendo ser evitada em pacientes obesos e com insuficiência arterial periférica.

As principais complicações vasculares da via femoral são hematoma no local da punção, pseudoaneurisma, fístula arteriovenosa, hematoma retroperitoneal, dissecção da artéria femoral. A incidência varia de 2 a 6% e os principais fatores de risco são idade maior de 70 anos, superfície de área corpórea < 1,6 m^2, procedimentos de emergência, doença arterial periférica, sexo feminino, uso de IIbIIIa, RM prévia, IC, AVC, DM, DPOC, IRC, disfunção hepática e uso de BIA.

A via radial tem menores taxas de complicações e sangramento relacionados ao acesso do que a via femoral. Estudos sugerem que, em pacientes com IAM com supradesnivelamento do segmento ST tratados com angioplastia primária em centros com grande experiência com a via radial, há redução de eventos combinados (óbito, IAM, AVC e sangramento), redução de sangramento, menores taxas de transfusão sanguínea e de tempo de internação com a utilização da via radial *versus* via femoral. O acesso radial foi um preditor independente na redução dos eventos combinados.[54,55]

A perda de pulso ocorre em 5% e a taxa de *crossover* para via femoral varia de 7 a 10%. As principais complicações são síndrome compartimental, pseudoaneurisma, abscesso estéril (com uso de introdutores hidrofílicos), espasmo e hematoma local.

Em conclusão, é necessário que o cardiologista intervencionista saiba realizar o procedimento por ambos os acessos, com a mesma habilidade e segurança e, assim, baseado nas evidências científicas atuais, nas vantagens e desvantagens de cada via de acesso e na própria experiência, individualize a escolha da via para cada caso, buscando sempre os melhores resultados, com menor risco para o paciente.

4.1 DISPOSITIVOS DE OCLUSÃO FEMORAL

Tradicionalmente, a hemostasia após a retirada do introdutor é realizada pela compressão manual por aproximadamente 15 a 20 minutos, seguida de repouso no leito com imobilização do membro por cerca de 4 a 6 horas. Apresenta taxas de complicações que variam de 2 a 6% após ICP. Os principais preditores são idade maior que 70 anos, sexo feminino, ASC < 1,6m^2, creat > 2mg/dL, emergências, uso de inibidores IIbIIIa.[56]

Com o intuito de diminuir as complicações vasculares, os dispositivos de oclusão vascular foram desenvolvidos como métodos alternativos ou adjuntos à compressão vascular.

Eles podem ser divididos em dispositivos ativos, os que utilizam um *plug* de colágeno extravascular (Angio-Seal®), os que usam sistemas de suturas vasculares (Perclose®) e os que usam grampos de nitinol ou titânio (StarClose®); ou dispositivos passivos, por meio de braçadeiras para compressão assistida, *patch* procoagulantes ou selantes.

As principais complicações após o uso desses dispositivos são infecções do sítio de punção, embolização com isquemia do membro e falha de hemostasia e podem ocorrer em 3% dos casos.

As evidências científicas variam significativamente entre os dispositivos, com estudos clínicos limitados a registros e estudos randomizados com número pequeno de pacientes. Os dispositivos de oclusão diminuem o tempo de hemostasia e o tempo de repouso no leito quando comparados à compressão manual, porém não diminuem a complicação vascular, sangramento ou necessidade de transfusão. Sendo assim, não devem ser usados rotineiramente com o objetivo de diminuir complicação vascular em ICP pela via femoral. O seu uso seria mais indicado em pacientes com alto risco de sangramento ou em casos em que seja necessário manter a anticoagulação logo após término do procedimento.[57]

5 DISPOSITIVOS CORONARIANOS

5.1 BALÃO

A partir do surgimento da angioplastia, os balões passaram por uma evolução tecnológica, desde sua navegação pelas coronárias sobre um fio-guia, até a sua progressiva miniaturização, com consequente redução do seu perfil, possibilitando o cruzamento de lesões severamente estenóticas.

Os balões, classificados em semicomplacentes e não complacentes, são conectados a insufladores com um manômetro, que são preenchidos com uma mistura de soro fisiológico e contraste para permitir a visualização da expansão do balão à radiografia. Os balões têm uma pressão nominal em que ele atinge seu diâmetro especificado e a pressão de ruptura, que é a pressão limite garantida pelo fabricante antes da sua ruptura e que varia de acordo com o fabricante, sendo especificada na embalagem do dispositivo.

Os balões semicomplacentes aumentam de diâmetro para além do especificado de sua pressão nominal, conforme o aumento da pressão pelo insuflador. Nos não complacentes, com o aumento da pressão além de sua pressão nominal, há um aumento da força radial dos balões com aumento mínimo do diâmetro, e eles conseguem atingir pressões mais elevadas com menor risco de ruptura.

Os balões semicomplacentes são geralmente utilizados para a realização de pré-dilatação e variam de 0,8 a 4,5 mm de diâmetro e de 6 a 30 mm de comprimento. Balões de 0,8 a 1,5 mm de diâmetro são utilizados em lesões severamente estenóticas, oclusões crônicas e em vasos distais ou sub-ramos finos para angioplastia com balão apenas. Balões de 2 a 3,5 mm são utilizados na maioria dos procedimentos, ficando aqueles de diâmetro superior a 4mm reservados a vasos com ectasia e enxertos venosos.

Nos casos de lesões "duras" ou calcificadas, em que é necessário o emprego de altas pressões para "abrir" a lesão, geralmente são utilizados os balões não complacentes. Além disso, a pós-dilatação com balão não complacente após o implante do *stent*, em casos selecionados, é fundamental para diminuir a incidência de trombose precoce e reestenose de *stents*. Os balões não complacentes melhoram a simetria e a aposição do *stent*, sem a alteração do seu diâmetro.

Outra variedade é o Cutting Balloon (Boston Scientific, MA, EUA), um balão com microlâminas (3 ou 4) dispostas longitudinalmente em sua superfície, capaz de cortar a placa aterosclerótica, criando assim um trauma controlado no vaso. É utilizado principalmente em lesões reestenóticas, para evitar o deslizamento do balão, em lesões ostiais e em lesões calcificadas.

Devido ao alto grau de reestenose e após o advento do *stent*, a angioplastia realizada somente com balão ficou reservada para situações específicas tais como vasos finos, em que não é possível o implante de *stent*, e em bifurcações, com a técnica de *stent* provisional.

5.2 *STENT* CONVENCIONAL E FARMACOLÓGICO

Após sua realização em 1977 por Gruntzig, a angioplastia coronariana por balão revolucionou o tratamento da doença coronariana. Porém os altos índices de reestenose, associados a taxas elevadas de complicações e oclusão abrupta do vaso, exigindo cirurgia de emergência, ainda limitavam os resultados. Com o advento do *stent* no final da década de 1980, a retração elástica e o remodelamento negativo, responsáveis pelos altos índices de reestenose após a angioplastia com balão, foram abolidos, bem como as complicações relacionadas à dissecção dos vasos.

Os *stents* são compostos por uma liga metálica, sendo a de aço inoxidável a mais utilizada até recentemente, a qual vem sendo substituída pelas ligas de cromo-cobalto e de platina-cromo, com hastes mais finas, maior navegabilidade, maior força radial e maior radiopacidade, tornando-se os mais utilizados atualmente.

Quanto ao desenho da plataforma, esta pode ser tubular ou de mola e pode variar quanto à abertura, espessura, número e formato de suas células, influenciando sua navegabilidade, força radial, cobertura tecidual e acesso a ramo lateral. A maioria dos *stents* utilizados atualmente é balão-expansível, montada em um balão que libera o *stent* ao ser insuflado.

Com o intuito de reduzir a reestenose intra-*stent*, surgiram no final da década de 1990 os *stents* farmacológicos, compostos por uma plataforma metálica de um *stent* convencional, por uma droga antiproliferativa e por um polímero.

Os polímeros são aderidos à plataforma do *stent* e atuam como reservatórios, carreando a droga e controlando sua liberação. Eles podem ser duráveis ou bioabsorvíveis. Os primeiros polímeros desenvolvidos e utilizados na 1ª geração dos *stents* farmacológicos provocavam inflamação local excessiva na coronária, podendo levar a trombose e reestenose tardias. Com a evolução e surgimento de novos polímeros e com o recobrimento apenas da superfície externa (abluminal) do *stent*, houve uma redução da resposta inflamatória, aumentando a segurança da nova geração. Para reduzir uma resposta inflamatória local permanente, foram desenvolvidos sistemas com polímeros absorvíveis que, após transportar e liberar a droga antiproliferativa, seriam degradados e absorvidos pelo organismo.

Os agentes antiproliferativos ideais devem ter a propriedade de inibir a hiperplasia neointimal com baixo potencial inflamatório e conseguir promover a reendotelização local. Os agentes mais utilizados são o paclitaxel (um antiproliferativo) e os da família limus que são imunossupressores (Sirolimus, Everolimus, Zotarolimus, Biolimus A9, Novolimus e Myolimus).

Diversos estudos compararam *stents* eluídos em fármacos da família limus com os eluídos em paclitaxel, sendo observado vantagens dos primeiros com relação à eficácia, reduzindo a proliferação neointimal; e à segurança, com menores taxas de trombose tardia e muito tardia.[7]

Os *stents* farmacológicos têm eficácia comprovada em reduzir reestenose nos mais diversos cenários, quando comparados aos *stents* convencionais.[58] Os benefícios são mais evidentes conforme o aumento do risco de reestenose. É importante ressaltar que o efeito clínico desses dispositivos depende da interação entre a plataforma metálica, o polímero e o fármaco. Os *stents* farmacológicos de nova geração, quando comparados aos convencionais, recebem indicação classe I (NE A) tanto na doença arterial coronariana crônica como na aguda, e nos mais diversos subgrupos de pacientes.[7]

5.3 ATERECTOMIA ROTACIONAL

Consiste em um cateter que contém uma oliva niquelada em sua extremidade distal, cravejada com cerca de 2.000 a 3.000 cristais microscópicos de diamantes em sua borda distal (Figura 34.3). O cateter é conectado ao Advancer, que contém uma turbina impulsionada por ar comprimido ou nitrogênio e um dispositivo que controla o avanço da oliva na luz coronariana. O Advancer é conectado a um console, que controla a rotação da oliva (entre 150.000 a 200.000 rpm).

As olivas, que têm diâmetros que variam de 1,25 a 2,5 mm, são introduzidas na coronária através de um fio-guia específico de 0,009".

A ablação da lesão ocorre somente durante o avanço da oliva e baseia-se em dois princípios físicos: corte diferencial e deslocamento ortogonal do atrito.

No corte diferencial, o tecido vascular normal, por ter propriedades elásticas, é deslocado ou estirado; enquanto o tecido inelástico, como cálcio e tecido fibrótico, é ablacionado seletivamente pelos diamantes em micropartículas inferiores a 12 μm, que passam pela circulação coronariana, sendo removidas pelo sistema reticuloendotelial.

O outro princípio é o deslocamento ortogonal do atrito. A rotação à alta velocidade modifica o vetor de atrito da direção longitudinal entre o dispositivo e o fio-guia para a direção circunferencial. Isso faz o atrito ser virtualmente eliminado, permitindo que a oliva avance através de lesões estenóticas e vasos tortuosos.

O desbastamento mecânico de placas ateroscleróticas com a aterectomia rotacional antes do implante do *stent* foi originalmente proposto como estratégia viável para permitir a ICP em lesões não dilatáveis ou impossíveis de serem cruzadas e outros cenários, como lesões calcificadas, ostiais e vasos com doença difusa.

Estudos clínicos falharam em demonstrar redução de mortalidade ou redução de revascularização do vaso-alvo com a aterectomia rotacional, comparada à angioplastia convencional com balão, limitando, assim, a difusão dessa técnica.[59,60]

Com o advento dos *stents* farmacológicos, houve uma redução nas taxas de reestenose intra-*stent*, ampliando os cenários de angioplastia para lesões mais complexas. Porém vasos extremamente calcificados ainda representam um desafio na cardiologia intervencionista por estarem associados a falha no implante do *stent* e resultado subótimo, em que a aposição das hastes e a expansão do *stent* são fundamentais para reduzir o risco de trombose e reestenose do *stent*.

Atualmente, essa técnica é recomendada para o preparo de lesões com calcificação importante ou fibróticas, as quais não podem ser cruzadas com balão ou adequadamente dilatadas antes do implante do *stent*. O seu uso recebe recomendação IIaC nas diretrizes americanas de angioplastia[52] e insuficiência cardíaca (IC) nas diretrizes europeias de revascularização.[30]

Os protocolos atuais recomendam a utilização de olivas menores do que o vaso (relação oliva/artéria de 0,7 a 0,8) com o objetivo de modificação da placa aterosclerótica, seguida ou não de angioplastia com balão antes do implante do *stent*, pois estratégias mais agressivas (relação > 0,8), além de não diminuírem as taxas de reestenose, foram associadas a maiores taxas de complicações angiográficas.[61]

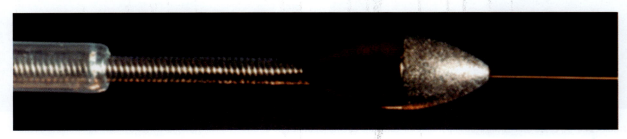

FIGURA 34.3 Oliva do dispositivo de aterectomia rotacional Rotablator®.

As principais complicações relacionadas à aterectomia rotacional são *slow-flow/no-reflow*, espasmo e dissecção e perfuração coronarianas e dependem da complexidade anatômica e experiência do operador (Figura 34.4 A-D).

5.4 TROMBECTOMIA E DISPOSITIVOS DE PROTEÇÃO EMBÓLICA

A embolização é um dos maiores desafios durante a realização de ICP. Existem dois tipos principais de embolização. No cenário das SCA, o trombo representa um grande problema para o uso de balões e *stents*. Além disso, a embolização distal do trombo está associada a pior prognóstico. No cenário da DAC estável, a embolização resulta de fragmentos e debris da placa aterosclerótica. Nos enxertos venosos, ambos os mecanismos podem ocorrer.

Diversos dispositivos foram desenvolvidos para minimizar a embolização, entre eles, os de proteção proximal ou distal e os de trombectomia manual.

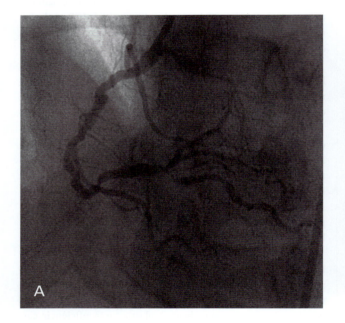
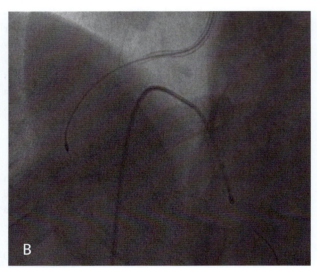
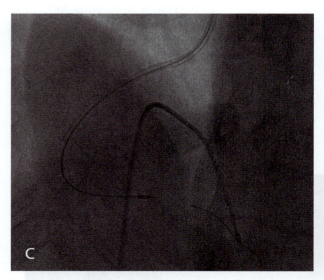
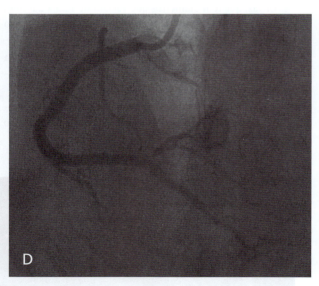

FIGURA 34.4 (A) Lesão com calcificação importante em coronária direita. (B) Utilização de aterectomia rotacional no terço médio da coronária direita. (C) Utilização de aterectomia rotacional no terço distal da coronária direita. (D) Resultado final após implante de quatro *stents* farmacológicos.

Dispositivos de trombectomia manual ou cateteres de tromboaspiração removem o trombo intracoronário mediante uma forte e ativa força de sucção gerada por uma seringa. O trombo é fragmentado em vários outros menores que são aspirados durante o avanço e o recuo do cateter sobre a lesão coronariana. Existem diversos cateteres de aspiração manual disponíveis no mercado, cada qual com suas características, porém todos utilizam o mesmo mecanismo de ação.

Alguns estudos randomizados e metanálises sugerem que o uso da trombectomia aspirativa durante angioplastia primária melhora a reperfusão microvascular e diminui eventos adversos cardiovasculares maiores.[62,63] No entanto, outros dois estudos não demonstraram benefício em redução do tamanho do infarto, trombose de stent ou de mortalidade com o uso desses dispositivos.[64,65]

No cenário de intervenção coronariana com supradesnivelamento do segmento ST, a tromboaspiração manual recebe indicação IIb A pelas diretrizes europeias de revascularização[7] e IIa B pelas diretrizes americanas de IAM.[52]

Os dispositivos de proteção embólica são divididos em três categorias: de oclusão distal, de oclusão proximal e os de filtro de proteção distal.

Nos dispositivos de oclusão, um balão é insuflado distal ou proximal à lesão, criando uma coluna de sangue estagnado, retendo os debris liberados durante a angioplastia. Ao final do procedimento, os debris são aspirados antes da desinsuflação do balão e restauração do fluxo anterógrado. As principais vantagens desse dispositivo são baixo perfil e a possibilidade de aspirar partículas de todos os tamanhos, juntamente com substâncias vasoativas. Como desvantagens, apresenta interrupção do fluxo sanguíneo, dificultando a visualização do vaso durante a angioplastia e alguns pacientes não toleram a isquemia causada durante a oclusão do vaso pelo dispositivo.

Nos filtros de proteção distal, um filtro é posicionado no leito distal do vaso, após a lesão, capturando os materiais embólicos durante a angioplastia. Ao término do procedimento, eles são recolhidos após serem colapsados por uma bainha protetora. A vantagem desses dispositivos é a manutenção do fluxo anterógrado durante todo o procedimento, permitindo a injeção de contraste e visualização do vaso a ser tratado. As desvantagens são maior perfil, aumentando a possibilidade de embolizar micropartículas durante a passagem pela lesão; risco de as micropartículas menores que os poros do filtro atravessarem-no; e a não retenção de substâncias vasoativas.

Nas angioplastias de enxertos venosos, o uso dos dispositivos de proteção embólica reduziu as taxas de óbito, infarto, revascularização da lesão-alvo e de cirurgia de emergência quando comparado à não utilização em 30 dias. Seu uso recebe recomendação I B nas diretrizes americanas e europeias.[30,52]

Os dispositivos também foram testados no cenário das SCA em vasos nativos, não tendo sido demonstrada redução de eventos cardiovasculares adversos maiores com a sua utilização.[66]

5.5 NOVAS TECNOLOGIAS: BALÃO FARMACOLÓGICO E STENTS BIOABSORVÍVEIS

Os balões farmacológicos representam uma nova modalidade no tratamento da doença coronariana, com o objetivo de intervir em casos em que o uso de stents não mostrou superioridade de resultados e o uso unicamente das versões convencionais não apresentou eficácia satisfatória. O fármaco mais utilizado nesses balões é o paclitaxel por sua alta capacidade lipofílica, resultando em melhor retenção do fármaco na parede vascular do local tratado.

Inicialmente, realiza-se a dilatação da lesão com um balão convencional e, posteriormente, o balão farmacológico é posicionado no local a ser tratado e insuflado pelo tempo recomendado pelo fabricante, com a finalidade de liberar o fármaco no local.

As informações provenientes dos estudos randomizados identificaram o tratamento de reestenose intra-stent como opções viáveis para o uso dos balões farmacológicos.[67,68] Além disso, lesões em vasos pequenos, em bifurcações e lesões longas são potenciais indicações benéficas.

Outro importante e recente avanço na cardiologia intervencionista são os stents bioabsorvíveis, também chamados de suportes vasculares bioabsorvíveis (SVB).

As potenciais vantagens dos SVB são redução da trombose tardia e muito tardia do stent; restauração da vasomotricidade da artéria; possibilidade de acompanhamento com exames de imagens não invasivos, como tomografia ou ressonância magnética; e possibilidade de implante de enxertos no futuro, se necessário.

Diversos polímeros ou ligas metálicas têm sido utilizados na confecção dos SVB, cada qual com suas propriedades químicas, mecânicas e tempo de absorção diferentes. O mais utilizado atualmente é o polímero de ácido poli L-láctico, o qual é totalmente absorvido em aproximadamente 2 anos.

Os estudos utilizando SVB já realizados e em andamento têm demonstrado desfechos clínicos favoráveis de eficácia e segurança,[69,70] mostrando serem esses dispositivos uma terapia promissora na cardiologia intervencionista.

6 MÉTODOS ADJUNTOS NAS INTERVENÇÕES CORONARIANAS

6.1 ULTRASSOM INTRACORONÁRIO (USIC)

O USIC possibilita diversas informações para o diagnóstico da doença coronariana, tais como grau e extensão da placa aterosclerótica, incluindo sua composição e, se houver calcificação, permite quantificá-la e avaliar a distribuição do cálcio dentro da parede do vaso; identifica acidentes de placa e/ou trombo, além de possibilitar a avaliação do mecanismo de reestenose e trombose intra-stent (ver Capítulo 21). Mas, entre as aplicações clínicas do USIC, a sua utilização nas ICP complexas é a que produz maior impacto na evolução desses pacientes.

A avaliação e o preparo adequado da lesão antes do implante do *stent* são essenciais, principalmente em lesões calcificadas. A presença de calcificação na placa aterosclerótica a ser tratada, que pode não ser identificada à angiografia, pode ser responsável pela expansão inadequada do *stent*, com consequente implante subótimo, predispondo a maior risco de trombose e reestenose. O USIC auxilia no planejamento dessa estratégia, na escolha dos dispositivos para o preparo da lesão e na seleção apropriada do tamanho do *stent*, otimizando os resultados da ICP.

O USIC também é útil na seleção apropriada do tamanho do *stent*, pois um *stent* superdimensionado pode causar dissecção ou perfuração coronariana e um *stent* subdimensionado pode resultar em aposição incompleta das hastes do dispositivo na parede da artéria e em má expansão, aumentando o risco de trombose e reestenose. Ele é útil principalmente em lesões difusas, em que, em virtude da presença de doença em toda a extensão da coronária, é difícil saber o real calibre da artéria para a escolha do *stent*. O uso de USIC para guiar angioplastia resultou em *stents* mais calibrosos, mais longos e mais pós-dilatação com balões de maiores diâmetros e a altas pressões.

Após o implante do *stent*, o USIC é útil para avaliar a expansão e a aposição incompleta das hastes do *stent*, ambos fatores de risco de reestenose e trombose do *stent*. A aposição incompleta do *stent* ou malfeita é definida quando uma ou mais hastes do *stent* não estão em contato com a parede do vaso, o que. é corrigido com uso de balões não complacentes à alta pressão. Já a má expansão do *stent* é definida como uma área inadequadamente expandida comparada com a área do segmento de referência, sendo o valor de 80% o mais utilizado atualmente. Ela é corrigida com o uso de balões semicomplacentes.

O USIC também é útil na avaliação de dissecção de bordas do *stent*. A sua incidência pelo USIC é de 10% e aproximadamente 40% dos casos não são detectados pela angiografia. Ela pode estar associada a eventos adversos, como trombose de *stent*.

Em metanálises de estudos com angioplastia com *stents* convencionais guiadas por USIC, o principal benefício é de redução de reestenose e de revascularização do vaso-alvo, sem benefícios em relação a óbito e IAM.[71] Uma área luminal mínima após *stent* convencional maior que 6,5 mm^2 esteve associada a menores taxas de reestenose. Já com o uso de *stents* farmacológicos, os estudos não encontraram benefícios quanto à revascularização do vaso-alvo, reestenose e eventos cardiovasculares maiores, porém houve uma associação com redução de trombose de *stent*.[72] Uma área luminal mínima após *stent* farmacológico maior que 5 mm^2 esteve associada a menores taxas de reestenose.

Embora os dados sobre o uso de USIC na ICP sejam conflitantes, o subestudo do ADAPT-DES que avaliou a angioplastia guiada por USIC *versus* aquela guiada por angiografia em mais de 8.000 pacientes, observou que o uso de USIC resultou em menores taxas de trombose de *stent*, IAM e eventos cardiovasculares maiores (trombose definitiva ou provável + óbito cardíaco + IAM) em 1 ano. O benefício foi maior em pacientes com SCA e com lesões complexas.[73] Além disso, uma recente metanálise mostrou que, comparado à angiografia, o uso de USIC para guiar ICP reduziu eventos cardiovasculares adversos maiores, morte, IAM, revascularização do vaso-alvo e trombose de *stent*.

6.2 RESERVA DE FLUXO FRACIONADA

O uso da reserva de fluxo fracionada (RFF) como ferramenta diagnóstica para avaliação funcional de lesões coronarianas será discutido no Capítulo 21.

A medida da RFF após implante de *stent* tem um forte valor preditivo para eventos cardiovasculares adversos maiores em 6 meses. Quanto maior o valor da RFF, menor a taxa de eventos. Um valor entre 0,96 e 1 teve uma taxa de 4,9%, ao passo que para um valor entre 0,75 e 0,80 a taxa foi de 29,5%.[74]

Em estudos com angioplastia com balão, uma RFF ≥ 0,90 mostrou menores taxas de reestenose. Já com implante de *stent*, um RFF < 0,95 foi um forte preditor de eventos cardiovasculares adversos maiores em 6 meses.[75]

A RFF também foi comparada com implante ótimo de *stent* ao USIC. Um valor ≥ 0,96 após uso de doses mais altas de adenosina (30 a 40 mcg) correlaciona-se bem com a ótima expansão de *stent* documentada pelo USIC.[76]

6.3 TOMOGRAFIA DE COERÊNCIA ÓPTICA

A tomografia de coerência óptica (TCO) é uma modalidade de imagem intravascular introduzida recentemente na cardiologia intervencionista. Apresenta uma resolução axial 10 vezes maior que o USIC (de 10 a 15 µm), possibilitando avaliações precisas e acuradas da luz do vaso, principalmente após o implante de *stent*, com maior acurácia na avaliação de aposição incompleta de suas hastes, dissecção em bordas, presença de trombo ou prolapso de placa. No entanto, a OCT apresenta uma penetração tecidual limitada, impossibilitando a avaliação do tamanho do vaso e da carga de placa.

Até o momento, não existem estudos randomizados avaliando o papel da OCT como ferramenta para guiar procedimentos de ICP e o real significado clínico dos achados da OCT ainda não estão bem definidos. Um estudo observacional com 670 pacientes comparou angioplastia guiada por OCT com a guiada por angiografia, sendo observadas menores taxas de morte cardíaca, de infarto e de novas revascularizações no grupo guiado por OCT ao final de 1 ano.[77]

Embora seu papel no cenário de pesquisa clínica seja bem estabelecido, seu uso na prática clínica ainda carece de estudos mais robustos, prospectivos e randomizados.

7 RESULTADOS PÓS-INTERVENÇÃO

7.1 SUCESSO

O sucesso de uma ICP é dividido em angiográfico, do procedimento e clínico. O sucesso angiográfico é definido como uma redução do diâmetro da estenose para menos do que 50% quando realizada com balão e para menos de 10% (objetivando chegar mais próximo possível de 0%) quando utilizado *stent*, com fluxo TIMI 3, sem oclusão de ramo lateral, sem ocorrência de dissecção que limite o fluxo ou trombo angiográfico. O sucesso do procedimento é definido como sucesso angiográfico, sem complicações maiores intra-hospitalares como óbito, IAM, AVE ou revascularização de emergência. O sucesso clínico a curto prazo é definido como sucesso do procedimento associado ao alívio dos sintomas e de longo prazo, quando os resultados são mantidos por mais de 9 meses após o procedimento.[52]

Os principais fatores associados a maiores taxas de complicações após ICP são idade avançada, DM, IRC, SCA, insuficiência cardíaca e doença multiarteriais.

7.2 MORTALIDADE

O risco de morte após ICP é raro, sendo relatadas taxas inferiores a 1%. O registro nacional CENIC reportou taxa de mortalidade de 0,6%. O risco é maior em pacientes com idade avançada, DM, IRC, IAM, choque cardiogênico, disfunção ventricular, doença multiarterial e lesões de alto risco e estenose aórtica importante.

7.3 INFARTO

De acordo com a definição universal de infarto,[78] o infarto relacionado à ICP é definido como tipo 4A e o relacionado à trombose de *stent* em tipo 4B.

O infarto do miocárdio relacionado à ICP é caracterizado por uma elevação da troponina maior do que cinco vezes o percentil 99 do valor do limite superior em pacientes com valores basais normais (< 99) ou aumento de troponina > 20% se os valores da troponina estão elevados e estáveis ou em queda, associados a:

- sintomas sugestivos de isquemia miocárdica; ou
- alterações isquêmicas novas ao ECG ou bloqueio de ramo esquerdo (BRE) novo; ou
- perda de patência angiográfica de uma coronária ou ramo lateral ou *slow-flow* ou *no-reflow* persistente ou embolização; ou
- exame de imagem demonstrando nova perda de miocárdio viável ou nova alteração segmentar.

Quando o valor é menor ou igual a cinco vezes o percentil 99 ou maior, mas sem os achados clínicos, angiográficos ou de imagem, o termo "injúria miocárdica" deve ser utilizado.

O infarto relacionado à trombose de *stent* é o infarto associado à trombose de *stent* detectada por cineangiocoronariografia ou necrópsia em um quadro de isquemia miocárdica e com aumento e ou queda de valores de marcadores cardíacos com pelo menos uma medida acima do percentil 99.

As principais causas de IAM periprocedimento são oclusão arterial aguda, embolização, *no-reflow*, oclusão de ramo lateral e trombose aguda de *stent*.

7.4 REVASCULARIZAÇÃO DE URGÊNCIA

Esta cirurgia, comumente necessária na era da angioplastia com balão devido ao alto índice de dissecção com redução do fluxo ou oclusão do vaso, passou a de rara ocorrência com o uso dos *stents*. Atualmente, é utilizada apenas em situações extremas, como dissecções não resolvidas com *stent* ou perfurações coronarianas graves. Os principais preditores de necessidade de RM de emergência são choque cardiogênico, ICP de emergência, doença multiarterial e lesões tipo C.

7.5 AVE

A ocorrência de AVE durante ICP é uma complicação devastadora e tem incidência de cerca de 0,1 a 0,5%. As causas podem ser desde êmbolos de cálcio da valva aórtica ou do arco aórtico até trombo do cateter ou do ventrículo esquerdo. Os principais fatores de risco são sexo feminino, doença renal, ICP primária, idade superior a 80 anos, tempo do procedimento, uso de BIAO, intervenções em mamária, uso de fibrinolítico antes da ICP, doença cerebrovascular prévia, cateteres de maior diâmetro e cruzamento da valva aórtica. O tratamento deve ser prontamente instituído, com realização de exames de imagem (TC, RM ou angiografia cerebral) e avaliação de neurologista experiente para avaliar indicação de trombólise.

8 COMPLICAÇÕES

8.1 SANGRAMENTO

O sangramento relacionado à angioplastia está associado à mortalidade, tanto pelo sangramento em si como pela isquemia causada pela suspensão de antiplaquetários e anticoagulantes. Os principais fatores de risco são idade avançada, baixo índice de massa corpórea, IRC, anemia, tipo do acesso vascular, calibre do introdutor, uso de antiplaquetários e anticoagulantes.

As principais medidas para evitar sangramento é a avaliação do risco através de escores validados para esse fim, o ajuste da dose de medicamentos conforme peso e função renal, a utilização medicamentos com menor risco de sangramento e a utilização da via radial.

8.2 NEFROPATIA INDUZIDA PELO CONTRASTE

A nefropatia induzida pelo contraste (NIC), além de prolongar o tempo de internação, é um importante preditor de morbidade e mortalidade intra-hospitalar e tardia. Pacientes que desenvolvem NIC após ICP tem um risco 15 vezes maior de eventos cardíacos adversos durante internação comparados aos que não a desenvolvem.[79]

Os principais fatores de risco são idade avançada, IRC, insuficiência cardíaca, hipotensão, uso de BIAO, diabetes melito, volume de contraste e anemia.[80]

As principais medidas para prevenção da NIC são hidratação com solução salina isotônica 1 a 1,5 mL/kg/h 3 a 12 horas antes e 6 a 24 horas após o procedimento; minimizar o uso de contraste (a quantidade de contraste utilizada durante o cateterismo diagnóstico é um fator importante a ser considerado quando se planeja realizar uma angioplastia *ad hoc*); uso de contraste iso-osmolar ou de baixa osmolaridade, os quais apresentam menores taxas de NIC comparados aos de alta osmolaridade e estatinas em altas doses pré-procedimento.[7]

A administração de N-acetil-cisteína não ajuda a prevenir NIC e o uso de bicarbonato foi inferior ao uso de solução salina.[52]

8.3 DISSECÇÃO

A dissecção coronariana pode ocorrer em qualquer etapa de uma intervenção percutânea: na manipulação do cateter-guia; no posicionamento do fio-guia na coronária; na pré-dilatação da lesão com balão; após o implante de *stent* ou na pós-dilatação. Os principais fatores de risco são lesões longas, calcificadas, tortuosas e excêntricas, SCA e síndrome de Marfan.

A classificação das dissecções encontra-se na Tabela 34.5.[81]

As dissecções do tipo A e B geralmente são tratadas clinicamente, devido ao baixo risco de oclusão. Já as dissecções do tipo C ao F, devido ao alto risco de oclusão, devem ser tratadas com *stent* (Figura 34.5).

Embora a maioria das dissecções se propague de maneira anterógrada, a dissecção retrógrada pode acometer o óstio da coronária e a aorta, podendo levar a uma rápida deterioração clínica e óbito se não diagnosticada e tratada precocemente.

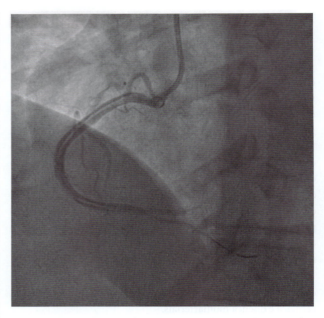

FIGURA 34.5 Dissecção iatrogênica tipo E da artéria coronária direita (nota-se lâmina de dissecção com redução do fluxo).

8.4 PERFURAÇÃO CORONARIANA

A perfuração coronária durante as ICP, embora infrequente (0,1 a 0,6%), pode levar a derrame pericárdico, tamponamento cardíaco e, se não tratada adequadamente, ao óbito. É mais comum em lesões complexas, com tortuosidade importante, calcificação intensa e em oclusão crônica, com uso de dispositivos de aterectomia rotacional e com a utilização de fios-guia hidrofílicos.

A classificação e o risco de tamponamento estão na Tabela 34.6.[82]

O tratamento depende do tipo de perfuração e compreende medidas como reversão da heparinização, insuflação prolongada do cateter-balão à baixa pressão no local da perfuração, descontinuação ou reversão dos inibidores da glicoproteína IIb/IIIa, realização de ecocardiografia de urgência e de pericardiocentese se houver sinais de tamponamento cardíaco. Caso a perfuração não tenha sido selada, a utilização de *stents* recobertos com PTFE ou de *microcoils* para oclusão da perfuração pode ser

TABELA 34.5 Classificação das dissecções coronarianas	
TIPO	RISCO DE OCLUSÃO
Tipo A: pequeno defeito de enchimento intraluminal, sem retenção de contraste	< 2%
Tipo B: dupla luz ou trajeto separados por uma lâmina, sem retenção de contraste	2-4%
Tipo C: persistência de contraste extraluminal	10%
Tipo D: defeito luminal em espiral	30%
Tipo E: novo defeito de enchimento	9%
Tipo F: dissecção com redução do fluxo ou oclusão do vaso	69%

necessária. A cirurgia de revascularização miocárdica fica restrita a casos em que essas medidas não obtenham sucesso no controle da perfuração. A Figura 34.6 A-E apresenta uma sequência de perfuração coronária.

8.5 NO-REFLOW

É definido como uma perfusão anterógrada diminuída na presença de uma artéria coronária epicárdica patente.[83] Ocorre principalmente no IAM com supra e em intervenções complexas como PVS e quando utilizada aterectomia rotacional. Sua fisiopatologia é multifatorial como embolização distal de trombo, debris ateroscleróticos, isquemia prolongada, injúria de reperfusão e o espasmo e edema microvascular.

A ocorrência de *no-reflow* tem impacto prognóstico, com maiores taxas de eventos cardíacos adversos, principalmente IAM periprocedimento e mortalidade. Embora alguns vasodilatadores intracoronários (adenosina, verapamil, papaverina, nitroprussiato de sódio) sejam utilizados na prática clínica para o tratamento do *no-reflow*, os benefícios clínicos dessas medicações não estão bem estabelecidos.

8.6 TROMBOSE DE *STENT*

O uso de pós-dilatação com alta pressão e a terapia antiplaquetária dupla reduziram as taxas atuais de trombose de *stent* para menos de 1% e, após 30 dias, de 0,2 a 0,6% por ano.[84]

A trombose de *stent* pode ser classificada de acordo com o tempo de ocorrência ou grau de suspeita clínica conforme o Quadro 34.5.[85]

A trombose de *stent* geralmente se apresenta com quadro de infarto agudo do miocárdio com supradesnivelamento do segmento ST e tem mortalidade 20 a 45%.[86] A causa mais comum de trombose precoce é a interrupção da dupla antiagregação plaquetária.

Os fatores de risco podem estar relacionados ao paciente, ao procedimento e/ou ao tipo de *stent* utilizado. Os relacionados ao paciente são tamanho do vaso e comprimento da lesão, SCA, disfunção ventricular, diabetes melito, IRC, resistência ou descontinuação do clopidogrel. Os relacionados ao procedimento são subdimensionamento ou expansão inadequada do *stent*, dissecção de bordas, presença de trombo, *stents* múltiplos, comprimento do *stent*, bifurcação, terapia antitrombótica periprocedimento. Os relacionados ao *stent* são o tipo do dispositivo e da droga antiproliferativa e o polímero.

QUADRO 34.5 Classificação de trombose de *stent*

DE ACORDO COM O MOMENTO EM QUE OCORRE
Precoce: < 30 dias (aguda < 24 h e subaguda 1-30 dias)
Tardia: 30 dias a 1 ano
Muito tardia: > 1 ano
DE ACORDO COM O GRAU DE SUSPEITA CLÍNICA
Definitiva: SCA comprovada pela cineangiocoronariografia ou anatomia patológica
Provável: morte inexplicável nos primeiros 30 dias após implante do *stent* ou SCA envolvendo território no qual foi implantado o *stent* sem confirmação angiográfica, independentemente do tempo
Possível: morte inexplicável > 30 dias após o implante do *stent*

A utilização de USIC pode ajudar a identificar a causa da trombose mediante avaliação da expansão e aposição do *stent*. Permite também avaliar a presença de dissecção, muitas vezes não detectada na angiografia.

O uso da terapia antiplaquetária adequada e a otimização do procedimento contribuem para a prevenção da trombose do *stent*.

8.7 REESTENOSE

A reestenose angiográfica é definida como presença de lesão maior que 50% no diâmetro do segmento tratado, dentro do *stent* ou até 5 mm de suas bordas. A reestenose clínica consiste no retorno dos sintomas de isquemia miocárdica, associado à confirmação angiográfica, necessitando de nova revascularização da lesão-alvo, seja por intervenção percutânea ou cirúrgica.[87]

A reestenose clínica apresenta maiores taxas de mortalidade e IAM a longo prazo. A reestenose assintomática tem boa

TABELA 34.6 Classificação de perfuração coronariana

TIPO	RISCO DE TAMPONAMENTO
Tipo I: cratera extraluminal, sem extravasamento de contraste linear que sugira dissecção	8%
Tipo II: blush pericárdico ou miocárdico, com orifício de saída < 1 mm	13%
Tipo III: franco extravasamento de contraste para o pericárdio por meio de orifício ≥ 1 mm de diâmetro	63%
Tipo IV: perfuração com derramamento de contraste diretamente para o ventrículo esquerdo, para o seio coronário ou para outra câmara vascular, excluindo o pericárdio	Baixo
Tipo V: perfuração do segmento distal	

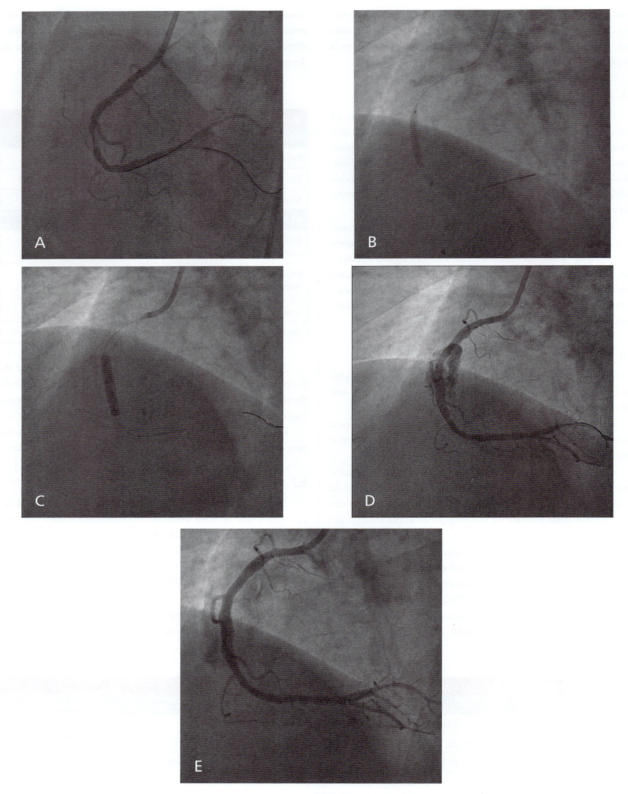

FIGURA 34.6 Sequência de perfuração coronária. (A) Lesão grave no terço médio da coronária direita. (B) Implante de *stent*. (C) Pós-dilatação do *stent* com balão não complacente. (D) Perfuração coronariana tipo II. (E) Resultado final após reversão da heparina e insuflação prolongada do balão.

evolução. No entanto, a reestenose assintomática com sinais de isquemia na cintilografia do miocárdio tem o mesmo prognóstico da reestenose sintomática.

Menos de 50% dos pacientes com reestenose angiográfica apresentam sintomas. Em geral, o quadro clínico é de angina estável, porém aproximadamente 25% dos pacientes apresentam síndromes coronarianas agudas e 5 a 10%, IAM com supradesnivelamento do segmento ST.[88]

Os mecanismos envolvidos na reestenose coronariana após o tratamento percutâneo com balão são deposição plaquetária, formação de trombo, retração elástica e remodelamento negativo. Com o advento do *stent*, houve o bloqueio da retração elástica e do remodelamento negativo, reduzindo as taxas de reestenose por esses mecanismos.

O mecanismo da reestenose dos *stents* convencionais é a hiperplasia neointimal, reduzida drasticamente com o uso de *stents* eluídos em fármacos antiproliferativos. As taxas de reestenose após balão são de 32 a 42%; dos *stents* convencionais, 16 a 32%; e dos *stents* farmacológicos, menores de 10%.[52]

Os principais fatores de risco associados à ocorrência de reestenose são SCA, IAM com supra de ST, DM, idade inferior a 55 a 60 anos, angioplastia prévia, sexo feminino, multiarteriais, lesão de TCE, enxertos venosos, oclusões crônicas, *stents* com diâmetros iguais ou inferiores a 2,5 mm e comprimento maior ou igual a 40 mm, calcificação, expansão inadequada do *stent*, perda angiográfica.

Embora os *stents* farmacológicos tenham reduzido de forma significativa as taxas de reestenose, esta ainda pode ocorrer em virtude principalmente dos seguintes fatores: hipersensibilidade ao polímero e/ou à plataforma metálica; resistência à droga atiproliferativa; subexpansão do *stent*; fratura do *stent*; e perda angiográfica da lesão. O USIC pode ser fundamental na avaliação do mecanismo da reestenose e ajudar a guiar tratamento.

A reestenose dos *stents* é passível de classificação em quatro tipos, conforme o Quadro 34.6.[89]

O padrão mais comum de reestenose após implante de *stent* convencional é o difuso, ao passo que, após *stent* farmacológico, o mais comum é o focal.

QUADRO 34.6 Classificação da reestenose intra-*stent*
Tipo I ou focal: lesão menor que 10 mm de comprimento
Tipo II ou difusa intra-*stent*: lesão maior que 10 mm de comprimento, porém restrita ao *stent*
Tipo III ou proliferativa: lesão maior que 10 mm de comprimento ultrapassando as margens do *stent*
Tipo IV ou oclusiva: ausência de fluxo anterógrado

O prognóstico do tratamento da reestenose depende de sua classificação. As taxas de nova revascularização da lesão alvo após tratamento da reestenose por balão ou *stent* convencional em um ano são de 19% para tipo I, 35% para a tipo II, 50% para a tipo III e 83% para a tipo IV. Quanto maior a proliferação neointimal, maior será a recorrência de reestenose.

O tratamento de pacientes com reestenose clínica tratados anteriormente com balão é feito utilizando um *stent* convencional ou farmacológico. Pacientes com reestenose clínica tratados anteriormente com *stent* convencional devem ser tratados com *stent* farmacológico.[52]

O tratamento da reestenose de um *stent* farmacológico ainda é controverso e desanimador, pois a reestenose após o tratamento com um novo *stent* farmacológico com a mesma droga ou droga diferente ocorre em 25 a 30% dos casos. O uso de balão farmacológico tem sido empregado nesses casos, mostrando benefícios quando comparado ao balão convencional.

REFERÊNCIAS BIBLIOGRÁFICAS

1. Gruntzig A. Transluminal dilatation of coronary-artery stenosis. Lancet. 1978;1(8058):263.
2. Boden WE, O'Rourke RA, Teo KK, Hartigan PM, Maron DJ, Kostuk WJ et al. Optimal medical therapy with or without PCI for stable coronary disease. The New England Journal of Medicine. 2007;356(15):1503-16.
3. Group BDS, Frye RL, August P, Brooks MM, Hardison RM, Kelsey SF et al. A randomized trial of therapies for type 2 diabetes and coronary artery disease. The New England Journal of Medicine. 2009;360(24):2503-15.
4. Schomig A, Mehilli J, de Waha A, Seyfarth M, Pache J, Kastrati A. A meta-analysis of 17 randomized trials of a percutaneous coronary intervention-based strategy in patients with stable coronary artery disease. Journal of the American College of Cardiology. 2008;52(11):894-904.
5. Fihn SD, Gardin JM, Abrams J, Berra K, Blankenship JC, Dallas AP et al. 2012 ACCF/AHA/ACP/AATS/PCNA/SCAI/STS guideline for the diagnosis and management of patients with stable ischemic heart disease: a report of the American College of Cardiology Foundation/American Heart Association task force on practice guidelines, and the American College of Physicians, American Association for Thoracic Surgery, Preventive Cardiovascular Nurses Association, Society for Cardiovascular Angiography and Interventions, and Society of Thoracic Surgeons. Circulation. 2012;126(25):e354-471.
6. Task Force M, Montalescot G, Sechtem U, Achenbach S, Andreotti F, Arden C et al. 2013 ESC guidelines on the management of stable coronary artery disease: the Task Force on the management of stable coronary artery disease of the European Society of Cardiology. European Heart Journal. 2013;34(38):2949-3003.
7. Authors/Task Force m, Windecker S, Kolh P, Alfonso F, Collet JP, Cremer J et al. 2014 ESC/EACTS Guidelines on myocardial revascularization: the Task Force on Myocardial Revascularization of the European Society of Cardiology (ESC) and the European Association for Cardio--Thoracic Surgery (EACTS)Developed with the special contribution of the European Association of Percutaneous Cardiovascular Interventions (EAPCI). European Heart Journal. 2014;35(37):2541-619.
8. Fihn SD, Blankenship JC, Alexander KP, Bittl JA, Byrne JG, Fletcher BJ et al. 2014 ACC/AHA/AATS/PCNA/SCAI/STS Focused Update of the Guideline for the Diagnosis and Management of Patients With Stable Ischemic Heart Disease: a Report of the American College of Cardiology/

American Heart Association Task Force on Practice Guidelines, and the American Association for Thoracic Surgery, Preventive Cardiovascular Nurses Association, Society for Cardiovascular Angiography and Interventions, and Society of Thoracic Surgeons. Circulation. 2014.
9. O'Donoghue M, Boden WE, Braunwald E, Cannon CP, Clayton TC, de Winter RJ et al. Early invasive vs conservative treatment strategies in women and men with unstable angina and non-ST-segment elevation myocardial infarction: a meta-analysis. JAMA: the Journal of the American Medical Association. 2008;300(1):71-80.
10. Fox KA, Clayton TC, Damman P, Pocock SJ, de Winter RJ, Tijssen JG et al. Long-term outcome of a routine versus selective invasive strategy in patients with non-ST-segment elevation acute coronary syndrome a meta-analysis of individual patient data. Journal of the American College of Cardiology. 2010;55(22):2435-45.
11. Mehta SR, Cannon CP, Fox KA, Wallentin L, Boden WE, Spacek R et al. Routine vs selective invasive strategies in patients with acute coronary syndromes: a collaborative meta-analysis of randomized trials. JAMA: the Journal of the American Medical Association. 2005;293(23):2908-17.
12. Montalescot G, Cayla G, Collet JP, Elhadad S, Beygui F, Le Breton H et al. Immediate vs delayed intervention for acute coronary syndromes: a randomized clinical trial. JAMA: the Journal of the American Medical Association. 2009;302(9):947-54.
13. Katritsis DG, Siontis GC, Kastrati A, van't Hof AW, Neumann FJ, Siontis KC et al. Optimal timing of coronary angiography and potential intervention in non-ST-elevation acute coronary syndromes. European Heart Journal. 2011;32(1):32-40.
14. Hamm CW, Bassand JP, Agewall S, Bax J, Boersma E, Bueno H et al. ESC Guidelines for the management of acute coronary syndromes in patients presenting without persistent ST-segment elevation: the Task Force for the management of acute coronary syndromes (ACS) in patients presenting without persistent ST-segment elevation of the European Society of Cardiology (ESC). European Heart Journal. 2011;32(23):2999-3054.
15. Writing Committee M, Jneid H, Anderson JL, Wright RS, Adams CD, Bridges CR et al. 2012 ACCF/AHA focused update of the guideline for the management of patients with unstable angina/Non-ST-elevation myocardial infarction (updating the 2007 guideline and replacing the 2011 focused update): a report of the American College of Cardiology Foundation/American Heart Association Task Force on practice guidelines. Circulation. 2012;126(7):875-910.
16. Amsterdam EA, Wenger NK, Brindis RG, Casey DE, Jr., Ganiats TG, Holmes DR, Jr. et al. 2014 AHA/ACC Guideline for the Management of Patients With Non-ST-Elevation Acute Coronary Syndromes: a Report of the American College of Cardiology/American Heart Association Task Force on Practice Guidelines. Journal of the American College of Cardiology. 2014.
17. Keeley EC, Boura JA, Grines CL. Primary angioplasty versus intravenous thrombolytic therapy for acute myocardial infarction: a quantitative review of 23 randomised trials. Lancet. 2003;361(9351):13-20.
18. O'Gara PT, Kushner FG, Ascheim DD, Casey DE, Jr., Chung MK, de Lemos JA et al. 2013 ACCF/AHA guideline for the management of ST-elevation myocardial infarction: a report of the American College of Cardiology Foundation/American Heart Association Task Force on Practice Guidelines. Circulation. 2013;127(4):e362-425.
19. Task Force on the management of STseamiotESoC, Steg PG, James SK, Atar D, Badano LP, Blomstrom-Lundqvist C et al. ESC Guidelines for the management of acute myocardial infarction in patients presenting with ST-segment elevation. European Heart Journal. 2012;33(20):2569-619.
20. Schomig A, Mehilli J, Antoniucci D, Ndrepepa G, Markwardt C, Di Pede F et al. Mechanical reperfusion in patients with acute myocardial infarction presenting more than 12 hours from symptom onset: a randomized controlled trial. JAMA: the Journal of the American Medical Association. 2005;293(23):2865-72.
21. Cucherat M, Bonnefoy E, Tremeau G. Primary angioplasty versus intravenous thrombolysis for acute myocardial infarction. The Cochrane database of systematic reviews. 2003(3):CD001560.
22. Hochman JS, Sleeper LA, Webb JG, Sanborn TA, White HD, Talley JD et al. Early revascularization in acute myocardial infarction complicated by cardiogenic shock. SHOCK Investigators. Should We Emergently Revascularize Occluded Coronaries for Cardiogenic Shock. The New England Journal of Medicine. 1999;341(9):625-34.
23. Borgia F, Goodman SG, Halvorsen S, Cantor WJ, Piscione F, Le May MR et al. Early routine percutaneous coronary intervention after fibrinolysis vs. standard therapy in ST-segment elevation myocardial infarction: a meta-analysis. European Heart Journal. 2010;31(17):2156-69.
24. Ioannidis JP, Katritsis DG. Percutaneous coronary intervention for late reperfusion after myocardial infarction in stable patients. American heart journal. 2007;154(6):1065-71.
25. Hochman JS, Lamas GA, Buller CE, Dzavik V, Reynolds HR, Abramsky SJ et al. Coronary intervention for persistent occlusion after myocardial infarction. The New England Journal of Medicine. 2006;355(23):2395-407.
26. Stettler C, Allemann S, Wandel S, Kastrati A, Morice MC, Schomig A et al. Drug eluting and bare metal stents in people with and without diabetes: collaborative network meta-analysis. Bmj. 2008;337:a1331.
27. Kappetein AP, Head SJ, Morice MC, Banning AP, Serruys PW, Mohr FW et al. Treatment of complex coronary artery disease in patients with diabetes: 5-year results comparing outcomes of bypass surgery and percutaneous coronary intervention in the SYNTAX trial. European journal of cardio-thoracic surgery: Official Journal of the European Association for Cardio-thoracic Surgery. 2013;43(5):1006-13.
28. Farkouh ME, Domanski M, Sleeper LA, Siami FS, Dangas G, Mack M et al. Strategies for multivessel revascularization in patients with diabetes. The New England Journal of Medicine. 2012;367(25):2375-84.
29. Corpus RA, George PB, House JA, Dixon SR, Ajluni SC, Devlin WH et al. Optimal glycemic control is associated with a lower rate of target vessel revascularization in treated type II diabetic patients undergoing elective percutaneous coronary intervention. Journal of the American College of Cardiology. 2004;43(1):8-14.
30. Task Force on Myocardial Revascularization of the European Society of C, the European Association for Cardio-Thoracic S, European Association for Percutaneous Cardiovascular I, Wijns W, Kolh P, Danchin N et al. Guidelines on myocardial revascularization. European Heart Journal. 2010;31(20):2501-55.
31. Ellis SG, Vandormael MG, Cowley MJ, DiSciascio G, Deligonul U, Topol EJ et al. Coronary morphologic and clinical determinants of procedural outcome with angioplasty for multivessel coronary disease. Implications for patient selection. Multivessel Angioplasty Prognosis Study Group. Circulation. 1990;82(4):1193-202.
32. Kimmel SE, Berlin JA, Strom BL, Laskey WK. Development and validation of simplified predictive index for major complications in contemporary percutaneous transluminal coronary angioplasty practice. The Registry Committee of the Society for Cardiac Angiography and Interventions. Journal of the American College of Cardiology. 1995;26(4):931-8.
33. Krone RJ, Shaw RE, Klein LW, Block PC, Anderson HV, Weintraub WS et al. Evaluation of the American College of Cardiology/American Heart Association and the Society for Coronary Angiography and Interventions lesion classification system in the current "stent era" of coronary interventions (from the ACC-National Cardiovascular Data Registry). The American Journal of Cardiology. 2003;92(4):389-94.
34. Hildick-Smith D, Lassen JF, Albiero R, Lefevre T, Darremont O, Pan M et al. Consensus from the 5th European Bifurcation Club meeting. EuroIntervention: Journal of EuroPCR in collaboration with the Working

Group on Interventional Cardiology of the European Society of Cardiology. 2010;6(1):34-8.
35. Zhang F, Dong L, Ge J. Simple versus complex stenting strategy for coronary artery bifurcation lesions in the drug-eluting stent era: a meta-analysis of randomised trials. Heart. 2009;95(20):1676-81.
36. Lassen JF, Holm NR, Stankovic G, Lefevre T, Chieffo A, Hildick-Smith D et al. Percutaneous coronary intervention for coronary bifurcation disease: consensus from the first 10 years of the European Bifurcation Club meetings. EuroIntervention: Journal of EuroPCR in collaboration with the Working Group on Interventional Cardiology of the European Society of Cardiology. 2014;10(5):545-60.
37. Thuesen L, Kelbaek H, Klovgaard L, Helqvist S, Jorgensen E, Aljabbari S et al. Comparison of sirolimus-eluting and bare metal stents in coronary bifurcation lesions: subgroup analysis of the Stenting Coronary Arteries in Non-Stress/Benestent Disease Trial (SCANDSTENT). American Heart Journal. 2006;152(6):1140-5.
38. Jokhi P, Curzen N. Percutaneous coronary intervention of ostial lesions. EuroIntervention: journal of EuroPCR in collaboration with the Working Group on Interventional Cardiology of the European Society of Cardiology. 2009;5(4):511-4.
39. Mavromatis K, Ghazzal Z, Veledar E, Diamandopoulos L, Weintraub WS, Douglas JS et al. Comparison of outcomes of percutaneous coronary intervention of ostial versus nonostial narrowing of the major epicardial coronary arteries. The American Journal of Cardiology. 2004;94(5):583-7.
40. Williams M, Shaw LJ, Raggi P, Morris D, Vaccarino V, Liu ST et al. Prognostic value of number and site of calcified coronary lesions compared with the total score. JACC Cardiovascular imaging. 2008;1(1):61-9.
41. Sianos G, Werner GS, Galassi AR, Papafaklis MI, Escaned J, Hildick-Smith D et al. Recanalisation of chronic total coronary occlusions: 2012 consensus document from the EuroCTO club. EuroIntervention: Journal of EuroPCR in collaboration with the Working Group on Interventional Cardiology of the European Society of Cardiology. 2012;8(1):139-45.
42. Joyal D, Afilalo J, Rinfret S. Effectiveness of recanalization of chronic total occlusions: a systematic review and meta-analysis. American Heart Journal. 2010;160(1):179-87.
43. Dong S, Smorgick Y, Nahir M, Lotan C, Mosseri M, Nassar H et al. Predictors for successful angioplasty of chronic totally occluded coronary arteries. Journal of Interventional Cardiology. 2005;18(1):1-7.
44. Lee MS, Yang T, Kandzari DE, Tobis JM, Liao H, Mahmud E. Comparison by meta-analysis of drug-eluting stents and bare metal stents for saphenous vein graft intervention. The American Journal of Cardiology. 2010;105(8):1076-82.
45. Roffi M, Mukherjee D, Chew DP, Bhatt DL, Cho L, Robbins MA et al. Lack of benefit from intravenous platelet glycoprotein IIb/IIIa receptor inhibition as adjunctive treatment for percutaneous interventions of aortocoronary bypass grafts: a pooled analysis of five randomized clinical trials. Circulation. 2002;106(24):3063-7.
46. Baim DS, Wahr D, George B, Leon MB, Greenberg J, Cutlip DE et al. Randomized trial of a distal embolic protection device during percutaneous intervention of saphenous vein aorto-coronary bypass grafts. Circulation. 2002;105(11):1285-90.
47. Capodanno D, Stone GW, Morice MC, Bass TA, Tamburino C. Percutaneous coronary intervention versus coronary artery bypass graft surgery in left main coronary artery disease: a meta-analysis of randomized clinical data. Journal of the American College of Cardiology. 2011;58(14):1426-32.
48. Pandya SB, Kim YH, Meyers SN, Davidson CJ, Flaherty JD, Park DW et al. Drug-eluting versus bare-metal stents in unprotected left main coronary artery stenosis a meta-analysis. JACC Cardiovascular interventions. 2010;3(6):602-11.

49. Park SJ, Kim YH, Park DW, Yun SC, Ahn JM, Song HG et al. Randomized trial of stents versus bypass surgery for left main coronary artery disease. The New England Journal of Medicine. 2011;364(18):1718-27.
50. Lee MS, Yang T, Dhoot J, Liao H. Meta-analysis of clinical studies comparing coronary artery bypass grafting with percutaneous coronary intervention and drug-eluting stents in patients with unprotected left main coronary artery narrowings. The American Journal of Cardiology. 2010;105(8):1070-5.
51. Mohr FW, Morice MC, Kappetein AP, Feldman TE, Stahle E, Colombo A et al. Coronary artery bypass graft surgery versus percutaneous coronary intervention in patients with three-vessel disease and left main coronary disease: 5-year follow-up of the randomised, clinical SYNTAX trial. Lancet. 2013;381(9867):629-38.
52. Levine GN, Bates ER, Blankenship JC, Bailey SR, Bittl JA, Cercek B et al. 2011 ACCF/AHA/SCAI Guideline for Percutaneous Coronary Intervention: a report of the American College of Cardiology Foundation/American Heart Association Task Force on Practice Guidelines and the Society for Cardiovascular Angiography and Interventions. Circulation. 2011;124(23):e574-651.
53. Andrade PB, Tebet MA, Andrade MV, Labrunie A, Mattos LA. Radial approach in percutaneous coronary interventions: current status in Brazil. Arquivos brasileiros de cardiologia. 2011;96(4):312-6.
54. Romagnoli E, Biondi-Zoccai G, Sciahbasi A, Politi L, Rigattieri S, Pendenza G et al. Radial versus femoral randomized investigation in ST-segment elevation acute coronary syndrome: the RIFLE-STEACS (Radial Versus Femoral Randomized Investigation in ST-Elevation Acute Coronary Syndrome) study. Journal of the American College of Cardiology. 2012;60(24):2481-9.
55. Jolly SS, Yusuf S, Cairns J, Niemela K, Xavier D, Widimsky P et al. Radial versus femoral access for coronary angiography and intervention in patients with acute coronary syndromes (RIVAL): a randomised, parallel group, multicentre trial. Lancet. 2011;377(9775):1409-20.
56. Piper WD, Malenka DJ, Ryan TJ, Jr., Shubrooks SJ, Jr., O'Connor GT, Robb JF et al. Predicting vascular complications in percutaneous coronary interventions. American Heart Journal. 2003;145(6):1022-9.
57. Patel MR, Jneid H, Derdeyn CP, Klein LW, Levine GN, Lookstein RA et al. Arteriotomy closure devices for cardiovascular procedures: a scientific statement from the American Heart Association. Circulation. 2010;122(18):1882-93.
58. Stefanini GG, Holmes DR, Jr. Drug-eluting coronary-artery stents. The New England Journal of Medicine. 2013;368(3):254-65.
59. vom Dahl J, Dietz U, Haager PK, Silber S, Niccoli L, Buettner HJ et al. Rotational atherectomy does not reduce recurrent in-stent restenosis: results of the angioplasty versus rotational atherectomy for treatment of diffuse in-stent restenosis trial (ARTIST). Circulation. 2002;105(5):583-8.
60. Bittl JA, Chew DP, Topol EJ, Kong DF, Califf RM. Meta-analysis of randomized trials of percutaneous transluminal coronary angioplasty versus atherectomy, cutting balloon atherotomy, or laser angioplasty. Journal of the American College of Cardiology. 2004;43(6):936-42.
61. Whitlow PL, Bass TA, Kipperman RM, Sharaf BL, Ho KK, Cutlip DE et al. Results of the study to determine rotablator and transluminal angioplasty strategy (STRATAS). The American Journal of Cardiology. 2001;87(6):699-705.
62. Vlaar PJ, Svilaas T, van der Horst IC, Diercks GF, Fokkema ML, de Smet BJ et al. Cardiac death and reinfarction after 1 year in the Thrombus Aspiration during Percutaneous coronary intervention in Acute myocardial infarction Study (TAPAS): a 1-year follow-up study. Lancet. 2008;371(9628):1915-20.
63. Kumbhani DJ, Bavry AA, Desai MY, Bangalore S, Bhatt DL. Role of aspiration and mechanical thrombectomy in patients with acute myocardial infarction undergoing primary angioplasty: an updated meta-

-analysis of randomized trials. Journal of the American College of Cardiology. 2013;62(16):1409-18.
64. Stone GW, Maehara A, Witzenbichler B, Godlewski J, Parise H, Dambrink JH et al. Intracoronary abciximab and aspiration thrombectomy in patients with large anterior myocardial infarction: the INFUSE-AMI randomized trial. JAMA: theJournal of the American Medical Association. 2012;307(17):1817-26.
65. Lagerqvist B, Frobert O, Olivecrona GK, Gudnason T, Maeng M, Alstrom P et al. Outcomes 1 year after thrombus aspiration for myocardial infarction. The New England Journal of Medicine. 2014;371(12):1111-20.
66. Kunadian B, Dunning J, Vijayalakshmi K, Thornley AR, de Belder MA. Meta-analysis of randomized trials comparing anti-embolic devices with standard PCI for improving myocardial reperfusion in patients with acute myocardial infarction. Catheterization and cardiovascular interventions: Official Journal of the Society for Cardiac Angiography & Interventions. 2007;69(4):488-96.
67. Scheller B, Hehrlein C, Bocksch W, Rutsch W, Haghi D, Dietz U et al. Treatment of coronary in-stent restenosis with a paclitaxel-coated balloon catheter. The New England Journal of Medicine. 2006;355(20):2113-24.
68. Unverdorben M, Vallbracht C, Cremers B, Heuer H, Hengstenberg C, Maikowski C et al. Paclitaxel-coated balloon catheter versus paclitaxel-coated stent for the treatment of coronary in-stent restenosis. Circulation. 2009;119(23):2986-94.
69. Serruys PW, Onuma Y, Ormiston JA, de Bruyne B, Regar E, Dudek D et al. Evaluation of the second generation of a bioresorbable everolimus drug-eluting vascular scaffold for treatment of de novo coronary artery stenosis: six-month clinical and imaging outcomes. Circulation. 2010;122(22):2301-12.
70. Ormiston JA, Serruys PW, Regar E, Dudek D, Thuesen L, Webster MW et al. A bioabsorbable everolimus-eluting coronary stent system for patients with single de-novo coronary artery lesions (ABSORB): a prospective open-label trial. Lancet. 2008;371(9616):899-907.
71. Parise H, Maehara A, Stone GW, Leon MB, Mintz GS. Meta-analysis of randomized studies comparing intravascular ultrasound versus angiographic guidance of percutaneous coronary intervention in pre-drug-eluting stent era. The American Journal of Cardiology. 2011;107(3):374-82.
72. Roy P, Steinberg DH, Sushinsky SJ, Okabe T, Pinto Slottow TL, Kaneshige K et al. The potential clinical utility of intravascular ultrasound guidance in patients undergoing percutaneous coronary intervention with drug-eluting stents. European heart journal. 2008;29(15):1851-7.
73. Witzenbichler B, Maehara A, Weisz G, Neumann FJ, Rinaldi MJ, Metzger DC et al. Relationship between intravascular ultrasound guidance and clinical outcomes after drug-eluting stents: the assessment of dual antiplatelet therapy with drug-eluting stents (ADAPT-DES) study. Circulation. 2014;129(4):463-70.
74. Pijls NH, Klauss V, Siebert U, Powers E, Takazawa K, Fearon WF et al. Coronary pressure measurement after stenting predicts adverse events at follow-up: a multicenter registry. Circulation. 2002;105(25):2950-4.
75. Klauss V, Erdin P, Rieber J, Leibig M, Stempfle HU, Konig A et al. Fractional flow reserve for the prediction of cardiac events after coronary stent implantation: results of a multivariate analysis. Heart. 2005;91(2):203-6.
76. Fearon WF, Luna J, Samady H, Powers ER, Feldman T, Dib N et al. Fractional flow reserve compared with intravascular ultrasound guidance for optimizing stent deployment. Circulation. 2001;104(16):1917-22.
77. Prati F, Di Vito L, Biondi-Zoccai G, Occhipinti M, La Manna A, Tamburino C, et al. Angiography alone versus angiography plus optical coherence tomography to guide decision-making during percutaneous coronary intervention: the Centro per la Lotta contro l'Infarto-Optimisation of Percutaneous Coronary Intervention (CLI-OPCI) study. EuroIntervention: Journal of EuroPCR in collaboration with the Working Group on Interventional Cardiology of the European Society of Cardiology. 2012;8(7):823-9.
78. Thygesen K, Alpert JS, Jaffe AS, Simoons ML, Chaitman BR, White HD et al. Third universal definition of myocardial infarction. European heart journal. 2012;33(20):2551-67.
79. Rihal CS, Textor SC, Grill DE, Berger PB, Ting HH, Best PJ et al. Incidence and prognostic importance of acute renal failure after percutaneous coronary intervention. Circulation. 2002;105(19):2259-64.
80. Mehran R, Aymong ED, Nikolsky E, Lasic Z, Iakovou I, Fahy M et al. A simple risk score for prediction of contrast-induced nephropathy after percutaneous coronary intervention: development and initial validation. Journal of the American College of Cardiology. 2004;44(7):1393-9.
81. Holmes DR, Jr., Holubkov R, Vlietstra RE, Kelsey SF, Reeder GS, Dorros G et al. Comparison of complications during percutaneous transluminal coronary angioplasty from 1977 to 1981 and from 1985 to 1986: the National Heart, Lung, and Blood Institute Percutaneous Transluminal Coronary Angioplasty Registry. Journal of the American College of Cardiology. 1988;12(5):1149-55.
82. Ellis SG, Ajluni S, Arnold AZ, Popma JJ, Bittl JA, Eigler NL et al. Increased coronary perforation in the new device era. Incidence, classification, management, and outcome. Circulation. 1994;90(6):2725-30.
83. Eeckhout E, Kern MJ. The coronary no-reflow phenomenon: a review of mechanisms and therapies. European Heart Journal. 2001;22(9):729-39.
84. Mauri L, Hsieh WH, Massaro JM, Ho KK, D'Agostino R, Cutlip DE. Stent thrombosis in randomized clinical trials of drug-eluting stents. The New England Journal of Medicine. 2007;356(10):1020-9.
85. Cutlip DE, Windecker S, Mehran R, Boam A, Cohen DJ, van Es GA et al. Clinical end points in coronary stent trials: a case for standardized definitions. Circulation. 2007;115(17):2344-51.
86. Holmes DR, Jr., Kereiakes DJ, Garg S, Serruys PW, Dehmer GJ, Ellis SG et al. Stent thrombosis. Journal of the American College of Cardiology. 2010;56(17):1357-65.
87. Dangas GD, Claessen BE, Caixeta A, Sanidas EA, Mintz GS, Mehran R. In-stent restenosis in the drug-eluting stent era. Journal of the American College of Cardiology. 2010;56(23):1897-907.
88. Mishkel GJ, Moore AL, Markwell S, Shelton MC, Shelton ME. Long-term outcomes after management of restenosis or thrombosis of drug-eluting stents. Journal of the American College of Cardiology. 2007;49(2):181-4.
89. Mehran R, Dangas G, Abizaid AS, Mintz GS, Lansky AJ, Satler LF et al. Angiographic patterns of in-stent restenosis: classification and implications for long-term outcome. Circulation. 1999;100(18):1872-8.

Cirurgia de Revascularização Miocárdica

35

Luís Alberto Oliveira Dallan
Luís Augusto Palma Dallan
Luís Roberto Palma Dallan
Fabio Biscegli Jatene

1. Introdução
2. Histórico
    2.1 Primórdios da revascularização do miocárdio
3. Principais indicações de cirurgia de revascularização do miocárdio
    3.1 Risco cirúrgico
4. Enxertos empregados na revascularização do miocárdio
    4.1 Enxertos com veia safena magna
    4.2 Artérias torácicas internas (mamárias)
        4.2.1 Utilização de enxertos arteriais bilaterais
    4.3 Enxertos arteriais alternativos
        4.3.1 Artérias: radial, gastroepiploica, epigástrica inferior e circunflexa lateral femoral
5. Técnicas minimamente invasivas
    5.1 Revascularização sem circulação extracorpórea (CEC)
    5.2 Revascularização do miocárdio por miniacesso
    5.3 Cirurgia robótica
6. Sala cirúrgica híbrida
7. Conclusões
8. Referências bibliográficas

1 INTRODUÇÃO

A cirurgia cardiovascular constitui um método objetivo no tratamento das doenças cardíacas, com emprego progressivo em suas diferentes modalidades. Entretanto, sua aceitação e consequente uso rotineiro foram estabelecidos de forma paulatina. Ainda ao final do século 19 e início do 20, a abordagem cirúrgica do coração era considerada uma violação ao corpo humano. Um dos exemplos mais claros dessa opinião foi a declaração de Theodor Billroth no encontro da Sociedade Médica de Viena de 1881, em que declarou, segundo tradução livre: "Nenhum cirurgião que queira preservar o respeito dos seus colegas deveria se atrever a suturar um ferimento cardíaco".[1]

Somente a partir da segunda metade do século 20, a cirurgia cardíaca ganhou grande expressão. Antes disso, nem mesmo o clássico livro "The Century of the Surgeon", publicado em 1957 por Jurgen Thorwald, fazia menção a ela.[2] O fantástico impulso, que propiciou forte desenvolvimento à cirurgia cardíaca, foi desencadeado nos anos 1950 com o advento da circulação extracorpórea. Desde então, as inovações são constantes e incessantes até os dias atuais, gerando um avanço exponencial.[3]

Historicamente, a revascularização do miocárdio é de grande visibilidade. Isso decorre, em parte, dos riscos inerentes aos procedimentos envolvidos na manipulação do coração e de seus grandes vasos. Além disso, a propagação de métodos alternativos no tratamento da insuficiência coronária, especialmente a possibilidade do tratamento percutâneo das lesões dessas artérias, contribui para a polêmica sobre qual é o melhor procedimento frente à doença coronária.

2 HISTÓRICO

Os relatos básicos de doença arterial coronária datam de 1768, atribuídos a William Heberden, tendo sido publicados em 1772 no "Medical Transactions of the Royal College of

Physicians". Entretanto, nessa época ainda não se correlacionava a doença coronária à angina de peito. Apenas em 1876, Adam Hammer sugeriu que a angina e o infarto do miocárdio poderiam resultar da diminuição ou da interrupção do fluxo sanguíneo coronário, quando ao menos uma artéria coronária estivesse envolvida.[4] Isso permitiu a melhor compreensão da doença arterial coronária e foi o passo inicial para a formulação de alternativas terapêuticas.

Os procedimentos visando a revascularização do miocárdio não foram introduzidos de maneira sequencial e irreversível. Muitas técnicas desenvolvidas em um primeiro momento foram abandonadas para serem reincorporadas mais tarde.[5]

As intervenções iniciais que visavam aliviar sintomas anginosos foram realizadas nas primeiras décadas do século 20. Eram, entretanto, procedimentos totalmente ineficazes e indiretos. Entre eles, destacam-se métodos para escarificar ou revestir o epicárdio com substâncias irritantes ou diferentes tecidos, buscando a obtenção de circulação colateral. Os exemplos clássicos foram realizados na Cleveland Clinic, na década de 1930, com modelos propostos por Beck e colaboradores, técnicas que propunham envolvimento do pericárdio escarificado com omento ou músculo peitoral.[6]

O primeiro procedimento que logrou a real obtenção de circulação colateral no miocárdio isquêmico foi realizado apenas em 1951, por Vineberg e colaboradores.[7] Baseados em resultados experimentais, esses autores propuseram o implante da artéria torácica interna em meio ao miocárdio do ventrículo esquerdo. Para tanto, criavam um túnel em meio à parede ventricular, por onde era introduzida a artéria torácica interna, ainda com seus ramos colaterais sangrantes. A longo prazo, observou-se que a técnica propiciava o surgimento de circulação colateral entre os ramos dessa artéria torácica e as arteríolas miocárdicas. O método permaneceu por vários anos como a única forma cirúrgica disponível para o tratamento da angina de peito.

2.1 PRIMÓRDIOS DA REVASCULARIZAÇÃO MIOCÁRDICA

Coube a Sones e colaboradores, em 1958, atuando na Cleveland Clinic, desenvolver a cineangiocoronariografia, método diagnóstico que deu grande impulso à revascularização do miocárdio.[8] Entretanto, apesar da constatação visual da obstrução nas artérias coronárias, havia grande resistência à possibilidade de sua correção cirúrgica. Já em maio de 1960, Goetz e colaboradores realizaram a primeira revascularização do miocárdio com sucesso, quando promoveram a anastomose da artéria torácica interna direita à artéria coronária direita, empregando uma sutura mecânica com anel de tântalo.[9] Apesar de a patência desse enxerto ser mantida por 1 ano, os cirurgiões foram duramente criticados por seus pares, que consideraram a técnica experimental e insegura. Desde então, Dr. Goetz não mais realizou nenhuma revascularização miocárdica.[10] Um enxerto com o emprego de veia safena foi realizado após 2 anos por David Sabiston. Como o paciente teve complicações neurológicas e faleceu após 3 dias, o caso somente foi publicado em 1974.

Coube a Garrett e colaboradores realizar, em 1964, em Houston, a primeira cirurgia de revascularização miocárdica bem-sucedida com veia safena.[11] O procedimento se deu após endarterectomia sem sucesso de uma artéria coronária. Estudo angiográfico realizado após 7 anos demonstrou a perviedade do enxerto. Também esse caso somente foi publicado anos depois, em 1973.

3 PRINCIPAIS INDICAÇÕES DE CIRURGIA DE REVASCULARIZAÇÃO DO MIOCÁRDIO (CRM)

A partir da década de 1970, a cirurgia de revascularização do miocárdio, utilizando enxertos para as artérias coronárias, revolucionou o tratamento da doença arterial coronária. Existem muitas dúvidas quanto à escolha do melhor tratamento da doença arterial coronária, quer seja ele cirúrgico, percutâneo ou clínico.

Entre os principais estudos quanto a essa questão, destaca-se o MASS, em que pacientes uniarteriais com angina estável, lesão proximal na artéria interventricular anterior e função ventricular normal foram randomizados para um dos três tratamentos: clínico, cirúrgico ou angioplastia. Já o estudo MASS-II, com o mesmo delineamento do primeiro, contemplando pacientes multiarteriais e, no braço do tratamento por angioplastia, na maioria dos casos (> 70%) com a colocação de *stents*. Por último, o subestudo do MASS-II, sobre custos, revelando menor custo com a estratégia inicial de tratar só clinicamente os pacientes, comparativamente aos dois outros tratamentos, no primeiro ano de seguimento.[12-14]

Em uma avaliação de 10 anos de seguimento dos pacientes do estudo MASS, observou-se que a CRM é melhor do que o tratamento percutâneo e o medicamentoso para a prevenção de novos eventos cardiovasculares em pacientes coronanariopatas multivasculares, principalmente devido à menor necessidade de nova revascularização adicional e às menores taxas de IAM. Contudo, as taxas de mortalidade entre os três grupos foram estatisticamente semelhantes.[15]

Mais recentemente, foram publicados outros importantes estudos, como o SYNTAX e o FREEDOM, que corroboram a indicação de cirurgia de revascularização miocárdica em pacientes portadores de doença arterial coronariana (DAC) triarterial e nos pacientes diabéticos.

O estudo FREEDOM envolveu 1.900 portadores de diabetes com DAC multiarterial documentada angiograficamente e indicação de revascularização (angina ou evidência de isquemia) para tratamento cirúrgico com ou sem circulação extracorpórea, ou intervenção coronariana percutânea (ICP) multivascular com *stent* farmacológico e infusão de abciximab. O padrão arterial deveria ser passível de tratamento por qualquer uma das técnicas de revascularização. Todos os pacientes foram mantidos em tratamento clínico com as medicações recomendadas. O desfecho primário do estudo foi composto por mortalidade global, infarto do miocárdio (IAM) não fatal ou acidente vascular encefálico (AVE) ao final de 5 anos de seguimento, e ocorreu em 205 pacientes (26,6%) submetidos a tratamento percutâneo com *stent* recoberto e em 147 (18,7%) tratados com RM (p = 0,005). O escore SYNTAX médio da população foi de 26, indicando dificuldade moderada do procedimento percutâneo, enquanto o EuroSCORE médio foi de 2,7, sugerindo baixo risco cirúrgico. Em conclusão, em pacientes com diabetes e doença coronária avançada, a CRM foi superior à ICP com declínio das taxas de morte e IAM e incremento do AVE. O estudo não mostrou interação significativa entre o efeito da CRM no desfecho primário do estudo em nenhum subgrupo pré-especificado. Assim, a CRM deve ser o tratamento de escolha em pacientes com diabetes e doença coronária multiarterial.[16]

Já o estudo SYNTAX foi multicêntrico, realizado em 62 centros europeus e 23 americanos, com o objetivo de comparar as estratégias de revascularização miocárdica cirúrgica e de angioplastia transluminal coronariana (ATC) em pacientes com doença aterosclerótica coronariana triarterial ou com lesão de tronco, em um total de 3.075 pacientes randomizados em dois grupos: 903 pacientes para realização de angioplastia com *stent* farmacológico TAXUS (ATC) e 897 pacientes para cirurgia de revascularização miocárdica (CRM). Uma comparação de não inferioridade foi feita mediante avaliação dos desfechos primários de eventos cardiovasculares e cerebrovasculares maiores ("MACCE": mortalidade por todas as causas, AVC, IAM e necessidade de nova revascularização). Ao final de 5 anos de seguimento, não houve diferença quanto à mortalidade geral (13,9% no grupo ATC *versus* 11,4% no grupo CRM, p = 0,10), porém foi demonstrada maior mortalidade cardiovascular no grupo ATC (9,0% *versus* 5,3, p = 0,003). Não foi observada maior incidência de eventos cerebrovasculares no grupo cirúrgico (3,7% no CRM *versus* 2,4% no ATC, p = 0,09). A incidência de IAM foi maior no grupo ATC (9,7% no ATC e 3,8% no CRM, p < 0,001). A necessidade de revascularização de repetição foi maior no grupo ATC (25,9% *versus* 13,7% no CRM, p < 0,001). A taxa de eventos cerebrovasculares e cardíacos maiores combinados (MACCE) ao final de 5 anos foi: 37,3% no grupo ATC e 26,9% no CRM. A conclusão do estudo foi que a CRM demonstrou ser a terapia de escolha para pacientes com anatomia coronária complexa, principalmente naqueles com SYNTAX escore intermediário e elevado. Já a angioplastia apresentou resultados semelhantes aos da CRM em pacientes com lesões de baixa complexidade.[17]

Considerando em conjunto esses conhecimentos, foram definidas indicações das situações mais comuns, baseadas primordialmente na anatomia coronariana, na função do ventrículo esquerdo, provas funcionais de isquemia e nos sintomas do paciente. A indicação da CRM é feita para aliviar sintomas, melhorar a tolerância às atividades físicas ou, em alguns subgrupos de pacientes, aumentar seu tempo de vida e até mesmo reduzir as chances de um infarto do miocárdio.[18]

Desde então, impôs-se o conceito de *heart team*, ou seja, uma equipe composta por cardiologista, hemodinamicista e cirurgião, que idealmente é recomendada para individualizar a decisão do melhor tratamento para pacientes com as lesões coronárias mais complexas.[19,20]

3.1 RISCO CIRÚRGICO

É importante considerar que, em algumas situações, a opção do tratamento por cateter pode ser alternativa em função da idade, das comorbidades e mesmo por opção do paciente. Isto é fato, principalmente, em virtude de condições anatômicas arteriais extremamente favoráveis aos procedimentos com cateter e novos *stents*, mesmo em pacientes com lesões em várias artérias.

Os problemas mais preocupantes relacionados com os procedimentos invasivos são: infecção perioperatória (principalmente mediastino e/ou respiratória, no caso de operações), quadros de AVE, disfunções gerais, infarto peri ou pós-operatório e necessidade de novo procedimento. As indicações e avaliação do risco cirúrgico para o procedimento de revascularização devem ser analisadas no sentido de minimizar a ocorrência desses problemas.[19,20]

4 ENXERTOS EMPREGADOS NA REVASCULARIZAÇÃO MIOCÁRDICA

4.1 ENXERTOS COM VEIA SAFENA MAGNA

A consagração da cirurgia cardíaca veio a partir do emprego da veia safena magna como enxerto aortocoronário. Mesmo em dias atuais, esse conduto ainda é amplamente utilizado nas cirurgias de revascularização do miocárdio (Figura 35.1).

A veia safena magna pode ser facilmente retirada de ambos os membros inferiores e sua dissecção pode ser realizada por pequenos acessos nas coxas ou pernas. Incisões com aproximadamente 4 cm de extensão permitem a manutenção de uma "ponte" de pele íntegra entre elas, trazendo menor desconforto ao paciente no pós-operatório e facilitando a cicatrização. Existem também dispositivos auxiliares que permitem a retirada da veia safena de modo menos invasivo, a partir de miniacessos de poucos milímetros de extensão, o que reduz ainda mais a agressão ao local e previne a infecção.

Hoje se sabe a importância do cuidado com a técnica de dissecção da veia safena. Diversos estudos demonstraram que pressões de distensão elevadas na preparação das veias aumentavam o risco de lesões no endotélio do vaso. Evitá-las, portanto, tem melhorado os resultados a longo prazo. Além disso, medicamentos como aspirina e estatinas têm demonstrado influência positiva na perviedade a longo prazo desses enxertos.[21]

A patência da veia safena humana é reconhecidamente inferior à das artérias torácicas internas (mamárias). Isso resulta da diferença estrutural destas, especialmente na composição de suas camadas médias. A veia safena apresenta menos fibras elásticas e

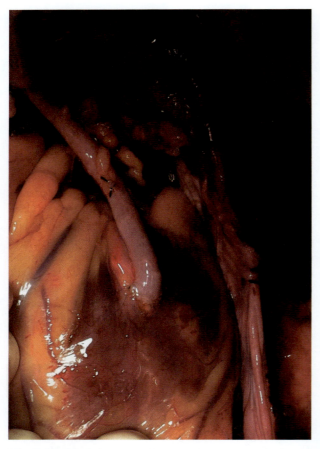

FIGURA 35.1 Ponte de veia safena anastomosada a ramo marginal da artéria coronária esquerda.

mais fibras musculares nessas camadas, quando comparada à artéria torácica interna. Esse fato a torna mais vulnerável a altas pressões de distensão, tanto no seu preparo quanto no regime pressórico a que fica submetida cronicamente, sob a forma de enxerto vascular.[22,23]

Em 1967, René Favaloro e Mason Sones, trabalhando em conjunto na Cleveland Clinic, normatizaram a técnica, o que foi acompanhado de enorme repercussão em todo o mundo e inseriu as pontes de veia safena como opção de excelência no tratamento da insuficiência coronária.[24] Decorrido apenas 1 ano, já em 1968, a técnica foi reproduzida no Brasil pelos doutores Euríclides de Jesus Zerbini e Adib Domingos Jatene, sendo rapidamente incorporada por inúmeros grupos em todo o país.[25,26]

4.2 ARTÉRIAS TORÁCICAS INTERNAS (MAMÁRIAS)

A artéria torácica interna esquerda foi utilizada pioneiramente por Kolessov em 1964,[27] em anastomose com o ramo interventricular anterior da artéria coronária esquerda. O acesso se deu por toracotomia esquerda, não tendo sido empregada a circulação extracorpórea. À época da realização do procedimento, o método não obteve boa receptividade no meio médico internacional. Provavelmente isso se deveu ao conceito então reinante de que, como o fluxo imediato da artéria torácica interna esquerda era inferior quando comparado ao da veia safena, esse enxerto traria menos vantagens na revascularização miocárdica.

Esse conceito foi paulatinamente mudado, especialmente a partir de 1986, quando Loop e colaboradores difundiram resultados observados na Cleveland Clinic.[28] Nesse estudo, os autores evidenciaram a superioridade da artéria torácica interna esquerda em relação ao enxerto de veia safena, quando anastomosada ao ramo interventricular anterior da artéria coronária esquerda. O seguimento de 10 anos de pacientes que haviam recebido esse tipo de enxerto demonstrou sua perviedade superior a 90% e popularizou a artéria torácica interna esquerda como técnica-padrão para a revascularização do ramo interventricular anterior da artéria coronária esquerda (Figura 35.2). Esses resultados causaram grande impacto na evolução da cirurgia cardíaca.

Mais recentemente, Lytle e colaboradores[29] promoveram estudos semelhantes, estendendo-os para um período maior. A observação de que 90% desses enxertos encontravam-se pérvios, decorridos cerca de 20 anos, elegeu o emprego da artéria torácica interna esquerda como o método mais confiável de revascularização miocárdica até os dias atuais.

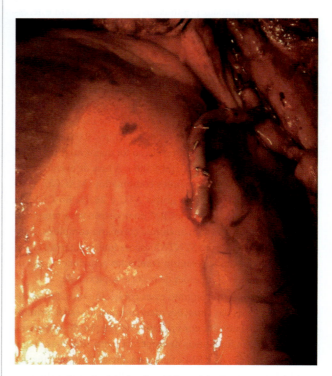

FIGURA 35.2 Aspecto cirúrgico da artéria torácica interna esquerda dissecada de forma esqueletizada e anastomosada ao ramo interventricular anterior da artéria coronária esquerda.

Entretanto, os mesmos resultados de patência não foram observados quando a artéria torácica interna direita era anastomosada à artéria coronária direita e seus sub-ramos. A explicação mais aceita é de que essa artéria empregada na forma *in situ* atinge apenas as porções mais proximais da artéria coronária direita e, na evolução da doença, ela poderia se ocluir abaixo do sítio da anastomose, perdendo o enxerto. Atualmente essas limitações de comprimento podem ser superadas por meio da esqueletização do vaso (o enxerto fica mais longo), ou seu emprego como enxerto livre.[30]

Outra possibilidade para a revascularização miocárdica foi a anastomose da artéria torácica interna direita *in situ* por via retroaórtica, para ramos diagonais e marginais da artéria coronária esquerda. Essa técnica foi desenvolvida em nosso meio em 1984,[31] e atualmente já coexiste com diversas variações técnicas e excelentes resultados imediatos.[32-34]

De maneira prática, as artérias torácicas internas raramente desenvolvem doença aterosclerótica e seus diâmetros, em geral, são compatíveis com a artéria coronária a ser revascularizada. Entretanto, a utilização de ambas as artérias torácicas internas simultaneamente em um mesmo paciente requer técnica apurada e demanda maior tempo cirúrgico. Isso evita que sejam utilizadas de forma rotineira em todos os serviços e em diferentes subgrupos de pacientes, especialmente nos mais idosos e nos diabéticos insulinodependentes. Esses fatos fazem os índices de utilização das artérias torácicas internas variarem de 4 a 30%, mesmo em determinados países da Europa[35,36] e outros como Estados Unidos e Japão.

Um fato muito positivo são evidências de que, a longo prazo, ocorre o remodelamento das artérias torácicas internas, que acabam por adequar seu fluxo ao leito miocárdico receptor. Isso justifica a preferência da artéria torácica interna direita como segundo enxerto arterial, mesmo quando comparada à artéria radial.

Resumidamente, o uso das artérias torácicas internas esquerda e direita, complementado ou não por enxertos arteriais ou com veia safena, constitui ainda hoje a condição terapêutica mais indicada no tratamento da doença arterial coronária obstrutiva.

4.2.1 Utilização de enxertos arteriais bilaterais

A utilização de enxertos arteriais bilaterais na CRM, ou seja, utilização das artérias torácicas internas esquerda e direita (respectivamente mamárias esquerda e direita) confere uma vantagem de sobrevivência a longo prazo quando comparada à utilização de apenas uma das artérias mamárias e deve ser realizada sempre que houver anatomia coronária favorável e os fatores de risco do paciente permitirem um risco aceitável de infecção profunda da ferida esternal.[37]

O uso desses enxertos biarteriais está relacionado a uma taxa de nova necessidade de revascularização miocárdica significativamente menor em comparação com a utilização de enxertos uniarteriais.[37]

Em pacientes de alto risco, a realização de CRM sem CEC com a utilização de enxertos arteriais bilaterais (mamárias esquerda e direita) esqueletizados está associada a um menor risco de mortalidade e de eventos cardíacos do que com a utilização de um único enxerto arterial de mamária, sem aumento do risco operatório.[38]

Mesmo nos pacientes diabéticos, que apresentam maiores taxas de complicações cirúrgicas e de infecção da ferida esternal, e em que há certo receio de que a utilização das duas artérias mamárias possa ser deletéria para o paciente, há benefícios em relação à maior sobrevida e menor morbidade.[39]

4.3 ENXERTOS ARTERIAIS ALTERNATIVOS

4.3.1 Artérias radial, gastroepiploica, epigástrica inferior e circunflexa lateral femoral

Em 1971, Carpentier inovou com a utilização da artéria radial como método alternativo para a revascularização miocárdica. Entretanto, os desfechos iniciais foram desencorajadores. Mais recentemente, o enxerto com artéria radial foi reestabelecido, sobretudo concomitante à utilização de medicamentos[40] e de técnicas antiespasmódicas.[41] Dada a possibilidade de espasticidade, sua utilização deve ser evitada em coronárias com obstrução inferior a 70%, pois a competição de fluxo pode propiciar o afilamento difuso de todo enxerto (*string sign*).[42,43]

Já em 1987, Pym e colaboradores[44] propuseram o uso de segmentos da artéria gastroepiploica na revascularização do miocárdio. Ela se origina a partir das artérias hepática, gastroduodenal e pancreatoduodenal. Localiza-se na face anterior da grande curvatura gástrica e é responsável pela irrigação dos dois terços inferiores do estômago. Sua utilização em cirurgia cardíaca destina-se preferencialmente aos pacientes em que se visa o uso exclusivo de enxertos arteriais na revascularização cirúrgica. Geralmente utilizada *in situ*, destinando-se a ramos da artéria coronária direita ou ramos de artérias marginais.

Na década de 1990, Puig e colaboradores[45] descreveram a técnica envolvendo a artéria epigástrica inferior. Ela se origina da artéria ilíaca externa, situada no terço inferior da parede abdominal, entre o músculo reto abdominal e sua aponeurose posterior. É utilizada habitualmente em pacientes jovens, quando não há disponibilidade dos demais enxertos arteriais, ou em pacientes safenectomizados ou portadores de varizes em membros inferiores.

Outra opção consiste em empregar o ramo descendente da artéria circunflexa lateral femoral, proposto em 2003 por Fabrocini e colaboradores.[46] Esses autores demonstraram elevados índices de patência ao final de 1 ano (97%) e de 3 anos (93%). Estudo semelhante em nosso meio também revelou elevada perviedade a curto prazo (92% em 90 dias) e diâmetro luminal com remodelamento positivo,[47] fazendo desta artéria uma opção promissora como enxerto arterial.

5 TÉCNICAS MINIMAMENTE INVASIVAS

5.1 REVASCULARIZAÇÃO SEM CIRCULAÇÃO EXTRACORPÓREA (CEC)

A realização de revascularização miocárdica sem circulação extracorpórea teve um grande impulso na década de 1990. Diversas equipes cirúrgicas, como Buffolo e colaboradores[48] e Benetti e colaboradores[49] demonstraram os benefícios dessa técnica na redução da morbidade e mortalidade, especialmente por diminuir complicações neurológicas. Antes exclusiva para o tratamento de lesões coronárias únicas da parede anterior do coração, essa modalidade foi rapidamente ampliada para pacientes com múltiplas lesões obstrutivas em outras coronárias.

Os diferentes modelos de estabilizadores cardíacos, que permitem a fixação do segmento a ser revascularizado reduzindo a movimentação cardíaca, propiciaram o grande desenvolvimento dessa técnica. A utilização de *shunts* intracoronários possibilitou a manutenção da perviedade do vaso durante a realização da anastomose, evitando isquemia do leito distal e eventual deterioração hemodinâmica e possibilitando maior segurança.[50]

A comparação entre as técnicas sempre foi polêmica e diversos artigos apresentaram resultados conflitantes. A maior parte desses estudos baseava-se no argumento de que a cirurgia sem circulação extracorpórea geraria menor reação inflamatória, com vantagens no intra e no pós-operatório, o que vem sendo contestado. Entretanto, um dos benefícios indubitáveis do método consiste na possibilidade de menor manipulação da aorta ascendente, podendo prevenir maiores complicações neurológicas. Portanto, embora diversos grupos defendam evitar a circulação extracorpórea, ainda há controvérsias sobre sua utilização na revascularização do miocárdio.

O estudo GOPBAPE, publicado no periódico *New England Journal of Medicine*, randomizou pacientes com 75 anos de idade ou mais, encaminhados para operação eletiva de revascularização do miocárdio pela primeira vez para se submeter ao procedimento com ou sem circulação extracorpórea. O desfecho primário foi um composto de morte, AVE, infarto do miocárdio, nova revascularização, ou nova terapia de substituição renal em 30 dias e 12 meses após a cirurgia. Um total de 2.539 pacientes foram submetidos à randomização e não houve diferença significativa entre aqueles submetidos à cirurgia com ou sem CEC em termos de desfecho composto aos 12 meses (13,1% *versus* 14,0%; *odds ratio* 0,93, IC de 95%, 0,76-1,16, p = 0,48). Em uma análise de subgrupos, houve maior necessidade de nova revascularização após a RM sem CEC do que com CEC (1,3% *versus* 0,4%; *odds ratio*, 2,42, 95% CI, 1,03-5,72, p = 0,04).[51]

Já o estudo CORONARY, publicado no mesmo periódico, envolvendo 4.752 pacientes em 79 diferentes centros, evidenciou que não houve diferença significativa entre CRM com e sem CEC aos 30 dias em relação à taxa de óbito, infarto do miocárdio, AVE ou insuficiência renal com necessidade de diálise.

O uso de RM sem CEC resultou na redução das taxas de transfusão, reoperação por sangramento intraoperatório, complicações respiratórias e lesão renal aguda, mas também resultou em um aumento do risco de revascularização precoce. O seguimento de 1 ano deste estudo também não demonstrou diferenças entre os grupos (12,1% sem CEC *versus* 13,3% com CEC; p = 0,24).[52,53]

O estudo ROOBY, por sua vez, publicado no periódico *Circulation*, com 2.203 pacientes randomizados para grupos com e sem CEC, demonstrou que a CRM sem CEC apresentou menor patência dos enxertos arteriais (85,8% *versus* 91,4%; p = 0,003) e de veia safena (72,7% *versus* 80,4%; p < 0,001), e os enxertos se mostraram menos eficazes do que na revascularização com CEC (p ≤ 0,001). Em 1 ano, esses pacientes com revascularizações menos eficazes tiveram maiores taxas de eventos adversos. Esse artigo inclusive inspirou um editorial com o título: "Será que a cirurgia sem CEC deveria ser abandonada?".[54,55]

Numerosas metanálises também revisaram os desfechos precoces e tardios de CRM com e sem CEC e a maioria deles, da mesma forma, não demonstra diferenças significativas de mortalidade e morbidade entre essas modalidades cirúrgicas. Outras metanálises sugerem uma diminuição dos benefícios da CRM sem CEC a longo prazo, fato que pode ser atribuído à maior incidência de revascularização incompleta associada a essa técnica. Portanto, a controvérsia em relação ao tema ainda persiste.[56,57]

5.2 REVASCULARIZAÇÃO DO MIOCÁRDIO POR MINIACESSO

Atualmente, diversos métodos foram desenvolvidos mediante técnicas que propiciam menor invasão e menor trauma cirúrgico na revascularização do miocárdio. Entre eles, destaca-se o emprego da artéria torácica interna por minitoracotomia, evitando-se a circulação extracorpórea e a esternotomia.

O primeiro relato de revascularização cirúrgica por miniacesso foi realizado em 1995 por Benetti & Ballester.[58] Com auxílio de toracoscopia, os autores dissecaram a artéria torácica interna esquerda por minitoracotomia anterior esquerda e anastomosaram-na à artéria descendente anterior. A equipe de Subramanian e colaboradores[59] descreveu experiência semelhante de revascularização miocárdica por minitoracotomia, porém por dissecção direta da artéria torácica interna esquerda, sem o uso do toracoscópio.

Um dos grandes problemas do miniacesso, inicialmente, foi a qualidade da anastomose da artéria torácica interna com a artéria coronária, sem a utilização de circulação extracorpórea. A necessidade de reoperação precoce apresentou taxas entre 10 e 15% dos pacientes.[60,61] O advento de estabilizadores regionais coronários propiciou maior segurança e conforto para o cirurgião na realização da anastomose com o coração em movimento e o método por miniacesso passou a ter maior aceitação na comunidade cirúrgica.[62-64]

5.3 CIRURGIA ROBÓTICA

O emprego de técnicas robóticas na dissecção da artéria torácica interna promoveu o desenvolvimento de novos métodos, menos invasivos, para indivíduos com insuficiência coronária. A operação pôde ser realizada com melhor estética, possibilitando uma recuperação mais rápida e com menor tempo de internação hospitalar.[65]

No Brasil, a dissecção robótica da artéria torácica interna esquerda foi iniciada em 2001, com o emprego de videotoracoscopia guiada por braço robótico (modelo AESOP). O sistema de movimentação da fibra óptica era integrado ao procedimento por meio da voz.[66] Embora atrativas, essas novas modalidades robóticas requerem treinamento aplicado em suas diversas etapas. Deve-se sempre considerar a árdua curva de aprendizado.[67,68]

Diversos estudos recentes vêm demonstrando as vantagens desses procedimentos minimamente invasivos. Em nosso meio, Milanez e colaboradores[69] demonstraram a possibilidade da dissecção da artéria torácica interna esquerda por via robótica, com resultados semelhantes aos obtidos pela dissecção tradicional. O objetivo final é poder realizar a revascularização miocárdica completa, auxiliada pela videotoracoscopia e sem a necessidade de grandes incisões.[70-72] Essa prática proporciona menor desconforto respiratório no pós-operatório e menor tempo de internação hospitalar.

Portanto, o auxílio robótico vem sendo progressivamente estabelecido na prática clínica, principalmente visando a dissecção da artéria torácica interna e a realização da anastomose coronária.[73,74] Cirurgias de revascularização miocárdica robóticas, sem a abertura convencional do tórax, já constituem uma realidade em alguns centros americanos e europeus. Entretanto, apesar dos resultados favoráveis, o custo elevado do equipamento e a grande dificuldade técnica no aprendizado limitam os procedimentos a poucos centros especializados no mundo.

6 SALA CIRÚRGICA HÍBRIDA

Deve ser localizada no interior do centro cirúrgico, sendo ideal para cirurgias menos invasivas, videoassistidas ou robóticas. Prestam-se especialmente para procedimentos que necessitem, ainda no intraoperatório, de imagens sofisticadas e complexas dos exames complementares. Elas fornecem segurança ao ato cirúrgico e permitem ao cirurgião uma rápida avaliação do procedimento.[75]

Essas salas híbridas, ou *high-tech*, foram idealizadas a partir da união de técnicas de cirurgia cardíaca minimamente invasivas, associadas à necessidade da cardiologia intervencionista, visando a realização de procedimentos cada vez mais complexos e invasivos.[76]

Os principais benefícios relacionados à utilização da sala híbrida e da cirurgia consistem na possibilidade de realização de procedimentos diagnósticos e intervencionistas no mesmo ato cirúrgico e, dessa forma, reduzindo o tempo de hospitalização e os custos, além de favorecer o fluxo operacional da instituição, pois há maior facilidade de mobilidade da equipe multiprofissional e acesso rápido a todos os equipamentos necessários à intervenção.[75,76]

A segurança é outro aspecto relevante, uma vez que o tratamento de qualquer complicação relacionada aos procedimentos percutâneos ou cirúrgicos encontra na sala híbrida um local propício para intervenção. Os procedimentos híbridos e minimamente invasivos apresentam a vantagem de oferecer melhor resultado estético, menor trauma cirúrgico, redução no tempo de recuperação dos pacientes e menor necessidade de transfusão sanguínea quando comparados às cirurgias convencionais.[77]

Em um cenário de pacientes de alto risco cirúrgico e com doenças cardiovasculares complexas, as salas híbridas oferecem maior segurança e comodidade para o procedimento. O sucesso do tratamento depende de um planejamento adequado e da integração de toda equipe multidisciplinar, em que cardiologista clínico, cirurgião cardíaco, cardiologista intervencionista, anestesiologista e enfermagem agem conjuntamente em prol do paciente.[78]

7 CONCLUSÕES

Ainda nos dias de hoje, a revascularização cirúrgica do miocárdio permanece uma excelente opção terapêutica para tratamento da doença arterial coronária obstrutiva, sobretudo em pacientes diabéticos,[79,80] em idosos[81,82] e naqueles com baixa fração de ejeção de ventrículo esquerdo.[83] Procedimentos alternativos, como o uso de raios laser,[84] células-tronco[85] e até variações no emprego da artéria torácica interna,[86] também são realizados, mas fazem parte do tratamento de um grupo especial de pacientes não incluídos na rotina habitual.

Apesar do momento de transformação em que vivemos, podemos considerar ideal para o futuro da cirurgia de revascularização do miocárdio: utilização máxima de enxertos arteriais; restrição ao uso de circulação extracorpórea; procurar realizá-la de maneira minimamente invasiva e, quando necessário, complementá-la com procedimentos híbridos percutâneos.

REFERÊNCIAS BIBLIOGRÁFICAS

1. Weisse AB. Cardiac surgery: a century of progress. Tex Heart Inst J. 2011;38(5):486-90.
2. Thorwald J. The century of the surgeon. New York: Pantheon Books; 1957.
3. Braile DM, Godoy MF. História da cirurgia cardíaca no mundo. Rev Bras Cir Cardiovasc. 2012;27(1):125-36.
4. Hammer A. The history of coronary heart disease. Leibowitz JO. Institute of the History of Medicine, New Series, vol. XVIII-United Kingdom, 1970. The nineteenth century. p.135.
5. Dallan LAO, Jatene, FB. Revascularização miocárdica no século XXI. Rev Bras Cir Cardiovasc 2013;28(1):137-44.
6. Beck CS. The development of a new blood supply to the heart by operation. Ann Surg. 1935;102(5):801-13.

7. Vineberg A, Miller G. Internal mammary coronary anastomosis in the surgical treatment of coronary artery insufficiency. Can Med Assoc J. 1951;64(3):204-10.
8. Sones Jr FM. Cine-coronary arteriography. Ohio Med. 1962;58:1018-9.
9. Goetz RH, Rohman M, Haller JD, Dee R, Rosenak SS. Internal mammary-coronary artery anastomosis. A nonsuture method employing tantalum rings. J Thorac Cardiovasc Surg. 1961;41:378-86.
10. Konstantinov IE. Robert H. Goetz: the surgeon who performed the first successful clinical coronary artery bypass operation. Ann Thorac Surg. 2000;69(6):1966-72.
11. Garrett HE, Dennis EW, DeBakey ME. Aortocoronary bypass with saphenous vein graft. Seven-year follow-up. JAMA. 1973;223(7):792-4.
12. Hueb WA, Bellotti G, Oliveira AS et al. The medicine angioplasty or surgery Study (MASS): a prospective, randomized trial of medical therapy, balloon angioplasty or bypass surgery for single proximal left anterior descending artery stenosis. J Am Coll Cardiol. 1995; 26: 1600-5.
13. Hueb W, Soares PR, Gersh BJ et al. The medicine, angioplasty, or surgery study (MASS-II): a randomized, controlled clinical trial of three therapeutic strategies for multivessel coronary artery disease: one-year results. J Am Coll Cardiol. 2004; 43:1743-51.
14. Favarato D, Hueb W, Gersh BJ et al. First Year Follow-Up of MASS II Study. Relative cost comparison of treatments for coronary artery disease: the First Year Follow-Up of MASS II Study. Circulation. 2003;108 (Suppl 1):II21-3.
15. Hueb W, Lopes N, Gersh B et al. Ten-Year Follow-Up Survival of the Medicine, Angioplasty, or Surgery Study (MASS II). A Randomized Controlled Clinical Trial of 3 Therapeutic Strategies for Multivessel Coronary Artery Disease. Circulation 2010; DOI: 10.1161 CIRCULATIONAHA.109.911669.
16. Farkouh ME, Domanski M, Sleep LA et al. Strategies for multivessel revascularization in patients with diabetes. For the investigators of the FREEDOM TRIAL. N Engl J Med. 2012; 367:2375-2384. DOI:10.1056/NEJMoa1211585.
17. Serryus PW, Morice MC, Kappetein P, Colombo A et al. Percutaneous coronary intervention versus coronary-artery bypass grafting for severe coronary artery disease. For the investigators of the SYNTAX TRIAL. N Engl J Med. 2009;360:961-972. DOI: 10.1056/NEJMoa0804626.
18. Yusuf S, Zucker D, Chalmers TC. Ten-year results of the randomized control trials of coronary artery bypass graft surgery: tabular data compiled by the collaborative effort of the original trial investigators. Part 2 of 2. Online J Curr Clin Trials. 1994;144.
19. Fihn SD, Gardin JM, Abrams J et al.; ACCF/AHA/ACP/AATS/PCNA/SCAI/STS. Guideline for the Diagnosis and Management of Patients With Stable Ischemic Heart Disease. J Am Coll Cardiol. 2012;60(24):e44-e164. doi:10.1016/j.jacc.2012.07.013.
20. Nicolau JC, Timerman A, Marin-Neto JA, Piegas LS, Barbosa CJDG, Franci A, Sociedade Brasileira de Cardiologia. Diretrizes da Sociedade Brasileira de Cardiologia sobre Angina Instável e Infarto Agudo do Miocárdio sem Supradesnível do Segmento ST. Arq Bras Cardiol. 2014; 102(3 Supl.1):1-61.
21. Souza DS, Dashwood MR, Tsui JC, Filbey D, Bodin L, Johanssonet B et al. Improved patency in vein grafts harvested with surrounding tissue: results of a randomized study using three harvesting techniques. Ann Thorac Surg. 2002;73(4):1189-95.
22. Dallan LAO, Miyakawa AA, Lisboa LA, Abreu Filho CA, Campos L, Borin T et al. Alterações estruturais e moleculares (cDNA) precoces em veias safenas humanas cultivadas sob regime pressórico arterial. Rev Bras Cir Cardiovasc. 2004;19(2):126-35.
23. Dallan LAO, Miyakawa AA, Lisboa LA, Borin TF, Abreu Filho CAC, Campos LC et al. Ação inibitória da interleucina – 1 sobre a proliferação de células musculares lisas cultivadas a partir de veias safenas humanas. Rev Bras Cir Cardiovasc 2005;20(2):111-6.
24. Favaloro RG. Saphenous vein autograft replacement of severe segmental coronary artery occlusion: operative technique. Ann Thorac Surg. 1968;5(4):334-9.
25. Prates PR. Pequena história da cirurgia cardíaca: e tudo aconteceu diante de nossos olhos. Rev Bras Cir Cardiovasc. 1999;14(3):177-84.
26. Stolf NAG, Braile DM. Euryclides de Jesus Zerbini: uma biografia. Rev Bras Cir Cardiovasc. 2012; 27(1):137-47.
27. Kolesov VI. Mammary artery-coronary artery anastomosis as method of treatment for angina pectoris. J Thorac Cardiovasc Surg. 1967;54(4):535-44.
28. Loop FD, Lytle BW, Cosgrove DM, Stewart RW, Goormastic M, Williams GW, et al. Influence of the internal-mammary-artery graft on 10-year survival and other cardiac events. N Engl J Med. 1986;314(1):1-6.
29. Lytle BW, Blackstone EH, Sabik JF, Houghtaling P, Loop FD, Cosgrove DM. The effect of bilateral internal thoracic artery grafting on survival during 20 postoperative years. Ann Thorac Surg. 2004;78(6):2005-12.
30. Lisboa LAF, Dallan LAO, Puig LB, Abreu Filho C, Leca RC, Dallan LAP et al. Seguimento clínico a médio prazo com uso exclusivo de enxertos arteriais na revascularização completa do miocárdio em pacientes com doença coronária triarterial. Rev Bras Cir Cardiovasc. 2004;19(1):9-16.
31. Puig LB, França Neto L, Rati M, Ramires JA, Luz PL, Pillegi F et al. A technique of anastomosis the right internal mammary artery to the circumflex artery and its branches. Ann Thorac Surg. 1984;38(5):533-4.
32. Deininger MO. Análise comparativa da perviedade das artérias torácicas internas direita e esquerda na revascularização da região anterior do coração. Avaliação por angiotomografia no 6º mês de pós-operatório [Tese de doutorado]. São Paulo: Faculdade de Medicina da Universidade de São Paulo; 2012.
33. Zacharias A. Protection of the right internal mammary artery in the retrosternal position with stented grafts. Ann Thorac Surg. 1995;60(6):1826-8.
34. Lev-Ran O, Pevni D, Matsa M, Paz Y, Kramer A, Mohr R. Arterial myocardial revascularization with in situ crossover right internal thoracic artery to left anterior descending artery. Ann Thorac Surg. 2001;72(3):798-803.
35. Kappetein AP. Bilateral mammary artery vs. single mammary artery grafting: promising early results: but will the match finish with enough players? Eur Heart J. 2010;31(20):2444-6.
36. Kinoshita T, Asai T. Bilateral internal thoracic artery grafting: current state of the art. Innovations (Phila). 2011;6(2):77-83.
37. Endo M, Nishida H, Tomizawa Y, Kasanuki H. Benefit of Bilateral Over Single Internal Mammary Artery Grafts for Multiple Coronary Artery Bypass Grafting. Circulation 2001; 104: 2164-2170
38. Kinoshita T, Asai T, Suzuki T, Kambara, Matsubayashi K. Off-Pump Bilateral Versus Single Skeletonized Internal Thoracic Artery Grafting in High-Risk Patients. Circulation 2011; 124: S130-S134.
39. Puskas JD, Sadiq A, Vassiliades TA, Kilgo PD, Lattouf OM. Bilateral internal thoracic artery grafting is associated with significantly improved long-term survival, even among diabetic patients. Ann Thorac Surg. 2012 Sep;94(3):710-5
40. Acar C, Jebara VA, Portoghèse M, Fontaliran F, Dervanian P, Chachques J et al. Comparative anatomy and histology of the radial artery and the internal thoracic artery. Implication for coronary artery bypass. Surg Radiol Anat. 1991;13(4):283-8.
41. Dallan LA, Oliveira SA, Poli de Figueiredo LP, Lisboa LA, Platania F, Jatene AD. Externally supported radial artery graft for myocardial revascularization: A new technique to avoid vasospasm. J Thorac Cardiovasc Surg. 1999;118(3):563-5.
42. Dallan LAO, Oliveira SA, Lisboa LA, Platania F, Jatene FB, Iglézias JCR et al. Revascularização completa do miocárdio com uso exclusivo de enxertos arteriais. Rev Bras Cir Cardiovasc.1998;13(3):187-93.

43. Carneiro LJ, Platania F, Dallan LAP, Dallan LAO, Stolf NAG. Revascularização miocárdica com artéria radial: influência da anastomose proximal na oclusão a médio e longo prazo. Rev Bras Cir Cardiovasc. 2009;24(1):38-43.
44. Pym J, Brown PM, Charrette EJ, Parker JO, West RO. Gastroepiploic-coronary anastomosis. A viable alternative bypass graft. J Thorac Cardiovasc Surg. 1987;94(2):256-9.
45. Puig LB, Ciongolli W, Cividanes GV, Dontos A, Kopel L, Bittencourt D et al. Inferior epigastric artery as a free graft for myocardial revascularization. J Thorac Cardiovasc Surg.1990;99(2):251-5.
46. Fabbrocini M, Fattouch K, Camporini G, DeMicheli G, Bertucci C, Cioffi P et al. The descending branch of lateral femoral circumflex artery in arterial CABG: early and midterm results. Ann Thorac Surg. 2003;75(6):1836-41.
47. Gaiotto FA, Vianna CB, Dallan LAO, Senra T, Cesar LAM, Stolf NAG et al. Ramo descendente da circunflexa lateral femoral na revascularização do miocárdio: avaliação angiotomográfica de curto prazo. 33º Congresso da Sociedade de Cardiologia do Estado de São Paulo. 2012 jun 7-9. São Paulo, SP.
48. Buffolo E, Andrade JC, Branco JN, Aguiar LF, Ribeiro EE, Jatene AD. Myocardial revascularization without extracorporeal circulation. Seven-year experience in 593 cases. Eur J Cardiothorac Surg. 1990;4(9):504-7.
49. Benetti FJ, Naselli G, Wood M, Geffner L. Direct myocardial revascularization without extracorporeal circulation. Experience in 700 patients. Chest. 1991;100(2):312-6.
50. Jatene FB, Pego-Fernandes PM, Hueb AC, Oliveira PM, Hervoso CM, Dallan LA et al. Revascularização do miocárdio por técnica minimamente invasiva: o que aprendemos após 3 anos com seu emprego. Rev Bras Cir Cardiovasc. 1999;14(1):6-13.
51. Diegeler A, Börgermann J, Kappert U, Breuer M et al. Off-Pump versus On-Pump Coronary-Artery Bypass Grafting in Elderly Patients. N Engl J Med 2013;368:1189-98.
52. Lamy A, Devereaux PJ, Doraias P, Taggart DP et al. Off-Pump or On-Pump Coronary-Artery Bypass Grafting at 30 Days. N Engl J Med 2012;366:1489-97.
53. Lamy A, Devereaux PJ, Doraias P, Taggart DP et al. Effects of off-pump and on-pump coronary artery bypass grafting at 1 year. N Engl J Med. 2013;368:1179–1188.
54. Hattler B, Messenger JC, Shroyer AL, Collins JF et al. Off-Pump Coronary Artery Bypass Surgery Is Associated With Worse Arterial and Saphenous Vein Graft Patency and Less Effective Revascularization – ROOBY trial. Circulation. 2012; 125: 2827-2835.
55. Lazar HL. Should off-pump coronary artery bypass grafting be abandoned? Circulation. 2013; 128: 406-413.
56. Chu D, Bakaeen FG, Dao TK, LeMaire AS et al. On-pump versus off-pump coronary artery bypass grafting in a cohort of 63,000 patients. Ann Thorac Surg. 2009;87:1820–1826.
57. Synnergren MJ, Ekroth R, Odén A, Rexius H, Wiklund L. Incomplete revascularization reduces survival benefit of coronary artery bypass grafting: role of off-pump surgery. J Thorac Cardiovasc Surg. 2008;136:29-36.
58. Benetti FJ, Ballester C. Use of thoracoscopy and a minimal thoracotomy, in mammary-coronary bypass to left anterior descending artery, without extracorporeal circulation. Experience in 2 cases. J Cardiovasc Surg (Torino). 1995;36(2):159-61.
59. Subramanian VA, McCabe JC, Geller CM. Minimally invasive direct coronary artery bypass grafting: two-year clinical experience. Ann Thorac Surg. 1997;64(6):1648-53.
60. Alessandrini F, Luciani N, Marchetti C, Guadino M, Possati G. Early results with the minimally invasive thoracotomy for myocardial revascularization. Eur J Cardiothorac Surg. 1997;11(6):1081-5.
61. Pagni S, Qaqish NK, Senior DG, Spence PA. Anastomotic complications in minimally invasive coronary bypass grafting. Ann Thorac Surg. 1997;63(6 Suppl):S64-7.
62. Borst C, Jansen EW, Tulleken CA, Grundeman PF, Mansvelt Beck HJ, van Dongen JW et al. Coronary artery bypass grafting without cardiopulmonary bypass and without interruption of native coronary flow using a novel anastomosis site restraining device ("Octopus"). J Am Coll Cardiol. 1996;27(6):1356-64.
63. Jansen EW, Grundeman PF, Borst C, Eefting F, Diephuis J, Nierich A et al. Less invasive off-pump CABG using a suction device for immobilization: the 'Octopus' method. Eur J Cardiothorac Surg. 1997;12(3):406-12.
64. Oliveira SA, Lisboa LA, Dallan LA, Rojas SO, Figueiredo LFP. Minimally invasive single-vessel coronary artery bypass with the internal thoracic artery and early postoperative angiography: midterm results of a prospective study in 120 consecutive patients. Ann Thorac Surg. 2002;73(2):505-10.
65. Jatene FB, Fernandes PM, Stolf NA, Kalil R, Hayata AL, Assad R et al. Minimally invasive myocardial bypass surgery using video-assisted thoracoscopy. Arq Bras Cardiol. 1997;68(2):107-11.
66. Dallan LAO, Lisboa LA, Abreu Filho CA, Platania F, Dallan LAP, Iglézias JC et al. Assistência robótica para dissecção minimamente invasiva da artéria torácica interna na revascularização do miocárdio. Rev Bras Cir Cardiovasc. 2003;18(1):110.
67. Bonatti J, Schachner T, Bernecker O, Chevtchik O, Bonaros N, Ott H et al. Robotic totally endoscopic coronary artery bypass: program development and learning curve issues. J Thorac Cardiovasc Surg. 2004;127(2):504-10.
68. Oehlinger A, Bonaros N, Schachner T, Ruetzler E, Friedrich G, Laufer G et al. Robotic endoscopic left internal mammary artery harvesting: what have we learned after 100 cases? Ann Thorac Surg. 2007;83(3):1030-4.
69. Milanez AMM. Revascularização do miocárdio minimamente invasiva com dissecção da artéria torácica interna esquerda por videotoracoscopia robótica e anastomose ao ramo interventricular anterior via minitoracotomia anterior: estudo comparativo com a técnica convencional [Tese de doutorado]. São Paulo: Faculdade de Medicina da Universidade de São Paulo; 2011.
70. Soulez G, Gagner M, Therasse E, Basile F, Prieto I, Pibarot P et al. Catheter-assisted totally thoracoscopic coronary artery bypass grafting: a feasibility study. Ann Thorac Surg. 1997;64(4):1036-40.
71. Mack MJ, Acuff TE, Casimir-Ahn H, Lönn UJ, Jansen EW. Video-assisted coronary bypass grafting on the beating heart. Ann Thorac Surg. 1997;63(6 Suppl):S100-3.
72. Bonatti J, Schachner T, Bonaros N, Oehlinger A, Wiedemann D, Ruetzler E, et al. Effectiveness and safety of total endoscopic left internal mammary artery bypass graft to the left anterior descending artery. Am J Cardiol. 2009;104(12):1684-8.
73. Loulmet D, Carpentier A, d'Attellis N, Berrebi A, Cardon C, Ponzio O et al. Endoscopic coronary artery bypass grafting with the aid of robotic assisted. J Thorac Cardiovasc Surg. 1999;118(1):4-10.
74. Reichenspurner H, Damiano RJ, Mack M, Boehm DH, Gulbins H, Detter C et al. Use of the voice-controlled and computer-assisted surgical system ZEUS for endoscopic coronary artery bypass grafting. J Thorac Cardiovasc Surg. 1999;118(1):11-6.
75. Kpodonu J. Hybrid cardiovascular suite: the operating room of the future. J Card Surg. 2010;25(6):704-9.
76. Murad H, Murad FF. A cirurgia endovascular e as salas híbridas. Rev Col Bras Cir. 2012;39(1):1-2.
77. Kpodonu J, Raney A. The cardiovascular hybrid room a key component for hybrid interventions and image guided surgery in the emerging specialty of cardiovascular hybrid surgery. Interact Cardiovasc Thorac Surg. 2009;9(4):688-92.

78. Byrne JG, Leacche M, Vaughan DE, Zhao DX. Hybrid cardiovascular procedures. JACC Cardiovasc Interv. 2008;1(5):459-68.
79. Stevens LM, Carrier M, Perrault LP, Hébert Y, Cartier R, Bouchard D et al. Influence of diabetes and bilateral internal thoracic artery grafts on long-term outcome for multivessel coronary artery bypass grafting. Eur J Cardiothorac Surg. 2005;27(2):281-8.
80. Lev-Ran O, Mohr R, Aviram G, Matsa M, Nesher N, Pevni D et al. Repeat median sternotomy after prior ante-aortic crossover right internal thoracic artery grafting. J Card Surg. 2004;19(2):151-4.
81. Guru V, Fremes SE, Tu JV. How many arterial grafts are enough? A population-based study of midterm outcomes. J Thorac Cardiovasc Surg. 2006;131(5):1021-8.
82. Kieser TM, Lewin AM, Graham MM, Martin BJ, Galbraith PD, Rabi DM et al; APPROACH Investigators. Outcomes associated with bilateral internal thoracic artery grafting: the importance of age. Ann Thorac Surg. 2011;92(4):1269-75.
83. Galbut DL, Kurlansky PA, Traad EA, Dorman MJ, Zucker M, Ebra G. Bilateral internal thoracic artery grafting improves long-term survival in patients with reduced ejection fraction: a propensity-matched study with 30-year follow-up. J Thorac Cardiovasc Surg. 2012;143(4):844-853.e4.
84. Dallan LAO, Gowdak LH, Lisboa LAF, Schettert I, César LAM, Oliveira SA et al. Terapia celular associada à revascularização transmiocárdica a laser como proposta no tratamento da angina refratária. Rev Bras Cir Cardiovasc. 2008;23(1):46-52.
85. Gowdak LH, Schettert IT, Rochitte CE, Lisboa LA, Dallan LA, Cesar LA et al. Early increase in myocardial perfusion after stem cell therapy in patients undergoing incomplete coronary artery bypass surgery. J Cardiovasc Transl Res. 2011;4(1):106-13.
86. Dallan LAO, Gowdak LH, Lisboa LAF, Milanez AMM, Platania F, Moreira LFP et al. Modificação de antigo método (Vineberg) na era das células-tronco: nova tática? Arq Bras Cardiol. 2009;93(5):79-81.

Isquemia do Miocárdio: Conceitos Básicos, Diagnóstico e Implicações Clínicas

36

Pedro R. Moreno
Ravinder Rao
K-Raman Purushothaman
Valentin Fuster

1. Introdução
2. Isquemia do miocárdio
3. A cascata isquêmica
4. Regulação do fluxo sanguíneo coronariano
5. Papel da demanda miocárdica
6. Papel da adenosina no fluxo sanguíneo coronariano
7. Papel do endotélio no fluxo sanguíneo coronariano
8. Conceito de fluxo miocárdico absoluto
9. Quantificação de fluxo
10. Conceito de reserva de fluxo
    10.1 Hiperemia reativa
    10.2 Reserva de fluxo absoluta
    10.3 Reserva de fluxo relativa
    10.4 Reserva de fluxo fracionada
11. Isquemia irreversível do miocárdio
    11.1 Tipos de morte celular (necrose, apoptose e autofagia)
12. Necrose
13. Apotpose
14. Autofagia
15. Isquemia do miocárdio reversível
16. Isquemia aguda
17. Pré-condicionamento
18. Mecanismos de pré-condicionamento isquêmico
    18.1 Pré-condicionamento agudo
    18.2 Pré-condicionamento tardio
19. Implicações clínicas do pré-condicionamento
20. Pós-condicionamento
21. Atordoamento miocárdico
22. Hibernação
    22.1 Dano ao miócito
    22.2 Matriz extracelular e microcirculação
    22.3 Metabolismo
23. Miocardiopatia isquêmica
24. Avaliação da viabilidade miocárdica
    24.1 Tomografia computadorizada por emissão de fóton único (SPECT)
    24.2 Tomografia por emissão de pósitron (TEP)
    24.3 Ecocardiografia de estresse com dobutamina (EED)
    24.4 Imagem de ressonância magnética (IMR)
25. Abordagens terapêuticas e controvérsias
26. Resumo e conclusão
27. Agradecimentos
28. Referências bibliográficas

1 INTRODUÇÃO

A carga global de doença cardiovascular atualmente é responsável por 17,3 milhões de mortes por ano – um número que, segundo as estimativas, deverá subir para 23,6 milhões ao redor do ano 2030.[1] A doença cardiovascular constitui a principal causa de morte e incapacitação no mundo inteiro, com uma carga econômica de 47 trilhões de dólares para os próximos 25 anos.

Embora os índices mundiais de hipertensão, tabagismo e hipercolesterolemia recentemente tenham diminuído, a obesidade, o diabetes e o envelhecimento estão aumentando drasticamente em todo o mundo.[2-5] A maior expectativa de vida e as reduções significativas das taxas de natalidade são responsáveis por uma média de idade mais avançada em termos mundiais. Esse problema continuará a crescer a tal ponto que, por volta do ano 2050, 1 bilhão de pessoas ao redor do mundo terá mais de 65 anos de idade.[6-8]

A cardiopatia e o acidente vascular encefálico (AVE), e especificamente a doença arterial coronariana (DAC), são responsáveis pela maioria desses casos. A aterotrombose, o infarto do miocárdio e a morte súbita cardíaca, também conhecidos como síndromes coronarianas agudas (SCA), são manifestações catastróficas de isquemia do miocárdio. Isquemia silenciosa, angina estável e miocardiopatia isquêmica são manifestações crônicas dessa condição. Entretanto, a SCA pode evoluir para dano miocárdico permanente, também conhecido como isquemia irreversível. O motivo pelo qual uma obstrução coronariana pode evoluir com SCA ou se manifestar como um evento totalmente assintomático está relacionado aos múltiplos e fascinantes mecanismos de defesa envolvidos na regulação do fluxo sanguíneo coronariano. A primeira parte deste capítulo é, portanto, dedicada à compreensão da isquemia do miocárdio e do fluxo sanguíneo coronariano. A segunda parte revisará as manifestações clínicas da isquemia do miocárdio, destacando as controvérsias atuais e esboçando algumas projeções para o futuro.

2 ISQUEMIA DO MIOCÁRDIO

O coração quase não tem reservas. A isquemia do miocárdio é definida pelo desequilíbrio entre suprimento *versus* demanda de O_2. A disparidade entre suprimento e demanda é variável, dinâmica e reversível. A deprivação pura do suprimento de O_2 é chamada hipóxia. Além de hipóxia, a isquemia causa perda de pressão hidrostática, diminuição da distribuição de substrato energético e falta *washout* de produtos de descarte e lesão celular. Portanto, hipóxia e isquemia estão relacionadas, mas não são exatamente a mesma entidade.

A diminuição repentina do fluxo sanguíneo coronariano ou a isquemia aguda geralmente são secundárias à obstrução epicárdica por aterotrombose ou espasmo coronariano. Também conhecida como isquemia de suprimento ou de baixo fluxo, a isquemia do miocárdio é responsável pelas SCA, infarto do miocárdio e morte súbita coronariana. Entretanto, a isquemia do miocárdio não deve ser definida somente por um baixo fluxo sanguíneo. Se o fluxo e a demanda de O_2 estão baixos, o suprimento e a demanda poderiam estar essencialmente em equilíbrio.[9-10] Isso destaca a limitação da avaliação da isquemia do miocárdio com base apenas em dados de imagem de perfusão.[11]

A diminuição crônica do fluxo sanguíneo coronariano ou a isquemia crônica são vistos com mais frequência na DAC obstrutiva avançada. É causa de angina de peito e miocardiopatia isquêmica. Nessas condições, o fluxo sanguíneo coronariano é relativamente fixo e insuficiente para promover aumento em casos de taquicardia, anemia ou exercício, levando à isquemia por demanda. Nos casos de anemia, infecção, sepse e tireotoxicose, pode levar à isquemia por alto fluxo. Está comumente associado à perda de sangue aguda e consolida a causa predominante de infarto do miocárdio perioperatório em pacientes submetidos à cirurgia não cardíaca.[12]

3 A CASCATA ISQUÊMICA

Com alguns segundos de obstrução coronariana, a tensão de oxigênio miocárdica cai rapidamente e há disfunção ventricular esquerda. A deprivação de oxigênio altera o metabolismo do cálcio sarcolêmico, alterando a rigidez miocárdica e mudando a relação entre pressão e volume diastólico. As alterações na complacência levam ao rápido aumento da pressão diastólica final do ventrículo esquerdo (VE). A isquemia de suprimento se manifestará como dor torácica seguida de insuficiência cardíaca diastólica e congestão pulmonar. Quando não revertida, a alteração sustentada do metabolismo do cálcio sarcolêmico leva à disfunção sistólica e assinergia regional, que podem induzir instabilidade hemodinâmica.

Decorridos 8 segundos de fluxo coronariano reduzido, o metabolismo energético miocárdico é imediatamente deslocado de metabolismo aeróbico ou mitocondrial para glicólise anaeróbica, desde que 80% dos fosfatos de alta energia estejam na zona isquêmica. Esse deslocamento ocorre depois que o tecido subperfundido consome o O_2 remanescente capturado na forma de oxi-hemoglobina e oximioglobina.[13] A progressiva depleção de energia leva ao desacoplamento excitação-contração e à assinergia de miócito, instabilidade elétrica na membrana celular e alterações eletrocardiográficas isquêmicas. A glicólise anaeróbica é, então, insuficiente para atender à demanda do miócito, levando à diminuição de ATP e acúmulo de ADP. A creatina fosfato, uma das principais fontes de reserva de energia, diminui muito rapidamente (90% de exaustão após 30 segundos de isquemia). Há desenvolvimento de acidose tecidual e efluxo de potássio para dentro do espaço extracelular, com edema intracelular leve. Se o fluxo não for reiniciado, os níveis de ATP caem abaixo dos níveis necessários para manutenção da função de membrana essencial, dando início à cascata irreversível de morte do miócito.

A restauração do fluxo sanguíneo coronariano é, portanto, essencialmente importante para reverter a isquemia e evitar a necrose. Múltiplos mecanismos anatômicos, fisiológicos, neurológicos, mecânicos, metabólicos e farmacológicos estão envolvidos na regulação do fluxo sanguíneo coronariano. O próximo segmento deste capítulo destina-se a rever tais mecanismos, fornecendo a estrutura para compreender a tecnologia do presente e do futuro na avaliação e estratificação do risco de pacientes com isquemia do miocárdio.

4 REGULAÇÃO DO FLUXO SANGUÍNEO CORONARIANO

O fluxo coronariano é uma resposta direta ao consumo de oxigênio miocárdico. Enquanto o fluxo sanguíneo coronariano em repouso nos seres humanos é de cerca de 200 mL/min, durante o exercício máximo, pode subir para 1.000 mL/min, quando, então, é conhecido também como reserva de fluxo sanguíneo coronariano. O mecanismo pelo qual o leito coronariano adapta o fluxo sanguíneo à carga de trabalho cardíaco é conhecido como autorregulação coronariana, ou seja, o recrutamento da reserva de fluxo sanguíneo coronariano para corresponder à demanda de oxigênio do miocárdio. Isso está relacionado às características exclusivas da resposta fásica (principalmente diastólica) e transmural (endocárdica a epicárdica). As artérias coronarianas epicárdicas normais não criam nenhuma resistência significativa ao fluxo sanguíneo. Mesmo com as velocidades altas de fluxo induzidas pelo exercício ou pela infusão intravenosa de adenosina, existe apenas uma diferença de pressão negligível entre a aorta central e a parte mais distal das artérias coronárias epicárdicas angiograficamente visíveis. Dessa forma, a resistência ao fluxo sanguíneo coronariano é negligível em artérias maiores que 400 mícrons, também chamadas de vasos condutores. As artérias que medem menos de 400 mícrons serão referidas como vaso de resistência. Na angiografia coronariana, esses vasos pequenos não aparecem nitidamente delineados, e sim como um rubor miocárdico. Os vasos de resistência podem se dilatar durante os estímulos fisiológicos ou farmacológicos. Os vasos de resistência presentes na circulação coronariana humana são o compartimento proximal de vasos pré-arteriolares com diâmetro variando de 100 a 400 mícrons; e o compartimento distal de arteríolas com diâmetro inferior a 100 mícrons. Seu tônus é controlado pela pressão de distensão mediada pelo fluxo coronariano, tônus miogênico, sendo modulado pelo sistema nervoso autônomo e pela função endotelial. São influenciados primariamente pelo metabolismo miocárdico. O leito capilar distal consiste em uma rede de vasos interconectados com diâmetros similares, na faixa de 5 a 10 mícrons. Os miócitos são organizados junto à rede capilar e a interconexão com os miócitos se dá por uma fita de colágeno. Cada miócito está alinhado a pelo menos um capilar, sugerindo uma intensa ligação funcional. A densidade capilar descrita em humanos é de cerca de 3.500 mm^2, sendo menor no subendocárdio do que no subepicárdio.[14]

A principal característica do fluxo coronariano está relacionada à sua natureza diastólica, mostrando uma diminuição aguda durante a sístole que é atribuída à compressão miocárdica. A força de compressão do miocárdio contraído opõe o fluxo coronariano durante a sístole, seguida de relaxamento ventricular, permitindo a perfusão coronariana ótima no início da diástole. Como consequência, a sístole contribui para menos de 20% do fluxo sanguíneo coronariano durante um ciclo cardíaco em repouso. Entretanto, a contribuição da sístole não pode ser subestimada. Durante o exercício máximo, o aumento da frequência cardíaca diminui o tempo diastólico, sendo que a sístole contribuirá para até 40% do fluxo sanguíneo coronariano.

A segunda característica principal do fluxo coronariano é a natureza subendocárdica e subepicárdica (endoepifluxo). No coração normal, o fluxo sanguíneo no subendocárdio corresponde a cerca de 125% do fluxo no subepicárdio.[15] Essa proporção, todavia, diminui drasticamente sob condições de pressão de perfusão diminuída ou durante a obstrução coronariana epicárdica (Figura 36.1). Uma proporção endoepi inversa predomina e se torna a principal característica da isquemia do miocárdio. Em adição, os vasodilatadores podem aumentar o fluxo sanguíneo para o subepicárdio à custa do subendocárdio, em uma condição referida como roubo coronariano. As comorbidades associadas, como a hipertrofia cardíaca, contribuem para deslocar o fluxo de endo para epi, tornando o subendocárdio mais vulnerável à isquemia do miocárdio e causando sofrimento do primeiro segmento cardíaco durante os eventos coronarianos agudos.[16]

5 PAPEL DA DEMANDA MIOCÁRDICA

O determinante primário do fluxo sanguíneo coronariano é o consumo de oxigênio miocárdico calculado como produto do fluxo sanguíneo coronariano e da diferença de O_2 arteriovenoso. Entretanto, a extração de oxigênio arterial coronariano é quase máxima em repouso, chegando em média a 75 a 80%. Seu aumento somente se dá junto a uma margem estreita, até 90% da demanda máxima, como ocorre durante o exercício intenso. Em consequência, o principal mecanismo para trazer mais oxigênio ao miocárdio sob condições de demanda aumentada é o aumento do fluxo sanguíneo coronariano. Simultaneamente, a frequência cardíaca, contratilidade miocárdica e estresse na parede do VE aumentam significativamente durante o exercício intenso, aumentando a necessidade de fluxo sanguíneo coronariano. Vários mecanismos atuam de modo simultâneo e sinérgico diante da demanda miocárdica por aumento do fluxo sanguíneo coronariano, incluindo a produção de adenosina, a autorregulação coronariana mediada pela pressão e pelo metabolismo e a regulação do fluxo sanguíneo por fatores não metabólicos, entre os quais o endotélio e o controle pelo sistema nervoso autônomo.

6 PAPEL DA ADENOSINA NO FLUXO SANGUÍNEO CORONARIANO

A adenosina é um dos dilatadores mais potentes da circulação coronariana. A administração intracoronariana de adenosina é seguida do aumento imediato do fluxo sanguíneo coronariano, medido por sinal de Doppler intracoronariano (Figura 36.2). A proporção entre o fluxo sanguíneo coronariano em repouso e após a administração de adenosina representa a reserva de fluxo coronariano (RFC). Em indivíduos normais, essa proporção está entre 4 e 5 para um fluxo que varia de 200 a 1.000 mL por minuto, durante o exercício máximo, em atletas bem treinados. Em miócitos cardíacos *in vivo*, a adenosina se forma quando a taxa de degradação de ATP excede a de regeneração.

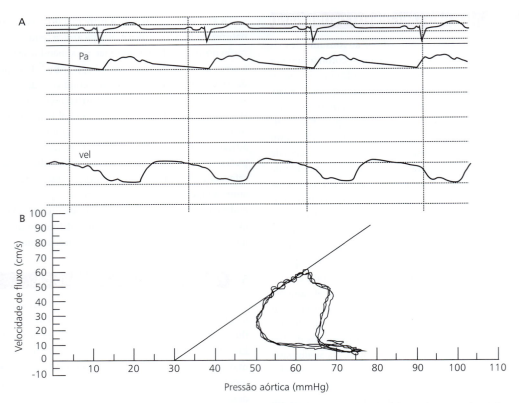

FIGURA 36.1 Mostra os traçados simultâneos de pressão e velocidade de fluxo durante a hiperemia máxima (A), bem como as alças sobrepostas instantâneas de velocidade-pressão para três batimentos (B). A alça de velocidade-pressão diastólica hiperêmica instantânea representa a curva da porção linear dessa alça. PA = pressão aórtica; vel = velocidade do fluxo coronariano com Doppler.

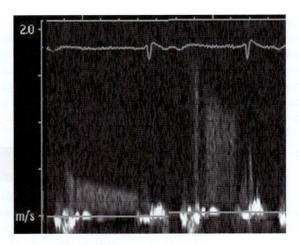

FIGURA 36.2 A figura representa a competição de fluxo vascular. A velocidade de fluxo na artéria mamária interna esquerda (AMIE) mostra um componente sistólico maior do que o diastólico, além de uma reserva de velocidade de fluxo coronariano (RFC) acentuadamente anormal (painéis superiores). A RFC, medida na artéria coronária descendente anterior esquerda (DAE), estava normal (painéis intermediários). A angiografia coronariana mostrou que a AMIE era proximalmente patente, porém o material de contraste parou no trato de junção (painéis inferiores). Não havia estenose limitante de fluxo na DAE distal após a anastomose.

Considerando que a concentração de adenosina no tecido cardíaco é aproximadamente mil vezes menor do que a concentração de ATP, até mesmo um desequilíbrio mínimo entre degradação e regeneração de ATP resultará em aumentos funcionais dos níveis de adenosina. A hipóxia é um dos principais deflagradores de produção de adenosina, a qual é liberada dos miócitos e se liga aos receptores de adenosina presentes nas células musculares lisas vasculares, estimulando a vasodilatação por meio da produção de monofostato de adenosina cíclico (cAMP). A resultante diminuição da resistência vascular aumenta o fluxo sanguíneo coronariano, restaurando o equilíbrio entre demanda e suprimento de oxigênio. A mesma adenosina que é formada sob tais condições se ligará aos receptores de adenosina presentes nos miócitos cardíacos para diminuir a inotropia e desencadeará o pré-condicionamento.

7 PAPEL DO ENDOTÉLIO NO FLUXO SANGUÍNEO CORONARIANO

Diversas substâncias vasoativas produzidas pelo endotélio, incluindo o óxido nítrico (NO), prostaciclina, endotelina e outras, exercem influência significativa sobre o fluxo sanguíneo coronariano. O vasodilatador mais potente produzido pelo endotélio é o óxido nítrico produzido na forma de gás na cascata colinérgica e se difunde imediatamente para as células musculares lisas adjacentes induzindo relaxamento vascular dependente de cGMP. Paradoxalmente, a acetilcolina induz vasoconstrição em artérias coronárias isoladas *in vitro*. Esses resultados contraditórios podem ser reconciliados à luz da observação seminal de Furchgott e Zawadzki,[17] quando anéis aórticos isolados desnudados do endotélio foram expostos à acetilcolina. Entretanto, quando esses experimentos foram realizados com o endotélio intacto, a resposta predominante foi a vasodilatação. Em adição, o óxido nítrico também pode influenciar os vasos de resistência coronarianos em manter a perfusão miocárdica distal a uma estenose arterial coronariana fluxo-limitante durante o exercício. A vasodilatação cega dependente de óxido nítrico em pacientes com disfunção endotelial é, portanto, um fator relevante durante a isquemia, podendo tornar esses pacientes mais vulneráveis à hipoperfusão distal a uma estenose epicárdica.

8 CONCEITO DE FLUXO MIOCÁRDICO ABSOLUTO

Em indivíduos normais sadios, o fluxo sanguíneo miocárdico (FSM) em repouso é de cerca de 1 mL/g/min, aumentando para até 4 mL/g/min durante a vasodilatação, com alterações apenas modestas na frequência cardíaca ou na pressão arterial.[18] Estudos recentes demonstraram interesse aumentado na quantificação do FSM absoluto de maneira não invasiva, sobretudo em leitos vasculares coronarianos maximamente dilatados. Reduções não relacionadas à doença arterial coronariana epicárdica se tornaram uma ferramenta valiosa na identificação da disfunção microvascular. As medidas sequenciais têm fornecido hipóteses úteis sobre a fisiopatologia microvascular e o tratamento. Novas terapias projetadas para estimular a angiogênese e a regeneração miocárdica podem atuar por via da melhora do fluxo microvascular.

9 QUANTIFICAÇÃO DE FLUXO

A quantificação de fluxo sanguíneo regional miocárdico é possível com o uso de escaneadores de tomografia por emissão de pósitrons (TEP)/tomografia computadorizada (TC) e imagem de ressonância magnética (IRM).[19] As imagens de perfusão de primeira passagem dinâmica obtidas com escaneadores de TEP/TC ajudam na quantificação. Os traçadores comumente usados para medir o FSM por TEP, incluindo água marcada com ^{15}O ($H_2{}^{15}O$), $^{13}NH_3$ e o análogo de potássio catiônico ^{82}Rb. $^{13}NH_3$ e ^{82}Rb, são administrados por via intravenosa, na forma de bolo, enquanto a $H_2{}^{15}O$ é administrada como injeção intravenosa de bolo, infusão intravenosa lenta ou por inalação de dióxido de carbono marcado com ^{15}O ($C^{15}O_2$) que, então, é convertido em $H_2{}^{15}O$ pela anidrase carbônica nos pulmões. As curvas de atividade no tempo imagem-derivadas do sangue arterial e do tecido miocárdico descrevem a troca de traçador entre sangue e tecido ao longo do tempo. A velocidade de captação por traçador para dentro do miocárdio fornece uma estimativa do FSM (mL/min/g), que pode ser calculada em condições basais e no pico de hiperemia. A proporção fluxo de pico:fluxo basal fornece a reserva de fluxo miocárdico (RFM). O uso clínico amplamente disseminado é limitado pelo número de câmeras de TEP, pela meia-vida dos materiais radioativos, pela exposição à radiação ionizante e pela baixa resolução espacial. A imagem da perfusão cardíaca obtida por IRM pode quantificar o fluxo sanguíneo miocárdico, em comparação à TEP, que fornece o fluxo sanguíneo miocárdico relativo, tanto em repouso como em pico de hiperemia.

FSM e RFM/RFC, avaliados por TEP ou IRM, fornecem informação referente à circulação epicárdica e à microvasculatura. Uma RFM medida por IRM igual a 2,04 tem sensibilidade de 93% e especificidade de 49% para predição do RFF < 0,75.[20] Entretanto, pode haver áreas na circulação miocárdica com RFF normal e RFC baixa indicando a presença de disfunção microvascular. A disfunção microvascular consiste em dano arquitetônico, como observado na miocardiopatia hipertrófica, estenose aórtica grave ou infarto do miocárdio. Isso pode ajudar a identificar novos alvos para terapia. Em pacientes sem DAC, o efeito de fatores de risco como tabagismo, diabetes, hiperlipidemia e obesidade sobre a RFM pode ser medido de modo não invasivo, sendo possível avaliar sua modificação por ação de fármacos ou mudança de estilo de vida.

10 CONCEITO DE RESERVA DE FLUXO

10.1 HIPEREMIA REATIVA

Quando uma artéria coronária é obstruída por mais do que alguns segundos, o coração é privado de oxigênio e há relaxamento das células musculares lisas nas artérias coronárias menores. Quando a obstrução é eliminada, o fluxo coronariano sobe a níveis bem acima dos valores-controle. Tipicamente, a hiperemia pós-obstrução, ou hiperemia reativa, consiste em cerca de 3 a 5 vezes o déficit de volume durante a obstrução temporária. Durante o fluxo hiperêmico, a diferença arteriovenosa de oxigênio diminui, indicando que a relativa extração de oxigênio é menor do que sob as condições de fluxo em repouso anteriores à hiperemia. A adenosina inicialmente era considerada o principal mediador do fluxo sanguíneo hiperêmico. Trabalho mais recente sugere que o intenso estresse de cisalhamento sobre a parede arterial logo depois da restauração do fluxo pode estimular a liberação de NO levando à vasodilatação prolongada. Independentemente de seu mecanismo multifatorial, a RFC pode ser dividida em reserva de fluxo absoluta e reserva de fluxo relativa.

10.2 RESERVA DE FLUXO ABSOLUTA

A extensão com que o fluxo coronariano pode aumentar é referida reserva de fluxo absoluta, a qual é definida pela proporção fluxo hiperêmico:fluxo em repouso, conforme proposto inicialmente por Gould.[21] Um aumento normal do fluxo de até cinco vezes o nível basal identifica uma RFC normal. Em presença de esteatose, o fluxo em repouso muda somente depois que um estreitamento de diâmetro de 80 a 85% é alcançado. Entretanto, o fluxo coronariano hiperêmico começa a declinar diante de um estreitamento de diâmetro de 50% decorrente de estenose.

10.3 RESERVA DE FLUXO RELATIVA

É definida pelo fluxo sanguíneo máximo em uma artéria estenótica dividido pelo fluxo sanguíneo máximo em uma artéria adjacente normal. Esse conceito era popular quando a cintigrafia de perfusão era realizada. Requer a obtenção de medidas diferentes em múltiplos vasos e não pode ser aplicado a pacientes com DAC em três vasos. No presente, a reserva de fluxo relativa tem valor clínico muito limitado ou nulo.

10.4 RESERVA DE FLUXO FRACIONADA

Define-se pela proporção entre fluxo hiperêmico na artéria coronária estenótica e fluxo hiperêmico na mesma artéria no caso hipotético em que o vaso epicárdico era completamente normal. A reserva de fluxo fracionada pode ser calculada a partir de medidas da pressão intracoronariana durante a hiperemia máxima, como proporção entre a pressão distal à lesão e a pressão aórtica, considerando esta a pressão proximal à lesão no pico de hiperemia. A derivação da equação da RFF nos ajudará a conhecer a fisiologia, a hipótese e as limitações de seu cálculo[22] (Figura 36.3).

O cálculo da RFF como proporção entre pressão distal à lesão e pressão aórtica (Q/QN=PD/PA) é verdadeiro somente se a vasculatura de resistência distal não for influenciada pela pressão proximal nem por estenose e a pressão venosa for negligível. Entretanto, essas considerações nem sempre são válidas. A resistência microvascular distal aumenta com a presença de estenose proximal.[23] Dessa forma, das medidas de RFF não são confiáveis em condições nas quais a microvasculatura é afetada, como síndrome coronariana aguda e hipertrofia ventricular esquerda, em que a massa muscular supera a microvasculatura.

Apesar das limitações descritas, a RFF como índice específico do potencial isquêmico de uma lesão foi validada em numerosos estudos clínicos.[24] A utilidade da intervenção coronariana percutânea (ICP) guiada por RFF, em comparação à ICP guiada apenas por angiografia, tem suporte de dados de resultados clínicos robustos. A ICP guiada por RFF (RFF < 0,80) na DAC multivascular foi associada a menos eventos cardíacos adversos significativos (ECAS) (13% *versus* 18% na ICP angiograficamente dirigida), a um número menor de *stents* e ao uso de uma quantidade menor de contraste. A medida rotineira de RFF, nesse estudo, diminuiu em 30% a incidência de todos os tipos de eventos adversos.[25] A ICP guiada por RFF na doença arterial coronariana estável, em comparação com a terapia médica isolada, alcançou um resultado melhor.[26]

A RFF também pode estimar a adequação do fluxo colateral distal à obstrução, na forma de proporção entre pressão de encunhamento P_W (medida após o pico de hiperemia subsequente à oclusão com balão proximalmente) e a pressão proximal em vasodilatação máxima. Um valor < 0,25 indica colateralização inadequada.[27] A limitação da RFF está no fato de poder avaliar somente a importância funcional de um vaso epicárdico, sem considerar a resistência microvascular. A medida também depende da vasodilatação máxima tanto do vaso epicárdico (alcançada com NTG IC, 200 mcg) como da microvasculatura (somente papeverina IC e adenosina IV, 140 mcg/min, são usadas na RCT). A inserção de fiação na RFF pode diminuir a área luminal em 10% e isdo pode ser significativo em lesões gravemente estenosadas.

Apesar de suas limitações inerentes, a RFF serve de substituto da isquemia e é o padrão de assistência para avaliação funcional invasiva de DAC. Tem maior utilidade nas lesões coronarianas ambíguas vistas ao angiograma, que fornece imagens bidimensionais de uma estrutura tridimensional.

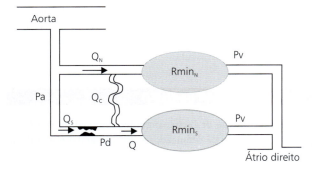

FIGURA 36.3 Modelo isquêmico de circulação coronariana. Q indica fluxo hiperêmico com estenose; Q_n, fluxo hiperêmico sem estenose; e Q_c, fluxo colateral. Q é a soma do fluxo anterógrado pela estenose (QS) com o fluxo colateral (QC), pressão aórtica (PA), pressão venosa (PV) pressão distal (PD). Assim, a medida da RFF é afetada pelo fluxo colateral e, de fato, a RFF pode ser usada como medida da adequação do suprimento colateral. Os circuitos superior e inferior representam a massa miocárdica equivalente. Na ausência de estenose em baixo, $Rmin_S$ = $Rmin_N$, QC = 0, QS = QN, e Pd = Pa. QS indica fluxo hiperêmico com estenose; QN, fluxo hiperêmico sem estenose; e QC, fluxo colateral. RFF: Q/QN (Q = QS +QC); QN = PA-PV/RN; Q = PD-PV/RS.

11 ISQUEMIA IRREVERSÍVEL DO MIOCÁRDIO

11.1 TIPOS DE MORTE CELULAR (NECROSE, APOPTOSE E AUTOFAGIA)

A morte celular do cardiomiócito pode ser mediada por três processos citológicos diferentes, a saber, necrose, apoptose e autofagia. A morte mais comumente irreversível é mediada por necrose, que consiste na perda permanente de viabilidade em decorrência de alterações isquêmicas irreparáveis (Figura 36.4).

Tradicionalmente, as vias de sobrevivência e morte celular do miócito que constituem o principal controle da tríade necrose-apoptose-autofagia que geram esses processos são totalmente distintas. A necrose é uma morte celular descontrolada e acidental, eficientemente regulada por perda celular intrínseca, de uma forma negativa, para manutenção da viabilidade celular. A apoptose, por outro lado, é uma morte celular bem controlada, programada, mediada por um mecanismo molecular, tanto intrínseca como extrinsecamente. É bastante interessante um dogma recente de autofagia para morte celular segundo o qual ela é um mecanismo de sobrevivência celular inicialmente mediado pela degradação e reciclagem das próprias organelas celulares que, então, dão errado quando há uma degradação celular excessiva que acaba direcionando o processo para um mecanismo de morte celular. De fato, estudos mostram cardiomiócitos danificados exibindo características de autofagia durante a insuficiência cardíaca.[28]

12 NECROSE

A necrose muitas vezes é definida como uma morte acidental, descontrolada, desprovida das características encontradas na morte celular programada.[29] Mostra os achados de ruptura da membrana plasmática e dilatação das organelas citoplasmáticas, em especial das mitocôndrias.[30-31] As mitocôndrias são fonte de produção de energia, homeostasia de Ca^{2+} e, por fim, morte celular. A transição da permeabilidade da membrana (TPM) mitocondrial, conhecida como despolarização mitocondrial, é definida pela perda do potencial transmembrana da membrana mitocondrial interna e é regulada pelo aumento Ca^{2+}-dependente da permeabilidade da membrana mitocondrial.[32-33] Em adição, a TPM é induzida pela translocação do nucleotídeo de adenina (TNA) 42 CypD, família da ciclofilina, e por moléculas de transisomerases.[34] Uma TPM desregulada resulta em perda do gradiente de prótons e desligamento da geração de ATP por fosforilação oxidativa, levando ao inchaço mitocondrial e à ruptura da membrana externa. O canal de TPM também abre o poro de transição de permeabilidade ao longo da membrana mitocondrial, levando a estímulos como aumento do Ca^{2+} intracelular,

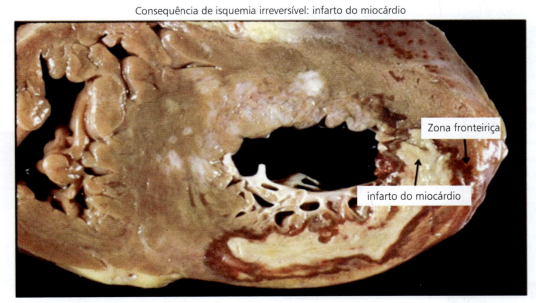

Consequência de isquemia irreversível: infarto do miocárdio

FIGURA 36.4 A ilustração mostra, com o uso de intervenção regular por angiografia rotatória e reconstrução tridimensional, que a complexidade anatômica do lúmen aterosclerótico não reflete de modo confiável o impacto fisiológico sobre a circulação. O angiograma é uma imagem bidimensional de estruturas tridimensionais. As lesões mais intermediárias têm formato oval e dois diâmetros, uma dimensão estreita e outra ampla. O angiograma de uma lesão excêntrica não indica de modo confiável a adequação do fluxo. Outras lesões (direita, abaixo) podem parecer obscuras, ainda que amplamente patentes, somente sendo responsáveis pela angina decorrente de ruptura de placa, conforme demonstrado pelo corte transversal de ultrassom intravascular (canto direito distante). Cortesia do Prof. William N. O'Connor, Dept of Pathology, University of Kentucky.

fosfato inorgânico, pH alcalino e espécies reativas de oxigênio (ROS). Em adição, foi demonstrado que as ROS potencializam a morte celular necrótica em patologias isquêmicas do miocárdio, como a lesão do cardiomiócito por isquemia de reperfusão (IR).[35-36] Adicionalmente, a necrose induzida por estresse oxidativo intensifica a abertura de poro de TPM e a depleção de ATP.[37-38] De modo interessante, o modelo experimental murino de deficiência de CypD mostra diminuição do tamanho do infarto e resistência à lesão de cardiomiócito induzida por IR.[35]

13 APOPTOSE

A apoptose é caracterizada por um processo bem conhecido de morte celular programada com mediadores celulares, moleculares e bioquímicos. Os eventos celulares mostram alterações nucleares e citoplasmáticas caracterizadas, incluindo morfologia nuclear alterada, com condensação e fragmentação cromatínica; alterações menores em organelas citoplasmáticas; colapso celular; "borbulhamento" da membrana plasmática; e formação de corpúsculos apoptóticos.[39] Os processos moleculares e bioquímicos são mediados por vias intrínsecas e extrínsecas. Na via intrínseca, a família Bcl-2 de moléculas proteicas pró-apoptóticas aumenta a permeabilidade da membrana mitocondrial externa levando à condução aumentada de citocromo c para dentro do espaço intermembrana-citoplasmático. O citocromo c se liga ao fator ativador de protease apoptótica-1 na presença de ATP, levando à formação do "apoptossomo".[28] Este cliva a proteína pró-caspase-9 em caspase-3 ativa que causa morte celular.[40]

Na via extrínseca, o ligante de morte celular – Fas-ligante – é ativado com o fator de necrose tumoral-alfa e se liga a receptores de morte celular intracelulares cognatos localizados na membrana plasmática, iniciando a liberação de caspase-8 ativa via proteínas adaptadoras e levando à ativação da via efetora, por meio da indução de caspase-3 ativa na ausência de proteínas Bcl2.[41-42]

A apoptose é muito rara em cardiomiócitos normais, nos quais ocorre com proporções da ordem de 1:10.000-100.000.[43] Por outro lado, a ocorrência de apoptose é notavelmente aumentada e exerce papel central na fisiopatologia da progressão da doença nas miocardiopatias, infarto do miocárdio, hipertrofia cardíaca e insuficiência cardíaca.[44-48] A quinase reguladora de sinal da apoptose-1 (ASK1) é uma proteinaquinase ativada por mitógeno (MAP) ROS-sensível e a ASK1 comprovadamente é ativada na sobrecarga de pressão e no coração murino pós-infarto.[49]

14 AUTOFAGIA

A autofagia é um processo de sobrevivência celular que ocorre em células deprivadas de nutrientes mediado pela reciclagem celular intrínseca de organelas citoplasmáticas de vida longa.[50-51] Na autofagia, as proteínas e organelas citosólicas das próprias células são sequestradas para formar "autofagossomos". Estes sofrem degradação nos lisossomos, em um processo mediado por degradação enzimática ubiquitina-proteassomo. Os autofagossomos são controlados por genes relacionados à autofagia. Esta é observada tanto na sobrevivência celular como na morte celular.[52-53] Nas cardiopatias humanas, a autofagia é observada no miocárdio hipertrófico e no miocárdio em falência decorrente de miocardiopatia dilatada,[54-56] doença valvar e cardiopatia isquêmica.[57-59] Na insuficiência cardíaca humana associada com miocardiopatia dilatada, a tríade necrose-apoptose-autofagia é observada no cardiomiócito.[54] Em adição, o miocárdio em hibernação e degenerado mostra vacúolos autofágicos com desmontagem nuclear, sugerindo iniciação apoptótica.[58]

Os miócitos podem estar sujeitos a uma complexa interface entre necrose, apoptose e autofagia, dependendo do contexto de energia, estado nutricional e inflamação associada. Em razão do estado de nível energético bem equilibrado, o processo de apoptose-morte celular programada prossegue. As células entram na via da necrose se houver depleção de energia abaixo do nível crítico e associação com inflamação. No contexto da lesão crônica, os miócitos podem se desviar para a autofagia na iniciação da morte celular. Dessa forma, é controverso se o contexto da complexidade temporal e espacial da lesão irreversível pode modular a tríade necrose-apoptose-autofagia e a relativa importância de cada mecanismo no infarto do miocárdio.[60]

15 ISQUEMIA DO MIOCÁRDIO REVERSÍVEL

A isquemia do miocárdio reversível pode ser uma isquemia por demanda, quando o requerimento de oxigênio das células miocárdicas (MVO2) (Tabela 36.1) aumenta, ou induzida por suprimento, quando há obstrução dos vasos epicárdicos.

TABELA 36.1 Ilustra a determinação maior e menor da demanda de oxigênio ventricular miocárdica (MVO2) dependendo de um equilíbrio homeostático entre suprimento *versus* demanda, conforme requerido com base nas propriedades estruturais e funcionais do miocárdio.

DETERMINANTES DE MVO2
Principais
▪ Produto duplo (FC X PAS)
▪ Contratilidade
▪ Tensão de parede (T é diretamente proporcional ao raio do VE)
▪ Volume diastólico final ventricular esquerdo
▪ Massa miocárdica
Minoritários
▪ Despolarização
▪ Ativação
▪ Manutenção do estado ativo
▪ Encurtamento contra a carga (efeito de Fenn)

Qualquer aumento na demanda de oxigênio do miocárdio deve ser acompanhado de aumento do fluxo sanguíneo. A extração de oxigênio pelas células é máxima nas condições basais em repouso. Uma incompatibilidade entre demanda *versus* suprimento deflagra a isquemia. Quando mantida, a isquemia se estabelece com uma série de alterações bioquímicas decorrentes de alteração física no miocárdio e conhecidas como cascata isquêmica (Tabela 36.2). O fluxo sanguíneo para o miocárdio é uma complexa interface entre patência epicárdica, microvasculatura e metabolismo do miócito[61] (Figura 36.5). O fluxo sanguíneo coronariano em repouso é mantido até a estenose chegar a 90%. É somente após 95% de estenose que esse fluxo fica impedido de atender ao requerimento de oxigênio e pode haver angina em repouso. Entretanto, nas lesões com até 50% de estenose, a demanda miocárdica de oxigênio é atendida tanto em repouso como em vasodilatação máxima. O fluxo coronariano em vasodilatação máxima cai abaixo do nível isquêmico com uma estenose de diâmetro a partir de 75%. Isso ainda pode ser modificado com a diminuição do requerimento de oxigênio do miocárdio, que constitui um alvo terapêutico para tratamento médico.

16 ISQUEMIA AGUDA

A isquemia aguda pode ser causada por placa aterosclerótica não obstrutiva com sobreposição de espasmo ou trombo e por placa aterosclerótica obstrutiva com e sem inflamação sistêmica.[62]

As consequências da isquemia aguda dependem da gravidade da obstrução, da quantidade de miocárdio subtendido pelo vaso e da presença de vasos colaterais (Figura 36.5). Quando a reserva de fluxo cai abaixo do valor autorregulatório, tem início a isquemia subendocárdica e o ECG passar a mostrar alterações dentro de 2 minutos. Entretanto, a condição é transiente em alguns pacientes e pode ser revertida antes do desenvolvimento de dor torácica. Na isquemia silenciosa, os pacientes podem sofrer numerosos episódios com diferentes efeitos sobre o miocárdio, dependendo de sua duração e do grau de estenose (Figura 36.6). Conforme discutido neste mesmo capítulo, a isquemia aguda é totalmente reversível. Entretanto, quando persistente, pode levar à morte do miócito. A isquemia intermitente pode preservar a musculatura miocárdica, diminuir o consumo de O_2 e possibilitar a sobrevida do miocárdio, mesmo que os vasos estejam completamente obstruídos. Esse mecanismo de defesa é chamado pré-condicionamento.

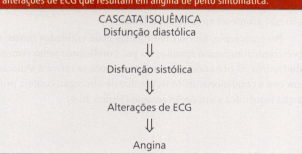

TABELA 36.2 Ilustra o processo de cascata isquêmica que depende primariamente da disfunção diastólica, a qual facilita a disfunção sistólica com alterações isquêmicas iminentes no miocárdio, levando a alterações de ECG que resultam em angina de peito sintomática.

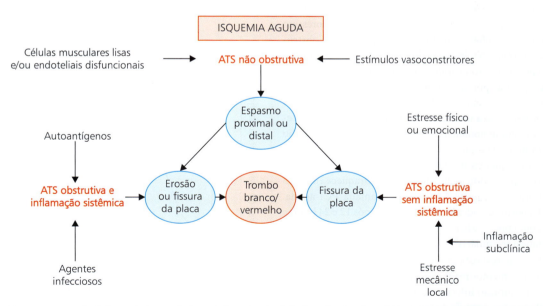

FIGURA 36.5 Mostra um exemplo de isquemia irreversível com infarto do miocárdio bem demarcado e nitidamente delineado na parede posterior do VE, com uma ampla zona necrótica esbranquiçada (seta grande) no centro e uma zona de borda marrom-avermelhada (seta pequena) circundando a zona infartada.

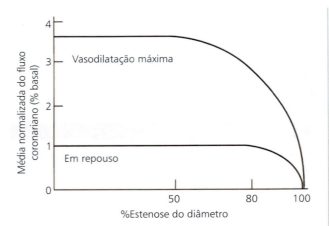

FIGURA 36.6 O gráfico ilustra a relação existente entre fluxo sanguíneo miocárdico em repouso e máximo com diferentes intensidades de estenose arterial coronariana. Sob condições normais, uma estenose coronariana de até cerca de 40% não altera o fluxo sanguíneo máximo, de modo que a reserva de fluxo coronariano permanece normal. Entre 40 e 80% de estenose, o fluxo sanguíneo miocárdico em repouso se mantém normal, porém o fluxo sanguíneo máximo diminui.

17 PRÉ-CONDICIONAMENTO

O pré-condicionamento isquêmico (PCI) se refere à proteção conferida ao miocárdio por episódios prévios de isquemia subletal. Originalmente descrita por Murray e colaboradores, em 1986, o PCI foi descoberto quando quatro episódios de obstrução arterial coronariana, individualmente separados por 10 minutos de reperfusão, produziram a mesma perda de ATP e dano miocárdico gerado por uma única isquemia de 10 minutos. Entretanto, um único episódio de isquemia com duração de 40 minutos foi associado a uma grave depleção de ATP e morte celular. Esse pré-condicionamento miocárdico conferiu proteção contra 40 minutos de isquemia contínua, mas não protegeu contra 3 horas de isquemia ininterrupta. Assim, foi demonstrado que o efeito do pré-condicionamento agudo enfraquece em cerca de 1 a 3 horas. Essa proteção inicial é chamada PCI aguda. Contudo, há outro período de PCI que surge após 12 e 24 horas e é referido como pré-condicionamento tardio ou pré-condicionamento de janela secundária[63] (Figura 36.7).

O PCI é uma resposta graduada e depende da duração da isquemia. Experimentos realizados com animais mostram que a isquemia com duração inferior a 2 minutos e com duração superior a 10 minutos, seguida de reperfusão, não confere nenhuma proteção.[64] Em seres humanos, porém, o PCI é visto em cenários clínicos como exercício, angioplastia e enxerto de desvio arterial coronariano (EDAC). A "angina de aquecimento" ocorre quando o paciente consegue andar mais após o repouso subsequente a um primeiro ataque de dor anginal.[65] Durante a angioplastia, a inflação de balão subsequente, em comparação à primeira inflação de balão, está associada com menos alterações no EKG, menos dor, além de menor produção de lactato e menor liberação de enzimas. Isso ocorre independentemente da presença de colaterais.[66] Pacientes que apresentam angina antes do infarto sofrem infartos menores, apresentam melhora da função VE com menor incidência de insuficiência cardíaca congestiva (ICC), choque e mortalidade.[67] O pinçamento aórtico transiente, antes do pinçamento aórtico prolongado, confere proteção no EDAC[68] (Figura 36.8).

O pré-condicionamento pode ocorrer tanto na isquemia por demanda como na por suprimento. O PCI agudo causa diminuição de 50 a 80% no tamanho do infarto, enquanto o tardio produz diminuição de 30 a 40% no tamanho do infarto. Também promove diminuição das arritmias, alterações de ST e gravidade da angina. Entretanto, todos os estudos demonstraram que o PCI pode retardar a morte celular, mas não a evita se a revascularização não acontecer após algumas horas.

Recentemente, foram investigadas duas entidades novas: o pré-condicionamento remoto; e o pré-condicionamento remoto do trauma. O pré-condicionamento remoto se refere à situação em que o condicionamento isquêmico de um órgão confere proteção isquêmica a um órgão remoto (Figura 36.9).

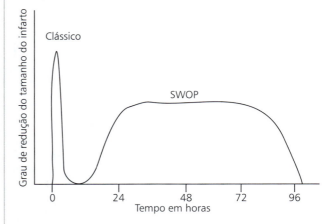

FIGURA 36.7 Representação diagramática da natureza temporal das duas janelas de pré-condicionamento. Isso ilustra que a janela inicial de proteção, uma forma bastante tardia e transiente de proteção, reaparece em 24 horas após o estímulo de pré-condicionamento e é referida como janela de proteção secundária (SWOP). A SWOP menos robusta e mais prolongada ocorre entre 12 e 72 horas após um estímulo de pré-condicionamento.

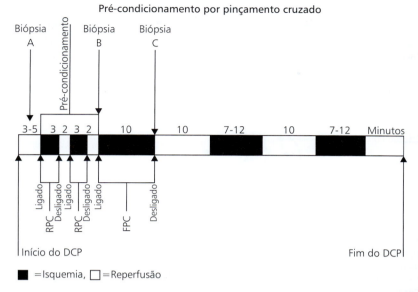

FIGURA 36.8 Neste diagrama, foi demonstrado que o pré-condicionamento isquêmico (curtos períodos de isquemia com reperfusão intermitente) paradoxalmente protege o miocárdio de uma agressão isquêmica mais prolongada subsequente. Neste protocolo experimental humano, após o estabelecimento de desvio cardiopulmonar, os indivíduos do grupo 1 foram submetidos ao pré-condicionamento com dois períodos de 3 minutos de pinçamento cruzado intercalados com 2 minutos de reperfusão. O ritmo cardíaco foi estabelecido em 90 batimentos/minuto ao longo de todo o período de pré-condicionamento, ao qual seguiu-se uma agressão isquêmica de 10 minutos de pinçamento cruzado com fibrilação ventricular elétrica durante a realização das anastomoses aortocoronarianas distais. Após 10 minutos de desvio cardiopulmonar, os indivíduos do grupo 2 (controles) receberam apenas a agressão isquêmica de 10 minutos de fibrilação com pinçamento cruzado. A parede livre anterior do VE na área perfundida em 5, 10 e 10 minutos (A,B,C) e analisada quanto ao ATP e exibida após o pré-condicionamento; os níveis de ATP estavam altos nos últimos 10 minutos. RPC: ritmo de pinçamento cruzado (ritmo de 90 batimentos/min); FPC: fibrilação com pinçamento cruzado; DCP: desvio cardiopulmonar.

18 MECANISMOS DE PRÉ-CONDICIONAMENTO ISQUÊMICO

18.1 PRÉ-CONDICIONAMENTO AGUDO

O desenvolvimento de PCI se dá em três estágios: deflagração ou iniciação por estímulo; mediadores (via de transdução de sinal); efetores (canais KATP) e efeitos finais[69] (Tabela 36.3). Durante um período isquêmico breve, o coração parece liberar adenosina, bradicinina, noradrenalina e opioides que desencadeiam o PCI. Os referidos mediadores, por meio de seus respectivos receptores, ativam a proteína G acoplada ao receptor que, então, ativa a proteinaquinase C (PKC), iniciando assim uma cascata de reações que leva ao estado de PCI. Uma vez iniciado o PCI, este não é revertido pelo bloqueador de PKC (estaurosporina), sugerindo um efeito de memória.[70] Radicais livres também deflagram um estado pré-condicionante ao ativarem diretamente proteinaquinases (PK). Cálcio, alongamento das fibras miocárdicas, período transiente de hipertermina, tirosinaquinase e outras quinases ativadas por mitógeno também parecem atuar no PCI[71] (Figura 36.10). Os canais KATP, que exercem papel importante no PCI, são denominados ATP-sensíveis por serem fechados diante de níveis fisiológicos de ATP. Os canais KATP são encontrados no sarcolema e na mitocôndria. Entretanto, é o canal KATP mitocondrial que exerce papel importante no PCI. Existem várias teorias que sustentam que a abertura dos canais KATP mitocondriais é benéfica. Uma das mais aceitas é a de que a abertura dos canais de K causa influxo de K+ para dentro da mitocôndria e impede a entrada de Ca^{2+} durante a lesão, prevenindo, assim, a morte celular. Causa também mais fosforilação de creatinina, que é fonte de suprimento energético para o citoplasma, durante os episódios isquêmicos adicionais.

18.2 PRÉ-CONDICIONAMENTO TARDIO

O pré-condicionamento tardio surge em cerca de 2 horas e dura até 72 horas. É mais fraco do que o pré-condicionamento primário. Alguns deflagradores envolvidos no pré-condicionamento inicial também atuam no pré-condicionamento tardio, como a adenosina, via receptores A^1 e A^3, NO, radicais livres e canais KATP mitocondriais[69] (Figura 36.11).

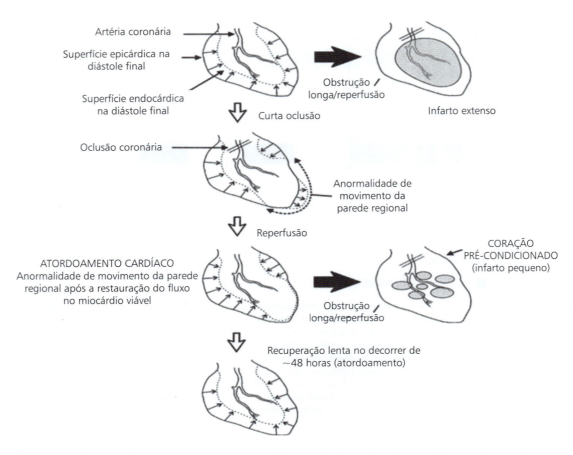

FIGURA 36.9 Mostra o perfil esquemático do atordoamento e do pré-condicionamento. Breves obstruções arteriais coronarianas resultam em atordoamento, no qual há uma prolongada anormalidade de movimento da parede regional, apesar da presença de reperfusão e de células miocárdicas viáveis. Breves episódios de isquemia/reperfusão também recondicionam o coração. Quando este é então exposto a uma duração mais prolongada da isquemia e reperfusão, há diminuição do tamanho do infarto miocárdico. Isso infere que o miocárdio pós-isquêmico viável requer horas a dias para que a função seja totalmente restaurada.

TABELA 36.3 Representa um comprovado mecanismo de deflagração no miocárdio, que pode estimular as vias mediadoras de transdução de sinal, bem como pelos canais de potássio e ATP (KATP) no sarcolema e mitocôndria, resultando na via efetora que leva aos vários efeitos finais, conforme mencionado na tabela de pré-condicionamento modulador do miocárdio.

MECANISMO DE PRÉ-CONDICIONAMENTO ISQUÊMICO

MEDIADORES DEFLAGRADORES (VIA DE TRANSDUÇÃO DE SINAL)
- Proteína quinase C
- Tirosinaquinase e PK-tirosinaquinase ativada por mitógeno
- PI3K

EFEITOS FINAIS DE CANAIS KATP
- Metabólicos
- Canais mito-KATP
- Poro de transição de permeabilidade mitocondrial
- Trocador Na/H
- Inchaço osmótico
- Fragilidade citoesquelética diminuída
- Apoptose
- *Gap junction*
- Radical livre
- TNF-α

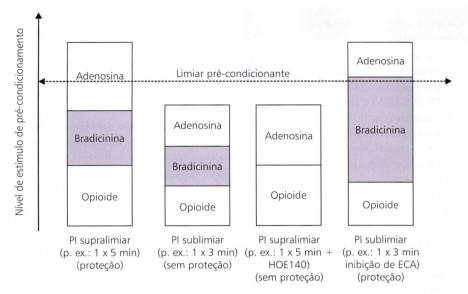

FIGURA 36.10 Um exemplo de como múltiplos receptores atuam em paralelo no pré-condicionamento isquêmico. No primeiro painel, 5 minutos de isquemia atingem o limiar de proteção; no segundo painel, todavia, não ocorre o mesmo com 3 minutos de isquemia; no terceiro painel, o bloqueio do receptor B2 de bradicinina com HOE 140 faz um período isquêmico de 5 minutos se tornar não protetor, por não poder mais atingir o limiar. Ao contrário, o aumento da contribuição da bradicinina com o uso de um inibidor de enzima conversora de angiotensina (ECA), que impede a quebra da bradicinina, permite que 3 minutos de isquemia atinja um limiar protetor.

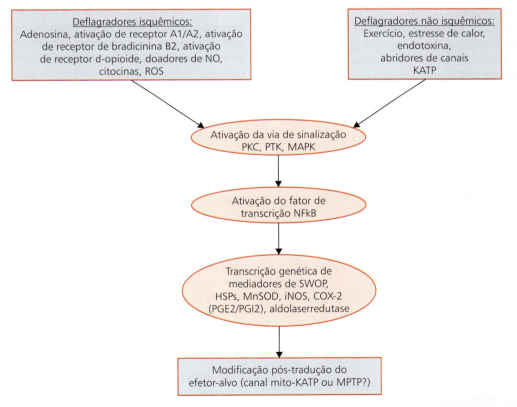

FIGURA 36.11 Ilustração de um diagrama de fluxo mostrando os mecanismos propostos na janela de proteção secundária (SWOP). Estímulos deflagradores isquêmicos e não isquêmicos como os mostrados induzem vias de sinalização que modulam o fator de transcrição NFκB, resultando na transcrição genética que media SWOP e acarreta modificação pós-translacional de efetores mitocondriais-alvo.

19 IMPLICAÇÕES CLÍNICAS DO PRÉ-CONDICIONAMENTO

Em seres humanos, as síndromes coronarianas agudas podem se manifestar como infarto agudo do miocárdio com elevação de ST (IAMc/SST), infarto agudo do miocárdio sem elevação de segmento ST (IMSES-ST), angina instável e morte súbita coronariana. O paciente com IMES-ST tem obstrução total da artéria e precisa de revascularização emergencial, seja por trombólise ou por intervenção coronariana percutânea. O PCI não tem papel nesse grupo de pacientes. Por outro lado, os pacientes com IMSES-ST e angina instável são caracterizados pelo episódio de obstrução e reperfusão antes da ocorrência de uma síndrome totalmente manifesta. O PCI pode ser benéfico para esse subgrupo da população. Diversas condições clínicas em que o PCI tem utilidade podem nos ajudar a encontrar uma forma terapêutica de o induzir. Entretanto, é preciso ter em mente que o intervalo temporal entre o aparecimento de sintoma e a revascularização é mais importante e não pode ser estendido para indução do PCI (Figura 36.12). O desafio real é: como fazer esse pré-condicionamento sem atrasar a reperfusão? Isso leva à necessidade de mimetizadores de pré-condicionamento que possam produzir o mesmo efeito sem causar angina. Adenosina, agonistas de adenosina, agonista de PKC, abridores de canais KATP e NO mimetizam o pré-condicionamento ao nível celular.[72] O nicorandil é um abridor de canal de K aprovado para uso na Europa e no Japão como fármaco antiangina.[73] A adenosina é comprovadamente benéfica em pacientes com infarto do miocárdio agudo. Um estudo recente, REOPEN-AMI, mostrou que a administração intracoronariana (IC) de adenosina aliviou a obstrução microvascular em comparação ao SNP IC.[74] A infusão de adenosina administrada com terapia de reperfusão dentro de 3 horas da ocorrência de IMES-ST melhorou a sobrevida inicial e tardia, bem como diminuiu a incidência de morte e ICC aos 6 meses. Esse tratamento não teve efeito ao ser administrado nos pacientes em mais de 3 horas após a ocorrência do IMES-ST. Isso talvez seja explicado pelo fato de os efeitos benéficos do pré-condicionamento não ocorrerem na isquemia prolongada.[75] Entretanto, seu papel no pré-condicionamento não está tão claro quanto na administração após a reperfusão. Atualmente, o uso de mimetizadores de pré-condicionamento parece ser mais prático em pacientes submetidos ao EDAC e no momento da remoção do coração para transplante. O pré-condicionamento remoto pode afetar o resultado, do mesmo modo como a inflação de um manguito de pressão por determinado período além da pressão sistólica nos braços causa isquemia, durante um episódio de infarto do miocárdio. Nós não temos uma resposta clara sobre o benefício do pré-condicionamento em idosos, diabéticos e pacientes com insuficiência cardíaca.

20 PÓS-CONDICIONAMENTO

A reperfusão continua sendo o tratamento definitivo para miocárdio isquêmico. Em alguns pacientes, porém, esse tratamento está associado ao alto preço da lesão por reperfusão caracterizada pelo dano mediado por radicais livres, dano endotelial, inchaço celular, desequilíbrio da homeostasia do cálcio intracelular e morte celular. O pós-condicionamento se refere ao processo de proteção do miocárdio contra a lesão de reperfusão. Staat e colaboradores mostraram que quatro ciclos de 1 minuto de obstrução com balão seguidos de 1 minuto de reperfusão após a colocação direta de *stent* em casos de SCA, em comparação ao uso apenas de *stent*, estavam associados a uma menor liberação de CKMB, grau melhor de rubor miocárdico, maior resolução do segmento ST e menos refluxo sem aumento de complicações (Figura 36.13).

O pós-condicionamento parece compartilhar o mecanismo molecular do pré-condicionamento[76] (Figura 36.14). O pós-condicionamento evita a formação de poros mitocondriais e, dessa forma, impede o dano osmótico celular. O conceito de pós-condicionamento parece ser mais aplicável, do ponto de vista prático. Os ciclos de isquemia e reperfusão podem ser feitos em laboratório de cateterismo, por angioplastia coronariana transluminal percutânea (ACTP) com balão. Entretanto, a duração benéfica da isquemia induzida por ACTP no pós-condicionamento é desconhecida. A cardioproteção profilática contra o dano isquêmico, proporcionada pelo uso de novos agentes capazes de ativar as vias de sobrevivência no contexto de pré-condicionamento e pós-condicionamento, parece promissora.

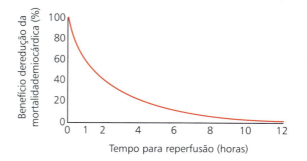

FIGURA 36.12 O gráfico representa uma correlação entre o benefício de redução do percentual de mortalidade miocárdica em relação ao tempo de reperfusão. Como podemos observar, há diminuição do percentual de mortalidade miocárdica com o aumento do tempo de reperfusão. Fonte: National Heart Attack Alert Program, 1994.

Isquemia do Miocárdio: Conceitos Básicos, Diagnóstico e Implicações Clínicas 679

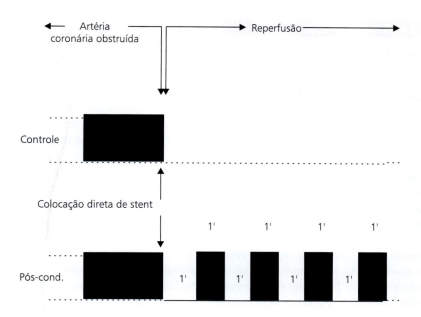

FIGURA 36.13 Estudo prospectivo, multicentro, randomizado, aberto e controlado, mostrando um protocolo experimental com todos os pacientes submetidos à reperfusão da artéria coronária obstruída com colocação direta de *stent*. Após o refluxo, os pacientes-controles não foram submetidos a mais nenhuma intervenção. Nos pacientes de pós-condicionamento, dentro de 1 minuto após a coloração direta de *stent*, o balão de angioplastia foi reinflado quatro vezes por 1 minuto (com período de intervenção de 1 minuto). Subsequentemente, o procedimento de angioplastia foi concluído de modo similar em todos os pacientes. As caixas pretas indicam períodos de isquemia.

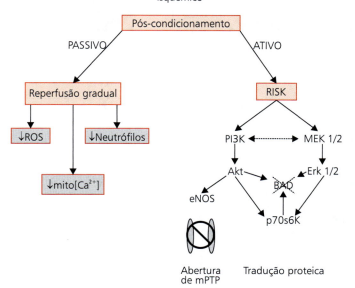

FIGURA 36.14 O esboço representa os possíveis mecanismos de proteção induzida pelo pós-condicionamento isquêmico. A interrupção para reperfusão pode exercer efeito "passivo", modificando a lesão de reperfusão por meio da diminuição dos ROS, acúmulo de neutrófilos e carga de cálcio mitocondrial. A regulação positiva da via RISK, um efeito "ativo" via ativação de PI3K-Akt ou ERK1/2, fosforila alvos subsequentes, como a acidonitrico-sintase endotelial (eNOS) produtora de NO, que inibe a abertura de mPTP. A fosforilação de p70s6K confere proteção por meio da inativação do antagonista de Bcl2 de morte celular (BAD) ou via translação proteica.

21 ATORDOAMENTO MIOCÁRDICO

Foi observado que, após a lesão isquêmica reversível no miocárdio, a contratilidade miocárdica continua deprimida mesmo após o estabelecimento do fluxo normal. Esse fenômeno de disfunção mecânica temporária subsequente a uma agressão isquêmica, todavia com fluxo sanguíneo normal e na ausência de qualquer lesão irreversível, é denominado atordoamento miocárdico. Trata-se de um estado totalmente reversível e responsivo às catecolaminas. A gravidade da disfunção miocárdica é determinada pela duração e gravidade da isquemia[77] (Figura 36.15).

Sabe-se que 40 a 50% de estenose de vasos epicárdicos não limita o fluxo sanguíneo miocárdico em repouso nem durante o exercício. Entre 50 e 90% de estenose não limita o fluxo sanguíneo em repouso, mas essas áreas podem desenvolver isquemia quando a demanda aumenta. Esses episódios de isquemia intermitente podem causar atordoamento. Similarmente, quando a obstrução coronariana dura menos de 20 minutos e o fluxo é estabelecido, o miocárdio desenvolve atordoamento (Figura 36.15). Uma obstrução mais prolongada pode causar áreas de infarto e atordoamento intercaladas.

O efeito da isquemia e reperfusão sobre o coração é baseado em estudos que utilizaram modelo experimental canino com anestesia de obstrução arterial coronariana proximal. Breves períodos de isquemia com duração inferior a 20 minutos seguidos de reperfusão não estão associados ao desenvolvimento de necrose (lesão reversível). A isquemia/reperfusão breve resulta no fenômeno de atordoamento e pré-condicionamento. Se a duração da obstrução coronariana se estender por mais de 20 minutos, uma frente de onda de necrose segue do subendocárdio para o subepicárdio com o passar do tempo. A reperfusão que ocorre antes de 3 horas de isquemia salva o tecido isquêmico ainda viável (esse tecido salvo pode apresentar atordoamento). A reperfusão que ocorre após 3 a 6 horas, nesse modelo, não reduz o tamanho do infarto miocárdico. A reperfusão tardia ainda pode produzir efeito benéfico na redução ou prevenção da expansão do infarto do miocárdio e no remodelamento VE.

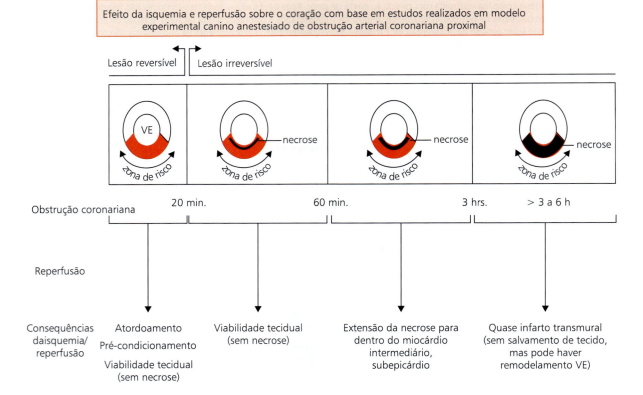

FIGURA 36.15 Efeito da isquemia e reperfusão no modelo experimental canino. Breves períodos de isquemia com duração < 20 minutos seguidos de reperfusão não estão associados ao desenvolvimento de necrose (lesão reversível), resultando em atordoamento e pré-condicionamento. Se a obstrução é estendida por mais de 20 minutos, uma frente de onda de necrose segue do subendocárdio para o subepicárdio com o passar do tempo. A reperfusão antes de 3 horas de isquemia salva o tecido isquêmico ainda viável (este tecido salvo pode apresentar atordoamento). A reperfusão após 3 a 6 horas, nesse modelo, não diminuiu o tamanho do infarto.

Do ponto de vista clínico, o atordoamento pode se seguir ao exercício na presença de estenose limitadora de fluxo, angina vasoespástica, combinado com isquemia do miocárdio, infarto agudo do miocárdio (IAM) com reperfusão inicial ou após a isquemia global do desvio cardiopulmonar. O miocárdio atordoado não resulta em anormalidades de EKG. Trata-se de uma incompatibilidade de fluxo-função. Existem vários mecanismos de atordoamento descritos (Tabela 36.4), porém o mais aceito é a lesão mediada por radicais livres resultante de reperfusão. O ânion superóxido, o peróxido de hidrogênio e o íon hidroxil são os radicais livres responsáveis pela maior parte do dano. Essas são reações catalisadas pelo ferro (reação de Fenton) e pela xantina oxidase. Boli R e colaboradores mostraram que a infusão de MPG, um antioxidante, atenuava o atordoamento quando iniciada após 1 minuto.[78] Esse experimento mostrou que, se a produção de radicais livres for inibida durante a explosão inicial, o atordoamento pode ser enfraquecido. Vários agentes adicionais, como desferroxamina e captopril, têm sido usados como *scavengers* de radicais livres em estudos clínicos.

22 HIBERNAÇÃO

O miocárdio em hibernação consiste em uma região miocárdica com contratilidade diminuída em presença de fluxo sanguíneo miocárdico reduzido e onde a função contrátil melhora após a revascularização.[79] A hibernação miocárdica parece ser uma extensão do atordoamento miocárdico. No início, o fluxo sanguíneo é normal e a função está deprimida. Lentamente, o fluxo sanguíneo diminui e o miocárdio progride de um estado de hibernação a curto prazo para uma hibernação prolongada. O miocárdio em hibernação conta com suprimento sanguíneo suficiente para manutenção da viabilidade, mas não da contratilidade. O curso temporal da melhora da função contrátil subsequente à revascularização depende da duração e da gravidade da estenose. O miocárdio hibernante foi descrito na angina, no IAM, no aneurisma VE, na morte súbita cardíaca abortada e na doença valvar com função VE precária. Estudos experimentais demonstraram que uma doença vascular pode acarretar alterações de hibernação em áreas remotas.[80] Muitos pacientes com miocárdio hibernante apresentam disfunção VE, em vez de isquemia sintomática. O fluxo sanguíneo miocárdico diminuído, em especial o fluxo sanguíneo miocárdico subendocárdico (FSM-SE), está fundamentalmente desorganizado na hibernação crônica. Durante o processo de hibernação, várias alterações estruturais afetam os miócitos, a microcirculação e a matriz extracelular. Essas alterações também podem ser vistas em áreas distantes da hibernação.

22.1 DANO AO MIÓCITO

A hibernação pode ser considerada uma resposta adaptativa ao fluxo sanguíneo miocárdico diminuído. O suprimento sanguíneo cronicamente reduzido causa apoptose dos miócitos, havendo uma perda de 30% dos miócitos regionais durante a transição de atordoamento crônico para miocárdio hibernante.[81] Como resultado da apoptose, os miócitos remanescentes sofrem hipertrofia para manter a espessura. Há também perda de miofilamentos e sarcômeros dentro da célula. O espaço vazio é ocupado por partículas de glicogênio. As mitocôndrias se tornam mais numerosas, porém sofrem diminuição do tamanho e são chamadas minimitocôndrias. O retículo sarcoplasmático e os túbulos T raramente são vistos. A expressão de conexina-43, uma proteína da *gap junction*, está diminuída. Há evidência de regulação positiva do mecanismo cardioprotetor em resposta à isquemia repetitiva, bem como de regulação negativa da glicogeniossintasequinase-3B, que pode aumentar a sobrevida celular.[82] Por outro lado, outros estudos envolvendo biópsias humanas demonstraram que a regulação positiva de proteínas pró-apoptóticas leva ao aumento da morte celular e da fibrose.[58] A heterogeneidade presente nesses estudos é provavelmente em virtude da quantidade e da duração da isquemia nas diferentes populações de pacientes.

TABELA 36.4 Representa os mecanismos propostos para atordoamento miocárdico, que incluem fatores celulares e extrínsecos que podem mediar o processo, incluindo radicais livres, excesso de cálcio, comprometimento mitocondrial e miofibrilar e dano à matriz colágena.

MECANISMO PROPOSTO PARA O ATORDOAMENTO MIOCÁRDICO
MECANISMO MAIS PROVÁVEL
1. Geração de radical livre derivado do oxigênio
2. Acoplamento excitação-contração, decorrente de disfunção do retículo sarcoplasmático
3. Sobrecarga de cálcio
OUTROS MECANISMOS PROPOSTOS
1. Produção insuficiente de energia pela mitocôndria
2. Comprometimento do uso de energia pelas miofibrilas
3. Comprometimento da responsividade simpática
4. Diminuição da sensibilidade do miofilamento ao cálcio
5. Dano à matriz colágena extracelular

22.2 MATRIZ EXTRACELULAR E MICROCIRCULAÇÃO

A matriz extracelular (MEC) é caracterizada pelo aumento da deposição de colágeno de tipos I e III, bem como de fibronectina. Estudos demonstraram que a melhora subsequente à revascularização era mais significativa nas áreas com capilares intactos e menos proeminente nos locais onde havia fibrose e desorganização da arquitetura capilar.

22.3 METABOLISMO

Os miócitos alteram seu próprio metabolismo como forma de adaptação ao fluxo sanguíneo diminuído. O conteúdo de glicogênio está aumentado. Entretanto, os níveis de creatinina fosfato e ATP permanecem inalterados, contrastando com o atordoamento em que há depleção de ATP. Há regulação negativa (inibição) de múltiplas proteínas envolvidas no metabolismo oxidativo e no transporte de elétrons.[82] O miocárdio em hibernação também é caracterizado pela desorganização de receptores adrenérgicos e presença de fibrose intersticial. A inomogeneidade exibida pelos receptores simpáticos implica alto risco de arritmias e morte súbita cardíaca. Alguns estudos demonstraram que a quantidade de fibrose intersticial afeta o resultado subsequentemente à revascularização. O miocárdio contendo grande quantidade de fibrose (> 30%) está destinado à morte irreversível dos miócitos. A quantidade de fibrose depende da duração do miocárdio hibernante.[58]

23 MIOCARDIOPATIA ISQUÊMICA

O termo "miocardiopatia isquêmica" se refere à disfunção ventricular decorrente de infarto do miocárdio, com miocárdio isquêmico viável ou DAC grave ao angiograma coronariano.

Uma definição mais robusta de miocardiopatia isquêmica foi estabelecida por Felker e colaboradores, com finalidade clínica e científica, uma vez que os pacientes com disfunção VE e história de infarto do miocárdio ou revascularização no passado, > 75% estenose na artéria coronária principal esquerda (ACPE) ou descendente anterior esquerda (DAE) proximal, ou ainda > 75% de estenose de pelo menos dois vasos epicárdicos. O termo "miocardiopatia isquêmica" é discutível. A miocardiopatia isquêmica é a causa mais comum de disfunção VE em países desenvolvidos, com risco atribuível à população de 65% para os homens e 55% para as mulheres.[83] A miocardiopatia isquêmica está associada a um prognóstico ruim, com sobrevida de 5 anos igual a 45%, em comparação aos 62% observados na miocardiopatia não isquêmica[84] (Figura 36.16). O miocárdio isquêmico pode estar infartado, atordoado ou viável. O tratamento da miocardiopatia isquêmica envolve o diagnóstico de doença arterial coronariana e avaliação da viabilidade no miocárdio afetado, uma vez que a revascularização pode reverter e melhorar a função VE. Entretanto, isso foi recentemente envolto em controvérsias. Na disfunção isquêmica VE, 60% dos pacientes podem ter miocárdio viável. Este capítulo discutirá mais a fundo a avaliação da viabilidade. O miocárdio viável se refere ao miocárdio disfuncional que recupera a função normal após a revascularização. Até recentemente, os dados mostravam que a avaliação da viabilidade em pacientes com disfunção VE afetava o resultado. Entretanto, todos esses dados foram derivados de estudos ou metanálises retrospectivas[85] (Figura 36.17). Pacientes que apresentam viabilidade quando tratados com revascularização tiveram menor mortalidade e alcançaram resultados melhores, em comparação aos pacientes sem viabilidade. No entanto, não houve diferença entre revascularização e apenas terapia médica em pacientes que não apresentavam viabilidade. Nos pacientes com viabilidade, a revascularização está associada à recuperação da contratilidade, previne o declínio adicional da fração de ejeção ventricular esquerda (FEVE), além de prevenir infarto adicional, dilatação VE progressiva e morte súbita cardíaca. Todavia, a melhora depende também da quantidade de miocárdio viável, para que a revascularização promova benefícios significativos. A viabilidade miocárdica deve ser superior a 20% para que a revascularização promova benefícios.[86] Partindo do princípio de que a divisão segmentar engloba a totalidade do VE (isto é, 100%), a maioria dos estudos concorda que, para a melhor sensibilidade e especificidade prediziam uma melhora ≥ 5% na FEVE, o VE deve apresentar viabilidade de pelo menos 25% usando ecocardiografia de estresse com dobutamina (EED),[87-88] e ≈38% com o uso de medicina nuclear convencional e TEP.[87-88] A duração do miocárdio hibernante também afetará o resultado. Lentamente, no decorrer do tempo, há intensificação da apoptose de miócitos e a recuperação diminui. A melhora significativa, definida como melhora da FEVE > 5%, ocorre em 60% dos pacientes após a revascularização[89] (Figura 36.18).

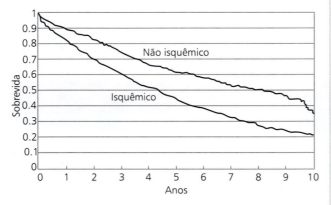

FIGURA 36.16 Curvas de sobrevida de Kaplan-Meier ajustadas para pacientes isquêmicos *versus* não isquêmicos. Pacientes com etiologia isquêmica de insuficiência cardíaca (IC) apresentam sobrevida mais curta do que aqueles com IC não isquêmica (sobrevida de 5 anos: 45% para o grupo isquêmico *versus* 62% para o grupo não isquêmico, [p < 0,001, pelo teste de *log-rank*]).

Isquemia do Miocárdio: Conceitos Básicos, Diagnóstico e Implicações Clínicas 683

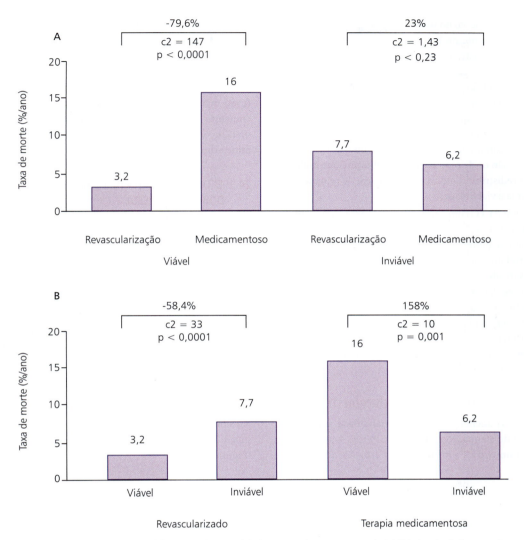

FIGURA 36.17 O gráfico de colunas representa em (a) as taxas de mortalidade para pacientes com e sem viabilidade miocárdica tratados com revascularização ou terapia médica. Há 79,6% de diminuição da mortalidade entre os pacientes com viabilidade tratados por revascularização (p < 0,0001). Em pacientes sem viabilidade miocárdica, não houve diferença significativa de mortalidade com revascularização versus terapia médica. (b) Mesmos dados de (a) com comparações baseadas na estratégia terapêutica em pacientes com e sem viabilidade. A mortalidade anual foi menor entre os pacientes revascularizados quando a viabilidade estava presente *versus* ausente (3,2 *versus* 7,7%, p < 0,0001). A mortalidade anual foi significativamente maior entre os pacientes submetidos ao tratamento médico quando a viabilidade estava presente *versus* ausente (16 *versus* 6,2%; p = 0,001).

24 AVALIAÇÃO DA VIABILIDADE MIOCÁRDICA

As quatro modalidades básicas usadas na prática clínica para avaliação da viabilidade miocárdica são tomografia computadorizada com emissão fotônica única (SPECT), TEP, ecocardiografia de estresse e IRM cardíaca. Essas modalidades capturam diferentes propriedades do miócito, como integridade da membrana, metabolismo, integridade mitocondrial, cicatriz e reserva contrátil.

24.1 TOMOGRAFIA COMPUTADORIZADA POR EMISSÃO DE FÓTON ÚNICO (SPECT)

A SPECT é uma modalidade amplamente disponível, com validação clínica e prognostica bem estabelecida. Os traçadores atualmente usados são o análogo de potássio, Tálio-201 (^{201}Tl) e compostos marcados com Tecnécio-99m (^{99m}Tc). Esses traçadores serão distribuídos em áreas com perfusão intacta. A imagem adquirida com a injeção mostrará ausência de captação onde houver comprometimento do suprimento sanguíneo. Entretanto, o miocárdio subjacente pode estar morto ou em hibernação. Após 24 horas, há redistribuição dos traçadores com base no fluxo sanguíneo regional, com retenção nas células com sarcolema (Tl) e mitocôndria (Tc) intactos, refletindo a viabilidade. Dessa forma, se os pontos escuros no momento da injeção se tornam brilhantes durante a aquisição tardia, isso indica presença de miocárdio viável em presença de defeitos de perfusão. Os protocolos com tálio comumente usados, que são úteis para avaliação da viabilidade, são os de repouso e redistribuição, que avaliam a viabilidade e redistribuição de 4 h-estresse, e o de reinjeção, que avalia isquemia e viabilidade.

A vantagem da TC com compostos marcados é que estes sofrem menor distribuição do que o Tl, além de emitirem fótons de maior energia, aumentando a qualidade da imagem e diminuindo os artefatos inerentes ao tecido mole. A radiação total é menor em virtude da meia-vida mais curta. A vantagem da SPECT com regulador está no fornecimento simultâneo de informação sobre a viabilidade e a função VE global e regional. Suas desvantagens são a radiação aumentada, baixa resolução espacial e artefatos de atenuação. A probabilidade de melhora funcional após o EDAC é baixa quando a viabilidade do miocárdio VE é inferior a 40%.

24.2 TOMOGRAFIA POR EMISSÃO DE PÓSITRON (TEP)

Excelente ferramenta para acessar a viabilidade, a TEP supera a limitação de atenuação tecidual da SPECT. A avaliação da viabilidade miocárdica em áreas de perfusão diminuída é avaliada por meio da detecção de processo intracelular intacto. A 18-fluoro-desoxiglicose é o agente mais comumente usado para avaliação do metabolismo. Os miócitos usam glicose em vez de ácidos graxos para obter energia durante a isquemia. As áreas com perfusão e metabolismo diminuídos (compatibilidade perfusão-metabolismo) representam escaras ou miocárdio morto, enquanto as áreas com perfusão diminuída e metabolismo normal (incompatibilidade perfusão-metabolismo) representam o miocárdio viável.

24.3 ECOCARDIOGRAFIA DE ESTRESSE COM DOBUTAMINA (EED)

O miocárdio disfuncional ainda viável é capaz de se contrair ao ser exposto a inotropos, vasodilatadores ou baixo nível de exercício. A dobutamina é o inotropo mais amplamente usado para intensificar a função VE e avaliar o miocárdio viável. A resposta bifásica, que mostra contratilidade aumentada com doses baixas de dobutamina (< 20 mcg/kg) e deterioração com a dose de pico (40 mcg/kg), é o fator preditivo mais específico de recuperação após a revascularização. Indica a presença de miocárdio viável suprido por uma artéria estenótica. A atropina pode ser usada para aumentar a frequência cardíaca durante a EED. As limitações deste exame são a discreta dependência de um operador e a possível dificuldade para determinar a formação de janela em determinadas populações. A viabilidade, com base em cada paciente individual, foi prospectivamente definida como a presença de reserva contrátil em ≥ 5 segmentos disfuncionais[90] (Figura 36.19).

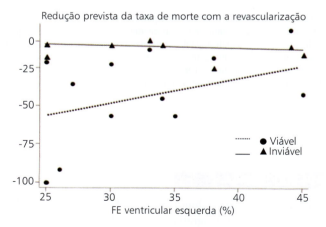

FIGURA 36.18 O gráfico de *plot* representa a análise de regressão da relação existente entre a fração de ejeção (FE) ventricular esquerda e a alteração prevista na mortalidade para pacientes com miocárdio viável (círculos) *versus* inviável (triângulos), com base nos resultados de metarregressão. Isso demonstra o potencial crescente de sobrevida melhorada com FE ventricular esquerda menor em pacientes com miocárdio viável, p < 0,0001 (linha de *plot* pontilhada), e não naqueles sem viabilidade, p = 0,11 (linha contínua). A metarregressão demonstrou uma relação inversa entre FE e diminuição do risco de morte com a revascularização entre pacientes com viabilidade, ou seja, à medida que a FE diminuiu, o benefício prognóstico com a revascularização aumentou. Nenhum benefício foi associado à revascularização em pacientes sem viabilidade em qualquer nível de FE.

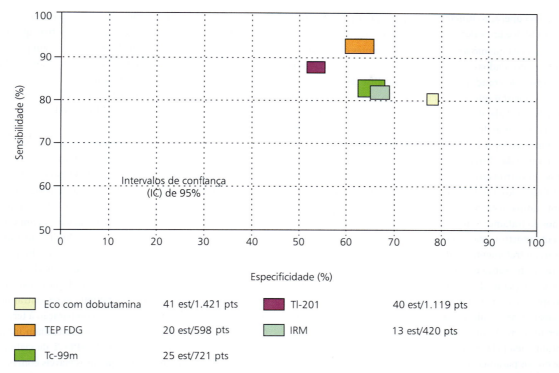

FIGURA 36.19 Representação das sensibilidades e especificidades relativas das modalidades de imagem atualmente usadas para isquemia do miocárdio e avaliação da viabilidade. Sensibilidade: TEP melhor (p < 0,05) do que outros. Especificidade: ecocardiografia (Echo) (p < 0,05) *versus* outros. Pts: pacientes; est: número de estudos. O gráfico infere que a ecocardiografia com dobutamina tem a vantagem de uma maior especificidade e maior acurácia preditiva positiva, em comparação aos outros métodos de cintigrafia.

24.4 IMAGEM DE RESSONÂNCIA MAGNÉTICA (IRM)

Ferramenta moderna no arsenal de avaliação da viabilidade, a IRM intensificada com gadolínio é muito útil para quantificação do número de cicatrizes e visualização do subendocárdio. O gadolínio tem propriedades paramagnéticas e emite sinais brilhantes onde se acumula. Não entra nos miócitos com membrana intacta. Entretanto, entra no espaço extracelular (fibrose) ou nos miócitos danificados (infarto agudo). Após atingir um estado estável, é lavado do miocárdio normal, mas permanece retido no espaço extracelular com a fibrose de substituição ou o miócito lesado. O sinal brilhante de intensificação por gadolínio tardia (IGT), depois que o estado estável é alcançado, indica um miocárdio com cicatriz, daí o aforismo "o que brilha está morto". A quantidade mínima de miocárdio da qual é possível obter imagem é ≈1 g, com resolução espacial de ≈2 mm. Se IGT > 50% da espessura miocárdica, isso indica inviabilidade e inutilidade da revascularização para esses pacientes, o que pode ajudar a diferenciar entre infarto transmural e infarto subendocárdico. A reserva contrátil pode ser avaliada por IRM cardíaca com dose baixa de dobutamina (IRMC-DBD). A IRM mede também os volumes VE, a quantidade de remodelamento, MR e aneurisma, que afetam significativamente o resultado após a revascularização. Atualmente, as principais limitações desta técnica são o custo relativo, a disponibilidade limitada, os tempos de exame relativamente longos e a dificuldade para realizar varreduras em pacientes com dispositivos implantados, embora novos materiais compatíveis com a ressonância magnética cardiovascular estejam em desenvolvimento. Os escaneadores clínicos de campo aumentado (isto é, 3-T) podem potencialmente oferecer uma proporção sinal: ruído melhor, tempos de varredura de imagem menores e resolução espacial aumentada.

25 ABORDAGENS TERAPÊUTICAS E CONTROVÉRSIAS

Uma vez concluída a avaliação da viabilidade, a primeira questão diz respeito ao tamanho do miocárdio viável requerido para obtenção de um efeito benéfico após a revascularização. Considerando que a divisão segmentar engloba a totalidade do VE (isto é, 100%), a maioria dos estudos concorda que, para prever uma melhora ≥ 5% da FEVE, é necessário que pelo menos 25% do VE esteja viável com o uso de EED[87-88,91] e ≈38% com o uso de medicina nuclear convencional e TEP.[87-88] Em uma estratificação abrangente de pacientes, a presença e a extensão da cicatrização miocárdica são fatores preditivos importantes. Nos segmentos discinéticos e acinéticos, a ausência de cicatriz ou da extensão transmural de uma cicatriz < 25% é considerada preditiva da recuperação funcional, com um valor preditivo positivo igual a 88% e um valor preditivo negativo igual a 89%.[92]

A controvérsia quanto ao manejo dos pacientes com disfunção VE advém dos dados conflitantes de estudos retrospectivos e estudos controlados randomizados. A metanálise de estudos retrospectivos mostrou que a revascularização, em comparação à terapia médica isolada, estava associada a uma mortalidade menor. Esta era o padrão de tratamento para pacientes com disfunção VE. Entretanto, a terapia médica enfrentou um grande desafio ao longo da última década. Uma metanálise de estudos mais antigos mostrou que a mortalidade de pacientes com viabilidade e submetidos a tratamento médico era significativamente maior, em comparação com os pacientes sem viabilidade e não submetidos ao tratamento médico.[85] Entretanto, uma metanálise mais recente mostrou que as taxas de mortalidade de pacientes submetidos ao tratamento médico eram comparáveis, independentemente da presença de viabilidade.[89] Isso destaca claramente o avanço da terapia médica na era em que vivemos. Esses dados mostram que a terapia também melhora os resultados no miocárdio viável. A revascularização pode ser benéfica somente se promover uma melhora da função ou da sobrevida superior àquela promovida pela terapia médica. Isso definitivamente depende de outros parâmetros, além da viabilidade, que podem ser melhorados pela revascularização, entre os quais os índices de remodelamento VE como as dimensões e volumes VE, a gravidade da regurgitação mitral, as anormalidades de condução e a função ventricular direita. Com relação ao tempo decorrido entre a hibernação e a revascularização, os atrasos na revascularização aumentarão o dano irreversível, a fibrose e o estágio sem retorno. Um estudo recente mostrou que a revascularização estava associada à melhora da FEVE em pacientes com e sem viabilidade avaliada por EED. Essa melhora da FEVE em pacientes com resultado negativo no teste de esforço pode ser confundida pela terapia médica máxima, que, por si só, comprovadamente melhora o resultado. O EED pode não detectar todo o tecido viável.

Foram conduzidos três estudos randomizados, STITCH, PPAR-2 e HEART, que levantaram questões sobre a revascularização em pacientes com disfunção VE. O estudo STITCH comparou a terapia médica isolada, a revascularização + terapia médica e a revascularização + reconstrução VE + terapia médica em pacientes com disfunção VE. Os pacientes com estenose da ACPE e sintomas de angina foram excluídos do estudo. Isso mostrou que a revascularização não era melhor do que a terapia médica isolada nessa população de pacientes (Figura 36.20).[93] Notavelmente, um subestudo do STITCH que considerou os resultado com base na viabilidade falhou em encontrar benefícios decorrentes da revascularização em comparação à terapia médica isolada.[94] É possível que as definições tenham influenciado esses resultados. Para a definição do SPECT de viabilidade, foram incluídos pelo menos 11 segmentos viáveis com base na atividade relativa de traçador. Para a ecocardiografia com dobutamina, a definição incluiu pelo menos cinco segmentos com função sistólica em repouso anormal que manifestavam reserva contrátil durante a administração de dobutamina. O seguimento foi de 5 anos. Não houve diferenças de resultado em

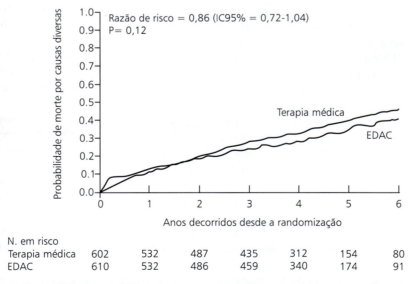

FIGURA 36.20 Mostra a curva de Kaplan-Meier de probabilidade de morte por causas diversas, analisada após anos de randomização no estudo. O resultado primário do evento ocorreu em 244 dos 602 pacientes (41%) designados para receber apenas terapia médica, em comparação aos 218 dos 610 pacientes (36%) designados para receber EDAC (razão de risco com EDAC = 0,86; intervalo de confiança [IC] de 95% = 0,72-1,04; P = 0,12). EDAC: enxerto de desvio arterial coronariano.

pacientes com ou sem viabilidade, submetidos ao EDAC ou à terapia médica. Contudo, uma das limitações importantes do estudo foi o cruzamento de 18% entre terapia médica e revascularização. Nos pacientes submetidos à terapia médica, a mortalidade foi de 7%, em comparação aos 15% relatados em metanálises mais antigas. Isso destaca claramente a importância da terapia médica aprimorada (Figura 36.21).

Resultados do STICH e seu subestudo mostram que a terapia médica é comparável à revascularização. A terapia médica melhora o resultado de pacientes com viabilidade? O estudo CHRISTMAS mostrou que o carvedilol melhorou a FEVE em pacientes com viabilidade, comparativamente ao placebo. A melhora da FEVE foi mais pronunciada em pacientes com segmentos viáveis mais numerosos. A FE basal média era de 30% e a SPECT foi usada para avaliar a viabilidade. O estudo também mostrou que os segmentos viáveis diminuíram lentamente em pacientes tratados com placebo, indicando remodelamento e apoptose de miócitos. Entretanto, no grupo do carvedilol, o número de segmentos viáveis permaneceu o mesmo ou aumentou.[95] De modo surpreendente, a terapia médica é benéfica para os pacientes seja qual for a quantidade de viabilidade, enquanto a revascularização requereu uma viabilidade miocárdica mínima > 20% para promover efeito benéfico. Outra observação interessante relacionada à terapia médica foi que o carvedilol aumentou a FEVE em pacientes sem reserva contrátil, mas promoveu uma melhora mais robusta e antecipada nos pacientes com reserva contrátil[96] (Figura 36.22). Como resultado, a terapia médica melhora o resultado no miocárdio viável. A revascularização somente pode ser benéfica se promover uma melhora superior àquela promovida pela terapia médica metadirigida. Stipac e colaboradores estudaram o efeito da revascularização miocárdica sobre a função sistólica VE de pacientes, com e sem miocárdio viável, para mostrar se os segmentos inviáveis poderiam ser revascularizados.[97] Os pesquisadores observaram alterações

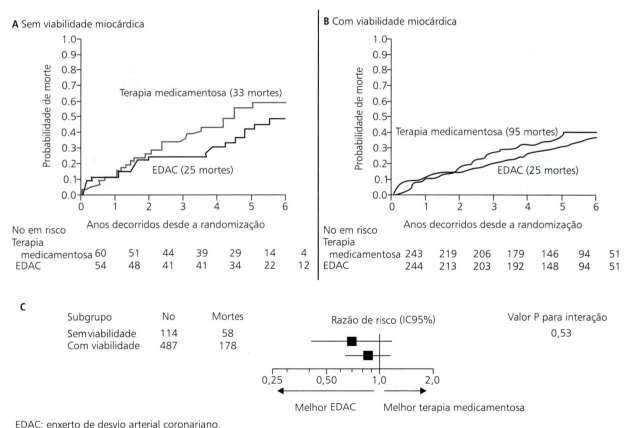

EDAC: enxerto de desvio arterial coronariano.

FIGURA 36.21 Usando a análise de Kaplan-Meier, a probabilidade de morte foi comparada ao estado de viabilidade miocárdica e tratamento. Aos 5 anos, na análise de intenção de tratar, as taxas de morte para pacientes sem viabilidade miocárdica foram 41,5% no grupo designado para receber enxerto de desvio arterial coronariano (EDAC) e 55,8% no grupo designado para receber terapia médica (painel A). Entre os pacientes com viabilidade miocárdica, as respectivas taxas foram 31,2% e 35,4% (painel B). Não houve interação significativa entre o estado da viabilidade e o tratamento atribuído, em termos de mortalidade (P = 0,53).

seriadas na FEVE após a revascularização cirúrgica em pacientes com e sem miocárdio viável. A revascularização em pacientes com amplas áreas de viabilidade detectadas com tálio não apresentou associação com melhora da sobrevida em 10 anos. Houve melhora dos sintomas de angina, mas os sintomas de insuficiência cardíaca não melhoraram muito.[98] Um estudo randomizado controlado avaliou o resultado da revascularização em pacientes com miocárdio viável disfuncional, identificado por IRM cardíaca intensificada tardia (IRMC-IT). O miocárdio viável foi definido por > 4 segmentos viáveis no VE disfuncional apresentando intensificação transmural com gadolínio < 50% (Figura 36.23). A revascularização não foi melhor do que a terapia médica em pacientes sem viabilidade. A revascularização melhorou significativamente a sobrevida de pacientes com viabilidade detectada por IRMC-IT em comparação à terapia médica isolada, mas não foi melhor em pacientes sem viabilidade.[99]

26 RESUMO E CONCLUSÃO

Considerando os dados de estudos clínicos randomizados recentes, podemos afirmar que o *status* da avaliação da viabilidade e da revascularização na miocardiopatia isquêmica continua não solucionado. Há estudos mostrando que a terapia médica melhora a função VE na miocardiopatia isquêmica. Entretanto, a revascularização de pacientes com miocardiopatia isquêmica apresentando viabilidade não tem muito mais a oferecer do que a

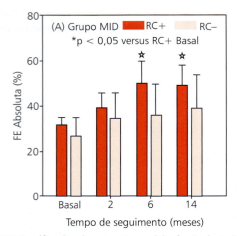 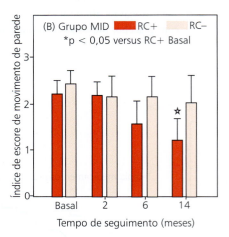

FIGURA 36.22 O gráfico de colunas mostra em (A) a fração de ejeção absoluta e, em (B), o índice de escore de movimento de parede no momento basal e em cada período de seguimento no grupo de miocardiopatia dilatada idiopática (MID), conforme o estado de reserva contrátil (RC), nos grupos RC+ *versus* RC⁻. A extensão e a duração do aprimoramento na fração de ejeção no grupo MID estava relacionada ao estado de RC. Percebe-se que em 14 meses, o índice de escore de movimento de parede melhorou no subgrupo RC+ em comparação ao basal, mas não mudou significativamente no subgrupo RC⁻.

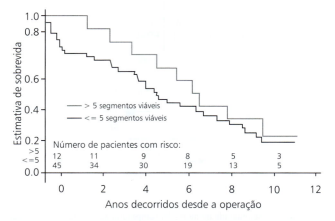

FIGURA 36.23 A análise de Kaplan–Meier ilustra a razão da relação existente entre viabilidade e duração da sobrevida do paciente usando cintigrafia com Tálio-201 pré-operatória e sobrevida, com base no número de segmentos isquêmicos. A estimativa da razão de sobrevida entre áreas amplas com mais de 5 segmentos viáveis *versus* 5 ou menos segmentos menores de segmentos isquêmicos reversíveis usando tálio mostrou resultado inicial melhorado e a sobrevida não foi afetada nos anos posteriores.

terapia médica. Algumas questões a serem respondidas em um futuro próximo são:

1. Como a viabilidade deveria ser acessada e quantificada para determinar o benefício da revascularização?
2. Qual é o estágio na história natural de miocardiopatia isquêmica após o qual a revascularização não tende a promover benefícios nem mesmo na presença de viabilidade?

Parece plausível que alguns fatores, como a quantidade de remodelamento, os volumes VE, a regurgitação mitral e a FEVE, possam afetar o resultado subsequentemente à revascularização, mesmo na presença de viabilidade. Uma definição clara de determinado estágio no remodelamento VE em que a revascularização na presença de viabilidade é benéfica, e um estágio em que o remodelamento é reversível com revascularização. O uso de IRM para avaliar a viabilidade cardíaca provavelmente fornece mais respostas, podendo fornecer informação adicional sobre os volumes VE, FEVE, fibrose miocárdica e anormalidades valvares. Modalidades mais modernas de ecocardiografia transtorácica que medem a tensão e enfocam o padrão contrátil de tensão torsional, radial e longitudinal VE podem ser úteis para fins de estratificação adicional. A IRMC-DBD pode contribuir para a estimativa da reserva contrátil na miocardiopatia isquêmica. Uma estratégia de tratamento baseada na IRM cardíaca pode ser o melhor teste holístico para observar a viabilidade e o remodelamento, bem como tomar decisões referentes à terapia.

27 AGRADECIMENTO

Os autores agradecem ao Dr. William N. O'Connor, professor de Patologia, University of Kentucky, Lexington, KY, por suas dicas e sugestões valiosas ao revisar este capítulo do livro, bem como por ter aprimorado seu conteúdo científico.

REFERÊNCIAS BIBLIOGRÁFICAS

1. Fuster V. Global burden of cardiovascular disease: time to implement feasible strategies and to monitor results. J Am Coll Cardiol. 2014;64(5):520-2.
2. Fuster V, Narula J, Kelly BB. Promoting global cardiovascular and cerebrovascular health. Mt Sinai J Med. 2012;79(6):625-31.
3. Moreno PR, Fuster V. New aspects in the pathogenesis of diabetic atherothrombosis. J Am Coll Cardiol. 2004;44(12):2293-300.
4. Fuster V, Kelly BB, Vedanthan R. Promoting global cardiovascular health: moving forward. Circulation. 2011;123(15):1671-8.
5. Vedanthan R, Seligman B, Fuster V. Global perspective on acute coronary syndrome: a burden on the young and poor. Circ Res. 2014;114(12):1959-75.
6. 2013 WPA. United Nations, Department of Economic and Social Affairs, Population Division (2013). ST/ESA/SER. 2013:A/348.
7. Christensen K, Doblhammer G, Rau R, Vaupel JW. Ageing populations: the challenges ahead. Lancet. 2009;374(9696):1196-208.
8. Mathers CD, Loncar D. Projections of global mortality and burden of disease from 2002 to 2030. Plos Medicine. 2006;3(11).
9. Hearse DJ. Myocardial-Ischemia – Can We Agree on a Definition for the 21st-Century. Cardiovascular Research. 1994;28(12):1737-44.
10. De Boer RA, Pinto YM, van Veldhuisen DJ. The imbalance between oxygen demand and supply as a potential mechanism in the pathophysiology of heart failure: The role of microvascular growth and abnormalities. Microcirculation. 2003;10(2):113-26.
11. Handley MG, Medina RA, Nagel E, Blower PJ, Southworth R. PET imaging of cardiac hypoxia: Opportunities and challenges. Journal of Molecular and Cellular Cardiology. 2011;51(5):640-50.
12. Duvall WL, Sealove B, Pungoti C, Katz D, Moreno PR, Kim M. Angiographic investigation of the pathophysiology of perioperative myocardial infarction. Catheter Cardiovasc Interv. 2012;80(5):768-76.
13. Kassiotis C, Rajabi M, Taegtmeyer H. Metabolic reserve of the heart: The forgotten link between contraction and coronary flow. Progress in Cardiovascular Diseases. 2008;51(1):74-88.
14. Hudlicka O, Brown M, Egginton S. Angiogenesis in Skeletal and Cardiac-Muscle. Physiological Reviews. 1992;72(2):369-417.
15. Loukas M, Groat C, Khangura R, Owens DG, Anderson RH. The Normal and Abnormal Anatomy of the Coronary Arteries. Clinical Anatomy. 2009;22(1):114-28.
16. Shimada K, Sakanoue Y, Kobayashi Y, Ehara S, Hirose M, Nakamura Y, et al. Assessment of myocardial viability using coronary zero flow pressure after successful angioplasty in patients with acute anterior myocardial infarction. Heart. 2003;89(1):71-6.
17. Furchgott RF, Zawadzki, J. V., editor. Vasodilatation. New York: Raven Press; 1981.
18. Klocke FJ, Lee DC. Absolute myocardial blood flow emerging role in coronary pathophysiology and clinical disease. JACC Cardiovasc Imaging. 2011;4(9):999-1001.
19. Motwani M. Advanced Cardiovascular Magnetic Resonance Myocardial Perfusion Imaging: High-Spatial Resolution Versus 3-Dimensional Whole-Heart Coverage (vol 6, pg 339, 2013). Circulation-Cardiovascular Imaging. 2013;6(3):E22-E.
20. Costa MA, Shoemaker S, Futamatsu H, Klassen C, Angiolillo DJ, Nguyen M, et al. Quantitative magnetic resonance perfusion imaging detects anatomic and physiologic coronary artery disease as measured by coronary angiography and fractional flow reserve. J Am Coll Cardiol. 2007;50(6):514-22.
21. Gould KL e, editor. Coronary collateral function assessed by PET. New York: Elsevier Science Publishing Co Inc; 1991.
22. Spaan JA, Piek JJ, Hoffman JI, Siebes M. Physiological basis of clinically used coronary hemodynamic indices. Circulation. 2006;113(3):446-55.
23. Spaan JA, Cornelissen AJ, Chan C, Dankelman J, Yin FC. Dynamics of flow, resistance, and intramural vascular volume in canine coronary circulation. Am J Physiol Heart Circ Physiol. 2000;278(2):H383-403.
24. Pijls NH, van Son JA, Kirkeeide RL, De Bruyne B, Gould KL. Experimental basis of determining maximum coronary, myocardial, and collateral blood flow by pressure measurements for assessing functional stenosis severity before and after percutaneous transluminal coronary angioplasty. Circulation. 1993;87(4):1354-67.
25. Tonino PA, De Bruyne B, Pijls NH, Siebert U, Ikeno F, van' t Veer M, et al. Fractional flow reserve versus angiography for guiding percutaneous coronary intervention. The New England journal of medicine. 2009;360(3):213-24.
26. De Bruyne B, Pijls NH, Kalesan B, Barbato E, Tonino PA, Piroth Z, et al. Fractional flow reserve-guided PCI versus medical therapy in stable coronary disease. The New England journal of medicine. 2012;367(11):991-1001.
27. Pijls NH, Bech GJ, el Gamal MI, Bonnier HJ, De Bruyne B, Van Gelder B, et al. Quantification of recruitable coronary collateral blood flow in conscious humans and its potential to predict future ischemic events. J Am Coll Cardiol. 1995;25(7):1522-8.

28. Nishida K, Otsu K. Cell death in heart failure. Circulation journal: official journal of the Japanese Circulation Society. 2008;72 Suppl A:A17-21.
29. Festjens N, Vanden Berghe T, Vandenabeele P. Necrosis, a well-orchestrated form of cell demise: signalling cascades, important mediators and concomitant immune response. Biochimica et biophysica acta. 2006;1757(9-10):1371-87.
30. Fiers W, Beyaert R, Declercq W, Vandenabeele P. More than one way to die: apoptosis, necrosis and reactive oxygen damage. Oncogene. 1999;18(54):7719-30.
31. Grooten J, Goossens V, Vanhaesebroeck B, Fiers W. Cell membrane permeabilization and cellular collapse, followed by loss of dehydrogenase activity: early events in tumour necrosis factor-induced cytotoxicity. Cytokine. 1993;5(6):546-55.
32. Zoratti M, Szabo I. The mitochondrial permeability transition. Biochimica et biophysica acta. 1995;1241(2):139-76.
33. Halestrap AP, McStay GP, Clarke SJ. The permeability transition pore complex: another view. Biochimie. 2002;84(2-3):153-66.
34. Galat A, Metcalfe SM. Peptidylproline cis/trans isomerases. Progress in biophysics and molecular biology. 1995;63(1):67-118.
35. Nakagawa T, Shimizu S, Watanabe T, Yamaguchi O, Otsu K, Yamagata H, et al. Cyclophilin D-dependent mitochondrial permeability transition regulates some necrotic but not apoptotic cell death. Nature. 2005;434(7033):652-8.
36. Nakayama H, Chen X, Baines CP, Klevitsky R, Zhang X, Zhang H, et al. Ca2+- and mitochondrial-dependent cardiomyocyte necrosis as a primary mediator of heart failure. The Journal of clinical investigation. 2007;117(9):2431-44.
37. Weiss JN, Korge P, Honda HM, Ping P. Role of the mitochondrial permeability transition in myocardial disease. Circ Res. 2003;93(4):292-301.
38. Halestrap A. Biochemistry: a pore way to die. Nature. 2005;434(7033):578-9.
39. Edinger AL, Thompson CB. Death by design: apoptosis, necrosis and autophagy. Curr Opin Cell Biol. 2004;16(6):663-9.
40. Marsden VS, O'Connor L, O'Reilly LA, Silke J, Metcalf D, Ekert PG, et al. Apoptosis initiated by Bcl-2-regulated caspase activation independently of the cytochrome c/Apaf-1/caspase-9 apoptosome. Nature. 2002;419(6907):634-7.
41. Chinnaiyan AM, O'Rourke K, Tewari M, Dixit VM. FADD, a novel death domain-containing protein, interacts with the death domain of Fas and initiates apoptosis. Cell. 1995;81(4):505-12.
42. Hsu H, Xiong J, Goeddel DV. The TNF receptor 1-associated protein TRADD signals cell death and NF-kappa B activation. Cell. 1995;81(4):495-504.
43. Soonpaa MH, Field LJ. Survey of studies examining mammalian cardiomyocyte DNA synthesis. Circ Res. 1998;83(1):15-26.
44. Anversa P, Leri A, Beltrami CA, Guerra S, Kajstura J. Myocyte death and growth in the failing heart. Laboratory investigation; a journal of technical methods and pathology. 1998;78(7):767-86.
45. Foo RS, Mani K, Kitsis RN. Death begets failure in the heart. The Journal of clinical investigation. 2005;115(3):565-71.
46. Narula J, Haider N, Virmani R, DiSalvo TG, Kolodgie FD, Hajjar RJ, et al. Apoptosis in myocytes in end-stage heart failure. The New England journal of medicine. 1996;335(16):1182-9.
47. Olivetti G, Abbi R, Quaini F, Kajstura J, Cheng W, Nitahara JA, et al. Apoptosis in the failing human heart. The New England journal of medicine. 1997;336(16):1131-41.
48. Wencker D, Chandra M, Nguyen K, Miao W, Garantziotis S, Factor SM, et al. A mechanistic role for cardiac myocyte apoptosis in heart failure. The Journal of clinical investigation. 2003;111(10):1497-504.
49. Yamaguchi O, Higuchi Y, Hirotani S, Kashiwase K, Nakayama H, Hikoso S, et al. Targeted deletion of apoptosis signal-regulating kinase 1 attenuates left ventricular remodeling. Proceedings of the National Academy of Sciences of the United States of America. 2003;100(26):15883-8.
50. Maiuri MC, Zalckvar E, Kimchi A, Kroemer G. Self-eating and self-killing: crosstalk between autophagy and apoptosis. Nature reviews Molecular cell biology. 2007;8(9):741-52.
51. Klionsky DJ, Emr SD. Autophagy as a regulated pathway of cellular degradation. Science. 2000;290(5497):1717-21.
52. Levine B, Yuan J. Autophagy in cell death: an innocent convict? The Journal of clinical investigation. 2005;115(10):2679-88.
53. Shimizu S, Kanaseki T, Mizushima N, Mizuta T, Arakawa-Kobayashi S, Thompson CB, et al. Role of Bcl-2 family proteins in a non-apoptotic programmed cell death dependent on autophagy genes. Nature cell biology. 2004;6(12):1221-8.
54. Kostin S, Pool L, Elsasser A, Hein S, Drexler HC, Arnon E, et al. Myocytes die by multiple mechanisms in failing human hearts. Circ Res. 2003;92(7):715-24.
55. Knaapen MW, Davies MJ, De Bie M, Haven AJ, Martinet W, Kockx MM. Apoptotic versus autophagic cell death in heart failure. Cardiovascular research. 2001;51(2):304-12.
56. Shimomura H, Terasaki F, Hayashi T, Kitaura Y, Isomura T, Suma H. Autophagic degeneration as a possible mechanism of myocardial cell death in dilated cardiomyopathy. Japanese circulation journal. 2001;65(11):965-8.
57. Yan L, Vatner DE, Kim SJ, Ge H, Masurekar M, Massover WH, et al. Autophagy in chronically ischemic myocardium. Proceedings of the National Academy of Sciences of the United States of America. 2005;102(39):13807-12.
58. Elsasser A, Vogt AM, Nef H, Kostin S, Mollmann H, Skwara W, et al. Human hibernating myocardium is jeopardized by apoptotic and autophagic cell death. J Am Coll Cardiol. 2004;43(12):2191-9.
59. Depre C, Vatner SF. Cardioprotection in stunned and hibernating myocardium. Heart failure reviews. 2007;12(3-4):307-17.
60. Mann DL, Zipes, D.P, Libby, P, Bonow, R.O., editor. Braunwald's Heart Disease: A Textbook of Cardiovascular Medicine. 10th ed. Philadelphia: Saunders; 2014.
61. Gould KL. Pressure-flow characteristics of coronary stenoses in unsedated dogs at rest and during coronary vasodilation. Circ Res. 1978;43(2):242-53.
62. Crea F, Liuzzo G. Pathogenesis of acute coronary syndromes. J Am Coll Cardiol. 2013;61(1):1-11.
63. Kuzuya T, Hoshida S, Yamashita N, Fuji H, Oe H, Hori M, et al. Delayed effects of sublethal ischemia on the acquisition of tolerance to ischemia. Circ Res. 1993;72(6):1293-9.
64. Yamasaki K, Fujiwara H, Tanaka M, Yokota R, Miyamae M, Ogawa J, et al. Preconditioning with 15-minute ischemia extends myocardial infarct size after subsequent 30-minute ischemia in rabbits. Japanese circulation journal. 1997;61(4):344-52.
65. Tzivoni D, Maybaum S. Attenuation of severity of myocardial ischemia during repeated daily ischemic episodes. J Am Coll Cardiol. 1997;30(1):119-24.
66. Kloner RA, Yellon D. Does ischemic preconditioning occur in patients? J Am Coll Cardiol. 1994;24(4):1133-42.
67. Kloner RA, Shook T, Przyklenk K, Davis VG, Junio L, Matthews RV, et al. Previous angina alters in-hospital outcome in TIMI 4. A clinical correlate to preconditioning? Circulation. 1995;91(1):37-45.
68. Yellon DM, Alkhulaifi AM, Pugsley WB. Preconditioning the human myocardium. Lancet. 1993;342(8866):276-7.
69. Yellon DM, Downey JM. Preconditioning the myocardium: from cellular physiology to clinical cardiology. Physiological Reviews. 2003;83(4):1113-51.
70. Yang XM, Sato H, Downey JM, Cohen MV. Protection of ischemic preconditioning is dependent upon a critical timing sequence of protein kinase C activation. Journal of Molecular and Cellular Cardiology. 1997;29(3):991-9.

71. Goto M, Liu Y, Yang XM, Ardell JL, Cohen MV, Downey JM. Role of bradykinin in protection of ischemic preconditioning in rabbit hearts. Circ Res. 1995;77(3):611-21.
72. Cohen MV, Baines CP, Downey JM. Ischemic preconditioning: from adenosine receptor to KATP channel. Annual review of physiology. 2000;62:79-109.
73. Dana A, Yellon DM. ATP dependent K+ channel: a novel therapeutic target in unstable angina. Eur Heart J. 1999;20(1):2-5.
74. Niccoli G, Rigattieri S, De Vita MR, Valgimigli M, Corvo P, Fabbiocchi F, et al. Open-label, randomized, placebo-controlled evaluation of intracoronary adenosine or nitroprusside after thrombus aspiration during primary percutaneous coronary intervention for the prevention of microvascular obstruction in acute myocardial infarction: the REOPEN-AMI study (Intracoronary Nitroprusside Versus Adenosine in Acute Myocardial Infarction). JACC Cardiovascular interventions. 2013;6(6):580-9.
75. Kloner RA, Forman MB, Gibbons RJ, Ross AM, Alexander RW, Stone GW. Impact of time to therapy and reperfusion modality on the efficacy of adenosine in acute myocardial infarction: the AMISTAD-2 trial. Eur Heart J. 2006;27(20):2400-5.
76. Tsang A, Hausenloy DJ, Mocanu MM, Yellon DM. Postconditioning: a form of "modified reperfusion" protects the myocardium by activating the phosphatidylinositol 3-kinase-Akt pathway. Circ Res. 2004;95(3):230-2.
77. Barnes E, Dutka DP, Khan M, Camici PG, Hall RJ. Effect of repeated episodes of reversible myocardial ischemia on myocardial blood flow and function in humans. Am J Physiol Heart Circ Physiol. 2002;282(5):H1603-8.
78. Bolli R, Jeroudi MO, Patel BS, Aruoma OI, Halliwell B, Lai EK, et al. Marked reduction of free radical generation and contractile dysfunction by antioxidant therapy begun at the time of reperfusion. Evidence that myocardial "stunning" is a manifestation of reperfusion injury. Circ Res. 1989;65(3):607-22.
79. Rahimtoola SH, Dilsizian V, Kramer CM, Marwick TH, Vanoverschelde JL. Chronic ischemic left ventricular dysfunction: from pathophysiology to imaging and its integration into clinical practice. JACC Cardiovasc Imaging. 2008;1(4):536-55.
80. Thomas SA, Fallavollita JA, Suzuki G, Borgers M, Canty JM, Jr. Dissociation of regional adaptations to ischemia and global myolysis in an accelerated Swine model of chronic hibernating myocardium. Circ Res. 2002;91(10):970-7.
81. Lim H, Fallavollita JA, Hard R, Kerr CW, Canty JM, Jr. Profound apoptosis-mediated regional myocyte loss and compensatory hypertrophy in pigs with hibernating myocardium. Circulation. 1999;100(23):2380-6.
82. Page B, Young R, Iyer V, Suzuki G, Lis M, Korotchkina L, et al. Persistent regional downregulation in mitochondrial enzymes and upregulation of stress proteins in swine with chronic hibernating myocardium. Circ Res. 2008;102(1):103-12.
83. He J, Ogden LG, Bazzano LA, Vupputuri S, Loria C, Whelton PK. Risk factors for congestive heart failure in US men and women: NHANES I epidemiologic follow-up study. Archives of internal medicine. 2001;161(7):996-1002.
84. Felker GM, Shaw LK, O'Connor CM. A standardized definition of ischemic cardiomyopathy for use in clinical research. J Am Coll Cardiol. 2002;39(2):210-8.
85. Allman KC, Shaw LJ, Hachamovitch R, Udelson JE. Myocardial viability testing and impact of revascularization on prognosis in patients with coronary artery disease and left ventricular dysfunction: a meta-analysis. J Am Coll Cardiol. 2002;39(7):1151-8.
86. Desideri A, Cortigiani L, Christen AI, Coscarelli S, Gregori D, Zanco P, et al. The extent of perfusion-F18-fluorodeoxyglucose positron emission tomography mismatch determines mortality in medically treated patients with chronic ischemic left ventricular dysfunction. J Am Coll Cardiol. 2005;46(7):1264-9.
87. Bax JJ, Maddahi J, Poldermans D, Elhendy A, Cornel JH, Boersma E, et al. Sequential (201)Tl imaging and dobutamine echocardiography to enhance accuracy of predicting improved left ventricular ejection fraction after revascularization. Journal of nuclear medicine: official publication, Society of Nuclear Medicine. 2002;43(6):795-802.
88. Bax JJ, Maddahi J, Poldermans D, Elhendy A, Schinkel A, Boersma E, et al. Preoperative comparison of different noninvasive strategies for predicting improvement in left ventricular function after coronary artery bypass grafting. The American journal of cardiology. 2003;92(1):1-4.
89. Camici PG, Prasad SK, Rimoldi OE. Stunning, hibernation, and assessment of myocardial viability. Circulation. 2008;117(1):103-14.
90. Buckley O, Di Carli M. Predicting benefit from revascularization in patients with ischemic heart failure: imaging of myocardial ischemia and viability. Circulation. 2011;123(4):444-50.
91. Hanekom L, Jenkins C, Jeffries L, Case C, Mundy J, Hawley C, et al. Incremental value of strain rate analysis as an adjunct to wall-motion scoring for assessment of myocardial viability by dobutamine echocardiography: a follow-up study after revascularization. Circulation. 2005;112(25):3892-900.
92. Kim RJ, Wu E, Rafael A, Chen EL, Parker MA, Simonetti O, et al. The use of contrast-enhanced magnetic resonance imaging to identify reversible myocardial dysfunction. The New England journal of medicine. 2000;343(20):1445-53.
93. Velazquez EJ, Lee KL, Deja MA, Jain A, Sopko G, Marchenko A, et al. Coronary-artery bypass surgery in patients with left ventricular dysfunction. The New England journal of medicine. 2011;364(17):1607-16.
94. Bonow RO, Maurer G, Lee KL, Holly TA, Binkley PF, Desvigne-Nickens P, et al. Myocardial viability and survival in ischemic left ventricular dysfunction. The New England journal of medicine. 2011;364(17):1617-25.
95. Cleland JG, Pennell DJ, Ray SG, Coats AJ, Macfarlane PW, Murray GD, et al. Myocardial viability as a determinant of the ejection fraction response to carvedilol in patients with heart failure (CHRISTMAS trial): randomised controlled trial. Lancet. 2003;362(9377):14-21.
96. Seghatol FF, Shah DJ, Diluzio S, Bello D, Johnson MR, Cotts WG, et al. Relation between contractile reserve and improvement in left ventricular function with beta-blocker therapy in patients with heart failure secondary to ischemic or idiopathic dilated cardiomyopathy. The American journal of cardiology. 2004;93(7):854-9.
97. Stipac AV, Stankovic I, Vidakovic R, Putnikovic B, Ilic I, Milicic B, et al. Effect of myocardial revascularisation on left ventricular systolic function in patients with and without viable myocardium: should non-viable segments be revascularised? Heart. 2013;99(23):1749-54.
98. Shah PJ, Hare DL, Raman JS, Gordon I, Chan RK, Horowitz JD, et al. Survival after myocardial revascularization for ischemic cardiomyopathy: a prospective ten-year follow-up study. The Journal of thoracic and cardiovascular surgery. 2003;126(5):1320-7.
99. Gerber BL, Rousseau MF, Ahn SA, le Polain de Waroux JB, Pouleur AC, Phlips T, et al. Prognostic value of myocardial viability by delayed-enhanced magnetic resonance in patients with coronary artery disease and low ejection fraction: impact of revascularization therapy. J Am Coll Cardiol. 2012;59(9):825-35.

Miocárdio Atordoado e Hibernante

37

Desidério Favarato
Eduardo Gomes Lima
Alexandre W. Segre
Roberta Saretta
Carlos Vicente Serrano Jr.

1. Introdução
2. Isquemia miocárdica
   2.1 Pré-condicionamento isquêmico
3. Miocárdio hibernante
4. Miocárdio atordoado
5. Métodos diagnósticos
6. Referências bibliográficas

1 INTRODUÇÃO

A disfunção sistólica do ventrículo esquerdo após insulto isquêmico é a causa mais comum de insuficiência cardíaca no mundo desenvolvido ocidental e na América Latina.[1]

A isquemia pode levar à disfunção ventricular irreversível ou transitória.

Quando a isquemia é intensa e prolongada há necrose celular maciça, o que leva à substituição do tecido muscular por cicatriz fibrosa com perda permanente da motilidade da região afetada.

Quando a isquemia, apesar de intensa, é revertida em tempo hábil pela reperfusão coronária percutânea, pode haver perda temporária da motilidade, mesmo com a restauração completa do fluxo coronário e manutenção da integridade celular: é o fenômeno do atordoamento miocárdico. Por outro lado, se houver persistência do hipofluxo coronário após o evento coronário agudo, haverá hipomotilidade que pode perdurar por meses a anos, só sendo revertida por intervenções de revascularização, principalmente, o implante de pontes de safena ou de artéria mamária. É o chamado miocárdio hibernado.

É útil determinar a presença de viabilidade miocárdica durante a avaliação de pacientes com disfunção ventricular pouco tempo após o infarto ou em tempo mais prolongado e candidatos à revascularização miocárdica, pois há clara diferenciação prognóstica nesses casos e implicações terapêuticas importantes.

Se o fenômeno presente é de miocárdio atordoado, deve ser esperada a recuperação espontânea da motilidade sem necessidade de intervenções de revascularização ulteriores. Se há miocárdio hibernado, somente intervenções que restaurem o fluxo coronário serão capazes de recuperar a função perdida.

2 ISQUEMIA MIOCÁRDICA

A isquemia se instala toda vez que o fluxo coronário é insuficiente para prover as necessidades de oxigênio ao miocárdio para manter sua função. As manifestações se iniciam com disfunção diastólica e, em sequência, disfunção sistólica, eletrofisiológicas e se finalizam com sintoma de angina ou dispneia.

A intensidade da isquemia pode variar de redução leve até completa ausência de perfusão e, além disso, há variações dentro do mesmo território da artéria ocluída, geralmente é mais acentuada na região subendocárdica, reduz-se em direção à região subepicárdica e pode ser influenciada pela presença de colaterais. Além da intensidade da isquemia, outro fator preponderante para o destino das células isquêmicas é o tempo de isquemia, quanto mais prolongada maior a probabilidade de morte celular.

A isquemia acentuada esgota os estoques de oxigênio presente na oxi-hemoglobina e oximioglobina em cerca de 10 segundos e, concomitantemente, cessam as contrações dos cardiomiócitos, pois os estoques de ATP e fosfocreatina dos miócitos são suficientes para apenas quatro contrações. Após 15 segundos, a glicólise se torna a principal fonte geradora de ATP; contudo, ela praticamente cessa em 1 minuto. A sua interrupção não é devida à exaustão das fontes intracelulares de glicose, principalmente o glicogênio, mas pela necessidade de ATP para fosforilar a frutose-6-fosfato até frutose 1,6-difosfato, um dos passos iniciais da glicólise. Além disso, a glicólise anaeróbica leva a acúmulo de lactato e alfaglicerol-fosfato que deprimem a contratilidade.[2-4]

Células irreversivelmente lesadas exibem níveis de ATP inferiores a 10% do normal, parada da glicólise e altos níveis de íons hidrogênio, AMP, lactato, edema de mitocôndrias e rotura do sarcolema, esta última letal. A morte ocorre em 60 minutos de isquemias intensas; enquanto as menos intensas levam à morte em cerca de 6 horas.[3-5]

Um do principais componentes da isquemia são as alterações mitocondriais. As quais ocorrem, principalmente, na cadeia respiratória, ou seja, na transferência de elétrons e seus componentes, os quais são afetados em tempos diferentes, a mais precoce é a diminuição da atividade da adenosina nucleotídeo translocase e da ATP-sintetase pelo fosfolambam em cerca de 15 segundos, seguida da diminuição reversível do complexo transportador I e irreversível nos complexos proteicos transportadores de elétrons III e IV em 30 minutos. A ativação das proteínas desacopladoras (UCP, do inglês *uncoupling proteins*) pode ocorrer em tempos variáveis e são reversíveis.[5,6]

Apesar de a isquemia moderada provocar maior extração de glicose e da glicólise, não altera, incialmente, a taxa de captação de glicose pelos miócitos, porém, com a acentuação da isquemia, os transportadores de glicose GLUT-4 e GLUT-1 são recrutados de seus sítios de depósitos intracelulares para a membrana celular e ocorre elevação de sua captação e, assim, na isquemia mais sustentada, temos aumento do fluxo glicolítico.[7] A redução da produção de ATP ativa a fosfoquinase-1 (PFK-1) pelo AMP cíclico e aumenta, também, o fluxo glicolítico. O maior uso de glicose, com déficit de oxigênio, leva à geração de lactato no citosol com diminuição inicial do pH.

2.1 PRÉ-CONDICIONAMENTO ISQUÊMICO

Sabe-se que curtos períodos de isquemia protegem o miocárdio em episódios isquêmicos mais acentuados subsequentes: é o chamado pré-condicionamento isquêmico, para o qual há duas janelas de proteção de pré-condicionamento, uma precoce que dura até 2 horas e outra mais tardia que se expressa ao redor de 24 horas.

A janela precoce de proteção é dependente da potenciação da captação de glicose pelo fator de sobrevivência Akt ou proteína quinase B e pelo sensor de combustível AMPK (proteína quinase ativada por AMP). A utilização de glicose é mais efetiva que a de ácidos graxos na geração de ATP.[8]

A janela mais tardia é dependente da ativação de Nox1(NDPH oxidase 1) que, pela geração de espécies reativas de oxigênio, sinaliza a ativação do fator nuclear KB (NF-KB) e a indução do fator de necrose tumoral alfa (TNF-α).[9]

3 MIOCÁRDIO HIBERNANTE

As alterações metabólicas e estruturais celulares na isquemia subaguda e crônicas levam ao reequilibro da baixa oferta por diminuição do consumo.

O miocárdio em hibernação, além da mudança do metabolismo de gordura para glicose, apresenta reativação de genes fetais, o que sugere um mecanismo inato de proteção miocárdica.[10] Nesse estado, há depressão do relaxamento e da contração miocárdica a fim de aumentar as chances de sobrevivência celular. Pois em condições de fluxo normal, a contração e o relaxamento consomem de 60 a 75% da energia disponível ao cardiomiócito.

Na isquemia crônica da miocardiopatia isquêmica, há redução da Ca-ATPase e da expressão do receptor de cálcio rianodina no retículo sarcoplasmático e aumento do trocador Na/Ca[11-13] (Figura 37.1). Todos fundamentais no acoplamento excitação-contração do cardiomiócitos e contribuintes para a hipomotilidade.

As seguintes alterações patológicas são observadas: perda de elementos contráteis, tais como, a miosina, a titina e actomiosina, com rarefação dos sarcômeros na região perinuclear; o acúmulo de glicogênio no citosol dos miócitos; e alterações das mitocôndrias que se tornam alongadas e contraídas. Há, ainda, aumento caótico de elementos do citoesqueleto, tais como a desmina, a tubulina e a vinculina; e aumento da apoptose e autofagia de miócitos.[14,15] Outra alteração presente é a diminuição das *gap junctions*, o que poderia favorecer o desencadeamento de arritmias no miocárdio hibernante.[16]

No interstício, observa-se aumento de tecido colágeno.

De modo diverso da redução crônica do fluxo, a hiperglicemia e a hipetrigliceridemia levam à glicotoxicidade e à lipotoxicidade pelo acúmulo de triglicérides nos miócitos com disfunção miocárdica, a qual só se reverte com a volta ao normal desses distúrbios metabólicos, ao contrário da hibernação que melhora na restauração do fluxo coronário.[17-18]

Foi Rahimtoola quem pela primeira vez propôs o conceito atual de miocárdio hibernante, ao observar que segmentos hipocontráteis em territórios com diminuição da irrigação coronária crônica recuperavam a motilidade quando submetidos à revascularização miocárdica.[19] Posteriormente, foi demonstrada melhora da motilidade após estímulo beta-adrenérgico.[20] Assim, a reversibilidade da disfunção contrátil é a característica do miocárdio hibernante.[19] O miocárdio não se contrai, mas permanece viável. A recuperação pode não ser imediata e levar de dias a meses após a revascularização.[21]

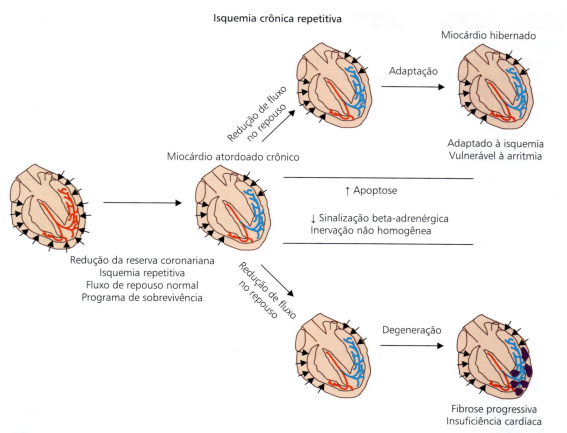

FIGURA 37.1 Após oclusão aguda e reperfusão parcial ou lesão acentuada com episódios repetitivos de isquemia, há reprogramação metabólica e hipocontralidade (mecanismos de sobrevivência celular), os quais, se bem-sucedidos, levam ao miocárdio hibernado.

Os estados relacionados com desenvolvimento do miocárdio hibernante sempre estão associados à persistência do baixo fluxo, contudo a perda da reserva coronária e da autorregulação com lesões acima de 80% pode desencadear atordoamentos repetitivos em episódios de aumento da demanda metabólica, tais como esforço, picos hipertensivos, ou com diminuição da oferta por hipotensão, tromboses parciais da placa, hipoxemia ou anemia.

Pode-se, de modo geral, caracterizar três tipos de hibernação miocárdica:

- **Hibernação aguda:** dentro de poucos minutos de diminuição de fluxo coronário, ocorre a hipocontratilidade na região isquêmica, isto é, o miocárdio entra em estado de equilíbrio entre baixo fluxo e demanda pela hipocontração.
- **Hibernação subaguda:** ocorre em horas de redução do fluxo. E, novamente, temos equilíbrio entre oferta e consumo, redução da contratilidade proporcional ao fluxo reduzido. Há recuperação metabólica, isto é, dos níveis de fosfocreatina, lactato; reserva inotrópica recrutável por recuperação metabólica; e recuperação da função contrátil se houver reperfusão.
- **Hibernação crônica:** nas regiões com diminuição crônica do fluxo sanguíneo, ocorre equilíbrio entre a baixa oferta de oxigênio e a adaptativa redução do consumo pela diminuição da contratilidade. Assim o miocárdio hibernante pode não estar verdadeiramente isquêmico, pois a oferta de oxigênio é suficiente para o seu novo estado funcional e de seu remodelamento metabólico com uso de glicose em vez de ácido graxo.

O método de medirmos o fluxo coronário mais habitual na clínica é pela tomografia por emissão de pósitrons (PET), contudo ela tem limitações, pois não diferencia o fluxo subendocárdico do epicárdico e sabemos que o fluxo subendocárdico é o que mais se reduz na isquemia e é o determinante principal da contratilidade mural.[22]

O conceito de miocárdio hibernado emergiu da observação clínica e só posteriormente foram demonstradas as alterações metabólicas que o acompanham, isto é, foi uma translação reversa, do leito para a bancada.

4 MIOCÁRDIO ATORDOADO

É a redução da contração do miocárdio submetido à isquemia que persiste após a normalização do fluxo coronário (Figura 37.2). Pode levar de minutos, horas, dias ou semanas para haver recuperação da função.[23]

Os mecanismos dessa disfunção vão desde alterações nas proteínas contráteis até alterações das variações transitórias da concentração de cálcio intracelular dependentes de baixa voltagem, chamadas de transientes de cálcio. As quais habitualmente resultam do equilíbrio espacial e temporal entre a elevação citosólica do Ca^{+2} e sua recaptação pelo retículo sarcoplasmático ou extrusão celular. Assim, ocorre alteração do manuseio do cálcio. Especialmente, redução da transiente Fura-2 de cálcio, no platô do potencial de ação e na corrente de cálcio pelos canais tipo L (de longa duração, sensíveis a di-hidropiridinas), localizados no sarcolema.[24-27]

Embora a reperfusão precoce seja imprescindível para a sobrevivência do miocárdio isquêmico, pode levar à lesão miocárdica maior do que a isquemia isoladamente, na chamada lesão de reperfusão.

Os primeiros autores que levantaram os efeitos deletérios da reperfusão foram Jenning e colaboradores,[28] na década de 1960, em estudos experimentais, e, Bulkley[29] ao observar infartos após a cirurgia de revascularização, apesar de pontes pérvias, em fins da década de 1970.

O mecanismo considerado mais importante na lesão da isquemia/reperfusão é mediado pelos radicais livres de oxigênio durante a fase de reperfusão que levam à disfunção da superóxido dismutase e da razão glutationa/gluationa dissulfito e ao aumento da lipoperoxidação, sugerindo que a produção de superóxido sobrepassa a capacidade antioxidante da célula. Sabe-se que durante a isquemia não há elevação de superóxido, entretanto, 15 minutos após a reperfusão, sua concentração alcança níveis muito elevados concomitantemente à redução da resposta vasodilatadora à acetilcolina.[29-34]

Ocorre, também, redução do fluxo sanguíneo por vasoconstrição secundária ao desequilíbrio entre os fatores vasodilatores

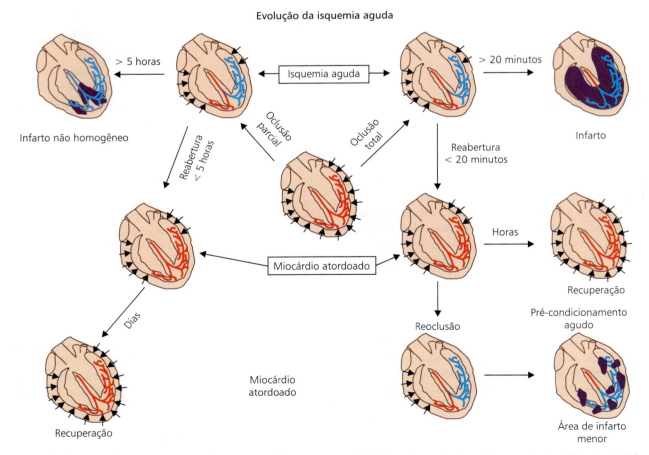

FIGURA 37.2 Após isquemia aguda com reperfusão em tempo hábil, ocorre mais lesão celular pela geração de espécies reativas de oxigênio. O miocárdio tem diminuída sua contratilidade por horas a dias, é o miocárdio atordoado. Se houve reoclusão posterior, o tamanho do infarto resultante é menor do que o esperado, em consequência ao pré-condicionamento isquêmico.

(NO, fator de hiperpolarização endotelial e adenosina) e os vasoconstrictores (endotelina I, e serotonina), mediados por fatores inflamatórios, tais como: TNF-α, interleucina-6 e células infamatórias. Além da vasoconstrição, temos, também diminuição da integridade microvascular pela degradação do gicocálix e obstrução microvascular por infiltração leucocitária e microembolização.

Os neutrófilos são as células inflamatórias mais abundantes e causam disfunção endotelial, com expressão de moléculas de adesão, redução da reserva vasodilatadora coronariana, além de promoverem meio pró-coagulante e pró-inflamatório e causarem obstrução mecânica microvascular, o *microvascular plugging*.[35] O Quadro 37.1 apresenta as alterações fisiológicas na isquemia/reperfusão.

5 MÉTODOS DIAGNÓSTICOS

Gibson e colaboradores[36] demonstraram que segmentos assincrônicos de pacientes submetidos à trombólise em menos de 3 horas recuperavam a contração em novo estudo em 4 semanas, nos casos de lesão residual não crítica.

Hosokawa e colaboradores[42] demostraram, em ventriculografias, que o encurtamento após extrassístole representava miocárdio com contração ativa e predizia viabilidade.

Contudo, em pacientes com hipocontratilidade segmentar crônica não existe especificidade entre melhora da contratilidade após extraestímulo e viabilidade, pois tal fenômeno pode ocorrer também em regiões cicatriciais.[38]

A espessura diastólica da parede ventricular aumenta logo após angioplastia coronariana em infarto agudo do miocárdio e pode ser usada como marcador de manutenção do fluxo coronário, embora o principal componente desse aumento de espessura se deva a edema extracelular maciço após a reperfusão.[39]

Fora da fase aguda e sem procedimentos de recanalização, podemos lançar mão de vários métodos para diagnóstico de viabilidade miocárdica.

O Quadro 37.2 apresenta as alterações que guiam a escolha dos exames para diagnóstico de miocárdio hibernado.

QUADRO 37.1 Alterações fisiopatológicas na isquemia/reperfusão

ALTERAÇÃO	CONSEQUÊNCIAS/CAUSAS
Distúrbios iônicos	Sobrecarga de Ca++ intracelular; aumento do sódio intracelular; diminuição do pH (normalização rápida com a reperfusão)
Alteração da permeabilidade e do potencial da transmembrana mitocondrial	Abertura dos mPTP com efluxo de cálcio da mitocôndria
Geração de ERO	Xantina oxidase; mitocôndrias; neutrófilos (*oxidative burst*); e ERO induzidos por ERO
Metabolismo do óxido nítrico (NO)	Queda da biodisponibilidade de NO; e acúmulo de peroxinitrito
Ativação de programas de morte celular	Apoptose e autofagia
Disfunção endotelial	Citocinas e quimiocinas; moléculas de adesão; vasodilatação prejudicada
Agregação plaquetária e microembolização	Diminuição fluxo; *no reflow*
Ativação imunológica da imunidade inata	Ativação de complemento e de receptores Toll-like); acúmulo de neutrófilos; e dano mediado por células (macrófagos e células T)
Alteração da permeabilidade vascular	Extravasamento vascular (edema)

mPTP: poro de permeabilidade de transição mitocondrial; ERO: espécies reativas de oxigênio; *oxidative burs*: explosão oxidativa.

QUADRO 37.2 Alterações-alvo para uso de imagens em miocárdio hibernado

ALTERAÇÃO ESTRUTURAL/METABÓLICA	MÉTODOS DIAGNÓSTICOS
Avaliação de grau de fibrose	Ressonância magnética
Avaliação das consequências da fibrose (espessura da parede)	Ecocardiografia, ressonância magnética
Avaliação da relação fluxo/metabolismo	PET (tomografia por emissão de pósitrons) (^{18}F-fluordeoxiglicose); amônia marcada (^{13}N); [82]rubídio; cintilografia de perfusão por emissão de fótons (SPECT) com tálio
Avaliação da microcirculação	Ecocardiografia contrastada
Avaliação da reserva contrátil	Ecocardiografia ou ressonância magnética com estresse com dobutamina

REFERÊNCIAS BIBLIOGRÁFICAS

1. Bocchi EA, Arias A, Verdejo H, Diez M, Gómez E, Castro P, for Interamerican Society of Cardiology. The Reality of Heart Failure in Latin America. J Am Coll Cardiol 2013;62:949-58.
2. Frias MA, Montessuit C. JAK-STAT signaling and myocardial glucose metabolism. JAK-STAT 2013;2(4):e26458-6.
3. Wu F, Zhang EY, Zhang J, Robert J, Bache RJ a, Beard DA. Phosphate metabolite concentrations and ATP hydrolysis potential in normal and ischaemic hearts. J Phisiol 2008;568:4193-208.
4. Aksentijević D, Lygate CA, Makinen K, Zervou S, Sebag-Montefiore L, Medway D et al. High-energy phosphotransfer in the failing mouse heart: role of adenylate kinase and glycolytic enzymes. Eur J Heart Fail. 2010;12(12):1282-9.
5. Handy DE, Loscalzo J. Redox Regulation of Mitochondrial Function. Antioxidants & Redox Signaling 2012;16(11): 1324-67.
6. Ertracht O, Malka A, Atar S, Binah O. The mitochondria as a target for cardioprotection in acute myocardial ischemia. Pharamcol Ther 2014;142(1):33-40.
7. Heather LC, Pates KM, Atherton HJ, Cole MA, Ball DR, Evans RD. Differential translocation of the fatty acid transporter, FAT/CD36, and the glucose transporter,GLUT4, coordinates changes in cardiac substrate metabolism during ischemia and reperfusion. Cir Heart Fail 2013;6(5):1058-66.
8. Ji L, Zhang X, Liu W, Huang Q, Yang W, F Fu et al.. AMPK-Regulated and Akt-Dependent Enhancement of Glucose Uptake Is Essential in Ischemic Preconditioning-Ileviated Reperfusion Injury. PLoS ONE. 2013;8(7): e69910.
9. Jang S, Sretter J, Schickling BM, Zimmerman K, Weiss RM, Miller Jr FJ. Nox1 NADPH oxidase is necessary for late but not early myocardial ischaemic preconditioning. Cardiovasc Res 2014;102(1):79-87.
10. Kuwuhara K, NihsimiT, Nakao K. Transcriptional Regulation of the Fetal Cardiac Gene Program. J Pharmacol Sci 2012;119:198-203.
11. Klawitter J, Klawitter J, Agardi E, Corby K, Leibfritz D, Lowes BD. Association of DJ-1/PTEN/AKT- and ASK1/p38-mediated cell signalling with ischaemic cardiomyopathy. Cardiovasc Res 2013; 97:66-76.
12. Pedrozo Z, Torrealba N, Fernandez C, Gatica D, Toro B, Quiroga C et al. Cardiomyocyte ryanodine receptor degradation by chaperone-mediated autophagy. Cardiovasc Res 2013;98:277-85.
13. Fauconier J, Roberge S, Saint N, Lacampagne A. Type 2 ryanodine receptor: A novel therapeutic target in myocardial ischemia/reperfusion. Pharmacol Ther 2013;138:323-32.
14. Vansdroux D, Shaeffer C, Tissier C, Lalande A, Bès S, Rochette L et al. Microtubule alteration is an early cellular reaction to the metabolic challenge in Mol Cell Biochem 2004;258(1-2):99-108.
15. Ding HS, Yang J, Chen P, Yang J, Bo SQ, Ding JW et al. The HMGB1--TLR4 axis contributes to myocardial ischemia/reperfusion injury via regulation of cardiomyocyte apoptosis. Gene 2013 ;527(1) :389-91.
16. Sanchez JA, Rodriguez-Sinovas A, Fernandez-Sanz C, Ruiz-Meana M, Garcia-Dourado D. Effects of a reduction in the number of gap junction channels or in their conductance on ischemia-reperfusion arrhythmias in isolated mouse hearts. Am J Physiol Heart Circ Physiol 2011;301:H2442-53.
17. Dirkx E, Schwenk RW, Glatz JFC, Luiken JJFP, van Eys GJJM; High fat diet induced diabetic cardiomyopathy. Prostaglandins Leukot Essent Fatty Acids 2011;85(5):219-25.
18. 18. Sharma S, Adrogue JV, Golfman L, Uray I, Lemm J, Youker K et al. Intramyocardial lipid accumulation in the failing human heart resembles the lipotoxic rat heart. FASEB J. 2004;18: 1692–1700.
19. Golfman LS, Wilson CR, Sharma S, Burgmaier M, Young ME, Guthrie PH et al. Activation of PPARgamma enhances myocardial glucose oxidation and improves contractile function in isolated working hearts of ZDF rats. Am J Physiol Endocrinol Metab. 2005;289:E328–E33).
20. Rahimtoola SH. A perspective on the three large multicenter randomized clinical trials of coronary bypass surgery for chronic stable angina. Circulation 1985;72:V123-5.
21. Downing SE, Chen V. Effects of catecholamine stimulation on myocardial hibernation. Am Heart J. 1992;123(3):589-96.
22. Schmidt WG, Sheehan FH, von Essen R, Uebis R. Effert Sl. Evolution of left ventricular function after intracoronary thrombolysis for acute myocardial infarction. Am J Cardiol. 1989;63:497-502.
23. Heush G. The Regional Myocardial Flow−Function Relationship: A Framework for an understanding of Acute Ischemia, Hibernation, Stunning and Coronary Microembolization, Circ Res 2013;112:1535-7.
24. Shintani-Ishida K, Inui M, Yoshida KI. Ischemia–reperfusion induces myocardial infarction through mitochondrial Ca2+ overload. J Mol Cell Cardiol 2012;53:233-9.
25. Matiazzi A, Kranias EG. The role of CaMKII regulation of phospholambam activity in heart disease. Frontier in Pharmacol 2014;5:5.eCollection 2014.
26. Takeshita D, Tanaka M, Mtsuyama S, Yoshikawa Y, Zhang GX, Obata K et al. A new calpain inhibitor protects left ventricular dysfunction induced by mild ischemia-reperfusion in in situ rat hearts. J Physiol Sci 2013;63(2):113-22
27. Li Q, Cui N, Du Y, Ma H, Zhang Y. Anandamide Reduces intracelullar CA2+ Concentration through supression of Na+/Ca2+ exchanger current in rat cardiac myocites. PLoS ONE 2013;8(5):e63386
28. Jenning RB. Historical perspective on the pathology of myocardial ischemia/reperfusion injury. Circ Res 2013;113(40:428-38
29. Bulkley BH. Myocardial consequences of coronary artery bypass graft surgery: the paradox of necrosis in areas of revascularization. Circulation 1977;56:906-13.
30. Perelli MG, Pagliaro P, Penna C.Ischemia/reperfusion injury and cardioprotective mechanisms: role of mitochondria and reactive oxygen species. World J Cardiol 2011;3:186-200.
31. Sugamura K, Keaney Jr RF. Reactive oxygen species in cardiovascular disease. Free Radic Biol Med. 2011;51:978-92.
32. Ambrosio G, Becker LC, Hutchins GM, Weisman HF, Weisfeldt ML. Reduction in experimental infarct size by recombinant human superoxide dismutase: insights into the pathophysiology of reperfusion injury. Circulation 1986;74: 1424-33.
33. Murphy E, Steenbergen C. Mechanisms underlying acute protection from cardiac ischemia–reperfusion injury. Physiol. Rev. 2008;88:581–609.
34. Madamanchi NR, Runge MS. Redox signaling in cardiovascular health and disease. Free Rad Biol Med 2013;61:473-501.
35. Chen Q, Camara AKS, Stowe DF, Hoppel CL, Lesnefsky EJ. Modulation of electron transport protects cardiac mitochondria and decreases myocardial injury during ischemia and reperfusion. Am J Physiol Cel Physiol 2007; 292: C137–C147.
36. Heusch G, Kleinbongard P, Bose D, Levkau B, Haude M, Schulz R, et al. Coronary microembolization: from bedside to bench and back to bedside. Circulation 2009;120:1822–36.
37. Gibson D, Mehmel H, Schwarz F, Li K, Kubler W. Changes in left ventricular regional asynchrony after thrombolysis in patients with impending myocardial infarction. Br Heart J. 1986;56:121-30.
38. Hosokawa H, Sheehan FH, Suzuki T. Measurement of postsystolic shortening to assess viability and predict recovery of left ventricular function after acute myocardial infarction. J Am Coll Cardiol. 2000;35: 1842–1849.
39. Lim P, Pasquet A, Gerber B, D'Hondt AM, Vancraeynest D, Gueret P et al. Is Postsystolic Shortening a Marker of Viability in Chronic Left Ventricular Ischemic Dysfunction? Comparison with Late Enhancement Contrast Magnetic Resonance Imaging. J Am Soc Echo. 2008;21:452-7
40. Turschnera O, D'hoogea J, Dommkea C, Clausa P, Verbekend E, De Scheerdera I et al. The sequential changes in myocardial thicknessand thickening which occur during acute transmural infarction, infarct reperfusion and the resultant expression of reperfusion injury. Eur Heart J. 2004;25:794-803.

Reabilitação Cardíaca 38

Maria Janieire Nunes Alves
Daniela Regina Agostinho
Patrícia Alves de Oliveira
Carlos Eduardo Negrão
Amanda Gonzales Rodrigues

1. Introdução
2. Programa de reabilitação cardiovascular
    2.1 Avaliação clínica/cardiológica
    2.2 Avaliação cardiopulmonar em exercício
    2.3 Avaliação e atendimento nutricional
    2.4 Avaliação e atendimento psicológico
3. Fases da reabilitação cardiovascular
    3.1 Fase I
    3.2 Fase II
    3.3 Fase III
    3.4 Fase IV
4. Prescrição do exercício
5. Sessão de exercício
6. Resultados de um programa de reabilitação cardiovascular
    6.1 Obesidade
    6.2 Diabetes
    6.3 Dislipidemia
    6.4 Hipertensão
7. Efeito nas doenças cardiovasculares
    7.1 Doença da artéria coronária
    7.2 Insuficiência cardíaca
8. Importância prognóstica da reabilitação cardiovascular
9. Aderência ao programa de reabilitação cardíaca
10. Considerações finais
11. Referências bibliográficas

1 INTRODUÇÃO

Embora as primeiras informações sobre os benefícios do exercício físico no paciente com doença cardiovascular datem do século 18, os programas formais de reabilitação cardiovascular, com inclusão de exercício físico, só foram implantados na década de 1960. Esses programas têm como objetivo central a prática de exercício físico e a recuperação das funções físicas e psicossociais. Nos dias de hoje, essa conduta não farmacológica é altamente recomendada no tratamento do paciente cardíaco. Diretriz sobre o tratamento de doenças cardiovasculares inclui a reabilitação cardiovascular com nível de evidência IA para as coronariopatias, insuficiência cardíaca e hipertensão arterial sistêmica.[1]

2 PROGRAMA DE REABILITAÇÃO CARDIOVASCULAR

A doença cardiovascular é a principal causa de morte no mundo.[2] Portanto, o programa de prevenção primária para o controle dos respectivos fatores de risco e de prevenção secundária para a recuperação e o controle de outro evento cardiovascular assumem um papel muito importante na cardiologia. De fato, os conhecimentos adquiridos ao longo das últimas décadas mostram uma evolução significativa na prevenção e no tratamento das doenças cardiovasculares. Um evento cardiovascular pode provocar alterações fisiológicas que levam o paciente a uma condição clínica que requer atendimento e seguimento médico/cardiológico prolongado ou permanente. Ele precisa de um período de recuperação, conduzido por uma equipe multiprofissional. A sua reintegração às atividades sociais e profissionais depende, em grande parte, de um atendimento individualizado, direcionado à melhoria da condição física, social e psicológica e da qualidade de vida. Essa condição é alcançada pelo ingresso do paciente em um programa de reabilitação cardiovascular, que mais recentemente tem sido caracterizado em duas modalidades diferentes, o *exercise only* e o *total care*. Este último, representando a base dos principais serviços de reabilitação, inclui uma equipe constituída por médico/cardiologista, nutricionista, psicólogo, fisioterapeuta e educador físico, cuja meta é direcionada à doença em sua totalidade, e não apenas orientada à atividade física. Esses princípios e etapas de um programa de reabilitação cardiovascular serão apresentados e discutidos a seguir.

2.1 AVALIAÇÃO CLÍNICA/CARDIOLÓGICA

O programa de reabilitação cardiovascular inicia-se com uma avaliação clínico/cardiológica especializada, com o objetivo de identificar e quantificar os riscos para a realização de exercício físico, incluindo o teste cardiopulmonar em exercício, como principal instrumento de avaliação (Quadro 38.1).[3]

2.2 AVALIAÇÃO CARDIOPULMONAR EM EXERCÍCIO

Consiste na verificação da resposta cardiovascular, pulmonar e metabólica em exercício cujos resultados são usados na prescrição e programação dos exercícios pelo médico/cardiologista e educador físico. A avaliação cardiopulmonar em exercício pode ser realizada em esteira rolante ou bicicleta ergométrica, com protocolo em rampa, que consiste no aumento progressivo e uniforme de intensidade, em velocidade e/ou inclinação da esteira rolante ou carga da bicicleta ergométrica.[4] Nessa avaliação, são identificadas as diferentes fases metabólicas do exercício progressivo, com a identificação dos limiares ventilatórios, avaliação da classe funcional do paciente, comportamento da pressão arterial e frequência cardíaca, além da detecção de alterações eletrocardiográficas induzidas por esforço, como isquemia ou arritmias (Figura 38.1). A partir do resultado dessa avaliação, é feita a prescrição de exercício físico, considerando-se a intensidade, duração e frequência.

No Quadro 38.2, são apresentados os principais parâmetros e indicações para a realização da avaliação cardiopulmonar em exercício.[3]

2.3 AVALIAÇÃO E ATENDIMENTO NUTRICIONAL

Após a avaliação clínico/cardiológica inicial, o paciente é encaminhado para atendimento nutricional. Essa avaliação tem como objetivo identificar as necessidades nutricionais do paciente em relação à doença e aos seus fatores de risco, com orientações individuais e de hábitos saudáveis para ele, com o envolvimento de toda a sua família. Os resultados serão utilizados para a orientação nutricional relacionada à doença. Nesse atendimento, também é avaliada a composição corporal.

QUADRO 38.1 Estratificação de risco para inclusão de um paciente em programa de reabilitação cardiovascular

PACIENTE DE BAIXO RISCO
Classe funcional I ou II NYHA
Classe funcional > 6 Mets
Ausência de insuficiência cardíaca
Função ventricular preservada
Ausência de sinais de isquemia de repouso
Resposta adequada da pressão arterial ao exercício
Ausência de arritmias complexas
Capacidade de autoavaliação
PACIENTE DE RISCO MODERADO
Fração de ejeção do ventrículo esquerdo limítrofe no repouso
Classe funcional I ou II NYHA
Capacidade funcional > 6 Mets
Isquemia ou taquicardia ventricular não sustentada em esforço > 6 Mets
PACIENTES DE ALTO RISCO
2 ou mais infartos agudo do miocárdio
Classe functional > II NYHA
Capacidade funcional < 6 Mets
Disfunção ventricular em repouso
Infradesnivelamento do seguimento ST > 3 mm ou angina durante o esforço
Queda da pressão arterial durante esforço
Parada cardiorrespiratória, exceto a ocorrida nas primeiras horas pós-infarto do miocárdio
Taquicardia ventricular complexa durante esforço
Incapacidade de autoavaliação

NYHA: New York Heart Association; Mets: Unidade medida metabólica. Fonte: Adaptado de IV Diretriz da Sociedade Brasileira de Cardiologia para Tratamento do Infarto Agudo do Miocárdio com Supradesnível do Segmento ST, 2009.[3]

2.4 AVALIAÇÃO E ATENDIMENTO PSICOLÓGICO

Após a avaliação clínico/cardiológica inicial, o paciente é encaminhado ao atendimento psicológico para avaliar seu estado psicológico e ser auxiliado na compreensão do seu estado de saúde atual. Para tanto, são utilizados questionários de qualidade de vida, depressão, entre outros, como importantes marcadores de evolução da doença e do estado psicológico.

3 FASES DA REABILITAÇÃO CARDIOVASCULAR

O programa de exercício pode ser dividido em quatro fases de acordo com a evolução clínica do paciente.

Reabilitação Cardíaca

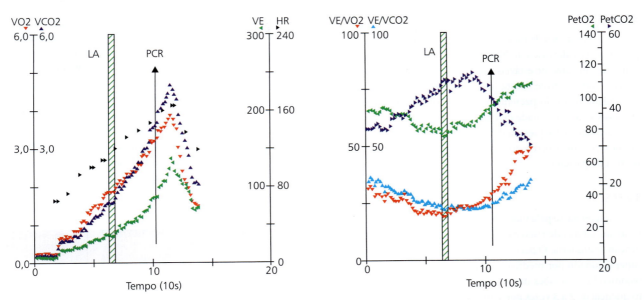

FIGURA 38.1 Avaliação cardiopulmonar em exercício, com identificação do limiar anaeróbio (LA) e ponto de compensação respiratória. VO_2: consumo de oxigênio. VCO2: Produção de gás carbônico. VE: ventilação. VE/VO_2: equivalente ventilatório de oxigênio. VE/VCO_2: equivalente ventilatório de gás carbônico. $PetO_2$: Pressão parcial final de oxigênio. $PetCo_2$: Pressão parcial final de CO_2.

QUADRO 38.2 Parâmetros e indicações de avaliação cardiopulmonar em exercício
Diagnóstico diferencial de dispneia
Avaliação da capacidade funcional pelo consumo de oxigênio de pico
Avaliação dos parâmetros hemodinâmicos durante teste máximo (cansaço subjetivo)
Ausência de insuficiência cardíaca
Detectar limiares ventilatórios
Planejamento/prescrição treino
Acompanhamento de desempenho
Fonte: Adaptado de IV Diretriz da Sociedade Brasileira de Cardiologia para Tratamento do Infarto Agudo do Miocárdio com Supradesnível do Segmento ST, 2009.[3]

3.1 FASE I

Inicia-se antes da alta hospitalar. Objetiva a manutenção de força e flexibilidade, para atenuar os efeitos adversos do repouso prolongado no leito. Consiste de atividades de baixa intensidade (até 2 a 3 Mets), como tomar banho, sentar, exercícios respiratórios, entre outros, normalmente orientados pela equipe de enfermagem ou fisioterapia. A intensidade do esforço pode ser monitorada pela escala de Borg ou por 20 batimentos acima da frequência cardíaca de ortostatismo, durante 10 a 15 minutos, com 2 a 3 sessões por dia. Nesta fase, iniciam-se a educação e o aconselhamento do paciente e de seus familiares sobre as mudanças dos hábitos, incluindo a parte nutricional e emocional, para evitar agravamento dos fatores de risco.

3.2 FASE II

Começa após a alta hospitalar e estende-se até o 3º mês pós-evento cardiovascular agudo, seja ele por síndrome coronariana, descompensações clínicas, cirurgias ou outros. Consiste de sessões de exercício físico com monitorização eletrocardiográfica, de preferência em ambiente hospitalar. Nesse momento, o paciente é orientado a se automonitorar (frequência cardíaca, percepção do nível de esforço) para se tornar independente. A sessão de exercícios físicos tem duração de 60 minutos e frequência de duas ou três sessões por semana. Ela inclui exercícios aeróbios realizados em esteiras e/ou bicicletas ergométricas, associados a exercícios de resistência muscular de grandes grupos musculares.

Exercícios físicos podem ser prescritos a pacientes em fase precoce do infarto agudo ou da síndrome coronariana aguda, com algumas exceções como portadores de arritmias atriais ou ventriculares não estáveis ou que sejam induzidas por esforço, até que o ritmo ou a resposta cronotrópica sejam controlados.

Nos pacientes em fase pós-operatória de cirurgia cardíaca, a fase II de reabilitação cardiovascular pode ser iniciada 1 a 2 semanas após a alta hospitalar, caso não haja nenhuma complicação, tais como derrames pleurais, infecções de ferida operatória, tromboflebites e tromboembolias, com necessidade de anticoagulação. Cabe, no entanto, atenção aos exercícios envolvendo o tórax e os membros superiores. Eles podem representar risco para a cicatriz e sutura da cirurgia. Esse cuidado deve ser mantido por um período de 2 meses, em função da cicatrização da estrutura óssea.

3.3 FASE III

Inicia-se após o 3º mês do evento e estende-se até o 1º ano pós-evento cardiovascular. Nesse período, os pacientes já se encontram clinicamente estáveis e realizam sessão de exercício físico, com autocontrole. Nesta fase, há aumento significativo na capacidade física do paciente, o que possibilita uma evolução expressiva na intensidade de exercício. As sessões têm duração de 60 minutos e frequência de 2 a 3 vezes por semana. Este é o período em que ocorre a evolução clínica e funcional mais significativa do paciente.

3.4 FASE IV

Caracteriza-se pela manutenção da condição física e do controle dos fatores de risco cardiovascular, isto é, período de prevenção secundária. O paciente pode realizar exercício físico não supervisionado por médico ou supervisionado a distância. São recomendadas sessões de no mínimo 60 minutos de duração e frequência de 2 a 3 vezes por semana.

Mais recentemente, por conta dos procedimentos menos invasivos, que requerem menor tempo de internação, como as angioplastias primárias, a reabilitação cardiovascular pode ser dividida em:

1. reabilitação precoce, isto é, iniciada até 30 dias após o evento, com duração de 3 a 6 meses;
2. reabilitação tardia ou a longo prazo, também chamada de fase de manutenção ou prevenção secundária, com início entre 6 e 12 meses após o evento cardiovascular.

4 PRESCRIÇÃO DO EXERCÍCIO

Os resultados obtidos na avaliação clínico/cardiológica e cardiopulmonar em exercício são utilizados para a prescrição de exercício para o paciente. Esse procedimento individualizado é crucial para que se alcancem os resultados esperados no programa de reabilitação cardiovascular. A intensidade de exercício aeróbio deve variar entre o limiar anaeróbio e o ponto de compensação respiratória (Figura 38.1). É possível utilizar os resultados obtidos em um teste ergométrico para prescrever exercícios, embora esse procedimento possa superestimar a intensidade do treinamento físico para cardiopatas.

No caso de o paciente apresentar isquemia miocárdica na avaliação cardiopulmonar, a intensidade do exercício deve ser 10 batimentos abaixo da frequência cardíaca em que ocorreu a isquemia.

Alguns aspectos devem ser considerados no programa de exercício físico. Primeiro, a sessão deve progredir gradualmente até atingir a intensidade e duração pretendidas. A intensidade inicial pode ser o limiar anaeróbio e progredir até o ponto de compensação respiratória no decorrer das sessões. Da mesma forma, a duração pode ser iniciada com 20 a 30 minutos e progredir até os 40 minutos pretendidos.

Alguns estudos realizados nos últimos anos sugerem que o treinamento aeróbio pode ser realizado de forma intervalada, alternando-se intensidade moderada (50 a 60% do consumo de oxigênio de pico) e intensidade elevada (80 a 90% do consumo de oxigênio de pico).[5] Entretanto, essa forma de exercício intervalado ainda precisa de maiores comprovações para que seja adotada nos programas de reabilitação cardiovascular.

A princípio, todos os pacientes têm indicação para reabilitação cardiovascular. Entretanto, algumas condições clínicas podem restringir a indicação de reabilitação cardiovascular. No Quadro 38.3, são apresentadas algumas delas.[3]

QUADRO 38.3 Contraindicações para um programa de reabilitação cardiovascular
Angina instável
Pressão arterial sistólica > 180 mmHg ou diastólica > 110 mmHg
Hipotensão ortostática com queda sintomática da pressão arterial sistólica >20 mmHg
Arritmias não controladas
Insuficiência cardíaca descompensada
Bloqueios atrioventriculares de 2º grau e avançados (sem marca-passo)
Pericardite em atividade
Tromboembolismo e trombose venosa profunda recente
Eletrocardiograma de repouso sugestivo de isquemia
Fonte: Adaptado de IV Diretriz da Sociedade Brasileira de Cardiologia para Tratamento do Infarto Agudo do Miocárdio com Supradesnível do Segmento ST, 2009.[3]

5 SESSÃO DE EXERCÍCIO

Tem duração de 60 minutos divididos em: 5 minutos de aquecimento, 40 de exercício aeróbio e os 15 finais de exercícios de resistência muscular localizada e flexibilidade. A parte aeróbia da sessão é realizada em esteira rolante ou bicicleta ergométrica, em uma intensidade entre o limiar anaeróbio e o ponto de compensação respiratório, enquanto os exercícios de resistência muscular localizada são realizados com cargas que não devem ultrapassar 50% da força de contração voluntária máxima.[6]

6 RESULTADOS DE UM PROGRAMA DE REABILITAÇÃO CARDIOVASCULAR

A seguir, serão apresentados os resultados de um programa de reabilitação cardiovascular nos fatores de risco e nas doenças cardiovasculares.

Os benefícios de uma mudança no estilo de vida fundamentada em exercício físico e dieta hipocalórica nos fatores de risco de doenças cardiovasculares são convincentes. Eles mostram melhora na composição corporal e nos parâmetros relacionados aos riscos de doenças cardiovasculares.

6.1 OBESIDADE

Dados estatísticos mostram que o número de pessoas obesas no mundo dobrou desde 1980. De acordo com os dados de 2010 da Organização Mundial de Saúde, existem no mundo 1 bilhão de pessoas com sobrepeso e 400 milhões de obesos.[7] Nos Estados Unidos, a prevalência de obesidade está entre 25 e 40%. No Brasil esse quadro não é diferente. Dados do Instituto Nacional do Câncer e da Secretaria de Vigilância da Saúde do Ministério da Saúde mostram que uma grande parcela da população das capitais brasileiras tem prevalência de obesidade próxima de 40%. Se considerarmos que a obesidade predispõe a uma série de alterações clínicas, tais como, diabetes, dislipidemia, hipertensão e doenças da artéria coronária, pode-se concluir que ela representa um grande problema de saúde pública. Portanto, o grande desafio da sociedade moderna está no combate ao sobrepeso e à obesidade.

Há consenso de que o peso corporal depende do equilíbrio entre o consumo de calorias e o gasto energético. Este princípio leva naturalmente ao paradigma de que a primeira estratégia para a perda de peso é a diminuição no consumo de calorias e o aumento no gasto energético. Nesse sentido, a dieta hipocalórica e o exercício assumem um papel muito importante. Uma metanálise mostra que 4 meses de restrição calórica e exercício provocam perda de 3 a 6 kg no peso corporal e que esse efeito pode atingir 5 a 8,5 kg se o período de dieta e exercício for prolongado para 6 meses.[8] Em nossa experiência, essa conduta não medicamentosa para o tratamento da obesidade, por um período de 4 meses, provoca diminuição de até 10% no peso corporal.[9] Além disso, a dieta e o exercício levam a uma redução mais expressiva no peso corporal do que a dieta isoladamente (Figura 38.2). E essa associação preserva a massa magra durante um processo de emagrecimento, o que não ocorre com a dieta hipocalórica isoladamente que reduz tanto a massa gorda quanto a massa magra.

Conhecimentos acumulados ao logo das duas últimas décadas mostram que existe uma associação entre a obesidade e o distúrbio do sono. Dados estatísticos evidenciam que 50 a 60% dos pacientes obesos sofrem de apneia obstrutiva do sono.[10] Apneia obstrutiva do sono pode ser definida por uma condição durante o sono em que ocorrem episódios recorrentes de apneia completa ou parcial da via aérea superior, cujos resultados são aumento na pressão negativa intratorácica, fragmentação do sono e dessaturação intermitente da hemoglobina.[11] Esse distúrbio tem implicações clínicas. Ele é um fator independente de risco cardiovascular.[12]

Estudos recentes mostram que o exercício físico é uma conduta que pode influenciar, sobremaneira, a apneia obstrutiva do sono. Ueno e colaboradores verificaram que o treinamento físico diminui o índice de apneia/hipopneia e a dessaturação da hemoglobina durante o sono em pacientes com insuficiência cardíaca.[13] Resultados semelhantes foram recentemente observados em pacientes com síndrome metabólica. A dieta hipocalórica e o exercício físico melhoram o padrão de sono nesses pacientes.[14]

6.2 DIABETES

Níveis elevados de glicose na circulação em consequência de resistência à insulina caracterizam o diabetes tipo 2. Em 2010, 285 milhões de pessoas foram classificadas como diabéticas tipo 2. Nos Estados Unidos, elas representam 8,3 da população, enquanto no Reino Unido 5,1% da população.[15,16] Conhecimentos adquiridos ao longo das últimas décadas, mostram que um hábito de vida sedentário predispõe à incidência de diabetes tipo 2. Ao contrário, o exercício físico diminui significativamente a incidência dessa doença. Estudos mostram que os níveis de hemoglobina glicada, isto é, a porcentagem de hemoglobina que apresenta glicosilação após interação com a glicose no sangue e que está diretamente associada ao controle

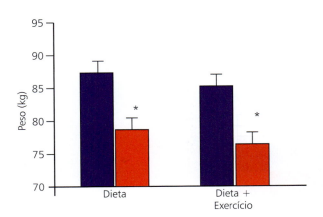
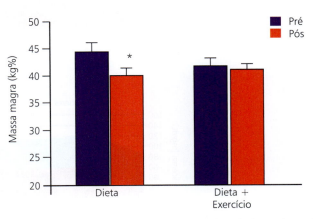

FIGURA 38.2 Efeito da dieta hipocalórica e do exercício físico no peso corporal e na massa magra. * versus Pré, p < 0,05. Fonte: Adaptada de Trombetta IC, 2003.[9]

glicêmico do organismo, são reduzidos de 10 a 20% após um período de exercício físico.[17] O exercício físico provoca, também, melhora significativa na sensibilidade à insulina. Essa resposta é mais evidenciada no músculo esquelético do que no fígado.[18] Em nossa experiência, 4 meses de exercício físico e dieta hipocalórica provocam diminuição na glicemia de jejum e, sobretudo, nos níveis de glicose e insulina ao longo de um teste oral de tolerância à glicose (Figura 38.3).[14] Alguns atribuem essa melhora na sensibilidade à insulina e à perda de peso. Entretanto, resultados de estudos recentes mostram que ela pode ocorrer mesmo na ausência de perda de peso corporal.[19] Esses resultados evidenciam que o exercício melhora a sensibilidade à insulina no fígado e no músculo esquelético independentemente da perda de peso corporal. Outra constatação relevante é que a perda de peso por dieta hipocalórica isolada pode ter um efeito menos expressivo no controle do diabetes tipo 2 do que a dieta associada ao exercício físico.

O efeito do exercício na sensibilidade à insulina e na hemoglobina glicada é determinado pelo tipo de exercício e, sobretudo, por sua duração e intensidade. Resultados de estudos realizados nas últimas décadas mostram que o exercício aeróbio exerce um efeito mais significativo no controle do diabetes tipo 2 do que o exercício de resistência muscular localizada.[20] Além disso, sabe-se que o efeito do exercício pode ser mais expressivo se houver uma associação do exercício de resistência muscular localizada e do exercício aeróbio. Entretanto, esses estudos não deixem claro se essa resposta é devida à associação dos dois tipos de exercício ou ao maior volume de exercício.

Os mecanismos envolvidos na melhora da sensibilidade à insulina e na glicemia plasmática são complexos e não totalmente conhecidos. Um ponto bem esclarecido e aceito é que o exercício físico aumenta a expressão gênica e o conteúdo de proteína de GLUT 4, a proteína quinase B-alfa/beta e a atividade de glicogênio sintase.[21,22]

6.3 DISLIPIDEMIA

O exercício físico tem um papel importante nos níveis lipídicos plasmáticos. Essa intervenção não medicamentosa provoca redução significativa nos níveis de triglicerídeos. Sabe-se, também, que esse efeito é mais expressivo em pacientes que os têm elevados. Os efeitos do exercício físico nos níveis de colesterol plasmático são controversos. Para alguns, o exercício físico não altera significativamente esses níveis. Em nossa experiência, como na de outros,[23] o exercício físico associado à dieta hipocalórica provoca queda significativa nos níveis plasmáticos de colesterol.

Em relação às lipoproteínas, o exercício físico provoca aumento significativo nos níveis de HDL-colesterol que se reflete principalmente nos níveis de HDL_2-C, isto é, a principal subfração antiaterogênica do HDL-colesterol. O aumento do HDL-colesterol após um período de treinamento físico envolve ativação da lipoproteína lipase na superfície das células endoteliais do músculo esquelético, tecido adiposo e do fígado e maior captação de lipoproteínas de muito baixa densidade e triglicerídeos. O exercício físico é responsável, também, pelo aumento na conversão de triglicerídeos em ácido graxo livre e glicerol.[24]

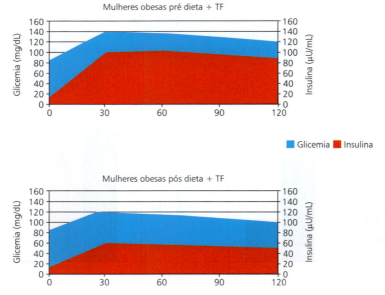

FIGURA 38.3 Efeito da dieta hipocalórica e do exercício físico nos níveis de glicose e na insulina plasmática durante um teste de tolerância à glicose. Fonte: Adaptada de Trombetta IC, 2003.[9]

O exercício físico não modifica os níveis plasmáticos de LDL-colesterol. Entretanto, estudos mais recentes mostram que a prática regular de exercício aumenta a cinética de LDL-colesterol. Isto é, o LDL-colesterol entra e sai da circulação mais rapidamente em indivíduos treinados (Figura 38.4).[25] Além disso, o LDL-colesterol permanece na circulação na forma reduzida (menos aterogênica) por um período mais longo, em praticantes de exercício. Em conjunto, esses conhecimentos evidenciam que o efeito protetor do exercício físico em relação ao LDL-colesterol pode não estar na concentração plasmática absoluta, mas no tempo de trânsito na circulação e na forma menos aterogênica do LDL-colesterol.

6.4 HIPERTENSÃO

Evidências acumuladas mostram que o exercício físico diminui a pressão arterial acentuadamente,[26,27] o que tem sido documentado em condições de hipertensão severa em animais espontaneamente hipertensos e em pacientes com hipertensão arterial leve a moderada, sem uso de medicamento[26] (Figura 38.5). O efeito hipotensor do exercício físico é tão expressivo que uma única sessão de exercício aeróbio moderado, por 45 minutos, diminui a pressão arterial ao longo de 24 horas em pacientes hipertensos. Entretanto, a queda pressórica depende do modelo e da intensidade do exercício. Em nossa experiência, exercício físico aeróbio de intensidade elevada, ao contrário daquele de intensidade moderada, não altera a pressão arterial. Outros estudos mostram que o exercício de resistência muscular traz queda menos acentuada na pressão arterial do que o exercício aeróbio envolvendo grandes grupos musculares, tais como, caminhada, corrida, natação ou ciclismo.[28]

Os mecanismos envolvidos na redução da pressão arterial não são totalmente conhecidos. Estudos do nosso grupo apontam que a melhora no controle barorreflexo arterial tem um papel importante na queda da pressão arterial. O exercício físico de intensidade moderada, realizado três vezes por semana, melhora a sensibilidade dos barorreceptores arteriais que controlam a frequência cardíaca e a atividade nervosa simpática. Essa melhora na sensibilidade barorreflexa pode explicar a diminuição do tônus simpático no coração em ratos com hipertensão arterial espontânea, cuja consequência hemodinâmica é a redução da frequência cardíaca e do débito cardíaco. Em humanos com hipertensão arterial, a melhora na sensibilidade barorreflexa arterial diminui a atividade nervosa simpática e, com isso, a resistência vascular periférica.[26] O exercício físico também melhora a função endotélio-dependente e a rarefação vascular.

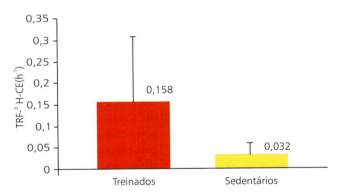

FIGURA 38.4 Tempo de remoção do LDL-colesterol da circulação em indivíduos treinados e indivíduos sedentários. * versus Sedentário, P < 0,05. Fonte: Adaptada de Vinagre CGC, 2007.[25]

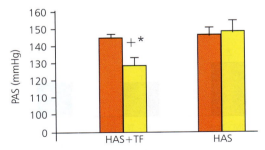

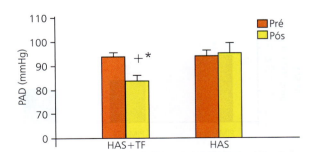

FIGURA 38.5 Efeito do treinamento físico aeróbio na pressão arterial sistólica (PAS) e diastólica (PAD) em pacientes hipertensos. HAS: hipertensão arterial sistêmica; TF: treinamento físico; † versus Pré, P < 0,05 e * versus HAS, P < 0,05. Fonte: Adaptada de Laterza M, 2007.[26]

7 EFEITO NAS DOENÇAS CARDIOVASCULARES

Os resultados alcançados nas últimas três décadas atribuem ao exercício físico um papel relevante no tratamento de pacientes acometidos por essas doenças cardiovasculares. A seguir, serão apresentadas evidências da importância do exercício físico em pacientes com doença da artéria coronária e insuficiência cardíaca.

7.1 DOENÇA DA ARTÉRIA CORONÁRIA

É a principal causa de mortalidade nos países ocidentais.[29] Contudo, sabe-se que um estilo de vida ativo altera substancialmente o risco de doença coronária.[30] Além disso, o exercício físico é uma forma de tratamento para o paciente com doença coronária estável. Pacientes coronarianos submetidos a exercício físico apresentam melhora significativa na função endotelial. Hambrecht e colaboradores, em uma elegante investigação, documentaram que o exercício físico reduz a vasoconstrição paradoxal dos vasos de condução do epicárdio à acetilcolina. Além disso, o exercício físico aumenta a velocidade de pico de fluxo coronário e a reserva de fluxo coronário à adenosina.[31] Esse efeito do exercício físico não se limita à artéria coronária. O exercício físico aumenta o fluxo sanguíneo muscular e a reposta vascular endotélio-dependente na musculatura esquelética, em pacientes com doença cardíaca.[32] Há evidências, também, de que o exercício físico diminui a velocidade da onda de pulso e a rigidez arterial em pacientes com doença coronária.[33]

O conceito de que uma circulação colateral coronária é uma alternativa para suprir o miocárdio em condições de isquemia está devidamente caracterizado na literatura. A anastomose coronária pode ocorrer por angiogênese ou arteriogênese, isto é, formação de novos vasos sanguíneos ou remodelamento de vasos já existentes, respectivamente. A arteriogênese pode ser provocada por estimulações metabólicas de monócitos e macrófagos e pela força de cisalhamento na parede vascular. Nesse sentido, o exercício físico assume um papel muito importante. O aumento no débito cardíaco e no fluxo coronariano durante o exercício favorece a arteriogênese. Resultados de estudo recente mostram que pacientes com doença da artéria coronária submetidos a exercício físico por um período de 3 meses tiveram aumento na circulação colateral.[34,35] Outra informação clínica relevante sobre os benefícios do exercício na circulação coronariana é a atenuação na progressão da doença aterosclerótica.[36]

A melhora na função vascular em pacientes com doença da artéria coronária após treinamento físico pode ser explicada por mudanças no próprio vaso sanguíneo ou nos mecanismos de controle extrínseco ao vaso. O treinamento aeróbio aumenta a expressão de proteína da óxido nítrico sintase endotelial (eNOS) e a fosforilação da eNOS na posição Ser1177.[37] Além disso, o exercício físico aumenta os níveis de (6R)-5,6,7,8-tetrahidro-L-biopterina (BH-4).[38] BH-4 é um cofator que modula a função da eNOS e diminui a produção de espécies reativas de oxigênio.[39] O exercício físico diminui os níveis circulantes de L-arginina antagonista assimétrica dimetilarginina (ADMA).[40] Reduz, também, a expressão de nicotinamida adenina dinucleótido fosfato oxidase (NAD(P)H) e a expressão dos receptores do tipo I de angiotensina II,[41] influenciando diretamente a síntese e a degradação de óxido nítrico. Em relação ao controle externo do vaso, o exercício diminui a atividade nervosa simpática, o que significa que ele diminui a força vasoconstritora que regula a resistência vascular periférica[42] (Figura 38.6). Essa diminuição na pós-carga reduz o trabalho cardíaco e o consumo de oxigênio do miocárdio.

7.2 INSUFICIÊNCIA CARDÍACA

A insuficiência cardíaca pode ser descrita com uma síndrome clínica de mau prognóstico que afeta um número elevado de pacientes cuja tendência é aumentar na medida em que a população se torna mais idosa.[43] Ela é caracterizada por dispneia e intolerância aos esforços, em consequência de um débito cardíaco insuficiente para manter as necessidades metabólicas do organismo. Em seu estado crônico, a síndrome provoca hiperativação neuro-humoral, vasoconstrição e miopatia esquelética que explicam, em grande parte, a intolerância aos esforços em pacientes que sofrem de insuficiência cardíaca.[44,45]

São inúmeros os resultados alcançados com o exercício físico no paciente com insuficiência cardíaca. Ele aumenta o tônus vagal e diminui o tônus simpático no coração, o que reduz a suscetibilidade para arritmias cardíacas e morte súbita. Além disso,

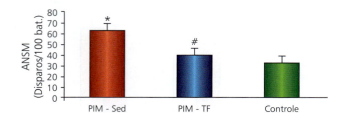
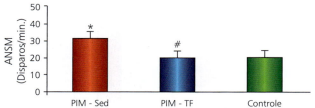

FIGURA 38.6 Atividade nervosa simpática muscular em pacientes pós infarto do miocardio, submetidos a um programa de exercício físico. PIM-Sed: Pós infarto do miocardio sedentário; PIM-TR: Pós infarto do miocardio treinado; * *versus* Controle, P < 0,05 e # *versus* PIM-Sed, P < 0,05. Fonte: Adaptada de Martinez D, 2011.42.[42]

diminui significativamente a atividade nervosa simpática periférica,[43] o que colabora na a melhora da vasoconstrição periférica. Esses resultados têm implicações clínicas para o paciente, uma vez que a atividade nervosa simpática muscular e o fluxo sanguíneo muscular são preditores independentes de mortalidade na insuficiência cardíaca.[46] As mudanças autonômicas em consequência do exercício físico são atribuídas a uma série de alterações que envolvem os controles reflexos e o sistema nervoso central (SNC)[45]. O exercício físico melhora a sensibilidade barorreflexa a partir de um aumento na aferência do nervo depressor aórtico, e a sensibilidade do controle cardiopulmonar.[47] Há evidências, também, de que o exercício físico abranda a hipersensibilidade do controle quimiorreflexo. Em relação ao SNC, o exercício abaixa os níveis de angiotensina II, a expressão dos receptores AT1 de angiotensina II no núcleo paraventricular do hipotálamo, na medula rostroventrolateral e no núcleo trato solitário. Estudos recentes mostram, também, que o óxido nítrico contribui para a desativação simpática na insuficiência cardíaca. O exercício físico restaura a expressão gênica e o número de receptores da óxido nítrico sintase neuronal (nNOS) na região do núcleo paraventricular em animais com insuficiência cardíaca.

O exercício físico provoca alterações significativas na musculatura esquelética. Ele diminui a expressão de fator de necrose tumoral-alfa (TNF-α) e de interleucina-1β no vasto lateral de pacientes com insuficiência cardíaca e previne a redução de força do diafragma provocada pelo TNF-α[48] O exercício físico reduz os níveis de MuRF-1, o que sugere que essa conduta não medicamentosa bloqueia o sistema ubiquitina-proteassoma na insuficiência cardíaca.[49] Adicionalmente, o exercício físico restaura os níveis de proteína no sistema ubiquitina-proteassoma e proteínas carboniladas no músculo esquelético[50] (Figura 38.7).

Os efeitos do exercício físico na função cardíaca na presença de insuficiência cardíaca são menos documentados, mas há evidências de que beneficiam a função sistólica. Ratos com insuficiência cardíaca por hiperatividade nervosa simpática, submetidos a treinamento físico, tiveram a modulação de cálcio, envolvendo a regulação da bomba Ca^{2+} ATPase do retículo sarcoplasmático (SERCA2a), significativamente aumentada.[51] No homem com insuficiência cardíaca, Erbs e colaboradores descreveram que o exercício físico reduz o diâmetro diastólico do ventrículo esquerdo e aumenta o volume sistólico no repouso e no pico do exercício físico.[52] O exercício físico pode melhorar, também, a função diastólica. Em estudo recente, Sandri e colaboradores descreram que o treinamento físico melhora a função diastólica em pacientes com insuficiência cardíaca.[53]

Em conjunto, esses resultados evidenciam os benefícios clínicos do exercício físico, sobretudo na tolerância ao esforço e na qualidade de vida do paciente com insuficiência cardíaca.

8 IMPORTÂNCIA PROGNÓSTICA DA REABILITAÇÃO CARDIOVASCULAR

O impacto da reabilitação cardiovascular no prognóstico de pacientes com doença cardíaca tem sido objeto de muito interesse e investigação. Estudos iniciais com um número pequeno de pacientes chamaram a atenção para o fato de a reabilitação cardíaca diminuir a taxa de mortalidade. Embora esses resultados não tenham sido confirmados em estudo multicêntrico com um número maior de pacientes com insuficiência cardíaca. Neste estudo, apesar de mortes por todas as causas e hospitalizações não terem sido significativamente alteradas pelo treinamento físico, há pontos controversos que precisam ser considerados.[54] Primeiro, muitos pacientes alocados no grupo que não deveria fazer exercício acabaram realizando um nível significativo de

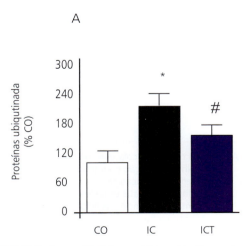
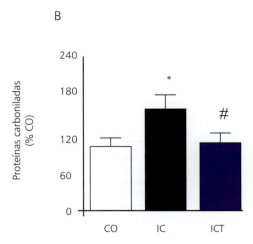

FIGURA 38.7 Efeito do exercício físico no sistema ubiquitina-proteassoma (A) e proteínas carboniladas (B) no músculo esquelético. CO: controle saudável; IC: insuficiência cardíaca; ICT: insuficiência cardíaca treinado. * versus CO, P < 0,05 e # versus IC, P < 0,05. Fonte: Cunha TF, 2012.[50]

atividade física. Segundo, a aderência dos pacientes alocados no grupo exercício não seguiram a prescrição de exercício no período de treinamento não supervisionado.

Estudos mais recentes mostram que um programa de reabilitação cardiovascular influencia significativamente o prognóstico de pacientes com doença da artéria coronária. Os riscos de readmissão hospitalar e de morte são diminuídos em pacientes com infarto do miocárdio.[55] Esses resultados da reabilitação cardiovascular têm sido descritos também em pacientes com infarto do miocárdio recente e naqueles submetidos à revascularização do miocárdio e cirurgia de válvula combinadas.[56,57]

9 ADERÊNCIA A PROGRAMAS DE REABILITAÇÃO CARDÍACA

Experiências acumuladas mostram que um programa de reabilitação cardiovascular, constituído por equipe multiprofissional qualificada, influencia diretamente a aderência de pacientes aos exercícios físicos, à dieta e aos medicamentos.

Contudo, a condição socioeconômica, a localização de moradia e a capacidade de locomoção independente do paciente são fatores que podem limitar sua aderência a um programa de reabilitação cardiovascular. Nem todos os pacientes têm condições de arcar com os custos de um programa de reabilitação cardiovascular. Além disso, apenas alguns convênios de saúde o subsidiam. Os programas públicos estruturados de reabilitação cardiovascular ainda atendem um número limitado de pacientes. Muitos destes são idosos e moram em bairros distantes, o que dificultam a participação do paciente no programa.

Outro aspecto limitador é a orientação/indicação do próprio médico do paciente que, em muitos casos, prefere recomendar uma caminhada a indicar um programa de reabilitação cardiovascular bem constituído. Em relação a esse ponto, cabem dois comentários. Os programas de reabilitação cardiovascular supervisionados são muito mais seguros, especialmente na fase recente pós-evento cardíaco. Os resultados que eles alcançam são incomparavelmente mais efetivos do que uma atividade física orientada a distância.

10 CONSIDERAÇÕES FINAIS

O exercício físico programado e individualizado, supervisionado ou não, é seguro e representa uma alternativa não medicamentosa na prevenção e no tratamento da doença cardiovascular. O exercício reduz o peso corporal, preservando a massa magra, melhora a sensibilidade à insulina, diminui a pressão arterial e aumenta o HDL-colesterol e a cinética de LDL-colesterol (Figura 38.8). Nas doenças cardiovasculares, o exercício melhora a função endotelial e a circulação colateral coronária, em pacientes com doença da artéria coronária. Em pacientes com insuficiência cardíaca, o exercício melhora a função cardíaca e, sobretudo, a miopatia esquelética, o que contribui para o aumento na tolerância aos esforços e na qualidade de vida nesses pacientes. Finalmente, o exercício pode influencia o prognóstico de vida tanto em indivíduos saudáveis quanto em pacientes com doença cardiovascular.[58]

REFERÊNCIAS BIBLIOGRÁFICAS

1. Thomas RJ, King M, Lui K, Oldridge N, Piña IL, Spertus J et al. AACVPR/ACC/AHA 2007 performance measures on cardiac rehabilitation for referral to and delivery of cardiac rehabilitation/secondary prevention services endorsed by the American College of Chest Physicians, American College of Sports Medicine, American Physical Therapy Association, Canadian Association of Cardiac Rehabilitation, European Association for Cardiovascular Prevention and Rehabilitation, Inter-American Heart Foundation, National Association of Clinical Nurse Specialists, Preventive Cardiovascular Nurses Association,

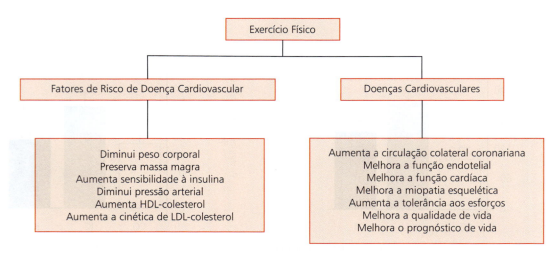

FIGURA 38.8 Efeitos do exercício físico nos fatores de risco e doenças cardiovasculares.

and the Society of Thoracic Surgeons. J Am Coll Cardiol. 2007;50(14):1400-33.
2. Organization WH. The top 10 causes of death, fact sheet. Updated July,2013.
3. IV Diretriz da Sociedade Brasileira de Cardiologia sobre Tratamento do Infarto Agudo do Miocárdio com Supradesnível do Segmento ST. Arq Bras Cardiol 2009; 93(6 Supl. 2): e179-e264
4. Oliveira PA, Braga AMFW, Silva-Jr ND, Nunes N. Avaliação cardiopulmonar. In: Cardiologia do Exercício - do atleta ao cardiopata. 3. ed. São Paulo, Manole: 297-321, 2010.
5. Wisløff U, Støylen A, Loennechen JP, Bruvold M, Rognmo Ø, Haram PM et al. Superior cardiovascular effect of aerobic interval training versus moderate continuous training in heart failure patients: a randomized study. Circulation. 2007;115(24):3086-94.
6. Alves GB, Roveda F, Camargo EW, Nunes N, Nery SdS, Silva CEG et al. Reabilitação cardiovascular e condicionamento físico. In: Cardiologia do Exercício - do atleta ao cardiopata. 3. ed. São Paulo, 366-381,2010.
7. Fock KM, Khoo J. Diet and exercise in management of obesity and overweight. J Gastroenterol Hepatol. 2013;28 Suppl 4:59-63.
8. Franz MJ, VanWormer JJ, Crain AL, Boucher JL, Histon T, Caplan W et al. Weight-loss outcomes: a systematic review and meta-analysis of weight-loss clinical trials with a minimum 1-year follow-up. J Am Diet Assoc. 2007;107(10):1755-67.
9. Trombetta IC, Batalha LT, Rondon MU, Laterza MC, Kuniyoshi FH, Gowdak MM et al. Weight loss improves neurovascular and muscle metaboreflex control in obesity. Am J Physiol Heart Circ Physiol. 2003;285(3):H974-82.
10. Trombetta IC, Maki-Nunes C, Toschi-Dias E, Alves MJ, Rondon MU, Negrão CE et al. Obstructive sleep apnea is associated with increased chemoreflex sensitivity in patients with metabolic syndrome. Sleep. 2013 Jan 1;36(1):41-9.
11. Drager LF, Togeiro SM, Polotsky VY, Lorenzi-Filho G. Obstructive sleep apnea: a cardiometabolic risk in obesity and the metabolic syndrome. J Am Coll Cardiol. 2013;62(7):569-76.
12. Bilge AR, Yavuz V, Cetin N, Dalgıç O, Kum G et al. The effect of long term continuous positive airway pressure treatment on systolic and diastolic function in patients with obstructive sleep apnoea syndrome: A five year observational study. Anadolu Kardiyol Derg. 2014 Jan 2.
13. Ueno LM, Drager LF, Rodrigues AC, Rondon MU, Braga AM, Mathias W et al. Effects of exercise training in patients with chronic heart failure and sleep apnea. Sleep. 2009;32(5):637-47.
14. Makil-Nunes C, Dias ET, Cepeda-Fonseca FX, Rondon MUPB, Alves MJNN, Drager LF, Drager LF, AGUILAR AM, Somers VK, Lorenzi Filho G, Negrão CE, Trombetta IC. Hypocaloric Diet and Exercise Training Improves the Chemoreflex Sensitivity in Patients with Metabolic Syndrome and Obstructive Sleep Apnea In: Scientific Sessions 2011 - Finalist - NPAM Young Investigator Award, American Heart AssociationAmerican Heart Association, 2011, Orlando, FL, EUA. Circulation. 2011. v.124. p.A12935.
15. Centers for Disease Control and Prevention. National Diabetes Fact Sheet: national estimates and general information on diabetes and prediabetes in the United States, 2011. Atlanta, GA: U.S. Department of Health and Human Services, Centers for Disease Control and Prevention, 2011.
16. Diabetes in the UK 2010: Key Statistics on Diabetes. Diabetes UK. 2011
17. Association AD. Standards of medical care in diabetes--2014. Diabetes Care. 2014;37 Suppl 1:S14-80.
18. Prior SJ, Blumenthal JB, Katzel LI, Goldberg AP, Ryan AS. Increased Skeletal Muscle Capillarization After Aerobic Exercise Training and Weight Loss Improves Insulin Sensitivity in Adults With IGT. Diabetes Care. 2014 Mar 4.

19. Solomon TP1, Malin SK, Karstoft K, Haus JM, Kirwan JP. The influence of hyperglycemia on the therapeutic effect of exercise on glycemic control in patients with type 2 diabetes mellitus. JAMA Intern Med. 2013 Oct 28;173(19):1834-6.
20. Mann S, Beedie C, Balducci S, Zanuso S, Allgrove J, Bertiato F et al. Changes in Insulin Sensitivity in Response to Different Modalities of Exercise: a review of the evidence. Diabetes Metab Res Rev. 2013.
21. Roberts CK, Hevener AL, Barnard RJ. Metabolic syndrome and insulin resistance: underlying causes and modification by exercise training. Compr Physiol. 2013;3(1):1-58.
22. Silvano Zanuso A. Jimenez G. Pugliese G. Corigliano S. Balducci. Exercise for the management of type 2 diabetes: a review of the evidence. Acta Diabetol 2010;(47):15–22.
23. Calbet JA, Ponce-González JG, Pérez-Suárez I, de la Calle Herrero J, Holmberg HC. A time-efficient reduction of fat mass in 4 days with exercise and caloric restriction. Scand J Med Sci Sports. 2014 Mar 6.
24. Zhang B, Kawachi E, Miura S, Uehara Y, Matsunaga A, Kuroki M et al. Therapeutic approaches to the regulation of metabolism of high-density lipoprotein. Novel HDL-directed pharmacological intervention and exercise. Circ J. 2013;77(11):2651-63.
25. Vinagre CG, Ficker ES, Finazzo C, Alves MJ, de Angelis K, Irigoyen MC, Negrão CE, Maranhão RC. Enhanced removal from the plasma of LDL-like nanoemulsion cholesteryl ester in trained men compared with sedentary healthy men. J Appl Physiol 103: 1166–1171, 2007.
26. Laterza MC, de Matos LD, Trombetta IC, Braga AM, Roveda F, Alves MJ et al. Exercise training restores baroreflex sensitivity in never--treated hypertensive patients. Hypertension. 2007;49(6):1298-306.
27. Leosco D, Parisi V, Femminella GD, Formisano R, Petraglia L et al. Effects of exercise training on cardiovascular adrenergic system. Front Physiol. 2013 Nov 28;4:348.
28. Pal S, Radavelli-Bagatini S, Ho S. Potential benefits of exercise on blood pressure and vascular function. J Am Soc Hypertens. 2013;7(6):494-506.
29. Myers L, Mendis S. Cardiovascular disease research output in WHO priority areas between 2002 and 2011. J Epidemiol Glob Health. 2014 Mar;4(1):23-8.
30. Roger VL, Go AS, Lloyd-Jones DM, Benjamin EJ, Berry JD, Borden WB et al. Executive summary: heart disease and stroke statistics--2012 update: a report from the American Heart Association. Circulation. 2012;125(1):188-97.
31. Hambrecht R, Wolf A, Gielen S, Linke A, Hofer J, Erbs S et al. Effect of exercise on coronary endothelial function in patients with coronary artery disease. N Engl J Med. 2000;342(7):454-60.
32. Luk TH, Dai YL, Siu CW, Yiu KH, Chan HT, Lee SW et al. Effect of exercise training on vascular endothelial function in patients with stable coronary artery disease: a randomized controlled trial. Eur J Prev Cardiol. 2012;19(4):830-9.
33. Oliveira NL, Ribeiro F, Alves AJ, Campos L, Oliveira J. The effects of exercise training on arterial stiffness in coronary artery disease patients: a state-of-the-art review. Clin Physiol Funct Imaging. 2013.
34. Zbinden R, Zbinden S, Meier P, Hutter D, Billinger M, Wahl A et al. Coronary collateral flow in response to endurance exercise training. Eur J Cardiovasc Prev Rehabil. 2007;14(2):250-7.
35. Korzeniowska Kubacka I. Physical training as an effective way to protect the heart against ischaemia. Kardiol Pol. 2011;69 Suppl 3:75-9.
36. Niebauer J, Hambrecht R, Marburger C, Hauer K, Velich T, von Hodenberg E et al. Impact of intensive physical exercise and low-fat diet on collateral vessel formation in stable angina pectoris and angiographically confirmed coronary artery disease. Am J Cardiol. 1995;76(11):771-5.
37. Hambrecht R, Adams V, Erbs S, Linke A, Kränkel N, Shu Y et al. Regular physical activity improves endothelial function in patients with coro-

nary artery disease by increasing phosphorylation of endothelial nitric oxide synthase. Circulation. 2003;107(25):3152-8.
38. Sindler AL, Delp MD, Reyes R, Wu G, Muller-Delp JM. Effects of ageing and exercise training on eNOS uncoupling in skeletal muscle resistance arterioles. J Physiol. 2009;587(Pt 15):3885-97.
39. Wienbergen H, Hambrecht R. Physical exercise and its effects on coronary artery disease. Curr Opin Pharmacol. 2013;13(2):218-25.
40. Richter B, Niessner A, Penka M, Grdić M, Steiner S, Strasser B et al. Endurance training reduces circulating asymmetric dimethylarginine and myeloperoxidase levels in persons at risk of coronary events. Thromb Haemost. 2005;94(6):1306-11.
41. Adams V, Linke A, Kränkel N, Erbs S, Gielen S, Möbius-Winkler S et al. Impact of regular physical activity on the NAD(P)H oxidase and angiotensin receptor system in patients with coronary artery disease. Circulation. 2005;111(5):555-62.
42. Martinez DG, Nicolau JC, Lage RL, Toschi-Dias E, de Matos LD, Alves MJ et al. Effects of long-term exercise training on autonomic control in myocardial infarction patients. Hypertension. 2011;58(6):1049-56.
43. Valente MA, Voors AA, Damman K, Van Veldhuisen DJ, Massie BM, O'Connor CM et al. Diuretic response in acute heart failure: clinical characteristics and prognostic significance. Eur Heart J. 2014 Feb 28.
44. Keyhani D, Kargarfard M, Sarrafzadegan N, Sadeghi M. Autonomic function change following a supervised exercise program in patients with congestive heart failure. ARYA Atheroscler. 2013 Mar;9(2):150-6.
45. Antunes-Correa LM, Kanamura BY, Melo RC, Nobre TS, Ueno LM, Franco FG, Roveda F, Braga AM, Rondon MU, Brum PC, Barretto AC, Middlekauff HR, Negrao CE. Exercise training improves neurovascular control and functional capacity in heart failure patients regardless of age. Eur J Preventive Cardiol. 2012;19:822-829.
46. Barretto AC, Santos AC, Munhoz R, Rondon MU, Franco FG, Trombetta IC et al. Increased muscle sympathetic nerve activity predicts mortality in heart failure patients. Int J Cardiol. 2009;135(3):302-7.
47. Negrao CE, Middlekauff H. Adaptations in autonomic function during exercise in haert failure. Heart Fail Rev 2008, Feb, 13(1)51-60 Review
48. Mangner N, Linke A, Oberbach A, Kullnick Y, Gielen S, Sandri M et al. Exercise training prevents TNF-α induced loss of force in the diaphragm of mice. PLoS One. 2013;8(1):e52274.
49. Gielen S, Sandri M, Kozarez I, Kratzsch J, Teupser D, Thiery J et al. Exercise training attenuates MuRF-1 expression in the skeletal muscle of patients with chronic heart failure independent of age: the randomized Leipzig Exercise Intervention in Chronic Heart Failure and Aging catabolism study. Circulation. 2012;125(22):2716-27.
50. Cunha TF, Bacurau AVN, Moreira JBN, Paixão NA, Campo JC, Brum PC et al. Exercise Training Prevents Oxidative Stress and Ubiquitin-Proteasome System Overactivity and Reverse Skeletal Muscle Atrophy in Heart Failure. Plos One. 2012. 7(8) e41701.
51. Rolim NP, Medeiros A, Rosa KT, Mattos KC, Irigoyen MC, Krieger EM et al. Exercise training improves the net balance of cardiac Ca2+ handling protein expression in heart failure. Physiol Genomics. 2007;29(3):246-52.
52. Erbs S, Linke A, Gielen S, Fiehn E, Walther C, Yu J et al. Exercise training in patients with severe chronic heart failure: impact on left ventricular performance and cardiac size. A retrospective analysis of the Leipzig Heart Failure Training Trial. Eur J Cardiovasc Prev Rehabil. 2003;10(5):336-44.
53. Sandri M, Kozarez I, Adams V, Mangner N, Höllriegel R, Erbs S et al. Age-related effects of exercise training on diastolic function in heart failure with reduced ejection fraction: the Leipzig Exercise Intervention in Chronic Heart Failure and Aging (LEICA) Diastolic Dysfunction Study. Eur Heart J. 2012 Jul;33(14):1758-68.
54. O'Connor CM, Whellan DJ, Lee KL, Keteyian SJ, Cooper LS, Ellis SJ et al. Efficacy and safety of exercise training in patients with chronic heart failure: HF-ACTION randomized controlled trial. JAMA. 2009 Apr 8;301(14):1439-50.
55. Dunlay SM, Pack QR, Thomas RJ, Killian JM, Roger VL. Participation in Cardiac Rehabilitation, Readmissions and Death After Acute Myocardial Infarction. Am J Med. 2014 Feb 17.
56. Coll-Fernández R, Coll R, Pascual T, Sánchez Muñoz-Torrero JF, Sahuquillo JC et al. Cardiac rehabilitation and outcome in stable outpatients with recent myocardial infarction. Arch Phys Med Rehabil. 2014 Feb;95(2):322-9.
57. Goel K, Pack QR, Lahr B, Greason KL, Lopez-Jimenez F et al. Cardiac rehabilitation is associated with reduced long-term mortality in patients undergoing combined heart valve and CABG surgery. Eur J Prev Cardiol. 2013 Nov 21.
58. Myers J, Prakash M, Froelicher V, Do D, Partington S, Atwood JE. Exercise capacity and mortality among men referred for exercise testing. N Engl J Med. 2002;346(11):793-801.

SEÇÃO 6

HIPERTENSÃO ARTERIAL SISTÊMICA E DOENÇA RENAL

Coordenador
LUIZ APARECIDO BORTOLOTTO

Epidemiologia da Hipertensão Arterial

39

Carlos Alberto Treff Junior
Paulo Andrade Lotufo

1. Introdução
2. Da doença de Bright à hipertensão arterial sistêmica
3. A primeira descrição de risco
4. A inação médica diante da hipertensão
5. A epidemiologia observacional
6. A era dos ensaios clínicos
7. A questão pressão sistólica versus diastólica
8. A atualidade da hipertensão no mundo
9. Hipertensão arterial no Brasil: o estudo longitudinal de saúde do adulto
10. Conclusão
11. Referências Bibliográficas

1 INTRODUÇÃO

A melhor descrição da hipertensão arterial, em termos de saúde coletiva, na atualidade, é a contradição aparente entre o conhecimento adquirido nos últimos anos e a dificuldade na ação de contenção da mortalidade, da incidência de doenças e da incapacidades decorrentes de pressão arterial elevada. Se, por um lado, a hipertensão é um fator de risco cardiovascular de reconhecimento e identificação fáceis e com tratamento acessível e relativamente barato, por outro lado, a síntese, apresentada em diversas versões do *Global Burden of Diseases 2013*, revela a hipertensão arterial como o fator de risco mais importante na redução dos tempos de vida em todo o planeta, particularmente, no Brasil.[1-3]

Necessário, no entanto, ressalvar que o conhecimento da hipertensão arterial que temos hoje, como doença de massa, é relativamente novo. De forma esquemática, podemos descrever a epidemiologia da hipertensão em fases, como as que ocorreram desde a descrição da doença de Bright até o primeiro quarto do século 20; o reconhecimento de ser um fator de risco com, os estudos atuariais e epidemiológicos; o surgimento de tratamento em massa para redução da pressão arterial, com os primeiros anti-hipertensivos; o aprofundamento dos estudos epidemiológicos, identificando a origem dos valores elevados e diferenciados de pressão arterial entre populações; e, mais recentemente, ensaios clínicos mostrando a viabilidade da prevenção de níveis elevados de pressão arterial em populações.[4-7]

2 DA DOENÇA DE BRIGHT À HIPERTENSÃO ARTERIAL SISTÊMICA

A doença de Bright, descrita em 1836,[8] revelou várias associações importantes, como a existente entre hipertrofia ventricular e albuminúria. Desde 1870, Frederick Mahomed[9] associou a doença de Bright à pressão arterial, mas somente depois da criação do esfigmomanômetro, por Scipione Riva-Rocci, em 1896,[10] e da descrição, por Nikolai Korotkof, da padronização de ausculta dos ruídos vasculares arteriais, em 1905,[11] o conceito de hipertensão arterial passou a se cristalizar.

Progressivamente, o ponto de vista fisiológico de Claude Bernard passou a prevalecer sobre a visão dos patologistas, ou seja, a de que as lesões renais, cerebrais e cardíacas eram consequências de valores elevados da pressão arterial, e não sua causa.[12] Contudo, passou a se definir um tipo frequente de hipertensão, no qual não era encontrada causa **essencial** ou **primária**, reservando-se o termo **secundária** quando houve doença renal associada. Dissemina-se também a ideia de que haveria uma hipertensão benigna, ou seja, sem risco maior evidente, e outra **maligna**, que seria a doença de Bright.[7] O avanço na compreensão da hipertensão viria de forma externa aos complexos médico e sanitário.

3 A PRIMEIRA DESCRIÇÃO DE RISCO

Em 1914, J. W. Fischer, médico de uma seguradora americana, mediu a pressão arterial de todos os candidatos a seguro de vida e acompanhou 2.661 homens, entre 40 e 60 anos, que tiveram a pressão sistólica medida, em 1906, como pressão média de 142 mmHg, e notou que, três anos depois, o subgrupo com valor médio mais elevado (153 mmHg) teve 30% a mais de eventos fatais.[13] Esse conhecimento foi repetidamente observado nas décadas seguintes, mas sem que houvesse ações preventivas ou terapêuticas disponíveis. Até então, o termo **fator de risco** não tinha sequer sido apresentado, muito menos se consolidado em termos teóricos, em parte, porque o diagnóstico de hipertensão arterial acarretava pouca ou mesmo nenhuma ação prática por parte do médico.

Em 1939, M. Loeper, no congresso internacional de médicos de seguradoras, lamentava que médicos entendiam pouco ou nada sobre estatísticas, portanto não foi possível internalizar, no conhecimento médico de então, o rico legado vindo dos estudos feitos pelas seguradoras.[4]

4 A INAÇÃO MÉDICA DIANTE DA HIPERTENSÃO

Para exemplificar a condição exposta no tópico anterior, nos anos 1930, ao mesmo tempo em que observações de associação entre hipertensão e angina do peito foram publicadas,[14] Sir Thomas Lewis, considerado o pai da moderna cardiologia, em seu livro-texto, indicava que não deveriam ser notificados os pacientes com pressão arterial elevada, porque com esse diagnóstico, eles ficam obcecados em medir repetidamente a pressão arterial. De fato, ele expressava a impotência terapêutica daquele tempo.[7]

Exemplo mais ilustrativo dessa fase foi um fato de grande alcance na história mundial: a morte do presidente dos Estados Unidos, F. D. Roosevelt, em 1945, três semanas antes do final da II Guerra Mundial. O minucioso e detalhado prontuário médico do presidente Roosvelt expressa bem como como a hipertensão era avaliada por médicos naquele tempo. Apesar do aumento progressivo dos valores tensóricos, da presença de proteinúria e de alterações eletrocardiográficas, nada foi realizado para reduzir a pressão arterial. Em contrapartida, aminas simpatomiméticas para congestão nasal eram regularmente prescritas. O acidente vascular que vitimou Roosevelt foi descrito como um fato inesperado, "um raio em céu azul".[15]

5 A EPIDEMIOLOGIA OBSERVACIONAL

A morte de Roosevelt e o aumento de mortes súbitas e de infarto do miocárdio nos Estados Unidos deflagrara, no pós-guerra, a ação do então Serviço de Saúde Pública dos Estados Unidos em organizar estudo epidemiológico na cidade de Framingham, a 40 km de Boston, com 28 mil habitantes. Em 1948, iniciaram-se os primeiros exames em 5.102 homens e mulheres daquela cidade, que seriam analisados a cada dois anos e seguidos anualmente para identificar eventos de interesse, que foram angina do peito, morte súbita, morte por todas a causas, infarto do miocárdio não fatal, doença cerebrovascular (isquêmica, hemorrágica), doença arterial periférica e insuficiência cardíaca congestiva.[16] Os resultados iniciais somente seriam conhecidos no início dos anos 1960 e revelaram que a hipertensão arterial era um dos três fatores de risco para a doença coronariana aguda, junto ao colesterol elevado e ao tabagismo, e, principalmente, para o acidente vascular cerebral para o qual é praticamente um fator de risco isolado.[17]

No final da década de 1960, James Neel e sua equipe realizaram estudos de realce entre os índios Yanomami na fronteira entre Brasil e Venezuela.[18] Uma dessas investigações mostrou informação das mais relevantes, a de que a pressão arterial, nessa população, não se alterava com a idade. Os pesquisadores associaram, então, ao consumo quase inexistente de sal naquela população. Posteriormente, um estudo com alcance mundial, o *Intersalt study*, realizado em cidades, áreas rurais e populações remotas, uma delas os próprios Yanomami, mostraria que o consumo de sal, medido pela excreção de sódio urinário, mostrava associação direta como a inclinação da curva de relação pressão sistólica-idade nas populações estudadas.[19]

Estudos seguintes do *Intersalt* revelariam que a inclinação da curva pressão sistólica-idade era determinada diretamente pela excreção de sódio, o aumento do índice de massa corpórea e o consumo elevado de álcool.[20]

O uso de sal e de bebidas alcóolicas tem sido associado ao processo social desde o período neolítico, o que explicaria a diferença significativa observada entre quatro populações remotas estudadas no *Intersalt*: Luo no Quênia, Kamus e Gimisave na Papua-Nova Guiné, Xavantes e Yanomami no Brasil, e aquelas moradoras em áreas rurais.[21]

Outro fator determinante para o aumento da prevalência da hipertensão seria determinado pelos movimentos demográficos, ou a migração e a urbanização. No Quênia, migrantes do planalto que mudaram para Nairóbi foram acompanhados com medidas mensais de pressão arterial, as quais mostraram aumento progressivo dos valores nos meses seguintes à chegada à cidade, comparados a seus pares que permaneceram na região rural.[22]

Vários outros estudos semelhantes foram realizados, e uma revisão sistemática dessas pesquisas revelou que, tanto o impacto da saída do meio rural para o urbano como a migração de um país a outro, têm impacto no aumento dos níveis pressóricos.[23]

6 A ERA DOS ENSAIOS CLÍNICOS

O surgimento dos primeiros estudos de coorte, como o *Framingham heart study*, em 1948, e outros de menor extensão, acompanha-se no início dos anos 1950, do surgimento de anti-hipertensivos como reserpina, hidralazina, guanetidina e diuréticos, que obtiveram credibilidade por parte dos médicos para o controle de níveis elevados de pressão arterial.

No entanto, a história teria uma grande mudança com os primeiros ensaios clínicos controlados, como os da Veterans Administration (1967, 1970 e 1972), o *Hypertension, detection and follow-up program* (1979), e o *Australian therapeutic trial in mild hypertension* (1980). Eles foram decisivos na mudança de comportamento ao mostrar que os medicamentos eram seguros, com algum grau de efeitos indesejáveis, mas com inegável utilidade na redução dos danos aos órgãos-alvo e de eventos fatais e não fatais.

7 A QUESTÃO PRESSÃO SISTÓLICA *VERSUS* DIASTÓLICA

Uma característica da inclusão dos estudos citados foi a definição de entrada com base nos valores da pressão diastólica. A interpretação desses estudos trouxe a prática equivocada de não considerar a hipertensão sistólica um risco e elegível a redução com anti-hipertensivos, a despeito dos resultados dos estudos observacionais, principalmente do *Framingham heart study*, o qual mostrou que 18% dos participantes, na linha de base, com pressão arterial sistólica de 160 mmHg tiveram risco de doença coronariana aguda aumentado de três vezes (homens) e seis vezes (mulheres), após seis anos de acompanhamento, em relação aos participantes com pressão sistólica inferior a esse limite.[16]

Posteriormente, ensaios clínicos dirigidos para redução da pressão sistólica, como o *The European working party on high blood pressure in the elderly* (1999) e o *Systolic hypertension in the elderly program* (2000) mostraram a importância e a relevância de reduzir esses valores.[24]

8 A ATUALIDADE DA HIPERTENSÃO NO MUNDO

Embora a hipertensão seja mais frequente em países desenvolvidos (37,3%) do que naqueles em desenvolvimento (22,9%), sua carga global é maior nos países em desenvolvimento, em razão do número maior de habitantes.

A tendência da pressão arterial no mundo foi avaliada entre 1980 e 2008, em um estudo que abordou 199 países, com total de aproximadamente 5 milhões de participantes. A pressão arterial sistólica em homens diminuiu 0,8 mmHg por década, já entre as mulheres, esse decréscimo foi de 1 mmHg por década. Quando se separa os resultados por sexo, os homens da Europa Ocidental (−2,1 mmHg) e as mulheres australianas (−3,9 mmHg) foram os grupos que apresentaram maiores diminuições de pressão arterial sistólica.

No Brasil, os homens tiveram queda de −1,8 mmHg por década, ao passo que, nas mulheres, a queda foi de −3,5 mmHg por década. Os valores entre as brasileiras foram semelhantes aos das mulheres da Europa Ocidental, ficando atrás apenas das australianas. No entanto, o declínio dos valores pressóricos em populações está longe de representar diminuição na importância da hipertensão arterial em todo o mundo.[1]

O estudo epidemiológico contemporâneo de maior alcance, em termos de população estudada, foi o *CALIBER* (*CArdiovascular research using LInked Bespoke studies and Electronic health Records*) que, entre 1997 e 2010, avaliou 1,25 milhão de pessoas com idade superior a 30 anos e sem doença cardiovascular, dos quais 20% estavam em uso de medicação anti-hipertensiva. Os resultados dessa coorte com 5,2 anos de seguimento ampliaram os obtidos em coortes com número menor.

Primeiro, o referido estudo mostrou que o menor risco foi para faixa de pressão sistólica entre 95 e 114 mmHg e de pressão diastólica entre 60 e 74 mmHg, sem qualquer curva em "J". Segundo, valores de pressão sistólica elevada comparada à diastólica elevada tiveram efeito maior na incidência de angina do peito, infarto do miocárdio e doença arterial periférica. Ao contrário, pressão diastólica elevada apresentou efeito maior do que a sistólica em casos de aneurisma de aorta abdominal. Terceiro, pessoas com hipertensão (pressão arterial ≥ 140/90 mmHg) ou em uso de anti-hipertensivos tiveram risco de todas as doenças cardiovasculares, para o restante da vida, aos 30 anos de idade, de 63,3%, comparado ao risco de 46,1% daqueles com pressão arterial normal. Quarto, não somente eventos cardiovasculares graves, como a insuficiência coronariana aguda e o acidente cerebrovascular, se associam a perda de anos de vida, mas a angina do peito e a insuficiência cardíaca representam igualmente (19%) a proporção de anos de vida perdidos, tendo como referência os 80 anos de idade.[25]

9 A HIPERTENSÃO ARTERIAL NO BRASIL: O ESTUDO LONGITUDINAL DE SAÚDE DO ADULTO

A linha de base da coorte prospectiva *Estudo longitudinal de saúde do adulto* (*ELSA-Brasil*)[26] permitiu estimar a frequência de pressão arterial elevada entre os 15.105 homens e mulheres com idades entre 35 e 74 anos participantes, avaliados com método padronizado, ou seja, além da história pregressa, o uso de medicamentos anti-hipertensivos e três medidas de pressão arterial feitas de forma padronizada com esfigmomanômetro automático.

No *ELSA-Brasil*, a prevalência foi de 36% na linha de base realizada em 2008 a 2010. O estudo permitiu identificar, nessa população selecionada, o conhecimento do diagnóstico prévio de hipertensão arterial, o uso de medicamento anti-hipertensivo e o controle da pressão arterial. Ao contrário de inquéritos localizados, as proporções desses indicadores foram maiores, talvez creditadas ao melhor nível educacional e à maior facilidade de acesso a atenção médica e farmacêutica. O *ELSA-Brasil* também estimou a proporção de seus participantes com hipertensão resistente, nos critérios da American Heart Association, em 11%, o que permite determinar uma prevalência populacional, nessa faixa etária, de 3%[27] (Tabelas 39.1 e 39.2).

TABELA 39.1 Prevalência de hipertensão por sexo, idade e variáveis sociodemográficas no *ELSA-Brasil*, 2008 a 2010

VARIÁVEIS	N. (%)	HIPERTENSÃO ARTERIAL BRUTA N.	%	AJUSTADA %
Sexo				
Masculino	6.888 (45,6)	2.760	40,1	40,1
Feminino	8.215 (54,4)	2.642	32,2	32,2
Idade				
35-44	3.341 (22,1)	531	15,9	15,8
45-54	5.937 (39,3)	1.859	31,3	31,3
55-64	4.235 (28,1)	1.994	47,1	47,3
65-74	1.590 (10,5)	1.018	64	63,7
Educação				
< Ensino médio	1.922 (12,7)	1.012	52,7	44
Ensino médio	5.233 (34,7)	1.998	38,2	40,8
Universitário	2.415 (16)	768	31,8	34,9
Pós-graduação	5.533 (36,6)	1.624	29,4	28,4
Etnia				
Negra	2.397 (16,1)	1.158	48,3	49,3
Parda	4.202 (28,2)	1.558	37,1	38,2
Branca	7.789 (52,2)	2.421	31,1	30,3
Asiática	374 (2,5)	126	33,7	32,1
Indígena	157 (1)	60	38,2	34,4

10 CONCLUSÃO

A sequência de estudos epidemiológicos e ensaios clínicos em hipertensão arterial comprova indubitavelmente que se trata de problema maior de saúde pública. Em comparação com as questões relacionadas à desnutrição e às doenças infecciosas, pela primeira vez, a hipertensão arterial é o problema que propicia maior redução dos anos de vida.[2-3]

Uma questão pouco debatida é a inexistência de novas classes de fármacos para redução da pressão arterial no mercado desde o lançamento dos bloqueadores de receptores de angiotensina há duas décadas. Por mais que se possa creditar a dificuldade de tratamento a fatores de ordem do paciente, do médico ou da sociedade, não há dúvidas de que o portfólio atual de medicamentos é insuficiente.[28]

A perspectiva para os próximos anos será radicalizar as ações preventivas em três eixos:

1. **Prevenção primordial:** alterar o conteúdo de sal em alimentos processados considerando os resultados de ensaios clínicos como o *DASH*, os *TOPH I* e *II*.[29-30]
2. **Busca de alto risco:** melhorar a especificidade do diagnóstico com alternativa entre a medida de consultório e o monitoramento ambulatorial.
3. **Prevenção secundária:** considerar que a proporção de hipertensos realmente resistente é elevada e merecedora de programas de prevenção, como aqueles que existem para os que sofreram infarto do miocárdio ou acidente vascular cerebral.

TABELA 39.2 Prevalência de hipertensão arterial, conhecimento da situação, uso de medicamentos anti-hipertensivos, medicamentos e proporção de pressão arterial controlada por sexo e idade no *ELSA-Brasil*, 2008 a 2010

VARIÁVEIS		PREVALÊNCIA DE HIPERTENSÃO			CONHECIMENTO		USO DE MEDICAMENTOS		PRESSÃO ARTERIAL CONTROLADA		
Idade (anos)	Sexo	N.	%	Total	Sim	%	Não	%	N.	% do total com hipertensão	% em uso de medicamentos
35-44	M	308	19,7	1.563	192	62,3	160	52	109	35,4	68,1
	F	223	12,5	1.778	178	79,8	162	72,7	123	55,2	75,9
45-54	M	970	36,2	2.682	694	71,6	619	63,8	418	43,1	67,5
	F	889	27,3	3.255	743	83,6	718	80,8	568	63,9	79,1
55-64	M	963	51,9	1.856	776	80,6	737	76,5	471	48,9	63,9
	F	1.031	43,3	2.379	900	87,3	881	85,5	637	61,8	72,3
65-74	M	519	66	787	430	82,9	435	83,8	280	54	64,4
	F	499	62,1	803	420	84,2	435	87,2	273	54,7	62,8
Total	M	2760	40,1	6.888	2.092	75,8	1951	70,7	1278	46,3	65,5
	F	2642	32,2	8.215	2.241	84,8	2.196	83,1	1.601	60,6	72,9
Total		5.402	35,8	1.5103	4.333	80,2	4.147	76,8	2.879	53,3	69,4

REFERÊNCIAS BIBLIOGRÁFICAS

1. Danaei G, Finucane MM, Lin JK, Singh GM, Paciorek CJ, Cowan MJ, et al. National, regional, and global trends in systolic blood pressure since 1980: systematic analysis of health examination surveys and epidemiological studies with 786 country-years and 5·4 million participants. Lancet; 2011; 377(9765):568–77.
2. The Global Burden of Disease Study 2013.GBD 2013 Mortality and Causes of Death Collaborators. Global, regional, and national age-sex specific all-cause and cause-specific mortality for 240 causes of death, 1990-2013: a systematic analysis. Lancet. 2015 Jan 10; 385(9963):117-71.
3. Global Burden of Disease Study 2013 Collaborators.Global, regional, and national incidence, prevalence, and years lived with disability for 301 acute and chronic diseases and injuries in 188 countries, 1990-2013: a systematic analysis for the Global Burden of Disease Study 2013. Lancet. 2015 Jun 5. pii: S0140-6736(15)60692-4. doi: 10.1016/S0140-6736(15)60692-4
4. Poster-Vinay N. A Century of Arterial Hypertension: 1896-1996.Jonh Wiley & Sons, New York. 1996
5. Mahmood SS, Levy D, Vasan RS, Wang TJ.The Framingham Heart Study inc the epidemiology of cardiovascular disease: a historical perspective. Lancet. 2013 Sep 27. 6736(13)61752-3.
6. Edwards EW, DiPette DJ, Townsend RR, Cohen DL.Top 10 landmark studies in hypertension.J Am Soc Hypertens. 2014 Jun;8(6):437-47.
7. Paul O. Background of the prevention of cardiovascular disease. II. Arteriosclerosis, hypertension, and selected risk factors. Circulation. 1989;80(1):206-14.
8. Bright R. Tabular view of the morbid appearances of 100 cases connected with albuminuous urine. Guy´s Hospital Reports. 1836; 1:396.
9. Mahomed F: On chronic Bright's disease, and its essential symptoms. The Lancet 1879, 113(2899):399-401.
10. Riva-Rocci S. Un nuovo sfigmomanotretro. Gazz Med Torino. 1896; 47:981-996.
11. Korotkof N. To the question of methods of determining the blood pressure. Reports of the Imperial Military Academy. 1905;11:365-367. [versão em inglês traduzida do russo]
12. Bernard, Claude (1859). Leçons sur les propriétés physiologiques et les altérations pathologiques des liquides de l´organisme, 2 vols. París: J. B. Baillière.
13. Fischer JW Sphygmomanometer in Examinations for Life Insurance, JAMA 1914; 63 (20): 1752-1754,
14. Allan W. The relation of arterial hypertension to angina pectoris and coronary occlusion. South Med Surg 1934; 96:377-379.
15. Messerli FH. This day 50 years ago. N Engl J Med 1995; 332 (15): 1038-39.
16. Kannel Wb, Dawber TR, Kagan A, Revotskie N, Stokes J 3rd.Factors of risk in the development of coronary heart disease--six year follow-up experience. The Framingham Study. Ann Intern Med. 1961; 55:33-50.
17. Wolf PA, D'Agostino RB, Belanger AJ, Kannel WB. Probability of stroke: a risk profile from the Framingham Study. Stroke. 1991; 22(3):312–8.
18. Oliver WJ, Cohen EL, Neel JV,Blood pressure, sodium intake, and sodium related hormones in the Yanomamo Indians, a "no-salt" culture.. Circulation. 1975; 52(1):146-5.
19. Intersalt Cooperative research Group. Intersalt: an international study of electrolyte excretion and blood pressure. Results for 24 hour urinary sodium and potassium excretion. Intersalt Cooperative Research Group. BMJ. 1988;297 (6644):319–28
20. Rodriguez BL, Labarthe DR, Huang B, Lopez-Gomez J. Rise of blood pressure with age. New evidence of population differences.Hypertension. 199424(6):779-85.
21. Carvalho JJ, Baruzzi RG, Howard PF, Poulter N, Alpers MP, Franco LJ, Marcopito LF, Spooner VJ, Dyer AR, Elliott P, et al.Blood pressure in four remote populations in the INTERSALT Study.Hypertension. 1989; 14(3):238-46.
22. Poulter NR1, Khaw KT, Hopwood BE, Mugambi M, Peart WS, Rose G, Sever PS. The Kenyan Luo migration study: observations on the initiation of a rise in blood pressure. BMJ. 1990; 14; 300(6730):967-72.
23. Steffen PR, Smith TB, Larson M, Butler L.Acculturation to Western society as a risk factor for high blood pressure: a meta-analytic review. Psychosom Med. 2006; 68(3):386-97.
24. Edwards EW, DiPette DJ, Townsend RR, Cohen DL. The 10 landmark studies in hypertension. J Am Soc Hypertens. 2014;8(6):437-47.
25. Rapsomaniki E, Timmis A, George J, Pujades-Rodriguez M, Shah AD, Denaxas S, White IR, Caulfield MJ, Deanfield JE, Smeeth L, Williams B, Hingorani A, Hemingway H. Blood pressure and incidence of twelve cardiovascular diseases: lifetime risks, healthy life-years lost, and age-specific associations in 1·25 million people. Lancet. 2014;383(9932):1899-911.
26. Chor D, Pinho Ribeiro AL, Sá Carvalho M et al Prevalence, Awareness, Treatment and Influence of Socioeconomic Variables on Control of High Blood Pressure: Results of the ELSA-Brasil Study. PLoS One. 2015 Jun 23; 10(6):e0127382.
27. Lotufo PA, Pereira AC, Vasconcellos PS, Santos IS, Mill JG, Bensenor IM.Resistant hypertension: risk factors, subclinical atherosclerosis, and comorbidities among adults-the Brazilian Longitudinal Study of Adult Health (ELSA-Brasil). J Clin Hypertens (Greenwich). 2015;17(1):74-80,
28. Pickering TG. Therapeutic inertia and the Medicare crisis. J Clin Hypertens (Greenwich). 2006;8(9):667-70.
29. Sacks FM, Svetkey LP, Vollmer WM, Appel LJ et al. Sacks FM, Svetkey LP, Vollmer WM, Appel LJ et al. Effects on blood pressure of reduced dietary sodium and the Dietary Approaches to Stop Hypertension (DASH) diet. DASH-Sodium Collaborative Research Group. N Engl J Med. 2001; 344(1):3-10
30. Lower levels of sodium intake and reduced cardiovascular risk. Cook NR, Appel LJ, Whelton PK. Circulation. 2014;129(9):981-9.

Fisiopatologia da Hipertensão Arterial

40

Fernanda Marciano Consolim Colombo
Maria Claudia Irigoyen

---

1. Introdução
2. Pressão arterial
3. Sistemas de controle da pressão arterial
4. Mecanismos neurogênicos de controle da pressão arterial
   4.1 Barorreflexo
   4.2 Reflexo cardiopulmonar
   4.3 Quimiorreflexo
   4.4 Sistema nervoso simpático
5. Mecanismos hormonais
   5.1 Sistema renina-angiotensina
      5.1.1 Componentes do sistema
      5.1.2 Receptores de angiotensinas
      5.1.3 Ação das angiotensinas
      5.1.4 Propriedades inflamatórias da angiotensina II
6. Endotélio e hipertensão
7. Mecanismos imunológicos e hipertensão arterial
   7.1 Papel das citocinas na hipertensão
   7.2 Interação sistema nervoso autônomo e inflamação
8. Mecanismo de controle da PA a longo prazo: rim/fluidos corporais
   8.1 Curva de função renal
   8.2 Papel dos rins na gênese da hipertensão
9. Referências bibliográficas

---

1 INTRODUÇÃO

A hipertensão arterial sistêmica (HAS) permanece o mais importante fator de risco para a mortalidade cardiovascular em todo o mundo. A associação positiva entre valores de pressão arterial (PA) e risco para a doença cardiovascular (DCV) tem sido observada em homens e mulheres de todas as idades e raças, em diferentes países, e de forma independe de outros fatores de risco.[1] Evidências na literatura apontam para um aumento progressivo e linear de mortalidade por DCV à medida que a PA atinge valores acima de 115 mmHg para a PA sistólica e acima de 75 mmHg para a diastólica.[2]

Nas últimas décadas, houve considerável avanço no conhecimento de diferentes sistemas envolvidos no controle da pressão arterial (PA), bem como de mecanismos potencialmente relacionados ao desenvolvimento da HAS. Associado a isso, a crescente disponibilidade de novos fármacos anti-hipertensivos, utilizados de forma isolada ou em combinação, mostraram-se eficazes em controlar a HAS e reduzir a elevada morbimortalidade associada aos altos níveis de PA. Entretanto, na maioria dos países, inclusive o Brasil, o percentual de pacientes hipertensos que apresentam controle pressórico dentro de valores considerados adequados, isto é, que atingem as metas preconizadas, é ainda muito baixo.

O conhecimento dos mecanismos relacionados ao controle pressórico e ao desenvolvimento da HAS confere ao médico uma importante ferramenta que auxilia não somente na compreensão da apresentação clínica dessa importante condição, mas também permite uma orientação terapêutica direcionada pela fisiopatologia, além de indicar perspectivas para futuras pesquisas e abordagens inovadoras no cenário terapêutico.

2 PRESSÃO ARTERIAL

A pressão sanguínea, força motriz da circulação, tem como missão fundamental a perfusão adequada das células e dos tecidos, esteja o indivíduo em repouso ou desenvolvendo as mais diferentes atividades. O ajuste do fluxo sanguíneo perante os diferentes graus de atividade/metabolismo dos tecidos depende, em parte, de oscilações da PA, porém independente dos quadros comportamentais que acompanham as 24 horas do dia de uma pessoa. Os ajustes do fluxo sanguíneo tecidual não causam alterações intensas e sustentadas dos níveis pressóricos, em decorrência da interação de complexos mecanismos que mantêm a PA dentro de uma faixa relativamente estreita de variação fisiológica.

Pressão, definida pela razão força/unidade de área, é uma entidade física. A PA depende, portanto, de fatores físicos, como o volume sanguíneo e a capacitância da circulação, sendo resultante da combinação instantânea entre o débito cardíaco (frequência cardíaca × volume sistólico) e a resistência vascular periférica. Esses elementos hemodinâmicos primários da PA são, por sua vez, determinados por uma série de outros fatores, como: capacidade cronotrópica e inotrópica do coração, volume sanguíneo total, tônus vascular (estado de contração dos vasos de resistência), distribuição dos fluidos nos espaços intra e extravascular, atividade do sistema nervoso autônomo.[3]

Embora a HAS seja considerada uma desordem dos valores médios da PA, a avaliação dos componentes sistólico, diastólico, da pressão de pulso (diferença entre o valor sistólico e diastólico), do ritmo circadiano da PA, da variabilidade da PA ao longo de diferentes períodos, da reposta a estímulos (reatividade), pode trazer importantes informações com relação ao funcionamento do sistema cardiovascular e, em algumas situações, ter relação com a morbidade e o prognóstico dos pacientes.[4]

Outro importante aspecto a ser analisado é a complexidade das interações entre fatores ambientais e genéticos sobre os mecanismos de controle cardiovascular como determinante da HAS. Mais recentemente, mecanismos moleculares vêm sendo explorados e uma interação entre a inflamação vascular e o sistema nervoso autônomo parece indicar que a complexidade dos ajustes circulatórios nas diferentes circunstâncias fisiopatológicas vai muito além da visão de sistemas reguladores, como classicamente conhecemos.

3 SISTEMAS DE CONTROLE DA PRESSÃO ARTERIAL

Considerando-se a importância da manutenção dos valores da PA dentro de uma estreita faixa de variação, mantendo-se, porém, a capacidade de o organismo se adequar às atividades do dia a dia, nosso corpo dispõe de diferentes mecanismos de controle (*feedback*) que são ativados em maior ou menor intensidade, com a mesma finalidade: manter a PA dentro do melhor limite funcional possível.

A efetividade dos diferentes sistemas de controle, incluindo os de controle da PA, pode ser expressa em termos de **ganho**, que se define como a capacidade de um sistema de corrigir a alteração, avaliada pelo **erro** remanescente.[5] Os diversos sistemas de controle da PA conhecidos apresentam ganhos diferentes, e sua ação é tempo-dependente. Diante de uma alteração na PA, o tempo para a ativação de um sistema pode variar, existindo sistemas recrutados a agir imediatamente (sistemas de reflexo neurais), em alguns minutos (sistemas hormonais) e em longo prazo (sistema renal). Além disso, a eficiência de um único sistema em trazer o valor da PA a seus níveis basais, anteriores à perturbação, vai depender da causa e da extensão da perturbação.

A Figura 40.1 mostra de forma resumida o ganho e o início da ação de alguns dos principais mecanismos de controle da PA. É importante destacar que os sistemas atuam em conjunto, em maior ou menor proporção, portanto são considerados redundantes.[5] Esses e outros sistemas serão abordados neste capítulo como elementos capazes de participar da instalação e da manutenção do processo de HAS.

Pacientes portadores de valores de pressão arterial cronicamente elevados (PA > 140/90 mmHg) podem ser classificados

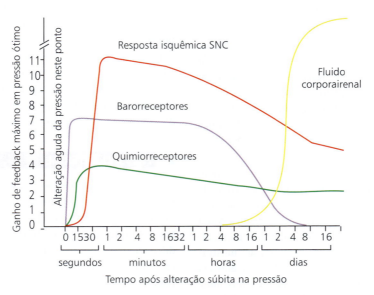

FIGURA 40.1 Mecanismos de controle da PA de acordo com o tempo em que são recrutados e com o ganho, ou a capacidade de corrigir as variações ocorridas. Fonte: Hall e colaboradores, 2012.[87]

como portadores de HAS estabelecida. Nesses indivíduos, existem alterações, em maior ou menor intensidade, em praticamente todos os sistemas que controlam a PA, sendo difícil definir quais foram os mecanismos que tiveram papel preponderante no desencadeamento e na manutenção de valores elevados de PA.[3-5]

Do ponto de vista hemodinâmico, a HAS pode ser definida pela presença de alterações nesses mesmos parâmetros hemodinâmicos. Os sistemas de controle da PA (renal, neural, endócrino e mecanismos locais) influenciam as funções cardíaca e renal, e atuam na do tônus vascular, impactando no débito cardíaco, na resistência periférica e no retorno venoso, de forma integrada. De forma simples, o aumento sustentado dos valores de PA indica que há aumento do débito cardíaco, da resistência vascular periférica ou de ambos. Nas fases inicias de HAS (HAS limítrofe ou *borderline*), pode-se detectar aumento do débito cardíaco associado a resistência vascular periférica normal ou discretamente elevada. Nas fases de HAS estabelecida, o que se detecta, na maior parte dos pacientes, é aumento da resistência vascular periférica com débito cardíaco normal.[3-5]

4 MECANISMOS NEUROGÊNICOS DE CONTROLE DA PRESSÃO ARTERIAL

Entre os sistemas que controlam os parâmetros hemodinâmicos que determinam a PA, os **mecanismos neurais** (mediados pelos sistemas simpático e parassimpático, e por vias reflexas do sistema nervoso autônomo) são reconhecidos pela rapidez com que são ativados. Distúrbios nos mecanismos neurais de controle da PA foram extensamente estudados na literatura como desencadeadores da HAS e, ainda hoje, continuam alvo de grande interesse científico e terapêutico.

Grande número de estudos demonstrou aumento da atividade simpática em diferentes modelos experimentais e clínicos de hipertensão.[3,6,7] Esse aumento pode estar presente nas fases iniciais do desenvolvimento da hipertensão, bem como na fase crônica, nesse período associado ao desenvolvimento de lesão nos órgãos-alvo.[6]

Como as fibras nervosas do sistema nervoso simpático (SNS) estão distribuídas para a maioria dos territórios vasculares, para o coração e os rins, o aumento da atividade do SNS poderia aumentar a PA em poucos segundos, não somente por induzir vasoconstrição, mas também por provocar aumento do bombeamento cardíaco e da frequência cardíaca. Em médio prazo, a estimulação simpática também age na função renal, com modulação da natriurese, participando também da modulação da volemia.[7]

Os núcleos centrais do SNS, localizados no tronco cerebral, possuem atividade tônica. Porém, são intensamente influenciados por informações que chegam pelas vias reflexas.[8] Os mecanismos relacionados ao aumento da atividade simpática na HAS ainda não estão totalmente esclarecidos. Infere-se que possam estar relacionados tanto com o aumento da atividade tônica dos núcleos centrais, quanto com as alterações nos mecanismos de controle reflexo.[9]

Sabe-se que pelos menos três grandes arcos reflexos estão envolvidos na modulação da atividade simpática: o barorreflexo (desencadeado por estímulos originados em mecanorreceptores de alta pressão, os barorreceptores ou os pressorreceptores arteriais); o reflexo cardiopulmonar (desencadeado por estímulos originados em mecanorreceptores de baixa pressão, os receptores cardiopulmonares); e o quimiorreflexo (desencadeado por estímulos originados em quimiorreceptores arteriais periféricos e centrais).[8]

4.1 BARORREFLEXO

O mais importante mecanismo de controle reflexo da PA, batimento a batimento. Esse arco reflexo depende da atividade de pressorreceptores localizados nos corpúsculos carotídeos e difusamente dispersos no arco aórtico.

Na situação de repouso, com a pressão arterial basal, os barorreceptores geram potenciais elétricos (potenciais de ação) de forma intermitente e sincrônica com o componente sistólico da curva de pressão arterial, na dependência das variações instantâneas do diâmetro e da tensão da parede dos vasos onde se localizam. Vias aferentes conduzem aos potenciais de ação para o núcleo do trato solitário (NTS), que recebe também informações (outros potenciais elétricos) originadas de outras áreas de controle cardiovascular e tem extensa rede de conexão com outros núcleos no sistema nervoso central (SNC) que participam do controle cardiovascular. Após a integração central, sinais elétricos são transmitidos para as vias eferentes, braço final do arco reflexo, compostas pelos núcleos centrais e nervos periféricos do SNS e parassimpático (SNP). A resposta reflexa mediada por esse arco é a modulação da função das estruturas do sistema cardiovascular que recebem a inervação desses sistemas.

De forma breve: a deformação da parede dos vasos induzida por aumentos da PA gera aumento dos potenciais de ação dos barorreceptores que são conduzidos ao NTS e daí para as outras áreas do SNC. A partir da integração central, são produzidas respostas que levam ao aumento da atividade vagal e à redução da atividade simpática para o coração e os vasos, com consequente redução da frequência cardíaca, da contratilidade miocárdica e da resistência vascular periférica, associada a aumento da capacitância venosa. Essas mudanças hemodinâmicas interferem na pressão arterial, fazendo com que os valores retornem próximos aos da normalidade.

Respostas opostas são observadas quando há redução da pressão arterial: há diminuição dos potenciais de ação dos barorreceptores e menor estimulação do NTS, e, como consequência, observa-se aumento da estimulação simpática e redução da estimulação parassimpática, induzindo a elevação da PA por causar aumento da frequência cardíaca, da contratilidade miocárdica e da resistência vascular periférica, associada à redução da capacitância venosa.

Uma característica funcional importante dos mecanorreceptores em geral e, portanto, dos pressorreceptores, é a chamada

adaptação: diante de uma variação da pressão, esses receptores alteram sua frequência de disparos; porém, se o valor da pressão for sustentado por certo tempo, os mecanorreceptores voltam a disparar na frequência anterior à mudança. Esse fenômeno permite o deslocamento da faixa de funcionamento dos pressorreceptores para o novo nível de PA (hipertensão ou hipotensão) que passa a ser reconhecido como "normal".

Na hipertensão sustentada, a adaptação dos pressorreceptores é usualmente acompanhada de redução da sua sensibilidade e, portanto de seu ganho.[8] A menor sensibilidade do barorreflexo determina que, para igual variação da PA, os hipertensos apresentam menor capacidade de ajustes reflexos na regulação reflexa da PA, quando comparados aos normotensos. Essa disfunção é provavelmente a maior determinante do aumento da variabilidade da PA observada nos indivíduos hipertensos, que demonstrou estar associada a lesões de órgãos-alvo.[9]

Redução da sensibilidade do barorreflexo tem sido demonstrada em várias doenças cardiovasculares[10] e também na hipertensão clínica e experimental.[11] Dados obtidos em nosso laboratório demonstraram que jovens normotensos filhos de pais hipertensos, quando comparados a filhos de pais normotensos, apresentam: valores mais elevados de PA e de catecolaminas séricas no repouso; e menor sensibilidade do barorreflexo, caracterizada por menor taquicardia em resposta à hipotensão induzida por vasodilatador.[12] Além disso, o registro da atividade nervosa simpática para o músculo, aferida com a técnica de microneuronografia, demonstrou que os filhos de pais hipertensos apresentam maior atividade simpática em repouso e durante exercícios isométricos.[12] Esses resultados indicam que a predisposição genética para a hipertensão pode cursar com a redução da sensibilidade desse importante mecanismo de controle reflexo momento a momento.

A sensibilidade do barorreflexo tem sido reconhecida como um marcador de risco independente de eventos cardiovasculares em diferentes cenários clínicos.[10] Dessa forma, intervenções visando melhorar a sensibilidade do barorreflexo e/ou a participação do parassimpático cardíaco no controle da PA e da frequência cardíaca têm sido vistas como novas estratégias no manejo das doenças cardiovasculares.

4.2 REFLEXO CARDIOPULMONAR

As câmaras cardíacas e os grandes vasos (junção veno-atrial) são ricamente inervados por fibras aferentes simpáticas e parassimpáticas que se originam nos denominados receptores cardiopulmonares. Essas estruturas são mecanorreceptores que geram potenciais de ação em maior ou menor frequência, dependendo do grau de distensão, do enchimento e da pressão das câmaras cardíacas.

De forma semelhante ao descrito no barorreflexo, informações originadas nesses receptores desencadeiam respostas regulatórias mediadas pelo SNS e pelo SNP. Existem diferentes tipos de receptores de acordo com características anatômicas e funcionais, mas podemos sumarizar que o reflexo originado nos receptores cardiopulmonares modula, em especial, a reatividade dos vasos da musculatura esquelética e o débito urinário de água pelo rim (Figura 40.2). A diurese é determinada pela inibição reflexa da secreção do hormônio antidiurético pela neuro-hipófise (ADH) e pela redução da atividade simpática renal (resistência vascular renal).

De forma breve, perante a redução do volume intracardíaco (redução da pré-carga), há aumento da atividade do sistema nervoso simpático e aumento da secreção de ADH; e, em resposta à expansão do volume/pressão intracardíacos, há redução da atividade simpática e de ADH.[8,13-15] Estudos em humanos demonstraram que o menor enchimento das câmaras cardíacas diminui a atividade dos receptores cardiopulmonares, determinando aumento da atividade simpática periférica (quantificada pela dosagem de catecolaminas séricas ou pelo registro da atividade do nervo peroneiro) e aumento da resistência vascular no território muscular (avaliada pela pletismografia do antebraço). O reflexo cardiopulmonar pode estar deprimido na hipertrofia ventricular esquerda (com ou sem disfunção sistólica associada) decorrente da hipertensão arterial.[14,16] A menor sensibilidade do reflexo cardiopulmonar pode estar relacionada ao aumento da atividade simpática observado nos pacientes hipertensos.

4.3 QUIMIORREFLEXO

Os níveis adequados de oxigênio, PO_2 (pressão parcial de oxigênio), gás carbônico, PCO_2 (pressão parcial de gás carbônico) e pH (concentração de íons de hidrogênio) são mantidos pelas trocas gasosas nos pulmões e pela excreção de ácidos e bases pelos rins. Existem dois grandes grupos de quimiorreceptores responsáveis pelos ajustes respiratórios e da circulação: os quimiorreceptores centrais, localizados no assoalho da medula oblonga; e os quimiorreceptores periféricos, localizados estrategicamente no circuito arterial (corpúsculos aórticos e carotídeos), que detectam os aumentos ou as quedas de PO_2, PCO_2 e/ou pH e desencadeiam respostas homeostáticas para corrigir essas variações.

A estimulação dos quimiorreceptores arteriais leva ao aumento da amplitude, da frequência respiratória e ao aumento na ventilação, de maneira a restaurar os gases sanguíneos e o pH aos seus valores normais. Esse aumento da ventilação pode estimular os mecanorreceptores pulmonares, causando mudanças circulatórias reflexas que parcialmente se sobrepõem às modificações causadas pela estimulação dos quimiorreceptores. Dessa forma, para que seja possível estudar objetivamente as respostas eliciadas pelos quimiorreceptores, seria desejável controlar a frequência respiratória e o volume pulmonar. Com essa abordagem, a PA aumenta por vasoconstrição induzida por ativação simpática na musculatura esquelética e na região esplancnicorrenal.

A Figura 40.3 mostra experimento clássico de Pelletier[17] em que a ativação dos quimiorreceptores por alterações da composição do sangue arterial leva a mudanças na resistência periférica. Com a redução da PO_2 no sangue que perfunde os corpos carotídeos (hipóxia), mas mantendo valores normais de pH e PCO_2, a

Fisiopatologia da Hipertensão Arterial

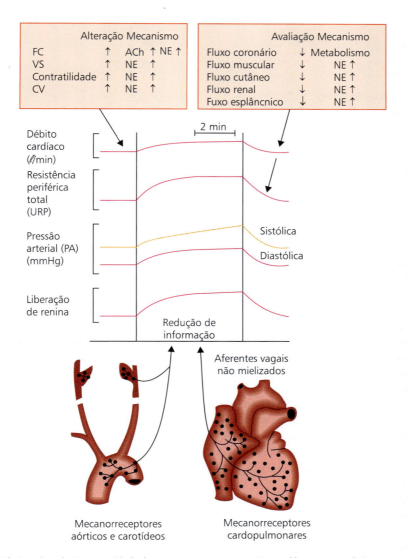

FIGURA 40.2 Efeitos hemodinâmicos da redução na atividade de mecanorreceptores no seio carotídeo, no arco aórtico e na região cardiopulmonar. A elevação da PA ocorre por aumento no débito cardíaco e na resistência periférica (redução dos fluxos) acompanhados de aumento na renina plasmática. Esses ajustes são semelhantes aos produzidos pela desativação dos barorreceptores arteriais (à esquerda). Fonte: Modificada de Shepperd, Vanhoutte, 1979.[13]

constrição reflexa dos vasos sistêmicos só aumenta quando a PO_2 alcança valores de 70 mmHg.

Os quimiorreceptores centrais, sensíveis às concentrações dos íons de hidrogênio no fluido cerebrospinal, que, na verdade, dependem principalmente da PCO_2 arterial, quando estimulados, aumentam a atividade simpática para o coração e os vasos e potenciam o reflexo comandado pelos barorreceptores.[18]

Em sujeitos normais, ambas, hipercapnia e hipóxia, são capazes de estimular os quimiorreceptores e provocar reflexamente aumento da atividade simpática para os vasos da musculatura esquelética que pode ser potencializada durante a apneia, quando desaparece a influência inibitória da ventilação sobre a atividade simpática.[19] O resultado é um aumento da PA que claramente pode ser visto em pacientes com apneia obstrutiva do sono, quando a dessaturação de oxigênio pode chegar a 40% durante os eventos apneicos. Pacientes com HAS apresentam exacerbação do quimiorreflexo e, consequentemente, maior ativação do SNS.

4.4 SISTEMA NERVOSO SIMPÁTICO

A característica da hipertensão estabelecida é o aumento de resistência periférica. Dessa forma, a redução do calibre das arteríolas e os mecanismos de tal adaptação merecem especial atenção. Esses mecanismos atuam basicamente na contração da

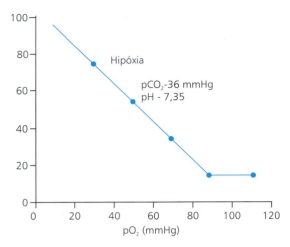
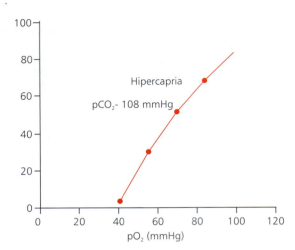

FIGURA 40.3 Ativação dos quimiorreceptores por alterações na composição do sangue arterial, conforme ilustrado, por mudanças na resistência vascular. Quedas da pressão parcial de O_2 (PO_2), bem como aumentos da pressão parcial de CO_2 (PCO_2) e/ou quedas do pH são capazes de estimular os quimiorreceptores, aumentar a resistência periférica e a PA. Fonte: Pelletier, 1972.[17]

musculatura que regula a luz do vaso (funcional) ou na espessura da musculatura (estrutural), ou em ambos. A atividade simpática, as substâncias vasopressoras ou vasodepressoras, circulantes ou produzidas pelas células endoteliais, são elementos significativos, que agem na musculatura dos vasos e têm papel importante não apenas na gênese como na manutenção da hipertensão.

Apesar de muitas evidências apontarem fortemente para a participação do aumento da atividade do SNS na patogênese da hipertensão arterial, existem ainda dúvidas de como isso se inicia ou se mantém.

Uma das possibilidades nesse aumento tônico na atividade do simpático na hipertensão seria a de que o mesmo ocorresse por um prejuízo da sensibilidade dos pressorreceptores. Como visto anteriormente neste capítulo, o reflexo pressoreceptor está reduzido em eficiência no indivíduo hipertenso. Considerando que sua ação é inibitória sobre a atividade simpática periférica, essa redução no ganho ou na capacidade de regular o simpático levaria ao seu aumento tônico, contribuindo, dessa forma, para o aumento da PA. Mesmo considerando que os pressorreceptores se adaptam (não privando o hipertenso dessa regulação momento a momento), essa adaptação cursa com a redução da sensibilidade e, portanto, com a liberação da atividade simpática periférica e seu aumento tônico.

Embora a desnervação sinoaórtica, em ratos,[20] com retirada dos aferentes barorreceptores, não se associe com hipertensão na fase crônica, o que, de certa forma, contradiz a ação dos barorreceptores como partícipes do aumento tônico do simpático na hipertensão, deve-se considerar que o procedimento cirúrgico de ablação provoca também a desnervação dos quimiorreceptores carotídeos, que, com sua ação contrária à dos barorreceptores, possivelmente contribuem para que os valores da PA retornem à normalidade.[21]

De qualquer forma, o prejuízo do barorreflexo está associado com o aumento da variabilidade da PA e claramente caracteriza o modelo experimental da desnervação sinoaórtica.[21] Adicionalmente, deve-se considerar que a ausência desse mecanismo ou o seu prejuízo pode levar a respostas descontroladas da PA e/ou do simpático às variações da PA, fisiológicas ou não. De acordo com essa ideia, estudos recentes têm demonstrado que a disfunção barorreflexa impede os benefícios cardiovasculares induzidos pelo treinamento físico em animais hipertensos[22,23] e também pode estar associada à disfunção diastólica em animais normais.[22]

Apesar das fortes evidências demonstradas, em animais de experimentação não se conseguiu comprovar que a hiperatividade simpática isolada seja capaz de provocar hipertensão arterial.[21]

Como a hipertensão arterial é multifatorial, a atividade simpática aumentada pode interagir com outros fatores que contribuem para seu desenvolvimento. As catecolaminas, liberadas pelos nervos simpáticos, além de aumentarem o tônus dos vasos de resistência, nas fases iniciais da hipertensão, seriam também estimuladoras de mecanismos tróficos nos vasos, os quais manteriam a hipertensão por indução de hipertrofia vascular.

Os diferentes métodos de avaliação da atividade simpática demonstram que as fases iniciais da hipertensão arterial primária cursam com o aumento do tônus simpático, uma vez que os agentes simpatolíticos ou bloqueadores adrenérgicos têm efeito mais intenso na diminuição dos níveis de PA, nos níveis de noradrenalina plasmática e na sua liberação regional (*spillover*).[24]

Experimentalmente, o aumento da atividade simpática expresso pela medida feita no nervo renal na hipertensão espontânea tem sido associado com o aumento da PA na fase aguda da desnervação sinoaórtica. De fato, grande parte da participação do SNS no controle, a longo prazo, da PA deve-se à ativação dos nervos simpáticos (eferentes) renais.[25,26] A extensa inervação de vasos, do aparelho justaglomerular e dos túbulos renais parece justificar que a ativação desses nervos renais possa causar retenção de sódio, aumento na secreção de renina e prejuízo na natriurese pressórica, contribuindo, assim, para a regulação, a longo termo, da PA. Adicionalmente, muito estudos experimentais têm mostrado que a desnervação renal abole ou atenua a hipertensão de diferentes causas.[26]

A desnervação renal bilateral pelo método de ablação por cateter, usando radiofrequência para seletivamente eliminar os nervos que correm ao longo das artérias renais, reduz a PA em pacientes com hipertensão resistente que não responderam a terapia anti-hipertensiva usual. Embora a redução da PA tenha sido sustentada após dois anos de seguimento, períodos mais longos de seguimento, bem como a busca de mecanismos associados com a queda da PA deverão permitir o entendimento desses efeitos.[27,28]

Mesmo com essas evidências, ainda não se conhece com clareza o que levaria ao aumento sustentado da atividade simpática na hipertensão. Uma das possibilidades poderia ser o estresse, uma vez que situações fisiológicas como dor, exercício, exposição ao frio ou estresse mental podem causar aumento da atividade do SNS e hipertensão transitória. Além disso, tem sido amplamente aceito que o estresse crônico pode levar ao aumento sustentado da PA. A possível ligação entre o estresse emocional e a hipertensão arterial, e o papel do estresse na gênese da hipertensão arterial vem sendo alvo de grande interesse e de grande debate na literatura.

Observações clínicas sugerem que hipertensos e indivíduos com predisposição para desenvolver hipertensão apresentam maior estresse e respondem de forma diferente a ele. A prevalência de hipertensão arterial pode ser até cinco vezes maior em alguns grupos de indivíduos que trabalham ou vivem em situações estressantes, quando comparados com indivíduos afastados dessas situações.[13,29] Uma grande dificuldade em se atribuir ao estresse (e consequente ao aumento da atividade simpática) papel preponderante no desenvolvimento da hipertensão arterial está na observação da existência, nesses indivíduos, de outros fatores de risco associados como dieta, nível econômico, sedentarismo e hábitos sociais.[13,29]

Embora as evidências para uma relação de causa e efeito entre estresse psicossocial e hipertensão crônica sejam limitadas, existe, entre os pesquisadores e no público em geral, a crença de que o estresse seria uma importante causa de hipertensão em seres humanos.

5 MECANISMOS HORMONAIS

Além das rápidas respostas neurais (segundos), os diferentes arcos reflexos participam da regulação da liberação de vários hormônios que prolongam por minutos, ou até mesmo horas, as respostas cardiovasculares induzidas reflexamente.

As catecolaminas suprarrenais, por exemplo, são sintetizadas pela medula suprarrenal após estimulação simpática induzida por quedas sustentadas da PA. No plasma, elas podem agir no coração (receptores beta-adrenérgicos) ou nos vasos (receptores alfa-adrenérgicos), provocando respostas semelhantes àquelas desencadeadas pelos arcos reflexos neurais, mas com efeitos mais duradouros. Além das catecolaminas, ocorre maior liberação de vasopressina pela neuro-hipófise e aumento dos níveis plasmáticos de renina. Esses sistemas hormonais prolongam por minutos ou até mesmo horas as respostas cardiovasculares comandadas pelos diferentes receptores. Em situações inversas, quando a PA aumenta, o simpático é inibido e se reduzem também os níveis plasmáticos das catecolaminas, prolongando a redução da PA desencadeada pelas vias neurais.

Um dos sistemas mais amplamente estudados é o sistema renina-angiotensina (SRA), com sua participação sistêmica ou tecidual associada ou não à ação dos reflexos neurais.

5.1 SISTEMA RENINA-ANGIOTENSINA

O SRA é um importante regulador fisiológico de volume, balanço eletrolítico e pressão arterial. O papel do rim na hipertensão foi inicialmente demonstrado pelos estudos pioneiros de Robert Tigerstedt e Peter Bergman, em 1898, que mostraram que o extrato renal possuía uma substância capaz de elevar a pressão arterial, a renina.[30]

O papel do SRA na fisiopatologia da hipertensão está bem estabelecido desde os experimentos clássicos de Goldblatt, que demonstrou a importância do rim na gênese da hipertensão experimental. Desde então, a angiotensina II é estudada como um dos fatores determinantes não só no estabelecimento, mas também na manutenção de diferentes tipos de hipertensão. Além de sua ação direta sobre o músculo liso vascular (funcional e estrutural) e sobre a regulação do volume por meio da aldosterona, suas ações central e periférica no controle da atividade simpática parecem contribuir decisivamente para o processo hipertensivo. Várias são as evidências de seu papel atenuador das respostas da frequência cardíaca (FC) e da atividade simpática, mediadas pelos barorreceptores arteriais.

Adicionalmente, foi demonstrado que, em determinadas circunstâncias, incluindo a hipertensão, a concentração de angiotensina II no coração pode chegar a duas vezes superior à encontrada no plasma, indicando que ela pode agir, no coração, como fator de crescimento, aumentando a produção de uma variedade de proteínas relacionadas com a hipertrofia cardíaca.[31]

A importância do SRA na hipertensão pode ser avaliada pelo valor terapêutico de drogas como os bloqueadores da enzima de conversão da angiotensina (ECA) e, mais recentemente, dos antagonistas dos receptores da angiotensina II e dos inibidores da renina. Os inibidores do sistema renina-angiotensina são a classe de drogas mais amplamente prescrita para o manejo da hipertensão: os inibidores da ECA estão entre as drogas anti-hipertensivas mais efetivas, com a combinação de eficácia, baixa incidência de efeitos adversos e manutenção da qualidade de vida pela proteção que oferece aos órgãos-alvo, como o coração, os rins e os vasos.[32]

Mais recentemente, um inibidor direto da renina, o aliskireno, foi aprovado para o tratamento da hipertensão, tanto como monoterapia quanto combinado com outros agentes anti-hipertensivos.[33] Não existe estudo disponível a respeito do efeito do aliskireno sobre eventos cardiovasculares e renais fatais ou morbidade na hipertensão.

Ampliou-se, portanto, a importância das substâncias ativas do SRA nos complexos sistemas que mantêm a homeostasia cardiovascular, bem como a sua modulação pelo sistema nervoso autônomo cardíaco e periférico, contribuindo, respectivamente, para as alterações cardíacas (hipertrofia) e vasculares (hipertrofia e hiperplasia) que acompanham diversas doenças cardiovasculares.[34-36]

Mais recentemente, ao lado do SRA endócrino, verificou-se também a existência do SRA na maioria dos tecidos. A definição clássica do sistema renina-angiotensina o considera um sistema endócrino, com os componentes da cascata enzimática produzidos em locais bem definidos e tendo como seu peptídeo efetor a angiotensina II, que exerce suas ações em órgãos-alvo distantes do local de produção.

5.1.1 Componentes do sistema

Nas últimas décadas, a visão do SRA se expandiu para um conceito mais complexo. O chamado eixo da ANG II, conhecido por seus efeitos deletérios obtidos pela sua interação com o receptor AT1, pode ser contrabalançado pelo eixo da ANG (1-7)-ECA2-receptor, que exerce seus efeitos benéficos na homeostasia cardiovascular em condições fisiológicas e patológicas.

As novas descobertas chamam a atenção para a existência de duas enzimas conversoras. Como pode ser visto na Figura 40.4, por formar a ANG II e inativar a ANG 1-7, a ECA desempenha papel central como uma enzima pressora. Contudo, a ECA2, além de gerar ANG 1-7, não metaboliza a bradicinina, sendo vista como uma enzima que favorece a vasodilatação. As duas enzimas seriam, cada uma, um elemento-chave nos dois eixos de ação do sistema renina-angiotensina.

Entretanto, outras evidências das ações e efetividade deste novo braço do SRA ainda estão sendo construídas na literatura.

A rápida expansão das técnicas de biologia molecular permitiu demonstrar que os componentes do SRA se distribuem amplamente em diferentes tecidos. Por isso, diferentemente da visão

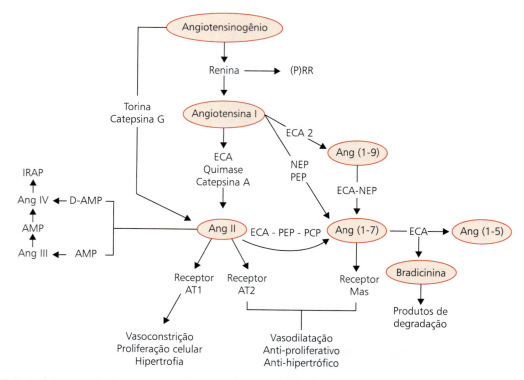

FIGURA 40.4 Visão atual da cascata do sistema renina angiotensina. ECA: enzima conversora de angiotensina; Ang: angiotensina; AMP: aminopeptidase; AT1: receptor tipo 1 da angiotensina II; AT2: receptor tipo 2 da angiotensina II; MAS: receptor da angiotensina 1-7; D-AMP: dipeptidil aminopeptidase; IRAP: aminopeptidase regulada pela insulina; PCP: propil carboxipeptidase; PEP: propil endopeptidase; NEP: endopeptidase neutra 24.11; (P)RR: receptor da renina/prorenina. Fonte: Santos e colaboradores, 2008.[52]

endócrina clássica, hoje se fala em sistemas renina-angiotensina teciduais, com funções parácrinas e autócrinas, no coração, nos vasos e nos rins.

A renina é uma enzima proteolítica sintetizada como pré-renina, que é clivada em pró-renina e, posteriormente, em renina ativa, a qual é armazenada e liberada imediatamente após estímulo. Quando é liberada na circulação, a renina cliva o angiotensinogênio, formando a angiotensina I. Esta, por sua vez, é clivada pela enzima de conversão da angiotensina I (ECA), localizada nas células endoteliais, produzindo a angiotensina II, considerada o hormônio biologicamente ativo.[37]

5.1.2 Receptores de angiotensinas

O SRA exerce influência no controle da pressão arterial, principalmente pelas ações da ANG II, mediadas pelo receptor AT_1. Essas ações incluem vasoconstrição, síntese e secreção de aldosterona e reabsorção tubular de sódio. A ANG II pode também modular o controle central da pressão arterial, a atividade simpática, o apetite ao sal e a sede, estimulando a atividade noradrenérgica periférica.[38]

O receptor AT_2 é distinto do receptor AT_1 na expressão, nos mecanismos de sinalização e no peso molecular. As ações da ANG II nesses receptores parecem ser opostas às ações mediadas pelo AT_1. No rim, o receptor AT_2 parece influenciar a natriurese e a regulação da pressão sanguínea, por meio de efeito contrarregulatório ao receptor AT_1, envolvendo bradicinina, óxido nítrico (NO), GMPc e a via do citocromo P-450. O bloqueio desses receptores parece exacerbar a ação vasoconstritora renal da ANG II.[39]

Quanto aos receptores AT_4, sua distribuição parece ter associação com neurônios colinérgicos, núcleos motores e sensoriais cerebrais e núcleos hipotalâmicos. A ocorrência predominante dos receptores AT_4 nessas áreas indica que a ANG IV pode modular atividades motoras, sensoriais e de aquisição e recuperação da memória.[40]

Evidências obtidas após a disponibilização de um antagonista específico para a ANG (1-7), o A-779 [D-Ala7-ANG-(1-7)], já indicavam a existência de um receptor específico para esse peptídeo.

Em 2003, Santos e colaboradores[89] demonstraram que a ANG (1-7) é um ligante endógeno para o receptor acoplado à proteína G, o MAS. A estrutura terciária do MAS indica sua atuação como receptor acoplado à proteína G, apresentando sete domínios transmembrana.[41] Sua expressão já foi demonstrada em várias áreas do SNC, dos rins, do coração, dos vasos sanguíneos, das plaquetas e dos sistemas reprodutores masculino e feminino.[42]

O papel fundamental do MAS na mediação dos efeitos da ANG (1-7) tem confirmado sua influência na liberação de NO e na modulação intracelular direta de cascatas intracelulares ativadas pela ANG II.[43]

5.1.3 Ação das angiotensinas

Evidências recentes da literatura vêm ampliando nosso conhecimento sobre as ações da angiotensina II, sugerindo que seu papel biológico abrange ações que vão do meio intracelular ao tecido ou ao sistema.[44]

Apesar de a angiotensina II ser a substância ativa mais importante do SRA, outras angiotensinas produzidas têm ações específicas e, entre as mais bem caracterizadas até o momento, incluem-se as angiotensinas III e IV e a angiotensina (1-7).

Essas substâncias podem ser produzidas a partir do mesmo precursor, o angiotensinogênio, por ação da renina e de outras reações enzimáticas. Entre estas, a angiotensina (1-7) tem sido uma das mais estudadas, geralmente apresentando efeitos opostos aos da angiotensina II, levando à vasodilatação mediada por NO facilitando o reflexo pressorreceptor e participando do efeito antitrombótico de agentes como captopril e losartan.[45]

5.1.4 Propriedades inflamatórias da angiotensina II

Além das funções já caracterizadas, a angiotensina II vem sendo considerada fator de crescimento, citocina pró-fibrinogênica e pró-inflamatória, e modulador da resposta imunológica.

Dessa forma, a ANG II desempenha um papel no desenvolvimento da hipertensão não só pelas suas ações vasoconstritoras, levando ao aumento da resistência periférica total, mas também por participar da disfunção endotelial, do remodelamento vascular e por induzir inflamação de baixo grau. De fato, a ANG II atua na inflamação por meio do estresse oxidativo e da produção de moléculas de adesão e citocinas.[46]

6 ENDOTÉLIO E HIPERTENSÃO

O endotélio apresenta inúmeras funções fisiológicas que, em conjunto, visam manter a saúde vascular.[47] Como as células endoteliais estão em posição estratégica na parede do vaso, recebem sinais hemodinâmicos e humorais, em resposta a esta sinalização, sintetizam substâncias que afetam não somente as células do próprio vaso, mas também as células circulantes no sangue. Funcionam, portanto, como efetores de respostas adaptativas locais. De maneira ampla, os fatores produzidos pelo endotélio regulam o tônus vascular, a proliferação de monócitos, o metabolismo lipídico local, o crescimento e a migração celular, e a integração com a matriz extracelular. Além disso, o endotélio produz proteínas de adesão e pode funcionar como iniciador crítico para a resposta inflamatória, mediando a passagem de células inflamatórias pela parede vascular.[48]

As substâncias, ou fatores, que regulam o tônus vascular atuam no músculo liso dos vasos causando: dilatação (p. ex., óxido nítrico, prostaciclinas (PGI2), fator hiperpolarizante do endotélio, bradicinina) e contração (endotelina, tromboxano A2, prostaglandina H2, angiotensina II, e ânions superóxidos). Em condições fisiológicas, há um equilíbrio na liberação de substâncias vasodilatadoras e vasoconstritoras pelo endotélio. Quando há desequilíbrio na liberação desses fatores, decorrente do aumento de liberação de vasoconstritores, ou da redução da disponibilidade de vasodilatadores, denomina-se disfunção endotelial.

A disfunção endotelial está envolvida em vários processos patológicos, entre eles a HAS, sendo caracterizada por menor vasodilatação dependente do endotélio em artérias coronária, braquial, renal, assim como na microcirculação.[49] Mais recentemente, constatamos disfunção endotelial no território venoso de pacientes hipertensos.[50] A disfunção endotelial já foi registrada de forma sistemática, em hipertensos primários, hipertensos secundários, e até mesmo em filhos de hipertensos ainda normotensos.

A vasodilatação, e todos os efeitos dependentes do NO, ocorrem em função da quantidade de óxido nítrico realmente disponível nos tecidos, isto é, da sua biodisponibilidade. Como essa quantidade depende da relação entre sua síntese e degradação, a menor liberação ou a maior degradação de NO alteram, de forma significativa, o funcionamento dos vasos. A menor biodisponibilidade de óxido nítrico é encontrada em várias formas de lesão vascular, e a redução do NO *per se*, ou de seu efeito vasodilatador, são fatos comuns na disfunção endotelial associada a diferentes situações fisiopatológicas, entre elas a HAS.[51]

As espécies ativas de oxigênio (EAO) têm grande importância na biologia vascular, por participarem do potencial de oxido/redução intracelular. Todos os tipos de células vasculares (endoteliais, células musculares lisas, fibroblastos da adventícia) produzem EAO. Em condições fisiológicas, sua produção de espécies ativas de oxigênio ocorre em concentrações baixas e de forma controlada, funcionando como moléculas de sinalização para manter a integridade vascular. Elas regulam várias funções vasculares, como crescimento celular, apoptose, migração, secreção de matriz extracelular e inflamação e também têm importante papel na inativação do NO. Em situações patológicas, há um desequilíbrio no estado redox, quando pró-oxidantes sobrepõem a capacidade antioxidante, levando ao estresse oxidativo, à disfunção endotelial, e a menor disponibilidade de NO (com o O_{2-} se ligando ao NO para formar $ONOO_-$).[52]

Há um grande número de informações na literatura associando a disfunção endotelial em pacientes hipertensos com uma menor biodisponibilidade de NO.

Em modelos animais, a inibição crônica do óxido nítrico sintase (NOS), por meio de drogas ou manipulação genética, provoca hipertensão, ao passo que o aumento dos níveis de NO diminui a PA nesses modelos experimentais.[53]

A NOS podem também servir como fonte de espécies ativas de oxigênio, quando o fluxo de elétrons é desacoplado da síntese de NO e desviado para a produção de superóxido.[54,55] A perda do cofator da NOS, tetra-hidrobiopterina (BH4), tem sido apontada como a principal causa do desacoplamento, e o estresse oxidativo pode também esgotar os níveis de BH4.[56] O aumento dos níveis de BH4 reduz a PA em modelos animais e melhora a vasodilatação em artérias femorais de animais espontaneamente hipertensos[57] e no antebraço de indivíduos com hipertensão.[58] A suplementação com BH4, visando reverter o desacoplamento da NOS, é atualmente aprovada pelo FDA para fenilcetonúria, e tem sido usada para tratar a hipertensão em ensaios clínicos.[59,60] De fato, a suplementação oral de BH4 também diminui a PA em pacientes com hipertensão mal controlada.[61]

O estresse oxidativo, definido como um desequilíbrio entre pró-oxidantes e antioxidantes, resultando em abundância de produtos pró-oxidantes, contribui para a inflamação, a hipertrofia, a proliferação e a migração celular, e a apoptose, que colaboram para maiores incrementos na pressão arterial e consequentes lesões nos órgãos-alvo.[62,63] Um papel para o estresse oxidativo na fisiopatologia da hipertensão tem sido bem estabelecido em modelos animais experimentais nos quais a inibição da produção de EAO, ou o aumento da eliminação de EAO, diminui ou limita aumentos de pressão arterial (PA) e atenua as lesões vascular e renal. Embora o aumento do estresse oxidativo tenha sido relatado em pacientes com hipertensão, ensaios clínicos com terapia antioxidante na hipertensão não têm consistentemente demonstrado benefícios em termos de controle da pressão arterial.[63]

Os mecanismos celulares e moleculares envolvidos no desenvolvimento da hipertensão podem ser decorrentes da menor biodisponibilidade de NO, Do aumento do estresse oxidativo, e do aumento do estresse do retículo endoplasmático (ERE).

Outra via de sinalização que, quando estimulada, pode interromper o normal funcionamento da célula, desencadeando estresse oxidativo ou atuando em vias de sobrevivência celular, é o denominado estresse de retículo endoplasmático. O acúmulo de proteínas não dobradas (*unfolded proteins*) no retículo endoplasmático (RE) desencadeia uma sequência de ativações intracelulares denominadas "resposta à proteína desdobrada" (*unfolded protein response*, UPR) para restaurar a homeostase celular. A ativação prolongada desse mecanismo de resposta celular, UPR é denominada estresse do RE, e estudos recentes têm vinculado o estresse do RE, em diferentes tecidos, ao desenvolvimento de hipertensão.[64]

É interessante ressaltar que o estresse do RE no órgão subfornicial precede o desenvolvimento do estresse oxidativo induzido pela ANG II em camundongos, e que a inibição do estresse do RE bloqueia o incremento de pressão arterial mediada pela ANG II.[65] Esses dados corroboram outras observações de que a inibição do estresse do RE diminui marcadores de estresse oxidativo nos vasos desses animais.[66] Estes estudos levantam a possibilidade de o estresse do RE ser um alvo terapêutico mais efetivo no bloqueio do aumento no estresse oxidativo, se de fato for determinado que o estresse do RE é um modulador que antecede esse processo (*upstream modulator*).

Considerando agora a possibilidade de que a disfunção endotelial, associada ao estado hipertensivo, possa ser decorrente do aumento da síntese e da liberação de substâncias vasoconstritoras pelo endotélio, temos que destacar a participação da endotelina-1 (ET-1). A ET-1 é um dos mais potentes vasoconstritores produzidos pelo organismo, e apresenta ação natriurética nos rins.[67] As características moleculares e bioquímicas da ET-1 estão bem definidas, mas sua importância na regulação cardiovascular e renal ainda está sendo avaliada.

A ET-1 pode causar aumento nos valores de pressão arterial ativando receptores específicos do tipo A (ETA), ou produzir efeitos anti-hipertensivos pela ativação da via que se inicia por meio da estimulação dos receptores tipo B nos rins. Assim, a habilidade da ET-1 de influenciar a regulação da PA é grandemente dependente da região onde é produzida e do tipo de receptor ativado. A ET-1, por meio da ativação dos receptores ETA, produz vasoconstrição sistêmica e renal, altera a curva de pressão-natriurese, reduz a taxa de filtração glomerular, e induz a proliferação celular em diversas doenças, incluindo a hipertensão.

Apesar da participação da ET-1 em modelos de hipertensão animal, seu papel na hipertensão humana ainda é obscuro. O uso clínico de um medicamento que inibe os receptores ETA-ETB não se mostrou eficaz para o tratamento da hipertensão.[68] Novas substâncias, com maior seletividade para os receptores da ET-1 estão sendo estudadas.

7 MECANISMOS IMUNOLÓGICOS E HIPERTENSÃO ARTERIAL

Apesar de extensa pesquisa, a etiologia da hipertensão primária permanece indefinida. Ao longo dos últimos anos, um número crescente de estudos tem abordado o papel da imunidade na doença cardiovascular.[69] A inflamação "de baixo grau", ou inflamação subclínica, é atualmente uma característica reconhecida de hipertensão, e há uma literatura em expansão sobre o papel de fatores humorais (citocinas) e células inflamatórias em diferentes modelos animais de hipertensão e também em ensaios clínicos. Existem várias excelentes revisões sobre o sistema imunológico em hipertensão.[70-73] Grande parte dos dados apresentados é oriunda de estudos experimentais e clínicos observacionais, pois ensaios que avaliem mecanismos de intervenção sobre esse fator na prática clínica estão ainda se iniciando.

Revela-se, então, um novo paradigma, que inclui a participação ativa de diferentes componentes do sistema imune, incluindo imunidade inata (p. ex., macrófagos) e imunidade adaptativa (linfócitos T efetores e linfócitos T reguladores) nos mecanismos associados à fisiopatologia da hipertensão. Além disso, alguns estudos também demonstraram o efeito benéfico da terapia imune, que foi capaz de melhorar ou prevenir a hipertensão experimental em modelos animais.[70,71,73] Nesse cenário, apresentaremos, de forma breve, os dados mais atuais sobre mecanismos imunes e hipertensão.

A inflamação subclínica é reconhecida como parte integral da fisiopatologia do desenvolvimento e da progressão da doença vascular.[69] Estudos iniciados há quatro décadas já sugeriram a relação entre sistema imune e hipertensão em modelos de infarto renal, hipertensão induzida por mineralocorticosteroide, e ratos espontaneamente hipertensos. Após um período de poucas informações na área, a literatura, na última década, acrescentou informações sobre a base imunológica da hipertensão, mediada por citocinas inflamatórias e células do sistema imune.[52]

Guzik e colaboradores estabeleceram um papel para a resposta imune adaptativa em promover aumento da pressão arterial.[74] Camundongos RAG-1 −/− (animais com deficiência genética de linfócitos T e B) foram resistentes ao desenvolvimento de hipertensão e protegidos do dano vascular induzido pela infusão de angiotensina II. A transferência adoptiva de células T, mas não B, restaurou a resposta hipertensiva. Esses pesquisadores mostraram ainda um padrão característico de infiltração de células T para a adventícia dos vasos sanguíneos, e destacaram a importância da ativação da NADPH oxidase nos linfócitos e da produção de citocinas para que ocorra a elevação da pressão sanguínea nesse modelo animal.[74] Crowley e colaboradores realizaram um experimento com camundongos com imunodeficiência combinada, que não desenvolvem linfócitos T ou B (de maneira semelhante ao camundongo RAG-1 −/−), e também observaram resistência à elevação da pressão arterial, menor grau de hipertrofia ventricular, menor fibrose cardíaca e menor albuminúria nesses animais após infusão de ANG II.[75]

O grupo de Harrison e colaboradores cunhou a hipótese de que um estímulo hipertensivo leva à injuria renal, à formação de antígenos (neoantígenos), e à ativação de linfócitos T nos rins. Citocinas originadas dos linfócitos T promovem a entrada de outras células inflamatórias, como macrófagos, nos rins e na gordura perivascular, levando à vasoconstrição renal e maior reabsorção de sódio, aumentando a severidade da hipertensão.[71]

Especificamente, os linfócitos Th17 contribuem para aumentos de BP e outras lesões, ao passo que os linfócitos T reguladores (Tregs) são imunossupressores e limitam os aumentos de pressão arterial.[76] Estudos em animais evidenciaram que a administração de imunossupressores reduz a PA de animais espontaneamente hipertensos, associada a um incremento nas células Tregs e a redução de células Th17.[77] Além disso, os linfócitos Tregs reduzem o estresse oxidativo vascular e a disfunção endotelial induzida por ANG II, reduzindo, dessa forma, a lesão vascular.[78] Essas células também reduzem o dano cardíaco (hipertrofia, fibrose, inflamação) em resposta a infusão de ANG II, por meio de ações anti-inflamatórias.[79]

Uma das questões levantadas por esses estudos é verificar se a resposta dos linfócitos T reflete imunidade para antígenos específicos ou é, simplesmente, uma resposta inespecífica à lesão tecidual. Estudos recentes do grupo de Harrison e colaboradores sugerem que uma resposta das células T específica de antígeno conduz à hipertensão.[75] Outro ponto de discussão é a participação de áreas do SNC como integrantes do circuito de ativação imune, causando hipertensão dependente de ANG II.[80] Esses achados são provocativos, mas a quantidade dessas informações que pode ser transportada para a patogênese da hipertensão primária em humanos permanece desconhecida.

7.1 PAPEL DAS CITOCINAS NA HIPERTENSÃO

Citocinas são os maiores componentes que regulam os linfócitos T, e são produzidas por células do sistema imune e de outros tecidos. Existem citocinas pró-inflamatórias (p. ex.: IL-6; IFN-γ) e citocinas anti-inflamatórias (p. ex.: IL-10).

A importância de determinadas citocinas tem sido explorada em estudos com diferentes modelos de hipertensão: na hipertensão relacionada à gestação (IL-10); na injúria renal isquêmica (IL-10, IL17); na infusão de ANG II (IL-10, IL-17, TNF-α); e na sobrecarga de frutose (TNF-α).[72] É importante ressaltar que o resultado final não depende exclusivamente de uma específica citocina, mas de um conjunto de diversas citocinas presentes no meio que se está avaliando. Dessa forma, um ambiente rico em citocinas pró-inflamatórias promoverá a ativação de células imunes, que produzem mais citocinas e exacerbam a cascata inflamatória, e, que, sob certas circunstâncias, podem contribuir para mecanismos que levam a hipertensão e lesões de órgãos-alvo.

Vários estudos clínicos demonstraram aumento de marcadores inflamatórios e marcadores de lesão vascular em pacientes com hipertensão. A proteína C reativa-ultrassensível (PCRus) é o marcador de inflamação vascular mais estudado, mais robusto e reprodutível na hipertensão. A PCRus encontra-se aumentada em pacientes hipertensos, de forma contínua e gradual, e níveis elevados dessa proteína em normotensos e pré-hipertensos são preditores do desenvolvimento de hipertensão.

Dados referentes à associação de outros marcadores inflamatórios (citocinas IL-6, IL-1ß, TNF-α) existem, mas os dados não são tão consistentes A lista de marcadores de lesão vascular envolvidos na inflamação e na hipertensão está sempre sendo acrescida (fibrinogênio, VWF, VCAM-1, ICAM-1, P-selectina, E-selectina, D-dímero, PAI-1, endotelina, MP-2, ligante CD40).[52]

No contexto clínico, inflamação causa disfunção endotelial e, consequentemente, alteração da síntese de fatores vasoconstritores e vasodilatadores. Nesse contexto, a disfunção endotelial pode representar a base sobre a qual a inflamação crônica leva à hipertensão, mas os mecanismos não estão totalmente esclarecidos.[81] Alterações nos vasos, incluindo a remodelação, o enrijecimento, a calcificação e a inflamação, têm em comum a possibilidade de aumentar a resistência periférica total (TPR).[70]

7.2 INTERAÇÃO SISTEMA NERVOSO AUTÔNOMO E INFLAMAÇÃO

A relação entre o sistema nervoso autônomo e a modulação da inflamação tem sido desvendada na última década. Tracey e colaboradores[82] realizaram uma série de estudos que, em conjunto, indicam a existência de uma integração altamente complexa entre o sistema nervoso (SN) e o sistema imunológico, que pode ser considerada um "sexto sentido".[82-84]

O SN monitora e modula o grau de inflamação por meio de um circuito semelhante à estrutura de um arco reflexo classicamente definido: um processo inflamatório periférico produz citocinas que ativam aferências nervosas vagais ou ativam diretamente áreas centrais, informando ao SNC a presença de inflamação (via aferente); áreas específicas do SNC integram essas informações e ativam circuitos que interferem com áreas hipotalâmicas, áreas comportamentais e núcleos simpáticos e parassimpáticos (integração central); após a integração, mudanças nas atividades simpática e parassimpática (via eferente) interferem com tecidos do sistema hematopoiético que são inervados pelo sistema nervoso autônomo (SNA), (baço, gânglios linfáticos). A ativação eferente do nervo vago (SN parassimpático) reduz a produção de citocinas e limita a resposta inflamatória (denominado reflexo colinérgico anti-inflamatório) em modelos experimentais de sepse e de inflamação asséptica. Com esses conceitos, iniciou-se a exploração da neuroimunomodulação nas doenças cardiovasculares, influindo na hipertensão.

A profunda influência autonômica na morbidade cardiovascular não ocorre somente em função de efeitos hemodinâmicos, mas também de sua ação neuroimunomoduladora.

Isso significa que nossa noção do controle autonômico da circulação necessita ser revista e expandida além da influência hemodinâmica. Uma melhor compreensão do controle autonômico sobre os processos imunes cardiovasculares abre novas possibilidades de entendimento considerando que existem ferramentas que podem quantificar a influência autonômica e outros elementos que a modulam.

Apesar do grande volume de informações, permanecem grandes questões sobre esse tema, que certamente deverão ser abordadas em breve. Considerando os conhecimentos atuais, podemos concluir que vários mecanismos moleculares estão envolvidos no desenvolvimento da hipertensão, destacando-se a ativação de células do sistema imunológico, menor biodisponibilidade de NO, e aumento do estresse oxidativo. As alterações celulares levam a mudanças na estrutura e na função dos tecidos (SNA, vasos, coração, rins) e, consequentemente, os sistemas tornam-se disfuncionais. A história natural que se segue é a manifestação clínica das lesões dos órgãos-alvo relacionadas ao aumento sustentado da pressão arterial.

8 MECANISMO DE CONTROLE DA PA A LONGO PRAZO: RIM/FLUIDOS CORPORAIS

O controle da PA a longo prazo depende claramente dos mecanismos de *feedback* rim/fluidos corporais e, portanto, da homeostase do volume como um todo.[85,86]

O volume do fluido extracelular é determinado pelo balanço entre a ingesta e a excreção de sal e água pelos rins. Admite-se que mesmo um desbalanço temporário entre a ingesta e a excreção poderia levar a uma mudança no volume do líquido extracelular e, consequentemente, a uma mudança na PA.

Em uma situação de equilíbrio, deve haver um balanço preciso entre ingestão e excreção de sal e água; caso contrário, poderíamos estar em uma situação de acumulação ou perda contínua de fluido, podendo chegar ao colapso circulatório em poucos dias. Dessa forma, parece ser mais crítico manter o balanço de sal e água do que manter o nível normal da PA, uma vez que o aumento desta pode ser a forma de se alcançar esse balanço em algumas situações, como em presença de disfunção renal.[8,87]

De fato, o componente-chave desse mecanismo é o efeito da PA na excreção renal de água e sal, conhecido como diurese e natriurese pressóricas e que determina o valor da PA a longo prazo pelo controle da excreção renal de água e sal. Esse mecanismo é capaz de estabilizar a PA diante de diferentes variações. Por exemplo, quando a PA sobe por aumento da resistência periférica ou por aumento da capacidade de bombeamento cardíaco, isso provoca maior excreção de água e sal, pelo mecanismo diurese e natriurese pressóricas. Quando a excreção de fluido for maior que a ingestão, o volume do fluido extracelular começa a diminuir, reduzindo o retorno venoso e o débito cardíaco, até que a PA volte ao normal e o balanço do fluido seja novamente alcançado.

Uma interessante característica desse sistema é que ele pode agir integrado aos demais sistemas rápidos de controle, de maneira que os mecanismos hormonais e neurais podem modular sua ação, ampliando ou bloqueando sua efetividade. Isso é o que permite que, mesmo diante de uma crônica ingestão aumentada de sódio, ocorram pequenas e quase imperceptíveis alterações da PA. Nesse caso, o aumento da ingestão de sal, é acompanhado da redução da formação de ANG II e aldosterona, aumentando a eficiência da natriurese pressórica e permitindo o equilíbrio no balanço de sal, com pouco ou nenhum aumento da PA.

Outra característica importante desse mecanismo de *feedback* rim/fluidos corporais é que ele não se adapta aos valores da PA, portanto continua a agir até o retorno desta a valores basais ou, em linguagem de sistemas, próximos do seu *set point*. Esse modo de operação garante a este sistema ganho infinito, controlando a PA de forma eficiente por dias, meses ou anos.[87]

A Figura 40.5 mostra a característica de ganho infinito do sistema de controle a longo prazo da pressão arterial, rim/fluidos corporais. Nesse caso (veja à direita na figura), a PA aumenta em virtude de um súbito aumento da resistência vascular periférica, como poderia ocorrer no fechamento de uma fístula A-V, sem alteração da resistência vascular renal. Nesse momento, a PA sobe do ponto A ao B, mas o aumento não se sustenta. A excreção de sódio se eleva acima da ingesta e o volume do fluido extracelular reduz, assim como o débito cardíaco, até a PA voltar ao valor basal. Observe que esse processo leva mais de um dia para acontecer.

Alterações do mecanismo de pressão/diurese/natriurese podem provocar mudanças no ponto de equilíbrio da PA, levando à instalação da hipertensão. Seria este o mecanismo determinante para ocorrer alteração mantida da PA, de acordo com a teoria de Guyton.[85,86] Conforme essa ideia, em situações como aumento da formação da ANG II, aumento da atividade simpática ou doença renal (alteração da capacidade excretora renal), a capacidade do rim de excretar sal estaria reduzida, o que levaria a retenção de sal e água (se a ingestão permanecesse constante). Dessa forma, o acúmulo de fluido continuaria até que a PA chegasse a um valor suficiente para restaurar a excreção renal, alcançando um novo ponto de equilíbrio (*set point*) entre ingestão e excreção renal de água e sal.

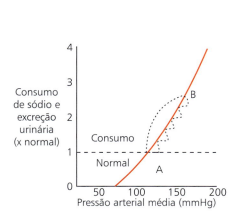 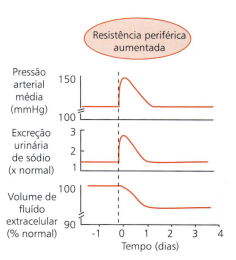

FIGURA 40.5 Efeitos a longo prazo de um aumento súbito na resistência periférica total (fechamento de fístula A-V) sem mudanças na curva de natriurese pressórica. A PA sobe do ponto A ao ponto B, mas esse aumento não se mantém, uma vez que a excreção de sódio supera a ingestão, reduzindo o volume extracelular até a PA voltar ao nível basal. Fonte: Hall e colaboradores, 2012.[87]

8.1 CURVA DE FUNÇÃO RENAL

O mecanismo da diurese e natriurese pressórica é usualmente expresso pela curva de função renal, que mostra a relação entre os valores de PA e a excreção renal de água e sal (Figura 40.6 A).

Na Figura 40.6, observa-se ordenada a ingestão e/ou excreção de sal, uma vez que se admite a existência de um balanço adequado e que a ingestão e a excreção são praticamente iguais. Dessa forma, todo o volume ingerido deve ser excretado pelos rins, o que deve ocorrer no ponto de intersecção entre a reta da ingestão e a curva de PA. Este é o ponto de equilíbrio em que aquele valor de pressão arterial determina que o débito urinário e a ingestão sejam iguais. Variações da PA para mais ou para menos levarão o débito urinário a aumentar ou diminuir com relação à ingestão, forçando o retorno da PA aos valores basais. Existem evidências de que este mecanismo é ativado logo após a alteração da pressão, mas que o tempo necessário para que a PA retorne a seu ponto de equilíbrio seria o de vários dias.[86] Nesse aspecto, deve-se considerar que o acúmulo ou a excreção de grandes quantidades de líquido é, de fato, um processo lento. E mais, que no indivíduo como um todo, os mecanismos de curto e médio prazo de controle da PA são necessariamente recrutados e, de certa forma, mascaram a ação do mecanismo de controle do volume (rim/líquidos corporais).

As Figuras 40.6 B e C, mostram que há apenas duas formas de alteração do ponto de equilíbrio:

1. ou se desloca a curva de função renal para a direita (A, linha tracejada) ou para a esquerda, na dependência da sensibilidade do mecanismo de excreção renal de sal e água;
2. ou se altera para cima (C, linha tracejada) ou para baixo (mais ou menos, respectivamente) o valor de ingestão de água e sal.

Dessa forma, a ingestão e a posição da curva de função renal são os determinantes primários do valor da PA do indivíduo, seja ele hipertenso ou não.

A sensibilidade da curva de função renal pode ser alterada por diferentes estímulos. Por exemplo, a ativação simpática desloca a curva para a direita, enquanto a desnervação renal a desloca para a esquerda. E assim acontece com diferentes hormônios, substâncias liberadas localmente e por alterações da função renal associadas, por exemplo, com redução de néfrons. Se pensarmos em um aumento plasmático mantido de ANG II, podemos esperar um deslocamento da curva para a direita (Figura 40.6 B) e um novo ponto de equilíbrio, mesmo acreditando que outros mecanismos neuro-humorais possam estar ativos. Mas considerando sua capacidade de adaptação, em pouco tempo eles deixarão de se opor à elevação da PA e o novo valor desta será determinado pela alteração primária da curva de função renal.

8.2 PAPEL DOS RINS NA GÊNESE DA HIPERTENSÃO

Como vimos anteriormente, o valor estabelecido da PA em um indivíduo depende do balanço adequado entre ingestão e excreção de água e sal e só vai se modificar se houver alteração na ingestão/excreção de sal e água ou se a curva de sensibilidade de excreção renal se alterar. Nesse modelo, é possível assumir que o hipertenso apresenta uma relativa incapacidade de excretar sódio, mas que isso não necessariamente significará aumento do volume plasmático. Considere-se que este aumento vai levará a uma elevação do débito cardíaco, e consequentemente a um aumento do fluxo sanguíneo aos tecidos periféricos que, no entanto, tem a capacidade de regular seu fluxo modificando a resistência das arteríolas que os perfundem. Aqui, cabe ressaltar um novo conceito na teoria de Guyton,[85,86] o da autorregulação. Essa propriedade ocorre por alteração da concentração local de catabólitos, como o O_2, o CO_2 e os íons H+, à medida que varia o fluxo sanguíneo. Quando o fluxo é excessivamente alto, cai a pressão parcial de CO_2, enquanto a de O_2 se eleva e, consequentemente, acontece aumento da resistência vascular. Quando o fluxo é baixo, ocorre o contrário.

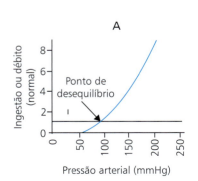
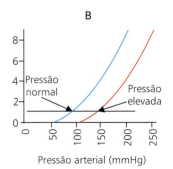
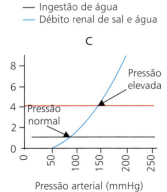

FIGURA 40.6 Curvas de função renal. (A) Representação gráfica da ingestão/excreção de água e sal e sua relação com a PA. (B e C) Duas formas pelas quais os valores de PA podem ser alterados a longo prazo: (B) por deslocamento da curva de função renal para a direita; (C) por modificação da ingestão de sódio e água. Fonte: Guyton, 1980;[85] Hall e colaboradores, 2012.[87]

Dessa forma, o modelo de Guyton[85] propõe que a hipertensão de diferentes etiologias se estabelece a partir de uma sequência de eventos hemodinâmicos, conforme ilustrado na Figura 40.7. Para isso, foram utilizados cães que perderam 70% da massa renal e foram submetidos a infusão de solução salina isotônica (semelhante a ingestão de sal 5 a 6 vezes maior que a normal). Inicialmente, essa infusão levou a um aumento do volume do líquido extracelular, da volemia, da pressão média de enchimento circulatório, do gradiente de pressão para o retorno venoso e do débito cardíaco.

Observa-se que, a princípio, a variação da PA (aumento de 23%) acontece pelo aumento do débito cardíaco (40%) mesmo em presença de queda da resistência periférica (11%), aqui, provavelmente reduzida por ação do reflexo comandado pelos barorreceptores, acionados imediatamente após a PA começar a aumentar, como vimos anteriormente na descrição dos mecanismos neurogênicos de controle da PA. Entretanto, essa queda da resistência periférica (vasodilatação) não é suficiente para trazer a PA aos valores basais e, em cerca de dois dias, após a adaptação dos barorreceptores, a resistência periférica volta a subir. Nota-se que o aumento inicial da PA se deve ao aumento do débito cardíaco, mas após a adaptação dos barorreceptores, o aumento da resistência periférica deve-se preferencialmente ao controle do fluxo pela autorregulação nos diferentes territórios como forma de se ajustar à elevação inicial do débito cardíaco. Esse aumento da resistência periférica com débito cardíaco próximo do normal representa a fase crônica da hipertensão (aumento de 45%).

Nesse modelo de Guyton, ao lado do conceito de autorregulação, o rim é colocado como órgão-chave para definir o ponto de equilíbrio da PA e, portanto, para o estabelecimento da hipertensão. Entretanto, novas evidências vêm questionando o papel determinante do rim nesse processo. Uma delas é o fato de que nem todas as formas de hipertensão iniciam com expansão do volume e com alteração da curva de função renal. Existem situações em que a hipertensão se instala sem qualquer elevação da volemia, além do que, há evidências de aumentos na ingestão de sal e água e da volemia, sem alteração da PA.[87]

Outras evidências vêm também colocando o SNC como outro órgão-chave para definir o ponto de equilíbrio da PA, contribuindo para sua regulação a longo prazo e para a instalação da hipertensão.[88] Segundo essa hipótese, o ponto de equilíbrio da pressão arterial seria condicionado pelo SNC e existiria para manter a perfusão cerebral dentro da normalidade. Reduções na perfusão cerebral seriam acompanhadas de deslocamento do ponto de equilíbrio para a direita e para valores mais elevados da PA, restaurando a perfusão cerebral, mas determinando a instalação da hipertensão.

Acredita-se que essas ideias não sejam mutuamente excludentes, mas possivelmente complementares e que tragam novos conhecimentos no entendimento da complexidade dos mecanismos de regulação da PA na normotensão e na hipertensão.

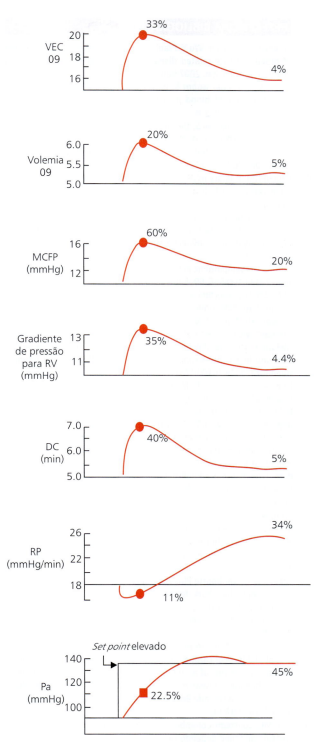

FIGURA 40.7 Curso temporal das mudanças hemodinâmicas durante desenvolvimento da hipertensão, em cães, após remoção de 70% da massa renal. O que se observa nos gráficos é a resposta à infusão (no dia zero) de salina isotônica. VEC: volume extracelular; MCFP: pressão média de enchimento circulatório; RV: retorno venoso; DC: débito cardíaco; RP: resistência periférica; PA: pressão arterial. Fonte: Guyton, 1980;[85] Hall e colaboradores, 2012.[87]

REFERÊNCIAS BIBLIOGRÁFICAS

1. Perkovic V, Huxley R, Wu Y, Prabhakaran D, MacMahon S. The burden of blood pressure-related disease: a neglected priority for global health. Hypertension. 2007;50(6):991-7.
2. Lawes CM, Vander Hoorn S, Rodgers A, International Society of H. Global burden of blood-pressure-related disease, 2001. Lancet. 2008;371(9623):1513-8.
3. Irigoyen MC, Lacchini S, De Angelis K, Pereira, A. C., Krieger JE, Krieger EM. Fisiopatologia da Hipertensão. In: Serrano Jr CV, Timerman A, Stefanini E, editors. Tratado de Cardiologia da SOCESP. 2 ed. São Paulo: Manole; 2009. p. 543-53.
4. Kaplan NM. Primary Hypertension: Pathogenisis. In: Kapklan NM, Victor R, editors. Clinical Hypertension. Baltimore: Williams & Wilkins2009. p. 41-99.
5. Hall JE. Textbook of Medical Physiology. Philadelphia: Elsevier; 2011.
6. Thomas P, Dasgupta I. The role of the kidney and the sympathetic nervous system in hypertension. Pediatr Nephrol. 2014. Epub 2014/03/13.
7. DiBona GF. Sympathetic nervous system and hypertension. Hypertension. 2013;61(3):556-60. Epub 2013/01/30.
8. Michelini LC, Franchini K. Regulação a Longo Prazo da Pressão Arterial. In: Aires MM, editor. Fisiologia. 4 ed. Rio de Janeiro: Guanabara Koogan; 2012. p. 588-97.
9. Drenjancevic I, Grizelj I, Harsanji-Drenjancevic I, Cavka A, Selthofer-Relatic K. The interplay between sympathetic overactivity, hypertension and heart rate variability (review, invited). Acta physiologica Hungarica. 2014;101(2):129-42. Epub 2014/06/06.
10. La Rovere MT, Pinna GD, Maestri R, Robbi E, Caporotondi A, Guazzotti G, et al. Prognostic implications of baroreflex sensitivity in heart failure patients in the beta-blocking era. Journal of the American College of Cardiology. 2009;53(2):193-9.
11. Mancia G, Grassi G, Ferrari AU. Reflex control of circulation in experimental and human hypertension. . In: Zanchetti A, Mancia G, editors. Handbook of hypertension, pathophisiology of hypertension. Amsterdam: Elsevier Science Publisher BV; 1997. p. 568-601.
12. Lopes HF, Consolim-Colombo FM, Barreto-Filho JA, Riccio GM, Negrao CE, Krieger EM. Increased sympathetic activity in normotensive offspring of malignant hypertensive parents compared to offspring of normotensive parents. Brazilian journal of medical and biological research = Revista brasileira de pesquisas medicas e biologicas / Sociedade Brasileira de Biofisica [et al]. 2008;41(10):849-53. Epub 2008/11/28.
13. Shepperd JT, Vanhoutte PM. The human cardiovascular system. Facts and concepts. New York: Raven Press; 1979.
14. Hainsworth R. Cardiovascular control from cardiac and pulmonary vascular receptors. Experimental physiology. 2014;99(2):312-9. Epub 2013/09/24.
15. Fernandes TL, Piratello AC, Farah V, Fiorino P, Moreira ED, Irigoyen MC, et al. Effect of carotid and aortic baroreceptors on cardiopulmonary reflex: the role of autonomic function. Brazilian journal of medical and biological research = Revista brasileira de pesquisas medicas e biologicas / Sociedade Brasileira de Biofisica [et al]. 2010;43(7):681-6. Epub 2010/07/14.
16. Otto ME, Consolim-Colombo FM, Rodrigues Sobrinho CR, Krieger EM. Pressure and time dependence of the cardiopulmonary reflex response in patients with hypertensive cardiomyopathy. Brazilian journal of medical and biological research = Revista brasileira de pesquisas medicas e biologicas / Sociedade Brasileira de Biofisica [et al]. 2004;37(11):1615-22. Epub 2004/11/02.
17. Pelletier CL. Circulatory responses to graded stimulation of the carotid chemoreceptors in the dog. Circulation research. 1972;31(3):431-43. Epub 1972/09/01.
18. Nattie E, Li A. Central chemoreceptors: locations and functions. Comprehensive Physiology. 2012;2(1):221-54. Epub 2012/01/01.
19. Somers VK, Mark AL, Zavala DC, Abboud FM. Contrasting effects of hypoxia and hypercapnia on ventilation and sympathetic activity in humans. Journal of Applied Physiology. 1989;67(5):2101-6.
20. Krieger EM. Neurogenic Hypertension in the Rat. Circulation research. 1964;15:511-21.
21. Sirvente RA, Irigoyen MC, Souza LE, Mostarda C, La Fuente RN, Candido GO, et al. Cardiac impairment evaluated by transesophageal echocardiography and invasive measurements in rats undergoing sinoaortic denervation. PloS one. 2014;9(5):e87935. Epub 2014/05/16.
22. Moraes-Silva IC, De La Fuente RN, Mostarda C, Rosa K, Flues K, Damaceno-Rodrigues NR, et al. Baroreflex deficit blunts exercise training-induced cardiovascular and autonomic adaptations in hypertensive rats. Clinical and experimental pharmacology & physiology. 2010;37(3):e114-20.
23. Mostarda C, Moraes-Silva IC, Moreira ED, Medeiros A, Piratello AC, Consolim-Colombo FM, et al. Baroreflex sensitivity impairment is associated with cardiac diastolic dysfunction in rats. Journal of cardiac failure. 2011;17(6):519-25.
24. Manolis AJ, Poulimenos LE, Kallistratos MS, Gavras I, Gavras H. Sympathetic overactivity in hypertension and cardiovascular disease. Current vascular pharmacology. 2014;12(1):4-15. Epub 2013/08/03.
25. Masuo K, Lambert GW. Role of the sympathetic nervous activity in hypertension-update in 2014. Current hypertension reviews. 2014. Epub 2014/08/15.
26. Larsen R, Thorp A, Schlaich M. Regulation of the sympathetic nervous system by the kidney. Current opinion in nephrology and hypertension. 2014;23(1):61-8. Epub 2013/11/28.
27. DiBona GF, Esler M. Translational medicine: the antihypertensive effect of renal denervation. American journal of physiology Regulatory, integrative and comparative physiology. 2010;298(2):R245-53.
28. Krum H, Sobotka P, Mahfoud F, Bohm M, Esler M, Schlaich M. Device-based antihypertensive therapy: therapeutic modulation of the autonomic nervous system. Circulation. 2011;123(2):209-15.
29. Nagele E, Jeitler K, Horvath K, Semlitsch T, Posch N, Herrmann KH, et al. Clinical effectiveness of stress-reduction techniques in patients with hypertension: systematic review and meta-analysis. Journal of hypertension. 2014;32(10):1936-44; discussion 44. Epub 2014/08/02.
30. Inagami T. A memorial to Robert Tiegerstedt: the centennial of renin discovery. Hypertension. 1998;32(6):953-7. Epub 1998/12/18.
31. Ceravolo GS, Montezano AC, Jordao MT, Akamine EH, Costa TJ, Takano AP, et al. An Interaction of Renin-Angiotensin and Kallikrein-Kinin Systems Contributes to Vascular Hypertrophy in Angiotensin II-Induced Hypertension: In Vivo and In Vitro Studies. PloS one. 2014;9(11):e111117. Epub 2014/11/05.
32. van Vark LC, Bertrand M, Akkerhuis KM, Brugts JJ, Fox K, Mourad JJ, et al. Angiotensin-converting enzyme inhibitors reduce mortality in hypertension: a meta-analysis of randomized clinical trials of renin-angiotensin-aldosterone system inhibitors involving 158,998 patients. European heart journal. 2012;33(16):2088-97. Epub 2012/04/19.
33. Gradman AH, Schmieder RE, Lins RL, Nussberger J, Chiang Y, Bedigian MP. Aliskiren, a novel orally effective renin inhibitor, provides dose-dependent antihypertensive efficacy and placebo-like tolerability in hypertensive patients. Circulation. 2005;111(8):1012-8. Epub 2005/02/23.
34. Silva GJ, Moreira ED, Pereira AC, Mill JG, Krieger EM, Krieger JE. ACE gene dosage modulates pressure-induced cardiac hypertrophy in mice and men. Physiological genomics. 2006;27(3):237-44. Epub 2006/08/24.
35. Ceroni A, Moreira ED, Mostarda CT, Silva GJ, Krieger EM, Irigoyen MC. Ace gene dosage influences the development of renovascular hyper-

tension. Clinical and experimental pharmacology & physiology. 2010;37(4):490-5. Epub 2009/11/26.
36. Lacchini S, Heimann AS, Evangelista FS, Cardoso L, Silva GJJ, Krieger JE. Cuff-induced vascular intima thickening is influenced by titration of the Ace gene in mice. Physiological genomics. 2009;37(3):225-30.
37. Campbell DJ. Evolving concepts of the renin-angiotensin system. Introduction. Clinical and experimental pharmacology & physiology. 2013;40(8):525-6. Epub 2013/06/06.
38. Padia SH, Carey RM. AT2 receptors: beneficial counter-regulatory role in cardiovascular and renal function. Pflugers Archiv : European journal of physiology. 2013;465(1):99-110. Epub 2012/09/06.
39. Namsolleck P, Recarti C, Foulquier S, Steckelings UM, Unger T. AT(2) receptor and tissue injury: therapeutic implications. Current hypertension reports. 2014;16(2):416. Epub 2014/01/15.
40. Chai SY, Fernando R, Peck G, Ye SY, Mendelsohn FA, Jenkins TA, et al. The angiotensin IV/AT4 receptor. Cellular and molecular life sciences : CMLS. 2004;61(21):2728-37.
41. Santos RA, Simoes e Silva AC, Maric C, Silva DM, Machado RP, de Buhr I, et al. Angiotensin-(1-7) is an endogenous ligand for the G protein-coupled receptor Mas. Proceedings of the National Academy of Sciences of the United States of America. 2003;100(14):8258-63.
42. McKinney CA, Fattah C, Loughrey CM, Milligan G, Nicklin SA. Angiotensin-(1-7) and angiotensin-(1-9): function in cardiac and vascular remodelling. Clin Sci (Lond). 2014;126(12):815-27. Epub 2014/03/07.
43. Sampaio WO, Souza dos Santos RA, Faria-Silva R, da Mata Machado LT, Schiffrin EL, Touyz RM. Angiotensin-(1-7) through receptor Mas mediates endothelial nitric oxide synthase activation via Akt-dependent pathways. Hypertension. 2007;49(1):185-92.
44. Capettini LS, Montecucco F, Mach F, Stergiopulos N, Santos RA, da Silva RF. Role of renin-angiotensin system in inflammation, immunity and aging. Current pharmaceutical design. 2012;18(7):963-70. Epub 2012/01/31.
45. Passos-Silva DG, Verano-Braga T, Santos RA. Angiotensin-(1-7): beyond the cardio-renal actions. Clin Sci (Lond). 2013;124(7):443-56. Epub 2012/12/20.
46. Schiffrin EL. The flame that lights the fire: oxidative stress, inflammation, and renal damage in angiotensin II-induced hypertension. Hypertension. 2008;52(2):205-6. Epub 2008/06/11.
47. Moncada S, Palmer RM, Higgs EA. Nitric oxide: physiology, pathophysiology, and pharmacology. Pharmacological Reviews. 1991;43(2):109-42.
48. Aroor AR, Demarco VG, Jia G, Sun Z, Nistala R, Meininger GA, et al. The role of tissue Renin-Angiotensin-aldosterone system in the development of endothelial dysfunction and arterial stiffness. Frontiers in endocrinology. 2013;4:161. Epub 2013/11/07.
49. Feletou M, Vanhoutte PM. Endothelial dysfunction: a multifaceted disorder (The Wiggers Award Lecture). American journal of physiology Heart and circulatory physiology. 2006;291(3):H985-1002. Epub 2006/04/25.
50. Rubira MC, Consolim-Colombo FM, Rabelo ER, Yugar-Toledo JC, Casarini D, Coimbra SR, et al. Venous or arterial endothelium evaluation for early cardiovascular dysfunction in hypertensive patients? J Clin Hypertens (Greenwich). 2007;9(11):859-65. Epub 2007/11/06.
51. Panza JA, Quyyumi AA, Brush JE, Jr., Epstein SE. Abnormal endothelium-dependent vascular relaxation in patients with essential hypertension. The New England journal of medicine. 1990;323(1):22-7. Epub 1990/07/05.
52. Santos RA, Ferreira AJ, Simões E Silva AC. Recent advances in the angiotensin-converting enzyme 2-angiotensin(1-7)-Mas axis. Exp Physiol. 2008 May;93(5):519-27. doi: 10.1113/expphysiol.2008.042002. Epub 2008 Feb 29. Review. PubMed PMID: 18310257.

53. Baylis C. Nitric oxide synthase derangements and hypertension in kidney disease. Current opinion in nephrology and hypertension. 2012;21(1):1-6. Epub 2011/11/04.
54. Kietadisorn R, Juni RP, Moens AL. Tackling endothelial dysfunction by modulating NOS uncoupling: new insights into its pathogenesis and therapeutic possibilities. American journal of physiology Endocrinology and metabolism. 2012;302(5):E481-95. Epub 2011/12/15.
55. Michel T. NO way to relax: the complexities of coupling nitric oxide synthase pathways in the heart. Circulation. 2010;121(4):484-6. Epub 2010/01/20.
56. Roe ND, Ren J. Nitric oxide synthase uncoupling: a therapeutic target in cardiovascular diseases. Vascular pharmacology. 2012;57(5-6):168-72. Epub 2012/03/01.
57. Noguchi K, Hamadate N, Matsuzaki T, Sakanashi M, Nakasone J, Tsutsui M. Improvement of impaired endothelial function by tetrahydrobiopterin in stroke-prone spontaneously hypertensive rats. European journal of pharmacology. 2010;631(1-3):28-35. Epub 2010/01/26.
58. Higashi Y, Sasaki S, Nakagawa K, Fukuda Y, Matsuura H, Oshima T, et al. Tetrahydrobiopterin enhances forearm vascular response to acetylcholine in both normotensive and hypertensive individuals. American journal of hypertension. 2002;15(4 Pt 1):326-32. Epub 2002/05/07.
59. Moens AL, Kietadisorn R, Lin JY, Kass D. Targeting endothelial and myocardial dysfunction with tetrahydrobiopterin. Journal of molecular and cellular cardiology. 2011;51(4):559-63. Epub 2011/04/05.
60. Porkert M, Sher S, Reddy U, Cheema F, Niessner C, Kolm P, et al. Tetrahydrobiopterin: a novel antihypertensive therapy. Journal of human hypertension. 2008;22(6):401-7. Epub 2008/03/07.
61. Fortepiani LA, Reckelhoff JF. Treatment with tetrahydrobiopterin reduces blood pressure in male SHR by reducing testosterone synthesis. American journal of physiology Regulatory, integrative and comparative physiology. 2005;288(3):R733-6. Epub 2004/12/18.
62. Montezano AC, Touyz RM. Molecular mechanisms of hypertension--reactive oxygen species and antioxidants: a basic science update for the clinician. The Canadian journal of cardiology. 2012;28(3):288-95. Epub 2012/03/27.
63. Montezano AC, Touyz RM. Oxidative stress, Noxs, and hypertension: experimental evidence and clinical controversies. Annals of medicine. 2012;44 Suppl 1:S2-16. Epub 2012/06/22.
64. Hasty AH, Harrison DG. Endoplasmic reticulum stress and hypertension - a new paradigm? The Journal of clinical investigation. 2012;122(11):3859-61. Epub 2012/10/16.
65. Young CN, Cao X, Guruju MR, Pierce JP, Morgan DA, Wang G, et al. ER stress in the brain subfornical organ mediates angiotensin-dependent hypertension. The Journal of clinical investigation. 2012;122(11):3960-4. Epub 2012/10/16.
66. Kassan M, Galan M, Partyka M, Saifudeen Z, Henrion D, Trebak M, et al. Endoplasmic reticulum stress is involved in cardiac damage and vascular endothelial dysfunction in hypertensive mice. Arteriosclerosis, thrombosis, and vascular biology. 2012;32(7):1652-61. Epub 2012/04/28.
67. Schiffrin EL. Vascular endothelin in hypertension. Vascular pharmacology. 2005;43(1):19-29. Epub 2005/06/16.
68. Krum H, Viskoper RJ, Lacourciere Y, Budde M, Charlon V. The effect of an endothelin-receptor antagonist, bosentan, on blood pressure in patients with essential hypertension. Bosentan Hypertension Investigators. The New England journal of medicine. 1998;338(12):784-90. Epub 1998/03/20.
69. Packard RR, Lichtman AH, Libby P. Innate and adaptive immunity in atherosclerosis. Seminars in immunopathology. 2009;31(1):5-22. Epub 2009/05/19.
70. Coffman TM. Under pressure: the search for the essential mechanisms of hypertension. Nature medicine. 2011;17(11):1402-9. Epub 2011/11/09.

71. Harrison DG, Guzik TJ, Lob HE, Madhur MS, Marvar PJ, Thabet SR, et al. Inflammation, immunity, and hypertension. Hypertension. 2011;57(2):132-40. Epub 2010/12/15.
72. Leibowitz A, Schiffrin EL. Immune mechanisms in hypertension. Current hypertension reports. 2011;13(6):465-72. Epub 2011/08/16.
73. Schiffrin EL. The immune system: role in hypertension. The Canadian journal of cardiology. 2013;29(5):543-8. Epub 2012/08/21.
74. Guzik TJ, Hoch NE, Brown KA, McCann LA, Rahman A, Dikalov S, et al. Role of the T cell in the genesis of angiotensin II induced hypertension and vascular dysfunction. The Journal of experimental medicine. 2007;204(10):2449-60. Epub 2007/09/19.
75. Vinh A, Chen W, Blinder Y, Weiss D, Taylor WR, Goronzy JJ, et al. Inhibition and genetic ablation of the B7/CD28 T-cell costimulation axis prevents experimental hypertension. Circulation. 2010;122(24):2529-37. Epub 2010/12/04.
76. Madhur MS, Lob HE, McCann LA, Iwakura Y, Blinder Y, Guzik TJ, et al. Interleukin 17 promotes angiotensin II-induced hypertension and vascular dysfunction. Hypertension. 2010;55(2):500-7. Epub 2009/12/30.
77. Tipton AJ, Baban B, Sullivan JC. Female spontaneously hypertensive rats have greater renal anti-inflammatory T lymphocyte infiltration than males. American journal of physiology Regulatory, integrative and comparative physiology. 2012;303(4):R359-67. Epub 2012/07/05.
78. Barhoumi T, Kasal DA, Li MW, Shbat L, Laurant P, Neves MF, et al. T regulatory lymphocytes prevent angiotensin II-induced hypertension and vascular injury. Hypertension. 2011;57(3):469-76. Epub 2011/01/26.
79. Kvakan H, Kleinewietfeld M, Qadri F, Park JK, Fischer R, Schwarz I, et al. Regulatory T cells ameliorate angiotensin II-induced cardiac damage. Circulation. 2009;119(22):2904-12. Epub 2009/05/28.
80. Marvar PJ, Thabet SR, Guzik TJ, Lob HE, McCann LA, Weyand C, et al. Central and peripheral mechanisms of T-lymphocyte activation and vascular inflammation produced by angiotensin II-induced hypertension. Circulation research. 2010;107(2):263-70. Epub 2010/06/19.
81. Savoia C, Sada L, Zezza L, Pucci L, Lauri FM, Befani A, et al. Vascular inflammation and endothelial dysfunction in experimental hypertension. International journal of hypertension. 2011;2011:281240. Epub 2011/09/15.
82. Tracey KJ. The inflammatory reflex. Nature. 2002;420(6917):853-9. Epub 2002/12/20.
83. Rosas-Ballina M, Olofsson PS, Ochani M, Valdes-Ferrer SI, Levine YA, Reardon C, et al. Acetylcholine-synthesizing T cells relay neural signals in a vagus nerve circuit. Science. 2011;334(6052):98-101. Epub 2011/09/17.
84. Abboud FM, Harwani SC, Chapleau MW. Autonomic neural regulation of the immune system: implications for hypertension and cardiovascular disease. Hypertension. 2012;59(4):755-62. Epub 2012/02/15.
85. Guyton AC. Arterial pressure and hypertension. Philadelphia: WB Saunders; 1980.
86. Guyton AC. Long-term arterial pressure control: an analysis from animal experiments and computer and graphic models. The American journal of physiology. 1990;259(5 Pt 2):R865-77.
87. Hall JE, Granger JP, do Carmo JM, da Silva AA, Dubinion J, George E, et al. Hypertension: physiology and pathophysiology. Comprehensive Physiology. 2012;2(4):2393-442.
88. Osborn JW. Hypothesis: set-points and long-term control of arterial pressure. A theoretical argument for a long-term arterial pressure control system in the brain rather than the kidney. Clinical and experimental pharmacology & physiology. 2005;32(5-6):384-93.
89. Santos RAS, Simões e Silva AC, Maric C, Silva DM, Machado RP, De Buhr I, et al. Angiotensin-(1-7) is an endogenous ligand for the G protein-coupled receptor Mas. Proc Natl Acad Sci U S A. 2003; 100(14): 8258-63.

Diagnóstico da Hipertensão Arterial e Lesão de Órgãos-Alvo

41

Dante Marcelo Artigas Giorgi
Heno Ferreira Lopes

1. Diagnóstico da hipertensão arterial
    1.1 Definição
    1.2 Definição operacional
    1.3 Medição da pressão arterial
        1.3.1 Aspectos relacionados aos equipamentos
            1.3.1.1 Manguito
            1.3.1.2 Manômetros
            1.3.1.3 Sistema de válvulas, pera e tubos de borracha
            1.3.1.4 Estetoscópio
        1.3.2 Aspectos relacionados ao ambiente
        1.3.3 Aspectos relacionados ao observador
        1.3.4 Aspectos relacionados ao paciente
    1.4 Monitorização Ambulatorial da Pressão Arterial (MAPA)
        1.4.1 Critério de Normalidade
        1.4.2 Principais Indicações da MAPA
        1.4.3 Variáveis Analisadas na MAPA
            1.4.3.1 Médias de pressão arterial sistólica e diastólica
            1.4.3.2 Descenso da pressão arterial durante o sono
            1.4.3.3 Elevação da pressão arterial matutina (*early morning rise*)
            1.4.3.4 Variabilidade da pressão arterial
    1.5 Medição domiciliar da pressão arterial
2. Lesões de órgãos-alvo da pressão arterial
    2.1 Patogênese
    2.2 Vasculopatias
    2.3 Dano cerebrovascular
    2.4 Doenças cardíacas
    2.5 Nefropatias
    2.6 Diagnóstico das lesões em órgãos-alvo
    2.7 Tratamento diferencial para os danos em órgãos-alvo
3. Referências bibliográficas

1 DIAGNÓSTICO DA HIPERTENSÃO ARTERIAL

1.1 DEFINIÇÃO

Pode-se definir, de maneira simples, a hipertensão arterial como a situação clínica caracterizada por elevação dos níveis de pressão arterial acima dos valores considerados normais para ela. Apesar de a avaliação clínica da pressão arterial existir há mais de 100 anos, ainda persiste o debate acadêmico sobre os níveis de pressão arterial considerados normais. Há, entretanto, consenso de que a relação entre pressão arterial e mortalidade é linear, significando que quanto mais elevada for a pressão arterial pior será o prognóstico do paciente.[1] Contudo, a prática clínica exige uma definição precisa da doença, mesmo que seja arbitrária. Considerar uma pressão de 138/88 mmHg normal e outra de 142/88 mmHg elevada é, obviamente, uma arbitrariedade. Entretanto, a prática médica em populações exige que algum critério seja usado para determinar a necessidade de avaliação e tratamento dos pacientes. A nosso ver, a melhor definição de hipertensão arterial foi elaborada por G. Rose como o nível de pressão arterial a partir do qual os benefícios da ação (investigação e tratamento) sobrepujam os benefícios da inação, ou seja, quando a avaliação e o tratamento beneficiam comprovadamente os pacientes.[2,3] Dados populacionais das décadas de 1950 e 1960 permitem dizer que pequenas elevações da pressão arterial promovem, quando não tratadas, significativa diminuição na expectativa de vida dos pacientes,[4] evidenciando o seu caráter quantitativo e que a inação tem um custo acentuado na quantidade e qualidade de vida (Tabela 41.1). Estima-se que uma elevação persistente da pressão arterial diastólica (PAD) de 5 mmHg está associada a, pelo menos, 34% de aumento no risco de acidente vascular encefálico (AVE) e 21% de aumento do risco de doença arterial coronária.[5] Contudo, existem consideráveis evidências experimentais, epidemiológicas e clínicas de que o tratamento com redução da pressão arterial reduz a incidência de eventos cardiovasculares. Além disso, o tratamento da hipertensão arterial previne o aumento progressivo dos níveis de pressão arterial.[6,7] Os principais riscos e benefícios da intervenção ou não sobre a pressão arterial estão no Quadro 41.1.

1.2 DEFINIÇÃO OPERACIONAL

Uma definição pragmática que permita uma abordagem operacional da população hipertensa pelos serviços de saúde é extremamente necessária. Atualmente, considera-se hipertensão arterial o diagnóstico para pacientes que apresentem valores de pressão arterial obtidos em consultório, com técnicas e aparelhos adequados, maiores ou iguais a 140 e 90 mmHg para as pressões arteriais sistólica (PAS) e PAD, respectivamente.

TABELA 41.1 Estimativa de sobrevida para pessoas de 35 anos e sobrevida observada em função dos níveis de pressão arterial[4]

PRESSÃO ARTERIAL (MMHG)	EXPECTATIVA DE VIDA	REDUÇÃO OBSERVADA
120/80	+41 ½ anos	—
130/90	+37 ½ anos	10%
140/95	+32 ½ anos	22%
150/100	+25 anos	40%

Por ter uma definição arbitrária dos valores de pressão arterial considerados normais, o conceito de hipertensão arterial evoluiu ao longo dos anos. Na década de 1950, por exemplo, só era indicada intervenção sobre a pressão arterial para valores superiores a 180/110 mmHg. Naquela época, havia limitação no arsenal terapêutico anti-hipertensivo e não existiam estudos clínicos controlados que estabelecessem que a ação (tratamento anti-hipertensivo) reduzia os riscos da inação.

A evolução do conhecimento sobre hipertensão arterial e benefícios de seu tratamento iniciou-se na década de 1960 com os estudos do Veterans Administration.[8,9] Esses estudos foram delineados em uma época em que não se sabia se o tratamento da hipertensão arterial seria benéfico ou não, ou até se podia ser maléfico. O primeiro estudo publicado[8] incluía o acompanhamento de 143 homens, com idade média de 51 anos, e que tinham a PAD entre 115 e 129 mmHg. Eles foram divididos em dois grupos: 73 pacientes receberam tratamento ativo com associação de hidroclorotiazida, reserpina e hidralazina, e foram comparados a 70 pacientes que receberam placebo. O estudo durou 1,5 anos e foi suspenso pelo fato de os pacientes que receberam placebo apresentarem maior número de eventos quando comparados com os do grupo sob tratamento farmacológico. Assim, ao final do estudo, os pacientes tratados apresentaram uma redução média da PAS/PAD de 43/30 mmHg e houve apenas um caso de AVE no grupo tratado. Entretanto, no grupo placebo houve quatro mortes, quatro AVE, 12 pacientes evoluíram para hipertensão acelerada ou maligna, além de dois pacientes com infarto do miocárdio, dois com insuficiência cardíaca e dois

QUADRO 41.1 Benefícios, riscos e custos da atuação clínica frente ao paciente hipertenso

CARACTERÍSTICAS	BENEFÍCIOS	RISCOS E CUSTOS
Ação (avaliação e tratamento)	Reduz o risco de doenças cardiovasculares, incapacidade e morte	Assumir a carga psicológica em rotular o paciente hipertenso ("doente")
	Diminuição dos custos financeiros acarretados pelas complicações cardiovasculares (internações, cirurgias, angioplastias, incapacidade laborativa, etc.)	Interferência na qualidade de vida requerendo mudanças no estilo de vida
		Adiciona riscos e efeitos colaterais dos medicamentos anti-hipertensivos
		Adiciona custo financeiro do atendimento médico vitalício e dos medicamentos
Inação	Preserva o paciente "saudável" (não rotulação de "doente")	Aumento do risco de doenças cardiovasculares, incapacidade e morte
	Mantém a qualidade e o estilo de vida	Aumento dos custos financeiros acarretado pelas complicações cardiovasculares (internações, cirurgias, angioplastias, incapacidade laborativa, etc.)
	Evita os riscos e efeitos colaterais dos medicamentos anti-hipertensivos	
	Evita o custo financeiro do atendimento médico vitalício e dos medicamentos	

com desenvolvimento de lesão renal. Esse estudo foi tão definitivo que não mais foram necessários estudos de tratamento de hipertensão grave comparativos a placebo.

O segundo estudo[9] incluiu 380 homens, com 50 anos de idade, e que tinham a PAD entre 90 e 114 mmHg. Foram divididos em dois grupos: 186 pacientes receberam tratamento ativo com associação de hidroclorotiazida, reserpina e hidralazina, e foram comparados a 194 pacientes que receberam placebo. Ao final de 5,5 anos, aqueles com tratamento ativo apresentaram redução de PAS/PAD de 27/19 mmHg e houve redução na frequência de eventos combinados no grupo tratado (12%) comparado ao placebo (29%). Houve 19 mortes no grupo placebo e apenas oito entre os pacientes sob tratamento ativo; além disso, os benefícios mais importantes foram observados quanto à ocorrência de AVE (20 pacientes do grupo placebo *versus* 5 do grupo tratamento ativo) e ao desenvolvimento de insuficiência cardíaca congestiva (11 pacientes do grupo placebo *versus* nenhum do grupo tratamento ativo). Análises subsequentes mostraram que a diferença na morbidade foi altamente significativa para os 210 pacientes com PAD entre 105 e 114 mmHg, mas apenas sugestiva de benefício para os 170 pacientes com PAD entre 90 e 104 mmHg.

Com base em ambos estudos foi publicado o JNC I[10] em que se definia hipertensão arterial para valores de PAD maiores ou iguais a 105 mmHg e apenas considerava a possibilidade de tratamento medicamentoso para pacientes com PAD igual ou maior a 90 mmHg. Com a publicação de inúmeros estudos de tratamento da hipertensão arterial na década de 1970, no JNC II[11] a hipertensão arterial foi definida a valores iguais e superiores a 90 mmHg, considerando limítrofes valores de 90 a 94 mmHg e sem nenhuma recomendação para classificação e tratamento da PAS.

Com a evolução do conhecimento e, principalmente, após a publicação de estudos clínicos controlados para tratamento da hipertensão arterial sistólica,[12,13] passou-se a considerar também a PAS na nas classificações. Atualmente, a classificação em categorias de pressão arterial da Tabela 41.2 é a mais utilizada.[14-16]

1.3 MEDIÇÃO DA PRESSÃO ARTERIAL

O procedimento de medição da pressão arterial é um dos mais difundidos e realizados em todo o mundo. A medição da pressão arterial pode ser realizada por métodos diretos e indiretos. O método indireto pode ser empregado de maneira contínua, intermitente ou casual, com as técnicas auscultatória e oscilométrica. A medição indireta da pressão arterial é considerada simples e de fácil execução, sendo a mais utilizada na prática clínica. O procedimento clínico da medição da pressão arterial teve o seu desenvolvimento a partir da idealização, em 1896 por Scipione Riva-Rocci, do primeiro esfigmomanômetro de oclusão arterial, com coluna de mercúrio e um manguito de 4,5 cm de largura.[17] Com ele, realizava-se a compressão da artéria umeral, envolvendo-a por todos os lados, pois cobria o braço em toda a sua circunferência. Esse equipamento marcou a transição da fase puramente experimental para a aplicação clínica da medição da pressão arterial. Para melhorar a exatidão das medições realizadas com o equipamento, em 1901, H. von Recklinghausen aumentou a largura do manguito para 12 cm.[18] Dessa forma, podia-se determinar a PAS pela palpação do pulso radial. Em 1904, o russo Nicolas Korotkoff, ao verificar as alterações causadas pela turbulência do fluxo sanguíneo durante a inflação e a deflação da bolsa de borracha, em decorrência das diferentes pressões provocadas no interior do vaso, descreveu a ausculta do pulso braquial durante a compressão e descompressão da artéria (Quadro 41.2), determinando que a PAD fosse obtida no desaparecimento dos sons.[19]

Com a difusão e realização de rotina das medições de pressão arterial, o entendimento da hipertensão arterial pôde ser desenvolvido, bem como o de seu tratamento. Entretanto, a medição da pressão arterial requer uma série de cuidados para que os valores obtidos sejam consistentes. Uma análise detalhada da medição da pressão arterial em humanos foi elaborada pela American Heart Association[20] e suas orientações devem ser seguidas para a obtenção de valores de pressão arterial com significado clínico. Apesar de a medição da pressão arterial ser

TABELA 41.2 Classificação da pressão arterial para adultos (> 18 anos) de acordo com a medição de pressão arterial de consultório		
CLASSIFICAÇÃO	**PRESSÃO ARTERIAL SISTÓLICA**	**PRESSÃO ARTERIAL DIASTÓLICA**
Ótima	< 120	< 80
Normal	< 130	< 85
Limítrofe*	130-139	85-89
Hipertensão arterial estágio 1	140-159	90-99
Hipertensão arterial estágio 2	160-179	100-109
Hipertensão arterial estágio 3	≥ 180	≥ 110
Hipertensão sistólica isolada	≥ 140	< 90
* Os termos pressão normal-alta e pré-hipertensão também são usados na literatura para essa mesma categoria de pressão arterial.		

considerada simples e de fácil realização, ela está sujeita a uma série de fatores de erro relacionados ao observador, ao paciente, ao ambiente e ao próprio equipamento utilizado.

1.3.1 Aspectos relacionados aos equipamentos

1.3.1.1 Manguito

No consultório, deve-se manter um conjunto de manguitos (composto por bolsa de borracha inflável, revestida por tecido não distensível) de diversas dimensões para atender a todos os biótipos, desde obesos mórbidos a indivíduos muito magros. A relação entre o comprimento e a largura da bolsa deve ser mantida na proporção de 2:1, assegurando que a largura corresponda a 40% da circunferência do braço e o comprimento envolva pelo menos 80% do braço. A relação entre a largura da bolsa e a circunferência do braço do paciente pode ser uma fonte de erro. Bolsas muito estreitas em relação ao braço do paciente, como o que ocorre com pessoas obesas, podem ensejar leituras falsamente elevadas, levando ao diagnóstico equivocado de hipertensão arterial, assim como manguitos muito largos induzem a valores falsamente baixos da pressão arterial. A relação correta entre a largura da bolsa e a circunferência do braço para adultos é de 0,4.[21]

1.3.1.2 Manômetros

Para a obtenção de valores fidedignos da pressão arterial, é necessário que os equipamentos utilizados estejam em perfeitas condições de uso. Independentemente do modelo utilizado, os esfigmomanômetros devem ser periodicamente calibrados, respeitando-se um intervalo não superior a 6 meses. Nesse período, entretanto, inspeções devem ser realizadas nos manômetros de coluna de mercúrio e, quando o menisco estiver abaixo do nível zero, há indicação de encaminhar o equipamento para manutenção, pois é necessário preencher o reservatório. Pela toxicidade do mercúrio, esses instrumentos não mais são comercializados, existindo alguns exemplares nas instituições para que se possam calibrar outros aparelhos (aneroides). Por sua vez, o manômetro aneroide não tem um sistema de verificação de calibração por simples inspeção visual. Para tal verificação, deve-se testá-lo contra um manômetro de mercúrio devidamente calibrado, conforme a seguinte sequência:[22]

a. conectar uma das extremidades de um tubo em Y a um tubo de borracha do manômetro de coluna de mercúrio;

b. conectar à outra extremidade do tubo em Y o tubo de borracha do manômetro aneroide;

c. utilizar a pera de borracha para inflar o sistema na porção inferior do Y;

d. insuflar o sistema até cerca de 250 mmHg da escala e, ao proceder à deflação, verificar a correspondência dos valores entre os dois manômetros, de 50 em 50 mmHg;

e. considerar descalibrado o equipamento com diferença igual ou maior a 4 mmHg, entre as duas escalas, em um ou mais pontos.

Os aparelhos eletrônicos, em geral, oferecem boa precisão na leitura dos resultados e minimizam erros relacionados à preferência do observador. Contudo, deve-se dar atenção especial à escolha do modelo, que deve ser validado por critérios rigorosos e, da mesma forma, testado periodicamente. De modo semelhante ao manômetro aneroide, recomenda-se o teste dos sistemas periodicamente, comparando-os ao manômetro de coluna de mercúrio.

1.3.1.3 Sistema de válvulas, pera e tubos de borracha

A velocidade de inflação e deflação pode ser influenciada pelo mau funcionamento da válvula e pelo vazamento nas conexões, com consequente imprecisão na medição da pressão arterial. Há a necessidade de verificação sistemática da existência de furos nas extensões e de envelhecimento da borracha.

1.3.1.4 Estetoscópio

Recomenda-se a utilização da campânula do estetoscópio para melhor identificação dos sons (que são de timbre grave). Caso o estetoscópio não disponha de campânula, a inspeção do diafragma deve ser realizada periodicamente, em busca de fissuras e rachaduras. Deve-se ter atenção especial aos tubos, que não devem ser excessivamente longos e também devem estar em bom estado de conservação.

1.3.2 Aspectos relacionados ao ambiente

O ambiente no qual se realiza a medição da pressão arterial deve ser calmo, silencioso e, de preferência, climatizado, contribuindo para o relaxamento do paciente. Quando a medição da pressão arterial for realizada em locais inapropriados (ruas, centros comerciais, em campanhas populacionais, etc.), caso haja

QUADRO 41.2 Fases dos sons descritos por Korotkoff	
FASE I	Aparecimento do primeiro som, fraco, seguido de batidas claras que aumentam gradativamente com a deflação do manguito (a pressão observada no esfigmomanômetro corresponde à pressão sistólica)
FASE II	Momento da deflação em que se ouvem murmúrios e sibilos
FASE III	Há aumento na intensidade dos sons, mas menos acentuado do que na fase I
FASE IV	Momento em que, de maneira distinta e abrupta, há abafamento dos sons
FASE V	Desaparecimento dos sons (a pressão observada no esfigmomanômetro corresponde à pressão diastólica)

medições elevadas da pressão arterial, deve-se orientar o paciente para que procure atendimento em local adequado (consultórios médicos; unidades de saúde) para a confirmação das medições e do diagnóstico de hipertensão arterial.

1.3.3 Aspectos relacionados ao observador

O observador que realiza o procedimento de medição da pressão arterial deve ser devidamente treinado para que evite alguns erros:

1. arredondamento dos valores medidos de pressão arterial para dígitos terminados em zero ou cinco. Os registros da pressão arterial devem seguir a leitura dos valores obtidos no manômetro que tem escala com precisão de 2 mmHg;
2. leitura incorreta dos valores obtidos no manômetro por posição inadequado dos olhos (paralaxe). Os olhos do observador devem estar posicionados diretamente sobre o mostrador do manômetro aneroide (ou no nível do topo da coluna de mercúrio);
3. pressão excessiva sobre o estetoscópio que pode acarretar alteração do som auscultado;
4. insuflação excessiva do manguito, causando desconforto para o paciente e com aumento da pressão arterial. O manguito deve ser insuflado apenas 20 a 30 mmHg acima da PAS estimada (por palpação, correspondente ao aparecimento do pulso radial);
5. deflação muito rápida do manguito, acarretando leituras falsamente baixas para a PAS e falsamente elevadas para a PAD. A deflação do manguito deve ser feita a uma velocidade de 2 a 4 mmHg por segundo;
6. conversar com o paciente durante as medições. Durante a medição da pressão arterial, o observador deve diminuir a tensão e a ansiedade do paciente, sem conversar com ele. O fato de falar pode elevar a PAS em até 7 a 10 mmHg (19);
7. equipamentos e mãos do observador muito frios; podendo elevar a pressão arterial do paciente;
8. identificação incorreta dos sons correspondentes à PAS e à PAD (atenção às fases 1 e 5 de Korotkoff);
9. repetição da medição da pressão arterial sem que haja deflação completa do manguito pode levar à superestimação da PAS. É necessário finalizar a medição, com deflação completa do manguito, e repetir a medição da pressão arterial após 1 a 2 minutos de intervalo.
10. realização de poucas medições da pressão arterial. Devem ser realizadas no mínimo três medições em cada consulta. Porém, as medições de pressão arterial devem ser repetidas até que se obtenham duas medições consecutivas que difiram menos de 4 mmHg entre si.

1.3.4 Aspectos relacionados ao paciente

Para diminuir a possibilidade de alteração das medições da pressão arterial, antes da respectiva medição, o paciente deve tomar as seguintes precauções:

1. esvaziar a bexiga;
2. fazer cerca de 10 minutos de repouso;
3. não ter realizado atividade física há menos de 60 a 90 minutos antes do exame;
4. não fumar, ingerir bebida alcoólica ou cafeína há menos de 30 s 60 minutos antes da medição;
5. não falar durante a medição.

A posição recomendada para a medição da pressão arterial é sentada, com o tronco apoiado no encosto da cadeira, relaxado, e com as pernas relaxadas e apoiadas no chão, sem cruzar. O braço em que será feita a medição deverá estar apoiado e relaxado, ao nível do coração para evitar efeitos hidrostáticos que alterem a medição da pressão arterial. O braço deverá estar livre de roupas, com a palma da mão voltada para cima e com o cotovelo levemente fletido. Medições nas posições supina e ereta são de importância clínica e devem ser realizadas sempre.

1.4 MONITORIZAÇÃO AMBULATORIAL DA PRESSÃO ARTERIAL (MAPA)

1.4.1 Critério de normalidade

Apesar de o diagnóstico de hipertensão arterial estar fundamentado nas medições convencionais e de consultório, consideradas o padrão-ouro para o diagnóstico e o seguimento clínico da hipertensão arterial, nas últimas décadas o valor dessas medições muito tem sido questionado. Como vimos anteriormente, vários são os fatores que podem interferir na exatidão das medições de pressão arterial, havendo diferenças de valores, às vezes muito grandes, quando essas são realizadas no consultório pelo médico ou pela enfermeira, pelo próprio paciente ou por um método que não inclua um observador durante a sua realização.[23,24] Isso pode resultar em erro na interpretação do comportamento da pressão arterial, podendo levar a diagnóstico incorreto e, consequentemente, a condutas inapropriadas. Para tentar melhorar a avaliação do comportamento da pressão arterial, vem se consolidado o uso da monitorização ambulatorial da pressão arterial e da automedição da pressão arterial. A MAPA é um método que permite o registro indireto e intermitente da pressão arterial durante 24 horas, durante a realização das atividades habituais do paciente, durante a vigília e o sono, fora do ambiente de consultório ou de hospital. As principais vantagens e desvantagens da MAPA, de acordo com a V Diretrizes Brasileiras de MAPA,[25] estão resumidas no Quadro 41.3.

Estudos longitudinais baseados em eventos fornecem evidências inequívocas da associação independente entre a pressão arterial ambulatorial e o risco de doença cardiovascular na população geral e em hipertensos que estejam ou não sob tratamento.[26-29] Verifica-se, ainda, que as PAS da vigília e do sono apresentam importância prognóstica para a mortalidade cardiovascular, doença coronária e AVE, independentemente da pressão arterial do consultório.[30] A pressão arterial do sono e a razão sono/vigília da pressão arterial demonstram prognóstico significativo para todos os desfechos. Por outro lado, a pressão arterial da vigília não adicionou precisão prognóstica à pressão do sono, conferindo grande importância ao uso dos aparelhos de MAPA, uma vez que é o único método de uso ambulatorial que realiza medição de pressão arterial durante o sono.

Entretanto, de modo semelhante à medição de consultório da pressão arterial, os critérios de normalidade dos valores de pressão na MAPA são arbitrários. Os principais dados utilizados pelas diferentes sociedades no estabelecimento de valores de normalidade para as médias de pressão arterial e outras variáveis obtidas pela MAPA vêm de estudos prospectivos longitudinais, considerando-se valores normais aqueles que não se associam com risco aumentado de ocorrência de eventos cardiovasculares. Baseado nesses estudos, a American Heart Association[20] sugeriu como valores de normalidade aqueles abaixo de 135 × 85 mmHg, 120 × 70 mmHg e 130 × 80 mmHg para vigília, sono e 24 horas, respectivamente. Esses mesmos limites de normalidade foram considerados nas Diretrizes de 2013 da European Society of Hypertension e da European Society of Cardiology.[16] Os valores de normalidade, definidos nas V Diretrizes Brasileiras de MAPA,[25] estão apresentados na Tabela 41.3.

1.4.2 Principais indicações para o uso da MAPA

O uso da MAPA, com o registro da pressão arterial ao longo de 24 horas, possibilita a melhor caracterização do seu comportamento, além de outras variáveis que podem ser analisadas. A avaliação do impacto dessas variáveis sobre a estratificação do risco cardiovascular pode sugerir a sua indicação para algumas situações específicas. De acordo com as Diretrizes mais recentes, as principais indicações para o uso da MAPA estão apresentadas no Quadro 41.4.

1.4.3 Varáveis analisadas na MAPA

1.4.3.1 Médias de pressão arterial sistólica e diastólica

Em estudo de base populacional, com a avaliação de 2.051 indivíduos, e que foram acompanhados por cerca de 10 anos, verificou-se correlação direta entre os valores de pressão arterial obtidos no consultório, MAPA e medição residencial da pressão arterial, com o risco de mortalidade cardiovascular e por todas as causas. A correlação do desfecho de mortalidade dos valores obtidos com a medição de pressão arterial foi maior para as médias de pressões obtidas na MAPA, seguida pela medição residencial e menor com os valores obtidos no consultório. A correlação foi maior para a PAS do que para a PAD, assim como para a pressão durante o sono do que para a pressão da vigília.[26]

Em outro estudo de base populacional realizado no meio rural, incluindo 1.542 indivíduos com mais de 40 anos, constatou-se que valores superiores a 134 × 79 mmHg em 24 horas foram associados à maior mortalidade cardiovascular.[27]

QUADRO 41.3 Principais vantagens e limitações para o uso da MAPA, de acordo com as V Diretrizes Brasileiras de MAPA[25]

PRINCIPAIS VANTAGENS PARA O USO DA MAPA
Obtenção de múltiplas medições em 24 horas
Avaliação da pressão arterial durante as atividades cotidianas
Avaliação da pressão arterial durante o sono
Avaliação do padrão circadiano da pressão arterial
Avaliação das médias, cargas e variabilidade da pressão arterial
Identificação da reação de "alarme"
Atenuação do efeito placebo
Avaliação do efeito anti-hipertensivo nas 24 horas
Possibilidade de estratificação de risco
PRINCIPAIS LIMITAÇÕES PARA O USO DA MAPA
Braços que não permitem ajuste adequado do manguito
Valores muito elevados de pressão sistólica
Situações clínicas associadas a distúrbio de movimento (parkinsonismo etc.)
Pulsos muito irregulares (fibrilação e "*flutter*" atrial)
Hiato auscultatório quando empregado método auscultatório

TABELA 41.3 Classificação do comportamento da pressão arterial na monitorização ambulatorial da pressão arterial, para indivíduos maiores de 18 anos, de acordo com as V Diretrizes Brasileiras de Hipertensão[25]

COMPORTAMENTO DA PRESSÃO ARTERIAL AMBULATORIAL		24 HORAS	VIGÍLIA	SONO
Ótimo		< 115/75	< 120/80	< 100/65
Normal		< 125/75	< 130/85	< 110/70
Anormal	Limítrofe	126-129/76-79	131-139	111-119
	Hipertensão ambulatorial	≥ 130/80	≥ 140/85	≥ 120/70

QUADRO 41.4 Indicações para o uso da MAPA, de acordo com: V Diretrizes Brasileiras de MAPA,[25] American Heart Association,[20] European Society of Hypertension/European Society of Cardiology,[16] Canadian Hypertension Education Program Recommendations for the Management of Hypertension[31] e a Japanese Society of Hypertension Guidelines for the Management of Hypertension[32]

V DIRETRIZES BRASILEIRAS PARA O USO DA MAPA

Suspeita de hipertensão do avental branco

Avaliação da eficácia terapêutica anti-hipertensiva: quando a pressão arterial casual permanecer elevada, apesar da otimização do tratamento anti-hipertensivo para diagnóstico de hipertensão resistente ou efeito do avental branco

Quando a pressão arterial casual estiver controlada e houver indícios da persistência ou progressão de lesão de órgão-alvo

Avaliação de normotensos com lesão de órgão-alvo

Avaliação de sintomas, principalmente hipotensão

AMERICAN HEART ASSOCIATION

Hipertensão do avental branco

Identificação de indivíduos com descenso da pressão durante o sono ausente ou atenuado (p. ex.: diabéticos)

Pacientes com hipertensão refratária, com poucas lesões de órgãos-alvo

Suspeita de neuropatia autonômica

Pacientes com grande discrepância entre medições de pressão arterial casuais e residenciais

EUROPEAN SOCIETY OF HYPERTENSION (ESH)/EUROPEAN SOCIETY OF CARDIOLOGY (ESC)

Consideráveis variações da pressão arterial na mesma ou em visitas médicas repetidas

Pressão alta no consultório em pacientes de muito baixo risco cardiovascular total

Valores diferentes entre as medições obtidas no consultório e as medições em casa

Suspeita de hipotensão, principalmente em idosos e diabéticos

Pressão alta em grávidas com suspeita de pré-eclâmpsia

2013 CANADIAN HYPERTENSION EDUCATION PROGRAM RECOMMENDATIONS FOR THE MANAGEMENT OF HYPERTENSION

A MAPA pode ser usada para o diagnóstico de hipertensão na suspeita de elevação da pressão arterial induzida no consultório em pacientes sob tratamento:
- Pressão arterial que não atinge a meta, apesar de tratamento anti-hipertensivo crônico, apropriado
- Sintomas sugestivos de hipotensão
- Medições de pressão arterial oscilantes no consultório

Devem ser usados somente equipamentos validados independentemente, usando protocolos estabelecidos.

O ajuste do tratamento deve ser considerado em pacientes com pressão sistólica 24 horas ≥ 130 mmHg e/ou pressão diastólica 24 horas ≥ 80 mmHg e/ou pressão sistólica de vigília ≥ 135 mmHg e/ou pressão diastólica de vigília ≥ 85 mmHg.

A magnitude das variações da pressão arterial noturna deve ser levada em consideração para prescrever ou introduzir tratamento baseado na pressão arterial ambulatorial porque a diminuição da pressão noturna menor que 10% está associada a aumento do risco de eventos cardiovasculares.

THE JAPANESE SOCIETY OF HYPERTENSION GUIDELINES FOR THE MANAGEMENT OF HYPERTENSION (JSH 2009)

A MAPA deve ser considerada para o diagnóstico de:
- Hipertensão do avental branco
- Hipertensão mascarada
- Hipertensão mal-controlada
- Hipertensão resistente

Em hipertensos tratados, deve-se dar atenção a:
- Perfil das variações da pressão arterial na vigília – descenso ausente, atenuado, presente e acentuado
- Pressão arterial durante o sono
- Elevação da pressão arterial abrupta pela manhã
- Pressão arterial no local de trabalho

1.4.3.2 Descenso da pressão arterial durante o sono

A MAPA constitui-se na única técnica não invasiva, de aplicação clínica, que permite a monitorização da pressão arterial durante o sono. Em indivíduos normais, a pressão arterial se reduz durante o sono, processo que depende da modulação fisiológica do débito cardíaco e da resistência periférica. Assim, com a MAPA pode-se calcular as médias de pressão arterial para os períodos de vigília e de sono, permitindo o cálculo do descenso da pressão arterial durante o sono pela fórmula:

Média da pressão de vigília − média da pressão do sono × 100 ÷ média da pressão de vigília

De acordo com o resultado obtido, a diminuição da pressão arterial durante o sono para os indivíduos pode ser classificada como: descenso presente, atenuado, ausente ou acentuado, quando a redução da pressão entre os períodos de vigília e sono for ≥ 10%, < 10%, ≤ 0% e ≥ 20%, respectivamente. Em estudo prospectivo observacional e longitudinal de base populacional,[27] foi estudada a relação entre o descenso da pressão durante o sono e a mortalidade em 1.542 indivíduos acima de 40 anos, durante o período médio de 5 anos de acompanhamento. Ocorreram maiores índices de mortalidade em indivíduos com descenso ausente e atenuado. Em acompanhamento por 10 anos, nessa mesma coorte, verificou-se que os indivíduos com descenso acentuado apresentaram maior risco de hemorragia cerebral, comparando-se com aqueles com descenso ausente, atenuado ou presente.[33] Por outro lado, os indivíduos com descenso ausente ou atenuado apresentaram maior risco para infarto cerebral.[33] Assim, a análise do comportamento da pressão arterial durante o sono e o das médias das pressões nesse período fornece informação prognóstica clinicamente importante.

1.4.3.3 Elevação da pressão arterial matutina (early morning rise)

Em hipertensos japoneses idosos, demonstrou-se, prospectivamente, que a elevação abrupta da PAS pela manhã (*morning surge*), acima de 55 mmHg, estaria associada a maior risco de AVE, tanto isquêmico quanto hemorrágico, independentemente de pressão arterial ambulatorial, descenso da pressão durante o sono e presença de infartos cerebrais silenciosos.[34] O valor da elevação matutina da PAS nesse estudo foi calculado pela diferença entre a PAS matinal (definida como a média das pressões nas primeiras 2 horas após o indivíduo acordar) e a menor PAS durante o sono (definida pela média da menor pressão obtida durante o sono e das pressões imediatamente anterior e posterior a ela). Contudo, Verdecchia e colaboradores, analisando os dados relativos ao estudo PIUMA, mostraram que há correlação direta entre a diminuição da pressão arterial durante o sono e a elevação matutina da pressão artéria. Além disso, mostraram que os pacientes com menores elevação matutina da pressão arterial (e que também tinham menores quedas da pressão durante o sono) apresentaram maior incidência de eventos cardiovasculares e que uma excessiva elevação da pressão arterial ao acordar não aumentava o risco de eventos cardiovasculares.[35] Assim, os estudos prospectivos para avaliação do prognóstico da elevação matutina da pressão arterial são controversos e seus diferentes resultados, provavelmente, decorrem, em parte, do pequeno número de eventos, diferentes condições de medição, desfechos e populações estudadas. Há necessidade, ainda, de mais estudos prospectivos, com base populacional, maiores e com maior duração de seguimento para melhor entendimento do real significado prognóstico da elevação matutina da pressão arterial.

1.4.3.4 Variabilidade da pressão arterial

Pode ser estimada pelo cálculo dos desvios-padrão dos valores da PAS, PAD ou média de determinado período de registro. O desvio-padrão das medições obtidas na MAPA não é um bom estimador daquele obtido por sistemas de monitoramento da pressão arterial batimento-a-batimento (intra-arteriais ou não invasivos), pois a amostragem máxima permitida pelos aparelhos é de 10 medições/hora. Assim, o valor prognóstico da avaliação da variabilidade da pressão arterial pela MAPA ainda necessita ser determinado por meio de estudos longitudinais prospectivos.

1.5 MEDIÇÃO DOMICILIAR DA PRESSÃO ARTERIAL

Existem diferenças entre os valores de pressão arterial obtidos no consultório médico e aqueles observados em casa. A medição domiciliar da pressão arterial vem sendo utilizada com mais frequência desde 1980, com o desenvolvimento de aparelhos automáticos que independem da habilidade do indivíduo de medir a própria pressão arterial. As evidências acumuladas ao longo dos últimos anos demonstram haver uma série de vantagens da monitorização residencial da pressão arterial (MRPA) em relação à medição de consultório (Quadro 41.5).

Os aparelhos de medições da pressão arterial para uso domiciliar devem idealmente atender a alguns pré-requisitos. Os aparelhos devem ser inteiramente automáticos e utilizar o método oscilométrico de medição da pressão arterial no braço. Devem permitir o uso de diferentes tamanhos de braçadeiras e ser validados de acordo com diferentes protocolos internacionais, principalmente os da *British Hypertension Society*, da *Association for the Advancement of Medical Instrumentation*, ou da *European Society of Hypertension*). Se for possível para o paciente, os aparelhos que permitam a impressão e ou armazenamento em memória dos valores medidos de pressão arterial são preferíveis, pois diminuem os erros de transcrição das medições feitos pelos pacientes. Ainda que existam aparelhos validados para a medição da pressão arterial no punho, as diretrizes internacionais para a medição domiciliar da pressão arterial apontam limitações para o seu uso, principalmente quanto ao correto posicionamento do punho em relação ao coração no momento das medições.[36]

Existem diferentes protocolos propostos para a realização das medições domiciliares de pressão arterial. Pode-se utilizar

Diagnóstico da Hipertensão Arterial e Lesão de Órgãos-Alvo

QUADRO 41.5 Vantagens e limitações da medição domiciliar da pressão arterial

VANTAGENS	Ausência de reação de alarme no momento de medição da pressão arterial
	Várias medições em um único dia e também ao longo do tempo
	Boa reprodutibilidade
	Mantém capacidade prognóstica
	Avaliação do efeito do tratamento em diferentes períodos do dia
	Melhora da adesão ao tratamento e das taxas de controle da hipertensão
	Custo relativamente baixo
LIMITAÇÕES	Necessidade de treinamento dos pacientes
	Valores para definição de normalidade ainda discutíveis
	Ausência de medições durante o sono
	Medições realizadas em outras pessoas ou membros da família e não relatados pelo paciente (em aparelhos dotados de memória)
	Mudanças no tratamento realizadas pelo próprio paciente, sem autorização médica

qualquer um dos protocolos mostrados na Tabela 41.4, mas deve-se atentar para a realização de medições em, no mínimo, 5 dias da semana e excluindo aquelas obtidas no primeiro dia. Deve-se orientar a realização de pelo menos 16 medições válidas nos períodos de observação, obtendo-se medições, no mínimo, antes do desjejum e do jantar.[25,36,37]

A medição domiciliar da pressão arterial é preconizada para o paciente hipertenso no sentido de avaliar o comportamento da pressão arterial fora do ambiente de consultório médico. Pacientes hipertensos verdadeiros, isto é, com pressão arterial persistentemente elevada, tanto no consultório quanto fora dele, apresentam um risco elevado de eventos cardiovasculares no futuro. Enquanto os normotensos, em ambas as situações (consultório e em casa), têm um risco bem menor. Dentro desse espectro, os pacientes com hipertensão do avental branco (pressão elevada no consultório e normal fora dele) e com hipertensão mascarada (pressão normal no consultório e elevada fora dele) apresentam um risco intermediário, estando a hipertensão do avental branco mais próxima dos indivíduos normotensos e a hipertensão mascarada mais próxima dos pacientes hipertensos.[38] A presença de elevação da pressão arterial em qualquer situação (consultório, domiciliar e na MAPA) já confere aumento do risco cardiovascular e, quando a elevação ocorre em duas ou em todas as medições, há aumento ainda maior do risco cardiovascular.[39] Dessa forma, a VI Diretriz Brasileira de Hipertensão Arterial recomenda que, sempre que possível, a medição domiciliar da pressão arterial seja utilizada como um instrumento adjuvante no diagnóstico da hipertensão arterial.[15] Embora ainda necessite de maiores evidências, tem-se considerado anormal uma média semanal das medições obtidas em domicílio maior que 135 mmHg para a PAS e 85 mmHg para a PAD.[36]

A medição domiciliar da pressão arterial tem sido utilizado ainda como uma estratégia para melhorar a adesão à terapia anti-hipertensiva, aumentando os índices de controle da pressão arterial. O fato de envolver o paciente no seu próprio cuidado, como medir a pressão arterial em casa, aumenta consideravelmente as chances de sucesso do tratamento crônico. Uma metanálise de 16 ensaios clínicos, comparando pacientes que fizeram uso da medição domiciliar da pressão arterial com aqueles que apenas a mediam no consultório, mostrou que os pacientes que realizaram a medição domiciliar da pressão tiveram um melhor controle da hipertensão arterial.[40]

Dessa forma, para o diagnóstico de hipertensão arterial, o clínico deve utilizar, sempre que possível, diferentes métodos de

TABELA 41.4 Comparação entre diferentes protocolos para medições domiciliares da pressão arterial conforme a diretriz brasileira, a norte-americana e a europeia[25,37,38]

DIRETRIZ	NÚMERO DE MEDIÇÕES POR PERÍODO	PERÍODOS DO DIA	DIAS DE MONITORIZAÇÃO	NÚMERO MÍNIMO DE MEDIÇÕES	CÁLCULO DA MÉDIA SEMANAL
Brasileira	2	2 (manhã e noite)	5 a 7	16	Excluir primeiro dia
Norte-americana	2 a 3	2 (antes do desjejum e do jantar)	7	24	Excluir primeiro dia
Europeia	2	2 (antes do desjejum e do jantar)	7	12	Excluir primeiro dia

medição da pressão arterial (consultório, domiciliar e MAPA) para melhor caracterizar o comportamento da pressão arterial de cada paciente. Os possíveis diagnósticos para cada paciente passam a ser: normotensão verdadeira, hipertensão isolada de consultório, hipertensão mascarada e hipertensão arterial verdadeira conforme critérios especificados na Tabela 41.5.

2 LESÕES DE ÓRGÃOS-ALVO DA PRESSÃO ARTERIAL

O comprometimento de órgãos-alvo na hipertensão arterial pode ser detectado precocemente, reflete o risco cardiovascular do paciente com hipertensão arterial e pode ser prevenido e tratado com medições não farmacológicas e pelo uso de anti-hipertensivos. A detecção precoce das lesões de órgãos-alvo é fundamental para que a intervenção não farmacológica e farmacológica resulte na reversão ou melhora das lesões. Quanto mais precocemente essas lesões são detectadas maior é a chance de reverterem com a intervenção.[41] O diagnóstico e tratamento das lesões de órgãos-alvo podem resultar em grande benefício em termos de redução da morbidade e mortalidade da hipertensão arterial e para tal é necessário o conhecimento da patogênese das lesões.

2.1 PATOGÊNESE

Está relacionada diretamente com a sobrecarga de pressão. Estudos mais recentes demonstraram uma melhor correlação das medições de pressão arterial nas 24 horas com danos em órgãos-alvo.[42,43] Todavia, o diagnóstico da hipertensão de forma correta, no consultório, é o parâmetro usado no dia a dia para a população geral para caracterizar a real pressão arterial do paciente. Além do efeito mecânico resultante do aumento da pressão arterial, a ativação de sistemas como o simpático e renina-angiotensina, que tem importante participação na fisiopatogênese da hipertensão, contribui para a patogênese das alterações provocadas nos órgãos-alvo. O sobrepeso e o excesso de sal na dieta também são fatores diretamente relacionados com danos em órgãos-alvo, independente dos valores de pressão arterial. De modo que os fatores determinantes dos danos em órgãos-alvo no paciente com hipertensão arterial podem ser considerados hemodinâmicos e não hemodinâmicos. As alterações ocorridas em órgãos-alvo da hipertensão resultam em vasculopatias, alterações cerebrovasculares, doenças cardíacas e nefropatias (Quadro 41.6).

A patogênese das lesões de órgãos-alvo na hipertensão arterial está relacionada a processos multifatoriais que afetam elementos relacionados com a biologia vascular. Entre eles, pode-se destacar a ativação endotelial, ativação plaquetária, o aumento da trombogênese, modificações no sistema renina-angiotensina

QUADRO 41.6 Dano em órgãos-alvo resultante da hipertensão arterial

VASCULOPATIAS	Disfunção endotelial
	Remodelamento
	Aterosclerose generalizada
	Estenose aterosclerótica
	Aneurisma de aorta
DANO CEREBROVASCULAR	Encefalopatia hipertensiva
	Acidente vascular
	Hemorragia intracerebral
	Infarto lacunar
	Demência vascular
	Retinopatia
DOENÇA CARDÍACA	Hipertrofia do ventrículo esquerdo
	Fibrilação atrial
	Microangiopatia coronária
	Infarto do miocárdio
	Insuficiência cardíaca
NEFROPATIA	Albuminúria
	Proteinúria
	Insuficiência renal crônica
	Falência renal

TABELA 41.5 Valores de pressão arterial no consultório (em mmHg), no período de vigília da MAPA e para a medição domiciliar da pressão arterial (automedição da pressão arterial) que caracterizam normotensão, hipertensão arterial, hipertensão isolada do consultório (hipertensão do avental branco) e hipertensão mascarada[25]

DIAGNÓSTICO	CONSULTÓRIO	VIGÍLIA DA MAPA	MEDIÇÃO DOMICILIAR DA PRESSÃO ARTERIAL
Normotensão (ou hipertensão controlada)	< 140/90	≤ 130/85	≤ 130/85
Hipertensão	≥ 140/90	> 130/85	> 130/85
Hipertensão isolada de consultório (hipertensão do avental branco)	≥ 140/90	≤ 130/85	≤ 130/85
Hipertensão mascarada	< 140/90	> 130/85	> 130/85

aldosterona e mudanças no *turnover* de colágeno.[44] A ativação do sistema renina-angiotensina e do sistema nervoso simpático tem papel importante no componente pressórico da hipertensão e nas alterações estruturais e funcionais no sistema cardiovascular que resultam no dano dos órgãos-alvo. O sistema renina-angiotensina é regulado, em parte, pelo sistema nervoso central (SNC). A modulação intracelular do sistema renina-angiotensina está diretamente relacionada com o estresse oxidativo, produção de citocinas que têm papel importante na atividade inflamatória, com a hiperplasia, hipertrofia e fibrose celular. O fato é que o sistema renina-angiotensina tem relação muito direta com a modulação da biologia celular,[45] de modo que a ativação desse sistema é um dos principais mecanismos envolvidos na patogênese das lesões dos órgãos-alvo da hipertensão.

Em estudos mais recentes, vem sendo demonstrada a importância da modulação do sistema imunológico inato e adquirido na patogênese das lesões de órgãos-alvo da hipertensão.[46,47] Os linfócitos T regulatórios atenuam os efeitos deletérios da aldosterona nos vasos em camundongos. Nesse estudo, os autores sugerem que a intervenção na imunomodulação pode ser uma forma de proteger os órgãos-alvo dos efeitos deletérios resultante da ativação do sistema renina-angiotensina nos vasos. A supressão da ação do sistema renina-angiotensina deve-se, em parte, à atividade anti-inflamatória do sistema imunológico. Outras ações moduladas pelo sistema renina-angiotensina como o aumento da pressão arterial, o estresse oxidativo e a disfunção endotelial são moduladas pelo sistema imunológico.

A presença de lesão de órgãos-alvo em pacientes hipertensos tem relação direta com um estado protrombótico, que está relacionado com o prognóstico do hipertenso. O nível de fibrinogênio elevado em hipertensos tem relação direta com o risco cardiovascular. O dímero D, fator relacionado com a trombogênese, tem valor preditivo independente para a mortalidade e eventos cardiovascular em pacientes com doença aterosclerótica.[41] Os níveis do fragmento de protrombina 1+2, o dímero D e o fator von Willebrand têm relação com o prognóstico dos pacientes hipertensos.[48,49] Diferentes índices protrombóticos estão relacionados com o grau e a duração da hipertensão arterial.

2.2 VASCULOPATIAS

O dano vascular resultante da hipertensão arterial é caracterizado pela disfunção endotelial e remodelamento de pequenas e grandes artérias. O termo disfunção endotelial engloba várias condições patológicas, incluindo alteração na coagulação e propriedades anti-inflamatórias no endotélio, comprometimento da modulação do crescimento vascular e da modulação do remodelamento, produção reduzida de óxido nítrico. Além da produção de forma inapropriada de diferentes substâncias vasoativas tais como endotelina-1, tromboxane A_2 e angiotensina II.[50] Esse é o início das alterações em grandes e pequenas artérias que resultarão em redução delas e na formação de placas de ateroma. Uma alteração precoce nos vasos é caracterizada nas carótidas como aumento da espessura íntima-média.[51] A progressão das lesões vasculares culminará na formação das placas de ateroma que se manifestarão clinicamente como angina, infarto, acidente vascular cerebral, ateromatose na aorta e insuficiência vascular periférica. A avaliação das alterações vasculares decorrentes da hipertensão arterial pode ser feita de forma não invasiva pela medida da espessura intima-média da carótida, pela medida da velocidade da onda de pulso e pela avaliação do índice tornozelo-braquial. O aumento da velocidade da onda de pulso está associado com risco cardiovascular aumentado, independentemente dos níveis de pressão arterial, outros fatores de risco para doença cardiovascular e alterações no eletrocardiograma.[51]

A PAS e pressão de pulso central podem ser estimadas pela onda de pulso central avaliada na carótida ou por meio da transferência da função na artéria radial. Nos últimos anos, a pressão de pulso central tem sido valorizada pelo fato de ter valor preditivo adicional e ser uma medição do dano da parede vascular.

2.3 DANO CEREBROVASCULAR

A hipertensão arterial é o fator de risco mais importante para o AVE. As alterações cerebrovasculares mais frequentes são: infartos lacunares, micro-hemorragias e lesões cerebrais focais e difusas.[52] A demência vascular é uma manifestação comum no paciente hipertenso. Déficit cognitivo discreto a grave pode ser detectado em pacientes hipertensos e reflete o dano vascular cerebral resultante da hipertensão. A fundoscopia é uma forma de avaliar o comprometimento vascular cerebral. Por meio da fundoscopia, é possível detectar lesões iniciais como estreitamento arteriolar, alteração do brilho das pequenas artérias do fundo de olho e lesões mais graves resultando em hemorragia.

2.4 DOENÇAS CARDÍACAS

A doença cardíaca hipertensiva é caracterizada por uma série de modificações funcionais e estruturais resultantes do aumento sustentado da pressão arterial.[53] A hipertrofia do ventrículo esquerdo (HVE) é o marco principal da cardiopatia hipertensiva. As alterações estruturais e funcionais que ocorrem na HVE são caracterizadas pelo aumento do cardiomiócito, por alterações na matriz extracelular com formação de pontos de fibrose e alterações na musculatura das artérias coronárias intramiocárdicas que incluem hipertrofia da camada média e fibrose perivascular. Os mecanismos envolvidos na HVE não dependem somente do estresse mecânico resultante do aumento da pressão arterial, mas também de neuro-hormônios, fatores de crescimento e citocinas.[54] Outra alteração cardíaca precoce na cardiopatia hipertensiva é a alteração na função endotelial das artérias coronárias, como ocorre nas artérias de outros territórios, que resulta na redução da vasodilatação máxima. A cardiopatia hipertensiva habitualmente evolui de forma assintomática, mas, em estado mais avançado, ela se manifesta como angina de peito, dispneia e arritmias. A angina pode ser atribuída à redução da vasodilatação máxima ou à presença de placas de ateroma nas coronárias. O comprometimento das coronárias resultante da hipertensão arterial agravará mais ainda a cardiopatia hipertensiva. A dispneia na cardiopatia hipertensiva pode ocorrer na vigência de disfunção diastólica, alteração do relaxamento ventricular, ou por disfunção sistólica, em decorrência do déficit de contratilidade. A HVE aumenta o risco de infarto do miocárdio, insuficiência cardíaca, de morte súbita e piora o prognóstico do paciente hipertenso. As arritmias cardíacas mais frequentes são a fibrilação atrial decorrente do aumento da pressão no átrio esquerdo pela redução no relaxamento do ventrículo esquerdo e arritmia ventricular.

2.5 NEFROPATIAS

O dano renal inicial resultante da hipertensão arterial é caracterizado pela presença de microalbuminúria e redução da taxa de filtração glomerular. Esses parâmetros são de fácil caracterização atualmente. A presença de microalbuminúria e a redução da taxa de filtração glomerular como consequência da hipertensão arterial implicam em maior risco cardiovascular global.[55] As lesões iniciais, microalbuminúria e redução da taxa de filtração glomerular estimada (TFGe), evoluem de forma assintomática e, se o paciente não recebe terapêutica específica, pode evoluir para insuficiência renal em 15 a 20 anos.

A microalbuminúria é o resultado de alterações estruturais e funcionais no glomérulo (endotélio, membrana basal glomerular, podócitos) que são associadas com o aumento da permeabilidade, permitindo a excreção de albumina pela urina. Essa alteração da permeabilidade vascular não é um marco dos vasos renais, mas pode ser encontrada em todo o leito vascular do paciente. Esse aspecto explica por que a microalbuminúria não é apenas um preditor de desenvolvimento da insuficiência renal crônica, mas também de complicações cardiovasculares.[56] Uma taxa de filtração glomerular < 60 mL/min/1,73 m² é um importante preditor de insuficiência renal terminal e complicações cardiovasculares. Consequentemente, é melhor medir a microalbuminúria e a estimar a taxa de filtração glomerular para fazer o prognóstico do paciente. A taxa de mortalidade cardiovascular em paciente hipertensos diabéticos aumenta quase três vezes se a TFGe for < 60 mL/min/1,73 m² e mais que quatro no ano quando o paciente tem albuminúria > 30 mg/g.[56] A albuminúria deve ser medida na primeira urina da manhã, mas, se não for possível, pode-se usar a urina no decorrer do dia. Ela é mais bem expressa de acordo com o *clearance* de creatinina na urina. São vários os fatores que podem contribuir para valores falso-positivos de microalbuminúria. Entre eles, podem-se destacar a realização de exercícios físicos antes da coleta, presença de infecção urinária e outros tipos de infecção. O tratamento anti-hipertensivo efetivo pode prevenir a insuficiência renal crônica, a proteinúria e melhorar o prognóstico renal e cardiovascular.

2.6 DIAGNÓSTICO DAS LESÕES EM ÓRGÃOS-ALVO

O diagnóstico precoce das lesões em órgãos-alvo é de fundamental importância pelo fato de ter implicação no prognóstico do paciente. O diagnóstico deve ser baseado na clínica. Para tal, o médico deve ficar atento para perceber quando o paciente apresenta algum sintoma relacionado com um ou mais órgãos envolvidos. A título de exemplo, sintomas de claudicação na vigência de vasculopatia periférica, demência na vigência de micro e macrovasculopatia no SNC, dispneia nos pacientes com alteração do relaxamento ou disfunção sistólica do ventrículo esquerdo, palpitações nos pacientes com arritmia cardíaca, dor precordial naqueles com doença vascular coronária, urina espumosa nos pacientes com presença de proteína na urina. Em pacientes mais graves pode-se observar alteração na acuidade visual, sequela de AVE, sintomas e sinais compatíveis com insuficiência cardíaca na fase inicial, sintomas e sinais compatíveis com insuficiência cardíaca avançada. O índice tornozelo-braquial é uma forma de detecção precoce de alterações vasculares em pacientes portadores de hipertensão arterial. Existem exames complementares que podem auxiliar o médico no diagnóstico precoce das lesões em órgãos-alvo mesmo em pacientes assintomáticos (Tabela 41.6).

O diagnóstico precoce de vasculopatia no paciente portador de hipertensão arterial pode ser por meio da medida da espessura intima-média (Figura 41.1), da VOP (Figura 41.2), medição indireta da PAS e de pulso central.[41] A cardiopatia hipertensiva pode ser detectada por eletrocardiografia e ecocardiografia. O comprometimento cerebrovascular pode ser avaliado na fase inicial por meio do fundo de olho. A taxa de filtração glomerular pode ser estimada de forma fácil a partir da respectiva fórmula e a excreção de proteína (albumina) pela urina pode ser detectada precocemente por meio da análise de amostra de urina. Esses são testes de fácil execução na prática clínica.

2.7 TRATAMENTO DIFERENCIAL PARA OS DANOS EM ÓRGÃOS-ALVO

A meta para a pressão arterial no paciente hipertenso com idade entre 18 e < 60 anos é < 140/90 mmHg e para os pacientes com idade maior ou igual a 60 anos é < 150/90 mmHg.[57] A redução da pressão arterial é o principal fator para proteger os órgãos-alvo. Porém, há evidências para o tratamento com drogas específicas no sentido de maior proteção para um determinado órgão-alvo ou condição clínica. No caso da vasculopatia todos os grupos são efetivos em termos de proteção vascular, porém os betabloqueadores são menos eficazes na redução da resistência vascular.[41] No estudo CAFE,[58] para um mesmo valor da pressão arterial periférica, o bloqueio betacardiosseletivo foi menos efetivo na redução da pressão de pulso central. Os inibidores do sistema renina-angiotensina e antagonistas dos canais de cálcio oferecem proteção cardíaca que vai além da simples redução da pressão arterial.[59] Na presença de proteinúria e doença renal

TABELA 41.6 Diagnóstico precoce das lesões de órgãos-alvo na hipertensão
Hipertrofia ventricular esquerda (HVE) no ECG: Sokolow-Lyon ≥ 38 mm, Cornell QRS > 244 mV × mseg
Hipertrofia do ventrículo esquerdo no ecocardiograma: > 134 g/m² para homens e > 110 g/m² para mulheres
Avaliação da espessura íntima-média da parede arterial pela ultrassonografia: > 0,9 mm ou placa aterosclerótica
Velocidade de onda de pulso (VOP): > 10 a 12 m/seg, dependendo do aparelho usado
Índice tornozelo-braquial < 0,9
Creatinina sérica elevada • Homens 1,3-1,5 mg/dL • Mulheres 1,2 -1,4 mg/dL
Excreção de albumina na urina elevada (microalbuminúria 30-300 mg/24 horas, relação albumina-creatinina ≥ 22 para homens, ≥ 31 mg/g para mulheres); sendo o normal 10 mg/g de creatinina
Taxa de filtração glomerular calculada (< 60 mL/min/1,73 m²) ou *clearance* de creatinina < 60 mL/min

crônica não dialítica, o bloqueio do sistema renina-angiotensina com inibidores da enzima de conversão e bloqueadores do receptor de angiotensina AT1 está indicado. Em termos de prevenção da fibrilação atrial, os inibidores da enzima de conversão e bloqueadores do receptor AT1 são superiores. No controle da frequência cardíaca nas taquiarritmias, os betabloqueadores estão indicados.[60] Nos pacientes que tiveram infarto do miocárdio previamente, os betabloqueadores e o bloqueio do sistema renina-angiotensina estão indicados. Para pacientes com insuficiência renal crônica e proteinúria, está indicado o uso de bloqueadores do receptor de angiotensina (BRA) e do inibidor da enzima conversora de angiotensina (IECA) que agem como bloqueio do sistema renina-angiotensina, além do uso de diuréticos de alça. Nos portadores de insuficiência cardíaca, a literatura recomenda o uso de diuréticos, betabloqueadores, BRA, IECA e antagonista do mineralocorticoide (espironolactona). Por último, nos pacientes hipertensos com insuficiência vascular periférica, recomenda-se o uso de antagonistas do cálcio.[41]

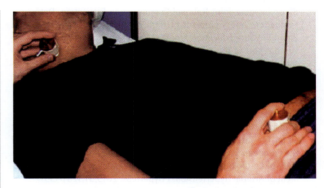

FIGURA 41.2 Medição da velocidade da onda de pulso (VOP).

REFERÊNCIAS BIBLIOGRÁFICAS

1. Lewington S, Clarke R, Qizilbash N, Peto R, Collins R. Prospective Studies Collaboration. Age-specific relevance of usual blood pressure to vascular mortality: a meta-analysis of individual data for one million adults in 61 prospective studies. Lancet. 2002;360:1903-13.
2. Evans JG, Rose G. Hypertension. Brit Med Bull. 1971;27:37-42.
3. Rose G. Sick individuals and sick populations. Int J Epidemiol. 1985;14:32-38.
4. Hutchinson JJ. Clinical implications of an extensive actuarial study of build and blood pressure. Ann Intern Med. 1961;54:90-96.
5. MacMahon S, Peto R, Cuttler J et al. Blood pressure, stroke, and coronary heart disease. Part 1, Prolonged differences in blood pressure: prospective observational studies corrected for the regression dilution bias. Lancet. 1990; 335:765-773.
6. Management Committee. The Australian therapeutic trial in mild hypertension. Lancet. 1980; 1:1261-1267.
7. US Public Health Service Hospitals Cooperative Study Group. Treatment of mild hypertension: results of a ten-year intervention trial. Circ Res. 1977;40 (Suppl 1):98-105.
8. Veterans Administration Cooperative Study Group on Antihypertensive Agents. Effects of treatment on morbidity in hypertension. Result in patients with diastolic blood pressures averaging 115 through 129 mmHg. JAMA. 1967;202:1028-1034.

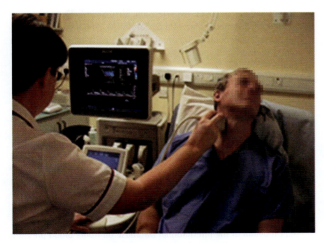

FIGURA 41.1 Medição da espessura íntima-média de carótida.

9. Veterans Administration Cooperative Study Group on Antihypertensive Agents. Effects of treatment on morbidity in hypertension. Result in patients with diastolic blood pressures averaging 90 through 114 mmHg. JAMA. 1970;213:1143-1152.
10. Report of the Joint National Committee on Detection, Evaluation, and Treatment of High Blood Pressure. A cooperative study. JAMA. 1977;237:255-261.
11. Joint National Committee on Detection, Evaluation, and Treatment of High Blood Pressure. The 1980 Report of the Joint National Committee on Detection, Evaluation, and Treatment of High Blood Pressure. Arc Int Med. 1980;140:1280-1285.
12. Staessen JA, Fagard R, Thijs L et al. The Systolic Hypertension in Europe (Syst-Eur) Trial Investigators. Randomised double-blind comparison of placebo and active treatment for older patients with isolated systolic hypertension. Lancet. 1997;350(9080):757-64.
13. SHEP Cooperative Research Group. Prevention of stroke by antihypertensive drug treatment in older persons with isolated systolic hypertension: final results of the Systolic Hypertension in the Elderly Program (SHEP). JAMA. 1991;265(24):3255-64.
14. Chobanian AV, Bakris GL, Black HR et al. National Heart, Lung, and Blood Institute Joint National Committee on Prevention, Detection, Evaluation, and Treatment of High Blood Pressure; National High Blood Pressure Education Program Coordinating Committee. The seventh report of the Joint National Committee on Prevention, Detection, Evaluation, and Treatment of High Blood Pressure: the JNC 7 report. JAMA. 2003;289(19):2560-72.
15. Sociedade Brasileira de Cardiologia; Sociedade Brasileira de Hipertensão; Sociedade Brasileira de Nefrologia. VI Diretrizes Brasileiras de Hipertensão. Arq. Bras. Cardiol. 2010;95(Suppl.1):1-51.
16. Mancia G, Fagard R, Narkiewicz K, Redon J, Zanchetti A, Bohm M et al, for The Task Force for the Management of Arterial Hypertension of the European Society of Hypertension (ESH) and of the European Society of Cardiology (ESC). 2013 ESH/ESC Guidelines for the Management of Arterial Hypertension. J Hypertens. 2013;31:1281-1357.
17. Zanchetti A, Mancia G. The centenary of blood pressure measurement: a tribute to Scipione Riva-Rocci. J Hypertens. 1996;14:2-12.
18. von Recklinghausen H. Ueber blutdruckmessun beim menschen. Arch Exp Pathol Pharmakol. 1901;46:78-132.
19. Parati G, Pomidossi G. La misurazione della pressione arteriosa: daí primi tentativi al monitoraggio dinâmico. Milano: Edizione Carlo Erba; 1988. p. 1-76.
20. Pickering TG, Hall JE, Appel LJ, Falkner BE, Graves J, Hill MN, Jones DW, Kurtz T, Sheps SG, Roccella EJ. Recommendations for blood pressure measurement in humans and experimental animals: part 1: blood pressure measurement in humans: a statement for professionals from the Subcommittee of Professional and Public Education of the American Heart Association Council on High Blood Pressure Research. Hypertension. 2005;45:142-61.
21. Arcuri EAM, Araújo TL, Veiga EV, Oliveira SMJV, Lamas JLT, Santos JLF. Korotkoff sounds: development of the sphygmomanometry research at the Nursing School of the USP. Rev Esc Enferm USP. 2007;41(1):147-53.
22. Mion D Jr, Pierin AMG, Alavarce DC, Vasconcellos JHC. The results of the campaign for evaluating sphygmomanometers accuracy and their physical conditions. Arq Bras Cardiol. 2000;74(1):35-8.
23. Pierin AMG, Mano GMP, Souza V et al. Blood pressure measurement taken by patients or nurses avoids observer's influence. Am J Hypertens. 2001;14(4 part 2):44A.
24. Mancia G, Parati G, Pomidossi G: Alerting reaction and rise in blood pressure during measurement by physician and nurse. Hypertension. 1987;9:209-15.
25. Sociedade Brasileira de Cardiologia; Sociedade Brasileira de Hipertensão; Sociedade Brasileira de Nefrologia. V Diretrizes de Monitorização Ambulatorial da Pressão Arterial (MAPA) e III Diretrizes de Monitorização Residencial da Pressão Arterial (MRPA). Arq Bras Cardiol. 2011;97(Supl 3):1-24.
26. Sega R, Facchetti R, Bombelli M, Corrao G, Grassi G, Mancia G. Prognostic value of ambulatory and home blood pressures compared with office blood pressure in the general population: follow-up results from the Pressioni Arteriose Monitorate e Loro Associazioni (PAMELA) study. Circulation. 2005;111:1777-83.
27. Ohkubo T, Imai Y, Tsuji I, Nagai K, Ito S, Satoh H, Hisamichi S. Reference values for 24-hour ambulatory blood pressure monitoring based on a prognostic criterion The Ohasama Study. Hypertension. 1998;32:255-9.
28. Clement DL, De Buyzere ML, De Bacquer DA, De Leeuw PW, Duprez DA, Fagard RH, Gheeeraert PJ, Missault LH, Braun JJ, Six RO, Van Der Niepen P, O'Brien E, for the Office versus ambulatory Pressure Study Investigators. Prognostic value of ambulatory blood pressure recordings in patients with treated hypertension. N Engl J Med. 2003;348:2407-15.
29. Kikuya M, Hansen TW, Thijs L, Björklund-Bodegård K, Kuznetsova T, Ohkubo T, Richart T, Torp-Pedersen C, Lind L, Ibsen H, Imai Y, Staessen JA. International Database on Ambulatory blood pressure monitoring in relation to Cardiovascular Outcomes Investigators. Diagnostic Thresholds for Ambulatory blood Pressure Monitoring Based on 10-Year Cardiovascular risk. Circulation. 2007;115:2145-52.
30. Fagard HR, Celis H, Thijs L, Staessen JA, Clement DL, De Buyzere M, De Barcquer DA. Daytime and nighttime blood pressure as predictor of death and cause-specific cardiovascular events in hypertension. Hypertension. 2008;51:55-61.
31. Hackam DG, Quinn RR, Ravani P, Rabi DM, Dasgupta K, Daskalopoulou SS et al.; for the Canadian Hypertension Education Program. The 2013 Canadian Hypertension Education Program Recommendations for Blood Pressure Measurement, Diagnosis, Assessment of Risk, Prevention, and Treatment of Hypertension. Can J Cardiol. 2013;29:528-42.
32. Ogihara T, Kikuchi K, Matsuoka H, Fujita T, Higaki J, Horiuchi M, Imai Y, Imaizumi T, Ito S, Iwao H, Kario K, Kawano Y, Kim-Mitsuyama S, Kimura G, Matsubara H, Matsuura H, Naruse M, Saito I, Shimada K, Shimamoto K, Suzuki H, Takishita S, Tanahashi N, Tsuchihashi T, Uchiyama M, Ueda S, Ueshima H, Umemura S, Ishimitsu T, Rakugi H. The Japanese Society of Hypertension Guidelines for the Management of Hypertension (JSH 2009). Hypertens Res. 2009;32:3-107.
33. Ohkubo T, Imai Y, Tsuji I, Nagai K, Watanabe N, Minami N, Kato J, Kikuchi N, Nishiyama A, Aihara A, Sekino M, Satoh H, Hisamichi S. Relation between nocturnal decline in blood pressure and mortality the Ohasama study. Am J Hypertens. 1997;10:1201-7.
34. Kario K. Morning surge in blood pressure and cardiovascular risk. Evidences and perspectives. Hypertension. 2010;56:765-73.
35. Verdecchia P, Angeli F, Mazzotta G, Garofoli M, Ramundo E, Gentile G, Ambrosio G, Reboldi G. Day-night dip and early-morning surge in blood pressure in hypertension. Prognostic implications. Hypertension. 2012;60:34-42.
36. Pickering TG, Miller NH, Ogedegbe G, Krakoff LR, Artinian NT, Goff D. Call to action on use and reimbursement for home blood pressure monitoring: executive summary: a joint scientific statement from the American Heart Association, American Society of Hypertension, and Preventive Cardiovascular Nurses Association. Hypertension. 2008;52:1-9.
37. Parati G, Stergiou GS, Asmar R et al. ESH Working Group on Blood Pressure Monitoring. European Society of Hypertension guidelines for blood pressure monitoring at home: a summary report of the Second International Consensus Conference on Home Blood Pressure Monitoring. J Human Hypertens. 2010;24:779-785.
38. Stergiou GS, Asayama K, Thijs L, Kollias A, Niiranen TJ, Hozawa A et al.; on behalf of the International Database on Home blood pressure in relation to Cardiovascular Outcome (IDHOCO) Investigators. Prog-

nosis of White-Coat and Masked Hypertension. International Database of Home Blood Pressure in Relation to Cardiovascular Outcome. Hypertension. Publicado em: 13 jan. 2014.
39. Bombelli M, Toso E, Peronio M, Fodri D, Volpe M, Brambilla G, Facchetti R, Sega R, Grassi G, Mancia G. The Pamela study: main findings and perspectives. Curr Hypertens Rep. 2013;15(3):238-43.
40. Stergiou GS, Bliziotis IA. Home blood pressure monitoring in the diagnosis and treatment of hypertension: a systematic review. Am J Hypertens. 2011;24(2):123-34.
41. Schmieder RE. End organ damage in hypertension. Dtsch Arztebl Int. 2010; 107(49):866-73.
42. Parati G, Pomidossi G, Albini F, Malaspina D, Mancia G. Relationship of 24-hour blood pressure mean and variability to severity of target-organ damage in hypertension. J Hypertens. 1987;5(1):93-8.
43. Mancia G, Parati G. Ambulatory Blood Pressure Monitoring and Organ Damage. Hypertension. 2000;36:894-900
44. Nadar SK, Tayebjee MH, Messerli F, Lip GY. Target organ damage in hypertension: pathophysiology and implications for drug therapy. Curr Pharm Des. 2006;12(13):1581-92.
45. El Mabrouk M, Diep QN, Benkirane K, Touyz RM, Schiffrin EL. A downstream target of angiotensin II signaling in vascular smooth muscle cells in genetic hypertension. American Journal of Physiology – Heart and Circulatory PhysiologyPublished. 2004; 286:H1954-H1962.
46. Muller Dominik N, Kvakan H, Luft FC. Immune-related effects in hypertension and target-organ damage. Current Opinion in Nephrology & Hypertension. 2011; 20(2):113-7.
47. Luft FC, Dechend R and Müller DN. Immune mechanisms in angiotensin II-induced target-organ damage. Annals of Medicine. 2012;44(S1):S49-S54.
48. Agewall S, Wikstrand J, Fgerberg B. Prothrombin fragment 112 is a risk factor for myocardial infarction in treated hypertensive men. J Hypertens. 1998;16:537-41.
49. Edmunds E, Blann AD, Beevers DG, Lip GYH. Abnormal baseline endothelial dysfunction and thrombogenesis are related to prognosis in hypertension. Am J Hypertens. 1999;12:77A.
50. Moncada S, Palmer RM, Higgs EA. Nitric oxide: physiology, pathophysiology, and pharmacology. Pharmacol Rev. 1991 Jun;43(2):109-42.
51. Mancia G, Laurent S, Agabiti-Rosei E et al. Reappraisal of European guidelines on hypertension management: a European Society of Hypertension Task Force document. J Hypertens. 2009;27:2121-58.
52. Chen X, Wen W, Anstey KJ, Sachdev PS. Prevalence, incidence, and risk factors of lacunar infarcts in a community sample. Neurology. 2009;73:266-72.
53. Schmieder RE, Messerli FH. Hypertension and the heart. J Hum Hypertens. 2000;14:597-604.
54. Drazner MH. The progression of hypertensive heart disease. Circulation. 2011;123:327-34.
55. Leoncini G, Ratto E, Viazzi F et al. Global risk stratification in primary hypertension: the role of the kidney. J Hypertens. 2008;26:427-32.
56. Schmieder RE, Schrader J, Zidek W et al. Subclinical albuminuria, microalbuminuria and proteinuria-accepted cardiovascular risk markers? Dtsch Med Wochenschr. 2006;131:2665-71.
57. Ninomiya T, Perkovic V, de Galan BE et al. Albuminuria and kidney function independently predict cardiovascular and renal outcomes in diabetes. J Am Soc Nephrol. 2009;20:1813-21.
58. James PA, Oparil S, Carter BL, Cushman WC, Dennison-Himmelfarb C, Handler J, Lackland DT, LeFevre ML, MacKenzie TD, Ogedegbe O, Smith Jr. SC, Svetkey LP, Taler SJ, Townsend RR, Wright Jr JT, Narva AS, Ortiz E. JAMA. 2014; 311(5):507-20.
59. Williams B, Lacy PS, Thom SM et al.: Differential impact of blood pressure-lowering drugs on central aortic pressure and clinical outcomes: principal results of the Conduit Artery Function Evaluation (CAFE) study. Circulation. 2006;113:1213-25.
60. Klingbeil AU, Schneider M, Martus P, Messerli FH, Schmieder RE. A meta-analysis of the effects of treatment on left ventricular mass in essential hypertension. Am J Med 2003;115:41-6.
61. Mancia G, Laurent S, Agabiti-Rosei E et al. Reappraisal of European guidelines on hypertension management: a European Society of Hypertension Task Foerce document. J Hypertens. 2009; 27:2121-58.

Causas Secundárias de Hipertensão Arterial

42

Luiz Aparecido Bortolotto
Marcus Vinícius Bolívar Malachias

1. Introdução
2. Principais causas de hipertensão secundária
   - 2.1 Doença renal primária
     - 2.1.1 Conceito
     - 2.1.2 Prevalência e prognóstico
     - 2.1.3 Fisiopatologia
     - 2.1.4 Diagnóstico
     - 2.1.5 Tratamento
   - 2.2 Hipertensão renovascular
     - 2.2.1 Conceito
     - 2.2.2 Prevalência e prognóstico
     - 2.2.3 Fisiopatologia
     - 2.2.4 Diagnóstico
     - 2.2.5 Tratamento
   - 2.3 Hiperaldosteronismo primário
     - 2.3.1 Conceito
     - 2.3.2 Fisiopatologia
     - 2.3.3 Prevalência e prognóstico
     - 2.3.4 Diagnóstico
     - 2.3.5 Tratamento
   - 2.4 Feocromocitoma
     - 2.4.1 Conceito
     - 2.4.2 Fisiopatologia e prognóstico
     - 2.4.3 Diagnóstico
     - 2.4.4 Tratamento
   - 2.5 Coarctação de aorta
     - 2.5.1 Conceito
     - 2.5.2 Diagnóstico
     - 2.5.3 Tratamento e prognóstico
   - 2.6 Hipertensão arterial induzida por drogas
   - 2.7 Síndrome de apneia obstrutiva do sono
     - 2.7.1 Conceito
     - 2.7.2 Prevalência e prognóstico
     - 2.7.3 Fisiopatologia
     - 2.7.4 Diagnóstico
     - 2.7.5 Tratamento
   - 2.8 Outras causas endócrinas de hipertensão secundária
3. Referências bibliográficas

1 INTRODUÇÃO

A hipertensão arterial secundária é a forma de hipertensão arterial em decorrência de uma causa identificável e potencialmente curável, em que pode haver um melhor controle da pressão arterial ou mesmo remissão da hipertensão após a correção da causa.[1] A resposta ao tratamento depende, na maioria dos casos, da detecção precoce da causa e de uma abordagem específica, antes que os efeitos deletérios da hipertensão prolongada apareçam.

A prevalência de hipertensão secundária na população adulta em geral é de aproximadamente 5 a 10%,[1] mas em pacientes com hipertensão resistente, isto é, sem controle adequado da pressão apesar do uso de três classes terapêuticas, as causas secundárias são bem mais prevalentes.[1] Nessa população, algumas formas têm se destacado pela maior incidência, por exemplo, a estenose de artéria renal por aterosclerose, em decorrência da maior longevidade e do envelhecimento da população; o hiperaldosteronismo primário; e a apneia obstrutiva do sono, na maioria dos indivíduos, associada à obesidade.[2]

As principais causas de hipertensão secundária estão expressas no Quadro 42.1. Em nossa experiência, recentemente publicada, a apneia obstrutiva do sono e o hiperaldosteronismo primário aparecem como as situações clínicas mais frequentemente associadas à hipertensão resistente.[3] Como as causas são de diferentes órgãos, os respectivos métodos de detecção incluem metodologias diversas, no entanto, **é importante** uma estratégia comum para o rastreamento, a partir da suspeita clínica inicial até a comprovação diagnóstica e o respectivo tratamento, otimizando, assim, tanto o diagnóstico quanto a terapêutica, com menor custo e maior benefício.

QUADRO 42.1 Principais causas identificáveis de hipertensão secundária

MAIS FREQUENTES
Síndrome de apneia obstrutiva do sono
Hiperaldosteronismo primário
Estenose de artéria renal
Doença renal parenquimatosa
Induzida por fármacos
MENOS FREQUENTES
Feocromocitoma
Coarctação de aorta
Outras endocrinopatias: hipotireoidismo, hipertireoidismo, síndrome de Cushing, hiperparatireoidismo

As abordagens diagnóstica e terapêutica da hipertensão secundária são tarefas que requerem entrosamento e colaboração entre diferentes disciplinas médicas e envolvem **vários setores de** uma instituição. A detecção precoce pode determinar o resultado do tratamento, portanto todo especialista que trata pacientes com hipertensão arterial deve ter em mente os passos para a suspeita clínica, o diagnóstico complementar e o tratamento adequado dessas principais condições clínicas.

O rastreamento da hipertensão arterial secundária deve ser conduzido de forma objetiva e com o menor custo possível: história clínica e exame físico direcionados e minuciosos; avaliação diagnóstica complementar mínima e de baixo custo, mas suficiente para a pesquisa das principais possíveis causas secundárias suspeitas para cada paciente. Para uma investigação mais específica em pacientes com maior probabilidade de hipertensão secundária, pode-se selecionar testes disponíveis com maior sensibilidade e especificidade para cada situação, capazes de resultar em um diagnóstico correto e, consequentemente, no tratamento mais adequado.[4]

2 PRINCIPAIS CAUSAS DE HIPERTENSÃO SECUNDÁRIA

2.1 DOENÇA RENAL PRIMÁRIA

2.1.1 Conceito

As doenças parenquimatosas renais primárias são responsáveis por cerca de 3 a 4% dos casos de hipertensão em adultos[2] e incluem as glomerulopatias primárias e secundárias, a doença renal policística, a nefropatia do refluxo, as nefropatias tubulointersticiais, entre outras patologias.[2,4] Quando evoluem para formas crônicas de disfunção renal, caracterizando a doença renal crônica, aumentam a possibilidade do desenvolvimento de hipertensão arterial.

A doença renal crônica é definida como lesão renal, por período igual ou superior a três meses, caracterizada por alterações estruturais ou funcionais dos rins, com ou sem redução da taxa de filtração glomerular manifestada por alterações patológicas ou indícios de doença renal em exames de sangue, de urina ou de imagem.[5]

2.1.2 Prevalência e prognóstico

A hipertensão arterial está presente na maioria das doenças renais, entretanto sua prevalência é variável entre as diferentes formas de doença renal, conforme mostra a Tabela 42.1. É reconhecido que a prevalência, determinada por ocasião da detecção da doença renal, aumenta progressivamente à medida que a função renal deteriora, de tal forma que, na fase terminal ou dialítica de doença renal crônica, quase 100% dos pacientes com nefropatia primária têm hipertensão.[4]

Em algumas formas de doenças renais, como nas glomerulopatias, a hipertensão arterial é também um marcador de atividade e de evolução da doença, sendo um importante indicador de prognóstico.[2,4]

Além de ser altamente prevalente nos pacientes com doença renal crônica, a hipertensão arterial e suas consequentes lesões de órgãos-alvo podem ter impacto significativo no prognóstico destes pacientes. De Lima e colaboradores[6] demonstraram que a hipertensão arterial e a consequente hipertrofia ventricular esquerda, quando presentes no início do tratamento dialítico, têm papel muito importante na mortalidade de pacientes jovens em diálise com baixo risco cardiovascular. Mais recentemente, estudos de coorte prospectivos sugerem que a presença de hipertensão resistente está associada com riscos renal e cardiovascular aumentados em pacientes com doença renal crônica.[7]

2.1.3 Fisiopatologia

O principal mecanismo da hipertensão arterial nas doenças renais envolve a perda progressiva da capacidade renal de excretar sódio, sendo, portanto, volume-dependente, mas outros mecanismos podem estar presentes.[2,4]

TABELA 42.1 Prevalência de hipertensão arterial nas nefropatias crônicas

DOENÇA	PREVALÊNCIA DE HIPERTENSÃO (%)
Glomerulopatias: • Glomeruloesclerose segmentar e focal • Glomerulonefrite membranoproliferativa	75-80 65-70
Nefropatia diabética	65-70
Glomerulonefrite membranosa	40-50
Glomerulonefrite proliferativa mesangial	35-40
Nefropatia por IgA	30
Nefropatia por lesões mínimas	20-30
Doença renal policística	60
Nefrite intersticial crônica	35

A retenção de volume é capaz de desencadear aumento do fator digoxina-símile endógeno, inibidor da sódio/potássio--ATPase e, consequentemente, provocar maior sensibilidade ao sal e aumento da resistência arterial periférica.[2] Desequilíbrio da síntese renal de substâncias vasoativas com maior produção de vasoconstritores (renina-angiotensina) e diminuição de vasodilatadores (prostaglandinas, calcicreínas e lipídeos neutros da medula renal) pode contribuir com a hipertensão.[4] Alterações na função endotelial estão presentes na doença renal côncica[8] e podem participar do desenvolvimento da hipertensão arterial nesses pacientes. Assim, o acúmulo de inibidores naturais da oxidonítrico-sintase (NOS), derivados metilados da L-arginina (dimetil e monometil-arginina assimétrica – ADMA e monometil-arginina assimetrica – AMMA), que normalmente são eliminados pelos rins, pode diminuir a síntese do óxido nítrico (NO) e causar disfunção endotelial.[2,4] Também existem evidências de que excesso de endotelina possa ter participação na hipertensão secundária a nefropatias.[2,4]

2.1.4 Diagnóstico

A detecção precoce da lesão renal é muito importante, já que pequenas elevações da creatinina sérica podem indicar perda significativa da função renal, e o tratamento da hipertensão arterial é capaz de estabilizar ou retardar a evolução da maioria das doenças renais.

A determinação da depuração (*clearance*) de creatinina ou da taxa de filtração glomerular, estimada por meio de fórmulas, como a de Cockcroft-Gault[5] e a do MDRD (<www.kidney.org/professionals/kdoqi/guidelines_ckd>),[5] tem sido preconizada por diretrizes nacionais[9] e internacionais[5] (*Kidney disease: improving global outcomes* – KDIGO) como método de escolha de avaliação da função renal com base na simples dosagem da creatinina sérica. Equação de Cockcroft-Gault para quantificação da depuração da creatinina:

$$\text{TFG (mL/min)} = (140 - \text{idade}) \times \text{peso} \times (0{,}85, \text{se mulher}) / 72 \times \text{creatinina sérica}$$

Onde: TFG: taxa de filtração glomerular

A investigação diagnóstica deve incluir a pesquisa de indicadores de disfunção renal e, na presença desta, também de indicadores de doenças sistêmicas capazes de causar doença renal crônica. Exame de urina (bioquímica e sedimento), proteinúria quantitativa, avaliação da função renal (creatinina sérica e depuração da creatinina – *clearance* ou taxa de filtração glomerular) e imagens renais (ultrassonografia ou cintilografia renal) podem determinar a natureza da doença e o grau de comprometimento da função renal.[2] Métodos adicionais, como microalbuminúria (em fases precoces de lesão renal), uretrocistografia miccional, tomografia, ressonância magnética e exames urodinâmicos podem ser necessários. É possível a indicação de biópsia renal em casos nos quais os achados anatomopatológicos identifiquem lesões que indicam tratamento específico com possível reversibilidade.[10]

O sedimento de urina com hematúria e leucocitúria pode indicar a presença de glomerulopatias. A ultrassonografia, por sua vez, é capaz de revelar alterações estruturais do rim (modificações da ecogenicidade, diminuição das dimensões e da espessura do córtex renal). Esse exame também pode detectar cistos, cálculos, tumores ou hidronefrose. A uretrocistografia miccional pode diagnosticar um refluxo vesicoureteral, também causa de nefropatia e consequente hipertensão, sobretudo em crianças.

Alguns exames sorológicos específicos, como a pesquisa de autoanticorpos, a sorologia para certos agentes infecciosos e virais, a eletroforese de proteínas séricas ou a imunoeletroforese, podem ser indicados na pesquisa etiológica ou identificar doenças sistêmicas com comprometimento renal – diabetes, lúpus eritematoso sistêmico, mieloma múltiplo, doenças de cadeias leves, hepatites B e C, Aids etc.[2,4] A pesquisa de anticorpos citoplasmáticos antineutrófilos (ANCA) é de grande sensibilidade no diagnóstico das vasculites necrosantes pauci--imunes, como a granulomatose de Wegener, a doença de Chung-Strauss e na forma microscópica da poliarterite nodosa.[2,4] Nos diabéticos, principalmente no tipo 1, a dosagem da microalbuminúria é um excelente marcador precoce do aparecimento da nefropatia que, com grande frequência, acompanha-se de hipertensão arterial.[2,4]

2.1.5 Tratamento

Independentemente do fato de a hipertensão causar doença renal ou vice-versa, está bem definido atualmente que ela é o principal fator para a progressão da doença renal, o agravamento progressivo da insuficiência renal crônica e a mortalidade cardiovascular do paciente com nefropatia crônica.[11] No entanto, sabe-se que a insuficiência renal é um fator independente de risco cardiovascular que aumenta progressivamente com a perda da função dos rins, de tal forma que 60% das mortes de pacientes em hemodiálise crônica ocorrem por causas cardiovasculares.[9] Por esse motivo, a principal estratégia para retardar a progressão da insuficiência renal é o controle adequado da pressão arterial.

O paciente com nefropatia, assim como qualquer hipertenso, deve ser orientado a respeito das adequações do estilo de vida, como a individualização da dieta, sobretudo a redução do consumo de sódio e potássio, o controle do peso e dos níveis lipídicos, além da rigorosa estabilização da glicemia, no caso dos pacientes diabéticos.

Todas as diferentes classes de anti-hipertensivos são efetivas no controle da pressão arterial de pacientes com nefropatia crônica, sendo muitas vezes necessária a associação de vários fármacos.[2,12-13] Entretanto, tem sido demonstrado que os inibidores do sistema renina-angiotensina, como os inibidores da enzima conversora da angiotensina e os bloqueadores de receptores da angiotensina II apresentam maiores benefícios que outras classes de anti-hipertensivos em pacientes com nefropatias.[12-13] O efeito renoprotetor dessas classes parece decorrer de sua capacidade de fazer vasodilatação da arteríola eferente, com consequente queda da pressão intraglomerular, reduzindo-se assim a esclerose glomerular e a excreção proteica.[2,12-13] Pacientes tratados com esses fármacos devem ser monitorados em razão da possibilidade de hipotensão excessiva, da queda da taxa de filtração glomerular e da hiperpotassemia. Na maioria dos enfermos, essas medicações podem ser mantidas se a queda da TFG for < 30% do basal e o nível de potássio sérico for < 5,5 mEq/L[5] após até quatro meses de tratamento.

Além dos inibidores do sistema renina-angiotensina, a maioria dos pacientes com doença renal crônica deve ser tratada com um diurético. Os tiazídicos podem ser usados nos estágios 1 a 3, já os diuréticos de alça podem ser administrados em todos os estágios, e os diuréticos poupadores de potássio devem ser evitados nos estágios 4 e 5, bem como em pacientes recebendo terapêutica concomitante com inibidores do sistema renina-angiotensina.[5]

2.2 HIPERTENSÃO RENOVASCULAR

2.2.1 Conceito

Pode ser definida pela elevação persistente da pressão arterial secundária a estenose hemodinamicamente significativa de uma ou ambas as artérias renais, capaz de alterar a pressão de perfusão e o fluxo sanguíneo renal.[4] É uma das principais causas potencialmente curáveis de hipertensão secundária e, na maioria das vezes, exige a presença de hipertensão arterial e de estenose de artéria renal superior a 70%, embora alguns autores só atribuam o diagnóstico quando ocorre também desaparecimento da hipertensão arterial após a correção da estenose.[14]

As etiologias mais frequentes da estenose da artéria renal são, em ordem decrescente: aterosclerose, fibrodisplasia muscular e arterite, mas alterações no fluxo sanguíneo renal por outras causas (fístula arteriovenosa ou aneurismas) podem levar também a isquemia renal e consequente hipertensão.[2,14-15] Mais raramente, a estenose pode ser ocasionada por compressão extrínseca (tumores, hematomas, fibrose etc.).

2.2.2 Prevalência e prognóstico

Na população geral de hipertensos, a estenose de artéria renal pode atingir prevalência de 2 a 5%,[14] mas em pacientes idosos com hipertensão grave, resistente ou acelerada/maligna, é possível que esses números cheguem a 15 a 45%.[15] Em indivíduos acima de 67 anos, a estimativa de diagnóstico de estenose de artéria renal pode atingir 4 por 1.000 pacientes ao ano.[14]

A causa mais comum de estenose de artéria renal é aterosclerose, frequentemente associada a lesões em outros territórios vasculares.[14-15]

A estenose de artéria renal por aterosclerose é associada a diminuição da função renal, atrofia renal e, como via final, insuficiência renal com necessidade de diálise.[16] Em um estudo prospectivo de acompanhamento clínico por 28 semanas, 46% dos pacientes com estenose de artéria renal por aterosclerose aumentaram a creatinina sérica, 25 a 50% tiveram declínio significativo no ritmo de filtração glomerular, e 37% tiveram diminuição de mais de 10% no tamanho renal.[17] Além disso, a doença renal crônica decorrente de aterosclerose de artéria renal é associada com as piores taxas de mortalidade quando comparada com outras etiologias, a maioria associada a lesões ateroscleróticas em outros territórios, como o cérebro e o coração.[14]

Mesmo na ausência de insuficiência renal, as taxas de sobrevida para estenose de artéria renal, em anos, variam de acordo com o número de rins afetados; assim, observa-se sobrevida de 96% para unilateral, 74% para bilateral e 47% para estenose em rim único.[18] Também é evidente que a gravidade da doença prediz o prognóstico, sendo a taxa de sobrevida, em quatro anos, para pacientes com estenose de 50%, ao redor de 70%, e de 48% naqueles com estenose de artéria renal superior a 95%.[16]

2.2.3 Fisiopatologia

Estenose de artéria renal superior a 70% de restrição luminal produz queda imediata da pressão de perfusão e do fluxo sanguíneo renal, desencadeando isquemia renal e suas consequências fisiopatológicas, incluindo a hipertensão arterial e a insuficiência renal.[4,19]

A hipertensão provocada pela estenose de artéria renal ocorre principalmente por ativação do sistema renina-angiotensina-aldosterona, retenção de sódio e água, além da interação destes dois mecanismos com outros sistemas pressores, e também com processos inflamatórios[2,4,19] (Figura 42.1).

2.2.4 Diagnóstico

O diagnóstico da hipertensão renovascular inclui o rastreamento dos casos suspeitos, orientado para aperfeiçoar a relação custo-benefício dessa investigação. Assim, os dados obtidos na anamnese e no exame físico, acompanhados de exames laboratoriais, podem estabelecer, em conjunto, índices de probabilidade de possíveis portadores, e orientar melhor o rastreamento dos casos suspeitos.[20] Entretanto, é importante ressaltar que o diagnóstico de estenose de artéria renal somente é dado com sua demonstração pela arteriografia intra-arterial, ao passo que o diagnóstico da repercussão da estenose, isto é, da hipertensão renovascular ou da nefropatia isquêmica, é obtido de forma definitiva pela evidência da isquemia renal por métodos não invasivos ou pelo resultado bem-sucedido de um procedimento de revascularização renal na pressão arterial e na função renal.[2,4,15]

As características clínicas mais indicativas da presença de estenose de artéria renal por aterosclerose causando hipertensão estão apresentadas no Quadro 42.2. O aparecimento mais tardio da hipertensão, a resistência ao tratamento, a hipocalemia, a resposta exagerada aos inibidores da enzima conversora da angiotensina (iECA), o edema agudo pulmonar de repetição, e a insuficiência cardíaca descompensada sugerem um quadro hipertensivo

Causas Secundárias de Hipertensão Arterial

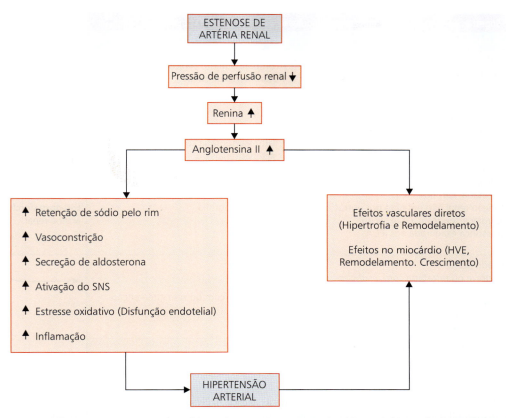

FIGURA 42.1 Fisiopatologia da hipertensão na estenose de artéria renal. SNS: sistema nervoso simpático; HVE: hipertrofia do ventrículo esquerdo.

causado por isquemia renal e por exacerbação da atividade do sistema renina-angiotensina-aldosterona.[4,15,19-20] Entretanto, dados clínicos, como presença de sopros abdominais, assimetria de pulsos arteriais, presença de aterosclerose em outros territórios, indicam a possibilidade de estenose de artéria renal, mas **não sua relação causal com o quadro hipertensivo e a disfunção renal.**[19]

QUADRO 42.2 Características sugestivas de hipertensão renovascular

- Início abrupto da hipertensão arterial antes dos 30 ou após os 50 anos.
- Hipertensão estágio 3, acelerada ou maligna.
- Hipertensão resistente à terapia com três anti-hipertensivos.
- Hipertensão estágio 2 ou 3 na presença de aterosclerose difusa.
- Presença de sopro epigástrico sistólico/diastólico.
- Hipertensão estágio 2 ou 3 com insuficiência renal sem explicação.
- Azotemia significativa induzida por iECA ou por bloqueador do receptor da angiotensina.
- Edema pulmonar sem causa aparente em paciente com hipertensão.
- Assimetria no tamanho renal.

iECA: inibidor da enzima conversora da angiotensina.

A apresentação clínica mais clássica de estenose de artéria renal inclui paciente com hipertensão resistente, iniciada depois dos 50 anos, com disfunção renal, insuficiência cardíaca (edema pulmonar hipertensivo súbito), e sem história familiar de hipertensão. Isso reforça a importância da atenção que o cardiologista deve dar à possibilidade do diagnóstico de estenose de artéria renal.[21]

A investigação complementar de hipertensão renovascular é feita com base nos achados clínicos, devendo-se levar em consideração a probabilidade do diagnóstico conforme apresentado na Tabela 42.2.[9] A arteriografia renal pode ser indicada diretamente quando há alta probabilidade da presença de estenose da artéria renal, mas métodos não invasivos de triagem ajudam na detecção dos possíveis portadores, sobretudo naqueles pacientes com probabilidade intermediária para o diagnóstico. São métodos que se baseiam na identificação da estenose ou nos seus efeitos hemodinâmicos ou funcionais. Os mais utilizados para rastreamento de hipertensão renovascular são o Doppler de artérias renais, a cintilografia renal dinâmica (renograma), a angiotomografia e a angiografia por ressonância magnética (Figura 42.2). Desses exames, os mais recomendados são o Doppler de artérias renais, que tem boa especificidade e baixo custo, e a angiotomografia, que tem melhor sensibilidade.[22]

TABELA 42.2 Sugestão de rastreamento de prováveis portadores de estenose de artéria renal

INDICADORES CLÍNICOS	RECOMENDAÇÃO	
Baixa probabilidade (0,2%) a. Hipertensão limítrofe, leve ou moderada não complicada.	Acompanhamento clínico. Tratar fatores de risco.	
Média probabilidade (5 a 15%) a. Hipertensão severa ou refratária. b. Hipertensão recente abaixo dos 30 ou acima dos 50 anos. c. Presença de sopros abdominais ou lombares. d. Assimetria de pulsos. e. Tabagistas, diabéticos ou doença ateromatosa evidente (coronária, carótida etc.). f. Déficit de função renal não definido por outras causas. g. Disfunção cardíaca congestiva inexplicada. h. Resposta pressórica exagerada aos iECA. i. Hipocalemia.	• Ultrassonografia com Doppler de artérias renais ou • cintilografia renal com captopril ou • angiografia por ressonância magnética ou • angiotomografia.	Sem evidências de estenose significativa da artéria renal Estenose significativa de artéria renal
Alta probabilidade (25%) a. Hipertensão grave ou refratária com insuficiência renal progressiva. b. Hipertensão acelerada/maligna. c. Hipercreatininemia induzida por iECA. d. Assimetria de tamanho ou função renal.	Arteriografia com ou sem intervenção.	

iECA: inibidor da enzima conversora da angiotensina.

A escolha do método diagnóstico deve levar em consideração o custo, a disponibilidade e a experiência da equipe ou do profissional que irá realizá-lo com as diferentes estratégias propedêuticas.[23]

O rastreamento para a presença de estenose de artéria renal pode ser feito também durante a realização de uma cinecoronariografia indicada por suspeita de doença arterial coronária ou de angiografia de vasos periféricos para pesquisa de doença arterial periférica, conforme recomendações da American Heart Association e do American College of Cardiology[24] (Quadro 42.3). Nesse mesmo sentido, recentemente, demonstramos que a presença de estenose de artéria renal é um forte preditor de doença arterial coronariana significativa, e, assim, sugere-se a investigação de doença coronariana nos pacientes portadores de estenose de artéria renal por aterosclerose.[25]

Recomenda-se também a medida do gradiente translesional para identificar estenoses hemodinamicamente significativas

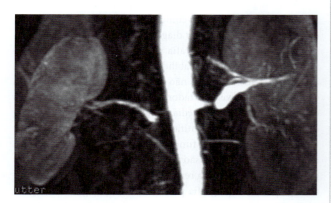

FIGURA 42.2 Angiografia por ressonância magnética de artérias renais mostrando lesão grave proximal em artéria renal esquerda e lesão grave ostial em artéria renal direita.

QUADRO 42.3 Indicações para rastreamento de estenose de artéria renal quando da realização de angiografia coronariana ou periférica

Início de hipertensão < 30 anos ou hipertensão grave em pacientes > 55 anos (Classe I).
Hipertensão resistente ou hipertensão maligna (Classe I).
Atrofia renal inexplicada ou assimetria renal > 1,5 cm (Classe I).
Edema pulmonar súbito inexplicado (Classe I).
Piora de função renal após início de uso de iECA ou BRA (Classe I).
Disfunção renal súbita inexplicada, com início recente de terapia de substituição renal (Classe IIa).
Doença coronariana multiarterial ou doença arterial periférica (Classe IIb).
Insuficiência cardíaca inexplicada ou angina refratária (Classe IIb).

iECA: inibidor da enzima conversora da angiotensina; BRA: Bloqueador do Receptor da Angiotensina II.

que teriam maior probabilidade de responder favoravelmente ao procedimento intervencionista,[21] indicando que um gradiente de pico de pressão sistólica de pelo menos 20 mmHg, ou médio, de 10 mmHg, sejam utilizados para identificar lesões passíveis de revascularização em pacientes com estenose de artéria renal sintomáticos.[26]

2.2.5 Tratamento

O tratamento de pacientes com hipertensão arterial secundária a estenose de artéria renal, em princípio, inclui a intervenção para correção da estenose, seja por angioplastia, seja cirurgia. Deve-se indicar tratamento intervencionista para correção da doença nas seguintes condições: hipertensão resistente ao tratamento clínico incluindo três classes terapêuticas (sendo uma delas o diurético), insuficiência cardíaca congestiva por miocardiopatia hipertensiva, edema agudo de repetição e insuficiência renal progressiva.[4,22,27] Essas indicações devem levar em conta a etiologia da estenose, que representa um dos fatores mais importantes na determinação da resposta ao tratamento intervencionista da hipertensão renovascular.

Está bem definido que os pacientes com estenose de artéria renal por fibrodisplasia ou por arterite de Takayasu devem realizar tratamento intervencionista, quer seja por técnica percutânea, quer por revascularização cirúrgica.[4,28] No caso da fibrodisplasia, os resultados mostram cura ou melhora da hipertensão em cerca de 90% dos casos, sendo a angioplastia o método de escolha.[4,14] O tratamento clínico é indicado apenas quando não há possibilidade de intervenção em razão da presença de lesões muito extensas ou quando a estenose atinge ramos intra-hilares, que dificultam a abordagem.

Em contrapartida, em pacientes com estenose de artéria renal por aterosclerose, os resultados do tratamento intervencionista não são tão convincentes.[14,29-34] Em geral, há um baixo índice de cura da hipertensão, um índice de melhora em torno de 50 a 60%, e uma porcentagem considerável de pacientes não apresenta qualquer melhora do controle pressórico ou da função renal.[29] Assim, o tratamento intervencionista na hipertensão renovascular por aterosclerose deve ser indicado com cautela, levando-se em conta a idade, as condições clínicas, as lesões extrarrenais associadas e a dificuldade do controle da pressão arterial.

O tratamento clínico continuado é reservado para as situações de controle inicial satisfatório com o tratamento clínico convencional, nos casos de impossibilidade técnica de abordagem por cirurgia ou angioplastia, quando há alto risco para o procedimento intervencionista, ou pela recusa do paciente.

As medicações anti-hipertensivas com maior eficácia para o tratamento clínico de pacientes com hipertensão renovascular são, na maioria das vezes, aquelas que inibem o sistema renina-angiotensina-aldosterona (inibidores da enzima conversora ou bloqueadores dos receptores da angiotensina II), mas é necessário ter cautela em lesões bilaterais da artéria renal, nas quais o uso crônico deve ser evitado, pois quase sempre há piora da função renal por queda da filtração glomerular, reversível após suspensão das medicações.[4,14] Os betabloqueadores adrenérgicos, tiazídicos e antagonistas de canais de cálcio são fármacos que também são utilizados nesses pacientes para se obter melhor controle da pressão arterial.

A técnica de revascularização a ser usada na estenose de artéria renal por aterosclerose depende da presença ou da ausência de doença aortoilíaca associada. Para os casos complicados com aneurisma de aorta ou oclusão total da artéria renal, a revascularização cirúrgica é a mais indicada.[4,35] Para pacientes com doença renal avançada, a revascularização de ambas as artérias renais ou de uma, em pacientes com rim único funcional, deve ser considerada, mas a decisão para intervir depende de outras doenças renais ou extrarrenais.[35] Assim, a presença de nefropatia diabética grave, proteinúria importante e circulação pobre do córtex são fatores que indicam pouca possibilidade de reversão da nefropatia isquêmica.[27]

Para o tratamento cirúrgico, é possível indicar a nefrectomia total ou a revascularização por enxertos arteriais, venosos ou por próteses vasculares.[35-36] A nefrectomia é atualmente indicada para os casos de obstrução total da artéria renal, com rins menores de 8 cm, principalmente quando há produção aumentada de renina pelo rim comprometido.[36] Em nossa experiência, a nefrectomia de rins atróficos proporcionou melhora do controle da pressão arterial em 70% dos pacientes, além de melhora da função renal em mais de 60%.[37] Para os casos com indicação cirúrgica, a possibilidade de autoenxertos com artérias esplênica, hepática ou hipogástrica, aumenta o espectro de indicações cirúrgicas,[30] e a abordagem prévia de outras lesões extrarrenais, como carotídeas ou coronarianas, pode reduzir a morbidade e a mortalidade dos pacientes com estenose de artéria renal submetidos a cirurgia.[30]

Os resultados com angioplastia primária isolada, nos pacientes com estenose de artéria renal por aterosclerose, não mostraram resultados tão satisfatórios: as principais séries publicadas[29-30] apresentaram índices de cura e de melhora variando de 19 a 62%, conforme a série. Em um desses estudos, o DRASTIC,[30] o controle da pressão arterial não foi diferente nos grupos submetidos a angioplastia ou que mantiveram tratamento clínico otimizado, mas uma análise mais detalhada dos resultados mostra que uma parcela importante de pacientes teve benefício com a angioplastia de artéria renal.

É importante ressaltar que em nenhum desses estudos foi realizado implante de endoprótese vascular (*stent*), e que o uso destes dispositivos mostrou mais benefícios que a angioplastia isolada, embora os ensaios clínicos randomizados recentes não tenham mostrado superioridade clínica da angioplastia com *stent* em comparação com o tratamento clínico otimizado.[31-34,38] Em uma metanálise de 14 estudos que avaliaram os resultados do implante de *stent* em estenose de artéria renal por aterosclerose,[31] observou-se alta taxa de sucesso técnico (98%) e a frequência de cura ou melhora da hipertensão foi de 69%, enquanto a função renal melhorou em 30% e estabilizou em 38% dos pacientes, com taxa de reestenose de 17%.

Mais recentemente, estudos prospectivos[31-34] comparando tratamento clínico com o implante de *stent* mostraram resultados que questionam o benefício real da abordagem intervencionista com endopróteses. Um deles, o estudo STAR[33] (*Stent placement and blood pressure and lipid-lowering for the prevention of progression of renal dysfunction caused by atherosclerotic ostial stenosis of the renal artery*), incluiu 140 pacientes com função renal normal (*clearance* > 80 mL/min e estenose de artéria renal > 50%) para tratamento com *stent* ou tratamento clínico otimizado. O evento final primário foi diminuição de 20% no *clearance* de creatinina, que ocorreu em 22% dos pacientes em tratamento clínico e em 16% do grupo com *stent*, sem diferença estatística. Essa ausência de diferenças entre as duas terapêuticas pode ser explicada por falhas no desenho e na condução do ensaio, tornando o resultado inconclusivo para o benefício do *stent*.

Outro estudo recente (ASTRAL),[32] multicêntrico e envolvendo 806 pacientes, não mostrou benefício sobre a função renal e sobre a pressão arterial, ao comparar o tratamento clínico otimizado com o implante de *stent* em estenose de artéria renal por aterosclerose. No entanto, algumas limitações relacionadas aos critérios de inclusão, como lesões inferiores a 70% e a incerteza de um eventual benefício do procedimento, podem ter influenciado negativamente os resultados.

Finalmente, o mais recente e maior estudo randomizado para avaliar os efeitos do tratamento de estenose de artéria renal por aterosclerose com angioplastia e implante de *stent* (CORAL – *Cardiovascular outcomes with renal atherosclerotic lesions*)[34] confirmou essa ausência de benefício do tratamento intervencionista quando comparado com o tratamento clínico mais completo e padronizado, sobretudo na prevenção de eventos clínicos cardiovasculares e renais, embora tenha havido uma pequena diferença na redução de pressão maior no grupo submetido ao tratamento intervencionista.[34] Em uma média de seguimento de 43 meses em 947 pacientes, a taxa de eventos compostos primários não diferiu entre aqueles que foram tratados com *stent* mais tratamento clínico (35,1%) e aqueles que permaneceram com o tratamento clínico isolado (35,8%); os pacientes submetidos a terapêutica com *stent* tiveram uma redução consistente e significantemente maior da pressão arterial sistólica em comparação com o grupo clínico (−2,3 mmHg).

Assim, os dados dos estudos até hoje publicados, incluindo os referidos ensaios clínicos randomizados mais recentes, não suportam a indicação de revascularização renal sempre que for evidenciada estenose de artéria renal superior a 70%.[39] Nesse contexto, há pouca justificativa para o amplo rastreamento de populações de alto risco para estenose de artéria renal ou para realizar intervenções em indivíduos que permanecem clinicamente estáveis e com a pressão arterial sob controle.[38]

Portanto, de acordo com as atuais diretrizes americanas,[40] a revascularização renal deve ser reservada apenas para as seguintes situações clínicas:

a. pacientes com estenose de artéria renal grave (> 70%) associada com episódios recorrentes de insuficiência cardíaca ou edema agudo pulmonar inexplicado;
b. para controle da pressão arterial na presença de hipertensão acelerada/maligna ou resistente, ou com intolerância a medicações;
c. para preservação da função renal na presença de doença renal crônica progressiva com doença renovascular bilateral ou em rim isolado.

Mesmo com o tratamento intervencionista, pacientes com estenose de artéria renal necessitam de terapia medicamentosa adequada, com controle agressivo da pressão arterial e dos fatores de risco cardiovascular. Para esse controle, frequentemente é necessário o uso de vários agentes, incluindo uma medicação que bloqueie o sistema renina-angiotensina-aldosterona. A administração de estatinas e um agente antiplaquetário também são indicados, principalmente nos casos de etiologia aterosclerótica. Nesse sentido, estudo realizado por investigadores brasileiros evidenciou que o uso de estatinas pode melhorar a resposta da função renal após o tratamento intervencionista.[41]

2.3 HIPERALDOSTERONISMO PRIMÁRIO

2.3.1 Conceito

Condição clínica que ocorre pela produção excessiva, inadequada e autônoma do mais potente mineralocorticoide, a aldosterona.[42] Este hormônio é produzido na zona glomerulosa da córtex adrenal a partir da ação da enzima aldosintase ligada ao gene *CYP11B2* do cromossomo 8 e regulada, primariamente, pela angiotensina II e pelo potássio sérico e, secundariamente, pelo hormônio adrenocorticotrófico (ACTH) e pelo sódio.[43]

O hiperaldosteronismo primário (HAP) é produzido principalmente por um adenoma adrenal ou por hiperplasia adrenal uni ou bilateral.[2] Raramente, pode ocorrer como forma monogênica, decorrente da fusão de partes dos genes *CYP11B1* e *CYP11B2*, resultando em um gene anômalo que determina a produção de aldosterona, em vez de cortisol, na zona fasciculada, sob estímulo do ACTH, o que produz aumento de aldosterona apenas durante parte do dia (aldosteronismo diurno).[42] Essa forma é reconhecida como glucocorticosteroide supressível pois é suprimível e tratável com dexametasona. Excepcionalmente, carcinomas de suprarrenal secretores podem determinar quadros de HAP.

2.3.2 Fisiopatologia

O efeito primário da aldosterona é aumentar o número de canais abertos de sódio na membrana luminal das principais células do túbulo coletor cortical, levando a um aumento na reabsorção de sódio.[43] Quando liberada em excesso, como no caso do HAP, promove retenção salina,[43] determinando um estado de hipervolemia, clinicamente imperceptível, mas suficiente para desencadear um aumento compensatório da resistência periférica, por vasoconstrição, decorrente de ajustes ao hiperfluxo tecidual e da ação de fatores natriuréticos vasoconstritores, inibidores da sódio/potássio ATPase, como a digoxina-símile, deflagrados pelo próprio estado de expansão.[2,43]

2.3.3 Prevalência e prognóstico

Com base na maior investigação de formas secundárias de hipertensão e na mais ampla utilização da relação AP/ARP (relação da concentração da aldosterona pela atividade da renina no plasma) em pacientes com hipertensão arterial, sobretudo nos portadores de hipertensão resistente, a prevalência de HAP pode alcançar de 5 a 20%.[44-45] Muitos autores têm sugerido que essa condição clínica seja a causa mais frequente de hipertensão secundária.[46]

Além disso, evidências recentes demonstram que pacientes com HAP têm maior risco de eventos cardiovasculares do que aqueles com hipertensão primária em idades similares, sobretudo acidente vascular cerebral (AVC) e arritmias, reforçando o papel da aldosterona na fisiopatologia dessas complicações.[47] Nesse sentido, Milliez e colaboradores[48] compararam as taxas de complicações cardiovasculares em 124 pacientes com aldosteronismo primário a 465 pacientes com hipertensão primária, pareados para vários fatores, e observaram aumentado risco de AVC (razão de risco de 4,2), infarto do miocárdio não fatal (razão de risco 6,5) e fibrilação atrial (razão de risco 12,5) nos pacientes com aldosteronismo primário.

2.3.4 Diagnóstico

A hipertensão arterial e a hipocalemia são os dois principais achados clínicos do HAP,[44-45] embora os níveis de potássio diminuídos possam não estar presentes em uma grande percentagem dos pacientes.[45]

Frequentemente, a pressão arterial, no HAP, é bem elevada[44] e a doença também está associada à hipertensão resistente.[46] Portanto, todos os pacientes com hipertensão resistente devem ser investigados para HAP.

A hipocalemia que está presente em grande parte dos pacientes com HAP, mais frequentemente nos portadores de adenoma do que nos de hiperplasia, ocorre no longo prazo, quando outros fatores são adicionados, como a manutenção e o aumento da produção excessiva de aldosterona ou a terapia com diuréticos.[44-45]

Quando a hipocalemia é mais grave, abaixo de 2,5 mEq/L, câimbras e fraqueza muscular podem ocorrer, e, em casos raros, até mesmo paralisia muscular. Alcalose metabólica é um achado comum em pacientes com HAP que apresentam hipocalemia, e é secundária à excreção aumentada de hidrogênio mediada tanto pela hipocalemia quanto pelo efeito estimulante direto da aldosterona na acidificação distal.[45]

As lesões de órgãos-alvo da hipertensão, como a hipertrofia ventricular esquerda e o aumento da rigidez arterial também são mais exuberantes em pacientes com HAP do que naqueles com hipertensão primária, destacando um papel adicional do excesso de aldosterona nessas lesões.[42] Também há algumas evidências de que os pacientes com hiperaldosteronismo primário têm risco cardiovascular aumentado.[42,47,49] Em estudo que comparou 459 portadores de HAP com 1.290 hipertensos primários, pareados para sexo e idade, observou-se maior prevalência de doença arterial coronária, infarto do miocárdio, insuficiência cardíaca e fibrilação atrial.[49]

Os critérios clínicos de investigação se baseiam na presença de hipertensão arterial resistente, na ausência de história familiar e, eventualmente, na presença de hipocalemia, não apenas espontânea, mas também induzida por diuréticos.[44-45] Um fluxograma do rastreamento diagnóstico, de acordo com as *VI Diretrizes brasileiras de* hipertensão,[9] é mostrado na Figura 42.3.

A avaliação laboratorial imprescindível para o diagnóstico de HAP inclui as dosagens de atividade de renina plasmática (ARP) ou concentração de renina, e as dosagens de aldosterona plasmática. Níveis baixos de ARP refletem a hipervolemia ao passo que a dosagem de aldosterona plasmática elevada comprova o aumento da atividade da substância.[44-45,50] Os valores baixos de atividade ou concentração de renina diferenciam o HAP primário do secundário nas situações em que há aumento da ARP (estenose de artéria renal, coarctação de aorta, neoplasias secretoras de renina ou terapia com diuréticos).[50]

Entre os principais fatores que interferem nos valores da atividade de renina plasmática, temos:[50]

- consumo de sal (alta pela restrição e baixa pelo consumo excessivo);
- idade (baixa em idosos);
- momento do dia (maior de manhã e menor a tarde);
- postura (maior na posição ereta); doença renal crônica (diminuída);
- raça (diminuída em negros);
- uso de medicações (aumento com diuréticos, bloqueadores de canais de cálcio, iECA, bloqueadores receptores da angiotensina II e diminuição com betabloqueadores, clonidina, alfametildopa).

Dessa forma, para facilitar a interpretação dos resultados, é recomendável, quando possível, a suspensão desses agentes por pelo menos duas semanas antes da coleta de sangue, substituindo-os por verapamil, prazosin ou hidralazina, que produzem pouco efeito sobre a ARP. No entanto, se for impossível o paciente permanecer sem a medicação, podem ser mantidas, devendo-se considerar as possíveis interferências em valores duvidosos.

Os principais fatores que influenciam os níveis de aldosterona são:[50]

- variação diurna (altos ao acordar e baixos à noite);

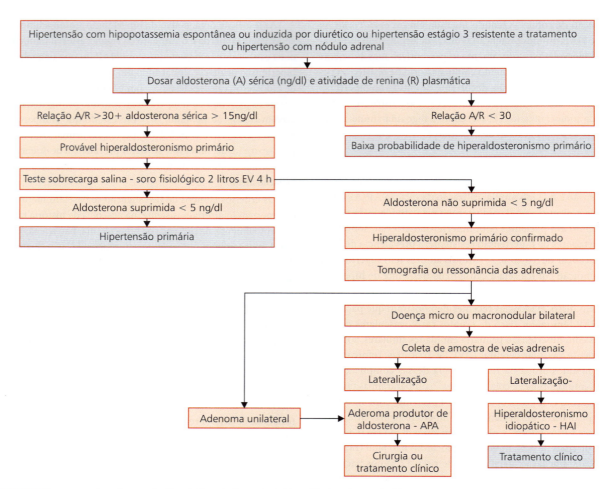

FIGURA 42.3 Fluxograma de rastreamento diagnóstico e tratamento do hiperaldosteronismo primário.

- quantidade de sódio (alta com restrição de sódio e baixa com sobrecarga salina);
- gestação (aumentada em até 10 vezes no terceiro trimestre);
- postural (alta na posição em pé).

A relação AP/ARP (aldosterona plasmática expressa em ng/dL e atividade de renina plasmática, em ng/mL/h) tem sido usada no rastreamento para o diagnóstico de HAP.[44-45,51] Valores iguais ou superiores a 30 são considerados positivos para hiperaldosteronismo primário, sendo maior a probabilidade em relações superiores a 50.[51] Quando a relação AP/ARP está entre 20 e 30, podemos encontrar pacientes portadores de HAP ou com hipertensão primária e renina baixa, nos quais os valores de aldosterona plasmática podem estar um pouco elevados.[44-45]

Nos casos limítrofes ou duvidosos, a relação pode ser potencializada com alguns testes, sendo os mais utilizados o teste com captopril ou com furosemida. A inibição da enzima conversora com 50 mg de captopril normalmente reduz a aldosterona e eleva a renina, tendendo a inverter a ordem de grandeza da relação AP/ARP e, portanto, reduzindo seus valores.[44] A persistência de níveis elevados após o captopril seria um indício mais forte de HAP.[52] O teste de furosemida é feito com o paciente na posição supina, e a ARP é medida após a injeção endovenosa de 40 mg da medicação; valores abaixo de 2 ng/mL após a injeção são considerados hiperaldosteronismo primário.[52]

Também tem sido utilizado, para potencializar a precisão diagnóstica do HAP, o teste de expansão volêmica, que pode ser aguda ou crônica. A aguda é feita com soro fisiológico, 2.000 mL, infundidos em quatro horas, devendo-se avaliar previamente a função miocárdica. Se os níveis de aldosterona caírem abaixo de 10 ng/mL, o diagnóstico de HAP está descartado.[9] De maneira opcional, pode-se realizar a sobrecarga oral de sal com 12 g de NaCl ao dia, durante três dias, dosando-se no quarto dia a excreção urinária de sódio e aldosterona. A medida de excreção urinária de sódio monitora se a ingesta de sal foi adequada. Nessas condições, se a excreção urinária de aldosterona permanecer elevada (acima de 12 a 14 mcg por 24 horas), o diagnóstico é de HAP.[9]

Confirmado o hiperaldosteronismo primário, o próximo passo é o diagnóstico por imagem do adenoma ou de hiperplasia, principais causas da doença. Habitualmente, usa-se a tomografia ou a ressonância magnética, que podem identificar os adenomas, geralmente tumores pequenos de crescimento lento, ou a imagem compatível com hiperplasia (aumento homogêneo de uma ou ambas suprarrenais ou espessamento de seus ramos).[45]

Níveis plasmáticos basais de precursores de aldosterona, como a 18 hidroxicorticosterona (18-OH-B), encontram-se elevados no HAP, principalmente nos adenomas, sendo úteis não apenas para confirmar o diagnóstico, mas também para diferenciar as duas formas principais.[45]

Imagens funcionais, obtidas pela cintilografia da suprarrenal, que se baseiam na sua afinidade com o colesterol, marcado com iodo ou selênio radioativos (I^{131} ou Se^{75}), podem ser usadas. Particularmente, a cintilografia com o iodo colesterol (NP59) pode ser útil na detecção dos adenomas, capaz de diferenciá-los das hiperplasias nodulares em até 90% dos casos, desde que realizada após a supressão com dexametasona (4 mg/dia) por uma semana.[2,4,45] A cintilografia para a pesquisa de HAP, contudo, tem sido o método menos utilizado na prática clínica dos maiores centros de referência.

Em casos nos quais a imagem não detecta nódulos ou hiperplasia, ou naqueles de nódulos pequenos bilaterais, pode-se recorrer à cateterização seletiva das suprarrenais para coleta de amostras de sangue e dosagens de aldosterona e cortisol.[52]

A lateralização dos níveis de aldosterona ou da relação aldosterona/cortisol, indica, de maneira enfática, adenoma ou hiperplasia unilateral, passíveis de indicação cirúrgica.[52] Contudo, insucessos ocorrem com frequência em razão das dificuldades técnicas de cateterização ou por contaminação com sangue de outras veias tributárias, principalmente da veia hepática à direita. A dosagem simultânea do cortisol confirma a cateterização efetiva das adrenais e também identifica e corrige eventual diluição por veias tributárias, quando se analisa a relação aldosterona/cortisol. Recente posicionamento internacional estabelece os critérios para a aplicação correta da cateterização da suprarrenal no diagnóstico preciso da etiologia do HAP para a indicação do tratamento.[52]

2.3.5 Tratamento

Do ponto de vista terapêutico, devemos considerar as principais formas de HAP: hipersecreção de aldosterona adrenal unilateral (adenoma, hiperplasia ou carcinoma) e hipersecreção de aldosterona bilateral (hiperplasia bilateral e aldosteronismo glucocorticoide supressível). As metas do tratamento para o HAP incluem normalização do potássio sérico em pacientes hipocalêmicos, normalização da pressão arterial, e reversão das alterações cardiovasculares.[4,54]

Para a maioria dos pacientes com hipersecreção unilateral, como adenoma ou hiperplasia unilateral, recomenda-se a adrenalectomia unilateral.[4,54] Em razão da menor morbidade, permanência hospitalar e custos, comparada com a laparotomia aberta, sugere-se a adrenalectomia por laparoscopia. A hipocalemia deve ser corrigida no pré-operatório com o uso de espironolactona.

Para a grande maioria dos pacientes com hiperplasia bilateral, é recomendado o tratamento clínico com espironolactona, nas doses de 50 a 300 mg por dia, pois o controle da pressão é inadequado com adrenalectomia subtotal e pelos riscos associados à adrenalectomia bilateral, incluindo o uso contínuo de glucorticosteroides e mineralocorticosteroides.[4,54] Para pacientes que não toleram espironolactona, diuréticos poupadores de potássio, como a amilorida, podem ser utilizados. Deve ser realizada monitorização de níveis séricos de potássio, creatinina e pressão arterial durante as primeiras 4 a 6 semanas de tratamento medicamentoso.

Metade dos pacientes operados torna-se normotenso, ao passo que os demais, embora com melhor controle, permanecem hipertensos em virtude da hipertensão primária coexistente ou por lesão renal causada pela hipertensão secundária. Recentemente, autores propuseram um escore (escore de resolução do aldosteronoma) que leva em conta parâmetros pré-operatórios, como valores de IMC ≤ 25 kg/m², sexo feminino, duração de hipertensão prévia ≤ 6 anos, e número de medicações anti-hipertensivas pré-operatórias ≤ 2, com pontuação semelhante para cada parâmetro. Um escore mais baixo prediz baixa chance de resolução e um mais elevado tem alta probabilidade de cura da hipertensão após a adrenalectomia.[54]

2.4 FEOCROMOCITOMA

2.4.1 Conceito

Os feocromocitomas são tumores das células cromafins do eixo simpático-adreno-medular, produtores de catecolaminas.[55] São causa incomum de hipertensão arterial, mas apesar disso, seu diagnóstico deve ser considerado em todos os pacientes que apresentem flutuações na pressão arterial com presença de sintomas ou sinais sugestivos de liberação adrenérgica.[38] A hipertensão pode ser persistente e não exclusivamente episódica, e a maioria dos seus portadores refere cefaleia, sudorese e palpitações (tríade clássica).[55-57]

2.4.2 Fisiopatologia e prognóstico

A característica principal é a liberação excessiva de hormônios adrenérgicos, que pode ser de forma persistente ou em picos. A exacerbação clínica ocorre, mais frequentemente, entre a terceira e quarta décadas de vida, porém, em 10% dos casos, manifestam-se na infância, acometendo os dois sexos igualmente.[56]

Cerca de 10 a 15% dos feocromocitomas são extrassuprarrenal, isto é, paragangliomas, e, dos que se originam na medula suprarrenal, 10% são bilaterais e outros 10% são malignos.[57] Os tumores malignos são caracterizados pela presença de metástases que ocorrem, de modo geral, para os ossos, principalmente no esqueleto axial, nos nódulos linfáticos, no fígado e nos pulmões.

Feocromocitomas familiares apresentam um traço autossômico dominante ou fazem parte de síndromes com reconhecidas mutações genéticas: neoplasia endócrina múltipla, doença de von Hippel-Lindau e neurofibromatose tipo 1.[57] Assim, as síndromes familiares devem ser suspeitadas, particularmente em pacientes jovens ou naqueles com múltiplos tumores extrassuprarrenais, tornando necessária uma pesquisa familiar completa e uma cuidadosa investigação para os outros componentes de uma síndrome hereditária.[57]

A secreção dos feocromocitomas não familiares varia muito, com tumores pequenos tendendo a secretar maiores quantidades de catecolaminas ativas. Se a secreção predominante é de norepinefrina, formada primariamente na medula suprarrenal, os sintomas são, principalmente, hipertensão sistólica (por aumento do débito cardíaco), sudorese, rubor e ansiedade.[56] Se a norepinefrina é secretada em menor proporção, os sintomas incluem hipertensão sistólica e diastólica, com menos taquicardia, e ansiedade.

Além da hipertensão, outras complicações cardiovasculares do feocromocitoma incluem doença cardíaca isquêmica, infarto agudo do miocárdio, arritmias cardíacas, insuficiência cardíaca decorrente da cardiomiopatia tóxica ou edema pulmonar. Há evidências de que as catecolaminas influenciam a matriz extracelular com deposição de colágeno e subsequente fibrose na parede arterial e no miocárdio.[58]

Apesar de baixa incidência, os feocromocitomas malignos, isto é, com metástases, têm um prognóstico pior do que as formas mais localizadas. A taxa de sobrevida depende da localização das lesões metastáticas, assim, sobrevida inferior a cinco anos tende a ocorrer em pacientes com metástases no fígado e nos pulmões, e superior a esse período, naqueles que apresentam metástases ósseas.[59] A taxa de sobrevida global de cinco anos varia entre 34 e 60%. Esse prognóstico ruim enfatiza a necessidade de identificar, de forma precoce e adequada, os pacientes que já apresentam as metástases, ou então, identificar geneticamente aqueles que poderão desenvolvê-las.[59]

2.4.3 Diagnóstico

História clínica: a principal manifestação clínica dos feocromocitomas é a hipertensão arterial, intermitente ou sustentada, encontrada em mais de 90% dos casos.[56-60] Os paroxismos de hipertensão associados a sintomas adrenérgicos (taquicardia, sudorese, palidez) ocorrem em 50% dos casos, podendo ser precipitados por exercícios, estresse, evacuação, micção, indução anestésica, exames radiológicos contrastados, palpação do abdome, dilatação uterina durante a evolução da gravidez, e uso de algumas substâncias (antidepressivos tricíclicos, nicotina, ACTH, histamina, opiáceos).[59] Em alguns casos, as crises de hipertensão podem se manifestar em formas graves, como acidente vascular encefálico (AVE), angina, infarto do miocárdio, edema agudo pulmonar, taquiarritmias graves e até mesmo morte súbita.[2] Além da hipertensão arterial, os sintomas e sinais mais frequentemente encontrados são: cefaleia, sudorese, palpitações, hipotensão ortostática, palidez, ansiedade, náuseas e vômitos e perda de peso.[2] Outros sintomas podem ocorrer com menor frequência, como tremores, dor abdominal, dor torácica, polidipsia, poliúria, acrocianose, rubor facial, dispneia, tonturas, convulsões, bradicardia e febre.[4] A presença concomitante da tríade clássica de sintomas (cefaleia, sudorese profusa e palpitações) com crise hipertensiva, tem sensibilidade de 89% e especificidade de 67% para o diagnóstico de feocromocitoma.[50] Não é incomum os sintomas típicos de feocromocitoma serem atribuídos, de forma incorreta, à enxaqueca, à menopausa ou a crises de pânico. Sintomas de insuficiência cardíaca e alterações eletrocardiográficas em pacientes com feocromocitoma podem indicar a presença de miocardite induzida por excesso de catecolaminas.[4]

- **Laboratório:** o exame mais preciso para o diagnóstico de feocromocitoma é a dosagem de metanefrina plasmática livre,[59] que tem maior sensibilidade e especificidade que outras análises de catecolaminas plasmáticas ou urinárias. No entanto, há evidências de que medidas de metanefrina e catecolaminas urinárias têm igual sensibilidade e melhor especificidade que a de metanefrina plasmática livre, de tal forma que é possível recomendar a realização das análises urinárias para os pacientes de baixo risco diagnóstico para evitar resultados falso-positivos.[51] Em nosso meio, não dispomos da dosagem de metanefrina plasmática livre, e, para pesquisa de feocromocitoma, utiliza-se a dosagem de metanefrina urinária. Em casos de alta probabilidade, este método, somado à dosagem de catecolaminas plasmáticas, é habitualmente utilizado.[4] A pesquisa de ácido vanilmandélico urinário, embora possua boa especificidade, apresenta a menor sensibilidade entre os métodos bioquímicos, sofrendo influência significativa da dieta e dos medicamentos, e, por isso, só deve ser indicada na total impossibilidade de realização dos demais exames.[4,59] Os testes de supressão e estímulo podem ser utilizados quando as determinações urinárias e plasmáticas não tenham sido elucidativas. A supressão com clonidina (dosagem de catecolaminas antes e após 1 e 2 horas da administração de 0,200 mg de clonidina) é reservada aos hipertensos, já o estímulo com glucagon é indicado para os normotensos.[59]

- **Localização do tumor:** a ressonância magnética tem sido, atualmente, usada como o método de escolha para identificação dos feocromocitomas, com as vantagens de não utilizar contraste iônico e de apresentar excelente caracterização e resolução dos tecidos, particularmente na avaliação do comprometimento de grandes vasos e nas localizações extrassuprarrenais.[51] Os feocromocitomas de localização suprarrenal, vistos pela ressonância magnética, exibem sinal de elevada intensidade em relação ao fígado, em T2, característica específica do tumor. A tomografia computadorizada também pode ser utilizada, devendo ser realizada com cortes de, no máximo, 5 mm para melhor caracterização das suprarenais. Em geral, os feocromocitomas exibem centro hipodenso e bordas bem delimitadas, capazes, entretanto, de se apresentarem como uma massa sólida e de bordas irregulares. A cintilografia com metaiodobenzil-guanidina (MIBG) marcada com iodo 131, que é captado pelos receptores de catecolaminas, é especialmente útil nos feocromocitomas extrassuprarrenais bilaterais, nas pesquisas de metástases e de recidivas tumorais.[59-60]

2.4.4 Tratamento

Uma vez que os diagnósticos clínico e bioquímico tenham sido feitos, o tratamento farmacológico deve ser iniciado e, assim que localizado, a ressecção cirúrgica do tumor deve ser indicada. O preparo clínico é de fundamental importância para o sucesso do tratamento cirúrgico. O uso de bloqueadores α-1-adrenérgicos deve preceder, em pelo menos duas semanas, a realização da cirurgia.

Em nosso meio, utilizamos o prazosin, na dose inicial de 1 mg, no período noturno, podendo-se chegar até 20 mg por dia, em duas ou mais tomadas.[4,60-61] Outros α-1-bloqueadores, como doxazosin e terazosin, também podem ser utilizados e, em outros países, nos quais há disponibilidade, utiliza-se a fenoxibenzamina, um bloqueador α-1-adrenérgico mais específico.[61] Os betabloqueadores devem ser iniciados, principalmente na presença de taquicardia sintomática, apenas depois de iniciado o uso de alfabloqueadores. Os antagonistas dos canais de cálcio, os iECA e os simpaticolíticos centrais podem ser úteis na estabilização pressórica antes da ressecção cirúrgica.

A crise hipertensiva paroxística do feocromocitoma é considerada uma emergência hipertensiva e deve ser tratada com nitroprussiato de sódio endovenoso em infusão contínua, na dose de 0,5 a 10 mcg/m, ou fentolamina injetável.[9]

A remoção cirúrgica total do tumor é o tratamento ideal, e em razão do grande potencial de complicações da anestesia e da própria cirurgia, intensivos cuidados pré e pós-operatórios devem ser tomados.[59] O alfabloqueio e a hidratação adequados são condições essenciais para um procedimento cirúrgico estável. Os pacientes submetidos à remoção total e precoce da neoplasia apresentam, em geral, remissão total dos sintomas e cura da hipertensão arterial.[59-60] Entretanto, muitos podem manter a hipertensão, em consequência da hipertrofia vascular remanescente ou das alterações funcionais renais, necessitando de controle por tratamento anti-hipertensivo contínuo.[60]

Nos feocromocitomas malignos, com metástases não passíveis de ressecção, além do controle anti-hipertensivo, são indicadas medidas como quimioterapia, embolização dos tumores, radioterapia e, quando possível, ablação com altas doses repetidas de metaiodobenzil-guanidina marcadas com iodo 131.[60] A utilização de um inibidor da síntese de catecolaminas, alfametil-p-tirosina, pode reduzir em 80% o nível de catecolaminas circulantes e aliviar algumas manifestações clínicas da doença nas formas metastáticas.[60]

2.5 COARCTAÇÃO DE AORTA
2.5.1 Conceito

A coarctação da aorta clássica é caracterizada por constrição da aorta localizada próxima ao canal arterial ou do ligamento. Em crianças, é causa importante de insuficiência cardíaca e hipertensão arterial manifesta precocemente, e está frequentemente associada a outras cardiopatias congênitas complexas.[61] Algumas formas mais simples, no entanto, podem passar sem diagnóstico durante a infância e se manifestar com hipertensão diagnosticada na fase adulta.

A coarctação simples, isto é, na ausência de outras lesões cardíacas associadas, é a forma mais comum detectada em adultos. Anormalidades associadas incluem a valva aórtica bicúspide, na maioria dos casos, aneurisma intracraniano, em 10%, e aneurismas intercostais.[61] Uma definição de coarctação significante requer um gradiente de pressão pré e pós-coarctação maior que 20 mmHg na angiografia, com ou sem hipertensão sistêmica.[61] Uma segunda definição requer a presença de hipertensão em membros superiores, associada a evidências ecocardiográficas ou angiográficas de coarctação de aorta.[62]

Os pacientes não submetidos à correção cirúrgica geralmente morrem por insuficiência cardíaca, doença arterial coronariana, dissecção ou ruptura de aorta, valvopatia aórtica concomitante, endarterite ou endocardite infecciosa, ou, ainda, hemorragia cerebral.[62]

2.5.2 Diagnóstico

- **História clínica:** a coarctação de aorta pode se apresentar de várias formas, desde ausência de sintomas ou com mínimos sinais de epistaxes, cefaleia e fraqueza nas pernas aos esforços, até manifestações graves de insuficiência cardíaca, angina, estenose aórtica, dissecção de aorta ou hemorragia intracerebral.[62] Claudicação nas pernas é rara e só ocorre na associação com coarctação de aorta abdominal. Um exame clínico minucioso revela hipertensão arterial em membros superiores, e medidas menores de pressão nos membros inferiores. Considera-se clinicamente significativo uma pressão arterial sistólica diferencial de pelo menos 10 mmHg (braquial-poplítea).[62] A ausculta pode revelar um sopro sistólico interescapular proveniente do local da coarctação e também um sopro sistólico amplo, em crescendo-decrescendo, em toda a parede torácica, decorrente da dilatação das artérias intercostais colaterais. O exame de fundo de olho pode revelar tortuosidade de arteríolas retinianas tipo "saca-rolhas".

- **Exames complementares:** o eletrocardiograma mostra achados de hipertrofia ventricular esquerda com extensão variável, de acordo com a intensidade da hipertensão arterial e a idade do paciente. A radiografia de tórax pode evidenciar o achado característico da aorta torácica com dilatações pré e pós-estenóticas (chamada configuração em forma do número 3), além da corrosão de costelas (uni ou bilateral, segunda a nona costelas), estando este achado presente em 50% dos casos.[62] O ecodopplercardiograma pode mostrar uma protuberância posterior, um istmo bem expandido e um arco aórtico transverso, além de um jato contínuo de alta velocidade através do local da coarctação. A angiorressonância magnética fornece informações detalhadas da coarctação e das intercostais, e, em indivíduos jovens, dispensa a realização da angiografia no pré-operatório.[62] Além disso, a ressonância é o melhor método para avaliação e seguimento pós-intervenção, e portanto tornou-se rotina em alguns centros.[62] A angiografia é reservada para casos nos quais as imagens de outros métodos não detalharam adequadamente a coarctação, e em indivíduos mais velhos, nos quais pode existir a associação de coronariopatia.

2.5.3 Tratamento e prognóstico

O tratamento é sempre intervencionista.[64-65] Em indivíduos mais jovens ou crianças, e naqueles com um istmo bem expandido e arco aórtico transverso, o tratamento de escolha é a dilatação por balão.[63] Cirurgia é geralmente reservada para os casos em que há hipoplasia do arco aórtico associada, o que requer ampliação, com um *patch*, assim como a ressecção da coarctação.[64]

Hipertensão paradoxal de curta duração é frequentemente observada no período pós-operatório imediato, mas é menos comum com a angioplastia.[64] Essa hipertensão ocorre em razão de uma recomposição dos barorreceptores carotídeos e do aumento da secreção de catecolaminas.[61] Em uma fase mais tardia, a elevação da pressão arterial pode ocorrer por ativação do sistema renina-angiotensina-aldosterona.[61]

A resposta da pressão arterial ao tratamento intervencionista da coarctação de aorta depende, em grande parte, da duração da hipertensão no período pré-operatório e da idade do paciente.[63-64] Há cura de hipertensão arterial prévia em até 50% dos pacientes, mas esta também pode recorrer de forma tardia, especialmente se a intervenção for feita em idades mais avançadas.[64]

Hipertensão sistólica é também comum com exercício e não é um marcador para recoarctação, podendo estar relacionada a hipoplasia residual do arco ou a uma aumentada atividade de renina plasmática e de catecolaminas.[64] Os medicamentos de escolha, tanto para o período pré-operatório, reduzindo a chance da hipertensão paradoxal pós-operatória, quanto para a hipertensão residual após a cirurgia, são os beta-bloqueadores adrenérgicos e os iECA.[61]

O conhecimento da história natural da coarctação de aorta baseia-se em dados anteriores às correções cirúrgicas e às intervenções, portanto são muito antigos. De qualquer forma, foram importantes para mostrar que, sem correção, os casos de coarctação de aorta têm alta mortalidade, com média de ocorrência do evento fatal na faixa dos 30 anos, e as principais causas são a insuficiência cardíaca, a ruptura de aorta, a endarterite bacteriana, e a hemorragia intracraniana em razão da ruptura de aneurisma cerebral.[65]

2.6 HIPERTENSÃO ARTERIAL INDUZIDA POR DROGAS

Uma variedade grande de medicamentos ou substâncias químicas podem induzir tanto hipertensão arterial transitória quanto persistente, ou mesmo interferir com os efeitos anti-hipertensivos de algumas medicações.[66] Os mecanismos da elevação da pressão arterial são variados, existindo em comum entre eles o fato de que o estado hipertensivo é reversível com a suspensão do medicamento ou da droga, capaz de retornar se o uso for retomado. Os principais mecanismos incluem retenção de líquido ou expansão do volume extracelular, ou ativação direta ou indireta do sistema nervoso simpático.[66]

Outras substâncias agem diretamente sobre a musculatura lisa vascular ou não têm um mecanismo definido.[66] Algumas delas podem desencadear estados hipertensivos mais graves, às vezes com complicações irreversíveis em órgãos-alvo, quadros residuais de hipertensão também são capazes de persistir com a sua retirada. O efeito deletério destes agentes é mais pronunciado nos pacientes com hipertensão preexistente, nos pacientes com insuficiência renal e nos idosos.[66]

Entre as mais comuns, merecem destaque os anticoncepcionais, os anti-inflamatórios não hormonais, os anoréticos, os

---

QUADRO 42.4 Substâncias que podem induzir hipertensão arterial

AGENTES QUÍMICOS

- Cloreto de sódio (excesso de sal), alcaçuz (*licorice*), chumbo, cádmio, lítio, cafeína.

AGENTES TERAPÊUTICOS

- Hormônios: contraceptivos, estrógenos, andrógenos e anabolizantes.
- Anti-inflamatórios não hormonais: inibidores de COX-2.
- Derivados do ergot: ergotamina, ergonovina.
- Anorexígenos: anfepramona, sibutramina etc.
- Mineralocorticosteroides: fludrocortisona.
- Antidepressivos: inibidores da manoamina oxidase, agentes tricíclicos etc.
- Simpatomiméticos: fenilefrina, pseudoefedrina (descongestionantes nasais).
- Imunossupressores: corticosteroides, ciclosporina, tacrolimus.
- Outras: eritropoetina, dissulfiram.

DROGAS ILÍCITAS

- Estimulantes (anfetamina), *crack*, cocaína, *ecstasy*, OXI etc.

antidepressivos, os psicotrópicos, os imunossupressores e as drogas ilícitas (Quadro 42.4).[9,66]

O diagnóstico depende de uma investigação cuidadosa e detalhada na anamnese, com o questionamento direcionado para as possíveis medicações em uso.[66] Em algumas situações, o nível sérico de certas substâncias pode ser avaliado. Quando se trata de medicamento de uso obrigatório, medidas adicionais de controle da pressão arterial devem ser acrescentadas, e a atenção e o cuidado, redobrados.

2.7 SÍNDROME DA APNEIA OBSTRUTIVA DO SONO

2.7.1 Conceito

Definida como a obstrução recorrente, completa ou parcial, das vias aéreas superiores durante o sono, resultando em períodos de apneia ou hiponímia associados à dessaturação de oxiemoglobina, despertares frequentes e sonolência diurna.[67] Está implicada no desenvolvimento de hipertensão arterial independentemente da presença concomitante de obesidade, sendo reconhecida como fator de risco para aterosclerose e doença cardiovascular.[68-69] Veja mais detalhes no Capítulo 47.

2.7.2 Prevalência e prognóstico

A síndrome de apneia obstrutiva do sono (SAOS) é uma entidade muito prevalente e ainda pouco diagnosticada entre os pacientes hipertensos. Estima-se que cerca de 35% desses pacientes tenham SAOS,[68-69] porcentagem esta que pode chegar a cerca de 70% em pacientes com hipertensão resistente.[3]

Portadores de apneia obstrutiva do sono não tratados têm maior risco de complicações cardiovasculares, como AVC, insuficiência cardíaca e fibrilação atrial.[69-70] Estudos populacionais mostram que a SAOS não tratada é associada a maior risco de eventos cardiovasculares fatais (infarto e AVC, razão de risco: 2,87) e não fatais (infarto do miocárdio, AVC, cirurgia de revascularização miocárdica ou angiografia coronariana, razão de risco: 3,17).[71]

2.7.3 Fisiopatologia

As apneias e/ou hipopneias recorrentes causam hipóxia e hipercapnia, que amplificam a atividade simpática por estímulo de quimiorreceptores centrais e periféricos.[72] A vasoconstrição resultante aumenta a resistência vascular periférica; o aumento do estímulo simpático promove elevação da frequência cardíaca e diminuição de sua variabilidade.[72] Além disso, a ativação simpática, combinada às respostas humorais, como consequência aos episódios repetidos de hipoxemia, causam disfunção endotelial, aumento de atividade inflamatória, favorecendo ainda mais o aparecimento da elevação da pressão arterial.[68,72]

Assim, a SAOS é um modelo de ativação simpática persistente, com diminuição na sensibilidade dos barorreceptores, hiper-responsividade vascular, disfunção endotelial, ativação do sistema renina-angiotensina-aldosterona, entre outros eventos capazes de contribuir para o desenvolvimento da hipertensão arterial.[72]

Outros mecanismos recentemente propostos incluem retenção de volume e deslocamento do excesso de volume acumulado nas pernas para o pescoço durante a noite e diminuição do orifício da via aérea superior, consequentemente produzindo a apneia.[62] Essa possibilidade surgiu das evidências da relação entre o grau de apneia e o acúmulo desse volume no pescoço, e o melhor controle da pressão arterial e da apneia nos pacientes hipertensos, que recebem maior dosagem de diuréticos ou mesmo bloqueadores dos mineralocorticosteroides.[73]

Cronicamente, as alterações autonômicas, hemodinâmicas e metabólicas causadas pelos eventos respiratórios predispõem ao desenvolvimento da hipertensão arterial, à progressão da aterosclerose, ao AVC, ao infarto agudo do miocárdio e a arritmias.[72]

2.7.4 Diagnóstico

- **História clínica:** a suspeita clínica deve ser feita na presença dos seguintes sintomas: ronco alto, episódios de engasgo frequentes, cansaço diurno, sonolência diurna excessiva, alterações de memória e capacidade de concentração prejudicada.[68] Alguns achados clínicos associados auxiliam na suspeita diagnóstica, como obesidade, aumento da circunferência do pescoço, orofaringe pequena e eritematosa, insuficiência cardíaca congestiva, hipertensão pulmonar e *cor pulmonale*.[68] Alguns pacientes podem ter apresentações clínicas atípicas, como palpitações noturnas, cefaleia matutina, tonturas, refluxo gastresofágico e noctúria. O questionário de Berlim,[68] que leva em consideração a sonolência diurna e a presença de roncos, é um bom método para rastrear os casos com suspeita mais forte do diagnóstico de SAOS.

- **Exames complementares:** o diagnóstico é confirmado pelo achado de cinco ou mais episódios de apneia e/ou hipopneia por hora de sono (índice de apneia-hipopneia) na polissonografia.[68] A presença de 30 ou mais episódios de apneia e/ou hipopneia por hora de sono constitui achado de síndrome de apneia grave do sono, com indicação formal de tratamento com suporte ventilatório noturno.

A monitorização ambulatorial de 24 horas (MAPA) pode trazer informações adicionais, embora não sejam específicas da SAOS. É muito comumente observada, em pacientes com SAOS, a presença de alterações do descenso noturno, tanto o descenso noturno atenuado (queda da pressão arterial sistólica ou diastólica menor do que 10% em relação ao período de vigília) ou ausente (pressão arterial sistólica ou diastólica igual ou maior do que as respectivas pressões no período de vigília).[74]

2.7.5 Tratamento

Atualmente, há dados suficientes na literatura para considerar a SAOS uma causa secundária de hipertensão arterial.[69]

O tratamento de escolha para a doença (principalmente nos casos moderados e graves) é o uso do CPAP (*Continuous Positive Airflow Pressure*), aparelho que fornece um fluxo de ar por meio de uma máscara facial nasal ou orofacial, para manter aberta a via aérea durante a inspiração e a expiração.[68] Dessa forma, promove remissão dos eventos respiratórios e, consequentemente, melhora o comportamento do sono e também a qualidade de vida dos pacientes.[68]

Em relação à hipertensão arterial, o efeito do tratamento da SAOS sobre o controle da pressão arterial foi abordado em vários estudos, e, de maneira geral, o efeito maior foi verificado sobre a pressão arterial sistólica, com média de diminuição ao redor de 10 mmHg.[75-76] Em metanálise[75] envolvendo diferentes estudos, demonstrou-se um efeito bem modesto do uso do CPAP sobre a pressão arterial: redução de 2,46 mmHg na pressão sistólica e de 1,83 mmHg na diastólica. Os resultados dessa metanálise, no entanto, podem não expressar o real efeito do CPAP em hipertensos com SAOS, visto que foi incluído um número significativo de pacientes com hipertensão arterial limítrofe, hipertensão controlada e também normotensos. Em hipertensão resistente, há recentes evidências do benefício do CPAP sobre o controle da pressão arterial.[77]

Mais recentemente, uma nova abordagem intervencionista, a denervação simpática renal por ablação, tem mostrado benefícios no controle, tanto da pressão arterial quanto da apneia do sono, em pacientes com hipertensão resistente e apneia obstrutiva do sono.[78]

O tratamento cirúrgico do processo obstrutivo tem sido reservado a casos selecionados em razão do desconforto do procedimento associado à baixa resolutividade dos episódios de apneia-hipopneia.[78]

2.8 OUTRAS CAUSAS ENDÓCRINAS DE HIPERTENSÃO SECUNDÁRIA

Além das etiologias já mencionadas, que envolvem a suprarrenal, outros distúrbios endócrinos podem causar hipertensão arterial, como hiper ou hipotireoidismo, acromegalia, hiperparatireoidismo e síndrome de Cushing.[9] Um resumo dos principais achados diagnósticos destes distúrbios é apresentado na Tabela 42.3.

REFERÊNCIAS BIBLIOGRÁFICAS

1. Sukor N.Postgrad Med J. Secondary hypertension: a condition not to be missed. 2011;87(1032):706-13.
2. Kaplan NM: in: Clinical Hypertension, 10th ed, edited by Kaplan NM, Baltimore, Williams & Wilkins, 2010.
3. Pedrosa RP, Drager LF, Gonzaga CC, Sousa MG, de Paula LK, Amaro AC, Amodeo C, Bortolotto LA, Krieger EM, Bradley TD, Lorenzi-Filho G. Obstructive sleep apnea: the most common secondary cause of hypertension associated with resistant hypertension.Hypertension. 2011;58(5):811-7.
4. Bortolotto LA, Praxedes JN. Hipertensão secundária. In Tratado de Cardiologia SOCESP, 2ª.ed, Serrano Jr CV, Timerman A, Stefanini E (eds), Manole, Barueri, 2009, 714-738.
5. Moe S, Drueke T, Cunningham J, et al. Kidney Disease: Improving Global Outcomes (KDIGO). Definition and classification of chronic kidney disease: a position statement from Kidney Disease: Improving Global Outcomes (KDIGO). Kidney Int. Kidney International Supplements 2013. 3:5–14.
6. De Lima JJ, Vieira ML, Abensur H, Krieger EM. Baseline blood pressure and other variables influencing survival on haemodialysis of patients without overt cardiovascular disease. Nephrol Dial Transplant. 2001 Apr;16(4):793-7.
7. Sarafidis PA, Georgianos PI, Zebekakis PE. Comparative epidemiology ofresistant hypertension in chronic kidney disease and the general hypertensive population. Semin Nephrol. 2014;34(5):483-91.

TABELA 42.3 Outras causas endócrinas de hipertensão arterial secundária

CAUSAS	SINAIS CLÍNICOS	MÉTODOS DE RASTREAMENTO	DIAGNÓSTICO / LOCALIZAÇÃO
Síndrome de Cushing	Obesidade central, "fácies de lua", acne, estrias, hipertricose.	Teste de supressão com dexametasona	Cortisol urinário (24 h) ACTH plasmático. TC abdome.
Hiper ou hipotireoidismo	Hiper: ansiedade, tremor, taquicardia, perda de peso, amenorreia. Hipo: letargia, depressão, intolerância ao frio, ganho de peso, lentidão.	Hormônio tireoideanos.	Hiper: TSH diminuído, tireoide aumentada. Hipo: TSH aumentado, tireoide diminuída.
Hiperparatireoidismo	Calculose renal recidivante, perda de massa óssea, poliúria, gastrite.	Cálcio, fósforo e PTH séricos.	Hipercalcemia, hipofosfatemia, PTH aumentado.
Acromegalia	Crescimento de extremidades. Fácies característico. Hipertensão em 50%.	Hormônio de crescimento.	Somatomedina – 1GF1.

TC: tomografia computadorizada; ACTH: hormônio adrenocorticotrófico; TSH: hormônio estimulador da tireoide; PTH: paratormonio.

8. Bortotolotto LA, Costa-Hong V, Jorgetti V, Consolim-Colombo F, Rosa K, Silva BC, Krieger EM, De Lima JJ. Vascular changes in chronic renal disease patients with secondary hyperparathyroidism. J Nephrol. 2007;20(1):66-72.
9. VI Diretrizes Brasileira de Hipertensão, Rev Bras Hipertensão. 2010; 4: 4-64.
10. Whittier W, Stephen K. Indications for and complications of renal biopsy. UpToDate 2011.
11. Schaefer B, Wühl E.Educational paper: Progression in chronic kidney disease and prevention strategies. Eur J Pediatr. 2012 Nov;171:1579-88.
12. Van Buren PN, Toto R. Current update in the management of diabetic nephropathy. Curr Diabetes Rev. 2013 Jan 1;9(1):62-77.
13. Verdecchia P, Gentile G, Angeli F, Reboldi G. Beyond blood pressure: evidence for cardiovascular, cerebrovascular, and renal protective effects of renin-angiotensin system blockers. Ther Adv Cardiovasc Dis. 2012;6:81-91.
14. Weber BR, Dieter RS. Renal artery stenosis: epidemiology and treatment. Int J Nephrol Renovasc Dis. 2014;7:169-81.
15. Safian RD, Textor SC: Renal-artery stenosis. N Engl J Med 2001;344(6): 431-442.
16. Ref do Weber.
17. Mailloux LU, Napolitano B, Bellucci AG, Vernace M, Wilkes BM, Mossey RT. Renal vascular disease causing end-stage renal disease, incidence, clinical correlates, and outcomes: a 20-year clinical experience. Am J Kidney Dis. 1994;24(4):622–629.
18. Guttormsen B, Gimelli G. Renal artery disease. In: Dieter RS, Dieter R III, Dieter R Jr, editors. Peripheral Arterial Disease. New York: McGraw-Hill Professional; 2009. pp. 619–638.
19. Haller ST, Evans KL, Folt DA, Drummond CA, Cooper CJ. Mechanisms and treatments for renal artery stenosis. Discov Med. 2013;16(90):255-60.
20. Herrmann SM, Textor SC. Diagnostic criteria for renovascular disease: where are we now? Nephrol Dial Transplant. 2012;27(7):2657-63.
21. Vashist A, Heller EN, Brown Jr EJ et al: Renal artery stenosis: A cardiovascular perspective. Am Heart J 2002;143: 559-564.
22. Textor SC. Current approaches to renovascular hypertension. Med Clin North Am. 2009;93(3):717-32.
23. Radermacher J, Haller H: The right diagnostic work-up: investigating renal and renovascular disorders. J Hypertens 2003;21(suppl 2): S19--S24.
24. White CJ, Jaff MR, Haskal ZJ, Jones DJ, Olin JW, Rocha-Singh KJ, et al. Indications for renal arteriography at the time of coronary arteriography: a science advisory from the American Heart Association Committee on Diagnostic and Interventional Cardiac Catheterization, Council on Clinical Cardiology, and the Councils on Cardiovascular Radiology and Intervention and on Kidney in Cardiovascular Disease. Circulation 114: 1892–1895, 2006.
25. Macedo TA, Pedrosa RP, Costa-Hong V, Kajita LJ, Morais GR, De Lima JJ, Drager LF, Bortolotto LA. Renal artery stenosis predicts coronary artery disease in patients with hypertension. PLoS One. 2013;8(3):e58635.
26. Leesar MA, Varma J, Shapira A, Fahsah I, Raza ST, Elghoul Z, et al. Prediction of hypertension improvement after stenting of renal artery stenosis: comparative accuracy of translesional pressure gradients, intravascular ultrasound, and angiography. J Am Coll Cardiol 53(25):2363-71, 2009.
27. Textor SC, Lerman L.Renovascular hypertension and ischemic nephropathy. Am J Hypertens. 2010;23(11):1159-69.
28. Bernardes Silva H, Frimm CC, Bortolotto LA et al. Angioplastia percutânea e revascularização cirúrgica em hipertensão renovascular. Experiência no tratamento e seguimento de longo prazo em 124 pacientes. Arq Bras Cardiol 1994;62: 417-423.
29. Chrysant SG. The current status of angioplasty of atherosclerotic renal artery stenosis for the treatment of hypertension. J Clin Hypertens (Greenwich). 2013;15(9):694-8.
30. van Jaarsveld BC, Krijnen P, Pieterman H et al. The effect of baloon angioplasty on hypertension in atherosclerotic renal artery stenosis. N Engl J Med 2000; 342: 1007-14.
31. Leertouwer TC, Gussenhoven EJ, Bosch JL et al. Stent placement for renal arterial stenosis: where do we stand? A meta-analysis. Radiology 2000; 216: 78-85.
32. The ASTRAL Investigators. Revascularization versus medical therapy for renal artery stenosis. N Engl J Med; 361:1953-62, 2009.
33. Bax L, Woittiez AJ, Kouwenberg HJ, Mali WP, Buskens E, Beek FJ, et al. Stent placement in patients with atherosclerotic renal artery stenosis and impaired renal function: a randomized trial. Ann Intern Med;150:840-8, 2009.
34. Cooper CJ, Murphy TP, Cutlip DE, Jamerson K, Henrich W, Reid DM, et al; CORAL Investigators. Stenting and medical therapy for atherosclerotic renal-artery stenosis. N Engl J Med. 2014;370:13-22.
35. Cherr GS, Hansen KJ, Craven TE et al. Surgical management of atherosclerotic renovascular disease. J Vasc Surg 2002;35:236-4.
36. Oskin TC, Hansen KJ, Ditch JS et al. Chronic renal artery occlusion: nephrectomy versus revascularization. J Vasc Surg 1999; 29: 140-9.
37. Thomaz MJ, Lucon AM, Praxedes JN, Bortolotto LA, Srougi M. The role of nephrectomy of the atrophic kidney in bearers of renovascular hypertension. Int Braz J Urol. 2010;36(2):159-70.
38. Dworkin LD, Murphy T. Is There Any Reason to Stent Atherosclerotic Renal Artery Stenosis? Am J Kidney Dis 2010, 56:259-263.
39. Herrmann SM, Saad A, Textor SC. Management of atherosclerotic renovascular disease after Cardiovascular Outcomes in Renal Atherosclerotic Lesions (CORAL). Nephrol Dial Transplant. 2014 Apr 9. [Epub ahead of print].
40. Hirsch AT, Haskal ZJ, Hertzer NR et al. ACC/AHA 2005 guidelines for the management of patients with peripheral arterial disease (lower extremity, renal, mesenteric, and abdominal aortic): executive summary a collaborative report from the American Association for Vascular Surgery/ Society for Vascular Surgery, Society for Cardiovascular Angiography and Interventions, Society for Vascular Medicine and Biology, Society of Interventional Radiology, and the ACC/AHA Task Force on Practice Guidelines (Writing Committee to Develop Guidelines for the Management of Patients With Peripheral Arterial Disease) endorsed by the American Association of Cardiovascular and Pulmonary Rehabilitation; National Heart, Lung, and Blood Institute; Society for Vascular Nursing; Trans-Atlantic Inter-Society Consensus; and Vascular Disease Foundation. J Am Coll Cardiol 2006; 47: 1239–1312.
41. Silva VS, Martin LC, Franco RJ, Carvalho FC, Bregagnollo EA, Castro JH, Gavras I, Gavras H. Pleiotropic effects of statins may improve outcomes in atherosclerotic renovascular disease. Am J Hypertens. 2008;21:1163-8.
42. Stowasser M, Gordon RD. The renaissance of primary aldosteronism: what has it taught us? Heart Lung Circ. 2013 Jun;22(6):412-20.
43. Sukor N. Endocrine hypertension--current understanding and comprehensive management. Eur J Intern Med. 2011;22(5):433-40.
44. Harvey AM. Hyperaldosteronism: diagnosis, lateralization, and treatment.Surg Clin North Am. 2014;94(3):643-56.
45. Chao CT, Wu VC, Kuo CC, et al.Diagnosis and management of primary aldosteronism: an updated review. Ann Med. 2013;45(4):375-83.
46. Douma S, Petidis K, Doumas M, et al. Prevalence of primary hyperaldosteronism in resistant hypertension: a retrospective observational study. Lancet 2008; 371:1921.
47. Mulatero P, Monticone S, Bertello C, et al. Long-term cardio- and cerebrovascular events in patients with primary aldosteronism. J Clin Endocrinol Metab. 2013;98(12):4826-33.

48. Milliez F, Girerd X, Plouin PF, et al. Evidence for an increased rate of cardiovascular events in patients with primary aldosteronism. J Am Coll Cardiol, 2005. 45: 1243–1248.
49. Savard S, Amar L, Plouin PF, Steichen O. Cardiovascular complications associated with primary aldosteronism: a controlled cross-sectional study. Hypertension. 2013;62(2):331-6.
50. Stowasser M. Assays of the renin-angiotensin-aldosterone system in adrenal disease. UptoDate, 2011.
51. Bortolotto LA,Malachias MVB. Atualização no diagnóstico e tratamento das principais causas de hipertensão secundária. Rev Bras Hipertens. 2011;18(2):46–66.
52. Nanba K, Tamanaha T, Nakao K, et al. Confirmatory testing in primary aldosteronism. J Clin Endocrinol Metab. 2012 May;97(5):1688-94.
53. Rossi GP, Auchus RJ, Brown M, Lenders JW, Naruse M, Plouin PF, Satoh F, Young WF Jr. An expert consensus statement on use of adrenal vein sampling for the subtyping of primary aldosteronism. Hypertension.2014;63(1):151-60.
54. Aronova A, TJ, Zarnegar R. Management of hypertension in primary aldosteronism. World J Cardiol. 2014;6(5):227-33.
55. Malachias MVB. Feocromocitoma como causa de Hipertensão. In: Brandão AA, Amodeo C, Nobre F, Fuchs FD. Hipertensão 2a. ed. Elsevier Editora Ltda. 2012: p: 493-498.
56. van Berkel A, Lenders JW, Timmers HJ. Diagnosis of endocrine disease: Biochemical diagnosis of phaeochromocytoma and paraganglioma. Eur J Endocrinol. 2014 4;170(3):R109-19.
57. Martucci VL, Pacak K Pheochromocytoma and paraganglioma: diagnosis, genetics, management, and treatment. Curr Probl Cancer. 2014;38(1):7-41.
58. Galetta F, Franzonia F, Berninia G, Poupaka F, Carpi A, Cinia G, Tocchinia L, Antonellia A, Santoro G Cardiovascular complications in patients with pheochromocytoma: A mini-review. Biomedicine & Pharmacotherapy 2010. 64: 505–509.
59. Pacak K, Eisenhofer G, Ahlman H, Bornstein SR, Gimenez-Roqueplo A-P,Grossman AB, Kimura N, Mannelli M, McNicol AM, Tischler AS. Pheochromocytoma: recommendations for clinical practice from the First International Symposium. Nature Clin Pract 2007. 3: 92-102.
60. Bravo EL. Pheochromocytoma: an approach to antihypertensive management. Ann N Y Acad Sci. 2002;970:1-10.
61. Webb GD, Smallhorn JF, Therrien J, Redington AN. Congenital Heart Disease. In: Bonow R, Mann DL, Zipes DP, Libby P (eds): Braunwald's Heart Disease: A Textbook of Cardiovascular Medicine, 2011. Philadelphia. Ed. Elsevier.
62. Darabian S, Zeb I, Rezaeian P, Razipour A, Budoff M. Use of noninvasive imaging in the evaluation of coarctation of aorta. J Comput Assist Tomogr. 2013;37(1):75-8.
63. Vergales JE, Gangemi JJ, Rhueban KS, Lim DS. Coarctation of the aorta - the current state of surgical and transcatheter therapies. Curr Cardiol Rev. 2013;9(3):211-9.
64. Touma Y, N'Guyen A, N'Guyen N, Assayag P, Kirsch M. Treatment of native coarctation in adults. Presse Med. 2013;42(9 Pt 1):1196-202.
65. Jenkins NP, Ward C. Coarctation of aorta: natural history and outcome after surgical treatment. Q J Med 1999; 92: 365-371.
66. Grossman E, Messerli FH.Drug-induced hypertension: an unappreciated cause of secondary hypertension. Am J Med. 2012;125(1):14-22.
67. Lurie A. Obstructive sleep apnea in adults: epidemiology, clinical presentation, and treatment options. Adv Cardiol. 2011;46:1-42.
68. Konecny T, Kara T, Somers VK.Obstructive sleep apnea and hypertension: an update. Hypertension. 2014;63(2):203-9.
69. Bradley TD, Floras JS. Obstructive sleep apnoea and its cardiovascular consequences. Lancet. 2009;373(9657):82-93.
70. Ayas NT, Hirsch AA, Laher I, Bradley TD, Malhotra A, Polotsky VY, Tasali E. New frontiers in obstructive sleep apnoea. Clin Sci (Lond). 2014;127:209-16.
71. Destors M, Tamisier R, Baguet JP, Levy P, Pepin JL. [Cardiovascular morbidity associated with obstructive sleep apnea syndrome]. Rev Mal Respir. 2014;31:375-85.
72. Abboud F, Kumar R. Obstructive sleep apnea and insight into mechanisms of sympathetic overactivity. J Clin Invest. 2014;124(4):1454-7.
73. White LH, Bradley TD, Logan AG. Pathogenesis of obstructive sleep apnoea in hypertensive patients: role of fluid retention and nocturnal rostral fluid shift. J Hum Hypertens. 2014. doi: 10.1038/jhh.2014.94.
74. Wolf J, Hering D, Narkiewicz K.Non-dipping pattern of hypertension and obstructive sleep apnea syndrome. Hypertens Res. 2010;33(9):867-71.
75. Andren A, Sjoquist M, Tegelberg A. Effects on blood pressure after treatment of obstructive sleep apnoea with a mandibular advancement appliance – a three-year follow-up. J Oral Rehabil. 2009;36(10):719-25.
76. Haentjens P, Van Meerhaeghe A, Moscariello A, De Weerdt S, Poppe K, Dupont A, et al. The impact of continuous positive airway pressure on blood pressure in patients with obstructive sleep apnea syndrome: evidence from a meta-analysis of placebo-controlled randomized trials. Arch Intern Med. 2007;167(8):757-64.
77. Marcus JA, Pothineni A, Marcus CZ, Bisognano JD. The role of obesity and obstructive sleep apnea in the pathogenesis and treatment of resistant hypertension.Curr Hypertens Rep. 2014 Jan;16(1):411.
78. Pedrosa RP, Drager LF, de Paula LK, Amaro AC, Bortolotto LA, Lorenzi-Filho G. Effects of OSA treatment on BP in patients with resistant hypertension: a randomized trial. Chest. 2013 Nov;144(5):1487-94.
79. Böhm M, Linz D, Urban D, Mahfoud F, Ukena C. Renal sympathetic denervation: applications in hypertension and beyond. Nat Rev Cardiol. 2013;10(8):465-76.

Tratamento da Hipertensão Arterial

43

Luiz Aparecido Bortolotto
Luciano Ferreira Drager

---

1. Introdução
2. Tratamento não farmacológico da hipertensão arterial
   2.1 Redução do consumo de sal
   2.2 Outras mudanças dietéticas
      2.2.1 Aumento do consumo do potássio
      2.2.2 Suplementação de cálcio
      2.2.3 Adoção de dietas especiais
      2.2.4 Aumento no consumo de proteína de soja
   2.3 Moderação no consumo de bebidas alcoólicas
   2.4 Exercício físico
   2.5 Abandono do tabagismo
   2.6 Controle do estresse psicoemocional
   2.7 Outros tratamentos
3. Tratamento farmacológico da hipertensão arterial
   3.1 Princípios gerais do tratamento farmacológico
   3.2 Diuréticos
      3.2.1 Efeitos adversos principais
   3.3 Antagonistas dos canais de cálcio
      3.3.1 Efeitos adversos principais
   3.4 Inibidores da enzima conversora da angiotensina
      3.4.1 Efeitos adversos principais
   3.5 Bloqueadores dos receptores AT1 da angiotensina II
      3.5.1 Efeitos adversos principais
   3.6 Inibidores adrenérgicos
      3.6.1 Betabloqueadores
         3.6.1.1 Efeitos adversos principais
      3.6.2 Alfabloqueadores
         3.6.2.1 Efeitos adversos principais
      3.6.3 Simpatolíticos de ação central
         3.6.3.1 Efeitos adversos principais
   3.7 Vasodilatadores diretos
      3.7.1 Efeitos adversos principais
   3.8 Inibidores diretos da renina
      3.8.1 Efeitos adversos principais
4. Escolha dos esquemas terapêuticos
5. Tratamento intervencionista da hipertensão arterial resistente
6. Referências bibliográficas

1 INTRODUÇÃO

O objetivo primordial do tratamento da hipertensão arterial é a redução da morbidade e da mortalidade cardiovasculares.[1,2] Por ser uma doença crônica de etiologia multifatorial, é plenamente compreensível que o sucesso do tratamento dependa de uma série de fatores que incluem desde a participação do paciente – que precisa compreender a importância de tratar de uma doença essencialmente assintomática – até a oferta de um tratamento integrado que envolverá medidas não farmacológicas e farmacológicas. Dessa forma, é essencial o entendimento de que não obteremos sucesso, na maioria das vezes, com condutas isoladas no tratamento da hipertensão arterial.

Embora ainda estejamos longe de um tratamento totalmente individualizado, com a utilização da genética e da farmacogenética para avaliar e predizer a resposta a medidas dietéticas, atividade física e efeitos dos anti-hipertensivos, o tratamento atual da hipertensão arterial deve ser individualizado no sentido de observamos condições clínicas associadas à hipertensão arterial que podem nortear o tratamento.

No presente capítulo, abordaremos o tratamento da hipertensão arterial de maneira abrangente, dividindo-o didaticamente em não farmacológico e farmacológico.

2 TRATAMENTO NÃO FARMACOLÓGICO DA HIPERTENSÃO ARTERIAL

Quando mencionamos o termo tratamento não farmacológico, estamos, de alguma forma, aludindo à adoção de um estilo de vida saudável. A adoção de diversos hábitos, que descreveremos a seguir, contribui de maneira efetiva para a redução da pressão arterial. É notório que uma porcentagem de pacientes com hipertensão arterial estágio 1 podem obter o controle pressórico somente com a adoção de uma ou mais medidas não farmacológicas.

2.1 REDUÇÃO DO CONSUMO DE SAL

A importância do sal na hipertensão arterial provém de diversos estudos mostrando uma relação direta entre o aumento do consumo de sal e o aumento dos níveis pressóricos.[3,4] Além disso, o aumento do consumo de sal correlaciona-se com a ocorrência de eventos cardiovasculares, independente de outros fatores de confusão, incluindo a pressão arterial.[5] Em populações que fazem baixa ingestão de sal (< 50 meq por dia; 1,2 g de sódio), o aumento da pressão arterial relacionada com a idade é muito pequeno em relação às populações com consumos maiores do que o relatado.[4] Estima-se que o consumo de sódio pela população brasileira é elevado. Dados do IBGE de 2008 e 2009, para a população entre 18 e 59 anos, apontam um consumo médio de 3.500 mg/dia (~ 8,7g de cloreto de sódio) para os homens e de 2.700 mg/dia (~ 6,8g de cloreto de sódio) para as mulheres.

O excesso de sal associado à dificuldade de adaptação renal e a eventuais defeitos na excreção de sódio contribui para o aumento da volemia; o excesso de sódio no intracelular contribui para o aumento da contratilidade da musculatura lisa dos vasos com consequente aumento da resistência vascular periférica. No entanto, muito mais do que a hipervolemia, diversos mecanismos estão envolvidos no aumento da pressão arterial promovido pelo aumento do consumo de sal (Quadro 43.1).[6]

Diante do alto consumo de sal em diversas sociedades e dos inúmeros efeitos deletérios desse hábito, inúmeros trabalhos testaram o efeito da restrição de sal sobre a pressão arterial. A Tabela 43.1 mostra dados consistentes de redução da pressão arterial derivados de diversas metanálises em pacientes hipertensos.[7-10] Além do efeito anti-hipertensivo, a restrição de sal pode promover outros benefícios independentes da pressão arterial, tais como o aumento do efeito dos inibidores da angiotensina na redução da proteinúria em pacientes com doença renal crônica,[11] e na redução da hipertrofia ventricular esquerda.[11,12]

Estimativas americanas sugerem que a redução do sal para 3 g por dia consiga diminuir o número de casos de doença coronariana (de 60 a 120 mil casos/ano), acidente vascular encefálico (AVE) (de 32 mil a 66 mil casos/ano), infarto agudo do miocárdio (IAM) (de 54 mil a 99 mil casos/ano) e óbitos por qualquer causa (de 44 mil a 92 mil casos/ano) (Figura 43.1).[13]

A despeito da consistência dos dados sobre os benefícios da redução do sal, um ponto que ainda suscita dúvida está no limite inferior de redução do sal. Em outras palavras, até quando o sal é seguro? Isso porque existem evidências de que a redução intensa do sal pode promover aumento da atividade da renina plasmática, aumento da aldosterona sérica e aumento da noradrenalina.[9] Em uma análise observacional de 28.880 pacientes provenientes de duas coortes (ONTARGET e TRANSCEND trials), a redução da excreção de sódio para < 3 gramas em 24 horas foi associada com um aumento da mortalidade cardiovascular e hospitalização por insuficiência cardíaca.[14] Esses dados geraram controvérsias sobre o quão agressivos devemos ser na recomendação da restrição de sal. Tal controvérsia provavelmente só será resolvida

QUADRO 43.1 Efeito do aumento do consumo de sal sobre os rins, sistema nervoso e vasos

RINS	SISTEMA NERVOSO	VASCULAR
↑ Atividade simpática	↑ atividade simpática (conc. Na+ liquor)	↓ Produção de óxido nítrico
↓ Fluxo sanguíneo medular	↑ Resposta vasomotora de neurônios na medula rostral, ventrolateral ao estímulo de aminoácidos excitatórios	↑ Espécies reativas de oxigênio
↑ Espécies reativas de oxigênio	↓ Liberação óxido nítrico no núcleo paraventricular	Disfunção endotelial
↓ Biodisponibilidade de óxido nítrico	Ativação de receptores glutamato no núcleo paraventricular	↓ Eliminação de radicais livres pela superóxido dismutase
↑ Efeitos vasoconstritores da angiotensina II e vasopressina	↓ Sensibilidade barorreflexa	
↑ Expressão angiotensinogênio no túbulo proximal	↑ Espécies reativas de oxigênio	
↑ Expressão aldosterona sintase	Aumento da regulação de receptores mineralocorticosteroides	
Ativação do receptor mineralocorticosteroide		

Fonte: Modificado de Kotchen TA e colaboradores, 2013.[6]

até que estudos randomizados sejam conduzidos para comparar o efeito da baixa versus moderada ingesta de sal na incidência de doenças cardiovasculares.[15]

A recomendação da redução de sal em indivíduos hipertensos pelas Diretrizes Brasileira,[16] Norte-Americana[17] e Europeia[18] está exposta na Tabela 43.2.

2.2 OUTRAS MUDANÇAS DIETÉTICAS

2.2.1 Aumento do consumo do potássio

Comparadas às dietas baseadas em alimentos naturais, as comidas processadas contêm frequentemente uma combinação perigosa de altas concentrações de sódio e uma baixa quantidade

TABELA 43.1 Metanálises – redução do sal e pressão arterial

ESTUDO	HIPERTENSOS				
	N. ESTUDOS	N. PESSOAS	REDUÇÃO DO CONSUMO DE SAL*	REDUÇÃO DA PAS	REDUÇÃO DA PAD
			mmol/dia	mmHg	
Midgley e colaboradores[7]	28	1.131	95	3,7**	0,9
Cutler e colaboradores[8]	22	1.043	77	4,8**	2,5**
Graudal e colaboradores[9]	58	2.161	118	3,9**	1,9**
He & MacGregor[10]	17	734	78	5,0**	2,7**

N: número; PAS: pressão arterial sistólica; PAD: pressão arterial diastólica. * 17 mmol de sódio = 400 mg de sódio e 1 g de cloreto de sódio. ** Redução foi significante.
Fonte: Adaptada de Midgley e colaboradores, 1996;[7] Cutler e colaboradores, 1997;[8] Graudal e colaboradores, 1998;9 He e MacGregor, 2002.[10]

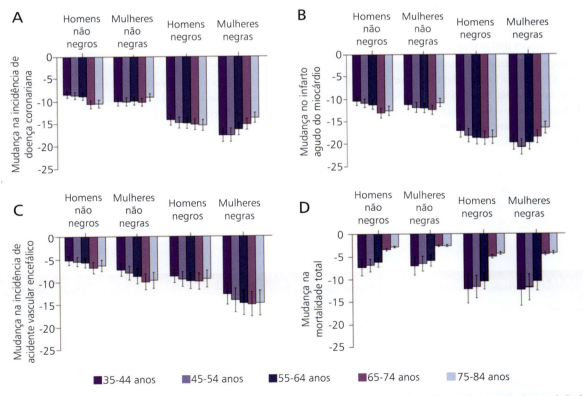

FIGURA 43.1 Estimativa de redução de eventos cardiovasculares com redução do sal na doença coronariana (A), no infarto agudo do miocárdio (B), no acidente vascular encefálico (C) e mortalidade total (D). Fonte: Modificada de Bibbins-Domingo e colaboradores, 2010.[13]

de potássio. A depleção de potássio pode, por si só, aumentar a pressão arterial induzindo lesão vascular e disfunção endotelial.[19,20] Pesquisadores do estudo INTERSALT estimaram que a diminuição da excreção do potássio para 50 mmol por dia foi associada com um aumento na pressão arterial sistólica de 3,4 mmHg e da diastólica de 1,9 mmHg.[3] De forma importante, a relação sódio/potássio urinária apresentou uma relação inversa com a pressão arterial, mostrando uma associação mais forte com os níveis pressóricos do que a excreção de sódio ou potássio isoladamente.[3]

A recomendação é de que a ingestão de potássio deva ser de 120 mmol por dia (aproximadamente 4,7 g),[21] devendo ser enfatizada principalmente para pacientes com função renal normal. Seguir essa recomendação, com a adoção conjunta da restrição de sódio, pode aumentar a relação potássio/sódio urinário em cerca de 10 vezes.[21]

2.2.2 Suplementação de cálcio e vitamina D

Embora existam evidências de uma relação inversa entre os níveis de cálcio e de vitamina D com a incidência de hipertensão arterial, evidências epidemiológicas não observaram alterações com as suplementações de cálcio e vitamina D.[22] Além disso, metanálises sugerem haver uma redução não significante ou reduções muito modestas com a suplementação de cálcio e vitamina D sobre a pressão arterial.[23,24] Dessa forma, não há recomendação formal para a suplementação de cálcio e vitamina D no tratamento da hipertensão arterial.

2.2.3 Adoção de dietas especiais

A adoção de padrões dietéticos especiais, tais como a DASH (Dietary Approaches to Stop Hypertension), parece ter um importante impacto na redução da pressão arterial.[25] A dieta DASH baseia-se em um cardápio rico em frutas, hortaliças, fibras, minerais e laticínios com baixos teores de gordura. Acredita-se que os benefícios sobre a pressão arterial sejam associados ao alto consumo de potássio, magnésio e cálcio nesse padrão nutricional. Essa combinação de diversos micronutrientes pode ter um efeito muito mais destacado do que a suplementação isolada de potássio, magnésio ou cálcio. Além disso, a DASH potencializa ainda o efeito de orientações nutricionais para o emagrecimento, o que também pode contribuir para a redução da pressão arterial.[26]

2.2.4 Aumento no consumo de proteína de soja

Há evidências de que o consumo da proteína de soja (feijão de soja, queijo de soja – tofu, farinha, leite de soja e o concentrado proteico da soja) promova redução da pressão arterial (Figura 43.2).[27]

O que não está claro é se o efeito da redução da pressão arterial é mediado pela proteína ou por isoflavonas presentes na soja.[27]

2.3 MODERAÇÃO NO CONSUMO DE BEBIDAS ALCOÓLICAS

Existem evidências associando a ingestão de álcool e alterações da pressão arterial dependentes da quantidade ingerida. Isso parece ser especialmente verdade para homens.[28] Uma metanálise envolvendo mais de 15 estudos randomizados demonstrou uma redução significante de 3,3 mmHg na pressão sistólica e 2,0 mmHg na pressão diastólica com a redução da ingesta alcoólica.[29] A redução da ingesta alcoólica variou de 16% a 100% (média de 76%) nesses estudos. A metanálise constatou uma curva dose-resposta entre a redução na percentagem de álcool e a redução na pressão arterial.

A recomendação é de que a ingestão deve ser limitada a não mais do que 30 mL de etanol por dia (o equivalente a duas doses) para homens e 15 mL (o equivalente a uma dose) para mulheres.[16,17]

2.4 EXERCÍCIO FÍSICO

A prática regular de exercícios físicos promove uma série de benefícios cardiovasculares que contribuem para a redução da pressão arterial. Entre esses benefícios, podemos citar a melhora da função endotelial, a redução da atividade simpática, a melhora do controle barorreflexo, entre outros (Figura 43.3).[30] Numerosos estudos têm avaliado os efeitos de diferentes modalidades de exercícios físicos sobre a pressão arterial. Ensaios clínicos controlados demonstraram que os exercícios aeróbios (isotônicos), complementados pelos resistidos, promovem reduções significantes da pressão arterial.[31]

TABELA 43.2 Recomendações de diferentes diretrizes para redução do sal		
DIRETRIZ	RECOMENDAÇÃO	GRAU DE RECOMENDAÇÃO
Brasileira	Reduzir a ingestão de sal para 5 g/dia (2 g de sódio)*	Classe 2B; nível de evidência B
Norte-americana	Reduzir a ingestão de sal para 6 g/dia	---
Europeia	Reduzir a ingestão de sal para 5-6 g/dia	Classe 1; nível de evidência A

* 5 g de sal/dia = 3 colheres de café rasas de sal = 4 g + 2 g de sal próprio dos alimentos. Classe 1: consenso de que o tratamento é útil e benéfico. Classe 2b: utilidade e eficácia é menos bem estabelecida. A: múltiplos estudos randomizados e metanálises. B: um estudo randomizado ou estudos não randomizados. Fonte: Modificada de VI Diretriz Brasileira de Hipertensão, 2010;[16] VII Joint National Committee, 2003;[17] ESH/ESC Guidelines, 2013.[18]

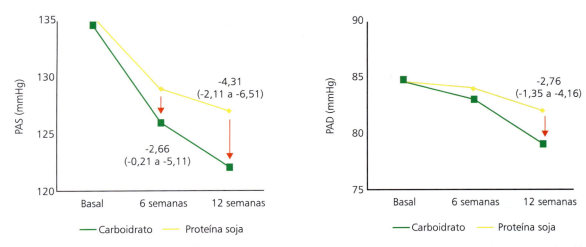

FIGURA 43.2 Efeitos da proteína de soja sobre a pressão arterial. Foram estudadas 302 pessoas: PAS entre 130 e 159 mmHg e/ou PAD entre 80 e 99 mmHg. Fonte: Modificada de He e colaboradores, 2005.[27]

A recomendação é de pelo menos 30 minutos de atividade aeróbica (caminhada, corrida, dança, ciclismo, natação) de intensidade moderada** entre 5 a 7 vezes por semana.

Em relação aos exercícios resistidos, recomenda-se que sejam realizados entre 2 e 3 vezes por semana, com 1 a 3 séries de 8 a 15 repetições, conduzidas até a fadiga moderada (parar quando a velocidade do movimento diminuir).

Recomenda-se a avaliação médica antes do início de um programa de treinamento estruturado e sua interrupção na presença de sintomas. Em hipertensos, a sessão de treinamento não deve ser iniciada se as pressões arteriais sistólica e diastólica estiverem superiores a 160 e/ou 105 mmHg respectivamente.[16]

2.5 ABANDONO DO TABAGISMO

Está bem estabelecido o papel do tabaco em promover disfunção endotelial e acelerar o processo de aterosclerose.[32] O tabagismo produz elevações agudas da pressão arterial e da frequência cardíaca, persistindo por mais de 15 minutos após o uso de um cigarro como uma consequência da estimulação simpática central e periférica.[33,34] No entanto, ainda carecem evidências científicas a respeito do efeito crônico do tabagismo sobre a pressão arterial, bem como faltam estudos que avaliem a longo prazo o benefício da interrupção do tabagismo. No entanto, não há dúvidas quanto à pertinência de se recomendar a interrupção do tabagismo para prevenir a ocorrência de doenças cardiovasculares. Dessa forma, a despeito da falta de evidências definitivas, há a recomendação de interrupção do tabagismo para todo paciente hipertenso.

---

* Critérios: a) Respiração: sem ficar ofegante (conseguir falar frases compridas sem interrupção); b) Pelo cansaço subjetivo: sentir-se moderadamente cansado no exercício; c) Pela frequência cardíaca (FC) medida durante o exercício: 70-80% da FC máxima.

2.6 CONTROLE DO ESTRESSE PSICOEMOCIONAL

Fatores psicossociais, econômicos, educacionais e o estresse emocional podem elevar a pressão arterial por ativação simpática, disfunção endotelial e redução da elasticidade arterial. O aumento do estresse psicoemocional pode também contribuir como barreiras para a adesão ao tratamento e mudança de hábitos.[16] A grande dificuldade em definir o papel relativo do estresse na pressão arterial está na falta de uma medida que reflita a sua gravidade e a variabilidade de resposta a ele, uma vez que fatores culturais e experiências prévias de vida podem modular o impacto do estresse.

Os trabalhos que avaliaram o impacto de medidas no controle do estresse sobre a pressão arterial têm mostrado resultados inconsistentes e, quando positivos, de impacto discreto sobre os níveis pressóricos. A despeito disso, algumas formas de tratamento contra o estresse possam ser recomendadas (ver outros tratamentos).

2.7 OUTROS TRATAMENTOS

Inúmeras técnicas alternativas para a redução da pressão arterial têm sido avaliadas nas últimas décadas.[35] Técnicas de biofeedback e exercícios de respiração lenta são provavelmente úteis, podendo ser consideradas adjuvantes no tratamento da hipertensão arterial. No entanto, não existem evidências suficientes para recomendação de outras técnicas (incluindo acupuntura, yoga, diversas técnicas de meditação e relaxamento).[35]

Com relação ao tratamento de causas secundárias de hipertensão arterial, tais como a apneia obstrutiva do sono, existem evidências de que a pressão positiva contínua de vias aéreas superiores (CPAP) promove reduções discretas da pressão arterial em pacientes hipertensos com esse distúrbio do sono.[36,37] No entanto, o impacto do CPAP sobre a pressão arterial parece ser maior em pacientes com hipertensão refratária.[38-40]

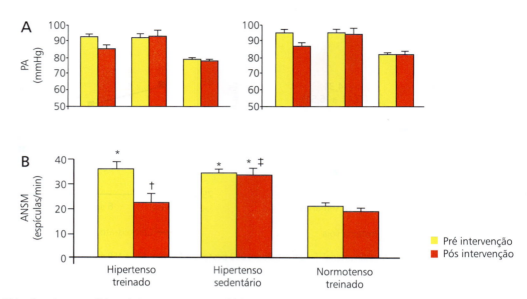

FIGURA 43.3 Efeito do treinamento físico crônico na pressão arterial (A) e na atividade nervosa simpática muscular (ANSM) (B). * Diferença *versus* normotenso controle, P < 0,05. † Diferença entre pré versus pós-intervenção, P < 0,05. ‡ Diferença versus hipertenso treinado, P < 0,05. Fonte: Modificada de Laterza e colaboradores, 2007.[30]

3 TRATAMENTO FARMACOLÓGICO DA HIPERTENSÃO ARTERIAL

O tratamento anti-hipertensivo com fármacos deve não só diminuir a pressão arterial e mantê-la sob controle, mas também reduzir os eventos cardiovasculares fatais e não fatais, e, se possível, a taxa de mortalidade. As mais recentes diretrizes internacionais de hipertensão[41-43] abordam o tratamento farmacológico levando em conta, principalmente, os resultados de desfechos clínicos dos estudos com os principais fármacos usados para o tratamento anti-hipertensivo. Os estudos de desfechos clinicamente relevantes têm evidenciado redução de morbidade e mortalidade com todas as principais classes terapêuticas,[41-50] incluindo diuréticos, betabloqueadores, inibidores da enzima conversora da angiotensina (IECA), bloqueadores do receptor AT1 da angiotensina II (BRA) e com antagonistas dos canais de cálcio (ACC). Assim, recomendações europeias atuais[41] confirmam que essas são as classes adequadas para o início e manutenção do tratamento anti-hipertensivo, quer em monoterapia ou em algumas combinações, exceto as recomendações americanas[42,43] e inglesas[51] que não incluem os betabloqueadores como 1ª escolha.

Cabe ressaltar que, embora os benefícios estejam relacionados à classe individualmente, a maioria dos estudos utiliza associação de anti-hipertensivos para atingir as metas de controle pressórico.[52] Por isso, todas as recomendações atuais para o tratamento de hipertensão já indicam a introdução de associação de duas classes terapêuticas associadas quando o paciente tiver pressão arterial em níveis superiores a 160/100 mmHg.[16,41-43]

A redução de eventos cardiovasculares proporcionada pelo controle da pressão arterial em todos os ensaios clínicos até hoje realizados está relacionada diretamente com a diminuição da pressão arterial per se, e parece ser independente da classe de medicamentos.[53] Esse efeito de redução de risco cardiovascular é observado também em populações específicas, como pacientes idosos,[54] diabéticos[55] e portadores de insuficiência renal.[56] Nos pacientes idosos, o efeito de reduzir a pressão promove significativa redução de eventos, independentemente da classe terapêutica, e as evidências mais robustas reforçam que a meta terapêutica não precisa ser tão agressiva, sendo toleráveis níveis de 150 mmHg[42,54] para pressão sistólica, ou inferiores a 140 mmHg, se o paciente não apresentar efeitos adversos.[42] Nos pacientes com redução moderada da função renal, a diminuição da pressão é uma importante estratégia para diminuir a ocorrência de eventos cardiovasculares, não havendo superioridade aparente de classe anti-hipertensiva específica.[56]

3.1 PRINCÍPIOS GERAIS DO TRATAMENTO FARMACOLÓGICO

Quando se inicia um medicamento para controle da pressão arterial, é fundamental haver uma relação médico-paciente bem estabelecida para que o paciente possa ter consciência da importância do uso da medicação, que, na maioria dos casos é para o resto da vida. É muito importante explicar a ele como se fará a diminuição da pressão arterial, o que se espera conseguir com o tratamento além de reduzir a pressão, a possibilidade de eventuais modificações na terapêutica instituída e o tempo necessário para que o efeito completo dos medicamentos seja obtido, além da possível ocorrência de efeitos adversos. Essa atitude auxiliará na adesão ao tratamento, imprescindível para o sucesso do controle da pressão arterial e da prevenção de suas complicações.

A escolha de um fármaco para o tratamento da hipertensão deve levar em conta várias características da medicação e as mais importantes, de acordo com as VI Diretrizes Brasileiras de Hipertensão,[16] estão expostas no Quadro 43.2. Embora não exista medicação que preencha todas as características, é muito importante considerar aquele medicamento que apresenta as mais adequadas para cada paciente individualmente. Qualquer classe de anti-hipertensivos (Quadro 43.3) comercialmente disponível em nosso meio pode ser utilizada para o tratamento da hipertensão arterial, desde que observadas as indicações e contraindicações específicas, e as características individuais dos pacientes.

São descritas, a seguir, as classes terapêuticas mais importantes usadas no tratamento da hipertensão, com seus mecanismos fundamentais de ação anti-hipertensiva, além dos efeitos colaterais. Na Tabela 43.3, estão descritas as principais medicações que compõem as classes terapêuticas mais utilizadas para o tratamento da hipertensão arterial, com as doses baseadas na sua utilização nos principais ensaios clínicos que avaliaram seu impacto na redução da pressão arterial e também da morbidade e mortalidade cardiovascular.[42]

3.2 DIURÉTICOS

O principal mecanismo anti-hipertensivo dos diuréticos envolve inicialmente um aumento da excreção de sódio e da diurese, com consequente diminuição do volume extracelular.[57] Após cerca de 4 a 6 semanas, o volume circulante praticamente se normaliza e há redução da resistência vascular periférica por uma ação vasodilatadora ainda não totalmente entendida. Há demonstração em estudos experimentais de redução de cálcio intracelular e do tônus vascular mediados por canais de potássio levando à vasodilatação.[57] Os diuréticos são muito eficazes no tratamento da hipertensão arterial, com comprovada capacidade de redução da morbidade e da mortalidade cardiovasculares.[44,45,57] Para o tratamento da hipertensão arterial, a preferência deve ser dada ao uso dos diuréticos tiazídicos e similares, em doses de 12,5 a 50 mg, conforme a medicação. Há diferenças no efeito anti-hipertensivo da clortalidona e da hidroclorotiazida, dependendo da dosagem utilizada.[58] Como pode ser observado na Figura 43.4, o efeito anti-hipertensivo de 25 mg de clortalidona equivale ao mesmo de 50 mg de hidroclorotiazida.[58,59] Assim, sobretudo em pacientes que apresentam características de hipervolemia associadas a excesso da ingestão de sódio, dá-se preferência ao uso de clortalidona.[58] Já os diuréticos de alça, tais como a furosemida e a bumetamida, são usados como anti-hipertensivos na presença de insuficiência renal com taxa de filtração glomerular abaixo de 30 mL/min/1,73 m² e de insuficiência cardíaca com retenção de volume e sódio. O diurético de alça também pode ser indicado em associação com os tiazídicos em pacientes com maior aumento do volume extracelular (insuficiências cardíaca e renal mais graves ou associadas), tanto para o controle do edema quanto da pressão arterial, devendo-se ter maior atenção ao risco aumentado de eventos adversos.[60] Os diuréticos poupadores de potássio, como a espironolactona e o eplerenona, apresentam eficácia diurética e anti-hipertensiva limitadas, mas são úteis na prevenção e no tratamento de hipopotassemia, quando associados aos tiazídicos e aos diuréticos de alça.[60] Além disso, a

---

QUADRO 43.3 Classes de anti-hipertensivos disponíveis para uso clínico

- Diuréticos
- Inibidores adrenérgicos
- Ação central – agonistas-alfa-2 centrais
- Betabloqueadores – bloqueadores beta-adrenérgicos
- Alfabloqueadores – bloqueadores-alfa-1 adrenérgicos
- Vasodilatadores diretos
- Bloqueadores dos canais de cálcio
- Inibidores da enzima conversora da angiotensina
- Bloqueadores do receptor AT1 da angiotensina II
- Inibidor direto da renina

QUADRO 43.2 Características dos anti-hipertensivos importantes para o uso no tratamento da hipertensão arterial

- Eficaz por via oral.
- Seguro e bem tolerado.
- Permitir a administração em menor número possível de tomadas, com preferência para dose única diária.
- Ter relação de risco e benefício favorável ao paciente.
- Iniciado com as menores doses efetivas preconizadas para cada situação clínica, as quais podem ser aumentadas gradativamente, observando-se que quanto maior a dose maiores serão as probabilidades de efeitos adversos.
- Não ser obtido por meio de manipulação, pois inexistem informações adequadas de controle de qualidade, bioequivalência e/ou de interação química dos compostos.
- Passível de uso em associação com outras classes para os pacientes com hipertensão em estágios 2 e 3 e para pacientes de alto e muito alto risco cardiovascular que, na maioria das vezes, não alcançam a meta preconizada de redução da pressão arterial com a monoterapia.
- Utilizado por, no mínimo, 4 semanas, salvo em situações especiais, para aumento de dose, substituição da monoterapia ou mudança das associações em uso.
- Ter demonstração em ensaios clínicos da capacidade de reduzir a morbidade e a mortalidade cardiovascular associadas à hipertensão arterial (características para preferência de escolha).

TABELA 43.3 Doses de medicações anti-hipertensivas baseadas em evidências

MEDICAÇÃO ANTI-HIPERTENSIVA	DOSE INICIAL DIÁRIA (mg)	DOSE ALVO EM DIFERENTES ENSAIOS CLÍNICOS (mg)	NÚMERO DIÁRIO DE DOSES
INIBIDORES DE ECA			
Captopril	50	150-200	2
Enalapril	5	20	1-2
Lisinopril	10	40	1
BLOQUEADORES DE RECEPTORES DA ANGIOTENSINA			
Losartana	50	100	1
Valsartana	40-80	160-320	1-2
Candesartana	4	12-32	1
Irbesartana	75	300	1
BETABLOQUEADORES			
Atenolol	25-50	100	1
Metoprolol	50	100-200	1-2
BLOQUEADORES DE CANAIS DE CÁLCIO			
Anlodipina	2,5	10	1
Diltiazem (liberação prolongada)	120-180	360	1
Nitrendipina	10	20	1-2
DIURÉTICOS			
Clortalidona	12,5	12,5-25	1
Hidroclorotiazida	12,5-25	25-100	1-2
Bendroflumethiazide	5	10	1
Indapamida	1,25	1,25-2,5	1

espironolactona tem sido indicada como 4ª opção terapêutica nos pacientes com hipertensão resistente,[61] isto é, não responsiva a esquema terapêutico tríplice (diuréticos, inibidores do sistema renina angiotensina, antagonistas de canais de cálcio) e são a medicação de escolha nos pacientes que apresentam hiperaldosteronismo primário. Os níveis de potássio devem ser sempre monitorados em pacientes com função renal reduzida, pois pode haver hiperpotassemia.

3.2.1 Efeitos adversos principais

Sobretudo em doses mais elevadas são a hiperuricemia com sintomas de gota e a hipopotassemia que pode induzir arritmias ventriculares, especialmente quando acompanhada de hipomagnesemia.[60] O uso de baixas doses diminui o risco dos efeitos adversos, sem prejuízo da eficácia anti-hipertensiva, principalmente quando em associação com outros anti-hipertensivos. Quando usados cronicamente em altas doses, os diuréticos podem levar ao desenvolvimento de intolerância à glicose, aumento do risco de aparecimento de diabetes, além de promover aumento de triglicerídeos, principalmente em pacientes que apresentam predisposição para apresentar essas complicações, como os obesos e portadores de síndrome metabólica.[60]

3.3 ANTAGONISTAS DOS CANAIS DE CÁLCIO

O mecanismo anti-hipertensivo dos antagonistas dos canais de cálcio é consequência de redução da resistência vascular periférica por diminuição da concentração de cálcio nas células musculares lisas vasculares por interferirem no influxo transmembrana dos íons extracelulares dependentes de voltagem que atuam no músculo liso vascular.[60] Existem três subgrupos de antagonistas de cálcio com o mecanismo vasodilatador comum, mas com características químicas e farmacológicas diferentes:[60]

- **Fenilalquilaminas:** verapamil – não seletivo, menor potência vasodilatadora, inibição sinoatrial e atrioventricular, redução de contratilidade miocárdica.
- **Benzotiazepinas:** diltiazem – não seletivo, menor potência vasodilatadora, inibição sinoatrial e atrioventricular.
- **Dihidropiridinas:** nifedipino, nitrendipino, anlodipino, felodipino, lercanidipino, manidipino, nisoldipino – seletivo, predominantemente vasodilatador, com mínima ação sobre a contratilidade miocárdica.

Os antagonistas de canais de cálcio têm importante ação anti-hipertensiva, sobretudo os di-hidropiridínicos, e os estudos mostram redução significativa da morbidade e mortalidade

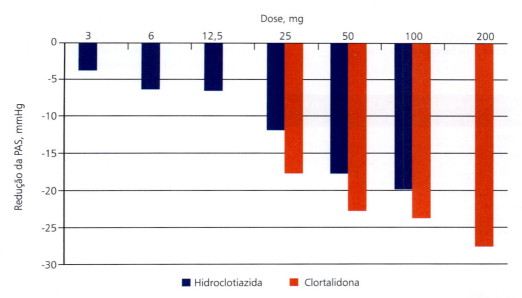

FIGURA 43.4 Efeitos comparativos sobre a pressão arterial sistólica (PAS) por dose de clortalidona e hidroclorotiazida. Fonte: Modificada de Carter, 2004.[59]

cardiovasculares.[45,49,53,62] São particularmente eficazes na redução de AVE, cuja incidência diminuiu em aproximadamente 40% em alguns estudos.[49,62] Preferencialmente, devem ser usados os que apresentam longa duração de ação, ou intrínseca ou por formulação galênica que permita uma liberação controlada. As últimas diretrizes norte-americanas de hipertensão indicam os antagonistas de canais de cálcio como 1ª opção para o tratamento da hipertensão arterial em afro-descendentes.[42,43] Essa classe de medicamentos também apresenta eficácia, tolerabilidade e segurança no tratamento da hipertensão arterial de pacientes com doença coronariana.[60] As fenilalquilaminas também são ótima opção terapêutica quando existe arritmia supraventricular associada à hipertensão. Os agentes de curta duração de ação não são recomendados, principalmente no tratamento de crise hipertensiva.

3.3.1 Efeitos adversos principais

Os efeitos adversos mais comuns dos antagonistas de cálcio, que, na maioria dos casos, são dose-dependentes, incluem: cefaleia, tontura, rubor facial (mais frequente com di-hidropiridínicos de curta ação) e edema de extremidades, sobretudo maleolar.[60] O edema maleolar pode ser reduzido com a associação de inibidores da enzima conversora da angiotensina ou bloqueadores dos receptores da angiotensina II.[60] Outro efeito mais raro é a hipertrofia gengival, que pode causar dores e dificuldades de mastigação. Os di-hidropiridínicos de ação curta podem provocar uma importante estimulação simpática reflexa, com taquicardia importante, deletéria para o sistema cardiovascular.[16] As fenilalquilaminas e benzotiazepinas, como o verapamil e o diltiazem, podem induzir depressão miocárdica e bloqueio atrioventricular, que podem ter consequências mais sérias, principalmente se associadas a betabloqueadores. O verapamil também pode provocar obstipação intestinal e deve ser usado com cautela em pacientes com distúrbios gastrintestinais.[60]

3.4 INIBIDORES DA ENZIMA CONVERSORA DA ANGIOTENSINA (ECA)

O efeito hipotensor crônico dos inibidores da ECA engloba vários mecanismos. Os efeitos imediatos na redução da pressão arterial estão relacionados à diminuição dos níveis circulantes da angiotensina II ocasionada pela inibição da ECA, bloqueando a transformação da angiotensina I em angiotensina II no sangue e nos tecidos.[60] Outros fatores possam estar envolvidos na redução da pressão arterial com a inibição da ECA:

- diminuição de atividade do sistema nervoso simpático (menor liberação de noradrenalina nos neurônios terminais);
- a redução de retenção de sódio resultante da redução na secreção de aldosterona e/ou aumento do fluxo sanguíneo renal;
- diminuição na formação de endotelina.[60]

O efeito anti-hipertensivo dos inibidores da ECA é semelhante aos efeitos dos outros agentes anti-hipertensivos, com resposta em 40 a 60% dos hipertensos em estágios 1 e 2. Há evidências de redução da morbidade e da mortalidade cardiovasculares nos hipertensos tratados com inibidores da ECA.[44,47,63-66] Além disso, também reduzem morbimortalidade cardiovasculares[65] em pacientes com insuficiência cardíaca, com IAM, naqueles com alto risco para doença aterosclerótica e também na prevenção secundária do ACE. Quando administrados em longo prazo, os IECA retardam o declínio da função renal em pacientes com nefropatia diabética ou de outras etiologias.[66,67,68] No Quadro 43.4, estão descritas as principais situações que favorecem o uso dos inibidores da ECA no tratamento da hipertensão arterial.

QUADRO 43.4 Situações indicativas do uso de inibidores da ECA em hipertensos
Hipertensão com HVE
Disfunção ventricular esquerda
Estado pós-infarto do miocárdio
Manutenção da qualidade de vida • Capacidade para o exercício • Atividade intelectual • Função sexual
Diabetes com proteinúria/albuminúria
Hipertensão com doenças concomitantes • DPOC • Doença arterial periférica • Depressão
Manutenção do estado metabólico • Evitar resistência à insulina • Neutralidade lipídica
HVE: hipertrofia ventricular esquerda; DPOC: doença pulmonar obstrutiva crônica.

3.4.1 Efeitos adversos principais

Os inibidores da ECA são medicamentos bem tolerados, não interferem na qualidade de vida e muitos pacientes que os usam relatam sensação de bem-estar. Os efeitos mais frequentemente relatados em usuários dos inibidores da ECA são tosse seca, alteração do paladar e, mais raramente, reações de hipersensibilidade com erupção cutânea e edema angioneurótico.[60]

Em indivíduos com insuficiência renal crônica, sobretudo naqueles com ritmo de filtração glomerular abaixo de 60 mL/1,73 m,^{2} pode haver elevação dos níveis de creatinina até 30% dos valores basais também hiperpotassemia, mas, em longo prazo, prepondera seu efeito nefroprotetor.[60] Por isso, o seu uso nesses pacientes deve ser acompanhado com a monitorização dos níveis de potássio e creatinina. Em pacientes com hipertensão renovascular bilateral ou unilateral associada a rim único, podem promover redução da filtração glomerular com aumento maior dos níveis séricos de ureia e creatinina. O uso dos inibidores de ECA é contraindicado na gravidez pelo risco de complicações fetais.[60] Dessa forma, seu emprego deve ser cauteloso e frequentemente monitorado em adolescentes e mulheres em idade fértil.

3.5 BLOQUEADORES DOS RECEPTORES AT1 DA ANGIOTENSINA II

Na década de 1990, os bloqueadores dos receptores AT1 da angiotensina II (BRA) foram disponibilizados para o uso clínico.[65] O principal mecanismo de ação é por inibição da ação da angiotensina II por meio do bloqueio específico de seus receptores AT1, e proporcionando maior ação da angiotensina II nos receptores AT2, com efeitos de vasodilatação por aumento na produção de óxido nítrico.[60] O uso dos BRA reduz, então, a resistência vascular, sem interferir no débito cardíaco, com pouco efeito na frequência cardíaca, mas sem modificar o metabolismo lipídico ou de carboidratos.

Os BRA são muito eficazes no tratamento da hipertensão arterial, especialmente em populações de alto risco cardiovascular ou com comorbidades, proporcionando redução da morbidade e mortalidade cardiovascular.[47,48,69] Parecem ter o mesmo efeito na pressão arterial em jovens e idosos, bem como em homens e mulheres. Os BRA também têm ação nefroprotetora no paciente com diabetes melito tipo 2 com nefropatia estabelecida[68] ou incipiente.[70] Os principais medicamentos que compõem a classe são losartana, valsartana, irbersartana, candesartana e olmesartana; os dois últimos apresentando ação mais prolongada.

3.5.1 Efeitos adversos principais

Os bloqueadores do receptor AT1 apresentam um bom perfil de tolerabilidade, exibindo uma prevalência de efeitos adversos semelhantes aos do placebo nos estudos já realizados, sendo referida uma pequena porcentagem de tonturas e, mais raramente, reação de hipersensibilidade cutânea.[60] As precauções para seu uso são semelhantes às descritas para os inibidores da ECA.

3.6 INIBIDORES ADRENÉRGICOS

3.6.1 Betabloqueadores

Embora não totalmente esclarecidos, os mecanismos pelos quais os betabloqueadores reduzem a pressão incluem diminuição do débito cardíaco, redução da secreção de renina pelas células justaglomerulares, readaptação dos barorreceptores e menor liberação das catecolaminas nas sinapses nervosas.[71] Os betabloqueadores não são idênticos em suas ações, pois diferem na seletividade aos receptores adrenérgicos (beta-1 e beta-2), e alguns apresentam efeitos vasodilatadores por ações diversas, como antagonismo do receptor alfa-1 adrenérgico (carvedilol) ou aumento da liberação de óxido nítrico (nebivolol).[71-74]

Nos últimos 40 anos, os betabloqueadores adrenérgicos têm sido usados no tratamento da hipertensão arterial, demonstrando eficácia na redução da pressão, e hoje constituem a 1ª opção terapêutica na hipertensão arterial associada à doença coronária, às arritmias cardíacas, à enxaqueca, entre outras indicações compulsórias listadas no Quadro 43.5.[18]

No entanto, nos últimos anos, com os resultados de vários ensaios clínicos, o papel dos betabloqueadores como terapêutica inicial da hipertensão tem sido discutido.[50] Essa discussão ganhou amplitude muito grande, influenciando diretrizes internacionais[51] que não incluem mais os betabloqueadores como 1ª escolha para o tratamento anti-hipertensivo. No entanto, eles continuam sendo os agentes anti-hipertensivos preferidos para pacientes com doença cardíaca associada, refletindo os achados dos ensaios clínicos em hipertensão nos quais os pacientes com infarto do miocárdio e insuficiência cardíaca que receberam betabloqueadores tiveram melhor evolução cardiovascular, inclusive menor risco de mortes.[72,75]

Apesar dos comprovados benefícios na prevenção secundária, até o momento não há evidências de que os betabloqueadores mais antigos sejam eficazes na prevenção primária de eventos cardiovasculares em pacientes hipertensos.[50] Vários estudos randomizados e controlados não mostraram benefício dos betabloqueadores comparados com outros anti-hipertensivos.[50] A redução da morbidade e da mortalidade cardiovasculares está bem documentada em pacientes com idade inferior a 60 anos.[71,73,76,77] Estudos e metanálises recentes não têm mostrado redução de desfechos cardiovasculares importantes, principalmente AVE, em pacientes com idade superior a 60 anos,[77] nos quais o uso dessa classe de medicamentos seria reservado apenas para situações especiais como as descritas no Quadro 43.5.[18] A maioria dos estudos comparativos dos efeitos preventivos cardiovasculares em hipertensos utilizou o atenolol como betabloqueador, e parece que o efeito não satisfatório é mais relacionado ao medicamento em si do que à própria classe, visto que estudos que utilizaram outros betabloqueadores, tais como metoprolol, não apresentaram desvantagem em relação ao placebo ou aos demais anti-hipertensivos.[50]

3.6.1.1 Efeitos adversos principais

As reações adversas dos betabloqueadores dependem da especificidade pelo subtipo de receptor, de sua distribuição nos receptores beta-adrenérgicos e de seu grau de solubilidade.[77] Esses fármacos são, em geral, bem tolerados na prática clínica, embora determinados efeitos colaterais descritos possam incluir fadiga, depressão, capacidade de exercício diminuída, disfunção sexual e crises de asma.

O uso crônico dos betabloqueadores também tem sido relacionado a efeitos metabólicos indesejáveis que podem influenciar a evolução do paciente com hipertensão arterial, sobretudo quando associada à síndrome metabólica.[77] Os principais efeitos metabólicos são observados com os betabloqueadores mais antigos, que não apresentam ação vasodilatadora periférica, pois o aumento da resistência vascular diminui a disponibilidade de glicose e reduz seu uso pelo músculo esquelético, o que gera intolerância à glicose.[71] Em consequência, o aparecimento de novos casos de diabetes tem sido correlacionado com o uso de betabloqueadores, como observado em recente metanálise[78] de ensaios clínicos que utilizaram betabloqueadores por pelo menos 1 ano. No entanto, os autores chamam a atenção para o fato de que o aparecimento de diabetes foi observado apenas com o atenolol, mas não nos estudos que utilizaram metoprolol ou propranolol.

Por outro lado, os betabloqueadores de 3ª geração, como o carvedilol e o nebivolol, têm impacto neutro ou até podem melhorar o metabolismo lipídico e da glicose, possivelmente em decorrência do efeito vasodilatador com diminuição da resistência à insulina e melhora da captação de glicose pelos tecidos periféricos.[79]

A suspensão abrupta dos betabloqueadores pode provocar hiperatividade simpática, com hipertensão rebote e/ou manifestações de isquemia miocárdica, sobretudo em hipertensos com pressão arterial prévia muito elevada. Os betabloqueadores de 1ª e 2ª geração são formalmente contraindicados a pacientes com asma brônquica, doença pulmonar obstrutiva crônica (DPOC) e bloqueio atrioventricular de 2º e 3º graus, e devem ser utilizados com cautela em pacientes com doença arterial periférica, principalmente nos que apresentam sintomas de claudicação.[60]

3.6.2 Alfa-bloqueadores

Seu efeito hipotensor ocorre por redução da resistência vascular periférica mediada pelo antagonismo seletivo dos receptores vasculares adrenérgicos alfa-1.[60] Existe tendência de redução mais acentuada da pressão arterial na posição ortostática quando comparada com a posição supina, devendo ser usados com cautela em pacientes idosos.[60] Os principais fármacos utilizados no tratamento da hipertensão são o prazosin e o doxazosin. O efeito hipotensor é discreto em longo prazo como monoterapia, sendo indicados como opção para associação como 4ª opção terapêutica nos casos de hipertensão resistente. Entretanto, apresentam a vantagem de proporcionar melhora discreta no metabolismo lipídico e glicídico, o que permite o uso em pacientes com diabetes e dislipidemias graves. Por melhorar os sintomas de pacientes com hipertrofia prostática benigna, os alfa-bloqueadores são indicação compulsória neste grupo de pacientes com hipertensão arterial associada.[60] Pela sua principal ação, também são os agentes de 1ª escolha para o tratamento pré-operatório de pacientes portadores de feocromocitoma.

3.6.2.1 Efeitos adversos principais

O principal efeito indesejável dos alfa-bloqueadores é o fenômeno conhecido como "hipotensão da primeira dose", caracterizado por hipotensão postural acentuada, que ocorre geralmente

QUADRO 43.5 Indicações compulsórias dos betabloqueadores como terapia anti-hipertensiva inicial
Angina estável
Infarto do miocárdio prévio
Insuficiência cardíaca diastólica e sistólica
Enxaqueca
Estado hiperadrenérgico (atividade simpática aumentada)
Aneurisma de aorta sob tratamento clínico conservador
Arritmias supraventriculares

30 a 90 minutos após a primeira dose utilizada. Além disso, podem induzir ao aparecimento de tolerância, o que exige o uso de doses gradativamente crescentes para se obter o mesmo efeito. Outros efeitos associados são palpitações e, eventualmente, astenia. Resultados do estudo ALLHAT[44] mostraram maior ocorrência de insuficiência cardíaca congestiva, no grupo tratado com o alfa-bloqueador doxazosin quando comparado com a clortalidona. A partir dessas conclusões, estabeleceu-se o conceito de que o doxazosin não deva ser o medicamento de 1ª escolha para o tratamento da hipertensão.[18]

3.6.3 Simpatolíticos de ação central

Esta de classe de anti-hipertensivos é usada há anos, e, apesar de demonstrada eficácia na diminuição da pressão arterial, seu uso em monoterapia é muito limitado em virtude da alta incidência de eventos adversos se empregada em doses muito elevadas. Esse grupo de medicamentos engloba dois subgrupos de fármacos: os agonistas dos receptores alfa-2-adrenérgicos pré-sinápticos centrais (alfa-metildopa, a clonidina e o guanabenzo); e os inibidores dos receptores imidazolidínicos (moxonidina e a rilmenidina).[60] Os simpatolíticos centrais reduzem diretamente o tônus simpático no coração e nos vasos sanguíneos, por estimulo dos receptores alfa-2 adrenérgicos no núcleo da medula ventrolateral rostral no sistema nervoso central e como resultado promovem vasodilatação e diminuição da frequência cardíaca. Assim, reduzem a pressão arterial além de manifestações adrenérgicas associadas. Apesar de seu efeito em monoterapia ser discreto, podem ser úteis em associação com medicamentos de outras classes, particularmente quando há evidência de hiperatividade simpática ou em pacientes com grande componente de ansiedade.[60] Como não interferem com a resistência periférica à insulina ou com perfil lipídico, são opções terapêuticas para associação em pacientes com diabetes e/ou dislipidemias.

A clonidina, em doses não superiores a 0,600 mg, pode ser uma opção como 4ª medicação no hipertenso resistente. A alfa-metildopa é recomendada como agente de 1ª escolha para o tratamento da hipertensão em gestantes, pela experiência favorável em relação à segurança do binômio materno-fetal.

3.6.3.1 Efeitos adversos principais

Os efeitos adversos mais frequentes desta classe, tais como sonolência, sedação, boca seca, fadiga, hipotensão postural e disfunção sexual, decorrem, na sua maioria, da ação central. A frequência é um pouco menor com os inibidores de receptores imidazolidínicos. No caso da clonidina, destaca-se a hipertensão rebote, quando da suspensão brusca da medicação, e da ocorrência mais acentuada de boca seca, sobretudo em altas doses. A alfa-metildopa, por sua vez, pode provocar também galactorreia, anemia hemolítica e lesão hepática, embora em menor frequência, sendo contraindicada se há insuficiência hepática.[60]

3.7 VASODILATADORES DIRETOS

Atuam diretamente sobre a musculatura lisa da parede vascular, promovendo relaxamento do músculo vascular com consequente vasodilatação e redução da resistência vascular periférica e diminuição da pressão arterial. São utilizados em associação com diuréticos e/ou betabloqueadores. Dois vasodilatadores diretos, hidralazina e minoxidil, os principais representantes desse grupo no tratamento da hipertensão, são reservados para pacientes com hipertensão grave, principalmente os portadores de hipertensão acelerada-maligna.[60] Sempre devem estar associados a diuréticos e betabloqueadores em virtude da retenção de volume associada e aumento da frequência cardíaca.

3.7.1 Efeitos adversos principais

Os principais efeitos colaterais são retenção hídrica e taquicardia reflexa, o que os contraindicam como monoterapia. Outros efeitos adversos que podem ser observados são rubor facial e cefaleia, e a hidralazina em doses muito excessivas pode desencadear uma síndrome similar ao lúpus. O minoxidil pode promover hirsutismo, fator limitante para o uso em mulheres.

3.8 INIBIDORES DIRETOS DA RENINA

O alisquireno é o único agente disponível desta classe aprovado para uso clínico[80]. Ele é um inibidor não peptídeo direto da renina de baixo peso molecular que produz supressão da atividade plasmática de renina com consequente diminuição da formação de angiotensina II.[80-82] Outras ações podem contribuir para a redução da pressão arterial, tais como, redução da atividade plasmática de renina,[81] bloqueio de um receptor celular próprio de renina/prorenina[82] e diminuição da síntese intracelular de angiotensina II.[81]

Apresentam comprovada capacidade de redução da pressão arterial em monoterapia de intensidade semelhante aos demais anti-hipertensivos.[82] Estudos clínicos de curta duração indicam efeito benéfico na redução de morbidade cardiovascular e renal, além de diminuição das lesões de órgãos-alvo, tais como hipertrofia de ventrículo esquerdo e proteinúria.[82] Ainda não há resultados de estudos de desfecho com avaliação do impacto desse medicamento na mortalidade e morbidade cardiovascular e renal.

3.8.1 Eventos adversos principais

Em doses adequadas entre 150 e 300 mg, o alisquireno é bem tolerado, com eventos adversos semelhantes aos do placebo. Em doses mais elevadas (acima de 300 mg/dia), podem provocar rash cutâneo, diarreia, fadiga, cefaleia, aumento de CPK e tosse, porém, em geral, com incidência inferior a 1%.[82] Não pode ser utilizado em pacientes gestantes.

4 ESCOLHA DOS ESQUEMAS TERAPÊUTICOS

Depende do estágio e gravidade da hipertensão sempre objetivando a meta a ser atingida. Dessa forma, podemos iniciar com monoterapia em casos mais leves e já com associação de medicações em estágios mais avançados da doença. É muito recomendado que a terapia anti-hipertensiva deve ser individualizada, levando-se em conta todas as características clínicas dos pacientes.[83]

A monoterapia é a estratégia anti-hipertensiva inicial indicada para pacientes com hipertensão arterial estágio 1, e com risco cardiovascular baixo a moderado. Nesses casos, a terapêutica deve ser individualizada e a escolha inicial do medicamento como monoterapia deve ser baseada nas seguintes características:

a. capacidade de o agente escolhido diminuir morbidade e mortalidade cardiovasculares;
b. bom perfil de segurança do medicamento;
c. mecanismo fisiopatológico da hipertensão predominante no paciente a ser tratado;
d. características individuais;
e. doenças associadas;
f. condições socioeconômicas.

Assim, com base nesses critérios, as classes de anti-hipertensivos atualmente indicadas preferencialmente para o controle da pressão arterial em monoterapia inicial são:[16,18]

a. diuréticos;
b. betabloqueadores (exceto em pacientes idosos);
c. bloqueadores dos canais de cálcio;
d. inibidores da ECA;
e. bloqueadores do receptor AT1 da angiotensina II.

O ajuste da posologia deve ser feito até que se consiga reduzir a pressão arterial a um nível inferior a 140/90 mm Hg.[16,18,42,43] Se a meta terapêutica não for conseguida com a monoterapia inicial, três condutas são possíveis, conforme o fluxograma das VI Diretrizes Brasileiras de Hipertensão:[16]

a. se o resultado for parcial ou nulo, mas sem reação adversa, recomenda-se aumentar a dose do medicamento em uso ou associar anti-hipertensivo de outro grupo terapêutico;
b. se não houver efeito terapêutico desejado na dose máxima preconizada, ou se surgirem eventos adversos não toleráveis, recomenda-se a substituição do anti-hipertensivo inicialmente utilizado;
c. se apesar disso, a meta não for atingida, devem ser associados dois ou mais medicamentos (Figura 43.1).

Nos pacientes com hipertensão em estágios 2 e 3 e naqueles com hipertensão arterial estágio 1, mas com risco cardiovascular alto e muito alto, baseado nas evidências de vários estudos mostrando que cerca de dois terços dos pacientes não atingem as reduções de pressão previstas com a monoterapia, as recomendações das diferentes diretrizes internacionais[18,42] mais recentes indicam a introdução mais precoce da terapêutica combinada de anti-hipertensivos (Figura 43.5).

Para as associações de anti-hipertensivos não devem ser combinados medicamentos com mecanismos de ação similares, exceto a combinação de diuréticos tiazídicos e de alça com poupadores de potássio, para diminui o risco de hipocalemia. Essas associações de anti-hipertensivos podem ser feitas por meio de medicamentos em separado ou por associações disponíveis em doses fixas[52] (Quadro 43.6).

A eficácia anti-hipertensiva dessas diferentes associações parece ser semelhante, embora os estudos que avaliaram de forma comparativa direta o tratamento com cada uma dessas combinações são poucos e sem muitos resultados conclusivos para a prática clínica. Recentemente, um estudo de desfechos importantes avaliou de forma comparativa, em pacientes de alto risco cardiovascular, o impacto do tratamento da hipertensão arterial com combinação fixa de um inibidor de ECA com um diurético e com um antagonista dos canais de cálcio.[84,85] Os resultados demonstraram que para o mesmo grau de redução da pressão arterial, a combinação do inibidor da ECA com o antagonista dos canais de cálcio foi mais eficaz em reduzir a morbidade e mortalidade cardiovasculares[84] e a progressão da doença renal.[85]

Entre as outras combinações possíveis, as que associam beta-bloqueadores e diuréticos devem ser usadas com cautela em pacientes com ou predispostos a apresentar distúrbios metabólicos, especialmente os relacionados às disglicemias.[86] O uso da combinação de inibidor da ECA e bloqueador do receptor AT1 da angiotensina II em pacientes hipertensos, além de não adicionar benefício cardiovascular quando comparada aos medicamentos usados em separado, pode aumentar muito o risco de eventos adversos[87] e, portanto, seu uso não está indicado.[41]

Várias dessas associações também estão disponíveis em doses fixas, e sua utilização deve ser criteriosa para proporcionar simplificação do esquema posológico, ao reduzir o número de comprimidos administrados e, assim, motivar a adesão ao tratamento.

Se a meta terapêutica não for atingida com a combinação inicialmente utilizada, três condutas são possíveis:

a. se o resultado for parcial ou nulo, mas sem reação adversa, é recomendado aumentar a dose da combinação em uso ou associar um terceiro anti-hipertensivo de outra classe;
b. quando a meta não for atingida na dose máxima preconizada, ou se surgirem eventos adversos não toleráveis, recomenda-se a substituição da combinação;
c. se apesar dessas iniciativas, a resposta for ainda inadequada, outros anti-hipertensivos devem ser associados (Figura 43.5).

Se na combinação já estão sendo usados pelo menos dois medicamentos que não incluam um diurético, a associação do diurético como 3ª medicação é fundamental.

Pacientes que aderiram ao tratamento, e não respondem à tríplice terapia otimizada incluindo um diurético, caracterizam a

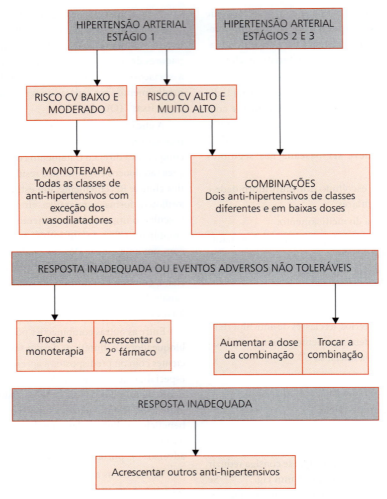

FIGURA 43.5 Fluxograma para o tratamento da hipertensão arterial. CV: cardiovascular(es).

situação clínica de hipertensão resistente.[88] Nessa condição, é obrigatória a avaliação da presença de fatores que dificultam o controle da pressão arterial, tais como ingestão excessiva de sal, abuso de álcool, obesidade, uso de fármacos que podem elevar a pressão arterial, síndrome de apneia obstrutiva do sono e outras formas de hipertensão arterial secundária, e a posterior correção de todos eles.[88] Se não houver constatação desses fatores ou se a pressão arterial persistir elevada mesmo após a correção dos possíveis fatores que interferem no controle, a adição de espironolactona, de simpatolíticos centrais ou betabloqueadores ao esquema terapêutico tem se mostrado útil.[88] Se mesmo assim não houver controle adequado, a adição de vasodilatadores diretos, como a hidralazina e minoxidil, deve ser considerada. Novas opções para o tratamento da hipertensão resistente têm sido propostas,[89] tais como a denervação renal por ablação ou o estímulo de barorreceptores carotídeos por um aparelho similar a um marca-passo, que serão descritos sucintamente a seguir.

QUADRO 43.6 Associações reconhecidas como eficazes

- Diuréticos com outros diuréticos de diferentes mecanismos de ação
- Diuréticos com simpatolíticos de ação central
- Diuréticos com betabloqueadores
- Diuréticos com inibidores da enzima conversora da angiotensina (ECA)
- Diuréticos com bloqueadores do receptor AT1 da angiotensina II
- Diuréticos com inibidor direto da renina
- Diuréticos com bloqueadores dos canais de cálcio
- Bloqueadores dos canais de cálcio com betabloqueadores
- Bloqueadores dos canais de cálcio com inibidores da ECA
- Bloqueadores dos canais de cálcio com bloqueadores do receptor AT1
- Bloqueadores dos canais de cálcio com inibidor direto da renina

5 TRATAMENTO INTERVENCIONISTA DA HIPERTENSÃO ARTERIAL RESISTENTE

Entre os mecanismos de hipertensão arterial, o aumento de atividade do sistema nervoso simpático tem sido evocado como um dos principais envolvidos.[89] A atividade simpática renal, por exemplo, promove liberação de renina, retenção de sódio e aumento da volemia, e assim poderia contribuir para a hipertensão, sobretudo naqueles pacientes com hipertensão resistente.[89] Recentemente, técnicas intervencionistas têm sido desenvolvidas e aplicadas clinicamente com o foco no tratamento em diferentes pontos do sistema nervoso simpático.[90] Uma dessas intervenções, a ablação de artéria renal por cateter de radiofrequência, foi desenvolvida para realizar denervação renal e diminuir a atividade simpática renal tanto aferente quanto eferente, consequentemente diminuindo os efeitos dessa atividade.[91] Estudos clínicos iniciais têm demonstrado resultados bem satisfatórios, com diminuição significativa da pressão arterial, sem graves complicações do procedimento, em pacientes portadores de hipertensão resistente.[92-95] Em um desses trabalhos, o Simplicity HTN-1,[92] os pacientes submetidos à ablação por cateter tiveram redução significativa da pressão arterial, principalmente da sistólica, após 24 meses do procedimento. Quando comparado com tratamento clínico otimizado (Simplicity HTN-2),[93] um numero significativamente maior de indivíduos atingiu reduções de pressão arterial sistólica > 10 mmHg após a ablação de artéria renal do que aqueles que permaneceram em tratamento clínico otimizado. Além disso, demonstrou-se também que a denervação renal promove efeitos metabólicos benéficos em pacientes com síndrome metabólica e apneia obstrutiva do sono.[95] No entanto, apesar desses resultados promissores, estudo randomizado recentemente publicado, comparando a denervação renal por cateter de ablação versus tratamento clínico otimizado incluindo procedimento arteriográfico "placebo" (Simplicity HTN-3), mostrou resultados que colocaram em dúvida o real benefício da denervação renal no controle da pressão arterial de pacientes com hipertensão resistente.[96] Esse estudo incluiu mais de 500 pacientes portadores de hipertensão resistente, entre os quais 364 submetidos à denervação renal por ablação, e os demais submetidos à arteriografia, mas sem ablação, com acompanhamento por 6 meses. Os autores observaram redução da pressão arterial sistólica significativa em ambos os grupos de pacientes (–14,13 ± 23 mmHg – denervação versus –11,74 ± 25 mmHg – placebo), sem diferença estatística entre eles. Essa ausência de diferenças também se confirmou nas medidas de pressão arterial obtidas na MAPA. Assim, muito se questionou o real benefício do procedimento e, a partir de então, o entusiasmo inicial diminuiu drasticamente. No entanto, análise crítica mais minuciosa questiona alguns pontos importantes que podem ter influenciado negativamente os resultados. Um deles se refere ao número de disparos de energia por radiofrequência em cada artéria renal. O número ideal para obter sucesso é de pelo menos oito disparos e a média no estudo foi de quatro. Além disso, outro ponto crítico de destaque foi o número de procedimentos realizados pelo profissional para este ser considerado adequadamente treinado. O número recomendado para um bom treinamento é de pelo menos 10 procedimentos e no estudo Simplicity-3, em alguns centros que participaram do estudo, foram realizados apenas quatro procedimentos por profissional. Assim, o procedimento de denervação renal por ablação para tratar a hipertensão arterial resistente não pode ser considerado totalmente ineficiente, e pode ser indicado em casos selecionados. Frente a essas novas evidências, a denervação renal deve ser criteriosamente indicada, e alguns importantes pontos devem ser considerados: realização por profissionais treinados; escolha criteriosa do cateter; número de aplicações de energia de radiofrequência padronizado; e seleção de pacientes após amplo rastreamento para as causas da resistência ao tratamento anti-hipertensivo, incluindo má adesão ao tratamento medicamentoso, efeito "avental branco", e alterações metabólicas associadas; melhor identificação dos pacientes que terão uma reposta mais adequada ao tratamento. Em uma análise recente pos hoc do estudo Simplicity-3,[97] foi evidenciado que os preditores da redução da pressão sistólica após 6 meses foram pressão sistólica de consultório ≥ 180 mmHg, uso de antagonistas de aldosterona, e o não uso de vasodilatadores; nos pacientes que fizeram a denervação, o número de ablações foi um preditor de melhor resposta. Além disso, os pacientes não afrodescendentes submetidos à denervação tiveram uma maior redução da pressão sistólica de consultório do que os que receberam o tratamento placebo. As maiores reduções na pressão sistólica de consultório e na MAPA e também da frequência cardíaca foram observadas nos pacientes com maior número de ablações e com a maior energia. Em nossa experiência, em uma paciente portadora de hipertensão grave resistente, foi observada melhora da qualidade de vida, e um melhor controle da pressão arterial, sobretudo na MAPA, com menor número de medicações, 1 ano após denervação renal,[98] em que foram realizadas seis ablações com mais alta energia. A Sociedade Europeia de Hipertensão[95] publicou um posicionamento para direcionar quais pacientes são elegíveis para o procedimento de denervação renal por ablação, destacando que a realização de um rastreamento rigoroso de causas secundárias de hipertensão e uma investigação minuciosa da adesão ao tratamento são imprescindíveis antes de indicar o procedimento.

O outro tipo de tratamento intervencionista atua nos barorreceptores carotídeos por meio da estimulação elétricas dos barorreceptores por eletrodos implantados nas artérias carótidas e conectados a um aparelho inserido no subcutâneo do tórax do paciente, de forma semelhante a um implante de marca-passo.[99] Os primeiros estudos experimentais e clínicos têm evidenciado redução significativa da pressão arterial por período prolongado, além de segurança do procedimento.[99] No entanto, a exigência de um procedimento cirúrgico mais demorado por equipe treinada para ele, além de custo elevado do dispositivo, ainda limita a aplicação clínica a poucos centros no mundo. No Brasil, esse tipo de tratamento ainda não está disponível.

REFERÊNCIAS BIBLIOGRÁFICAS

1. Go AS, Mozaffarian D, Roger VL, Benjamin EJ, Berry JD, Blaha MJ, Dai S, Ford ES, Fox CS, Franco S, Fullerton HJ, Gillespie C, Hailpern SM, Heit JA, Howard VJ, Huffman MD, Judd SE, Kissela BM, Kittner SJ, Lackland DT, Lichtman JH, Lisabeth LD, Mackey RH, Magid DJ, Marcus GM, Marelli A, Matchar DB, McGuire DK, Mohler ER 3rd, Moy CS, Mussolino ME, Neumar RW, Nichol G, Pandey DK, Paynter NP, Reeves MJ, Sorlie PD, Stein J, Towfighi A, Turan TN, Virani SS, Wong ND, Woo D, Turner MB; American Heart Association Statistics Committee and Stroke Statistics Subcommittee. Executive summary: heart disease and stroke statistics--2014 update: a report from the American Heart Association. Circulation. 2014;129(3):399-410.
2. Lackland DT, Roccella EJ, Deutsch AF, Fornage M, George MG, Howard G, Kissela BM, Kittner SJ, Lichtman JH, Lisabeth LD, Schwamm LH, Smith EE, Towfighi A; American Heart Association Stroke Council; Council on Cardiovascular and Stroke Nursing; Council on Quality of Care and Outcomes Research; Council on Functional Genomics and Translational Biology. Factors influencing the decline in stroke mortality: a statement from the American Heart Association/American Stroke Association. Stroke. 2014;45(1):315-53.
3. Intersalt: an international study of electrolyte excretion and blood pressure. Results for 24 hour urinary sodium and potassium excretion. Intersalt Cooperative Research Group. BMJ 1988;297(6644):319-28.
4. Elliott P, Stamler J, Nichols R, Dyer AR, Stamler R, Kesteloot H, Marmot M. Intersalt revisited: further analyses of 24 hour sodium excretion and blood pressure within and across populations. Intersalt Cooperative Research Group. BMJ. 1996 May 18;312(7041):1249-53. Erratum in: BMJ 1997 Aug 23;315(7106):458.
5. Whelton PK, Appel LJ, Sacco RL, Anderson CA, Antman EM, Campbell N, Dunbar SB, Frohlich ED, Hall JE, Jessup M, Labarthe DR, MacGregor GA, Sacks FM, Stamler J, Vafiadis DK, Van Horn LV. Sodium, blood pressure, and cardiovascular disease: further evidence supporting the American Heart Association sodium reduction recommendations. Circulation. 2012;126(24):2880-9.
6. Kotchen TA, Cowley AW Jr, Frohlich ED. Salt in health and disease--a delicate balance. N Engl J Med. 2013;368(13):1229-37.
7. Midgley JP, Matthew AG, Greenwood CM, Logan AG. Effect of reduced dietary sodium on blood pressure: a meta-analysis of randomized controlled trials. JAMA. 1996;275(20):1590-7.
8. Cutler JA, Follmann D, Allender PS. Randomized trials of sodium reduction: an overview. Am J Clin Nutr. 1997;65(2 Suppl):643S-651S.
9. Graudal NA, Galløe AM, Garred P. Effects of sodium restriction on blood pressure, renin, aldosterone, catecholamines, cholesterols, and triglyceride: a meta-analysis. JAMA. 1998;279(17):1383-91.
10. He FJ, MacGregor GA. Effect of modest salt reduction on blood pressure: a meta-analysis of randomized trials. Implications for public health. J Hum Hypertens. 2002;16(11):761-70.
11. Frisoli TM, Schmieder RE, Grodzicki T, Messerli FH. Salt and hypertension: is salt dietary reduction worth the effort? Am J Med. 2012;125(5):433-9.
12. Jula AM, Karanko HM. Effects on left ventricular hypertrophy of long-term nonpharmacological treatment with sodium restriction in mild--to-moderate essential hypertension. Circulation. 1994;89(3):1023-31.
13. Bibbins-Domingo K, Chertow GM, Coxson PG, Moran A, Lightwood JM, Pletcher MJ, Goldman L. Projected effect of dietary salt reductions on future cardiovascular disease. N Engl J Med. 2010;362(7):590-9.
14. O'Donnell MJ, Yusuf S, Mente A, Gao P, Mann JF, Teo K, McQueen M, Sleight P, Sharma AM, Dans A, Probstfield J, Schmieder RE. Urinary sodium and potassium excretion and risk of cardiovascular events. JAMA. 2011;306:2229-38.
15. O'Donnell MJ, Mente A, Smyth A, Yusuf S. Salt intake and cardiovascular disease: why are the data inconsistent? Eur Heart J. 2013;34(14):1034-40.
16. VI Diretriz Brasileira de Hipertensão. Arq Bras Cardiol 2010; 95(1 supl.1): 1-51.
17. Chobanian AV, Bakris GL, Black HR, Cushman WC, Green LA, Izzo JL Jr, Jones DW, Materson BJ, Oparil S, Wright JT Jr, Roccella EJ; National Heart, Lung, and Blood Institute Joint National Committee on Prevention, Detection, Evaluation, and Treatment of High Blood Pressure; National High Blood Pressure Education Program Coordinating Committee. The Seventh Report of the Joint National Committee on Prevention, Detection, Evaluation, and Treatment of High Blood Pressure: the JNC 7 report. JAMA. 2003;289(19):2560-72.
18. Mancia G, Fagard R, Narkiewicz K, et al. 2013 ESH/ESC guidelines for the management of arterial hypertension: the Task Force for the Management of Arterial Hypertension of the European Society of Hypertension (ESH) and of the European Society of Cardiology (ESC). Eur Heart J. 2013;34(28):2159-219.
19. Krishna GG, Miller E, Kapoor S. Increased blood pressure during potassium depletion in normotensive men. N Engl J Med 1989;320:1177-82.
20. Aaron KJ, Sanders PW. Role of dietary salt and potassium intake in cardiovascular health and disease: a review of the evidence. Mayo Clin Proc. 2013;88(9):987-95.
21. Koliaki C, Katsilambros N. Dietary sodium, potassium, and alcohol: key players in the pathophysiology, prevention, and treatment of human hypertension. Nutr Rev. 2013;71(6):402-11.
22. Wang L, Manson JE, Buring JE, Lee IM, Sesso HD. Dietary intake of dairy products, calcium, and vitamin D and the risk of hypertension in middle-aged and older women. Hypertension 2008;51:1073–1079.
23. Guessous I, Bochud M, Bonny O, Burnier M. Calcium, vitamin D and cardiovascular disease. Kidney Blood Press Res. 2011;34(6):404-17.
24. Witham, MD, Nadir, MA, Struthers, AD. Effect of vitamin D on blood pressure: a systematic review and meta-analysis. J. Hypertens. 2009;27:1948–1954.
25. Sacks FM, Svetkey LP, Vollmer WM, Appel LJ, Bray GA, Harsha D, et al. Effects on blood pressure of reduced dietary sodium and the Dietary Approaches to Stop Hypertension (DASH) diet. DASH–Sodium Collaborative. Research Group. N Engl J Med 2001; 344: 3–10.
26. Babyak MA, Hinderliter A, Watkins LL, Craighead L, Lin PH, Caccia C, et al. Effects of the DASH diet alone and in combination with exercise and weight loss on blood pressure and cardiovascular biomarkers in men and women with high blood pressure: the ENCORE study. Arch Intern Med 2010;170(2):126–135.
27. He J, Gu D, Wu X, Chen J, Duan X, Chen J, Whelton PK. Effect of soybean protein on blood pressure: a randomized, controlled trial. Ann Intern Med. 2005 Jul 5;143(1):1-9.
28. Briasoulis A, Agarwal V, Messerli FH. Alcohol consumption and the risk of hypertension in men and women: a systematic review and meta-analysis. J Clin Hypertens (Greenwich). 2012;14(11):792-8.
29. Xin X, He J, Frontini MG, Ogden LG, Motsamai OI, Whelton PK. Effects of alcohol reduction on blood pressure: a meta-analysis of randomized controlled trials. Hypertension. 2001;38:1112–1117.
30. Laterza MC, de Matos LD, Trombetta IC, Braga AM, Roveda F, Alves MJ, Krieger EM, Negrão CE, Rondon MU. Exercise training restores baroreflex sensitivity in never-treated hypertensive patients. Hypertension. 2007;49:1298-306.
31. Pal S, Radavelli-Bagatini S, Ho S. Potential benefits of exercise on blood pressure and vascular function. J Am Soc Hypertens. 2013 Nov-Dec;7(6):494-506.
32. Csordas A, Bernhard D. The biology behind the atherothrombotic effects of cigarette smoke. Nat Rev Cardiol. 2013;10(4):219-30.

33. Groppelli A, Omboni S, Parati G, Mancia G. Blood pressure and heart rate response to repeated smoking before and after beta-blockade and selective alpha 1 inhibition. J Hypertens 1990;8(Suppl 5):S35–40.
34. Dinas PC, Koutedakis Y, Flouris AD. Effects of active and passive tobacco cigarette smoking on heart rate variability. Int J Cardiol. 2013;163(2):109-15.
35. Brook RD, Appel LJ, Rubenfire M et al. Beyond Medications and Diet: Alternative Approaches to Lowering Blood Pressure: A Scientific Statement From the American Heart Association. Hypertension. 2013;61:1360-83.
36. Barbe F, Duran-Cantolla J, Capote F, de la Peña M, Chiner E, Masa JF, González M, Marin JM, García-Río F, Diaz-de-Atauri J, Teran J, Mayos M, Monasterio C, Del Campo F, Gómez S, Sanchez-de-la-Torre M, Martinez M, Montserrat JM. Long-Term Effect of Continuous Positive Airway Pressure in Hypertensive Patients With Sleep Apnea. Am J Respir Crit Care Med. 2010 Apr 1;181(7):718-26.
37. Fava C, Dorigoni S, Dalle Vedove F, Danese E, Montagnana M, Guidi GC, Narkiewicz K, Minuz P. Effect of Continuous Positive Airway Pressure (CPAP) on Blood Pressure in Patients with Obstructive Sleep Apnea/Hypopnea. A Systematic Review and Meta-Analysis. Chest. 2014;145:762-771.
38. Lozano L, Tovar JL, Sampol G, Romero O, Jurado MJ, Segarra A, Espinel E, Ríos J, Untoria MD, Lloberes P. Continuous positive airway pressure treatment in sleep apnea patients with resistant hypertension: a randomized, controlled trial. J Hypertens. 2010;28:2161-2168.
39. Pedrosa RP, Drager LF, de Paula L, Amaro A, Bortolotto LA, Lorenzi-Filho G. Effects of Obstructive Sleep Apnea Treatment on Blood Pressure in Patients with Resistant Hypertension: A Randomized Trial. Chest. 2013;144:1487-94.
40. Martínez-García MA, Capote F, Campos-Rodríguez F, Lloberes P, Díaz de Atauri MJ, Somoza M, Masa JF, González M, Sacristán L, Barbé F, Durán-Cantolla J, Aizpuru F, Mañas E, Barreiro B, Mosteiro M, Cebrián JJ, de la Peña M, García-Río F, Maimó A, Zapater J, Hernández C, Grau SanMarti N, Montserrat JM; Spanish Sleep Network. Effect of CPAP on blood pressure in patients with obstructive sleep apnea and resistant hypertension: the HIPARCO randomized clinical trial. JAMA. 2013;310(22):2407-15.
41. ESH/ESC Task Force for the Management of Arterial Hypertension. 2013 Practice guidelines for the management of arterial hypertension of the European Society of Hypertension (ESH) and the European Society of Cardiology (ESC): ESH/ESC Task Force for the Management of Arterial Hypertension. J Hypertens. 2013;31(10):1925-38.
42. James PA, Oparil S, Carter BL, et al. 2014 evidence-based guideline for the management of high blood pressure in adults: report from the panel members appointed to the Eighth Joint National Committee (JNC 8). JAMA. 2014;311(5):507-20.
43. Weber MA, Schiffrin EL, White WB, et al. Clinical practice guidelines for the management of hypertension in the community a statement by the American Society of Hypertension and the International Society of Hypertension. J Hypertens. 2014 ;32(1):3-15.
44. The ALLHAT Officers and Coordinators for the ALLHAT Collaborative Research Group. Major outcome in high-risk hypertensive patients to angiotensin-converting enzyme inhibi¬tor or calcium channel blocker vs diuretic. The Antihypertensive and Lipid-Lowering Treatment to Prevent Heart Attack Trial (ALLHAT). JAMA 2002; 228:2981-97.
45. Neal B, MacMahon S, Chapman N. Blood Pressure Lowering Trialist's Collaboration. Effects of ACE inhibitors, calcium antagonists and other blood-pressure-lowering drugs: results of prospectively designed overviews of randomized trials. Lancet, 2000; 356: 1955–64.
46. Ferrari R, Boersma E.The impact of ACE inhibition on all-cause and cardiovascular mortality in contemporary hypertension trials: a review. Expert Rev Cardiovasc Ther. 2013;11(6):705-17.51.

47. van Vark LC, Bertrand M, Akkerhuis KM, Brugts JJ, Fox K, Mourad JJ, Boersma E. Angiotensin-converting enzyme inhibitors reduce mortality in hypertension: a meta-analysis of randomized clinical trials of renin-angiotensin-aldosterone system inhibitors involving 158,998 patients. Eur Heart J. 2012;33(16):2088-97.
48. Zaiken K, Hudd TR, Cheng JW. A review of the use of angiotensin receptor blockers for the prevention of cardiovascular events in patients with essential hypertension without compelling indications. Ann Pharmacother. 2013;47(5):686-93.
49. Chen GJ, Yang MS. The effects of calcium channel blockers in the prevention of stroke in adults with hypertension: a meta-analysis of data from 273,543 participants in 31 randomized controlled trials. PLoS One. 2013;8(3):e57854.
50. Wiysonge CS, Bradley HA, Volmink J, Mayosi BM, Mbewu A, Opie LH. Beta-blockers for hypertension. Cochrane Database Syst Rev. 2012;11: doi:10.1002/14651858.
51. Jaques H. National Institute for Health and Clinical Excellence (NICE). NICE guideline on hypertension. Eur Heart J. 2013;34(6):406-8.
52. Bakris G, Sarafidis P, Agarwal R, Ruilope L. Review of blood pressure control rates and outcomes.J Am Soc Hypertens. 2014;8(2):127-141.
53. Law MR, Morris JK, Wald NJ. Use of blood pressure lowering drugs in the prevention of cardiovascular disease: meta-analysis of 147 randomised trials in the context of expectations from prospective epidemiological studies BMJ. 2009; 338:b1665.
54. Briasoulis A, Agarwal V, Tousoulis D, Stefanadis C. Effects of antihypertensive treatment in patients over 65 years of age: a meta-analysis of randomised controlled studies. Heart. 2014;100(4):317-23.
55. Wu HY, Huang JW, Lin HJ, Liao WC, Peng YS, Hung KY, Wu KD, Tu YK, Chien KL. Comparative effectiveness of renin-angiotensin system blockers and other antihypertensive drugs in patients with diabetes: systematic review and Bayesian network meta-analysis.BMJ. 2013 24;347:f6008.
56. Blood Pressure Lowering Treatment Trialists' Collaboration, Ninomiya T, Perkovic V, Turnbull F, Neal B, Barzi F, Cass A, Baigent C, Chalmers J, Li N, Woodward M, MacMahon S. Blood pressure lowering and major cardiovascular events in people with and without chronic kidney disease: meta-analysis of randomised controlled trials. BMJ. 2013;347:f5680.
57. Ernst ME, Mann SJ. Diuretics in the treatment of hypertension. Semin Nephrol. 2011 Nov;31(6):495-502.
58. Roush GC, Buddharaju V, Ernst ME. Is chlorthalidone better than hydrochlorothiazide in reducing cardiovascular events in hypertensives? Curr Opin Cardiol. 2013 Jul;28(4):426-32.
59. Carter BL, Ernst ME, Cohen JD. Hydrochlorothiazide versus chlorthalidone: evidence supporting their interchangeability. Hypertension. 2004 Jan;43(1):4-9.
60. Giorgi DMA, Lima JJG, Ribeiro JM. Tratamento Farmacológico.In Hipertensão Arterial. Bases Fisiopatológicas e Prática Clínica. Krieger E (coord). Editora Atheneu, São Paulo, 523-544, 2013.
61. Alessi A, Brandão AA, Coca A, et al. I Posicionamento Brasileiro Sobre Hipertensão Arterial Resistente. Arq Bras Cardiol. 2012;99(1):576-85.
62. Coca A, Mazón P, Aranda P, Redón J, Divisón JA, Martínez J, Calvo C, Galcerán JM, Barrios V, Roca-Cusachs I Coll A. Role of dihydropyridinic calcium channel blockers in the management of hypertension. Expert Rev Cardiovasc Ther. 2013;11(1):91-105.
63. Ferrari R. RAAS inhibition and mortality in hypertension. Glob Cardiol Sci Pract. 2013 Nov 1;2013(3):269-278.
64. White WB. Angiotensin-converting enzyme inhibitors in the treatment of hypertension: an update. J Clin Hypertens (Greenwich). 2007; 9(11):876-82.

65. Epstein BJ, Leonard PT, Shah NK. The evolving landscape of RAAS inhibition: from ACE inhibitors to ARBs, to DRIs and beyond. Expert Rev Cardiovasc Ther. 2012;10(6):713-25.
66. Wu HY, Huang JW, Lin HJ, Liao WC, Peng YS, Hung KY, Wu KD, Tu YK, Chien KL. Comparative effectiveness of renin-angiotensin system blockers and other antihypertensive drugs in patients with diabetes: systematic review and Bayesian network meta-analysis.BMJ. 2013 24;347:f6008.
67. Alfie J, Aparicio LS, Waisman GD. Current strategies to achieve further cardiac and renal protection through enhanced renin-angiotensin-aldosterone system inhibition. Rev Recent Clin Trials. 2011;6(2):134-46.
68. St Peter WL, Odum LE, Whaley-Connell AT. To RAS or not to RAS? The evidence for and cautions with renin-angiotensin system inhibition in patients with diabetic kidney disease. Pharmacotherapy. 2013;33(5):496-514.
69. Verdecchia P, Angeli F, Repaci S, Mazzotta G, Gentile G, Reboldi G. Comparative assessment of angiotensin receptor blockers in different clinical settings. Vasc Health Risk Manag. 2009;5:939-48.
70. Parving H-H, Lehnert H, Brochner-Mortensen J, Gomis R, Andersen S, Arner P. The effect of irbersartan on the development of diabetic nephropathy in patients with Type 2 diabetes. N Engl J Med 2001; 345:870-878.
71. Helfand M, Peterson K, Christensen V, Dana T, Thakurta S. Drug Class Review: Beta Adrenergic Blockers: Final Report Update 4 [Internet]. Portland (OR): Oregon Health & Science University; 2009.
72. Frishman WH. β-Adrenergic blockade in cardiovascular disease. J Cardiovasc Pharmacol Ther. 2013;18(4):310-9.
73. Poirier L, Tobe S.Contemporary Use of β-Blockers: Clinical Relevance of Subclassification. Can J Cardiol. 2013 doi:10.1016/j.cjca.2013.12.001.
74. Ferguson SS, Feldman RD. β-Adrenoceptors as Molecular Targets in the Treatment of Hypertension. Can J Cardiol. 2014. doi:10.1016/j.cjca.2014.01.017.
75. Chatterjee S, Biondi-Zoccai G, Abbate A, D'Ascenzo F, Castagno D, Van Tassell B, Mukherjee D, Lichstein E.Benefits of β blockers in patients with heart failure and reduced ejection fraction: network meta-analysis. BMJ. 2013 Jan;346:f55. doi: 10.1136/bmj.f55.
76. López-Sendón J, Swedberg K, McMurray J, Tamargo J, Maggioni AP, Dargie H, Tendera M, Waagstein F, Kjekshus J, Lechat P, Torp-Pedersen C; Task ForceOn Beta-Blockers of the European Society of Cardiology. Expert consensus document on beta-adrenergic receptor blockers. Eur Heart J. 2004;25(15):1341-62.
77. Chrysant SG, Chrysant GS. Current status of β-blockers for the treatment of hypertension: an update. Drugs Today (Barc). 2012;48(5):353-66
78. Bangalore S, Parkar S, Grossman E, Messerli FH. A meta-analysis of 94,492 patients with hypertension treated with beta-blockers to determine the risk of new-onset diabetes mellitus. Am J Cardiol. 2007;100:1254-62.
79. Balamuthusamy S, Molnar J, Adigopula S, Arora R. Comparative analysis of beta-blockers with other antihypertensive agents on cardiovascular outcomes in hypertensive patients with diabetes mellitus: a systematic review and meta-analysis. Am J Ther. 2009;16:133-42.
80. Morganti A, Lonati C. Aliskiren: the first direct renin inhibitor available for clinical use. J Nephrol. 2011;24(5):541-9.
81. Musini VM, Fortin PM, Bassett K, Wright JM. Blood pressure lowering efficacy of renin inhibitors for primary hypertension: a Cochrane systematic review. J Hum Hypertens. 2009; 23(8):495-502.
82. Pimenta E, Oparil S. Role of aliskiren in cardio-renal protection and use in hypertensives with multiple risk factors. Vasc Health Risk Manag. 2009;5(1):453-63.

83. Mancia G, Grassi G. Individualization of antihypertensive drug treatment. Diabetes Care. 2013;36 Suppl 2:S301-6.
84. Jamerson K,Weber MA,Bakris GL,DahlÃf B,Pitt B,Shi V,Hester A,Gupte J,Gatlin M,Velazquez EJ. Benazepril plus amlodipine or hydrochlorothiazide for hypertension in high-risk patients. N Engl J Med. 2008; 359(23):2417-28.
85. Bakris GL, Sarafi PA, Weir MR, Dahlöf B, Pitt B, Jamerson K, Velazquez EJ, Staikos-Byrne L, Kelly RY, Shi V, Chiang YT, Weber MA, for the ACCOMPLISH Trial investigators* Renal outcomes with different fixed--dose combination therapies in patients with hypertension at high risk for cardiovascular events (ACCOMPLISH): a pre-specified secondary analysis of a randomised controlled trial. Lancet. 2010; 375(9721):1173-81.
86. Richards TR, Tobe SW. Combining Other Antihypertensive Drugs With β-Blockers in Hypertension: A Focus on Safety and Tolerability. Can J Cardiol. 2014. pii: S0828-282X(13)01367-6.
87. Mann JF, Schmieder RE, McQueen M, et al. ONTARGET investigators Renal outcomes with telmisartan, ramipril, or both, in people at high vascular risk (the ONTARGET study): a multicentre, randomised, double-blind, controlled trial. Lancet. 2008; 372(9638):547-53.
88. Carey RM. Resistant hypertension. Hypertension. 2013;61(4):746-50.
89. DiBona GF. Sympathetic nervous system and hypertension. Hypertension 2013;61(3):556-60.
90. Ammar S, Ladich E, Steigerwald K, Deisenhofer I, Joner M. Pathophysiology of renal denervation procedures: from renal nerve anatomy to procedural parameters. EuroIntervention. 2013;9 Suppl R:R89-95.
91. Krum H(1), Sobotka P, Mahfoud F, Böhm M, Esler M, Schlaich M. Device-based antihypertensive therapy: therapeutic modulation of the autonomic nervous system. Circulation. 2011;123(2):209-15.
92. Symplicity HTN-1 Investigators. Catheter-based renal sympathetic denervation for resistant hypertension: durability of blood pressure reduction out to 24 months. Hypertension. 2011;57(5):911-7.
93. Symplicity HTN-2 Investigators(1), Esler MD, Krum H, Sobotka PA, Schlaich MP, Schmieder RE, Böhm M. Renal sympathetic denervation in patients with treatment-resistant hypertension (The Symplicity HTN-2 Trial): a randomised controlled trial. Lancet. 2010;376(9756):1903-9.
94. Worthley SG(1), Tsioufis CP, Worthley MI, Sinhal A, Chew DP, Meredith IT, Malaiapan Y, Papademetriou V. Safety and efficacy of a multi-electrode renal sympathetic denervation system in resistant hypertension: the EnligHTN I trial. Eur Heart J. 2013 Jul;34(28):2132-40.
95. Schmieder RE(1), Redon J, Grassi G, Kjeldsen SE, Mancia G, Narkiewicz K, Parati G, Ruilope L, van de Borne P, Tsioufis C. ESH position paper: renal denervation – an interventional therapy of resistant hypertension. J Hypertens. 2012 May;30(5):837-41.
96. Bhatt DL, Kandzari DE, O'Neill WW, D'Agostino R, Flack JM, Katzen BT,Leon MB,Liu M, Mauri L, Negoita M, Cohen SA, Oparil S, Rocha--Singh K, Townsend RR, Bakris GL; SYMPLICITY HTN-3 Investigators. A controlled trial of renal denervation for resistant hypertension. N Engl J Med. 2014;370(15):1393-401.
97. Kandzari DE, Bhatt DL, Brar S, Devireddy CM, Esler M, Fahy M, Flack JM, Katzen BT, Lea J, Lee DP, Leon MB, Ma A, Massaro J, Mauri L, Oparil S, O'Neill WW, Patel MR, Rocha-Singh K, Sobotka PA, Svetkey L, Townsend RR, Bakris GL. Predictors of blood pressure response in the SYMPLICITY HTN-3 trial. Eur Heart J. 2015;36(4):219-27.
98. Bortolotto LA, Midlej-Brito T, Pisani C, Costa-Hong V, Scanavacca M. Renal denervation by ablation with innovative technique in resistant hypertension. Arq Bras Cardiol. 2013;101(4):e77-9.
99. Briasoulis A, Bakris G. Efficacy of baroreflex activation therapy for the treatment of resistant hypertension. EuroIntervention. 2013;9 Suppl R:R136-9.

Doença Renal e o Sistema Cardiovascular

44

Jose Jayme Galvão de Lima
Luís Henrique Wolff Gowdak

1. Introdução
2. Aspectos fisiopatológicos
3. Epidemiologia
4. Diagnóstico da doença renal crônica
5. Características funcionais e anatômicas do coração na doença renal crônica (DRC)
6. Hipertensão arterial
7. Dislipidemia
8. Doença arterial coronariana
9. Arritmias
10. Conclusão
11. Referências bibliográficas

1 INTRODUÇÃO

Em 1836, o médico inglês Richard Bright[1] descreveu pela primeira vez a relação entre doença renal crônica (DRC) e anormalidades cardiovasculares ao relatar que "a hipertrofia cardíaca observada em 34 de 52 casos submetidos à necropsia parece estar relacionada ao avanço da doença renal subjacente". Da observação atenta de Bright em pequenas séries de pacientes às recentes metanálises envolvendo centenas de milhares de pacientes, admite-se inquestionavelmente que baixa taxa de filtração glomerular (TFG) e/ou elevada taxa de excreção de albumina estão associadas a maior risco de doença cardiovascular (DCV) em diversas populações sob diferentes perfis de risco cardiovascular.[2-9] Dessa forma, tem-se que, na estratificação precisa do risco cardiovascular de qualquer indivíduo, avaliação acurada da função renal é mandatória; da mesma forma, em pacientes com DRC já estabelecida, especial atenção deve ser dada à presença de DCV, ainda que não aparente.

Diversos estudos populacionais procuraram definir a relação entre TFG e risco de morte por DCV.[4,5,7,9-11] Após ajuste para os fatores de risco cardiovascular clássicos, TFG < 75 mL/min/1,73 m² aumenta de maneira linear e independente o risco de morte cardiovascular (Figura 44.1), semelhante àquele conferido por infarto do miocárdio prévio ou diabetes.[12]

O maior risco de envolvimento cardiovascular com o declínio da função renal não se restringe a uma manifestação apenas. De fato, comparados à população geral, indivíduos com TFG < 60 mL/min/1,73 m² têm duas vezes mais chance de desenvolvimento de insuficiência cardíaca,[13,14] acidente vascular encefálico (AVE),[15,16] doença arterial periférica,[17,18] doença arterial coronária (DAC)[19-21] ou fibrilação atrial.[22]

O maior risco cardiovascular entre os pacientes com DRC foi atribuído durante muito tempo à presença de comorbidades comuns a ambas condições como diabetes e hipertensão arterial. No entanto, estudos recentes mostraram que a disfunção renal e a albuminúria são fatores de risco independentes da presença de hipertensão e diabetes. Em algumas populações, por exemplo, 40 a 50% dos pacientes com baixas TFG e altas taxas de albuminúria

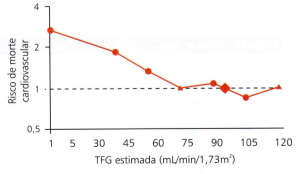

FIGURA 44.1 Taxa de filtração glomerular (TFG) e risco de morte cardiovascular.[10]

não têm diabetes ou hipertensão arterial e a associação de TFG e albuminúria à DCV nesse grupo é semelhante àquela de indivíduos com DRC e diabetes ou hipertensão.[23,24] Em função de sua inquestionável importância como fator de morbimortalidade cardiovascular, diversas sociedades médicas passaram a reconhecer indivíduos com DRC como um dos grupos de mais alto risco para o aparecimento de DCV.[25,26]

Por outro lado, a DCV é a principal causa de morte em pacientes com DRC e responsável por cerca de 50% dos óbitos nessa população;[27] pacientes com DRC têm mais probabilidade de morrer de complicações cardíacas do que aquelas causadas pela uremia e apenas 1 em cada 20 indivíduos com DRC atinge as fases finais da doença e é admitido em programas de diálise ou transplante renal.[28] A despeito da concomitância de diversas comorbidades relacionadas à DCV como diabetes e hipertensão arterial, as metas terapêuticas para o controle dessas últimas condições são infrequentemente alcançadas.[29]

2 ASPECTOS FISIOPATOLÓGICOS

Rins, coração e vasos integram um complexo sistema que regula uma série de funções fundamentais como a pressão arterial, o fluxo sanguíneo para os tecidos e o volume extracelular. A doença renal, de qualquer natureza, interfere no equilíbrio do sistema, causando alterações funcionais e estruturais nos outros componentes.[30] De fato, os rins recebem cerca de um quinto do débito cardíaco e a manutenção da perfusão renal depende do funcionamento adequado do miocárdio e do sistema vascular. É importante notar que doenças crônicas prevalentes na população tais como hipertensão arterial, aterosclerose e diabetes, e o próprio processo de envelhecimento, comprometem, em graus variáveis, tanto os rins quanto o sistema cardiovascular, aumentando a complexidade das interações fisiopatológicas. Assim, quando investigados em profundidade, os pacientes com DCV apresentam quase sempre alguma alteração renal e vice-versa. Em alguns indivíduos, todavia, um determinado sistema pode evoluir mais rapidamente do que o outro, mas ambos estão presentes, em maior ou menor grau, em virtualmente todos os indivíduos afetados. A Figura 44.2 ilustra de maneira sintética as complexas relações entre função renal e o coração.

3 EPIDEMIOLOGIA

A despeito de a associação entre doença renal e doença cardiovascular ser um fato universalmente estabelecido, o seu reconhecimento pela comunidade médica é relativamente recente. Isso ocorreu, em parte, porque a creatinina plasmática (ou sérica), marcador tradicionalmente utilizado, tem baixa sensibilidade para diagnosticar disfunção renal. Sabe-se que muitos pacientes com doença renal avançada apresentam níveis de creatinina normais ou apenas discretamente elevados, subestimando o grau de disfunção renal. A introdução de métodos simples para determinação da filtração glomerular sem a necessidade de coleta de urina[31,32] teve duas consequências importantes:

1. Facilitou a detecção da doença renal e a verificação da sua real prevalência na população;
2. Permitiu a classificação da doença renal crônica em estágios de gravidade que podem ser correlacionados com a prevalência de eventos cardiovasculares.

Da aplicação dessa metodologia mais simples, observações fundamentais com grandes implicações clínicas emergiram. A primeira é que a doença renal atinge cerca de 14% da população adulta[33] sendo, portanto, muito mais prevalente do que se considerava até então; a segunda é que, como já vimos, a mortalidade cardiovascular aumenta exponencialmente quando a TFG atinge 60 mL/min/1,73 m² ou menos, correspondendo aproximadamente a um nível de creatinina sérica > 1,4 mg%.[34] Pacientes com essas características devem ser considerados de altíssimo risco cardiovascular e tratados como tal, independentemente do nível da creatinina.

No entanto, apesar de todos os argumentos supracitados em favor de uma abordagem mais agressiva para redução do risco cardiovascular entre pacientes com DRC, inúmeras vezes eles recebem investigação complementar e terapêutica inadequadas.[35,36] As razões para isso não são completamente conhecidas, mas envolvem o receio de toxicidade ou interações medicamentosas entre fármacos de metabolização/excreção renal, risco de nefrotoxicidade com o uso de contrastes iodados, reconhecida baixa sensibilidade de vários métodos diagnósticos nessa população (especialmente nas fases mais avançadas da DRC) etc.

4 DIAGNÓSTICO DA DOENÇA RENAL CRÔNICA

A doença renal é usualmente definida pelo achado de redução da TFG e/ou presença de microalbuminúria. A TFG pode ser medida pela depuração renal de diversas substâncias, em geral a creatinina endógena, dosada simultaneamente no sangue e na urina. A depuração da creatinina, no entanto, tende a superestimar a TFG, principalmente quando esta é reduzida.

A equação de Cockcroft-Gault,[37] há muito utilizada, permite o cálculo da depuração da creatinina sem recorrer à coleta de urina. No sexo feminino, o valor obtido deve ser multiplicado por 0,85.

$$TFG = [140 - idade (anos)] \times peso (kg)/creatinina\ sérica\ (mg\%) \times 72$$

A TFG pode ser estimada de forma mais direta pela equação proposta pelo *Modification of Diet in Renal Disease Study* (MDRD)[38] baseada na creatinina e na idade:

$$TFG = 175 \times Cr^{-1,154} \times idade^{-0,203} \times 1,212\ (raça\ negra) \times 0,742\ (sexo\ feminino)$$

Atualmente, diversos aplicativos estão disponíveis para o cálculo da TFG valendo-se das duas equações. Além disto, muitos laboratórios passaram a fornecer o valor da TFG, medida pela fórmula MDRD, juntamente com o resultado da creatinina.

A TFG estimada constitui uma ferramenta preciosa na avaliação da função renal. Os níveis séricos de creatinina, por sua vez, não refletem com precisão o grau de comprometimento renal, especialmente nas suas fases iniciais e em indivíduos idosos, desnutridos ou do sexo feminino. Microalbuminúria, definida como a relação albumina/creatinina > 30 mg/g em amostra de urina isolada, é evidência de doença renal independentemente do nível de filtração glomerular. Albuminúria > 300 mg/g de creatinina define macroproteinúria. A determinação da TFG torna-se obrigatória em pacientes com qualquer grau de albuminúria. Tanto redução da TFG como micro e macroalbuminúria são fatores de risco independentes para DCV.[26]

A Tabela 44.1 mostra a classificação da doença renal crônica segundo as diretrizes da Kidney Disease Outcomes Quality Initiative.[39]

Para aplicação clínica, valores de TFG ≥ 90 mL/min/1,73 m² são considerados normais para ambos os sexos na ausência de lesão renal conhecida.

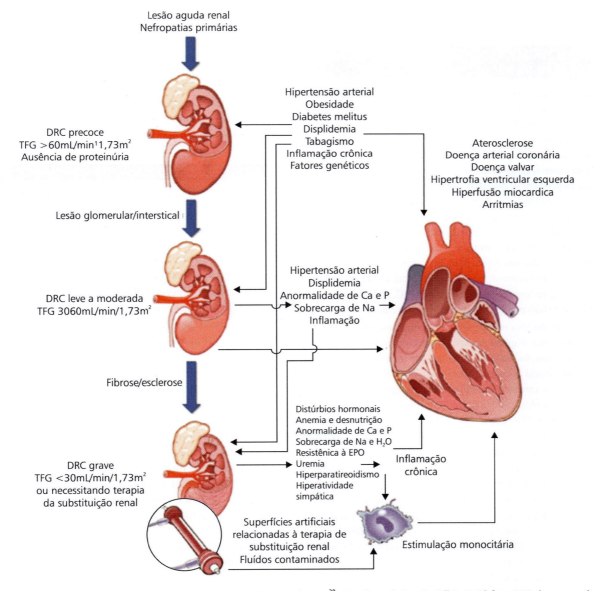

FIGURA 44.2 Inter-relação entre declínio da função renal e desenvolvimento de DCV.[30] EPO: Eritropoietina; Ca: Cálcio; P: Fósforo; DRC: doença renal crônica; TFG: filtração glomerular.

TABELA 44.1 Classificação do grau de disfunção renal com base na TFG

ESTÁGIO	TFG (mL/min/1,73m²)	DEFINIÇÃO
I	≥ 90	Lesão renal com TFG normal ou aumentada
II	60 – 89	Lesão renal com redução leve da TFG
III	30 – 59	Redução moderada da TFG
IV	15 – 29	Redução grave da TFG
V	< 15 ou diálise	Falência renal

5 CARACTERÍSTICAS FUNCIONAIS E ANATÔMICAS DO CORAÇÃO NA DRC

Alterações cardíacas estruturais em pacientes com DRC, em qualquer uma de suas fases, compreendem a hipertrofia do septo e parede ventricular e dilatação das câmaras cardíacas. Geralmente, o grau da hipertrofia é superior ao de dilatação, configurando uma hipertrofia ventricular concêntrica. A prevalência da hipertrofia ventricular esquerda (HVE) varia entre 40 e 90% na dependência da idade, duração da uremia e de outras condições associadas, sobretudo hipertensão arterial e anemia.[40,41] Aparentemente, a progressão da HVE pode ocorrer mesmo em indivíduos com DRC estável e pressão arterial controlada;[42] quando presente, a HVE associa-se à mais rápida progressão da doença renal para DRC terminal, requerendo diálise.[43] Tal como acontece na população geral, a HVE é um fator de risco independente em pacientes com DRC, embora com tendência à regressão parcial após o transplante renal.

A função sistólica está geralmente preservada enquanto disfunção diastólica é quase universal, embora raramente grave. Quando a disfunção sistólica ocorre, há que se excluir outras causas de insuficiência cardíaca, sobretudo doença arterial coronária. A insuficiência cardíaca, cuja prevalência aumenta substancialmente em pacientes com DRC avançada, idosos e diabéticos, podendo chegar a 20% desses pacientes, afeta negativamente o prognóstico.[44] Contudo, em pacientes com insuficiência cardíaca estabelecida, a avaliação da função renal é importante instrumento diagnóstico, pois reflete o estado geral hemodinâmico do paciente, contribuindo para avaliação prognóstica.[45]

Em termos práticos, o diagnóstico diferencial entre falência miocárdica e hipervolemia é, por vezes, difícil. Em pacientes com TFG < 60 mL/min/1,73 m², o achado de níveis do fator natriurético tipo B > 200 pg/mL confirma o diagnóstico de insuficiência cardíaca e permite diferenciar as duas condições.[46] O tratamento e prevenção da hipertrofia e disfunção miocárdica associadas à uremia crônica consistem no controle rígido da hipertensão arterial, hipervolemia e anemia.

Calcificações significativas do coração, artérias coronárias, valvas cardíacas e aorta em pacientes com DRC são muito frequentes e também preditoras de eventos nessa população.[47] Estima-se que, em pacientes em tratamento dialítico, a prevalência de calcificação cardiovascular atinja mais de 70% dos casos, enquanto o escore de cálcio determinado pelo método de Agatston é anormal em quase 80% dos indivíduos,[48] identificando uma parcela de indivíduos sob maior risco de eventos cardiovasculares. Contudo, investigando-se a presença, extensão e o significado funcional da calcificação coronária por meio do escore de cálcio em pacientes não diabéticos em tratamento por diálise crônica, observamos que, apesar de 70% apresentarem calcificação coronária e escore de cálcio ajustado para idade em níveis anormais, o estudo de perfusão miocárdica pela medicina nuclear não revelou isquemia estresse-induzida em nenhum caso (dados não publicados).[49] É possível que, nesses pacientes, a calcificação esteja restrita à camada média das artérias.[50,51] No seu conjunto, esses resultados sugerem que, embora placas ateroscleróticas em renais crônicos sejam, em geral, calcificadas, a presença de calcificação coronária não implica necessariamente em existência de DAC, como parece ocorrer na população geral.[51]

6 HIPERTENSÃO ARTERIAL

Surge em algum momento da evolução da DRC. A pressão arterial aumenta com a progressão da insuficiência renal, acelera o curso da doença e favorece arritmias, aterogênese, HVE e insuficiência cardíaca. Existem evidências de que controle estrito da pressão arterial em níveis de 120/80 mmHg retarda a progressão da DRC[52] e preserva a função miocárdica.

Entretanto, o recém-publicado *2014 Evidence-Based Guideline for the Management of High Blood Pressure in Adults* (JNC 8)[53] recomenda o tratamento farmacológico de indivíduos com menos de 70 anos de idade e TFG < 60 mL/min/1,73 m² ou em indivíduos de qualquer idade e albuminúria > 30 mg de albumina/g de creatinina (independente da TFG), objetivando-se uma meta de pressão arterial < 140/90 mmHg.

Apesar das evidências apontando para necessidade de controle estrito da hipertensão em renais crônicos, várias observações sugerem que esse objetivo não é atingido em boa parte dos pacientes.[54] Entre as várias razões desse fenômeno, a principal é a não observância da restrição dietética de sódio. A resistência à ação de diuréticos, a presença de insuficiência cardíaca e a piora da TFG causada pela queda excessiva da pressão arterial pelo uso intempestivo de hipotensores devem ser também consideradas. Os inibidores do sistema renina-angiotensina (inibidores da ECA ou bloqueadores dos receptores de angiotensina [BRA]), além de reduzirem a TFG, podem também causar hiperpotassemia. Essas complicações com tais agentes, embora sejam motivo para acompanhamento judicioso com monitorização laboratorial, não devem se constituir em empecilho para sua utilização, em face dos efeitos benéficos tanto sobre a evolução da insuficiência renal como da cardíaca.[55] De fato, o anteriormente citado JNC 8 reforça que o tratamento anti-hipertensivo de pacientes com DRC deve incluir um iECA ou BRA, independentemente da presença ou não de diabetes. Elevação reversível de até 20% da creatinina não apenas é previsível como deve ser tolerada, sem necessidade de ajuste nas doses usadas do medicamento.

Finalmente, é importante considerar o diagnóstico de doença renovascular como causa de disfunção renal em pacientes cardiopatas hipertensos, especialmente nos idosos, naqueles que desenvolvem edema pulmonar de repetição e nos pacientes que apresentam elevação exagerada da creatinina com o uso de inibidores do sistema renina-angiotensina.[56]

7 DISLIPIDEMIA

O perfil lipídico de pacientes com DRC difere daqueles com função renal normal.[57] Geralmente, pacientes com DRC têm níveis elevados de triglicerídeos em razão da menor atividade da lipase lipoproteica.[58,59] Exibem também alterações no tamanho das partículas de LDL e altos níveis de LDL-colesterol oxidado. De maneira semelhante, pacientes em hemodiálise apresentam hipertrigliceridemia, baixos níveis de HDL-colesterol, e níveis normais de colesterol total e LDL-colesterol.[60] Pacientes em hemodiálise têm perfil lipídico pró-aterogênico mesmo na ausência de dislipidemia classicamente definida caracterizada pelo aumento do número de partículas densas e pequenas de LDL-colesterol.[61] Interessante notar-se que pacientes submetidos à diálise peritoneal possuem perfil lipídico mais aterogênico do que aqueles submetidos à hemodiálise,[62] caracterizado por elevação de LDL-colesterol, triglicerídeos e/ou Lp(a), além de baixos níveis de HDL-colesterol.

Ainda que o papel das anormalidades lipídicas para o desenvolvimento e progressão da aterosclerose, bem como do risco de complicações (rotura e trombose, por exemplo), esteja bem definido, menos importância parece ser dada ao papel dessas alterações lipídicas sobre a progressão da disfunção renal, fenômeno conhecido como nefrotoxicidade lipídica.[63] De maneira resumida, há demonstração experimental de que lipoproteínas circulantes podem ser depositadas no mesângio glomerular e acumuladas no espaço túbulo-intersticial.[64] A presença de LDL e LDL-colesterol oxidado tem efeito deletério sobre as células mesangiais, estimulando a produção de fatores quimiotácticos com consequente migração e proliferação monocitárias. O acúmulo de lípides no mesângio pode levar à lesão de podócitos e apoptose, perpetuando a lesão renal. Outros efeitos incluem o estímulo à produção de componentes da matriz extracelular como proteoglicanos, fibronectina e colágeno tipo IV.[65-67]

O tratamento da dislipidemia em pacientes com DRC merece atenção sob dois aspectos:

1. Redução do risco de eventos cardiovasculares futuros;

2. Redução da progressão da disfunção renal. A V Diretriz Brasileira de Dislipidemias e Prevenção da Aterosclerose[68] lista a doença renal crônica como um dos critérios diagnósticos para a identificação de pacientes com alto risco de eventos coronarianos ao lado, por exemplo, de diabéticos ou daqueles com manifestações clínicas de doença aterosclerótica em qualquer território. Assim fazendo, estabelece automaticamente como meta terapêutica níveis de LDL-colesterol < 70 mg% (meta primária) e níveis de colesterol não HDL < 100 mg% (meta secundária).

A despeito do entendimento de que dislipidemia constitui um dos mais importantes fatores de risco modificáveis para doença aterosclerótica e de que pacientes com DRC frequentemente exibem perfil lipídico aterogênico, além de, como já mencionado, serem listados como pacientes de alto risco cardiovascular, apenas cerca de 50% desses pacientes recebem terapia hipolipemiante.[69] Explicações potenciais para tal comportamento envolvem o fato de pacientes com DRC serem excluídos dos grandes ensaios clínicos cardiovasculares, a prevalência de DCV não aterosclerótica ser grande entre pacientes com DRC, menor evidência de que a dislipidemia confere o mesmo risco cardiovascular ao da população geral e a percepção de que pacientes com DRC têm maiores taxas de eventos adversos relacionados ao tratamento.[70]

No entanto, esse cenário foi revisto recentemente com a publicação não apenas de alguns grandes ensaios clínicos especificamente concebidos para a população de pacientes com DRC, como também por análises *post hoc* estudando desfechos em pacientes com DRC incluídos em ensaios de terapia hipolipemiante. A Tabela 44.2 lista os principais estudos específicos para a população com DRC ou naqueles em que os resultados no subgrupo de DRC foram publicados.[71]

Uma metanálise recentemente publicada mostrou que, de maneira geral, a terapia hipolipemiante em pacientes com DRC esteve associada à redução do risco de morte cardíaca em 18%, do risco de eventos cardiovasculares (incluindo revascularização) em 22% e do risco de infarto do miocárdio em 26%.[71] Redução de 9% do risco de morte por todas as causas foi observada apenas em pacientes com DRC que não estavam sob tratamento dialítico. As taxas de eventos adversos foram similares entre os pacientes submetidos à intervenção e o grupo controle (ou comparador ativo). No entanto, a mesma metanálise mostrou que a terapia hipolipemiante não teve impacto sobre desfechos renais, incluindo progressão para DRC estágio V, elevação dos níveis de creatinina ou queda da TFG, ou mesmo proteção do enxerto em transplantados renais.

8 DOENÇA ARTERIAL CORONARIANA

O excesso de prevalência de DAC entre pacientes com DRC é resultado do compartilhamento de fatores entre ambas as condições (como hipertensão arterial e diabetes melito), aliado a fatores encontrados no ambiente urêmico como estado inflamatório sistêmico (refletido por níveis elevados de proteína-C reativa ultrassensível) e calcificação vascular decorrente de distúrbios do metabolismo mineral (cálcio e fósforo). Novos fatores de risco adicionais incluem anemia, estado pró-trombótico, aumento do estresse oxidativo e depleção proteico-energética.[72]

A identificação correta daqueles pacientes com DRC e risco aumentado de isquemia miocárdica afeta sobremaneira a sobrevida a curto e longo prazo. Com a progressão da falência renal, todavia, o diagnóstico de DAC torna-se mais desafiador, pois os sintomas de uremia e anemia (como fadiga e dispneia) sobrepõem-se aos de DAC. Estudo retrospectivo com candidatos a transplante renal sem sintomas sugestivos de DAC mostrou que cerca de 31% deles apresentavam alteração isquêmica em testes provocativos não invasivos, enquanto a coronariografia encontrou DAC obstrutiva em 54% dos pacientes.[73] Outro estudo envolvendo 301 pacientes em avaliação para transplante renal mostrou que a presença de angina (típica ou atípica) não se associou à presença de DAC ≥ 70%, ocorrendo em 30% daqueles com DAC significativa e 26% naqueles sem DAC importante.[74] A despeito da alta prevalência da DAC em pacientes com DRC, a sensibilidade e especificidade dos testes não invasivos para detecção de DAC clinicamente significativa variam de 34 a 58% e de 67 a 80%, respectivamente.[75] Contudo, De Lima e colaboradores[76] mostraram que, em pacientes com DRC estágio 5 encaminhados para avaliação cardiovascular pré-transplante renal, os achados da coronariografia invasiva foram o melhor preditor de eventos nessa população comparativamente aos testes não invasivos. Recentemente, Gowdak e colaboradores[77] desenvolveram um novo modelo matemático de escore de risco para predizer a presença de DAC significativa em candidatos a transplante renal. Nesse modelo, as três variáveis de risco para DAC já reconhecidas pelas sociedades internacionais de transplante (idade ≥ 50 anos ou diabetes melito ou evidência de DCV) foram introduzidas em equações que permitem, rapidamente, definir a probabilidade pré-teste de qualquer paciente, assintomático e com DRC em tratamento dialítico, apresentar DAC ≥ 70%. Dependendo da estimativa da probabilidade pré-teste, pode-se seguir com a estratificação invasiva (coronariografia) nos casos selecionados pelo modelo.

O tratamento da DAC em pacientes com DRC não difere, essencialmente, daquele oferecido aos pacientes com função renal normal, incluindo-se modificações do estilo de vida (cessação do tabagismo, adequação da dieta e prática regular de atividade física, controle de peso etc.). Muitos pacientes, no entanto, principalmente com o progredir da disfunção renal, apresentam quadro

TABELA 44.2 Principais estudos de terapia hipolipemiante em pacientes com DRC

ESTUDO	POPULAÇÃO	INTERVENÇÃO	COMPARADOR
Ensaios clínicos de terapia hipolipemiante em pacientes com DRC			
ALERT	Transplantados renais	Fluvastatina	Placebo
4D	Hemodiálise	Atorvastatina	Placebo
UK-HARP II	DRC estágios 3-5	Ezetimiba + sinvastatina	Sinvastatina
AURORA	Hemodiálise	Rosuvastatina	Placebo
SHARP	DRC estágios 3-5	Ezetimiba + sinvastatina	Placebo
Ensaios clínicos de terapia hipolipemiante na população geral com análise nos subgrupos de pacientes com DRC			
CARE, LIPID, WOSCOPS	Não dependentes de diálise	Pravastatina	Placebo
LIPS	TFG < 60 mL/min/1,73 m²	Fluvastatina	Placebo
PREVEND IT	Microalbuminúria	Pravastatina	Placebo
4S	TFG < 75 mL/min/1,73 m²	Sinvastatina	Placebo
ALLHAT	TFG < 60 mL/min/1,73 m²	Pravastatina	Cuidado usual
TNT	TFG < 60 mL/min/1,73 m²	Atorvastatina (80 mg/d)	Atorvastatina (10 mg/d)
ALLIANCE	TFG < 60 mL/min/1,73 m²	Atorvastatina	Cuidado usual
CARDS	TFG < 60 mL/min/1,73 m²	Atorvastatina	Placebo
MEGA	TFG 30-60 mL/min/1,73 m²	Pravastatina + dieta	Dieta
AFCAPS/TexCAPS	TFG < 60 mL/min/1,73 m²	Lovastatina	Placebo
JUPITER	TFG 30-60 mL/min/1,73 m²	Rosuvastatina	Placebo

Fonte: Modificada de Upadhyay e colaboradores, 2012.[71]

consumptivo, anemia e depleção proteico-energética,[78] dificultando a adoção de alguma das práticas citadas.

O controle rigoroso dos fatores de risco integra o tratamento clínico dos indivíduos com DAC e DRC, incluindo-se hipertensão arterial, diabetes melito e dislipidemia. Antiagregantes plaquetários são rotineiramente prescritos, embora haja poucos dados específicos sobre benefício cardiovascular na população de renais crônicos. O uso de aspirina parece conferir proteção cardiovascular proporcionalmente maior do que o da população geral, às custas de maior risco de sangramento. O clopidogrel, associado ou não à intervenção coronária, encontra maiores taxas de não respondedores entre os pacientes com DRC do que na população geral,[79] o que poderia se traduzir em maior risco de trombose pós-implante de *stent* coronário.

As indicações para procedimentos de revascularização miocárdica seguem aquelas definidas para a população geral, na falta de estudos clínicos, randomizados, especificamente concebidos para pacientes com DRC. Em pacientes com DRC estágio V, assintomáticos e com DAC estável, o procedimento não deve ser rotineiramente indicado; deve ser considerado, todavia, naqueles que preenchem os critérios estabelecidos em diretrizes.[80,81] A cirurgia de revascularização miocárdica parece ser a estratégia preferencial nessa população; no caso de intervenção coronária percutânea, a indicação do tipo de *stent* a ser usado (*bare metal versus* farmacológico) ainda carece de posicionamento robusto. Mesmo assim, naqueles candidatos a transplante renal, pode-se considerar o uso de *stents* convencionais pela necessidade de menor tempo de dupla antiagregação posterior.

A importância da DRC como fator de risco para DAC não se restringe aos quadros estáveis. Indivíduos com qualquer grau de disfunção renal representam parcela significativa daqueles admitidos em unidades de emergência com diagnóstico de síndrome coronariana aguda. Embora representem indivíduos com pior prognóstico do aqueles com função normal, a quase sistemática exclusão de pacientes com DRC dos grandes ensaios sobre a abordagem de pacientes com síndromes coronariana agudas torna seu tratamento ainda mais desafiador. Diante dessa lacuna no conhecimento, resta-nos aplicar estratégias agressivas validadas na população geral, uma vez contrabalançados os riscos de tais intervenções.[82]

9 ARRITMIAS CARDÍACAS

Pacientes com DRC apresentam uma alta taxa de arritmias cardíacas. A DRC costuma ser fator de exclusão em ensaios clínicos em medicina cardiovascular, dificultando, assim, o conhecimento da exata proporção de pacientes renais com arritmias, o impacto na sobrevida e a melhor conduta terapêutica a ser adotada. Sabe-se, no entanto, que a taxa de arritmias aumenta proporcionalmente com a gravidade da insuficiência renal. As razões para essa maior vulnerabilidade a fenômenos arrítmicos são múltiplas e também variam de acordo com o estadiamento da doença renal.[83] Acredita-se que em pacientes nas fases iniciais da insuficiência renal, alterações estruturais cardíacas como HVE e disfunção ventricular, DAC, disfunção do sistema nervoso autônomo e toxicidade por diversas drogas, tais como as digitais, desempenham um papel mais importante. Em pacientes em hemodiálise ou diálise peritoneal, desequilíbrios eletrolíticos ou sobrecarga de volume passam a ser também relevantes. A idade aumenta o risco de arritmia em qualquer fase da DRC.

Cerca de um terço dos doentes renais apresenta arritmias supraventriculares. A fibrilação atrial ocorre em até 20% dos indivíduos em diálise e apresenta um prognóstico desfavorável, com uma mortalidade próxima a 80% em 5 anos.[84]

Arritmias ventriculares complexas são consideradas uma das mais importantes causas de morte súbita em pacientes em diálise, uma complicação responsável por 30 a 50% de todas as mortes cardiovasculares nessa população. A probabilidade de arritmias ventriculares complexas guarda relação com pressão arterial sistólica e disfunção ventricular[85] (Figura 44.3).

Tal como acontece na população geral, observamos que doença cardiovascular concomitante é o principal preditor independente de morte súbita em pacientes dialíticos, com uma razão de risco de 2,13.[86]

A falta de estudos aleatorizados prospectivos tem prejudicado também o conhecimento da melhor abordagem terapêutica para indivíduos renais com arritmia cardíaca. No entanto, não existem evidências que contraindique o uso de betabloqueadores, amiodarona e de aspirina. Pacientes com DRC têm maior tendência tanto a sangramento como a tromboembolismo. Atualmente, o único agente anticoagulante aprovado para uso em todas as faixas de TFG é a varfarina que, quando indicada, deve-se objetivar um nível terapêutico avaliado pelo INR (International Normalized Ratio) entre 2 e 3.

Todos os novos anticoagulantes orais (apixabana, dabigatrana e rivaroxabana) exibem algum grau de clareamento renal e, portanto, seu uso requer ajustes posológicos em função da TFG. No Brasil, o uso de apixabana e dabigatrana em pacientes com DRC avançada com TFG < 15 mL/min está contraindicado; rivaroxabana não deve ser utilizada em pacientes com TFG < 30 mL/min. Quanto à eficácia e segurança, todavia, recente revisão sistemática do tema confirmou que os benefícios do uso dos novos anticoagulantes orais quanto à prevenção de fenômenos tromboembólicos demonstrados na população geral foram preservados na população com DRC e fibrilação atrial não valvar, sem aumento no risco de sangramento comparativamente à varfarina.[87]

10 CONCLUSÃO

Pacientes com DRC estão sob risco aumentado de desenvolvimento de DCV, tanto maior quanto maior o comprometimento da função renal. A presença de comorbidades comuns às duas condições (incluindo diabetes e hipertensão arterial) somada ao próprio ambiente urêmico contribui para a rápida progressão da

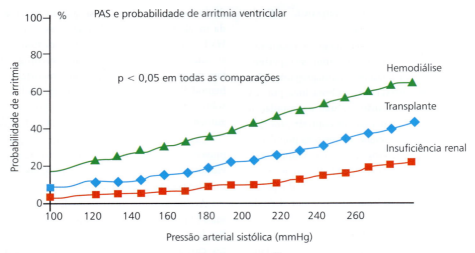

FIGURA 44.3 Relação entre probabilidade de arritmias ventriculares complexas e PAS.[85]

DCV encontrada nessa população. Nesse sentido, a identificação de fatores de risco próprios à condição da DRC como o aumento do estado pró-inflamatório e pró-trombótico, o aumento do estresse oxidativo, a calcificação vascular difusa e a anemia vem contribuir para o melhor entendimento da fisiopatologia da DCV no indivíduo com DRC.

Contudo, a presença de disfunção renal no paciente com DCV estabelecida é fator complicador pela rápida progressão da doença aterosclerótica e valvar, possibilidade de exacerbação de insuficiência cardíaca e aparecimento de doença pericárdica. a investigação diagnóstica complicada é etapa desafiadora na investigação da presença e/ou extensão da DCV, particularmente da DAC, pela menor acurácia dos testes não invasivos nessa população. E, quando identificada, as estratégias terapêuticas já validadas na população geral são, com frequência, subutilizadas na população com DRC; finalmente, a exclusão de pacientes com essa condição, em muitos estudos sobre intervenções cardiovasculares, não permite clara definição do valor prognóstico dessas intervenções na respectiva população.

Do exposto, entendemos que a população de DRC representa um dos grandes desafios em medicina cardiovascular por seu elevado risco associado, dificuldades diagnósticas e de manejo clínico baseado em evidências. Essa lacuna no conhecimento há de ser preenchida por estudos clínicos especificamente concebidos para a população de pacientes com DRC, algo que, infelizmente até o momento, tem ocorrido timidamente.[88]

A Figura 44.4 apresenta a relação entre probabilidade de arritmias e pressão arterial sistólica (PAS) em pacientes transplantados, com insuficiência renal ou em hemodiálise, com ou sem disfunção ventricular.

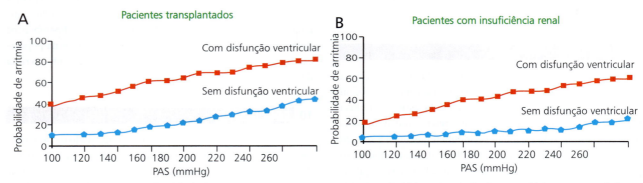

FIGURA 44.4A, B Relação entre probabilidade de arritmias e PAS em pacientes transplantados (A) ou com insuficiência renal (B) com ou sem disfunção ventricular.[85] PAS: pressão arterial sistólica.

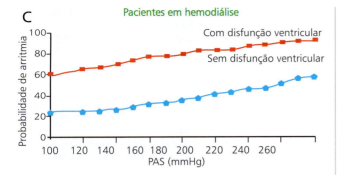

Impacto da disfunção ventricular (FE < 50%) e da pressão arterial sistólica na incidência de arritmias ventriculares complexas

FIGURA 44.4C Relação entre probabilidade de arritmias e PAS em pacientes, em hemodiálise (C), com ou sem disfunção ventricular.[85] PAS: pressão arterial sistólica.

REFERÊNCIAS BIBLIOGRÁFICAS

1. Bright R. Cases and observations illustrative of renal disease accompanied with the secretion of albuminous urine. Guy's Hospital Trans 1836; 1:338-79.
2. Romero JM, Bover J, Fite J et al. The Modification of Diet in Renal Disease 4-calculated glomerular filtration rate is a better prognostic factor of cardiovascular events than classical cardiovascular risk factors in patients with peripheral arterial disease. J Vasc Surg 2012; 56:1324-30.
3. Salles GF, Cardoso CR, Pereira VS, Fiszman R, Muxfeldt ES. Prognostic significance of a reduced glomerular filtration rate and interaction with microalbuminuria in resistant hypertension: a cohort study. J Hypertens 2011; 29:2014-23.
4. Nakayama M, Sato T, Miyazaki M et al. Increased risk of cardiovascular events and mortality among non-diabetic chronic kidney disease patients with hypertensive nephropathy: the Gonryo study. Hypertens Res 2011; 34:1106-10.
5. Koeda Y, Tanaka F, Segawa T et al. Usefulness of risk grading system using albuminuria for predicting cardiovascular events and all-cause death in chronic kidney disease: a population-based prospective cohort study in Japan. Int J Cardiol 2014; 175:576-7.
6. Bernaudo D, Coll R, Sánchez Muñoz-Torrero JF et al, for the FRENA Investigators. Renal function and short-term outcome in stable outpatients with coronary, cerebrovascular or peripheral artery disease. Atherosclerosis 2013; 229:258-62.
7. Cox AJ, Hsu FC, Carr JJ, Freedman BI, Bowden DW. Glomerular filtration rate and albuminuria predict mortality independently from coronary artery calcified plaque in the Diabetes Heart Study. Cardiovasc Diabetol 2013; 12:68.
8. Bouchi R, Babazono T, Yoshida N et al. Association of albuminuria and reduced estimated glomerular filtration rate with incident stroke and coronary artery disease in patients with type 2 diabetes. Hypertens Res 2010; 33:1298-304.
9. Nagata M, Ninomiya T, Kiyohara Y et al, for the EPOCH-JAPAN Research Group. Prediction of cardiovascular disease mortality by proteinuria and reduced kidney function: pooled analysis of 39,000 individuals from 7 cohort studies in Japan. Am J Epidemiol 2013; 178:1-11.
10. Matsushita K, van der Velde M, Astor BC et al, for the CKD Prognosis Consortium. Association of estimated glomerular filtration rate and albuminuria with all-cause and cardiovascular mortality in general population cohorts: a collaborative meta-analysis. Lancet 2010; 375:2073-81.
11. van der Velde M, Matsushita K, Coresh J et al, for the Chronic Kidney Disease Prognosis Consortium. Lower estimated glomerular filtration rate and higher albuminuria are associated with all-cause and cardiovascular mortality. A collaborative meta-analysis of high-risk population cohorts. Kidney Int 2011; 79:1341-52.
12. Abbott KC, Bakris GL. Kidney failure and cardiovascular disease. Circulation 2003; 108:e114-5.
13. Kottgen A, Russell SD, Loehr LR et al. Reduced kidney function as a risk factor for incident heart failure: the Atherosclerosis Risk In Communities (ARIC) study. J Am Soc Nephrol 2007; 18:1307-15.
14. Blecker S, Matsushita K, Köttgen A et al. High-normal albuminuria and risk of heart failure in the community. Am J Kidney Dis 2011; 58:47-55.
15. Mahmoodi BK, Yatsuya H, Matsushita K et al. Association of kidney disease measures with ischemic versus hemorrhagic strokes: pooled analyses of 4 prospective community-based cohorts. Stroke 2014; 45:1925-31.
16. Aguilar MI, O'Meara ES, Seliger S et al. Albuminuria and the risk of incident stroke and stroke types in older adults. Neurology 2010; 75:1343-50.
17. Wattanakit K, Folsom AR, Selvin E, Coresh J, Hirsch AT, Weatherley BD. Kidney function and risk of peripheral arterial disease: results from the Atherosclerosis Risk In Communities (ARIC) study. J Am Soc Nephrol 2007; 18:629-36.
18. Kweon SS, Shin MH, Lee YH et al. Higher normal ranges of urine albumin-to-creatinine ratio are independently associated with carotid intima-media thickness. Cardiovasc Diabetol 2012; 11:112.
19. Astor BC, Coresh J, Heiss G, Pettitt D, Sarnak MJ. Kidney function and anemia as risk factors for coronary heart disease and mortality: the Atherosclerosis Risk In Communities (ARIC) study. Am Heart J 2006; 151:492-500.
20. Rein P, Vonbank A, Saely CH et al. Relation of albuminuria to angiographically determined coronary arterial narrowing in patients with and without type 2 diabetes mellitus and stable or suspected coronary artery disease. Am J Cardiol 2011; 107:1144-8.
21. Son JW, Jang EH, Kim MK et al. Usefulness of albuminuria as predictor for coronary artery stenosis, regardless of estimated glomerular filtration rate, in patients with type 2 diabetes mellitus. Am J Cardiol 2012; 110:1434-9.
22. Alonso A, Lopez FL, Matsushita K et al. Chronic kidney disease is associated with the incidence of atrial fibrillation: the Atherosclerosis Risk In Communities (ARIC) Study. Circulation 2011; 123:2946-53.
23. Fox CS, Matsushita K, Woodward M et al, for the Chronic Kidney Disease Prognosis Consortium. Associations of kidney disease measures with mortality and end-stage renal disease in individuals with and without diabetes: a meta-analysis of 1 024 977 individuals. Lancet 2012; 380:1662-73.
24. Mahmoodi BK, Matsushita K, Woodward M et al, for the Chronic Kidney Disease Prognosis Consortium. Associations of kidney disease measures with mortality and end-stage renal disease in individuals with and without hypertension: a meta-analysis. Lancet 2012; 380:1649-61.
25. Perk J, De Backer G, Gohlke H et al, for the Fifth Joint Task Force of the European Society of Cardiology and Other Societies on Cardiovascular Disease Prevention in Clinical Practice, European Association for Cardiovascular Prevention and Rehabilitation. European Guidelines on cardiovascular disease prevention in clinical practice (version 2012): the fifth joint task force of the European Society of Cardiology and other societies on cardiovascular disease prevention in clinical practice (constituted by representatives of nine societies and by invited experts). Atherosclerosis 2012; 223:1-68.

26. Sarnak MJ, Levey AS, Schoolwerth AC et al. Kidney disease as a risk factor for development of cardiovascular disease: a statement from the American Heart Association Councils on Kidney in Cardiovascular Disease, High Blood Pressure Research, Clinical Cardiology, and Epidemiology and Prevention. Circulation 2003; 108:2154-69.
27. Stack AG, Bloembergen WE. Prevalence and clinical correlates of coronary artery disease among new dialysis patients in the United States: a cross-sectional study. J Am Soc Nephrol 2001; 12:1516-23.
28. Coresh J, Astor BC, Greene T, Eknoyan G, Levey AS. Prevalence of chronic kidney disease and decreased kidney function in the adult US population: Third National Health and Nutritional Examination Survey. Am J Kidney Dis 2003; 41:1-12.
29. Kuznik A, Mardekian J, Tarasenko L. Evaluation of cardiovascular disease burden and therapeutic goal attainment in US adults with chronic kidney disease: an analysis of national health and nutritional examination survey data, 2001-2010. BMC Nephrol 2013; 14:132.
30. Ronco C, Haapio M, House AA, Anavekar N, Bellomo R. Cardiorenal syndrome. J Am Coll Cardiol 2008; 52:1527-39.
31. National Kidney Foundation: clinical practice guidelines for chronic kidney disease – Evaluation, classification and stratification. Am J Kidney Dis 2002; 39:1-266.
32. Levey AS, Bosch JP, Lewis JB et al. A more accurate method to estimate glomerular filtration rate from serum creatinine: a new prediction equation. Modification of Diet in Renal Disease Study Group. Ann Intern Med 1999; 130:461-70.
33. National Institute of Diabetes, Digestive & Kidney Diseases, National Institutes of Health. Chronic kidney disease in the general population. In: 2013 USRDS Annual Data Report (vol. 1): 41-50.
34. Go AS, Chertow GM, Fan D, McCulloch CE, Hsu CY. Chronic kidney disease and the risks of death, cardiovascular events, and hospitalization. N Engl J Med 2004; 351:1296-305.
35. Gowdak LH, Arantes RL, de Paula FJ, Krieger EM, De Lima JJ. Underuse of American College of Cardiology/American Heart Association Guidelines in hemodialysis patients. Ren Fail 2007; 29:559-65.
36. Fox CS, Muntner P, Chen AY et al. Use of evidence-based therapies in short-term outcomes of ST-segment elevation myocardial infarction and non-ST-segment elevation myocardial infarction in patients with chronic kidney disease: a report from the National Cardiovascular Data Acute Coronary Treatment and Intervention Outcomes Network registry. Circulation 2010; 121:357-65.
37. Cockcroft DW, Gault MH. Prediction of creatinine clearance from serum creatinine. Nephron 1976; 16:31-41.
38. Levey AS, Bosch JP, Lewis JB, Greene T, Rogers N, Roth D. A more accurate method to estimate glomerular filtration rate from serum creatinine: a new prediction equation. Modification of Diet in Renal Disease Study Group. Ann Intern Med 1999; 130:461-70.
39. Levey AS, Eckardt KU, Tsukamoto Y et al. Definition and classification of chronic kidney disease: a position statement from Kidney Disease: Improving Global Outcomes (KDIGO). Kidney Int 2005; 67:2089-100.
40. De Lima JJ, Abensur H, Bernardes-Silva H, Bellotti G, Pileggi F. Role of arterial hypertension in left ventricle hypertrophy in hemodialysis patients: an echocardiographic study. Cardiology 1992; 80:161-7.
41. De Lima JJ, Abensur H, da Fonseca JA, Krieger EM, Pileggi F. Comparison of echocardiographic changes associated with hemodialysis and renal transplantation. Artif Organs 1995; 19:245-50.
42. Seifert ME, de Las Fuentes L, Ginsberg C et al. Left ventricular mass progression despite stable blood pressure and kidney function in stage 3 chronic kidney disease. Am J Nephrol 2014; 39:392-9.
43. Paoletti E. Left ventricular hypertrophy and progression of chronic kidney disease. J Nephrol 2012; 25:847-50.
44. Harnett JD, Foley RN, Kent GM, Barre PE, Murray D, Parfrey PS. Congestive heart failure in dialysis patients: prevalence, incidence, prognosis and risk factors. Kidney Int 1995; 47:884-90.
45. Metra M, Cotter G, Gheorghiade M, Dei Cas L, Voors AA. The role of the kidney in heart failure. Eur Heart J 2012; 33:2135-42.
46. McCullough PA, Duc P, Omland T et al, for the Breathing Not Properly Multinational Study Investigators. B-type natriuretic peptide and renal function in the diagnosis of heart failure: an analysis from the Breathing Not Properly Multinational Study. Am J Kidney Dis 2003; 41:571-9.
47. Braun J, Oldendorf M, Moshage W et al. Electron beam computed tomography in the evaluation of cardiac calcification in chronic dialysis patients. Am J Kidney Dis 1996; 27:394-401.
48. Rosário MA, Lima JJ, Parga JR et al. Coronary calcium score as predictor of stenosis and events in pretransplant renal chronic failure. Arq Bras Cardiol 2010; 94:236-43.
49. Lima JJ de, Jorgetti V, Meneghelo R et al. Coronary calcification is not associated with myocardial ischemia in end-stage hypertensive renal failure patients with severe hyperparathyroidism [abstract]. XV Scientific Meeting of the Inter-American Society of Hypertension, San Antonio, Texas, 2003. Abstract Book, p.11.
50. Stompór T. Coronary artery calcification in chronic kidney disease: an update. World J Cardiol 2014; 6:115-29.
51. Paloian NJ, Giachelli CM. A current understanding of vascular calcification in CKD. Am J Physiol Renal Physiol 2014; 307:F891-F900.
52. Brenner BM. AMGEN International Prize: the history and future of renoprotection. Kidney Int 2003; 64:1163-68.
53. James PA, Oparil S, Carter BL et al. 2014 evidence-based guideline for the management of high blood pressure in adults: report from the panel members appointed to the Eighth Joint National Committee (JNC 8). JAMA 2014; 311:507-20.
54. Agarwal R, Nissenson AR, Batlle D, Coyne DW, Trout JR, Warnock DG. Prevalence, treatment, and control of hypertension in chronic hemodialysis patients in the United States. Am J Med 2003; 115:291-7.
55. Damman K, Tang WH, Felker GM et al. Current evidence on treatment of patients with chronic systolic heart failure and renal insufficiency: practical considerations from published data. J Am Coll Cardiol 2014; 63:853-71.
56. Sattur S, Prasad H, Bedi U, Kaluski E, Stapleton DD. Renal artery stenosis - an update. Postgrad Med 2013; 125:43-50.
57. Attman PO, Samuelsson O. Dyslipidemia of kidney disease. Curr Opin Lipidol 2009; 20:293-9.
58. Keane WF, Tomassini JE, Neff DR. Lipid abnormalities in patients with chronic kidney disease: implications for the pathophysiology of atherosclerosis. J Atheroscler Thromb 2013; 20:123-33.
59. Keane WF, Tomassini JE, Neff DR. Lipid abnormalities in patients with chronic kidney disease. Contrib Nephrol 2011; 171:135-42.
60. Samouilidou EC, Karpouza AP, Kostopoulos V et al. Lipid abnormalities and oxidized LDL in chronic kidney disease patients on hemodialysis and peritoneal dialysis. Ren Fail 2012; 34:160-4.
61. Chu M, Wang AY, Chan IH, Chui SH, Lam CW. Serum small-dense LDL abnormalities in chronic renal disease patients. Br J Biomed Sci 2012; 69:99-102.
62. Attman PO, Samuelsson O, Johansson AC, Moberly JB, Alaupovic P. Dialysis modalities and dyslipidemia. Kidney Int Suppl 2003; S110-2.
63. Gyebi L, Soltani Z, Reisin E. Lipid nephrotoxicity: new concept for an old disease. Curr Hypertens Rep 2012; 14:177-81.
64. Ruan XZ, Varghese Z, Moorhead JF. An update on the lipid nephrotoxicity hypothesis. Nat Rev Nephrol 2009; 5:713-21.
65. Sohn M, Tan Y, Klein RL, Jaffa AA. Evidence for low-density lipoprotein-induced expression of connective tissue growth factor in mesangial cells. Kidney Int 2005; 67:1286-96.
66. Kamanna VS. Low-density lipoproteins and mitogenic signal transduction processes: role in the pathogenesis of renal disease. Histol Histopathol 2002; 17:497-505.

67. Chana RS, Wheeler DC, Thomas GJ, Williams JD, Davies M. Low-density lipoprotein stimulates mesangial cell proteoglycan and hyaluronan synthesis. Nephrol Dial Transplant 2000; 15:167-72.
68. Xavier HT, Izar MC, Faria Neto JR et al. V Diretriz Brasileira de Dislipidemias e Prevenção da Aterosclerose. Arq Bras Cardiol 2013; 101(4 Suppl 1):1-20.
69. Parikh NI, Hwang SJ, Larson MG, Meigs JB, Levy D, Fox CS. Cardiovascular disease risk factors in chronic kidney disease: overall burden and rates of treatment and control. Arch Intern Med 2006; 166:1884-91.
70. Verhave JC, Troyanov S, Mongeau F et al. Prevalence, awareness, and management of CKD and cardiovascular risk factors in publicly funded health care. Clin J Am Soc Nephrol 2014; 9:713-9.
71. Upadhyay A, Earley A, Lamont JL, Haynes S, Wanner C, Balk EM. Lipid-lowering therapy in persons with chronic kidney disease: a systematic review and meta-analysis. Ann Intern Med 2012; 157:251-62.
72. van der Zee S, Baber U, Elmariah S, Winston J, Fuster V. Cardiovascular risk factors in patients with chronic kidney disease. Nat Rev Cardiol 2009; 6:580-9.
73. Kahn MR, Fallahi A, Kim MC, Esquitin R, Robbins MJ. Coronary artery disease in a large renal transplant population: implications for management. Am J Transplant 2011; 11:2665-74.
74. Gowdak LH, de Paula FJ, César LA et al. Screening for significant coronary artery disease in high-risk renal transplant candidates. Coron Artery Dis 2007; 18:553-8.
75. Patel AD, Abo-Auda WS, Davis JM et al. Prognostic value of myocardial perfusion imaging in predicting outcome after renal transplantation. Am J Cardiol 2003; 92:146-51.
76. De Lima JJ, Sabbaga E, Vieira ML et al. Coronary angiography is the best predictor of events in renal transplant candidates compared with noninvasive testing. Hypertension 2003; 42:263-8.
77. Gowdak LH, de Paula FJ, César LA, Bortolotto LA, de Lima JJ. A new risk score model to predict the presence of significant coronary artery disease in renal transplant candidates. Transplant Res 2013; 2:18.
78. Jadeja YP, Kher V. Protein energy wasting in chronic kidney disease: An update with focus on nutritional interventions to improve outcomes. Indian J Endocrinol Metab 2012; 16: 246–251.
79. Htun P, Fateh-Moghadam S, Bischofs C et al. Low responsiveness to clopidogrel increases risk among CKD patients undergoing coronary intervention. J Am Soc Nephrol 2011; 22:627-33.
80. Hillis LD, Smith PK, Anderson JL et al. 2011 ACCF/AHA Guideline for Coronary Artery Bypass Graft Surgery: executive summary: a report of the American College of Cardiology Foundation/American Heart Association Task Force on Practice Guidelines. Circulation 2011; 124:2610-42.
81. Windecker S, Kolh P, Alfonso F et al. 2014 ESC/EACTS Guidelines on myocardial revascularization: the Task Force on Myocardial Revascularization of the European Society of Cardiology (ESC) and the European Association for Cardio-Thoracic Surgery (EACTS) developed with the special contribution of the European Association of Percutaneous Cardiovascular Interventions (EAPCI). Eur Heart J 2014; 35:2541-619.
82. Marenzi G, Cabiati A, Assanelli E. Chronic kidney disease in acute coronary syndromes. World J Nephrol 2012; 1:134-145.
83. Roberts PR, Grenn D. Arrhythmias in chronic renal disease. Heart 2011; 97: 766-773.
84. Vázquez E, Sánchez-Perales C, Lozano C et al. Comparison of prognostic value of atrial fibrillation versus sinus rhythm in patients on long-term hemodialysis. Am J Cardiol 2003; 92: 868-871.
85. De Lima JJ, Lopes HF, Grupi CJ et al. Blood pressure influences the occurrence of complex ventricular arrhythmia in hemodialysis patients. Hypertension 1995; 26 [part 2]:1200-3.
86. De Lima JJ, Gowdak LH, de Paula FJ et al. Unexplained sudden death in patients on the waiting list for renal transplantation. Nephrol Dial Transplant 2011; 26: 1392-96.
87. Harel Z, Sholzberg M, Shah PS et al. Comparisons between novel oral anticoagulants and vitamin K antagonists in patients with CKD. J Am Soc Nephrol 2014; 25:431-42.
88. Charytan D, Kuntz RE. The exclusion of patients with chronic kidney disease from clinical trials in coronary artery disease. Kidney Int 2006; 70:2021-30.

SEÇÃO 7

DOENÇA CARDIOPULMONAR

Coordenador
CARLOS ROBERTO RIBEIRO DE CARVALHO

HIPERTENSÃO ARTERIAL PULMONAR

45

José Leonidas Alves Jr
Carlos Jardim
Rogério Souza

1. Introdução
2. Fisiopatologia
3. Diagnóstico
4. Tratamento
5. Conclusão
6. Referências bibliográficas

1 INTRODUÇÃO

A hipertensão pulmonar (HP) é a consequência hemodinâmica comum a várias etiologias e diversos mecanismos que determinam o aumento dos níveis pressóricos no território vascular pulmonar.[1] O valor normal da pressão da pressão arterial pulmonar média (PAPm) em repouso é 14 ± 3 mmHg, quando ela se encontra maior ou igual a 25 mmHg caracteriza a presença de HP. Para os pacientes com valores de PAPm entre 20 e 25, sugere-se acompanhamento mais estrito, embora ainda não se possa considerá-los doentes. Particularmente em pacientes portadores de esclerose sistêmica, a presença de PAPm entre 20 e 25 mmHg representa um significativo aumento do risco de desenvolvimento de HP no futuro. A pressão de oclusão da artéria pulmonar (POAP) fisiologicamente é próxima à pressão de relaxamento do ventrículo esquerdo (PD2VE no cateterismo esquerdo), podendo ser estimada com a oclusão pelo balão do cateter de Swan-Ganz ou pela introdução do cateter até o encunhamento na artéria pulmonar. Os valores de POAP > 15 mmHg sugerem aumento da pressão de relaxamento de VE e, portanto, um componente pós-capilar na HP, caracterizando, assim, doença cardíaca esquerda potencial. Já valores normais da POAP, na presença de HP, caracterizam o acometimento do território vascular pré-capilar. De acordo com o mecanismo predominantemente responsável por esse aumento pressórico e/ou com o território vascular mais comprometido, classifica-se a hipertensão pulmonar em cinco grupos distintos (Quadro 45.1).[2]

A hipertensão arterial pulmonar (HAP), que define o grupo 1 na classificação da hipertensão pulmonar, é uma doença grave da circulação pulmonar, caracterizada pelo aumento sustentado da pressão arterial pulmonar[3] em decorrência de alteração vascular pulmonar no território pré-capilar. Do ponto de vista hemodinâmico, tal alteração se caracteriza ao cateterismo cardíaco direito pela presença de PAPm maior ou igual a 25mmHg, pressão capilar pulmonar (PCP) abaixo de 15 mmHg no repouso e ausência de doença pulmonar, cardíaca ou tromboembólica.[4]

A HAP é rara e acomete principalmente adultos em fase produtiva; ultimamente, tem-se notado um envelhecimento dessa população, passando de uma idade média de 36±15 anos (US NIH-Registry de 1987)[5] para 51 a 55 anos nos principais registros recentes (França 2006, Estados Unidos – REVEAL 2010 e Espanha 2012).[5-7] No Brasil, há um registro recente unicêntrico (InCor HC-FMUSP) de 178 pacientes com idade média de 46 anos e relação feminino-masculino de 3,3:1. De forma geral, apesar de todos os avanços no tratamento da HAP, o prognóstico ainda é bastante limitado.[8]

2 FISIOPATOLOGIA

A fisiopatologia da HAP ainda não é totalmente compreendida, caracterizando-se por diferentes lesões vasculares com fenômenos de vasoconstrição e trombose que alteram o leito vascular pulmonar. Além disso, há intenso processo de remodelação vascular pulmonar caracterizado por hipertrofia da camada média, proliferação endotelial, fibrose e inflamação perivasculares que ocorrem sobretudo nas pequenas artérias pulmonares, mais frequentemente nas artérias e arteríolas menores de 500 μm (lesões pré-capilares), embora estejam presentes também no território venoso e capilar. A doença veno-oclusiva (DVO) e a hemangiomatose capilar pulmonar (HCP) são exemplos de situações em que a remodelação vascular ocorre principalmente em território veno-capilar.[9] O conjunto das alterações vasculares leva à formação de lesões arteriais complexas (Figura 45.1) que compreendem três padrões distintos: lesão plexiforme; hipertrofia; e arterite com inflamação transmural e necrose fribrinoide.

QUADRO 45.1 Classificação da hipertensão pulmonar

1. HIPERTENSÃO ARTERIAL PULMONAR (HAP)

1.1 HAP idiopática
1.2 HAP hereditária
    1.2.1 BMPR2
    1.2.2 ALK-1, ENG, SMAD9, CAV1, KCNK3
    1.2.3 Desconhecido
1.3 Induzida por drogas ou toxinas
1.4 Associada a:
    1.4.1 Doenças do tecido conectivo
    1.4.2 Infecção por HIV
    1.4.3 Hipertensão portal
    1.4.4 Doenças cardíacas congênitas
    1.4.5 Esquistossomose
1' Doença pulmonar veno-oclusiva e/ou hemangiomatose capilar pulmonar.
1" Hipertensão pulmonar persistente do recém-nascido

2. HIPERTENSÃO PULMONAR POR DOENÇA CARDÍACA ESQUERDA

2.1 Disfunção sistólica ventricular esquerda
2.2 Disfunção diastólica ventricular esquerda
2.3 Doença valvar
2.4 Lesões obstrutivas congênitas ou adquiridas do trato de entrada ou saída do coração esquerdo e cardiomiopatias congênitas

3. HIPERTENSÃO PULMONAR POR DOENÇA PULMONAR E/OU HIPÓXIA

3.1 Doença pulmonar obstrutiva crônica
3.2 Doença pulmonar intersticial
3.3 Outras doenças pulmonares com distúrbio misto
3.4 Distúrbios do sono
3.5 Doenças de hipoventilação alveolar
3.6 Exposição crônica a altas altitudes

4. HIPERTENSÃO PULMONAR TROMBOEMBÓLICA CRÔNICA

5. HIPERTENSÃO PULMONAR POR MECANISMOS MULTIFATORIAIS DESCONHECIDOS

5.1 Doenças hematológicas: anemia hemolítica crônica, doenças mieloproliferativas, esplenectomia
5.2 Doenças sistêmicas: sarcoidose, histiocitose pulmonar, linfangioleiomiomatose
5.3 Outras: obstrução tumoral, mediastinite fibrosante, insuficiência renal crônica, hipertensão pulmonar segmentar

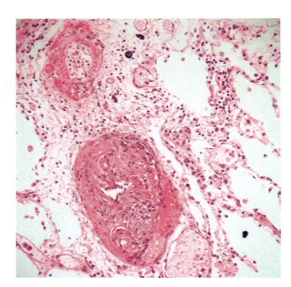

FIGURA 45.1 Corte histológico evidenciando obliteração do leito arterial pulmonar em um paciente com hipertensão arterial pulmonar. Fonte: Cortesia da Prof. Dra. Thais Mauad do Departamento de Patologia Faculdade de Medicina da USP.

A vasoconstrição tem sido relacionada a anormalidades na expressão dos canais de potássio, nas células do músculo liso, e à presença de disfunção endotelial, caracterizada pela diminuição na produção de substâncias vasodilatadoras e antiproliferativas, como óxido nítrico e as prostaciclinas, e pelo aumento da produção de peptídeos com características vasoconstritoras e de estimulação da proliferação celular, como tromboxano A2 e endotelina-1. A inflamação também parece ter papel modulador na cascata de fenômenos que leva à remodelação vascular pulmonar. Tem-se reportado evidência de participação de quimiorreceptores e mediadores pró-inflamatórios, mas o papel específico dos leucócitos na instalação e manutenção das lesões vasculares ainda é incerto. Alguns estudos sugerem que citocinas com atividade quimiotácica específica para linfócitos T e macrófagos podem aumentar a proliferação muscular lisa.[10]

O conjunto das alterações vasculares leva ao aumento progressivo da resistência vascular pulmonar (RVP) e consequente sobrecarga pressórica sobre o ventrículo direito (VD), responsável pelo surgimento dos sintomas de insuficiência cardíaca e, em grande parte, pela intolerância ao exercício e pelo óbito.[11]

3 DIAGNÓSTICO

O principal sintoma da HAP é a dispneia aos esforços. A falta de especificidade desta que é a principal forma de apresentação da doença leva ao atraso no diagnóstico da HAP. Atualmente, o tempo entre o início dos sintomas e o diagnóstico propriamente dito ainda é de aproximadamente 2 anos, resultando no diagnóstico da doença quando esta já alcança estádios mais avançados, comprometendo, portanto, a possibilidade de intervenção em fases mais precoces do acometimento vascular pulmonar.[7,12] Outros sinais e sintomas presentes na HAP são normalmente associados à diminuição do débito cardíaco característica da progressiva insuficiência ventricular direita, entre eles: síncope; pré-síncope; hepatomegalia; turgência jugular; e edema de membros inferiores. Dor torácica não é um sintoma infrequente e pode estar relacionada à isquemia crônica do VD ou, em alguns casos, à compressão direta da artéria coronária pela artéria pulmonar. A ausculta pulmonar costuma ser normal na HAP; já a ausculta cardíaca apresenta comumente hiperfonese do componente pulmonar da segunda bulha (com ou sem quarta bulha) e sopro sistólico atribuído à insuficiência tricúspide, podendo haver sopro diastólico nos casos mais graves por insuficiência pulmonar.

Na avaliação da dispneia dos pacientes com HAP, recomenda-se a utilização da classificação funcional da New York Heart Association modificada para HP, que vai da classe I (sem limitação das atividades físicas habituais) à classe IV (dispneia em repouso ou síncope aos esforços).[13] Apesar da subjetividade relacionada a esse sistema de classificação, ele ainda é um dos mais potentes marcadores prognósticos em pacientes com HAP, tanto quanto à classificação no momento do diagnóstico quanto após qualquer intervenção terapêutica.

Os exames iniciais de investigação de dispneia podem ser normais nas fases iniciais da HP ou já apresentar indícios da presença de alterações no território vascular pulmonar.[14] De forma geral, a investigação diagnóstica é bastante extensa e deve abranger todos os principais mecanismos que culminam com o desenvolvimento de HP. Os principais exames com os achados característicos da presença de HP são os seguintes:

- **Radiografia de tórax:** aumento do tronco da artéria pulmonar, do ramo direito (> 16 mm) e/ou do esquerdo (> 18 mm), aumento de câmaras direitas (abaulamento do contorno direito do mediastino, coração em forma de bota e preenchimento do espaço retroesternal).
- **Eletrocardiograma (ECG):** sinais de sobrecarga de câmaras direitas – desvio do eixo para a direita e onda P pulmonale (P ≥ 2,5 mm em DII). Em até 13% dos caso, o ECG é laudado como normal.[15]
- **Tomografia computadorizada (TC) de tórax:** melhor medida do tamanho da artéria pulmonar, com especificidade bastante elevada para a presença de HP quando o diâmetro for maior que 33,2 mm (Figura 45.2).
- **Ecocardiograma:** melhor exame não invasivo para a avaliação quanto à presença de HP, embora não permita o diagnóstico de certeza, nem a diferenciação clara entre os diferentes grupos de HP (Quadro 45.1). O ecocardiograma estima a pressão sistólica da artéria pulmonar – através da velocidade do jato de regurgitação tricúspide e da estimativa da pressão de átrio direito – além de avaliar as funções ventriculares direita e esquerda. Especificamente quanto à avaliação do VD, vários índices são utilizados, como o TAPSE – *tricuspid anular plane systolic excursion* e a

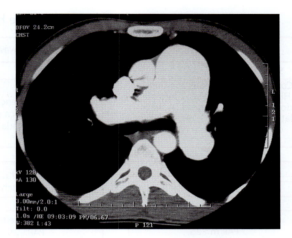

FIGURA 45.2 Tomografia computadorizada de tórax evidenciando proeminente dilatação do tronco da artéria pulmonar.

comparação da área do VD entre a sístole e a diástole, chamada de *right ventricular fractional area change* (FAC).
- **Ressonância magnética cardíaca:** papel promissor da avaliação dos pacientes com HP, sendo hoje o padrão-ouro para avaliação da função ventricular direita, do fluxo e do comportamento das artérias pulmonares. A baixa disponibilidade e o alto custo do método, no entanto, limitam sua ampla utilização.

A investigação diagnóstica da HAP é extensa e requer a procura direta das condições clínicas que podem estar associadas à sua gênese assim como a exclusão de outras causas de hipertensão pulmonar; a Figura 45.3 traz a adaptação do algoritmo sugerido no último simpósio mundial de hipertensão pulmonar.[4]

O cateterismo direito é o padrão ouro para o diagnóstico de HAP e deve ser utilizado sempre. O procedimento resume-se à passagem do cateter até oclusão da artéria pulmonar (cateter de Swan-Ganz) com aferição das pressões (Figura 45.4) e do débito cardíaco (por termodiluição ou pelo método de Fick (Quadro 45.2).

Mesmo após avaliação completa, alguns casos podem suscitar dúvidas quanto à sua classificação, pela presença de diversos mecanismos concomitantes. Pacientes classificados no grupo 2, em virtude da presença de POAP > 15 mmHg, podem apresentar algum grau de componente pré-capilar, caracterizado pelo aumento na diferença entre a PAP diastólica e a POAP (> 7 mmHg); nessa situação, considera-se que há um componente pré-capilar associado ao componente pós-capilar da HP.[16] De modo semelhante, pacientes com doença hipoxêmica (grupo 3) que apresentam PAPm > 35 mmHg ou PAPm > 25 mmHg e índice cardíaco (IC) < 2 L/min/m^2 devem ser considerados portadores de um forte componente de anormalidade vascular (remodelamento) associada à doença parenquimatosa.[17] Embora essa caracterização tenha racional fisiopatológico direto, ainda não se sabe se ela traduz indicação a tratamento específico do componente pré-capilar com os medicamentos atualmente disponíveis para o tratamento da HAP.

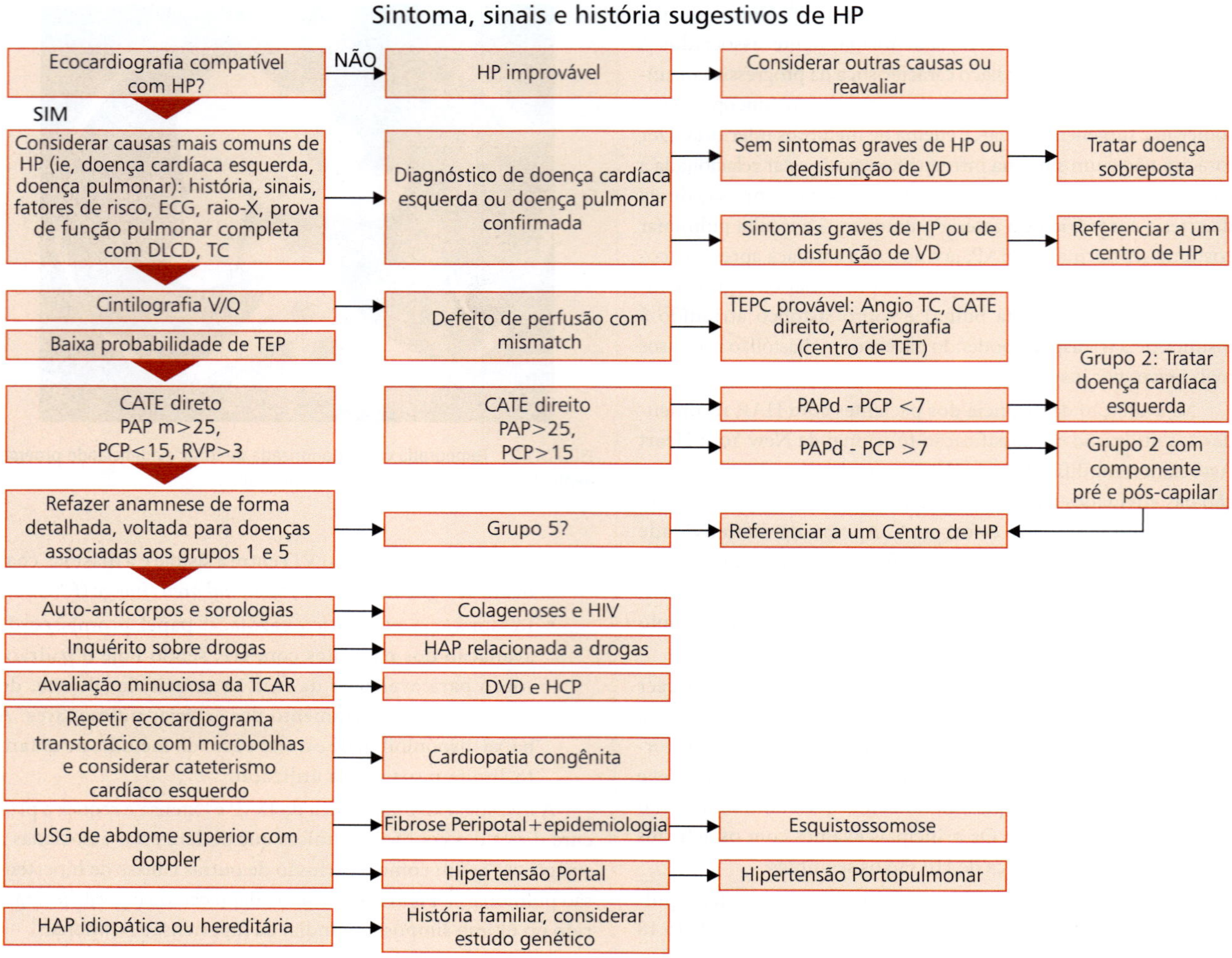

Sintoma, sinais e história sugestivos de HP

```
Ecocardiografia compatível com HP? --NÃO--> HP improvável --> Considerar outras causas ou reavaliar
         |
         SIM
         v
Considerar causas mais comuns de HP (ie, doença cardíaca esquerda, doença pulmonar): história, sinais, fatores de risco, ECG, raio-X, prova de função pulmonar completa com DLCD, TC
         -->  Diagnóstico de doença cardíaca esquerda ou doença pulmonar confirmada
                --> Sem sintomas graves de HP ou dedisfunção de VD --> Tratar doença sobreposta
                --> Sintomas graves de HP ou de disfunção de VD --> Referenciar a um centro de HP
         v
Cintilografia V/Q
Baixa probabilidade de TEP
         --> Defeito de perfusão com mismatch --> TEPC provável: Angio TC, CATE direito, Arteriografia (centro de TET)
         v
CATE direto PAP m>25, PCP<15, RVP>3
         --> CATE direito PAP>25, PCP>15 --> PAPd - PCP <7 --> Grupo 2: Tratar doença cardíaca esquerda
                                           --> PAPd - PCP >7 --> Grupo 2 com componente pré e pós-capilar
         v
Refazer anamnese de forma detalhada, voltada para doenças associadas aos grupos 1 e 5
         --> Grupo 5? --> Referenciar a um Centro de HP
         v
Auto-antícorpos e sorologias --> Colagenoses e HIV
Inquérito sobre drogas --> HAP relacionada a drogas
Avaliação minuciosa da TCAR --> DVD e HCP
Repetir ecocardiograma transtorácico com microbolhas e considerar cateterismo cardíaco esquerdo --> Cardiopatia congênita
USG de abdome superior com doppler --> Fibrose Peripotal+epidemiologia --> Esquistossomose
                                    --> Hipertensão Portal --> Hipertensão Portopulmonar
HAP idiopática ou hereditária --> História familiar, considerar estudo genético
```

FIGURA 45.3 Algoritmo diagnóstico da HAP. ECG: eletrocardiograma; HP: hipertensão pulmonar; CATE: cateterismo; TET: tromboendarterectomia; DLCO: difusão do monóxdo de carbono; TEPC: tromboembolismo pulmonar crônico; TC: tomografia computadorizada; VD: ventrículo direito; TEP: tromboembolismo pulmonar; PAPd PCP: pressão capilar pulmonar.

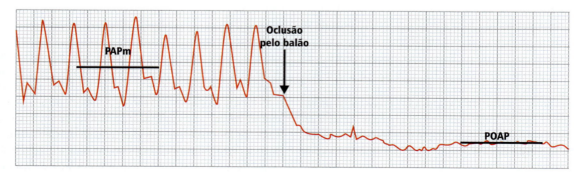

FIGURA 45.4 Curvas de pressão da artéria pulmonar com sua oclusão em uma paciente com HAP idiopática. PAPm: pressão média da artéria pulmonar; POAP: pressão de oclusão da artéria pulmonar.

QUADRO 45.2 Medida do débito cardíaco
PRINCÍPIO DE FICK PARA CÁLCULO DO DÉBITO CARDÍACO
VO_2 (consumo de O_2) = ($CaO_2 \times DC$) – ($CvO_2 \times DC$)
DC = VO_2/($CaO_2 - CvO_2$)
VO_2 = consumo de O_2 (utiliza-se uma Tabela com VO_2 previsto baseado em sexo e idade)
CxO_2: conteúdo sanguíneo de oxigênio = Hb (g/dL) × 1,36 × 10 × SxO_2

Durante o cateterismo direito, tem-se a oportunidade de realizar procedimentos que melhoram a especificidade do exame e/ou auxiliam na melhor caracterização da HP:

- **Teste de vasorreatividade:** indispensável nos casos de suspeita de HAP idiopática, por traduzirem abordagem terapêutica distinta. Consiste na inalação de óxido nítrico a 10 a 20 partes por milhão durante 10 minutos: o teste é considerado positivo quando há uma queda maior que 10 mmHg na PAPm, chegando a valores menores que 40 mmHg, sem queda do débito cardíaco. Outros agentes também podem ser usados para avaliar a vasorreatividade aguda: epoprostenol (2 a 12 ng/kg/min), adenosina (50 a 350 mcg/min) e iloprost (5 mcg). A presença de resposta positiva caracteriza um subgrupo específico de pacientes com HAP idiopática que devem ser tratados com altas doses de bloqueadores de canal de cálcio.
- **Prova de volume:** intervenção que visa aumentar a sensibilidade para se diferenciar o grupo 1 do grupo 2. Utilizam-se 500 mL de solução isotônica, infundidos em 5 a 10 minutos, e, quando leva ao aumento significativo da POAP, sugere a presença de componente pós-capilar.
- **Teste de exercício:** não há definição para os valores de PAPm no esforço que definam a presença de doença propriamente dita. No entanto, o teste de exercício durante o cateterismo cardíaco direito permite melhor caracterização dos mecanismos envolvidos na gênese da HP, podendo revelar, por exemplo, a presença de disfunção ventricular esquerda não determinável durante a avaliação em repouso.
- **Nitroprussiato:** usado em pacientes hipertensos com aumento da POAP, de forma a normalizar a pressão arterial sistêmica. A normalização da PAPm após normalização da pressão arterial sistêmica corrobora o diagnóstico do grupo 2, ou seja, hipertensão pulmonar associada a doença cardíaca esquerda.

4 TRATAMENTO

Após a realização do cateterismo cardíaco direito, com o diagnóstico definitivo de HAP, todos os pacientes devem receber orientações gerais: não devem realizar atividade física extenuante embora devam realizar reabilitação supervisionada; submeter-se à vacinação anti-influenza anualmente; tomar vacina antipneumocócica; orientação sobre contracepção a mulheres em idade fértil, uma vez que a gestação é contraindicada nessa população de pacientes; oxigenoterapia para pacientes com PaO_2 menor que 60 mmHg (Figura 45.5).

Além das orientações gerais, tem-se a abordagem específica da HAP. A Tabela 45.1 e a Figura 45.6 resumem as orientações sobre tratamento da HAP,[18] sendo importantes algumas considerações sobre as principais classes de medicamentos utilizados:

- **Anticoagulantes:** faltam estudos randomizados para esclarecer a importância da anticoagulação plena na HAP, podendo ter efeito benéfico em alguma subpopulação de pacientes com HAP idiopática[19] e potencial efeito maléfico nos pacientes com HAP associada à colagenose.[20] Na maior parte dos pacientes estudados, o anticoagulante é a varfarina, e, em menor parte, a heparina, não havendo informações suficientes ainda quanto ao papel dos novos anticoagulantes.
- **Bloqueadores do canal de cálcio:** recomendado para os pacientes com HAP e teste de vasorreatividade positivo.[21] Para os pacientes não respondedores durante o teste de vasorreatividade (cerca de 92% dos pacientes), há piora da sobrevida em decorrência da provável queda do débito cardíaco. Dessa forma, o uso de bloqueadores de canal de cálcio é reservado para o subgrupo respondedor, não devendo ser utilizado sem a realização do teste de vasorreatividade ou no caso de resposta negativa durante o mesmo.
- **Inibidores dos receptores de endotelina:**
  a. Ambrisentan é inibidor seletivo dos receptores de endotelina do tipo A, que demonstrou melhora significativa nos sintomas, na capacidade de exercício, na hemodinâmica e no tempo até piora clínica, não tendo apresentado hepatotoxicidade significativa.[22]
  b. Bosentan é um inibidor dos receptores A e B de endotelina que demonstrou melhora significativa na capacidade de exercício, na classe funcional, na hemodinâmica, no ecocardiograma e no tempo até piora clínica. Seu principal efeito colateral é a hepatotoxicidade,[23] o que torna necessária a monitorização mensal do perfil de enzimas hepáticas.
  c. Macitentan também é um inibidor dos receptores A e B da endotelina, com maior penetração tecidual que apresentou melhora em um desfecho composto de morbimortalidade; tem como principal efeito colateral a anemia e também não apresenta hepatotoxicidade significativa,[24] tendo sido aprovado recentemente pelas agência regulatórias americana e europeia.

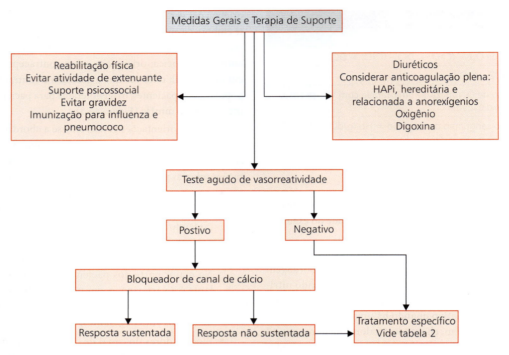

FIGURA 45.5 Medidas gerais no tratamento da HAP.

TABELA 45.1 Recomendação e nível de evidência do tratamento da HAP conforme a classe funcional				
RECOMENDAÇÃO	EVIDÊNCIA	OMS CF II	OMS CF III	OMS CF IV
I	A ou B	Ambrisentana	Ambrisentana	Epoprostenol EV
		Bosentana	Bosentana	
		Macitentan	Macitentan	
		Riociguat	Riociguat	
		Sildenafila	Sildenafila	
		Tadalafila	Tadalafila	
			Treprostinil SC, inalado	
IIa	C		Iloprosta EV	Ambrisentana
			Treprostinil EV	Bosentana
				Iloprosta inalatória e EV
				Macitentan
				Riociguat
				Sildenafila
				Tadalafila
				Treprostinil SC, EV, inalatório
IIb	B		Beraprost	
	C		Terapia combinada inicial	Terapia combinada inicial
SC: subcutâneo; EV: endovenoso.				

- **Inibidores da fosfodiesterase 5:**
  a. Sildenafil demonstrou melhora significativa nos sintomas, na capacidade de exercício e na hemodinâmica. A dose aprovada é de 20 mg três vezes por dia. Os principais efeitos colaterais são relacionados à vasodilatação (cefaleia, *flushing*, epistaxe).
  b. Tadalafil tem como sua principal vantagem sua posologia de uma vez por dia, demonstrou melhora significativa nos sintomas, na capacidade de exercício, na hemodinâmica e no tempo até piora clínica. Tem efeitos colaterais semelhantes ao sildenafil.
- **Estimulador da guanilato ciclase solúvel:** age na via do óxido nítrico (como os inibidores de fosfodiesterase) e é representado pelo riociguat que demonstrou melhora significativa na capacidade de exercício, na hemodinâmica, na classe funcional, e no tempo até piora clínica, em pacientes com HAP. O principal efeito colateral é a hipotensão. Pelo potencial efeito adverso aditivo, não pode ser utilizado em combinação com os inibidores de fosfodiesterase 5.
- **Análogos da prostaciclina:** primeira classe a ser aprovada para o tratamento específico de HAP, havendo disponíveis as vias de administração intravenosa, subcutânea, inalatória e oral.
  a. Beraprost é um análogo para administração oral[25] aprovado para uso apenas no Japão. Os resultados dos estudos clínicos são contraditórios, questionando a manutenção do efeito a médio prazo;
  b. Epoprostenol é de uso intravenoso por meio de administração contínua, não está disponível no Brasil e é a única droga com recomendação A para pacientes em classe funcional IV.[26] É a única medicação que evidenciou diminuição da mortalidade em estudo prospectivo randomizado.
  c. Iloprost é um análogo de prostaciclina de uso inalatório;[27] embora registrado para uso no Brasil, não está disponível comercialmente. Seu uso exige de 6 a 9 inalações por dia, o que acaba comprometendo a aderência ao tratamento.
  d. Treprostinil é um outro análogo da prostaciclina com meia-vida mais longa, de administração subcutânea[28] e oral,[29] também não disponível no Brasil.

Apesar de o arsenal terapêutico para o tratamento da HAP ter aumentado muito nos últimos anos, uma parcela significativa dos pacientes não apresenta melhora ou evolui com piora clínica durante a monoterapia. A combinação de terapias, tendo como alvo diferentes vias fisiopatológicas da doença deve, ser considerada em pacientes com resposta clínica inadequada.[23]

Apesar do avanço da terapêutica nos últimos anos, a HAP continua de alta mortalidade (cerca de 25% em 3 anos, de acordo com registros recentes).[8,30] Vários são os marcadores associados ao prognóstico da doença (Quadro 45.3).[31] Utilizam-se esses marcadores não apenas para a definição prognóstica ao diagnóstico, mas também para o seguimento terapêutico. Na medida em que os pacientes atinjam os níveis considerados representativos de melhor prognóstico, considera-se adequada a resposta terapêutica; caso contrário, associam-se diferentes classes medicamentosas, conforme mencionado.

Outras possibilidades terapêuticas incluem a septostomia atrial e o transplante de pulmão. A primeira objetiva diminuir a pressão das câmaras direitas criando um escape destas para a esquerda. Apesar da hipoxemia resultante da criação do *shunt*

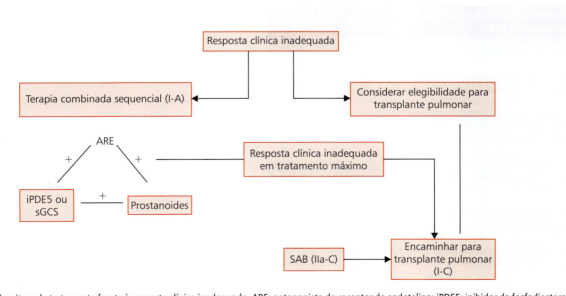

FIGURA 45.6 Algoritmo de tratamento frente à resposta clínica inadequada. ARE: antagonista do receptor de endotelina; iPDE5: inibidor da fosfodiesterase 5; sGCS: estimulador da guanilato ciclase solúvel; SAB: septostomia atrial por balão.

direita-esquerda, a diminuição da sobrecarga ventricular direita se traduz em melhora clínica e funcional dos pacientes. Cabe ressaltar, entretanto, que a septostomia atrial não deve ser considerado um procedimento de resgate; a realização da septostomia em pacientes com disfunção ventricular grave, com grande aumento das pressões de enchimento das câmaras direitas, pode resultar em *shunt* muito importante, aumentando a mortalidade relacionada ao procedimento. Deve-se, portanto, partir de uma minuciosa avaliação hemodinâmica antes da indicação do procedimento.[23]

O transplante pulmonar está indicado na falha da terapia medicamentosa. Os critérios de indicação do transplante pulmonar na HAP são menos objetivos do que em outras doenças pulmonares, até em virtude do avanço terapêutico testemunhado ao longo das últimas duas décadas. Atualmente, sugere-se que os pacientes devam ser avaliados com vistas ao transplante pulmonar quando for iniciada terapia combinada a fim de se evitar que sejam incluídos em lista de espera com função ventricular direita extremamente deteriorada, o que acarreta em alta mortalidade perioperatória.[32] Embora o transplante coração-pulmão tenha sido considerado em alguns centros, a evidência atual é a favor do transplante apenas de pulmão bilateral[23] que leva a uma melhora importante da função cardíaca no pós-operatório. A membrana de oxigenação extracorpórea vem se firmando como uma importante ferramenta tanto como ponte, como no perioperatório do transplante de pulmão.[33]

Importante enfatizar que as opções medicamentosas atualmente existentes se limitam ao tratamento de pacientes portadores de HAP; para os demais grupos de HP, o foco terapêutico está no controle adequado da doença de base. Tanto para pacientes com HP por doença cardíaca esquerda (grupo 2), quanto para pacientes com HP por doença pulmonar e/ou hipóxia (grupo 3), o uso de medicações específicas para HAP não demonstrou benefício efetivo.[16,17]

Já para pacientes portadores de HP por tromboembolismo pulmonar crônico (grupo 4), o tratamento de escolha é cirúrgico, com realização da tromboendarterectomia. Apenas em caso de contraindicação à cirurgia (ratificada por dois centros de referência) ou ainda na presença de hipertensão pulmonar residual após o procedimento cirúrgico, estudos recentes sugerem potencial benefício do uso de estimuladores da guanilato ciclase solúvel, mais especificamente, do riociguat.[34]

Pelo exposto, o tratamento da hipertensão pulmonar deve sempre ficar a cargo de um centro especializado, considerando-se todas as peculiaridades relacionadas ao diagnóstico, mas também à adequada monitorização do tratamento, além do alto custo das medicações disponíveis, tornando mandatória a otimização de seu uso com base no que existe de evidência atualmente.

5 CONCLUSÃO

A HP é uma consequência hemodinâmica comum a várias etiologias, sendo a HAP (grupo 1), doença grave e fatal da circulação pulmonar, o foco deste capítulo.

A fisiopatologia da HAP está centrada nas lesões vasculares com fenômenos de vasoconstrição, trombose e remodelação vascular que alteram o leito vascular pulmonar levando à sobrecarga do ventrículo direito, fenômeno relacionado à gênese dos sintomas.

O sintoma primordial é a dispneia que, em estádios mais avançados, associa-se aos sinais de insuficiência cardíaca direita. A investigação diagnóstica deve abranger todos os principais mecanismos que culminam com o desenvolvimento de HP com ênfase na história clínica, na prova de função pulmonar, nos achados ecocardiográficos e na cintilografia V/Q.

O cateterismo cardíaco direito no repouso é indispensável, sendo definidores de hipertensão pulmonar a presença de valores de PAPm ≥ 25 mmHg. A pressão de oclusão da artéria pulmonar define a presença ou não de um componente pós-capilar, sendo caracteristicamente pré-capilares valores de POAP < 15 mmHg; o débito cardíaco deve ser sempre aferido e tem relação direta com o prognóstico.

O tratamento está dividido em orientações gerais e medicações específicas, devendo ser iniciado apenas após a realização do cateterismo já que as opções medicamentosas. O uso de bloqueadores de canal de cálcio é restrito aos pacientes com teste de vasorreatividade positivo. Ressalta-se que as medicações específicas disponíveis atualmente (inibidores dos receptores de endotelina, inibidores da fosfodiesterase-5 e análogos da prostaciclina)

QUADRO 45.3 Variáveis que indicam melhor prognóstico nos pacientes com HAP

CLASSE FUNCIONAL
I e II
ECOCARDIOGRAMA E RESSONÂNCIA CARDÍACA
Tamanho e função do VD normal ou próximo do normal
HEMODINÂMICA
Normalização da função do VD (AD < 8 mmHg e IC > 2,5-3,0 L/min/m²)
TESTE DE CAMINHADA DE 6 MINUTOS
> 380 a 440 m – pode não ser um bom parâmetro para indivíduos jovens
TESTE CARDIOPULMONAR
VO₂ máximo > 15 mL/min/kg e EqCO₂ < 45 L/min
NÍVEL DO PEPTÍDEO NATRIURÉTICO ATRIAL (BNP)
Normal

HAP: hipertensão arterial pulmonar; VD: ventrículo direito; AD: átrio direito; IC: índice cardíaco; VO₂: consumo de oxigênio; EqCO₂: equivalente de CO₂.

se limitam ao tratamento da HAP; para os demais grupos de HP, o foco terapêutico está no controle da doença de base.

O acompanhamento de fatores prognósticos (classe funcional, tamanho e função do ventrículo direito e do átrio direito, medidas do índice cardíaco, teste de caminhada de 6 minutos, teste cardiopulmonar de esforço e níveis de BNP) é fundamental em razão da alta mortalidade da doença e tem o intuito de melhor avaliar a eficácia da terapêutica em vigência.

REFERÊNCIAS BIBLIOGRÁFICAS

1. Fuster V, Walsh RA, Harrington RA. Hurst's the heart. The McGraw-Hill Companies; 2011.
2. Simonneau G, Gatzoulis MA, Adatia I, Celermajer D, Denton C, Ghofrani A, Gomez Sanchez MA, Krishna Kumar R, Landzberg M, Machado RF, Olschewski H, Robbins IM, Souza R. Updated clinical classification of pulmonary hypertension. Journal of the American College of Cardiology. 2013;62:D34-41.
3. Rubin LJ. Primary pulmonary hypertension. The New England journal of medicine. 1997;336:111-117.
4. Hoeper MM, Bogaard HJ, Condliffe R, Frantz R, Khanna D, Kurzyna M, Langleben D, Manes A, Satoh T, Torres F, Wilkins MR, Badesch DB. Definitions and diagnosis of pulmonary hypertension. Journal of the American College of Cardiology. 2013;62:D42-50.
5. Rich S, Dantzker DR, Ayres SM, Bergofsky EH, Brundage BH, Detre KM, Fishman AP, Goldring RM, Groves BM, Koerner SK, et al. Primary pulmonary hypertension. A national prospective study. Annals of internal medicine. 1987;107:216-223.
6. Escribano-Subias P, Blanco I, Lopez-Meseguer M, Lopez-Guarch CJ, Roman A, Morales P, Castillo-Palma MJ, Segovia J, Gomez-Sanchez MA, Barbera JA, investigators R. Survival in pulmonary hypertension in spain: Insights from the spanish registry. The European respiratory journal. 2012;40:596-603.
7. Badesch DB, Raskob GE, Elliott CG, Krichman AM, Farber HW, Frost AE, Barst RJ, Benza RL, Liou TG, Turner M, Giles S, Feldkircher K, Miller DP, McGoon MD. Pulmonary arterial hypertension: Baseline characteristics from the reveal registry. Chest. 2010;137:376-387.
8. Alves-Jr JL, Gavilanes F, Jardim C, Fernandes CJCdS, Morinaga LTK, Dias B, Hoette S, Humbert M, Souza R. Pulmonary arterial hypertension in the southern hemisphere: Results from a registry of incident brazilian cases. Chest. 2014.
9. Humbert M, Souza R, Simonneau G. Pulmonary vascular disorders. Karger; 2012.
10. Perros F, Dorfmuller P, Montani D, Hammad H, Waelput W, Girerd B, Raymond N, Mercier O, Mussot S, Cohen-Kaminsky S, Humbert M, Lambrecht BN. Pulmonary lymphoid neogenesis in idiopathic pulmonary arterial hypertension. American journal of respiratory and critical care medicine. 2012;185:311-321.
11. Paschoal IA, Teixeira RHdOB, Pereira MC. Insuficiência respiratória crônica. Sociedade Paulista de Pneumologia e Tisiologia, Atheneu; 2013.
12. Humbert M, Sitbon O, Chaouat A, Bertocchi M, Habib G, Gressin V, Yaici A, Weitzenblum E, Cordier JF, Chabot F, Dromer C, Pison C, Reynaud-Gaubert M, Haloun A, Laurent M, Hachulla E, Simonneau G. Pulmonary arterial hypertension in france: Results from a national registry. American journal of respiratory and critical care medicine. 2006;173:1023-1030.
13. Taichman DB, McGoon MD, Harhay MO, Archer-Chicko C, Sager JS, Murugappan M, Chakinali MM, Palevsky HI, Gallop R. Wide variation in clinicians' assessment of new york heart association/world health organization functional class in patients with pulmonary arterial hypertension. Mayo Clinic proceedings. Mayo Clinic. 2009;84:586-592.
14. Hoette S, Jardim C, Souza R. Diagnosis and treatment of pulmonary hypertension: An update. Jornal brasileiro de pneumologia : publicacao oficial da Sociedade Brasileira de Pneumologia e Tisilogia. 2010;36:795-811.
15. Ahearn GS, Tapson VF, Rebeiz A, Greenfield JC, Jr. Electrocardiography to define clinical status in primary pulmonary hypertension and pulmonary arterial hypertension secondary to collagen vascular disease. Chest. 2002;122:524-527.
16. Vachiery JL, Adir Y, Barbera JA, Champion H, Coghlan JG, Cottin V, De Marco T, Galie N, Ghio S, Gibbs JS, Martinez F, Semigran M, Simonneau G, Wells A, Seeger W. Pulmonary hypertension due to left heart diseases. Journal of the American College of Cardiology. 2013;62:D100-108.
17. Seeger W, Adir Y, Barbera JA, Champion H, Coghlan JG, Cottin V, De Marco T, Galie N, Ghio S, Gibbs S, Martinez FJ, Semigran MJ, Simonneau G, Wells AU, Vachiery JL. Pulmonary hypertension in chronic lung diseases. Journal of the American College of Cardiology. 2013;62:D109-116.
18. Humbert M, Yaici A, de Groote P, Montani D, Sitbon O, Launay D, Gressin V, Guillevin L, Clerson P, Simonneau G, Hachulla E. Screening for pulmonary arterial hypertension in patients with systemic sclerosis: Clinical characteristics at diagnosis and long-term survival. Arthritis and rheumatism. 2011;63:3522-3530.
19. Olsson KM, Delcroix M, Ghofrani HA, Tiede H, Huscher D, Speich R, Grunig E, Staehler G, Rosenkranz S, Halank M, Held M, Lange TJ, Behr J, Klose H, Claussen M, Ewert R, Opitz CF, Vizza CD, Scelsi L, Vonk-Noordegraaf A, Kaemmerer H, Gibbs JS, Coghlan G, Pepke-Zaba J, Schulz U, Gorenflo M, Pittrow D, Hoeper MM. Anticoagulation and survival in pulmonary arterial hypertension: Results from the comparative, prospective registry of newly initiated therapies for pulmonary hypertension (compera). Circulation. 2014;129:57-65.
20. Johnson SR, Mehta S, Granton JT. Anticoagulation in pulmonary arterial hypertension: A qualitative systematic review. The European respiratory journal. 2006;28:999-1004.
21. Rich S, Kaufmann E, Levy PS. The effect of high doses of calcium-channel blockers on survival in primary pulmonary hypertension. The New England journal of medicine. 1992;327:76-81.
22. Galie N, Olschewski H, Oudiz RJ, Torres F, Frost A, Ghofrani HA, Badesch DB, McGoon MD, McLaughlin VV, Roecker EB, Gerber MJ, Dufton C, Wiens BL, Rubin LJ, Ambrisentan in Pulmonary Arterial Hypertension RD-BP-CMESG. Ambrisentan for the treatment of pulmonary arterial hypertension: Results of the ambrisentan in pulmonary arterial hypertension, randomized, double-blind, placebo-controlled, multicenter, efficacy (aries) study 1 and 2. Circulation. 2008;117:3010-3019.
23. Galie N, Corris PA, Frost A, Girgis RE, Granton J, Jing ZC, Klepetko W, McGoon MD, McLaughlin VV, Preston IR, Rubin LJ, Sandoval J, Seeger W, Keogh A. Updated treatment algorithm of pulmonary arterial hypertension. Journal of the American College of Cardiology. 2013;62:D60-72.
24. Pulido T, Adzerikho I, Channick RN, Delcroix M, Galie N, Ghofrani HA, Jansa P, Jing ZC, Le Brun FO, Mehta S, Mittelholzer CM, Perchenet L, Sastry BK, Sitbon O, Souza R, Torbicki A, Zeng X, Rubin LJ, Simonneau G, Investigators S. Macitentan and morbidity and mortality in pulmonary arterial hypertension. The New England journal of medicine. 2013;369:809-818.
25. Kunieda T, Nakanishi N, Matsubara H, Ohe T, Okano Y, Kondo H, Nishimura M, Shirato K, Tanabe N, Homma S, Yoshida S, Inokuma S, Kodama M, Koike T, Hishida H. Effects of long-acting beraprost sodium (trk-100stp) in japanese patients with pulmonary arterial hypertension. International heart journal. 2009;50:513-529.
26. Barst RJ, Rubin LJ, Long WA, McGoon MD, Rich S, Badesch DB, Groves BM, Tapson VF, Bourge RC, Brundage BH, Koerner SK, Langleben D, Keller CA, Murali S, Uretsky BF, Clayton LM, Jobsis MM, Blackburn SD,

Shortino D, Crow JW, Primary Pulmonary Hypertension Study G. A comparison of continuous intravenous epoprostenol (prostacyclin) with conventional therapy for primary pulmonary hypertension. The New England journal of medicine. 1996;334:296-301.
27. Olschewski H, Simonneau G, Galie N, Higenbottam T, Naeije R, Rubin LJ, Nikkho S, Speich R, Hoeper MM, Behr J, Winkler J, Sitbon O, Popov W, Ghofrani HA, Manes A, Kiely DG, Ewert R, Meyer A, Corris PA, Delcroix M, Gomez-Sanchez M, Siedentop H, Seeger W, Aerosolized Iloprost Randomized Study G. Inhaled iloprost for severe pulmonary hypertension. The New England journal of medicine. 2002;347:322-329.
28. Simonneau G, Barst RJ, Galie N, Naeije R, Rich S, Bourge RC, Keogh A, Oudiz R, Frost A, Blackburn SD, Crow JW, Rubin LJ, Treprostinil Study G. Continuous subcutaneous infusion of treprostinil, a prostacyclin analogue, in patients with pulmonary arterial hypertension: A double-blind, randomized, placebo-controlled trial. American journal of respiratory and critical care medicine. 2002;165:800-804.
29. Tapson VF, Torres F, Kermeen F, Keogh AM, Allen RP, Frantz RP, Badesch DB, Frost AE, Shapiro SM, Laliberte K, Sigman J, Arneson C, Galie N. Oral treprostinil for the treatment of pulmonary arterial hypertension in patients on background endothelin receptor antagonist and/or phosphodiesterase type 5 inhibitor therapy (the freedom-c study): A randomized controlled trial. Chest. 2012;142:1383-1390.
30. McGoon MD, Benza RL, Escribano-Subias P, Jiang X, Miller DP, Peacock AJ, Pepke-Zaba J, Pulido T, Rich S, Rosenkranz S, Suissa S, Humbert M. Pulmonary arterial hypertension: Epidemiology and registries. Journal of the American College of Cardiology. 2013;62:D51-59.
31. McLaughlin VV, Gaine SP, Howard LS, Leuchte HH, Mathier MA, Mehta S, Palazzini M, Park MH, Tapson VF, Sitbon O. Treatment goals of pulmonary hypertension. Journal of the American College of Cardiology. 2013;62:D73-81.
32. Galie N, Hoeper MM, Humbert M, Torbicki A, Vachiery JL, Barbera JA, Beghetti M, Corris P, Gaine S, Gibbs JS, Gomez-Sanchez MA, Jondeau G, Klepetko W, Opitz C, Peacock A, Rubin L, Zellweger M, Simonneau G, Guidelines ESCCfP. Guidelines for the diagnosis and treatment of pulmonary hypertension: The task force for the diagnosis and treatment of pulmonary hypertension of the european society of cardiology (esc) and the european respiratory society (ers), endorsed by the international society of heart and lung transplantation (ishlt). European heart journal. 2009;30:2493-2537.
33. Fuehner T, Kuehn C, Hadem J, Wiesner O, Gottlieb J, Tudorache I, Olsson KM, Greer M, Sommer W, Welte T, Haverich A, Hoeper MM, Warnecke G. Extracorporeal membrane oxygenation in awake patients as bridge to lung transplantation. American journal of respiratory and critical care medicine. 2012;185:763-768
34. Ghofrani HA, D'Armini AM, Grimminger F, Hoeper MM, Jansa P, Kim NH, Mayer E, Simonneau G, Wilkins MR, Fritsch A, Neuser D, Weimann G, Wang C, Group C-S. Riociguat for the treatment of chronic thromboembolic pulmonary hypertension. The New England journal of medicine. 2013;369:319-329.

COR PULMONALE 46

Frederico Leon Arrabal Fernandes
Rodrigo Abensur Athanazio
Rafael Stelmach
Alberto Cukier

1. Definição
2. Epidemiologia
3. Fisiopatologia
4. Causas
5. Diagnóstico diferencial
6. Prognóstico
7. História clínica
8. Exame físico
9. Exames complementares
   9.1 Ecocardiografia
   9.2 Função pulmonar
   9.3 Avaliação laboratorial
11. Tratamento farmacológico
12. Oxigenoterapia domiciliar
    12.1 Equipamentos
    12.2 Estratégias para aumentar a aderência ao tratamento
13. Referências bibliográficas

1 DEFINIÇÃO

Mesmo com seu uso disseminado na literatura médica, um consenso na definição de *cor pulmonale* não existe. Em 1963, um comitê da Organização Mundial da Saúde (OMS) definiu essa entidade como uma hipertrofia do ventrículo direito (VD) em consequência de doenças que afetem a função e/ou estrutura dos pulmões. Entretanto, essa definição com base anatomopatológica dificulta sua aplicação clínica.[1]

Apesar da controvérsia existente, neste capítulo adotamos a definição do termo *cor pulmonale* como uma disfunção funcional do VD em consequência de uma doença respiratória. Do ponto de vista hemodinâmico, ocorre um aumento na resistência ao fluxo sanguíneo na circulação arterial pulmonar que leva a alterações estruturais caracterizadas como dilatação ou hipertrofia do VD com débito cardíaco e pressão capilar pulmonar "encunhada" (a *wedge pressure* que remete à pressão de átrio esquerdo) normais.[2]

Na nova classificação diagnóstica de hipertensão pulmonar (HP), *cor pulmonale* representa o terceiro grupo caracterizado pelas doenças do sistema respiratório e/ou hipoxemia e deve ser distinguido de entidades como hipertensão pulmonar idiopática (grupo 1), hipertensão venosa pulmonar (grupo 2) e hipertensão pulmonar tromboembólica (grupo 4)[3] – Quadro 46.1.

O termo "*cor pulmonale* agudo" foge a essa definição, sendo classicamente utilizado para a insuficiência ventricular direita secundária ao tromboembolismo pulmonar ou à síndrome do desconforto ventilatório agudo em pacientes graves sob ventilação mecânica.[4] Essa terminologia, apesar de clássica, aumenta a confusão na nomenclatura desta importante condição cardiorrespiratória. Neste capítulo vamos nos ater a discutir a epidemiologia, fisiopatologia, diagnóstico e tratamento do *cor pulmonale* crônico.

2 EPIDEMIOLOGIA

O número de estudos populacionais de prevalência de *cor pulmonale* é escasso. Muitos dados são baseados em diagnóstico clínico e extrapolados de informações de um subgrupo específico de pacientes com *cor pulmonale* secundário à doença pulmonar obstrutiva crônica (DPOC). Como o diagnóstico padrão-ouro é o cateterismo cardíaco direito, a avaliação populacional em larga escala desta doença é impossibilitada pela questão ética. Estudos populacionais que usam a ecocardiografia, o exame de eleição diante da suspeita de *cor pulmonale*, estão sujeitos e erros intrínsecos dessa medida.

A DPOC tabágica é a principal causa de *cor pulmonale* e também a mais estudada. A prevalência de disfunção de ventrículo direito pode variar de 20 a 91% a depender da casuística estudada, mas não afeta todos os pacientes portadores de DPOC.[5] A presença de HP geralmente está associada a estágios mais avançados do distúrbio ventilatório caracterizados por volume expiratório no primeiro segundo (VEF1) < 50% e PaO_2 < 55 mmHg.[6]

A mortalidade do *cor pulmonale* também é de difícil acesso. Como está geralmente associada a uma condição respiratória grave, o papel isolado do *cor pulmonale* não pode ser separado do contexto clínico global, dificultando sua avaliação.

3 FISIOPATOLOGIA

O pulmão tem a particularidade de apresentar dupla circulação: brônquica e pulmonar. A circulação brônquica tem função nutriz dos brônquios e bronquíolos. A circulação pulmonar perfunde o leito capilar pulmonar e é parte fundamental da troca gasosa. A origem é o tronco da artéria pulmonar na emergência do ventrículo direito. As artérias pulmonares acompanham os brônquios se dividindo em paralelo às vias aéreas. Na periferia do parênquima pulmonar é formada a rede capilar que envolve os alvéolos. A drenagem venosa é papel das quatro veias pulmonares que drenam para o átrio esquerdo.

O pulmão recebe todo o débito cardíaco do coração direito. Esse volume de sangue não oxigenado se distribui nos capilares pulmonares, onde entra em contato com a barreira alveolocapilar. Durante a passagem do sangue no capilar pulmonar, ocorrem a difusão passiva e saturação da hemoglobina com oxigênio.[7]

O sistema circulatório pulmonar é de baixa resistência, requer, portanto, menor pressão de perfusão do que a circulação sistêmica. A perfusão adequada da circulação pulmonar ocorre com baixas pressões. Uma pressão de apenas 10 mmHg é suficiente para perfundir o pulmão normal em repouso. A circulação de baixa pressão previne o extravasamento de fluido para dentro do alvéolo e permite o funcionamento com baixo gasto energético do coração direito.[8]

A camada muscular das artérias pulmonares é pequena e inserida em fibras elásticas curtas. Esse arranjo reduz o poder contrátil, mas permite maior distensão do que o fazem as artérias de outros órgãos.

A ausência de arteríolas com camada muscular proeminente reduz a capacidade da circulação pulmonar para regular o tônus e a resistência vascular. No entanto, a grande complacência vascular confere a capacidade de acomodar aumentos de volume sanguíneo, perfundindo o pulmão sem que se eleve a pressão arterial pulmonar, mesmo em situações de aumento expressivo do débito cardíaco.

QUADRO 46.1 Classificação clínica da hipertensão pulmonar

1. HIPERTENSÃO ARTERIAL PULMONAR

1.1 Idiopática

1.2 Hereditária
- 1.2.1 BMPR2
- 1.2.2 ALK-1 e endoglina (presença ou não de telangiectasia hemorrágica hereditária)
- 1.2.3 Desconhecido

1.3 Induzida por droga ou toxina

1.4 Associada a:
- 1.4.1 Doenças do tecido conectivo
- 1.4.2 Infecção pelo vírus da imunodeficiência humana (HIV)
- 1.4.3 Hipertensão portal
- 1.4.4 Cardiopatia congênita
- 1.4.5 Esquistossomose
- 1.4.6 Anemia hemolítica crônica

1.5 Hipertensão persistente do recém-nascido

1'. Doença pulmonar veno-oclusiva e/ou hemangiomatose capilar pulmonar

2. HIPERTENSÃO PULMONAR CAUSADA POR DOENÇA NO CORAÇÃO ESQUERDO

2.1 Disfunção sistólica

2.2 Disfunção diastólica

2.3 Doença valvar

3. HIPERTENSÃO PULMONAR CAUSADA POR DOENÇA PULMONAR E/OU HIPÓXIA

3.1 Doença pulmonar obstrutiva crônica

3.2 Pneumopatia intersticial

3.3 Outras doenças pulmonares com padrão misto restritivo e obstrutivo

3.4 Doenças respiratórias relacionadas ao sono

3.5 Hipoventilação alveolar

3.6 Exposição crônica a altas altitudes

3.7 Anormalidades do desenvolvimento

4. TROMBOEMBOLISMO PULMONAR CRÔNICO HIPERTENSIVO

5. HIPERTENSÃO PULMONAR COM MECANISMOS MULTIFATORIAIS NÃO ESCLARECIDOS

5.1 Desordens hematológicas: desordens mieloproliferativas e esplenectomia

5.2 Desordens sistêmicas: sarcoidose e histiocitose pulmonar de células de Langerhans

5.3 Desordens metabólicas: doença de armazenamento de glicogênio, doença de Gaucher e tireoidopatias

5.4 Outras: obstrução tumoral, mediastinite fibrosante e insuficiência renal crônica em diálise

BMPR2: *bone morphogenetic protein receptor type 2* (receptor ósseo morfogenético 2); ALK-1: *activin receptor-like kinase*-1 (receptor de activina tipo 1). Fonte: Dana Point, 2008.

Além da distensibilidade dos vasos, a circulação pulmonar tem, principalmente nas áreas apicais, diversos capilares pouco ou mesmo não perfundidos. Essa rede pode ser recrutada quando o débito cardíaco aumenta, contribuindo para a estabilidade na pressão de perfusão.

Tanto a distensibilidade das artérias, arteríolas e capilares pulmonares quanto o potencial de recrutamento capilar mantêm a pressão arterial pulmonar estável. O débito cardíaco pode aumentar 2,5 vezes sem que haja incremento na pressão arterial pulmonar. Mesmo grandes aumentos do débito, em situações de exercício, não costumam elevar a pressão arterial pulmonar mais do que 3 ou 4 mmHg.

A resistência da circulação pulmonar, portanto, varia de acordo com o débito cardíaco. Devido à distensão e ao recrutamento de capilares, para manter as pressões estáveis, a resistência total é menor conforme o aumento do débito. Mantendo, portanto, a pressão da artéria pulmonar constante.[9]

As manifestações clínicas do *cor pulmonale* estão associadas à hipertensão pulmonar e insuficiência cardíaca direita. A HP do *cor pulmonale* é consequência do aumento da resistência vascular pulmonar ou da incapacidade do pulmão para recrutar ou distender capilares, dificultando a adaptação da circulação pulmonar a situações de alto débito cardíaco.

A resistência vascular pulmonar, no contexto do *cor pulmonale*, pode estar elevada por fatores anatômicos e funcionais decorrentes de doenças pulmonares crônicas.

Hipoxemia alveolar é a principal alteração do sistema respiratório que origina o *cor pulmonale*. Quando o gás alveolar apresenta baixas pressões parciais de oxigênio, o organismo se adapta com o objetivo de preservar o equilíbrio ventilação/perfusão e, consequentemente, manter a troca gasosa.

O fluxo sanguíneo em áreas de hipoxemia alveolar é reduzido pelo fenômeno de vasoconstrição hipóxica. Em resposta a fenômenos agudos e localizados em áreas limitadas do pulmão, a vasoconstrição hipóxica permite manter a troca gasosa adequada desviando o fluxo sanguíneo para regiões mais bem ventiladas. Quando a hipoxemia é global, em todo território alveolar, essa adaptação leva a aumento indiscriminado da resistência vascular pulmonar e eleva a pressão de perfusão da rede capilar, sobrecarregando o ventrículo direito. O resultado final são a hipertrofia e a dilatação do VD e hipertensão pulmonar que se manifestam clinicamente como *cor pulmonale*.

A resposta à hipóxia não é apenas um mecanismo de reatividade vascular. Conforme a hipoxemia se torna crônica e é associada à inflamação pulmonar, presente em diversas doenças respiratórias, podem acontecer diversas alterações anatômicas na parede dos vasos arteriais, aumentando a camada muscular média e acumulando células de musculatura lisa longitudinalmente na camada íntima. O remodelamento vascular amplifica as consequências da vasoconstrição hipóxica e pode, ao longo do tempo, tornar a circulação pulmonar menos responsiva às medidas terapêuticas que visam revertê-la.[10]

A hipoxemia crônica também estimula os rins a produzir eritropoietina, aumentando a quantidade de hemácias. Apesar de o aumento na massa de células vermelhas no sangue permitir maior conteúdo arterial de oxigênio, o consequente aumento da viscosidade sanguínea agrava o prejuízo hemodinâmico da hipertensão pulmonar e disfunção ventricular direita podendo contribuir com a instalação do *cor pulmonale*.

Hipoventilação alveolar crônica causa não apenas hipoxemia, como também hipercapnia e acidose respiratória. A presença de acidose respiratória crônica desencadeia uma série de adaptações neuro-humorais. Isso exacerba a retenção hidrossalina, acentuando o estado hipervolêmico característico do *cor pulmonale*. A produção de bicarbonato no rim, devido à acidose respiratória presente nesse contexto, reduz a iniciativa respiratória a um ciclo vicioso que perpetua a hipoventilação.

Fatores anatômicos que levam à perda do leito capilar pulmonar, relacionados à destruição de parênquima alveolar, estão presentes, entre outras doenças respiratórias, no enfisema e na fibrose pulmonar. A perda dos capilares pulmonares no enfisema é classicamente descrita como fenômeno de "poda" capilar.[11]

Com a redução dos capilares pulmonares em paralelo, a capacidade de recrutamento vascular e de acomodação do débito cardíaco fica prejudicada, levando a aumento da pressão. Esse fenômeno, inicialmente, aparece durante o exercício ou em exacerbações agudas da doença pulmonar. Com a progressão da doença, especialmente em estágios avançados, pode passar a ser detectado mesmo no repouso.[12] Esse mecanismo fisiopatológico pode estar associado ou ocorrer independentemente da hipoxemia alveolar. Muitas vezes, a destruição de capilares no parênquima pulmonar causa *cor pulmonale* em pacientes cuja saturação de oxigênio ainda está normal, o que dificulta o diagnóstico clínico.

Por muitos anos, considerou-se que para desenvolver a disfunção ventricular direita do *cor pulmonale* era necessário apresentar HP em repouso. Em um estudo recente, entretanto, foi observado que a disfunção sistólica, hipertrofia e dilatação do ventrículo direito estão presentes em portadores de DPOC sem evidência de HP. Isso demonstra que a disfunção cardíaca começa precocemente nessa doença pulmonar. Outros mecanismos como hiperinsuflação pulmonar aumentando a pós carga, disfunção endotelial e redução da complacência vascular pulmonar podem contribuir com a disfunção de câmaras direitas mesmo na ausência de HP clinicamente significativa.[13]

4 CAUSAS

As principais causas de *cor pulmonale* são DPOC, doença intersticial pulmonar (fibrose pulmonar), apneia obstrutiva do sono e síndrome de hipoventilação.[2] Diversas outras etiologias menos comumente também podem levar ao aumento da pressão arterial pulmonar e, consequentemente, *cor pulmonale* e estão apresentadas no Quadro 46.2.

QUADRO 46.2 Doenças do trato respiratório associadas a aumento da pressão arterial pulmonar e *cor pulmonale*

DOENÇAS COM LIMITAÇÃO AO FLUXO AÉREO (OBSTRUTIVAS)
DPOC (bronquite crônica e enfisema)
Asma (com remodelamento brônquico e obstrução irreversível)
Fibrose cística
Bronquiectasia
Bronquiolite obliterante
DOENÇA RESTRITIVAS
Sequela de tuberculose
Sarcoidose
Pneumoconiose
Doenças relacionadas ao uso de drogas ilícitas
Pneumonia de hipersensibilidade
Doenças do tecido conjuntivo
Fibrose pulmonar idiopática
Doença intersticial não específica
SÍNDROME DE HIPOVENTILAÇÃO
Hipoventilação alveolar central
Síndrome de hipoventilação da obesidade (Pickwick)
Apneia obstrutiva do sono
Doenças neuromusculares
Cifoescoliose
TROMBOEMBOLISMO PULMONAR
Agudo
Crônico

A principal causa de *cor pulmonale* é a DPOC, 80% de todos os casos de *cor pulmonale* são secundários a essa condição. Um estudo epidemiológico realizado na América Latina mostrou que, na população com mais de 40 anos, a prevalência de DPOC chega a 15,8%.[14] Em pacientes com DPOC, a presença de hipoxemia crônica grave (SpO2 < 89% ou pO_2 < 55 mmHg) e o volume expiratório forçado no primeiro segundo (VEF1), obtido na espirometria, menor que 50% do previsto, colocam o indivíduo sob risco de desenvolver *cor pulmonale*.

Acredita-se que pelo menos 20% dos pacientes com DPOC apresentem disfunção do VD. A gravidade do *cor pulmonale* parece se correlacionar com intensidade da hipoxemia, hipercapnia e obstrução ao fluxo aéreo. Entretanto, é importante ressaltar que os níveis de pressão da artéria pulmonar são geralmente bem inferiores quando comparados com outras causas de hipertensão pulmonar como a idiopática. Dessa forma, pacientes portadores de DPOC e pressão arterial média acima de 40 mmHg devem ser investigados para outras causas de acometimento do leito vascular pulmonar.[15]

As doenças restritivas, principalmente as intersticiais, produzem destruição fibrótica e obliteração do leito vascular pulmonar. Essa alteração anatômica associada ao estado de hipóxia alveolar crônico acarreta um aumento do tônus arteriolar pulmonar e, consequentemente, hipertensão pulmonar.[5]

As doenças relacionadas às síndrome de hipoventilação se tornam cada vez mais frequentes conforme aumenta a prevalência mundial da obesidade. Mais de um terço dos obesos apresentam síndrome de hipopneia/apneia obstrutiva do sono (SHAOS), sendo que até 20% destes apresentam hipertensão pulmonar. Apesar de não haver uma alteração anatômica do parênquima pulmonar, esses pacientes apresentam uma redução da pressão alveolar de O_2 associada ao aumento de CO_2, levando ao estímulo de vasoconstrição arteriolar pulmonar. Outras causas como doenças neuromusculares e distúrbios primariamente centrais da respiração também podem levar à alteração da ventilação pulmonar e, consequentemente, *cor pulmonale*.[16]

5 DIAGNÓSTICO DIFERENCIAL

Os principais diferenciais de *cor pulmonale* são as outras causas de hipertensão pulmonar (HP), classificada em cinco grupos. O *cor pulmonale* é consequência das causas do terceiro grupo, ou seja, secundário à hipoxemia crônica. As outras causas de HP dos grupos 1, 2, 4 e 5 são diferenciais de *cor pulmonale* (ver Quadro 46.1).

O *cor pulmonale* é uma doença da interação do binômio coração-pulmão. Assim, cabem no diagnóstico diferencial dessa síndrome alterações cardíacas primárias que levam à insuficiência cardíaca direita.

6 PROGNÓSTICO

O *cor pulmonale* é uma complicação comum de doenças respiratórias crônicas, especialmente a DPOC, cerca de 20% de todos os portadores de DPOC desenvolverão algum grau de HP e disfunção ventricular direita secundária à doença de base. Casos de HP grave com insuficiência de VD sintomática são mais raros, estimados entre 1 e 2 casos por cada mil pacientes. No entanto, se considerarmos o grupo de pacientes com exacerbações frequentes ou graves, necessitando de suporte ventilatório, a prevalência de *cor pulmonale* fica entre 15 e 20%. O que mostra a relevância dessa condição no manejo da doença pulmonar avançada.[17]

A presença de *cor pulmonale* e HP é um marcador prognóstico importante em doenças respiratórias, especialmente na DPOC.[18] Apesar de o aumento de pressão na artéria pulmonar ser geralmente pequeno, com média entre 20 e 30 mmHg no repouso, as consequências dessa alteração hemodinâmica aliadas à perda de função pulmonar conferem risco de morbidade e mortalidade ao paciente. A taxa de mortalidade da associação DPOC e HP é de 50% em 5 anos, mesmo em pacientes adequadamente tratados com oxigênio domiciliar.

É difícil separar se a HP e o *cor pulmonale* são causa do pior prognóstico ou apenas marcadores de gravidade. Independentemente de ser causa ou consequência, a presença de *cor pulmonale* está associada a um doente mais grave e com maior tendência a labilidade clínica, internações e maior mortalidade.

7 HISTÓRIA CLÍNICA

Os sintomas relacionados ao *cor pulmonale* são geralmente insidiosos e progressivos, entretanto podem ser instalados de forma abrupta quando ocorre descompensação da doença de base. A maior parte das queixas do paciente pode ser confundida com sintomas relacionados à pneumopatia, dificultando e retardando o correto diagnóstico da síndrome.[15]

Dispneia e angina aos esforços, fadiga, letargia e síncope durante exercício são os sintomas mais comumente relatados. Outros menos frequentes incluem palpitação, tosse seca, rouquidão (por compressão do nervo laríngeo recorrente esquerdo pela artéria pulmonar dilatada), hemoptise (por ruptura de arteríolas pulmonares) e desconforto abdominal (principalmente do quadrante superior direito) relacionado à hepatomegalia por congestão crônica.[15]

A dispneia ao esforço geralmente é o primeiro sintoma a se instalar. Progressivamente, surgem fadiga e letargia. Por fim, o paciente pode apresentar síncope ao esforço, o que também é marcador de mau prognóstico. Todos esses sintomas estão relacionados à incapacidade de o coração direito aumentar o débito cardíaco durante o exercício.

A presença de angina ocorre mesmo na ausência de doença arterial coronariana. Nos pacientes com hipertensão pulmonar, a dor torácica é decorrente de isquemia subendocárdica do VD, visto que o aumento do sistema pressórico aumenta o consumo e trabalho miocárdico e reduz a perfusão da região subendocárdica. Além disso, em alguns casos, quando a artéria pulmonar atinge grandes diâmetros, pode ocorrer compressão da coronária esquerda, levando também à isquemia do VE.[19]

8 EXAME FÍSICO

Os achados do exame físico pulmonar geralmente acompanham a pneumopatia de base do paciente. Contudo, pacientes com *cor pulmonale* poderão desenvolver alterações do exame físico cardíaco e de outros sintomas tanto decorrentes do sistema de hipertensão pulmonar como da falência do VD.

Inicialmente, o paciente apresenta sinais de hipertrofia do VD caracterizada por hiperfonese com ou sem desdobramento de segunda bulha cardíaca em foco pulmonar. Pulsação sistólica no segundo espaço intercostal esquerdo sugere dilatação do tronco da artéria pulmonar. Progressivamente, o ingurgitamento das veias cervicais ocorre associado à onda V jugular pronunciada. O aumento progressivo da câmara cardíaca direita pode ocasionar sopro sistólico em foco tricúspide e, em estágios mais avançados, o sopro de insuficiência da válvula pulmonar também pode ocorrer. Impulsões sistólicas no precórdio e terceira bulha de VD significam dilatação e insuficiência deste.[6]

A congestão passiva crônica leva ao edema de membros inferiores e aumento de volume abdominal com ascite em alguns casos. Hepatomegalia pulsátil é um achado em estágios mais avançados.

É importante ressaltar que o aparecimento de edema em membros inferiores em pacientes portadores de DPOC, principal causa de *cor pulmonale*, não necessariamente significa disfunção ventricular direita. Nos pacientes com DPOC, a intensidade da hipertensão pulmonar é, geralmente, de leve a moderada e o mecanismo de sobrecarga volêmica não seria suficiente para explicar o surgimento de edema na maioria dos casos. Todavia, a presença de edema está fortemente associada a níveis elevados de $PaCO_2$. Mecanismos compensatórios renais e do equilíbrio acidobásico ocorrem em pacientes com DPOC e retenção de CO_2, levando a hiperaldosteronismo secundário e troca de H^+ por Na^+ nos túbulos renais. Dessa forma, ocorrem aumento de retenção corporal de sódio e, consequentemente, formação de edema.[20]

Portanto, surgimento de edema em DPOC não significa necessariamente disfunção de VD. Como citado, os mecanismos envolvidos nesse processo podem ser multifatoriais e incluem as anormalidades do controle hormonal de sal e balanço hídrico, alterações no fluxo sanguíneo renal e troca de sódio e, finalmente, a eventual disfunção cardíaca secundária à hipertensão pulmonar do *cor pulmonale*.[21]

A cianose é um sinal importante, podendo ser secundária a baixo débito e vasoconstrição periférica, forame oval pérvio, cardiopatias com *shunt* direita/esquerda, microfístulas arteriovenosas pulmonares ou inadequação de ventilação/perfusão por doenças da vasculatura ou parênquima pulmonar e mais raramente por doenças hipoventilatórias. Além disso, icterícia pode ser observada em doentes com acometimento hepático por congestão crônica.

Na fase final da doença, os pacientes podem apresentar sinais de má perfusão periférica com extremidades frias e pegajosas. Hipotensão sistêmica é comum, sendo que o paciente pode evoluir para choque circulatório de origem cardíaca.[2]

9 EXAMES COMPLEMENTARES

Uma das principais limitações da avaliação da hemodinâmica pulmonar no *cor pulmonale* é a dificuldade em medir a pressão e fluxo na artéria pulmonar de forma pouco invasiva. Diferentemente da hipertensão arterial pulmonar ou da hipertensão pulmonar devido à doença tromboembólica, a cateterização direita com estudo hemodinâmico não é rotina no *cor pulmonale*. Os riscos do procedimento nessa população ainda são maiores do que o seu benefício, visto que o impacto na conduta clínica desse exame ainda é limitado.

A radiografia simples de tórax pode sugerir aumento na pressão da artéria pulmonar. O principal parâmetro é o aumento da artéria interlobar descendente à direita (Figura 46.1). Uma medida desse vaso superior a 1,6 cm deve levantar a suspeita quanto à presença de hipertensão pulmonar, Já valores acima de 2 cm são 100% específicos para essa condição.

A presença de sinais eletrocardiográficos de hipertrofia ventricular direita é comum em portadores de *cor pulmonale*. O achado, entretanto, não é sensível para o diagnóstico dessa condição.

9.1 ECOCARDIOGRAFIA

A ecocardiografia é o método diagnóstico mais utilizado para avaliação da função ventricular direita e a estimativa da pressão de artéria pulmonar na suspeita ou no diagnóstico de *cor pulmonale*.

Apesar de os portadores de DPOC, frequentemente, apresentarem hiperinsuflação, o que limita a transmissão do som entre o transdutor e o coração, prejudicando a qualidade do exame, é possível uma avaliação anatômica e funcional adequada em mais de 60% dos casos.[22]

A ecocardiografia pode ser utilizada para avaliar as dimensões e a espessura de parede do ventrículo direito, avaliando a presença de disfunção nessa câmara. Em pacientes com sintomatologia de insuficiência cardíaca direita, a demonstração ecocardiográfica de disfunção ventricular direita com função ventricular esquerda preservada é sugestiva de *cor pulmonale* ou de outras causas de hipertensão pulmonar e deve ser investigada de forma dirigida (Figura 46.2A).

Outra utilidade da ecocardiografia é estimar a pressão sistólica da artéria pulmonar. O cálculo aplica a velocidade máxima do jato de regurgitação tricúspide na equação de Bernoulli para determinar o gradiente de pressão entre o ventrículo e o átrio direitos. O gradiente calculado é, então, adicionado; a pressão atrial direita, estimada; e o valor representa a pressão sistólica de artéria pulmonar. A pressão diastólica pode ser estimada de forma semelhante utilizando-se a regurgitação da válvula pulmonar (Figura 46.2B).

Apesar de boa correlação com a medida do cateterismo direito, a estimativa de pressão de artéria pulmonar por

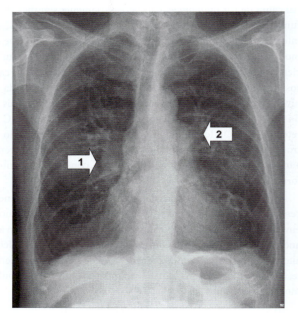

FIGURA 46.1 Radiografia de tórax incidência posteroanterior mostrando hiperinsuflação do parênquima pulmonar. A seta 1 mostra o aumento dos ramos da artéria pulmonar direita. A seta 2 mostra o abaulamento do segundo arco da silhueta cardíaca e mediastinal à esquerda. Os dois sinais sugerem hipertensão pulmonar.

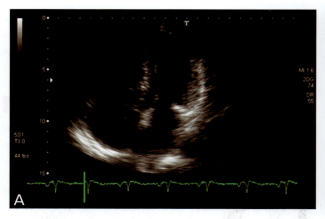 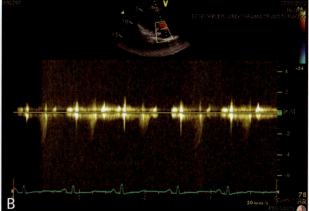

FIGURA 46.2 (A) Ecocardiograma transtorácico mostrando o aumento de câmaras direitas em relação ao átrio e ventrículo esquerdos em paciente com DPOC e *cor pulmonale*. (B) Método para estimar a pressão sistólica de artéria pulmonar a partir da medida da velocidade máxima do jato de regurgitação tricúspide.

ecocardiografia tem um erro médio de 10 mmHg.[23] Foi reportado que até 52% dos exames tinham diferenças maiores do que esse valor em pacientes candidatos a transplante pulmonar.[24]

Mesmo com as dificuldades em obter uma janela ecocardiográfica adequada e a imprecisão da estimativa da pressão de artéria pulmonar, a ecocardiografia ainda é o melhor método pouco invasivo para o diagnóstico e avaliação do *cor pulmonale*.

Ressonância nuclear magnética é um método acurado para determinar as dimensões do VD. A técnica tem ótima resolução anatômica, é pouco invasiva e livre de radiação ou contraste iodado. Já foi demonstrada a boa correlação da avaliação do volume da parede livre do VD com a pressão de artéria pulmonar e com a resistência vascular pulmonar.[25]

A aplicação prática desse método, entretanto, é limitada pelo custo e pela sua disponibilidade apenas em centros terciários.

Ventriculografia radioisotópica pode medir a fração de ejeção do VD. No entanto, este não é um bom marcador da função ventricular. Sua aplicação para diagnóstico e avaliação do *cor pulmonale* é bastante limitada.

9.2 FUNÇÃO PULMONAR

Para o diagnóstico preciso e a investigação etiológica do *cor pulmonale* é imprescindível a avaliação de função pulmonar. A espirometria, determinação dos volumes pulmonares e capacidade difusiva ajudam e esclarecer a natureza da doença pulmonar que ocasionou a falência ventricular direita e, também, classificar sua gravidade e prognóstico.

Na DPOC o padrão observado na espirometria é de um distúrbio ventilatório obstrutivo caracterizado pela relação do volume expiratório forçado no 1º segundo (VEF1)/Capacidade vital forçada (CVF) reduzida. Hipoxemia e hipertensão pulmonar são mais frequentes na doença grave em que o VEF1 obtido é menor do que 50% do predito. Quanto menor o VEF1, maior a chance de o paciente desenvolver insuficiência respiratória crônica e *cor pulmonale*. O padrão espirométrico da DPOC não é reversível com broncodilatador. A capacidade pulmonar total pode estar normal ou aumentada e o volume residual aumentado, caracterizando aprisionamento aéreo. A capacidade difusiva está reduzida na DPOC grave.

Outras doenças obstrutivas como fibrose cística, bronquiectasias, bronquiolite e casos graves de asma remodelada podem, mais raramente, cursar com *cor pulmonale*. A avaliação de função pulmonar ajuda no diagnóstico dessas condições.

A função pulmonar pode, também, diagnosticar distúrbios restritivos. Doenças neuromusculares, cifoescoliose e outras moléstias da caixa torácica podem reduzir a ventilação alveolar e cursar com hipoxemia crônica. O padrão espirométrico é de uma redução concomitante da CVF e do VEF1 com relação VEF1/CVF normal.

Doenças intersticiais pulmonares, especialmente quando cursam com fibrose, também mostram um padrão restritivo. No entanto, em muitos desses casos é possível observar um aumento dos fluxos expiratórios intermediários que confere à curva espirométrica um aspecto alargado. A capacidade difusiva geralmente é mais comprometida na fibrose do que nas doenças neuromusculares ou de caixa torácica (Figura 46.3).

Existe uma condição menos comum em que há superposição de enfisema pulmonar e fibrose. O fibroenfisema pode, paradoxalmente, mostrar uma espirometria normal ou pouco alterada, visto que as duas alterações se antagonizam com o enfisema reduzindo o fluxo expiratório e a fibrose aumentando. A espirometria pseudonormal não diminui a gravidade dessa apresentação em que são muito frequentes a hipoxemia refratária, a poliglobulia e o *cor pulmonale*. Uma avaliação de função pulmonar completa demonstra, nesse contexto, uma grande redução de capacidade difusiva.

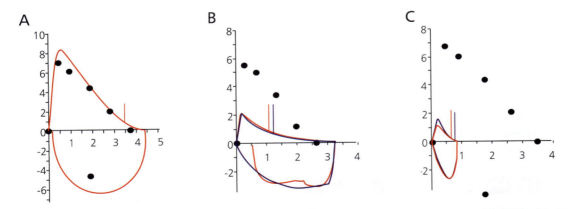

FIGURA 46.3 Três curvas fluxo/volume mostrando os padrões espirométricos mais frequentes. (A) Curva que representa a espirometria normal. (B) Curva que pertence a um paciente com DPOC grave. A concavidade da curva é característica do distúrbio ventilatório obstrutivo. (C) Curva de um portador de cifoescoliose grave. A redução da capacidade vital com a apresentação convexa sugere um distúrbio restritivo.

9.3 AVALIAÇÃO LABORATORIAL

Alguns achados laboratoriais são adjuvantes no diagnóstico e na avaliação da gravidade do *cor pulmonale*. A gasometria arterial pode mostrar hipoxemia e insuficiência respiratória. Os achados da gasometria podem ajudar a indicação de suplementação de oxigênio domiciliar. Pacientes com *cor pulmonale* e saturação de O_2 menor ou igual a 89% e PO_2 menor que 60 mmHg são candidatos a esse tratamento.

O hemograma, na presença de hipoxemia crônica pode apresentar poliglobulia. A hiperviscosidade do sangue prejudica a hemodinâmica e agrava os sintomas de *cor pulmonale*. O achado de hematócrito acima de 60 ou 65% associado a sintomas de falência cardíaca direita indica a hemodiluição isovolêmica (retirada de 500 mL de sangue total com infusão do mesmo volume de soro fisiológico).

A secreção de peptídeo cerebral natriurético (BNP, do inglês *brain natriuretic peptide*) está aumentada no *cor pulmonale* devido ao estiramento da parede do VD em resposta à HP. A detecção de BNP aumentado é sensível para o diagnóstico de *cor pulmonale* em pacientes com DPOC. No entanto, esse marcador pode estar aumentado em outras causas de HP e na sobrecarga ventricular esquerda, tornando-se pouco específico.[26]

10 TRATAMENTO FARMACOLÓGICO

Depende, primeiramente, de um diagnóstico correto da doença de base que o ocasionou. DPOC, fibrose pulmonar e síndrome de hipoventilação apresentam, cada uma, abordagem terapêutica específica que deve ser contemplada. A compensação da doença de base é o primeiro passo para reduzir os sintomas e o impacto do *cor pulmonale* no paciente.

Além do tratamento da doença que o originou, o *cor pulmonale* pode ser controlado clinicamente com diuréticos. É dada preferência ao uso de diuréticos de alça. O uso contínuo de oxigênio domiciliar pode trazer uma melhora importante a médio prazo, possibilitando ao paciente, eventualmente, prescindir do tratamento medicamentoso.

Existem diversos tratamentos que objetivam reduzir a pressão da artéria pulmonar. Análogos da prostaciclina, antagonistas de receptor da endotelina e inibidores da fosfodiesterase-5 (p. ex.: sildenafila) foram testados nas hipertensões pulmonares do grupo 1 com sucesso. Seu uso no *cor pulmonale*, mesmo em situações de HP desproporcionalmente alta, não é recomendado. Os poucos trabalhos que avaliaram essas medidas no *cor pulmonale* foram negativos e mostraram prejuízo na troca gasosa quando utilizadas nesses pacientes.[27]

11 OXIGENOTERAPIA DOMICILIAR

A oxigenioterapia domiciliar (OD) é o tratamento de escolha para a reversão da hipoxemia crônica na doença pulmonar avançada cursando com *cor pulmonale*. Já foi demonstrado, pela literatura médica, o benefício na sobrevida e na hemodinâmica da OD em portadores de DPOC hipoxêmicos.

Apesar de a base fisiológica da suplementação de O_2 ser conhecida desde o início do século 20, os primeiros estudos científicos observacionais que descreveram os benefícios da suplementação de O_2 no *cor pulmonale* datam da década de 1950.

Nos anos 1980, com os estudos MRC e NOTT, foram definidos os benefícios da OD na sobrevida em longo prazo e estabelecidas as indicações para seu uso. Esses dois estudos abertos demonstraram que a OD melhora a sobrevida de pacientes com DPOC e hipoxemia em repouso.

O estudo NOTT avaliou 203 pacientes aleatorizados em um grupo recebendo O_2 durante todo o dia (102 pacientes) e outro por 12 horas no período noturno (101 pacientes). A mortalidade no grupo de oxigenoterapia noturna foi aproximadamente duas vezes maior do que naquele que fez uso contínuo de O_2.[28]

O MRC incluiu 87 pacientes no total. Foram divididos em um grupo usando O_2 por 15 horas diárias e outro sem O_2. O grupo tratado teve melhora de sobrevida durante os 5 anos de seguimento.[29]

Esses dois estudos e alguns trabalhos prospectivos menores permitiram concluir que pacientes com DPOC e hipoxemia moderada ou grave ($pO_2 \leq 55$ mmHg ou $SO_2 \leq 88\%$) têm melhor sobrevida com o uso de OD. A diferença de mortalidade com o uso crônico de O_2 suplementar começa a ser demonstrada após 500 dias do início do tratamento. O aumento na sobrevida é proporcional ao tempo de uso diário de O_2. Quanto mais tempo usando a suplementação, melhor a curva de sobrevida.

Além do benefício na mortalidade em longo prazo, também é evidente a melhora na hemodinâmica com o uso de OD. Ela pode reduzir o trabalho do VD, com redução da pressão de artéria pulmonar. O uso crônico de oxigênio reverte a tendência de aumento progressivo da pressão de artéria pulmonar no paciente com *cor pulmonale*. Esses efeitos são facilmente constatados na prática clínica com a reversão dos estigmas de insuficiência cardíaca direita em boa parte dos pacientes após algumas semanas em OD.

O uso de OD no paciente com DPOC avançada e hipoxemia tem um papel definido. Além da melhora da sobrevida após o uso de longo prazo, a redução da pressão de artéria pulmonar e dos estigmas de insuficiência cardíaca faz desse recurso, se bem empregado, uma importante ferramenta para o controle sintomático e a qualidade de vida dos doentes.

A evidência relativa à oxigenoterapia domiciliar foi obtida em estudos com portadores de DPOC. No entanto, seu uso clínico é frequentemente estendido para outras doenças pulmonares, como pneumopatias intersticiais, bronquiectasias, hipertensão arterial pulmonar, linfangite e outras.

Um estudo randomizado controlado realizado em pacientes com doença intersticial e hipoxemia mostrou mortalidade semelhante nos grupos controle e tratamento, mas, apesar disso, a oxigenoterapia domiciliar prolongada é utilizada nessa situação com o racional de aliviar a dispneia e as consequências hemodinâmicas da hipóxia. Essa prática, entretanto, carece de evidência. Questiona-se a oxigenoterapia reduza a hipertensão pulmonar na doença pulmonar intersticial.[30]

Existe uma grande carência na literatura para avaliar o papel da oxigenoterapia domiciliar prolongada em outras doenças pulmonares e sua indicação continua sendo extrapolada a partir de estudos realizados em pacientes portadores de DPOC. Atualmente, é difícil imaginar que estudos prospectivos randomizados sejam realizados para sanar essa lacuna. A implicação ética de deixar de fornecer O_2 a um doente hipoxêmico limita a realização desse tipo de investigação.

No *cor pulmonale*, devido a outras doenças que não a DPOC, o consenso é indicar o uso de oxigenoterapia domiciliar contínua o que, na prática clínica, é eficaz em aliviar os sintomas de insuficiência cardíaca direita.

11.1 EQUIPAMENTOS

Os equipamentos para uso de oxigênio domiciliar incluem cilindros convencionais, concentradores e sistemas de oxigênio líquido. A prescrição depende de vários fatores, especialmente de condições socioeconômicas.

O cilindro de oxigênio ainda é a forma de administração mais frequente. O oxigênio gasoso é comprimido e armazenado em um cilindro de alumínio ou aço. É oferecido ao paciente por um cateter ligado a uma válvula reguladora de pressão. Os cilindros geralmente são grandes e pesados. Como têm limitada capacidade de armazenamento devem ser trocados a cada 3 a 5 dias, dependendo da quantidade utilizada. A recomendação atual é que deveriam ser utilizados somente como reserva, como um substituto de outra fonte de O_2.

O concentrador de oxigênio retira o nitrogênio do ar atmosférico fornecendo oxigênio a 95% e depende da energia elétrica para funcionar. Concentradores são de fácil manuseio e requerem manutenção mínima por parte do paciente. O único inconveniente é a necessidade de energia elétrica, com risco de interrupção do fornecimento de oxigênio. Concentradores portáteis são leves, esteticamente favoráveis e fáceis de utilizar. Existem modelos que podem ser carregados em automóveis ou por bateria recarregável (Figura 46.4).

O oxigênio líquido toma aproximadamente 10% do espaço ocupado por oxigênio comprimido, sendo esta uma grande vantagem por permitir maior portabilidade e maior duração de fornecimento de oxigênio com um volume bem menor. O reservatório contém 30 a 40 L de oxigênio e dura de 8 a 10 dias com um fluxo de 2 L por minuto (Figura 46.5). Esse reservatório é utilizado para encher cilindros portáteis de 1 L que duram até 8 horas com um fluxo de 2 L por minuto (Figura 46.6). O oxigênio é liberado na forma gasosa através de evaporação controlada. Um inconveniente é a necessidade de encher o dispositivo, gerando uma dependência em relação ao fornecedor. Embora tenha custo mais elevado, o oxigênio líquido tem impacto positivo na mobilidade e qualidade de vida.[31]

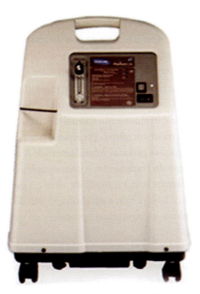

FIGURA 46.4 Concentrador de oxigênio. Reproduzida com permissão de Dr. Patrick J Dunne.

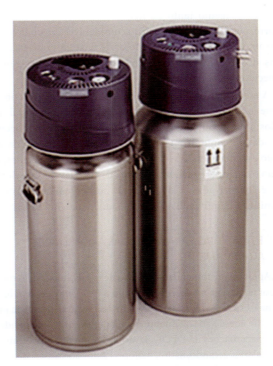

FIGURA 46.5 Reservatório de O_2 líquido. Reproduzida com permissão de Dr. Patrick J Dunne.

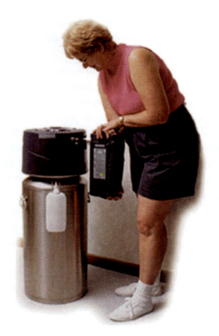

FIGURA 46.6 Paciente carregando o dispositivo de transporte no reservatório de O$_2$ líquido. Reproduzida com permissão de Dr. Patrick J Dunne.

A administração de oxigênio pode ser feita por meio de cateter nasal, que é o dispositivo preferido, pois permite ao usuário comer e falar sem problemas. Cateteres nasais comuns permitem fluxo de oxigênio tanto na inspiração quanto na expiração. Ocorre, portanto, um desperdício considerável que pode ser evitado através de válvulas poupadoras de fluxo disponíveis em alguns dos sistemas comerciais. Nesses casos, o oxigênio é fornecido apenas durante a inspiração do paciente.

A escolha de dispositivo deve ser feita em conjunto com pacientes e familiares. O custo, os prós, os contras e a rotina de cuidados e de manutenção devem ser apresentados e a decisão, tomada em conjunto. A dependência de oxigênio ainda gera muito estigma e tende a limitar a mobilidade dos pacientes, afetando o humor e a qualidade de vida destes. Devem ser valorizadas e incentivadas a opções que aumentem a autonomia permitindo o indivíduo manter suas atividades fora de casa.

11.2 ESTRATÉGIAS PARA AUMENTAR A ADERÊNCIA AO TRATAMENTO

Apesar da recomendação do uso de oxigênio por pelo menos 15 horas diárias, a aderência correta à OD geralmente é baixa. Apenas 45 a 70% dos pacientes usam esse recurso da forma prescrita. Má adesão ao tratamento é um fator de risco independente para exacerbações da DPOC, levando a aumento nas admissões hospitalares, gerando, assim, maiores custos ao sistema de saúde. Os benefícios clínicos da OD dependem da aderência, da duração do tratamento e da correção adequada da hipoxemia.[32]

Diversos fatores interferem na aderência ao uso de oxigênio, incluindo a relutância de utilizar a cânula ou receber suplemento de oxigênio continuamente, medo de dependência ou vício, limitação de atividades de alguns pacientes por não possuírem dispositivos portáteis, vergonha, falta de entendimento da prescrição ou falta de conhecimento em relação aos benefícios desse tratamento.

A ausência de melhora sintomática imediata com o oxigênio desestimula muitos pacientes a seguir as orientações. Alguns pacientes não compreendem a prescrição por incapacidade cognitiva ou baixo nível de escolaridade, o que algumas vezes se agrava pelos termos técnicos utilizados pelo profissional de saúde. Além disso, muitos pacientes são tabagistas e preferem continuar fumando a utilizar o oxigênio.

Fontes fixas limitam a deambulação e muitos dispositivos portáteis são volumosos e pesados, o que pode dificultar a locomoção de pacientes idosos e sarcopênicos. Os efeitos colaterais também podem prejudicar a aderência, sendo os mais relatados o ressecamento da mucosa nasal, sangramento nasal, tontura, diminuição do olfato e do paladar. Existem questões estéticas envolvidas e muitos pacientes se sentem incomodados com o estigma associado a essa terapia. A duração prolongada do tratamento é outro fator envolvido.

A falta de clareza nas instruções dadas aos pacientes e revisão da prescrição são fatores limitantes à aderência. Geralmente o paciente tem uma única conversa sobre a oxigenioterapia com seu médico que se dá no momento da prescrição inicial. Essa falta de comunicação entre médico e paciente em intervalos regulares pode comprometer a aderência ao tratamento.

Diante da importância da OD, cabe ao médico utilizar estratégias para aumentar a aderência. O primeiro passo é estabelecer uma forma de checar se o tratamento foi seguido. A aderência pode ser medida observando quanto oxigênio foi consumido. No concentrador, avalia-se o tempo de uso do aparelho; no caso de cilindros e do oxigênio líquido, avaliam-se o fluxo prescrito e a quantidade de recargas consumidas.

Pode-se aumentar a aderência por meio de informação e educação do paciente, seguimento contínuo e um programa de cuidado domiciliar. Treinamento formal tanto da família quanto do paciente já se mostrou eficaz. Prescrição por escrito acompanhada de informações precisas é fundamental. A comunicação é essencial ao longo do tratamento, e uma simples conversa pode solucionar problemas como o medo de vício ou dependência do oxigênio, estigma, isolamento e vergonha. O uso do oxímetro em casa ajuda a utilizar a quantidade necessária de oxigênio e deve ser estimulado.[33]

É recomendado que usuários de OD recebam periodicamente a visita de um fisioterapeuta ou outro profissional de saúde com treinamento nos dispositivos para avaliar a aderência, esclarecer eventuais dúvidas e identificar as barreiras e efeitos colaterais que estejam impedindo o uso adequado do recurso.

A comunicação é uma peça-chave no tratamento, que pode identificar medos e preocupações dos pacientes e, a partir de então, permitir que estratégias sejam traçadas para melhorar a aderência. Novas estratégias de educação e métodos mais toleráveis de fornecimento de oxigênio, junto com medidas para avaliar a aderência, podem melhorar os desfechos de pacientes em uso de oxigenoterapia domiciliar prolongada.

REFERÊNCIAS BIBLIOGRÁFICAS

1. Chronic cor pulmonale. Report of an expert committee. World Health Organization technical report series. 1961;213:35.
2. Weitzenblum E. Chronic cor pulmonale. Heart. 2003;89(2):225-30.
3. Simonneau G, Galie N, Rubin LJ, Langleben D, Seeger W, Domenighetti G, et al. Clinical classification of pulmonary hypertension. Journal of the American College of Cardiology. 2004;43(12 Suppl S):5S-12S.
4. Jardin F, Vieillard-Baron A. Acute cor pulmonale. Current opinion in critical care. 2009;15(1):67-70.
5. Sin DD, McAlister FA, Man SF, Anthonisen NR. Contemporary management of chronic obstructive pulmonary disease: scientific review. JAMA: the journal of the American Medical Association. 2003;290(17):2301-12.
6. Budev MM, Arroliga AC, Wiedemann HP, Matthay RA. Cor pulmonale: an overview. Seminars in respiratory and critical care medicine. 2003;24(3):233-44.
7. Carvalho CRR. FISIOPATOLOGIA RESPIRATÓRIA. CARVALHO CRRD, editor: ATHENEU; 2006. 360 p.
8. Hughes JMB, Morrell NW. Pulmonary circulation: from basic mechanisms to clinical practice. London: Imperial College Press; 2001.
9. West JB, West JBRp. Pulmonary pathophysiology: the essentials. 8th ed. ed. Philadelphia, Pa.; London: Lippincott Williams & Wilkins; 2013.
10. Calverley PM, Lamb D, Flenley DC. Pathological and prognostic correlations of exercise studies in hypoxic cor pulmonale. European journal of respiratory diseases Supplement. 1986;146:373-5.
11. Foster WL, Jr., Pratt PC, Roggli VL, Godwin JD, Halvorsen RA, Jr., Putman CE. Centrilobular emphysema: CT-pathologic correlation. Radiology. 1986;159(1):27-32.
12. Hicken P, Brewer D, Heath D. The relation between the weight of the right ventricle of the heart and the internal surface area and the number of alveoli in the human lung in emphysema. The Journal of pathology and bacteriology. 1966;92(2):529-46.
13. Hilde JM, Skjorten I, Grotta OJ, Hansteen V, Melsom MN, Hisdal J, et al. Right ventricular dysfunction and remodeling in chronic obstructive pulmonary disease without pulmonary hypertension. Journal of the American College of Cardiology. 2013;62(12):1103-11.
14. Menezes AM, Jardim JR, Perez-Padilla R, Camelier A, Rosa F, Nascimento O, et al. Prevalence of chronic obstructive pulmonary disease and associated factors: the PLATINO Study in Sao Paulo, Brazil. Cadernos de saude publica. 2005;21(5):1565-73.
15. Weitzenblum E, Chaouat A. Cor pulmonale. Chronic respiratory disease. 2009;6(3):177-85.
16. Olson AL, Zwillich C. The obesity hypoventilation syndrome. The American journal of medicine. 2005;118(9):948-56.
17. Naeije R. Pulmonary hypertension and right heart failure in chronic obstructive pulmonary disease. Proceedings of the American Thoracic Society. 2005;2(1):20-2.
18. Kessler R, Faller M, Weitzenblum E, Chaouat A, Aykut A, Ducolone A, et al. "Natural history" of pulmonary hypertension in a series of 131 patients with chronic obstructive lung disease. American journal of respiratory and critical care medicine. 2001;164(2):219-24.
19. Mesquita SM, Castro CR, Ikari NM, Oliveira SA, Lopes AA. Likelihood of left main coronary artery compression based on pulmonary trunk diameter in patients with pulmonary hypertension. The American journal of medicine. 2004;116(6):369-74.
20. Farber MO, Weinberger MH, Robertson GL, Fineberg NS, Manfredi F. Hormonal abnormalities affecting sodium and water balance in acute respiratory failure due to chronic obstructive lung disease. Chest. 1984;85(1):49-54.
21. Baudouin SV. Oedema and cor pulmonale revisited. Thorax. 1997;52(5):401-2.
22. Jardin F, Gueret P, Prost JF, Farcot JC, Ozier Y, Bourdarias JP. Two-dimensional echocardiographic assessment of left ventricular function in chronic obstructive pulmonary disease. The American review of respiratory disease. 1984;129(1):135-42.
23. Tramarin R, Torbicki A, Marchandise B, Laaban JP, Morpurgo M. Doppler echocardiographic evaluation of pulmonary artery pressure in chronic obstructive pulmonary disease. A European multicentre study. Working Group on Noninvasive Evaluation of Pulmonary Artery Pressure. European Office of the World Health Organization, Copenhagen. European heart journal. 1991;12(2):103-11.
24. Arcasoy SM, Christie JD, Ferrari VA, Sutton MS, Zisman DA, Blumenthal NP, et al. Echocardiographic assessment of pulmonary hypertension in patients with advanced lung disease. American journal of respiratory and critical care medicine. 2003;167(5):735-40.
25. Turnbull LW, Ridgway JP, Biernacki W, McRitchie H, Muir AL, Best JJ, et al. Assessment of the right ventricle by magnetic resonance imaging in chronic obstructive lung disease. Thorax. 1990;45(8):597-601.
26. Nagaya N, Nishikimi T, Uematsu M, Satoh T, Kyotani S, Sakamaki F, et al. Plasma brain natriuretic peptide as a prognostic indicator in patients with primary pulmonary hypertension. Circulation. 2000;102(8):865-70.
27. Blanco I, Gimeno E, Munoz PA, Pizarro S, Gistau C, Rodriguez-Roisin R, et al. Hemodynamic and gas exchange effects of sildenafil in patients with chronic obstructive pulmonary disease and pulmonary hypertension. American journal of respiratory and critical care medicine. 2010;181(3):270-8.
28. Continuous or nocturnal oxygen therapy in hypoxemic chronic obstructive lung disease: a clinical trial. Nocturnal Oxygen Therapy Trial Group. Annals of internal medicine. 1980;93(3):391-8.
29. Long term domiciliary oxygen therapy in chronic hypoxic cor pulmonale complicating chronic bronchitis and emphysema. Report of the Medical Research Council Working Party. Lancet. 1981;1(8222):681-6.
30. Behr J, Ryu JH. Pulmonary hypertension in interstitial lung disease. The European respiratory journal. 2008;31(6):1357-67.
31. Dunne PJ. The clinical impact of new long-term oxygen therapy technology. Respiratory care. 2009;54(8):1100-11.
32. Katsenos S, Constantopoulos SH. Long-Term Oxygen Therapy in COPD: Factors Affecting and Ways of Improving Patient Compliance. Pulmonary medicine. 2011;2011:325362.
33. Tarpy SP, Celli BR. Long-term oxygen therapy. The New England journal of medicine. 1995;333(11):710-4.

O Impacto Cardiovascular da Apneia do Sono

47

Geraldo Lorenzi-Filho
Glaucylara Reis Geovanini
Pedro Rodrigues Genta
Luciano Ferreira Drager

1. Introdução
2. Apneia obstrutiva do sono (AOS)
   2.1 Diagnóstico
   2.2 Quadro clínico
   2.3 Prevalência da AOS
   2.4 Tratamento da AOS
   2.5 Fisiopatologia da AOS e doença cardiovascular
   2.6 AOS e hipertensão arterial sistêmica
3. AOS e arritmias cardíacas
   3.1 AOS e síndrome metabólica
   3.2 AOS e eventos cardiovasculares
4. Respiração de Cheyne-Stokes e apneia central
   4.1 Etiologia da RCS
   4.2 Consequências da RCS
   4.3 Tratamento
5. Conclusões e perspectivas
6. Referências bibliográficas

1 INTRODUÇÃO

A medicina do sono é uma nova especialidade médica e engloba mais de 80 enfermidades catalogadas no código internacional de doenças (CID). A explosão dessa área de atuação se deve em grande parte à polissonografia, que possibilitou um melhor entendimento da fisiologia e patologias relacionadas ao sono. A polissonografia é o método diagnóstico padrão-ouro para o registro do sono e se caracteriza pela monitorização de várias funções fisiológicas durante a noite. O estadiamento das fases do sono depende dos canais de eletroencefalograma (EEG), eletromiograma submentoniano (EMG) e eletroculograma (EOG). O sono pode ser resumido como um momento de sincronização das ondas cerebrais. As ondas cerebrais rápidas e de baixa amplitude características da vigília (também denominado estágio 0) vão sendo substituídas por ondas lentas e de maior amplitude à medida que o sono se aprofunda nos estágios denominados 1 (estágio transicional que, em geral, corresponde a <5% do sono), 2 (estágio correspondente a cerca de 50% da noite) e 3 (também denominado de sono de ondas delta, caracterizado por ondas de baixa frequência e grande amplitude). O sono acontece em ciclos de cerca de 90 minutos, seguindo tipicamente uma sequência: estágios 1, 2, 3 e finalmente sono dessincronizado ou REM (do inglês *rapid eye movement*).[1] Durante o sono REM, o corpo se encontra totalmente relaxado, mas, em contraste, as ondas cerebrais se parecem com as da vigília (ondas rápidas e de baixa amplitude). Nessa fase, predominam os sonhos (Figura 47.1). Enquanto nas fases 1, 2 e 3 existe uma diminuição progressiva da frequência cardíaca (FC), pressão arterial (PA) e atividade simpática, na fase REM há grande oscilação dessas funções fisiológicas, muitas vezes atingindo valores altos, semelhantes aos da vigília. No entanto, como o sono REM representa somente cerca de 20 a 25% da noite, podemos entender o sono como um momento de descanso do sistema respiratório e cardiovascular.

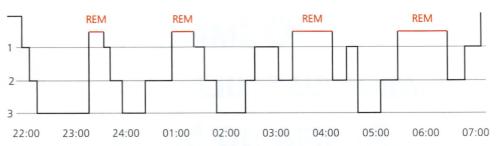

FIGURA 47.1 Representação dos estágios do sono. REM: Rapid-eye-movement (estágio REM do sono); 1: estágio 1 do sono; 2: estágio 2 do sono; 3: estágio 3 do sono (sono de ondas lentas)

Além dos canais de EEG, EMG e EOG (exames essenciais para a determinação da fase do sono e já descritos), a polissonografia monitora a respiração por meio de cintas torácicas e abdominais, fluxo aéreo (cânula nasal de pressão e/ou termistor) e oximetria. Na polissonografia típica, existe também um sensor de posição (fundamental, pois alguns pacientes apresentam eventos respiratórios somente na posição supina), eletromiograma na perna (detecção de movimentação de perna) e eletrocardiograma (Figura 47.2).

Hoje, é sabido que o sono é fundamental para uma série de funções, incluindo metabolismo de radicais livres, secreção de hormônios e fixação da memória. Existem evidências crescentes de que a simples restrição do número de horas de sono pode ser deletéria para o sistema cardiovascular.[2-5] Por exemplo, estudos de coorte sugerem que dormir menos do que 5 horas/noite pode aumentar o risco de desenvolvimento de hipertensão arterial sistêmica (HAS), infarto agudo do miocárdio (IAM) e acidente vascular cerebral (AVC).[3-5] Outro crescente foco de interesse são os distúrbios respiratórios do sono.[6] Neste capítulo, focaremos nos distúrbios respiratórios do sono de maior interesse ao cardiologista: apneia obstrutiva do sono e a apneia central associada à respiração de Cheyne-Stokes. Além de extremamente comuns, existem evidências crescentes de que esses distúrbios respiratórios do sono, uma vez presentes, podem contribuir para o desenvolvimento ou piora de doenças cardiovasculares.

2 APNEIA OBSTRUTIVA DO SONO (AOS)

2.1 DIAGNÓSTICO

A AOS é caracterizada por episódios recorrentes de pausas completas ou parciais da respiração durante o sono, levando a eventos respiratórios denominados de apneias ou hipopneias, respectivamente.[6] Os eventos respiratórios decorrem da obstrução da faringe, tubo sustentado por musculatura que se torna particularmente suscetível ao colapso durante o sono, quanto existe relaxamento da musculatura (Figura 47.3). O principal resultado da polissonografia de interesse para a caracterização dos distúrbios respiratórios do sono é o índice de apneia e hipopneia (IAH) que descreve o número de eventos respiratórios (apneias+hipopneias) por hora de sono. Sendo considerado ausência de AOS o IAH de 0 a 4,9; AOS leve o de 5 a 14,9; moderada de 15 a 29,9; e AOS grave o índice ≥30 eventos/hora de sono.

As consequências imediatas dos eventos respiratórios são esforços respiratórios exagerados na tentativa de manter a ventilação que geram redução da pressão intratorácica e quedas cíclicas da saturação de oxigênio (hipóxia intermitente). Os eventos respiratórios terminam tipicamente com um despertar, causando um sono fragmentado e superficial.[6] Os despertares são, na sua maioria, breves e não percebidos pelo paciente. Os parâmetros de oxigenação são de extrema importância. Existem evidências de que a hipóxia intermitente é o principal mediador das consequências cardiovasculares adversas dos distúrbios respiratórios do sono.[7] No entanto, não existe uma padronização de como reportar ou classificar a gravidade das quedas de oxigenação em uma polissonografia. Um parâmetro simples e prático é a oxigenação mínima durante a noite (SaO_2 min). Existe uma tendência para o nível de dessaturação se correlacionar com a gravidade da AOS (isto é, pacientes com IAH maior tendem a ter dessaturação mais grave). No entanto, essa correlação não é necessariamente verdade em muitos pacientes. Os dois extremos mais comuns são o de pacientes mais jovens e magros com IAH elevado e sem dessaturação significativa. No outro extremo, estão pacientes que apresentam IAH relativamente baixo, mas com dessaturação grave da oxi-hemoglobina. No entanto, o real impacto cardiovascular de pacientes com IAH elevado, porém sem dessaturação significativa, ou de pacientes com dessaturação significativa, mas com IAH leve a moderado, permanece controverso na literatura.

2.2 QUADRO CLÍNICO

O sintoma mais típico da AOS é o ronco alto, frequente e irregular. O ronco é consequência da vibração das vias aéreas superiores (em particular a faringe) na respiração parcialmente obstruída durante o sono. Nem todos os que roncam têm apneia do sono. O ronco associado à ausência de apneia do sono é denominado **ronco primário**. Por outro lado, a maior parte dos pacientes que têm AOS ronca e o ronco é, em geral, de alta intensidade e incomodativo para terceiros. Perguntas pró-ativas feitas pelo cardiologista devem ser realizadas a qualquer paciente, desde aqueles que vão ao consultório para prevenção primária ou secundária até aqueles que fazem acompanhamento de doenças cardiovasculares estabelecidas. As perguntas principais são: **Você ronca? Seu ronco é alto? Seu ronco incomoda os outros? Seu ronco é frequente? Alguém já observou se seu ronco é irregular ou se há paradas respiratórias durante o seu sono?** A dificuldade nessa área é que o ronco não é percebido e, em geral, é pouco valorizado pelo paciente. O relato do ronco é extremamente dependente da observação do companheiro(a) de quarto. No contexto social, há uma tendência natural de o paciente não relatar ou minimizar o problema, pois o ronco é perturbador para quem ouve e, portanto, um sintoma estigmatizante. Assim, ele permanece, na prática, quase sempre ignorado tanto pelo paciente como pelo médico quando deveria ser entendido como um sinal de alerta, podendo ser indicativo de uma doença grave, capaz de contribuir para o estabelecimento ou piora de várias doenças cardiovasculares.

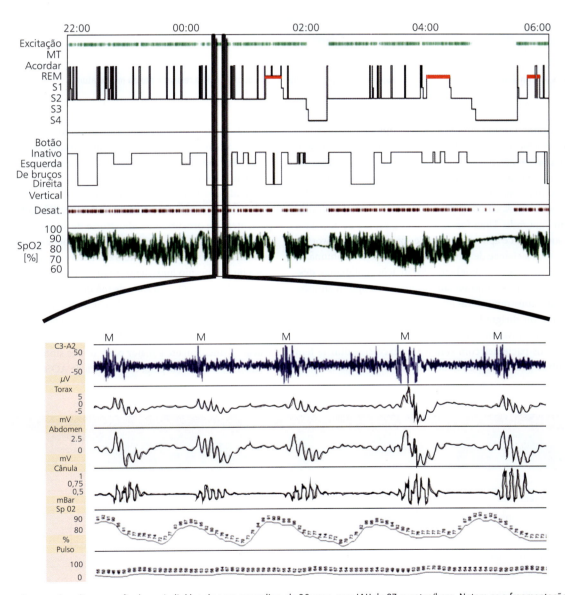

FIGURA 47.2 Resumo da polissonografia de um indivíduo do sexo masculino, de 36 anos, com IAH de 87 eventos/hora. Notam-se a fragmentação do sono com despertares frequentes (hipnograma) e a variação da oxi-hemoglobina. Na figura inferior, recorte de 3 minutos mostrando apneias obstrutivas consecutivas, associadas à dessaturação e terminando com um microdespertar (M). H: hipnograma; P: posição; SpO$_2$: oximetria de pulso; M: microdespertares; C3-A2: eletroencefalografia; cannula: fluxo respiratório por sensor de pressão nasal

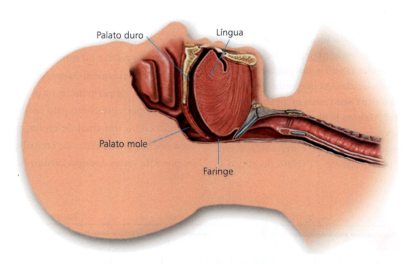

FIGURA 47.3 A faringe no ser humano é estreita e sujeita ao colapso durante o sono quando existe relaxamento da musculatura.

O segundo sintoma clínico mais comumente associado à AOS é a sonolência excessiva diurna. Acredita-se que a fragmentação do sono decorrente das obstruções cíclicas da via aérea superior seja a principal causa da sonolência diurna. A sonolência excessiva é outro sintoma frequentemente negligenciado pelos médicos e pacientes, confundido com cansaço, estresse, ou simplesmente ignorado. Uma forma simples e rápida de acessar o grau de sonolência é aplicar a escala de sonolência de Epworth,[8] que quantifica a chance de o indivíduo cochilar (0: nenhuma, 1: pequena, 2: média e 3: grande) em oito situações cotidianas, desde situações passivas como sentado calmamente após o almoço, até as ativas e constrangedoras ou perigosas, incluindo conversar com alguém ou dirigindo (Tabela 47.1). Escores acima de 10 pontos são indicativos de sonolência excessiva diurna patológica. Nem todos os pacientes com sonolência excessiva diurna tem AOS. Outras causas de sonolência excessiva diurna incluem privação de sono (muito comum em nossa sociedade, particularmente entre os jovens), depressão, hipotiroidismo e doenças clínicas. Por outro lado, nem todos pacientes com AOS tem sonolência excessiva diurna. Na realidade, a correlação entre a gravidade da AOS e o nível de sonolência é tênue na prática clínica. Vários estudos têm demonstrado que, diferentemente dos pacientes que procuram o laboratório do sono com queixas de sono, entre pacientes consecutivos com doença cardiovascular estabelecida, a relação entre AOS e sonolência excessiva diurna é fraca ou até mesmo inexistente. Outros sintomas que podem estar associados à AOS são sono de má qualidade e não reparador, cansaço, transtornos ansiosos, déficit de atenção, déficit de memória, labilidade do humor associado a sintomas depressivos, diminuição da qualidade de vida, diminuição da libido e impotência.[9,10] Infelizmente a maior parte desses sintomas é inespecífica, dificultando a suspeita diagnóstica de AOS.

TABELA 47.1 Escala de sonolência de Epworth				
SITUAÇÃO	\multicolumn{4}{c}{CHANCE DE COCHILAR}
	0	1	2	3
Sentado e lendo				
Assistindo à televisão				
Sentado em um lugar público (ex.: sala de espera, cinema, igreja)				
Deslocando-se de trem, carro ou ônibus, por 1 hora sem parar				
Deitando-se à tarde para descansar, quando as circunstâncias permitem				
Sentado e conversando com alguém				
Sentado calmamente após o almoço (sem álcool)				
Parado, ao volante de um carro, por alguns minutos em um congestionamento				
0: nenhuma chance de cochilar; 1: pequena chance de cochilar; 2: moderada chance de cochilar; 3: alta chance de cochilar.				

Existem várias características clinicas intimamente ligadas à AOS e podem ajudar na suspeita e no diagnóstico. Os homens são mais propensos ao distúrbio do que as mulheres por razões que incluem a distribuição de gordura predominantemente central e alterações do centro respiratório ligados a hormônios sexuais ainda não totalmente conhecidas.[11] Outro fator de risco de AOS é a idade avançada.[12] O envelhecimento provavelmente está associado à perda progressiva do tônus da musculatura nas vias aéreas superiores, bem como ás alterações no centro respiratório. Enquanto no homem o maior fator de risco de AOS é a obesidade, na mulher é a idade. Após a menopausa, a mulher passa a ter risco de AOS progressivamente maior, atingindo níveis que se aproximam aos do homem na terceira idade. Vale destacar que a AOS entre os idosos frequentemente apresenta-se de forma distinta, com ronco baixo e sintomas inespecíficos. Por último, como será abordado adiante, a AOS é extremamente comum em pacientes com doença cardiovascular preestabelecida. Portanto, a presença de doenças como hipertensão arterial sistêmica, fibrilação atrial e síndrome metabólica indicam na prática clinica uma maior probabilidade da presença de AOS.

O questionário de Berlim divide os pacientes em alto e baixo risco de ter AOS, pode ser utilizado na prática clínica por ser de simples aplicação.[13] O questionário estratifica o risco de AOS a partir de três domínios: ronco (1º domínio), cansaço (2º) e presença de obesidade ou hipertensão (3º). Pacientes com ao menos dois domínios positivos são considerados de alto risco para AOS (Tabela 47.2).

No exame clínico, alguns pontos devem ser destacados. A obesidade central e, em particular, um pescoço largo (> 41 cm na mulher ou > 43 cm no homem) são os principais fatores de risco da AOS.[14] A obesidade aumenta o volume da língua e da parede lateral da faringe e contribui para o estreitamento da via aérea

TABELA 47.2 Questionário de Berlim

1. Dados Pessoais
Peso:____ Altura:____

CATEGORIA 1	CATEGORIA 2
2. Você ronca? Sim ( ) Não ( ) Não sabe ( ) 3. Intensidade do ronco: Tão alto quanto a respiração ( ) Tão alto quanto falar ( ) Mais alto que falar ( ) Muito alto que pode ser ouvido nos quartos próximos ( ) 4. Freqüência do ronco: Quase todo dia ( ) 3-4 vezes por semana ( ) 1-2 vezes por semana ( ) 1-2 vezes por mês ( ) Nunca ou quase nunca ( ) 5. O seu ronco incomoda outras pessoas? Sim ( ) Não ( ) 6. Com que freqüência suas paradas respiratórias foram percebidas? Quase todo dia ( ) 3-4 vezes por semana ( ) 1-2 vezes por semana ( ) 1-2 vezes por mês ( ) Nunca ou quase nunca ( ) Não aplicável - paciente dorme sozinho ( )	7. Você se sente cansado ao acordar? Quase todo dia ( ) 3-4 vezes por semana ( ) 1-2 vezes por semana ( ) 1-2 vezes por mês ( ) Nunca ou quase nunca ( ) 8. Você se sente cansado durante o dia? Quase todo dia ( ) 3-4 vezes por semana ( ) 1-2 vezes por semana ( ) 1-2 vezes por mês ( ) Nunca ou quase nunca ( ) 9. Você alguma vez dormiu enquanto dirigia? Sim ( ) Não ( ) Não aplicável ( ) **CATEGORIA 3** 10. Você tem pressão alta? Sim ( ) Não ( ) Não sei ( ) IMC:_____ Kg/m²

Pontuação das Categorias:
Categoria 1 é positiva com 2 ou mais respostas positivas (destacadas dentro da caixa de texto) para as questões 2-6.
Categoria 2 é positiva com 2 ou mais respostas positivas (destacadas dentro da caixa de texto) para as questões 7-9.
Categoria 3 é positiva com 1 respostas positiva e/ou IMC > 30Kg/m².
Resultado Final: 2 ou mais categorias positivas indica um alto risco para a ocorrência de distúrbios do sono.

Fonte: Netzer e colaboradores, 1999.[13]

superior e elevação da colapsabilidade da faringe (Figura 47.4). Em um estudo epidemiológico realizado na cidade de São Paulo, a prevalência de AOS em mulheres com sobrepeso e obesidade foi de 28 e 52%, respectivamente. Entre os homens com sobrepeso e obesidade, a prevalência foi de 42 e 81%. Cerca de 70% dos pacientes com AOS têm sobrepeso ou obesidade. Já entre mulheres e homens com peso normal, a prevalência foi de 8 e 21%.[15] Alterações craniofaciais (frequentemente sutis e pouco evidentes), como retrognatia ou palato em ogiva (decorrente de obstrução nasal associada à respiração oral), são outro fatores de risco comuns para a gênese da AOS.[16] Uma anatomia desproporcional da cavidade oral, seja por aumento de tecidos moles (principalmente do volume da língua) ou por hipodesenvolvimento da estrutura óssea bimaxilar, é frequentemente observada nesses pacientes. Um exame simples de observação da cavidade oral auxilia no diagnóstico de AOS. A classificação de Mallampati modificada tem sido utilizada e as categorias IV e V são sugestivas de AOS (Figuras 47.5[17]

2.3 PREVALÊNCIA DA AOS

Chama especial atenção a alta prevalência da AOS. Estudos epidemiológicos iniciais, há cerca de 30 anos, sugeriram que sua incidência em adultos variava de 1,2 a 7,5%.[18,19] No entanto, com melhora da tecnologia de detecção dos eventos respiratórios e melhor entendimento da patologia (hoje, sabe-se que muitos pacientes têm sintomas absolutamente atípicos ou até mesmo são assintomáticos) associada à epidemia mundial de sobrepeso e obesidade, o cenário mudou radicalmente.[20] Por exemplo, um estudo que realizou polissonografia em 1.042 adultos (de 20 a 80 anos de idade) representativos da cidade de São Paulo apontou que 9,6% das mulheres e 24,8% dos homens têm AOS, definida por IAH >15 eventos/hora de sono.[15] Portanto, os dados demonstram a dimensão do problema, em particular, se considerarmos que a maior parte da população segue sem diagnóstico ou nem mesmo suspeita diagnóstica.

Se a AOS é comum na população em geral, a prevalência da patologia atinge números alarmantes entre os pacientes com doença cardiovascular já estabelecida. Por exemplo, entre aqueles com hipertensão arterial sistêmica (HAS), a frequência da AOS é estimada entre 30 e 56%,[21,22] atingindo de 64 a 83% em hipertensos resistentes.[23,24] A prevalência de AOS em pacientes com síndrome metabólica é tão alta (~60%) que, na realidade, alguns autores sugerem que a AOS deveria ser incluída em um componente da síndrome.[25-27] Ainda que seja uma causa reconhecida da HAS, a AOS é um dos fatores menos reconhecidos da HAS secundária, embora provavelmente seja o mais comum deles.[23,28] Essa alta prevalência não decorre somente de fatores de risco em comum, que incluem sexo masculino e obesidade. Como será discutido adiante, a alta prevalência de AOS entre os pacientes com doenças cardiovascular e metabólica estabelecidas pode ser, ao menos em parte, também explicada pelo fato de a AOS contribuir ou agravar a doença cardiovascular.[29]

2.4 TRATAMENTO DA AOS

Depende da gravidade, dos sintomas e da presença de comorbidades. Mudanças comportamentais como perda de peso, a abstenção de medicamentos e drogas que contribuem para o relaxamento da musculatura da via aérea superior durante a noite (ex.: benzodiazepínicos e álcool) e evitar o decúbito dorsal durante o sono (o decúbito dorsal contribui para a projeção posterior da base da língua e consequente obstrução da faringe) são medidas gerais indicadas e que podem ser suficientes para pacientes com ronco primário e AOS leve.[6] Exercícios aeróbicos e, em especial, os orofaríngeos podem ser um tratamento para pacientes com ronco primário e AOS leve a moderada.[30,31] Aparelhos intraorais (AIO), utilizados durante o sono, aumentam o volume da via aérea superior mediante tração anterior da mandíbula. Os AIO são indicados para o tratamento do ronco primário e AOS leve, constituindo-se em opção de tratamento para os indivíduos com uma AOS moderada a grave que não aceitam o aparelho de pressão positiva contínua nas vias aéreas (CPAP, do inglês *continuous positive airway pressure*).[32] Diversos tratamentos cirúrgicos têm sido propostos e podem tanto envolver a correção de alterações anatômicas encontradas na faringe,

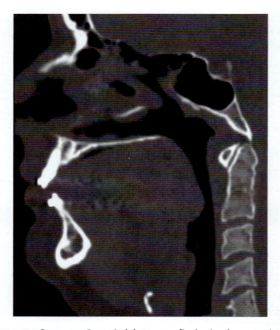

FIGURA 47.4 Reconstrução sagital de tomografia de via aérea superior de paciente portador de apneia obstrutiva do sono grave (índice de apneia-hipopneia = 60 eventos/hora) e obesidade (IMC=30Kg/m^2). Observe o aumento do volume da língua, sobretudo em direção caudal, deslocando o hióide inferiormente, e o alongamento do palato mole. Observe ainda o estreitamento da luz da via aérea, sobretudo na região do palato mole. O aumento das partes moles relacionada à obesidade provoca aumento da colapsabilidade da faringe.

na cavidade nasal e na base da língua, como a correção de alterações do esqueleto craniofacial.[33] A retirada de amígdalas e adenoides é o tratamento de escolha para a AOS na criança.[34] No entanto, a literatura é controversa quanto ao sucesso do tratamento cirúrgico da AOS em outras condições e depende muito do estudo individual do paciente. É importante destacar que muitos pacientes com AOS têm obstrução nasal, em particular por rinite, pólipos e desvio de septo. Tratar o nariz e garantir uma respiração nasal adequada durante a noite é muito importante nesses paciente. A abertura da boca decorrente da respiração oral provoca a projeção da base da língua posteriormente e contribui para a obstrução da orofaringe. No entanto, tratar o nariz isoladamente quase nunca é suficiente para melhorar a AOS de forma significativa nos adultos.[35]

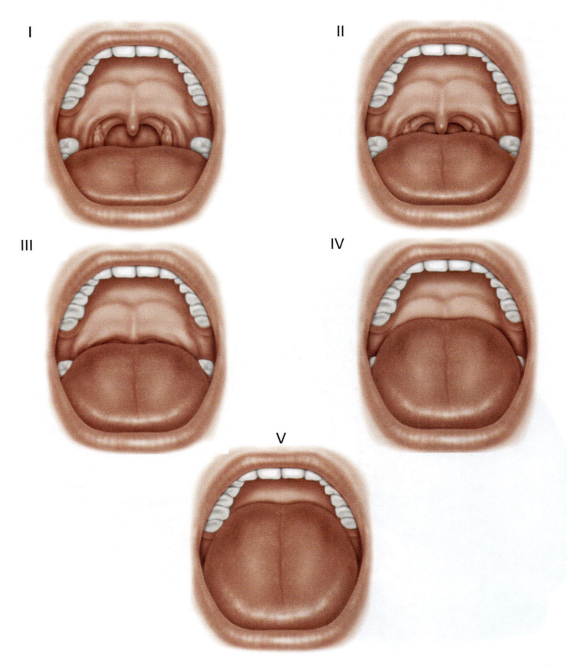

FIGURA 47.5 Classificação de Mallampati modificada. Observa-se um aumento do volume da língua das categoria I à categoria V, obscurecendo progressivamente a visualização da região posterior da orofaringe.

O tratamento considerado padrão-ouro para casos de AOS moderada a grave é o uso de máscara conectada por tubo a um compressor que gera pressão positiva contínua na via aérea, denominado CPAP (do inglês *continuous positive airway pressure*) (Figura 47.6).[6] A pressão positiva cria um coxim pneumático que garante a manutenção da patência da via aérea superior durante o sono. Os benefícios do uso do CPAP surgem rapidamente e abolem o ronco e os eventos respiratórios obstrutivos de apneias e hipopneias. As consequências são imediatas com aumento da saturação de oxi-hemoglobina noturna e diminuição dos despertares relacionados aos eventos respiratórios. O tratamento da AOS com CPAP diminui a sonolência excessiva diurna e todos os sintomas associados à AOS.[6] Os benefícios nas funções cognitivas, bem como melhora do humor e da qualidade de vida são evidentes, mas não observados universalmente.[36] O ideal é que o paciente use o CPAP toda as noites, sempre que estiver dormindo. O CPAP elimina virtualmente a AOS e tem sido utilizado como uma ferramenta para averiguar as consequências cardiovasculares da AOS em estudos não randomizados e randomizados.

2.5 FISIOPATOLOGIA DA AOS E DOENÇA CARDIOVASCULAR

Os mecanismos fisiopatológicos ligando AOS e doença cardiovascular foram amplamente estudados e estão razoavelmente mapeados. Os mecanismos primários, isto é, aqueles que ocorrem durante os eventos respiratórios são:

1. químicos: decorrentes da asfixia intermitente que ocorre durante os eventos obstrutivos;
2. mecânicos: decorrentes da geração de pressão negativa intratorácica e do esforço exagerado para respirar contra a via aérea superior colabada;
3. neurológicos: despertares ao final dos eventos respiratórios gerando fragmentação e desestruturação da macroestrutura do sono.

A hipóxia intermitente é o mais importante e principal mecanismo ligando a AOS e doenças cardiovasculares. Por exemplo, existem vários modelos animais submetidos à hipóxia intermitente em gaiolas e desenvolvem múltiplas complicações cardiovasculares, incluindo hipertensão arterial, hipertrofia miocárdica, disfunção endotelial e aterosclerose.[26,37-39] Nos

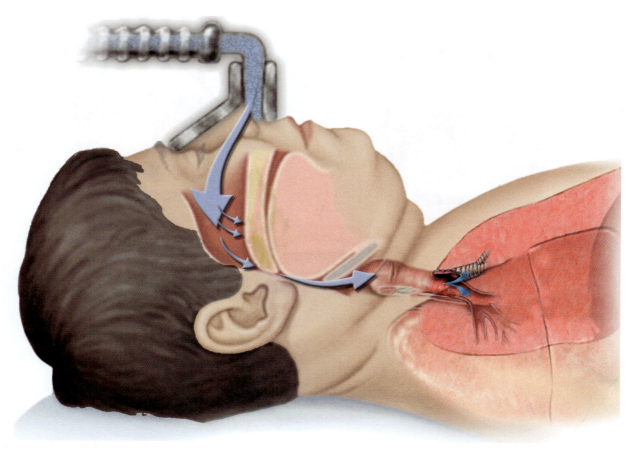

FIGURA 47.6 Máscara nasal conectada ao CPAP.

humanos, a obstrução da via aérea causa asfixia, caracterizada não somente pela hipóxia intermitente, mas também pela retenção de gás carbônico. Existem evidências de que a hipercapnia também contribui para uma resposta cardiovascular exacerbada, incluindo aí a hiperatividade simpática.[40] A geração de pressão intratorácica negativa durante os eventos obstrutivos aumenta o retorno venoso para o coração direito e também eleva a pós-carga do ventrículo esquerdo (VE).[41] Esse mecanismo tem sido utilizado para ajudar a explicar a hipertrofia de VE observada em pacientes com AOS.[41] Os microdespertares que ocorrem ao final dos eventos respiratórios podem ativar o sistema nervoso simpático.[42,43] Adicionalmente, os microdespertares dificultam ou impedem que o paciente atinja o sono delta (fase 3). Existem modelos em indivíduos saudáveis que foram impedidos de atingir sono profundo mediante estímulos acústicos, levando à alteração de macroestrutura do sono semelhante à encontrada em pacientes com AOS. Jovens dormindo nessas circunstâncias por apenas algumas noites apresentaram aumento da resistência à insulina, provavelmente por ativação do eixo hipotálamo hipofisário.[44]

Os três mecanismos primários descritos disparam uma cascata de reações potencialmente deletérias ao sistema cardiovascular e incluem ativação do sistema nervoso simpático, estresse oxidativo, inflamação sistêmica, disfunção endotelial e resistência à insulina (Figura 47.7).[26] Interessante notar que as consequências deletérias da AOS não se restringem ao período noturno, mas persistem ao longo das 24 horas do dia.

O aumento da atividade simpática tem papel central na ligação entre AOS e as doenças cardiovasculares.[43,45] Esse é o mecanismo mais bem documentado até o momento. Os mecanismos envolvidos no aumento do tônus simpático na AOS estão aparentemente ligados à ativação do quimiorreflexo, que é o mecanismo dominante na regulação da resposta ventilatória e circulatória às mudanças do conteúdo arterial de oxigênio (O_2) e gás carbônico (CO_2).[45,46] A ativação quimiorreflexa eleva a atividade simpática, FC, PA e volume minuto.[47] Os pacientes com AOS têm aumento dos níveis plasmáticos e urinários de catecolaminas.[48] Somers e colaboradores demonstraram, com medidas contínuas no nervo fibular (microneurografia), aumento da atividade simpática ao longo da apneia, com um pico ao final desta, e diminuição quando a ventilação é restabelecida.[43] A atividade simpática no nervo fibular não está aumentada somente durante o sono, mas também durante o dia, sugerindo uma persistência das alterações no quimio e barorreflexo. Essa atividade está aumentada em portadores de AOS sem obesidade de mesma magnitude que indivíduos obesos sem AOS, apresentando efeito

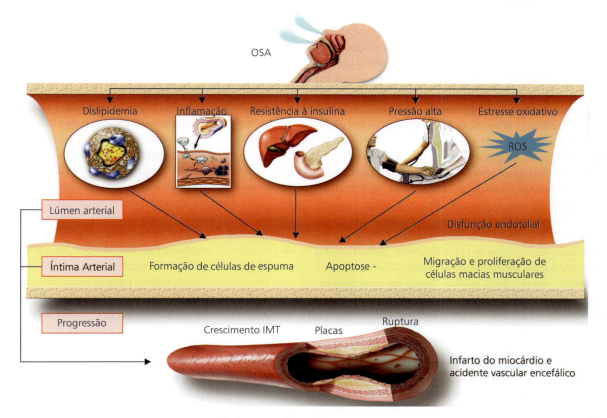

FIGURA 47.7 Principais mecanismos que conectam a AOS às doenças cardiovasculares. Fonte: Modificada de Drager LF, Polotsky VY, Lorenzi-Filho G, 2011.[156]

somatório nos pacientes obesos e portadores de AOS.[49] Adicionalmente, o tratamento da AOS com CPAP produziu uma diminuição significativa da atividade simpática determinada por dosagem plasmática e urinária de noradrenalina bem como atividade do nervo fibular.[43]

O sistema renina-angiotensina-aldosterona está ativado na obesidade em virtude de mecanismos ainda não muito conhecidos. Ativação do sistema nervoso simpático, secreção de mediadores derivados dos adipócitos, aumento da reabsorção de sódio pelos rins, hiperinsulinemia ou hiperleptinemia são mecanismos propostos na gênese dessas alterações. Da mesma forma, existem níveis aumentados de angiotensina II e aldosterona em pacientes com AOS quando comparados a indivíduos de mesmo índice de massa corpórea.[50] Esses pacientes podem apresentar baixa atividade plasmática de renina e relação aldosterona/renina elevada, levando a falso diagnóstico de hiperaldosteronismo primário.[51] Fato que tem importância terapêutica potencial, pois sugere um efeito aditivo dos inibidores da aldosterona no controle pressórico de pacientes com AOS. No entanto, o potencial impacto da AOS na ativação do sistema renina-angiotensina-aldosterona ainda é muito debatido.[52]

A hipoxia intermitente em modelos de camundongo invariavelmente induz hiperlipidemia, aumentando os níveis de lipoproteínas ricas em triglicerídeos (VLDL).[53] Existem evidências de que os dois principais mecanismos de hiperlipidemia, (1) aumento da secreção de lipoproteínas pelo fígado e (2) diminuição do clearance de lipoproteínas, podem ser induzido pela hipoxia intermitente.[39] Apesar dos dados experimentais e emergentes em estudos humanos, não há conclusões definitivas sobre o impacto da AOS na dislipidemia.[54] Diversos estudos transversais sugerem que a AOS está independentemente associada com níveis aumentados de colesterol total, lipoproteína de baixa densidade (LDL), triglicerídeos e diminuição da lipoproteína de alta densidade (HDL), enquanto outros estudos não conseguiram demonstrar tal relação. A hipoxia intermitente aumenta a formação de espécies reativas de oxigênio na parede vascular, induzindo a peroxidação lipídica e formação de LDL oxidado.[55] Em macrofagos expostos à hipoxia intermitente, observou-se um aumento na absorção de lipídeos e formação das *foam cells*.[56] Em humanos, a maioria dos estudos tem mostrado que AOS aumenta a peroxidação lipídica e níveis de LDL oxidado.[57,58] Alguns estudos demonstraram que o tratamento da AOS com CPAP pode ter um efeito benéfico sobre o perfil lipídico. Apesar das evidências experimentais em animais, o efeito da AOS sobre dislipidemia e metabolismo lipídico necessita de comprovação definitiva. Há boas evidências, tanto no modelo animal como em humanos, de que a AOS está associada de forma independente à disfunção endotelial e que o tratamento da AOS com o CPAP promove significante melhora da vasodilatação mediada pelo endotélio.[59,60] Isso parece ser verdade mesmo em pacientes com AOS sem outras comorbidades.[61,62] A hipoxia intermitente pode desencadear a disfunção endotelial por vários mecanismos. Além dos fatores indiretos descritos (dislipidemia, aumento da PA, resistência à insulina), a AOS pode levar ao aumento de vários marcadores inflamatórios, incluindo TNF-a, proteína C-reativa, IL-6, IL-8 e moléculas de adesão (ICAM-1, VCAM-1, L-selectina, sE-selectina, P-selectina).[63-66] Embora não se conheçam os mecanismos exatos, sabe-se que há a participação de espécies reativas de oxigênio e de inflamação[67] diminuindo a biodisponibilidade de óxido nítrico e, paralelamente, aumentando a produção de substâncias vasoconstrictoras. Esses fatores podem contribuir para o aumento da apoptose e diminuição da capacidade de regeneração de células endoteliais.[68,69] Embora controverso, níveis aumentados de endotelina, vasoconstrictor de ação prolongada, têm sido detectados em portadores de AOS com diminuição significante após uso do CPAP.[70] Em contraste, o óxido nítrico, cuja ação vasodilatora é bem conhecida, encontra-se reduzido em portadores de AOS[71] e aumenta após tratamento com CPAP.[72] Existem inúmeros estudos que demonstram uma associação independente entre AOS e sinais de aterosclerose em diferentes leitos arteriais, em particular carótida, aorta e coronárias.[73-77] Apesar do número de estudos, a maioria avaliou pacientes típicos com AOS em que vários fatores de risco coexistem. Para evitar confusão entre eles, Drager et al. estudaram um grupo selecionado de pacientes adultos do sexo masculino com AOS aparentemente saudáveis (sem hipertensão, diabetes, tabagismo) e que não usavam medicações.[77] Comparados a grupo controle pareado para idade e índice de massa corpórea, os pacientes com AOS apresentavam um aumento significativo de marcadores de remodelamento vascular e aterosclerose, incluindo a velocidade da onda de pulso, a espessura íntima-média carotídea e o diâmetro da carótida. Além disso, foi observado que a gravidade de todos marcadores vasculares estudados se correlacionaram com a gravidade da AOS.[77] Uma limitação do estudo é que esses pacientes eram relativamente jovens e sem comorbidades; dessa forma, podem não representar o paciente típico com AOS. Por exemplo, entre pacientes com AOS, aproximadamente 50% apresentam hipertensão arterial, um fator de risco conhecido para a aterosclerose.[78] Além disso, entre os doentes com AOS e PA normal, aparentemente, uma proporção significativa apresenta a chamada hipertensão arterial mascarada.[79] Um estudo subsequente encontrou que pacientes com AOS apresentavam sinais de aterosclerose semelhantes aos daqueles com hipertensão e que os pacientes com ambas as condições (ou seja, AOS + hipertensão) apresentavam sinais aditivos sobre os marcadores da aterosclerose.[80] No intuito de avaliar o tratamento da AOS sobre marcadores de lesão vascular, Drager et al. realizaram um estudo randomizado, avaliando os efeitos de 4 meses de tratamento com CPAP sobre marcadores precoces da aterosclerose e rigidez arterial, proteína C-reativa no plasma e catecolaminas em pacientes com AOS grave.[81] Após aquele período, houve melhora significativa dos marcadores de aterosclerose e de rigidez arterial nesses pacientes. Ela foi associada com reduções significativas da proteína C-reativa no plasma e catecolaminas, sem alterações simultâneas no peso, PA ou lipídeos. Nenhuma alteração significante foi observada no grupo controle. Pacientes randomizados para o tratamento com o CPAP apresentaram reduções na espessura íntima-média de valores que foram semelhantes aos relatados em controles previamente saudáveis.[81] Apesar de esse estudo ter envolvido uma amostra pequena de pacientes, os resultados foram consistentes e sugerem que a AOS é um fator de risco independente para a aterosclerose. A implicação clínica desses achados é que o tratamento da AOS pode alterar significativamente o curso natural da doença cardiovascular.

2.6 APNEIA OBSTRUTIVA DO SONO E HIPERTENSÃO ARTERIAL SISTÊMICA

A relação mais bem estudada entre AOS e doença cardiovascular é a HAS. A maior parte dos mecanismos fisiopatológicos descritos, em particular a ativação do sistema nervoso simpático, tem implicações centrais na gênese da HAS. Pacientes com AOS apresentam aumentos cíclicos da PA associados ao término dos episódios de apneia.[43] Eles, frequentemente, não apresentam o descenso noturno da PA e são considerados como *non-dippers*.[82] Esse padrão é considerado de risco aumentado para o surgimento de doença cardiovascular. No entanto, a alteração do descenso noturno não é específico da AOS, podendo ser atribuído a outras causas.[83] As alterações no sistema cardiovascular que levam à HAS são sutis e, muitas vezes, iniciam suas manifestações após o decorrer de anos de instalação da AOS. Por exemplo, recentemente foi demonstrada uma associação entre AOS e lesões em órgãos-alvo normalmente atribuídas à hipertensão.[39] Pacientes normotensos com AOS apresentam alterações estruturais cardíacas e rigidez arterial na mesma proporção que pacientes hipertensos, sendo que a associação desses dois fatores teve efeito aditivo no aumento da rigidez arterial, na massa do ventrículo esquerdo e, consequentemente, na porcentagem de hipertrofia ventricular.[39] A coorte de Wisconsin acompanhou por 4 anos 709 indivíduos que fizeram estudo de polissonografia detalhado com avaliação clínica basal. O trabalho demonstrou uma associação independente entre presença de AOS na avaliação inicial e surgimento de HAS no seguimento.[84] Os autores observaram uma relação dose-resposta entre a gravidade da AOS e o risco de aparecimento de HAS. Outras coortes que se seguiram mostraram resultados semelhantes aos descritos.[85,86]

Outra forma de demonstrar a relação entre os dois distúrbios é tratar a AOS e observar os efeitos sobre a PA. O grande desafio dessa área é interpretar a magnitude da redução da PA em diferentes populações. Na metanálise de Bazzano et al.,[87] foi demonstrada uma redução da PA em 818 participantes de 16 estudos de 2,46 mmHg na PA sistólica e 1,83 mmHg na diastólica com o uso do CPAP. A redução na PA é relativamente modesta, mas tem potencial para diminuir a morbidade cardiovascular.[88] Adicionalmente, a queda na PA é maior em muitos estudos, pois a metanálise incluiu um número significativo de pacientes que eram normotensos e, portanto, não se esperaria queda muito importante da PA nesses pacientes.[88] Mais recentemente, estudos randomizados mostraram que o impacto do tratamento da AOS sobre a PA é maior em pacientes com hipertensão resistente.[89-91]

3 APNEIA OBSTRUTIVA DO SONO E ARRITMIAS CARDÍACAS

Vários fatores descritos na fisiopatologia ligando AOS e doença cardiovascular podem contribuir para arritmias cardíacas e incluem ativação autonômica, remodelamento cardíaco e aumento de marcadores inflamatórios.[92] As arritmias mais comuns durante o sono em pacientes com AOS são as extrassístoles ventriculares, fibrilação atrial, o bloqueio atrioventricular de segundo grau e a taquicardia ventricular não sustentada.[93] Evidências recentes sugerem que a AOS pode estar presente em aproximadamente 50% dos indivíduos portadores de fibrilação atrial.[94] No subgrupo de pacientes portadores de fibrilação atrial que foram encaminhados para a cardioversão elétrica eletiva, a frequência da AOS chegou a atingir níveis próximos a 81%.[95] De forma interessante, apenas um terço tinha sonolência excessiva diurna, o que pode contribuir para o subdiagnóstico de AOS nessa população.[95]

Em estudo observacional, Gami e colaboradores compararam a frequência da AOS, por meio do questionário de Berlim, em 151 pacientes com fibrilação atrial a 312 pacientes sem. Os autores demonstraram, após a análise multivariada controlada para idade, sexo e índice de massa corpórea, um maior percentual de indivíduos com risco aumentado para AOS no grupo com fibrilação atrial comparado ao grupo controle (49% contra 33%, p=0,0004 respectivamente) e uma forte associação entre a AOS e a fibrilação atrial (*Odds ratio* 2,2, p=0,0006).[94] Em recente estudo, Pedrosa e colaboradores verificaram uma alta prevalência de AOS em portadores de miocardiopatia hipertrófica. Os portadores de AOS possuíram maior diâmetro atrial esquerdo do que os não portadores e a fibrilação atrial foi 5 vezes mais prevalente nos indivíduos com AOS comparados ao grupo controle. Além disso, o índice de gravidade da AOS foi o único fator associado à presença de fibrilação atrial na população estudada.[96] Outro estudo de relevância avaliou cerca de 3.500 adultos sem história prévia ou atual de fibrilação atrial, submetidos à polissonografia noturna na Mayo Clinic, demonstrou em indivíduos menores de 65 anos que a presença de AOS é um forte preditor do risco de fibrilação atrial na análise univariada (OR = 2,18; p=0.002). Na análise multivariada, quando controlada para os possíveis fatores de confusão, como a idade, sexo, presença de doença coronariana e índice de massa corpórea, o nível de dessaturação de oxigênio durante o sono foi um fator preditor independente do risco de fibrilação atrial em um período de acompanhamento médio de 5 anos (OR para cada 1% de diminuição na saturação noturna de oxigênio = 3,3; p=0,009).[97] No estudo observacional proposto por Kanagala e colaboradores, foi demonstrado que os pacientes com AOS submetidos ao tratamento com cardioversão química/elétrica para fibrilação atrial e que não receberam tratamento adequado com CPAP, apresentaram um risco de recidiva da fibrilação atrial de 82% em 1 ano.[98] No grupo que recebeu o tratamento com CPAP, foi observada uma diminuição de 50% desse risco no mesmo período.[98] Outro importante estudo demonstrou que pacientes com AOS portadores de arritmias cardíacas, entre elas a fibrilação atrial, quando submetidos à traqueostomia, apresentaram uma significante diminuição na incidência dessas arritmias, com exceção das extrassístoles ventriculares.[99] Apesar da carência de estudos randomizados e controlados, que comprovem definitivamente o real benefício do tratamento da AOS em pacientes portadores de fibrilação atrial, já é comum na prática clínica de diversos centros de referência mundial a investigação da AOS e o seu tratamento. Este visa a manutenção dos indivíduos em ritmo sinusal e a diminuição de complicações relacionadas a essa arritmia como o AVC e a insuficiência cardíaca.

A ocorrência de bradicardia associada a eventos de apneia e hipopneia reflete uma hiperativação parassimpática no sentido de reduzir o consumo de oxigênio pelo músculo cardíaco em um contexto de hipoxemia. Apesar de a AOS estar comprovadamente relacionada ao aumento da atividade simpática cardíaca e periférica, o sistema autonômico cardíaco sofre diferentes influências durante e logo após a ocorrência da apneia.[43,100,101] Quando ocorre hipoxemia na ausência de ventilação, a estimulação dos quimiorreceptores carotídeos tem efeito vagotônico causando bradicardia. Quando a ventilação é reiniciada, ainda na presença de hipoxemia, o estiramento dos receptores pulmonares inibe a estimulação vagal, o que resulta em taquicardia mediada pela descarga simpática cardíaca não antagonizada. Além disso, a apneia simula o "reflexo do mergulho", que se associa à bradicardia decorrente de hiperativação parassimpática revertida pelo uso de atropina.[78,102-104] As pausas assistólicas noturnas em pacientes com AOS podem ser secundárias à parada sinusal, ao bloqueio sinoatrial ou ao bloqueio atrioventricular. Destaca-se que, mesmo nos casos de bloqueio atrioventricular avançado associados à AOS, a avaliação do sistema de condução por meio do estudo eletrofisiológico é normal ou apenas levemente alterada.[103] Os episódios de bradiarritmia foram associados principalmente com o período de sono REM, apneias prolongadas e dessaturação arterial de oxigênio ≥4%.[105,106] Os estudos que avaliaram a prevalência de bradiarritmias em pacientes portadores de AOS mostraram resultados controversos. Inicialmente foram relatadas frequências entre 18 e 50% e, nos estudos mais recentes, entre 7 e 11%.[94,107-110] Tal discrepância se explicam provavelmente pela diferença de tamanhos das amostras e de critérios de gravidade da apneia e também pelos distintos períodos de monitorização eletrocardiográfica. Em um estudo no qual se utilizou o monitor de eventos implantável em pacientes com AOS moderada a grave, 47% dos pacientes apresentavam distúrbios do ritmo cardíaco, principalmente bradiarritmias noturnas.[111] Os autores destacaram a elevada variabilidade semana a semana na frequência de aparecimento das arritmias. Nesse mesmo estudo, apenas 3% dos pacientes manifestaram distúrbios do ritmo cardíaco ao Holter de 24 horas. Koehler e colaboradores observaram bloqueio atrioventricular de segundo ou terceiro grau e ou parada sinusal superior a 2 segundos em 7% dos pacientes com AOS, sendo que a ocorrência de bradiarritmias estava relacionada ao grau de obesidade e à gravidade da AOS.[107] O IAH médio nesse grupo era de 90 eventos/hora. Roche e colaboradores relataram que assistolias paroxísticas no período noturno eram significativamente mais prevalentes em pacientes com AOS em relação àqueles sem (10,6% versus 1,2%; p < 0,02; respectivamente) e quando havia associação positiva com a gravidade da doença.[110] No consenso do Colégio Americano de Cardiologia(ACC, do inglês American College of Cardiology) sobre a AOS e doenças cardiovasculares publicado em 2008, estima-se que a prevalência de bradiarritmias secundárias aos distúrbios do sono seja de aproximadamente 10%.[78]

Ao contrário do que mostraram os estudos anteriores, uma subanálise do Sleep Heart Health Study, trabalho epidemiológico multicêntrico e longitudinal com objetivo de determinar as consequências cardiovasculares da AOS, obteve resultados diversos.[112] Foram incluídos 228 pacientes com AOS grave e 338 pacientes sem AOS, sendo que o primeiro grupo apresentava maior prevalência de taquiarritmias atriais e ventriculares, mas não de distúrbios de condução. A evidência mais consistente da relação entre AOS e bradiarritmias é a excelente resposta ao uso do CPAP. Diversos estudos mostraram remissão ou redução significativa dos eventos arrítmicos durante o sono em pacientes que o utilizavam em comparação aos que não o faziam.[101,103,105,110,111] Na avaliação de 16 pacientes com AOS, bradicardia noturna e estudo eletrofisiológico normal, foram observados 651 episódios de pausas superiores a 2 segundos secundárias a parada sinusal ou bloqueio atrioventricular do segundo ou terceiro grau.[105] Após tratamento com CPAP, houve redução significativa do número de episódios de 651 para 72 (p < 0,01). Nesse mesmo estudo, foi indicado o implante de marca-passo em apenas três pacientes refratários à terapia e com pausas superiores a 5 segundos. Em pacientes com AOS e monitorizados continuamente pelo loop recorder implantável, foi observada redução do número de bradiarritmias nas primeiras 8 semanas de terapia com CPAP, e o benefício foi progressivo nos 6 meses seguintes.[111] Recentemente, Abe e colaboradores avaliaram a resposta ao CPAP em 316 pacientes com AOS e IAH >20 eventos/hora e observaram melhora significativa na ocorrência de bradiarritmias.[113] Desse modo, acredita-se que muitos dos implantes de marca-passo convencional poderiam ser evitados se a AOS fosse diagnosticada e tratada precocemente.

Corroborando tal hipótese, alguns autores descreveram elevada prevalência de AOS em pacientes com indicação para implante de marca-passo.[114,115] Martí Almor e colaboradores avaliaram 38 pacientes com diagnóstico de disfunção do nó sinusal e relataram que apenas cinco (13%) tinham IAH normal à polissonografia.[115] Em 2007, o European Multicenter Polysomnographic Study incluiu 98 pacientes portadores de marca-passo por diferentes indicações e observou que 59% deles apresentavam AOS, principalmente do tipo pouco sintomática.[114] Assim, os autores sugeriram que pacientes usuários de marca-passo deveriam ser sistematicamente avaliados quanto à presença de AOS oligossintomática com o objetivo de evitar os efeitos deletérios cardiovasculares decorrentes da doença.

Diante do exposto, pacientes apresentando bradiarritmias noturnas e com diagnósticos de AOS devem ter seu tratamento inicial direcionado a ela.[78] Pequenos estudos testaram a utilização de estimulação artificial cardíaca, mais especificamente a estimulação atrial, para redução dos eventos de apneia e hipopneia e obtiveram resultados conflitantes.[116-118] A maioria deles, porém, foi negativa, o que sugere nenhuma indicação de estimulação atrial para o tratamento da AOS. Dessa forma, o tratamento convencional utilizando-se do CPAP é a terapia mais eficaz e, com base nos diversos estudos descritos, associa-se com melhora consistente dos episódios de bradiarritmias noturnas.

A presença de arritmias ventriculares é mais prevalente em indivíduos com AOS quando comparada a indivíduos sem AOS e nos quais o IAH e o grau de dessaturação noturna estão associados à densidade das arritmias. Indivíduos com AOS e coração estruturalmente normal, submetidos à ablação de arritmias ventriculares (taquicardia ventricular e extrassístoles ventriculares), apresentam maior recorrência das arritmias que pacientes sem AOS.[119] Uma vez que pacientes com AOS apresentam grande quantidade de comorbidades, como hipertensão arterial, obesidade e doença arterial coronariana (DAC), há dificuldades em se individualizar o papel da AOS como fator de risco independente para o surgimento de arritmias ventriculares. Nesse sentido, Mehra e colaboradores[112] publicaram resultados de prevalência de arritmias ventriculares derivados de um grande estudo populacional americano. Demonstrou-se uma prevalência aumentada de taquicardia ventricular não sustentada (5,3 versus 1,2%) e extrassistolia ventricular complexa (25 versus 14,5%) em indivíduos com AOS quando comparados àqueles sem AOS, respectivamente. Além disso, os primeiros tinham risco 3 vezes maior de apresentar taquicardia ventricular não sustentada e quase 2 vezes de apresentar extrassistolia ventricular complexa, mesmo após ajuste para fatores de confusão como idade, sexo, índice de massa corporal e prevalência de DAC. Esses achados foram confirmados em uma recente publicação do mesmo grupo, que avaliou a presença de arritmias em uma população com idade maior de 65 anos.[120] O efeito do tratamento da AOS no controle de arritmias ventriculares ainda é pouco estudado. Um ensaio clínico que avaliou pacientes com AOS, insuficiência cardíaca e arritmia ventricular complexa demonstrou que o tratamento da AOS com CPAP reduziu a densidade de arritmias apenas no grupo tratado para AOS, enquanto não foi observada melhora no grupo controle.[121] No entanto, outro estudo envolvendo maior número de pacientes com AOS sem insuficiência cardíaca demonstrou apenas diminuição da FC nas 24 horas, sem efeito sobre as arritmias.[122]

3.1 APNEIA OBSTRUTIVA DO SONO E SÍNDROME METABÓLICA

A SM é caracterizada como um conjunto de anormalidades cardiometabólicas associadas entre si pela resistência à insulina e alto risco de desenvolver doenças cardiovasculares.[123] De acordo com o *Third Report of the National Cholesterol Education Program Expert Panel on Detection, Evaluation and Treatment of High Blood Cholesterol in Adults* (Adult Panel III-ATP III),[124] indivíduos que preenchem três ou mais dos critérios seguintes podem ser classificados como portadores da síndrome: 1) obesidade central: circunferência da Cintura ≥ 102 em homens e ≥ 88 em mulheres; 2) hipertrigliceridemia ≥ 150 mg/dL; 3) HDL colesterol < 40 mg/dL em homens e < 50 mg/dL em mulheres; 4) hipertensão arterial sistêmica ≥ 130/85 mmHg; 5. Glicemia de Jejum ≥ 100 mg/dL. Pacientes com AOS apresentam características clínicas similares aos com SM, como obesidade, principalmente visceral; maior prevalência na pós-menopausa e no sexo masculino; e efeitos sistêmicos como hipertensão arterial, resistência à insulina, diabetes melito tipo 2 e dislipidemia. Simplesmente por sobreposição de fatores de risco seria de se esperar uma prevalência extremamente alta de AOS entre os pacientes com diagnóstico de SM. De fato, a prevalência está em torno de 60% quando se consideram apenas os casos moderados a graves da AOS.[25] Mais do que simplesmente uma alta prevalência, chama a atenção para o fato de a AOS poder contribuir para a piora de todos os fatores associados à SM. De fato, pacientes portadores de ambos os distúrbios apresentam mais critérios da síndrome do que pacientes com síndrome metabólica isolada.[25] No mesmo estudo, a AOS foi independentemente associada com dois dos critérios da SM: aumento do triglicerídeos e da glicemia.[25] Outra evidência de que a AOS parece aumentar o risco cardiovascular da SM foi a verificação de uma associação independente da AOS com marcadores de aterosclerose nos pacientes SM.[125] Apesar dos estudos não randomizados[126] ou sub-análises de estudos randomizados,[127] ainda carecem evidências que mostrem o tratamento da AOS sobre parâmetros da SM.

3.2 AOS E EVENTOS CARDIOVASCULARES

Vários estudos de coorte publicados em revistas de alto impacto demonstraram recentemente que a forma importante da AOS está independentemente associada com um risco aumentado de infarto do miocárdio, AVC e morte por doença cardiovascular.[128-130] De forma interessante, um dos estudos mostrou que mulheres com AOS importante tiveram uma maior mortalidade cardiovascular.[130] Uma recente metanálise abrangendo esses estudos encontrou um *hazard ratio* de 2,21 para mortalidade cardiovascular (IC 95%, 1,61 - 3,04; p=0.000). No entanto, na análise individual, não se constatou aumento da mortalidade cardiovascular em pacientes com AOS moderada (*hazard ratio* 1,40; IC

95%, 0,77-2,53), mas somente para a AOS importante (*hazard ratio* 2,65; IC 95%, 1,82-3,85).[131]

Até o momento da redação deste texto, três estudos não randomizados[128,130,132] mostraram de forma consistente que o tratamento com o CPAP nos casos de AOS grave reduziu a mortalidade cardiovascular para taxas observadas em indivíduos sem AOS, tanto em homens[128] quanto em mulheres.[130] Pelo menos um estudo randomizado para avaliar desfechos cardiovasculares em pacientes de alto risco (doença coronariana e/ou AVC prévio) com AOS está em andamento e deve trazer importantes informações a respeito do impacto cardiovascular da AOS.[133] Não existem estudos que avaliaram o impacto de outros tratamentos para a AOS na mortalidade total e cardiovascular.

4 RESPIRAÇÃO DE CHEYNE-STOKES E APNEIA CENTRAL

A respiração de Cheyne-Stokes (RCS) é caracterizada por períodos cíclicos de hiperventilação que ocorrem de forma crescente-decrescente interpostos por apneias ou hipopneias de origem central.[134-135] (Figura 47.8). A RCS já foi utilizada para descrever vários padrões de respiração cíclica em pacientes com várias patologias de base, inclusive doença neurológica. Todavia, o padrão de hiperventilação prolongada denota um retardo circulatório e é, portanto, uma característica exclusiva dos pacientes com insuficiência cardíaca congestiva (ICC). Pacientes com ICC grave, porém estáveis, frequentemente apresentam tanto AOS como apneia central associadas à RCS.[136-137] Eles podem converter apneias obstrutivas em centrais ao longo de uma única noite.[137] Neste capítulo, assumiremos que a RCS está associada à apneia central em pacientes com ICC, a não ser que informado o contrário. A RCS constitui um padrão específico de apneia do sono e está associado a sono fragmentado, hipóxia recorrente, constituindo-se em marcador independente de mortalidade em pacientes com ICC.[135]

4.1 ETIOLOGIA DA RESPIRAÇÃO DE CHEYNE-STOKES

Vários estudos demonstraram que pacientes com ICC e RCS apresenta-m hipocapnia, tanto acordados como dormindo.[137,138] A RCS pode ocorrer durante a vigília, porém é mais comum durante o sono, quando o centro respiratório passa a depender do controle dos quimiorreceptores e se torna instável.[136,138] Formas mais leves de instabilidade respiratória com padrão de ventilação periódica sem interposição de apneias ou hipopneias também podem ocorrer durante o exercício físico, sendo sua presença marcador independente de mortalidade.[138] A partir da analogia traçada com outros tipos de apneia central com $PaCO_2$ baixa (p. ex.: apneia central idiopática e apneia central da altitude), existem várias evidências de que $PaCO_2$ baixa exerça um papel central na gênese da instabilidade respiratória e da RCS.[139,140] A $PaCO_2$, quando atinge níveis abaixo do limiar de apneia durante o sono, desencadeia a apneia central. Esta, por sua vez, causa

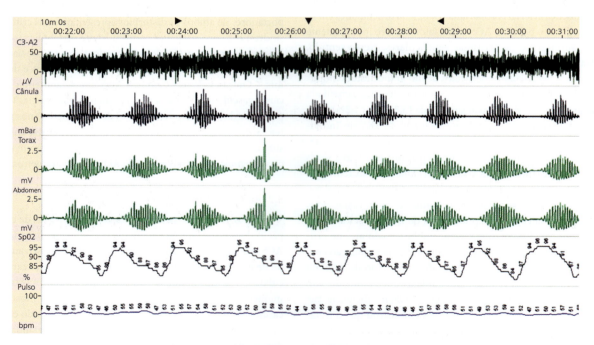

FIGURA 47.8 Polissonografia de um paciente com ICC e RCS. O traçado é de 10 minutos. Observe-se o padrão crescendo-decrescendo do fluxo aéreo e do esforço respiratório associado à oscilação da saturação da oxi-hemoglobina (SpO_2). C3-A2: eletroencefalografia; cannula: fluxo respiratório por sensor de pressão nasal; thorax/abdômen: cintas para monitorização de movimentação torácica e abdominal; SpO_2: oximetria de pulso

hiperventilação, nova queda da $PaCO_2$ e nova apneia central.[139] A instabilidade respiratória e a RCS são mais prováveis durante o sono, quando o centro respiratório depende exclusivamente do controle dos quimiorreceptores para a manutenção da ventilação.[135] A inalação de pequenas concentrações de CO_2 por máscara durante o sono elevou a $PaCO_2$ acima do limiar de apneia e eliminou a RCS em pacientes com ICC.[140,141] A diferença média entre a $PaCO_2$ associada com respiração estável e RCS foi de apenas 1,6 mmHg, demonstrando o papel central da $PaCO_2$ no controle da ventilação.[140,141] Alguns estudos teóricos apontam para um papel importante da hipoxia na gênese da RCS.[139] No entanto, pacientes estáveis com ICC não apresentam hipoxia e a administração de oxigênio durante a noite pode preveni-la, mas tem apenas um efeito pequeno sobre a RCS.[140]

Os pacientes com ICC hiperventilam provavelmente por causa da congestão pulmonar que estimula receptores aferentes vagais.[142] Em um trabalho que coletou gasometria arterial de pacientes submetidos a cateterismo cardíaco, encontrou-se uma relação inversa entre a pressão capilar pulmonar e a $PaCO_2$.[141] Adicionalmente, a relação foi confirmada em um subgrupo de pacientes que tiveram pressão capilar pulmonar modificada agudamente, quer por conta da infusão de contraste durante o cateterismo, quer durante a administração de vasodilatador.[143] Quando compreendidos de forma conjunta, os trabalhos sugerem que a RCS é a manifestação clínica da congestão pulmonar em pacientes com ICC.[141] Dando suporte a esse conceito, um outro trabalho independente que realizou polissonografias em pacientes com ICC imediatamente após o cateterismo cardíaco demonstrou que os pacientes com RCS apresentavam pressão capilar pulmonar significativamente mais alta do que pacientes com ICC sem apneia ou com AOS.[143] Outros fatores também contribuem para instabilidade do centro respiratório e RCS, incluindo retardo circulatório (causando a resposta certa na hora errada) e hipersensibilidade dos quimiorreceptores (causando respostas exageradas).[144]

4.2 CONSEQUÊNCIAS DA RESPIRAÇÃO DE CHEYNE-STOKES

Pacientes com RCS apresentam oscilações cíclicas da saturação de oxigênio (SaO_2), da FC e da PA. O padrão cardiovascular parece ser primariamente dependente das oscilações da ventilação, pois pode ocorrer mesmo em indivíduos saudáveis que simulam um padrão de RCS.[144] Além de sono fragmentado, pacientes com RCS apresentam aumento da atividade simpática, arritmias ventriculares e aumento do risco de morte.[145-147]

4.3 TRATAMENTO

Uma vez que a RCS é provavelmente a manifestação clínica de congestão pulmonar, a otimização da medicação para ICC pode ser uma abordagem inicial.[134] Ainda assim, muitos pacientes apresentam RCS. O tratamento mais bem avaliado para RCS é o uso de CPAP durante o sono. Adotado por períodos de 1 a 3 meses, associou-se com melhora da RCS, diminuição da atividade simpática, aumento da fração de ejeção do ventrículo esquerdo, melhora da qualidade de vida.[148,149] O CPAP parece ser efetivo em reduzir a mortalidade no subgrupo de pacientes em que diminuiu forma significativa a gravidade da RCS.[150] Uma das limitações do CPAP é que frequentemente não consegue eliminar a RCS. Uma nova modalidade de ventilação não invasiva com uso de dois níveis de pressão foi desenvolvida para a RCS (ventilação servo-controlada). Essa modalidade elimina quase instantaneamente a RCS, pois oferece uma pressão de suporte variável que é menor quando o paciente hiperventila e maior quando ele hipoventila.[151] Além de estabilizar a ventilação, a ventilação servo-controlada tem o potencial de melhorar desfechos cardiovasculares.[152] No entanto, os efeitos sobre a mortalidade cardiovascular em pacientes com ICC ainda não estão estabelecidos e estudos multicêntricos, atualmente em curso, pretendem esclarecer essa questão fundamental. A administração de oxigênio durante a noite pode reduzir as quedas de SaO_2 e, mas causam apenas uma redução modesta na gravidade da RCS.[140] Teofilina e acetazolamida são medicações que estimulam o centro respiratório e estabilizam a ventilação com redução da gravidade da RCS.[153-154] No entanto, ambas têm o potencial de piorar arritmias cardíacas e estimular o sistema nervoso simpático e não foram testadas em grandes estudos como tratamento viável para a RCS. Um estudo recente demonstrou que o exercício físico em pacientes com ICC reduziu significativamente a atividade simpática independente dos efeitos sobre a RCS.[155] Essa pode ser uma alternativa promissora, pois a atividade simpática é um marcador independente de mortalidade em pacientes com ICC. Em resumo, o uso de pressão positiva durante a noite e, em particular, a ventilação servo-controlada parece ser a melhor opção de tratamento para pacientes com RCS.

5 CONCLUSÕES E PERSPECTIVAS

Existem evidências crescentes de que os distúrbios do sono não são apenas comuns, mas podem trazer consequências importantes ao sistema cardiovascular. Obviamente, muitas áreas ainda carecem de uma evidência definitiva do papel da AOS em modular o risco cardiovascular. O problema é que a vasta maioria dos pacientes permanece sem diagnóstico e, consequentemente, sem tratamento. Outra barreira é a disponibilidade ampla e irrestrita do principal tratamento dos casos mais graves da AOS no nosso meio. O CPAP (e toda a estrutura necessária para a adaptação e uso a longo prazo) não está acessível à maioria da população. Dessa forma, importantes desafios na área devem ser explorados, tais como:

1. os cardiologistas aumentarem o conhecimento da medicina do sono;
2. especialistas em medicina do sono e os cardiologistas ampliarem sua interação para que os pacientes com AOS possam ser tratados adequadamente;

3. facilitar o acesso ao diagnóstico com o aperfeiçoamento de monitores portáteis já existentes que possam, de forma simplificada e confiável, fornecer não só o diagnóstico, mas também a gravidade da AOS;
4. ampliar o fornecimento do CPAP na rede pública (ainda muito incipiente);
5. criação de novas modalidades terapêuticas que ofereçam vantagens de custo e adesão em relação ao CPAP.

REFERÊNCIAS BIBLIOGRÁFICAS

1. Vecchierini, M.F. [Sleep: regulation and phenomenology]. Rev Mal Respir, 2013. 30(10): p. 843-55.
2. Cappuccio, F.P. et al. Sleep duration and all-cause mortality: a systematic review and meta-analysis of prospective studies. Sleep, 2010. 33(5): p. 585-92.
3. Gangwisch, J.E. A Review of Evidence for the Link Between Sleep Duration and Hypertension. Am J Hypertens, 2014 (in press).
4. Pan, A. et al. Sleep furation and tisk of dtroke mortality among chinese adults: Singapore chinese health study. Stroke, 2014 (in press).
5. Sabanayagam, C., A. Shankar. Sleep duration and cardiovascular disease: results from the National Health Interview Survey. Sleep, 2010. 33(8): p. 1037-42.
6. Jordan, A.S., D.G. McSharry, A. Malhotra. Adult obstructive sleep apnoea. Lancet, 2014. 383(9918): p. 736-47.
7. Badran, M., N. Ayas, I. Laher. Cardiovascular complications of sleep apnea: role of oxidative stress. Oxid Med Cell Longev. 2014: p. 985258.
8. Johns, M.. A new method for measuring daytime sleepiness - the epworth sleepiness scale. Sleep, 1991. 14(6): p. 540-545.
9. Harris, M. et al. Obstructive sleep apnea and depression. Sleep Med Rev, 2009. 13(6): p. 437-44.
10. Vaessen, T.J., S. Overeem, M.M. Sitskoorn. Cognitive complaints in obstructive sleep apnea. Sleep Med Rev, 2014 (in press).
11. Valipour, A. Gender-related differences in the obstructive sleep apnea syndrome. Pneumologie, 2012. 66(10): p. 584-8.
12. Edwards, B.A., et al. Aging and sleep: physiology and pathophysiology. Semin Respir Crit Care Med, 2010. 31(5): p. 618-33.
13. Netzer, N. et al. Using the Berlin Questionnaire to identify patients at risk for the sleep apnea syndrome. Annals of Internal Medicine;1999. 131(7): p. 485-+.
14. Davies, R.J. and J.R. Stradling, The relationship between neck circumference, radiographic pharyngeal anatomy and the obstructive sleep apnoea syndrome. Eur Respir J, 1990. 3(5): p. 509-14.
15. Tufik, S., et al., Obstructive sleep apnea syndrome in the Sao Paulo Epidemiologic Sleep Study. Sleep Med, 2010. 11(5): p. 441-6.
16. Stefanini, R., et al., Systematic evaluation of the upper airway in the adult population of Sao Paulo, Brazil. Otolaryngol Head Neck Surg, 2012. 146(5): p. 757-63.
17. Friedman, M., et al., Diagnostic value of the Friedman tongue position and Mallampati classification for obstructive sleep apnea: a meta-analysis. Otolaryngol Head Neck Surg, 2013. 148(4): p. 540-7.
18. Young, T., et al., The occurrence of sleep-disordered breathing among middle-aged adults. N Engl J Med., 1993. 328(17): p. 1230-1235.
19. Bixler, E.O., et al., Prevalence of sleep-disordered breathing in women: effects of gender. Am J Respir Crit Care Med, 2001. 163(3 Pt 1): p. 608-13.
20. Peppard PE, Young T, Barnet JH, Palta M, Hagen EW, Hla KM. Increased prevalence of sleep-disordered breathing in adults. Am J Epidemiol. 2013 May 1;177(9):1006-14.
21. Sjostrom, C., et al., Prevalence of sleep apnoea and snoring in hypertensive men: a population based study. Thorax, 2002. 57(7): p. 602-7.
22. Drager LF, Genta PR, Pedrosa RP, Nerbass FB, Gonzaga CC, Krieger EM, Lorenzi-Filho G. Characteristics and predictors of obstructive sleep apnea in patients with systemic hypertension. Am J Cardiol. 2010 Apr 15;105(8):1135-9.
23. Pedrosa, R.P., et al., Obstructive sleep apnea: the most common secondary cause of hypertension associated with resistant hypertension. Hypertension, 2011. 58(5): p. 811-7.
24. Logan, A.G., et al., High prevalence of unrecognized sleep apnoea in drug-resistant hypertension. J Hypertens, 2001. 19(12): p. 2271-7.
25. Drager LF, Lopes HF, Maki-Nunes C, Trombetta IC, Toschi-Dias E, Alves MJ, Fraga RF, Jun JC, Negrão CE, Krieger EM, Polotsky VY, Lorenzi-Filho G. The impact of obstructive sleep apnea on metabolic and inflammatory markers in consecutive patients with metabolic syndrome. PLoS One. 2010 Aug 11;5(8):e12065.
26. Drager, L.F., et al., Obstructive sleep apnea: a cardiometabolic risk in obesity and the metabolic syndrome. J Am Coll Cardiol, 2013. 62(7): p. 569-76.
27. Wilcox, I., et al., "Syndrome Z": the interaction of sleep apnoea, vascular risk factors and heart disease. Thorax, 1998. 53 Suppl 3: p. S25-8.
28. Chobanian, A.V., et al., Seventh report of the Joint National Committee on Prevention, Detection, Evaluation and Treatment of High Blood Pressure. Hypertension, 2003. 42(6): p. 1206-52.
29. Sánchez-de-la-Torre M, Campos-Rodriguez F, Barbé F. Obstructive sleep apnoea and cardiovascular disease. Lancet Respir Med. 2013 Mar;1(1):61-72.
30. Iftikhar, I.H., C.E. Kline, S.D. Youngstedt. Effects of exercise training on sleep apnea: a meta-analysis. Lung, 2014. 192(1): p. 175-84.
31. Guimarães, K., et al., Effects of oropharyngeal exercises on patients with moderate obstructive sleep apnea syndrome. Am J Respir Crit Care Med, 2009. 179(10): p. 962-6.
32. Sutherland, K., et al., Oral appliance treatment for obstructive sleep apnea: an update. J Clin Sleep Med, 2014. 10(2): p. 215-27.
33. Jacobowitz, O., Surgical reconstruction of the upper airway for obstructive sleep apnea. Dent Clin North Am, 2012. 56(2): p. 453-74.
34. Marcus, C.L., et al., A randomized trial of adenotonsillectomy for childhood sleep apnea. N Engl J Med, 2013. 368(25): p. 2366-76.
35. Georgalas, C., The role of the nose in snoring and obstructive sleep apnoea: an update. Eur Arch Otorhinolaryngol, 2011. 268(9): p. 1365-73.
36. Lal, C., C. Strange, D. Bachman. Neurocognitive impairment in obstructive sleep apnea. Chest, 2012. 141(6): p. 1601-10.
37. Sunderram, J., I.P. Androulakis. Molecular mechanisms of chronic intermittent hypoxia and hypertension. Crit Rev Biomed Eng, 2012. 40(4): p. 265-78.
38. Drager, L.F. et al. Obstructive sleep apnea, hypertension and their interaction on arterial stiffness and heart remodeling. Chest. 2007. 131(5): p. 1379-86.
39. Drager, L.F. et al. Chronic intermittent hypoxia induces atherosclerosis via activation of adipose angiopoietin-like 4. Am J Respir Crit Care Med; 2013. 188(2): p. 240-8.
40. Lurie, A. Hemodynamic and autonomic changes in adults with obstructive sleep apnea. Adv Cardiol, 2011. 46: p. 171-95.
41. Leung, R., T. Bradley, Sleep apnea and cardiovascular disease. Am J Respir Crit Care Med. 2001. 164(12): p. 2147-2165.
42. Somers, V.K. et al. Sympathetic-nerve activity during sleep in normal subjects. N Engl J Med, 1993. 328(5): p. 303-7.
43. Somers, V.K. et al. Sympathetic neural mechanisms in obstructive sleep apnea. J Clin Invest, 1995. 96(4): p. 1897-904.
44. Tasali, E. et al. Slow-wave sleep and the risk of type 2 diabetes in humans. Proc Natl Acad Sci. 2008. 105(3): p. 1044-9.
45. Abboud F, Kumar R. Obstructive sleep apnea and insight into mechanisms of sympathetic overactivity. J Clin Invest. 2014;124(4):1454-7.

46. Narkiewicz, K. et al. Contribution of tonic chemoreflex activation to sympathetic activity and blood pressure in patients with obstructive sleep apnea. Circulation, 1998. 97(10): p. 943-5.
47. Bradley, T.D., J.S. Floras. Sleep apnea and heart failure: Part I: obstructive sleep apnea. Circulation, 2003. 107(12): p. 1671-8.
48. Eisenberg, E., R. Zimlichman, P. Lavie. Plasma norepinephrine levels in patients with sleep apnea syndrome. N Engl J Med, 1990. 322(13): p. 932-3.
49. Grassi, G. et al. Obstructive sleep apnea-dependent and independent adrenergic activation in obesity. Hypertension, 2005. 46(2): p. 321-5.
50. Moller, D.S. et al. Abnormal vasoactive hormones and 24-hour blood pressure in obstructive sleep apnea. Am J Hypertens, 2003. 16(4): p. 274-80.
51. Goodfriend, T.L., D.A. Calhoun. Resistant hypertension, obesity, sleep apnea, and aldosterone: theory and therapy. Hypertension, 2004. 43(3): p. 518-24.
52. Svatikova A, Olson LJ, Wolk R, Phillips BG, Adachi T, Schwartz GL, Somers VK. Obstructive sleep apnea and aldosterone. Sleep. 2009 Dec;32(12):1589-92.
53. Savransky, V. et al. Dyslipidemia and atherosclerosis induced by chronic intermittent hypoxia are attenuated by deficiency of stearoyl coenzyme A desaturase. Circ Res, 2008. 103(10): p. 1173-80.
54. Drager, L.F., J. Jun., V.Y. Polotsky. Obstructive sleep apnea and dyslipidemia: implications for atherosclerosis. Curr Opin Endocrinol Diabetes Obes, 2010. 17(2): p. 161-5.
55. Jun, J. et al. Intermittent hypoxia has organ-specific effects on oxidative stress. Am J Physiol Regul Integr Comp Physiol, 2008. 295(4): p. R1274-81.
56. Lattimore, J.D. et al. Repetitive hypoxia increases lipid loading in human macrophages-a potentially atherogenic effect. Atherosclerosis, 2005. 179(2): p. 255-9.
57. Lavie, L., A. Vishnevsky, P. Lavie, Evidence for lipid peroxidation in obstructive sleep apnea. Sleep, 2004. 27(1): p. 123-8.
58. Tan, K.C. et al. HDL dysfunction in obstructive sleep apnea. Atherosclerosis, 2006. 184(2): p. 377-82.
59. Dematteis, M. et al. Intermittent hypoxia induces early functional cardiovascular remodeling in mice. Am J Respir Crit Care Med, 2008. 177(2): p. 227-35.
60. Ip, M.S. et al. Endothelial function in obstructive sleep apnea and response to treatment. Am J Respir Crit Care Med, 2004. 169(3): p. 348-53.
61. Nieto, F.J. et al. Sleep apnea and markers of vascular endothelial function in a large community sample of older adults. Am J Respir Crit Care Med, 2004. 169(3): p. 354-60.
62. Kato, M. et al. Impairment of endothelium-dependent vasodilation of resistance vessels in patients with obstructive sleep apnea. Circulation, 2000. 102(21): p. 2607-10.
63. Shamsuzzaman, A.S. et al. Elevated C-reactive protein in patients with obstructive sleep apnea. Circulation, 2002. 105(21): p. 2462-4.
64. Dyugovskaya, L., P. Lavie, L. Lavie. Increased adhesion molecules expression and production of reactive oxygen species in leukocytes of sleep apnea patients. Am J Respir Crit Care Med, 2002. 165(7): p. 934-9.
65. Ohga, E. et al. Effects of obstructive sleep apnea on circulating ICAM-1, IL-8 and MCP-1. J Appl Physiol (1985), 2003. 94(1): p. 179-84.
66. Ryan, S., C.T. Taylor, W.T. McNicholas, Selective activation of inflammatory pathways by intermittent hypoxia in obstructive sleep apnea syndrome. Circulation, 2005. 112(17): p. 2660-7.
67. Budhiraja, R., S. Parthasarathy, S.F. Quan, Endothelial dysfunction in obstructive sleep apnea. J Clin Sleep Med, 2007. 3(4): p. 409-15.
68. Jelic S, Lederer DJ, Adams T, Padeletti M, Colombo PC, Factor P, Le Jemtel TH. Endothelial repair capacity and apoptosis are inversely related in obstructive sleep apnea. Vasc Health Risk Manag. 2009;5:909-20.
69. Jelic, S. et al. Inflammation, oxidative stress and repair capacity of the vascular endothelium in obstructive sleep apnea. Circulation, 2008. 117(17): p. 2270-8.
70. Phillips, B.G. et al. Effects of obstructive sleep apnea on endothelin-1 and blood pressure. J Hypertens, 1999. 17(1): p. 61-6.
71. Ozkan, Y. et al. Circulating nitric oxide (NO), asymmetric dimethylarginine (ADMA), homocysteine and oxidative status in obstructive sleep apnea-hypopnea syndrome (OSAHS). Sleep Breath, 2008. 12(2): p. 149-54.
72. Lattimore, J.L. et al. Treatment of obstructive sleep apnoea leads to improved microvascular endothelial function in the systemic circulation. Thorax, 2006. 61(6): p. 491-5.
73. Mooe, T. et al. Sleep-disordered breathing in men with coronary artery disease. Chest, 1996. 109(3): p. 659-63.
74. Schafer H. et al. Obstructive sleep apnea as a risk marker in coronary artery disease. Cardiology 1999. 92(2): p. 79-84.
75. Weinreich G, Wessendorf TE, Erdmann T, Moebus S, Dragano N, Lehmann N, Stang A, Roggenbuck U, Bauer M, Jöckel KH, Erbel R, Teschler H, Möhlenkamp S; Heinz Nixdorf Recall (HNR) study group. Association of obstructive sleep apnoea with subclinical coronary atherosclerosis. Atherosclerosis. 2013 Dec;231(2):191-7.
76. Kylintireas I, Craig S, Nethononda R, Kohler M, Francis J, Choudhury R, Stradling J, Neubauer S. Atherosclerosis and arterial stiffness in obstructive sleep apnea--a cardiovascular magnetic resonance study. Atherosclerosis. 2012;222(2):483-9.
77. Drager, L.F. et al. Early signs of atherosclerosis in obstructive sleep apnea. Am J Respir Crit Care Med, 2005. 172(5): p. 613-8.
78. Somers, V.K. et al. Sleep apnea and cardiovascular disease: an American Heart Association/American College of Cardiology Foundation Scientific Statement from the American Heart Association Council for High Blood Pressure Research Professional Education Committee, Council on Clinical Cardiology, Stroke Council and Council on Cardiovascular Nursing. J Am Coll Cardiol, 2008. 52(8): p. 686-717.
79. Drager, L.F. et al. The effects of continuous positive airway pressure on prehypertension and masked hypertension in men with severe obstructive sleep apnea. Hypertension, 2011. 57(3): p. 549-55.
80. Drager, L.F. et al. Additive effects of obstructive sleep apnea and hypertension on early markers of carotid atherosclerosis. Hypertension, 2009. 53(1): p. 64-9.
81. Drager, L. et al. Effects of continuous positive airway pressure on early signs of atherosclerosis in obstructive sleep apnea. Am J Respir Crit Care Med, 2007. 176(7): p. 706-12.
82. Wolf, J., D. Hering, K. Narkiewicz. Non-dipping pattern of hypertension and obstructive sleep apnea syndrome. Hypertens Res, 2010. 33(9): p. 867-71.
83. Birkenhager, A.M. and A.H. van den Meiracker. Causes and consequences of a non-dipping blood pressure profile. Neth J Med, 2007. 65(4): p. 127-31.
84. Peppard, P.E. et al. Prospective study of the association between sleep-disordered breathing and hypertension. N Engl J Med, 2000. 342(19): p. 1378-84.
85. Lavie, P., P. Herer, V. Hoffstein. Obstructive sleep apnoea syndrome as a risk factor for hypertension: population study. Bmj, 2000. 320(7233): p. 479-82.
86. Nieto, F.J. et al. Association of sleep-disordered breathing, sleep apnea and hypertension in a large community-based study. Sleep Heart Health Study. Jama, 2000. 283(14): p. 1829-36.
87. Bazzano, L.A. et al. Effect of nocturnal nasal continuous positive airway pressure on blood pressure in obstructive sleep apnea. Hypertension, 2007. 50(2): p. 417-23.
88. Floras, J.S. and T.D. Bradley. Treating obstructive sleep apnea: is there more to the story than 2 millimeters of mercury? Hypertension, 2007. 50(2): p. 289-91.

89. Lozano L, Tovar JL, Sampol G, Romero O, Jurado MJ, Segarra A, Espinel E, Ríos J, Untoria MD, Lloberes P. Continuous positive airway pressure treatment in sleep apnea patients with resistant hypertension: a randomized, controlled trial. J Hypertens. 2010 Oct;28(10):2161-8.
90. Pedrosa, R.P. et al. Effects of OSA treatment on BP in patients with resistant hypertension: a randomized trial. Chest, 2013. 144(5): p. 1487-94.
91. Martinez-Garcia, M.A. et al. Effect of CPAP on blood pressure in patients with obstructive sleep apnea and resistant hypertension: the HIPARCO randomized clinical trial. Jama, 2013. 310(22): p. 2407-15.
92. Digby GC, Baranchuk A. Sleep apnea and atrial fibrillation; 2012 update. Curr Cardiol Rev. 2012 Nov;8(4):265-72.
93. Guilleminault, C., S.J. Connolly, R.A. Winkle, Cardiac arrhythmia and conduction disturbances during sleep in 400 patients with sleep apnea syndrome. Am J Cardiol, 1983. 52(5): p. 490-4.
94. Gami, A.S. et al. Association of atrial fibrillation and obstructive sleep apnea. Circulation, 2004. 110(4): p. 364-7.
95. Albuquerque FN, Calvin AD, Sert Kuniyoshi FH, Konecny T, Lopez-Jimenez F, Pressman GS, Kara T, Friedman P, Ammash N, Somers VK, Caples SM. Sleep-disordered breathing and excessive daytime sleepiness in patients with atrial fibrillation. Chest. 2012 Apr;141(4):967-73.
96. Pedrosa, R.P. et al. Obstructive sleep apnea is common and independently associated with atrial fibrillation in patients with hypertrophic cardiomyopathy. Chest, 2010. 137(5): p. 1078-84.
97. Gami, A.S. et al. Obstructive sleep apnea, obesity and the risk of incident atrial fibrillation. J Am Coll Cardiol, 2007. 49(5): p. 565-71.
98. Kanagala, R. et al. Obstructive sleep apnea and the recurrence of atrial fibrillation. Circulation, 2003. 107(20): p. 2589-94.
99. Tilkian, A.G. et al. Sleep-induced apnea syndrome. Prevalence of cardiac arrhythmias and their reversal after tracheostomy. Am J Med, 1977. 63(3): p. 348-58.
100. Arias, M.A., A.M. Sanchez. Obstructive sleep apnea and its relationship to cardiac arrhythmias. J Cardiovasc Electrophysiol, 2007. 18(9): p. 1006-14.
101. Becker, H.F. et al. Heart block in patients with sleep apnoea. Thorax, 1998. 53 Suppl 3: p. S29-32.
102. Somers, V.K. et al. Parasympathetic hyperresponsiveness and bradyarrhythmias during apnoea in hypertension. Clin Auton Res, 1992. 2(3): p. 171-6.
103. Grimm, W. et al. Electrophysiologic evaluation of sinus node function and atrioventricular conduction in patients with prolonged ventricular asystole during obstructive sleep apnoea. Am J Cardiol, 1996. 77(15): p. 1310-4.
104. Perini, R. et al. Heart rate and blood pressure time courses during prolonged dry apnoea in breath-hold divers. Eur J Appl Physiol, 2008. 104(1): p. 1-7.
105. Koehler, U. et al. Heart block in patients with obstructive sleep apnoea: pathogenetic factors and effects of treatment. Eur Respir J, 1998. 11(2): p. 434-9.
106. Zwillich, C. et al. Bradycardia during sleep apnea. Characteristics and mechanism. J Clin Invest, 1982. 69(6): p. 1286-92.
107. Koehler, U. et al. Relations among hypoxemia, sleep stage and bradyarrhythmia during obstructive sleep apnea. Am Heart J, 2000. 139(1 Pt 1): p. 142-8.
108. Leung, R.S. Sleep-disordered breathing: autonomic mechanisms and arrhythmias. Prog Cardiovasc Dis, 2009. 51(4): p. 324-38.
109. Flemons, W.W., J.E. Remmers, A.M. Gillis, Sleep apnea and cardiac arrhythmias. Is there a relationship? Am Rev Respir Dis, 1993. 148(3): p. 618-21.
110. Roche, F. et al. Relationship among the severity of sleep apnea syndrome, cardiac arrhythmias and autonomic imbalance. Pacing Clin Electrophysiol, 2003. 26(3): p. 669-77.
111. Simantirakis, E.N. et al. Severe bradyarrhythmias in patients with sleep apnoea: the effect of continuous positive airway pressure treatment: a long-term evaluation using an insertable loop recorder. Eur Heart J, 2004. 25(12): p. 1070-6.
112. Mehra, R. et al. Association of nocturnal arrhythmias with sleep-disordered breathing: The Sleep Heart Health Study. Am J Respir Crit Care Med, 2006. 173(8): p. 910-6.
113. Abe, H. et al. Efficacy of continuous positive airway pressure on arrhythmias in obstructive sleep apnea patients. Heart Vessels. 25(1): p. 63-9.
114. Garrigue, S. et al. High prevalence of sleep apnea syndrome in patients with long-term pacing: the European Multicenter Polysomnographic Study. Circulation, 2007. 115(13): p. 1703-9.
115. Marti Almor, J. et al. [Prevalence of obstructive sleep apnea syndrome in patients with sick sinus syndrome]. Rev Esp Cardiol, 2006. 59(1): p. 28-32.
116. Garrigue, S. et al. Benefit of atrial pacing in sleep apnea syndrome. N Engl J Med, 2002. 346(6): p. 404-12.
117. Luthje, L. et al. Atrial overdrive pacing in patients with sleep apnea with implanted pacemaker. Am J Respir Crit Care Med, 2005. 172(1): p. 118-22.
118. Simantirakis, E.N. et al. Atrial overdrive pacing for the obstructive sleep apnea-hypopnea syndrome. N Engl J Med, 2005. 353(24): p. 2568-77.
119. Koshino, Y. et al. Association of sleep-disordered breathing and ventricular arrhythmias in patients without heart failure. Am J Cardiol, 2008. 101(6): p. 882-6.
120. Mehra R, Stone KL, Varosy PD, Hoffman AR, Marcus GM, Blackwell T, Ibrahim OA, Salem R. Redline S. Nocturnal Arrhythmias across a spectrum of obstructive and central sleep-disordered breathing in older men: outcomes of sleep disorders in older men (MrOS sleep) study. Arch Intern Med. 2009;169(12):1147-55.
121. Ryan CM, Usui K, Floras JS, Bradley TD. Effect of continuous positive airway pressure on ventricular ectopy in heart failure patients with obstructive sleep apnoea. Thorax. 2005;60(9):781-5.
122. Craig, S. et al. Continuous positive airway pressure treatment for obstructive sleep apnoea reduces resting heart rate but does not affect dysrhythmias: a randomised controlled trial. J Sleep Res, 2009. 18(3): p. 329-36.
123. Nikolopoulou A, Kadoglou NP. Obesity and metabolic syndrome as related to cardiovascular disease. Expert Rev Cardiovasc Ther. 2012 Jul;10(7):933-9.
124. Grundy SM, Cleeman JI, Daniels SR, Donato KA, Eckel RH, Franklin BA, Gordon DJ, Krauss RM, Savage PJ, Smith SC Jr, Spertus JA, Costa F; American Heart Association; National Heart, Lung and Blood Institute. Diagnosis and management of the metabolic syndrome: an American Heart Association/National Heart, Lung and Blood Institute Scientific Statement. Circulation. 2005 Oct 25;112(17):2735-52. Epub 2005 Sep 12. Review. No abstract available. Erratum in: Circulation. 2005 Oct 25;112(17):e298. Circulation. 2005 Oct 25;112(17):e297. Ford ES, Giles WH, Dietz WH. Prevalence of the metabolic syndrome among US adults: Findings from the third National Health and Nutrition Examination Survey. JAMA. 2002;287(3):356-9
125. Drager LF, Bortolotto LA, Maki-Nunes C, Trombetta IC, Alves MJ, Fraga RF, Negrão CE, Krieger EM, Lorenzi-Filho G. The incremental role of obstructive sleep apnoea on markers of atherosclerosis in patients with metabolic syndrome. Atherosclerosis. 2010 Feb;208(2):490-5.
126. Dorkova Z, Petrasova D, Molcanyiova A, Popovnakova M, Tkacova R. Effects of continuous positive airway pressure on cardiovascular risk profile in patients with severe obstructive sleep apnea and metabolic syndrome. Chest. 2008 Oct;134(4):686-92.

127. Hoyos CM, Sullivan DR, Liu PY. Effect of CPAP on the metabolic syndrome: a randomised sham-controlled study. Thorax. 2013 Jun;68(6):588-9.
128. Marin JM, Carrizo SJ, Vicente E, Agusti AG. Long-term cardiovascular outcomes in men with obstructive sleep apnoea-hypopnoea with or without treatment with continuous positive airway pressure: an observational study. Lancet. 2005;365(9464):1046-53.
129. Yaggi HK, Concato J, Kernan WN, Lichtman JH, Brass LM, Mohsenin V. Obstructive sleep apnea as a risk factor for stroke and death. N Engl J Med. 2005 Nov 10;353(19):2034-41.
130. Campos-Rodriguez F, Martinez-Garcia MA, de la Cruz-Moron I, Almeida-Gonzalez C, Catalan-Serra P, Montserrat JM. Cardiovascular mortality in women with obstructive sleep apnea with or without continuous positive airway pressure treatment: a cohort study. Ann Intern Med. 2012;156(2):115-22.
131. Ge X, Han F, Huang Y, Zhang Y, Yang T, Bai C, Guo X. Is obstructive sleep apnea associated with cardiovascular and all-cause mortality? PLoS One. 2013;8(7):e69432.
132. Martínez-García MA, Soler-Cataluña JJ, Ejarque-Martínez L, Soriano Y, Román-Sánchez P, Illa FB, Canal JM, Durán-Cantolla J. Continuous positive airway pressure treatment reduces mortality in patients with ischemic stroke and obstructive sleep apnea: a 5-year follow-up study. Am J Respir Crit Care Med. 2009;180(1):36-41.
133. McEvoy RD, Anderson CS, Antic NA, Chen B, He Q, Heeley E, Huang S, Huang Y, Wang J, Zhong N. The sleep apnea cardiovascular endpoints (SAVE) trial: Rationale and start-up phase. J Thorac Dis. 2010;2(3):138-43.
134. Naughton MT, Lorenzi-Filho G. Sleep in heart failure. Prog Cardiovasc Dis. 2009;51(4):339-49.
135. Lorenzi-Filho G, Genta PR, Figueiredo AC, Inoue D. Cheyne-Stokes respiration in patients with congestive heart failure: causes and consequences. Clinics. 2005;60(4):333-44.
136. Silva RS, Figueiredo AC, Mady C, Lorenzi-Filho G. Breathing disorders in congestive heart failure: gender, etiology and mortality. Braz J Med Biol Res. 2008;41(3):215-22.
137. Tkacova R, Niroumand M, Lorenzi-Filho G, Bradley TD. Overnight shift from obstructive to central apneas in patients with heart failure: role of PCO2 and circulatory delay. Circulation. 2001;103(2):238-43.
138. Leite JJ, Mansur AJ, de Freitas HF, Chizola PR, Bocchi EA, Terra-Filho M, Neder JA, Lorenzi-Filho G. Periodic breathing during incremental exercise predicts mortality in patients with chronic heart failure evaluated for cardiac transplantation. J Am Coll Cardiol. 2003;41(12):2175-81.
139. Lorenzi-Filho G, Genta PR. A new straw in the genesis of Cheyne-Stokes respiration. Chest. 2008;134(1):7-9.
140. Lorenzi-Filho G, Rankin F, Bies I, Douglas Bradley T. Effects of inhaled carbon dioxide and oxygen on cheyne-stokes respiration in patients with heart failure. Am J Respir Crit Care Med. 1999;159:1490-8.
141. Lorenzi-Filho G, Azevedo ER, Parker JD, Bradley TD. Relationship of carbon dioxide tension in arterial blood to pulmonary wedge pressure in heart failure. Eur Respir J. 2002;19(1):37-40.
142. Bradley TD Lorenzi-Filho,G, Floras JS. Pathophysiological interactions between sleep apnea and the heart. In Respiratory-circulatory Interactions in Health and Disease. Scharf SM, Pinsky MR, Magder S. Marcel Dekker, Inc 2001; 577-611.
143. Solin P, Bergin P, Richardson M, Kaye DM, Walters EH, Naughton MT Influence of pulmonary capillary wedge pressure on central apnea in heart failure. Circulation 1999; 99(12):1574-9.
144. Lorenzi-Filho G, Dajani HR, Leung RS, Floras JS, Bradley TD. Entrainment of blood pressure and heart rate oscillations by periodic breathing. Am J Respir Crit Care Med. 1999;159:1147-54.
145. Leung RS, Bowman ME, Diep TM, Lorenzi-Filho G, Floras JS, Bradley TD. Influence of Cheyne-Stokes respiration on ventricular response to atrial fibrillation in heart failure. J Appl Physiol. 2005;99(5):1689-96.
146. Leung RS, Diep TM, Bowman ME, Lorenzi-Filho G, Bradley TD. Provocation of ventricular ectopy by Cheyne-Stokes respiration in patients with heart failure. Sleep. 2004;27(7):1337-43.
147. Leung RS, Floras JS, Lorenzi-Filho G, Rankin F, Picton P, Bradley TD. Influence of Cheyne-Stokes respiration on cardiovascular oscillations in heart failure. Am J Respir Crit Care Med. 2003;167(11):1534-9.
148. Sin DD, Logan AG, Fitzgerald FS, Liu PP, Bradley TD. Effects of continuous positive airway pressure on cardiovascular outcomes in heart failure patients with and without Cheyne-Stokes respiration. Circulation 2000; 102(1):61-6.
149. Bradley TD, Logan AG, Kimoff RJ, Series F, Morrison D, Ferguson K, Belenkie I, Pfeifer M, Fleetham J, Hanly P, Smilovitch M, Tomlinson G, Floras JS, CANPAP Investigators. Continuous positive airway pressure for central sleep apnea and heart failure. N Engl J Med 2005; 353(19):2025-33.
150. Arzt M, Floras JS, Logan AG, Kimoff RJ, Series F, Morrison D, Ferguson K, Belenkie I, Pfeifer M, Fleetham J, Hanly P, Smilovitch M, Ryan C, Tomlinson G, Bradley TD; CANPAP Investigators. Suppression of central sleep apnea by continuous positive airway pressure and transplant-free survival in heart failure: a post hoc analysis of the Canadian Continuous Positive Airway Pressure for Patients with Central Sleep Apnea and Heart Failure Trial (CANPAP). Circulation. 2007;115(25):3173-80.
151. Pepperell JC, Maskell NA, Jones DR, Langford-Wiley BA, Crosthwaite N, Stradling JR. A randomized controlled trial of adaptive ventilation for Cheyne-Stokes breathing in heart failure. Am J Respir Crit Care Med 2003;168(9):1109-14.
152. Oldenburg O, Schmidt A, Lamp B, Bitter T, Muntean BG, Langer C, Horstkotte D Adaptive servoventilation improves cardiac function in patients with chronic heart failure and Cheyne-Stokes respiration. Eur J Heart Fail. 2008;10(6):581-6.
153. Javaheri S, Parker TJ, Wexler L, Liming JD, Lindower P, Roselle GA. Effect of theophylline on sleep-disordered breathing in heart failure. N Engl J Med. 1996;335(8):562-7.
154. Fontana M, Emdin M, Giannoni A, Iudice G, Baruah R, Passino C. Effect of acetazolamide on chemosensitivity, Cheyne-Stokes respiration and response to effort in patients with heart failure. Am J Cardiol. 2011;107(11):1675-80.
155. Ueno LM, Drager LF, Rodrigues AC, Rondon MU, Braga AM, Mathias W Jr, Krieger EM, Barretto AC, Middlekauff HR, Lorenzi-Filho G, Negrão CE. Effects of exercise training in patients with chronic heart failure and sleep apnea. Sleep. 2009;32(5):637-47.
156. Drager LF, Polotsky VY, Lorenzi-Filho G. Obstructive sleep apnea: an emerging risk factor for atherosclerosis. Chest. 2011;140:534-42.

Poluição Ambiental e Doença Cardiovascular

48

Ubiratan de Paula Santos
Paulo Hilário Nascimento Saldiva

1. Introdução
2. Principais poluentes e fontes emissoras
   - 2.1 Fontes emissoras naturais
   - 2.2 Fontes relacionadas às atividades do homem
   - 2.3 Poluentes monitorizados
3. Porque a poluição faz mal?
4. Efeitos cardiovasculares
   - 4.1 Efeitos associados à exposição de curta duração (aguda)
     - 4.1.1 Isquemia e infarto do miocárdio
     - 4.1.2 Doença vascular cerebral (DVC)
     - 4.1.3 Trombose, coagulação e marcadores inflamatórios sanguíneos
     - 4.1.4 Alteração na variabilidade da frequência cardíaca (VFC), na pressão arterial sistêmica (PAS) e no risco de arritmia cardíaca
     - 4.1.5 Outras alterações agudas
   - 4.2 Efeitos associados à exposição de longa duração (crônica)
     - 4.2.1 Aumento de incidência e mortalidade
     - 4.2.2 Efeitos crônicos em fatores de risco cardiovascular
       - 4.2.2.1 Aterosclerose e disfunção endotelial
       - 4.2.2.2 Variabilidade da frequência cardíaca, pressão arterial e diabetes
   - 4.3 Poluição e exercícios físicos
5. Mecanismos envolvidos nos efeitos cardiovasculares
6. Populações suscetíveis
7. Poluição no interior dos domicílios (indoor)
8. Medidas para redução de riscos e de prevenção à saúde
9. Conclusões
10. Referências bibliográficas

1 INTRODUÇÃO

Embora referências sobre a poluição do ar sejam antigas, com alusão dos romanos Sêneca e Plínio ao pesado e fétido ar de Roma e os eventos de catástrofes naturais (erupções vulcânicas e incêndios) ou resultadas da formação das cidades, que concentravam a queima de biomassa para cocção e aquecimento,[1] somente a partir dos séculos XVIII e XIX, com a Revolução Industrial, esse fenômeno passou a atingir a população em grandes proporções. Três episódios bem conhecidos, caracterizados pela inversão térmica e pela formação de nuvens de poluentes, ocorridos no Vale do Meuse (Bélgica), em 1930,[2] em Donora (Pensilvânia, EUA), em 1948,[3] e em Londres, em 1952 (responsável por 12 mil mortes em excesso e aumento em 160% nas admissões hospitalares),[4] conferiram maior relevância ao tema. Desde então, passou a merecer maior atenção da sociedade e de governos, sendo promulgadas as primeiras leis e medidas normativas para o controle das emissões no ar e dos limites de concentração ambiental para diversos poluentes. A poluição do ar atingiu proporções ainda maiores quando, a partir da 2ª Guerra Mundial, houve grande expansão da indústria automobilística, em que a poluição de origem veicular passou a contribuir progressivamente com a maior fração de poluentes emitidos na maioria dos centros urbanos.

Diversos estudos realizados a partir das últimas décadas do século passado têm evidenciado, de forma consistente, a associação entre a poluição do ar e seus efeitos na saúde, com destaque para o aumento da morbimortalidade por doenças respiratórias, cardiovasculares e cânceres.

Estudos recentes[5,6] sugerem que a poluição do ar externa (*outdoor*) está entre os 10 primeiros fatores de risco para morbimortalidade. As estimativas são de que a poluição ambiental por material particulado (MP) tenha sido responsável globalmente por 3,2 milhões (cerca de 6,1% do total) de óbitos e por 76 milhões (3,1%) de anos vividos a menos ou com incapacidade (DALY, do inglês *disability adjusted life years*), em todo o mundo em 2010. Acrescenta-se a esses dados o ozônio, atribuído a cerca de 150 mil óbitos e 2,5 milhões de DALY em 2010 (Tabela 48.1). Com base nesses estudos,[5] a estimativa para o Brasil é de que a poluição do ar seja responsável por cerca de 60 mil óbitos. Na região (América Tropical) em que o Brasil está inserido no estudo, a poluição do ar ambiental ocupa o 27º lugar no *ranking* entre os 67 principais fatores de risco de doenças (medida em DALY), para o ano de 2010, contra a 8ª colocação em nível global.[5,6] Dados da Organização Mundial da Saúde (OMS) para o ano de 2012[7] atribuem 3,7 milhões de óbitos (6,7% do total global) à poluição do ar, sendo 40% por doenças cardiovasculares, 40% por doenças cerebrovasculares, 11% por doenças pulmonares obstrutivas crônicas (DPOC), 6% por câncer de pulmão e 3% por infecções do trato respiratório inferior em crianças. As mesmas estimativas sugerem que a poluição do ar seja responsável por 20% do total de óbitos por doenças cardíaca isquêmica e cerebrovascular, 16% por câncer de pulmão, 11% por DPOC e 13% por infecções respiratórias.

Acrescentam-se a essa carga os efeitos da poluição intradomiciliar pela queima de combustíveis sólidos, responsável por outros 3,5 milhões de óbitos e 111 milhões (4,5%) de DALY, em 2010, decorrentes da queima de combustíveis para aquecimento interno e para a preparação de alimentos.[5,6,8] No mundo, estima-se que 56,5% da população utilize combustíveis sólidos nos domicílios (90% na zona rural), aproximadamente 25% na América do Sul, inclusive Brasil.[8] Na região (América Tropical) em que o Brasil integra no estudo, a exposição à poluição no interior dos domicílios ocupa o 18º lugar no *ranking* entre os 67 principais fatores de risco causadores de doença, contra a 5ª colocação em nível global, em 2010.[5] A poluição *indoor* afeta sobretudo crianças, idosos e mulheres de populações pobres.[9]

Neste capítulo, são abordados apenas os impactos da poluição do ar ambiental ou *outdoor*.

2 PRINCIPAIS POLUENTES E FONTES EMISSORAS

Considera-se que o ar está poluído quando as características naturais da atmosfera são alteradas por agentes químicos, físicos ou biológicos, com origem na atividade do homem e ou em eventos naturais.[10,11] A poluição do ar é constituída por uma mistura de gases, compostos orgânicos voláteis e material particulado, cuja composição varia em função das fontes emissoras e das condições meteorológicas.

2.1 FONTES EMISSORAS NATURAIS

As principais fontes naturais têm origem nas erupções vulcânicas. Dois dos mais recentes e relevantes episódios, por exemplo, ocorreram no Chile – vulcão *Puyehue* – e na Islândia – vulcão *Eyjafjallajökull* – que impuseram limitação do tráfego aéreo e impactos nas populações.[12] São também fontes emissoras naturais de poluição atmosférica materiais biológicos ou orgânicos, como polens e esporos de plantas, tempestades de areias em grandes áreas desérticas que atingem cidades, incêndios acidentais, ação de raios que geram grandes quantidades de óxidos nitrosos (NOx) e névoas de sal dos oceanos e das algas das superfícies de oceanos e lagos, que produzem sulfeto de hidrogênio em grande quantidade.[1,10]

2.2 FONTES RELACIONADAS ÀS ATIVIDADES DO HOMEM

Até meados do século passado, predominava a poluição gerada nas fábricas e nos domicílios, pela queima de combustíveis fósseis (carvão e óleos) e de biomassa (material orgânico derivado de animais ou plantas, como lenha, carvão vegetal, cana-de-açúcar), já empregada desde antes da Revolução Industrial. Nas últimas décadas, vem crescendo a participação, nesse cenário, dos veículos automotivos, atualmente a principal fonte de poluição na maioria dos centros urbanos (Figura 48.1). Dos combustíveis habitualmente utilizados, o diesel, a gasolina, o álcool e o gás são, em ordem decrescente, os mais poluentes. O diesel, por exemplo, dá origem a uma quantidade maior de material particulado por quilômetro rodado, e o álcool a mais aldeído, um composto orgânico volátil.

A queima de combustíveis (carvão, óleo diesel, gasolina, madeira, gás) raramente é completa, produzindo monóxido de carbono e hidrocarbonetos, além de liberar, por reação com o ar e pela presença de outros contaminantes ou misturas aditivas, óxidos nitrosos, dióxido de enxofre, material particulado, metais. Por ação de raios solares sobre esses poluentes denominados primários, o ozônio é formado; já por processos físico-químicos, gases dão origem a material particulado secundário.[13]

De todos os poluentes gerados, o material particulado tem sido o mais analisado e sobre o qual existe maior número de

TABELA 48.1 Óbitos associados aos 10 principais fatores de risco e respectivas DALY – estimativas para 2010[5]

FATORES DE RISCO	ÓBITOS × 1.000	DALY × 1.000
Hipertensão arterial	9.396	173.556
Dieta insuficiente/inadequada	9.318	185.015
Tabagismo (ativo e ambiental)	6.297	156.838
Consumo de álcool	4.860	136.063
Poluição do ar intradomicílio	3.546	110.962
Poluição do ar ambiental (MP+O_3)	3.375	78.618
IMC elevado	3.371	93.609
Glicemia de jejum elevada	3.356	89.012
Inatividade ou baixa atividade física	3.183	69.318
Hipercolesterolemia	2.119	40.900

DALY: disability adjusted life years; IMC: índice de massa corpórea; MP: material particulado; O_3: ozônio.

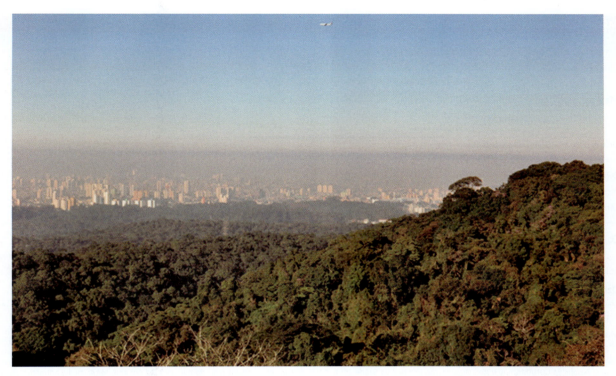

FIGURA 48.1 Cidade de São Paulo onde pode ser visualizada a presença da camada de poluente. Visão da cidade a partir da Serra da Cantareira. Foto gentilmente cedida por Francisco de Assis Honda.

estudos reconhecendo seus efeitos na saúde.[13,14] Entretanto, deve-se ter presente que mais de 90% da massa de poluentes inalados nos ambientes urbanos é formada pela mistura de poluentes na forma de gases ou vapores.[15]

No Brasil e em diversos países, tem relevância a poluição gerada pela queima de biomassa, pastos, florestas e queima em lavouras, como acontece na colheita de cana-de-açúcar, precedida de queima da palha, sendo uma importante fonte de poluentes em regiões extensas.[16,17]

2.3 POLUENTES MONITORIZADOS

Os principais poluentes monitorizados pelas agências ambientais, na maioria dos países, inclusive o Brasil (Resolução n. 3, do Conselho Nacional do Meio Ambiente – CONAMA, 1990), e preconizados pela OMS são:

- **poluentes primários:** emitidos diretamente para a atmosfera por indústrias, termoelétricas, veículos automotivos – dióxido de enxofre (**SO_2**); óxidos de nitrogênio (**NO_x**); material particulado (PTS; MP_{10}, $MP_{2,5}$, $MP_{0,1}$, que correspondem a partículas totais em suspensão e material particulado com mediana do diâmetro aerodinâmico inferior a 10, 2,5 e 0,1 micrômetros, respectivamente); monóxido de carbono (**CO**); e, em alguns países, também são monitorizados compostos orgânicos voláteis (**COV**) e metais (chumbo, mercúrio, arsênico, cádmio, cromo, níquel);

- **poluentes secundários:** a partir da reação química induzida pela oxidação fotoquímica dos compostos orgânicos voláteis (VOC), pelos radicais hidroxilas (OH⁻) e pelo dióxido de nitrogênio (NO_2), na presença de raios ultravioletas provenientes da luz solar, o ozônio (**O_3**)[18] é formado; e, por processo de nucleação e condensação de poluentes gasosos (NO_2 e SO_2), o material particulado secundário, como os sulfatos e nitratos, é originado.[13,19] Por isso, as concentrações de O_3 são mais elevadas nos dias ensolarados, nos ambientes com maiores concentrações de seus precursores emitidos por indústrias e veículos automotivos. O crescente aumento de ozônio nas cidades nos últimos anos e sua associação com efeitos cardiorrespiratórios têm sido motivos de preocupação e de maior número de estudos. Os poluentes medidos são expressos comumente em microgramas por metro cúbico de ar ($\mu g/m^3$) ou em partes por milhão (ppm) ou por bilhão (ppb) de partículas ou moléculas no ar (Tabela 48.2).

Partículas com diâmetro aerodinâmico inferior a 10 μm são classificadas como inaláveis, podendo penetrar nas vias aéreas, mas apenas as menores do que 4 μm atingem as vias aéreas inferiores (Figura 48.2). Originadas principalmente da combustão de combustíveis fósseis, as partículas finas (diâmetro < 2,5 μm) e ultrafinas ou nanopartículas (diâmetro < 0,1 μm), as mais presentes na poluição pela combustão, tendem a ser mais tóxicas do

TABELA 48.2 Principais poluentes, fontes geradoras e valores limites

POLUENTES	PRINCIPAIS FONTES GERADORAS	LIMITES DE TOLERÂNCIA – BRASIL*OMS[20]	
		Brasil	OMS
Poluentes primários			
Material particulado (MP) – $\mu g/m^3$	Emissão de veículos automotores, indústrias, queima de biomassa	MP_{10} (M24hs[1]):150 MP_{10} (MAA): 50	MP_{10} (M24hs): 50 MP_{10} (MAA): 20 $MP_{2,5}$ (M24hs): 25 $MP_{2,5}$ (MAA): 10
Dióxido de enxofre (SO_2) – $\mu g/m^3$	Indústrias, usinas termoelétricas, veículos automotores, queima de carvão e óleos	SO_2 (M24hs[1]): 365 SO_2 (MAA): 80	SO_2 (M24hs): 20 SO_2 (M10min): 500
Dióxido de nitrogênio (NO_2) – $\mu g/m^3$	Veículos automotores, usinas termoelétricas, indústrias, combustão a elevada temperaturas	NO_2 (M1h[1]): 320 NO_2 (MAA): 100	NO_2 (M24hs): 200 NO_2 (MAA): 40
Monóxido de carbono (CO) – ppm	Combustão incompleta de óleo, gás natural, gasolina, carvão mineral, queima de biomassa	CO (M1h[1]):35 ppm CO (M8hs): 8 ppm	CO (M1h): 26 ppm CO (M8hs): 8 ppm
Compostos orgânicos voláteis (COV)	Emissão veicular, vapores de hidrocarbonetos (aldeídos, cetonas)	Não estabelecido	Não estabelecido
Poluentes secundários			
Ozônio (O_3) – $\mu g/m^3$	Formado a partir da reação entre a luz solar e óxidos de nitrogênio e COV	O_3 (M1h): 160	O_3 (M8hs): 100
Material particulado (MP) – $\mu g/m^3$	Formado a partir de reações fotoquímicas envolvendo gases como o NO_2	MP_{10} (M24hs[1]):150 MP_{10} (MAA): 50	MP_{10} (M24hs): 50 MP_{10} (MAA): 20 $MP_{2,5}$ (M24hs): 25 MP2,5 (MAA): 10

Fontes: Resolução CONAMA n. 03/90;[19] Organização Mundial da Saúde 2006. * Não devem ser excedidos mais do que uma vez por ano. MAA: média aritmética anual; M: média de 24 horas[1]; ppm: parte por milhão; M1h: maior média diária de 1 hora; M8hs: maior média diária de 8 horas.

que as maiores, provavelmente por atingirem e se depositarem com mais facilidade nas áreas de trocas gasosas, terem uma relação superfície-massa muito maior, serem potencialmente mais capazes de induzir processo inflamatório e poderem se movimentar do pulmão para a corrente sanguínea sistêmica, aumentando o risco de incidência e de exacerbação de doenças cardiopulmonares.[11,21,22]

Dos poluentes citados, o MP fino e ultrafino e o O_3 são poluentes que podem persistir em suspensão por vários dias, de maneira que é comum um padrão de exposição paralelo a ambos.

3 POR QUE A POLUIÇÃO FAZ MAL?

Para produzir energia necessária ao funcionamento do nosso corpo um adulto inala, sem a realização de exercícios, cerca de 10 m³ de ar por dia, com o objetivo de captar oxigênio para a produção de energia (ATP, do inglês *adenosine triphosphate*) necessária ao funcionamento das células dos diversos órgãos e tecidos do corpo humano. Se o ar que respiramos contém poluentes gasosos e/ou material particulado com diâmetro aerodinâmico inferior a 10 μm, estes são inalados e atingem as vias aéreas onde, uma vez vencendo as defesas formadas por substâncias antioxidantes – células de defesa como macrófagos e o *clearance* mucociliar –, provocam irritação, inflamação e liberação de diversos mediadores que acabam por alterar as vias aéreas e o pulmão, estimulam receptores do sistema nervoso autônomo e liberam para a corrente sanguínea substâncias que têm efeito sistêmico, especialmente no sistema cardiovascular.[11,13,23] Boa parte desses efeitos ocorre porque o organismo humano, fruto da evolução ao longo do desenvolvimento da espécie, é pouco adaptado para se defender da ação de agentes químicos, com os quais passou a ter contato em larga escala nos últimos 300 anos, diferentemente do engenhoso mecanismo de defesa contra infecções desenvolvido ao longo de sua existência (mais de 150 mil anos, para ficar somente no ancestral mais próximo), por meio da seleção natural. É preciso lembrar que o uso de antibióticos e mesmo a vacinação em escala tiveram início nos anos 1930, com a penicilina sendo testada, entre outros, no I Ministro Britânico, durante a 2ª Guerra Mundial.

Os efeitos dos poluentes dependem de suas características físico-químicas, da concentração no ar respirado e da quantidade inalada, que tem relação com o esforço físico e o tempo que os indivíduos permanecem expostos e, no caso do material particulado, das dimensões, com a maioria dos estudos sugerindo que as partículas finas e ultrafinas são mais nocivas.[13,21] Partículas menores têm, proporcionalmente, maior número de átomos na superfície, aumentando exponencialmente quando abaixo de 30 nanômetros (nm), o que as tornam mais reativas em contato com a camada de revestimento das vias aéreas.[22,24]

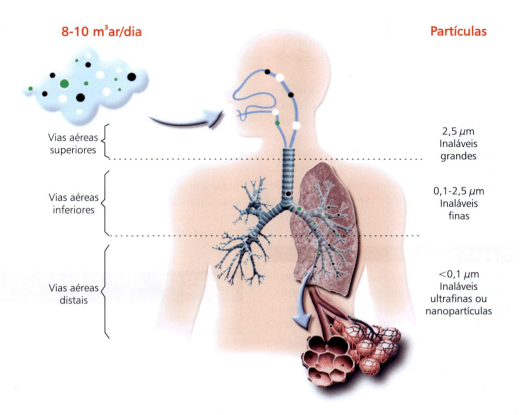

FIGURA 48.2 Material particulado – dimensões e deposição regional.

Estudos epidemiológicos[15,21] e experimentais têm avaliado os efeitos isoladamente de cada poluente, mas não tem sido possível estimar com maior precisão seu efeito combinado, de maneira a reproduzir a real situação vivida pelo homem. Acredita-se que os efeitos encontrados estejam subestimados, a exigir precaução cada vez maior e esforço na redução das emissões ambientais. Outro aspecto relevante é a constatação de que mesmo baixas concentrações de poluentes são suficientes para produzir efeito significativo. Estudos evidenciam relação exposição-resposta linear[25] entre a concentração de MP_{10} e a mortalidade cardiopulmonar, e que não há limite ambiental seguro para a exposição ao material particulado.[14,26,27]

Os efeitos da poluição do ar têm sido estimados por meio de estudos que exploram, em diferentes cidades ou áreas geográficas definidas, a variação temporal em curto espaço de tempo, horas ou dias – efeitos agudos ou por exposições em curtos períodos – e os efeitos decorrentes da exposição prolongada no tempo (anos ou décadas) – exposições ou efeitos crônicos.

Os **efeitos agudos** se manifestam em horas ou dias,[28,29] afetando principalmente indivíduos mais suscetíveis, como crianças, idosos, naqueles com doenças cardiorrespiratórias e metabólicas crônicas e com piores condições socioeconômicas.[30] São avaliados comumente por meio de estudos: de séries temporais (desfechos como a mortalidade, as admissões hospitalares e consultas de emergência); de painel, no qual são estudados determinados desfechos (sintomas, sinais e marcadores fisiológicos ou patológicos) em um grupo de indivíduos; *case-crossover* (tipo/modelo de estudo epidemiológico); ou, ainda, experimentais.

Os **efeitos crônicos**, que podem atingir toda a população, em variados graus e tipos de acometimento, em decorrência da carga de exposição, da composição dos poluentes e do polimorfismo genético, têm sido avaliados principalmente por meio dos estudos de coorte, cujos desfechos são a mortalidade, a morbidade ou as alterações em marcadores biológicos, como a função pulmonar, o desenvolvimento da aterosclerose, a incidência e a mortalidade por infarto do miocárdio e doença vascular cerebral.[27] Entre esses dois extremos, efeitos da variação diária da poluição e aqueles observados pela exposição cumulativa ao longo dos anos, alguns estudos têm feito avaliações utilizando defasagens (*lags*) intermediárias (tempo decorrido entre o momento da exposição e a ocorrência do evento estudado) de 30 a 60 dias. Outros têm captado também uma variação intermediária no tempo em decorrência de intervenções externas ou avaliado os efeitos na gestação. Pope[31] encontrou uma redução da mortalidade em 3,2% no Vale do Utah, nos EUA, após a redução na concentração de MP_{10} em 15 µg/m³, em decorrência do fechamento de uma siderúrgica durante 13 meses, por litígio trabalhista. Clancy e colaboradores,[32] em Dublin, também encontraram redução na mortalidade após a entrada em vigência de lei que baniu a queima de carvão no interior dos domicílios.

Apesar de diversos estudos demonstrarem a associação da poluição do ar com efeitos em vários tecidos, órgãos e sistema do organismo humano, como sistema nervoso central e hematológico, olhos, articulações, alterações na gestação levando ao aumento de parto prematuro e de baixo peso ao nascer, exacerbações de doenças do colágeno, de anemia falciforme, de apneia obstrutiva do sono, de diabetes melito, de Alzheimer, os efeitos mais estudados e com maior repercussão são os cardiovasculares e os respiratórios.

4 EFEITOS CARDIOVASCULARES

Embora com taxas em queda, as doenças cardiovasculares (DCV) constituem-se a primeira causa global de mortalidade.[33] Dados da OMS para 2011 estimam em 16,6 milhões o número de óbitos por DCV, 30,4% do total de óbitos global (infarto agudo do miocárdio – IAM – e acidente vascular cerebral – AVC – responderam por 13,2 milhões, 26,2% dos óbitos totais). Entre os fatores de risco para doenças e óbitos por DCV, são crescentes e consistentes as evidências da participação da poluição do ar com um importante fator associado.[13,15]

Os estudos têm revelado que a **exposição aguda à poluição do ar** está associada ao aumento do número de consultas de emergência, de admissões hospitalares e da mortalidade por DCV.[29,34] Os **efeitos da exposição crônica** têm sido relacionados ao aumento da incidência e da mortalidade por DCV – infarto do miocárdio, doença vascular cerebral, hipertensão arterial, aterosclerose.[35-37]

O fato de os estudos sobre efeitos agudos demonstrarem a existência de uma relação linear da exposição-resposta entre a concentração de MP_{10} e a mortalidade cardiopulmonar,[26,27] sugerindo não haver limite ambiental seguro para a exposição ao material particulado, implica a necessidade de políticas públicas que objetivem um progressivo controle e a redução da poluição do ar. Estudo recém-publicado adotou um valor de 8,8 μg/m³ de $MP_{2,5}$ como risco mínimo à saúde,[5] para avaliar os impactos na morbimortalidade. Vem crescendo o número de estudos que evidenciam o aumento da morbimortalidade por DCV associadas à poluição gerada pelo tráfego de veículos, com moradores de regiões próximas a vias com tráfego elevado apresentando maior risco,[38] demandando intervenções nas matrizes energéticas e nos sistemas de transportes dos países.[39,40]

A análise dos diversos estudos revela que os efeitos da poluição estão associados à concentração e ao tempo de exposição ao MP. Os estudos que avaliam as exposições agudas não conseguem captar de maneira adequada os efeitos da exposição crônica, que apresentam maior efeito cumulativo e persistente do que o encontrado nas exposições de agudas.[15,27]

4.1 EFEITOS ASSOCIADOS À EXPOSIÇÃO DE CURTA DURAÇÃO (AGUDA)

Um grande número de estudos epidemiológicos e experimentais tem evidenciado de maneira consistente os efeitos agudos da poluição do ar no sistema cardiovascular – vasoconstrição, aumento da pressão arterial, aumento da viscosidade e da coagulabilidade sanguíneas, isquemia e IAM, doença cerebrovascular, redução da variabilidade da frequência cardíaca, arritmia e elevação de marcadores inflamatórios sistêmicos (Quadro 48.1) – associados a elevações agudas (horas a dias) da poluição.[15,21,23,28,29,41-43] Tem efeito clínico relevante principalmente em idosos e indivíduos com doenças crônicas, levando a um maior número de consultas de emergência, de internações hospitalares e de óbitos.

QUADRO 48.1 Poluição do ar e efeitos cardiovasculares: evidências atuais[15,21,41,43,69]

PRINCIPAIS EFEITOS ASSOCIADOS A EXPOSIÇÕES AGUDAS (VARIAÇÃO EM HORAS OU DIAS)
Aumento de eventos e da morbidade por doenças cardiovasculares (isquemia miocárdica, arritmias, insuficiência cardíaca e doença cerebrovascular) após horas de exposição
Redução da variabilidade da frequência cardíaca associada à arritmia e morte súbita
Aumento da coagulação sanguínea
Aumento de marcadores de inflamatórios associados ao risco cardiovascular
Disfunção endotelial
Aumento da pressão arterial
Aumento do risco de trombose venosa
O aumento do risco de eventos e de mortalidade cardiovascular atinge principalmente pessoas suscetíveis (idosos, pacientes com doença coronariana prévia, diabéticos, obesos e mulheres parecem apresentar maior risco)
Parece não existir um limite seguro de exposição a MP para risco cardiovascular
PRINCIPAIS EFEITOS ASSOCIADOS À EXPOSIÇÃO CRÔNICA (VARIAÇÕES EM ANOS)
Aumento do risco da incidência e mortalidade por doenças cardiovasculares com maior magnitude que a observada nas exposições e efeitos agudos
Aumento da incidência e progressão de aterosclerose
Aumento do risco de trombose venosa profunda
Alteração do endotélio dos vasos e da coagulação
Aumento do risco de isquemia miocárdica, de insuficiência cardíaca, de hipertensão arterial e diabetes
Após poucos anos de redução dos níveis de exposição a MP, diminui o risco de mortalidade cardiovascular
Parece não existir um limite seguro de exposição a MP para risco cardiovascular

Um estudo com 112 cidades dos EUA verificou aumentos de 0,85% (IC* 95%: 0,46-1,24) na mortalidade cardiovascular, de 1,18% (IC 95%: 0,48-1,89) por infarto do miocárdio e de 1,78% (IC 95%: 0,96-2,62) por doença cerebrovascular associados à elevação de 10 µg/m^3 de MP$_{2,5}$, média de 2 dias anteriores (*lags* 1 e 2) aos eventos.[44] Outro estudo[45] encontrou elevação de 1,28% das internações por insuficiência cardíaca em associação ao aumento de 10 µg/m^3 de MP$_{2,5}$ no mesmo dia (*lag* 0).

Outros estudos também têm demonstrado efeito não apenas do material particulado. Bell e colaboradores[46] encontraram aumento de 1% nas internações associado a cada elevação de 1 ppm de monóxido de carbono, sendo os maiores valores associados à primeira hora após a elevação do poluente. Esses efeitos, embora pequenos, muito inferiores aos observados nos estudos associados aos efeitos crônicos, são consistentes, ainda que estejam, acredita-se, subestimados, provavelmente pela dificuldade de o efeito subagudo (em vários dias seguintes) da elevação da poluição em determinado dia ser captado adequadamente pelos modelos de análise utilizados.

No Brasil, estudos de séries temporais vêm apresentando resultados semelhantes, sendo observados aumentos de admissões em serviços de emergência, de internações e mortalidade por DCV.

O Estudo de Salud y Contaminación del Aire en Latinoamérica (Estudo ESCALA),[47] que envolveu algumas da principais grandes cidades da América Latina – Monterrey, Toluca e Cidade do México, no México; Rio de Janeiro, São Paulo e Porto Alegre, no Brasil; e Santiago, Concepción e Temuco, no Chile –, encontrou efeitos semelhantes aos estudos europeus e norte-americanos, observando aumentos médios nas mortalidades cardiovascular e cerebrovascular de 0,72 e 1,10%, respectivamente, associadas à elevação de 10 µg/m^3 de MP$_{10}$ e aumento de 0,23% na mortalidade cardiovascular relacionada à elevação de 10 µg/m^3 nas concentrações de ozônio. O estudo revelou variação entre as cidades, com efeitos maiores e consistentes verificados na Cidade do México, no Rio de Janeiro e em São Paulo e na população acima de 65 anos.

Em síntese, a exposição aguda está associada ao aumento de internações e consultas de emergência e, em média, a um aumento da mortalidade que varia entre 0,8 e 1,8% para cada incremento de 10 µg/m^3 na concentração de MP$_{2,5}$, no mesmo dia e em até 5 dias precedentes, sendo também observados efeitos associados aos poluentes gasosos.

4.1.1 Isquemia e infarto do miocárdio

Dezenas de estudos têm demonstrado a associação entre exposição a poluentes e risco de isquemia miocárdica. Uma análise com medidas repetidas envolvendo 48 pacientes com doença coronariana, de idade entre 43 e 75 anos, encontrou um risco aumentado de depressão significativa no segmento ST, no eletrocardiograma (ECG), associado à exposição a MP e a carbono.[48] O risco foi mais elevado no primeiro mês após a ocorrência de evento cardíaco (IAM ou síndrome coronariana aguda). Peters e colaboradores,[49] em estudo com 772 pacientes infartados, verificaram um risco 1,48 vez maior associado ao aumento de 25 µg/m^3 2 horas precedentes ao evento e 1,69 vez maior associado ao aumento de 20 µg/m^3 na concentração média de 24 horas, 1 dia antes do evento.

Estudo realizado na Alemanha, envolvendo 691 indivíduos que apresentaram infarto do miocárdio e sobreviveram por pelo menos 24 horas após o evento, encontrou uma associação 2,9 vezes maior entre o início do evento e a exposição ao tráfego de veículos, sendo o risco proporcional ao tempo de permanência no trânsito e mais elevado entre os ciclistas (OR:** 3,94), em função da maior ventilação e, consequentemente, da maior inalação de poluentes, nas mulheres (OR: 4,51) e nos indivíduos com comorbidades cardiovasculares crônicas.[50]

Poluente que vem merecendo atenção crescente, por ser o que mais tem se elevado ou que não tem sido reduzido com o maior controle de emissões (como se dá com outros poluentes gasosos), o ozônio, embora com menor magnitude do que observado no sistema respiratório, parece estar associado ao aumento do risco de IAM. Estudo realizado na região de Toulouse, França,[51] encontrou um risco elevado de 5% associado a um aumento de 5 µg/m^3 na concentração de O$_3$, efeito também observado em outras análises.[52] Entretanto, metanálise e revisão sistemática de estudos sobre poluição e IAM verificaram risco aumentado (1 a 5%) nas primeiras horas após exposição associado à exposição a MP, CO, NO$_2$, SO$_2$, não sendo observado para o ozônio.[53]

Um estudo[54] que avaliou fatores de risco para IAM, com base em dados de 36 análises consideradas bem desenhadas, realizados em diversos países, estimou a fração de infarto de miocárdio atribuída à poluição do ar entre 5 e 7%, superior à de outros fatores com maior risco, em decorrência de a poluição atmosférica afetar um maior número de indivíduos, praticamente toda a população que vive em ambientes urbanos, sem se considerar seu impacto no interior dos domicílios.

Estudo recém-publicado que avaliou os principais estudos sobre poluição e insuficiência cardíaca encontrou elevação das internações e óbitos associados a material particulado e aos poluentes gasosos, exceto para ozônio.[55] O maior efeito observado foi associado ao CO, com elevação de 3,5% (IC 95%: 2,5-4,5) para cada aumento de 1 ppm de CO, confirmando estudo anterior que avaliou e encontrou associação entre exposição a MP e internação cardiovascular por várias causas, inclusive IC.[56] O estudo[55] estimou que, para os EUA, a redução em cerca de 4 µg/m^3

---

* N. de E.: Sigla correspondente a "intervalo de confiança", um intervalo estimado de um valor estatístico. O nível de confiança, nesse caso, é de 95%.

** N. de E.: Sigla correspondente a *odds ratio*, a razão entre a chance de um evento ocorrer em um grupo e a de ocorrer em outro grupo.

de MP$_{2,5}$ preveniria a ocorrência de 8 mil internações por IC e permitiria uma economia de US$ 300 milhões.

4.1.2 Doença vascular cerebral (DVC)

Diversos estudos têm evidenciado aumento no risco de DCV associado à poluição do ar. Um deles, realizado na Coreia do Sul,[57] encontrou aumento da mortalidade por DVC associado à elevação de todos os poluentes, com maiores efeitos observados em idosos e no sexo feminino, RR:* 2 e 1,12, respectivamente, para cada aumento de 21 μg/m³ na concentração de MP$_{10}$. Suissa e colaboradores,[58] em estudo realizado na França, verificaram aumento de 12% no risco de DVC recorrente associado a uma elevação de 10 μg/m³ de O$_3$. Efeito semelhante foi descrito em estudo suíço,[59] em que indivíduos expostos a 30 μg/m³ de MP$_{2,5}$ apresentaram risco aumentado de internação por DVC, de 13%, quando comparados a expostos a concentrações inferiores a 15 μg/m³ de MP$_{2,5}$.[59] Outro estudo, com mais de 9 mil pacientes hospitalizados com DVC, encontrou risco aumentado associado à elevação de 10 μg/m³ na exposição a MP$_{2,5}$ nos indivíduos com diabetes (aumento de 10,6%) e naqueles com DVC de causa não cardioembólica (aumento de 5,5%), com comprometimento aterosclerótico de grandes vasos e oclusão de pequenos vasos de natureza isquêmica.[60] Estudo recente[61] realizado na região de Boston verificou um risco aumentado de 1,34 (IC 95%: 1,13-1,58) após 24 horas de exposição a concentrações de MP$_{2,5}$ entre 15 e 40 μg/m³ (considerada moderada) e um risco de 11% associado a cada incremento de 6,4 μg/m³ de MP$_{2,5}$.

4.1.3 Trombose, coagulação e marcadores inflamatórios sanguíneos

Diversos estudos revelam o efeito da poluição do ar na viscosidade sanguínea,[62] na elevação dos níveis de fibrinogênio[63] e no fator Von Willebrand,[64, 65] que poderiam explicar eventos tromboembólicos associados à poluição do ar. Baccarelli e colaboradores, avaliando 870 pacientes com TVP, na região da Lombardia, Itália, verificaram que os expostos a MP apresentavam encurtamento do TP e, para cada aumento de 10 g/m³ de MP$_{10}$, um risco de 70% de apresentar TVP.[66] A poluição atmosférica também tem sido associada com diversos marcadores para riscos cardiovasculares, como a elevação de proteína C-reativa, de moléculas de adesão intercelular, do hematócrito e de plaquetas, fatores reconhecidamente associados à mortalidade cardiovascular.[15,67]

Estudo controlado,[68] com 20 indivíduos com história prévia de infarto do miocárdio e estáveis, submetidos a exercício moderado, uma vez na presença de ar filtrado e outra na presença de poluído, revelou depressão de segmento ST de 8 e 22 mV/s, respectivamente, sem diferença na frequência cardíaca e com redução significativa, no grupo exposto a poluentes, do ativador tecidual de plasminogênio, achados que podem auxiliar na compreensão dos eventos cardiovasculares associados à poluição do ar.

4.1.4 Alteração na variabilidade da frequência cardíaca (VFC), na pressão arterial sistêmica (PAS) e no risco de arritmia cardíaca

Vários estudos têm mostrado, de maneira consistente, o efeito da poluição na pressão arterial, na redução da VFC e no risco de arritmia cardíaca.[15,69-71] Devlin e colaboradores,[72] em estudo experimental com idosos hígidos, verificaram redução da VFC, após 2 horas de exposição a MP$_{2,5}$, demonstrando efeito agudo da poluição no balanço autonômico. Estudo realizado em 50 controladores de tráfego hígidos, na cidade de São Paulo, revelou aumento da pressão arterial e diminuição da VFC associados à elevação de SO$_2$.[73] Folino e colaboradores,[74] estudando indivíduos com infarto de miocárdio, encontraram associação negativa entre exposição a MP e a VFC e maior risco de arritmia ventricular grave. Estudo realizado na China com 40 indivíduos idosos, cardiopatas, antes e durante os Jogos Olímpicos de 2008,[75] encontraram redução do desvio-padrão dos intervalos RR normais associados à exposição ao MP$_{2,5}$ a carbono negro e a NO$_2$, sendo os efeitos de maior magnitude nos indivíduos que apresentavam maiores valores séricos de proteína C-reativa, sugerindo o papel da inflamação sistêmica. Por sua vez, outro estudo realizado naquele país demonstrou uma melhora nos indicadores de variabilidade com a redução da exposição pelo uso de máscaras faciais.[76] Santos e colaboradores,[77] em estudo de série temporal realizado na cidade de São Paulo, Brasil, encontraram aumento do número de consultas de emergência por arritmia cardíaca de 12, 10 e 7% em associação à elevação na exposição a CO (1,5 ppm), a NO$_2$ (49,5 μg/m³) e a MP$_{10}$ (22 μg/m³). Em ampla revisão de estudos,[78] Link e Dockery sugerem consistente associação entre poluição e arritmia, recomendando que indivíduos com risco cardiovascular elevado devem evitar exposição e limitar atividades em dias com registro de elevação dos poluentes pelas agências de controle ambiental. Em estudo com pacientes que faziam uso de desfibriladores, verificou-se um aumento de 26% na ocorrência de fibrilação atrial associado a cada elevação de 6 μg/m³ de MP$_{2,5}$ 2 horas antes do evento.[79]

Estudo[80] envolvendo 343 adultos, moradores de 3 diferentes regiões da cidade de Detroit, entre 2002 e 2003, encontrou uma elevação de 8,6 mmHg na pressão sistólica associada a um aumento de 10 μg/m³ de MP$_{2,5}$. O impacto foi mais relevante entre indivíduos com menos de 55 anos e que não faziam uso de medicação para hipertensão. Os mais idosos e que faziam uso de medicação para hipertensão tiveram o efeito mitigado, reforçando a importância do controle da pressão arterial. Arbex e colaboradores,[16] em estudos realizados na cidade de Araraquara, encontraram aumentos de 11,6 e 12,5% nas admissões por hipertensão arterial associados à elevação de 10 μg/m³ na concentração de

---

* N. de E.: Sigla correspondente a *relative risk*, o quociente entre o risco no grupo com o fator de exposição ou fator de risco e o risco no grupo de referência (que não tem o fator de exposição) como índice de associação.

Partículas Totais em Suspensão (PTS). Estudo de painel realizado com 50 controladores de tráfego na cidade de São Paulo[73] encontrou efeito dos poluentes gasosos, exceto O_3, na elevação da pressão arterial. Com menor nível de evidências, também tem sido evidenciada a associação entre a exposição a MP e a ocorrência de vasoconstrição e de hipertensão arterial pulmonar.[15]

Estudos realizados no Brasil envolvendo exposição à queima de biomassa encontraram associação entre exposição a poluentes da queima da cana-de-açúcar com elevação da pressão arterial[16,17] e presença de estresse oxidativo.[17,81]

4.1.5 Outras alterações agudas

Outras alterações agudas, envolvidas na gênese dos efeitos observados, também têm sido observadas, como vasoconstrição e rigidez arterial, disfunção endotelial e estresse oxidativo. Brook e colaboradores,[82] em estudo experimental com 25 indivíduos sadios, verificaram a ocorrência de vasoconstrição significativa e aguda na artéria braquial quando expostos à inalação de $MP_{2,5}$ e O_3, em comparação à exposição a ar filtrado. Estudo com 51 indivíduos, com registros individuais da exposição a MP, verificou efeito significativo entre a exposição a MP, o aumento da FC e a redução no fluxo sanguíneo mediado por dilatação, medido por meio de pletismografia de oclusão venosa e ultrassonografia em antebraços, uma medida de disfunção endotelial.[83] Adar e colaboradores,[84] em estudo sobre aterosclerose, encontrou redução do diâmetro das artérias da retina em indivíduos idosos que moravam em ambientes com maiores níveis de poluentes.

4.2 EFEITOS ASSOCIADOS À EXPOSIÇÃO DE LONGA DURAÇÃO (CRÔNICA)

Diversos estudos[15,43,69,85] evidenciam a associação entre exposição crônica à poluição do ar e o aumento da morbidade e da mortalidade por DCV (Quadro 48.1).

4.2.1 Aumento de incidência e mortalidade

Um dos primeiros estudos longitudinais foi realizado em 6 grandes cidades dos Estados Unidos,[36] com diferentes níveis de poluição, e revelou um risco 18% (IC 95%: 6-32) maior de mortalidade por doenças cardiopulmonares entre os moradores das cidades mais poluídas em relação às menos poluídas. Estudo posterior que estendeu o acompanhamento da coorte das 6 cidades revelou um risco ainda mais elevado, de 28% (IC 95%: 13-44) para mortalidade por DCV. Esses achados foram confirmados por outros estudos, entre eles, por abrangente estudo prospectivo envolvendo mais de 500 mil adultos de 50 estados norte-americanos, que revelou um aumento de 12% (IC 95%: 8-15) na mortalidade por DCV associado à elevação em 10 $\mu g/m^3$ na concentração de material particulado ($MP_{2,5}$) e, em menor proporção, também a sulfatos e ao dióxido de enxofre,[37,86] sendo o risco maior em fumantes e ex-fumantes com relação aos não fumantes. Reavaliação mais recente do estudo de coorte anterior (American Cancer Study – ACS), feita pelo Health Effects Institute[87] para o período de 1979 a 2000, estimou um aumento no risco de 13 e de 14% para mortalidade por doenças cardiopulmonares e por doença isquêmica do coração, respectivamente, em associação à variação de 10 $\mu g/m^3$ na concentração de $MP_{2,5}$, semelhante aos achados em estudos europeus. O estudo também encontrou efeito significativo para exposição a sulfatos (SO_4) e SO_2, para as mesmas causas, e um aumento de 2% de óbitos para todas as causas e de 3% para doenças cardiopulmonares, associado ao ozônio, embora os dados sugiram que este agente parece ter efeito mais significativo na mortalidade por causas respiratórias, como sugerido no estudo de Jerret e colaboradores.[88] Na linha de diversas análises nos últimos anos sobre o impacto da poluição de origem veicular, estudo de coorte realizado na Holanda, que avaliou 120 mil indivíduos entre 1987 e 1996, encontrou risco aumentado de mortalidade cardiopulmonar associada à poluição veicular.[38] Para moradores de áreas próximas a vias de tráfego intenso (mais de 10 mil veículos por dia), encontrou-se um risco de morte por doenças cardiopulmonares de 8% associado ao fato de morarem próximos das vias de tráfego intenso e de 17% associada a elevação de 10$\mu g/m^3$ de exposição a fumaça preta nas cidades de Rotterdam, Hague e Utrecht, nos Países Baixos. Estudo realizado em uma coorte de 66 mil mulheres na pós-menopausa, seguidas por 6 anos, encontrou um risco aumentado de 24% (IC 95%: 9-41) e 76% (IC 95%: 25-147) de eventos e de mortalidade cardiovascular, respectivamente, associado à elevação de 10 $\mu g/m^3$ na concentração de $MP_{2,5}$. Na mesma análise, o risco de DVC foi de 35% (IC 95%: 8-68).[121]

Estudo posterior, com 100 mil professoras da Califórnia, Estados Unidos, encontrou risco de 19% e de 20% de óbitos para doença isquêmica cerebral e isquêmica cardíaca, respectivamente, associada a cada elevação de 10$\mu g/m^3$ de $MP_{2,5}$. Estudo recém-publicado,[35] que analisou 22 estudos de coorte europeus (European Study of Cohorts for Air Pollution Effects – ESCAPE), com mais de 350 mil participantes, seguidos em média por 14 anos, verificou um risco aumentado de óbito por DCV de 7% (IC 95%: 2-13) associado à elevação de 5 $\mu g/m^3$ de $MP_{2,5}$. Resultados semelhantes foram observados por extensa revisão de estudos longitudinais realizada por Hoek e colaboradores,[90] que encontraram um risco aumentado de 11% (IC 95%: 5- 16) para mortalidade por DCV associado à elevação de $MP_{2,5}$. Por sua vez, estudo recém-publicado,[91] com o objetivo de auxiliar na compreensão das diferenças de impacto entre as exposições a material particulado observadas entre diversos estudos, empregando dados do estudo ESCAPE, antes citado, e do projeto TRANSPHORM (Transport related Air Pollution and Health Impacts – Integrated Methodologies for Assessing Particulate Matter), avaliou o efeito de metais constituintes do material particulado (8 metais), não detectou efeito significativo na mortalidade cardiovascular associado à exposição crônica aos 8 elementos constituintes do MP.

Em síntese, a análise dos principais estudos de coorte revela de maneira consistente o risco aumentado de mortalidade cardiovascular, que variou entre 6 e 76%, associado a uma elevação na concentração crônica de MP$_{2,5}$ de 10 μg/m³, com maiores impactos no sexo feminino,[15] muito embora o maior risco entre os sexos não tenha sido observado em todos os estudos[90].

A comparação de estudos norte-americanos envolvendo tabagismo e poluição sugere um risco aumentado de DCV associado ao consumo de 1,5 cigarro/dia de 1,58 vez contra 1,28 vez[92] observado na exposição a um aumento de 10 μg/m³ na concentração de MP$_{2,5}$. Embora a fumaça do tabaco apresente maior risco, o fato de a poluição ambiental atingir mais da metade da população mundial, mesmo exibindo risco bem menor, mostra que seu impacto é bastante relevante.

4.2.2 Efeitos crônicos em fatores de risco cardiovascular

Dezenas de estudos experimentais e em humanos[21,41,90] têm confirmado o efeito da exposição crônica a poluentes em outros desfechos e marcadores de risco cardiovascular.

4.2.2.1 Aterosclerose e disfunção endotelial

Estudo realizado na Califórnia, Estados Unidos, encontrou um aumento do espessamento da média-íntima da carótida de 6% (1 a 11) associado a uma elevação de 10 μg/m³ de MP$_{2,5}$, sendo 2,5 vezes maior nos indivíduos com mais de 60 anos.[93] Em outro estudo,[94] do mesmo grupo, os autores verificaram progressão acelerada de aterosclerose, com aumento anual do espessamento da média-íntima da carótida em indivíduos que moravam a menos de 100 m de vias de grande tráfego de veículos. Estudo longitudinal,[95] envolvendo mais de 5 mil participantes de 6 estados dos EUA, sem manifestações clínicas de DCV, revelou risco aumentado de espessamento da camada média-íntima da carótida associado à exposição há mais de 20 anos a MP$_{2,5}$. O efeito da exposição crônica a MP$_{2,5}$ também foi observado em estudo longitudinal que encontrou redução de 0,3% no fluxo da artéria braquial mediado por vasodilatação – um marcador de vasodilatação dependente de óxido nítrico – associada a um aumento anual médio de 3 μg/m³.[96] Em estudo antes citado,[84] também foi encontrado efeito da exposição crônica a poluentes associado a estreitamento das artérias da retina. A relevância desses estudos é de que, além de sugerirem a ocorrência de disfunção endotelial associada a poluição, contribuem para conferir plausibilidade biológica para os efeitos no aumento da morbimortalidade cardiovascular verificado nos estudos epidemiológicos.

4.2.2.2 Variabilidade da frequência cardíaca, pressão arterial e diabetes

A exposição crônica a MP também está associada à redução da VFC[71,75,97], a aumento da pressão arterial e a aumento da incidência de diabetes tipo 2.[98] Um estudo longitudinal realizado no Canadá,[99] em ambientes com exposições relativamente baixas (concentrações inferiores a 10 μg/m³ de MP$_{2,5}$), evidenciou um risco aumentado de 50% dos óbitos por diabetes associado a uma elevação de 10 μg/m³ na exposição crônica a MP$_{2,5}$. São vários os mecanismos possivelmente implicados, entre eles os decorrentes da disfunção endotelial provocada pelos poluentes, além de estresse oxidativo e processo inflamatório sistêmico com alteração do metabolismo lipídico, levando ao aumento da resistência à insulina e à redução da captação periférica de glicose.[100] Outro estudo longitudinal realizado no Canadá, na província de Ontário,[101] ajustado para outros fatores de risco, encontrou um risco aumentado de incidência de hipertensão de 13% (IC 95%: 5-22) associado à elevação de 10 g/m³ na concentração de MP$_{2,5}$, confirmando achados de outros estudos.[102,103]

4.3 POLUIÇÃO E EXERCÍCIOS FÍSICOS

A poluição exerce efeitos agudos e crônicos nos indivíduos que realizam exercícios. Além de estar associado a um pior desempenho dos atletas, realizar exercícios em ambientes com ar poluído pode trazer consequências para a saúde em populações suscetíveis.[104]

Estudo realizado na Alemanha,[34] envolvendo 691 indivíduos que apresentaram infarto do miocárdio e sobreviveram por pelo menos 24 horas após o evento, encontrou uma associação 2,9 vezes maior entre o início do evento e a exposição ao tráfego de veículos, sendo o risco proporcional ao tempo de permanência no trânsito e mais elevado entre os ciclistas (OR: 3,94), atribuído à maior ventilação e, consequentemente, maior inalação de poluentes, as mulheres (OR: 4,51) e os indivíduos com comorbidades cardiovasculares crônicas.

Estudo *case-crossover*, realizado na Alemanha,[105] envolvendo 1.301 pacientes infartados, encontrou um risco de IAM 5 vezes maior nos indivíduos que tinham realizado exercício intenso (≥ 6 MET – equivalente metabólico) ao ar livre em relação aos que realizaram exercício com intensidade semelhante em ambientes fechados. Verificou também que os sintomas se manifestaram cerca de 2 horas após o início dos exercícios. Entre os que realizaram exercício com intensidade moderada (5 MET), não se observou risco significativamente aumentado para nenhuma das situações. Esses achados corroboram com a necessidade de recomendações para a realização de exercícios na presença de poluentes.

Durante a realização de exercícios aeróbicos, o ar inspirado penetra nas vias aéreas, preferencialmente pela boca, sendo maiores o volume/minuto e a capacidade de difusão, o que facilita a entrada de poluentes. A quantidade de partículas ultrafinas depositada no trato respiratório durante a realização de exercícios moderados é maior quanto menor o tamanho delas e chega a ser cerca de 5 vezes superior em comparação a uma situação de repouso.[106]

Recente revisão[104] dos principais estudos existentes concluiu que a exposição aguda a poluentes durante o exercício leva à redução das funções vascular e pulmonar. Estudo controlado[68] com 20 indivíduos com história prévia de infarto do miocárdio e estáveis, submetidos a exercício moderado, uma vez na presença de ar filtrado e outra na presença de poluído, revelou depressão de segmento ST de 8 e 22 mV/s, respectivamente, sem diferença na frequência cardíaca e com redução significativa, no grupo exposto a poluentes, do ativador tecidual de plasminogênio, achados que podem auxiliar na compreensão dos eventos cardiovasculares associados à poluição do ar. Alterações na função vascular,[107] da repolarização cardíaca, demonstrado pela depressão do segmento ST no ECG, em idosos ou coronariopatas[48,68] expostos a exercício na presença de ar poluído, também têm sido descritas.

Recomenda-se que indivíduos suscetíveis (pacientes com asma persistente, DPOC, cardiopatas, idosos e crianças) evitem a realização de exercícios em dias com índice de qualidade do ar inadequado, em vias com elevado tráfego de veículos ou próximo a fábricas emissoras, nos horários de pico de tráfego nas cidades e, nos dias muito secos, com umidade do ar abaixo de 30%.

No Quadro 48.1, são apresentados resumos dos efeitos agudos e crônicos das doenças cardiopulmonares associadas à poluição do ar.

5 MECANISMOS ENVOLVIDOS NOS EFEITOS CARDIOVASCULARES

Os poluentes gasosos inalados penetram nas vias aéreas pelo nariz e/ou pela boca, passam pela laringe e são distribuídos nas vias aéreas de acordo com suas solubilidades. O material particulado com diâmetro inferior a 10 μm presente no ar é inalado e depositado nas vias aéreas superiores e inferiores. As partículas menores que 4 μm atingem e se depositam com maior intensidade nas regiões bronquiolar e alveolar. O sistema respiratório, desde a mucosa nasal, os brônquios e os bronquíolos terminais, conta com um sistema de defesa formado por cílios e muco que contém substâncias antioxidantes que tentam neutralizar a ação dos agentes tóxicos. O material particulado depositado nas vias aéreas mais distais é em parte fagocitado pelos macrófagos, e estes, pelo sistema mucociliar ascendente, são expelidos ou passam para o interstício pulmonar onde, por meio dos vasos linfáticos, são levados aos linfonodos e à corrente sanguínea (Figura 48.3). Se a quantidade de poluentes for elevada e/ou persistente no tempo, ou as partículas forem muito pequenas, inferires a 100 a 200 nm (como o é boa parte das geradas pela combustão do diesel), o sistema de defesa pode ser superado, dando início ao desbalanço oxidativo, com estado de estresse oxidativo, e à inflamação pulmonar e sistêmica,[13,21,23] responsáveis pelo desencadeamento das diversas manifestações clínicas conhecidas.

As hipóteses sugeridas para explicar os efeitos cardiovasculares da poluição do ar (material particulado) envolvem três principais mecanismos implicados como eventos iniciadores, que podem agir concomitantemente e sofrer interferências de efeitos epigenéticos, são apresentadas a seguir.[11,15,21,69,102]

O **primeiro**, provavelmente o responsável pelos efeitos mais agudos (primeiras horas), estaria associado à ocorrência de

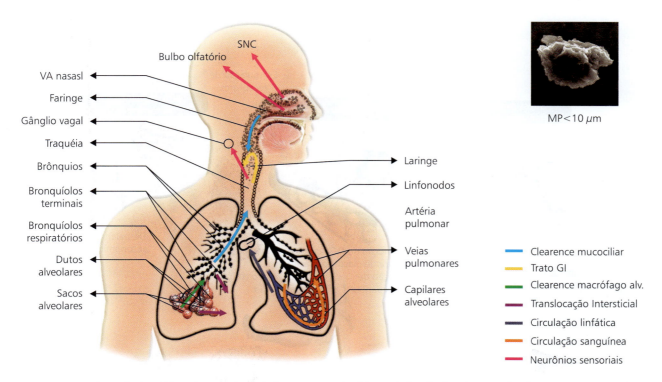

FIGURA 48.3 Mecanismos de deposição e *clearance* de partículas no trato respiratório. Partículas ultrafinas (< 0,1 μm) podem passar para a circulação. Fonte: Adaptada de Oberdorster G.[22] GI: gastrintestinal; SNC: sistema nervoso central; VA: via aérea; MP: material particulado.

estresse oxidativo pulmonar e à ativação de receptores pulmonares do sistema nervoso autonômico ao seu desequilíbrio, com redução da atividade parassimpática e aumento da simpática, contribuindo para alterar a VFC, elevar a pressão arterial, promover vasoconstrição, aumentar a instabilidade das placas ateromatosas e favorecer a incidência de arritmia cardíaca, de trombose e das isquemias cerebral e miocárdica.

O **segundo** estaria associado à indução de estresse oxidativo e inflamação pulmonar e à liberação de mediatores, também capazes de provocar estresse oxidativo e inflamatório sistêmicos responsáveis pela produção de proteínas de fase aguda, a ativação endotelial, o aumento da coagulação e de consequente risco do tromboembolismo, a ativação de miócitos e adipócitos cardíacos, o aumento da suscetibilidade miocárdica e a aceleração da aterosclerose. Esses efeitos, considerados indiretos, fornecem plausibilidade biológica para a compreensão dos efeitos, como o aumento do risco de infarto, de arritmia e de elevação da pressão arterial, observados um ou mais dias após a elevação da poluição, e os crônicos, como a progressão de aterosclerose.

O **terceiro**, considerado mecanismo por ação direta, seria desencadeado pela rápida passagem de partículas ultrafinas pelo epitélio pulmonar, atingindo a corrente sanguínea, onde desencadearia processo inflamatório sistêmico e eventos tromboembólicos. O achado, em estudos experimentais, de partículas inaladas na corrente sanguínea e de que tanto partículas inaladas como injetadas diretamente na corrente sanguínea podem induzir estresse oxidativo e processo inflamatório sistêmico corrobora o mecanismo proposto. Os efeitos diretos também ajudariam a explicar os efeitos agudos, como o aumento do infarto 1 a 2 horas após exposição (Figura 48.4).

6 POPULAÇÕES SUSCETÍVEIS

Os indivíduos apresentam diferentes suscetibilidades aos efeitos da poluição. A maioria dos estudos sugere que aspectos genéticos (história familiar de eventos cardiovasculares abaixo de 55 anos de idade), idade elevada, indivíduos com infecções respiratórias baixas, com fibrose cística, DPOC, asma, doença coronariana, cardiopatias, arritmia cardíaca, diabéticos, hipertensos, com anemia falciforme, doenças do colágeno e com imunodeficiência constituem subgrupos da população mais suscetíveis aos efeitos da poluição do que a população geral.[14,30,108] Pacientes com insuficiência cardíaca apresentam risco dobrado de internação por DPOC.[30] Também tem-se observado que

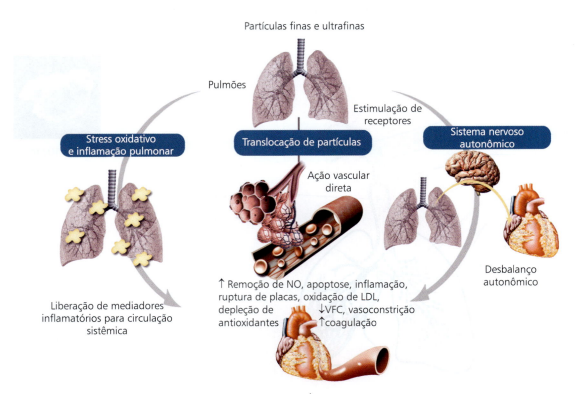

FIGURA 48.4 Principais hipóteses sobre os mecanismos envolvidos nos efeitos cardiovasculares associados à inalação de partículas. Fonte: Adaptada de imagem cedida por Ken Donaldson.[21] NO: óxido nítrico (do inglês, *nitric oxide*); VFC: variabilidade da frequência cardíaca; LDL: LDL colesterol.

populações com menor escolaridade e menores condições socioeconômicas são mais suscetíveis aos efeitos da poluição, provavelmente pela multiplicidade de riscos associados – níveis mais elevados de exposição, tabagismo, comorbidades menos bem controladas, aspectos nutricionais, falta de locais seguro para realização de exercícios –, ainda que seu mecanismo não seja bem compreendido.[14,37,43,109]

Huang e Ghio,[110] por sua vez, analisando estudos envolvendo indivíduos com concentrações controladas de poluentes, não encontraram diferenças, ou elas foram menores naqueles com comorbidades crônicas, em relação a indivíduos sadios, em contraposição aos achados dos estudos epidemiológicos que demonstram que indivíduos mais suscetíveis são mais afetados pela exposição à poluição. Fatores como o uso de medicamentos, viés de seleção, suscetibilidade genética e características da doença são sugeridos para explicar as respostas encontradas, manifestando a necessidade de maiores estudos para confirmação dos achados em populações mais suscetíveis.[43]

O clima exerce importante influência nos poluentes, seja por aumentar sua geração, permanência e deslocamento no ar, como ocorre nos dias ensolarados e secos, ou por exercer efeito direto pelo frio ou calor em indivíduos mais suscetíveis.[43,109] Estudos sugerem que temperaturas extremas ou amplitudes das variações em um mesmo dia ou dias aumentam o risco de eventos cardiovasculares,[111,112] situações que podem ocorrer em combinação com elevações da poluição, potencializando o risco em indivíduos mais suscetíveis, como sugerido em estudo realizado na China, em que a elevação da temperatura esteve associada a maior suscetibilidade a poluentes para mortalidade cardiovascular.[113] Com frequência, baixas temperaturas, também associadas à baixa umidade do ar e à elevação de poluentes, aumentam o risco de influenza,[43] doença infeciosa associada a maior risco para ocorrência de IAM.[114]

7 POLUIÇÃO NO INTERIOR DOS DOMICÍLIOS (*INDOOR*)

Atualmente, aproximadamente 50% da população mundial vive em cidades e aglomerados urbanos e está exposta a níveis progressivamente maiores de poluentes do ar. Entretanto, cerca de 57% (3,9 bilhões de pessoas), principalmente nos países em desenvolvimento,[5,115] utiliza como fonte de energia para cocção, aquecimento e iluminação combustíveis sólidos derivados de biomassa (madeira, carvão vegetal, esterco animal seco, resíduos agrícolas). O percentual de indivíduos que utiliza combustíveis sólidos varia de forma ampla entre países e mesmo entre regiões de um mesmo país. Estima-se que, na América do Sul e no Caribe, essa taxa atinja 16% da população. Na maioria dos países desenvolvidos, a taxa é menor do que 5% e, em outros, muitos populosos, ultrapassa 50%, formada principalmente por mulheres e crianças. No Brasil, além da queima de materiais orgânicos nos domicílios (lenha e carvão) em regiões mais pobres e rurais (estima-se em 36% na região rural e 6% em nível nacional), uma importante fonte de poluição ambiental de origem não urbana decorre da queima de biomassa (cana-de-açúcar, pastos e florestas) provocada pelo homem.[115-117] Estima-se que, em muitos países, as mulheres passem cerca de 60 mil horas de suas vidas cozinhando ou próximas a um fogão, com estimativa de inalação de 25 milhões de litros de ar e seus poluentes.[116] Esses combustíveis apresentam combustão incompleta e baixa efetividade e provocam uma alta concentração de poluentes nos domicílios, chegando a atingir mais de 1 mg/m^3 de MP fino, entre as centenas de poluentes gasosos, compostos orgânicos voláteis, muitos deles cancerígenos.[116,117] Os efeitos na saúde provavelmente são semelhantes aos observados na poluição ambiental de origem industrial ou veicular, mas, pelas dificuldades de realização, especialmente para registro contínuo de poluentes, os estudos são mais escassos. Como visto anteriormente, as consequências da exposição à poluição intradomiciliar, em nível global, representam 3,5 milhões de óbitos e 111 milhões (4,5%) de DALY, em 2010, decorrentes da queima de combustíveis para aquecimento interno e para a preparação de alimentos, contribuindo com 18% dos DALY para doença isquêmica do coração.[5]

8 MEDIDAS PARA REDUÇÃO DE RISCOS E PREVENÇÃO À SAÚDE

O fato de milhões de pessoas estarem expostas à poluição do ar ambiental ou externa (*outdoor*) e no interior de domicílios (*indoor*) contribui com um aumento significativo da mortalidade, atingindo a cifra de 6,8 milhões de óbitos/ano em todo o mundo.[5] Isso torna relevante a implantação de medidas para buscar reduzir a exposição aos poluentes.

Apesar de o aumento do risco cardiopulmonar decorrente da poluição ser menor do que o observado em relação a outros agentes, como o tabagismo, o fato de milhões de pessoas estarem expostas acaba por contribuir com um aumento significativo da morbidade e da mortalidade. Nesse sentido, a redução das emissões de poluentes, de eficácia comprovada em diversos estudos, é a medida mais abrangente para combater essa situação.

A proibição de propaganda, venda e distribuição de carvão mineral em Dublin, Irlanda, revelou que a redução dos níveis de poluentes do ar ocorrida naquela cidade esteve associada à diminuição em 15,5 e 10,3% na mortalidade por doenças respiratórias e cardiovasculares, respectivamente.[32] Estudo prospectivo,[118] envolvendo 51 regiões metropolitanas norte-americanas, verificou queda significativa nas concentrações de MP entre 1980 e 2000, com redução de 10 μg/m^3 de MP$_{2,5}$ associada a um aumento de 0,61 a 0,82 ano na expectativa de vida da população e que a redução da poluição do ar foi, isoladamente, responsável por 15 a 20% do aumento da expectativa de vida observado na população nos últimos 10 anos do período estudado.

O estabelecimento de limites ambientais mais rigorosos é importante. Nesse sentido, o Brasil deveria passar a adotar os valores recomendados pela OMS (Tabela 48.2), monitorizar outros poluentes, como as partículas finas ($MP_{2,5}$), e ampliar a rede de monitoramento nas cidades.

Essas medidas devem ser acompanhadas de um programa para a redução progressiva da poluição com os procedimentos, sugeridos em diversos estudos:

- melhor controle para reduzir as emissões industriais;
- estímulo aos meios de transporte coletivo e ampliação do uso de transporte ativo (bicicleta e caminhada);
- incentivo ao uso de combustíveis menos poluentes, como álcool, biodiesel e gás, e melhoria da qualidade dos combustíveis, ainda com muitas impurezas e misturas, que os tornam mais tóxicos;
- aceleração da melhoria da qualidade dos motores a combustão;
- ampliação e estímulo ao aproveitamento das energias solar e eólica, bem como da gerada pela queima industrializada da biomassa (bagaço de cana-de-açúcar e lixo);
- proibição do uso de queimadas nas colheitas de cana-de-açúcar, de pastos e florestas;
- políticas de planejamento urbano para evitar a presença de vias de grande tráfego de veículos nas proximidades de escolas e hospitais;
- não realização de exercícios (ou evitá-los) em vias de grande tráfego de veículos
- crianças, idosos e indivíduos com comorbidades devem evitar a realização de atividades físicas quando os níveis de poluentes estiverem elevados (condição inadequada, má ou péssima), passíveis de consultado nas agências de controle ambiental, onde existirem;
- apoio para tornar possível para as famílias de baixa renda banir o uso de combustíveis sólidos nos domicílios;
- melhoria das condições de segurança e áreas de lazer que permita a realização de exercícios físicos com regularidade.

Embora estudos realizados na China[76,119] tenham evidenciado o efeito do uso de máscaras na redução de marcadores de risco cardiovascular (redução da pressão arterial, melhora da variabilidade da frequência cardíaca, redução da depressão do segmento ST no ECG), seu emprego é impensável como solução coletiva. Mesmo as recomendações de evitar exercícios nos períodos de maior presença da luz solar (às 10 e 16 horas) pela maior formação de ozônio, ou de não se exercitar em regiões próximas a corredores de tráfego de veículos não são de fácil aplicação e podem desestimular a prática de exercícios, reconhecidamente associada à redução de riscos cardiovasculares, respiratórios, osteomusculares, psiquiátricos e neoplásicos.[120]

É importante reconhecer a possibilidade de a exacerbação de uma doença cardiorrespiratória estar relacionada à poluição que pode ter fonte externa ou no domicílio, possibilitando orientação preventiva, bem como sua contribuição para alertar a sociedade sobre os riscos da poluição, estimulando a adoção de medidas de controle.

9 CONCLUSÕES

A exposição à poluição do ar está associada a efeitos cardiovasculares agudos e crônicos, envolvendo diversos mecanismos (Figura 48.5). Reduzir a exposição crônica a $MP_{2,5}$, nesse sentido, contribui para o aumento da expectativa de vida populacional, restrita de meses a anos por esse fenômeno.

Diversos estudos têm sido realizados na tentativa de explicar os mecanismos envolvidos nos efeitos observados e identificar grupos suscetíveis. Estresse oxidativo, inflamação pulmonar e sistêmica, aumento da coagulação e desbalanço autonômico parecem estar implicados nos eventos observados. O fato de que os efeitos cardiovasculares são verificados mesmo em exposições a baixas concentrações de poluentes impõe a necessidade da adoção novas medidas de controle e de limites de tolerância ambiental.

Certos grupos populacionais são mais suscetíveis, como crianças, idosos e indivíduos com comorbidades cardiorrespiratórias e metabólicas, e piores condições socioeconômicas, demográficas e ambientais são fatores de risco para que o efeito da poluição seja mais relevante. Estudos prospectivos evidenciam que a redução dos níveis dos poluentes diminui o risco de mortalidade, sendo a medida de prevenção de maior impacto.

A exposição crônica a poluentes tem efeito mais expressivo do que a exposição aguda, aumentando o risco de incidência e óbitos por DCV. A realização de exercícios físicos em ambientes poluídos aumenta o risco de eventos isquêmicos do coração, em indivíduos suscetíveis.

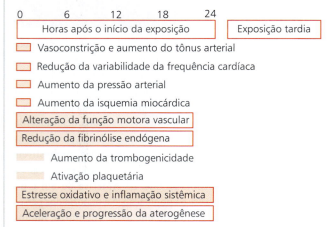

FIGURA 48.5 Efeito cardiovascular agudo da inalação de partículas vias envolvidas. Fonte: Adaptada com reprodução da imagem autorizada por Langrish e col.[41]

REFERÊNCIAS BIBLIOGRÁFICAS

1. Stanek LW, Brown JS, Stanek J, Gift J, Costa DL. Air pollution toxicology--a brief review of the role of the science in shaping the current understanding of air pollution health risks. Toxicol Sci 2011;120 Suppl 1:S8-27.
2. Nemery B, Hoet PH, Nemmar A. The Meuse Valley fog of 1930: an air pollution disaster. Lancet 2001;357:704-8.
3. Helfand WH, Lazarus J, Theerman P. Donora, Pennsylvania: an environmental disaster of the 20th century. Am J Public Health 2001;91:553.
4. Bell ML, Davis DL. Reassessment of the lethal London fog of 1952: novel indicators of acute and chronic consequences of acute exposure to air pollution. Environ Health Perspect 2001;109 Suppl 3:389-94.
5. Lim SS, Vos T, Flaxman AD, et al. A comparative risk assessment of burden of disease and injury attributable to 67 risk factors and risk factor clusters in 21 regions, 1990-2010: a systematic analysis for the Global Burden of Disease Study 2010. Lancet 2012;380:2224-60.
6. Lozano R, Naghavi M, Foreman K, et al. Global and regional mortality from 235 causes of death for 20 age groups in 1990 and 2010: a systematic analysis for the Global Burden of Disease Study 2010. Lancet 2012;380:2095-128.
7. WHO. World Health Organization. Disponível em: http://www.who.int/gho/phe/ outdoor_air_pollution/burden_text/en/.
8. Torres-Duque C, Maldonado D, Perez-Padilla R, Ezzati M, Viegi G. Biomass fuels and respiratory diseases: a review of the evidence. Proc Am Thorac Soc 2008;5:577-90.
9. Martin WJ, 2nd, Glass RI, Balbus JM, Collins FS. Public health. A major environmental cause of death. Science 2011;334:180-1.
10. Yang W, Omaye ST. Air pollutants, oxidative stress and human health. Mutat Res 2009;674:45-54.
11. Miller MR, Shaw CA, Langrish JP. From particles to patients: oxidative stress and the cardiovascular effects of air pollution. Future Cardiol 2012;8:577-602.
12. Carlsen HK, Hauksdottir A, Valdimarsdottir UA, et al. Health effects following the Eyjafjallajokull volcanic eruption: a cohort study. BMJ Open 2012;2.
13. Peters A. Ambient particulate matter and the risk for cardiovascular disease. Prog Cardiovasc Dis 2011;53:327-33.
14. WHO. Air quality guidelines for particulate matter, ozone, nitrogen dioxide and sulfur dioxide. Copenhagen: World health Organization Regional Office for Europe. 2006.
15. Brook RD, Rajagopalan S, Pope CA, 3rd, et al. Particulate matter air pollution and cardiovascular disease: An update to the scientific statement from the American Heart Association. Circulation 2010;121:2331-78.
16. Arbex MA, Saldiva PH, Pereira LA, Braga AL. Impact of outdoor biomass air pollution on hypertension hospital admissions. J Epidemiol Community Health 2010;64:573-9.
17. Barbosa CM, Terra-Filho M, de Albuquerque AL, et al. Burnt sugarcane harvesting – cardiovascular effects on a group of healthy workers, Brazil. PLoS One 2012;7:e46142.
18. Zhang R, Lei W, Tie X, Hess P. Industrial emissions cause extreme urban ozone diurnal variability. Proc Natl Acad Sci USA 2004;101:6346-50.
19. Monge ME, D'Anna B, Mazri L, et al. Light changes the atmospheric reactivity of soot. Proc Natl Acad Sci U S A 2010;107:6605-9.
20. WHO. WHO Air quality guidelines for particulate matter, ozone, nitrogen dioxide and sulfur dioxide. Global Update 2005. Summary of risk assessment, 2005.
21. Donaldson K, Duffin R, Langrish JP, et al. Nanoparticles and the cardiovascular system: a critical review. Nanomedicine (Lond) 2013;8:403-23.
22. Oberdorster G, Oberdorster E, Oberdorster J. Nanotoxicology: an emerging discipline evolving from studies of ultrafine particles. Environ Health Perspect 2005;113:823-39.
23. Nemmar A, Holme JA, Rosas I, Schwarze PE, Alfaro-Moreno E. Recent advances in particulate matter and nanoparticle toxicology: a review of the in vivo and in vitro studies. Biomed Res Int 2013;2013:279371.
24. Auffan M, Rose J, Bottero JY, Lowry GV, Jolivet JP, Wiesner MR. Towards a definition of inorganic nanoparticles from an environmental, health and safety perspective. Nat Nanotechnol 2009;4:634-41.
25. Pope III CA, Burnett R, Krewski D, et al. Cardiovascular mortality and exposure to airborne fine particulate matter and cigarette smoke: shape of the exposure-response relationship. Circulation 2009;120:941-8.
26. Daniels MJ, Dominici F, Samet JM, Zeger SL. Estimating particulate matter-mortality dose-response curves and threshold levels: an analysis of daily time-series for the 20 largest US cities. Am J Epidemiol 2000;152:397-406.
27. Pope III CA. Mortality effects of longer term exposures to fine particulate air pollution: review of recent epidemiological evidence. Inhal Toxicol 2007;19 Suppl 1:33-8.
28. Burgan O, Smargiassi A, Perron S, Kosatsky T. Cardiovascular effects of sub-daily levels of ambient fine particles: a systematic review. Environ Health 2010;9:26.
29. Franchini M, Mannucci PM. Short-term effects of air pollution on cardiovascular diseases: outcomes and mechanisms. J Thromb Haemost 2007;5:2169-74.
30. Sacks JD, Stanek LW, Luben TJ, et al. Particulate matter-induced health effects: who is susceptible? Environ Health Perspect 2011;119:446-54.
31. Pope III CA. Particulate pollution and health: a review of the Utah valley experience. J Expo Anal Environ Epidemiol 1996;6:23-34.
32. Clancy L, Goodman P, Sinclair H, Dockery DW. Effect of air-pollution control on death rates in Dublin, Ireland: an intervention study. Lancet 2002;360:1210-4.
33. Hunter DJ, Reddy KS. Noncommunicable diseases. N Engl J Med 2013;369:1336-43.
34. Peters A, von Klot S, Heier M, et al. Exposure to traffic and the onset of myocardial infarction. N Engl J Med 2004;351:1721-30.
35. Beelen R, Raaschou-Nielsen O, Stafoggia M, et al. Effects of long-term exposure to air pollution on natural-cause mortality: an analysis of 22 European cohorts within the multicentre ESCAPE project. Lancet 2014;383:785-95.
36. Dockery DW, Pope III CA, Xu X, et al. An association between air pollution and mortality in six U.S. cities. N Engl J Med 1993;329:1753-9.
37. Pope III CA, Burnett RT, Thun MJ, et al. Lung cancer, cardiopulmonary mortality, and long-term exposure to fine particulate air pollution. JAMA 2002;287:1132-41.
38. Brunekreef B, Beelen R, Hoek G, et al. Effects of long-term exposure to traffic-related air pollution on respiratory and cardiovascular mortality in the Netherlands: the NLCS-AIR study. Res Rep Health Eff Inst 2009:5-71; discussion 3-89.
39. Woodcock J, Edwards P, Tonne C, et al. Public health benefits of strategies to reduce greenhouse-gas emissions: urban land transport. Lancet 2009;374:1930-43.
40. Woodcock J, Banister D, Edwards P, Prentice AM, Roberts I. Energy and transport. Lancet 2007;370:1078-88.
41. Langrish JP, Bosson J, Unosson J, et al. Cardiovascular effects of particulate air pollution exposure: time course and underlying mechanisms. J Intern Med 2012;272:224-39.
42. Franchini M, Mannucci PM. Air pollution and cardiovascular disease. Thromb Res 2012;129:230-4.
43. Gold DR, Mittleman MA. New insights into pollution and the cardiovascular system: 2010 to 2012. Circulation 2013;127:1903-13.

44. Samoli E, Peng R, Ramsay T, et al. Acute effects of ambient particulate matter on mortality in Europe and North America: results from the APHENA study. Environ Health Perspect 2008;116:1480-6.
45. Dominici F, Peng RD, Bell ML, et al. Fine particulate air pollution and hospital admission for cardiovascular and respiratory diseases. JAMA 2006;295:1127-34.
46. Bell ML, Peng RD, Dominici F, Samet JM. Emergency hospital admissions for cardiovascular diseases and ambient levels of carbon monoxide: results for 126 United States urban counties, 1999-2005. Circulation 2009;120:949-55.
47. Romieu I, Gouveia N, Cifuentes LA, et al. Multicity study of air pollution and mortality in Latin America (the ESCALA study). Res Rep Health Eff Inst 2012:5-86.
48. Chuang KJ, Coull BA, Zanobetti A, et al. Particulate air pollution as a risk factor for ST-segment depression in patients with coronary artery disease. Circulation 2008;118:1314-20.
49. Peters A, Dockery DW, Muller JE, Mittleman MA. Increased particulate air pollution and the triggering of myocardial infarction. Circulation 2001;103:2810-5.
50. Peters A, von Klot S, Heier M, et al. Exposure to traffic and the onset of myocardial infarction. N Engl J Med 2004;351:1721-30.
51. Gryparis A, Forsberg B, Katsouyanni K, et al. Acute effects of ozone on mortality from the "air pollution and health: a European approach" project. Am J Respir Crit Care Med 2004;170:1080-7.
52. Srebot V, Gianicolo EA, Rainaldi G, Trivella MG, Sicari R. Ozone and cardiovascular injury. Cardiovasc Ultrasound 2009;7:30.
53. Mustafic H, Jabre P, Caussin C, et al. Main air pollutants and myocardial infarction: a systematic review and meta-analysis. JAMA 2012;307:713-21.
54. Nawrot TS, Perez L, Kunzli N, Munters E, Nemery B. Public health importance of triggers of myocardial infarction: a comparative risk assessment. Lancet 2011;377:732-40.
55. Shah AS, Langrish JP, Nair H, et al. Global association of air pollution and heart failure: a systematic review and meta-analysis. Lancet 2013;382:1039-48.
56. Colais P, Faustini A, Stafoggia M, et al. Particulate air pollution and hospital admissions for cardiac diseases in potentially sensitive subgroups. Epidemiology 2012;23:473-81.
57. Hong YC, Lee JT, Kim H, Ha EH, Schwartz J, Christiani DC. Effects of air pollutants on acute stroke mortality. Environ Health Perspect 2002;110:187-91.
58. Suissa L, Fortier M, Lachaud S, Staccini P, Mahagne MH. Ozone air pollution and ischaemic stroke occurrence: a case-crossover study in Nice, France. BMJ Open 2013;3:e004060.
59. Oudin A, Stromberg U, Jakobsson K, Stroh E, Bjork J. Estimation of short-term effects of air pollution on stroke hospital admissions in southern Sweden. Neuroepidemiology 2010;34:131-42.
60. O'Donnell MJ, Fang J, Mittleman MA, Kapral MK, Wellenius GA. Fine particulate air pollution (PM2.5) and the risk of acute ischemic stroke. Epidemiology 2011;22:422-31.
61. Wellenius GA, Burger MR, Coull BA, et al. Ambient air pollution and the risk of acute ischemic stroke. Arch Intern Med 2012;172:229-34.
62. Peters A, Doring A, Wichmann HE, Koenig W. Increased plasma viscosity during an air pollution episode: a link to mortality? Lancet 1997;349:1582-7.
63. Pekkanen J, Brunner EJ, Anderson HR, Tiittanen P, Atkinson RW. Daily concentrations of air pollution and plasma fibrinogen in London. Occup Environ Med 2000;57:818-22.
64. Ruckerl R, Ibald-Mulli A, Koenig W, et al. Air pollution and markers of inflammation and coagulation in patients with coronary heart disease. Am J Respir Crit Care Med 2006;173:432-41.
65. Riediker M. Cardiovascular effects of fine particulate matter components in highway patrol officers. Inhal Toxicol 2007;19 Suppl 1:99-105.
66. Baccarelli A, Martinelli I, Zanobetti A, et al. Exposure to particulate air pollution and risk of deep vein thrombosis. Arch Intern Med 2008;168:920-7.
67. Bind MA, Baccarelli A, Zanobetti A, et al. Air pollution and markers of coagulation, inflammation, and endothelial function: associations and epigene-environment interactions in an elderly cohort. Epidemiology 2012;23:332-40.
68. Mills NL, Tornqvist H, Gonzalez MC, et al. Ischemic and thrombotic effects of dilute diesel-exhaust inhalation in men with coronary heart disease. N Engl J Med 2007;357:1075-82.
69. Brook RD, Franklin B, Cascio W, et al. Air pollution and cardiovascular disease: a statement for healthcare professionals from the Expert Panel on Population and Prevention Science of the American Heart Association. Circulation 2004;109:2655-71.
70. Sun Q, Hong X, Wold LE. Cardiovascular effects of ambient particulate air pollution exposure. Circulation;121:2755-65.
71. Pieters N, Plusquin M, Cox B, Kicinski M, Vangronsveld J, Nawrot TS. An epidemiological appraisal of the association between heart rate variability and particulate air pollution: a meta-analysis. Heart 2012;98:1127-35.
72. Devlin RB, Ghio AJ, Kehrl H, Sanders G, Cascio W. Elderly humans exposed to concentrated air pollution particles have decreased heart rate variability. Eur Respir J Suppl 2003;40:76s-80s.
73. de Paula Santos U, Braga AL, Giorgi DM, et al. Effects of air pollution on blood pressure and heart rate variability: a panel study of vehicular traffic controllers in the city of Sao Paulo, Brazil. Eur Heart J 2005;26:193-200.
74. Folino AF, Scapellato ML, Canova C, et al. Individual exposure to particulate matter and the short-term arrhythmic and autonomic profiles in patients with myocardial infarction. Eur Heart J 2009;30:1614-20.
75. Huang W, Zhu T, Pan X, et al. Air pollution and autonomic and vascular dysfunction in patients with cardiovascular disease: interactions of systemic inflammation, overweight, and gender. Am J Epidemiol 2012;176:117-26.
76. Langrish JP, Mills NL, Chan JK, et al. Beneficial cardiovascular effects of reducing exposure to particulate air pollution with a simple facemask. Part Fibre Toxicol 2009;6:8.
77. Santos UP, Terra-Filho M, Lin CA, et al. Cardiac arrhythmia emergency room visits and environmental air pollution in Sao Paulo, Brazil. J Epidemiol Community Health 2008;62:267-72.
78. Link MS, Dockery DW. Air pollution and the triggering of cardiac arrhythmias. Curr Opin Cardiol 2010;25:16-22.
79. Link MS, Luttmann-Gibson H, Schwartz J, et al. Acute exposure to air pollution triggers atrial fibrillation. J Am Coll Cardiol 2013;62:816-25.
80. Dvonch JT, Kannan S, Schulz AJ, et al. Acute effects of ambient particulate matter on blood pressure: differential effects across urban communities. Hypertension 2009;53:853-9.
81. Prado GF, Zanetta DM, Arbex MA, et al. Burnt sugarcane harvesting: particulate matter exposure and the effects on lung function, oxidative stress, and urinary 1-hydroxypyrene. Sci Total Environ 2012;437:200-8.
82. Brook RD, Brook JR, Urch B, Vincent R, Rajagopalan S, Silverman F. Inhalation of fine particulate air pollution and ozone causes acute arterial vasoconstriction in healthy adults. Circulation 2002;105:1534-6.
83. Brook RD, Shin HH, Bard RL, et al. Exploration of the rapid effects of personal fine particulate matter exposure on arterial hemodynamics and vascular function during the same day. Environ Health Perspect 2011;119:688-94.
84. Adar SD, Klein R, Klein BE, et al. Air pollution and the microvasculature: a cross-sectional assessment of in vivo retinal images in the popu-

lation-based multi-ethnic study of atherosclerosis (MESA). PLoS Med 2010;7:e1000372.
85. Sun Q, Hong X, Wold LE. Cardiovascular effects of ambient particulate air pollution exposure. Circulation 2010;121:2755-65.
86. Pope III CA, Burnett RT, Thurston GD, et al. Cardiovascular mortality and long-term exposure to particulate air pollution: epidemiological evidence of general pathophysiological pathways of disease. Circulation 2004;109:71-7.
87. Krewski D, Jerrett M, Burnett RT, et al. Extended follow-up and spatial analysis of the American Cancer Society study linking particulate air pollution and mortality. Res Rep Health Eff Inst 2009:5-114; discussion 5-36.
88. Jerrett M, Burnett RT, Pope III CA, et al. Long-term ozone exposure and mortality. N Engl J Med 2009;360:1085-95.
89. Lipsett MJ, Ostro BD, Reynolds P, et al. Long-term exposure to air pollution and cardiorespiratory disease in the California teachers study cohort. Am J Respir Crit Care Med 2011;184:828-35.
90. Hoek G, Krishnan RM, Beelen R, et al. Long-term air pollution exposure and cardio-respiratory mortality: a review. Environ Health 2013;12:43.
91. Wang M, Beelen R, Stafoggia M, et al. Long-term exposure to elemental constituents of particulate matter and cardiovascular mortality in 19 European cohorts: Results from the ESCAPE and TRANSPHORM projects. Environ Int 2014;66:97-106.
92. Pope III CA, Burnett RT, Turner MC, et al. Lung cancer and cardiovascular disease mortality associated with ambient air pollution and cigarette smoke: shape of the exposure-response relationships. Environ Health Perspect 2011;119:1616-21.
93. Kunzli N, Jerrett M, Mack WJ, et al. Ambient air pollution and atherosclerosis in Los Angeles. Environ Health Perspect 2005;113:201-6.
94. Kunzli N, Jerrett M, Garcia-Esteban R, et al. Ambient air pollution and the progression of atherosclerosis in adults. PLoS One 2010;5:e9096.
95. Diez Roux AV, Auchincloss AH, Franklin TG, et al. Long-term exposure to ambient particulate matter and prevalence of subclinical atherosclerosis in the Multi-Ethnic Study of Atherosclerosis. Am J Epidemiol 2008;167:667-75.
96. Krishnan RM, Adar SD, Szpiro AA, et al. Vascular responses to long- and short-term exposure to fine particulate matter: MESA Air (Multi--Ethnic Study of Atherosclerosis and Air Pollution). J Am Coll Cardiol 2012;60:2158-66.
97. Park SK, O'Neill MS, Vokonas PS, et al. Air pollution and heart rate variability: effect modification by chronic lead exposure. Epidemiology 2008;19:111-20.
98. Coogan PF, White LF, Jerrett M, et al. Air pollution and incidence of hypertension and diabetes mellitus in black women living in Los Angeles. Circulation 2012;125:767-72.
99. Brook RD, Cakmak S, Turner MC, et al. Long-term fine particulate matter exposure and mortality from diabetes in Canada. Diabetes Care 2013;36:3313-20.
100. Rajagopalan S, Brook RD. Air pollution and type 2 diabetes: mechanistic insights. Diabetes 2012;61:3037-45.
101. Chen H BR, Kwong JC, Villeneuve PJ, Goldberg MS, Brook RD, van Donkelaar A, Jerrett M, Martin RV, Kopp A, Brook JR, Copes R. Spatial association between ambient fine particulate matter and incident hypertension. Circulation 2013.
102. Brook RD, Urch B, Dvonch JT, et al. Insights into the mechanisms and mediators of the effects of air pollution exposure on blood pressure and vascular function in healthy humans. Hypertension 2009;54:659-67.
103. Dong GH QZ, Xaverius PK, Trevathan E, Maalouf S, Parker J, Yang L, Liu MM, Wang D, Ren WH, Ma W, Wang J, Zelicoff A, Fu Q, Simckes M. Association between long-term air pollution and increased blood pressure and hypertension in China. Hypertension 2013;61:578-84.
104. Rundell KW. Effect of air pollution on athlete health and performance. Br J Sports Med 2012;46:407-12.
105. von Klot S, Mittleman MA, Dockery DW, et al. Intensity of physical exertion and triggering of myocardial infarction: a case-crossover study. Eur Heart J 2008;29:1881-8.
106. Daigle CC, Chalupa DC, Gibb FR, et al. Ultrafine particle deposition in humans during rest and exercise. Inhal Toxicol 2003;15:539-52.
107. Barath S, Mills NL, Lundback M, et al. Impaired vascular function after exposure to diesel exhaust generated at urban transient running conditions. Part Fibre Toxicol;7:19.
108. Naess Ø NP, Aamodt G, Claussen B, Rosland P. Relation between concentration of air pollution and cause-specific mortality: four-year exposures to nitrogen dioxide and particulate matter pollutants in 470 neighborhoods in Oslo, Norway. Am J Epidemiol 2007;165:435-43.
109. Gold DR, Samet JM. Air pollution, climate, and heart disease. Circulation 2013;128:e411-4.
110. Huang YC, Ghio AJ. Controlled human exposures to ambient pollutant particles in susceptible populations. Environ Health 2009;8:33.
111. Wolf K, Schneider A, Breitner S, et al. Air temperature and the occurrence of myocardial infarction in Augsburg, Germany. Circulation 2009;120:735-42.
112. Ostro BD, Roth LA, Green RS, Basu R. Estimating the mortality effect of the July 2006 California heat wave. Environ Res 2009;109:614-9.
113. Qian Z, He Q, Lin HM, et al. Part 2. Association of daily mortality with ambient air pollution, and effect modification by extremely high temperature in Wuhan, China. Res Rep Health Eff Inst 2010:91-217.
114. Warren-Gash C, Smeeth L, Hayward AC. Influenza as a trigger for acute myocardial infarction or death from cardiovascular disease: a systematic review. Lancet Infect Dis 2009;9:601-10.
115. World Health Organization. WHO: Global Health Observatory Data Repository. Statistics date. Disponível em: http://apps.who.int/ghodata/?vid=3400.
116. Kodgule R, Salvi S. Exposure to biomass smoke as a cause for airway disease in women and children. Curr Opin Allergy Clin Immunol 2012;12:82-90.
117. Naeher LP, Brauer M, Lipsett M, et al. Woodsmoke health effects: a review. Inhal Toxicol 2007;19:67-106.
118. Pope III CA, Ezzati M, Dockery DW. Fine-particulate air pollution and life expectancy in the United States. N Engl J Med 2009;360:376-86.
119. Langrish JP, Li X, Wang S, et al. Reducing personal exposure to particulate air pollution improves cardiovascular health in patients with coronary heart disease. Environ Health Perspect 2012;120:367-72.
120. Handschin C, Spiegelman BM. The role of exercise and PGC1alpha in inflammation and chronic disease. Nature 2008;454:463-9.
121. Miller KA, Siscovick DS, Sheppard L, Shepherd K, Sullivan JH, Anderson GL, Kaufman JD. Long-term exposure to air pollution and incidence of cardiovascular events in women. N Engl J Med. 2007;356(5):447-58.

SEÇÃO 8
ARRITMIA E SÍNCOPE

Coordenadores
MAURÍCIO SCANAVACCA
MARTINO MARTINELLI

Abordagem do Paciente com Arritmia 49

Francisco Darrieux
Luciana Sacilotto
Angelo de Paola

1. Introdução
2. História clínica e exame físico – o básico como sempre
   2.1 História clínica
   2.2 Exame físico
3. Exames complementares
   3.1 Eletrocardiograma
   3.2 Exames bioquímicos laboratoriais
   3.3 Monitorização eletrocardiográfica
   3.4 Teste ergométrico
   3.5 Métodos de imagem
   3.6 Teste de inclinação (*Tilt test*)
   3.7 Estudo eletrofisiológico e intervenção com cateteres
      3.7.1 Informações básicas
      3.7.2 Investigação de síncope
      3.7.3 Investigação de palpitações
4. Considerações na abordagem de arritmias genéticas
   4.1 Testes provocativos
      4.1.1 Teste ergométrico em arritmias genéticas
      4.1.2 Testes farmacológicos em arritmias genéticas
   4.2 Testes genéticos
5. Conclusões
6. Referências bibliográficas

1 INTRODUÇÃO

As arritmias cardíacas ocorrem por alterações na formação e/ou condução do estímulo cardíaco, em que são englobados vários tipos de distúrbios elétricos, de origem primária ou secundária, que podem ocasionar sintomas ou ter apresentação clínica assintomática. É de fundamental importância o reconhecimento dessas arritmias, pois podem ou não ser necessários tratamentos específicos, como fármacos antiarrítmicos, intervenção por cateter ou implante de dispositivos eletrônicos, como marca-passos e desfibriladores. Cabe ao médico com experiência em arritmias cardíacas uma abordagem dirigida aos aspectos mais específicos da anamnese, da história familiar, dos fatores de risco cardiovascular, que somados ao meticuloso exame clínico, possam definir as estratégias para a escolha dos métodos de investigação complementar e, finalmente, estratificar os riscos e promover intervenções terapêuticas.

Neste capítulo serão abordados os aspectos mais relevantes, à luz dos conhecimentos atuais, para a abordagem dos pacientes com arritmias cardíacas.

2 HISTÓRIA CLÍNICA E EXAME FÍSICO – O BÁSICO COMO SEMPRE

2.1 HISTÓRIA CLÍNICA

A história clínica de um paciente com arritmia cardíaca apresenta algumas questões peculiares. O médico precisa sempre ter em mente que a sua função principal é a de definir o real risco cardiovascular ou de apenas tranquilizar o paciente, sem necessidade de intervenção. Nesse contexto, é fundamental definir se a arritmia é de origem primária (p. ex.: síndrome de Wolff-Parkinson-White, taquicardia por reentrada nodal, taquicardia ventricular idiopática) ou de causa secundária. Entre as causas secundárias, é importante afastar a concomitância de uma doença cardiovascular pré-existente, como uma síncope em um paciente com estenose aórtica severa de indicação cirúrgica ou uma taquicardia ventricular (TV) em portador de miocardiopatia por doença de Chagas. A primeira etapa da história clínica deve focar aspectos relacionados aos sintomas. Nesse contexto, não é incomum o fato de muitos pacientes com arritmias cardíacas serem assintomáticos.[1-3] Muitos pacientes procuram o consultório médico por constatação assintomática de uma arritmia que precisa ser investigada. Desde uma queixa que o paciente pode referir porque percebeu alteração nos batimentos cardíacos, à checagem do pulso, alteração da frequência cardíaca no frequencímetro durante uma atividade física, ou simples constatação em um *check-up* médico periódico no seu ambiente de trabalho. O paciente pode referir "falha" nos batimentos do coração, que podem, por exemplo, representar extrassístoles que não geram pulso, razão que pode gerar ansiedade, cabendo ao médico esclarecer o prognóstico desse "achado", que pode ser benigno ou, então, ser um indício de cardiopatia estrutural (p. ex.: cicatriz de miocardite, cardiomiopatia arritmogênica do VD, anomalia de coronária etc.) ou ser manifestação de uma canalopatia específica. O mesmo pode ocorrer em pacientes com fibrilação atrial assintomática, considerada, hoje, uma arritmia de proporções endêmicas, porém com maior risco de eventos cardiovasculares, como insuficiência cardíaca e fenômenos tromboembólicos. Portanto, o achado de uma arritmia assintomática não necessariamente prediz um bom prognóstico ou isenta o paciente de algum tratamento específico.

Por outro lado, a presença de sintomas na história clínica pode fornecer pistas para o diagnóstico de algumas arritmias cardíacas. Um dos sintomas mais comuns é a palpitação,[4-5] que são referidas como sensações de batimentos rápidos e/ou irregulares. Essas palpitações podem ser descritas como "desconforto no peito", "sensação de que o coração pula", "disparos", "falhas" ou "socos no peito", "nó na garganta" etc. Muitos pacientes são extremamente sensíveis e percebem com facilidade esses sintomas, ao passo que outros não possuem sintomas bem definidos, especialmente quando os batimentos são rajadas muito rápidas de taquicardias não sustentadas e de muito curta duração.

As palpitações são quase sempre causadas por arritmias cardíacas ou por ansiedade.[6-7] De dado relevante, estima-se que muitos pacientes com arritmias cardíacas não se queixam de modo específico dessas palpitações. Contudo, quaisquer arritmias, incluindo a taquicardia sinusal, fibrilação atrial, extrassístoles ventriculares (EV) ou TV, podem causar palpitações. As palpitações são consideradas mais preocupantes quando associadas à pré-síncope, sudorese profusa ou síncope. Os pacientes também podem se queixar de palpitações mesmo na ausência de arritmias cardíacas, como nas desordens do pânico, transtornos afetivos, hipertireoidismo, disautonomias, pericardite, hipoglicemia e insuficiência cardíaca.

Seguramente as extrassístoles (atriais ou ventriculares) são a causa mais frequente de palpitações, em geral bem toleradas.[6,8-9] Entretanto, se essas mesmas extrassístoles são frequentes ou, se particularmente estiverem associadas à taquicardias sustentadas, podem ocorrer sintomas mais expressivos, como tonturas, pré-síncope, síncope, dor precordial, fadiga ou dispneia.

Na história clínica, é importante perguntar se o paciente sente as palpitações rítmicas ou arrítmicas, se teve boa tolerância a elas e se tem ou não o sinal de *frog*. Alguns protótipos de sintomas de palpitações são de conhecimento histórico, como:

1. Palpitações taquicárdicas regulares, *frog* positivo (percepção de batimentos rápidos na região cervical), especialmente no sexo feminino, em torno das 3ª e 3ª décadas de vida, sugerem taquicardia por reentrada nodal.
2. Palpitações rítmicas em indivíduos jovens aparentemente saudáveis, em região precordial, com dor precordial, sugerem presença de via anômala (como na síndrome de Wolff-Parkinson-White).
3. Palpitações arrítmicas, com "sensação de peso ou coração balançando", em homem obeso, hipertenso, etilista, com suspeita de apneia do sono, sugerem fibrilação atrial paroxística.
4. Palpitações tipo *frog* em idoso com tonturas, pré-síncope, bradicardia (p. ex.: 40 bpm) e dispneia aos mínimos esforços podem sugerir bloqueio atrioventricular (BAV) avançado.
5. Palpitações tipo "falhas" ou "socos no peito" já são altamente sugestivas de extrassístoles. A Tabela 49.1 elenca os principais diagnósticos diferenciais das palpitações.

Também durante a história clínica, os modos de início e de término da palpitação taquicárdica podem auxiliar no mecanismo envolvido na causa da arritmia.[10] Quando o paciente refere um início gradual e um término também gradual da palpitação taquicárdica, essa informação sugere uma arritmia por automatismo, como a taquicardia sinusal. Por outro lado, uma arritmia com início e término abruptos, sugere uma arritmia por mecanismo de reentrada, como a taquicardia por reentrada nodal. Se esta mesma taquicardia foi interrompida por alguma manobra de Valsalva ou compressão do seio carotídeo, isso sugere a participação do nó atrioventricular no circuito e, portanto, pode indicar uma taquicardia por reentrada atrioventricular (via acessória), taquicardia por reentrada nodal ou taquicardia por reentrada sinusal.

É importante frisar que pacientes com taquicardia ventricular, principalmente os mais jovens e sem cardiopatia estrutural aparente, podem ser completamente assintomáticos ou muito pouco sintomáticos. A falta de sintomas significativos não deve excluir o diagnóstico de taquicardia ventricular. Já os pacientes com bradiarritmias possuem sua própria sintomatologia, que quase sempre incluirá sintomas relacionados à incompetência cronotrópica, como cansaço, fadiga, "angústia no peito", dispneia aos esforços, além de tonturas, síncope e pré-síncope. Em nosso meio, em virtude da alta prevalência, deve-se averiguar a história epidemiológica dirigida para a doença de Chagas, causa frequente tanto de bradicardias como de taquicardias.[11]

Outro sintoma fundamental a ser investigado na abordagem da história clínica desses pacientes é a presença de síncope (capítulo 57). Quando presente, a história detalhada da síncope pode auxiliar muito no diagnóstico etiológico. O entendimento das circunstâncias de ocorrência da síncope, dos antecedentes mórbidos pessoais e da história familiar e o exame clínico meticuloso, incluindo a aferição da pressão arterial nas posições supina e ortostática (após 3 minutos), são medidas simples e de grande auxílio no diagnóstico.[12] De modo geral, quando a síncope é causada por uma arritmia cardíaca, costuma ser muito rápida e sem pródromos aparentes, tipo "desliga-liga" e não é seguida por estado confusional pós-ictal. Pode vir acompanhada de trauma físico, principalmente se o indivíduo não conseguiu ter a percepção prévia das palpitações. Quando desencadeada pelo esforço e acompanhada de crises convulsivas ou abalos epileptiformes, a síncope pode denotar arritmias mais sérias, como as secundárias às arritmias de origem genética, como a síndrome do QT longo e a TV polimórfica catecolaminérgica. Já a síncope de origem vasovagal ocorre de modo mais lento, com pródromos (náuseas, bocejos, sudorese, sensação de "desfalecimento" etc.) secundários à hiper-reatividade autonômica. Na recuperação, o indivíduo costuma acordar lentamente, fica pálido e com aspecto fadigado. As causas mais comuns de síncope estão listadas no capítulo "Síncope e Hipotensão".

Outro aspecto na história clínica é a análise dos fatores precipitantes da arritmia cardíaca. O médico deve perguntar sobre fármacos potencialmente capazes de causar efeitos cardioativos, como broncodilatadores orais e inalatórios, anti-histamínicos, descongestionantes nasais, abuso de álcool, café, drogas ilícitas, medicamentos para emagrecer ou para ganho de massa muscular. Em alguns pacientes, os sintomas podem ser precipitados ou exacerbados por certas atividades ou períodos do dia. De modo interessante, alguns pacientes com arritmias atriais podem predizer o início dos sintomas logo após uma desordem gastrintestinal, como os associados à doença do refluxo gastresofágico.[13] Já em pacientes com síndrome do QT longo congênito (SQTLc) tipo 1 ou 2, ou TV polimórfica catecolaminérgica, os sintomas podem ser provocados após emoções ou esforços físicos. Muitos pacientes com extrassístoles monomórficas do trato de saída do ventrículo direito costumam ter sua arritmia suprimida no esforço físico, mas podem relatar os sintomas mais frequentemente nos períodos de recuperação e vigília em repouso (como no período vespertino). Sintomas durante o sono podem estar ligados à apneia obstrutiva do sono, fibrilação atrial com predomínio vagal ou algumas canalopatias (p. ex.: síndrome de Brugada, SQTLc tipo 3).

2.2 EXAME FÍSICO

O exame físico detalhado oferece a grande oportunidade de já diagnosticar a presença de cardiopatia estrutural ou de identificar sinais clínicos de doenças associadas às arritmias, como hipertireoidismo, doenças neuromusculares, doença de Parkinson, obesidade e estigmas de doenças genéticas. Novamente é importante frisar que um exame físico normal não descarta a presença de arritmias cardíacas, incluindo taquicardias ventriculares em jovens aparentemente saudáveis. Algumas arritmias são mais prevalentes no sexo masculino, como a síndrome de Brugada e a de Wolff-Parkinson-White, ao passo que outras são mais prevalentes no sexo feminino, como a taquicardia por reentrada nodal e as extrassístoles idiopáticas de via de saída do ventrículo direito. Durante o exame clínico, pode-se eventualmente ter a oportunidade do paciente referir o sintoma e o médico auscultar o precórdio ou palpar um pulso irregular, e ser percebida a extrassístole, podendo, então, estabelecer a origem dos sintomas. Já a mesma situação em que o paciente refere o sintoma e o médico não observa nenhuma alteração, pode sugerir quadro de ansiedade associada. A presença de onda A em canhão, de frequência irregular, em um paciente idoso com bradicardia e sintomas de pré-síncope, é altamente sugestiva de dissociação atrioventricular por BAV total.

Outras questões no exame físico a serem avaliadas são a palpação e ausculta dos pulsos carotídeos, a mensuração da pressão arterial em pelo menos duas posições distintas, a procura por sopros cardíacos e de estigmas da pele e fâneros. Em pacientes idosos, com história de síncope, deve ser checada a presença de sopros carotídeos (que denotam doença cerebrovascular) e

TABELA 49.1 Diagnóstico diferencial das palpitações. As categorias de palpitações não estão listadas na ordem de frequência

ARRITMIAS	AGENTES EXTERNOS

• TSV
  ▫ Taquicardia por reentrada nodal
  ▫ Taquicardia sinusal
  ▫ Taquicardia atrial
  ▫ Fibrilação atrial/*flutter*
• Síndrome de Wolff-Parkinson-White
• Extrassístoles ventriculares e supraventriculares
• Taquicardias ventriculares idiopáticas
• Taquicardias ventriculares cicatriciais (ex. p.: pós-IAM, miocardiopatia por Chagas, DAVD)
• Canalopatias
  ▫ Síndrome do QT longo
  ▫ Síndrome de Brugada
  ▫ TV catecolaminérgica
• BAV avançado
• Disfunção do nó sinusal
  ▫ Síndrome Braditaqui
	• Álcool
	• Cafeína
	• Efeito colateral de fármacos ou factícia (p. ex.: descongestionantes nasais, beta-agonistas, teofilina)
	• Dependência de drogas (p. ex.: cocaína)
	• Tabaco

CAUSAS PSIQUIÁTRICAS	**CAUSAS CARDÍACAS NÃO ARRÍTMICAS**
• Transtornos de ansiedade • Síndrome do pânico • Transtorno de humor • Surtos psicóticos • Psicopatia/transtornos do caráter	• Cardiopatias congênitas • Miocardiopatias • Prolapso valvarmitral • Pericardite • Doenças valvares • Taquicardias mediadas por MP*
	CAUSAS EXTRACARDÍACAS
	• Anemia • Febre • Hipertireoidismo • Hipoglicemia • Hipovolemia • Feocromocitoma • Doença pulmonar • Disautonomias

* MP: marca-passo; TSV: taquicardia supraventricular; BAV: bloqueio atrioventricular; IAM: infarto agudo do miocárdio; DAVD: displasia arritmogênica do ventrículo direito.

hipersensibilidade às manobras simples de compressão.[12] Uma massagem compressiva suave por cerca de 5 segundos ou menos é, algumas vezes, o gatilho necessário para causar períodos significativos de parada sinusal ou BAV em indivíduos susceptíveis.[14] As valvopatias, especialmente as de origem reumática ou degenerativa podem ser constatadas à meticulosa ausculta cardíaca. Nesses pacientes, as arritmias mais comuns são as atriais e as EV polimórficas. Já pacientes com arritmias e doenças genéticas podem ter seu diagnóstico suspeitado ao exame físico, como os portadores de síndrome de Marfan, cardiomiopatia arritmogênica do ventrículo direito (CAVD) com alterações cutâneas (doença de Naxos), distrofias musculares e ataxias neurológicas, como distrofia miotônica de Steinert e ataxia de Friedreich.

3 EXAMES COMPLEMENTARES

Os exames complementares em arritmia são solicitados e realizados a partir da suspeição clínica para definição diagnóstica e proposta terapêutica.

3.1 ELETROCARDIOGRAMA

Desde a sua invenção por Einthoven no começo do século XX (1906)[15] até hoje, o eletrocardiograma (ECG) é a ferramenta mais básica e necessária para a complementação do diagnóstico. Daquele período ao atual foram muitas as mudanças tecnológicas, felizmente com mais conforto para o paciente e praticidade para o médico. Como é um procedimento rápido e de fácil execução, está sempre presente nas principais clínicas de atendimento ambulatorial e nos serviços de emergência. Um paciente com história de arritmia cardíaca não necessariamente terá um ECG anormal. Pelo contrário, pelo fato de o ECG ser um exame muito pontual, a chance de flagrar o evento em consulta de rotina é muito baixa. Entretanto, em um ECG de repouso, devemos procurar sinais de sobrecarga atrial ou ritmos ectópicos atriais (sugerindo vulnerabilidade às taquiarritmias atriais), padrões bizarros de complexos QRS (como na síndrome de WPW, Figura 49.1), alterações na despolarização (como a onda épsilon na CAVD, Figura 49.2, e o padrão de barbatana dorsal de golfinho nas precordiais direitas na síndrome de Brugada) e na repolarização (intervalo QT longo, alterações de repolarização). Já o ECG da crise de taquicardia é muito útil, auxiliando no diagnóstico e conduta, como frente a uma taquicardia por reentrada nodal (com os clássicos pseudo-r' em V1 e pseudo-ondas S nas derivações inferiores – Figura 49.3), em que o paciente já pode ser medicado e encaminhado para a ablação com radiofrequência. No caso das EV monomórficas, é sempre recomendável o ECG nas 12 derivações, o que pode auxiliar na localização do foco ectópico, como acontece nas EV do trato de saída do VD (Figura 49.4), com padrão de bloqueio de ramo esquerdo (BRE), eixo superior (positivas nas derivações DII, DIII e aVF) e transição tardia (onda R mais ampla a partir de V4).

As taquicardias sustentadas de RR regular e QRS largo (> 120ms) podem representar um importante desafio diagnóstico, pois incluem as taquicardias supraventriculares (TSV) com aberrância de condução ou pré-excitada, TV e condução pelo marca-passo. A TV responde por 80% das taquiarritmias de QRS largo, seguida pela TSV com aberrância de condução em 10 a 15% e taquicardia pré-excitada < 5%.[10]

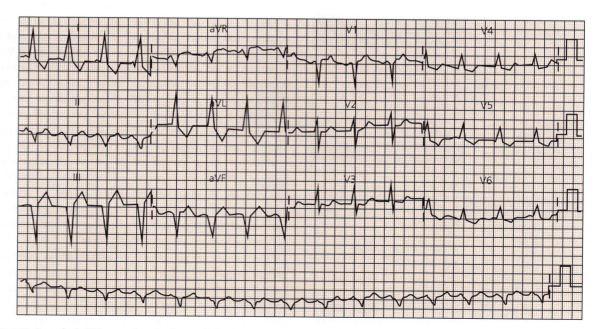

FIGURA 49.1 Exemplo de ECG com pré-excitação ventricular: PR curto; presença de onda delta (seta); alargamento do QRS; e alteração da repolarização.

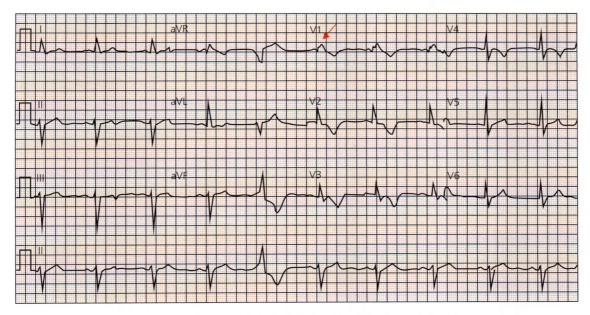

FIGURA 49.2 Exemplo de onda épsilon na seta vermelha, característica de displasia arritmogênica do ventrículo direito.

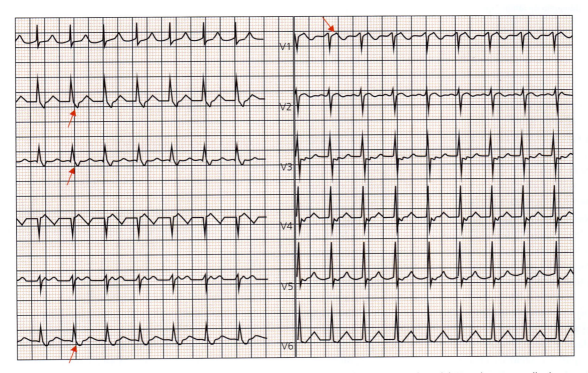

FIGURA 49.3 Exemplo de eletrocardiograma de uma taquicardia paroxística supraventricular por reentrada nodal. Note (setas vermelhas) a presença de pseudo-ondas "s" nas derivações inferiores e pseudo-r' em V1.

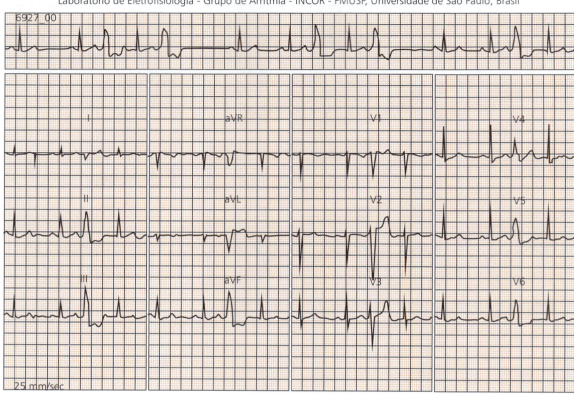

FIGURA 49.4 Exemplo de eletrocardiograma demonstrando extrassístoles monomórficas com padrão sugestivo de origem no trato de saída do ventrículo direito (bloqueio de ramo esquerdo, eixo inferior e transição tardia nas precordiais).

Os critérios clássicos para distinção são baseados em ECG de 12 derivações, corretamente posicionadas, o que nem sempre é possível em unidade de emergência. Os algoritmos usados são os critérios de Brugada (Figura 49.5),[16] de Vereckei (Figura 49.6)[17] e de D2 (Figura 49.7).[18]

A Figura 49.8 e a Figura 49.9 exemplificam algumas características sugestivas de TV. No eletrocardiograma da Figura 49.10 não se aplicam os critérios supracitados, pois trata-se de taquicardia com RR irregular e, nesse caso, os diferentes graus de pré-excitação demonstram fibrilação atrial pré-excitada.

Nas bradiarritmias, podem ser observados os padrões de BAV de primeiro (intervalo PR prolongado), 2º grau Mobitz I (prolongamento progressivo do intervalo PR, com subsequente bloqueio da condução AV), 2º grau Mobitz II (interrupção abrupta da condução AV sem prolongamento progressivo do intervalo PR) e o BAV total (dissociação AV – Figura 49.11). Também podem eventualmente ser vistos sinais de disfunção do nó sinusal, como pausas sinusais prolongadas, síndrome braditaqui e bloqueios sinoatriais. Nos pacientes portadores de marca-passo, podem ser observados sinais de esgotamento de gerador, bem como disfunção das funções de *sensing* atrial e ventricular.

Em nosso meio, pacientes com doença de Chagas podem ter seu diagnóstico de acometimento cardíaco presumido mais frequentemente pela presença de bloqueio completo de ramo direito e hemibloqueio anterior esquerdo no ECG basal (Figura 49.12).

3.2 EXAMES BIOQUÍMICOS LABORATORIAIS

Os exames laboratoriais mais importantes são aqueles relacionados às causas extracardíacas na investigação de arritmias cardíacas. Uma causa frequente a ser sempre investigada é a presença de anemia, que pode causar sintomas de fadiga, palpitações e tonturas. Essa causa é especialmente frequente em mulheres com menometrorragia ou hemorragias disfuncionais. Nos pacientes mais idosos, a anemia pode ser secundária à perda de sangue oculto nas fezes por causas gastrintestinais. Nessas condições, é fundamental a solicitação de um hemograma completo e, dependendo do caso, da pesquisa de sangue oculto nas fezes e/ou colonoscopia.

Outras situações clínicas que devem ser pesquisadas são:
- Provas de função de tireoidiana, para afastar tanto o hipertireoidismo como o hipotireoidismo. O hipertireoidismo pode ser a causa de uma palpitação taquicárdica

Abordagem do Paciente com Arritmia

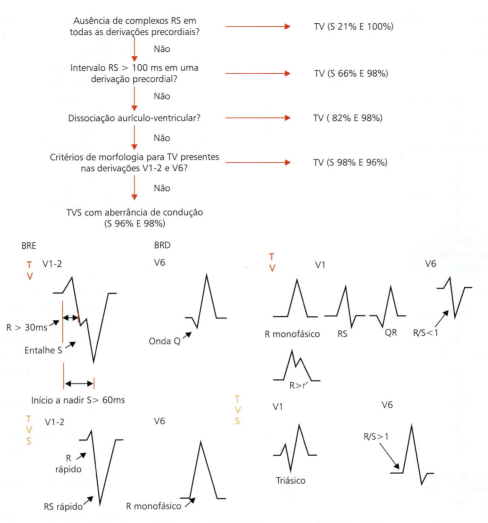

FIGURA 49.5 Critério de Brugada – diagnóstico diferencial de taquicardia de QRS largo (>120ms). BRE: bloqueio de ramo esquerdo; BRD: bloqueio de ramo direito; TV: taquicardia ventricular; TSV: taquicardia supraventricular.

por taquicardia sinusal persistente, crises de taquicardia atrial, *flutter* e fibrilação atrial. Já o hipotireoidismo pode ser a causa de bradiarritmias sintomáticas e de complexos de baixa voltagem nas derivações periféricas do ECG.

- Doenças reumatológicas em atividade, especialmente nos casos de taquicardia sinusal inapropriada. Solicitar, então, o perfil reumatológico destes pacientes, que inclui, entre outros, pesquisa de lúpus eritematoso sistêmico, artrite reumatoide em atividade, artropatias soronegativas e síndrome do anticorpo antifosfolípide.
- Feocromocitoma e síndromes adrenérgicas correlatas, principalmente nos casos com queixas de crises súbitas de palpitações (quase sempre sinusais), rubor facial e de picos hipertensivos.
- Hipoglicemia, especialmente em pacientes que já fazem uso de insulina ou naqueles com hiperinsulinemia e sem tratamento específico. Em geral, o exame de curva glicêmica e de insulina pode ser útil.

3.3 MONITORIZAÇÃO ELETROCARDIOGRÁFICA

Os exames de monitorização eletrocardiográfica a serem solicitados no esclarecimento de arritmias cardíacas são o holter de 24 horas e o monitor prolongado de eventos. A preferência de um método sobre outro dependerá da frequência em que os sintomas aparecem. Assim, em um paciente com queixas esporádicas de palpitações taquicárdicas, a chance de flagrar a arritmia causadora dos sintomas é muito baixa. Este mesmo exame de holter pode ser prolongado por 48 horas ou até 1 semana, o que aumenta as chances de diagnóstico.[19-20] Entretanto, os atuais

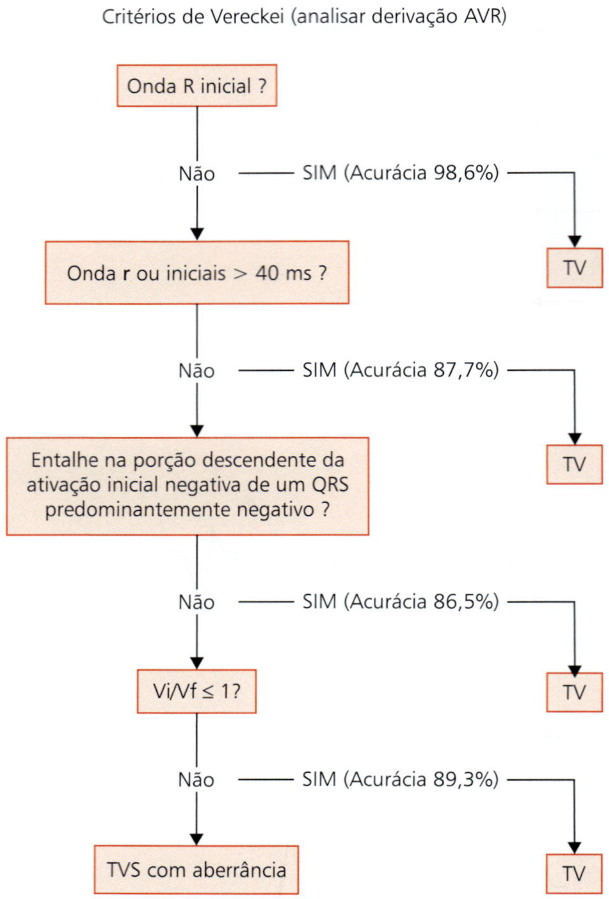

Critérios de Vereckei (analisar derivação AVR)

- Onda R inicial ?
  - Não ↓ / SIM (Acurácia 98,6%) → TV
- Onda r ou iniciais > 40 ms ?
  - Não ↓ / SIM (Acurácia 87,7%) → TV
- Entalhe na porção descendente da ativação inicial negativa de um QRS predominantemente negativo ?
  - Não ↓ / SIM (Acurácia 86,5%) → TV
- Vi/Vf ≤ 1?
  - Não ↓ / SIM (Acurácia 89,3%) → TV
- TVS com aberrância

FIGURA 49.6 Critério de Vereckei – diagnóstico diferencial de taquicardia de QRS largo (>120ms). TV: taquicardia ventricular; TSV: taquicardia supraventriculare; Vi: velocidade de inclinação inicial; Vf: velocidade de inclinação final.

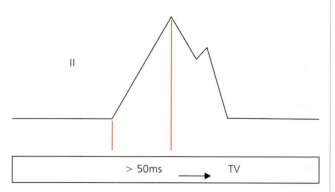

FIGURA 49.7 Critério de D2 – diagnóstico diferencial de taquicardia de QRS largo (> 120ms).

sistemas externos de monitorização prolongada (Loop Recorder) são preferíveis na investigação de sintomas relacionados às arritmias nos pacientes que os apresentem de modo intermitente ou esporádico,[21] mas exigem familiaridade do paciente com o dispositivo. Nos casos mais difíceis, especialmente nas síncopes de origem inexplicada e sem cardiopatia estrutural, pode ser necessário o monitor implantável de eventos, com duração muito prolongada do sistema.[22-23] Já nos pacientes com sintomas frequentes, a monitorização eletrocardiográfica de 24 horas (holter) pode flagrar os eventos com mais facilidade. Outra finalidade do holter de 24 horas é de documentar a frequência dos eventos, como a porcentagem de EV monomórficas nas 24 horas em pacientes sintomáticos, o que pode auxiliar na tomada de decisão por um tratamento mais agressivo.[24]

3.4 TESTE ERGOMÉTRICO

O teste ergométrico (TE) pode ser útil em várias situações durante a abordagem inicial dos pacientes com arritmias cardíacas. Muitas vezes, o achado de uma arritmia pode ser a razão da procura do paciente para consulta médica.[25] O TE só não deve ser indicado nos casos com alto risco de arritmias mal toleradas, ou de cardiopatias estruturais severas, como a estenose aórtica cirúrgica e a cardiomiopatia hipertrófica obstrutiva de grau importante com síncopes.

As principais indicações do TE para a investigação de arritmias incluem:

1. Para afastar a presença de doença arterial coronária na participação de algumas arritmias (fibrilação atrial, arritmia ventricular complexa).
2. Para avaliar o comportamento da extrassístoles monomórficas idiopáticas ao esforço e recuperação.
3. Para avaliar o comportamento de uma pré-excitação ventricular assintomática (se desaparece abruptamente no esforço tem menor risco de morte súbita).
4. Para liberar ou desqualificar um atleta com arritmia induzida pelo esforço (pode ser desde simples *overtraining* até sequela de miocardite).
5. Para documentar arritmias com sintomas de palpitações aos esforços.

3.5 MÉTODOS DE IMAGEM

Os principais métodos de imagem na investigação de arritmias são a simples radiografia de tórax em PA e perfil, ecocardiograma e ressonância magnética cardíaca. O exame radiológico de tórax pode constatar aumentos de câmaras esquerdas, principalmente o átrio esquerdo em pacientes com suspeita de fibrilação atrial persistente. As miocardiopatias são bem evidenciadas pelo aumento da área cardíaca. Nas taquicardiomiopatias, esse aumento de área cardíaca pode ser comparado com o período em que o paciente não tinha ou não tiver mais a arritmia incessante, quando o exame era ou passa a ser normal. Também pode avaliar sobrecargas direitas, comuns em algumas cardiopatias congênitas, como anomalia de Ebstein e concomitância com síndrome de WPW. As doenças pulmonares obstrutivas e restritivas também podem ser avaliadas e imputadas como precipitantes de arritmias, à semelhança de taquicardias atriais multifocais.

O ecocardiograma, independentemente das suas evoluções tecnológicas com melhor aprimoramento de imagens, é sempre uma ferramenta importante para definir se a arritmia é a causa ou a consequência de uma doença pré-existente. Por exemplo, um paciente com síndrome de WPW e ecocardiograma normal,

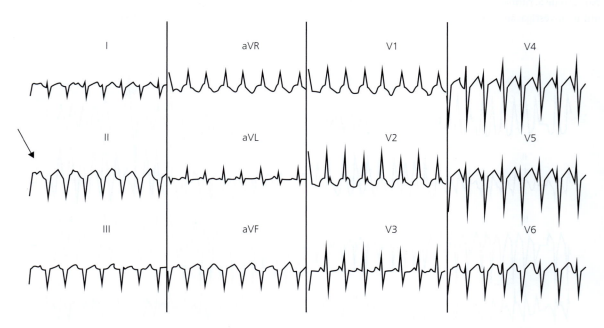

FIGURA 49.8 Exemplos de critérios de taquicardia ventricular. Seta em DII: dissociação atrioventricular. Em V1 R monofásico e V6 R/S<1.

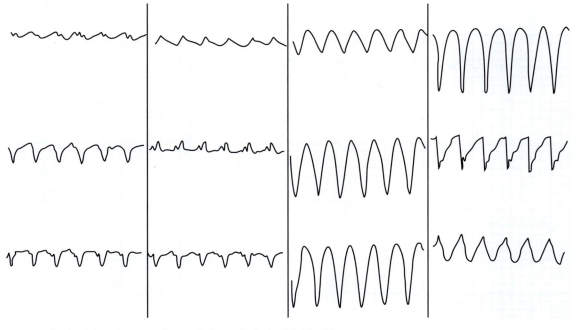

FIGURA 49.9 Exemplos de critérios de taquicardia ventricular: ausência de RS de V1 a V6.

tem apenas esta arritmia primária. Já outro paciente com fibrilação atrial, átrio esquerdo aumentado (60 mm) e insuficiência mitral severa necessitará de intervenção cirúrgica e tratamento a *posteriori* da arritmia, em que pode ser feito apenas o controle da frequência cardíaca na primeira etapa, bem como anticoagulação crônica.

No caso de arritmias ventriculares, o ecocardiograma pode ser útil na investigação de CAVD, na avaliação dos fatores de risco em pacientes com cardiomiopatia hipertrófica e TV não sustentada (como análise da espessura septal), na suspeição de doença coronária (áreas discinéticas), na mensuração do grau de comprometimento cardíaco na doença de Chagas e de doenças valvares, no diagnóstico de cardiopatias congênitas, entre outras indicações.

A incorporação da ressonância magnética cardíaca aos métodos complementares aumentou a acurácia diagnóstica de

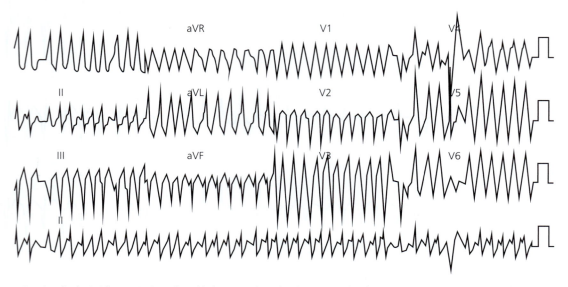

FIGURA 49.10 Taquicardia de QRS largo e RR irregular – fibrilação atrial conduzida por via anômala.

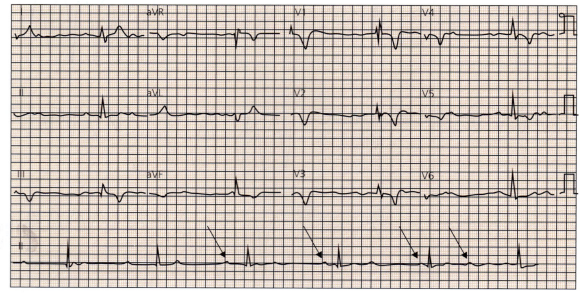

FIGURA 49.11 Eletrocardiograma em ritmo sinusal com bloqueio atrioventricular total – observe a dissociação atrioventricular (setas).

muitas arritmias antes consideradas idiopáticas.[26-28] A principal contribuição do método é na detecção de causas menos comuns, porém potencialmente graves, de arritmias cardíacas, especialmente quando o ecocardiograma é normal ou duvidoso. Hoje é possível detectar causas de arritmias ventriculares e atriais pela RM cardíaca, como miocárdio não compactado, CAVD, cicatrizes de miocardites (especialmente pela técnica de realce tardio)[27-28] e tumores cardíacos incipientes.

Como limitação a todos os métodos de imagem, casos *borderline* são mais sujeitos à avaliação interobservador, cabendo essa tomada de decisão a partir da correlação com os outros achados clínicos.

3.6 TESTE DE INCLINAÇÃO (TILT TEST)

O teste de inclinação (TI) está indicado principalmente para o esclarecimento de sintomas que sugerem causas específicas, entre elas a síncope vasovagal e a síndrome postural ortostática taquicardizante (SPOT).[12] Necessita de ambiente calmo, sala reservada, equipe médica e de enfermagem especializada, sendo um exame considerado eletivo, e não de emergência. Os principais padrões de resposta positiva ao exame do TI são:

1. **Vasovagal clássica (neurocardiogênica):** quando ocorre queda súbita da pressão arterial com ou sem bradicardia – Figura 49.13;

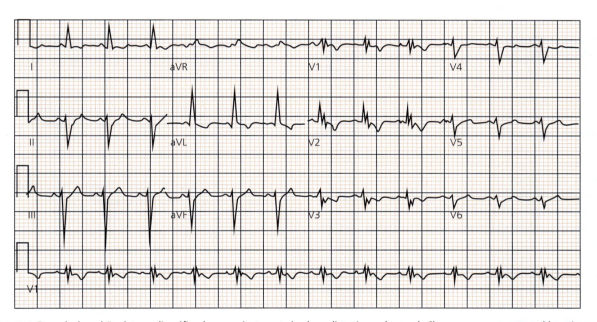

FIGURA 49.12 Exemplo de padrão eletrocardiográfico de um paciente portador de cardiopatia por doença de Chagas, em que se notam o bloqueio completo de ramo direito e hemibloqueio anterior esquerdo.

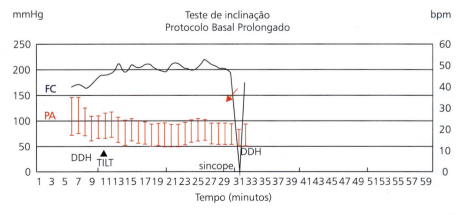

FIGURA 49.13 Teste de inclinação demonstrando queda abrupta da frequência cardíaca (seta), confirmando reflexo vagal. DDH: decúbito horizontal; TILT: inclinação ortostática; PA: pressão arterial; FC: frequência cardíaca.

2. **Disautonômica (hipotensão postural):** queda gradual e progressiva da pressão arterial;
3. **SPOT:** elevação da FC maior ou igual a 30 bpm ou frequência cardíaca (FC) maior ou igual a 120 bpm nos primeiros 10 minutos de inclinação, não associada à hipotensão arterial significativa;
4. **Psicogênica:** pseudossíncope sem alterações de pressão arterial, FC, eletroencefalograma e Doppler transcraniano. O esclarecimento e conduta na síncope estão detalhados no capítulo "Síncope e Hipotensão".

3.7 ESTUDO ELETROFISIOLÓGICO E INTERVENÇÃO COM CATETERES

O estudo eletrofisiológico (EEF) é um método invasivo, com alto grau de acurácia diagnóstica para a maioria das TSV e TV,[29-30] bem como de utilidade nos casos de síncope de origem cardíaca ou indeterminada.[12,31] Assim, é possível induzir taquicardias, especialmente as que ocorrem por circuitos reentrantes, sobretudo as taquicardias por reentrada nodal, reentrada atrioventricular (vias acessórias manifestas ou ocultas) e taquicardias ventriculares monomórficas sustentadas.

O seu papel atual na estratificação de risco tem sido questionável, especialmente na prevenção primária das arritmias nas miocardiopatias isquêmicas e não isquêmicas.[32] Entretanto, muitas vezes uma síncope inexplicada em pacientes com disfunção ventricular grave pode ser atribuível à TV instável, que é passível de indução e reprodutibilidade ao EEF.

Uma quantidade significativa de pacientes com arritmias cardíacas pode obter a cura ou melhora dos seus sintomas após as intervenções por cateter. Entre esses pacientes, estão os que utilizam a energia de radiofrequência, com taxas variáveis de sucesso, de acordo com o tipo de arritmia e a experiência da equipe de arritmologia invasiva.

O EEF é considerado um procedimento seguro, com raras complicações: óbito (0,06%), tamponamento cardíaco (0,22%); sangramento grave no local da punção (0,05%); e trombose venosa profunda (0,23%). Risco adicional pode ser observado com a ablação, sendo muito variável, depende do paciente (cardiopatia de base) e do tipo de arritmia (supraventricular ou ventricular).

3.7.1 Informações básicas

O EEF é um exame realizado na sala da hemodinâmica, preferencialmente sob sedação geral. Por meio de uma punção venosa femoral, são inseridos dois cateteres eletrodos multipolares estrategicamente posicionados nas câmaras cardíacas direitas. Inicialmente um cateter é posicionado no átrio direito e outro no feixe de His, que é caracterizado por três eletrogramas diferentes: o primeiro referente à ativação atrial na posição do His; o segundo representando um eletrograma rápido com três componentes (eletrograma do His); e o terceiro, que se refere à ativação ventricular. Esses sinais são evidenciados pelo cateter posicionado na região septal anterior da válvula tricúspide.

Com os cateteres nessa posição, o primeiro passo é a mensuração dos intervalos básicos:

1. **Intervalo PA:** medido do início da onda P até o eletrograma atrial do cateter do His, que representa o tempo de condução interatrial;
2. **Intervalo AH:** medido entre o eletrograma atrial até o eletrograma do His, ou seja, reflete o tempo de condução pelo nó AV (VN: 60-125 ms);
3. **Intervalo HV:** medido entre o eletrograma do His no cateter na posição do His até o início do QRS no ECG de superfície; essa medida define a condução pelo tronco do feixe de His (VN: 35-55 ms);
4. **Duração do QRS:** medido no ECG de superfície;
5. **Intervalo AA ou PP:** medido entre dois eletrogramas atriais ou entre duas ondas P.

Após a medida dos intervalos básicos, é realizada a estimulação atrial para avaliação do tempo de recuperação do nó sinusal (estimulação contínua interrompida subitamente e o tempo é avaliado do final da estimulação até o início da primeira onda P sinusal). A seguir, é feita a estimulação atrial contínua com intervalos progressivamente mais curtos para avaliação do ponto de Wenckebach (PW), que é o menor ciclo que conduz 1:1 para os ventrículos. O PW é considerado nodal se o bloqueio ocorrer sem ativação do His, e infranodal se for evidenciada ativação do His sem correspondente ativação ventricular. Na sequência, é feita estimulação atrial com extraestímulos.

Ao término da estimulação atrial o cateter que estava no átrio direito é colocado no ventrículo direito, sendo realizada a estimulação ventricular programada com ciclo básico (S1) até três extraestímulos (S4), estes com intervalo de acoplamento nunca inferiores a 200 ms. Essa estimulação é realizada com dois ciclos básicos diferentes e em duas posições diferentes, geralmente no ápice do VD e na via de saída. Os protocolos de estimulação ventricular programada variam entre as diferentes instituições.

3.7.2 Investigação de síncope

O EEF pode ser indicado em síncope inexplicada, quando a anamnese sugerir causa arrítmica, sem documentação do evento e na presença de doença cardíaca estrutural ou antecedente familiar de morte súbita. O EEF está contraindicado em pacientes com eletrocardiograma normal, ausência de cardiopatia estrutural e ausência de palpitações precedendo a síncope.

O resultado do EEF deve ser valorizado nas seguintes situações:

1. Bradicardia sinusal com tempo de recuperação corrigido do nó sinusal prolongado (> 525 ms).
2. Bloqueio bifascicular e o intervalo HV > 100 ms ou demonstração de BAV de 2º ou 3º grau durante estimulação atrial programada ou após infusão de procainamida ou ajmalina.

3. Miocardiopatia isquêmica com TV monomórfica sustentada induzida.
4. Cardiopatia arritmogênica de ventrículo direito e indução de arritmia ventricular.
5. Indução de arritmias supraventriculares rápidas, acompanhadas de hipotensão com reprodução dos sintomas (ou seja, em paciente não sedado).[12] Outros achados devem ser avaliados cautelosamente: intervalo HV entre 70 e 100 ms; indução de TV polimórfica ou fibrilação ventricular em síndrome de Brugada; e cardiopatia arritmogênica de ventrículo direito. Em pacientes com miocardiopatia dilatada ou cardiopatia isquêmica, a indução de TV polimórfica e de fibrilação ventricular tem baixo valor preditivo.[12]

Aproximadamente 70% dos pacientes em investigação de síncope apresentam EEF normal. O papel do EEF na estratificação de risco de morte súbita nesses pacientes é controverso e deve ser individualizado.

3.7.3 Investigação de palpitações

O exame padrão-ouro no diagnóstico do sintoma palpitação é o eletrocardiograma registrado na crise, porém isso nem sempre é possível. O paciente pode apresentar queixa típica de taquicardia por reentrada nodal ou atrioventricular, conforme descrito anteriormente, sem oportunidade de registro por métodos não invasivos. Nesses casos, se durante EEF houver indução de arritmia, pode ser feito o tratamento definitivo de ablação por cateter.[10]

4 CONSIDERAÇÕES NA ABORDAGEM DE ARRITMIAS GENÉTICAS

Em virtude da importância atual e relevância, serão comentadas as abordagens clínicas específicas nos pacientes com arritmias hereditárias primárias por defeitos nos canais iônicos (canalopatias), dos sarcômeros (cardiomiopatia hipertrófica) ou da junções musculares (CAVD). As doenças mais estudadas atualmente e seus defeitos cromossômicos conhecidos estão resumidos na Tabela 49.2.

TABELA 49.2 Principais cardiopatias/canalopatias relacionadas com defeitos genéticos (> 5% da doença)

GENE	LÓCUS	PROTEÍNA	% DA DOENÇA
Síndrome do QT longo Congênito (SQTL)			
KCNQ1 (SQTL1)	11p15.5	IKs	30 a 35%
KCNH2 (SQTL2)	7q35-q36	IKr	25 a 40%
SCN5a (SQTL3)	3p21	Na (subunidade alfa)	5 a 10%
TV polimórfica catecolaminérgica (TVPC)			
RyR2 (TVPC1)	1q42.1-q43	Receptor de Rianodina tipo 1	60%
Síndrome de Brugada (SBr)			
SCN5a	3p21	Na (subunidade alfa)	20 a 30%
Doenças do Sistema de Condução (DSC)			
SCN5a	3p21	Na (subunidade alfa)	5%
Cardiomiopatia Hipertrófica (CMH)			
MYBPC3	11p11.2	Proteína C de ligação à miosina	20 a 45%
MYH7	14q11.2-q12	Cadeia pesada da beta miosina	15 a 20%
TNNT2	1q32	Troponina T tipo 2	1 a 7%
TNNI3	19q13.4	Troponina I tipo 3	1 a 7%
Cardiopatia Arritmogênica de Ventrículo Direito (CAVD)			
PKP2	12p11	Placofilina 2	25 a 40%
DSG2	18q12.1	Desmogleína 2	5 a 10%
DSP	6p24	Desmoplaquina	2 a 12%
DSC2	18q12.1	Desmocolina 2	2 a 7%
Não Compactação de Ventrículo Esquerdo (VENC)			
LBD3	10q22.2-q23.3	Domínio LIM 3	5%

Há definições especiais na abordagem do paciente com arritmias potencialmente fatais. É considerado **paciente sintomático** aquele que apresenta queixas relacionadas à arritmia ventricular, ou seja, síncope arrítmica ou parada cardiorrespiratória recuperada. A **síncope arrítmica** pressupõe exclusão da etiologia vasovagal, ou seja, ausência de relação com ortostatismo, exposição ao calor, pródromos autonômicos, desidratação e episódios situacionais (micção, punção venosa e dor). A presença da síncope arrítmica, em geral, é um fator de predição de parada cardiorrespiratória. Define-se **caso índice**, ou **probando**, o primeiro caso em uma família afetada que procura atendimento médico.[33]

Na história clínica, o grande diferencial na abordagem das doenças arrítmicas hereditárias reside no **rastreamento familiar**, ou seja, a necessidade de montar o *heredograma*, ou *pedigree*, da família afetada (Figura 49.14). O rastreamento clínico e genético de familiares assintomáticos é fundamental para evitar eventos adversos fatais oriundos do desconhecimento da condição herdada, pois as canalopatias apresentam **penetrância incompleta** (ter o genótipo não significa apresentar o fenótipo esperado) e **expressão variável** (fatores genéticos ou ambientais que modulam o fenótipo para maior ou menor gravidade). Se a avaliação clínica não identificar o fenótipo esperado, o paciente pode ser **carreador silencioso** do defeito genético e, por consequência, transmitir aos seus herdeiros o risco em potencial, mesmo que o próprio progenitor seja assintomático, ou seja, de baixo risco.[33]

A abordagem desses pacientes deve ser diferenciada em virtude do risco inerente de morte súbita, em que a manifestação eletrocardiográfica é a única ou a principal ferramenta diagnóstica. A exemplo da síndrome do QT longo congênito e da síndrome de Brugada, não há outro método clínico comprobatório. O eletrocardiograma precisa ser avaliado minuciosamente (comparável às vezes ao aguçado "olho de águia"). Dependendo da suspeita do examinador, pode ser realizado o **ECG com derivações superiores** (Figura 49.15).[34] Já na síndrome do QT longo (Figura 49.16), é importante a avaliação do aspecto da onda T e do intervalo QT, calculado o **método da tangente** (Figura 49.17) usando a fórmula de Bazzet (QT medido/ $\sqrt{RR}$).[35]

O vetocardiograma pode ser um exame complementar para o diagnóstico diferencial entre o padrão R' do BRE, do atraso final de condução e do padrão eletrocardiográfico de Brugada. Outros métodos menos práticos, porém mais precisos, levam em conta a angulação da R'.[36]

O eletrocardiograma de alta resolução, que detecta a presença de potenciais tardios (Figura 49.18), atualmente é mais utilizado na CAVD, sendo critério menor pela última definição da doença em 2010. Na síndrome de Brugada, a presença do potencial tardio aparenta ter algum significado, ainda também não conclusivo.[37]

As canalopatias, por definição, não apresentam alterações estruturais macroscópicas, ou seja, exames complementares de imagem (ecocardiograma e ressonância magnética nuclear cardíaca) são importantes apenas para corroborar a participação dos canais iônico na fisiopatologia de arritmias ventriculares polimórficas, ou seja, descartar doença cardíaca estrutural. Nas miocardiopatias hereditárias (CAVD, miocárdio não compactado e cardiomiopatia hipertrófica), há coparticipação dos achados eletrocardiográficos com os exames de imagem.

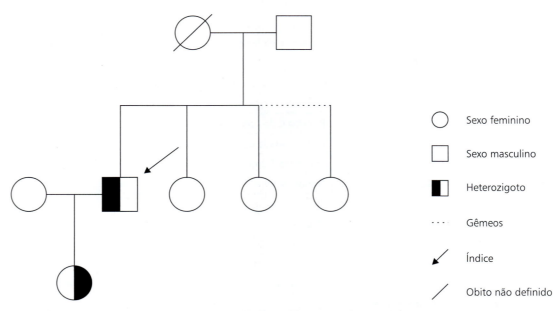

FIGURA 49.14 Exemplo de heredograma em família com SQTL. A seta indica o caso índice; o heminegrito aponta mutação em heterozigoze no caso índice e na sua filha. A mãe do caso índice teve morte súbita precoce não esclarecida.

Exames como holter de 24 horas e monitor de eventos externo ou implantável raramente revelam padrão eletrocardiográfico diagnóstico em canalopatias, dado o número limitado de canais (em geral dois ou três). Em alguns centros especializados, o holter é realizado com 12 derivações, o que permite a avaliação circadiana de um padrão de Brugada ou do intervalo QT, sendo, dessa maneira, ferramenta útil na avaliação de pacientes com padrão eletrocardiográfico dinâmico. Contudo, pode auxiliar no diagnóstico diferencial da síncope, quando esta é flagrada pela monitorização.[38]

O estudo eletrofisiológico tem papel limitado nas canalopatias, sendo altamente controverso na estratificação do paciente com síndrome de Brugada e sem relevância conhecida da TV polimórfica catecolaminérgica e na SQTLc.[39] Nas miocardiopatias hereditárias, pode haver um papel terapêutico, por exemplo, em pacientes com CAVD e cardiodesfibrilador implantável

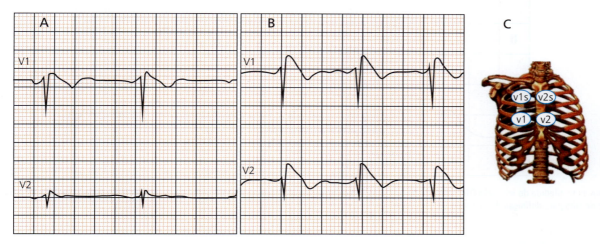

FIGURA 49.15 Eletrocardiograma característico de síndrome de Brugada. (A) Presença de supra desnivelamento de V1 e V2 < 2mm, não definidor de padrão eletrocardiográfico de Brugada. (B) O mesmo paciente, no mesmo momento – derivações V1 e V2 colocadas no 2º espaço intercostal. (C) Exemplo do deslocamento das derivações V1 e V2 do 4º espaço intercostal (padrão) para o 2º espaço intercostal (V1s = V1 superior; V2s = V2 superior).

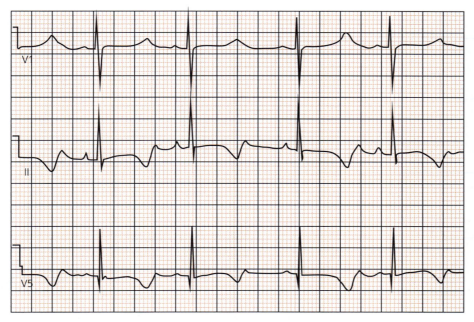

FIGURA 49.16 Eletrocardiograma característico de SQTL: prolongamento do intervalo QT, na ausência da fatores causais.

(CDI), apresentando terapias apropriadas, em que a ablação da taquicardia documentada reduz o número de choques.[40] Há um reconhecimento recente do mapeamento eletroanatômico da via de saída do ventrículo direito em pacientes com síndrome de Brugada, na expectativa de modificar o substrato da doença por meio da ablação, com resultados promissores.[41] Em pacientes com fibrilação ventricular idiopática, a localização e ablação da EV deflagradora do evento também pode reduzir o número de terapias pelo CDI.[42]

4.1 TESTES PROVOCATIVOS

Em pacientes com eletrocardiograma suspeito, não definitivo, os testes provocativos podem ser utilizados e incluem aqueles

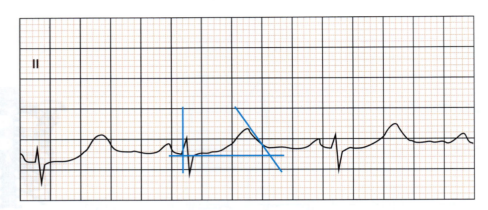

FIGURA 49.17 Medida do intervalo QTc ("método da tangente"). Na derivação D2, traça-se uma tangente na descendente da onda T, na linha de base e no início do QRS para definição do intervalo QT.

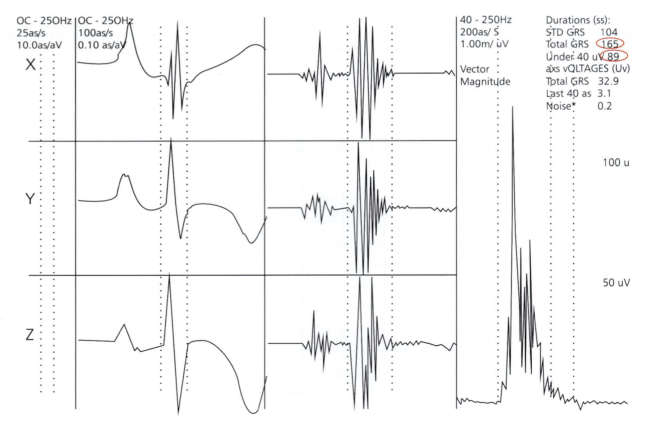

FIGURA 49.18 Em negrito, a presença de potencial tardio (lento e de baixa voltagem) no eletrocardiograma de alta resolução.

com estresse físico e os farmacológicos. São ferramentas úteis para exacerbar um defeito parcial do canal iônico e desmascarar a alteração investigada ou ainda provocar alterações no potencial de ação e detectar arritmias adrenérgico-dependentes. Em recuperados de paradas cardiorrespiratórias aparentemente sem causa, uma abordagem sistemática com testes provocativos revelou a etiologia em mais de 50% dos casos.[43]

O teste provocativo exige padronização e deve ser realizado em ambiente hospitalar, com monitorização eletrocardiográfica e hemodinâmica, cardiodesfibrilador externo, na presença de equipe médica e de enfermagem especializada no atendimento da parada cardíaca e no reconhecimento das alterações eletrocardiográficas esperadas. O tempo de observação após o teste deverá levar em conta as alterações ocorridas e a farmacodinâmica e farmacocinética das medicações utilizadas.

4.1.1 Teste ergométrico em arritmias genéticas

O período de recuperação do exame fornece informações importantes sobre a repolarização ventricular. O prolongamento do intervalo QTc, sob estimulação adrenérgica, evidencia a participação dos canais de potássio (responsáveis pela SQTL tipo 1 e 2), em detrimento dos canais de sódio (SQTL3). Ademais, o eletrocardiograma basal pode demonstrar o intervalo QT normal ou limítrofe em até 50% dos pacientes com SQTLc, sendo a avaliação do intervalo QTc, na recuperação do teste ergométrico, parte dos critérios diagnósticos na SQTLc (Tabela 49.3).

Em arritmias adrenérgico-dependentes, como a TV polimórfica catecolaminérgica, a TV polimórfica ou bidirecional é reproduzida em 63% dos pacientes pelo teste ergométrico (Figura 49.19) e em 82% pelo teste com epinefrina. Na CAVD, na cardiomiopatia hipertrófica e no miocárdio não compactado, as arritmias ventriculares também são adrenérgicas e podem ser documentadas por meio desse exame. Entretanto, nesses casos, o estresse farmacológico não deve ser empregado.[43]

4.1.2 Testes farmacológicos em arritmias genéticas

Os testes farmacológicos mais conhecidos são os com epinefrina, ajmalina e mexiletina.

- **Teste com Epinefrina:** o protocolo utilizado no InCor-HCFMUSP contempla a infusão de epinefrina em doses crescentes (0,05 – 0,1 - 0,2 mcg/kg/min), promovendo uma redução do QTc em indivíduos normais. O teste é considerado positivo se houver uma resposta paradoxal do intervalo QT e QTc, ou seja, aumento de 30 ms do intervalo QT (na fase 0,05 mcg/kg/min), aumento de 35 ms do QT ou 30 ms do QTc (na fase 0,10 mcg/kg/min). A infusão deve ser interrompida nas seguintes condições:
    - pressão arterial sistólica > 200 mmHg;
    - alternância de onda T;
    - aumento de extrassístoles;
    - TV não sustentada ou sustentada; e
    - TV polimórfica.

    O betabloqueador endovenoso pode ser usado como antídoto. O exame pode substituir o teste ergométrico em pacientes com limitações à realização do teste ergométrico, como naqueles com sequela motora após parada cardiorrespiratória.[44]

- **Teste com Ajmalina:** a utilização dos testes provocativos para desmascarar o padrão eletrocardiográfico tipo 1 de síndrome de Brugada (tipo 1 induzido) tem sido de uso cada vez mais restrito em virtude de ser questionado atualmente na estratificação de risco em pacientes assintomáticos. Contudo, em pacientes sintomáticos, o padrão tipo 1 induzido tem valor diagnóstico, prognóstico e terapêutico. A ajmalina reduz a corrente despolarizante INa e a corrente repolarizante Ito, que, por sua vez, contraria a inibição do sódio. A dose utilizada é de 1 mg/kg. São administrados 10 mg a cada 2 minutos, sendo o teste considerado positivo se ocorrer a elevação do segmento ST em mais de 2 mm em precordiais direitas (Figura 49.20). Em geral, a sensibilidade dos testes provocativos em pacientes com a mutação SCN5A é estimada em 70 a 80%.[45]

TABELA 49.3 Escore de Schwartz – probabilidade de SQTL (aplicado ao probando)

ELETROCARDIOGRAMA DE REPOUSO*1	
	Pontos
QTc > 480ms	3
QTc 460-479	2
Qtc 450-459 (homem)	1
Torsades	2
Alternância de T	1
Entalhe de onda T (3 derivações)	1
Bradicardia/faixa etária	0,5
4º minutos da recuperação do teste ergométrico	
QTc > 480ms	1
História Clínica	
Síncope ao esforço	2
Síncope ao repouso	1
Defeito congênito	0,5
História Familiar	
Familiar com SQTLc	1
Morte súbita inexplicada em < 40 anos*2	0,5

* 1 na ausência de causas secundárias, QTc calculado pela fórmula de Bazett.
*2 Familiares de 1º grau. Total de pontos 0 ou 1 = baixa probabilidade/1,5 a 3 = intermediário/ > ou = 3,5 = alta probabilidade

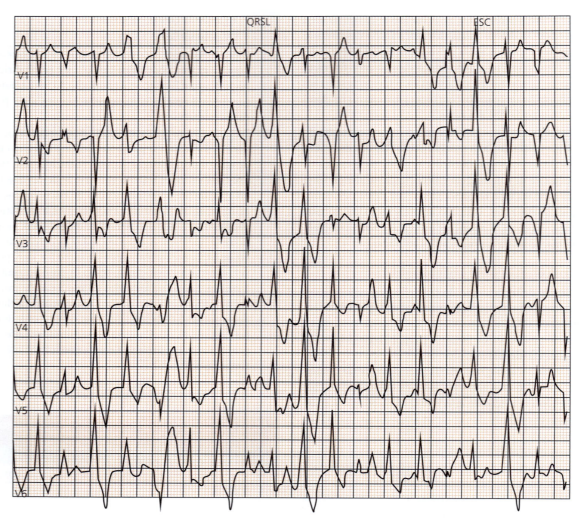

FIGURA 49.19 Eletrocardiograma de esforço demonstrando arritmia ventricular polimórfica, bidirecional em paciente com histórico de morte súbita familiar.

- **Teste com Mexiletina:** é mais propriamente um teste terapêutico. A mexiletina reduz a corrente tardia de sódio. O efeito é mutação-específico em pacientes com SQTLc tipo 3. Os indivíduos que apresentam intervalo QTc reduzido em 40 ms após 90 minutos da infusão da droga são considerados bons respondedores e, nesses casos, a mexiletina é adicionada à terapia betabloqueadora.[46]

4.2 TESTES GENÉTICOS

Do ponto de vista específico, a abordagem desses pacientes exigirá uma **genotipagem** (ainda não facilmente disponível e de lenta execução e liberação de resultado). Apesar de o diagnóstico ser fundamentalmente clínico, a identificação da mutação classifica com maior precisão o subtipo da doença, no caso da distinção entre as SQTLc, ou define a etiologia em paradas cardiorrespiratórias recuperadas sem fenótipo eletrocardiográfico específico. Talvez mais importante do que o papel diagnóstico, os teste genéticos são imprescindíveis no adequado rastreamento familiar, dada a prevalência elevada de **carreadores silenciosos**, em torno de 20 a 30%, que transmitem o risco para as gerações seguintes. Contudo, familiares sem a mutação identificada no probando têm alta do seguimento clínico genético, sem necessidade de rastrear os filhos, sem restrições para atividades físicas ou uso de medicações.

Em 2011, foi publicado o primeiro consenso para o uso de teste genético pelas Sociedades Americana e Europeia de Arritmias Cardíacas. Os preceitos básicos são: rastreamento familiar bem explorado; **aconselhamento genético** em todas as famílias com doenças hereditárias; decisões terapêuticas tomadas por dados clínicos específicos; equipe multidisciplinar para orientações direcionadas (tratamento odontológico, psicológico, manejo perioperatório, atividade física e outros).[33]

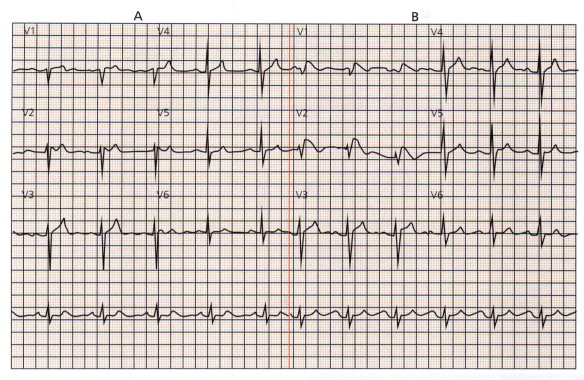

FIGURA 49.20 Padrão eletrocardiográfico basal (a) e após ajmalina (b) em paciente com síncope inexplicada e antecedente familiar de síndrome de Brugada. Nota-se padrão tipo 3 no eletrocardiograma basal e padrão tipo 1 induzido após teste.

Há mais de 50 mutações genéticas responsáveis por canalopatias ou cardiomiopatias arritmogênicas, que envolvem mutações **missense** (Figura 49.21), **nonsense**, inserção/deleção, *frameshift* e sítio de *splicing*. O papel do teste genético é muito variável, contribuindo para menos de 20% na síndrome do QT curto, 60% em miocardiopatia hipertrófica e 75% em QT longo. Consequentemente, a ausência de mutação conhecida não descarta a doença investigada no probando; contudo, o médico poderá encaminhar a amostra de DNA para laboratórios com competência em investigação de novas mutações. É fundamental ter experiência na interpretação de uma mutação identificada, pois é muito comum encontrar polimorfismos genéticos que, com frequência, não têm participação na formação da proteína afetada, ou seja, sem papel fisiopatológico na doença pesquisada. A identificação de **mutações de significado incerto** pode ser ainda mais problemática e deve ser explorada em centros especializados para evitar erros na interpretação dos resultados e aumentar a informação da literatura médica quanto às novas mutações.

O papel diagnóstico, prognóstico e terapêutico da genotipagem depende da doença investigada (detalhada na Tabela 49.4). Já para rastreamento familiar, se a mutação é identificada no probando, o teste genético é de plena utilidade. Em doenças como TV polimórfica catecolaminérgica e SQTL, a presença de mutação, mesmo em indivíduos assintomáticos e com fenótipo eletrocardiográfico normal, indica a necessidade da terapia betabloqueadora (no Brasil, pela disponibilidade, de preferência com propranolol) iniciada precocemente desde a infância. O momento da realização do teste genético nos filhos de carreadores de mutação deve ser discutido cautelosamente com os responsáveis.[33]

Infelizmente, em algumas situações, o rastreamento começa a partir de uma morte súbita precoce. São imprescindíveis o papel da necrópsia e a conscientização leiga e médica quanto à realização do procedimento para evitar que a morte súbita se repita entre irmão ou primos. Até 50% das necrópsias podem ser inconclusivas em menores de 40 a 50 anos, sendo importante a realização da autópsia molecular a partir de fragmentos de tecidos congelados (coração, rim e fígado). Se a mutação é identificada, o rastreamento pode ser iniciado de forma direcionada.

5 CONCLUSÕES

A abordagem das arritmias exige pleno conhecimento das diversas síndromes arrítmicas, desde as arritmias primárias e genéticas, até as secundárias às diversas cardiopatias estruturais e doenças sistêmicas. A familiaridade com as diversas histórias clínicas e os perfis de traçados eletrocardiográficos, aliada a uma acurada indicação dos exames complementares, conduz ao diagnóstico e, quando possível, ao tratamento específico.

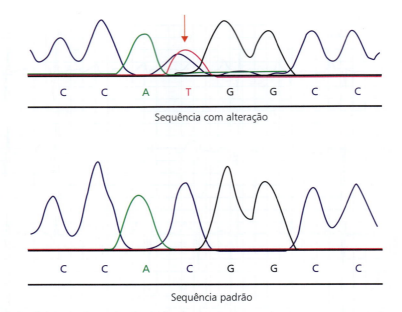

FIGURA 49.21 Sequenciamento de Sanger – mutação patogênica encontrada no éxon 26, do gene SCN5a em paciente com síndrome de Brugada. A seta vermelha indica a substituição da base C por T na posição 4534 do códon.

TABELA 49.4 Teste genético nas cardiopatias/canalopatias hereditárias

DOENÇA	DIAGNÓSTICO	PROGNÓSTICO	TERAPÊUTICO
SQTL	+++	+++	++
TVPC	+++	+	-
SBr	+	+	-
CMH	+++	++	+
CAVD	+	+	-
VENC	+	-	-

Impacto do teste genético para o caso índice, conforme a doença: +++ maior impacto/++ moderado/+ discreto/- desprezível. TVPC: TV polimórfica catecolaminérgica; SBr: síndrome de Brugada.

REFERÊNCIAS BIBLIOGRÁFICAS

1. Morshedi-Meibodi A, Evans JC, Levy D, Larson MG, Vasan RS. Clinical correlates and prognostic significance of exercise-induced ventricular premature beats in the community: the Framingham Heart Study. Circulation 2004; 109(20):2417-22.
2. Svendsen JH, Dagres N, Dobreanu D, Bongiorni MG, Marinskis G, Blomström-Lundqvist C. Current strategy for treatment of patients with Wolff-Parkinson-White syndrome and asymptomatic preexcitation in Europe: European Heart Rhythm Association survey. Scientific Initiatives Committee, European Heart Rhythm Association. Europace 2013; 15(5):750-3.
3. Salam AM, Gersh BJ, Albinali HA, Singh R, Asaad N, Al-Qahtani A, Suwaidi JA. The prognostic implications of lack of palpitations in patients hospitalised with atrial fibrillation: observations from a 20-year registry. Int J Clin Pract 2014; 68(1):122-9.
4. Weber BE, Kapoor WN. Evaluation and outcomes of patients with palpitations. Am J Med 1996;100:138-48
5. Abbott AV. Diagnostic approach to palpitations. Am Fam Physician 2005; 71(4):743-750.
6. Zimetbaum P, Josephson ME. Evaluation of patients with palpitations. N Engl J Med 1998; 338:1369-73.
7. Jeejeebhoy FM, Dorian P, Newman DM. Panic disorder and the heart: a cardiology perspective. J Psychosom Res 2000; 48:393-403.
8. Adams JC, Srivathsan K, Shen WK. Advances in management of premature ventricular contractions. J Interv Card Electrophysiol 2012; 35(2):137-49.
9. Gaita F, Giustetto C, Di Donna P, Richiardi E, Libero L, Brusin MC, Molinari G, Trevi G. Long-term follow-up of right ventricular monomorphic extrasystoles. J Am Coll Cardiol 2001; 38(2):364-70.
10. Das MK, Zipes DP. Assesment of the patient with a cardiac arrhythmia. Cardiac Electrophysiology: from cell to bedside. 5th ed. Philadelphia USA. Elsevier. 2004. p. 759-771.
11. Rassi A Jr, Rassi A, Marin-Neto JA. Chagas disease. Lancet. 2010; 375(9723):1388-402.
12. Moya A, Sutton R, Ammirati F, Blanc JJ, Brignole M, Dahm JB, et al. Guidelines for the diagnosis and management of syncope (version 2009). Task Force for the Diagnosis and Management of Syncope; European Society of Cardiology (ESC); European Heart Rhythm Association (EHRA); Heart Failure Association (HFA); Heart Rhythm Society (HRS). Eur Heart J 2009; 30(21):2631-71.
13. Reddy YM, Singh D, Nagarajan D, Pillarisetti J, Biria M, Boolani H, et al. Atrial fibrillation ablation in patients with gastroesophageal reflux disease or irritable bowel syndrome-the heart to gut connection. J Interv Card Electrophysiol 2013; 37(3):259-65.
14. Wieling W, Krediet CT, Solari D, de Lange FJ, van Dijk N, Thijs RD, et al. At the heart of the arterial baroreflex: a physiological basis for a new classification of carotid sinus hypersensitivity. J Intern Med. 2013; 273(4):345-58.
15. Barold SS. Willem Einthoven and the birth of clinical electrocardiography a hundred years ago. Card Electrophysiol Rev. 2003; 7(1):99-104.

16. Brugada P, Brugada J, Mont L, et al: A new approach to the Differential diagnosis of a regular tachycardia with a wide QRS complex. Circulation 83: 1649-1659, 1991.
17. Vereckei A, Duray G, Szenasi G, et al: Application of a new algorithm in the differential diagnosis of wide QRS complex tachycardia. Eur Heart J 28: 589-600, 2007.
18. Pava LF, Perafán P, Badiel M et al. R-wave peak time at DII: a new criterion for differentiating between wide complex QRS tachycardias. Heart Rhythm. 2010 Jul;7(7):922-6
19. Jabaudon D, Sztajzel J, Sievert K, Landis T, Sztajzel R. Usefulness of ambulatory 7-day ECG monitoring for the detection of atrial fibrillation and flutter after acute stroke and transient ischemic attack. Stroke. 2004; 35(7):1647-51.
20. Arya A, Haghjoo M, Khosrawi A, Emkanjoo Z, Sadr-Ameli MA. Predictors of arrhythmic events during second day monitoring in patients with normal first day Holter recordings. Indian Heart J. 2005; 57(3):241-4.
21. Gula LJ, Klein GJ, Zurawska U, Massel D, Yee R, Skanes AC, Krahn AD. Does familiarity with technology predict successful use of an external loop recorder? The loop recorder technology cognition study (LOCO). Pacing Clin Electrophysiol. 2009; 32(4):466-72Xxx
22. Brignole M, Menozzi C, Moya A, Garcia-Civera R, Mont L, Alvarez M, et al. Mechanism of syncope in patients with bundle branch block and negative electrophysiological test. International Study on Syncope of Uncertain Etiology (ISSUE) Investigators. Circulation. 2001; 104(17):2045-50.
23. Brignole M, Menozzi C, Moya A, Andresen D, Blanc JJ, Krahn AD, et al. Pacemaker therapy in patients with neurally mediated syncope and documented asystole: Third International Study on Syncope of Uncertain Etiology (ISSUE-3): a randomized trial. International Study on Syncope of Uncertain Etiology 3 (ISSUE-3) Investigators. Circulation. 2012 29; 125(21):2566-71.
24. Takemoto M, Yoshimura H, Ohba Y, Matsumoto Y, Yamamoto U, Mohri M, et al. Radiofrequency catheter ablation of premature ventricular complexes from right ventricular outflow tract improves left ventricular dilation and clinical status in patients without structural heart disease. J Am Coll Cardiol. 2005; 45(8):1259-65.
25. Marine JE, Shetty V, Chow GV, Wright JG, Gerstenblith G, Najjar SS, et al. Prevalence and prognostic significance of exercise-induced nonsustained ventricular tachycardia in asymptomatic volunteers: BLSA (Baltimore Longitudinal Study of Aging). J Am Coll Cardiol 2013; 62(7):595-600.
26. Strauss DG, Selvester RH, Lima JA, Arheden H, Miller JM, Gerstenblith G, Marbán E, Weiss RG, Tomaselli GF, Wagner GS, Wu KC. ECG quantification of myocardial scar in cardiomyopathy patients with or without conduction defects: correlation with cardiac magnetic resonance and arrhythmogenesis. Circ Arrhythm Electrophysiol. 2008; 1(5):327-36.
27. Cochet H, Komatsu Y, Sacher F, Jadidi AS, Scherr D, Riffaud M, et al. Integration of merged delayed-enhanced magnetic resonance imaging and multidetector computed tomography for the guidance of ventricular tachycardia ablation: a pilot study. J Cardiovasc Electrophysiol. 2013; 24(4):419-26.
28. Piers SR, Tao Q, van Huls van Taxis CF, Schalij MJ, van der Geest RJ, Zeppenfeld K. Contrast-enhanced MRI-derived scar patterns and associated ventricular tachycardias in nonischemic cardiomyopathy: implications for the ablation strategy. Circ Arrhythm Electrophysiol. 2013; 6(5):875-83.
29. Lee PC, Hwang B, Chen SA, Tai CG, Chen YJ, Chiang CE, Meng CC. The results of radiofrequency catheter ablation of supraventricular tachycardia in children. Pacing Clin Electrophysiol. 2007; 30(5):655-61.
30. Carbucicchio C, Ahmad Raja N, Di Biase L, Volpe V, Dello Russo A, Trivedi C, Bartoletti S, Zucchetti M, Casella M, Russo E, Santangeli P, Moltrasio M, Tundo F, Fassini G, Natale A, Tondo C. High-density substrate-guided ventricular tachycardia ablation: Role of activation mapping in an attempt to improve procedural effectiveness. Heart Rhythm. 2013; 10(12):1850-8.
31. Moya A, García-Civera R, Croci F, Menozzi C, Brugada J, Ammirati F,et al. Diagnosis, management, and outcomes of patients with syncope and bundle branch block. Bradycardia detection in Bundle Branch Block (B4) study. Eur Heart J. 2011; 32(12):1535-41.
32. Cheng A, Wang Y, Berger RD, Calkins H, Buxton AE, Curtis JP, et al. Electrophysiology studies in patients undergoing ICD implantation: findings from the NCDR®. Pacing Clin Electrophysiol. 2012; 35(8):912-8.
33. Ackerman MJ, Priori SG, Willems S et al. HRS/EHRA expert consensus statement on the state of genetic testing for the channelopathies and cardiomyopathies: this document was developed as a partnership between the Heart Rhythm Society (HRS) and the European Heart Rhythm Association (EHRA). Europace. 2011 Aug;13(8):1077-109.
34. Márquez MF, Allende R, Morales JL. Unmasking the Brugada syndrome with high parasternal leads. Europace. 2007 Dec;9(12):1216.
35. Goldenberg I., Moss A.J., Zareba W. QT interval: how to measure it and what is "normal" J Cardiovasc Electrophysiol. 2006;17:333–336.
36. Peréz-Riera AR, Ferreira Filho C, de Abreu LC. Do patients with electrocardiographic Brugada type 1 pattern have associated right bundle branch block? A comparative vectorcardiographic study. Europace. 2012 Jun;14(6):889-97
37. Yoshioka K, Amino M, Zareba W. Identification of high-risk Brugada syndrome patients by combined analysis of late potential and T-wave amplitude variability on ambulatory electrocardiograms. Circ J. 2013;77(3):610-8
38. Kubala M, Aïssou L, Traullé S. Use of implantable loop recorders in patients with Brugada syndrome and suspected risk of ventricular arrhythmia. Europace. 2012 Jun;14(6):898-902
39. Priori SG, Wilde AA, Horie M. HRS/EHRA/APHRS Expert Consensus Statement on the Diagnosis and Management of Patients with Inherited Primary Arrhythmia Syndromes: Document endorsed by HRS, EHRA, and APHRS in May 2013 and by ACCF, AHA, PACES, and AEPC in June 2013. Heart Rhythm. 2013 Dec;10(12):1932-63
40. Li CH, Lin YJ, Huang JL. Long-term follow-up in patients with arrhythmogenic right ventricular cardiomyopathy. J Cardiovasc Electrophysiol. 2012 Jul;23(7):750-6.
41. Nakagawa E, Takagi M, Tatsumi H, et al. Successful radiofrequency catheter ablation for electrical storm of ventricular fibrillation in a patient with Brugada syndrome. Circ J 2008;72:1025–1029.
42. Knecht S, Sacher F, Wright M. Long-term follow-up of idiopathic ventricular fibrillation ablation: a multicenter study. J Am Coll Cardiol. 2009 Aug 4;54(6):522-8.
43. Obeyese MN, Klein GJ, Modi S. How to perform and interpret provocative testing for the Diagnosis of Brugada syndrome, long-QT syndrome and catecholaminergic polymorphic ventricular tachycardia.Circ Arrhythm Electrophysiol, 2011 Dec; 4(6):958-64.
44. Ackerman MJ, Khositseth A, Tester DJ, Hejlik JB, Shen WK, Porter CB. Epinephrine-induced QT interval prolongation: a gene-specific paradoxical response in congenital long QT syndrome. Mayo Clin Proc. 2002;77: 413– 421.
45. Rolf S, Bruns HJ, Wichter T. The ajmaline challenge in Brugada syndrome: Diagnostic impact, safety, and recommended protocol. Eur Heart J. 2003 Jun;24(12):1104-12.
46. Schwartz PJ, Crotti L, Insolia R. Long-QT syndrome: from genetics to management. Circ Arrhythm Electrophysiol. 2012 Aug 1;5(4):868-77.

Fibrilação Atrial 50

Muhieddine Omar Chokr
Carina Abigail Hardy
Mauricio Ibrahim Scanavacca

1. Introdução
2. Aspectos epidemiológicos
   2.1 Causas da fibrilação atrial
3. Mecanismo eletrofisiológico e de progressão de doença
4. Diagnóstico clínico eletrocardiográfico
5. Classificação da fibrilação atrial
   5.1 Primeiro diagnóstico
   5.2 Paroxística
   5.3 Persistente
   5.4 Permanente
6. Apresentação clínica
   6.1 Fibrilação atrial na emergência
   6.2 Fibrilação atrial persistente
   6.3 Como realizar a reversão da fibrilação atrial para o ritmo sinusal
   6.4 Controle da frequência cardíaca
7. Fármacos utilizados para manutenção do ritmo sinusal
   7.1 Amiodarona
   7.2 Propafenona
   7.3 Sotalol
8. Anticoagulantes orais na prevenção de fenômenos tromboembólicos
   8.1 Seleção do regime antitrombótico
   8.2 Risco de embolia e sangramento
   8.3 Agentes antiplaquetários
   8.4 Antagonistas de vitamina K
   8.5 Inibidores diretos de trombina
      8.5.1 Dabigatrana
   8.6 Inibidores do fator X ativado (XA)
      8.6.1 Rivaroxabana
      8.6.2 Apixabana
   8.7 Análise crítica do Re-Ly, Rocket e Aristotle
   8.8 Recomendação no manejo perioperatório
      8.8.1 Dabigatrana
      8.8.2 Rivaroxabana
9. Ablação por cateter de fibrilação atrial
   9.1 Introdução
   9.2 Técnicas e resultados da ablação de Fibrilação atrial
      9.2.1 Abordagem na ablação tendo como alvo as veias pulmonares
         9.2.1.1 Ablação dos gatilhos (focal)
         9.2.1.2 Isolamento das veias pulmonares
         9.2.1.3 Ablação circunferencial dos óstios das veias pulmonares
         9.2.1.4 Ablação circular do antro das veias pulmonares
      9.2.2 Abordagem na ablação NÃO tendo como alvo as veias
         9.2.2.1 Ablação linear
         9.2.2.2 Ablação dos plexos ganglionares parassimpáticos
         9.2.2.3 Ablação de focos ectópicos extrapulmonares
         9.2.2.4 Ablação de eletrogramas atriais complexos fracionados (CAFEs)
   9.3 Tecnologias e ferramentas
   9.4 Recorrências de FA
      9.4.1 Recorrência precoce
      9.4.2 Recorrência tardia
      9.4.3 Mecanismos da recorrência
   9.5 Complicações relacionadas a ablação de FA
   9.6 Manuseio na anticoagulação periablação
   9.7 Indicações de ablação por cateter de FA
10. Ablação por cateter de *flutter* atrial
    10.1 Ablação por cateter do *flutter* atrial istmo cavo-tricuspídeo dependente
    10.2 Ablação por cateter de *flutter* atrial incisional
    10.3 Ablação por cateter do *flutter* atrial esquerdo
    10.4 Ablação de *flutter* atrial direito
    10.5 Complicações associadas à ablação do *flutter* atrial
11. Conclusão
12. Referências bibliográficas

1 INTRODUÇÃO

Na atualidade, a fibrilação atrial é o distúrbio do ritmo sustentado mais frequente na prática médica. Tem prevalência crescente com a idade e os indivíduos afetados ficam em risco de complicações, que reduzem a qualidade e a expectativa de suas vidas.

A abordagem terapêutica de pacientes com FA é complexa por se tratar de uma doença que caracteristicamente acomete indivíduos em faixa etária mais elevada, na qual a presença de doenças associadas é mais frequente.

Outro aspecto relevante é que vários mecanismos eletrofisiológicos estão envolvidos em sua gênese, dessa forma, para cada paciente haverá uma estratégia individualizada de tratamento, tendo em vista suas diferentes facetas fisiopatológicas.

Nesse capítulo abordaremos essa doença em seus diferentes aspectos clínicos, visando fundamentalmente o que há de mais relevante nos principais objetivos que norteiam o clínico no seguimento dos pacientes acometidos pela fibrilação atrial, sejam eles, o alivio dos sintomas, a prevenção da insuficiência cardíaca e das complicações embólicas.

2 ASPECTOS EPIDEMIOLÓGICOS

O avanço no tratamento das doenças cardiovasculares, associado ao melhor controle dos fatores de risco aumentou a longevidade e expectativa de vida da população. Dessa forma, doenças próprias da idade avançada como a fibrilação atrial tornaram-se mais frequentes nos ambulatórios médicos.

A incidência da fibrilação atrial é menor que 1% em indivíduos com menos de 60 anos, atingindo 10% nos pacientes com 80 anos de idade.[1] Dados dos estudos de Rotterdam estimam que 1 em cada 4 indivíduos poderão desenvolver fibrilação atrial a partir da 4º década de vida.[2] Outra recente observação é do crescimento da arritmia em pacientes na quarta e quinta década de vida, o que pode resultar em um aumento da prevalência da doença nos próximos 50 anos.[3]

2.1 CAUSAS DE FIBRILAÇÃO ATRIAL

Diversas são as etiologias e condições relacionadas ao surgimento da fibrilação atrial (Tabela 50.1), sendo que a desorganização elétrica da atividade dos átrios pode ocorrer em diferentes cenários clínicos em pacientes com cardiopatia estrutural ou não. Por exemplo, podemos observar a arritmia no paciente cronicamente hipertenso como resposta ao remodelamento elétrico e anatômico que ocorre nessa situação, por outro lado, um paciente séptico dentro da unidade de terapia intensiva pode desenvolver a arritmia no contexto de uma resposta inflamatória sistêmica e distúrbios metabólicos característicos dessa condição clínica. Obviamente que, a forma de tratar a arritmia é diferente dentro dos variados contextos clínicos na qual ela ocorre. Dessa forma, a fibrilação atrial seria um sinalizador de um comprometimento sistêmico, ou mesmo de uma cardiopatia em evolução, seja ela macro ou microestrutural (canalopatias).

TABELA 50.1 Etiologias e condições relacionadas ao surgimento da fibrilação atrial.

CARDÍACAS	NÃO CARDÍACAS	APÓS INTERVENÇÕES
Cardiopatias estruturais	**Patologias**	**Cardíacas**
- Doença valvar, especialmente valva mitral - Hipertensão - Insuficiência cardíaca - Infarto miocárdico - Doença isquêmica do miocárdio - Cardiomiopatia hipertrófica - Cardiomiopatia dilatada - Defeitos do septo interatrial - Miocardite	- Diabetes *melitus* - Tireotoxicose ou hipertireoidismo - Doença pulmonar obstrutiva crônica - Doença do refluxo - Doença renal crônica - Obesidade - Síndrome metabólica - Apneia do sono - Sepse - Distúrbio eletrolítico	- Revascularização miocárdica - Troca ou correção valvar - Correção de cardiopatia congênita
		Não cardíaca
		- Cirurgia torácica - Anestesia geral
Arritmias		**Uso e abuso de substâncias**
- Doença do nó sinusal - *Flutter* atrial - Síndrome de WPW - Intervalo PR longo	**Fatores fisiológicos** - Sexo masculino - Idade avançada - Estatura elevada - Exercício físico intenso	- Abuso de álcool - Cafeína - Cigarro - Hormônio tireoidiano - Agentes citotóxicos - Cocaína, maconha - Anabolizantes
Genéticas	**Biomarcadores**	
- Fibrilação atrial solitária - Síndrome do QT curto - Síndrome de Brugada - Síndrome do QT longo	- PCR elevada - Fator de necrose tumoral	

3 MECANISMO ELETROFISIOLÓGICO E DE PROGRESSÃO DE DOENÇA

Semelhante a outras arritmias, para que ocorra a fibrilação atrial é necessária à presença de gatilhos (ectopias atriais, taquicardias e *Flutter* atrial), um substrato anatômico como fibrose e dilatação do tecido atrial ou funcional, modulado pelo sistema nervoso autônomo, em geral por hipertonia vagal.[4]

Para o entendimento dos mecanismos envolvidos nessa arritmia, é fundamental que se compreenda o conceito de comprimento de onda que é determinado pelo produto de duas variáveis, a velocidade de condução do estimulo elétrico e o período refratário do tecido através do qual a onda de ativação se propaga. Havendo um encurtamento do período refratário do tecido atrial, o mesmo passara a tolerar maiores frequências de estimulação. Por outro lado, a redução da velocidade de condução do tecido tornará mais fácil a recuperação do tecido atrial. Essas condições possibilitam um maior intervalo de excitabilidade do tecido, condição necessária para a ocorrência da reentrada, seja ela anatômica ou funcional, como ocorre na fibrilação atrial. Dessa forma as condições necessárias para a persistência da arritmia dependem de um equilíbrio entre a velocidade de condução e o período refratário das fibras atriais. Intervenções farmacológicas nesse contexto tentariam prolongar o período refratário, reduzindo o intervalo de excitabilidade do tecido atrial e dessa forma interrompendo ou dificultando a ocorrência da arritmia.[5]

Sabe-se desde 1998 com os trabalhos de Haïssaguerre e colaboradores, que ectopias atriais originadas principalmente nas veias pulmonares atuam como gatilhos e perpetuadores do substrato arritmogênico que gera e mantém a fibrilação atrial.[6] Publicação recente demonstrou que o aumento de ectopias atriais bem como a ocorrência de taquicardias atriais documentadas ao Holter de 24 horas foram preditoras da ocorrência de fibrilação atrial e do aumento de mortalidade, em seguimento de 6 anos.[7]

As ectopias atriais frequentes, associadas a taquicardias atriais rápidas levam ao aumento do cálcio intracelular, por não haver tempo para recaptação desse íon pelo retículo sarcoplasmástico entre um potencial de ação e outro. Sabe-se que a hipercalcêmia intracelular que se desenvolve é potencialmente lesiva para o miócito, alterando o metabolismo intracelular e em altas concentrações desencadeando a apoptose da célula. Dessa forma, como mecanismos de defesa são ativados vias de sinalização intracelular, que reduzem a expressão de canais de cálcio na superfície do miócito. Esses canais são responsáveis pela entrada desse íon o que leva a diminuição na duração da fase 2 do potencial de ação da célula cardíaca, o que leva a aumento n duração do potencial de ação. A redução da atividade dos canais de cálcio promove consequentemente redução da duração do potencial de ação e do seu período refratário.[8] Esse fenômeno é chamado de remodelamento elétrico, e nada mais é, que um processo adaptativo e de proteção do tecido atrial submetido a taquicardias atriais rápidas. A redução do período refratário atrial por si só favorece a ocorrência de reentrada funcional que pode levar a fibrilação atrial.

Outro aspecto fisiológico importante é que o aumento do cálcio intracelular, somado a distensão do tecido atrial, levam a ativação de metaloproteinases que aumentam a expressão de receptores de angiotensina na superfície do miócito atrial. A densidade aumentada desses receptores, favorece a hipertrofia celular, e por sua vez, em fases avançados a deposição de tecido colágeno e fibrose atrial.[9] Esse processo recebe o nome de remodelamento anatômico.

O remodelamento anatômico gera desacoplamento celular e redução do número de conexinas, esses fatores levam a queda na velocidade de condução do estimulo elétrico pelo miocárdio atrial, que somado a redução da duração do período refratário, causa redução ainda maior no comprimento da onda de ativação elétrica e tende a perpetuar a arritmia, transformando as formas paroxísticas da doença em persistentes.[8-9]

Associado a todas as modificações elétricas e estruturais mencionadas, a própria presença de taquicardias atriais rápidas leva a uma redução de canais de sódio disponíveis para propagação do potencial de ação, sendo esse um fator adicional na queda da velocidade de propagação do estimulo elétrico, gerando maior heterogeneidade elétrica na despolarização atrial e consequentemente favorecendo mais fenômenos reentrantes (Figura 50.1).[10]

Uma vez iniciada a fibrilação atrial e independente de sua apresentação clínica, a estase sanguínea passa ocorrer nas câmaras atriais, e sendo esse um dos elementos da tríade de Virchow, a predisposição para formação de coágulos sanguíneos especificamente no interior do apêndice atrial esquerdo se inicia, levando a mais temida complicação da fibrilação atrial que são os fenômenos embólicos.

Na atualidade outros mecanismos tentam explicar a gênese da doença não como um mecanismo progressivo de múltiplas ondas reentrantes que colidem de forma aleatória, mas sim, como uma arritmia focal na qual existiriam regiões pontuais do coração denominadas "rotores" ou ondas em espiral, capazes de girar em altas frequências, ativando o coração aparentemente de forma organizada, mas muito rápida[11] do ponto de vista teórico esse mecanismo facilitaria intervenções como a ablação por cateter, pois uma vez mapeada a origem da onda em espiral, o rotor poderia ser eliminado. Porém na prática ainda faltam estudos que demonstrem que o mapeamento do rotor seja algo reprodutível e previsível.

Pelos diferentes mecanismos acima mencionados observa-se que o tratamento da doença deve ser individualizado, nos pacientes com fatores de risco associados deve-se tratar a condição clínica associada, como por exemplo reduzir os níveis tensionais no paciente hipertensão, ou mesmo normalização do LDL nos dislipidêmicos com FA associada.[5] Pacientes obesos ou com síndrome metabólica devem serem orientados a redução do peso,

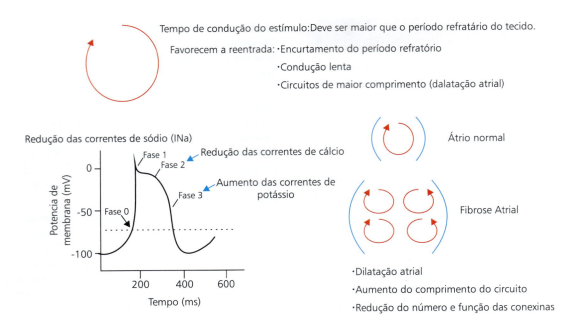

FIGURA 50.1 Alterações elétricas e anatômicas envolvidas com o início e a perpetuação da fibrilação atrial

pois esse fator pode isoladamente prevenir a recorrência da arritmia.[5] Com base nos mecanismos expostos, nos parece que independente da fase em que se encontra a doença a desconexão elétrica das veias pulmonares pode melhorar a evolução clínica desses pacientes, estudo recente demonstrou que essa terapia leva a remodelamento reverso atrial, exercendo a ablação por catéter papel importante na abordagem terapêutica de grande parte da população acometida por essa doença.[12] Independente da forma de tratar a FA, a anticoagulação deve ser considerada em todos os pacientes acometidos pela arritmia, na dependência direta dos fatores de risco associados para embolia e dos riscos do uso dos anticoagulantes como veremos a seguir.

4 DIAGNÓSTICO CLÍNICO ELETROCARDIOGRÁFICO

A Sociedade Europeia de Cardiologia introduziu um escore para quantificar a gravidade da doença.[13] (Tabela 50.2) Na prática clínica, pacientes com o diagnóstico de fibrilação atrial se apresentam desde a forma assintomática, passando por paroxismos de palpitação e dispneia, chegando a quadros de franca insuficiência cardíaca descompensada por fibrilação atrial de alta resposta ventricular. Recentemente uma campanha denominada "*check your pulse*" ganhou força no continente Europeu por orientar pacientes em como fazer a avaliação do pulso arterial e dessa forma antecipar o diagnóstico de pacientes previamente assintomáticos.

Ao exame físico, a irregularidade do pulso arterial com oscilações em sua amplitude é característica, indicando diferentes volumes sistólicos. As irregularidades e variações na intensidade das bulhas cardíacas também são típicas durante a ausculta cardíaca. Mais difícil é a percepção da ausência das contrações atriais no pulso jugular.

Ao eletrocardiograma, a fibrilação atrial caracteriza-se pela ausência de ondas P, substituídas por ondulações irregulares da linha de base. Os intervalos RR são irregulares, com complexos QRS normais ou com padrão de bloqueio de ramo.

O Holter de 24 horas é útil para o diagnóstico de paroxismos frequentes da arritmia, e para avaliar o controle da frequência quando se opta por essa estratégia terapêutica. Em algumas situações, o Holter de 24 horas pode fornecer informações importantes com relação à terapêutica empregada, como por exemplo, o paciente que tem a sua arritmia iniciada durante o sono ou após uma refeição copiosa, sugerindo indução mediada por ação vagal, ou mesmo, aqueles que tem sua arritmia iniciada tipicamente durante a atividade física intensa, denominadas adrenérgico dependentes.

TABELA 50.2 Classificação da gravidade clínica da fibrilação atrial	
EHRA CLASSE	**SINTOMAS**
EHRA I	Ausência de sintomas
EHRA II	Sintomas discretos; atividade diária não é afetada
EHRA III	Sintomas importantes; atividade diária é afetada
EHRA IV	Sintomas incapacitantes, atividade diária é descontinuada

Outra ferramenta utilizada para os pacientes que são acometidos por raros episódios de fibrilação atrial é a monitorização prolongada do ritmo cardíaco com monitor de eventos, quando a arritmia é suspeitada, mas não se consegue sua documentação pelos métodos usuais. O monitor de eventos pode ser implantado ou externo. No primeiro caso, pode ser utilizado por até 1 ano; no segundo, por até 15 a 30 dias. A probabilidade de documentar a arritmia com esses métodos varia de 65% a 88% nas diversas séries.[14]

5   CLASSIFICAÇÃO DA FIBRILAÇÃO ATRIAL

As diferentes diretrizes internacionais têm classificado a fibrilação atrial em:

5.1 PRIMEIRO DIAGNÓSTICO

Paciente que se apresenta com a fibrilação atrial pela primeira vez, independente de sua duração ou da gravidade dos sintomas.

5.2 PAROXÍSTICA

Forma autolimitada, em geral com duração inferior às 48 horas podendo durar até 7 dias, sendo as primeiras 24 horas de grande importância pois até 70% dos episódios tem reversão espontânea, e a partir de 48 horas a anticoagulação se faz necessária.

5.3 PERSISTENTE

Casos de fibrilação atrial com duração superior a 7 dias, sendo que, casos com duração superior a 1 ano são denominados de persistente de longa duração.

5.4 PERMANENTE

Paciente com diagnóstico de fibrilação atrial no qual a doença foi aceita pelo médico que o assiste, seja porque a tentativa de manutenção do ritmo sinusal foi ineficaz ou foi optado por controle da frequência.

6   APRESENTAÇÃO CLÍNICA

6.1 FIBRILAÇÃO ATRIAL NA EMERGÊNCIA

Na prática clínica o paciente com fibrilação atrial procura o departamento de emergência por quatro razões:

1. Palpitações decorrentes da alta resposta ventricular;
2. Dispneia, por vezes causada por insuficiência cardíaca;
3. Dor precordial;
4. Síncope (Figura 50.2).

O primeiro aspecto a ser avaliado é a presença de cardiopatia estrutural ou doenças sistêmicas subjacentes, nesse sentido o ECG e o RX de tórax, associados ao exame físico e anamnese podem fornecer informações importantes como, por exemplo, a presença de hipertireoidismo, doença coronariana, DPOC descompensado, doença valvar ou mesmo disfunção ventricular grave. Essas informações são fundamentais, pois exercem influencia na terapêutica a ser tomada.

O segundo passo essencial é a definição da duração do episódio atual de fibrilação atrial, pois há uma relação direta entre o tempo em que o paciente encontra-se em FA e a probabilidade de formação de coágulos no átrio esquerdo; informação importante, caso opte-se pela restauração do ritmo sinusal. Nos pacientes com FA com duração inferior a 48 horas, a probabilidade clínica de tromboembolismo sistêmico após a cardioversão situa-se ao redor de 0,8%.[15] Quando não se pode definir o inicio da arritmia, ou sua duração é superior à 48 horas, é muito superior e a abordagem deve ser dirigida ao controle da frequência cardíaca associada à anticoagulação. Outra alternativa seria investigar a presença de trombos intracavitários com ecocardiograma transesofágico, e na sua ausência realizar a cardioversão elétrica.[15] Independente da duração do inicio dos sintomas, a cardioversão elétrica é recomendada quando a FA provoca instabilidade hemodinâmica importante. Nesse contexto, assume-se o risco de fenômeno tromboembólico de 6% nos pacientes com a forma persistente da doença e que não fazem uso de anticoagulante oral (Figura 50.3).[16]

Com relação à insuficiência cardíaca, é necessário que o clínico tenha em mente dois aspectos fundamentais: a fibrilação atrial é a causa da insuficiência cardíaca ou consequência da progressão da disfunção ventricular? Na primeira hipótese, quadro denominado de taquicardiomiopatia, o controle da frequência

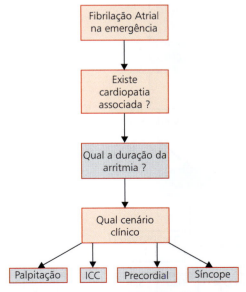

FIGURA 50.2 Razões pelas quais o paciente com fibrilação atrial procura o serviço de emergência.

cardíaca, ou mesmo a reversão ao ritmo sinusal, se possível, são fundamentais para recuperação da função ventricular; já na segunda, compensação clinica da insuficiência cardíaca é obtida como controle da FC associado ao uso de diuréticos, vasodilatadores ou mesmo inotrópicos. Nesse cenário o controle da frequência cardíaca pode ser mais complexo, uma vez que, outros fatores associados produzem um estado hiperadrenérgico que dificultam o controle da FC, e o uso de medicação beta bloqueadora é limitado pelo quadro de congestão associada.

A dor precordial pode se manifestar em pacientes com fibrilação atrial independente de doença coronariana associada, embora seja mais frequente na presença desta. O mecanismo seria a isquemia relativa que ocorre no subendocárdio, inclusive podendo causar discreto aumento de enzimas cardíacas.

O quarto motivo pelo qual o paciente portador de fibrilação atrial procura o departamento de emergência é a ocorrência de síncope. Nesse contexto 3 hipóteses devem ser levantadas. Na forma paroxística da doença podem ocorrer pausas prolongadas após a interrupção da FA em pacientes com doença do nó sinusal. A FC excessivamente elevada pode provocar baixo débito, em particular, em pacientes com cardiopatia estrutural, como estenose aórtica ou cardiomiopatia hipertrófica. A síncope vasovagal também pode deflagrar episódios de FA. Assim a perda de consciência pode ser provocada pelos reflexos cardioinibitórios e vasodepressor próprios da síncope vaso vagal, mas o episódio pode ser agravado pela fibrilação atrial induzida secundariamente pelo reflexo vagal.

6.2 FIBRILAÇÃO ATRIAL PERSISTENTE

A conduta a ser tomada na forma persistente da doença continua sendo assunto de debate. O controle do ritmo versus o controle da frequência cardíaca foi assunto de grandes estudos, como o AFFIRM e o AF-CHF,[17] que não demonstraram superioridade de uma estratégia sobre a outra, no que se refere à mortalidade, porém, ambos demonstraram que a qualidade de vida e o desempenho funcional dos pacientes que mantém o ritmo sinusal é superior aos pacientes em fibrilação atrial. Na prática, a orientação inicial para os pacientes com a forma persistente da doença é a de buscar o controle da frequência associado à prevenção de eventos embólicos nos pacientes em risco. Em um segundo momento, se avaliaria o benefício da reversão ao ritmo sinusal, o que pode ser realizado através de cardioversão, seja ela química, elétrica ou mesmo através da ablação por radiofrequência como veremos a seguir. São menos propensos à reversão, pacientes com valvopatias graves, hipertensão arterial não controlada e fibrilação atrial com baixa resposta ventricular. O tamanho do átrio esquerdo é um fator importante a ser avaliado, e as atuais diretrizes recomendam que um átrio esquerdo maior que 55 mm é preditor de insucesso caso se opte pela tentativa de reestabelecer o ritmo sinusal, embora alguns trabalhos tenham demonstrado que é possível ocorrer remodelamento reverso do átrio após restabelecimento do ritmo sinusal, com redução das suas dimensões. Dessa forma a dimensão atrial não deve ser o único fator que se avalia quando opta-se pela tentativa de reversão ao ritmo sinusal.[18]

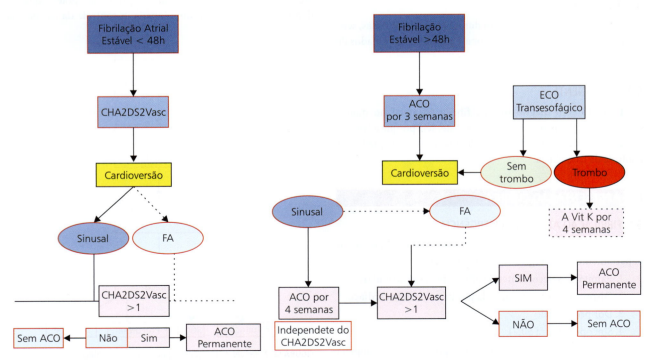

FIGURA 50.3 Fluxograma da abordagem da fibrilação atrial na emergência.

6.3 COMO REALIZAR A REVERSÃO DA FIBRILAÇÃO ATRIAL PARA O RITMO SINUSAL

Na fibrilação atrial de inicio recente, com menos de 48 horas, existe até 70% de chance de reversão para o ritmo sinusal nas primeiras 24 horas do início dos sintomas, independente de terapêutica antiarrítmica. A partir das primeiras 24 horas, a chance de reversão espontânea da arritmia se reduz para 30%.[19] Do ponto de vista clínico essa informação é importante, porque se a condição clínica permitir e os sintomas forem bem tolerados, a simples conduta de observar o paciente e orientá-lo, pode levar a resolução do problema com redução inclusive de custos hospitalares.

Se a reversão farmacológica da FA for a opção do clínico, a propafenona é considerada na atualidade o fármaco mais eficaz na ausência de cardiopatia estrutural, com indicação IA em todas as principais diretrizes de fibrilação atrial, incluindo a brasileira (Figura 50.4).[20] Este fármaco pode ser empregado na reversão de FA tanto na emergência como em ambiente domiciliar ("pill in the pocket"). Em 2004, demonstrou-se que 94% dos episódios de FA aguda podem ser revertidos em menos de 6 horas (média de 98 minutos) com a administração de propafenona por via oral (600 mg se peso maior ou igual a 70 kg, ou 450 mg se peso menor que 70 kg). Caso os pacientes obtenham sucesso nesta abordagem, pode-se orientar o tratamento da crise pelo próprio paciente, quando os episódios de FA são esporádicas, na ausência de cardiopatia estrutural.[21]

Como alternativa a propafenona e nos casos com fração de ejeção inferior a 40%, na qual a fibrilação atrial é aguda, a escolha recai sobre a amiodarona endovenosa, podendo-se utilizar o fármaco na dose de 5 mg/kg em ataque, e 20 mg/kg para manutenção ao longo de 24 horas. Essa conduta restaura o ritmo sinusal em até 90% dos casos.[22]

O Vernakalant, é um novo fármaco ainda não disponível no Brasil, mas vem ganhando destaque em seu uso na Europa. É indicado para reversão da FA com menos de 7 dias de duração, proporcionando um rápido efeito antiarrítmico, com reversão em aproximadamente 50% dos pacientes dentro dos primeiros 90 minutos da infusão da droga. Seu mecanismo de ação está relacionado ao bloqueio seletivo dos canais ultra-rápidos de potássio. Apresenta bom perfil de segurança em pacientes com doença cardíaca mínima ou moderada, estando contraindicado em pacientes com insuficiência cardíaca classe funcional III e IV.[23]

Deve-se ressaltar que para reversão da FA em pacientes com mais de 48 horas em FA ou com FA por período desconhecido é necessário a anticoagulação por no mínimo três semanas antes da cardioversão elétrica, ou química. No segundo caso, a opção recai sobre a amiodarona, podendo ser realizada a tentativa de reversão a nível ambulatorial, desde que o paciente esteja adequadamente anticoagulado. Dados de farmacocinética sugerem que a dose de impregnação do fármaco para possível reversão química, é de cerca de 10 g[22] com chance de reversão de cerca de 40%.[24] Há várias recomendações para seu uso ambulatorial. Em nosso serviço, usamos habitualmente a dose de 600 mg por dia por uma semana e 400 mg/dia nas duas semanas seguintes. Caso não haja reversão, programamos a CVE.

Com relação à cardioversão elétrica alguns detalhes devem ser observados. Pacientes com disfunção ventricular de moderada a grave devem ser sedados com etomidato e fentanil, por serem drogas que garantem boa estabilidade hemodinâmica nesse contexto, nos pacientes com função ventricular preservada pode-se optar pelos benzodiazepínicos ou propofol (Figura 50.5).

6.4 CONTROLE DA FREQUÊNCIA CARDÍACA

Ainda não há consenso sobre a forma ideal de avaliar o controle da FC. Recentemente o estudo RACE II,[25] demonstrou

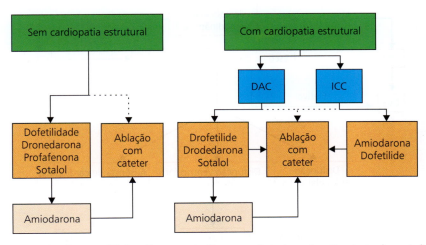

FIGURA 50.4 A propafenona é considerada na atualidade o fármaco mais eficaz na ausência de cardiopatia estrutural, com indicação IA na FA aguda, em todas as principais diretrizes de fibrilação atrial, incluindo a brasileira.[20]

que o controle estrito da frequência cardíaca (FC em repouso < 80bpm), comparado ao controle leniente (FC em repouso < 110bpm), não trouxe benefício em termos de desfechos clínicos, onde foram avaliados a mortalidade, taxa de hospitalização por insuficiência cardíaca e acidente vascular cerebral. Dessa forma seria tolerado em pacientes assintomáticos frequências cardíacas de até 110bpm em repouso, já nos pacientes sintomáticos, a frequência cardíaca máxima tolerada seria de 90pbm. Recentemente a diretriz americana assumiu essa conduta como indicação IIB e recomenda que pacientes sintomáticos devem ter a FC de repouso < 80bpm, indicação IIA.[23]

Para o controle da frequência cardíaca são utilizados fármacos beta-bloqueadores, bloqueadores de canais de cálcio, digital ou associações. Dados do estudo AFFIRM demonstram que a associação de beta-bloqueadores ao digital foi a melhor no que se refere a controle de frequência cardíaca, ao passo que, os pacientes que fizeram uso de bloqueadores dos canais de cálcio tiveram a melhor capacidade funcional.[22]

Aspecto relevante e recentemente descrito, é que pacientes com função ventricular preservada e que fizeram uso de digital para controle de frequência cardíaca, tiveram aumento de mortalidade[26] dessa forma, o digital deve ser prescrito apenas para pacientes com disfunção ventricular importante.

7 FÁRMACOS UTILIZADOS PARA MANUTENÇÃO DO RITMO SINUSAL

Em nosso meio dispomos de três drogas antiarrítmicas com potencial benefício para manutenção do ritmo, amiodarona, propafenona e sotalol.

7.1 AMIODARONA

Trata-se de um fármaco antiarrítmico da classe III na classificação de Vaughan-Williams.[27] A amiodarona provoca um aumento muito maior no período refratário atrial, através do bloqueio dos canais de potássio, do que seu efeito na velocidade de condução do impulso elétrico através do bloqueio dos canais de sódio, dessa forma, tem um efeito pró arrítmico reduzido em relação aos outros fármacos utilizados nessa condição clinica.[28]

A amiodarona prolonga o intervalo QT, porém, sem exercer grande influência na dispersão da repolarização, sendo esse, outro aspecto que contribui para baixa incidência de efeitos pró arrítmicos.[27] Em virtude de sua ação não depressora sobre a função ventricular, a amiodarona é o único fármaco indicado para o tratamento de pacientes com fibrilação atrial associada a insuficiência cardíaca. Comparada ao sotalol e a propafenona, a amiodarona apresenta os melhores resultados quando se avalia recorrência.[29]

De forma similar ao que ocorre com a propafenona, a amiodarona pode restabelecer o ritmo sinusal em pacientes com fibrilação atrial de início a menos de 24 horas, sendo o tempo médio para reversão em torno de nove horas, ao passo que, esse intervalo se reduz para uma hora em média quando se utiliza a propafenona.[30]

O fator limitante para seu uso em longo prazo na prevenção das recorrências da fibrilação atrial são seus efeitos colaterais como hipotiroidismo (em até 8% dos casos), hipertireoidismo (2%), insuficiência hepática (3%), pneumonite intersticial (3 a 5%), impregnação cutânea e ocular (10% e 90% dos casos

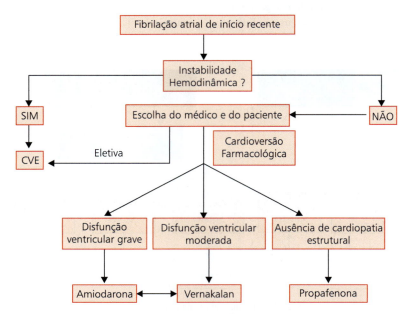

FIGURA 50.5 Como realizar a reversão para o ritmo sinusal na fibrilação atrial de início recente.

respectivamente).[31] Dessa forma avaliação oftalmológica anual, função tireoidiana e hepática a cada seis meses, bem como provas de função pulmonar nos pacientes que evoluem sintomáticos do ponto de vista respiratório, se tornam obrigatórias nos pacientes que fazem uso desse fármaco. O risco de efeitos colaterais, entretanto, depende fundamentalmente da dose, tempo de uso, e sensibilidade individual do paciente.

7.2 PROPAFENONA

A propafenona é uma droga do grupo IC da classificação de Vaughan-Williams. Causa grande depressão na inclinação do potencial de ação e efeito inibitório potente da condução no sistema His-Purkinje (alargamento do QRS). O princípio de ação do fármaco deve-se ao bloqueio dos canais de sódio durante a fase zero do potencial de ação, diminuindo a velocidade máxima de despolarização do miócito. Quando os canais de sódio são bloqueados, o limiar de excitabilidade diminui. Essa propriedade *per se* é capaz de prevenir ou suprimir taquicardias. Esse efeito ocorre com maior intensidade durante frequências cardíacas elevadas, o que torna essa droga potencialmente útil na reversão de taquiarritmias. Quanto à farmacocinética, a sua biodisponibilidade aumenta à medida que se aumenta a dose. A concentração plasmática é não linear, sendo que o aumento da dose em três vezes resulta em aumento da concentração plasmática em 10 vezes. Existem dois padrões genéticos de metabolismo da propafenona, sendo que na maioria das pessoas o fármaco sofre amplo metabolismo hepático, com meia vida de 2 a 10 horas. Entretanto, nos metabolizadores lentos da droga (7% da população), os quais possuem baixa atividade da CYP2D6, o efeito do fármaco pode se prolongar por até 36 horas.[30]

Os principais efeitos adversos incluem o prolongamento do intervalo PR e QRS, distúrbios de condução AV e disfunção do nó sinusal. A propafenona pode precipitar insuficiência cardíaca em pacientes com FE ≤ 40%, estando proscrita nessa situação. O fármaco possui discreta atividade beta-bloqueadora, o que pode exacerbar crises de asma e doença pulmonar crônica obstrutiva, embora não seja uma contra-indicação absoluta. São relatados sintomas de tontura, gosto amargo na boca, cefaléia e epigastralgia em uma minoria de pacientes (aproximadamente 10%), o que pode levar à interrupção da droga. Em pacientes com alteração miocárdica decorrente de isquemia (fibrose), o fármaco está contra-indicado, pois pode facilitar a reentrada, através da diminuição da velocidade de ativação celular e, consequentemente, do comprimento de onda, o que aumenta o *gap* excitável do circuito reentrante, podendo causar arritmias potencialmente malignas. Também tem sido descrita a possibilidade de conversão de uma FA em *Flutter* atrial com resposta elevada em torno de 1% dos pacientes, geralmente muito sintomática. Alguns autores preconizam o uso prévio de baixas doses de beta-bloqueadores ou bloqueadores de canais de cálcio para tentar prevenir ou minimizar este efeito.[32]

Em resumo, a propafenona é um fármaco antiarrítmico do grupo IC, com bom perfil de segurança no tratamento da fibrilação atrial em pacientes sem cardiopatia estrutural.

7.3 SOTALOL

Trata-se de um beta bloqueador não seletivo, formado por uma mistura racêmica das formas dextrogira (propriedade beta bloqueadora) e levogira (propriedade antiarrítmica com predomínio bloqueador de canal de potássio), o que leva a um aumento na duração do período refratário atrial. Tem o predomínio da sua ação em frequências cardíacas menores, apresentando ação frequência-dependente reversa.[33] Está indicado principalmente nos pacientes que tem a fibrilação atrial dependente de hiperatividade simpática.

Como efeito colateral principal pode provocar aumento do intervalo QT, com risco potencial de pró arritmia em 2% a 4% dos pacientes que fazem uso dessa medicação, em especial as taquicardias ventriculares polimórficas tipo Torsades de Pointes,[33] por esse motivo diretrizes internacionais recomendam a internação hospitalar quando se opta pela prescrição do fármaco, com realização de ECG seriado nos primeiros 3 dias do uso.[13]

8 ANTICOAGULANTES ORAIS NA PREVENÇÃO DE FENÔMENOS TROMBOEMBÓLICOS

Devido à perda da contração atrial, e a estase sanguínea que ocorre fundamentalmente no interior do apêndice atrial esquerdo, uma predisposição para trombogênese passa a ocorrer nos pacientes com fibrilação atrial. Nos pacientes em que a arritmia é de origem não valvar, até 90% dos trombos se formam no apêndice atrial esquerdo, ao passo que, nos pacientes valvares até 50% dos trombos se originam do corpo do átrio esquerdo.[34]

A prevenção dos fenômenos embólicos nos pacientes com fibrilação atrial tem impacto econômico importante, com redução de hospitalização e de sequelas neurológicas incapacitantes. Estima-se que pelo menos um em cada cinco acidentes vasculares cerebrais tem como causa essa arritmia. A taxa de mortalidade é o dobro em relação aos pacientes em ritmo sinusal, e se relaciona com a gravidade da cardiopatia.[35]

Meta-análise dos principais estudos que compararam diretamente as estratégias de controle de ritmo contra controle da frequência cardíaca, envolvendo mais de 10 mil pacientes mostrou que não há diferença na mortalidade comparando ambas estratégias. Entretanto, ficou claro que independente da estratégia adotada, a terapêutica antitrombótica passa a ser essencial nos grupos de risco para fenômeno embólico.[23,36]

Outro aspecto importante a salientar é o risco aumentado de distúrbios cognitivos na população com fibrilação atrial. Pequenos estudos observacionais têm demonstrado que eventos embólicos assintomáticos podem contribuir para o déficit cognitivo em pacientes com FA na ausência de um AVC clinicamente demonstrável. Outra informação importante é que o paciente com FA paroxística tem o mesmo risco de AVC que as formas persistentes e permanentes de FA.[34] Esses fatos têm influenciado a adoção de estratégias mais agressivas na prevenção de fenômenos tromboembólicos. Nesse momento é oportuno citar as atuais recomendações da American Heart Association de 2014 para manejo da anticoagulação oral em pacientes com fibrilação atrial[23] (Tabela 50.3).

8.1 SELEÇÃO DO REGIME ANTITROMBÓTICO

Independente da forma em que a fibrilação atrial se apresenta, paroxística, persistente ou permanente, o risco de fenômeno tromboembólico é o mesmo 35. A FA não valvar aumenta o risco de acidente vascular cerebral 5 vezes ao passo que a FA no cenário da estenose mitral aumenta o risco de acidente cerebral em 20 vezes em relação aos pacientes sem a arritmia.[1]

Nesse contexto os acidentes vasculares cerebrais nos pacientes portadores de FA tem maior taxa de recorrência, são mais incapacitantes e com maior mortalidade.[1] O uso adequado de terapia antitrombótica, e o controle de outros fatores de risco, incluindo a hipertensão e da hipercolesterolemia, reduz substancialmente o risco de AVC. Agentes antitrombóticos em uso rotineiro para a prevenção de tromboembolismo em pacientes com FA não valvular incluem medicamentos anticoagulantes (HNF e HBPM, varfarina, inibidores direto da trombina e do fator Xa) e antiagregantes plaquetários (aspirina e clopidogrel). Enquanto anticoagulantes têm sido eficazes na redução acidente vascular cerebral isquêmico em múltiplos ensaios clínicos randomizados, o seu uso está associado com um risco aumentado de sangramento, que vão desde pequenos sangramentos até hemorragia intracraniana ou extracraniana fatal.

Antiagregantes plaquetários (sozinho ou em combinação) são menos eficazes do que a varfarina, porém estão associados com um menor risco de hemorragia intracerebral. No entanto, eles têm taxas globais semelhantes de sangramento maior em alguns estudos.[37] Uma consideração cuidadosa é necessária para equilibrar os benefícios da terapêutica, e os riscos de sangramento em cada paciente individualmente.

8.2 RISCO DE EMBOLIA E DE SANGRAMENTO

Com o intuito de identificar de forma acurada os pacientes que estão sob risco de fenômenos tromboembólicos, vários escores de risco foram propostos, sendo os mais utilizados na atualidade o de CHA2DS2-VASc e o HAS-BLED.

Com relação ao risco de fenômeno tromboembólico, o escore de CHA2DS2-VASc avalia especificamente, a presença de insuficiência cardíaca (fração de ejeção inferior a 40%), hipertensão arterial, idade entre 65 e 74 anos, diabete, vasculopatia (doença coronariana, doença vascular periférica ou placa na aorta) e sexo feminino recebem 1 ponto para cada fator de risco, por outro lado, idade superior a 75 anos e história prévia de acidente vascular cerebral seja ele transitório ou não, recebem 2 pontos cada um (Tabela 50.4).[38]

A nova diretriz europeia recomenda uma mudança no objetivo da estratificação de risco de fenômenos embólicos. Na qual ao invés de focar os pacientes de alto risco, deve se buscar inicialmente identificar quem são os verdadeiramente de baixo risco, ou seja, idade inferior a 65 anos e fibrilação atrial isolada, independentemente do sexo. Essa população não necessita de nenhuma terapia antitrombótica (mesmo as mulheres, que receberiam um ponto no escore CHA2DAS2-VASc), nem de antiagregação plaquetária da mesma forma que a diretriz americana.[23] Para os pacientes com um ou mais pontos indica-se a anticoagulação oral.

Uma vez optado por anticoagular o paciente, deve-se também avaliar o risco de sangramento ao qual será submetido o paciente quando iniciado a terapêutica com anticoagulantes. Para tanto, tem se utilizado na atualidade o escore HAS-BLED, que inclui nove fatores de risco para sangramento (hipertensão, função renal ou hepática anormal, acidente vascular cerebral prévio, história de sangramento significativo, INR lábeis, idade superior a 65 anos e o uso de drogas ou álcool. Cada fator soma um ponto e, na soma final, um escore maior ou igual a três indica um maior risco de sangramento, em um ano sob anticoagulação (Tabela 50.5). Aspecto relevante, é que o escore HAS-BLED, não deve ser utilizado para excluir pacientes da terapêutica com anticoagulantes, mas sim, permitir ao médico identificar quais são os pacientes com maior risco de sangramento, na tentativa de tentar corrigir esses fatores e fazer um acompanhamento mais cuidadoso.[23]

8.3 AGENTES ANTIPLAQUETÁRIOS

O único estudo que demonstrou benefício na redução da taxa de AVC com o uso isolado do AAS em pacientes com fibrilação atrial foi o SPAF.[39] A terapia antiplaquetária foi comparada com o placebo ou nenhum tratamento em 8 ensaios com um total de 4.876 indivíduos.[39] Sete destes compararam diferentes doses de aspirina que variam de 25 mg duas vezes a 1.300 mg uma vez ao dia.[39] Para prevenção primária a aspirina estava associado com uma redução de 19% (IC 95%: –1% a 35%) na incidência de acidente vascular cerebral com uma redução absoluta de risco de 0,8% ao ano (número necessário para tratar: 125). O IC 95% englobado o 0 inclui a possibilidade de que a aspirina não tem qualquer efeito real sobre a redução de acidente vascular cerebral. Para a prevenção secundária entre aqueles com AIT ou AVE, a aspirina foi associada com uma redução do risco absoluto de 2,5% ao ano e um correspondente número necessário para tratar de 40. É importante reconhecer que a redução de 19% na incidência do acidente vascular cerebral observada nessa meta-análise foi impulsionado por resultados positivos a partir de apenas um desses estudos o SPAF-1. Neste ensaio, aspirina foi prescrita a 325 mg uma vez por dia e o impacto da aspirina foi muito heterogêneo entre os grupos. Sendo ineficaz na prevenção de

TABELA 50.3 Atuais recomendações para prevenção do tromboembolismo em pacientes com fibrilação

Em pacientes com FA, a terapia antitrombótica deve ser individualizada, e a decisão compartilhada após a discussão do risco de acidente vascular cerebral e hemorrágico, de acordo com as preferências do paciente. (Nível de evidência: C)	Classe I
A seleção de terapia antitrombótica deve basear-se no risco de tromboembolismo, independentemente de o padrão de AF ser paroxística, persistente ou permanente. (Nível de evidência: B)	Classe I
Em pacientes com FA não valvular, a pontuação do escore CHA2DS2-VASc é recomendada para avaliação do risco de acidente vascular cerebral. (Nível de evidência: B)	Classe I
Para os pacientes com FA e válvulas cardíacas mecânicas, é recomendada o uso da varfarina com (INR) alvo (2,0 a 3,0 ou 2,5 a 3,5) dependendo do tipo e localização do a prótese. (Nível de evidência: B)	Classe I
Para os doentes com FA não valvular com acidente vascular cerebral prévio, acidente isquêmico transitório (AIT), ou uma pontuação CHA2DS2-VASc de 2 ou superior, anticoagulantes orais são recomendados. As opções incluem: varfarina (INR 2,0-3,0), (Nível de evidência: A), dabigatrana (Nível de evidência: B), a rivaroxabana (Nível de evidência: B), ou apixaban. (Nível de evidência: B)	Classe I
Entre os pacientes tratados com varfarina, o INR deve ser determinado pelo menos semanalmente durante o início da terapia antitrombótica e, pelo menos mensalmente, quando a anticoagulação (INR na faixa) encontra-se estável. (Nível de evidência: A)	Classe I
Para os doentes com FA não valvular incapazes de manter um nível de INR terapêutico com a varfarina, é recomendado o uso de um inibidor direto da trombina ou do fator inibidor Xa (dabigatrana, rivaroxabana, ou apixaban). (Nível de evidência: C)	Classe I
Reavaliar periodicamente se o perfil clínico do paciente esta ajustado a terapia antitrombótica prescrita, uma vez que o risco de fenômeno tromboembólico e de risco de sangramento se modificam ao longo da vida. (Nível de evidência: C)	
Terapia com heparina não fracionada (HNF) ou heparina de baixo peso molecular (HBPM) é recomendada nos pacientes com FA e válvula cardíaca mecânica submetidos à procedimentos que exigem a interrupção da varfarina. As decisões sobre a terapia de ponte devem equilibrar os riscos de acidente vascular cerebral e hemorragia. (Nível de evidência: C)	Classe I
Para pacientes com FA que não possuem válvulas cardíacas mecânicas, e que necessitam da interrupção da varfarina ou de novos anticoagulantes para a realização de procedimentos, as decisões sobre a terapia de ponte (HBPM ou HNF) devem equilibrar os riscos de acidente vascular cerebral e hemorragia e o período o qual o paciente não será anticoagulado. (Nível de evidência: C)	Classe I
A função renal deve ser avaliada antes do início do uso de inibidores diretos da trombina Xa, e deve ser reavaliada quando clinicamente indicado e pelo menos anualmente. (Nível de evidência: B)	Classe I
Para pacientes com Flutter atrial, a terapia antitrombótica é recomendada de acordo com o mesmo perfil de risco utilizada para AF. (Nível de evidência: C)	Classe I
É razoável omitir terapia antitrombótica em pacientes com FA não valvular e uma pontuação CHA2DS2-VASc de 0, (Nível de evidência: B)	Classe IIa
É razoável anticoagular com varfarina (INR 2,0-3,0) os doentes com FA não valvular com CHA2DS2-VASc de 2 ou superior e com clearence de creatinina <15 mL/min) ou estejam em hemodiálise, (Nível de evidência: B)	Classe IIa
Podem ser considerados: uso de anticoagulante oral, aspirina, ou mesmo a não precrição de qualquer medicação anticoagulante ou antiagregante em pacientes com FA não valvular e CHA2DS2-VASc de 1 (Nível de evidência: C)	Classe IIb
Doentes com FA não valvular e clearence de creatinina entre 30 e 60 com escore de CHA2DS2-Vasc de 2 ou superior, o tratamento com doses reduzidas de inibidores diretos da trombina, ou fator Xa pode ser considerado (por exemplo, a dabigatrana, rivaroxabana, ou apixaban), mas a segurança e eficácia não ter sido estabelecida. (Nível de evidência: C)	Classe IIb
Em doentes com FA submetidos à intervenção coronária percutânea, stents não farmacológicos, podem ser considerados para minimizar a duração necessária da terapia antiplaquetária dupla. A anticoagulação pode ser interrompida no momento do procedimento para reduzir o risco de hemorragia no local de punção arterial periférica. (Nível de evidência: C)	Classe IIb
Após a cirurgia de revascularização do miocárdio (percutânea ou cirúrgica) em pacientes com FA e CHA2DS2-VASc de 2 ou superior, pode ser razoável usar clopidogrel (75 mg uma vez por dia) concomitantemente com anticoagulantes orais, mas sem aspirina. (Nível de evidência: B)	Classe III
O inibidor direto da trombina, dabigatrana, e inibidor do fator Xa, a rivaroxabana, não são recomendados em pacientes com FA e doença renal crônica terminal ou em hemodiálise por causa da falta de evidências de estudos clínicos que avaliem essa condição. (Nível de evidência: C)	Classe III
O inibidor directo da trombina, etexilato de dabigatrana, não deve ser utilizado em pacientes com FA e uma válvula cardíaca mecânica. (Nível de evidência: B)	Classe III

Fonte: Modificado da AHA/ACC/HRS Guideline for the Management of Patients With Atrial Fibrillation 2014)[23]

acidentes vasculares cerebrais em pessoas > 75 anos de idade e não preveniu acidentes vasculares cerebrais graves. Além disso, a aspirina não foi estudada numa população com fibrilação atrial e baixo risco de fenômeno embólico.

Outros dois estudos recentes testaram a associação AAS/clopidogrel em pacientes com FA e risco de eventos tromboembólicos. O estudo ACTIVE-W demonstrou que o uso do warfarin reduziu o risco de AVE isquêmico em 42% quando comparado ao AAS/clopidogrel, e o estudo ACTIVE-A demonstrou que AAS/clopidogrel reduziu este risco em 28% quando comparado a AAS isolado. Esses estudos também demonstraram que a associação AAS/clopidogrel aumenta o risco de sangramento, principalmente gastrintestinal. De tal forma que, a taxa de sangramento com essa associação torna seu uso não recomendado na prática clínica atual.[40]

Outro estudo que comparou o AAS com o novo anticoagulante apixaban, denominado AVERROES (Apixaban Versus Ácido acetilsalicílico para prevenir acidentes vasculares cerebrais), foi duplo cego, com 5.599 pacientes os quais tinham contra indicação para o uso da varfarina.[41] Os indivíduos foram randomizados para apixaban 5 mg duas vezes por dia ou a aspirina 81 mg ou 325 mg uma vez por dia. O desfecho primário do estudo primário do estudo foi a ocorrência de qualquer acidente vascular cerebral ou embolia sistêmica. Após um seguimento médio de 1,1 ano o estudo foi interrompido devido a superioridade do apixaban sobre a aspirina para prevenir desfecho primário.

8.4 ANTAGONISTAS DE VITAMINA K

Trata-se do anticoagulante mais antigo e com maior experiência clinica que tem sido utilizado nas últimas cinco décadas. Uma metanálise envolvendo 2.900 pacientes portadores de fibrilação atrial, demonstrou que o uso da varfarina reduziu significativamente a taxa de acidente vascular cerebral isquêmico, quando comparado com placebo, com pacientes sem tratamento ou que estavam em uso de AAS ou outros antiplaquetários (Figuras 50.6 e 50.7).[39]

Apesar de sua eficácia, a varfarina tem várias limitações que dificultam seu uso clínico: início de ação lenta, janela terapêutica estreita, interação alimentar, necessidade de monitorização e ajuste de dose frequentemente. Em situações bem controladas apenas 60% dos pacientes que fazem uso da medicação estão adequadamente anticoagulados com INR em faixa terapêutica (22). Dessa forma, embora uma meta-análise de estudos contemporâneos tenha demonstrado uma taxa de AVC e embolia sistêmica de 1,66% ao ano em pacientes sob uso da varfarina, a busca por novos fármacos sempre foi um objetivo almejado pela classe médica e pelos pacientes que necessitam fazer uso da medicação.

8.5 INIBIDORES DIRETOS DE TROMBINA

8.5.1 Dabigatrana

O etexilato de dabigatrana foi o primeiro inibidor direto de trombina comprovado por ensaio clínico de ação segura e eficaz, quando comparado à varfarina. A absorção da droga requer meio ácido, o seu início de ação é rápido (0,5 a 2 horas) com pico após 2 horas, sua meia vida é de 14-17 horas (uso duas vezes ao dia), sua metabolização é 80% renal. A dabigatrana, inibe diretamente a trombina, bloqueando seus efeitos pró coagulantes: conversão do fibrinogênio em fibrina, ativação de plaquetas e redução da atividade dos fatores V, VIII e XI. Tem resposta anticoagulante previsível, dispensando a monitorização sanguínea. Embora não haja antídoto conhecido, a droga pode ser dialisada.[42]

O estudo RE-LY randomizou 18.113 pacientes com fibrilação atrial sem valvopatias e com pelo menos um fator de risco para AVC, para receber varfarina (grupo aberto – para manter INR entre 2 e 3) contra dabigatrana 110 mg ou 150 mg. O desfecho primário combinado foi AVC ou embolia sistêmica. Após dois anos de seguimento dabigatrana 150 mg duas vezes ao dia mostrou-se superior e dabigatrana 110 mg duas vezes ao dia não

TABELA 50.4 O escore de CHA2DS2-VASc avalia especificamente risco de fenômeno tromboembólico

	DESCRIÇÃO	PONTOS
C	Insuficiência Cardíaca	1
H	Hipertensão Arterial	1
A	Idade ≥ 75 anos	2
D	Diabetes	1
S2	História de AVC ou AIT	2
V	Doença vascular (IAM, DAC, placa aórtica)	1
A	Idade (65-74 anos)	1
Sc	Sexo feminino	1

TABELA 50.5 O escore HAS-BLED avalia o risco de sangramento ao qual será submetido o paciente quando iniciado a terapêutica com anticoagulantes

FATOR DE RISCO	PONTO
Hipertensão Arterial (PAS ≥ 160mmHG)	1
Função renal (Creatinina ≥ 2,5 mg/dL)	1
Função Hepática alterada	1
História de AVC	1
História de sangramento	1
Labilidade do INR	1
Idade ≥ 65 anos	1
Uso de antiagregante plaquetário ou AINE	1
Abuso de drogas ou álcool	1

foi inferior a varfarina. O risco de acidentes vasculares cerebrais hemorrágicos também foi significativamente menor (74% inferior) com ambas as dosagens. Os sangramentos maiores foram significativamente reduzidos com a dose de 110 mg, mas não com a dose de 150 mg. Ambas as doses tiveram menores taxas de hemorragia intracraniana e sangramento com risco de vida. A hemorragia gastrointestinal foi maior na dose de 150 mg, 1,6% *versus* 1% ao ano, em relação ao grupo que usou 110 mg. Dispepsia foi frequente em ambas as doses.[42]

A dabigatrana é excretada principalmente por via renal (80%) e pacientes com ClCr < 30 mL/min foram excluídos do estudo RE-LY. A doença renal crônica está associada ao aumento do risco de sangramento durante a terapia com dabigatrana.[43] Nos EUA o FDA aprovou uma dose de 75 mg duas vezes por dia para aqueles com CrCl entre 15 e 30mL/min com base em um modelo farmacológico, mas essa dose nunca foi clinicamente estudada.

Os benefícios de dabigatrana em comparação com a varfarina em termos de eficácia e segurança foram semelhantes nos grupos de pacientes com paroxística, persistente e FA permanente.[44] A análise post hoc de 1989 cardioversões elétricas encontra uma taxa muito baixa de acidente vascular cerebral em 30 dias após o procedimento (0,6% de varfarina, 0,3% de etexilato de 150 mg duas vezes por dia, e de 0,8% para etexilato 110 mg duas vezes por dia).[45] A maioria dos indivíduos foram tratados com a medicação por tempo superior a 3 semanas antes da cardioversão. Eco transesofagico foi realizado em 25% dos pacientes. Não houve diferença significativa na incidência de trombos no AAE (1,1% com varfarina e de 1,2% para 150 mg duas vezes ao dia e de 1,8% para 110 mg duas vezes por dia com dabigatrana).[45]

Em uma meta-análise com a dabigatrana foi encontrado um aumento estatisticamente significativo no risco de infarto do miocárdio e síndromes coronárias agudas (SCA) em doentes que

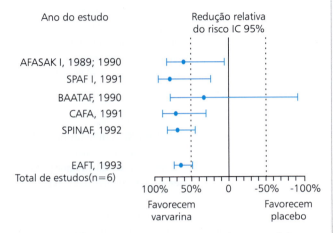

FIGURA 50.6 Comparação entre os estudos que avaliaram a varfarina contra o placebo. Fonte: Modificado de: Meta-analysis: antithrombotic therapy to prevent stroke in patients who have nonvalvular atrial fibrillation. Ann Intern Med. 2007;146:857-67 (39)

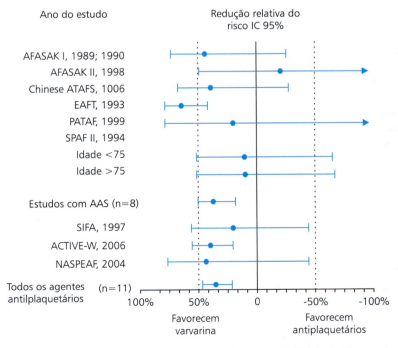

FIGURA 50.7 Comparação entre os estudos que avaliaram a varfarina contra o placebo. Fonte: Modificado de: Meta-analysis: antithrombotic therapy to prevent stroke in patients who have nonvalvular atrial fibrillation. Ann Intern Med. 2007;146:857-67 (39).

fizeram uso da medicação.[46] A interpretação destes resultados deve ser feita com cuidado tendo em conta as várias limitações deste tipo de análise.

O RE-ALIGN foi um estudo de fase 2 que comparou a segurança do uso de dabigatrana com a varfarina em pacientes com valvas cardíacas mecânicas. Este estudo foi interrompido precocemente, pois os pacientes que fizeram uso de dabigatrana tiveram maior incidência de acidentes vasculares cerebrais, infarto do miocárdio e trombos nas válvulas cardíacas mecânicas, em relação aos que fizeram uso da varfarina.[47] Assim, a varfarina continua sendo o único anticoagulante oral recomendável para prevenção de trombose e embolia sistêmica em pacientes com próteses valvares.

8.6 INIBIDORES DO FATOR X ATIVADO (XA)

8.6.1 Rivaroxabana

Este anticoagulante tem início de ação rápido com pico em cerca de 3-4 horas. Sua farmacocinética é previsível e dispensa monitorização. Um terço de sua metabolização é renal e o restante por via hepática.[48]

O Rocket AF randomizou 14.264 pacientes com FA sem valvopatia e com 2 fatores de risco para eventos embólicos ou com AVC prévio, para receber rivaroxabana 20 mg, dose única diária versus varfarina (dose ajustada para manter INR entre 2-3), de forma cega. Como desfecho combinado, foram avaliados AVC e embolia sistêmica. Outro desfecho avaliado foram sangramentos maiores e com relevância clínica. O resultado do estudo demonstrou que a rivaroxabana foi não inferior à varfarina (1,7%/ano versus. 2,1%/ano, p ≤ 0,001) no desfecho primário. Não houve diferença entre drogas quanto ao desfecho de segurança (HR 1,03 IC 95% 0,96-1,11, p = 0,44). Epistaxe e sangramentos com necessidade de transfusão foram mais frequentes no grupo rivaroxabana, ao passo que, sangramentos fatais e intracranianas com a varfarina (HR = 0,67; IC95% 0,47-0,94, p = 0,019). O estudo demonstrou que a rivaroxabana não foi inferior a varfarina na prevenção de acidente vascular cerebral isquêmico ou hemorrágico, ou mesmo em termos de embolia sistêmica.[48]

No subestudo Rocket AF (Efficacy and Safety Study of Rivaroxaban With Warfarin for the Prevention of Stroke and Non-Central Nervous System Systemic Embolism in Patients With Non-Valvular Atrial Fibrillation), apenas 285 pacientes foram submetidos a CVE ou farmacológica ao longo de 2 anos do estudo.[48] A incidência de AVCi ou embolia sistêmica e de morte não foram diferentes, respectivamente, entre os pacientes tratados com Rivaroxabana (1.88% e 1.88%) ou Warfarina (1.86% e 3,73%). A recente publicação do estudo **X-Vert** (Rivaroxaban versus vitamin K antagonists for cardioversion in atrial fibrillation),[49] primeiro estudo multicêntrico, prospectivo e randomizado para avaliar a eficácia e segurança dos novos anticoagulates em pacientes submetidos a cardioversão (elétrica em 97,6%) de FA não valvar, incluindo a estratégia de cardioversão precoce, realizada em 58% dos pacientes. No total foram randomizados 1.504 pacientes na proporção 2:1 (rivaroxabana versus AVK). A soma de AVC, AIT, embolia periférica, IAM ou morte cardiovascular (objetivo primário do estudo) ocorreu em 5 (0.51%) dos 978 pacientes com Rivaroxabana (2 AVCi) e em 5 (1,02%) dos 492 pacientes no grupo dos AVK (2 AVCi), ([RR: 0,50; 95% CI: 0,15-1,73). Na estratégia de reversão precoce, ocorreram 4 eventos entre 567 pacientes (0,71%; 95% CI:0,24-1,76%) tratados com Rivaroxabana e em 3 dos 277 pacientes (1,08%; 95% (CI: 0,30-3,06%) tratados com AVK; enquanto na estratégia de reversão tardia ocorreu1 evento entre 411 pacientes (0,24%; 95% CI: 0,01-1,29%) com rivaroxabana e 2 entre 215 pacientes (0,93%; 95% CI 0,17-3,.26%) tratados com AVK. Sangramento maior ocorreu em 6 pacientes (0,6%) com Rivaroxabana e em 4 (0,8%) com AVK (RR: 0.76; 95% CI: 0,21-2,67).[49]

8.6.2 Apixabana

Trata-se de outro inibidor de fator Xa com biodisponibilidade de 50%, pico de concentração de 3-4horas e meia vida de 10-14 horas. A eliminação é renal em 25%, sendo a maior parte da medicação eliminada nas fezes, o que confere maior segurança em renais crônicos.[50]

O ARISTOTLE (Apixaban for Reduction in Stroke and Other Thromboembolic Events in Atrial Fibrillation) teve por objetivo testar a não inferioridade da apixabana em relação ao desfecho combinado de AVCi ou AVCh e embolia sistêmica em pacientes com fibrilação atrial e um fator de risco para fenômeno embólico. De forma cega foram randomizados 18.201 pacientes com fibrilação atrial sem doença valvar para receber apixabana 5 mg duas vezes ao dia ou varfarina. O desfecho primário ocorreu em 212 pacientes (1,27%/ano) no grupo apixabana versus 265 (1,6%/ano) no grupo varfarina, sendo HR = 0,79; IC95% 0,66-0,95, p ≤ 0,001 para não inferioridade e p =0,01 para superioridade. O AVC hemorrágico foi 49% menos frequente no grupo apixabana. A conclusão do estudo foi que a apixabana foi superior a varfarina na prevenção de acidente vascular cerebral isquêmico ou hemorrágico, ou mesmo embolia sistêmica, dessa forma reduzindo a mortalidade.[50]

No sub estudo do ARISTOTLE em um total de 743 cardioversões (Apixaban: 265) e (warfarin: 275) realizadas, em média 9 meses após a entrada no estudo não houve AVCi ou embolia sistêmica em nenhum dos paciente submetidos a CVE em ambos os grupos em período de 30 dias de análise.

8.7 ANÁLISE CRÍTICA DO RE-LY, ROCKET E ARISTOTLE

Esses estudos demonstraram a não inferioridade das medicações dabigatrana, rivaroxabana e apixabana, respectivamente, em relação à varfarina, quanto ao risco de acidente vascular cerebral isquêmico ou hemorrágico, ou mesmo fenômenos embólicos sistêmicos. Quando se avalia a mortalidade houve uma tendência a diminuição com as duas primeiras (p = 0,051 e p = 0,15, respectivamente) e uma redução significativa com apixabana (p-0,047).

No que se refere a segurança, a dabigatrana 150 mg duas vezes ao dia e a rivaroxabana 20 mg/dia mostraram índices similares de sangramento em relação a varfarina. Por outro lado, a apixabana demonstrou menores índices de sangramento (2,1% *versus* 3,09%/ano) com redução de risco relativo de 31%.

Dessa maneira, quando comparados à varfarina, os novos anticoagulantes demonstram propriedades mais atrativas aproximando-se do que seria um fármaco ideal para anticoagulação. A segurança, a disponibilidade oral e a baixa interação com drogas tornam mais simples seu manuseio, sem a necessidade de controle laboratorial. Com isso um maior número de pacientes será beneficiado com essa terapia, especialmente os mais idosos e com perfil desfavorável ao uso da varfarina.

No entanto, deve-se lembrar que ainda não temos antídotos para estas novas medicações e que sua utilização em renais crônicos deve ser cautelosa, com ajuste de dose para pacientes com filtração glomerular entre 30 e 49ml/min e proscrita para pacientes abaixo de 30mL/min.

8.8 RECOMENDAÇÕES NO MANEJO PERIOPERATÓRIO

O uso dos novos anticoagulantes permite um manejo peri-operatório mais simples, sem a necessidade de realização de ponte com heparina, como no caso dos antagonistas da vitamina K.

8.8.1 Dabigatrana

Até o presente momento, não há antídoto específico para a dabigatrana e há dificuldade em medir precisamente seu efeito anticoagulante. Baseado nestas preocupações, foi publicada recentemente uma sub-análise do estudo RE-LY sobre o uso da dabigatrana no período peri-operatório e suas implicações sobre risco de sangramento e eventos tromboembólicos.[51]

Foram analisadas taxas de sangramento 7 dias antes e 30 dias após procedimentos invasivos em 4951 pacientes. Para os pacientes em uso de dabigatrana, o tempo médio da administração da última dose da medicação antes do procedimento foi de 49 horas, e para a varfarina, 114 horas.

Os procedimentos invasivos foram divididos em 2 categorias:
- baixo risco de sangramento (angiocoronariografia, implante de marcapasso, procedimentos odontológicos).
- risco de sangramento padrão (reparo de hérnia).
- alto risco de sangramento (cirurgias cardíacas, abdominais, neurocirurgias ou cirurgias com necessidade de anestesia medular).

Como 80% da excreção da dabigatrana é renal, o tempo de interrupção da medicação peri-procedimento também depende do clearance de creatinina de cada paciente. A Tabela 50.6 apresenta orientações de interrupção da dabigatrana, baseadas na função renal e no risco de sangramento do procedimento.[52]

Para procedimentos associados com alto risco de sangramento (cirurgia cardíacas) ou com necessidade crítica de hemostasia adequada (neurocirurgia), é recomendada interrupção da dabigatrana por 4-5 meias-vidas antes da cirurgia, com tempo de tromboplastina ativada (TTPa) e tempo de trombina (TT) normais. O teste Hemoclot, calibrado para dabigatrana, é útil nesta situação.

Nessa sub-análise do estudo, os resultados apresentaram taxas semelhantes de sangramento peri-procedimento entre dabigatrana e varfarina. Foi observada vantagem na interrupção da anticoagulação oral com a dabigatrana (meia-vida curta), além de evitar a necessidade de ponte com heparina de baixo peso molecular, redução de custos e riscos de complicações tromboembólicas.

No período pós-operatório, orienta-se retomar o uso da dabigatrana em cerca de 12-24 horas após o procedimento, se ausência de contra-indicações.[52]

8.8.2 Rivaroxabana

Segundo as recomendações do estudo ROCKET-AF,[48] deve-se suspender a rivaroxabana pelo menos 24 horas antes do procedimento cirúrgico.

Evitar anestesia raquimedular ou peridural, pelo risco de sangramento e de formação de hematoma. Se o paciente estiver com cateter peridural, este não deve ser removido antes de 18 horas após a administração da última dose de rivaroxabana. Após a remoção do cateter, retomar a medicação pelo menos após 6 horas. Se punção traumática, a administração da rivaroxabana deve ser adiada por pelo menos 24 horas.

Em situações de emergência, avaliar risco e benefício devido ao risco de sangramento. Há um antídoto disponível, o complexo

TABELA 50.6 Orientações para interrupção da dabigatrana

FUNÇÃO RENAL (CLEARANCE DE CREATININA – ML/MIN)	MEIA-VIDA ESTIMADA (HORAS)	TEMPO PARA INTERROMPER O USO DE DABIGATRANA — Alto risco de sangramento	TEMPO PARA INTERROMPER O USO DE DABIGATRANA — Baixo risco de sangramento
Leve (> = 50-80)	15 (12-18)	2-3 dias	24 horas (2 doses)
Moderado (> = 30 e <50)	18 (18-24)	4 dias	Pelo menos 48 horas
Severo (< 30)	27 (>24)	> 5 dias	2-4 dias

Fonte: Adaptado de Douketis JD, **Healey JS**, Thromb Haemost. 2014 Dec 4;113(3). [Epub ahead of print].[52]

protrombínico, que pode ser utilizado para reversão do efeito direto da inibição do fator Xa.

No período pós operatório, a primeira dose deve ser tomada de 6-10 horas após a cirurgia, se ausência de contraindicações.

9 ABLAÇÃO POR CATETER DE FIBRILAÇÃO ATRIAL

9.1 INTRODUÇÃO

A manutenção do ritmo sinusal continua sendo um desafio no tratamento de pacientes com fibrilação atrial. O tratamento com os fármacos antiarrítmicos é o tratamento convencional, mas possui como principais limitações a inconsistência na eficácia e razoável incidência de efeitos colaterais. Pelo menos 40% a 60% dos pacientes com FA vão apresentar recorrências, apesar do melhor tratamento antiarrítmico instituído, especialmente os que já possuem alguma co-morbidade clínica, como hipertensão arterial e coronariopatia.[53]

Estas observações levaram a procura de alternativas não farmacológicas na manutenção do ritmo sinusal e várias estratégias não farmacológicas foram desenvolvidas para controle das crises de FA: o tratamento ablativo cirúrgico, por cateter e a estimulação elétrica artificial, com implante de marca-passos com algoritmos especiais. Os procedimentos ablativos têm como objetivo o tratamento curativo da FA e são direcionados para interrupção dos focos deflagradores da FA, mais comumente localizados nas veias pulmonares, e na modificação dos substratos responsáveis pela manutenção da FA. Os marcapassos implantáveis são úteis quando associados às drogas antiarrítmicas, nos pacientes com bradicardia acentuada, porém no estudo SAFE publicado recentemente, que avaliou pacientes com FA paroxística e doença do nó sinusal que precisavam de implante de marcapasso, a alternativa de estimulação atrial em sítios diferentes ou a estimulação atrial contínua rápida não impediu o desenvolvimento de FA persistente numa media de seguimento de 3,1 anos.[54] Neste capítulo iremos nos concentrar na ablação por cateter, terapia mais promissora para tratamento da FA na atualidade.

9.2 TÉCNICAS E RESULTADOS DA ABLAÇÃO DE FIBRILAÇÃO ATRIAL

Várias técnicas de ablação por cateter têm sido utilizadas para prevenção da recorrência da FA. Estas consistem na ablação dos focos deflagradores, modificação do substrato de manutenção e na associação de ambos.

9.2.1 Abordagem na ablação tendo como alvo as veias pulmonares

9.2.1.1 Ablação dos gatilhos (focal)

A demonstração de que a crise de FA é deflagrada por batimentos ectópicos atriais foi crucial para o desenvolvimento desta estratégia. Estes focos originam-se com grande frequência nas fibras musculares que se estendem do átrio esquerdo para o interior das veias pulmonares e com menor frequência na veia cava superior, ligamento de Marshall (resquício da veia cava esquerda) e seio coronário.[6] Em dois estudos, envolvendo pacientes sem doença cardíaca estrutural importante, o foco ectópico foi localizado nas veias pulmonares em 89% e 94%, respectivamente.[6,55] Embora importante como prova de conceito, a ablação com RF dirigida aos focos ectópicos no interior das VPs, apresentou limitações importantes que impediram sua aplicação na maior parte dos pacientes e hoje está restrita a pacientes bem selecionados. A primeira consiste na dificuldade em se localizar o foco ectópico, raramente presente no momento do procedimento; a segunda, na presença de outros focos deflagradores não documentados durante o procedimento; e a terceira, devido ao alto risco de provocar estenose das veias pulmonares.[56] Estas limitações instigaram o desenvolvimento de novas técnicas que proporcionam o isolamento elétrico das quatro veias pulmonares, origem mais frequente dos focos ectópicos deflagradores da FA.

9.2.1.2 Isolamento das veias pulmonares

O isolamento elétrico das veias pulmonares foi desenvolvido por Haissaguerre e colaboradores logo após sua percepção das limitações da ablação focal no interior das VPs.[57] Pode ser obtido através da ablação de setores dos óstios das VPs (ablação segmentar), onde passam as bandas musculares que fazem a conexão elétrica entre as VPs e o átrio esquerdo ou pela ablação circunferencial dos óstios das VPs. (Figura 50.8) Na ablação segmentar, um cateter de mapeamento circular composto por dez eletrodos é posicionado no orifício da veia pulmonar para identificar as conexões elétricas. Este cateter registra os potenciais elétricos da veia pulmonar e define o local de conexão entre a veia pulmonar e o corpo do átrio esquerdo, local para o qual é dirigido o cateter para ablação. O objetivo final do procedimento é a demonstração de que a atividade elétrica da veia não é conduzida para os átrios, confirmada pela estimulação da VP sob avaliação; e a atividade elétrica do átrio não penetra no interior da VP (bloqueio ostial bidirecional).

9.2.1.3 Ablação circunferencial dos óstios das veias pulmonares

A ablação circunferencial das VPs foi desenvolvida por Pappone e colaboradores com objetivo inicial de promover isolamento ostial das VPs.[58] Esta técnica envolve a criação de lesões contíguas, guiadas por um cateter de mapeamento circular, que circundam os óstios das veias pulmonares baseadas no mapeamento computadorizado eletroanatômico 3-D do átrio esquerdo (Figura 50.9)[58] e por fluoroscopia[59] e/ou por Ecocardiograma intracardíaco.[60] Com o desenvolvimento da técnica, a área de isolamento foi ampliada, envolvendo as veias superiores e inferiores (duas a duas) com os pulsos de RF sendo aplicados na parede atrial esquerda, mais afastados do óstio. Arentz e colaboradores demonstraram num estudo randomizado que o isolamento circunferencial ao redor das veias pulmonares verificando bloqueio de condução é mais efetivo do que o isolamento segmentar.[61]

Neste estudo, 110 pacientes (67 pacientes com FA paroxística e 43 pacientes com FA persistente), foram randomizados a isolamento segmentar das VPs (grupo I) e a isolamento circunferencial ao redor das VPs ipsilaterais. No seguimento de 15 meses, 49% (27 pac) do grupo I e 67% (37 pac) do grupo II estavam livres de recorrência de FA.

9.2.1.4 Ablação circular do antro das veias pulmonares

A ablação circular do antro dos óstios das VPs foi desenvolvida por Natale e colaboradores[62] e combina o isolamento elétrico dos óstios das VPs guiada pelo cateter circular com ablação do tecido atrial dos antros das VPs. Após o isolamento de cada VP, o cateter circular e deslocado circunferencialmente ao redor dos óstios das VPs afastando-se progressivamente dele e os potenciais atriais são eliminados com aplicações de RF. Assim, a lesão atrial é estendida dos óstios das VPs para a porção posterior, superior e inferior de todas as veias e também para a anterior (septo) das VPs direitas. Com essa técnica, obtiveram 80% de sucesso após o primeiro procedimento, sem drogas antiarrítmicas. Estes mesmos autores, publicaram recentemente um estudo com seguimento a longo prazo após ablação de FA. Concluíram que após repetidas ablações e após um seguimento de 55 meses, 89,9% estavam livres de arritmias (79,4% livre de arritmia sem drogas antiarrítmicas e 10,5% com FA controlada com drogas antiarrítmicas).[63]

9.2.2 Abordagem na ablação NÃO tendo como alvo as veias pulmonares

9.2.2.1 Ablação linear

Devido a alta recorrência observada em paciente com fibrilação atrial persistente ou de longa data após serem submetidos a ablação apenas com isolamento da veias pulmonares, foram desenvolvidas estratégias para tentar melhorar os resultados. Uma delas é a ablação linear criada no átrio esquerdo similar a lesões provocadas na cirurgia de COX-MAZE.

As linhas de ablação mais comumente criadas são a do teto do átrio esquerdo, juntando as duas veias pulmonares superiores, a do istmo mitral que vai desde a veia pulmonar inferior esquerda até a válvula mitral.[64] A formação de linhas modifica o substrato arritmogênico. Deve ser importante comprovar a ausência de descontinuidade na linha criada para evitar possíveis circuitos reentrantes pós ablação.[65] A incidência de *Flutter* atrial esquerdo pós ablação de FA é de 4-20%, com necessidade de reintervenção na maioria dos casos.

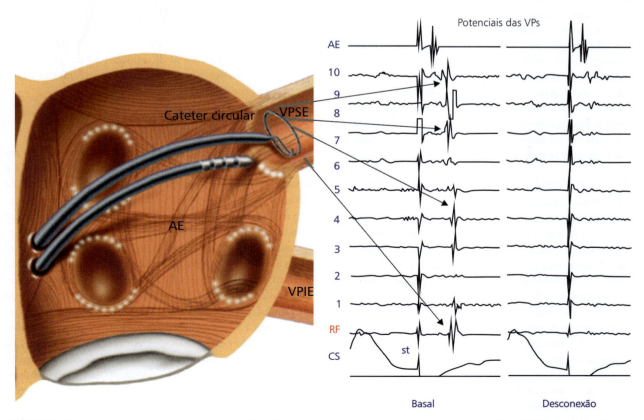

FIGURA 50.8 Ablação ao redor das veias pulmonares, o objetivo final do procedimento é a demonstração de que a atividade elétrica da veia não é conduzida para os átrios.

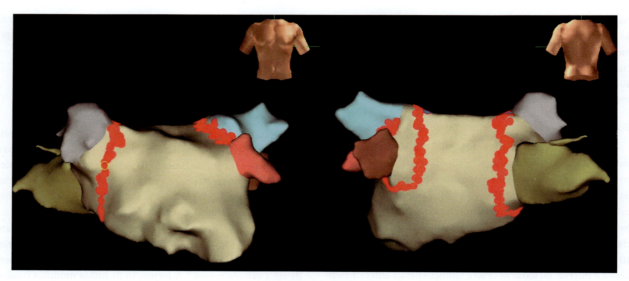

FIGURA 50.9 Sistema eletroanatômico demonstrando em vermelho os pontos onde foi realizada a ablação circunferencial ao redor das veias pulmonares.

9.2.2.2 Ablação dos plexos ganglionares parassimpáticos

A estimulação vagal é um conhecido mecanismo para deflagração de FA. A partir de forte base fisiopatológica experimental, foram propostas várias técnicas para localização e ablação dos plexos ganglionares parassimpáticos para tratamento da FA,[66] tais como a estimulação por alta frequência, a modificação anatômica dos gânglios parassimpáticos e o mapeamento espectral em tempo real utilizando a transformada rápida de Fourier.[67] Entretanto seus resultados ainda são controversos. Zhang e colaboradores publicaram um meta analise incluindo 1.147 pacientes com FA e concluíram que a ablação dos plexos ganglionares associado a isolamento das VPs incrementa a sobrevida livre de recorrência em pacientes com FA. Já o benefício da ablação do plexo ganglionar isolado não é superior ao isolamento das VPs.[68]

9.2.2.3 Ablação de focos ectópicos extrapulmonares

Os focos ectópicos de fibrilação atrial com origem fora das veias pulmonares se encontram mais frequentemente na parede posterior do átrio esquerdo, na veia cava superior, no seio coronário, no forame oval, no ligamento de Marshall, na *crista terminalis*, adjacentes ao anel AV[69-70] e/ou no apêndice atrial esquerdo (AAE).[71] Em uma série de 45 pacientes com episódios frequentes de FA os seguintes achados foram observados: um foco atrial ectópico único foi identificado em 29 pacientes, nove apresentavam dois pontos de origem e sete tinham 3 ou 4 focos; 94% dos focos se localizavam 2 a 4 cm dentro das veias pulmonares (31% na superior esquerda, 17% na superior direita, 11% na inferior esquerda e 6% na veia pulmonar inferior direita) e os quatro focos restantes foram localizados no átrio direito e no átrio esquerdo.[6] A veia cava superior é a origem menos frequente de focos ectópicos deflagradores, no entanto pode ser importante em uma minoria de pacientes. A importância deste achado foi avaliada em um estudo com 130 pacientes portadores de FA paroxística, nos quais os batimentos ectópicos deflagradores localizavam-se na veia cava superior (19 mm da junção com o átrio direito) em 6% dos pacientes. Após ablação com RF, nenhum paciente apresentou recorrência de FA e não se observou obstrução da veia cava superior em seguimento de nove meses.[72]

Por outro lado, arritmias supraventriculares por reentrada nodal ou envolvendo uma via de condução anômala podem desencadear FA. Nestes casos a ablação desses mecanismos seria a abordagem primária.[73]

9.2.2.4 Ablação de eletrogramas atriais complexos fraccionados (CAFEs)

Os CAFEs são eletrogramas fraccionados observados durante o mapeamento bipolar atrial da FA. A ablação dessas áreas é baseada na hipótese de que estes eletrogramas são marcadores de circuitos pequenos e espiralados, chamados de rotores que mantém a FA. Estes rotores são tão rápidos que quando os impulsos gerados por eles são conduzidos para o restante do átrio, fragmentam-se em múltiplas ondas, causando ativação rápida e irregular. Os CAFEs são frequentemente encontrados no septo interatrial, próximo às veias pulmonares, no teto do átrio esquerdo, óstio do seio coronário e região póstero-septal esquerda do anel mitral. Essas áreas são frequentemente abordadas em pacientes com a forma crônica desta arritmia. Nademanee e colaboradores descreveram que após um procedimento, 76% dos pacientes não haviam apresentado novas crises de fibrilação atrial, sendo quase metade deles portadores da forma persistente ou permanente de fibrilação atrial.[74] Entretanto, Di Biase e colaboradores publicaram um estudo demostrando uma reduzida eficácia na ablação de CAFEs em pacientes com FA paroxísticas. A taxa de sucesso do isolamento antral das VPs foi de 90%

aproximadamente em 13 meses de seguimento e com drogas antiarrítmicas, entanto que a taxa de sucesso na ablação de CAFEs isolado foi de 23%.[75]

Uma metanalise recentemente publicada corrobora a ideia de que o isolamento das veias pulmonares associado à ablação de CAFEs reduz a recorrência em pacientes com fibrilação atrial persistente e de longa duração; entretanto, esse procedimento parece aumentar o risco de taquicardias atriais após a ablação.[76]

Em resumo, os objetivos do procedimento de ablação por cateter na FA são:

1. Obter isolamento elétrico completo das VPs, se possível no nível de seus antros.
2. Em pacientes com FA paroxística, o isolamento elétrico das VPs é suficiente.
3. O teste com adenosina após o isolamento das VPs parece identificar os pacientes com maior risco de recorrência durante o seguimento pós-ablação.
4. A infusão IV de isoproterenol deve ser realizada após o isolamento das VPs para identificar os focos extrapulmonares (veia cava superior, ligamento de Marshall, seio coronário, apêndice atrial esquerdo) e sua ablação recomendada sempre que possível.
5. Em pacientes com FA persistente ou de longa duração, lesões adicionais podem ser requeridas (ablação de CAFEs, lesões lineares, ablação dos GP).
6. Quando lesões lineares são realizadas (teto, istmo mitral, septo anterior e parede posterior do átrio esquerdo), a confirmação de bloqueio bidirecional é fundamental para diminuir as recorrências de taquicardias atriais.
7. A ablação do istmo cavo-tricuspídeo é recomendada quando houver história de *Flutter* atrial típico ou indução do mesmo durante o procedimento.

9.3 TECNOLOGIAS E FERRAMENTAS

A energia por radiofrequência é a mais utilizada na ablação da FA. A energia é liberada através de cateteres ponta 8 mm ou cateter irrigado. Uma constante mudança para melhorar a tecnologia, levou a utilização de um cateter com sensor de contato que permite dissipar menos energia no tecido e melhorar o contato evitando assim complicações, principalmente tamponamento cardíaco e diminuindo as recorrências.[77-78-79]

Recentemente foram criados novos sistemas como a crioablação ponto a ponto e com balão,[80-81] sendo este último o método mais promissor para ablação de FA paroxística na atualidade. Outros sistemas em investigação são o ultrassom[82] e o laser, energias aplicadas também por balão que são acoplados nos óstios das VPS. O primeiro foi testado na Europa e a pesar de ser muito efetivo para obtenção do isolamento elétrico das VPs, foi removido do mercado devido a alta incidência de fístulas átrio esofágicas.[83] O sistema a laser também parece ser efetivo para obtenção do isolamento das VPs, sem observação de complicações maiores, entretanto a avaliação foi realizada em pequenos ensaios clínicos. O cateter para ablação circular multieletrodo é um novo instrumento que está sendo testada para obtenção de isolamento rápido das VPs. O cateter é apoiado no antro das veias pulmonares e a aplicação de RF é realizada simultaneamente nos vários eletrodos. Um dos sistemas mais testados mostrou-se eficaz no isolamento elétrico das VPS, porém houve a detecção de alta incidência de microembolização silenciosa.[84] Modificações técnicas foram incorporadas e dois sistemas encontram-se em avaliação clínica atualmente.

O grande avanço na eletrofisiologia intervencionista foi a criação de sistemas de mapeamento eletroanatômico que permitem reconstruir tridimensionalmente a superfície da cavidade cardíaca de interesse, integrar sobre ela a informação elétrica local e visualizar os cateteres em tempo real durante todo o procedimento. Com esses sistemas é possível reconstruir tridimensionalmente o átrio esquerdo e as veias pulmonares, permitindo assim realizar lesões sob visão direta (virtual) com RF fora dos óstios das veias pulmonares, evitando as estenoses; além de permitir a realização de linhas de ablação contínuas e a marcação de pontos anatômicos de interesse como potenciais fragmentados, duplo potencial, etc. É uma ferramenta útil em procedimentos longos como ablação de FA, pois diminui significativamente o tempo de fluoroscopia. Os dois sistemas mais utilizados são o CARTO 3 (Biosense Webster) que utiliza um sistema de localização magnética e de impedância para visualização dos cateteres.[85] O outro sistema é o EnSite NavX Velocity (St Jude Medical), que utiliza voltagem e impedância.[86] Estes sistemas de mapeamento 3D diminuem significativamente o tempo de emissão de Raio X.[87] Podem ser integrados com a tomografia computadorizada, ressonância magnética ou com ultrassonografia intracardíaca melhorando a qualidade da informação anatômica individualizada (Figura 50.8).[88-89]

Duas outras tecnologias foram desenvolvidas para facilitar a ablação por cateter da FA: O Steoreotaxis, sistema de navegação magnética, inclui dois grandes imãs posicionado nos lados da mesa fluoroscópica e que geram um campo magnético ao redor do tórax do paciente. A ponta do cateter de ablação dentro da cavidade cardíaca é atraída pelo campo magnético gerado pelos imãs e o operador consegue dirigir o cateter com um sistema de comando à distância que modifica a força e direção do campo magnético. O sistema de navegação magnética esta integrado ao sistema de mapeamento eletro anatômico CARTO. O sistema de cartografia permite localizar a ponta do cateter com uma precisão submilimétrica[90-91] e sua maior qualidade é a segurança do sistema, pois os cateteres são muito flexíveis e a perfuração da câmara cardíaca praticamente impossível.

O outro sistema é o de navegação robótica a distância, que se baseia no uso de múltiplas guias de tração que controlam a capacidade de deflexão de duas bainhas dirigíveis (sistema SENSEI).[92] Dentro dessas bainhas são introduzidos os cateteres de ablação, que podem ser movimentados mecanicamente a distância. A vantagem sobre a Steoreotaxis é que pode utilizar qualquer marca de cateter dentro das bainhas. A grande vantagem desses sistemas é a redução da exposição ao radiação do operador[93] assim como problemas ortopédicos criados pelo uso de avental de chumbo. A grande limitação é o custo elevado.

O Ecocardiograma Intracardíaco (ICE), é um método de imagem incorporado para dar mais segurança aos procedimentos de ablação. Permite a imagem em tempo real da anatomia cardíaca sendo muito utilizado na ablação de FA,[94] pois facilita a realização da punção transeptal e ajuda a definir estruturas como septo interatrial, veias pulmonares, cavidade cardíacas, apêndice atrial esquerdo.[95] Também orienta o posicionamento correto do cateter multipolar circular nos óstios das veias pulmonares, identifica precocemente a formação de trombos nas bainhas ou cateteres e permite o reconhecimento imediato do derrame pericárdico.

Atualmente, a ablação por cateter irrigado usado em conjunto a um sistema de mapeamento eletroanatômico são as ferramentas mais frequentemente utilizadas na ablação da FA. Os outros sistemas citados são incorporados de modo diverso, dependendo da preferência do operador e da capacidade de incorporação tecnológica das instituições e sistemas de saúde locais.

9.4 RECORRÊNCIA DE FA

Recorrência de FA é definida como a presença de FA/Flu/TA de mais de 30 segundos de duração, documentada no ECG ou no sistema de registro de marcapasso/CDI, que ocorre após ablação por cateter. A recorrência pode acontecer de forma precoce ou tardia.

9.4.1 Recorrência Precoce de FA

A recorrência precoce de FA é aquela que ocorre nos primeiros dois meses após a ablação (conhecido como período de blanking). Foi sugerido inicialmente que sua ocorrência não implica necessariamente no insucesso do procedimento.[96] Entretanto, a recorrência precoce de FA e de taquicardia atrial, tem sido frequentemente associados com alta incidência de recorrências tardias comparados com pacientes sem recorrência precoce de FA/TA (41% versus 12%).[97] Apesar de que o uso de drogas antiarrítmicas, por um período curto pós ablação de FA, previne as recorrências precoces de arritmias atriais, as mesmas não previnem a recorrência de arritmias atriais em 6 meses. A recorrência precoce de FA com ou sem drogas antiarrítmicas nos primeiros dois meses após a ablação é um forte preditor independente de recorrência de FA a longo prazo.[98]

9.4.2 Recorrência Tardia de FA

Recorrência tardia de FA é aquela que ocorre após 12 meses da ablação. Weerasooriya e colaboradores descreveram os resultados do seguimento tardio (5 anos de seguimento) em pacientes com ablação de FA paroxística (63%) e persistente, submetidos a isolamento segmentar das VPs. Observaram que a sobrevida livre de recorrências após um único procedimento de ablação foi de 40%, 37% e 29% em 1, 2 e 5 anos de seguimento respectivamente, sendo que a maioria das recorrências ocorrem dentro dos 6 meses após a ablação. Entretanto, os pacientes que foram submetidos a vários procedimentos de ablação, com uma média de 2 procedimentos por paciente tiveram uma taxa livre de recorrência em 1, 2 e 5 anos de 87%, 81% e 63%, respectivamente.[99] Ouyang e colaboradores estudaram outra série envolvendo pacientes submetidos a isolamento das VPs através da técnica de ablação circunferencial. Nesse estudo, reportaram uma sobrevida livre de recorrências após a primeira ablação de 47% após 4,8 anos de seguimento, sendo que após vários procedimentos de ablação (1 a 3) a sobrevida livre de recorrências era de um 79% no mesmo período de seguimento. Este autor concluiu que as recorrências de FA devem-se predominantemente a reconexão das veias pulmonares.[100] Calkins e colaboradores ressalta em revisão recente, a necessidade de vários procedimentos para melhorar o resultado a longo prazo.[101]

9.4.3 Mecanismos da Recorrência

Os mecanismos responsáveis pela recorrência da FA após isolamento das veias pulmonares encontram-se em investigação. Focos deflagradores localizados fora das veias pulmonares podem iniciar a FA. No entanto, existe um aumento de evidências sugerindo que a recorrência tardia da FA após isolamento das veias pulmonares, resulta de isolamento elétrico incompleto das veias pulmonares, devido a reconexão de VPs previamente isoladas ou devido a condução residual nas veias pulmonares que não foram completamente isoladas. Outro fator de risco para recorrência tardia de FA consiste na pré-existência de fibrose do átrio esquerdo identificado por ressonância magnética com realce tardio.[102]

9.5 COMPLICAÇÕES RELACIONADAS COM A ABLAÇÃO DE FA

As complicações da ablação de FA estão relacionadas com a experiência do serviço. As taxas são baixas em centros com grande volume e experiência[103] e maiores em centros com menor experiência.[104] A incidência de complicações vasculares é menor de 1% em geral relacionadas com hematoma local e menos frequentes, o pseudo-aneurisma arterial femoral e a fístula arteriovenosa.[105] O derrame pericárdico e tamponamento cardíaco ocorrem em média em 1-2% dos casos; fenômenos tromboembólicos entre 0,5-7% sendo a anticoagulação adequada (pré, intra e pós ablação) essencial para evitá-los. A estenose das veias pulmonares chegou a 40% quando a técnica empregada era a ablação de focos deflagradores dentro das veias pulmonares. Com a evolução da técnica e a utilização dos sistemas de mapeamento 3D e ECO ICE a incidência atual é de 0,5-2%.[60,106]. O nervo frênico direito apresenta íntima relação anatômica com a veia pulmonar superior direita e com a veia cava superior, duas regiões alvo de ablação para tratamento da FA. Por esse motivo, o nervo frênico direito pode ser lesionado quando as aplicações de radiofrequência são realizadas nestas regiões. Ocorre em menos de 0,5%[107] dos pacientes e o risco pode ser minimizado pela localização do nervo com estimulação com alta energia (provoca estimulação diafragmática) nas regiões de alto risco. A fístula átrio-esofágica é uma complicação rara, porém com alto risco de morte. Sua ocorrência é estimada em 0,005%.[108] Para evita-la várias estratégias tem sido utilizadas, como a ingestão de pasta de bário, pela medida da temperatura esofágica através de termômetro intra esofágico e visualização direta do esôfago por ICE. Apesar de a ablação de FA ser considerada segura, foram relatadas 32 (0,1%) mortes secundárias a complicações em um registro voluntário internacional envolvendo 32.569 pacientes.[109]

9.6 MANUSEIO NA ANTICOAGULAÇÃO PERIABLAÇÃO

O risco de tromboembolismo devido a ablação de FA é bem conhecido. A utilização de um tratamento mais agressivo periablação tem demonstrado uma diminuição na taxa de acidente isquêmico. Assim várias estratégias de anticoagulação pré, intra e pós procedimento são usadas. A ablação sob anticoagulação oral com Warfarina e INR terapêutico (2-3) tem sido utilizada por várias instituições após a demonstração da segurança de seu uso, com menor risco tromboembólico.[110-112] A partir de 2010, os novos anticoagulantes orais, incluindo, dabigatran, rivaroxaban e apixaban, surgiram como alternativas a warfarina no período periablação.[113-114-115-116] Duas metanálises publicadas recentemente avaliando o uso de dabigatrana *versus* warfarina periprocedimento na ablação por cateter de FA demonstrou que não há diferença significativa na taxa de sangramento e tromboemebolismo entre as duas drogas.[117-118] Sendo assim o paciente pode ser anticoagulado com warfarina e realizar ablação com INR terapêutico, ou os pacientes que tomam dabigatrana podem interrompê-la 36 horas antes do procedimento e reinicia-la 12—14 horas depois,[119] ou tomar rivaroxabana e realizar ablação sem interrupção desta. Estudo preliminar sugere a mesma segurança e eficácia da warfarina.[120]

9.7 INDICAÇÕES DE ABLAÇÃO POR CATETER DE FIBRILAÇÃO ATRIAL

Considerando o potencial efeito da ablação por cateter para manter o ritmo sinusal em pacientes sintomáticos com FA paroxísticas com mínima ou nenhuma doença cardíaca, e a relativa segurança da técnica quando realizada por equipes experientes, a ablação por cateter pode ser considerada uma terapia inicial em pacientes selecionados. Em pacientes com FA persistente ou de longa duração e nenhuma ou mínima doença cardíaca, procedimentos de ablação extensos e repetidos podem ser necessários, então parece razoável recomendar o tratamento de ablação somente após serem refratários a drogas antiarrítmicas.

As recomendações do consenso da sociedade europeia de arritmia[73] de ablação por cateter de FA estão descritas na Tabela 50.7; e segundo as recomendações das diretrizes de manuseio de Fibrilação atrial da AHA/ACC 2014[23] as indicações de ablação de FA são as seguintes:

Classe I:

1. Ablação por cateter é recomendada para FA paroxística refratária ou intolerante ao menos a uma droga antiarrítmica classe I o III quando a estratégia de controle de ritmo é a escolhida (nível de evidência A).
2. Antes de considerar ablação por cateter de FA, é recomendada realizar uma avaliação de riscos e resultados do procedimento para cada paciente. (nível de evidência C).

Classe IIa:

1. Ablação por cateter deve é razoável para selecionados pacientes com FA persistente, sintomático, refratário ou intolerante ao menos a uma droga antiarrítmica da classe I ou III. (Nível de evidência A).
2. Em pacientes com FA paroxística sintomática e recorrente, a ablação por cateter é razoável como estratégia inicial de controle de ritmo prévio ao uso de drogas antiarrítmicas, após avaliar riscos e resultados da terapia com drogas e ablação. (Nível de evidência B).

Classe IIb:

1. A ablação por cateter pode ser considerada para FA persistente de longa data (> 12 meses), sintomática, refratário ou intolerante ao menos a uma droga antiarrítmica da classe I ou III. (Nível de evidência B)
2. A ablação por cateter em FA persistente pode ser considerada prévio a iniciação de terapia com drogas antiarrítmicas classe I ou III, quando a estratégia de controle de ritmo foi a escolhida. (Nível de evidência C).

A seleção do paciente para ablação por cateter depende de muitas variáveis, incluindo tipo de FA (paroxística *versus* persistente *versus* persistente de longa data), sintomas, presença de cardiopatia estrutural e preferencia do paciente (Figura 50.4).[23]

10 ABLAÇÃO POR CATETER DO *FLUTTER* ATRIAL

Desde as diretrizes publicadas em 2003 pelas Sociedades Americanas (AHA e ACC) e Europeia (ESC),[121] a ablação por cateter do *Flutter* atrial tem indicação Classe I em pacientes com *Flutter* recorrente, mal tolerado e nos que desenvolveram *Flutter* após tratamento de FA com drogas antiarrítmicas do grupo IC ou amiodarona.

10.1 ABLAÇÃO POR CATETER DO *FLUTTER* ATRIAL ISTMO-CAVO-TRICUSPÍDEO DEPENDENTE (FLA-IST-CT)

O *FLA-Ist-CT* é uma taquicardia atrial macroreentrante com ativação elétrica ao redor do anel tricuspídeo no sentido anti-horário ou horário como descrito anteriormente. O Ist-CT, parte mais estreita deste circuito, localiza-se no átrio direito baixo, tendo como barreira anterior à válvula tricúspide e como barreira posterior à veia cava inferior, a *crista terminalis* e o óstio do seio coronário.

O sucesso agudo na ablação do *Flutter* atrial comum é de 99%. Um novo procedimento pode ser necessário em 5-15% dos pacientes e o sucesso a longo prazo é de 97%.[122-123] Estudos randomizados prospectivos têm indicado que cateteres com eletrodos de 8 mm[124] ou com sistemas irrigados, abertos ou fechados[125], são mais efetivos que os cateteres convencionais de 4 mm.

A interrupção do FLA pela aplicação de RF e a sua não reindução eram os critérios de sucessos nas técnicas iniciais. No entanto, a incidência de recorrência oscilava em torno de 20-30%.[126] Quando o critério de sucesso adotado foi a obtenção do bloqueio bidirecional do Ist-CT a chance de recorrência tornou-se menor que 10%.[127] Os critérios de bloqueio bidirecional são os seguintes: a) inversão da sequência da despolarização atrial registrada no cateter ao redor do anel da tricúspide durante a estimulação do seio coronário e b) presença de um duplo potencial de baixa amplitude (< 80%), separado por uma linha isoelétrica com mais de 100 ms de duração ao longo da linha de aplicação de RF no sentido horário e anti-horário. A utilização de adenosina após ablação do istmo cavo tricuspídeo pode provocar uma recondução transitória ou persistente através do mesmo, esta condução dormente pelo istmo induzida por adenosina precede a recidiva precoce e identifica um subgrupo de maior risco de recorrências de *Flutter* atrial.[128-129] O mapeamento eletroanatômico com sistema CARTO ou NavX ajuda a visualizar a linha de ablação no ist-CT e a presença de *gaps* nestas linhas.[130]

A ablação por cateter do FLA pode causar grande desconforto ao paciente, se este não estiver sob sedação e analgesia. Tem sido sugerido que a crioablação do FLA Ist-CT dependente apresenta eficácia imediata e tardia comparável à ablação por cateter de RF, com vantagem de apresentar menor desconforto aos pacientes e dispensar a anestesia.[131]

10.2 ABLAÇÃO POR CATETER DE *FLUTTER* ATRIAL INCISIONAL

Além das barreiras anatômicas naturais, a ocorrência de cicatrizes e a interposição de tecidos e tubos incorporados aos átrios (após cirurgia cardíaca), associados a hipoxemia e isquemia, predispõem ao surgimento de um substrato para a reentrada. Por esse motivo, a taquicardia atrial macroreentrante ocorre com frequência após o tratamento cirúrgico das cardiopatias congênitas.[132-133] A ablação do FLA não dependente do Ist-CT em pacientes com antecedentes de tratamento cirúrgico de cardiopatia congênita possui certas particularidades, devido à distorção anatômica após a cirurgia. Informações sobre a técnica cirúrgica realizada são importantes para a localização do circuito reentrante.

A correção de defeito do septo atrial é a causa mais comum de reentradas incisionais no adulto.[134] Os circuitos macroreentrantes têm sido encontrados ao redor da cicatriz da atriotomia, podendo ser eliminados com a criação de uma lesão partindo da cicatriz até a veia cava inferior ou superior. Chan e colaboradores[135] demonstraram que em pacientes com tratamento cirúrgico de cardiopatia congênita o Ist-CT fazia parte do circuito reentrante em 71,4% dos pacientes, devendo ser sempre investigada sua participação no circuito do FLA incisional.

10.3 ABLAÇÃO POR CATETER DO *FLUTTER* ATRIAL ESQUERDO

Circuitos envolvendo o anel mitral, cicatrizes localizadas ao redor das veias pulmonares, na parede posterior do átrio esquerdo, no seio coronário e no septo esquerdo têm sido demonstrados mais recentemente devido ao aumento do número de pacientes que submetem-se a ablação de FA.[136] A identificação e ablação com RF do istmo crítico são necessárias para interromper o circuito e eliminar a taquicardia.[137] Acredita-se que o circuito se deva a presença de ilhas de condução próximas às cicatrizes criadas ao redor das veias pulmonares. A aplicação de RF nestes alvos pode eliminar a taquicardia.

10.4 ABLAÇÃO DE *FLUTTER* ATRIAL DIREITO

O *Flutter* atrial direito é frequentemente localizado na parede livre do átrio direito, devido a atriotomias prévias ou áreas de bloqueios de condução espontâneas. Neste último caso, o alvo seria a área de condução lenta.[123] O mapeamento eletroanatômico ajuda a diminuir o tempo de radioscopia e aumentar o sucesso na ablação destas taquicardias.[129]

TABELA 50.7 Indicações de ablação por cateter de fibrilação atrial[23]

	CLASSE	NÍVEL
Indicações para ablação por cateter de FA		
FA sintomática, refratária ou intolerante a pelo menos uma droga AA Classe 1 ou 3		
Paroxística: Ablação por cateter é recomendada	I	A
Paroxística: Ablação por cateter é razoável	IIa	B
Persistente longa data: ablação por cateter pode ser considerada	IIb	B
FA sintomática prévio a iniciação de terapia com drogas AA classe 1 ou 3		
Paroxística: Ablação por cateter é razoável	IIa	B
Persistente: ablação por cateter pode ser considerada	IIb	C
Persistente longa data: ablação por cateter pode ser considerada	IIb	C

10.5 COMPLICAÇÕES ASSOCIADAS À ABLAÇÃO DO *FLUTTER* ATRIAL

Complicações relacionadas à ablação do *Flutter* atrial são raras (0,5%). Complicações menores estão geralmente relacionadas ao acesso venoso femoral. As complicações maiores são raras, podendo ocorrer oclusão aguda da artéria coronária anterior, bloqueio atrioventricular, tamponamento cardíaco e pneumotórax.[134]

11 CONCLUSÃO

Nos últimos anos, várias técnicas de ablação por cateter foram investigadas para tratamento de diferentes formas de apresentação de FA. Na atualidade, o isolamento elétrico das veias pulmonares é o procedimento padrão para todos os pacientes seja com FA paroxística ou persistente. Nos pacientes com remodelamento elétrico importante é necessário ampliar a área de isolamento no antro das veias pulmonares e agregar procedimentos adicionais, como ablação dos potenciais fracionados e linhas de bloqueio nos istmos nos pacientes em que se julgar necessário. As recorrências após a ablação ainda são frequentes e devidas principalmente a ausência de lesões contínuas e definitivas. A incorporação de novas tecnologias visa reduzir o tempo do procedimento, oferecer maior segurança aos pacientes e minimizar as recorrências após a ablação.

REFERÊNCIAS BIBLIOGRÁFICAS

1. Lloyd-Jones DM, Wang TJ, Leip EP, Larson MG, Levy D, Vasan RS, et al. Lifetime risk for development of atrial fibrillation: the Framingham Heart Study. Circulation. 2004;110(9):1042-6.
2. Heeringa J, van der Kuip DA, Hofman A, Kors JA, van Herpen G, Stricker BH, et al. Prevalence, incidence and lifetime risk of atrial fibrillation: the Rotterdam study. European heart journal. 2006;27(8):949-53.
3. Naccarelli GV, Varker H, Lin J, Schulman KL. Increasing prevalence of atrial fibrillation and Flutter in the United States. The American journal of cardiology. 2009;104(11):1534-9.
4. Farre J, Wellens HJ. Philippe Coumel: a founding father of modern arrhythmology. Europace: European pacing, arrhythmias, and cardiac electrophysiology: journal of the working groups on cardiac pacing, arrhythmias, and cardiac cellular electrophysiology of the European Society of Cardiology. 2004;6(5):464-5.
5. Schotten U, Verheule S, Kirchhof P, Goette A. Pathophysiological mechanisms of atrial fibrillation: a translational appraisal. Physiological reviews. 2011;91(1):265-325.
6. Haissaguerre M, Jais P, Shah DC, Takahashi A, Hocini M, Quiniou G, et al. Spontaneous initiation of atrial fibrillation by ectopic beats originating in the pulmonary veins. The New England journal of medicine. 1998;339(10):659-66.
7. Binici Z, Intzilakis T, Nielsen OW, Kober L, Sajadieh A. Excessive supraventricular ectopic activity and increased risk of atrial fibrillation and stroke. Circulation. 2010;121(17):1904-11.
8. Pang H, Ronderos R, Perez-Riera AR, Femenia F, Baranchuk A. Reverse atrial electrical remodeling: a systematic review. Cardiology journal. 2011;18(6):625-31.
9. Nattel S, Dobrev D. The multidimensional role of calcium in atrial fibrillation pathophysiology: mechanistic insights and therapeutic opportunities. European heart journal. 2012;33(15):1870-7.
10. Grunnet M, Bentzen BH, Sorensen US, Diness JG. Cardiac ion channels and mechanisms for protection against atrial fibrillation. Reviews of physiology, biochemistry and pharmacology. 2012;162:1-58.
11. Narayan SM, Krummen DE, Rappel WJ. Clinical mapping approach to diagnose electrical rotors and focal impulse sources for human atrial fibrillation. Journal of cardiovascular electrophysiology. 2012;23(5):447-54.
12. Measurements of the left atrium and pulmonary veins for analysis of reverse structural remodeling following cardiac ablation therapy. The CABANA Pilot Imaging Investigators. 2014 Nov 13. [Epub ahead of print.
13. European Heart Rhythm A, European Association for Cardio-Thoracic S, Camm AJ, Kirchhof P, Lip GY, Schotten U, et al. Guidelines for the management of atrial fibrillation: the Task Force for the Management of Atrial Fibrillation of the European Society of Cardiology (ESC). Europace: European pacing, arrhythmias, and cardiac electrophysiology: journal of the working groups on cardiac pacing, arrhythmias, and cardiac cellular electrophysiology of the European Society of Cardiology. 2010;12(10):1360-420.
14. Healey JS, Parkash R, Pollak T, Tsang T, Dorian P, Committee CCSAFG. Canadian Cardiovascular Society atrial fibrillation guidelines 2010: etiology and initial investigations. The Canadian journal of cardiology. 2011;27(1):31-7.
15. Camm AJ, Capucci A, Hohnloser SH, Torp-Pedersen C, Van Gelder IC, Mangal B, et al. A randomized active-controlled study comparing the efficacy and safety of vernakalant to amiodarone in recent-onset atrial fibrillation. Journal of the American College of Cardiology. 2011;57(3):313-21.
16. Singer DE, Chang Y, Borowsky LH, Fang MC, Pomernacki NK, Udaltsova N, et al. A new risk scheme to predict ischemic stroke and other thromboembolism in atrial fibrillation: the ATRIA study stroke risk score. Journal of the American Heart Association. 2013;2(3):e000250.
17. Roy D, Talajic M, Nattel S, Wyse DG, Dorian P, Lee KL, et al. Rhythm control versus rate control for atrial fibrillation and heart failure. The New England journal of medicine. 2008;358(25):2667-77.
18. Reant P, Lafitte S, Jais P, Serri K, Weerasooriya R, Hocini M, et al. Reverse remodeling of the left cardiac chambers after catheter ablation after 1 year in a series of patients with isolated atrial fibrillation. Circulation. 2005;112(19):2896-903.
19. Burton JH, Vinson DR, Drummond K, Strout TD, Thode HC, McInturff JJ. Electrical cardioversion of emergency department patients with atrial fibrillation. Annals of emergency medicine. 2004;44(1):20-30.
20. Zimerman LI F, Martinelli Filho M, Grupi C, Atié J, Lorga Filho A, et al. Sociedade Brasileira de Cardiologia. Diretriz Brasileiras de Fibrilação Atrial. Arquivos brasileiros de cardiologia. 2009;92(6 supl 1):1-39.
21. Alboni P, Botto GL, Baldi N, Luzi M, Russo V, Gianfranchi L, et al. Outpatient treatment of recent-onset atrial fibrillation with the "pill-in-the-pocket" approach. The New England journal of medicine. 2004;351(23):2384-91.
22. Camm AJ, Breithardt G, Crijns H, Dorian P, Kowey P, Le Heuzey JY, et al. Real-life observations of clinical outcomes with rhythm- and rate-control therapies for atrial fibrillation RECORDAF (Registry on Cardiac Rhythm Disorders Assessing the Control of Atrial Fibrillation). Journal of the American College of Cardiology. 2011;58(5):493-501.
23. Craig T. January M, PhD, FACC L. Samuel Wann, MD, MACC, FAHA Joseph, S. Alpert M, FACC, FAHA Hugh Calkins, MD, FACC, FAHA, FHRS Joseph C. Cleveland Jr., MD, FACC Joaquin E. Cigarroa, MD, FACC Jamie B. Conti, MD, FACC, FHRS Patrick T. Ellinor, MD, PhD, FAHA Michael D. Ezekowitz, MB, ChB, FACC, FAHA Michael E. Field, MD, FACC, FHRS Katherine T. Murray, MD, FACC, FAHA, FHRS Ralph L. Sacco, MD,

FAHA William G. Stevenson, MD, FACC, FAHA, FHRS Patrick J. Tchou, MD, FACC Cynthia M. Tracy, MD, FACC, FAHA Clyde W. Yancy, MD, FACC, FAHA. 2014 AHA/ACC/HRS Guideline for the Management of Patients With Atrial Fibrillation: A Report of the American College of Cardiology/American Heart Association Task Force on Practice Guidelines and the Heart Rhythm Society. Journal of the American College of Cardiology. 2014.

24. Channer KS, Birchall A, Steeds RP, Walters SJ, Yeo WW, West JN, et al. A randomized placebo-controlled trial of pre-treatment and short- or long-term maintenance therapy with amiodarone supporting DC cardioversion for persistent atrial fibrillation. European heart journal. 2004;25(2):144-50.

25. Groenveld HF, Crijns HJ, Rienstra M, Van den Berg MP, Van Veldhuisen DJ, Van Gelder IC, et al. Does intensity of rate control influence outcome in persistent atrial fibrillation? Data of the RACE study. American heart journal. 2009;158(5):785-91.

26. Tofield A. Digoxin increases deaths in patients with atrial fibrillation. European heart journal. 2013;34(11):793.

27. Singh BN, Vaughan Williams EM. A third class of anti-arrhythmic action. Effects on atrial and ventricular intracellular potentials, and other pharmacological actions on cardiac muscle, of MJ 1999 and AH 3474. British journal of pharmacology. 1970;39(4):675-87.

28. Burashnikov A, Di Diego JM, Sicouri S, Ferreiro M, Carlsson L, Antzelevitch C. Atrial-selective effects of chronic amiodarone in the management of atrial fibrillation. Heart rhythm: the official journal of the Heart Rhythm Society. 2008;5(12):1735-42.

29. Singh BN, Singh SN, Reda DJ, Tang XC, Lopez B, Harris CL, et al. Amiodarone versus sotalol for atrial fibrillation. The New England journal of medicine. 2005;352(18):1861-72.

30. Valderrabano M, Singh BN. Electrophysiologic and Antiarrhythmic Effects of Propafenone: Focus on Atrial Fibrillation. Journal of cardiovascular pharmacology and therapeutics. 1999;4(3):183-98.

31. Papiris SA, Triantafillidou C, Kolilekas L, Markoulaki D, Manali ED. Amiodarone: review of pulmonary effects and toxicity. Drug safety: an international journal of medical toxicology and drug experience. 2010;33(7):539-58.

32. Workman AJ, Smith GL, Rankin AC. Mechanisms of termination and prevention of atrial fibrillation by drug therapy. Pharmacology & therapeutics. 2011;131(2):221-41.

33. Benditt DG, Williams JH, Jin J, Deering TF, Zucker R, Browne K, et al. Maintenance of sinus rhythm with oral d,l-sotalol therapy in patients with symptomatic atrial fibrillation and/or atrial Flutter. d,l-Sotalol Atrial Fibrillation/Flutter Study Group. The American journal of cardiology. 1999;84(3):270-7.

34. Roger VL, Go AS, Lloyd-Jones DM, Benjamin EJ, Berry JD, Borden WB, et al. Heart disease and stroke statistics--2012 update: a report from the American Heart Association. Circulation. 2012;125(1):e2-e220.

35. Ziegler PD, Glotzer TV, Daoud EG, et al. Detection of previously undiagnosed atrial fibrillation in patients with stroke risk factors and usefulness of continuous monitoring in primary stroke prevention. Am J Cardiol. 2012;110:1309-14.

36. Lip GY, Nieuwlaat R, Pisters R, Lane DA, Crijns HJ. Refining clinical risk stratification for predicting stroke and thromboembolism in atrial fibrillation using a novel risk factor-based approach: the euro heart survey on atrial fibrillation. Chest. 2010;137(2):263-72.

37. Connolly SJ, Pogue J, Hart RG, et al. Effect of clopidogrel added to aspirin in patients with atrial fibrillation. N Engl J Med. 2009;360:2066-78.

38. Kim D, Chung JW, Kim CK, Ryu WS, Park ES, Lee SH, et al. Impact of CHADS(2) Score on Neurological Severity and Long-Term Outcome in Atrial Fibrillation-Related Ischemic Stroke. Journal of clinical neurology. 2012;8(4):251-8.

39. Hart RG, Pearce LA, Aguilar MI. Meta-analysis: antithrombotic therapy to prevent stroke in patients who have nonvalvular atrial fibrillation. Ann Intern Med. 2007;146:857-67

40. Connolly SJ, Pogue J, Hart RG, et al. Effect of clopidogrel added to aspirin in patients with atrial fibrillation. N Engl J Med. 2009;360:2066-78.

41. Connolly SJ, Eikelboom J, Joyner C, et al. Apixaban in patients with atrial fibrillation. N Engl J Med. 2011;364:806-17.

42. Connolly SJ, Ezekowitz MD, Yusuf S, Eikelboom J, Oldgren J, Parekh A, et al. Dabigatran versus warfarin in patients with atrial fibrillation. The New England journal of medicine. 2009;361(12):1139-51.

43. Limdi NA, Beasley TM, Baird MF, et al. Kidney function influences warfarin responsiveness and hemorrhagic complications. J Am Soc Nephrol. 2009;20:912-21.

44. Eikelboom JW, Wallentin L, Connolly SJ, Ezekowitz M, Healey JS, Oldgren J, et al. Risk of bleeding with 2 doses of dabigatran compared with warfarin in older and younger patients with atrial fibrillation: an analysis of the randomized evaluation of long-term anticoagulant therapy (RE-LY) trial. Circulation. 2011;123(21):2363-72.

45. Nagarakanti R, Ezekowitz MD, Oldgren J, et al. Dabigatran versus warfarin in patients with atrial fibrillation: an analysis of patients undergoing cardioversion. Circulation. 2011;123:131-6.

46. Uchino K, Hernandez AV. Dabigatran association with higher risk of acute coronary events: meta-analysis of noninferiority randomized controlled trials. Arch Intern Med. 2012;172:397-40.

47. Eikelboom JW, Connolly SJ, Brueckmann M, et al. Dabigatran versus warfarin in patients with mechanical heart valves. N Engl J Med. 2013;369:1206-14.

48. Patel MR, Mahaffey KW, Garg J, Pan G, Singer DE, Hacke W, et al. Rivaroxaban versus warfarin in nonvalvular atrial fibrillation. The New England journal of medicine. 2011;365(10):883-91.

49. Michael D. Ezekowitz, MD, PhD, Riccardo Cappato, MD, Allan L. Klein et al. MD,Rationale and design of the eXplore the efficacy and safety of once-daily oral riVaroxaban for the prEvention of caRdiovascular events in patients with nonvalvular aTrial fibrillation scheduled for cardioversion trial: A comparison of oral rivaroxaban once daily with dose-adjusted vitamin K antagonists in patients with nonvalvular atrial fibrillation undergoing elective cardioversion. Am Heart J 2014;167:646-52.

50. Granger CB, Alexander JH, McMurray JJ, Lopes RD, Hylek EM, Hanna M, et al. Apixaban versus warfarin in patients with atrial fibrillation. The New England journal of medicine. 2011;365(11):981-92.

51. Healy JS, Eikelboom J, Douketis J, et al. Periprocedural bleeding and thromboembolic events with dabigatran compared with warfarin: results from the Randomized Evaluation of long-term Anticoagulation Therapy (RE-LY) randomized trial. Circulation. 2012; 126(3):323-8.

52. Douketis JD, Healey JS, Brueckmann M, Eikelboom JW, Ezekowitz MD, Fraessdorf M, Noack H, Oldgren J, Reilly P, Spyropoulos AC, Wallentin L, Connolly SJ. Thromb Haemost. 2014 Dec 4;113(3). [Epub ahead of print].

53. Wyse DG, Waldo AL, DiMarco JP, Domanski MJ, Rosenberg Y, Schron EB, et al. A comparison of rate control and rhythm control in patients with atrial fibrillation. The New England journal of medicine. 2002;347(23):1825-33.

54. Lau CP, Tachapong N, Wang CC, Wang JF, Abe H, Kong CW, et al. Prospective randomized study to assess the efficacy of site and rate of atrial pacing on long-term progression of atrial fibrillation in sick sinus syndrome: Septal Pacing for Atrial Fibrillation Suppression Evaluation (SAFE) Study. Circulation. 2013;128(7):687-93.

55. Chen SA, Hsieh MH, Tai CT, Tsai CF, Prakash VS, Yu WC, et al. Initiation of atrial fibrillation by ectopic beats originating from the pulmonary veins: electrophysiological characteristics, pharmacological responses, and effects of radiofrequency ablation. Circulation. 1999;100(18):1879-86. Dabigatran association with higher risk of acu-

te coronary events: meta-analysis of noninferiority controlled trials. Arch Intern Med. 2012;172:397-40.
56. Saad EB, Marrouche NF, Saad CP, Ha E, Bash D, White RD, et al. Pulmonary vein stenosis after catheter ablation of atrial fibrillation: emergence of a new clinical syndrome. Annals of internal medicine. 2003;138(8):634-8.
57. Haissaguerre M, Shah DC, Jais P, Hocini M, Yamane T, Deisenhofer I, et al. Electrophysiological breakthroughs from the left atrium to the pulmonary veins. Circulation. 2000;102(20):2463-5.
58. Pappone C, Rosanio S, Oreto G, Tocchi M, Gugliotta F, Vicedomini G, et al. Circumferential radiofrequency ablation of pulmonary vein ostia: A new anatomic approach for curing atrial fibrillation. Circulation. 000;102(21):2619-28.
59. Takahashi A, Iesaka Y, Takahashi Y, Takahashi R, Kobayashi K, Takagi K, et al. Electrical connections between pulmonary veins: implication for ostial ablation of pulmonary veins in patients with paroxysmal atrial fibrillation. Circulation. 2002;105(25):2998-3003.
60. Marrouche NF, Martin DO, Wazni O, Gillinov AM, Klein A, Bhargava M, et al. Phased-array intracardiac echocardiography monitoring during pulmonary vein isolation in patients with atrial fibrillation: impact on outcome and complications. Circulation. 2003;107(21):2710-6.
61. Arentz T, Weber R, Burkle G, Herrera C, Blum T, Stockinger J, et al. Small or large isolation areas around the pulmonary veins for the treatment of atrial fibrillation? Results from a prospective randomized study. Circulation. 2007;115(24):3057-63.
62. Marrouche NF, Dresing T, Cole C, Bash D, Saad E, Balaban K, et al. Circular mapping and ablation of the pulmonary vein for treatment of atrial fibrillation: impact of different catheter technologies. Journal of the American College of Cardiology. 2002;40(3):464-74.
63. Hussein AA, Saliba WI, Martin DO, Bhargava M, Sherman M, Magnelli-Reyes C, et al. Natural history and long-term outcomes of ablated atrial fibrillation. Circulation Arrhythmia and electrophysiology. 2011;4(3):271-8.
64. Ernst S, Ouyang F, Lober F, Antz M, Kuck KH. Catheter-induced linear lesions in the left atrium in patients with atrial fibrillation: an electroanatomic study. Journal of the American College of Cardiology. 2003;42(7):1271-82.
65. Tzeis S, Luik A, Jilek C, Schmitt C, Estner HL, Wu J, et al. The modified anterior line: an alternative linear lesion in perimitral Flutter. Journal of cardiovascular electrophysiology. 2010;21(6):665-70.
66. Katritsis DG, Giazitzoglou E, Zografos T, Pokushalov E, Po SS, Camm AJ. Rapid pulmonary vein isolation combined with autonomic ganglia modification: a randomized study. Heart rhythm: the official journal of the Heart Rhythm Society. 2011;8(5):672-8.
67. Pachon MJ, Pachon ME, Pachon MJ, Lobo TJ, Pachon MZ, Vargas RN, et al. A new treatment for atrial fibrillation based on spectral analysis to guide the catheter RF-ablation. Europace: European pacing, arrhythmias, and cardiac electrophysiology: journal of the working groups on cardiac pacing, arrhythmias, and cardiac cellular electrophysiology of the European Society of Cardiology. 2004;6(6):590-601.
68. Zhang Y, Wang Z, Zhang Y, Wang W, Wang J, Gao M, et al. Efficacy of cardiac autonomic denervation for atrial fibrillation: a meta-analysis. Journal of cardiovascular electrophysiology. 2012;23(6):592-600.
69. Lee SH, Tai CT, Hsieh MH, Tsao HM, Lin YJ, Chang SL, et al. Predictors of non-pulmonary vein ectopic beats initiating paroxysmal atrial fibrillation: implication for catheter ablation. Journal of the American College of Cardiology. 2005;46(6):1054-9.
70. Mansour M, Ruskin J, Keane D. Initiation of atrial fibrillation by ectopic beats originating from the ostium of the inferior vena cava. Journal of cardiovascular electrophysiology. 2002;13(12):1292-5.
71. Di Biase L, Burkhardt JD, Mohanty P, Sanchez J, Mohanty S, Horton R, et al. Left atrial appendage: an underrecognized trigger site of atrial fibrillation. Circulation. 2010;122(2):109-18.

72. Tsai CF, Tai CT, Hsieh MH, Lin WS, Yu WC, Ueng KC, et al. Initiation of atrial fibrillation by ectopic beats originating from the superior vena cava: electrophysiological characteristics and results of radiofrequency ablation. Circulation. 2000;102(1):67-74.
73. Calkins H, Kuck KH, Cappato R, Brugada J, Camm AJ, Chen SA, et al. 2012 HRS/EHRA/ECAS Expert Consensus Statement on Catheter and Surgical Ablation of Atrial Fibrillation: recommendations for patient selection, procedural techniques, patient management and follow-up, definitions, endpoints, and research trial design. Europace: European pacing, arrhythmias, and cardiac electrophysiology: journal of the working groups on cardiac pacing, arrhythmias, and cardiac cellular electrophysiology of the European Society of Cardiology. 2012;14(4):528-606.
74. Nademanee K, McKenzie J, Kosar E, Schwab M, Sunsaneewitayakul B, Vasavakul T, et al. A new approach for catheter ablation of atrial fibrillation: mapping of the electrophysiologic substrate. Journal of the American College of Cardiology. 2004;43(11):2044-53.
75. Di Biase L, Elayi CS, Fahmy TS, Martin DO, Ching CK, Barrett C, et al. Atrial fibrillation ablation strategies for paroxysmal patients: randomized comparison between different techniques. Circulation Arrhythmia and electrophysiology. 2009;2(2):113-9.
76. Wu SH, Jiang WF, Gu J, Zhao L, Wang YL, Liu YG, et al. Benefits and risks of additional ablation of complex fractionated atrial electrograms for patients with atrial fibrillation: a systematic review and meta-analysis. International journal of cardiology. 2013;169(1):35-43.
77. Sciarra L, Golia P, Natalizia A, De Ruvo E, Dottori S, Scara A, et al. Which is the best catheter to perform atrial fibrillation ablation? A comparison between standard ThermoCool, SmartTouch, and Surround Flow catheters. Journal of interventional cardiac electrophysiology: an international journal of arrhythmias and pacing. 2014.
78. Marijon E, Fazaa S, Narayanan K, Guy-Moyat B, Bouzeman A, Providencia R, et al. Real-Time Contact Force Sensing for Pulmonary Vein Isolation in the Setting of Paroxysmal Atrial Fibrillation: Procedural and 1-Year Results. Journal of cardiovascular electrophysiology. 2013.
79. Kuck KH, Reddy VY, Schmidt B, Natale A, Neuzil P, Saoudi N, et al. A novel radiofrequency ablation catheter using contact force sensing: Toccata study. Heart rhythm: the official journal of the Heart Rhythm Society. 2012;9(1):18-23.
80. Andrade JG, Khairy P, Guerra PG, Deyell MW, Rivard L, Macle L, et al. Efficacy and safety of cryoballoon ablation for atrial fibrillation: a systematic review of published studies. Heart rhythm: the official journal of the Heart Rhythm Society. 2011;8(9):1444-51.
81. Kuhne M, Schaer B, Ammann P, Suter Y, Osswald S, Sticherling C. Cryoballoon ablation for pulmonary vein isolation in patients with paroxysmal atrial fibrillation. Swiss medical weekly. 2010;140(15-16):214-21.
82. Meininger GR, Calkins H, Lickfett L, Lopath P, Fjield T, Pacheco R, et al. Initial experience with a novel focused ultrasound ablation system for ring ablation outside the pulmonary vein. Journal of interventional cardiac electrophysiology: an international journal of arrhythmias and pacing. 2003;8(2):141-8.
83. Neven K, Schmidt B, Metzner A, Otomo K, Nuyens D, De Potter T, et al. Fatal end of a safety algorithm for pulmonary vein isolation with use of high-intensity focused ultrasound. Circulation Arrhythmia and electrophysiology. 2010;3(3):260-5.
84. Delise P, Allocca G, Marras E, Giustetto C, Gaita F, Sciarra L, et al. Risk stratification in individuals with the Brugada type 1 ECG pattern without previous cardiac arrest: usefulness of a combined clinical and electrophysiologic approach. Eur Heart J. 2011;32(2):169-76.
85. Scaglione M, Biasco L, Caponi D, Anselmino M, Negro A, Di Donna P, et al. Visualization of multiple catheters with electroanatomical mapping reduces X-ray exposure during atrial fibrillation ablation. Europace: European pacing, arrhythmias, and cardiac electrophysiology: journal of the working groups on cardiac pacing, arrhythmias, and

cardiac cellular electrophysiology of the European Society of Cardiology. 2011;13(7):955-62.
86. Estner HL, Deisenhofer I, Luik A, Ndrepepa G, von Bary C, Zrenner B, et al. Electrical isolation of pulmonary veins in patients with atrial fibrillation: reduction of fluoroscopy exposure and procedure duration by the use of a non-fluoroscopic navigation system (NavX). Europace: European pacing, arrhythmias, and cardiac electrophysiology: journal of the working groups on cardiac pacing, arrhythmias, and cardiac cellular electrophysiology of the European Society of Cardiology. 2006;8(8):583-7.
87. Stabile G, Scaglione M, del Greco M, De Ponti R, Bongiorni MG, Zoppo F, et al. Reduced fluoroscopy exposure during ablation of atrial fibrillation using a novel electroanatomical navigation system: a multicentre experience. Europace: European pacing, arrhythmias, and cardiac electrophysiology: journal of the working groups on cardiac pacing, arrhythmias, and cardiac cellular electrophysiology of the European Society of Cardiology. 2012;14(1):60-5.
88. Bertaglia E, Bella PD, Tondo C, Proclemer A, Bottoni N, De Ponti R, et al. Image integration increases efficacy of paroxysmal atrial fibrillation catheter ablation: results from the CartoMerge Italian Registry. Europace: European pacing, arrhythmias, and cardiac electrophysiology: journal of the working groups on cardiac pacing, arrhythmias, and cardiac cellular electrophysiology of the European Society of Cardiology. 2009;11(8):1004-10.
89. Caponi D, Corleto A, Scaglione M, Blandino A, Biasco L, Cristoforetti Y, et al. Ablation of atrial fibrillation: does the addition of three-dimensional magnetic resonance imaging of the left atrium to electroanatomic mapping improve the clinical outcome?: a randomized comparison of Carto-Merge vs. Carto-XP three-dimensional mapping ablation in patients with paroxysmal and persistent atrial fibrillation. Europace: European pacing, arrhythmias, and cardiac electrophysiology: journal of the working groups on cardiac pacing, arrhythmias, and cardiac cellular electrophysiology of the European Society of Cardiology. 2010;12(8):1098-104.
90. Proietti R, Pecoraro V, Di Biase L, Natale A, Santangeli P, Viecca M, et al. Remote magnetic with open-irrigated catheter vs. manual navigation for ablation of atrial fibrillation: a systematic review and meta-analysis. Europace: European pacing, arrhythmias, and cardiac electrophysiology: journal of the working groups on cardiac pacing, arrhythmias, and cardiac cellular electrophysiology of the European Society of Cardiology. 2013;15(9):1241-8.
91. Chun KR, Wissner E, Koektuerk B, Konstantinidou M, Schmidt B, Zerm T, et al. Remote-controlled magnetic pulmonary vein isolation using a new irrigated-tip catheter in patients with atrial fibrillation. Circulation Arrhythmia and electrophysiology. 2010;3(5):458-64.
92. Lorgat F, Pudney E, van Deventer H, Chitsaz S. Robotically controlled ablation for atrial fibrillation: the first real-world experience in Africa with the Hansen robotic system. Cardiovascular journal of Africa. 2012;23(5):274-80.
93. Steven D, Servatius H, Rostock T, Hoffmann B, Drewitz I, Mullerleile K, et al. Reduced fluoroscopy during atrial fibrillation ablation: benefits of robotic guided navigation. Journal of cardiovascular electrophysiology. 2010;21(1):6-12.
94. Ferguson JD, Helms A, Mangrum JM, Mahapatra S, Mason P, Bilchick K, et al. Catheter ablation of atrial fibrillation without fluoroscopy using intracardiac echocardiography and electroanatomic mapping. Circulation Arrhythmia and electrophysiology. 2009;2(6):611-9.
95. Santangeli P, Di Biase L, Burkhardt JD, Horton R, Sanchez J, Bailey S, et al. Transseptal access and atrial fibrillation ablation guided by intracardiac echocardiography in patients with atrial septal closure devices. Heart rhythm: the official journal of the Heart Rhythm Society. 2011;8(11):1669-75.
96. Oral H, Knight BP, Ozaydin M, Tada H, Chugh A, Hassan S, et al. Clinical significance of early recurrences of atrial fibrillation after pulmonary vein isolation. Journal of the American College of Cardiology. 2002;40(1):100-4.
97. Baman TS, Gupta SK, Billakanty SR, Ilg KJ, Good E, Crawford T, et al. Time to cardioversion of recurrent atrial arrhythmias after catheter ablation of atrial fibrillation and long-term clinical outcome. Journal of cardiovascular electrophysiology. 2009;20(12):1321-5.
98. Leong-Sit P, Roux JF, Zado E, Callans DJ, Garcia F, Lin D, et al. Antiarrhythmics after ablation of atrial fibrillation (5A Study): six-month follow-up study. Circulation Arrhythmia and electrophysiology. 2011;4(1):11-4.
99. Weerasooriya R, Khairy P, Litalien J, Macle L, Hocini M, Sacher F, et al. Catheter ablation for atrial fibrillation: are results maintained at 5 years of follow-up? Journal of the American College of Cardiology. 2011;57(2):160-6.
100. Ouyang F, Tilz R, Chun J, Schmidt B, Wissner E, Zerm T, et al. Long-term results of catheter ablation in paroxysmal atrial fibrillation: lessons from a 5-year follow-up. Circulation. 2010;122(23):2368-77.
101. Calkins H. Catheter ablation to maintain sinus rhythm. Circulation. 2012;125(11):1439-45.
102. Marrouche NF, Wilber D, Hindricks G, Jais P, Akoum N, Marchlinski F, et al. Association of atrial tissue fibrosis identified by delayed enhancement MRI and atrial fibrillation catheter ablation: the DECAAF study. JAMA 2014;311(5):498-506.
103. Pappone C, Rosanio S, Augello G, Gallus G, Vicedomini G, Mazzone P, et al. Mortality, morbidity, and quality of life after circumferential pulmonary vein ablation for atrial fibrillation: outcomes from a controlled nonrandomized long-term study. Journal of the American College of Cardiology. 2003;42(2):185-97.
104. Cappato R, Calkins H, Chen SA, Davies W, Iesaka Y, Kalman J, et al. Updated worldwide survey on the methods, efficacy, and safety of catheter ablation for human atrial fibrillation. Circulation Arrhythmia and electrophysiology. 2010;3(1):32-8.
105. Sacher F, Monahan KH, Thomas SP, Davidson N, Adragao P, Sanders P, et al. Phrenic nerve injury after atrial fibrillation catheter ablation: characterization and outcome in a multicenter study. Journal of the American College of Cardiology. 2006;47(12):2498-503.
106. Scanavacca MI, D'Avila A, Parga J, Sosa E. Left atrial-esophageal fistula following radiofrequency catheter ablation of atrial fibrillation. Journal of cardiovascular electrophysiology. 2004;15(8):960-2.
107. Natale A, Raviele A, Al-Ahmad A, Alfieri O, Aliot E, Almendral J, et al. Venice Chart International Consensus document on ventricular tachycardia/ventricular fibrillation ablation. J Cardiovasc Electrophysiol. 2010;21(3):339-79.
108. Di Biase L, Burkhardt JD, Mohanty P, Sanchez J, Horton R, Gallinghouse GJ, et al. Periprocedural stroke and management of major bleeding complications in patients undergoing catheter ablation of atrial fibrillation: the impact of periprocedural therapeutic international normalized ratio. Circulation. 2010;121(23):2550-6.
109. Hakalahti A, Uusimaa P, Ylitalo K, Raatikainen MJ. Catheter ablation of atrial fibrillation in patients with therapeutic oral anticoagulation treatment. Europace: European pacing, arrhythmias, and cardiac electrophysiology: journal of the working groups on cardiac pacing, arrhythmias, and cardiac cellular electrophysiology of the European Society of Cardiology. 2011;13(5):640-5.
110. Santangeli P, Di Biase L, Sanchez JE, Horton R, Natale A. Atrial Fibrillation Ablation without Interruption of Anticoagulation. Cardiology research and practice. 2011;2011:837841.
111. Lakkireddy D, Reddy YM, Di Biase L, Vanga SR, Santangeli P, Swarup V, et al. Feasibility and safety of dabigatran versus warfarin for periprocedural anticoagulation in patients undergoing radiofrequency ablation for atrial fibrillation: results from a multicenter prospective

registry. Journal of the American College of Cardiology. 2012;59(13):1168-74.
112. Imamura K, Yoshida A, Takei A, Fukuzawa K, Kiuchi K, Takami K, et al. Dabigatran in the peri-procedural period for radiofrequency ablation of atrial fibrillation: efficacy, safety, and impact on duration of hospital stay. Journal of interventional cardiac electrophysiology: an international journal of arrhythmias and pacing. 2013;37(3):223-31.
113. Winkle RA, Mead RH, Engel G, Kong MH, Patrawala RA. The use of dabigatran immediately after atrial fibrillation ablation. Journal of cardiovascular electrophysiology. 2012;23(3):264-8.
114. Providencia R, Marijon E, Albenque JP, Combes S, Combes N, Jourda F, et al. Rivaroxaban and dabigatran in patients undergoing catheter ablation of atrial fibrillation. Europace: European pacing, arrhythmias, and cardiac electrophysiology: journal of the working groups on cardiac pacing, arrhythmias, and cardiac cellular electrophysiology of the European Society of Cardiology. 2014.
115. Bin Abdulhak AA, Khan AR, Tleyjeh IM, Spertus JA, Sanders SU, Steigerwalt KE, et al. Safety and efficacy of interrupted dabigatran for peri-procedural anticoagulation in catheter ablation of atrial fibrillation: a systematic review and meta-analysis. Europace: European pacing, arrhythmias, and cardiac electrophysiology: journal of the working groups on cardiac pacing, arrhythmias, and cardiac cellular electrophysiology of the European Society of Cardiology. 2013;15(10):1412-20.
116. Shurrab M, Morillo CA, Schulman S, Kansal N, Danon A, Newman D, et al. Safety and efficacy of dabigatran compared with warfarin for patients undergoing radiofrequency catheter ablation of atrial fibrillation: a meta-analysis. The Canadian journal of cardiology. 2013;29(10):1203-10.
117. Bhave PD, Knight BP. Optimal strategies including use of newer anticoagulants for prevention of stroke and bleeding complications before, during, and after catheter ablation of atrial fibrillation and atrial Flutter. Current treatment options in cardiovascular medicine. 2013;15(4):450-66.
118. Lakkireddy D, Reddy YM, Di Biase L, Vallakati A, Mansour MC, Santangeli P, et al. Feasibility & Safety of Uninterrupted Rivaroxaban for Peri-procedural Anticoagulation in Patients Undergoing Radiofrequency Ablation for Atrial Fibrillation: Results from a Multicenter Prospective Registry. Journal of the American College of Cardiology. 2013. Blomstrom-Lundqvist C, Scheinman MM, Aliot EM, Alpert JS, Calkins H, Camm AJ, et al. ACC/AHA/ESC guidelines for the management of patients with supraventricular arrhythmias--executive summary. a report of the American college of cardiology/American heart association task force on practice guidelines and the European society of cardiology committee for practice guidelines (writing committee to develop guidelines for the management of patients with supraventricular arrhythmias) developed in collaboration with NASPE-Heart Rhythm Society. Journal of the American College of Cardiology. 2003;42(8):1493-531.
119. Cosio FG, Arribas F, Lopez-Gil M, Gonzalez HD. Radiofrequency ablation of atrial Flutter. Journal of cardiovascular electrophysiology. 1996;7(1):60-70.
120. Morady F. Catheter ablation of supraventricular arrhythmias: state of the art. Journal of cardiovascular electrophysiology. 2004;15(1):124-39.
121. Tsai CF, Tai CT, Yu WC, Chen YJ, Hsieh MH, Chiang CE, et al. Is 8-mm more effective than 4-mm tip electrode catheter for ablation of typical atrial Flutter? Circulation. 1999;100(7):768-71.

122. Marrouche NF, Schweikert R, Saliba W, Pavia SV, Martin DO, Dresing T, et al. Use of different catheter ablation technologies for treatment of typical atrial Flutter: acute results and long-term follow-up. Pacing and clinical electrophysiology: PACE. 2003;26(3):743-6.
123. Poty H, Saoudi N, Abdel Aziz A, Nair M, Letac B. Radiofrequency catheter ablation of type 1 atrial Flutter. Prediction of late success by electrophysiological criteria. Circulation. 1995;92(6):1389-92.
124. Spector P, Reynolds MR, Calkins H, Sondhi M, Xu Y, Martin A, et al. Meta-analysis of ablation of atrial Flutter and supraventricular tachycardia. The American journal of cardiology. 2009;104(5):671-7.
125. Lehrmann H, Weber R, Park CI, Allgeier J, Schiebeling-Romer J, Arentz T, et al. "Dormant transisthmus conduction" revealed by adenosine after cavotricuspid isthmus ablation. Heart rhythm: the official journal of the Heart Rhythm Society. 2012;9(12):1942-6.
126. Morales GX, Macle L, Khairy P, Charnigo R, Davidson E, Thal S, et al. Adenosine testing in atrial Flutter ablation: unmasking of dormant conduction across the cavotricuspid isthmus and risk of recurrence. Journal of cardiovascular electrophysiology. 2013;24(9):995-1001.
127. Lee G, Sanders P, Kalman JM. Catheter ablation of atrial arrhythmias: state of the art. Lancet. 2012;380(9852):1509-19.
128. Timmermans C, Ayers GM, Crijns HJ, Rodriguez LM. Randomized study comparing radiofrequency ablation with cryoablation for the treatment of atrial Flutter with emphasis on pain perception. Circulation. 2003;107(9):1250-2.
129. Yap SC, Harris L, Downar E, Nanthakumar K, Silversides CK, Chauhan VS. Evolving electroanatomic substrate and intra-atrial reentrant tachycardia late after Fontan surgery. Journal of cardiovascular electrophysiology. 2012;23(4):339-45.
130. Correa R, Walsh EP, Alexander ME, Mah DY, Cecchin F, Abrams DJ, et al. Transbaffle mapping and ablation for atrial tachycardias after mustard, senning, or Fontan operations. Journal of the American Heart Association. 2013;2(5):e000325.
131. Triedman JK, Saul JP, Weindling SN, Walsh EP. Radiofrequency ablation of intra-atrial reentrant tachycardia after surgical palliation of congenital heart disease. Circulation. 1995;91(3):707-14.
132. Chan DP, Van Hare GF, Mackall JA, Carlson MD, Waldo AL. Importance of atrial Flutter isthmus in postoperative intra-atrial reentrant tachycardia. Circulation. 2000;102(11):1283-9.
133. De Ponti R, Marazzi R, Zoli L, Caravati F, Ghiringhelli S, Salerno-Uriarte JA. Electroanatomic mapping and ablation of macroreentrant atrial tachycardia: comparison between successfully and unsuccessfully treated cases. Journal of cardiovascular electrophysiology. 2010;21(2):155-62.
134. Walters TE, Kistler PM, Kalman JM. Radiofrequency ablation for atrial tachycardia and atrial Flutter. Heart, lung & circulation. 2012;21(6-7):386-94.
135. Jimenez A, Shorofsky SR, Dickfeld TM, Anand R, Saliaris AP, Saba M. Left-sided atrial Flutter originating in the coronary sinus after radiofrequency ablation of atrial fibrillation. Pacing and clinical electrophysiology: PACE. 2010;33(10):e96-9.
136. Knecht S, Veenhuyzen G, O'Neill MD, Wright M, Nault I, Weerasooriya R, et al. Atrial tachycardias encountered in the context of catheter ablation for atrial fibrillation part ii: mapping and ablation. Pacing and clinical electrophysiology: PACE. 2009;32(4):528-38.
137. Nava S, Iturralde-Torres P, Marquez MF, Gomez-Flores J, Cline B, Colin-Lizalde L, et al. Simplified progressive approach for the ablation of scar related atrial macroreentrant tachycardias. Archivos de cardiologia de Mexico. 2013;83(4):244-8.

Taquicardias Supraventriculares 51

Sissy Lara Melo
Eduardo Sosa
Mauricio Scanavacca

1. Introdução
2. Mecanismos das arritmias cardíacas
    2.1 Automatismo anormal
    2.2 Atividade deflagrada
    2.3 Reentrada
3. Diagnóstico diferencial e tratamento das taquicardias supraventriculares
    3.1 Taquicardia sinusal
    3.2 Taquicardia por reentrada nodal (TRN)
    3.3 Taquicardia atrioventricular (TAV)
    3.4 Taquicardia atrioventricular incessante
    3.5 Taquicardia juncional não reentrante
4. Terapêutica percutânea das taquicardias supraventriculares
    4.1 Aspectos técnicos
    4.2 Ablação da TRN
        4.2.1 Recomendações para ablação de TRN
    4.3 Ablação da TAV
        4.3.1 Recomendações para ablação da síndrome de Wolf-Parkinson-White e outras vias acessórias de condução atrioventricular
5. Resumo
6. Refefências bibliográfias

1 INTRODUÇÃO

As taquicardias supraventriculares (TSV) são arritmias cardíacas habitualmente benignas que se caracterizam pela frequência cardíaca acima de 100 bpm, ritmo regular e complexos QRS estreitos (< 0,12 s) à eletrocardiografia. Menos frequente, podem se apresentar com complexo QRS largo (≥ 0,12 s) devido a distúrbio da condução intraventricular. Estima-se que a sua incidência seja de 35 casos por 100.000 pessoas por ano e a prevalência de 2,25 por 1.000.[1]

Aproximadamente, 60% dos casos de TSV decorrem do circuito de reentrada que envolve duas vias de condução pelo nó atrioventricular (NAV), denominada taquicardia por reentrada nodal (TRN). Cerca de 30% são devidos a circuito de reentrada que envolve pelo menos um feixe de fibras atriais que ligam eletricamente os átrios diretamente aos ventrículos, sem passar pelo nó AV (vias acessórias), denominadas taquicardias atrioventriculares (TAV).[2] Já a taquicardia atrial (TA) responde por cerca de 10% dos casos, muitas vezes, com origem focal em locais específicos das paredes atriais;[3] outras vezes, com mecanismo macroreentrante, secundária a cicatrizes atriais.[4] Outras formas de TA como a taquicardia sinoatrial, a taquicardia sinusal inapropriada e a taquicardia juncional são pouco frequentes.[2] A Figura 51.1 ilustra a classificação atual das TSV baseada nas estruturas responsáveis por seu mecanismo.

As TSV que envolvem o nó AV (TRN e TAV) são normalmente encontradas em indivíduos normais, sem cardiopatias estruturais. Mas podem ocorrer em alguns pacientes com certas cardiopatias congênitas, pela presença de via acessória associada (TAV) como a anomalia de Ebstein e a miocardiopatia hipertrófica. Contudo, a TA incisional é a TSV mais frequente na população com cardiopatia congênita, seja pela evolução da doença seja pelas cicatrizes resultantes do tratamento cirúrgico.[4]

2 MECANISMOS DAS ARRITMIAS CARDÍACAS

As arritmias cardíacas acontecem por distúrbios na condução e/ou formação do estímulo cardíaco, traduzem-se por alterações na formação do impulso (por distúrbio do automatismo ou por atividade deflagrada) e/ou alterações na propagação do impulso, tais como bloqueio ou atraso da condução, circuitos reentrantes fixos ou funcionais. Esses fatores podem surgir de modo independente ou em associação na gênese das arritmias.

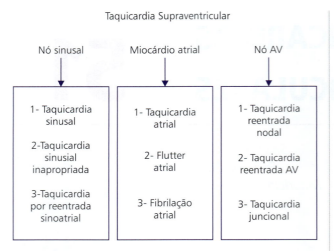

FIGURA 51.1 Classificação das TSV baseada nas estruturas anatômicas essenciais ao seu mecanismo.

2.1 AUTOMATISMO ANORMAL

É o distúrbio do automatismo devido à despolarização anormal da fase 4 do potencial de ação (diástole) por condições patológicas. Essas alterações podem ocorrer em células localizadas nos átrios, ventrículos, na junção AV e nos vasos torácicos (veias cavas e pulmonares). As fibras do nó sinusal e atrioventricular também podem desenvolver uma condição anormal de automatismo aumentado, que dá origem à taquicardia sinusal inapropriada e a taquicardia juncional não paroxística.

2.2 ATIVIDADE DEFLAGRADA

A atividade deflagrada está associada a oscilações do potencial de membrana das fases 2 e 3 (pós-potenciais precoces) ou da fase 4 (pós-potenciais tardios) que atingem o limiar de disparo e deflagram uma sequência de potenciais de ação. Os pós-potenciais precoces se desencadeiam nas síndromes do intervalo QT longo e podem induzir taquicardias rápidas e polimórficas (*torsades des pointes*). Os pós-potenciais tardios ocorrem por oscilação na fase 4 do potencial de ação, gerada pela entrada anormal de cálcio intracelular, e são responsáveis por várias formas de TA focais, como a induzida pela intoxicação digitálica entre outras.

2.3 REENTRADA

O circuito de reentrada é seguramente o mecanismo mais frequente das taquicardias clínicas, que resulta de um conjunto de fibras miocárdicas capazes de sustentar uma ativação elétrica em movimento circular. Esses circuitos podem envolver um grupo restrito de fibras (microcircuito) ou uma área extensa de miocárdio (macrocircuito).

A maioria das TSV apresenta o mecanismo de reentrada. A Figura 51.2 ilustra o mecanismo e a localização das TSV.

3. DIAGNÓSTICO DIFERENCIAL E TRATAMENTO DA TAQUICARDIA SUPRAVENTRICULAR

No âmbito clínico, a documentação de taquicardia com QRS estreito **à eletrocardiografia** (< 0,12 s) já define seu mecanismo como supraventricular (Figura 51.3). A TRN é o mecanismo

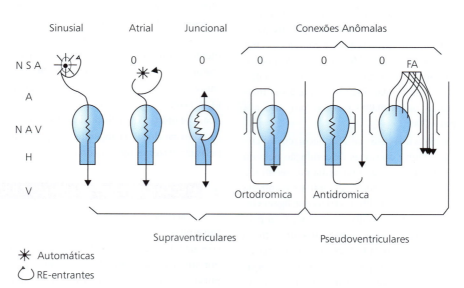

FIGURA 51.2 Ilustração dos mecanismos das TSV envolvendo as estruturas anatômicas do nó sinusal, átrios, nó AV e vias de condução atrioventricular acessória. Um asterisco exemplifica o mecanismo automático e o asterisco duplo, o mecanismo de reentrada.

mais comum nos casos em que não se identifica a onda P. Em alguns desses pacientes, a onda P pode estar parcialmente escondida no final do complexo QRS, dando origem **à pseudo-onda** R em V1 e/ou pseudo-onda S nas derivações inferiores. Já nos casos em que a onda P retrógrada **é evidente,** localizada no segmento ST, o diagnóstico de TAV (envolvendo uma via acessória) é o mais provável. Esta se caracteriza pelo intervalo entre o complexo QRS e a onda P (intervalo RP) maior que 70 ms.

O diagnóstico de TA deve ser sempre considerado quando o intervalo RP **é** maior que o intervalo PR. Entretanto, deve-se lembrar de outras duas possibilidades menos comuns: a TRN incomum (circuito reverso) ou a TAV envolvendo uma via de condução acessória lenta.

Três possíveis mecanismos devem ser considerados quando a taquicardia apresenta-se com complexo QRS alargado (≥ 120 ms): taquicardia supraventricular com distúrbio intraventricular da condução do estímulo (funcional ou adquirido); taquicardia com origem ventricular (TV) ou taquicardia atrial conduzida para os ventrículos por uma via de condução acessória (síndromes de pré-excitação ventricular). A história clínica, o exame físico e os exames complementares são utilizados para realizar o diagnóstico diferencial (Figura 51.4). Esse diagnóstico **não é simples e**, em caso de dúvida na unidade de emergência, a recomendação é tratar os pacientes com taquicardia com QRS largo como se fossem portadores de TV.[5] Essa conduta baseia-se no fato de que medicamentos recomendados para tratamento de TSV podem ser inapropriados e potencialmente perigosos caso a taquicardia tenha origem ventricular (como adenosina, bloqueadores dos canais de cálcio ou betabloqueadores); pois esses medicamentos podem precipitar deterioração hemodinâmica e parada cardíaca em pacientes com TV, especialmente se portadores de cardiopatias com disfunção ventricular. Já tratar pacientes com TSV como se fossem portadores de TV, em particular pelo uso da amiodarona é seguro e também bastante eficaz no restabelecimento do ritmo sinusal.

Em alguns casos, a eletrocardiografia durante o ritmo sinusal já apresenta bloqueio do ramo esquerdo (BRE), ou do ramo direito (BRD), ou mesmo um distúrbio na condução intraventricular. Em tais pacientes, qualquer TSV terá um QRS largo. A presença de um distúrbio de condução intraventricular no eletrocardiograma (ECG) de base não prova a origem supraventricular dataquicardia, mas, se o QRS durante a taquicardia for sememlhante ao QRS durante o ritmo sinusal, esse diagnóstico deve ser considerado o mais provável.

Alternativamente, a condução intraventricular pode ser normal durante o ritmo sinusal, mas alterada durante a taquicardia. Existem várias razões pelas quais isso pode ocorrer; a mais comum é o distúrbio de condução intraventricular funcional, na qual os impulsos de alta frequência gerados nos átrios podem atingir as fibras do sistema His-Purkinje antes que elas se recuperem

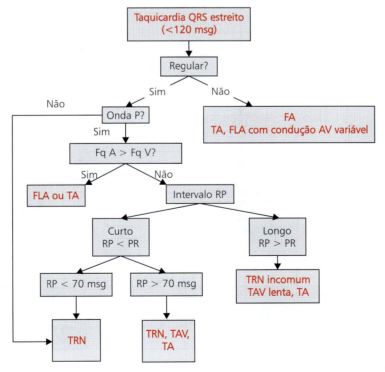

FIGURA 51.3 Diagnóstico diferencial de taquicardia de QRS estreito. AV: atrioventricular; TRN: taquicardia por reentrada nodal; TAV: taquicardia por reentrada atrioventricular, TA: taquicardia atrial.

totalmente do impulso anterior. Esse atraso na recuperação da excitabilidade do sistema de condução também pode ser o resultado de uma doença subjacente específica do sistema His-Purkinje, hipercalemia, ou devido ao uso de fármacos antiarrítmicos, particularmente os agentes do grupo IC (flecainida, propafenona).

Alguns algorítmos são úteis para auxiliar no diagnóstico diferencial das taquicardias com QRS largo e estão descritos no capítulo de diagnóstico e tratamento das TV.

3.1 TAQUICARDIA SINUSAL

A TS (Figura 51.5) está frequentemente associada à situações fisiológicas relacionadas ao estresse físico e emocional, mas pode ser secundária ao uso de medicações simpatomiméticas ou a doenças sistêmicas, como estados infecciosos, tromboembolismo pulmonar, insuficiência cardíaca descompensada, anemia e hipertireoidismo.[6] Observa-se na eletrocardiografia frequência cardíaca acima de 100 bpm, eixo elétrico da onda P entre 0 e +90°, isto é, onda P positiva em DI, DII e aVF e negativa em aVR. No plano frontal, as ondas P podem ser negativas em V1 e V2, mas obrigatoriamente positivas em V3 a V6.

A taquicardia sinusal inapropriada (TSI) é rara e observada mais frequentemente em mulheres.[7] Caracteriza-se pela ausência das causas habituais de TS e pode ser secundária a distúrbios psicogênicos, uso inapropriado de medicamentos, distúrbio do automatismo do nó sinusal ou doenças sistêmicas incipientes.[8] A disfunção autonômica pode levar à síndrome postural ortostática taquicardizante (SPOT), definida por taquicardia persistente, relacionada com inadequação dos reflexos que controlam a vasoconstrição periférica e otimização da FC durante a postura supina.[9,10] É importante determinar a causa da TS, uma vez que o tratamento dependerá do fator causal. A importância de definir o diagnóstico da TS secundária é que o tratamento será dirigido para os fatores causais (febre, dor, ICC) evitando o uso desnecessário e potencialmente prejudicial de antiarrítmicos. Na TS inapropriada, deve-se tentar estabelecer os mecanismos envolvidos pelos testes de

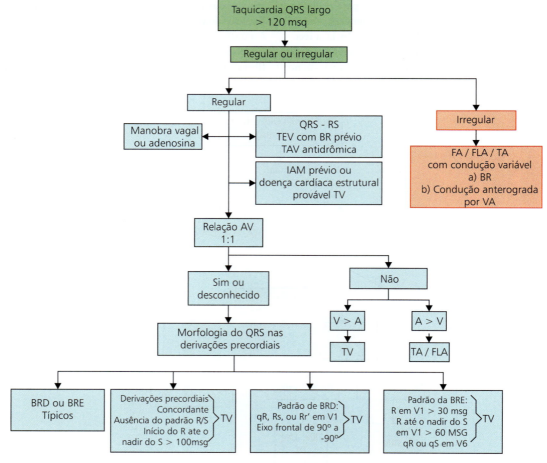

FIGURA 51.4 Algoritmo para diagnóstico diferencial nos pacientes com taquicardia com QRS largo. RS: ritmo sinusal; TAV: taquicardia atrioventricular; FA: fibrilação atrial; FLA: *flutter* atrial; TA: taquicardia atrial; BR: bloqueio de ramo; VA: via acessória; V: ventrículo; A: átrio; BRD: bloqueio do ramo direito; BRE: bloqueio do ramo esquerdo. Fonte: Extraída do ACC/AHA/ESC guidelines, 2006.[5]

avaliação autonômica, nível sérico de catecolaminas e sensibilidade dos receptores beta. Os betabloqueadores são a 1ª escolha de tratamento seguidos pela ivabradina, um bloqueador específico da corrente If (responsável pelo automatismo do nó sinusal) quando houver contraindicação ou refratariedade ao uso de betabloqueadores.[11] A ablação por cateter do nó sinusal é tratamento de exceção, apenas nos casos refratários ao tratamento medicamentoso. Na SPOT, deve-se utilizar as manobras que aumentam a resistência periférica durante a mudança postural com exercícios, aumento do volume plasmático (aumento da ingesta de sal e fludrocortisona) e o uso de vasoconstritores (midodrina).[10,12]

3.2 TAQUICARDIA POR REENTRADA NODAL (TRN)

Mecanismo mais comum das TSV com R-R regular, QRS estreito e coração normal. É mais prevalente em mulheres e inicia sua manifestação mais frequentemente na faixa etária entre 40 e 50 anos.[13]

O mecanismo eletrofisiológico da TRN depende da dissociação longitudinal da condução pelo nó AV em duas vias distintas, a chamada dupla via nodal que se caracteriza por apresentar uma via de condução rápida (via beta, com período refratário longo) e uma via de condução lenta (via alfa, com período refratário curto).[14] Em indivíduos com dupla via nodal, a condução AV se faz habitualmente pela via rápida. Em geral, a taquicardia inicia-se por uma extrassístole atrial, que é bloqueada na via rápida e se conduz para os ventrículos pela via lenta, retornando para o átrio pela via rápida. Essa condição permite o estabelecimento de um movimento circular entre as duas vias. A perpetuação dessa condição mantém a taquicardia. A via rápida encontra-se no ápice do trígono de Koch e a via lenta na margem septal do anel tricuspídeo em direção ao óstio do seio coronário.

A forma mais frequente de TRN (90 a 95%) e por isso chamada de tipo comum, caracteriza-se eletrofisiologicamente pela condução anterógrada (para os ventrículos) pela via lenta e a condução retrógrado (para os átrios) pela via rápida (TRN tipo lenta-rápida). A TRN é classificada como incomum (**rápida-lenta**), quando o componente anterógrado é a via rápida e o componente retrógrado a via lenta. Raramente a TRN pode utilizar duas vias lentas no circuito (**lenta-lenta**).

A palpitação precordial taquicárdica de início súbito é o sintoma mais frequente, muitas vezes referido na região cervical anterior. Esse batimento cervical, justifica-se pela sístole atrial durante taquicardia ocorrer logo após ou simultaneamente à sístole ventricular, com as válvulas atrioventriculares ainda fechadas, fazendo o conteúdo atrial ser ejetado retrogradamente dando origem à onda *a* em canhão (sinal do sapo). A crise pode durar de minutos a várias horas. As reversões espontâneas são comuns, instalam-se subitamente com repouso e aumento do tônus vagal. Habitualmente, a taquicardia não provoca instabilidade hemodinâmica, entretanto, pacientes com disautonomia ou cardiopatias graves podem apresentar síncope. Devido à distensão atrial, ocorre a liberação de **fator atrial natriurético** e o paciente pode queixar-se de poliúria durante ou após a reversão da crise.

O diagnóstico da TRN se faz pelo registro da crise no ECG de 12 derivações. A TRN comum caracteriza-se por evidência da onda P junto ao QRS ou logo após (máximo 70 ms), sendo negativa nas derivações inferiores (Pseudo s) e positiva em V1 (Pseudo r) (Figura 51.6). A TRN incomum caracteriza-se por onda P negativa em DIII e aVF e esta se encontra próximo ao QRS seguinte (RP>PR).[15] Haghjoo e colaboradores[16] descreveram que na presença de uma pseudo onda r na derivação avR faria diagnóstico de TRN comum, e que este achado supera,

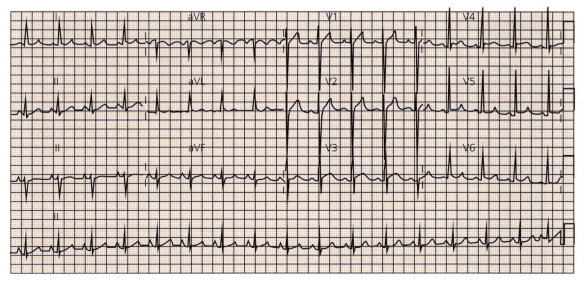

FIGURA 51.5 Taquicardia sinusal (Fc 100 bpm). Onda P positiva em DI, DII e aVF e negativa em aVR.

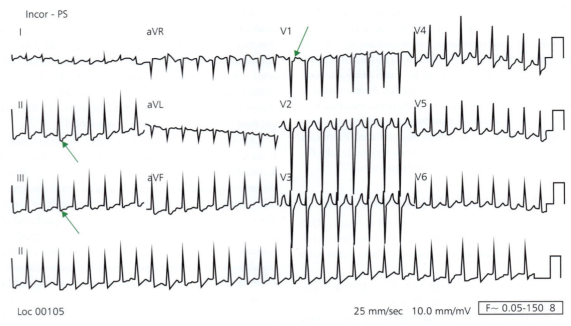

FIGURA 51.6 Taquicardia por reentrada nodal comum. Onda P (setas) logo após QRS e positiva em V1 (pseudo R) e negativas em DII e DIII (pseudo S).

estatisticamente, os achados habituais de pseudo r em V1-V2 e pseudo S nas derivações inferiores.

Muitas vezes, o diagnóstico diferencial entre TRN, taquicardia atrial e taquicardia atrioventricular ortodrômica só pode ser realizado durante o estudo eletrofisiológico, entretanto isso não traz mudanças na terapêutica na maior parte dos casos. O ECG em ritmo sinusal é normal na maioria dos pacientes.

O tratamento na fase aguda (crise de taquicardia) consiste em bloquear transitoriamente ou modificar a condução da junção atrioventricular. O uso da manobra vagal pode ser efetivo em alguns pacientes e consiste na compressão de bulbo carotídeo à direita por 3 a 4 segundos após descartar presença de sopro em carótida.[17] Outras manobras vagais que podem ser realizadas pelo próprio paciente são ingestão rápida de líquido gelado, provocação de reflexo de vômito ou a manobra de Valsalva. O uso da adenosina por via endovenosa (EV) reverte as crises em mais de 90% dos casos; devendo ser aplicada em bolo de 6 a 12 mg, seguido de *flush* de água destilada. Essa medicação promove um bloqueio transitório na junção atrioventricular com consequente reversão da taquicardia.[18] O uso de verapamil EV (5 mg em 5 minutos) também é igualmente efetivo.[18] A associação por via oral de diltiazem 120 mg e propranolol 80 mg no momento da crise (*pill-in-pocket*) mostrou-se eficaz (94% reversão em até 2 horas) e segura na reversão das taquicardias paroxísticas supraventriculares em pacientes com crises esporádicas.[19]

O tratamento a longo prazo tem por objetivo a prevenção de novas crises. Pode ser farmacológico ou por meio da ablação por cateter. As drogas antiarrítmicas das classes IA, IC e III são efetivas no tratamento da TRN, entretanto, devido aos efeitos colaterais, são pouco utilizadas. Os betabloqueadores, como atenolol e propranolol e os bloqueadores de canais de cálcio, como o verapamil e diltiazem, são os mais utilizados para prevenção da recorrência da TRN. Seu mecanismo de ação consiste em um aumento na refratariedade e a diminuição na velocidade de condução pelo nó atrioventricular, dificultando a condução pelas vias rápida e lenta. A digoxina também pode ser utilizada no manejo desta taquicardia. A ablação por cateter com energia de RF está indicada para pacientes com crises frequentes, mal-toleradas e se houver insucesso no tratamento clínico.[13] O índice de sucesso oscila ao redor de 98%, com baixo risco de bloqueio atrioventricular total (0,1%) e baixo índice de recorrência.[20] Devido a isso, pacientes que desejam ficar livres das taquicardias, sem tomar medicamentos, também podem decidir precocemente pela ablação por radiofrequência da via lenta nodal.

3.3 TAQUICARDIA ATRIOVENTRICULAR

Utiliza o NAV e pelo menos uma via de condução acessória, conectando eletricamente os átrios e ventrículos por um feixe muscular (vias anômalas), para sustentação do circuito reentrante (Figura 51.7). Ela é responsável por aproximadamente 30% das taquicardias supraventriculares em indivíduos com coração normal. Em ritmo sinusal, 60% desses pacientes apresentam padrão de pré-excitação ventricular (síndrome de Wolff-Parkinson-White); os outros 40% exibem um ECG normal em razão da ausência de condução anterógrada pela via acessória (vias ocultas). Essa taquicardia é mais frequente em homens e mais comum nas segunda e terceira décadas de vida.

Taquicardias Supraventriculares

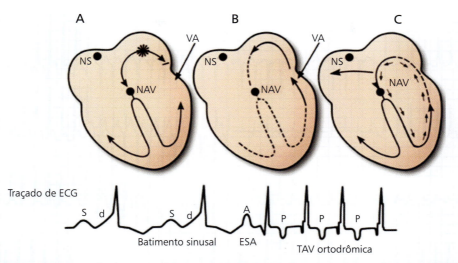

FIGURA 51.7 Início de TAV em paciente portador de via acessória com condução bidirecional. Note que um batimento atrial prematuro (EA) é bloqueado anterogradamente pela via acessória (VA) e conduzido através do NAV, resultando em QRS normal e estreito. Após a ativação miocárdica, o impulso é conduzido retrogradamente pela VA, ativando os átrios (painel B). Quando há perpetuação da ativação, instala-se a TAV ortodrômica (painel C).

As vias anômalas podem ser manifestas (condução anterógrada) ou ocultas (condução retrógrada exclusiva). Denomina-se síndrome de Wolff-Parkinson-White a condição que associa crises de TAV com pré-excitação ventricular (intervalo PR curto e onda delta) no ECG de repouso. A forma mais frequente de TAV utiliza a junção AV como componente anterógrado e a via anômala como componente retrógrado do circuito (**TAV ortodrômica**) e, menos frequentemente (< 10%), quando a via anômala é utilizada como componente anterógrado (QRS largo) e a junção AV como componente retrógrado (**TAV antidrômica**).

Os sintomas são bastante similares aos da TRN, com palpitação precordial de início e término súbito, durando de minutos a horas, e, na grande maioria das vezes, bem toleradas. Observam-se menos frequentemente palpitação cervical e poliúria.

O diagnóstico da TAV pode ser realizado pela análise do ECG de 12 derivação durante crise de taquicardia. A TAV ortodrômica caracteriza-se por taquicardia de QRS estreito, em que a onda P está logo após o complexo QRS, porém com RP maior do que 70 ms. Podemos encontrar alternância de amplitude dos complexos QRS (não é totalmente específico) e infradesnivelamento do seguimento ST. A morfologia da onda P durante taquicardia sugere a localização da via anômala. A onda P negativa em DI sugere via anômala lateral esquerda; onda P negativa em DII, DIII e aVF – via anômala posterior. Também podemos analisar a presença de infradesnivelamento do segmento ST e alternância do complexo QRS, os quais sugerem a presença de via acessória (Figura 51.8). Após a reversão da taquicardia (Figura 51.9), pode-se evidenciar ECG com ou sem pré-excitação ventricular.

A localização da via acessória pode ser reconhecida pela análise da morfologia da onda delta no ECG. Arruda e colaboradores[21] desenvolveram um algoritmo, utilizando o exame para prever localização via acessória. Os resultados do ECG incluiu os 20 ms iniciais da onda delta nas derivações I, II, aVF e V1 [classificado como positivo (+), negativo (–), ou isoeléctrico (+ / –)] e a razão da amplitude das ondas R e S nas derivações III e V1 (classificados como R > ou = S ou R < S) . O presente algorítimo localizou com precisão a via acessória para 1 de 10 locais ao redor do anel tricúspide e mitral ou em locais subepicárdicos, dentro do sistema venoso do coração. Ele apresenta uma sensibilidade geral de de 90%, especificidade de 99% e foi particularmente útil na localização correta das vias anômalas anteriores (sensibilidade de 75%, especificidade de 99%), e mediosseptais (100% de sensibilidade, especificidade de 98%), bem como as vias que requerem a ablação a partir do sistema venoso (onda delta negativa na derivação II) ou anomalias da seio coronaiano (100% de sensibilidade, especificidade de 100%) (Figura 51.10). Recente publicação de González-Torrecilla e colaboradores[22] descreve alterações eletrocardiográficas que permitem diferenciar a localização de vias para-hissianas. Os autores identificaram que a presença de onda delta negativa em V1-V2 se relaciona com VA para-hissiana com uma sensibilidade baixa (25%), mas com alta especificidade (92%) e que a somatória das ondas r nas derivações V1-V2 (< 0,5 mV) permite identificar as VA para-hissianas com sensibilidade e especificidade de 85,5 e 75,5% respectivamente. Outro estudo demonstrou novos critérios de ECG para distinguir com exatidão uma via anterolateral esquerda de outra com localização posterolateral esquerda (23). No estudo, evidenciou-se que uma razão da amplitude do QRS em II/III ≥ 1 estava presente na maioria dos pacientes com VA localizada na região anterolateral esquerda (p = 0,002). Utilizando estes critérios, previu-se uma localização da VA com uma precisão de 87% e 100% de concordância entre os observadores.

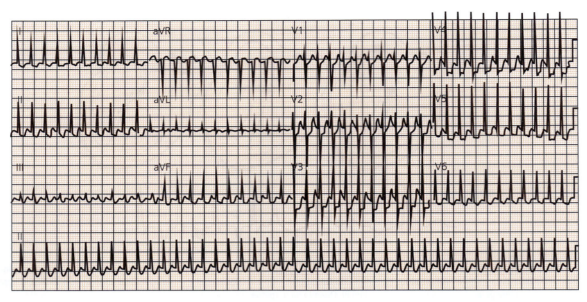

FIGURA 51.8 Taquicardia atrioventricular — notam-se o infradesnivelamento do segmento ST maior que 2 mm e a alternância do complexo QRS.

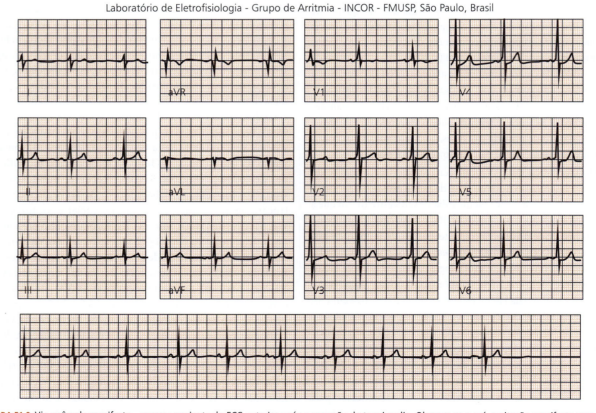

FIGURA 51.9 Via anômala manifesta — mesmo paciente do ECG anterior após a reversão da taquicardia. Observa-se a pré-excitação manifesta com onda delta positiva em V1 e negativa em aVL. Achados sugestivos de via anômala lateral esquerda.

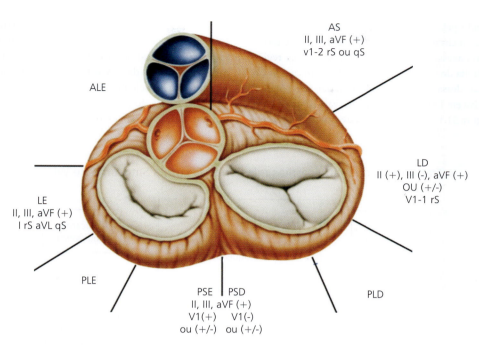

FIGURA 51.10 Características da polaridade da onda delta em relação às diversas localizações da via anômala. AS: anterosseptal; LD: lateral direita; PLD: posterolateral direita; PSD: posterosseptal direita; PSE: posterosseptal esquerda; PLE: posterolateral esquerda; LE: lateral esquerda; ALE: anterolateral esquerda.

O tratamento do episódio agudo da TAV ortodrômica é similar ao da TRN, pode-se utilizar a adenosina para bloqueio do componente anterógrado da taquicardia (junção AV). Entretanto, a infusão desse medicamento somente deve ser realizada se for disponível desfibrilador, pelo risco de indução de fibrilação atrial (FA) que poderá ser conduzida para o ventrículo pela via anômala, com alta resposta ventricular, com risco de fibrilação ventricular. O verapamil também pode ser útil, mas pode facilitar a condução por meio da via anômala no caso de FA. Os fármacos com melhor perfil de segurança são a propafenona e a amiodarona endovenosa. O tratamento a longo prazo nos pacientes sem pré-excitação manifesta é igual ao da TRN, podendo-se utilizar fármacos que diminuam a velocidade de condução na junção AV. Nos casos de via anômala manifesta (síndrome de Wolff-Parkinson-White), devem-se utilizar os que aumentem o período refratário da via-anômala. Os fármacos das classes IC e III (propafenona e sotalol, ou de 2ª escolha amiodarona, pelos efeitos colaterais em longo prazo) são úteis nessa situação (Figura 51.11A-B). A ablação por radiofrequência está indicada nesses casos, principalmente nos pacientes com menos de 35 anos, nos quais existe um risco maior de aparecimento de FA durante as crises de taquicardia ortodrômica com risco de morte súbita. A ablação por cateter da via anômala também pode ser indicada nos pacientes sem evidência de pré-excitação ventricular que são refratários ao tratamento clínico ou por opção do paciente.

A **fibrilação atrial conduzida com alta resposta pela via anômala** representa alto risco de morte súbita. Caracteriza-se por taquicardia com QRS largo e irregular, com vários graus de pré-excitação (Figura 51.12). O mecanismo da fibrilação atrial nesses pacientes não é completamente conhecido, mas após a ablação por radiofrequência da via anômala, a maior parte dos pacientes não mais apresenta fibrilação atrial. Os pacientes que durante fibrilação atrial apresentem intervalo RR pré-excitado menor do que 250 ms correm maior risco de morte súbita. O tratamento durante a crise é a cardioversão elétrica, em caso de instabilidade hemodinâmica, porém também pode ser indicada nos pacientes estáveis para a reversão mais rápida da arritmia, principalmente se após infusão de medicamentos não se obtiver reversão da arritmia ou controle da resposta ventricular. Após o controle da crise, a ablação por RF da via anômala é o tratamento de escolha e deve ser realizada o mais breve possível. Se optado pela utilização de medicação antiarrítmica, devem ser utilizadas as que prolonguem o período refratário da via anômala (classes IA, IC e III).

3.4 TAQUICARDIA ATRIOVENTRICULAR INCESSANTE (TAQUICARDIA DE COUMEL)

É a taquicardia por reentrada atrioventricular em que a via anômala responsável pelo componente retrógrado do circuito apresenta propriedades eletrofisiológicas semelhantes às do nó AV. O fato de os dois componentes do circuito, anterógrado pelo nó AV e retrógrado pela via anômala, apresentarem condução lenta, permite que o circuito mantenha-se sustentado de modo permanente. A via acessória localiza-se, geralmente, na região posterosseptal direita do anel AV. Esses aspectos explicam as características típicas dessa taquicardia ao ECG, que são a onda P profunda e negativa em DII, DIII e aVF e intervalo RP maior que intervalo PR (Figura 51.13). A **taquicardia de Coumel** apresenta caráter incessante na maioria dos pacientes. O tratamento clínico é difícil, com falhas terapêuticas frequentes que podem estar associadas à taquicardiomiopatia em até 30% dos casos. O tratamento é similar ao da TAV ortodrômica, com medicamentos que diminuam a velocidade de condução da junção AV ou da via anômala. A ablação por radiofrequência é um procedimento altamente efetivo (sucesso > 94%) e com baixo risco de

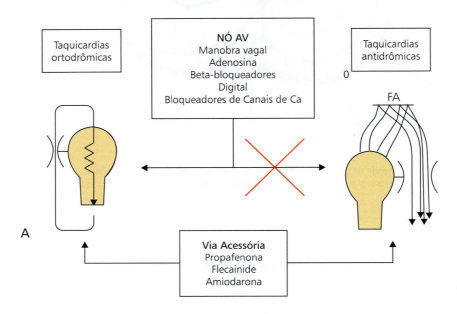

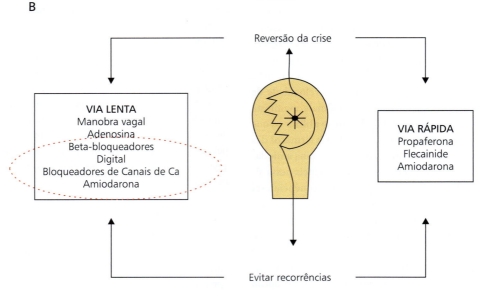

FIGURA 51.11 (A e B) Esquema demonstrando o local de atuação dos fármacos antiarrítmicos.

Taquicardias Supraventriculares

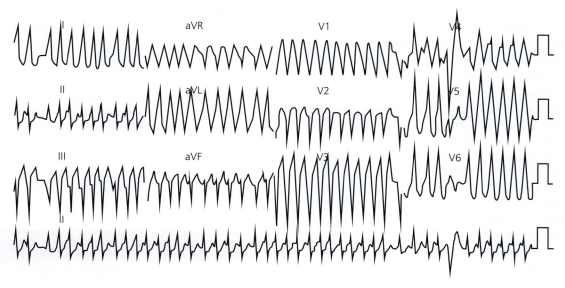

FIGURA 51.12 Paciente com fibrilação atrial e pré-excitação ventricular.

complicações. A função ventricular habitualmente retorna ao normal após o tratamento efetivo da taquicardia.

3.5 TAQUICARDIA JUNCIONAL NÃO REENTRANTE

São as taquicardias originadas no nó AV ou no feixe de His, sendo divididas em taquicardia juncional focal (rara) e taquicardia juncional não paroxística.

A taquicardia juncional focal, também conhecida como taquicardia juncional paroxística é uma arritmia rara, mais comum na população pediátrica que pode também ser chamada de taquicardia juncional ectópica (JET) (Figura 51.14). O mecanismo dessa arritmia é o automatismo aumentado de células do nó AV. A taquicardia é geralmente relacionada a situações de ansiedade ou atividades físicas, mas também pode acontecer no pós-operatório imediato de cirurgias corretivas para cardiopatias

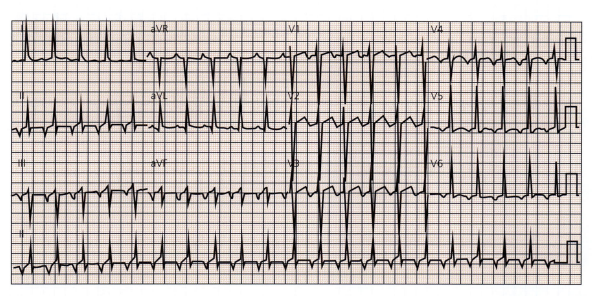

FIGURA 51.13 Taquicardia de Coumel – notam-se o complexo QRS estreito, ondas P negativas e profundas nas derivações DII, DII e aVF, e intervalo RP>PR (simula uma taquicardia atrial). O circuito reentrante utiliza uma via anômala posterosseptal de condução lenta como componente retrógrado e o nó AV como componente anterógrado.

congênitas.[24] Geralmente são bastante sintomáticas e, se incessantes, podem levar a taquicardiomiopatia.[25] Os betabloqueadores são úteis no manejo dessa arritmia, assim como propafenona, sotalol e amiodarona. A ablação por cateter pode ser um tratamento curativo, porém com alto risco de bloqueio AV total devido a sua localização próxima ao nó AV.

O automatismo aumentado de um foco juncional alto é o mecanismo da taquicardia juncional não paroxística, podendo ser marcador de doença sistêmica grave como a cardiopatia isquêmica, doença pulmonar obstrutiva crônica, doença inflamatória sistêmica ou por intoxicação digitálica, e hipocalemia. A taquicardia apresenta tipicamente o complexo QRS estreito no ECG, frequência entre 70 e 120 bpm, dissociação do ritmo sinusal, fenômeno de "aquecimento" e "desaquecimento" característicos do mecanismo automático. O sucesso do tratamento e o prognóstico dessa arritmia dependem da correção da causa sistêmica associada.

4 TERAPÊUTICA PERCUTÂNEA DAS TAQUICARDIAS SUPRAVENTRICULARES

A ablação das arritmias cardíacas por cateter e com radiofrequência foi um dos grandes avanços terapêuticos incorporados à prática médica a partir dos anos 1990.[20] No presente tópico, as indicações para ablação com RF são baseadas nas recomendações da Sociedade Brasileira de Cardiologia (SBC)[26] que não diferem das diretrizes americana e europeia[27] (Quadro 51.1).

4.1 ASPECTOS TÉCNICOS

O procedimento é realizado em jejum (8 horas), após a medicação antiarrítmica ter sido suspensa por pelo menos cinco meias-vidas. A intervenção é realizada sob sedação, mas a anestesia geral pode ser necessária em situações especiais. O estudo eletrofisiológico antes da ablação é essencial para determinar o

QUADRO 51.1 Recomendações para indicação de ablação por cateter de RF nas taquicardias supraventriculares

ARRITMIA	INDICAÇÃO DE ABLAÇÃO POR RF
Taquicardia sinusal inapropriada	Classe IIb, nível de evidência C
Taquicardia juncional	Classe IIa, nível de evidência C
Taquicardia por reentrada nodal	Classe I, nível de evidência B
Taquicardia atrioventricular por via acessória	Classe I, nível de evidência B

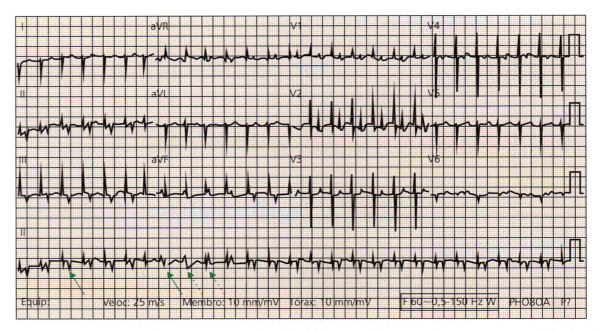

FIGURA 51.14 Traçado de ECG de RN com diagnóstico intrauterino de taquicardia persistente. Observe o complexo QRS estreito com períodos de condução atrial retrógrada (seta cheias), dissociação atrioventricular (setas tracejadas) e períodos de captura sinusal (seta pontilhada).

mecanismo da taquicardia, selecionar o alvo da ablação e diagnosticar outras alterações eletrofisiológicas que podem estar presentes. Habitualmente, utilizam-se três cateteres multipolares, introduzidos por punção da veia femoral direita, esquerda e/ou jugular, guiados pela fluoroscopia e, inicialmente, posicionados no átrio direito lateral, no anel tricuspídeo septal (para registo do eletrograma do feixe de His) e no seio coronário. Quando o mapeamento do átrio esquerdo é necessário, um outro cateter é introduzido nas câmaras esquerdas por punção transeptal. Nesses casos, os pacientes são submetidos à anticoagulação sistêmica. A RF é, atualmente, a forma de energia mais utilizada para a ablação por cateter pela segurança e efetividade de sua aplicação.[28] A duração da aplicação varia de 30 a 120 segundos, e a potência dos pulsos de RF é controlada pela temperatura atingida na ponta do cateter e a impedância do sistema. A grande densidade de corrente junto à superfície do eletrodo ativo provoca lesão tecidual (cauterização) com profundidade e extensão proporcionais à superfície do eletrodo utilizado (4 a 8 mm). Eletrodos maiores ou com sistema de irrigação produzem lesões maiores e mais profundas. A lesão aguda criada pela corrente de RF consiste em uma zona central de necrose de coagulação, circundada por uma zona de inflamação.[29] Lesões crônicas são caracterizadas por cicatrizes homogêneas com bordas bem definidas. Um bom contato do eletrodo com o tecido alvo é essencial para a formação das lesões definitivas. O posicionamento instável do cateter e as alterações transitórias na borda da lesão explicam por que as arritmias podem recorrer após uma ablação aparentemente bem-sucedida.

A ablação das arritmias cardíacas por cateter é um procedimento seguro quando realizado dentro dos padrões recomendados.[20] Suas complicações variam conforme a arritmia a ser tratada e a experiência da equipe e as principais são bloqueio AV total, tamponamento cardíaco e lesões relacionadas à obtenção do acesso vascular. AVE, lesão valvar grave, oclusão coronária e morte relacionados ao procedimento ocorrem em 0,2% dos pacientes.[30,31]

Convencionalmente, a ablação por cateter é realizada utilizando-se a fluoroscopia para introduzir e guiar os movimentos do cateter. No entanto, essa exposição à radiação ionizante está associada com um aumento linear no risco oncogênico para os pacientes e para os médicos. Novas tecnologias têm sido desenvolvidas para reduzir a exposição à radiação. Atualmente dispomos de sistemas de mapeamento tridimensional eletroanatômico, no qual poderemos definir as estruturas anatômicas com exposição zero ou mínima de radiação.[32-35]

4.2 ABLAÇÃO DA TRN

Nos pacientes com TRN, a ablação da via de condução lenta da junção AV por RF é o tratamento de escolha, pois o risco de bloqueio AV é muito baixo quando comparado com a abordagem da via de condução rápida (Figura 51.15). Em um estudo prospectivo (1.197 pacientes) realizado pelo NASPE (North America Society of Pacing and Electrophysiology), a taxa de sucesso foi de 96,1% e os bloqueios AV de 2º ou 3º graus se instalam em 1% dos pacientes.[30] Complicações como as lesões vasculares, derrame pericárdico, tamponamento cardíaco e morte ocorrem em de 0,1% dos pacientes.[25-27] Palpitações precordiais são referidas em até 40% dos pacientes após a ablação, motivadas por taquicardia sinusal, extrassístoles ou taquicardias atriais não sustentadas. As recidivas de TPSV, entretanto, acometem 3 a 9% dos pacientes.[31,36]

4.2.1 Recomendações para ablação das TRN

Recomenda-se a ablação por cateter nos pacientes com TRN sintomática, recorrente ou com instabilidade hemodinâmica. Também é possível considerar a ablação nos pacientes que desejam controle definitivo da arritmia mesmo com apenas um registro de um único episódio de arritmia.[26,27]

4.3 ABLAÇÃO DA TAV

As técnicas e os resultados da ablação variam de acordo com a localização da via acessória no anel AV.[27] A localização mais comum da via acessória no anel AV é a lateral esquerda, presente em 50% dos pacientes. Nesses casos, é necessária a abordagem do anel AV esquerdo, que pode ser obtida por cateterização aórtica retrógrada ou por punção transeptal. Essa decisão é tomada levando-se em consideração as características do paciente e a preferência do operador.

As vias acessórias AV localizam-se na região posterosseptal em 25% dos pacientes. Elas podem estar localizadas no anel AV esquerdo, requerendo abordagem do átrio esquerdo, ou à direita, que torna o procedimento teoricamente mais simples. Entretanto, algumas dessas vias acessórias têm localização epicárdica, estão relacionadas com o sistema venoso do coração ou têm proximidade com o nó AV (vias mediosseptais) tornando o procedimento altamente complexo. Quando a VA apresenta uma localização epicárdica, ela pode ter abordagem cirúrgica[37] ou, atualmente, utilizando a abordagem epicárdica percutânea.[38] Nos pacientes em que a abordagem endocárdica convencional para o mapeamento e a ablação de um VA falharam, uma abordagem percutânea epicárdica deve ser considerada. O mapeamento percutâneo do espaço pericárdico pode ser realizado com baixo risco e, muitas vezes, facilita um bom resultado, seja permitindo a ablação da VA na região epicárdica ou melhorando a precisão do mapeamento endocárdico.

As vias acessórias de localização lateral direita estão presentes em 20% dos pacientes. A maior dificuldade técnica, nesses casos, é a estabilização dos cateteres na posição correta, que se consegue, às vezes, com ajuda de introdutores de cateteres longos e com curvas pré-formadas. Esses pacientes apresentam uma taxa de recorrência superior às outras localizações. As vias acessórias anterosseptais estão presentes em aproximadamente 5% dos pacientes e o maior desafio está na sua ablação quando se localizam junto ao feixe de His (para-hissianas) em razão do risco de bloqueio AV total. A ablação com criotermia das VA para-hissianas tem sido sugerida pelo menor risco de BAVT; entretanto, a taxa de recorrência é alta, chegando a 20%.[39-41]

Aproximadamente 5% a 10% das taquicardias AV estão relacionadas com vias de condução lenta ou decremental. A taquicardia de Coumel apresenta-se com característica incessante, devido ao circuito reentrante mantido por uma via de condução retrógrada exclusiva de condução lenta. As taquicardias AV que envolvem vias acessórias de condução anterógrada decremental (Mahaim ou pseudo-Mahaim), também conhecidas como vias atriofasciculares, organizam-se na forma antidrômica, apresentando QRS largo e simulam a morfologia das taquicardias ventriculares. A localização mais frequente das vias de condução retrógrada lenta é a posteroseptal, junto ao óstio do seio coronário; a localização das vias com condução anterógrada decremental é a lateral direita ou anterosseptal. Os resultados da ablação, nesses casos, estão mais relacionados com a localização das vias acessórias do que propriamente com suas características.[42]

Em estudo prospectivo realizado no período de 1992 a 1995 em 500 pacientes submetidos à ablação de vias acessórias com RF, a taxa de sucesso foi maior nos pacientes com VA de localização lateral esquerda (95%) em relação à localização posterosseptal (88%), ou lateral direita (90%). Nesse estudo, houve uma morte relacionada com a dissecção da coronária esquerda (0,2%).[43] Em estudo mais recente envolvendo cinco universidades, um total de 6.065 pacientes foi avaliado. A taxa global de sucesso foi de 98%, havendo repetição do procedimento em 2,2% dos pacientes. Complicações importantes, como tamponamento cardíaco,

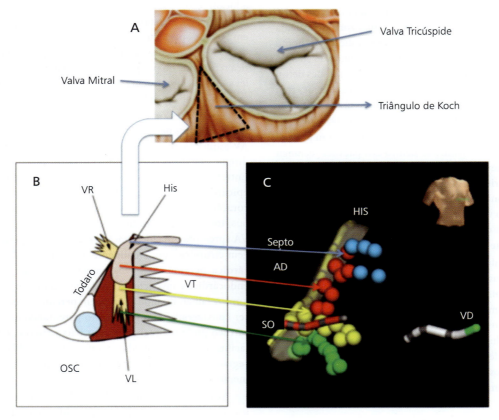

FIGURA 51.15 (A) Observa-se a relação anatômica do triângulo de Koch com a válvula tricúspide e com a válvula mitral. (B) Observa-se que o triângulo de Koch é delimitado superiormente pela parte compacta do feixe de His, anteriormente pela válvula tricuspídea (VT), posteriormente pelo tendão de Todaro e inferiormente pelo óstio do seio coronário (OSC). Anatomicamente a via lenta (VL) geralmente se localiza na região colorida de vermelho e a via rápida (VR) se encontra fora do triângulo. (C) Imagem eletroanatômica (Ensite) da construção tridimensional do triângulo de Koch para se realizar a ablação por cateter de RF da via lenta nodal utilizando menor exposição à radiação, os pontos azuis correspondem ao ramo direito, os pontos vermelhos abrangem a região do feixe de His, parte alta e os pontos amarelos compreendem a região baixa do feixe de His. Já os pontos verdes abrangem a região de baixo risco para aplicação de RF.

bloqueio AV total ou AVE ocorreram em 0,6% dos pacientes com uma morte (0,02%).[44] Em levantamento realizado pelo banco de dados Cardiosis dos procedimentos de ablação de VA realizados entre os anos de 2000 e 2013 na Unidade de Arritmia do InCor/HC/FMUSP, está registrada a realização de 1.755 procedimentos (125 ± 25 por ano) em 1.591 pacientes (pts) com idade mediana de 30 anos (Q1: 20 Q3: 43) e 57,1% pts do sexo masculino. Destes, 38 apresentavam cardiopatia (2,1%), sendo anomalia de Ebstein a mais comum, encontrada em 14 (0,7%). Foram submetidos a 2 procedimentos 171 pts (9,7%); 35 (2%) a 3; e 8 (0,5%) a 4 procedimentos. Quarenta pts (2,3%) apresentavam 2 VA; 6 (0,3%) 3; e 1 paciente (0,1%) 4. A via lateral esquerda foi a mais comum com 869 procedimentos (49,5%); seguidos de posteroseptal, 400 (22,8%); lateral-direita, 182 (10,4%); para-hissiana, 112 (6,4%); médio e anterosseptal, 90 e 83, respectivamente; e 15 (0,9%) pacientes apresentavam VA tipo Mahaim. A idade mediana foi de 33 (Q1: 25 Q3: 44) e 33 (Q1: 22 e Q3: 47) anos nos pts com via acessória lateral esquerda e posteroseptal, respectivamente; e 23 anos (Q1: 18 Q3: 33) nos com vias para-hissianas (p < 0,0001). A ablação foi realizada com sucesso em 97,8% das vias laterais esquerdas; 87,8% das posterosseptais; 68,7% das para-hissianas; 76,7% das mediosseptais; 80,7% das anterosseptais; e 92,9% das laterais direitas (p < 0,0001). Mais de uma via não foi associado a menor sucesso (89,4%, p = 0,71). Ocorreram complicações em 21 procedimentos (1,2%), com mais frequência nas vias para-hissianas (4,5%) e anterosseptais (2,4%) (agrupado: 3,6%; p = 0,001). Houve 2 BAV (2:1 e total) e 3 BRD após radiofrequência nos pts com VA para-hissiana. Pode-se concluir que as VA laterais esquerdas são as mais prevalentes nessa população e apresentam maior taxa de sucesso com menor número de complicações. As VA para-hissianas e anterosseptais apresentam menor sucesso com maior número de complicações e são relacionadas ao sistema de condução.[45]

4.3.1 Recomendações para ablação da síndrome de Wolff-Parkinson-White e outras vias acessórias de condução atrioventricular[26,27]

1. Paciente com pré-excitação ventricular e arritmia sintomática bem tolerada (síndrome de WPW): classe I, nível de evidência B.

2. Paciente com síndrome de WPW apresentando FA com alta resposta ventricular e mal tolerada: classe I, nível de evidência B.

3. TAV, sem pré-excitação, mal tolerada: classe I, nível de evidência B.

4. TAV infrequente, episódio isolado e sem pré-excitação ventricular: classe IIa, nível de evidência B.

5. Paciente com pré-excitação ventricular, mas assintomático: classe IIa, nível de evidência B.

5 RESUMO

As taquicardias paroxísticas supraventriculares são arritmias benignas que reduzem significativamente a qualidade de vida devido às recorrências sintomáticas imprevisíveis. Quando persistentes, a reversão farmacológica com adenosina é muito efetiva. A ablação por cateter é o tratamento definitivo de escolha. Indivíduos com pré-excitação ventricular ao ECG são, muitas vezes, assintomáticos, mas podem apresentar taquicardias supraventriculares paroxísticas durante seu curso clínico e, muito raramente, podem apresentar arritmias graves com risco de morte súbita. A recomendação de ablação em indivíduos com pré-excitação assintomática depende da característica funcional da via de condução acessória, avaliada por métodos não invasivos e invasivos.

REFERÊNCIAS BIBLIOGRÁFICAS

1. Orejarena LA, Vidaillet H Jr, De Stefano F et al. Paroxysmal supraventricular tachycardia in the general population. J Am Coll Cardiol 1998;31:150-7.
2. Wellens HJ. 25 years of insights into the mechanisms of supraventricular arrhythmias. Pacing Clin Electrophysiol 2003;26:1916-22.
3. Chen SA, Chiang CE, Yang CJ et al. Sustained atrial tachycardia in adult patients: electrophysiological characteristics, pharmacological response, possible mechanisms, and effects of radiofrequency ablation. Circulation 1994;90:1262-78.
4. Cosio FG, Martin-Penato A, Pastor A, Nunez A, Goicolea A. Atypical flutter: a review. Pacing Clin Electrophysiol 2003;26: 2157-69.
5. European Heart Rhythm Association, Heart Rhythm Society, Zipes DP et al. ACC/AHA/ESC 2006 guidelines for management of patients with ventricular arrhythmias and the prevention of sudden cardiac death: a report of the American College of Cardiology/American Heart Association Task Force and the European Society of Cardiology Committee for Practice Guidelines (Writing Committee to Develop Guidelines for Management of Patients With Ventricular Arrhythmias and the Prevention of Sudden Cardiac Death). J Am Coll Cardiol 2006; 48:e247.
6. Cossu SF, Steinberg JS. Supraventricular tachyarrhythmias involving the sinus node: clinical and electrophysiologic characteristics. Prog Cardiovasc Dis 1998;41:51-63.
7. Brian Olshansky,MD,Renee M. Sullivan, MD. Inappropriate sinus tachycardia. J Am Coll Cardiol 2013;61:793-801.
8. Rubenstein JC, Freher M, Kadish A, Goldberger JJ. Diurnal heart rate patterns in inappropriate sinus tachycardia. Pacing Clin Electrophysiol 2010;33:911-9.
9. Fu Q, Vangundy TB, Galbreath MM, Shibata S, Jain M, Hastings JL, Bhella PS, Levine BD. Cardiac origins of the postural orthostatic tachycardia syndrome. J Am Coll Cardiol.2010;55:2858–68.
10. Satish R. Raj. Postural Tachycardia Syndrome (POTS). Circulation. 2013;127:2336-2342.
11. Cappato R, Castelvecchio, S, Ricci C, Bianco E, Vitali-Serdoz V, Gnecchi-Ruscone T, Pittalis M, De Ambroggi L, Baruscotti M, Gaeta M, Furlanello F, Di Francesco D, Lupo PP. Clinical Efficacy of Ivabradine in Patients With Inappropriate Sinus Tachycardia. A Prospective, Randomized, Placebo-Controlled, Double-Blind, Crossover Evaluation. J Am Coll Cardiol 2012;60:1323–9.
12. Raj SR, Black BK, Biaggioni I, Paranjape SY, Ramirez M, Dupont WD, Robertson D. Propranolol decreases tachycardia and improves symptoms in the postural tachycardia syndrome: less is more. Circulation.2009;120:725–734.
13. Wang NC. Dual atrioventricular nodal nonreentrant tachycardia: a systematic review. Pacing Clin Electrophysiol 2011;34:1671–81.

14. Katritsis DG, Camm AJ. Atrioventricular nodal reentrant tachycardia. Circulation 2010;122:831-40.
15. Selvaraj R, Ananthakrishnapillai A, Sadasivam R, Balachander J. "Pseudo PJRT": fast-slow AV nodal reentrant tachycardia presenting with tachycardia-induced cardiomyopathy. Pacing Clin Electrophysiol 2013;36:e4–6.
16. Haghjoo M, Bahramali E, Sharifkazemi M, Shahrzad S, Peighambari M. Value of the aVR lead in differential diagnosis of atrioventricular nodal reentrant tachycardia. Europace. 2012;14:1624–8.
17. Smith GD, Dyson K, Taylor D, Morgans A, Cantwell K. Effectiveness of the Valsalva Manoeuvre for reversion of supraventricular tachycardia. Cochrane Database of Systematic Reviews 2013, Issue 3.
18. Delaney B, Loy J, Kelly AM. The relative efficacy of adenosine versus verapamil for the treatment of stable paroxysmal supraventricular tachycardia in adults: a meta-analysis. Eur J Emerg Med 2011;18:148-52.
19. 19. Alboni P, Tomasi C, Menozzi C et al. Efficacy and safety of out-of hospital self-administered single-dose oral drug treatment in the managenent of infrequent, well-tolerated paroxysmal supraventricular tachycardia. J Am Coll Cardiol 2001;37:548–53.
20. 20. Macías Gallego A, Díaz-Infante E, García-Bolao I. Spanish Catheter Ablation Registry. 10th Official Report of the Spanish Society of Cardiology Working Group on Electrophysiology and Arrhythmias. Rev Esp Cardiol 2011; 64:1147–1153.
21. Arruda MS1, McClelland JH, Wang X, Beckman KJ, Widman LE, Gonzalez MD, Nakagawa H, Lazzara R, Jackman WM. Development and validation of an ECG algorithm for identifying accessory pathway ablation site in Wolff-Parkinson-White syndrome. J Cardiovasc Electrophysiol. 1998;9(1):2-15.
22. González-Torrecilla E, Peinado R, Almendral J, Arenal A, Atienza F, Garcia- Fernandez J. Reappraisal of classical electrocardiographic criteria in detecting accessory pathways with a strict para-Hisian location. Heart Rhythm. 2013;10:16–21.
23. Moss JD, Gerstenfeld E, Deo R, Hutchinson MD, Callans DJ, Marchlinski FE, Dixit S. ECG Criteria for Accurate Localization of Left Anterolateral and Posterolateral Accessory Pathways. PACE 2012; 35:1444–1450.
24. Payne L, Zeigler VL, Gillette PC. Acute cardiac arrhythmias following surgery for congenital heart disease: mechanisms, diagnostic tools, and management. Crit Care Nurs Clin North Am. 2011;23 (2):255–72.
25. Gupta S, Figueredo VM. Tachycardia mediated cardiomyopathy: Pathophysiology, mechanisms, clinical features and management. International Journal of Cardiology 172 (2014) 40–46.
26. Diretriz para Avaliação e Tratamento de Pacientes com Arritmias Cardíacas. DAEC-SBC. Arq Bras Cardiol 2002; 79:1-50.
27. Blomstrom-Lundqvist C, Scheinman MM, Aliot EM et al. ACC/AHA/ESC guidelines for the management of patients with supraventricular arrhythmias — executive summary: a report of the American College of Cardiology/American Heart Association Task Force on Practice Guidelines and the European Society of Cardiology Committee for Practice Guidelines (Writing Committee to Develop Guidelines for the Management of Patients with Supraventricular Arrhythmias). Circulation 2003;108:1871-909.
28. Hindricks G. The Multicentre European Radiofrequency Survey (MERFS): complications of radiofrequency catheter ablation of arrhythmias: the Multicentre European Radiofrequency Survey (MERFS) Investigators of the Working Group on Arrhythmias of the European Society of Cardiology. Eur Heart J 1993;14:1644-53.
29. Nath S, Redick JA, Whayne JG, Haines DE. Ultrastructural observations in the myocardium beyond the region of acute coagulation necrosis following radiofrequency catheter ablation. J Cardiovasc Electrophysiol 1994; 5:838-45.
30. Scheinman MM. NASPE survey on catheter ablation. Pacing Clin Electrophysiol 1995; 18:1474-78.
31. Feldman A, Voskoboinik A, Kumar S et al. Predictors of acute and long-term success of slow pathway ablation for atrioventricular nodal reentry tachycardia: a single center series of 1,419 consecutive patients. PACE 2011; 34: 927–933.
32. Hindricks G, Willems S, Kautzner J, De Chillou C, Wiedemann M, Schepel S, Piorkowski C, Risius T, Kottkamp H: Effect of electroanatomically guided versus conventional catheter ablation of typical atrial flutter on the fluoroscopy time and resource use: a prospective randomized multicenter study. J Cardiovasc Electrophysiol 2009; 20:734-740.
33. Stec S, Sledź J, Mazij M, Raś M, Ludwik B, Chrabąszcz M, Sledź A, Banasik M, Bzymek M, Młynarczyk K, Deutsch K, Labus M, Spikowski J, Szydłowski L. Feasibility of Implementation of a "Simplified, No-X-ray, No-Lead Apron, Two-Catheter Approach" for Ablation of Supraventricular Arrhythmias in Children and Adults. J Cardiovasc Electrophysiol. 2014 Mar 21. doi: 10.1111/jce.12414. [Epub ahead of print]
34. Bourier F, Fahrig R, Wang P, Santangeli P, Kurzidim K, Strobel N, Moore T, Hinkel C, Al-Ahmad A. Accuracy assessment of catheter guidance technology in electrophysiology procedures: a comparison of a new 3D-based fluoroscopy navigation system to current electroanatomic mapping systems. J Cardiovasc Electrophysiol. 2014;25(1):74-83.
35. Ahmad G, Hussein AA, Mesubi O, Tian J, Ferieg H, Elmaaty MA, Hamdy A, Ego-Osuala K, Jimenez A, See V, Saliaris A, Shorofsky S, Dickfeld T. Impact of fluoroscopy unit on the accuracy of a magnet-based electroanatomic mapping and navigation system: an in vitro and in vivo validation study. Pacing Clin Electrophysiol. 2014 Feb;37(2):157-63.
36. Femenía F, Arce M, Arrieta M, Palazzolo J, Trucco E: Long-term results of slow pathway ablation in patients with atrioventricular nodal reentrant tachycardia: simple approach. Journal of Electrocardiology 2012; 45:203-208.
37. Guiraudon GM, Klein GJ, Sharma AD, Jones DL, McLellan DG. Surgery for Wolff-Parkinson-White syndrome: further experience with an epicardial approach. Circulation 1986;74:525–529.
38. Sosa E, Scanavacca M, D'Avila A, Pilleggi F. A new technique to perform epicardial mapping in the electrophysiology laboratory. J Cardiovasc Electrophysiol 1996;7:531–536.
39. Skanes AC, Yee R, Krahn AD, Klein GJ. Cryoablation of atrial arrhythmias. Card Electrophysiol Rev 2002;6:383-88.
40. De Sisti A, Tonet J, Amara W et al. Correlations between long-term results after cryoablation for atrioventricular nodal reentry tachycardia and a residual jump associated or not with a single echo. Europace 2012; 14: 261–266.
41. Rodriguez-Entem FJ, Exposito C, Gonzalez-Enriquez S, Olallo-Antolin-JJ: Cryoablation versus radiofrequency ablation for the treatment of atrioventricular nodal reentrant tachycardia: Results of a prospective randomized study. J Interv Card Electrophysiol 2013;36:41-45.
42. McClelland JH, Wang X, Beckman KJ et al. Radiofrequency catheter ablation or right atriofascicular (Mahaim) accessory pathways guided by accessory pathways guided by accessory pathways activation potentials Circulation 1994;89:2655-66.
43. Morady F. Catheter ablation of supraventricular arrhythmias: State of the art. J Cardiovasc Electrophysiol 2004;15:124-39.
44. Calkins H, Yong P, Miller JM et al. Catheter ablation of accessory pathways, atrioventricular nodal reentrant tachycardia, and the atrioventricular junction: final results of a prospective, multicenter clinical trial. The Atakr Multicenter Investigators Group. Circulation 1999; 99:262-70.
45. Cristiano F Pisani, Sissy Lara Melo, Carina Hardy, Francisco Darrieux, Denise Hachul, Luciana Sacilotto, Tan Chen Wu, Eduardo Sosa, Mauricio Scanavacca. Características clínicas, Sucesso e Complicações de Pacientes Submetidos à Ablação de Via Acessória (Wolff-Parkinson-White) em Serviço Universitário – Análise de 1755 Procedimentos. Abstract, SOCESP- São Paulo-SP, 2014.

Taquicardia Ventricular

52

Cristiano Pisani
Mauricio Scanavacca

1. Introdução
   1.1 Definições
   1.2 Apresentação clínica
2. Avaliação clínica
3. Exames complementares
   3.1 Eletrocardiograma
   3.2 Ecodopplercardiograma
   3.3 Ressonância magnética cardíaca
   3.4 Cateterismo cardíaco
4. Taquicardias ventriculares idiopáticas com repolarização normal
   4.1 Taquicardia ventricular de via de saída
      4.1.1 Taquicardia ventricular de via de saída do ventrículo direito
      4.1.2 Taquicardia ventricular de via de saída do ventrículo esquerdo
      4.1.3 Tratamento das taquicardias de via de saída
      4.1.4 Ablação por cateter das taquicardias de via de saída
   4.2 Taquicardia ventricular fascicular ou idiopática do ventrículo esquerdo
      4.2.1 Eletrocardiograma
      4.2.2 Tratamento
   4.3 Taquicardia ventricular do músculo papilar
5. Taquicardia ventricular associado à cardiopatia estrutural
   5.1 Fisiopatologia da taquicardia ventricular
   5.2 Tratamento da TV relacionada à cicatriz
      5.2.1 Tratamento na unidade de emergência
      5.2.2 Tratamento após a reversão
      5.2.3 Tratamento farmacológico
         5.2.3.1 Betabloqueadores
         5.2.3.2 Amiodarona
         5.2.3.3 Sotalol
         5.2.3.4 Propafenona
         5.2.3.5 Mexiletina
      5.2.4 Tratamento não farmacológico – cardiodesfibrilador implantável
      5.2.5 Tratamento não farmacológico – ablação por cateter da taquicardia ventricular
         5.2.5.1 Principais estudos multicêntricos de ablação de taquicardia ventricular
6. Considerações finais
7. Referências bibliográficas

1 INTRODUÇÃO

As taquicardias ventriculares apresentam espectro clínico bastante amplo, podem ocorrer em indivíduos normais, assintomáticos e, em geral, apresentam evolução benigna; ou podem ser a expressão de condições fisiopatológicas graves que, dependendo de suas apresentações e associações, podem levar à morte súbita.

1.1 DEFINIÇÕES

Taquicardia ventricular é definida como a condição em que existem três batimentos consecutivos com origem nos ventrículos com frequência cardíaca maior que 100 bpm.

As taquicardias ventriculares são definidas clinicamente como **não sustentadas** quando a arritmia é interrompida espontaneamente com menos de 30 segundos e **sustentadas** quando têm duração maior que 30 segundos ou que necessitam de uma intervenção, como cardioversão, para a interrupção. Outra definição clínica da taquicardia ventricular (TV) se relaciona com a repercussão na hemodinâmica: é considerada **hemodinamicamente instável** quando leva a comprometimento hemodinâmico que requer interrupção imediata; **incessante** é aquela TV sustentada contínua que recorre rapidamente a despeito de intervenções repetidas para a interrupção em um período de horas; e **tempestade elétrica** quando existem três ou mais episódios separados de TV sustentada em um período de 24 horas, cada um necessitando de terapia para interrupção.[1]

Com relação à morfologia, a TV é **monomórfica** quando tem a mesma configuração do QRS a cada batimento (Figura

52.1 A); **polimórfica** quando tem uma modificação contínua na configuração do QRS a cada batimento indicando uma modificação na sequência de ativação ventricular (Figura 52.1 B); e **pleomórfica** quando apresenta mais de uma morfologia de QRS durante o episódio de TV, mas este não é continuamente modificado (Figura 52.1 C).[1] A TV polimórfica é chamada de *torsades de pointes* (Figura 52.1 D), quando associada ao QT longo e é caracterizada pela rotação dos picos do QRS durante a arritmia.[2] Com relação ao mecanismo (Quadro 52.1), a arritmia é definida como **reentrada relacionada à cicatriz** nos casos em que existe uma cicatriz miocárdica secundário às diversas cardiopatias ou **TV focal**, sendo a ativação originada em um local que se espalha em diferentes direções e, nesse caso, o mecanismo pode ser de automatismo anormal, atividade deflagrada ou microrreentrada. A taquicardia ventricular na ausência de cardiopatia estrutural é definida como **TV idiopática**.[1]

1.2 APRESENTAÇÃO CLÍNICA

Os sintomas das taquicardias ventriculares podem ser bastante variáveis, os pacientes com taquicardias ventriculares hemodinamicamente estáveis queixam-se de palpitação principalmente na região precordial ou a percepção do pulso

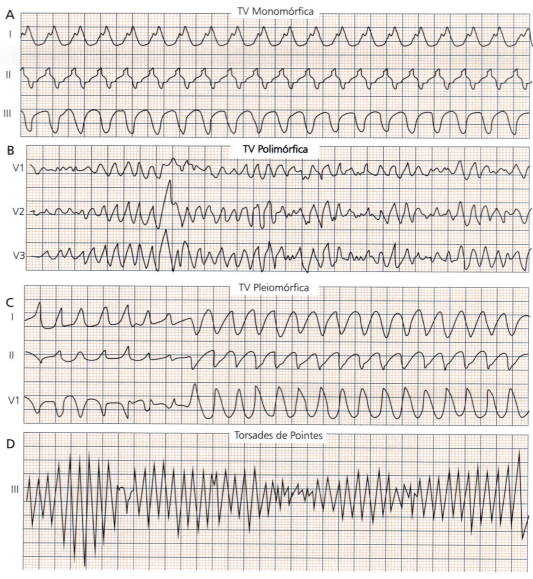

FIGURA 52.1 Eletrocardiograma durante taquicardia ventricular. (A) Observa-se TV monomórfica. (B) TV polimórfica. (C) TV pleomórfica que se organiza após TV monomórfica. (D) *Torsades de pointes*.

QUADRO 52.1 Etiologia, classificação e mecanismos das taquicardias ventriculares

ETIOLOGIA	MECANISMO	CLASSIFICAÇÃO
Coração normal – idiopáticas		
	Fascicular – idiopática do VE – verapamil sensível	Reentrada utilizando os fascículos do ramo E
	Via de saída do VD – Adenosina sensível	Atividade deflagrada
Secundárias		
Isquemia miocárdica (Isquemia aguda)		TV polimórfica
Hipocalemia	Atividade deflagrada	TV polimórfica
Infarto do miocárdio (cicatriz preexistente)	Reentrada relacionada à cicatriz de IAM antigo	TV sustentada monomórfica
Miocardiopatia chagásica	Reentrada relacionada à cicatriz de doença de chagas	TV sustentada monomórfica
Displasia arritmogênica do VD	Reentrada relacionada à cicatriz no VD	TV sustentada monomórfica
Distúrbios no sistema de condução (bloqueio de ramos)	Reentrada utilizando os ramos direito e esquerdo	TV por reentrada ramo-a-ramo
Cicatriz cirúrgica prévia (p. ex.: pós-operatório correção de Fallot)	Reentrada em área de cicatriz cirúrgica prévia	TV sustentada monomórfica
QT longo	Atividade deflagrada	*Torsades de pointes*
Síndrome de Brugada	Reentrada (?)	TV polimórfica
TV catecolaminérgica	Automatismo por acúmulo de cálcio intracelular	TV bidirecional ou TV polimórfica

VE: ventrículo esquerdo; VD: ventrículo direito; IAM: infarto agudo do miocárdio; TV: taquicardia ventricular.

aumentado, entretanto, alguns pacientes podem apresentar-se assintomáticos.[2] Os pacientes com taquicardia ventricular lenta (FC < 120 bpm) podem procurar o pronto-socorro com queixas de dispneia e descompensação da insuficiência cardíaca.[3] Já aqueles com taquicardias ventriculares hemodinamicamente instáveis podem apresentar tontura, pré-síncope e síncope acompanhadas ou não de palpitações e também podem apresentar parada cardíaca ou morte súbita, podendo esta ser a manifestação inicial da taquicardia ventricular.[2] Nos portadores de cardiodesfibriladores implantáveis (CDI), as taquicardias ventriculares podem ser interrompidas pelo programa antitaquicardia com estimulação ventricular rápida, minimizando esses sintomas. Entretanto, quando o modo cardioversão é ativado, os pacientes podem experimentar situações desconfortáveis, em particular quando múltiplos choques são deflagrados devido a TV recidivantes ou incessantes.

2 AVALIAÇÃO CLÍNICA

O exame físico durante o atendimento de um paciente com suspeita de TV deve priorizar a avaliação da repercussão hemodinâmica causada pela taquicardia. Rebaixamento do nível de consciência, hipotensão, ausência de pulso central, sinais de baixo débito, edema agudo de pulmão e dor precordial indicam a necessidade de reversão imediata da taquicardia com cardioversão elétrica.[4] Após a reversão, deve-se fazer anamnese minuciosa para identificar a concomitância de doença cardiovascular, situação que pode provocar distúrbios eletrolíticos e metabólicos, uso de drogas lícitas e ilícitas e outras condições clínicas associadas conhecidas pelo paciente ou familiares, incluindo o histórico de morte súbita familiar. No exame físico, devem ser procurados sinais de cardiopatia estrutural, de sua repercussão hemodinâmica e sinais periféricos de baixo débito. Entretanto, muitos pacientes podem apresentar exame físico normal após a reversão da taquicardia e ainda serem portadores de cardiopatias estruturais.

3 EXAMES COMPLEMENTARES

3.1 ELETROCARDIOGRAMA

A documentação com o eletrocardiograma (ECG) de 12 derivações de uma taquicardia na sala de emergência é fundamental para tratamento agudo da crise e para manuseio do paciente a longo prazo. Esta pode ser uma oportunidade única para o paciente ter o seu diagnóstico estabelecido, já que sem a documentação eletrocardiográfica, o paciente poderá ter de se submeter a uma série de exames para esclarecimento diagnóstico, inclusive o estudo eletrofisiológico. A primeira hipótese frente a uma taquicardia com QRS largo na sala de emergência deve ser taquicardia ventricular, visto que esta traz maior risco e, se tratada inadequadamente, pode ter um desfecho fatal.

Nos casos de taquicardias bem toleradas, o eletrocardiograma durante a arritmia é a principal ferramenta no diagnóstico diferencial, devendo, sempre que possível, ser realizado o eletrocardiograma de 12 derivações antes da reversão da taquicardia. Na análise inicial do eletrocardiograma durante a taquicardia, deve-se analisar a duração do intervalo QRS. Um intervalo estreito (< 0,12 segundos) sugere fortemente a presença de uma taquicardia supraventricular. Se o QRS durante taquicardia for alargado (QRS > 0,12 segundos), podemos estar diante de uma TV ou de uma TSV com distúrbio de condução (bloqueio de ramo funcional ou adquirido ou manifestação de pré-excitação ventricular). Neste último caso, o diagnóstico diferencial pode ser difícil, mas pode ser útil identificar a onda P e reconhecer sua relação com o complexo QRS. A dissociação atrioventricular ou a captura da atividade ventricular pelo ritmo sinusal (batimentos de captura) determinam o diagnóstico de TV. Esses sinais, no entanto, não são comuns e a análise da morfologia do complexo QRS é frequentemente útil.

Brugada e colaboradores[5] elaboraram um algoritmo (Figura 52.2) para estabelecer o diagnóstico diferencial entre as taquicardias ventriculares e supraventriculares com condução aberrante que apresenta sensibilidade e especificidade acima de 95%. Nessa situação, são feitas quatro perguntas:

1. Existe complexo RS em alguma das derivações do plano horizontal (V1-V6)? Se não existir, o diagnóstico é de TV.
2. Qual é a duração do início da onda R até a porção mais profunda da onda S (nadir da onda S)? Se esse valor for maior do que 100 ms (2,5 quadradinhos), confirma-se o diagnóstico de TV.
3. Existe dissociação atrio-ventricular (AV) (maior número de QRS que ondas P)? Em caso positivo, confirma-se o diagnóstico de TV (Figura 52.3).
4. Os critérios morfológicos clássicos para reconhecimento das taquicardias ventriculares estão presentes? Quando a morfologia for de bloqueio de ramo direito, o padrão monofásico ou bifásico com R puro ou qR em V1 e padrão rS (onda r é menor que onda S) em V6 sugere fortemente origem ventricular (Figura 52.4).
5. Quando a morfologia é de bloqueio de ramo esquerdo, o padrão rS em V1 com duração da onda R maior do que 30ms e a duração da deflexão intrinsecoide maior do que 60ms, assim como quando se encontra padrão QS em V6, estará fortemente sugerido o diagnóstico de TV. Ao final do algoritmo de Brugada, observa-se uma sensibilidade de 98,7% e especificidade de 96,5% para o diagnóstico correto de taquicardia ventricular.

Outro algoritmo eletrocardiográfico mais recente, proposto por Vereckei e colaboradores[6] (Figura 52.5), leva em consideração apenas a análise de uma única derivação, o aVR, e,

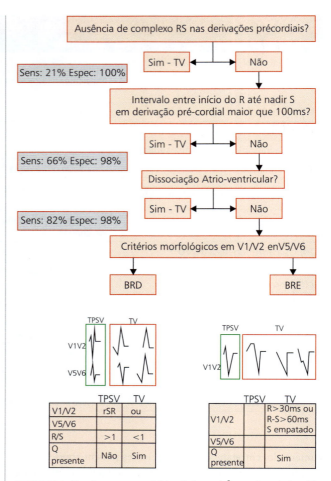

FIGURA 52.2 Algoritmo com os critérios de Brugada[5] para diagnóstico diferencial de taquicardia com QRS largo.

principalmente no passo inicial que avalia a presença de onda R inicial em aVR, confirma de uma maneira bastante simples e rápida o diagnóstico de TV. Os passos seguintes do algoritmo do aVR demonstram TV e observam-se onda r inicial ou q com duração maior do que 40 ms (passo 2), presença de entalhe na porção descendente do QRS predominantemente negativo (passo 3) e velocidade de ativação ventricular inicial menor do que a final (Vi/Vf ≤ 1). A sensibilidade desse algoritmo após o último passo na publicação original foi de 96,5% e a especificidade de, 75%. Vários outros algoritmos foram descritos com o intuito do diagnóstico diferencial das taquicardias de QRS largo.[7]

Em pacientes com coração aparentemente normal, padrões característicos do ECG, durante ritmo sinusal ou em taquicardia, permitem diagnóstico rápido e orientação terapêutica. As TV idiopáticas monomórficas com origem na via de saída dos ventrículos direito ou esquerdo apresentam, no ECG, eixo inferior e bloqueio de ramo esquerdo (a TV originada no VD ou VE) ou bloqueio de ramo direito (TV originadas no VE). Na TV

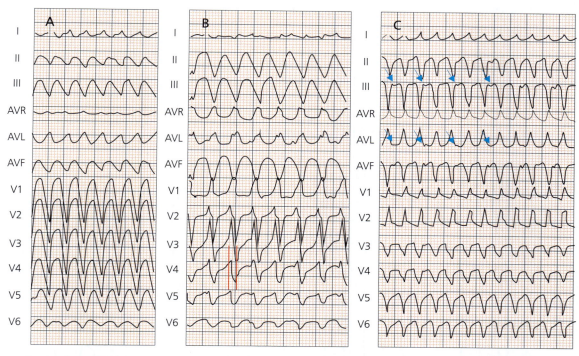

FIGURA 52.3 Taquicardia com QRS largo com características eletrocardiográficas sugestivas de taquicardia ventricular. (A) Observa-se ausência de QRS nas derivações pré-cordiais. (B) Observa-se que do início da onda R até porção mais profunda da S em V4 (barras vermelhas), a duração é maior do que 100 ms. (C) Observa-se dissociação átrio ventricular (setas azuis).

fascicular, a morfologia mais comum é de BRD com desvio do eixo para a esquerda e para cima (fascículo posteroinferior), com início rápido de ativação do QRS. Logo após a reversão da taquicardia, a morfologia do QRS é normal, mas podem-se evidenciar alterações na repolarização (efeito de memória) nas derivações inferiores.

As taquicardias polimórficas, diferenciam-se pela presença ou não do intervalo QT prolongado durante ritmo sinusal e na avaliação de alterações eletrocardiográficas que sugiram isquemia miocárdica aguda com infra e supradesnivelamento do seguimento ST. Outra alteração importante a ser identificada nos pacientes com TV polimórfica após a reversão é a presença de bloqueio atrioventricular total e bradicardia severa. Outras patologias identificadas após a reversão de TV polimórfica pelo ECG é a síndrome de Brugada, síndrome do intervalo QT curto e as extrassístoles ventriculares de acoplamento ultracurto (Figura 52.6). Algumas vezes, extrassístoles monomórficas deflagram fibrilação ventricular, sendo importante a identificação dessa situação porque essas arritmias podem ser passíveis de ablação.[8,9]

3.2 ECODOPPLERCARDIOGRAMA

É o método de imagem simples, de fácil acesso e não invasivo, frequentemente utilizado na avaliação dos pacientes com arritmias ventriculares pela facilidade de acesso em comparação com outros métodos de imagem (ressonância magnética (RM) e TC cardíaca). A fração de ejeção (FE) diminuída é um importante fator prognóstico do risco de morte súbita nos pacientes com arritmias ventriculares. As alterações segmentares do ventrículo esquerdo podem sugerir a presença de um substrato arritmogênico (acinesia em pacientes com infarto agudo do miocárdio prévio, aneurisma apical e de parede inferior em pacientes com cardiopatia chagásica). O ecocardiograma não é suficientemente sensível para excluir o diagnóstico de displasia arritmogênica do VD.

3.3 RESSONÂNCIA MAGNÉTICA (RM) CARDÍACA

Ferramenta diagnóstica que permite a identificação de uma série de alterações miocárdicas envolvidas na fisiopatologia da taquicardia ventricular. Permite a quantificação precisa dos volumes, massa e fração de ejeção dos ventrículos permite a identificação da presença, extensão, localização e transmuralidade da cicatriz por meio da técnica de realce tardio (Figura 52.7). Os istmos dos circuitos das taquicardias podem estar localizados dentro da cicatriz ou na área cinzenta periférica a uma área de cicatriz.[10-13] Em casos em que se observa cicatriz predominantemente epicárdica pela RM, pode-se planejar abordagem epicárdica inicial. Outra potencial aplicação da RM cardíaca é na avaliação da espessura da gordura epicárdica nos casos em que é planejada ablação por cateter.[14]

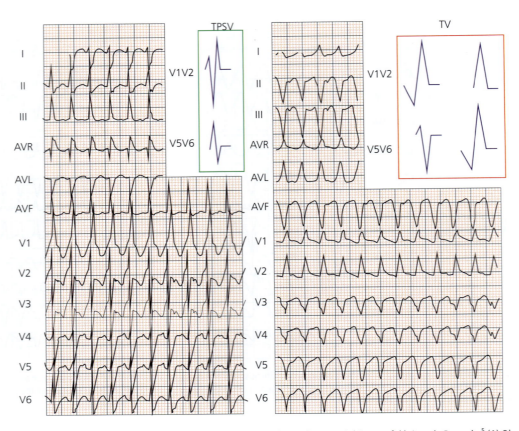

FIGURA 52.4 Taquicardia de QRS largo com morfologia de BRD, em que é necessário aplicar os critérios morfológicos de Brugada.[5] (A) Observa-se rSr' em V1 e R > S em V6 que sugere tratar-se de taquicardia supraventricular com aberrância. (B) Observa-se R monofásico em V1 e rS em V6 que sugere tratar-se de taquicardia ventricular.

Outra aplicação da RM cardíaca tem relação com a avaliação do risco de morte súbita em pacientes com cardiopatia. Em uma série de 137 pacientes submetidos a implante de CDI e fizeram a RM cardíaca pré-implante, a presença de cicatriz miocárdica detectada nesse exame foi um preditor independente para a ocorrência de morte ou terapia do CDI após o implante. Em pacientes com FEVE > 30%, a presença de cicatriz significativa (> 5% do VE) identifica uma população de risco equivalente a pacientes com FEVE ≤ 30%. Já os pacientes com FEVE ≤ 30% e cicatriz mínima ou ausente representavam um grupo com menor risco, similar aos pacientes com FEVE > 30%.[15] O papel da RM cardíaca na estratificação de risco para arritmias ventriculares estudado recentemente em várias cardiopatias[16,17] como a displasia arritmogênica do VD,[18] miocardiopatias não isquêmicas em geral,[19-21] chagásica,[22] hipertrófica.[23]

A capacidade que a RM cardíaca tem de determinar as dimensões e função do ventrículo direito foi reconhecida na revisão de 2010 dos critérios diagnósticos para a displasia arritmogênica do ventrículo direito[24] (Figura 52.8). A presença de acinesia regional, discinesia ou contração dessincronizada do ventrículo direito associada a uma FEVD ≤ 40% ou a dilatação passou a ser considerada critério maior para o diagnóstico da displasia arritmogênica do VD e alteração segmentar de VD sem disfunção passou a ser considerada critério menor. Dois critérios maiores, um maior e dois menores ou quatro menores são considerados diagnósticos de displasia arritmogênica do VD.

3.4 CATETERISMO CARDÍACO

A cineangiocoronariografia tem papel importante em estabelecer ou excluir a presença de doença coronária obstrutiva. Pacientes com coronariopatia passível de tratamento percutâneo ou cirúrgico devem ter a doença isquêmica tratada inicialmente, pois, algumas vezes, a isquemia pode contribuir para a ocorrência de TV monomórfica[25] e o tratamento da isquemia é suficiente para evitar a recorrência da taquicardia ventricular.[26] Entretanto, não se deve considerar que a presença de um substrato isquêmico seja a única causa de uma TV sustentada monomórfica. Na maioria dos casos, existe um substrato cicatricial subjacente devido a infarto prévio e a TV tem grande probabilidade de recorrer mesmo após o tratamento da isquemia. Portanto, após a correção da isquemia miocárdica, o clínico deve estar alerta para a chance de recorrência da TV. A ventriculografia, na oblíqua direita e esquerda, é importante para avaliar a presença e características de um aneurisma no VE, pois a aneurismectomia pode ser uma alternativa terapêutica.

4 TAQUICARDIAS VENTRICULARES IDIOPÁTICAS COM REPOLARIZAÇÃO NORMAL

São definidas por taquicardias ventriculares idiopáticas aquelas que ocorrem na ausência de cardiopatia estrutural. Ocorrem geralmente em jovens e têm uma evolução benigna nas taquicardias ventriculares idiopáticas monomórficas que são as TV de via de saída e a fascicular. As polimórficas, geralmente relacionadas a alterações na repolarização, como na síndrome do QT longo ou curto e a síndrome de Brugada, têm um prognóstico pior. Outras formas de TV idiopática polimórficas são as extrassístoles ventriculares de acoplamento ultracurto e a TV polimórfica catecolaminérgica.

4.1 TAQUICARDIA VENTRICULAR DA VIA DE SAÍDA

Essa forma de TV idiopática tem origem na via de saída do ventrículo direito ou esquerdo. Baseada na sua origem, pode ser classificada como:

1. originada na via de saída do ventrículo direito;
2. originada na via de saída do ventrículo esquerdo; e
3. originada nas cúspides da aorta.[27,28]

O mecanismo das TV da via de saída dos ventrículos é semelhante ao das extrassístoles originadas nessa região. O mecanismo mais comum é a atividade deflagrada pela presença

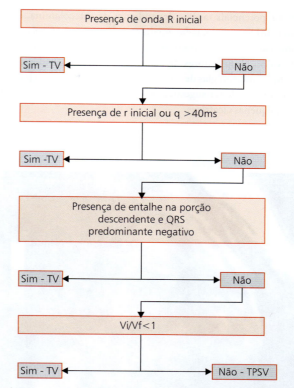

FIGURA 52.5 Algoritmo para diagnóstico diferencial de taquicardia com QRS largo em que se analisa apenas aVR.[6]

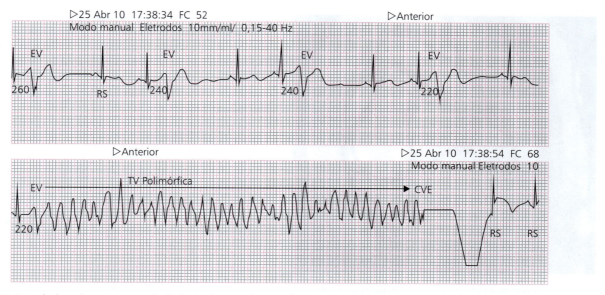

FIGURA 52.6 Exemplo de paciente com extrassístole de acoplamento ultracurto (260, 240 e 220 ms) em que é desencadeada TV polimórfica revertida com cardioversão elétrica (CVE).

de pós-potenciais tardios dependentes de catecolamina. Essas taquicardias são iniciadas mediante infusão de catecolaminas como isoproterenol e interrompidas com adenosina, betabloqueadores ou bloqueadores de canais de cálcio.[29] A evidência de múltiplas morfologias de taquicardias, especialmente em pacientes idosos, pode ser sugestiva de mecanismo reentrante associado a pequenas cicatrizes.[30]

4.1.1 Taquicardia ventricular de via de saída do ventrículo direito

É a forma mais comum de TV idiopática, apresentando-se em torno de 70% dos casos.[31] Caracteriza-se no eletrocardiograma por morfologia de bloqueio de ramo esquerdo com eixo inferior (Figura 52.9). Existe um predomínio em pacientes do sexo feminino, o gatilho pode ser diferente entre os sexos: o fluxo hormonal para as mulheres; e o estresse e catecolamina para os homens.[32] O sintoma mais comum é a palpitação, entretanto pode se manifestar como dor torácica, cansaço, pré-síncope e síncope, mas alguns pacientes podem ser assintomáticos. Geralmente, os pacientes apresentam extrassístoles isoladas e TV não sustentada.

O trato de saída é dividido em região septal, parede livre da via de saída do VD com porção anterior, média e posterior. A região anterosseptal é adjacente ao epicárdio do ventrículo esquerdo e à veia interventricular anterior. A região posterosseptal da via de saída está adjacente à cúspide da coronária direita. O eletrocardiograma, como já dito, apresenta morfologia de bloqueio de ramo esquerdo com eixo inferior, entretanto critérios específicos ajudam a identificar a região da via de saída do VD ou até mesmo a necessidade da abordagem da via de saída do VE durante a ablação. Quando a origem é à direita, geralmente a transição de rS para Rs ocorre a partir de V4. Quando a origem é septal, o QRS é mais estreito; quando posterosseptal, a derivação DI é positiva e negativo quando anterosseptal. As ondas R são mais alargadas e com entalhe nas derivações inferiores e transição mais tardia quando a origem é na parede livre do VD; e ondas R maiores em DI e pequenas nas derivações inferiores sugerem localização para-hissiana.[33,34]

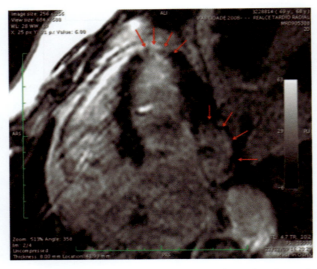

FIGURA 52.7 Ressonância magnética cardíaca com técnica de realce tardio em paciente com miocardiopatia chagásica em que se observam cicatriz apical e inferolatero-basal e afilamento das paredes do miocárdio nessas porções (setas vermelhas).

4.1.2 Taquicardia ventricular de via de saída do ventrículo esquerdo

A via de saída do ventrículo esquerdo é a região de origem de TV idiopática em aproximadamente 10 a 15% dos pacientes e pode ser abordada pelas cúspides da aorta. Algumas vezes, essas taquicardias não são eliminadas pela ablação junto ao seio de Valsalva, podendo ter origem em fibras subepicárdicas ou perivasculares, sendo, então, chamadas de taquicardias perivasculares (Figura 52.10).[35]

As taquicardias originadas na via de saída do VE ou nas cúspides da aorta apresentam morfologia de bloqueio de ramo esquerdo com eixo inferior, porém a transição ocorre em V3 ou mais precocemente. Algumas vezes, apresentam morfologia de bloqueio de ramo direito. As TV originadas nas cúspides da coronária esquerda têm uma transição mais precoce (V1/V2) do que aquelas originadas na cúspide da coronária direita (V2/V3) (Figura 52.11). Quando a ativação inicial apresenta-se retardada, com a medida do índice de deflexão máximo (relação do tempo do início do QRS até a deflexão máxima nas pré-cordiais sobre a largura do QRS total) maior do que 0,55, sugere origem epicárdica da taquicardia,[35] assim como R amplo de V1 a V6 sugere taquicardia originada na veia cardíaca anterior.[36]

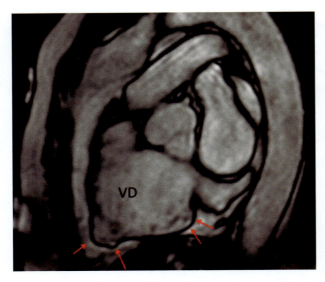

FIGURA 52.8 Ressonância magnética cardíaca em paciente com displasia arritmogênica do VD em que se observa importante dilatação do VD com múltiplos aneurismas (setas vermelhas).

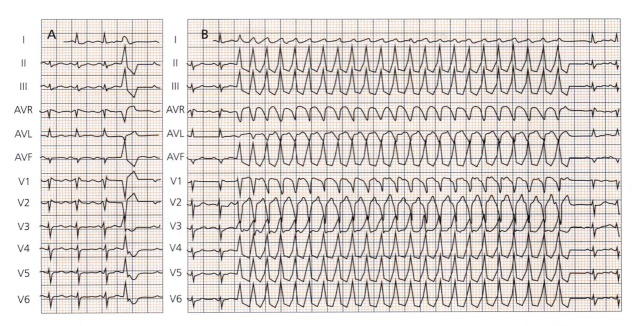

FIGURA 52.9 Paciente com taquicardia ventricular idiopática originada na via de saída do ventrículo direito. Apresenta morfologia de bloqueio de ramo esquerdo e eixo inferior. Observam-se extrassístoles ventriculares (A) com morfologia idêntica à da taquicardia ventricular (B).

4.1.3 Tratamento das taquicardias ventriculares de via de saída

A abordagem inicial dos pacientes com taquicardia de via de saída dos ventrículos direito e esquerdo busca descartar a presença de cardiopatia estrutural. Para isso, podem-se utilizar o ecocardiograma (embora esse método tenha baixa sensibilidade para descartar displasia arritmogênica do VD); ECG de alta resolução, com o objetivo de avaliar a presença de potenciais tardios gerados por doença cardíaca estrutural; e, mais recentemente, a RM cardíaca com técnica de realce tardio.

O holter de 24 horas busca avaliar a frequência das extrassístoles e a ocorrência de TV não sustentada, comuns em pacientes com TV de via de saída. No teste ergométrico, as extrassístoles geralmente são suprimíveis durante o esforço, porém na recuperação elas e TV não sustentada e a sustentada não são incomuns.

A decisão de tratar um paciente com TV da via de saída depende da frequência e severidade dos sintomas.[37] Ocasionalmente, essa forma de TV idiopática pode estar associada à taquicardiomiopatia. As opções terapêuticas incluem tratamento medicamentoso ou ablação por cateter. O tratamento agudo da TV de trato de saída pode ser efetuado com o uso de adenosina, massagem do seio carotídeo, verapamil e lidocaína. Essas drogas suprimem a atividade deflagrada. Os betabloqueadores e os bloqueadores dos canais de cálcio são o tratamento de 1ª escolha, podendo essas drogas terem um efeito sinergismo quando associadas, sendo efetivas em 25 a 50% dos pacientes.[29,38] Antiarrítmicos como sotalol e amiodarona também são efetivos.

4.1.4 Ablação por cateter das taquicardias ventriculares de via de saída

A ablação por cateter é um tratamento bastante efetivo devido à natureza focal dessas arritmias.[39] Como a taxa de sucesso é bastante alta com baixo índice de complicações, pode ser considerada como alternativa ao tratamento clínico para tratamento inicial dessa taquicardia em pacientes sintomáticos. Consiste na utilização de técnicas de mapeamento eletrofisiológico e eletroanatômico[40] que buscam detectar o local de maior precocidade do eletrograma bipolar, sendo este local a origem dos batimentos ectópicos.

Uma das limitações da ablação por cateter das taquicardias idiopáticas de via de saída é a supressão da arritmia devido à sedação. Como o mecanismo é não reentrante, geralmente essas taquicardias não passíveis de indução com estimulação ventricular programada, podendo, algumas vezes, ser desencadeadas pela infusão de isoproterenol. O mapeamento das extrassístoles isoladas é viável, visto que geralmente a localização da taquicardia é a mesma da extrassístole. Outra opção diante da impossibilidade de indução é o mapeamento por "*pace-mapping*" que consiste na reprodução da morfologia da síncope extraventricular espontânea pela estimulação dos possíveis locais de origem. A reprodução adequada do ECG (11 em 12 ou 12 em 12 derivações) sugere local de origem bastante próximo (Figura 52.12).

As taxas de sucesso da ablação quando a taquicardia é originada na via de saída estão ao redor de 90 a 95%,[41,42] sendo o insucesso relacionado à inabilidade de induzir a arritmia, à origem do foco próximo à estrutura cardíaca crítica (tronco do His ou

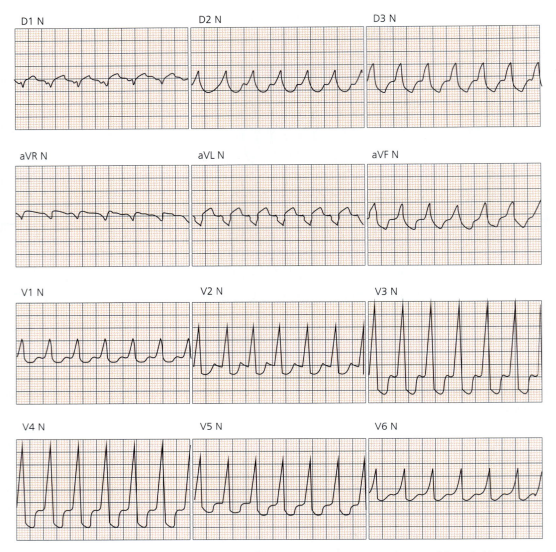

FIGURA 52.10 Paciente com taquicardia ventricular idiopática originada na via de saída do VE. Observa-se morfologia de bloqueio de ramo direito e eixo inferior.

artéria coronária) ou origem epicárdica da taquicardia. Geralmente nos casos de insucesso, a taquicardia não está originada no trato de saída do VD,[43] mas possivelmente em locais intramurais, artéria pulmonar, cúspides da aorta e epicárdio. Quando a arritmia origina-se na via de saída do VE, o local mais comum é junto à cúspide da coronária esquerda, sendo menos frequente na cúspide da coronária direita e raro na não coronária.[44] Devido à proximidade dos óstios das artérias coronárias, deve-se avaliar com precisão o posicionamento seguro (pelo menos 10 mm dos óstios das artérias coronárias) do cateter de ablação com aortografia ou coronariografia antes de efetuar a liberação de radiofrequência (RF). Uma ferramenta importante no mapeamento das extrassístoles na raiz da aorta é o ecocardiograma intracardíaco, que permite estabelecer a proximidade do local com o óstio das coronárias, a principal limitação e risco da ablação desse tipo de arritmia.

4.2 TAQUICARDIA VENTRICULAR FASCICULAR OU IDIOPÁTICA DO VENTRÍCULO ESQUERDO

Condição descrita inicialmente por Zipes, em 1979, como uma tríade de taquicardia com morfologia de bloqueio de ramo direito e desvio do eixo para a esquerda que era induzida por estimulação atrial programada.[45] Logo após, foi identificada a resposta à infusão de verapamil, sendo também chamada de "taquicardia verapamil-sensível".[46] Em 1993, Nakagawa[47] demonstrou que a rede de Purkinje e o fascículo posterior faziam parte do circuito, sendo identificados potenciais pré-sistólicos

Taquicardia Ventricular

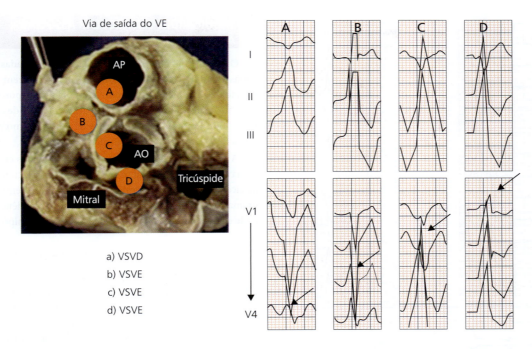

FIGURA 52.11 Peça anatômica com visualização da continuidade mitroaórtica. A arritmia originada na via de saída do VD apresenta morfologia de bloqueio do ramo esquerdo (BRE) com transição além de V3 (A) e, à medida que a origem fica à esquerda (B a D), a transição fica mais precoce até observar-se V1 positivo sem transição (D).

que eram o alvo adequado para ablação. Nogami[48] fez uma interessante observação ao identificar um segundo potencial tardio em ritmo sinusal que se tornava mesodiastólico durante TV. Esse achado sugere que essa região é onde está localizado o tecido com condução lenta que propicia a janela para ocorrer a reentrada.

Com base nessas informações, reconhece-se na atualidade que o mecanismo da TV fascicular é reentrante, envolvendo as fibras de Purkinje, mais comumente o fascículo posteroinferior. Essas fibras de Purkinje apresentam velocidade de condução normal e a área de condução lenta pode estar relacionada a um falso tendão ou bandas fibromusculares que se estendem da região posteroinferior do VE até o septo.[49-51]

4.2.1 Eletrocardiografia

A eletrocardiografia durante taquicardia ventricular fascicular apresenta características típicas, com morfologia de bloqueio de ramo direito e eixo desviado para cima. O início de ativação geralmente é rápido, podendo, inclusive, ser confundido com taquicardia supraventricular, porém pode-se observar dissociação atrioventricular e rS em V6 (Figura 52.13). Após a reversão, não é raro que as ondas T estejam negativas nas derivações inferiores por provável efeito de memória.[52] Menos frequente, o circuito da taquicardia pode utilizar o fascículo anterossuperior. Nessa condição, o complexo QRS apresenta morfologia de bloqueio de ramo direito ao ECG com desvio do eixo para a direita. Outra apresentação mais rara é a TV fascicular septal superior[53] que apresenta QRS com duração menor que 110 ms.

4.2.2 Tratamento

Durante a crise, a interrupção aguda da TV fascicular é obtida com a infusão intravenosa de verapamil. Na indisponibilidade dessa droga, pode-se utilizar amiodarona ou realizar cardioversão elétrica. Manobras vagais e adenosina não revertem essa arritmia.

O prognóstico a longo prazo da TV fascicular sem cardiopatia estrutural é bom. Os pacientes apresentam sintomas de palpitações paroxísticas que, na maioria das vezes, são bem tolerados e não há progressão da doença. O tratamento com verapamil por via oral pode ser uma alternativa e também os betabloqueadores podem ser utilizados.

Geralmente, os pacientes com TV fascicular são jovens e sem cardiopatia estrutural, por isso a ablação por cateter é uma opção terapêutica que pode ser utilizada mesmo em pacientes sem crises frequentes e refratários ao tratamento clínico. O alvo da ablação durante taquicardia é o potencial de Purkinje pré-sistólico, localizado na região septal inferior, correspondendo ao local da saída do circuito. Outras opções de mapeamento são a utilização do *pace-mapping*, o mapeamento dos potenciais diastólicos tardios em ritmo sinusal e o mapeamento do fascículo posteroinferior utilizando o sistema eletroanatômico. A taxa de sucesso é alta, ao redor de 92%, com baixa incidência de complicações.[34]

5 TAQUICARDIA VENTRICULAR ASSOCIADA À CARDIOPATIA ESTRUTURAL

O mecanismo mais comum para as TV associadas às cardiopatias estruturais é a reentrada, micro ou macrorreentrante, relacionada a uma cicatriz no ventrículo originada por infarto do miocárdio, miocardite ou cirurgia para a correção de cardiopatia congênita. Raramente, o distúrbio de automatismo pode ser a causa de TV em pacientes com cicatrizes.

A maioria das TVs monomórficas sustentadas em pacientes com cardiopatia estrutural se deve à reentrada relacionada a áreas de cicatriz. O início e o término com estimulação ventricular programada, possibilidade de encarrilhamento e a evidência de atividade elétrica contínua no circuito favorecem essa hipótese.

5.1 FISIOPATOLOGIA DA TAQUICARDIA VENTRICULAR

Estudos morfológicos demonstram consistentemente que a lesão miocárdica responsável pela taquicardia ventricular é caracterizada por ilhas de tecido viável localizadas dentro de um tecido cicatricial.[57,58] Essa heterogenicidade na estrutura das fibras miocárdicas leva a uma condução ventricular não uniforme no tecido sobrevivente, mas com características eletrofisiológicas alteradas, criando áreas de ativação regional lenta e com bloqueios anatômicos e funcionais que promovem a reentrada.

As fibras sobreviventes podem estar localizadas no subendocárdio, especialmente em pacientes com cardiopatia isquêmica, e também no subepicárdio e na região intramiocárdica. Além disso, essas fibras sobreviventes são caracterizadas pela redução na densidade das *gap junctions* bem como com alterações na distribuição composição e função delas. Observa-se também uma separação espacial aumentada das fibras sobreviventes com grande quantidade de colágeno e tecido conjuntivo entre essas fibras. Essas propriedades além de alterar as características do potencial de ação, contribuem para a formação de canais isolados e com condução lenta.[59]

Os circuitos de reentrada contêm um istmo protegido, e a despolarização dessas células não é detectada na elotrocardiografia de superfície, sendo os eletrogramas registrados nessas regiões considerados "atividades diastólicas". Uma vez que o circuito encontra a "saída" desse istmo, a frente de onda se propaga pelo ventrículo, originando o complexo QRS. Para retornar para a entrada do canal, a frente de onda se move pela borda ou cicatriz (Figura 52.14). Esses circuitos podem ser endocárdicos, epicárdicos ou intramiocárdicos, podendo também estar relacionados a barreiras anatômicas naturais (anel mitral). As cicatrizes, por não serem homogêneas, podem originar vários caminhos para reentrada, portanto podem-se encontrar em um paciente múltiplas morfologias de TV.

No procedimento de ablação, essas áreas de cicatriz podem ser identificadas pela análise dos eletrogramas locais bipolares e no sistema de mapeamento eletroanatômico por áreas de baixa voltagem.[60]

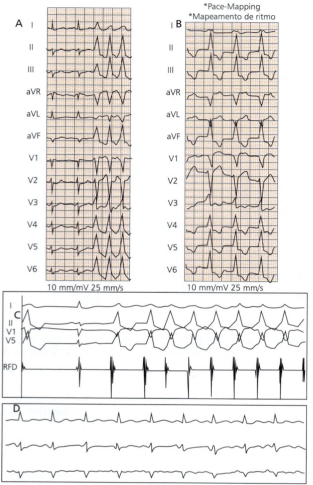

FIGURA 52.12 Técnicas de mapeamento de taquicardias ventriculares idiopáticas. O *pace-mapping* que consiste na reprodução da morfologia da TV espontânea (A) pela estimulação dos possíveis locais de origem (B). Mapeamento por precocidade da TV (C), que consiste em identificar o local com eletrograma bipolar mais precoce com relação ao início do QRS que sugere tratar-se do local de origem da TV. Em (D), eletrocardiograma após ablação com supressão completa da arritmia.

4.3 TAQUICARDIA VENTRICULAR DO MÚSCULO PAPILAR

Uma forma de TV automática incomum, podendo estar relacionada à ocorrência de taquicardiomiopatia. Geralmente, essa TV é induzida pelo exercício e reproduzida com a infusão de isoproterenol. Apresenta morfologia de bloqueio de ramo direito com eixo inferior quando originada no músculo papilar anterior[54] e com eixo superior quando originadas no papilar inferior.[55] O foco pode estar localizado na base ou no ápice do papilar e, muitas vezes, a ablação é difícil, sendo necessária a utilização de cateteres irrigados e de ecocardiograma intracardíaco para melhor posicionamento do cateter de ablação.[56]

A causa mais comum de TV relacionada à cicatriz é a presença de infarto do miocárdio prévio, entretanto outras doenças como a de Chagas, displasia arritmogênica do ventrículo direito, miocardite viral prévia, sarcoidose, miocardiopatia dilatada idiopática e cirurgia para correção de cardiopatia congênita (especialmente tetralogia de Fallot) ou cirurgia valvar também estão frequentemente associadas ao aparecimento de TV monomórfica sustentada. Em nosso meio, a TV relacionada à doença de Chagas é a etiologia mais comum, encontrada em aproximadamente 50% dos pacientes.

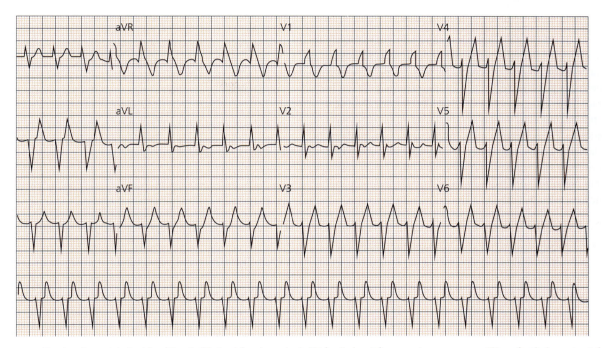

FIGURA 52.13 Taquicardia ventricular idiopática do VE, também chamada de TV fascicular. A forma mais comum que utiliza o fascículo posteroinferior apresenta morfologia de bloqueio de ramo direito e eixo desviado para cima. O início do QRS é bastante rápido e, muitas vezes, pode ser confundido com taquicardia supraventricular.

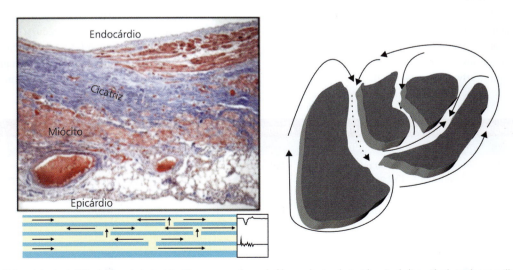

FIGURA 52.14 Fisiopatologia da TV relacionada à cicatriz. Observam-se áreas de fibrose dentro do tecido miocárdico viável, porém com ilhas de tecido viável dentro da fibrose que geram áreas de condução lenta que, associadas às barreiras e circuitos gerados pela cicatriz, levam à reentrada, que é o mecanismo mais comum dessas taquicardias.

A macrorreentrada através dos ramos do sistema de condução também pode ser evidenciada em até 5% das TV sustentadas monomórficas, ocorre pela presença de um retardo na condução do sistema His Purkinje doente, frequentemente está associada à disfunção ventricular severa e é mal tolerada.

5.2 TRATAMENTO DA TV RELACIONADA À CICATRIZ

5.2.1 Tratamento na unidade de emergência

Como já dito na abordagem inicial, se a TV for mal tolerada (PAS < 90mmHg, nível de consciência diminuído, cianose, ausência de pulso), deve-se proceder à cardioversão imediatamente (sempre que possível, registrar o ECG antes). Se a TV for bem tolerada, após o registro do ECG de 12 derivações, deve-se iniciar tratamento com drogas antiarrítmicas para cardioversão química da TV, entretanto como os pacientes com cardiopatia rapidamente podem apresentar deterioração hemodinâmica, a cardioversão elétrica pode ser a escolha inicial para reversão mesmo nos casos com taquicardia ventricular hemodinamicamente bem tolerada (Tabela 52.1).

5.2.2 Tratamento após a reversão

O tratamento do paciente com TV baseia-se em três pontos:
1. otimizar o tratamento da cardiopatia e condições clínicas subjacentes;
2. aliviar os sintomas da arritmia; e
3. evitar a morte súbita (Figura 52.15).[39]

Após a reversão da taquicardia, deve-se proceder à investigação diagnóstica, focada na investigação de cardiopatia associada. Se a cardiopatia isquêmica estiver presente, deve-se investigar e tratar a isquemia. Pacientes com insuficiência cardíaca congestiva (ICC) descompensada devem ter seu tratamento otimizado. Para aliviar os sintomas e evitar a recorrência das TV pode-se utilizar o tratamento farmacológico e a ablação por cateter. A decisão para recomendar a ablação depende das características da TV e de sua resposta ao tratamento clínico. Quando o risco de morte súbita é significativo indica-se o CDI.

5.2.3 Tratamento farmacológico

5.2.3.1 Betabloqueadores (classe II de Vaughan Williams)

Os betabloqueadores tem um efeito antiarrítmico principalmente naquelas arritmias que são desencadeadas pelo esforço, como as TV automáticas idiopáticas induzidas pelo esforço. Além disso as drogas dessa classe são capazes de reduzir a mortalidade na fase aguda do infarto do miocárdio. Nos pacientes com insuficiência cardíaca, que são um grupo com alto risco de apresentar TV, o uso dos betabloqueadores deve ser considerado em todos os pacientes que não apresentem contraindicação à essa droga, sendo um importante benefício dessa classe de droga nos pacientes com ICC foi a redução da morte súbita. As drogas mais utilizadas são atenolol (25 a 100 mg 1 a 2 vezes por dia) em pacientes sem cardiopatia e metoprolol (25 a 100 mg 1 a 2 vezes por dia) ou carvedilol (3,125 a 25 mg 2 vezes por dia) nos pacientes com miocardiopatia. A principal contraindicação para o uso dos betabloqueadores é a presença de asma brônquica. Em pacientes com QT longo e *torsades de pointes*, o uso dos betabloqueadores associados ou não a marca-passo previne a ocorrência dessa arritmia.

5.2.3.2 Amiodarona (classe III de Vaughan Williams)

A amiodarona tem um papel importante no tratamento de TV, principalmente com cardiopatias estruturais. Após a reversão da TV, deve-se utilizar amiodarona em uma dose de 900 mg até o máximo de 1.800 mg por via endovenosa em 24 horas, importante atentar para o fato de que a amiodarona por via endovenosa está relacionada à alta taxa de flebite e a troca pela via oral deve ser realizada uma vez estabilizado o quadro. A infusão contínua justifica-se em pacientes com TV recorrentes ou incessantes e na tempestade elétrica. Após a troca para a via oral, deve-se manter uma dose inicial para impregnação, o que ocorre com dosagem cumulativa ao redor de 10 g. Após impregnação, a dose média de manutenção é de 200 a 400 mg por via oral. Alguns estudos e uma metanálise mostraram que a amiodarona reduz a morte súbita em pacientes com cardiopatias isquêmica e não isquêmica, mas sua efetividade é praticamente nula em pacientes com grave disfunção ventricular (FE do VE < 30%). Mesmo assim, quando em

TABELA 52.1 Tratamento das taquicardias ventriculares na sala de emergência			
DROGA	**DOSE ATAQUE**	**OBSERVAÇÕES**	**EFEITOS ADVERSOS**
Amiodarona	300 mg EV em 30 minutos (ampola = 150 mg)	Taxa de reversão entre 30 e 50%	Hipotensão arterial, bradicardia sinusal e *torsades de pointes* (raras)
Lidocaína (2%)	1 mg/kg IV – infusão rápida	Taxa de reversão é baixa (20 a 30%), mas é útil por seu efeito ser rápido e por não provocar distúrbio hemodinâmico	Neuropatia
Cardioversão Elétrica	Choque 200 a 360 J (monofásico) ou 100 a 200 J (bifásico) sincronizado após sedação	Alto índice de reversão	Requer sedação e jejum

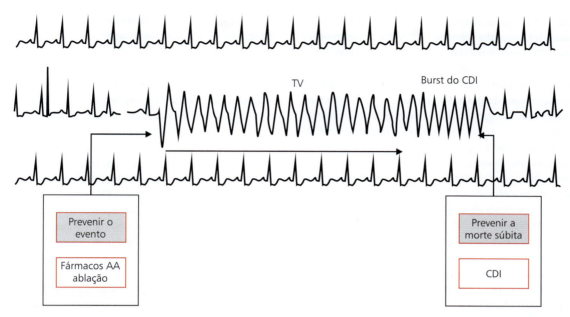

FIGURA 52.15 Estratégias para o tratamento a longo prazo dos pacientes com taquicardia ventricular que consiste na prevenção da arritmia com as drogas antiarrítmicas e a ablação por cateter e a prevenção da morte súbita com o implante de cardiodesfibrilador (CDI) que, neste exemplo, reverte a taquicardia ventricular com estimulação ventricular rápida (*burst* do CDI).

associação com betabloqueadores, diminui a taxa de choques liberados pelo CDI e ajuda a melhorar a qualidade de vida desses pacientes.[61] A principal limitação para o uso prolongado da amiodarona são seus efeitos extracardíacos. Alterações em tireoide, hiperpigmentação cutânea e manifestações neurológicas são os efeitos colaterais mais comuns. A toxicidade pulmonar e hepática, embora raras, implicam em risco de complicações fatais.

5.2.3.3 Sotalol (classe III de Vaughan Williams)

Droga potencialmente útil em algumas condições clínicas, bem como na prevenção de choques apropriados e inapropriados pelo CDI.[61] Entretanto, os efeitos pró-arrítmicos (prolongamento do intervalo QT) são uma preocupação constante nos pacientes que utilizam essa medicação. Não deve ser utilizada em pacientes com insuficiência cardíaca ou bradicardia. Sempre deve-se realizar um ECG nos primeiros dias após a introdução dessa droga para monitorizar o intervalo QT.

5.2.3.4 Propafenona (classe IC de Vaughan Williams)

Não deve ser utilizada em pacientes com cardiopatia estrutural, além de efeitos pró-arrítmicos, especialmente em pacientes com isquemia miocárdica, reduz a velocidade de condução através das fibras miocárdicas, alentecendo as taquicardias ventriculares, muitas vezes, tornando-as incessantes.

5.2.3.5 Mexiletina (classe Ib de Vaughan Williams)

Pode ser utilizada principalmente em associação com antiarrítmicos das classe III, como amiodarona, para a prevenção de recorrência de TV nos casos refratários a essa droga.

5.2.4 Tratamento não farmacológico: cardiodesfibrilador implantável

É a ferramenta mais útil para a prevenção da morte súbita, entretanto o choque disparado pelo dispositivo, independentemente de ser apropriado ou inapropriado, está associado a efeitos adversos psicológicos ou até à possível deterioração da função cardíaca,[62] por isso, quando indicado CDI, as terapias híbridas com associação de drogas antiarrítmicas e ablação por cateter devem consideradas.[63]

Um paciente que já apresentou episódio de taquicardia ventricular associado à parada cardíaca ou síncope já se configura como profilaxia secundária, sendo a redução de mortalidade comprovada em estudos na década passada.[64,66]

A diretriz brasileira de dispositivos cardíacos implantáveis[67] recomenda o implante do CDI em pacientes com TV sustentada espontânea, disfunção ventricular importante (FEVE < 35%) e expectativa de vida de pelo menos 1 ano (classe I). Possivelmente indicado em pacientes com TV sustentada espontânea refratária a outras terapêuticas e expectativa de vida de pelo menos 1 ano (classe IIa). Nos pacientes com TV incessante, o implante do CDI está contraindicado (classe III) até o controle clínico com ablação ou drogas antiarrítmicas, visto que, sem esse controle, o paciente estaria sujeito a múltiplos choques e respectivos efeitos deletérios.

5.2.5 Tratamento não farmacológico: ablação por cateter de taquicardia ventricular

Integra o tratamento híbrido adicionado às drogas antiarrítmicas que buscam a prevenção da recorrência da taquicardia ventricular.[68] A indicação clássica de ablação por cateter está naqueles casos de taquicardia ventricular sustentada monomórfica, incluindo as TV interrompidas por choque do CDI que recorrem apesar da terapia antiarrítmica e a indicação de ablação em caráter de urgência naqueles casos de tempestade elétrica que não são controlados com drogas antiarrítmicas.[57,69] A ablação também pode ser indicada após episódio inicial, principalmente naqueles pacientes que serão submetidos a implante do CDI, buscando a redução das terapias e evitando o possível dano miocárdico gerado pelo choque.[70,71] A seleção de pacientes a candidatos para a ablação por cateter de TV deve considerar os riscos e benefícios do procedimento determinados pelas características dos pacientes, condições técnicas disponíveis e experiência dos operadores em determinado laboratório de eletrofisiologia.[72] O Quadro 52.2 resume as indicações para ablação por cateter das taquicardias ventriculares.

O objetivo da ablação é destruir o tecido miocárdico viável junto à cicatriz (Figura 52.16), responsável pelo circuito de reentrada, para cuja identificação são utilizadas técnicas diferentes de mapeamento.

Nos casos de TV hemodinamicamente tolerada, o mapeamento do circuito é possível durante taquicardia utilizando-se análise dos eletrogramas bipolares e técnicas de estimulação para encarrilhamento da taquicardia e identificação do istmo protegido. Outra ferramenta é a utilização dos sistemas de mapeamento eletroanatômico com a construção do mapa de ativação da taquicardia identificando o local da saída do circuito (Figura 52.17).

As taquicardias ventriculares monomórficas sustentadas podem ser mapeáveis ou não mapeáveis durante procedimento de ablação. As não mapeáveis o são devido à má tolerância hemodinâmica ou à falta de sustentação da taquicardia.

Em um grande estudo multicêntrico de ablação de TV em pacientes com miocardiopatia isquêmica,[73] o número mediano de TVs induzidas por paciente foi de três. Pelo menos uma morfologia de TV foi mapeável em 154 (67%) pacientes, mas somente 72 (31%) apresentavam apenas TV mapeáveis. A maioria dos pacientes apresentava TV não mapeável, 31% com apenas TVs não mapeáveis e 38% apresentavam ambas mapeáveis e não mapeáveis. Nesse estudo, o principal motivo para a TV ser não mapeável foi hipotensão em 78% e TV sustentada não passível de indução em 22%.

O cenário ideal para a ablação da taquicardia é quando esta é induzida, reprodutível, sustentada e bem tolerada. O mapeamento durante taquicardia busca áreas de atividade pré-sistólica ou diastólicas contínuas, podendo-se utilizar manobras de encarrilhamento para documentar o local do circuito em que o cateter está posicionado e, quando a energia de RF é aplicada no istmo protegido da taquicardia (área de atividade contínua ou isolada mesodiastólica), observa-se rápida interrupção da

QUADRO 52.2 Indicações de ablação por cateter das arritmias ventriculares

PACIENTES COM CARDIOPATIA ESTRUTURAL (INCLUINDO IAM PRÉVIO, MIOCARDIOPATIA DILATADA E DISPLASIA ARRITMOGÊNICA DO VD)

Ablação por cateter de TV é recomendada:

1. TV sustentada monomórfica sintomática, incluindo TVs interrompidas por CDI, que recorrem apesar de terapia antiarrítmica ou quando as drogas antiarrítmicas não são toleradas ou não são desejadas (recomendação independentemente de TV ser estável ou instável ou se múltiplas TVs).
2. Para controle de TV incessante monomórfica ou tempestade elétrica que não está relacionado à causa reversível.
3. Pacientes com extrassístoles monomórficas frequentes e TV não sustentada ou TV sustentada que presumivelmente causem disfunção ventricular.
4. TV por reentrada ramo-a-ramo ou interfascicular.
5. TV polimórfica recorrente sustentada e FV refratária às drogas antiarrítmicas quando se suspeita de ser originada por um gatilho que pode ser alvo de ablação.

Ablação por cateter pode ser considerada

1. Em pacientes com um ou mais episódios de TV monomórfica sustentada apesar de terapia com droga da classe I ou III;
2. Pacientes com TV monomórfica sustentada devido a IAM prévio que tem FEVE maior que 30% e expectativa de vida de pelo menos 1 ano, sendo uma alternativa aceitável para terapia com amiodarona.
3. Em pacientes com TV monomórfica sustentada hemodinamicamente tolerada devido a IAM prévio com FE preservada (> 35%) mesmo que não tenham apresentado falha na terapia antiarrítmica.

Ablação por cateter de TV é contraindicada

1. Presença de trombo móvel no ventrículo (nesse caso, a ablação epicárdica pode ser considerada).
2. Extrassístoles ou TV não sustentada assintomáticas que presumivelmente não causam ou contribuem para disfunção ventricular.
3. TV devido a causas transitórias ou reversíveis como isquemia aguda, hipercalemia e *torsades de pointes* induzidas por drogas.

Fonte: Adaptado do Consenso de Experts (EHRA/HRS, do inglês European Heart Rhythm Association/Heart Rhythm Society) para Ablação por Cateter de Arritmias Ventriculares.[1] FV: fibrilação ventricular; TV: taquicardia ventricular; IAM: infarto agudo do miocárdio; VD: ventrículo direito; FE: fração de ejeção.

taquicardia, frequentemente a TV deixando de ser passível de indução após extensão da lesão neste local.

Quando a TV é não mapeável devido à instabilidade hemodinâmica, podem-se utilizar drogas antiarrítmicas para alentecer seu circuito, tornando-as bem toleradas, porém isso pode deixar a TV passível de não indução ou mantê-la mal tolerada. Outra alternativa, é utilizar drogas vasoativas para evitar que o paciente apresente instabilidade hemodinâmica durante taquicardia. Existem relatos do uso de dispositivos de assistência circulatória durante ablação de TV mal tolerada.[74,75] O mapeamento do substrato facilitado pelos sistemas de mapeamento eletroanatômico e as técnicas de *pace-mapping* são úteis durante a ablação de TVs não mapeáveis ou mesmo naqueles casos em que se evidenciem várias morfologias de TV relacionadas às cicatrizes existentes no miocárdio.

O mapeamento do substrato inicia com a identificação da cicatriz ventricular, baseado na voltagem do eletrograma bipolar em um mapa eletroanatômico do ventrículo de interesse. São definidas como "cicatriz densa" áreas onde o eletrograma apresenta voltagem muito baixa (< 0,5 mV), e "zona da borda" aquelas onde o eletrograma apresenta voltagem intermediária (entre 0,5 e 1,5 mV). Geralmente, a área da cicatriz é extensa e, para limitar a extensão da ablação, são utilizadas técnicas de *pace-mapping* associadas ou não ao sistema de mapeamento eletroanatômico. O *pace-mapping* pode identificar o local da saída do circuito, onde, ao estimular determinado local do ventrículo, compara-se a morfologia do QRS estimulado com a morfologia da TV registrada previamente, sendo mais adequado quanto mais parecido for com a morfologia do QRS estimulado; já a entrada do circuito pode ser uma região com *pace-mapping* bastante diferente daquela da taquicardia.[76] O mapeamento eletrofisiológico também permite a identificação dos possíveis istmos para o circuito da taquicardia. Analisando-se os eletrogramas bipolares durante ritmo sinusal ou estimulação ventricular, podem-se evidenciar áreas de potenciais tardios fracionados, potenciais diastólicos isolados ou duplo potencial.[60] Essas áreas, quando junto à cicatriz, podem significar a evidência dos canais de condução lenta necessários para a reentrada que origina a taquicardia, tornando-se um alvo para ablação[77,78] (Figura 52.18). A ecocardiografia intracardíaca também pode ser útil para demonstrar a distribuição da cicatriz durante o procedimento.[79]

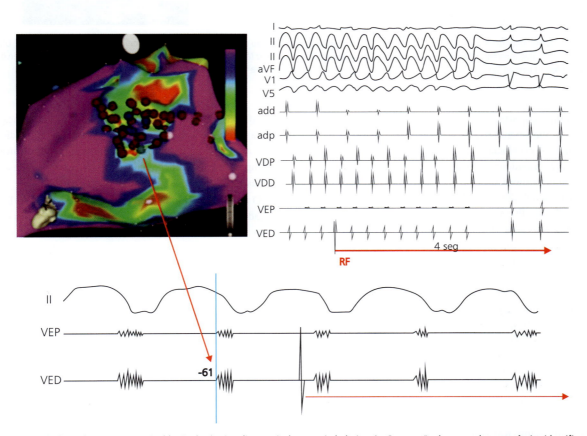

FIGURA 52.16 Estratégias de mapeamento e ablação de taquicardia ventricular associada à cicatriz. Construção de mapa eletroanatômico identificando os possíveis canais dentro da cicatriz (vermelho demonstra cicatriz e púrpura tecido saudável), sendo, então, induzida a TV; e evidência de áreas com potenciais diastólicos e pré-sistólicos que sugerem o istmo protegido e a saída, sendo realizada aplicação de radiofrequência (RF) neste local com interrupção da TV, que confirma essa hipótese.

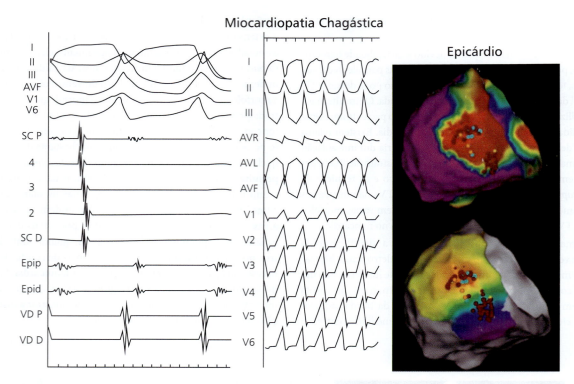

FIGURA 52.17 Mapeamento eletrofisiológico e eletroanatômico de voltagem e ativação no epicárdio em paciente com miocardiopatia chagásica. Observa-se o circuito da taquicardia em istmo formado entre o anel da válvula mitral e a cicatriz (áreas em vermelho em mapa superior). O mapa de ativação durante TV (mapa inferior) demonstra que a ativação ocorre da região superior (vermelho) para a inferior (púrpura).

Um ponto importante nas ablações de TV relacionadas à cicatriz é o conhecimento o mais preciso possível do substrato arritmogênico. A evidência de aneurismas nos exames de imagem do ventrículo, a evidência de placas de cicatriz epicárdica, endocárdica ou intramiocárdica em RM com realce tardio realizada previamente à ablação e a evidência precisa da cardiopatia relacionada à TV facilitam o planejamento do procedimento e a determinação da abordagem mais adequada a ser realizada.

Em pacientes com miocardiopatia isquêmica e cicatriz subendocárdica, geralmente o mapeamento da superfície endocárdica dos ventrículos por acesso aórtico retrógrado ou transeptal é suficiente para a eliminação dos diferentes circuitos da taquicardia. Entretanto, especialmente em pacientes com miocardiopatia não isquêmica, como a chagásica (Figura 52.19) em nosso meio, a prevalência de circuitos epicárdicos é alta, sendo necessária a abordagem dessa superfície, o que é obtido mediante punção percutânea subxifoide e abordagem epicárdica.[80] A abordagem epicárdica pode ser exclusiva ou associada à endocárdica, sendo que características eletrocardiográficas,[81,82] características clínicas relacionadas com a etiologia da cardiopatia, a análise do substrato mediante RM realizada antes do procedimento[83] e a análise de mapa eletroanatômico endocárdico unipolar[84] podem indicar se essa abordagem deve ser escolhida inicialmente. A análise do ECG pode apresentar algumas limitações na identificação de TVs epicárdicas.[85] Uma delas é a presença de cirurgia ou miopericardite prévias com aderências epicárdicas. As técnicas de ablação são similares à abordagem endocárdica, sendo importante a definição da proximidade do local de ablação com as artérias coronárias e com o nervo frênico.

O resultado agudo do procedimento de ablação de TV relacionado à cardiopatia estrutural é avaliado com base na estimulação ventricular programada, empregando-se até três extraestímulos em um ou mais locais dos ventrículos. O resultado que deve ser buscado depois do teste pós-ablação não é claramente definido. Três respostas Podem ser consideradas sucesso:

1. TV clínica não passível de indução;
2. Modificação no ciclo das TV induzidas (eliminação de todas as TV com ciclo igual ou maior à TV clínica); ou
3. Nenhuma morfologia de taquicardia não passível de indução.[86]

Entretanto, a necessidade de um protocolo mais agressivo para induzir uma taquicardia de fácil indução prévia também pode ser considerada como sucesso do procedimento. A recomendação da diretriz de ablação de TV[1] é de, quando uma TV clínica ou presumivelmente clínica é documentada e induzida no início do procedimento de modo adequado, o objetivo mínimo da ablação é eliminar a indução dessa taquicardia na

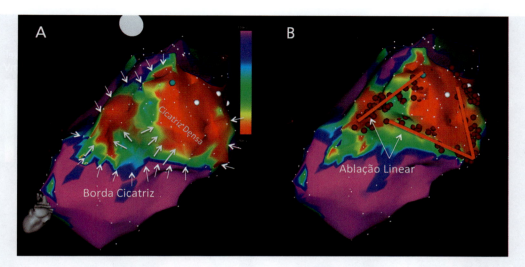

FIGURA 52.18 Técnicas de modificação do substrato utilizadas em TV não mapeáveis. Realizada construção de mapa eletroanatômico de voltagem com identificação das áreas de tecido saudável (púrpura) e cicatricial (vermelho), sendo realizada ablação linear na borda da cicatriz.

estimulação pós-procedimento, entretanto a eliminação completa de todas as morfologias de TV pode não ser o objetivo primário do procedimento.

5.2.5.1 Principais estudos multicêntricos de ablação de taquicardia ventricular

Cooled RF Multi-center Investigators Group[87] Foram estudados, entre 1995 e 1997, 146 pacientes de 18 instituições incluídos após apresentarem dois ou mais episódios de TV sustentada monomórfica. A técnica utilizada para a ablação foi o mapeamento durante taquicardia com encarrilhamento, identificação de potenciais mesodiastólicos ou pré-sistólicos e também *pace-mapping* e a ablação era realizada com a utilização de cateter irrigado fechado. O objetivo da ablação era eliminar todas as morfologias de TV. A fração de ejeção do VE do grupo era de 31 ± 13%, 82% dos pacientes apresentavam doença arterial coronária. Cento e seis pacientes tinham CDI implantado antes da ablação e outros nove o tiveram implantado após o procedimento (79% do total de 146 pacientes). A TV não foi passível de indução em 126 pacientes (89%), sendo em média 3 ± 2 morfologias. Foram necessárias duas sessões em 14 pacientes. O sucesso da ablação (eliminação de todas as TV mapeáveis) foi obtido em 106 (75%) pacientes e nenhuma TV foi mais passível de indução em 59 (41%). Ocorreram complicações em 12 (8%) pacientes, com quatro mortes (2,7%, cada morte com uma causa diferente: AVE, tamponamento, lesão valvar e infarto do miocárdio). Após a alta, a maioria dos pacientes seguiu com o mesmo esquema antiarrítmico anterior. Em um seguimento de 243 ± 153 dias, 66 (46%) pacientes apresentaram recorrência com um ou mais episódios de TV. O tempo médio para recorrência foi de 24 dias. Observou-se uma redução de > 75% dos episódios de TV em 81% dos pacientes. Vinte e dois pacientes morreram no seguimento, pelas seguintes causas: duas não cardíacas, 16 cardíacas não arrítmicas (insuficiência cardíaca) e quatro presumivelmente por arritmia ventricular. A idade do paciente e o número de TV induzidas foram associados à maior mortalidade.

SMASH-VT Ablação Profilática para a Prevenção de Terapia com Desfibrilador[70]

Estudo que incluiu 128 pacientes entre 2000 e 2004, com IAM há pelo menos 1 mês, submetidos a implante de CDI por fibrilação ventricular (FV), TV instável ou síncope com TV induzida em estudo eletrofisiológico (EEF) e pacientes com CDI implantado para profilaxia primária, que receberam uma terapia apropriada, excluídos aqueles sob uso de drogas antiarrítmicas das classes I e III. Após a inclusão, os pacientes foram randomizados em dois grupos de 64 indivíduos: controle e o de ablação do substrato em ritmo sinusal. A média de idade foi de 67 anos; 18% tinham FV como indicação; 49% TV instável; 21% síncope com TV em EEF; e 12%, tratamento apropriado de CDI. A ablação foi realizada com cateter convencional em 10 (16%) pacientes e irrigado em 48 (79%). Em três pacientes (5%), não se evidenciou cicatriz endocárdica, não sendo aplicado RF nesses pacientes. Foram observadas complicações em três pacientes: derrame pericárdico sem tamponamento tratado de maneira conservadora, piora da insuficiência cardíaca e trombose venosa profunda. No seguimento de 22,5 ± 5,5 meses, oito pacientes (12%) no grupo ablação e 21 (33%) no grupo controle tiveram pelo menos um episódio de terapia apropriada do CDI (P = 0,007). Ocorreram tempestades elétricas em 4 (6%) pacientes com ablação e em 12 (19%) no grupo controle (P = 0,06). Não se observou diferença na mortalidade entre os dois grupos (9% *versus* 17%; P = 0,29). O consenso da EHRA/HRS define a ablação profilática como procedimento em investigação, sendo ainda necessários novos estudos para essa abordagem.[6]

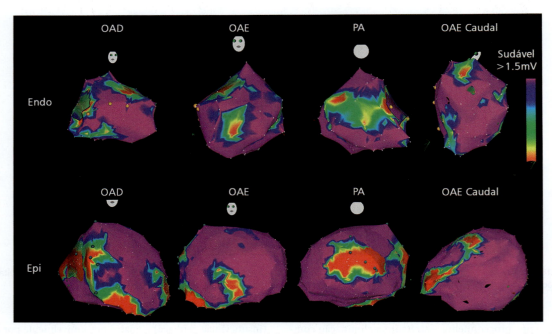

FIGURA 52.19 Mapa eletroanatômico endocárdio (painel superior) e epicárdico (painel inferior) em paciente com miocardiopatia chagásica. Observa-se extensão maior da cicatriz (área em vermelho) na superfície epicárdica.

Multi-centre Themocool Ventricular Tachycardia Ablation Trial[73] Estudo multicêntrico que incluiu 231 pacientes com TV recorrente (mediana de 11 episódios nos últimos 6 meses) para ablação com cateter irrigado aberto guiado por mapeamento eletroanatômico, utilizando mapeamento do substrato e mapeamento da taquicardia com encarrilhamento. A fração de ejeção do VE média foi de 25% e a idade, de 68%. Os pacientes tinham falha prévia de amiodarona (70%) e eram portadores de CDI (94%) na maioria dos casos. O EEF induziu em uma mediana de três TV, sendo pelo menos uma não mapeável em 69% dos pacientes. A ablação aboliu pelo menos uma TV em 81% dos pacientes e todas as TV em 49% deles. Em um seguimento de 6 meses, 51% dos pacientes apresentaram recorrência de TV. Embora a recorrência tenha sido comum, a frequência de episódios de TV foi diminuída em um número substancial de pacientes. Naqueles com CDI, o número médio de terapias, quando comparados os 6 meses anteriores aos 6 posteriores, reduziu-se de 11 para 0 e 67% dos pacientes tiveram redução de > 75% dos episódios. A mortalidade relacionada ao procedimento foi de 3% com seis dos sete óbitos por TV incontrolável. Foram observadas complicações não fatais em 7%, sendo elas insuficiência cardíaca, aumento de insuficiência mitral e complicações vasculares. A mortalidade em 1 ano foi de 15%, com 38% por arritmia ventricular e 35% por insuficiência cardíaca. A presença de TV mapeável foi associada à menor mortalidade.

Euro-VT Study[88] Estudo que incluiu 63 pacientes de oito instituições europeias submetidos à ablação de TV recorrente utilizando sistema de mapeamento eletroanatômico e cateter irrigado aberto. O número médio de episódios de TV nos últimos 6 meses era de 17, a idade média de 64 ± 9 anos e FEVE 30 ± 13% com 67% dos pacientes portando CDI. Foi induzida uma média de três TV por paciente, em 63% deles pelo menos uma não era mapeável. Pelo menos uma TV sofreu ablação em 81% dos pacientes e todas TV induzidas sofreram ablação em aproximadamente 50% dos pacientes. Em um seguimento médio de 12 ± 3 meses, 51% dos pacientes ficaram livres de recorrência de TV. O número de terapias do CDI se reduziu de 60 ± 70 antes da ablação para 14 ± 15 em 6 meses após a ablação (P = 0,02). Não se observaram mortes relacionadas ao procedimento, um paciente teve parada cardíaca e morreu de insuficiência cardíaca 2 meses após. Complicações não fatais ocorreram em 5%, sendo o hematoma na coxa a mais comum. Cinco pacientes (8%) morreram no seguimento de 12 meses, dois com insuficiência cardíaca, um após transplante cardíaco e outro por câncer de esôfago.

Epicardial Ablation for Ventricular Tachycardia – A European Multicenter Study[89] Registro Europeu que incluiu seis centros com alto volume de ablações de taquicardia ventricular com o objetivo de avaliar a efetividade e segurança da ablação epicárdica percutânea. Foram coletados dados de 218 pacientes, a maioria com miocardiopatia isquêmica (39%), mas também pacientes com miocardiopatia dilatada idiopática (30,7%) e displasia arritmogênica do VD (6%). Foram também incluídos pacientes com coração estruturalmente normal (22%). Não se observaram óbitos associados ao procedimento, oito pacientes (3,7%) apresentaram tamponamento cardíaco, com dois necessitando de cirurgia. Em um seguimento de 17,3 ± 18 meses,

31,4% dos pacientes apresentaram recorrência de TV, índice semelhante entre as diferentes cardiopatias.

Prospective Heart Centre of Leipzig VT (HELP-VT) Study[90] Estudo multicêntrico europeu com 227 pacientes (164 com miocardiopatia isquêmica e 63 não isquêmica), com FEVE de 32,7 ± 1,2% e 28,1% respectivamente, submetidos à ablação por taquicardia ventricular recorrente, sendo que 44,5% se apresentavam em tempestade elétrica, isto é mais de 3 episódios distintos de TV em 24 horas. Alguns pacientes com miocardiopatia não isquêmica (30,8%) foram submetidos à ablação epicárdica. Não foi obtida nenhuma TV não passível de indução em 77,4% dos isquêmicos e 66,7% dos não isquêmicos. Seis (3,7%) pacientes no grupo não isquêmicos e três (4,8%) no isquêmicos faleceram durante a internação hospitalar. Em um seguimento mediano de 27 e 20 meses, respectivamente, 43% dos pacientes isquêmicos e 23% dos não isquêmicos ficaram livres de recorrência. Falha na eliminação de todas as taquicardias foi preditor independente de recorrência de TV no segundo grupo.

6 CONSIDERAÇÕES FINAIS

As taquicardias ventriculares são um tipo de arritmia relativamente comum e a sua evidência eletrocardiográfica é de uma taquicardia com QRS alargado. Geralmente, estão associadas à cardiopatia estrutural como a miocardiopatia isquêmica, mas também pode ocorrer em pacientes sem cardiopatia estrutural, as chamadas TV idiopáticas. A TV também pode ser polimórfica. A ocorrência de taquicardia ventricular, principalmente em pacientes com cardiopatia, pode estar associada a um risco de morte súbita. Na unidade de emergência, sempre que se evidencia TV com instabilidade hemodinâmica, deve-se realizar a cardioversão elétrica; nos casos estáveis, a cardioversão e as drogas antiarrítmicas podem ser utilizadas. A investigação diagnóstica está baseada principalmente na documentação eletrocardiográfica da taquicardia, na investigação de presença ou não de cardiopatia estrutural e nas características da cardiopatia identificada. Para isso, a ecocardiografia e a RM cardíaca têm um papel importante. O tratamento das taquicardias ventriculares após a reversão baseia-se na identificação dos indivíduos com potencial risco de morte súbita para serem submetidos a implante de cardiodesfibrilador e na prevenção de novos episódios de taquicardia, sintomáticos ou não, utilizando-se abordagem farmacológica com drogas como as antiarrítmicas, e não farmacológica com a ablação por cateter.

REFERÊNCIAS BIBLIOGRÁFICAS

1. Aliot EM, Stevenson WG, Almendral-Garrote JM, Bogun F, Calkins CH, Delacretaz E et al. EHRA/HRS Expert Consensus on Catheter Ablation of Ventricular Arrhythmias: developed in a partnership with the European Heart Rhythm Association (EHRA), a Registered Branch of the European Society of Cardiology (ESC), and the Heart Rhythm Society (HRS); in collaboration with the American College of Cardiology (ACC) and the American Heart Association (AHA). Heart rhythm: the official journal of the Heart Rhythm Society. 2009;6(6):886-933.
2. Zipes DP, Camm AJ, Borggrefe M, Buxton AE, Chaitman B, Fromer M, et al. ACC/AHA/ESC 2006 Guidelines for Management of Patients With Ventricular Arrhythmias and the Prevention of Sudden Cardiac Death: a report of the American College of Cardiology/American Heart Association Task Force and the European Society of Cardiology Committee for Practice Guidelines (writing committee to develop Guidelines for Management of Patients With Ventricular Arrhythmias and the Prevention of Sudden Cardiac Death): developed in collaboration with the European Heart Rhythm Association and the Heart Rhythm Society. Circulation. 2006;114(10):e385-484.
3. Leitz N, Khawaja Z, Been M. Slow ventricular tachycardia. Bmj. 2008;337:a424.
4. Neumar RW, Otto CW, Link MS, Kronick SL, Shuster M, Callaway CW et al. Part 8: adult advanced cardiovascular life support: 2010 American Heart Association Guidelines for Cardiopulmonary Resuscitation and Emergency Cardiovascular Care. Circulation. 2010;122(18 Suppl 3):S729-67.
5. Brugada P, Brugada J, Mont L, Smeets J, Andries EW. A new approach to the differential diagnosis of a regular tachycardia with a wide QRS complex. Circulation. 1991;83(5):1649-59.
6. Vereckei A, Duray G, Szenasi G, Altemose GT, Miller JM. New algorithm using only lead aVR for differential diagnosis of wide QRS complex tachycardia. Heart rhythm: the official journal of the Heart Rhythm Society. 2008;5(1):89-98.
7. Marill KA. Diagnostic testing and the average absolute likelihood ratio: application to diagnosing wide QRS complex tachycardia and other ED diseases. The American journal of emergency medicine. 2012;30(9):1895-906.
8. Haissaguerre M, Shoda M, Jais P, Nogami A, Shah DC, Kautzner J et al. Mapping and ablation of idiopathic ventricular fibrillation. Circulation. 2002;106(8):962-7.
9. Van Herendael H, Zado ES, Haqqani H, Tschabrunn CM, Callans DJ, Frankel DS et al. Catheter ablation of ventricular fibrillation: importance of left ventricular outflow tract and papillary muscle triggers. Heart rhythm: the official journal of the Heart Rhythm Society. 2014.
10. Yalin K, Golcuk E, Buyukbayrak H, Yilmaz R, Arslan M, Dursun M et al. Infarct Characteristics by CMR Identifies Substrate for Monomorphic VT in Post-MI Patients with Relatively Preserved Systolic Function and ns-VT. Pacing and clinical electrophysiology: PACE. 2013.
11. Desjardins B, Crawford T, Good E, Oral H, Chugh A, Pelosi F et al. Infarct architecture and characteristics on delayed enhanced magnetic resonance imaging and electroanatomic mapping in patients with postinfarction ventricular arrhythmia. Heart rhythm: the official journal of the Heart Rhythm Society. 2009;6(5):644-51.
12. Lin LY, Su MY, Chen JJ, Lai LP, Hwang JJ, Tseng CD et al. Conductive channels identified with contrast-enhanced MR imaging predict ventricular tachycardia in systolic heart failure. JACC Cardiovascular imaging. 2013;6(11):1152-9.
13. Sasaki T, Miller CF, Hansford R, Zipunnikov V, Zviman MM, Marine JE et al. Impact of nonischemic scar features on local ventricular electrograms and scar-related ventricular tachycardia circuits in patients with nonischemic cardiomyopathy. Circulation Arrhythmia and electrophysiology. 2013;6(6):1139-47.
14. Pisani CF, Lara S, Scanavacca M. Epicardial ablation for cardiac arrhythmias: techniques, indications and results. Current opinion in cardiology. 2014;29(1):59-67.
15. Klem I, Weinsaft JW, Bahnson TD, Hegland D, Kim HW, Hayes B et al. Assessment of myocardial scarring improves risk stratification in patients evaluated for cardiac defibrillator implantation. Journal of the American College of Cardiology. 2012;60(5):408-20.

16. Dawson DK, Hawlisch K, Prescott G, Roussin I, Di Pietro E, Deac M et al. Prognostic role of CMR in patients presenting with ventricular arrhythmias. JACC Cardiovascular imaging. 2013;6(3):335-44.
17. Aljaroudi WA, Flamm SD, Saliba W, Wilkoff BL, Kwon D. Role of CMR imaging in risk stratification for sudden cardiac death. JACC Cardiovascular imaging. 2013;6(3):392-406.
18. te Riele AS, Bhonsale A, James CA, Rastegar N, Murray B, Burt JR et al. Incremental value of cardiac magnetic resonance imaging in arrhythmic risk stratification of arrhythmogenic right ventricular dysplasia/cardiomyopathy-associated desmosomal mutation carriers. Journal of the American College of Cardiology. 2013;62(19):1761-9.
19. Gulati A, Jabbour A, Ismail TF, Guha K, Khwaja J, Raza S et al. Association of fibrosis with mortality and sudden cardiac death in patients with nonischemic dilated cardiomyopathy. JAMA: the journal of the American Medical Association. 2013;309(9):896-908.
20. Neilan TG, Coelho-Filho OR, Danik SB, Shah RV, Dodson JA, Verdini DJ et al. CMR quantification of myocardial scar provides additive prognostic information in nonischemic cardiomyopathy. JACC Cardiovascular imaging. 2013;6(9):944-54.
21. Marra MP, Lazzari MD, Zorzi A, Migliore F, Zilio F, Calore C et al. Impact Of Presence And Amount Of Myocardial Fibrosis By Cardiac Magnetic Resonance On Arrhythmic Outcome And Sudden Cardiac Death In Nonischemic Dilated Cardiomyopathy. Heart rhythm: the official journal of the Heart Rhythm Society. 2014.
22. Mello RP, Szarf G, Schvartzman PR, Nakano EM, Espinosa MM, Szejnfeld D et al. Delayed enhancement cardiac magnetic resonance imaging can identify the risk for ventricular tachycardia in chronic Chagas' heart disease. Arquivos brasileiros de cardiologia. 2012;98(5):421-30.
23. Green JJ, Berger JS, Kramer CM, Salerno M. Prognostic value of late gadolinium enhancement in clinical outcomes for hypertrophic cardiomyopathy. JACC Cardiovascular imaging. 2012;5(4):370-7.
24. Marcus FI, McKenna WJ, Sherrill D, Basso C, Bauce B, Bluemke DA et al. Diagnosis of arrhythmogenic right ventricular cardiomyopathy/dysplasia: proposed modification of the Task Force Criteria. European heart journal. 2010;31(7):806-14.
25. Ducceschi V, Di Micco G, Sarubbi B, Russo B, Santangelo L, Iacono A. Ionic mechanisms of ischemia-related ventricular arrhythmias. Clinical cardiology. 1996;19(4):325-31.
26. Eagle KA, Guyton RA, Davidoff R, Edwards FH, Ewy GA, Gardner TJ, et al. ACC/AHA 2004 guideline update for coronary artery bypass graft surgery: summary article: a report of the American College of Cardiology/American Heart Association Task Force on Practice Guidelines (Committee to Update the 1999 Guidelines for Coronary Artery Bypass Graft Surgery). Circulation. 2004;110(9):1168-76.
27. Badhwar N, Scheinman MM. Idiopathic ventricular tachycardia: Diagnosis and management. Current problems in cardiology. 2007;32(1):7-43.
28. Hai JJ, Lachman N, Syed FF, Desimone CV, Asirvatham SJ. The anatomic basis for ventricular arrhythmia in the normal heart: what the student of anatomy needs to know. Clinical anatomy. 2014.
29. Buxton AE, Waxman HL, Marchlinski FE, Simson MB, Cassidy D, Josephson ME. Right ventricular tachycardia: clinical and electrophysiologic characteristics. Circulation. 1983;68(5):917-27.
30. Nagashima K, Tedrow UB, Koplan BA, Michaud GF, John RM, Epstein LM et al. Reentrant ventricular tachycardia originating from the periaortic region in the absence of overt structural heart disease. Circulation Arrhythmia and electrophysiology. 2014;7(1):99-106.
31. Pellegrini CN, Scheinman MM. Clinical management of ventricular tachycardia. Current problems in cardiology. 2010;35(9):453-504.
32. Marchlinski FE, Deely MP, Zado ES. Sex-specific triggers for right ventricular outflow tract tachycardia. American heart journal. 2000;139(6):1009-13.
33. Nakano M, Ueda M, Ishimura M, Kajiyama T, Hashiguchi N, Kanaeda T, et al. Estimation of the origin of ventricular outflow tract arrhythmia using synthesized right-sided chest leads. Europace: European pacing, arrhythmias, and cardiac electrophysiology: journal of the working groups on cardiac pacing, arrhythmias, and cardiac cellular electrophysiology of the European Society of Cardiology. 2013.
34. Hoffmayer KS, Gerstenfeld EP. Diagnosis and management of idiopathic ventricular tachycardia. Current problems in cardiology. 2013;38(4):131-58.
35. Daniels DV, Lu YY, Morton JB, Santucci PA, Akar JG, Green A et al. Idiopathic epicardial left ventricular tachycardia originating remote from the sinus of Valsalva: electrophysiological characteristics, catheter ablation, and identification from the 12-lead electrocardiogram. Circulation. 2006;113(13):1659-66.
36. Pavlovic N, Knecht S, Kuhne M, Sticherling C. Changing exits in ventricular outflow tract tachycardia. Heart Rhythm: the Official Journal of the Heart Rhythm Society. 2013.
37. Gangadharan V, Sharma D, Ramu V, Paul T. Too much exercise: right ventricular outflow tract tachycardia. The American journal of medicine. 2013.
38. Mont L, Seixas T, Brugada P, Brugada J, Simonis F, Rodriguez LM et al. Clinical and electrophysiologic characteristics of exercise-related idiopathic ventricular tachycardia. The American Journal of Cardiology. 1991;68(9):897-900.
39. Stevenson WG. Current treatment of ventricular arrhythmias: state of the art. Heart Rhythm: the Official Journal of the Heart Rhythm Society. 2013;10(12):1919-26.
40. Atienza F, Arenal A, Perez-David E, Elizaga J, Ortuno JE, Ledesma-Carbayo MJ et al. New diagnostic and therapeutic approaches to treat ventricular tachycardias originating at the summit of the left ventricle: role of merged hemodynamic-MRI and alternative ablation sources. Circulation Arrhythmia and electrophysiology. 2013;6(6):e80-4.
41. Joshi S, Wilber DJ. Ablation of idiopathic right ventricular outflow tract tachycardia: current perspectives. Journal of Cardiovascular Electrophysiology. 2005;16 Suppl 1:S52-8.
42. Yamada T, McElderry HT, Doppalapudi H, Kay GN. Ventricular tachycardia with a myocardial fibre travelling from the origin in the right aortic sinus cusp to the epicardial breakout site of the right ventricular outflow tract. Europace: European pacing, arrhythmias, and cardiac electrophysiology: journal of the working groups on cardiac pacing, arrhythmias, and cardiac cellular electrophysiology of the European Society of Cardiology. 2008;10(4):469-70.
43. Yokokawa M, Good E, Crawford T, Chugh A, Pelosi F, Jr., Latchamsetty R et al. Reasons for failed ablation for idiopathic right ventricular outflow tract-like ventricular arrhythmias. Heart rhythm: the official journal of the Heart Rhythm Society. 2013;10(8):1101-8.
44. Yamada T, Yoshida N, Murakami Y, Okada T, Muto M, Murohara T et al. Electrocardiographic characteristics of ventricular arrhythmias originating from the junction of the left and right coronary sinuses of Valsalva in the aorta: the activation pattern as a rationale for the electrocardiographic characteristics. Heart Rhythm: the Official Journal of the Heart Rhythm Society. 2008;5(2):184-92.
45. Zipes DP, Foster PR, Troup PJ, Pedersen DH. Atrial induction of ventricular tachycardia: reentry versus triggered automaticity. The American Journal of Cardiology. 1979;44(1):1-8.
46. Belhassen B, Rotmensch HH, Laniado S. Response of recurrent sustained ventricular tachycardia to verapamil. British heart journal. 1981;46(6):679-82.
47. Nakagawa H, Beckman KJ, McClelland JH, Wang X, Arruda M, Santoro I et al. Radiofrequency catheter ablation of idiopathic left ventricular tachycardia guided by a Purkinje potential. Circulation. 1993;88(6):2607-17.
48. Knecht S, Sacher F, Wright M, Hocini M, Nogami A, Arentz T et al. Long-term follow-up of idiopathic ventricular fibrillation ablation: a

multicenter study. Journal of the American College of Cardiology. 2009;54(6):522-8.
49. Wang Q, Madhavan M, Viqar-Syed M, Asirvatham SJ. Successful ablation of a narrow complex tachycardia arising from a left ventricular false tendon: Mapping and optimizing energy delivery. Heart Rhythm: the Official Journal of the Heart Rhythm Society. 2014;11(2):321-4.
50. Herkommer B, Fiek M, Reithmann C. Findings on magnetic resonance imaging of fascicular ventricular tachycardia. Journal of interventional cardiac electrophysiology: an international journal of arrhythmias and pacing. 2014;39(1):77-85.
51. Maruyama M, Tadera T, Miyamoto S, Ino T. Demonstration of the reentrant circuit of verapamil-sensitive idiopathic left ventricular tachycardia: direct evidence for macroreentry as the underlying mechanism. Journal of Cardiovascular Electrophysiology. 2001;12(8):968-72.
52. Canan T, Vaseghi M, Girsky MJ, Yang EH. A Complex Rhythm Treated Simply: Fascicular Ventricular Tachycardia. The American Journal of Medicine. 2013.
53. Nishiuchi S, Nogami A, Naito S. A case with occurrence of antidromic tachycardia after ablation of idiopathic left fascicular tachycardia: mechanism of left upper septal ventricular tachycardia. Journal of Cardiovascular Electrophysiology. 2013;24(7):825-7.
54. Yamada T, McElderry HT, Okada T, Murakami Y, Doppalapudi H, Yoshida N et al. Idiopathic focal ventricular arrhythmias originating from the anterior papillary muscle in the left ventricle. Journal of Cardiovascular Electrophysiology. 2009;20(8):866-72.
55. Doppalapudi H, Yamada T, McElderry HT, Plumb VJ, Epstein AE, Kay GN. Ventricular tachycardia originating from the posterior papillary muscle in the left ventricle: a distinct clinical syndrome. Circulation Arrhythmia and Electrophysiology. 2008;1(1):23-9.
56. Seiler J, Lee JC, Roberts-Thomson KC, Stevenson WG. Intracardiac echocardiography guided catheter ablation of incessant ventricular tachycardia from the posterior papillary muscle causing tachycardia-mediated cardiomyopathy. Heart Rhythm: the Official Journal of the Heart Rhythm Society. 2009;6(3):389-92.
57. Natale A, Raviele A, Al-Ahmad A, Alfieri O, Aliot E, Almendral J et al. Venice Chart International Consensus document on ventricular tachycardia/ventricular fibrillation ablation. Journal of Cardiovascular Electrophysiology. 2010;21(3):339-79.
58. de Bakker JM, van Capelle FJ, Janse MJ, Tasseron S, Vermeulen JT, de Jonge N et al. Slow conduction in the infarcted human heart. 'Zigzag' course of activation. Circulation. 1993;88(3):915-26.
59. Oza S, Wilber DJ. Substrate-based endocardial ablation of postinfarction ventricular tachycardia. Heart Rhythm: the Official Journal of the Heart Rhythm Society. 2006;3(5):607-9.
60. Ciaccio EJ, Ashikaga H, Coromilas J, Hopenfeld B, Cervantes DO, Wit AL et al. Model of bipolar electrogram fractionation and conduction block associated with activation wavefront direction at infarct border zone lateral isthmus boundaries. Circulation Arrhythmia and Electrophysiology. 2014;7(1):152-63.
61. Connolly SJ, Dorian P, Roberts RS, Gent M, Bailin S, Fain ES et al. Comparison of beta-blockers, amiodarone plus beta-blockers, or sotalol for prevention of shocks from implantable cardioverter defibrillators: the OPTIC Study: a randomized trial. JAMA: the Journal of the American Medical Association. 2006;295(2):165-71.
62. Poole JE, Johnson GW, Hellkamp AS, Anderson J, Callans DJ, Raitt MH et al. Prognostic importance of defibrillator shocks in patients with heart failure. N Engl J Med. 2008;359(10):1009-17.
63. John RM, Stevenson WG. Ventricular arrhythmias in patients with implanted cardioverter defibrillators. Trends in cardiovascular medicine. 2012;22(7):169-73.
64. Kuck KH, Cappato R, Siebels J, Ruppel R. Randomized comparison of antiarrhythmic drug therapy with implantable defibrillators in patients resuscitated from cardiac arrest: the Cardiac Arrest Study Hamburg (CASH). Circulation. 2000;102(7):748-54.
65. Connolly SJ, Gent M, Roberts RS, Dorian P, Roy D, Sheldon RS et al. Canadian implantable defibrillator study (CIDS): a randomized trial of the implantable cardioverter defibrillator against amiodarone. Circulation. 2000;101(11):1297-302.
66. A comparison of antiarrhythmic-drug therapy with implantable defibrillators in patients resuscitated from near-fatal ventricular arrhythmias. The antiarrhythmics versus implantable defibrillators (AVID) investigators. N Engl J Med. 1997;337(22):1576-83.
67. Filho MM, Zimerman LI, Lorga AM, Vasconcelos JTMd, RassiJr A. Guidelines for Implantable Electronic Cardiac Devices of the Brazilian Society of Cardiology. Arquivos brasileiros de cardiologia. 2007;89(6):e210-e38.
68. Ling Z, Hari A, Tandri H. VT ablation: New Developments and Approaches. Current treatment options in cardiovascular medicine. 2014;16(4):297.
69. Jared Bunch T, Peter Weiss J, Crandall BG, Day JD, May HT, Bair TL et al. Patients treated with catheter ablation for ventricular tachycardia after an ICD shock have lower long-term rates of death and heart failure hospitalization than do patients treated with medical management only. Heart rhythm: the Official Journal of the Heart Rhythm Society. 2013.
70. Reddy VY, Reynolds MR, Neuzil P, Richardson AW, Taborsky M, Jongnarangsin K et al. Prophylactic catheter ablation for the prevention of defibrillator therapy. N Engl J Med. 2007;357(26):2657-65.
71. Kuck KH, Schaumann A, Eckardt L, Willems S, Ventura R, Delacretaz E et al. Catheter ablation of stable ventricular tachycardia before defibrillator implantation in patients with coronary heart disease (VTACH): a multicentre randomised controlled trial. Lancet. 2010;375(9708):31-40.
72. Tokuda M, Tedrow UB, Kojodjojo P, Inada K, Koplan BA, Michaud GF et al. Catheter ablation of ventricular tachycardia in nonischemic heart disease. Circulation Arrhythmia and electrophysiology. 2012;5(5):992-1000.
73. Stevenson WG, Wilber DJ, Natale A, Jackman WM, Marchlinski FE, Talbert T et al. Irrigated radiofrequency catheter ablation guided by electroanatomic mapping for recurrent ventricular tachycardia after myocardial infarction: the multicenter thermocool ventricular tachycardia ablation trial. Circulation. 2008;118(25):2773-82.
74. Bunch TJ, Darby A, May HT, Ragosta M, Lim DS, Taylor AM et al. Efficacy and safety of ventricular tachycardia ablation with mechanical circulatory support compared with substrate-based ablation techniques. Europace: European pacing, arrhythmias, and cardiac electrophysiology: Journal of the Working Groups on Cardiac Pacing, Arrhythmias, and Cardiac Cellular Electrophysiology of the European Society of Cardiology. 2012;14(5):709-14.
75. Reddy YM, Chinitz L, Mansour M, Bunch TJ, Mahapatra S, Swarup V et al. Percutaneous left ventricular assist devices in ventricular tachycardia ablation: a multicenter experience. Circulation Arrhythmia and Electrophysiology. 2014.
76. de Chillou C, Groben L, Magnin-Poull I, Andronache M, Magdi Abbas M, Zhang N et al. Localizing the critical isthmus of post-infarct ventricular tachycardia: the value of pace mapping during sinus rhythm. Heart Rhythm: the Official Journal of the Heart Rhythm Society. 2013.
77. Nayyar S, Wilson L, Ganesan AN, Sullivan T, Kuklik P, Chapman D et al. High-density mapping of ventricular scar: a comparison of ventricular tachycardia (VT) supporting channels with channels that do not support VT. Circulation Arrhythmia and Electrophysiology. 2014;7(1):90-8.
78. Jais P, Maury P, Khairy P, Sacher F, Nault I, Komatsu Y et al. Elimination of local abnormal ventricular activities: a new end point for substrate modification in patients with scar-related ventricular tachycardia. Circulation. 2012;125(18):2184-96.

79. Hussein A, Jimenez A, Ahmad G, Mesubi O, Klein T, Gurm G et al. Assessment of Ventricular Tachycardia Scar Substrate by Intracardiac Echocardiography. Pacing and clinical electrophysiology: PACE. 2013.
80. Sosa E, Scanavacca M, d'Avila A, Oliveira F, Ramires JA. Nonsurgical transthoracic epicardial catheter ablation to treat recurrent ventricular tachycardia occurring late after myocardial infarction. Journal of the American College of Cardiology. 2000;35(6):1442-9.
81. Valles E, Bazan V, Marchlinski FE. ECG criteria to identify epicardial ventricular tachycardia in nonischemic cardiomyopathy. Circulation Arrhythmia and Electrophysiology. 2010;3(1):63-71.
82. Berruezo A, Mont L, Nava S, Chueca E, Bartholomay E, Brugada J. Electrocardiographic recognition of the epicardial origin of ventricular tachycardias. Circulation. 2004;109(15):1842-7.
83. Bogun FM, Desjardins B, Good E, Gupta S, Crawford T, Oral H et al. Delayed-enhanced magnetic resonance imaging in nonischemic cardiomyopathy: utility for identifying the ventricular arrhythmia substrate. Journal of the American College of Cardiology. 2009;53(13):1138-45.
84. Hutchinson MD, Gerstenfeld EP, Desjardins B, Bala R, Riley MP, Garcia FC et al. Endocardial unipolar voltage mapping to detect epicardial ventricular tachycardia substrate in patients with nonischemic left ventricular cardiomyopathy. Circulation Arrhythmia and electrophysiology. 2011;4(1):49-55.
85. Martinek M, Stevenson WG, Inada K, Tokuda M, Tedrow UB. QRS characteristics fail to reliably identify ventricular tachycardias that require epicardial ablation in ischemic heart disease. Journal of Cardiovascular Electrophysiology. 2012;23(2):188-93.
86. Carbucicchio C, Santamaria M, Trevisi N, Maccabelli G, Giraldi F, Fassini G et al. Catheter ablation for the treatment of electrical storm in patients with implantable cardioverter-defibrillators: short- and long-term outcomes in a prospective single-center study. Circulation. 2008;117(4):462-9.
87. Calkins H, Epstein A, Packer D, Arria AM, Hummel J, Gilligan DM et al. Catheter ablation of ventricular tachycardia in patients with structural heart disease using cooled radiofrequency energy: results of a prospective multicenter study. Cooled RF Multi Center Investigators Group. Journal of the American College of Cardiology. 2000;35(7):1905-14.
88. Tanner H, Hindricks G, Volkmer M, Furniss S, Kuhlkamp V, Lacroix D et al. Catheter ablation of recurrent scar-related ventricular tachycardia using electroanatomical mapping and irrigated ablation technology: results of the prospective multicenter Euro-VT-study. Journal of Cardiovascular Electrophysiology. 2010;21(1):47-53.
89. Della Bella P, Brugada J, Zeppenfeld K, Merino J, Neuzil P, Maury P et al. Epicardial ablation for ventricular tachycardia: a European multicenter study. Circulation Arrhythmia and Electrophysiology. 2011;4(5):653-9.
90. Dinov B, Fiedler L, Schonbauer R, Bollmann A, Rolf S, Piorkowski C et al. Outcomes in catheter ablation of ventricular tachycardia in dilated nonischemic cardiomyopathy compared with ischemic cardiomyopathy: results from the Prospective Heart Centre of Leipzig VT (HELP-VT) Study. Circulation. 2014;129(7):728-36.

Bradiarritmias e Marca-Passo

53

Martino Martinelli Filho
Silvana Angelina D'Orio Nishioka
Anísio Pedrosa

1. Introdução
2. Conceitos básicos
   2.1 Classificação das bradiarritmias
      2.1.1 Disfunção do nódulo sinoatrial
         2.1.1.1 Bradicardia sinusal, pausa ou parada sinusal
         2.1.1.2 Bloqueio sinoatrial
         2.1.1.3 Síndrome bradi-taquicardia (SBT)
      2.1.2 Distúrbios da condução atrioventricular e intraventricular
         2.1.2.1 Bloqueio atrioventricular
         2.1.2.2 Distúrbio da condução intraventricular e bradicardia intermitente
         2.1.2.3 Assistolia intermitente e síncope
3. Bradicardia do atleta
   3.1 Abordagem diagnóstica das bradiarritmias
      3.1.1 Avaliação complementar
         3.1.1.1 Monitoração eletrocardiográfica (Holter)
         3.1.1.2 Monitoração eletrocardiográfica contínua (Looper)
         3.1.1.3 Estudo eletrofisiológico (EEF)
         3.1.1.4 Teste ergométrico (TE)
         3.1.1.5 Teste de inclinação (TI)
         3.1.1.6 Massagem do seio carotídeo
   4.1 Terapêutica das bradiarritmias
      4.1.1 Marca-passo provisório
         4.1.1.1 Técnicas de marca-passo provisório
      4.1.2 Marca-passo definitivo
         4.1.2.1 Modos de estimulação
         4.1.2.2 Diagramas básicos dos principais modos de estimulação
      4.1.3 Indicações de MPD e modos de estimulação
         4.1.3.1 Evidências na disfunção do nódulo sinoatrial
         4.1.3.2 Evidências no bloqueio intraventricular
         4.1.3.3 Evidências no bloqueio átrio ventricular (BAV)
         4.1.3.4 Evidências na síncope reflexa
         4.1.3.5 Evidências na hipersensibilidade do seio carotídeo
4. Abordagem das bradiarritmias nos atletas
   4.1 Alterações do ECG:l
   4.2 Abordagem das bradiarritmias na emergência
   4.3 Perspectivas futuras
      4.3.1 Wireless pacemaker
5. Referências bibliográficas

1 INTRODUÇÃO

Nesse capítulo vamos abordar as bradiarritmias, representadas pela disfunção do nódulo sinusal (DNS) e pelo bloqueio atrioventricular (BAV), cuja importância clinica está relacionada à sua alta prevalência nos idosos.

Vamos destacar suas características clinico-epidemiológicas, capacidade funcional, aspectos sociais e comorbidades, levando em consideração também a ocorrência das bradirritmias em jovens e atletas.

O aprimoramento desse conhecimento é essencial por causa de suas implicações terapêuticas que, frequentemente, indicam o uso de marca-passo cardíaco transitório ou definitivo (MPD), sobre os quais também vamos descrever as características funcionais.

Com relação ao MPD, vamos enfatizar suas indicações clínicas considerando a estratificação de risco dos portadores de bradiarritmias, reconhecido fator de impacto sobre o custo-efetividade do dispositivo. Nesse sentido, vamos descrever seus achados eletrocardiográficos (repouso e monitoração), ecocardiográficos, ergométricos e eletrofisiológicos.

2 CONCEITOS BÁSICOS

Bradiarritmias são alterações do ritmo cardíaco que se caracterizam por redução da frequência cardíaca (FC) a valores inferiores a 50 batimentos por minuto [bpm], de modo permanente ou intermitente.

Em alguns casos, a bradiarritmia pode ser fisiológica, como em adultos jovens e atletas treinados. Também pode ocorrer por tônus vagal excessivo: pós refeições exageradas, durante o sono em pessoas hígidas, durante coleta de sangue ou em situações específicas como passagem de sonda nasogástrica. Também podem ocorre por tônus simpático deprimido ou por efeito de medicações que deprimem o nódulo sinoatrial – NSA (betabloqueador, bloqueador de canal de cálcio, amiodarona, propafenona, lítio etc.). Entretanto, as bradiarritmias podem se associar a doenças diversas tais como meningite, tumor do SNC com hipertensão intracraniana, hipóxia severa, hipotermia, hipotireoidismo e infarto agudo do miocárdio, 10 a 15% dos casos[1] (Tabela 53.1).

A FC em repouso, entre indivíduos normais, pode variar muito e, por isso, não há valor padrão de referência. Spodick e colaboradores estimaram a variação "normal" da FC no período vespertino entre 46 e 93bpm, para homens, e entre 51 a 91bpm para mulheres.[1-2] A redução média da FC no sono foi de 24bpm em adultos e 14bpm nos idosos (> 80 anos).[3-4] Atletas treinados são particularmente propensos à bradicardia com valores comumente inferiores a 40, em repouso[5-7] (Figura 53.1).

A bradiarritmia no paciente idoso é mais frequentemente decorrente de alterações degenerativas do NSA, do nódulo atrioventricular (NAV) e do sistema His-Purkinje (HP).[8] Por outro lado, no jovem predomina a bradicardia por hipertonia vagal, consequente à inervação autonômica exacerbada.[9]

Frequentemente, as bradiarritmias ocorrem em pacientes assintomáticos e sem cardiopatia e, nesses casos, são consideradas benignas. Quando a bradicardia ocorre na presença de cardiopatia e/ou sintomas como dor torácica, tontura e síncope representam situação clínica de maior risco.[10]

TABELA 53.1 Causas de bradiarritmias

CAUSAS INTRÍNSECAS

Degeneração idiopática (Idade)
Infarto agudo do miocárdio* ou isquemia
Doenças infiltrativas
- Sarcoidose
- Amiloidose
- Hemocromatose

Doenças vasculares do colágeno
- Lupus eritematoso sistêmico
- Artrite reumatóide
- Esclerodermia

Distrofia muscular miotônica
Trauma cirúrgico
- Troca valvar
- Correção de doença cardíaca congênita
- Transplante cardíaco

Doenças familiares
Doenças infecciosas
- Doença de Chagas
- Endocardites

CAUSAS EXTRÍNSECAS

Síndromes mediadas autonomicamente
- Síncope neurocardiogênica
- Hipersensibilidade do seio carotídeo
- Distúrbios situacionais
    - Tosse
    - Micção
    - Defecação
    - Vômito

Drogas
- Bloqueadores β-adrenérgicos
- Bloqueadores do canal de cálcio
- Clonidina
- Digoxina
- Agentes antiarrítmicos

Hipotireoidismo
Hipotermia
Distúrbios neurológicos
Distúrbios eletrolíticos
- Hipocalemia
- Hipercalemia

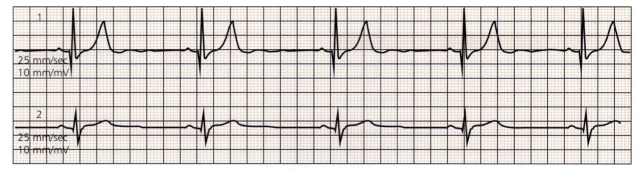

FIGURA 53.1 Bradicardia sinusal com FC=38bpm.

Isto porque, em corações normais, a bradicardia acentuada é compensada por variações do volume sistólico que mantem o débito cardíaco (DC). Por outro lado, em cardiopatas, o volume sistólico e a FC reduzidos não permitem manutenção do DC, o que provoca sintomas de baixo fluxo sistêmico e cerebral.

Por isso, utilizaremos muitas vezes, nesse capítulo, o conceito de **bradicardia sintomática**, que caracteriza os casos em que a redução da FC provoca prejuízos clínicos e/ou hemodinâmicos.[11]

2.1 CLASSIFICAÇÃO DAS BRADIARRITMIAS

Alguns utilizam a classificação das bradiarritmias baseadas na etiologia do distúrbio de condução e nas características clínicas dos pacientes (Quadro 53.1).[12] Entretanto, a classificação mais difundida é a eletrocardiográfica que também leva em consideração os aspectos eletrofisiológicos.

De acordo com esta, as bradiarritmias são classificadas em disfunção do NSA (DNS), BAV e BIV e assistolia decorrente da síncope reflexa ou da hipersensibilidade do seio carotídeo (HSC).

Abordaremos as características clinicas e etiológicas de cada disfunção, conforme classificação eletrocardiográfica/eletrofisiológica.

2.1.1 Disfunção do nódulo sinoatrial

DNS é o conjunto de distúrbios eletrocardiográficos e/ou eletrofisiológicos provocados pelas modificações anátomo-funcionais do NSA. Na presença de sintomas, a DNS é denominada doença do NSA.

A DNS também pode ser caracterizada, do ponto de vista anátomo-funcional, em:

1. **Intrínseca:** quando ocorre comprometimento estrutural do próprio NSA, cujo tecido é substituído por tecido fibroso e gorduroso.

2. **Extrínseca:** que se caracteriza pela ausência de alterações estruturais; essa disfunção é decorrente de fatores de influência transitória, tais como atividade autonômica, uso de fármacos, distúrbios eletrolíticos e outras.

A DNS atinge mais frequentemente pacientes do sexo feminino, com maior morbidade registrada entre 60 e 69 anos e tem prevalência estimada em 1 para cada 600 indivíduos com idade de 65 anos, sendo responsável por aproximadamente 50% dos implantes de MP nos Estados Unidos.[13]

A forma primária da DNS, considerada idiopática, costuma ocorrer em indivíduos mais jovens (menos de 40 anos) e mesmo em crianças, nos quais a predisposição hereditária, de caráter autossômico dominante, está presente.[14]

A forma secundária está associada a doenças cardíacas, dentre as quais, em nosso meio, a cardiopatia chagásica crônica é a mais frequente; nos Estados Unidos a associação mais comum é com a cardiopatia isquêmica.[15]

É importante destacar que, por efeito do treinamento físico intenso pode ocorrer DNS decorrente de alteração estrutural e funcional, isto é com características da forma intrínseca e extrínseca.

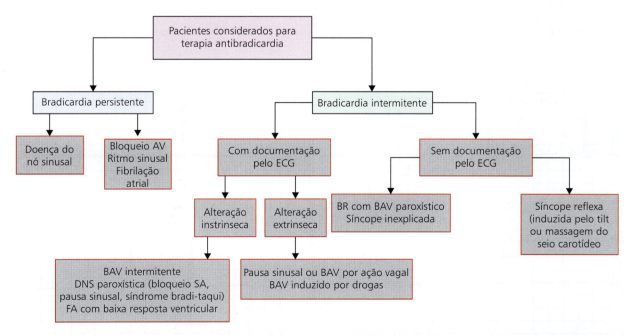

QUADRO 53.1 Classificação das bradiarritmias de acordo com a apresentação clínica. AV: atrioventricular; BR: bloqueio de ramo; BAV: bloqueio atrioventricular; ECG: Eletrocardiograma; FA: fibrilação atrial; SA: sinoatrial. Fonte: *ESC Guidelines on cardiac pacing and cardiac resynchronization therapy. Europace (2013) 15,1070-1118.*

Independente da causa, a DNS pode ter várias apresentações eletrocardiográficas (Figura 53.2):

2.1.1.1 Bradicardia sinusal, pausa ou parada sinusal

A bradicardia sinusal é caracterizada pela redução do automatismo do NSA provocando FC < 50bpm (Figura 53.1).

As células P, responsáveis pelo automatismo intrínseco do NSA, têm grande capacidade de reserva. A lesão dessas estruturas, mais comum no idoso, pode provocar redução ou falência da geração do estímulo, que se manifesta por bradicardia sinusal e/ou parada sinusal. Menos frequente é a forma aguda e rápida, que costuma ocorrer nos casos de infarto atrial direito, provocando graves quadros hemodinâmicos.

Aumento do tônus vagal, uso de drogas e distúrbios eletrolíticos também podem provocar redução do automatismo celular ou bloquear a saída do impulso, causando bradicardia. Costuma ocorrer aumento da liberação de acetilcolina ou redução do seu metabolismo, tal qual ocorre na deficiência primária de produção de colinesterase atrial.

A FC está constantemente reduzida, com frequentes períodos de pausas sinusais (Figura 53.2). Pode ocorrer em pacientes assintomáticos jovens e atletas, e na presença de cardiopatias estruturais ou de doenças extra-cardíacas, dentre as quais o hipotireoidismo.

2.1.1.2 Bloqueio Sinoatrial

No bloqueio sinoatrial, a atividade sinusal é gerada normalmente, porém não atinge os átrios, porque é incapaz de ultrapassar a junção sinoatrial. Em geral, ocorre porque as vias anatômicas responsáveis pela condução do estímulo, nessa região, estão muito comprometidas. Essas modificações provocam períodos de assistolia atrial que muitas vezes são indistinguíveis das falhas de automatismo, sendo frequentemente responsáveis pelas pausas pós taquicardia.[16]

Os bloqueios sinoatriais são classificados em:

1º grau: ocorre retardo do estímulo sinusal no tecido atrial, não sendo detectado pelo eletrocardiograma de superfície (ECG). Apesar do retardo, todos os estímulos atingem o tecido atrial gerando onda P.

2º grau: pode ser classificado em tipos I e II:
- tipo I (Wenckebach sinoatrial)
   a. encurtamento gradual do ciclo sinusal (intervalo PP) antes da pausa sinusal;
   b. intervalo PP da pausa menor que 2 vezes o intervalo precedente;
   c. intervalo PP pós-pausa maior que o intervalo PP que precedeu a pausa.
- tipo II – é mais facilmente reconhecido, por se apresentar com pausas sinusais súbitas, precedidas por intervalos PP fixos, e medindo o dobro ou múltiplos do intervalos PP básico (Figura 53.3).

3º grau ou avançado: caracteriza-se pelo bloqueio da passagem dos estímulos sinusais pela junção sinoatrial; ocorrem períodos de pausas sinusais marcantes, seguidos de batimento de escape, com ou sem ondas P. As pausas sinusais são múltiplas dos intervalos PP prévios.[17]

2.1.1.3 Síndrome bradi-taquicardia (SBT)

Trata-se da ocorrência de episódios de taquiarritmia supraventricular, em geral fibrilação atrial (FA), pós-pausas sinusais, isto é bradicardia (severa) provocando taquicardia (supraventricular); na prática clínica é denominada SBT.

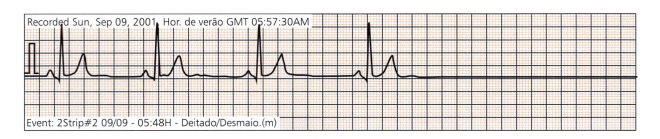
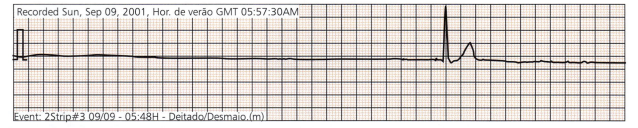

FIGURA 53.2 Bradicardia sinusal com pausa > 6seg.

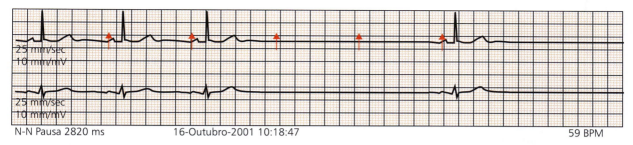

FIGURA 53.3 Ritmo sinusal com bloqueio sino-atrial.

As manifestações clínicas mais comuns são **síncope e palpitação**. A **síncope**, em geral, é provocada pela pausa prolongada que segue o término do episódio de FA. Então, a sequência dos mecanismos fisiopatológicos da SBT é a seguinte:

1. NSA acometido, do ponto de vista anátomo-funcional (DNS), provocando pausas prolongadas.
2. Modificações eletrofiosológicas celulares decorrentes da bradicardia acentuada, favorecendo a ocorrência de FA.
3. Piora do automatismo do NSA por efeito da FA (supressão).
4. Assistolia levando a quadro sincopal (Figura 53.4). As **palpitações** estão associadas ao episódio de FA.

2.1.2 Distúrbios da condução atrioventricular e intraventricular

Correspondem às alterações na condução do estímulo cardíaco ao nível do NAV ou do feixe de His. Lesões localizadas abaixo da bifurcação do tronco do feixe de His podem provocar desde bloqueio de ramo isolado até grave comprometimento simultâneo dos fascículos, com bloqueio anterógrado da condução do estímulo e bradicardia sintomática.

Assim como na DNS, as causas desses distúrbios podem ser intrínsecas ou extrínsecas, congênita ou adquirida.

Esses distúrbios também podem ser decorrentes de injúria focal isquêmica, infecção ou trauma mecânico por catéter.[18]

Os distúrbios da condução atrioventricular (AV) são classificados em:

2.1.2.1 Bloqueio atrioventricular

BAV é definido como o retardo ou falha na transmissão do impulso elétrico, dos átrios aos ventrículos. Deve ser distinguido do fenômeno de refratariedade fisiológica (propriedade intrínseca das células do sistema de condução).[16] As alterações anatômicas podem ocorrer nas regiões do átrio, NAV ou no sistema HP.

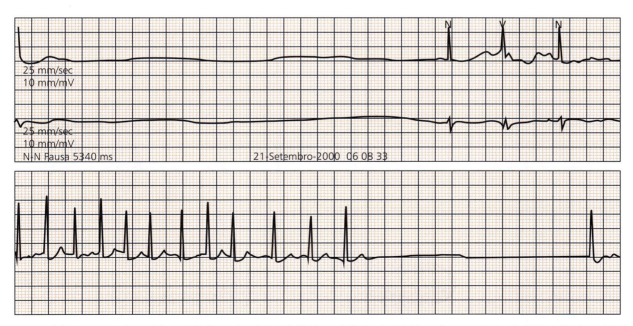

FIGURA 53.4 (A). Pausa sinusal > 5 seg, seguida de taquicardia atrial; (B) Ritmo de fibrilação atrial com alta resposta ventricular seguida de pausa pós-reversão da FA. A sequência dos caracterizam a síndrome bradi-taqui.

O BAV pode ser de etiologia congênita ou adquirida da qual a mais prevalente é a senescência do sistema de condução que acomete cerca de 50% dos casos e se caracteriza pela fibrose ou esclerose progressiva de suas fibras (doença de Lev-Lenègre). Cerca de 40% dos casos de BAV são de etiologia isquêmica; até 15% dos pacientes com IAM inferior evoluem com BAV. Outras causas são pós-operatório cardíaco, trauma cardíaco, endocardite infecciosa com comprometimento do aparelho subvalvar, doença de Lyme, intoxicação exógena, lesão do sistema de condução por catéteres durante procedimentos ablativos, doenças infiltrativas do miocárdio e a doença de Chagas.[16-19]

O BAV pode ser classificado, do ponto de vista eletrocardiográfico, em:

1º Grau: o intervalo PR, que representa o tempo de condução através do átrio, NAV, e sistema HP até o início da despolarização ventricular está prolongado (> 0,20 s), mas mantêm sempre a relação 1:1 entre a despolarização atrial (onda P) e ventricular (complexo QRS). Não provoca bradicardia, mas pode estar associado a BAV de 2º ou 3º graus ou DNS (Figura 53.5).

2º Grau: a despolarização atrial (onda P) nem sempre corresponde à ventricular (complexo QRS) na relação 1:1. De alguma maneira, em algum momento, ocorre uma falha permanente ou intermitente na condução AV. Pode ser dividido em:

- Tipo I: ocorre aumento progressivo do intervalo PR, com intervalo PP estável, até que ocorra uma falha na condução do estímulo ao ventrículo (Wenckebach típico). Esses aumentos do intervalo PR são progressivamente menores, levando ao encurtamento dos intervalos RR. Além disso, o intervalo PR que se segue a onda P bloqueada é menor que o intervalo PR que antecede a onda P bloqueada. Geralmente é causado por um retardo no NAV, mas pode ocorrer por retardo no feixe de His, em casos de doença cardíaca avançada (Figura 53.6);
- Tipo II: ocorre um bloqueio súbito da condução AV sem que haja aumento progressivo dos intervalos PR precedentes. Está mais frequentemente associado à doença do sistema HP (Figura 53.7);
- Avançado: a condução AV está bloqueada de modo fixo, mantendo uma proporção > ou igual a 2:1, isto é, a cada duas ou mais despolarizações atriais, uma é bloqueada. Em alguns casos a localização do bloqueio é no NAV e em outros no nível do Feixe de His (Figura 53.8).

3º Grau ou BAVT: ausência de correlação entre a despolarização atrial e ventricular (dissociação AV completa); o ritmo cardíaco pode ser determinado por escape juncional (QRS estreito), em geral, responsivo à influência autonômica ou idioventricular (QRS alargado); em geral, com baixa frequência ventricular, instabilidade elétrica, predispondo a assistolias prolongadas, não responsivo à influência autonômica (Figura 53.9).[16-17]

Esta classificação tem relevante importância prognóstica: O BAV de 1º grau e o de 2º grau Mobitz I são comuns em atletas e em indivíduos sadios assintomáticos e, em geral, tem

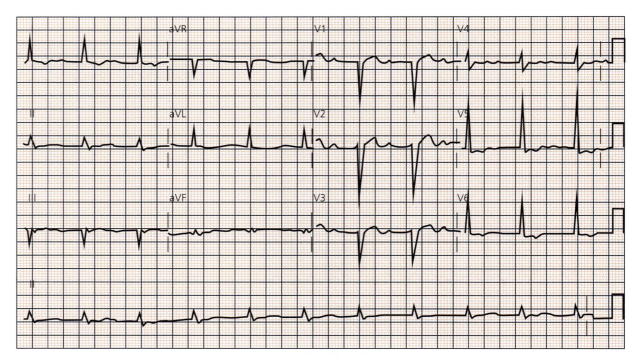

FIGURA 53.5 Ritmo sinusal com BAV 1º grau (PR > 200ms).

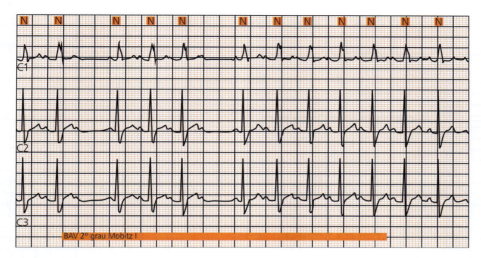

FIGURA 53.6 Ritmo sinusal com BAV 2º grau tipo I.

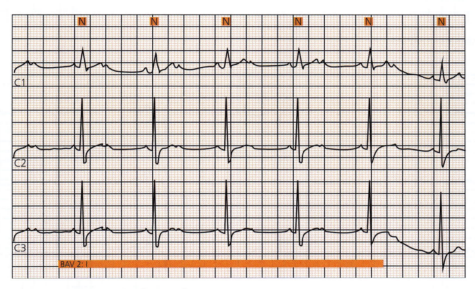

FIGURA 53.7 Ritmo sinusal com BAV 2º grau tipo II: relação 2:1 fixa.

prognóstico muito favorável.[16] Por outro lado, BAV de 2º grau tipo II e BAV 3º grau, em geral, são sintomáticos; estão associados a sintomas de baixo fluxo cerebral e maior mortalidade.[17]

O BAV pode-se instalar de modo definitivo (BAV permanente) ou pode se manifestar por qualquer intermitência (BAV intermitente), a partir de transtorno prévio e desconhecido da condução AV ou de transtorno IV prévio documentado, dentre os quais o mais comum é o bloqueio trifascicular, isto é, comprometimento do ramo direito e dos dois fascículos do ramo esquerdo do feixe de His.

O BAV congênito (BAVc) é raro e geralmente se associa a malformações estruturais cardíacas ou infecções. A frequência de BAVc é estimada em 1:20.000 dos nascidos vivos, sendo que sua associação com síndrome do Lúpus Neonatal é expressiva (SLN). O BAVc isolado, isto é, sem outras anomalias estruturais cardíacas associadas é ainda mais raro, sendo que cerca de 80% estão associados à SLN. Crianças com BAVc merecem atenção especial, pois a taxa de mortalidade, incluindo os natimortos pode variar entre 15 a 31 % até o terceiro ano de vida.[20-21]

Aproximadamente dois terços dos recém-natos com BAVc requerem implante de MP nos primeiros três meses de vida. As complicações pós implante acrescem em 10 a 20% a taxa de óbitos. Por outro lado, Michaëlson e colaboradores. em estudo retrospectivo de 30 anos sobre história natural do BAVc observou que o implante precoce de MP, mesmo em indivíduos assintomáticos reduz a mortalidade.[22-23]

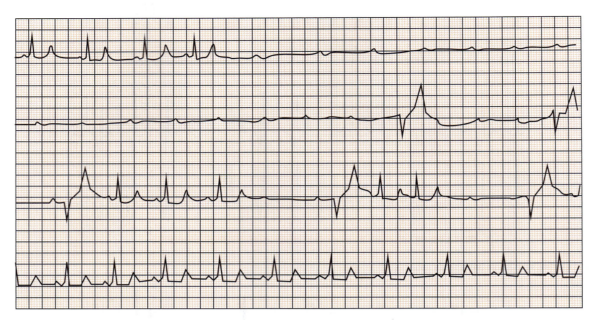

FIGURA 53.8 Ritmo sinusal com BAV avançado.

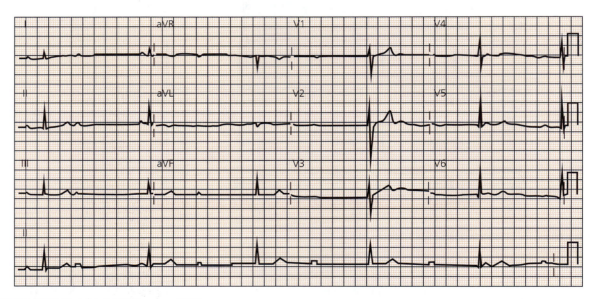

FIGURA 53.9 Ritmo sinusal com BAV 3º grau ou BAVT.

2.1.2.2 Distúrbio da condução intraventricular e bradicardia intermitente

Bloqueio intraventricular (bloqueio de ramo)

A documentação eletrocardiográfica de BIV do sistema de condução em pacientes com sincope sugere que a causa do sintoma seja a ocorrência de BAV total (Figura 53.10). No entanto, menos da metade desses pacientes tem diagnóstico final de síncope cardíaca. Em cerca de 35% dos casos o diagnóstico é de síncope reflexa e, em 15% a causa permanece inexplicada.[24]

No estudo B4 (Bradycardia detection in Bundle Branch Block (B4) study), dentre 215 pacientes com identificação da causa de sincope, 7% apresentaram recorrência de síncope, contrastando com recorrência de 33% nos pacientes que permaneceram sem causa definida de síncope. ($p = 0,001$) A mortalidade total foi baixa (6% em 19 meses) sendo a maioria não arrítmica.[25]

O uso da monitoração eletrocardiográfica prolongada, o uso do EEF assim como do estresse farmacológico na avaliação de

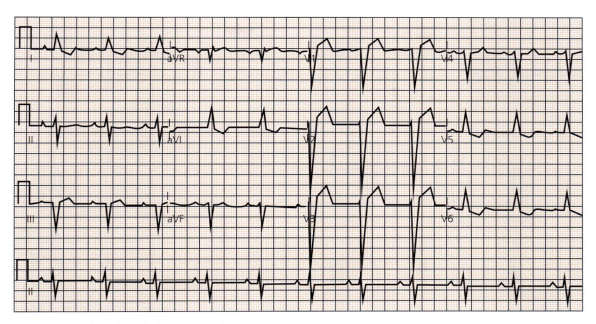

FIGURA 53.10 Ritmo sinusal com bloqueio de ramo esquerdo.

pacientes com síncope indeterminada e BIV é essencial e será descrito a seguir (ver avaliação complementar).

Por fim, é importante destacar que nas últimas décadas, o BIV foi consagrado como possível marcador de dissincronia eletromecânica ventricular. De fato, por meio de observações clínicas, ecocardiográficas e hemodinâmicas ficou comprovado que o BIV, especificamente o BRE, na presença de IC CF II ou III e FEVE < 35%, é bom indicador da modalidade de marca-passo (MP) denominado Terapia de Ressincronização Cardíaca (TRC).

Bloqueio de ramo alternante

Corresponde ao fenômeno de alternância intermitente de condução da IV através dos fascículos do feixe de His. A condição mais comum é a ocorrência de fascículos do ramo direito e do ramo esquerdo documentada em momentos distintos (Figura 53.11). Em geral, o fenômeno não tem fator desencadeador definido, mas há relatos de casos de ocorrência durante atividade física.

Há consenso que esses pacientes evoluem rapidamente para BAV avançado ou total, o que define a necessidade de medidas terapêuticas urgentes que tem como base o implante de MPD, mesmo na ausência de sintomas.

2.1.2.3 Assistolia intermitente e síncope
Síncope reflexa

Síncope reflexa é a que ocorre na presença de coração estruturalmente normal e na ausência de mecanismo deflagrador conhecido, tendo como mecanismo a assistolia intermitente, secundária à DNS.

Esse cenário, também denominado de bradiarritmia extrínseca deve, entretanto, ser diferenciado dos casos em que existem alterações prévias do sistema de condução (bradiarritmia intrínseca).

Com o uso crescente de técnicas de monitorização prolongada, não é incomum documentar longas pausas, e muitas vezes, os pacientes são incapazes de relatar a ocorrência de sintomas durante documentação eletrocardiográfica do evento.

A duração da pausa é importante, sendo que o critério atual de 3s é arbitrário e tem baixa especificidade. Estudos clínicos observacionais recentes sugerem que os sintomas estão associados a pausas ≥ 6s. No estudo ISSUE-2,[26] a pausa média durante a síncope foi de 9s (intervalo 8-18s). Na versão ISSUE-3,[27] nos pacientes com síncope a pausa média foi de 12 ± 10s *versus* 10 ± 6s, nos assintomáticos.

Nos pacientes com síncope inexplicada e ECG de repouso normal deve-se insistir no uso de monitoramento eletrocardiográfico prolongado, sendo que nesses a documentação de pausa assintomática > 6 segundos pode ter importância clínica e terapêutica.[28]

Hipersensibilidade do seio carotídeo

A HSC é a exacerbação do reflexo mecânico normal mediado pelo seio carotídeo marcado pela ocorrência de pausa ventricular ≥ 3 segundos ou redução da pressão arterial sistólica (PAS) ≥ 50 mmHg em resposta ao protocolo de massagem do seio carotídeo.[29] A HSC é classificada em cardioinibitória (CI) – pausa ventricular ≥ à 3 segundos (Figura 53.12); vasodepressora (VD) – redução da PAS ≥ a 50mmHg; e Mista – redução da PA associada à pausa ventricular.

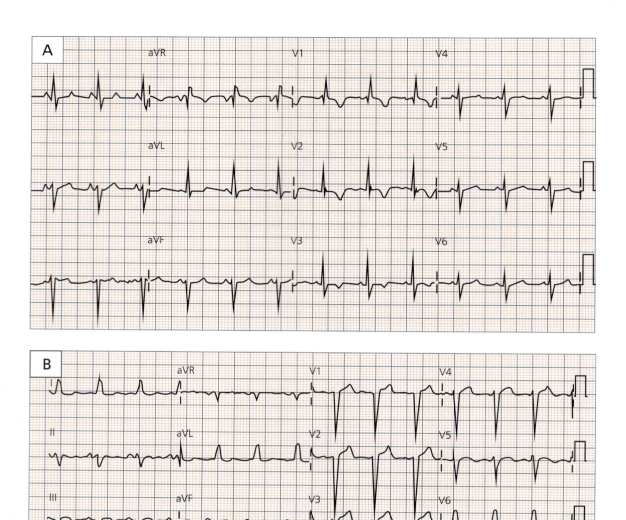

FIGURA 53.11 Bloqueio de ramo alternante. (A) Ritmo sinusal com bloqueio de ramo direito; (B) ritmo sinusal com bloqueio de ramo esquerdo (mesmo paciente).

A HSC é um fenômeno relacionado à idade, raramente diagnosticado em pacientes com menos de 50 anos.[30]

Na última década foi muito investigada e valorizada como causa provável de sincope e quedas inexplicadas em idosos (prevalência > 45%).[31]

Os resultados de estudos realizados em idosos com sincopes revelaram taxa de ocorrência HSC de 35%.[32]

Brignole e colaboradores, estudando pacientes com quadro de tonturas, quedas recorrentes e síncope definiram HSC como causa provável dos sintomas em 45% dos pacientes.[33] Sutton e colaboradores, demonstraram prevalência da HSC de 36% dos pacientes atendidos por fratura do colo de fêmur, consequente à queda da própria altura.[34]

É importante destacar que em pacientes com HSC e síncopes de origem indeterminada, testes falso positivos foram documentados em cerca de: 10% de indivíduos saudáveis, 17% de hipertensos e até 38% de pacientes com doença arterial coronariana.[35]

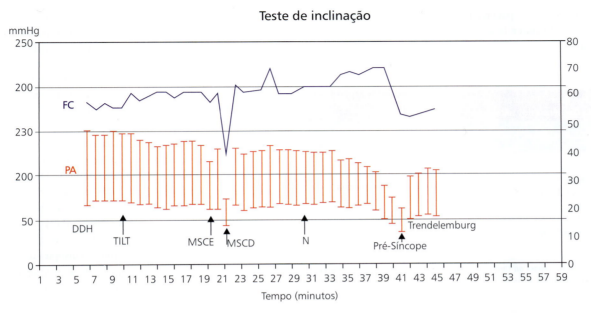

FIGURA 53.12 Hipersensibilidade do seio carotídeo (forma cardioinibitória) durante realização do teste de inclinação. DDH: decúbito horizontal; TILT: inclinação ortostática; PA: pressão arterial; FC: frequência cardíaca; N: nitrato; MSC: massagem seio carotídeo.

Apesar dessas evidencias, com o surgimento de achados recentes e controversos na literatura, a implicação da HSC na ocorrência de sincopes e outros manifestações clinicas tem sido muito questionada.

A documentação frequente de anormalidades durante massagem do seio carotídeo em idosos assintomáticos tem reforçado a hipótese de que a HSC é um achado laboratorial associado ao envelhecimento.[36]

3 BRADICARDIA DO ATLETA

É sabido que o exercício crônico pode levar a uma série de adaptações morfológicas e funcionais que estão diretamente correlacionados com o tipo, duração, intensidade, e os anos de prática, e a expressão clínica pode ser influenciada pela genética, fatores humorais e metabólicos, que variam individualmente.[37]

A bradicardia sinusal é considerada a bradiarritmia mais comum do atleta, estando relacionada ao nível de treinamento físico e podendo atingir FC muito reduzida.[37]

Pausas sinusais, arritmia sinusal e marca-passo atrial mutável também são descritas como mais prevalentes em atletas, em comparação à população geral. Atrasos na condução atrioventricular como bloqueios AV de primeiro grau e de segundo grau do tipo I (fenômeno de Wenckebach) podem ser observados em até um terço dos atletas de resistência. Bloqueio AV total transitório e ritmo de escape juncional consequente à bradicardia sinusal pronunciada também podem ocorrer em atletas.[7]

3.1 ABORDAGEM DIAGNÓSTICA DAS BRADIARRITMIAS

A maioria dos pacientes com bradiarritmia são assintomáticos, sobretudo porque nessas condições costumam se manifestar na presença de coração estruturalmente normal e de modo transitório. Por outro lado, em pacientes com cardiomiopatia a bradicardia tende a ser persistente e associada a sintomas de baixo fluxo cerebral e sistêmico: sincope, pré-sincopes e tonturas são os mais relatados. Redução da capacidade física, fadiga, irritabilidade em geral são pouco valorizados como secundários a bradiarritmias, mas tem associação frequente, sobretudo nos idosos.

O diagnóstico de bradiarritmia é, geralmente, realizado apenas com o ECG de 12 derivações, quando o distúrbio é persistente. Nos casos de alterações paroxísticas e/ou intermitentes (bradicardia suspeita, sem documentação) utiliza-se avaliação complementar específica (Tabela 53.2).

TABELA 53.2 Avaliação complementar para diagnóstico de bradiarritmia sintomática

MONITORAMENTO ELETROCARDIOGRÁFICO PROLONGADO	TESTES PROVOCATIVOS
Holter LOOPER externo LOOPER implantável Monitoramento à distância	Massagem do seio carotídeo Tilt teste Estudo eletrofisiológico Teste de esforço

Fonte: *ESC Guidelines on cardiac pacing and cardiac resynchronization therapy.* Europace (2013) 15, 1070–1118

A periodicidade para realização dessa avaliação complementar, de acordo com a frequência dos sintomas, está descrito na Tabela 53.3.

TABELA 53.3 Monitoração eletrocardiográfica contínua de acordo com a frequência dos sintomas.

FREQUÊNCIA DOS SINTOMAS	TIPO DE MONITORAMENTO DE ECG SUGERIDO
Diariamente	Holter 24h, telemetria intrahospitalar
A cada 2-3 dias	Holter 48-72h, telemetria intrahospitalar
Semanal	Holter 7dias ou LOOPER externo
Mensal	LOOPER externo (14-30dias)
Menos que 1x/mês	LOOPER implantável

Fonte: *ESC Guidelines on cardiac pacing and cardiac resynchronization therapy.* Europace (2013) 15, 1070–1118.

3.1.1 Avaliação complementar

3.1.1.1 Monitoração eletrocardiográfica (Holter)

A gravação contínua eletrocardiográfica de 24 horas, 48 horas ou até 7 dias (aparelhos atuais) pode ser muito útil, nas bradiarritmias, para avaliação dinâmica das variações da FC, do ritmo cardíaco, e da ocorrência de pausas de importância clínica em variadas condições bradicardia sintomática).[38]

3.1.1.2 Monitoração eletrocardiográfica contínua (Looper)

Monitoração eletrocardiográfica de curta duração (looper externo) é útil, logo após ocorrência do episódio de bradiarritmia em pacientes que manifestam sintomas pelo menos uma vez por semana.

Como na maioria dos pacientes com síncope os sintomas são pouco frequentes e recorrentes, ao longo de meses ou anos, a monitoração eletrocardiográfica de longa duração (Looper implantável) é a mais indicada; sua eficácia diagnóstica é estimada entre 43-50% (2 anos) e 80% (4 anos).[28]

O Looper implantável tem confiável precisão diagnóstica na documentação da bradiarritmia sintomática, isto é identifica o tipo de bradiarritmia e estabelece a associação com sintomas (caracterizando a bradicardia sintomática).

Na identificação da sincope reflexa, alguns estudos bem conduzidos atestaram a importância do Looper implantável.[26]

3.1.1.3 Estudo eletrofisiológico (EEF)

O EEF é um exame prático e útil no esclarecimento de sintomas de baixo fluxo cerebral (sincope e tonturas) de pacientes com bradiarritmias. Entretanto, por se tratar de exame invasivo, não deve anteceder avaliação não invasiva, sobretudo a monitoração eletrocardiográfica contínua.

Na DNS, o EEF é pouco utilizado, mas pode colaborar para definir a presença de alterações funcionais do NSA. Por meio de protocolo de estimulação atrial pode-se obter a medida do tempo máximo de recuperação do NSA (TRNS) e do tempo de recuperação do NSA corrigido pela FC, denominado TRCNS. Valores acima 1500ms e 500ms respectivamente para TRNS e TRCNS caracterizam DNS. A sensibilidade e especificidade dessa metodologia, entretanto, é controversa.[39]

O EEF é importante ferramenta de abordagem diagnóstica e prognóstica na avaliação de pacientes com BIV. A avaliação do intervalo HV, que mede o tempo de condução His-miocárdio ventricular, em condições basais, pode refletir a chance de progressão para BAVT. Para testar a reserva da condução AV, são utilizadas as medida das variações do intervalo HV e a indução de BAV avançado sob estimulação atrial incremental e sob *stress* farmacológico (ajmaline, procainamida ou disopiramida).

Scheinman e colaboradores, em 1982, estabeleceram os critérios eletrofisiológicos, até hoje utilizados, para estimar o prognóstico do BIV. Os autores demonstraram que, na presença de intervalo HV < 70ms a taxa de progressão para BAV é ≤ 4%, na presença de intervalo HV entre 70-100ms é de 12% e, é estimada em 26% nos pacientes com intervalo HV > 100ms.[40-41]

A análise dos achados de vários estudos que avaliaram a importância do EEF e do teste de estresse farmacológico na avaliação na reserva da condução AV, revelou:

1. BAV de alto grau induzido em 15% dos pacientes;
2. BAV espontâneo em 68% dos pacientes com intervalo HV entre 43-100ms, em seguimento de 24-63 meses.[42]

Embora esses achados demonstrem que EEF tem elevada sensibilidade na identificação de BAV de alto grau intermitente, achados negativos não devem descartar a possibilidade de ocorrência desse evento. De fato, em pacientes com EEF negativo, o uso de LOOPER implantável permitiu documentar BAV intermitente em cerca de 50% da casuística de BIV.

3.1.1.4 Teste ergométrico (TE)

O TE está indicado em pacientes com bradiarritmias no contexto da avaliação das causas de sintomas durante ou imediatamente após esforços.

Na DNS, as manifestações clínicas são mais insidiosas e não está claro se os sintomas podem ser atribuídos à resposta da frequência cardíaca inadequada para as atividades da vida diária. O TE, sobretudo teste cardiopulmonar, é útil para avaliar a capacidade física ao exercício e identificar a relação entre a resposta cronotrópica e sintomas.

No BAV, além da avaliar a adequação da resposta de frequência para as atividades diárias do paciente, o TE é uma ferramenta útil para mensurar, indiretamente, a reserva do NAV e sistema HP. Nos casos de distúrbios intrínsecos do sistema de condução, costuma-se observar BAV paroxístico no pico do esforço; ao passo que, nos distúrbios extrínsecos, pode-se observar BAV na fase de recuperação, que corresponde à redução da ação catecolaminérgica sobre o sistema de condução.

3.1.1.5 Teste de inclinação (TI)

O TI é útil na investigação de bradiarritmias extrínsecas que envolvem a DNS, BAV, HSC e a sincope reflexa, cuja fisiopatologia foi descrita anteriormente. Trata-se da tentativa de documentação da bradicardia paroxística responsável por sintomas intermitentes que não identificados por monitoração eletrocardiográfica.

O critério de positividade do TI é a reprodução dos sintomas espontâneos associada ao colapso hemodinâmico. O tipo de resposta ao TI, entretanto, não necessariamente define o padrão hemodinâmico da sincope.

Com relação a sincope reflexa, o estudo ISSUE-2 demonstrou que 36% dos pacientes com resposta mista ou vasopressora ao TI, apresentavam assistolia durante o episódio espontâneo gravado pelo Loop recorder. Por isso, atualmente considera-se que a importância da resposta ao TI é essencialmente diferenciação de sincope reflexa e outras formas de intolerância ortostática.[26]

3.1.1.6 Massagem do seio carotídeo

O diagnóstico de HSC é confirmado se, durante a manobra de massagem, ocorrer pausa ventricular > 3 segundos ou queda da PAS > 50mmHg.[29] A reprodução de sintomas, entretanto, durante a manobra é rara.

Destaque-se que a realização da massagem, sob inclinação, aumenta sensibilidade do teste: metade dos pacientes com HSC não diagnosticado sem posição supina são identificados sob inclinação.[43]

4.1 TERAPÊUTICA DAS BRADIARRITMIAS

Vamos discorrer sobre a terapêutica das bradiarritmias, abordando o papel do marca-passo provisório (MPP) e suas diferentes técnicas assim como o papel do marca-passo definitivo (MPD) e seus diferentes modos de estimulação, considerando o tipo de bradiarritmia.

4.1.1 Marca-passo provisório

As situações clínicas consideradas de emergência, que implicam na indicação de MPP, são: distúrbios graves da função sinusal e distúrbios graves da condução AV e/ou IV, particularmente se não responsivos à terapia farmacológica. Podem ser considerados irreversíveis (definitivos) ou reversíveis (distúrbios com etiologia definida e que, sob adequada terapêutica, podem ser corrigidos). Estes são mais frequentes e correspondem às situações associadas a processos inflamatórios, como miocardite e pericardite, ou distúrbios eletrolíticos, como hiperpotassemia ou hipomagnesemia, frequentemente responsáveis por bradiarritmias graves. Efeitos ou intoxicação por drogas e eventos isquêmicos são considerados mais comuns, entre as situações reversíveis.[44]

Considerando os aspectos clínicos e hemodinâmicos, podemos agrupar as indicações de MP para situações de emergência relacionadas à bradicardia em:

- **Situações de instabilidade hemodinâmica:** as manifestações clínicas de instabilidade hemodinâmica mais comuns são hipotensão arterial (PAS < 80mmHg), síncope, alteração do estado de consciência, angina e edema agudo de pulmão.[45] O retardo na utilização do MP pode não ser tolerado pelo paciente até sua chegada ao hospital (fase pré-hospitalar). É consenso entre os especialistas que o MP deve ser considerado para todo paciente em parada cardiorrespiratória, devendo estar sempre disponível durante as manobras de ressuscitação, especialmente nos casos de atividade elétrica sem pulso.
- **Situações de risco iminente de instabilidade hemodinâmica:** pacientes com disfunções do sistema de condução cuja evolução pode proporcionar sério risco de comprometimento hemodinâmico, ou seja, indicações para MP preventivo. Corresponde às situações em que existe bradiarritmia com grave disfunção miocárdica e/ou elétrica, recentemente instalada, reversível ou não, geralmente associada à doença coronariana aguda.

Hipotermia severa é uma das poucas e relativas contra-indicações para MP no paciente com bradicardia. A bradicardia pode ser fisiológica nestes pacientes, devido à diminuição do metabolismo. Os ventrículos são mais susceptíveis à fibrilação e mais resistentes à desfibrilação. Outra contra-indicação é no caso de pacientes com parada cardíaca com duração maior que 20 minutos, devido ao baixo índice de sucesso na ressuscitação destes pacientes.

A maioria das bradicardias em crianças é consequente à hipóxia ou hipoventilação e respondem a adequada intervenção em vias aéreas, com ou sem uso de drogas. Portanto, MP é raramente requerido em parada cardíaca em pediatria, mas deve ser considerado nas bradiarritmias associadas a defeitos congênitos ou após cirurgia cardíaca.

4.1.1.1 Técnicas de marca-passo provisório

Em essência, a estimulação cardíaca artificial consiste na utilização de qualquer técnica capaz de aplicar energia de modo direto ou indireto ao miocárdio, obtendo como resposta a sua despolarização. Desse modo, os diversos tipos de MP aplicáveis às situações de emergência podem ser classificados conforme:

a. local de instalação: externo (transcutâneo) ou interno (endocárdico ou epicárdico);
b. via de acesso do cabo-eletrodo: transvenosa (endocárdico), toracotomia ou toracoscopia (epicárdico), digestiva (esôfago), punção subxifoidea (transtorácica).

Marca-passo provisório transcutâneo

O MP transcutâneo é um método seguro e efetivo para tratamento emergencial de pacientes com bradiarritmia sintomática, cuja maior vantagem é a rapidez de instalação, garantindo as condições hemodinâmicas enquanto se aguarda o MP transvenoso.

Avanços tecnológicos permitiram criar novos sistemas de MP transcutâneo durante a década de 1980, resgatando seu uso no atendimento cardíaco de emergência, sendo atualmente considerado o método de estimulação a ser indicado inicialmente por ser menos invasivo e de instalação fácil e rápida.[46]

O sistema é composto de uma unidade geradora que permite operar em modo assíncrono ou demanda, com seleção de frequência de estimulação de 30 a 180bpm, corrente de saída de 0 a 200mA e largura de pulso variando de 20 a 40mseg. Observou-se que o aumento da largura de pulso de 2mseg para 20mseg diminui a corrente necessária para a captura ventricular, minimizando a estimulação de musculatura esquelética, reduzindo a dor e a possibilidade de indução de fibrilação ventricular.[46] A unidade geradora é dotada de um cardioversor-desfibrilador e monitor eletrocardiográfico com capacidade de distinguir os complexos QRS das espículas de MP. Os eletrodos (multifuncionais) são placas auto-adesivas impregnadas com gel condutor de aproximadamente 8 cm de diâmetro e área de contato de 50 cm², esta maior superfície do eletrodo juntamente com o gel reduz o limiar para estimulação cardíaca e o grau de estimulação muscular, reduzindo a densidade de corrente na pele e, consequentemente, tanto a dor como as queimaduras do tecido.[46] A posição dos eletrodos é essencial para se obter bons limiares, de forma que o pólo negativo deve estar na região anterior do tórax (ápex ou sobre a derivação V3) e o pólo positivo, na região posterior direita ou esquerda entre a borda inferior da escápula e a coluna vertebral[46] (Figura 53.5).

No início do tratamento emergencial, o MP transcutâneo deve ser em modo assíncrono, com frequência de 100ppm e com corrente de saída elevada (maior que 180mA), mantendo em seguida um valor levemente maior (10%) que o limiar. Concomitantemente, o pulso deve ser palpado nas artérias femorais ou carótidas, representando a resposta hemodinâmica ao MP.

O limiar médio varia de 40mA a 80mA; entretanto, na prática clínica, podemos encontrar valores que variam de 20mA a 140mA.

Zoll demonstrou, em grande série, sucesso na captura transcutânea em 105 de 134 (78%) pacientes em situações clínicas diversas.[47] A tolerância ao MP transcutâneo é individual, porém para correntes de saída maiores que 50mA é necessária sedação associada à analgesia.[46,48]

Não há relato de lesão em musculatura esquelética, pulmões ou miocárdio, além de não ter sido detectada, em ensaios bioquímicos, a liberação de mioglobina, CK miocárdica e DHL miocárdica em indivíduos normais.[48] O risco da indução de arritmias ventriculares é muito baixo, mas não deve ser esquecido.[49]

Marca-passo provisório transvenoso

O MP transvenoso consiste na estimulação do endocárdio atrial e/ou ventricular por meio de um eletrodo introduzido em veia central, utilizando pulsos de corrente elétrica deflagrados por um gerador externo. Originalmente, criado no final dos anos 50, tornou-se a 1ª escolha para o tratamento imediato das bradiarritmias sintomáticas, até os anos 80. É considerado, na prática clínica, o tipo mais seguro e eficiente de MPP. Entretanto, por se tratar de procedimento invasivo, que requer conhecimento técnico, habilidade e gasto de tempo considerável, tem sido preterido ao transcutâneo, como primeira escolha em situações de emergência.[48,50]

Os eletrodos mais utilizados são bipolares — o cátodo e o ânodo estão na ponta e no anel, respectivamente, portanto intracardíacos — ou unipolares, e um dos pólos, preferencialmente o ânodo, deve ficar na pele. O diâmetro varia de 3Fr a 6Fr e os dois cabos metálicos isolados em paralelo são revestidos por plástico flexível. A flexibilidade varia com o diâmetro e o revestimento plástico, de forma que os eletrodos mais rígidos podem ser moldados (formatação em J) e são mais facilmente manipulados, mas requerem a fluoroscopia para assegurar o posicionamento e evitar perfurações da parede cardíaca. Alguns cabos-eletrodos flexíveis apresentam um balão na ponta (cateter flutuante), que auxilia no direcionamento para o ventrículo direito (VD) através do fluxo sanguíneo, sem necessidade de fluoroscopia.[51]

Os geradores de pulso apresentam ajustes básicos de frequência (30ppm a 180ppm), sensibilidade (0,1mV a assíncrono) e corrente de saída (0,1mA a 20mA). Alguns incorporam funções especiais, como estimulação programada e mecanismos antitaquicardia, além de serem dotados de vários modos de estimulação: AAI, VVI, DDD ou DVI.

O implante de MPtransvenoso utiliza mais comumente, como via de acesso, as veias: jugular interna (preferencial), subclávia, braquial e femoral. Os locais mais seguros para posicionamento dos cabos-eletrodos são ponta e parede diafragmática. Na impossibilidade do uso de fluoroscopia, utiliza-se a orientação eletrocardiográfica: o eletrodo conectado à derivação V1 do ECG permite caracterizar sua posição na cavidade ventricular, quando é documentado amplo complexo QRS (maior que 6mV) com elevação do segmento ST.[48]

Uma vez obtida a posição que corresponda à captura inferior a 2mA, o eletrodo deverá ser fixado à pele. Limiares muito baixos (menor que 0,5mA) sugerem que a ponta do eletrodo encontra-se profundamente impactada no miocárdio, aumentando o risco de perfuração. A energia de saída deve ser mantida em valores três vezes superiores ao limiar obtido, devendo ser frequentemente reavaliada. Em seguida, a frequência e a sensibilidade devem ser ajustadas de acordo com o estado hemodinâmico do paciente e o controle radiológico deve ser realizado para avaliação da posição do eletrodo ou presença de pneumotórax.

Admite-se que, nos implantes bem-sucedidos, pode ocorrer disfunção de estimulação ou sensibilidade em 14% a 43% dos casos.

As complicações do MP transvenoso estão relacionadas à punção venosa central e a manipulação de cateteres intravascular e intracavitário em cerca de 3% dos casos.[51]

O MP transvenoso está contra-indicado em atendimento de emergência fora do hospital. São consideradas contra-indicações absolutas para este tipo de estimulação: prótese valvar tricúspide, endocardite aguda e distúrbios severos da coagulação.

Marca-passo provisório transesofágico

A proximidade anatômica do esôfago com a parede posterior do átrio esquerdo tornou possível a estimulação atrial, por meio de um eletrodo posicionado na luz esofágica. A estimulação ventricular é inconsistente ou frequentemente intolerável pela dor provocada em decorrência da alta energia necessária para a captura do ventrículo.

Um eletrodo bipolar é introduzido por via nasal em direção ao esôfago, devendo ser manipulado com movimentos proximal e distal quando atingir 30 a 40 cm dos dentes incisivos (em adultos), até que se obtenha a maior amplitude do eletrograma atrial, identificado ao ECG em derivação V1 (conectado ao eletrodo).[48] A posição para a estimulação ventricular não é bem definida, mas parece estar 2 -a 4 cm distal do melhor ponto para a estimulação atrial.[48]

Essa técnica também tem sido utilizada como coadjuvante para os casos em que se busca o diagnóstico e a interrupção de taquiarritmias supraventriculares e como suporte para as bradiarritmias provocadas durante o estudo.

Marca-passo provisório epicárdico

Os eletrodos são implantados diretamente no epicárdio sob visão direta, via toracotomia ou toracoscopia, sendo essa técnica limitada para situações de emergência. É comumente aplicada, de forma eletiva, para terapêutica de bradiarritmias com repercussão hemodinâmica no pós-operatório de cirurgia cardíaca.[48]

4.1.2 Marca-passo definitivo

Denomina-se MPD o conjunto cabo-eletrodo-gerador de pulsos. Os MPs podem ser constituídos de sistemas de câmara única, limitados ao átrio ou ao ventrículo, de dupla câmara, envolvendo ambas as cavidades, ou sistemas multissítios, (ressincronizador) que possibilitam estimulação de ambos os átrios, direito e esquerdo, e/ou ambos VD e ventrículo esquerdo – VE (Figura 53.13).

O gerador de pulsos é composto por quatro componentes básicos: sistema de sensibilidade; circuito de saída – bateria e acumulador; sistema de lógica e contador de tempo (Figura 53.14). Esses atuam por meio das seguintes funções básicas:

a. Sensibilidade: capacidade de reconhecer sinais elétricos provenientes da despolarização cardíaca espontânea atrial (onda P) ou ventricular (QRS).
b. Captura: capacidade de provocar despolarização do tecido cardíaco por meio de um estímulo elétrico artificial.

Para normatizar a descrição do modo de atuação dos MPs de acordo com suas funções básicas e o número de estruturas envolvidas, foi criado, em 1974, o código de identificação de MPs (código de três letras) pela "Intersociety Commission for Heart Disease".[52]

Esse documento, posteriormente, sofreu algumas adaptações até que, em sua última revisão, em 1987, realizada pela "North American Society of Pacing and Electrophysiology" (NASPE) e pelo "British Pacing and Electrophysiology Group" (BPEG),[53] passou a utilizar o código de cinco letras com o objetivo de incluir a identificação dos dispositivos e modos de estimulação (Tabela 53.4).

Assim, o código de identificação dos modos de estimulação atualmente utilizado é o seguinte:

1ª letra: Refere-se à câmara estimulada, sendo representado pelas letras **A** (átrio), **V** (ventrículo), **D** (átrio e ventrículo) ou **O** (nenhuma).

2ª letra: Refere-se à câmara sentida, com a mesma representação utilizada para a câmara estimulada (**A**, **V**, **D** ou **O**).

3ª letra: Define o comportamento do MP em função da programação da sensibilidade. Assim, para representar inibição da atividade do MP pela onda P ou QRS (A/V), utiliza-se a letra **I**; quando, entretanto, um evento sentido no átrio ou ventrículo deflagra um estímulo artificial, utiliza-se a letra **T** (originada de "trigger"). Para identificar os dois comportamentos, utiliza-se **D** (I e T) e **O** indica a ausência de modo de resposta à sensibilidade.

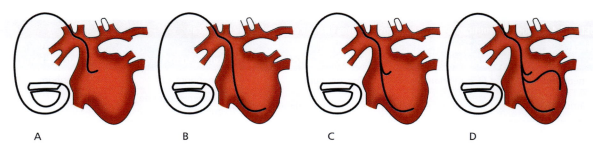

FIGURA 53.13 Esquema representativo do conjunto (gerador-eletrodo) para marcapassos: atrial (A), ventricular (B), atrioventricular (C) e ressincronizador ventricular (D).

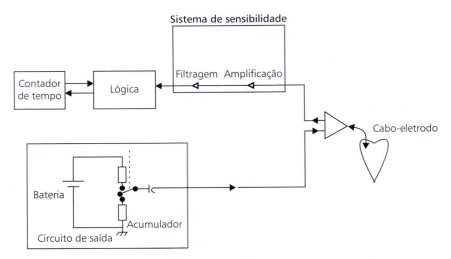

FIGURA 53.14 Componentes básicos de um MPD, destacando o sistema de sensibilidade, a lógica, o contador de tempo e o circuito de saída.

4ª letra: Define a ativação ou não de um sensor artificial de resposta de frequência:

- Modulação da frequência cardíaca: Representada pela letra **R**, que identifica a atuação de um sensor específico capaz de proporcionar modificações da frequência do estímulo.
- Não modulação da frequência cardíaca: Representada pela letra **O**, que identifica que o sensor de resposta de frequência está desativado.

5ª letra: Descreve a capacidade ou não de um sistema estimular uma ou as duas câmaras atriais e/ou ventriculares: **O** sistema sem capacidade de estimulação multissítio; **A** sistema capaz de estimulação multissítio atrial; **V** sistema capaz de estimulação multissítio ventricular e **D** indica sistema capaz de estimulação multissítio em ambas as câmaras (átrio e ventrículo).

4.1.2.1 Modos de Estimulação

É importante considerar que cada modelo de MP atualmente desenvolvido incorpora várias opções de modos de estimulação, acionados por programação. Evidentemente, a quantidade de modos disponíveis varia de acordo com o número de câmaras estimuladas (uni, bicameral ou multissítio) e com a evolução tecnológica do dispositivo.

Assim, por exemplo, quando denominamos um MP**VVI** ou **DDD**, pretendemos caracterizar sua capacidade de atuar (estimulando e sentindo) em uma ou duas câmaras cardíacas. Essa caracterização consagrada pelo uso, entretanto, não é totalmente correta porque apenas define um dos modos de estimulação disponíveis naquele tipo de MP.

Na verdade, esses dispositivos são atualmente considerados multifuncionais ou universais porque quanto maior sua versatilidade, maiores são as chances de se contornar inúmeras intercorrências clínicas que acompanham os portadores de MPs, por meio de reprogramações, evitando os frequentes procedimentos cirúrgicos antigamente indicados.

Descreveremos, a seguir, os principais modos de estimulação disponíveis nesses aparelhos:

- **AAI**: estimulação atrial. Inibido por atividade atrial sentida.
- **AAI,R**: resposta em frequência determinada por sensor.
- **VVI**: estimulação ventricular que se inibe por atividade ventricular espontânea (sentida).

TABELA 53.4 Código de identificação dos dispositivos cardíacos eletrônicos e modos de estimulação

1ª LETRA CÂMARA ESTIMULADA	2ª LETRA CÂMARA SENTIDA	3ª LETRA RESPOSTA À SENSIBILIDADE	4ª LETRA MODULAÇÃO DE FREQUÊNCIA	5ª LETRA ESTIMULAÇÃO MULTISSÍTIO
O = nenhum	O = nenhum	O = nenhum	O = nenhum	O = nenhum
A = átrio	A = átrio	T = Trigar (deflagrar)	R = com resposta de frequência	A = átrio
V = ventrículo	V = ventrículo	I = inibido	–	V = ventrículo
D = A + V	D = A + V	D = T + I	–	D = A + V

Fonte: PACE 2002;25:260-64

- **VVI,R:** difere do modo VVI por apresentar resposta em frequência determinada por algum estímulo orgânico a um sensor preestabelecido do MP.
- **VOO:** estimulação ventricular assíncrona, ou seja, não considera a presença de atividade própria do paciente; o MP estimula o ventrículo em sua frequência básica.
- **VDD:** estimulação ventricular sincronizada com atividade atrial sentida, desde que esta seja superior à frequência básica. Inibido por atividade ventricular. Não há estímulo atrial.
- **DVI:** estimulação de ambas as câmaras em frequência preestabelecida (frequência básica programada). Inibição da estimulação ventricular por eventos espontâneos (ventriculares), sem sensibilidade para complexos atriais espontâneos. Não há sensibilidade atrial, portanto, um evento atrial não estimula o ventrículo; esse sincronismo ocorre na frequência básica programada. Em presença de arritmias atriais repetitivas, atua como VVI.
- **DVI,R:** resposta em frequência com estimulação AV sincronizada.
- **DDI:** estimulação AV com sensibilidade e inibição por eventos próprios em ambas as câmaras. A sensibilidade a um evento atrial não ativa a estimulação ventricular.
- **DDD:** estimulação AV, com sensibilidade em ambas as câmaras. Inibição do canal atrial e ventricular por atividade ventricular ou atrial sentida e ativação do canal ventricular por atividade atrial sentida.
- **DDD,R:** difere do modo DDD por apresentar resposta em frequência determinada por sensor, na ausência de resposta cronotrópica apropriada do NSA.
- **DDD,OV:** difere do modo DDD por apresentar estimulação multissítio ventricular (estimula VD e VE), mas não está ativada a resposta em frequência determinada por sensor.
- **DDD,RV:** difere do modo DDD,OV por estar ativada a resposta em frequência determinada por sensor.

4.1.2.2 Diagramas básicos dos principais modos de estimulação[54]

- **MP AAI:** O MP atrial (modo AAI) respeita as atividades atriais espontâneas (sinusal, ectópica isolada ou em salvas), permite que o sistema de condução AV desempenhe sua função básica e não sofra influência de eventos ventriculares (Figura 53.15 A e B).
- **MP VVI:** O MP ventricular (modo VVI) respeita as atividades ventriculares espontâneas, mas mantém qualquer relação com a onda P. Extrassístoles atriais com condução AV normal e ritmos espontâneos com FC acima da programada, também são respeitados neste modo de estimulação (Figura 53.16 A e B).
- **MP VVI com função de histerese:** Idem ao VVI, adicionado o intervalo de histerese – intervalo de tempo superior ao intervalo de escape, acionado pela presença de eventos espontâneos. Desta forma, ficam estabelecidos dois limites de frequência: um para eventos estimulados (FE) e outro para eventos espontâneos (frequência de histerese). A função histerese em MP ventricular (modo VVI) tem valor clínico porque faz o papel da pausa compensatória fisiológica pós-extrassistólica, além de respeitar o ritmo próprio em pacientes com BAVT intermitente, economizando gasto de bateria (Figura 53.17 A e B).
- **MP VVIR:** Estimulação responsiva em frequência – é a estimulação artificial de frequência adaptável promovida por biosensores que ajustam a FC de acordo com as necessidades fisiológicas do indivíduo. A estimulação VVIR é muito útil para casos em que a variação de frequência é imprescindível e não é possível utilizar sistema AV. Por meio de sensores biológicos que rastreiam as demandas fisiológicas é definida uma programação para FE mínima, máxima e de tempo de resposta do sensor, que deve ser ajustada por TE (Figura 18 A e B).
- **MP DDD:** O modo DDD deve ser indicado com a finalidade primordial de utilizar a onda P sinusal como sensor biológico. Considerando que o NSA normal seja muito sensível à influência de manobras fisiológicas objetiva-se, ao máximo, proporcionar variações de FC por meio da sincronização à onda P sinusal (deflagração da captura ventricular). Desse modo, a expectativa é de que o sistema opere em modo VAT o maior tempo possível (Figura 53.19 A e B).

4.1.3 Indicações de MPD e modos de estimulação

Vamos discorrer, a seguir, sobre as principais evidências científicas que sustentam o uso de MPD e seus modos de estimulação nas bradiarritmias.

Destaque-se que todos os critérios para indicação de MPD para cada tipo de bradiarritmia, persistente e intermitente, conforme recente diretriz estão contidos nas Tabelas 53.5, 53.6 e 53.7; e os critérios para escolha dos modos de estimulação estão contidos no Quadro 53.2.

4.1.3.1 Evidências na disfunção do nódulo sinoatrial

Nos EUA e na Europa, a DNS é responsável por cerca de 50 a 70% das indicações de MPD,[55-56] sendo que no Brasil essa taxa é estimada em 25%.[57]

O implante de MPD em pacientes com bradicardia documentada ao ECG, Holter, Looper ou outros e correlacionada aos sintomas de baixo fluxo cerebral, proporciona alívio expressivo dos sintomas e melhora da qualidade de vida. Outras indicações também estão associadas a resultados clínicos satisfatórios.

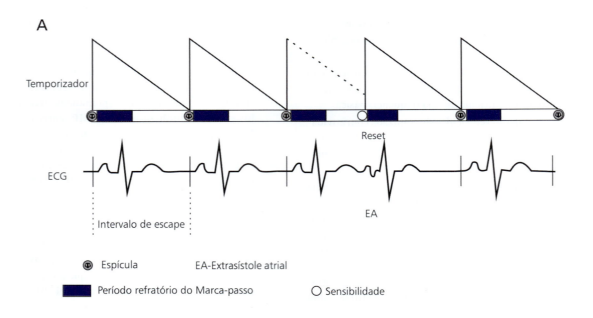

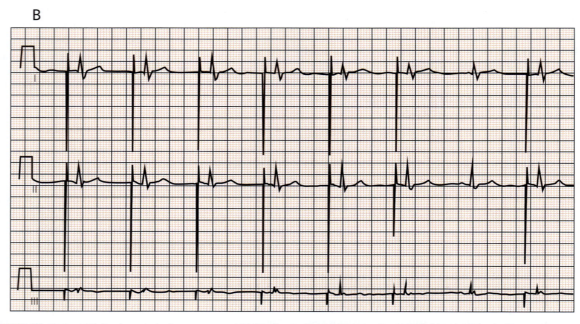

FIGURA 53.15 (A): diagrama de funcionamento de marca-passo AAI. Os três primeiros batimentos são comandados pelo estímulo do marcapasso na câmara atrial, havendo condução espontânea atrioventricular na freqüência básica. Em seguida, surge um batimento extra-sistólico atrial que é sentido pelo marcapasso, reiniciando a contagem de tempo ("reset"). Mais dois batimentos comandados pelo marcapasso após o término do intervalo de estimulação. EA = extra-sístole atrial. (B): marca-passo atrial (modo AAI) normofuncionante. Seis despolarizações cardíacas artificiais precedidas por espícula atrial (captura) com condução atrioventricular e QRS normais. Na sequência, a função de sensibilidade do marcapasso é ativada pela presença de uma condução AV espontânea, que provoca reset do sistema. Na sequência ocorre mais uma captura atrial.

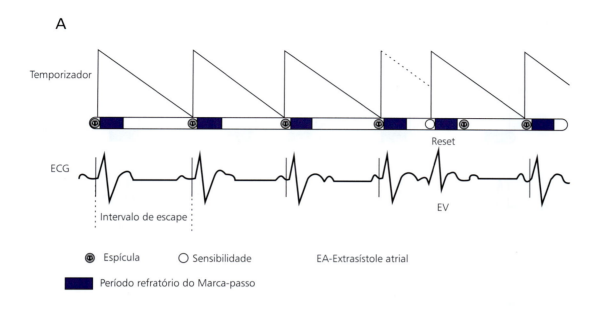

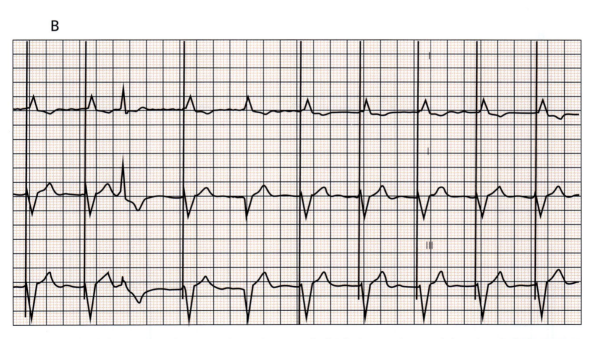

FIGURA 53.16 (A) Diagrama de funcionamento de marca-passo VVI. Os quatro primeiros batimentos são comandados pelo estímulo do marca-passo, obedecendo a temporização (frequência básica) e sem guardar qualquer relação com a onda atrial. Segue-se um batimento extra-sistólico que é sentido pelo marca-passo, reiniciando a contagem de tempo ("reset"). E, por fim, um batimento comandado pelo marca-passo após o término do intervalo de estimulação. (B): marca-passo ventricular (modo VVI) normofuncionante; FE= 72ppm. Duas espículas artificiais provocam captura ventricular e determinam intervalo de escape de 833ms. Em seguida, uma extra-sístole ventricular é sentida e provoca "reset" do intervalo de escape, sendo o intervalo que segue à extra-sístole igual ao intervalo de escape. Seguem-se sete espículas artificiais com captura ventricular, com diferentes relações com a onda P.

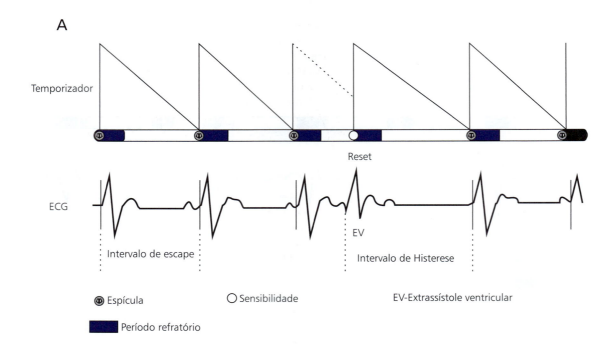

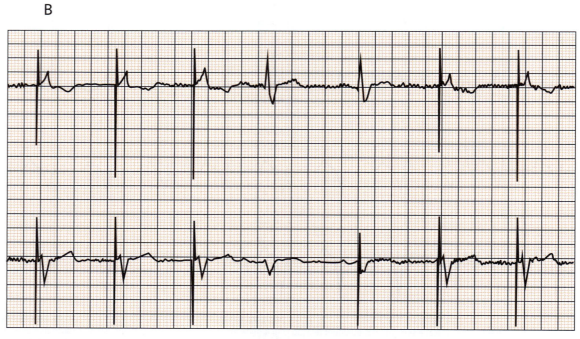

FIGURA 53.17 (A) Diagrama de funcionamento de marca-passo VVI com histerese. Os três primeiros batimentos são comandados pelo estímulo do marca-passo, obedecendo a temporização (frequência básica) e sem guardar qualquer relação com a onda atrial. Segue-se um batimento extra-sistólico que é sentido pelo marca-passo, reiniciando a contagem de tempo ("reset"), porém, agora o intervalo é prolongado, aguardando um possível ritmo próprio (intervalo de histerese). E, por fim, dois batimentos comandados pelo marca-passo após o término do intervalo de estimulação. EV = extra-sístole ventricular. (B): Estimulação artificial (modo VVI); FE = 72ppm, com histerese acionada, FC = 60bpm. Três capturas ventriculares são seguidas por batimento ventricular conduzido espontaneamente, após a qual ocorre intervalo de histerese. Em seguida, ocorre novo batimento com condução AV espontânea, porém, simultâneo a espícula do marca-passo, caracterizando batimento de pseudofusão (não há modificação da morfologia do batimento próprio do paciente).

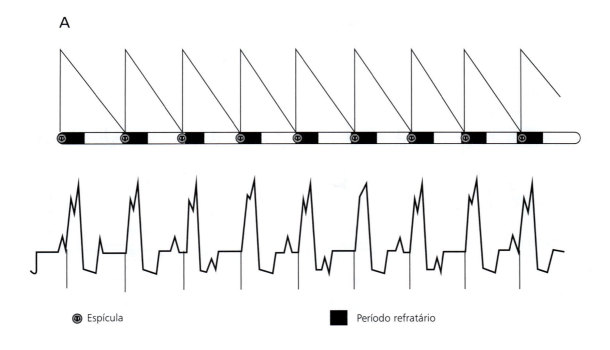

● Espícula   ■ Período refratário

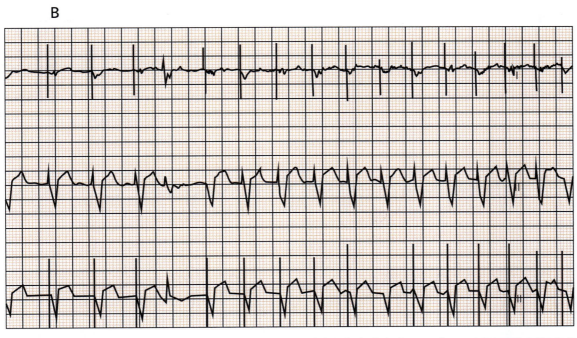

FIGURA 53.18 (A): Diagrama de funcionamento de marca-passo VVI com resposta de frequência. Os batimentos são comandados pelo estímulo do marca-passo sem guardar qualquer relação com a onda atrial. Note que o intervalo entre espículas vai diminuindo, caracterizando um aumento da frequência de estimulação dada pelo sensor de resposta de frequência mediante atividade física. (B): Estimulação artificial ventricular responsiva em frequência (modo VVI, R) normofuncionante; FEmín = 60ppm e FEmáx = 120ppm. Sequência de 13 capturas ventriculares com intervalos de escape sucessivamente menores determina acréscimo de frequência cardíaca. As espículas do marca-passo são de pequena amplitude (às vezes, imperceptíveis), caracterizando estimulação bipolar. Ritmo de marca-passo unicameral ventricular.

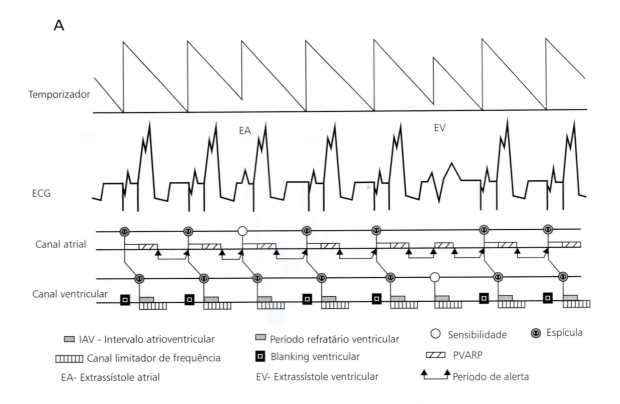

- ▢ IAV - Intervalo atrioventricular
- ▥▥▥ Canal limitador de frequência
- EA- Extrassístole atrial
- ▢ Período refratário ventricular
- ▪ Blanking ventricular
- EV- Extrassístole ventricular
- ○ Sensibilidade
- ▨ PVARP
- ⌐⌐ Período de alerta
- ⊙ Espícula

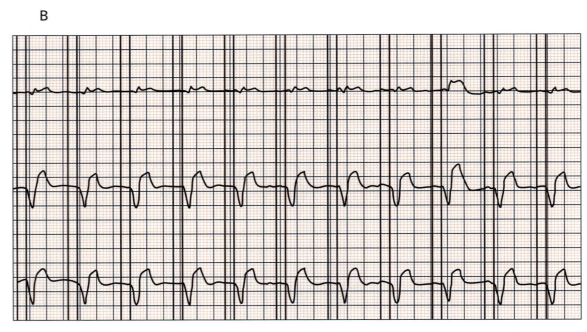

FIGURA 53.19 (A): diagrama de funcionamento de marca-passo DDD. Os dois primeiros batimentos são comandados por estímulos atriais e ventriculares. O tempo entre a espícula atrial e a ventricular é dado pelo intervalo atrioventricular (IAV) programado. Em seguida, surge um batimento extra-sistólico atrial que é sentido pelo marca-passo que reinicia a contagem de tempo e deflagra um estímulo ventricular após o IAV. Mais um batimento com comando atrial e ventricular é registrado. Uma extra-sístole ventricular é sentida pelo marca-passo que reinicia a contagem de um intervalo ventrículo-atrial (V-A) e, emite ao seu final, uma espícula atrial, IAV e estímulo ventricular, finalizando mais um ciclo com comando atrial e ventricular. EA = extra-sístole atrial; EV = extra-sístole ventricular. (B): ritmo de marca-passo bicameral atrioventricular com 11 capturas atrioventriculares.

TABELA 53.5 Indicação de MPD para pacientes com bradicardia persistente.

RECOMENDAÇÕES	CLASSE DE INDICAÇÃO	NÍVEL DE EVIDÊNCIA (REFERÊNCIA)
1. DNS A estimulação está indicada quando existe correlação dos sintomas com a bradicardia	I	B (ref. 6-9)
2. DNS A estimulação pode ser indicada quando os sintomas parecem ser devido à bradicardia, mesmo se a evidência não é conclusiva	IIb	C
3. DNS A estimulação pode ser indicada quando os sintomas parecem ser devido a bradicardia, mesmo se a evidência não é conclusiva	III	C
4. BAV adquirido A estimulação está indicada em pacientes com BAV 3°grau ou 2°grau independente dos sintomas	I	C
5. BAV adquirido A estimulação pode ser indicada em pacientes com BAV 2°grau tipo I, que cause sintomas ou quando a localização for intra ou infra-His, ao EEF	IIa	C
6. BAV adquirido A estimulação não está indicada em pacientes com BAV que é devido a causas reversíveis	III	C

Fonte: *ESC Guidelines on cardiac pacing and cardiac resynchronization therapy. Europace* (2013) 15, 1070–1118.

TABELA 53.6 Indicação de MPD para pacientes com bradicardia intermitente.

RECOMENDAÇÕES	CLASSE DE INDICAÇÃO	NÍVEL DE EVIDÊNCIA (REFERÊNCIA)
1. DNS (incluindo síndrome bradi-taqui) A estimulação está indicada em pacientes com doença do nó sinusal quando existe correlação dos sintomas com a bradicardia, devido a parada sinusal ou bloqueio sinoatrial	I	B (ref. 6-9)
2. BAV intermitente ou paroxístico (incluindo FA com resposta ventricular lenta) A estimulação está indicada em pacientes com BAV 3ograu ou 2ograu intermitente ou paroxístico	I	C
3. Síncope assistólica reflexa A estimulação pode ser considerada em pacientes com idade ≥ 40anos, com síncopes reflexas, imprevisíveis e recorrentes e pausa(s) sintomáticas documentadas devido à parada sinusal ou BAV ou à combinação dos dois	IIa	B (ref. 5, 18, 19)
4. Pausas assintomáticas (parada sinusal ou BAV) A estimulação pode ser considerada em pacientes com história de síncope e documentação de pausas assintomáticas >6seg devido a parada sinusal, bloqueio sinoatrial ou bloqueio AV	IIa	C
5. A estimulação não está indicada em bradicardias de causas reversíveis	III	C

Fonte: *ESC Guidelines on cardiac pacing and cardiac resynchronization therapy. Europace* (2013) 15, 1070–1118

TABELA 53.7 Indicação de MPD para pacientes com bloqueio de ramo		
RECOMENDAÇÕES	CLASSE DE INDICAÇÃO	NÍVEL DE EVIDÊNCIA (REFERÊNCIA)
1. BR, síncope inexplicada e EEF anormal A estimulação está indicada em pacientes com síncope, bloqueio de ramo e EEF positivo definido como intervalo HV ≥ 70ms, ou bloqueio His-Purkinje de 3ograu ou 2ograu demonstrado durante estimulação atrial ou estresse farmacológico	I	B (ref. 25, 31)
2. BR alternante A estimulação está indicada em pacientes com bloqueio de ramo alternante com ou sem sintomas	I	C
3. BR, síncope inexplicada e não diagnosticada A estimulação pode ser considerada em pacientes selecionados com síncope inexplicada e bloqueio de ramo	IIb	B (ref. 32)
4. BR assintomático A estimulação não está indicada por bloqueio de ramo em pacientes assintomáticos	III	B (ref. 26, 33, 34)

Fonte: *ESC Guidelines on cardiac pacing and cardiac resynchronization therapy. Europace* (2013) 15, 1070–1118

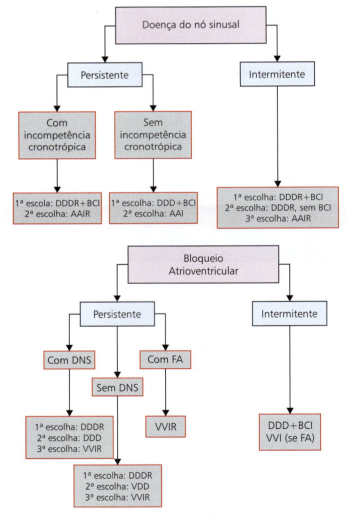

QUADRO 53.2 Critérios para escolha do modo de estimulação na DNS e BAV. DNS: disfunção do nó sinusal; AAI/R: MP unicameral atrial; VVI/R: MP unicameral ventricular; VDD/DDD/R: MP bicameral (atrioventricular); BCI: busca da condução intrínseca atrioventricular; FA: fibrilação atrial.

Entretanto, não há evidências de que o MPD prolonga a sobrevida de pacientes com DNS; a sobrevivência global e o risco de MSC de pacientes com DNS, independente de sintomas, são semelhantes ao da população geral.[58]

O estudo THEOPACE incluiu 107 pacientes com DNS sintomática com idade variando de e 73 ± 11anos que foram randomizados para 3 grupos: sem tratamento; uso de teofilina oral e grupo em uso de MPs. Acompanhados por 19 ± 14 meses, foi demonstrado que a taxa de ocorrência de síncope e insuficiência cardíaca (IC) foi inferior no grupo com MPD, em relação aos demais.[59]

Os achados mais relevantes de ensaios randomizados, multicêntricos, meta-análise e revisão sistemática[58,60-62] que compararam o MPD dupla-câmara (DDD) com unicameral (VVI) são:

1. MPD de dupla câmara está associado a menor taxa de FA e AVC, mas não de IC, comparada a câmara única e não há diferença com relação a mortalidade.
2. síndrome do MP ocorreu em cerca de 25% dos pacientes com MPD VVI, o que reduziu a qualidade de vida.
3. Vários estudos de crossover demonstraram redução dos sintomas da síndrome do MP (dispneia, tonturas, palpitações, pulsações e dor no peito) por reprogramação para modo DDD.

4. Em geral, o MPD de dupla câmara se associou à melhora do desempenho ao exercício quando comparado ao MPD VVI (frequência fixa), mas não quando comparado ao MPD com VVIR/DDDR/AAIR (Tabela 53.8).

Em pacientes com DNS, a ocorrência de FA pós-implante de MPD é muito comum e está associada a risco aumentado de AVC, tromboembolismo sistêmico, IC e morte. Por outro lado, em portadores de DNS não submetidos a implante de MPD, o tromboembolismo sistêmico parece ser mais comum.

Revisão da literatura recente demonstrou taxa de ocorrência de embolia sistêmica de 15,2% nos pacientes com DNS não submetidos a implante de MPD, em comparação com 1,3% nos pacientes do grupo controle; a incidência de FA em pacientes não estimulados foi de 8,2%, no início do estudo e aumentou para 15,8% durante seguimento médio de 38 meses. No mesmo estudo, a incidência de embolia sistêmica em modo VVI foi de 12,3%, semelhante à de pacientes não tratados.

Revisão sistemática de grandes estudos randomizados, demonstrou redução significativa da incidência de AVC (HR: 0,81) e FA (HR: 0,80) nos pacientes com MPDAAI ou DDD em comparação com VVI; estes efeitos foram mais pronunciados na presença de DNS e não houve benefícios na sobrevida.[58]

No estudo DANPACE,[60] 1.415 pacientes foram randomizados para modo AAIR ou DDDR e seguidos por 5,4 anos. Não houve diferença na mortalidade por todas as causas.

Entretanto, o modo AAIR se associou à maior incidência de FA paroxística (HR: 1,27) e a risco duas vezes maior de reoperações (HR: 1,99). Além disso, é importante destacar que a ocorrência de BAV em pacientes com DNS é estimada em 0,6-1,9% ao ano (3,10,15), o que suporta o uso preferencial do modo DDDR.

Então, em pacientes com bradiarritmia persistente, a primeira escolha deve ser o MPD dupla câmara dotado de algoritmos de preservação da condução própria do paciente, capazes de evitar a estimulação desnecessária do VD. Trata-se de optar por manter o uso rotineiro da operação AAIR/ADIR, prevenindo maior incidência de FA e IC.[62-63]

No portador de MPD desprovido desse recurso, a opção é prolongar o intervalo AV criteriosamente porque o aumento excessivo pode provocar prejuízos hemodinâmicos.

Na presença de incompetência cronotrópica importante, o MPD modo DDDR, em comparação com DDD, proporciona superior capacidade ao exercício e melhor qualidade de vida. Essa diferença, entretanto, não foi demonstrada no estudo randomizado multicêntrico ADEPT (Advanced Elements of Pacing Randomized Controlled Trial) que avaliou pacientes com moderada incompetência cronotrópica ao exercício.[64]

Os critérios para indicação de MPD na DNS, conforme recente diretriz, estão contidos na Tabelas 53.5, 6 e 7; e os critérios para escolha dos modos de estimulação estão contidos no Quadro 53.2.

TABELA 53.8 MPD DDD X MPD VVI: resultados de estudos controlados e randomizados.

RESULTADOS	BENEFÍCIOS DO MP DDD SOBRE O MP VVI
Mortalidade geral	Nenhum benefício (ref. 2, 11-15)
AVC, tromboembolismo	Maior benefício - meta-análise (ref. 2, 11-15)
FA	Maior benefício (ref. 2, 11-15)
IC, hospitalização IC	Nenhum benefício (ref. 2, 11, 12, 14, 15)
Capacidade ao exercício (melhora 35%)	Maior benefício (ref. 15)
Síndrome MP (25% pacientes com VVI)	Benefício (ref. 11-13, 15)
Classe funcinal	Nenhum benefício (ref. 11, 12, 15)
Qualidade de vida	Variável (ref. 11-13, 15)
Complicações	Mais complicações DDD (ref. 2, 11-13, 15)

Fonte: *ESC Guidelines on cardiac pacing and cardiac resynchronization therapy. Europace* (2013) 15, 1070–1118

4.1.3.2 Evidências no bloqueio intraventricular[55-56]

Em estudo recente, randomizado, duplo-cego,[65] 51 pacientes com bloqueio de ramo bifascicular selecionados para MPD modo DDD e frequência de 60bpm foram comparados com 49 pacientes com bloqueio bifascicular indicados para estimulação inibida (modo DDI e frequência de 30bpm. Após 2 anos, síncope ou pré-síncope recorreram em 45% dos pacientes no grupo DDI-30bpm *versus* 25% dos pacientes no grupo DDD-60bpm (RR= 0,43; p = 0,005). A bradicardia foi documentada em apenas 14 pacientes: 10 com BAV sintomático, 2 com SBT, 1 com bradicardia sinusal e 1 com FA com resposta ventricular lenta, correspondendo à incidência global de 7,4% ao ano.

Concluiu-se que o MPD reduziu a taxa de sincopes, mas apenas 1 em cada 5 pacientes foi beneficiado e houve persistência de sintomas em 25% desses pacientes.

Assim, a decisão de implantar MPD é determinada por uma avaliação individual de risco-benefício. Alguns subgrupos de pacientes poderiam apresentar custo-benefício favorável sobretudo idosos com sincopes imprevisíveis (ou curtos pródromos) e síncope recorrente que os expõem a risco elevado de lesões traumáticas

Os critérios para indicação de MPD no BAV, conforme recente diretriz, estão contidos nas Tabelas 53.5, 6 e 7; e os critérios para escolha dos modos de estimulação estão contidos no Quadro 53.2.

4.1.3.3 Evidências no bloqueio átrio ventricular (BAV)[55-56]

Vários estudos observacionais, realizados no início da era da estimulação cardíaca demonstraram que a correção do BAV previne a recorrência de síncope e melhora a sobrevida em adultos.

Grandes estudos randomizados, paralelos foram incapazes de demonstrar superioridade do MPD dupla câmara sobre o VVI, considerando mortalidade e morbidade.[59,61,66] Entretanto, há benefício do MPD dupla câmara sobre o VVI em relação ao incremento da capacidade física, por manutenção do sincronismo AV[66] e à prevenção da síndrome do MP. Esta corresponde ao fenômeno eletromecânico provocado pelo fechamento da valva mitral em momento inadequado decorrente da despolarização ventrículo atrial e suas consequências hemodinâmicas.

Em pacientes com disfunção ventricular, o MPD dupla câmara, não reduz morbidade (hospitalização, IC) ou mortalidade, em relação à estimulação unicameral. Sabe-se que nesses casos a estimulação ventricular pode provocar dissincronia (BRE induzido) e piora as condições clinicas e hemodinâmicas dos pacientes. Para isso, os dispositivos atuais são dotados de uma função que evita a estimulação ventricular desnecessária, reduzindo essas complicações.

Entretanto, nos pacientes com IC classe funcional de II ou III e fração de ejeção < 0.40 a TRC deve ser considerada. Nesse sentido, o estudo COMBAT demonstrou que o MPD atriobiventricular é superior à convencional, proporcionando melhora da qualidade de vida e dos parâmetros ecocardiográficos assim como redução da classe funcional.[67]

Com relação ao BAV na cardiomiopatia chagásica crônica (CCC), é considerado a principal causa de óbito cardiovascular entre os pacientes de 30 a 50 anos 1, mas não é causa comum de MSC;[19] Vários estudos comprovaram que a eficácia do MPD na CCC, com impacto positivo na longevidade e as indicações para do dispositivos são as mesmas definidas para outras cardiomiopatias.[68]

Dentre inúmeras outras situações clinicas específicas em portadores de FA permanente e BAV, o uso do MPD unicameral com sensor de resposta de frequência ativado, modo VVIR (1ª escolha) é muito eficiente porque, melhora capacidade funcional, o desempenho ao exercício e a qualidade de vida, em comparação com o modo VVI.

Os critérios para indicação de MPD no BAV, conforme recente diretriz, estão contidos nas Tabelas 53.5, 6 e 7; e os critérios para escolha dos modos de estimulação estão contidos no Quadro 53.2.

4.1.3.4 Evidências na síncope reflexa

Sabe-se que o racional da terapêutica da sincope reflexa é a prevenção da ocorrência de bradicardia severa e da hipotensão arterial que, na maioria das vezes é decorrente de vasodilatação reflexa. Nesse sentido, é importante destacar que a indicação de MPD é restrita ao tratamento da bradicardia, pois não previne a hipotensão reflexa.[69]

Ademais, conforme discutido anteriormente, a síncope reflexa é uma entidade benigna e emprego de procedimentos invasivos em situações dessa ordem é controverso.

Nos casos de bradicardia sintomática acompanhada de trauma físico relevante por sincopes recorrentes, o MPD de dupla câmara pode ser útil. Entretanto deve ser particularmente programado: otimização do intervalo AV, histerese AV e algoritmos específicos de prevenção de estimulação ventricular desnecessária.[62,70]

O ensaio clínico ISSUE-3[27] incluiu 511 pacientes com idade ≥ 40anos, e síncopes reflexas recorrentes, submetidos a Looper implantável; 89 tiveram documentação de síncope com pausas ≥ 3seg ou assistolia ≥ 6 segundos sem episódio sincopal no intervalo de 12 ± 10meses; 77 preencheram os critérios para implante de MPD e foram aleatoriamente selecionados para MP dupla câmara. Durante o seguimento, a taxa de recorrência de síncope em 2 anos foi de 57% com MP desligado e 25% com MP ligado (log-rank p = 0,039), com RR de recorrência de 57%.

Então, a indicação de MPD nos pacientes com síncope reflexa, deve ser feita somente para pacientes altamente selecionados, ou seja, pacientes com idade relativamente avançada, acometidos por formas graves, acompanhadas de lesões traumáticas frequentes decorrentes de sincope muito recorrentes; a programação do dispositivo deve ser particularizada.

Os critérios para indicação de MPD na sincope reflexa, conforme recente diretriz, estão contidos estão contidos nas Tabelas 53.5, 6 e 7; e os critérios para escolha dos modos de estimulação estão contidos no Quadro 53.2.

4.1.3.5 Evidências na hipersensibilidade do seio carotídeo

As evidências a respeito dos benefícios do MPD nos pacientes com HSC são limitadas a pequenos ensaios clínicos observacionais retrospectivos.

Revisão da literatura,[70] tentou avaliar a história natural da síncope em 305 pacientes com HSC assim como os efeitos do MPD em outros 601 pacientes com síncope recorrente grave, seguidos por 5 anos (Figura 53.5). Foi demonstrado que após implante de MPD a taxa de recorrência de síncope variou de 0 a 20%, sendo que nos pacientes não tratados variou entre 20a 60%.

Uma meta-análise de três estudos com grupo controle de pacientes não-tratados, (36-38) revelou a recorrência de síncope 9% *versus* 38%, em pacientes não submetidos e submetidos a MPD, respectivamente (RR: 0,24, IC de 95%), (12-0,48). Em registro de 169 pacientes consecutivos, tratados com MPD, (39) a estimativa atuarial de recorrência de síncope foi de 7% em 1 ano, 16% em 3 anos e 20% em 5 anos.

Também é importante destacar um pequeno, mas colaborativo estudo em que o diagnóstico da HSC (forma cardio-inibitória), foi validado pela documentação de pausas espontâneas; (40) a taxa de síncope reduziu de 1,68 episódios por paciente/ano (IC 95% 1,66-1,70) pré-implante de MPD, para 0,04 episódios por paciente/ano (95% CI,038-,042) pós- implante (RRR:98%).

Quanto ao modo de estimulação para a HSC,[71] um estudo agudo que incluiu 41 pacientes submetidos ao MPD VVI, comparado ao DVI (intra paciente), demonstrou maior queda da PAS (59 *versus* 37 mmHg; *p* = 0,001) e maior taxa de persistência dos sintomas (91 *versus* 27%; *p* = 0,008). Em 2 meses, após crossover randomizado para modo DVI *versus* modo VVI, realizado em 23 pacientes com a forma mista,[72] houve redução não significativa da recorrência de sincope favorável ao modo DVI (*p* = 0,25). Entretanto, a taxa de recorrência de pré-sincope foi significativa (48 *versus* 74% – *p* = 0,04). A avaliação de percepção do paciente revelou preferência para modo DVI (64% dos pacientes), enquanto os 36% restantes não expressaram qualquer preferência (*p* = 0,001). No estudo de Sutton que envolveu 202 pacientes,[73] a síncope recorreu em 9% dos pacientes submetidos ao modo DDD sendo que nos pacientes sob MPD em modo VVI, a taxa de recorrência foi duas vezes superior (18%).

Em conclusão, apesar da ausência de grandes ensaios clínicos randomizados essa revisão da literatura suporta o benefício da estimulação cardíaca em pacientes com HSC. Os episódios sincopais, entretanto, podem recorrer em até 20% dos pacientes, no prazo de 5 anos; o modo de estimulação DDI é mais indicado para essa população.[71]

Os critérios para indicação de MPD no BAV, conforme recente diretriz,[56] estão contidos nas Tabelas 53.5, 6 e 7; e os critérios para escolha dos modos de estimulação estão contidos no Quadro 53.2.

4 ABORDAGEM DAS BRADIARRITMIAS NOS ATLETAS[7]

4.1 ALTERAÇÕES DO ECG

1. Bradicardia sinusal (FC inferior a 30bpm) e/ou arritmia sinusal (pausas superiores a 3 s na vigília) isoladas afastam o diagnóstico de DNS na:
   a. Ausência de sintomas como tonturas, pré-sincopes ou síncopes
   b. Normalização mediante manobras simpáticas ou uso de drogas simpaticomiméticas, com manutenção da FC máxima;
   c. Reversão por descontinuação do treinamento
1. Bloqueio Atrioventricular:
   b. Desaparecimento por hiperventilação ou exercício: não sugere comprometimento patológico (BAV de primeiro grau e segundo grau tipo I);
   c. Manutenção por manobras simpaticomiméticas: sugere comprometimento patológico (BAV de segundo grau tipo II ou total).

4.2 ABORDAGEM DAS BRADIARRITMIAS NA EMERGÊNCIA

A rápida intervenção terapêutica depende do reconhecimento da instabilidade hemodinâmica. Nessa abordagem, é essencial avaliar se a bradiarritmia é secundária à intoxicação por fármacos ou por alterações eletrolíticas. Se positivo, deve-se imediatamente iniciar as manobras adequadas que incluem o uso de antagonistas específicos. (Tabela 53.9).

Os agentes farmacológicos mais utilizados são: **atropina** a cada 3 a 5 minutos, até a dose vago lítica máxima de 0,04 mg/kg, **dopamina** na dose de 5 µg/kg, sobretudo se ocorrer hipotensão arterial associada à bradicardia e **adrenalina**, na dose de 2 a 10 µg/min, se persistirem sintomas graves. **Lidocaína**, entretanto, pode ser letal para os casos de bradicardia com ritmo de escape idioventricular.[74]

TABELA 53.9 Drogas possivelmente responsáveis por bradiarritmias e seus antagonistas

DROGAS	ANTAGONISTAS
Carbomatos e organofosforados	Atropina
Antidepressivos trcídios e Quinidina	Bicabornato
Verapamil e diltiazem	Cálcio, Glucagon
Cloroquina	Diazepam, Epinefrina
Digoxina	Fenitoína
β-bloqueadores	Isoprenalina, Glucagon

A monitoração cardíaca imediata é obrigatória nos casos de atendimento a emergências cardiovasculares. Em casos de bradicardia sintomática significativa, como: dor torácica, taquipneia, redução do nível de consciência ou sinais de hipotensão arterial, choque, congestão pulmonar, ICC e infarto agudo do miocárdio, deve-se proceder da seguinte maneira: administração de atropina EV, MPP transcutâneo, uso de dopamina, adrenalina e isoproterenol. Nos casos de ocorrência de assistolia prolongada, BAV 2° ou 3° grau está indicado o uso de MP provisório transcutâneo ou MPP transvenoso até definição da indicação de MPD (Quadro 53.3).

4.3 PERSPECTIVAS FUTURAS

O futuro é muito auspicioso para candidatos a MPD porque, num cenário muito breve vamos ter a miniaturalização dos sistemas de estimulação com eliminação dos cabos-eletrodos e num cenário um pouco mais distante a aplicação do progresso da biologia molecular e da terapia genética na criação de um MP biológico[75].

O MPD miniaturalizado, chamado de "wireless pacemaker" ou "Nanostim", é implantado na parede miocárdica, e é capaz de emitir reduzidos mas adequados estímulos elétricos, sem uso de cabo-eletrodo, com duração da bateria equivalente a do MP unicameral convencional.

4.3.1 Wireless pacemaker

Estes marcapassos são minúsculos, um pouco maior do que uma moeda de um centavo (EUA) e se assemelham a uma "pilha palito" e todos os circuitos estão contidos dentro dele. Não são necessários cabos-eletrodos para conexão com o músculo cardíaco, esta é feita através de uma das extremidades do próprio gerador (Figura 53.20 A e B).

Aproximadamente 10% dos pacientes experimentam uma complicação a curto prazo relacionada com o implante transvenoso dos sistemas de marcapasso.[76]

Estas podem ser atribuíveis tanto ao gerador de pulsos (hematoma, isquemia da pele, infecção de loja, etc.) ou ao acesso venoso e implante do eletrodo (pneumotórax, tamponamento cardíaco, desposicionamento do eletrodo, etc.).[76] Em longo prazo, o cabo-eletrodo transvenoso, muitas vezes considerado o elo mais fraco dos sistemas de estimulação cardíaca, pode propiciar a obstrução venosa e está suscetível a rutura do isolamento, fratura do fio condutor, e infecções.[76-78] Além das comorbidades adquiridas que podem acompanhar essas complicações relacionadas aos sistemas de estimulação cardíaca convencional, há também os custos adicionais significativos associados com cada uma destas ocorrências.[79]

NanoStim ainda não tem aprovação nos Estados Unidos, mas já está aprovado na Europa e em uma das reuniões da AHA,

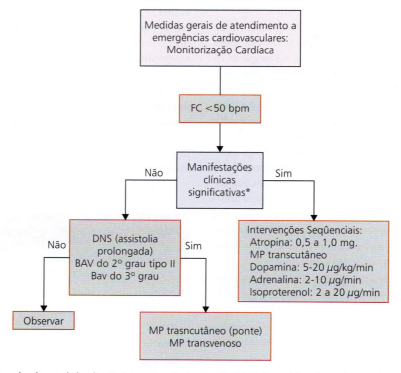

QUADRO 53.3 Algoritmo para a abordagem da bradiarritmia na emergência. *Bradiarritmia sintomática: dor torácica, redução do nível de consciência e os sinais: hipotensão arterial, choque, congestão pulmonar, insuficiência cardíaca congestiva, infarto agudo do miocárdio.

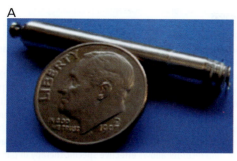 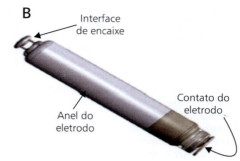

FIGURA 53.20 Wireless Pacemaker: (A) imagem do marca-passo NanoStim com um centavo dos Estados Unidos para indicar escala. (B) representação do dispositivo com os componentes marcados. (Figura cedida por St Jude Medical).

Dr. Fleur Tjong, do Centro Médico Acadêmico de Amsterdã, apresentou os resultados preliminares referentes a oito pacientes que fizeram parte de um estudo de viabilidade inicial que envolveu 33 pacientes.[80] O trabalho está sendo financiado pelo fabricante do dispositivo St. Jude Medical.

Até agora, os doentes, com idade média de 82 anos, foram seguidos por 18 meses, e o desempenho do sistema tem sido o esperado e sem complicações, de acordo com Tjong. Segundo o fabricante a bateria desse dispositivo dura cerca de oito anos e ainda não se sabe se a remoção desse dispositivo será um desafio daqui uma década.[80]

Esse produto atualmente é destinado apenas para pessoas que necessitam de estimulação unicameral ventricular, que representa uma minoria de candidatos, pois para maioria dos pacientes que necessitam de marca-passo indica-se dispositivos dupla câmara.

O desenvolvimento dessa tecnologia "wireless pacemaker" continua em desenvolvimento, mas ainda não é uma realidade.

Por outro lado, o MP biológico constituído de células embrionárias humanas poderá substituir os dispositivos eletrônicos implantáveis. Segundo o estudo de cientistas israelenses e americanos, publicado no periódico científico "Nature Biotechnology", utilizando células-tronco (totipotentes) foram criados novos cardiomiócitos, inicialmente em camundongos e, posteriormente, em 11 suínos. Dentre estes, seis recuperaram os batimentos normais e regulares.[81]

Assim, com o acelerado progresso técnico-cientifico atual vislumbra-se uma revolução na área de estimulação cardíaca, com extraordinário impacto sobre qualidade de vida e sobrevida dos candidatos.

REFERÊNCIAS BIBLIOGRÁFICAS

1. Spodick, DH, Raju P, Bishop RL, Ritkin RD. Operational definition of normal sinus heart rate, Am J Cardiol 1992; 69:1245-6.
2. Spodick DH, Raju P, Bishop RL, Ritkin RD. Normal sinus heart rate: apropriate rate thresholds for sinus tachycardia and bradycardia. South Med J 1996;89:666-7.
3. Brodisky M, Wu D, Denes P, Kanakis C, Rosen KM. Arrhythmias documented by 24 hours continuous electrocardiographic monitoring in 50 male medical studens without apparent heart disease. Am J Cardiol 1977; 39:390-5.
4. Kantelip JP, Sage E, Duchene-Marullaz P. Findings on ambulatory monitoring in subjects older than 80 years. Am J Cardiol 1986;57:398-401.
5. Hanne-Paparo N, Kellermann JJ. Long-term Holter ECG monitoring of athletes. Med Sci Sports Exerc 1981;13:294–8.
6. Uberoi A, Stein R, Perez VM, et al. Interpretation of the electrocardiogram of young athletes. Circulation 2011;124:746–57.
7. Corrado D, Pelliccia A, Heidbuchel H, et al. Recommendations for Interpretation of 12-lead electrocardiogram in the athlete. Eur Heart J 2009;31:243–59.
8. Kumar, P; Fred M. Kusumoto, FM; Goldschlager, N. Bradyarrhythmias in the Elderly. Clin Geriatr Med 2012; 28 703–715.
9. HISS RG, LAMB LE, ALLEN MF. Electrocardiographic findings in 67,375 asymptomatic subjects. X. Normal values. Am J Cardiol 1960; 6:200.
10. Liu, EF; Chen, L; Gao, BX. Sinus bradycardia: normal phenomenon or risk factor? Evaluation based on recent evidence. J Insur Med. 2012;43(2):102-11.
11. Brubaker PH, Kitzman DW. Chronotropic incompetence: causes, consequences, and management. Circulation 2011;123(9):1010–20.
12. Brignole M, Auricchio A, Baron-Esquivias G, et al. ESC Guidelines on cardiac pacing and cardiac resynchronization therapy. The Task Force on cardiac pacing and resynchronization therapy of the European Society of Cardiology. Developed in collaboration with the European Heart Rhythm Association (EHRA). Europace 2013;15:1070–1118.
13. Mond HG, Proclemer A. The 11th World Survey of Cardiac Pacing and Implantable Cardioverter-Defibrillators: Calendar Year 2009–A World Society of Arrhythmia's Project. PACE 2011; 34:1013–1027.
14. den Hoed M, Eijgelsheim M, Esko T, et al.Brundel BJ, Peal DS, Evans DM, Nolte IM, Segrè AV, Holm H, Handsaker RE, Westra HJ, Johnson T, Isaacs A, Yang J, Lundby A, Zhao JH, Kim YJ, Go MJ, Almgren P, Bochud M, Boucher G, Cornelis MC, Gudbjartsson D, Hadley D, van der Harst P, Hayward C, den Heijer M, Igl W, Jackson AU, Kutalik Z, Luan J, Kemp JP, Kristiansson K, Ladenvall C, Lorentzon M, Montasser ME, Njajou OT, O'Reilly PF, Padmanabhan S, St Pourcain B, Rankinen T, Salo P, Tanaka T, Timpson NJ, Vitart V, Waite L, Wheeler W, Zhang W, Draisma HH, Feitosa MF, Kerr KF, Lind PA, Mihailov E, Onland-Moret NC, Song C, Weedon MN, Xie W, Yengo L, Absher D, Albert CM, Alonso A, Arking DE, de Bakker PI, Balkau B, Barlassina C, Benaglio P, Bis JC, Bouatia-Naji N, Brage S, Chanock SJ, Chines PS, Chung M, Darbar D, Dina C, Dörr M, Elliott P, Felix SB, Fischer K, Fuchsberger C, de Geus EJ, Goyette P, Gudnason V, Harris TB, Hartikainen AL, Havulinna AS, Heckbert SR, Hicks AA, Hofman A, Holewijn S, Hoogstra-

-Berends F, Hottenga JJ, Jensen MK, Johansson A, Junttila J, Kääb S, Kanon B, Ketkar S, Khaw KT, Knowles JW, Kooner AS, Kors JA, Kumari M, Milani L, Laiho P, Lakatta EG, Langenberg C, Leusink M, Liu Y, Luben RN, Lunetta KL, Lynch SN, Markus MR, Marques-Vidal P, Mateo Leach I, McArdle WL, McCarroll SA, Medland SE, Miller KA, Montgomery GW, Morrison AC, Müller-Nurasyid M, Navarro P, Nelis M, O'Connell JR, O'Donnell CJ, Ong KK, Newman AB, Peters A, Polasek O, Pouta A, Pramstaller PP, Psaty BM, Rao DC, Ring SM, Rossin EJ, Rudan D, Sanna S, Scott RA, Sehmi JS, Sharp S, Shin JT, Singleton AB, Smith AV, Soranzo N, Spector TD, Stewart C, Stringham HM, Tarasov KV, Uitterlinden AG, Vandenput L, Hwang SJ, Whitfield JB, Wijmenga C, Wild SH, Willemsen G, Wilson JF, Witteman JC, Wong A, Wong Q, Jamshidi Y, Zitting P, Boer JM, Boomsma DI, Borecki IB, van Duijn CM, Ekelund U, Forouhi NG, Froguel P, Hingorani A, Ingelsson E, Kivimaki M, Kronmal RA, Kuh D, Lind L, Martin NG, Oostra BA, Pedersen NL, Quertermous T, Rotter JI, van der Schouw YT, Verschuren WM, Walker M, Albanes D, Arnar DO, Assimes TL, Bandinelli S, Boehnke M, de Boer RA, Bouchard C, Caulfield WL, Chambers JC, Curhan G, Cusi D, Eriksson J, Ferrucci L, van Gilst WH, Glorioso N, de Graaf J, Groop L, Gyllensten U, Hsueh WC, Hu FB, Huikuri HV, Hunter DJ, Iribarren C, Isomaa B, Jarvelin MR, Jula A, Kähönen M, Kiemeney LA, van der Klauw MM, Kooner JS, Kraft P, Iacoviello L, Lehtimäki T, Lokki ML, Mitchell BD, Navis G, Nieminen MS, Ohlsson C, Poulter NR, Qi L, Raitakari OT, Rimm EB, Rioux JD, Rizzi F, Rudan I, Salomaa V, Sever PS, Shields DC, Shuldiner AR, Sinisalo J, Stanton AV, Stolk RP, Strachan DP, Tardif JC, Thorsteinsdottir U, Tuomilehto J, van Veldhuisen DJ, Virtamo J, Viikari J, Vollenweider P, Waeber G, Widen E, Cho YS, Olsen JV, Visscher PM, Willer C, Franke L; Global BPgen Consortium; CARDIoGRAM Consortium, Erdmann J, Thompson JR; PR GWAS Consortium, Pfeufer A; QRS GWAS Consortium, Sotoodehnia N; QT-IGC Consortium, Newton-Cheh C; CHARGE-AF Consortium, Ellinor PT, Stricker BH, Metspalu A, Perola M, Beckmann JS, Smith GD, Stefansson K, Wareham NJ, Munroe PB, Sibon OC, Milan DJ, Snieder H, Samani NJ, Loos RJ. Identification of heart rate-associated loci and their effects on cardiac conduction and rhythm disorders. Nat Genet. 2013 Jun;45(6):621-31. doi: 10.1038/ng.2610. Epub 2013 Apr 14.

15. Alonso, A; Jensen, PN; Lopez, FL. Association of Sick Sinus Syndrome with Incident Cardiovascular Disease and Mortality: The Atherosclerosis Risk in Communities Study and Cardiovascular Health Study. www.plosone.org; 2014, 9(10):e109662.

16. Surawicz, B; Childers, R; Deal, BJ. AHA/ACCF/HRS Recommendations for the Standardization and Interpretation of the Electrocardiogram Part III: Intraventricular Conduction Disturbances. A Scientific Statement From the American Heart Association Electrocardiography and Arrhythmias Committee, Council on Clinical Cardiology; the American College of Cardiology Foundation; and the Heart Rhythm Society. Circulation. 2009;119:e235-e240.

17. Tzou, WS; Foley, TR; Nguyen, DT. Infra-Hisian Atrioventricular Block. Card Electrophysiol Clin 2012; 4:645–649.

18. Topilski I, Rogowski O, Glick A, Viskin S, Eldar M, Belhassen B. Catheter-Induced Mechanical Trauma to Fast and Slow Pathways during Radiofrequency Ablation of Atrioventricular Nodal Reentry Tachycardia: Incidence, Predictors, and Clinical Implications. PACE 2007; 30:1233-1241.

19. Rassi Jr, A; Rassi, A; Marin-Neto JA. Chagas disease. Lancet. 2010 Apr 17;375(9723):1388-402.

20. Eliasson, H; Sonesson, SE; Sharland, G. Isolated Atrioventricular Block in the Fetus: A Retrospective, Multinational, Multicenter Study of 175 Patients. Circulation 2011;124:1919-1926.

21. Baruteau, AE; Behaghel, A; Fouchard, S. Parental Electrocardiographic Screening Identifies a High Degree of Inheritance for Congenital and Childhood Nonimmune Isolated Atrioventricular Block. Circulation. 2012;126:1469-1477.

22. Michaëlsson M, Jonzon A, Riesenfeld T. Isolated Congenital Complete Atrioventricular Block in Adult Life A Prospective Study. Circulation. 1995; 92: 442-449.

23. Michaelsson M, Swiderski J. High degree atrio-ventricular block in children. Proc Assoc Eur Paediatr Cardiol. 1967;3:44-49.

24. Strickberger, A; Benson, W; Biaggioni, I. AHA/ACCF Scientific Statement on the Evaluation of Syncope. Circulation, 2006; 113:316-327.

25. Moya A, Garcia-Civera R, Croci F,Menozzi C,Brugada J, et al. Diagnosis, management, and outcomes of patients with syncope and bundle branch block. EurHeart J 2011;32:1535-1541.

26. Brignole M, Sutton R, Menozzi C, et al. Early application of an implantable loop recorder allows effective specific therapy in patients with recurrent suspected neurally mediated syncope. International Study on Syncope of Uncertain Etiology 2 (ISSUE 2) Group. European Heart Journal (2006) 27, 1085–1092.

27. Michele Brignole M, Menozzi C, Moya A, et al. Pacemaker Therapy in Patients with Neurally-Mediated Syncope and Documented Asystole. Third International Study on Syncope of Uncertain Etiology (ISSUE-3): A Randomized Trial. Circulation. 2012;125:2566-2571.

28. Edvardsson N, Frykman V, van Mechelen R, et al. Use of an implantable loop recorder to increase the diagnostic yield in unexplained syncope: results from the PICTURE registry. Europace 2011; 13:262.

29. Sundermeyer A, von Lehndorff H, Klues H, Kröger K. Carotid sinus massage – who is allowed to do it? Dtsch Med Wochenschr. 2012 Jan;137(4):133-8.

30. Claesson JE, Kristensson BE, Edvardsson N, Wahrborg P. Less syncope and milder symptoms in patients treated with pacing for induced cardio-inhibitory carotid sinus syndrome: a randomized study. Europace 2007;9:932-936.

31. Kuo, FY; Hsiao, HC; Chiou, CW. Recurrent syncope due to carotid sinus hypersensitivity and sick sinus syndrome. J Chin Med Assoc. 2008 Oct;71(10):532-5.

32. Maggi R, MenozziC,Brignole M, Podoleanu C, IoriM,SuttonR,etal. Cardio-inhibitory carotid sinus hypersensitivity predicts an asystolic mechanism of spontaneous neurally mediated syncope. Europace 2007;9:563-567.

33. Brignole M, Sartore B, Barra M, Menozzi C, Lolli G. Is DDD superior to VVI pacing in mixed carotid sinus syndrome? An acute and medium--term study. Pacing Clin Electrophysiol 1988;11:1902-1910.

34. Sutton R et al. Pacing in patients with carotid sinus and vasovagal syndromes. Pacing ClinElectrophysiol 1989;12:1260-1263.

35. Flammang D, Church TR, De Roy L, Blanc JJ, Leroy J,Mairesse GH, et al.Treatment of unexplained syncope: a multicenter, randomized trial of cardiac pacing guided by adenosine 5'-triphosphate testing. Circulation 2012;125:31-36.Serra-Grima R, Puig T, Donate M, et al. Long--term follow-up of bradycardia in elite athletes. Int J Sports Med 2008;29:934–7.

36. Parry SW, Steen N, Bexton RS, Tynan M, Kenny RA. Pacing in elderly recurrent fallers with carotid sinus hypersensitivity: a randomised, double-blind, placebo controlled crossover trial. Heart 2009;95:405-409.

37. Baggish, AL; Wood, MJ. Athlete's Heart and Cardiovascular Care of the Athlete: Scientific and Clinical Update. Circulation, 2011; 123:2723-2735.

38. Zimetbaum P, Goldman A. Ambulatory Arrhythmia Monitoring Choosing the Right Device. Circulation. 2010;122:1629-1636.

39. Josephson, ME. Sinus Node Function. In: Clinical Cardiac Electrophysiology: Techniques and Interpretations, 4th, Lippincott, Williams, & Wilkins, Philadelphia 2008. p.69-92.

40. Scheinman MM,Peters RW, Suave MJ,Desai J,Abbott JA,Cogan J,et al. Value of the H-Q interval in patients with bundle branch block and the role of prophylactic permanent pacing. Am J Cardiol 1982;50:1316-1322.

41. Scheinman M, Peters RW, Morady F, Sauvé MJ, Malone P, Modin G. Electrophysiologic Studies in Patients with Bundle Branch Block. PACE 1983; 6(5):1157–1165.
42. Olgin JE, Zipes DP. In: Specific arrhythmias: diagnosis and treatment. In: Bonow RO, Mann DL, Zipes DP, Libby P, Braunwald E, eds. Braunwald's Heart Disease: A Textbook of Cardiovascular Medicine. 9th ed. St. Louis, MO: WB Saunders; 2011:chap. 39.
43. Benchimol M, Oliveira-Souza R. Diagnostic Relevance of the Carotid Sinus Massage During a Head Up Tilt Table Test (HUTT). Arq Bras Cardiol 2008; 90(4): 264-267.
44. Podrid, P; Malhotra, R. PODRID'S REAL-WORLD ECGS : A MASTER'S APPROACH TO THE ART AND PRACTICE OF CLINICAL ECG INTERPRETATION. ARRHYTHMIAS. Vol 4; Cardiotext 2014.
45. Sevransky, J. Clinical Assessment of Hemodynamically Unstable Patients. Curr Opin Crit Care. 2009; 15(3):234–238.
46. Gammage, M. Temporary cardiac pacing. Heart. 2000 Jun; 83(6): 715–720.
47. Zoll PM, Zoll RH, Falk RH, et al. External noninvasive cardiac temporary pacing: clinical trials. Circulation 1985;71:937-44.
48. Del Monte, L. What you should know: Noninvasive Pacing Booklet. 2013. http://www.physio-control.com/search_results.aspx?searchtext=temporary%20pacing.
49. Ideker, RE; Dosdall, DJ. Can the Direct Cardiac Effects of the Electric Pulses Generated by the TASER X26 Cause Immediate or Delayed Sudden Cardiac Arrest in Normal Adults? Am J Forensic Med Pathol 2007;28: 195–201.
50. McCann, P. A Review of Temporary Cardiac Pacing Wires. Indian Pacing Electrophysiol J. 2007 Jan-Mar; 7(1): 40–49.
51. Burger H, Schwarz T, Ehrlich W, Sperzel J, Kloevekorn WP, Ziegelhoeffer T. New generation of transvenous left ventricular leads – first experience with implantation of multipolar left ventricular leads. Exp Clin Cardiol. Spring 2011;16(1):23-6.
52. Parsonnet V, Furmn S, Smyth NPD: Implantable cardiac pacemakers; Status report and resource guideline. Pacemaker Study Group, Inter-Society Commission for Heart Disease Resources (ICHD). Circulation 1974; 50: A21-A35.
53. Bernstein AD, Camm AJ, Fletcher R, Gold RD, et al. – The NASPE/BPEG generic pacemaker code for antibradyarrhythmia and adaptive rate pacing and antitachyarrhythmia devices. PACE,10(I):794-799, 1987.
54. Martinelli Filho M, Nishioka SAD, Siqueira SF. Atlas de Marca-passo: a funçãoatravés do eletrocardiograma. 2aed, Ed. Atheneu, 2012.
55. Tracy, CM; Epstein, AE; Darbar, D; et al. 2012 ACCF/AHA/HRS Focused Update of the 2008 Guidelines for Device-Based Therapy of Cardiac Rhythm Abnormalities A Report of the American College of Cardiology Foundation/American Heart Association Task Force on Practice Guidelines. J Am Coll Cardiol. 2012; 60(14):1297-1313
56. Michele Brignole, M; Auricchio, A; Baron-Esquivias, G; et al. 2013 ESC Guidelines on cardiac pacing and cardiac resynchronization therapy: TheTask Force on cardiac pacing and resynchronization therapy of the European Society of Cardiology (ESC). Developed in collaboration with the European Heart Rhythm Association (EHRA). European Heart Journal. 2013; 34:2281–2329.
57. Datasus, disponível em: http://www.datasus.org.br.
58. Healey JS,ToffWD,LamasGA,AndersenHR,Thorpe KE, EllenbogenKA,et al.Cardiovascular outcomes with atrial-based pacing compared with ventricular pacing: meta-analysis of randomized trials, using individual patient data.Circulation 2006;114:11-1.
59. Alboni P, Menozzi C, Brignole M, Paparella N, Gaggioli G, Lolli G, et al. Effects of permanent pacemaker and oral theophylline in sick sinus syndrome the THEOPACE study: a randomized controlled trial. Circulation 1997;96:260-266.
60. Nielsen JC, Thomsen PE, Hojberg S, Moller M, Vesterlund T, Dalsgaard D, et al. A comparison of single-lead atrial pacing with dual-chamber pacing in sick sinus syndrome. Eur Heart J 2011;32:686-696.
61. Toff WD, Camm AJ, Skehan JD. Single-chamber versus dual-chamber pacing for high-grade atrioventricular block. N Engl J Med 2005;353:145-155.
62. Sweeney MO, Bank AJ, Nsah E, Koullick M, et al. Minimizing ventricular pacing to reduce atrial fibrillation in sinus-node disease. N Engl J Med, 2007;357:1000-1008.
63. Padelettl, L; Pontecorboli, G; Michelucci, A. AAIR or DDDR pacing for sick sinus syndrome: the physiologic conundrum. Europace (2012) 14, 781–782.
64. Lamas GA, Knight JD, Sweeney MO et al. Impact of rate-modulated pacing on quality of life and exercise capacity-evidence from the Advanced Elements of Pacing Randomized Controlled Trial (ADEPT). Heart Rhythm. 2007 Sep;4(9):1125-32.
65. Santini M, Castro A, Giada F, Ricci R, Inama G, et al. Prevention of syncope through permanent cardiac pacing in patients with bifascicular block and syncope of unexplained origin: the PRESS study. Circ Arrhythm Electrophysiol 2013;6:101-107.
66. Castelnuovo E, Stein K, Pitt M, Garside R. The effectiveness and cost-effectiveness of dual-chamber pacemakers compared with single-chamber pacemakers for bradycardia due to atrioventricular block or sick sinus syndrome: systematic review and economic evaluation. Health Technol Assess 2005;9:1-246.
67. Martinelli Filho M, de Siqueira SF, Costa R, Greco OT, Moreira LF, D'Avila A, Heist EK. Conventional versus biventricular pacing in heart failure and bradyarrhythmia: the COMBAT study. J Card Fail 2010;16:293-300.
68. Moreira, LFP; Scanavacca, M; Barreto-Filho, JA; et al. I Diretriz Latino-Americana para o Diagnóstico e Tratamento da Cardiopatia Chagásica. Arq Bras Cardiol, 2011; 97(2)-suppl 3:21.
69. Graff, B; Graff, G; Koźluk, E. Electrophysiological features in patients with sinus node dysfunction and vasovagal syncope. Arch Med Sci. 2011 Dec 31; 7(6): 963–970.
70. Brignole M, Menozzi C. The natural history of carotid sinus syncope and the effect of cardiac pacing. Europace 2011;13:462-464.
71. Gillis, AM; Russo, AM; Ellenbogen, KA. HRS/ACCF Expert Consensus Statement on Pacemaker Device and Mode Selection. Heart Rhythm 2012; 9:1344 –1365.
72. Brignole M, Sartore B, Barra M, Menozzi C, Lolli G. Is DDD superior to VVI pacing in mixed carotid sinus syndrome? An acute and medium-term study. Pacing Clin Electrophysiol 1988;11:1902-1910.
73. Sutton R et al. Pacing in patients with carotid sinus and vasovagal syndromes. Pacing Clin Electrophysiol 1989;12:1260-1263.
74. Neumar, RW; Otto, CW; Link, MS. Part 8: Adult Advanced Cardiovascular Life Support 2010 American Heart Association Guidelines for Cardiopulmonary Resuscitation and Emergency Cardiovascular Care. Circulation. 2010;122-suppl 3:S729–S767.
75. Cheol Cho H, Marbán E. Biological therapies for cardiac arrhythmias: can genes and cells replace drugs and devices? Circ. Res. 2010; 106:674-685.
76. Udo EO, Zuithoff NP, van Hemel NM, de Cock CC, Hendriks T, Doevendans PA, Moons KG. Incidence and predictors of short- and long- term complications in pacemaker therapy: the FOLLOWPACE study. Heart Rhythm. 2012;9:728–735.
77. Hauser RG, Hayes DL, Kallinen LM, Cannom DS, Epstein AE, Almquist AK, Song SL, Tyers GF, Vlay SC, Irwin M. Clinical experience with pacemaker pulse generators and transvenous leads: an 8-year prospective multicenter study. Heart Rhythm. 2007;4:154–160.
78. Haghjoo M, Nikoo MH, Fazelifar AF, Alizadeh A, Emkanjoo Z, Sadr-Ameli MA. Predictors of venous obstruction following pacemaker or implantable cardioverter-defibrillator implantation: a contrast veno-

graphic study on 100 patients admitted for generator change, lead revision, or device upgrade. Europace. 2007;9:328–332.
79. Tobin K, Stewart J, Westveer D, Frumin H. Acute complications of permanent pacemaker implantation: their financial implication and relation to volume and operator experience. Am J Cardiol. 2000;85:774–6, A9.
80. Reddy VY, Knops RE, Sperzel J, Marc A. Miller, MD; Petru J, Simon J, Sediva L, Groot JR, Tjong FVY, Jacobson P, Ostrosff A, Dukkipati SR, Koruth JS, Wilde AAM, Kautzner J, Neuzil P. Permanent Leadless Cardiac Pacing: Results of the LEADLESS Trial. Circulation 2014;129:1466-1471.
81. Kapoor N, Liang W, Marbán E, Cheol Cho H. Direct conversion of quiescent cardiomyocytes to pacemaker cells by expression of Tbx18. Nature Biotechnology 2013; 31:54–62.

Terapia de Ressincronização Cardíaca

54

Giselle de Lima Peixoto
Martino Martinelli Filho

1. Introdução
   1.1 Histórico
   1.2 Base fisiopatológica
   1.3 Remodelamento reverso
   1.4 Procedimento cirúrgico
2. Resultados clínicos
   2.1 Importância do padrão do distúrbio de condução
   2.2 QRS com duração < 150ms
   2.3 Fibrilação atrial
   2.4 Classe funcional I
3. Resposta à TRC
   3.1 Critérios e classificação
   3.2 Abordagem dos não respondedores
   3.3 Otimização da programação do ressincronizador
   3.4 Preditores de resposta à TRC
      3.4.1 Sexo feminino
      3.4.2 Etiologia da IC
      3.4.3 Dissincronia ventricular
      3.4.4 Avaliação funcional do VE e VD
      3.4.5 Fibrose miocárdica ventricular
4. Diretrizes de TRC
5. Prevenção primária de morte súbita
6. Análise de custo-efetividade
7. Limitações da TRC
8. Perspectivas futuras
9. Referências bibliográficas

1 INTRODUÇÃO

1.1 HISTÓRICO

A estimulação cardíaca artificial foi introduzida como alternativa para o tratamento da insuficiência cardíaca (IC) a partir da publicação de estudos com portadores de marcapasso submetidos à otimização de intervalo atrioventricular (IAV), da utilização dos sensores de resposta de frequência e da estimulação em pontos específicos do ventrículo direito (VD), principalmente no septo interventricular, como medida para incrementar o desempenho cardíaco.[1]

Estratégias de estimulação mostraram efeito benéfico, tanto de forma aguda ou em longo prazo, em parâmetros hemodinâmicos como débito cardíaco, resistência vascular sistêmica, pressão capilar pulmonar e tempo de enchimento diastólico, além de melhora clínica e da capacidade funcional.[2]

Em 1994 Cazeau e colaboradores[3] propuseram que pacientes com cardiomiopatia dilatada associada a distúrbios de condução intracardíaco em todos os níveis (atrial, interventricular e atrioventricular) fossem submetidos à terapia de ressincronização cardíaca (TRC) por marcapasso tetracâmara. Neste mesmo ano, Bakker e colaboradores[4] demonstraram o potencial da estimulação cardíaca biventricular na correção dos efeitos deletérios dos distúrbios da condução interventricular no desempenho cardíaco. Utilizaram para isso marcapasso de dupla-câmara com bifurcador na saída do canal ventricular. Em 1996, Cazeau e colaboradores[5] obtiveram os mesmos benefícios de Bakker utilizando estimulação exclusivamente transvenosa, em que o ventrículo esquerdo (VE) foi estimulado por eletrodo posicionado no seio coronariano.

A TRC foi aprovada para uso clínico nos Estados Unidos pelo FDA (Food and Drug Administration) em 2001 para pacientes com IC e classe funcional (CF) da NYHA (New York Heart Association) III ou IV com base nos resultados iniciais de estudos clínicos randomizados controlados.[2,6,7]

1.2 BASE FISIOPATOLÓGICA

A base fisiopatológica para uso da TRC é a dissincronia elétrica e contrátil entre os ventrículos. Atrasos na condução intraventricular provocados por bloqueio de ramo direito (BRD), bloqueio de ramo esquerdo (BRE) ou distúrbios de condução intraventricular inespecíficos são documentados em até 50% dos pacientes com IC.[8] As alterações mecânicas que estão associadas ao aumento da duração do complexo QRS em pacientes com IC não estão totalmente esclarecidas.

A fisiopatologia da condução elétrica anormal é complexa, visto que os diferentes tipos de atrasos de condução podem ou não determinar dissincronia ventricular que pode ser observada em duas formas diferentes:

- dissincronia interventricular, refere-se ao atraso na ativação de um ventrículo em relação ao outro
- dissincronia intraventricular, refere-se à ativação da região lateral do ventrículo esquerdo e do septo interventricular, em diferentes momentos.

Não se sabe se há associação entre dissincronia (interventricular e intraventricular) com a morfologia do QRS, etiologia da cardiopatia ou grau de disfunção ventricular. O esclarecimento destas questões é fundamental para a identificação de candidatos mais propensos a responder à TRC.

A dissincronia ventricular se traduz mecanicamente por movimento anormal da parede septal, diminuição da contratilidade (dP/dt), redução do tempo de enchimento diastólico e duração prolongada da regurgitação mitral, o que coloca o coração insuficiente em desvantagem mecânica significativa.[9] Estas alterações favorecem o remodelamento cardíaco e o agravamento dos sintomas clínicos,[10] como demonstrado pela relação linear entre o aumento da duração do complexo QRS e redução da fração de ejeção do ventrículo esquerdo (FEVE).[11]

O BRE é o tipo de atraso de condução mais comumente associado à dissincronia ventricular, está presente em cerca de um terço dos pacientes com IC e é marcador de aumento de morbidade, mortalidade e morte súbita cardíaca (MSC).[12] O BRE isoladamente pode determinar aumento de 13% no diâmetro sistólico final do ventrículo esquerdo (DSFVE) e redução de 40% na FEVE.[11]

Proporção significativa de pacientes com IC sem BRE, com duração do complexo QRS normal ou ligeiramente aumentada também pode apresentar dissincronia ventricular. Estima-se, que a prevalência de dissincronia intraventricular na ausência de BRE seja elevada (27 a 53%).[13]

O principal mecanismo de ação da TRC é a reversão do padrão de ativação ventricular anormal por meio de estimulação artificial simultânea dos ventrículos direito e esquerdo ou estimulação biventricular. Esta intervenção determina duas frentes de onda de ativação ventricular, aproximando ao padrão de ativação ventricular normal e mecanicamente mais eficiente.

Grande parte da investigação nesta área reflete a transição de uma base fisiológica para uma base molecular e celular. Os primeiros estudos clínicos que investigaram o mecanismo de ação da estimulação biventricular mostraram que a correção da dissincronia intraventricular causa melhora hemodinâmica aguda, aumenta a eficiência sistólica, otimiza a função diastólica e reduz a regurgitação mitral; estes efeitos ocorrem sem aumento da frequência cardíaca ou do consumo de oxigênio (VO2) pelo miocárdio.[14]

Estudos com foco em mecanismos celulares tem mostrado que a TRC provoca reversão de alterações bioquímicas, incluindo ativação mais homogênea de quinases de estresse e redução da apoptose, avaliada por alterações na atividade da caspase-3 e clivagem da polimerase-1 poli nuclear (ADP-ribose).[15] Estudo recente, incluindo 51 pacientes demonstrou redução significativa de substâncias resultantes do estresse oxidativo, 6 meses após a TRC.[16]

Em modelos animais a TRC restaurou o remodelamento de canais iônicos e a homeostase anormal do cálcio pela normalização da atividade da Ca2_adenosina trifosfatase do retículo sarcoplasmático, enzima responsável por controlar a concentração intracelular de cálcio. Estas alterações bioquímicas estão associadas com mudanças eletrofisiológicas. Neste modelo, a TRC reduziu a duração do potencial de ação na parede lateral do VE, mas não na parede anterior, e reduziu o número de pós-despolarizações.[17]

1.3 REMODELAMENTO REVERSO

A TRC pode proporcionar alterações cardíacas morfológicas e funcionais, conhecidas como remodelamento reverso, independente da classe funcional de IC (Figura 54.1).[14] Incrementos da FEVE e redução da regurgitação mitral, volumes e dimensões ventriculares são as principais modificações observadas após a TRC. Este é um dos importantes mecanismos pelo qual a doença cardíaca é revertida ou retardada, e está associada à redução de morbidade e mortalidade.[18-21]

Estudo ecocardiográfico seriado realizado em 3, 9 e 18 meses após a TRC demonstrou redução dos volumes sistólico (VSFVE) e diastólico final do VE (VDFVE) e aumento da FEVE já na primeira avaliação, além de melhora progressiva subsequente (Figura 54.2). Estes efeitos foram sustentados após 29 meses da TRC e a maior parte do efeito benéfico ocorreu entre 3-9 meses. Os efeitos foram menos significativos em pacientes com doença cardíaca isquêmica e aqueles com disfunção ventricular direita, mas não em pacientes com padrão restritivo de enchimento do VE.[22] Neste mesmo estudo a melhora na regurgitação mitral foi identificada já na avaliação ecocardiográfica pré-alta hospitalar e este efeito foi sustentado, porém sem melhora ao longo do tempo.[22]

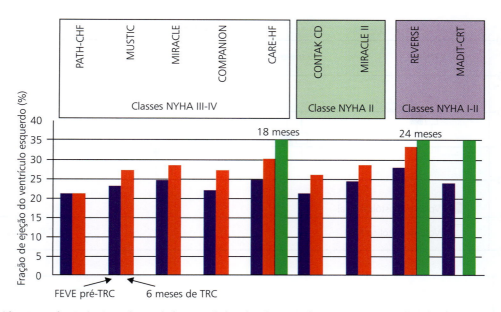

FIGURA 54.1 Modificações na fração de ejeção do ventrículo esquerdo (FEVE) após terapia de ressincronização cardíaca (TRC) em pacientes com diferentes classes funcionais. A FEVE pré-TRC (barras azuis) aumenta significativamente em todos os estudos após 3-6 meses da TRC (barras vermelhas) e maior aumento é observado com maior seguimento (barras verdes).[14]

Em pacientes com IC e classe funcional não avançada (I e II), a ocorrência de remodelamento reverso avaliado pela redução do volume sistólico final do VE, após 6 meses da TRC, foi preditor independente de maior sobrevida em longo prazo.[23]

1.4 PROCEDIMENTO CIRÚRGICO

A estimulação biventricular foi inicialmente realizada com marcapasso convencional associado à cabo-eletrodo ventricular bifurcado e adaptadores para promover a estimulação de ambos os ventrículos, mantendo a capacidade de sensibilidade da contração atrial espontânea.[1]

Os sistemas iniciais usavam cabos-eletrodos epicárdicos, tornando a toracotomia necessária para o implante. A falha dos adaptadores e a necessidade de toracotomia tornou a TRC procedimento não atrativo na prática clínica.[24] A partir do desenvolvimento de técnicas endovenosas que possibilitaram o implante do cabo-eletrodo ventricular esquerdo via seio coronário, a toracotomia é reservada para pacientes com falha de cateterização do seio coronário ou procedimento cirúrgico cardíaco associado.

O cabo-eletrodo do VE é posicionado em um dos ramos distais da rede venosa coronária cardíaca, acessada via óstio do seio coronário no átrio direito, e estimula o epicárdio da parede lateral do VE endovenosamente (Figura 54.3). Este deve ser rígido o suficiente para possibilitar sua entrada no óstio do seio coronário, e suficientemente fino e maleável para ser posicionado nas pequenas veias cardíacas.

Há considerável variabilidade na presença, diâmetro, angulação e tortuosidade das veias coronárias, por esta razão, as veias coronárias são estudadas primeiramente pela injeção de contraste no seio coronário. Em geral, a taxa de sucesso para o implante do cabo-eletrodo do VE varia de 75 a 93%.[2,6]

O local da estimulação do VE é de grande importância para a melhora máxima da função ventricular esquerda e a estimulação de regiões inadequadas pode provocar piora funcional. Os locais de estimulação ventricular esquerda ideais são as paredes lateral ou posterior do VE, visto que determinaram maiores incrementos hemodinâmicos. Estes locais podem ser alcançados através da veia marginal esquerda (para a parede lateral) ou veias posteriores (para a parede posterior). A estimulação da veia do sulco interventricular deve ser evitada, pois a melhora hemodinâmica obtida é subótima.[25]

Alternativas para implante do cabo-eletrodo do VE estão ainda em fase experimental. O implante de cabo-eletrodo do VE endocárdico pode ser realizado através de punção septal transatrial ou via punção do septo intraventricular.[26] Esta última técnica parece ser uma alternativa factível como demonstrado com 10 pacientes que apresentaram falha na cateterização do óstio do seio coronário.[27] A aplicação mais ampla destas alternativas cirúrgicas, aguardam maior desenvolvimento tecnológico dos cabo-eletrodos e dos sistemas de estimulação.

2 RESULTADOS CLÍNICOS

Depois de duas décadas de pesquisas, até o momento cerca de 9.000 pacientes foram avaliados por ensaios clínicos randomizados (Tabela 54.1) para estabelecer o comportamento clínico de pacientes submetidos à TRC.

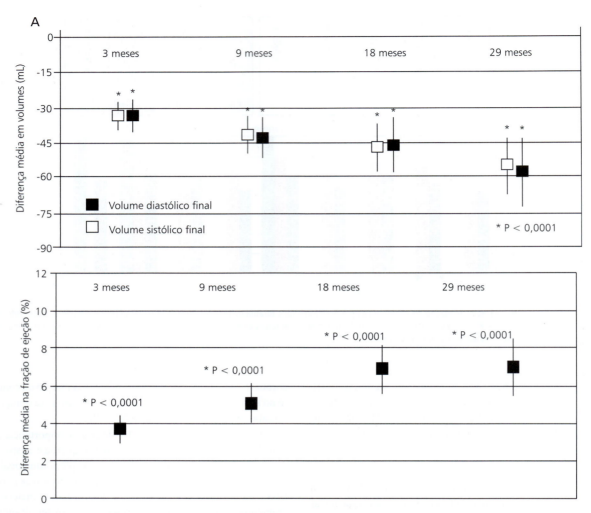

FIGURA 54.2 Diferença no volume sistólico final e volume diastólico final do ventrículo esquerdo (A) e fração de ejeção do ventrículo esquerdo (B) em pacientes submetidos à terapia de ressincronização cardíaca ou controle aos 3, 9, 18 e ao final do estudo (média de 29 meses).[22]

Inicialmente foi demonstrado benefício para pacientes com IC com FEVE ≤ 35%, CF III/IV e aumento na duração do complexo QRS.[2,18,28-31] Os estudos MUSTIC SR,[2] MIRACLE,[24] CONTAK-CD[30] e MIRACLE-ICD[32] evidenciaram melhora consistente na CF, capacidade de exercício (medida pela distância percorrida no teste de caminhada em 6 minutos [TC6M]), VO2 e qualidade de vida (Figura 54.4).

O estudo CARE-HF,[18] randomizou 813 pacientes em CF III/IV e foi o primeiro estudo que comprovou o benefício da TRC sem uso concomitante de cardioversor-desfibrilador implantável (CDI), determinado por redução significativa de morbimortalidade, com efeito sustentado durante 37 meses de acompanhamento. Um dos mais importantes mecanismos de ação da TRC para obtenção do benefício foi o remodelamento reverso, que evoluiu ao longo dos primeiros 18 meses e apresentou efeito sustentado ao longo do tempo.[22]

Metanálise de seis ensaios clínicos randomizados, incluindo pacientes em CF avançada de IC, demonstrou 28% de redução na mortalidade por todas as causas e redução de 37% na taxa de hospitalização por descompensação da IC.[33]

A partir destas evidências a utilização da TRC participa do arsenal terapêutico da IC há mais de 10 anos, e nos últimos 3 anos uma série de estudos envolvendo pacientes com IC e CF menos avançadas foram publicados, estendendo o benefício da TRC para estes pacientes.[19-21]

Os estudos REVERSE,[19] MADIT-CRT[20] e RAFT[21] foram realizados para investigar a eficácia da TRC em pacientes com IC, complexo QRS largo e CF de IC I/II. As principais conclusões foram significativo remodelamento reverso no estudo REVERSE,[19] menor taxa de hospitalização no estudo MADIT-CRT[20] e redução significativa na mortalidade no estudo RAFT.[21] Os benefícios obtidos com a TRC foram mais evidentes em

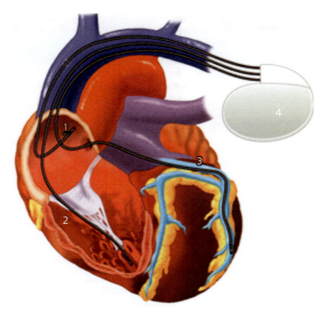

FIGURA 54.3 Ressincronizador cardíaco. 1: cabo eletrodo atrial; 2: cabo-eletrodo do ventrículo direito; 3: cabo-eletrodo do ventrículo esquerdo; 4: gerador de pulsos.

pacientes com QRS > 150ms e morfologia de BRE. Estes resultados são concordantes com os estudos iniciais realizados em pacientes com sintomas de insuficiência cardíaca mais graves.

Os estudos HOBIPACE,[34] COMBAT[35] e BLOCK-HF[36] avaliaram a TRC em pacientes com IC e indicação de marcapasso por bloqueio atrioventricular avançado. Os estudos HOBIPACE[34] e COMBAT[35] incluíram pacientes com FEVE < 40% e apesar do pequeno número de pacientes incluídos, 30 e 60, respectivamente, ambos observaram melhora significativa na CF, qualidade de vida, FEVE e VSFVE. O estudo BLOCK-HF[36] incluiu 691 pacientes com FEVE ≤ 50% e demonstrou redução de 26% no desfecho primário combinado que incluiu tempo para morte por qualquer causa, necessidade de tratamento endovenoso por descompensação de IC e aumento ≥ 15% no índice de volume sistólico final do VE (iVSFVE).

Metanálise realizada com estes e outros estudos que incluíram pacientes em CF menos avançada, demonstrou 17% de redução de mortalidade total e redução de 29% na taxa de hospitalização por IC.[37]

Os benefícios da TRC são evidentes por estes e outros trabalhos, mas é importante destacar que nenhum estudo realizado até o momento, quer na IC avançada ou leve tem a mortalidade total como desfecho primário. A mortalidade total foi o desfecho secundário no estudo CARE-HF[18] e o benefício da mortalidade se tornou aparente após 37 meses.

No estudo RAFT,[21] com média de seguimento de 40 meses, as curvas de mortalidade divergiram em favor da TRC já depois de um ano. A razão para este efeito precoce provavelmente é a maior gravidade da IC em relação ao estudo MADIT-CRT,[20] que não demonstrou benefício algum na mortalidade total na avaliação inicial. A maior gravidade da população do estudo RAFT[21] é explicada pela inclusão de pacientes em CF III (20%) e maior mortalidade anual (6,7%). Os estudos REVERSE[19] e MADIT-CRT[20] incluíram pacientes em CF I/II e apresentaram mortalidade anual de 3 e 2,2%, respectivamente. Ademais, o maior tempo de seguimento do estudo RAFT[21] também contribuiu para a obtenção do efeito na mortalidade total.

Recentemente, foram publicados os resultados tardios do estudo MADIT-CRT, demonstrando o impacto da TRC na mortalidade total.[38] Após seguimento mediano de 5,6 anos, foi observado que a taxa cumulativa de morte por qualquer causa nos pacientes com BRE submetidos à TRC associada ao CDI foi de 18%, em comparação a 29% nos pacientes que receberam apenas o CDI, $P < 0,001$.[20]

Todas essas evidências científicas obtidas dos ensaios randomizados propiciaram sub-análises e sub-estudos que forneceram subsídios importantes para a avaliação de achados clínicos relevantes.

Destacaremos, a seguir, a importância do padrão do distúrbio de condução, da duração do QRS, da presença de fibrilação atrial (FA) e da CF de IC não avançada.

2.1 IMPORTÂNCIA DO PADRÃO DO DISTÚRBIO DE CONDUÇÃO

Na presença de BRE, a parede septal contrai antes, em relação à parede livre do VE, provocando dissincronia mecânica. Por outro lado, na presença de BRD apenas o VD contrai de modo assíncrono e a contração ventricular esquerda não sofre alterações.

Estudo comparando pacientes com IC associada ao BRE ou BRD demonstrou que o tempo de ativação do VE é apenas minimamente aumentado no BRD, mas aumenta significativamente na presença de BRE, com uma diferença de 38 milissegundos entre os pacientes com BRE e BRD.[39] Portanto, é concebível que a estimulação biventricular em uma tentativa para sincronizar a contração do VE não beneficia os pacientes com BRD.

A maioria dos estudos que avaliaram a TRC em pacientes com distúrbios de condução não-BRE são retrospectivos. Rickard e colaboradores[40] verificaram que pacientes com BRD e distúrbio de condução intraventricular inespecífico (DCIVI) submetidos à TRC apresentaram menor taxa de melhora dos sintomas e remodelamento reverso, comparando com pacientes com BRE.

Análise retrospectiva que incluiu quase 15.000 pacientes do registro do Medicare avaliou a importância da morfologia do QRS em pacientes submetidos à TRC.[41] Os pacientes com BRD submetidos à TRC apresentaram maiores taxas de mortalidade e de internação hospitalar quando comparados com pacientes com BRE.

TABELA 54.1 Principais estudos que avaliaram a Terapia de Ressincronização Cardíaca.

ESTUDO/N	CF	FEVE	QRS	DESFECHO PRIMÁRIO	DESFECHO SECUNDÁRIO	PRINCIPAIS ACHADOS
MUSTIC-SR[2] N=58	III	<35%	≥150ms	TC6M	CF, QdV, VO2pico, volumes VE, RM, hospitalização, mortalidade	Melhora TC6M, CF, QdV, VO2pico, redução volumes VE, RM e hospitalizações
PATH-CHF[28] N=41	III/IV	NR	≥150ms	VO2pico, TC6M	CF, QdV, hospitalização	Melhora CF, QdV, TC6M e redução hospitalizações
MIRACLE[24] N=453	III/IV	≤35%	≥130ms	CF, TC6M, QdV	VO2pico, DDFVE, FEVE, RM, resposta clínica combinada	Melhora CF, QdV, TC6M, FEVE e redução DDFVE, RM
MIRACLE-ICD[32] N=369	III/IV	≤35%	≥130ms	CF, TC6M, QdV	VO2pico, DDFVE, FEVE, RM, resposta clínica combinada	Melhora CF, QdV, VO2pico
CONTAK-CD[30] N=490	II/III/IV	≤35%	≥120ms	CF, TC6M, QdV	Volumes VE, FEVE, combinação de morte, TV/FV e hospitalizações	Melhora CF, TC6M, QdV e FEVE, redução volumes VE
COMPANION[31] N=1520	III/IV	≤35%	≥120ms	Mortalidade total ou hospitalização	Mortalidade total, mortalidade cardíaca	Redução mortalidade total ou hospitalização
CARE-HF[18] N=813	III/IV	≤35%	≥120ms	Mortalidade total ou hospitalização	Mortalidade total, CF, QdV	Redução mortalidade total e hospitalização, melhora CF e QdV
REVERSE[19] N=610	I/II	≤40%	≥120ms	%piora na resposta clínica combinada	iVSFVE, hospitalização por IC, mortalidade total	Sem benefício no desfecho primário, redução iVSFVE e hospitalização por IC, não reduziu mortalidade total
MADIT-CRT[20] N=1820	I/II	≤30%	≥130ms	Mortalidade total ou hospitalização por IC	Mortalidade total e VSFVE	Redução de mortalidade total ou hospitalização por IC, redução VSFVE, sem redução de mortalidade total isoladamente
RAFT[21] N=1798	II/III	≤30%	≥120ms	Mortalidade total ou hospitalização por IC	Mortalidade total e morte cardiovascular	Redução de mortalidade total ou hospitalização por IC, redução de mortalidade total apenas CF III
COMBAT[35] N=60	II/III/IV	≤40%	EVA	CF e QdV	TC6M, VO2, mortalidade total, FEVE, volumes VE e RM	Melhora CF, QdV, FEVE e VSFVE
BLOCK-HF[36] N=691	I/II/III	≤50%	EVA	Tempo para primeiro evento ou morte, necessidade de droga IV para IC ou aumento ≥15% iVSFVE	Combinação de mortalidade total ou necessidade de visita hospitalar por IC e mortalidade total ou hospitalização por IC, mortalidade total (isoladamente), hospitalização por IC (isoladamente)	Melhora no desfecho primário, redução de hospitalização por IC e das combinações de mortalidade total ou necessidade de visita hospitalar por IC e mortalidade total ou hospitalização por IC

CF: classe funcional; TC6M - teste de caminhada em 6 minutos; QdV: qualidade de vida; VO2: consumo de oxigênio; VE: ventrículo esquerdo; RM: regurgitação mitral; NR: não relatado; DDFVE - diâmetro diastólico final do ventrículo esquerdo; FEVE: fração de ejeção do VE; TV/FV: taquicardia/fibrilação ventricular; VM/VCO2: ventilação minuto/volume minuto de produção de dióxido de carbono; iVSFVE - índice de volume sistólico final do VE; EVA: estimulação ventricular artificial.

No entanto, a desvantagem destes estudos retrospectivos, sem grupo controle, é a impossibilidade de afirmar que os piores resultados em pacientes sem BRE é devido a ineficácia da TRC ou devido ao excesso de risco de base em pacientes com IC e distúrbio de condução não-BRE.

Estudo com 61 pacientes com IC e BRD, provenientes dos estudos MIRACLE[24] e CONTAK-CD,[30] randomizados para implante ou não de ressincronizador cardíaco, não observou aumento no VO2 após 6 meses.[42]

Análise post hoc dos estudos REVERSE,[19] MADIT-CRT[20] e RAFT[21] demonstrou que os subgrupos com QRS sem morfologia de BRE não apresentaram benefício significativo após a TRC.[43] No entanto, alguns investigadores sugerem que subgrupos específicos de pacientes com BRD podem responder de forma

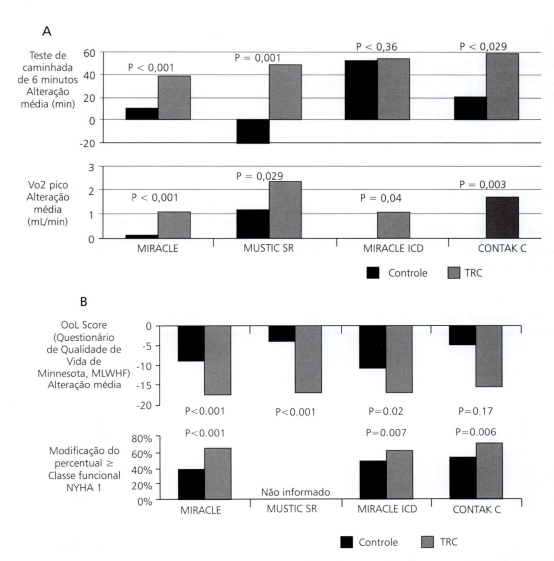

FIGURA 54.4 Melhora clínico-funcional após terapia de ressincronização cardíaca observada nos estudos clínicos MIRACLE, MUSTIC-SR, MIRACLE-ICD e CONTAK-CD.[123]

significativa à TRC. Análise recente de um estudo unicêntrico mostrou que os pacientes com BRD que demonstraram evidência de dissincronia mecânica pela técnica "speckle-tracking radial strain" ou no atraso mecânico interventricular apresentaram resultados positivos.[44] Nestes casos tem sido sugerido e estudado a estimulação biventricular personalizada, com objetivo de definir o melhor local para implante do eletrodo de VE e a programação do dispositivo.

Metanálise publicada em 2012, incluindo quatro estudos randomizados (COMPANION,[31] CARE-HF,[18] MADIT-CRT[20] e RAFT[21]) e 5356 pacientes, não demonstrou redução de eventos clínicos nos pacientes submetidos à TRC sem BRE.[45] A análise considerando os dois subgrupos de distúrbio de condução não--BRE, BRD ou DCIVI, também não observou diferenças, concluindo que a TRC é ineficaz em pacientes com IC e distúrbio de condução não-BRE.

Da mesma forma, publicação do registro de 24.169 beneficiários do Medicare submetidos à TRC demonstrou menor risco de mortalidade ajustada em três anos e readmissão hospitalar em um ano para pacientes com BRE, comparado aos pacientes com distúrbio de condução não-BRE, quando estratificada pela duração do QRS. Destaque-se que os pacientes com BRE e duração de QRS < 150ms também apresentaram taxas significativamente piores.[46]

Ao contrário, metanálise incluindo cinco estudos randomizados (MIRACLE,[24] MIRACLE-ICD,[32] CARE-HF,[18] REVERSE[19] e RAFT[21]) constatou que, embora a resposta clínica à TRC tenha sido menor nos pacientes sem BRE, a interação entre morfologia do QRS e resposta à TRC não foi significativa após ajuste para a duração do complexo QRS, concluindo que a morfologia do QRS não pressupõe a resposta clínica à TRC (Figura 54.5).[47]

A divergência destes achados pode ser, em parte, explicada por estudo recente que incluiu 169 pacientes com BRE submetidos à TRC. Os autores observaram padrão de resposta denominada "em forma de U", demonstrando reduzidas taxas na presença de QRS com duração inferior a 130 ms e com duração superior à 180 ms. O melhor ponto de corte para identificar não-respondedores foi 178 ms; pacientes com BRE e QRS ≥ 178 ms apresentaram maior taxa de eventos cardiovasculares.[48]

2.2 QRS COM DURAÇÃO < 150MS

O prolongamento da duração do complexo QRS (> 120ms) ocorre em 14 a 47% dos pacientes com IC, predominando o BRE.[11]

Os clássicos estudos randomizados e a metanálise publicada em 2011,[49] que avaliaram o impacto da duração do QRS na resposta à TRC, demonstraram consistentemente que a resposta clínica avaliada por taxa de eventos clínicos combinados, é maior entre os pacientes com duração do QRS > 150ms. Os pacientes com QRS < 150ms não se beneficiaram da TRC como demonstrado na Figura 54.6.

Da mesma forma pacientes com complexo QRS estreito, independente da presença de dissincronia intraventricular, não se beneficiam da TRC; ao contrário, podem apresentar maior mortalidade e, portanto o procedimento estaria contra-indicado.[50-53]

Inicialmente, vários estudos unicêntricos observaram benefício da TRC em pacientes com duração do QRS < 130ms em combinação com dissincronia.[54] No entanto, os quatro estudos randomizados abordando esta situação demonstram efeito consistentemente neutro[50,51] ou negativo.[52-53]

O estudo RethinQ[50] incluiu 172 pacientes com QRS < 130ms e dissincronia ao ecocardiograma, randomizados para TRC ou não. O desfecho primário (VO2pico em 6 meses) não foi diferente entre os grupos. No entanto, o VO2pico aumentou significativamente no subgrupo de pacientes com intervalo QRS entre 120-130 ms submetidos à TRC, sugerindo que a pesquisa de dissincronia nesta população pode auxiliar na seleção dos pacientes.

	Razão de risco	Limite inferior	Limite superior	Valor Z	Valor P
Companion[10] - Non-LBBB	0,86	0,63	1, 17	-0,96	0,34
Care-HF[11,32] - RBBB	0,81	0,54	1,22	-0,99	0,32
Care-HF[11,32] - IVCD	0,75	0,24	2,33	-0,50	0,62
Madit-CRT[12,13,15] - RBBB	0,99	0,55	1,79	-0,03	0,97
Madit-CRT[12,13,15] - IVCD	1,44	0,88	2,36	1,45	0,15
Raft[14] - RBBB	1,00	0,62	1,62	0,00	1,00
Raft[14] - IVCD	1,10	0,71	1,69	0,43	0,67
Metanálise	0,97	0,82	1, 15	-0,32	0,75

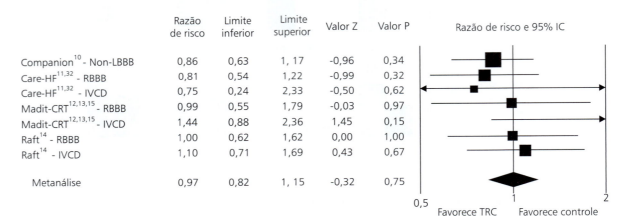

FIGURA 54.5 Resultado de metánalise que avaliou o papel da terapia de ressincronização cardíaca na redução de eventos clínicos combinados em pacientes sem bloqueio de ramo esquerdo.[47] LBBB: bloqueio de ramo esquerdo; RBBB: bloqueio de ramo direito; IVCD:distúrbio de condução intraventricular inespecífico

	RR (Razão de risco) (95% IC)	Valor Z	Valor P
Companion (QRS, 120-147 ms, n=324)	1,01 (0,76-1,35)	0,07	0,95
Care-HF (QRS, 120-159 ms, n=290)	0,74 (0,54-1,02)	-1,86	0,06
Reverse (QRS, 120-151 ms, n=303)	1,05 (0,58-1,89)	0,16	0,87
Madit-CRT (QRS, 130-149 ms, n=645)	1,06 (0,74-1,52)	0,32	0,75
Raft (QRS, 120-149 ms, n=627)	0,99 (0,77-1,27)	-0,08	0,94
Metanálise	**0,95 (0,82-1,10)**	**-0,68**	**0,49**

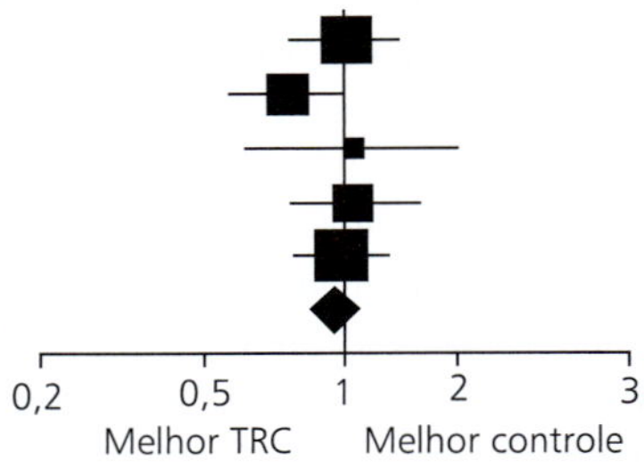

FIGURA 54.6 Resultado de metánalise que avaliou o papel da terapia de ressincronização cardíaca na redução de eventos clínicos combinados em pacientes com QRS<150ms.[49]

O estudo multicêntrico ESTEEM-CRT[51] avaliou 68 pacientes com QRS estreito e comprovação de dissincronia submetidos à TRC. O efeito hemodinâmico agudo avaliado pelo aumento da relação dP/dt máx do VE, foi insignificante. A CF e escore de qualidade de vida melhoraram após 6 e 12 meses, mas a capacidade de exercício e volumes do VE não se modificaram.

No estudo LESSER-EARTH,[52] randomizado e multicêntrico, a TRC foi avaliada em pacientes com QRS < 120 ms e FEVE < 35%, e não havia nenhum pré-requisito para dissincronia interventricular. Este estudo foi prematuramente interrompido após a randomização de 85 pacientes por futilidade e segurança. A estimulação biventricular foi associada ao prolongamento do complexo QRS, nenhuma alteração ecocardiográfica, redução significativa na distância percorrida no TC6M e tendência não significativa no número de hospitalizações por IC no grupo TRC.

A partir destas evidências, os resultados do maior e mais recente estudo dirigido para esta população, estudo EchoCRT,[53] não são surpreendentes. Este estudo randomizou 809 pacientes submetidos a implante de ressincronizador cardíaco para TRC "on" ou "off". Metodologicamente, é importante ressaltar o cuidado na avaliação da dissincronia, que contou com laboratório único e técnica ecocardiográfica moderna para esta avaliação ("speckle-tracking strain"); estas questões não foram abordadas nos estudos anteriores. Este estudo também foi interrompido prematuramente por futilidade. Além disso, após seguimento médio de 19,4 meses, foi demonstrado aumento significativo de mortalidade total e cardiovascular no grupo TRC "on".

2.3 FIBRILAÇÃO ATRIAL

A FA permanente está presente em 25 a 30% dos candidatos à TRC,[55] mas as evidências provenientes de estudos randomizados são escassas. As informações sobre benefício da TRC nesta situação são em sua maioria provenientes de estudos observacionais e predominantemente retrospectivos. Apesar da carência de evidência, estima-se que um em cada quatro pacientes submetidos à TRC, apresente FA permanente.[56]

Para obtenção do máximo benefício após a TRC, todo esforço deve ser feito para reduzir a condução atrioventricular espontânea com o objetivo de alcançar a estimulação biventricular tão perto de 100% quanto possível. Tanto a FA como a condução atrioventricular espontânea em pacientes em ritmo sinusal podem limitar a estimulação biventricular. Nesse sentido, estudo observacional realizado com mais de 36.000 pacientes observou maior redução de mortalidade na presença de estimulação biventricular superior a 98%.[57]

Além disso, na FA, mesmo com alta porcentagem de estimulação biventricular fornecida pelos contadores do dispositivo, podem ocorrer batimentos de fusão (ativação ventricular artificial e espontânea simultâneas, provocando complexos híbridos) ou pseudo-fusão (ativação espontânea do tecido cardíaco simultânea à emissão de espícula do ressincronizador cardíaco). A presença destes eventos repercute diretamente na resposta à TRC como demonstrado por Kamath e colaboradores[58] com apenas 19 pacientes. Os pacientes que evoluíram com melhora de CF após a TRC apresentaram porcentagem significativamente maior de ressincronização cardíaca avaliada pelo Holter 24 horas (86,4 ± 17,1%), e não pelo contator do dispositivo, em relação aos pacientes sem melhora de CF (66,8 ± 19,1%; $P = 0,03$).

Nos pacientes com FA, o controle da frequência ventricular pode ser realizado com drogas cronotrópicas negativas ou nos casos refratários, com ablação do nó atrioventricular (ANAV).

De fato, sem a realização da ANAV, até 70% dos pacientes com FA não recebem porcentagem de estimulação biventricular adequada (definida arbitrariamente como > 85%), enquanto a ANAV permite alcançar estimulação biventricular em quase 100% do tempo.[59]

Na presença de FA, a TRC deve ser considerada em duas situações:

1. indicação de ANAV para controle de frequência cardíaca, evitando desta forma o efeito deletério da estimulação ventricular direita isolada;
2. indicação da TRC como alternativa adjuvante ao tratamento da IC, neste caso a ANAV pode ser necessária como forma de otimizar a estimulação biventricular.

Considerando a primeira situação, o estudo PAVE[60] randomizou 184 pacientes com FA permanente e necessidade de ANAV para estimulação isolada de VD ou biventricular. Os pacientes apresentavam CF I, II ou III, FEVE média de 46 ± 16% e não foi relatado o número de pacientes com BRE prévio. Após seis meses de seguimento, o grupo TRC apresentou aumento significativo da distância percorrida no TC6M (31% *versus* 24%, $P = 0,04$). A TRC preservou a FEVE, ao contrário do grupo com estimulação convencional, que apresentou queda da FEVE. Não houve diferenças entre os grupos considerando a avaliação de qualidade de vida. Além disso, os benefícios da TRC foram mais proeminentes em pacientes com FEVE ≤ 45% ou em CF II/III.

Metanálise abordando este cenário avaliou 4 estudos que totalizaram 534 pacientes.[61] A CF média foi 2,3 e FEVE média de 44%. Comparando os pacientes submetidos à estimulação isolada de VD com a estimulação biventricular, não foi observado redução de mortalidade ou aumento na distância percorrida no TC6M. A estimulação biventricular foi associada à melhora significativa na qualidade de vida e aumento na FEVE em 2,6%.

Com base nestes estudos, a diretriz européia de FA indica a TRC como classe de recomendação IIb e nível de evidência C, em pacientes com qualquer tipo de FA, FEVE ≤ 45% e CF II submetidos à ANAV para controle de frequência ventricular.[62]

Considerando pacientes com critérios clássicos para TRC e FA permanente, as evidências são limitadas e não provaram definitivamente a eficácia da TRC neste cenário, isto porque a FA foi critério de exclusão na maioria dos estudos randomizados que avaliaram a TRC.

Estudo europeu prospectivo observacional que comparou a evolução clínico-funcional de pacientes submetidos à TRC em ritmo sinusal (n=511) com pacientes em FA permanente (n=162) demonstrou benefício significativo e similar nos dois grupos considerando capacidade funcional e magnitude do remodelamento reverso.[59] Importante ressaltar que apenas o grupo com FA que foi submetido à ANAV apresentou melhora significativa na FEVE e tolerância ao exercício.

O mesmo grupo publicou posteriormente, sobrevida semelhante dos pacientes em ritmo sinusal ou FA.[63] Também foi observado que os pacientes com FA submetidos à ANAV apresentaram melhor sobrevida, primariamente pela redução de morte por IC, em comparação com o grupo com FA e tratamento farmacológico com drogas cronotrópicas negativas.

Em 2011, uma metanálise de 23 estudos, incluindo 7495 pacientes (25,5% com FA) com seguimento médio de 33 meses, demonstrou que os pacientes com FA submetidos à TRC apresentaram taxas significativamente mais elevadas de não resposta clínica (34,5% versus 26,7%) e de mortalidade anual (10,8% versus 7,1%) em comparação com pacientes em ritmo sinusal.[64] A presença de FA associou-se com menor incremento na qualidade de vida, na distância percorrida no TC6M e no VSFVE, mas não na FEVE. Entre os pacientes com FA, aqueles com ANAV apresentaram maior taxa de resposta clínica e menor risco de morte.

Corroborando estas evidências, o estudo RAFT,[21] maior estudo prospectivo randomizado que incluiu pacientes com FA (n = 229), não demonstrou qualquer benefício da TRC nesta população.[65] No entanto, é importante destacar que apenas um terço dos pacientes atingiu estimulação biventricular maior que 95%.

Outra situação que merece destaque é a possibilidade de reversão da FA após a TRC. Estudo multicêntrico, retrospectivo, de 330 pacientes com FA permanente e IC sistólica avançada submetidos à TRC, revelou que durante uma mediana de 4 meses de seguimento, 10% dos pacientes apresentaram recuperação espontânea do ritmo sinusal.[66] Esta observação abre uma questão da potencial reversibilidade da FA "permanente" e que deve merecer maior exploração, não só pela repercussão benéfica na hemodinâmica cardíaca como também na obrigatoriedade ou não de implante de eletrodo atrial durante o procedimento cirúrgico.

Estudos prospectivos e randomizados são necessários para resolver todas estas questões definitivamente. O estudo australiano CAAN-AF (Cardiac Resynchronization Therapy and AV Nodal Ablation Trial in Atrial Fibrillation Patients study) atualmente em fase de recrutamento, e previsão de término em 2016, pretende incluir 590 pacientes com FA permanente submetidos à TRC, que serão randomizados para ANAV ou controle medicamentoso de frequência ventricular.[67] Este estudo apresenta poder para detectar redução no desfecho combinado de morte por qualquer causa e eventos por IC.

2.4 CLASSE FUNCIONAL I

Apenas os estudos REVERSE[19] e MADIT-CRT[20] incluíram pacientes em CF I, totalizando 372 pacientes randomizados para TRC (n=227) ou não (n= 145). O estudo REVERSE[19] incluiu pacientes com FEVE ≤ 40% e a resposta à TRC foi avaliada por variáveis clínicas combinadas relacionadas à IC e que classificavam o paciente em melhor, pior ou sem modificações. O estudo MADIT-CRT[20] incluiu pacientes com FEVE ≤ 30%, etiologia exclusivamente isquêmica para os pacientes em CF I e o desfecho primário foi morte por qualquer causa ou evento não fatal relacionado à IC. Nenhum dos estudos demonstrou benefício da TRC, considerando o desfecho primário. Por outro lado, o estudo REVERSE[19] demonstrou melhora significativa do VSFVE nesta população, com aumento médio de 13,4 ml/m².

3 RESPOSTA À TRC

3.1 CRITÉRIOS E CLASSIFICAÇÃO

Embora o uso da TRC esteja bem estabelecido, a resposta terapêutica é surpreendentemente não uniforme e não totalmente previsível, resultando no que denominamos de super-respondedores, respondedores e não-respondedores.

Resposta "clínica" é avaliada como melhora da CF, aumento da distância percorrida no TC6M, avaliação da qualidade de vida 3 a 6 meses após a TRC. Resposta "ecocardiográfica" é tipicamente avaliada pela quantificação da mudança na FEVE ou VSFVE no mesmo período. Outros estudos definiram ainda resposta à TRC como uma combinação de variáveis clínicas ou uma combinação de parâmetros clínicos e ecocardiográficos. (Tabela 54.2).

Considerando essas classificações, a taxa de não-respondedores é estimada entre 10,8 a 27% de acordo com a capacidade funcional subjetiva e até em 40%, se forem considerados desfechos clínicos duros ou remodelamento reverso.[68]

Super-respondedor é um termo usado para descrever pacientes que cursam com FEVE e volumes ventriculares quase normalizados após a TRC.[69] As características associadas a esta resposta são BRE, menor dimensão do VE e átrio esquerdo (AE), menor duração dos sintomas de IC e cardiomiopatia não-isquêmica.[70,71]

Análise do estudo MADIT-CRT[20] identificou seis variáveis preditoras de super-resposta à TRC: sexo feminino, ausência de infarto do miocárdio prévio, duração do complexo QRS > 150ms, BRE, índice de massa corpórea < 30kg/m² e menor índice de volume de AE.[72] Além disso, os pacientes super-respondedores, definidos como aqueles que obtiveram aumento da FEVE acima do quarto percentil 12 meses após a TRC, apresentaram melhor sobrevida livre de eventos relacionados à IC em 2 anos.

TABELA 54.2 Critérios de resposta à Terapia de Ressincronização Cardíaca.
RESPOSTA CLÍNICA
↓ CF ≥ 1
↓ CF ≥ 1 e não piora da IC ou morte em 6 meses
↓ CF ≥ 1 e ↑ ≥ 25% TC6M
↓ CF ≥ 1 e ↑ ≥ 25% TC6M e não piora da IC ou morte em 6 meses
↑ ≥ 10% TC6M e não piora da IC ou transplante cardíaco ou morte em 6 meses
↓ CF ≥ 1 ou ↑VO2>10% e sem hospitalização por IC ou morte
↓ CF ≥ 1 ou ↑ 50m TC6M ou ↓escore QdV ≥ 15 (pelo menos dois critérios)
Melhora de resposta clínica combinada
RESPOSTA ECOCARDIOGRÁFICA
↑FEVE ≥ 5% (valor absoluto)
↑FEVE ≥ 15%
↓VSFVE > 15%
↓iVSFVE > 15%
↓VDFVE > 15%
↑ volume sistólico ≥ 15%
RESPOSTA COMBINADA
↑FEVE ≥ 5% (valor absoluto) ou ↑≥ 30m TC6M e ↓ CF ≥ 1 ou ↓escore QdV ≥ 10
↓VSFVE ≥ 10% e não piora da IC ou morte em 6 meses
CF - classe funcional; IC - insuficiência cardíaca; TC6M - teste de caminhada em 6 minutos; VO2 - consumo de O2; QdV - qualidade de vida; FEVE - fração de ejeção do ventrículo esquerdo; iVSFVE - índice de volume sistólico final do VE; VDFVE - volume diastólico final do VE

3.2 ABORDAGEM DOS NÃO RESPONDEDORES

A tentativa de converter não-respondedores à TRC em pacientes respondedores ainda é um importante desafio.

Sabe-se que as causas para resposta subótima à TRC são multifatoriais. Ao lado do refinamento na seleção dos pacientes, a abordagem multidisciplinar após o implante pode melhorar os resultados da TRC.

Mullens e colaboradores[73] submeteram 75 pacientes não respondedores a protocolo abrangente para determinar as razões potenciais para uma resposta subótima. As dez principais causas de não resposta à TRC foram: programação inadequada do intervalo atrioventricular, arritmia, anemia, localização do eletrodo do VE, porcentagem de estimulação biventricular menor que 90%, tratamento medicamentoso não otimizado, persistência da dissincronia, complexo QRS basal estreito, aderência e disfunção de VD (Figura 54.7). As orientações multidisciplinares determinaram modificações nas configurações do dispositivo e/ou outras modificações da terapia em 74% dos pacientes e foram associados com redução de eventos adversos (13% *versus* 50%, $P = 0,002$) em comparação com aqueles em que nenhuma modificação foi feita.

Recentemente, estudo retrospectivo com 254 pacientes, demonstrou redução de 38% no risco de hospitalização por IC, transplante cardíaco ou morte nos pacientes submetidos à TRC e abordagem com cardiologistas especializados em IC, eletrofisiologia e ecocardiografia, em comparação ao tratamento convencional.[74]

3.3 OTIMIZAÇÃO DA PROGRAMAÇÃO DO RESSINCRONIZADOR CARDÍACO

Os esforços para melhorar a resposta à TRC concentram-se em métodos para otimizar a correção da dissincronia elétrica e mecânica, nesse sentido a programação dos melhores intervalos atrioventricular (IAV) e interventricular (IVV) pode trazer benefícios adicionais.[75]

Pequenos estudos têm demonstrado melhora hemodinâmica aguda significativa.[76] No entanto estudos multicêntricos recentes não suportaram a ideia de que após o implante do ressincronizador cardíaco, a otimização pela ecocardiografia ou por algoritmos intrínsecos do dispositivo determinam melhores resultados em comparação à programação padrão.[77,78]

Um dos problemas na otimização ecocardiográfica ou hemodinâmica é que o efeito da TRC apresenta dimensão semelhante à variabilidade no parâmetro medido, além disso a resposta hemodinâmica aguda é fraco preditor de modificações volumétricas do VE a longo prazo.[79]

A cardiografia por impedância transtorácica (CIT) é um método prático que pode dirigir a programação ótima do ressincronizador cardíaco. Esta ferramenta utiliza eletrodos que analisam as modificações instantâneas na impedância torácica e processando essas informações em algoritmo próprio, estimam o débito cardíaco, volume sistólico e outras variáveis hemodinâmicas de forma não-invasiva.[80]

Heinroth e colaboradores[81] demonstraram a boa acurácia da CIT na avaliação de modificações hemodinâmicas agudas provocadas por reprogramação do IAV e do IVV; foram avaliados 46 pacientes submetidos à TRC, porém não houve seguimento clínico. Turcott e colaboradores[82] compararam os achados da avaliação funcional e hemodinâmica após otimização do IAV e IVV, obtidos por ecocardiografia com os da CIT em 20 pacientes submetidos à TRC. Sob criteriosa análise estatística os autores observaram que as medidas obtidas por CIT eram mais precisas e estáveis e, com isso, consideraram o método superior ao ECO.

Recente metanálise, incluindo 13 estudos, demonstrou que a otimização da programação do ressincronizador cardíaco resultou em discreta, porém significativa, melhora da FEVE. Não foi observado melhora no TC6M ou na qualidade de vida.[83]

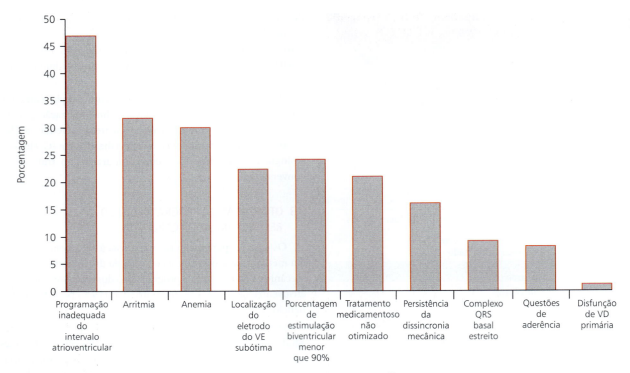

FIGURA 54.7 Potenciais causas para resposta subótima à terapia de ressincronização cardíaca.[73]

Por fim, é importante ressaltar que apesar da ausência de evidências consistentes sobre a necessidade de otimização rotineira da programação do ressincronizador cardíaco após o implante, sua realização nos pacientes não-respondedores parece ser obrigatória e benéfica.[73,74]

3.4 PREDITORES DE RESPOSTA À TRC

A análise de subgrupos e sub-análises dos ensaios clínicos randomizados e de estudos retrospectivos definiram as seguintes variáveis relacionadas à obtenção de melhor resposta à TRC:

3.4.1 Sexo feminino

Dado o fato de que com base no gênero existem diferenças de resposta à terapia farmacológica da IC, é concebível que diferenças também ocorram com os dispositivos.

Com base nas evidências atuais, as mulheres respondem tão bem, ou melhor, do que os homens à TRC.[20] Várias explicações foram sugeridas, não assumindo que estas diferenças possam ser explicadas apenas por diferenças neuro-hormonais. Postulou-se que as mulheres incluídas na maioria dos estudos apresentem maior duração do complexo QRS após a correção para a superfície corpórea e área cardíaca, refletindo maior grau de dissincronia.[69] Além disso, as diferenças na ramificação da árvore venosa coronariana podem determinar impacto favorável na localização do eletrodo do VE.

3.4.2 Etiologia da IC

Estudos prévios e análises de subgrupos têm demonstrado que os pacientes com cardiomiopatia isquêmica (CMI) apresentam menor probabilidade de resposta à TRC.[84] Sub-análise do estudo CARE-HF[18] demonstrou menor grau de remodelamento reverso (aumento da FEVE e redução dos volumes ventriculares) em comparação com cardiomiopatia não-isquêmica.[22] A extensão da fibrose miocárdica é um dos fatores determinantes da menor taxa de resposta nesta situação.[85] Grandes áreas de fibrose determinam padrões complexos de ativação do VE com áreas de ativação lenta, que não podem ser corrigidos pela TRC e limitam o remodelamento reverso.[86]

3.4.3 Dissincronia Ventricular

A avaliação da presença de dissincronia ventricular como preditor de resposta é dificultada não só pela diversidade de parâmetros e técnicas utilizadas para sua determinação como também pela alta variabilidade interobservador.

As técnicas ecocardiográficas propostas são: modo M, doppler tecidual, análise do "strain" (tensão) pela técnica "speckle tracking"(rastreamento de pontos) com ecocardiograma bi ou tridimensional e índice sistólico de dissincronia ventricular pelo ecocardiograma tridimensional. Alguns autores sugerem que a técnica do "speckle tracking" seja superior na predição de resposta à TRC.[87]

A ressonância magnética cardíaca (RMC), tomografia computadorizada por emissão de fóton único (SPECT) e a tomografia computadorizada tem sido utilizados para avaliar dissincronia ventricular com boa correlação com os achados ecocardiográficos. Parâmetros preditores de resposta foram obtidos por pequenos estudos, mas ainda precisam ser validados por grandes estudos multicêntricos.[88]

O estudo multicêntrico PROSPECT[89] foi desenhado para avaliar prospectivamente o desempenho da avaliação da dissincronia como preditor de resposta à TRC. Utilizando ecocardiograma convencional e doppler tecidual, foram avaliados 12 parâmetros ecocardiográficos e nenhum deles foi preditor de resposta. Importantes limitações para esta conclusão se relacionam a diferenças nos equipamentos e estações de trabalho utilizados entre os centros e significativa variabilidade interobservador.

É possível que com a evolução tecnológica e metodológica, a avaliação de dissincronia possa tornar-se uma ferramenta útil na seleção de pacientes candidatos à TRC. No entanto, atualmente, não há nenhum papel estabelecido para a avaliação de dissincronia ventricular com este objetivo.

3.4.4 Avaliação funcional do VE e VD

Embora os estudos anteriores tenham determinado certo grau de dilatação do VE na indicação de TRC,[18] é possível que o coração extremamente deformado possa ter atingido o "ponto de não-retorno", ou seja, não seja passível de remodelamento reverso.

Estudo com 122 pacientes submetidos à TRC demonstrou que o DSFVE é preditor independente de resposta à TRC.[90] Corroborando estes dados, estudo com 133 pacientes em CF II a IV, observou que menor tamanho da cavidade ventricular avaliada pelo DSFVE foi preditor positivo de resposta. Elevado diâmetro diastólico final do VE (DDFVE) também foi identificado em estudo similar com 147 pacientes em CF III e IV como preditor de pior resposta à TRC.[91]

A correção da regurgitação mitral é um dos mecanismos propostos para melhora clínico-funcional após a TRC, desta forma sua ausência pode prejudicar a resposta à TRC como comprovado em estudo com 266 pacientes.[92] No entanto os dados do registro INSYNC ICD[93] com 659 pacientes não demonstrou relação entre a presença de regurgitação mitral e redução de eventos clínicos.

A disfunção do VD é uma comorbidade comum, que pode indicar a natureza avançada da IC. A presença de disfunção do VD diagnosticada por fração de ejeção do VD e excursão sistólica do plano anular tricúspide (TAPSE) foi associada à pior resposta após TRC.[94]

3.4.5 Fibrose Miocárdica Ventricular

A presença de fibrose pode influenciar negativamente a melhora clínica e funcional pós-TRC, pois implica em redução de miocárdio viável. A extensão da fibrose foi comprovada como preditora de resposta à TRC.[85,95]

A estimulação do VE em local do miocárdio com fibrose, também pode implicar em lentificação da condução do estímulo artificial naquela área: presença de fibrose na parede póstero-lateral é forte preditor de não-resposta à TRC.[96] Além disso, a presença de fibrose associa-se a efeito arritmogênico: estudos com RMC (realce tardio) demonstram que a estimulação do miocárdio ventricular fibrosado está associada a prognóstico 5 vezes pior (falência miocárdica e MSC), em comparação com a estimulação em miocárdio viável.[95] A fibrose mesocárdica, encontrada em cerca de 30% dos pacientes com cardiomiopatia idiopática, foi forte preditor de morbidade e mortalidade após a TRC.[97]

A documentação da localização da fibrose miocárdica pode guiar o procedimento de implante do cabo-eletrodo do VE, aumentando as chances de reposta clinica à TRC.[98] Recentemente, foi descrita nova abordagem para selecionar o melhor local para estimulação do VE pela avaliação das regiões viáveis do miocárdio com ativação tardia. Foi utilizada a técnica tridimensional de fusão da anatomia da circulação venosa do VE com imagens de perfusão miocárdica pelo SPECT. A exequibilidade desta técnica foi demonstrada em pequena série de pacientes e seu impacto clínico ainda não foi comprovado.[99]

4 DIRETRIZES DE TRC

O processo dinâmico de publicações dos grandes estudos, acima referidos, exigiu das sociedades nacionais e internacionais constantes atualizações das diretrizes de TRC.

Nestas, tem sido considerados fatores comuns aos candidatos a TRC: avaliação cuidadosa das causas subjacentes de IC crônica, avaliação do estado geral de saúde, investigação e tratamento de comorbidades, uso adequado dos medicamentos para tratamento da IC, bem como estimativa de expectativa de vida razoável.

As principais diretrizes também são unânimes em destacar que a indicação da TRC deve ser considerada apenas nos casos de IC estável há pelo menos 3 meses e refratária a tratamento medicamentoso otimizado.[100]

As recomendações de indicação de TRC das diretrizes brasileiras,[101] americanas[100] e européias[102] estão demonstradas na Tabela 54.3. Note-se que não há uniformidade de indicações ou de níveis de evidência científica, sobretudo devido aos diferentes períodos de atualização.

5 PREVENÇÃO PRIMÁRIA DE MORTE SÚBITA CARDÍACA

O uso de CDI na prevenção primária de MSC de candidatos à TRC é controverso. Baseia-se na demonstração prévia de taxas elevadas de taquiarritmia ventricular e MSC em pacientes com

TABELA 54.3 Diretrizes nacionais e internacionais de indicação de Terapia de Ressincronização Cardíaca.

CLASSE RECOMENDAÇÃO/NÍVEL DE EVIDÊNCIA	DIRETRIZES BRASILEIRAS[101] 2007	DIRETRIZES AMERICANAS[100] 2012	DIRETRIZES EUROPÉIAS[102] 2013
Classe I / Nível A	CF III/IVamb FEVE≤35% Ritmo sinusal QRS>150ms	CF III/IVamb FEVE≤35% Ritmo sinusal QRS≥150ms BRE	CF II/III/IVamb FEVE≤35% Ritmo sinusal QRS>150ms BRE
	CF III/IVamb FEVE≤35% Ritmo sinusal QRS 120-150ms DV presente		
Classe I / Nível B		CF II FEVE≤35% Ritmo sinusal QRS≥150ms BRE	CF II/III/IVamb FEVE≤35% Ritmo sinusal QRS 120-150ms BRE CF III/IVamb FEVE≤35% Upgrade de MP ou CDI alta % EVA
Classe IIa / Nível A		CF III/IVamb FEVE≤35% Ritmo sinusal QRS≥150ms não-BRE	
Classe IIa / Nível B	CF III/IVamb FEVE≤35% Ritmo sinusal alta % EVA com QRS>150ms alta % EVA com DV	CF II/III/IVamb FEVE≤35% Ritmo sinusal QRS 120-149ms não-BRE	CF II/III/IVamb FEVE≤35% Ritmo sinusal QRS>150ms não-BRE
		CF III/IVamb FEVE≤35% FA alta % EVA	CF III/IVamb FEVE≤35% FA QRS≥120ms alta % EVA
			CF não especificada FEVE reduzida Ritmo não especificado Indicação EVA alta % EVA
			CF não especificada FEVE reduzida FA programação de ANAV
Classe IIa / Nível C	CF III/IVamb FEVE≤35% FA QRS>150ms	CF III/IVamb Indicação EVA % EVA > 40%	
	CF III/IVamb FEVE≤35% FA QRS 120-150ms DV presente		

continua

TABELA 54.3 Diretrizes nacionais e internacionais de indicação de Terapia de Ressincronização Cardíaca.

CLASSE RECOMENDAÇÃO/NÍVEL DE EVIDÊNCIA	DIRETRIZES BRASILEIRAS[101] 2007	DIRETRIZES AMERICANAS[100] 2012	DIRETRIZES EUROPÉIAS[102] 2013
Classe IIb / Nível B		CF III/IVamb FEVE≤30% Ritmo sinusal QRS 120-150ms não-BRE	CF II/III/IVamb FEVE≤35% Ritmo sinusal QRS 120-150ms não-BRE
		CF II FEVE≤35% Ritmo sinusal QRS≥150ms não-BRE	
Classe IIb / Nível C	CF III/IVamb FEVE≤35% Ritmo sinusal QRS<120ms DV presente	CF I FEVE≤30% Ritmo sinusal QRS≥150ms BRE CMI	
Classe III / Nível B		CF I/II QRS<150ms não-BRE	CF não especificada Ritmo sinusal QRS<120ms
Classe III / Nível C	tratamento não otimizado	sobrevida < 1 ano	

CF: classe funcional; amb: ambulatorial; FEVE: fração de ejeção do ventrículo esquerdo; BRE: bloqueio de ramo esquerdo; FA: fibrilação atrial; EVA: estimulação ventricular artificial; ANAV: ablação do nó atrioventricular; DV: dissincronia ventricular.

IC. De fato, grandes ensaios clínicos envolvendo pacientes com IC em CF II a IV, demonstraram que a incidência de MSC pode atingir até 58%, como observado no estudo MERIT-HF[103] que avaliou principalmente pacientes em CF II (41%).

Esses achados foram corroborados pelo SCD-HeFT,[104] ensaio de maior relevância na avaliação da prevenção primária de MSC na IC, que incluiu 2.521 pacientes, seguidos por 5 anos. Observou-se redução do risco absoluto (RRA) de mortalidade de 7,2% em 5 anos, limitada apenas a pacientes em CF II (RRA = 11,9 e redução de risco relativo [RRR] = 46%).

O ensaio CARE-HF[18] foi o primeiro a demonstrar redução de mortalidade total (desfecho secundário) em pacientes com IC CF III/IV e FEVE ≤ 35% submetidos à TRC, em comparação ao tratamento clínico (RRR = 36%). Esses achados foram atribuídos à redução acentuada na mortalidade por IC. Após seguimento de 29 meses, 35% dos pacientes tiveram MSC, taxa muito reduzida no seguimento tardio de 36 meses.[105]

O único ensaio clínico randomizado que avaliou especificamente o papel do CDI na prevenção primária de pacientes submetidos à TRC foi o COMPANION,[31] que incluiu 1520 pacientes em CF III ou IV, FEVE ≤ 35% e sinais de dissincronia ventricular. Foram comparados 3 grupos: tratamento clínico, TRC ou TRC associado à CDI (TRC-D) e observou-se redução de 20% no desfecho combinado de morte por qualquer causa ou hospitalização por IC nos grupos TRC e TRC-D. O grupo TRC-D apresentou redução significativa de mortalidade total, em um ano (RRR 36%), em relação ao tratamento clínico. O grupo TRC, entretanto, não foi estatisticamente superior, apesar de proporcionar RRR de 24%, (P = 0,059). A comparação entre os grupos TRC e TRC-D, foi realizada apenas em análise post hoc e não demonstrou diferenças entre as duas estratégias.[106]

Esses achados não foram considerados suficientes para tomadas de posição definitivas a respeito de prevenção primária em candidatos à TRC e, por isso, ainda hoje essa temática é controversa e polêmica.

Deve-se destacar que grandes ensaios como o REVERSE,[19] MADIT-CRT[20] e RAFT,[21] recentemente publicados, compararam TRC versus TRC-D num contexto muito diferente do COMPANION.[31] Em essência, foram desenhados para estudar o papel da TRC nos candidatos ao implante de CDI por motivos diversos. Incluíram pacientes predominantemente em CF I ou II, não elegíveis por critérios clássicos de TRC ditados por diretrizes. Então, os achados desses estudos não preenchem as lacunas deixadas pelo estudo COMPANION.[31]

Pelos mesmos motivos, a indicação de CDI para pacientes submetidos à TRC também não pode ser extrapolada de achados dos estudos clássicos de prevenção primária de MSC, como o estudo MADIT II,[107] que incluiu 1232 pacientes exclusivamente com cardiomiopatia isquêmica e FEVE ≤ 30%. O simples exercício de aplicação dos critérios de indicação de TRC demonstra que menos de um terço dessa população é candidata à TRC-D: 30% estavam em CF III/IV e menos de 20% tinham BRE. Corroborando, o estudo SCD-Heft[104] que incluiu isquêmicos e não-isquêmicos, sem relatar taxa de BRE, não demonstrou benefício do CDI nos pacientes com cardiomiopatia idiopática e CF III, condições reconhecidamente beneficiadas pela TRC. No mesmo sentido, o estudo DEFINITE,[108] restrito a pacientes com cardiomiopatia idiopática (21% em CF III), também não demonstrou benefícios do CDI na prevenção primária de MSC.

Por outro lado, estudos com ressonância magnética cardíaca (RMC) demonstraram forte associação entre presença de fibrose miocárdica e ocorrência de arritmias ventriculares em portadores de cardiomiopatia isquêmica ou não-isquêmica.[109] Sugere-se que menor carga de fibrose favorece a indicação de TRC e cargas maiores favorecem o implante de CDI; situações intermediárias em candidatos a TRC poderiam favorecer a associação com CDI.

Então, no atual estágio de evidências científicas, é preciso lançar mão de metanálises incluindo pacientes de estudos clínicos de várias magnitudes, mas com a característica comum de bom planejamento, capaz de atingir os objetivos específicos. Nesse sentido, uma metanálise[110] de abordagem bayesiana bem estruturada incluiu 12 estudos, totalizando 8.307 pacientes, e não demonstrou superioridade da TRC-D sobre a TRC isolada, no entanto essa metanálise não incluiu pacientes dos estudos REVERSE,[19] MADIT-CRT[20] e RAFT.[21] Outra metanálise[111] ao contrário, avaliando 3.262 pacientes demonstrou maior risco de mortalidade por qualquer causa (Odds ratio 1,455, P < 0,001) nos pacientes que receberam apenas a TRC. Esta metanálise, entretanto, também não incluiu os estudos MADIT-CRT[20] e RAFT.[21]

Desta forma, está comprovado que não existem evidências consistentes que apoiem o uso indiscriminado de TRC-D em candidatos à TRC. Ainda será necessário planejar estudos com casuísticas muito expressivas para definitivamente comprovar a efetividade do CDI na prevenção primária desses pacientes, estratificando risco por meio de novas ferramentas como RMC, estabelecendo subgrupos de melhor resposta e, avaliando a custo-efetividade do procedimento.

6 ANÁLISE DE CUSTO-EFETIVIDADE

As evidências científicas anteriormente relatadas comprovam de modo convincente a efetividade da TRC, em pacientes criteriosamente indicados. É de fundamental importância, entretanto, avaliar sua viabilidade em larga escala, considerando o alto custo do procedimento.

Isto significa avaliar se o procedimento é custo-efetivo, isto é, se produz benefício clínico justificável para o seu custo. Nesse sentido, o cálculo mais refinado é o da taxa de custo-efetividade incremental (RCEI) em anos de vida ajustados para qualidade (quality-adjusted life-year – QALY), que é definido por cada país em função valores sociais e de sua disponibilidade de recursos.

A Organização Mundial de Saúde (OMS) recomenda como RCEI, o valor de três vezes o produto interno bruto (PIB) per capita do país onde a análise foi realizada, como limite de custo-efetividade justificável para a intervenção. Assim no Brasil o ponto de corte é R$ 40.545,00, enquanto nos Estados Unidos é US$ 50.000,00.

Sub-estudos dos ensaios CARE-HF[18] e COMPANION[31] revelaram que a TRC é custo-atrativa, isto é, produz benefício clínico justificável considerando seu custo, pelo menos nos Estados Unidos.[112,113] Os achados do COMPANION[113] revelaram taxas de RCEI de TRC isolada e associada ao CDI (TRC-D) respectivamente de US$19.600,00/QALY e de 43.000,00/QALY.

Considerando pacientes com IC e CF I/II, a análise do MADIT-CRT[20] realizada com 1.271 pacientes (seguimento de quatro anos), observou custo-atratividade da TRC apenas na presença de BRE.[114]

Considerando essa mesma população, análise realizada na Espanha, por análise de sensibilidade probabilística, demonstrou custo-atratividade da TRC em 75,4% dos casos, na projeção de 10 anos.[115]

Estudo realizado no Brasil avaliando custo-efetividade da TRC em pacientes em CF III/IV, demonstrou que a RCEI da TRC (em relação ao tratamento clínico) é de R$ 24.528,00/QALY e a RCEI da TRC-D (em relação à TRC) é de R$ 131.578,00. Os autores concluem que, para a realidade brasileira, a TRC é custo-atrativa, mas a TRC-D não.[116]

7 LIMITAÇÕES DA TRC

As principais limitações da TRC estão relacionadas à seleção dos pacientes e às complicações do procedimento.

O refinamento na seleção dos pacientes depende, basicamente, da busca contínua de bons preditores de resposta, assunto discutido previamente.

As complicações da TRC reduziram muito desde sua introdução, porque os sistemas tornaram-se mais manuseáveis e porque a técnica de implante foi aprimorada. As complicações mais comuns e as taxas atuais de incidência são:

1. Infecção do sistema – a taxa média para dispositivos cardíacos eletrônicos implantáveis em geral é de cerca de 1,0%;[117] para TRC é de 1,7%,[118] aumento atribuído ao maior do número de cabos-eletrodos implantados.
2. Pneumotórax ou hemotórax – a taxa é estimada em 1,2%.[11]
3. Hematoma de loja – a incidência é estimada em 2,4%.[119]
4. Desposicionamento de cabo-eletrodo: ocorre entre 2,9 a 10,6%, principalmente envolvendo o do VE.[18,19,20]
5. Estimulação do nervo frênico – ocorre em até 37% dos casos e pode implicar em novo procedimento cirúrgico para reposição do cabo-eletrodo do VE.[120]
6. dissecção ou perfuração do seio coronário - ocorre em cerca de 2,0% dos casos.[119]

8 PERSPECTIVAS FUTURAS

A TRC provocou enorme impacto sobre a longevidade de pacientes com IC, portadores de transtornos da condução intraventricular.

Conforme discutido nesse capítulo, atualmente sabemos identificar inúmeras variáveis a serem corrigidas para otimizar a resposta clínica da TRC, mas inúmeros fatores complexos ainda precisam ser esclarecidos.

Por outro lado, as expectativas pelo surgimento de enormes avanços tecnológicos dos sistemas de estimulação estão sendo aguardados, tais como cabos-eletrodos quadripolares[121] ou até mesmo, dispositivos sem cabo-eletrodo ("leadless").[122]

Com tudo isso consumado, projeta-se para o futuro não apenas maior número de candidatos à TRC, mas incremento da expectativa e da qualidade de vida.

REFERÊNCIAS BIBLIOGRÁFICAS

1. Hochleitner M, Hortnagl H, Hortnag H, Fridrich L, Gschnitzer F. Long-term efficacy of physiologic dual-chamber pacing in the treatment of end-stage idiopathic dilated cardiomyopathy. Am J Cardiol 70(15):1320-5, 1992.
2. Cazeau S, Leclercq C, Lavergne T, Walker S, Varma C, Linde C et al. Effects of multisite biventricular pacing in patients with heart failure and intraventricular conduction delay. N Engl J Med 344(12):873-80, 2001.
3. Cazeau S, Ritter P, Bakdach S, Lazarus A, Limousin M, Henao L et al. Four chamber pacing in dilated cardiomyopathy. Pacing Clin Electrophysiol 17:1974-9, 1994.
4. Bakker PF, Meijburg H, de Jonge N, van Mechelen R, Wittkamp F, Mower M, et al. Beneficial effects of biventricular pacing in congestive heart failure [abstract]. Pacing Clin Electrophysiol 17:820, 1994.
5. Cazeau S, Ritter P, Lazarus A, Gras D, Backdach H, Mundler O, et al. Multisite pacing for end-stage heart failure: early experience. Pacing Clin Electrophysiol 19:1748-57, 1996.
6. Gras D, Mabo P, Tang T, Luttikuis O, Chatoor R, Pedersen AK, et al. Multisite pacing as a supplemental treatment of congestive heart failure: preliminary results of the Medtronic Inc. InSync Study. Pacing Clin Electrophysiol 21:2249-55, 1998.
7. Stellbrink C, Breithardt OA, Franke A, Sack S, Bakker P, Auricchio A, et al. Impact of cardiac resynchronization therapy using hemodynamically optimized pacing on left ventricular remodeling in patients with congestive heart failure and ventricular conduction disturbances. J Am Coll Cardiol 38(7):1957-65, 2001.
8. Varma N. Left ventricular conduction delays and relation to QRS configuration in patients with left ventricular dysfunction. Am J Cardiol 103(11):1578-85, 2009.
9. Hara H, Oyenuga OA, Tanaka H, Adelstein EC, Onishi T, McNamara DM, et al. The relationship of QRS morphology and mechanical dyssynchrony to long-term outcome following cardiac resynchronization therapy. Eur Heart J 33(21):2680-91, 2012.
10. Aiba T, Tomaselli G. Electrical remodeling in dyssynchrony and resynchronization. J Cardiovasc Transl Res 5(2):170-9, 2012.
11. Shamim W, Francis DP, Yousufuddin M, et al. Intraventricular conduction delay: a prognostic marker in chronic heart failure. Int J Cardiol 70:171-8, 1999.
12. Cinca J, Mendez A, Puig T, Ferrero A, Roig E, Vazquez R, et al. Differential clinical characteristics and prognosis of intraventricular conduction defects in patients with chronic heart failure. Eur J Heart Fail 15(8):877-84, 2013.
13. Montazeri M, Rezvanfard M, Kazemisaeid A, Lotfi Tokaldany M, Mardanloo AS, Darabi F, et al. Assessment of Left Ventricular Dyssynchrony in Heart Failure Patients Regarding Underlying Etiology and QRS Duration. J Tehran Heart Cent 6(4):193-201, 2011.
14. Prinzen FW, Vernooy K, Auricchio A. Cardiac Resynchronization Therapy: State-of-the-Art of Current Applications, Guidelines, Ongoing Trials, and Areas of Controversy. Circulation 128:2407-2418, 2013.
15. Osmancik P, Herman D, Stros P, Linkova H, Vondrak K, Paskova E. Changes and prognostic impact of apoptotic and inflammatory cytokines in patients treated with cardiac resynchronization therapy. Cardiology 124(3):190-8, 2013.
16. Krupa W, Rozwodowska M, Sielski S, Czarnecka-Zaba E, Fabiszak T, Drewa G, et al. Influence of cardiac resynchronization therapy on oxidative stress markers in patients with chronic heart failure. Cardiol J 21(5):576-82, 2014.
17. Aiba T, Hesketh GG, Barth AS, Liu T, Daya S, Chakir K, et al. Electrophysiological consequences of dyssynchronous heart failure and its restoration by resynchronization therapy. Circulation 119:1220–1230, 2009.
18. Cleland JG, Daubert JC, Erdmann E, Freemantle N, Gras D, Kappenberger L et al. The effect of cardiac resynchronization on morbidity and mortality in heart failure. N Engl J Med 352:1539–1549, 2005.
19. Linde C, Abraham WT, Gold MR, St John Sutton M, Ghio S, Daubert C. Randomized trial of cardiac resynchronization in mildly symptomatic heart failure patients and in asymptomatic patients with left ventricular dysfunction and previous heart failure symptoms. J Am Coll Cardiol 52:1834–1843, 2008.
20. Moss AJ, Hall WJ, Cannom DS, Klein H, Brown MW, Daubert JP, et al. Cardiac-resynchronization therapy for the prevention of heart-failure events. N Engl J Med 361:1329–1338, 2009.
21. Tang AS, Wells GA, Talajic M, Arnold MO, Sheldon R, Connolly S, et al. Cardiac-resynchronization therapy for mild-to-moderate heart failure. N Engl J Med 363:2385–2395, 2010.
22. Ghio S, Freemantle N, Scelsi L, Serio A, Magrini G, Pasotti M, et al. Long-term left ventricular reverse remodeling with cardiac resynchronization therapy: results from the CARE-HF trial. Eur J Heart Fail 11(5):480–488, 2009.
23. Gold MR, Daubert C, Abraham WT, Ghio S, St. John Sutton M, Hudnall JH, et al. The impact of reverse ventricular remodeling on long-term survival in mildly symptomatic heart failure patients receiving cardiac resyn- chronization therapy: results from the REVERSE study. Heart Rhythm. In press.
24. Abraham WT. Rationale and Design of a Randomized Clinical Trial to Assess the Safety and Efficacy of Cardiac Resynchronization Therapy in Patients With Advanced Heart Failure: The Multicenter InSync Randomized Clinical Evaluation (MIRACLE). J Card Fail 6(4):369-80, 2000.
25. Wong JA, Yee R, Stirrat J, Scholl D, Krahn AD, Gula LJ, et al. Influence of pacing site characteristics on response to cardiac resynchronization therapy. Circ Cardiovasc Imaging 6(4):542-50, 2013.
26. Gamble JH, Bashir Y, Rajappan K, Betts TR. Left ventricular endocardial pacing via the interventricular septum for cardiac resynchronization therapy: first report. Heart Rhythm 10(12):1812-4, 2013.
27. Betts TR, Gamble JH, Khiani R, Bashir Y, Rajappan K. Development of a Technique for Left Ventricular Endocardial Pacing via Puncture of the Interventricular Septum. Circ Arrhythm Electrophysiol In press, 2014.
28. Auricchio A, Stellbrink C, Butter C, Sack S, Vogt J, Misier AR, et al. Clinical efficacy of cardiac resynchronization therapy using left ventricular pacing in heart failure patients stratified by severity of ventricular conduction delay. J Am Coll Cardiol 42:2109–2116, 2003.
29. Abraham WT, Fisher WG, Smith AL, Delurgio DB, Leon AR, Loh E, et al. Cardiac resynchronization in chronic heart failure. N Engl J Med 346:1845–1853, 2002.

30. Higgins SL, Hummel JD, Niazi IK, Giudici MC, Worley SJ, Saxon LA, et al. Cardiac resynchronization therapy for the treatment of heart failure in patients with intraventricular conduction delay and malignant ventricular tachyarrhythmias. J Am Coll Cardiol 42:1454–1459, 2003.
31. Bristow MR, Saxon LA, Boehmer J, Krueger S, Kass DA, De Marco T, et al. Cardiac-resynchronization therapy with or without an implantable defibrillator in advanced chronic heart failure. N Engl J Med 350:2140–2150, 2004.
32. Young JB, Abraham WT, Smith AL, Leon AR, Lieberman R, Wilkoff B, et al. Combined cardiac resynchronization and implantable cardioversion defibrillation in advanced chronic heart failure: the MIRACLE ICD Trial. JAMA 289:2685–2694, 2003.
33. Rossi A, Rossi G, Piacenti M, Startari U, Panchetti L, Morales MA. The current role of cardiac resynchronization therapy in reducing mortality and hospitalization in heart failure patients: a meta-analysis from clinical trials. Heart Vessels 23:217–223, 2008.
34. Kindermann M, Hennen B, Jung J, Geisel J, Bohm M, Frohlig G. Biventricular versus conventional right ventricular stimulation for patients with standard pacing indication and left ventricular dysfunction: the Homburg Biventricular Pacing Evaluation (HOBIPACE). J Am Coll Cardiol 47:1927–1937, 2006.
35. Martinelli Filho M, de Siqueira SF, Costa R, Greco OT, Moreira LF, D'Avila A et al. Conventional versus biventricular pacing in heart failure and bradyarrhythmia: the COMBAT study. J Card Fail 16:293–300, 2010.
36. Curtis AB, Worley SJ, Adamson PB, Chung ES, Niazi I, Sherfesee L, et al. Biventricular Pacing for Atrioventricular Block and Systolic Dysfunction. N Engl J Med 368:1585-93, 2013.
37. Al-Majed NS, McAlister FA, Bakal JA, Ezekowitz JA. Meta-analysis: Cardiac Resynchronization Therapy for Patients With Less Symptomatic Heart Failure. Ann Intern Med 154:401-412, 2011.
38. Goldenberg I, Kutyifa V, Klein HU, Cannom DS, Brown MW, Dan A, Daubert JP, et al. Survival with cardiac-resynchronization therapy in mild heart failure. N Engl J Med 370:1694-701, 2014.
39. Varma N. Left ventricular conduction delays and relation to QRS configuration in patients with left ventricular dysfunction. Am J Cardiol 103:1578-85, 2009.
40. Rickard J, Kumbhani DJ, Gorodeski EZ, Baranowski B, Wazni O, Martin DO, et al. Cardiac resynchronization therapy in non-left bundle branch block morphologies. Pacing Clin Electrophysiol 33:590-5, 2010.
41. Bilchick KC, Kamath S, DiMarco JP, Stukenborg GJ. Bundle-branch block morphology and other predictors of outcome after cardiac resynchronization therapy in Medicare patients. Circulation 122:2022-30, 2010.
42. Egoavil CA, Ho RT, Greenspon AJ, Pavri BB. Cardiac resynchronization therapy in patients with right bundle branch block: analysis of pooled data from the MIRACLE and Contak CD trials. Heart Rhythm 2:611-5, 2005.
43. Zareba W, Klein H, Cygankiewicz I, Hall WJ, McNitt S, Brown M, et al. Effectiveness of Cardiac Resynchronization Therapy by QRS Morphology in the Multicenter Automatic Defibrillator Implantation Trial-Cardiac Resynchronization Therapy (MADIT-CRT). Circulation 123:1061–1072, 2011.
44. Hara H, Oyenuga OA, Tanaka H, Adelstein EC, Onishi T, McNamara DM, et al. The relationship of QRS morphology and mechanical dyssynchrony to long-term outcome following cardiac resynchronization therapy. Eur Heart J 33:2680–2691, 2012.
45. Sipahi I, Chou JC, Hyden M, Rowland DY, Simon DI, Fang JC. Effect of QRS morphology on clinical event reduction with cardiac resynchronization therapy: Meta-analysis of randomized controlled trials. Am Heart J 163:260-267, 2012.
46. Peterson PN, Greiner MA, Qualls LG, Al-Khatib SM, Curtis JP, Fonarow GC, et al. QRS duration, bundle-branch block morphology, and outcomes among older patients with heart failure receiving cardiac resynchonization therapy. JAMA 310(6):617-26, 2013.
47. Cleland JG, Abraham WT, Linde C, Gold MR, Young JB, Claude Daubert J, et al. An individual patient meta-analysis of five randomized trials assessing the effects of cardiac resynchronization therapy on morbidity and mortality in patients with symptomatic heart failure. Eur Heart J 34(46):3547-56, 2013.
48. Sasson B, Gambetti S, Bertini M, Beltrami M, Mascioli, Bressan S, et al. Relation of QRS duration to response to cardiac resynchronization therapy. Am J Cardiol 115:214-19, 2015.
49. Sipahi I, Carrigan TP, Rowland DY, Stambler BS, Fang JC. Impact of QRS duration on clinical event reduction with cardiac resynchronization therapy: meta-analysis of randomized controlled trials. Arch Intern Med 171(16):1454-62, 2011.
50. Beshai JF, Grimm RA, Nagueh SF, Baker JH, Beau SL, Greenberg SM, et al. Cardiac resynchronization therapy in heart failure with narrow QRS complexes. N Engl J Med 357:2461–2471, 2007.
51. Donahue T, Niazi I, Leon A, Stucky M, Herrmann K. Acute and chronic response to CRT in narrow QRS patients. J Cardiovasc Transl Res 5:232–241, 2012.
52. Thibault B, Harel F, Ducharme A, White M, Ellenbogen KA, Frasure-Smith N, et al. Cardiac resynchronization therapy in patients with heart failure and a QRS complex <120 milliseconds: the Evaluation of Resynchronization Therapy for Heart Failure (LESSER-EARTH) trial. Circulation 127:873–881, 2013.
53. Ruschitzka M, Abraham WT, Singh JP, Bax JJ, Borer JS, Brugada J, et al. Cardiac-resynchronization therapy in heart failure with a narrow QRS complex. N Engl J Med 369(15):1395-405, 2013.
54. Bleeker GB, Holman ER, Steendijk P, Boersma E, van der Wall EE, Schalij MJ. Cardiac resynchronization therapy in patients with a narrow QRS complex. J Am Coll Cardiol 48:2243–2250, 2006.
55. Shantsila E, Lip GYH. Recent advances in management of atrial fibrillation in patients with heart failure Curr Opin Cardiol 28:197–208, 2013.
56. Dickstein K, Bogale N, Priori S, Auricchio A, Cleland JG, Gitt A, et al. The European cardiac resynchronization therapy survey. Eur Heart J 30(20):2450-60, 2009.
57. Hayes DL, Boehmer JP, Day JD, Gilliam III FR, Heidenreich PA, Seth M, et al. Cardiac resynchronization therapy and the relationship of percent biventricular pacing to symptoms and survival. Heart Rhythm 8:1469–1475, 2011.
58. Kamath GS, Cotiga D, Koneru JN, Arshad A, Pierce W, Aziz EF, et al. The utility of 12-lead Holter monitoring in patients with permanent atrial fibrillation for the identification of nonresponders after cardiac resynchronization therapy. J Am Coll Cardiol 53(12):1050-5, 2009.
59. Gasparini M, Auricchio A, Regoli F, Fantoni C, Kawabata M, Galimberti P, et al. Four-year efficacy of cardiac resynchronization therapy on exercise tolerance and disease progression: the importance of performing atrioventricular junction ablation in patients with atrial fibrillation. J Am Coll Cardiol 48(4):734-43, 2006.
60. Doshi RN, Daoud EG, Fellows C, Turk K, Duran A, Hamdan MH, et al. Left ventricular-based cardiac stimulation post AV nodal ablation evaluation (the PAVE study). J Cardiovasc Electrophysiol 16(11):1160-5, 2005.
61. Chatterjee NA, Upadhyay GA, Ellenbogen KA, Hayes DL, Singh JP. Atrioventricular nodal ablation in atrial fibrillation: a meta-analysis of biventricular vs. right ventricular pacing mode Eur J Heart Fail 14(6):661-7, 2012.
62. Camm AJ, Kirchhof P, Lip GY, Schotten U, Savelieva I, Ernst S, et al. Guidelines for the management of atrial fibrillation: the Task Force for the Management of Atrial Fibrillation of the European Society of Cardiology. Europace 12(10):1360-420, 2010.
63. Gasparini M, Auricchio A, Metra M, Regoli F, Fantoni C, Lamp B, et al. Long-term survival in patients undergoing cardiac resynchronization

therapy: the importance of performing atrio-ventricular junction ablation in patients with permanent atrial fibrillation. Eur Heart J 29(13):1644-52, 2008.
64. Wilton SB, Leung AA, Ghali WA, Faris P, Exner DV. Outcomes of cardiac resynchronization therapy in patients with versus those without atrial fibrillation: a systematic review and meta-analysis. Heart Rhythm 8(7):1088-94, 2011.
65. Healey JS, Hohnloser SH, Exner DV, Birnie DH, Parkash R, Connolly SJ, et al. Cardiac resynchronization therapy in patients with permanent atrial fibrillation: results from the Resynchronization for Ambulatory Heart Failure Trial (RAFT). Circ Heart Fail 5(5):566-70, 2012.
66. Gasparini M, Steinberg JS, Arshad A, Regoli F, Galimberti P, Rosier A, et al. Resumption of sinus rhythm in patients with heart failure and permanent atrial fibrillation undergoing cardiac resynchronization therapy: a longitudinal observational study. Eur Heart J 31:976–983, 2010.
67. Disponível em http://clinicaltrials.gov/show/NCT01522898, (acessado 21/02/2015).
68. Kandala J, Altman RK, Park MY, Singh JP. Clinical, Laboratory, and Pacing Predictors of CRT Response. J Cardiovasc Transl Res 5:196–212, 2012.
69. Rickard J, Kumbhani DJ, Popovic Z, Verhaert D, Manne M, Sraow D, et al. Characterization of super-response to cardiac resynchronization therapy. Heart Rhythm 7:885–9, 2010.
70. Antonio N, Teixeira R, Coelho L, Lourenço C, Monteiro P, Ventura M, et al. Identification of "super-responders" to cardiac resynchronization therapy: the importance of symptom duration and left ventricular geometry. Europace 11:343–9, 2009.
71. Reant P, Zaroui A, Donal E, Mignot A, Bordachar P, Deplagne A, et al. Identification and characterization of super-responders after cardiac resynchronization therapy. Am J Cardiol 105:1327–35, 2010.
72. Hsu JC, Solomom SD, Bourgoun M, McNitt S, Goldenberg I, Klein H, et al. Predictors of super-response to cardiac resynchronization therapy and associated improvement in clinical outcome: the MADIT-CRT (multicenter automatic defibrillator implantation trial with cardiac resynchronization therapy) study. J Am Coll Cardiol 59(25):2366-73, 2012.
73. Mullens W, Grimm RA, Verga T, Dresing T, Starling RC, Wilkoff BL, et al. Insights From a Cardiac Resynchronization Optimization Clinic as Part of a Heart Failure Disease Management Program. J Am Coll Cardiol 53:765–73, 2009.
74. Altman RK, Parks KA, Schlett CL, Orencole M, Park M, Truong QA, et al. Multidisciplinary care of patients receiving cardiac resynchronization therapy is associated with improved clinical outcomes. Eur Heart J 33: 2181–2188, 2012.
75. Mullens W, Kepa J, De Vusser P, Vercammen J, Rivero-Ayerza M, Wagner P, et al. Importance of adjunctive heart failure optimization immediately after implantation to improve longterm outcomes with cardiac resynchronization therapy. Am J Cardiol 108:409–415, 2011.
76. Houthuizen P, Bracke FA, van Gelder BM. Atrioventricular and interventricular delay optimization in cardiac resynchronization therapy: physiological principles and overview of available methods. Heart Fail Rev 16:263–276, 2011.
77. Ellenbogen KA, Gold MR, Meyer TE, Fernndez Lozano I, Mittal S, Waggoner AD, et al. Primary results from the SmartDelay determined AV optimization: a comparison to other AV delay methods used in cardiac resynchronization therapy (SMART-AV) trial: a randomized trial comparing empirical, echocardiography-guided, and algorithmic atrioventricular delay programming in cardiac resynchronization therapy. Circulation 122:2660–2668, 2010.
78. Abraham WT, Gras D, Yu CM, Guzzo L, Gupta MS. Rationale and design of a randomized clinical trial to assess the safety and efficacy of frequent optimization of cardiac resynchronization therapy: the Frequent Optimization Study Using the QuickOpt Method (FREEDOM) trial. Am Heart J 159:944–948, 2010.

79. Bogaard MD, Houthuizen P, Bracke FA, Doevendans PA, Prinzen FW, Meine M, et al. Baseline left ventricular dP/dtmax rather than the acute improvement in dP/dtmax predicts clinical outcome in patients with cardiac resynchronization therapy. Eur J Heart Fail 13:1126–1132, 2011.
80. Sciaraffia E, Malmborg H, Lönnerholm S, Blomström P, Blomström Lundqvist C. The use of impedance cardiography for optimizing the interventricular stimulation interval in cardiac resynchronization therapy-a comparison with left ventricular contractility. J Interv Card Electrophysiol 25(3):223-8, 2009.
81. Heinroth K, Elster M, Nuding S, Schlegel F, Christoph A, Carter J, et al. Impedance cardiography: a useful and reliable tool en optimization of cardiac resynchronization devices. Europace 9;744-750, 2007.
82. Turcott R, Witteles RM, Wang PJ, Vagelos RH, Fowler MB, Ashley EA. Measurement precision in the optimization of cardiac resynchronization therapy. Circ Heart Fail 3:395-404, 2010.
83. Kosmala W, Marwick TH. Meta-analysis of effects of optimization of cardiac resynchronization therapy on left ventricular function, exercise capacity, and quality of life in patients with heart failure. Am J Cardiol 113:988-994, 2014.
84. Shanks M, Delgado V, Ng AC, Auger D, Mooyaart EA, Bertini M, et al. Clinical and echocardiographic predictors of nonresponse to cardiac resynchronization therapy. Am Heart J 161(3):552-7, 2011.
85. Adelstein EC, Tanaka H, Soman P, Miske G, Haberman SC, Saba SF, et al. Impact of scar burden by single photon emission computed tomography myocardial perfusion imaging on patient outcomes following cardiac resynchronization therapy. Eur Heart J 32(1):93–103, 2011.
86. Xu YZ, Cha YM, Feng D, Powell BD, Wiste HJ, Hua W, et al. Impact of myocardial scarring on outcomes of cardiac resynchronization therapy: extent or location? J Nucl Med 53(1):47-54, 2012.
87. Tanaka H, Nesser HJ, Buck T, Oyenuga O, Jánosi RA, Winter S, et al. Dyssynchrony by speckle-tracking echocardiography and response to cardiac resynchronization therapy: results of the Speckle Tracking and Resynchronization (STAR) study. Eur Heart J 31(14):1690-700, 2010.
88. Onishi T, Saha SK, Ludwig DR, Onishi T, Marek JJ, Cavalcante JL, et al. Feature tracking measurement of dyssynchrony from cardiovascular magnetic resonance cine acquisitions: comparison with echocardiographic speckle tracking. J Cardiovasc Magn Reson 17:15:95, 2013.
89. Chung ES, Leon AR, Tavazzi L, Sun JP, Nihoyannopoulos P, Merlino J, et al. Results of the Predictors of Response to CRT (PROSPECT) trial. Circulation 117(20):2608–2616, 2008.
90. Gradaus R, Stuckenborg V, Löher A, Köbe J, Reinke F, Gunia S, et al. Diastolic filling pattern and left ventricular diameter predict response and prognosis after cardiac resynchronisation therapy. Heart 94(8):1026–1031, 2008.
91. Achilli A, Peraldo C, Sassara M, Orazi S, Bianchi S, Laurenzi F, et al. Prediction of response to cardiac resynchronization therapy: The selection of candidates for CRT (SCART) study. Pacing Clin Electrophysiol 29(Suppl 2):S11–S19, 2006.
92. Verhaert D, Popović ZB, De S, Puntawangkoon C, Wolski K, Wilkoff BL, et al. Impact of mitral regurgitation on reverse remodeling and outcome in patients undergoing cardiac resynchronization therapy. Circ Cardiovasc Imaging 5(1):21–26, 2012.
93. Boriani G, Gasparini M, Landolina M, Lunati M, Biffi M, Santini M, et al. Impact of mitral regurgitation on the outcome of patients treated with CRT-D: Data from the InSync ICD Italian Registry. Pacing Clin Electrophysiol 35(2):146–154, 2012.
94. Scuteri L, Rordorf R, Marsan NA, Landolina M, Magrini G, Klersy C, et al. Relevance of echocardiographic evaluation of right ventricular function in patients undergoing cardiac resynchronization therapy. Pacing Clin Electrophysiol 32(8):1040–1049, 2009.
95. Leyva F, Foley PW, Chalil S, Ratib K, Smith RE, Prinzen F, et al. Cardiac resynchronization therapy guided by late gadolinium-enhance-

ment cardiovascular magnetic resonance. J Cardiovasc Magn Reson 13:29, 2011.
96. Ginks MR, Duckett SG, Kapetanakis S, Bostock J, Hamid S, Shetty A, et al. Multi-site left ventricular pacing as a potential treatment for patients with postero-lateral scar: insights fromcardiac magnetic resonance imaging and invasive haemodynamic assessment. Europace 14(3):373-9, 2012.
97. Leyva F, Taylor RJ, Foley PW, Umar F, Mulligan LJ, Patel K, et al. Left ventricular midwall fibrosis as a predictor of mortality and morbidity after cardiac resynchronization therapy in patients with nonischemic cardiomyopathy. J Am Coll Cardiol 60:1659–1667, 2012.
98. Mele D, Agricola E, Dal Monte A, Galderisi M, D'Andrea A, Rigo F, et al. Pacing transmural scar tissue reduces left ventricle reverse remodeling after cardiac resynchronization therapy. Int J Cardiol 15:94-101, 2013.
99. Zhou W, Hou X, Piccinelli M, Tang X, Tang L, Cao K, et al. 3D fusion of LV venous anatomy on fluoroscopy venograms with epicardial surface on SPECT myocardial perfusion images for guiding CRT LV lead placement. JACC Cardiovasc Imaging 7:1239–48, 2014.
100. Epstein AE, DiMarco JP, Ellenbogen KA, Mark Estes III NA, Freedman RA, Gettes LS, et al. 2012 ACCF/AHA/HRS Focused Update Incorporated Into the ACCF/AHA/HRS 2008 Guidelines for Device-Based Therapy of Cardiac Rhythm Abnormalities. Circulation 127:e283-e352, 2013.
101. Martinelli Filho M, Zimerman LI, Lorga AM, Vasconcelos JTM, Rassi A Jr. Guidelines for Implantable Electronic Cardiac Devices of the Brazilian Society of Cardiology. Arq Bras Cardiol 89(6):e210-e238, 2007.
102. Brignole M, Auricchio A, Baron-Esquivias G, Bordachar P, Boriani G, Breithardt O, et al. 2013 ESC Guidelines on cardiac pacing and cardiac resynchronization therapy. Europace 15:1070–1118, 2013.
103. MERIT-HF Study Group. Effect of metoprolol CR/XL in chronic heart failure: Metoprolol CR/XL, Randomised Intervention Trial in Congestive Heart Failure (MERIT-HF). Lancet 353:2001–7, 1999.
104. Bardy GH, Lee KL, Mark DB, Poole JE, Packer DL, Boineau R, et al. Amiodarone or an implantable cardioverter–defibrillator for congestive heart failure. N Engl J Med 352:225–237, 2005.
105. Cleland JGF, Daubert C, Erdmann E, Freemantle N, Gras D, Kappenberger L, et al. Longer-term effects of cardiac resynchronisation therapy on mortality in heart failure [the Cardiac Resynchronisation-Heart Failure (CARE-HF) trial extension phase]. Eur Heart J 27:1928–32, 2006.
106. Bristow M, Saxon L, DeMarco T, Boehmer J, Galle E, Friedman A. What does an ICD add to CRT in advanced heart failure? An analysis of major clinical endpoints in the CRT vs CRT-D groups in the COMPANION study [abstract]. Circulation 112:II-673, 2005.
107. Moss AJ, Zareba W, Hall WJ, Klein H, Wilber DJ, Cannom DS, et al. Prophylactic implantation of a defibrillator in patients with myocardial infarction and reduced ejection fraction. N Engl J Med 346:877–883, 2002.
108. Kadish A, Dyer A, Daubert JP, et al. Prophylactic defibrillator implantation in patients with nonischemic dilated cardiomyopathy. N Engl J Med 350:2151-8, 2004.
109. Klem I, Weinsaft JW, Bahnson TD, Don Hegland, Kim HW, Hayes B, et al. Assessment of Myocardial Scarring Improves Risk Stratification in Patients Evaluated for Cardiac Defibrillator Implantation. J Am Coll Cardiol 60:408–20, 2012.
110. Lam SK, Owen A. Combined resynchronisation and implantable defibrillator therapy in left ventricular dysfunction: Bayesian network meta-analysis of randomised controlled trials. BMJ 335:7626, 2007.
111. Deng JL, Wu YX, Liu J. Efficacy of implantable cardioconverter defibrillator or cardiac resynchronization therapy compared with combined therapy in survival of patients with heart failure: a meta-analysis. Medicine 94(5):e418, 2015.
112. Calvert MJ, Freemantle N, Yao G, Cleland JG, Billingham L, Daubert JC, et al. Cost-effectiveness of cardiac resynchronization therapy: results from the CARE-HF trial. Eur Heart J 26(24):2681-8, 2005.
113. Feldman AM, de Lissovoy G, Bristow MR, Saxon LA, De Marco T, Kass DA, et al. Cost effectiveness of cardiac resynchronization therapy in the Comparison of Medical Therapy, Pacing, and Defibrillation in Heart Failure (COMPANION) trial. J Am Coll Cardiol 46(12):2311-21, 2005.
114. Noyes K, Veazie P, Hall WJ, Zhao H, Buttaccio A, Thevenet-Morrison K, et al. Cost effectiveness of cardiac resynchronization for the prevention of heart failure. J Cardiovasc Electrophysiol 21(1):66-74, 2013.
115. Almenar L, Díaz B, Quesada A, Crespo C, Martí B, Mealing S, et al. Cost-effectiveness analysis of cardiac resynchronization therapy in patients with NYHA I and NYHA II heart failure in Spain. Int J Technol Assess Health Care 29(2):140-6, 2013.
116. Bertoldi EG, Rohde LEP, Polanczyk CA. Avaliação da efetividade e custo-efetividade da terapia de ressincronização cardíaca no Brasil: meta-análise e análise econômica. 2010. Disponível em http://hdl.handle.net/10183/28081 (acessado 25/01/2014).
117. Nery PB, Fernandes R, Nair GM, Sumner GL, Ribas CS, Menon SM et al. Device-related infection among patients with pacemakers and implantable defibrillators: incidence, risk factors, and consequences. J Cardiovasc Electrophysiol 21:786–90, 2010.
118. Schuchert A, Muto C, Maounis T, Frank R, Boulogne E, Polauck A, et al. Lead complications, device infections, and clinical outcomes in the first year after implantation of cardiac resynchronization therapy-defibrillator and cardiac resynchronization therapy-pacemaker. Europace 15(1):71-6, 2013.
119. Van Rees JB, de Bie MK, Thijssen J, Borleffs CJ, Schalij MJ, van Erven L. Implantation-related complications of implantable cardioverter-defibrillators and cardiac resynchronization therapy devices: a systematic review of randomized clinical trials. J Am Coll Cardiol 58(10):995-1000, 2011.
120. Biffi M, Moschini C, Bertini M, Saporito D, Ziacchi M, Diemberger I, et al. Phrenic stimulation: a challenge for cardiac resynchronization therapy. Circ Arrhythm Electrophysiol 2(4):402-10, 2009.
121. Cabrera Bueno F, Alzueta Rodríguez J, Olagüe de Ros J, Fernández-Lozano I, García Guerrero JJ, de la Concha JF, et al. Improvement in hemodynamic response using a quadripolar LV lead. Pacing Clin Electrophysiol 36(8):963-9, 2013.
122. Benditt DG, Goldstein M, Belalcazar A. The leadless ultrasonic pacemaker: a sound idea? Heart Rhythm 6(6):749-51, 2009.
123. Linde C, Ellenbogen K, McAlister FA. Cardiac resynchronization therapy (CRT): Clinical trials, guidelines, and target populations. Heart Rhythm 9:S3–S13, 2012.

Morte Súbita Cardíaca

55

Ricardo Alkmim Teixeira
Martino Martinelli Filho

1. Definição
2. Epidemiologia
3. Etiopatogenia
   3.1 Coração aparentemente normal
   3.2 Doença arterial coronariana
   3.3 Cardiomiopatias
   3.4 Doença valvar
   3.5 Doença cardíaca congênita
   3.6 Miocardites secundárias
   3.7 Alterações eletrofisiológicas primárias
   3.8 Disfunção do sistema nervoso autônomo cardíaco
   3.9 Miscelânea (drogas, metabólitos e causas mecânicas)
4. Estratificação de risco
5. Prevenção primária de morte súbita cardíaca
6. Prevenção secundária de morte súbita cardíaca
7. Custo-efetividade em prevenção de morte súbita cardíaca
8. Morte súbita cardíaca em atletas
9. Novas perspectivas na identificação de preditores de morte súbita cardíaca
   9.1 Avaliação da onda T alternante
   9.2 Avaliação da cicatriz miocárdica
   9.3 Avaliação genética
10. Prognóstico
11. Conclusão
12. Referências bibliográficas

1 DEFINIÇÃO

Morte súbita cardíaca (MSC) é a aquela inesperada de causa cardíaca que ocorre no período de até 1 hora desde o início dos sintomas (quando há testemunha da mudança clínica) ou nas últimas 24 horas (sem testemunha). A doença cardíaca pode ser conhecida ou não, porém o tempo que transcorre até a morte e as suas circunstâncias são inesperados.[1] Pelo fato dos atestados de óbito não incluírem esse período de tempo, sua aplicabilidade epidemiológica é comprometida e outras definições foram propostas, tais como "qualquer morte cardíaca que ocorra fora do hospital ou em serviços de pronto atendimento".

2 EPIDEMIOLOGIA

A MSC é responsável por 50 a 100 mortes por ano para cada 100 mil habitantes na Europa e na América do Norte, sendo considerada a causa mais comum de morte nos países desenvolvidos.[2-3] Estima-se que as taxas de ocorrência de MSC sejam superiores às de mortalidade por acidente vascular encefálico (AVE), qualquer tipo de câncer, diabetes melito, doenças pulmonares, doença de Alzheimer ou acidentes.[4] Estudos epidemiológicos demonstraram que a fibrilação ventricular (FV), precedida por taquicardia ventricular (TV) sustentada (TVS), é o principal mecanismo de MSC e corresponde a aproximadamente 50% da mortalidade cardiovascular (cerca de 80% dos casos estão relacionados à doença arterial coronariana – DAC).[1] Apesar disso, fatores de risco clássicos para DAC, com exceção do tabagismo, não apresentam relação direta com a maior ocorrência de MSC.

A incidência de MSC depende da população analisada. Varia de 1 a 8 casos por mil indivíduos ao ano (população geral) até cerca de 30 por mil indivíduos (infarto prévio e arritmia ventricular complexa). Essa incidência é maior no sexo masculino (75% dos casos) e aumenta com a idade, tal qual ocorre na DAC. Os picos de incidência ocorrem entre o nascimento e o 6º mês de vida, decorrente da síndrome da morte súbita infantil, e entre 45 e 75 anos (maior ocorrência de DAC).[5] Mais de 50% de todas as MSC ocorrem fora do ambiente hospitalar.[6]

No Brasil, a taxa de mortalidade por doenças do aparelho circulatório foi de 30,69%, correspondendo a 335.213 óbitos; não existem dados a respeito de MSC.[7]

3 ETIOPATOGENIA

Inúmeras doenças ou disfunções específicas estão direta ou indiretamente envolvidas nos mecanismos eletrogênicos da MSC:

- DAC;
- cardiomiopatias (CMP);
- doença valvar;
- doença cardíaca congênita;
- miocardites secundárias;
- alterações eletrofisiológicas primárias;
- disfunção autonômica cardíaca e miscelâneas.

Os mecanismos eletrogênicos da MSC, independentemente da causa, envolvem uma complexa interação entre um substrato anatômico anormal (cicatriz, tecido isquêmico, hipertrofia ou inflamação) e disfunções eletrofisiológicas variáveis que, sob modulação funcional de distúrbio transitório, são responsáveis por eventos arrítmicos fatais, cujo gatilho é a extrassístole ventricular (EV) (Figura 55.1).[8]

3.1 CORAÇÃO APARENTEMENTE NORMAL

Cerca de 5 a 10% dos pacientes com história de MSC recuperada apresentam coração aparentemente normal, mas a grande maioria tem doença cardíaca detectada em autópsia detalhada.[9] Um estudo de 270 casos de MSC submetidos à autópsia, que a princípio não apresentavam anormalidade estrutural, documentou doença cardíaca em 90% deles após realização de novo exame patológico detalhado.[10] Entre esses, em 180 casos foram identificadas causas específicas:

- aterosclerose coronariana (65%);
- doenças cardíacas congênitas (14%); e
- miocardites (11%).

Em um subgrupo de 76 pacientes com achados patológicos não específicos, dois terços tinham hipertrofia ventricular esquerda e um terço tinha fibrose intersticial na ausência de qualquer cicatriz pós-infarto. Essas observações têm fortes implicações:

1. a maioria dos pacientes que apresentam MSC tem doença cardíaca não detectada ou não diagnosticada;
2. hipertrofia e cicatriz são excepcionalmente comuns e provavelmente servem como o substrato para a arritmia fatal.

3.2 DOENÇA ARTERIAL CORONARIANA

É a doença mais frequentemente implicada na MSC. Na população de Framingham, entre 5.209 indivíduos normais (30 a 59 anos de idade) acompanhados durante 26 anos, a DAC foi causa de MSC em 46% dos homens e 34% das mulheres.[11]

Observa-se lesão obstrutiva coronariana em 75 a 86% dos pacientes recuperados de MSC, dependendo da idade e do sexo da população estudada. Entretanto, menos de 50% apresentam evidências de infarto agudo do miocárdio (IAM) por elevação das enzimas cardíacas e menos de 25% manifestam onda Q ao ECG. Estudos realizados com autópsia de vítimas de MSC revelaram presença de trombo oclusivo recente em 15 a 64% dos casos e sugerem que o padrão de distribuição da lesão coronariana não esteja relacionado ao evento fatal.[12] Cicatriz de IAM ocorre em cerca de 50% dos casos e, curiosamente, a isquemia crônica parece exercer efeito protetor pelo desenvolvimento de circulação colateral.

A incidência de TVS ou FV durante o IAM com elevação do segmento ST é de 10%, surgindo em 85% desses casos durante as primeiras 48 horas.[13] Em síndromes coronarianas agudas sem elevação do segmento ST, a incidência de TVS ou FV é de 2%.[14] Mais de 50% das mortes por IAM acontecem fora do ambiente

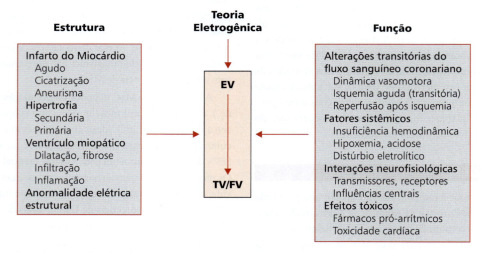

FIGURA 55.1 Fisiopatologia da morte súbita (MSC), modelo proposto por Myerburg demonstrando a interação entre anormalidades anatomofuncionais e gatilho (EV) iniciando episódio de TV/FV. TV: taquicardia ventricular; FV: fibrilação ventricular. Fonte: Myerburg RJ et al.[8]

hospitalar. A maioria dessas mortes ocorre dentro de 1 hora do início dos sintomas e são usualmente associadas a oclusões agudas da artéria coronária esquerda.[15]

Doenças coronárias não ateroscleróticas, como arterites, embolia, dissecção ou origem anômala da artéria coronária, são responsáveis pelo reduzido percentual de MSC.[5]

3.3 CARDIOMIOPATIAS

Portadores de CMP representam o segundo maior grupo propenso a manifestar MSC, destacando-se as formas hipertrófica, dilatada idiopática, chagásica e arritmogênica do ventrículo direito (VD). s CMP são também abordadas na seção 10 deste livro

A mais importante é a CMP hipertrófica, uma alteração genética autossômica dominante, que envolve várias mutações codificadoras de proteínas do sarcômero cardíaco. Essa CMP caracteriza-se por hipertrofia das paredes do ventrículo esquerdo (VE) com predomínio frequente da espessura do septo (forma assimétrica) e redução das dimensões dessa cavidade. A incidência da CMP hipertrófica é de 1:500 indivíduos normais e sua evolução para MSC é estimada em 2% a 4% ao ano em adultos e 4% a 6% em crianças e adolescentes, sendo que cerca de 70% surgem antes dos 30 anos de idade, geralmente durante esforço físico.[13] História familiar de MSC, TVS espontânea, mutações genéticas específicas, síncope recorrente, hipertrofia importante das paredes do VE (> 30 mm) e taquicardia ventricular não sustentada (TVNS) ao holter 24 horas são os principais fatores de risco para MSC em pacientes com CMP hipertrófica. A presença de dois ou mais desses fatores de risco indica o implante de cardiodesfibrilador implantável (CDI) para prevenção de MSC.[14]

Maron e colaboradores[15] publicaram os achados do registro multicêntrico de 506 portadores de CMP hipertrófica e cardioversor-CDI para prevenção primária e secundária de MSC. Em seguimento médio de 4 anos, 20% dos pacientes, com idade média de 42 anos, foram submetidos à intervenção do aparelho para terapêutica de arritmias ventriculares possivelmente fatais. A frequência de intervenção foi de 11% por ano para prevenção secundária e 4 para prevenção primária. Pacientes que tinham recebido CDI por apenas um fator de risco tiveram probabilidade similar de terapia apropriada em relação aos pacientes com dois ou mais fatores de risco. A resposta hipotensora ao teste de esforço não foi incluída nessa análise porque somente a minoria dos pacientes do registro havia realizado esse exame.

Assim, a decisão de implantar CDI em qualquer paciente, especialmente naqueles com apenas um fator de risco, deve considerar a acurácia desse fator como preditor de MSC, assim como o risco-benefício do implante do dispositivo e o ponto de vista do paciente. Os mecanismos de morte possivelmente implicados são taquiarritmias, deterioração hemodinâmica aguda e/ou isquemia. As taquiarritmias podem ser consequentes à instabilidade elétrica originada por substrato miocárdico imprevisível, desencadeando TV reentrante. Essa hipótese é corroborada pelos achados histopatológicos de desorganização da arquitetura miocárdica e de tecido cicatricial, provavelmente secundária à isquemia miocárdica (anormalidades microvasculares).[14]

A CMP dilatada é o substrato principal para MSC em cerca de 10% da população de adultos dos países industrializados e estima-se que sua taxa de mortalidade, dependendo da gravidade da doença, seja muito variável (10 a 50% ao ano).[16] Entre 1.400 pacientes incluídos em 14 ensaios de larga escala, a taxa de mortalidade em 4 anos foi de 42%, sendo que em 28% foi caracterizada a MSC.[17] Ocorrência de TVNS e de síncope nesse grupo identifica população de alto risco para MSC. O mecanismo arritmogênico é, invariavelmente, a TV, sobretudo em pacientes com disfunção ventricular grave. O substrato anatômico é a cicatriz miocárdica, menos documentada em relação à DAC, e os desencadeantes são variações neuroendócrinas, alterações eletrolíticas, pró-arritmia e ativação excessiva dos sistemas simpático e renina-angiotensina. De acordo com Tomaselli e Zipes,[18] é provável que contribuam para a complexa manifestação fenotípica da MSC em pacientes com CMP dilatada idiopática os seguintes fatores genéticos:

- determinantes de instabilidade elétrica;
- geração ou progressão do fenótipo insuficiência cardíaca (IC); e
- fator desencadeador de disfunções neuro-humorais ou isquemia.

A presença de quadro clínico de IC aumenta em cinco vezes o risco de MSC, independentemente da etiologia. Em pacientes com IC, 30 a 50% das mortes são súbitas.

A CMP chagásica acomete cerca de 1% da população brasileira. Nesse grupo, estima-se que 55 a 65% manifestam MSC, cujos principais preditores são disfunção ventricular, TVNS ao holter 24 horas, TVS, sobreviventes de parada cardíaca (PC), síncope recorrente e bradiarritmia grave. A faixa etária mais comum de MSC na CMP chagásica é de 30 a 50 anos de idade, com predominância para o sexo masculino; o mecanismo arritmogênico mais frequentemente implicado é a TV/FV (Figura 55.2).[19]

A CMP arritmogênica do ventrículo direito (CAVD) é um tipo particular de acometimento miocárdico, marcado (36% dos casos) por um defeito autossômico dominante nos genes 1 e 14. O eletrocardiograma (ECG) costuma revelar inversão de onda T (V1 a V3) ou bloqueio de ramo direito (BRD), condução intraventricular lenta o suficiente para produzir um entalhe no final do QRS denominado "onda epsilon" (Fontaine) e morfologia de bloqueio de ramo esquerdo (BRE) durante TV (origem no VD). Do ponto de vista anatomopatológico, é caracterizada por atrofia miocárdica progressiva com substituição gordurosa e infiltração fibrosa, predominantemente no VD, criando substrato arritmogênico para a TV e morte súbita, cuja incidência anual é estimada em 2%. O VE e o septo interventricular podem estar comprometidos entre 50 e 67% dos casos, nas fases avançadas da doença, piorando o prognóstico. Sua prevalência varia nos diferentes países, mas está estimada em 1 para cada 1.000

indivíduos. Pacientes com CAVD tipicamente apresentam palpitações (27%), síncope (26%) ou MSC (23%), usualmente entre a 2ª e 5ª décadas de vida.[20] TV monomórfica é comum, mas pacientes com CAVD podem apresentar múltiplas morfologias de TV em diferentes tempos. A frequência das arritmias aumenta com a severidade da doença. A TV e a MSC são frequentemente exercício-induzidas e podem ser mediadas por estímulos catecolaminérgicos ou situações que aumentam a tensão nas paredes do VD.

3.4 DOENÇA VALVAR

Estenose aórtica (EAo) com pressão diastólica final de VE elevada é a disfunção valvar mais ameaçadora para MSC, em cuja etiopatogenia destaca-se a isquemia subendocárdica. Entretanto, pacientes com valvopatia aórtica assintomáticos parecem apresentar baixo risco de MSC. Particularmente em idosos com EAo, a MSC pode ser consequência de bradiarritmia provocada por depósito de cálcio no sistema de condução ou DAC associada. Portadores de próteses valvares apresentam maior risco de MSC por taquiarritmias ou pela presença de DAC coexistente, assim como de disfunção da própria prótese.

Prolapso de valva mitral isolado está relacionado à baixa incidência de MSC que, entretanto, aumenta na presença de história familiar, prolapso de ambas as cúspides, regurgitação mitral e extrassistolia ventricular.[21-22]

Uma forte associação entre a TV ramo a ramo e MSC em pacientes submetidos à troca valvar (29% das taquiarritmias documentadas) já foi relatada. A provável lesão do sistema His-Purkinje secundária ao tratamento cirúrgico parece criar substrato para a reentrada ramo a ramo, cujo período mais propício para completo estabelecimento seria a 3ª semana após a troca valvar mitral ou aórtica.[23]

3.5 DOENÇA CARDÍACA CONGÊNITA

O risco aumentado de MSC foi descrito nas seguintes doenças cardíacas congênitas: transposição das grandes artérias; estenose aórtica; obstrução vascular pulmonar; e tetralogia de Fallot. Com relação a esta última, sabe-se que a presença de QRS alargado se associa ao aumento das dimensões do VD e é preditor de risco elevado de MSC.[24] A própria correção cirúrgica dessas e de outras cardiopatias complexas também aumenta o risco tardio de MSC.

3.6 MIOCARDITES SECUNDÁRIAS

O acometimento miocárdico secundário às doenças do colágeno vascular, tumores, doença granulomatosa crônica, distúrbios infiltrativos e infestações por protozoários está associado à maior ocorrência de arritmias letais. Miocardite viral, com ou sem disfunção ventricular esquerda, aumenta os riscos de MSC, que não se limita à fase aguda do processo inflamatório. Cicatriz miocárdica, independentemente da etiologia, pode levar a arritmias ventriculares e MSC em virtude da heterogeneidade elétrica do tecido. A miocardite, que pode provocar mínimas cicatrizes, é responsável por 11 a 22% das MSC de acordo com um estudo de autópsia israelense.[25] Um estudo australiano com 427 mortes súbitas não traumáticas (idade de 5 a 35 anos)

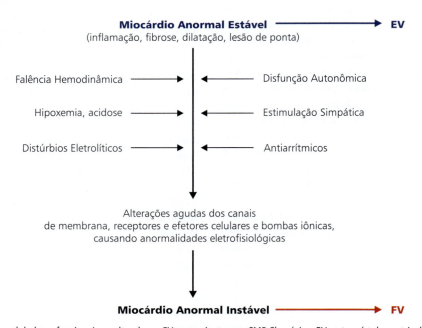

FIGURA 55.2 Interação de moduladores funcionais resultando em FV em paciente com CMP Chagásica. EV: extrassístole ventricular; FV: fibrilação ventricular. Fonte: Rassi Jr A e colaboradores.[19]

demonstrou que miocardite foi a segunda causa de morte (11%), precedida pelo infarto do miocárdio (25%).[26] Em outro recente estudo, italiano, em indivíduos com menos de 40 anos de idade, a miocardite foi a causa de MSC em 7,4% dos casos.[27]

3.7 ALTERAÇÕES ELETROFISIOLÓGICAS PRIMÁRIAS

Algumas alterações eletrofisiológicas primárias podem ocorrer na ausência de cardiopatia estrutural aparente. Esses pacientes são suscetíveis à MSC porque frequentemente manifestam arritmias fatais cuja característica etiopatogênica é a comprovação de defeitos genéticos.[28] Nesse grupo estão incluídas as síndromes do QT longo congênito (Figura 55.3), de Brugada e a do QT curto; a FV idiopática; o bloqueio atrioventricular congênito; a TV catecolaminérgica; assim como doenças primárias do sistema de condução (nó sinusal, nó atrioventricular e sistema His-Purkinje). Com relação a essas últimas, recentemente foram relatadas várias associações com defeito genético autossômico.[29-30]

Deve-se ressaltar que esse grupo de pacientes contém praticamente toda bagagem de correlações entre MSC e distúrbios genéticos conhecidos até o momento.

Ademais, há consenso entre os especialistas da área de que o aprofundamento das pesquisas genéticas estabelecerá, brevemente, critérios definitivos de estratificação de risco para MSC nesses pacientes.

A síndrome de Wolff-Parkinson-White, causada por pré-excitação do miocárdio ventricular por meio de uma via acessória que aumenta o risco de taquicardia paroxística supraventricular, também já foi associada à herança autossômica dominante e com defeitos cardíacos congênitos ou hipertrofia ventricular.[31] A ocorrência de fibrilação atrial aguda, nesse cenário, pode conferir risco de MSC, dependendo das características eletrofisiológicas da via acessória.

3.8 DISFUNÇÃO DO SISTEMA NERVOSO AUTONÔMICO CARDÍACO

A inervação simpática e a parassimpática do coração podem ser comprometidas pelas cicatrizes provocadas por IAM ou agressões miocárdicas de qualquer etiologia. Esse acometimento não se restringe à zona de tecido cicatricial, mas alcança suas regiões periféricas, no sentido apical, provavelmente por interrupção de fibras nervosas aferentes e eferentes que cruzam essa área. Essa região denervada torna-se hipersensível às catecolaminas e apresenta redução desproporcional de seu período refratário. Consequentemente, ocorre heterogeneidade autonômica com

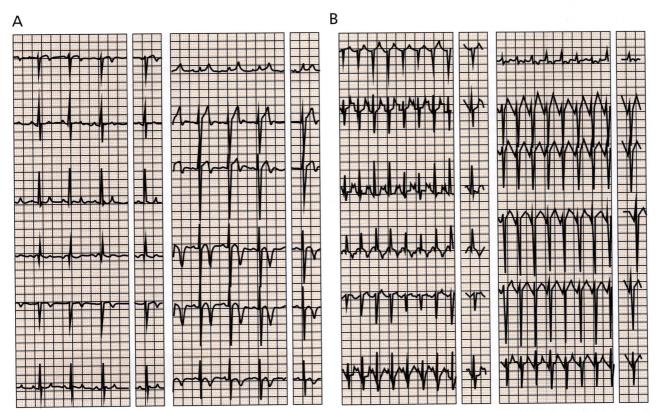

FIGURA 55.3 Traçado eletrocardiográfico em repouso (A) e durante esforço (B) de paciente recuperado de PCR. Nota-se variações da repolarização ventricular características dos distúrbios primários dos canais iônicos (QT longo).

dispersão da refratariedade e acometimento da condução do estímulo, o que invariavelmente facilita a ocorrência de TV.[32]

3.9 MISCELÂNEA (DROGAS, METABÓLITOS E CAUSAS MECÂNICAS)

Pró-arritmia é a característica marcante desse grupo e pode ser secundária ao uso de antiarrítmicos ou a fármacos de uso geral. Sabe-se que prolongamento do intervalo QT é o efeito adverso mais comum e a taquiarritmia ventricular polimórfica (*torsade de pointes*) frequentemente é fatal.

Outras situações clínicas também podem evoluir com taquiarritmias fatais, tais como depósito exagerado de cálcio intracelular (uso de inibidores da fosfodiesterase) e alterações metabólicas (hipocalemia e hipomagnesemia).

Ademais, destaquem-se as causas de morte súbita não diretamente relacionadas ao coração:
- dissecção da aorta;
- tamponamento cardíaco agudo;
- trauma cardíaco; e
- embolia pulmonar maciça.

4 ESTRATIFICAÇÃO DE RISCO

A MSC pode ser a primeira manifestação clínica tanto de pacientes com distúrbio eletrofisiológico primário (coração estruturalmente normal) como de portadores de CMP. Nesses casos, a DAC é a doença mais comumente associada e, por isso, há o consenso de que os critérios de estratificação de risco coronariano (HAS, dislipidemia, obesidade, tabagismo, sedentarismo) devem fazer parte da abordagem inicial da avaliação de risco para MSC.[33]

O ECG de 12 derivações é de grande importância, embora a ausência de anormalidades não exclua definitivamente o risco de MSC. Pré-excitação ventricular, duração e morfologia do QRS, prolongamento do intervalo QT e segmento ST são os aspectos de maior relevância a serem observados.

O marcador mais utilizado na prática clínica é a classe funcional (CF) de insuficiência cardíaca (IC): quanto mais avançada, pior o prognóstico. Sabe-se, entretanto, que essa evidência é consistentemente válida para CMP, sobretudo isquêmicos e que, dependendo do tipo de acometimento miocárdico, há, frequentemente, dissociação entre gravidade do caso e CF de IC. Nesse sentido, a informação coadjuvante da função cardíaca é muito útil. A fração de ejeção do ventrículo esquerdo (FEVE) < 35%, ao ecocardiograma (ECO), é reconhecida como o melhor preditor funcional para MSC, tanto para CMP isquêmica quanto não isquêmica.[34] Recentes evidências têm demonstrado a importância de novos métodos de avaliação cardíaca funcional como a ventriculografia radioisotópica e a ressonância magnética na estratificação de risco de MSC.

Em pacientes com IAM prévio, extrassistolia ventricular frequente e TVNS ao holter 24 horas são marcadores clínicos de pior evolução.[35] Ensaios realizados em pacientes com CMP não isquêmica não demonstraram essa tendência, com exceção do estudo GESICA[36] que incluiu apenas portadores de CMP dilatada idiopática e chagásicos e demonstrou forte correlação entre ocorrência de TVNS e aumento da taxa de mortalidade arrítmica.

A documentação do desequilíbrio autonômico cardíaco pós-infarto do miocárdio (predomínio simpático) por análise espectral durante holter 24 horas é forte marcador de arritmias fatais e de MSC.[37] Da mesma forma, a sensibilidade barorreflexa, por análise espectral de intervalo R-R e pressão arterial sistólica, que avalia o incremento de atividade vagal e redução simpática em resposta às variações de PA, também foi relacionada à maior incidência de eventos fatais.[38] Apesar dessas evidências, a aplicabilidade clínica desses métodos ainda é pequena, sobretudo pelas limitações de interpretação dos achados em pacientes com HAS, DM e uso de betabloqueador.

O eletrocardiograma de alta resolução (ECG-AR), ao documentar áreas de condução elétrica lenta (potenciais tardios) provocadas por cicatrizes miocárdicas, identifica substrato anatômico para taquiarritmias fatais e MSC, para qual o seu valor preditivo negativo é alto e o valor preditivo positivo é baixo.[39]

A ausência de onda "T alternante" também tem elevado valor preditivo negativo para MSC.[40] Trata-se da avaliação de variações da morfologia, amplitude ou polaridade da onda "T" batimento a batimento, decorrentes do prolongamento ou dispersão da repolarização ventricular. Entretanto, os achados ainda não podem ser generalizados para todos os grupos de pacientes e necessitam de validação prospectiva adicional. Sabe-se que esses achados indicam instabilidade elétrica miocárdica, definindo maior risco de taquiarritmias fatais.

O papel do estudo eletrofisiológico (EEF) invasivo na estratificação de risco de MSC é controverso. Por meio da estimulação ventricular programada, pode-se induzir arritmias relevantes do ponto de vista clínico (TVS monomórfica) e o valor preditivo positivo é alto. Esse comportamento é comum em pacientes com CMP isquêmica, disfunção ventricular e TVNS ao holter.[39] Entretanto, na CMP dilatada idiopática, as taxas de indutibilidade de TV monomórfica são baixas e o valor prognóstico do EEF é controverso.[41]

Os monitores de eventos implantáveis têm demonstrado, recentemente, grande utilidade no diagnóstico de arritmias fatais com síncopes cuja recorrência é muito esporádica.

Finalmente, devem-se enfatizar a importância atual e futura dos estudos genéticos na estratificação prognóstica de candidatos à MSC.

5 PREVENÇÃO PRIMÁRIA DE MORTE SÚBITA CARDÍACA

Em virtude da importância da DAC na etiopatogenia da MSC, anteriormente destacada, a abordagem preventiva primária desses pacientes deve priorizar o controle dos fatores de risco coronariano. Assim, correção dos hábitos alimentares indesejáveis, introdução de programas de condicionamento físico e antitabagismo, bem como tratamento criterioso de HAS e dislipidemia constituem importantes medidas de impacto positivo sobre a longevidade da população geral. Destaque-se também, o reconhecido papel dos inibidores da enzima conversora da angiotensina, bloqueadores da angiotensina e da aldosterona, bem como do betabloqueador e da hidralazina associada a nitratos no aumento de sobrevida de pacientes com IC.[42]

O betabloqueador é uma das mais bem avaliadas terapêuticas na cardiologia atual. Numerosos estudos têm demonstrado importante redução na mortalidade total e na MSC em uma variedade de doenças cardíacas, mais notadamente IAM e IC.[43] Em uma análise detalhada de 65 grandes ensaios randomizados com betabloqueadores, com 18.000 pacientes, o uso prolongado desse fármaco após infarto agudo foi associado a uma redução relativa de risco de 20% na mortalidade a longo prazo (de 10 para 8%).[44] Estudos randomizados subsequentes demonstraram grande declínio na taxa de MSC, com redução relativa de 32 a 50%.[45-46] Um estudo randomizado com quase 50 mil pacientes mostrou que, em infarto agudo do miocárdio, a administração precoce de altas doses de betabloqueadores preveniu FV.[47] No estudo Metoprolol CR/XL Randomised Intervention Trial in Congestive Heart Failure Trial, 4 mil pacientes com CF NYHA II-IV e FEVE ≤ 40% foram randomizados para uso prolongado de metoprolol.[48] Em 1 ano de seguimento, a mortalidade total foi menor no grupo tratado comparado com o placebo (7,2 versus 11% por paciente-ano de seguimento). Houve também 41% de redução de risco relativo para morte súbita com metoprolol. Esses dados comprovam inequívoco benefício do betabloqueador no IAM e na IC crônica para prevenção de mortalidade e MSC.

O mecanismo para a redução da incidência de MSC com o uso de betabloqueador, provavelmente, é multifatorial. O betabloqueador é eficaz como anti-hipertensivo, mas o efeito protetor persiste mesmo após o controle da pressão arterial. O efeito anti-isquêmico também, provavelmente, contribui; contudo, os betabloqueadores são efetivos também em CMP não isquêmica. Em IC, o efeito eletromecânico tem sido postulado como fator protetor na vulnerabilidade arrítmica por encurtamento da duração do potencial de ação e refratariedade, em que ocorre via ativação do receptor beta-adrenérgico. O efeito pró-arrítmico do excesso de catecolaminas pode também ser anulado pelo betabloqueador.

Uma subanálise do estudo MADIT-II[49] demonstrou que pacientes em uso de estatinas apresentavam menor ocorrência de TV/FV. Esses achados foram intrigantes, pois não está claro se isso ocorre por eventos coronarianos, efeito anti-inflamatório, propriedade antiarrítmica ou fator de confusão não identificado. O estudo *Cholesterol Lowering and Arrhythmia Recurrences After Internal Defibrillator Implantation* demonstrou que intensiva terapia hipolipemiante usando 80 mg de atorvastatina levou a 40% de redução no risco relativo (de 38 para 21%) na recorrência de TV/FV em pacientes com CDI durante 12 meses de seguimento.[50]

Sabe-se, por meio de ensaios randomizados realizados em pacientes com CMP isquêmica que disfunção de VE e extrassístolia ventricular frequente são preditores independentes de mortalidade. A partir da hipótese de que a supressão da arritmia ventricular pudesse beneficiar a sobrevida, diferentes antiarrítmicos foram testados em pacientes com IAM prévio. Os achados foram considerados satisfatórios com relação ao uso de amiodarona (estudos CAMIAT,[51] EMIAT,[52] GESICA[36]) e betabloqueadores (estudo BHAT[53]). Por sua vez, o uso de antiarrítmicos do grupo I (estudos CAST,[54] IMPACT[55]) e do sotalol (estudo SWORD)[56] provocaram interrupção precoce dos ensaios porque pioraram a taxa de mortalidade. Já o uso de bloqueador dos canais de cálcio (estudo DIAMOND)[57] não demonstrou impacto sobre a mortalidade. Na verdade, de todas as medicações antiarrítmicas, somente betabloqueadores têm mostrado claro benefício na prevenção de MSC pós-IAM, particularmente naqueles com função ventricular comprometida.[43]

Em razão desses resultados frustrantes com o uso de fármacos antiarrítmicos e com o advento do CDI, essa terapêutica passou a ser testada em novos ensaios clínicos incluindo pacientes com TVNS e/ou disfunção ventricular (MUSTT[58] e MADIT[59]). Ao final, identificou-se, com consistência, que pacientes com infarto do miocárdio prévio e FEVE ≤ 30% apresentam maior sobrevida pós-implante de CDI (MADIT II),[60] independentemente de qualquer estratificação de risco adicional. Subanálises desse estudo identificaram ainda que no subgrupo de pacientes com FEVE < 25% e duração do QRS ≥ 150 ms as vantagens são ainda maiores.

Com relação à prevenção primária de MSC em pacientes com IC, as evidências sobre os efeitos favoráveis de inibidores da enzima conversora da angiotensina, betabloqueadores e hidralazina associada a nitratos no aumento de sobrevida são muito consistentes. Os antiarrítmicos, ao contrário, não têm eficiência comprovada sobre a mortalidade total em pacientes com IC. Contudo, foram considerados auspiciosos os achados do estudo DEFINITE[61] (redução da mortalidade arrítmica) e do SCD-HeFT[62] (redução de mortalidade total e arrítmica) em razão do efeito do profilático do CDI em pacientes com IC (CF NYHA II-III) e FEVE < 35%.

Os achados do estudo MADIT II foram confirmados pelo ensaio SCD-HeFT, que incluiu 2.521 pacientes; 50% com CMP não isquêmica, em seguimento prolongado (5 anos). Foi avaliado o benefício do CDI *versus* amiodarona ou placebo como prevenção primária em pacientes com IC estável (classe funcional NYHA II ou III) e FE ≤ 35%, (TVNS ou EEF não foi critério de inclusão). Após 4 anos de seguimento, não houve benefício da amiodarona sobre o placebo na prevenção de mortalidade total, mas o implante de CDI reduziu significativamente (23%) a mortalidade total (p = 0,007). O benefício do CDI foi comparável para CMP isquêmica e não-isquêmica (Tabela 55.1).

Com relação aos pacientes com CMP não isquêmica, as informações mais relevantes podem ser extraídas de uma análise detalhada dos estudos CAT,[63] AMIOVIRT,[64] DEFINITE, SCD-HeFT e COMPANION.[65] Este último, um estudo de prevenção primária que incluiu 1.854 pacientes. A metanálise desses estudos demonstrou que a terapia com CDI levou à redução de risco relativo de 31% na mortalidade total (p = 0,02).[66]

Não existem evidências científicas relativas à CMP chagásica crônica (CCC), mas recentemente foi publicado o racional do ensaio CHAGASICS - *CHronic use of Amiodarone against ICD for Chagas Cardiomyopathy*, um estudo randomizado de prevenção primária de morte súbita na CCC que incluirá 1.100 pacientes com escore de estratificação de risco elevado.[67]

6 PREVENÇÃO SECUNDÁRIA DE MORTE SÚBITA CARDÍACA

Prevenção secundária de MSC corresponde à profilaxia da recorrência de arritmias ventriculares fatais (TVS ou FV). É uma medida terapêutica aplicável a pacientes selecionados, em geral sobreviventes de parada cardiorrespiratória, cujas condições clínicofuncionais comumente são precárias.

Os primeiros ensaios clínicos de prevenção secundária de MSC foram observacionais e testaram apenas agentes farmacológicos em pacientes com doença cardíaca estrutural, entre as quais a mais frequente foi a CMP isquêmica. Entre os fármacos avaliados, somente betabloqueador e amiodarona demonstraram impacto positivo sobre MSC.[68-69] O sotalol, antiarrítmico de classe III, demonstrou eficácia considerável, significativamente superior aos de classe I na prevenção de eventos fatais.[70]

O estudo CASCADE[72] sugere benefício relativo da amiodarona sobre os fármacos de classe I, administrada empiricamente em sobreviventes de parada cardiorrespiratória. Esses e outros achados de estudos randomizados, não apenas observacionais como comparativos ao CDI, demonstram que a amiodarona é, indubitavelmente, o fármaco mais efetivo para a prevenção secundária de MSC, tendo o sotalol como uma razoável alternativa.

A respeito da eficácia do CDI na terapêutica de arritmias fatais, vários estudos desviaram o foco dos ensaios de larga escala que, durante quase uma década, testaram exclusivamente os antiarrítmicos na prevenção secundária da TV/FV (Figura 55.4). As avaliações de desempenho desses dispositivos têm demonstrado eficácia superior a 98% na interrupção de episódios de FV e de 92 a 98% na terapêutica da TV.

O estudo americano AVID[71] comparou a eficácia do CDI *versus* amiodarona (97%) ou sotalol (3%) em 1.016 sobreviventes de um ou mais episódios de FV ou TVS mal tolerada (FEVE < 40%). O estudo foi interrompido precocemente pelo comitê de segurança, após 18 meses de seguimento médio, quando foi documentada redução relativa da mortalidade (todas as causas) de 29% a favor do grupo CDI (p = 0,02).

O estudo canadense CIDS[72] comparou os benefícios do CDI exclusivamente com o uso de amiodarona em sobreviventes de parada cardiorrespiratória e TVS mal tolerada ou síncope (FEVE reduzida). Foram estudados 659 pacientes, acompanhados por 36 meses. Houve redução do risco relativo (RR) de todas as causas de 20% a favor do grupo CDI que, apesar de não demonstrar significância estatística na análise global (p = 0,14), revelou evidente benefício do CDI no quartil de pacientes com idade superior a 70 anos, FEVE < 0,35 e CF IC III ou IV.

O *Cardiac Arrest Study Hamburg* (CASH)[73] selecionou 288 sobreviventes de parada cardiorrespiratória por FV com FEVE média de 45% e comparou os benefícios do implante do CDI ao uso de fármacos antiarrítmicos (amiodarona, metoprolol ou propafenona), sendo a amiodarona utilizada em 98% dos casos. A redução da mortalidade arrítmica foi significativa (34%) e a mortalidade total não foi diferente (Tabela 55.1).

É importante ressaltar que os achados desses três estudos clássicos para a prevenção secundária de MSC referem-se a

TABELA 55.1 Principais ensaios randomizados de prevenção de MSC com CDI.

ESTUDO	ANO	N	FEVE (≤)	OUTROS CRITÉRIOS DE INCLUSÃO	HR (95% CI)	P
Prevenção Primária							
MADIT[74]	1996	196	35	TVNS, EEF+	0,46 (0,26-0,82)	0,009
MADIT II[75]	2002	1232	30	IAM Prévio	0,69 (0,51-0,93)	0,016
DEFINITE[76]	2004	485	35	CMP-NI, EV/TVNS	0,65 (0,40-1,06)	0,08
SCD-HeFT[77]	2005	1676	35	IAM prévio ou CMP-NI	0,77 (0,62-0,96)	0,007
Prevenção Secundária							
AVID[88]	1997	1016	40	PCR prévia	0,62 (0,43-0,82)	<0,02
CASH[90]	2000	191	45 ± 18	PCR prévia	0,77 (1,112)	0,081
CIDS[89]	2000	659	35	PCR prévia, síncope	0,82 (0,60-1,10)	NS

TVNS: taquicardia ventricular não sustentada; EEF: estudo eletrofisiológico; IAM: infarto agudo do miocárdio; ECGAR: eletrocardiograma de alta resolução; CMP-NI: cardiomiopatia não isquêmica; EV: extrassístole ventricular; PCR: parada cardiorrespiratória.

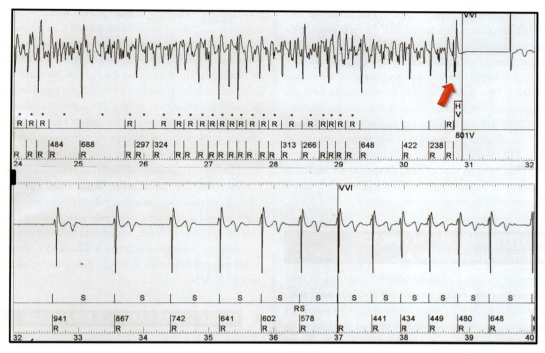

FIGURA 55.4 Traçado de eletrograma endocavitário do CDI (memória) de paciente com CMP isquêmica. Note-se que, após diagnóstico preciso de FV, o dispositivo dispara uma terapia de choque (seta) de alta energia, interrompendo a arritmia e evitando a MSC.

populações específicas de países desenvolvidos (Estados Unidos, Canadá e Alemanha) com as seguintes características: cerca de 80% eram portadores de DAC; > 50% tinham infarto prévio; 79% eram do sexo masculino, com idade média de 58 anos; a FEVE média foi de 32 a 45%, < 20% estavam em CF IC III ou IV; amiodarona foi utilizada no grupo-controle dos três ensaios e a taxa de *cross-over* para CDI variou de 5 a 16%.

A avaliação metanalítica desses estudos, publicada por Connolly e colaboradores,[74] demonstrou que o uso de CDI é superior à amiodarona na prevenção secundária de MSC porque reduziu em 28% o risco relativo de mortalidade total e em 50% o risco de mortalidade arrítmica. Os autores concluíram que:

1. o CDI proporciona acréscimo médio de vida de 4 meses em seguimento de 6 anos;
2. FEVE estratifica os melhores responsivos ao uso de CDI (disfunção ventricular moderada ou grave).

Não existem estudos randomizados de prevenção secundária de MSC envolvendo pacientes com CMP chagásica.

O uso empírico de amiodarona para o tratamento de TVS, cuja prevalência na CMP chagásica sem IC é estimada em 2%, está associado à taxa de recorrência de 40% e a probabilidade de sobrevida varia entre 68 e 84% em 3 anos de seguimento. Em série recentemente publicada de 28 pacientes consecutivos com TVS, todos tratados apenas com amiodarona, seguidos por cerca de 3 anos, a taxa de sobrevida foi de 68%, sendo a disfunção sistólica de VE o mais significante preditor de morte.[75] As taxas anuais de mortalidade em pacientes com CMP chagásica e TVS tratados apenas com amiodarona variaram de 5,1 a 10,7%.[77-76] Esses dados são bastante favoráveis em comparação com os de outras séries (não simultâneas e nem controladas), de pacientes não tratados ou medicados somente com quinidina ou procainamida, que têm probabilidade de sobrevida de apenas 20%, considerando o mesmo tempo de seguimento. Não há demonstração de que o uso de amiodarona guiado por EEF seja superior ao seu emprego empírico, inclusive porque apenas cerca de 29% de 71 pacientes com CMP chagásica e TVS seriam elegíveis para a sistemática de tratamento orientado pelo EEF.[77] Em outros estudos de associação de amiodarona com antiarrítmicos da classe I ou em alternância com sotalol, as taxas anuais de mortalidade não foram inferiores às do tratamento apenas com amiodarona, oscilando entre 8,8 e 11,0%.[78-79]

A respeito do uso de CDI para prevenção secundária de MSC na CMP chagásica, as evidências científicas se restringem a relatos de pequenas séries ou registros de pacientes que receberam o dispositivo. Dessas séries, Martinelli-Filho e colaboradores e Muratore e colaboradores observaram que as terapias (disparos) apropriadas do CDI em pacientes chagásicos são mais frequentes em relação a não chagásicos.[80-81] Na maior série de casos publicada, os resultados de 116 pacientes consecutivos tratados com CDI revelou evolução favorável, em termos de taxas de mortalidade (7,1%/ano) e de choques apropriados (58% ao longo de 45 ± meses).[82]

A terapia de ressincronização cardíaca (TRC) também tem sido considerada uma alternativa terapêutica útil na prevenção de MSC (Classe IIa, das últimas diretrizes de MSC - JACC).[83] A TRC pode melhorar a função contrátil cardíaca de pacientes com IC e dissincronia por ativação simultânea dos ventrículos. No estudo COMPANION, a TRC isolada reduziu a mortalidade total em 23% em comparação com a terapêutica medicamentosa otimizada. O estudo CARE-HF randomizou 813 pacientes para TRC sem CDI (TRC-P) ou terapia médica isolada.[84] Em seguimento médio de 29 meses, a TRC-P se associou à significativa redução de mortalidade (20 versus 30%). A taxa de MSC foi similar em ambos os grupos (32 versus 35%), sugerindo que o maior benefício esteja associado à prevenção da progressão da própria IC.

7 CUSTO-EFETIVIDADE EM PREVENÇÃO DE MORTE SÚBITA CARDÍACA

Recentemente Gialama e colaboradores[85] publicaram uma revisão sistemática para analisar a custo-efetividade do uso do CDI na prevenção de MSC. Foram selecionados 34 estudos a partir de um grande número de citações obtidas dos bancos de dados disponíveis 1.1977 citações (*PubMed, Cochrane* e *Health Economic Evaluations Database*). Entre esses estudos, 11 referiam-se à prevenção secundária e 23, à prevenção primária de MSC. Os autores concluíram que o CDI é custo-efetivo tanto quanto outras terapêuticas cardiovasculares e não cardiovasculares desde que consideradas as seguintes variáveis:

- risco elevado de MSC;
- eficácia e segurança do sistema;
- qualidade de vida;
- custo do implante;
- frequência e custo das trocas do gerador por desgaste de bateria;
- aspectos demográficos; e
- o tempo de seguimento.

Além disso, a técnica de implante, a curva de aprendizado e a programação eletrônica podem afetar o tempo de internação, longevidade do dispositivo e consumo de recursos e, consequentemente, o custo.

Considerando, especificamente, achados dos ensaios de prevenção secundária, foi evidente que a custo-efetividade melhora ao longo do tempo (longevidade da bateria), especialmente em pacientes com disfunção grave de VE e com fatores de risco adicionais.

Em relação aos os estudos de prevenção primária, a maioria demonstrou que o implante de CDI é custo-efetivo, especialmente nos grupos de alto risco (IAM prévio + FEVE < 30%, distúrbios elétricos primários).

Em nosso meio, Ribeiro e colaboradores,[86] utilizando modelo de Markov, metodologia consagrada que permite avaliar a relação de custo-efetividade incremental (RCEI) de um procedimento em relação à terapia convencional, publicaram importantes dados a respeito do uso do CDI na prevenção primária de MSC. Os valores relativos aos custos do procedimento e das internações foram extraídos das tabelas do Sistema Único de Saúde (SUS), assim como da Agência Nacional de Saúde. A RCEI foi elevada e superior à sugerida pela Organização Mundial de Saúde (OMS) de três vezes o PIB *per capita*, tanto no cenário público como no privado. Entretanto, a exemplo dos principais ensaios publicados, os autores demonstraram que resultados atrativos podem ser obtidos em pacientes com alto risco de MSC.

Assim, considerando relevantes as evidências referidas sobre prevenção de MSC, há consenso de que a busca pela maior estratificação de risco dos pacientes, pela extensão segura da longevidade da bateria do dispositivo e pelo incremento da qualidade de vida dos pacientes é fundamental para tornar o uso de CDI cada vez mais custo-efetivo e atrativo. A Tabela 55.2 apresenta os critérios mais recentes para indicação de implante de CDI para prevenção de MSC.

8 MORTE SÚBITA CARDÍACA EM ATLETAS

Atletas profissionais, com história de treinamento contínuo e prolongado podem desenvolver alterações morfológicas e funcionais cardíacas importantes (Figura 55.5). Essas modificações representam adaptações à carga hemodinâmica produzida pelo programa de exercício prolongado, frequente e intensivo.[87]

A entidade "coração de atleta" é reconhecida há mais de 100 anos, porém somente nas duas últimas décadas, com a aplicação do ECO e técnicas de imagem não invasivas, foi definida a característica anatomofuncionais decorrentes do condicionamento atlético: o aumento da massa ventricular esquerda por incremento do diâmetro diastólico da cavidade, da espessura da parede ou de ambos. Esse remodelamento varia de intensidade conforme o tipo de atividade esportiva. Em longo prazo, as mais marcantes modificações resultam de corridas de longa distância, natação, ciclismo, remo e canoagem.

Os limites do remodelamento fisiológico são espessura da parede do VE < 12 mm e tamanho da cavidade < 60 mm.[88] Aproximadamente 2% dos atletas do sexo masculino altamente treinados apresentam discreto aumento da espessura da parede do VE (13 a 15 mm). Atletas do sexo feminino e adolescentes, por sua vez, apresentam valores de referência inferiores. Dimensões superiores às típicas do remodelamento fisiológico estão enquadradas na "zona cinzenta", assim denominada por Maron,[89] por representar substrato indefinido entre modificações adaptativas ou patológicas (CMP hipertrófica, dilatada idiopática, chagásica, entre outras). De fato, cerca de 15% dos atletas altamente treinados evoluem com grande aumento da cavidade ventricular esquerda (> 60 mm), simulando CMP dilatada idiopática e dificultando o diagnóstico diferencial. Faltam evidências consistentes para definir se o remodelamento ventricular extremo é consequente ao treinamento inadequado e/ou exagerado a longo prazo. Nesses casos, a

TABELA 55.2 Critérios recentes para indicação de CDI

CLASSE I	CLASSE IIb
1. Sobrevivente de PCR (TV/FV) de causa irreversível (A) 2. Doença cardíaca estrutural e TVS espontânea (B) 3. Síncope inexplicada com TV/FV induzida ao EEF (B) 4. FEVE ≤ 35% com IAM prévio há pelo menos 40 dias e CF NYHA II ou III (A) 5. CMP não isquêmica com FEVE ≤ 35% e CF NYHA II ou III (B) 6. FEVE ≤ 30% com IAM prévio há pelo menos 40 dias e CF NYHA I (A) 7. TVNS com IAM prévio e FEVE ≤ 40% e TV/FV indutível ao EEF (B)	1. CMP não isquêmica com ≤ FEVE 35% e CF NYHA I (C) 2. Síndrome do QT longo e fatores de risco para MSC (B) 3. Síncope e doença cardíaca estrutural avançada sem diagnóstico após investigação (C) 4. CMP familial associada à MSC (C) 5. CMP não compactada (C)
CLASSE IIa	**CLASS III**
1. Síncope inexplicada, disfunção de VE, CMP não isquêmica (C) 2. TVS e função de VE preservada (C) 3. CMP hipertrófica com 1 ou mais fatores de risco para MSC (C) 4. DAVD com 1 ou mais fatores de risco para MSC (C) 5. Síndrome do QT longo com síncopes e/ou TV em vigência de betabloqueador (B) 6. Ponte para transplante cardíaco, não hospitalizado (C) 7. Síndrome de Brugada com síncope (C) 8. Síndrome de Brugada com TV documentada, sem PCR (C) 9. TV polimórfica catecolaminérgica com síncope e/ou TVS documentada, em vigência de betabloqueador (C) 10. Sarcoidose, miocardite de células gigante ou doença de Chagas (C)	1. Expectativa de vida com *status* funcional aceitável < 1 ano (C). 2. TV/FV incessante (C). 3. Distúrbio psiquiátrico que pode ser agravado pela presença do CDI (C). 4. CF IV com IC refratária, não candidato a transplante cardíaco ou TRC-D (C). 5. Síncope inexplicada sem indução de TV/FV (EEF), sem cardiopatia (C). 6. TV/FV que pode ser controlada com ablação por cateter (C). 7. TV/FV por causas reversíveis, na ausência de cardiopatia estrutural (B).

( ) nível de evidência. PCR: parada cardiorrespiratória; TV: taquicardia ventricular; FV: fibrilação ventricular; TVS: taquicardia ventricular sustentada; EEF: estudo eletrofisiológico; FEVE: fração de ejeção do ventrículo esquerdo; IAM: infarto agudo do miocárdio; CF: classe funcional; NYHA: New York Heart Association; CMP:cardiomiopatia; TVNS: taquicardia ventricular não sustentada; VE: ventrículo esquerdo; DAVD: displasia arritmogênica do ventrículo direito; MSC: morte súbita cardíaca; CDI: cardioversor-desfibrilador implantável; IC: insuficiência cardíaca; TRC-D: terapia de ressincronização cardíaca associada a cardioversor-desfibrilador implantável. Fonte: Diretrizes American College of Cardiology, American Heart Association, Heart Rhythm Society. JACC Vol. 61, No. 3, 2013.

---

alternativa seria avaliar a resposta da massa cardíaca ou do enchimento diastólico com ECO Doppler após 3 meses de programa de "descondicionamento atlético". Um estudo ecocardiográfico longitudinal mostrou reversão da dilatação da cavidade ventricular em 20% de atletas de elite afastados do condicionamento físico ou aposentados.[90] Estudos genéticos também poderiam ser úteis, mas ainda não estão disponíveis na prática clínica.

A identificação de atletas assintomáticos com doenças genéticas como CMP hipertrófica, CAVD, síndrome do QT longo e de Brugada é imperiosa; uma vez classificados como de alto risco para MSC, devem ser submetidos ao implante de CDI, o que não significa, entretanto, que possam seguir praticando atividades competitivas.

A atividade esportiva, em geral, funciona apenas como gatilho para a MSC em atletas jovens e adolescentes (independentemente do sexo). O substrato cardíaco patológico e a consequente predisposição a arritmias ventriculares parecem ser o fator mais importante, conforme demonstrado por Corrado, da Universidade de Pádua (Itália). O autor acompanhou por 21 anos uma coorte de 1.386 jovens e adolescentes da região do Vêneto, com idade variando entre 12 e 35 anos. Aproximadamente, 10% (112.790) eram atletas de competição e, ao longo do seguimento, foram documentados 300 casos de MSC, com incidência de 1:100.000 indivíduos ao ano (1,5 do sexo masculino e 0,5 feminino: 100 mil indivíduos ao ano). Entre esses casos de MSC, 55 ocorreram em atletas de competição e 245 em não atletas, correspondendo à mortalidade de 2,3 *versus* 0,9:100.000 indivíduos ao ano. Nos atletas de competição, a MSC foi mais frequente entre homens do que em mulheres (50 *versus* 5), correspondendo à taxa de mortalidade de 2,6 *versus* 1,1:100.000 indivíduos ao ano. O risco relativo (RR) de MSC em atletas *versus* não atletas foi 2,5 (p = 0,0001).[91] A atividade esportiva não foi considerada responsável pelo aumento da mortalidade, e sim a presença de anomalias coronárias congênitas, CAVD e coronariopatia aterosclerótica prematura que foram preditores de pior prognóstico. A CMP hipertrófica teve baixíssima incidência porque nessa coorte, ao longo do seguimento, a maioria desses pacientes foi desqualificada para o esporte. Por isso, o autor enfatiza a importância da avaliação sistemática pré-participativa dos jovens e adolescentes.

A CMP hipertrófica, contudo, é a principal causa de MSC em jovens atletas nos Estados Unidos.[92] Maron publicou os achados de autópsia de 387 atletas jovens que tiveram MSC,

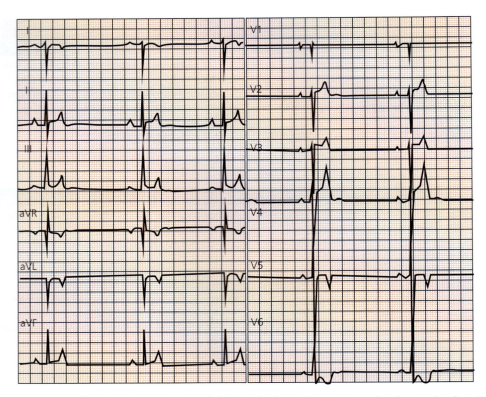

FIGURA 55.5 Traçado eletrocardiográfico de 12 derivações (repouso) de atleta de alto rendimento com bradicardia sinusal e alterações da repolarização ventricular.

incluídos nos registros do Instituto do Coração de Minneapolis. A CMP hipertrófica foi a causa de óbito mais frequente: 102 casos (26,4%).[93] Surpreendentemente, trauma cardíaco (*commotio cordis*) foi a segunda causa mais frequente: 77 casos (19,9%). Trata-se de pacientes sem cardiopatia estrutural que apresentam FV secundária a choque direto sobre o tórax, muito comum em esportes de luta corporal. Nesse registro americano, a CAVD foi apenas a sétima causa mais frequente de MSC (11 casos: 2,8%).

Quando uma anormalidade cardiovascular é identificada em atleta competitivo, várias questões devem ser consideradas: qual é o risco de MSC se o atleta continuar a participar de competições? Se ele parar der treinar e competir, o risco poderá ser reduzido? Qual critério deve ser utilizado para liberá-lo ou desqualificá-lo para competição?

As diretrizes elaboradas por ocasião das últimas Conferências de Bethesda são consideradas referência universal sobre normas e condutas no manuseio de atletas competitivos.[94] Nesse documento, estão definidos os protocolos para qualificação ou desqualificação de atletas, baseados na premissa de que treinamento intenso e competição aumentam o risco de MSC em atletas suscetíveis ou com doença cardíaca e que o risco é provavelmente reduzido por afastamento temporário ou permanente das atividades esportivas. Por exemplo, atletas profissionais com CMP hipertrófica são aconselhados a abandonar esportes competitivos, podendo praticar atividades menos intensas como golfe ou boliche. Por sua vez, doenças possivelmente reversíveis, como miocardite, justificam o abandono temporário da competição e retorno criterioso à atividade esportiva assim que o bom estado físico seja recuperado.

A decisão de suspender atividades competitivas em atletas de elite é muito complexa e tormentosa, principalmente quando se trata de carreira profissional. Muitos atletas costumam não aceitar as informações médicas; frequentemente se dispõem a enfrentar os riscos, resistem às recomendações e tendem a continuar em atividade regular. Essa questão passa a ter implicação jurídica porque o julgamento médico pode ser insidiosamente influenciado pela pressão de familiares, treinadores e diretores de entidades.

A atitude médica, entretanto, deve ser inflexível. Eliminar as ameaças preservando a vida deve estar acima de qualquer outro interesse. Mais informações disponíveis no Capítulo 95.

PREDITORES DE MORTE SÚBITA CARDÍACA

Recentes estudos têm demonstrado o papel da avaliação não invasiva na identificação de preditores prognósticos. As principais evidências a esse respeito são:

9.1 AVALIAÇÃO DA ONDA T ALTERNANTE

Grandes estudos randomizados demonstraram consistentemente o benefício do implante de CDI pós-IAM na prevenção da MSC, mas concluíram também que a FEVE reduzida, como única ferramenta para estratificação, tem baixa sensibilidade e especificidade. De fato, no MADIT II, somente 169 entre 719 pacientes (23%) receberam alguma terapia apropriada do CDI, provocando reduzida custo-efetividade do procedimento.[95] Além disso, um registro realizado em uma grande comunidade americana, de 121 casos de MSC, demonstrou que somente 30% desses pacientes tinham FEVE muito reduzida ao ECO e 48% tinham FEVE normal.[96] Com avanços na terapia de revascularização miocárdica e no tratamento da IC, declínios significantes na FEVE podem ser menos comuns no futuro. Ainda, por causa do crescente aumento da ocorrência de DAC, a incidência de MSC provavelmente aumentará. Portanto, do ponto de vista público, será imperativo identificar melhor os pacientes de alto risco para MSC.

A identificação da **Onda T alternante**, que corresponde à alternância da onda T ao ECG, batimento a batimento, também denominada alternância elétrica, foi reconhecida como um achado pré-terminal há mais de 100 anos. Nos últimos 25 anos, essa alternância vem sendo ligada a arritmias ventriculares e MSC. Flutuações na forma e na amplitude da onda T estão associadas ao desenvolvimento de arritmias fatais e MSC em estudos com modelos animais e humanos.[97] A alternância da onda T é sutil e a variação na amplitude da onda T pode ser de poucos microvolts (MTWA), portanto imperceptível por métodos convencionais.

Vários estudos têm demonstrado que MTWA é um importante preditor de incidência de arritmias ou MSC.[98] A metanálise de 19 estudos prospectivos, com 2.608 indivíduos, determinou que a presença de MTWA significante prediz risco aproximadamente quatro vezes maior de arritmias ventriculares comparados com indivíduos com MTWA negativo.[99]

Outra análise detalhada demonstrou que a frequência de mortalidade dos pacientes elegíveis para o MADIT II, com MTWA negativo e que não receberam CDI, é menor do que a mortalidade dos pacientes dos estudos MADIT II e SCD-HeFT que receberam CDI.[100] O estudo *Alternans Before Cardioverter Defibrillator* (ABCD) demonstrou valor preditivo negativo similar entre EEF e MTWA em uma coorte de 500 pacientes com DAC, TVNS e FE < 40%, seguidos por 2 anos.[103] Nenhum teste isolado foi tão preditivo como a combinação. Em uma recente análise de custo-efetividade de terapia com CDI nos pacientes elegíveis para o MADIT II, com e sem estratificação de risco pelo teste MTWA, o modelo de Markov foi utilizado para simular o número de variáveis que influenciam os custos e benefícios do implante de CDI.[104] Os resultados dessas simulações revelaram um incremento da custo-efetividade média de $48.700 por qualidade de vida ajustada por ano de vida com estratificação de risco com MTWA comparado com $88.700 com a estratégia de "CDI para todos". Os autores concluíram que a estratégia de utilização de MTWA tem o potencial de economizar US$700 milhões por ano na população do MADIT II.

Um estudo de coorte multicêntrico com 587 pacientes demonstrou que a chance de ocorrer um evento em pacientes com MTWA anormal foi 6,5 vezes maior do que naqueles com MTWA normal.[105] Essa chance foi diminuída, mas ainda significante, após o ajuste para uma grande variedade de fatores. Outro estudo de coorte japonês com 1.041 pacientes pós-IAM mostrou que o teste MTWA teve valor preditivo negativo de 99,6%.[106] O valor preditivo negativo alto também foi observado em pacientes com FE normal. O valor preditivo positivo foi fraco em somente 9% da coorte total. No início de 2006, o Center for Medicare e Medicaid Services anunciou uma determinação nacional para cobrir o teste MTWA para estratificação de risco para MSC.[107] Múltiplos estudos estão ainda em andamento para comparar o valor prognóstico do MTWA com o EEF e como teste para estratificar risco para implante de CDI. As diretrizes do AHA/ACC/ESC classificou como recomendação classe IIa o uso de MTWA para melhorar a estratificação de risco de pacientes para arritmia ventricular.

9.2 AVALIAÇÃO DA CICATRIZ MIOCÁRDICA

A hipertrofia miocárdica pode modular a susceptibilidade à arritmia via heterogeneidade elétrica da cicatriz miocárdica. Foi demonstrado tanto em pacientes com CMP isquêmica como não isquêmica que a presença de cicatriz documentada por ressonância magnética cardíaca (RMC) para análise de fibrose com avaliação de realce tardio (RT) com gadolínio está associada com TV indutível (Figuras 55.6 e 7).[108] Entretanto, esses ensaios foram limitados a pacientes com moderada a importante disfunção ventricular. Recentemente, Kwong e colaboradores documentaram significativa associação entre a presença de fibrose miocárdica (RMC com RT) com mortalidade total e eventos cardíacos adversos, incluindo MSC, em pacientes com suspeita clínica de DAC.[109]

No mesmo sentido, estudos recentes têm confirmado que a identificação, quantificação e caracterização da fibrose miocárdica é essencial na estratificação de risco de MSC, tanto na CMP isquêmica quanto na não isquêmica. Alexandre e colaboradores[110] estudaram 66 pacientes com DAC, candidatos a implante de CDI para prevenção primária ou secundária de MSC. As variáveis analisadas foram obtidas por RMC (RT) e os achados foram os seguintes:

1. massa de fibrose (29,6 ± 14,5g *versus* 17,1 ± 8,8 g; p = 0,004) e o percentual de fibrose (15,1 ± 8,2% *versus* 9,9 ± 5,6%; p = 0,03) se associaram à maior ocorrência de terapia apropriada;

2. extensão da fibrose transmural foi preditora de ocorrência de terapias apropriadas do CDI (HR 3,15; 95% CI 1,35-7,33; p < 0.001 e HR 10,8; 95% CI 2,1-53,6; p = 0.001).

Gulati e colaboradores[111] estudaram prospectivamente 472 pacientes com CMP dilatada e demonstraram que a presença de fibrose (HR, 2,43 [95%CI 1,50-3,92], p < 0,001) e a extensão da fibrose (HR 1,11 [95%CI 1,06-1,16], p < 0,001) se associaram à mortalidade por todas as causas, de forma incremental e independente.

Scott e colaboradores[112] publicaram uma metanálise cujo objetivo foi identificar o papel da fibrose à RMC na estratificação de risco de MSC em pacientes com CMP isquêmica e não isquêmica. Foram analisados 11 estudos, incluindo 1.115 pacientes e concluiu-se que extensão a da fibrose à RMC é fortemente associada à ocorrência de arritmias ventriculares na presença de FEVE reduzida: RR 4,33 [95%CI 2,98-6,29].

9.3 AVALIAÇÃO GENÉTICA

A aplicação da genética na identificação de genes determinantes de condições raras e altamente letais, tais como as síndromes de Brugada e do QT longo congênito, é crescente. Essas mutações têm alta penetrância e fácil rastreamento familiar uma vez identificado o "pedigree" afetado.

A identificação de mutações relativamente comuns ou polimorfismos tem o objetivo de usar, de forma sistemática, informações baseadas na população para identificar variações genéticas que conferem risco.

O polimorfismo no receptor beta-2-adrenérgico tem sido, recentemente, implicado em MSC. No Cardiovascular Health Study, mais de 5.000 pacientes foram genotipados e seguidos longitudinalmente.[113] O estudo encontrou que caucasianos e negros americanos homozigotos para o gene Gln27 tinham alto risco ajustado para MSC quando comparados com portadores do gene *GLU27*. Esses achados foram confirmados pelos mesmos investigadores em uma coorte separada, embora não tenham sido confirmados em outros estudos. Um estudo farmacogenômico demonstrou diferença na sobrevida em pacientes pós-IAM tratados com betabloqueador, baseado em receptor beta-2-aderenérgico em diferentes *locus* de 27 posições implicadas no risco de MSC.[101]

O gene do canal de sódio cardíaco *SCN5A* está implicado na MSC. O polimorfismo Y1102 foi encontrado em 13% dos negros americanos e está relacionado a um aumento de 8,4 vezes no

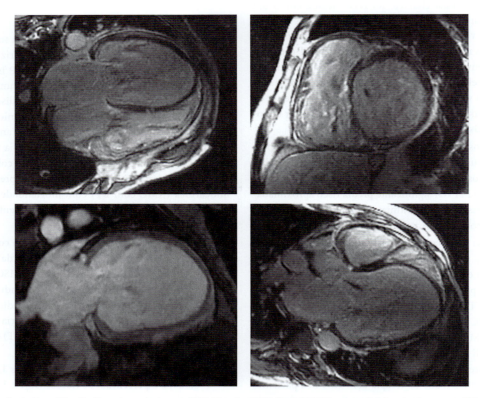

FIGURA 55.6 Ressonância Magnética Cardíaca de paciente com CMP dilatada, NYHA II e FEVE 26%, sem episódios de sincopes ou TV. Note-se a ausência de áreas de fibrose, indicando baixo risco de ocorrência de TV/FV.

risco de MSC (p = 0,001).[115] Usando haplotipagem, o polimorfismo de um promotor do gene *SCN5A* foi recentemente associado com prolongação do intervalo PR e duração do QRS na população asiática.[116]

À medida que diversos centros de pesquisas ganham familiaridade com o método de pesquisa genômica, os estudos de associação genética para MSC deverão aumentar quase exponencialmente nos próximos anos. O uso de um marcador genético para risco, similar a um biomarcador, para síndrome coronariana aguda, pode adicionar importantes associações prognósticas para estratificação de risco. Muitos dos grandes estudos concluídos envolvendo CDI, IC e síndromes coronárias agudas têm armazenado em bancos de sangue amostras dos pacientes no momento de sua inclusão no estudo. Esses estudos podem ser importantes para fornecer valorosos preditores de risco usando pesquisa genética dos candidatos.

10 PROGNÓSTICO

O prognóstico de candidatos à MSC depende da estratificação de risco, especialmente baseada no detalhamento de substratos anatômicos (fibrose), características eletrofisiológicas e nas bases genéticas. De modo geral, a evolução desses pacientes é positivamente impactada pelo CDI.

O prognóstico de sobreviventes de parada cardiorrespiratória é fortemente influenciado pelo tipo e extensão do comprometimento cardíaco relacionado à cardiopatia de base, marcadamente pela fração de ejeção do VE. Nesse sentido, o risco de nova parada cardiorrespiratória e de mortalidade é especialmente elevado nos primeiros 2 anos. A probabilidade de recorrência do evento fatal já foi descrita como sendo de cerca de 30% em 1 ano, chegando a 45% ao final de 2 anos. Contudo, tem-se observado significativa redução das taxas de mortalidade total desses pacientes ao longo do tempo em função dos avanços da terapêutica, sobretudo relacionada à doença arterial coronariana e à insuficiência cardíaca (redução de cerca de 60% para 15 a 25% em 2 anos).[5] As taxas de mortalidade precoces têm variado de 76,1 a 90,5%.[117] Na Tabela 55.3, estão sumarizadas as taxas de mortalidade precoce e tardia de sobreviventes de parada cardiorrespiratória, bem como o impacto do implante de CDI nessa população (disparos de terapia) baseado nos principais estudos de prevenção secundária de MSC.

Medidas intra-hospitalares são decisivas para a redução de risco: apenas 5 a 10% das mortes hospitalares se devem a arritmias recorrentes.

Um dos piores indicadores prognósticos para sobreviventes de parada cardiorrespiratória é a admissão hospitalar em estado de coma. Nesse cenário, a sobrevida total costuma ser inferior a 4 dias, sendo que a recuperação da consciência costuma ocorrer

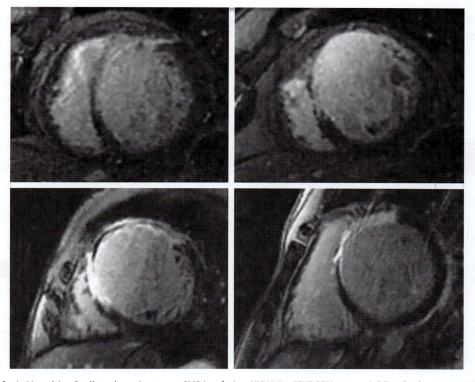

FIGURA 55.7 Ressonância Magnética Cardíaca de paciente com CMP isquêmica, NYHA II e FEVE 32%, sem episódios de síncopes ou TV. A presença de extensa área de fibrose indica alto risco de ocorrência de TV/FV.

em menos de 60% dos casos. Conjtudo, o reestabelecimento da consciência remete a melhor prognóstico: mais de 60% não persistem com déficits neurológicos maiores. Preditores de recuperação da consciência após parada cardiorrespiratória são:

- resposta motora;
- pupilas fotorreagentes;
- função oculomotora espontânea; e
- glicemia inferior a 300 mg/dL.

Embora pacientes idosos tenham apresentado pior evolução em comparação aos jovens em alguns estudos, a idade tem sido considerada um preditor fraco e não deve ser utilizada isoladamente para a tomada de decisão durante o atendimento médico.

Ressalte-se que o risco de recorrência de arritmias fatais nos sobreviventes de parada cardiorrespiratória, manifesta fora do ambiente hospitalar, embora considerado baixo (10 a 20%), aumenta sensivelmente a mortalidade (50%). Diversos fatores relacionados ao processo de reanimação pós-parada cardiorrespiratória (RCP) influenciam o prognóstico de pacientes recuperados.[118] São eles:

- presença de sinais vitais no momento do abordagem inicial;
- tempo de resposta ao chamado do serviço médico de emergência de 8 minutos ou menos;
- agilidade em iniciar as manobras de RCP;
- desfibrilação precoce (disponibilidade de desfibriladores externos automáticos (DEA));
- recuperação de pulso central com menos de 5 minutos;
- ausência de cardiopatia prévia, sepse, AVE, câncer, doença de Alzheimer e outras doenças crônicas;
- ausência de coma persistente;
- hipotensão arterial sistêmica;
- pneumonia ou insuficiência renal após a RCP;
- não necessidade de intubação orotraqueal ou uso de fármacos vasoativos; e idade pouco avançada.

Também pode contribuir para a melhora do prognóstico pós-reanimação o controle da temperatura corporal máxima (36ºC por 28h)[119] ou indução de hipotermia ligeira a moderada por 24 horas (temperatura-alvo de 32 a 34ºC).[120]

Na evolução tardia, os pacientes recuperados de MSC, além de se beneficiarem do uso de CDI para prevenção secundária, podem ser submetidos a terapêuticas coadjuvantes, como ablação por cateter, que podem tornar o prognóstico mais favorável.

11 CONCLUSÃO

A MSC está relacionada a diversas condições clínicas, com envolvimento de fatores ambientais, hábitos de vida e genéticos; por esse motivo, apesar do contínuo desenvolvimento da ciência, a MSC estará sempre presente nos levantamentos demográficos de qualquer população. Além disso, é muito improvável que todos os centros populacionais estejam aptos a oferecer socorro de excelência para interromper efetivamente o processo de MSC. Nesse sentido, o principal desafio dos serviços de atenção à saúde, especialmente do médico, é identificar os indivíduos de risco a fim de instituir medidas de prevenção.

Doença arterial coronária, cardiomiopatias e distúrbios elétricos primários podem ser identificados em consulta médica, eventualmente com exames auxiliares de baixa complexidade, como o ECG. Por esse motivo, uma vez identificadas tais condições, a garantia do acesso às modalidades terapêuticas atuais e comprovadamente eficazes deve ser o principal foco de atenção dos gestores dos sistemas de saúde. A abordagem intensiva dos fatores de risco é a maneira mais eficaz de prevenção de MSC.

Contudo, serviços de socorro pré-hospitalar, unidades de dor torácica e protocolos de atendimento de urgência e emergência, acesso a exames complementares de urgência (principalmente cinecoronariografia), tratamento ótimo da cardiopatia de base e acesso ao CDI são fundamentais para aumentar a sobrevida da população exposta ao risco.

REFERÊNCIAS BIBLIOGRÁFICAS

1. Deo R; Albert CM. Epidemiology and genetics of sudden cardiac death. Circulation 2012;125(4):620-37.
2. Fishman GI; Chugh SS; Dimarco JP; et al. Sudden cardiac death prediction and prevention. Report from a National Heart, Lung, and Blood Institute and Heart Rhythm Society Workshop. Circulation 2010; 122: 2335–48.
3. Goldberger JJ; Buxton AE; Cain M; et al. Risk stratification for arrhythmic sudden cardiac death. Identifying the roadblocks. Circulation 2011; 123: 2423–30.

TABELA 55.3 Taxas de mortalidade precoce e tardia e de disparos do CDI em sobreviventes de PCR

MORTALIDADE PRECOCE (ALTA HOSPITALAR)	
PCR fora do ambiente hospitalar*	90,5%
PCR dentro do ambiente hospitalar*	76,1%
Impacto do CDI (3 meses)	
Disparo de terapia (ATP/choque)+	15 a 36%
MORTALIDADE TARDIA (2 ANOS)	**15 A 25%**
Impacto do CDI (2 anos)	
Disparo de terapia (ATP/choque)+	53 a 81%
Mortalidade total (RRA)+	6 a 7%

PCR: parada cardiorrespiratória; CDI: cardioversor-desfibrilador implantável; ATP: *antitachycardia pacing*; RRA: redução de risco absoluto. *Fonte: Heart disease and stroke statistics-2015 update: a report from the American Heart Association. Circulation. 2015 Jan 27;131(4):e29-322. +Fonte: AVID Trial - N Engl J Med 1997;337:1576-83. CIDS Trial - Circulation. 2000;101:1297-1302.

4. Stecker EC; Reinier K; Marijon E; Narayanan K; Teodorescu C; UyEvanado A; Gunson K; Jui J; Chugh SS. Public health burden of sudden cardiac death in the United States. Circ Arrhythm Electrophysiol. 2014 Apr;7(2):212-7.
5. Myeburg RJ; Castellanos A. Cardiac arrest and sudden cardiac death. In: Mann DL
6. Berdowski J; Berg RA; Tijssen JG; Koster RW. Global incidences of out-of-hospital cardiac arrest and survival rates. Systematic review of 67 prospective studies. Resuscitation. 2010 Nov;81(11):1479-87.
7. Ministério da Saúde do Brasil. Disponível em: <http://www.datasus.gov.br>.
8. Myerburg RJ; Kessler KM; Bassett AL; et al. A biological approach to sudden cardiac death structure, function and cause. Am J Cardiol 1989; 63:1512-16.
9. Basso C; Carturan E; Pilichou K; Rizzo S; Corrado D; Thiene G. Sudden cardiac death with normal heart. Molecular autopsy. Cardiovasc Pathol. 2010;19(6):321-5.
10. Chugh SS; Kelly KL; Titus JL. Sudden cardiac death in with apparently normal heart. Circulation 2000;102:649-54.
11. Kuller L; Lilienfeld A; Fisher R. Epidemiological study of sudden and unexpected deaths due to arteriosclerotic heart disease. Circulation 1966; 34:1056-68.
12. Roberts WC; Kragel AH; Bertz D; et al. Coronary arteries in unstable angina pectoris, acute myocardial infarction and sudden cardiac death. Am Heart J 1994; 127:1588-93.
13. Houston BA; Stevens GR. Hypertrophic cardiomyopathy. A review. Clin Med Insights Cardiol. 2015 Jan 26;8(Suppl 1):53-65.
14. Maron BJ; Maron MS. The 20 advances that have defined contemporary hypertrophic cardiomyopathy. Trends Cardiovasc Med. 2015 Jan;25(1):54-64.
15. Maron BJ; Spirito P; Shen WK; Haas TS; Formisano F; Link MS; et al. Implantable cardioverter-defibrillators and prevention of sudden cardiac death in hypertrophic cardiomyopathy. JAMA 2007 25; 298(4):405-12,
16. Koutalas E; Kanoupakis E; Vardas P. Sudden cardiac death in non-ischemic dilated cardiomyopathy. A critical appraisal of existing and potential risk stratification tools. Int J Cardiol. 2013 Jul 31;167(2):335-41.
17. Tamburro P; Wilber D. Sudden death in dilated cardiomyopathy. Am Heart J 1992; 124:1035-45.
18. Tomaselli GF; Zipes DP. What causes sudden death in heart failure. Cir Res 2004; 95:754-63.
19. Rassi Jr A; Rassi SG; Rassi A. Sudden death in Chagas' disease. Arq Bras Cardiol 2001; 76:86-96.
20. James CA; Calkins H. Update on Arrhythmogenic Right Ventricular Dysplasia/Cardiomyopathy (ARVD/C). Curr Treat Options Cardiovasc Med. 2013 Aug;15(4):476-87.
21. Sriram CS; Syed FF; Ferguson ME; Johnson JN; Enriquez-Sarano M; Cetta F; et al. Malignant bileaflet mitral valve prolapse syndrome in patients with otherwise idiopathic out-of-hospital cardiac arrest. J Am Coll Cardiol. 2013 Jul 16;62(3):222-30.
22. Turker Y; Ozaydin M; Acar G; Ozgul M; Hoscan Y; Varol E; et al. Predictors of ventricular arrhythmias in patients with mitral valve prolapse. Int J Cardiovasc Imaging. 2010 Feb;26(2):139-45.
23. Blackstone EH; Kriklin JW. Death and time related events after valve replacement. Circulation 1985; 74:753-67.
24. Villafañe J; Feinstein JA; Jenkins KJ; Vincent RN; Walsh EP; Dubin AM; et al. Hot topics in tetralogy of Fallot. J Am Coll Cardiol. 2013 Dec 10;62(23):2155-66.
25. Drory Y; Turetz Y; Hiss Y; et al. Sudden unexpected death in persons less than 40 years of age. Am J Cardiol 1991;68:1388-92
26. Puranik R; Chow CK; Duflou JA; Kilborn MJ; McGuire MA. Sudden death in the young. Heart Rhythm. 2005 Dec;2(12):1277-82.
27. Vassalini M; Verzeletti A; Restori M; De Ferrari F. An autopsy study of sudden cardiac death in persons aged 1-40 years in Brescia (Italy). J Cardiovasc Med (Hagerstown). 2015 Jan 7. [Epub ahead of print]
28. Olde Nordkamp LR; Wilde AA; Tijssen JG; Knops RE; van Dessel P;, de Groot JR. The ICD for primary prevention in patients with inherited cardiac diseases: indications, use, and outcome. A comparison with secondary prevention. Circ Arrhythm Electrophysiol. 2013 Feb;6(1):91-100.
29. Abe K; Machida T; Sumitomo N; Yamamoto H; Ohkubo K; Watanabe I; et al. Sodium channelopathy underlying familial sick sinus syndrome with early onset and predominantly male characteristics. Circ Arrhythm Electrophysiol. 2014 Jun;7(3):511-7.
30. Zhou J; Ding WG; Makiyama T; Miyamoto A; Matsumoto Y; Kimura H; et al. A novel HCN4 mutation, G1097W, is associated with atrioventricular block. Circ J. 2014;78(4):938-42.
31. Mills KI; Anderson J; Levy PT; Cole FS; Silva JN; Kulkarni S; Shinawi M. Duplication of 20p12.3 associated with familial Wolff-Parkinson-White syndrome. Am J Med Genet A. 2013 Jan;161A(1):137-44.
32. Vaseghi M; Shivkumar K. The role of the autonomic nervous system in sudden cardiac death. Prog Cardiovasc Dis. 2008 May-Jun;50(6):404-19.
33. Merghani A; Narain R; Sharma S. Sudden cardiac death. Detecting the warning signs. Clin Med. 2013 Dec;13(6):614-7.
34. Saba S. Sudden cardiac death risk stratification and assessment. Primary prevention based on ejection fraction criteria. Heart Fail Clin. 2011 Apr;7(2):175-83.
35. Saha P; Goldberger JJ. Risk stratification for prevention of sudden cardiac death. Curr Treat Options Cardiovasc Med. 2012 Feb;14(1):81-90.
36. Doval HC; Null DR; Grancelli HO; et al. Non-sustained ventricular tachycardia in severe heart failure. Independent marker of increased mortality due to sudden death. GESICA-GEMA Investigators. Circulation 1996; 94:3198-203.
37. Huikuri HV; Stein PK. Heart rate variability in risk stratification of cardiac patients. Prog Cardiovasc Dis. 2013 Sep-Oct;56(2):153-9.
38. Pezawas T; Diedrich A; Winker R; Robertson D; Richter B; Wang L; Byrne DW; Schmidinger H. Multiple autonomic and repolarization investigation of sudden cardiac death in dilated cardiomyopathy and controls. Circ Arrhythm Electrophysiol. 2014 Dec;7(6):1101-8.
39. Dagres N; Hindricks G. Risk stratification after myocardial infarction. Is left ventricular ejection fraction enough to prevent sudden cardiac death? Eur Heart J. 2013 Jul;34(26):1964-71.
40. Costantini O; Hohnloser SH; Kirk MM; Lerman BB; Baker JH 2nd; Sethuraman B; et al. The ABCD (Alternans Before Cardioverter Defib- rillator) Trial: strategies using T-wave alternans to improve efficiency of sudden cardiac death prevention. J Am Coll Cardiol 2009;53:471 – 479.
41. Koutalas E; Kanoupakis E; Vardas P. Sudden cardiac death in non-ischemic dilated cardiomyopathy. A critical appraisal of existing and potential risk stratification tools. Int J Cardiol. 2013 Jul 31;167(2):335-41.
42. Yancy CW; Jessup M; Bozkurt B; Butler J; Casey DE Jr; Drazner MH; et al. 2013 ACCF/AHA guideline for the management of heart failure: a report of the American College of Cardiology Foundation/American Heart Association Task Force on Practice Guidelines. J Am Coll Cardiol. 2013 Oct 15;62(16):e147-239.
43. Al-Gobari M; El Khatib C; Pillon F; Gueyffier F. β-Blockers for the prevention of sudden cardiac death in heart failure patients. A meta-analysis of randomized controlled trials. BMC Cardiovasc Disord. 2013 Jul 13;13:52.
44. Yusuf S; Peto R; Lewis J; et al. Beta-blockade during and after myocardial infarction. An overview of the randomized trials. Prog Cardiovasc Dis 1985;27:335-71.
45. Timolol-induced reduction in mortality and reinfarction in patients surviving acute myocardial infarction. N Engl J Med 1981;304:801-7.

46. Olsson G; Wikstrand J; Warnold I; et al. Metoprolol-induced reduction in postinfarction mortality. Pooled results from five double-blind randomized trials. Eur Heart J 1992;13:28-32.
47. Chen ZM; Pan HC; Chen YP; et al. Early intravenous then oral metoprolol in 45,852 patients with acute myocardial infarction. Randomized placebo-controlled trial. Lancet 2005;366:1622-32.
48. [No authors listed] Effect of metoprolol CR/XL in chronic heart failure: Metoprolol CR/XL Randomized Intervention Trial in Congestive Heart Failure (MERIT-HF). Lancet 1999;353:2001-7.
49. Vyas AK; Guo H; Moss AJ; et al. Reduction in ventricular tachyarrhythmias with statins in the multicenter automatic defibrillator implantation trial (MADIT)-II. J Am Coll Cardiol. 2006;47(4):769-73.
50. De Sutter J; De Bacquer D; Jordaens L. Intensive lipid-lowering therapyand ventricular arrhythmias in patients with coronary artery disease and internal cardioverter defibrillators. Heart Rhythm Scientific Sessions. Boston MA, 2006.
51. Cairns JA; Connolly SJ; Roberts R; et al. for the Canadian Amiodarone Myocardial Infarction Arrhythmia Trial Investigators. Randomized trial of outcome after myocardial infarction in patients with frequent or repetitive ventricular premature depolarizations: CAMIAT. Lancet 1997; 349:675-82.
52. Julian DG; Camm AJ; Frangin G; et al. Randomized trial of effect of amiodarone on mortality in patients with left-ventricular dysfunction after recent myocardial infarction. EMIAT. European Myocardial Infarct Amiodarone Trial Investigators. Lancet 1997; 349:667-74.
53. Morganroth J; Lichstein E; Byington R; et al. Beta-blocker heart attack trial: impact of propranolol therapy on ventricular arrhythmias. Prev Med 1985; 14:346-57.
54. Echt DS; Liebson PR; Mitchell LB; et al. Mortality and morbidity in patients receiving encainide, flecainide, or placebo. The Cardiac Arrhythmia Suppression Trial. N Engl J Med 1991; 324:781-88.
55. International mexiletine and placebo antiarrhythmic coronary trial (IMPACT): II. Results from 24-hour electrocardiograms. IMPACT Research Group. Eur Heart J 1986; 7:749-59.
56. Waldo AL; Camm AJ; deRuyter H; et al. Effect of d-sotalol on mortality in patients with left ventricular dysfunction after recent and remote myocardial infarction. The SWORD Investigators. Lancet 1996; 348:7-12.
57. Kober L; Bloch Thompsem PE; Moller M; et al. Danish investigations of arrhythmia and mortality on dofetilide (DIAMOND) Study Group. Effect of dofetilide in patients with recent myocardial infarction and left-ventricular disfunction. A randomised trial. Lancet 2000; 356:2052-58.
58. Buxton AE; Lee KL; Di Carlo L; et al. Electrophysiologic testing to identify patients with coronary artery disease who are at risk for sudden cardiac death. Multicenter Unsustained Tachycardia Trial (MUSTT) Investigators. N Engl J Med 2000; 342:1937-45.
59. Moss AJ; Hall WJ; Cannom DS; et al. Improved survival with an implanted defibrillator in patients with coronary disease at high risk for ventricular arrhythmia. Multicenter automatic defibrillator implantation trial (MADIT) investigators. N Engl J Med 1996; 335:1933-40.
60. Moss AJ; Zareba W; Hackson Hall W; et al. Prophylactic implantation of a defibrillator in patients with myocardial infarction and reduced ejection fraction. Multicenter automatic defibrillator implantation trial II (MADIT II) investigators. N Engl J Med 2002; 346:877-83.
61. Kadish A; Dyer A; Daubert JP; et al. and Defibrillators in Non-Ischemic Cardiomyopathy Treatments Evaluation (DEFINITE) Investigators. Prophylactic defibrillator implantation in patients with nonischemic dilated cardiomyopathy. N Engl J Med 2004; 350:2151-58.
62. Bardy GH; Lee KL; Mark DB; and The SCD-HeFT Investigators. Amiodarone or an implantable cardioverter-defibrillator for congestive heart failure. N Engl J Med. 2005;352(3):225-37.
63. Bansch D; Antz M; Boczor S; et al. Primary prevention of sudden cardiac death in idiopathic dilated cardiomyopathy. The cardiomyopathy trial (CAT). Circulation 2002;105:1453-8.
64. Strickberger SA; Hummel JD; Bartlett TG; et al. Amiodarone versus implantable cardioverter-defibrillator. Randomized trial in patients with nonischemic dilated cardiomyopathy and asymptomatic nonsustained ventricular tachycardia – AMIOVIRT. J Am Coll Cardiol 2003;41:1707-12.
65. Bristow MR; Saxon LA; Boehmer J; et al. Cardiac-resynchronization therapy with or without an implantable defibrillator in advanced chronic heart failure. N Engl J Med 2004;350:2140-50.
66. Desai AS; Fang JC; Maisel WH; et al. Implantable defibrillators for the prevention of mortality in patients with nonischemic cardiomyopathy. A meta-analysis of randomized controlled trials. JAMA 2004;292:2874-9.
67. Martinelli M; Rassi A Jr; Marin-Neto JA; de Paola AA; Berwanger O; Scanavacca MI; Kalil R; de Siqueira SF. Chronic use of amiodarone against Implantable cardioverter-defibrillator therapy for primary prevention of death in patients with Chagas cardiomyopathy study. Rationale and design of a randomized clinical trial. Am Heart J. 2013 Dec;166(6):976-982.
68. Connolly SJ; et al. Effect of prophylactic amiodarone on mortality after acute myocardial infarction and in congestive heart failure. Meta-analysis of individual data from 6500 patients in randomised trials. Lancet 1997; 350:1417-24.
69. Woods KL; Ketley D; Lowy A; et al. Beta-blockers and antithrombotic treatment for secondary prevention after acute myocardial infarction. Towards and understanding of factors influencing clinical practice. The European Secondary Prevention Study Group. Eur Heart J 1998; 19:74-79.
70. The CASCADE investigators. Randomized antiarrhythmic drugs therapy in survivors of cardiac arrest. Am J Cardiol 1993; 72:280-87.
71. The antiarrhythmics versus implantable defibrillators (AVID) investigators. A comparison of antiarrhythmic drug therapy with implantable defibrillators in patients ressuscitated from near-fatal ventricular arrhythmias. N Engl J Med 1997; 337:1576-83.
72. Connolly SJ; Gent M; Roberts RS; et al. Canadian implantable defibrillator study (CIDS). A randomized trial of the implantable cardioverter defibrillator against amiodarone. Circulation 2000; 101:1297-302.
73. Kuck KH; Cappato R; Siebels J; et al. Randomized comparison of antiarrhythmic drug therapy with implantable defibrillators in patients resuscitated from cardiac arrest. The cardiac arrest study Hamburg (CASH). Circulation 2000; 102:748-54.
74. Connolly SJ; Hallstrom AP; Cappato R; et al. Meta-analysis of the implantable cardioverter defibrillator secondary prevention trials. Eur Heart J 2000; 21:2071-78.
75. Scanavacca MI; Sosa EA; Lee JH; Bellotti G; Pileggi F. Terapêutica empírica com amiodarona em portadores de miocardiopatia chagásica crônica e taquicardia ventricular sustentada. Arq Bras Cardiol 1990;54:367–71.
76. Sarabanda AV,; Marin-Neto JA. Predictors of mortality in patients with Chagas' cardiomyopathy and ventricular tachycardia not treated with implantable cardioverter-defibrillators. Pacing Clin Electrophysiol. 2011 Jan;34(1):54-62.
77. Sosa E; Scanavacca M; DÁvila A; et al. Endocardial and epicardial ablation guided by nonsurgical transthoracic epicardial mapping to treat recurrent ventricular tachycardia. J Am Coll Cardiol 1998;9:229–39.
78. Leite LR; Fenelon G; Simoes A Jr; Silva GG; Friedman PA; de Paola AA. Clinical usefulness of electrophysiologic testing in patients with ventricular tachycardia and chronic chagasic cardiomyopathy treated with amiodarone or sotalol. J Cardiovasc Electrophysiol. 2003 Jun;14(6):567-73.
79. Lorga Filho A. Influência da presença de taquicardia ventricular sustentada na sobrevivência a longo prazo de pacientes chagásicos trata-

dos clinicamente. Um estudo caso-controle. São Paulo, 2002. 104p Doutorado Faculdade de Medicina da USP.
80. Muratore C; Rabinovich R; Iglesias R; Gonzalez M; Darú V; Liprandi AS. Implantable cardioverter-defibrillators in patients with Chagas' disease: are they different from patients with coronary disease? Pacing Clin Electrophysiol 1997;20:194–7.
81. Martinelli-Filho M; Siqueira SF; Moreira H; et al. Probability of occurrence of life-threatening ventricular arrhythmias in Chagas' disease versus non-Chagas' disease. Pacing Clin Electrophysiol 2000;23:1944–8.
82. Martinelli M; de Siqueira SF; Sternick EB; Rassi A Jr; Costa R; Ramires JA; Kalil Filho R. Long-term follow-up of implantable cardioverter-defibrillator for secondary prevention in chagas' heart disease. Am J Cardiol. 2012 Oct 1;110(7):1040-5.
83. Zipes DP; Camm AJ; Borggrefe M; Buxton AE; Chaitman B, Fromer M;et al. ACC/AHA/ESC 2006 Guidelines for Management of Patients With Ventricular Arrhythmias and the Prevention of Sudden Cardiac Death. A report of the American College of Cardiology/American Heart Association Task Force and the European Society of Cardiology Committee for Practice Guidelines (writing committee to develop Guidelines for Management of Patients With Ventricular Arrhythmias and the Prevention of Sudden Cardiac Death). Developed in collaboration with the European Heart Rhythm Association and the Heart Rhythm Society. Circulation. 2006 Sep 5;114(10): e385-484.
84. Cleland JG; Daubert JC; Erdmann E; et al. The effect of cardiac resynchronization on morbidity and mortality in heart failure. N Engl J Med 2005;352:1539-49.
85. Gialama F; Prezerakos P; Maniadakis N. The cost effectiveness of implantable cardioverter defibrillators. A systematic review of economic evaluations. Appl Health Econ Health Policy. 2014 Feb;12(1):41-9.
86. Ribeiro RA; et al. Cost-effectiveness of implantable cardioverterdefibrillators in Brazil. Primary prevention analysis in the public sector. Value Health. 2010;13(2):160–8.
87. Dores H; Freitas A; Malhotra A; Mendes M; Sharma S. The hearts of competitive athletes. An up-to-date overview of exercise-induced cardiac adaptations. Rev Port Cardiol. 2015 Jan;34(1):51-64.
88. Pelliccia A; Culasso F; Di Paolo FM; et al. Physiologic Left Ventricular Cavity Dilatation in Elite Athletes. Ann Intern Med 1999; 130:23-31.
89. Maron BJ. Distinguishing hypertrophic cardiomyopathy from athlete's heart physiological remodelling. Clinical significance, diagnostic strategies and implications for preparticipation screening. Br J Sports Med. 2009 Sep;43(9):649-56.
90. Pelliccia A; Maron BJ; De Luca R; et al. Remodeling of left ventricular hypertrophy in elite athletes after long-term desconditioning. Circulation 2002; 105:944-49.
91. Corrado D; Basso C; Rizzoli G; Schiavon M; Thiene G. Does sports activity enhance the risk of sudden death in adolescents and young adults? J Am Coll Cardiol. 2003 Dec 3;42(11):1959-63.
92. Maron BJ; Haas TS; Murphy CJ; Ahluwalia A; Rutten-Ramos S. Incidence and causes of sudden death in U.S. college athletes. J Am Coll Cardiol. 2014 Apr 29;63(16):1636-43.
93. Maron BJ. Sudden death in young athletes. N Engl J Med. 2003 Sep 11;349(11):1064-75.
94. Maron BJ; Zipes DP. Introduction: eligibility recommendations for competitive athletes with cardiovascular abnormalities-general considerations. J Am Coll Cardiol. 2005 Apr 19;45(8):1318-21.
95. Singh JP; Hall WJ; McNitt S; et al. Factors influencing appropriate firing of the implanted defibrillator for ventricular tachycardia; fibrillation. Findings from the multicenter automatic defibrillator implantation trial II (MADIT II). J Am Coll Cardiol 2005;46:1712-20.
96. Stecker E; Vickers C; Waltz J; et al. Population-based analysis of sudden cardiac death with and without left ventricular systolic dysfunction. Two-year findings from the Oregon Sudden Unexpected Death Study. J Am Coll Cardiol 2006;47:1161-6.
97. Sayadi O; Merchant FM; Puppala D; Mela T; Singh JP; Heist EK; Owen C; Armoundas AA. A novel method for determining the phase of T-wave alternans. Diagnostic and therapeutic implications. Circ Arrhythm Electrophysiol. 2013 Aug;6(4):818-26.
98. Merchant FM; Sayadi O; Moazzami K; Puppala D; Armoundas AA. T-wave alternans as an arrhythmic risk stratifier. State of the art. Curr Cardiol Rep. 2013 Sep;15(9):398.
99. Gehi AK; Stein RH; Metz LD; et al. Microvolt T-wave alternans for the risk stratification of ventricular tachyarrhythmic events. A meta-analysis. J Am Coll Cardiol 2005;46:75-82.
100. Hohnloser SH; Ikeda T; Cohen RJ. Evidence regarding clinical use of microvolt T-wave alternans. Heart Rhythm. 2009 Mar;6(3 Suppl):S36-44.
101. Lanfear DE; Jones PG; Marsh S; et al. Beta2-adrenergic receptor genotype and survival among patients receiving beta-blocker therapy after an acute coronary syndrome. JAMA 2005;294:1526-33.

Desfibriladores Cardíacos

56

Roberto Costa
Elizabeth Sartori Crevelari
Kátia Regina da Silva

1. Introdução
2. Eficácia dos cardiodesfibriladores implantáveis: revisão dos principais estudo clínicos
   2.1 Pacientes com arritmias ventriculares espontâneas ou induzidas
   2.2 Pacientes com insuficiência cardíaca ou disfunção ventricular isolada
   2.3 Pacientes com insuficiência cardíaca ou disfunção ventricular em circunstâncias especiais
   2.4 Pacientes com doenças cardíacas raras
3. Estudos clínicos adicionais sobre a terapia com CDI
   3.1 Estimulação atrioventricular para correção de bradicardia pelo uso de betabloqueadores e antiarrítmicos
   3.2 Estudos para avaliar o papel da terapia de ressincronização cardíaca em candidatos ao uso de cardiodesfibriladores
4. Indicações dos cardiodesfibriladores implantáveis
5. Procedimento cirúrgico para implante de cardiodesfibriladores
   5.1 Preparo pré-operatório
   5.2 Aspectos cirúrgicos
   5.3 Implante do cabo-eletrodo para detecção e reversão de taquiarritmias
   5.4 Implante do cabo-eletrodo atrial
   5.5 Implante do cabo-eletrodo ventricular esquerdo
   5.6 Análise das medidas elétricas intraoperatórias
   5.7 Implante do gerador de pulsos
   5.8 Teste de desfibrilação
   5.9 Finalização do procedimento
6. Cirurgia para Manutenção dos sistemas de estimulação e tratamento de complicações
   6.1 Remoção de cabos-eletrodos de desfibriladores implantáveis
   6.2 Componentes do sistema de estimulação cardíaca permanente
   6.3 Modos de estimulação cardíaca artificial
   6.4 Princípios de funcionamento dos cardiodesfibriladores implantáveis
   6.5 Estratégias para redução dos choques do CDI
7. Principais cuidados com os portadores de cardiodesfibriladores implantáveis
   7.1 Seguimento clínico
   7.2 Avaliações eletrônicas
8. Impacto dos cardiodesfibriladores implantáveis na qualidade de vida
9. Custo-efetividade dos cardiodesfibriladores Implantáveis
10. Conclusão
11. Referências bibliográficas

1 INTRODUÇÃO

Atualmente, não existe nenhuma dúvida quanto à eficácia do cardioversor-desfibrilador implantável (CDI) na prevenção da morte súbita cardíaca. Evidências derivadas de estudos clínicos randomizados envolvendo número bastante representativo de indivíduos com alto de risco para morte súbita cardíaca comprovam a utilidade desse dispositivo na identificação e reversão de taquiarritmias ventriculares potencialmente letais.[1-6]

Desde que o primeiro CDI foi implantado no final da década de 1970,[7] melhorias tecnológicas muito significativas têm sido feitas constantemente na arquitetura desses dispositivos, envolvendo desde as propriedades das baterias, circuitos e microprocessadores, até mesmo a redução nas suas dimensões.[6,8] Os cardiodesfibriladores contemporâneos são pequenos o suficiente para permitir implantes transvenosos com alojamento na região torácica, resultando em baixas taxas de complicações cirúrgicas e efeitos estéticos satisfatórios. Esses dispositivos têm uma grande variedade de funções sofisticadas, incluindo terapias antitaquicardia, cardioversão e desfibrilação automáticas, estimulação antibradicardia, algoritmos para reduzir a ocorrência de choques desnecessários, capacidade de monitoramento remoto e, também, a possibilidade de estimulação biventricular por meio de dispositivos híbridos que combinam o CDI com a terapia de ressincronização cardíaca (TRC).[6,8-10]

As indicações para o uso do CDI têm se expandido exponencialmente no mundo inteiro e o número de implantes já ultrapassa 250.000 procedimentos por ano.[11] Em decorrência dessa ampla utilização, a literatura científica acerca desses dispositivos é bastante expressiva. Dos anos 1970 até junho de 2014, foram publicados 14.381 artigos científicos em periódicos internacionais indexados no PubMed, sendo que, desde os anos 2010, mais de 1.000 artigos são publicados anualmente.[12] Em sua maioria, essas publicações referem-se a estudos derivados da experiência de grandes centros internacionais, estudos clínicos randomizados, assim como revisões sistemáticas e metanálises.

Este capítulo tem por finalidade apresentar as indicações para o uso do CDI a partir dos resultados dos principais estudos clínicos randomizados e observacionais. Os princípios de funcionamento dos CDI, os cuidados com os portadores desses dispositivos, assim como o impacto na qualidade de vida, a relação de custo-efetividade e suas potenciais limitações também são descritas com o propósito de fornecer uma visão geral sobre o estado atual dessa modalidade terapêutica que tem sido cada vez mais utilizada em nosso meio. A discussão sobre ressincronização cardíaca frequentemente utilizada nesta população de pacientes será abordada no Capítulo 54 "Terapia de Ressincronização Cardíaca".

2 EFICÁCIA DOS CARDIODESFIBRILADORES IMPLANTÁVEIS: REVISÃO DOS PRINCIPAIS ESTUDOS CLÍNICOS

Na prática clínica, as indicações de implante de CDI podem ser didaticamente classificadas em duas categorias: (1) profilaxia primária da morte súbita cardíaca e (2) profilaxia secundária da morte súbita cardíaca. O termo "profilaxia primária" descreve um grupo específico de indivíduos que apresenta alto risco de morte súbita cardíaca devida à presença de doença cardiovascular preexistente, mas que não tem história prévia de arritmias ventriculares espontâneas potencialmente fatais. A "profilaxia secundária" refere-se a indivíduos que apresentaram episódios prévios de arritmias ventriculares sustentadas ou parada cardíaca recuperada.

Embora muito usada na prática clínica, essa classificação tem sido alvo de críticas por alguns autores que sugerem que as indicações de CDI devem ser balizadas pelas características clínicas dos grupos de pacientes incluídos nos estudos clínicos que subsidiaram as diretrizes internacionais. Desse modo, tem sido sugerido que as indicações de CDI sejam categorizadas em quatro grupos específicos:

1. pacientes com arritmias ventriculares espontâneas ou induzidas;
2. pacientes com insuficiência cardíaca ou disfunção ventricular isolada;
3. pacientes com insuficiência cardíaca ou disfunção ventricular em circunstâncias especiais;
4. pacientes com doenças cardíacas raras, podendo ser hereditárias ou adquiridas.

2.1 PACIENTES COM ARRITMIAS VENTRICULARES ESPONTÂNEAS OU INDUZIDAS

As principais características dos cinco estudos clínicos randomizados envolvendo pacientes com arritmias ventriculares espontâneas ou induzidas que foram submetidos a implante de CDI ou tratamento medicamentoso encontram-se sumarizadas na Tabela 56.1.[13-17]

A análise dos estudos AVID, CDIS e CASH fornece evidências convincentes de que o CDI é superior aos fármacos antiarrítmicos na redução da mortalidade entre os pacientes com arritmias ventriculares espontâneas ou induzidas. Esses estudos, em sua maioria, incluíram sobreviventes de parada cardíaca por fibrilação ventricular (FV) ou taquicardia ventricular (TV) espontâneas. Os estudos MADIT-I e MUSTT avaliaram a eficácia do CDI em pacientes com disfunção ventricular esquerda e arritmias ventriculares induzidas ou espontâneas. Ambos os estudos mostraram benefícios da terapia com CDI semelhantes aos identificados nos estudos que incluíram sobreviventes de parada cardíaca.[13-17]

Os resultados combinados dos estudos AVID, CIDS e CASH foram publicados em uma metanálise,[18] demonstrando uma redução da mortalidade de 27% (IC 95% = 13 a 40%, P ≤ 0,001) no grupo CDI em comparação ao grupo amiodarona. A taxa de mortalidade atribuída a arritmias foi reduzida em 51% (IC 95% = 33 a 64%, P ≤ 0,001). Essa redução na mortalidade correspondeu a uma extensão média de sobrevida de 2,1 meses. A mortalidade anual em portadores de CDI foi de 12,3%, versus 8,8% no grupo tratado com amiodarona. A redução absoluta na mortalidade (10,5%) ao longo de 36 meses se traduziu na necessidade de tratar menos de 10 pacientes para evitar uma morte.

Pacientes do grupo CDI com fração de ejeção do ventrículo esquerdo (FEVE) ≤ 0,35 apresentaram maiores benefícios do que os pacientes com função ventricular esquerda preservada (P = 0,01). Os pacientes que necessitaram de toracotomia ou esternotomia para o implante do CDI (procedimentos realizados antes de 1991) não apresentam nenhuma evidência de benefícios, ao passo que os pacientes que receberam sistemas transvenosos apresentaram 31% de redução relativa na mortalidade (IC 95% = 15 a 44%). Houve tendência para um maior benefício da terapia com CDI entre os pacientes que faziam uso de fármacos betabloqueadores em comparação com aqueles que não os receberam (P= 0,10). Comportamento semelhante foi observado entre os portadores de CDI com história prévia de cirurgia de revascularização do miocárdio que também apresentaram tendência a melhores resultados (P= 0,10).[18]

TABELA 56.1 Estudos clínicos randomizados do uso do CDI em pacientes com arritmias ventriculares espontâneas ou induzidas

ESTUDO	CRITÉRIOS DE INCLUSÃO	GRUPO CONTROLE (N)	GRUPO CDI (N)	SEGUIMENTO MÉDIO (MESES)	DESFECHO PRIMÁRIO	REDUÇÃO DO RISCO RELATIVO - MORTALIDADE	REDUÇÃO DO RISCO ABSOLUTO - MORTALIDADE
AVID, 1999	FV recuperada e/ou TVS FEVE ≤ 0,40	509 Amiod.	507	18	Mortalidade total	31%	8,2%
CIDS, 2000	FV recuperada e/ou TVS FEVE ≤ 0,35	331 Amiod.	328	36	Mortalidade total	20%	4,3%
CASH, 2000	FV recuperada e/ou TVS	189 Amiod. ou metoprolol	99	57	Mortalidade total	23%	8,1%
MADIT-I, 1996	CMP isquêmica (IAM não recente) FEVE ≤ 0,35 TVNS espontânea ou TV induzida no EEF	101 TFO	95	27	Mortalidade total	54%	22,8%
MUSTT, 1999	CMP isquêmica (IAM não recente) FEVE ≤ 0,40 TVNS espontânea ou TV induzida no EEF	353 Amiod. e AA classe I	161	39	Parada cardíaca ou morte por arritmia	51%	23%

AVID: *Antiarrhythmics versus Implantable Defibrillators*; CIDS: *Canadian Implantable Defibrillator Study*; CASH: *Cardiac Arrest Study Hamburg*; MADIT-I: *First Multicenter Automatic Defibrillator Implantation Trial*; MUSTT: *Multicenter Unsustained Tachycardia Trial*; CDI: cardioversor-desfibrilador implantável; FEVE: fração de ejeção do ventrículo esquerdo; FV: fibrilação ventricular; TVS: taquicardia ventricular sustentada; TVNS: taquicardia ventricular não sustentada; EEF: estudo eletrofisiológico; CMP: cardiomiopatia; IAM: infarto agudo do miocárdio; amiod.: amiodarona; AA classe I: antiarrítmicos classe I; TFO: terapia farmacológica otimizada.

2.2 PACIENTES COM INSUFICIÊNCIA CARDÍACA OU DISFUNÇÃO VENTRICULAR ISOLADA

As principais características dos seis estudos clínicos randomizados envolvendo pacientes com insuficiência cardíaca ou disfunção ventricular isolada submetidos a implante de CDI ou tratamento medicamentoso encontram-se sumarizadas na Tabela 56.2.[19-24]

Em relação à etiologia da doença cardíaca, três estudos (CAT, AMIOVIRT, DEFINITE) incluíram apenas pacientes com cardiopatia não isquêmica; dois estudos (COMPANION, SCD-HeFT) incluíram pacientes com cardiopatia isquêmica e não isquêmica e um estudo (MADIT-II) limitou-se à inclusão de pacientes isquêmicos. É importante considerar que o número de pacientes, a duração do período de seguimento e o poder estatístico resultante desses estudos são muito diferentes. O estudo COMPANION difere dos demais por incluir pacientes com duração do complexo QRS ≥ 120 ms e sintomas de insuficiência cardíaca avançada. Além disso, o estudo COMPANION também avaliou o uso combinado da TRC e CDI, enquanto os outros estudos avaliaram somente o CDI em comparação à terapia farmacológica. Os dois estudos mais expressivos em número amostral e tempo total de seguimento, o SCD-HeFT e o MADIT-II, fornecem evidências contundentes sobre a eficácia do CDI em pacientes com insuficiência cardíaca ou disfunção ventricular esquerda isolada.[19-24]

Uma metanálise que combinou os resultados dos estudos MADIT-II, AMIORVIT, CAT, COMPANION e SCD-HeFT mostrou uma redução relativa de 26% na mortalidade do grupo CDI (IC 95% = 17 a 33%). Nessa análise, a redução da mortalidade absoluta variou de 5,8 a 7,9%, o que pode ser traduzido em um número necessário para tratar (NNT) de 14 a 18 pacientes ao longo de 36 meses. Esses valores de redução na mortalidade absoluta no grupo CDI são superiores aos valores alcançados com os inibidores da enzima conversora de angiotensina (6,1%) e com betabloqueadores (4,4%). Desse modo, podemos afirmar que o CDI reduz de maneira significativa a mortalidade nessa população específica de indivíduos com disfunção ventricular e que os benefícios do CDI são maiores do que os descritos para terapia farmacológica.[25]

2.3 PACIENTES COM INSUFICIÊNCIA CARDÍACA OU DISFUNÇÃO VENTRICULAR EM CIRCUNSTÂNCIAS ESPECIAIS

Nesta seção, são apresentados quatro estudos que apresentam características diferentes dos demais por terem incluído pacientes com disfunção ventricular que haviam sido submetidos à cirurgia recente de revascularização miocárdica ou que apresentavam história de infarto do miocárdio recente (Tabela 56.3).[26-29]

Em nenhum dos quatro estudos foram encontrados benefícios do CDI e, de fato, as razões para esse insucesso ainda não

TABELA 56.2 Estudos clínicos randomizados do uso do CDI em pacientes com insuficiência cardíaca ou disfunção ventricular isolada

ESTUDO	CRITÉRIOS DE INCLUSÃO	GRUPO CONTROLE (N)	GRUPO CDI (N)	SEGUIMENTO MÉDIO (MESES)	DESFECHO PRIMÁRIO	REDUÇÃO DO RISCO RELATIVO - MORTALIDADE	REDUÇÃO DO RISCO ABSOLUTO - MORTALIDADE
MADIT-II, 2002	IAM prévio FEVE ≤ 0,30	490 TFO	742	20	Mortalidade total	31%	5,4%
AMIORVIT, 2003	CMP dilatada FEVE ≤ 0,35	52 Amiod.	51	24	Mortalidade total	13%	1,7%
CAT, 2002	CMP dilatada FEVE ≤ 0,30 IC recente (≤ 9 meses)	54 TFO	50	23	Mortalidade total	17%	5,4%
COMPANION, 2004	CMP isquêmica e não isquêmica FEVE ≤ 0,35 IAM não recente (≥ 60 dias), QRS ≥120 ms	595 TFO	617	15	Mortalidade total ou hospitalização	36%	7,3%
SCD-HeFT, 2005	CMP isquêmica e não isquêmica FEVE ≤ 0,35 IAM não recente (≥30 dias)	Plac= 847 Amiod.= 845	829	46	Mortalidade total	23%	6,8%
DEFINITE, 2005	CMP dilatada FEVE ≤ 0,35 TVNS ou ≥ 10 ESV/ hora	229	229	29	Mortalidade total	35%	5,2%

MADIT-II: *Second Multicenter Automatic Defibrillator Implantation Trial*; AMIORVIT: *Amiodarone versus Implantable Cardioverter-Defibrillator Trial*; CAT: *cardiomyopathy trial*; COMPANION: *Comparison of Medical Therapy, Pacing, and Defibrillation in Heart Failure*; SCD-HeFT: *Sudden Cardiac Death Heart Failure Trial*; DEFINITE: *defibrillators in non-ischemic cardiomyopathy treatment evaluation*; FEVE: fração de ejeção do ventrículo esquerdo; TVNS: taquicardia ventricular não sustentada; CMP: cardiomiopatia; IAM= infarto agudo do miocárdio; amiod.: amiodarona; plac.: Placebo; TFO: terapia farmacológica otimizada; ESV: extrassístole ventricular.

estão totalmente compreendidas. A inclusão de pacientes com história recente de infarto do miocárdio pode explicar em parte esses resultados, seja em decorrência do remodelamento cardíaco estrutural e elétrico ou, ainda, devido a outros fatores que podem estar presentes após um infarto do miocárdio recente.[30] Esses estudos enfatizam a necessidade da pesquisa continuada em portadores de CDI, particularmente, em indivíduos com infarto do miocárdio recente.

2.4 PACIENTES COM DOENÇAS CARDÍACAS RARAS

O uso do CDI tem um papel claro em várias formas hereditárias ou adquiridas de doenças cardíacas menos frequentes, como a cardiomiopatia hipertrófica, a sarcoidose cardíaca, a cardiomiopatia arritmogênica do ventrículo direito e canalopatias. Os principais aspectos dessas doenças quanto à indicação do CDI são apresentadas a seguir.

A cardiomiopatia hipertrófica é uma doença genética com padrão autossômico dominante que pode acometer 0,2% da população. Caracteriza-se por hipertrofia do septo interventricular, ápice, ou de outras regiões do ventrículo esquerdo. É considerada a causa mais comum de morte súbita em indivíduos com menos de 40 anos e a parada cardíaca pode ser a primeira manifestação da doença. Acredita-se que as arritmias que levam a uma parada cardíaca nessa doença resultam de fibrose entre as fibras miocárdicas. Nos últimos anos, a incidência anual relatada de morte súbita atribuída à cardiomiopatia hipertrófica reduziu-se de 5% para menos de 1% ao ano, provavelmente em razão de uma maior vigilância dos indivíduos acometidos por essa doença.[31-33] Os fatores de risco que favorecem o implante de CDI incluem história familiar de morte súbita relacionada à cardiomiopatia hipertrófica, síncope de origem indeterminada, medida ecocardiográfica do septo ou da parede posterior do ventrículo esquerdo maior que 30 mm, presença de taquicardia ventricular não sustentada (TVNS) e início dos sintomas na infância. Em geral, a literatura recomenda que o implante de CDI deve ser realizado na presença de um ou mais desses fatores de risco.[34]

A sarcoidose é uma doença granulomatosa de etiologia desconhecida cujo envolvimento cardíaco é, muitas vezes, subdiagnosticado, podendo a morte súbita ser a única manifestação. Clinicamente o comprometimento cardíaco pode ser observado em cerca de 5% dos pacientes com sarcoidose e inclui taquiarritmias, distúrbios de condução, insuficiência cardíaca e morte

TABELA 56.3 Estudos clínicos randomizados do uso do CDI em pacientes com insuficiência cardíaca ou disfunção ventricular isolada em circunstâncias especiais

ESTUDO	CRITÉRIOS DE INCLUSÃO	GRUPO CONTROLE (N)	GRUPO CDI (N)	SEGUIMENTO MÉDIO (MESES)	DESFECHO PRIMÁRIO	RISCO RELATIVO - MORTALIDADE	RISCO ABSOLUTO - MORTALIDADE
CABG-Patch, 1996	Pacientes que seriam submetidos à revascularização do miocárdio FEVE ≤ 0,35	454	446	32	Mortalidade total	Aumento de 7%	Aumento de 1,7%
DINAMIT, 2005	IAM recente (6 a 40 dias) FEVE ≤ 0,35	342	332	30	Mortalidade total	Aumento de 8%	Aumento de 1,7%
BEST-ICD, 2005	FEVE ≤ 0,30 IAM recente (> 1 mês) >= 10 ESV/ hora	59	79	17	Mortalidade total	Aumento de 13%	Aumento de 2,4%
IRIS, 2009	FEVE ≤ 0,40 IAM recente (5 a 31 dias) FC >= 90 bpm TVNS	453	445	37	Mortalidade total	Aumento de 4%	Aumento de 0,2%

CABG Patch: *Coronary Artery Bypass Graft Patch*; DINAMIT: *Defibrillators in Acute Myocardial Infarction Trial*; BEST-ICD: *BEta-blocker STrategy plus ICD*; IRIS: *Immediate Risk-Stratification Improves Survival*; FEVE: fração de ejeção do ventrículo esquerdo; TVNS: taquicardia ventricular não sustentada; IAM: infarto agudo do miocárdio; ESV: extrassístole ventricular; FC: frequência cardíaca; bpm: batimentos por minuto.

súbita.[35] Acredita-se que o mecanismo de morte súbita em portadores de sarcoidose cardíaca é decorrente de bloqueio cardíaco ou de arritmias ventriculares reentrantes.[36] Até o presente momento não existem estudos randomizados sobre o uso do CDI em portadores de sarcoidose cardíaca. Apenas poucos dados derivados de estudos observacionais estão disponíveis para orientar a tomada de decisão clínica. A investigação invasiva tem sido considerada útil em pacientes com sarcoidose cardíaca e síncope. De modo geral, recomenda-se que os pacientes com sarcoidose cardíaca que sobreviveram a uma parada cardíaca ou que apresentaram taquicardia ventricular sustentada (TVS) devem ser submetidos a implante de CDI. Também tem sido considerada razoável a indicação de CDI em portadores de sarcoidose com disfunção ventricular esquerda significativa.

A cardiomiopatia arritmogênica do ventrículo direito é uma doença de caráter autossômico dominante que se caracteriza por infiltração de tecido fibroadiposo no miocárdio do ventrículo direito. Essas mudanças estruturais podem interromper a atividade elétrica normal e, portanto, têm sido consideradas a base para a gênese das arritmias ventriculares reentrantes que podem ocorrer nessa doença. Alguns pacientes são assintomáticos e a doença é, muitas vezes, apenas suspeitada pela presença de alterações eletrocardiográficas inespecíficas, anormalidades ecocardiográficas, arritmias ventriculares identificadas na monitorização eletrocardiográfica de 24 horas (Holter) e/ou no contexto de história familiar positiva. Cerca de 50% dos pacientes apresentam arritmias ventriculares sintomáticas, variando de extrassístoles ventriculares à TVS. A frequência de tais arritmias varia de acordo com a gravidade da doença.[37,38] Ainda não existem evidências derivadas de estudos randomizados que comprovem a utilidade do CDI nessa doença. Contudo, estudos observacionais têm consistentemente demonstrado a redução na mortalidade por arritmias em pacientes que foram submetidos a implante de CDI.[39,40]

As canalopatias cardíacas, também denominadas distúrbios de canais iônicos, incluem a taquicardia ventricular catecolaminérgica e as síndromes do QT longo, do QT curto e a de Brugada. Esse grupo de doenças geneticamente determinadas tem baixa prevalência na população, com um proporção estimada de 5 casos a cada 10.000 indivíduos.[41] As canalopatias são caracterizadas pela susceptibilidade aumentada a arritmias ventriculares e que, frequentemente, levam à morte súbita cardíaca, sobretudo em jovens aparentemente saudáveis. Geralmente, as canalopatias apresentam grande variabilidade fenotípica, que vão desde a ausência de sintomas até à morte súbita cardíaca. Sintomas prévios, história familiar de morte súbita cardíaca, determinados achados eletrocardiográficos e características genéticas são os marcadores atualmente disponíveis para a estratificação do risco de morte súbita cardíaca. Até o presente momento, ainda não há evidências derivadas de estudos randomizados para o tratamento dessas doenças e, provavelmente, por sua raridade, dificilmente havê-las-á em um futuro próximo. As indicações atuais para implante de CDI nas canalopatias são baseadas em informações de grandes registros e análise retrospectiva. Assim, o nível de evidência para todas as indicações ainda é considerado baixo.[42]

3 ESTUDOS CLÍNICOS ADICIONAIS SOBRE A TERAPIA COM CDI

Em complementação aos estudos clínicos que embasaram as indicações de CDI para prevenção secundária e primária da morte súbita cardíaca, outros estudos foram desenvolvidos com o objetivo de avaliar o papel da estimulação antibradicardia e da ressincronização cardíaca como coadjuvantes do tratamento das taquiarritmias.

3.1 ESTIMULAÇÃO ATRIOVENTRICULAR PARA CORREÇÃO DE BRADICARDIA PELO USO DE BETABLOQUEADORES E ANTIARRÍTMICOS

O principal estudo projetado com essa finalidade foi o DAVID, que teve como objetivo avaliar o papel da estimulação atrioventricular em pacientes com indicação de CDI, porém sem necessidade de estimulação antibradicardia.[43]

Os pacientes selecionados foram submetidos a implante de CDI com capacidade de estimulação antibradicardia atrioventricular direita e após o implante do dispositivo foram alocados aleatoriamente para programação em modo ventricular com frequência de estimulação de 40 bpm (VVI 40) ou para modo atrioventricular com frequência mínima de 70 bpm (DDD,R 70).

Com essas duas estratégias de programação, foi possível observar-se que os pacientes que receberam a programação VVI 40 apresentaram predominância de seu ritmo próprio, com menos do que 3% de estimulação ventricular, em média. Por outro lado, os pacientes que receberam a programação DDD,R 70, apresentaram elevada taxa de estimulação ventricular direita, com média de aproximadamente 60%.

Após 8,4 meses de seguimento médio, os autores verificaram que a mortalidade e a taxa de hospitalização por insuficiência cardíaca foram maiores no grupo de pacientes submetidos à estimulação atrioventricular, e que esses desfechos foram significativamente mais frequentes no grupo DDD,R 70 quando analisados de forma combinada. Desse modo, foi evidenciado que efeitos deletérios da estimulação ventricular direita superaram o benefício da correção da frequência cardíaca pela estimulação atrioventricular.

A partir desses resultados, passou-se a utilizar dispositivos atrioventriculares somente em pacientes candidatos ao uso de CDI com condução atrioventricular nos limites da normalidade, evitando-se seu uso indiscriminado em indivíduos com bloqueios atrioventriculares de qualquer grau.

3.2 ESTUDOS PARA AVALIAR O PAPEL DA TERAPIA DE RESSINCRONIZAÇÃO CARDÍACA EM CANDIDATOS AO USO DE CARDIODESFIBRILADORES

Os estudos MADIT-CRT e RAFT incluíram indivíduos com indicação de CDI que apresentavam duração aumentada do complexo QRS basal.[44,45]

O estudo MADIT-CRT selecionou apenas pacientes com classes funcionais I e II para insuficiência cardíaca, enquanto o RAFT também incluiu pacientes em classe III. Ambos compararam o uso da TRC associada ao CDI *versus* uso exclusivo de CDI e focaram como desfechos principais os sintomas de insuficiência cardíaca e o remodelamento ventricular.

Ambos os estudos demonstraram que o uso da TRC estava associado a menores taxas de progressão da insuficiência cardíaca para classes funcionais mais avançadas e a melhores resultados ecocardiográficos. Os resultados do estudo RAFT demonstraram, também, que pacientes que inicialmente estavam em classes funcionais I e II apresentaram desfechos semelhantes aos de classe III.

Na prática, esses estudos foram muito importantes para demonstrar a utilidade da TRC em pacientes candidatos ao uso de CDI que já apresentam sinais de dissincronia cardíaca prévia. Foram, entretanto, mais importantes para demonstrar que a TRC é de grande utilidade, também, em indivíduos com dissincronia e disfunção ventricular esquerdas, ainda que oligossintomáticos.

4 INDICAÇÕES DOS CARDIODESFIBRILADORES IMPLANTÁVEIS

Devido a seu alto custo, a indicação de implante de CDI necessita de cuidadosa avaliação da relação custo-benefício, o que requer diretriz adequada às condições de saúde e socioeconômicas da população. Para isso, são necessários dados estatísticos de diversas formas de tratamento de arritmias cardíacas. Como se sabe, no nosso meio ainda não há informações consistentes e, portanto, têm sido utilizados os dados publicados na literatura internacional, em particular os referentes à cardiopatia isquêmica e não isquêmica, excluída a cardiopatia chagásica crônica.[46,47] Esta, endêmica em várias regiões do Brasil, disputa e, às vezes, supera a demanda para tratamento de arritmias potencialmente fatais.

As Diretrizes da Sociedade Brasileira de Arritmias Cardíacas (SOBRAC) para implante de dispositivos cardíacos eletrônicos, que se baseiam nas recomendações internacionais, foram publicadas em 2007 e até o presente momento ainda não foram atualizadas.[48] Desse modo, optamos por apresentar um sumário das diretrizes internacionais recentemente publicadas (Quadros 56.1 e 56.2).[46,47]

5 PROCEDIMENTO CIRÚRGICO PARA IMPLANTE DE CARDIODESFIBRILADORES

À semelhança do que ocorre com os marca-passos convencionais, a grande maioria dos implantes de cardiodesfibriladores é realizada pela via transvenosa. As exceções a essa regra são representadas, principalmente, pela utilização de dispositivos que combinam a desfibrilação automática à terapia de ressincronização, quando pode ser necessária a realização de abordagem por toracotomia para o implante do cabo-eletrodo ventricular esquerdo.[49,50]

Desfibriladores Cardíacos

QUADRO 56.1 Recomendações para implante de CDI de acordo com as diretrizes internacionais	
RECOMENDAÇÕES	**NÍVEL DE EVIDÊNCIA**
Classe I	
1. Parada cardíaca em razão de TV/FV ou TVS espontânea com comprometimento hemodinâmico ou síncope, na ausência de causas completamente reversíveis	A
2. Doença cardíaca estrutural e TVS espontânea, com ou sem comprometimento hemodinâmico	B
3. Síncope de origem indeterminada e clinicamente relevante, TVS ou FV induzidas pelo EEF	B
4. IAM há pelo menos 40 dias com FEVE ≤ 35% e classe funcional (NYHA) II ou III	A
5. FEVE ≤ 30% de origem não isquêmica e classe funcional (NYHA) II ou III	B
6. IAM há pelo menos 40 dias com FEVE ≤ 30% e classe funcional (NYHA) I	A
7. TVNS espontânea devido a IAM prévio, FEVE ≤ 40% e TV/FV induzidas pelo EEF	B
Classe IIa	
1. Síncope de origem indeterminada e disfunção ventricular esquerda significativa relacionada a uma causa não isquêmica	C
2. TVS e função ventricular esquerda normal ou quase normal	C
3. Cardiomiopatia hipertrófica com um ou mais fatores de risco para morte súbita	C
4. Cardiomiopatia arritmogênica do ventrículo direito com um ou mais fatores de risco para morte súbita	C
5. Síndrome do QT longo com síncope e/ou TV durante tratamento com betabloqueadores	B
6. Pacientes não internados aguardando transplante	C
7. Síndrome de Brugada com síncope	C
8. Síndrome de Brugada com TV documentada	C
9. TV polimórfica catecolaminérgica com síncope e/ou TVS documentada durante tratamento com betabloqueadores	C
10. Sarcoidose cardíaca, miocardite de células gigantes, ou doença de Chagas	C
Classe IIb	
1. FEVE ≤ 0,35 devido por causa não isquêmica e classe funcional (NYHA) I	C
2. Síndrome do QT longo com um ou mais fatores de risco para morte súbita	B
3. Doença cardíaca estrutural avançada e síncope de causa desconhecida apesar de investigação invasiva e não invasiva	C
4. Cardiomiopatia familiar associada com morte súbita	C
5. Não compactação isolada do ventrículo esquerdo	C

IAM: infarto agudo do miocárdio; NYHA: New York Heart Association; FEVE: fração de ejeção ventricular esquerda; TVNS: taquicardia ventricular não sustentada; TVS: taquicardia ventricular sustentada; EEF: estudo eletrofisiológico; TV: taquicardia ventricular; FV: fibrilação ventricular.

Por se tratar de procedimentos que, em sua maioria, dispensam a abertura de cavidades, muitos serviços utilizam apenas anestesia local associando uma sedação profunda apenas no momento da realização de testes de desfibrilação. Face à grande prevalência de disfunção ventricular esquerda grave nessa população, entretanto, o emprego de anestesia geral aumenta a segurança dos procedimentos.

5.1 PREPARO PRÉ-OPERATÓRIO

Os pacientes candidatos a implante de cardiodesfibrilador, comumente, são submetidos à extensa investigação cardiológica antes da indicação do implante do dispositivo. Vários cuidados, entretanto, devem ser tomados no preparo para a operação que começam com a minuciosa explicação ao paciente de como funciona o dispositivo e de quais limitações deverão ser respeitadas.

No caso de procedimentos eletivos, o paciente deve ser avisado da obrigatoriedade de jejum alimentar de oito horas e da necessidade de suspender o uso de medicamentos que interfiram no sistema de hemostasia e coagulação ou com a atividade plaquetária. Recomenda-se também a suspensão temporária do uso de hipoglicemiantes orais da classe das biguanidas (**metformina**), no caso de implante de ressincronizadores, quando, habitualmente, se utiliza contraste iodado.

QUADRO 56.2 Situações em que o implante de CDI não deve ser indicado, de acordo com as diretrizes internacionais	
RECOMENDAÇÕES	NÍVEL DE EVIDÊNCIA
Classe III	
1. Expectativa de sobrevivência inferior a 1 ano, mesmo quando houver critérios de indicação de implante do CDI e/ou classe funcional (NYHA) I ou II	C
2. TV ou FV incessante	C
3. Doenças psiquiátricas importantes que podem ser agravadas pelo implante de CDI ou que podem impedir um acompanhamento sistemático do dispositivo	C
4. Insuficiência cardíaca refratária ao tratamento medicamentoso, classe funcional (NYHA) IV, sem indicação de transplante cardíaco ou TRC	C
5. Síncope de origem indeterminada, sem TV induzida e sem doença cardíaca estrutural.	C
6. FV/TV passível de ablação cirúrgica ou por cateter (por exemplo, síndrome de Wolff-Parkinson-White, TV da via de saída, TV idiopática ou TV fascicular sem doença cardíaca estrutural)	C
7. FV/TV causada por um distúrbio completamente reversível na ausência de doença cardíaca estrutural (por exemplo, desequilíbrio eletrolítico, drogas, trauma torácico)	B
NYHA: New York Heart Association; TV: taquicardia ventricular; FV: fibrilação ventricular.	

A avaliação laboratorial deve, obrigatoriamente, incluir a análise da função renal, que, em geral, está alterada nesse tipo de paciente.

A antibioticoterapia profilática é recomendada, com dose única de cefalosporina uma hora antes do procedimento.

5.2 ASPECTOS CIRÚRGICOS

Os CDI atuais utilizam, além dos polos instalados no cabo-eletrodo de desfibrilação, a carcaça do gerador de pulsos como polo ativo. Por esse motivo, esses dispositivos são desenvolvidos para ser implantados, preferencialmente, na região peitoral esquerda (Figura 56.1).

O acesso venoso em pacientes adultos é realizado habitualmente por dissecção da veia cefálica ou por punção da veia subclávia ou da veia axilar. Menos frequentemente, pode-se utilizar, com incisão independente, a dissecção da veia jugular externa ou punção da veia jugular interna. Na maioria dos casos, tanto o acesso venoso quanto a confecção da loja do gerador utilizam a mesma incisão de aproximadamente quatro a 6 cm na região infraclavicular ou sobre o sulco deltopeitoral.[49,50]

5.3 IMPLANTE DO CABO-ELETRODO PARA DETECÇÃO E REVERSÃO DE TAQUIARRITMIAS

O cabo-eletrodo utilizado no ventrículo direito, independentemente do tipo de cardiodesfibrilador que será utilizado, é o componente que demanda maior cuidado no procedimento de implante. Constitui-se por, pelo menos, três eletrodos: um par utilizado para sentir os batimentos espontâneos do paciente e para estimular o coração como um marca-passo antibradicardia ou antitaquicardia e por um dos *coils* para aplicação de alta energia (choques). Por ser o componente que levará os fenômenos elétricos cardíacos que servirão para que o gerador de pulsos discrimine ritmos fisiológicos de arritmias ventriculares, todo o cuidado deve ser tomado para que não ocorram compressões ou dobraduras neste cabo-eletrodo. Quando houver compressão externa ou dobradura, não são incomuns as emissões de "ruídos" elétricos pelo cabo-eletrodo, que podem ser "confundidos" com fibrilação ventricular e causar choques inapropriados.

Para evitar que esse cabo-eletrodo seja comprimido pela movimentação da clavícula sobre a primeira costela, é recomendável que a via de acesso seja a veia cefálica ou punção da veia axilar. Punções da veia subclávia próximas à junção da clavícula com a primeira costela devem ser evitadas.

Em face da grande quantidade de trabéculas musculares do ventrículo direito, podem ser utilizados cabos-eletrodos com fixação por "barbas" ou por "saca-rolhas", locados com o auxílio da radioscopia à parede diafragmática, à ponta do ventrículo direito ou ao septo interventricular. Em casos de corações muito dilatados, com extensas áreas de fibrose endocárdica e poucas trabéculas, os mais indicados são os cabos com fixação do tipo "saca-rolhas". O posicionamento de cabos-eletrodos endocárdicos é sempre acompanhado pela visão fluoroscópica.

Após a confirmação das condições adequadas de estimulação e de sensibilidade, o cabo-eletrodo deve ser fixado junto ao acesso venoso para evitar a tração indevida.

5.4 IMPLANTE DO CABO-ELETRODO ATRIAL

Quando o dispositivo a ser utilizado é um cardiodesfibrilador atrioventricular, ou seja, que tem capacidade de estimular o coração como um marca-passo atrioventricular, é obrigatório o

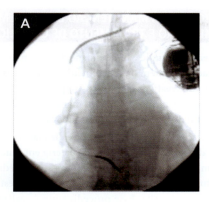

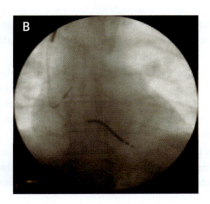

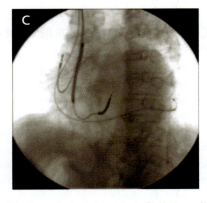

FIGURA 56.1 Três tipos principais de cardiodesfibriladores. (A) CDI ventricular que tem apenas um cabo-eletrodo implantado no ventrículo direito (notam-se os dois *coils* de desfibrilação: um na cavidade do ventrículo direito e o outro na veia inominada). (B) CDI atrioventricular: tem dois cabos-eletrodos, um implantado no átrio direito (para sentir o ritmo atrial e estimular essa câmara como marca-passo) e o outro ventricular semelhante ao de (A). (C) CDI com ressincronizador atriobiventricular: conta com três cabos-eletrodos, em átrio [semelhante ao de (B)], em ventrículo direito [(semelhante ao de (A) e (B)] e um terceiro em ventrículo esquerdo para servir exclusivamente de estimulação do ventrículo esquerdo com marca-passo implantado pelo seio coronário

implante de um cabo-eletrodo atrial. Para tanto, são utilizados comumente cabos-eletrodos com ponta em forma de "saca-rolhas", o que permite a fixação em qualquer região atrial direita. Pode-se, entretanto, optar pelo uso de cabos-eletrodos que apresentam "barbas" em sua extremidade e com o formato de um "J", que obrigam o cirurgião a fixá-los na aurícula direita, única região atrial que apresenta trabéculas exuberantes.

5.5 IMPLANTE DO CABO-ELETRODO VENTRICULAR ESQUERDO

Com o desenvolvimento de dispositivos que associam ao cardiodesfibrilador a ressincronização ventricular, tornou-se necessário o implante de um terceiro cabo-eletrodo, posicionado no ventrículo esquerdo. Diferentemente do que ocorre com os cabos-eletrodos desenhados para átrio e ventrículo direitos, que são implantados nas cavidades atrial ou ventricular, o acesso ao ventrículo esquerdo é feito, habitualmente, pelo seio coronário ou por toracotomia.

O acesso transvenoso ao ventrículo esquerdo é classicamente obtido pela canulação do seio coronário, atingindo-se a superfície externa do coração (epicárdio) por uma das veias tributárias que drenam o local. Após a obtenção do acesso venoso e a cateterização do seio coronário, é realizada flebografia para observação da anatomia deste sistema. Tem-se optado pelo implante do cabo-eletrodo do ventrículo esquerdo na parede lateral ou posterolateral do ventrículo esquerdo.

Alternativamente, em situações especiais e com indicações precisas, o implante de ressincronizador cardíaco pode ser realizado pelo acesso transtorácico com sistemas epicárdicos. Na verdade, essa abordagem é híbrida, já que, geralmente, apenas o cabo-eletrodo do ventrículo esquerdo é implantado por via transtorácica, enquanto os cabos-eletrodos atrial e ventricular direitos o são por via transvenosa endocárdica. Embora esse tipo de abordagem permita a instalação do cabo-eletrodo diretamente no epimiocárdio, essa técnica é habitualmente evitada como acesso primário devido à maior simplicidade dos implantes endocavitários. Suas principais indicações são a impossibilidade de cateterização e anatomia desfavorável do seio coronário, a ausência de acesso venoso, a cardiopatia complexa associada e os limiares de estimulação do ventrículo esquerdo inadequados pela via transvenosa.

5.6 ANÁLISE DAS MEDIDAS ELÉTRICAS INTRAOPERATÓRIAS

Uma vez implantado um cabo-eletrodo, independentemente da via de acesso utilizada, câmara cardíaca ou tipo de fixação, deve-se proceder à análise das medidas do limiar de excitabilidade, da resistência elétrica do sistema e da captação do sinal intracavitário espontâneo. O limiar de excitabilidade é a menor energia que consegue estimular o coração. Acreditamos que o ideal seja a obtenção de valores menores que 0,7 Volts, desde que se fixe a duração do pulso elétrico em

0,5 milissegundos. O valor da resistência elétrica obtida deve oscilar de 400 a 1.000 Ohms, o que permitirá drenagem ideal de corrente elétrica, propiciando maior longevidade da bateria e ausência de estimulação muscular esquelética ou diafragmática. O potencial elétrico espontâneo ideal, para que o gerador de pulsos reconheça adequadamente o ritmo cardíaco próprio do paciente, deve ser maior que 1,5 mV para a câmara atrial e maior que 4 mV para a ventricular.

5.7 IMPLANTE DO GERADOR DE PULSOS

Pelas grandes dimensões dos geradores de pulsos dos cardiodesfibriladores, seu alojamento deve ser muito cuidadoso para evitar as deformidades e as lesões mecânicas da pele. Em pacientes do sexo masculino, é sempre recomendável o alojamento subpeitoral, à exceção de pacientes com tecido celular subcutâneo muito espesso, que acomode facilmente o dispositivo.

Em mulheres, pela menor compleição da caixa torácica, pode-se utilizar o alojamento subcutâneo, desde que se tome o cuidado de instalar o gerador de pulsos próximo à glândula mamária.

5.8 TESTE DE DESFIBRILAÇÃO

A verificação da real capacidade de reconhecer uma fibrilação ventricular e da efetividade do choque para sua reversão foi considerada procedimento obrigatório antes da finalização do implante de um cardiodesfibrilador.

Para se realizar esse teste, é necessária a indução de fibrilação ventricular, o que é feito pelo próprio dispositivo implantado aplicando-se um choque sobre a onda T ou uma "rajada" de estímulos. Uma vez induzida a fibrilação ventricular, o dispositivo irá, automaticamente, detectá-la e interrompê-la pela aplicação de um choque. É usual realizar o teste de desfibrilação com energia menor que a maior energia liberada pelo gerador de pulsos, habitualmente, 10 joules menos que a energia de saída máxima.

Para a realização do teste de desfibrilação, é fundamental que se tenha suporte ventilatório adequado, assim como excelente monitoração cardíaca.

Nos últimos anos, com o conhecimento de que menos do que 2% dos CDI implantados não conseguem desfibrilar eficientemente o paciente na primeira tentativa, esse tipo de teste tem caído, progressivamente, em desuso.

5.9 FINALIZAÇÃO DO PROCEDIMENTO

Após a conexão do(s) cabo(s) ao gerador de pulsos, o excesso de fio deve ser posicionado sob o gerador, e o gerador fixado à musculatura subjacente, longe da linha de sutura para evitar a compressão e a isquemia das bordas da incisão, o que poderia resultar em extrusão do gerador de pulsos. Acreditamos que mais de um plano de sutura deva ser utilizado.

6 CIRURGIA PARA MANUTENÇÃO DOS SISTEMAS DE ESTIMULAÇÃO E TRATAMENTO DE COMPLICAÇÕES

A despeito da grande confiabilidade dos sistemas de estimulação cardíaca e também da idade média elevada dos pacientes que recebem dispositivos eletrônicos implantáveis, a realização de procedimentos cirúrgicos para a manutenção do adequado funcionamento desses aparelhos tem sido rotineira.

A operação mais frequentemente realizada é a substituição do gerador de pulsos pela depleção da bateria em função do uso normal. Um gerador de pulsos de CDI dura, em média, 7 anos, dependendo do tipo de aparelho e da quantidade de estímulos de que o paciente necessita. Esse procedimento é realizado, habitualmente, sob anestesia local, com ou sem sedação do paciente, pela mesma incisão utilizada para o implante inicial do dispositivo. Deve-se tomar o cuidado de ampliar a loja do gerador de pulsos, alojando o novo dispositivo confortavelmente para não causar isquemia dos tecidos e, principalmente, não danificar os cabos-eletrodos durante o seu manuseio.

A substituição de cabos-eletrodos, ou a adição de novos cabos, é menos frequente, embora algumas vezes necessária, por fratura dos filamentos ou do material de revestimento do cabo-eletrodo, ou pela alteração do quadro clínico do paciente com necessidade de mudança do tipo de aparelho.

Outros procedimentos podem ser necessários, como o reposicionamento de cabos-eletrodos por deslocamento, correção de defeito de loja, drenagem de hematoma de loja, drenagem de hemo ou pneumotórax ou drenagem pericárdica por perfuração cardíaca, embora esses tipos de complicações sejam pouco frequentes e muito relacionadas à curva de aprendizado da equipe cirúrgica.

6.1 REMOÇÃO DE CABOS-ELETRODOS DE DESFIBRILADORES IMPLANTÁVEIS

As condições clínicas que demandam a obrigatoriedade da remoção de cabos-eletrodos são, felizmente, pouco frequentes e representadas, principalmente, pela infecção no sistema de estimulação, pela trombose venosa, por embolias pulmonares repetidas ou por outras situações associadas à presença do cateter que ponham em risco a vida do paciente.[51]

A prática rotineira de abandonar cabos-eletrodos não funcionantes tem se tornado também problemática, com o uso de múltiplos eletrodos dos marca-passos bicamerais e multissítio. Da mesma forma, os eletrodos de desfibriladores implantáveis, por serem muito calibrosos e dotados de grande superfície rugosa, quando necessitam ser substituídos ou removidos, representam também um sério problema. Essa conduta aumenta o risco de tromboembolismo pulmonar, de síndrome da veia cava superior e, frequentemente, dificulta a via de acesso para a colocação de novos cabos.

A remoção de cabos-eletrodos de desfibriladores é um procedimento altamente especializado, representando um grande desafio para os profissionais da estimulação cardíaca artificial. Três tipos principais de abordagem têm sido utilizados: a tração direta; a remoção a céu aberto; e as técnicas transvenosas, com o emprego de recursos específicos.[51]

A **tração direta** externa dos cabos-eletrodos apresenta altos índices de sucesso quando o implante do dispositivo foi realizado há menos de 1 ano. Para cabos-eletrodos de longa permanência, entretanto, essa técnica é de utilidade relativa, devendo ser empregada criteriosamente, face ao baixo índice de sucesso e alto risco de laceração das estruturas cardíacas e venosas.

A **remoção a céu aberto** tem sido realizada em situações de exceção, habitualmente quando a tração direta externa falha e não há condições técnicas ou recursos especiais para a extração transvenosa. Pode ser realizada por toracotomia direita ou toracotomia longitudinal transesternal, com ou sem o auxílio da circulação extracorpórea.

A **contratração interna** constitui-se em uma técnica transvenosa e, portanto, menos invasiva que a cardiotomia, e tem sido a abordagem preferida pela maioria dos serviços. Requer, entretanto, a introdução de uma bainha para liberar as aderências do cabo-eletrodo às estruturas venosas e cardíacas, até atingir o local onde a ponta do cabo-eletrodo está implantada, servindo de apoio junto ao miocárdio para a remoção do cabo-eletrodo. A introdução dessa bainha pode ser realizada utilizando-se dilatadores mecânicos, que rompem o tecido fibroso ao longo do trajeto do eletrodo, ou com o auxílio do Excimer LASER, que corta a frio o tecido fibrótico.

As indicações para remoção de cabos-eletrodos foram inicialmente publicadas na forma de diretrizes em 2000 pela North American Society of Pacing and Electrophysiology (NASPE)[52] e posteriormente atualizadas, em 2009, pela American Heart Association/American College of Cardiology e Heart Rhythm Society (antiga NASPE).[51] No Brasil, as diretrizes da Sociedade Brasileira de Arritmias Cardíacas (SOBRAC), que se baseiam nas recomendações internacionais, podem ser encontradas nas referências bibliográficas citadas ao final do capítulo.[48]

6.2 COMPONENTES DO SISTEMA DE ESTIMULAÇÃO CARDÍACA PERMANENTE

Basicamente, os dispositivos cardíacos eletrônicos implantáveis são constituídos por fonte de energia, circuito eletrônico e cabos-eletrodos. A fonte de energia e o circuito eletrônico são acondicionados em uma cápsula de titânio, hermeticamente fechada, constituindo o gerador de pulsos.

Os geradores de pulsos atuais são compostos por bateria de lítio com capacidade para ser utilizada entre 5 e 8 anos em média, ligada a um circuito eletrônico com larga capacidade de programação. Modificações dos parâmetros programáveis são realizadas externamente, por comunicação mediante radiofrequência, entre o sistema implantado e programadores externos. Informações em tempo real sobre o estado da bateria, a integridade dos cabos-eletrodos, as condições da interface eletrodo-miocárdio e a análise do ritmo cardíaco espontâneo do paciente também são transmitidas pelo gerador ao programador externo.

Os cabos-eletrodos são constituídos de condutor elétrico multifilamentar, com comprimento suficiente para conectar o gerador de pulsos ao coração. Revestidos por isolante elétrico inerte ao organismo (silicone ou poliuretana), têm em uma de suas extremidades o eletrodo de platina ou carbono que estimulará o coração e, na outra extremidade, um conector para ser adaptado ao gerador de pulsos. No caso específico do cabo-eletrodo ventricular do desfibrilador implantável, também existem um ou dois "coils" para liberação dos choques.

6.3 MODOS DE ESTIMULAÇÃO CARDÍACA ARTIFICIAL

Em virtude da grande variedade dos dispositivos cardíacos eletrônicos implantáveis, tornou-se necessária a criação de um código para definir o modo de estimulação empregado em determinado momento. O código utilizado atualmente foi proposto pela Heart Rhythm Society (HRS) e pelo British Pacing and Electrophysiology Group (BPEG)[53] (Tabela 56.4).

TABELA 56.4 Código internacional para a descrição dos CDI

I	II	III	IV
TERAPIA DE CHOQUE	TERAPIA DE ATP	DETECÇÃO DE TAQUICARDIA	ESTIMULAÇÃO ANTIBRADICARDIA
0 = Nenhuma	0 = Nenhuma	E = Eletrograma	0 = Nenhuma
A = Átrio	A = Átrio	H = Hemodinâmica	A = Átrio
V = Ventrículo	V = Ventrículo	D = Dupla (E + H)	V = Ventrículo
D = Dupla (A + V)	D = Dupla (A + V)		D = Dupla (A + V)

0: nenhuma – indica que a função está desativada; A: átrio – indica que a função está ativada para a câmara atrial; V: ventrículo – indica que a função está ativada para a câmara ventricular; D: dupla – pode indicar que a função está ativada para as duas câmaras (A e V) ou que as duas formas de detecção de taquicardia (E e H) estão ativadas; terapia de choque: administração de choque de alta energia não sincronizado; terapia de ATP: sobrestimulação ventricular programada para reversão de taquiarritmias; E: eletrograma – detecção das taquiarritmias mediante a análise dos sinais intracardíacos captados pelo cabo-eletrodo (morfologia do QRS e variabilidade da frequência cardíaca); H: função hemodinâmica – indica que as alterações hemodinâmicas serão consideradas na detecção das arritmias.

6.4 PRINCÍPIOS DE FUNCIONAMENTO DOS CARDIODESFIBRILADORES IMPLANTÁVEIS

Atualmente, todos os CDI disponíveis no mercado são construídos para uso transvenoso e também operam como um marca-passo cardíaco. Dessa forma, um CDI chamado de ventricular, além de agir como um dispositivo para reverter taquiarritmias, também funciona como um marca-passo ventricular. Um dispositivo classificado como CDI atrioventricular, corresponde, na prática, a um cardiodesfibrilador para reversão de taquiarritmias ventriculares associado a um marca-passo atrioventricular. Finalmente, um CDI ressincronizador corresponde a um cardiodesfibrilador para reversão de taquiarritmias ventriculares associado a um ressincronizador cardíaco (atriobiventricular).

Além das funções antibradicardia e antitaquicardia, todos os CDI têm a capacidade de identificar, classificar e armazenar os fenômenos elétricos captados nas câmaras cardíacas onde os cabos-eletrodos estão implantados. Os fenômenos identificados como taquicardia ventricular ou fibrilação ventricular também são armazenados na forma de eletrogramas, para posterior interpretação (Figura 56.2).

Uma vez identificada uma taquicardia, o sistema eletrônico do CDI utiliza algoritmos para análise dessa arritmia, que deverá ser classificada como supraventricular ou ventricular. Quando essa arritmia é identificada como ventricular, ela poderá ou não desencadear uma terapia antitaquicardia, dependendo da faixa de frequência cardíaca em que ela se apresentar. Cada fabricante de dispositivo incorpora, além do critério de frequência cardíaca, outros critérios associados à forma de início da arritmias, sua ritmicidade e morfologia do complexo QRS captado, para discriminar arritmias ventriculares de ritmos fisiológicos ou de arritmias atriais (Figura 56.3).

Habitualmente, o médico que programa o dispositivo pode se utilizar de até quatro zonas de monitoramento do ritmo cardíaco. Cada uma dessas zonas de detecção pode ser classificada como ritmo sinusal, taquicardia ventricular lenta, taquicardia ventricular rápida ou fibrilação ventricular. Os limites de frequência cardíaca de cada uma dessas zonas de detecção podem ser customizados para cada paciente em função da idade, função ventricular, classe funcional ou qualquer outro parâmetro que a equipe médica julgar importante. Para cada zona de detecção podem ser programadas terapias de estimulação antibradicardia, de estimulação antitaquicardia, de choques de cardioversão sincronizados ao QRS ou de choques para desfibrilação ventricular. Pode-se, ainda, optar por manter a terapia desligada em uma ou mais zonas, mantendo-se apenas o monitoramento das arritmias (Figuras 56.4 a 56.6).

6.5 ESTRATÉGIAS PARA REDUÇÃO DOS CHOQUES DO CDI

A expectativa média de utilização de terapias de choque em portadores de CDI varia em função do tipo de indicação. Estima-se que as chance de pacientes com CDI para prevenção primária da morte súbita cardíaca necessitar de um choque apropriado variem de 2 a 5% ao ano. Contudo, quando o CDI é utilizado como prevenção secundária, a chance de uma terapia de choque ser necessária pode atingir até 60%, durante a vida do paciente.

Dessa forma, a prescrição de betabloqueadores associados ou não à amiodarona é muito frequente na população de portadores de CDI, como forma de diminuir a taxa de arritmias ventriculares. O controle rigoroso da insuficiência cardíaca também faz parte da estratégia de redução de choques.

Dependendo da idade e da função ventricular do paciente, deve-se programar o gerador de pulsos com várias zonas de terapia, dando-se preferência à estimulação antitaquicardia como primeira forma de terapia. A zona de terapia com choque máximo pode ser restrita às detecções de frequência cardíaca mais alta, geralmente acima de 200 bpm, para garantir que o paciente perca a consciência antes de receber uma terapia com choque. Mais recentemente, foi incorporada aos geradores a possibilidade de aplicar uma rajada de estímulos de marca-passo enquanto o CDI carrega seu capacitor, na tentativa de reverter uma taquicardia ventricular que tenha sido detectada na zona de fibrilação ventricular.

Quando o tratamento farmacológico e o ajuste da programação não são suficientes para reduzir o número de choques apropriados, a ablação por cateter dos focos de taquicardia pode ser tentada.

7 PRINCIPAIS CUIDADOS COM OS PORTADORES DE CARDIODESFIBRILADORES IMPLANTÁVEIS

Entre as orientações que se deve dar aos pacientes submetidos ao implante de um dispositivo antiarrítmico, muitas são comuns aos pacientes cardiológicos em geral e aos portadores de marca-passos convencionais. Existem, entretanto, orientações específicas para os portadores de CDI e cujo detalhamento, acreditamos, é fundamental (Quadro 56.3).

As principais dizem respeito a como proceder na ocorrência de uma síncope ou de um choque do dispositivo; como evitar choques inapropriados por interferências eletromagnéticas e em que situações deve ser impedido de conduzir veículos automotores.

A ocorrência de síncopes em portadores de CDI é relativamente frequente, sendo reportada em cerca de 30% dos indivíduos. Como as terapias de choque para reversão da fibrilação ventricular ou da taquicardia ventricular rápida são programadas para ocorrer cerca de 15 segundos após o início da arritmia, a concomitância da terapia de choque com a perda da consciência é esperada. A apresentação das síncopes independe da postura ou da atividade, podendo ocorrer com o indivíduo deitado, sentado ou em pé e, nessa situação, desenvolvendo atividades rotineiras ou durante o exercício. Quando acompanhadas do choque do CDI, em mais de 50% dos casos, o primeiro choque é eficaz para reverter a arritmia. Existem fatores predisponentes

Desfibriladores Cardíacos

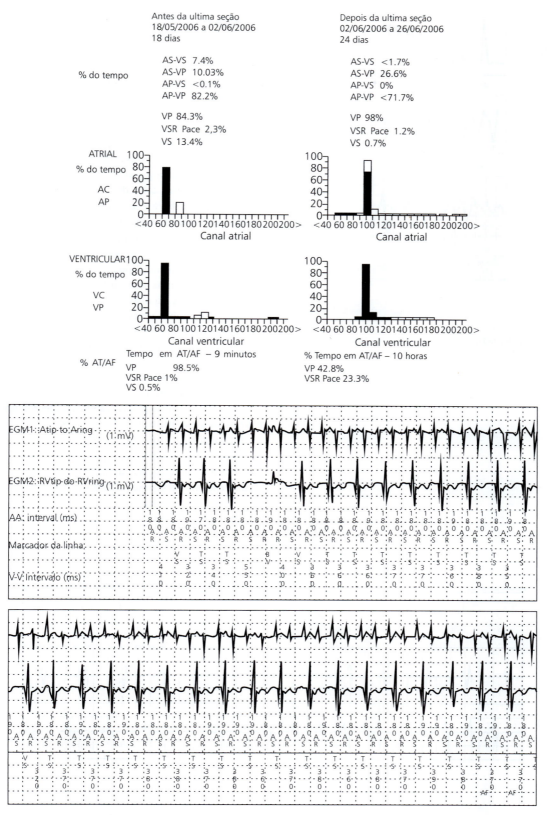

FIGURA 56.2 Armazenamento de dados e eletrogramas intracavitários.

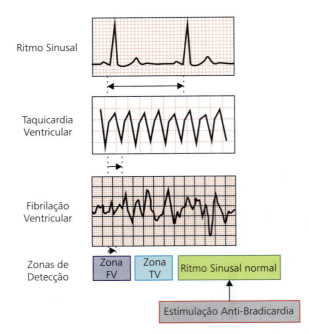

FIGURA 56.3 Diagrama mostrando as zonas terapêuticas do CDf.

para a síncope em portadores de CDI: os choques são mais frequentes em pacientes com disfunção ventricular grave, com fibrilação atrial e nos que apresentam taquicardia ventricular sustentada com frequência cardíaca elevada.

A ocorrência de uma terapia de choque com o paciente consciente é sempre um evento indesejável. Um dos motivos desse tipo de evento é a programação inadequada do dispositivo, que pode estar programado para aplicar terapias de choque para taquicardias ventriculares relativamente lentas. Nessa situação, o ideal é programar sequências cada vez mais agressivas de rajadas de estímulo de marca-passo, deixando-se a cardioversão ou a desfibrilação para os casos de insucesso desse tipo de terapia. Nessa situação, embora a necessidade da terapia tenha sido adequada, a forma deverá ser reconfigurada (Figura 56.7).

Choques espúrios ou inapropriados têm sido reportados em até 15% dos pacientes. Estes podem ocorrer pela "confusão" de uma taquicardia fisiológica ou de uma taquicardia patológica de origem atrial com uma taquicardia ventricular. Embora os CDI sejam projetados para distinguir arritmias atriais de arritmias ventriculares, muitas vezes os algoritmos não são suficientes para fazer essa separação. Os choques espúrios ou inapropriados podem acontecer, também, pela contagem indevida das ondas T como QRS, levando a frequência cardíaca real e fisiológica a ser contada em dobro pelo CDI. Finalmente, uma terapia inapropriada pode ser decorrência de interferência eletromagnética ou de ruídos emitidos pelo próprio cabo-eletrodo, em função de defeito ou fratura de filamentos (Figura 56.8).

Independentemente do tipo de evento, síncope, choque apropriado ou inapropriado, o paciente deve, imediatamente, procurar um serviço de atendimento cardiológico e informar o médico responsável pelo seguimento de seu dispositivo. No caso de choques apropriados, a causa facilitadora da arritmia pode persistir, e novas terapias podem ser necessárias. Os casos mais

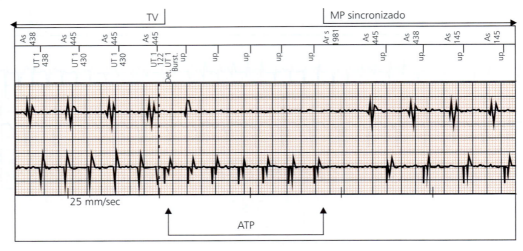

FIGURA 56.4 Terapia apropriada com estímulos antitaquicardia ("ATP") para interrupção de taquicardia ventricular.

Desfibriladores Cardíacos

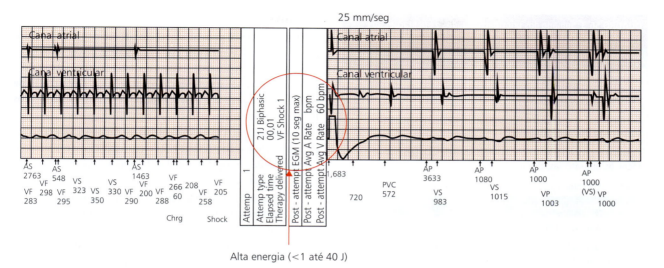

FIGURA 56.5 Terapia apropriada por choque para cardioversão de taquicardia ventricular rápida.

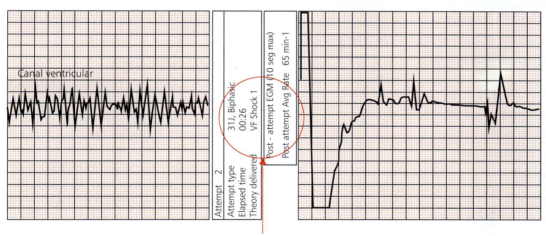

FIGURA 56.6 Terapia apropriada por choque para desfibrilação.

preocupantes, entretanto, são os de choques inapropriados por dupla contagem ou ruídos, quando a causa persiste, e os choques podem ser repetitivos.

Os dispositivos atuais têm um grande poder de interpretação de sinais elétricos externos, e muitas das preocupações que existiam antigamente já não devem preocupar um portador de CDI. Detectores de metais, fornos domésticos de micro-ondas ou outros eletrodomésticos têm baixíssimos potencial de causar interferências em dispositivos implantáveis. As principais exceções a essa regra são os telefones celulares, que devem ficar a 20 cm do CDI quando em operação e equipamentos metálicos mal aterrados, como refrigeradores e chuveiros elétricos.

Alguns equipamentos hospitalares apresentam grande poder de dano ao portador de CDI e seu uso deve ser criteriosamente discutido com a equipe médica responsável pelo acompanhamento dos portadores de dispositivos implantados. Entre essas fontes de interferência, estão o eletrocautério, os equipamentos de ressonância magnética e alguns aparelhos de diatermia usados em fisioterapia como ondas curtas, micro-ondas e *tens*.

De maneira geral, não há impedimento para o portador de CDI conduzir veículos automotores. Tem sido consenso, entretanto, que essa atividade não deve ser permitida nos 6 primeiros meses que se seguem a uma terapia apropriada por choque.

QUADRO 56.3 Sumário dos principais cuidados e orientações aos portadores de CDI

PRÉ-OPERATÓRIO

Motivo para a indicação de implante do CDI

Funcionamento de um CDI

Como deve ser o preparo pré-operatório (exames, jejum, suspensão de medicamentos)

Como é o procedimento para o implante de CDI (anestesia, técnicas operatórias, duração e riscos)

Duração da internação hospitalar após o procedimento

PÓS-OPERATÓRIO (IMEDIATO)

Necessidade de repouso no leito após o procedimento

Observação da loja do gerador de pulsos (hematomas e sangramentos)

Controle da dor decorrente do procedimento

Personalização da programação do dispositivo

ALTA HOSPITALAR

Cuidados com a ferida operatória

Importância do cartão de identificação de portador de CDI

Rotina de seguimento clínico

Cuidados para prevenção do deslocamento dos cabos-eletrodos

Retorno às atividades profissionais

Retorno às atividades cotidianas

Prescrição de medicamentos

Proteção contra as fontes de interferências

Direção veicular

Sensações causadas pelas terapias do CDI

Como agir em caso de receber um choque do CDI

SEGUIMENTO CLÍNICO

Retirada dos pontos cirúrgicos (7º ao 10º dia pós-operatório)

Avaliações clínicas periódicas

Avaliação eletrônica do CDI

Avaliação das condições da loja do gerador de pulsos

ORIENTAÇÕES GERAIS

- Importância da manutenção dos medicamentos prescritos
- Realização de exames diagnósticos
- Adaptação ao dispositivo
- Proteção contra fontes de interferências
- Atividades esportivas
- Qualidade de vida

7.1 SEGUIMENTO CLÍNICO

Por se tratar de pacientes que, em sua maioria, são portadores de disfunção ventricular esquerda grave e de comorbidades como hipertensão arterial sistêmica, diabetes, fibrilação atrial e diferentes graus de insuficiência renal crônica, a prescrição de vários medicamentos e a necessidade de controles periódicos frequentes são a regra.

Nesse cenário, a interação entre o cardiologista que faz o seguimento clínico do paciente com o especialista em estimulação cardíaca pode ter papel facilitador de grande importância para a melhora do paciente.

Entre as funcionalidades dos CDI atuais, além da capacidade de armazenamento de informações sobre o ritmo cardíaco do paciente, esses dispositivos podem ter a capacidade de monitoramento da impedância torácica, que tem grande sensibilidade para detectar precocemente quadros de congestão pulmonar. Muitos dispositivos têm, também, a capacidade de transmissão remota das informações, facilitando tanto a identificação de arritmias quando ocorrem síncopes ou choques aplicados pelo dispositivo, quanto o diagnóstico precoce da fibrilação atrial, de arritmias ventriculares e da descompensação da insuficiência cardíaca.

7.2 AVALIAÇÕES ELETRÔNICAS

A análise específica do CDI é recomendada a cada 3 a 6 meses, dependendo da gravidade do quadro clínico de cada paciente.

Nessas avaliações, além das condições técnicas da bateria e dos cabos-eletrodos, são obtidas informações muito valiosas sobre o ritmo cardíaco e o controle da insuficiência cardíaca.

Ao final da avaliação, o médico responsável pelo exame deve emitir um laudo detalhado e explicativo das informações colhidas. No caso de achados preocupantes, o médico cardiologista deve ser imediatamente informado.

8 IMPACTO DOS CARDIODESFIBRILADORES IMPLANTÁVEIS NA QUALIDADE DE VIDA

Embora vários estudos tenham demonstrado que o CDI aumenta significativamente a sobrevida de pacientes com alto risco de morte súbita cardíaca, ainda não está claro se esse incremento na sobrevida é acompanhado por algum grau de comprometimento na qualidade de vida.[54] Alguns estudos relatam que portadores de CDI geralmente apresentam ansiedade, depressão, distúrbios do humor e temor em relação às terapias aplicadas pelo dispositivo e ao eventual não funcionamento do dispositivo em momentos cruciais.[55,56] Contudo, também tem sido reportado que o implante do CDI confere aos pacientes uma grande sensação de segurança, considerando-se a capacidade do dispositivo em interromper episódios inesperados de arritmias ventriculares potencialmente letais.[57,58]

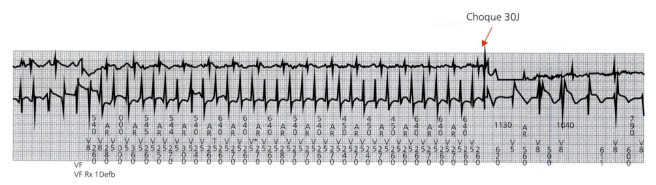

FIGURA 56.7 Terapia apropriada por choque para reversão de taquicardia ventricular detectada em zona de fibrilação ventricular.

Até o presente momento, os resultados da avaliação da qualidade de vida de portadores de CDI derivados dos ensaios clínicos randomizados são controversos. Diferenças no intervalo entre as avaliações, no questionário de qualidade de vida utilizado, nas características da população incluída em cada estudo e a falta de padronização para reportar os escores de qualidade de vida são os principais motivos da heterogeneidade dos resultados (Quadro 56.4).

Entre os estudos clínicos randomizados para prevenção secundária da morte súbita cardíaca, o estudo CIDS mostrou benefícios do CDI na qualidade de vida, enquanto o estudo AVID mostrou que não houve diferenças na qualidade de vida dos pacientes dos grupos CDI e amiodarona.[59,60]

Dentre os estudos clínicos de prevenção primária da morte súbita cardíaca, somente o SCD-HeFT[61] reportou melhores escores de qualidade de vida no grupo CDI. Os estudos AMIORVIT,[20]

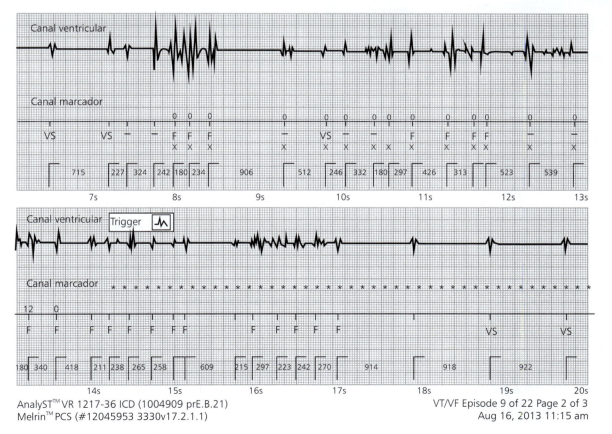

FIGURA 56.8 Ruídos em cabo-eletrodo detectado como fibrilação ventricular.

MADIT-II[62] e DEFINITE[63] não encontraram diferenças significativas na qualidade de vida dos portadores de CDI e, o estudo CABG-PATCH,[64] demonstrou que os pacientes do grupo controle apresentaram melhores escores de qualidade de vida do que o grupo CDI. Nos estudos que usaram a terapia de ressincronização cardíaca associada ao CDI (CONTAK-ICD, COMPANION, MIRACLE ICD I, MIRACLE ICD II),[65-68] os benefícios na qualidade de vida dos portadores de CDI foram potencialmente maximizados pelos efeitos da TRC.

Seis estudos[20,59-61,63,64] analisaram a influência dos choques do CDI nos escores de qualidade de vida, comparando os pacientes que haviam com os que não haviam recebido choques. Em geral, esses estudos demonstraram que a ocorrência de numerosos choques associou-se com uma redução significativa da qualidade de vida. O estudo DEFINITE[63] também demonstrou que havia diferença interindividual no momento pré e pós-choque para ambos os componentes físicos e emocionais do questionário de qualidade de vida. No SCD-HeFT,[61] os autores mostraram que quando a avaliação da qualidade de vida ocorria no prazo de até um mês da ocorrência dos choques do CDI, a diminuição da qualidade de vida era acentuadamente mais significativa.

9 CUSTO-EFETIVIDADE DOS CARDIODESFIBRILADORES IMPLANTÁVEIS

Apesar do grande crescimento do número de procedimentos e da complexidade dos dispositivos cardíacos, surpreendentemente, no contexto brasileiro, pouco ainda se sabe sobre o impacto orçamentário-financeiro e a custo-efetividade desses dispositivos. As informações disponíveis resultam de estudos desenvolvidos em cenário característico de ensaio clínico, mas que nem sempre refletem a realidade encontrada na prática diária. Além disso, as análises de custo-efetividade derivadas de tais estudos englobam os gastos estabelecidos no delineamento dos respectivos estudos e que, portanto, são pouco transferíveis para o modelo brasileiro de assistência à saúde.

Uma das principais limitações das análises econômicas derivadas dos estudos randomizados é que essas análises, invariavelmente, inflacionam o custo da terapia com CDI e desvalorizam

QUADRO 56.4 Sumário da avaliação da qualidade de vida derivada dos estudos clínicos randomizados com portadores de CDI

ESTUDO	MOMENTO DA AVALIAÇÃO DA QV	QUESTIONÁRIOS DE QV	RESULTADOS PRINCIPAIS	EFEITOS DOS CHOQUES DO CDI NA QV
AVID, 2002	Longitudinal (basal, 3, 6, 12 meses)	SF-36	Nenhuma diferença na QV dos grupos CDI amiodarona	Redução dos escores de QV, tanto nos aspectos físicos quanto emocionais
CIDS, 2002	Longitudinal (basal, 6, 12 meses)	NHP	Melhores escores de QV no grupo CDI	Redução dos escores dos aspectos emocionais (≥ 5 choques)
CABG-Patch, 1999	Transversal (6 meses após o implante)	SF-36	Melhores escores de QV no grupo controle	Redução dos escores de QV, tanto nos aspectos físicos quanto emocionais
AMIORVIT, 2003	Longitudinal (basal, 12 meses)	Quality of Well Being Schedule	Nenhuma diferença na QV dos grupos CDI amiodarona	Não houve diferenças na QV dos pacientes que receberam ou não receberam choques
MADIT II, 2007	Longitudinal (basal, 3, 12, 24, 36 meses)	HUI3, SF-12	Nenhuma diferença nas mudanças da QV entre os dois grupos	Não foi avaliado
DEFINITE, 2007	Longitudinal (basal, 1, 3, 6, 9, 12,15,18, 21, 24, 27, 30, 33, 36 meses)	SF-12, MLHFQ	Nenhuma diferença na QV dos grupos CDI e tratamento medicamentoso	Não houve diferenças na QV dos pacientes que receberam ou não receberam choques. No entanto, houve diferenças intraindividuais pré e pós-choque em ambos os componentes físicos e emocionais da QV
SCD-HeFT, 2008	Longitudinal (basal, 3, 12, 30 meses)	SF-36, MLHFQ	Melhora significativa do bem-estar psicológico aos 3 e 12 meses no grupo CDI. Não houve diferenças significativas no sumário físico por grupo de tratamento	Redução de escores de vários domínios quando o paciente teve um choque no prazo de 1 mês de uma avaliação de QV subsequente

QV: qualidade de vida; HUI3: Health Utility Index; MLHFQ: Minnesota Living with Heart Failure; NHP: Nottingham Health Profile.

os anos de vida ganhos com a intervenção. Isso ocorre porque a estimativa de anos de vida ganhos reportada pelos ensaios randomizados depende muito da duração do seguimento clínico de cada estudo. O custo de um CDI é fortemente concentrado na fase inicial, mas o seu benefício advém ao longo do tempo. Assim, os dados de curto prazo de ensaios clínicos randomizados podem subestimar a análise de custo-efetividade da terapia com CDI.[69]

A redução da mortalidade observada após seguimento de longo prazo do estudo MADIT-II, por exemplo, foi muito maior do que a observada inicialmente. Em um seguimento médio de mais de 7 anos, a redução absoluta da mortalidade no grupo CDI foi de 13%, ao passo que, na fase de seguimento inicial de 1,5 anos, havia sido reportada redução de 5,6% na mortalidade.[19,70]

Em uma análise de custo-efetividade do CDI, derivada de estudos clínicos randomizados, foi reportado um incremento de USD $25.000 a USD $50.000 por ano de vida ajustado pela qualidade de vida (QALY).[71] Esses dados indicam que a terapia com CDI é custo-efetiva. No entanto, é importante reconhecer que essa relação de custo-efetividade provável difere do que seria encontrado no "mundo real" da prática clínica.

10 CONCLUSÃO

Os cardiodesfibriladores implantáveis atuais são uma modalidade terapêutica altamente efetiva para detecção e reversão imediata de arritmias cardíacas com potencial para causar a morte do paciente. Além disso, dependendo do quadro de cada paciente, também podem ser usados para prevenção ou tratamento de bradiarritmias e correção de dissincronia cardíaca, impactando de forma significativa no aumento da taxa de sobrevivência desses indivíduos.

Os cuidados com a técnica de implante, a prescrição de medicamentos, as orientações e o seguimento clínico periódico são fundamentais para assegurar resultados satisfatórios e para a redução da taxa de terapias inapropriadas, resultando na melhora da qualidade de vida dos pacientes.

A evolução da tecnologia tem incorporado a esses dispositivos recursos de grande valia para o melhor acompanhamento clínico.

REFERÊNCIAS BIBLIOGRÁFICAS

1. Desai AS, Fang JC, Maisel WH, Baughman KL. Implantable defibrillators for the prevention of mortality in patients with nonischemic cardiomyopathy: a meta-analysis of randomized controlled trials. JAMA 2004:292(23):2874-2879.
2. Ezekowitz JA, Rowe BH, Dryden DM et al. Systematic review: Implantable cardioverter defibrillators for adults with left ventricular systolic dysfunction. Ann Intern Med 2007;147:251–262.
3. Buxton M, Caine N, Chase D, Connelly D, Grace A, Jackson C, Parkes J, Sharples L. A review of the evidence on the effects and costs of implantable cardioverter defibrillator therapy in different patient groups, and modelling of cost-effectiveness and cost-utility for these groups in a UK context. Health Technol Assess 2006;10(27).
4. Henyan NN, White CM, Gillespie EL, Smith K, Coleman CI, Kluger J. The impact of gender on survival amongst patients with implantable cardioverter defibrillators for primary prevention against sudden cardiac death. J Intern Med. 2006;260:467-473.
5. Huang Y, Wu W, Cao Y, Qu N. All cause mortality of cardiac resynchronization therapy with implantable cardioverter defibrillator: a meta-analysis of randomized controlled trials. Int J Cardiol. 2010;145:413-417.
6. Russo AM, Stainback RF, Bailey SR, Epstein AE, Heidenreich PA, Jessup M, Kapa S, Kremers MS, Lindsay BD, Stevenson LW. ACCF/HRS/AHA/ASE/HFSA/SCAI/SCCT/SCMR 2013 appropriate use criteria for implantable cardioverter-defibrillators and cardiac resynchronization therapy: a report of the American College of Cardiology Foundation appropriate use criteria task force, Heart Rhythm Society, American Heart Association, American Society of Echocardiography, Heart Failure Society of America, Society for Cardiovascular Angiography and Interventions, Society of Cardiovascular Computed Tomography, and Society for Cardiovascular Magnetic Resonance. J Am Coll Cardiol 2013;61(12):1318-1368.
7. Mirowski M, Mower MM, Langer A, Heilman MS, Schreibman J. A chronically implanted system for automatic defibrillation in active conscious dogs. Experimental model for treatment of sudden death from ventricular fibrillation. Circulation 1978;58(1):90-94.
8. Goldberger Z, Lampert R. Implantable cardioverter-defibrillators: expanding indications and technologies. JAMA 2006;295(7):809-818.
9. Winkle RA. Evolution of the implantable cardioverter-defibrillator: from bullets to BBs. J Am Coll Cardiol 2012;60(23):2399-2401.
10. Landolina M, Perego GB, Lunati M, Curnis A, Guenzati G, Vicentini A, Parati G, Borghi G, Zanaboni P, Valsecchi S, Marzegalli M. Remote monitoring reduces healthcare use and improves quality of care in heart failure patients with implantable defibrillators: the evolution of management strategies of heart failure patients with implantable defibrillators (EVOLVO) study. Circulation 2012;125(24):2985-2992.
11. Camm AJ, Nisam S. European utilization of the implantable defibrillator: has 10 years changed the "enigma"?. Europace 2010;12:1063-1069.
12. Go PubMed. Disponível em http://gopubmed.org/web/gopubmed/21?WEB01qzoqvmiviwv6I2I1I00i0010101040000. Acesso em: agosto, 2014.
13. AVID Investigators: A comparison of antiarrhythmic-drug therapy with implantable defibrillators in patients resuscitated from near-fatal ventricular arrhythmics. The Antiarrhythmics versus Implantable Defibrillators (AVID) Investigators. N Engl J Med. 1997;337:1576-1583.
14. Connolly SJ, Gent M, Roberts RS et al. Canadian Implantable Defibrillator Study (CIDS): a randomized trial of the implantable cardioverter defibrillator against amiodarone. Circulation 2000;101:1297-1302.
15. Kuck KH, Cappato R, Siebels J, Ruppel R. Randomized comparison of antiarrhythmic drug therapy with implantable defibrillators in patients resuscitated from cardiac arrest: the Cardiac Arrest Study Hamburg (CASH).Circulation 2000; 102:748-754.
16. Buxton AE, Lee KL, Fisher JD et al. A randomized study of the prevention of sudden death in patients with coronary artery disease. Multicenter Unsustained Tachycardia Trial Investigators. N Engl J Med. 1999;341:1882-1890.
17. Moss AJ, Hall WJ, Cannom DS et al. Improved survival with an implanted defibrillator in patients with coronary disease at high risk for ventricular arrhythmia. Multicenter Automatic Defibrillator Implantation Trial Investigators. N Engl J Med. 1996;335:1933-1940.
18. Connolly SJ, Hallstrom AP, Cappato R, Schron EB, Kuck KH, Zipes DP, Greene HL, Boczor S, Domanski M, Follmann D, Gent M, Roberts RS. Meta-analysis of the implantable cardioverter defibrillator secondary prevention trials. AVID, CASH and CIDS studies. Antiarrhythmics vs

Implantable Defibrillator study. Cardiac Arrest Study Hamburg . Canadian Implantable Defibrillator Study. Eur Heart J. 2000;21(24):2071-8.
19. Moss AJ, Zareba W, Hall WJ et al. Prophylactic implantation of a defibrillator in patients with myocardial infarction and reduced ejection fraction. N Engl J Med. 2002;346:877-883.
20. Strickberger SA, Hummel JD, Bartlett TG et al. Amiodarone versus Implantable Cardioverter-Defibrillator Trial: randomized trial in patients with nonischemic dilated cardiomyopathy and asymptomatic nonsustained ventricular tachycardia. AMIOVIRT. J Am Coll Cardiol. 2003;41:1707-1712.
21. Bansch D, Antz M, Boczor S et al. Primary prevention of sudden cardiac death in idiopathic dilated cardiomyopathy: the Cardiomyopathy Trial (CAT). Circulation 2002;105:1453-1458.
22. Bristow MR, Saxon LA, Boehmer J et al. Cardiac-resynchronization therapy with or without an implantable defibrillator in advanced chronic heart failure. N Engl J Med. 2004;350:2140-2150.
23. Bardy GH, Lee KL, Mark DB et al. Amiodarone or an implantable cardioverter-defibrillator for congestive heart failure. N Engl J Med. 2005;352:225-237.
24. Kadish A, Dyer A, Daubert JP et al. Prophylactic defibrillator implantation in patients with nonischemic dilated cardiomyopathy. N Engl J Med. 2004;350:2151-2158.
25. Nanthakumar K, Epstein AE, Kay GN, Plumb VJ, Lee DS. Prophylactic implantable cardioverter-defibrillator therapy in patients with left ventricular systolic dysfunction: a pooled analysis of 10 primary prevention trials. J Am Coll Cardiol. 2004;44(11):2166-72.
26. Bigger JT Jr. Prophylactic use of implanted cardiac defibrillators in patients at high risk for ventricular arrhythmias after coronary-artery bypass graft surgery. Coronary Artery Bypass Graft (CABG) Patch Trial Investigators. N Engl J Med. 1997;337:1569-1575.
27. Hohnloser SH, Kuck KH, Dorian P et al. Prophylactic use of an implantable cardioverter-defibrillator after acute myocardial infarction. N Engl J Med. 2004;351:2481-2488.
28. Raviele A, Bongiorni MG, Brignole M et al. Early EPS/ICD strategy in survivors of acute myocardial infarction with severe left ventricular dysfunction on optimal beta-blocker treatment. The BEta-blocker STrategy plus ICD trial. Europace 2005;7:327-337.
29. Steinbeck G, Andresen D, Seidl K et al. Defibrillator implantation early after myocardial infarction. N Engl J Med. 2009;361:1427-1436.
30. Dorian P, Connolly S, Hohnloser SH. Why don't ICDs decrease all-cause mortality after MI? Insights from the DINAMIT study. Circulation 2004;110:502.
31. Garratt CJ, Elliott P, Behr E, et al. Heart Rhythm UK position statement on clinical indications for implantable cardioverter defibrillators in adult patients with familial sudden cardiac death syndromes. Europace 2010;12:1156-1175.
32. Maron BJ, Olivotto I, Spirito P et al. Epidemiology of hypertrophic cardiomyopathy-related death: revisited in a large non-referral-based patient population. Circulation 2000;102:858-864.
33. Maron BJ, Casey SA, Hauser RG, Aeppli DM. Clinical course of hypertrophic cardiomyopathy with survival to advanced age. J Am Coll Cardiol. 2003;42:882-888.
34. Maron BJ, Spirito P, Shen WK et al. Implantable cardioverter-defibrillators and prevention of sudden cardiac death in hypertrophic cardiomyopathy. JAMA 2007;298:405-412.
35. Pierre-Louis B, Prasad A, Frishman WH. Cardiac manifestations of sarcoidosis and therapeutic options. Cardiol Rev. 2009;17:153-158.
36. Syed J, Myers R. Sarcoid heart disease. Can J Cardiol. 2004;20:89-93.
37. Garratt CJ, Elliott P, Behr E et al. Heart Rhythm UK position statement on clinical indications for implantable cardioverter defibrillators in adult patients with familial sudden cardiac death syndromes. Europace 2010;12:1156-1175.

38. Marcus FI, McKenna WJ, Sherrill D et al. Diagnosis of arrhythmogenic right ventricular cardiomyopathy/dysplasia: proposed modification of the task force criteria. Circulation 2010;121:1533-1541.
39. Piccini JP, Dalal D, Roguin A et al. Predictors of appropriate implantable defibrillator therapies in patients with arrhythmogenic right ventricular dysplasia. Heart Rhythm 2005;2:1188-1194.
40. Dalal D, Nasir K, Bomma C et al. Arrhythmogenic right ventricular dysplasia: a United States experience. Circulation 2005;112:3823-3832.
41. Zipes DP, Camm AJ, Borggrefe M et al. ACC/AHA/ESC 2006 guidelines for management of patients with ventricular arrhythmias and the prevention of sudden cardiac death: a report of the American College of Cardiology/ American Heart Association Task Force and the European Society of Cardiology Committee for Practice Guidelines (Writing Committee to Develop Guidelines for Management of Patients with Ventricular Arrhythmias and the Prevention of Sudden Cardiac Death), developed in collaboration with the European Heart Rhythm Association and the Heart Rhythm Society. Circulation 2006;114:e385-e484.
42. Heidbuchel H, Corrado D, Biffi A et al. Recommendations for participation in leisure-time physical activity and competitive sports of patients with arrhythmias and potentially arrhythmogenic conditions. Part II. Ventricular arrhythmias, channelopathies and implantable defibrillators. Eur J Cardiovasc Prev Rehabil. 2006;13:676-686.
43. Wilkoff BL, Cook JR, Epstein AE, Greene HL, Hallstrom AP, Hsia H, Kutalek SP, Sharma A; Dual Chamber and VVI Implantable Defibrillator Trial Investigators. Dual-chamber pacing or ventricular backup pacing in patients with an implantable defibrillator: the Dual Chamber and VVI Implantable Defibrillator (DAVID) Trial. JAMA 2002;288(24):3115-23.
44. Moss AJ, Hall WJ, Cannom DS et al. Cardiac-resynchronization therapy for the prevention of heart failure events. N Engl J Med. 2009;361:1329-1338.
45. Tang AS, Wells GA, Talajic M et al. Resynchronization-Defibrillation for Ambulatory Heart Failure Trial Investigators; Cardiac resynchronization therapy for mild-to-moderate heart failure. N Engl J Med. 2010;363:2385-2395.
46. 2012 ACCF/AHA/HRS Focused Update Incorporated Into the ACCF/AHA/HRS 2008 Guidelines for Device-Based Therapy of Cardiac Rhythm Abnormalities: A Report of the American College of Cardiology Foundation/American Heart Association Task Force on Practice Guidelines and the Heart Rhythm Society. Circulation 2013;127:e283--e352.
47. 2013 ESC Guidelines on cardiac pacing and cardiac resynchronization therapy: The Task Force on cardiac pacing and resynchronization therapy of the European Society of Cardiology (ESC). Developed in collaboration with the European Heart Rhythm Association (EHRA). Europace. 2013;15(8):1070-118
48. Diretrizes Brasileiras de Dispositivos Cardíacos Eletrônicos Implantáveis (DCEI). Arq Bras Cardiol 2007;89(6):210-237.
49. Costa R. Estimulação Cardíaca Artificial. In: Irany Novah Moraes. (Org.) Tratado de Clínica Cirúrgica. São Paulo: Roca; 2005, v. 1, p. 1077-1085.
50. Ellenbogen KA, Kay GN, Lau CP, Wilkoff BL, editors. Clinical cardiac pacing, defibrillation, and resynchronization therapy. 4th ed. Philadelphia: Saunders Elsevier, 2011.
51. Wilkoff BL, Love CJ, Byrd CL, Bongiorni MG, Carrillo RG, Crossley GH 3rd, Epstein LM, Friedman RA, Kennergren CE, Mitkowski P, Schaerf RH, Wazni OM. Transvenous lead extraction: Heart Rhythm Society expert consensus on facilities, training, indications, and patient management: this document was endorsed by the American Heart Association (AHA). Heart Rhythm. 2009;6(7):1085-104.
52. Love CJ, Wilkoff BL, Byrd CL, Belott PH, Brinker JA, Fearnot NE, Friedman RA, Furman S, Goode LB, Hayes DL, Kawanishi DT, Parsonnet V,

Reiser C, Van Zandt HJ. Recommendations for extraction of chronically implanted transvenous pacing and defibrillator leads: indications, facilities, training. North American Society of Pacing and Electrophysiology Lead Extraction Conference Faculty. Pacing Clin Electrophysiol. 2000;23(4 Pt 1):544-51.

53. Bernstein AD, Camm AJ, Fisher JD et al. North American Society of Pacing and Electrophysiology policy statement. The NASPE/BPEG defibrillator code. PACE 1993;16:1776-1780.

54. McCready MJ, Exner DV. Quality of life and psychological impact of implantable cardioverter defibrillators: focus on randomized controlled trial data. Card Electrophysiol Rev 2003;7(1):63-70.

55. Sears SF, Todaro JF, Urizar G, Lewis TS, Sirois B, Wallace R, Sotile W, Curtis AB, Conti JB. Assessing the psychosocial impact of the ICD: a national survey of implantable cardioverter defibrillator health care providers. Pacing Clin Electrophysiol 2000; 23:939-945.

56. Sears SF, Conti JB. Quality of life and psychological functioning of ICD patients. Heart 2002 May; 87(5): 488-493.

57. Carroll SL, Strachan PH, de Laat S, Schwartz L, Arthur HM. Patients' decision making to accept or decline an implantable cardioverter defibrillator for primary prevention of sudden cardiac death. Health Expect 2013;16(1):69-79

58. Gal CS, Bullinger JM, Kantor PB. Peace of Mind: The Decision to Accept an Implantable Cardiac Defibrillator (ICD): Qualitative Findings. Rutgers LAIR Lab Technical Report. Disponível em: http://comminfo.rutgers.edu/ci/lair/documents/Gal_QHR.pdf. Acessado em Agosto, 2014.

59. Schron EB, Exner DV, Yao Q, Jenkins LS, Steinberg JS, Cook JR, Kutalek SP, Friedman PL, Bubien RS, Page RL, Powell J. Quality of Life in the Antiarrhythmics Versus Implantable Defibrillators Trial Impact of Therapy and Influence of Adverse Symptoms and Defibrillator Shocks. Circulation 2002;105:589-594.

60. Irvine J, Dorian P, Baker B, O'Brien BJ, Roberts R, Gent M, Newman D, Connolly SJ. Quality of life in the Canadian Implantable Defibrillator Study (CIDS). Am Heart J. 2002;144(2):282-289.

61. Mark DB, Anstrom KJ, Sun JL, Clapp-Channing NE, Tsiatis AA, Davidson-Ray L, Lee KL, Bardy GH, Sudden Cardiac Death in Heart Failure Trial Investigators. Quality of Life with Defibrillator Therapy or Amiodarone in Heart Failure. N Engl J Med 2008; 359(10):999–1008.

62. Noyes K, Corona E, Zwanziger J, Hall WJ, Zhao H, Wang H, Moss AJ, Dick AW. Multicenter Automatic Defibrillator Implantation Trial II. Health-related quality of life consequences of implantable cardioverter defibrillators: results from MADIT II. Med Care 2007;45: 377–385.

63. Passman R, Subacius H, Ruo B, Schaechter A, Howard A, Sears SF, Kadish A. Implantable cardioverter defibrillators and quality of life: results from the defibrillators in nonischemic cardiomyopathy treatment evaluation study. Arch Intern Med 2007;167(20):2226-2232.

64. Namerow PB, Firth BR, Heywood GM, Windle JR, Parides MK. Quality-of-life six months after CABG surgery in patients randomized to ICD versus no ICD therapy: findings from the CABG Patch Trial. Pacing Clin Electrophysiol 1999;22(9):1305-1313.

65. Higgins SL, Hummel JD, Niazi IK, Giudici MC, Worley SJ, Saxon LA, Boehmer JP, Higginbotham MB, De Marco T, Foster E, Yong PG. Cardiac Resynchronization Therapy for the Treatment of Heart Failure in Patients With Intraventricular Conduction Delay and Malignant Ventricular Tachyarrhythmias. J Am Coll Cardiol 2003; 42(8):1454–1459.

66. Bristow MR, Saxon LA, Boehmer J, Krueger S, Kass DA, De Marco T, Carson P, DiCarlo L, DeMets D, White BG, DeVries DW, Feldman AM. Comparison of Medical Therapy, Pacing, and Defibrillation in Heart Failure (COMPANION) Investigators. Cardiac-Resynchronization Therapy with or without an Implantable Defibrillator in Advanced Chronic Heart Failure. Journal of Cardiac Failure 2008;14(1):9-18.

67. Young JB, Abraham WT, Smith AL, Leon AR, Lieberman R, Wilkoff B, Canby RC, Schroeder JS, Liem LB, Hall S, Wheelan K; Multicenter InSync ICD Randomized Clinical Evaluation (MIRACLE ICD) Trial Investigators. Combined Cardiac Resynchronization and Implantable Cardioversion Defibrillation in Advanced Chronic Heart Failure. JAMA 2003; 289:2685-2694.

68. Abraham WT, Young JB, León AR, Adler S, Bank AJ, Hall SA, Lieberman R, Liem LB, O'Connell JB, Schroeder JS, Wheelan KR; Multicenter InSync ICD II Study Group. Effects of cardiac resynchronization on disease progression in patients with left ventricular systolic dysfunction, an indication for an implantable cardioverter-defibrillator, and mildly symptomatic chronic heart failure. Circulation 2004;110:2864-2868.

69. Salukhe TV, Dimopoulos K, Sutton R et al. Life-years gained from defibrillator implantation: markedly nonlinear increase during 3 years of follow-up and its implications. Circulation 2004;109:1848-1853.

70. Goldenberg I, Gillespie J, Moss AJ et al. Long-term benefit of primary prevention with an implantable cardioverter-defibrillator: an extended 8-year follow-up study of the Multicenter Automatic Defibrillator Implantation Trial II. Circulation. 2010;122:1265-1271.

71. Sanders GD, Hlatky MA, Owens DK. Cost-effectiveness of implantable cardioverter-defibrillators. N Engl J Med. 2005;353:1471-1480

SÍNCOPE E HIPOTENSÃO 57

Tan Chen Wu
Denise Tessariol Hachul

---

1. Introdução
2. Causas da síncope
3. Avaliação inicial
4. Síncopes por diminuição da pressão arterial sistêmica
   - 4.1 Fisiopatologia
   - 4.2 Síndromes neuromediadas, reflexas ou vasovagais
     - 4.2.1 Síncopes situacionais
     - 4.2.2 Síncope neurocardiogênica
     - 4.2.3 Hipersensibilidade do seio carotídeo
   - 4.3 Hipotensão ortostática
   - 4.4 Diagnóstico
   - 4.5 Medidas terapêuticas não farmacológicas
     - 4.5.1 Dietéticas e comportamentais
     - 4.5.2 Manobras de contrapressão física
     - 4.5.3 Treinamento postural (*tilt training*)
     - 4.5.4 Treinamento físico
   - 4.6 Tratamento farmacológico
   - 4.7 Estimulação cardíaca artificial
5. Síncopes cardíacas
   - 5.1 Exames complementares
     - 5.1.1 Ecocardiograma
     - 5.1.2 Teste ergométrico ou cintilografia perfusional miocárdica
     - 5.1.3 Holter de 24 horas
     - 5.1.4 Monitor de eventos sintomáticos
     - 5.1.5 Sistema de monitorização implantável
     - 5.1.6 Estudo eletrofisiológico (EEF)
6. Unidade de síncope
7. Referências bibliográficas

---

1 INTRODUÇÃO

Define-se síncope como a perda de consciência e tônus postural de caráter súbito, paroxístico e autolimitado, motivado por hipofluxo cerebral transitório. A síncope pode ocorrer em associação ou não com sintomas premonitórios, como tontura, sudorese, náuseas, precordialgia, palpitações ou escurecimento visual. A pré-síncope corresponde à síncope iminente, com sintomas premonitórios associados e, muitas vezes, alterações do tônus postural, mas sem perda da consciência.[1]

É um evento clínico comum. É responsável, anualmente, por 1 a 6% das admissões hospitalares e por 1 a 3% dos atendimentos em serviços de emergência.[2] É muito prevalente em populações de 10 a 30 anos, sendo o pico de ocorrência de um primeiro episódio de síncope em torno dos 15 anos de idade. Em um estudo observacional, apenas 5% dos adultos avaliados apresentaram o primeiro episódio após os 40 anos. Entretanto, é observado um novo pico de incidência depois dos 65 anos, tanto em homens como em mulheres.[3-6]

A incidência varia conforme a população pesquisada. A incidência estimada no estudo de Framingham é de 6,2/1.000 por ano. Foi observado aumento da incidência após os 70 anos, de 5,7 eventos/1.000/ano em homens de 60 anos a 69 anos para 11,1 tantos em homens como em mulheres com idade entre 70 e 79 anos e 17 e 19 eventos/1.000/ano para homens e mulheres com mais de 80 anos respectivamente.[7]

Em um levantamento realizado por Ganzeboom e colaboradores em estudantes de medicina, a incidência acumulada da síncope foi de 8% antes dos 10 anos para 47% em mulheres e 24% em homens aos 24 anos. Taxas semelhantes foram descritas em levantamento realizado em Portugal, no qual 45,4%, em 2011, trabalhadores jovens ou estudantes tiveram pelo menos um episódio de síncope até o momento da pesquisa.[8]

Aproximadamente 1 de cada 3 pacientes tem recorrência; a maioria nos primeiros 2 anos após o início dos sintomas. Ainda que a recorrência não esteja associada diretamente ao aumento de mortalidade ou morte súbita, a taxa de morbidade desses pacientes é considerável, com prejuízos importantes na qualidade de vida comparável a doenças crônicas como artrite reumatoide, insuficiência renal crônica e distúrbios depressivos.[9]

2 CAUSAS DA SÍNCOPE

Um amplo espectro de anormalidades cardiovasculares e não cardiovasculares pode provocar a síncope, por baixa ou inadequada resistência vascular periférica e/ou comprometimento súbito do débito cardíaco, levando à redução da pressão arterial e hipoperfusão cerebral global, como mostra o Quadro 57.1 (modificado da classificação do consenso da Sociedade Europeia de Cardiologia – European Society of Cardiology – ESC).[10] Os quadros de perda de consciência consequentes a outras causas não relacionadas a hipofluxo cerebral, como psicogênica, metabólica ou neurológica, não são mais considerados síncopes segundo a classificação da Sociedade Europeia de Cardiologia (ESC), com abordagem específica de acordo com a patologia de base.

O estudo epidemiológico de Framingham revelou que a etiologia mais frequente de síncope é a vasovagal, correspondendo a 21,2% dos casos. A síncope cardíaca relacionou-se ao pior prognóstico. A neurológica e indeterminada apresenta risco intermediário e não se observou aumento do risco cardiovascular associado à síncope vasovagal em comparação com a população normal, o que demonstra o seu bom prognóstico.

No entanto, pacientes com síncope vasovagal não estão completamente isentos de riscos. Cerca de 30% podem apresentar traumatismos físicos relacionados às quedas, risco este diretamente relacionado ao número, frequência dos episódios e à ausência de sintomas prodrômicos. A idade avançada relaciona-se a maior risco de morbidade. Traumatismos físicos são mais graves em idosos, causando maior comprometimento funcional e diminuição da expectativa de vida.

O que mais distingue o idoso do jovem com síncope é a multicausalidade. O idoso tem várias comorbidades e frequentemente usa múltiplos medicamentos. Além disso, por alterações fisiológicas do sistema cardiovascular próprias da idade, os idosos são menos capazes de compensar variações da pressão arterial por meio do sistema barorreflexo, o que aumenta sua susceptibilidade à síncope.[11]

Doenças cardíacas estruturais e síndromes arrítmicas como canalopatias são os principais fatores de risco para morte súbita e mortalidade geral nos pacientes com síncopes. A síncope cardíaca relaciona-se à mortalidade significativamente mais alta (18 a 33%) quando comparada com causas não cardíacas (0 a 12%) e inexplicadas (6%). A incidência de morte súbita em 5 anos é de 33,1% para pacientes com síncopes cardíacas e de 4,9% e 8,5% para os outros dois grupos.[12,13]

Na avaliação prognóstica, devem ser considerados tanto o risco de morte ou eventos com risco de vida quanto a possibilidade de recorrência com trauma físico: fraturas e acidentes

QUADRO 57.1 Causas da síncope

SÍNCOPES POR DIMINUIÇÃO DA PRESSÃO ARTERIAL SISTÊMICA

Síncope reflexa (neuromediada)

Neurocardiogênica

Mediada por estresse emocional, dor, medo, instrumentação, estresse ortostático

Hipersensibilidade do seio carotídeo

Situacional

Tosse, espirro, estímulo gastrintestinal (deglutição, defecação, dor visceral)

Miccional, após exercício, pós-prandial

Outros (gargalhada, levantamento de peso, soluço)

Síncope por hipotensão ortostática

Insuficiência autonômica primária

Insuficiência autonômica pura, atrofia multissistêmica, doença de Parkinson com insuficiência autonômica, demência com corpos de Lewy

Insuficiência autonômica secundária

Diabetes melito, amiloidose, trauma da medula espinhal

Induzida por droga

Álcool, vasodilatadores, diuréticos, fenotiazinas e antidepressivos

Depleção volêmica

Hemorragia, diarreia, vômito; desidratação

SÍNCOPES CARDÍACAS

Arritmias cardíacas

- Bradicardia
  - Disfunção do nó sinusal
  - Bloqueio atrioventricular
  - Disfunção de dispositivos implantáveis

- Taquicardia
  - Supraventricular
  - Ventricular (idiopáticas, secundárias a doença cardíaca estrutural ou *síndromes hereditárias
  - Induzida por drogas (efeito pró-arrítmico)

Cardiopatia estrutural

Cardiopatia valvar, infarto ou isquemia miocárdica, cardiomiopatia hipertrófica, mixoma atrial, doenças pericárdicas com tamponamento, anomalia congênita de coronárias

Outras

Embolia pulmonar, dissecção aguda de aorta, hipertensão pulmonar

automobilísticos são relatados em 6% dos pacientes. Injúrias de menor gravidade, como laceração e contusões, em 29%. A recorrência é associada a fraturas e lesões de partes moles em 12% dos pacientes. Em pacientes atendidos em prontos-socorros, foram relatados trauma de pequena magnitude em 29,1% e lesões significativas em 4,7% dos casos. Os idosos apresentam taxas de morbidade extremamente altas com consequências que levam à perda de autonomia, doença depressiva e fraturas com subsequente institucionalização.[14]

3 AVALIAÇÃO INICIAL

A avaliação inicial com anamnese detalhada e exame físico minucioso, incluindo pressão arterial ortostática e eletrocardiograma, fundamental para o diagnóstico diferencial da síncope.

O episódio de síncope deve ser bem explorado, considerando todo o contexto da sua ocorrência: local; horário do dia; temperatura; fatores precipitantes; posição e atividade do paciente no momento da síncope; sintomas prodrômicos (com atenção para os autonômicos: sudorese, náusea, vômitos etc.); e presença de fatores precipitantes (dor, ansiedade, ortostase prolongada, exercício físico exaustivo, medo, micção ou tosse, doenças febris, etc). O testemunho das crises e a observação de sinais como palidez, pele fria, perda de tônus ou movimentos convulsivos facilitam a elaboração do diagnóstico mais provável. Na maioria das vezes, a recuperação é instantânea, porém, quando ocorre mais lentamente, pode ser de difícil distinção com quadros epilépticos.

A história de morte súbita na família, doenças associadas e medicações em uso informações de grande importância. Muitas vezes, a apresentação clínica do evento é a chave para o diagnóstico ou para a formulação das respectivas hipóteses. As manifestações clínicas sugestivas de algumas etiologias mais frequentes são apresentados nos Quadros 57.2 e 57.3.

O exame físico deve ser minucioso, com avaliação de mucosas, sinais de desidratação, medida da pressão arterial supina e nos 3 primeiros minutos em posição ortostática, simetria de pulsos periféricos, além de busca rigorosa de sinais de doença cardíaca e neurológica.

Embora raramente defina o diagnóstico, o eletrocardiograma (ECG) é fundamental para determinar a presença e a gravidade de alterações estruturais. O ECG normal está associado a baixo risco de etiologia cardiogênica para o evento da síncope, exceto nos casos de taquiarritmias paroxísticas supraventriculares.

Já o resultado anormal pode revelar uma arritmia potencialmente relacionada à síncope. Achados como ondas Q, distúrbios da condução átrio ou intraventricular, hipertrofia ventricular esquerda, intervalo QT prolongado, segmento PR curto e presença de onda delta, supradesnivelamento de ST nas derivações precordiais, extrassístoles, entre outros, sugerem síncope cardíaca.

É importante também lembrar que a síncope, muitas vezes, pode ser multifatorial, especialmente em idosos. O fato torna a avaliação inicial ainda mais importante para a determinação de quais exames diagnósticos complementares solicitar.

A avaliação inicial adequada com anamnese detalhada, exame físico minucioso e eletrocardiograma, frequentemente, levam ao diagnóstico presuntivo da síncope, além de permitir o direcionamento para o diagnóstico diferencial entre a síncope por diminuição da pressão arterial e a cardíaca que apresentam exames complementares e manejos distintos entre si (Figura 57.1).

QUADRO 57.2 Manifestações clínicas sugestivas de acordo com a classificação etiológica

CAUSAS DE SÍNCOPE	SINAIS E SINTOMAS
Reflexa	Ausência de cardiopatia
	História longa
	Após situações com desconforto sensorial
	Ortostase prolongada e/ou ambiente lotado e abafado
	Náuseas e vômitos associados
	Durante ou logo após a refeição
	Com movimento da cabeça ou compressão na região cervical
	Após exercício
Hipotensão ortostática	Ao levantar-se
	Introdução de medicação hipotensora ou mudança recente da dose
	Ortostase prolongada; ambiente lotado e abafado
	Presença de neuropatia autonômica ou doença de Parkinson
	Após exercício
Síncopes cardíacas	Presença de cardiopatia estrutural importante
	Durante exercício
	Em posição supina
	Precedida por palpitações ou dor torácica
	História familiar de morte súbita

Fonte: Adaptado de Brignole M, 2007.[65]

QUADRO 57.3 Achados clínicos no diagnóstico diferencial da síncope

HISTÓRIA	SÍNCOPE ARRÍTMICA	SÍNCOPE REFLEXA	CONVULSÃO EPILÉTICA
Pródromos	Curta duração, palpitações	Maior duração (minutos), calor, sudorese e visão borrada	Aura, paralisia de Todd's
Duração	Segundos a minutos	Geralmente menos de 1 minuto	Variável
Movimentos epileptiformes	Quase nunca	Infrequentes	Sempre
Tempo de recuperação	Segundos a minutos	Minutos	Minutos a horas com amnésia associada
Sintomas pós-evento	São incomuns	Fadiga, sonolência são frequentes	Confusão, dor muscular, fadiga, cefaleia, com recuperação lenta
Pré-síncope	Ocasional	Frequente	Rara
Postura	Indiferente	Geralmente ortostática	Indiferente
Palpitações	Ocasionais	Ocasionais	Nenhuma
Hipotensão postural	Ausente	Frequentemente presente	Ausente
Sinais de cardiopatia obstrutiva	Pouco frequentes	Ausentes	Ausentes
Evidências de cardiopatia estrutural	Frequentes	Ausentes na maioria	Ausentes na maioria
Déficit neurológico	Ausente	Ausente	Frequente

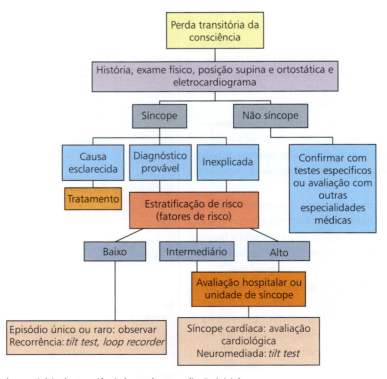

FIGURA 57.1 Abordagem da perda transitória da consciência baseada na avaliação inicial.

4 SÍNCOPES POR DIMINUIÇÃO DA PRESSÃO ARTERIAL SISTÊMICA

O fluxo sanguíneo cerebral é determinado pelas relações entre pressão arterial sistêmica e resistência cerebrovascular. Esta, por sua vez, é modulada por modificações metabólicas e químicas e pelo sistema de autorregulação da circulação cerebral. O sistema de autorregulação determina modificações no tono cerebrovascular em resposta ao aumento ou diminuição da pressão arterial sistêmica. Esse mecanismo mantém o fluxo cerebral constante, a despeito de flutuações na pressão arterial, dentro de determinados limites.

Uma adequada tolerância ortostática depende da associação de vários mecanismos regulatórios cardiovasculares e cerebrovasculares e a síncope reflexa representa sua súbita e profunda falência. Imediatamente após um indivíduo assumir a postura ortostática, o volume sistólico mantém-se estável, apesar da diminuição do retorno venoso, provavelmente pelo volume sanguíneo remanescente na circulação pulmonar. Gradualmente, nos minutos subsequentes, a queda na pressão de enchimento e no débito cardíaco provoca modificações na atividade dos receptores de baixa e alta pressão (cardiopulmonares e carotídeos), desencadeando um aumento do influxo simpático sobre o sistema cardiovascular. A consequência é o incremento da frequência cardíaca, do inotropismo cardíaco e a vasoconstricção esplâncnica e sistêmica. A permanência em ortostase ainda provoca a liberação de outros fatores neuro-humorais, como a renina angiotensina aldosterona (RAA) e a vasopressina.

A coordenação de todos esses mecanismos ou a sua falha determina a tolerância ortostática de um indivíduo. Sabe-se que quanto maior a depleção volêmica, maior a ativação do sistema RAA e que alterações da complacência arterial sistêmica e cerebral dificultam a compensação circulatória à ortostase. Outros fatores, relacionados indiretamente ao barorreflexo, também têm influência nos mecanismos compensatórios circulatórios, como a idade e o uso de fármacos com efeitos cardiovasculares.[15]

De acordo com a classificação etiológica, as síncopes por hipotensão arterial podem ser didaticamente divididas em dois grandes grupos: as neuromediadas e as por hipotensão ortostática. As neuromediadas, por sua vez, classificam-se em neurocardiogênica, situacionais e hipersensibilidade do seio carotídeo.

A hipotensão ortostática é definida como a queda da pressão arterial sistólica maior que 20 mmHg e da pressão arterial diastólica maior que 10 mmHg, de 1 a 3 minutos após se assumir a postura ereta. Pode ser autolimitada ou não; relacionada à falência do sistema nervoso autônomo; primária ou secundária a doenças sistêmicas, à hipovolemia ou ao uso de drogas.[16]

4.1 FISIOPATOLOGIA

Em condições basais, o sistema cardiovascular está sob influência de ativação vagal tônica e inibição simpática. Os receptores arteriais localizados no arco aórtico e seios carotídeos respondem a estímulos de estiramento e deformidade vascular. O aumento da atividade desses receptores implica em inibição da atividade simpática e aumento da atividade parassimpática sobre o sistema cardiovascular, com consequente desaceleração cardíaca e vasodilatação periférica. Se os barorreceptores são menos ativados, por diminuição do enchimento vascular, ocorre desinibição da atividade simpática, com inversão do padrão de repouso.

Os receptores cardiopulmonares são estruturas de onde emergem fibras aferentes vagais e estão localizados no coração e ao longo da circulação pulmonar. Fibras C não mielinizadas compõem a maior parte dos receptores sensoriais (químicos e mecânicos) localizados no átrio e ventrículo esquerdo. A ativação dessas fibras causa inibição simpática e ativação vagal. As terminações mecânicas são ativadas por modificações na pressão ventricular, especialmente na pressão de enchimento do ventrículo esquerdo. A descarga dos mecanorreceptores ventriculares aumenta com estimulação beta-adrenérgica.

Na postura ortostática, a vulnerabilidade à síncope aumenta significativamente em razão do deslocamento de cerca de 300 a 800 mL de sangue para o compartimento inferior do organismo, com consequente diminuição do retorno venoso. Mais de 50% do deslocamento sanguíneo ocorre nos primeiros segundos, reduzindo temporariamente o retorno venoso para o coração. O enchimento ventricular é prejudicado e o volume sistólico gradativamente reduzido, ocorrendo queda do débito cardíaco.

Uma série de mecanismos cardiovasculares regulatórios reflexos é ativada na tentativa de manutenção da perfusão cerebral. Para esse objetivo ser atingido, o volume sistólico, o débito cardíaco e a resistência vascular periférica sofrem modificações que levam a alterações na pressão arterial sistêmica. O ajuste e estabilização circulatórios geralmente completam-se no 1º minuto. No período subsequente, o sistema cardiovascular sofre modificações mínimas. A resposta cardiocirculatória à mudança postural ativa distingue-se da passiva.

Na postura ortostática passiva, o volume sistólico passa a sofrer queda progressiva, até que atinja um novo patamar de estabilidade. A diminuição da pressão ao nível de barorreceptores das zonas de alta pressão (arco aórtico e carótidas) e de baixa pressão (cardiopulmonares) desencadeia aumento da atividade do sistema nervoso simpático, com consequente aumento do cronotropismo e inotropismo cardíacos e da resistência vascular periférica. Na volta à postura ereta ativa, a musculatura dos membros inferiores e a musculatura abdominal contraem-se, promovendo compressão dos leitos vasculares de resistência e de capacitância, aumentando mecanicamente a resistência vascular total. Ocorre, então, elevação dos níveis da pressão arterial diastólica e média. A contração muscular abdominal e dos membros inferiores promove deslocamento do sangue para o átrio direito. O aumento súbito de pressão no átrio direito ativa os receptores cardiopulmonares (zona de baixa pressão), promovendo queda abrupta de aproximadamente 40% na resistência vascular periférica, por aproximadamente 6 a 8 segundos, e é acompanhada por queda da pressão arterial de, em média, 20 mmHg. A vasodilatação da circulação dos músculos em atividade contribui para a queda do tono vascular total.

A magnitude da resposta inicial de queda da pressão arterial e aumento da frequência cardíaca são proporcionais à duração do período de repouso em decúbito horizontal que precede a mudança postural. A pressão arterial e a frequência cardíaca recuperam-se após 30 segundos de postura ortostática ativa, iniciando-se, assim, o período de estabilização.

Durante ortostase prolongada, as respostas cardiocirculatórias à mudança postural passiva e ativa são semelhantes. A pressão arterial média e diastólica aumentam em torno de 10% e a sistólica praticamente não se altera. Em circunstâncias normais, o sistema nervoso simpático e o sistema renina-angiotensina-aldosterona encontram-se ativados nesta fase. As catecolaminas plasmáticas aumentam em minutos, enquanto os níveis de renina e a angiotensina elevam-se mais tardiamente. A vasopressina plasmática contribui discretamente para a resposta postural, exceto em situações de estresse ortostático prolongado, quando aumenta significativamente, promovendo tanto a reabsorção de água pelos rins como contribuindo para uma potente vasoconstricção periférica.

O sistema nervoso central (SNC) participa do controle circulatório por meio do núcleo do trato solitário (NTS), que apresenta conexões recíprocas com o córtex cerebral, o diencéfalo e o sistema nervoso simpático e parassimpático, exercendo influência direta sobre o coração, vasos sanguíneos e medula adrenal. Assim, o NTS é provido de informações que promovem a integração do sistema nervoso somático e autonômico, mantendo a homeostase orgânica.

4.2 SÍNDROMES NEUROMEDIADAS, REFLEXAS OU VASOVAGAIS

A resposta vasovagal é a ocorrência de desaceleração cardíaca e vasodilatação inapropriadas, que resultam em hipotensão arterial. Representa uma profunda falência transitória dos mecanismos reflexos cardiovasculares compensatórios para manutenção da perfusão cerebral.[17]

4.2.1 Síncopes situacionais

As situações que levam à síncope vasovagal têm como via final comum o aumento da estimulação vagal sobre o coração e a inibição do influxo simpático para o leito vascular.

Em algumas situações, como dor intensa, emoções fortes e flebotomias, a resposta vasovagal é estimulada por mecanismos hipotalâmicos. A síncope miccional associa-se ao esvaziamento rápido da bexiga e ocorre especialmente em decúbito ortostático; a evacuatória e a tussígena devem-se ao estímulo local e aumento da pressão intratorácica e intracraniana e ocorre especialmente em idosos, nos quais os barorreflexos são hipossensíveis e os mecanismos compensatórios insuficientes.

A síncope de deglutição geralmente associa-se a espasmos esofágicos, que deflagram estímulos aferentes para o NTS. Na neuralgia do glossofaríngeo, ocorrem impulsos aferentes inadequados para o NTS, via IX par. Como esses eventos ocorrem em situações específicas, essas síncopes são denominadas **situacionais** e seu diagnóstico baseia-se exclusivamente em dados de anamnese.

4.2.2 Síncope neurocardiogênica

O reflexo de Bezold-Jarisch é inibitório e origina-se nos receptores sensoriais ou fibras C aferentes vagais não mielinizadas, concentrados especialmente na parede inferoposterior do ventrículo esquerdo e influenciados por estimulação química e mecânica. A estimulação desses receptores aumenta a atividade parassimpática e diminui a atividade simpática, provoca vasodilatação e bradicardia e também modula a liberação de vasopressina e renina. A diminuição de sua atividade provoca inibição vagal.

O teste de inclinação (TI) ou *tilt table test* possibilitou o estudo dos mecanismos fisiopatológicos relacionados à síncope neurocardiogênica, embora nem todos tenham sido esclarecidos até o momento.

A postura ortostática é reconhecidamente um estímulo para o desencadeamento da resposta vasovagal, por meio da combinação da diminuição do volume cavitário com o aumento do tono simpático sobre o coração. Na exposição prolongada e na ausência de resposta compensatória adequada, os reflexos inibitórios podem deflagrar-se, à semelhança de grandes hemorragias. Concomitantemente à diminuição do retorno venoso (devida ao sequestro de sangue nos membros inferiores e potencializado pela vasodilatação decorrente da ação beta-adrenérgica), ocorrem a contração vigorosa ventricular mediada por catecolaminas e o desencadeamento da resposta vasovagal. A exacerbação da atividade parassimpática desempenha apenas papel secundário na gênese da hipotensão que leva à síncope vasovagal. A dilatação dos vasos de resistência é o componente mais importante da hipotensão que produz a síncope.

4.2.3 Hipersensibilidade do seio carotídeo

A prevalência de hipersensibilidade do seio carotídeo é variável de acordo com método e a população avaliada, com até 68% de pacientes idosos com síncopes e em 35% de indivíduos assintomáticos com mais de 65 anos de idade. Sendo assim, deve-se questionar a relação causa-efeito entre hipersensibilidade do seio carotídeo e síncope, podendo ser apenas um achado casual.[18]

A síncope geralmente é abrupta, sem pródromos e pode estar associada a traumatismo físico. Nem sempre é possível relacioná-la a estimulações locais ou movimento do pescoço e, algumas vezes, associa-se a aumento da pressão intratorácica. Estudos demonstraram que grande parte das "quedas" inexplicadas em idosos é síncope de causa cardiovascular, especialmente por hipersensibilidade do seio carotídeo e hipotensão ortostática com amnésia perissincopal.

A hipersensibilidade do seio carotídeo acomete mais indivíduos com doença arterial aterosclerótica, ou após cirurgias ou irradiações do pescoço. A manobra vagal deve ser realizada em caso de suspeita de hipersensibilidade do seio carotídeo, exceto na presença de sopro ou evidência de doença cerebrovascular grave. A massagem deve ser de no máximo 5 segundos, com intervalo de 1 minuto entre os dois lados, pois, apesar de o componente cardioinibitório ocorrer durante a massagem, o vasodepressor pode iniciar-se até 30 segundos após esta ser interrompida. O paciente deve estar monitorizado com eletrocardiograma e monitor de pressão arterial, preferencialmente batimento a batimento, para detecção do componente vasodepressor. Caso a manobra seja negativa em decúbito horizontal, repete-se o mesmo procedimento a 60 ou 70 graus em decúbito ortostático, para sua sensibilização.

A hipersensibilidade do seio carotídeo classifica-se em três formas hemodinâmicas (Figura 57.2):

- **cardioinibitória:** indução de pausa sinusal maior ou igual a 3 segundos ou bloqueio atrioventricular transitório durante estimulação do seio carotídeo;
- **vasodepressora:** queda da pressão arterial sistólica maior que 50 mmHg durante massagem do seio carotídeo;
- **mista:** associação dos dois componentes.

4.3 HIPOTENSÃO ORTOSTÁTICA

É a queda da pressão arterial sistólica maior que 20 mmHg ou da diastólica maior que 10 mmHg, medida entre 1 e 3 minutos após se assumir a postura ortostática. A prevalência de hipotensão postural aumenta com a idade e com os níveis de hipertensão arterial, atingindo 30% de idosos acima de 75 anos.

Considera-se a hipotensão pós-prandial uma importante causa de síncope em idosos. Ocorre em torno de uma hora e meia após a refeição. Aumenta o risco de síncopes, quedas, insuficiência coronariana e acidentes vasculares cerebrais pós-prandiais. Idosos têm comprometimento dos mecanismos compensatórios de aumento da resistência periférica à diminuição do fluxo causada pelo desvio do sangue para a região esplâncnica. Além disso, apresentam aumento da resistência cerebrovascular, o que acentua a vulnerabilidade à síncope.

A prevalência de doenças sistêmicas que cursam com disfunção autonômica também aumenta com a idade, tais como doenças primárias do SNC ou periférico e outras doenças sistêmicas, como doença de Parkinson e diabetes melito. O uso de diuréticos, vasodilatadores, bloqueadores adrenérgicos, tranquilizantes e antidepressivos é frequente nesta população e pode agravar os sintomas. O diagnóstico é feito pela anamnese e durante o exame físico. O teste de inclinação pode auxiliar por meio da análise das

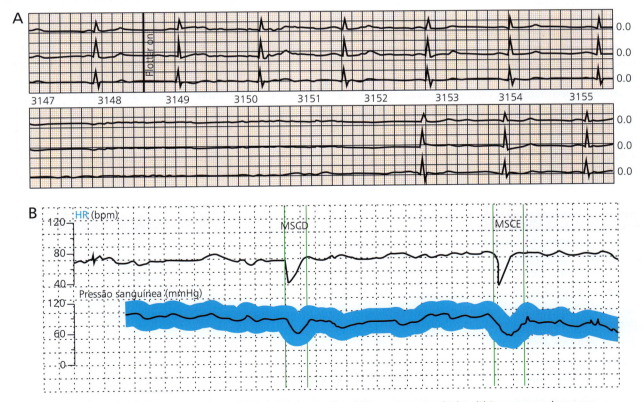

FIGURA 57.2 Exemplos de traçados de ECG de hipersensibilidade do seio carotídeo. (A) Resposta cardioinibitória. (B) Resposta vasodepressora

alterações hemodinâmicas e cronotrópicas causadas pela mudança de decúbito.

4.4 DIAGNÓSTICO

Após criteriosa anamnese, o exame físico do paciente com síncope deve ser minucioso, com atenção especial para o estado geral e cognitivo, temperatura, estado de hidratação, anemia, observação da marcha, equilíbrio, sinais localizatórios, tremores e movimentos involuntários. A medida da pressão arterial deve ser realizada em decúbito horizontal e entre 1 e 3 minutos após o paciente assumir a postura ortostática. É necessária a palpação dos pulsos periféricos para avaliação de regularidade do ritmo cardíaco extensiva aos quatro membros para verificação de simetria. Sopros carotídeos e cardíacos devem ser investigados.

Na década de 1980, os primeiros relatos sobre o efeito da exposição ortostática prolongada por meio do teste de inclinação, em pacientes com síncope inexplicada causaram grande entusiasmo e criaram grande expectativa em relação a um procedimento capaz de esclarecer o diagnóstico e desvendar os mecanismos das síncopes reflexas, até então pouco conhecidos.

Assim, nos últimos 30 anos, nos estudos realizados em pacientes com síncope induzida pelo TI, muito se aprendeu sobre os fatores hemodinâmicos e neuro-humorais envolvidos na fisiopatologia da síncope vasovagal.[19] No entanto, apesar da sua já consagrada posição na investigação diagnóstica de síncope, à semelhança de outros métodos subsidiários, o TI apresenta limitações quanto à sua capacidade diagnóstica, provavelmente pela grande variedade de gatilhos e grande complexidade dos fatores envolvidos no reflexo neuromediado. Considerando-se pacientes susceptíveis à síncope vasovagal, sem outras comorbidades, a redistribuição do sangue e restauração da volemia central durante ortostatismo estão afetadas especialmente por comprometimento da reserva vasoconstritora. Esse mecanismo foi demonstrado por estudos que analisaram a atividade simpática nervosa muscular (ASNM) e a reserva vasoconstrictora de pacientes expostos à câmara de pressão negativa na porção inferior do corpo e a provocações farmacológicas com drogas vasoativas.[20]

A síncope neurocardiogênica apresenta-se clinicamente, na maioria das vezes, com sintomas prodrômicos típicos, como calor, sudorese fria, palpitações e náuseas, desencadeados por postura ortostática ou sentada. Ocorre em todas as faixas etárias, sendo mais frequente em adolescentes e adultos jovens com coração normal. Na maior parte dos casos, o diagnóstico é clínico e identificado somente pela anamnese. No entanto, pode manifestar-se de forma atípica. Nesse caso, a realização do teste de inclinação é importante para determinação da susceptibilidade do indivíduo à síncope e para confirmação diagnóstica.

A síncope vasovagal, especialmente a forma cardioinibitória, pode acompanhar-se de movimentos convulsivos, gerando confusão diagnóstica com epilepsia. O diagnóstico diferencial entre síncope convulsiva e epilepsia, na maioria das vezes, é estabelecido pela anamnese, com atenção especial às informações sobre a postura em que se inicia, os fatores desencadeantes, a idade e as características clínicas do paciente, os sintomas pré e pós-sincopais e, se possível, pela descrição do evento por uma testemunha visual.

A síncope convulsiva manifesta-se geralmente com movimentos tônicos que ocorrem após a perda de consciência, decorrentes da desinibição de neurônios excitatórios musculares resultante da interrupção do fluxo cerebral. Pequenos abalos musculares nas extremidades, desvio do globo ocular e até liberação esfincteriana podem ocorrer. Acompanha-se de palidez, náuseas e sudorese. Por fim, os sintomas pós-sincopais, como cansaço e sonolência são frequentes, mas não são prolongados como na convulsão epiléptica. O TI é um importante auxílio no diagnóstico diferencial. O Quadro 57.4 apresenta as indicações para realização do teste de inclinação na avaliação de síncope.

Os atuais sistemas de monitorização autonômica estendida durante o TI permitem analisar não somente a pressão arterial e a frequência cardíaca. Por meio da técnica de bioimpedância e de softwares especiais, parâmetros hemodinâmicos como a resistência periférica, o débito cardíaco, o volume sistólico, a variabilidade do RR e a sensibilidade barorreflexa têm possibilitado o esclarecimento de diferentes mecanismos desencadeantes.

QUADRO 57.4 Indicações para realização do teste de Inclinação na avaliação de síncope
Síncope recorrente em paciente sem cardiopatia, sem história sugestiva de etiologia vasovagal ou em caso de história típica, para confirmação diagnóstica e para "reforço psicológico" do paciente
Episódio isolado sem cardiopatia em paciente de risco (profissões de risco, atletas, traumatismo físico, idade avançada)
Síncope recorrente em cardiopatas, desde que afastadas causas cardíacas
Avaliação de paciente com documentação de bradiarritmias sintomáticas à monitorização do ECG ambulatorial na qual o diagnóstico de mecanismo autonômico afeta o tipo de tratamento
Síncope associada a esforço físico ou exercício, depois de afastadas causas cardíacas
Diagnóstico diferencial entre síncope convulsiva e epilepsia
Quedas recorrentes inexplicadas, especialmente em idosos
Avaliação de síncope e pré-síncope recorrente em presença de neuropatia periférica ou insuficiência autonômica

A aplicação da monitorização autonômica estendida com testes para avaliação de função vagal e adrenérgica proporciona um conhecimento mais profundo da fisiopatologia da síncope por disfunções do sistema nervoso autônomo. O resultado auxilia no diagnóstico da presença da disautonomia, determina o sítio, a distribuição e o grau da disfunção e, aplicando-se o conceito da terapia individualizada, permite a escolha do tratamento mais adequado e específico para cada paciente.[21]

O critério de positividade do TI é a reprodução de sintomas clínicos associada ao colapso hemodinâmico. O fato de o paciente experimentar os sintomas durante o teste é um ponto fundamental para confirmação diagnóstica, para restabelecer sua autoconfiança e para a diminuição da recorrência, pois o reconhecimento dos sintomas iniciais possibilita ao paciente realizar manobras que impeçam sua evolução para a síncope. As respostas ao TI (Figura 57.3) classificam-se em:

1. **Resposta vasovagal clássica:**
    - **Tipo I – resposta mista:** queda da pressão arterial sistólica maior que 30 mmHg associada à queda da frequência cardíaca.
    - **Tipo II – resposta cardioinibitória:**
      a. queda da pressão arterial maior que 30 mmHg associada à queda da frequência cardíaca (FC) a níveis inferiores a 40 bpm persistentes por mais de 10 segundos;
      b. pausa sinusal maior do que 3 segundos (ou, mais raramente, bloqueio atrioventricular transitório) associada à queda da pressão arterial.
    - **Tipo III – resposta vasodepressora:** queda da pressão arterial sistólica maior do que 30 mmHg, sem alterações significativas da FC.
2. **Resposta disautonômica:** hipotensão postural mantida durante todo o período de exposição ortostática ou queda gradual e progressiva da pressão arterial à medida que se prolonga a exposição ao decúbito ortostático, acompanhada ou não de aumento da frequência sinusal.
3. **Síndrome postural ortostática taquicardizante (SPOT):** incremento de mais de 30 batimentos na frequência cardíaca basal imediatamente ao se assumir a postura ortostática ou um aumento da FC maior que 120 bpm durante os primeiros 10 minutos de inclinação, com ou sem sintomas de intolerância à postura.

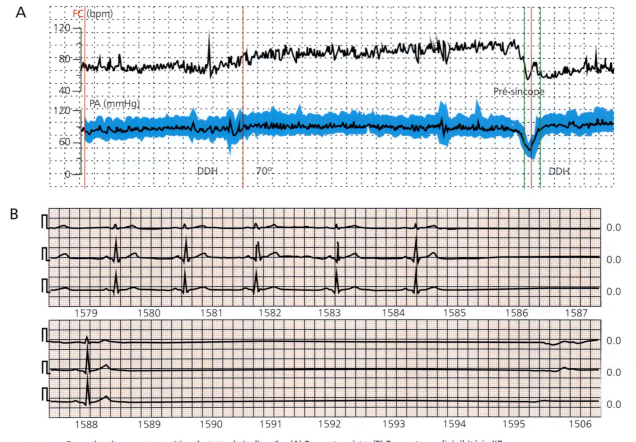

FIGURA 57.3A, B Exemplos de resposta positiva do teste de inclinação. (A) Resposta mista. (B) Resposta cardioinibitória IIB.

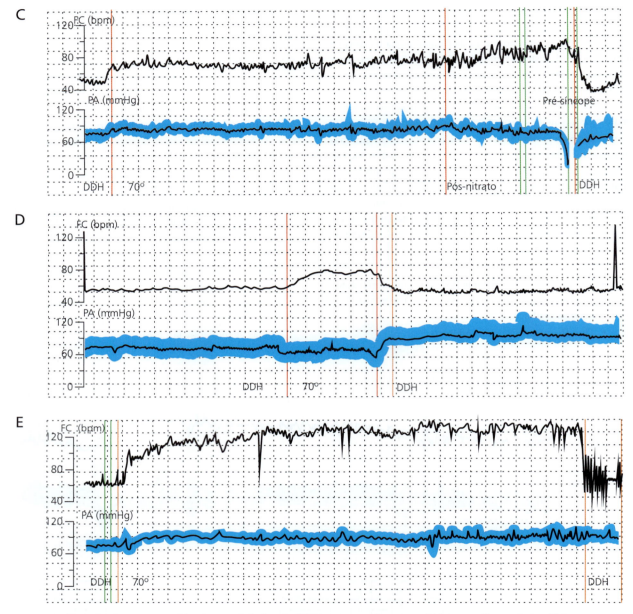

FIGURA 57.3C-E Exemplos de resposta positiva do teste de inclinação. (C) Resposta vasodepressora. (D) Resposta disautonômica. (E) Resposta postural ortostática taquicardizante.

4.5 MEDIDAS TERAPÊUTICAS NÃO FARMACOLÓGICAS

4.5.1 Dietéticas e comportamentais

Conhecidas como **medidas gerais**, são suficientes para controlar os sintomas na maioria dos pacientes,[22] e consideradas recomendação Classe I no tratamento das síncopes neuromediadas.

O esclarecimento aos pacientes e familiares sobre a natureza e o bom prognóstico do sintoma é a medida inicial de maior importância. Os pacientes devem ser aconselhados a evitar fatores predisponentes, como ambientes quentes e fechados, depleções volêmicas, tempo prolongado em postura ortostática, medicações que interferem nas respostas barorreflexas (drogas vasodilatadoras, diuréticos etc.) e serem instruídos a reconhecer os sintomas prodrômicos iniciais com o objetivo de adotar posturas de proteção contra quedas, o que também pode evitar a perda de consciência.[23]

A instituição de hábitos como dormir com a cabeceira da cama elevada e usar meias elásticas com 30 a 40 mmHg de contrapressão nas panturrilhas deve ser encorajada. Apesar da ausência de ensaios clínicos controlados e randomizados a respeito dessas estratégias de tratamento, a indicação das medidas gerais baseia-se no conhecimento de mecanismos fisiopatológicos das síncopes neuromediadas e em pequenos estudos demonstrando sua efetividade.

O aumento na ingesta diária de líquidos (2 a 3 L/dia) é uma das medidas gerais de 1ª linha no manejo da síncope neuromediada. Em pacientes com disfunção autonômica e hipotensão ortostática, foi demonstrado que a ingesta de 500 mL de água é capaz de aumentar agudamente a pressão arterial. Em indivíduos normais, a ingesta de água prolonga a tolerância ortostática por mais de 5 minutos. Em pacientes com síndrome da taquicardia postural ortostática, observou-se atenuação no aumento da frequência cardíaca à postura ortostática após ingesta hídrica. Os supostos mecanismos pelos quais a água atua beneficamente são a expansão aguda do volume plasmático e o aumento da atividade simpática eferente sobre o sistema cardiovascular.

Outra medida de 1ª linha é a suplementação de sal (< 2 g/dia), benéfica para pacientes normotensos com síncope neuromediada e para aqueles com excreção de sódio pela urina inferior a 170 mmol/dia, nos quais estudos têm demonstrado melhora da tolerância ortostática. Esse aumento da tolerância ortostática está associado ao aumento do controle simpático da vascularização periférica, à melhora da autorregularão cerebral, ao aumento no volume plasmático e melhora da sensibilidade barorreflexa sem que se tenha observado nenhuma mudança na pressão sanguínea de repouso.

4.5.2 Manobras de contrapressão física

Estudos recentes têm demonstrado que manobras isométricas de contrapressão das pernas (cruzamento das pernas com tensionamento da musculatura das panturrilhas) ou dos membros superiores (aperto das mãos e tensionamento dos braços) conseguem elevar a pressão sanguínea durante a fase de pródromos da síncope neuromediada, o que permite aos pacientes abortarem ou retardarem a perda da consciência na maioria dos casos. A reação neuromediada relacionada à postura é licitada em resposta a uma redução postural do volume sanguíneo central. O efeito das manobras de contrapressão quebra esse ciclo e parece ser mediado amplamente por descarga da inervação simpática e aumento da resistência vascular e por compressão mecânica do leito vascular venoso nas pernas e braços durante as manobras, o que diminui o represamento de sangue nesses membros.

Os estudos demonstraram que a instituição das manobras de contrapressão física é um tratamento efetivo para pacientes com síncope vasovagal recorrente e sintomas prodrômicos reconhecíveis, reduzindo o risco relativo da ocorrência da síncope em 39%. Para os pacientes nos quais os episódios de síncopes não puderam ser abortados pelas manobras, elas foram úteis em postergar a síncope, permitindo que se protegessem e não tivessem traumas, alcançando, assim, melhora na qualidade de vida.[24,25]

As denominadas contramanobras são fáceis de realizar, com benefício clínico baseado em evidência, não têm efeitos colaterais e podem ser efetivas em combater pré-síncope e síncope. As únicas limitações para o uso das contramanobras são incapacidade motora, sintomas prodrômicos ausentes ou então de curta duração.

4.5.3 Treinamento postural (*tilt training*)

É atualmente indicado para o tratamento da síncope neurocardiogênica recorrente e considerado recomendação Classe II.

O treinamento postural como opção terapêutica para pacientes com síncope neurocardiogênica recorrente foi descrito pela primeira vez em 1998 por Ector e colaboradores. No respectivo estudo, 13 pacientes muito sintomáticos foram submetidos a sessões de TI, até o surgimento de síncope ou até atingir duração de 45 minutos, diariamente, sob regime de internação e sob supervisão médica. Os pacientes receberam alta quando conseguiam suportar o teste de inclinação sem sintomas e foram orientados a manter um programa de treinamento postural diário em casa, que consistia em permanecer em pé com dorso apoiado contra a parede 1 a 2 vezes por dia durante 30 minutos. Após 7,2 meses de seguimento todos os pacientes estavam livres de síncope.[26]

Outros estudos não controlados, incluindo a avaliação de pacientes intolerantes ou refratários à terapia farmacológica, reproduziram os benefícios deste tratamento. Um estudo controlado não randomizado comparando o treinamento postural com um grupo controle demonstrou que 73,9% *versus* 4,2% dos pacientes, respectivamente, apresentaram negativação do TI e a recorrência de síncope espontânea durante o seguimento de 15 meses foi de 0% no primeiro grupo e 56,5% no segundo. Também quando comparado à terapia farmacológica com propranolol ou disopiramida, em um estudo não randomizado, o tratamento postural foi bastante superior.

Segundo Abe e colaboradores, a tolerância à ortostase aumenta progressivamente com a exposição seriada à postura ereta. No respectivo estudo, ao final de 14 dias, todos os pacientes submetidos a um programa de treinamento com duas sessões diárias conseguiram tolerar 30 minutos em ortostase.[27] O mecanismo pelo qual o treinamento postural melhora a tolerância ortostática ainda não é bem conhecido, mas acredita-se que tenha um efeito de dessensibilização dos receptores cardiopulmonares, que parece estar relacionado ao disparo da reação neurocardiogênica.

Um estudo randomizou pacientes com síncope neurocardiogênica para um grupo submetido a treinamento postural e outro sem tratamento. Ao final do tratamento, os pacientes foram submetidos ao TI, não sendo observada diferença entre os grupos. A ausência de reposta neste estudo foi atribuída à baixa aderência ao treinamento, ou seja, apenas 34% dos pacientes realizaram todas as sessões programadas, configurando-se no fator limitante desta modalidade terapêutica, para síncope vasovagal, viável apenas para pacientes altamente motivados.

Um outro estudo com seguimento em longo prazo de pacientes submetidos ao treinamento postural demonstrou que grande parte dos pacientes permaneceu livre de síncope (82%) ou mesmo completamente assintomática (66%) após um seguimento médio de 43 meses, apesar de 76,3% dos pacientes terem abandonado o treinamento com o tempo.[28-31]

O paciente deve ser orientado a realizar uma ou duas sessões diárias de 30 a 40 minutos de treinamento postural, sendo recomendado que apoie o dorso sobre uma parede vertical com os pés a 15 a 20 cm de distância da parede em ambiente que não apresente objetos cortantes ou pontiagudos (para que não haja risco em caso de queda) e, de preferência, sob a observação de algum familiar.[32]

4.5.4 Treinamento físico

Apesar de amplamente recomendado (classe II), o papel do exercício físico no tratamento da síncope neurocardiogênica foi pouco estudado. Dados disponíveis apontam para um benefício do exercício físico moderado em relação à recorrência dos sintomas, melhora dos volumes plasmático e sanguíneo total e, consequentemente, da tolerância ortostática.

Outro potencial efeito do exercício físico para elevar a tolerância ortostática está relacionado ao aumento da massa muscular, particularmente dos membros inferiores, melhorando, assim, o retorno venoso, por meio do mecanismo de bomba muscular.[33,34]

Um estudo randomizado realizado por Gardenghi e colaboradores comparando um grupo de pacientes com síncope neurocardiogênica recorrente sem tratamento a grupos submetidos a três modalidades terapêuticas (treinamento postural, treinamento físico e tratamento farmacológico) demonstrou que pacientes submetidos a exercício físico supervisionado apresentaram melhora na sensibilidade barorreflexa e maior tempo para a primeira recorrência, assim como diminuição do número de síncopes e de pré-síncopes quando comparados ao grupo controle.[35] Por todas essas razões, o exercício físico pode ser considerado um "tratamento em potencial" para portadores desta desordem, já que interfere em vários pontos de mecanismo fisiopatológico. Pacientes com síncope neurocardiogênica são, na maioria das vezes, jovens e pouco aderentes ao uso de medicamentos. Programas de reabilitação cardiovascular têm sido cada vez mais indicados, passando a fazer parte do arsenal terapêutico das síncopes disautonômicas.

4.6 TRATAMENTO FARMACOLÓGICO

Uma variedade de agentes farmacológicos foi proposta para prevenir a recorrência de síncope neurocardiogênica. Os fármacos utilizados foram escolhidos com base em sua ação sobre os supostos mecanismos fisiopatológicos das síncopes reflexas que, embora parcialmente conhecidos, têm se mostrado mais complexos do que inicialmente imaginávamos.

Os betabloqueadores, por exemplo, muito utilizados no passado, podem exacerbar a bradicardia das síncopes cardioinibitória. O estudo multicêntrico POST, demonstrou que o metoprolol não foi diferente de placebo no controle dos sintomas em pacientes com menos de 42 anos de idade; no entanto naqueles com mais de 42 anos, diminuiu da recorrência.[36] Talvez esses diferentes resultados estejam relacionados à diversidade nos mecanismos da síncope nas várias faixas etárias.

Outras alternativas são os agentes agonistas alfa-adrenérgicos, por meio de vasoconstrição de arteríolas e veias, com redução de represamento venoso em ortostase, evitando, assim, a ocorrência de síncopes. A midodrine tem poucos efeitos adversos e, segundo alguns estudos de controlados, é bastante eficaz no controle de sintomas. As drogas vasoconstrictoras são potencialmente mais eficientes no tratamento da hipotensão ortostática causada por disfunção autonômica do que nas síncopes neuromediadas reflexas.[37-39]

O agonista do receptor alfa-1, clonidina, produz aumento paradoxal de pressão arterial em pacientes com falência autonômica associada a distúrbios simpáticos pós-ganglionares. Apesar de centralmente reduzir a atividade do sistema nervoso simpático, tendo efeito hipotensor em indivíduos normais, em pacientes com disfunção autonômica (que apresentam pouca ou nenhuma estimulação simpática), o efeito vasoconstritor da droga torna-se predominante. No entanto, a droga deve ser usada com cautela, pois pode piorar a hipotensão.

A 1ª opção no tratamento da síncope neurocardiogênica e da hipotensão ortostática é a fludrocortisona, um mineralocorticosteroide, que promove aumento da retenção de sódio e expansão da volemia, além de provocar sensibilização de receptores alfaperiféricos. O recente estudo POST II, multicêntrico, randomizado, que testou a hipótese de que a fludrocortisona é melhor do que o placebo no tratamento da síncope neuromediada demonstrou uma tendência à menor recorrência de sintomas com o uso da medicação, porém sem diferença estatisticamente significante.[40] Ainda assim, os autores recomendam seu uso em pacientes refratários às medidas gerais.

A serotonina desempenha um papel importante na regulação da frequência cardíaca e da pressão arterial no SNC. Inibidores da recaptação de serotonina (a fluoxetina, a sertralina e a paroxetina) têm sido utilizados por promoverem uma diminuição da sensibilidade dos receptores pós-sinápticos, reduzindo os efeitos da serotonina na mediação da diminuição da atividade simpática.[41,42]

Em pacientes com falência autonômica, a eritropoietina promove elevação da pressão arterial. Estudos sugerem que a eritropoietina apresenta ação vasoconstritora direta relacionada ao seu efeito sobre o óxido nítrico no âmbito periférico.[43]

Em indivíduos jovens com coração estruturalmente normal apresentando padrões clássicos de resposta neurocardiogênica ou disautonômica, na falha das medidas dietéticas e comportamentais e na ausência de contraindicações, como hipertensão arterial, a fludrocortisona na dose de 0,1 a 0,2 mg/dia é a 1ª opção. Não havendo resposta adequada, indicar-se-ia acrescentar um segundo agente, por exemplo um inibidor da receptação da serotonina. A baixa dose de terapia combinada pode ser mais efetiva e mais bem tolerada do que a dose alta de monoterapia. Na síndrome da taquicardia postural ortostática hiperadrenérgica, os betabloqueadores em baixas doses são bons adjuvantes no controle dos sintomas; mas, nas disautonômicas, podem ser deletérios.

Em síncopes situacionais, na grande maioria das vezes, basta evitar a situação deflagradora. Por exemplo, orientar o paciente a urinar sentado, evitar esforço excessivo para evacuar, engolir alimentos bem mastigados em bocados pequenos etc. Pacientes com síncope situacional podem apresentar uma resposta positiva à compressão do seio carotídeo e/ou ao TI, sugerindo que vários mecanismos podem estar associados em um paciente com disautonomia e que o controle dos sintomas estará vinculado ao tratamento de todos os mecanismos.

A síncope no idoso merece atenção especial. A apresentação clínica da síncope nessa população é quase sempre atípica. Múltiplas origens frequentemente coexistem e precisam ser identificadas e tratadas. Correção do estado nutricional, de anemia e a identificação de doenças infecciosas agudas são fundamentais para o controle dos sintomas. Ênfase especial deve ser dada para o efeito de medicamentos, como diuréticos, vasodilatadores e antiarrítmicos, entre outros, que podem exacerbar a susceptibilidade à síncope e cuja suspensão pode ser suficiente para controle dos sintomas.

4.7 ESTIMULAÇÃO CARDÍACA ARTIFICIAL

Vários estudos multicêntricos foram realizados para avaliação da eficácia do marca-passo (MP) na síncope vasovagal cardioinibitória. O estudo VPS I incluiu pacientes com seis ou mais síncopes recorrentes e teste de inclinação positivo com bradicardias importantes, que foram randomizados para implante de MP (modo DDD com *rate-drop response*) ou tratamento clínico. A recorrência de síncope após 12 meses de seguimento foi de 22% (6/27) no grupo que recebeu MP e 70% (19/27) no grupo com tratamento clínico (p = 0,00002). Apesar da diminuição dos episódios de síncope, não houve diferença quando se considerou a recorrência de pré-síncope nesses pacientes. Além disso, os pacientes que não receberam MP haviam apresentado mais **síncopes prévias à inclusão no estudo, fator conhecidamente relacionado à maior recorrência.**

O estudo VASIS avaliou pacientes com síncopes vasovagais cardioinibitórias randomizados para MP ou nenhum tratamento. A recorrência de síncope, após seguimento médio de 3,7 anos, foi de 5% (1/19) no grupo que recebeu MP e 61% (14/23) no grupo sem tratamento (p = 0,0006). O estudo SYDIT randomizou pacientes que apresentaram três ou mais episódios de síncope nos 2 anos prévios à inclusão e cujo teste de inclinação positivo teve componente cardioinibitório para tratamento com MP ou atenolol na dose de 100 mg/dia. Após seguimento médio de 135 dias, a recorrência no grupo com MP foi de 4,3% (2/46) e, no grupo com atenolol, 25,5% (12/47).

Apesar do suposto benefício do MP demonstrado nesses estudos, o "efeito placebo" não foi considerado uma possibilidade.

Outros estudos multicêntricos, randomizados e duplos-cegos foram realizados com o objetivo de eliminar o possível efeito placebo do implante de MP.

O VPS II avaliou pacientes com seis ou mais síncopes, mas sem componente cardioinibitório significativo no teste de inclinação. Todos os pacientes receberam implante de MP que foi programado randomicamente em modo funcionante ou desativado. Não houve diferença significativa na taxa de recorrência de síncope nos dois grupos (p = 0,14). O estudo europeu SYNPACE, incluiu pacientes com seis ou mais síncopes e resposta mista ou cardioinibitória ao teste de inclinação. Todos foram submetidos a implante de MP, programado em modo operante ou desativado. No seguimento, a recorrência de síncope foi 50% (8/16) no grupo com MP ativado (modo DDD *rate-drop response*) e 38% (5/13) no grupo com MP desligado, mas a diferença não foi significativa. A partir desses dois estudos, concluiu-se que o efeito placebo do implante de MP teve grande influência na diminuição da recorrência das síncopes nos estudos anteriores.

Recentemente publicado, o estudo ISSUE 3 (*International Study on Syncope of Uncertain Etiology*) definiu com maior precisão os pacientes que podem beneficiar-se do MP, ou seja, aqueles com síncopes recorrentes e resposta cardioinibitória documentada espontaneamente durante monitorização ambulatorial prolongada do ECG (monitor de eventos implantável). Os pacientes elegíveis (com assistolias documentadas espontaneamente) foram submetidos a implante de MP. Um grupo permaneceu com MP ativado e o outro desativado, de forma randomizada e com seguimento duplo-cego. Os pacientes com MP ativado apresentaram redução do risco relativo de 57% (p = 0,04).

Assim, o MP na síncope vasovagal cardioinibitória, atualmente, é indicado para pacientes com síncope recorrente (> 6 episódios), refratária ao tratamento não farmacológico e farmacológico, associada a traumatismos **físicos** ou acidente (sem pródromos), em idade acima de 40 anos e assistolia registrada durante evento espontâneo. Ainda, segundo o estudo ISSUE 3, parece haver uma boa correlação entre a resposta cardioinibitória deflagrada no TI e assistolias espontâneas gravadas durante monitorização ambulatorial prolongada. Essa informação traz a possibilidade de mais um papel para o TI: a de orientar a indicação de MP nos casos refratários de síncope, sem documentação espontânea de assistolia, mas com resposta cardioinibitória ao teste.[44-46]

5 SÍNCOPES CARDÍACAS

A prevenção de morte súbita é o principal objetivo da abordagem do paciente com síncope cardíaca. Fatores como idade avançada, eletrocardiograma anormal, presença de doença cardíaca estrutural ou arritmias cardíacas e síncopes sem pródromos ou durante o esforço e em posição supina são frequentes em síncopes de causas cardíacas, muitas vezes relacionados ao mal prognóstico na evolução. Portanto, a avaliação diagnóstica com estratificação de risco com intervenção imediata é necessária em casos de suspeitas de síncopes cardíacas.

Registros eletrocardiográficos obtidos durante monitorização com sistema holter de pacientes que apresentaram morte súbita sugerem que arritmias ventriculares a principal causa do óbito.[47] Entretanto, esses dados devem ser interpretados com alguma cautela, pois a grande maioria dos episódios de morte súbita ocorre sem documentação apropriada. Pacientes que apresentaram morte súbita durante monitorização eletrocardiográfica representam um grupo altamente selecionado.

A morte súbita é um evento raro em jovens e em atletas, mas quando ocorre nessa população é uma situação extremamente dramática e a síncope pode ser um indicador de risco. Estudos epidemiológicos que avaliaram as possíveis causas de morte súbita em jovens atletas demonstraram que em quase metade dos casos havia referência a síncopes ou pré-síncopes previamente ao evento fatal.[48-50] Outro estudo demonstrou que 86% dos soldados que apresentaram morte súbita relacionada a exercício físico haviam apresentado síncopes na história clínica.[51]

Um dos maiores problemas na avaliação do paciente com síncope é a identificação de cardiopatias subclínicas em corações que se mostram normais pelos métodos diagnósticos disponíveis. Um estudo que avaliou o resultado de necrópsias de 273 jovens cujos corações eram aparentemente normais e que apresentaram morte súbita inexplicada demonstrou a presença de cardiopatia macroscopicamente visível em 72% dos casos. Em alguns indivíduos cujo coração era macroscopicamente normal, ainda assim, foram observadas alterações microscópicas, como miocardite focal, displasia arritmogênica do ventrículo direito e doenças do sistema de condução, com exceção de 6% dos casos, em que não foi possível identificar nenhuma cardiopatia. Ainda assim, esses jovens poderiam ser portadores de canalopatias geneticamente determinadas não identificáveis pela metodologia empregada. A maioria desses jovens havia apresentado síncope relacionada a exercícios físicos antes do evento fatal.[52]

A síncope ocorrida durante o esforço físico é um fator preditor de causa cardíaca com especificidade de 96%. Caso o sintoma assome logo após o término do exercício, a causa é quase invariavelmente vasovagal.[53,54]

As razões mais frequentes de síncope durante exercício são a doença arterial coronária aterosclerótica, a coronária anômala, as arritmias ventriculares, a cardiomiopatia hipertrófica, a displasia arritmogênica do ventrículo direito, a síndrome de Wolff-Parkinson White, a miocardite e as canalopatias.

A síndrome do QT longo e a taquicardia ventricular polimórfica catecolaminérgica são desordens hereditárias que acometem indivíduos com coração estruturalmente normal. A manifestação clínica inicial aparece habitualmente na infância e adolescência. Essas desordens são a causa de síncope recorrente relacionada ao esforço físico e estresse emocional, levando à morte súbita em grande parte dos casos não identificados e não tratados adequadamente.[55]

5.1 EXAMES COMPLEMENTARES

5.1.1 Ecocardiograma

Deve ser realizado em todos os pacientes com suspeita de cardiopatia estrutural ou quadro clínico sugestivo de causas cardíacas, como síncopes durante exercício físico, em posição supina, história familiar de morte súbita ou de início recente. De forma isolada, o ecocardiograma raramente determina o diagnóstico, porém fornece informações sobre a existência e a gravidade de doença cardíaca de base, que são indicadores de risco de mortalidade para estratificação de risco. Os estudos *Evaluation of Syncope Guidelines Study* (EGSYS) e EGSYS-2 registraram a taxa de mortalidade de 9,2% com 614 dias de seguimento em 398 pacientes avaliados em 11 serviços de emergências em hospitais gerais italianos. Entre os pacientes que foram ao óbito, 82% apresentavam eletrocardiograma alterado ou doença cardíaca. Somente seis (3%) mortes ocorreram em pacientes sem alterações eletrocardiográficas e/ou cardiopatias estruturais com valor preditivo negativo de 97%.[56,57]

Alterações valvares, principalmente relacionados à válvula aórtica, obstrução em via de saída ao ventrículo esquerdo, caracterização de cardiopatias congênitas, presença de massas e trombos, alterações vasculares aórticas e até mesmo comprometimento da contratilidade regional podem servir de indicadores de possíveis etiologias do quadro sincopal.

5.1.2 Teste ergométrico ou cintilografia perfusional miocárdica

A síncope induzida por exercício é achado raro; ocorre em até 5% dos casos de etiologia não esclarecida. Pacientes com síncopes durante ou após o esforço físico ou história de dor torácica associada, devem ser submetidos a testes provocativos para afastar isquemia miocárdica ou taquicardia ventricular.

5.1.3 Holter de 24 horas

Fornece dados de grande valor diagnóstico em pacientes com suspeita de mecanismo arritmogênico. Nos pacientes com cardiopatia estrutural, o exame avalia a presença de isquemia miocárdica, de arritmias ventriculares, supraventriculares e distúrbio de condução atrioventricular. Na ausência de cardiopatia estrutural, auxilia o diagnóstico na pesquisa da síndrome de QT longo e nos casos que referem sintoma de palpitação. Embora a prevalência de arritmias ao holter de 24 horas seja relativamente alta na população em geral, a correlação de alterações no ECG com sintomas clínicos é rara. Menos de 5% dos pacientes desenvolvem a arritmia concomitante à síncope ou pré-síncope durante o exame; 15% apresentam os sintomas sem alterações arrítmicas. Entretanto, a presença de atividade ectópica ventricular repetitiva e complexa pode sugerir etiologia arrítmica.

5.1.4 Monitor de eventos sintomáticos

Em pacientes com episódios de síncopes pouco frequentes, com baixa probabilidade de correlação clínico-eletrocardiográfica por meio de holter de 24 horas, deve ser considerada a indicação de sistema de monitorização prolongada. O dispositivo, pequeno e portátil, monitoriza o paciente continuamente durante semanas; a gravação do evento pode ser ativada pelo próprio paciente ou familiar no momento da síncope, documentando o traçado eletrocardiográfico simultaneamente à ocorrência da síncope. Assim, se o evento ocorre por bradiarritmias, taquiarritmias ou pausas longas, poderá ser estabelecida a correlação diagnóstica. É indicado na avaliação de pacientes com síncopes pouco frequentes, porém recorrentes.

5.1.5 Sistema de monitorização implantável

Em alguns pacientes, as síncopes são muito infrequentes, ocorrendo apenas 1 a 2 vezes por ano. Nessa população, o monitor de evento tradicional não parece ser útil devido aos longos períodos assintomáticos. O sistema de monitorização implantável solucionou esses casos, podendo a monitorização durar até 24 meses.

Dados coletados em 14 estudos, com um total de 1.598 pacientes, em período de monitorização superior a 18 meses, obtiveram o diagnóstico de 32% em média, com aumento para aproximadamente 50% quando se estendeu a monitorização por mais de 2 anos e 80% após 4 anos de acompanhamento.[58]

O monitor implantável é posicionado cirurgicamente no tecido subcutâneo da região infraclavicular sob anestesia local. Pode ser acionado por meio de algoritmos predeterminados ou controle remoto ativado pelo paciente ou familiar. É recomendado para pacientes com síncope inexplicada, mesmo após a avaliação completa, com características sugestivas de síncope arrítmica ou síncopes com trauma.[59]

5.1.6 Estudo eletrofisiológico (EEF)

Pode auxiliar na avaliação diagnóstica, principalmente em pacientes com síncopes inexplicadas após avaliação inicial, que apresentam disfunção ventricular, infarto do miocárdio prévio, bloqueios atrioventriculares e/ou de ramo, atividade ectópica ventricular repetitiva ao holter de 24 horas e eletrocardiograma de alta resolução positivo, dados esses sugestivos de síncopes arrítmicas. Por meio de cateteres, realiza-se um mapeamento intracavitário do sistema elétrico de condução do coração, estimulando-se o átrio e o ventrículo para identificar alterações nos tempos de condução e de recuperação do nó sinusal, além de reproduzir arritmias supraventriculares ou ventriculares por estimulação programada. Pacientes com EEF não diagnóstico têm baixa incidência de morte súbita e taxa de remissão do quadro de 80%. Na ausência de suspeita clínica, principalmente em pacientes sem cardiopatia e alterações eletrocardiográficas, é pequena a probabilidade de o EEF estabelecer a causa da síncope.

6 UNIDADE DE SÍNCOPE

Objetivando o atendimento multidisciplinar com intuito de aperfeiçoar a avaliação diagnóstica da síncope com redução do custo efetivo, foram idealizadas unidades de síncope com obtenção de diagnóstico mais rápido em menor tempo de internação e com redução do custo hospitalar.[60] As unidades devem dispor de recursos e apoio multidisciplinar e os pacientes são submetidos à telemetria por mais de 6 horas logo após a avaliação inicial, com obtenção de sinais vitais e pressão arterial ortostática e eletrocardiograma. Conforme avaliação posterior, exames complementares como ecocardiograma, TI, massagem dos seios carotídeos e avaliação do eletrofisiologista devem ser realizados durante o período de observação conforme a necessidade de cada paciente.

O estudo inicial realizado na Mayo Clinic nos EUA em Rochester (*Syncope Evaluation in the Emergency Department Study* – SEEDS) demonstrou aumento no diagnóstico etiológico da síncope de 10% em unidade convencionais para 67% em pacientes manejados em unidade de síncope. Foi observada diminuição na taxa de internação hospitalar de 98 para 43%, com redução de tempo de internação em mais de 50%. Não foram observadas diferenças na mortalidade ou recorrência da síncope na evolução dos pacientes tratados em unidade de síncope em relação ao manejo convencional.[61]

As unidades de síncope instituídas em 19 hospitais italianos apresentaram melhor eficiência e rapidez no atendimento da síncope em serviços de emergência com taxas menores de hospitalização (39% *versus* 47%), redução no tempo de internação hospitalar (7,2 ± 5,7 *versus* 8,1 ± 5,9 dias) e menos exames realizados por paciente (média de 2,6 *versus* 3,4) em comparação aos métodos de avaliação convencional.[62-64]

A alta incidência, causas múltiplas e a natureza esporádica em populações heterogêneas dificultam o diagnóstico etiológico da síncope. Vários protocolos e fluxogramas e escores de risco (Tabela 57.1) têm sido propostos para a avaliação diagnóstica. Apesar dos esforços e tentativas, ainda não há um consenso. Avaliação multidisciplinar não é somente útil, mas necessária para avaliação da síncope em unidades de emergência, fato evidenciado por inúmeras causas que requerem a opinião do médico plantonista, cardiologista, neurologista e eletrofisiologista, os quais compartilham de *expertise* em triagem, diagnóstico, terapia e orientação.

TABELA 57.1 Estudos de estratificação de risco para síncope			
ESTUDO	**FATORES DE RISCO AVALIADO**	**DESFECHO**	**RESULTADO**
San Francisco Syncope Rule	• ECG anormal • ICC • Dispneia • Hematócrito < 30% • PAS < 90 mmHg 0 item = sem risco; ≥ 1 item = risco	Evento em 7 dias	Sensibilidade (98%) Especificidade (56%)
Martin e col.	• ECG anormal • História de arritmia ventricular • História de ICC • Idade > 45 anos 0 a 4 pontos (1 ponto por item)	Ocorrência de eventos ou mortes por arritmia em 1 ano	0 = 4,4% 3 ou 4 = 57,6%
OESIL	• ECG anormal • História de doença cardiovascular • Ausência de pródromo • Idade > 65 anos 0 a 4 pontos (1 ponto por item)	Mortalidade em 1 ano	0 = 0% 1 = 0,6% 2 = 14% 3 = 29% 4 = 57%
EGSYS	• Palpitações precedendo síncope (+4) ECG anormal e/ou doença cardiovascular (+3) • Síncope durante o esforço (+3) • Síncope em DDH (+2) • Pródromo autonômico (−1) • Fatores predisponentes (−1)	Mortalidade em 2 anos Probabilidade de síncope cardíaca	< 3 = 2% 3 = 23% 4 = 33% > 4 = 55%

OESIL: *Osservatorio Epidemiologico sulla Sincope nel Lazio risk score*; EGSYS: *Evaluation of Guidelines in Syncope Study*; ECG: eletrocardiograma; ICC: insuficiência cardíaca congestiva; PAS: pressão arterial sistólica; DDH: decúbito dorsal horizontal.

REFERÊNCIAS BIBLIOGRÁFICAS

1. Benditt DG, Adkisson WO. Approach to the patient with syncope. Venues, presentations, diagnoses. Cardiol Clin 2013; 31:9–25.
2. Numeroso F, Mossini G, Spaggiari, Cervellin G. Syncope in the emergency department of a large northern Italian hospital: incidence, efficacy of a short-stay observation ward and validation of the OESIL risk score. Emerg Med J 2010;27: 653-658.
3. Serletis A, Rose S, Sheldon AG, Sheldon RS. Vasovagal syncope in medical students and their first-degree relatives. Eur Heart J. 2006; 27:1965-70.
4. Colman N, Nahm K, Ganzeboom KS, Shen WK, Reitsma J, Linzer M et al. Epidemiology of reflex syncope. Clin Auton Res. 2004;14(suppl 1):i9-i17.
5. Freeman R, Wieling W, Axelrod FB, Benditt DG, Benarroch E, Biaggioni I et al. Consensus statement on the definition of orthostatic hypotension, neurally mediated syncope and the postural tachycardia syndrome. Clin Auton Res 2011;21:69–72
6. Cooke J, Carew S, Costelloe A, Sheehy T, Quinn C, Lyons D. The changing face of orthostatic and neurocardiogenic syncope with age. Q J Med. 2011;104:689-95.
7. Soteriades ES, Evans JC, Larson MG, Chen MH, Chen I, Benjamin EJ et al. Incidence and prognosis of syncope. N Engl J Med. 2002;347:878-85.
8. Kenny RA, Bhangu J, King-Kallimanis BL. Epidemiology of syncope/collapse in young and older western patient populations. Prog Cardiovasc Dis. 2013; 55(4):357-63.
9. Sun BC. Quality-of-life, health service use, and costs associated with syncope. Prog Cardiovasc Dis. 2013; 55(4):370-5.
10. Moya A, Sutton R, Ammirati F, Blanc JJ, Brignole M, Dahm JB et al. Guidelines for the diagnosis and management of syncope (version 2009) Eur Heart J. 2009; 30(21):2631-71.
11. Mayhan WG, Faraci FM; Baumbach GL et al. Effects of aging on responses of cerebral arterioles. Am J Physiol. 1990; 27:H1138-H1143.
12. Ruwald MH, Numé AK, Lamberts M, Hansen CM, Hansen ML, Vinther M et al. Incidence and Influence of hospitalization for recurrent syncope and its effect on short- and long-term all-cause and cardiovascular mortality. Am J Cardiol 2014 (article in press).
13. Puppala VK, Dickinson O, Benditt. Syncope: classification and risk stratification. J Cardiol. 2014; 63:171-77.
14. Grubb BP, Karabin B. Syncope Evaluation and management in the geriatric patiet. Clin Geriatr Med 2012; 28:717-28.
15. Shen and Gersh. Syncope: mechanisms, approach and management. In: LOW, P.A., 3 39ed. Clinical Autonomic Disorders. Boston, Litle, Brown and Company. p. 605-40.
16. Arnold AC, Shibao C. Current concepts in orthostatic hypotension management. Curr Hyoertens Rep 2013;15:304-12.
17. Blair Grubb. Neurocardiogenic syncope and related disorders of orthostatic intolerance. Circulation 2005; 111:2997-3006.
18. Seifer C. Carotid Sinus Syndrome. Cardiol Clin 2013; 31:111-21.
19. Cooper VL, Hainsworth R. Effects of Head up tilting on baroreceptor control in subjects with different tolerances to orthostatic stress. Clinical Science 2002; 103:221-226.
20. Nowak L, Nowak F, Janko S et al. Investigation of various types of neurocardiogenic responses to head-up tilting by extended hemodynamic and neurohumoral monitoring. PACE 2007; 30: 623-630.
21. Low PA, Tomalia VA, Park KJ. Autonomic function tests: some clinical applications. J Clin Neurol 2013;9:1-8.
22. Romme JJC, Reitsma JB, Go-Schön IK, Harms MPM, Ruiter JH, Luitse JSK et al. Prospective evaluation of non-pharmacological treatment in vasovagal syncope. Europace 2010;12:567-73.
23. Aydin MA, Salukhe TV, Wilke I, Willems. Management and therapy of vasovagal syncope: a review. World J Cardiol 2010;2:308-15.

24. Armaganjian L, Morillo CA. Treatment of vasovagal syncope: an update. Curr Treat Options Cardiovasc Med. 2010;12:472-88.
25. Dijk N., Quartieri F., Blanc J., Garcia-Civera R., Brignole M., Moya A. et al. Effectiveness of Physical Counterpressure Maneuvers in Preventing Vasovagal Syncope. J Am Coll Cardiol. 2006; 48:1652-7.
26. Ector H, Reybrouck T, Heidbuchel H, Gewillig M, Van de Werf F. Tilt training: a new treatment for recurrent neurocardiogenic syncope and sever orthostatic intolerance. Pacing Clin Electrophysiol. 1998;21(1 Pt 2):193-6.
27. Abe H, Kondo S, Kohshi K, Nakashima Y. Usefulness of orthostatic self-training for the prevention of neurocardiogenic syncope. Pacing Clin Electrophysiol. 2002; 25(10): 1454-8.
28. Di Girolamo E, Di Iorio C, Leonzio L, Sabatini P, Barsotti A. Usefulness of a tilt training program for the prevention of refractory neurocardiogenic syncope in adolescents: a controlled study. Circulation 1999; 100(17): 1798-801.
29. Abe H, Sumiyoshi M, Kohshi K, Nakashima Y. Effects of orthostatic self-training on head-up tilt testing for the prevention of tilt-induced neurocardiogenic syncope: comparison of pharmacological therapy. Clin Exp Hypertens 2003; 25(3): 191-8.
30. Foglia-Manzillo G, Giada F, Gaggioli G, Bartoletti A, Lolli G, Dinelli M et al. Efficacy of tilt training in the treatment of neurally mediated syncope. A randomized study. Europace 2004; 6(3): 199-204.
31. Reybrouck T, Heidbuchel H, Van de Werf F, Ector H. Long-term follow-up results of tilt training therapy in patients with recurrent neurocardiogenic syncope. Pacing Clin Electrophysiol 2002; 25(10): 1441-6.
32. Raj SR, Coffin ST. Medical therapy and physical maneuvers in the treatment of the vasovagal syncope and orthostatic hypotension. Prog Cardiovasc Dis. 2013; 55(4):425-33.
33. Mtinangi BL, Hainsworth R. Increased orthostatic tolerance following moderate exercise training in patients with unexplained syncope. Heart. 1998 Dec; 80(6): 596-600.
34. Mtinangi BL, Hainsworth R. Effects of moderate exercise training on plasma volume, baroreceptor sensitivity and orthostatic tolerance in healthy subjects. Exp Physiol. 1999 Jan; 84(1): 121-30.
35. Gardenghi G, Rondon MU, Braga AM, Scanavacca MI, Negrão CE, Sosa E, Hachul DT. The effects of exercise training on arterial baroreflex sensitivity in neurally mediated syncope patients. Eur Heart J. 2007 Nov;28(22):2749-55.
36. Prevention of Syncope Trial (POST): a randomized, placebo-controlled study of metoprolol in the prevention of vasovagal syncope. Sheldon R, Connolly S, Rose S, Klingenheben T, Krahn A, Morillo C, Talajic M, Ku T, Fouad-Tarazi F, Ritchie D, Koshman ML; POST Investigators. Circulation. 2006 Mar 7;113(9):1164-70.
37. Ward CR, Gray JC, Gilroy JJ et al. Midodrine: a role in the management of neurocardiogenic syncope. Heart 1998; 79:45-9.
38. Perez-Lugores A. Schweikert R, Pavia S et al. Usefulness of Midodrine in patients with severely symptomatic neurocardiogenic syncope: a randomized control study. J Cardiovasc. Electrophysiol. 2001; 12:935-8.
39. Rimme JJCM, Dijk NV, Go-Schön IK, Reitsma JB, Wieling. Effectiveness of Midodrine treatment in patients with recurrent vasovagal syncope not responding to non-pharmacological treatment (STAND-trial) Europace 2011;13:1639-47.
40. The Second Prevention of Syncope Trial (POST II) -a randomized clinical trial of fludrocortisone for the prevention of neurally mediated syncope: rationale and study design. Raj SR, Rose S, Ritchie D, Sheldon RS; POST II Investigators. Am Heart J. 2006 Jun;151(6):1186.e11-7.
41. Grubb BP, Karas BJ. The potential role of serotonin is the pathogenesis of neurocardiogenic syncope and related autonomic disturbances. J Intervent Cardiac Electrophysiol. 1998; 2:325-332.
42. Di Girolamo E, Di Iorio C, Sabatini O et al. Effects of paroxetine hydrochloride, a selective serotonin reuptake inhibitor, on refractory vasovagal syncope: a randomized, double-blind, placebo-controlled study. J Am Coll Cardiol 1999; 33: 1227-30.
43. Hoeldkte RD, Streeten DH. Treatment of orthostatic hypotension with erythropoietin. N Engl J Med. 1993; 329: 611-615.
44. Parry SW, Matthews IG. Update on the role of pacemaker therapy in vasovagal syncope and carotid sinus syndrome. Prog Cardiovasc Dis. 2013; 55(4):434-42.
45. Pacemaker therapy in patients with neurally mediated syncope and documented asystole: Third International Study on Syncope of Uncertain Etiology (ISSUE-3): a randomized trial. Brignole M, Menozzi C, Moya A, Andresen D, Blanc JJ, Krahn AD, Wieling W, Beiras X, Deharo JC, Russo V, Tomaino M, Sutton R; International Study on Syncope of Uncertain Etiology 3 (ISSUE-3) Investigators. Circulation. 2012 May 29;125(21):2566-71.
46. Moya A, Luque IR, Pascual JF, Rodón JP, Rivas N. Pacemacker therapy in syncope. Cariol Clin 2013;31:131-42.
47. Baes de Luna A, Coumel P, Leclercq JF. Ambulatory sudden cardiac death: mechanisms of production of fatal arrhythmia on the basis on data from 157 cases. Am Heart J. 1989; 117:151-59.
48. Campbell RM, Berger S, Drezner J. Sudden cardiac arrest in children and young athletes: the importance of detailed personal and family history in the pre-participation evaluation. Br J Sport Med. 2009;43:336-41.
49. Chandra N, Bastiaenen R, Papadakis M, Sharma S. Sudden Cardiac Death in Young Athletes. JACC. 2013;61:1027-40.
50. Drezner JA, Fudge J, Harmon KG, Berger S, Campbell RM, Vetter VL. Warning symptoms and family history in children and young adults with sudden cardiac arrest. J Am Board Fam Med. 2012;25:408-15.
51. Kramer MR, Drori Y, Lev B. Sudden death in Young Soldiers. High Incidence of Syncope Prior to Death. Chest. 1993;2: 345-347.
52. Corrado D, Basso C, Thiene G. Sudden Cardiac Death in Young People with Apparently Normal Heart. Cardiovasc Research. 2001;50: 399-408.
53. O'Connor FG, Levine BD, Childress MA, Asplundh CA, Oriscello RG. Practical Management: a systematic approach to the evaluation of exercice-related syncope in atheletes. Clin J Sport Med. 2009;19:429-34.
54. Saklani P, Krahn A, Klein G. Syncope. Circulation. 2013;127:1330-39.
55. Jons C, Moss AJ, Goldenberg I, Liu J, Nitt S, Zareba W et al. Risk of fatal arrhythmic events in long QT syndrome patients after syncope. J am Coll Cardiol. 2010;55:783-88.
56. Del Rosso A, Ungar A, Maggi R et al. Clinical predictors of cardiac syncope at inicial evaluation in patients referred urgently to general hospital: the EGSYS score. Heart. 2008;94:1620-1926.
57. Ungar A, Del Rosso A, Giada F, Bartoletti A, Furlan R, Quartieri F et al. Early and late outcome of treated patients referred for syncope to emergency department. The EGSYS 2 follow-up study. Eu Heart J. 2010;31:2021-2026.
58. Brignole M, Hamdan MH. New concepts in the assessment of syncope. J Am Coll Cardiol. 2012;59:1583-91.
59. Sheldon R. Tilt Table Testing and Implantable Loop recorders for syncope. Cardiol Clin. 2012; 31:67-74.
60. Shen WK, Decker WW, Smars PA, Goyal DG, Walker AE, Hodge DO et al. Syncope evaluation in the emergency department study (SEEDS) A multidisciplinary approach to syncope management. Circulation. 2004;110:3636-45.
61. Brignole M, Menozzi C, Bartoletti A, Giada F, Lagi A, Ungar A et al. A new management of syncope: prospective systematic guideline-based evaluation of patients referred urgently to general hospitals. Eur Heart J 2006;27:76-82.
62. Shen WK, Traub SJ, Decker WW. Syncope management unit: evolution of the concept and practice implementation Prog Cardiovasc Dis. 2013; 55(4):382-89.

63. Brignole M. Ungar A, Bartoletti A, Ponassi I, Lagi A, Mussi C et al. Evaluation of guidelines in syncope study (EGSYS-2) GROUP. Standardized care pathway vs. Usual management of syncope patients presenting as emergencies at general hospital Europace 2006;8:644-50.

64. Ungar A, Del RossoA, Giada F et al. Early and late outcome or treated patiets referred for syncope to emergency department: the EGSY 2 follow-up study. Eur Heart J. 2010;31:2021-26.

65. Brignole M. Diagnosis and treatment of syncope. Heart 2007;93:130-6

Impressão e Acabamento:
Geográfica editora